Firestein & Kelley's
Textbook of
Rheumatology

凯利风湿病学

凯利风湿病学

Firestein & Kelley's Textbook of Rheumatology

第 11 版·下卷

原　著　Gary S. Firestein
　　　　Ralph C. Budd
　　　　Sherine E. Gabriel
　　　　Gary A. Koretzky
　　　　Iain B. McInnes
　　　　James R. O'Dell

主　译　栗占国

副主译　左晓霞　朱　平
　　　　孙凌云　苏　茵

北京大学医学出版社
Peking University Medical Press

KAILI FENGSHIBINGXUE (DI 11 BAN)

图书在版编目（CIP）数据

凯利风湿病学：第 11 版：上下卷 / （美）加里·法尔斯坦等原著；栗占国主译. —北京：北京大学医学出版社，2023.3
书名原文：Firestein & Kelley's Textbook of Rheumatology, eleventh edition
ISBN 978-7-5659-2768-3

Ⅰ．①凯⋯　Ⅱ．①加⋯ ②栗⋯　Ⅲ．①风湿性疾病 - 诊疗　Ⅳ．① R593.2

中国版本图书馆 CIP 数据核字（2022）第 200938 号
北京市版权局著作权合同登记号：图字：01-2022-5315

Elsevier（Singapore）Pte Ltd.
3 Killiney Road，#08-01 Winsland House I，Singapore 239519
Tel：（65）6349-0200；Fax：（65）6733-1817

ELSEVIER

This translation of Firestein & Kelley's Textbook of Rheumatology，eleventh edition by Gary S. Firestein，Ralph C. Budd，Sherine E. Gabriel，Gary A. Koretzky，Iain B. McInnes，James R. O'Dell was undertaken by Peking University Medical Press and is published by arrangement with Elsevier（Singapore）Pte Ltd.

Firestein & Kelley's Textbook of Rheumatology，eleventh edition by Gary S. Firestein，Ralph C. Budd，Sherine E. Gabriel，Gary A. Koretzky，Iain B. McInnes，James R. O'Dell 由北京大学医学出版社进行翻译，并根据北京大学医学出版社与爱思唯尔（新加坡）私人有限公司的协议约定出版。

《凯利风湿病学》（第 11 版）（栗占国主译）
ISBN：978-7-5659-2768-3

凯利风湿病学（第 11 版）——下卷

主　　译：栗占国
出版发行：北京大学医学出版社
地　　址：（100191）北京市海淀区学院路 38 号　北京大学医学部院内
电　　话：发行部 010-82802230；图书邮购 010-82802495
网　　址：http：//www.pumpress.com.cn
E-m a i l：booksale@bjmu.edu.cn
印　　刷：北京信彩瑞禾印刷厂
经　　销：新华书店
责任编辑：陈　奋　何渼波　　责任校对：靳新强　　责任印制：李　啸
开　　本：889 mm×1194 mm　1/16　　印张：160.75　　字数：4915 千字
版　　次：2023 年 3 月第 1 版　2023 年 3 月第 1 次印刷
书　　号：ISBN 978-7-5659-2768-3
定　　价：1280.00 元（上下卷）

版权所有，违者必究
（凡属质量问题请与本社发行部联系退换）

《凯利风湿病学》（第11版）
译 校 委 员 会

主 任 委 员 粟占国

副主任委员 左晓霞 朱 平 孙凌云 苏 茵

委 员（按姓名汉语拼音排序）

毕黎琦	陈进伟	陈 盛	陈同辛	程永静	崔刘福	崔 阳	达展云
戴 冽	戴生明	丁 进	董凌莉	段 婷	方勇飞	冯学兵	冯 艺
高 扬	关振鹏	郭建萍	郭晓欢	何 菁	洪 楠	胡凡磊	黄慈波
纪立农	贾俊峰	贾 园	姜林娣	金 欧	靳洪涛	冷晓梅	李彩凤
李 芬	李鸿斌	李 静	李 娟	李 龙	李美玲	李 萍	李 芹
李 霞	李向培	李小峰	李兴福	李 洋	李懿莎	李永哲	李振彬
李志军	厉小梅	林剑浩	林金盈	林 进	林 玲	林书典	刘升云
刘 爽	刘万里	刘 霞	刘 栩	刘燕鹰	刘 毅	刘昱东	龙 丽
卢 昕	吕良敬	马 丽	梅轶芳	穆 荣	齐文成	邱晓彦	沈海丽
施春花	石连杰	苏厚恒	孙尔维	孙铁铮	孙晓麟	陶 怡	王彩虹
王国春	王吉波	王 军	王美美	王平章	王晓非	王 轶	王永福
王友莲	吴东海	吴凤岐	吴振彪	伍沪生	武丽君	向 阳	肖卫国
徐胜前	许大康	许韩师	杨程德	杨 光	姚海红	姚中强	叶 霜
叶志中	游富平	袁 云	詹 锋	张风肖	张建中	张 葵	张莉芸
张缪佳	张 文	张 晓	张晓辉	张须龙	张志毅	赵 铖	赵东宝
赵金霞	赵文明	赵 义	郑文洁	郑祥雄	郑朝晖	钟 超	周云杉
朱 剑	朱 静	邹和建					

译校者名单

主　译　栗占国

副主译　左晓霞　朱　平　孙凌云　苏　茵

译校者（按姓名汉语拼音排序）

毕黎琦	吉林大学中日联谊医院	冯学兵	南京大学医学院附属鼓楼医院
曹　珊	上海交通大学医学院附属仁济医院	冯　艺	北京大学人民医院
常志芳	内蒙古科技大学包头医学院第一附属医院	付榴辉	清华大学医学院
陈蓓迪	北京大学第三医院	高乐女	陆军军医大学第一附属医院
陈　辰	北京大学人民医院	高　扬	北京协和医学院基础学院
陈　婕	广西医科大学第二附属医院	关尚琪	深圳市第三人民医院
陈家丽	中南大学湘雅二医院	关振鹏	北京大学首钢医院
陈进伟	中南大学湘雅二医院	管章春	徐州医科大学第一临床医学院
陈莘莹	北京大学基础医学院	郭建萍	北京大学人民医院
陈　盛	上海交通大学医学院附属仁济医院	郭茹茹	上海交通大学医学院附属仁济医院
陈世贤	南方医科大学南方医院	郭晓欢	清华大学医学院
陈同辛	上海交通大学医学院附属上海儿童医学中心	郝传玺	北京大学人民医院
陈小青	福建医科大学附属第二医院	何　菁	北京大学人民医院
陈晓翔	上海交通大学医学院附属仁济医院	和子烨	广东省人民医院
程永静	北京医院	洪　楠	北京大学人民医院
崔刘福	开滦总医院	侯云飞	北京大学人民医院
崔少欣	河北医科大学第二医院	胡凡磊	北京大学人民医院
崔　阳	广东省人民医院	胡文露	郑州大学第一附属医院
达展云	南通大学附属医院	胡玉喆	北京大学基础医学院
代思明	哈尔滨医科大学附属第一医院	黄慈波	深圳大学附属华南医院
戴　冽	中山大学孙逸仙纪念医院	黄　妃	华中科技大学协和深圳医院
戴生明	上海交通大学医学院附属第六人民医院	黄　婧	中南大学湘雅医院
戴逸君	福建省立医院	黄志坚	广西医科大学第二附属医院
丁　进	空军军医大学西京医院	霍晓聪	广西壮族自治区人民医院
丁镇涛	北京大学人民医院	霍永宝	广州医科大学附属第二医院
董凌莉	华中科技大学同济医学院附属同济医院	纪立农	北京大学人民医院
段　婷	首都医科大学附属北京友谊医院	纪宗斐	复旦大学附属中山医院
方勇飞	陆军军医大学第一附属医院	贾俊峰	空军军医大学西京医院
冯天啸	广东省人民医院	贾　园	北京大学人民医院

姜林娣 复旦大学附属中山医院	梁宝珠 南方医科大学第三附属医院
蒋 莹 中南大学湘雅医院	梁如玉 北京大学人民医院
金 欧 中山大学附属第三医院	林剑浩 北京大学人民医院
靳洪涛 河北医科大学第二医院	林金盈 广西壮族自治区人民医院
康 娜 清华大学生命科学学院	林 进 浙江大学医学院附属第一医院
孔纯玉 天津市第一中心医院	林 玲 福建医科大学附属第二医院
劳敏曦 中山大学附属第一医院	林书典 海南省人民医院
冷晓梅 北京协和医院	林 玮 河北省人民医院
李彩凤 首都医科大学附属北京儿童医院	刘庆红 北京大学人民医院
李常虹 北京大学第三医院	刘 蕊 南京医科大学第一附属医院
李 芬 中南大学湘雅二医院	刘升云 郑州大学第一附属医院
李鸿斌 内蒙古医科大学附属医院	刘 爽 昆明医科大学第一附属医院
李 洁 山东大学齐鲁医院	刘思佳 中南大学湘雅医院
李 静 北京大学人民医院	刘婷婷 上海交通大学医学院附属瑞金医院
李 娟 南方医科大学南方医院	刘万里 清华大学生命科学学院
李 龙 贵州医科大学附属医院	刘维超 北京医院
李美玲 广西医科大学第二附属医院	刘 霞 中日友好医院
李 娜 山西医科大学第二医院	刘 栩 北京大学人民医院
李 萍 吉林大学中日联谊医院	刘燕鹰 首都医科大学附属北京友谊医院
李谦华 中山大学孙逸仙纪念医院	刘洋腾宇 中南大学湘雅医院
李 芹 云南省第一人民医院	刘益鸣 北京大学人民医院
李胜男 首都儿科研究所附属儿童医院	刘 毅 四川大学华西医院
李 通 中南大学湘雅医院	刘昱东 北京医院
李 霞 大连医科大学基础医学院	刘媛媛 兰州大学第二医院
李小峰 山西医科大学第二医院	刘 铮 北京协和医院
李向培 中国科学技术大学附属第一医院安徽省立医院	龙 丽 四川省人民医院
李兴福 山东大学齐鲁医院	卢 昕 中日友好医院
李 艳 福建医科大学附属协和医院	陆超凡 北京协和医院
李艳梅 天津医科大学总医院	陆智敏 南通大学附属医院
李 洋 广东省人民医院	吕良敬 上海交通大学医学院附属仁济医院
李依敏 北京大学人民医院	吕 星 天津医科大学总医院
李懿莎 中南大学湘雅医院	罗采南 新疆维吾尔自治区人民医院
李永哲 北京协和医院	马 丹 山西医学科学院山西白求恩医院
李振彬 中国人民解放军白求恩国际和平医院	马 丽 中日友好医院
李志军 蚌埠医学院第一附属医院	梅轶芳 深圳市第三人民医院
厉小梅 中国科学技术大学附属第一医院安徽省立医院	苗 苗 北京大学人民医院

穆　荣　北京大学第三医院	王平章　北京大学基础医学院
宁旺斌　中南大学湘雅医院	王　钱　北京医院
庞应昌　北京大学人民医院	王润词　哈佛医学院布列根和妇女医院
齐海宇　首都医科大学附属北京友谊医院	王晓非　中国医科大学附属盛京医院
齐文成　天津市第一中心医院	王衍堂　成都医学院
邱晓彦　北京大学基础医学院	王一帆　北京大学人民医院
任　倩　北京大学人民医院	王一雯　中国人民解放军总医院第一医学中心
尚　可　江西省人民医院	王　轶　中和医疗兰州风湿痛风专科医院
沈海丽　兰州大学第二医院	王永福　内蒙古科技大学包头医学院第一附属医院
施春花　江西省人民医院	王友莲　江西省人民医院
施　青　东南大学附属中大医院	王云杰　吉林大学中日联谊医院
石连杰　北京大学国际医院	王志强　中国人民解放军白求恩国际和平医院
史昕炜　首都医科大学附属北京儿童医院	温广东　北京大学人民医院
苏厚恒　青岛市市立医院	文　静　广西医科大学第一附属医院
苏建玲　广东省人民医院	吴东海　中日友好医院
苏　茵　北京大学人民医院	吴凤岐　首都儿科研究所附属儿童医院
苏　哲　青岛市市立医院	吴俊娇　中南大学湘雅医院
孙尔维　南方医科大学第三附属医院	吴　思　南京大学医学院附属鼓楼医院
孙芳芳　上海交通大学医学院附属仁济医院	吴振彪　空军军医大学唐都医院
孙琳茜　青岛大学附属医院	伍沪生　北京积水潭医院
孙凌云　南京大学医学院附属鼓楼医院	武丽君　新疆维吾尔自治区人民医院
孙铁铮　北京大学人民医院	向　阳　湖北恩施学院附属慧宜风湿医院
孙晓麟　北京大学人民医院	项　楠　中国科学技术大学附属第一医院安徽省立医院
陶　怡　广州医科大学附属第二医院	肖卫国　中国医科大学附属第一医院
田　娜　上海交通大学医学院附属第六人民医院	肖亦之　中南大学湘雅医院
田雨子　中南大学湘雅医院	谢晓韵　中南大学湘雅医院
王　贝　华中科技大学同济医学院附属同济医院	谢　阳　北京大学人民医院
王彩虹　山西医科大学第二医院	徐京京　中国医科大学附属盛京医院
王丹丹　南京大学医学院附属鼓楼医院	徐立勤　浙江大学医学院附属第一医院
王芳晴　北京大学人民医院	徐胜前　安徽医科大学第一附属医院
王国春　中日友好医院	徐玥彤　中日友好医院
王吉波　青岛大学附属医院	许大康　上海交通大学医学院附属瑞金医院
王　佳　中南大学湘雅二医院	许韩师　中山大学附属第一医院
王健雄　安徽医科大学第一附属医院	严青然　上海交通大学医学院附属仁济医院
王　军　中国科学院微生物研究所	颜淑敏　北京积水潭医院
王美美　东南大学附属中大医院	杨程德　上海交通大学医学院附属瑞金医院

杨　光	首都医科大学附属北京友谊医院	张　晓	广东省人民医院
杨小宝	上海交通大学医学院附属瑞金医院	张晓辉	北京大学人民医院
姚海红	北京大学人民医院	张晓莉	中南大学湘雅医院
姚中强	北京大学第三医院	张须龙	首都医科大学基础医学院
叶丽芳	中日友好医院	张志毅	哈尔滨医科大学附属第一医院
叶　霜	上海交通大学医学院附属仁济医院	章　璐	中日友好医院
叶玉津	中山大学附属第一医院	赵　铖	广西医科大学第一附属医院
叶志中	深圳市福田区风湿病专科医院	赵东宝	海军军医大学第一附属医院
游富平	北京大学基础医学院	赵　华	四川大学华西医院
于奕奕	海军军医大学第一附属医院	赵金霞	北京大学第三医院
俞　萌	北京大学第一医院	赵萌萌	中国医科大学附属第一医院
俞　宁	美国西达赛奈医疗中心	赵天仪	复旦大学附属华山医院
俞圣楠	北京协和医院	赵文明	首都医科大学基础医学院
郁　欣	北京协和医院	赵　义	首都医科大学宣武医院
袁　伟	开滦总医院	赵　莹	大连医科大学基础医学院
袁　云	北京大学第一医院	郑文洁	北京协和医院
詹　锋	海南省人民医院	郑祥雄	福建医科大学附属协和医院
张晨星	上海交通大学医学院附属上海儿童医学中心	郑朝晖	空军军医大学西京医院
张方泽	吉林大学中日联谊医院	钟　超	北京大学基础医学院
张风肖	河北省人民医院	周雅馨	空军特色医疗中心
张建中	北京大学人民医院	周亚欧	中南大学湘雅医院
张俊梅	首都医科大学附属北京儿童医院	周　瀛	蚌埠医学院第一附属医院
张　葵	空军军医大学西京医院	周云杉	北京大学人民医院
张立藩	北京大学人民医院	朱　剑	中国人民解放军总医院第一医学中心
张莉芸	山西医学科学院山西白求恩医院	朱　静	四川省人民医院
张缪佳	南京医科大学第一附属医院	朱　平	空军军医大学西京医院
张蜀澜	北京协和医院	邹和建	复旦大学附属华山医院
张　文	北京协和医院	邹玲华	深圳市福田区风湿病专科医院
张　曦	中山大学附属第三医院	左晓霞	中南大学湘雅医院

Steven B. Abramson, MD
Frederick H. King Professor of Internal Medicine
Chair
Department of Medicine
Professor of Medicine and Pathology
New York University Langone Medical Center
New York, New York
Pathogenesis of Osteoarthritis

Rohit Aggarwal, MD, MS
Associate Professor of Medicine
Division of Rheumatology and Clinical Immunology
University of Pittsburgh School of Medicine
Pittsburgh, Pennsylvania
Inflammatory Diseases of Muscle and Other Myopathies

Christine S. Ahn, MD, FAAD
Assistant Professor
Departments of Pathology and Dermatology
Wake Forest School of Medicine
Winston-Salem, North Carolina
Behçet's Disease

KaiNan An, PhD
Professor Emeritus
Department of Orthopedic Surgery
Mayo Clinic
Rochester, Minnesota
Biomechanics

Felipe Andrade, MD, PhD
Associate Professor of Medicine
Division of Rheumatology
The Johns Hopkins University School of Medicine
Baltimore, Maryland
Autoantibodies in Rheumatoid Arthritis

Stacy P. Ardoin, MD, MS
Associate Professor of Adult and Pediatric Rheumatology
Ohio State University
Nationwide Children's Hospital
Columbus, Ohio
Childhood-Onset Systemic Lupus Erythematosus, Drug-Induced Lupus in Children, and Neonatal Lupus

Abid Awisat, MD
Senior Physician
Rheumatology Unit
Bnai-Zion Medical Center
Haifa, Israel
Polyarteritis Nodosa and Related Disorders

Pedro Ming Azevedo, MD, PhD
Assistant Professor of Rheumatology
Evangelical University Hospital of Curitiba
Curitiba, Parana, Brazil
Rheumatic Fever and Post-streptococcal Arthritis

Fatima Barbar-Smiley, MD, MPH
Assistant Professor of Pediatrics
Pediatric Rheumatology
Nationwide Children's Hospital
Columbus, Ohio
Childhood-Onset Systemic Lupus Erythematosus, Drug-Induced Lupus in Children, and Neonatal Lupus

Medha Barbhaiya, MD, MPH
Assistant Attending Physician
Barbara Volcker Center for Women and Rheumatic Diseases
Hospital for Special Surgery
Assistant Professor of Medicine
Weill Cornell Medicine
New York, New York
Antiphospholipid Syndrome

Anne Barton, MBChB, MSc, PhD
Professor of Rheumatology
Centre for Musculoskeletal Research
The University of Manchester
Manchester, United Kingdom
Genetics of Rheumatic Diseases

Robert P. Baughman, MD
Professor of Medicine
Department of Internal Medicine
University of Cincinnati Medical Center
Cincinnati, Ohio
Sarcoidosis

Dorcas E. Beaton, BScOT, MSc, PhD
Senior Scientist
Institute for Work and Health
Affiliate Scientist
Li Ka Shing Knowledge Institute
St. Michael's Hospital
Associate Professor
Institute of Health Policy Management and Evaluation
University of Toronto
Toronto, Ontario, Canada
Assessment of Health Outcomes

Helen M. Beere, PhD
Department of Immunology
St. Jude Children's Research Hospital
Memphis, Tennessee
The Immunologic Repercussions of Cell Death

Edward M. Behrens, MD
Associate Professor
Pediatrics
Perelman School of Medicine at the University of
  Pennsylvania
Joseph Lee Hollander Chair of Pediatric Rheumatology
The Children's Hospital of Philadelphia
Philadelphia, Pennsylvania
Etiology and Pathogenesis of Juvenile Idiopathic Arthritis

Bonnie L. Bermas, MD
Professor of Medicine
Division of Rheumatology
University of Texas Southwestern Medical Center
Dallas, Texas
Pregnancy and Rheumatic Diseases

George Bertsias, MD, PhD
Assistant Professor in Rheumatology, Clinical Immunology, and
  Allergy
University of Crete Medical School
Iraklio, Greece
Treatment of Systemic Lupus Erythematosus

Meenakshi Bewtra, MD, MPH, PhD
Assistant Professor of Medicine and Epidemiology
Gastroenterology
Hospital of the University of Pennsylvania
Philadelphia, Pennsylvania
*Inflammatory Bowel Disease–Associated Arthritis and Other
  Enteropathic Arthropathies*

Nina Bhardwaj, MD, PhD
Director of Cancer Immunotherapy
Professor of Medicine
Ward-Coleman Chair in Cancer Research
The Tisch Cancer Institute
Icahn School of Medicine at Mount Sinai
New York, New York
Dendritic Cells

Clifton O. Bingham III, MD
Professor of Medicine
Division of Rheumatology
Johns Hopkins University School of Medicine
Baltimore, Maryland
*Autoimmune Complications of Immune Checkpoint Inhibitors for
  Cancer*

Linda K. Bockenstedt, MD
Harold W. Jockers Professor of Medicine
Internal Medicine/Rheumatology
Yale University School of Medicine
New Haven, Connecticut
Lyme Disease

Maarten Boers, MD, PhD, MSc
Professor of Clinical Epidemiology
Department of Epidemiology and Biostatistics
Amsterdam University Medical Centers, Vrije Universiteit
Staff Rheumatologist
Amsterdam Rheumatology and Immunology Center
Amsterdam University Medical Centers, Vrije Universiteit
Staff Rheumatologist
Reade Institute for Rehabilitation and Rheumatology
Amsterdam, Netherlands
Assessment of Health Outcomes

Eric Boilard, PhD
Full Professor
Immunity and Infectious Diseases
Universite Laval and CHU de Quebec
Quebec, Canada
Platelets and Megakaryocytes

Francesco Boin, MD
Professor of Medicine
Director
UCSF Scleroderma Center
University of California, San Francisco
San Francisco, California
Clinical Features and Treatment of Scleroderma

Dimitrios T. Boumpas, MD, FACP
Professor of Internal Medicine and Rheumatology
National and Kapodistrian University of Athens Medical School
"Attikon" University Hospital
Affiliated Investigator
Immunobiology
Biomedical Research Foundation of the Academy of Athens
Athens, Greece
Affiliated Investigator
Developmental and Functional Biology
Institute of Molecular Biology and Biotechnology—FORTH
Iraklio, Greece
Treatment of Systemic Lupus Erythematosus

Aline Bozec, PhD
Professor of Rheumatology and Immunology
Department of Internal Medicine 3
Friedrich Alexander Universität Erlangen-Nuremberg
Universitätsklinikum Erlangen
Erlangen, Germany
Biology, Physiology, and Morphology of Bone

Lori Broderick, MD, PhD
Assistant Professor
Pediatrics
University of California, San Diego
La Jolla, California
Pathogenesis of Inflammasome-Mediated Diseases

Matthew Brown, MBBS, MD, FRACP, FAHSM, FAA
Professor of Medicine
Director
Guy's and St Thomas' NHS Foundation Trust and King's College
  London NIHR Biomedical Research Centre
King's College London
London, United Kingdom
Ankylosing Spondylitis and Other Forms of Axial Spondyloarthritis

Christopher D. Buckley, MBBS, DPhil
Kennedy Professor of Translational Rheumatology
Rheumatology Research Group
Institute of Inflammation and Ageing
University of Birmingham
Birmingham, United Kingdom
Fibroblasts and Fibroblast-like Synoviocytes

Ralph C. Budd, MD
University Distinguished Professor of Medicine and Microbiology
  and Molecular Genetics
Director
Vermont Center for Immunology and Infectious Diseases
The University of Vermont Larner College of Medicine
Burlington, Vermont
T Lymphocytes

Nathalie Burg, MD
Assistant Professor
Division of Rheumatology
Weill Cornell Medicine
New York, New York
Neutrophils

Amy C. Cannella, MD, MS, RhMSUS
Associate Professor
Internal Medicine and Rheumatology
University of Nebraska Medical Center
Veterans Affairs Medical Center
Omaha, Nebraska
Ultrasound in Rheumatology
Traditional DMARDs: Methotrexate, Leflunomide, Sulfasalazine,
  Hydroxychloroquine, and Combination Therapies

Laura C. Cappelli, MD, MHS
Assistant Professor Medicine
Division of Rheumatology
Johns Hopkins School of Medicine
Baltimore, Maryland
Autoimmune Complications of Immune Checkpoint Inhibitors
  for Cancer

John D. Carter, MD
Professor of Medicine
Division of Rheumatology
University of South Florida Morsani School of
  Medicine
Tampa, Florida
Reactive Arthritis

Andrew C. Chan, MD, PhD
Genentech Research and Early Development
South San Francisco, California
Biomarkers in Rheumatology

Christopher Chang, MD, PhD, MBA
Clinical Professor of Medicine
Division of Rheumatology, Allergy and Clinical Immunology
University of California at Davis
Davis, California
Medical Director
Division of Pediatric Immunology and Allergy
Joe DiMaggio Children's Hospital
Hollywood, Florida
Osteonecrosis

Joseph S. Cheng, MD, MS
Frank H. Mayfield Professor and Chair
Department of Neurosurgery
University of Cincinnati College of Medicine
Cincinnati, Ohio
Neck Pain

Christopher P. Chiodo, MD
Chief
Foot and Ankle Division
Department of Orthopedic Surgery
Brigham and Women's Hospital
Boston, Massachusetts
Foot and Ankle Pain

Sharon A. Chung, MD, MAS
Associate Professor of Clinical Medicine
Division of Rheumatology
University of California, San Francisco
San Francisco, California
Anti-neutrophil Cytoplasmic Antibody–Associated Vasculitis

Leslie G. Cleland, MB BS, MD
Consultant Rheumatologist
Royal Adelaide Hospital
Clinical Professor
Department of Medicine
Adelaide University
Adelaide, South Australia, Australia
Nutrition and Rheumatic Diseases

Stanley Cohen, MD
Program Director
Rheumatology
Presbyterian Hospital
Clinical Professor
Internal Medicine
University of Texas Southwestern Medical School
Medical Director
Metroplex Clinical Research Center
Dallas, Texas
Intra-cellular Targeting Agents in Rheumatic Disease

Robert A. Colbert, MD, PhD
Senior Investigator
Clinical Director
National Institute of Arthritis, Musculoskeletal and Skin
  Diseases
National Institutes of Health
Bethesda, Maryland
Etiology and Pathogenesis of Spondyloarthritis

Paul P. Cook, MD, FACP, FIDSA
Professor of Medicine
Department of Medicine
Brody School of Medicine at East Carolina University
Greenville, North Carolina
Bacterial Arthritis

Joseph E. Craft, MD
Paul B. Beeson Professor of Medicine and Professor of
　Immunobiology, Internal Medicine and Immunobiology
Director
Investigative Medicine Program
Yale University School of Medicine
Attending in Rheumatology
Yale-New Haven Hospital
New Haven, Connecticut
Anti-nuclear Antibodies

Leslie J. Crofford, MD
Professor of Medicine
Director
Division of Rheumatology & Immunology
Vanderbilt University Medical Center
Nashville, Tennessee
Fibromyalgia
Therapeutic Targeting of Prostanoids

Bruce N. Cronstein, MD
Paul R. Esserman Professor of Medicine
Division of Rheumatology
New York University School of Medicine
New York, New York
Acute Phase Reactants

Mary K. Crow, MD
Physician-in-Chief
Chair
Department of Medicine
Benjamin M. Rosen Chair in Immunology and Inflammation
　Research
Hospital for Special Surgery
Chief
Division of Rheumatology
Joseph P. Routh Professor of Rheumatic Diseases in Medicine
Weill Cornell Medical College
New York, New York
Etiology and Pathogenesis of Systemic Lupus Erythematosus

Cynthia S. Crowson, PhD
Professor of Medicine and Biostatistics
Department of Health Sciences Research and Division of
　Rheumatology
Mayo Clinic
Rochester, Minnesota
Cardiovascular Risk in Inflammatory Rheumatic Disease

Sara J. Cuccurullo, MD
Clinical Professor and Chairman
Residency Program Director
Department of Physical Medicine and Rehabilitation
Hackensack Meridian School of Medicine at Seton Hall
　University
Rutgers Robert Wood Johnson Medical School
Vice President and Medical Director
JFK Johnson Rehabilitation Institute
Edison, New Jersey
Introduction to Physical Medicine and Rehabilitation

Gaye Cunnane, PhD, MB, FRCPI
Professor
Department of Medicine
Trinity College Dublin
Department of Rheumatology
St. James's Hospital
Dublin, Ireland
Relapsing Polychondritis
Hemochromatosis

Jeffrey R. Curtis, MD, MS, MPH
Harbert-Ball Professor of Medicine
Division of Clinical Immunology and Rheumatology
University of Alabama at Birmingham
Birmingham, Alabama
Clinical Research Methods in Rheumatic Disease

Nicola Dalbeth, MBChB, MD, FRACP
Professor and Rheumatologist
Department of Medicine
Faculty of Medical and Health Sciences
University of Auckland
Department of Rheumatology
Auckland District Health Board
Auckland, New Zealand
Clinical Features and Treatment of Gout

Maria Dall'Era, MD
Professor of Medicine
Medicine/Rheumatology
University of California San Francisco
San Francisco, California
Clinical Features of Systemic Lupus Erythematosus

Erika Darrah, PhD
Assistant Professor of Medicine
Division of Rheumatology
The Johns Hopkins University School of Medicine
Baltimore, Maryland
Autoantibodies in Rheumatoid Arthritis

Jonathan Dau, MD
Division of Rheumatology, Allergy, and Immunology
Massachusetts General Hospital
Boston, Massachusetts
Rheumatic Manifestations of HIV Infection

John M. Davis III, MD, MS
Associate Professor of Medicine
Division of Rheumatology
Mayo Clinic College of Medicine and Science
Rochester, Minnesota
History and Physical Examination of the Musculoskeletal System

Cosimo De Bari, MD, PhD, FRCP
Professor
Institute of Medical Sciences
University of Aberdeen
Aberdeen, United Kingdom
Regenerative Medicine and Tissue Engineering

Edward P. Debold, PhD
Associate Professor
Department of Kinesiology
University of Massachusetts
Amherst, Massachusetts
Muscle: Anatomy, Physiology, and Biochemistry

Francesco Dell'Accio, MD, PhD, FRCP
Professor
William Harvey Research Institute
Queen Mary, University of London
London, United Kingdom
Regenerative Medicine and Tissue Engineering

Paul J. DeMarco, MD, FACP, FACR, RhMSUS
Medical Director
The Center for Rheumatology and Bone Research
Arthritis and Rheumatism Associates PC
Wheaton, Maryland
Clinical Associate Professor of Medicine
Division of Rheumatology
Georgetown University School of Medicine
Washington, D.C.
Ultrasound in Rheumatology

Betty Diamond, MD
Professor
Center for Autoimmune, Musculoskeletal and Hematopoietic Diseases
Feinstein Institutes for Medical Research
Manhasset, New York
B Cells

Paul E. Di Cesare, MD
President
Di Cesare MD Consulting
Carlsbad, California
Pathogenesis of Osteoarthritis

Andrea di Matteo, MD
Rheumatology Unit
Department of Clinical and Molecular Sciences
Polytechnic University of Marche
Rheumatology Unit
Department of Clinical and Molecular Sciences
Ancona, Italy
Arthrocentesis and Injection of Joints and Soft Tissues

Rajiv Dixit, MD
Clinical Professor of Medicine
University of California, San Francisco
San Francisco, California
Director
Northern California Arthritis Center
Walnut Creek, California
Low Back Pain

Kenneth W. Donohue, MD
Assistant Professor
Department of Orthopaedic Surgery
Yale University
New Haven, Connecticut
Hand and Wrist Pain

Jeffrey Dvergsten, MD
Associate Professor of Pediatrics
Duke University School of Medicine
Durham, North Carolina
Juvenile Dermatomyositis, Scleroderma, Vasculitis, and Autoimmune Brain Disease

Hani S. El-Gabalawy, MD
Professor of Internal Medicine and Immunology
University of Manitoba
Winnipeg, Manitoba, Canada
Synovial Fluid Analyses, Synovial Biopsy, and Synovial Pathology

Bryant R. England, MD, PhD
Assistant Professor
Division of Rheumatology and Immunology
University of Nebraska Medical Center
Omaha, Nebraska
Clinical Features of Rheumatoid Arthritis

Doruk Erkan, MD
Associate Physician-Scientist
Barbara Volcker Center for Women and Rheumatic Diseases
Hospital for Special Surgery
Associate Professor of Medicine
Weill Cornell Medicine
New York, New York
Antiphospholipid Syndrome

Stephen Eyre, PhD
Professor
Centre for Musculoskeletal Research
The University of Manchester
Manchester, United Kingdom
Genetics of Rheumatic Diseases

Antonis Fanouriakis, MD
Rheumatology and Clinical Immunology
"Attikon" University Hospital
University of Athens
Athens, Greece
Treatment of Systemic Lupus Erythematosus

Ursula Fearon
Professor of Molecular Rheumatology
Trinity Biomedical Sciences Institute
Trinity College Dublin
The University of Dublin
Dublin, Ireland
Angiogenesis

Andrew Filer, MBChB, PhD
Reader in Translational Rheumatology
Institute of Inflammation and Ageing
The University of Birmingham
Honorary Consultant Rheumatologist
University Hospitals Birmingham NHS Foundation Trust
Birmingham, United Kingdom
Fibroblasts and Fibroblast-like Synoviocytes

David F. Fiorentino, MD, PhD
Professor
Department of Dermatology
Stanford University School of Medicine
Redwood City, California
Skin and Rheumatic Diseases

Gary S. Firestein, MD
Distinguished Professor of Medicine
Dean and Associate Vice Chancellor
Clinical and Translational Research
University of California, San Diego School of Medicine
La Jolla, California
Synovium
Etiology of Rheumatoid Arthritis
Pathogenesis of Rheumatoid Arthritis

Saloumeh K. Fischer, PhD
Department of BioAnalytical Sciences
Genentech Research and Early Development
South San Francisco, California
Biomarkers in Rheumatology

Felicity G. Fishman, MD
Assistant Professor
Department of Orthopaedic Surgery
Loyola University Medical Center
Maywood, Illinois
Hand and Wrist Pain

Oliver FitzGerald, MD, FRCPI, FRCP(UK)
Newman Clinical Research Professor
Rheumatology
St. Vincent's University Hospital and Conway Institute
University College Dublin
Dublin, Ireland
Psoriatic Arthritis

John P. Flaherty, MD
Professor of Medicine
Northwestern University Feinberg School of Medicine
Chicago, Illinois
Mycobacterial Infections of Bones and Joints
Fungal Infections of Bones and Joints

Cesar E. Fors Nieves, MD
Clinical Assistant Professor of Medicine
Division of Rheumatology
New York University School of Medicine
New York, New York
Acute Phase Reactants

Sherine E. Gabriel, MD, MSc
President & The Robert C. and Naomi T. Borwell
    Presidential Professor
Rush University
Chief Academic Officer
Rush University System for Health
Chicago, Illinois
Cardiovascular Risk in Inflammatory Rheumatic Disease

William Gallentine, MD
Professor
Pediatric Neurology and Epilepsy
Stanford University School of Medicine
Stanford, California
Juvenile Dermatomyositis, Scleroderma, Vasculitis, and
    Autoimmune Brain Disease

Philippe Gasque, PhD
Professor of Immunology
Immunology Laboratory Faculty of Medicine
University and CHU of La Réunion
St. Denis, Reunion Island, France
Viral Arthritis

Lianne S. Gensler, MD
Associate Professor of Medicine
Division of Rheumatology
University of California San Francisco
San Francisco, California
Ankylosing Spondylitis and Other Forms of Axial Spondyloarthritis

M. Eric Gershwin, MD
The Jack and Donald Chia Distinguished Professor of Medicine
Division of Rheumatology, Allergy and Clinical Immunology
University of California at Davis
Davis, California
Osteonecrosis

Mary B. Goldring, PhD
Senior Scientist
HSS Research Institute
Hospital for Special Surgery
Professor of Cell & Developmental Biology
Weill Cornell Graduate School of Medical Sciences
Weill Cornell Medical College
New York, New York
Cartilage and Chondrocytes

Steven R. Goldring, MD
Chief Scientific Officer Emeritus
Hospital for Special Surgery
Weill Cornell Medical College
New York, New York
Biology of the Normal Joint

Yvonne M. Golightly, PT, PhD
Assistant Professor of Epidemiology
University of North Carolina
Chapel Hill, North Carolina
Clinical Research Methods in Rheumatic Disease

Stuart Goodman, MD, PhD, FRCSC, FACS, FBSE, FICOR
Robert L. and Mary Ellenburg Professor of Surgery
Orthopaedic Surgery and (by courtesy) Bioengineering
Stanford University
Stanford, California
Hip and Knee Pain

Jonathan Graf, MD
Professor of Medicine
University of California San Francisco
Division of Rheumatology
Zuckerberg San Francisco General
San Francisco, California
Overlap Syndromes

Gerard Graham, PhD
Professor of Molecular and Structural Immunology
Institute of Infection, Immunity and Inflammation
University of Glasgow
Glasgow, Scotland, United Kingdom
Chemokines and Cellular Recruitment

Douglas R. Green, PhD
Peter C. Doherty Endowed Chair of Immunology
Department of Immunology
St. Jude Children's Research Hospital
Memphis, Tennessee
The Immunologic Repercussions of Cell Death

Adam Greenspan, MD, FACR
Professor of Radiology and Orthopedic Surgery
Section of Musculoskeletal Imaging
Department of Radiology
University of California Davis Health
Sacramento, California
Osteonecrosis

Christine Grimaldi, PhD
Director Biotherapeutic Bioanalysis
Drug Metabolism & Pharmacokinetics
Boehringer Ingelheim Pharmaceuticals, Inc.
Ridgefield, Connecticut
B Cells

Anika Grüneboom, PhD
Department of Internal Medicine 3—Rheumatology and
Immunology
Friedrich Alexander Universität Erlangen-Nuremberg
Universitätsklinikum Erlangen
Erlangen, Germany
Biology, Physiology, and Morphology of Bone

Luiza Guilherme, PhD
Professor of Immunology
Heart Institute—InCor
University of São Paulo School of Medicine
Institute for Immunology Investigation
National Institute for Science and Technology
São Paulo, Brazil
Rheumatic Fever and Post-streptococcal Arthritis

Xavier Guillot, MD, PhD
Rheumatology Clinical Board
CHU of La Réunion
St. Denis, Reunion Island, France
Viral Arthritis

Rebecca Haberman, MD
Clinical Instructor of Medicine
Division of Rheumatology
New York University School of Medicine
New York, New York
Acute Phase Reactants

Rula A. Hajj-Ali, MD
Professor
Cleveland Clinic Lerner College of Medicine of Case Western
Reserve University
Cleveland Clinic
Cleveland, Ohio
Primary Angiitis of the Central Nervous System

Dominik R. Haudenschild, PhD
Associate Professor
Department of Orthopaedic Surgery
University of California at Davis
Sacramento, California
Pathogenesis of Osteoarthritis

David B. Hellmann, MD
Vice Dean and Chairman
Department of Medicine
Johns Hopkins Bayview Medical Center
Baltimore, Maryland
*Giant Cell Arteritis, Polymyalgia Rheumatica, and Takayasu's
Arteritis*

Hal M. Hoffman, MD
Professor
Pediatrics and Medicine
University of California, San Diego
La Jolla, California
Division Chief
Pediatric Allergy, Immunology, Rheumatology
Rady Children's Hospital San Diego
San Diego, California
Pathogenesis of Inflammasome-Mediated Diseases

V. Michael Holers, MD
Professor of Medicine and Immunology
Division of Rheumatology
University of Colorado School of Medicine
Aurora, Colorado
Complement System

Rikard Holmdahl, MD, PhD
Professor of Medical
Biochemistry and Biophysics
Karolinska Institute
Stockholm, Sweden
Experimental Models for Rheumatoid Arthritis

Joyce J. Hsu, MD, MS
Clinical Associate Professor
Pediatric Rheumatology
Stanford University School of Medicine
Stanford, California
Clinical Features and Treatment of Juvenile Idiopathic Arthritis

James I. Huddleston, III, MD
Associate Professor of Orthopaedic Surgery
Department of Orthopaedic Surgery
Stanford University Medical Center
Stanford, California
Hip and Knee Pain

Alan P. Hudson, PhD
Professor Emeritus
Immunology and Microbiology
Wayne State University School of Medicine
Detroit, Michigan
Reactive Arthritis

Gene G. Hunder, MS, MD
Professor of Medicine
Emeritus Staff Center
Mayo Clinic College of Medicine and Science
Rochester, Minnesota
History and Physical Examination of the Musculoskeletal System

Yoshifumi Itoh, PhD
Associate Professor
Kennedy Institute of Rheumatology
University of Oxford
Oxford, United Kingdom
Proteinases and Matrix Degradation

Johannes W.G. Jacobs, MD, PhD
Associate Professor of Rheumatology
Department of Rheumatology & Clinical Immunology
University Medical Center Utrecht
Utrecht, Netherlands
Glucocorticoid Therapy

Jacob L. Jaremko, MD, PhD, FRCPC
Associate Professor of Radiology
Department of Radiology and Diagnostic Imaging
University of Alberta
Alberta, Edmonton, Canada
Imaging in Rheumatic Diseases

Matlock A. Jeffries, MD
Assistant Professor
Department of Internal Medicine
Division of Rheumatology, Immunology, and Allergy
University of Oklahoma Health Sciences Center
Adjunct Assistant Member
Arthritis & Clinical Immunology Program
Oklahoma Medical Research Foundation
Oklahoma City, Oklahoma
Epigenetics of Rheumatic Diseases

Ho Jen, MD, FRCPC
Associate Clinical Professor of Radiology
Department of Radiology and Diagnostic Imaging
Division of Nuclear Medicine
University of Alberta
Alberta, Edmonton, Canada
Imaging in Rheumatic Diseases

Jaclyn Joki, MD
Attending Physician
Department of Physical Medicine and Rehabilitation
JFK Johnson Rehabilitation Institute
Clinical Assistant Professor
Rutgers Robert Wood Johnson Medical School
Assistant Professor
Hackensack Meridian School of Medicine at Seton Hall University
Edison, New Jersey
Introduction to Physical Medicine and Rehabilitation

Martha S. Jordan, PhD
Research Associate Professor
Pathology and Laboratory Medicine
Perelman School of Medicine
University of Pennsylvania
Philadelphia, Pennsylvania
Adaptive Immunity

Joseph L. Jorizzo, MD
Professor, Former and Founding Chair
Department of Dermatology
Wake Forest University School of Medicine
Winston-Salem, North Carolina
Professor of Clinical Dermatology
Weill Cornell Medical College
New York, New York
Behçet's Disease

Jorge Kalil, MD
Professor
Clinical Immunology and Allergy
Faculdade de Medicina Universidade de São Paulo
São Paulo, Brazil
Rheumatic Fever and Post-streptococcal Arthritis

Kenton R. Kaufman, PhD, PE
W. Hall Wendel, Jr., Musculoskeletal Research Professor
Director
Motion Analysis Laboratory
Professor of Biomedical Engineering
Mayo Clinic
Rochester, Minnesota
Biomechanics

Arthur Kavanaugh, MD
Professor of Medicine
Center for Innovative Therapy
Division of Rheumatology, Allergy, and Immunology
University of California, San Diego School of Medicine
La Jolla, California
Anti-cytokine Therapies

Robert T. Keenan
Associate Professor of Medicine
Vice Chief for Clinical Affairs
Division of Rheumatology
Duke University School of Medicine
Durham, North Carolina
Etiology and Pathogenesis of Hyperuricemia and Gout

Tony Kenna, PhD
Associate Professor
Queensland University of Technology
Institute of Health and Biomedical Innovation
Brisbane, Queensland, Australia
Ankylosing Spondylitis and Other Forms of Axial Spondyloarthritis

Darcy A. Kerr, MD
Assistant Professor of Pathology and Laboratory Medicine
Geisel School of Medicine at Dartmouth
Hanover, New Hampshire
Dartmouth-Hitchcock Medical Center
Lebanon, New Hampshire
Tumors and Tumor-like Lesions of Joints and Related Structures

Eugene Y. Kissin, MD, RhMSUS
Associate Professor of Medicine
Rheumatology
Boston University Medical Center
Boston, Massachusetts
Ultrasound in Rheumatology

Rob Knight, PhD
Professor
Departments of Pediatrics, Bioengineering, and Computer Science and Engineering
University of California, San Diego
La Jolla, California
The Microbiome in Health and Disease

Dwight H. Kono, MD
Professor of Immunology
Department of Immunology and Microbiology
The Scripps Research Institute
La Jolla, California
Autoimmunity and Tolerance

Gary A. Koretzky, MD, PhD
Professor of Medicine
Weill Cornell Medicine
Vice Provost for Academic Integration
Director, Cornell Center for Immunology
Cornell University
Ithaca, New York
Adaptive Immunity

Peter Korsten, MD
Rheumatologist
Department of Nephrology and Rheumatology
University Medical Center Göttingen
Göttingen, Germany
Sarcoidosis

Jennifer Kosty, MD
Assistant Professor
Department of Neurosurgery
Ochsner LSU Health Sciences Center
Shreveport, Louisiana
Neck Pain

Deborah Krakow, MD
Professor of Orthopaedic Surgery, Human Genetics, Pediatrics, and Obstetrics and Gynecology
David Geffen School of Medicine
University of California, Los Angeles
Los Angeles, California
Heritable Diseases of Connective Tissue

Deepak Kumar, PT, PHD
Assistant Professor
Physical Therapy and Athletic Training
Boston University
Assistant Professor
Boston University School of Medicine
Boston, Massachusetts
Treatment of Osteoarthritis

Helen J. Lachmann, MA, MBBChir, MD, FRCP, FRCPath
National Amyloidosis Centre
Royal Free Hospital London NHS Foundation Trust and University College Medical School
London, United Kingdom
Amyloidosis

Floris P.J.G. Lafeber, PhD
Professor
Department of Rheumatology & Clinical Immunology
University Medical Center Utrecht
Utrecht University
Utrecht, Netherlands
Hemophilic Arthropathy

Robert G.W. Lambert, MB, FRCR, FRCPC
Professor of Radiology
Department of Radiology and Diagnostic Imaging
University of Alberta
Alberta, Edmonton, Canada
Imaging in Rheumatic Diseases

Nancy E. Lane, MD
Distinguished Professor of Medicine, Rheumatology, Aging
Director of Center for Musculoskeletal Health
Department of Internal Medicine
UC Davis Health
UC Davis School of Medicine
Sacramento, California
Metabolic Bone Disease

Carol A. Langford, MD, MHS, FACP
Director
Center for Vasculitis Care and Research
Harold C. Schott Chair in Rheumatic and Immunologic
  Diseases
Cleveland Clinic
Associate Professor of Medicine
Cleveland Clinic Lerner College of Medicine of Case Western
  Reserve University
Cleveland, Ohio
  Primary Angiitis of the Central Nervous System

Daniel M. Laskin, DDS, MS
Professor and Chairman Emeritus
Oral and Maxillofacial Surgery
Virginia Commonwealth University Schools of Dentistry and
  Medicine
Richmond, Virginia
  Temporomandibular Joint Pain

Gregoire Lauvau, PhD
Professor
Department of Microbiology and Immunology
Albert Einstein College of Medicine
Bronx, New York
  Innate Immunity

Tzielan C. Lee, MD
Clinical Associate Professor
Pediatric Rheumatology
Stanford University School of Medicine
Stanford, California
  *Clinical Features and Treatment of Juvenile Idiopathic
  Arthritis*

David L. Leverenz, MD
Assistant Professor of Medicine
Division of Rheumatology and Immunology
Duke University Medical Center
Durham, North Carolina
  Sjögren's Syndrome

Richard F. Loeser, MD
Herman and Louise Smith Distinguished Professor
Medicine
Division of Rheumatology, Allergy, and Immunology
Director
Thurston Arthritis Research Center
University of North Carolina
Chapel Hill, North Carolina
  Cartilage and Chondrocytes

Carlos J. Lozada, MD
Professor of Clinical Medicine
Division of Rheumatology
University of Miami Miller School of Medicine
Miami, Florida
  Rheumatic Manifestations of Hemoglobinopathies

Ofure Luke, MD
Attending Physician
Department of Physical Medicine and Rehabilitation
JFK Johnson Rehabilitation Institute
Assistant Professor
Hackensack Meridian School of Medicine at Seton Hall
  University
Edison, New Jersey
  Introduction to Physical Medicine and Rehabilitation

Ingrid E. Lundberg, MD, PhD
Professor of Rheumatology
Division of Rheumatology
Department of Medicine, Solna, Karolinska Institutet
Stockholm, Sweden
  Inflammatory Diseases of Muscle and Other Myopathies

Raashid Luqmani, BMedSci, BM, BS, DM, FRCP, FRCPE
Professor of Rheumatology
Nuffield Department of Orthopaedics, Rheumatology and
  Musculoskeletal Science
University of Oxford
Consultant Rheumatologist
Rheumatology Department
Nuffield Orthopaedic Centre
Oxford, United Kingdom
  Polyarteritis Nodosa and Related Disorders

Frank P. Luyten, MD
Professor of Rheumatology
University Hospitals Leuven
Leuven, Belgium
  Regenerative Medicine and Tissue Engineering

Reuven Mader, MD
Head
Rheumatic Diseases Unit
Ha'Emek Medical Center
Afula, Israel
Associate Clinical Professor, Emeritus
The B. Rappaport Faculty of Medicine
The Technion Institute of Technology
Haifa, Israel
  Proliferative Bone Diseases

Conor Magee, MB BAO BCh
Rheumatology
St. Vincent's University Hospital and Conway Institute
University College Dublin
Dublin, Ireland
  Psoriatic Arthritis

Walter P. Maksymowych, FRCP(C)
Professor of Medicine
Division of Rheumatology
University of Alberta
Edmonton, Alberta, Canada
  Ankylosing Spondylitis and Other Forms of Axial Spondyloarthritis

Bernhard Manger, MD
Professor of Rheumatology and Immunology
Department of Internal Medicine 3
Friedrich-Alexander-Universität Erlangen-Nürnberg
Erlangen, Germany
Rheumatic Paraneoplastic Syndromes—Links Between Malignancy and Autoimmunity

Joseph A. Markenson, MD, MS
Professor of Clinical Medicine
Medicine/Rheumatology
Joan and Sanford Weill Medical College of Cornell University
Attending Physician
Rheumatology/Medicine
Hospital for Special Surgery
New York, New York
Arthritis Accompanying Endocrine and Metabolic Disorders

Scott David Martin, MD
Associate Professor of Orthopedics
Harvard Medical School
Director of Joint Preservation Service
Massachusetts General Hospital
Boston, Massachusetts
Shoulder Pain

Eric L. Matteson, MD, MPH
Professor of Medicine
Divisions of Rheumatology and Epidemiology
Mayo Clinic College of Medicine
Rochester, Minnesota
Cancer Risk in Rheumatic Diseases

Lara Maxwell, PhD, MSc
Managing Editor
Cochrane Musculoskeletal Group
University of Ottawa
Senior Methodologist
OMERACT, Ottawa
Ottawa, Ontario, Canada
Assessment of Health Outcomes

Katharine McCarthy, PharmD, BCACP
Clinical Pharmacist
University of Rochester Medical Center
Rochester, New York
Anti-cytokine Therapies

Iain B. McInnes, CBE, PhD, FRCP, FRSE, FMedSci
Muirhead Professor of Medicine
Versus Arthritis Professor of Rheumatology
Director of Institute of Infection, Immunity, and Inflammation
College of Medical, Veterinary, and Life Sciences
University of Glasgow
Glasgow, United Kingdom
Cytokines

Peter A. Merkel, MD, MPH
Chief of Rheumatology
Department of Medicine
Professor
Department of Medicine
Department of Biostatistics, Epidemiology, and Informatics
University of Pennsylvania
Philadelphia, Pennsylvania
Classification and Epidemiology of Systemic Vasculitis

Ted R. Mikuls, MD, MSPH
Umbach Professor of Rheumatology
Department of Internal Medicine
Division of Rheumatology and Immunology
University of Nebraska Medical Center
Omaha, Nebraska
Urate-Lowering Therapy
Clinical Features of Rheumatoid Arthritis

Mark S. Miller, PhD
Assistant Professor
Department of Kinesiology
University of Massachusetts
Amherst, Massachusetts
Muscle: Anatomy, Physiology, and Biochemistry

Devyani Misra, MD, MS
Divisions of Gerontology and Rheumatology
Beth Israel Deaconess Medical Center
Harvard Medical School
Boston, Massachusetts
Treatment of Osteoarthritis

Ali Mobasheri, BSc ARCS (Hons), MSc, DPhil (Oxon)
Professor of Musculoskeletal Biology
Research Unit of Medical Imaging, Physics and Technology
Faculty of Medicine
University of Oulu
Oulu, Finland
Senior Research Scientist
Department of Regenerative Medicine
State Research Institute Centre for Innovative Medicine
Vilnius, Lithuania
Centre for Sport, Exercise and Osteoarthritis Research Versus Arthritis
Queen's Medical Centre
Nottingham, United Kingdom
Cartilage and Chondrocytes

Kevin G. Moder, MD
Associate Professor of Medicine
Division of Rheumatology
Mayo Clinic College of Medicine and Science
Rochester, Minnesota
History and Physical Examination of the Musculoskeletal System

Paul A. Monach, MD, PhD
Lecturer
Division of Rheumatology, Inflammation, and Immunity
Brigham and Women's Hospital
Chief
Rheumatology Section
VA Boston Healthcare System
Boston, Massachusetts
Anti-neutrophil Cytoplasmic Antibody–Associated Vasculitis

Anna Montgomery, DPhil
Division of Rheumatology
Northwestern University Feinberg School of Medicine
Chicago, Illinois
Mononuclear Phagocytes

Vaishali R. Moulton, MD, PhD
Assistant Professor
Department of Medicine
Division of Rheumatology and Clinical Immunology
Beth Israel Deaconess Medical Center
Harvard Medical School
Boston, Massachusetts
Principles of Signaling

Catharina M. Mulders-Manders, MD
Department of Internal Medicine
Section Infectious Diseases
Radboud Expertise Centre for Immunodeficiency and
　Autoinflammation
Radboud University Medical Center
Nijmegen, Netherlands
Familial Autoinflammatory Syndromes

Luciana Ribeiro Muniz, PhD
Hematology and Oncology
Icahn School of Medicine at Mount Sinai
New York, New York
Dendritic Cells

Louise B. Murphy, PhD
Division of Population Health
Centers for Disease Control and Prevention
Atlanta, Georgia
Economic Impact of Arthritis and Rheumatic Conditions

Kanneboyina Nagaraju, DVM, PhD
Professor and Founding Chair
Pharmaceutical Sciences
School of Pharmacy and Pharmaceutical Sciences
Binghamton, New York
Inflammatory Diseases of Muscle and Other Myopathies

Rani Nasser, MD
Assistant Professor
Department of Neurosurgery
University of Cincinnati College of Medicine
Cincinnati, Ohio
Neck Pain

Amanda E. Nelson, MD, MSCR
Associate Professor of Medicine
Division of Rheumatology, Allergy, and Immunology
Thurston Arthritis Research Center
University of North Carolina at Chapel Hill
Chapel Hill, North Carolina
Clinical Features of Osteoarthritis

Tuhina Neogi, MD, PhD, FRCPC
Professor of Medicine
Rheumatology
Boston University School of Medicine
Professor of Epidemiology
Boston University School of Public Health
Boston, Massachusetts
Treatment of Osteoarthritis

Peter A. Nigrovic, MD
Associate Professor of Medicine
Harvard Medical School
Staff Pediatric Rheumatologist
Division of Immunology
Boston Children's Hospital
Director
Center for Adults with Pediatric Rheumatic Illness
Division of Rheumatology, Inflammation and Immunity,
　Brigham and Women's Hospital
Boston, Massachusetts
Mast Cells
Platelets and Megakaryocytes

James R. O'Dell, MD, MACR, MACP
Stokes-Shackleford Professor and Vice Chair of Internal Medicine
University of Nebraska Medical Center
Chief of Rheumatology
Department of Medicine and Omaha Veterans Affairs
Omaha, Nebraska
Traditional DMARDs: Methotrexate, Leflunomide,
　Sulfasalazine, Hydroxychloroquine, and Combination
　Therapies
Treatment of Rheumatoid Arthritis

Alexis Ogdie, MD, MSCE
Associate Professor of Medicine and Epidemiology
Rheumatology
Hospital of the University of Pennsylvania
Philadelphia, Pennsylvania
Inflammatory Bowel Disease–Associated Arthritis and Other
　Enteropathic Arthropathies

Mikkel Østergaard, MD, PhD
DMSc Professor of Rheumatology
Copenhagen Center for Arthritis Research
Center for Rheumatology and Spine Diseases
Rigshospitalet, Glostrup
Department of Clinical Medicine
University of Copenhagen
Copenhagen, Denmark
Imaging in Rheumatic Diseases

Michael A. Paley
Rheumatology Division
Department of Medicine
Washington University School of Medicine
St. Louis, Missouri
Innate Lymphoid Cells and Natural Killer Cells

Richard S. Panush, MD
Professor of Medicine
Division of Rheumatology
Keck School of Medicine
University of Southern California
Los Angeles, California
Occupational and Recreational Musculoskeletal Disorders

Stanford L. Peng, MD, PhD
Rheumatology
Swedish Community Specialty Clinic
Swedish Medical Center
Seattle, Washington
Anti-nuclear Antibodies

Harris Perlman, PhD
Chief of Rheumatology
Professor of Medicine
Mabel Greene Myers Professor of Medicine
Division of Rheumatology
Northwestern University Feinberg School of Medicine
Chicago, Illinois
Mononuclear Phagocytes

Shiv Pillai, MD, PhD
Professor of Medicine
Ragon Institute of MGH, MIT and Harvard
Harvard Medical School
Cambridge, Massachusetts
IgG₄-Related Disease

Michael H. Pillinger, MD
Professor of Medicine and Biochemistry and Molecular
　　Pharmacology
Director
Rheumatology Training
Director
Masters of Science in Clinical Investigation Program
New York University School of Medicine
Section Chief
Rheumatology
New York Harbor Health Care System–NY Campus
Department of Veterans Affairs
New York, New York
Neutrophils
Etiology and Pathogenesis of Hyperuricemia and Gout

Gregory R. Polston, MD
Clinical Professor
Anesthesiology
University of California, San Diego
La Jolla, California
Analgesic Agents in Rheumatic Disease

Steven A. Porcelli, MD
Murray and Evelyne Weinstock Chair in Microbiology and
　　Immunology
Department of Microbiology and Immunology
Albert Einstein College of Medicine
Bronx, New York
Innate Immunity

Mark D. Price, MD, PhD
Department of Orthopedic Surgery
Massachusetts General Hospital
Boston, Massachusetts
Foot and Ankle Pain

Astrid E. Pulles, MD
Department of Rheumatology & Clinical Immunology
Van Creveldkliniek
University Medical Center Utrecht
Utrecht University
Utrecht, Netherlands
Hemophilic Arthropathy

Karim Raza, FRCP, PhD
Professor of Rheumatology supported by Versus Arthritis
College of Medical and Dental Sciences
University of Birmingham
Honorary Consultant Rheumatologist
Sandwell and West Birmingham Hospitals NHS Trust
Birmingham, United Kingdom
Evaluation and Management of Early Undifferentiated Arthritis

Virginia Reddy, MD
Staff Physician
Division of Rheumatology
Texas Health Dallas
Dallas, Texas
Intra-cellular Targeting Agents in Rheumatic Disease

Ann M. Reed, MD
Professor and Chair
Department of Pediatrics
Duke University
Durham, North Carolina
Juvenile Dermatomyositis, Scleroderma, Vasculitis, and
　　Autoimmune Brain Disease

John D. Reveille, MD
Professor
Division of Rheumatology
University of Texas Health Science Center at Houston
Houston, Texas
Rheumatic Manifestations of HIV Infection

Rennie L. Rhee, MD, MSCE
Assistant Professor of Medicine
Medicine/Rheumatology
University of Pennsylvania
Philadelphia, Pennsylvania
Classification and Epidemiology of Systemic Vasculitis

Christopher T. Ritchlin, MD, MPH
Professor of Medicine
Center for Musculoskeletal Research
University of Rochester Medical Center
Rochester, New York
Anti-cytokine Therapies

Angela B. Robinson, MD, MPH
Associate Professor
Pediatrics Institute
Cleveland Clinic Foundation
Cleveland, Ohio
Juvenile Dermatomyositis, Scleroderma, Vasculitis, and
　　Autoimmune Brain Disease

Antony Rosen, MB, ChB, BSc (Hons)
Mary Betty Stevens Professor of Medicine
Professor of Pathology
Director
Division of Rheumatology
The Johns Hopkins University School of Medicine
Baltimore, Maryland
Autoantibodies in Rheumatoid Arthritis

James T. Rosenbaum, AB, MD
Professor of Ophthalmology, Medicine, and Cell Biology
Oregon Health and Science University
Chair of Ophthalmology Emeritus
Legacy Devers Eye Institute
Portland, Oregon
The Eye and Rheumatic Diseases

Andrew E. Rosenberg, MD
Vice Chair
Director of Bone and Soft Tissue Pathology
Department of Pathology
University of Miami Miller School of Medicine
Miami, Florida
Tumors and Tumor-like Lesions of Joints and Related Structures

Eric M. Ruderman, MD
Professor of Medicine/Rheumatology
Northwestern University Feinberg School of Medicine
Chicago, Illinois
Mycobacterial Infections of Bones and Joints
Fungal Infections of Bones and Joints

Kenneth G. Saag, MD, MSc
Jane Knight Lowe Professor of Medicine
Division of Clinical Immunology and Rheumatology
University of Alabama at Birmingham
Birmingham, Alabama
Clinical Research Methods in Rheumatic Disease
Bisphosphonates

Jane E. Salmon, MD
Collette Kean Research Chair
Medicine-Rheumatology
Hospital for Special Surgery
Professor of Medicine
Weill Cornell Medicine
New York, New York
Antiphospholipid Syndrome

Lisa R. Sammaritano, MD
Associate Professor of Clinical Medicine
Rheumatology
Hospital for Special Surgery
Weill Cornell Medicine
New York, New York
Pregnancy and Rheumatic Diseases

Jonathan Samuels, MD
Associate Professor of Medicine
Division of Rheumatology
NYU Langone Health
New York, New York
Pathogenesis of Osteoarthritis

Christy I. Sandborg, MD
Professor
Pediatric Rheumatology
Stanford University School of Medicine
Stanford, California
Clinical Features and Treatment of Juvenile Idiopathic Arthritis

Adam P. Sangeorzan, MD
Department of Orthopedic Surgery
Brigham and Women's Hospital
Boston, Massachusetts
Foot and Ankle Pain

Arthur C. Santora II, MD, PhD
Clinical Associate Professor
Division of Endocrinology, Metabolism and Nutrition
Rutgers Robert Wood Johnson School of Medicine
New Brunswick, New Jersey
Chief Medical Officer
Entera Bio Ltd.
Jerusalem, Israel
Bisphosphonates

Sebastian E. Sattui, MD
Hospital for Special Surgery
Weill-Cornell Medical School
New York, New York
Arthritis Accompanying Endocrine and Metabolic Disorders

Amr H. Sawalha, MD
Chief
Division of Pediatric Rheumatology
Director
Comprehensive Lupus Center of Excellence
University of Pittsburgh Children's Hospital of Pittsburgh
Pittsburgh, Pennsylvania
Epigenetics of Rheumatic Diseases

Amit Saxena, MD
Assistant Professor of Medicine
Division of Rheumatology
New York University School of Medicine
New York, New York
Acute Phase Reactants

Mansi Saxena, PhD
Associate Director
Vaccine and Cellular Therapy Laboratory
Hematology and Oncology
Icahn School of Medicine at Mount Sinai
New York, New York
Dendritic Cells

Carla R. Scanzello, MD, PhD
Section Chief
Rheumatology
Corporal Michael J. Crescenz VA Medical Center
Assistant Professor of Medicine
Medicine/Rheumatology
University of Pennsylvania
Philadelphia, Pennsylvania
Biology of the Normal Joint

Georg Schett, MD
Professor of Rheumatology and Immunology
Department of Internal Medicine 3
Friedrich Alexander Universität Erlangen-Nuremberg
Universitätsklinikum Erlangen
Erlangen, Germany
Biology, Physiology, and Morphology of Bone
Rheumatic Paraneoplastic Syndromes—Links Between Malignancy and Autoimmunity

Anne Grete Semb, MD, PhD
Consultant Cardiologist
Senior Researcher
Preventive Cardio-Rheuma Clinic
Department of Rheumatology
Diakonhjemmet Hospital
Oslo, Norway
Cardiovascular Risk in Inflammatory Rheumatic Disease

Ami A. Shah, MD, MHS
Associate Professor of Medicine
Division of Rheumatology
Johns Hopkins University School of Medicine
Baltimore, Maryland
Autoimmune Complications of Immune Checkpoint Inhibitors for Cancer

Binita Shah, MD, MS
Assistant Professor of Medicine
Division of Cardiology
New York University School of Medicine
New York, New York
Neutrophils

Faye A. Sharpley, MA, MSc, MBBChir, MRCP, FRCPATH
National Amyloidosis Centre
Royal Free Hospital London NHS Foundation Trust and
    University College Medical
School London, United Kingdom
Amyloidosis

Keith A. Sikora, MD
Assistant Clinical Investigator
National Institute of Arthritis, Musculoskeletal and Skin Diseases
National Institutes of Health
Bethesda, Maryland
Etiology and Pathogenesis of Spondyloarthritis

Anna Simon, MD, PhD
Associate Professor
Department of Internal Medicine
Section Infectious Diseases
Radboudumc Expertise Centre for Immunodeficiency and
    Autoinflammation
Radboud University Medical Center
Nijmegen, Netherlands
Familial Autoinflammatory Syndromes

Dawd S. Siraj, MD, MPH&TM, FIDSA, CTropMed
Professor of Medicine
Associate Program Director
Infectious Diseases Fellowship
Director
Global Health Pathway, Department of IM
Director
International Travel Clinic
Division of Infectious Diseases
University of Wisconsin-Madison
Madison, Wisconsin
Bacterial Arthritis

Linda S. Sorkin, PhD
Professor Emerita
Anesthesiology
University of California, San Diego
La Jolla, California
Neuronal Regulation of Pain and Inflammation

E. William St. Clair, MD
W. Lester Brooks, Jr. Professor of Medicine
Professor of Immunology
Chief
Division of Rheumatology and Immunology
Duke University Medical Center
Durham, North Carolina
Sjögren's Syndrome

Lisa K. Stamp, MBChB, FRACP, PhD
Professor
Department of Medicine
University of Otago, Christchurch
Christchurch, New Zealand
Nutrition and Rheumatic Diseases

John H. Stone, MD, MPH
Professor of Medicine
Harvard Medical School
Director
Clinical Rheumatology
Massachusetts General Hospital
Boston, Massachusetts
Immune Complex–Mediated Small Vessel Vasculitis
IgG$_4$-Related Disease

Lindsay C. Strowd, MD
Assistant Professor
Department of Dermatology
Wake Forest University School of Medicine
Winston-Salem, North Carolina
Behçet's Disease

Abel Suarez-Fueyo, PhD
Division of Rheumatology and Clinical Immunology
Department of Medicine
Beth Israel Deaconess Medical Center
Harvard Medical School
Boston, Massachusetts
Principles of Signaling

Camilla I. Svensson, MS, PhD
Professor
Physiology and Pharmacology
Karolinska Institutet
Stockholm, Sweden
Adjunct Associate Professor
Anesthesiology
University of California, San Diego
La Jolla, California
Neuronal Regulation of Pain and Inflammation

Nadera J. Sweiss, MD
Professor of Medicine
Division of Rheumatology
University of Illinois at Chicago
Chicago, Illinois
Sarcoidosis

Carrie R. Swigart, MD
Associated Professor of Orthopaedics and Rehabilitation
Yale University School of Medicine
New Haven, Connecticut
Hand and Wrist Pain

Zoltán Szekanecz, MD, PhD, DSc
Professor of Rheumatology, Immunology, and Medicine
University of Debrecen Faculty of Medicine,
Division of Rheumatology
Debrecen, Hungary
Angiogenesis

Stephen Tait, PhD
Cancer Research UK Beatson Institute
Institute of Cancer Sciences
University of Glasgow
Glasgow, United Kingdom
Metabolic Regulation of Immunity

Stacy Tanner, MD
Staff Clinician
Rheumatology
University of Manitoba
Winnipeg, Manitoba, Canada
Synovial Fluid Analyses, Synovial Biopsy, and Synovial Pathology

Peter C. Taylor, MA, PhD, FRCP
Professor of Musculoskeletal Sciences
Botnar Research Centre
Nuffield Department of Orthopaedics, Rheumatology and
    Musculoskeletal Sciences
University of Oxford
Oxford, United Kingdom
*Cell-Targeted Biologics and Emerging Targets: Rituximab,
    Abatacept, and Other Biologics*

William J. Taylor, MBChB, PhD, FRACP, FAFRM (RACP)
Associate Professor
Department of Medicine
University of Otago, Wellington
Wellington, New Zealand
*Ankylosing Spondylitis and Other Forms of Axial
    Spondyloarthritis*

Robert Terkeltaub, MD
Chief
Rheumatology Section
Veterans Affairs Healthcare System
Professor of Medicine
Division of Rheumatology, Allergy, and Immunology
University of California, San Diego
La Jolla, California
*Calcium Crystal Disease: Calcium Pyrophosphate Dihydrate and
    Basic Calcium Phosphate*

Argyrios N. Theofilopoulos, MD
Professor
Department of Immunology and Microbiology
The Scripps Research Institute
La Jolla, California
Autoimmunity and Tolerance

Thomas S. Thornhill, MD
Chairman Emeritus
Department of Orthopedic Surgery
Brigham and Women's Hospital
John B. and Buckminster Brown Professor of Orthopedic Surgery
Harvard Medical School
Boston, Massachusetts
Shoulder Pain

Michael Toprover, MD
Instructor
Division of Rheumatology
NYU Langone Health
New York, New York
Etiology and Pathogenesis of Hyperuricemia and Gout

Kathryn S. Torok, MD
Associate Professor
Pediatric Rheumatology
University of Pittsburgh School of Medicine
Pittsburgh, Pennsylvania
*Juvenile Dermatomyositis, Scleroderma, Vasculitis, and
    Autoimmune Brain Disease*

Michael J. Toth, PhD
Professor of Medicine
The University of Vermont College of Medicine
Burlington, Vermont
Muscle: Anatomy, Physiology, and Biochemistry

Michael J. Townsend, PhD
Department of Biomarker Discovery
Genentech Research and Early Development
South San Francisco, California
Biomarkers in Rheumatology

Elaine C. Tozman, MD
Associate Professor of Clinical Medicine
Rheumatology and Immunology
University of Miami Miller School of Medicine
Miami, Florida
Rheumatic Manifestations of Hemoglobinopathies

Leendert A. Trouw, PhD
Associate Professor
Department of Immunohematology and Bloodtransfusion
Leiden University Medical Center
Leiden, Netherlands
Complement System

George C. Tsokos, MD
Professor and Chief
Department of Medicine
Division of Rheumatology and Clinical Immunology
Beth Israel Deaconess Medical Center
Harvard Medical School
Boston, Massachusetts
Principles of Signaling

Peter Tugwell, MD
Professor of Medicine and Epidemiology and Community
Medicine
University of Ottawa
Ottawa, Ontario, Canada
Assessment of Health Outcomes

Nicolas Vabret, PhD
Assistant Professor
Hematology and Oncology
Icahn School of Medicine at Mount Sinai
New York, New York
Dendritic Cells

Marlies C. van der Goes, MD, PhD
Department of Rheumatology
Meander Medical Center
Amersfoort, Netherlands
Glucocorticoid Therapy

Sjef van der Linden, MD, PhD
Professor of Rheumatology
Department of Internal Medicine
Division of Rheumatology
Maastricht University Medical Center
Maastricht, Netherlands, Department of Rheumatology,
Immunology and Allergology
University of Bern, Inselspital
Bern, Switzerland
*Ankylosing Spondylitis and Other Forms of Axial
Spondyloarthritis*

Jos W.M. van der Meer, MD, PhD
Professor of Medicine
Department of Internal Medicine
Radboud University Medical Center
Nijmegen, Netherlands
Familial Autoinflammatory Syndromes

Jacob M. van Laar, MD, PhD
Professor of Rheumatology
Rheumatology and Clinical Immunology
University Medical Center Utrecht
Utrecht, Netherlands
Immunosuppressive Drugs

Heather Van Mater, MD, MS
Associate Professor of Pediatrics
Duke University School of Medicine
Durham, North Carolina
*Juvenile Dermatomyositis, Scleroderma, Vasculitis, and
Autoimmune Brain Disease*

Ronald F. van Vollenhoven, MD, PhD
Professor and Chair
Rheumatology and Clinical Immunology
Amsterdam University Medical Centers
Director
Amsterdam Rheumatology Center
Amsterdam, Netherlands
Evaluation of Monoarticular and Polyarticular Arthritis

Lize F. D. van Vulpen, MD, PhD
Internist-haematologist
Van Creveldkliniek
University Medical Center Utrecht
Utrecht University
Utrecht, Netherlands
Hemophilic Arthropathy

John Varga, MD
John and Nancy Hughes Professor
Department of Medicine
Northwestern University Feinberg School of Medicine
Chicago, Illinois
Etiology and Pathogenesis of Systemic Sclerosis

Raul A. Vasquez, MD
Director of Complex Spine Surgery
Baptist Health Neuroscience Center
Miami, Florida
Neck Pain

Douglas J. Veale, MD, FRCPI, FRCP (Lon)
Director of Translational Research Medicine
The Centre for Arthritis and Rheumatic Disease
St. Vincent's University Hospital
Professor of Medicine
University College Dublin
Fellow
Conway Institute of Biomolecular and Biomedical Medicine
Dublin, Ireland
Synovium
Angiogenesis

Richard J. Wakefield, BM, MD, FRCP
Leeds Institute of Rheumatic and Musculoskeletal Medicine
University of Leeds
Rheumatology
Leeds Teaching Hospitals Trust
Leeds, West Yorkshire, United Kingdom
Arthrocentesis and Injection of Joints and Soft Tissues

Mark S. Wallace, MD
Professor of Anesthesiology
University of California, San Diego
La Jolla, California
Analgesic Agents in Rheumatic Disease

Ruoning Wang, PhD
Principal Investigator
Center for Childhood Cancer and Blood Disease
The Research Institute at Nationwide Children's Hospital
Assistant Professor
Department of Pediatrics
The Ohio State University School of Medicine
Columbus, Ohio
Metabolic Regulation of Immunity

Tingting Wang, PhD
Center for Childhood Cancer and Blood Disease
The Research Institute at Nationwide Children's Hospital
Columbus, Ohio
Metabolic Regulation of Immunity

Victoria P. Werth, MD
Professor of Dermatology and Medicine
University of Pennsylvania
Chief
Dermatology
Corporal Michael J. Crescenz (Philadelphia) Veterans
  Administration Medical Center
Philadelphia, Pennsylvania
  Skin and Rheumatic Diseases

Fredrick M. Wigley, MD
Martha McCrory Professor of Medicine
Division of Rheumatology
Johns Hopkins University School of Medicine
Baltimore, Maryland
  Clinical Features and Treatment of Scleroderma

Deborah R. Winter, PhD
Assistant Professor of Medicine
Division of Rheumatology
Northwestern University Feinberg School of
  Medicine
Chicago, Illinois
  Mononuclear Phagocytes

David Wofsy, MD
Professor
Medicine and Microbiology/Immunology
University of California San Francisco
San Francisco, California
  Clinical Features of Systemic Lupus Erythematosus

Cyrus C. Wong, MD
Neurological Surgery
North Texas Neurosurgical and Spine Center
Fort Worth, Texas
  Neck Pain

Wayne M. Yokoyama, MD
Sam J. and Audrey Loew Levin Professor of Arthritis Research
Rheumatology Division
Washington University School of Medicine
St. Louis, Missouri
  Innate Lymphoid Cells and Natural Killer Cells

Richard Zamore, MD
Medicine/Rheumatology
University of Pennsylvania
Philadelphia, Pennsylvania
  *Inflammatory Bowel Disease–Associated Arthritis and Other
    Enteropathic Arthropathies*

Ahmed S. Zayat, MRCP, MSc, MD
Leeds Institute of Rheumatic and Musculoskeletal Medicine
University of Leeds
Leeds, United Kingdom
Department of Rheumatology
Bradford Teaching Hospitals NHS Foundation Trust
Bradford, West Yorkshire, United Kingdom
  Arthrocentesis and Injection of Joints and Soft Tissues

Yong-Rui Zou, PhD
Associate Professor
Center for Autoimmune, Musculoskeletal and Hematopoietic
  Diseases
Feinstein Institutes for Medical Research
Manhasset, New York
  B Cells

Robert B. Zurier, MD
Professor of Medicine Chief of Rheumatology Emeritus
University of Massachusetts Medical School
Worcester, Massachusetts
Investigator
Autoimmunity and Musculoskeletal Disease Center
Feinstein Institute for Medical Research
Manhasset, New York
  Prostaglandins, Leukotrienes, and Related Compounds

译者前言

经过一年多的努力，第 11 版《凯利风湿病学》中译本即将与读者见面，我很是欣慰。从 2008 年北京大学医学出版社组织翻译第 8 版以来，连续 4 版定期出版，多次重印，目前，该书已成为风湿免疫及相关学科的重要参考书之一。作为经典的专业著作，《凯利风湿病学》以内容全面、新颖、图文精美、临床实用且作者阵容强大为其一贯风格。本书涵盖了风湿病及自身免疫疾病相关的基础、免疫、遗传、微生物、临床诊治及研究等诸多方面，将基础和临床完美结合，为风湿病的诊疗提供了最新的权威视角。本书第 9 版中译本还获得了"十二五"国家重点图书的殊荣，这是基于所有译校者的辛苦付出。

第 11 版在第 10 版的基础上，对章节进行调整，新增 6 个章节，其中包括第 16 章"固有淋巴细胞和自然杀伤细胞"、第 23 章"微生物组学与健康和疾病"、第 44 章"风湿性疾病的超声检查"、第 70 章"双膦酸盐"、第 99 章"炎性小体介导疾病的发病机制"和第 132 章"免疫检查点抑制剂相关的并发症"。有些章节进行了整合和拆分，如将"单关节炎和多关节炎的评估"由原来的独立两章整合为新版的第 45 章；将"类风湿关节炎的病因和发病机制"拆分为独立两章，对该病进行了更详尽的描述。除了章节的调整以外，该版对基础和临床章节所做的整合有助于读者系统了解基础研究进展及其临床意义，更适合临床医生阅读。与第 10 版相比，第 11 版提供了更多高质量的插图和附表。

第 11 版的译校团队由国内 260 余名风湿病临床及免疫、遗传等基础研究的专家学者组成，翻译以准确为原则，力求"信、达、雅"。我们相信第 11 版《凯利风湿病学》一定能使更多同行受益。

衷心感谢副主译左晓霞、朱平、孙凌云和苏茵教授的大力支持。同时，要感谢主译助理姚海红副教授、苗苗博士和徐丽玲博士，以及北京大学医学出版社陈奋副编审和何渼波编辑，她们为此书的出版付出了大量时间和精力。

由于时间紧迫、翻译任务繁重，虽然已尽心竭力，但本书不完善之处仍在所难免，请各位读者不吝指正。

栗占国

2022 年 11 月于北京

我们很荣幸将第 11 版《凯利风湿病学》呈献给各位读者。本书旨在以严谨的基础理论为科学依据，对传统及新型抗风湿药的药理学，各种风湿病的发病机制、临床表现和综合治疗进行详细阐述。在撰写新版书籍之前，编者们深谙教科书在当前快捷通信和电子医疗时代的价值。我们相信，精心编撰的教科书仍是医学生学习的基石。很多单位和个人通过互联网查阅教科书，人们不断通过在线访问进行交流。很显然，像教科书这样的经典著作将继续填补教育和培训的重要缺口。

《凯利风湿病学》第 11 版的封面图片体现了这样一个主题：过去、现在和未来。古老疾病痛风的经典形象——尿酸晶体代表过去；目前临床常见的活动性滑膜炎图像展示现在；最后，基因组数据的聚类分析图代表风湿病学或者科学的未来。同时，这也说明了计算生物学的重要地位。我们期待新的组学和信息学技术将改变医学现状，并最终更新疾病分类方法，减少对疾病表型的关注，而致力于探究疾病的潜在机制。

第 11 版新增了免疫学家 Gary Koretzky 博士为编者，从而在编撰中突出了免疫学在风湿病中的重要作用。本书的编者组成体现了我们的专业综合性，从基础科学到转化医学、临床护理及人口医学。当然，本书的真正价值源自作者的努力及专业知识，他们花费了大量时间和精力编写相关章节。在此，对他们致以诚挚的感谢，相信读者们将受益匪浅。

编著者

致　　谢

衷心感谢我的妻子 Linda 及我们的孩子 David 和 Cathy，感谢他们的耐心和支持。同样，Wrigley 和 Punkin 两位编辑的帮助功不可没。

Gary S. Firestein

真诚感谢 Edward D.Harris. Jr. 的友情指导。同时，感谢我的妻子 Lenore、孩子 Graham 和 Laura 的支持。

Ralph C. Budd

感谢我生命中的三个男子：我亲爱的丈夫 Frank Cockerill 及我们两个优秀的儿子 Richard 和 Matthew，他们一直是我写作灵感、爱以及骄傲的源泉。感谢我父母 Huda 和 Ezzppat 的爱和支持。

Sherine E. Gabriel

真诚感谢我的导师、同事和实习生们，他们教会了我很多关于医学、风湿病学和免疫学的知识。但是，如果没有妻子 Kim 和女儿 Maya 在我身边的不断支持，我的工作不可能完成。

Gary A. Koretzky

感激我的妻子 Karin 的包容、理解和爱。感谢我们优秀的女儿 Megan 和 Rebecca 以及她们对我不断的启迪。

Iain B. McInnes

诚挚感谢我的妻子 Deb 的容忍和爱，感谢激励我的优秀儿孙 Kim、Andy、Aiden、Jennie、Dan、Georgie、Niah、Scott、Melissa 和 Cecily。还要感谢我的同事们不遗余力的支持。

James R. O'Dell

本书的各位共同主编向 Linda Lyons Firestein 博士表达最真诚的谢意，感谢她兢兢业业的工作，协助我们组织会议，并一如既往地盛情款待。

目 录

类风湿关节炎的病因

原著 GARY S. FIRESTEIN

陈蓓迪 译　穆　荣 校

关键点

- 类风湿关节炎（rheumatoid arthritis，RA）是一种复杂的疾病，涉及巨噬细胞、T 细胞、B 细胞、成纤维细胞、软骨细胞、中性粒细胞、肥大细胞和树突状细胞等多种细胞。
- RA 的易感性和疾病严重程度与某些基因有关，包括编码 Ⅱ 类主要组织相容性复合体（major histocompatibility complex，MHC）、磷酸酶 PTPN22、一些肽基精氨酸脱亚胺酶和许多其他免疫反应调节蛋白的基因。
- 在临床关节炎发作前数年即可出现免疫功能改变的证据，包括血清中出现高滴度的能结合修饰蛋白（如瓜氨酸化或氨甲酰化的蛋白）的潜在致病抗体。这些免疫改变部分是由环境应激及黏膜表面的微生物群所造成的。其中一些环境应激可通过表观遗传机制影响 RA 的免疫细胞功能和基质细胞功能。
- 针对瓜氨酸修饰蛋白的适应性免疫应答可能与 Ⅱ 类 MHC 分子的基因型有关，因为被修饰的肽段能够以高亲和力与 RA 相关的 MHC 分子结合，并能有效地被呈递给 T 细胞。
- 补体激活和 Toll 样受体激活等固有免疫应答参与了滑膜炎症的起始与维持。
- 基质成分（尤其是成纤维细胞样滑膜细胞）通过分泌细胞因子、蛋白酶及小分子炎症介质参与了 RA 的发病过程。

引言

类风湿关节炎（rheumatoid arthritis，RA）是最常见的炎症性关节病之一，影响了世界人口的 0.5% ～ 1%。尽管 RA 的患病率几乎不受地域和种族的影响、在全球基本一致，但也有一些例外。例如，RA 在中国的发生率较低（约 0.3%），而在其他人群中则明显更高，如北美洲 Pim 印第安人（约 5%）。由于 RA 的患病率较高、用于实验室研究的关节标本容易获取，RA 已经成为研究所有炎性和免疫介导疾病的有用模型。因此，从这些研究中得到的信息为机体正常免疫的运行机制提供了全新的、独到的见解。

RA 通常被认为是一种关节疾病，但也存在明显的系统性免疫应答异常，可以引起血管炎、皮下结节、加速的动脉粥样硬化等多种关节外表现。这些关节外表现无疑表明 RA 具有全身性疾病的特征、可累及许多器官。在某些情况下，自身抗体和具有补体结合能力的免疫复合物（immune complex，IC）的形成促成了这些关节外表现。尽管滑膜特有的血管床和一些特定的修饰蛋白（尤其是当它们在像软骨一样的固体表面上）为固有和适应性免疫应答提供了理想的温床，但滑膜成为 RA 主要靶器官的原因仍然是个谜。

尽管 RA 的确切病因尚不清楚，但环境与遗传因素显然都参与其中。自身免疫的发生先于临床关节炎发作许多年这一现象，以及一些详尽的免疫遗传学研究，都为了解 RA 的病因提供了线索。RA 发病机制的研究进展则更为迅速：小分子炎症介质、自身抗体、细胞因子、生长因子、趋化因子、黏附分子、表观遗传学、异常信号传导和基质金属蛋白酶（matrix metalloproteinases，MMPs）的作用均得到了详细的研究。滑膜细胞可以表现出侵袭性行为，能侵入并破坏关节软骨、软骨下骨、肌腱和韧带。RA 患者发病后不久就会出现不可逆的关节软骨丢失和骨丢失，早期干预则能够改善患者的长期预后。随着对伴随疾病（尤其是心血管疾病及加速的动脉粥样硬化）如何影响 RA 死亡率的认识，积极抑制滑膜炎症和全身性炎症的治疗受到了充分重视。针对 RA 患者的临床试验同样为 RA 的病因及复杂发病机制提供了独特的洞见，这反过来可以帮助研究人员将临床现象转化为对疾病病因和机制的更深入理解。

类风湿关节炎如何启动

RA 的病因及发病机制是复杂多样的。各种先决条件（基因）和随机因素（偶然事件和环境因素）都能促进疾病的发生和进展。图 74-1 总结归纳了这些机制如何相互作用共同导致 RA 的发生和持续存在。本章将对各类机制进行详细的阐述。

早在临床症状出现数年之前 RA 就开始启动了。RA 的启动涉及某些特定的能促进致病性抗体产生的基因，这些致病性抗体与修饰蛋白的结合有助于打破免疫耐受并最终导致自身反应。毒素暴露或固有免疫激活导致的环境应激应该是 RA 最早期阶段的特点（图 74-1）[1]。吸烟、细菌产物、病毒成分、黏膜局部感染及其他环境刺激都可以引起这些反应。这些应激可诱导产生修饰正常肽段的酶类，其中将精氨酸转化为瓜氨酸最为常见，但也存在其他机制，如氨甲酰化或形成丙二醛加合物。

蛋白修饰通常可在正常人中发生，具有自限性且没有明显危害。然而，在具有某些特定遗传背景的人群中，尤其是具有与 RA 相关的 II 类主要组织相容性复合体（major histocompatibility complex，MHC）基因时，瓜氨酸化的肽段会紧密嵌入抗原结合槽，并比天然未修饰蛋白更有效地被呈递给 T 细胞。由于在个体发育过程中 T 细胞未曾被暴露于这些修饰后肽段，能够识别它们的特异性 T 细胞在胸腺中没有被清除，一旦这些修饰后肽段被暴露在循环中，就会引起适应性免疫应答。

这种抗原暴露通常发生于肺、肠道及口腔等部位的黏膜表面，不过肽段修饰也见于滑膜。修饰肽段会被树突状细胞（dendritic cells，DCs）所呈递，这种呈递可发生于滑膜的生发中心，但更多则是被迁移的 DCs 顺着淋巴管携带到中枢淋巴器官进行呈递。T 细胞在这些部位被活化、产生致病性细胞因子并辅助 B 细胞产生抗体。这些抗体多是针对瓜氨酸化的肽段，但也能识别其他修饰肽段，例如氨甲酰化的肽段。抗瓜氨酸化蛋白抗体（anti-citrullinated protein antibodies，ACPAs），包括黏膜表面的 IgA 亚型，是针对包括粘连蛋白、波形蛋白、α- 烯醇化酶、组蛋白和许多其他蛋白质的抗体。

有广泛结合能力的 ACPAs，其滴度在几年之间可以上升数倍，伴随着表达生殖系 B 细胞受体基因的 B 细胞的扩增，这提示抗体亲和力的成熟[2]。并不存在某一种"RA 相关"的 ACPA，它们其实是多种不同抗体整体滴度上升的结果。在 RA 的亚临床期，即使是出现了关节疼痛的患者，其滑膜活检也通常是正常的。

滑膜炎的发生无法仅由 ACPAs 引起，而是还需要"二次打击"。实际上，在 RA 的亚临床期，ACPAs 阳性患者的滑膜活检通常是正常的，即便是在有关节疼痛的患者中。虽然这种第二信号的性质还未完全明确，但在动物模型中免疫复合物可以发挥第二信号的作用。这些免疫复合物不需要对修饰肽段具有特异性，它们可以是结合多种抗原形成的，例如病毒或其他异种抗原。它们能占据滑膜中的 Fc 受体，尤其是肥大细胞表面的 Fc 受体，从而诱导血管活性介质的释放，使得 ACPAs 更容易进入关节。一旦这些 ACPAs 进入关节并遇到其特异性抗原，它们就能固定补体、启动一系列级联反应，招募固有与适应性免疫细胞，促使更多细胞因子与趋化物质的合成和局部成纤维细胞样滑膜细胞（fibroblast-like synoviocyte，FLS）及巨噬细胞的活化。随着这些细胞被募集和活化，最终会达到某一临界点，从而发生临床滑膜炎。

额外的遗传学关联强化了机体对修饰后蛋白原本正常的适应性免疫应答，通过表位扩展对天然蛋白质产生的自身反应，或滑膜的局部炎性反应。编码关键 T 细胞信号传导蛋白 [例如蛋白酪氨酸磷酸酶 -22（protein tyrosine phosphatase-22，PTPN22）] 的基因的多态性会有利于这些事件的发生。细胞因子基因中启动子的多态性、信号转导蛋白的基因多态性和一些

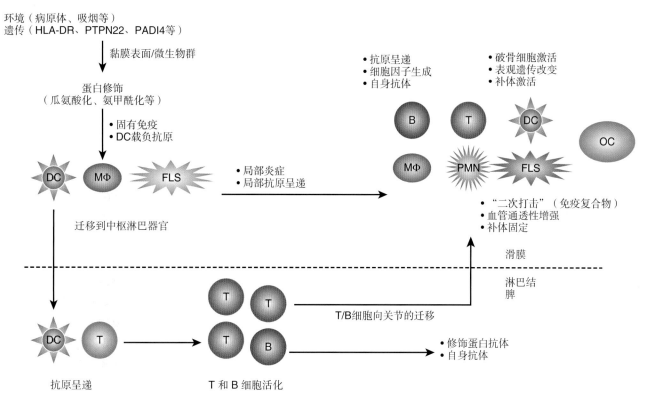

图 74-1　类风湿关节炎的可能发病机制。在对修饰肽段具有免疫高反应性（如瓜氨酸化所致的抗体生成）的人群中，在疾病的最早期阶段，固有免疫能够活化成纤维细胞样滑膜细胞（FLS）、树突状细胞（DC）和巨噬细胞（MΦ）。个体的遗传构成（包括某些调节免疫反应基因多态性）和环境暴露都是 RA 发生所必需的。慢性炎症或局部的微生物群会影响机体的免疫应答，并（或）导致黏膜表面（如气道）或关节内的蛋白质修饰（如瓜氨酸化）。在一个遗传易感的个体内，DC 会处理这些修饰蛋白并迁移至中枢淋巴器官去呈递抗原并激活 T 细胞，继而进一步激活 B 细胞。抗体可以通过"二次打击"激发滑膜炎症，这可能是免疫复合物激活了滑膜肥大细胞所致。这些抗体继而在关节内锚定补体，并释放趋化物质将淋巴细胞吸引到滑膜，从而强化靶器官内的适应性免疫应答。此外，固有免疫的反复活化能直接导致慢性炎症，甚至引起滑膜内的抗原呈递。在疾病发展的后期，多种类型的细胞可通过核因子 κB（NF-κB）受体激活蛋白 /NF-κB 受体激活蛋白配体（RANK/ RANKL）系统激活破骨细胞（OC），其中 FLS 和 T 细胞可能具有最强的刺激作用。FLS 的自发活化也可能参与此过程。HLA-DR，人白细胞抗原 -DR；PADI，肽基精氨酸脱亚胺酶；PMN，多形核中性粒细胞

其他的基因标记也能促进上述反应。通过 DNA 甲基化、微小 RNA（microRNA，miRNA）生成或组蛋白修饰等方式使滑膜细胞产生的表观遗传学改变可以促进局部免疫失调。

最终，包含抗原依赖性和非依赖性机制的破坏阶段随之发生，该过程由成纤维细胞和滑膜细胞等间质成分所介导。在疾病进展过程中可能会发生渐进的表观遗传修饰，它们会改变滑膜细胞的功能并加重基质的损害。活化的破骨细胞引起骨侵蚀，而软骨溶解则由血管翳中的滑膜细胞或滑液中的中性粒细胞分泌的蛋白水解酶造成。尽管包括可溶性 TNF 受体、抑制性细胞因子、细胞因子结合蛋白、蛋白酶抑制剂、脂氧素、抗氧化物、抗血管生成因子和天然细胞因子拮抗物等在内的抗炎机制也会被激活，但它们不足以抑制上述炎性破坏过程。想要抑制这种炎性反应，需要能够调节致病细胞、中和类风湿过程中产生的效应分子或重新恢复机体免疫耐受的治疗性干预。

患者对于高度靶向独立细胞因子、介质或细胞系的治疗具有明显不同的临床反应。尽管存在部分重叠，某些患者的疾病依赖于细胞因子，某些依赖于 B 细胞，而其他依赖于 T 细胞（还有一些则是更复杂的组合）。这些临床现象表明 RA 不是单一的疾病实体，而是依赖个体遗传构成和环境因素所致的一系列疾病的集合。通过理解疾病的基本机制，我们可以尝试去解释一名特定的患者可能会有哪些 RA 表现，以及如何进行个性化治疗。

遗传风险

遗传和环境因素的相互作用共同启动了导致类风湿性滑膜炎的复杂过程。遗传因素参与其中的最有力证据是，当同卵双生子中的一人患有 RA 时，另一人共患 RA 的概率约为 12% ~ 15%，远高于一般人群中 1% 的患病率。尽管如此，同卵双生子的 RA 共患率并没有更高的事实说明，包括环境和表观遗传在内的其他因素与遗传因素同样重要。RA 患者异卵双生同胞的患病风险同样也较高（2% ~ 5%），但与其他一级亲属的患病率相当。

尽管 RA 的免疫遗传学尚未被完全阐明，被研究最清楚的且可能是最具影响力的遗传危险因素之一是个体 MHC II 类分子的单倍型。PTPN22 和 PADI4 基因的单核苷酸多态性（single nucleotide polymorphisms，SNPs）会使某些（并非所有）人种或民族的 RA 发病风险增加。全基因组筛查提示，超过 100 个基因与 RA 的发病相关，其中绝大部分基因都与免疫功能有关[3]。多数基因在 RA 发病中的影响相对轻微，其多态性仅使 RA 的易感性增加了 1.05 ~ 1.2 倍。不同的基因之间显然还存在着相互作用。例如，HLA-DR、PTPN22 和 TRAF1-C5 基因可以联合起来使 RA 的发病风险增加 4 倍[4]。尽管如此，这三个基因的组合仅见于不到 1% 的 RA 患者，针对 RA 其他 SNP 的计算尚未识别出能解释 RA 发病的其他主要基因组合。对基因在 RA 中作用（包括可能比一些常见多态性更重要的罕见基因变异）的理解还需取得进一步进展，以阐明单个等位基因如何影响疾病的易感性、严重性和对靶向治疗的反应性。

人类白细胞抗原 -DR 在 RA 易感程度和严重程度中的作用

抗原呈递细胞 MHC II 类分子的结构与 RA 易感性及严重度增加相关，其影响占遗传因素的 40%。20 世纪 70 年代，HLA-DR 与 RA 的遗传关联首次被报道，RA 患者的 HLA-DR4 阳性率为 70%，而对照组仅为 30%，即带有 HLA-DR4 基因的个体罹患 RA 的相对危险度为 4 ~ 5 倍。RA 的易感性与 DRβ 链第三高变区的第 70 ~ 74 位氨基酸相关，这个表位可在 DR4、DR14 及一些 DR1β 链中找到，具体序列为谷氨酰胺 - 亮氨酸 - 精氨酸 - 丙氨酸 - 丙氨酸（QKRAA）。在 DR4β 链上与 RA 最相关的"易感表位"（susceptibility epitope，SE）是 DRB*0401、DRB*0404、DRB*0101 和 DRB*1402（表 74-1）。在某些人群中，高达 96% 的 RA 患者都具有相关的 HLA-DR 位点[5]，而在另一些人种或民族中，QKRAA 与 RA 的相关性却并不明显。QKRAA 表位还能预测 RA 的加重，该表位有两个拷贝数的 RA 患者其关节外表现和骨侵蚀的发生率会更高。DRB*1301 等其他一些包含 DERAA 序列的 HLA 基因则与 RA 的易感性降低有关[6]。表达 SE 的母体细胞转移到胎儿体内形成的微嵌合体也可能导致缺乏经典 RA 相关 MHC 基因个体的疾病易感性增加[7]。

对 RA 相关区域如何发挥致病作用的理解仍然是推测性的，因为 QKRAA 序列通常背向 DR 分子的抗原结合槽，而该结合槽决定了呈递给 CD4+ T 辅助（T helper，Th）细胞的多肽的特异性。这个 SE 还能塑造胸腺中 T 细胞库，或改变细胞内的 HLA-DR 运输和抗原负载，这有助于解释它与 RA 的关联。在某些情况下，QKRAA 序列也可以作为自身抗原，因为来源于 Epstein-Barr 病毒（Epstein-Barr virus，EBV）的 gp110 等异种蛋白也包含此序列，这些蛋白能通过分子模拟机制引起机体的自身免疫应答。

表 74-1　人类白细胞抗原 -DR 等位基因的命名及其与类风湿性关节炎的关联

命名（HLA-DRB1 等位基因）	当前命名	与 RA 的关联
HLA-DR1	0101	+
HLA-DR4 Dw4	0401	+
HLA-DR4 Dw14	0404/0408	+
HLA-DRw14 Dw16	1402	+
HLA-DR4 Dw10	0402	−
HLA-DR2	1501, 1502, 1601, 1602	−
HLA-DR3	0301, 0302	−
HLA-DR5	1101-1104, 1201, 1202	−
HLA-DR7	0701, 0702	−
HLA-DRw8	0801, 0803	−
HLA-DR9	0901	−
HLA-DRw10	1001	−
HLA-DRw13	1301-1304	与保护作用相关的 1301
HLA-DRw14 Dw9	1401	−

HLA，人类白细胞抗原；RA，类风湿关节炎

Modified from Weyand CM, Hicok KC, Conn DL, Goronzy JJ: The influence of HLA-DRB1 genes on disease severity in rheumatoid arthritis. *Ann Intern Med* 117：801, 1992.

这个序列为 QKRAA 的 SE 与 RA 的关联还能归因于它与 HLA-DR 抗原结合槽中第 11 和 13 位点残基的连锁[8]。第 11 位点为亮氨酸或缬氨酸时 RA 发病风险增加，而第 13 位点为丝氨酸时 RA 发病风险则降低。对抗原结合亲和力的研究显示，相比于未修饰蛋白，瓜氨酸化的波形蛋白肽段能更好地结合 RA 相关的等位基因。与 RA 不相关的 HLA-DR 基因则未显示出这种结合上的差异。功能性研究表明，这些 RA 相关的等位基因能更有效率的将抗原呈递给 T 细胞，并使它们分泌更多如 IL-17 和干扰素（interferon，IFN）-γ 的细胞因子[9,10]。

基于这些研究，SE 可能不是 RA 的独立危险因素，而是对致 ACPAs 修饰肽段免疫反应的标志物[11]。在早期未分化关节炎患者的大样本队列中，1/3 的患者在 1 年内达到了 RA 的诊断标准。无论 HLA-DR 表型如何，都不会影响 ACPA 阳性的患者进展为 RA。但

在另一些研究中，SE 与 ACPA 同时存在时疾病通常更为严重，说明 MHC 分子的作用可能非常复杂。

其他多态性：细胞因子、瓜氨酸化酶、*PTPN22* 等分子

基因对 RA 的影响还催生了许多评估非 MHC 基因的研究。启动子区、编码区或未知功能区的 SNPs 在 RA 中得到了大量研究。表 74-2 列举了已被证明与 RA 相关的一些 SNPs 和微卫星序列。大多数等位基因的相对作用都比较小，此外，研究技术、疾病阶段以及患者人群的差异也导致了众多研究结果的不同。

鉴于细胞因子在 RA 中的重要性，许多研究都聚焦于编码它们的基因，其中最有趣的是与 TNF 相关的研究。TNF 是参与 RA 发病机制的一个主要炎性细胞因子，编码它的基因位于人 6 号染色体的 MHC 位点。TNF 启动子区（包括 -238 和 -308 位点）的一些多态性可以影响该基因的转录。尽管结论不完全一致，已有研究报道了 TNF 多态性与 RA 易感性和放射学进展的关联。此外，一些免疫相关基因（尤其是 TNF 和 Fc 受体）的多态性与治疗反应性相关。例如，在 TNF 启动子的 -857 位点上，T 取代 C 的突变可以增加对 TNF 抑制剂的反应[12]。影响 IL-6 功能的 IL-6 受体多态性也与 RA 相关[13]。

在许多非细胞因子和非 MHC 的遗传关联中，那些与 *PADI* 和 *PTPN22* 相关的对 RA 易感性的影响

表 74-2　类风湿关节炎的关键遗传关联

基因	风险等位基因的比值比	说明
HLA-DR	4 ～ 5 倍	
PTPN22	约 2 倍	亚洲人群中没有
PADI4	约 2 倍	主要见于亚洲人群
TRAF1-C5	1.2 ～ 2 倍	
STAT4	1.2 ～ 2 倍	
TNFAIP3	1.2 ～ 2 倍	
IL2/21	1.2 ～ 2 倍	

比值比 > 1.0 倍且 < 1.2 倍的基因包括：*CTLA4*、*CD40*、*CCL21*、*CD244*、*IL2Rb*、*TNFRSF14*、*PRKCQ*、*PIP4K2C*、*IL2RA*、*AFF3*、*REL*、*BLK*、*TAGAP*、*CD28*、*TRAF6*、*PTPRC*、*FCGR2A*、*PRDM1*、*CD2-CD58*、*IRF5*、*CCR6*、*CCL21*、*IL6ST* 和 *RBPJ*

最大。*PADI* 基因负责从精氨酸向瓜氨酸转化的翻译后修饰，并能产生可高效结合 RA 相关 MHC 分子的新抗原。PADI 还具有另外一些不那么明确的功能，例如将组蛋白瓜氨酸化，继而重塑染色质。研究发现 PADI 有 4 种异构体，分别被命名为 *PADI1* 至 *PADI4*。*PADI4* 的一种扩展单倍体型与 RA 密切相关，它能提高信使 RNA（messenger RNA，mRNA）的稳定性、从而提高 PADI4 蛋白的水平，最终促进肽段的修饰[14]。在一个日本人群的队列中，*PADI4* 基因的 SNPs 能使 RA 的患病风险增加 2 倍。类似的研究证实，该基因在亚洲人群和北美人群中也是风险基因。

PTPN22 与 RA 的关联是在对 RA 相关 SNPs 的大规模筛选工作中被发现的[15]。*PTPN22* 基因第 1858 位点的 SNPs 可使 RA 的患病风险增加 2 倍。含有胸腺嘧啶的等位基因所致的氨基酸替代（R620W）仅见于 8.5% 的对照组研究对象，但却在近 15% 的血清阳性 RA 患者中被发现。类似的相关性也在系统性红斑狼疮、1 型糖尿病及其他几种自身免疫病中被报道。*PTPN22* 编码一种磷酸化酶，这种酶可以调节 Lck 和 ZAP70 等多种对 T 细胞活化起重要作用激酶的磷酸化状态。等位基因 R620W 意外地导致了磷酸化作用增强，从而改变了 T 细胞受体（T cell receptor，TCR）信号的阈值。由于 *PTPN22* 等位基因在日本人中很少见，可能有其他基因（如 *PADI4*）影响了该民族和其他特定民族或种族人群的疾病易感性。

RA 相关基因通常都与免疫调节功能相关，其中很多基因也与 SLE、1 型糖尿病和乳糜泻等其他免疫介导疾病相关联[16]。TNF、IL-1Ra（IL-1 抑制剂）等细胞因子的基因多态性毫无意外的也与 RA 相关。调节 T 细胞适应性免疫应答的基因也与 RA 相关，例如编码 *PTPN22* 及共刺激受体 CTLA 的基因。其他还包括与 B 细胞功能和（或）抗原呈递功能相关的基因，如 *BTLA*（B/T 细胞衰减因子）基因、编码 Fc 受体的基因和 *CD40* 基因等。调节免疫功能 [如 TRAF1-C5、转录激活信号传导子（signal transducer and activator of transcription，STAT）4]、细胞迁移（*ELMO1*）和胚胎发育（*LBH*）的信号转导通路的多态性也被发现与 RA 相关。上述研究的共性结论是，多数的 RA 基因关联性都聚集于固有免疫、适应性免疫、基质调节和炎症方面。这些研究成果不仅提供对疾病发病机制的深入理解，也同样有助于靶向治疗药物的开发。

表观遗传

表观遗传学描述了由 DNA 序列变化以外机制引起的表型或基因表达特性的改变。例如，DNA 中胞嘧啶 - 磷脂酰基 - 鸟苷酸（cytosine-phosphatidyl-guanine，CpG）序列的甲基化修饰能够抑制基因的表达，在细胞分化中起到一定的作用。组蛋白乙酰化也会改变 DNA 和转录因子及 RNA 聚合酶的可接触性。miRNA 可以与 DNA 结合并抑制炎症过程相关性关键基因的表达。DNA 甲基化等表观遗传学信息可以遗传至子代，为环境因素所致某一特定人群疾病易感性的快速改变提供了一种可能的解释。

一些来自外周血研究的数据提示，RA 患者的单个核细胞内总体的甲基化程度略有下降。然而，由于外周血单个核细胞是多种不同细胞的混合体，在一个细胞谱系中的表观遗传特征可能被其他细胞所稀释，所以这些数据不易被解读。关于 RA 表观遗传的信息来源于对 RA 的滑膜组织或培养的滑膜细胞的研究。某些候选基因是低甲基化的，例如 *IL6*、*CXCL12* 和蝶素 -B1（ephrin-B1，*EFNB1*）基因，而其他候选基因则具有更多甲基化位点，例如 *HLA-DRB3*、*EBF2* 和 *IRX1*[17]。使用芯片技术的无偏倚研究说明，RA FLS 中的总体甲基化水平与骨关节炎（osteoarthritis，OA）FLS 或正常细胞无显著差异。然而，RA 中存在明显的差异甲基化模式，一些位点是高甲基化的，而其他位点则是低甲基化的[18]。有趣的是，RA FLS 中的特异性甲基化模式在早期 RA 中很明显，但与长期存在的 RA 有所不同。对早期和长期 RA 表观遗传改变的区分集中在细胞分化和增殖通路上，这可能表明疾病在建立后变得更具有侵袭性（图 74-2）[19]。

FLS 内的差异性甲基化在细胞传代中可以保持多代稳定，详细的数据分析表明，甲基化程度改变的基因主要富集于一些重要的免疫功能相关通路，包括细胞黏附、黏着斑、基质调节、细胞因子 - 细胞因子受体相互作用等功能。该特征可能部分受局部细胞因子微环境的影响，因为 IL-1 可以抑制 DNA 甲基转移酶的表达。然而，细胞因子的作用在细胞培养中只是暂时的，细胞的甲基化水平在去除细胞因子后又恢复至基线。因此，RA FLS 的永久印记可能是由其他因素导致的，甚至可能被遗传给下一代[20]。

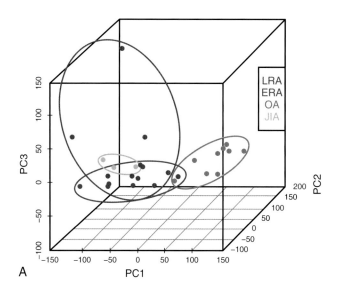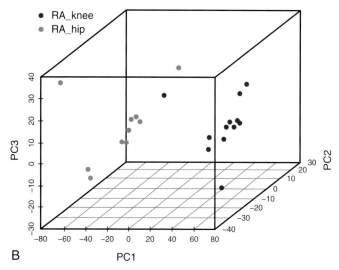

图 74-2 RA 成纤维细胞样滑膜细胞（FLS）中的异常 DNA 甲基化。DNA 的甲基化模式由芯片技术所确定。A. 早期 RA（ERA）、长期 RA（LRA）、骨关节炎（OA）和幼年型特发性关节炎（JIA）中 DNA 甲基化模式的主成分分析。该分析确认了区分 RA 和 OA 的独特模式。此外，早期 RA 和长期 RA 的 FLS 可以被区分开来。B. 髋关节和膝关节 RA FLS 中 DNA 甲基化模式的主成分分析。请注意，每个关节都有自己独特的甲基化模式。在细胞分化途径以及 RA 相关途径（如 IL-6 信号通路）中能找到差异（From Ai R，Hammaker D，Boyle DL，Morgan R，Walsh AM，Fan S，Firestein GS，Wang W：Jointspecific DNA methylation and transcriptome signatures in rheumatoid arthritis identify distinct pathogenic processes. *Nat Commun.* 2016 Jun；7：11849.）

RA 患者的 DNA 甲基化模式具有关节特异性[21]。其中一些变化与疾病无关（它们也可以发生在其他疾病或正常个体中），这可能由关节的不同功能需求所决定。此外，某些表观遗传标记是 RA 所特有的，且提示不同关节的发病机制可能有所不同。例如，RA 髋关节和膝关节的 FLS 具有不同的转录组和 DNA 甲基化谱，这表明它们所具有的与靶向治疗相关的通路存在差异，如针对 IL-6 或 Janus 激酶（Janus kinases，JAK）的靶向治疗（图 74-2）。不同的基因表达谱可以解释为什么一些关节可能对特定的药物有反应，而另一些关节则受益较少。

DNA 甲基化的异常也发生在 RA 的适应性免疫细胞中。例如，RA 的外周血幼稚 T 细胞中 DNA 甲基化标记发生改变，并且与在 RA FLS 中观察到的一些标记相同[22]。在 RA 的外周血 B 细胞中观察到了许多发生改变的甲基化位点，这些位点涉及免疫相关基因[23]。未被区分开的外周血单个核细胞中的一些差异甲基化位点能解释吸烟和 RA 易感性之间的关联[24]。这一观察结果非常有意义，因为吸烟可以改变外周血中 DNA 的甲基化模式，并能导致同卵双胞胎的表观遗传标记出现差异[25]。

已经通过全基因组甲基化研究鉴定出了许多 RA 相关的候选基因。例如，肢芽心脏发育（limb bud heart development，*LBH*）基因具有与包括 RA 在内的多种自身免疫病相关的 SNPs。*LBH* 增强子中的异常甲基化能调节 *LBH* 表达并改变 RA FLS 的生长模式[26]。编码磷酸酶 SHP-2 的 *PTPN11* 基因在糖皮质激素受体结合位点附近的内含子中有一个异常甲基化的基因座，这增加了这些细胞的侵袭行为[27]。在 RA 临床前期的模型中，阻断 SHP-2 功能可以降低疾病的严重程度，这告诉我们可以如何将全基因组表观遗传学的筛选结果转化为新型治疗方案。

RA 中关于组蛋白标记的表观遗传数据很少。尽管如此，初步的研究表明，与活跃的基因启动子及增强子相关的组蛋白标记在 RA 的 FLS 中非常突出，这提示 RA 的转录活动十分活跃。组蛋白去乙酰化酶可在 RA 的 FLS 中表达，其中 HDAC1 是过表达的[28]。利用小干扰 RNA 去敲除 HDAC1 或 HDAC2 可以增加肿瘤抑制基因 p53 及 TNF 诱导的 MMP-1 的表达[29]。TNF 等细胞因子能够上调体外培养的 FLS 中的 HDAC1 表达。具有 HDAC 活性的 SIRT1 在 RA 的 FLS 和滑膜组织中也是过表达的，在 FLS 中阻断 SIRT1 则可减少 IL-6 和 IL-8 的生成。HDAC 抑制剂在多个关节炎的动物模型中具有治疗效果，包括大鼠佐剂性关节炎和小鼠胶原诱导性关节炎[30]。这些数据说明，RA 中的组蛋白标记在重塑染色质、继而促进炎症介质合成中发挥关键作用。

最近，RA FLS 的表观基因组图谱被绘制了出来，包括全基因组 DNA 甲基化、组蛋白标记、染色质可及性和转录组学[31]。RA 的数种表观遗传印记模式被新的计算工具所发现，绝大多数 RA 特征性的标记涉及活跃的增强子和启动子。通路分析揭示了一些与免疫反应相关的可以被预期的变化，但还有一些意想不到的发现，例如亨廷顿病相关的通路和 RA 相关的通路之间具有一定的重叠。生物学验证表明，亨廷顿病相关的基因中至少有一个成员，即亨廷顿相互作用蛋白-1，能够调节 FLS 的细胞骨架重排、迁移和侵袭。挖掘这些综合数据集有望为发病机制的研究提供新见解，并确定一些有趣的治疗靶点。

与 OA 的细胞相比，RA FLS 中 miRNA-124a 等一些 miRNA 的水平相对较低。miRNA-124a 能够抑制细胞周期基因和趋化因子基因的表达。增加 RA 滑膜细胞中 miRNA-124a 的水平能够减少巨噬细胞趋化因子（macrophage chemoattractant，MCP-1）的产生[32]。miRNA-203 的过表达则会增加滑膜细胞中金属蛋白酶和 IL-6 的表达[33]。miRNA-155 由于在 RA 的滑膜细胞和外周血细胞中均表达上调而尤其引人注意，在相关细胞中敲除这种 miRNA 能够减少 MMP 和细胞因子的表达。miRNA-155 的缺陷对动物模型具有复杂的影响，它在胶原诱导性关节炎中能降低疾病的严重度，而在被动 K/BxN 血清转移模型中则没有明显作用[34]。在这两种模型中研究结果的差异可能是发病机制的不同导致的；后者是一种仅基于固有免疫的模型，而在前者中适应性免疫发挥主要作用。RA 中还有其他一些 miRNA 的差异表达，包括 miRNA-16、124a、202、134a、23、346 和 15a[35]。在 RA 患者中 miRNA-16 还能通过调节酪氨酸激酶受体 AXL 导致树突状细胞的功能异常。

基因与环境的相互作用

很多环境因素能增加 RA 的易感性，最近一项荟萃分析发现低水平的维生素 D 也与 RA 相关[37,38]。微嵌合体，包括在女性中的男性微嵌合体，也与 RA 风险增加相关[39]。吸烟是被研究的最清楚的环境危险因素，它对滑膜炎发展的影响尚未完全明确，但

可能与呼吸道内固有免疫和 PADI 的激活有关。吸烟会诱导气道内 PADI 的表达并增加蛋白的瓜氨酸化，从而刺激易感个体局部 IgA 和 IgG 型 ACPAs 的合成（图 74-3）[40]。RA 患者及 RA 高风险人群的痰液中存在 ACPAs，这提示局部存在对修饰抗原的抗体反应[41]。与吸烟相关的 ACPAs 可识别多种修饰蛋白，但没有特殊占主导地位的与吸烟相关或倾向于致 RA 的抗原。利用高分辨率 CT 的研究显示，在 RA 的临床前期，ACPAs 的形成与支气管壁增厚相关，这提示局部炎症反应可能起始于该黏膜部位[42]。包括口服避孕药在内的其他环境因素似乎对 RA 提供了适度的保护，这可能是激素微环境发生变化的结果[43]。一项评估 RA 患病风险的瑞典研究证实，口服避孕药对 RA 有轻度的保护作用，而哺乳则与 RA 无关[44]。

HLA-DR 和烟草暴露间的相互作用可能是基因和环境因素联合增加致病风险的最佳例证。虽然单独的吸烟或 SE 只会适度增加 RA 的易感性，但两者的结合则具有协同作用[45]。一个带有两个 SE 拷贝并有吸烟史的人患 RA 的概率将增加 20 ～ 40 倍。这两种危险因素相互作用的机制可能与吸烟者体内蛋白质瓜氨酸化的程度增加及含 SE 的 HLA-DR 分子呈递瓜氨酸蛋白的能力增强有关。吸烟量也有预测价值，最大风险见于至少 20 包年的吸烟量。随着戒烟时间的延长，这种风险会缓慢下降，在至少 10 年以后才能逐渐降至接近非吸烟者的水平[46]。饮酒可以降低患病风险，而暴露于硅尘等其他可吸入颗粒物则会增加患病风险，这提示环境与人类行为的复杂性会影响疾病易感性。饮食不当也是一种潜在的风险，肥胖可能通过产生脂肪因子导致疾病易感性（对营养与 RA 风险的详细讨论参见第 68 章）[47]。

性别

RA 是以女性高发的慢性自身免疫病之一。RA 中女性与男性的比例为 2:1 ～ 3:1，低于桥本甲状腺炎（25:1 ～ 50:1）或 SLE（9:1）。在一些自身免疫病的动物模型中常可以观察到性别效应，例如在 SLE 的 NZB/NZW 小鼠模型中雌鼠的病情更重。雌激素的存在是一个比较明显的缘由，一些数据也佐证了这些激素可以调节免疫功能的观念[48]。例如，可产生自身抗体的 B 细胞经雌二醇处理后对凋亡更具抵抗力，这提示这些自身反应性 B 细胞克隆可能

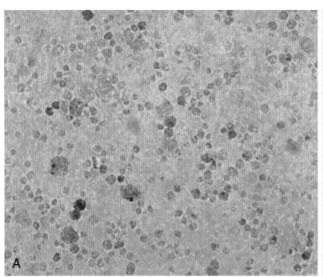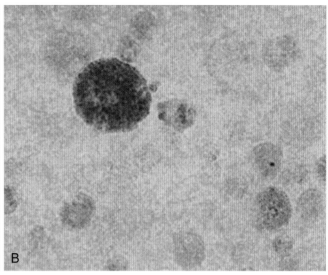

图 74-3　吸烟者肺泡巨噬细胞中的瓜氨酸化蛋白。免疫染色可在吸烟者支气管肺泡灌洗液的肺泡巨噬细胞中染出瓜氨酸化蛋白（蓝棕色），而非吸烟者没有明显的染色。A 和 B 分别显示低倍率和高倍率视图（From Klareskog L，Stolt P，Lundberg K，et al.：A new model for an etiology of rheumatoid arthritis：smoking may trigger HLA-DR ［shared epitope］-restricted immune reactions to autoantigens modified by citrullination. *Arthritis Rheum* 54：38-46，2006.）

逃避了免疫耐受。雌激素受体能在 FLS 中表达并增加金属蛋白酶的产生，在巨噬细胞系内雌激素则能促进 TNF 的分泌。可以调节 T 细胞反应的 ZAP 基因，其某一特定突变会使小鼠产生自发性关节炎；给予外源性雌激素可以改善该动物模型的疾病情况，说明性激素与疾病之间的关联是复杂的[49]。未生育在早年的研究中被认为是 RA 的一种危险因素，但更近期的报道则不支持这一观点。因此，女性易患 RA 的具体机制还并不明确。

在妊娠的最后 3 个月中，RA 的病情常出现缓解。超过 3/4 的孕期 RA 患者在孕早期或孕中期病情得到改善，但其中 90% 的人在分娩后数周或数月出现与类风湿因子（rheumatoid factor，RF）滴度增高相关的病情复发。这种保护作用的相关机制还不清楚，可能是妊娠期间 IL-10 等抑制性细胞因子分泌增多、甲胎蛋白产生增加或细胞免疫功能改变所致。一个有趣的发现是，孕妇外周血中胎儿 DNA 的水平与 RA 症状改善的倾向性相关。目前还不确定是这些 DNA 本身发挥作用，抑或它们只是胎儿细胞向母体循环渗漏增多的标志物[50]。妊娠期可能出现抗父系 HLA 抗原的免疫反应，导致母体循环中产生同种抗体。母亲和胎儿 HLA II 类分子的差异与妊娠诱导的疾病缓解相关。超过 3/4 具有母亲 - 胎儿 HLA-DRB1、HLA-DQA 和 HLA-DQB 单倍体型差异的孕妇病情有显著

改善，而表现为持续活动性关节炎的孕妇仅有 1/4 存在上述差异[51]。因此，抑制母体对父系 HLA 单倍体型的免疫应答可能具有保护作用。由于另一项研究并未发现 HLA 差异与妊娠期病情改善的相关性，这个问题暂且还没有最终定论[52]。

自身免疫和固有免疫

> **关键点**
>
> - 在 RA 中，自身免疫的出现可先于临床关节炎的起始很多年。
> - ACPAs 和 RFs 等抗体通常与 RA 相关。RA 中的自身抗体可以识别关节抗原（如 II 型胶原蛋白）、全身性抗原（如葡萄糖磷酸异构酶）或其他修饰肽段（如氨甲酰化的肽段）。
> - 这些自身抗体可能通过多种机制促进滑膜炎症，包括对局部补体的激活。
> - 反复的炎性应激，特别是在遗传易感个体中通过特化受体识别病原体产生的常见分子，可能导致肽段的瓜氨酸化、免疫耐受的破坏及随后自身免疫的发生。

随着 RA 患者血液中 RF 的发现，人们开始认识到 RA 患者体内存在针对自身抗原的异常免疫反应。尽管该现象先后被 Waaler 和 Rose 描述，但直到 20 世纪 50 年代中期，研究人员才能完全认定 RF 是一种自身抗体。ACPAs 已经在很大程度上取代 RF 成为 RA 相关的最敏感和特异的自身抗体。ACPAs 反映了 RA 中潜在的免疫失调。除了作为疾病的一种生物学标志物，它们本身也在关节甚至黏膜部位的炎症反应中也发挥着重要作用。尽管近年来 ACPAs 引起了 RA 领域最大的兴趣，但将不同抗体类别的组合（如 ACPAs 和其他特异性抗体）用于诊断 RA 可以提高特异性，并有助于识别发生滑膜炎的高危人群[53]。

抗瓜氨酸化蛋白抗体

有关自身抗体最引人注目的发现之一，就是 RA 患者可以合成与瓜氨酸化蛋白结合的免疫球蛋白，并且这种抗体对评价预后有重要意义。这一发现最早出现于 20 世纪 70 年代，有报道称 RA 患者血清中能检测到抗角蛋白抗体，其主要的靶抗原是丝聚蛋白。这些抗体可以与丝聚蛋白上含瓜氨酸的抗原表位结合，这些瓜氨酸是由精氨酸经 PADI 翻译后修饰得到的。

人 PADI 有 4 种亚型，其中 PADI2 和 PADI4 在滑膜中特别丰富[54]。同时，正如上文提到的，PADI 的某些特定 SNPs 与 RA 相关。PADIs 在正常免疫反应中的作用尚未明确，某些趋化因子的瓜氨酸化可降低其趋化活性，而组蛋白的瓜氨酸化则可调节应激细胞的基因表达。

PADI 基因表达的诱导及多肽的瓜氨酸化并非 RA 所特有，它们还可见于多种炎症情况[55]。不仅其他炎症性关节病中存在大量瓜氨酸化蛋白（citrullinated proteins，CPs），在其他器官（例如吸烟者的肺）中 PADI 的活性也明显增加。吸烟者的肺内及其他黏膜位置的 CPs 提供了抗原暴露，进而促进了抗 CP 抗体的生成，这启动了 RA 发生和发展的漫长过程。在多数关节炎动物模型中都可检出 CPs。免疫组化显示浸润到 RA 滑膜组织的细胞内有 CPs（图 74-4），细胞外沉积物中也存在 CPs，这些沉积物往往与多种 PADI 亚型共定位，尤其是 PADI2 和 PADI4。此外，ACPAs 可由类风湿性滑膜产生，尤其是有淋巴细胞聚集的滑膜组织。

NETosis 或其他伴随核物质释放到胞外的细胞死亡也可以产生瓜氨酸肽段，并且许多修饰蛋白质可以

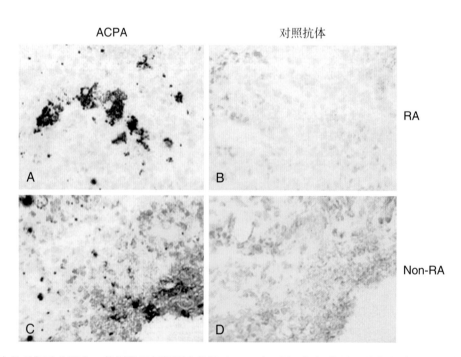

ACPA　　　　　　　　对照抗体

A　　　　B　　　　RA

C　　　　D　　　　Non-RA

图 74-4　炎性滑膜中的瓜氨酸化蛋白。使用抗瓜氨酸蛋白抗体（ACPA）可在（A）类风湿关节炎（RA）和（C）非类风湿滑膜中检测出瓜氨酸化蛋白（在滑膜中呈红棕色）。在（B）和（D）中对照使用的是不相关的抗体。尽管瓜氨酸化蛋白没有特异性，但 ACPAs 的产生对 RA 更具有特异性（From Vossenaar ER，Smeets TJ，Kraan MC，et al.：The presence of citrullinated proteins is not specific for rheumatoid synovial tissue. *Arthritis Rheum* 50：3485，2004.）

被呈递给 T 细胞。在 DNA 释放过程中 PADIs 也会被释放到微环境中，从而引起蛋白质的修饰[56]。这个过程可以发生在关节中，但同时也发生在气道中，在那里 ACPAs 的形成与痰中的中性粒细胞胞外诱捕网有关，这也许与疾病起始更为相关；引人注目的是，这种现象还发生在 RA 患者的一级亲属中[57,58]。研究证实 RA 相关的 PTPN22 多态性会干扰磷酸酶和 PADIs 之间的相互作用[59]。通过破坏这种调节机制，PADIs 可以将胞内的肽段瓜氨酸化并增强 NETosis。此外，牙周感染中存在的细菌会产生毒素，从而激活中性粒细胞中的瓜氨酸化并释放修饰肽段（参见上文讨论）。这些黏膜过程可以帮助解释在临床前期 RA 和早期 RA 患者中 IgA 型 ACPAs 和产 IgA 浆母细胞的产生、ACPAs 与特定病原体（如中间普氏菌）结合的特异性以及 RA 与吸烟的关联[60-62]。

这些被修饰的蛋白种类繁多，但其中有很多都是体内的常见成分，如纤维蛋白原、波形蛋白、纤连蛋白以及一些外源蛋白（如 EB 病毒衍生肽）[63]。目前而言，CPs 的类型或抗体对某种蛋白的特异性还并不能预测 RA 的发展或严重程度。有一组能识别突变瓜氨酸波形蛋白（mutant citrullinated vimentin，MCV）

的抗体尤其令人感兴趣。有两种修饰增加了这些抗原的免疫原性：其一是蛋白质一级结构中氨基酸的改变，如甘氨酸转变为精氨酸，其二是蛋白质中新生成的精氨酸或另一个精氨酸被瓜氨酸化[64]。氨基酸改变的机制尚无定论，但可能是氧化应激使这些蛋白的编码基因发生突变所致。相比于其他 ACPAs，这些抗 MCV 抗体在已发病人群中可能具有更高的 RA 诊断特异性，对影像学进展的预测价值也更高[65]。PADIs 还可将组蛋白瓜氨酸化，从而改变染色质可及性和基因表达，使瓜氨酸化成为应激反应中的一个重要基因调控成分[66]。

传统的检测方法显示，RA 患者中有 80% ~ 90% 的个体血清中含有 ACPAs。ACPAs 对于 RA 诊断的特异性也高于 RF，接近 90%。然而，如果使用特别设计的检测序列，多达 10% 的 ACPAs 阴性患者其实存在其他种类的 ACPAs[67]。最有趣的是，ACPAs 像 RF 一样可出现于临床关节炎发生之前，可以作为一种导致多组织蛋白质瓜氨酸化的高免疫反应性及亚临床炎症的标志物（图 74-5）[68]。患者体内能被 ACPAs 库所识别的肽段越多（如波形蛋白、烯醇化酶或纤连蛋白的各种片段），关节痛发展为 RA 的可

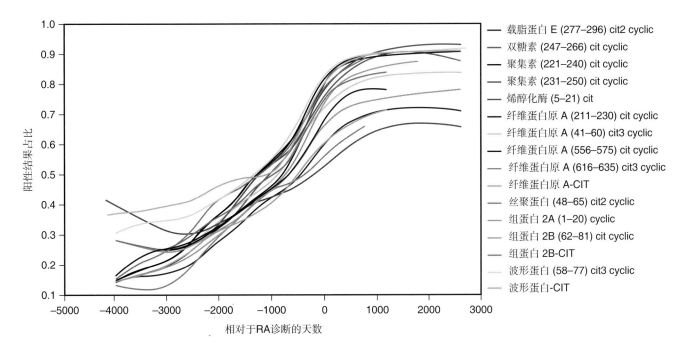

图 74-5 RA 患者抗瓜氨酸化蛋白抗体的生成。早在临床关节炎发作之前，就能在很多患者的血液中检测到抗瓜氨酸蛋白抗体。能检测到多种具有不同特异性的抗瓜氨酸蛋白抗体，并且这些抗体都以基本相同的速率随病程的延长而增加。这些抗体的水平在症状出现后不久即达到峰值。CIT，在体外瓜氨酸化的整体蛋白；*cit*，一个瓜氨酸化的精氨酸；*cit2*，两个瓜氨酸化的精氨酸；*cit3*，三个瓜氨酸化的精氨酸；*cyclic*，肽段是环状的而不是线性的（From Sokolove J，Bromberg R，Deane KD，et al.：Autoantibody epitope spreading in the pre-clinical phase predicts progression to rheumatoid arthritis. *PLoS One* 7：e35296，2012.）

能性就越大[69]。血清细胞因子水平的升高也与临床前期 RA 转化为临床关节炎相关[70]。

　　循环 B 细胞及浆母细胞的单细胞测序表明,产生 ACPAs 的细胞会经历抗原驱动的抗体亲和力成熟[71]。这些细胞利用的种系基因表现出寡克隆性,并且与抗原暴露导致的个体特异性扩展一致,包括纤维蛋白原、α- 烯醇化酶和组蛋白 H2B(图 74-6)。成熟过程中诱导的突变也可能通过产生新的 N- 糖基化位点来促进 ACPAs 的致病潜力[72]。糖基化增加可以改变对瓜氨酸肽段的亲和力,并增加 ACPAs 激活破骨细胞的能力[73]。这个过程在一定程度上受 IL-23-Th17 轴的调控,后者可以在抗体产生细胞中诱导糖基化酶的形成[74]。

　　在美洲原住民人群中证实了遗传因素对 ACPAs 产生的贡献,该人群中近 20% 未患 RA 的一级亲属和超过 10% 的远亲体内存在 ACPAs[75]。ACPAs 也可以由滑膜组织的 B 细胞产生,并能在在滑液中被检测到。然而,ACPA 与 RF 一样可以在关节炎发作前数年被检测到,并且可以在 RA 患者的一些正常亲属中被发现,这提示仅凭抗体本身并不能解释疾病的发生。

ACPA 是以骨和软骨破坏为特征的疾病侵袭性的预测因子。事实上,一些数据显示,HLA-DR 与 RA 的关联其实是源于 SE 与 ACPAs 合成间的联系。这种联系还可以解释 RA 患者动粥样硬化的加速,ACPAs 阳性是缺血性心脏病的独立危险因素。ACPAs 对早期未分化关节炎是否会发展至 RA 也具有预测价值[76]。

　　尽管存在上述问题,但 ACPAs 确实具有致病性。例如,ACPAs 可激活补体的经典途径和替代途径[77]。将这些抗体直接注射到小鼠体内时作用很小,但它们能增强胶原诱导关节炎小鼠中抗 II 型胶原抗体的致关节炎能力[78]。用瓜氨酸纤连蛋白免疫的小鼠会发展为炎性关节炎,而天然纤连蛋白则不能[79]。因此,自身反应性及自身抗体不只是疾病的标志,它们还能参与疾病的进程。瓜氨酸化也增加了 T 细胞对致关节炎性抗原的反应性。例如,白蛋白的瓜氨酸化可以导致与未修饰白蛋白存在交叉反应的抗体形成。瓜氨酸化的 II 型胶原及波形蛋白都较其天然蛋白有更强的免疫原性,很可能因为它们与含有 SE 的 HLA-DR 结合槽的亲和力更高[80]。ACPAs 还能结合破骨细胞的前体细胞并增强其活性,这提示它们能直

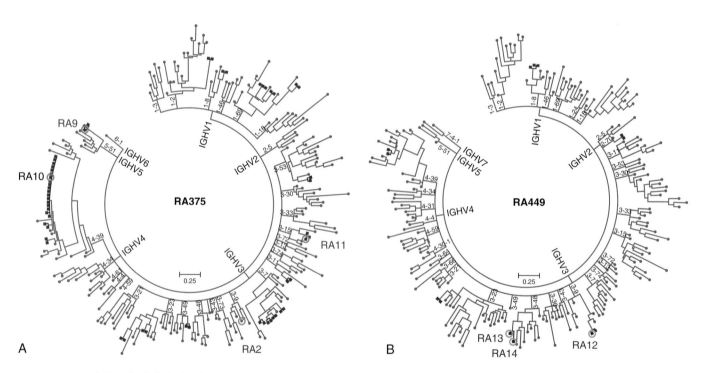

图 74-6　RA 中的 B 细胞寡克隆性提示抗原驱动的 B 细胞成熟。A 和 B. 显示了代表性的 B 细胞文库,红色表示共享种系基因的克隆。基因使用情况提示 B 细胞具有寡克隆性,并且与抗原暴露导致的个体特异性扩展一致(From Rombouts Y,Willemze A,van Beers JJ,et al.:Extensive glycosylation of ACPA-IgG variable domains modulates binding to citrullinated antigens in rheumatoid arthritis. *Ann Rheum Dis*. Mar;75:578-85,2016.)

接增加 ACPAs 阳性患者的骨破坏[81]。

抗其他修饰蛋白的抗体

ACPAs 是在 RA 中被研究最清楚的抗修饰后抗原的抗体。尽管如此，RA 中还存在其他能定义疾病亚群的抗体系统。例如，有些患者体内存在能识别氨甲酰化蛋白的抗体。赖氨酸在异氰酸的参与下通过一种非酶学反应被转化为高瓜氨酸，从而生成了新的抗原表位，这一过程与精氨酸被转化为瓜氨酸非常相似。在某个 RA 亚组中同时存在有 ACPAs 和抗氨甲酰蛋白抗体（anti-carbamylated protein antibodies，ACarPs）。更有趣的是，高达 30% 的 ACPA 阴性患者体内有 IgG 或 IgA 类型的 ACarPs[82]。

与 ACPAs 相似，能识别像氨甲酰化纤维蛋白原这种修饰蛋白的抗体可在 40% 的 RA 患者临床疾病发作之前出现，而在临床前期模型内，氨甲酰化的波形蛋白可被查烟烟雾所诱导[83,84]。这些抗体同样也与更为严重的疾病和关节损害相关[85]。这些抗体可以参与炎症反应，经氨甲酰化肽段免疫的小鼠会发展为侵蚀性关节炎。与 ACPAs 相似，这些抗体本身并不足以引起滑膜炎。然而，被免疫后动物的淋巴细胞能使未被免疫的小鼠患病[86]。

最近报道了另一种针对丙二醛 - 乙醛(malondialdehyde-acetaldehyde，MAA) 加合物的抗体系统[87]。这些修饰肽段存在于 RA 滑膜组织中，并与 B 细胞和瓜氨酸化的蛋白共定位。血清中也存在高水平的抗 MAA 抗体。关节中的抗 MAA 滴度比血液中高，提示这些抗体是关节局部产生的[88]。

类风湿因子

对结合 IgG Fc 段的自身抗体 RF 的发现和表征，是自身免疫可能在 RA 中发挥作用的最早的直接证据。RF 作为 RA 诊断测试的效用在很大程度上已被 ACPAs 所取代。与 RF 阴性的 RA 患者相比，RF 阳性的 RA 患者有更严重的临床疾病和并发症，包括增加的心血管并发症，不过，可能是由于 RFs 和 ACPAs 相关联导致的[89]。RF 能通过经典途径激活滑液中的补体。类风湿性的滑膜组织合成了大量的 IgG 型 RF 和含 RF 的复合物，它们可以在软骨中被检测到。利妥昔单抗等靶向 B 细胞的治疗可以去除外周的 B 淋巴细胞，并在一定程度上降低 RF 的滴度。这种效应与临床反应性并没有确切的关联，且 B 细胞耗竭也不能显著改变滑膜中 RF 的产生。尽管如此，对上述治疗有反应的 RA 患者其 RF 水平通常会降低，并在临床复发时再次升高。

在大约 3/4 的 RA 患者的血清中能检测到 IgM 型 RF。与 ACPAs 的情况相似，RF 阳性 RA 患者的一级亲属通常也是血清阳性的，说明遗传因素在其中发挥作用。虽然在 RA 中 IgG 和 IgM 型 RF 含量最高，但也可检出 IgA 与 IgE 型 RF。IgE 型 RF 可能在滑膜组织中与聚合型 IgG 形成复合物，后者能通过活化 Fc 受体使滑膜中的肥大细胞脱颗粒。

RA 患者产生的 RFs 不同于健康人或体内含副蛋白的患者产生的 RFs。RA 患者的 RFs 对 IgG Fc 段的亲和力明显高于华氏巨球蛋白血症或冷球蛋白血症患者。异常 B 细胞（如华氏巨球蛋白血症）和人类扁桃体中正常 B 细胞表达的许多 RF 来自于生殖细胞系。不同的是，在 RA 中的 RFs 则来源于生殖细胞系中基因的重排和体细胞突变。类风湿滑膜中可产生大量的 RFs；在滑膜细胞培养中，IgM 型 RF 占总 IgM 的 7%，IgG 型 RF 占总 IgG 的 3%。

RA 中的 RFs 主要由 IgG 重链可变区 3 （IgG variable heavy 3，*IGVH3*）基因和多种轻链可变区（variable light，VL）基因编码，而具有 RF 活性的天然抗体则由 *IGVH1* 或 *IGVH4* 以及 *IGKV3* 基因编码[90]。从一名 RA 患者体内分离的产 RF 细胞中表达的 κ 轻链库富含两种特定的 Vκ 基因，但也包含许多体细胞突变和非种系编码的核苷酸[91]。因此，与 ACPAs 的情况相似，这些 RFs 的选择和生成可能来源于抗原驱动而非种系遗传。已经识别出了更多的具有与抗原驱动反应类似特征的 RF。一种结合了 IgG 的 IgM 型 RF 的晶体结构显示，该 RF 与 IgG Fc 段连接的一个关键性残基中包含一个体细胞突变，该结果支持了体细胞突变与亲和力成熟的关联。

针对软骨特异性抗原的自身免疫

迄今为止对 RA 中自身免疫的了解揭示了 RA 中针对各种关节和非关节抗原的自我导向性反应，这些抗原可能会因个体差异和疾病阶段的不同而不尽相同。

Ⅱ型胶原。Ⅱ型胶原免疫可使啮齿类动物出现关节炎，并且关节炎可通过含有抗胶原抗体的血清或被免疫动物的淋巴细胞被动传递。胶原诱导关节炎的启动依赖 T 细胞，Ⅱ 型胶原的主要免疫原性及致关节炎性表位位于 Ⅱ 型胶原链上的某一特定区域。该病是由关节局部能激活补体的抗胶原抗体所导致的。

抗 Ⅱ 型胶原抗体的产生或许并不能启动 RA，但可以放大 RA 的炎症反应（表 74-3）。对胶原的免疫反应性通常起始于结合瓜氨酸化 Ⅱ 型胶原的抗体，这种抗体所识别的抗原表位可逐渐扩展到未修饰蛋白或变性蛋白。有趣的是，针对 Ⅱ 型胶原（尤其是其氨基酸序列中第 263 ～ 270 位的优势抗原表位）的 T 细胞反应在蛋白被糖基化或瓜氨酸化时会明显增强[92]。RA 患者血清中抗牛变性 Ⅱ 型胶原抗体的滴度明显高于对照人群[93]。从 RA 患者血清中纯化出的抗胶原抗体与软骨结合后可以激活补体、产生 C5a 降解片段。此外，从绝大多数血清学阳性的 RA 患者滑膜组织中分离出的 B 细胞都可以大量分泌抗 Ⅱ 型胶原抗体，而非 RA 患者的关节细胞则不分泌这些抗体。滑液 T 细胞也能识别 Ⅱ 型胶原并产生反应，3% ～ 5% 的 RA 滑液来源的 T 细胞克隆对 Ⅱ 型胶原具有自身反应性。

有趣的是，抗 Ⅱ 型胶原抗体的存在对 RA 的预后可能具有提示意义。根据这些抗体的存在，研究人员对一个瑞典队列的早期 RA 患者进行了分层[94]。高水平的抗 Ⅱ 型胶原抗体与升高的急性期反应物和更严重的疾病有关，尤其是对于急性起病的患者。该研究中当患者被随访长达 5 年时，抗 Ⅱ 型胶原抗体的存在与较少的疾病活动和较好的预后相关。

gp39 和其他软骨特异性抗原。 除 Ⅱ 型胶原外，

表 74-3　类风湿关节炎中自身抗原的例子
软骨抗原
Ⅱ 型胶原
软骨连接蛋白
蛋白聚糖
聚合蛋白聚糖
瓜氨酸化蛋白
氨甲酰化蛋白
葡萄糖 -6- 磷酸异构酶
热休克蛋白
重链结合蛋白（BiP）
免疫球蛋白 G

BiP，免疫球蛋白结合蛋白；HLA，人类白细胞抗原；hnRNP，核不均一核糖核蛋白

在 RA 中其他一些软骨成分也能激发免疫反应。其中最令人感兴趣的是软骨糖蛋白 gp39。gp39 的多个肽段都能与 HLA-DR*0401 分子结合，刺激来自 RA 患者的 T 细胞增殖。BALB/c 小鼠通常很难被诱导出实验性关节炎，但使用 gp39 免疫后可诱导出现多关节炎症。尽管只能在一小部分 RA 患者中检测到抗 gp39 抗体，但该抗体对 RA 的特异性相对较高[95]。其他软骨成分，包括蛋白聚糖、聚合蛋白聚糖、软骨连接蛋白以及其他类型的胶原，也可以诱导 RA 中自身抗体的产生。基于多肽序列检测的蛋白组学分析显示，早期 RA 患者血清中具有抗 gp39 抗体，这可能与较低的疾病侵袭性相关[96]。

针对关节外抗原的自身免疫

RA 的自身免疫反应也涉及了一些在关节外部位广泛表达的抗原[97]。这些抗原 - 抗体系统包含了一种能导致滑膜炎症的自身免疫反应模式。

葡萄糖 6- 磷酸异构酶。 针对看似不相关的关节外抗原的抗原特异性免疫导致了 K/BxN 小鼠的自发性关节炎[98]。针对葡萄糖 -6- 磷酸异构酶（glucose-6-phosphateisomerase，GPI）这种普遍存在的酶的抗体导致了关节炎的发生，将受累 K/BxN 小鼠的血清或抗 GPI 抗体输注给正常小鼠也会导致一过性的滑膜炎。用 GPI 免疫小鼠也会产生抗体并继发关节炎。这种被动性关节炎模型的形成依赖补体旁路、Fc 受体（尤其是 FcRγ Ⅲ）和肥大细胞，而不是 T 细胞或 B 细胞。该模型中，IL-1 比 TNF 的作用更为重要，敲除 IL-1 基因几乎完全可以保护小鼠免于发病。值得注意的是，给予与 IL-1 共用同一下游信号通路的 TLR 的配体（如 LPS）后，IL-1 敲除的保护效应就会被抵消。疾病的完全建立还需要其他的细胞因子（如 IL-6）和信号通路（p38 MAPK 及其上游激酶如 MKK3 和 MKK6）。

免疫组化研究显示，GPI 黏附于软骨表面，从而为局部抗体结合和补体锚定提供了条件。滑膜炎症的启动需要肥大细胞激活，从而增加血管通透性、以便相关物质能够接触到滑膜和软骨，尽管在该模型中肥大细胞的选择性清除研究提示还具有肥大细胞非依赖性的机制存在[99,100]。当血清蛋白进入关节腔，接触到 GPI 修饰的软骨时，与血管通透性增加相关的局部炎症起始就可以被抗体介导的补体锚定所增强。

软骨表面的 GPI 提示该疾病模型可能与“关节

特异性"抗原所致的关节炎模型十分相似。抗 GPI 抗体仅见于一小部分 RA 患者，并且对 RA 没有特异性。尽管如此，抗 GPI 抗体可能通过结合软骨表面的 GPI，与其他多种抗体系统共同促进了局部的补体锚定。

核不均一核糖核蛋白 -A2 和重链结合蛋白。在 RA 中还发现了其他一些表达于滑膜的自身抗原，但这些自身抗原同样也可见于许多其他部位。例如，抗核不均一核糖核蛋白 -A2（heterogeneous nuclear ribonucleoprotein-A2，hnRNP-A2，或 RA33）的抗体可见于约 1/3 的 RA 患者以及其他一些系统性自身免疫病患者。RA 的 TNF 转基因小鼠模型也能产生抗 RA33 抗体，说明促炎细胞因子可独立破坏对该蛋白的免疫耐受[101]。有趣的是，抗 RA33 阳性的早期 RA（病程少于 3 个月）患者趋向于具有破坏性较弱的 RA[102]。尽管单独运用时对于 RA 的敏感性和特异性都不是很高，但一种同时包括了抗 RNP-A2、RF 和 ACPA 的算法可用于预测哪些早期滑膜炎患者可能进展为侵蚀性 RA[103]。

目前已经发现了能结合应激蛋白 Ig 重链结合蛋白（binding protein，BiP）的自身抗体。约 60% 的 RA 患者具有抗 BiP 抗体，据报道其特异性大于 90%。除了能刺激体液免疫反应，在 RA 中 BiP 还可诱导 T 淋巴细胞的增殖。

热休克蛋白。在一些临床前期模型中，针对热休克蛋白（heat shock proteins，HSPs）的免疫反应直接导致了滑膜炎和关节破坏，包括 T 淋巴细胞识别分枝杆菌 HSP65 所致的大鼠佐剂性关节炎。其中的一些细胞与软骨蛋白多糖的表位具有交叉反应，这或许可以解释该模型对关节的靶向性。

部分 RA 患者中抗分枝杆菌 HSPs 抗体的水平升高，尤其是在滑液中。从 RA 滑液中分离出的绝大多数特异性识别分枝杆菌成分的 T 细胞克隆都表达 γδ-TCR（见第 12 章），但却没有 CD4 或 CD8 表面抗原。从 RA 患者滑液中刚分离出来的 T 细胞在重组 65kDa HSP 的刺激下会出现活跃的增殖，但这些 T 细胞对破伤风类毒素等其他记忆抗原的反应性则没有增加。滑液内经 60 kDa 分枝杆菌 HSP 活化的单个核细胞可以抑制人类软骨外植体产生蛋白聚糖。

固有免疫：关节中的 Toll 样受体和炎症小体

感染因子可以通过多种机制促进 RA 的起始或维持。一些嗜关节的微生物可感染滑膜并引起局部炎症反应。人们越来越意识到固有免疫系统也能直接影响滑膜炎的起始和进程。哨兵细胞可以表达病原体相关分子模式的受体，尤其是 TLR，从而为宿主提供第一道防线（见第 17 章）。这些受体识别细菌和其他感染因子中的保守结构，从而允许炎性介质的快速释放、抗原呈递细胞的激活和适应性免疫应答的增强。

固有免疫在 RA 中的作用引起了一种观点，即滑膜中 TLR 的反复激活可能会促进疾病的发生和进展。这一假设可以解释为什么难以在关节中识别特定的病原体，它们可能主要通过增加血管通透性和致病抗体（例如 ACPAs）的进入来参与。好几种 RA 的动物模型都需要 TLR 配体来启动，例如佐剂性关节炎中需要激活 TLR9。链球菌细胞壁所致的关节炎需要 TLR2，而该模型的慢性 T 细胞依赖期则需要 TLR4。缺乏 TLR4 的小鼠由 IL-1 过度表达引起的关节损伤显著减少，尽管滑膜炎症仍然很强烈[104]。这些数据表明，内源性 TLR 配体在基质调节中发挥着关键作用，该作用独立于炎症反应。TLR2 刺激还会损害 M2 型巨噬细胞的活性，该细胞通常会产生多种可以抑制滑膜炎症的抗炎因子[105]。

正如在第 99 章中更详细讨论的那样，炎症小体也能调节固有免疫，该过程涉及识别"危险信号"和病原体产物（如胞壁酰二肽和尿酸）。一个核心成分是 cryopyrin（又称 NALP3），它通过衔接蛋白与 caspase 1（IL-1 转化酶）相连。当炎症小体被激活时，caspase 1 也被激活，IL-1 继而被合成和释放。该途径中的突变，尤其是 cryopyrin 的突变，与 Muckle-Wells 综合征和家族性寒冷自身炎症综合征等自身炎症性疾病有关。在 RA 滑膜中 cryopyrin 含量丰富，由 FLS 和巨噬细胞结构性表达。其他炎症小体成分和相关基因在 RA 外周血细胞中高度表达，包括 ASC、MEFV 和 cryopyrin-NALP3[106]。TNF 使培养的 FLS 中炎症小体相关基因的表达显著增加。此外，cryopyrin/NALP3 的一种 SNP 可能与 RA 风险增加相关。TNF 诱导的炎症小体激活可以在接触细菌产物和其他危险信号后诱导细胞因子的产生，因此它可以参与滑膜 IL-1 和 IL-18 的调节。

感染因子和微生物群

关键点

- 尽管包括病毒、反转录病毒、细菌和支原体在内的病原体被证实与 RA 相关，但目前还不能在某个特定的感染因子和 RA 之间建立因果关系。
- 尽管不太可能存在一个特定的"RA 病原体"，但在黏膜表面的微生物组应该发挥了关键作用。

迄今为止，研究人员付出了相当大的努力来评估感染因子在 RA 中的作用（表 74-4）。一个潜在的病原体可以通过多种机制引发疾病，包括直接感染滑膜、通过模式识别受体激活固有免疫或通过分子模拟诱导自身反应性的适应性免疫应答。

细菌、分枝杆菌、支原体及其成分

滑膜组织化脓性细菌的现症感染不太可能是 RA 的病因，在滑膜组织或者关节液内尚未检测出独特或特异的病原体。研究表明 RA 患者血液中针对某些生物体（如变形杆菌）的抗体滴度升高，但这可能只是非特异的 B 细胞活化。大部分 RA 和反应性关节炎患者的滑膜中都含有细菌的 DNA 序列，但无法鉴定

表 74-4　类风湿关节炎的病因：感染的作用	
感染因子	潜在致病机制
支原体	直接滑膜感染；超抗原
细小病毒 B19	直接滑膜感染
反转录病毒	直接滑膜感染
肠道细菌	分子模拟（QKRAA，如细菌热休克蛋白）
分枝杆菌	分子模拟（蛋白聚糖，QKRAA），免疫刺激 DNA（Toll 样受体 9 的激活）
Epstein-Barr 病毒	分子模拟（gp110 中的 QKRAA）
细菌细胞壁	Toll 样受体 2 的激活
牙龈卟啉单胞菌	Toll 样受体 2 的激活与蛋白瓜氨酸化
普雷沃菌	肠道微生物群改变

出特异的细菌，且基本是不动杆菌属和芽胞杆菌属等常见皮肤及黏膜细菌的感染。细菌产物的积累很可能是由局部巨噬细胞的吞噬效应引起的。

RA 患者的滑膜组织中还有大量的细菌肽聚糖（图 74-7）。摄取了这些产物的抗原呈递细胞表达可以连结的 TLR，从而促进促炎细胞因子的产生。这种肽聚糖可以原位激活细胞，或者被其他部位及循环中的吞噬细胞摄取并随之迁移到关节。无论是哪种情况，都不难想象它们是如何导致滑膜炎症的。

一些关节炎动物模型依赖于 TLR2、TLR3、TLR4 或 TLR9。例如，注射了链球菌细胞壁（TLR2 配体）的啮齿类动物会发生严重的多关节炎。疾病的急性期缓解后，就进入了类似于 RA 的 T 细胞依赖的

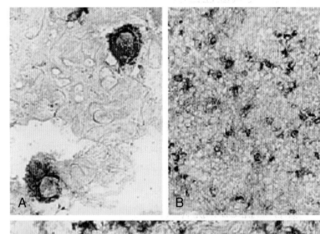
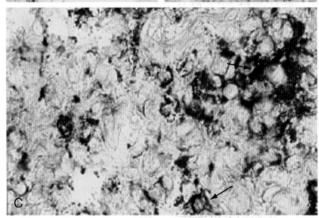

图 74-7　类风湿滑膜中细菌肽聚糖的聚集。A 和 B. 免疫组织化学显示含有肽聚糖（红色）的滑膜细胞。C. 双染色研究表明细菌肽聚糖在滑膜巨噬细胞中积累（箭头）。这些细菌产物可以激活 Toll 样受体并刺激细胞因子的产生（From Schrijver IA, Melief MJ, Tak PP, et al.: Antigen-presenting cells containing bacterial peptidoglycan in synovial tissues of rheumatoid arthritis patients co-express costimulatory molecules and cytokines. *Arthritis Rheum* 43：2160，2000.）

慢性期。在大鼠佐剂关节炎模型中，完全弗氏佐剂引起关节炎的能力依赖于分枝杆菌 DNA，后者可以结合 TLR9 并激活适应性免疫应答。HSPs 及纤维蛋白原等内源性 TLR4 配体也在被动 K/BxN 关节炎等免疫复合物模型中发挥作用[107]。

支原体（如关节炎支原体）来源的超抗原能够直接诱导巨噬细胞进行非 T 细胞依赖的细胞因子合成，诱发或加重经 II 型胶原免疫的小鼠的关节炎症。尽管有上述证据，但绝大多数研究没有在关节样本中培养出支原体及衣原体或是检测出它们的 DNA，并且没有直接证据支持这些生物体的存在是 RA 的病因。

EB 病毒、DnaJ 蛋白和分子模拟

EBV 是一种多克隆 B 细胞的激活剂，能够增加 RF 合成。类风湿性巨噬细胞和 T 细胞抑制 EBV 诱导的 B 细胞增殖的能力存在缺陷。与对照相比，RA 患者的咽喉冲洗液中能洗脱更高水平的 EBV、外周血中病毒感染的 B 细胞更多、抗正常及瓜氨酸化 EBV 抗原的抗体水平更高，并有异常的 EBV 特异的细胞毒性 T 细胞反应性。RA 患者的 CD25⁺B 细胞能比正常人更快地对 EBV 发生反应，并能合成更多的多克隆 IgG 与 IgM[108]。RA 中 EBV 转化淋巴细胞的清除存在缺陷，这引起了免疫功能紊乱促进疾病发生的假说。然而，最新的研究显示，在 ACPA 阳性的 RA 患者中抗 EBV 抗体（及抗细小病毒 B19 抗体）的滴度可能较低[109]。

HLA-DR 易感转录盒与 EBV 糖蛋白 gp110 的同源序列也为 RA 中 EBV 的作用增添了有趣的信息。类似于 DRB*0401，gp110 也包含 QKRAA 序列，并且血清学提示既往存在 EBV 感染的患者具有针对此表位的抗体。因此，在携带 SE 的患者中，T 细胞对 EBV 表位的识别可能通过"分子模拟"机制引起针对无关细胞的免疫应答。这种假设可以解释为何具有某种特定 MHC 基因表型的患者在没有活动性感染的情况下疾病仍会持续存在。RA 患者的 T 细胞，尤其是滑液中的 T 细胞，具有针对 gp110 的更为强烈的增殖性反应，这或许支持了各种包含 QKRAA 序列的蛋白与关节炎之间的分子模拟关联。gp110 仅仅是包含 QKRAA 序列的众多异种蛋白中的一种，大肠埃希菌的 HSP DnaJ 也包含该序列，因此这可能是一种普遍现象。尤其有趣的是，抗 DnaJ 蛋白的免疫反应也能识别人 Hsp40 蛋白 DnaJA1 和 DnaJ2。因此，

分子模拟并不仅限于 HLA-DR，也涉及其他的细胞蛋白[110]。

细小病毒

血清学证据（例如非结构蛋白 NS1 的存在）表明，一些 RA 患者体内存在细小病毒 B19 感染。仅有约 5% 的 RA 患者在起病时有新近细小病毒 B19 感染的证据。有趣的是，在 75% 的 RA 患者滑膜中能检测出 B19 的 DNA，而在非 RA 对照中仅约 20% 能检测出。通过免疫组化可在 RA 而非其他类型的关节炎患者中检测到 B19 蛋白 VP-1。然而，其他研究则未能在 RA 患者的关节样本中检测出 B19 基因组。

当出现 B19 诱导的滑膜炎时，应该也能检测到 FLS 的功能改变[111]。在一个滑膜细胞侵袭软骨的细胞培养模型中，细小病毒感染能显著增加滑膜细胞向基质的迁移。B19 蛋白 NS1 的转基因小鼠对胶原诱导性关节炎更为易感，并能产生高滴度的抗 II 型胶原抗体。这些数据表明，B19 基因组或许不会导致关节炎，但会增强其他环境刺激对机体的致关节炎作用。这种现象或许是 B19 诱导的细胞凋亡所造成的，因为 NS1 可以在凋亡小体内与其他多种产物形成加合物。这些改变造成了包括 DNA、组蛋白 H4 和其他蛋白的新表位的生成，它们具有免疫原性并能增强机体的自身反应性[112]。在 B19 阳性的 RA 患者中，B19 VP-1 诱导的外周血细胞产 IFNγ 的水平较低，这提示这种 RA/B19 关联与免疫失调而非直接感染有关[113]。

其他病毒

由于风疹病毒和风疹疫苗可以导致人类关节炎，该病毒作为 RA 的一个可能诱发因素吸引了一些关注。在没有风疹病毒感染临床证据的情况下，可以从一些慢性炎性寡关节炎或多关节炎患者的滑液中分离出活的风疹病毒。尽管如此，多数感染风疹病毒的患者表现为大关节受累的寡关节炎，而没有 RA 典型的多关节受累。与细小病毒 B19 感染相似，可能有一小部分的慢性多关节炎患者被认为患有 RA，但实际上他们只是感染了野生型或减毒型的风疹病毒。

有关各种炎性和非炎性关节病滑膜组织的研究也发现了其他病毒的 DNA，如巨细胞病毒和单纯疱疹病毒，但没发现过腺病毒或水痘 - 带状疱疹病毒。与细菌 DNA、细小病毒和 EBV 一样，在炎性关节中

检测出病毒 DNA 可能是由于含病毒基因组的炎症细胞的迁移或其他非特异性的机制，而非局部活动性感染所致。

反转录病毒感染也可能是导致 RA 的病因。然而，大量寻找潜在反转录病毒致病因子的研究并未取得许多成果。炎性和正常滑膜中均富含内源性反转录病毒，在 RA 患者的细胞中还存在一些转录产物。一项研究显示，与 OA 患者和正常人的外周血单个核细胞相比，来源于一种常见内源性反转录病毒的 HERV-K10 gag 蛋白在 RA 患者中水平更高。在体外培养的滑膜细胞中发现的锌指转录因子也为反转录病毒感染提供了间接证据，这种转录因子可以通过 p38 分裂原活化蛋白激酶（mitogen-activated protein kinase，MAPK）增强信号转导。此外，同为一种人类反转录病毒，人嗜 T 淋巴细胞病毒 -1（human T lymphotropic virus-1，HTLV-1）的 pX 结构域可以在转基因小鼠中引起滑膜炎，且感染 HTLV-1 患者的滑膜细胞中细胞因子的产生增多。

微生物群

气道炎症可能导致患病风险增加这一现象促使许多研究评估了其他黏膜部位致 RA 的可能性。利用关节炎动物模型的研究也有类似的提示，生长于无菌或限定菌环境中的小鼠对关节炎的易感程度和关节炎的严重程度都较低。最显著的关联见于通常由牙龈卟啉单胞菌引起的牙周炎，在一个瑞典队列中被证实。该菌是少数几种可产生 PADI 的细菌之一，因而可致黏膜局部蛋白质（如纤连蛋白）的瓜氨酸化。牙龈卟啉单胞菌也可以通过刺激 TLR2 起作用，后者可以增加 IL-1 的合成，从而诱导致病性 Th17 细胞的产生[115]。放线共生放线杆菌近期被报道与 RA 的口腔微生物群失调相关[116]。该菌可产生一种穿孔素（白细胞毒素 A），它使中性粒细胞能够释放超瓜氨酸化蛋白，并为后续 ACPAs 的形成提供底物。早期 RA 患者肠道内的普氏菌 copri 增多，伴随拟杆菌属的减少[117]。在长期存在的 RA 中并未见到这种差异，尽管检测到 RA 患者对普氏菌 copri 的一种 27 kDa 蛋白的免疫反应性及抗普氏菌 copri 抗体水平增加，并且这些变化与 ACPA 阳性相关[118]。其他研究则在脊柱关节病、RA 和健康对照中发现了肠道菌群的不同模式[119]。

微生物群的重要性在小鼠模型中也很明显。在

K/BxN 关节炎模型中，分段丝状菌的增多与增加的滤泡辅助性 T（follicular T helper，Th）细胞活性和加重的关节炎相关[120,121]。减少肠道菌群的抗生素治疗可以降低关节炎的严重程度。有趣的是，口服牙龈卟啉单胞菌会加剧小鼠胶原关节炎模型中的滑膜炎症[122]。这些关于细菌对 RA 具有关键作用的新数据，为将微生物群调节作为一种治疗或预防形式创造了机会。

流行病学的演变

RA 的历史令人惊奇的表明其在欧洲和北非是一种相对较新的疾病。欧洲和北非的古代遗骸检测未能提示 RA 存在的可信证据，尽管可识别出其他的风湿病，例如 OA、强直性脊柱炎及痛风。相反，在数千年前的田纳西州、阿拉巴马州和中美洲的原住民骨骼中却发现了典型的边缘骨侵蚀和类风湿性病变。在欧洲对于 RA 的首次清晰描述出现于 17 世纪，而 Garrod 在 19 世纪中叶将其与痛风和风湿热区别开来。尽管存在争议，有理论认为随着贸易和航线开放，RA 可能从新世界传播到了旧世界。由于基因的混合相对受限，未确定的环境因素可能与风险相关的 MHC 基因共同导致了欧洲易感人群的 RA。当然，最明显的解释是，作为环境因素的感染因子参与其中。然而，其他同时传入旧世界的环境因素改变（例如烟草）可能也起到了一定的作用。吸烟诱导的气道内蛋白质瓜氨酸化也是 RA 传入欧洲的有趣线索。

20 世纪后期，RA 的严重程度和发病率似乎有所下降（图 74-8）[123]。在某些构成明确的人群中，例如在美洲原住民中，RA 的发病率在 20 世纪后半叶下降了 50%。不过，这个奥姆斯特德国家队列人群的发病率变化趋势在进入 21 世纪早期阶段后发生了逆转；经过年龄校正后，各年龄组的发病率都有所增长，但在女性中更为明显[124]。因为美国的吸烟率有所下降，所以烟草使用的变化无法解释该现象。其他影响因素或许能够解释发病率的增长，例如卫生环境改变以及其他工业化相关的生活方式改变等。同时，由于这些社会条件的改变，就像许多感染性疾病一样，感染原的流行率也会发生变化。就目前而言，RA 的终生罹患风险出乎意料的高，在女性中为 3.6%，在男性中为 1.7%[125]。第二常见的自身免疫性风湿病是风湿性多肌痛，女性和男性的终身罹患率分别为 2.4% 和 1.4%。

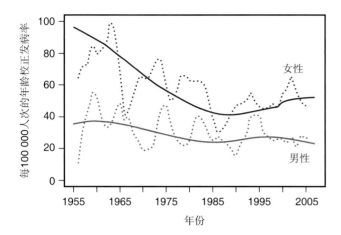

图 **74-8** 人口研究显示，从 1960 年到 1995 年明尼苏达州的类风湿性关节炎发病率逐渐下降。然而，从 1996 年到 2007 年，女性发病的趋势似乎发生了逆转（From Myasoedova E，Crowson CS，Kremers HM，et al.：Is the incidence of rheumatoid arthritis rising ? Results from Olmsted County, Minnesota，1955-2007. *Arthritis Rheum* 62：1576-1582，2010.）

 Full references for this chapter can be found on ExpertConsult.com.

参考文献

1. Arend WP, Firestein GS: Pre-rheumatoid arthritis: predisposition and transition to clinical synovitis, *Nat Rev Rheumatol* 8(10):573–586, 2012. PMID: 22907289.
2. Sokolove J, Bromberg R, Deane KD, et al.: Autoantibody epitope spreading in the pre-clinical phase predicts progression to rheumatoid arthritis, *PLoS ONE* 7(5):e35296, 2012. PMCID: PMC3360701.
3. Okada Y, Wu D, Trynka G, et al.: Genetics of rheumatoid arthritis contributes to biology and drug discovery, *Nature* 506(7488):376–381, 2014. PMCID: PMC3944098.
4. Firestein GS, Zvaifler NJ: How important are T cells in chronic rheumatoid synovitis?: II. T cell-independent mechanisms from beginning to end, *Arthritis Rheum* 46:298–308, 2002. PMID: 11840432.
5. Weyand CM, Hicok KC, Conn DL, et al.: The influence of HLA-DRB1 genes on disease severity in rheumatoid arthritis, *Ann Intern Med* 117(10):801–806, 1992. PMID: 1416553.
6. Van der Woude D, Lie BA, Lundström E, et al.: Protection against anti-citrullinated protein antibody-positive rheumatoid arthritis is predominantly associated with HLA-DRB1*1301: a meta-analysis of HLA-DRB1 associations with anti-citrullinated protein antibody-positive and anti-citrullinated protein antibody-negative rheumatoid arthritis in four European populations, *Arthritis Rheum* 62(5):1236–1245, 2010 May. PMID: 20131291.
7. Rak JM, Maestroni L, Balandraud N, et al.: Transfer of the shared epitope through microchimerism in women with rheumatoid arthritis, *Arthritis Rheum* 60(1):73–80, 2009 Jan. PMID: 19117368.
8. Raychaudhuri S, Sandor C, Stahl EA, et al.: Five amino acids in three HLA proteins explain most of the association between MHC and seropositive rheumatoid arthritis, *Nat Genet* 44(3):291–296,

2012 Jan. PMCID: PMC3288335.
9. Hill JA, Southwood S, Sette A, et al.: Cutting edge: the conversion of arginine to citrulline allows for a high-affinity peptide interaction with the rheumatoid arthritis-associated HLA-DRB1*0401 MHC class II molecule, *J Immunol* 171(2):538–541, 2003 Jul. PMID: 12847215.
10. Law SC, Street S, Yu CH, et al.: T-cell autoreactivity to citrullinated autoantigenic peptides in rheumatoid arthritis patients carrying HLA-DRB1 shared epitope alleles, *Arthritis Res Ther* 14(3):R118, 2012 May. PMCID: PMC3446499.
11. van der Helm-van Mil AH, Verpoort KN, Breedveld FC, et al.: The HLA-DRB1 shared epitope alleles are primarily a risk factor for anti-cyclic citrullinated peptide antibodies and are not an independent risk factor for development of rheumatoid arthritis, *Arthritis Rheum* 54(4):1117–1121, 2006 Apr. PMID: 16572446.
12. Kang CP, Lee KW, Yoo DH, et al.: The influence of a polymorphism at position −857 of the tumour necrosis factor alpha gene on clinical response to etanercept therapy in rheumatoid arthritis, *Rheumatology (Oxford)* 44(4):547–552, 2005 Apr. PMID: 15695296.
13. Ferreira RC, Freitag DF, Cutler AJ, et al.: Functional IL6R 358Ala allele impairs classical IL-6 receptor signaling and influences risk of diverse inflammatory diseases, *PLoS Genet* 9(4):e1003444, 2013 Apr. PMCID: PMC3617094.
14. Suzuki A, Yamada R, Chang X, et al.: Functional haplotypes of PADI4, encoding citrullinating enzyme peptidylarginine deiminase 4, are associated with rheumatoid arthritis, *Nat Genet* 34(4):395–402, 2003 Aug. PMID: 12833157.
15. Begovich AB, Carlton VE, Honigberg LA, et al.: A missense single-nucleotide polymorphism in a gene encoding a protein tyrosine phosphatase (PTPN22) is associated with rheumatoid arthritis, *Am J Hum Genet* 75(2):330–337, 2004 Aug. PMCID: PMC1216068.
16. Stahl EA, Raychaudhuri S, Remmers EF, et al.: Genome-wide association study meta-analysis identifies seven new rheumatoid arthritis risk loci, *Nat Genet* 42(6):508–514, 2010 Jun. PMCID: PMC4243840.
17. Karouzakis E, Rengel Y, Jüngel A, et al.: DNA methylation regulates the expression of CXCL12 in rheumatoid arthritis synovial fibroblasts, *Genes Immun* 12(8):643–652, 2011 Dec. PMID: 21753787.
18. Nakano K, Whitaker JW, Boyle DL, et al.: DNA methylome signature in rheumatoid arthritis, *Ann Rheum Dis* 72(1):110–117, 2013 Jan. PMCID: PMC3549371.
19. Ai R, Whitaker JW, Boyle DL, et al.: DNA methylome signature in synoviocytes from patients with early rheumatoid arthritis compared to synoviocytes from patients with longstanding rheumatoid arthritis, *Arthritis Rheumatol* 67(7):1978–1980, 2015 Jul. PMCID: PMC4485541.
20. Nakano K, Boyle DL, Firestein GS: Regulation of DNA methylation in rheumatoid arthritis synoviocytes, *J Immunol* 190(3):1297–1303, 2013 Feb. PMCID: PMC3552038.
21. Ai R, Hammaker D, Boyle DL, et al.: Joint-specific DNA methylation and transcriptome signatures in rheumatoid arthritis identify distinct pathogenic processes, *Nat Commun* 7:11849, 2016 Jun. PMCID: PMC4906396.
22. Rhead B, Holingue C, Cole M, et al.: Rheumatoid arthritis naive T cells share hypermethylation sites with synoviocytes, *Arthritis Rheumatol* 69(3):550–559, 2017 Mar. PMCID: PMC5328845.
23. Julià A, Absher D, López-Lasanta M, et al.: Epigenome-wide association study of rheumatoid arthritis identifies differentially methylated loci in B cells, *Hum Mol Genet* 26(14):2803–2811, 2017 Jul. PMID: 28475762.
24. Meng W, Zhu Z, Jiang X, et al.: DNA methylation mediates genotype and smoking interaction in the development of anti-citrullinated peptide antibody-positive rheumatoid arthritis, *Arthritis Res Ther* 19(1):71, 2017 Mar. PMCID: PMC5372280.
25. Svendsen AJ, Gervin K, Lyle R, et al.: Differentially methylated DNA regions in monozygotic twin pairs discordant for rheumatoid arthritis: an epigenome-wide study, *Front Immunol* 7:510, 2016 Nov. PMCID: PMC5112246.

26. Hammaker D, Whitaker JW, Maeshima K, et al.: LBH Gene transcription regulation by the interplay of an enhancer risk allele and DNA methylation in rheumatoid arthritis, *Arthritis Rheumatol* 68(11):2637–2645, 2016 Nov. PMCID: PMC5083131.

27. Maeshima K, Stanford SM, Hammaker D, et al.: Abnormal PTPN11 enhancer methylation promotes rheumatoid arthritis fibroblast-like synoviocyte aggressiveness and joint inflammation, *JCI Insight* 1(7), 2016 May. PMCID: PMC4889026.

28. Huber LC, Brock M, Hemmatazad H, et al.: Histone deacetylase/acetylase activity in total synovial tissue derived from rheumatoid arthritis and osteoarthritis patients, *Arthritis Rheum* 56(4):1087–1093, 2007 Apr. PMID: 17393417.

29. Horiuchi M, Morinobu A, Chin T, et al.: Expression and function of histone deacetylases in rheumatoid arthritis synovial fibroblasts, *J Rheumatol* 36(8):1580–1589, 2009 Aug. PMID: 19531758.

30. Joosten LA, Leoni F, Meghji S, et al.: Inhibition of HDAC activity by ITF2357 ameliorates joint inflammation and prevents cartilage and bone destruction in experimental arthritis, *Mol Med* 17(5-6):391–396, 2011 May-Jun. PMCID: PMC3105133.

31. Ai R, Laragione T, Hammaker D, et al.: Comprehensive epigenetic landscape of rheumatoid arthritis fibroblast-like synoviocytes, *Nat Commun* 9(1):1921, 2018 May. PMCID: PMC5953939.

32. Nakamachi Y, Kawano S, Takenokuchi M, et al.: MicroRNA-124a is a key regulator of proliferation and monocyte chemoattractant protein 1 secretion in fibroblast-like synoviocytes from patients with rheumatoid arthritis, *Arthritis Rheum* 60(5):1294–1304, 2009 May. PMID: 19404929.

33. Stanczyk J, Ospelt C, Karouzakis E, et al.: Altered expression of microRNA-203 in rheumatoid arthritis synovial fibroblasts and its role in fibroblast activation, *Arthritis Rheum* 63(2):373–381, 2011 Feb. PMCID: PMC3116142.

34. Kurowska-Stolarska M, Alivernini S, Ballantine LE, et al.: MicroRNA-155 as a proinflammatory regulator in clinical and experimental arthritis, *Proc Natl Acad Sci U S A* 108(27):11193–11198, 2011 Jul. PMCID: PMC3131377.

35. Bottini N, Firestein GS: Epigenetics in rheumatoid arthritis: a primer for rheumatologists, *Curr Rheumatol Rep* 15(11):372, 2013 Nov. PMID: 24072602.

36. Kurowska-Stolarska M, Alivernini S, et al.: MicroRNA-34a dependent regulation of AXL controls the activation of dendritic cells in inflammatory arthritis, *Nat Commun* 8:15877, 2017 Jun. PMCID: PMC5489689.

37. Lee YH, Bae SC: Vitamin D level in rheumatoid arthritis and its correlation with the disease activity: a meta-analysis, *Clin Exp Rheumatol* 34(5):827–833, 2016 Sep-Oct. PMID: 27049238.

38. Gatenby P, Lucas R, Swaminathan A: Vitamin D deficiency and risk for rheumatic diseases: an update, *Curr Opin Rheumatol* 25(2):184–191, 2013 Mar. PMID: 23370372.

39. Kekow M, Barleben M, Drynda S, et al.: Long-term persistence and effects of fetal microchimerisms on disease onset and status in a cohort of women with rheumatoid arthritis and systemic lupus erythematosus, *BMC Musculoskelet Disord* 14:325, 2013 Nov. PMCID: PMC3835618.

40. Linn-Rasker SP, van der Helm-van Mil AH, van Gaalen FA, et al.: Smoking is a risk factor for anti-CCP antibodies only in rheumatoid arthritis patients who carry HLA-DRB1 shared epitope alleles, *Ann Rheum Dis* 65(3):366–371, 2006 Mar. PMCID: PMC1798061.

41. Demoruelle MK, Bowers E, Lahey LJ, et al.: Antibody responses to citrullinated and noncitrullinated antigens in the sputum of subjects with rheumatoid arthritis and subjects at risk for development of rheumatoid arthritis, *Arthritis Rheumatol* 70(4):516–527, 2018 Apr. PMCID: PMC5876113.

42. Linn-Rasker SP, van der Helm-van Mil AH, van Gaalen FA, et al.: Smoking is a risk factor for anti-CCP antibodies only in rheumatoid arthritis patients who carry HLA-DRB1 shared epitope alleles, *Ann Rheum Dis* 65(3):366–371, 2006 Mar. PMCID: PMC1798061.

43. Doran MF, Crowson CS, O'Fallon WM, et al.: The effect of oral contraceptives and estrogen replacement therapy on the risk of rheumatoid arthritis: a population based study, *J Rheumatol* 31(2):207–213, 2004 Feb. PMID: 14760786.

44. Orellana C, Saevarsdottir S, Klareskog L, et al.: Oral contraceptives, breastfeeding and the risk of developing rheumatoid arthritis: results from the Swedish EIRA study, *Ann Rheum Dis* 76(11):1845–1852, 2017 Nov. PMCID: PMC5705848.

45. Lundström E, Källberg H, Alfredsson L, et al.: Gene-environment interaction between the DRB1 shared epitope and smoking in the risk of anti-citrullinated protein antibody-positive rheumatoid arthritis: all alleles are important, *Arthritis Rheum* 60(6):1597–1603, 2009 Jun. PMCID: PMC2732897.

46. Källberg H, Ding B, Padyukov L, EIRA Study Group, et al.: Smoking is a major preventable risk factor for rheumatoid arthritis: estimations of risks after various exposures to cigarette smoke, *Ann Rheum Dis* 70(3):508–511, 2011 Mar. PMCID: PMC3033966.

47. Crowson CS, Matteson EL, Davis 3rd JM, et al.: Contribution of obesity to the rise in incidence of rheumatoid arthritis, *Arthritis Care Res (Hoboken)* 65(1):71–77, 2013 Jan. PMCID: PMC3707391.

48. Lang TJ: Estrogen as an immunomodulator, *Clin Immunol* 113(3):224–230, 2004 Dec. PMID: 15507385.

49. Inoue K, Inoue E, Imai Y: Female sex hormones ameliorate arthritis in SKG mice, *Biochem Biophys Res Commun* 434(4):740–745, 2013 May. PMID: 23583379.

50. Yan Z, Lambert NC, Ostensen M, et al.: Prospective study of fetal DNA in serum and disease activity during pregnancy in women with inflammatory arthritis, *Arthritis Rheum* 54(7):2069–2073, 2006 Jul. PMID: 16804866.

51. Nelson JL, Hughes KA, Smith AG, et al.: Maternal-fetal disparity in HLA class II alloantigens and the pregnancy-induced amelioration of rheumatoid arthritis, *N Engl J Med* 329(7):466–471, 1993 Aug. PMID: 8332151.

52. Brennan P, Barrett J, Fiddler M, et al.: Maternal-fetal HLA incompatibility and the course of inflammatory arthritis during pregnancy, *J Rheumatol* 27(12):2843–2848, 2000 Dec. PMID: 11128674.

53. Verheul MK, Böhringer S, van Delft MAM, et al.: The combination of three autoantibodies, ACPA, RF and anti-CarP antibodies is highly specific for rheumatoid arthritis: implications for very early identification of individuals at risk to develop rheumatoid arthritis, *Arthritis Rheumatol* 2018. [Epub ahead of print] PMID: 29781231.

54. De Rycke L, Nicholas AP, Cantaert T, et al.: Synovial intracellular citrullinated proteins colocalizing with peptidyl arginine deiminase as pathophysiologically relevant antigenic determinants of rheumatoid arthritis-specific humoral autoimmunity, *Arthritis Rheum* 52(8):2323–2330, 2005 Aug. PMID: 16052592.

55. Vossenaar ER, Smeets TJ, Kraan MC, et al.: The presence of citrullinated proteins is not specific for rheumatoid synovial tissue, *Arthritis Rheum* 50(11):3485, 2004 Nov. PMID: 15529392.

56. Corsiero E, Pratesi F, Prediletto E, et al.: NETosis as source of autoantigens in rheumatoid arthritis, *Front Immunol* 7:485, 2016 Nov. PMCID: PMC5108063.

57. Demoruelle MK, Harrall KK, Ho L, et al.: Anti-citrullinated protein antibodies are associated with neutrophil extracellular traps in the sputum of relatives of rheumatoid arthritis patients, *Arthritis Rheumatol* 69(6):1165–1175, 2017 Jun. PMCID: PMC5449213.

58. Spengler J, Lugonja B, Ytterberg AJ, et al.: Release of active peptidyl arginine deiminases by neutrophils can explain production of extracellular citrullinated autoantigens in rheumatoid arthritis synovial fluid, *Arthritis Rheumatol* 67(12):3135–3145, 2015 Dec. PMCID: PMC4832324.

59. Chang HH, Liu GY, Dwivedi N, et al.: A molecular signature of preclinical rheumatoid arthritis triggered by dysregulated PTPN22, *JCI Insight* 1(17):e90045, 2016 Oct. PMCID: PMC5070957.

60. Schwenzer A, Quirke AM, Marzeda AM, et al.: Association of distinct fine specificities of anti-citrullinated peptide antibodies with elevated immune responses to prevotella intermedia in a subgroup of patients with rheumatoid arthritis and periodontitis, *Arthritis Rheumatol* 69(12):2303–2313, 2017 Dec. PMCID: PMC5711558.

61. Chang HH, Dwivedi N, Nicholas AP, et al.: The W620 polymorphism in PTPN22 disrupts its interaction with peptidylarginine deiminase type 4 and enhances citrullination and NETosis, *Arthritis Rheumatol* 67(9):2323–2334, 2015 Sep. PMID: 26019128.

62. Rönnelid J, Hansson M, Mathsson-Alm L, et al.: Anticitrullinated protein/peptide antibody multiplexing defines an extended group of ACPA-positive rheumatoid arthritis patients with distinct genetic and environmental determinants, *Ann Rheum Dis* 77(2):203–211, 2018 Feb. PMID: 29070529.

63. Anzilotti C, Merlini G, Pratesi F, et al.: Antibodies to viral citrullinated peptide in rheumatoid arthritis, *J Rheumatol* 33(4):647–651, 2006 Apr. PMID: 16511941.

64. Damjanovska L, Thabet MM, Levarth EW, et al.: Diagnostic value of anti-MCV antibodies in differentiating early inflammatory arthritis, *Ann Rheum Dis* 69(4):730–732, 2010 Apr. PMID: 19451136.

65. Pruijn GJ, Wiik A, van Venrooij WJ: The use of citrullinated peptides and proteins for the diagnosis of rheumatoid arthritis, *Arthritis Res Ther* 12(1):203, 2010. PMCID: PMC2875630.

66. Corsiero E, Bombardieri M, Carlotti E, et al.: Single cell cloning and recombinant monoclonal antibodies generation from RA synovial B cells reveal frequent targeting of citrullinated histones of NETs, *Ann Rheum Dis* 75(10):1866–1875, 2016 Oct. PMCID: PMC5036240.

67. Wagner CA, Sokolove J, Lahey LJ, et al.: Identification of anticitrullinated protein antibody reactivities in a subset of anti-CCP-negative rheumatoid arthritis: association with cigarette smoking and HLA-DRB1 "shared epitope" alleles, *Ann Rheum Dis* 74(3):579–586, 2015 Mar. PMCID: PMC4345988.

68. Nielen MM, van Schaardenburg D, Reesink HW, et al.: Specific autoantibodies precede the symptoms of rheumatoid arthritis: a study of serial measurements in blood donors, *Arthritis Rheum* 50(2):380–386, 2004 Feb. PMID: 14872479.

69. van de Stadt LA, van der Horst AR, de Koning MH, et al.: The extent of the anti-citrullinated protein antibody repertoire is associated with arthritis development in patients with seropositive arthralgia, *Ann Rheum Dis* 70(1):128–133, 2011 Jan. PMID: 21062853.

70. Deane KD, O'Donnell CI, Hueber W, et al.: The number of elevated cytokines and chemokines in preclinical seropositive rheumatoid arthritis predicts time to diagnosis in an age-dependent manner, *Arthritis Rheum* 62(11):3161–3172, 2010 Nov. PMCID: PMC2980824.

71. Tan YC, Kongpachith S, Blum LK, et al.: Barcode-enabled sequencing of plasmablast antibody repertoires in rheumatoid arthritis, *Arthritis Rheumatol* 66(10):2706–2715, 2014 Oct. PMCID: PMC456010.

72. Rombouts Y, Willemze A, van Beers JJ, et al.: Extensive glycosylation of ACPA-IgG variable domains modulates binding to citrullinated antigens in rheumatoid arthritis, *Ann Rheum Dis* 75(3):578–585, 2016 Mar. PMID: 25587188.

73. Harre U, Lang SC, Pfeifle R, et al.: Glycosylation of immunoglobulin G determines osteoclast differentiation and bone loss, *Nat Commun* 6:6651, 2015 Mar. PMCID: PMC4389255.

74. Pfeifle R, Rothe T, Ipseiz N, et al.: Regulation of autoantibody activity by the IL-23-TH17 axis determines the onset of autoimmune disease, *Nat Immunol* 18(1):104–113, 2017 Jan. PMCID: PMC5164937.

75. El-Gabalawy HS, Robinson DB, Hart D, et al.: Immunogenetic risks of anti-cyclical citrullinated peptide antibodies in a North American Native population with rheumatoid arthritis and their first-degree relatives, *J Rheumatol* 36(6):1130–1135, 2009 Jun. PMID: 19411392.

76. López-Longo FJ, Oliver-Miñarro D, de la Torre I, et al.: Association between anti-cyclic citrullinated peptide antibodies and ischemic heart disease in patients with rheumatoid arthritis, *Arthritis Rheum* 61(4):419–424, 2009 Apr. PMID: 19333979.

77. Trouw LA, Haisma EM, Levarht EW, et al.: Anti-cyclic citrullinated peptide antibodies from rheumatoid arthritis patients activate complement via both the classical and alternative pathways,

Arthritis Rheum 60(7):1923–1931, 2009 Jul. PMID: 19565507.

78. Kuhn KA, Kulik L, Tomooka B, et al.: Antibodies against citrullinated proteins enhance tissue injury in experimental autoimmune arthritis, *J Clin Invest* 116(4):961–973, 2006 Apr. PMCID: PMC1421345.

79. Hill JA, Bell DA, Brintnell W, et al.: Arthritis induced by post-translationally modified (citrullinated) fibrinogen in DR4-IE transgenic mice, *J Exp Med* 205(4):967–979, 2008 Apr. PMCID: PMC2292232.

80. Burkhardt H, Sehnert B, Bockermann R, et al.: Humoral immune response to citrullinated collagen type II determinants in early rheumatoid arthritis, *Eur J Immunol* 35(5):1643–1652, 2005 May. PMID: 15832289.

81. Kocijan R, Harre U, Schett G: ACPA and bone loss in rheumatoid arthritis, *Curr Rheumatol Rep* 15(10):366, 2013 Oct. PMID: 23955066.

82. Shi J, Knevel R, Suwannalai P, et al.: Autoantibodies recognizing carbamylated proteins are present in sera of patients with rheumatoid arthritis and predict joint damage, *Proc Natl Acad Sci U S A* 108(42):17372–17377, 2011 Oct. PMCID: PMC3198314.

83. Ospelt C, Bang H, Feist E, et al.: Carbamylation of vimentin is inducible by smoking and represents an independent autoantigen in rheumatoid arthritis, *Ann Rheum Dis* 76(7):1176–1183, 2017 Jul. PMCID: PMC5530349.

84. Shi J, van de Stadt LA, Levarht EW, et al.: Anti-carbamylated protein (anti-CarP) antibodies precede the onset of rheumatoid arthritis, *Ann Rheum Dis* 73(4):780–783, 2014 Apr. PMID: 24336334.

85. Truchetet ME, Dublanc S, Barnetche T, Fédération Hospitalo-Universitaire ACRONIM, et al.: Association of the presence of anti-carbamylated protein antibodies in early arthritis with a poorer clinical and radiologic outcome: data from the French ESPOIR cohort, *Arthritis Rheumatol* 69(12):2292–2302, 2017 Dec. PMID: 28853240.

86. Mydel P, Wang Z, Brisslert M, et al.: Carbamylation-dependent activation of T cells: a novel mechanism in the pathogenesis of autoimmune arthritis, *J Immunol* 184(12):6882–6890, 2010 Jun. PMCID: PMC2925534.

87. Thiele GM, Duryee MJ, Anderson DR, et al.: Malondialdehyde-acetaldehyde adducts and anti-malondialdehyde-acetaldehyde antibodies in rheumatoid arthritis, *Arthritis Rheumatol* 67(3):645–655, 2015 Mar. PMCID: PMC5469548.

88. Mikuls TR, Duryee MJ, Rahman R, et al.: Enrichment of malondialdehyde-acetaldehyde antibody in the rheumatoid arthritis joint, *Rheumatology (Oxford)* 56(10):1794–1803, 2017 Oct. PMID: 28957552.

89. Liang KP, Maradit Kremers H, Crowson CS, et al.: Autoantibodies and the risk of cardiovascular events, *J Rheumatol* 36(11):2462–2469, 2009 Nov. PMCID: PMC2837072.

90. Bouvet JP, Xin WJ, Pillot J: Restricted heterogeneity of polyclonal rheumatoid factor, *Arthritis Rheum* 30(9):998–1005, 1987 Sep. PMID: 3663264.

91. Lee SK, Bridges Jr SL, Koopman WJ, et al.: The immunoglobulin kappa light chain repertoire expressed in the synovium of a patient with rheumatoid arthritis, *Arthritis Rheum* 35(8):905–913, 1992 Aug. PMID: 1642656.

92. Bäcklund J, Carlsen S, Höger T, et al.: Predominant selection of T cells specific for the glycosylated collagen type II epitope (263–270) in humanized transgenic mice and in rheumatoid arthritis, *Proc Natl Acad Sci U S A* 99(15):9960–9965, 2002 Jul. PMCID: PMC126607.

93. Watson WC, Cremer MA, Wooley PH, et al.: Assessment of the potential pathogenicity of type II collagen autoantibodies in patients with rheumatoid arthritis, *Arthritis Rheum* 29(11):1316–1321, 1986 Nov. PMID: 3778540.

94. Manivel VA, Mullazehi M, Padyukov L, et al.: Anticollagen type II antibodies are associated with an acute onset rheumatoid arthritis phenotype and prognosticate lower degree of inflammation during 5 years follow-up, *Ann Rheum Dis* 76(9):1529–1536, 2017 Sep. PMCID: PMC5561381.

95. Sekine T, Masuko-Hongo K, Matsui T, et al.: Recognition of YKL-39, a human cartilage related protein, as a target antigen in patients with rheumatoid arthritis, *Ann Rheum Dis* 60(1):49–54, 2001 Jan. PMCID: PMC1753367.

96. Hueber W, Kidd BA, Tomooka BH, et al.: Antigen microarray profiling of autoantibodies in rheumatoid arthritis, *Arthritis Rheum* 52(9):2645–2655, 2005 Sep. PMID: 16142722.

97. Steiner G, Smolen J: Autoantibodies in rheumatoid arthritis and their clinical significance, *Arthritis Res* 4(Suppl 2):S1–5, 2002. PMCID: PMC3238219.

98. Kouskoff V, Korganow AS, Duchatelle V, et al.: Organ-specific disease provoked by systemic autoimmunity, *Cell* 87(5):811–822, 1996 Nov. PMID: 8945509.

99. Mandik-Nayak L, Allen PM: Initiation of an autoimmune response: insights from a transgenic model of rheumatoid arthritis, *Immunol Res* 32(1-3):5–13, 2005. PMID: 16106055.

100. Feyerabend TB, Weiser A, Tietz A, et al.: Cre–mediated cell ablation contests mast cell contribution in models of antibody– and T cell–mediated autoimmunity, *Immunity* 35:832–844, 2011. PMID:22101159.

101. Hayer S, Tohidast-Akrad M, Haralambous S, et al.: Aberrant expression of the autoantigen heterogeneous nuclear ribonucleoprotein-A2 (RA33) and spontaneous formation of rheumatoid arthritis-associated anti-RA33 autoantibodies in TNF-alpha transgenic mice, *J Immunol* 175(12):8327–8336, 2005 Dec. PMID: 16339574.

102. Nell-Duxneuner V, Machold K, Stamm T, et al.: Autoantibody profiling in patients with very early rheumatoid arthritis: a follow-up study, *Ann Rheum Dis* 69(1):169–174, 2010 Jan. PMID: 19153104.

103. Nell VP, Machold KP, Stamm TA, et al.: Autoantibody profiling as early diagnostic and prognostic tool for rheumatoid arthritis, *Ann Rheum Dis* 64(12):1731–1736, 2005 Dec. PMCID: PMC1755298.

104. Abdollahi-Roodsaz S, Joosten LA, Koenders MI, et al.: Local interleukin-1-driven joint pathology is dependent on toll-like receptor 4 activation, *Am J Pathol* 175(5):2004–2013, 2009 Nov. PMCID: PMC2774064.

105. Quero L, Hanser E, Manigold T, et al.: TLR2 stimulation impairs anti-inflammatory activity of M2-like macrophages, generating a chimeric M1/M2 phenotype, *Arthritis Res Ther* 19(1):245, 2017 Nov. PMCID: PMC5667453.

106. Mathews RJ, Robinson JI, Battellino M, et al.: Evidence of NLRP3-inflammasome activation in rheumatoid arthritis (RA); genetic variants within the NLRP3-inflammasome complex in relation to susceptibility to RA and response to anti-TNF treatment, *Ann Rheum Dis* 73(6):1202–1210, 2014 Jun. PMID: 23687262.

107. Choe JY, Crain B, Wu SR, et al.: Interleukin 1 receptor dependence of serum transferred arthritis can be circumvented by toll-like receptor 4 signaling, *J Exp Med* 197(4):537–542, 2003 Feb. PMCID: PMC2193870.

108. Brisslert M, Rehnberg M, Bokarewa MI: Epstein-Barr virus infection transforms CD25+ B cells into antibody-secreting cells in rheumatoid arthritis patients, *Immunology* 140(4):421–429, 2013 Dec. PMCID: PMC3839646.

109. Sherina N, Hreggvidsdottir HS, Bengtsson C, et al.: Low levels of antibodies against common viruses associate with anti-citrullinated protein antibody-positive rheumatoid arthritis; implications for disease aetiology, *Arthritis Res Ther* 19(1):219, 2017 Sep. PMCID: PMC5622498.

110. Kotlarz A, Tukaj S, Krzewski K, et al.: Human Hsp40 proteins, DNAJA1 and DNAJA2, as potential targets of the immune response triggered by bacterial DnaJ in rheumatoid arthritis, *Cell Stress Chaperones* 18(5):653–659, 2013 Sep. PMCID: PMC3745263.

111. Ray NB, Nieva DR, Seftor EA, et al.: Induction of an invasive phenotype by human parvovirus B19 in normal human synovial fibroblasts, *Arthritis Rheum* 44(7):1582–1586, 2001 Jul. PMID: 11465709.

112. Thammasri K, Rauhamäki S, Wang L, et al.: Human parvovirus B19 induced apoptotic bodies contain altered self-antigens that are phagocytosed by antigen presenting cells, *PLoS ONE* 8(6):e67179, 2013 Jun. PMCID: PMC3680405.

113. Naciute M, Mieliauskaite D, Rugiene R, et al.: Parvovirus B19 infection modulates the levels of cytokines in the plasma of rheumatoid arthritis patients, *Cytokine* 96:41–48, 2017 Aug. PMID: 28288327.

114. Eriksson K, Nise L, Kats A, et al.: Prevalence of periodontitis in patients with established rheumatoid arthritis: a Swedish population based case-control study, *PLoS One* 11(5):e0155956, 2016 May. PMCID: PMC4874595.

115. de Aquino SG, Abdollahi-Roodsaz S, Koenders MI, et al.: Periodontal pathogens directly promote autoimmune experimental arthritis by inducing a TLR2- and IL-1-driven Th17 response, *J Immunol* 192(9):4103–4111, 2014 May. PMID: 24683190.

116. Konig MF, Abusleme L, Reinholdt J, et al.: Aggregatibacter actinomycetemcomitans-induced hypercitrullination links periodontal infection to autoimmunity in rheumatoid arthritis, *Sci Transl Med* 8(369):369ra176, 2016 Dec. PMCID: PMC5384717.

117. Scher JU, Sczesnak A, Longman RS, et al.: Expansion of intestinal Prevotella copri correlates with enhanced susceptibility to arthritis, *Elife* 2:e01202, 2013 Nov. PMCID: PMC3816614.

118. Pianta A, Arvikar S, Strle K, et al.: Evidence of the immune relevance of Prevotella copri, a gut microbe, in patients with rheumatoid arthritis, *Arthritis Rheumatol* 69(5):964–975, 2017 May. PMCID: PMC5406252.

119. Breban M, Tap J, Leboime A, et al.: Faecal microbiota study reveals specific dysbiosis in spondyloarthritis, *Ann Rheum Dis* 76(9):1614–1622, 2017 Sep. PMID: 28606969.

120. Block KE, Zheng Z, Dent AL, et al.: Gut microbiota regulates K/BxN autoimmune arthritis through follicular helper T but not Th17 cells, *J Immunol* 196(4):1550–1557, 2016 Feb. PMCID: PMC4744513.

121. Teng F, Felix KM, Bradley CP, et al.: The impact of age and gut microbiota on Th17 and Tfh cells in K/BxN autoimmune arthritis, *Arthritis Res Ther* 19(1):188, 2017 Aug. PMCID: PMC5558662.

122. Sato K, Takahashi N, Kato T, et al.: Aggravation of collagen-induced arthritis by orally administered Porphyromonas gingivalis through modulation of the gut microbiota and gut immune system, *Sci Rep* 7(1):6955, 2017 Jul. PMCID: PMC5537233.

123. Doran MF, Pond GR, Crowson CS, et al.: Trends in incidence and mortality in rheumatoid arthritis in Rochester, Minnesota, over a forty-year period, *Arthritis Rheum* 46(3):625–631, 2002 Mar. PMID: 11920397.

124. Myasoedova E, Crowson CS, Kremers HM, et al.: Is the incidence of rheumatoid arthritis rising?: results from Olmsted County, Minnesota, 1955-2007, *Arthritis Rheum* 62(6):1576–1582, 2010 Jun. PMCID: PMC2929692.

125. Crowson CS, Matteson EL, Myasoedova E, et al.: The lifetime risk of adult-onset rheumatoid arthritis and other inflammatory autoimmune rheumatic diseases, *Arthritis Rheum* 63(3):633–639, 2011 Mar. PMCID: PMC3078757.

第 75 章

类风湿关节炎的发病机制

原著 GARY S. FIRESTEIN

梁宝珠 译 孙尔维 校

关键点

- RA 的滑膜组织的特点为内膜衬里层细胞增生以及衬里下层出现以 CD4[+] T 细胞、巨噬细胞和 B 细胞为主的单核细胞浸润。
- 肿瘤坏死因子（tumor necrosis factor，TNF）、白介素 -6（interleukin-6，IL-6）和其他多种因子等构成的细胞因子网络参与了疾病的持续进展，并可作为治疗药物的靶点。
- 滑膜病理机制包括血管形成、细胞黏附、信号转导级联活化、活性氧和细胞印记，这些机制都可加速致病过程。
- 滑液包含多种促炎介质、免疫复合物和大量可以产生蛋白酶和细胞因子的中性粒细胞。
- 主要由破骨细胞和成纤维细胞样滑膜细胞分别介导骨和软骨的破坏。

滑膜病理学和生物学

关键点

- 内膜衬里层的巨噬细胞高度活化并能产生多种细胞因子。
- RA 内膜衬里层 FLS 表现出异常侵袭性。
- 淋巴细胞可在滑膜衬里下层弥漫性浸润或者形成具有生发中心的淋巴聚集灶。
- 衬里下层 CD4[+] T 细胞主要为记忆细胞表型。
- RA 滑膜 B 细胞及浆细胞存在抗原驱动性成熟及寡克隆抗体产生的证据。
- DCs 可能可以在滑膜生发中心将抗原呈递给 T 细胞。
- 肥大细胞能产生多种小分子炎症介质并通过增加血管通透性参与疾病发病。
- 中性粒细胞少见于 RA 滑膜组织，但在滑膜渗出液中却常有大量中性粒细胞。

引言

数十年来，人们一直在深入研究类风湿关节炎（rheumatoid arthritis，RA）的发病机制，并且已经揭示可以介导滑膜和关节损害持续存在的多种机制。其中多种研究结果促进了能靶向炎症反应的新药物开发，并获得了显著的临床效果。本章将描述介导 RA 发生的多种促炎和破坏机制。

虽然全身性自身免疫是 RA 的一个标志，但其主要炎症部位为关节滑膜。滑膜组织中的单核细胞，特别是 T 细胞和巨噬细胞浸润以及滑膜内膜衬里层增生是本病的重要特征（图 75-1 为 RA 滑膜组织病理的示例图）。

滑膜内膜衬里层细胞：巨噬细胞样和成纤维细胞样滑膜细胞

滑膜的内膜衬里层作为滑膜和滑液腔之间的界

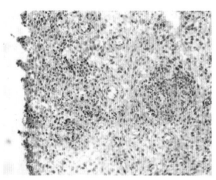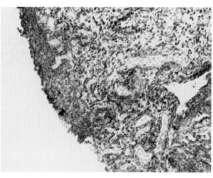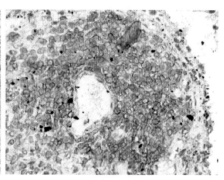

图 75-1 类风湿关节炎滑膜的组织病理学表现。可见内膜衬里层增生、血管形成及单核细胞显著浸润。正常滑膜组织（左图）、巨噬细胞免疫组化染色（中图，滑膜衬里层为棕色）与血管周围 T 细胞聚集（右图）（Courtesy Dr. Paul-Peter Tak.）

面，是由疏松排列的细胞构成。内膜衬里层的细胞间缺乏紧密连接，也无明显的基底膜。在 RA 患者中，该结构中的细胞数量显著增加。正常关节的内膜衬里层仅有 1～2 层细胞，在 RA 患者中常多达 4～10 层。内膜衬里层主要有两种细胞类型：巨噬细胞样细胞（macrophage-like synoviocyte，MLS，也称 A 型滑膜细胞）、成纤维细胞样细胞（fibroblast-like synoviocytes，FLS，也称 B 型滑膜细胞）。前者来源于骨髓，表达 CD68、Fc 受体、CD14 及大量 HLA-DR 等巨噬细胞的表面标志；而后者不表达 Ⅱ 类 MHC 抗原，缺乏巨噬细胞的表面标志，且内质网含量少。一些在间充质细胞中不常表达的蛋白可以在 FLS 中表达，比如血管细胞黏附分子 -1（vascular cell adhesion molecule-1，VCAM-1）、CD55（衰变加速因子）、钙黏合素 -11、连接黏附分子 C（junctional adhesion molecule C，JAM-C）以及作为蛋白聚糖合成酶的尿苷二磷酸葡萄糖脱氢酶。正常滑膜中 MLS 和 FLS 细胞的相对数量通常是相似的，在 RA 中两组细胞的绝对数量均明显增加，但巨噬细胞样细胞的比例增高更明显。此外，MLS 滑膜细胞更倾向于在内膜衬里层的表层聚集。

内膜衬里层及衬里下层的滑膜巨噬细胞是终末分化细胞，其在关节中可能不会进一步分裂，因此 RA 滑膜中这些聚集的细胞可能是由新生骨髓来源的前体细胞迁移而来。相反，激活免疫反应后产生的生长因子能使间充质细胞来源的 FLS 在局部发生分裂。多种细胞产生的血小板衍生生长因子（platelet-derived growth factor，PDGF）、转化生长因子 -β（transforming growth factor，TGF-β）、TNF、IL-1，可与花生四烯酸代谢产物结合，进而诱导 FLS 细胞增殖。此外，骨髓来源的多能间充质干细胞可随血液循环迁移至滑

膜组织，并分化为 FLS[1]。内膜衬里层中巨噬细胞驻留可能与 FLS 表达的 VCAM-1 和 JAM-C 等黏附分子相关，也可能是 FLS 产生的趋化因子的直接作用。例如，在层粘连蛋白与 FLS 构成的培养微团中，FLS 会迁移到微团表面，并将巨噬细胞招募至"衬里层"内侧（图 75-2）[2]。该模拟内膜衬里层的形成需要黏附分子钙黏合素 -11。

虽然内膜衬里层可能在局部出现细胞增殖，但 RA 滑膜中处于有丝分裂相的细胞非常罕见，胸腺嘧啶核苷摄取结果也表明仅有一小部分滑膜细胞中出现 DNA 合成。使用单克隆抗体对分裂细胞进行标记后，观察到的分裂细胞所占的比例更低（～0.05%）[3]。RA 滑膜内膜衬里层表达增殖细胞核抗原（一种细胞周期特异性抗原）的细胞比例稍高于骨关节炎。

滑膜的内膜衬里层与体内其他内膜的衬里层在结构上有明显区别。与浆膜层相比，内膜衬里层不含上皮细胞，且无基底膜。它的细胞连接松散，在某些部位甚至是不连续，因此不能作为独立存在的屏障。钙黏合素 -11 是一类普遍存在于多种组织的黏附蛋白，也是介导 FLS 同型聚集的主要介质[4]。免疫组化显示这种蛋白在内膜衬里层内大量表达。钙黏合素 -11 敲除小鼠的滑膜内膜衬里层接近消失，这证实了钙黏合素 -11 对滑膜结构的重要性。如前所述，在体外试验中钙黏合素 -11 可诱导 FLS 的自发聚集。使用抗体阻断钙黏合素 -11 后能抑制被动 K/BxN 模型小鼠的关节炎发生。这些数据表明，FLS 不但参与了内膜衬里层的形成，还能像 T 细胞、B 细胞和巨噬细胞一样，在炎性关节炎的发病过程中发挥关键作用。

酶解滑膜贴壁细胞并将其培养数代后，其中的间充质细胞能够存活并增殖，而巨噬细胞最终则会死亡，形成一群成纤维细胞样细胞。因此，大多数已

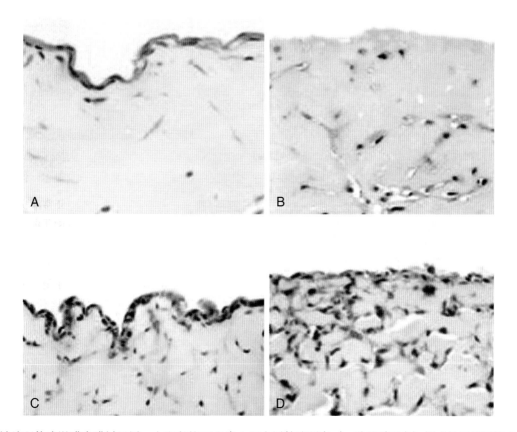

图 75-2　FLS 被编程构成滑膜内膜衬里层。人和鼠的 FLS 嵌入至由层粘连蛋白（一种基质蛋白）构成的三维结构中能自发形成内膜衬里层结构。这些细胞可在 3 周后迁移到该结构的表层，形成与完整的滑膜内膜衬里层相似的结构。人（A）和小鼠（C）FLS 的平行实验。有趣的是，人皮肤来源（B）或鼠皮肤来源（D）的成纤维细胞不会迁移到该结构的表层，表明滑膜细胞是被提前编程赋予该功能的，因此并非所有成纤维细胞都具备该功能（From Kiener HP, Watts GF, Cui Y, et al：Synovial fibroblasts self-direct multicellular lining architecture and synthetic function in three-dimensional organ culture. *Arthritis Rheum* 62：752，2010.）

发表的研究中都是使用该群滑膜细胞进行培养。虽然它们通常被认为是同质的，但在滑膜组织细胞的培养中可出现不同滑膜成纤维细胞的亚群。尽管滑膜中可能存在不同的成纤维细胞表型或亚群，但最主要的细胞群可能是来源于内膜衬里层中表达平足蛋白的成纤维细胞，而第二主要细胞群来源于衬里下层表达 CD248 的成纤维细胞。前者细胞群表达 VCAM1 和 CD55，并表现出更具侵袭性的表型和破坏软骨基质的能力。在体内，RA 的滑膜成纤维细胞可能通过 DNA 甲基化等表观遗传学导致基因印记，当将这些细胞移植到小鼠体内进行培养时也会产生侵袭性表型（详见 RA 成纤维细胞样滑膜细胞的侵袭性行为章节）。

RA 的 FLS 和滑膜中高表达胆碱激酶 α 并伴有胆碱代谢功能异常。胆碱激酶 α 可增加血清转移性关节炎 K/BxN 小鼠中的细胞迁移和疾病严重程度，这表明代谢调节可能对 RA 的治疗有效。RA 中 FLS 的葡萄糖代谢功能也是失调的，与 OA 的 FLS 相比，RA 的 FLS 向糖酵解代谢方向转换。糖酵解抑制剂可减少 RA 中 FLS 细胞因子的产生、细胞增殖和细胞迁移[7]。其他靶向糖酵解途径中的诱导酶（如己糖激酶 -2）的代谢抑制剂，可以作为临床前关节炎模型的有效治疗药物。

早期、晚期 RA 活检组织来源的 FLS 是不相同的，这是因为晚期 RA 的细胞丧失抑制细胞因子诱导的内皮细胞激活和淋巴细胞招募的能力[8]。随着疾病的进展，FLS 呈现出更多的刺激性表型，并可激活血管内皮细胞。这些数据与疾病演变过程中出现的 DNA 甲基化改变是一致的，表明早期干预可能会阻止疾病向更具侵袭性病变方向进展。

检测滑膜组织和 FLS 基因表达谱的研究表明，滑膜的组织病理改变与特定的表达模式有关[9]。高度炎性滑膜来源的 FLS 具有 TGF-β 基因标签，这也是在兼具平滑肌细胞和成纤维细胞特点并存在于多种黏膜表面的肌成纤维细胞中发现的特征。第二种模式常见于相对无炎症 RA 组织来源的细胞，其胰岛素样生长因子调节基因表达上调。尝试用于区分 RA 与 OA 中 FLS 表达谱的相关研究结果并不一致，但应用基因芯片技术已发现二者间的部分差异。通过系统生物学方法分析转录组可以建立一个侵袭性过程的网络，该网络包含作为关键分化表达基因的 twist 家族碱性螺旋 - 环 - 螺旋转录因子 1（twist basic helix-loop-helix transcription factor 1，TWIST1）和骨膜蛋白（调节整合素介导的细胞迁移）[10]。RA 滑膜的成纤维细胞的单细胞转录组结果表明该组织中至少有三个亚群细胞[11]。

RA 成纤维细胞样滑膜细胞的侵袭性行为

肿瘤样特征。 当 FLS 在组织培养中生长时，通常需要黏附于基质上，但 RA 滑膜细胞与转化细胞一样以不贴壁的方式增殖[12]。此外，体外培养的 RA 滑膜细胞可以出现缺乏接触抑制的现象，并可表达 c-Myc 等通常在肿瘤细胞上富集的原癌基因。在体内也可能存在细胞生长失调的情况，X- 连锁基因检测提示 RA 滑膜细胞群存在单克隆增殖，而 OA 滑膜则不会出现该现象[13]。端粒酶活性增加是转化组织的另一特征，这种特点也可出现在 RA 滑膜以及成纤维细胞生长因子（fibroblast growth factor，FGF）刺激的 RA 滑膜细胞。表观遗传学分析表明，过表达特定微小 RNA 或差异性 DNA 甲基化与细胞因子生成的增加及更具侵袭性行为的出现有关。

基质侵袭性。 RA 滑膜细胞的改变是永久性的，从向重症的联合免疫缺陷（severe combined immunodeficiency，SCID）小鼠模型同时移植滑膜细胞和软骨的研究中可以得到这一最令人信服的证据。与 OA 和皮肤内的成纤维细胞不同，类风湿细胞可黏附并侵袭软骨基质[14]（图 75-3）。由于这些滑膜细胞周围缺乏 T 细胞和巨噬细胞，因此其与针对小鼠抗原的免疫反应无关。侵袭性细胞可表达 VCAM-1 和消化软骨基质的蛋白酶，其中 VCAM-1 可促进其黏附于软骨或软骨细胞上。如果将移植物植入 SCID 小鼠的两个部位，类风湿 FLS 可能通过淋巴循环和血流从一个部位迁移到另一个部位[15]。这些研究引发了一个非常有趣的猜测，即这些具有表观印记及侵袭性特点的细胞可以发生关节间的"转移"，进而导致 RA 多关节受累的特点。

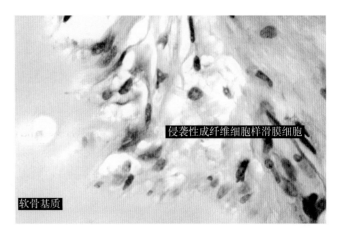

侵袭性成纤维细胞样滑膜细胞

软骨基质

图 75-3 RA 滑膜细胞向严重免疫缺陷综合征模型（SCID）小鼠的软骨移植物侵袭。RA 成纤维细胞样细胞与正常人软骨共同植入 SCID 小鼠的肾包膜内。表明滑膜细胞黏附于软骨表面，并侵入软骨基质。骨陷窝中也可见少量软骨细胞（Courtesy Dr. S. Gay.）

IL-1 受体拮抗剂（IL-1 receptor antagonist，IL-1Ra）是 IL-1 的一种天然拮抗剂，在 SCID 模型小鼠中予以 IL-1Ra 拮抗 IL-1 功能后对滑膜细胞的侵袭性不产生影响，但能减少软骨旁基质的丢失。相反，通过 IL-10 或阻断 I 型 MMP、Ras 或 c-Myc 的表达可减少滑膜细胞的侵袭性。让人出乎意料的是，过表达可溶性 TNF 受体对该模型几乎无影响。这些研究表明 IL-1 的产生过多和 IL-10 的表达下调可导致 RA 滑膜细胞的侵袭性特点。在另一项研究中，用能使 p53 失活的编码 E6 基因的人乳头瘤病毒转染正常滑膜细胞后可诱导类风湿表型。RA 的 FLS 也可以延长和放大对滑液细胞因子的反应。例如，与对照组 FLS 相比，TNF 诱导的 FLS 会产生更高水平的趋化因子和 MMPs，这可能是由于 FLS 延续了核因子 -κB（nuclear factor-κB，NFκB）等转录因子的活化[16]。综上，以上这些研究展示了一个有趣的现象，即 RA 的 FLS 可作为炎性滑膜炎的效应细胞，并可表现出独特的侵袭能力。

关节中的多种细胞因子能促进 FLS 向基质迁移和侵袭，其中最重要的是 PDGF。调控 FLS 迁移的信号分子可能是有意义的治疗靶点。其中磷脂酰肌醇 3 激酶（phosphoinositide 3 kinases，PI3Ks）尤为重要，FLS 可表达 PI3K 的三种亚型（α、β 和 δ），α 亚型可在多种细胞系中表达，但 δ 亚型只在骨髓来源的细胞中表达[17]。令人出乎意料的是，δ 亚型也可在 FLS 中表达，并可在 TNF 诱导下大量表达。通过功能性研究和利用激酶抑制剂的研究表明，PI3Kδ 亚型可能是调控 FLS 迁移和基质侵袭的最重要亚型。

RA 中 FLS 的磷酸酶功能失调可出现致病性的成纤维细胞表型。除了 SHP-2（如前所述），RPTPα 和 RPTPσ 可调控类风湿侵袭性表型[18,19]。蛋白聚糖多配体聚糖 -4 可通过与 RPTPσ 结合来调控其功能，在小鼠模型中，诱饵蛋白可破坏 RPTPσ 进而减轻病情的严重程度。以上研究表明直接靶向 FLS 可能是补充目前靶向免疫细胞的治疗方法。

滑膜 T 淋巴细胞

免疫组织学特征

RA 滑膜通常由 30% ~ 50% 的 T 细胞组成，其中数量最多的是 CD4+T 细胞。大约 5% 的细胞为 B 淋巴细胞或浆细胞，不过在某些组织中该比例相对更高。B 细胞主要分布在反应性淋巴的中心区域，然而浆细胞和巨噬细胞通常位于该中心区域之外。浆细胞是产生免疫球蛋白的主要细胞，其分化后可从生发中心迁移至其他地方。RA 滑膜中的 CD4 细胞与 B 淋巴细胞、巨噬细胞和 DCs 存在密切联系。

慢性 RA 的滑膜呈现不同的组织学特征，其含有大量可构成与淋巴结类似结构的 T 淋巴细胞。组织中淋巴细胞的分布各不相同，可呈现出离散的淋巴细胞聚集到大片分散的单核细胞，而血管周围是 T 细胞最重要的定位区域。这些 T 细胞集合群由小体积、胞浆含量少的 CD4+ 记忆 T 细胞（CD45RO+）组成。少量散在的 CD8+ T 细胞可聚集在集合区，但总体上 CD4+ 细胞更多见。这些聚集灶的周围是由多种包括淋巴细胞等的异质性细胞组成的移行带，偶可见到未分化原始细胞、浆细胞和巨噬细胞（图 75-1）。

至少 15% 到 20% 的 RA 患者可出现滑膜内淋巴细胞聚集，过去曾认为这是 RA 的特异性表现，但现在发现这些聚集的淋巴细胞在银屑病关节炎患者中同样常见，甚至可见于部分 OA 患者[20]。滑膜内淋巴细胞聚集的出现与 ACPAs、RF 的产生增加相关，但与临床疾病活动度无关。最近研究表明炎症性组织学模式与全身性炎症增加有关而与临床疾病活动度无关，比如 C 反应蛋白水平的增加[21]。正在发展起来的的单细胞转录组分析技术也可从转录水平上识别不同的细胞亚群，并可能因此发现新的细胞系亚群[22]。

不同患者之间以及同一关节内的组织学模式都会出现相当大的异质性。针对滑膜活检的研究表明，必须评估至少 6 个部位才能将抽样误差风险降低到 10% ~ 20% 或更低的水平。从同一患者的一个以上关节的部位中获取滑膜组织，发现不同部位的组织病理模式通常大致相同。1984 年的一项研究指出，外周血中更严重的淋巴细胞浸润与失能反应相关，表明这些模式与全身免疫的一些异常表现有关[23]。利用组织病理学模式和细胞浸润程度去预测患者对 JAK 抑制剂、B 细胞耗竭和 T 细胞共刺激等治疗的反应却出现令人失望的结果。然而，正在进行的研究有望评估滑膜组织病理学是否可定义患者的临床亚型和预测患者对治疗的反应[24]。

T 细胞聚集灶形成的调控。聚集灶的形成过程复杂，涉及多种细胞信号以协调各个细胞谱的组织。某些情况下还可见滤泡 DCs，其可参与真正的生发中心的形成。聚集灶和生发中心的出现或消失是一个动态过程。一项针对滑膜活检评估的研究显示，出现新生淋巴样结构并非仅限于自身抗体阳性的患者。尽管细胞因子和趋化因子都会促进这些结构的形成，但进展为完全分化的滤泡的情况并不常见[25]。

趋化因子在组织形成如同聚集灶和生发中心的淋巴样结构的过程中发挥关键的作用。CXCL13 和 CCL21 尤其重要，它们在类风湿滑膜中的表达与这些微结构的出现有关[26]。特别是 CXCL13，它是由滑膜滤泡 DCs 产生。与此类似，表达趋化因子受体 CXCR3 的浆细胞也可见于类风湿滑膜。作为 CXCR3 的配体，Mig/CXCL9 在内膜衬里层滑膜细胞及衬里下层细胞中高表达，其可诱导这些细胞向 T 细胞聚集灶募集[27]。

类风湿滑膜中淋巴样结构的构建也受到 TNF 超家族成员的调控。淋巴毒素 -α（lymphotoxin-α，LTα）、淋巴毒素 -β（lymphotoxin-β，LTβ）和在 T 细胞上可与单纯疱疹病毒侵入介导物竞争性结合糖蛋白 D 的淋巴细胞毒素相关诱导配体（lymphotoxin-related inducible ligand that competes for glycoprotein D binding to herpes virus entry mediator on T cells，LIGHT），通过与不同分子结合形成三聚体分子，进而与细胞表面直接结合。这三种细胞因子调控淋巴样组织的功能和构成。LTα 或 LTβ 的缺失都会严重阻碍淋巴发育，然而 LIGHT 缺陷小鼠中的淋巴结可正常发育。向 SCID 小鼠模型移植 RA 组织后，耗竭

CD8+ T 细胞可导致滤泡 DCs 的数量下降、LTα1β2 的功能缺陷及淋巴样滤泡的瓦解 [28]。

虽然在 RA 中很难检测出 LTα，但 LTβ、TNF 样弱凋亡诱导因子（TNF-like weak inducer of apoptosis，TWEAK）和 LIGHT 等其他 TNF 超家族成员可在滑膜中出现 [29]。LT 除了调控淋巴细胞的聚集和生发中心的形成，也可以直接刺激 FLS 产生 CCL2 和 CCL5 等趋化因子来诱导 T 细胞向关节迁移。LIGHT 也可以促进破骨细胞的分化和诱导巨噬细胞表达 MMP-9、TNF、IL-6、IL-8。利用可溶性受体阻断 LTβ 和 LIGHT 的功能后可以减轻胶原诱导性关节炎的严重程度 [30]。然而，在直接注射致病性抗体的被动关节模型中使用该抑制剂是无效的。因此，LIGHT 轴在早期阶段，即针对关节抗原的适应性免疫发展阶段中发挥更重要的作用。TWEAK 在 Th17 分化中也发挥作用，TWEAK 抑制剂可以减轻胶原诱导性关节炎的疾病严重程度 [31]。

滑膜 T 细胞表型

共刺激分子。 RA 滑膜可出现高表达 HLA-DR、CD69 和 CD27 等表面活化分子表型的 T 淋巴细胞。RA 滑膜 T 细胞大量表达共刺激分子 CD28。CD28 的配体 CD80 和 CD86 也在关节内抗原呈递细胞中表达，从而为 T 细胞的活化提供了一个良好的环境。阿巴西普通过阻断 CD80/86 的作用并对 RA 治疗是有效，该研究证明了 CD80/86 与 CD28 之间相互作用的重要性。RA 滑膜中也存在其他共刺激分子对，如 T 细胞上存在 CD40L，抗原呈递细胞上存在 CD40。在最近一项引人注目的研究还扩增出能可以表达 PD-1 和 CD4 但缺乏 CXCR5 的 T 细胞新亚群 [32]。这些细胞虽然高表达 PD-1，但它们至少部分是通过产生 IL-21 的机制促进浆细胞分化。通过转录组分析发现这些细胞与经典滤泡辅助性 T 细胞并不相同，后者可通过表达包括 CCR2、CXCR1、CCR5 等趋化因子受体促进细胞向炎性滑膜募集。

黏附分子。 滑膜淋巴细胞也表达黏附分子中的极晚活化抗原（very late activation antigen，VLA）以及整合素超家族中的淋巴细胞功能相关抗原（lymphocyte function-associated antigen，LFA），因此可以促进淋巴细胞向滑膜募集及在局部滞留。关节细胞因子环境可诱导血管内皮细胞表达血管细胞黏附分子 -1（intercellular adhesion molecule-1，ICAM-1）、VCAM-1、纤连蛋白联接片段 -1（connecting segment-1，CS-1）等黏附分子，这些黏附分子与趋化因子及其他化学诱导物可以促进细胞表面表达同源黏附分子反受体。

趋化因子受体。 RA 的滑膜 T 细胞能表达针对特定趋化因子的特异性受体。趋化因子受体 CCR5 是巨噬细胞抑制性蛋白 1α 和 1β 的配体，并可在 RA 浸润性 T 细胞中高表达。这种特异性受体与 CXCR3 更多见于 Th 1 细胞，这一发现或许能解释类风湿滑膜该表型累积的原因。事实上，可预防 HIV 感染的非功能性 CCR5 等位基因的表达可能会降低 RA 的发病风险。基质细胞衍生因子 -1（stromal cell-derived factor，SDF-1）也是由滑膜组织产生的趋化因子，它的特异性受体 CXCR4 可在类风湿滑膜 T 细胞中表达。其他具有不同表型的 T 细胞也可被招募至类风湿滑膜，包括表达 CCR2 或 CCR6，并可产生 IL-17 的 Th17 细胞，可抑制免疫反应的 CD4+CD25+ 调节 T 细胞（regulatory T cell，Treg）（详见后续 T 细胞亚群的部分）。由于趋化因子 CCL20 在局部释放，CCR6+ Th17 细胞可被优先招募至类风湿关节中 [33]。

T 细胞受体。 在部分患者中出现了一种在滑膜组织中表达 Vβ3、Vβ14 和 Vβ17 的 T 细胞数量增加的表达模式。这些 Vβ 基因在结构上相关，通常容易在超抗原刺激下被活化。大多数研究没有发现 RA 滑液、滑膜组织及血液中的 T 细胞存在限制性克隆或不同 Vβ 或 Vα 基因的扩增的证据。最近的研究发现，患者外周血出现的与炎症相关的 Tregs 克隆型与在关节样本（本个例中为滑液）[34] 中出现的 Tregs 相似。这些炎症相关的 Tregs 具有完整的功能，这为适应性免疫细胞在关节外周和关节间室之间存在主动转换提供了证据。

促进 T 细胞聚集的代谢机制。 T 细胞与各自的配体结合后促进细胞增殖，导致关节中 T 细胞数量增加。由于代谢异常引起的细胞过度增殖也会导致 T 细胞聚集。例如，RA 的 T 细胞由于向磷酸戊糖途径分流增加和 NADPH 累积导致糖酵解活性下降 [35,36]。糖酵解活性下调会导致共济失调毛细血管扩张突变（ataxia telangiectasia mutated，ATM）基因激活并增加可促进炎症反应的 Th1 和 Th17 细胞增殖。恢复氧化还原电位和增加活性氧至正常水平可以抑制滑膜炎症。RA 滑膜 T 细胞糖酵解功能下调的代谢状态也可调控足体支架蛋白 TKS5 的过度表达 [37]。可通过恢复丙酮酸的产生或通过抑制脂肪酸合成的途径抑制这些 T 细胞的侵袭能力。与 FLS 的致病性表型一样，调控适应性免疫系统的代谢途径有助于恢复滑膜稳态和减轻滑膜炎症。

RA 滑膜中的淋巴细胞也存在高活性的端粒酶，它可反映这些细胞的增殖活性，并与滑膜炎症的严重程度相关[38]。尽管存在这些异常，但滑膜中 T 细胞聚集的主要机制是由趋化因子产生和黏附分子表达介导并且是抗原非依赖的细胞招募和滞留。

滑膜 T 细胞的免疫反应性和活化

RA 的组织病理学表现为滑膜内出现大量 T 淋巴细胞浸润，这是组织内慢性抗原特异性反应的特征。然而，滑膜只能通过有限的途径对炎症作出反应，许多慢性免疫介导的关节疾病也有相似的组织学表现，其中包括 OA 中的淋巴样聚集。事实上，明确并非由 T 细胞介导致病的慢性关节炎（例如慢性痛风性关节炎）也可表现出许多相似的特征。如前所述，目前正致力于将临床特征与基于组织学特征预测使用靶向药物治疗的临床反应的价值关联起来。

在类风湿滑膜环境下能为抗原暴露和 T 细胞活化提供充足的机会。例如，瓜氨酸化蛋白的修饰过程为在发育过程中未被清除的 T 细胞克隆提供了丰富的抗原刺激。由此可能导致位于淋巴器官中心区域中的 T 细胞产生细胞因子，进而启动后续的适应性免疫反应。动物模型也表明免疫耐受的打破可发生在适应性免疫系统早期发育阶段。例如，参与 TCR 信号通路的 ZAP70 发生突变时会导致小鼠出现自发性并且是 T 细胞依赖的炎性关节炎[39]。*ZAP70* 基因异常会导致胸腺阳性和阴性选择功能缺陷，使自身反应性 T 细胞逃逸，进而导致小鼠产生自身抗体（如 RF 和抗 dsDNA）并进展为严重的破坏性关节炎。向 ZAP70 基因功能是正常的同源小鼠体内移植胸腺细胞或外周血 CD4+ T 细胞后也可出现该病变，表明发育过程中免疫变阻器的重置或胸腺中致病性克隆的存活都会导致滑膜炎和后续出现的异常免疫反应。

这些研究证明 TCR 信号的微小变化和后续的克隆清除障碍会重塑 T 细胞选择并能诱导关节炎发生。因为 PRPN22 基因与 TCR 信号通路有关，鉴于 RA 发病与 *PRPN22* 单核苷酸多态性（single nucleotide polymorphism，SNP）相关，因此上述研究的发现尤为重要。尽管该模型表现出明显的 T 细胞依赖性，该过程中涉及的细胞因子与自身抗体依赖的 RA 模型十分相似。因此 RA 中的细胞因子谱可能是多种自身免疫机制的最终共同通路，RA 靶向治疗反应的多样性可支持这一观点，进而表明 RA 并不是一种单一疾病，而是一组具有共同表型但在机制上存在差异的疾病[40]。

虽然滑膜 T 细胞出现活化表型，但其细胞增殖和细胞因子反应通常低于外周血，甚至低于从同一个患者获取的自体同源外周血 T 细胞。通过自发的和刺激诱导产生的细胞因子，包括 IFN-γ 和 IL-2 等 Th1 因子水平都相对较低。尽管 RA 滑膜 T 细胞在特定热休克蛋白诱导后可快速增殖，但其对大多数回忆抗原的直接反应是有缺陷的。在血液和滑膜中都检测到 Th17 细胞，这也许是因为暴露于 IL-1、IL-6 和（或）IL-23 等细胞因子环境下可以促进其向 IL-17 家族成员（尤其是 IL-17A 和 F）方向分化。

滑膜间室反应性降低的可能机制包括抑制因子（比如 TGF-β 或 IL-1Ra）的暴露、异常氧化还原电位介导的 TCR 信号转导受抑、Tregs 细胞的存在或者诱导无反应性。另一种导致局部无反应性的原因可能是 HLA-DR+FLS 上相对缺乏共刺激分子 CD80，进而诱导无反应性。在与滑膜细胞共培养的 T 细胞中可以观察得到这种现象。

细胞 - 细胞接触介导的 T 淋巴细胞活化

尽管类风湿滑膜中局部 T 细胞活化的证据相对较少，细胞间的直接接触可以使它们参与滑膜的细胞因子网络和基质破坏过程。活化 T 细胞中提取的细胞膜可以直接刺激巨噬细胞和 FLS 产生细胞因子和 MMPs[41]，调控该过程的细胞膜组分会随着特定培养条件的不同而发生变化，但也受 LFA-1 等黏附分子以及和膜结合的 TNF 的调控。因此 T 细胞表达这些蛋白可能使其以不依赖抗原的方式潜在促进巨噬细胞和成纤维细胞的活化。当 T 细胞暴露于巨噬细胞来源的 IL-15 后，其可通过接触依赖方式促进滑膜巨噬细胞产生 TNF，这是 T 细胞通过上诉途径导致的最典型结果之一[42]。

尽管关节中的 T 细胞可能会驱动抗原特异性反应，但细胞 - 细胞接触是非抗原依赖并且只需要记忆 T 细胞与滑膜细胞或巨噬细胞共定位。关节内出现具有记忆表型的 T 细胞聚集是由于存在趋化因子梯度，因此不需要特定抗原诱导。相反，由非特异性刺激而介导的固有免疫激活可以使具有正确表型的 T 细胞进入滑膜内膜衬里层、衬里下层成纤维细胞或巨噬细胞。适应性免疫反应和非抗原依赖刺激的共同存在导致个体对靶向治疗的多样性反应和完全缓解的相对少见。

重建免疫稳态

恢复免疫耐受。 由于滑膜 T 细胞反应和自身反应性在 RA 发病中发挥关键作用，因此恢复免疫耐受可能是一种潜在的治疗方法。在某些情况下，早期 RA（在临床疾病出现的第一年内）患者早期积极接受甲氨蝶呤和一种 TNF 抑制剂治疗是一种可以使患者实现长期缓解的方法[43]。其中部分病例可以实现在治疗 1 年后停药，并至少一年时间内不出现疾病复发。与早期 RA 患者即使停止治疗也能维持长期缓解不同，在长病程患者中尝试中止治疗的成功率较低。此外，还有通过增强 Treg 细胞功能、改变共刺激分子或清除致病性 T 细胞恢复免疫系统稳态和正常免疫功能的其他个体化治疗方法。

Treg 细胞和固有淋巴细胞

经典定义的诱导性 Tregs（CD4$^+$CD25$^+$CD127$^+$）在 RA 中的作用还不十分清楚。清除可以产生 IL-10 和 TGF-β 和通过细胞接触调控其他 T 细胞的亚群细胞会导致自身免疫反应。虽然有些研究表明 RA 滑膜中 Tregs 细胞数量与 OA 滑膜相似，但 RA 滑膜中 Tregs 细胞的数量普遍较低[44]。有趣的是，向关节内注射皮质类固醇后可导致该细胞数量下降[45]。在 RA 淋巴样聚集尤其是在 DCs 临近的区域中发现特征性表达 Foxp3 和 CD39 的调节细胞[46]。如前所述，关节中的 Treg 可自由移动并可在外周血中被检测到。

转录因子 STAT3 也在调控 RA 关节的 Treg 分化中发挥作用。活化的 STAT3 在类风湿滑膜中含量丰富，它可以促进 Th17 分化并抑制 Treg 产生，而 STAT5 的作用似乎与其相反[47]。因此，通过抑制 Janus 激酶（Janus kinase，JAK）等方式调控 RA 中 T 细胞 STATs 的平衡可以改变致病性和免疫抑制性淋巴细胞之间的平衡。Fms 样酪氨酸激酶配体也可能可以调控 RA 的 Tregs 并增加其产生[48]。

虽然在类风湿滑膜渗出液中似乎出现 CD4$^+$CD25$^+$ 亚群聚集，但在 RA 外周血的研究结果普遍证实外周血 Treg 的细胞数量是正常的。然而，在体外实验中用抗 CD3 和抗 CD28 抗体刺激外周血 Treg 后表现出无反应性表型，并且不能抑制 T 细胞或单核细胞中细胞因子的产生，但在接受 TNF 抑制剂治疗的患者中，这种异常现象可以被逆转[49]。

这些数据表明 RA 中 Treg 的功能异常也可能继发于细胞因子的失衡而非原发事件。治疗过程中会对 Treg 的功能和数量产生显著影响，而这些变化在患者疗效评估中的作用是难以解释的。然而，通过增加或恢复 Treg 的活性可能是下调其他 T 细胞和细胞因子产生的一种治疗干预手段[50]。

在关节炎动物模型中已经评估了通过增加 Tregs 的细胞数量或活性的疗效。通过耗竭抗原诱导性关节炎动物体内的 CD4$^+$CD25$^+$ 细胞数量会使其病情加重，而当其被动移植 CD4$^+$CD25$^+$ 细胞时会使病情减轻。在某些炎症性模型中的 Treg 细胞功能低下[51]。甲氨蝶呤也会增加胶原诱导性关节炎动物中 Treg 细胞的功能。使用多肽血管活性肠肽等神经肽似乎能通过增强滑膜和淋巴结中的 Treg 细胞功能进而抑制胶原诱导性关节炎。然而，RA 治疗药物的作用效果仍然较难归因于 Treg 细胞数量或功能的增加。

组织固有淋巴细胞（innate lymphoid cells，ILCs）在免疫介导疾病中的作用逐渐被认识。与 Tregs 细胞相似，2 型 ILCs 在疾病缓解阶段可以抑制炎症反应。IL-9 是一种极为重要的细胞因子，其可调节 2 型 ILC 介导的对 Treg 的诱导。在临床前模型中，IL-9 功能缺陷会导致慢性炎症和关节损伤加重[52]。针对增强正常炎症缓解过程的有趣的治疗策略，它们可能是通过调控 ILC-Treg 轴发挥作用。

滑膜 B 细胞

高反应性滑膜 B 细胞和浆细胞是 RA 发病和持续阶段的主要参与者，K/BxN 模型等自发关节炎小鼠的病情进展支持了该观点，这些小鼠因耐受丧失导致自身抗体的产生、固有免疫的激活和慢性滑膜炎的发生。此外，在 RA 中使用抗 CD20 抗体等 B 细胞靶向治疗是有效的。类风湿滑膜中 B 细胞数量相对较少（在总细胞中的占比 < 5%），然而它们与滑膜浆细胞都是 ACPAs、RFs 和其他可以形成免疫复合物和锚定补体的抗体的主要产生者。

调节滑膜 B 细胞调节细胞因子

虽然大多数类风湿滑膜组织表现为单核细胞弥漫性浸润，但很大一部分也会在衬里下层区域存在 B 细胞组成的离散淋巴滤泡。滤泡性 DCs、B 细胞、浆细胞和 T 淋巴细胞可在这些区域聚集，其生发中心是能发生亲和力成熟的高度组织化结构。聚集灶中的 B 细胞表达成熟标志物 CD20 和 Ki67（由 *MKI67* 基因编码的蛋白）等的增殖相关抗原。这些结构的形成依赖于包括淋巴毒素等可溶性以及能与膜结合的细胞因子。B 细胞在包括 CCL21 和 CXCL13 等多种趋化因子的作用下可在 RA 滑膜淋巴聚集灶中累积。

B 淋巴细胞刺激因子（B lymphocyte stimulator，BlyS，BAFF）是细胞因子 TNF 超家族的成员之一，已被证明是调控 B 细胞分化的关键分子。BlyS 能与存在于 B 细胞和 T 细胞的跨膜活化分子和 CAML 交互因子（trans membrane activator and CAML interactor，TACI）结合。如果使用重组 TACI-Ig 吸收细胞因子和一种命名为增殖诱导配体（proliferation-inducing ligand，APRIL）的 B 细胞相关分化调控因子后可阻断该系统功能，使 B 细胞的数量显著下降，并减少抗体产生。使用该同型重组物质作为治疗药物后可在依赖于自身抗体产生的胶原诱导性关节炎模型中发挥疗效 [53]。

BLyS 由 RA 滑膜中的细胞，尤其是由巨噬细胞和小部分 TNF 刺激的 B 细胞产生。APRIL 主要位于滑膜生发中心的 DCs 中。TACI-Ig 会在移植类风湿滑膜组织的 SCID 小鼠中干扰生发中心并能下调 Ig 受体 [54]。然而，中和 BLyS 的临床试验结果是让人失望的，表明靶向该细胞因子的治疗效果并不及使用抗 CD20 抗体耗竭 B 细胞有效。尽管使用同时阻断 APRIL 和 BLys 的生物制剂可能会增加获益，但是 TACI-Ig 会显著降低血浆免疫球蛋白浓度，在 RA 疗效中的作用有限 [55]。

滑膜 B 细胞成熟和克隆性

从 RA 滑膜生发中心直接分离的 B 细胞表现出 V 基因使用和重排的异质性模式。大多数 VH 基因并未发生突变，说明这些细胞是近期从外周血迁移而来并在局部被活化。在滑膜组织中产生 RF 的细胞中已经鉴定出免疫球蛋白可变域中包含同一识别序列的共有突变 [56]。此外，还发现有一小部分 VH 和 DH 基因片段会被优先使用，以及对一个编码特定亲水残基的 DH 读码框的明显偏好，这与抗原相关选择和成熟过程相符。RA 滑膜中的 B 细胞应答是寡克隆性，这一观点可通过分析表达重链可变域得以验证。与此相似，从 RA 滑膜或骨髓中分离的具有"呵护样"细胞的 B 细胞克隆中出现 VH 基因的限定性使用。目前已经可以使用下一代测序技术对滑膜 B 细胞和浆细胞的基因使用进行分析 [57]。显性克隆较容易被检测到，其中大多数是类别转换和富含免疫球蛋白重链基因 V4-34 以及具有比外周血的 B 细胞中更长的 CDR3。有趣的是，这些重链基因也与慢性淋巴白血病和自身免疫相关 [58]。

类风湿滑膜中与滤泡性 DCs 相关的 B 细胞可以进一步分化并出现其他突变，这种现象提示存在抗原诱导选择过程。与 DCs 相关的 B 淋巴细胞相比，位于滑膜其他区域的浆细胞具有完全不同的基因重排。这一发现引发了关于浆细胞来源的问题，即浆细胞产生于局部还是迁移自血液。虽然浆细胞的基因重排并不都与 B 细胞相似，但不同的浆细胞群可能使用相似的但存在显著突变的基因。因此，浆细胞可能来源于抗原诱导的滑膜 B 细胞克隆。

B 细胞的成熟和存活依赖于基质细胞以及具有呵护样特性的细胞，所谓的呵护样特性指的是促进淋巴细胞在胸腺内发育成熟的能力。RA 患者滑膜组织中也含有呵护样细胞，这些细胞可以增加 B 细胞上 CD40 和 Ⅱ 类 MHC 蛋白的表达。这群细胞可维持 B 细胞存活，但自身反应性细胞克隆可以避免细胞耗竭和产生自身抗体。RA 中的呵护样细胞可以产生包括粒 - 巨噬细胞集落刺激因子（granulocyte-macrophage colony stimulating factor，GM-CSF）、IL-6 和 IL-8 等多种细胞因子，其与 B 细胞的直接接触对极度增殖和抗体的产生具有关键作用。

耗竭 B 细胞后的临床改善

抗 CD20 单抗（利妥昔单抗）对 RA 治疗有效，其治疗后的获益与大多数其他生物制剂相似。在抗体谱含 RF 和 ACPA 的患者中应答率更高，而趋化因子水平增加，比如可以将 B 细胞招募至滑膜的 CXCL13 可能也可作为一种与疗效相关的生物学标志物。血清中 CXCL13 水平升高也能预测外周循环中 B 细胞归巢，并可作为一种有用的标记物，应用于患者分层或是否计划增加利妥昔单抗疗程 [59]。针对接受利妥昔单抗治疗的 RA 患者进行的代谢组学研究结果表明，胆碱和苯丙氨酸或脂类物质等的一些极性代谢物的基线水平与后续的临床改善相关[60]。包括极性和脂类化合物等多种代谢物会在患者接受治疗后发生改变。但需要开展验证性研究，而研究数据表明代谢物的变化可能是被用来对某些需要靶向治疗的患者进行分层的方法。

另一方面，血液中由 IgJ 表达水平定义的浆母细胞水平增加与患者对奥瑞珠单抗及利妥昔单抗治疗介导的 B 细胞耗竭应答率低有关（见于约 20% 患者）。耗竭抗体不会影响缺乏 CD20 的浆细胞功能，因此病情的持续可能与血液或关节中的浆母细胞相关[61]。

RA 患者连续的滑膜组织活检显示，在接受利妥昔单抗治疗后，尽管患者外周血 B 细胞完全消失，但在滑膜中只有部分 B 细胞被耗竭。虽然部分表现出明显应答的患者似乎在接受治疗后其滑膜标本中 B 细胞的数量显著下调，但临床应答并不都与滑膜 B 细胞耗竭程度密切相关。令人意外的是，在滑膜中耗竭 B 细胞与自身抗体或细胞因子的产生减少并不一致，与根据 ACPA 或 RA 水平的改变预测临床应答也并不一致[62]。针对更长期活检的研究表明，在接受利妥昔单抗治疗 24 周后滑膜中的浆细胞会减少，且该结果与临床症状减少相关。

检测滑膜自身抗体产生的滑膜活检的研究结果表明，与仅产生 ACPA 或 RF 的细胞相比，B 细胞在疾病中具有更加复杂和微妙的作用。B 细胞是强大的抗原呈递细胞，在炎性滑膜和中枢淋巴器官的发病中发挥作用。在移植类风湿滑膜的 SCID 小鼠模型中，T 细胞的活化、淋巴管的生成和炎症因子的产生均需依赖于 B 细胞[63]。该模型小鼠在接受 TACI-Ig 治疗以抑制 APRIL 和 BLyS 功能后，可减轻滑膜炎症和减少组织生发中心 IFN-γ 的产生。

B 细胞也会通过产生 LTα、TNF 和 IL-6 等细胞因子参与疾病的发病机理。虽然巨噬细胞和滑膜细胞会产生更多这些促炎因子，在关节中关键或其他部位的 B 细胞可能会促进滑膜炎的发生。某些特定的 B 细胞亚群，例如：在 RA 中能产生 TNF 和 RANKL 的 FcRL4+B 细胞亚群以及与滑膜侵蚀病变相关的 CD79a+B 细胞，都在 RA 患者的长期病程中发挥作用[64]。此外，Tregs 等的调节性 B 细胞可以通过产生 IL-10 和 TGF-β 等的抑制性炎症因子，进而减轻 RA 炎症反应。目前尚不清楚 B 细胞是否会选择性耗竭 B 细胞亚群，也有可能是在接受利妥昔单抗或其他靶向治疗后调节性 B 细胞数量相对增加。

树突状细胞

DCs 是功能强大的抗原呈递细胞，其分布在 RA 患者的滑膜组织和滑膜渗出液中。在确诊 RA 的患者中，滑膜内的 DCs 可在关节中呈递抗原并触发局部免疫应答。DCs 也可产生 I 型 IFNs，并与狼疮和 RA 等多种自身免疫性疾病的发病密切相关。同时，在 RA 患者的关节和血液中已经发现受 IFNs 调控的基因协调表达，有时也将其称为 IFN 标签。

类风湿滑膜的功能在许多方面与淋巴外淋巴组织相似，它们具有表达 CD86、CD83 的成熟 DCs，并且 DC-LAMP 可在血管周围浸润和聚集。滑膜组织超微结构分析表明，DCs 与淋巴细胞接触可呈递抗原。DCs 并非只见于 RA 患者，在其他包括痛风和脊椎关节炎等的炎性关节炎中也可被检测到。

与其他免疫活性细胞一样，DCs 可以被趋化因子和在血管内皮细胞上表达的黏附分子招募至滑膜中。DCs 在后续滑膜上的定位和淋巴聚集灶等微结构的形成都依赖于滑膜环境趋化因子的产生。DCs 表达趋化因子受体 CCR7，其会诱导 DCs 向淋巴组织迁移和协调各类细胞构成正确的生发中心结构。RA 滑膜细胞表达两种 CCR7 配体（CCL19 和 CCL21），并成为 DCs 滞留在外周组织的信号。非成熟 DCs 和浆细胞样 DCs 散在分布于滑膜衬里下层区域。B 细胞富集的淋巴滤泡通常分布于滤泡 DCs（follicular DC，FDC）周围，也可出现在一些 RA 关节组织中。体外培养的 FLS 可发挥 FDC 的功能，其在体内也可发挥同样的作用。RA 患者来源滑膜细胞可以与生发中心的 B 细胞结合并抑制 B 细胞凋亡。

类风湿滑膜中包含 FDC 的异位淋巴样结构也表达高水平的活化诱导的胞嘧啶脱氨酶，该基因参与 Ig 类别转换过程。ACPA+ 浆细胞出现在这些聚集灶周围，表明聚集灶可能在自身抗体的产生中发挥作用。当向 SCID 小鼠移植滑膜组织后，这些聚集灶和 ACPA+ 细胞能持续存在。因此，滑膜 DCs 不仅可促进滑膜组织微结构的构建，还能参与高亲和性 IgG 自身抗体的产生[65]。除了呈递抗原，DCs 还能产生影响关节内 T 细胞分化的细胞因子，包括能促进向 Th1 和 Th17 表型分化的 IL-12 和 IL-23（详见下文）。

与前文描述的 I 型 IFNs 一样，APRIL 也可以增强 B 细胞的存活。

类风湿滑膜组织中的 GM-CSF 等细胞因子会影响 DCs 的增殖和成熟。在组织和滑膜渗出液中发现 DCs 数量增加，并构成占比高达 5% 的单核细胞。RA 滑膜组织中的 DCs 并不总能行使正常的功能。例如，IL-10 部分通过降低 CD86 和 MHC II 类分子的表达而抑制 DCs 功能[66]。滑膜 FDCs、巨噬细胞和 FLS 都能表达巨噬细胞集落刺激因子（macrophage colony-stimulating factor，M-CSF，又称为 CSF-1）的受体。利用单克隆抗体阻断该受体后可以抑制固有免疫和胶原诱导关节炎，但在被动血清转移模型中则未见这种效果，表明这种获益可能是抑制 FDCs 抗原呈递功能的结果[67]。

肥大细胞

肥大细胞存在于 RA 患者的滑膜中，在部分患者中肥大细胞还存在于软骨侵蚀部位。与接受半月板切除术的对照组患者相比，类风湿滑膜中的肥大细胞数量是前者的 10 倍以上。大部分炎性滑膜炎患者的滑液样本中也可发现肥大细胞和组胺。滑膜组织中肥大细胞的数量与淋巴细胞浸润程度具有强相关性[68]。与 OA 滑膜相比，RA 滑膜中肥大细胞的 C5a 受体表达水平明显增高。

滑膜固有肥大细胞可以对刺激肥大细胞增殖和趋化的细胞因子产生反应。肥大细胞提取物可诱导 RA 滑膜中贴壁的肥大细胞产生更多的前列腺素（prostaglandin E$_2$，PGE$_2$）和胶原酶，免疫染色显示 RA 滑膜的肥大细胞中含有类胰蛋白酶和 TNF。肥大细胞产生的肝素对结缔组织具有重要作用。尤为重要的是，这些肝素可以调节激素在骨细胞中的作用，进而使骨平衡从骨合成向骨破坏改变。滑膜肥大细胞也能表达 Fcε 受体及 I、II 型 Fcγ 受体，但不表达 III 型 Fcγ 受体。免疫复合物与 I 型受体结合后会释放 PGD2 和 TNF，而与 II 型受体结合后会释放组胺[69]。

肥大细胞与被动 K/BxN 模型中的炎症反应的启动密切相关[70]。然而，最近的研究表明，肥大细胞在疾病中的作用可能并非如预想中重要[71]。肥大细胞在疾病中的作用尚不明确，该模型中白细胞三烯 B4（leukotrine B4，LTB4）的合成需要中性粒细胞而非肥大细胞。然而，用阻断干细胞因子信号通路的

c-Kit 酪氨酸激酶抑制剂与滑膜组织移植物共培养后，可减少 TNF 的生成[72]。这些数据表明肥大细胞在疾病中的作用可能是促进滑膜细胞因子的产生。另一方面，在胶原诱导性关节炎模型鼠的临床前阶段耗竭肥大细胞具有保护作用，然而在疾病确诊阶段耗竭肥大细胞则是无效的[73,74]。

在 RA 滑膜中的肥大细胞中内含有预先形成的 IL-17A 颗粒，肥大细胞可能促进 RA 细胞因子环境的形成[75]。体外培养的肥大细胞在 TNF 或免疫复合物刺激下会释放 IL-17。类风湿滑膜中出现 IgE 和 FcR1ε 与肥大细胞脱颗粒之间具有相关性。一项使用 c-Kit（一种促进肥大细胞生长和存活的受体酪氨酸激酶）抑制剂马赛替尼治疗的开放临床研究结果显示，该抑制剂在治疗 RA 中具有临床效果，但在一项经无效性检验后终止的 III 期临床研究中，该抑制剂却是无效的。

多形核白细胞

中性粒细胞常见于 RA 滑膜渗出液中，但极少在滑膜中浸润。中性粒细胞具有免疫活性并可产生 IL-17B 和 IL-1Ra。滑膜中的中性粒细胞可以释放由胞内挤出的 DNA 构成的中性粒细胞胞外诱捕网（neutrophil extra-cellular traps，NETs）。这些诱捕网可以捕获细菌，进而促进宿主防御。如前所述，RA 的滑膜、滑液、外周血甚至是肺部的中性粒细胞炎性细胞死亡方式（NETosis）增加（图 75-4），且在 RA 血浆（尤其是含有 ACPA 的血浆）、IL-17 和 TNF 的诱导下会进一步升高[76]。由此形成的胞外 DNA 包含 PADI4 和多种瓜氨酸化多肽[77]。修饰后的 NETs 可以诱导其他细胞因子、IL-6、IL-8 和趋化因子的生成。与 NETs 结合的或在白细胞毒素 A 等细菌产物诱导下从中性粒细胞中释放出来的瓜氨酸化蛋白也可作为抗原诱导 ACPA 的产生、细胞因子的释放和免疫复合物的形成。

自然杀伤细胞

RA 滑膜中也存在自然杀伤（natural killer，NK）细胞[78]。RA 相关基因 NKG2D，负责编码 NK 细胞（以及其他免疫细胞亚群）上的 C- 选择素受体，该基因突变结果证明了 NK 细胞在 RA 发病中的可能

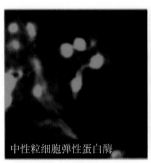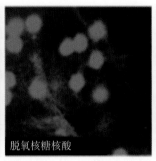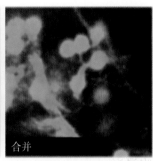

| 中性粒细胞弹性蛋白酶 | 脱氧核糖核酸 | 合并 |

图 75-4 RA 滑液中性粒细胞胞外诱捕网。胞外 DNA（灰色）和中性粒细胞弹性蛋白酶（NE）（绿色）。右边显示合并后的图像。表明 DNA 与中性粒细胞弹性蛋白酶共定位。另外，NETs 也包含瓜氨酸化蛋白（Spengler J，Lugonja B，Ytterberg AJ，et al：Release of active peptidyl arginine deiminases by neutrophils can explain production of extracellular citrullinated autoantigens in rheumatoid arthritis synovial fluid. *Arthritis Rheumatol* 67：3135-3145，2015.）

作用[79]。

细胞毒性 NK 细胞中含有大量颗粒酶，即丝氨酸蛋白酶。NK 细胞可以促进 B 细胞产生 RFs，这可能是 NK 细胞中一种重要的免疫调节功能。在 RA 的滑膜组织及滑液富含表达大量 CD56 的 NK 细胞亚群[80]。这些细胞可能具有产生细胞因子并促进 T 细胞和巨噬细胞分泌促炎因子的功能。IL-32 可能是通过增加滑膜 NK 细胞的数量，进而加重胶原诱导性关节炎小鼠的关节炎和关节损害[81]。目前对于能对脂质抗原产生应答的恒定自然杀伤细胞（invariant NK T cell，iNKT）的认识还不足。然而，阻断胶原诱导性关节炎小鼠体内的 CD1d 和 iNKT 功能可以减轻疾病的严重程度。

骨髓细胞

皮质下骨和骨髓可能促进 RA 滑膜炎症反应的发生。在胶原诱导性关节炎模型小鼠出现临床症状前，原始骨髓间充质细胞通过小孔穿入皮质骨后在滑膜中定植，并可产生可以加剧滑膜炎的介质[82]。细胞的迁移过程需要 TNF，在缺乏 TNF 受体的小鼠中该现象消失。类风湿骨髓中的 CD34+ 间充质干细胞很可能高度活化，这可以通过 NF-κB 的状态和它们具有诱导骨髓细胞向可产生 MMPs 和促血管生成因子的成纤维细胞样细胞分化的能力得以证明。多种诱导间充质干细胞（包括脂肪和骨髓来源的细胞）分化的方法已经在 RA 模型中进行测试并取得部分成功[83]。

骨髓细胞也可诱导成其他相关的细胞，如迁移到滑膜的巨噬细胞系细胞、维持 B 细胞存活的呵护样细胞。骨髓可以影响滑膜，反之亦然。在某些患者

中，侵蚀性血管翳可穿破皮质骨并侵入骨髓腔内。此时骨髓中的 B 细胞聚集尤为突出，B 细胞聚集可发生在富含 CCL21 等 B 细胞化学诱导物和 BLyS 等 B 细胞存活因子的环境中。

RA 骨髓中的变化可能是滑膜炎的继发结果，也可能是原发病变[84]。对 RA 最普遍的解释是滑膜炎发生后通过可溶性因子和直接蔓延的方式扩展至骨髓（"由外而内"假说）。另一种观点则认为骨髓反应性是原发病变，活化的细胞通过皮质骨或血流直接迁移至滑膜，这一说法也得到了越来越多的关注（"由内而外"假说）。滑膜和骨髓之间的双向相互作用表明，"由外而内"和"由内而外"机制都参与了 RA 的发病。

前期、早期和晚期 RA 滑膜生物学

RA 患者在临床关节炎症状出现前很多年就发现自身抗体水平的升高，该结果也支持着临床前阶段可先于症状性滑膜炎出现这一观点。另外，通过分析在发病前预留而最终发展为 RA 的患者血清样本中的细胞因子和趋化因子水平，结果显示趋化因子水平和细胞因子水平增加，特别是在 ACPA+ 患者人群中升高最明显[85]。这一发现使 RA 是一个逐渐进展为临床滑膜炎的连续过程这一观点更具说服力。然而，导致疾病进展的时间线和环境刺激因素尚不明确。

在鼠类模型中显示，在明显的临床关节炎症状出现前就已存在滑膜炎症和转录因子激活[86]。相反，在仅有关节痛症状却缺乏无关节炎证据的高风险人群，即使是 ACPA+ 和（或）RF+ 且在 2 年内进展为真正的 RA 患者，他们的滑膜活检大部分是显示正常

的。这部分人群中的滑膜中 CD8⁺ T 细胞数量呈现增加的趋势，但其他细胞浸润或细胞因子的产生并无明显增加[87]。

在出现症状性 RA 的最初几周内，滑膜偶尔会出现少量的淋巴细胞浸润、内皮细胞损伤、组织水肿及中性粒细胞聚集；总体而言，短病程组织学表现与长病程相似。甚至在症状已经出现后的短期内，滑膜淋巴细胞聚集、T 细胞浸润和滑膜衬里层增生的程度就达到与慢性期相似的水平。通过免疫组化分析这些活检组织的细胞因子模式，结果显示这些滑膜组织中的 T 细胞因子（如 IFN-γ）和非 T 细胞因子（如 IL-1、TNF-α）水平是相似的。抑癌基因 p53 在早期 RA 中也有表达，其可能是强烈氧化应激导致的结果之一。

早期或晚期无症状 RA 患者的关节活检标本也可出现淋巴细胞浸润、细胞因子产生和 p53 表达。尽管这些患者滑膜中的 IFN-γ、IL-1 和 TNF-α 水平高于正常滑膜，但仍稍低于临床活动性患者关节活检中的水平。在有关节疼痛患者的关节活检中，IL-8 等部分细胞因子和巨噬细胞数量则更高。早期 RA 患者出现巨噬细胞和浆细胞浸润可能预示疾病侵袭性及严重程度更高。PRAIRI 研究评估了在前期 RA 患者接受利妥昔单抗治疗的作用，结果显示治疗后可轻微延缓向 RA 进展[87a]，但最终并不能预防疾病的发生。在高风险人群中通过去除吸烟等危险因素的行为改变，可能是另一种阻止前期 RA 向早期 RA 进展的方法[88]。

以上研究表明，从具有关节疼痛的无症状阶段到出现滑膜炎症的有症状的"早期"RA 阶段（此阶段又被定义为症状持续存在阶段）的过度是非常迅速的。一旦症状出现，对于组织学、细胞因子和疾病机制从"早期"到"慢性期"的转变同样也是非常迅速的。然而，表观遗传学研究表明，至少在 FLS 中的细胞印记是具有可塑性，并能随时间发生变化。这一结果为从早期疾病阶段到长期疾病阶段中针对发病机制特征的"阶段特异性"干预措施创造了机会。

滑液和滑液软骨界面

> **关键点**
>
> - RA 滑膜渗出液含有中性粒细胞和单核细胞，后者包括 T 淋巴细胞和巨噬细胞。

> - 含有 RFs 或 ACPAs 等自身抗体的免疫复合物可以固定补体，进而导致趋化因子的产生。
> - RA 滑液中存在前列腺素和白细胞三烯等小分子炎症介质。

大多数活动性 RA 患者的关节中都出现滑膜渗出液蓄积。在轻度炎性滑液中蛋白分子量与其浓度成反比关系。大分子量的血清蛋白更容易进入炎性关节的滑液中，RA 滑液中 IgG 浓度相对增高可以证明滑膜局部免疫球蛋白的合成增加。类风湿疾病患者由于类风湿滑膜炎中微血管损伤也导致蛋白渗出明显增加。滑液中测定自身抗体对滑液性质（渗出液或漏出液）的判定通常作用甚微。滑膜渗出液中血浆蛋白浓度通常是血液中的 1/2 ~ 2/3。

基于质谱技术的 RA 滑液蛋白质组学分析为我们在明确 RA 滑液中最重要的介质提供了一些线索。目前已在活动性 RA 滑膜渗出液中鉴定出超过 400 种蛋白质，其中包括 C 反应蛋白和钙颗粒结合蛋白 S-100 家族的 6 个成员[89]。其他研究还发现了 RA 滑液中与补体激活相关的蛋白、MMPs 和中性粒细胞来源的蛋白水平更高。结合滑膜内膜衬里层上表达的基因和 RA 渗出液中富含中性粒细胞，因此这些发现并不意外。而更有趣的可能是，RA 渗出液"瓜氨酸化组学"——也就是瓜氨酸化蛋白表达模式，可鉴定出大约 3000 种不同的瓜氨酸化肽，其中包括来源于波形蛋白、纤维蛋白原和 α-烯醇化酶的多种肽类物质[90]。在另一项研究中还发现，由穿孔素介导的破膜途径、补体激活形成的膜攻击复合物这两种免疫介导的途径，都是 RA 渗出液的特点，都能导致中性粒细胞瓜氨酸化蛋白显著增加[91]。

滑液中性粒细胞

大量多形核白细胞（polymorphonuclear neutrophils, PMNs）通过滑膜毛细血管后静脉进入和聚集在类风湿的滑液中。由于中性粒细胞表面表达丰富的选择素和 β2 整合素，使其黏附并进一步活化滑膜微血管。黏附之后，由内皮细胞和局部的滑膜细胞分泌的趋化因子促进 PMNs 从血管内移出至组织。类风湿患者滑液中的 PMNs 平均为 25 000/mm³，根据滑液中

PMNs 的存活时间，因此推算每天衰变的 PMNs 超过 10 亿。这些细胞的最终结局通常是凋亡或伴随着 DNA 和瓜氨酸化肽释放的 NETosis。中性粒细胞的存活需要叉头转录因子基因 FOXO3 的表达[92]。缺乏此基因小鼠的 PMN 寿命缩短，因而不易患炎性关节炎。

RA 患者滑液中高浓度的趋化因子募集大量的细胞进入关节腔内。滑膜本身很少看到 PMNs；一旦它们进入滑膜组织，在诸如补体激活产生的 C5a、白三烯 B₄（LTB₄）、血小板活化因子和趋化因子的诱导下迅速移至滑液。趋化因子中的 CXC 家族，包括 ENA-78 和 IL-8，在滑液中含量异常丰富，可以诱导中性粒细胞进入关节腔中。RA PMNs 还能向周围环境分泌趋化因子，例如巨噬细胞炎性蛋白 -3α（macrophage- inflammatory protein-3α，MIP-3α），促使更多的细胞迁移进入关节腔内。

一旦进入关节腔内，中性粒细胞通过 Fc 受体，特别是 FcγⅠ和 FcγⅢ与免疫复合物结合，从而激活脾酪氨酸激酶（spleen tyrosine kinase，Syk）。受体配对启动了信号级联反应，包括 MAPK 和 NF-κB 的激活、细胞骨架的重构、颗粒内容物的释放、活性氧和活性氮的产生，以及细胞吞噬作用的增强。许多细胞的吞噬小体含有包括 IgG、IgM 和 RF，以及 C1q、C3 和 C4 等补体蛋白在内的免疫复合物。RA 患者滑液中的 PMNs 可以释放从头合成的蛋白，包括基质蛋白如纤连蛋白、中性蛋白酶和 IL-1。中性粒细胞还可以分泌 IL-1Ra 与 IL-6 家族成员之一的制瘤素 M。尽管单个中性粒细胞分泌的 IL-1Ra 比巨噬细胞少，但滑液中的 PMNs 含量丰富，因此可以分泌大量的 IL-1Ra。

中性粒细胞还分泌大量的蛋白酶，包括弹性蛋白酶和胰蛋白酶，它们能够降低滑液的润滑作用，并破坏软骨的完整性。中性粒细胞胶原酶（MMP-8）能够消化软骨中的天然胶原蛋白，使得后者易被其他 MMPs 降解，例如基质溶解素。通常认为滑膜细胞是 MMPs 的主要来源，但是关节炎动物模型提示来源于中性粒细胞的蛋白酶也在软骨破坏中发挥着重要作用。

动物模型表明中性粒细胞在炎性关节炎中发挥一定的作用。在被动 K/BxN 和胶原诱导性关节炎模型中，它们都依赖自身抗体与软骨结合并固定补体，同时也都需要中性粒细胞来使模型充分发病。在这些动物模型中，用抗体清除中性粒细胞几乎可以完全抑制滑膜的炎症。在 K/BxN 模型中，中性粒细胞和肥大细胞也可以使血管通透性增加，导致致病性抗体进入关节腔内。

滑液淋巴细胞

滑液中淋巴细胞亚群与外周血和滑膜组织中的均不相同。尽管滑液中含有大量的 T 细胞，其中 CD8⁺ 淋巴细胞多于 CD4⁺ 淋巴细胞，但与外周血以及滑膜组织相比，CD4⁺/CD8⁺ 细胞比例实际上是相反的。另外，滑膜组织中几乎没有中性粒细胞，而中性粒细胞在滑液细胞中通常占 50% ～ 75%。滑液中 Tregs（CD4⁺CD25⁺）的比例也比外周血的高。

滑液中含有高表达表面 HLA-DR 抗原的 T 细胞。滑液淋巴细胞的表面活化抗原（包括 VLA-1 和 CD69）增加。在类风湿滑液中，大多数的 CD4⁺ 细胞都是表面表达 CD45RO 的记忆细胞。尽管滑液中的 T 细胞为活化表型，但与外周血的相比，它们的功能通常是有缺陷的。例如，滑液中的淋巴细胞在促有丝分裂原和大部分记忆抗原（如破伤风毒素）刺激下的增殖，远低于相应的外周血 T 淋巴细胞。但分枝杆菌抗原和 60-kDa HSP 是例外，因为在它们的刺激下，滑液细胞中的淋巴细胞增殖能力更强，可能由于它们也能激活 TLRs。在体外试验中，滑液 T 细胞产生细胞因子的水平也很低，包括促有丝分裂原诱导表达的 IFN-γ 和 IL-1。

抗炎细胞因子（如 IL-1Ra 和 TGF-β）导致滑液中的 T 细胞应答反应降低[93]。关节液中的非特异成分，如透明质酸，可对细胞产生毒性作用，并间接抑制 T 细胞活化。T 细胞活化减少的机制可能还与 TCR 信号缺陷有关。关节内的 T 细胞受到刺激后，蛋白的酪氨酸磷酸化程度下降，这在关键性信号转导通路的 p38 MAPK 中尤其明显。此外，TCRζ 链的酪氨酸磷酸化发生在 TCR 信号转导的初始阶段，其在滑液内的程度要比外周血中的 T 细胞低。滑液 T 细胞的低反应性和细胞内氧化还原调节因子谷胱甘肽水平的显著降低有关[94]。恢复细胞内谷胱甘肽水平可以提高 RA 滑液 T 细胞的增殖能力。因此，炎症环境的氧化应激可以抑制抗原特异性的 T 细胞应答。

滑液血小板和血小板微粒

血小板可以释放大量生长因子与细胞因子，其中包括血小板衍生生长因子（platelet-derived growth factor，PDGF）。它们存在于类风湿关节炎的滑液中，并能形成包含免疫复合物的微粒。而一部分微粒可以暴露瓜氨酸化肽，这可以增强固有和适应性免疫反应，并且需要胶原受体糖蛋白Ⅵ的参与[95]。血小板微粒能激活体外培养的滑膜细胞，并通过 IL-1 依赖机制刺激细胞因子分泌。在动物模型中，通过清除血小板也能够抑制关节炎的严重程度。

关节内免疫复合物和补体固定

滑液免疫复合物

在 RA 患者的血液及滑液中含有丰富的包含免疫球蛋白的复合物，特别是含有 IgM 和瓜氨酸化蛋白的复合物。这些聚合物中最常见的抗原包括与 RF 结合的 IgG，因为这种 IgG 可以与免疫球蛋白的 Fc 段结合，此外还包括抗环瓜氨酸化肽抗体、瓜氨酸化肽复合物。采用更敏感的技术发现 RA 患者的循环免疫复合物中含有多达 20 种多肽，包括白蛋白、免疫球蛋白、补体、Ⅱ型胶原、纤维蛋白原、急性期反应物和 DNA 等。这些复合物可能能够固定补体，进而释放激活中性粒细胞与其他炎症细胞的趋化肽及趋化因子。

软骨中的免疫复合物

RF、免疫球蛋白、抗环瓜氨酸化肽抗体和各种多肽的聚合物沉积在软骨和其他与滑液相关的组织中。电镜研究证实在微环境中，免疫球蛋白复合物沉积并且破坏软骨基质。而软骨下滑膜血管翳侵袭明显的区域中并未发现免疫复合物，这提示可能是这些侵袭性滑膜中的吞噬细胞结合和吞噬了免疫复合物。RA 患者软骨中的 IgM 比健康对照者的软骨提取物高 40 倍，而 IgG 则高出 10 倍。在大多数 RA 患者的软骨中都发现了 IgM 型 RF，而在骨关节炎患者和健康对照者的软骨提取物中则没有发现。另外，在 60% 以上的 RA 患者的软骨提取物中都发现了天然和变性的 Ⅱ型胶原抗体阳性。

滑液补体

在急性炎症过程中，补体活化产生的具有生物活性的产物在滑液聚集。人体内补体主要在肝合成，然后经血清蛋白被动转运到滑液中，这就可以解释滑液中存在多种补体蛋白的原因。然而，滑膜组织也可以积极地产生补体蛋白。在 IFN-γ、IL-1 和 TNF 等细胞因子的刺激下，巨噬细胞和成纤维细胞可以产生补体蛋白。通过对滑膜组织的分析发现，所有经典途径中的补体基因均在 RA 和健康人滑膜中表达。有研究发现 C5 基因编码区的多态性与 RA 患病风险相关，并导致弹性蛋白酶对 C5 的剪切增加，这一结果证明了在 RA 发病中补体的重要性[96]。尽管 RA 滑膜局部可以产生补体成分，但 RA 患者滑液中 C4、C2、C3 以及全部溶血补体的活性仍低于其他关节病患者滑液中的补体活性。虽然最有力的证据表明滑液中的补体通过经典途径激活，但在 RA 中也能找到旁路途径中的降解产物，包括 B 因子和备解素。在血清和滑液中，IgM 型 RF 似乎是比 IgG 型 RF 更重要的补体活化决定因素。RA 中 C4 的加速分解及血浆中 C4 碎片的出现都与 IgM 型 RF 的滴度相关。

中性粒细胞溶酶体溶解产物包含可以裂解补体蛋白的酶，以及可以形成如血清中 C5a 等有趋化活性的物质。C5a 不仅是炎性渗出物中的重要趋化因子，它还能调控人类 PMNs 释放溶酶体，诱导细胞骨架重排。趋化性过敏毒素 C3a 和 C5a 在 RA 关节滑液中很常见，同时这两者也是组成 C5b-C9 膜攻击复合物的最终补体成分。

针对补体的靶向治疗

在 RA 中，抑制补体蛋白有明确的治疗前景。除了有理论方面的支持及补体消耗的证据外，C5 基因附近位点的多态性也与 RA 发病风险的增加相关。在临床前研究中验证了这个观点，关节内应用可溶性补体受体（sCR1）能够抑制抗原诱导性关节炎大鼠的关节肿胀。在胶原诱导的关节炎和被动 K/BxN 模型中，C5 基因缺陷小鼠的关节炎症状也有所减轻。缺乏 C3 或 B 因子也能够抑制胶原诱导的关节炎。C5 基因敲除的小鼠有正常的抗体反应，而与其不同的是，C3 或 B 因子缺乏的动物中抗 Ⅱ 型胶原抗体的水平较低。已经在转基因小鼠中对 C3 转化酶的作用进行了更深入的研究，这些转基因小鼠可产生调节蛋白补体受体 1- 相关基因 / 蛋白 y（Crry）。这些小鼠没有明显的表型，也不容易发生感染。然而，Crry 转基因小鼠的胶原诱导关节炎的症状较轻。

上述数据表明，补体活化的经典途径和旁路途径都参与了这些 RA 动物模型的发病。基于此，已经有一项 RA 患者的安慰剂 - 对照试验对人源化抗 C5 抗体的疗效进行研究。此抗体可抑制 C5 的活化和 C5b-C9 膜攻击复合物的功能。尽管此单克隆抗体耐受性良好，但只有中等强度的证据证实其具有临床疗效。同样，虽然在临床前的动物模型中证实 C5a 受体拮抗剂有效以及它在血中的水平处于有效血药浓度范围内，但在一个短期的安慰剂 - 对照滑膜组织活检研究中，C5a 受体拮抗剂并不能减轻炎症[97]。针对其他补体成分如 C3 转化酶的治疗是否会取得更满意的疗效目前尚不清楚。

花生四烯酸代谢产物

前列腺素

在炎性关节中，花生四烯酸被环氧化酶（COX）氧化产生前列腺素和血栓素，或者被脂氧化酶氧化产生白三烯。COX 抑制剂在 RA 中具有明确疗效，但是治疗效果中等且归因于对局部滑膜的作用和对脊髓的镇痛作用。不同的关节炎动物模型对前列腺素的敏感性也不完全相同，吲哚美辛几乎可以完全阻止大鼠佐剂性关节炎的进展，但对小鼠胶原诱导的关节炎却作用甚微。稳定的前列腺素，尤其是 PGE_2，可扩张血管，增加血管通透性，在发热过程中起着重要作用。它们也具有一定的抗炎活性，这可能就解释了它们的促炎作用有限的原因。例如，前列腺素类似物米索前列醇，具有适度但显著的抗炎或免疫调节效应。生理浓度的 PGE_2 可抑制 T 细胞产生 IFN-γ、巨噬细胞表达 HLA-DR 以及 T 细胞的增殖。

RA 患者前列腺素的产生依赖 COX-1 和 COX-2 两种酶（见第 24 章）。前者是组成性表达，对人体关节和其他组织内源性前列腺素的正常产生起重要作用。一些细胞因子，如 IL-1 和 TNF 可诱导体外培养的滑膜细胞和巨噬细胞的 COX-2 基因表达。在 RA 滑膜中，COX-2 mRNA 和蛋白的表达都有所增加[98]。在 RA 中大部分药物通过抑制 COX-2 的活性来发挥抗炎活性和镇痛作用。靶向抑制前列腺素受体

如 E_2 或 E_4 是另一种方法，这种方法可能对胃黏膜和心血管的副作用更小。PGE 受体 4（EP4）也能作用于 DCs 和 T 细胞进而促进 Th1 和 Th17 细胞的产生[99]。

与 PGE_2 一样，前列腺素 I_2（PGI_2）也参与滑膜炎症的形成。例如，在胶原诱导性关节炎模型中，即使 PGI_2 受体缺乏的小鼠与野生型小鼠产生抗胶原抗体的数量相似，但 PGI_2 受体缺乏小鼠的关节炎症与野生型小鼠相比明显减轻。

白三烯

白三烯（LTBs）是由中性粒细胞产生的强力促炎因子，可以对中性粒细胞、嗜酸性粒细胞及巨噬细胞产生趋化作用。它们也可以促进中性粒细胞聚集及其与内皮细胞的黏附。与健康人相比，RA 患者外周血 PMNs 产生 LTB_4 的能力更强[100]。在小鼠胶原诱导的关节炎模型中，LTB_4 拮抗剂可减轻小鼠爪子水肿和关节破坏，提示 LTB_4 这个强力的趋化物在疾病中发挥着重要作用。遗憾的是，阻断 LTB_4 对 RA 患者的作用甚微，这表明白三烯可能是参与炎症而不是启动炎症的分子。

抗炎的花生四烯酸代谢产物

花生四烯酸的某些代谢产物，如 15- deoxy-delta（12，14）-PGJ（2），可以激活过氧化物酶增殖子活化受体（PPARs），抑制细胞因子产生和减轻关节炎动物模型的炎症。环戊烯酮前列腺素也能通过阻断激活 NF-κB 通路的酶——IκB 激酶 -β（IKKβ），来抑制 NF-κB 的活化。脂氧素类和消退素代表了一类独特的脂类介质，可以协助缓解炎症性疾病。脂氧素（LX）有一个三羟基嘌呤结构，它是由花生四烯酸经脂氧化酶途径产生。LXA_4 与一种名为脂氧素（LX）A4 受体的 G 蛋白偶联受体（ALXR）高亲和力结合。ALXR 活化后，通过减弱趋化作用、黏附作用和向组织内的转移以及减少趋化因子和细胞因子的产生，抑制中性粒细胞的募集。LXA_4 通过 NF-κB 依赖的机制明显降低 FLS 中细胞因子和 MMP 的表达。

外周血淋巴细胞

在 RA 患者的外周血中，CD4+Th 细胞的数量轻度上升，同时 CD8+ 淋巴细胞减少。RA 患者循环 T 细胞的表面表型有很大的差异。例如，有研究观察到

表达 HLA-DR 和黏附蛋白 VLA-4（$\alpha_4\beta_1$ 整合素）的携带 $\alpha\beta$ 和 $\gamma\delta$TCR 的细胞比例增加。表达 VLA-4 的 T 细胞尤其重要，因为 VLA-4 通过与内皮细胞上的 VCAM-1 相互作用，在募集细胞到滑膜中发挥着重要的作用。然而 RA 患者循环 T 细胞的其他活化标志物却并不一定升高。因此，外周血 T 细胞具有部分而非完全预活化的表型特点。但尚不清楚这是在外周还是中枢淋巴器官进行，以及这些细胞是否在滑膜中活化后，再重新通过滑膜淋巴管进入血液循环中。

有研究报道 RA 患者外周血淋巴细胞中存在免疫调节功能紊乱的现象。一项早期研究发现，RA 患者由于 T 细胞功能缺陷，不能有效控制 EB 病毒（EBV）感染后 B 淋巴细胞的异常增殖。这种异常的 T 细胞免疫反应一定程度上与疾病的活动性相关，但这种异常现象也出现于除 RA 之外的其他炎性关节病患者中[101]。在体外 RA 患者淋巴细胞的培养物中，发现 IFN-γ 和 IL-2 的生成均受到明显抑制。

RA 患者的 T 细胞分化和成熟异常。正常情况下，胸腺的 T 细胞输出量随着年龄的增大而减少，但在 RA 患者中衰老的速度似乎更快[102]。检测 T 细胞受体重排切除环（TRECs）是用于衡量胸腺释放成熟 T 细胞的方法。以此参数统计，RA 患者胸腺输出 T 细胞的数量会提前下降。一些证据表明持续的免疫刺激可能是 RA 患者 T 细胞衰老的原因。而 RA 患者 T 细胞端粒变短可能是由于反复的细胞分裂所致。但在没有抗原刺激的幼稚 T 细胞也观察到过早衰老的现象，这表明可能有其他机制参与其中。

此外，RA 患者 T 细胞的 DNA 监视功能缺陷，也参与了细胞衰老[103]。例如，重组 11 同源物 A（MRE11A）可以识别双链 DNA 断裂并促进 DNA 修复，RA 患者 T 细胞的 MRE11A 缺乏，从而导致 DNA 损伤累积[104]。既往也在 RA 患者的 FLS 中发现相似的 DNA 损伤机制，以及一些基因异常（如 ATM，如前所述），会增加 T 细胞的侵袭性和致关节炎的可能性。同时也观察到外周血 T 细胞尤其是幼稚 T 细胞群的 DNA 甲基化异常[105]。RA 患者的外周血中也存在活化的 B 淋巴细胞，RA 患者中能自发产生 RF 及其他自身抗体的循环 B 细胞数量显著高于正常人群。能够大量生成自身抗体的 B 细胞亚群的特征是以 CD5 作为表面决定簇。这一抗原正常情况下在 T 细胞表面表达，但也可表达于胎儿 B 细胞和小部分成人未成熟的 B 细胞表面。此外，RA 患者中产

生 IL-10 的调节性 B 细胞数量减少。TNF 抑制剂治疗可增加外周循环中这群细胞的数量和减少 B 细胞上活化标志物 CD69 的表达[106,107]。RA 患病的高风险人群的血液中产生 IgA 的浆母细胞数量也有所增加[108]。

跟正常人相比，在循环淋巴细胞数量正常的 RA 患者中可以检测到异常的 κ-λ 链，单细胞测序研究证明基因使用频率的改变与寡克隆 B 细胞增殖一致。正如前文所提到，RA 患者的外周血中也可以检测到浆母细胞，它们的出现可能是使用抗 CD20 抗体治疗后 B 细胞再增殖的前兆。外周血浆母细胞条形码测序证明，这些细胞产生的抗体与瓜氨酸化蛋白结合。在使用抗 CD20 抗体治疗后，血液中浆母细胞的数量可以在 B 细胞再增殖和病情复发之前就有所增加。

对 RA 患者外周血细胞的转录组特征的研究结果难以解释。一些研究表明，RNA 转录物可能有能力将 RA 和其他炎性关节炎鉴别开来，包括抑癌基因、MAP 激酶和其他促炎症蛋白的表达水平不同。有研究提示另外一些有限的基因亚群可以作为疾病活动度的标志物或用来预测对靶向治疗的反应性。但是，这些模式并不一致，可能由于血液中存在一类高度异质性的细胞群。

T 细胞因子的作用

> **关键点**
>
> - 几种 T 细胞亚群参与 RA 发病。
> - 与巨噬细胞和成纤维细胞产物相比，RA 滑膜中的很多 T 细胞因子水平较低。Th1 和 Th17 细胞可以分别产生 IFN-γ 和 IL-17 等 T 细胞因子，促进 RA 的发病。
> - 可抑制其他 T 细胞活化的 Treg 在 RA 滑膜中的功能较差。
> - T 细胞也可以通过抗原非依赖机制在滑膜炎症中发挥作用，如直接与巨噬细胞和滑膜细胞接触。

RA 的细胞因子是由许多细胞系产生的。在 RA 中，多种由 T 淋巴细胞产生的细胞因子含量很少，而由巨噬细胞和滑膜成纤维细胞产生的细胞因子却显

著增加（表 75-1）。尽管 T 细胞因子水平低，但它们特别是在滑膜的微环境中发挥着重要的作用。可以依据淋巴细胞亚群的功能来研究 T 细胞来源的细胞因子的产生及其作用。

1 型辅助 T 细胞（Th1）的细胞因子

对 RA 细胞因子谱的早期研究提示滑膜 T 细胞以 Th1 表型为主，这些细胞的特点是可产生 IL-2 和 IFN-γ 等细胞因子，并表达细胞因子受体 CXCR3 和 CCR5。辅助 T 细胞分化可能部分是由基质细胞和巨噬细胞局部产生 IL-7 驱动的，而 IL-7 也促进 Th1 和 Th17 细胞的产生。但出乎意料的是，早期炎性关节炎患者的血清 IL-7 水平较低，却与 RA 的病情进展相关[109]。许多来源于 RA 滑膜组织的 T 细胞克隆产生 Th1 细胞因子。大量研究数据表明，经典的 Th1

表 75-1　类风湿关节炎中根据细胞来源选定的滑膜细胞因子相对产生水平的部分清单

细胞来源和细胞因子	RA 滑膜的产生水平 [a]	细胞来源	RA 滑膜的产生水平 [a]
T 细胞		IL-16	+
IL-2	–	IL-32	+
IL-3	–	警戒素（如 IL-33 和高迁移率族蛋白 1）	++
IL-4	–	肿瘤坏死因子	++
IL-6	±	粒细胞集落刺激因子和 IL-34	+
IL-9	+	粒细胞 - 巨噬细胞集落刺激因子	++
IL-13	±	B 细胞生长因子（B 细胞刺激因子和增殖诱导配体）	++
IL-17A，F	+	肿瘤坏死因子超家族（淋巴毒素相关的诱导配体、肿瘤坏死因子样凋亡微弱诱导剂）	++
IL-21	+	核因子 κB 受体活化因子配体	+
γ 干扰素	±	生长因子（转化生长因子 -β，血小板衍生生长因子，成纤维细胞生长因子）	++
肿瘤坏死因子	–	趋化因子（如 IL-8 和单核细胞趋化蛋白）	+++
淋巴毒素 -α	–	干扰素（如干扰素 β 和 IL-29）	++
核因子 κB 受体活化因子配体	++	**树突状细胞**	
粒细胞 - 巨噬细胞集落刺激因子	–	α 干扰素	+
巨噬细胞 [b]/ 成纤维细胞 [c]		IL-12	+
IL-1 家族（如 IL-1 和 IL-18）	+++	趋化因子（如 CXCL13 和 CCL21）	+
IL-1 受体 a	+	**肥大细胞**	
IL-6 家族（如 IL-6、IL-11 和白血病抑制因子）	+++	肿瘤坏死因子	+
IL-10 家族（如 IL-10、IL-22）	+	IL-17A	+
IL-12 家族（如 IL-12、IL-23）	+		
IL-15	++		

[a]　–，无或低浓度；+，存在
[b]　组织巨噬细胞或 A 型滑膜细胞
[c]　组织成纤维细胞或 B 型滑膜细胞

IL，白细胞介素；APRIL，增殖诱导配体；BLyS，B 细胞刺激因子；FGF，成纤维细胞生长因子；GM-CSF，粒细胞 - 巨噬细胞集落刺激因子；LIF，白血病抑制因子；LIGHT，淋巴毒素相关的诱导配体，竞争糖蛋白 D 与 T 细胞上疱疹病毒进入介质的结合；MCP-1，单核细胞趋化蛋白；M-CSF，巨噬细胞集落刺激因子；PDGF，血小板衍生生长因子；RA，类风湿关节炎；RANKL，核因子 κB 受体活化因子配体；TWEAK，肿瘤坏死因子样凋亡微弱诱导剂细胞因子——IFN-γ，含量相对丰富且功能活跃，是 HLA-DR 最强的诱导剂并且可以提高抗原呈递能力。IFN-γ 还能诱导内皮细胞表面的黏附分子表达，协助炎症细胞向损伤部位募集。IFN-γ 最重要的功能之一是通过降低胶原合成和抑制细胞因子刺激培养的 FLS 产生 MMP 来改变细胞外基质合成与降解之间的平衡[110]。

在 RA 关节中仅能检测出相对低浓度的 IFN-γ，其浓度远远低于诱导单核细胞表达 HLA-DR 之所需。虽然免疫组化分析明确表明 IFN-γ 可在 RA 滑膜 T 细胞中表达，但表达 IFN-γ 的细胞比例低于慢性发炎的扁桃体。然而，IFN-γ 的作用十分复杂，应用 IFN-γ 后不会使疾病恶化。IFN-γ 基因敲除小鼠或 IFN-γ 受体缺陷小鼠的胶原诱导性关节炎病情加重，这些发现提示细胞因子的作用会随着动物模型及细胞因子表达时相的不同而发生变化。与动物模型相比，经典的 Th1 细胞和 Th1 细胞因子在 RA 中的作用尚不清楚。

T 细胞来源的 IL-2 是另一种主要的 Th1 细胞因子，它是一种自分泌或旁分泌的 T 细胞生长因子。IL-2 仅在少部分 RA 滑液和滑膜组织中被检测到，即使能检测到但浓度也很低[111]。TNF、GM-CSF 和 IL-6 可以由 Th1 和 Th2 细胞表达，由 RA 滑膜组织产生后释放到滑液中，含量丰富。但 RA 关节中这些细胞因子的主要来源是巨噬细胞和成纤维细胞。

2 型辅助 T 细胞（Th2）的细胞因子

类风湿关节的 Th2 细胞因子浓度普遍非常低。例如，在 RA 滑液中通常检测不到 IL-4 和 LTα，且在 RA 滑膜组织中也仅有少量或甚至没有 IL-4 mRNA 表达。运用敏感的巢式反转录聚合酶链（nested RT-PCR）技术发现，在 RA 中 Th2 细胞因子 IL-4 和 IL-13 均为阴性，而 IFN-γ 和 IL-12 则常呈阳性（IL-12 可以诱导 T 细胞向 Th1 和 Th17 细胞表型分化）。RA 滑膜中表达 Th2 细胞因子 IL-10，它具有很强的抗炎活性。然而在 RA 中 IL-10 也主要是由巨噬细胞而非 T 细胞分泌。一些数据显示在早期滑膜炎的滑液中存在高浓度的 Th2 细胞因子（如 IL-4、IL-13），这种现象能够将那些向 RA 进展的早期滑膜炎患者鉴别出来。而随着这些患者疾病的进展，Th2 细胞相关信号会逐渐消退[160]。

辅助 T 细胞 17（Th17）的细胞因子

已有研究表明 Th17 细胞与自身免疫病特别是银屑病相关，它们也存在于 RA 滑液中。由 Th17 细胞产生的促炎细胞因子 IL-17 是由 6 个基因编码的（IL-17A 至 F）。IL-17A 能够模拟并协同 IL-1 和 TNF 对 FLS 的作用，包括诱导胶原酶和产生细胞因子，而 IL-17F 在一定程度上也具有相同的模拟和协同效应。IL-17A 在滑液中浓度中等，但其功能相对较强[113]。滑膜细胞表达 IL-17 的受体 IL-17RA 和 IL-17RC，IL-17 与受体结合后能够激活转录因子 NF-κB 从而启动炎症级联反应。除作用于间充质细胞外，IL-17 还能够通过增强破骨细胞活性参与骨侵蚀。在体外采用滑膜移植物和骨质构成的骨质重吸收模型中，同时阻断 IL-17、IL-1 和 TNF 比阻断单一因素更有效。IL-21 也由 RA T 细胞产生，它可以进一步增加 Th17 细胞数量和促进 IL-17 产生，以及诱导 FLS 产生 MMP[114]。与之类似，IL-22 也可以由 Th17 细胞产生，并且在 RA 滑液中被检测到。像 IL-17A 一样，IL-22 可以激活 FLS 产生破骨细胞活化因子（如 RANKL）。

免疫组化显示 IL-17 有多种来源。虽然 IL-17 在衬里下层 T 细胞表达，但也有一些来自肥大细胞。在血管翳具有侵蚀性的前端附近可以检测到有免疫活性的 IL-17，因此 IL-17 可能也参与细胞外基质的破坏。关节炎动物模型证明，抑制 IL-17 可以起到抗炎效应，防止动物骨和软骨的破坏[115]。人关节中的 IL-1、IL-23 和（或）TGF-β 都具有促进 Th17 细胞分化的潜能。BLyS 同样有促进 Th17 细胞分化并加重炎性关节炎的潜力。IL-17 家族在关节炎动物模型中的作用是重要的，特异性阻断 IL-17A 可以对炎症及基质破坏产生显著疗效。相比之下，在人类中的数据则显得疗效不够显著，这有可能是由于人类的 T 细胞亚群尚无明确的分类。使用抗 IL-17A 抗体和可溶性 IL-17 受体治疗 RA 的临床试验结果显示只有中等的疗效，特别是与 TNF 抑制剂相比[116]。与使用针对相同靶点治疗并有显著疗效的银屑病或者是抗 IL-17A 抗体已经在美国被批准使用的银屑病关节炎相比，这种在 RA 中相对缺乏的疗效更加明显[117]。

9 型辅助 T 细胞和先天淋巴细胞（ILC）细胞因子

在 IL-4 和 TGF-β 等细胞因子的作用下，T 细胞分化为 Th9 表型，这种转变需要转录因子 STAT6、IRF4 和 GATA3 的参与。IL-9 是 Th9 分泌的经典细胞因子，其存在于 RA 滑液和滑膜组织以及炎症性肠病[118]。这个 28～30 kDa 的糖基化多肽是 IL-7/IL-9 家族的成员，可与多种细胞（包括 T 和 B 淋巴细胞）上的受体结合[119]。RA 的 T 细胞表达 IL-9 受体，当其与细胞因子结合后会促进 T 细胞存活和增殖[120]。

除了 Th9 细胞，2 型 ILCs 也可产生 IL-9 并可辅助性调节 Tregs 的增殖和激活。IL-9 缺失的小鼠可发展为慢性关节炎，予 IL-9 治疗后会促进 ILC 依赖的 Treg 增殖。RA 滑膜组织中存在 IL-9+ILCs，特别在疾病缓解期的患者中其数量更加明显。

辅助 T 细胞细胞因子的失衡

类风湿滑膜中 Th1、Th9 和 Th17 细胞的存在表明它们在 RA 的发病起始和维持中发挥作用，或者可能是疾病引起组织损伤的应答结果。通常抑制 Th1 活化的 Th2 细胞因子细胞反应几乎不存在，因此这种反馈调节机制不能介导疾病的缓解。以下研究证实了这一观点：添加外源性 IL-10 或 IL-4 可以抑制培养的 RA 滑膜组织移植物和细胞合成促炎性细胞因子和 MMPs[121]。c-Jun 和 c-Fos 表达是 MMPs 和细胞因子有效合成所必需的，而 IL-4 可能通过下调这两个基因的表达而发挥抑制作用。另外，IL-10 和 IL-4 还能够促进滑膜细胞释放其他抗炎细胞因子，如 IL-1Ra 等。尽管在 RA 中 IL-10 存在于滑液且其基因由滑膜组织细胞所表达，但体外培养滑膜细胞的研究显示其不能产生足够的 IL-10 以进一步抑制少量 IFN-γ 的合成[122]。

动物模型研究发现，Th1 和 Th17 细胞因子启动并维持关节炎，其中部分是由于 IL-7、IL-9、IL-21 和 IL-22 等的影响，而 Th2 细胞因子则抑制关节炎症。例如，在胶原诱导性关节炎中单独或联合给予 IL-4 和 IL-10[123]，单独应用其中一种细胞因子时作用较弱或甚至没有效应，但联合给药疗效显著。临床症状的好转与滑液中 IL-1、TNF 及软骨破坏的减少相关。通过研究 IL-12 在胶原诱导性关节炎中的作用，证实了炎性关节炎中细胞因子网络是十分复杂的。在早期关节炎中，给予 IL-12 可以增加胶原诱导性关节炎的发病率，而抗 IL-12 治疗则有保护作用[124]。然而，在晚期关节炎中，给予 IL-12 能够抑制关节炎的进展，而抗 IL-12 则会使病情恶化。正如前文所提到，阻断 IL-17 仅表现出中等程度的疗效。利用诸如可溶性受体结构等替代方法同时抑制 IL-17A 和 F，检测后发现并没有提高疗效。这些数据表明 IL-17 和 Th17 细胞在 RA 中发挥着相对较小的作用。

靶向增加 Th2 细胞或细胞因子的治疗方法目前尚未取得成功。例如，在 RA 中使用 IL-10 的临床试验并未证明有显著的临床获益或者滑膜炎症组织学改善的证据[125]。这可能需要联合应用多种 Th2 细胞因子才能发挥出最大效应。作用于 JAK3 的 T 细胞因子信号通路抑制剂在 RA 中疗效显著。然而，许多这类的化合物也阻断 JAK1 并且可能抑制其他细胞因子的信号转导。

单个 T 细胞亚群的确切作用尚不清楚，它们会随着疾病的不同阶段变化，在不同的患者也有所不同。利用单细胞转录组学和高维流式细胞术去识别 RA 滑膜中相对罕见的细胞亚群，最终可鉴定出能解释 RA 的致病亚群或者明确介导滑膜炎的多种信号通路。RA 患者 ACPAs 的特异性广泛和对各种靶向药物的应答不一，提示也许不可能找到能覆盖所有 RA 患者的单个统一的细胞亚群。

巨噬细胞和成纤维细胞细胞因子

> **关键点**
>
> - 巨噬细胞和成纤维细胞细胞因子在 RA 滑膜中含量丰富。
> - 细胞因子网络包含促炎性细胞因子，例如 IL-1、TNF、IL-6、IL-15、IL-18、GM-CSF 和 IL-33 等。这些细胞因子和其他许多因子使滑膜炎症持续存在。
> - 募集炎症细胞进入关节的趋化因子主要由巨噬细胞和成纤维细胞产生。
> - 类风湿滑膜产生具有抗炎活性的细胞因子，如 IL-1Ra、IFN-β 和 IL-10 等，但其含量不足以抑制促炎细胞因子的功能和产生。

巨噬细胞和成纤维细胞产生的促炎细胞因子在 RA 滑膜中的含量都比较丰富，并且其中很多都已成功成为生物治疗的靶点。巨噬细胞产生大量的细胞因子，而成纤维细胞则产生大量的蛋白酶。对血液细胞因子和趋化因子进行分析的研究表明，细胞因子和趋化因子在疾病临床发作的数年前就已经开始增加。令人惊讶的是，未受影响的一级亲属中也发现了类似的细胞因子增加，这表明共同的环境和遗传因素一起作用导致了这一现象[126]。

促炎性巨噬细胞和成纤维细胞细胞因子

IL-1 家族

IL-1 家族是一类广泛存在的多肽，具有多种多样的生物活性。IL-1 家族包括 IL-1α、IL-1β、IL-18、IL-33 和 IL-1Ra，后者是 IL-1 的天然抑制剂（参见后文抑制性细胞因子和细胞因子拮抗剂一节中关于 IL-1Ra 的描述）。大量动物实验数据表明 IL-1 是炎性关节炎中的重要调节因子。如在兔膝关节中直接注射重组 IL-1β 可以诱导 PMNs 和单核细胞聚集于关节间隙以及关节软骨中蛋白聚糖的丢失。过度表达 IL-1 的转基因小鼠也会发生炎性关节炎，而缺乏天然 IL-1 拮抗剂 IL-Ra 的小鼠则更容易罹患胶原诱导性关节炎。在大多数情况下，在动物模型中阻断 IL-1 可以适当减轻滑膜炎症，同时可以显著抑制骨和软骨破坏。

IL-1。在类风湿关节中 IL-1 主要的来源是滑膜巨噬细胞，RA 滑膜中近一半的巨噬细胞表达 IL-1β[127]。在邻近 FLS 的滑膜内膜衬里层巨噬细胞以及邻近血管的衬里下层巨噬细胞中均高表达 IL-1 蛋白。滑膜衬里层的 IL-1 接着可以激活 FLS，使其增殖并分泌多种调节因子。多种刺激物可以诱导巨噬细胞产生 IL-1；免疫球蛋白 Fc 段可以诱导类风湿滑膜巨噬细胞产生 IL-1，免疫复合物也具有同样的功能，但作用较弱。胶原片段可以诱导 IL-1 的生成，关节软骨的Ⅸ型胶原也能够有效诱导单核细胞产生 IL-1。

在类风湿关节内，IL-1 诱导成纤维细胞增殖，刺激滑膜细胞合成 IL-6、IL-8 和 GM-CSF，并增加胶原酶和前列腺素的产生。IL-1 还能促进培养的人滑膜成纤维细胞释放糖胺聚糖，但在完整的关节软骨外植体中，IL-1 在完整的蛋白聚糖分子产生过程中的作用则恰恰相反。IL-1 诱导成纤维样滑膜细胞（FLS）及内皮细胞产生大量黏附分子，包括 VCAM-1 及 ICAM-1，并增强骨吸收。

IL-1 参与 RA 发病，但使用各种各样靶向 IL-1 的生物制剂抑制这个调节因子仅能够取得中等程度的临床疗效。IL-1 抑制剂和 TNF 抑制剂联合用药的疗效并不显著优于 TNF 抑制剂单药治疗，不管是对急性期反应物的生物学效应或是感染率而言[128]。与此相反，IL-1 作用比较明确的疾病对 IL-1 抑制剂的临床反应较好，比如自身炎症性疾病。因此，IL-1 在 RA 临床表现中发挥的作用中等。

IL-1 治疗 RA 效果一般，其中一种解释与 IL-1 的信号机制有关。与许多 TLR 通路一样，IL-1 通过激酶 MyD88 活化 NF-κB。当 IL-1 信号表达被阻断时，滑膜上的 TLR 配体包括外源性物质如肽聚糖或内源性物质如热休克蛋白，可能克服阻断 IL-1 的作用。这一观点已在被动 K/BxN 模型得到证实，鼠当使用少量 TLR4 配体脂多糖处理该模型时，会诱导缺乏 IL-1 受体的小鼠出现侵袭性病变。因此，只要 TLR 信号保持完整，阻断 IL-1 也许不能控制 RA 滑膜炎的发生。

IL-18。IL-18 是 IL-1 家族的另一个成员，也已经被证明参与 RA 的发病。在胶原诱导性关节炎中，IL-18 抑制剂可以显著地减轻病情[129]。后续的研究表明，IL-18 可以诱导滑膜巨噬细胞产生 GM-CSF、一氧化氮（nitric oxide，NO）和表达 TNF。IL-18 主要由 RA 滑膜组织表达，尤其是滑膜成纤维细胞和巨噬细胞，并且 TNF 及 IL-1β 可以显著增加其表达。IL-18 天然抑制剂——IL-18 结合蛋白，可作为潜在的治疗药物。然而，在 RA 中其他靶向 IL-18 的治疗方法一直令人失望的。例如，IL-1 转换酶抑制剂虽然能抑制 IL-18 加工以阻断活化细胞因子的产生，但疗效并不明显。

IL-33 和其他警戒素。IL-33 通过 ST2 表面受体转导信号。像高迁移率族蛋白 1（highmobility-group-box1，HMGB1）一样，IL-33 是一种可以提供危险信号的"警戒素"，这种危险信号来自于组织损伤和伴随细胞内容物释放的坏死。阻滞 IL-33 可以减轻几种关节炎动物模型的关节炎症，包括胶原诱导性关节炎和抗原诱导性关节炎。肥大细胞被 IL-33 激活后释放其内容物。因此，肥大细胞依赖的动物模型，如被动

K/BxN 在 ST2 缺陷小鼠中病情较轻[130]。IL-33 还能够使 T 细胞向 Th2 表型分化，因此 IL-33 在 RA 滑膜和滑液中均有表达的现象引发了对其在长期疾病中的功能的疑问。TLR3 配体如聚肌胞苷酸可以促进 FLS 产生 IL-33，而外源性的 IL-33 可以增加 FLS 来源的 RANKL 和趋化因子。然而，敲除胞内 IL-33 可以增加 IκB 降解[131]。这些结果表明胞内 IL-33 可以通过抑制 NF-κB 活性产生抗炎作用。

HMGB1 在 RA 关节中也高度表达，并且可以像其他警戒素一样激活促炎的信号通路。阻断 HMGB1 可降低多种自身免疫模型中的损伤和免疫反应。它也被认为是可以促进 OA FLS 转化为更具侵袭性的 RA 样表型的重要因素[132]。HMGB1 多态性已被证明与中国汉族人群的 RA 患者相关[133]。也有研究指出 RA 的微生物组与 HMGB1 也存在相关性[134]。

肿瘤坏死因子及肿瘤坏死因子超家族

肿瘤坏死因子超家族是一个庞大的集合，其基因相互关联，在炎症反应、免疫应答、细胞存活和凋亡中起重要作用。目前至少确认了 19 个家族成员，其中 TNF 被确定为同名成员。尽管细胞因子的一些受体结合和功能存在部分重叠，但每种细胞因子都有其相应的细胞表面受体。TNF 超家族共有的保守氨基酸序列提示了其基因的同源性。许多 TNF 超家族成员含有 II 型膜蛋白的特点，可以在蛋白酶切后从细胞表面释放出来。一种被称为 TNF 同源功能区的 C 端保守区域同样存在于几种超家族成员中。除 LTα 和 LTβ 既可以形成同源三聚体也可以形成异源三聚体外，这些蛋白的活性形式是同源三聚体。TNF 是一种多效性细胞因子，在 RA 中被认为是主要的促炎性细胞因子，其在 RA 的滑液及血清中均可以被检测到。它是一种膜结合蛋白，主要来源于滑膜巨噬细胞，经 TNF 转化酶（一种膜基质金属蛋白酶）将蛋白酶切后从细胞表面释放出来。IL-1 与 TNF 有许多相似的活性，包括增强培养的滑膜细胞产生细胞因子、表达黏附分子、增殖和生成 MMP 的能力。在一些系统中，这两种细胞因子有协同作用。虽然 IL-1 和 TNF 有很多相同的功能及信号转导途径，但它们有着完全不同的表面受体及细胞内信号途径。

TNF 与 IL-1 一样，可以在体外刺激人滑膜细胞产生胶原酶及前列腺素 E_2（PGE₂），诱导骨吸收，抑制骨形成，在软骨外植体（explant of cartilage）中刺激蛋白聚糖的重吸收并抑制其生物合成。动物模型也证明了 TNF 在炎性关节炎中发挥着一定作用。例如，在转基因小鼠中 TNF 的过度表达可以导致严重的破坏性滑膜炎。实际上，在 T 细胞表面仅表达一种膜结合型 TNF 的转基因小鼠也可以自发发生关节炎[135]。尽管对骨和软骨破坏的抑制作用并不如 IL-1 抑制剂明显，并且其作用可能由抑制下游 IL-1 生成所介导，但 TNF 阻滞在许多关节炎动物模型中仍被证明是一种有效的抗炎手段[136]。在 RA 中，TNF 抑制剂可以明显减轻或甚至防止关节损伤[137]。

TNF 抑制剂在许多 RA 患者中的疗效证明了其在 RA 中发挥着重要作用；尽管 RA 患者的临床特点相似，对 TNF 抑制剂和其他靶向药物的应答不一也证明了 RA 发病机制的异质性。对一种 TNF 抑制剂反应欠佳的个体仍可能对利妥昔单抗或阿巴西普敏感，这证实了多种独立的途径参与 RA 发病以及 RA 本身存在异质性的观点。小部分患者早期应用 TNF 抑制剂进行治疗可达到长期缓解，甚至停药后也能维持缓解。因此，在疾病早期进行干预可能会防止慢性滑膜炎的发生并能阻止表观遗传印记的进化或抑制促进病情持续的其他因素。

一些滑膜基因表达模式与更高可能地对 TNF 阻断剂有良好反应相关，但这种方法的预测能力相对较小且对临床决策没有作用[138]。迄今为止，各种各样包括自身抗体、血液细胞因子谱和其他检测物的算法都无法提供足够的分层来发挥有效的临床价值。出人意料的是，即使接受 TNF 抑制剂治疗后临床症状仅有很少或甚至没有改善的 RA 患者，他们的关节损伤仍会被明显延缓或阻止，这很大可能是因为 TNF 抑制剂抑制了破骨细胞的分化和活化。

IL-6 家族

IL-6 是一种复杂的细胞因子，可以由 T 细胞、单核细胞及 FLS 在内的多种细胞分泌。RA 患者血清中 IL-6 的活性与急性时相反应蛋白如 C 反应蛋白、α1-抗胰蛋白酶、纤维蛋白原及结合珠蛋白等的水平高度相关。RA 患者的滑液含有大量 IL-6，而且其他炎性关节病中提取的滑膜细胞也可以分泌 IL-6。对滑膜组织进行原位杂交后发现 IL-6 的 mRNA 存在于内膜衬里层，而免疫组化结果显示 IL-6 蛋白主要表达于衬里层和衬里下层。尽管许多滑膜巨噬细胞表达 IL-6 基因，但关节内大部分的 IL-6 是由 B 型滑膜细胞产生的。

结合 IL-6R 或 IL-6 本身的单克隆抗体在治疗 RA 的有效性证实了 IL-6 在 RA 发病中的关键作用。其临床疗效与 TNF 抑制剂相似，包括对骨和软骨破坏的保护作用[139]。在 TNF 抑制剂治疗无效的部分患者中，IL-6R 抗体也同样有效。因此，RA 中的炎症因子网络是复杂的，并没有一个明确的层次结构表明在所有或者大多数患者中其中一种细胞因子（如 TNF）的数量是最多的。临床观察发现阻断 IL-6 后可能会出现中性粒细胞减少、肝酶升高、血脂水平波动等，但这些发现的相对重要性目前尚未明确。JAK 抑制剂在 RA 中也被证明有治疗作用，它可以降低 FLS 中 STAT1 和 STAT3 的活化，并通过抑制 IL-6 信号模拟了阻断 IL-6 的效应[140]。

还有一些细胞因子参与了 RA 的发病，它们与 IL-6 结构相似并且有相同的表面受体亚基。其中 IL-11、白血病抑制因子（leukemia inhibitory factor，LIF）和抑癌蛋白 M 在 RA 患者的滑膜有所表达，并且可以在滑液中检测到。其中 LIF 特别有意义，因为它可以解释 RA 中 FLS 的 STAT4 持续激活的现象[141]。这些细胞因子的生物学作用是复杂的，可能起保护性作用[例如通过增加蛋白酶抑制剂如金属蛋白酶组织抑制剂（tissue inhibitors of metalloproteinase，TIMP）]，也可能起促炎症作用（例如通过增加趋化因子或 MMP 的表达），这取决于不同的培养环境或特定的研究模型。IL-11 可以缓解胶原诱导性关节炎（collagen induced arthritis，CIA），另一方面抑癌蛋白 M 的抗体也具有保护作用，这一现象证明了 IL-6 细胞因子家族成员在功能上具有双重性。

IL-12 家族

IL-12 家族是一组在 T 细胞分化和炎症中发挥作用的细胞因子。IL-12 是由不同的基因表达的 p35 和 p40 这两个亚基组成的异二聚体，并由抗原呈递细胞产生。IL-23 和 IL-27 具有与 IL-12 类似的异二聚结构，分别由 p29/p40 和 p28/EB13 组成。在抗原呈递的过程中，IL-12、IL-23 和 IL-27 可以诱导 T 细胞应答向 Th1 表型偏移。IL-23 与 IL-1 及 TGF-β 也在 Th17 细胞的产生中发挥着重要作用。IL-12 家族成员通常由类风湿关节中的巨噬细胞和树突状细胞等其他抗原呈递细胞产生。阻断 IL-12 或者 IL-12/23 轴在 RA 中获益有限，这与 IL-17 抑制剂在 RA 中的中等

疗效结果一致，但与其在银屑病和银屑病关节炎的疗效形成鲜明对比[142]。在佐剂关节炎大鼠模型和 CIA 小鼠模型中，中和 IL-12、IL-23 和 IL-27 可以使疾病得到部分缓解，而缓解的程度取决于治疗时机。

IL-15

IL-15 是一种 IL-2 样的细胞因子，调节多种与 RA 相关的免疫功能，包括 T 细胞趋化和增殖、B 细胞产生免疫球蛋白以及 NK 细胞的生成。虽然 IL-15 可以不依赖 IL-2 激活 T 细胞，但是它在 RA 中可能主要通过调节 TNF 发挥作用。在 RA 中 IL-15 主要由巨噬细胞产生，进而刺激巨噬细胞分泌 TNF，这过程需要 T 细胞参与。这个网络提供了一种潜在的机制——滑膜中局部产生的 IL-15 可以导致 TNF 以 T 细胞依赖但抗原非依赖的方式自分泌产生。有研究证实了 RA 滑膜巨噬细胞中存在 IL-15。可溶性的 IL-15 受体可以发挥 IL-15 抑制剂的作用，在体内应用时可以减轻 CIA 模型的关节炎症。尽管用 IL-15 抗体治疗 RA 在临床试验中取得一定的疗效，但是仍不足以支持继续研发这种特殊的生物制剂[143]。

IL-32

IL-32 可以激活 NF-κB 并诱导多种促炎因子和趋化因子产生，包括 TNF、IL-1、IL-6 和 IL-8。IL-32 已被证实参与克罗恩病的发病，因为它能够显著增强已经接触过胞壁酰二肽的细胞的 caspase 1 活化，继而产生更多的 IL-1。IL-32 在 RA 的滑膜组织特别是在滑膜衬里层的巨噬细胞样细胞中表达[144]。IL-32 的水平和 RA 中其他细胞因子相关，包括 TNF、IL-1 和 IL-18。往初生小鼠的关节腔内注射 IL-32 会引起严重的一过性滑膜炎。滑膜反应可能部分被抗 TNF 抗体所抵消，这提示了 IL-32 在体内可以诱导 TNF 产生。以上结果表明，IL-32 在 RA 中可能是几种促炎介质的上游，其有望成为一个治疗靶点。

集落刺激因子

粒细胞-巨噬细胞集落刺激因子（granulocyte-macrophage colony-stimulating factor，GM-CSF）可以促进骨髓前体细胞向成熟粒细胞及巨噬细胞分化和参与正常的免疫反应。它是一种强效的中性粒细胞和巨噬细胞激活剂。它的作用包括诱导 HLA-DR 表达、IL-1 分泌、杀灭细胞内寄生虫、启动和增加

TNF 和 PGE₂ 的释放。RA 的滑液和滑膜也含有 GM-CSF[145]。虽然 IL-1 或 TNF 刺激的滑膜成纤维细胞也表达编码 GM-CSF 的 CSF2 基因，但是 GM-CSF 的主要来源仍然是滑膜巨噬细胞。GM-CSF，而非 IFN-γ，是 RA 滑液中主要的 DR 诱导细胞因子，可以诱导巨噬细胞 HLA-DR 基因表达，这可能在 RA 的发病中非常重要。胶原诱导性关节炎小鼠敲掉功能性 CSF2 基因或者用抗 GM-CSF 抗体治疗后，其关节炎症状会有所减轻，这支持了 CSF2 是一种重要的促炎介质的假设。临床试验证明了抗 GM-CSF 抗体在 RA 中有潜在的临床效益[146]，但其长期疗效和安全性仍需进一步评估。GM-CSF 缺陷的小鼠和以抗 GM-CSF 抗体为特征的自身免疫性疾病患者中会出现肺泡蛋白沉积症，但使用抗 GM-CSF 抗体的 RA 患者暂未出现这种严重问题。

巨噬细胞集落刺激因子（M-CSF，也称为 CSF-1）也在 RA 的滑膜中有所表达，并且存在于滑液中。M-CSF 在 RA 中的主要致病作用可能与其诱导破骨细胞分化的能力有关，而且可以与 RANKL 协同促进骨侵蚀。M-CSF 受体还可以与 FLS 产生的一种新的细胞因子结合，即 IL-34。IL-34 也在 RA 滑膜中表达，可能为 M-CSF 受体驱动的滑膜炎提供一个新的治疗靶点[147]。

干扰素

Ⅰ 型干扰素特别是 IFN-β 可在 RA 滑膜中表达。干扰素具有多种生物活性，根据所处环境的不同，可以发挥免疫刺激或者免疫抑制的作用。在小鼠关节炎模型中，外源性 IFN-β 具有显著的抗炎活性。但是，在 RA 中没有观察到类似的效果。一个与关节炎作用机制相关的可能解释是：在小鼠模型中，IFN-β 通过增加 IL-1Ra 生成来起作用[148]。虽然 IL-1 在临床前模型中是一个关键的治疗靶点，但在 RA 中却并不那么重要。外源性的 IFNβ 确实可以使 RA 患者关节滑膜中 IL-1Ra 产生增加，但是抑制 IL-1 并不足以获得显著的临床效果。另一种干扰素，IL-29，已被发现存在于 RA 的滑膜中，它可以增加培养的 FLS 产生更多的 IL-6、IL-8 和 MMP[149]。

趋化因子

趋化因子家族是一类具有趋化活性的相关肽，可以在黏附分子辅助下募集细胞到炎症部位。许多趋化因子都在 RA 的关节中产生。其中，IL-8 最初被认定是一种趋化中性粒细胞的 CXC 趋化因子，它可以协同免疫复合物及 C5a 等其他趋化蛋白来募集大量的 PMNs 进入关节中。滑膜组织的免疫组织化学分析显示 IL-8 蛋白存在于衬里下层血管周围的巨噬细胞中，而在分散的衬里层细胞中也有分布[150]。体外培养的滑膜组织巨噬细胞可以分泌 IL-8，而当 FLS 受到 IL-1 或 TNF 的刺激时也同样可以表达 IL-8 基因。IL-8 约占滑液中性粒细胞趋化活性的 40%。此外，IL-8 可以通过 G 蛋白偶联受体激活中性粒细胞，并且它是一种有效的血管生成因子。巨噬细胞抑制蛋白 -1α、巨噬细胞抑制蛋白 -1β、巨噬细胞趋化蛋白 -1（macrophage chemoattractant protein-1，MCP-1）、CC 亚家族成员中的调节激活正常 T 细胞表达和分泌因子（regulated on activation，normally T cell expressed and secreted，RANTES）以及其他 CC 趋化因子在 RA 滑膜中均有表达。

CXCL16 和上皮中性粒细胞活化肽 -78（ENA-78）都是 CXC 家族的趋化因子，其含量特别丰富[151]。CXCL16 可以与 T 细胞表面的 CXCR6 结合，促进淋巴细胞向滑膜中募集。ENA-78 约占 RA 滑液中性粒细胞趋化活性的 40%。与骨关节炎（osteoarthritis，OA）等非炎性关节炎相比，RA 滑液中这些趋化因子的浓度更高。虽然在外周血中也可以检测到趋化因子，但其水平远比关节中的低，因此可以形成一个诱导细胞迁移到滑膜中的浓度梯度。

淋巴细胞特异性因子参与了 RA 生发中心的形成。CXC 因子 B 细胞活化趋化因子 -1（BCA-1；CXCL13）可以与 B 细胞上特异的 CXCR5 受体结合。CXCL13 在 RA 滑膜组织，尤其是在生发中心的滤泡样树突状细胞中表达，这可能是 B 细胞迁移到这些区域的原因[152]。CCL21 和其他几种因子参与生发中心、边缘区和其他淋巴滤泡区域的形成。另外一种趋化因子——SDF-1 由滑膜细胞和内皮细胞表达，它通过其受体 CXCR4 趋化滑膜 T 细胞。与其他可与 CXC 家族多种趋化因子结合的受体不同，CXCR4 与 SDF-1 的结合是高度特异性的，并且 CXCR4 由记忆 CD4⁺ 淋巴细胞表达。

趋化因子已备受关注，因为它可以作为防止免疫细胞募集到滑膜的治疗靶点。大量临床前模型都证实了趋化因子阻断剂具有一定疗效。例如，虽然抗 fractalkine（CXC3L1）抗体不影响抗 Ⅱ 型胶原抗体的产生，但可以抑制小鼠胶原诱导性关节炎[153]。在相同的小鼠模型中用抗 CXCL16 抗体治疗同样可以减轻关节炎症。但是，趋化因子的体系是高度冗余的，不同的趋化蛋白可以和同一个受体结合。另一项研究发现，使用抗 MCP-1 抗体并不能改善 RA 的临床症状，可能是因为该抗体也影响了 MCP-1 的代谢动力学。抗 IL-18 抗体治疗银屑病的疗效也十分有限。但也有一些有希望的结果，在 RA Ⅱ 期临床试验中使用抗 IP-10（CXCL10）抗体有一定的疗效，但临床开发已经被中止[154]。IP-10 也可作为 RA 中 JAK 活化的生物学标志物，在患者接受泛 JAK 抑制剂托法替尼治疗的数小时内其在血液中的水平会有所下降。

趋化因子与 G 蛋白偶联受体结合，这些受体可能可以作为阻断多种因子的靶点。例如，一项临床试验评价了可以阻断 RANTES 和 MIP-1α 的 CCR1 拮抗剂的疗效[155]。尽管 CCR1 拮抗剂能显著减少表达 CCR1 的细胞的滑膜浸润，但未见明显临床改善。阻断趋化因子受体还具有其他层面的复杂性，如 CCR2 缺陷的小鼠在某些模型中的关节炎会更加严重。一些可阻断 MCP-1 的 CCR2 拮抗剂在 RA 中尚未被证实有明显疗效。这些数据表明，趋化因子及其受体体系是冗余和复杂的。

趋化因子和其他具有趋化作用的因子（如 C5a 和 LTB₄）可以通过多种机制进行信号传导，但是许多信号通路会在磷酸肌醇 -3- 激酶（phosphoinositide-3-kinase，PI3K）处汇合。在 PI3K 的多个亚型中，PI3Kγ 对趋化因子信号转导具有相对特异性，这为同时阻断多个趋化因子受体提供了可能。与野生型小鼠相比，PI3Kγ 基因敲除小鼠无论在被动还是主动 CIA 模型中的滑膜炎症状更轻[156]。因此，将共同的细胞内途径作为治疗靶点，也许有望克服复杂的趋化因子系统所带来的局限性。一种 PI3Kγ/δ 联合抑制剂[157] 在 RA 临床试验中并没有显示出有效性，虽然该化合物对 PI3Kγ 亚型的亲和性相对较低。

血小板源性生长因子和成纤维细胞生长因子

血小板源性生长因子（platelet-derived growthfactor，PDGF）是一种强效的生长因子，可以趋化成纤维细胞并促进其有丝分裂，还可以诱导胶原酶表达。它是培养滑膜细胞长期生长最有力的刺激因子。与正常组织相比，PDGF 在 RA 滑膜的血管内皮细胞、血小板和其他滑膜衬里下层细胞中表达。研究发现 PDGF

存在多种亚型（PDGF A 至 D），而且均可在 RA 滑膜中被检测到。PDGF D 被证实可以特别有效地刺激体外培养的滑膜细胞表达 MMP-1。PDGF 能激活 PI3K 通路，导致 Akt 磷酸化，并通过激活 α 和 δ 亚型来维持滑膜细胞生存。PDGF 还可以下调 LBH 的表达，其在调控细胞周期和跨过 S 期中发挥作用[158]。

成纤维细胞生长因子（fibroblast growth factors，FGFs）是一类具有多种生物活性的生长因子肽。在 RA 的患者中，肝素结合生长因子（酸性成纤维细胞生长因子前体）可能是多种细胞类型的主要有丝分裂原，并且可以刺激血管生成。FGF 需要和蛋白聚糖相互作用才能发挥生物学效应。FGF 是一种强有力的血管生成因子，能够诱导毛细血管内皮细胞进入三维胶原基质中形成毛细血管。FGF 也可以诱导滑膜细胞的 RANKL 表达增加，从而增强破骨细胞的活化和骨的重吸收。FGF 存在于关节滑液中，其基因由滑膜细胞表达。滑膜成纤维细胞表达 FGF 受体，而且暴露于生长因子后会大量增殖。

免疫抑制性细胞因子和细胞因子拮抗剂

在 RA 中还有各种各样抑制性和抗炎因子，它们可以抵消促炎细胞因子网络的作用，从而使机体重新回到稳态。这些抑制性细胞因子产生减少可能会导致滑膜炎的长期存在。

IL-1 受体拮抗剂

IL-1 受体拮抗剂（interleukin-1 receptor antagonist，IL-1Ra）是一种天然存在的 IL-1 抑制剂，可以直接结合 Ⅰ 型和 Ⅱ 型 IL-1 受体，与 IL-1 竞争配体结合位点。IL-1Ra 和 IL-1 受体结合后不会产生信号转导，而且与 IL-1α 或 IL-1β 相反，IL-1Ra 与 IL-1 受体结合后形成的受体配体复合物并不会被吸收。尽管 IL-1Ra 与 IL-1 受体之间有很强的亲和力，但它是一种比较弱的抑制剂，因为 IL-1 即使只和少量的 IL-1 受体结合也能激活细胞。因此，需要大量的 IL-1Ra 才能中和所有的 IL-1 受体，从而阻断 IL-1 介导的刺激信号（通常是 IL-1Ra 正常浓度的 10 ～ 100 倍）。

IL-1Ra 在类风湿性滑液中存在，其中大部分是由中性粒细胞和巨噬细胞产生[159]。而在 RA 的滑膜中，IL-1Ra 蛋白存在于血管周围的单核细胞和滑膜内膜衬里层中。滑膜巨噬细胞中也可检测到 IL-1Ra

蛋白及其 mRNA，而在 B 型滑膜细胞中的含量较少（图 75-5）。IL-1Ra 并不特异性地存在于 RA 关节滑膜中，因为骨关节炎关节滑膜中也含有 IL-1Ra，但含量较少。而正常滑膜中几乎不含 IL-1Ra 蛋白，如果有的话也是极少量的。滑膜细胞体外培养的实验结果表明，类风湿关节中的 IL-1Ra 含量不足以拮抗滑膜的 IL-1。

IL-10

IL-10 蛋白存在于 RA 滑液中，其基因由滑膜组织巨噬细胞表达。对应用重组 IL-10 治疗的 RA 患者进行连续的滑膜活检发现并没有显著的组织学上的改善，而且在少量的临床研究中其临床疗效也并不明显。

转化生长因子 β

转化生长因子 β（transforming growth factor-β，TGF-β）是 TGF 超家族中关键的一员，它包含的骨形态发生蛋白通过细胞内的信号分子 Smads 转导信

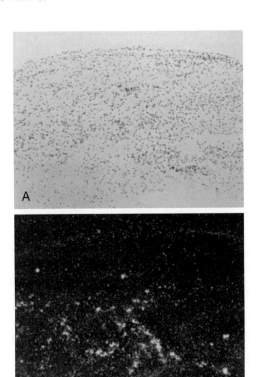

图 75-5　原位杂交法定位 RA 滑膜组织中 IL-1 受体拮抗剂（IL-1Ra）的信使 RNA。在血管周细胞中，特别是巨噬细胞中，可检测出特异性的 RNA 转录。A. 亮视野；B. 相同部位采用暗视野滤过后。暗视野中的银色颗粒即表示 IL-1Ra 阳性细胞的位置

号。TGF-β 广泛存在于不同的组织中，可由多种细胞产生，包括 T 细胞、单核细胞和血小板等。它能够抑制胶原酶的产生并诱导 TIMP 的表达。大量的 TGF-β 存在于 RA 的滑液中，但它主要以非活化、潜在的形式存在，而其 mRNA 可在 RA 的滑膜组织中被检测到[160]。虽然 TGF-β 经常被认为是一种可以促进伤口愈合的免疫抑制性细胞因子，但它在 RA 的作用是复杂的。

在 RA 中，TGF-β 是导致滑液 T 细胞反应"钝化"的因子之一。它也会使 IL-1 受体在软骨细胞等一些细胞中表达下调。将 TGF-β 直接注射到动物膝关节中，可以引起纤维化和滑膜衬里层增生。在链球菌细胞壁诱导的关节炎中，注射 TGF-β 或采用系统性的 TGF-β 基因治疗可改善关节炎症。然而，在同一模型中，关节腔内注射抗 TGF-β 抗体可以减轻治疗侧关节炎症，但对侧关节炎症并没有改善。虽然 TGF-β 主要被认为是抗炎因子，但它也能通过促进 T 细胞向 Th17 表型分化从而在自身免疫的发展中起着重要的作用。

可溶性细胞因子受体及结合蛋白

可溶性细胞因子受体及其结合蛋白可结合游离细胞因子，从而阻止其与细胞表面的功能性受体结合。例如，TNF 受体经蛋白裂解后可从细胞表面释放出去。在 RA 滑液中存在可溶性的 p55 和 p75 TNF 受体，有时浓度还非常高。从 TNF 抑制剂和可溶性 TNF 受体 -Fc 融合蛋白（如依那西普）的相关研究中发现，可溶性 TNF 受体的水平仍不足以阻断 TNF 的生物学活性。

RA 患者还能产生许多其他的可溶性受体和结合蛋白，但是因为浓度过低，所以无法有效地抑制关节内促炎性细胞因子的作用。例如，RA 滑液中存在 IL-1 的 II 型受体，以及较少量的 I 型受体。这些可溶性受体可以和滑液中的 IL-1 或 IL-1Ra 结合。IL-15 和 IL-17 的可溶性受体已经被确认，它们可以中和各自的配体，同样 IL-18 结合蛋白也可以抑制细胞因子的活性。

细胞因子网络促使滑膜炎持续存在

通过对 RA 中的细胞因子谱进行研究，促成了抑制细胞因子的靶向生物治疗，这提示了细胞因子网络

在 RA 中起着重要的作用。这些细胞因子网络通路并不是自主性的，除了一些疾病早期的患者外，停用抗细胞因子治疗后经常会导致疾病复发。不过，滑膜衬里层的旁分泌和自分泌细胞因子网络在 RA 炎性关节炎的发生中起重要作用（图 75-6）。

在关节滑膜或滑液中已发现多种细胞因子参与了此系统，这可能解释了滑膜衬里层细胞过度增生、HLA-DR 和黏附分子诱导以及滑膜血管生成的原因。参与这个庞大系统的潜在细胞因子很多，其中一些细胞因子如 IL-1、TNF、GM-CSF 和 IL-6 的作用已经十分明确。前两种因子和许多其他因子（如 IL-15、IL-18 和 IL-32）均由滑膜巨噬细胞产生，能够刺激滑膜成纤维细胞增殖和促进 IL-6、GM-CSF、趋化因子以及 MMPs、前列腺素等效应分子分泌。GM-CSF 由滑膜巨噬细胞和 IL-1β 或者 TNF 刺激的滑膜成纤维细胞分泌，反过来能够诱导 IL-1 产生，从而形成正反馈环路。GM-CSF，尤其是与 TNF 联合时，可以增加巨噬细胞 HLA-DR 的表达。巨噬细胞和成纤维细胞的细胞因子也能间接地活化局部 T 细胞和 B 细胞，包括 ACPA 的产生。警戒素也构成巨噬细胞 - 成纤维细胞的细胞因子网络，如 IL-33 和 HMGB1 等可以激活肥大细胞和其他细胞谱系。

关节中的细胞因子可以通过产生趋化因子，募集其他免疫和炎性细胞进入滑膜中。许多趋化因子均由巨噬细胞和成纤维细胞产生，并趋化中性粒细

胞、巨噬细胞和 T、B 细胞的特定亚群。在一些患者中，滑膜衬里下层的趋化因子如由树突状细胞产生的 CXCL13 和 CCL20，也有助于这些浸润细胞进入淋巴结构中。IL-12 和 IL-23 能够辅助 CD4+T 细胞分化成 Th1 表型并产生较少量的 IFN-γ 和其他相关的细胞因子。IL-1 和 TGF-β 主要由滑膜衬里层产生，它们和 IL-23 一起促进 Th17 或 Th9 细胞的产生。所有这些现象都是在抑制因子、可溶性受体和结合蛋白存在但是促炎因素超过了这些抑炎因素时发生的。其他细胞因子，如 RANKL 和 M-CSF，可以激活破骨细胞使骨骼重塑。

尽管细胞因子本身可能不会导致 RA 发生，但它们明显参与并长期维持类风湿滑膜炎。起关键作用的细胞因子或治疗时必须被阻断的细胞因子可能因个体的不同而不同，以及也可能因疾病阶段的不同而不同。最终，对疾病的遗传和表观遗传的影响、环境触发因素和细胞因子产生的特定模式的认识有助于确定哪些是正确的细胞因子抑制剂的组合且对疾病是有效的。

信号转导和转录因子

关 键 点

- 在 RA 滑膜中，复杂的细胞内信号转导机制调控细胞因子的产生和作用。
- 在 RA 中，NF-κB、MAPKs、AP-1、JAKs、Syk、PI3Ks 和一些其他的转导通路是潜在的治疗靶点。
- 在 RA 中，部分信号转导抑制剂已被证实具有临床疗效，尤其是 JAK-STAT 通路。

细胞内信号转导系统将环境中的信息传导到细胞内部，然后细胞可以对这些信号做出适当的反应。信号通路和转录因子的高度多样性可以为协调基因的活化和抑制提供选择性的机制。在 RA 滑膜中观察到的许多炎症反应，包括细胞因子、蛋白酶和黏附分子基因的激活，都可以追溯到特定的转录因子和信号转导通路。虽然许多直接针对信号转导的靶向治疗的效果有限，但最近获批使用的口服 JAK 抑制剂增加了 RA 的治疗选择。

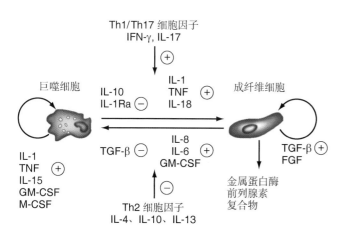

图 75-6　RA 中的细胞因子系统。旁分泌和自分泌途径均可导致滑膜衬里层成纤维细胞样或者巨噬细胞样滑膜细胞的活化。正反馈（＋）和负反馈（－）路径同时存在于这一系统中，但是在 RA 中正反馈占优势。1 型辅助 T（Th）或者 Th17 细胞因子能够增强这个系统，而 Th2 细胞因子抑制这个系统。FGF，成纤维细胞生长因子；GM-CSF，粒细胞 - 巨噬细胞集落刺激因子；M-CSF，巨噬细胞集落刺激因子；TGF，转化生长因子

Janus 激酶／信号转导与转录激活因子

JAK 蛋白转导大量细胞因子和生长因子的受体信号，而这些受体都使用着共同的 γ 链。目前已知的 JAKs 有 4 种（JAK1、JAK2、JAK3 和 TYK1），它们可以形成同源二聚体和异源二聚体。JAK 蛋白可磷酸化信号转导与转录激活因子（signal transducers and activators of transcription，STATs），随后 STATs 可以转移到细胞核，并在细胞核中调控基因转录。JAKs 在 RA 的 FLS、免疫细胞和滑膜中表达，免疫组化研究发现了 JAK3，主要是在衬里下层的树突状细胞中表达[161]。JAK 蛋白已经成为受关注的焦点，因为包括托法替尼在内的几种 JAK 抑制剂在 RA 中被证明具有较好疗效[162]。其临床疗效和毒副作用与生物制剂相似，但是，对宿主防御和肿瘤发生风险的影响仍需要更长期的研究。我们仍然需要进一步寻找最佳的亚型以保证最大的安全性及有效性。JAK1/2 选择性抑制剂巴瑞克替尼和 JAK1 抑制剂如乌帕替尼、非戈替尼已被证明有临床疗效。

在类风湿关节炎的滑膜中会表达多种 STATs。STAT1 的活化与 RA 的疾病活动度相关，使用 STAT1 诱骗寡核苷酸也能抑制抗原诱导的小鼠关节炎[163]。此外，对类风湿关节炎组织的研究发现的基因表达特征提示 STAT1 调控了基因的表达，包括 IFN 调控的基因。而另一项研究表明可将 RA 患者分为两组，一组以 STAT1 为特征，另一组以组织修复和重塑为特征[164]。

一项对接受 JAK 抑制剂托法替尼治疗的患者的滑膜活检研究显示，JAK 抑制剂的临床反应与磷酸化的 STAT1 和磷酸化的 STAT3 之间存在高度相关性（图 75-7）[165]。这些数据表明，抑制 JAK1 对临床疗效尤为重要，其最有可能是通过阻断 IL-6 和 I 型 IFNs 来发挥作用。选择性 JAK1 抑制剂的有效性和滑膜组织活检研究的结果显示，JAK 抑制剂在 RA 中可能通过 JAK1/STAT1/STAT3 通路发挥作用。

丝裂原活化的蛋白激酶

丝裂原活化蛋白激酶（mitogen-activated protein kinase，MAPKs）是细胞应激后激活的信号转导酶系统，由几种并列的蛋白激酶级联物组成并调节细胞因子和 MMP 基因的表达。主要有三类不同的 MAPKs

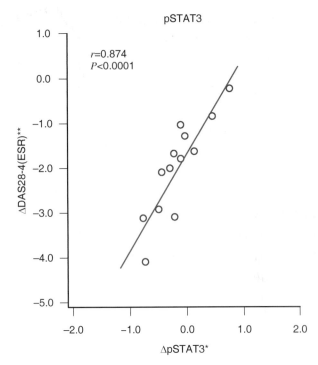

图 75-7　JAK 抑制剂对滑膜 STAT3 激活的影响。经皮获得 RA 患者滑膜活组织后，RA 患者开始接受托法替尼治疗 4 个月。1 个月后进行第二次滑膜活组织检查，P-STAT3 的变化与 4 个月时的临床改善相关。注意 P-STAT3 的变化与 3 个月后的 DAS28 变化密切相关。* 从基线到第 28 天的生物学标志物数据的变化。** 从第 1 天到第 4 个月 DAS28-4（ESR）的变化。DAS，疾病活动度评分；ESR，红细胞沉降率；r，相关系数；STAT，信号转导与转录激活因子（From Boyle DL, Soma K, Hodge J, et al: The JAK inhibitor tofacitinib suppresses synovial JAK1-STAT signalling in rheumatoid arthritis. *Ann Rheum Dis* 74: 1311-1316, 2015.）

家族，分别是 JNK、p38 和细胞外信号调节激酶（extracellular signal-regulated kinase，ERK）。MAPKs 磷酸化特定的细胞内蛋白，包括一些转录因子，这些转录因子随后通过转录或转录后机制调节各种基因的表达。MAPKs 在滑膜组织中广泛表达，并在类风湿关节滑膜中被激活。免疫组化和蛋白印迹分析可检测到磷酸化的 ERK、p38 和 JNK。这三种激酶和它们的上游调控分子在培养的成纤维样滑膜细胞中结构性地表达，并且在接触细胞因子后的数分钟内被激活。它们可以调节促炎性细胞因子和 MMPs 的产生。

p38 抑制剂在小鼠胶原诱导性关节炎和大鼠佐剂性关节炎中是一种有效的抗炎药物，其机制可能是通过减少促炎细胞因子的生成。另外，p38 抑制剂可以阻断体外培养的巨噬细胞、滑膜细胞和滑膜组织细胞产生 TNF 和 IL-6。脊髓中的 p38 在疼痛发生过程中也起着重要的作用，它的抑制剂可能具有镇痛和抗炎的作用。最近的研究表明在中枢神经系统中的 p38 能够调节外周的炎症反应，因为采用鞘内注射 p38 抑制剂可抑制大鼠佐剂性关节炎的炎症反应和关节破坏[166]。

鉴于 p38 在 RA 发病中可能起重要作用，选择性 p38 抑制剂最多达到中等水平的临床疗效让人意外[167]。这些令人失望的结果的原因可能可以由被动 K/BxN 血清转移模型来解释，在这个模型中巨噬细胞缺乏 P38α，但关节严重程度却矛盾地增加[168]（图 75-8）。这可能是因为缺乏 p38 的巨噬细胞产生抗炎细胞因子 IL-10 的水平较低。此外，使其他 MAP 激酶失活的磷酸酶的表达也受到抑制，从而导致 JNK 和 ERK 磷酸化水平明显升高。因此，促炎通路的代偿性增加抵消了抑制 p38 的获益作用。

除了直接阻断 p38，其上游的激酶可能成为治疗靶点。调控 p38 的 MKK3 和 MKK6 都在类风湿滑膜中表达和激活。在被动 K/BxN 模型和胶原诱导的关节炎模型中，敲除 MKK3 和 MKK6 的小鼠关节炎症明显减轻[169]。更值得关注的是，巨噬细胞中缺乏 MKK3 或 MKK6 可以避免阻断 p38 对 ERK、JNK 和 IL-10 的作用。阻断上游的激酶可能是靶向阻断 MAPKs 本身的另一种方法。

调控细胞生长和一些炎性介质的 ERK 途径可以通过抑制其上游激酶 MEK1 和 MEK2 来阻断。一项应用小分子抑制剂的临床研究发现其临床疗效甚微，但是安慰剂的临床应答率却很高。

JNK 三种亚型中的两种（JNK1 和 JNK2）参与调控炎症反应中的众多基因，其中包括 TNF 和金属蛋白酶。在佐剂性关节炎模型中，应用 JNK 抑制剂可以显著减少骨破坏，同时也减少了滑膜中 AP-1 的活化和胶原酶基因的表达[170]。但在 JNK1⁻/⁻ 小鼠模型中，并没有观察到任何获益，而在 JNK2⁻/⁻ 小鼠模型中，也仅是观察到对软骨起一定的保护作用。与 p38 通路类似，靶向 JNK 上游的调节因子如 MKK4 和 MKK7 是替代的方法。MKK7 尤为特别，因为它在 FLS 通过 JNK 调节 MMP，在 K/BxN 小鼠血清转移性关节炎中，MKK7 缺失会降低滑膜炎的发生[171,172]。

核因子 κB

核因子 κB（nuclear factor-κB，NF-κB）是一种广泛分布的转录因子，在许多与 RA 有密切关系的基因表达中发挥关键作用，包括 IL-1、TNF、IL-6 和 IL-8。NF-κB 通路的信号组成元件包括 IκB 激酶，在其他章节有更详细的描述（见第 18 章）。类风湿关节炎的滑膜中含有丰富的 NF-κB，免疫组化的分析证实在滑膜衬里层的细胞核内存在 p50 和 p65 这两种 NF-κB 蛋白[173]。即使这些蛋白在骨关节炎滑膜中也可以检测到，但 RA 中的 NF-κB 活性更强，这是因为它的抑制物，RA 衬里内层细胞内的 IκB 会因磷酸化而被降解。

培养的成纤维滑膜细胞在受到多种促炎细胞因子（例如 IL-1、TNF 和 IL-17）或者 Toll 样受体配体（例如肽聚糖、脂多糖）的刺激后，其 NF-κB 迅速发生核易位。对于细胞来说，NF-κB 也是一种存活因子，在一些细胞系内活化 NF-κB 后对抵抗细胞凋亡起到重要的作用。这种作用在肠道炎症中尤为重要，实际上 IKKβ 的缺陷会增加肠道黏膜的损伤，因为 NF-κB 的缺乏会增加上皮细胞的死亡[174]。FLS 予 TNF 刺激至少 3 天后会使染色质重塑，导致组蛋白乙酰化和促进 NF-κB 向 CXCL10 启动子募集[175]。这些结果表明导致 RA 中 NF-κB 激活的部分原因可能是长期暴露于滑膜细胞因子使 TNF 致敏。许多关节炎动物模型都需要 NF-κB 激活。在胶原诱导的关

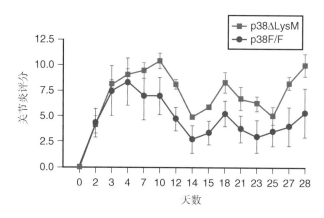

图 75-8　巨噬细胞缺乏 p38 的小鼠关节炎程度加重。用 K/BxN 小鼠来源的致关节炎血清对巨噬细胞 p38 缺乏的小鼠（p38ΔLysM）和对照组小鼠（p38F/F）分别进行两次注射来建立慢性关节炎模型。值得注意的是，巨噬细胞 p38 缺乏的小鼠疾病严重度增加，最可能是因为 IL-10 产生水平下降和其他丝裂原活化蛋白激酶的活化增加（From Guma M，Hammaker D，Topolewski K，et al：Antiinflammatory functions of p38 in mouse models of rheumatoid arthritis：Advantages of targeting upstream kinases MKK-3 or MKK-6. *Arthritis Rheum* 64：2887-2895，2012.）

节炎的临床前阶段，常常在明显的临床关节炎出现很久之前，就已经发现滑膜中 NF-κB 快速激活。在大鼠佐剂性关节炎中，关节腔内采用阻断 IKK 信号通路的显性失活 IKKβ 结构进行基因治疗可以减轻关节炎的症状，而且链球菌细胞壁引起的关节炎可以被诱骗寡核苷酸或显性失活 IκB 腺病毒所阻断[176]。抑制 NF-κB 与滑膜细胞浸润减少和细胞凋亡增加有关。在胶原诱导的小鼠关节炎中，采用小分子 IKKβ 抑制剂也可以抑制关节炎和关节破坏。

活化蛋白 -1

与 NF-κB 一样，活化蛋白 -1（activator protein-1，AP-1）可调节许多与 RA 有关的基因，特别是 TNF 和 MMP。AP-1 可被细胞外信号分子包括细胞因子、生长因子、肿瘤促进剂和 Ras 癌蛋白诱导激活。AP-1 包括转录因子 Jun 和 Fos 家族的成员，它们之间会形成 Jun 同源二聚体、Jun-Jun 异源二聚体或者 Jun-Fos 异源二聚体。当 AP-1 的一种成分特别是 c-Jun 被 c-Jun 氨基末端激酶（JNK）磷酸化后，AP-1 驱动的基因表达会大大增加。

AP-1 蛋白的表达和细胞核结合的量在 RA 滑膜中均有增加，尤其在衬里内层细胞核内增加更多[177]。c-Jun 和 c-Fos 蛋白在衬里下层炎症浸润区中也有表达，但表达量较前者少。AP-1 位于滑膜衬里内层，这与 RA 中大多数蛋白酶和细胞因子基因在这个区域过度表达有关。在正常的滑膜中通常检测不到 AP-1 蛋白，但在骨关节炎滑膜细胞中可检测到少量的 AP-1 蛋白。

细胞因子（例如 IL-1、TNF 和 TLR 配体）促进 RA 滑膜中 AP-1 的活化。在体外培养的成纤维滑膜细胞中，这些因子是 AP-1 核结合的强效诱导剂。其中 IL-1 效果特别明显，可在较低浓度下显著增加 AP-1 的核结合。在滑膜细胞中，构成 AP-1 的特异性 Jun 家族成员对 AP-1 的功能有明确的作用。例如，c-Jun 可以增加促炎介质的产生，而 JunD 则抑制细胞因子和 MMP 的产生[178]。AP-1 诱骗（decoy）寡核苷酸能减轻胶原诱导性关节炎，并抑制滑膜组织产生细胞因子。

干扰素调节：IKK 相关激酶和干扰素调节因子

干扰素信号在包括 RA 等一系列自身免疫病的发病中发挥作用。Ⅰ型干扰素（IFN）在 RA 滑膜组织中表达，特别是在衬里层的滑膜细胞中表达较多。IFN 产生及 IFN 应答基因如 CCL5、CXCL10 和 CCL2 的调节通路与经典的 NF-κB 通路相平行，它包含 IKKε 和 TANK 结合激酶 1（TANK binding kinase 1，TBK1）这两种 IKK 相关激酶。病毒双链 RNA 与 TLR3 结合后，可刺激 IKKε 和 TBK1 磷酸化转录因子干扰素调节因子 3（IRF3）以及诱导包括 RANTES 和 IFN-β 在内的一系列参与该反应的基因表达。IKKε 及其底物 IRF3 在 RA 滑膜组织中表达，并处于高度活化状态。应用 IKKε-/- 小鼠模型和阻断内源性 IKKε 和 TBK1 活性的基因结构相结合，证实了在体外培养的 FLS 中，IKK 相关激酶是调节 IFN-β、RANTES 和 MMP 表达的关键酶[179]。相比之下，在 DC 中 IRF7 为调节 IFN 反应的主要 IRF，而 IRF3 是 FLS 中 IFN 信号的关键因子[180]。

一些 IRF3 诱导的基因过度表达（最显著的是 IFN-β），在炎性关节病中有保护作用。在小鼠胶原诱导性关节炎模型中，注射 IFN-β 或表达 IFN-β 的转化成纤维细胞后病情比对照组轻，其中骨和软骨破坏都有所减少。但是正如前文提到，一项应用 IFN-β 治疗 RA 的临床研究显示并无临床获益，可能是由于 IFN 提高了 IL-1Ra 的表达。另一种方法可能可以通过抑制 IKK 相关激酶来阻断 IFN 应答相关趋化因子的表达，同时提供低水平的外源性 IFN-β 治疗来获得临床疗效[181]。外周血细胞的 IKKε 水平也可能是 RA 临床疾病活动度的生物学标志物，在活动性滑膜炎患者中检测到其水平升高。

脾酪氨酸激酶

其他一些信号分子也被发现与 RA 相关，可能成为潜在的治疗靶点。例如，脾酪氨酸激酶（Syk）参与多种细胞的免疫受体信号转导，如在巨噬细胞和肥大细胞的 Fc 受体信号转导中起关键作用。Syk 也参与 B 细胞受体识别配体后的 B 细胞活化。虽然小分子 Syk 抑制剂福坦替尼的脱靶效应是剂量限制性的，且与早期研究相比，注册的临床研究显示其治疗效果减弱，但在 RA 患者中证明有治疗效果[183]。也有证据表明其他选择性化合物如 MK-8457 也有治疗效果，但出现严重感染的风险增加。

PI3 激酶和其他信号通路

PI3 激酶，特别是 δ 和 γ 亚型，因它们分别在固有免疫和细胞募集中发挥作用，是极具吸引力的治疗靶点。PI3Kγ 是趋化因子信号传导的汇合点，可能用一种化合物就能靶向作用于几种趋化因子。δ 亚型的作用最为显著，因为它不仅可以调节 FLS 的侵袭作用，同时也是 B 细胞分化和激活所必需的酶。因此，PI3Kδ 是靶向 B 细胞的另一种途径。而另一种激酶，Bruton 酪氨酸激酶（BTK）被阻断后，可以抑制 B 细胞以及髓细胞的先天性免疫应答。针对 RA 的多种 BTK 抑制剂也一直在被研发，它们已被证明在临床前阶段关节炎模型具有治疗效果，并与多种 RA 治疗药物如甲氨蝶呤、依那西普、阿巴西普具有协同作用 [184]。有趣的是，并不需要长期使用就可使关节炎模型获益，这使在 RA 中使用口服药物冲击治疗成为可能。信号转导通路从不缺少靶点，以及包括上游 MAP 激酶调节因子、Ras、IL-1 相关激酶（IRAKs）、神经鞘氨醇激酶 1（SK-1）等在内的许多靶点都可能成为一系列免疫介导性疾病的研究对象。信号抑制剂的非最佳剂量联合使用也是改善风险获益率的潜在治疗策略。

RA 滑膜中细胞的存活和凋亡

关键点

- 活性氧和氮可造成 RA 关节局部的毒性环境，导致破坏细胞和加重炎症反应以及改变 T 细胞反应性。
- 细胞凋亡或者死亡受限会导致 RA 滑膜组织中细胞的堆积。
- 关键调控基因如 p53 抑癌基因的异常，会增加关节中细胞的聚集。
- 诱导细胞凋亡可能抑制滑膜炎症和关节破坏。

理解细胞生存周期为探索炎症性疾病的发病机制提供了新的视角。T 细胞过早衰老已在前面章节内容中阐述。在本节中，我们将讨论细胞分裂的异常调节、氧化损伤、程序性细胞死亡和基因组的永久性变化，以及它们是如何导致 RA 的。

活性氧和氮

RA 患者关节内的氧化应激反应是在多种刺激的共同作用下产生的，包括滑膜腔压力升高、毛细血管密度减少、血管改变、滑膜组织代谢率升高以及局部白细胞的激活。关节内反复发生的缺血再灌注损伤也会促进活性氧的产生。组织损伤后释放出的铁离子、铜离子和血红蛋白可以催化自由基反应。

RA 患者产生较多活性氧，这会导致脂质过氧化物水平升高、通过自由基降解透明质酸、血清和滑液中抗坏血酸水平降低，以及通过呼吸排出的戊烷增多。作为氧化应激标志物的硫氧化还原蛋白，在 RA 患者滑液中的表达水平显著高于其他关节炎。RA 患者外周血淋巴细胞 DNA 中突变的 8- 羟基脱氧鸟苷水平明显升高，它是 DNA 氧化损伤的产物，也是氧化应激的基因毒性作用的标志物。

在类风湿关节炎的滑膜组织里一氧化氮（NO）也产生较多。内皮型或神经元型 NO 合成酶组成性地产生低水平的 NO，而经细胞因子或细菌产物刺激后，诱导型 NO 合酶可使酶的水平大大升高。类风湿性关节大量蛋白被亚硝基化以及患者滑液中亚硝酸盐的水平升高，提示关节局部 NO 生成。此外，尿中硝酸盐与肌酐的比值升高，并且滑膜中也存在诱导型 NO 合酶。

细胞凋亡和自噬

程序性细胞死亡，或称细胞凋亡（apoptosis），可以安全地从活组织中清除细胞，有利于组织的重塑或细胞清除，而这一过程并不触发炎症反应。凋亡为一种精密调控的生理过程，激素和生长因子的撤退可启动该过程。自噬是细胞存活的另一种适应性机制，它可以通过溶酶体去分解细胞内成分以及维持细胞的重要功能，以保证细胞不会死亡。

基因调控凋亡

RA 滑膜细胞的聚集是多重因素平衡的结果，包括细胞募集和迁出、局部细胞增殖和死亡。例如，在

RA 滑液中的 T 细胞凋亡明显比晶体诱导性关节病的淋巴细胞的少。淋巴细胞聚集物中高表达抗凋亡蛋白 Bcl-2，保护滑膜中的 T 细胞免于发生程序性细胞死亡。体外实验发现，RA 患者 T 细胞与 FLS 共同培养时，T 细胞不容易发生凋亡。尽管已证实整合素连结的 RGD 模序（精氨酸 - 甘氨酸 - 天冬酰胺）可阻断滑膜细胞的保护效应，但参与其中的具体黏附因子尚不明确。

Fas 及其配体 FasL（TNF 超家族成员之一），调节包括滑液 T 细胞和滑膜细胞在内的多种细胞类型的细胞死亡。RA 患者滑液 T 细胞可表达 Fas，且外周血中 Fas+ 细胞的数量明显高于健康对照组[185]。抗 Fas 抗体可以和细胞表面的 Fas 发生交联反应，迅速诱导 RA 滑液中的 T、B 淋巴细胞发生凋亡，而外周血 T 淋巴细胞不容易发生这种方式诱导的凋亡。TNF 超家族的另一个成员 TNF 相关凋亡诱导配体（TRAIL），与其两个受体（DR4 或 DR5）结合后可诱导半胱氨酸天冬氨酸蛋白（caspase）依赖性凋亡。DR5 可表达于 RA 的 FLS 中，而在 OA 的细胞中没有表达，这一凋亡过程可以由 TRAIL 或激动性抗 DR5 抗体诱导[186]。

针对 RA 滑膜组织细胞凋亡的研究发现仅在内膜衬里层和衬里下层检测到少量凋亡的细胞核[187]。电子显微镜研究仅发现极少数的细胞表现出典型的程序性细胞死亡。高表达 Bcl-2 的淋巴细胞聚集物中几乎无凋亡细胞存在，这可能是淋巴细胞很少死亡的原因。巨噬细胞也很少发生凋亡，因为它们高表达 caspase 8 抑制因子——FLICE 样抑制蛋白（FLIP），这种蛋白可以抑制 Fas 介导的凋亡。

通过 Fas 交联去诱导滑膜细胞凋亡还是相对困难的。p53 也在滑膜内膜衬里层和衬里下层表达，它的经典作用是诱导细胞周期停滞，以及修复 DNA 损伤或诱导细胞凋亡。但是，p53 正向凋亡调节因子（PUMA）作为 p53 介导凋亡的主要效应因子之一，在滑膜和培养的滑膜细胞中仅有低浓度表达。即使通过转染表达 p53 的载体使滑膜细胞过量表达 p53，滑膜细胞仍不容易发生 p53 介导的凋亡[188]。滑膜细胞的凋亡可以通过暴露于过氧化氢或一氧化氮等物质产生氧化应激来启动。

有利于细胞存活的基因表达方式可以部分解释 RA 患者中受累组织的细胞凋亡相对减少这一现象。蛋白酶 ADAM15 可通过激活黏着斑激酶途径参与

Fas 配体诱导的 FLS 对凋亡的抵抗[189]。处于这条通路上的许多其他基因存在不同程度的甲基化，同样也可以增加对细胞死亡的抵抗[190]。Sentrin-1 是一种泛素样蛋白，通过修饰凋亡相关蛋白来调节细胞的存活。Sentrin-1 在 RA 滑膜尤其是软骨侵蚀部位表达，它可以保护细胞免于发生 Fas 介导的凋亡。另一种蛋白 PTEN（10 号染色体上的磷酸酶和张力蛋白类似物），最初被认为是一种保护细胞免于发生肿瘤样生长的关键因子，它通过拮抗 PI3K、Akt 和阻断许多其他增殖途径来实现这一功能。有研究表明，PTEN 在 RA 滑膜内膜衬里层和培养的 FLS 中呈低表达[191]。

基因调控自噬

RA 滑膜内膜衬里层中与自噬增多相关的基因，比如编码 LC3、Beclin-1 和小干扰 RNA miR-30a 的基因显著高于骨关节炎的滑膜[192]。而这些基因是通过自噬而不是通过凋亡调控细胞死亡来编辑细胞，从而提高细胞的存活能力。在 RA 的 FLS 中，通过抑制蛋白酶体介导的蛋白降解来诱导自噬，可以阻止细胞死亡，而内质网应激可以增加细胞凋亡。因此，自噬能够多大程度地调控细胞存活是视具体情况而定的。

增加关节炎模型凋亡的干预手段

通过将抗 Fas 抗体和编码 FasL 配体的腺病毒用于小鼠胶原诱导性关节炎模型上，发现 Fas 诱导的死亡成功减轻了炎症。给 SCID 小鼠移植 RA 的滑膜组织后发现，抗 Fas 抗体也可以诱导滑膜细胞的死亡。在移植了 RA 滑膜组织的 SCID 小鼠模型中，发现抗 DR5 抗体可以减少软骨的侵蚀。与之类似，用腺病毒将 TRAIL 转移到兔的关节炎模型中，会减轻滑膜的炎症[193]。已在小鼠胶原诱导性关节炎模型中证实了凋亡作为炎症调节因子的重要性，在此模型中，DR5 基因缺陷会加重病情。阻断 PMNs 中的 Foxo3a 也可以有效清除小鼠中的炎性细胞，抑制炎性关节炎[194]。

Bcl2 同源 3（BH3）结构域蛋白是细胞凋亡的强力诱导因子。而主要的难题是如何使这些蛋白在靶细胞中表达[195]。Bim 是其中的一类蛋白，它被改造成一种可以穿透细胞膜的蛋白（TAT-Bim），并且在被动 K/BxN 模型中进行评测。这一结构可从预防及治疗的层面减轻关节炎的严重程度，其机制与细胞凋亡

相关，主要是髓系细胞的凋亡。因此，靶向某一细胞系的细胞死亡有减轻炎性关节炎的潜在作用。

通过在这些细胞中过表达 PUMA 可以克服 FLS 对细胞凋亡的相对抵抗。由于 FLS 对腺病毒具有抵抗性，这种方法需要设计一个增加转染率的优化腺病毒载体[196]。更有趣的是，通过直接向佐剂性关节炎大鼠的关节内注射输送 PUMA 的基因治疗方法，可以缓解关节炎和减少关节损伤，这使利用促凋亡药物治疗 RA（或其他关节疾病）成为可能。

调节凋亡的其他分子也在动物模型中被证明有潜在的应用价值。例如，在链球菌细胞壁诱导的关节炎中，阻滞 NF-κB 可诱导滑膜细胞凋亡并抑制关节炎。TP53 基因治疗可以诱导兔抗原诱导性关节炎的滑膜凋亡并抑制关节的炎症[197]。胶原诱导性关节炎证实了 p53 基因的多种生物活性，因为 TP53 基因敲除的小鼠因凋亡减少，发生了更严重的炎症和关节的破坏。在基因敲除小鼠中，胶原酶基因表达增加可以介导关节破坏，这很可能因为 p53 基因直接抑制了 MMP 基因的转录[198]。

抑癌基因

p53 肿瘤抑制因子是 DNA 修复和细胞复制的关键调节因子。与骨关节炎和正常组织相比，p53 蛋白在 RA 的滑膜组织中过度表达[199]。在极早期的 RA 患者滑膜中也可以检测到 p53 蛋白。然而，p53 在其他炎性关节病（如反应性关节炎）中的表达水平要低得多，这可能反映了 RA 中 DNA 的损伤和氧化应激更严重。

发生在 RA 滑膜中编码肿瘤抑制蛋白 p53 的 TP53 基因体细胞突变可以导致滑膜组织凋亡不足[200]。以活性氧或 NO 诱导的损伤为特征的转换突变，导致 80% 以上的碱基改变。一些突变的 TP53 基因表现出显性失活的特点，可抑制野生型等位基因功能的表达。显微解剖研究证实了寡克隆增殖细胞突变岛的存在，并且发现 RA 滑膜局部 p53 功能的缺失和同一部位 IL-6 基因表达增加有关。研究数据表明基因突变不是导致 RA 的原因，而是长时间氧化应激的结果。基因的改变可能增加滑膜的侵袭能力，改变 RA 的自然病程。TP53 也可以通过 STAT 介导的途径调控 T 细胞分化。在 p53 缺陷小鼠体内，CD4$^+$T 细胞中 STAT5 表达下降，从而上调 Th17 和下调 Treg 的功能，因此增加自身反应性的倾向[201]。RA 中，其他

基因的异常也有报道。例如，突变的波形蛋白可以被瓜氨酸化，并作为 RA 中抗体的激活抗原（见前面的讨论）。类风湿滑膜细胞也存在线粒体 DNA 的突变。RA 滑膜 T 细胞 HPRT1 基因突变的发生率增高，它们可作为滑膜周围环境发生氧化损伤的标志。这些异常的淋巴细胞部分也可在外周血中被检测到，提示关节内的 T 细胞可以移出关节外。

滑膜血管

> **关键点**
>
> - RA 的滑膜是一个缺氧的环境。
> - 在 RA 中，血管形成是一个动态过程，为滑膜增生提供营养物质。
> - 血管生成因子，如 IL-8、FGF 和血管内皮生长因子，可以促进滑膜的血管增殖。
> - 滑膜中的微血管内皮细胞表达黏附分子，在趋化因子的作用下介导循环细胞进入关节内。

血管在炎症过程中发挥了十分活跃的作用，它不仅可以选择哪些细胞进入组织，还可以通过新毛细血管的生成对组织的生长和营养发挥决定性的作用。了解微血管的结构和功能可以帮助我们更好地理解高代谢组织，如 RA 滑膜是如何过度增生的。

RA 中的血管生成：滋养滑膜

人们在许多年前就已经认识到新生毛细血管的旺盛生长在滑膜炎发展的早期阶段中的重要性。RA 滑膜中血管的绝对数量增加（图 75-9），用内皮特异性抗体对滑膜组织切片进行染色，可见滑膜衬里下层丰富的毛细血管和毛细血管后微静脉网络。然而，与银屑病关节炎滑膜中扭曲的血管相比较，这些血管不一定正常，其形态特征以直、分支血管为主。炎性滑膜中的血管不太成熟，可能是由于 DNA 损伤增加和周细胞募集减少。TNF 抑制剂可以选择性地清除 RA 滑膜中这些不成熟的血管[202]。

缺氧

通过计算每单位面积中血管的数量得知，RA 组

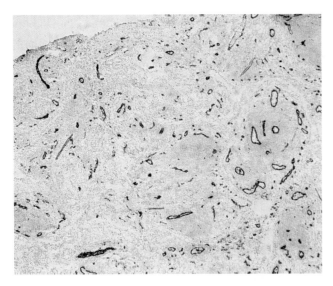

图 75-9 采用抗 von willebrand 因子抗体给 RA 患者滑膜染色，以此来描述组织中血管情况。在类风湿滑膜炎启动后，由于血管生成刺激物的作用，大部分血管生成增多（Courtesy Dr. Paul-Peter Tak.）

织的生长和代谢需求超过了血管生成，会造成局部组织缺血[203]。RA 滑液中的氧分压非常低，而乳酸盐检测值经常是高的，且其 pH 在极端情况下可降至 6.8。RA 患者膝关节滑液样本中氧分压平均值约 30 mmHg，偶尔会低于 15 mmHg。血流减少的另一个原因是关节内滑液渗出造成关节腔内正压升高，阻塞毛细血管血流，从而导致关节腔内的缺血再灌注损伤。血流量的改变并不是关节内缺氧的唯一原因；另一个原因是 RA 滑膜的耗氧量是正常者的 20 倍。

缺氧是刺激血管生成的强力因素，缺氧感应蛋白——缺氧诱导因子 1α（HIF-1α）参与多种血管生成因子的调节。低氧分压同样会导致 HIF-1α 诱发的 VEGF 转录，VEGF 为特异性内皮细胞有丝分裂原，研究证实 RA 的滑液和滑膜组织中含有高浓度的 VEGF。在疾病早期，血清中 VEGF 浓度升高与后续的影像学进展相关。VEGF 还可以刺激胶原酶表达，胶原酶可以降解细胞外基质，为血管形成和血管翳增生提供空间。VEGF 在滑膜衬里层细胞中明显高表达，而且在缺氧和 IL-1 刺激下，体外培养的 FLS 也可以产生血管生成因子。HIF-1α 的其他功能包括：调节炎症反应；在被动 K/BxN 关节炎模型中，选择性敲除髓系细胞的 HIF-1α 后可以抑制炎症反应[204]。

HIF-1α 调节许多可以改变炎症和血管形成的其他通路。例如，它可以诱导 RA 的 FLS 合成警戒素 IL-33，从而创造一种将缺氧与固有免疫反应联系起来的新型调节回路[205]。HIF-1α 还激活 STAT3，模拟 IL-6 刺激后的一些效果[206]。在类风湿滑膜外植体中阻断 HIF-1α 可以降低 IL-6、IL-8 和 MMP3 的产生。这些数据表明缺氧不仅促进血管增殖，还促进细胞因子表达和基质破坏。

血管生成因子

血管内皮生长因子（VEGF）可以与带有酪氨酸激酶结构域的两种受体结合，即 VEGF-R1/Flt-1 和 VEGF-R2。VEGF-R1 调节巨噬细胞的炎症反应，如影响 IL-6 的分泌以及增加吞噬功能。小分子 VEGF-R 抑制剂也会抑制急性炎症模型的炎症反应。因此靶向 VEGF 受体的小分子可能会抑制 VEGF 的血管生成和促炎作用。

除了缺氧可以刺激血管生长外，关节中的炎性细胞因子环境也可以促进关节内血管的生成。RA 关节内表达的多种促炎因子，包括 IL-8、FGF 和 TNF-α，都有促血管生成的作用。其中多种细胞因子，可以通过增加滑膜细胞血管生成素（Ang-1 和 Ang-2）的表达来进一步促进血管生成，随后血管生成素还可以与 RA 毛细血管内皮细胞上的酪氨酸激酶受体（Tie-1）相结合。在未分化关节炎的早期，Tie-1 和 Ang-1 的共表达与 RA 的进展相关[207]。最近发现 IL-35 是一种抗血管生成因子，它可以通过 Ang-2/Tie2 通路抑制 VEGF 功能[208]。RA 滑膜组织中，内皮细胞表面活化的黏附分子还可以释放其他血管生成因子，如可溶性 E 选择素和可溶性 VCAM，它们可以促进血管的增生[209]。另外关节内也可生成少量的抑制毛细血管增生的抗血管生成调节因子，如血小板因子 4 和血小板反应蛋白。促进 RA 滑膜中血管形成的其他通路和因子包括 TLR5 结合和岩藻糖基转移酶 Fut1 的表达[210]。

血管重建是一个动态过程，包括持续的血管生成和吸收。在 RA 中，可以通过检测诸如 $\alpha_v\beta_3$ 等一些整合素的表达来识别促血管生成因子作用下新生毛细血管的生成。表达 VEGF 的滑膜组织区域的内皮增生尤为显著。滑膜其他区域的内皮细胞凋亡可以证实滑膜血管退化。RA 滑膜中血管增生与退化的比率明显高于骨关节炎和正常的滑膜。

关节炎模型中针对血管生成的靶向治疗

炎性关节炎中新生血管形成的重要性在胶原诱导性关节炎动物模型中已得到证实。用与曲霉菌产生的烟曲霉素类似的抑制血管生成的复合物对动物模型进行预处理，可以观察到关节炎症明显缓解[211]。这种复合物对增生的、非静止的内皮细胞有细胞毒性。另外，如果在动物模型的病程中很好地开始使用这种复合物进行治疗，那么已经发生的关节炎也可以逆转。血管生成对关节炎症的发生和发展都很重要，因为炎症需要更多的血管来募集白细胞，或为组织提供养分和氧气。

使用小分子抑制剂靶向抑制 HIF-1α 表达，能够阻断核转位和对 VEGF 的诱导作用，在佐剂性关节炎中有治疗效果[212]。其他的 VEGF-R1 小分子抑制剂，无论抗体还是激酶抑制剂的效果都已成功在关节炎的临床前模型中被检测。瓦他拉尼为其中之一，可以减轻兔膝关节的炎症反应。

在关节炎动物模型中，其他一些抗血管生成的方法也是有效的。例如，在小鼠模型中，用肝细胞生长因子拮抗剂 NK4 进行基因治疗可以抑制血管生成和炎性关节炎[213]。血小板反应蛋白 1 过度表达可以显著降低大鼠胶原诱导性关节炎的血管密度，减轻炎症和关节破坏。在兔关节炎模型中直接向关节腔内注入环状 RGD 肽可以阻断 αvβ3 整合素的表达[214]。这种环状肽可以减轻关节炎症，增加内皮细胞凋亡，抑制骨和软骨的破坏。RGD 肽具有选择性结合增生血管的能力，在小鼠胶原诱导性关节炎模型中可以用来诱导前凋亡因子进入滑膜新生血管[215]。将强效的血管生成抑制剂内皮抑素应用于 SCID 小鼠模型中，能够降低滑膜外植体的炎症细胞浸润和毛细血管密度。尽管抗血管生成疗法理论上让人信服，但抗 -αv 抗体在临床试验中效果不佳，可能由于其他通路在滑膜中发挥更重要的作用。

旨在抑制 RA 血管生成的人类研究的开展一直受到限制。TNF 抑制剂，如依那西普和英利昔单抗可以快速耗竭滑膜的炎症细胞。能量多普勒超声显示治疗 4 周内血流降低[216]。尽管血流灌注减少，但关节内氧分压仍能升高，很有可能是因为免疫细胞的耗竭和代谢水平下降。一项针对滑膜活检的研究显示，与 TNF 抑制剂治疗的患者相比，托珠单抗治疗的患者微血管密度显著降低[217]。因此，滑膜代谢水平和微血管循环之间的平衡可以通过抗细胞因子治疗进行调节。与通过清除激活驻留细胞的刺激因素而使细胞失活的获益相比，目前尚不清楚血流的变化能带来多大的获益。

黏附分子的调节

内皮细胞可被细胞因子和其他介质激活，表达细胞间黏附分子，与循环中的单核细胞和中性粒细胞上的相应受体结合，使它们易于从血循环募集到滑膜组织（见第 25 章）。E- 和 P- 选择素表达于 RA 的滑膜内皮细胞，可以介导血细胞进入关节腔内。另外一种黏附分子家族是整合素家族，是由 α 链和 β 链组成的异二聚体。相应的受体类型取决于这些链的特异性组合，这些受体多为免疫球蛋白超家族的蛋白或胞外基质蛋白。

整合素及其配体

在大量细胞因子的影响下，RA 滑膜的整合素和它们的偶联受体表达增加。免疫组化显示，与正常组织相比，滑膜衬里下层巨噬细胞、巨噬细胞样滑膜衬里细胞及成纤维细胞均表达 ICAM-1[218]。在大部分血管内皮细胞中也有大量的 ICAM-1。体外培养的 FLS 也组成性地表达 ICAM-1，而 TNF、IL-1 和 IFN-γ 可显著提高其表达水平。ICAM-1 与其他 ICAM 家族成员可以黏附于表达 β2 整合素的细胞上，特别是中性粒细胞。FLS 表达的整合素 α9 可与肌腱蛋白 C 结合，并可调控 PDGF 诱导的增殖和 TNF 诱导的 MMP 产生。更有趣的是，整合素 α9 的下调会降低钙黏合素 -11 的表达，抑制钙黏合素 -11 自发向微团内的滑膜衬里层结构聚集[219]。靶向 FLS 的治疗可能对适应性免疫的效果甚微，但以上发现为 FLS 靶向治疗创造了机会。

血管细胞黏附分子 -1（VCAM-1）或 CS-1 纤连蛋白能够介导表达 α4β1（VLA-4）的单个核细胞如记忆性 T 细胞或单核细胞与细胞因子激活的内皮细胞间的黏附。大量实验证明了 VLA-4 在关节炎中的作用。在大鼠的佐剂性关节炎中，抗 α4 抗体可以减少关节内淋巴细胞聚集，而不影响淋巴结，说明 VLA-4 在募集淋巴细胞到炎症部位的作用要比募集到非炎症部位更重要[220]。与自体同源的外周血淋巴细胞相比，从 RA 患者滑液和滑膜分离出的 T 淋巴细胞中，VLA-4 介导的与 VCAM-1 的黏附性增加。这些研究也表明，表达功能性活化的 VLA-4 的白细胞可以被选择性地募集到 RA 的炎症部位。那他珠单抗是一种抗 α4 抗体，在多发性硬化中的治疗有效，对 RA 有潜在的治疗价值，但是使用那他珠单抗治疗的过程中发现其导致宿主防御功能下降，因此这种药物应用的热度有所减退。

RA 滑膜血管表达中等量的 VCAM-1。令人意外的是，在滑膜组织切片中，抗 VCAM-1 抗体染色最深的地方位于内膜衬里层。甚至发现正常滑膜组织在衬里层细胞上也表达 VCAM-1，但低于 RA 中的表达。体外培养的 FLS 组成性地表达少量的 VCAM-1，其表达水平可被巨噬细胞和 T 淋巴细胞来源的细胞因子上调。在 RA 滑膜的冰冻切片上，VCAM-1 也促进了 T 细胞与高内皮微静脉的黏附[221]。

整合素 $\alpha_4\beta_7$ 是一种特异性黏附分子，也可以与 VCAM-1 结合，参与淋巴细胞向 Peyer 斑归巢。大多数上皮内以及黏膜固有层的淋巴细胞可以表达 $\alpha_4\beta_7$；这种分子在其他淋巴组织中很少表达。RA 患者外周血淋巴细胞 $\alpha_4\beta_7$ 表达与正常人相似，但高达 1/4 的滑液 CD8$^+$T 淋巴细胞表达这种黏附分子，这一发现提示关节炎和肠道之间存在一种联系[222]。与天然胶原结合的 $\alpha_2\beta_1$ 也与小鼠 Th17 细胞分化有关[223]。

阻断黏附分子的潜在治疗作用

人们已经在 SCID 小鼠模型中研究了抗黏附分子治疗的潜在价值。将人类外周血单个核细胞标记后注射进已进行滑膜移植的小鼠中，并检测移行到滑膜组织中的标记细胞[224]。用 TNF 干预小鼠后，ICAM-1 的表达和进入滑膜的标记细胞数目会明显增加。在同样的条件下，抗 ICAM-1 抗体可以阻断白细胞向移植物的迁移。在另一项研究中，扁桃体的单个核细胞也可以移行进入 SCID 鼠的 RA 滑膜移植物中。应用抗 ICAM-1 抗体或反义 ICAM 寡核苷酸靶向治疗 RA 的临床试验显示，其疗效甚微。更令人惊讶的是，缺乏 E 和 P 选择素会加重小鼠胶原诱导性关节炎模型的病情。这一矛盾的结果提醒我们免疫介导疾病的复杂性以及促炎和抗炎机制是相互依赖的[225]。

软骨和骨破坏

关键点

- RA 中滑膜衬里层细胞尤其是 FLS 可以产生多种蛋白酶，包括金属蛋白酶、丝氨酸蛋白酶、组织蛋白酶和蛋白聚糖酶。

- 多种不同的机制和细胞类型介导 RA 中的软骨降解和骨质破坏。
- RA 滑膜衬里层细胞尤其是 FLS 可以侵袭并破坏软骨。
- 在 RANKL 和 RA 滑膜产生的其他细胞因子的作用下，破骨细胞被激活并介导骨质破坏。

多种酶和细胞直接介导 RA 软骨破坏和骨以及其他关节支撑结构的损伤。多种蛋白水解的调控因子和产生这些因子的细胞将在这一章节展开描述。

蛋白酶－关节破坏的主要介质

基质金属蛋白酶

基质金属蛋白酶（MMP）是一组参与细胞外基质降解和重塑的酶家族（见第 8 章）。MMP 通常以未激活酶原的形式分泌，只有在限制性切割或变性以显露核心的一个锌离子后才具有蛋白水解能力。其活化可由其他蛋白酶介导，包括胰蛋白酶、纤溶酶或类胰蛋白酶。MMP 的底物有多种，但 MMP 家族中每个成员的底物都是高度特异性的。关节中发现多种不同家族的蛋白酶（表 75-2），但是 MMP 被认为在关节破坏中发挥关键作用。

基质金属蛋白酶产生的调节。细胞因子微环境能够诱导滑膜细胞 MMPs 的生物合成和改变细胞外基质产生和降解间的平衡。尤其是 IL-1 和 TNF，能够诱导多种细胞，特别是 FLS 和软骨细胞 MMP 基因的表达。这两种细胞因子同时存在时具有叠加或协同的作用。类风湿滑膜炎的其他多种细胞因子和 TLR 配体也可以诱导 MMP 表达，包括 IL-17、LIF、LPS 和肽聚糖。

类风湿滑膜的培养基能够在体外刺激软骨降解，这主要是因为 IL-1 刺激滑膜衬里层细胞产生 MMP。IL-6 通常并不诱导滑膜细胞产生 MMP，相反增加 TIMP-1 的产生，TIMP-1 是一种天然的 MMPs 抑制剂。TGF-β 抑制成纤维细胞和软骨细胞胶原酶的合成和增加 TIMP 和胶原的产生，使平衡从关节破坏转向基质修复。

尽管多个上游调节 DNA 序列参与 MMP 基因的

表 75-2 类风湿关节炎滑膜中关键的蛋白酶及其抑制剂	
蛋白酶	**抑制剂**
金属蛋白酶	金属蛋白酶组织抑制剂家族；α_2 巨球蛋白
● 胶原酶 -1（MMP-1）	
● 胶原酶 -3（MMP-13）	
● 基质降解酶 -1（MMP-3）	
● 92 kDa 明胶酶（MMP-9）	
丝氨酸蛋白酶	丝氨酸蛋白酶抑制剂；α_2 巨球蛋白
● 胰蛋白酶	
● 糜蛋白酶	
● 类胰蛋白酶	
组织蛋白酶	α_2 巨球蛋白
● 组织蛋白酶 B	
● 组织蛋白酶 L	
● 组织蛋白酶 K	
蛋白聚糖	纤连蛋白

SERPINs，丝氨酸蛋白酶抑制剂；TIMP，金属蛋白酶组织抑制剂

转录，但 AP-1 是启动子中的主要元件。其他调节位点，如 NF-κB 样区域，也促进了胶原酶的表达。在 FLS 中，多种促炎因子如 IL-1、TNF 和 IL-17 能够显著增加 AP-1 的活性，且 AP-1 的转录活性是由其成分如 c-Jun 等表达增加所介导。丝裂原活化蛋白激酶（MAPKs）对其活性尤为重要，而 JNK 是最有效的上游激活因子。糖皮质激素可通过阻断 AP-1 明显抑制 MMP 基因的表达。钙黏合素 -11 结合在 FLS 表面也可以增加 MMP 的表达，并且与 MAPK 的增加和 NF-κB 的活化有关[226]。

胶原酶和基质降解酶能够降解关节内细胞外组织中几乎所有重要的结构蛋白。胶原酶 -1（MMP-1）通过位于距 NH_2 末端约 3/4 位置上的一个单甘氨酸 - 异亮氨酸键上的三螺旋结构的胶原分子进行切割。该酶只能够降解间质的螺旋状胶原（如 I、II、III、X 型），而对 IV、V、IX 型胶原和其他非螺旋状或变性胶原只有很小的或几乎无作用。变性胶原的降解主要是通过明胶酶实现。然而，MMP-1 是一个相对低效的酶，而胶原酶 -3（MMP-13）具有更强效的效力。中性粒细胞胶原酶或 MMP-8 在中性粒细胞颗粒中储存，经脱颗粒后可被释放到周围环境中。

基质金属蛋白酶在滑膜中的表达。胶原酶 -1 和胶原酶 -3 由 RA 滑膜组织产生，其中胶原酶 -3 高表达于软骨中的软骨细胞。原位杂交显示胶原酶 -1 基因主要在滑膜衬里内层中表达，尤其在 FLS 中高表达，与其他 MMPs 类似[227]。在 RA 中，蛋白酶表达的另一个部位是软骨下骨，并有可能参与骨吸收。MMP 基因表达增加是早期 RA 的特征之一，可在临床疾病活动开始的几周内出现。胶原酶 -1 以及明胶酶如 MMP-2 在疾病早期的高表达与骨侵蚀进展迅速有关。相似的是，血中酶原水平的增加也与疾病的严重程度相关。

基质降解酶 -1（MMP-3）和基质降解酶家族的其他成员均能有效地降解 IV 型胶原、纤连蛋白、层粘连蛋白、蛋白聚糖核心蛋白和 IX 型胶原。基质降解酶从 I 型前胶原上移除 NH_2 末端前肽和激活胶原酶原，形成一个正反馈循环，加重损伤。同胶原酶相似，基质降解酶的基因主要在滑膜衬里内层表达（图 75-10）。虽然推测基质降解酶在基质破坏中非常重要，但是敲除基质降解酶的小鼠更容易发生胶原诱导性关节炎，且关节破坏程度和基质降解酶功能正常的小鼠相同[228]。

MMP 抑制剂在 RA 动物模型中有效，它可以抑制骨质破坏和滑膜炎症。在骨关节炎模型中，MMP 基因如基质降解酶基因缺陷，却并不一定能改善预后。在应用非选择性 MMP 抑制剂治疗 RA 的临床试验中，临床获益小而且副作用显著，这可能与基质更新减少有关。意外的是，TNF 转化酶（TACE）抑制剂可以增加 RA 的疾病活动程度，这可能是由于膜结合型 TNF 的水平升高所致。由于蛋白酶活性不足，不能有效去除基质蛋白，致使纤维化组织沉积而导致的关节僵硬，是 MMP 抑制剂治疗最一致的副作用之一。

半胱氨酸蛋白酶：组织蛋白酶

组织蛋白酶是半胱氨酸蛋白酶家族，具有广泛的蛋白水解活性，包括水解 II、IX 和 XI 型胶原及蛋白聚糖。与 MMPs 相似，组织蛋白酶也可由细胞因子和 Ras 等原癌基因调控。IL-1 和 TNF 能诱导体外培养的 FLS 表达组织蛋白酶 L[229]。原位杂交研究显示，RA 滑膜中可发现组织蛋白酶 B 和 L 的 RNA 转录，尤其是在发生侵蚀的部位。在植入培养的滑膜细胞的 SCID 小鼠模型中，FLS 侵蚀和软骨破坏能够被一种

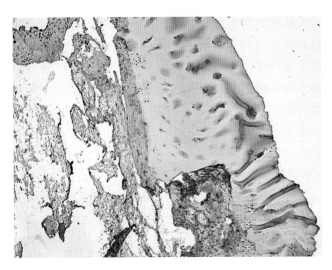

图 75-10　血管翳 - 软骨连接。RA 的关节中，血管翳侵袭性的前端侵入软骨基质。血管翳主要由巨噬细胞和间充质细胞组成。抗 CD68 抗体免疫染色显示了侵蚀性组织中巨噬细胞的分布（Courtesy Dr. Paul-Peter Tak.）

裂解组织蛋白酶 L 的核糖酶所减轻，这表明该蛋白酶可能具有临床疗效。

组织蛋白酶 K 参与了破骨细胞介导的骨重吸收过程。它是组织蛋白酶中的独特类型，因为其能够降解天然 I 型胶原。在 RA 滑膜组织中，组织蛋白酶 K 由巨噬细胞和成纤维细胞表达产生，且其浓度显著高于骨关节炎[230]。组织蛋白酶 K 的血清浓度与影像学骨质破坏的程度相关。研究发现，半胱氨酸蛋白酶抑制剂显著减轻啮齿动物关节炎模型的关节破坏，证明了组织蛋白酶在介导关节炎的骨质破坏中发挥着潜在作用。在 TNF 转基因小鼠模型中，组织蛋白酶 K 缺乏可以减轻但不能消除骨质侵蚀[231]。

组织蛋白酶 K 抑制剂具有阻断 RA 滑膜炎和广泛性骨丢失引起的骨侵蚀的潜能。在骨关节炎中评估 MIV-711 这种药物的疗效，并且 IIa 期研究显示其可以保存股骨骨量。在绝经后骨质疏松妇女中评估另一种抑制剂奥当卡替的疗效，但该研究由于增加卒中的风险而被中止。

蛋白聚糖酶

蛋白聚糖是关节软骨中的主要蛋白多糖成分。由于具有较大的体积并携带负电荷，蛋白聚糖含有相当多的水，这增加了它的可压缩性。蛋白聚糖的球形结构域上有两个蛋白水解位点，其中一个是 MMP 的切割位点，另一个是位于羧基末端的 32 位氨基酸，为蛋白聚糖酶家族的酶切位点。这两个位点切割后会暴露特异性的新表位，可以用单克隆抗体在组织中标记出来。

正常软骨中包含大量的蛋白聚糖酶新表位，提示基质更新在持续进行。蛋白聚糖切割产物的水平随年龄增长而增加。目前已经克隆出两个蛋白聚糖酶基因，即蛋白聚糖酶 -1 和蛋白聚糖酶 -2，它们属于 ADAMTS（具有血小板反应蛋白模体的解聚素和金属蛋白酶）蛋白家族的成员（分别为 ADAMTS-4 和 ADAMTS-5）。这些基因在骨关节炎和 RA 软骨中均有表达，并且可以在关节滑液中检测到它们的蛋白水解活性。尤其在关节炎软骨中能够发现高水平的新表位[232]。IL-1 可以增加蛋白聚糖酶在软骨外植体和培养的软骨细胞中的表达。蛋白聚糖酶 -1 和蛋白聚糖酶 -2 由 RA 和 OA 的 FLS 以及滑膜组织组成性表达[233]。蛋白聚糖酶 -1 在滑膜细胞中可由细胞因子尤其是 TGF-β 诱导表达，但蛋白聚糖酶 -2 没有此特点。蛋白聚糖酶 -1 的基因缺失对鼠的骨关节炎模型没有影响，而蛋白聚糖酶 -2 的缺失则能够阻止其退行性改变[234]。

内源性蛋白酶抑制剂

血清中对胶原酶的抑制作用 95% 以上是由 α_2- 巨球蛋白（α_2M）完成的。α_2- 巨球蛋白发挥抑制作用的机制是，当蛋白酶水解 α_2- 巨球蛋白四条肽链之一中的蛋白酶易感区域（或称"绣饵"）后，该酶蛋白即被包围在 α_2- 巨球蛋白的间隙内。最后，蛋白酶与 α_2- 巨球蛋白分子的一部分共价结合。滑膜渗出液和血浆中均存在大量的丝氨酸蛋白酶抑制剂（SERPINs），它既能直接阻断丝氨酸蛋白酶的作用，又能通过阻止丝氨酸蛋白酶激活 MMP 酶原而间接降低 MMP 活性。在滑液中发现的 α1- 抗胰蛋白酶，是一种丝氨酸蛋白酶抑制剂，通常被活性氧氧化后失活。纤连蛋白也能抑制蛋白聚糖酶 -1（ADAMTS-4）[235]。然而，瓜氨酸化的纤连蛋白的抑制效能降低，同时增加蛋白聚糖酶的活性，提示在 RA 中蛋白质的瓜氨酸化可能发挥着另一种潜在的致病作用。

TIMPs 是一个可以特异性阻断 MMP 活性的蛋白家族，可能是炎性关节中最重要的生理抑制剂。TIMP 蛋白通过以 1 : 1 的摩尔比例直接与 MMP 结合，从而阻断其蛋白酶活性。这种抑制剂能够以极高的亲和力与 MMPs 结合。虽然它们的相互作用并不会形成新的共价键，但是此过程本质上是不可逆的。

TIMP 蛋白在 RA 滑液中是过表达的。事实上很难检测到游离且有活性的胶原酶和基质降解酶，因为它们很快就与抑制剂结合。通过免疫组化和原位杂交的方法，在类风湿滑膜增生的滑膜内膜衬里层细胞中发现了 TIMPs，但在正常滑膜细胞中没有检测到。TIMP 的基因表达不只接受 IL-1 或 TNF 的影响，但是 IL-6、制瘤素 M 和 TGF-β 能够增加其表达。TIMPs 在炎症中的作用并非都是有利的。例如，TIMP-3 敲除的小鼠在抗原诱导的关节炎模型中表现出更明显的滑膜炎症，并产生更多的 TNF，这或许是因为这种小鼠不能抑制 TNF 转化酶。类似的是，在 SCID 小鼠模型中，导入 TIMP-1 或 TIMP-3 基因能够限制类风湿 FLS 对软骨的侵蚀。这些基因除了抑制蛋白酶的活性外，还有很多旁分泌的功能，以及在培养的滑膜细胞内表达时还能够诱导细胞凋亡。

考虑到 MMPs 在组织破坏中发挥着重要作用，所以 MMPs 和 TIMPs 之间的相对平衡最终决定了细胞外基质的命运。在发生骨破坏风险更高的 RA 中，MMP 与 TIMP 的比值倾向于降解细胞外基质，而骨关节炎中 MMP 与 TIMP 的比值较低。这两种疾病中 TIMP 的基因表达水平相似，并且可能达到了最大水平。RA 中 MMP 与 TIMP 的比值较高是因为 MMP 的产生增多。在体内，蛋白酶和抑制剂之间的平衡可以通过药物治疗来进行调节。例如，甲氨蝶呤治疗能减少胶原酶 mRNA，而不减少 TIMP-1 mRNA，这可能是接受甲氨蝶呤治疗的患者关节破坏减少的机制之一[236]。

软骨破坏的调节

在 RA 中，可以看到巨噬细胞样和成纤维细胞样细胞迁移到软骨的表面，尤其是 FLS 已经突入软骨基质中。与髋关节和膝关节相比，侵蚀性的血管翳更多见于跖趾关节，髋、膝关节似乎存在一层静息状态的成纤维细胞将血管翳和软骨分开，这或许能解释骨侵蚀更多发生于小关节周围的原因。

来自滑膜衬里层的 FLS 是 RA 中软骨破坏的主要效应细胞。FLS 能够产生大量的蛋白酶，与软骨结合并侵入细胞外基质（图 75-11）。在关节炎模型中，通过阻断钙黏合素 -11 来破坏内膜衬里层证明了滑膜

细胞在软骨破坏中发挥了关键作用。虽然骨侵蚀有所进展，但软骨破坏明显减弱[237]。

关节中的其他细胞，像巨噬细胞和滑液中性粒细胞可能也参与了软骨破坏，而破骨细胞参与了骨侵蚀。从软骨 - 血管翳连接中直接分离出的很多原始间充质细胞具有滑膜细胞和软骨细胞的表型和功能特点，而且在滑膜中也有此发现。

在 RA 中，软骨被酶和机械作用破坏。由 IL-1、IL-17、TNF 等因子诱导产生的酶，滑膜细胞对残骸的吞噬作用以及机械创伤都可以降解基质蛋白。滑膜炎早期，组织中的蛋白聚糖被消耗，这最有可能是由于细胞因子的分解代谢作用，例如 IL-1 产生 MMP 和蛋白聚糖酶作用于软骨细胞，导致软骨机械结构减弱。由于缺乏蛋白聚糖，软骨丧失了弹性，并且容易发生机械性破裂和纤维化。最终，这些组织将丧失功能的完整性，同时被胶原酶和基质降解酶分解。参与此过程的 MMP 部分来自于软骨细胞自身。RA 软骨表达多种 MMP，尤其是基质降解酶（MMP-3）和胶原酶（MMP-1 和 MMP-13），原位杂交研究证实软骨细胞内存在 MMP 的 mRNA[238]。因此，软骨经受了多种来源的攻击：它处在富含蛋白酶的滑液中，受到侵蚀性血管翳的外来打击，受到软骨细胞的内部破坏以及在机械力的作用下断裂。

滑液中多形核白细胞（PMN）释放的酶，包括中性粒细胞胶原酶和多种丝氨酸蛋白酶，也参与软骨丢失的过程。含有 RF 的免疫复合物嵌入软骨表层，并且能够吸引和激活中性粒细胞。电子显微镜检查 RA 关节软骨发现了胶原和蛋白聚糖降解的证据，其原因是关节液中酶具有表面活性。

大多数动物模型研究证实 IL-1 是关节炎中基质降解的关键调控因子。例如，在一种向兔的关节腔内直接注射 IL-1 的关节炎模型中，软骨的蛋白多糖会被迅速耗竭，这与滑液中 MMP 水平相关。缺乏中性粒细胞并不影响动物模型随后的细胞外基质破坏。虽然阻断 TNF 有明确的抗炎作用，但其软骨保护作用并不明显。在 TNF 依赖的模型中发现关节损伤往往需要 IL-1 的参与。IL-17 或 TLR 配体也可以直接参与或通过与 IL-1 和 TNF 协同作用间接参与关节破坏。

虽然胶原的分解是软骨丢失中的限速步骤，但蛋白聚糖在炎症开始后就迅速降解。MMPs 被释放到细胞外且在中性 PH 下激活，可能参与了大部分关节软骨蛋白的水解，但其他酶类可能也参与了关节破

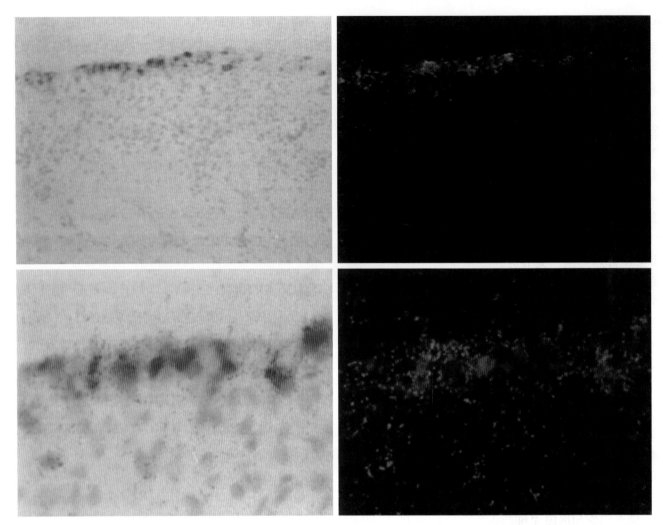

图75-11 通过原位杂交方法显示基质降解酶和金属蛋白酶组织抑制因子-1（TIMP-1）在 RA 滑膜组织中的分布。基质降解酶的 mRNA（粉红色）主要表达于滑膜衬里层，推测是由细胞因子刺激的 B 型滑膜细胞表达。在相同区域中，TIMP 的 mRNA 由银颗粒表示，在暗视野中观察最佳，其中银颗粒显示为亮颗粒（右图）。同一区域的高倍镜和低倍镜视野如图所示（From Paine MM, Firestein GS: Stromelysin and tissue inhibitor of metalloproteinases gene expression in rheumatoid arthritis synovium. *Am J Pathol* 140：1309-1314，1992.）

坏。如组织蛋白酶 B、D、G、K、L 和 H 可能通过降解非胶原基质蛋白在细胞内外发挥作用。丝氨酸蛋白酶（如弹性蛋白酶和纤溶酶）和蛋白聚糖酶也参与了细胞外基质的破坏。

骨质破坏的调节

末端侵蚀是 RA 中骨质破坏最具特征的位置。末端侵蚀常常发生在掌指关节和近端指间关节，这些部位习惯上被认为是由于缺乏软骨保护而被血管翳侵袭破坏的"裸区"[239]。然而，解剖病理学和 CT 检查的研究表明侵蚀部位实际上是这些小关节中靠近侧副韧带的部位，而在大体研究中，这些部位可观察到微小损害。与压力相关的局部因素可能比覆盖软骨的解剖部位更重要。

破骨细胞是 RA 中负责骨降解的主要细胞。RANKL 可能是调节骨重吸收过程最重要的一个因子。破骨细胞的发育很复杂，是由单核细胞在多种细胞因子如 M-CSF 和 RANKL 的共同影响下分化而成。RANKL 可由多种细胞产生，包括活化的 T 淋巴细胞和 FLS。LTB4 受体（BLT1）调控破骨细胞分化，缺乏 BLT1 会增加破骨细胞的数量，并增加细胞对 RANKL 作用的反应[240]。

介导 RA 广泛性骨量丢失的过程十分相似，首先是关节周围骨质减少，进而发展为弥漫性骨质疏松。与对照组相比，ACPA⁺ 健康个体可出现破骨细胞活化和骨质减少，并伴有皮质厚度降低和皮质孔隙增宽[241]。在小鼠体内注射多克隆和一些单克隆 ACPAs 会诱导骨丢失，由此证明蛋白瓜氨酸化和致病性抗体对破骨细胞活化的重要性[242]。特别是在 IL-8 存在时，ACPA 可与破骨细胞或破骨细胞前体结合，这在致病过程发挥作用。大量证据表明这一机制在炎性关节病骨质破坏中的强大作用。例如，向佐剂性关节炎大鼠注射 OPG（即骨保护素，为一种 RANKL 的诱饵受体）可以抑制骨破坏，但是对改善关节炎症或临床体征几乎没有作用[243]。尽管依然有软骨破坏，但 RANKL 敲除的小鼠在被动 K/BxN 关节炎模型中也未出现骨质侵蚀。关节炎的动物模型研究提示，IL-17 能介导破骨细胞的生成。在这些实验中，IL-17 基因缺失或应用抗 IL-17 抗体能够显著减少骨破坏。

RANK、RANKL 和 OPG（以及 M-CSF 和 IL-17）已经在 RA 患者的滑膜和滑液中被检测到。RA 滑液中的 RANKL/OPG 比值显著高于骨关节炎或痛风，这与 RA 骨质破坏更强的特点是一致的。体外培养的 RA 滑膜细胞可以产生表达耐酒石酸酸性磷酸酶（TRAP）的破骨细胞，且 TRAP 能够形成重吸收陷窝（图 75-12）。加入外源性 OPG 可以阻断这一过程。产生 RANKL 的 RA 滑膜细胞和滑膜 T 细胞也可以诱导外周血细胞分化为破骨细胞。产生 RANKL 的 RA 滑膜细胞和滑膜 T 细胞也可以诱导外周血细胞分化为破骨细胞[244]。

在 RA 的研究中，应用一种抗 RANKL 的抗体，即地诺单抗（denosumab），能减少骨侵蚀，证实 RANK-RANKL 系统与骨破坏的功能相关性。正如动物模型研究所预测的，此抗体对于滑膜炎的炎症或临床症状没有影响[245]。

另一个调节骨重塑的系统包括 Wnt 蛋白，主要调节破骨细胞引起的骨损伤和成骨细胞引起的骨形成之间的平衡。其家族中的几个成员与受体结合后，可通过作用于 β-连环蛋白（catenin）来调节成骨细胞的分化。许多其他蛋白能够调节 Wnt 信号通路，其中最重要的是 Dickkopf（DKK，即 Wnt 通路抑制因子）家族，特别是 DKK-1，它能阻断 Wnt 蛋白与其受体结合。在 TNF 转基因小鼠的关节炎中，抑制 TNF 或 DKK-1 能阻断骨侵蚀。而且，抑制 DKK-1 还能导致增生性骨病变如骨赘形成[246]。因此在炎症性损伤中，DKK-1 是一个决定骨命运的关键性因子。在 DKK-1 存在时，骨病变表现为骨破坏，反之，则

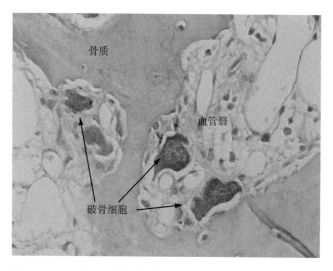

图 75-12　RA 中耐酒石酸酸性磷酸酶阳性的破骨细胞对骨质的侵蚀（箭头所指）。在其他细胞因子（如巨噬细胞集落刺激因子和肿瘤坏死因子）存在的情况下，这个过程由核因子 κB 受体活化因子配体（RANKL）所调节（Courtesy Dr. Steven Goldring，Dr. Ellen Gravallese，and Dr. Allison Pettit.）

表现为骨形成。其他因子也会刺激破骨细胞生成，例如 IL-21，它能增加胶原诱导性关节炎的骨损伤和促进 FLS 产生蛋白酶[247]。

组织修复

由于胶原产生、蛋白酶和蛋白酶抑制剂的关键作用，RA 中细胞外基质的更新可比作损伤修复。通过移除损伤的蛋白质来进行基质重塑，是早期修复中的关键步骤。随后，平衡向蛋白酶抑制、产生细胞因子抑制剂、通过细胞凋亡去除炎症细胞、释放抗炎的类花生酸类物质如脂氧素类等移动，从而抑制炎症。通过谷胱甘肽还原酶或超氧化物歧化酶中和氧化物，进一步限制组织破坏。氧化信号功能正常也可以重塑适应性免疫系统和抑制关节源性 T 细胞的产生[248]。

然后组织修复机制使组织恢复正常结构或形成瘢痕，TGF-β 似乎在其中发挥关键性作用，它能够增加胶原沉积，抑制 MMP 表达，并增加 TIMPs 的产生。尽管类风湿关节中的 TGF-β 水平很高，但它们主要以非活化的潜伏形式存在，并不足以克服诱导蛋白酶表达的一系列促炎细胞因子的作用。持续的抗原介导的 T 细胞激活、持续的抗体介导的补体固定或者其他细胞系如巨噬细胞或 FLS 的激活超过了试图恢复体内稳态的负反馈环路的作用。通过增强内源性机制

而使组织损伤向组织修复转变的策略，可能不仅可以减轻症状，还能够增强基质适当的重塑来恢复稳态。

由于类风湿滑膜具有侵袭性行为，研究者针对RA滑膜组织是否含有未成熟细胞或调节修复的胚胎基因这一问题，也进行了相关探索。来源于wingless（Wnt）和frizzled（Fz）基因家族的胚胎生长因子在RA滑膜中表达。正常情况下，这些蛋白质参与骨髓祖细胞分化和肢芽间充质形成。特别是Wnt5a和Fz5，在RA组织和体外培养的滑膜细胞中显著升高。当正常成纤维细胞被WNT5A基因转染时，细胞因子如IL-6的表达显著增加。反义WNT5A和显性失活WNT5A载体减少了滑膜细胞的细胞因子表达[249]。

这些数据表明RA滑膜中可能存在未成熟的间充质细胞，它既可能是一个原发事件，也可能是一种修复机制。类似的原始间充质细胞存在于RA患者和正常个体的外周血中，而在胶原诱导性关节炎中，这些细胞在明显的滑膜炎症出现之前，就已经浸润滑膜。使用脂肪或骨髓来源的间充质干细胞治疗已被提出作为一种治疗方法[250]。然而，细胞疗法仍主要属于一种实验性手段，目前针对如骨关节炎的退行性病变，为避免滥用或使用不当仍需要更仔细的对照研究。

在RA中，组织修复是一个复杂的过程，涉及能够重塑基质的间充质细胞的进入或去分化。这些细胞的功能受到TGF-β和骨形态发生蛋白（BMPs）调控。BMPs是TGF-β超家族的成员，与TGF-β相似，它们通过Smad通路进行信号转导。尽管BMPs不恰当的释放会加重关节破坏或导致关节强直，或肌腱附着点病变，但其中的一些成员，如BMP-2和BMP-7能在关节中表达并促进修复[251]。BMP的功能也受一个抑制剂家族的调节，如Noggin，当Noggin在小鼠抗原诱导性关节炎中过表达时，它能够限制软骨破坏。调节BMP表达的相对平衡和时机，最终可以用来改善滑膜炎的破坏作用，或者使损伤的组织再生。

结论

RA的病因和发病机制复杂，涉及环境与基因之间的相互作用。在RA临床表现明显的数年以前就已经观察到免疫失调的证据，包括抗体对修饰多肽的反应、细胞因子及趋化因子产生增加等。当关节中的抗体激活补体并从血液中吸引其他免疫细胞到关节时，也许受到"二次打击"后，最终达到一个发病转折点。滑膜局部环境中含有大量的细胞因子、炎症细胞和蛋白酶，它们能够进一步促进适应性免疫应答和关节损伤。通过了解RA不同的发病机制有助于我们了解RA对各种靶向药物，如阻断TNF及IL-6、干扰T细胞共刺激、消耗B细胞或者抑制细胞因子信号转导等的反应。随着我们获得更多关于临床发病之前即"前RA阶段"的关键信息，预防RA而非治疗RA也许是可行的方法。

Full references for this chapter can be found on ExpertConsult.com.

参考文献

1. Corr M, Zvaifler NJ: Mesenchymal precursor cells, *Ann Rheum Dis* 61(1):3–5, 2002. PMCID: PMC1753867.
2. Kiener HP, Watts GF, Cui Y, et al.: Synovial fibroblasts self-direct multicellular lining architecture and synthetic function in three-dimensional organ culture, *Arthritis Rheum* 62(3):742–752, 2010. PMID: 20131230.
3. Lalor PA, Mapp PI, Hall PA, et al.: Proliferative activity of cells in the synovium as demonstrated by a monoclonal antibody, Ki67, *Rheumatol Int* 7(5):183–186, 1987. PMID: 3321379.
4. Valencia X, Higgins JM, Kiener HP, et al.: Cadherin-11 provides specific cellular adhesion between fibroblast-like synoviocytes, *J Exp Med* 200(12):1673–1679, 2004. PMCID: PMC2211995.
5. Croft AP, Naylor AJ, Marshall JL, et al.: Rheumatoid synovial fibroblasts differentiate into distinct subsets in the presence of cytokines and cartilage, *Arthritis Res Ther* 18(1):270, 2016. PMCID: PMC5116193.
6. Guma M, Sanchez-Lopez E, Lodi A, et al.: Choline kinase inhibition in rheumatoid arthritis, *Ann Rheum Dis* 74(7):1399–1407, 2015. PMCID: PMC4382461.
7. Garcia-Carbonell R, Divakaruni AS, Lodi A, et al.: Critical role of Glucose metabolism in rheumatoid arthritis fibroblast-like synoviocytes, *Arthritis Rheumatol* 68(7):1614–1626, 2016. PMCID: PMC4963240.
8. Filer A, Ward LSC, Kemble S, et al.: Identification of a transitional fibroblast function in very early rheumatoid arthritis, *Ann Rheum Dis* 76(12):2105–2112, 2017. PMCID: PMC5705853.
9. van der Pouw Kraan TC, van Gaalen FA, Kasperkovitz PV, et al.: Rheumatoid arthritis is a heterogeneous disease: evidence for differences in the activation of the STAT-1 pathway between rheumatoid tissues, *Arthritis Rheum* 48(8):2132–2145, 2003. PMID: 12905466.
10. You S, Yoo SA, Choi S, et al.: Identification of key regulators for the migration and invasion of rheumatoid synoviocytes through a systems approach, *Proc Natl Acad Sci U S A* 111(1):550–555, 2014. PMCID: PMC3890851.
11. Mizoguchi F, Slowikowski K, Wei K, et al.: Functionally distinct disease-associated fibroblast subsets in rheumatoid arthritis, *Nat Commun* 9(1):789, 2018. PMCID: PMC5824882.
12. Lafyatis R, Remmers EF, Roberts AB, et al.: Anchorage-independent growth of synoviocytes from arthritis and normal joints: stimulation by exogenous platelet-derived growth factor and inhibition by transforming growth factor-beta and retinoids, *J Clin Invest* 83(4):1267–1276, 1989. PMCID: PMC303817.
13. Imamura F, Aono H, Hasunuma T, et al.: Monoclonal expansion of synoviocytes in rheumatoid arthritis, *Arthritis Rheum* 41(11):1979–1986, 1998. PMID: 9811053.
14. Muller-Ladner L, Kriegsmann J, Franklin BN, et al.: Synovial

fibroblasts of patients with rheumatoid arthritis attach to and invade normal human cartilage when engrafted into SCID mice, *Am J Pathol* 149(5):1607–1615, 1996. PMCID: PMC1865262.

15. Lefèvre S, Knedla A, Tennie C, et al.: Synovial fibroblasts spread rheumatoid arthritis to unaffected joints, *Nat Med* 15(12):1414–1420, 2009. PMCID: PMC3678354.

16. Lee A, Qiao Y, Grigoriev G, et al.: Tumor necrosis factor α induces sustained signaling and a prolonged and unremitting inflammatory response in rheumatoid arthritis synovial fibroblasts, *Arthritis Rheum* 65(4):928–938, 2013. PMCID: PMC3618592.

17. Bartok B, Hammaker D, Firestein GS: Phosphoinositide 3-kinase δ regulates migration and invasion of synoviocytes in rheumatoid arthritis, *J Immunol* 192(5):2063–2070, 2014. PMID: 24470496.

18. Stanford SM, Svensson MN, Sacchetti C, et al.: Receptor protein tyrosine phosphatase α-mediated Enhancement of rheumatoid synovial fibroblast signaling and promotion of arthritis in mice, *Arthritis Rheum* 68(2):359–369, 2016. PMCID: PMC4770259.

19. Doody KM, Stanford SM, Sacchetti C, et al.: Targeting phosphatase-dependent proteoglycan switch for rheumatoid arthritis therapy, *Sci Transl Med* 7(288):288ra76, 2015. PMCID: PMC4458332.

20. Cañete JD, Santiago B, Cantaert T, et al.: Ectopic lymphoid neogenesis in psoriatic arthritis, *Ann Rheum Dis* 66(6):720–726, 2007. PMCID: PMC1954653.

21. Orange DE, Agius P, DiCarlo EF, et al.: Accelerating Medicines Partnership in rheumatoid arthritis and lupus network, Bykerk VP, Goodman SM, Donlin LT. Identification of three rheumatoid arthritis disease Subtypes by Machine Learning Integration of synovial histologic features and RNA sequencing data, *Arthritis Rheumatol* 70(5):690–701, 2018. PMID:29468833.

22. Stephenson W, Donlin LT, Butler A, et al.: Single-cell RNA-seq of rheumatoid arthritis synovial tissue using low-cost microfluidic instrumentation, *Nat Commun* 9(1):791, 2018. PMCID: PMC5824814.

23. Haraoui B, Wilder RL, Malone DG, et al.: Immune function in severe, active rheumatoid arthritis: a relationship between peripheral blood mononuclear cell proliferation to soluble antigens and mononuclear cell subset profiles, *J Immunol* 133(2):697–701, 1984. PMID: 6610709.

24. Orr C, Vieira-Sousa E, Boyle DL, et al.: Synovial tissue research: a state-of-the-art review, *Nat Rev Rheumatol* 13(8):463–475, 2017. PMID: 28701760.

25. Cantaert T, Kolln J, Timmer T, et al.: B lymphocyte autoimmunity in rheumatoid synovitis is independent of ectopic lymphoid neogenesis, *J Immunol* 181(1):785–794, 2008. PMID: 18566445.

26. Manzo A, Paoletti S, Carulli M, et al.: Systematic microanatomical analysis of CXCL13 and CCL21 in situ production and progressive lymphoid organization in rheumatoid synovitis, *Eur J Immunol* 35(5):1347–1359, 2005. PMID: 15832291.

27. Tsubaki T, Takegawa S, Hanamoto H, et al.: Accumulation of plasma cells expressing CXCR3 in the synovial sublining regions of early rheumatoid arthritis in association with production of Mig/CXCL9 by synovial fibroblasts, *Clin Exp Immunol* 141(2):363–371, 2005. PMCID: PMC1809426.

28. Kang YM, Zhang X, Wagner UG, et al.: CD8 T cells are required for the formation of ectopic germinal centers in rheumatoid synovitis, *J Exp Med* 195(10):1325–1336, 2002. PMCID: PMC2193749.

29. Kim WJ, Kang YJ, Koh EM, et al.: LIGHT is involved in the pathogenesis of rheumatoid arthritis by inducing the expression of pro-inflammatory cytokines and MMP-9 in macrophages, *Immunology* 114(2):272–279, 2005. PMCID: PMC1782076.

30. Fava RA, Notidis E, Hunt J, et al.: A role for the lymphotoxin/LIGHT axis in the pathogenesis of murine collagen-induced arthritis, *J Immunol* 171(1):115–126, 2003. PMID: 12816989.

31. Park JS, Park MK, Lee SY, et al.: TWEAK promotes the production of Interleukin-17 in rheumatoid arthritis, *Cytokine* 60(1):143–149, 2012. PMID: 22819243.

32. Rauber S, Luber M, Weber S, et al.: Resolution of inflammation by interleukin-9-producing type 2 innate lymphoid cells, *Nat Med* 23(8):938–944, 2017. PMCID: PMC5575995.

33. Hirota K, Yoshitomi H, Hashimoto M, et al.: Preferential recruitment of CCR6-expressing Th17 cells to inflamed joints via CCL20 in rheumatoid arthritis and its animal model, *J Exp Med* 204(12):2803–2812, 2007. PMCID: PMC2118525.

34. Rossetti M, Spreafico R, Consolaro A, et al.: TCR repertoire sequencing identifies synovial Treg cell clonotypes in the bloodstream during active inflammation in human arthritis, *Ann Rheum Dis* 76(2):435–441, 2017. PMCID: PMC5284348.

35. Perl A: Review: metabolic control of immune system Activation in rheumatic diseases, *Arthritis Rheumatol* 69(12):2259–2270, 2017. PMCID: PMC5711528.

36. Yang Z, Matteson EL, Goronzy JJ, et al.: T-cell metabolism in autoimmune disease, *Arthritis Res Ther* 17:29, 2015. PMCID: PMC4324046.

37. Shen Y, Wen Z, Li Y, et al.: Metabolic control of the scaffold protein TKS5 in tissue-invasive, proinflammatory T cells, *Nat Immunol* 18(9):1025–1034, 2017. PMCID: PMC5568495.

38. Yamanishi Y, Hiyama K, Ishioka S, et al.: Telomerase activity in the synovial tissues of chronic inflammatory and non-inflammatory rheumatic diseases, *Int J Mol Med* 4(5):513–517, 1999. PMID: 10534574.

39. Hata H, Sakaguchi N, Yoshitomi H, et al.: Distinct contribution of IL-6, TNF-alpha, IL-1, and IL-10 to T cell-mediated spontaneous autoimmune arthritis in mice, *J Clin Invest* 114(4):582–588, 2004. PMCID: PMC503774.

40. Firestein GS: The disease formerly known as rheumatoid arthritis, *Arthritis Res Ther* 16(3):114, 2014. PMCID: PMC4075245.

41. Burger D, Rezzonico R, Li JM, et al.: Imbalance between interstitial collagenase and tissue inhibitor of metalloproteinases 1 in synoviocytes and fibroblasts upon direct contact with stimulated T lymphocytes: involvement of membrane-associated cytokines, *Arthritis Rheum* 41(10):1748–1759, 1998. PMID: 9778216.

42. McInnes IB, Leung BP, Sturrock RD, et al.: Interleukin-15 mediates T cell-dependent regulation of tumor necrosis factor-alpha production in rheumatoid arthritis, *Nat Med* 3(2):189–195, 1997. PMID: 9018238.

43. Quinn MA, Conaghan PG, O'Connor PJ, et al.: Very early treatment with infliximab in addition to methotrexate in early, poor-prognosis rheumatoid arthritis reduces magnetic resonance imaging evidence of synovitis and damage, with sustained benefit after infliximab withdrawal: results from a twelve-month randomized, double-blind, placebo-controlled trial, *Arthritis Rheum* 52(1):27–35, 2005. PMID: 15641102.

44. Moradi B, Schnatzer P, Hagmann S, et al.: CD4+CD25+/highCD-127low/- regulatory T cells are enriched in rheumatoid arthritis and osteoarthritis joints—analysis of frequency and phenotype in synovial membrane, synovial fluid and peripheral blood, *Arthritis Res Ther* 16(2):R97, 2014. PMCID: PMC4060198.

45. Ruprecht CR, Gattorno M, Ferlito F, et al.: Coexpression of CD25 and CD27 identifies FoxP3+ regulatory T cells in inflamed synovia, *J Exp Med* 201(11):1793–1803, 2005. PMCID: PMC2213274.

46. X.Q. E, Meng HX, Cao Y, et al.: Distribution of regulatory T cells and interaction with dendritic cells in the synovium of rheumatoid arthritis, *Scand J Rheumatol* 41(6):413–420, 2012. PMID: 23157225.

47. Ju JH, Heo YJ, Cho ML, et al.: Modulation of STAT-3 in rheumatoid synovial T cells suppresses Th17 differentiation and increases the proportion of Treg cells, *Arthritis Rheum* 64(11):3543–3552, 2012. PMID: 22736176.

48. Svensson MN, Andersson SE, Erlandsson MC, et al.: Fms-like tyrosine kinase 3 ligand controls formation of regulatory T cells in autoimmune arthritis, *PLoS ONE* 8(1):e54884, 2013. PMCID: PMC3549988.

49. Ehrenstein MR, Evans JG, Singh A, et al.: Compromised function of regulatory T cells in rheumatoid arthritis and reversal by anti-TNFalpha therapy, *J Exp Med* 200(3):277–285, 2004. PMCID: PMC2211983.

50. Xinqiang S, Fei L, Nan L, et al.: Therapeutic efficacy of experimental rheumatoid arthritis with low-dose methotrexate by increasing partially CD4(+)CD25(+)Treg cells and inducing Th1 to Th2 shift in both cells and cyto kines, *Biomed Pharmacother* 64(7):463–471, 2010. PMID: 20359858.

51. Morgan ME, Flierman R, van Duivenvoorde LM, et al.: Effective treatment of collagen-induced arthritis by adoptive transfer of CD25+ regulatory T cells, *Arthritis Rheum* 52(7):2212–2221, 2005. PMID: 15986351.

52. Rauber S, Luber M, Weber S, et al.: Resolution of inflammation by interleukin-9-producing type 2 innate lymphoid cells, *Nat Med* 23(8):938–944, 2017. PMCID: PMC5575995.

53. Wang H, Marsters SA, Baker T, et al.: TACI-ligand interactions are required for T cell activation and collagen-induced arthritis in mice, *Nat Immunol* 2(7):632–637, 2001. PMID: 11429548.

54. Seyler TM, Park YW, Takemura S, et al.: BLyS and APRIL in rheumatoid arthritis, *J Clin Invest* 115(11):3083–3092, 2005. PMCID: PMC1257539.

55. Tak PP, Thurlings RM, Rossier C, et al.: Atacicept in patients with rheumatoid arthritis: results of a multicenter, phase Ib, double-blind, placebo-controlled, dose-escalating, single- and repeated-dose study, *Arthritis Rheum* 58(1):61–72, 2008. PMID: 18163485.

56. Clausen BE, Bridges Jr SL, Lavelle JC, et al.: Clonally-related immunoglobulin VH domains and nonrandom use of DH gene segments in rheumatoid arthritis synovium, *Mol Med* 4(4):240–257, 1998. PMCID: PMC2230361.

57. Tan YC, Kongpachith S, Blum LK, et al.: Barcode-enabled sequencing of plasmablast antibody repertoires in rheumatoid arthritis, *Arthritis Rheumatol* 66(10):2706–2715, 2014. PMCID: PMC456010.

58. Doorenspleet ME, Klarenbeek PL, de Hair MJ, et al.: Rheumatoid arthritis synovial tissue harbours dominant B-cell and plasma-cell clones associated with autoreactivity, *Ann Rheum Dis* 73(4):756–762, 2014. PMID: 23606709.

59. Rosengren S, Wei N, Kalunian KC, et al.: CXCL13: a novel biomarker of B-cell return following rituximab treatment and synovitis in patients with rheumatoid arthritis, *Rheumatology (Oxford)* 50(3):603–610, 2011. PMID: 21098574.

60. Sweeney SR, Kavanaugh A, Lodi A, et al.: Metabolomic profiling predicts outcome of rituximab therapy in rheumatoid arthritis, *RMD Open* 2(2):e000289, 2016. PMCID: PMC5013418.

61. Owczarczyk K, Lal P, Abbas AR, et al.: A plasmablast biomarker for nonresponse to antibody therapy to CD20 in rheumatoid arthritis, *Sci Transl Med* 3(1011):101ra92, 2011. PMID: 21937757.

62. Kavanaugh A, Rosengren S, Lee SJ, et al.: Assessment of rituximab's immunomodulatory synovial effects (ARISE trial). 1: clinical and synovial biomarker results, *Ann Rheum Dis* 67(3):402–408, 2008. PMCID: PMC2754142.

63. Takemura S, Klimiuk PA, Braun A, et al.: T cell activation in rheumatoid synovium is B cell dependent, *J Immunol* 167(8):4710–4718, 2001. PMID: 11591802.

64. Yeo L, Lom H, Juarez M, et al.: Expression of FcRL4 defines a pro-inflammatory, RANKL-producing B cell subset in rheumatoid arthritis, *Ann Rheum Dis* 74(5):928–935, 2015. PMCID: PMC4392201.

65. Humby F, Bombardieri M, Manzo A, et al.: Ectopic lymphoid structures support ongoing production of class-switched autoantibodies in rheumatoid synovium, *PLoS Med* 6(1):e1, 2009. PMCID: PMC2621263.

66. MacDonald KP, Pettit AR, Quinn C, et al.: Resistance of rheumatoid synovial dendritic cells to the immunosuppressive effects of IL-10, *J Immunol* 163(10):5599–5607, 1999. PMID: 10553089.

67. Toh ML, Bonnefoy JY, Accart N, et al.: A CSF-1 receptor monoclonal antibody has potent bone and cartilage protective effects in experimental arthritis, *Arthritis Rheumatol* 66(11):2989–3000, 2014. PMID: 24623505.

68. Malone DG, Wilder RL, Saavedra-Delgado AM, et al.: Mast cell numbers in rheumatoid synovial tissues, *Arthritis Rheum* 30(2):130–137, 1987. PMID: 3548731.

69. Lee H, Kashiwakura J, Matsuda A, et al.: Activation of human synovial mast cells from rheumatoid arthritis or osteoarthritis patients in response to aggregated IgG through Fcγ receptor I and Fcγ receptor II, *Arthritis Rheum* 65(1):109–119, 2013. PMID: 23055095.

70. Lee DM, Friend DS, Gurish MF, et al.: Mast cells: a cellular link between autoantibodies and inflammatory arthritis, *Science* 297(5587):1689–1692, 2002. PMID: 12215644.

71. Schubert N, Dudeck J, Liu P, et al.: Mast cell promotion of T cell-driven antigen-induced arthritis despite being dispensable for antibody-induced arthritis in which T cells are bypassed, *Arthritis Rheumatol* 67(4):903–913, 2015. PMID: 25510234.

72. Juurikivi A, Sandler C, Lindstedt KA, et al.: Inhibition of c-kit tyrosine kinase by imatinib mesylate induces apoptosis in mast cells in rheumatoid synovia: a potential approach to the treatment of arthritis, *Ann Rheum Dis* 64(8):1126–1131, 2005. PMCID: PMC1755598.

73. van der Velden D, Lagraauw HM, Wezel A, et al.: Mast cell depletion in the preclinical phase of collagen-induced arthritis reduces clinical outcome by lowering the inflammatory cytokine profile, *Arthritis Res Ther* 18(1):138, 2016. PMCID: PMC4907027.

74. Schubert N, Dudeck J, Liu P, et al.: Mast cell promotion of T cell-driven antigen-induced arthritis despite being dispensable for antibody-induced arthritis in which T cells are bypassed, *Arthritis Rheumatol* 67(4):903–913, 2015. PMID: 25510234.

75. Hueber AJ, Asquith DL, Miller AM, et al.: Mast cells express IL-17A in rheumatoid arthritis synovium, *J Immunol* 184(7):3336–3340, 2010. PMID: 20200272.

76. Khandpur R, Carmona-Rivera C, Vivekanandan-Giri A, et al.: NETs are a source of citrullinated autoantigens and stimulate inflammatory responses in rheumatoid arthritis, *Sci Transl Med* 5(178):178ra40, 2013. PMCID: PMC3727661.

77. Dwivedi N, Radic M: Citrullination of autoantigens implicates NETosis in the induction of autoimmunity, *Ann Rheum Dis* 73(3):483–491, 2014. PMID: 24291655.

78. Tak PP, Kummer JA, Hack CE, et al.: Granzyme-positive cytotoxic cells are specifically increased in early rheumatoid synovial tissue, *Arthritis Rheum* 37(12):1735–1743, 1994. PMID: 7986219.

79. Mariaselvam CM, Tamouza R, Krishnamoorthy R, et al.: Association of NKG2D gene variants with susceptibility and severity of rheumatoid arthritis, *Clin Exp Immunol* 187(3):369–375, 2017. PMCID: PMC5290229.

80. Dalbeth N, Gundle R, Davies RJ, et al.: CD56bright NK cells are enriched at inflammatory sites and can engage with monocytes in a reciprocal program of activation, *J Immunol* 173(10):6418–6426, 2004. PMID: 15528382.

81. Park YE, Kim GT, Lee SG, et al.: IL-32 aggravates synovial inflammation and bone destruction and increases synovial natural killer cells in experimental arthritis models, *Rheumatol Int* 33(3):671–679, 2013. PMID: 22527134.

82. Marinova-Mutafchieva L, Williams RO, Funa K, et al.: Inflammation is preceded by tumor necrosis factor-dependent infiltration of mesenchymal cells in experimental arthritis, *Arthritis Rheum* 46(2):507–513, 2002. PMID: 1180454.

83. Park KH, Mun CH, Kang MI, et al.: Treatment of collagen-induced arthritis using immune modulatory properties of human mesenchymal stem cells, *Cell Transplant* 25(6):1057–1072, 2016. PMID: 25853338.

84. Schett G, Firestein GS: Mr outside and Mr Inside: classic and alternative views on the pathogenesis of rheumatoid arthritis, *Ann Rheum Dis* 69(5):787–789, 2010. PMID: 20299352.

85. Hughes-Austin JM, Deane KD, Derber LA, et al.: Multiple cytokines and chemokines are associated with rheumatoid arthritis-related autoimmunity in first-degree relatives without rheumatoid arthritis: Studies of the Aetiology of Rheumatoid Arthritis (SERA), *Ann Rheum Dis* 72(6):901–907, 2013. PMCID: PMC3726193.

86. Han Z, Boyle DL, Manning AM, et al.: AP-1 and NF-κB regulation in rheumatoid arthritis and murine collagen-induced arthritis, *Autoimmunity* 28(4):197–208, 1998. PMID: 9892501.

87. de Hair MJ, van de Sande MG, Ramwadhdoebe TH, et al.: Features of the synovium of individuals at risk of developing rheumatoid arthritis: implications for understanding preclinical rheumatoid arthritis, *Arthritis Rheumatol* 66(3):513–522, 2014. PMCID:

PMC4034588.

87a. Gerlag DM, Safy M, Maijer KI, et al.: Effects of B-cell directed therapy on the preclinical stage of rheumatoid arthritis: the PRAIRI study, *Ann Rheum Dis* 78(2):179–185, 2019.

88. Sparks JA, Iversen MD, Yu Z, et al.: Disclosure of personalized rheumatoid arthritis risk using genetics, biomarkers, and lifestyle factors to motivate health behavior improvements: a randomized controlled trial, *Arthritis Care Res (Hoboken)*, 2017.

89. Liao H, Wu J, Kuhn E, et al.: Use of mass spectrometry to identify protein biomarkers of disease severity in the synovial fluid and serum of patients with rheumatoid arthritis, *Arthritis Rheum* 50(12):3792–3803, 2004. PMID: 15593230.

90. Tutturen AE, Fleckenstein B, de Souza GA: Assessing the citrullinome in rheumatoid arthritis synovial fluid with and without enrichment of citrullinated peptides, *J Proteome Res* 13(6):2867–2873, 2014. PMID: 24724574.

91. Romero V, Fert-Bober J, Nigrovic PA, et al.: Immune-mediated pore-forming pathways induce cellular hypercitrullination and generate citrullinated autoantigens in rheumatoid arthritis, *Sci Transl Med* 5(209)209ra150, 2013. PMCID: PMC4032227.

92. Jonsson H, Allen P, Peng SL: Inflammatory arthritis requires Foxo3a to prevent Fas ligand-induced neutrophil apoptosis, *Nat Med* 11(6):666–671, 2005. PMID: 15895074.

93. Firestein GS, Berger AE, Tracey DE, et al.: IL-1 receptor antagonist protein production and gene expression in rheumatoid arthritis and osteoarthritis synovium, *J Immunol* 149(3):1054–1062, 1992. PMID: 1386092.

94. Firestein GS, Berger AE, Tracey DE, et al.: IL-1 receptor antagonist protein production and gene expression in rheumatoid arthritis and osteoarthritis synovium, *J Immunol* 149(3):1054–1062, 1992. PMID: 1386092.

95. Cloutier N, Tan S, Boudreau LH, et al.: The exposure of autoantigens by microparticles underlies the formation of potent inflammatory components: the microparticle-associated immune complexes, *EMBO Mol Med* 5(2):235–249, 2013. PMCID: PMC3569640.

96. Giles JL, Choy E, van den Berg C, et al.: Functional analysis of a complement polymorphism (rs17611) associated with rheumatoid arthritis, *J Immunol* 194(7):3029–3034, 2015. PMCID: PMC4367161.

97. Vergunst CE, Gerlag DM, Dinant H, et al.: Blocking the receptor for C5a in patients with rheumatoid arthritis does not reduce synovial inflammation, *Rheumatology (Oxford)* 46(12):1773–1778, 2007. PMID: 17965442.

98. Siegle I, Klein T, Backman JT, et al.: Expression of cyclooxygenase 1 and cyclooxygenase 2 in human synovial tissue: differential elevation of cyclooxygenase 2 in inflammatory joint diseases, *Arthritis Rheum* 41(1):122–129, 1998. PMID: 9433877.

99. Yao C, Sakata D, Esaki Y, et al.: Prostaglandin E2-EP4 signaling promotes immune inflammation through Th1 cell differentiation and Th17 cell expansion, *Nat Med* 15(6):633–640, 2009. PMID: 19465928.

100. Elmgreen J, Haagen N, Ahnfelt-Ronne I: Enhanced capacity for release ofleukotriene B4 by neutrophils in rheumatoid arthritis, *Ann Rheum Dis* 46(7):501–505, 1987. PMCID: PMC1002182.

101. Gaston JSH, Rickinson AB, Yao QY, et al.: The abnormal cytotoxic T cell response to Epstein-Barr virus in rheumatoid arthritis is correlated with disease activity and occurs in other arthropathies, *Ann Rheum Dis* 45(11):932–936, 1986. PMCID: PMC1002022.

102. Goronzy JJ, Weyand CM: Thymic function and peripheral T-cell homeostasis in rheumatoid arthritis, *Trends Immunol* 22(5):251–255, 2001. PMID: 11323282.

103. Li Y, Goronzy JJ, Weyand CM: DNA damage, metabolism and aging in pro-inflammatory T cells: rheumatoid arthritis as a model system, *Exp Gerontol* 2017. pii: S0531-5565(17)30639-3 PMID: 29101015.

104. Li Y, Shen Y, Hohensinner P, et al.: Deficient activity of the Nucle-ase MRE11A induces T cell aging and promotes arthritogenic effector functions in patients with rheumatoid arthritis, *Immunity* 45(4):903–916, 2016. PMCID: PMC5123765.

105. Rhead B, Holingue C, Cole M, et al.: Rheumatoid arthritis naive T cells share Hypermethylation sites with synoviocytes, *Arthritis Rheumatol* 69(3):550–559, 2017. PMCID: PMC5328845.

106. Bankó Z, Pozsgay J, Szili D, et al.: Induction and differentiation of IL-10-producing regulatory B cells from healthy blood Donors and rheumatoid arthritis patients, *J Immunol* 198(4):1512–1520, 2017. PMID: 28087671.

107. Bankó Z, Pozsgay J, Gáti T, et al.: Regulatory B cells in rheumatoid arthritis: alterations in patients receiving anti-TNF therapy, *Clin Immunol* 184:63–69, 2017. PMID: 28506920.

108. Kinslow JD, Blum LK, Deane KD, et al.: Elevated IgA plasmablast levels in subjects at risk of developing rheumatoid arthritis, *Arthritis Rheumatol* 68(10):2372–2383, 2016. PMCID: PMC5042824.

109. Goëb V, Aegerter P, Parmar R, et al.: Progression to rheumatoid arthritis in early inflammatory arthritis is associated with low IL-7 serum levels, *Ann Rheum Dis* 72(6):1032–1036, 2013. PMID: 230871178.

110. Unemori EN, Bair MJ, Bauer EA, et al.: Stromelysin expression regulates collagenase activation in human fibroblasts. Dissociable control of two metalloproteinases by interferon-gamma, *J Biol Chem* 266(34):23477–23482, 1991. PMID: 1660474.

111. Firestein GS, Xu WD, Townsend K, et al.: Cytokines in chronic inflammatory arthritis. I. Failure to detect T cell lymphokines (interleukin 2 and interleukin 3) and presence of macrophage colony-stimulating factor (CSF-1) and a novel mast cell growth factor in rheumatoid synovitis, *J Exp Med* 168(5):1573–1586, 1988. PMCID: PMC2189111.

112. Raza K, Falciani F, Curnow SJ, et al.: Early rheumatoid arthritis is characterized by a distinct and transient synovial fluid cytokine profile of T cell and stromal cell origin, *Arthritis Res Ther* 7(4):R784–R795, 2005. PMCID: PMC1175027.

113. Chabaud M, Durand JM, Buchs N, et al.: Human interleukin-17: a T cell-derived proinflammatory cytokine produced by the rheumatoid synovium, *Arthritis Rheum* 42(5):963–970, 1999. PMID: 10323452.

114. Lebre MC, Vieira PL, Tang MW, et al.: Synovial IL-21/TNF-producing CD4+ T cells induce joint destruction in rheumatoid arthritis by inducing matrix metalloproteinase production by fibroblast-like synoviocytes, *J Leukoc Biol* 101(3):775–783, 2017. PMID: 27733582.

115. Koenders MI, Lubberts E, van de Loo FA, et al.: Interleukin-17 acts independently of TNF-alpha under arthritic conditions, *J Immunol* 176(10):6262–6269, 2006. PMID: 16670337.

116. Genovese MC, Van den Bosch F, Roberson SA, et al.: LY2439821, a humanized anti-interleukin-17 monoclonal antibody, in the treatment of patients with rheumatoid arthritis: a phase I randomized, double-blind, placebo-controlled, proof-of-concept study, *Arthritis Rheum* 62(4):929–939, 2010. PMID: 20131262.

117. Hueber W, Patel DD, Dryja T, et al.: Effects of AIN457, a fully human antibody to interleukin-17A, on psoriasis, rheumatoid arthritis, and uveitis, *Sci Transl Med* 2(52):52ra72, 2010. PMID: 209268.

118. Ciccia F, Guggino G, Ferrante A, et al.: Interleukin-9 overexpression and Th9 Polarization characterize the inflamed gut, the synovial tissue, and the peripheral blood of patients with psoriatic arthritis, *Arthritis Rheumatol* 68(8):1922–1931, 2016. PMID: 26895441.

119. Ciccia F, Guggino G, Ferrante A, et al.: Interleukin-9 and T helper type 9 cells in rheumatic diseases, *Clin Exp Immunol* 185(2):125–132, 2016. PMCID: PMC4954997.

120. Kundu-Raychaudhuri S, Abria C, Raychaudhuri SP: IL-9, a local growth factor for synovial T cells in inflammatory arthritis, *Cytokine* 79:45–51, 2016. PMID: 26751012.

第 76 章

类风湿关节炎的临床特征

原著 BR EBRYANT R. ENGLAND, TED R. MIKULS

李 娜 译 李小峰 校

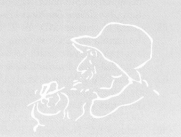

关键点

- 类风湿关节炎（RA）是一种以多关节、小关节关节炎为特征伴有各种关节外表现的慢性全身自身免疫性疾病。
- 遗传易感患者的临床前和早期 RA 可能在关节外黏膜部位（口腔、肠道、肺）触发，影像学和关节痛亚临床疾病发现预示着向临床 RA 过渡。
- 类风湿关节炎患者通常有累及手、足小关节的多关节炎。晨僵时间延长及类风湿因子（RF）和抗瓜氨酸化蛋白抗体（ACPA）阳性的实验室检查结果表明系统性炎症存在。
- 侵蚀性关节炎和全身表现（关节外受累和过早死亡）为特征的侵袭性病程与 RF 和 ACPA 阳性相关。
- 导致 RA 患者寿命缩短的关键关节外特征包括间质性肺病、心血管疾病和恶性肿瘤。
- RA 患者生活质量、身体功能、工作持续性和生存率降低；治疗方法的改进改善了长期预后。

流行病学和经济负担

类风湿关节炎（rheumatoid arthritis，RA）是一种伴有关节变形的全身自身免疫性疾病。主要改变在滑膜组织，以对称性多关节炎为特征，可导致关节进行性损伤。因此，RA 与严重的功能丧失、发病和过早的死亡均有关，更会造成越来越多的社会负担。

发病率

据估计，大多数发达国家 RA 的发病率为 0.5% ～ 1%。2010 年全球疾病负担研究进行了严格的系统评价和多元回归分析，估计全球发病率为 0.24%，澳大利亚、西欧和北美（0.4% ～ 0.5%）的发病率高于亚洲、北非和中东（0.16%）[1]。据报道，美洲土著人群中 RA 发病率最高，Pima 和 Chippewa 印第安人的发病率分别接近 5% ～ 7%[2]。相反，非洲部分地区的发病率低，这可能和人类白细胞抗原（HLA）-DRB1 共同表位（包含等位基因）在人群中分布频率较低有关，HLA-DRB1 是唯一已知最强的 RA 遗传风险因素[3]。一项 40 年的人口调查表明，明尼苏达州罗切斯特市（1955—1994 年），经年龄和性别校正后的总年发病率为 44.6/10 000[4]。在本研究中，女性发病率大约是男性的两倍，与男性（75 ～ 84 岁）相比，女性在较年轻时（55 ～ 64 岁）发病率最高。值得注意的是，这项研究揭示了明显的时间趋势，列出了研究期间 RA 总发病率下降了 47%。在同一研究人群中进行的一项随访调查（持续到 2007 年）表明，近期女性的发病率激增。这些结果强调了环境暴露在介导疾病风险中的潜在影响，以及出生组效应的潜在相关性[5]。基于这一人群估计，美国成年人患 RA 的终生风险女性为 3.6%，男性为 1.7%[6]。从 1990 年到 2010 年，全球类风湿关节炎的发病率保持稳定。

临床前类风湿关节炎

近期在对早期疾病发展的危险因素和机制方面的研究取得了重大进展。现已证实，通常可以在 RA

症状发作前多年在血清中检测到循环中的自身抗体[主要是类风湿因子（RF）和抗瓜氨酸化蛋白质抗体（ACPA），还有抗氨基化蛋白抗体和抗肽精氨酸脱氨酶4抗体]。在最初关节症状出现之前的自身免疫期称为临床前期 RA（图 76-1）。除了可检测到血清自身抗体外，临床前期 RA 通常以亚临床炎症为特征，表现为血清 C 反应蛋白（CRP）和其他促炎细胞因子、趋化因子水平升高。这些血清生物学标志物中的一些潜在改变可预测疾病发作。自身抗体的变化包括循环中浓度和结合亲和力的增加、异常糖基化（促进补体激活和 Fc 受体结合）和表位扩展。

研究人员通过来自美国国防部血清储存库的多抗原芯片和临床前期样本观察到，ACPA 阳性率在临床前期出现并逐渐增加，在 RA 症状出现时达到高峰，证明了 ACPA 呈时间依赖性扩增的特性[7]。在这项研究中，早期的 ACPA 扩增提示了随后血清中炎症细胞因子浓度的增加，这些因子包括 TNF、IL-6、IL-12p70 和 γ 干扰素（IFN）。在血清学阳性的 RA 患者中，临床前炎性细胞因子和趋化因子的出现预示发病时间缩短。此外，细胞因子浓度预测疾病的发生有年龄差异，老年人（≥ 40 岁）的持续时间比年轻人（< 40 岁）要长[8]。

越来越多的证据表明，导致 RA 的早期炎症事件可能发生在关节外，并以黏膜为主[9]。黏膜组织作为

起始部位的证据包括：①绝大多数血清学阳性患者在临床前期，无明显的滑膜炎证据[10]；②环境暴露可作为 RA 主要的独立危险因素（如吸烟和可能的牙周炎）也是导致黏膜损伤的主要因素[11,12]；③免疫球蛋白（Ig）A-ACPA 是预测疾病发生的强有力指标[13]；④在以黏膜炎症为特征的疾病中产生类风湿相关自身抗体即支气管扩张，这也许是最重要的[14]。⑤临床前期有明显的黏膜炎症迹象。在一项对 RA 先证者未受影响的一级亲属（FDR）的研究中，有 ACPA 和两个或两个以上 RF 的同种型高危自身抗体的 FDR，比血清阴性 FDR 更有可能通过高分辨率计算机断层扫描（HRCT）检测到与吸烟无关的肺气道异常（76% vs. 33%，$P=0.005$）[15]。在这些高风险 FDR 中观察到的气道异常患病率和类型与早期 RA 患者中观察到的相似。

其他潜在的黏膜起始部位还包括口腔或肠黏膜[9]，尽管缺乏临床前期 RA 中这些部位感染的证据。与对照组相比，牙周炎的频率增加，甚至在早期、首次治疗的 RA 患者中也是如此[16]。而且，牙龈卟啉单胞菌（唯一具有环瓜氨酸化蛋白抗原的原核生物）感染与 RA 高危个体中特异性自身抗体的表达有关[17,18]。抗嗜白细胞聚集放线菌菌株抗体提示牙周炎，也在 RA 患者中检测到，并且与 RF 和 ACPA 阳性相关[19]。此外，之前对肠道微生物群的研究表明，与对照组相比，新

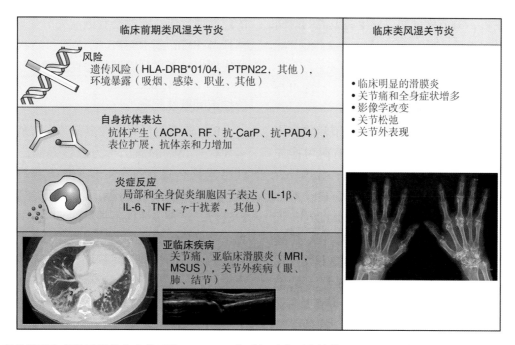

图 76-1 从临床前期到临床类风湿关节炎的过渡。ACPA，抗瓜氨酸化蛋白抗体；anti-CarP，抗氨酰化蛋白；anti-PAD4，抗肽基精氨酰亚胺酶 4；IFN-γ，γ 干扰素；MSUS，肌肉骨骼超声；RA，类风湿关节炎；RF，类风湿因子；TNF，肿瘤坏死因子

发未经治疗的 RA 患者体内存在大量的 *Prevotella copri* [20]，而从该生物体内提取的呈递肽 - 人类白细胞抗原 DR 分区（HLA-DR）可诱导早期 RA 患者 T 辅助细胞（Th）1 对外周血单个核细胞的反应 [21]。

在许多患者中，关节痛往往先于滑膜炎发生并提示临床前期病程的结束。先进的成像方式，即 MRI 和肌肉骨骼超声，提供了关于向临床 RA 过渡的关键点。在 136 例 ACPA 阳性患者的研究中，42% 的患者在随后 18 个月的中位随访期发展为 RA，超过 95% 以上的患者有 ≥ 1 个关节的灰阶滑膜炎，但仅有 33% 的患者可有能量多普勒检查发现。能量多普勒检查在同一患者的关节炎进展中尤其重要，只要出现能量多普勒信号，则风险增加 10 倍。在对 149 名临床可疑关节痛患者的 MRI 检查中，炎症（滑膜炎、骨髓水肿）在掌指关节（MCP）、手腕、跖趾关节（MTP）频繁被发现，这预示有 20% 的人超过 18 个月会发展为关节炎 [23]。重要的是，该预测能力独立于其他临床风险因素（如年龄、关节受累、CRP 和 ACPA 阳性）且同 ACPA 阳性程度相当 [MRI 检查的风险率（HR）为 5.07，ACPA 阳性的 HR 为 6.43] [23]。尽管血清阴性和血清阳性个体在症状持续时间、关节痛部位和出现 RA 的时间上存在差异，但关于血清阴性患者向临床 RA 转变的知之甚少，部分原因是临床前的典型定义指明确自身抗体阳性。血清阴性者下肢受累较少，与血清阳性个体相比，从症状开始到出现关节痛的时间更短，关节更自如，发生关节炎的时间更长 [24]。

早期类风湿关节炎的临床表现

RA 的早期表现包括轻度的全身、关节症状和体征。关节外表现常见于晚期病程，尽管有时可能先于关节表现。全身症状有乏力、体重减轻，低热较少见。关节症状最初为僵硬、疼痛和肿胀，累及对称性分布的手、足小关节，包括掌指关节（MCP）、近端指间关节（PIP）和跖趾关节（MTP）。RA 滑膜炎几乎可累及体内任何滑膜关节，但通常不累及远端指间（DIP）关节（影响 < 10% 病例）[25]，胸椎和腰骶椎关节也较少累及。RA 的病情活动很少在受累关节完全缓解而在另一受累关节进展。这种关节炎的特征将 RA 与风湿热，血清病或回纹风湿病等病症区分开来，其特点在于真正的游走性关节炎形

式。随着对 RA 早期诊断和治疗的不断加强，炎性关节炎的风湿病会诊发生在疾病的早期阶段，通常在达到典型疾病标准之前。在早期未分化关节炎患者中，30% ~ 40% 的患者可自行缓解，而最终发展为 RA 的患者占 1/4。除了 ACPA 阳性外，预测早期未分化炎性关节炎患者 RA 后期分类的其他特征包括多发性关节炎，对称性关节受累，以及影像学侵蚀 [26]。

起病形式

典型的 RA 发病通常遵循几种时间模式中的一种，急性或暴发性多关节炎起病、隐匿性关节炎，以及在起病初期为少关节或逐个关节逐渐累加的形式。

隐匿性起病

55% ~ 65% 的患者为隐匿起病 [27]，这也是 RA 最常见的早期表现。以手、腕和足的小关节为最常受累 [28]。通常为对称性关节炎，晨僵作为关节炎的主要伴随症状，可持续几小时。以缓慢进展的单关节或少关节起病的情况较少见，大关节起病多见，如肘、膝或髋关节。这种表现与血清阴性脊柱关节病类似，但随着时间的推移大多数患者会出现其他关节区域的症状，包括对侧关节或其他小关节，形成典型的 RA 受累模式。在老年患者（> 65 岁）中，隐匿起病可表现为全身症状，包括发热、体重减轻、疲乏、明显的急性期反应，有时会有近端关节受累，这些症状和体征与 PMR 或 RS3PE 的体征和症状平行。出现这些表现也应考虑到隐匿的恶性肿瘤 [29]。

急性或间歇性起病

RA 较少表现为急性多关节炎起病，据估计，只有 8% ~ 15% 的病例可为急性起病，当患者初诊时就已累及小关节和大关节并且非常严重。急性发作时，疼痛可能非常局限，以致最初的诊断过程在急诊进行。这种多变但不常见的起病模式在老年人中多见，并已确定为老年发病或晚发 RA 的特征性表现之一。约 1/5 的病例为间歇型起病，症状在数天至数周内发展。

非典型性起病

少数 RA 患者最初表现为单纯滑囊炎或肌腱炎，可能发展为腱鞘炎。此类患者因手腕受累和随后的正

中神经压迫而出现早期腕管综合征。与隐匿性起病一样，非典型表现的患者往往会随着时间的推移演变为 RA 典型的对称性小关节表现。

其他起病类型

回纹型风湿症。回纹型风湿症是一种少见的起病形式，以短暂且剧烈的关节炎为特征。通常，因回纹型风湿症有自限性，只持续数小时至数天，故患者至风湿科就诊时可能已没有症状[30]。反复发作常为单关节受累，在数小时内达到最强炎症状态。炎症几乎可以影响任何关节，这种发作最常以膝关节，手指关节或肩关节起病。由于常为单关节的剧烈炎症反应，回纹型风湿症与晶体性关节病或化脓性关节炎非常相似。血清学检查，包括 RF 和（或）ACPA，通常有助于回纹型风湿症的诊断[31]。随着时间的推移，1/3 到 1/2 的初期回纹型风湿症患者可发展为典型的 RA 关节受累模式[30]。这样的病情进展在手部关节受累和 ACPA 阳性的患者中更为常见[31]。其余患者倾向于继续向回纹型或演变为可定义的晶体相关关节病（表明早期错误分类很常见）。

健壮型关节炎。与回纹型风湿症一样，健壮型关节炎也是一种相对罕见的 RA 亚型，于 1973 年首次报道[32]。典型的患者为老年男性，长期从事体力劳动。健壮型关节炎患者常有明显的手足关节炎。然而，患者经常没有任何症状，有时会给人一种患者完全不知道病情的印象[33]。护理这些患者过程中面临的挑战是他们往往不沟通投诉，这使体格检查和实验室评估成为医生做出诊断的关键[33]。

最初症状为关节外表现。一些报告显示，RA 的早期表现很少为关节外症状。这种相对少见的情况在类风湿结节先于滑膜炎之前出现的患者中最为常见[34]。"类风湿结节病"被定义为合并类风湿结节、软骨下骨囊肿和复发性关节症状的综合征，在 RF 阳性的情况下最多见，通常预后良好[35]。RA 患者中还有其他形式的关节外表现可先于滑膜炎发生，尤其是肺部疾病。对 RA 相关间质性肺病（RA-ILD）队列的回顾性研究进行了评估，发现在 RA-ILD 患者关节和肺部疾病的发作中，肺部疾病早于关节疾病的发生率为 10% ~ 20%[36,37]。一项研究调查了 74 名出现呼吸道症状 [显示气道和（或）间质疾病的影像学] 和 ACPA 阳性但无类风湿关节炎或其他结缔组织疾病的证据[38]。尽管平均随访时间只有大约 1.2 年，但 33 例高滴度 ACPA 患者中有 3 例出现 RA 关节表现。

诊断

典型的 RA 患者常有手、腕、足小关节的疼痛、肿胀，伴晨僵时间延长，持续一小时以上。典型关节临床表现以及实验室和影像学检查应用于分类标准，对于区分 RA 和其他感染导致的疾病至关重要。与骨关节炎（OA）相比，OA 是一种更普遍的"低度"炎症关节疾病（表 76-1）。自然病程早期，RA 患者在日常活动用手时会感到困难，负重或行走时前足有疼痛。患者常主诉休息一段时间后出现"胶凝化"现

表 76-1　早期类风湿关节炎和骨关节炎的鉴别		
	类风湿关节炎	骨关节炎
发病年龄	各年龄段，高峰为 50 岁	随年龄增加
诱发因素	易感抗原表位（HLA-DR4、HLA-DR1）PTPN22、PADI4 多态性、RF 和 ACPA 阳性 吸烟	创伤，过度使用 先天性异常（例如，髋臼变浅）
早期症状	晨僵和胶着现象，疼痛随活动改善	疼痛随着使用增加
关节受累	近端指间关节、掌指关节、腕关节最多见；远端指间关节少见	远端指间关节（Heberden 结节）近端指间关节（Bouchard 结节）膝关节、腰椎
体格检查	软组织肿胀，发热	骨赘，早期轻微软组织肿胀
影像学结果	关节周围骨量减少、边缘侵蚀、大关节对称性关节间隙狭窄	软骨下硬化、骨赘、大关节不对称关节间隙狭窄
实验室结果	C 反应蛋白升高、RF 阳性、ACPA 阳性、贫血、血小板增多	正常

ACPA，抗瓜氨酸化蛋白抗体；HLA，人类白细胞抗原；RF，类风湿因子

象，可随活动而改善。也可出现全身症状，如乏力和低热，但多发性关节炎伴有高热（如 > 38.5℃）常提示其他病因。关节检查常发现肿胀（或滑膜炎）、压痛、皮肤温度升高和活动受限。其他表现还包括手掌红斑和伸肌表面皮下结节。

除了早期诊断的复杂性之外，类风湿关节炎鉴别诊断中的其他风湿性疾病也可能有以上表现。以这些典型的关节病变为特征的疾病也可有 RF 阳性，包括系统性红斑狼疮（SLE）、干燥综合征和病毒性疾病，如乙型肝炎、丙型肝炎和人类免疫缺陷病毒（HIV）（表 76-2）。由于其优越的特异性，检测 ACPA 有助于在这些情况下明确 RA。鉴别诊断包括痛风，特别是类似 RA 皮下结节的痛风石；二水焦磷酸钙沉积（CPPD）关节病，表现为假性 RA；而银屑病进展之前以多关节型为主的银屑病关节炎。在老年患者中，应考虑风湿性多肌痛（PMR）和血清阴性滑膜炎伴凹陷性水肿综合征（RS3PE），而在年轻患者中，细小病毒 B19 感染或感染后反应性关节炎的体征和症状与 RA 非常相似。在表 76-2 中总结了 RA 鉴别诊断中的疾病和鉴别特征。鉴别诊断将指导后续的实验室、血清学和影像学检查。在 RA 中，最初的实验室检查和影像学检查结果往往如下述。

- 白细胞（WBC）计数和分类正常
- 血小板增多，反映全身炎症加剧
- 轻度正细胞性贫血（慢性病性贫血）；小细胞性贫血较少见
- 尿液分析正常
- 肾功能、肝功能、代谢实验正常
- ESR 升高（通常 < 50 mm/h）、CRP 升高幅度与 ESR 相似。多达 1/3 的患者在医生首次检查时两者均为正常
- 在诊断时约 70% 患者 RF 阳性；另外 15% 患者可在疾病早期从 RF 阴性转为 RF 阳性
- ACPA 阳性，接近 RF 的阳性率；与 RF 相比，ACPA 阳性具有高度特异性（ > 95%），基本上总是在症状出现时出现
- 抗核抗体（ANA）阴性，尽管有 30% 患者可能为阳性，但通常为低至中滴度，无明显阳性血清学结果
- 在疾病早期，除了关节周围软组织肿胀和一些大关节内有积液外，X 线片通常为正常

典型的关节穿刺表现为滑液中白细胞（WBC）计数 < 50 000/mm³，中性粒细胞（PMN）< 90%。滑液中 WBC 和 PMN 高计数提示感染性或结晶性病因。RA 患者滑液中 WBC 计数通常在（5 ~ 25）× 10⁹/L 之间，PMNs 为 60% ~ 80%。在 RA 患者的定性和非特异性的黏蛋白凝块试验可能没有凝块形成，或在炎症情况下滑液透明质酸浓度降低导致易碎的凝块形成。RA 患者滑液培养和晶体分析大多为阴性。尽管缺乏疾病特异性，滑液中的破骨细胞（也称为类风湿细胞或包涵体细胞）在 RA 中已有出现。Ragocytes 是具有独特细胞质颗粒的吞噬细胞，由免疫复合物组成。其他滑液检查，如 RF、ACPA、乳酸盐、补体和葡萄糖对 RA 的诊断价值较小，故不适用于诊断。

基于临床病史、体格检查、实验室和影像学检查的 RA 分类标准已为临床试验制定。满足 1987 年 ACR RA 分类标准要求滑膜炎持续 6 周或更长时间，以排除其他自限性关节炎 [39]。其他的分类标准见表 76-3。因 1987 年的标准更符合长期疾病证据，如存在放射学改变和皮下结节，故对诊断早期 RA 缺乏敏感性。认识到早期诊断和治疗的重要性，作为 2010 年 ACR/ EULAR 联合工作的一部分，提出了新的 RA 分类标准（表 76-4）[40]。新标准强调了其他血清学检查的重要性，包括 RF、ACPA，ESR 和 CRP。以关节肿胀和压痛确定受累关节。分类标准确定了 0 ~ 10 分，6 分表示存在 RA 可能。即使压痛和（或）肿胀关节数量不足（或在某些不存在情况下）2010 年分类标准仍可早期诊断，强调在适当的环境中应用这些方法的重要性（患有 ≥ 1 个关节有滑膜炎且不能用另一种疾病更好地解释）。尽管 2010 年分类标准在确定 RA 患者方面具有极高的灵敏度（97%），但特异性明显低于 1987 年标准（分别为 55% 和 76%）[41]。一般情况下，满足 1987 年标准即满足 2010 年标准，后者包括使用其他成像方式（例如，超声或 MRI）记录是否存在滑膜炎。尽管 1987 年和 2010 年的标准应用对教学和临床实践有用，其更重要的是为了确定类风湿关节炎同质研究人群临床试验而制定的，不适用于个别患者的诊断。

影像学检查是 RA 评价中的重要因素，可作为衡量治疗疗效的有力指标。尽管临床试验中使用影像学检查主要集中于关节损伤的定量检测，包括局限于手、腕和足的骨侵蚀和关节间隙狭窄，但众所周知，RA 累及许多其他关节，具有高度特征性和明显的破坏性。常伴关节周围骨量减少，RA 中的骨侵蚀具有

表 76-2　类风湿关节炎鉴别诊断和鉴别疾病特征	
疾病	**鉴别特征**
其他结缔组织／特发性关节炎	
成人斯蒂尔病 [a]	体温 > 39℃超过 1 周，白细胞增多 > $10×10^9$/L 伴 PMN > 80%，一过性皮疹，关节痛，咽痛，淋巴结病，脾大，肝功能障碍，血清铁蛋白明显升高
系统性红斑狼疮	具有相似关节分布和较少畸形的非关节炎（Jaccoud 关节病），抗 dsDNA 阳性，ANA 阳性和其他血清阳性，ACPA⁻，相关的内脏器官受累，尤其是肾
脊柱关节病	男性为主，通常为少关节型，主要分布在大关节和下肢，腰背部受累，HLA-B27⁺，RF/ACPA⁻，葡萄膜炎，包括银屑病和炎症性肠病
血管炎	伴有全身症状的血清阴性关节炎，如发热、末端器官受累证据；ESR 或 CRP 显著升高；存在抗中性粒细胞胞浆抗体
复发性血清阴性对称性滑膜炎伴凹陷性水肿（RS3PE）	以滑膜增厚和关节压痛伴手部凹陷性水肿为特征，发生于老年男性，对糖皮质激素非常敏感，与恶性肿瘤相关；RF/ACPA⁻
风湿性多肌痛	臂区和髋带受累；ESR、CRP 显著升高；RF/ACPA⁻；与巨细胞动脉炎相关
结节病	急性型伴有结节性红斑和肺门淋巴结肿大（Lofgren 综合征），大关节受累，好发于踝关节，RF⁺ 和 ACPA⁻，非侵蚀性，病理显示非干酪样肉芽肿
干燥综合征	干燥性角结膜炎（眼干）或口腔干燥（口干）；唾液腺肿大；ANA 阳性（SS-A、SS-B），RF⁺、ACPA⁻
纤维肌痛	不伴关节炎的肌痛，RF⁻、ACPA⁻；ESR、CRP 正常
感染相关疾病	
细菌性心内膜炎	高热，以大关节为主，可闻及杂音，血培养阳性，外周血管栓塞证据；RF⁺、ACPA⁻
获得性免疫缺陷综合征	与初始病毒血症相关的短暂急性关节痛，随后出现少关节受累过程，发热
乙型、丙型肝炎	类似于 RA 的非侵蚀性关节炎、RF⁺、ACPA⁻、低补体血症、HBV HCV 血清学阳性、冷球蛋白
细小病毒 B19	非侵蚀性关节炎，典型血清阴性，自限性过程，细小病毒 IgM，病毒感染表现
基孔肯雅热	虫媒病毒，急性发热伴有皮疹，多发性关节炎
链球菌感染状态	既往有皮肤或口咽部 A 型链球菌感染患者的非糜烂性关节炎，抗链球菌溶血素 O⁺
风湿热	多发性关节炎，常为累加性、对称性下肢大关节受累；皮下结节、心肌炎、舞蹈病、皮疹
莱姆病	可有侵蚀性和非侵蚀性关节炎、RF⁻ 和 ACPA⁻、流行区蜱叮咬史和（或）典型皮疹
晶体性关节病	
双水合焦磷酸钙沉积病	常发生于老年女性，有 5% 假性 RA 发生率，X 线片可有软骨钙质沉着；与血色素沉着病、甲状旁腺功能亢进、甲状腺功能减退和低镁血症有关
多关节痛风	常累及远端关节，包括第一 MTP，可累及手指关节、痛风石结节、RF⁻、ACPA⁻、边缘侵蚀；高尿酸血症
其他疾病的系统表现	
甲状腺疾病	多关节痛和肌痛伴其他甲状腺疾病表现；可能存在腕管症状
恶性肿瘤	常代表一个副癌过程，可以与 RA 类似；淋巴瘤可表现为 RA 样；可能 RF⁺ 但通常 ACPA⁻
肥厚性骨关节病	主要累及膝、踝、腕关节；与慢性肺病（例如囊性纤维化）和恶性肿瘤相关；有骨痛和骨膜炎

[a] See criteria from Yamaguchi M, Ohta A, Tsunematsu T, et al.: Preliminary criteria for classification of adult Still's disease, *J Rheumatol*. 19：424-430, 1992.

ACPA，抗瓜氨酸化蛋白抗体；HLA，人类白细胞抗原；RF，类风湿因子；ANA，抗核抗体；CRP，C 反应蛋白；ESR，红细胞沉降率；DIP，远端指间关节；MTP，跖趾关节

表 76-3	1987 年美国风湿病学会（原美国风湿病协会）类风湿关节炎分类标准[a]
标准	**定义**
晨僵	在最大程度改善前，关节及其关节周围晨僵持续至少 1 小时
3 个或 3 个以上关节区的关节炎	医生观察到的 14 个关节区 [包括（左或右）PIP、MCP、腕、肘、膝、踝和跖趾关节] 中，至少 3 个关节区同时有软组织肿胀或积液（并非单独的骨性增生）
手关节炎	腕、MCP、PIP 中至少有一个区域肿胀
对称性关节炎	同时累及（分类标准第 2 条中）左右两侧相同的关节区（但 PIP、MCP 或 MTP 受累并不要求绝对对称）
类风湿结节	医生观察到的位于骨突起部位、伸肌表面或关节旁的皮下结节
血清类风湿因子	任何方法检测血清类风湿因子异常，结果为阳性
X 线改变	前后位手和腕 X 线片有典型的 RA 改变，必须包括骨侵蚀或受累关节周围与病变相度不一致的局限性脱钙（仅有骨关节炎改变不够）

[a] 满足 7 条中的至少 4 条即可诊断 RA，其中分类标准中的第 1～4 条必须持续至少 6 周。MCP，掌指关节；MTP，跖趾关节；OA，骨关节炎；PIP，近端指间关节；RA，类风湿关节炎

独特的定位，影响所谓的裸露区域，该区域滑膜自动包裹并直接覆盖在骨上。该裸露区位于近端和远端干骺端区的关节周围（图 76-2）。尽管存在潜伏期（先前的疾病活动水平、缓解持续时间），但影像学进展与疾病活动的临床测量结果相一致，很少有患者在获得持续缓解后进展[42]。超声和 MRI 对 RA 骨侵蚀的检测和滑膜炎的鉴别（体格检查结果不明确时）均表现出优于常规影像学的敏感性。影像学上证实的骨性强直在 RA 中是罕见的，而这与疾病的持续时间和严重程度有关，见于因疼痛、炎症、治疗或这些因素共同作用下的固定关节。由于类风湿关节炎以骨质流失为特征，影像学上新的关节周围骨形成提示另一种病因，如骨关节炎、银屑病关节炎、其他脊椎关节病或晶体病。

表 76-4	2010 年美国风湿病学会 / 欧洲抗风湿病联盟类风湿关节炎分类标准[a]
受累关节[a]	**(0～5)**
1 个中到大[b] 的关节	0
2～10 中大关节	1
1～3[c] 小关节[‡]（伴或不伴有大关节的受累）	2
4～10 小关节（伴或不伴有大关节的受累）	3
超过 10[d] 个关节[§]（至少 1 个小关节）	5
血清学[e,f]	**(0～3)**
RF 与 ACPA 均阴性	0
RF 和 ACPA，至少有一项是低滴度阳性	2
RF 和 ACPA，至少有一项是高滴度阳性	3
急性期反应物[e,g]	**(0～1)**
CRP 和 ESR 均正常	0
CRP 或 ESR 异常	1
症状持续时间[h]	**(0～1)**
< 6 周	0
≥ 6 周	1

[a] 关节受累是指查体时发现的任何肿胀或压痛阳性的关节，或核磁共振成像、超声显示存在滑膜炎。在评估中，远端指间关节，第 1 腕掌关节和第 1 跖趾关节除外。关节分布的分类根据受累关节的位置和数量，划入最可能受累关节类目

[b] 中到大关节指肩、肘、髋、膝和踝关节

[c] 小关节指掌指关节、近端指间关节、第 2～5 跖趾关节，拇指指间关节和腕关节

[d] 在这一条分类标准中，至少一个受累关节必须是小关节；其他关节可以包含任何大的或额外的小关节的组合，以及其他没有列出具体部位的关节（如颞颌关节、肩锁关节、胸锁关节）

[e] 采用这些分类标准评分时需具备至少一项血清学结果和至少一项急性期反应物结果。若没有急性期反应物的血清学结果，评分时视作阴性或结果正常

[f] 阴性指国际单位值（IU）低于或等于当地实验室正常值的上限；低滴度阳性指国际单位值高于正常值上限，但是低于或等于正常值上限 3 倍；高滴度阳性指国际单位值高于正常值上限 3 倍。当 RF 值只能得到阳性或阴性时，阳性结果应该被评为低滴度阳性

[g] 正常 / 异常根据当地实验室标准制订

[h] 症状持续时间是指评估时，患者自己报告的受累关节滑膜炎体征或症状（如疼痛、肿胀、压痛阳性）的持续时间

ACPA，抗瓜氨酸化蛋白抗体；CRP，C 反应蛋白；ESR，红细胞沉降率；RF，类风湿因子；ULN，正常上限

Modified with permission from Aletaha D，Neogi T，Silman AJ，et al.：2010 Rheumatoid arthritis classification criteria: an American College of Rheumatology/European League Against Rheumatism collaborative initiative. *Ann Rheum Dis* 69：1580-1588，2010.

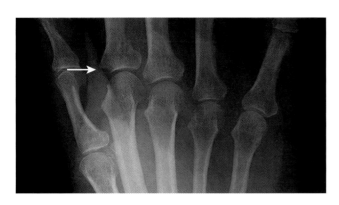

图 76-2 典型的类风湿关节炎沿关节周围区域的侵蚀（箭头），滑膜在此处自行包裹，即所谓的裸露区域（Courtesy Dr. Gerald Moore）

类风湿关节炎的病程和并发症

关节表现

由于其主要表现为滑膜组织受累，RA 的体征和症状主要是由活动性滑膜炎导致的关节肿胀、僵硬、发热和疼痛。疾病早期的典型关节分布包括手足等小关节（MCP、PIP 和 MTPs）（图 76-3A）。随着时间推移，中等关节（腕、肘和踝）和大关节（髋、肩和颈椎）也可能受累。随着病情进展和病程的延长，RA 也可累及非典型关节，包括颞颌关节（temporomandibular joint，TMJ）、环杓关节和胸锁关节。与 OA 相反，RA 很少以 DIP 关节或以胸椎或腰骶椎为靶点。

手和腕

因手和腕组成一个功能单位，故应放在一起考虑。例如，手腕受累与 MCP 关节尺偏斜密切相关[43]。尺侧腕伸肌的肌力下降使腕骨旋转（近端偏向尺侧，远端偏向桡侧），导致腕关节桡侧偏斜。为了保持指骨肌腱与桡骨平行手指尺侧偏斜伴掌侧半脱位。同时，腕关节和 MCP 关节的变化导致有特征性的锯齿状畸形（图 76-3 B 和 C）。虽然通常被认为不可逆，但大面积的滑膜炎、滑膜炎减轻后发生的肌腱松弛、肌腱断裂或手部肌肉无力可使 MCP 关节的尺侧偏斜复位。然而，可逆性 MCP 偏斜在非侵蚀性疾病如 SLE 或非炎症性神经系统疾病如帕金森病中更为典型。

增生的滑膜含有大量的炎症因子和酶，足以破坏韧带、内囊和尺骨小头远端关节区，导致关节半脱

位、脱位和骨侵蚀。这种滑膜炎也可能侵犯和冲击正常组织间隙，并导致神经卡压综合征，如腕管综合征（正中神经）。组织的炎症和酶降解，加上自然力共同作用损害桡腕、桡尺和腕中关节的完整性。桡尺关节滑膜炎可使尺侧副韧带拉伸甚至破坏。因此，尺骨

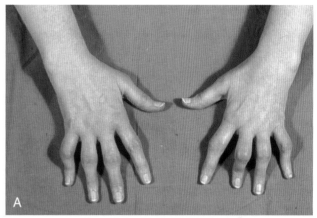

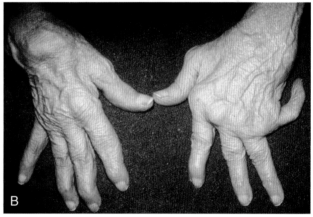

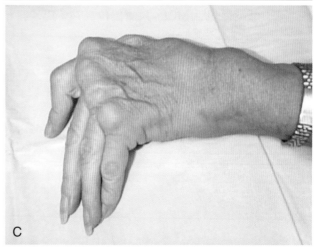

图 76-3 A．近端指间关节梭形肿胀伴腕关节畸形的多关节炎。B．1 例晚期患者掌指关节完全半脱位伴尺侧偏斜。C．手部锯齿状畸形。RA 患者手部和腕部长期受累，导致腕关节桡侧偏斜和掌指关节尺侧偏斜（A and B，Courtesy Dr. Iain McInnes；C，Courtesy Dr. Gerald Moore.）

小头可能会弹起进入背侧突出，在此位置很容易被压低（所谓的琴键突起）（图 76-4）。腕部的严重疾病进展可导致关节间隙明显狭窄、骨侵蚀和强直；后者更常见于病情迁延不愈所致的腕关节活动度减低。

在 RA 中最常见的关节畸形是天鹅颈和纽扣花畸形（图 76-5 A 和 B）。天鹅颈畸形是因 DIP 关节屈曲同时伴 PIP 关节过伸所致。这种情况由 PIP 和（或）MCP 关节直接参与。由于 PIP 屈曲和 DIP 过伸而导致纽扣花畸形与中央腱束的松弛，PIP 关节的侧束之间形成扣眼有关。RA 拇指受累也有其特点。由第一 MCP、指间（IP）或腕掌骨（CMC）关节单独或联合参与所导致的几种畸形已有描述。主要的拇指畸形包括纽扣花畸形，由于 MCP 关节滑膜炎削弱了关节囊和周围结缔组织，以拇长伸肌（EPL）掌侧和尺侧的肌腱半脱位为结局。因此，MCP 关节异常弯曲，IP 关节继发过度伸展，形成一个典型的 Z 字畸形（图 76-5C）。MCP 关节可以部分复位或固定。RA 患者的拇指出现天鹅颈畸形并不常见，这是由于 CMC 滑膜炎和拇指根部关节半脱位引起的。最终导致 MCP 关节远端过度内收，明显缩小了虎口区空间，减小了患者可抓握物体的尺寸。在一项 183 人的前瞻性队列研究中，登记 1985 年至 1989 年早期的 RA 患者。59% 的患者在 10 年的随访中出现手部畸形，大多数畸形发生在头两年（56%）[44]。较高的炎症标志物和较差的功能状态（RA 严重程度的标志物）以及 RF 阳性与手部畸形的发展相关。最经常观察到的手部畸形包括 MCPs 尺侧偏位（74%）、"纽扣花"畸形（41%）和天鹅颈畸形（40%），许多患者有多处畸形。缺乏对最近在"目标治疗"时代诊断的患者手部畸形的估计。

手部 RA 患者最常见的表现之一是屈肌腱鞘内腱鞘炎，这是手部无力的主要原因[45]。屈肌腱鞘炎同腕关节滑膜炎发生在靠近正中神经的位置，由于碰撞导致类似于腕关节滑膜炎的腕管综合征。多达一半的 RA 患者可发生腱鞘炎，表现为弥漫性指骨掌侧肿胀或手掌屈肌腱鞘可触及的栅栏样改变。如果无典

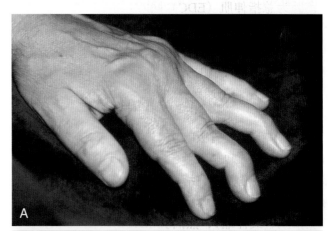

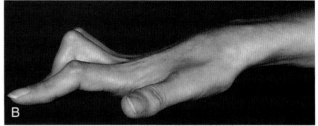

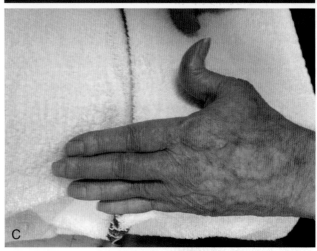

图 76-5　A. 天鹅颈畸形。通常是近端指间关节过伸和远端指间关节屈曲。B."纽扣花"畸形。通常是近端指间关节屈曲和远端指间关节伸展。C. 拇指 Z 字畸形（A and B，Courtesy Dr. Iain McInnes；C，Courtesy Dr. Amy Cannella.）

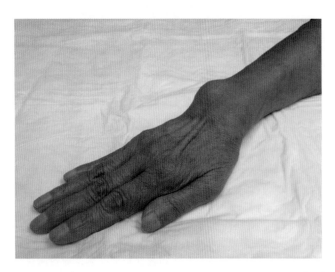

图 76-4　琴键突起。类风湿关节炎：腕关节受累，导致尺侧副韧带损伤，尺骨小头、茎突突出（Courtesy Dr. Amy Cannella.）

型 RA 滑膜炎，诊断起来较为困难。腱鞘或滑车系统会出现结节状增厚，使手指疼痛并锁定在屈位（扳机指）。如果为慢性病程或频繁复发，扳机指可采用腱鞘注射或手术干预治疗。

RA 也是手部肌腱断裂的常见病因。在 1958 年，Vaughn Jackson 描述说，RA 可导致腕部尺骨头的指伸肌腱磨损性断裂[46]。由于外科干预可防止伸肌腱断裂和随后的功能丧失，因此识别最有可能发生这种并发症的患者至关重要。在伸肌腱断裂中，通常小指伸肌（EDM）首先断裂的这一缺陷可能会被忽略，因为总指伸肌（EDC）同时延伸第二至第五指。因此，通过主动独立伸展小指来测试 EDM 功能，对于确定预防性伸肌腱修复的患者可能有价值[47]（图76-6）。除拇长伸肌和拇长伸肌的肌腱断裂外，还可能导致腕管内的指屈趾深肌腱断裂，但这种情况并不常见[48]。

虽然关节软骨骨吸收是严重银屑病关节炎的典型症状，但骨吸收也是 RA 患者手关节受累最严重的后果。从关节软骨开始，沿受累指骨的骨干蔓延，最终导致手指明显缩短，暴露多余的皮肤皱褶，指骨可以互相缩回（或伸缩），然后拉长为异常伸展，通常不伴疼痛。这种罕见的关节病通常累及多个手指，被称为"残毁性关节炎"或"望远镜手"。

踝和足

同手和手腕一样，脚和脚踝也被视为一个功能单元。例如，累及踝关节和（或）距下关节的后足畸形直接影响负重和承重时的前足压力；结果表明，对已

有的前足畸形的最佳矫正依赖于同时矫正残留的后足缺损。踝关节和足部受累在 RA 中很常见，据观察多达 90% 的 RA 患者在疾病进程中的某个阶段均会出现前足受累（主要是 MTP 跖趾关节滑膜炎），并且大约 15% 患者初始表现为踝关节和足部受累。

由于前足 /MTP 受累，迈步过程中由于挤压疼痛而改变了患者的步态。MTP 受累后不久，跖骨头可发生向下半脱位，形成 PIP 关节"上翘"畸形。在 MTP 的下方常常因屈肌腱鞘突出而形成囊肿[49]。跖骨头半脱位的患者可有足底表面的压迫性坏死和胼胝，"上翘"畸形可导致 PIP 关节背面的压疮（图76-7）。跖骨半脱位导致 MTP 关节压力增加，许多患者描述这种感觉"像在大理石上行走"。同时，拇趾外翻导致第 2、3 趾骨叠加于大拇趾上。随着畸形的发展，即使没有病情活动，前足变宽，外翻和爪趾等足部机械性症状往往持续存在。

RA 患者中后足、中足及邻近关节受累也很常见。后足外翻畸形的发生与脆弱发炎的距骨和翼下关节的内旋力有关（图76-8）。同样，踝关节不稳定可能是由韧带支撑组织的伸展、侵蚀引起的。距下关节用来控制足内翻和外翻，距下关节受累患者会描述难以在崎岖不平的路面上行走。中足受累时，距舟关节和舟楔关节的炎症可导致扁平足（足）畸形。胫后肌腱和足底跟骨韧带（弹簧）功能不全可进一步加重扁平足，导致足弓塌陷。距跗关节的炎症和半脱位可导

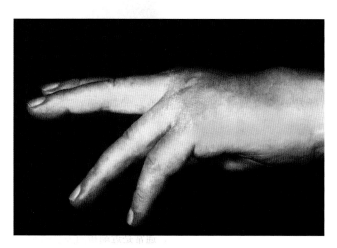

图 76-6　手的第四和第五指肌腱断裂。注意到手腕明显肿胀和尺骨茎突区突出。这种情况需要立即进行骨科评估

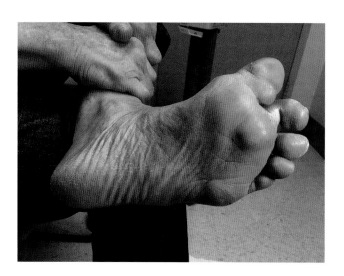

图 76-7　压力性溃疡最容易发生在跖骨指骨关节的足底或其上方的畸形区域。该患者的足底有较大的类风湿结节，造成鞋子磨损问题，并增加了压疮的风险（Courtesy Amy Cannella, MD.）

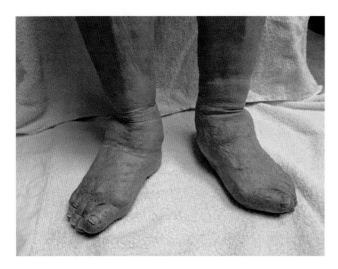

图 76-8 踝关节外翻和后脚受累伴跖指骨偏斜和交叉畸形
（Courtesy Dr. Amy Cannella.）

致类似于夏科足的摇椅底畸形。据报告，类风湿结节可发生于跟腱，弥漫的肉芽肿炎症可导致跟腱的自发断裂[50]。与腕管综合征相同，踝部可发生跗管综合征，并导致压迫性胫骨神经痛。

颈椎

据报道，80% 的 RA 患者可有颈椎受累，在病情长期控制不佳的患者中最为常见。由 Joaquim 和 Appenzeller 对 RA 患者颈椎受累的危险因素进行了综述[51]，包括侵蚀性疾病、糖皮质激素的使用、治疗失败和早期发病。重要的是，强化治疗可消除颈椎受累及其并发症。一项研究表明，积极接受联合治疗的患者患颈椎病的风险相较于保守单一疗法的患者低[52]。

在 RA 中观察到的颈椎受累中，最严重的临床表现与寰枢关节（C_1-C_2）半脱位、颅骨下沉和轴下半脱位有关。其中，寰枢关节半脱位是最常见的颈椎影像学异常[53]，可能包括：

- 寰椎（C_1）在枢椎（C_2）上向前移动（发病率 27%）
- 寰椎在枢椎上向后移动（发病率 0.1% ~ 0.7%）
- 寰椎相对于枢椎垂直半脱位（发病率 11%）

枢椎半脱位常见的早期症状为可放射到枕骨的疼痛。其他两种严重但不常见的临床症状包括：①缓慢进展的四肢痉挛性瘫痪，常伴双手无痛性感觉异常；②因齿突垂直穿入和可能的脊髓动脉受压引起一过性的脊髓功能障碍。后者当头部活动时可出现双肩或手臂感觉异常。垂直 C_1-C_2 半脱位患者可有面部疼痛，

第 V 对脑神经 V1 和 V2 分布感觉下降的主诉。最近的一项荟萃分析表明寰枢椎前半脱位随着时间的推移逐渐减少，但垂直半脱位、亚轴半脱位和颈椎病的发生率保持稳定[53]。

脊髓受累引起的神经症状通常与 C_1-C_2 半脱位的程度关系不大。从简单的感觉异常到意识改变、括约肌失控以及其他明确的脊髓压迫体征均预示着预后不良，脊髓病变进展迅速，50% 的患者可在 1 年内死亡[54]。即使是轻微摔伤、颈部扭伤或全身麻醉插管，对此类患者也存在极大风险。C_1-C_2 疾病手术矫正后神经症状持续恶化的发生率高达 6%，提示对于大量无症状患者，保守治疗策略可能是最佳选择。

因神经系统症状的特异性较差，故不能依靠体格检查的结果来诊断 C_1-C_2 半脱位。体格检查包括颈椎前凸消失、抗被动脊柱运动或指检在咽后壁上感觉到轴弓异常突出。对于有症状的患者，只有在拍摄 X 片排除齿状突骨折或高位寰枢椎半脱位后，才应考虑拍摄颈椎曲位片。更先进的影像学检查还包括 CT，特别是 MRI，已证明在诊断类风湿关节炎的病理改变中有重要作用。

尽管没有滑膜覆盖，颈椎椎间盘关节仍可被累及，以致侧位 X 线片上可见骨软骨组织破坏和椎间隙变窄。尽管在没有明显肌肉痉挛的情况下可保持被动的活动范围，但颈椎受累的患者仍会有明显的颈部疼痛。有两种机制可解释 RA 颈椎受累的特征：①炎症从邻近的钩椎关节（Luschka 关节）向椎盘区蔓延；②椎关节的破坏引起椎体排列错乱或半脱位，进而导致颈椎活动不稳定。

中、大外周关节

在病程较长且病情控制不佳的患者中、大关节受累较多见。1/3 ~ 1/2 的患者可有肘关节受累。最早的临床表现是伸直受限，且常被患者忽视。在 RA 患者中可以观察到双侧尺骨鹰嘴滑囊肿胀，但在痛风或假性痛风患者中也可见到这种情况，虽为单关节。肩关节病变不仅累及盂肱关节，而且累及肩峰下（三角肌下）滑囊、锁骨远端 1/3（与邻近炎性滑囊炎相关）和肩袖肌腱（图 76-9A）。与其他关节相反，肩关节受累常有波及三角肌区域的剧烈疼痛。患者主诉有明显的睡眠障碍和因侧卧睡姿的疼痛而觉醒。肩袖功能障碍在 RA 中较常见，可能是由于肩袖肌腱插入肱骨大粗隆处，易受该处增殖性滑膜炎的侵蚀。已证

实约有 20% 的 RA 患者可有肩袖撕裂，另有大约 1/4 的患者存在肌腱磨损[55]。因为肩袖的作用是把肱骨头稳定在关节盂内，肩袖功能障碍可因三角肌松弛导致肱骨头上移，可发生继发性肩盂关节退行性关节炎。

髋关节和膝关节受累也会导致严重残疾。RA 膝关节受累在体检时容易发现，与髋关节受累不同的是其可有关节积液增多，并伴有关节内压力增大。与肘关节受累相同，膝关节受累的早期表现是伸直受限。随着关节腔内压力增大，关节后壁组织突出，形成腘窝囊肿或贝克囊肿（Baker's cyst）。在极端情况下，贝克囊肿可能破裂，炎性液体渗入小腿远端，导致急性血栓性静脉炎或深静脉血栓形成（图 76-9B）。囊肿破裂的阳性体征为踝内髁或踝外髁下方形成新月形血肿。MRI 和超声常用于诊断腘窝囊肿，并有助于与其他疾病鉴别。

不同于膝关节受累，髋关节受累的诊断较有难度。与包括 OA 在内的其他类型的关节炎相同，髋关节受累常有腹股沟区疼痛，有时甚至是臀区疼痛。与累及髋关节的其他类型关节炎相似，RA 会导致对称性关节间隙狭窄。RA 软骨对称性变薄导致股骨头轴的偏移。而髋关节 OA 则是以非对称性关节间隙狭窄为特征，关节上方狭窄最明显。在 RA 髋关节受累的晚期病例中，股骨头出现塌陷并吸收，髋臼重塑和内移，最终导致髋臼前突（图 76-9C）。不仅在 RA 中，在其他形式的关节炎（包括脊柱关节病）中髋臼前突也可见，并且在非炎症性结缔组织疾病（如 Stickler 综合征）中也有描述[56]。

颞颌关节、环杓关节、胸锁关节和胸骨柄关节

虽然颞颌关节和环杓关节不在滑膜关节的范围内，但它们都含有滑膜组织，并可在 RA 中受累。颞颌关节受累的患者常主诉下颌骨疼痛，易与老年人的牙齿、耳朵问题或颌跛行相混淆，应考虑到巨细胞动脉炎可能。与其他关节受累一样，RA 颞颌关节受累影像学表现有关节间隙狭窄和骨侵蚀。环杓关节是负责声带外展和内收的关节，受累的症状往往较轻。环杓关节受累时，患者可主诉新发的声音嘶哑、咽喉痛、吞咽困难或言语疼痛。在某些情况下，声带内收至中线，导致吸气性喘鸣。纤维喉镜和 CT 是诊断环杓关节炎最敏感的检查方法。最后，作为滑膜关节胸锁关节和胸骨柄关节在 RA 患者也可累及。由于其相对不动故很少引起症状。如确实胸锁关节受累应警惕化脓性关节炎的可能。

关节外表现

得到最佳疗效的关键是认识到 RA 是一种系统性炎性疾病。RA 不仅累及关节结构，还可累及关节外组织，导致皮下结节、皮肤黏膜病变、浆膜炎、心肺、神经、眼和血液等并发症。最显著的关节外表现与血管炎和血管损伤均相关。在多达 50% RA 患者中可有关节外表现，通常提示预后不良，发病率和死亡率都有增加[6]。在一项单中心研究中，存在关节外表

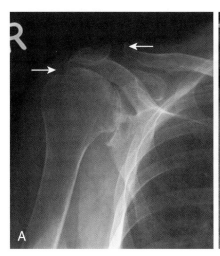
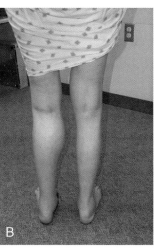
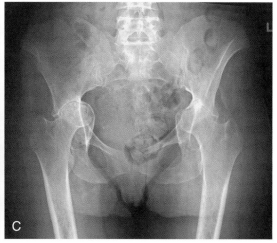

图 76-9　A. 类风湿关节炎的肩部表现包括肩关节间隙变窄伴肱骨头侵蚀和囊性变（下箭头），肱骨头抬高表明肩袖撕裂，锁骨远端变细，肩锁关节变宽（上箭头）。B. 左小腿贝克囊肿破裂并伴有假性血栓性静脉炎。C. 双侧髋臼前突。注意对称性关节间隙变窄伴股骨头重塑和内移向骨盆（A，Courtesy Dr. Barbara Weissman；B and C，courtesy Dr. Gerald Moore.）

现患者的死亡率是无关节外表现患者的两倍以上［相对风险（RR），2.49；95% 置信区间（CI），1.43 ~ 4.03］，心血管疾病占该组所有死亡人数的 70%[57]。幸运的是，由于先进的治疗方法的应用，临床上严重的关节外并发症正在减少。然而，因为缓解疾病治疗会导致类似关节外表现的不良反应，所以我们的一些治疗可能会使 RA 关节外表现的评估更复杂。例如，糖皮质激素会加大骨质疏松和心血管疾病的风险，在 RA 患者中这种情况占有很大比例。本节的重点是 RA "真正的" 关节外表现，而不是与治疗相关的并发症，这部分在本书的其他章节有介绍。

皮肤黏膜

　　类风湿结节发生在高达 30% ~ 40% 的 RA 患者中，主要是血清阳性的疾病活动期患者。吸烟史是 RA 皮下结节发生的高危因素，特别在男性和重度吸烟者中[58]。经组织学证实，类风湿结节是 RA 的特异性表现。类风湿结节先于关节炎出现的情况较少见，但在病程早期出现时，可能预示着还有其他关节外表现。类风湿结节最常见于关节的伸侧面和受压部位，包括前臂、跟腱和足部以及手指关节（图 76-10）。非常见部位的结节诊断上较困难，据报道类风湿结节可累及骶骨、足底和枕部（卧床患者），心脏、肺（见下文）、巩膜（罕见，导致眼球穿孔）和中枢神经系统较少见[59]。在喉部，声带上的类风湿结节可引起类似环杓关节炎的进行性声音嘶哑。

　　典型的类风湿结节位于皮下，较固定，也可移动或附着于基底结构上。由于体征无特异性，皮下结节可与其他类型的关节炎同时出现，因此可能需要活检来明确诊断。其他有可能导致关节炎和结节的疾病包括风湿热、痛风、SLE 和多中心网状细胞增多症（表 76-5）。组织学上，类风湿结节的中央为坏死组织，边缘为呈栅栏状排列的成纤维细胞，最外层环绕胶原囊，并伴血管周围慢性炎症细胞浸润。这些结节通过离心扩张的细胞聚集而生长，留下结缔组织基质的中心坏死。病变早期的检查显示结节是由小血管阻塞形成，提示类风湿结节是小血管炎的一种[60]。这一事

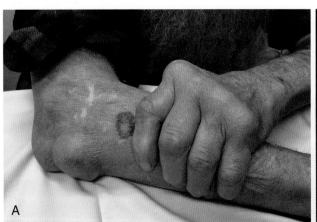
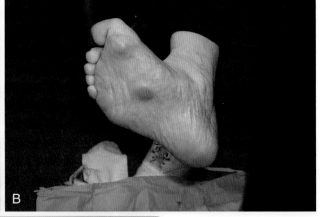
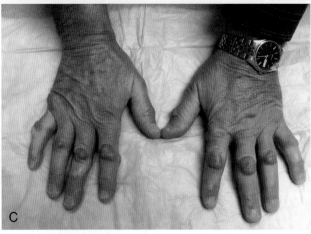

图 76-10　类风湿结节。A. 前臂伸肌表面；B. 足底面；C. 手指伸肌表面（Courtesy Amy Cannella, MD.）

表 76-5 类风湿结节的鉴别诊断 ᵃ

诊断	鉴别特征
风湿热	直径小（几毫米至 1～2 cm），可以是暂时的（很少持续时间 > 1 个月）；位置靠近鹰嘴而不是前臂近端；与心肌炎相关
环状肉芽肿	皮内结节；组织学与类风湿结节相同；RF、ACPA⁻，无滑膜炎
黄瘤病	淡黄色；常伴有高脂蛋白血症和高胆固醇水平
痛风结节	常发生于与类风湿结节相似的部位；吸入和显微镜分析，其中包括收集尿酸钠晶体；相关的高尿酸血症；RF/ACPA⁻
多中心网状细胞增生症	常位于角质层周围；组织学上含有大的脂滴巨噬细胞
系统性红斑狼疮	伴有活动性 SLE 的其他体征和症状（组织学上与类风湿结节相似）

ᵃ 其他不常见的疾病包括：持久隆起性红斑、结节性红斑、Gottron 丘疹、与 CREST 相关的钙质沉着（钙质沉着、雷诺现象、食管功能障碍、硬化、毛细血管扩张）、慢性萎缩性肢端皮炎、非性病性梅毒、雅司病、品他病、麻风和淀粉样蛋白

ACPA，抗瓜氨酸化蛋白抗体；RF，类风湿因子；SLE，系统性红斑狼疮

实可解释 RA 与其他关节外表现的关系，如心血管疾病。尽管类风湿结节可自行消退，也可通过疾病控制治疗消退，但甲氨蝶呤治疗可增加结节这是其公认的并发症，这种情况在控制良好患者中较常见[61]。

淀粉样变也可使长期存在的炎症性疾病更加复杂。淀粉样变紫癜可与长期接受糖皮质激素治疗患者的皮肤脆弱和老年性紫癜相混淆。肾疾病，尤其是蛋白尿或腹泻伴吸收不良的长病程 RA 患者应及时排除继发性淀粉样变。

RA 的血管炎可表现为多发的皮肤损害，从相对良性的甲襞梗死发展为深部的、有侵蚀性的坏疽性脓皮病（见血管炎）。网状青斑特征性的花边样外观（下肢最显著）应引起对中等血管炎或相关结缔组织疾病［如 SLE 或抗磷脂抗体综合征（APS）］的关注[62]。

继发性干燥综合征（自身免疫性外分泌病）的患病率大约为 17%[63]，可有干燥性角结膜炎（眼干）或口腔干燥（口干）症状。这些症状伴有泪腺或唾液腺功能障碍的客观依据。

眼

除了干燥性角结膜炎外，不足 1% 的 RA 患者会出现巩膜外层炎和巩膜炎，使病程变得更加复杂。巩膜外层炎典型表现为不伴视力下降及明显分泌物的无痛性红眼，如分泌物较多则提示结膜炎可能。检查时可发现充血的血管随着轻微的压力移动并停留在边缘。与巩膜外层炎相反，巩膜炎虽然也可导致巩膜充血而无分泌物，但常伴有患者的疼痛和眼球触诊时的突出，也可能与灰暗变色区域有关。巩膜炎可表现为不同程度的受累，可以是局灶浅表或泛发性的，也可以扩展到更深层的组织。在病情较重的病例中，深层组织的受累可表现为巩膜肉芽肿性吸收，导致穿孔性巩膜软化（图 76-11）。尽管巩膜外层炎可以通过局部抗炎控制，但巩膜炎的治疗则需要全身或眼内免疫调节剂来治疗。在一些病例里，即使没有明显的炎症，巩膜也会变薄，并导致巩膜软化症。RA 中其他形式的眼部受累包括慢性睑缘炎或罕见的边缘缺血性

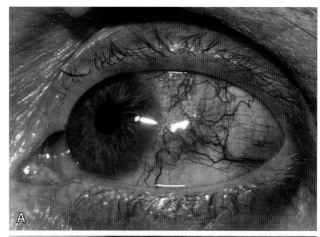
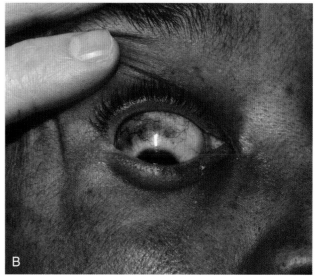

图 76-11 A．眼巩膜外层炎。注意充盈的血管停留在边缘。B．眼巩膜炎。注意暗蓝色区域，提示未愈合的穿孔性巩膜软化症，这是眼部急症（Courtesy Iain McInnes，MD.）

溃疡。边缘缺血性溃疡是由冷蛋白（RF-IgG 复合物）沉积所致，可导致前房穿孔。虹膜炎和葡萄膜炎也可发生于 RA，但更常见于其他风湿性疾病（如脊柱关节病、结节病、白塞病和幼年型特发性关节炎）。

骨

除了关节周围骨质流失和局部侵蚀，RA 是公认的全身骨质流失的原因，患者发生骨质疏松和骨折的风险大幅升高。这种风险在糖皮质激素治疗的情况下进一步增加。在一项对 395 例早期 RA 患者前瞻性研究中，超过 1/3 的患者在随访的 5 年中发生骨折[64]。除糖皮质激素使用外，RA 中骨质流失和骨折的危险因素包括高龄、残疾、病程较长、握力下降、低体重和感染加剧。RA 中全身性炎症导致生长因子表达增加，包括巨噬细胞集落刺激因子（M-CSF）和核因子 -B 配体（RANKL）激活受体，促进破骨细胞分化和最终骨吸收[65]。最近，抗原特异性的 ACPA 被认为是 RA 特有的破骨细胞形成和骨质流失的直接促进因子，有时是 RA 的先兆[66]。动物实验证实了对环瓜氨酸化自身抗原的免疫反应可能会触发骨密度和骨量的下降，支持了上述发现[67]。

肌肉

乏力是 RA 常见的临床表现。虽然这可能与关节疼痛和（或）不稳定等关节症状有关，但真实的肌肉病理学，包括肌肉减少症，类风湿关节炎也可发生在因使用糖皮质激素而导致的条件减退、炎症过程或 II 型肌肉萎缩。最典型的是长期疾病活动，体细胞团（主要是肌肉）缺失，意味着类风湿性恶病质，与死亡风险密切相关（参考近 150 年前 Paget 的恰当命名；直接翻译为"恶劣条件"）[68]。也有报道称，RA 的肌病表现为肌肉压痛和肌酶增加。肌肉活检表明淋巴细胞和浆细胞会在有结节性肌炎的情况下聚集。坏死性肌炎也被报道称为 RA 的一种罕见并发症。

血液系统

自身免疫性疾病患者普遍存在血清学异常，RA 也不例外。通常表现为轻度正细胞正色素性贫血，与疾病活动度增加和炎性标志物升高相关。慢性炎症患者铁蛋白和含铁血黄素合成增加，衰老红细胞中铁异常潴留，乳铁蛋白增加，最终导致血清铁结合力降低。虽然轻度贫血较常见，但严重的贫血（即血红蛋白 < 10 g/dl）则有可能是其他病因引起。混合性贫血是 RA 的常见诊断难点。例如，患者可能同时患有小细胞（缺铁或较少见的慢性贫血）和大细胞性贫血（因使用甲氨蝶呤导致的维生素 B_{12} 或叶酸缺乏）一种以不均匀红细胞群为特征的临床情况（反映在红细胞分布宽度增加）。除了用于评价贫血的原因，铁蛋白还是一种炎症急性期反应物，受炎症程度的影响。一般而言，血清铁蛋白低于 50 ng/ml 提示铁缺乏，超过 100 ng/ml 则提示铁储备充足，与 RA 疾病活动度无关。

活动期 RA 患者常有血小板增多，血小板计数可作为全身炎症的间接指标。血小板计数与 RA 疾病活动的临床和实验室指标（包括 ESR、RF 和几种急性期蛋白）呈正相关[69]。另外，血小板减少症在非治疗相关骨髓抑制或 Felty 综合征的 RA 中较少见。与其他风湿性和自身免疫性疾病相同，活动性 RA 可伴有嗜酸性粒细胞增多。

Felty 综合征是一种不常见但严重的疾病亚群，与 HLA-DRB1* 0401 等位基因的存在有关[70]，具备 RA、脾大（90% 以上的患者出现）和白细胞减少三联症可定义为 Felty 综合征。该综合征通常发生在长病程的患者中，以 RF、ANA 阳性以及类风湿结节和关节畸形为特征，常伴有轻微滑膜炎。除类风湿结节外，患者常有其他关节外表现，细菌感染和慢性不愈合溃疡的风险增加，并且有皮肤感染。中性粒细胞减少明显的患者 [如绝对中性粒细胞计数（ANC）< 0.01 × 10^9/L] 细菌感染的风险最大。Felty 综合征也可见低补体血症，骨髓活检通常产生正常或增生的细胞系。Felty 综合征除了与 HLA-DR*0401 等位基因有关，还有针对环瓜氨酸化组蛋白的自身抗体，与活化的中性粒细胞和中性粒细胞胞外诱捕网（NETs）结合[71]。

与 Felty 综合征相关的大颗粒淋巴细胞（LGL）综合征使得 RA 病程更复杂。除明显的中性粒细胞减少外，患者的血液和骨髓中均显示 LGL 细胞，但脾大是可变的[72]。LGL 细胞代表体内激活的细胞毒性 T 细胞（CTC）或自然杀伤（NK）细胞，它们分别代表 LGL 综合征的 85%（CTC）和 15%（NK）[73,74]。LGL 可见于 1% RA 患者，但在其他炎性疾病（SLE、干燥综合征），病毒感染和血液系统恶性肿瘤（骨髓增生异常综合征）中也可见。与 LGL 白血病的侵袭性和致死性不同，RA 相关的淋巴细胞增多症呈惰性过程。LGL 恶性变少见（以单克隆为特征），但 LGL 使 RA 患者的感染风险增高。尽管在中性粒细胞明显减少的情况下使用甲氨蝶呤直觉上不妥，但它仍然是治疗 RA 并发 Felty 综合征和 LGL 综合征的首选药物。其他二线疗法包括环孢素、环磷酰胺、糖皮质激素和粒细胞集落刺激因子。脾切除仅用于 Felty 综合征和有脾大且对药物治疗无效的患者。

恶性肿瘤

　　类风湿关节炎患者较正常人患恶性肿瘤的风险高 10%。风险因癌症类型不同而有所不同，包括 RA 患者不成比例地受到淋巴细胞增生的影响 [特别是霍奇金病和非霍奇金淋巴瘤（NHL）]、肺和皮肤恶性肿瘤[75]。与评估其他关节外表现的原因一样，很难全面描述免疫抑制剂对 RA 的治疗作用。即使在没有治疗的情况下，RA 中淋巴瘤的风险与 RA 疾病活动和严重程度密切相关。在一项涉及超过 11 000 名 RA 患者（大部分为初治患者）的大型病例对照研究中，炎症水平越高的患者患淋巴瘤的风险越高，累积疾病活动度最高的患者中优势比超过 25%[76]。Felty 综合征患者患淋巴瘤的风险约为没有这种关节外表现患者的 12 倍[77]。在缺乏免疫抑制治疗的情况下，RA 使 CD5+ 细胞的克隆扩增，T 抑制淋巴细胞和 NK 细胞的数量和功能下降，并抑制针对前致癌因子 EB 病毒（EBV）的 T 抑制淋巴细胞功能，以上均是促进 RA 淋巴瘤风险增加的潜在因素。这些免疫学改变可以解释即使在没有免疫调节治疗的情况下 RA 的免疫抑制状态。尽管在一组患有 RA 的男性队列中，血清细胞因子水平高表达与肺癌风险和总体癌症死亡率增加相关，但关于类风湿关节炎与其他癌症联系的机制，我们了解仍较少[78]。越来越多的证据表明，免疫系统通过被称为免疫监视和免疫编辑的过程与癌症新生和进展密切相关；在肿瘤微环境中也检测到几种有 RA 鲜明特征的细胞因子。许多用于治疗类风湿关节炎的抗风湿药物（DMARDs）也与更高的癌症发病风险有关，本书的其他部分对此进行了详细说明。

血管炎

　　小到中等大小的血管炎可使 RA 的自然病程复杂化，这种情况多见于男性，与 RF 阳性（高滴度）、病程长和影像学改变有关。临床上，血管炎发生的相关因素是低补体血症、循环免疫复合物、冷球蛋白以

及其他关节外表现，包括皮下结节[79]。近年来也许是因为治疗改善，类风湿性血管炎的发病率大幅下降，一项前瞻性血管炎登记研究显示，从 1990 年到 2010 年发病率下降了 5 倍以上[80]。

　　类风湿血管炎可表现为多种形式，包括：

- 远端动脉炎伴片状出血、甲襞梗死、坏疽（图 76-12）；
- 皮肤溃疡，包括坏疽性脓皮病；
- 可触及性紫癜；
- 周围神经病变伴多发性单神经炎或袜套样感觉神经病；
- 冠状动脉炎；
- 肺毛细血管炎；
- 累及内脏的动脉炎，类似于结节性多动脉炎；（尽管没有微动脉瘤）；
- 类风湿性硬脑膜炎（罕见），局限于硬脑膜和软脊膜。

　　与其他形式的血管炎一样，RA 系统性血管炎的

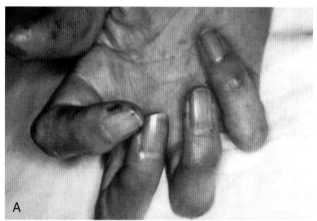

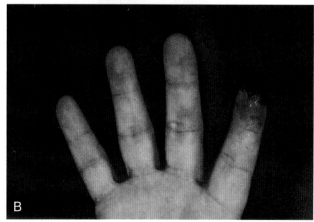

图 76-12　A. 一例血清学阳性的指端血管炎伴甲襞梗死。B. 指（趾）坏疽与较大血管受累有关

体征和症状均源于血管阻塞导致的缺血性损伤。受累器官是多变的，皮肤和周围神经系统最常受累；肺部、肾、胃肠道和中枢神经系统的受累较罕见。肠受累通常表现为外科急诊为代表的腹痛伴肠梗死。指端坏疽、肠缺血/梗死伴出血或穿孔、多发性单神经炎提示严重的血管炎，与不良预后有关[81]。通过诊断性活检或组织切片，类风湿性血管炎的组织病理学表现为伴有纤维蛋白样坏死的"全动脉炎"。闭塞性动脉内膜炎可见于远端坏疽，据报道证实有免疫复合物在血管内沉积[82]。与其他血管炎一样，类风湿血管炎的治疗取决于器官受累的程度和严重性。保守的治疗方法用于片状出血或明显的紫癜，严重的器官受累则采用更积极的大剂量糖皮质激素和细胞毒疗法。生物性 DMARDs 治疗成功已被观察到，包括 TNF 抑制剂和利妥昔单抗。类风湿性血管炎的预后仍然相对较差，在最近的队列中，随时间变化的生存率和5年死亡率从 26% 到 50% 不等[80,83]。

肺部疾病

RA 肺部受累相对常见，靶组织包括胸膜或肺实质组织和气道。尽管有报道，但肺动脉高压在类风湿关节炎中相对少见。有几个危险因素与 RA 相关的肺部并发症有关，但一致公认的因素包括男性、吸烟和自身抗体阳性。

胸膜疾病。 临床上大约 5% 的 RA 患者有明显的胸膜炎表现，而尸检表明这一比例高达 70%。RA 可出现大量渗出性积液，引起呼吸困难。RA 的胸腔积液是渗出性的，混合细胞计数（以单核细胞为主）、高水平蛋白质和乳酸脱氢酶（LDH）、低浓度葡萄糖（由葡萄糖跨胸膜转运缺陷导致）和低 pH。尽管在感染性疾病尤其是结核病中也可以观察到低 pH 和低浓度葡萄糖（10 ~ 50 mg/dl）的指标，但这仍是 RA 积液的重要特征[84]。

间质性肺病。 肺间质病变是 RA 中最严重的肺部受累。发生 ILD 的危险因素包括男性、吸烟、高龄和自身抗体（ACPA 和 RF）阳性[37]。最近在一项大型多民族研究中，发现特发性肺纤维化的最强遗传风险因子 MUC5B 启动子变体与 RA-ILD 高度相关[85]。ILD 患病率估计值在研究人群中差异很大，约 10% 为临床表现，另外 30% 为亚临床实质受累。研究人群中的 ILD 患病率差异很大，反映了病例诊断方法的重要差别。从无症状、稳定的状态，到少数患者快

速进展而危及生命，类风湿关节炎 ILD 的临床过程也是多种多样的。RA 并发 ILD 的患者与 RA 无肺部疾病患者相比，中位生存期平均减低 7 年[36]。HRCT 比胸片更敏感，典型表现为双肺双基底网状或网状结节，在更晚期的疾病中表现为典型的蜂窝状外观和牵引性支气管扩张。传统上认为肺活检是诊断 ILD 的金标准，但很少进行。这可能反映了这样一个事实，即 HRCT 发现与活检密切相关，HRCT 的侵袭性较小，免疫调节治疗通常独立于特定的组织病理学。寻常型间质性肺炎（UIP）是 HRCT 检查最常见的类型，活检结果显示异质性纤维化、成纤维细胞病灶和淋巴样聚集。与其他结缔组织疾病中出现的 ILD 相比，非特异性间质性肺炎（NSIP）更为常见。NSIP，在 HRCT 上表现为无蜂窝状的毛玻璃混浊，为在 RA 中观察到的第二 ILD 常见模式。即使病情较局限，肺功能检查也常常显示弥散功能减低，容量受限的证据（例如，肺活量下降）在广泛的 ILD 中显得更明显[37,86]。

Caplan 综合征[87] 是一种罕见的 RA 并发症，关节外 ILD 与尘肺（与煤、硅石或石棉接触有关）相互协同作用，发生迅速进展的闭塞性肉芽肿纤维化综合征。淋巴样间质性肺炎（LIP）是一种良性肺淋巴组织增生性疾病，已在 RA 和干燥综合征患者中观察到[88]。在 HRCT 下 LIP 的特征性表现为：磨玻璃样改变伴支气管血管束增厚、肺部小结节、肺实质内血管周围或胸膜下散在薄壁囊肿。与淋巴细胞增生过程一致，大约 80% 的 LIP 患者有多克隆或单克隆 IgM 丙种球蛋白病的证据[89]。隐源性机化性肺炎（COP）（也称为特发性闭塞性细支气管炎（伴机化性肺炎）是 RA 中另一种罕见的 ILD 类型；它似乎比 UIP 对免疫抑制反应更灵敏。使 RA 患者肺实质检查结果的评估复杂化的是，大多数用于治疗 RA 的 DMARD 与药物性肺炎有关（最显著的是甲氨蝶呤；见传统 DMARD 相关章节）。

阻塞性肺疾病。 尽管阻塞性肺疾病与限制性肺疾病的关系早已被认识，但阻塞性肺疾病，特别是慢性阻塞性肺疾病（COPD），仍然是 RA 患者呼吸相关死亡的主要原因[90]。在之前的研究中，即使在校正了相关的协变量，RA 患者发生阻塞性肺疾病的可能性仍比对照组高出 50% 以上[91]。COPD 是最常见的阻塞性肺疾病与 RA 的关系比哮喘更为密切。闭塞性或缩窄性毛细支气管炎的发病率远低于 COPD 和哮喘，是一种不常见的严重阻塞性肺疾病，它是由婴儿

期和胎儿期细支气管狭窄引起的，可导致呼吸衰竭，有时甚至导致死亡。病理学上，毛细支气管炎以成纤维细胞增殖、炎症浸润，支气管壁向心性狭窄，细支气管管腔狭窄为特征。

结节性肺病。 除了在皮下组织中出现外，类风湿结节可在肺实质内形成，作为 Caplan 综合征的标志单发或成簇状聚集，详见上文。RA 的肺结节以中心性坏死为特征，可出现空洞，导致支气管胸膜瘘的形成很少有气胸。尽管在孤立性肺结节的情况下细针活检可用于诊断，但当结果不明或患者被认为是"高风险"时，需要更积极的诊断策略，因为据报道肺结节和支气管癌可在 RA 中同时存在[92]。高级成像（正电子发射断层扫描/CT）可能无法准确区分类风湿结节和恶性肿瘤，这一事实强调了获得充分活检的重要性。

心血管系统

心血管疾病（CVD）很常见，是 RA 死亡率过高的主要原因[90]。除与动脉粥样硬化和冠状动脉疾病有关外，关节外心脏表现也与浆膜炎、瓣膜炎和纤维化有关。

动脉粥样硬化。 RA 患者不同程度地受到 CVD 结局的影响[93-95]，包括心绞痛、心肌梗死（MI）、充血性心力衰竭（CHF）、卒中和冠状动脉血运重建。在对 41490 名患者进行的观察性研究的荟萃分析中，RA 患者发生心血管事件的风险高出 48%，心肌梗死的合并相对风险为 1.68（95%CI，1.40 ~ 2.03），脑血管事件的合并相对风险为 1.41（95%CI，1.414 ~ 1.4）[93]。一项大型前瞻性研究发现 RA 患者发生 CHF 的风险是非 RA 患者的两倍[94]。最后，对 111 758 名患者进行的荟萃分析表明，与非 RA 对照组相比，RA 患者 CVD 相关死亡率增加 50%，脑血管疾病死亡增加 52%，缺血性心脏病死亡增加 59%[95]。RA 中 CVD 风险的增加似乎与高血压、高脂血症和糖尿病等传统风险因素无关[96]。

过早的动脉粥样硬化和由此产生的 CVD 风险是由 RA 造成系统性炎症的结果[97]。目前已有的研究表明，包括 ESR 和 CRP 在内的高水平 RA 疾病活动指标，是急性心脏事件有力预测因素[98,99]。这些数据强调了控制病情进展治疗的潜在重要性，不仅是改善 RA 关节症状的手段，更可作为减少 CVD 发生的方法[100]。除了与较高的急性期反应有关外，RF[101] 和 ACPA[102] 阳性均与增加的 CVD 相关。尽管自

身抗体与心血管疾病之间联系的机制尚不清楚，但 Sokolove 及其同事的最新数据表明，环瓜氨酸化自身抗原在粥样斑块中有表达[103]。此外，以环瓜氨酸形式的纤维蛋白原和波形蛋白为靶点的 ACPA 与 RA 患者的主动脉斑块负荷相关。脂质的定量和定性变化均已被认为是 RA 患者血清的特征。在炎症活动的情况下，低密度脂蛋白（LDL）浓度下降（总胆固醇与 LDL 的比率保持稳定），这可以解释低密度脂蛋白浓度与 RA 中更高的 CVD 风险有关，这被称为脂质悖论。除血清浓度外，高密度脂蛋白调节胆固醇外流和作为抗氧化剂的功能在活动性类风湿关节炎中也受损[104]。尽管经常单独讨论，但 RA 患者的 CVD 风险是由传统和上述 RA 相关风险因素相互作用引起的（图 76-13）。

心包炎。 心包炎是 RA 常见的心脏表现，在尸检中有多达 50% 的患者出现心包炎。明显的症状临床上并不常见，心脏压塞是一种少见的结局。RA 累及心包时，心包积液表现出以细胞浸润、高蛋白和低密度脂蛋白、低葡萄糖和低 pH 为特征的渗出性液，与 RA 胸膜炎相似。不常见的情况下，缩窄性心包炎会使 RA 病程更加复杂，最终可能需要行心包切开术或心包剥除术进行治疗。

心肌炎。 心肌炎很少见，可表现为肉芽肿性病变或间质性心肌炎。肉芽肿性病变类似于类风湿结节，在 RA 中有高度特异性。

传导阻滞。 房室传导阻滞（AV）在 RA 中很少见，可能与肉芽肿性病变直接相关。完全性房室传导阻滞已有报道，多见于血清反应阳性的结节病患者[105]。由于 RA 是一种慢性炎症过程，长期控制不佳的患者存在淀粉样变风险，可导致心肌病和传导阻滞。

心内膜炎和肉芽肿性主动脉炎。 通常无症状，超声心动图研究已证明 RA 患者二尖瓣异常的患病率较高[106]。虽然与强直性脊柱炎相关更常见，但主动脉瓣疾病也被观察到是 RA 的结局[107]。在重度 RA 中，心内膜肉芽肿性疾病可扩散至主动脉底部，导致主动脉炎和瓣膜关闭不全，但很少需要紧急瓣膜置换。

疾病结局和预后

疾病结局

由于 RA 多关节炎和系统性的特点，对身体功能

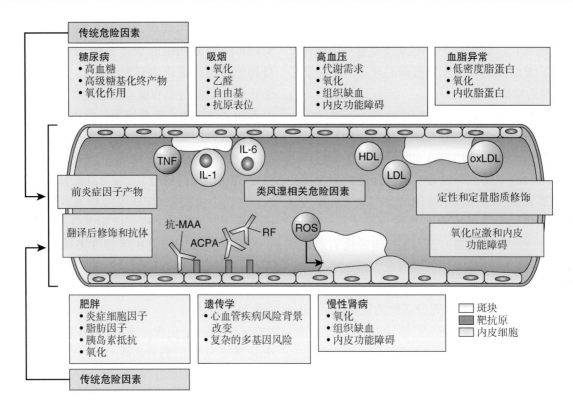

图 76-13 类风湿关节炎心血管疾病风险增加的机制。ACPA，抗瓜氨酸化蛋白抗体；抗 MAA，抗丙二醛 - 乙醛加合物；CVD，心血管病；HDL，高密度脂蛋白；LDL，低密度脂蛋白；RA，类风湿关节炎；RF，类风湿因子；ROS，活性氧自由基；TNF，肿瘤坏死因子（Adapted from England BR, Thiele GM, Anderson DR, et al.: Increased cardiovascular risk in rheumatoid arthritis: mechanisms and implications. *BMJ*. 361：k1036, 2018.)

和与健康相关的生活质量均可产生负面影响。相比无关节炎的个体，RA 患者健康状况一般或较差的可能性提高了 36%，与健康相关的活动受限可能性高出 2 倍，近 30% 的患者需要个人护理[108]。在另一项对发病时间不足 1 年的 RA 患者研究中发现，39% 的患者在随访 10 年后会失去工作能力[109]。致残率在老年、受教育程度较低、体力劳动者和既往有较多基础疾病的患者中最高。在美国相对应的与 RA 有关的支出也相当惊人。仅 2013 年，估算卫生保健费超过 100 亿美元，由此造成的社会花费接近 450 亿美元[110,111]。除了对身体功能和生活质量产生有害影响外，RA 预示着过早死亡的风险增加。在一项荟萃分析中，对 RA 患者在随访开始时发病 2 年内的 8 项研究进行了评估，合并标准化死亡率（SMR）为 1.48（95%CI，1.19 ～ 1.83）。

预后

一些与 RA 的不良预后有关的因素。预后结果受到生存率降低、残疾增加、相关的医疗费用、结构性关节损伤以及全关节置换术等因素的影响。与不良预后相关的一些因素包括：

- 自身抗体（RF 和 ACPA）情况[113-115]
- 表明基线检查时疾病活动性更大和功能状态更差的指标[90,115]
- 关节外表现[113]
- 病程[115]
- 诊断和治疗延迟[116]
- 存在 HLA-DRB1 共同表位[117]
- 吸烟和酗酒[14,117]
- 职业因素与社会经济地位[109]
- 侵蚀性疾病[117]
- 合并疾病，如抑郁、创伤后应激障碍和其他[113,115,119]
- 老年[90]
- 药物选择（糖皮质激素使生存率恶化，甲氨蝶呤改善生存率）[90,100,115]

最近的 ACR 治疗指南根据 RF、ACPA 阳性或影像学侵蚀等特征对患者进行风险分层。然而更重要的是，尽管这些因素可能在统计上与 RA 的某些结果相关，但这些因素（单独或联合）都没有被证明能够在单个患者水平上对预后提供任何可靠预测。

预后的时间趋势

　　在过去 30 年中，RA 的诊治发生了巨大的变化。通过早期诊断、早期治疗和积极治疗，可达到疾病缓解或最小化疾病活动的目标；随着治疗选择范围的扩大，许多患者的预后都有了显著改善。RA 患者更有可能实现治疗目标（低疾病活动度或缓解），改善关节功能和生活质量[120]。关节外疾病的发生率、关节置换和住院率正在下降。尽管有这些重要的改善，RA 患者与普通人群之间的死亡率差距并没有持续缩小。需要对当前发病的 RA 患者进行额外的监测，以确定死亡率是否有望改善。

 Full references for this chapter can be found on ExpertConsult.com.

参考文献

1. Cross M, Smith E, Hoy D, et al.: The global burden of rheumatoid arthritis: estimates from the Global Burden of Disease 2010 Study, *Ann Rheum Dis* 73(7):1316–1322, 2014.
2. Del Puente A, Knowler WC, Pettitt DJ, et al.: High incidence and prevalence of rheumatoid arthritis in Pima Indians, *Am J Epidemiol* 129(6):1170–1178, 1989.
3. Silman AJ, Ollier W, Holligan S, et al.: Absence of rheumatoid arthritis in a rural Nigerian population, *J Rheumatol* 20(4):618–622, 1993.
4. Doran MF, Pond GR, Crowson CS, et al.: Trends in incidence and mortality in rheumatoid arthritis in Rochester, Minnesota, over a forty-year period, *Arthritis Rheum* 46(3):625–631, 2002.
5. Myasoedova E, Crowson CS, Kremers HM, et al.: Is the incidence of rheumatoid arthritis rising?: results from Olmsted County, Minnesota, 1955-2007, *Arthritis Rheum* 62(6):1576–1582, 2010.
6. Crowson CS, Matteson EL, Myasoedova E, et al.: The lifetime risk of adult-onset rheumatoid arthritis and other inflammatory autoimmune rheumatic diseases, *Arthritis Rheum* 63(3):633–639, 2011.
7. Sokolove J, Bromberg R, Deane KD, et al.: Autoantibody epitope spreading in the pre-clinical phase predicts progression to rheumatoid arthritis, *PLoS One* 7(5):e35296, 2012.
8. Deane KD, O'Donnell CI, Hueber W, et al.: The number of elevated cytokines and chemokines in preclinical seropositive rheumatoid arthritis predicts time to diagnosis in an age-dependent manner, *Arthritis Rheum* 62(11):3161–3172, 2010.
9. Demoruelle MK, Deane KD, Holers VM: When and where does inflammation begin in rheumatoid arthritis? *Curr Opin Rheumatol* 26(1):64–71, 2014.
10. Padyukov L, Silva C, Stolt P, et al.: A gene-environment interaction between smoking and shared epitope genes in HLA-DR provides a high risk of seropositive rheumatoid arthritis, *Arthritis Rheum* 50(10):3085–3092, 2004.
11. de Hair MJ, van de Sande MG, Ramwadhdoebe TH, et al.: Features of the synovium of individuals at risk of developing rheumatoid arthritis: implications for understanding preclinical rheumatoid arthritis, *Arthritis Rheumatol* 66(3):513–522, 2014.
12. Mikuls TR, Payne JB, Yu F, et al.: Periodontitis and *Porphyromonas gingivalis* in patients with rheumatoid arthritis, *Arthritis Rheumatol* 66(5):1090–1100, 2014.
13. Kokkonen H, Mullazehi M, Berglin E, et al.: Antibodies of IgG, IgA and IgM isotypes against cyclic citrullinated peptide precede the development of rheumatoid arthritis, *Arthritis Res Ther* 13(1):R13, 2011.
14. Janssen KM, de Smit MJ, Brouwer E, et al.: Rheumatoid arthritis-associated autoantibodies in non-rheumatoid arthritis patients with mucosal inflammation: a case-control study, *Arthritis Res Ther* 17:174, 2015.
15. Demoruelle MK, Weisman MH, Simonian PL, et al.: Brief report: airways abnormalities and rheumatoid arthritis-related autoantibodies in subjects without arthritis: early injury or initiating site of autoimmunity? *Arthritis Rheum* 64(6):1756–1761, 2012.
16. Scher JU, Ubeda C, Equinda M, et al.: Periodontal disease and the oral microbiota in new-onset rheumatoid arthritis, *Arthritis Rheum* 64(10):3083–3094, 2012.
17. Hitchon CA, Chandad F, Ferucci ED, et al.: Antibodies to porphyromonas gingivalis are associated with anticitrullinated protein antibodies in patients with rheumatoid arthritis and their relatives, *J Rheumatol* 37(6):1105–1112, 2010.
18. Mikuls TR, Thiele GM, Deane KD, et al.: *Porphyromonas gingivalis* and disease-related autoantibodies in individuals at increased risk of rheumatoid arthritis, *Arthritis Rheum* 64(11):3522–3530, 2012.
19. Konig MF, Abusleme L, Reinholdt J, et al.: *Aggregatibacter actinomycetemcomitans*-induced hypercitrullination links periodontal infection to autoimmunity in rheumatoid arthritis, *Science Translational Medicine* 8(369):369ra176, 2016.
20. Scher JU, Sczesnak A, Longman RS, et al.: Expansion of intestinal *Prevotella copri* correlates with enhanced susceptibility to arthritis, *eLife* 2:e01202, 2013.
21. Pianta A, Arvikar S, Strle K, et al.: Evidence of the immune relevance of *Prevotella copri*, a gut microbe, in patients with rheumatoid arthritis, *Arthritis Rheumatol* 69(5):964–975, 2017.
22. Nam JL, Hensor EM, Hunt L, et al.: Ultrasound findings predict progression to inflammatory arthritis in anti-CCP antibody-positive patients without clinical synovitis, *Ann Rheum Dis* 75(12):2060–2067, 2016.
23. van Steenbergen HW, Mangnus L, Reijnierse M, et al.: Clinical factors, anticitrullinated peptide antibodies and MRI-detected subclinical inflammation in relation to progression from clinically suspect arthralgia to arthritis, *Ann Rheum Dis* 75(10):1824–1830, 2016.
24. Burgers LE, van Steenbergen HW, Ten Brinck RM, et al.: Differences in the symptomatic phase preceding ACPA-positive and ACPA-negative RA: a longitudinal study in arthralgia during progression to clinical arthritis, *Ann Rheum Dis* 76(10):1751–1754, 2017.
25. Ichikawa N, Taniguchi A, Kobayashi S, et al.: Performance of hands and feet radiographs in differentiation of psoriatic arthritis from rheumatoid arthritis, *Int J Rheum Dis* 15(5):462–467, 2012.
26. van Gaalen FA, Linn-Rasker SP, van Venrooij WJ, et al.: Autoantibodies to cyclic citrullinated peptides predict progression to rheumatoid arthritis in patients with undifferentiated arthritis: a prospective cohort study, *Arthritis Rheum* 50(3):709–715, 2004.
27. Fleming A, Crown JM, Corbett M: Early rheumatoid disease. I. Onset, *Ann Rheum Dis* 35(4):357–360, 1976.
28. Terao C, Hashimoto M, Yamamoto K, et al.: Three groups in the 28 joints for rheumatoid arthritis synovitis–analysis using more than 17,000 assessments in the KURAMA database, *PLoS One* 8(3):e59341, 2013.
29. Mok CC, Kwan YK: Rheumatoid-like polyarthritis as a presenting feature of metastatic carcinoma: a case presentation and review of the literature, *Clin Rheumatol* 22(4–5):353–354, 2003.
30. Guerne PA, Weisman MH: Palindromic rheumatism: part of or apart from the spectrum of rheumatoid arthritis, *Am J Med*

93(4):451–460, 1992.

31. Emad Y, Anbar A, Abo-Elyoun I, et al.: In palindromic rheumatism, hand joint involvement and positive anti-CCP antibodies predict RA development after 1 year of follow-up, *Clin Rheumatol* 33(6):791–797, 2014.

32. de Haas WH, de Boer W, Griffioen F, et al.: Rheumatoid arthritis, typus robustus, *Ann Rheum Dis* 32(1):91–92, 1973.

33. Prasad K, Rath D, Kundu BK: Arthritis robustus: review of a case of an "abnormal" rheumatoid, *SpringerPlus* 3:606, 2014.

34. Sayah A, English 3rd JC: Rheumatoid arthritis: a review of the cutaneous manifestations, *J Am Acad Dermatol* 53(2):191–209, 2005; quiz 210–212.

35. Ginsberg MH, Genant HK, Yu TF, et al.: Rheumatoid nodulosis: an unusual variant of rheumatoid disease, *Arthritis Rheum* 18(1):49–58, 1975.

36. Bongartz T, Nannini C, Medina-Velasquez YF, et al.: Incidence and mortality of interstitial lung disease in rheumatoid arthritis: a population-based study, *Arthritis Rheum* 62(6):1583–1591, 2010.

37. Kelly CA, Saravanan V, Nisar M, et al.: Rheumatoid arthritis-related interstitial lung disease: associations, prognostic factors and physiological and radiological characteristics–a large multicentre UK study, *Rheumatology* 53(9):1676–1682, 2014.

38. Fischer A, Solomon JJ, du Bois RM, et al.: Lung disease with anti-CCP antibodies but not rheumatoid arthritis or connective tissue disease, *Respir Med* 106(7):1040–1047, 2012.

39. Berglin E, Dahlqvist SR: Comparison of the 1987 ACR and 2010 ACR/EULAR classification criteria for rheumatoid arthritis in clinical practice: a prospective cohort study, *Scand J Rheumatol* 42(5):362–368, 2013.

40. Neogi T, Aletaha D, Silman AJ, et al.: The 2010 American College of Rheumatology/European League Against Rheumatism classification criteria for rheumatoid arthritis: phase 2 methodological report, *Arthritis Rheum* 62(9):2582–2591, 2010.

41. Kennish L, Labitigan M, Budoff S, et al.: Utility of the new rheumatoid arthritis 2010 ACR/EULAR classification criteria in routine clinical care, *BMJ Open* 2(5):e001117, 2012.

42. Aletaha D, Funovits J, Breedveld FC, et al.: Rheumatoid arthritis joint progression in sustained remission is determined by disease activity levels preceding the period of radiographic assessment, *Arthritis Rheum* 60(5):1242–1249, 2009.

43. Hastings DE, Evans JA: Rheumatoid wrist deformities and their relation to ulnar drift, *J Bone Joint Surg Am* 57(7):930–934, 1975.

44. Johnsson PM, Eberhardt K: Hand deformities are important signs of disease severity in patients with early rheumatoid arthritis, *Rheumatology (Oxford)* 48(11):1398–1401, 2009.

45. Gray RG, Gottlieb NL: Hand flexor tenosynovitis in rheumatoid arthritis. Prevalence, distribution, and associated rheumatic features, *Arthritis Rheum* 20(4):1003–1008, 1977.

46. OJ V-J: Attritional rupture of tendons in the rheumatoid hand (abstract), *J Bone Joint Surg Am* 40A(1431), 1958.

47. Williamson L, Mowat A, Burge P: Screening for extensor tendon rupture in rheumatoid arthritis, *Rheumatology* 40(4):420–423, 2001.

48. Mannerfelt L, Norman O: Attrition ruptures of flexor tendons in rheumatoid arthritis caused by bony spurs in the carpal tunnel. A clinical and radiological study, *J Bone Joint Surg Br* 51(2):270–277, 1969.

49. Bienenstock H: Rheumatoid plantar synovial cysts, *Ann Rheum Dis* 34(1):98–99, 1975.

50. Rask MR: Achilles tendon rupture owing to rheumatoid disease. Case report with a nine-year follow-up, *JAMA* 239(5):435–436, 1978.

51. Joaquim AF, Appenzeller S: Cervical spine involvement in rheumatoid arthritis—a systematic review, *Autoimmun Rev* 13(12):1195–1202, 2014.

52. Kauppi MJ, Neva MH, Laiho K, et al.: Rheumatoid atlantoaxial subluxation can be prevented by intensive use of traditional disease modifying antirheumatic drugs, *J Rheumatol* 36(2):273–278, 2009.

53. Zhang T, Pope J: Cervical spine involvement in rheumatoid arthritis over time: results from a meta-analysis, *Arthritis Res Ther* 17:148, 2015.

54. Collins DN, Barnes CL, Fitz Randolph RL: Cervical spine instability in rheumatoid patients having total hip or knee arthroplasty, *Clin Orthop Relat Res* 272:127–135, 1991.

55. Ennevaara K: Painful shoulder joint in rheumatoid arthritis. A clinical and radiological study of 200 cases, with special reference to arthrography of the glenohumeral joint, *Acta Rheumatol Scand* (Suppl 11):1–116, 1967.

56. Rose PS, Ahn NU, Levy HP, et al.: The hip in Stickler syndrome, *J Pediatr Orthop* 21(5):657–663, 2001.

57. Turesson C, Jacobsson L, Bergstrom U: Extra-articular rheumatoid arthritis: prevalence and mortality, *Rheumatology* 38(7):668–674, 1999.

58. Nyhall-Wahlin BM, Jacobsson LT, Petersson IF, et al.: Smoking is a strong risk factor for rheumatoid nodules in early rheumatoid arthritis, *Ann Rheum Dis* 65(5):601–606, 2006.

59. Jackson CG, Chess RL, Ward JR: A case of rheumatoid nodule formation within the central nervous system and review of the literature, *J Rheumatol* 11(2):237–240, 1984.

60. Sokoloff L: *The pathophysiology of peripheal blood vessels in collagen diseases*, Baltimore, 1963, Williams & Wilkins.

61. Falcini F, Taccetti G, Ermini M, et al.: Methotrexate-associated appearance and rapid progression of rheumatoid nodules in systemic-onset juvenile rheumatoid arthritis, *Arthritis Rheum* 40(1):175–178, 1997.

62. Wolf P, Gretler J, Aglas F, et al.: Anticardiolipin antibodies in rheumatoid arthritis: their relation to rheumatoid nodules and cutaneous vascular manifestations, *Br J Dermatol* 131(1):48–51, 1994.

63. Myasoedova E, Crowson CS, Turesson C, et al.: Incidence of extraarticular rheumatoid arthritis in Olmsted County, Minnesota, in 1995-2007 versus 1985-1994: a population-based study, *J Rheumatol* 38(6):983–989, 2011.

64. Michel BA, Bloch DA, Fries JF: Predictors of fractures in early rheumatoid arthritis, *J Rheumatol* 18(6):804–808, 1991.

65. Schett G, Teitelbaum SL: Osteoclasts and arthritis, *J Bone Miner Res* 24(7):1142–1146, 2009.

66. Harre U, Georgess D, Bang H, et al.: Induction of osteoclastogenesis and bone loss by human autoantibodies against citrullinated vimentin, *J Clin Invest* 122(5):1791–1802, 2012.

67. Dusad A, Duryee MJ, Shaw AT, et al.: Induction of bone loss in DBA/1J mice immunized with citrullinated autologous mouse type II collagen in the absence of adjuvant, *Immunol Res* 58(1):51–60, 2014.

68. Rall LC, Roubenoff R: Rheumatoid cachexia: metabolic abnormalities, mechanisms and interventions, *Rheumatology (Oxford)* 43(10):1219–1223, 2004.

69. Farr M, Scott DL, Constable TJ, et al.: Thrombocytosis of active rheumatoid disease, *Ann Rheum Dis* 42(5):545–549, 1983.

70. Campion G, Maddison PJ, Goulding N, et al.: The Felty syndrome: a case-matched study of clinical manifestations and outcome, serologic features, and immunogenetic associations, *Medicine* 69(2):69–80, 1990.

71. Dwivedi N, Upadhyay J, Neeli I, et al.: Felty's syndrome autoantibodies bind to deiminated histones and neutrophil extracellular chromatin traps, *Arthritis Rheum* 64(4):982–992, 2012.

72. Loughran Jr TP: Clonal diseases of large granular lymphocytes, *Blood* 82(1):1–14, 1993.

73. Bowman SJ, Sivakumaran M, Snowden N, et al.: The large granular lymphocyte syndrome with rheumatoid arthritis. Immunogenetic evidence for a broader definition of Felty's syndrome, *Arthritis Rheum* 37(9):1326–1330, 1994.

74. Combe B, Andary M, Caraux J, et al.: Characterization of an expanded subpopulation of large granular lymphocytes in a patient with rheumatoid arthritis, *Arthritis Rheum* 29(5):675–679, 1986.

75. Simon TA, Thompson A, Gandhi KK, et al.: Incidence of malignancy in adult patients with rheumatoid arthritis: a meta-analysis, *Arthritis Res Ther* 17:212, 2015.

76. Baecklund E, Ekbom A, Sparen P, et al.: Disease activity and risk

of lymphoma in patients with rheumatoid arthritis: nested case-control study, *BMJ* 317(7152):180–181, 1998.

77. Gridley G, Klippel JH, Hoover RN, et al.: Incidence of cancer among men with the Felty syndrome, *Ann Intern Med* 120(1):35–39, 1994.

78. England BR, Sokolove J, Robinson WH, et al.: Associations of circulating cytokines and chemokines with cancer mortality in men with rheumatoid arthritis, *Arthritis Rheumatol* 68(10):2394–2402, 2016.

79. Voskuyl AE, Zwinderman AH, Westedt ML, et al.: Factors associated with the development of vasculitis in rheumatoid arthritis: results of a case-control study, *Ann Rheum Dis* 55(3):190–192, 1996.

80. Ntatsaki E, Mooney J, Scott DG, et al.: Systemic rheumatoid vasculitis in the era of modern immunosuppressive therapy, *Rheumatology (Oxford)* 53(1):145–152, 2014.

81. Geirsson AJ, Sturfelt G, Truedsson L: Clinical and serological features of severe vasculitis in rheumatoid arthritis: prognostic implications, *Ann Rheum Dis* 46(10):727–733, 1987.

82. Fischer M, Mielke H, Glaefke S, et al.: Generalized vasculopathy and finger blood flow abnormalities in rheumatoid arthritis, *J Rheumatol* 11(1):33–37, 1984.

83. Makol A, Crowson CS, Wetter DA, et al.: Vasculitis associated with rheumatoid arthritis: a case-control study, *Rheumatology (Oxford)* 53(5):890–899, 2014.

84. Dodson WH, Hollingsworth JW: Pleural effusion in rheumatoid arthritis. Impaired transport of glucose, *N Engl J Med* 275(24):1337–1342, 1966.

85. Juge PA, Lee JS, Ebstein E, et al.: MUC5B Promoter variant and rheumatoid arthritis with interstitial lung disease, *N Engl J Med* 379:2202–2219, 2018.

86. Frank ST, Weg JG, Harkleroad LE, et al.: Pulmonary dysfunction in rheumatoid disease, *Chest* 63(1):27–34, 1973.

87. Caplan A: Certain unusual radiological appearances in the chest of coal-miners suffering from rheumatoid arthritis, *Thorax* 8(1):29–37, 1953.

88. Constantopoulos SH, Tsianos EV, Moutsopoulos HM: Pulmonary and gastrointestinal manifestations of Sjogren's syndrome, *Rheum Dis Clin North Am* 18(3):617–635, 1992.

89. Ferguson EC, Berkowitz EA, Lung CT: Part 2, the interstitial pneumonias–clinical, histologic, and CT manifestations, *AJR Am J Roentgenol* 199(4):W464–W476, 2012.

90. England BR, Sayles H, Michaud K, et al.: Cause-specific mortality in male US veterans with rheumatoid arthritis, *Arthritis Care Res (Hoboken)* 68(1):36–45, 2016.

91. Sparks JA, Lin TC, Camargo Jr CA, et al.: Rheumatoid arthritis and risk of chronic obstructive pulmonary disease or asthma among women: a marginal structural model analysis in the Nurses' Health Study, *Semin Arthritis Rheum* 47(5):639–648, 2017.

92. Shenberger KN, Schned AR, Taylor TH: Rheumatoid disease and bronchogenic carcinoma–case report and review of the literature, *J Rheumatol* 11(2):226–228, 1984.

93. Avina-Zubieta JA, Thomas J, Sadatsafavi M, et al.: Risk of incident cardiovascular events in patients with rheumatoid arthritis: a meta-analysis of observational studies, *Ann Rheum Dis* 71(9):1524–1529, 2012.

94. Nicola PJ, Maradit-Kremers H, Roger VL, et al.: The risk of congestive heart failure in rheumatoid arthritis: a population-based study over 46 years, *Arthritis Rheum* 52(2):412–420, 2005.

95. Avina-Zubieta JA, Choi HK, Sadatsafavi M, et al.: Risk of cardiovascular mortality in patients with rheumatoid arthritis: a meta-analysis of observational studies, *Arthritis Rheum* 59(12):1690–1697, 2008.

96. del Rincon ID, Williams K, Stern MP, et al.: High incidence of cardiovascular events in a rheumatoid arthritis cohort not explained by traditional cardiac risk factors, *Arthritis Rheum* 44(12):2737–2745, 2001.

97. England BR, Thiele GM, Anderson DR, et al.: Increased cardiovascular risk in rheumatoid arthritis: mechanisms and implications, *BMJ* 361:k1036, 2018.

98. Goodson NJ, Symmons DP, Scott DG, et al.: Baseline levels of C-reactive protein and prediction of death from cardiovascular disease in patients with inflammatory polyarthritis: a ten-year followup study of a primary care-based inception cohort, *Arthritis Rheum* 52(8):2293–2299, 2005.

99. Symmons DP, Gabriel SE: Epidemiology of CVD in rheumatic disease, with a focus on RA and SLE, *Nat Rev Rheumatol* 7(7):399–408, 2011.

100. Choi HK, Hernan MA, Seeger JD, et al.: Methotrexate and mortality in patients with rheumatoid arthritis: a prospective study, *Lancet* 359(9313):1173–1177, 2002.

101. Tomasson G, Aspelund T, Jonsson T, et al.: Effect of rheumatoid factor on mortality and coronary heart disease, *Ann Rheum Dis* 69(9):1649–1654, 2010.

102. Lopez-Longo FJ, Oliver-Minarro D, de la Torre I, et al.: Association between anti-cyclic citrullinated peptide antibodies and ischemic heart disease in patients with rheumatoid arthritis, *Arthritis Rheum* 61(4):419–424, 2009.

103. Sokolove J, Brennan MJ, Sharpe O, et al.: Brief report: citrullination within the atherosclerotic plaque: a potential target for the anti-citrullinated protein antibody response in rheumatoid arthritis, *Arthritis Rheum* 65(7):1719–1724, 2013.

104. Charles-Schoeman C, Watanabe J, Lee YY, et al.: Abnormal function of high-density lipoprotein is associated with poor disease control and an altered protein cargo in rheumatoid arthritis, *Arthritis Rheum* 60(10):2870–2879, 2009.

105. Ahern M, Lever JV, Cosh J: Complete heart block in rheumatoid arthritis, *Ann Rheum Dis* 42(4):389–397, 1983.

106. Wislowska M, Sypula S, Kowalik I: Echocardiographic findings and 24-h electrocardiographic Holter monitoring in patients with nodular and non-nodular rheumatoid arthritis, *Rheumatol Int* 18(5–6):163–169, 1999.

107. Iveson JM, Thadani U, Ionescu M, et al.: Aortic valve incompetence and replacement in rheumatoid arthritis, *Ann Rheum Dis* 34(4):312–320, 1975.

108. Dominick KL, Ahern FM, Gold CH, et al.: Health-related quality of life among older adults with arthritis, *Health Qual Life Outcomes* 2(5), 2004.

109. Eberhardt K, Larsson BM, Nived K, et al.: Work disability in rheumatoid arthritis–development over 15 years and evaluation of predictive factors over time, *J Rheumatol* 34(3):481–487, 2007.

110. Birnbaum H, Pike C, Kaufman R, et al.: Societal cost of rheumatoid arthritis patients in the US, *Curr Med Res Opin* 26(1):77–90, 2010.

111. Ma VY, Chan L, Carruthers KJ: Incidence, prevalence, costs, and impact on disability of common conditions requiring rehabilitation in the United States: stroke, spinal cord injury, traumatic brain injury, multiple sclerosis, osteoarthritis, rheumatoid arthritis, limb loss, and back pain, *Arch Phys Med Rehabil* 95(5):986–995, e981, 2014. e981.

112. Dadoun S, Zeboulon-Ktorza N, Combescure C, et al.: Mortality in rheumatoid arthritis over the last fifty years: systematic review and meta-analysis, *Joint Bone Spine* 80(1):29–33, 2013.

113. Gabriel SE, Crowson CS, Kremers HM, et al.: Survival in rheumatoid arthritis: a population-based analysis of trends over 40 years, *Arthritis Rheum* 48(1):54–58, 2003.

114. Humphreys JH, van Nies J, Chipping J, et al.: Rheumatoid factor and anti-citrullinated protein antibody positivity, but not level, are associated with increased mortality in patients with rheumatoid arthritis: results from two large independent cohorts, *Arthritis Res Ther* 16(6):483, 2014.

115. Mikuls TR, Fay BT, Michaud K, et al.: Associations of disease activity and treatments with mortality in men with rheumatoid arthritis: results from the VARA registry, *Rheumatology* 50(1):101–109, 2011.

116. van der Linden MP, le Cessie S, Raza K, et al.: Long-term impact of delay in assessment of patients with early arthritis, *Arthritis Rheum* 62(12):3537–3546, 2010.

117. Mouterde G, Lukas C, Logeart I, et al.: Predictors of radiographic progression in the ESPOIR cohort: the season of first symptoms may influence the short-term outcome in early arthritis, *Ann Rheum Dis* 70(7):1251–1256, 2011.

118. Weidmann P, Keusch G: Treatment of therapy-resistant hypertension, *Schweiz Med Wochenschr* 107(31):1081–1093, 1977.

119. Mikuls TR, Padala PR, Sayles HR, et al.: Prospective study of post-traumatic stress disorder and disease activity outcomes in US veterans with rheumatoid arthritis, *Arthritis Care Res* 65(2):227–234, 2013.

120. Aga AB, Lie E, Uhlig T, et al.: Time trends in disease activity, response and remission rates in rheumatoid arthritis during the past decade: results from the NOR-DMARD study 2000-2010, *Ann Rheum Dis* 74(2):381–388, 2015.

第 77 章

类风湿关节炎的治疗

原著 JAMES R. O'DELL

马 丹 译 张莉芸 校

关键点

- 类风湿关节炎（rheumatoid arthritis，RA）患者应早期诊断，并且一经确诊即开始使用改善病情抗风湿药（disease-modifying anti-rheumatic drug，DMARD）。
- 对所有 RA 患者应进行目标治疗，使疾病缓解或处于低疾病活动状态。
- 治疗 RA 的 DMARDs 超过 20 种，有经验的风湿病学专家对患者进行个体化治疗，将使患者受益。
- 不论采用何种 DMARDs（传统或生物类）治疗，患者均应达到治疗目标。
- 对大多数患者而言，甲氨蝶呤（methotrexate，MTX）是 DMARD 中的基础用药，如果需要，MTX 剂量为每周 25 mg，皮下注射。
- 多数患者需联合使用 DMARDs 或在 DMARDs 联合基础上加用生物制剂以达到治疗目标。
- 生物 DMARDs 治疗 RA 有效，联合 MTX 疗效更佳。
- 非甾体抗炎药（nonsteroidal anti-infllammatory drugs，NSAIDs）仅能有效改善症状，控制病情则需使用 DMARDs。
- 糖皮质激素起效迅速，但存在不良反应，因此应与 DMARDs 联用，并作为 DMARD 起效前的"桥"治疗，并最终停用。
- 生物制剂仿制药具有价格优势，可考虑使用。
- 关注 RA 普遍存在的并发症，尤其是心血管疾病 - 必须积极处理。

引言

在过去 30 年中，与其他任何一种风湿病相比，RA 的治疗无疑发生了巨大的变化。在此期间，每位风湿病医师都会高兴地承认我们已经取得了很大的进步。**RA 患者确诊后及早接受治疗，大多数可达到疾病缓解或低疾病活动，这一点已经达成共识。**我们可以后退一步来审视这场巨变背后的原因，许多人将治疗效果的显著改善绝大部分归功于 1998 年问世的生物制剂。"自从生物制剂上市以来，治疗效果得到了显著的改善"，类似的说法经常出现。20 年前随着生物制剂的获批，RA 的治疗取得了很大的进步。生物制剂非常有效，更重要的是它使临床医师和患者双方都相信可以更好地控制 RA。然而，在此期间发生的其他一些变化也是非常重要的（表 77-1）。

我们很难知道这些变化中哪一个是最重要的。很明显使用抗瓜氨酸化蛋白抗体（ACPAs）和新的分类标准进行早期诊断是至关重要的 [1]。所有 RA 患者都应该服用一种 DMARD[2-4]，增加甲氨蝶呤（MTX）的剂量，同时使用叶酸也发挥了巨大的作用。重新发现皮下注射 MTX 的有效性和耐受性也非常重要。此外，在 20 世纪 90 年代中期，DMARDs 联合使用也成为一种治疗策略 [5]。**早期诊断、有效使用 MTX、DMARDs 联合使用以及生物制剂的使用都是风湿病学家成功管理 RA 的工具**（表 77-2）。

目标治疗（treat to target，T2T）定义了医生的工作目标，是改善 RA 预后最重要的因素。对 RA 的严格强化控制（TICORA）试验（见后文）是一项开创性的研究，证实了 T2T 可以为 RA 患者带来各种益处 [6]。TICORA 试验表明，如果患者经积极治疗达到疾病缓解或处于低疾病活动状态，即使不使用生物制剂，也能达到临床和放射学的明显改善。与之相似，荷兰的 BeSt 研究也表明积极使用 T2T 治疗策略可显著改善临床结局，而不论最初是选择生物制剂还是常规治疗[7]。**因此，RA 的成功治疗最重要的不是使用传统或生物 DMARDs（表 77-2），而是所有患者都是为了达到治疗目标。**

尽管 RA 的治疗已取得了巨大的进步，但我们依然面临许多挑战，其中首要的就是发现能够预测不同治疗方案疗效和副作用的标志物，如 TNF-α 或 IL-6，以利于决定治疗药物的最佳使用剂量。

本章主要探讨 RA 的治疗原则、治疗目标、治疗时机的选择以及目前存在的多种治疗策略。关于药物的详细描述请参考其他章节，如 NSAIDs（见第 62 章）、糖皮质激素类（见第 63 章）、传统 DMARDs（见第 64 章）、免疫调节药物（见第 65 章）、抗细胞因子疗法或生物制剂（见第 66、67 章）及 JAK 抑制剂（见第 68 章）。

RA 的治疗目标

目前对于 RA 的治疗有超过 20 种传统或生物 DMARDs 可供选择（表 77-2），**但最重要的仍是早期治疗以及治疗后达到疾病缓解或低疾病活动度**[2-4,6]。对于非风湿病患者如高血压、高血脂或糖尿病患者，可以很容易通过检测血压、低密度脂蛋白或糖化血红蛋白（HbA1C）来早期诊断和早期治疗。但对于 RA 需要不断有效地重复评估疾病活动和缓解，并且长期随访，而目前尚缺乏有效评估疾病活动的单个检查方法和实验室指标。

现有的许多评估方法都是综合性的[8-14]，包括关节检查、患者和医师对疾病活动的评估、患者

表 77-1　RA 临床结局的改善：未使用生物制剂
强调早期诊断的重要性
所有患者使用 DMARDs
增加 MTX 的使用和使用剂量，包括皮下注射（SC）
在使用 MTX 时加用叶酸
DMARDs 联合使用
根据疾病活动度治疗所有患者

DMARDs，改善病情抗风湿药

表 77-2　改善病情抗风湿药 [a]	
传统药物 /JAK	生物制剂（靶点）
甲氨蝶呤	依那西普（TNF）
羟氯喹	英夫利昔单抗（TNF）
柳氮磺吡啶	阿达木单抗（TNF）
来氟米特	戈利木单抗（TNF）
金制剂（肌内注射和口服）	赛妥珠单抗（TNF）
硫唑嘌呤	利妥昔单抗（CD20）
糖皮质激素	阿那白滞素（IL-1）
环孢素	阿巴西普（CD80/86）
米诺环素	托珠单抗（IL-6）
托法替布（JAKs）	Sarilumab（IL-6）
巴瑞替尼（JAKs）	
乌帕替尼（JAKs）	

[a] 目前已有的能减慢或控制 RA 病情进展包括放射学进展的药物
JAK，Janus 激酶

的功能、反应炎症的实验室指标 [红细胞沉降率（erythrocyte sedimentation rate，ESR）和 C 反应蛋白（C-reactive protein，CRP）]。美国风湿病学会（The American College of Rheumatology，ACR）提出了与疗效相关的疾病活动评估方法，表 77-3 列出了部分较好的评估方法，每种方法各有优缺点[14]。临床医师工作繁忙，很少有时间记录超过 60 个关节的压痛数和肿胀数，或在实验室结果回报后再做评估。因此，简化评估方法是非常必要的，包括限制关节数为 28 个关节疾病活动评分（Disease Activity Score in 28 joints，DAS28），不要求实验室指标的临床疾病活动指数（Clinical Disease Activity Index，CDAI），及完全依赖于患者的常规评估指数（Routine Assessment Patient Index Data，RAPID）。**临床上对于疾病活动的评估是非常重要的，但由于这些评估方法评估的结果密切相关，因此采用何种方法评估并不重要。**

任何一种治疗方案都不能彻底治愈 RA，所以最好的治疗目标是使疾病缓解。然而目前 RA 缓解尚存在一些疑问，首先，既具有相关性又具有实质性的缓解尚难以定义，相关性是指随着时间推移依然能够很好地预测疾病进展，不仅包括关节损害，还包括血管损害在内的系统损害；实质性则是临床医师可以早期、简单、实时地对患者进行疾病活动的评估。ACR 和欧洲抗风湿病联盟（European League Against

表 77-3　RA 疾病活动评估方法

方法	评分范围	疾病活动性界定			
		缓解	低度活动	中度活动	高度活动
DAS28	0 ～ 9.4	≤ 2.6	≤ 3.2	> 3.2 且 ≤ 5.1	> 5.1
SDAI	0.1 ～ 86.0	≤ 3.3	≤ 11	> 11 且 ≤ 26	> 26
CDAI	0 ～ 76.0	≤ 2.8	≤ 10	> 10 且 ≤ 22	> 22
RADAI	0 ～ 10	≤ 1.4	< 2.2	2.2 且 ≤ 4.9	> 4.9
PAS 或 PAS Ⅱ	0 ～ 10	≤ 1.25	< 1.9	≥ 1.9 且 ≤ 5.3	> 5.3
RAPID	0 ～ 30	≤ 1	< 6	≥ 6 且 ≤ 12	> 12

Rheumatism，EULAR）通过对 1 ～ 2 年具有短期放射学改变的患者进行严格随机对照试验（randomized controlled trial，RCT）后，提出了用于临床试验的"缓解"的新定义（表 77-4[1]）。"缓解"定义的标准化，使各种临床试验的报道和实验结果的相互比较向前迈出了巨大的一步。

但是，该"缓解"只是针对临床试验，而非临床实践[15]，因临床工作中不可能对所有疾病活动的关节进行严格的计数，并且实时获得 CRP 存在一定困难。目前已有多种不需要实验室指标的评估方法（例如：CDAI、患者活动评分），但这些方法尚未得到公认。我们面临的主要问题是由于接受了临床试验定义的"缓解"，而常常低估了通过滑膜活检或影像学技术如超声（US）或磁共振成像（MRI）发现的低疾病活动的患者。大量数据显示许多 RA 患者虽

然已达疾病缓解状态，但通过 US 或 MRI 评估后仍处于疾病活动期[16-18]。最近报道的在早期侵袭性 RA（TEAR）研究（将在后面讨论）中所有达到临床缓解的患者 MRI 均显示存在炎症[19]。ACR/EULAR 定义的"缓解"允许患者有 1 个关节肿胀，其实并非达到真正的疾病缓解。另一个关于"缓解"的主要问题来自于当前一些不确切的数据，即不论如何定义，缓解都应是所有 RA 患者的治疗目标。

另外，有许多患者病情处于低疾病活动期，病情同样控制得很好。这种情况类似于近年来研究显示的 HbA1C 低于 6.5 提示血糖控制理想，但如果有心血管疾病，血糖水平过低则增加其死亡率[20]。**下面这些重要问题仍未得到解决：在 RA 患者中，把疾病活动度降到最低与药物毒性和成本之间的临界点在哪里？** 更为复杂的是，每个患者的临界点都可能不一样，我们需要考虑下面这些问题：

- RA 的治疗风险和花费在什么时候会超过治疗带来的益处？
- 哪些患者在病情得到迅速改善，但仍然存在两个关节压痛或肿胀时，需加用其他生物制剂？
- 如同前面提到的糖尿病合并心血管疾病患者，如果治疗过于积极，给哪些患者会带来风险？
- 对大多数患者而言，疾病缓解是指在持续使用 DMARDs 的情况下，而真正意义上的缓解是在患者停止治疗的情况下，但目前大多数患者不能停止治疗。

尽管缓解或低疾病活动度的定义存在较多问题，但可以肯定的是只要临床医师明确治疗目标，患者病情即可得到很好的控制。苏格兰 RA 随访研究（TICORA）是第一项证实该观点的研究[6]，因此在 15 年后依然适用，其纳入病程小于 5 年的患者

表 77-4　ACR/EULAR 在临床试验中关于 RA 缓解的定义

基于 Boolean 的定义

在任何时候，患者必须满足以下条件

压痛关节数 ≤ 1[a]

肿胀关节数 ≤ 1[a]

CRP ≤ 1 mg/dl

患者整体评价 ≤ 1（范围 0 ～ 10）

基于指数的定义

在任何时候，患者必须满足简化疾病活动指数（SDAI）评分 ≤ 3.3

* 包括 28 个关节、足及踝

From Felson DT，Smolen JS，Wells G，et al：American College of Rheumatology/European League against Rheumatism provisional definition of remission in rheumatoid arthritis for clinical trials. *Arthritis Rheum* 63：573-586，2011.[1]

随机接受常规治疗和强化治疗，两组患者均接受常规 DMARDs 治疗（图 77-1A）。一般治疗组定期随访和监测，强化治疗组每个月监测，如未达低疾病活动（DAS ≤ 2.4）则接受进一步治疗。两组患者在18 个月内病情均得到显著改善（图 77-1B），但有治疗目标的强化治疗组 DAS 平均分值（=1.6）改善更明显。强化治疗组有 71% 的患者达到美国风湿病学会 70（ACR70）缓解，而一般治疗组仅为 18%（P < 0.0001）。此外，与一般治疗组相比，强化治疗组放射学进展也更慢（0.5 vs.3.0，P = 0.002）。更重要的是疾病改善与治疗副作用无相关性。强化治疗组尽管随访频繁，但因患者只接受传统 DMARDs 治疗而未使用生物制剂，所以短期内花费并不多（图 77-1A）。其他研究结果也证实了上述观点 [7,21]。此外，一项 Meta 分析 [22] 也建议进行严格程序化控制策略使病情得到更好的控制，正如 TICORA 研究所证实的。

尽管 TICORA 研究将降低疾病活动作为治疗目标，但像之间讨论的一样，治疗目标也可以是疾病缓解，之前提到的大部分评估方法已经定义了"缓解"的程度（表 77-3）。可以想象，为了更好地达到疾病缓解，我们如果增加传统或生物性 DMARDs 的种类和剂量，其产生的毒副作用也越大，并且治疗费用也会增加（表 77-5）。ACR 和 EULAR 指南以及最近的观点 [2-5] 都将低疾病活动或缓解作为治疗目标，临床

表 77-5　美国 DMARDs 每个月的费用（来源于 2019 年 4 月 GoodRx）	
药物	费用
口服 DMARDs 1 个月（来自沃尔格林药房）	
甲氨蝶呤，2.5 mg，#24	$ 18
羟氯喹，200 mg，#60	$ 26
柳氮磺吡啶，500 mg，#120	$ 14
托法替布（Xeljanz），5 mg，#60	$ 4417
依那西普，50 mg，SC，#4	$ 5099
阿达木单抗，40 mg，SC，#2	$ 5099
阿巴西普，125 mg，#4	$ 4317
托珠单抗，162 mg，SC，#2	$ 4306
Sarilumab，175.4 mg，SC，#2	$ 2876
英夫利昔单抗，400 mg	$ 4602

现有数据平均数（仅限药物，不包括输液价格）
SC，皮下注射

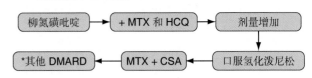

RA严密监控（TICORA）的随机对照试验

强化治疗：DAS目标<2.4

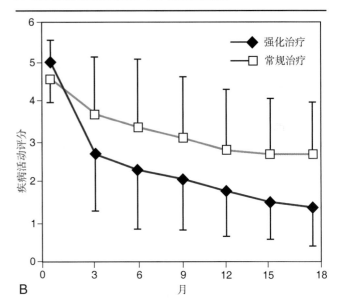

A *关节腔使用糖皮质激素，但不使用生物制剂

B　月

图 77-1　A. TICORA 试验中的治疗流程图；B. 强化治疗组和常规治疗组的比较。CSA，环孢素 A；DAS，疾病活动评分（44 个关节）；DMARDs，改善病情抗风湿药；HCQ，羟氯喹；MTX，甲氨蝶呤（Modified with permission from Grigor C, Capell H, Stirling A, et al: Effect of a treatment strategy of tight control for rheumatoid arthritis [the TICORA study]: A single-blind randomized controlled trial. *Lancet* 364：263-269，2004.）[6]

工作中应根据每例患者的具体情况作出最恰当的治疗。因此，在有进一步的研究阐述该问题前，临床医师需要不断通过兼具艺术性和科学性的临床实践来为患者选择最适合的治疗方案。

药物的种类

DMARDs

甲氨蝶呤、柳氮磺吡啶、羟氯喹、来氟米特、硫唑嘌呤

DMARD 是指能够控制 RA 病情的药物，但严格来讲，DMARD 是指经 RCT 证实不仅可以控制病情，还可以减缓放射学进展的药物。据此，表 77-2 列出

了 9 种传统 DMARDs、2 种 JAK 抑制剂及 10 种生物 DMARDs，这些药物中不包括米诺环素和羟氯喹（Hydroxychloroquine，HCQ），因为其减缓放射学进展的作用较弱。表 77-2 列出的 DMARDs 中，常采取单药、联合 2 种、3 种或 4 种药物的方法，并且每种联合方案均不包括生物制剂及 JAK 抑制剂，这样对于一例患者将可能有 10 641 种联合方案。显然，临床医师面对如此多的治疗方案难以选择，而且不可能每种方案都有效，或者在患者身上做尝试。因此，为了更好地选择治疗方案，临床医生需要有治疗目标及策略、需要了解药物的最新知识以及药物之间的相互作用、毒副作用和各自的特点。

目前临床上应用最多的是 MTX、柳氮磺吡啶（sulfasalazine，SSZ）、HCQ、来氟米特（leflunomide，LEF）这 4 种传统 DMARDs（见第 64 章）和糖皮质激素（见第 63 章）。新的治疗药物托法替布和巴瑞替尼，以及许多该类药物（见第 68 章）在 RA 治疗中的作用将在本章后面详细说明。硫唑嘌呤、环孢素和四环素（米诺环素和多西环素）应用较少。金制剂是一种有效的治疗，尤其是肌内注射途径[23-25]，治疗 RA 有一个多世纪，但由于繁琐的管理和治疗窗较窄，目前已很少使用。青霉胺最早用于治疗 RA[26]，但目前几乎不再使用。

生物 DMARDs

第 66 和 67 章详细讨论了生物 DMARDs。生物 DMARDs 包括抑制炎症因子和炎症细胞的多种药物，如抑制 TNF 的单克隆抗体英夫利昔单抗、阿达木单抗和戈利木单抗；抑制 TNF 受体蛋白的依那西普；抑制聚乙二醇化 Fab 片段的赛妥珠单抗；白细胞介素 -1（IL-1）受体拮抗剂阿那白滞素；IL-6 受体单克隆抗体托珠单抗和 Sarilumab；抑制 B 细胞的利妥昔单抗和抑制 T 细胞的阿巴西普。保守地说，**生物制剂从预后和发病机制上已经改变了 RA 的治疗前景**，但如前所述（表 77-1），生物制剂也并不是唯一起作用的药物。由于其起效快（特别是 TNF 和 IL-6 抑制剂），可以减缓放射学进展，所以提倡早期应用。而临床医生面临的主要挑战是如何恰当地联合传统药物与生物 DMARDs，同时尽可能减少花费，并确保使用的传统药物是最优的。

糖皮质激素

糖皮质激素治疗 RA 有一段漫长而传奇的历史（见第 63 章）。1948 年，梅奥诊所首次应用"可的松"治疗 RA[27]，起效迅速且疗效显著。14 例接受糖皮质激素治疗的 RA 患者，在 1 ～ 3 个月内大于 50% 的患者达 100% ESR 改善，80% 的患者至少达 70% ESR 改善（ESR70，一种方便的 ACR70）。几个具有里程碑意义的研究也证明糖皮质激素临床疗效显著[28-32]，并对延缓放射学进展作用显著[30,33]。近年来 COBRA 试验[29,30] 和 BeSt 研究[7,21]（将在后面讨论）再次证实了糖皮质激素具有显著的临床疗效和延缓放射学进展的作用。虽然糖皮质激素起效快，疗效显著，但副作用也大。

目前糖皮质激素主要与 DMARDs 联用作为部分 RA 患者的初始"诱导"治疗，以迅速控制病情，在 DMARDs 起效后逐渐减药。近年来有数据表明 RA 患者在开始治疗时使用糖皮质激素联合 MTX 疗效优于单用 MTX 的患者[31]。之前人们一直认为 RA 患者一旦开始糖皮质激素治疗就不能停药，这是因为没有规范地使用 DMARDs。对 RA 患者来说，糖皮质激素如何顺利减药是关键所在[7,21,32]。如果患者无法顺利停药或至少减量至"可接受"的低剂量时，就意味着当前使用的 DMARD 是无效的，应进行调整；如果长期使用的剂量相当于泼尼松大于 5 ～ 7.5 mg/d 时，就表明需要加强 DMARD 治疗，更重要的是，**如果 RA 患者未接受 DMARDs 治疗，则不应该使用糖皮质激素，患者的最终目标是未使用糖皮质激素情况下处于疾病缓解或低疾病活动**。

其他传统 DMARDs

硫唑嘌呤。硫唑嘌呤（azathioprine，AZA）用于治疗 RA 将近 50 年，剂量通常为 50 ～ 200 mg/d，因在临床上使用很多年，所以近年来关于该药的研究较少。虽然 AZA 不是 RA 治疗的首选药物，但当患者对 MTX 禁忌或不耐受时，AZA 则可以替代 MTX。可以说，所有生物制剂（尤其是 TNF 抑制剂）都能联合 MTX 使用，TNF 抑制剂联合使用 MTX 有效性增加的原因之一是 MTX 能够阻止抗药抗体的形成。最近的一项 meta 分析表明，MTX 77% 能预防抗药抗体的形成，而 AZA 大约为 50%[34]。因此，如果患者使用单克隆抗体时不能耐受 MTX，可以考虑使用 AZA。不耐受 MTX 最常见的就是"MTX 流感"（"MTX flu"）。当 RA 患者出现妊娠、MTX 结节、肝及肾病时，也是使用 AZA 的适应证。还有一种特殊情况是 RA 患者（通常是男性）如果有间质性肺疾病时使用 MTX 和 LEF 是有争议的，这时 AZA 则是最好的选择。目前 AZA 常常与传统或生物 DMARDs 联用，McCarty（RA 联合治疗的先驱者）和同事报道了 69 例患者接受 MTX、AZA 和 HCQ 联合治疗的开放性试验[35]，有 45% 的患者达到 ACR 旧的缓解标准，并且联合方案耐受性好。此外，在一项研究中发现低剂量的 MTX 及 AZA 联合使用疗效优于大剂量单用其中任何一种药物，尽管这种差别无统计学意义[36]。

中性粒细胞减少是 AZA 最常见的不良反应，可以通过测定硫代嘌呤甲基转移酶（polymorphisms of the enzyme thiopurine methyltransferase，TMPT）遗传多态性来进行预测。患者体内存在无功能的突变纯合子时（1/300 或 0.3%），AZA 的骨髓抑制和其他毒性更敏感，而存在杂合子时（约 10 %）则可能只出现轻微的中性粒细胞减少[37]。但是该检测费用非常昂贵，一些地方甚至高达 1000 美元，并不一定能报销，所以一些临床医生选择先从低剂量 50 mg/d 开始使用，2 周后检测全血细胞计数，如果白细胞（WBC）计数正常，则根据需要增加剂量。据推测在罕见的非功能多态性的患者群中，MTX 治疗方案稳定，加入 AZA 后会出现以发热、白细胞增高、皮肤白细胞破碎性血管炎为特征的急性发热性中毒反应[38]。

环孢素。20 世纪 90 年代，环孢素（cyclosporine，CSA）治疗 RA 取得了一定的进步[39]。CSA 多用来抑制同种异体移植的排斥反应，它通过阻断 IL-2 和其他 Th1 细胞因子的产生[40]，抑制 T 淋巴细胞中 CD40 配体的表达[41]，从而抑制 $CD4^+T$ 细胞的活化。由于抑制了 CD40 配体的表达，T 细胞通过 CD40 配体对 B 细胞的活化作用也受到抑制。20 世纪 90 年代中期，人们对 CSA 的关注达到顶峰，研究发现[42]，

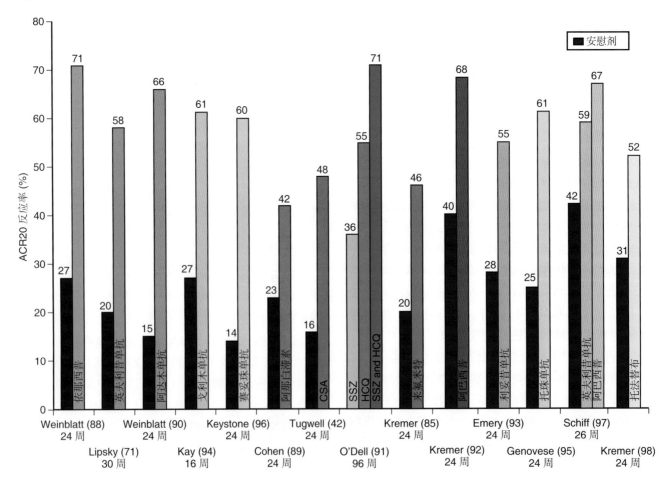

图 77-2 合并 MTX 治疗的活动期患者的盲法试验。ACR20，美国风湿病学会病情总体改善 20%；CSA，环孢素；HCQ，羟氯喹；SSZ，柳氮磺吡啶

在固定剂量的 MTX 方案中加入小剂量 CSA2.5 ～ 5 mg/(kg·d)，如果肌酐水平升高到初始值 30% 以上时则 CSA 减量，两药联合疗效优于单用 MTX（图 77-2），该治疗方案同时减慢了放射学显示的骨侵蚀进展速度[43]。但关于此研究的后续报道显示，只有 22% 的患者在 18 个月后继续使用联合方案，停药最常见的原因是由于血压或肌酐升高[43]。如果 RA 患者合并有丙型肝炎则可以考虑使用 CSA，因为其具有抗丙型肝炎病毒活性的作用[44]。

米诺环素和多西环素

四环素及其衍生物治疗 RA 和其他关节炎有着漫长而曲折的历史[45,46]。它们不是 RA 的主要治疗方法，但可能对于无法监测实验室指标的患者、经常感染的患者或伴有牙周病的患者具有优势。其作用机制尚不清楚，四环素属于抗生素类，但同时具有抑制基质金属蛋白酶（metalloproteinases，MMP）、调节免疫及抗炎作用。最初认为四环素可以治疗"感染导致的 RA"，目前尚无证据证明该观点[46]。但是四环素可以通过上调免疫应答（IL-1、TNF、IL-6）抑制一些非特异性感染如牙周炎、支气管炎和胃炎，这对于控制 RA 患者的病情也许有效。

微生物在 RA 发病机制、疾病活动和对治疗的反应中所起的作用越来越引起重视[47,48]。四环素对微生物的作用可能是另一种作用机制。四环素类药物是一种有效的抗氧化剂[49]，能够抑制 MMP 的生物合成和活性，而 MMP 在 RA 关节软骨的降解中起着主要作用，这在骨关节炎（OA）的动物模型中可以得到证实，可能的机制是该类药物能螯合钙和锌分子，从而改变酶原的分子构象，将之灭活[50,51]。米诺环素对滑膜 T 细胞增殖和细胞因子的产生有轻微的抑制作用，并已被证明能上调 IL-10 的生成。有进一步的证据显示米诺环素具有调节免疫的作用，例如用于诱导抗 DNA 抗体阳性的狼疮患者病情缓解。

RA 患者使用米诺环素 100 mg/d，每日 2 次，其疾病活动性指标较安慰剂组有中度改善[52,53]。早期治疗疗效更佳。46 例未治疗过的类风湿因子（rheumatoid factor，RF）阳性的早期 RA 患者使用米诺环素 6 个月后，65% 的患者在关节压痛、肿胀、晨僵持续时间及 ESR 等方面（Paulus 标准）获得了 50% 的改善，而安慰剂组仅有 13% 的患者得到相同

的改善程度[54]。在 2001 年，一项为期 2 年的小样本研究比较了早期 RA 患者使用米诺环素和羟氯喹的疗效[32]，米诺环素组达 50% 改善的比例高于羟氯喹组（60% vs.33%），证明了米诺环素的有效性，尤其是在 RA 早期。

多西环素在 RA 治疗中的研究很少。有一项研究比较了早期 RA 患者使用多西环素联合 MTX 与单用 MTX 的疗效，结果发现小剂量（20 mg，每天 2 次）和大剂量多西环素（100 mg，每天 2 次）联合 MTX 的疗效均优于单用 MTX[55]，这可能与多西环素改变了肠道微生物群，以使 MTX 更有效。

四环素类药物潜在的副作用包括头晕、眩晕、罕见的肝毒性、药物性狼疮，长期使用出现皮肤色素过度沉着[56]，高龄患者出现眩晕的风险性增加。有报道称，服用四环素类药物的患者可能出现狼疮样综合征，产生包括抗 DNA 的自身抗体，偶尔也会出现核周型 - 抗中性粒细胞胞浆抗体（P-ANCA）[57]，对于多西环素和米诺环素治疗 RA 诱发的药物性狼疮尚未见报道。色素过度沉着多发生于米诺环素与多西环素联用时，这在一定程度上限制了四环素类药物的应用[56]，但停药后可缓解。

非甾体抗炎药

NSAIDs 包括水杨酸类，详见第 62 章。在过去一个多世纪中，NSAIDs 是 RA 治疗中最常用的药物。然而在过去几十年中，NSAIDs 由于其副作用（胃肠道反应[58,59]、心血管毒性[60,61] 及肾毒性[62,63]），以及 DMARDs 的有效性，NSAIDs 的使用已逐渐减少。目前已知的一些严重的心血管事件不仅与选择性环氧化酶 -2（COX-2）抑制剂有关，也与所有 NSAIDs 有关，尤其对于 RA 患者，NSAIDs 引起的心血管事件导致其死亡率增加。如同糖皮质激素一样 NSAIDs 不应在未使用 DMARDs 的情况下单独使用。此外，正如使用糖皮质激素一样，NSAIDs 也应尽可能逐渐减量，以避免胃肠道和心血管副作用。

治疗方法和策略

如前所述，RA 患者的治疗目标是使疾病缓解或处于低疾病活动状态。除了药物毒副作用和花费外，**临床医师关注的不应该是给患者使用哪种药物或是联**

合哪些药物，而更应该关注达标治疗。没有任何一种基于证据的 DMARDs 或 DMARDs 联合治疗适于所有患者，每例患者都存在独特的挑战，带有独特的治疗期望值、侧重点、疾病活动度、疾病对机体的损害程度、并发症及治疗成功概率。一项有关 RA 的调查显示，迄今为止还没有明确的指标可以预测何种治疗方案对绝大多数 RA 患者有效。

有人建议根据 RA 的预后好坏来选择不同的治疗，但这个建议存在一些问题，尽管有数据显示某些特征提示预后不良（表 77-6），但将患者区分为预后良好与预后不良很难，而且令人遗憾的是目前尚无数据证明基于预后的分层治疗可以使患者获得更好的疗效。例如，我们将预后分为 1 ~ 10 分，可以想象，大多数处于中间评分的患者经积极治疗可获得很好的疗效，而评分低的患者可能不需要积极治疗，评分高的患者经积极治疗可能出现不可接受的副作用。临床上大多数符合传统分类标准的 RA 患者基本上包括表 77-6 列出的预后不良因素，因此无论预后不良因素是什么，患者的治疗目标都应该是至少达低疾病活动。在出现可以预测疗效的指标前临床医师必须对每例患者采取个体化治疗方案。

图 77-3 列出了 RA 的治疗策略，需要注意的是如果联合治疗可多次调整，目前尚缺乏可以从不同方面预测药物疗效或副作用的指标或生物学标志物，但这并不意味着现在就需要这些预测指标，而是强调通过理性、科学的方法治疗 RA 来发现这些预测指标，同时也强调和补充了所有临床试验的生物信息。针对不同的患者人群，图 77-4（ACR 推荐）所述的内容

表 77-6 RA 预后不良的相关因素
类风湿因子阳性及其滴度
抗 CCP 抗体阳性及其滴度
等位基因共同表位及拷贝数量
合并骨侵蚀
发病时疾病处于活动状态
ESR 和 CRP 升高程度
类风湿结节或其他关节外症状
女性
吸烟史
肥胖

CCP，环瓜氨酸肽；CRP，C 反应蛋白；ESR，红细胞沉降率

实践性更强，但 ACR 的建议并没有完全解释治疗费用上的差异。对于不同的患者人群，将在后面进行讨论。

未用过 DMARDs 的 RA 患者的治疗

治疗 RA 最重要的原则是早期、有效地尽早并迅速开始 DMRADs 治疗。尽管证明该观点的数据很少，但已被大家普遍接受，因为将患者随机分为早期治疗组和晚期治疗组的随机双盲试验 [64-68] 不太现实，也不符合伦理要求，但是根据这个原则，早期治疗能防止关节损害和畸形，保留关节功能。许多研究为这一原则提供了有力的、令人信服的证据，这些证据来自比较早期治疗与晚期治疗的队列研究 [68]，比较强化治疗与常规治疗的随机研究 [6]，以及比较联合用药与单药治疗的随机对照研究 [7,21,29,69-73]，这些研究也最终确定了早期 RA 的定义 [67]。

一项著名的有关早期 RA 的队列研究显示，一组患者在确诊平均 123 天后接受 DMARDs 治疗，另一组患者在确诊平均 15 天后接受 DMARDs 治疗 [68]，2 年后第一组影像学破坏的较多，并出现进行性的影像学进展，而第二组则没有上述表现。TICORA 试验（前面已详细介绍 [6]）清楚显示了早期治疗可更好控制病情。另有多项研究 [7,21,31,69-73] 比较了早期 RA

RA的经验治疗轮*

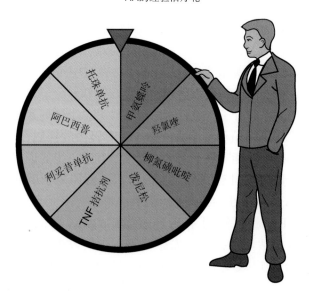

*如需联合治疗，可多次转动！

图 77-3 RA 患者选择治疗的方法。TNF，肿瘤坏死因子（Artwork Courtesy Robert Wigton，MD.）

患者的治疗方案，结果均显示联合用药疗效优于单用药，如 COBRA 试验[30]中 MTX、SSZ、泼尼松联合用药与 SSZ 单药的比较；FINRACO 试验[69]中 MTX、SSZ、HCQ、泼尼松联合用药与 SSZ 单药的比较；BeSt 试验[7,21]中多种药物联合应用与上阶梯治疗组或下阶梯治疗组的比较；ATTRACT 试验[71]中英夫利昔单抗与 MTX 联合用药与 MTX 单药的比较；PREMIER 试验[72]中阿达木单抗和 MTX 联合用药与阿达木单抗或 MTX 单药的比较。但是，如本章的后续章节所讨论的，并非所有患者最初都需要进行联合治疗。

ACR/EULAR 新的 RA 分类标准（详见第 76 章）[1]旨在使患者得到早期诊断、早期治疗，之前的诊断标准要求患者必须在至少 6 周内具有某些特征，而新的分类标准虽然也要求 6 周，但并非绝对要求，因为许多患者特别是存在预后不良因素的患者可能在 6 周前就已经达到分类标准。更重要的是抗环瓜氨酸蛋白抗体（ACPA），尤其是高滴度 ACPA 在新的分类标准中占很重要地位（3 分）。

初始治疗：首选 DMARDs

患者应尽早接受 DMARDs 治疗，那么首先选择哪种 DMARDs ？是先单药治疗还是联合治疗？虽然之前提到的许多随机对照研究均证明联合用药优于单药治疗，但这并不意味着一开始就联合用药是标准的治疗方法。TEAR 试验[73]强有力地证明了许多临床医生开始多采用 DMARDs 单药治疗，在该试验中患者只接受 MTX 治疗[74]，这一结论也将在后文论述。针对不同患者，首先选择哪种 DMARDs 是非常复杂的，而且所有患者没有统一的治疗方案（图 77-3 和图 77-4[2]）——在该情况下，同等剂量，同种药物显然不适合所有患者，这中间需要考虑许多因素，包括患者疾病活动度、合并症、爱好、疾病消费支出和卫生保健体制（权衡收益，包括直接和间接的费用）以及在病情许可的情况下患者对受孕的期望（女性和男性）。在出现可供选择的数据前最好由临床医师做出这个复杂的治疗决策。

考虑到所有这些因素，MTX 是大多数 RA 患者首选的一线 DMARDs 药物，其价廉（表 77-5）、有效、耐受性好且提高患者生存率[75,76]，在很多联合用药的研究中属于基础用药（图 77-2）。MTX 可能是目前最有效的治疗，头对头研究显示其与其他传统

药物和生物制剂一样有效或更有效，特殊情况是当 MTX 逐渐增加至 20 mg 口服时，JAK 抑制剂则疗效更好。此外，TNF 抑制剂及其他 DMARDs 与 MTX 的联合治疗，无论在临床上还是影像学上均有有效的数据可以证实（具体参见第 66 章 MTX）[71,72,77,78]。虽然 MTX 皮下给药（SC）具有较好的生物利用度和耐受性，但首选口服用药（图 77-5）。大多数情况下，如果需要控制病情，MTX 剂量应为 25 mg/w，除非有禁忌证或不能耐受。大多数研究表明，规律使用 MTX 6 个月可达最大疗效，3 个月时可预测其是否有效。当剂量达到 15 ～ 20 mg 时，口服 MTX 的生物利用度开始趋于稳定（图 77-5），因此，如果单周剂量 MTX 未能达到预期效果，则存在两种选择：一种是 MTX 单周剂量分两次口服，在服用 MTX 当天间隔 4 ～ 12 小时口服剩余剂量 MTX，有利于更好地吸收从而改善疗效[79]；最佳策略是切换至 SC MTX，与口服 MTX 相比，SC MTX 的生物利用度和临床疗效明显提高[80,81]。一些研究人员建议在所有患者中 SC MTX，25 mg/w，但需进一步的研究[82]，目前尚无研究对 MTX 分次口服给药与 SC 进行比较。如果按照上述剂量使用 MTX，约 60% 患者具有良好的疗效，30% 的患者可达到低疾病活动状态[6,7,73,83]，而不需要额外的治疗。

不幸的是，在美国 MTX 的使用并未达到最优化。最近一项研究涵盖了 2.72 亿 RA 患者，发现在 2012 年有 3.5 万名新诊断的 RA 患者，对其随访 2 年[84]，有 25% 的患者在 MTX 治疗前接受了生物制剂治疗，在加用生物制剂或者转变为生物制剂治疗前，MTX 的使用剂量为 15.3 mg，平均使用时间少于 3 个月。此外，只有 7% 的患者在使用生物制剂前接受了 MTX 皮下注射。风湿病学家需要重新考虑他们的治疗策略（见下文），以利于患者和医疗保健系统。

DMARD 单药治疗与 DMARDs 联合治疗的比较

大多数临床医师主张从单药治疗开始，但 DMARDs 联合治疗显然已经彻底改变了 RA 的治疗模式。20 世纪 90 年代初主张 DMARD 单药治疗，必要时调整 DMARDs，当时还没有联合治疗。90 年代中期的研究表明[5,42,69]，DMARDs 联合治疗不仅疗效好且耐受性强，这在当时极大地改变了 RA 的治疗模式。目前 RA 患者大多使用两种、三种或更多的 DMARDs 联合治疗。DMARDs 联合治疗得到公

认是来自于一项关于 RA 三药联合治疗的研究[5]，该研究清楚表明 MTX、HCQ 与 SSZ 联合治疗效果显著优于 MTX 单药或 HCQ 与 SSZ 联合，最重要的是 DMARDs 联合治疗并未导致毒副作用增加。之后多家刊物也报道了这种联合或其他传统 DMARDs 成功联合应用的研究[22,29,42,69,70,85]。

开始给予患者 DMARDs 联合治疗，再逐渐减药，还是开始给予 DMARDs 单药治疗，若病情未达标再逐渐加药，这是目前一直存在争议的一个重要问题。

对于这两种方法分别有其支持者及相关资料证实。一方面，通过短期观察发现联合用药优于单药治疗，这里的联合用药包括传统 DMARDs 的联合[29,69,70]，和传统 DMARDs 与生物制剂的联合[72]。另一方面，在 TICORA 试验中开始给予单药治疗，仅在患者病情需要时才联合治疗也可获得显著疗效（如前所述[6]）。更重要的是 BeSt 试验[7,21] 和 TERA 试验[73,74]，指出患者早期联合用药疗效更好，BeSt 试验和 TERA 试验中所有患者采取个体化治疗，在最后 2 年时间

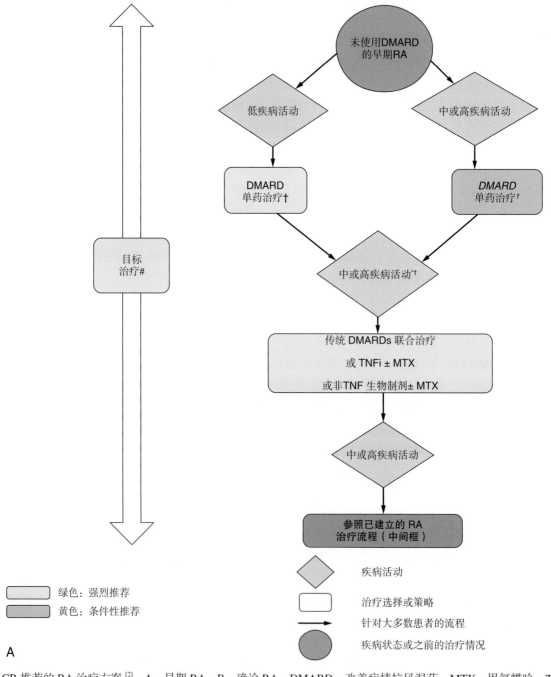

图 77-4 ACR 推荐的 RA 治疗方案[2]。A．早期 RA；B．确诊 RA。DMARD，改善病情抗风湿药；MTX，甲氨蝶呤；TNF，肿瘤坏死因子

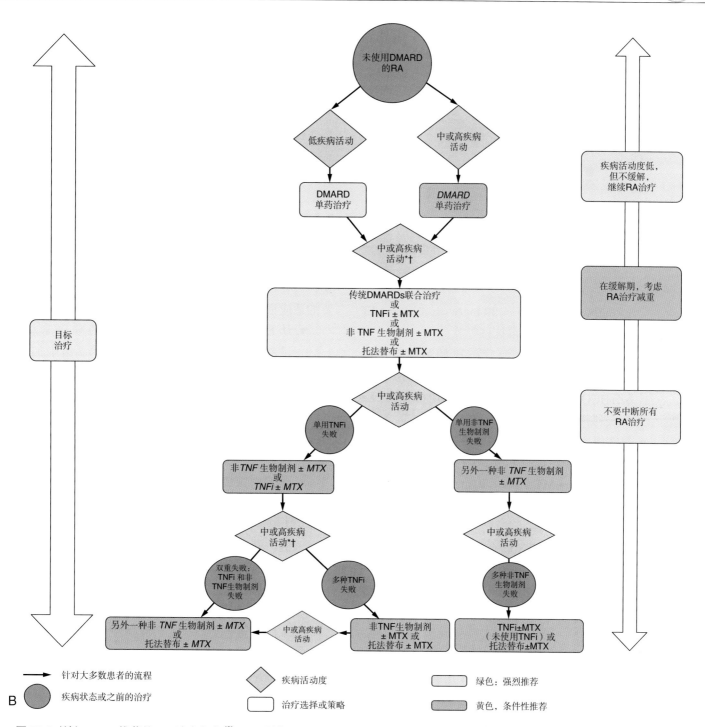

图 77-4（续）　ACR 推荐的 RA 治疗方案[2]。A．早期 RA；B．确诊 RA。DMARD，改善病情抗风湿药；MTX，甲氨蝶呤；TNF，肿瘤坏死因子

DAS 或 DAS28 评分相同。如果 2 年或更久的时间后发现单药和联合用药疗效相似，使用最低剂量的 DMARDs 就可以获得有效的治疗，那么对于患者及医疗卫生系统来说 DMARDs 潜在的毒副作用及花费将有希望降到最低。

BeSt 研究

　　BeSt 研究，至今已有 15 年，是一个重要的开放性、多中心、随机试验，508 例早期 RA 患者随机接受 1 ～ 4 组的治疗"策略"[1,21,86]，研究方法如下：

- 第 1 组：序贯 DMARD 单药治疗；初始 MTX

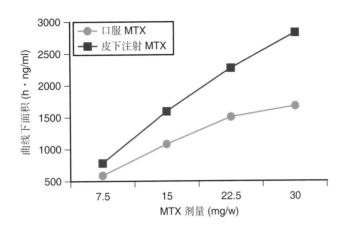

图 77-5　MTX 生物利用度：口服 MTX 与皮下注射 MTX 比较

15 mg/w → MTX 25 ～ 30 mg/w → SSZ → LEF → MTX+ 英夫利昔单抗→等等。

- 第 2 组：后期联合治疗；初始 MTX15 mg/w → MTX25 ～ 30 mg/w → MTX+SSZ → MTX+SSZ+HCQ → MTX+SSZ+HCQ+ 泼尼松 → MTX+ 英夫利昔单抗→等等。

- 第 3 组：初始联合治疗；MTX 7.5 mg/w+SSZ 2000 mg/d+ 泼尼松 60mg/d（7w 时逐渐减量至 7.5 mg/d）→ MTX 25 ～ 30 mg/w+SSZ+ 泼尼松 → MTX +CSA+ 泼尼松 → MTX+ 英夫利昔单抗→等等。

- 第 4 组：初始 MTX 联合英夫利昔单抗；MTX 25 ～ 30 mg/w+ 英夫利昔单抗 3 mg/kg →英夫利昔单抗 6 mg/kg（每 8 周 1 次）→英夫利昔单抗 7.5 mg/kg →英夫利昔单抗 10 mg/kg（每 8 周 1 次）→等等。

每 3 个月监测病情并调整治疗，使患者 DAS ≤ 2.4（低疾病活动度）。DAS 用 4 个变量来计算：Ritchie 关节指数 [66 个触痛关节数（RAI）]，肿胀关节数 [44 个（SJC）]，ESR（mm/h）和患者总体评估 [0 ～ 100：（GH）]，DAS $= 0.53938 \times \sqrt{RAI} + 0.06465 \times (SJC) + 0.33 \times \ln(ESR) + 0.00722 \times (GH)$。1 ～ 2 年的结果如图 77-6 所示，两个联合组（第 3 组、第 4 组）比第 1 组、第 2 组改善更快，在 1 年时使用大剂量泼尼松的第 3 组和使用大剂量 MTX 联合英夫利昔单抗的第 4 组，两组的 DAS 评分和其他临床结果是相似的，2 年时的结果也是相同的。在 1 年时早期联合治疗组（第 3 组、第 4 组）健康评估问卷评分改善，但各组之间无显著差异。在 2 年时第 1 组

比第 2 组临床及放射学进展快，第 1、2 组与联合治疗组比较则进展更快（四组平均 Sharp-van der Heijde 得分分别为 9、5.2、2.6 和 2.5）。关节间隙变窄的进展得分（稍后讨论其重要性）在四组中分别为 4、3、2.1、1.2，第 1 组数值最高，但四组之间无统计学差异。解释该原因比较困难，因为尽管只有 6 个月的病程，但第 2 组患者在基线时有更为严重的放射学进展。

BeSt 试验结论

所有 RA 患者都应接受达标治疗以改善预后，目前有许多不同的治疗方法，患者接受哪种治疗并不重要，只要他们能处于低疾病活动或缓解即可。几项重要的适应证及注意事项如下：

- 从 BeSt 试验中使用 DMARDs 的顺序来讲，虽然 2 年的临床结果相似，但第 2 组中加入 DMARDs 比从一种 DMARD 调整为另一种 DMARD 更有效。第 1 组的影像学进展更快（平均 9 vs. 2.5），有更多的患者需要使用英夫利昔单抗（26% vs. 6%），而且第 1 组患者最终使用了联合治疗。

- 开始使用传统 DMARDs 联合（第 3 组）或联合生物制剂（第 4 组）比升阶梯治疗组（第 2 组）起效更快，但在 2 年时临床结果是相同的。联合治疗组比升阶梯治疗组在放射学进展方面有优势（2 年间 Δ2.5 分），在关节间隙变窄方面没有区别。除非在接下来的若干年联合治疗组和升阶梯治疗组放射学进展程度保持原来的进展趋势，否则这种放射学进展的差异没有临床意义。少数患者（约 10%）在常规治疗基础上如果有放射学进展则需要更多的治疗方法。

- 在 BeSt 试验中，115 例患者（23%）DAS 评分 < 1.6 达 6 个月，使用药物逐渐减量，并在一段时间内停药。虽然有许多患者复发，但 59 例（11.6%）患者在缓解期停用所有药物（平均随诊 23 个月 [86]）。

TEAR 试验（早期进展型 RA 治疗的试验）

TEAR 试验是应用 DMARD 治疗早期（平均病程 3 ～ 6 个月）、难治性（RF 阳性，ACPA 阳性，或

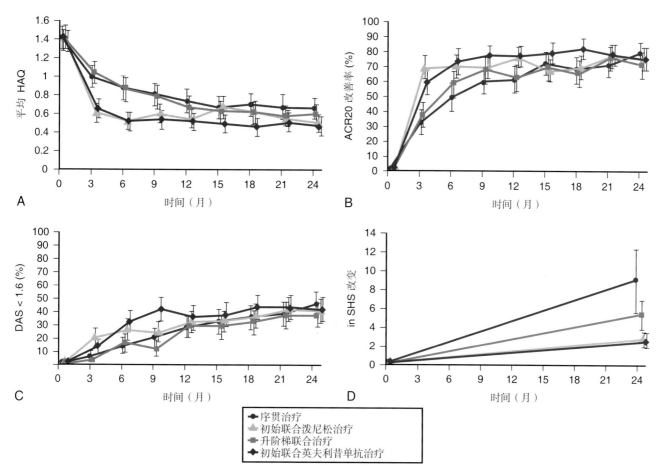

图 77-6　A ～ D．BeSt 2 年研究结果。误差在 95% 置信区间。ACR20，美国风湿病学会会病情总体改善 20%；ACR70，美国风湿病学会病情总体改善 70%；DAS，疾病活动评分；HAQ，健康评估问卷；SHS，校正后的 Sharp van der Heijde 评分（Modified from Goekoop-Ruiterman YP, de Vries-Bouwstra JK, Allaart CF, et al：Comparison of treatment strategies in early rheumatoid arthritis: A randomized trial. *Ann Intern Med* 146：406-415，2007.）[7]

有侵蚀破坏）RA 的一项具有划时代意义的研究，是迄今为止在 RA 研究方面样本量最大的（*n*=755）一项随机双盲试验，为期 2 年，试图探讨如何解决早期进展型 RA 的两个关键性问题：

1. 直接开始联合治疗还是单用 MTX 后逐渐升阶梯联合治疗？
2. MTX 联合依那西普（MTX-ETAN）是否优于 MTX-SSZ-HCQ 三药联合？

　　755 例患者按 2：1 的比例随机分为四组（图 77-7），有 2 倍的患者分配至依那西普组，单用 MTX 组的患者如果在 6 个月时 DAS28 ≥ 3.2，则升阶梯为联合治疗（有 72% 的患者升阶梯治疗）。

　　图 77-8 详细列出了这些患者的主要临床表现，四组研究终点相同，在 48 周和 102 周进行 DAS28 评分，患者病情最终都得到改善，ΔDAS28 平均值为 2.8。三药联合或 MTX-ETAN 联合治疗的患者在

6 个月时疗效显著优于单用 MTX 的患者，但单用 MTX 的患者升阶梯到联合治疗的疗效及 DAS28 评分在第 12 周就开始得到改善，之后的结果则与其他组一致（图 77-8）。DAS28 评分可以很好地反映功能和生活质量，分别在基线、48 周、102 周进行放射学检查，具体数据见表 77-7，累积概率曲线见图 77-9，从图表中我们可以清楚地看出，四组的影像学结果基本一致，表 77-7 显示四组之间无差异，但如果把所有 ETAN 组和三药联合治疗组进行比较，ETAN 组 Sharp 评分（TSS）总的改善曲线低于三药联合治疗组——ΔTSS 为 0.51/ 年（*P*=0.047）。在该研究中一些小的统计学差异并无临床意义（详见之后讨论的放射学变化）。更重要的是，大量数据显示两组之间的毒副作用无显著差异。很多人推测严重的不良反应在 ETAN 组更常见，而一些轻微的毒副作用比如胃肠道反应在三药联合组更常见——这在大型的双盲临床试

TEAR 试验模式

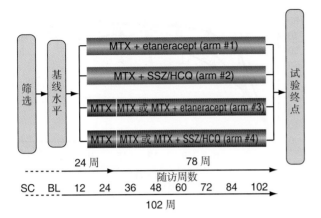

图 77-7　TEAR 试验中四组不同治疗组的示意图[68]。第 3 组和第 4 组单用 MTX，24 周时如果 DAS28 > 3.2 则升阶梯治疗[73]。BL，基线；HCQ，羟氯喹；SC，筛选；SSZ，柳氮磺吡啶；MTX，甲氨蝶呤；ETAN，依那西普

验中均未见到。在 TEAR 试验[74]中对单用 MTX 组的患者分析表明，对 MTX 反应良好的患者在试验结束时（2 年）仍良好，DAS 28 评分最低，射线检查进展也最慢。

TEAR 试验的结论

- 单用 MTX 的患者在 6 个月时尚未达标则升阶梯为联合治疗，这与一开始就联合治疗的患者相比，1 ～ 2 年的临床和放射学结果无显著差异。就 DMARD 单药治疗还是联合治疗，其核心问题是应在多长时间内使 RA 病情得到控制，是数天到数周还是 3 ～ 6 个月控制滑膜炎和放射学进展？目前还没有明确的长期的数据来回答这个重要的问题，无论是 TEAR 试验还是 BeSt 研究都证实早期联合治疗疗效更好。在这两项研究中，升阶梯治疗组和早期联合治疗组在 2 年时的临床数据无显著差异，但联合治疗组在 2 年时的放射学进展更慢，虽然差异很小但具有统计学意义，TEAR 试验中该差异是 0.5TSS / 年，BeSt 研究是 1.3/ 年[21]。因此这个问题的核心是放射学进展在一定程度上与临床的相关性。

- 这项极具权威的研究报告证实三药联合治疗与 MTX-ETAN 联合治疗疗效相当，这让临床医师可以放心的使用传统的治疗方案。一些学者认为，该试验中的四组患者 1 ～ 2 年时的

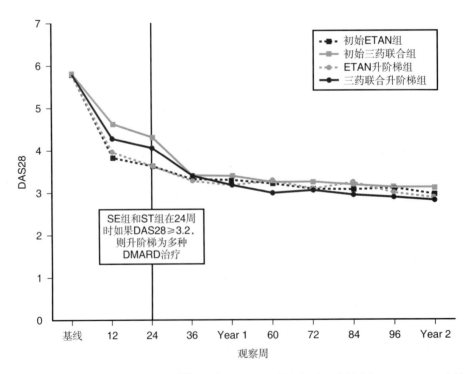

图 77-8　历时 102 周的 TEAR 试验中四组的治疗效果[76]。DAS28 疾病活动评分（28 个关节）；DMARD，改善病情抗风湿药；SE，依那西普升阶梯组；ST，三药联合升阶梯组。（Modified from Moreland L，O'Dell J，Paulus H，et al：A randomized comparative effectiveness study of oral triple therapy versus etanercept plus methotrexate in early，aggressive rheumatoid arthritis：The TEAR trial．*Arthritis Rheum* 64：2824-2835，2012.）[73]

表 77-7　TEAR 试验影像学结果		
治疗组	n	ΔTSS（达到 2 年）±SD[b]
依那西普组	141	0.52±3.24
三药联合组	74	1.96a±9.48
依那西普升阶梯组	139	0.76±2.75
三药联合升阶梯组	63	1.36±5.00

a 该组中的无能值 ΔTSS + 78.5　b 均数 ± 标准差
SD，标准差；TSS，总的 Sharp 评分

DAS28 平均值为 3.0 左右，意味着几乎有一半的患者无论采取何种治疗均未能达标（DAS28 < 3.2）。因此，临床上患者通常治疗 6 个月后调整治疗以更好地控制病情，例如在三药联合治疗的患者中加依那西普或 MTX-ETAN 联合治疗的患者加用 HCQ 和 SSZ。三药联合治疗失败后再用生物制剂治疗或反之将在后面一节中讨论，两者均有机会得到改善。

使用 MTX 后仍处于疾病活动期的患者的治疗

如前文所述，约有 30% 处于高疾病活动或存在预后不良因素的患者口服合适剂量的 MTX 可达低疾病活动，这与前面所述的 3 个试验的结论一致[7,21,73,83]。如果 MTX 治疗可以改变为 SC 给药和治疗剂量至少达 25 mg/w，将有更多患者的疾病得到控制。约有 50% 的患者未达治疗目标，可能是由于患者或临床医师未加强治疗。有 40% 的患者接受的是不同于单用 MTX 的一些其他治疗。临床上首先面临的问题是患者应该调整为另一种 DMARD 还是在 MTX 基础上联用其他 DMARDs ？ **多项研究包括之前提到的 BeSt 研究显示相比调整为另一种 DMARD，更支持在 MTX 基础上联用传统 DMARDs 或生物制剂**[7,21,87]。近期的一项研究很好地回答了开始使用 ETAN 的患者是停用 MTX 还是继续使用 MTX 这个问题，其随机纳入 151 例患者，开始使用 ETAN 时或者停用 MTX，或者继续使用 MTX，结果显示继续使用 MTX 组中有 86% 的患者达 ACR20 改善，而停用 MTX 组仅 64% 达 ACR20 改善，另外继续使用 MTX 组的放射学进展也更慢[87]。

一些研究数据有力地证实了 MTX 联合至少 16 种 DMARDs 治疗的有效性（这些患者使用 MTX，仍处于疾病活动期），包括联合常用的传统

DMARDs、JAK 抑制剂和生物制剂。图 77-2 列举了目前获得批准的一些具有代表性的治疗方案的盲法临床试验[22,42,72,88-98]。临床医师面临的问题是缺乏在大量患者人群中比较不同治疗方案的有效性。由于大部分临床医生一般不使用安慰剂治疗，所以**知道超过 16 种不同的治疗药物疗效优于安慰剂是没有价值的。**

图 77-2 中所示的两个研究比较了不同的治疗方案，在一定程度上提出了一些见解。在 RAIN 的研究中，SSZ 联合 HCQ 优于在 MTX 基础上加用其中任何一种[91]。在一项研究中[97]，阿巴西普疗效远优于英夫利昔单抗，但该结果无统计学差异。一些人对该研究结果持怀疑态度，因为其使用的是低剂量、固定剂量的英夫利昔单抗 [3 mg/（kg·8 w）]，由于是关于疗效的比较，所以这种怀疑态度是公正的。但重要的是，即使是使用低剂量的英夫利昔单抗，其发生严重感染和机会感染的比例仍高于阿巴西普组。幸运的是，最近的几项研究进一步揭示了尽管使用 MTX 治疗但仍处于疾病活动期的患者，将在本章后面一节中进行讨论。

目前临床医师面临的关键性问题是在 MTX 基础上联用传统治疗，还是直接联用生物制剂或 JAK 抑制剂。与现存的治疗相比，对使用 MTX 治疗仍处于疾病活动期患者的研究要少得多。在使用 MTX 后仍处于疾病活动期的患者中进行的开放性研究（SWEFOT），比较 MTX 联用 SSZ、HCQ（三药联合）和 MTX 联用英夫利昔单抗的疗效[83]，6 个月时三药联合组 25% 的患者达 EULAR 缓解，MTX 联合英夫利昔单抗组有 26% 的患者达 EULAR 缓解；1 年时生物制剂组疗效更好（三药联合组为 26%，MTX 联合英夫利昔单抗组为 39%）；但这种差别在 2 年时不再明显[99]。重要的是 2 年时的数据表明，使用生物制剂并没有改善患者致残率[100,101]。

RACAT 试验

RACAT（Rheumatoid Arthritis：Comparison of Active Therapies Trial）[102] 是一项双盲、随机、对照、非劣试验。RACAT 是一项多国试验，由退伍军人管理局、加拿大卫生研究所和国家卫生研究所资助，共纳入 353 名服用 MTX 19.6 mg/w 仍处于疾病活动期的 RA 患者，比较了**使用 MTX 时首先联合 SSZ 和 HCQ 与使用 MTX 时首先联用生物制剂（ETAN）**（图 77-

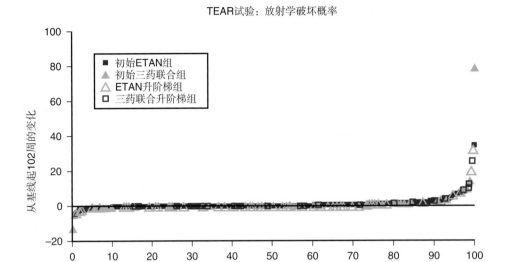

图 77-9　TEAR 试验中各组患者在为期 102 周治疗中放射学改善或进展的概率[73]，通过 Sharp 总评分来衡量。ETAN，依那西普

10），在保持盲态的同时，如果在 24 周没有达到临床意义的改善，两组患者都会调整为接受其他治疗，主要终点是 DAS 28 在 48 周时的改善（ΔDAS 28）。

首先加用传统 DMARDs 的疗效并不弱于加用 ETAN（图 77-10A），而且从三药联合调整为 ETAN（27%）与从 ETAN 调整为三药联合的概率是相同的（图 77-10B）。如果观察点是 24 周时，ACR20 改善（44% vs. 45%）而不是临床意义上的改善（ΔDAS 28 > 1.2），这种调整概率几乎是相同的。此外，两组在放射学改变方面也无显著性差异（P=0.43），三药联合组改良的 Sharp 评分增加 0.54，ETAN 组增加 0.29，两组放射累积概率曲线完全叠加。图 77-10B 还显示了两组在临床上都得到了明显的改善（P=0.001），而且改善程度是相似的。

在 RACAT 试验中，三药联合组有更多的患者出现胃肠道不良反应（30% vs. 22%；P=0.01），而 ETAN 组更多的患者出现感染（37% vs. 25%，P=0.02），ETAN 组严重感染者有 12 例，三药联合组有 4 例。

RACAT 试验的结论

- 在 MTX 基础上首先联合 SSZ 和 HCQ（三药联合）在临床或放射学进展中的疗效并不弱于在 MTX 基础上联合 ETAN。

- 接受三药联合治疗仍处于疾病活动期的患者调整为 MTX 联合 ETAN 以及接受 MTX 联合 ETAN 治疗仍处于疾病活动期的患者调整为三药联合，均可获得额外的益处。

- 三药联合组胃肠道不良反应更常见，而 ETAN 更容易出现感染。

之前提到的 TEAR 试验[73,74]采用双盲、间接的方式，解决了是首先联合传统药物还是首先联合生物制剂这一问题。该研究主要观察初始治疗，有半数患者初始接受 MTX 单药治疗，但有 72% 患者或者说是 271 例患者未达到 DAS28 缓解（DAS28 ≤ 3.2），最终以盲法的方式联用 ETAN 或者联用 HCQ/SSZ（三药联合），所以该研究与我们现在讨论的这个问题也是相关的。如图 77-8 所示，这两组患者升阶梯治疗 12 周后结果相同，并且在 102 周研究结束时仍然如此，而且两组的放射学进展也无显著差异（进展均值 1.7 vs.1.1；P=0. 57）。因此，与开始时即加用生物制剂相比，开始即使用传统药物联合治疗并无长期害处。

越来越多的患者要求风湿病医生提供有价值的治疗，这一要求迫使我们不仅要考虑临床治疗效果，还需要考虑经济花费和关怀。与三药联合相比，Swefot 试验的长期随访并没有显示出生物制剂的益处，而且三药联合组患者工作时间丢失的更少。在国际风湿

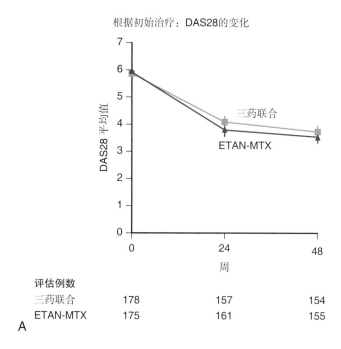

根据初始治疗：DAS28的变化

评估例数			
三药联合	178	157	154
ETAN-MTX	175	161	155

A

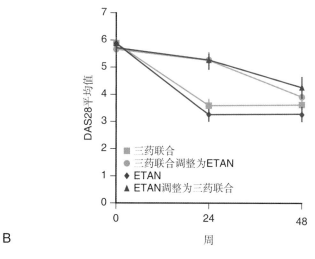

根据初始治疗和后续治疗：DAS28 的变化

B

图 77-10 A．类风湿关节炎的主要终点：RACAT 试验[102]；B．RACAT 分为治疗调整组与非调整组。DAS28，疾病活动评分（28 个关节）

学术会议上提出了对 Swefot 试验[103]、TEAR[104] 和 RACAT[105] 经济分析的结果，除 MTX 费用外，疾病活动期的患者选择生物制剂而不是三药联合，每获得 1 个质量生命年，费用增加 100 万～ 200 万美元。

在出现更有说服力的数据之前，允许临床医生根据多种有效治疗方案的不同作用机制为每个患者选择最佳治疗（表 77-2），上述试验结果表明应尝试传统联合治疗。当传统联合治疗不能帮助患者达到治疗目标时，TNF 抑制剂可以提供额外的益处[102]。除非

有其他数据可以参考，在需要使用生物制剂时，大多数临床医师都倾向于首选 TNF 抑制剂治疗单用 MTX 疗效欠佳的患者。

"难治性" RA 患者或尽管使用 TNF 抑制剂仍处于疾病活动期的 RA 患者的治疗

尽管传统的 DMARD 联合治疗和 TNF 抑制剂有效，但仍有一部分患者持续处于"不可接受"的疾病活动水平，这部分患者大概占到 10% ～ 40%。"难治性"和"不可接受"的疾病活动尚缺乏统一的定义。与那些没有接受治疗或单用 MTX 的患者相比，临床医师希望"难治性" RA 患者在调整治疗前具有更高的疾病活动度，这一点是清楚的也是恰当的。虽然需要明确的数据，由于当前毒副作用和治疗费用日益受到重视，故这种做法必须谨慎。

随着患者的不断增加，我们希望能更快地控制病情，更早地使用生物制剂，这样跟以前相比患者则更早的被标上"难治性"的标签。**当我们面临"难治性" RA 患者时，需要逐一仔细检查之前失败的治疗。**RA 患者常用的治疗方法是初始接受低剂量 MTX（≤ 15 mg，口服）治疗 3 个月，然后开始使用 TNF 抑制剂（联用或不联用 MTX），如果几个月后疾病仍处于活动期，则被认为是"难治性"的。评估 MTX 是否足量是非常重要的（见前面的讨论和第 64 章），除非存在禁忌证，大多数患者 MTX 应加量至 25 mg/w，并且考虑皮下注射。研究显示三药联合与 MTX-ETAN 一样有效[73,102]，因此在使用生物制剂之前应该考虑联合治疗。此外，三药联合可以为使用 MTX-ETAN 失败的患者提供益处[102]。

对于那些真正难治的 RA 患者，与之前提到的尽管使用 MTX 仍处于疾病活动期的患者一样，我们迫切需要一些标志物或因子来预测众多的治疗方法中哪种最好。目前已有数据证实针对不同的患者有多种可供选择的治疗方案，包括调整为另一种 TNF 抑制剂[106-109]，或使用利妥昔单抗[115]、阿巴西普[111]、IL-6 抑制剂[112,113] 或加用 JAK 抑制剂[114-116]。但是指导如何选择治疗方案的数据还很有限（稍后论述），所以在出现一些有用的标志物或因子前大部分情况下我们靠经验做出选择（图 77-3）。

TNF 抑制剂已经问世多年。许多临床医师因为 TNF 抑制剂的有效性和自己的习惯，常常在选择具

有不同作用机制的生物制剂前试图使用另一种 TNF 抑制剂或 JAK 抑制剂。这在许多观察性的研究和一项随机对照试验（RCT）中得到证实[106-109]。这些观察性研究具有一致的观点，即如果一种 TNF 抑制剂因为毒副作用或无效停用时，可以选择另一种有效的 TNF 抑制剂 [危险比（HR），2.7；置信区间（CI），2.1 ~ 3.4]。与药物的有效性不同，在观察性研究中提到的停药率可以反映很多情况包括在研究同一时间使用的其他一些治疗方法。在 2007 年发表的研究中，戈利木单抗、赛妥珠单抗、托珠单抗和 JAK 抑制剂不作为选择。

一项随机试验证实了调整为另一种 TNF 抑制剂的有效性[109]，在至少一种 TNF 抑制剂治疗失败的 RA 患者中使用戈利木单抗，其有效率达 43%，而安慰剂组有效率仅 17%。最近法国的一项研究表明，对 TNFi 无反应时可使用非 TNFi 生物制剂，该试验随机纳入 300 例 TNFi 治疗失败的患者接受另一种 TNFi 或非 TNFi 生物制剂，结果显示更多的非 TNFi 患者在 24 周时有良好的 EULAR 反应（69% vs. 52%）[117]。另一点需要特别说明的是，患者体内可能产生抗药抗体。近年来，已有文献报道关于使用阿达木单抗后体内产生抗药抗体，使用该药治疗 3 年后，有 28% 的患者产生抗药抗体，导致治疗再次失败，其中 67% 的患者在治疗 6 个月时就产生了抗药抗体。抗药抗体的产生与疗效欠佳有相关性（HR，3.0；CI，1.6 ~ 5.5），这部分患者很难达到临床缓解（HR，7.1；CI，2.1 ~ 23.4）。重要的是，有 38% 的患者因为抗药抗体产生而导致疗效不佳，这其中有 14% 的患者在疗效不佳时并没有中断治疗（P = 0.001）。最近另外一项值得关注的研究发现，抗阿达木单抗抗体的产生与血栓事件有相关性（HR，7.6；CI，1.3 ~ 45.1；P = 0.25[118]）。**这个发现促使我们不仅要监测阿达木单抗抗药抗体的产生，而且需要监测其他单克隆抗体药物抗体的产生，这对于预测疗效、预防血栓事件等毒副作用将非常重要。**

临床医师一旦决定使用具有不同作用机制的生物制剂，将面临三种选择（未来选择会越来越多）：利妥昔单抗、阿巴西普或 IL-6 抑制剂（托珠单抗或 Sarilumab），目前还缺乏数据来证明它们的不同之处。基于一些文献的报道，ACPA 和 RF 阳性的患者使用利妥昔单抗疗效优于 ACPA 和 RF 阴性的患者[119]，因此大部分临床医师在抗体阴性的患者中选择使用阿达木单抗或 IL-6 抑制剂。但是，最近的数据表明 CCP 阳性是未治疗患者对所有生物制剂具有反应的一种良好的预测指标[120]。多项随机试验证实了三种不同作用机制的生物制剂的有效性[110-113]。这些研究在设计和结果干预上是相似的。接受 MTX 治疗的患者或不能耐受至少一种 TNF 抑制剂而停药的患者随机接受干预 +MTX 或 MTX+ 安慰剂治疗。三个试验中达 ACR20 改善的比例为利妥昔单抗组 51% vs. 安慰剂组 18%[113]，阿达木单抗组 50% vs. 安慰剂组 20%[114]，托珠单抗组 50% vs. 安慰剂组 10%[115]，Sarilumab 组 58% vs. 34%[116]。但是，这些研究结果在药物治疗组与发病早期就使用生物制剂的患者的比较中还有待进一步验证。基于这三项临床试验都具有 50% 的有效率，在出现能进一步预测疗效的因素或对照试验前我们的选择还很少。有限的试验比较了生物制剂之间的相互作用，但这些试验并不是在那些未对 TNF 抑制剂产生反应的患者身上进行的。在服用 MTX 和基线时使用 MTX 的活动期 RA 患者中，阿巴西普与英利昔单抗疗效相似，严重感染发生率较低[97]。在一项头对头的研究中，证明阿巴西普与英夫利昔单抗疗效相似[121]。在一项单药试验（ADACTA）中证明托珠单抗疗效优于阿达木单抗[122]，该试验针对的是不能使用 MTX 的患者。利妥昔单抗至少在 6 ~ 12 个月时大幅降低 B 细胞数量，所以人们更关注利妥昔单抗之后的另一种生物制剂。从观察性研究中得出的有限数据尚不能证实日益增加的药物毒副作用[123]。

JAK 抑制剂的潜力

目前只有有限的数据证明托法替布、巴瑞替尼和乌帕替尼的疗效（第 68 章详细讨论 JAK 抑制剂）。这些药物治疗有效，但与其他生物制剂相比，由于花费和毒性问题使其在治疗中的地位有待进一步证实。使用 MTX 仍处于活动期的患者[98,115,116]和对 TNF 抑制剂无效的患者[115,127]在疾病早期加用这三种药物都可取得好的疗效[124-126]。研究显示托法替布的疗效与阿达木单抗相似[125]。不像其他 DMARDs，这些 JAK 抑制剂的有效性不会因 MTX 而增加。人们担心这些药物的使用会导致患者血栓形成和带状疱疹的发病率增加，希望新的重组带状疱疹疫苗可以缓解后者的症状。

生物仿制药：我们为什么迟迟不采用

在 RA 治疗领域，很多人对生物仿制药表现出巨大的毫无根据的担忧。生物仿制药我们已经使用了很多年，每种生物制剂都存在仿制药。简单地说，生物仿制药之间可以互换[128]，随着减少杂质的新的更好的生产工艺的出现，生物仿制药开发商面临的挑战是能不能使它们变得更接近生物制剂。几乎所有获批的生物仿制药都比原创药起效更快，注射部位不良反应更低。因此，在已经批准了 6 种生物仿制药的美国，真正的问题不是我们是否应该使用它们，而是如何激励医生去使用这些药物。生物仿制药在欧洲获得了广泛的成功，节省了巨大的成本，而且没有疗效损失[129,130]。

缓解期 RA 患者的 DMARDs 治疗

缓解期 RA 患者如何治疗已经成为一个重要问题。目前对于缓解期的患者，临床医师常常采用 DMARDs 逐渐减药的方法。最近 ACR 专家组提出了这个问题的重要性，并且认为在将来的研究中应该优先考虑这个问题[131]。先暂时不考虑确定"缓解期"的困难性，在临床工作中，通过临床表现、放射学证据或使用先进的影像学技术，临床医师已经发现越来越多的处于"缓解期"或极低疾病活动状态的患者，并不断地探索这部分患者如何治疗。

不幸的是有关这方面的数据很少。目前我们还没有实验研究、炎症参数、细胞因子资料来预测哪些患者可以安全减药。研究显示如果中断使用 DMARDs，疾病复发率将高的令人无法接受[21,132]。有报道显示血清阴性[133]，多普勒超声未检测到滑膜炎而不是 MRI 未检测到滑膜炎[134]，可以有效预测减药。考虑到毒副作用，所有患者最有可能优先减药的是糖皮质激素和 NSAIDs。许多研究证实[7,21,32]，随着 DMARDs 的使用，糖皮质激素可以逐渐减药。最好的例子是 BeSt 研究，三组（开始都使用大剂量的泼尼松）中有 92% 的患者在 2 年时停用泼尼松[21]，但只有在 DAS28 ≤ 2.4（低疾病活动）时，泼尼松才能逐渐减药。

患者疾病处于缓解期停用糖皮质激素，仅在需要时使用 NSAIDs，接下来如何减药是非常困难的。一种常见的情况是患者联用 MTX 和 TNF 抑制剂，

由于考虑长期的费用和药物毒副作用，应尽可能将 TNF 抑制剂减至最低剂量。在临床工作中，这部分患者多数是一开始就使用联合治疗或是在 MTX 短期治疗后加用 TNF 抑制剂，这些患者与 TEAR 试验中开始就联合 MTX-ETAN 的患者是相同[74]。我们推测约 30% 的患者不需要使用 ETAN，单用 MTX 就可以很好的控制病情，正如有 28% 开始使用 MTX 的患者不需要升阶梯治疗，这部分患者不仅在 2 年时表现出最低的 DAS28 值（平均 2.7），而且放射学进展也非常慢[73,74]，但是我们还不知道如何选择这部分患者。

患者如果使用生物制剂 6 个月至 1 年，疾病持续处于缓解期，就可以慎重地减少药物剂量或延长使用的间隔时间[132,133]。我们从以前的试验中可以看出低剂量跟常规剂量一样有效。例如 ERA 试验，比较了 ETAN 10 mg 每周 2 次给药与 25 mg 每周 2 次给药[135]，通过 ACR20 衡量疗效，结果显示高剂量疗效稍好，但低剂量疗效几乎接近于足量使用的疗效，而且两组放射学进展都较慢。因此，对处于缓解期的患者可能存在用药过度的现象。我们和其他一些人的经验认为，缓慢减量和逐渐延长皮下注射的间隔时间都可以。临床上缓解期患者每 2 ～ 4 周使用 50 mg ETAN 或每 3 ～ 6 周使用阿达木单抗是很常见的。但是，最近一项研究发现逐渐减药是不可行的[133]，在该试验中，接受 MTX 和 ETAN 治疗处于缓解期的患者被随机分为：将 ETAN 减量至每周 25 mg，单独服用 MTX（即停止使用 ETAN），或者不使用任何治疗。如预期的一样，继续接受 ETAN 治疗的患者疗效最佳，而没有任何治疗的一组疗效最差。然而不幸的是，即使接受 ETAN 治疗，仍有 57% 的患者在 1 年时疾病不再处于缓解期。

缓解期患者如何使用 DMARDs 非常关键。US 和 MRI（之后讨论）能够在临床症状不明显时发现滑膜炎的程度。US 可以预测处于临床缓解期接受稳定治疗的患者哪些最有可能发生病情反复[136,137]，其提示的滑膜炎也可以预测哪些患者在药物减量时更容易出现病情反复（见第 44 章）。尽管 US 提示有滑膜炎的这部分患者更容易病情反复，但这种差异的临床意义值得怀疑[134]。更重要的是，US 还没有被广泛使用，这就限制了它的实际应用。很明显，对于临床上能够区分哪些患者可以成功减药的方法很重要，但尚需进一步的研究。

生物制剂联合使用

目前 RA 治疗取得了巨大的进步，传统 DMARDs 联合以及传统 DMARDs（尤其是 MTX）和生物制剂的联合在治疗中发挥了重要作用。但迄今为止生物制剂联合在治疗中的研究并未取得成功。研究证明，ETAN 和阿那白滞素联合使用与单用 ETAN 组对比，ACR50 并无明显改善（ETAN 组和联合组 ACR50 改善分别为 41% 和 31%），而且联合组发生严重感染的概率增加（7.4% vs. 0%[138]）。同样，使用 ETAN 仍处于疾病活动期的 RA 患者，随机联合阿巴西普或安慰剂，结果显示在 ACR20 改善方面无统计学差异（联合组和安慰剂组 ACR20 改善分别为 48% 和 31%；P=0.07），但是联合组发生严重不良事件（17% vs. 3%）和严重感染的危险增加（4% vs. 0%）[139]。近年一项规模较小的临床试验纳入使用 MTX 联合 ETAN 或 MTX 联合阿达木单抗仍处于疾病活动期的 RA 患者，随机加用利妥昔单抗或安慰剂，结果显示 ACR20 得到了适度改善（30% vs. 17%），但联合组严重不良事件包括感染的发生率明显增加[140]。

尽管生物制剂联合治疗 RA 患者的研究结果不尽如人意，但对于一些晚期患者，生物制剂联联合治疗是可能的。我们迫切需要一些方法来监测治疗措施对免疫系统抑制的程度——对 TNF、IL-1、IL-6 的调节[141]。当前，我们可能对一些患者不恰当的治疗，导致疾病不能得到有效控制，毒副作用不能降到最低。如果有更好的免疫系统监测技术，我们就能更恰当地使用生物制剂，更安全有效地联合生物制剂来提高疗效。

放射学进展的解释和其他影像学技术的使用

放射学进展具有哪些临床意义？什么程度的放射学进展是有意义的？这期间需要经历多长时间？是关节侵蚀重要还是关节间隙狭窄重要？如果 US 或 MRI 在 RA 诊断中起重要作用，那么是何作用？

在临床试验中，RA 治疗是通过临床参数（ACR20、DAS 等）和放射学进展（TSS 或 SHS）来评估的。但仍有许多方面存在疑问，因为临床和放射学进展常常是不平行的。其中最有代表性的例子是随机对照的 PREMIER 试验，在单药治疗组，单用 MTX 即使是低剂量，其疗效也显著优于单用阿达木单抗，而单用阿达木单抗在影像学进展方面却优于单用 MTX（图 77-11[72]）。那么哪种治疗方案更好？一些人会认为这个问题是毫无意义的，因为两药联合使用疗效优于任何一种药物单独使用。然而，这种想法忽略了如何平衡放射学进展和临床参数，因为**患者不会来医院抱怨放射学进展快或要求阻止放射学进展**，那么如何使患者更关心放射学进展？

一些数据将总的 Sharp 评分（TSS）或者与之相似的总的健康评估问卷调查进展（VHS）与 HAQs（RA 身体功能的金标准）的变化相联系。这些数据认为 TSS 变化 1 相当于 HAQ 变化约 0.01[142]。而临床上我们普遍接受 HAQ 变化 0.22，所以要求 TSS 变化 22，才能达到与临床相关的放射学变化。在一些比较不同治疗方案或目前治疗方案尚未使用过的临床试验中看不到如此大的变化。因此，尽管许多随机对照研究显示放射学进展具有统计学差异，但很少有研究证实在治疗 1～2 年内具有显著的临床差异。另外，近期研究认为关节间隙狭窄与病情进展有关，而关节侵蚀与之无关[143,144]，所以我们不太关注 TSS，而更加关注关节间隙的狭窄。另一个关键问题是我们什么时候考虑放射学进展？如果一项研究证实 A 治疗比 B 治疗 TSS 每年变化少 2，在接下来 11 年时间都采取相同的治疗方案，那么采用 A 治疗的患者具有明显的临床疗效，与 B 治疗的患者相比 HAQ 少 0.22。这就是在试验中观察到一种治疗优于另一种治疗的差异所在。这样的推断存在两个问题：

1. 在临床试验中，患者随机接受一种治疗，无论疗效如何都继续该治疗。而在实际临床工作中，如果患者疗效不好，则需要调整治疗。PREMIER 试验[72]是一个很好的例子，患者接受分配的治疗方案长达 2 年（图 77-11B），许多患者未取得最佳临床疗效，如果在实际临床工作中患者疗效不佳则会调整治疗方案。在任何一个随机对照研究中，患者不会一直处于试验中直到出现预测的放射学进展，在患者取得最大临床疗效后都会调整治疗方案，因此放射学进展与临床是不平行的。在 PREMIER 试验中，治疗 6 个月时应达最大疗效，如果在 6 个月后仍然没有达标（至少低疾病活动）的患者放射学进展与临床不相平行。

2. 与之类似，推测 TSS 每年变化 2 一直到 11 年时，如果所有患者均取得好的临床疗效，则 TSS

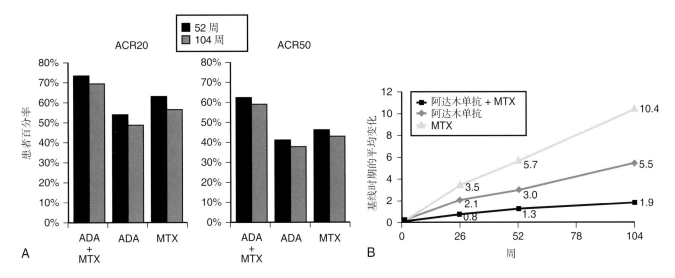

图 77-11　PREMIER 试验结果 [72]。A．达 ACR20、ACR50 改善。B．放射学进展。ADA，阿达木单抗；MTX，甲氨蝶呤（Modified from Breedveld FC，Weisman MH，Kavanaugh AF，et al：A multicenter，randomized，double-blind clinical trial of combination therapy with adalimumab plus methotrexate versus methotrexate alone or adalimumab alone in patients with early，aggressive rheumatoid arthritis who had not had previous methotrexate treatment. *Arthritis Rheum* 54：26-37，2006.）

与治疗是相关的。如果患者在 TSS 每年进展 2 之前未取得好的临床疗效时调整治疗方案则 TSS 与临床具有相关性。

放射学进展一直困扰临床医师的另一个原因是，在临床试验之外几乎没有患者进行过正规的放射学进展的评估；在许多国家即使有也只是很少数的患者进行过正规的放射学 Sharp 评分。就此而言，许多 RA 患者并没有每年进行常规放射学检查，因为这会增加医疗费用。临床上确实存在这种情况，对于疗效欠佳的患者不论放射学结果如何他们都需要调整治疗方案，那些不愿或者没有能力调整治疗方案的患者同样如此。对于达到临床疗效但仍有放射学进展的少数患者，我们希望能够发现预测一系列放射学进展的重要信息。

有时临床试验中的放射学信息存在疑问。在大多数情况下，比较 A 治疗与 B 治疗 TSS 进展平均分值，统计分析得出 A 治疗优于 B 治疗，这是因为 A 治疗的 TSS 进展更少。观察放射学结果的一种更好的方法是放射学变化的累积概率图，如图 77-12 研究接受 ETAN 和 MTX 治疗患者的放射学结果的 TEMPO 试验 [77,78] 和图 77-9 的 TEAR 试验 [73]。通过这种方法我们可以很容易发现少数患者（在 TEMPO 试验中约 15% ～ 20%，在其他试验中可能更少）存在放射学进展。在 TEAR 试验中，四个组的累积概率图大致相同。既然如此，那么目前的主要问题是**哪**

部分患者存在放射学进展，我们如何发现这部分患者，如何采用不同的治疗方案使这些患者获得好的临床疗效，而且对 80% ～ 95% 的患者不增加额外的风险和花费。近年来，研究发现 [143] 对关节侵蚀和临床的相关性产生质疑，他们认为关节间隙狭窄与临床进展更具有相关性。我们若想更进一步的研究放射学进展与临床相关性，就必须考虑到这一点。

影像学技术在 RA 评估方面处于什么地位？ US 和 MRI 是评估早期关节侵蚀和检测滑膜炎非常重要的技术手段。正如前文提到的，这些技术敏感性高，其潜在用途是检测处于临床缓解期的患者是否存在滑膜炎 [137]。在进一步的研究结果出现之前，这些技术仍是研究 RA 患者治疗的工具。

辅助治疗

患者教育

RA 是一种终身性疾病，良好的病患教育具有重要意义，有资料表明患者教育可以带来更好的治疗效果 [145]。通过关节炎自我管理计划（arthritis selfmanagement program，ASMP）可以减轻患者的疼痛，减少患者就诊次数，节省费用 [146,147]。RA 等慢性疾病会影响整个家庭，所以配偶参与患者的疾病教育将更为有益 [148]，能显著改善无助、自我价值低、

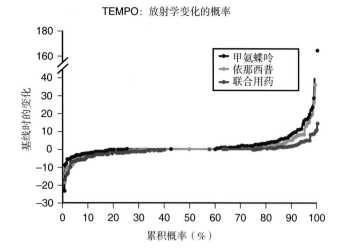

图 77-12　来自于 TEMPO [77,78] 的放射学进展的概率

疼痛等 [149]。但是重要因素是 RA 发病率和死亡率与患者的教育水平呈负相关，该结果不能用年龄、病程、受累关节数、功能指标或药物治疗来解释 [150]。

患者在慢性病的管理中发挥积极作用显然是非常重要的，患者越了解自己的疾病和治疗方案，越有利于病情改善。患者和医生共同合作来控制这种终身性疾病，对病情改善和医患双方都是一个重要的因素。医患双方合作越密切，患者因挫败感而转向一些昂贵且弊大于利的替代治疗的可能性就越小。

疼痛控制

如果 RA 患者能够及早有效地使用 DMARDs 以及升阶梯治疗来控制疾病活动，就可以减少特殊止痛药物尤其是麻醉药物的使用。如果疼痛明显，临床医生应首先检查 DMARD 治疗方案，并调整治疗方案，在最大程度上控制活动性滑膜炎。但是患者在疾病后期常常因实质性关节损伤而需要缓解疼痛。疼痛是影响理疗及康复治疗疗效的因素，正如在由国家咨询委员会举办的关节炎、肌肉骨骼及皮肤疾病的研讨会上指出的疼痛经常滞后关节炎患者的治疗 [151]。疼痛除了限制机体功能外，还是导致抑郁的主要原因。在早期 RA 或未分化关节炎患者中，为使治疗最佳化，必须控制疼痛，而且不能影响患者的精神状态或使止痛药物成瘾。以教育、休息、锻炼、病情改善治疗为主的治疗策略是控制关节疼痛的方法，不应单纯依靠麻醉药镇痛。大多数医疗中心均有疼痛科医师为风湿病医师和全科医师（primary care physicians，PCPs）提

供咨询服务。止痛药在风湿性疾病中的应用已在第71章详细论述。

休息、锻炼和日常活动

风湿病专业人员在教育和治疗关节炎患者时，应强调在休息和锻炼之间寻找最佳平衡点，这作为治疗的一部分，在明确诊断前就可以开展。无论何种原因所致的关节炎，找到这个平衡点，就可以在不加重炎症的情况下，确保患者获得或者保持足够的力量以维持关节功能。

理疗和康复疗法在第 41 章中介绍。有急性及严重关节炎症的患者可能需要休息，夹板固定，关节制动，直到抗炎药物尤其是 DMARDs 起效。即使是最痛的关节也必须每天进行全范围的被动活动来预防屈曲挛缩。对于中度的关节炎症，让肌肉在固定的位置收缩进行等长锻炼，可以在不加重关节炎症和疼痛的同时，使肌肉提供足够的张力。

业已证明，关节炎病情静止或已获得良好控制的患者，通过可变阻力运动或高强度的力量训练，提高肌肉力量，改善疼痛及疲劳症状。和年轻患者一样，老年 RA 患者也可以从逐步增加的抗阻锻炼中受益。在一项研究中，老年患者通过锻炼，所有主要肌群的最大肌力增加了 75%，同时并未增加临床疾病活动度 [152]。进行持之以恒的锻炼不仅能增加患者的肌肉力量，还有助于提高患者日常生活的能力、提高对病情的总体评分、改善情绪、减轻疼痛 [153]。

每一例 RA 患者都应该与康复治疗师（occupational therapist，OT）进行一或多次讨论，以了解怎样在不影响日常必需活动和娱乐活动的同时保护关节功能和形状。核心内容是避免非承重关节承受过大的力量，以及承重关节承受不必要的冲击。加拿大多伦多市关节炎社会服务之家参与了一项前瞻性对照试验，结果显示康复治疗师指导的家庭治疗可以显著改善 RA 患者的关节功能，而这种改善既有统计学意义，也有临床实际意义 [154]。

合并症的治疗、风湿科医师与全科医师的合作

全科医师和风湿科医师联合为 RA 患者制订治疗方案，可使患者达到最佳疗效。一方面，越来越

复杂的治疗、联合治疗方案以及可能发生的毒副作用使风湿科医师成为参与 RA 治疗决策不可或缺的一分子。有充分证据表明，RA 患者使用 DMARDs 及 DMARDs 联合治疗越多，则越倾向就诊于风湿科医师门诊 [155-157]。另一方面，随着对 RA 合并症尤其是心血管疾病 [158] 的认识，为达到最佳疗效，与全科医师合作是非常必要的 [159]。

一些重要的数据表明，接受风湿科医师治疗的 RA 患者，病情可得到更好的改善。一项研究对 561 例 RA 患者进行了超过 20 年的随访，在疾病最初 2 年接受风湿科医师治疗的患者较其他未接受风湿科医师治疗的患者病情改善明显 [159]。此外，有数据显示，与那些间断或偶尔接受风湿科医师治疗的患者相比，持续接受风湿科医师治疗（平均就诊次数 8.6 次/年）的患者功能障碍发展速度明显减慢 [160]。据此可得出如下结论，功能障碍加重不应成为治疗中断的理由，不规律治疗是残疾进展的原因，即残疾加重并非接受间断治疗的原因，而是其结果。此外，有证据表明与那些只接受全科医生治疗的患者相比，接受专科（风湿科）医师治疗的患者活动能力评分较高。与只接受基本护理相比，同时接受基本护理和专科护理可明显改善患者的关节炎、并发症和总体的健康状况 [161]。

在 RA 治疗上，PCPs 和风湿科医师一样重要（表 77-8）。近年来，RA 合并症受到高度重视，包括早期动脉粥样硬化、充血性心力衰竭、骨质疏松、骨折和感染。最近心脏病学专家和风湿病学专家共同提出，RA 与糖尿病一样，是心血管疾病发病率和死亡率升高的一个重要危险因素 [158,162]。就这点而言，全科医师必须高度重视 RA 心血管疾病的高危因素，如高血压病，尤其是高脂血症。在 RA 患者中，死亡率过高的主要原因是心血管疾病，因此应积极使用他汀类药物，而且他汀类药物可起到辅助抗炎作用，在 RA 动物模型 [163] 和至少一个人类随机对照试验中 [164] 证实他汀类药物可缓解疾病活动。有趣的是，还有一些数据表明使用他汀类药物可以延缓 RA 进展 [165]。

使用糖皮质激素是 RA 患者出现骨质疏松的危险因素之一，因此 PCPs 需与风湿科医师制订治疗方案。大多数患者应补充钙剂和足量的维生素 D_3。现已证实，双膦酸盐类药物可以防止类固醇引起的骨质疏松症 [166]，长期使用类固醇的患者建议使用双膦酸盐类药物，除非有禁忌证（如育龄期妇女）。

由于 RA 患者感染风险大，加之疾病本身和治疗方案的特殊性，接种最新的疫苗，包括每年的流感疫苗、每 5 年的肺炎球菌疫苗和适时的带状疱疹疫苗是很关键的 [2]。免疫实践咨询委员会（ACIP）推荐 50 岁以上人群接种新的重组（非活）佐剂带状疱疹疫苗，而不是旧的活疫苗 [167]。当免疫能力强的人注射两剂疫苗，其有效性超过 95%，但是自身免疫性疾病患者中相关的数据较少，因此存在一些担忧 [168]。由于患者带状疱疹及其并发症的风险增加，专家强烈建议所有患者都采用这种方法，目前的推荐是接受生物制剂治疗 2 周前可以接种该疫苗。流感疫苗和肺炎球菌疫苗因有安全的免疫反应，正在使用生物制剂的患者可以接种 [169]，但正在使用利妥昔单抗的患者除外，因其免疫反应非常严重 [170,171]。风湿科医师和 PCPs 应强烈推荐患者戒烟，除了常见的原因外，还因为心血管疾病和肺部疾病已经在 RA 并发症中占了很大比重，戒烟有可能获得额外的益处，使患者取得更好的疗效 [172]。最后，由于 PCPs 经常是疾病的首诊医师，因此必须熟悉 RA 常见药物的毒副作用，包括 MTX 引起的肾损害、肺炎，并高度关注所有潜在的感染，包括使用免疫抑制剂的患者的机会感染，特别是使用生物制剂的患者。通常情况下，生存和死亡，好的结果和坏的结果之间的区别是及时发现某种疾病的早期征兆，例如一个简单的蜂窝织炎或肺浸润。

很明显，风湿科医师、PCPs 和患者教育三者之间密切合作可获得最佳疗效；此外，及时咨询康复理疗师和整形外科医生也很有必要。令人欣慰的是需要关节置换术的 RA 患者数已呈下降趋势，但一些干预措施如及时行髋关节和膝关节置换可以成功地改善患者的活动和生活质量。

RA 围术期药物治疗

关于围术期 RA 患者如何治疗的问题并不罕见。

表 77-8　全科医师在 RA 治疗中的作用
监测和及时处理心血管疾病危险因素
监测和治疗/预防骨质疏松症 a
认识 RA 药物的毒副作用，正确及时作出处理 a
认识感染的风险，确保当前的免疫状况

a 与风湿科医师合作。RA，类风湿关节炎

最近，ACR 与整形外科医生合作制定了指南[173]。这些指南的重点包括在手术期间继续使用所有传统的 DMARDs，并在手术前将所有生物制剂停一个半衰期。

RA 患者预后越来越好

RA 患者的预后取得了显著改善，每一例有幸看到 25 年以来发生的变化的风湿科医师都会很欣慰，以前坐轮椅的患者在诊所司空见惯，许多 RA 患者有 C1 半脱位、下肢慢性溃疡、缩窄性心包炎和角膜软化，现在这种情况已经非常少见，我们也希望这种情况不要再出现。尽管临床医师已清楚地看到这一点，但支持这些变化的强有力的数据还需慢慢积累。

最近一项来自奥姆斯特德县的研究显示，1995 年以后确诊为 RA 的患者与 1995 年之前确诊的患者比较，寿命延长了将近 9 年[174]。在奥姆斯特德县，相同的患者，膝关节手术率下降了 46%，手外科手术率下降了 55%[175]。来自美国退伍军人的 35 000 多名 RA 患者的数据显示，2000 年以后，RA 患者关节外表现减少了 30%[176]。来自美国加州 1983—2001 年住院部的数据显示，RA 血管炎或 Felty 综合征脾切除的住院人数分别减少了 33% 和 71%[177]。早年未发表的多中心研究显示，RA 患者关节置换术可能减少了 50% ~ 80%。来自瑞典和西班牙[178]的数据表明，疾病活动指数和健康评估得分与过去 10 年相比也明显改善。

调整治疗方法或方案后观察长期疗效（比如关节置换和死亡率）的时间可能需要长达 20 年的时间，早期一些数据可能反映了 20 世纪 90 年代中期的治疗方案。因此，我们希望这些早期的报告是好消息的前兆，就像一些治疗方案在显示其疗效的 10 年前已经被用于临床一样。

研究方向

前面多次提到目前的主要问题是为获得最佳疗效，我们如何更好地使用超过 20 种临床上常用的 DMARDs（表 77-2）。这其中首要的问题是迫切需要一些预测指标或参数，指导我们对于不同的患者选用不同的 DMARDs，以及预测使用 DMARDs 可能产生的反应和毒副作用。如之前所述，为不同的患者选择不同的 DMARDs 是非常重要的——包括已经使用 DMARDs 的患者、尽管使用 MTX 疾病仍处于活动期的患者，使用 MTX 疗效欠佳加用 TNF 抑制剂的患者。多项研究表明，血清学状态[179]、人类白细胞抗原 -DRB 1 单倍型[180] 以及滑膜组织中的各种成分[181-183] 与治疗（尤其是 TNF 抑制剂）具有统计学意义的相关性。然而不幸的是，这些差异均不具有临床意义。由于不同的患者群体需要不同的临床研究，近年来 ACR 专家组强调优先开展临床研究，从而推动 RA 治疗的进展[131]。强烈建议所有的临床研究包括生物制剂在内，都应该寻找预测不同治疗反应的指标。试验重点如下：

- 阐明诱导治疗在疾病早期的可能作用。
- 使用 MTX 和一种 TNF 抑制剂仍处于疾病活动期的患者的治疗。
- 缓解期的降阶梯治疗。
- 使用 MTX 仍处于疾病活动期的患者的治疗。
- 对患者进行分类来提前确定最恰当的治疗方案，以代替目前治疗方案和错误的治疗方案。

除了有关缓解期患者的研究，专家组强调了比较不同治疗方案的必要性。当临床上存在多种治疗方案，但不能为临床医师做重要决策提供有用的信息时，就需要进一步的研究证实药物 X 优于安慰剂。正确比较不同治疗方案的研究很重要，可以为不同类别的 RA 患者提供多种治疗选择。此外，专家组还强调了可以切实反映临床实际的创新实验设计的重要性[131]。研究包括两种，一种是在临床疗效的基础上采用盲法的方式升阶梯治疗或调整治疗方案，另一种是患者在达到最大疗效后，疾病仍持续处于活动期时需调整治疗，而非采用固定不变的治疗。

展望

尽管已经取得很大的进展，但是 RA 仍然没有治愈的方法，大多数病人仍需要 DMARD 终生治疗，因此还有许多机会取得进一步的进展。到本书第 12 版出版时，将会有许多新型生物制剂和一些新的小分子 DMARDs 引入治疗中，除了有可供选择的更多新的治疗方法外，我们在以下两方面也取得了巨大的进步，一是根据能够预测不同治疗方案不同疗效的指标来分析病情，二是可以监测免疫调节的类型和强度。如果在这些方面取得实质性的进展，即使没有新的治疗方法，也能迅速控制病情。

从许多研究中可以清楚地看到，在大多数 RA 患者出现典型的临床症状之前，免疫反应是其始动因素[184-188]。阐明这种过程的研究[187-188]以及治疗症状出现前的 RA 的研究[189-191]正在进行中。更进一步说，针对症状出现前的疾病的研究有希望阐明 RA 的发病机制，如果这样，预防 RA 的最终目标将不会太远。

 Full references for this chapter can be found on ExpertConsult.com.

部分参考文献

1. Felson DT, Smolen JS, Wells G, et al.: American College of Rheumatology/European League Against Rheumatism provisional definition of remission in rheumatoid arthritis for clinical trials, *Arthritis Rheum* 63:573–586, 2011.
2. Singh JA: 2015 update of the 2012 American College of Rheumatology (ACR) recommendations for the use of disease-modifying anti-rheumatic drugs and biologics in the treatment of rheumatoid arthritis (RA), *Arthritis Rheumatal* 68:1–26, 2016.
3. McInnes IB, O'Dell JR: State-of-the-art: rheumatoid arthritis, *Ann Rheum Dis* 69:1898–1906, 2010.
4. Smolen JS, Landewe R, Breedveld FC, et al.: EULAR recommendations for the management of rheumatoid arthritis with synthetic and biological disease-modifying antirheumatic drugs: 2013 update, *Ann Rheum Dis* 73:492–509, 2014.
5. O'Dell J, Haire C, Erikson N, et al.: Treatment of rheumatoid arthritis with methotrexate alone, sulfasalazine and hydroxychloroquine, or a combination of all three medications, *N Engl J Med* 334:1287–1291, 1996.
6. Grigor C, Capell H, Stirling A, et al.: Effect of a treatment strategy of tight control for rheumatoid arthritis (the TICORA study): a single-blind randomised controlled trial, *Lancet* 364:263–269, 2004.
7. Goekoop-Ruiterman YPM, de Vries-Bouwstra JK, Allaart CF, et al.: Clinical and radiographic outcomes of four different treatment strategies in patients with early rheumatoid arthritis (the BeSt study): a randomized, controlled trial, *Arthritis Rheum* 52:3381–3390, 2005.
8. van der Heijde DM, van't Hof M, van Riel PL, et al.: Validity of single variables and indices to measure disease activity in rheumatoid arthritis, *J Rheumatol* 20:538–541, 1993.
9. Prevoo ML, van't Hof MA, Kuper HH, et al.: Modified disease activity scores that include twenty-eight-joint counts. Development and validation in a prospective longitudinal study of patients with rheumatoid arthritis, *Arthritis Rheum* 38:44–48, 1995.
10. Smolen JS, Breedveld FC, Schiff MHA, et al.: A simplified disease activity index for rheumatoid arthritis for use in clinical practice, *Rheumatology (Oxford)* 42:244–257, 2003.
11. Aletaha D, Nell VP, Stamm T, et al.: Acute phase reactants add little to composite disease activity indices for rheumatoid arthritis: validation of a clinical activity score, *Arthritis Res Ther* 7:R796–R806, 2005.
12. Yazici Y, Bergman M, Pincus T: Time to score quantitative rheumatoid arthritis measures: 28-Joint Count, Disease Activity Score, Health Assessment Questionnaire (HAQ), Multidimensional HAQ (MDHAQ), and Routine Assessment of Patient Index Data (RAPID) scores, *J Rheumatol* 35:603–609, 2008.
13. Wolfe F, Michaud K, Pincus T: A composite disease activity scale for clinical practice, observational studies, and clinical trials: the Patient Activity Scale (PAS/PAS-II), *J Rheumatol* 32:2410–2415, 2005.
14. Anderson JK, Zimmerman L, Caplan L, et al.: Rheumatoid arthritis disease activity measures: a description and analysis of selected measurement tools, *Arthritis Care Res* 64:640–647, 2012.
15. O'Dell JR, Mikuls TR: To improve outcomes we must define and measure them: toward defining remission in rheumatoid arthritis, *Arthritis Rheum* 63:587–589, 2011.
16. Peluso G, Michelutti A, Bosello S, et al.: Clinical and ultrasonographic remission determines different chances of relapse in early and long standing rheumatoid arthritis, *Ann Rheum Dis* 70:172–175, 2011.
18. Balsa A, de Miguel E, Castillo C, et al.: Superiority of SDAI over DAS-28 in assessment of remission in rheumatoid arthritis patients using power Doppler ultrasonography as a gold standard, *Rheumatology (Oxford)* 49:683–690, 2010.
19. Ranganath VK, Motamedi K, Haavardsholm EA, et al.: Comprehensive appraisal of MRI findings in sustained RA remission: a substudy, *Arthritis Care Res (Hoboken)* 67:929–939, 2015.
20. Action to Control Cardiovascular Risk in Diabetes Study Group: Effects of intensive glucose lowering in Type 2 diabetes, *N Engl J Med* 358:2545–2559, 2008.
21. Goekoop-Ruiterman YP, de Vries-Bouwstra JK, Allaart CF, et al.: Comparison of treatment strategies in early rheumatoid arthritis: a randomized trial, *Ann Intern Med* 146:406–415, 2007.
22. Schipper LG, van Hulst LT, Grol R, et al.: Meta-analysis of tight control strategies in rheumatoid arthritis: protocolized treatment has additional value with respect to the clinical outcome, *Rheumatology (Oxford)* 49:2154–2164, 2010.
26. Jessop JD, O'Sullivan MM, Lewis PA, et al.: A long term five-year randomized trial of hydroxychloroquine, sodium aurothiomalate, auranofin and penicillamine in the treatment of patients with rheumatoid arthritis, *Br J Rheumatol* 37:992, 1998.
27. Hench PS, Kendall EC, Slocumb CH, et al.: The effect of a hormone of the adrenal cortex (17-hydroxy-11-dehydrocorticosterone: compound E) and of pituitary adrenocorticotropic hormone on rheumatoid arthritis, *Proc Staff Meet Mayo Clin* 24:181–197, 1949.
28. Joint Committee of the Medical Research Council and Nuffield Foundation on Clinical Trials of Cortisone: ACTH and other therapeutic measures in chronic rheumatic diseases, *Ann Rheum Dis* 18:173, 1959.
33. Kirwan JR, the Arthritis and Rheumatism Council Low-Dose Glucocorticoid Study Group: The effect of glucocorticoids on joint destruction in rheumatoid arthritis, *N Engl J Med* 333:142–146, 1995.
29. Boers M, Verhoeven AC, Markusse HM, et al.: Randomised comparison of combined step-down prednisolone, methotrexate and sulphasalazine with sulphasalazine alone in early rheumatoid arthritis, *Lancet* 350:309–318, 1997.
30. Landewé RBM, Boers M, Verhoeven AC, et al.: COBRA combination therapy in patients with early rheumatoid arthritis. Long-term structural benefits of a brief intervention, *Arthritis Rheum* 46:347–356, 2002.
31. Bakker MF, Jacobs JW, Welsing PM, et al.: Low-dose prednisone inclusion in a methotrexate-based, tight control strategy for early rheumatoid arthritis: a randomized trial, *Ann Intern Med* 156:329, 2012.
32. O'Dell JR, Blakely KW, Mallek JA, et al.: Treatment of early seropositive rheumatoid arthritis: a two-year, double-blind comparison of minocycline and hydroxychloroquine, *Arthritis Rheum* 44:2235–2241, 2001.
34. Bartelds GM, Krieckaert CLM, Nurmohamed MT, et al.: Development of antidrug antibodies against adalimumab and association with disease activity and treatment failure during long-term follow-up, *JAMA* 305:1460–1468, 2011.
36. Willkens RF, Urowitz MB, Stablein DM, et al.: Comparison of azathioprine, methotrexate and the combination of both in the treatment of rheumatoid arthritis. A controlled clinical trial, *Arthritis Rheum* 35:849–856, 1992.
48. Blanco R, Martinez-Taboada VM, Gonzalez-Gay MA: Acute febrile toxic reaction in patients with refractory rheumatoid arthri-

tis who are receiving combined therapy with methotrexate and aza-thioprine, *Arthritis Rheum* 39:1016, 1996.

39. Tugwell P, Bombardier C, Gent M, et al.: Low-dose cyclospo-rine versus placebo in patients with rheumatoid arthritis, *Lancet* 335:1051, 1990.

42. Tugwell P, Pincus T, Yocum D, et al.: Combination therapy with cyclosporine and methotrexate in severe rheumatoid arthritis, *N Engl J Med* 333:137, 1995.

46. Brown TMcP, Hochberg MC, Hicks JT, et al.: Antibiotic therapy of rheumatoid arthritis: a retrospective cohort study of 98 patients with 451 patient-years of follow-up, *Int Congr Rheumatol* S8(5), 1985.

48. Scher JU, Littman DR, Abramson SB: Microbiome in inflamma-tory arthritis and human. rheumatic diseases, *Arthritis Rheumatol* 68:35–45, 2016.

49. Clemens DL, Duryee MJ, Sarmiento C, et al.: Novel antioxidant properties of doxycycline, *Int J Mol Sci* 19:4078, 2018.

52. Kloppenburg M, Breedveld FC, Terwiel JP, et al.: Minocycline in active rheumatoid arthritis: a double-blind, placebo-controlled trial, *Arthritis Rheum* 37:629, 1994.

53. Tilley B, Alarcon G, Heyse S, et al.: Minocycline in rheumatoid arthritis: a 48-week, double blind, placebo-controlled trial, *Ann Intern Med* 122:81, 1995.

54. O'Dell JR, Haire CE, Palmer W, et al.: Treatment of early rheuma-toid arthritis with minocycline or placebo: results of a randomized, double-blind, placebo-controlled trial, *Arthritis Rheum* 40:842, 1997.

55. O'Dell JR, Elliott JR, Mallek JA, et al.: Treatment of early sero-positive rheumatoid arthritis: doxycycline plus methotrexate versus methotrexate alone, *Arthritis Rheum* 54:621–627, 2006.

56. Fay BT, Whiddon AP, Puumala S, et al.: Minocycline-induced hyperpigmentation in rheumatoid arthritis, *J Clin Rheumatol* 14:17–20, 2008.

58. Gabriel SE, Jaakkimainen L, Bombardier C: Risk for serious gastro-intestinal complications related to use of NSAIDs. A meta-analysis, *Ann Intern Med* 115:787, 1991.

60. Trelle S, Reichenbach S, Wandel S, et al.: Cardiovascular safety of NSAIDs: network meta-analysis, *BMJ* 342:c7086, 2011.

62. Huerta C, Castellsague J, Varas-Lorenzo C, et al.: NSAIDs and risk of ARF in the general population, *Am J Kidney Dis* 45:531, 2005.

68. Lard LR, Visser H, Speyer I, et al.: Early versus delayed treatment in patients with recent-onset rheumatoid arthritis: comparison of two cohorts who received different treatment strategies, *Am J Med* 111:446–451, 2001.

69. Möttönen R, Hannonen P, Leirisalo-Repo M, et al.: Comparison of combination therapy with single-drug therapy in early rheuma-toid arthritis: a randomized trial, *Lancet* 353:1568–1573, 1999.

70. Calguneri M, Pay S, Caliskaner Z, et al.: Combination therapy versus monotherapy for the treatment of patients with rheumatoid arthritis, *Clin Exp Rheumatol* 17:699–704, 1999.

71. Lipsky P, van der Heijde DM, St. Clair EW, et al.: Infliximab and methotrexate in the treatment of rheumatoid arthritis, *N Engl J Med* 343:1594–1602, 2000.

72. Breedveld FC, Weisman MH, Kavanaugh AF, et al.: A multicenter, randomized, double-blind clinical trial of combination therapy with adalimumab plus methotrexate versus methotrexate alone or adalimumab alone in patients with early, aggressive rheumatoid arthritis who had not had previous methotrexate treatment, *Arthri-tis Rheum* 54:26–37, 2006.

73. Moreland L, O'Dell J, Paulus H, et al.: A randomized compara-tive effectiveness study of oral triple therapy versus etanercept plus methotrexate in early, aggressive rheumatoid arthritis: the TEAR trial, *Arthritis Rheum* 64:2824–2835, 2012.

74. O'Dell JR, Curtis J, Mikuls TR, et al: Validation of methotrexate-first strategy in patients with early, poor prognosis rheumatoid arthritis: results from a two-year randomized, double-blind trial. *Arthritis Rheum* 65:1985–1994, 2013.

76. Wasko MCM, Dasgupta A, Hubert H, et al.: Propensity-adjusted association of methotrexate with overall survival in rheumatoid arthritis, *Arthritis Rheum* 65:334–342, 2013.

77. Klareskog L, van der Heijde D, de Jager JP, et al.: Therapeutic effect of the combination of etanercept and methotrexate compared with each treatment alone in patients with rheumatoid arthritis: double-blind randomised controlled trial, *Lancet* 363:675–681, 2004.

78. van der Heijde D, Klareskog L, Rodriguez-Valverde V, et al.: Com-parison of etanercept and methotrexate, alone and combined, in the treatment of rheumatoid arthritis: two-year clinical and radio-graphic results from the TEMPO study, a double-blind, random-ized trial, *Arthritis Rheum* 54:1063–1074, 2006.

79. Hoekstra M, Haagsma C, Neef C, et al.: Splitting high-dose oral methotrexate improves bioavailability: a pharmacokinetic study in patients with rheumatoid arthritis, *J Rheumatol* 33:481–485, 2006.

83. van Vollenhoven RF, Ernestam S, Geborek P, et al.: Addition of infliximab compared with addition of sulfasalazine and hydroxy-chloroquine to methotrexate in patients with early rheumatoid arthritis (Swefot trial): 1-year results of a randomised trial, *Lancet* 374:459–466, 2009.

84. Rohr MK, Mikuls TR, Cohen SB, et al.: Underuse of methotrexate in the treatment of rheumatoid arthritis: a national analysis of prescribing practices in the US, *Arthritis Care Res* 69:794–800, 2017.

85. Kremer J, Genovese MC, Cannon GW, et al.: Concomitant leflu-nomide therapy in patients with active rheumatoid arthritis despite stable doses of methotrexate. A randomized, double-blind, placebo-controlled trial, *Ann Intern Med* 137:726–733, 2002.

88. Weinblatt ME, Kremer JM, Bankhurst AD, et al.: A trial of Etaner-cept, a recombinant tumor necrosis factor receptor: Fc fusion pro-tein, in patients with rheumatoid arthritis receiving methotrexate, *N Engl J Med* 340:253–259, 1999.

89. Cohen S, Hurd E, Cush J, et al.: Treatment of rheumatoid arthri-tis with anakinra, a recombinant human interleukin-1 receptor antagonist, in combination with methotrexate, *Arthritis Rheum* 46:614–624, 2002.

90. Weinblatt ME, Keystone EC, Furst DE, et al.: Adalimumab, a fully human anti-tumor necrosis factor alpha monoclonal antibody, for the treatment of rheumatoid arthritis in patients taking concomi-tant methotrexate: the ARMADA trial, *Arthritis Rheum* 48:35–45, 2003.

91. O'Dell J, Leff R, Paulsen G, et al.: Treatment of rheumatoid arthri-tis with methotrexate and hydroxychloroquine, methotrexate and sulfasalazine, or a combination of the three medications: results of a two-year, randomized, double-blind, placebo-controlled trial, *Arthritis Rheum* 46:1164–1170, 2002.

92. Kremer JM, Genant HK, Moreland LW, et al.: Effects of abatacept in patients with methotrexate-resistant active rheumatoid arthritis, *Ann Intern Med* 144:865–876, 2006.

93. Emery P, Fleischmann R, Filipowicz-Sosnowska A, et al.: The effi-cacy and safety of rituximab in patients with active rheumatoid arthritis despite methotrexate treatment: results of a phase IIB randomized, double-blind, placebo-controlled, dose-ranging trial, *Arthritis Rheum* 54:1390–1400, 2006.

94. Kay J, Matteson EL, Dasgupta B, et al.: Golimumab in patients with active rheumatoid arthritis despite treatment with methotrex-ate: a randomized, double-blind, placebo-controlled, dose-ranging study, *Arthritis Rheum* 58:964–975, 2008.

95. Genovese MC, McKay JD, Nasonov EL, et al.: Interleukin-6 recep-tor inhibition with tocilizumab reduces disease activity in rheu-matoid arthritis with inadequate response to disease-modifying antirheumatic drugs: the tocilizumab in combination with tradi-tional disease-modifying antirheumatic drug therapy study, *Arthri-tis Rheum* 58:2968–2980, 2008.

96. Keystone E, Heijde D, Mason Jr D, et al.: Certolizumab pegol plus methotrexate is significantly more effective than placebo plus methotrexate in active rheumatoid arthritis: findings of a fifty-two-week, phase III, multicenter, randomized, double-blind, placebo-controlled, parallel-group study, *Arthritis Rheum* 58:3319–3329, 2008.

97. Schiff M, Keiserman M, Codding C, et al.: Efficacy and safety of

abatacept or infliximab vs placebo in ATTEST: a phase III, multicentre, randomized, double-blind, placebo-controlled study in patients with rheumatoid arthritis and an inadequate response to methotrexate, *Ann Rheum Dis* 67:1096–1103, 2008.

98. Kremer JM, Cohen S, Wilkinson BE, et al.: A phase IIb dose-ranging study of the oral JAK inhibitor tofacitinib (CP-690,550) versus placebo in combination with background methotrexate in patients with active rheumatoid arthritis and an inadequate response to methotrexate alone, *Arthritis Rheum* 64:970–981, 2012.

99. van Vollenhovan RF, Geborek P, Forslind K, et al.: Conventional combination treatment versus biological treatment in methotrexate-refractory early rheumatoid arthritis: 2 year follow-up of the randomised, non-blinded, parallel-group Swefot trial, *Lancet* 379:1712–1720, 2012.

100. Eriksson JK, Neovius M, Bratt J, et al.: Biological vs. conventional combination treatment and work loss in early RA: a randomized trial, *JAMA Intern Med* 173:1407–1414, 2013.

102. O'Dell JR, Mikuls TR, Taylor TT, et al.: Comparison of therapies for active rheumatoid arthritis despite methotrexate, *N Engl J Med* 369:307–318, 2013.

104. Jalal H, Curtis JR, Cofield S, et al.: Cost-effectiveness analysis of triple therapy versus etanercept plus methotrexate in early aggressive rheumatoid arthritis: analysis based on the TEAR trial, *Arth Care Res* 68:1751–1757, 2016.

105. Bansback N, Phibbs C, Sun H, et al.: Cost-effectiveness of adding etanercept vs. sulfasalazine and hydroxychloroquine to methotrexate therapy: a randomized noninferiority trial, *Arthritis Rheum* 66:S1214, 2014.

108. Erickson AR, Mikuls TR: Switching anti-TNF-alpha agents: what is the evidence? *Curr Rheumatol Rep* 9:416–420, 2007.

110. Cohen S, Emery P, Greenwald M, et al.: Rituximab for rheumatoid arthritis refractory to anti-tumor necrosis factor therapy, *Arthritis Rheum* 54:2793–2806, 2006.

111. Genovese MC, Becker JC, Schiff M, et al.: Abatacept for rheumatoid arthritis refractory to tumor necrosis factor alpha inhibition, *N Engl J Med* 15:1114–1123, 2005.

112. Emery P, Keystone E, Tony HP, et al.: IL-6 receptor inhibition with tocilizumab improves treatment outcomes in patients with rheumatoid arthritis refractory to anti-tumour necrosis factor biologicals: results from a 24-week multicentre randomised placebo-controlled trial, *Ann Rheum Dis* 67:1516–1523, 2008.

114. Burmester GR, Blanco R, Charles-Schoeman C, et al.: Tofacitinib (CP-690,550) in combination with methotrexate in patients with active rheumatoid arthritis with an inadequate response to tumour necrosis factor inhibitors: a randomised phase 3 trial, *Lancet* 381:451–460, 2013.

115. Taylor PC, Keystone EC, van der Heijde D, et al.: Baricitinib versus placebo or adalimumab in rheumatoid arthritis, *N Engl J Med* 376:652–662, 2017.

116. Keystone EC, Taylor PC, Drescher E, et al.: Safety and efficacy of baricitinib at 24 weeks in patients with rheumatoid arthritis who have had an inadequate response to methotrexate, *Ann Rheum Dis* 74:333–340, 2015.

117. Gottenberg J-E, Brocq O, Perdriger A, et al.: Non-TNF-targeted biologic vs a second anti-TNF drug to treat rheumatoid arthritis in patients with insufficient response to a first anti-TNF drug. A randomized clinical trial, *JAMA* 316:1172–1180, 2016.

120. Mikuls TR, Bath A, England BR, et al.: Expanded autoantibody profiles predict treatment response to biologic therapy in rheumatoid arthritis, *Arthritis Rheum* 70(Suppl), 2018. Abstract 577.

121. Weinblatt ME, Schiff M, Valente R, et al.: Head-to-head comparison of SC abatacept vs. adalimumab for RA, *Arthritis Rheum* 65:28–38, 2013.

122. Gabay C, Emery P, van Vollenhoven R, et al.: Tocilizumab monotherapy versus adalimumab monotherapy for treatment of rheumatoid arthritis (ADACTA): a randomised, double-blind, controlled phase 4 trial, *Lancet* 381:1541–1550, 2013.

123. Genovese MC, Breedveld FC, Emery P, et al.: Safety of biological therapies following rituximab treatment in rheumatoid arthritis

patients, *Ann Rheum Dis* 68:1894–1897, 2009.

125. van Vollenhoven RF, Fleischmann R, Cohen S, et al.: Tofacitinib or adalimumab versus placebo in rheumatoid arthritis, *N Engl J Med* 367:508–519, 2012.

127. Genovese MC, Kremer J, Zamani O, et al.: Baricitinib in patients with refractory rheumatoid arthritis, *N Engl J Med* 374:1243–1252, 2016.

128. Bridges Jr SL, White DW, Worthing AB, on behalf of the American College of Rheumatology, et al.: The science behind biosimilars—Entering a new era of biologic therapy, *Arthritis Rheum* 70:334–344, 2018.

131. American College of Rheumatology Rheumatoid Arthritis Clinical Trial Investigators Ad Hoc Task Force: American College of Rheumatology Clinical Trial Priorities and Design Conference, July 22-23, 2010, *Arthritis Rheum* 63:2151–2156, 2011.

133. Haschka J, Englbrecht M, Hueber AJ, et al.: Relapse rates in patients with rheumatoid arthritis in stable remission tapering or stopping antirheumatic therapy: interim results from the prospective randomised controlled RETRO study, *Ann Rheum Dis* 2015.

135. Bathon J, Martin RW, Fleischmann RM, et al.: A comparison of etanercept and methotrexate in patients with early rheumatoid arthritis, *N Engl J Med* 343:1586–1593, 2000.

141. O'Dell JR: TNF-α inhibition: the need for a tumor necrosis factor thermostat, *Mayo Clin Proc* 76:573–575, 2001.

143. Aletaha D, Funovits J, Smolen JS: Physical disability in rheumatoid arthritis is associated with cartilage damage rather than bone destruction, *Ann Rheum Dis* 70:733–739, 2011.

144. Landewé R, van der Heijde D: Joint space narrowing, cartilage and physical function: are we secured by measurements and distributions? *Ann Rheum Dis* 70:717–718, 2011.

145. Lorig K, Seleznick M, Lubeck D, et al.: The beneficial outcomes of the arthritis self-management course are not adequately explained by behavioral change, *Arthritis Rheum* 32:91, 1989.

155. Criswell LA, Such CL, Yelin EH: Differences in the use of second-line agents and prednisone for treatment of rheumatoid arthritis by rheumatologists and non-rheumatologists, *J Rheumatol* 24:2283, 1997.

157. Solomon DH, Bates DW, Panush RS, et al.: Costs, outcomes, and patient satisfaction by provider type for patients with rheumatic and musculoskeletal conditions: a critical review of the literature and proposed methodologic standards, *Ann Intern Med* 127:52, 1997.

158. England BR, Thiele GM, Anderson DR, et al.: Increased cardiovascular risk in rheumatoid arthritis: mechanisms and implications, *BMJ* 361:k1036, 2018.

161. MacLean CH, Louie R, Leake B, et al.: Quality of care for patients with rheumatoid arthritis, *JAMA* 284:984–992, 2000.

164. McCarey DW, McInnes IB, Madhok R, et al.: Trial of Atorvastatin in Rheumatoid Arthritis (TARA): double-blind, randomised placebo-controlled trial, *Lancet* 363:2015–2021, 2004.

168. Calabrese L: FDA approves shingles vaccine Shingrix: concerns in autoimmune disease, *FDA News Perspective* 2017.

169. Fomin I, Caspi D, Levy V, et al.: Vaccination against influenza in rheumatoid arthritis: the effect of disease modifying drugs, including TNF alpha blockers, *Ann Rheum Dis* 65:191–194, 2006.

173. Goodman SM, Springer B, Guyatt G, et al.: 2017 American College of Rheumatology/American Association of Hip and Knee Surgeons guideline for the perioperative management of antirheumatic medication in patients with rheumatic diseases undergoing elective total hip or total knee arthroplasty, *Arthritis Care Res* 69:1111–1124, 2017.

174. Crowson CS, Myasoedova E, Matteson E, et al.: Has survival improved in patients recently diagnosed with rheumatoid arthritis? *Arthritis Rheum* 60:S1172, 2009.

184. Nielen MM, van Schaardenburg D, Reesink HW, et al.: Specific autoantibodies precede the symptoms of rheumatoid arthritis: a study of serial measurements in blood donors, *Arthritis Rheum* 50:380–386, 2004.

185. Deane KD, O'Donnell CI, Hueber W, et al.: The number of elevated cytokines and chemokines in preclinical seropositive rheumatoid arthritis predicts time to diagnosis in an age-dependent manner, *Arthritis Rheum* 62:3161–3172, 2010.

188. Deane KD: Preclinical rheumatoid arthritis and rheumatoid arthritis prevention, *Curr Rheumatol Rep* 20:50, 2018.

189. Deane K, Holers M, Striebich C (investigators). Strategy to prevent the onset of clinically-apparent rheumatoid arthritis (StopRA). ClinicalTrials.gov identifier NCT02603146. https://clinicaltrials.gov/ct2/show/NCT02603146.

190. Al-Laith M (investigator). Arthritis prevention in the pre-clinical phase of RA with abatacept (APIPPRA). ISRCTN No. 46017566. http://www.isrctn.com/ISRCTN46017566.

191. Van Schaardenburg D (investigator). Statins to prevent rheumatoid arthritis (STAPRA) prevention of rheumatoid arthritis by atorvastatin in seropositive arthralgia patients: A multicenter double-blind randomized placebo-controlled trial. http://www.trialregister.nl/trialreg/admin/rctview.asp?TC=5265.

193. Joint Committee of the Medical Research Council and Nuffield Foundation on Clinical Trials of Cortisone, ACTH, and Other Therapeutic Measures in Chronic Rheumatic Diseases: A comparison of prednisolone with aspirin or other analgesics in the treatment of rheumatoid arthritis, *Ann Rheum Dis* 19:331–337, 1960.

第78章

干燥综合征

原著 E. WILLIAM ST. CLAIR, DAVID L. LEVERENZ

和子烨 译 崔 阳 校

关键点

- 干燥综合征分为原发性干燥综合征和继发性干燥综合征。原发性干燥综合征的人群患病率为 0.06% ～ 1.5%。
- 干燥综合征的临床特征是角结膜干燥症（眼干）、口腔干燥症（口干）和腮腺肿大。
- 原发性干燥综合征的腺外特征包括疲乏，雷诺现象，多关节痛或关节炎，肺间质病变，神经病变和皮肤紫癜。
- 泪腺和唾液腺的慢性单核细胞浸润是特征性的组织病理表现。
- 干燥综合征的诊断通过对口眼干的主观及客观评估，血清抗核抗体以及唇腺活检确定。
- 目前干燥综合征的治疗目标是缓解口干、眼干的症状以及控制腺外表现。病情改善治疗仍处于实验阶段。

历史回顾

1888 年，Johann von Mikulicz-Radecki 描述了 1 例双侧泪腺、腮腺和下颌下腺无痛性肿大的病例[1]，该病此后即以他的名字命名。很快就有报道显示 Mikulicz 病并不是一个独立的病理诊断，而是包括了白血病、淋巴瘤、结核等多种疾病的临床综合征。不久后，1925 年法国一位著名皮肤病学家 Henri Gougerot 报道了 3 例唾液腺萎缩合并眼干、口干及阴道干燥的患者，从而将唾液腺疾病与口眼黏膜干燥相联系，从而确立了干燥综合征的现代概念。1933 年瑞典一位眼科学家 Henrik Sjögren 报道了一个病例系列，包括 19 例角结膜干燥患者，其中 2 例合并大唾液腺肿大[2]。此后 20 年中，Sjögren 等对该疾病的不同方面做了广泛的报道，并以他的名字命名该病（也称为 Gougerot-Sjögren 病），其中欧洲的眼科专家做出了突出贡献。

1953 年，Morgan 和 Castleman 对 18 例泪腺和唾液腺肿大患者的组织病理进行了详细报道[3]。该病理专著中患者的临床特征与 Mikulicz 病和干燥综合征（Sjögren syndrome，SS）相似。值得注意的是，18 例患者中 15 例为女性，而且这些患者出现泪腺和唾液腺肿大时的年龄均是 50 ～ 60 岁。他们发现患者的唾液腺组织中都有"淋巴成分"并伴随明显的肌上皮和上皮细胞增生。这些病例中的唾液腺病理与 Henrik Sjögren 所描述的角结膜干燥患者的相似。因为干燥患者多数是中年女性，他们错误地推测 Mikulicz 病是干燥综合征的一个亚型，具有该病的不完全临床表型。这篇经典文献对于将 Mikulicz 病和干燥综合征统一为一个疾病有重要作用。这种观点盛行了几十年，直到发现了 IgG4 相关的疾病，现在，IgG4 相关疾病被认为是大多数 Mikulicz 病报道病例的根本原因，是与干燥综合征不同的一个疾病（见第 128 章）[4]。

1960 年 12 月 2 日，Joseph J. Bunim 在伦敦 Wellcome 基金会进行 Heberden 演讲时，向听众阐明了干燥综合征的新进展。他详尽地描述了 40 例干燥综合征患者的临床、病理和实验室数据，该 40 例患者是由他本人、Kurt Bloch、Martin Wohl、Richard Oglesby 和 Irwin Ship 等美国国立卫生研究院（NIH）临床中心的研究者进行评估的[5]。该病例系列的所有患者有下列 3 条特征中的至少 2 条：角结膜干燥、口腔干燥（伴或不伴唾液腺肿大）和类风湿关节炎。Bunim 从其他人的工作中认识到角结膜干燥症、口腔干燥症或复合型干燥症（Sicca complex）也出现在一些系统性红斑狼疮、硬皮病、多发性肌炎和结节性多动脉炎的患者中。他还强调外分泌腺病不仅累及泪腺和唾液腺，还累及咽、喉、气管和阴道。NIH 队列中的许多干燥综合征患者有腺体外表现，比如雷诺现象、紫癜、肺浸润和周围神经病。在该病例系列中，Talal 和 Bunim 发现 3 例患者患有网状组织细胞肉瘤（包括非霍奇金淋巴瘤在内的一个旧术语），另有第 4 例患者被诊断为华氏巨球蛋白血症，从而第一次注意到该疾病患者发生淋巴瘤的风险增加 [6]。他们特别强调"慢性免疫活化状态和产生异常的抗组织抗体的免疫活性细胞增殖，使得淋巴瘤相对高发 [6]"。

NIH 的干燥综合征研究组还开拓了干燥综合征血清学标志物特征研究。1965 年他们报道，通过以鼠肝为底物的间接免疫荧光方法发现，16 例有干燥症状而无其他结缔组织病证据的患者当中，12 例（75%）血清抗核抗体阳性 [7]。通过 Ouchterlony 平板法进一步发现，16 例中 13 例（81%）患者血清中包含针对 SjD 和 SjT 的沉降抗体，即此后被命名为 Ro（SS-A）和 La（SS-B）的自身抗原。而 Bloch 和他的同事们将 NIH 的病例分为原发性和继发性干燥综合征，为我们的现代分类框架做了铺垫 [8]。继发性干燥综合征，是指患者的干燥症状出现在其他结缔组织病背景下，比如类风湿关节炎、系统性红斑狼疮、硬皮病或皮肌炎；而原发性干燥综合征被定义为无其他结缔组织病背景的复合型干燥症（Sicca complex）。

20 世纪 60 年代末、70 年代初，用于干燥综合征诊断的唇腺活检研究，衍生出了定量分析组织炎症强度的分级系统。1968 年，Chisholm 和 Mason 提出了唇腺活检的分级系统，该系统采用简单的分级量表（0 ～ 4 级），其中 0、1、2 级分别代表无、轻度和中度单个核细胞浸润。更高的 3、4 级代表组织中局灶炎性细胞指数 ≥ 1 或每 4 mm² 中有更多的灶，1 个灶是指有 50 个及以上的单个核细胞聚集 [9]。在最初的研究中，10 例干燥综合征中，9 例被评为 3 级或 4 级。相比较而言，其他慢性炎性疾病的患者和对照组唇腺活检分级较低。虽然以今天的标准看，这是个小样本研究，但这项工作启发了其他研究者去验证和完善这些结论。

NIH 的 Tarpley 及其同事随后发展了整合 2 个部分的评级系统，不仅量化唾液腺组织炎症的程度，还定量分析腺泡的破坏 [10]。正如预期，他们发现，与类风湿关节炎合并干燥症状或者单纯患类风湿关节炎的患者相比，单纯患复合型干燥症的患者的唇腺活检有更高级别的细胞浸润和腺泡破坏。然而，腺泡破坏评级对诊断的价值并非独立于浸润严重程度。加州大学旧金山分校在对 54 例确定或疑似干燥综合征的患者和 21 例对照者进行唇腺活检分析时，改良了 Chishlom 和 Mason 的评级系统 [11]。他们的结果强调了灶性指数与诊断的相关性，包括灶的大小与诊断的关系，并强调了生发中心的出现。唇腺病理 4 级（每 4 mm² 组织有 > 1 个灶）主要见于干燥综合征的患者，其中原发性干燥患者灶性指数最高。灶性指数分为 1 ～ 12 分，而 12 分被人为定义为组织中有融合的灶。因此灶性指数被接纳为量化唇腺活检慢性炎症的"金标准"。在未来，运用电子技术、全层扫描以及基于软件的图像评估来更精准、明确地将 T 和 B 细胞的组织浸润量化将成为可能。

定义和分类标准

干燥综合征的临床特征是角结膜干燥症和口干燥症，或者叫做复合型干燥症。"Keratoconjunctivitis sicca"一词来源于拉丁文，它的翻译是"角膜和结膜干燥"。Xerostomia 指主观的口干症状。干燥综合征分为原发性和继发性。继发性干燥综合征是指患有类风湿关节炎、系统性红斑狼疮、炎性肌病、系统性硬化症（硬皮病）或者系统性血管炎，如肉芽肿性多血管炎等结缔组织病的患者出现口干或（和）眼干症状。无其他结缔组织病的患者出现口眼干的症状和体征，并符合血清学或组织学标准，则被诊断为原发性干燥综合征。因为原发性干燥综合征涉及的腺外表现与其他结缔组织病相重叠，所以在某些病例中很难与继发性干燥综合征相鉴别。

描述干燥综合征的其他术语有自身免疫性外分泌腺病 [12] 和自身免疫性上皮炎 [13]。在干燥综合征中，外分泌腺病一词强调腺体广泛受累，不仅包括泪腺、唾液腺，还包括皮肤顶泌汗腺，以及鼻、咽、喉、大气道和阴道的黏膜下腺。"上皮炎"一词来源于炎性腺组织的一个特征，即活化的上皮细胞。

第一个被广泛接受的干燥综合征分类标准是美欧

共识小组（AECG）在 2002 年提出的[14]。它包含了 6 个项目：

Ⅰ．眼部症状；

Ⅱ．口腔症状；

Ⅲ．眼部体征（Shirmer-Ⅰ 试验 ≤ 5 mm/5 min 或者用 van Bijsterveld 评分系统 Rose Bengal 得分 ≥ 4）；

Ⅳ．组织病理学特重（唇腺活检灶性指数 ≥ 1）；

Ⅴ．至少 1 个试验确定的唾液腺受累客观证据（唾液腺显像、腮腺造影，或者未刺激的唾液流率 ≤ 1.5 ml/15 min）；

Ⅵ．血清抗 Ro/SS-A 抗体或抗 La/SS-B 抗体阳性。

通过这种方法，如果患者满足上述任何四项标准，只要第Ⅳ项（组织病理学）或第Ⅵ项（血清学）为阳性，就可以被归类为原发性干燥综合征。如果在四项标准（Ⅲ、Ⅳ、Ⅴ、Ⅵ）中满足任意三项也可以被分为原发性干燥综合征。继发性干燥综合征的定义是：在另一种明确的结缔组织疾病的情况下，出现项目Ⅰ或Ⅱ，加上项目Ⅲ、Ⅳ和Ⅴ中任何两项的阳性结果。排除标准是使用抗胆碱药物、预先存在的淋巴瘤、先前的头颈部辐射、艾滋病、丙型肝炎感染、结节病和移植物抗宿主疾病。

2012 年，干燥综合征国际合作临床联盟队列（SICCAC）提出了新的分类标准，并被美国风湿病学会（ACR）暂时接受[15]。这些标准仅根据客观试验对原发性干燥综合征患者进行分类。要达到这些分类标准，患者必须至少满足以下两项：

Ⅰ．血清抗 Ro/SS-A 和（或）抗 La/SS-B 抗体阳性，或类风湿因子阳性加 ANA 滴度大于或等于 1∶320。

Ⅱ．唇腺活检显示灶性淋巴细胞性唾液腺炎，4 mm² 灶性指数 ≥ 1。

Ⅲ．角结膜干燥，眼部染色评分 ≥ 3。

这些分类标准的敏感性为 92.5%，特异性为 95.4%，比 2002 年修订的 AECG 标准更简单，后者依赖于大多数临床实践中无法获得的唾液腺功能测试。然而，2012 年的标准被批评具有过度的有创性，因其要求进行裂隙灯检查和角膜染色和（或）嘴唇活检。有研究对 2002 年 AECG 和 2012 年 SICCAC/ACR 标准的操作特点进行了比较，这两个分类系统之间基本一致，而两套标准之间分歧的一个主要原因

是眼部染色的不同边界值（SICCAC/ACR ≥ 3/12 vs. AECG ≥ 4/9）以及 SICCAC/ACR 标准中包含 ANA 和（或）类风湿因子的阳性[16,17]。

2016 年，ACR 和 EULAR 提出了一套新的分类标准，得到了两个组织的认可[18,19]。这个分类系统适用于有眼部或口腔干燥或系统表现并提示为干燥综合征的患者，包括以下项目。

Ⅰ．组织病理学显示灶性淋巴细胞唾液腺炎，4 mm² 病灶评分 ≥ 1 分；

Ⅱ．存在抗 Ro/SS-A 抗体；

Ⅲ．使用利沙明绿或荧光素染料的 SICCA 眼部染色得分 ≥ 5 分（或按 van Bijsterveld 评分法，Rose Bengal 得分 ≥ 4 分）；

Ⅳ．Schirmer 试验 ≤ 5 mm/5 min；

Ⅴ．未刺激唾液流率 ≤ 0.1 ml/min；

每个组成部分都有一个加权分数，最高分数为 9 分（表 78-1）。如果患者评分 ≥ 4 分则可被分类为原发性干燥综合征。与 2002 年的 AECG 标准类似，这些标准只有在满足第Ⅰ项（组织病理学）或第Ⅱ项（血清学）时才能成立。在一个验证队列中，这套标准显示出 96% 的敏感性和 95% 的特异性。

2016 年 ACR/EULAR 分类标准与之前公布的标准不同，其加权评分系统，取消了 La/SS-B 抗体这一血清学项目，并使用了干燥综合征国际合作临床联盟（SICCA）的眼部染色评分。这些标准中不包括抗 La/SS-B 抗体，因为 SICCA 研究小组和其他研究人员发现，仅有抗 La/SS-B 抗体的患者与抗 Ro/SS-A 和抗 La/SS-B 检测阴性的患者在临床特征上没有区别[20]。SICCA 眼部染色评分采用丽丝胺绿或荧光素染料，而不是玫瑰红染料，后者可能会对角膜造成疼痛和伤害[21]。2016 年 ACR/EULAR 标准与以前公布的分类标准显示出高度一致[22-24]。

流行病学

原发性干燥综合征是最常见的自身免疫性疾病之一，患病率为 0.06% ~ 1.5%[25-27]。然而，这些流行病学数据因研究人群的年龄差异和采用分类标准的不同而受到干扰。原发性干燥综合征女性的患病率远高于男性（例如，大约 10∶1）、发病高峰在 50 ~ 60 岁之间[26]。性别比、年龄分布和临床特征可能因研究人群的种族和地理区域而存在差异[26,28]。

表 78-1	2016 年美国风湿病学会 / 欧洲抗风湿病联盟干燥综合征分类标准	
项目		**评分**
组织病理学显示灶性淋巴细胞唾液腺炎，4 mm² 病灶评分 ≥ 1 分		3
存在抗 Ro/SS-A 抗体		3
使用利沙明绿或荧光素染料的 SICCA 眼部染色得分 ≥ 5 分（或按 van Bijsterveld 评分法，Rose Bengal 得分 ≥ 4 分）		1
至少一只眼 Schirmer 试验 ≤ 5 mm/5 min		1
未刺激唾液流率 ≤ 0.1 ml/min		1

分类标准

如果患者表现出至少有一个眼干或口干的症状，并且将上述五个标准项目的权重相加时总分为 4 分或更高，则可将患者归类为原发性干燥综合征

排除标准

有头颈部放射治疗史

活动性丙型肝炎（需经 PCR 确认）

艾滋病

结节病

淀粉样变性

移植物抗宿主疾病（GVHD）

IgG4 相关疾病（IgG4-RD）

艾滋病，获得性免疫缺陷综合征；SICCA，干燥综合征国际合作临床联盟

原发性干燥综合征在儿童中很少见，尽管最早 5 岁时就可发病[29]。分类标准诊断儿童原发性干燥综合征的敏感性可能低于成人，因为这两个年龄组在这种疾病的临床表现方面存在差异[29,30]。

继发性干燥综合征在类风湿关节炎、系统性红斑狼疮以及系统性硬化症中的患病率分别为 4% ～ 31%、6% ～ 19% 及 14% ～ 21%[27]。被分类为继发性干燥综合征的患者，必须要有角结膜干燥症或口腔干燥症的症状并存在泪液或唾液流量减少的客观证据。

病因和发病机制

在原发性干燥综合征中，疾病发病机制的一个共同特征是存在血清自身抗体，这表明自身抗原的免疫耐受性丧失。因为血清自身抗体的出现可先于临床发病，所以免疫耐受的丢失是临床发病的必要条件，但不足以导致临床发病。原发性干燥综合征患者的唾液腺存在 T 细胞和 B 细胞的浸润。然而，对二级和三级淋巴组织中这些异常细胞反应的演变及其在诱发组织炎症中的作用仍不完全了解。人们通常认为，具有遗传倾向的固有和适应性免疫系统会增加疾病易感性，而环境和随机因素则参与触发慢性炎症反应。

因为原发性干燥综合征的女性患者比例明显增高，环境候选因素的探索集中在雌、雄激素的异常调节上。然而，原发性干燥综合征患者的性激素水平较健康对照并无明显差异[31]。不支持性激素在疾病发生机制中的作用的另一个证据是，用作用于雄激素受体的脱氢表雄酮治疗女性原发性干燥综合征患者并无临床效果[32]。在可能的病毒诱发因素中，EB 病毒和巨细胞病毒受到关注，因为它们对 T 细胞免疫有抑制作用并能建立持续感染，并且对唾液腺和泪腺组织有倾向性[33]。其他研究试图将原发性干燥综合征与人类 T 淋巴细胞病毒 1 型（HTLV-1）、柯萨奇病毒、乙肝和丙肝的感染联系起来。I 型干扰素是宿主防御病毒感染的一个标志，其存在进一步支持了原发性干燥综合征的病毒病因学。尽管有这些引人注目的线索，现有的证据还不支持病毒感染在这种疾病的病因中起直接作用。

基因学

因为缺乏大型的双胞胎研究，很难估测遗传因素对原发性干燥综合征发病的作用。然而，有 2 个及以上的家庭成员同时患有原发性干燥综合征的多个大家庭的存在，强烈提示遗传因素参与疾病的发病机制[34]。原发性干燥综合征被认为是复杂基因遗传病，类似于系统性红斑狼疮、类风湿关节炎的遗传易感性。事实上，被确认为原发性干燥综合征风险因素的基因变异包括许多与其他自身免疫性疾病相同的基因变异。此外，原发性干燥综合征和系统性红斑狼疮、类风湿关节炎、系统性硬化症以及自身免疫性甲状腺疾病患者家族聚集现象，与上述的前提是一致的，意味着这些自身免疫性疾病有共同的遗传风险因素[35]。

在人类染色体 6p21 上的人类白细胞抗原（HLA）位点，特别是 HLA-II 类等位基因中能够找到原发性干燥综合征疾病易感性最强的遗传因素[36,37]。全基因组关联研究（GWASs）极大地帮助了原发性干燥综合征 HLA 位点以外的疾病易感性基因的鉴定工作。

表 78-2　原发性干燥综合征的遗传学关系

遗传学关系	功能作用和可能的致病相关性
人类白细胞抗原（HLA）基因	
HLA-Ⅱ类等位基因	欧洲人群中 90% 或更多的 HLA 关联归因于 DR3 和 DR2 位点的多态性[36] HLA-Ⅱ类多态性与较高的抗 Ro/SS-A 和抗 La/SS-B 抗体的滴度有关[36,37] 显示激活 CD4⁺T 细胞的肽类抗原
HLA-Ⅰ类等位基因	包括 B8 和 A24 的 HLA-Ⅰ类基因的关联不如Ⅱ类基因位点的关联强烈[36] 显示激活 CD8⁺T 细胞的肽类抗原
Ⅰ型干扰素通路	
IRF5	诱导 IFN-α 和其他促炎症细胞因子转录的转录因子，包括 IL-12-p40、IL-6 和 TNF 通过 TLRs 进行信号传导的媒介包括核内体 TLR7 和 9，它们分别被病毒 RNA 和 DNA 激活[43] 培养中的被呼肠孤病毒（一种双链 RNA 病毒）感染的唾液腺上皮细胞中，IRF5 表达水平较高，这与 IRF5 启动子区域的多态性有关[42]
STAT4	一个参与 IL-12 及 IL-23 通路的转录因子，其促进 T 辅助细胞 1（Th1）的发育和 Th17 的应答。STAT4 和 IRF5 基因的多态性对原发性干燥综合征的风险有叠加作用[45]。类似的 STAT4 多态性增加系统性红斑狼疮和类风湿关节炎的风险[44]
IL-12A	编码 IL-12 异二聚体（p35/p40）的 p35 亚基，其对 Th1 细胞分化很重要[38]
B 细胞发育	
BLK	Src 家族酪氨酸激酶参与 B 细胞发育，并在 B 细胞受体信号传导过程中被激活。它在原发性干燥综合征中的表达减少，理论上可能允许自身反应性 B 细胞逃避删除[46]
EBF1	参与 B 细胞发育的转录因子。缺少 EBF1 的小鼠不能制造功能性 B 细胞。在 B 细胞来源的急性淋巴细胞白血病患者的肿瘤细胞中已发现 EBF1 的缺失[46]
细胞信号传导／其他	
TNFSF4/OX40L	抗原呈递细胞包括 B 细胞、T 细胞、浆样树突状细胞、自然杀伤细胞及血管内皮细胞，都表达的共刺激因子。促进 Th1 应答和抑制调节性 T 细胞的功能[46]
CXCR5	在 B 细胞和滤泡辅助 T 细胞表面表达的趋化因子受体。在原发性干燥综合征患者的唾液腺中上调，可能促进 GC 样结构形成和 T 细胞依赖性 B 细胞的应答[47]
GTF2I、SH2D2A、KLRG1	其他已知的调节细胞免疫的基因编码蛋白[38,39]

BLK，B 淋巴细胞酪氨酸激酶；CXCR5，C-X-C 趋化因子受体 5；EBF1，早期 B 细胞因子 1；GC，生发中心；GTF2I，一般转录因子 IIi；IL-12A，白细胞介素 12α 亚基；IRF5，干扰素调节因子 5；KLRG1，杀伤细胞凝集素样受体 G1；SH2D2A，含有 2A 的 SH2 结构域；STAT4，信号转导者和转录激活者 4；TLR，Toll 样受体；TNFSF4，肿瘤坏死因子超家族成员

这些研究结果表明，非 HLA 风险等位基因主要位于与Ⅰ型 IFN 信号、B 细胞发育和细胞免疫有关的基因中[38-47]。Ⅰ型 IFN 途径中的基因在原发性干燥综合征中特别有意义，因为与对照组相比，它们在该病患者的外周血和唾液腺中高度表达[40]。表 78-2 总结了原发性干燥综合征的主要遗传关系及其潜在的病理相关性。

人类基因组包含保留非编码元件的功能性序列，包括启动子调节元件和基因的非翻译区。其中一些保留非编码元件的序列编码微小 RNA，可能调控基因表达。微小 RNA 对固有免疫和适应性免疫都有影响，在晚期 B 细胞分化和发育、B 细胞耐受的形成中起重要作用。早期研究发现，原发性干燥综合征患者的唇腺活检的微小 RNA 表达类型与对照明显不同，提示了微小 RNA 表达异常在慢性炎症反应调控中的病理作用[48]。

表观遗传学指的是通过不改变 DNA 序列的机制使基因表达发生变化的遗传变异。它的主要机制是通过 DNA 甲基化和组氨酸修饰重建染色质结构。越来越多的证据表明，表观遗传学对自身免疫性疾病（包括原发性干燥综合征）的发展有贡献。特别是最近对原发性干燥综合征患者的唾液腺组织进行的全基因组 DNA 甲基化分析发现，与对照组相比，IFN 相关基因在 B 细胞中的甲基化程度很低，导致 IFN 基因表

表 78-3 干燥综合征的小鼠模型 [a]

小鼠模型	表型	注释
自然发病模型		
（NZB）NZW F1 小鼠	进展局灶性涎腺炎；	腺体受累 F＞M
MRL/lpr	泪腺和唾液腺淋巴细胞浸润；抗 Ro/SS-A 和 M3R 抗体；唾液腺内 T 细胞寡克隆扩展，有 IgA 和 IgM 产生	腺体分泌功能正常。涎腺炎发作前唾液腺内表达 IL-1 和 TNFmRNAs
NOD 与其衍生物 NOD.H2h4，NOD.Q，和 NOD.P，NOD.E2fl[-/-]，NOD.scid	泪腺和唾液腺淋巴细胞浸润；NOD.H2h4 株（但非父系 NOD 株）分泌高水平抗 Ro/SS-A 和抗 La/SS-B 抗体，腺体功能减低	小鼠也发生糖尿病；把 H2 单倍型从 H2g7 更换为 H2q（NOD.Q）或 H2p（NOD.P）不影响涎腺炎的发生率；破坏 ICA69 位点能减少泪腺和唾液腺炎症；NODIFN-γ[-/-] 小鼠不发生腺体疾病，阻断 LT-βR 信号通路减少唾液腺浸润并改善唾液腺功能
NFS/sld	泪腺和唾液腺淋巴细胞浸润；抗 α-胞衬蛋白抗体	对 α 胞衬蛋白产生异常免疫反应；小鼠也在其他器官产生自身免疫损伤
实验诱导模型		
碳酸酐酶（PL/J 小鼠）	唾液腺淋巴细胞浸润；抗碳酸酐酶抗体	
Ro 肽（Balb/c 小鼠）	唾液腺淋巴细胞浸润；腺体功能减低，抗 Ro/SS-A 和抗 La/SS-B 抗体	疾病诱导需多次注射弗氏佐剂乳化的肽段
转基因或基因敲除模型		
Id3[-/-]	泪腺和唾液腺淋巴细胞浸润；小鼠模型中的过继转移试验和 Id3 的条件缺失表明 T 细胞在疾病发病机制中存在内在作用；抗 Ro/SS-A 和 La/SS-B 抗体；唾液腺分泌低下	抗 CD20 抗体治疗使疾病改善
PI3K[-/-]	泪腺淋巴细胞浸润；抗 Ro/SS-A 和抗 La/SS-B 抗体	
BAFF 转基因	泪腺和唾液腺淋巴细胞浸润；唾液腺内独特的边缘区 B 细胞群	无抗 Ro/SS-A 和抗 La/SS-B 抗体；也发展狼疮的表现和抗 DNA 抗体和 RF
IL-14α 转基因	泪腺和唾液腺淋巴细胞浸润；高丙种球蛋白血症；＜25% 的小鼠产生抗 Ro/SS-A 和抗 La/SS-B 抗体；腺体分泌功能低下；轻微的免疫复合物介导的肾疾病；淋巴细胞性间质性肺炎	IL-14 是 B 细胞的生长因子；小鼠在生命晚期发生 B 细胞淋巴瘤；LT-α 在唾液腺炎症中的作用；主要为 B 细胞浸润，CD4+ 和 CD8+T 细胞浸润相对较少
IL-12 转基因	泪腺和唾液腺淋巴细胞浸润；抗 La/SS-B 抗体；腺体分泌功能低下；腺泡细胞体积增大	小鼠也发生甲状腺炎和肺部病变

[a] 详细内容请参看参考文献 50 和 51

BAFF，B 细胞活化因子；F，雌性；ICA69，胰岛细胞抗原 69；Id3，DNA 结合抑制因子 3；IFN-γ，干扰素 γ；LT-α，淋巴毒素 α；LT-βR，淋巴毒素 β 受体；M，雄性；MR3，毒蕈碱受体亚型 3；NOD，非肥胖性糖尿病；NZB/NZWF1，新西兰黑 × 新西兰白 F1（小鼠杂交）；PIK3，磷酸肌醇 3 激酶；RF，类风湿因子；TCR，T 细胞受体；TNF，肿瘤坏死因子

达增加 [49]。

固有免疫和特异性免疫

通过对原发性干燥综合征的患者和动物模型的研究，我们对发病机制已有了许多深入理解。模型系统试验以在人类无法实现的方式，验证我们的假设，对我们理解临床表现背后的免疫调节紊乱做出了大量贡献（表 78-3）[50-51]。虽然这些动物模型已经阐明了疾病的一些发病机制，但因为唇腺活检组织可以进行免疫组织病理分析，使得其在人类进行非常有意义的研究成为可能。原发性干燥综合征患者唇腺活检研究显

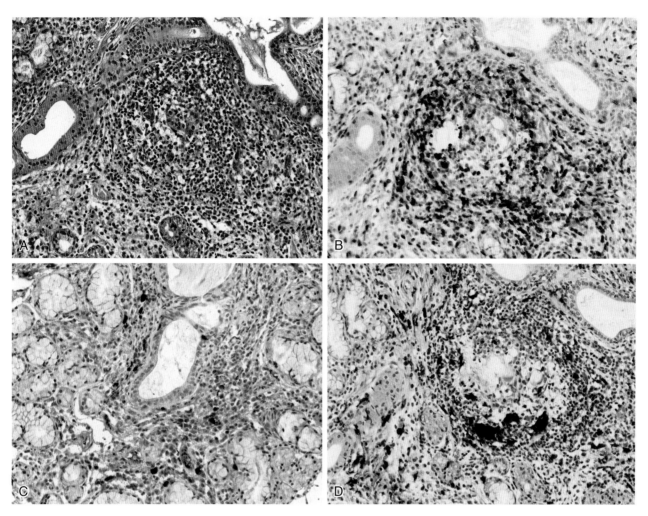

图 78-1　原发性干燥综合征唇唾液腺组织病理学。A．伊红染色法（×20）。B．T 细胞抗 CD3 染色（×20）。C．B 细胞抗 CD21 染色（×20）。D．巨噬细胞抗 CD68 染色（×20）。单核细胞聚集在腺体的病灶内（A）。在活检中，大部分的单核细胞是 T 细胞（B），还有少量的 B 细胞（C）和巨噬细胞（D）

示，90% 的浸润细胞由 CD4$^+$T 细胞和 B 细胞组成，其他细胞包括浆细胞、CD8$^+$T 细胞、FoxP3$^+$ 调节 T 细胞、CD56$^+$NK 细胞、巨噬细胞以及髓系树突状细胞和浆细胞样树突状细胞[52]（图 78-1）。浸润的大部分 T 细胞是记忆 T 细胞（CD45RO），显示出有限的 TCR 表型，代表在 Vβ 多家族的几个不同克隆表型。浸润的 B 细胞比例随炎症损伤程度增加而增加。

浸润的单个核细胞在导管和血管周围趋于融合，在炎症损伤更严重的部位这些细胞聚集形成生发中心样的结构。生发中心样结构显示边界清楚的单个核细胞浸润，这些细胞包括 B 细胞、T 细胞、Ki-67$^+$ 增殖细胞、CD21/CD35$^+$ 滤泡树突状细胞网络和 CD31$^+$ 高内皮小静脉（high endothelial venules，HEVs）[53]。上皮细胞、HEVs 以及生发中心样结构内部表达 CXCL13、CXCL12、CCL21，使得唾液腺的微环境

能招募和固定 B 细胞[54,55]。髓系树突细胞和巨噬细胞常常靠近导管上皮细胞，并在此分泌 TNF、IL-6、IL-10、IL-12 和 IL-18。小唾液腺中也有数量较少的浆细胞样树突状细胞，它们是 I 型干扰素的主要生成细胞[56]。原发性干燥综合征患者的外周血和唾液腺都能发现强的 I 型干扰素信号[56-58]。浆细胞样树突状细胞分泌的 I 型干扰素部分依赖于 TLR7 和 TLR9 的信号，是病毒防御的第一道防线，这为原发性干燥综合征与病毒或反转录病毒触发之间的联系提供了依据。

原发性干燥综合征患者的唇腺活检组织的 T 细胞细胞因子分析显示主要是 Th1 和 Th17 驱动的反应。对唾液腺组织中细胞因子信使 RNA（mRNA）表达的研究显示，Th1 特异的细胞因子 IL-2 和 INF-γ 的 mRNA 上调，Th2 特异的细胞因子 IL-4、IL-5 和 IL-13 的 mRNA 下调[59]。原发性干燥综合征的唾液

腺微环境中富含促进 Th17 细胞发育的 TGF-β、IL-16 和 IL-23[60]。这项研究和原发性干燥综合征循环 IL-17 的升高支持了 Th17 细胞在其发病机制中的作用。此外，唾液腺中也有 FoxP3+ 调节 T 细胞浸润[61]。这些细胞通常呈抑制作用，然而至今它们在调节慢性炎症损伤中起的作用尚不确定。

原发性干燥综合征的一些特征提示 B 细胞在疾病发病机制中的作用。B 细胞产生自身抗体，并可通过抗原呈递作用活化 T 细胞，分泌促炎和抗炎细胞因子，辅助二级和三级淋巴组织的形成。原发性干燥综合征患者常常出现高丙种球蛋白血症、循环免疫复合物、混合单克隆免疫球蛋白冷球蛋白血症、血清自身抗体的出现以及非霍奇金 B 细胞淋巴瘤风险的增加，均提示 B 细胞处于调节异常状态。唾液腺组织中的 B 细胞多数是记忆 B 细胞，表达高度细胞突变的免疫球蛋白 V 基因，显示 V_L 基因应用和 V_H 基因重排的 CDR3 长度的优先变化，这些是典型的抗原驱动反应[62]。唾液腺 B 细胞显示抗原特异的反应，虽然其接触抗原和活化的部位尚不确定（唾液腺或者二级淋巴组织）。一些唾液腺活检组织中发现的生发中心样结构，为抗原驱动的 B 细胞选择和分化提供了最适宜的环境。免疫系统调节异常的证据不局限于腺组织。原发性干燥综合征患者外周血 B 细胞亚群分布不同于健康对照，显示 CD27- 原始 B 细胞比例增加、CD27+ 记忆 B 细胞比例降低[63]。外周血的这些改变可能是由 CD27+ 记忆 B 细胞异常流通至靶组织或 B 细胞生成偏差导致，或两者兼有。

在原发性干燥综合征患者中发现了几项内在 B 细胞缺陷，包括循环中的类别转换后 CD27+ 记忆 B 细胞中类别转换前的 Ig 转录物异常滞留[64]，以及 BCR 向脂筏移位的动力学异常导致的 B 细胞信号转导增强[65]。而且，研究显示原发性干燥综合征患者的外周血和唾液腺组织中有较高水平的促 B 细胞生存的 B 细胞活化因子（B cell activating factor, BAFF）[66]。BAFF 是单核细胞、巨噬细胞以及类浆细胞的树突状细胞产生的。然而在原发性干燥综合征中，BAFF 也由 T 细胞、B 细胞和唾液上皮细胞产生[58]。BAFF 的产生由 I 型 IFN 诱发，这因此为原发性干燥综合征的固有和适应性免疫调节失常提供了联系。自从针对 BAFF 的单克隆抗体贝利木单抗被批准用于治疗系统性红斑狼疮后，人们对 BAFF 作为治疗目标的兴趣越来越大。

淋巴毒素（LT）-β，另一个 B 细胞相关分子在原发性干燥综合征患者的唾液腺组织中是上调的[67]。LT-β 是淋巴结和生发中心的形成的必要条件，然而 LT-α/LT-β 的异二聚体能诱导异位生发中心样结构的形成。可溶形式的 LT-α 可诱导干扰素和趋化因子的分泌，这些因子在患病的唾液腺组织中升高。IL-14 是一种重要的 B 细胞生长因子，在原发性干燥综合征患者的血清和唾液中也升高[68]。IL-14 转基因小鼠会出现类干燥综合征的表型，其中局部组织的反应严重依赖 LT-α[69]。阻断非肥胖性糖尿病（NOD）小鼠的 LT-β 受体信号，可使唾液腺中不能形成淋巴组织并改善其功能，进一步证明 LTs 可能在干燥综合征的发病机制中发挥作用[70]。

然而，在一项随机、安慰剂对照的 II 期临床试验中，使用贝奈西普（Baminercept，一种 LT-β 受体融合蛋白）治疗，未能明显改善原发性干燥综合征患者的腺体和腺外疾病[71]。

自身抗体

抗 Ro/SS-A 和抗 La/SS-B 抗体可能在疾病发病机制中不具有致病作用，尽管它们具有重要的诊断和预后价值。他们的刺激抗原尚未确定。对自身的异常反应可能是由自身抗原表达的变化激发的。目前解释自身抗原的表达变化有若干模型，包括蛋白质亚型的差异表达、翻译后修饰，以及通过凋亡碎片、外泌体和热休克蛋白介导的交叉启动导致的异常抗原呈递[72]。在原发性干燥综合征免疫病理损害附近，Ro/SS-A 和 La/SS-B 蛋白表达确实上调，导致局部免疫反应[72]。患者的唾液中包含抗 Ro/SS-A 和抗 La/SS-B 抗体[73]。虽然这种发现可以被解释为自身抗体的局部生成，但也可能反映蛋白从血管外渗到炎症部位。

在其他特异性抗体中，毒蕈碱受体（MR）抗体受到关注，因为它们可能在使腺体功能异常中起作用。MR 家族受体与乙酰胆碱结合，介导神经节前和神经节后的副交感神经作用，主要调节唾液的流量。3 型毒蕈碱受体（muscarinic type 3 receptor, M3R）是原发性干燥综合征毒蕈碱受体抗体的靶抗原，是控制唾液流率的主要亚型。有 2 条路径的证据支持 M3R 抗体降低外分泌腺功能的假说。首先，原发性干燥综合征患者的血清免疫球蛋白能和腺泡细胞膜的

M3R 结合，并抑制唾液腺细胞株由乙酰胆碱诱发的 Ca^{2+} 反应 [74]。Ca^{2+} 敏感反应由细胞内信号通路严密调控，它可以使细胞膜顶端的 Cl^- 通道开放，造成渗透压梯度并使水向导管腔移动。其次，在 NOD 小鼠中（一种干燥综合征的动物模型）输入抗 M3 抗体可导致腺体功能低下 [75]。然而，原发性干燥综合征患者血清抗 M3R 抗体的不同检测方法结果不一致。因此，很难确定血清抗 M3R 抗体在原发性干燥综合征中的诊断敏感性和特异性，以及这些自身抗体与腺体功能低下的可能关系。

在原发性干燥综合征患者中发现的其他自身抗原包括 α 胞衬蛋白、ADP 多核糖聚合酶、碳酸酐酶、ICA69 蛋白、唾液蛋白 1（SP1）、腮腺分泌蛋白（PSP）、水通道蛋白、钙调蛋白 -3 [76-78]。尽管最初人们热衷于 α 胞衬蛋白可能在原发性干燥综合征中有致病作用的说法，近期研究显示血清抗 α 胞衬蛋白抗体对疾病的诊断不具有很高的特异性 [79]。最近对 SP1、碳酸酐酶 6 和 PSP 的自身抗体的评估发现，在 60.9% 的原发性干燥综合征患者中，至少存在其中一种抗体；然而在 50% 的对照组干眼症患者中也存在这些抗体 [77]。

腺体上皮细胞

在原发性干燥综合征中，腺体上皮细胞似乎也是异常免疫反应的主动参与者。在唾液腺中，单个核细胞最常聚集在病变唾液腺组织的导管上皮周围。炎症腺体中的上皮细胞显示出几种细胞表面标志物的上调表达，包括 HLA-I 和 HLA-II 分子、黏附分子如细胞间黏附分子 -1（ICAM-1；CD54）、血管细胞黏附分子 -1（VCAM-1；CD106）和 E 选择素，以及共刺激分子如 CD40、CD80 和 CD86。上皮细胞还生成高水平的促炎细胞因子如 IL-1、IL-6、IL-12、IL-18、TNF 和 BAFF [58,80]。唾液腺上皮细胞还表达有功能的 Toll 样受体包括 TLR3、TLR7 和 TLR9，具有感受病原和组织损伤产生的内源性分子的能力 [80]。激活的上皮细胞似乎驱动异常的固有免疫反应和适应性免疫反应，这种现象不仅存在于泪腺和唾液腺，也存在于肺、肾及其他外分泌腺部位。

至少存在两个模型解释干燥综合征中的腺体功能低下。其中一个模型的假设是，长期暴露于自身抗原或者其他环境刺激（比如病毒感染），使得免疫攻击持续存在，造成了腺体组织破坏、腺泡上皮细胞凋亡、纤维化以及唾液腺功能不可逆的丧失 [81]（图 78-2A）。此模型的缺点是，唾液腺组织的上皮细胞很少凋亡，尽管一些细胞凋亡的介质表达上调如 Fas 和 Fas 配体、Bax（B cell lymphoma 2-associated X protein，B 细胞淋巴瘤 2 相关 X 蛋白）[82]。通过下调 Fas 介导细胞凋亡的抑制物 cFLIP（cellular FLICE-like inhibitor protein，细胞 FLICE 样抑制蛋白），在唾液腺上皮细胞表达的 CD40 结合配体可以导致 Fas 介导的细胞凋亡 [83]。没有研究显示腺体增殖和破坏失衡真的存在，所以该模型与腺体功能低下的相关性仍不确定。该模型也不能解释为什么许多患者有唾液流率显著减低，而唾液腺保留有大量形态正常的腺泡的现象 [84]。

另外一个模型假定，凋亡并不是腺泡上皮丢失的主要因素，相反，而是通过免疫介导机制使腺泡功能受抑制（而非破坏）（图 78-2B）。这个模型提出了唾液流率丢失的可逆成分，以及 M3R 激活受阻的病理过程。这种效应受限的可能机制包括：乙酰胆碱释放减少，神经末梢间隙的乙酰胆碱降解增加（比如，乙酰胆碱从其神经末梢释放的部位到细胞受体需要弥散 100 nm），以及抗体阻断 M3R [85]。除抗 M3R 抗体可阻断受体功能有实验证据外，很少有证据支持上述其他机制。然而，有炎症的腺体组织中，细胞因子环境可能干扰腺泡功能调控机制。在 NOD 小鼠中，唾液腺分泌功能受损似乎不能用腺泡破坏很好的解释 [86]。不论如何，"免疫破坏"和"免疫抑制"并不互相冲突，可解释不同疾病阶段的腺体功能低下。

临床特征

角结膜干燥症

泪腺的慢性炎症导致泪液分泌减少，严重的话，可能破坏睑结膜和球结膜上皮细胞。泪液缺乏导致干眼症，引起沙砾感或异物感、烧灼感、畏光、眼疲劳。常规眼科检查通常显示泪液流量的减少，如 Schirmer-Ⅰ 试验测定。其他表现包括结膜囊无泪和球结膜血管扩张。在眼睛的内眦也可见厚的黏液。裂隙灯检查可以更详细地检查角膜和结膜表面。在眼球表面滴入丽丝胺绿染色剂或荧光素后，裂隙灯检查可显示失活细胞或上皮缺损，这分别是角膜和结膜损伤的表现。严重的干燥会导致角膜划伤或溃疡。

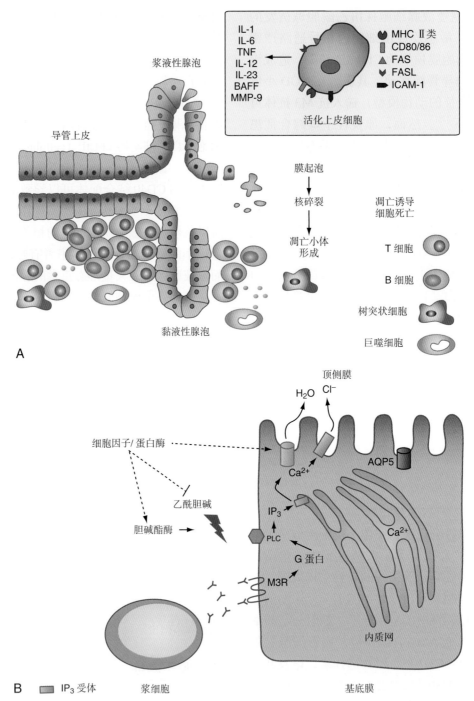

图 78-2 干燥综合征唾液腺炎症发病机制的两种模型。A. 腺体功能低下的原因是继发于免疫攻击的组织损伤,导致细胞毒性死亡和凋亡。上皮细胞在这一过程中可能通过多种机制发挥着作用:抗原呈递和 T 细胞的激活;促炎细胞因子的产生,如 IL-1、IL-6、TNF、IL-12 和 IL-23;以及蛋白酶的分泌。上皮细胞还上调了 Fas 和 Fas 配体的表达,他们是参与细胞凋亡通路活化的细胞表面分子。其他的免疫细胞如 T 细胞、B 细胞、巨噬细胞和树突状细胞可增强慢性炎症反应。在模型 B 中,腺体功能低下是由于介导唾液分泌到导管腔的受体的下调。乙酰胆碱与腺泡细胞表面的 M3 受体结合,刺激第二信使肌醇 1,4,5- 三磷酸肌醇(IP$_3$)的产生。IP$_3$ 在细胞质中扩散,直到与内质网上的受体 IP$_3$R 结合。这种相互作用导致钙被释放到细胞质中,从而开放细胞膜顶端上 Ca^{2+} 敏感的氯离子通道。当钠离子随着氯离子穿过细胞膜时,可保持电化学中性,同时渗透梯度也会推动水进入导管腔内。免疫介导的腺体机能减退的机制可能包括细胞因子抑制乙酰胆碱释放,增加乙酰胆碱酯酶的产生促进乙酰胆碱在突触间隙的分解,通过自身抗体阻断 M3R,抑制与液体分泌过程相关的细胞内信号转导通路,或改变水通道蛋白 5(AQP5)的表达,这一通道主要负责顶端细胞膜的水的运输。BAFF,B 细胞活化因子;ICAM-1,细胞内黏附分子 -1;MHC,主要组织相容性复合体;MMP-9,基质金属蛋白酶 -9;PLC,磷脂酶 C

表 78-4　原发性干燥综合征的鉴别诊断		
情况	相关临床、影像学、病理生理特点	免疫、组织病理特点
干眼（角结膜干燥症）		
水性泪液缺乏（泪腺分泌泪液失败）		
结节病[a]	泪腺和腮腺肿大，颈部和肺门淋巴结肿大，ILD，葡萄膜炎，关节痛／关节炎，结节性红斑	ANA 阴性或低滴度；多器官非干酪样肉芽肿（例如淋巴结、肺、脾、肝、皮肤和唾液腺）
慢性丙型肝炎感染	慢性肝炎	血清丙型肝炎病毒抗体；丙型肝炎病毒血症
慢性移植物抗宿主病	异基因造血干细胞移植后发生；其他眼部特征包括无菌性结膜炎和瘢痕，伴杯状细胞逐渐缺失和睑板腺功能障碍	泪腺纤维化，伴轻度慢性炎症
感觉阻滞	角膜手术（LASIK 手术），佩戴隐形眼镜，糖尿病	
运动阻滞	第Ⅶ脑神经损伤	
年龄相关	无	
全身用药[b]		
蒸发（眼表面失水过多） **睑板腺缺失**	眼部发红和灼热；泪膜破裂时间增加，泪液高渗透压；继发于后睑缘炎，红斑痤疮，脂溢性皮炎和药物（例如类视黄醇）	
瘢痕性类天疱疮[c]	睑板孔瘢痕，杯状细胞丢失	
眼睑协调性差或眨眼频率低	眼球突出（眼睑协调性差），帕金森病（眨眼频率低）	
维生素 A 缺乏	杯状细胞发育障碍	
口干（唾液过少）		
淀粉样变	肾病综合征	ANA 阴性；单克隆丙种球蛋白病；活检常可见淀粉样蛋白沉积
血色病	硬化	唇腺活检见导管上皮厚重的含铁血黄素沉积和腺泡丢失
慢性移植物抗宿主病	唾液腺功能障碍较泪腺功能障碍少见；可能与慢性移植物抗宿主病口腔黏膜受累有关	导管周围的炎症、纤维化和腺体萎缩
慢性丙型肝炎	同上	唇腺活检见类似于原发干燥综合征的慢性炎症
糖尿病	Ⅰ型或Ⅱ型	
放疗	头颈部癌放射治疗后的副作用	功能性腺泡细胞缺乏；导管、血管和神经损坏
焦虑		
全身用药[b]		
腮腺肿大		
结节病[a]	同上	同上
IgG4 相关疾病	多器官受累：泪腺和唾液腺肿大，慢性硬化性涎腺炎，自身免疫性胰腺炎，硬化性胆管炎，肺结节，间质性肺炎，主动脉炎，间质性肾炎，前列腺炎，眼眶炎性假瘤，泪腺炎，脑膜炎，垂体炎	血清高 IgG4 水平；淋巴浆细胞浸润和组织中大量的 IgG^+4 浆细胞

续表

表 78-4 原发性干燥综合征的鉴别诊断

情况	相关临床、影像学、病理生理特点	免疫、组织病理特点
多中心 Castleman 病	泪腺和唾液腺肿大（少见），发热，淋巴结肿大，肝大，水肿，腹水（常见），非霍奇金淋巴瘤的发病率增加	血清 IL-6 水平升高；部分患者血清 IgG4 的水平升高；淋巴结活检可见滤泡内浆细胞增多
糖尿病	2 型较 1 型常见	涎腺症
酗酒		涎腺症
HIV 淋巴上皮病变	双侧受累	丰富淋巴浸润伴反应性生发中心（CD8$^+$ > CD4$^+$ T 细胞）
良性肿瘤	腮腺无痛性肿大，通常是单侧，但有时双侧	多形性腺瘤（通常是单灶性）；Warthin 瘤；常多灶性和双侧；大嗜酸细胞瘤及许多其他类型
恶性肿瘤	腮腺无痛性肿大，面神经麻痹	最常见：黏液上皮样癌，腺泡细胞癌，腺样囊性
原发性 B 细胞淋巴瘤	单侧或双侧腮腺肿大	边缘区 B 细胞淋巴瘤是最常见亚型（也称为 MALT 型）；滤泡中心和套区淋巴瘤也可在这一区域发生；弥漫大 B 细胞淋巴瘤（罕见）
原发性 T 细胞淋巴瘤	罕见，可能表现为腮腺肿块；HTLV-1 相关	间变大细胞或弥漫性多形性（中型和大型细胞）
结石梗阻	痛性唾液腺肿大	管道破裂及阻塞性肉芽肿

ᵃ 可能与原发性干燥综合征并存

ᵇ 常见损伤药物包括：抗胆碱能药物（如抗组织胺药、三环类抗抑郁药、解痉药）、可乐定、利尿药、异视黄酸、雌激素替代疗法、胺碘酮

ᶜ 可能破坏泪腺并在病程晚期导致泪腺导管阻塞

ANA，抗核抗体；GVHD，移植物抗宿主病；HTLV-1，人类 T 淋巴细胞病毒 -1；ILD，间质性肺病；MALT，黏膜相关淋巴组织

泪膜的解剖结构有助于干眼症的鉴别诊断（表 78-4）。泪膜主要由 3 层组成：外层脂质层、中间水层和内黏蛋白层。患有干燥综合征时，中间水层缩小。除了干燥综合征，泪腺浸润性疾病（如结节病）和泪液流量减少的情况（比如药物、衰老和雌激素缺乏）都可能降低水性泪液流量。脂质层从睑板腺产生，引导水性泪膜分布在眼球表面，并防止其快速蒸发。睑板腺功能障碍，或后睑缘炎，导致泪水迅速蒸发产生干眼，可能与泪液缺乏并存，是加重患者角结膜干燥的一个因素，这种情况需要额外的治疗。睑板腺功能异常常与红斑痤疮和脂溢性皮炎有关，是在临床实践中常遇到的两种导致眼干症状的情况。睑板腺炎症导致的脂质降解可能会产生游离脂肪酸，刺激眼表面并可能导致点状角膜病变。黏蛋白层来源于结膜杯状细胞，如果缺失，则会导致泪膜在眼睛表面分布不匀。例如维生素 A 缺乏和 Stevens-Johnson 综合征，是黏液层异常相关的两种情况。

口干症

唾液质量和数量的变化导致了口干症的症状和体征。虽然口干症状在普通人群是比较常见的，但在干燥综合征中通常更严重，并导致咀嚼和吞咽干性食物的困难增加，味觉改变（金属味、咸味或苦味），难以长时间讲话。口干症的患者戴义齿时可能出现问题。尽管有口干主诉，很多患者会出现因残留唾液流量使得口腔检查正常的结果。其他更严重的功能减退症会表现出口腔黏膜干燥、发黏或口腔黏膜红斑。

对于口干患者的护理应侧重口干症的两个并发症，尤其唾液流量严重缺乏者。口干常常会导致猖獗龋齿、牙隐裂、填充物松散。另一常见并发症是口腔念珠菌病，典型表现为萎缩性改变，其特征是口腔黏膜红斑和萎缩以及舌背部丝状乳头，并伴口角炎[87]；有时，一种薄苔、白色渗出物可能会出现在舌表面。除非最近应用过抗生素治疗，口腔念珠菌病的"鹅口疮样"改变在口干燥症患者并不常见。

约 1/4 的原发性干燥综合征患者病程中出现腮腺或颌下腺的肿大[88]。慢性肿胀通常是无痛的，单侧或双侧，触之弥漫且质硬。急性肿胀导致的短暂疼痛和压痛也可在临床过程出现。大唾液腺的急性肿胀最经常由干的黏液阻塞大导管所致，它通常在保守治疗几天内消退。少数情况下，细菌感染可能会引起急性

唾液腺肿胀，如果患者有发热或其他全身症状要考虑到这种可能。逐渐增大的非对称腺体肿大伴可扪及的硬结节可能提示肿瘤，如淋巴瘤。

其他外分泌腺受累

腺功能减退症也可能影响鼻腔（干燥黏液导致鼻道阻塞）、喉部（声音嘶哑）、气管（咳嗽）、阴道（性交疼痛）和皮肤（瘙痒症），产生干燥的症状。该病几乎所有的外分泌腺都可受累。

腺体外表现

近一半的原发性干燥综合征患者有腺体外疾病的症状或体征，而如果疲劳被算作系统性症状的话，这个比例会更高[89]。腺体外受累更可能发生在血清学阳性（血清抗 Ro/SS-A，抗 La/SS-B 抗体以及类风湿因子）、高丙种球蛋白血症、冷球蛋白血症和低补体血症的患者。只有约 15% 原发性干燥综合征患者发展出重度腺体外疾病[89]。

疲劳

疲劳是一种复杂的具有多个层面的现象，发生于约 70% 的原发性干燥综合征患者[90]。它也是抑郁症、慢性焦虑、纤维肌痛综合征、睡眠不足以及某些药物的副作用的症状之一。英国干燥兴趣小组已研究出一种称为疲劳和不适部分 - 干燥症状问卷（PROFAD-SSI）的工具，用于专门测量本病躯体（需要休息、始动性差、耐力差、肌力弱）和精神（注意力不集中、记忆力差）疲劳[91]。在 547 例确诊原发性干燥综合征的患者中，躯体疲劳是身体机能和整体健康状况的主要预测指标[92]。在 94 例原发性干燥综合征患者中，研究了行为和认知变量对疲劳的相对贡献，疲劳在没有抑郁症的患者中很常见，而社会心理变量只能部分解释疲劳的原因[93]。在原发干燥综合征中，疲劳和"生物疾病活动"之间的联系尚不完全清楚。在这种情况下，血清细胞因子如 IL-6 和 I 型干扰素的增加，以及神经内分泌和自主神经功能紊乱被推测为身体和精神方面疲劳的参与因素[90]。

雷诺综合征

据报道，雷诺综合征在 13% ~ 33% 原发性干燥综合征的患者中出现，常发生在干燥症状的几年前[94]。指尖溃疡很少发生。

皮肤

皮肤病表现中，最常见的是干燥病，或皮肤干燥，眼睑皮炎，以及口角炎。此外，许多患者出现多种其他皮肤表现，包括环形红斑、紫癜、荨麻疹性血管炎。环形红斑有几种形式：一种是面包圈样红斑伴边界突起（I型）；一种是亚急性皮肤红斑狼疮（SCLE）样病变，表现为有少许鳞片的多环红斑（II型）；以及一种丘疹性昆虫叮咬样红斑（III型）[95]。组织病理学上，这些病变的特征是深部血管周围淋巴细胞浸润，而不伴与狼疮有关的表皮变化[96]。在某些情况下，可观测到免疫球蛋白和补体沿着基底膜沉积及皮肤的基底层液化变性。I 型病变似乎对原发性干燥综合征有特异性，主要发生在亚洲而不是西方人群。

皮肤血管炎可表现多种不同形式，包括可触性紫癜、红斑性丘疹、斑疹和溃疡以及荨麻疹性血管炎[97]。这种病变常伴其他腺体外疾病表现如关节炎、周围神经病、雷诺综合征、贫血、血沉升高、高丙种球蛋白血症、血清类风湿因子和血清抗 Ro/SS-A 和抗 La/SS-B 抗体阳性。在这种情况下也可表现为网状青斑。

关节

原发性干燥综合征患者经常出现多关节痛。在一项回顾性研究中，原发性干燥综合征患者中关节症状的患病率是 45%[98]。一个亚型可以有滑膜炎的客观表现，这种滑膜炎为非侵蚀性、对称性、程度时轻时重。在近 1/3 病例，关节症状可能早于原发性干燥综合征诊断出现[99]。两个独立的研究显示，原发性干燥综合征患者血清中抗瓜氨酸化蛋白抗体（ACPA）的阳性率分别是 7.5% 和 9.9%[100,101]。但是，在这些研究中只有一个提示 ACPA 存在与滑膜炎密切有关[101]，并且都没发现血清 ACPA 阳性与放射线片显示的破坏或进展与类风湿关节炎相关。

肺

原发性干燥综合征中气道和肺实质受累有多种形式，包括气管和支气管干燥；非特异性间质性肺炎（NSIP）；淋巴细胞性间质性肺炎（LIP），现被认为是 NSIP 的一个亚型；普通型间质性肺炎（UIP）；细支气管炎和淋巴瘤[102]。原发性干燥综合征中肺部受累的估计患病率变化取决于评价的彻底性。一项涉及 123 例原发性干燥综合征患者的研究发现，在评估时 11.4% 的患者有肺部体征或症状和（或）肺功能受损，这些患者均有胸部 CT 异常[103]。

小气道功能障碍的证据常在放射学检查正常的无症状患者发现。在有症状的患者，NSIP 似乎是肺部受累的主要类型。通常在临床表现、肺功能检查（PFTs）以及异常胸部 CT 检查结果的基础上做出诊断。NSIP 患者的肺功能检查表现为伴肺一氧化碳（DLCO）弥散能力降低的限制性模式。这种情况下，胸部 CT 扫描显示毛玻璃样阴影和网状结节。支气管肺泡灌洗（BAL），通常不是诊断所必须，会显示肺泡炎症证据，表现为中性粒细胞或淋巴细胞计数升高，或两者都升高。LIP 是 NSIP 的一种亚型，其肺功能检查也显示限制性模式。胸部 CT 表现为毛玻璃样阴影和薄壁囊，伴小叶中心结节、小叶间隔增厚以及支气管血管束增粗（图 78-3A）。在显微镜下，LIP 患者肺活检显示弥漫的间质淋巴细胞、浆细胞、组织细胞浸润，这扩大了小叶间和肺泡腔空间（图 78-3B）。UIP 患者的肺功能检查也显示如 NSIP 和 LIP 的限制性模式，但下叶纤维化、蜂窝样和牵拉性支气管扩张的胸部 CT 表现使其与另两种类型相区分。毛细支气管炎患者的肺功能检查可显示限制性或阻塞性功能缺陷。胸部 CT 检查通常显示网状结节浸润，但它在轻症病例中可能是正常的。滤泡性细支气管炎的特征是结节性淋巴细胞浸润，其中有环绕呼吸性细支气管的生发中心样结构。

肺活检可揭示 NSIP，细支气管炎或其他病理过程的证据。一项研究对 33 例活检证实肺部疾病的原发性干燥综合征患者进行评估，发现 20 例 NSIP（61%），4 例非霍奇金淋巴瘤（12%），4 例弥漫性细支气管炎（12%），及 2 例淀粉样变（6%）[104]。肺功能检查显示，19 例（58%）患者为限制性改变，3 例（9%）患者为阻塞性改变。本组中 28 例患者的肺泡灌洗液分析均异常，18 例（64%）显示淋巴细胞计数升高，19 例（68%）显示中性粒细胞计数升高。胸部 CT 检查结果显示 14 例（45%）为 NSIP 型、4 例（13%）为 UIP 型、3 例（10%）为机化性肺炎类型。这组中没有发现 LIP 型。相比之下，一项研究评估 18 例经活检证实为肺部疾病的患者，发现组织

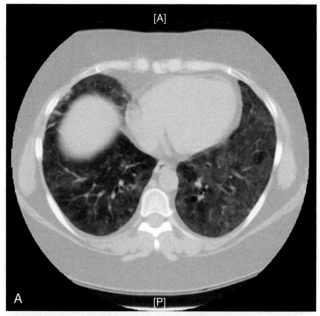

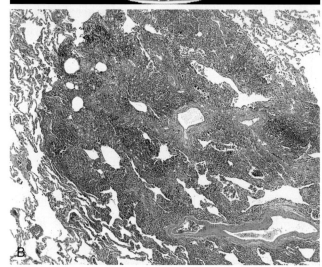

图 78-3　44 岁的原发性干燥综合征女性患者的淋巴性间质性肺炎（LIP）。A. 胸部 CT 断层扫描显示下叶切面有弥漫的毛玻璃影，外围有散在的多发结节以及许多薄壁实质囊肿。B. 该患者下叶楔形切除的组织病理学检查显示由单核细胞组成的片状结节性间质浸润，伴有小叶间隙和肺泡间隙增宽，与 LIP 相一致。[A]，前；[P]，后

病理类型的分布为：5 例（28%）NSIP、4 例（22%）机化性肺炎、3 例（17%）UIP、3 例（17%）LIP、2 例（11%）淋巴瘤和 1 例（6%）淀粉样变[105]。肺动脉高压在干燥综合征的并发症中很罕见。

肾

原发性干燥综合征约有 5% 的患者有临床意义的肾疾病，可能表现为小管间质性肾炎、Ⅰ型肾小管酸

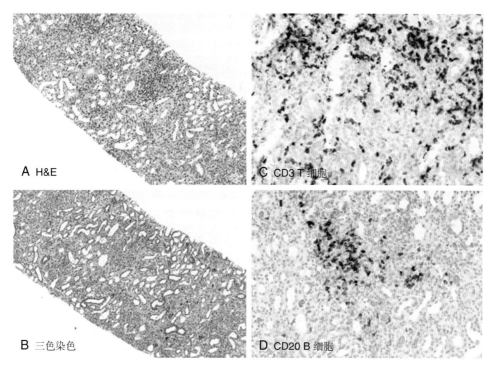

图 78-4　一位 57 岁的慢性肾小管间质性肾炎女性患者的组织病理学，与原发性干燥综合征的肾受累一致。A．H&E 染色；B．Masson 三色染色；C．T 细胞抗 CD3 染色；D．B 细胞抗 CD20 染色。间质内密集的淋巴细胞增生性浸润，伴纤维化和肾小管萎缩（A 和 B）。单核细胞主要为 T 细胞（C），B 细胞数量较少，通常聚集成小团（D）

中毒（RTA）、肾小球肾炎或肾源性尿崩症[88,107]。小管间质肾炎以管周淋巴细胞浸润和纤维化为组织病理特征，可能进展至终末期肾病（图 78-4）[108]。一个原发性干燥综合征患者被报道有小管间质性肾炎和后天 Gitelman 综合征，伴远曲小管钠 - 氯共转运体缺失[109]。少见情况下，Ⅰ型 RTA 导致的严重钾流失可引起肌肉麻痹[110]。肾小球疾病在原发性干燥综合征中可以有几种形式，包括膜性、膜增生性、系膜增生性和局灶性新月体性肾小球肾炎。肾小球疾病通常是免疫复合物沉积导致的，比起小管间质性肾病，其发生与淋巴瘤相关性更强[107]。

胃肠道

原发性干燥综合征患者消化道症状的出现率较一般人群增加。吞咽困难和胃灼热是特别常见的主诉，可能是由于受损的唾液流量或食管蠕动障碍或两者共同导致。大约 1/3 原发性干燥综合征患者有不同程度的食管功能障碍，虽然很多研究无法将吞咽困难症状与功能异常相关联[111]。一项研究结果表明，原发性干燥综合征患者没有原发性食管动力紊乱，食管酸的清除缺陷导致食管内层暴露于过量酸，从而产生形态学变化和继发性运动障碍[112]。其他的研究结果表明

副交感神经功能障碍可能是食管异常的根源[111]。有个案报道，一个原发性干燥综合征患者因感觉共济失调神经病变出现食管失弛缓症，并由此破坏了肌间神经丛而导致食管运动异常[113]。此外，有报道少数原发性干燥综合征患者可出现慢性萎缩性胃炎导致消化不良[114]。

原发性干燥综合征患者可由于多种原因发生肝酶异常，最常的原因是相关性疾病如丙型肝炎病毒感染、自身免疫性肝炎、原发性胆汁性肝硬化或一种非特异性肝炎[115]。肠症状如腹痛和便秘于原发性干燥综合征患者较健康对照组更常发生，但它们的病因往往是不清楚的[116]。

神经系统

神经系统异常在原发性干燥综合征是千变万化的，具有不同的外周和中枢神经系统受累形式。可直接归因于原发性干燥综合征的中枢神经系统受累的患病率很可能在 1% ~ 2% 的范围内，但在更宽泛的病例定义情况下，这一比例明显升高。例如，当情绪障碍和轻微的认知障碍也被包括在中枢神经系统（CNS）受累的定义中时，我们注意到这一比例就升高了。神经精神症状，如抑郁症和轻微认知障碍

的发生率在原发性干燥综合征患者中约为 1/3[117]。然而，他们是经常出现在普通人群和患有其他慢性疾病的患者中的非特异性临床疾病。在较为罕见的病例报告中，原发性干燥综合征患者出现严重的认知功能障碍。在这些情况下，头 MRI 扫描通常显示脑白质非特异性 T2 加权像高信号，但这些信号与临床上中枢神经系统表现的关系尚不确定。局灶性中枢神经系统异常在原发性干燥综合征患者中很少描述，包括视神经病、偏瘫、运动障碍、小脑综合征、复发性短暂性脑缺血发作、横贯性脊髓炎、血清抗水通道蛋白 4 抗体相关的视神经脊髓炎和其他的脊髓病[117-119]。

周围神经系统受累是原发性干燥综合征常见的腺体外特性。在一个横断面研究中，62 位患者中的 17 位（27%）通过常规神经系统检查诊断有周围神经病变[120]。然而，其中只有 34 例（55%）神经传导速度异常，其中 19 例（31%）为运动神经病变，8 例（13%）为感觉神经病变，7 例（11%）为感觉运动神经病变。在这项研究中，2 位神经传导速度正常的患者，诊断为小纤维神经病变，这种病变的特点是神经纤维缺失长度小于 7 μm，因此无法被传统的神经传导研究评估[121]。小纤维神经病变在原发性干燥综合征患者中的发病率越来越高，尽管真实的发病率还是未知数。典型的小纤维神经病变表现为痛性的神经症状并可能合并自主神经功能紊乱，例如迷走神经症状、多汗症和体位性低血压[121]。小纤维神经病变的诊断必须是皮肤活检中显示上皮内神经纤维密度降低。在原发性干燥综合征患者中，其他周围神经系统病变如颅神经病变、自主神经病变和多发单神经病变也有报道[117]。多数周围神经病变患者以感官症状为主，通常不会进展到运动无力。

血管炎

除了下肢紫癜，系统性血管似乎是原发性干燥综合征的罕见表现。患者可出现无丙型肝炎病毒感染的小血管炎和冷球蛋白血症。以从多发单神经病变到缺血性肠病为表现的中等大小血管血管炎很少发生。

心血管疾病发生风险

原发性干燥综合征患者脑血管事件和心肌梗死的风险比健康人群对照组高[122,123]。这可能与即使原发性干燥综合征患者吸烟、肥胖和糖尿病的发生率更少，高血压和高血脂发病率却更高有关[123]。原发性干燥综合征增加心血管疾病负担的原因至今尚未明确。

淋巴瘤

非霍奇金淋巴瘤（NHL）是原发性干燥综合征具有重要预后意义的并发症。在一项欧洲的研究中，非霍奇金淋巴瘤在本病的患病率为 4.3%，从原发性干燥综合征诊断发展至非霍奇金淋巴瘤的中位时间是 7.5 年[124]。如果原发性干燥综合征患者存在以下任一危险因素，患 NHL 的风险至少增加 5 倍：中性粒细胞减少、冷球蛋白血症、脾大、淋巴结病或低 C4 水平[125]。

原发性干燥综合征相关的非霍奇金淋巴瘤的几种病理类型包括：边缘区 B 细胞淋巴瘤、滤泡细胞淋巴瘤、弥漫大 B 细胞淋巴瘤、淋巴浆细胞样淋巴瘤。

黏膜相关淋巴组织（MALT）淋巴瘤是边缘区 B 细胞淋巴瘤家族中的一种，是原发性干燥综合征中最常见的非霍奇金淋巴瘤亚型（图 78-5）。它在淋巴结外黏膜或腺上皮相关的结外部位发展，如泪腺和唾液腺、肺、胃肠道和皮肤。MALT 淋巴瘤最早的组织病理学特征是环绕上皮细胞的单核细胞样 B 细胞的发现。这些病变的免疫化学染色可以显示其克隆性，发现为 Igκ 或 Igλ 轻链的单体性浸润[124]。随着疾病进展，这些病变表现为肿瘤细胞增殖增加、反应性滤泡替代和导管扩张。在原发性干燥综合征，MALT 淋巴瘤最常在唾液腺发生，但也可能在其他结外部位发生，特别是肺和胃肠道。

相关疾病

原发性干燥综合征发展为其他自身免疫性疾病的风险更高，包括甲状腺疾病、自身免疫性肝炎、原发性胆汁性肝硬化和乳糜泻。此外，鉴于原发性干燥综合征患者中抗 Ro/SS-A 抗体的高发率，原发性干燥综合征的女性患者有生出患有新生儿狼疮后代的风险。

诊断和诊断性试验

角结膜干燥症和口腔干燥症

干燥综合征的疑似诊断始于患者眼干和口干的主诉。然而许多患者并不主动提供这些信息，因为他们

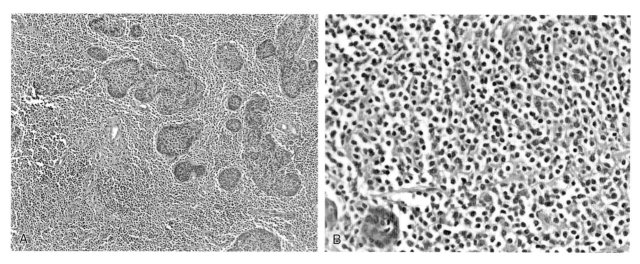

图 78-5　一位下颌下腺无痛性肿大女性的黏膜相关淋巴组织（MALT）淋巴瘤。A．10 倍镜下苏木精 - 伊红染色显示导管上皮周围密集的恶性 B 细胞浸润。B．高倍镜下的恶性 B 细胞浸润（×40）

不认为这些信息足够重要到引起医生的注意。因此，如果在开始的病史采集中，患者未提到这些问题时，主动询问这些症状是很关键的。对于有口干和眼干症状的患者，下一步是通过客观检查确认诊断。测量泪液流量的一个简单方法是 Schirmer- I 试验，这个试验是把一条灭菌滤纸放在下眼睑中到外 1/3 的部位，测量 5 分钟内泪液浸湿滤纸的距离。通常，距离 ≤ 5 mm 是泪液产生异常的界值。尽管 Schirmer- I 试验有大概 20% 的假阴性率，在有眼部异物感时，泪液流率正常提示睑板腺炎等其他的诊断。有中重度干眼症状的患者经常被推荐至眼科医生做裂隙灯检查。在裂隙灯下，眼科医生可以仔细检查眼表层，评估所有的损伤。在眼表面滴丽丝胺绿和荧光素可以显示结膜和角膜表面的完整性。丽丝胺绿可使缺乏黏蛋白的上皮表面着色（图 78-6），而荧光素可使角膜的细胞损坏部位着色。荧光素染色还可以用于测量泪膜破裂时间。泪液破裂时间过快（少于 10 秒）可能是由于泪膜的水层或脂质层的缺陷。因此，不能区分泪腺破坏和睑板腺炎。丽丝胺绿和荧光素染料是 SICCA 眼部染色评分的重要组成部分，是 2016 年 ACR/EULAR 原发性干燥综合征分类指南中的一个组成部分[21]。孟加拉红可以使死亡和变性的细胞着色，但因其角膜毒性已不再用于眼表层评估。

有几种方法可以用于客观评估口干或者口干燥症（Xerostomia）。并非所有口干燥症患者在口腔检查时显示明显的黏膜干燥征象（比如，舌下唾液池缺乏，厚而黏稠的唾液）。唾液测量法是一种测量单个腺体

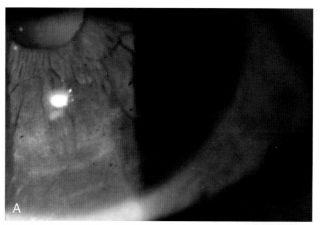

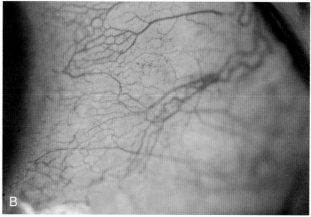

图 78-6　裂隙灯显示 Lissamine 染色的干眼症。A．角膜点状染色。B．结膜上皮点状染色（A and B，Courtesy W. Craig Fowler，MD，Department of Ophthalmology，University of North Carolina at Chapel Hill.）

（腮腺、下颌下腺或舌下腺）或整个口腔的唾液流的方法。根据最新的分类标准，未刺激的全唾液流率 ≤ 1.5 ml/15 min，即符合口干症的定义。在进行这项操作时，患者保持头部前倾，吞咽一次清除口中剩余的唾液。此时，15 min 的收集过程开始，然后受试者按需吐出唾液，用预先称重的 50 cm³ 的冷冻管收集唾液。标本用分析天平称重，然后得出唾液的体积（1 g=1 ml）。

涎腺造影是评估口干燥症的另外一种技术，可以显示大唾液腺导管阻塞的影像类型。该技术最大的作用是区分炎症和肿瘤。该技术需要注射放射线造影剂到唾液腺导管，然后用序列放射线照相采集造影剂流动的形态。推荐使用水溶性的造影剂而不是油性造影剂，因为后者可能损伤附近唾液腺组织。唾液腺造影在临床实践中不被常规应用，因为它是有创操作，可能有导管破裂、疼痛和感染等并发症。闪烁扫描术是一种测量唾液腺功能的放射性核素技术。当有放射性锝标记的高锝酸钠被注射入血液后，它被唾液腺吸收

然后分泌至口腔，因此可测量唾液流率。唾液腺闪烁扫描术诊断原发性干燥综合征的敏感性是 75%、特异性是 78%[126]。唾液腺闪烁扫描术并不是广泛可用的常规检查。

超声和其他影像学检查

在过去的 10 年中，超声作为原发性干燥综合征的诊断和预后工具的使用稳步增加。超声可以检测到原发性干燥综合征患者唾液腺组织的异常实质体积、回声、不均匀性和血管性（图 78-7）。已发表的报告在这些超声参数用于诊断原发性干燥综合征的方法上有很大的不同；然而，大多数研究表明，超声的敏感性和特异性与涎腺造影和闪烁扫描显像相当[127]。大唾液腺的 MRI 也被探索作为原发性干燥综合征的诊断工具。在这些扫描中，腮腺的不均匀程度与唾液腺组织病理学的病灶评分相关[128]。其他研究表明，除腮腺外，对下颌下和舌下唾液腺进行 MRI 检查也有

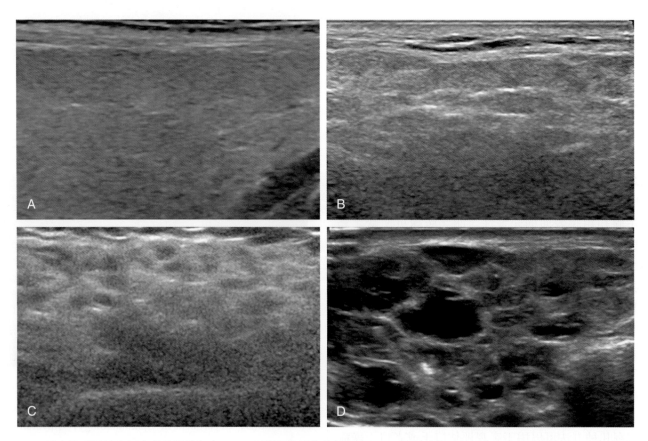

图 78-7　原发性干燥综合征患者的腮腺超声。A．正常腮腺具有均匀回声。B．轻度异常，包括高回声线性反射。C．多个明显的卵圆形低回声病变，至少占腺体表面积的 50%。D．晚期异常，包括多个卵圆形低回声病变，可能代表囊肿的较大无回声病变，以及代表钙化的点状高回声病变（Image Courtesy Alan N. Baer, MD, Division of Rheumatology, Department of Medicine, Johns Hopkins University.）

潜在的作用[129]。专门的磁共振涎腺造影也可用于无创地观察导管病变，从而避免了前面所述的传统涎腺造影的并发症[128]。

唾液腺活检

唇腺活检被认为是诊断原发性干燥综合征的金标准。然而，在临床实践中，它一般只会用于通过彻底的临床和实验室评估诊断仍不明确的患者。活检通常由口腔外科医生或者耳鼻喉科医生，或者受过正规培训的医生完成。这个小手术需要从唇内侧切取一块至少包含 4 个腺泡的组织。活检阳性是指组织病理分析显示每 4 mm^2 组织灶性指数 ≥ 1 的局灶淋巴性涎腺炎，1 个灶是指 50 个或更多淋巴细胞聚集。用灶性指数 ≥ 1 作为界值，有报道显示，唇腺活检诊断原发性干燥综合征的敏感性和特异性分别为 83.5%、81.8%[130,131]。唇腺活检的解释受判读者间变异的影响很大，而此变异与判读者的经验有关[132]。因此推荐活检片由有经验的病理学家判读，或者由在意细微解释差别的其他专家判读。

1994 年，Daniels 和 Whitcher 制定了解释活检的基本规则。他们建议，淋巴细胞病灶应该只包含一小部分浆细胞，并且位于小叶中看起来正常的腺泡附近，没有导管扩张或纤维化[133]。遵循这些规则很重要，因为许多活检标本，特别是来自老年人的标本，显示出与非特异性慢性涎腺炎一致的炎症模式，即淋巴细胞和浆细胞混合浸润，并伴有导管扩张、腺泡萎缩和纤维化。慢性非特异性涎腺炎不应与干燥综合征相混淆。EULAR 干燥综合征研究小组最近讨论并修改了这些规则，以便在临床试验中评估患者[134]。在这次讨论中提出的观点包括计算邻近萎缩、导管扩张和纤维化区域的病灶。只要确认活检组织中存在局灶性淋巴细胞性涎腺炎，新指南建议将所有病灶纳入标本中，即使邻近异常腺泡或导管也如此。

实验室评估

多数原发性干燥综合征患者血清 ANA 阳性。西班牙的一个大规模研究显示，85% 的原发性干燥综合征患者血清 ANA 阳性[81]。大约 1/2 患者抗 Ro/SS-A 抗体阳性、1/3 患者抗 La/SS-B 抗体阳性，50% 的患者类风湿因子阳性。有一小部分患者（< 5%），抗

Ro/SS-A 和（或）La/SS-B 抗体阴性，但抗着丝点抗体阳性。一项研究显示，抗着丝点抗体阳性的原发性干燥综合征患者，出现眼干、高内种球蛋白血症和抗Ro/SS-A 和 La/SS-B 抗体的频率较低，而出现雷诺现象的比例较高[135]。

5% ~ 10% 的原发性干燥综合征患者血清 C3 和C4 水平降低。比如，上述提到的西班牙队列中，9%的患者 C3 或 C4 降低。有差不多相同比例的原发性干燥综合征患者有 Ⅱ 型或者 Ⅲ 型冷球蛋白血症、或者单克隆球蛋白病[81]。在 Ⅱ 型冷球蛋白血症中，西方或欧洲国家的患者常出现有类风湿因子活性的 IgMκ单克隆球蛋白，日裔患者常出现高比例的 IgA 和 IgG单克隆球蛋白[136]。5% ~ 15% 的原发性干燥综合征患者有血液系统异常包括粒细胞减少症，淋巴细胞减少症和血小板较少症[125]。

诊断方法

如果一个患者有口干和眼干的症状，有角结膜干燥症和（或）干燥症的客观证据，结合抗 Ro/SS-A抗体阳性，且无其他结缔组织病的征象，那么他被诊断为原发性干燥综合征的可能性就很大。当不存在抗Ro/SS-A 抗体时，存在抗 La/SS-B 抗体的患者在临床上与这两种抗体均阴性的患者是没有区别的。因此，抗 La/SS-B 抗体不再被认为对原发性干燥综合征的诊断有用[20]。

如果其他临床和实验室检查特征符合该诊断，不一定需要唾液腺受累的客观证据。在一些病例中，在血清抗 Ro/SS-A 抗体阴性的情况下，有 ANA 中或高滴度阳性，也可以做出原发性干燥综合征的临床诊断。因为 25% ~ 50% 的原发性干燥综合征患者抗Ro/SS-A 抗体阴性，ANA 阳性经常是自身免疫的唯一证据。在这种情况下，低滴度 ANA 具有相对小的诊断价值，除非伴有抗 Ro/SS-A 抗体。

当有角结膜干燥症和口干燥症的症状和体征，但缺乏强有力的血清自身免疫学证据时，需进行唇腺活检。在这种情况下，唇腺活检用于进一步确诊原发性干燥综合征，或者探索其他的诊断比如结节病或者淀粉样变。

儿童和青少年诊断原发性干燥综合征需要非常慎重。因为他们很少像成年患者那样表现为口干及眼干症。与成年人相比，儿童和青少年更常表现为反复的

腮腺炎，而这一条并未包括在最新的诊断标准中。然而如果将反复腮腺炎加入 AECG 分类标准中，诊断儿童和青少年原发性干燥综合征的敏感性会从 39% 提高到 76%[29]。

鉴别诊断

原发性干燥综合征的鉴别诊断范围比较广泛，因为许多不同的情况也可导致口眼干、唾液腺肿大和相似的外分泌腺表现（表 78-4）。需意识到的是，多数眼科医生诊断的角结膜干燥症患者并不能诊断为原发性干燥综合征。这种情况下角结膜炎的原因尚不清，可能与衰老、激素水平变化和其他退行性过程相关。睑板腺功能障碍导致的蒸发性泪液丢失是另一导致干眼症的原因。此外，许多抗胆碱能药物是导致干燥主诉的因素之一。口干症状的总人群患病率接近 25%，

因此在一个并无干燥综合征这类系统性疾病的患者中，同时存在口干和眼干症状并不奇怪。

慢性腮腺炎有几个可能的病因，其中包括结节病。结节病与干燥综合征有许多共同的临床表现例如眼干症、口干、关节痛、淋巴结病变和肺部疾病。涎腺病是一种非炎症性的疾病，其与糖尿病、严重高甘油三酯血症、慢性肝病和酒精成瘾有关，这也是可能导致双侧腮腺肿大的原因之一。

一个新的临床类别，叫做 IgG4 相关疾病，是原发性干燥综合征鉴别诊断要重点考虑的疾病。IgG4 相关疾病的表现是血清 IgG4 水平升高，组织活检显示显著的淋巴浆细胞浸润，大量 $IgG4^+$ 浆细胞以及条纹状的纤维化。与原发性干燥综合征相比较，IgG4 相关疾病没有女性患病优势，口眼干、关节痛、血清 ANA 阳性的出现率低，但出现较高比例的自身免疫性胰腺炎[137]。

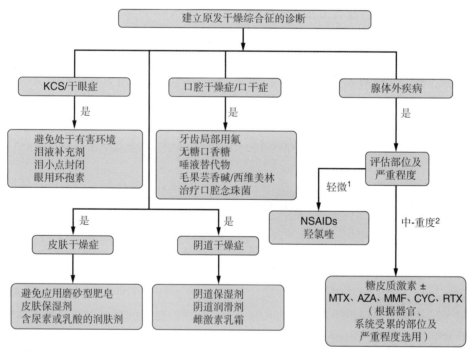

1 躯体疲劳、关节痛/关节炎、肌痛、不伴溃疡的可触性紫癜

2 NSIP或LIP、间质性肾炎、PNS受累伴肌无力、系统性坏死性血管炎、CNS受累伴局灶症状或严重的认知功能障碍

图 78-8 干燥综合征的治疗流程。干燥综合征的治疗通常需要多学科协作，包括风湿免疫科医生、眼科医生、牙医／口腔外科医生、耳鼻喉科医生和其他专科医生，具体取决于腺体外疾病的程度。在所有情况下，应尽量减少使用会加剧干燥症状的药物，如抗组胺药、抗抑郁药、肌肉松弛药和其他具有抗胆碱能特性的药物。腺体外疾病根据器官系统累及的部位和严重程度进行个体化治疗。本流程指出的用于治疗腺体外疾病的方法尚无随机对照试验的证据支持，仅是基于回顾性病例系列和临床经验的专家意见。AZA，硫唑嘌呤；CYC，环磷酰胺；KCS，角结膜干燥症；LIP，淋巴细胞性间质性肺炎；MMF，霉酚酸酯；MTX，甲氨蝶呤；NSAIDs，非甾体抗炎药；NSIP，非特异性间质肺炎；PNS，周围神经系统；RTX，利妥昔单抗

治疗

治疗原发性干燥综合征的治疗目的是缓解口干燥症、眼干燥症及系统受累的症状（图 78-8）。干燥综合征基金会和英国风湿病学会提出了原发性干燥综合征的管理指南[138,139]。这些指南可以作为有用的参考；然而，由于缺乏高质量的随机对照试验，这些指南主要基于专家意见。

停用可能导致干燥症状的相关药物可在总体上减少干燥相关的主诉。针对眼干燥症，建议患者避免处于有中央冷暖空调及有风的环境。有多种不同黏滞度、不同配方的非处方泪液补充剂可供选用。低黏滞度的泪液较高黏滞度的应用更多，而后者因能提供长时间的润滑效果而多在睡眠期间应用。含或不含防腐剂成分的人工泪液亦可供选用，但含有防腐剂成分的泪液因对眼表面有毒性作用，因此如每天点眼次数大于 4 次可能会加重干眼症状。因此需频繁滴眼的患者更推荐应用不含防腐剂成分的人工泪液。

0.05% 的环孢素眼用制剂（丽眼达，Restasis）已经被美国食品与药品管理局（FDA）批准上市，适应证是治疗角结膜干燥症。临床试验结果显示，0.05% 的眼用环孢素可改善干眼症的症状和体征，其中包括 Schirmer-I 试验检测的泪液流量有显著统计学意义提高[140]。但由于有烧灼感，许多患者难以耐受眼用环孢素。利非斯特是一种新型的眼科制剂，通过抑制淋巴细胞功能相关抗原 -1 来减少眼部炎症，也已被 FDA 批准用于治疗干眼症。与安慰剂相比，它可以改善干眼症的症状；但是，它还没有直接与眼用环孢素进行比较[141]。与眼用环孢素类似，利非斯特涂抹在眼睛上时也可以引起眼部刺激。

暂时或永久地阻塞鼻泪管引流通道可能达到保存泪液的目的，这也是眼科医师采用的一种相对简单的处理方式，它适用于应用人工泪液后仍无法改善的持续性干眼症患者。90% 的泪液通过下泪小点处的通道排泄，因此栓子最初会放置在 2 个下泪小点处，后面的栓子也会放置在 2 个上泪小点处。泪液过多是泪点封闭术最常见的并发症，因此前期应用可降解的胶原材质的栓子行试验性的暂时栓塞是合理的。通过应用硅树脂成分的栓子栓塞或灼烧 / 激光手术破坏泪小点可达到长期的阻塞效果，但在有些病例中患者无法耐受。

睑板腺炎常合并干眼症状。睑板腺炎的患者或可从局部热敷、睑板清洁（如应用强生婴儿沐浴露与水

的 1∶1 混合制剂）治疗中获益。由于具有刺激性，一些眼科学家建议避免睑板清洁。更难治的睑板腺炎可用长期口服多西环素的治疗。有时，泪膜中可能含有大量的黏液碎片，用 10% 的乙酰半胱氨酸滴眼液（一种黏液溶解剂）可分解这些碎片。

口干燥症的治疗可通过直接使用唾液替代品或刺激残余的唾液腺分泌。有各种含羟甲纤维素或甲基纤维素的非处方人工唾液可供应用。然而，其作用持续时间较短，因此对大多数的患者来说效果有限。患者可通过咀嚼无糖的糖果或口香糖来刺激唾液的分泌。毛果芸香碱和西维美林是两种能够刺激唾液及泪液流率的口服的促分泌剂。毛果芸香碱通过作用于腺体的 M3 受体起效，口服 5 mg tid 或 qid 在临床对照试验中可改善口干燥症及眼干燥症的客观及主观指标[142,143]。西维美林同样激动 M3 受体，临床试验亦显示与毛果芸香碱相似的疗效[144]。基于作用机制，这两种口服的促分泌剂有着相似的不良反应包括多汗、面部潮红。其他可能出现的不良反应包括视物模糊、多尿、恶心、腹痛、腹泻。鉴于两者的药理学特性，在虹膜炎、闭角型青光眼、中到重度的哮喘患者中禁用。

口干燥症易导致龋齿及断齿，为预防此类问题，推荐日常使用牙线清洁、常规使用含氟的口腔制剂，及密切的口腔科随诊。口干燥症的另一并发症是口腔念珠菌病，可以应用制霉菌素、克霉唑、氟康唑，疗程为 10 ~ 14 天。克霉唑乳霜可以用于治疗局灶的口角炎，口角炎常伴随口腔念珠菌病出现。原发性干燥综合征患者亦会出现唇、皮肤、鼻腔干燥。这些问题可通过局部频繁保湿来解决，如唇膏、润肤霜、盐水喷鼻剂。维生素 E 的脂质软胶丸因其良好的滋润效果可在皮肤或唇局部应用。因阴道干燥引起的性交困难是女性原发性干燥综合征患者的常见主诉。这种情况可能对保湿剂、润滑剂和外用雌激素软膏的治疗有反应。

当前，原发性干燥综合征的治疗仍缺乏确实有效的改善病情抗风湿药物。临床经验提示羟氯喹可能对乏力、肌痛、关节痛 / 关节炎有效。然而，法国的一项双盲、平行组、安慰剂对照试验表明，羟氯喹在减少干燥、疼痛或疲劳方面并不优于安慰剂[145]。另一项对关节痛患者的事后分析研究也表明羟氯喹不能显著缓解关节疼痛，但患者例数的不足使得我们很难作出一个确定性的结论。需注意的是为避免其视网膜毒性，羟氯喹的剂量应避免超过 5 mg/(kg·d)。

长期用药时建议每年行眼科检查。

糖皮质激素及其他的免疫抑制剂常应用于治疗危及器官的腺体外疾病。非特异性间质性肺炎及淋巴细胞性间质性肺炎常应用大剂量糖皮质激素及其他免疫抑制剂如硫唑嘌呤、霉酚酸酯、环磷酰胺或利妥昔单抗。但由于事实上没有确凿的临床对照试验的数据支持，因此上述药物在临床上多在必要时经验性使用，同时需要密切监测、严密随诊。细支气管炎对大剂量的糖皮质激素单药反应良好，但需要密切随诊是否复发并再次治疗。对于无临床症状而仅有肺功能检查显示的孤立的轻度一氧化碳弥散率（DLCO）减低或小气道疾病的患者可随诊观察，暂不治疗。

保守治疗可能是感觉性周围神经病的唯一治疗，加巴喷丁、普瑞巴林和镇痛剂可能有助于控制渐进加重的疼痛症状。大剂量的糖皮质激素可能在短期内缓解周围神经病的症状，但其是否具有长期的疗效、长期治疗是否利大于弊目前尚不明确。临床上运动神经病引起的肌无力往往需要包含糖皮质激素及其他免疫抑制剂在内的更加强有力的治疗。某些严重肌无力患者或可从静脉注射免疫球蛋白治疗中获益。

中到大剂量激素能让下肢紫癜的患者的症状得到缓解。但在激素逐渐减量及停用过程中常出现紫癜的复发。因此除非严重的不可控制的紫癜症状或进展成为皮肤溃疡，其他紫癜患者最好避免糖皮质激素的应用。护理袜在多数患者中可以缓解症状，亦可与镇痛剂、抗组胺药或非甾体抗炎药联用来治疗疼痛。这些患者通常会留下皮肤炎症后改变，但鉴于糖皮质激素的长期副作用，这可能是可接受的结果。

近来已有关于生物制剂治疗原发性干燥综合征的临床有效性及安全性的研究。但临床对照试验结果证实肿瘤坏死因子（TNF）抑制剂英夫利昔单抗和依那西普对 原发性干燥综合征无效[147,148]。利妥昔单抗在几个小型试验中显示出了希望，包括缓解疲劳、干燥症以及系统性疾病活动度，尽管不同试验得出的结论常常是矛盾的[149-151]。然而，最近有两项大型随机试验未能显示利妥昔单抗与安慰剂相比有明显的益处[152,153]。目前，利妥昔单抗只用于治疗原发性干燥综合征的系统性表现，这种方法只得到病例系列的证据支持，表明其耐受性和有效性可以接受[154]。其他用于治疗原发性干燥综合征的生物制剂，包括贝利尤单抗和阿巴西普，只在小规模、开放标签的患者样本中评估过，其他靶向治疗正在筹备中[155,156]。

EULAR 干燥综合征疾病活动指数（ESSDAI）和 EULAR 干燥综合征患者报告指数（ESSPRI）是为了评估原发性干燥综合征的疾病活动情况和患者报告结果的有效措施[157]。这些指数在临床试验中的应用越来越多。

预后

与普通人群相比，原发性干燥综合征的总体死亡率并没有增加，尽管一些病情严重的患者预后不良。特别是有腺外受累、血管炎、低补体血症和冷球蛋白血症的患者，死亡的风险会增加[158]。

尽管有许多有效的对症治疗，但仍然有许多原发性干燥综合征患者有较高的死亡率。一种能有效改善患者预后的改善病情治疗是目前尚未满足的重要需求。鉴于我们对疾病发病机制、分类和诊断的理解最近取得了进展，这一目标现在似乎比以往任何时候都更接近。然而，许多重要的问题仍未得到解答。在疾病的早期阶段，在出现明显的腺体损伤之前，是什么导致了腺体功能低下？一旦发生损害，其能被逆转吗？在众多的细胞因子、免疫细胞和其他疾病介质中，哪些是疾病进展的最主要因素？在试验中应使用什么结果指标来证明疗效？对这些问题的回答有望推动该领域的发展，并在未来能够发现更有效的疗法。

结论

在风湿免疫病领域，原发性干燥综合征在自身免疫疾病中患病率排名第二，仅次于类风湿关节炎。仍有许多原发性干燥综合征的轻症患者就诊于初级保健医生、眼科医生、耳鼻喉科医生、牙科医生，而未能得到风湿免疫科医生的关注。同时因为对干燥综合征束手无策的错误理解，另外一些患者根本就没有得到诊断。然而，原发性干燥综合征是一种系统性自身免疫病，可导致严重的器官系统受累，甚至引起淋巴瘤。风湿免疫科医师接受过培训，能准确诊断原发性干燥综合征，并领导多学科专家小组，有效处理该疾病的多系统并发症。虽然已有许多措施可用于原发性干燥综合征患者的治疗，但药物开发途径中的新型治疗有望很快改善这类患者的生活质量。

Full references for this chapter can be found on ExpertConsult.com.

部分参考文献

1. Mikulicz J: Uber eine eigenartige symmetrishe erkankung der tranen und mundspeicheldrusen, *Beitr Z Chir Fesrchr F Theodor Billroth* 610–630, 1892.
2. Sjögren H. Zur kenntnis der keratoconjunctivitis sicca. *Acta Ophthalmol* Suppl;2:1-151.
3. Morgan WS, Castleman B: A clinicopathologic study of Mikuliczs disease, *Am J Pathol* 29:579–580, 1953.
5. Bunim JJ: Heberden Oration—a broader spectrum of sjogrens syndrome and its pathogenetic implications, *Ann Rheum Dis* 20:1–&, 1961.
6. Talal N, Bunim JJ: The development of malignant lymphoma in the course of Sjoegren's syndrome, *Am J Med* 36:529–540, 1964.
7. Beck JS, Anderson JR, Bloch KJ, et al.: Antinuclear and precipitating auto-antibodies in Sjogrens syndrome, *Ann Rheum Dis* 24:16, 1965.
8. Bloch KJ, Buchanan WW, Wohl MJ, et al.: Sjogrens syndrome—a clinical pathological and serological study of 62 cases, *Medicine* 44:187, 1965.
9. Chisholm DM, Mason DK: Labial salivary gland biopsy in Sjogren's disease, *J Clin Pathol* 21:656–660, 1968.
10. Tarpley TM, Anderson LG, White CL: Minor salivary-gland involvement in Sjogrens syndrome, *Oral Surg Oral Med O* 37:64–74, 1974.
11. Greenspan JS, Daniels TE, Talal N, et al.: The histopathology of Sjögren's syndrome in labial salivary gland biopsies, *Oral Surg Oral Med Oral Pathol* 37:217–229, 1974.
14. Vitali C, Bombardieri S, Jonsson R, et al.: Classification criteria for Sjögren's syndrome: a revised version of the European criteria proposed by the American-European Consensus Group, *Ann Rheum Dis* 61:554–558, 2002.
15. Shiboski SC, Shiboski CH, Criswell LA, et al.: American College of Rheumatology classification criteria for Sjögren's syndrome: a data-driven, expert consensus approach in the Sjögren's International Collaborative Clinical Alliance Cohort, *Arthrit Care Res* 64:475–487, 2012.
16. Rasmussen A, Ice JA, Li H, et al.: Comparison of the American-European Consensus Group Sjögren's syndrome classification criteria to newly proposed American College of Rheumatology criteria in a large, carefully characterised sicca cohort, *Ann Rheum Dis* 73:31–38, 2014.
17. Cornec D, Saraux A, Cochener B, et al.: Level of agreement between 2002 American-European Consensus Group and 2012 American College of Rheumatology classification criteria for Sjogren's syndrome and reasons for discrepancies, *Arthritis Res Ther* 16:R74, 2014.
19. Shiboski CH, Shiboski SC, Seror R, et al.: 2016 American College of Rheumatology/European League against rheumatism classification criteria for primary Sjögren's syndrome A consensus and data-driven methodology involving three international patient cohorts, *Arthritis Rheumatol* 69:35–45, 2017.
20. Baer AN, McAdams DeMarco M, Shiboski SC, et al.: The SSB-positive/SSA-negative antibody profile is not associated with key phenotypic features of Sjögren's syndrome, *Ann Rheum Dis* 74:1557–1561, 2015.
21. Whitcher JP, Shiboski CH, Shiboski SC, et al.: A simplified quantitative method for assessing keratoconjunctivitis sicca from the Sjögren's Syndrome International Registry, *Am J Ophthalmol* 149:405–415, 2010.
22. Billings M, Amin Hadavand M, Alevizos I: Comparative analysis of the 2016 ACR-EULAR and the 2002 AECG classification criteria for Sjögren's syndrome: findings from the NIH cohort, *Oral Diseases* 24:184–190, 2018.
23. Le Goff M, Cornec D, Jousse-Joulin S, et al.: Comparison of 2002 AECG and 2016 ACR/EULAR classification criteria and added value of salivary gland ultrasonography in a patient cohort with suspected primary Sjögren's syndrome, *Arthrit Res Ther* 19:269, 2017.
26. Qin B, Wang J, Yang Z, et al.: Epidemiology of primary Sjögren's syndrome: a systematic review and meta-analysis, *Ann Rheum Dis* 74:1983–1989, 2015.
28. Brito-Zeron P, Acar-Denizli N, Zeher M, et al.: Influence of geo-location and ethnicity on the phenotypic expression of primary Sjögren's syndrome at diagnosis in 8310 patients: a cross-sectional study from the Big Data Sjogren Project Consortium, *Ann Rheum Dis* 76:1042–1050, 2017.
30. Yokogawa N, Lieberman SM, Sherry DD, et al.: Features of childhood Sjögren's syndrome in comparison to adult Sjögren's syndrome: considerations in establishing child-specific diagnostic criteria, *Clin Exp Rheumatol* 34:343–351, 2016.
31. Brennan MT, Sankar V, Leakan RA, et al.: Sex steroid hormones in primary Sjögren's syndrome, *J Rheumatol* 30:1267–1271, 2003.
32. Pillemer SR, Brennan MT, Sankar V, et al.: Pilot clinical trial of dehydroepiandrosterone (DHEA) versus placebo for Sjögren's syndrome, *Arthritis Rheum* 51:601–604, 2004.
33. Kivity S, Arango MT, Ehrenfeld M, et al.: Infection and autoimmunity in Sjögren's syndrome: a clinical study and comprehensive review, *J Autoimmun* 51:17–22, 2014.
34. Bolstad AI, Jonsson R: Genetic aspects of Sjögren's syndrome, *Arthritis Res* 4:353–359, 2002.
35. Anaya JM, Tobon GJ, Vega P, et al.: Autoimmune disease aggregation in families with primary Sjögren's syndrome, *J Rheumatol* 33:2227–2234, 2006.
37. Harley JB, Reichlin M, Arnett FC, et al.: Gene interaction at Hla-Dq Enhances autoantibody production in primary Sjogrens-syndrome, *Science* 232:1145–1147, 1986.
39. Taylor KE, Wong Q, Levine DM, et al.: Genome-wide association analysis reveals genetic Heterogeneity of Sjögren's syndrome according to ancestry, *Arthritis Rheumatol* 69:1294–1305, 2017.
40. Mavragani CP, Crow MK: Activation of the type I interferon pathway in primary Sjögren's syndrome, *J Autoimmun* 35:225–231, 2010.
41. Miceli-Richard C, Comets E, Loiseau P, et al.: Association of an IRF5 gene functional polymorphism with Sjögren's syndrome, *Arthritis Rheum* 56:3989–3994, 2007.
42. Miceli-Richard C, Gestermann N, Ittah M, et al.: The CGGGG insertion/deletion polymorphism of the IRF5 promoter is a strong risk factor for primary Sjögren's syndrome, *Arthritis Rheum* 60:1991–1997, 2009.
44. Korman BD, Alba MI, Le JM, et al.: Variant form of STAT4 is associated with primary Sjögren's syndrome, *Genes Immun* 9:267–270, 2008.
45. Nordmark G, Kristjansdottir G, Theander E, et al.: Additive effects of the major risk alleles of IRF5 and STAT4 in primary Sjögren's syndrome, *Genes Immun* 10:68–76, 2009.
47. Jin L, Yu D, Li X, et al.: CD4+CXCR5+ follicular helper T cells in salivary gland promote B cells maturation in patients with primary Sjögren's syndrome, *Int J Clin Exp Pathol* 7:1988–1996, 2014.
48. Alevizos I, Alexander S, Turner RJ, et al.: MicroRNA expression profiles as biomarkers of minor salivary gland inflammation and dysfunction in Sjögren's syndrome, *Arthritis Rheum-Us* 63:535–544, 2011.
49. Imgenberg-Kreuz J, Sandling JK, Almlof JC, et al.: Genome-wide DNA methylation analysis in multiple tissues in primary Sjögren's syndrome reveals regulatory effects at interferon-induced genes, *Ann Rheum Dis* 75:2029–2036, 2016.
50. Jonsson MV, Delaleu N, Jonsson R: Animal models of Sjögren's syndrome, *Clin Rev Allergy Immunol* 32:215–224, 2007.
51. Chiorini JA, Cihakova D, Ouellette CE, et al.: Sjogren syndrome: advances in the pathogenesis from animal models, *J Autoimmun* 33:190–196, 2009.
52. Christodoulou MI, Kapsogeorgou EK, Moutsopoulos HM: Characteristics of the minor salivary gland infiltrates in Sjögren's syndrome, *J Autoimmun* 34:400–407, 2010.
53. Jonsson MV, Skarstein K: Follicular dendritic cells confirm lymphoid organization in the minor salivary glands of primary Sjögren's syndrome, *J Oral Pathol Med* 37:515–521, 2008.

56. Gottenberg JE, Cagnard N, Lucchesi C, et al.: Activation of IFN pathways and plasmacytoid dendritic cell recruitment in target organs of primary Sjogren's syndrome, *Proc Natl Acad Sci U S A* 103:2770–2775, 2006.

57. Emamian ES, Leon JM, Lessard CJ, et al.: Peripheral blood gene expression profiling in Sjogren's syndrome, *Genes Immun* 10:285–296, 2009.

59. Mavragani CP, Moutsopoulos HM: The geoepidemiology of Sjogren's syndrome, *Autoimmun Rev* 9:A305–A310, 2010.

60. Katsifis GE, Rekka S, Moutsopoulos NM, et al.: Systemic and local interleukin-17 and linked cytokines associated with Sjogren's syndrome immunopathogenesis, *Am J Pathol* 175:1167–1177, 2009.

61. Alunno A, Carubbi F, Bistoni O, et al.: T regulatory and T helper 17 cells in primary Sjogren's syndrome: facts and perspectives, *Mediat Inflamm* 2015:243723, 2015.

62. Hansen A, Lipsky PE, Dorner T: B cells in Sjogren's syndrome: indications for disturbed selection and differentiation in ectopic lymphoid tissue, *Arthritis Res Ther* 9:218, 2007.

64. Hansen A, Gosemann M, Pruss A, et al.: Abnormalities in peripheral B cell memory of patients with primary Sjogren's syndrome, *Arthritis Rheum* 50:1897–1908, 2004.

65. d'Arbonneau F, Pers JO, Devauchelle V, et al.: BAFF-induced changes in B cell antigen receptor-containing lipid rafts in Sjogren's syndrome, *Arthritis Rheum* 54:115–126, 2006.

66. Groom J, Kalled SL, Cutler AH, et al.: Association of BAFF/BLyS overexpression and altered B cell differentiation with Sjogren's syndrome, *J Clin Invest* 109:59–68, 2002.

67. Hjelmervik TO, Petersen K, Jonassen I, et al.: Gene expression profiling of minor salivary glands clearly distinguishes primary Sjogren's syndrome patients from healthy control subjects, *Arthritis Rheum* 52:1534–1544, 2005.

68. Shen L, Suresh L, Li H, et al.: IL-14 alpha, the nexus for primary Sjogren's disease in mice and humans, *Clin Immunol* 130:304–312, 2009.

69. Shen L, Suresh L, Wu J, et al.: A role for lymphotoxin in primary Sjogren's disease, *J Immunol* 185:6355–6363, 2010.

70. Gatumu MK, Skarstein K, Papandile A, et al.: Blockade of lymphotoxin-beta receptor signaling reduces aspects of Sjogren's syndrome in salivary glands of non-obese diabetic mice, *Arthritis Res Ther* 11:R24, 2009.

71. St Clair EW, Baer AN, Wei C, et al.: Clinical efficacy and safety of baminercept, a lymphotoxin beta receptor fusion protein, in primary Sjogren's syndrome: results from a phase II randomized, double-blind, placebo-controlled trial, *Arthritis Rheumatol* 70:1470–1480, 2018.

73. Halse AK, Marthinussen MC, Wahren-Herlenius M, et al.: Isotype distribution of anti-Ro/SS-A and anti-La/SS-B antibodies in plasma and saliva of patients with Sjogren's syndrome, *Scand J Rheumatol* 29:13–19, 2000.

74. Li J, Ha YM, Ku NY, et al.: Inhibitory effects of autoantibodies on the muscarinic receptors in Sjogren's syndrome, *Lab Invest* 84:1430–1438, 2004.

75. Robinson CP, Brayer J, Yamachika S, et al.: Transfer of human serum IgG to nonobese diabetic Igmu null mice reveals a role for autoantibodies in the loss of secretory function of exocrine tissues in Sjogren's syndrome, *Proc Natl Acad Sci U S A* 95:7538–7543, 1998.

76. Birnbaum J, Hoke A, Lalji A, et al.: Anti-calponin-3 autoantibodies: a new specificity in patients with Sjogren's syndrome, *Arthritis Rheumatol* 70(10):1610–1616, 2018.

77. Karakus S, Baer AN, Agrawal D, et al.: Utility of novel autoantibodies in the diagnosis of Sjogren's syndrome among patients with dry eye, *Cornea* 37:405–411, 2018.

78. Tzartos JS, Stergiou C, Daoussis D, et al.: Antibodies to aquaporins are frequent in patients with primary Sjogren's syndrome, *Rheumatology* 56:2114–2122, 2017.

80. Manoussakis MN, Kapsogeorgou EK: The role of intrinsic epithelial activation in the pathogenesis of Sjogren's syndrome, *J Autoimmun* 35:219–224, 2010.

81. Ramos-Casals M, Solans R, Rosas J, et al.: Primary Sjogren syndrome in Spain—clinical and immunologic expression in 1010 patients, *Medicine* 87:210–219, 2008.

82. Manganelli P, Quaini F, Andreoli AM, et al.: Quantitative analysis of apoptosis and bcl-2 in Sjogren's syndrome, *J Rheumatol* 24:1552–1557, 1997.

83. Ping L, Ogawa N, Sugai S: Novel role of CD40 in Fas-dependent apoptosis of cultured salivary epithelial cells from patients with Sjogren's syndrome, *Arthritis Rheum* 52:573–581, 2005.

85. Dawson LJ, Fox PC, Smith PM: Sjogrens syndrome—the non-apoptotic model of glandular hypofunction, *Rheumatology* 45:792–798, 2006.

86. Jonsson MV, Delaleu N, Brokstad KA, et al.: Impaired salivary gland function in NOD mice: association with changes in cytokine profile but not with histopathologic changes in the salivary gland, *Arthritis Rheum* 54:2300–2305, 2006.

87. Soto-Rojas AE, Villa AR, Sifuentes-Osornio J, et al.: Oral candidiasis and Sjogren's syndrome, *J Rheumatol* 25:911–915, 1998.

88. Retamozo S, Brito-Zeron P, Zeher M, et al.: Epidemiologic subsets drive a differentiated clinical and immunological presentation of primary sjogren syndrome: analysis of 9302 patients from the Big data international sjogren cohort, *Arthritis Rheumatol* 69, 2017.

89. Baldini C, Pepe P, Quartuccio L, et al.: Primary Sjogren's syndrome as a multi-organ disease: impact of the serological profile on the clinical presentation of the disease in a large cohort of Italian patients, *Rheumatology* 53:839–844, 2014.

90. Ng WF, Bowman SJ: Primary Sjogren's syndrome: too dry and too tired, *Rheumatology* 49:844–853, 2010.

91. Bowman SJ, Booth DA, Platts RG, et al.: Measurement of fatigue and discomfort in primary Sjogren's syndrome using a new questionnaire tool, *Rheumatology* 43:758–764, 2004.

92. Segal B, Bowman SJ, Fox PC, et al.: Primary Sjogren's Syndrome: health experiences and predictors of health quality among patients in the United States, *Health Qual Life Outcomes* 7:46, 2009.

94. Garcia-Carrasco M, Siso A, Ramos-Casals M, et al.: Raynaud's phenomenon in primary Sjogren's syndrome. Prevalence and clinical characteristics in a series of 320 patients, *J Rheumatol* 29:726–730, 2002.

95. Katayama I, Kotobuki Y, Kiyohara E, et al.: Annular erythema associated with Sjogren's syndrome: review of the literature on the management and clinical analysis of skin lesions, *Mod Rheumatol* 20:123–129, 2010.

97. Ramos-Casals M, Anaya JM, Garcia-Carrasco M, et al.: Cutaneous vasculitis in primary Sjogren syndrome: classification and clinical significance of 52 patients, *Medicine (Baltim)* 83:96–106, 2004.

98. Fauchais AL, Ouattara B, Gondran G, et al.: Articular manifestations in primary Sjogren's syndrome: clinical significance and prognosis of 188 patients, *Rheumatology* 49:1164–1172, 2010.

100. Gottenberg JE, Mignot S, Nicaise-Rolland P, et al.: Prevalence of anti-cyclic citrullinated peptide and anti-keratin antibodies in patients with primary Sjogren's syndrome, *Ann Rheum Dis* 64:114–117, 2005.

101. Atzeni F, Sarzi-Puttini P, Lama N, et al.: Anti-cyclic citrullinated peptide antibodies in primary Sjogren syndrome may be associated with non-erosive synovitis, *Arthritis Res Ther* 10:R51, 2008.

102. Kokosi M, Riemer EC, Highland KB: Pulmonary involvement in Sjogren syndrome, *Clin Chest Med* 31:489–500, 2010.

104. Ito I, Nagai S, Kitaichi M, et al.: Pulmonary manifestations of primary Sjogren's syndrome: a clinical, radiologic, and pathologic study, *Am J Respir Crit Care Med* 171:632–638, 2005.

106. Launay D, Hachulla E, Hatron PY, et al.: Pulmonary arterial hypertension: a rare complication of primary Sjogren syndrome: report of 9 new cases and review of the literature, *Medicine (Baltim)* 86:299–315, 2007.

107. Goules AV, Tatouli IP, Moutsopoulos HM, et al.: Clinically significant renal involvement in primary Sjogren's syndrome: clinical presentation and outcome, *Arthritis Rheum* 65:2945–2953, 2013.

111. Mandl T, Ekberg O, Wollmer P, et al.: Dysphagia and dysmotility of the pharynx and oesophagus in patients with primary Sjogren's syndrome, *Scand J Rheumatol* 36:394–401, 2007.

112. Volter F, Fain O, Mathieu E, et al.: Esophageal function and Sjogren's syndrome, *Dig Dis Sci* 49:248–253, 2004.

114. Collin P, Karvonen AL, Korpela M, et al.: Gastritis classified in accordance with the Sydney system in patients with primary Sjogren's syndrome, *Scand J Gastroenterol* 32:108–111, 1997.

115. Matsumoto T, Morizane T, Aoki Y, et al.: Autoimmune hepatitis in primary Sjogren's syndrome: pathological study of the livers and labial salivary glands in 17 patients with primary Sjogren's syndrome, *Pathol Int* 55:70–76, 2005.

116. Krogh K, Asmussen K, Stengaard-Pedersen K, et al.: Bowel symptoms in patients with primary Sjogren's syndrome, *Scand J Rheumatol* 36:407–409, 2007.

117. Segal B, Carpenter A, Walk D: Involvement of nervous system pathways in primary Sjogren's syndrome, *Rheum Dis Clin North Am* 34:885–906, 2008, viii.

118. Michel L, Toulgoat F, Desal H, et al.: Atypical neurologic complications in patients with primary Sjogren's syndrome: report of 4 cases, *Semin Arthritis Rheum* 40:338–342, 2011.

119. Kahlenberg JM: Neuromyelitis optica spectrum disorder as an initial presentation of primary Sjogren's syndrome, *Semin Arthritis Rheum* 40:343–348, 2011.

120. Goransson LG, Herigstad A, Tjensvoll AB, et al.: Peripheral neuropathy in primary sjogren syndrome: a population-based study, *Arch Neurol* 63:1612–1615, 2006.

121. Sene D, Cacoub P, Authier FJ, et al.: Sjogren syndrome-associated small fiber neuropathy: characterization from a prospective series of 40 cases, *Medicine (Baltim)* 92:e10–e18, 2013.

122. Juarez M, Toms TE, de Pablo P, et al.: Cardiovascular risk factors in women with primary Sjogren's syndrome: United Kingdom primary Sjogren's syndrome registry results, *Arthritis Care Res* 66:757–764, 2014.

123. Bartoloni E, Baldini C, Schillaci G, et al.: Cardiovascular disease risk burden in primary Sjogren's syndrome: results of a population-based multicentre cohort study, *J Int Med* 278:185–192, 2015.

124. Voulgarelis M, Dafni UG, Isenberg DA, et al.: Malignant lymphoma in primary Sjogren's syndrome: a multicenter, retrospective, clinical study by the European Concerted Action on Sjogren's Syndrome, *Arthritis Rheum* 42:1765–1772, 1999.

125. Baimpa E, Dahabreh IJ, Voulgarelis M, et al.: Hematologic manifestations and predictors of lymphoma development in primary Sjogren syndrome: clinical and pathophysiologic aspects, *Medicine (Baltim)* 88:284–293, 2009.

127. Martire MV, Santiago ML, Cazenave T, et al.: Latest advances in ultrasound assessment of salivary glands in sjogren syndrome, *J Clin Rheumatol* 24:218–223, 2018.

128. Niemela RK, Takalo R, Paakko E, et al.: Ultrasonography of salivary glands in primary Sjogren's syndrome. A comparison with magnetic resonance imaging and magnetic resonance sialography of parotid glands, *Rheumatology* 43:875–879, 2004.

129. Kojima I, Sakamoto M, Iikubo M, et al.: Diagnostic performance of MR imaging of three major salivary glands for Sjogren's syndrome, *Oral Diseases* 23:84–90, 2017.

132. Costa S, Quintin-Roue I, Lesourd A, et al.: Reliability of histopathological salivary gland biopsy assessment in Sjogren's syndrome: a multicentre cohort study, *Rheumatology* 54:1056–1064, 2015.

133. Daniels TE, Whitcher JP: Association of patterns of labial salivary-gland inflammation with keratoconjunctivitis sicca—analysis of 618 patients with suspected Sjogrens-syndrome, *Arthritis Rheum-Us* 37:869–877, 1994.

134. Fisher BA, Jonsson R, Daniels T, et al.: Standardisation of labial salivary gland histopathology in clinical trials in primary Sjogren's syndrome, *Ann Rheum Dis* 76:1161–1168, 2017.

135. Bournia VK, Diamanti KD, Vlachoyiannopoulos PG, et al.: Anti-centromere antibody positive Sjogren's Syndrome: a retrospective descriptive analysis, *Arthritis Res Ther* 12:R47, 2010.

136. Ramos-Casals M, Cervera R, Yague J, et al.: Cryoglobulinemia in primary Sjogren's syndrome: prevalence and clinical characteristics in a series of 115 patients, *Semin Arthritis Rheum* 28:200–205, 1998.

137. Masaki Y, Dong L, Kurose N, et al.: Proposal for a new clinical entity, IgG4-positive multiorgan lymphoproliferative syndrome: analysis of 64 cases of IgG4-related disorders, *Ann Rheum Dis* 68:1310–1315, 2009.

138. Carsons SE, Vivino FB, Parke A, et al.: Treatment guidelines for rheumatologic manifestations of Sjogren's syndrome: use of biologic agents, management of fatigue, and inflammatory Musculoskeletal pain, *Arthritis Care Res* 69:517–527, 2017.

139. Price EJ, Rauz S, Tappuni AR, et al.: The British Society for Rheumatology guideline for the management of adults with primary Sjogren's Syndrome, *Rheumatology* 56:1643–1647, 2017.

140. Sall K, Stevenson OD, Mundorf TK, et al.: Two multicenter, randomized studies of the efficacy and safety of cyclosporine ophthalmic emulsion in moderate to severe dry eye disease. CsA Phase 3 Study Group, *Ophthalmology* 107:631–639, 2000.

141. Holland EJ, Whitley WO, Sall K, et al.: Lifitegrast clinical efficacy for treatment of signs and symptoms of dry eye disease across three randomized controlled trials, *Curr Med Res Opin* 1–7, 2016.

142. Tsifetaki N, Kitsos G, Paschides CA, et al.: Oral pilocarpine for the treatment of ocular symptoms in patients with Sjogren's syndrome: a randomised 12 week controlled study, *Ann Rheum Dis* 62:1204–1207, 2003.

143. Vivino FB, Al-Hashimi I, Khan Z, et al.: Pilocarpine tablets for the treatment of dry mouth and dry eye symptoms in patients with Sjogren syndrome: a randomized, placebo-controlled, fixed-dose, multicenter trial. P92-01 Study Group, *Arch Intern Med* 159:174–181, 1999.

144. Petrone D, Condemi JJ, Fife R, et al.: A double-blind, randomized, placebo-controlled study of cevimeline in Sjogren's syndrome patients with xerostomia and keratoconjunctivitis sicca, *Arthritis Rheum* 46:748–754, 2002.

145. Gottenberg JE, Ravaud P, Puechal X, et al.: Effects of hydroxychloroquine on symptomatic improvement in primary Sjogren syndrome: the JOQUER randomized clinical trial, *Jama* 312:249–258, 2014.

148. Mariette X, Ravaud P, Steinfeld S, et al.: Inefficacy of infliximab in primary Sjogren's syndrome: results of the randomized, controlled Trial of Remicade in Primary Sjogren's Syndrome (TRIPSS), *Arthritis Rheum* 50:1270–1276, 2004.

152. Devauchelle-Pensec V, Mariette X, Jousse-Joulin S, et al.: Treatment of primary Sjogren syndrome with rituximab: a randomized trial, *Ann Intern Med* 160:233–242, 2014.

153. Bowman SJ, Everett CC, O'Dwyer JL, et al.: Randomized controlled trial of rituximab and Cost-Effectiveness analysis in treating fatigue and oral dryness in primary Sjogren's syndrome, *Arthritis Rheumatol* 69:1440–1450, 2017.

154. Gottenberg JE, Cinquetti G, Larroche C, et al.: Efficacy of rituximab in systemic manifestations of primary Sjogren's syndrome: results in 78 patients of the AutoImmune and Rituximab registry, *Ann Rheum Dis* 72:1026–1031, 2013.

156. Mariette X, Seror R, Quartuccio L, et al.: Efficacy and safety of belimumab in primary Sjogren's syndrome: results of the BELISS open-label phase II study, *Ann Rheum Dis* 74:526–531, 2015.

157. Seror R, Theander E, Brun JG, et al.: Validation of EULAR primary Sjogren's syndrome disease activity (ESSDAI) and patient indexes (ESSPRI), *Ann Rheum Dis* 74:859–866, 2015.

158. Singh AG, Singh S, Matteson EL: Rate, risk factors and causes of mortality in patients with Sjogren's syndrome: a systematic review and meta-analysis of cohort studies, *Rheumatology* 55:450–460, 2016.

脊柱关节炎的病因和发病机制

原著 KEITH A. SIKORA, ROBERT A. COLBERT
张 曦译 金 欧校

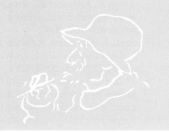

关键点

- 遗传在脊柱关节炎的病因中起主要作用。
- 最有贡献的基因是 HLA-B27。
- IL-23/IL-17 轴在脊柱关节炎的发病机制中起重要作用。
- 肿瘤坏死因子（TNF）和 IL-17A 是主要的炎症介质，是目前主要的治疗靶目标。
- 肠道菌群成为脊柱关节炎发病机制的一个重要组成。
- 新骨形成与骨破坏都可以在强直性脊柱炎患者中发生。
- 炎症和新骨形成之间可能存在复杂暂时的相关关系。

引言

　　脊柱关节炎（spondyloarthritis，SpA）是指一组临床特征和发病机制相互重叠，但临床和预后却有着明显差异的疾病。病因主要与遗传相关；环境触发因素在以胃肠道和泌尿生殖系统感染后出现的反应性关节炎中得到广泛认可，但在强直性脊柱炎患者中尚未确立。人们越来越感兴趣的是，在塑造我们的免疫反应中起重要作用的共生菌，是否参与了脊柱关节炎的发生。在过去的几年中，多项研究提供了强有力的证据，证明白细胞介素 -23/ 白细胞介素 -17（IL-23/IL-17）轴参与了脊柱关节炎的发病。在本章中，我们讨论发病机制，依据主要来源于对强直性脊柱炎（ankylosing spondylitis，AS）的研究，在可能的情况下也会包含其他类型脊柱关节炎的研究。为了充分解释发病机制，我们需要了解：是什么引发和驱动了自发的慢性炎症（图 79-1）？为什么肌腱附着端和中轴骨骼是靶标？胃肠道炎症在其中起了什么作用？常常同时发生于毗邻部位的异常骨形成和骨丢失的机制是什么？

脊柱关节炎的病因

　　脊柱关节炎是遗传多态性与环境因素之间复杂相互作用的结果。基因和环境的相对贡献可能因不同类型的脊柱关节炎而不同。在强直性脊柱炎患者中，遗传因素的贡献估计超过 90%，而环境因素可能无处不在 [1]。胃肠道和泌尿生殖系统病原体是反应性关节炎的公认诱因（见第 81 章），但在强直性脊柱炎中没有被证实过。有趣的是，肠道共生微生物群，在 20 多年前的动物模型中被首次发现直接参与人类白细胞抗原（HLA）-B27 相关性脊柱关节炎的发生发展 [2,3]，现在成了寻找人类脊柱关节炎的环境成分的重要考虑因素。

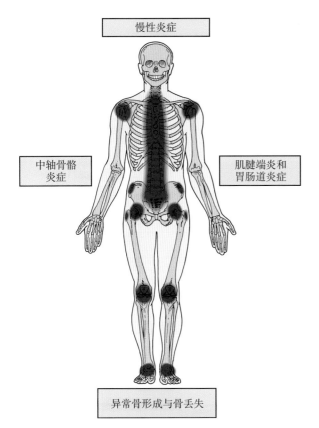

慢性炎症

中轴骨骼炎症

肌腱端炎和胃肠道炎症

异常骨形成与骨丢失

图 79-1　脊柱关节炎发病机制的关键组成部分。慢性炎症可能是系统性的，也可能起初是局限性的。肌腱附着点是炎症和病理学的主要部位，包括中轴和外周（红色）部位。大关节（髋和肩）经常受到累及。胃肠道炎症常见，可能与关节表现相关

遗传因素

主要组织相容性复合体（MHC）Ⅰ类等位基因 HLA-B27 是脊柱关节炎的主要遗传危险因素 [4,5]，在强直性脊柱炎患者中阳性率高达 90%，而在一般人群中阳性率不到 10%，且随地理位置不同阳性率会有所波动 [6]。虽然强直性脊柱炎的发生几乎都需要 HLA-B27，但仅有 HLA-B27 并不是充分条件，因为只有不到 5% 的 HLA-B27 携带者发病 [7]。另外，需要强调的是，尽管这种相关关系非常突出，强直性脊柱炎也可发生于 HLA-B27 阴性个体中。

尽管 HLA-B27 是主要的遗传因素，它对强直性脊柱炎总体遗传性的贡献不到 20% [8]。近年来，对数千名患者和对照者的全基因组关联研究（GWAS），发现了至少 100 个与疾病易感性相关的基因或遗传区域 [9,10]。随着后来人们发现它们只占 AS 疾病总体遗传性的 8% [8]，大家的兴趣逐渐降温。"遗传性缺失"是复杂遗传疾病中的一个常见问题，可能部分与总

体遗传性的估计夸大相关 [11]。其他因素包括未识别的基因 - 基因相互作用（上位效应 / 异位显性），以及未在单核苷酸多态性（SNP）图谱和微生物群中显现的罕见变异 [12]。尽管我们对强直性脊柱炎和其他脊柱关节炎的遗传病因的理解可能还不完全，但迄今为止的发现提示疾病与重要的免疫反应途径有关，并与其他免疫介导的炎症性疾病 [最引人注目的是炎症性肠病（inflammatory bowel disease，IBD），即克罗恩病（Crohn's disease）和溃疡性结肠炎，其他包括银屑病、银屑病性关节炎以及白塞病 [9,10]（图 79-2）] 有相当大的交集。在发病机制方面，将进一步探讨相关的途径和潜在机制。

环境因素

反应性关节炎，这里定义为具有未分化脊柱关节炎特征的感染后出现的关节炎，为环境暴露在易感宿主中引发疾病提供了一个明确的例子。引起反应性关节炎的有机体主要包括胃肠道病原体（例如沙门菌、空肠弯曲杆菌和大肠弯曲杆菌、小肠结肠炎耶尔森菌和假结核耶尔森菌、曲氏志贺杆菌和艰难梭菌），与泌尿生殖系感染密切相关的沙眼衣原体，和与呼吸道感染密切相关的肺炎衣原体。反应性关节炎的临床特征、病程和分类将在其他章节介绍（第 81 章）。这里要重点强调的是，虽然对感染部位的触发病原体的培养常常呈阳性，大节滑液是无菌的。对于衣原体诱发的反应性关节炎，情况可能有所不同 [13]。因为即使存在病原体，也很难培养到，阴性结果的参考意义不大 [14]；事实上，衣原体可以持续存在于炎性关节的单核细胞或巨噬细胞内 [15,16]。最好通过聚合酶链反应（PCR）检测核酸或酶联免疫吸附试验（ELISA）检测特异性脂多糖来判断它们是否存在 [15]。大多数反应性关节炎患者可以完全恢复，不遗留关节损伤或慢性疾病。然而，部分患者会发展成慢性脊柱关节炎，伴随中轴部位受累和放射学改变 [17]。因此，从概念上讲，反应性关节炎相关的感染性微生物可能是慢性脊柱关节炎的触发因素，不过这仅占受感染者的一小部分。遗传变异，包括 HLA-B27，可能在决定反应性关节炎的长期预后方面起重要作用。

人类肠道中有多达 100 万亿（10^{14}）个细菌，代表着超过 1000 种不同物种 [18]。肠道微生物群在免疫系统的发育和维持免疫和代谢稳态中起关键作用，

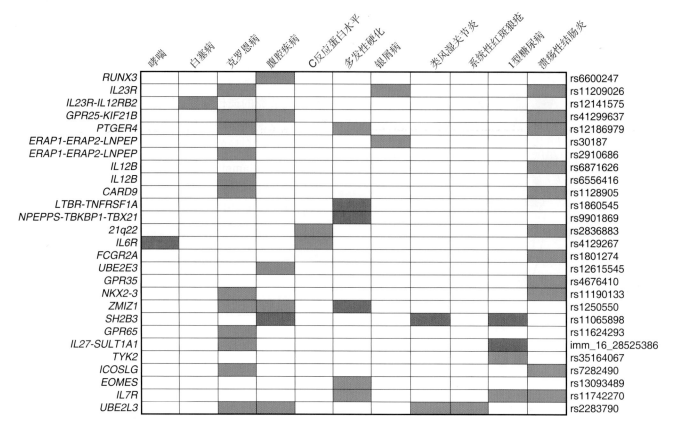

图 79-2 强直性脊柱炎易感基因或基因位点与其他免疫介导的炎症和自身免疫性疾病的基因位点重叠。纵列为疾病，强直性脊柱炎易感基因位点以行表示。绿色表示效应大小一致的共同易感性位点，紫色表示效应大小不一致。（From Cortes A, Hadler J, et al：International Genetics of Ankylosing Spondylitis Consortium［IGAS］：Identification of multiple risk variants for ankylosing spondylitis through high-density genotyping of immune-related loci. *Nat Genet* 45：730-738, 2013. Macmillan Publishers Ltd., with permission.）

它们在慢性炎症性疾病中的重要性也越来越受到重视[18]。肠道微生物群的变化（即微生物失调）可能与炎症性肠病（IBD）的发病相关，这些变化与 IBD 易感基因相关，而这些基因与固有免疫系统和胞内细菌清除有直接联系[18]。IBD 的菌群失调与菌群多样性丧失和主要微生物门的变化有关。

有证据表明固有免疫炎症可能导致肠道菌群失调，当然也可能情况相反，以至于很难区分出哪个是因，哪个是果[19]。在脊柱关节炎中，肠道炎症常见，但一般不表现为明显的 IBD，亚临床炎症见于高达 60% 的强直性脊柱炎患者中，在疾病过程中有 6.5% 的患者发展为 IBD[20]，与遗传易感性的重叠相一致。

从另一个角度来看，高达 30% 的炎症性肠病患者可符合脊柱关节炎的诊断标准[21]，11% ~ 52% 的炎症性肠病患者有无症状性骶髂关节炎，接近 10% 的患者符合强直性脊柱炎的标准[20]。在炎症性肠病[22]和

强直性脊柱炎患者[23]中，都可以检测到肠道微生物抗体，表明此类患者对肠道微生物的耐受性下降[24]。携带导致脊柱关节炎的 HLA-B27 的转基因大鼠，在完全没有已知微生物的环境中可保持健康[2,3]。而正常肠道共生菌的再引入则足以引发结肠炎和关节炎[3]。有趣的是，虽然 HLA-B27 对这些大鼠的肠道微生物群有实质性影响，但具体变化高度依赖于种系（即遗传背景）和可能的环境因素[25]。这表明 HLA-B27 诱导的变化是"生态的"，而不是由于一种或少数微生物的丰度改变[25]。强直性脊柱炎、银屑病关节炎和反应性关节炎患者也存在肠道微生物群的差异[26-28]。虽然假设 HLA-B27 可能以促进炎症疾病的方式改变肠道微生物群[29]，但因果关系尚未确定。还需要做更多的工作以更好地了解肠道微生物群对脊柱关节炎的影响。

脊柱关节炎的发病机制

功能基因组学

HLA-B27

　　了解造成免疫介导的炎症性疾病的易感性的遗传变异的功能性后果是揭示发病机制的关键。对于脊柱关节炎,自 20 世纪 70 年代首次发现其与 HLA-B27 的相关性以来,人们一直在努力研究 HLA-B27 的作用[4,5],但基本问题仍未得到解答。比如,HLA-B27 的哪些生物学特征使它区别于密切相关的等位基因,成为促进免疫介导的炎症性疾病的关键点? HLA-B27 在未分化的脊柱关节炎或反应性关节炎中的作用与其在强直性脊柱炎中的作用相同吗? HLA-B27 发挥作用的关键细胞类型是什么? 它是否会引发异常免疫反应、炎症或其他生物学效应? 对 HLA-B27 生物学功能和疾病关系的历史回顾为这些问题提供了更详细的思考[30,31]。目前最受关注的 3 个主要概念可分为两类(图 79-3)。第一类围绕 HLA-B27 的经典功能,认为该等位基因通过与 CD8⁺T 细胞的相互作用,通过呈递自身抗原肽而引发疾病,即这些肽成为自身免疫反应的靶目标。基于这一假说(致关节炎肽)[32],与 HLA-B27 起反应的细胞毒性 T 细胞分布于不同的解剖位置(例如,肌腱附着点、骶髂关节、葡萄膜),产生组织特异性炎症,从而解释了脊柱关节炎的表型。第二类包括 HLA-B27 的异常特征,例如在内质网(ER)中装配时重链发生错误折叠的倾向(HLA-B27 错误折叠)[33],以及在细胞表面表达不含 β_2 微球蛋白(β_2M)的 HLA-B27 的未折叠 / 错误折叠重链二聚体或单体(游离重链二聚体 / 单体)[34]。这些潜在的机制并不相互排斥,每一个都与 HLA-B27 重链和肽之间的相互作用有根本的联系。与 HLA-B27 结合的肽的质量(序列 / 长度)和数量(供应)(即肽序列和供应)对其生物学作用有实质性影响。将进一步讨论这些概念的几个方面。

致关节炎肽

　　HLA-B27 和人类 β_2 微球蛋白(β_2M)转基因大鼠(称为 HLA-B27 转基因大鼠)出现高频率的小肠结肠炎,相对低频率的外周和中轴关节炎、指甲营养不良和睾丸炎 / 附睾炎[35]。该疾病依赖于骨髓腔[36] 及 T 细胞。令人惊讶的是,CD4⁺T 细胞是必不可少

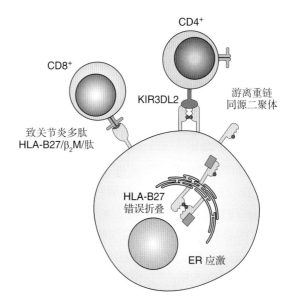

图 79-3　人类白细胞抗原(HLA)-B27 在脊柱关节炎发病机制中的典型和非典型特征的假说。适当折叠的 HLA-B27 与 β_2 微球蛋白(β_2M)和肽的复合物可以呈递致关节炎肽。缺乏 β_2M 和肽的 HLA-B27 游离重链同型二聚体 / 单体可与杀伤性免疫球蛋白样受体 3DL2(KIR3DL2)结合,触发 CD4⁺T 细胞产生 IL-17。HLA-B27 在内质网(ER)装配过程中的错误折叠会产生细胞应激,后果之一是激活未折叠蛋白反应(Modified from Colbert RA, et al: HLA-B27 misfolding and ankylosing spondylitis, *Mol Immunol* 57: 44-51, 2014.)

的,而直接与 HLA-B27 作用的 CD8⁺T 细胞却并不致病[37-39]。明显扩增的细胞是分泌 IL-17a 的 CD4⁺Th17 细胞、分泌 IL-17a 及 IFN-γ 的细胞,而分泌 IFN-γ 的 Th1 细胞扩增相对少些[40,41]。因此,在脊柱关节炎转基因大鼠模型中,IL-23/IL-17 轴被激活,而致关节炎肽并不起关键作用[42]。这种情况与人类脊柱关节炎中缺乏直接证据证明致关节炎肽的作用,以及极强有力证据证明 IL-23/IL-17 轴参与的情况相一致[42]。然而,应该强调的是,转基因大鼠的致病机制有可能与人类不同,不过完全不同的机制似乎不太可能解释大鼠和人类脊柱关节炎之间明显的表型重叠。迄今为止对发病机制的共同认识,支持致关节炎肽可能存在的假说,并认为应考虑其作用[43]。

HLA-B27 折叠错误

　　HLA-B27 独特的肽结合特性易促进新合成的重链的错误折叠[33,44]。错误折叠的膜结合蛋白或分泌蛋白的效应波动于功能丧失或功能获得之间。后一种效应部分是由内质网应激的产生、细胞死亡的增多和

自噬的激活引起[45]。尽管可能有其他效应，但 HLA-B27 错误折叠的效应多集中在内质网应激的产生和未折叠蛋白反应（unfolded protein response，UPR）[46]。这在有多个转基因拷贝的 HLA-B27 转基因大鼠中很容易检测到，不过仅在某些细胞类型和特定条件下可以测到[47]，在过度表达 HLA-B7 的大鼠中则检测不到[46]。内质网应激和 UPR 激活的大鼠通过 UPR 靶基因 Ddit3（CHOP）[48]促进 Toll 样受体介导的 IFN-γ 和 IL-23 的生成[30,40]，提示 HLA-B27 与驱动疾病的 $CD4^+Th17$ 细胞之间有潜在的关联。具有 HLA-B27 基因的脊柱关节炎患者的细胞或组织中 UPR 激活的证据更为多变。滑液中的巨噬细胞表达更多的 UPR 靶基因 Hspa5/Bip[49]，但是这种情况在来源于外周血单个核细胞的巨噬细胞中并不明显[50,51]，有报道 UPR 活化存在于从强直性脊柱炎患者中分离出的大量外周血单个核细胞（PBMCS）中，但不存在于 HLA-B27 阴性健康对照者中[52]；也有其他研究没有找到 UPR 靶基因过度表达的证据[53]。这些研究之间的方法和实验条件的差异值得进一步探讨。

强直性脊柱炎亚临床肠道炎症患者的回肠黏膜组织中，自噬被激活，而不存在明显的 UPR[54]。游离的 HLA Ⅰ类重链与 HRD1（由 SyVN1 编码，一种与错误折叠的 HLA-B27 的内质网相关降解（ERAD）有关的泛素连接酶）的共定位现象[55]，提示在肠道组织中，错误折叠可能与 ERAD 和自噬激活有关，从而避免激活 UPR。抑制自噬可以增加表达 IL-23p19 的细胞的比例，提示抑制自噬可能会增加 IL-23 的产生，这与已有报道相符[56]。强直性脊柱炎患者的滑液组织中似乎没有自噬的激活[57]。综合来看，证据与以下观点一致，即 HLA-B27 错误折叠的效应是细胞类型依赖性的，只有在某些条件下，如错误折叠的重链累积增加时，才可能影响内质网功能[47]。需要进一步研究含有单个 HLA-B27 拷贝的人类细胞，以确定错误折叠是否能通过 UPR 和（或）自噬促进 IL-23 的产生，或者是否出现其他生物学效应。

也有证据表明，来自 HLA-B27 转基因大鼠的树突状细胞功能紊乱，表现为 MHC Ⅱ类分子的表达和存在时间的异常，导致耐受性 $CD103^+$ 细胞的优先损失[58-61]。此类树突状细胞具有降低免疫突触形成的特性，并倾向于促进 Th17 的发育[41]，因此可能促进疾病发生。导致这些效应的 HLA-B27 的分子特性尚不清楚。

游离重链二聚体和单体

HLA-B27 的另一个特征是，除了有肽和占主导位置的 β_2 微球蛋白（$\beta_2 M$）的三分子复合物形式存在外，还倾向于以无 $\beta_2 M$ 的重链的形式存在于细胞表面[62]，尤其是以二硫键连接的同型二聚体的形式存在[34]。检测到细胞表面的游离重链单体的同时还发现其他 HLA Ⅰ类等位基因[63]。同型二聚体是 HLA-B27 的"异常"形式，通过未配对的半胱氨酸共价连接[67]。它们形成于细胞表面复合物的核内体再循环过程中，而似乎不出现于内质网中折叠错误的二聚体池中[44,64]。游离重链单体可能由细胞表面的肽和 $\beta_2 M$ 的缺失引起。抗原呈递途径有缺陷的细胞的低亲和力肽更容易与 HLA-B27 分离，并促进游离重链单体和同型二聚体的形成[44]。

HLA-B27 同型二聚体可触发杀伤性免疫球蛋白受体（KIR）和白细胞免疫球蛋白样受体（LILR）家族中的白细胞受体[64]。KIR 是天然杀伤性（NK）细胞和 $CD4^+$、$CD8^+$ 和 NKT 细胞亚群上表达的高度多态性细胞表面受体[65,66]。不同形式的 LILR 在 NK、B、T 和树突状细胞（LILRB1）、或单核细胞和树突状细胞（LILRB2）上表达。KIRs 和 LILRs 都以等位基因特有的方式结合 MHC Ⅰ类分子，并且某些变异体结合 HLA-B27 二聚体。虽然已经证明存在很多相互作用途径，与 KIR3DL2 的结合特别重要，因为它不结合正常折叠的 HLA-B27。$KIR3DL2^+CD4^+T$ 细胞和 NK 细胞[67,68]在脊柱关节炎患者的血液和滑液中扩增，在遇到细胞表面表达大量 HLA-B27 二聚体的细胞后，可被触发产生 IL-17[68]。当存在与 HLA-B27 二聚体或 KIR3DL2 结合的抗体时，IL-17 的产生受到抑制，说明需要直接的相互作用。游离重链单体可以与 KIRs 和 LILRs 相互作用，但游离重链单体和二聚体对 $CD4^+T$ 细胞刺激的相对贡献尚不清楚。许多这类研究都是通过使用同型二聚体的四元形态或 HLA-B27 转染的细胞来完成的，这些细胞由于 MHC Ⅰ类分子装配途径的缺陷而过度表达细胞表面同型二聚体，因此而延伸的一个重要的问题是脊柱关节炎患者的哪种细胞可在体内触发表达 KIR3DL2 的 $CD4^+T$ 细胞。

内质网氨基肽酶 -1

内质网氨基肽酶 -1（ERAP1）的变异体，能够编码 MHC Ⅰ 类分子加工和装配途径中的一个重要成分，与强直性脊柱炎 [69,70] 及其他与 MHC Ⅰ 类分子相关的疾病有关 [71-73]。ERAP1 修剪内质网内由 MHC Ⅰ 类分子呈递的肽的 N- 末端氨基酸 [74-76]。它还参与血管生成和血压的调节，并可以由巨噬细胞分泌以应对感染性或炎症性刺激，从而增加巨噬细胞的吞噬能力和 NO 合成活性 [77-80]。ERAP1 在强直性脊柱炎中的遗传效应仅限于 HLA-B 相关疾病（HLA-B*27 和 -B*40：01），其中据报道功能丧失或与 ERAP1 表达降低相关的变异是保护性的 [70,81]。这提示 ERAP1 的肽修剪功能对其与强直性脊柱炎的关联很重要，并暗示单个表位向 T 细胞的呈递 [82,83]。然而，肽供应的差异改变了 HLA-B27 的其他特性，如细胞表面二聚化 [63]，并且也可能影响折叠和组装。

与主要组织相容性 Ⅰ 类分子通路不同的遗传易感性

IL-23 受体（IL-23R）基因变异体与炎症性肠病 [84]、银屑病 [85] 和强直性脊柱炎 [69] 相关，提示 IL-23 信号通路存在于不同但相关的疾病中 [42]。IL-23 是促进 CD4+Th17T 细胞增殖和分化的一个关键的细胞因子 [86,87]。它也可刺激 Th17 细胞和某些固有免疫细胞产生 IL-17，如 γδT 细胞、某些 NK 细胞、NKT 细胞、潘氏细胞、肥大细胞、淋巴组织诱导细胞以及 CD4-/CD8-/CD3+T 细胞 [88,89]。与强直性脊柱炎及炎症性肠病的保护强相关的 IL-23R 单核苷酸多态性 [SNP（rs11209026）] 可以产生一个非同义的 Arg381Gln 替代产物来降低 IL-23 的反应性 [90]。后续对强直性脊柱炎的 GWAS 研究发现了其他的可能影响 IL-23 的产生（CARD9、IL12B、PTGER4）和 IL-23 反应细胞的数量或频率（IL6R、IL27）和 IL-23 的信号表达（Tyk2 和 STAT3，不同于 IL-23R）的基因，更加强了 IL-23/IL-17 轴与易感性相关的证据 [10,70,,91,92]（图 79-4）。大多数个体遗传变异或风险单倍体型对免疫细胞的分化和功能的影响，仍需进一步研究。但是，对多种族的脊柱关节炎患者的风险 / 易感性等位基因的综合效应分析发现，保护性的 IL23R 变异体与 Th17 和 Th1 基因表达的降低有关，而拥有更高 IL-23/IL-17 通路风险 SNPs 的患者则 Th17 和 Th1 基因表达增多 [93]。

IL-23 与脊柱关节炎表型

小鼠体内 IL-23 的系统表达可导致外周和中轴肌腱附着点炎和骶髂关节炎，以及在没有任何初始滑膜炎症的情况下导致肌腱附着点新骨形成。由此，人们发现了一个独特的细胞群体：位于附着点的 CD3+/CD4-/CD8-T 细胞，它也表达"Th17"转录因子、RAR 相关孤儿受体 -γT（ROR-γT）和 IL-23 受体 [89]。它在对 IL-23 的反应中，产生 IL-6、IL-17、IL-22 和 CXCL1，与 T 细胞的 Th17 表型一致。IL-22 可能参与促进成骨细胞介导的骨重塑（图 79-5），尽管 IL-22 的细胞靶点仍有待确定。当用微生物 β- 葡聚糖处理动物时，Zap-70 小鼠也可被诱导出肠道炎症 [94]。β- 葡聚糖，如凝胶多糖和酵母聚糖，是微生物相关分子，可通过 Dectin-1/Card9 途径有效诱导全身性 IL-23 产生。SKG 小鼠由于 Zap-70T 细胞受体亚单位的突变影响了 T 细胞的选择，导致了自身反应性的 CD4+Th17 细胞积累，当受到 IL-23 刺激时过度表达 Th17 细胞因子 [94]。这些模型表明 IL-23 可以很好地模拟人类脊柱关节炎的表型，及由微生物产物激发的固有免疫信号的潜在重要性。固有免疫系统和适应性 CD4+Th17 细胞之间的相互作用的方式也可能很重要。肌腱端 CD3+/CD4-/CD8-/ROR-γt+/IL-23R+T 细胞的存在为疾病早期如何产生独特的脊柱关节炎表型提供了一种新的解释，而无需借助 CD8+T 细胞介导的自身反应或其他产生 IL-17 的细胞。

脊柱关节炎的细胞因子及其产生细胞

人类研究的大量证据表明，IL-23/IL-17 轴在脊柱关节炎患者中被激活 [42]。血清和滑液中 IL-17 和（或）IL-23 的水平可以升高 [95-98]；但与类风湿关节炎相比，脊柱关节炎患者的血清 IL-23 水平与疾病活动的相关性差 [99]。脊柱关节炎患者外周血和滑液中 CD4+Th17 细胞的数量或频率可能增加 [68,100-104]，包括那些表达 KIR3DL2 的细胞，与细胞因子数据一致。值得注意的是，也有其他研究没有发现 CD4+Th17 细胞增加 [105-107]（包括那些表达 KIR3DL2 的细胞 [104]）。在一项研究中观察到增多的 IL-23R+γδT 细胞 [107]。脊柱关节炎亚型、疾病持续时间和疾病活动度的不同可

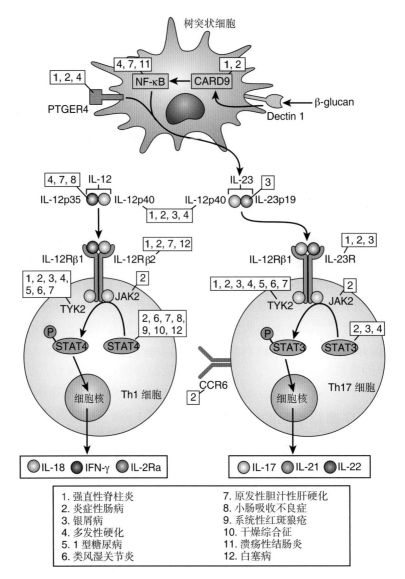

图 79-4 IL-23/IL-17 轴和 Th1 通路的组成成分显示一些基因与几种免疫介导的炎症性疾病的发病机制相关。IL-23 产生过程和 IL-23 受体（IL-23R）反应途径的多种成分表现出明显的遗传相关性。除了传统的 T 辅助细胞（Th1）和 Th17 淋巴细胞外，现在发现其他 T 细胞和固有免疫细胞对 IL-23 有高反应性，这可能受遗传因素的影响。这些不同的细胞类型是在各种疾病中起关键作用的候选者。红圈突出与强直性脊柱炎的相关性。CARD9，胱天蛋白酶（caspase）募集域蛋白质 9；CCR6，cc 趋化因子受体 6；IFN-γ，干扰素 -γ；JAK2，janus 激酶 2；NF-κB，核因子 -κB；PTGER4，前列腺素 E₂ 受体 EP4 亚型；STAT3，信号转导子和转录激活子 3；TYK2，酪氨酸激酶 2

能是导致这些差异的重要因素。也许更重要的是需要考虑到外周血和滑液并不能反映骶髂关节、椎体、椎小关节和中轴炎性病变毗邻的骨髓中的病理活动过程。TNF 水平可以作为例证，在脊柱关节炎患者中血清 TNF 水平[108,109]不均匀增加，甚至在强直性脊柱炎患者中比健康对照者还低[110]。然而，在活动性的炎性骶髂关节和髋关节中 TNF 过度表达[111,112]，成为主要的治疗靶目标。一些研究证明脊柱关节炎炎症部位表达 IL-17 和 IL-23。周围型脊柱关节炎患者滑

膜中的肥大细胞含有 IL-17[113]；强直性脊柱炎椎小关节中的中性粒细胞［髓过氧化物酶（MPO）⁺/CD15⁺]和单核细胞表达 IL-17[105]。也有报道炎症性回肠和骨髓中的 IL-23 过度表达[114,115]。对亚临床患者的回肠活检发现，浸润肠道的单核细胞和潘氏细胞中 IL-23 过度表达[114]。在椎小关节的骨髓中，IL-23 主要表达在髓样前体细胞（MPO⁺/CD15⁻）中，在 CD68⁺或 CD163⁺ 巨噬细胞中次表达[115]。阻断 IL-17A[116]的临床试验的证据支持这种细胞因子在脊柱关节炎发

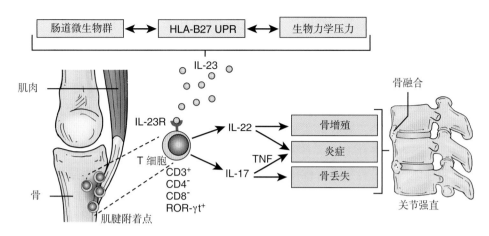

图 79-5　IL-23 驱动肌腱附着点固有 T 细胞参与小鼠脊柱关节炎发病。多种途径可导致 IL-23 表达增加。IL-23 激活肌腱附着点固有 T 细胞，通过多种细胞因子（包括 IL-17 和 IL-22）促进局部炎症和骨重塑。这些过程可能最终导致新骨形成和强直。TNF，肿瘤坏死因子；UPR，未折叠蛋白反应（From Sherlock JP，Joyce-Shaikh B，Turner SP，et al：IL-23 induces spondyloarthropathy by acting on ROR-gammat+CD3+CD4-CD8-entheseal resident T cells. *Nat Med* 18；1069-1076，2012. Macmillan Publishers Ltd.）

病机制中的重要性。然而，在双盲安慰剂对照试验中，阻断 IL-23（瑞莎珠单抗）或 IL-12、IL-23（乌司奴单抗）的生物制剂未能分别显示出对强直性脊柱炎和中轴型脊柱关节炎的疗效[117,118]，尽管早期的乌司奴单抗开放标签试验有更令人鼓舞的结果[119]。

强直性脊柱炎的结构损伤

结构损伤是强直性脊柱炎发病的重要因素，值得特别关注。尽管有糜烂发生，骶髂关节在平片中表现为边缘不规则或关节间隙扩大，严重程度往往有限。骨的炎症或骨炎常表现为骨髓水肿，甚至在疾病早期即可导致明显的椎体小梁骨丢失[120]，并导致骨折的增加[121]。强直性脊柱炎的骨丢失是问题之一，但造成结构损伤的主要原因是异常的骨形成，这导致了骶髂关节和椎骨关节突关节的融合，以及韧带骨赘的生成及融合，并逐渐出现椎体骨桥形成，最终导致强直[122]。强直性脊柱炎的主要相互矛盾之处是骨丢失和骨形成，通常由相反的信号调节，在毗邻部位同时且频繁地发生。这一现象在椎体内部和椎体周围最为明显。异常的骨形成并不能用脊柱关节炎炎性浸润的总体差异来解释，后者类似于侵蚀性更强的关节炎[123]。

骨平衡与异常骨形成

骨平衡是负责骨吸收的破骨细胞系和骨形成的成骨细胞系之间的一种严格调节的平衡。有几个因素可能会破坏脊柱关节炎患者的骨平衡，因此值得更详细地讨论。破骨细胞来源于骨髓造血干细胞，在巨噬细胞集落刺激因子（M-CSF）和核因子 -κB（NF-κB）配体（RANKL）的受体激活剂的影响下分化为单个核细胞并进而分化为巨噬细胞[122,124]。促炎细胞因子，如 TNF、IL-17、IL-6 和 IL-1 直接或通过对其他细胞中的 RANKL 表达的影响，促进破骨细胞生成和骨降解[124]，而 IFN-β 则是一种抑制剂[125]。骨保护素（OPG）也通过直接抑制 RANKL 而抑制破骨细胞生成。对强直性脊柱炎患者的组织学分析显示，即使是在长期患病的患者中，仍然存在破骨细胞持续活化和骨破坏的证据[126]。已注意到强直性脊柱炎患者外周血中破骨细胞前体增加[127]，部分可能是由促破骨细胞的环境引起，伴随血清中 OPG/RANKL 的比率降低[128]。其他促破骨细胞形成的细胞因子可能也有作用，转基因大鼠的 HLA-B27 的折叠错误通过增加 IL-1α 的产生促进破骨细胞的形成[129]。

与破骨细胞不同，成骨细胞来源于间充质干细胞。一些成骨细胞系细胞参与骨和软骨的形成（例如间充质祖细胞、成骨细胞前体、成熟成骨细胞和骨细胞）。它们在组织学上定义不清，但表达对其发育程序至关重要的不同转录因子[130]。骨形成和骨生长通过两种不同的过程发生。软骨内成骨的特点是骨髓源性间充质干细胞分化为肥大软骨细胞，组成软骨组织基质。可分化为成骨细胞的间充质细胞进入基质，基质最终被成骨细胞的骨基质所取代。在膜内成骨过程中，间充质细胞直接分化为成骨细胞，然后产生钙化性骨基质。软骨内成骨和膜内成骨或直接骨形成均参与强直性脊柱炎的发病[131-134]。新骨形成，通常称为骨增生，其特征是组织重塑过程，而不仅仅是骨增殖[135]；不过也不同于经典的骨重塑，因后者破骨细胞和成骨细胞的活性是严格平衡的。新骨被认为起源于肌腱附着点和骨膜，在强直性脊柱炎中主要累及骶髂、椎弓、肋椎关节和椎体。韧带骨赘沿着椎体边缘纵轴生长，新骨生成导致椎体融合。椎体中的小梁基质可能会持续丢失，而皮质骨则同时被添加到椎体边缘生长的韧带骨赘中，这提示局部因素非常重要。

骨发育受多种可溶性因子调控，包括骨形态发生蛋白（BMPs）、无翼相关整合位点蛋白（Wnts）、hedgehog 蛋白、和成纤维细胞生长因子（FGFs）。BMP 和 Wnt 信号通路与脊柱关节炎的异常骨形成有关[136]，下面将详细讨论。BMPs 通过促进软骨细胞分化和肥大来刺激软骨内成骨。它们在其他器官系统的早期发育过程和动态平衡中也很重要[137,138]。BMPs 受到软骨细胞分泌的头蛋白（noggin）和骨细胞源性的硬骨素（sclerostin）拮抗。Wnt 家族的蛋白也是早期骨骼发育和体内平衡的重要调节因子，类似于 BMPs，对其他器官和组织的发育至关重要[139]。Wnts 由骨细胞产生，可受机械应力调节。它们通过对成骨细胞的直接作用刺激骨形成，也可影响软骨的动态平衡[140]。Wnts 信号通过一种叫做卷曲蛋白（frizzled）的受体进行传递，该受体通过结合低密度脂蛋白受体 5（LRP5）和 6（LRP6）进行调节。Wnt 信号能被与 LRP5 结合的硬骨素抑制，因此硬骨素抑制骨形成[141]。其他 Wnt 拮抗剂包括 Dickkopf-1（Dkk1），类似硬骨素与 LRP5 结合；以及分泌性卷曲相关蛋白（SFRP），可与 Wnt 蛋白直接结合。

BMP 信号与 DBA/1 小鼠的过度骨形成有关，该小鼠可发生自发性外周强直性附着点炎[142]。给予 BMP 拮抗剂头蛋白能够减少和预防 DBA/1 小鼠的骨形成和外周关节强直。在一个阿基里斯（Achilles）附着点炎和新骨形成患者的活检标本中，发现 BMP 信号增强，提示 BMP 信号的增加可能与人类脊柱关节炎的过度骨形成有关。Wnt 通路也通过 Dkk1 和硬骨素参与了脊柱关节炎的异常骨形成。Dkk1 和硬骨素可被肿瘤坏死因子上调并抑制骨形成。与此一致的是，抑制 Dkk1 可减少骨破坏和促进骨赘形成，揭示了其在限制损伤及过度修复中的重要作用[143]。在另

一种脊柱关节炎动物模型中，肿瘤坏死因子过度表达导致了骶髂关节炎，Dkk1 抑制促进了骶髂关节融合[144]。在强直性脊柱炎患者中报道了异常低水平的 Dkk1[145]，尽管在类风湿关节炎患者中使用 TNF 抑制剂后，DKK1 水平似乎下降了，但在强直性脊柱炎患者中并非如此[145]。对于强直性脊柱炎患者来说，较高水平的 DKK1 可保护患者避免韧带骨赘形成[145]。也有似乎矛盾的证据表明强直性脊柱炎患者中 DKK1 会升高，但在该研究中，DKK1 处于无功能状态[146]。用于检测 DKK1 的方法学差异，可能是造成结果不同的原因，需要加以解决[147]。总的来说，这些数据表明，在强直性脊柱炎的结构损伤中，不合适的低水平 DKK1（或功能缺失）可能起到重要作用。

在强直性脊柱炎患者中，有报道另一种 Wnt 途径抑制剂硬骨素的水平较低，并与放射学进展相关[148]。低水平的硬骨素在最近的一项研究中也被证实，但 DKK1 水平并不低（除了结构损伤最大的个体）[149]。这项研究发现 Wnt-3a 升高，与结构损伤呈正相关，首次证明 Wnt 激动剂可能是有用的生物学标志物。有趣的是，最近发现了针对头蛋白和硬骨素的自身抗体，能够促进强直性脊柱炎患者骨增生和结构损伤[150]。

脊柱关节炎的炎症与新骨形成

脊柱关节炎患者的炎症与新骨形成之间的关系一直是争论的主题[151]。它们是不同的、非耦合的过程的争论，在很大程度上是基于研究表明 TNF 抑制剂对强直性脊柱炎患者没有益处[152,153]；以及在强直性附着点炎的 DBA/1 小鼠模型中，有明确证据表明 TNF 抑制对附着点新生骨形成没有影响[154]。相反的观点认为，炎症在某种程度上与新生骨形成耦合，几项回顾性研究对比了使用与未使用 TNF 抑制剂治疗的患者，为这一观点提供了支持[155-157]。第一项研究证明 TNF 抑制剂降低了患者的影像学进展，更早的起始治疗和更长时间的随访是重要的变量[155]。与这些数据相一致的是，另一项研究显示，接受 TNF 抑制剂治疗的患者 8 年后新发韧带骨赘较少，损伤评分较低（改良的 StokeAS 脊柱评分），而在治疗的最初 4 年内没有发现差异[156]。进一步的证据支持抑制疾病活动与减少脊柱放射学进展之间存在联系[157]。这些研究均与连续使用非甾体抗炎药后的影像学进展小幅度降低一致，提示了炎症和异常骨形成之间存在

联系[158]。在强直性附着点炎的 DBA/1 小鼠模型中，TNF 抑制剂对关节强直没有影响，可归因于小鼠模型不能很好地反映人类疾病状态。

一项为期 2 年的纵向 MRI 研究表明，炎症（骨髓水肿）和骶髂关节周围糜烂的消退与 MRI 上"回填"和"脂肪化生"病变的发展独立相关[159]。"脂肪化生"被用来描述非激发骨髓区域的高 T1 信号强度（脂肪信号），而"回填"是指骨侵蚀部位的脂肪信号。骨糜烂的减少和脂肪化生的增加与强直有关。这些发现被用以支持一个模型，即在侵蚀修复后形成强直，重要的中间阶段是脂肪化生和回填[159]。在另一项关于椎体病变的研究中，基线时的炎症和脂肪变性、及即使在基线没有炎症的情况下 2 年时的脂肪变性，都与接受 TNF 抑制剂治疗的患者在 5 年时骨赘形成相关[160]。尽管这一证据与炎症是新骨形成的先决条件这一观点相矛盾，但其他研究表明，MRI 对检测所有的炎症（至少在骶髂关节）方面不够敏感[161]。因此，影像学研究中缺乏炎症的解释存在严重的局限性。在这一领域的努力明显受阻于中轴脊柱关节炎病变的位置和信号进入组织的固有困难。尽管有令人鼓舞的结果表明，TNF 抑制剂可能阻止结构损伤的进展，但值得注意的是，迄今为止的结果表明，TNF 抑制剂治疗的患者仍会形成韧带骨赘。这一证据表明，用这些药物抑制炎症并不能完全阻止新骨形成。更好地了解发病机制、发现阻止和预防结构损伤的方法，成为目前的明确需求。

GWAS 鉴定的几个基因（ANTXR2、PTGER4、HAPLN1、EDIL3 和 ANO6）[74,162] 有可能影响强直性脊柱炎的骨形成[124]。例如，PTGER4 编码前列腺素 E2 的受体，前列腺素 E2 是一种促进矿化骨结节形成的炎症介质。ANTXR2 编码炭疽毒素受体，也称为毛细管形态发生蛋白 2（CMG2）。它作用于低密度脂蛋白受体 6（LRP6）和 5（LRP5），后两者都参与调节 Wnt 信号途径。HAPLN1 编码透明质酸和蛋白聚糖连接蛋白 1（也称为 CRTL1），与软骨内成骨有关。HAPLN1 中的一个单核苷酸多态性与骨赘的形成和椎间盘退变有关[163]。此外，ANO6 表达于成骨细胞和其他细胞中，它是正常的骨矿化所必需的[164]。一旦确定了与疾病相关的单核苷酸多态性或单倍体型，就可以开始进行功能性研究，以揭示其在强直性脊柱炎中的作用。

脊柱关节炎的当前和未来治疗目标

以 IL-23/IL-17 轴为靶目标

TNF 是治疗强直性脊柱炎的重要靶点。令人惊讶的是，人们对它主要的细胞来源、驱动它在脊柱关节炎中产生的机制以及遗传因素是否影响细胞对它的反应知之甚少。在疾病早期，TNF 可能是一个相对早期的上游触发因素，和（或）是一个在慢性炎症中介导下游的正负反馈机制的中介，从而影响其整体效果[161]。越来越多的证据提示脊柱关节炎中存在 IL-23/IL-17 轴的调节失衡，阻断 IL-17A 的临床试验结果良好[116]，但是靶向 IL-23 并未显示出临床益处[117,118]。此外，还需要更多地了解接受 TNF 或 IL-17 抑制剂治疗的中轴型脊柱关节炎患者的长期脊柱预后。

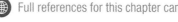 Full references for this chapter can be found on ExpertConsult.com.

部分参考文献

1. Brown MA, Kennedy LG, MacGregor AJ, et al.: Susceptibility to ankylosing spondylitis in twins: the role of genes, HLA, and the environment, *Arthritis Rheum* 40:1823–1828, 1997.
2. Taurog JD, Richardson JA, Croft JT, et al.: The germfree state prevents development of gut and joint inflammatory disease in HLA-B27 transgenic rats, *J Exp Med* 180:2359–2364, 1994.
3. Rath HC, et al.: Normal luminal bacteria, especially bacteroides species, mediate chronic colitis, gastritis, and arthritis in HLA-B27/human β2 microglobulin transgenic rats, *J Clin Invest* 98:945–953, 1996.
4. Brewerton DA, Hart FD, Nicholis A, et al.: Ankylosing spondylitis and HL-A 27, *Lancet* 1:904–907, 1973.
5. Schlosstein L, Terasaki PI, Bluestone R, et al.: High association of an HL-A antigen, W27, with ankylosing spondylitis, *N Engl J Med* 288:704–706, 1973.
6. Brown MA, Pile KD, Kennedy LG, et al.: HLA class I associations of ankylosing spondylitis in the white population in the United Kingdom, *Ann Rheum Dis* 55:268–270, 1996.
7. van der Linden SM, Valkenburg HA, de Jongh B, et al.: The risk of developing ankylosing spondylitis in HLA-B27 positive individuals: A comparison of relatives of spondylitis patients with the general population, *Arthritis Rheum* 27:241–249, 1984.
8. Brown MA, Kenna T, Wordsworth BP: Genetics of ankylosing spondylitis—insights into pathogenesis, *Nat Rev Rheumatol* 12:81–91, 2016.
9. Ellinghaus D, Jostins L, Spain SL, et al.: Analysis of five chronic inflammatory diseases identifies 27 new associationsand highlights disease-specific patterns at shared loci, *Nat Genet* 48:510–521, 2016.
10. Parkes M, Cortes A, van Heel DA, et al.: Genetic insights into common pathways and complex relationships among immune-mediated diseases, *Nat Rev Genet* 14:661–673, 2013.
11. Vineis P, Pearce NE: Genome-wide association studies may be misinterpreted: genes versus heritability, *Carcinogenesis* 32:1295–1298, 2011.
12. Sandoval-Motta S, Aldana M, Martinez-Romero E, et al.: The human microbiome and the missing heritability problem, *Front Genet* 8:80, 2018.

13. Zeidler H, Hudson AP: New insights into Chlamydia and arthritis. Promise of a cure? *Ann Rheum Dis* 73:637–644, 2014.

14. Hannu T, Inman R, Granfors K, et al.: Reactive arthritis or post-infectious arthritis? *Best Pract Res Clin Rheumatol* 20:419–433, 2006.

15. Zeidler H, Kuipers J, Kohler L: Chlamydia-induced arthritis, *Curr Opin Rheumatol* 16:380–392, 2004.

16. Rihl M, Kohler L, Klos A, et al.: Persistent infection of Chlamydia in reactive arthritis, *Ann Rheum Dis* 65:281–284, 2006.

17. Kaarela K, Jantti JK, Kotaniemi KM: Similarity between chronic reactive arthritis and ankylosing spondylitis. A 32-35-year follow-up study, *Clin Exp Rheumatol* 27:325–328, 2009.

18. Fung TC, Artis D, Sonnenberg GF: Anatomical localization of commensal bacteria in immune cell homeostasis and disease, *Immunol Rev* 260:35–49, 2014.

19. Ni J, Wu GD, Albenberg L, et al.: Gut microbiota and IBD: causation or correlation? *Nat Rev Gastroenterol & Hepatol* 14:573–584, 2017.

20. Jacques P, Van Praet L, Carron P, et al.: Pathophysiology and role of the gastrointestinal system in spondyloarthritides, *Rheum Dis Clin North Am* 38:569–582, 2012.

21. de Vlam K, Mielants H, Cuvelier C, et al.: Spondyloarthropathy is underestimated in inflammatory bowel disease: prevalence and HLA association, *J Rheumatol* 27:2860–2865, 2000.

22. Landers CJ, Cohavy O, Misra R, et al.: Selected loss of tolerance evidenced by Crohn's disease-associated immune responses to auto- and microbial antigens, *Gastroenterology* 123:689–699, 2002.

23. Wallis D, Assaduzzaman A, Weisman M, et al.: Elevated serum anti-flagellin antibodies implicate subclinical bowel inflammation in ankylosing spondylitis: an observational study, *Arthritis Res Ther* 15:R166, 2013.

24. Duchmann R, Kaiser I, Hermann E, et al.: Tolerance exists towards resident intestinal flora but is broken in active inflammatory bowel disease (IBD), *Clin Exp Immunol* 102:448–455, 1995.

25. Gill T, Asquith M, Brooks SR, et al.: Effects of HLA-B27 on gut microbiota in experimental spondyloarthritisimplicate an ecological model of dysbiosis, *Arthritis Rheumatol* 70:555–565, 2018.

26. Costello ME, Ciccia F, Willner D, et al.: Intestinal dysbiosis in ankylosing spondylitis, *Arthritis Rheumatol* 67:686–691, 2015.

27. Scher JU, Ubeda C, Artacho A, et al.: Decreased diversity characterizes the altered gut microbiota in patients with psoriatic arthritis, resembling dysbiosis in inflammatory bowel disease, *Arthritis Rheumatol* 67:128–139, 2015.

28. Manasson J, Shen N, Garcia Ferrer HR: Gut microbiota perturbations in reactive arthritis and post-infectious spondyloarthritis, *Arthritis Rheumatol* 70:242–254, 2018.

29. Rosenbaum JT, Davey MP: Time for a gut check: evidence for the hypothesis that HLA-B27 predisposes to ankylosing spondylitis by altering the microbiome, *Arthritis Rheum* 63:3195–3198, 2011.

30. Colbert RA, Tran T, Layh-Schmitt G, et al.: HLA-B27 misfolding and ankylosing spondylitis, *Mol Immunol* 57:44–51, 2014.

31. Bowness P: HLA-B27, *Ann Rev Immunol* 31:29–48, 2015.

32. Benjamin RJ, Parham P: Guilt by association: HLA-B27 and ankylosing spondylitis, *Immunol Today* 11:137–142, 1990.

33. Mear JP, Schreiber KL, Münz C, et al.: Misfolding of HLA-B27 as a result of its B pocket suggests a novel mechanism for its role in susceptibility to spondyloarthropathies, *J Immunol* 163:6665–6670, 1999.

34. Allen RL, O'Callaghan CA, McMichael AJ, et al.: Cutting edge: HLA-B27 can form a novel beta 2-microglobulin-free heavy chain homodimer structure, *J Immunol* 162:5045–5048, 1999.

35. Hammer RE, Maika SD, Richardson JA, et al.: Spontaneous inflammatory disease in transgenic rats expressing HLA-B27 and human β2m: an animal model of HLA-B27-associated human disorders, *Cell* 63:1099–1112, 1990.

36. Breban M, Hammer RE, Richardson JA, et al.: Transfer of the inflammatory disease of HLA-B27 transgenic rats by bone marrow engraftment, *J Exp Med* 178:1607–1616, 1993.

37. Breban M, et al.: T cells, but not thymic exposure to HLA-B27, are required for the inflammatory disease of HLA-B27 transgenic rats, *J Immunol* 156:794–803, 1996.

38. May E, Dorris ML, Saturntira N, et al.: CD8ab T cells are not essential to the pathogenesis of arthritis or colitis in HLA-B27 transgenic rats, *J Immunol* 170:1099–1105, 2003.

39. Taurog JD, Dorris ML, Satumtira N, et al.: Spondylarthritis in HLA-B27/human beta2-microglobulin-transgenic rats is not prevented by lack of CD8, *Arthritis Rheum* 60:1977–1984, 2009.

40. DeLay ML, Turner MJ, Klenk EI, et al.: HLA-B27 misfolding and the unfolded protein response augment interleukin-23 production and are associated with Th17 activation in transgenic rats, *Arthritis Rheum* 60:2633–2643, 2009.

41. Glatigny S, Fert I, Blaton MA, et al.: Proinflammatory Th17 cells are expanded and induced by dendritic cells in spondylarthritis-prone HLA-B27-transgenic rats, *Arthritis Rheum* 64:110–120, 2012.

42. Smith JA, Colbert RA: Review: the interleukin-23/interleukin-17 axis in spondyloarthritis pathogenesis: Th17 and beyond, *Arthritis Rheumatol* 66:231–241, 2014.

43. Sorrentino R, Bockmann RA, Fiorillo MT: HLA-B27 and antigen presentation: at the crossroads between immune defense and autoimmunity, *Mol Immunol* 57:22–27, 2014.

44. Dangoria NS, DeLay ML, Kingsbury DJ, et al.: HLA-B27 misfolding is associated with aberrant intermolecular disulfide bond formation (dimerization) in the endoplasmic reticulum, *J Biol Chem* 277:23459–23468, 2002.

45. Arensdorf AM, Diedrichs D, Rutkowski DT: Regulation of the transcriptome by ER stress: non-canonical mechanisms and physiological consequences, *Front Genet* 4:256, 2013.

46. Turner MJ, Sowders DP, DeLay ML, et al.: HLA-B27 misfolding in transgenic rats is associated with activation of the unfolded protein response, *J Immunol* 175:2438–2448, 2005.

47. Turner MJ, Delay ML, Bai S, et al.: HLA-B27 up-regulation causes accumulation of misfolded heavy chains and correlates with the magnitude of the unfolded protein response in transgenic rats: implications for the pathogenesis of spondylarthritis-like disease, *Arthritis Rheum* 56:215–223, 2007.

48. Goodall JC, et al.: Endoplasmic reticulum stress-induced transcription factor, CHOP, is crucial for dendritic cell IL-23 expression, *Proc Natl Acad Sci U S A* 107:17698–17703, 2010.

49. Gu J, Rihl M, Märker-Hermann E, et al.: Clues to the pathogenesis of spondyloarthropathy derived from synovial fluid mononuclear cell gene expression profiles, *J Rheumatol* 29:2159–2164, 2002.

50. Smith JA, Barnes MD, Hong D, et al.: Gene expression analysis of macrophages derived from ankylosing spondylitis patients reveals interferon-gamma dysregulation, *Arthritis Rheum* 58:1640–1649, 2008.

51. Zeng L, Lindstrom MJ, Smith JA: Ankylosing spondylitis macrophage production of higher levels of interleukin-23 in response to lipopolysaccharide without induction of a significant unfolded protein response, *Arthritis Rheum* 63:3807–3817, 2011.

52. Feng Y, Ding J, Fan CM, et al.: Interferon-gamma contributes to HLA-B27-associated unfolded protein response in spondyloarthropathies, *J Rheumatol* 39:574–582, 2012.

53. Neerinckx B, Carter S, Lories RJ: No evidence for a critical role of the unfolded protein response in synovium and blood of patients with ankylosing spondylitis, *Ann Rheum Dis* 73:629–630, 2014.

54. Ciccia F, Accardo-Palumbo A, Rizzo A, et al.: Evidence that autophagy, but not the unfolded protein response, regulates the expression of IL-23 in the gut of patients with ankylosing spondylitis and subclinical gut inflammation, *Ann Rheum Dis* 73:1566–1574, 2014.

55. Burr ML, Cano F, Svobodova S, et al.: HRD1 and UBE2J1 target misfolded MHC class I heavy chains for endoplasmic reticulum-associated degradation, *Proc Natl Acad Sci U S A* 108:2034–2039, 2011.

56. Peral de Castro C, Jones SA, Ní Cheallaigh C, et al.: Autophagy regulates IL-23 secretion and innate T cell responses through effects on IL-1 secretion, *J Immunol* 189:4144–4153, 2012.

57. Neerinckx B, Carter S, Lories R: IL-23 expression and activation of autophagy in synovium and PBMCs of HLA-B27 positive patients with ankylosing spondylitis. Response to: 'evidence that autophagy, but not the unfolded protein response, regulates the expression of IL-23 in the gut of patients with ankylosing spondylitis and subclinical gut inflammation' by Ciccia et al, *Ann Rheum Dis* 73:e68, 2014.

58. Hacquard-Bouder C, et al.: Defective costimulatory function is a striking feature of antigen-presenting cells in an HLA-B27-transgenic rat model of spondylarthropathy, *Arthritis Rheum* 50:1624–1635, 2004.

59. Hacquard-Bouder C, Falgarone G, Bosquet A, et al.: Alteration of antigen-independent immunologic synapse formation between dendritic cells from HLA-B27-transgenic rats and CD4+ T cells: selective impairment of costimulatory molecule engagement by mature HLA-B27, *Arthritis Rheum* 56:1478–1489, 2007.

60. Dhaenens M, et al.: Dendritic cells from spondylarthritis-prone HLA-B27-transgenic rats display altered cytoskeletal dynamics, class II major histocompatibility complex expression, and viability, *Arthritis Rheum* 60:2622–2632, 2009.

61. Utriainen L, Firmin D, Wright P, et al.: Expression of HLA-B27 causes loss of migratory dendritic cells in a rat model of spondylarthritis, *Arthritis Rheum* 64:3199–3209, 2012.

62. Malik P, Klimovitsky P, Deng LW, et al.: Uniquely conformed peptide-containing beta 2-microglobulin-free heavy chains of HLA-B2705 on the cell surface, *J Immunol* 169:4379–4387, 2002.

63. Tran T, Hong S, Edwan JH, et al.: ERAP1 reduces accumulation of aberrant disulfide-linked forms of HLA-B27 on the cell surface, *Mol Immunol* 74:10–17, 2016.

64. Bird LA, Peh CA, Kollnberger S, et al.: Lymphoblastoid cells express HLA-B27 homodimers both intracellularly and at the cell surface following endosomal recycling, *Eur J Immunol* 33:748–759, 2003.

65. Shaw J, Hatano H, Kollnberger S: The biochemistry and immunology of non-canonical forms of HLA-B27, *Mol Immunol* 57:52–58, 2014.

66. Lanier LL: NK cell recognition, *Annu Rev Immunol* 23:225–274, 2005.

67. Chan AT, Kollnberger SD, Wedderburn LR, et al.: Expansion and enhanced survival of natural killer cells expressing the killer immunoglobulin-like receptor KIR3DL2 in spondylarthritis, *Arthritis Rheum* 52:3586–3595, 2005.

68. Bowness P, Ridley A, Shaw J, et al.: Th17 cells expressing KIR3DL2+ and responsive to HLA-B27 homodimers are increased in ankylosing spondylitis, *J Immunol* 186:2672–2680, 2011.

69. Wellcome Trust Case Control Consortium, Australo-Anglo-American Spondylitis Consortium (TASC), Burton PR, et al: Association scan of 14,500 nonsynonymous SNPs in four diseases identifies autoimmunity variants, *Nat Genet* 39:1329–1337, 2007.

70. Evans DM, Spencer CC, Pointon JJ, et al.: Interaction between ERAP1 and HLA-B27 in ankylosing spondylitis implicates peptide handling in the mechanism for HLA-B27 in disease susceptibility, *Nat Genet* 43:761–767, 2011.

71. Genetic Analysis of Psoriasis Consortium & the Wellcome Trust Case Control Consortium 2, Strange A, Capon F, et al: A genome-wide association study identifies new psoriasis susceptibility loci and an interaction between HLA-C and ERAP1, *Nat Genet* 42:985–990, 2010.

72. Kirino Y, Bertsias G, Ishigatsubo Y, et al.: Genome-wide association analysis identifies new susceptibility loci for Behcet's disease and epistasis between HLA-B*51 and ERAP1, *Nat Genet* 45:202–207, 2013.

73. Reeves E, James E: The role of polymorphic ERAP1 in autoinflammatory disease, *Biosci Rep* 38:BSR20171503, 2018.

74. Serwold T, Gaw S, Shastri N: ER aminopeptidases generate a unique pool of peptides for MHC class I molecules, *Nat Immunol* 2:644–651, 2001.

75. York IA, Chang SC, Saric T, et al.: The ER aminopeptidase ERAP1 enhances or limits antigen presentation by trimming epitopes to 8-9 residues, *Nat Immunol* 3:1177–1184, 2002.

76. Saric T, Chang SC, Hattori A, et al.: An IFN-gamma-induced aminopeptidase in the ER, ERAP1, trims precursors to MHC class I-presented peptides, *Nat Immunol* 3:1169–1176, 2002.

77. Abe M, Sato Y: Puromycin insensitive leucyl-specific aminopeptidase (PILSAP) is required for the development of vascular as well as hematopoietic system in embryoid bodies, *Genes Cells* 11:719–729, 2006.

78. Suzuki T, Abe M, Miyashita H, et al.: Puromycin insensitive leucyl-specific aminopeptidase (PILSAP) affects RhoA activation in endo-

thelial cells, *J Cell Physiol* 211:708–715, 2007.

79. Goto Y, Ogawa K, Hattori A, et al.: Secretion of endoplasmic reticulum amoinopeptidase 1 is involved in the activation of macrophages induced by lipopolysaccharide and interferon-gamma, *J Biol Chem* 286:21906–21914, 2011.

80. Goto Y, Ogawa K, Nakamura TJ, et al.: Substrate-dependent nitroc oxide synthesis by secreted endoplasmic reticulum amoinopeptidase 1, *J Biochem* 157:439–449, 2015.

81. Costantino F, Talpin A, Evnouchidou I, et al.: ERAP1 gene expression is influenced by nonsynonymous polymorphisms associated with predisposition to spondyloarthritis, *Arthritis Rheumatol* 67:1525–1534, 2015.

82. Chen L, Fischer R, Peng Y, et al.: Critical role of endoplasmic reticulum aminopeptidase 1 in determining the length and sequence of peptides bound and presented by HLA-B27, *Arthritis Rheumatol* 66:284–294, 2014.

83. Martin-Esteban A, Gomez-Molina P, Sanz-Bravo A, et al.: Combined effects of ankylosing spondylitis-associated ERAP1 polymorphisms outside the catalytic and peptide-binding sites on the processing of natural HLA-B27 ligands, *J Biol Chem* 289:3978–3990, 2014.

84. Duerr RH, Taylor KD, Brant SR, et al.: A genome-wide association study identifies IL23R as an inflammatory bowel disease gene, *Science* 314:1461–1463, 2006.

85. Cargill M, Schrodi SJ, Chang M, et al.: A large-scale genetic association study confirms IL12B and leads to the identification of IL23R as psoriasis-risk genes, *Am J Hum Genet* 80:273–290, 2007.

86. McGeachy MJ, Chen Y, Tato CM, et al.: The interleukin 23 receptor is essential for the terminal differentiation of interleukin 17-producing effector T helper cells in vivo, *Nat Immunol* 10:314–324, 2009.

87. Zuniga LA, Jain R, Haines C, et al.: Th17 cell development: from the cradle to the grave, *Immunol Rev* 252:78–88, 2013.

88. Cua DJ, Tato CM: Innate IL-17-producing cells: the sentinels of the immune system, *Nat Rev Immunol* 10:479–489, 2010.

89. Sherlock JP, Joyce-Shaikh B, Turner SP, et al.: IL-23 induces spondyloarthropathy by acting on ROR-gammat+ CD3+CD4-CD8-entheseal resident T cells, *Nat Med* 18:1069–1076, 2012.

90. Sarin R, Wu X, Abraham C: Inflammatory disease protective R381Q IL23 receptor polymorphism results in decreased primary CD4+ and CD8+ human T-cell functional responses, *Proc Natl Acad Sci U S A* 108:9560–9565, 2011.

91. International Genetics of Ankylosing Spondylitis, Cortes A, Hadler J, et al.: Identification of multiple risk variants for ankylosing spondylitis through high-density genotyping of immune-related loci, *Nat Genet* 45:730–738, 2013.

92. Gaffen SL, Jain R, Garg AV, et al.: The IL-23-IL-17 immune axis: from mechanisms to therapeutic testing, *Nat Rev Immunol* 14:585–600, 2014.

93. Coffre M, Roumier M, Rybczynska M, et al.: Combinatorial control of Th17 and Th1 cell functions by genetic variations in genes associated with the interleukin-23 signaling pathway in spondyloarthritis, *Arthritis Rheum* 65:1510–1521, 2013.

94. Ruutu M, Thomas G, Steck R, et al.: Beta-glucan triggers spondylarthritis and Crohn's disease-like ileitis in SKG mice, *Arthritis Rheum* 64:2211–2222, 2012.

95. Chen WS, et al.: Association of serum interleukin-17 and interleukin-23 levels with disease activity in Chinese patients with ankylosing spondylitis, *J Chin Med Assoc* 75:303–308, 2012.

96. Mei Y, Pan F, Gao J, et al.: Increased serum IL-17 and IL-23 in the patient with ankylosing spondylitis, *Clin Rheumatol* 30:269–273, 2011.

97. Singh R, Aggarwal A, Misra R: Th1/Th17 cytokine profiles in patients with reactive arthritis/undifferentiated spondyloarthropathy, *J Rheumatol* 34:2285–2290, 2007.

98. Wendling D, Cedoz JP, Racadot E, et al.: Serum IL-17, BMP-7, and bone turnover markers in patients with ankylosing spondylitis, *Joint Bone Spine* 74:304–305, 2007.

99. Melis L, Vandooren B, Kruithof E, et al.: Systemic levels of IL-23 are strongly associated with disease activity in rheumatoid arthritis

but not spondyloarthritis, *Ann Rheum Dis* 69:618–623, 2010.

100. Jandus C, Bioley G, Rivals JP, et al.: Increased numbers of circulating polyfunctional Th17 memory cells in patients with seronegative spondylarthritides, *Arthritis Rheum* 58:2307–2317, 2008.

101. Shen H, Goodall JC, Gaston JS: Frequency and phenotype of T helper 17 cells in peripheral blood and synovial fluid of patients with reactive arthritis, *J Rheumatol* 37:2096–2099, 2010.

102. Shen H, Goodall JC, Hill Gaston JS: Frequency and phenotype of peripheral blood Th17 cells in ankylosing spondylitis and rheumatoid arthritis, *Arthritis Rheum* 60:1647–1656, 2009.

103. Zhang L, Li YG, Li YH, et al.: Increased frequencies of Th22 cells as well as Th17 cells in the peripheral blood of patients with ankylosing spondylitis and rheumatoid arthritis, *PLoS ONE* 7:e31000, 2012.

104. Jansen DT, Hameetman M, van Bergen J, et al.: IL-17-producing CD4+ T cells are increased in early, active axial spondyloarthritis including patients without imaging abnormalities, *Rheumatology (Oxford)* 54:728–735, 2014.

105. Appel H, et al.: Analysis of IL-17(+) cells in facet joints of patients with spondyloarthritis suggests that the innate immune pathway might be of greater relevance than the Th17-mediated adaptive immune response, *Arthritis Res Ther* 13:R95, 2011.

106. Bautista-Caro MB, Arroyo-Villa I, Castillo-Gallego C, et al.: Decreased Th17 and Th1 cells in the peripheral blood of patients with early non-radiographic axial spondyloarthritis: a marker of disease activity in HLA-B27(+) patients, *Rheumatology (Oxford)* 52:352–362, 2013.

107. Kenna TJ, Davidson SI, Duan R, et al.: Enrichment of circulating interleukin-17-secreting interleukin-23 receptor-positive gamma/delta T cells in patients with active ankylosing spondylitis, *Arthritis Rheum* 64:1420–1429, 2012.

108. Keller C, Webb A, Davis J: Cytokines in the seronegative spondyloarthropathies and their modification by TNF blockade: a brief report and literature review, *Ann Rheum Dis* 62:1128–1132, 2003.

109. Bal A, Unlu E, Bahar G, et al.: Comparison of serum IL-1 beta, sIL-2R, IL-6, and TNF-alpha levels with disease activity parameters in ankylosing spondylitis, *Clin Rheumatol* 26:211–215, 2007.

110. Nossent JC, Sagen-Johnsen S, Bakland G: Tumor necrosis factor-alpha promoter -308/238 polymorphism association with less severe disease in ankylosing spondylitis is unrelated to serum TNF-alpha and does not predict TNF inhibitor response, *J Rheumatol* 41:1675–1682, 2014.

111. Braun J, Bollow M, Neure L, et al.: Use of immunohistologic and in situ hybridization techniques in the examination of sacroiliac joint biopsy specimens from patients with ankylosing spondylitis, *Arthritis Rheum* 38:499–505, 1995.

112. Chen WS, Chen CH, Lin KC, et al.: Immunohistological features of hip synovitis in ankylosing spondylitis with advanced hip involvement, *Scand J Rheumatol* 38:154–155, 2009.

113. Noordenbos T, Yeremenko N, Gofita I, et al.: Interleukin-17-positive mast cells contribute to synovial inflammation in spondylarthritis, *Arthritis Rheum* 64:99–109, 2012.

114. Ciccia F, Bombardieri M, Principato A, et al.: Overexpression of interleukin-23, but not interleukin-17, as an immunologic signature of subclinical intestinal inflammation in ankylosing spondylitis, *Arthritis Rheum* 60:955–965, 2009.

115. Appel H, Maier R, Bleil J, et al.: In situ analysis of interleukin-23- and interleukin-12-positive cells in the spine of patients with ankylosing spondylitis, *Arthritis Rheum* 65:1522–1529, 2013.

116. Baeten D, Sieper J, Braun J, et al.: Secukinumab, an interleukin-17A inhibitor, in ankylosing spondylitis, *N Engl J Med* 373:2534–2548, 2015.

117. Baeten D, Ostergaard M, Wei JCC, et al.: Risankizumab, an IL-23 inhibitor, for ankylosing spondylitis: results of a randomized, double-blind, placebo-controlled, proof-of-concept, dose finding phase 2 study, *Ann Rheum Dis* 77:1295–1302, 2018.

118. Deodhar A, Gensler LS, Sieper J, et al.: Three multicenter, randomized, double-blind, placebo-controlled studies evaluating the efficacy and safety of ustekinumab in axial spondyloarthritis, *Arthritis Rheumatol* 71:258–270, 2019.

119. Poddubnyy D, Hermann KG, Callhoff J, et al.: Ustekinumab for the treatment of patients with active ankylosing spondylitis: results of a 28-week, prospective, open-label, proof-of-concept study (TOPAS), *Ann Rheum Dis* 73:817–823, 2014.

120. Will R, Palmer R, Bhalla AK, et al.: Osteoporosis in early ankylosing spondylitis: a primary pathological event? *Lancet* 2:1483–1485, 1989.

第 80 章

强直性脊柱炎及其他中轴型脊柱关节炎

原著 SJEF VAN DER LINDEN, MATTHEW BROWN, LIANNE S. GENSLER, TONY KENNA, WALTER P. MAKS YMOWYCH, WILLIAM J. TAY LOR

黄 妃 译 刘 栩 校

关键点

- 强直性脊柱炎（AS）/ 中轴型脊柱关节炎疾病谱包括放射学阴性的中轴型脊柱关节炎和符合修订的纽约标准的强直性脊柱炎（ankylosing spondylitis，AS）

- 中轴形脊柱关节炎的分类标准的推出以及 MRI 技术的推广增加了 AS 疾病谱的内容，但可能导致缺乏特异性。完全依照上述分类标准做，有可能会导致过度诊断和治疗不当。

- 放射学阴性的中轴形脊柱关节炎的发生率约为符合修订纽约标准 AS 的 2 ～ 4 倍，且与经典 AS 具有相似的疾病活动性。

- 放射学阴性的中轴形脊柱关节炎比经典 AS 更具异质性，人类白细胞抗原（HLA）-B27 的阳性率差异很大，并非男性更易感，患者不一定均会进展到放射学骶髂关节炎。

- 在常规平片出现结构性改变之前，MRI 就能显示骶髂关节的炎症和结构性病变。

- 不同种族中，HLA-B27 阳性个体 AS 发生率为 1% ～ 3%。本病在 HLA-B27 阳性的 AS 患者的一级亲属中更常见，约为 10%。

- 非甾体抗炎药（nonsteroidal anti-inflammatory drugs，NSAIDs）、物理治疗和患者教育是一线治疗。

- TNF 抑制剂可有效缓解中至重度疾病的症状。其他细胞因子（如 IL-17A）靶向生物制剂也显示出临床疗效。

引言

强直性脊柱炎 / 中轴型脊柱关节炎（AS/axSpA）属于中轴脊柱关节病家族。该家族是互相关联但又各有特点的一组疾病，而不是具有不同临床表现的单一疾病[1]（表 80-1 和表 80-2）。放射学骶髂关节炎是 AS 的标志性特点。骶髂关节（sacroiliac joints，SI）炎和脊柱炎症最终可致骨性强直。脊柱强直多见于本病晚期，很多轻型患者并不发生。

大多数 AS 患者在 20 ～ 30 岁开始出现腰背痛。从出现腰背痛到确诊 AS 平均 6 ～ 8 年。大多数患者诊断延误主要是由于传统平片上明确的放射学骶髂关节炎出现较晚[2-3]。MRI 上的活动性骶髂关节炎已被证实可预测此后的放射学骶髂关节炎。许多早期 AS 患者有典型的临床表现，但缺乏明确的放射学骶髂关节炎的证明，因此可能未被修订的纽约标准分类为 AS[4]。对这类可疑的早期 AS 患者，MRI 很可能检出骶髂关节炎[3]。随着时间的推移，这些患者大部分将出现放射学骶髂关节炎（即骶髂关节结构性破坏）（在 15 年内为 20% ～ 25%），并将进展为明确的 AS，符合修订的纽约标准[4-7]。这也意味着相当比例的患者将停留在疾病的这个（放射学阴性）阶段，这些患者尽管在某些时点存在 MRI 炎症，但以后多年并未检测到放射学损害。因此，为正确描述这些患者，现使用"放射学阴性的中轴型脊柱关节炎"（nonradiographic axial spondyloarthritis，nr-axSpA）这一术语代替"早期 AS"[3]（图 80-1）。中轴型脊柱关节炎（Axial spondyloarthritis，axSpA）包括 nr-axSpA 和经典 AS（根据修订的纽约标准）。估计中轴脊柱关节炎的总患病率为按修订的纽约标准诊断的

表 80-1 脊柱关节炎的分类
强直性脊柱炎和放射学阴性中轴型脊柱关节炎
反应性关节炎
炎症性肠病关节炎（克罗恩病、溃疡性结肠炎）
银屑病关节炎
幼年慢性关节炎和幼年强直性脊柱炎

表 80-2 脊柱关节炎的临床特点
典型的外周关节炎——主要累及下肢，非对称性
类风湿因子阴性
无类风湿关节炎的皮下结节和其他关节外表现
组内疾病的特征性关节外表现（如前葡萄膜炎）互相重叠
明显的家族聚集性
与 HLA-B27 相关

AS 的 2 ~ 4 倍[8-10]。与修订的纽约标准相反，男性不是 nr-axSpA 患者进展为 AS 的危险因素[9]。在群体研究中，人类白细胞抗原（human leukocyte antigen，HLA）-B27 的阳性率在 nr-axSpA 患者中差异很大（20% ~ 97%），具体取决于纳入研究的患者种类[9-10]。此类患者（nr-axSpA）对 TNF 抑制剂的反应往往不

如纽约标准诊断的 AS 患者[11-12]。最近的前瞻性数据表明，5% ~ 10% 的 nr-axSpA 患者在 5 年随访后出现放射学骶髂关节炎，尤其有 MRI 炎症的患者[5]。本章重点介绍放射学阳性 AS。但许多内容也适用于 nr-axSpA 患者[13-14]。

分类

强直性脊柱炎和中轴型脊柱关节炎的标准

分类标准用于临床和流行病学研究，也用于疾病的发病机制研究。分类标准有助于把不同的风湿病专科医生建立的临床诊断归纳为具有同质性的患者队列。不恰当地将分类标准作为诊断标准会增加假阳性诊断的可能。在标准缺乏特异性和诊断疾病的先验概率较低的情况下，上述假阳性情况尤其值得注意。只有大约 5% 的慢性腰背痛患者患有脊柱关节炎[15]。

AS 的诊断需要依据临床、实验室和影像学特征综合判断。该病可能与银屑病或慢性炎症性肠病（IBD）有关。在日常医疗实践中，临床诊断 AS 时，需要有骨盆 X 线片存在骶髂关节炎的证据。尽管放射学骶髂关节炎在 AS 中很常见，但它绝不是该疾病的早期或必备表现[16]。与纽约标准不同，罗马标准

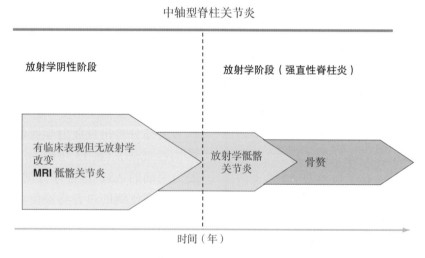

图 80-1 涵盖了无放射学破坏和有放射学破坏的中轴脊柱关节炎概念伞形图。炎症性背痛是在整个疾病过程中可能出现的主要症状，不伴结构损伤。该图从左到右伞形尺寸变小旨在强调只有部分放射学阴性 axSpA 患者会进展为放射学 axSpA/AS，而其余患者可能维持放射学阴性 axSpA 状态，或转为自限性疾病。该图还显示出，并非所有的放射学骶髂关节炎患者都会进展为骨赘并最终导致脊柱强直。MRI，磁共振成像（From Khan MA，van der Linden S：Axial spondyloarthritis：a better name for an old disease. A step toward uniform reporting. *ACR Open* 1 [5]：336-339，2019. Permission granted by the publisher Wiley. Adapted from Rudwaleit M，Khan MA，Sieper J：The challenge of diagnosis and classification in early ankylosing spondylitis：do we need new criteria？ *Arthritis Rheum* 52：1000-1008，2005，Fig 1.)

并不一定需要放射学骶髂关节炎的证据（表 80-3）。罗马和纽约标准主要用于流行病学研究。由于它们缺乏敏感性和特异性，才会有 AS [4] 的修订纽约标准（表 80-3）。腰椎活动受限和胸廓扩展受限这两项标准反映了病程的长短，很少见于疾病早期 [17]。因此，由于缺乏敏感性，修订的纽约标准对早期诊断作用有限。MRI 有助于在放射学骶髂关节炎出现以前，发现中轴关节病变 [5,18]。为了将非放射学 AS 和经典 AS（根据修订的纽约标准）都包括在内，国际脊柱关节炎评估组（Assessment of Spondyloarthritis International Society，ASAS）针对 AS 的全病谱提出了分类标准（表 80-4）[13]。中轴脊柱关节炎（axial

SpA）和强直性脊柱炎（AS）的疾病谱很相近。"中轴型脊柱关节炎"这一术语涵盖了以中轴关节受累为主的脊柱关节炎的全病谱，无论其是否存在放射学结构性改变（表 80-5）。根据 ASAS 的分类标准 [13]，慢性腰背痛且发病年龄小于 45 岁者，如存在影像学（放射学或 MRI）骶髂关节炎，加至少 1 项的脊柱关节炎特征可被分类为中轴脊柱关节炎（但不能确诊）；若缺乏影像学骶髂关节炎，HLA-B27 阳性加两项以上的临床特征也可诊断（表 80-4）。ASAS 中轴脊柱关节炎标准的敏感性为 83%，特异性略低（84%）[13]。ASAS 对这些新标准的研究中，30% 的中轴脊柱关节炎患者存在明确的放射学骶髂关节炎并符合修订的纽约标准。也就是说，2/3 的患者被分类为放射学阴性中轴型脊柱关节炎 [13]。应该注意的是，根据 ASAS 标准分类为 axSpA 的患者往往比通过修订纽约标准分类的 AS 患者更具异质性 [13,14,19]。

由于 ASAS 标准缺乏特异性，应用其作为诊断工具将导致过度诊疗的风险增加，因为慢性腰背痛患

表 80-3　强直性脊柱炎的标准

罗马，1961 年

临床标准

1．腰痛与僵硬 3 个月以上，休息不能缓解
2．胸部疼痛与僵硬
3．腰椎活动受限
4．胸廓扩张受限
5．虹膜炎病史或现在症或其后遗症

影像学标准

　X 线片显示强直性脊柱炎的特征性双侧骶髂关节改变（除外双侧骶髂关节骨关节炎）

确定的强直性脊柱炎

　双侧 3～4 级骶髂关节炎，加上至少 1 条临床标准

　或

　至少 4 条临床标准

修订的纽约标准，1984 年

标准

1．腰痛至少 3 个月，活动可缓解而休息不能缓解
2．腰椎在额状面和矢状面活动受限
3．胸廓活动度低于相应年龄、性别的正常人
4．双侧骶髂关节炎 2～4 级
5．单侧骶髂关节炎 3 或 4 级

确定的强直性脊柱炎

　单侧 3 或 4 级，或双侧 2～4 级 X 线骶髂关节炎，加上任何临床标准

影像学分级

　正常，0；可疑，1；轻度骶髂关节炎，2；中度骶髂关节炎，3；强直，4

Data from van der Linden SM, Valkenburg HA, Cats A: Evaluation of diagnostic criteria for ankylosing spondylitis: a proposal for modification of the New York criteria. *Arthritis Rheum* 27: 361-368, 1984.

表 80-4　ASAS 中轴型脊柱关节炎（SpA）分类标准（患者背痛≥ 3 个月，发病年龄＜ 45 岁）

影像学骶髂关节炎 加 ≥ 1 项 SpA 的特点	或	HLA-B27 加 ≥ 2 项 SpA 其他特点
SpA 特点		**影像学骶髂关节炎**
炎症性腰背痛		MRI 的活动性（急性）炎症高
关节炎		度提示与 SpA 相关的骶髂关节炎
附着点炎（足跟）		或
葡萄膜炎		符合修订的纽约标准的肯定的
趾炎		放射学骶髂关节炎
银屑病		
克罗恩病 / 溃疡性结肠炎		
对 NSAID 反应良好		
SpA 家族史		
HLA-B27		
CRP 升高 [a]		

[a] 慢性腰背痛的情况下，CRP 升高被认为是 SpA 的一项特点
ASAS，国际脊柱关节炎评估工作组；CRP，C 反应蛋白；HLA-B27，人类白细胞抗原 -B27；IBP，炎症性腰背痛；MRI，磁共振成像；NSAIDs，非甾体抗炎药；SpA，中轴脊柱关节炎

From Rudwaleit M: New classification criteria for spondyloarthritis. *Int J Adv Rheumatol* 8: 1-7, 2010.

表 80-5　强直性脊柱炎和中轴型脊柱关节炎
根据修改的纽约标准诊断的经典 AS
早期 - 放射学阴性 -AS/axSpA
AS/axSpA 放射学阴性骶髂关节炎

者 axSpA 的患病率仅为 5%[15]。在这种情况下，应用 ASAS 分类标准诊断为 axSpA 的 4 个患者中可能只有 1 个患者真正患有 axSpA[19]。显然，分类标准不适用于诊断目的[19-20]。

流行病学

患病率

AS 的患病率与 HLA-B27 的阳性率强相关。这个规律适用于和本病相关的 B27 亚型，但不适用于和本病相关性不强的亚型，例如 HLA-B27*06[21-23]。

按照修订的纽约标准，本病白种人患病率为 68/100 000（荷兰 20 岁以上人群）至 197/100 000（美国）[24,25]。而在欧洲，AS 患病率约为 238/100 000，北美约为 319/100 000，亚洲约为 167/100 000[26]。一般人群中，与 AS 相关的 HLA-B27 亚型阳性的成人，AS 患病率为 1% ～ 2%，但可能有地域或地理上的差异[24,27]。例如挪威北部，AS 可见于 6.7% 的 HLA-B27 阳性者[27]。

HLA-B27 阳性的 AS 患者，如果其一级亲属的 HLA-B27 也阳性；10% ～ 30% 这样的一级亲属有 AS 的症状或体征（修订纽约标准），且 30% 外表健康的一级亲属符合 axSpA 的分类标准[24,28]。实际上，阳性 AS 家族史是本病的高危因素。

axSpA 特别是 nr-axSpA 的人群患病率还没有明确的定义[29]。然而，有一些证据表明，axSpA 的患病率可能是放射学 AS 患病率的 2 ～ 4 倍[10,30]。

发病率

尚无足够的证据说明近几十年来 AS 的发病率有何变化[31]。其临床特点、发病年龄和存活期均保持稳定[32]。一项斯堪的纳维亚的研究显示，经年龄和性别校正后的总发病率为 7.3/100 000 人年，而在美国观察到的总发病率为 3.1 / 100 000 人年[33]。

种族分布

AS 见于世界各地，但患病率存在种族差异。这也许提示 HLA-B27 在不同种族中的分布不同。约 90% 白人 AS 患者 HLA-B27 阳性，而非洲黑人和日本人的 AS 和 HLA-B27 的相关性不大（因为 B27 阳性率 < 1%）。非裔美国人由于和白人混血，HLA-B27 阳性率为 2%，但黑人 AS 患者中 HLA-B27 阳性率只有 50% 左右。非裔美国人 AS 的患病率也相应地远低于白人。

疾病的负担

AS 给患者和社会都带来相当大的负担。除了中轴和外周关节症状，关节外表现（如附着点炎和急性前葡萄膜炎）以及合并症（如炎症性肠病和银屑病等），均加重了本病的负担。此外，相当多患者存在脊柱骨质疏松症，导致椎骨骨折和驼背，严重影响了患者的生活质量。躯体功能和疾病活动度的评分与反映焦虑、抑郁的心理学评分显著相关[34]。抑郁的患病率很高[35]。AS 可以在很多方面影响患者的就业，如工作需要辅助，病假增多，甚至劳动力丧失[36-37]。社会经济因素和较高的教育水平与保持患者更高的就业可能有关[38]。葡萄膜炎、年龄、身体功能和疾病活动可能与长期不利的就业结果相关[39]。AS 对患者利用卫生保健及非卫生保健资源也有较大影响，由此产生的患者平均总费用（直接的和劳动能力相关的）为 6700 ～ 9500 美元 / 人年[40-42]。

疾病造成的负担随病程的延长而增加。疾病负担导致生活质量下降，而 AS 相关的各种类型的经济损失都由功能丧失和疾病活动所引起，因此，早期诊断和早期治疗对防止或减少功能丧失以及改善患者预后十分必要[43]。

虽然放射学阴性 AS/axSpA 可能与炎症和脊柱强直关联较少，但疾病的负担似乎与 AS（修订纽约标准）相似[44-45]。出现 SpA 的合并症对身体功能、工作能力和生活质量有更为不利影响[46]。AS 患者心血管疾病患病率的增加也与疾病负担有关[47]。

遗传学

双胞胎和家系研究表明，AS 患者家族中 AS 的患病风险非常高，这种风险在很大程度上是由遗传决定的，遗传因素在决定疾病活动和严重程度方面也起着重要作用 [48-49]。近年来在确定遗传易感基因（遗传变异）方面取得了重大进展，至少 116 个已知的基因座（基因区域）与该疾病相关，既包括主要组织相容性复合体（Major histocompatibility complex，MHC），也包括非 MHC 区域中的不同基因座位。

强直性脊柱炎与主要组织相容性复合体相关

HLA-B27 与 AS 的关联在 20 世纪 70 年代早期首次报道，此后更多 HLA- B27 亚型被发现，目前已知 100 多个亚型。这些亚型中的大多数非常罕见，无法确定它们是否与疾病相关。HLA-B27 的祖先亚型（ancestral subtype）是 HLA-B*2705，其他亚型主要与此比较产生点突变。据报道 AS 与以下 HLA- B27 亚型有关：B*2702，B*2703，B*2704，B*2705，B*2706，B*2707，B*2708，B*2710，B*2714，B*2715 和 B*2719。有两种亚型似乎与 AS 的关联很小或可能无关，即 HLA-B*2706（在东南亚发现）、HLA-B*2709（在撒丁岛发现）。亚型变异对罹患 AS 风险的影响一直是研究 HLA-B27 诱导 AS 机制的基石。HLA-B27 在 85% ～ 95% 的原发性 AS 中阳性，而欧洲裔人群中的阳性率约为 8% [50]。银屑病或炎症性肠病相关的 AS 中 HLA-B27 的阳性率较低（～ 60%）。

与 HLA-B27 杂合子相比，HLA-B27 纯合子患 AS 的风险大约是前者的两倍。HLA-B27 [用单核苷酸多态性（SNP）rs116488202 标记] 杂合子的 OR 值为 62，纯合子为 105 [51]。HLA-B27 广泛用于临床实践中，作为慢性腰背痛患者的辅助诊断；事实上，ASAS 的 axSpA 分类标准的临床部分通过 HLA-B27 进行分层。HLA-B27 也可用于确定家族中 AS 发生的风险，在没有 HLA-B27 的情况下复发风险极低（< 1%）。由于普通人群中 AS 的患病率很低，并且，只有大约 5% 的 HLA-B27 病例发展为 AS，所以不建议使用 HLA-B27 进行人群筛查。HLA-B27 阴性个体比 HLA-B27 阳性个体发病晚十年，但他们的疾病活动度和关节强直的严重程度是相同的。某些证据表明，HLA-B27 阴性个体对 TNF 抑制剂反应欠佳；尽管如此，总的来说，此类药物在治疗 HLA-B27 阴性 AS 方面效果仍然显著。在 AS 中是否有其他遗传

因素影响 TNF 抑制剂的疗效仍未可知，但对类风湿关节炎的大量研究没有足够的证据证明 TNF 抑制剂的疗效与遗传易感性有关，因此 AS 中也可能没有相关性。目前还没有 IL-17 基因多态性影响 IL-17 抑制剂效果的数据。当然，观察遗传变异是否影响 TNF 抑制剂抗 - 抗体的形成将很有意义，这与该药物的失效相关。

全世界 AS 的患病率大致与 HLA-B27 的阳性率相匹配。HLA-B27 阳性率高的地区包括斯堪的纳维亚半岛和一些北美土著人口，而非洲大部分地区和澳大利亚土著居民中阳性率较低。这种变异可能是某些人群中种群瓶颈效应或 HLA-B27 自然选择的结果。应该注意的是，HLA-B27 对 HIV 感染具有保护作用。最近有人提出，另一个影响 HLA-B27 阳性率的潜在选择压力是，HLA-B27 可能通过心血管事件风险影响生存 [52]。

HLA-B27 不是唯一与 AS 相关的 HLA-B 等位基因。多项研究证实了 HLA-B60（也称为 HLA-B40）的作用，其进一步将罹患 AS 风险增加约 1.5 倍 [53]，其他等位基因如 HLA-B、HLA-A 和 HLA II 对 AS 发病而言也有中等风险 [54]。

强直性脊柱炎与非主要组织相容性复合体相关

目前认为，AS 的大部分遗传风险是由 MHC 外的基因座决定的。迄今为止，已证实 110 个非 MHC 基因座与该病相关，这些都为疾病的发病机制研究提供了新的线索（总结见表 80-6）。

氨肽酶基因和强直性脊柱炎

氨肽酶途径中的三个基因与 AS 强烈相关：位于染色体 5q15 的 ERAP1 和 ERAP2，以及染色体 17q21 处的 NPEPPS（嘌呤霉素敏感性氨肽酶）。在 ERAP1 中存在至少两个相关的单倍型，其中一个单倍型由非编码 SNP rs30187 标记，另一个单倍型存在一个 AS 保护性的 SNP，该 SNP 可以引起剪切位点的变异，从而导致了新的转录本产生，这种变异最终导致编码蛋白表达量明显减少，从而减弱了 ERAP1 的功能 [51,55]。ERAP2 的遗传关联是非常广泛的（SNP 较多），疾病相关的关键单倍型是一种保护变异 [rs2248374（G）]，该变异可以导致无义突变，

表 80-6 与强直性脊柱炎相关的基因 ª

位置	基因	SNP	比值比	遗传力（%）	推定的作用机制
1p31	IL23R	rs11209026	1.650	0.352	表达 IL-23R 细胞的活化 / 分化
1p31	IL23R	rs12141575	1.147	0.100	表达 IL-23R 细胞的活化 / 分化
1p36	RUNX3	rs6600247	1.164	0.138	T 淋巴细胞分化
1q21	IL6R	rs4129267	1.176	0.151	Th17 淋巴细胞分化，多种其他免疫效应
1q23	FCGR2A	rs1801274	1.123	0.080	未知
1q23	FCGR2A	rs2039415	1.088	0.037	未知
1q32	GPR25-KIF21B	rs41299637	1.201	0.162	未知；识别细菌？
1q32	HHAT	rs12758027	1.094	0.048	未知
2p15	基因间	rs6759298	1.308	0.407	未知
2q11	IL1R2，IL1R1	rs4851529	1.103	0.055	影响 IL-1 的应答
2q12	IL1R2，IL1R1	rs2192752	1.112	0.047	影响对 IL-1 的应答
2q31	UBE2E3	rs12615545	1.109	0.062	泛素化
2q37	GPR35	rs4676410	1.131	0.060	识别细菌？
3p24	EOMES	rs13093489	1.119	0.067	T 淋巴细胞分化
4q21	ANTXR2	rs12504282	1.136	0.096	未知
5p13	PTGER4	rs12186979	1.093	0.047	诱导 IL-23 表达，进而驱动表达 IL-23R 细胞的活化 / 分化；骨合成代谢
5p13	IL7R	rs11742270	1.113	0.054	T 淋巴细胞分化
5q15	ERAP1	rs30187	1.318	0.411	在 I 类 HLA 呈递前进行抗原肽的修饰
5q15	ERAP1	rs1065407	1.171	0.136	在 I 类 HLA 呈递前进行抗原肽的修饰
5q15	ERAP2	rs2910686	1.171	0.147	在 I 类 HLA 呈递前进行抗原肽的修饰
5q33	IL12B	rs6871626	1.117	0.066	表达 IL-23R 细胞的活化 / 分化
5q33	IL12B	rs6556416	1.107	0.054	表达 IL-23R 细胞的活化 / 分化
6p21	HLA-B*27	rs116488202	60	20.089	向 T 细胞呈递抗原肽，或错误折叠导致内质网应激反应
6p21	HLA-A*02	rs2394250	1.214	0.220	向 T 细胞呈递抗原肽
6q15	BACH2	rs17765610	1.172	0.064	B 细胞或 CD4 T 淋巴细胞分化
6q15	BACH2	rs639575	1.081	0.034	B 细胞或 CD4 T 淋巴细胞分化
7q31	GPR37	rs2402752	1.108	0.052	识别细菌？
9q34	CARD9	rs1128905	1.124	0.082	β - 葡聚糖暴露后 Th17 活化
10q22	ZMIZ1	rs1250550	1.110	0.059	T 淋巴细胞分化
10q24	NKX2-3	rs11190133	1.181	0.136	T 淋巴细胞分化
12p13	LTBR-TNFRSF1A	rs1860545	1.131	0.086	TNF 信号传导
12p13	LTBR-TNFRSF1A	rs7954567	1.113	0.062	TNF 信号传导
12q24	SH2B3	rs11065898	1.129	0.060	TCR 信号传导
14q31	GPR65	rs11624293	1.234	0.086	识别细菌？
16p11	IL27，SULT1A1	imm_16_28525386	1.112	0.064	Th17/Th1 淋巴细胞分化平衡

续表

表 80-6 与强直性脊柱炎相关的基因 [a]

位置	基因	SNP	比值比	遗传力（%）	推定的作用机制
16p11	IL27，SULT1A1	rs35448675	1.236	0.007	Th17/Th1 淋巴细胞分化平衡
17q11	NOS2	rs2531875	1.122	0.074	一氧化氮合成
17q11	NOS2	rs2297518	1.129	0.055	一氧化氮合成
17q21	NPEPPS-TBKBP1-TBX21	rs9901869	1.146	0.111	在 I 类 HLA 呈递前分别进行固有淋巴细胞分化 / 抗原肽修剪修饰
19p13	TYK2	rs35164067	1.155	0.080	细胞因子受体信号，包括 IL-23R
19p13	TYK2	rs6511701	1.098	0.036	细胞因子受体信号，包括 IL-23R
21q22	基因间	rs2836883	1.190	0.140	未知
21q22	ICOSLG	rs7282490	1.100	0.052	T 淋巴细胞分化
22q11	UBE2L3	rs2283790	1.124	0.052	泛素化

[a] 遗传力假设采用加性模型，疾病患病率为 0.5%。等位基因频率及 OR 值源于 Cortes 等及 Karaderi 等关于 ANTXR2 的欧洲人的数据

HLA，人类白细胞抗原；SNP，单核苷酸多态性；TCR，T 细胞受体；TNF，肿瘤坏死因子

From Cortes A，Hadler J，Pointon JP, et al：Identification of multiple risk variants for ankylosing spondylitis through high-density genotyping of immune-related loci. *Nat Gen* 45：730-738，2013；and Karaderi T，Keidel SM，Pointon JJ, et al：Ankylosing spondylitis is associated with the anthrax toxin receptor 2 gene（*ANTXR2*）. *Ann Rheum Dis* 73：2054-2058，2014.

引起 RNA 转录提前终止，编码蛋白质产物产生减少或消失 [56]。该变异是 ERAP2 的主要功能性变异。

ERAP1 和 HLA-B27 的基因间相互作用是人类疾病中第一个在群体遗传学中具有统计学意义的基因相互作用的例子，表明 HLA-B27 诱导 AS 的机制与抗原肽的异常呈递有关 [57]。

ERAP1 也可以与 HLA-B40 相互作用而导致 AS 的发生，目前已知该 ERAP1 变异与银屑病相关，且与银屑病的易感 HLA-I 类基因 HLA-cw6 相互作用 [58]。同样，在白塞病中，ERAP1 仅与 HLA-B51 相关，HLA-B51 是白塞病的易感基因 [59]。这表明，HLA-B27、HLA-B40、HLA-CW6 和 HLA-B51 在这些疾病中通过类似的机制起作用。

白细胞介素 -23 通路基因与强直性脊柱炎

遗传学发现，IL23R 与 AS 的易感性相关，首次证实该通路参与 AS 的发病，并推动了 IL-23 抑制剂用于 AS 的治疗。目前，在 IL23R 上发现了多种与 AS、炎症性肠病（inflammatory bowel disease，IBD）、银屑病和多种疾病关联的基因多态性。其他几个 IL-23 通路基因也证实与 AS 相关，包括 IL12B、TYK2、JAK2，以及与 IL-23 通路相互作用的其他基因，如 IL1RL1、

IL1RL2、IL6R、PTGER4 和 CARD9。相关分子机制尚待进一步研究，但这些发现清楚地表明，IL-23 是 AS 发病的重要通路。因此，它是 AS 治疗的重要靶标。HLA-B27 阳性患者和 HLA-B27 阴性患者中均发现 IL23R 与疾病的相关性 [60]。上述基因是否在疾病活动度、关节强直程度等方面也发挥作用，尚待进一步研究。IL23R 变异与前葡萄膜炎的发生相关，其他与前葡萄膜炎相关的基因还包括：HLA-B27、ERAP1 SNPs 和染色体 2p15，上述关联均在全基因组水平有显著性意义 [61]。

淋巴细胞发育、活化基因

遗传学发现 AS 与多种细胞因子，细胞因子受体和淋巴细胞发育、活化调控相关的转录因子相关。这些相关性提示了参与 AS 发病的关键细胞类型。相关基因包括 EOMES、RUNX3、TBX21、ZMIZ1、IL7 和 IL7R [51,60,62]。这些发现的意义将在后续的章节中详细讨论。

发病机制

更好地理解 AS 的遗传学有助于进一步理解 AS

的发病机制。迄今为止，超过 110 个易感基因位点与 AS 的发病有关，以下几个存在于 AS 的致病性通路中，而且可能是 AS 发病的重要的免疫驱动因素：HLA-B27 的经典和非经典作用；ERAP1 和其他的氨基肽酶参与肽段修饰和抗原呈递；IL-23 和 IL-17 细胞因子[51]。AS 相关的 SNPs 和参与细胞活化的表观遗传标记之间存在重叠，对这种重叠的分析提示，免疫细胞（CD4+、CD8+ T 细胞和调节性 T 细胞）和胃肠黏膜细胞都参与了 AS 的发病，提示肠道免疫紊乱参与 AS 发病[63]。

HLA-B27

尽管经过 40 多年的研究，HLA-B27 在 AS 中的确切作用仍不清楚。目前关于 HLA-B27 在 AS 中发挥作用的模型可以分为 2 种：① Ⅰ 类基因通过抗原呈递发挥作用的经典模型；②与 HLA-B27 相关的非经典模型，包括 B27 分子折叠速度减慢和细胞表面同源二聚体形成。

人类白细胞抗原 Ⅰ 类分子如 HLA-B27 的主要功能是向 CD8+ T 细胞呈递抗原。在细胞受到感染或发生转化时，外源性或肿瘤抗原向 CD8+ T 淋巴细胞呈递危险信号。AS 发病机制的"致关节炎抗原肽"模型表明，在遗传易感个体中，HLA 分子对自身肽的异常呈递导致无害的自身抗原被识别为有害的，诱导 CD8+ T 细胞的自身应答反应。已经从 AS 患者滑膜组织中分离出自身反应性 T 细胞，但这些研究并没能得到可信的重复[64-66]。这种假说在 B27 转基因大鼠的研究中未获得有力的数据支持，也可能因为大鼠模型的发病机制与 CD8+ T 细胞无关。需要注意的一点是，HLA-B27 转基因大鼠在每个细胞中表达的 HLA-B27 拷贝数在 40 ～ 50 个，而人类最多表达 2 个。这种动物模型中 Ⅰ 类等位基因的过表达对发病的影响需要加以考虑，因为 AS 的发病是多种病理机制所导致。

在抗原加工和呈递过程中，HLA-B27 具有高度多态性的重链与 β_2- 微球蛋白非共价连接，该复合物与抗原肽结合被转运到细胞表面。HLA- 抗原肽复合物高度有序的组装过程发生在内质网（endoplasmic reticulum，ER）中，HLA-B27 的呈递速度比任何其他 HLA 分子都慢[67]。未折叠蛋白应答（Unfolded protein response，UPR）理论认为，HLA-B27 复合物的缓慢组装启动了内质网应激通路，使得巨噬细胞分泌 IL-23。UPR 理论在 HLA-B27 转基因大鼠中得到了有力支持，而且在 AS 患者滑膜组织中也得到证实[68-69]。然而，最近的研究发现 AS 患者的循环细胞中 ER 应激的证据不多[70]。

转运到细胞表面后，β_2- 微球蛋白可从重链中分离，剩下游离的重链。游离的重链可以二聚化形成细胞表面重链同源二聚体。最近的研究显示 T 细胞和 NK 细胞的亚群可以通过特异性杀伤细胞免疫球蛋白样受体（killer immunoglobulin receptors，KIRs）识别 B27 同源二聚体。通过 KIR3DL2+ CD4 T 细胞识别细胞表面 B27 重链同源二聚体使得这些 T 细胞分泌 IL-17[71]。

ERAP1 和其他氨肽酶

除 HLA 基因座外，ERAP1 与 AS 易感性的相关性最强。ERAP1 是一种氨基肽酶，参与已通过蛋白酶体处理的抗原肽的修饰，这些抗原肽被从大约 13 ～ 15 个氨基酸的长度加工成 8 ～ 9 个氨基酸的肽。因此，ERAP1 被认为是"分子标尺"，在 Ⅰ 类 MHC 分子结合前修饰抗原肽。在一些研究中已经描述并验证了其与 AS 的关联[57,72]。至少已经发现两个与 AS 相关的 ERAP1 单倍型，其 SNP 标签分别是非同义 SNP rs30187 和 rs10050860[51]。这些 SNPs 只与 HLA-B27 阳性患者关联，因此证明 ERAP1 和 HLA-B27 之间的基因间相互作用[57]。尽管有了这些新知识，对 ERAP1 在 AS 发病机制中确切作用的理解仍然有限。

ERAP1 以闭合（有活性酶）或开放（无活性酶）状态存在。X 线晶体衍射结果显示 ERAP1 中主要的 AS 相关 SNP rs30187（K528R）位于酶的铰链区，该铰链区可以控制构象的开闭。一项功能研究，检测了 ERAP1 变异的各细胞系的 HLA-B27 结合肽的能力，结果显示携带 AS 风险位点 rs30187，编码 Lys528 变异导致 ERAP1 的酶活性增加[73]。增加的 ERAP1 活性导致抗原肽表位破坏增加，但也增加了含有 Arg528 的保护型 ERAP1 剪切的抗原肽[74]。改变的 HLA- 多肽复合物可能对 HLA-B27 的细胞表面稳定性有较大的影响，可能对自身反应性 T 细胞和 NK 细胞也有影响。

ERAP1 的多态性有利于解释 HLA-B27 在 AS 中

作用的三种模型。由 ERAP1 介导的抗原肽修饰速率的改变使 HLA-B27 在细胞表面呈递的抗原肽出现异常。酶活性的改变可以影响 HLA-B27- 抗原肽复合物在内质网折叠的速率，从而促进 UPR 和内质网应激。最近，已报道 ERAP1 变异还改变了 HLA-B27 细胞表面游离重链的水平[75]。

目前认为，ERAP1 与 AS 的关联归因为 2 个主要 SNP 位点：第一个起作用的位点是 rs30187，第二个位点是 rs10050860，即使第一个位点相同，第二个位点仍与 AS 发病独立相关。HLA-B27 阳性，上述 ERAP1 两个 SNP 上均为保护亚型的纯合子，其疾病风险比 HLA-B27 携带而该等位基因为风险型的患者低 3 ~ 4 倍。值得注意的是，这些关联在 HLA-B27/HLA-B40 阴性疾病中并不普遍[76]。

与之类似，已经发现染色体 5q15 位点的另外两个氨基肽酶的变异，即 ERAP2 和亮氨酰 / 胱氨酰胺肽酶（Leucyl/cystinyl aminopeptidase，LNPEP）[51]。HLA-B27 阴性病例中 ERAP2 的主要 SNP 与疾病显著相关；LNPEP 是否与 AS 独立相关尚不清楚。位于染色体 17q21 的胞质氨肽酶 NPEPPS 是第四种氨肽酶，已证明与疾病发生相关，参与转运至 ER 前的抗原肽加工[51]。与 ERAP1 一样，ERAP2 中的失功能变异（loss-of-function variants）对 AS 具有保护作用。rs2248374 的保护性等位基因通过无义突变使得 ERAP2 转录提前终止，在纯合子个体中完全下调蛋白质的表达，并在杂合子中下调约 50%[56]。进一步了解这些氨肽酶如何在 AS 中发挥作用至关重要，目前看来，抑制 ERAP1 和 ERAP2 似乎是 AS 的一种有前景的治疗策略。

IL-23 信号通路

IL-23 由 IL-23 特异亚基（IL-23R）和与 IL-12R 共同亚基（IL-12RB1）组成的细胞表面受体传递信号。IL-23 信号传导对于分泌 IL-17 和 IL-22 是必需的。如前所述，IL23R 和 IL-23 信号传导途径的下游组分 JAK2 和 Tyk2 以及 IL-23 亚基 IL12B 的多态性与 AS 有关[51,72]。

在正常生理条件下，IL-23、IL-17 和 IL-22 调节肠道稳态。而 IL-23、IL-23R 和 IL-17 在 AS 中表达增加。因此，IL-12/IL-23 抑制剂乌司奴单抗或 IL-17 抑制剂司库奇尤单抗是具有前景的 AS 新疗法，显示

出与 TNF 抑制剂相似的疗效。

对 AS 中具有 IL-23 信号传导异常细胞的深入理解，有助于了解 AS 发病机制中涉及的新型免疫细胞亚群。直到最近，CD4⁺ T 细胞才被认为是参与 IL-23 介导的免疫应答的主要细胞类型。然而，对 IL-23R-绿色荧光蛋白（green fluorescent protein，GFP）标记小鼠的研究表明，CD4⁺ T 细胞仅是 IL-23 信号传导家族的一小部分。这些小鼠中的另外几种细胞类型表达高水平的 IL-23R，这些细胞包括 γδT 细胞、巨噬细胞、树突状细胞和淋巴组织诱导样（lymphoid tissue inducer like，LTi）细胞。在 AS 患者中，已经描述了几种"非经典的" IL-23 应答细胞，包括 γδT 细胞、KIR3DL2⁺CD4⁺ T 细胞、肥大细胞和中性粒细胞[71,77-79]。这些细胞类型的确切组成尚不十分清楚，但可以想象每种细胞类型可能在调节 AS 的 IL-23 应答中发挥组织特异性作用。AS 中 IL-23 的主要来源也不清楚。

无论 IL-23 和 IL-17 的来源是什么，用于阻断这些细胞因子的生物制剂的临床试验都显示出不同的结果。例如，使用完全人源化 IL-17 抑制剂司库奇尤单抗治疗 AS 的 Ⅲ 期临床试验证明了抑制 IL-17 的临床获益[80-82]。相反，使用通过阻断 IL-12/IL-23 共同亚基来抑制 IL-12/IL-23 信号通路的完全人源化乌司奴单抗，未能达到 AS 的主要疗效终点[83]。

黏膜免疫和微生物群

AS 和肠道炎症之间存在临床表现的重叠，如 5% ~ 10% 的 AS 患者可发展为符合诊断标准的 IBD，70% 的 AS 患者可出现亚临床的胃肠道炎症[84]。此外，AS 患者的肠道通透性增加[85]。早期的遗传学研究提供了 AS 和 IBD 之间存在共同的遗传易感性的证据，由免疫芯片工程推动的跨疾病遗传比对已经证实了这种遗传重叠的程度[86-87]。在这些重叠的基因中有几个位于 IL-23 信号通路中，包括 IL23R、IL12B、TYK2、JAK2 和 IL27。其他几个基因与黏膜免疫有关，包括 TBX21、RUNX3、EOMES、NKX2-3、ZMIZ1 和 ICOSLG，而其他基因（GPR35、GPR37 和 GPR65）则在微生物传感中发挥作用。

IL-23 是黏膜健康的重要调节因子，介导抗微生物反应和保护细胞免受细菌侵袭。AS 患者回肠末端 IL-23 表达明显增加[88]。据推测，由于 AS 肠道微生物的异常，IL-23 在 AS 中的作用被夸大。同时检测

黏膜和粪便中的微生物成分显示了 AS 患者肠道微生物组的独特成分[89]。因为微生物的改变可能是疾病的结果，而不是原因，所以微生物组的异常不一定代表新的致病机制。尽管如此，至少在动物研究中，强有力的证据表明微生物在发病机制中起着直接致病作用。HLA-B27 转基因大鼠表达了多拷贝的人 HLA-B27 和不变的 MHC 轻链，β_2- 微球蛋白。这些动物会发展为 SpA 样疾病，但在无菌环境中，肠道和关节的炎症都减少了[90-91]。最近有研究表明，HLA-B27 转基因大鼠和 AS 患者中，携带的 HLA-B27 对肠道微生物群产生了影响[92-93]。然而，宿主遗传、免疫反应和微生物群之间的确切相互作用尚未在人体中完全解析，它们对健康和疾病的影响仍未可知。

结构重塑和强直

血清阴性与血清阳性关节病的一个主要区别特征是：尽管两组疾病早期均因炎症引起骨质侵蚀；但在疾病后期，血清阴性关节炎会发生骨质增生。由于难以获得用于组织病理学检查的合适标本，骨增生性疾病的过程在人类中几乎没有直接证据。因此，大多数可用的信息来自影像学研究或小鼠疾病模型的研究。

炎症显然是骨质增生过程中的关键早期步骤。基线 C 反应蛋白（C-reactive protein，CRP）是后续放射学改变的预测因子，越来越多的证据表明虽然 TNF 抑制不能完全阻止新骨形成，但它确实显著减缓了关节强直[94-96]。这在疾病活动度达到临床缓解的患者中尤为明显。有假说认为 TNF 抑制剂通过减少 Wnt 抑制物 DKK1 的表达促进 Wnt 驱动的新骨形成[97]，因此，TNF 抑制剂治疗可能加速患者骨强直，然而事实恰恰相反。这可能反映了在疾病的早期阶段，骨形成途径激活之前，TNF 抑制对疾病活动的抑制作用[95-96]。

AS 患者血清和滑液中 IL-17A 和 IL-12/23p40 水平升高。IL-17A 调控 JAK2 的表达，其在 AS 患者骨组织中呈高水平表达，并可能增强成骨细胞活性[98]。分泌 IL-17A 的 γδT 细胞可促进间充质干细胞向成骨细胞分化[99]。IL-17A 可通过多种类型细胞激活促炎细胞因子，如 RANKL 和金属蛋白酶[100]。IL-17A 在骨形成和吸收途径上的双重作用可能取决于细胞外环境和不同细胞类型的分化，提示 IL-17A 可能是联结炎症与新骨形成相关的靶细胞因子。

与此类似，长期使用非甾体抗炎药（NSAID），特别是在急性时相反应物升高的患者中，也会减缓强直，尽管作用有限[101]。这可能与 AS 相关的 PTGER4 基因多态性有关[57]，PTGER4 基因编码前列腺素 E2 的受体，肌腱端在物理应力的刺激下产生 PGE2，驱动 IL-23 产生和新骨形成。然而，最近有一项关于规律使用与按需使用 NSAID 相比的研究，并未证明其在延缓新骨形成方面有任何获益，即使是在急性时相反应物升高的患者中也是如此[102]。

MRI 研究表明，骨髓脂肪浸润是新骨形成之前的中间步骤，一旦发生脂肪浸润，就可能导致新骨形成[103-104]。所涉及的细胞和分子过程尚不清楚，但动物模型研究表明有 Wnt 和骨形成蛋白（BMP）途径的参与，这些途径是动物中主要的骨的合成代谢途径[105]。这些可能是降低 AS 强直速率的有效靶点，但是，为了避免广泛性骨质疏松的不良反应，需要专门针对炎症诱导新骨形成的药物。

近年来，头蛋白（noggin，NOG）和硬骨化蛋白（sclerostin，SOST）已被发现与该病有关，它们可能也促进了 AS 患者的新骨形成[106]。

临床表现

骨骼表现

腰背痛和僵硬

腰背痛是十分常见的症状，普通人群发生率高达 80%。因此，应注意 AS 及中轴脊柱关节炎腰背痛与机械性腰背痛的鉴别[107-109]（表 80-7）。临床上对炎症性腰背痛（inflammatory back pain，IBP）常认识不足[110]，腰背痛是 AS 的诊断要点（表 80-8）。据估计，患有慢性腰背痛的成年人中 IBP 的比例在 2.3% 到近 25% 之间[111-113]。在 10 年里，IBP 患者发生脊柱关节炎的概率为 30%，而 IBP 的自发缓解率约为 43%。IBP 进展为脊柱关节炎的最重要的预测因子是葡萄膜炎、男性和家族史[111]。

疼痛起初主要发生在臀区深部，呈钝痛，难以定位，隐匿发作。早期疼痛也可十分严重；位于骶髂关节，但有时可放射到髂嵴或大转子部位或下行至大腿背侧。臀部放射性疼痛提示可能坐骨神经根受压。典型的臀部疼痛表现为双侧交替，可因咳嗽、喷嚏或其他背部突然转动等动作而加重。虽然起初疼痛常为单

表 80-7　强直性脊柱炎和中轴型脊柱关节炎中关于炎性背痛的

定义
45 岁以前发病
症状持续 3 个月以上（慢性疼痛）
疼痛位于下背
交替性臀部痛
下半夜因背痛痛醒
晨僵时间至少持续 30 分钟
症状隐匿发生
活动改善
休息不能缓解
用非甾体抗炎药有效

表 80-8　强直性脊柱炎的诊断特点

慢性炎症性脊柱痛
胸痛
交替性臀痛
急性前葡萄膜炎
滑膜炎（以下肢为主，非对称性）
附着点炎（足跟、足底）
放射学骶髂关节炎
强直性脊柱炎家族史
慢性炎症性肠病
银屑病

侧性或间歇性，但数月后常变为持续性和双侧性，同时腰椎部位感觉僵硬和疼痛。疼痛伴腰背僵硬的感觉，这种感觉在清晨加重，可能使患者从睡眠中、尤其是下半夜痛醒。很多患者不能鉴别腰背痛和僵硬。晨僵持续时间可达 3 小时。热水浴、运动或体力活动可使疼痛和僵硬减轻，休息不能使其改善。疲劳常常是慢性腰背痛和僵硬的结果，是一个重要的症状，可因疼痛和僵硬导致的睡眠障碍而加重。

胸痛

　　随着胸椎（包括肋椎关节和肋横突关节）受累和胸肋及胸骨柄关节附着点炎的发生，患者可能感觉胸痛，因咳嗽或喷嚏加重，有时很像"胸膜炎"。然而，胸骨区胸痛也可能是该疾病的早期表现。除了 IBP 外，胸痛也具有诊断价值（敏感性为 48%，特异

性为 93%）[113]。胸痛常伴胸肋关节的压痛。AS 早期常可出现轻至中度的胸廓活动度降低。胸痛在 HLA-B27 阳性的亲属比较常见，甚至无 X 线骶髂关节炎表现者也可发生[114]。

压痛

　　有的患者以关节外特定部位压痛为突出症状，乃附着点炎所致。常见压痛部位为胸肋关节、棘突、髂嵴、大转子、坐骨结节、胫骨结节以及足跟（跟腱炎或跖筋膜炎）。这些部位 X 线片常表现为骨赘形成。

关节

　　肢带关节或"根"关节（髋或肩）是 AS 最常累及的外周关节，以这些部位疼痛为主诉的患者可达 15%。肩、尤其是髋受累可导致残疾。高达 35% 的患者在本病的某个阶段出现髋和肩关节受累。以髋关节症状为主诉者在儿童期发病（幼年型 AS）患者中更加常见。8 ~ 10 岁男孩以髋关节病变为表现的幼年 AS 是幼年慢性关节炎的最常见类型。这些有髋关节病变的儿童大多数 HLA-B27 阳性，血清抗核抗体阴性。AS 也可累及膝关节，常表现为间歇性肿胀和积液。约 10% 患者颞颌关节受累。

骨骼外表现

　　全身症状如疲劳、体重降低、低热常见，其他骨骼外表现多为局部性。

眼病

　　急性前葡萄膜炎或虹膜睫状体炎是 AS 最常见的关节外表现，见于 25% ~ 30% 的患者，可发生于病程的不同阶段。这种关节外表现和关节病变的活动性无明显关联。典型表现为急性、单侧发作，也可以交替发生。表现为眼红、疼痛，伴视力下降。可有畏光和流泪。如未治疗或延误治疗，可发生虹膜后粘连和青光眼。早期治疗者大多在 4 ~ 8 周内缓解且无后遗症。HLA-B27 阳性患者较阴性者更容易出现急性前葡萄膜炎[115]。患有前葡萄膜炎的 AS 患者亲属，患 AS 的风险性似乎较高。瑞士进行的家族研究结果表明，AS 患者急性前葡萄膜炎发病率为 89/1000 人年，而 B27 阳性的健康亲属的急性前葡萄膜炎发病率仅为 8/1000 人年[116]。高达 70% 的 B27+ 的 AAU 符合

SpA 的诊断（根据 ASAS 标准）[117-118]。

心血管疾病

心脏受累可能无症状，也可能引起严重的问题。心脏受累包括升主动脉炎、主动脉瓣关闭不全、传导异常、心肌肥厚以及心包炎等。极少数情况下，主动脉炎可发生于 AS 的其他症状之前。病史 15 年及 30 年的 AS 患者中，合并主动脉瓣关闭不全的比率分别为 3.5% 和 10%[119]。大动脉炎和动脉扩张是主动脉瓣关闭不全的主要原因。心脏传导障碍也和病程有关，病史 15 年者合并比率为 2.7%，30 年者 8.5%[119]。有外周关节受累者，其动脉瓣关闭不全和心脏传导障碍的发病率均为一般 AS 患者的两倍。AS 患者心肌梗死的患病率也高（4.4%），而一般人群为 1.2%[47]。有 AS 患者合并有大动脉炎的报道[120]。

肺疾病

肺受累是 AS 后期的少见表现。以慢性进行性肺上叶纤维化为特点，常见于病程 20 年以上的患者。主要表现为咳嗽、呼吸困难，有时还可出现咯血[121]。

有呼吸道症状但胸片正常者，高分辨率 CT 可能有助于间质性肺病变的诊断[122,123]。

肺通气功能一般良好；膈肌更多地参与呼吸运动有助于胸壁僵硬的代偿，胸壁僵硬为炎症过程中胸部关节受累所致。由于胸壁活动受限，肺活量和肺总量可能轻度降低，而肺残气量和功能残气量增加。

神经系统受累

AS 神经系统合并症可能因椎体骨折、不稳、压迫或炎症所致。交通意外或轻微创伤可能导致脊柱骨折[124]。$C_5 \sim C_6$ 或 $C_6 \sim C_7$ 水平是最常累及的部位。

和 RA 一样，AS 炎症过程引起的不稳定性可导致寰枢关节、寰枕关节半脱位以及中轴关节向上半脱位。自发性寰枢椎前半脱位是临床较常见的合并症，见于 2% 左右的患者，可伴或不伴有脊髓压迫症状[125]。

后纵韧带骨化（可导致脊髓压迫症）、破坏性椎间盘损伤和椎管狭窄非创伤原因可引起压迫性神经系统合并症。

马尾综合征是长病程 AS 患者的少见但严重的合并症。因累及腰骶神经根而引起疼痛和感觉缺失，还经常引起泌尿系统和消化系统症状。逐渐发生大小便失禁、阳痿、鞍区感觉缺失，偶致踝反射消失。如有

运动神经症状，一般比较轻微。CT、MRI 能对这些合并症进行准确而非创伤性的诊断[126]。蛛网膜炎和蛛网膜粘连可能在发病中起了重要作用。

肾受累

AS 患者的肾并发症可能增加[127]。已有不少 AS 患者伴 IgA 肾病的报道。此类患者常有 IgA 升高（93%）和肾功能异常（27%）[128]。镜下血尿和蛋白尿发生率达 35%。这些表现对其后发生的肾功能受损的意义尚不清楚[129]。淀粉样变性（继发性）较罕见[130]。

骨质疏松症

AS 早期便可见骨量减少。据报道，超过 50% 的患者发生骨质疏松时 AS 病程少于 10 年。骨质疏松症的总患病率约为 15%[131-132]。这类患者因骨质疏松性胸椎畸形，导致严重姿势异常、特别是固定性驼背[133]。X 线颈椎和腰椎损伤、胸椎楔形变以及疾病活动性是 AS 驼背的决定性因素[134]。枕墙距增加与脊椎骨折相关。AS 患者骨质疏松性骨折患病率增加[135]。即使轻微的外伤，也可能引起神经系统合并症[136]。因为韧带骨赘可造成骨密度值假性增高，因此，有韧带骨赘者脊柱骨密度的正确估计比较困难。

体格检查

脊柱活动度

为达到早期诊断的目的，医生必须进行全面的体格检查。脊柱前屈、后伸或侧屈等检查可发现腰椎活动受限。腰椎正常前凸消失常常是最早的体征，而且很容易发现。

Schober 试验（或改良 Schober 试验）有助于检查腰椎前屈受限，虽然疾病早期一般正常。检查方法为：令患者直立，用笔在第五腰椎棘突皮肤上作一标记（通常在髂后上棘水平），于中线处向上 10 cm 处作另一个标记。令患者在不屈膝情况下尽量前屈。正常人皮肤上两个标志间的距离会因皮肤伸展而增长。若此两标志间的距离小于 15 cm，提示腰椎活动度减少。侧屈也可能减少，而脊柱旋转可能引起疼痛。脊柱前屈和侧屈的正常值应根据年龄和性别进行校正[137-138]。

胸廓扩张度

AS 早期便常见胸廓扩张度轻至中度降低。正常值与年龄、性别相关，但和患者测定值有很大重叠[139-140]。青年人胸廓活动度减至 5 cm 以下，伴隐匿发作的慢性炎症性腰背痛，高度提示 AS 可能。胸廓扩张度为最大程度呼气以及最大限度吸气的胸围差，男性在第四肋间隙水平、女性在乳房下缘剑突水平测量。

附着点炎

检查坐骨结节、大转子、棘突、胸肋关节、冈上肌附着点以及髂嵴，可确定是否存在附着点炎。足跟痛，尤其是下床时疼痛，是跟腱和跖筋膜附着点炎的一个特征性表现。

骶髂关节炎

直接按压骶髂关节可引起疼痛，虽然缺乏特异性和敏感性，也属一个特殊的检查方法。此体征早期可能阴性，而后期炎症被纤维化或骨性强直所取代，因此也可能阴性。

姿势

患者疾病过程中可能无法维持正常姿势。颈椎受累表现为颈部疼痛和活动受限。让患者背部靠墙直立做枕部靠墙的动作，可以检出其颈部的前倾。

病情严重者经过多年的进展，整个脊椎可能由于腰椎前凸逐渐消失和胸椎后凸畸形的出现而更加僵硬[133-134]。腹部渐变隆起，呼吸以膈肌活动为主。这些典型的畸形通常见于病程 10 年以上的患者（图80-1）。

实验室检查

血常规检查对诊断的意义不大。在临床上，粪便钙卫蛋白水平升高可能提示与 IBD 相关[141]，其特异性和敏感性均超过 90%[142]。尽管 CRP 确实与患者报告的疾病活动（Bath Ankylosing Spondylitis Disease Activity Index，BASDAI）相关，并且 CRP 升高往

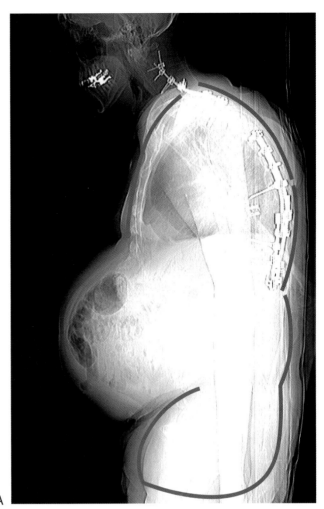

A

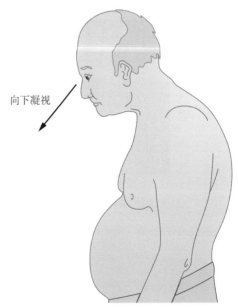

向下凝视

B

图 80-1　A. 红线区域显示出长期重症强直性脊柱炎的男性患者的骨盆骨、脊柱和胸壁强直，引起姿势异常和弹腹。B. 患有严重长期强直性脊柱炎的患者由于脊柱强直后凸过度而导致双眼向下注视

往与治疗反应更好相关[143]，但红细胞沉降率（ESR）或C反应蛋白（CRP）正常不能除外病情活动。无论是CRP或者ESR，在评估疾病活动性方面均缺乏优势[144]。15%的患者可能存在轻度正细胞性贫血。部分患者可见血清碱性磷酸酶升高（主要来自骨），但与病情活动度或病程都不相关。一定程度的血清IgA升高在AS中常见，其水平与急性时相反应物相关。病情活动可伴血脂水平下降，特别是高密度脂蛋白胆固醇，出现类似动脉粥样硬化的血脂改变[145]。

影像学研究

常规X线片

AS典型X线改变主要见于中轴骨骼，尤其是骶髂关节、椎间盘、骨突关节、肋椎关节和肋横突关节。这些变化的进展历时多年，以骶髂关节为最早期、与病情相关性最好、最具特征性的变化。骶髂关节炎的影像学表现包括软骨下骨面模糊、相邻关节面骨侵蚀、硬化。关节滑膜（即关节下1/3）的改变由邻近软骨下骨板骨炎所致[146]。软骨下骨板侵蚀可导致骶髂关节间隙假性增宽。随着时间推移，逐渐发生纤维化、钙化、骨桥和骨化。临床上按纽约标准对X线骶髂关节炎进行分级（表80-3和图80-2）。

肌腱和韧带附着处常见骨侵蚀和骨炎（"胡须样"），特别是跟骨、坐骨结节、髂嵴、股骨转子、冈上肌止点以及椎骨棘突等部位。韧带骨赘发生的早期，纤维环表层存在炎症，随后X线片相邻椎体角发生侵蚀。组织修复导致椎体的"方形变"和反应性骨硬化，构成了X线片上看到的Romanus病变。纤

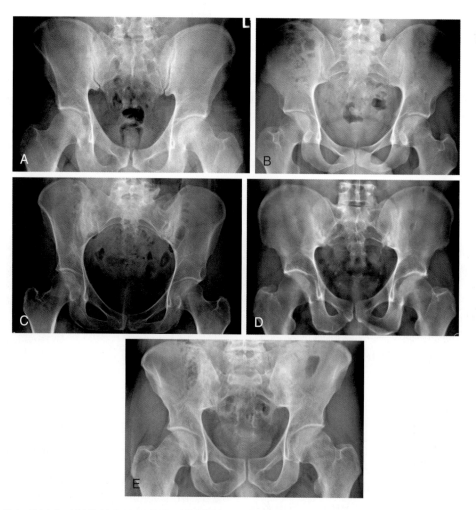

图80-2 根据改良的纽约标准对骶髂关节骨盆X线片的骶髂关节炎进行分级。A．正常关节（0级）。B．关节下1/3皮质边缘轻微模糊（1级）。C．关节侵蚀和硬化提示明确的双侧骶髂关节炎症（2级）。D．关节大面积侵蚀和硬化，关节边缘模糊不清（3级）。E．左侧关节完全性关节强直，右侧关节部分性强直（4级）

维环逐渐骨化导致椎体间完整骨桥形成[147]。此阶段常常伴有骨突关节强直以及相邻韧带骨化。许多患者可能因此导致最后脊柱完全融合（"竹节样变"）。

髋关节受累可能导致中心性关节间隙变窄，软骨下骨板不规则伴软骨下硬化，关节面外缘骨赘形成，最后关节骨性强直。

已验证的 AS 结构性损伤的量化评分法有：Bath AS 放射学指数（Bath AS radiology index，BASRI）、Stoke AS 脊柱炎评分（Stoke AS spondylitis score，SASSS）以及改良的 SASSS（mSASSS）[148-150]。BASRI 包括颈椎、腰椎的评分，以及骶髂关节和髋关节的评分。SASSS 只评估腰椎；mSASSS 可评估颈椎和腰椎。这些评分方法大多适用于临床试验和观察性研究。

CT 和 MRI

CT 能先于 X 线平片检测出骨质的异常，如硬化以及侵蚀，但其作用有限，因为它存在辐射暴露，而且不能检测软组织和骨髓变化，而骶髂关节炎早期变化就发生在这些部位。目前已经开发出用于骶髂关节炎成像的低辐射技术，并将逐渐取代 X 线片[151]。CT 比 X 线片能更准确地评估新骨形成，也有助于评估疾病进展[152]。临床 MRI 的常规检查序列能发现 50% 的放射学阴性的 SpA 的骶髂关节炎[153]。这些序列包括脂肪饱和技术，如短时反转恢复序列（Short- tau inversion recovery，STIR），对检测骨髓水肿非常敏感，

骨髓水肿是 SpA 的常见征象（图 80-3）。T1 加权像能检测侵蚀以及脂肪浸润，这些征象可以在疾病的早期出现，并与炎症的缓解有关（图 80-3）。诊断性 MRI 检查必需包括以上两种序列，而钆增强对比的作用目前仍不明确，因其费用高，并且检查时间长，患者可能难以接受。此外，与传统成像相比，它似乎并没有提高诊断准确性[154]。

脊柱炎症只能通过 MRI 进行观察，典型表现是椎体前、后角以及椎间盘周围骨髓水肿（图 80-4）。脊柱侧面和后面结构如肋椎关节、肋横突关节、关节突关节、椎弓根以及脊柱韧带的炎症性损害在 MRI 同样能显示出来[155]。炎症的消退与这些部位脂肪浸润的进展有关（图 80-4）。MRI 和超声检查对评估附着点病如跟腱炎、足跟痛等非常有用。超声对附着点炎的诊断已经有了明确的定义[156-157]。越来越多的人认识到，用高度敏感的 MRI 对脊柱炎症的变化进行量化，是临床试验的重要组成部分。炎症的 MRI 评分与 CRP 相关但与 AS 患者症状不相关。越来越多的证据支持 MRI 炎症与 将来 X 线结构性改变的进展相关[6,104,158-161]。炎症的消退，尤其是 TNF 抑制剂治疗后，与骶髂关节和脊柱中脂肪转化有关[162-163]。这种病变的组织病理学机制仍不清楚，但它可能是一种与强直进展相关的重要媒介组织[164-165]。证据表明，如果给予有效的抗炎治疗，不伴脂肪浸润迹象的炎性病变可以完全消退且无后遗症[166-167]。另一方面，即使炎症随着治疗而消退，已经表现出脂肪浸润的炎性

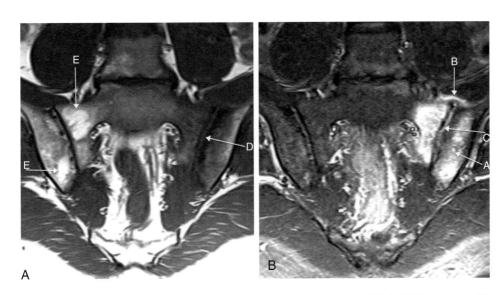

图 80-3 骨盆 X 线示可疑的 23 岁男性炎症性背痛患者左侧 T1 加权像和右侧短时反转恢复成像，显示以下特点：A. 左侧髂骨及骶骨骨髓水肿；B. 关节囊炎症；C. 关节间隙炎症；D. 左侧髂骨广泛侵蚀，关节间隙增宽；E. 右侧骶骨和髂骨脂肪浸润

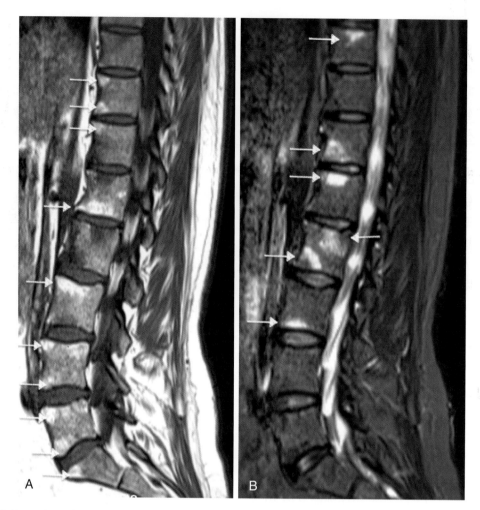

图 80-4　脊柱 MRI 扫描显示脊柱椎体中的骨髓水肿和脂肪化生。A．T1 加权序列。箭头指向椎骨角和邻近椎骨终板，其中增加的信号表示脂肪化生。B．短 tau 反转恢复序列。箭头指向椎骨前角和椎骨终板附近的骨髓水肿

病变可能进展为新骨形成的风险更高。因此，提出了抗炎治疗的有效治疗窗的概念，并需要在前瞻性研究中进行进一步试验 [167]。

诊断

AS 常在青春后期或成人早期开始出现临床症状；仅少数在 40 岁以后发病 [24]。早期诊断主要靠详细的病史采集和体格检查。病史的两个关键特点是：①炎症性腰背痛和僵硬；② AS 家族史。胸痛可能支持诊断 [113-114]。

AS 的腰痛具有典型的"炎症性"特征（表 80-7）。家族史可将普通人群的 AS 先验概率从 0.1% 增加到 AS 先证者一级亲属的 10% 左右 [24]。如果有 AS 阳性家族史的一级亲属患有炎症性腰背痛，其患 AS 的可能性从 10% 增加至将近 50%。反之，如果一个人有

炎症性腰背痛（无其他炎症表现）而无 AS 家族史，其患 AS 的可能性仅由 0.1% 增至 1%。AS 的确诊一般要有双侧放射学骶髂关节炎的证据。骨盆前后位平片一般足以诊断。关节的复杂解剖结构是影像学早期诊断的一大挑战。骶髂关节的软骨部分是早期疾病的主要受累部位，在骶髂关节的前 1/3 呈前下凸状。此外，关节腔是斜的，后侧面位于内侧，前侧面位于外侧。这通过使用常规骨盆前后位平片难以解释早期软骨下变化。覆盖的肠气和软组织进一步混淆了对于异常病变的检测。因此，在检测到之前骶髂关节的侵蚀可能已非常严重，需要临床实践中使用各种影像学方法来优化骶髂关节的影像学评估。即使对于有经验并经过广泛的培训和校准的阅片者，准确发现放射学骶髂关节炎也十分困难 [168-169]。

几乎没有证据支持使用特殊的骶髂关节投照位，比常规骨盆前后位平片更好。骨盆的 MRI 将是比其他

体位 X 线摄片更有意义的选择。影像学方法已被欧洲抗风湿病联盟（European League against Rheumatism，EULAR）和欧洲肌肉骨骼放射学学会（European Society of Musculoskeletal Radiology，ESSR）推荐在脊柱关节炎的临床诊断和治疗中使用[170-171]。

大多数成年患者 AS 的临床诊断不需要 HLA-B27 检查。该检查对疾病的确诊或单纯的筛选都无额外价值[172]。但对年轻的慢性炎症性腰背痛患者，HLA-B27 阳性则增加了 AS 的可能性，特别是当骶髂关节影像学检查未见明显异常时。在这种情况下，MRI 有助于鉴别脊柱关节炎和非脊柱关节炎[153,173]。

已提出基于先验概率和似然比的早期诊断方法，对有明显中轴症状但无明确放射学骶髂关节炎的患者进行早期诊断[108]。大多数临床诊断为 nr-axSpA 的患者都有 SpA 的 MRI 证据[153]，MRI 骨髓水肿的严重程度能预测随访是否出现放射学骶髂关节炎[6]。因此，MRI 现已成为可以接受的诊断脊柱关节炎的影像学标准，尤其在患者有炎性腰背痛病史，骨盆 X 线片正常或可疑，HLA-B27 阳性或有阳性 AS 家族史时，MRI 的诊断特别有意义。这种情况下的 MRI 应该包括骶髂关节的 T1W 和 STIR 序列。采取斜冠状位，平行于骶骨背面的连续切片，可充分显示关节的软骨部分（图 80-5）。轴位可以更好显示韧带部分，但还没有证据表明这能提高诊断的实用性。钆对比增强可能有助于显示滑膜炎和滑囊炎，但这些常与软骨下骨髓水肿同时发生，因此这两种征象的诊断价值不高[154]。利用 STIR 等脂肪抑制序列检测软骨下骨髓水肿，这是疾病早期最常见的病变。根据强直性脊柱

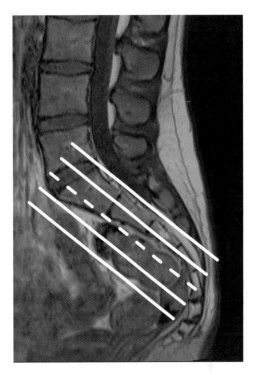

图 80-5　骶髂关节的磁共振成像。沿骶骨长轴在斜冠状方向获得连续图像（15～20 个切片，厚度为 3 mm）。可以看到关节的软骨部分

炎评估组 / 风湿病结局评估（ASAS/OMERACT）的共识，已经提出了阳性 MRI 的定义，其中指出单个冠状位层面清晰显示多处（典型部位的）骨髓水肿足以定义 SpA 的阳性影像学诊断（图 80-6）[174]。若只存在一处病变则必须在两个连续层面中看到，才能被认定是阳性。使用该定义指定 MRI 阳性比放射学骶髂关节炎更可靠[175]。值得注意的是，该定义是为了

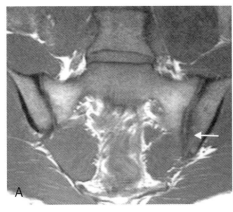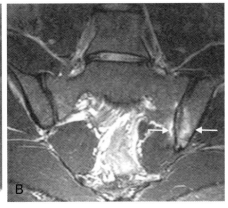

图 80-6　MRI 扫描描绘了早期中轴型脊柱关节炎患者左侧髂骨的骨髓水肿。A．T1 加权序列。箭头指向左侧髂骨侵蚀，预期位置皮质骨消失，邻近的骨髓基质也消失。B．短 tau 反转恢复序列。箭头指向两个位置的明亮信号，表明在通过骶髂关节的单个斜冠状切片上左侧骶骨和髂骨中存在骨髓水肿。水肿信号较强，位于中轴型脊柱关节炎的典型软骨下位置

在风湿病专家做出诊断后进行疾病分类，而并非用于临床诊断，因为在无 AS/axSpA 或腰背痛的个体中超过 40% 可能观察到假阳性[176-177]。

对结构性病变，特别是侵蚀的评估可能会增加对 AS/axSpA 的检出率[153,178]。邻近软骨下骨边界清晰、均匀的高 T1W 信号的脂肪浸润可能有助于诊断。然而，很少见到单独出现的脂肪浸润，常伴有其他结构性病变以及骨髓水肿[179]。MRI 扫描的评估关键是同时评估 T1W 和 STIR 序列，因为每种序列均可增加总体诊断的可信度。例如，轻微的骨髓水肿本身可能不是 SpA 的决定因素，但如果 T1W 序列也显示侵蚀或脂肪浸润区域，则 MRI 整体评估可明确 SpA 的诊断。在疾病的诊断评估以及应用 ASAS 定义的阳性 MRI 来进行疾病分类时，都应该强调 MRI 整体评估的重要性，即同时关注炎症和结构性病变，[180]。对于仅在 1 个或 2 个冠状位层面上出现小的骨髓水肿病变，尤其是在韧带附着于髂骨的骶髂关节的后下部分，应谨慎做出解释。AS/axSpA 特征性的骨髓水肿通常见于骶髂关节软骨部的前部软骨下骨髓，但在老年骨关节炎患者中，该部位也可观察到小的病变（图 80-7）。

脊柱 MRI 采取矢状面，显示颈胸和胸腰段。nr-axSpA 可表现为椎角骨髓水肿和（或）脂肪浸润（图 80-4）。然而，脊柱 MRI 不建议用于 SpA 的常规评估，除非骶髂关节扫描不明确，且临床高度怀疑 SpA。在健康个体中，可以在 2 ~ 3 个椎体中观察到椎角骨髓水肿和（或）脂肪浸润，尤其在有机械性损伤的患者中也可以看到[181]。常规的脊柱影像学检查不能充分显示容易发生炎症的椎旁关节。针对这一潜在缺陷，axSpA 脊柱成像的特定 MRI 方案已经提出[155]。

以疾病分类的目的，ASAS 提出了脊柱 MRI 阳性的共识，即 3 个或更多椎骨中存在炎性病变，且每一个病变都在两个或更多连续的矢状面层面上出现[182]。然而，将脊柱 MRI 作为影像学标准列入 ASAS axSpA 分类标准仅将 AS/axSpA 患者百分比从 1% 增加至 2%，因此不推荐[183]。

另一方面，青少年发病在年轻 AS 患者中并不少见。这些患者多患有附着点炎和外周关节炎，某些患者可以相当严重，甚至有致残的风险。骶髂关节 X 线对儿童的病变不易辨别，尤其是骶骨皮质骨，可能导致误诊[184]。骶髂关节的 MR 成像应按照与成人相同的方式进行，有证据表明，与使用脂肪抑制技术相比，使用对比增强技术并不会提高诊断准确性[185-186]。

性别问题

临床上 AS 多见于男性，据报道，男女比例约为 2∶1 ~ 3∶1。相比之下，对 nr-axSpA 患者的研究通常表现出轻微的女性优势[187]。可能的解释是，女性可能不易进展成结构改变。另一种可能的解释是 ASAS 分类标准缺乏特异性[13]。这使得假阳性女性患者被错误的判断为符合 nr-axSpA 标准。当然，这两种可能性并不相互排斥。

曾经认为，采用修订的纽约标准诊断为 AS 的患者在男性和女性中的表现不同。一项以 35 例女性患者和 70 例男性患者的病例对照研究表明，男女患者在脊柱症状、胸廓扩张度、外周关节炎、关节外表现以及功能预后等方面均无差异。男性 AS 患者脊柱影像学改变和髋关节受累较女性 AS 多见。虽然还有争议，但总的来说，在 AS 患者中，女性和男性之间没

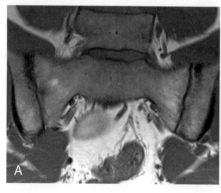
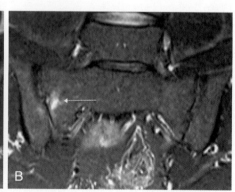

图 80-7　MRI 扫描示右侧骶骨前切面中骨髓水肿的焦点区域。A．T1 加权序列。没有结构异常提示诊断中轴型脊柱关节炎。B．短 tau 反转恢复序列。箭头指向右前骶骨中存在明亮信号，表明骨髓水肿的病灶区域，这可以见于骶髂关节骨关节炎患者

有显著的临床或影像学差异。平均看来，男性似乎比女性严重[188-189]。

女性 AS 患者生育不受影响[190]。大多数（50%～60%）患者怀孕期间疾病活动性未发生重大变化，但在妊娠 20 周左右，晨僵和腰背痛可能加重，夜间尤著，持续数天或数周[191]。约 50% 患者产后半年内症状加重。骶髂关节炎，包括骶髂关节完全强直，并不是阴道分娩的禁忌。因为大多数患者病程较短而且无广泛的脊柱韧带骨赘，一般可以进行硬膜外麻醉。AS 患者胎儿预后不受影响。但应考虑到本病患者每次妊娠均可能存在潜在高风险，需要风湿科医师和产科医师的密切合作。

一项纳入 612 例 AS 患者（平均年龄 50.8 岁，男性比例 71.6%）的非对照研究显示，本病对性生活有较大影响（应答率 38%），功能差、抑郁、疾病活动、失业以及缺乏自信是影响性生活的独立相关因素[192]。

预后

AS 自然病程的特点是疾病可以自行缓解或加重，不同患者之间差别很大。一般认为该病预后较好。本病可呈比较温和或自限性的过程，也可能导致严重的脊柱畸形、残疾和关节外疾病，包括主动脉炎。

而男性患者进展为放射学异常的概率更大[193]。预期寿命可能有所缩短，特别是患病 10 年以后[194]。芬兰的研究表明，AS 患者死亡风险较年龄和性别相匹配的人群增加 50% 左右。死亡原因包括并发症，如淀粉样变和脊柱骨折，以及肾、心血管、胃肠道疾病等[195]。有家族史的 AS 在发病年龄、确诊年龄、外周关节炎和急性前葡萄膜炎的患病率等方面与散发的 AS 之间无差别[196]。

功能受限随病程而加重。虽然在群体水平上，X 线片的结构性损害与躯体功能、脊柱活动度明显相关，但 X 线片表现正常的患者，其脊柱活动度也可能大幅度降低，而 X 线表现严重异常的患者，其日常工作能力却可能很好[197]。

AS 的功能预后可能没有以前想象的那么好。预后因病情和社会保障制度的不同而异，丧失工作能力的比例从病程 20 年后占 10% 到病程 10 年后占 30% 不等[36-40,198-201]。荷兰的研究表明，经年龄和性别校正后，体力劳动者丧失工作比例较普通人群高 3.1 倍[201]。发病年龄较大、体力劳动、教育水平低，以及应对功能受限和动作协调性差等问题，均为丧失工作能力的高危因素[36-40,199-201]。就业咨询、岗位培训、同事和管理人员的支持，可能会减少丧失工作的可能[198,202]。从事有偿工作者的病退与病情活动度、关节外病变相关[36-40,198,201,203]。伴有外周关节炎的患者比只有中轴关节病变者病退的可能性更大。

总而言之，疾病的前 10 年对预后至关重要。AS 患者功能丧失大多数在此期间发生，并和外周关节炎、脊柱放射学改变以及脊柱竹节样变相关[204-205]。尽管放射学进展的个体差异很大，但脊柱受累的放射学证据，尤其是韧带骨赘的出现，是放射学进展的主要独立预测因素[206]。

越来越多的证据支持炎症在放射学进展中的重要性。炎症的临床参数，特别是强直性脊柱炎疾病活动评分（ASDAS）和 CRP，与预后相关，尤其是在疾病早期，也与脊柱 MRI 数据一致[94,207-208]。在病程早期进行抗 TNF 治疗可能通过减少炎症活动而降低影像学进展的风险，这与观察性队列研究的初步数据一致[96]。吸烟和 NSAID 的使用也被证明会影响预后，但尚不清楚这是否与炎症有关[209-211]。反映结缔组织重塑（如金属蛋白酶 3 和瓜氨酸化波形蛋白）和骨形成（如硬骨素和 dickkopf-1）的生物学标志物与放射学进展相关[212-215]。

髋关节受累可导致严重的残疾。病程持续 30 年后，12%～25% 的患者至少进行了一次髋关节置换术[216]。据研究，在平均 10.6 年的随访期里，只有少数 nr-axSpA 患者最终发展为影像学上的骶髂关节炎，但随访时间越长，发生率越高[6,217]。

评估和监测

脊柱疼痛和活动受限等症状和体征可能因当前的疾病活动或既往病变造成的损伤所致。这些方面的评估方法很多。例如，已经建立很多测量腰椎活动受限的方法。此外，还出现了很多新的评估疾病活动的方法，包括 Bath 和 Edmonton AS 计量学指数、Bath AS 总体指数、BASRI、Bath AS 病情活动性指数（BASDAI）和 Dougados 功能指数[218-223]。但这些方法尚欠标准化和有效性验证。已成立国际强直性脊柱炎评估（ASAS）工作组，旨在对各种核心指标进行选择、建议以及测试评估[224]。一般认为每一套变量应以某一特定任务为目标。例如，在评估物理治疗的疗效时，无需纳入测量脊柱 X 线片变化的指标。显然，考察改善病情药物的指标应该有别于单纯评价镇痛效果的指标。已确定了 4 套指标：控制病情的抗风湿治疗；改善症状的抗风湿药，如 NSAID；物理治疗；日常临床记录（表 80-9）[224]。评估患者对治疗反应的标准也已制订。ASAS-20 改善标准常用于临床试验[225]。此外，还提出了更为严格的改善标准——ASAS-40、ASAS-5/6[226] 和部分缓解标准。表 80-10 列出了三组改善标准和部分缓解标准[225-226]。最近提出的强直性脊柱炎活动度评分（ASDAS）能够运用阈值确定疾病活动性状态和证明疾病改善程度[208]。

已制订专用于 AS 患者的生活质量评估法。该方法备受认可，且易于操作，在评估疗效的变化方面具

表 80-9 世界卫生组织 - 国际风湿病学会联合会强直性脊柱炎核心指标

项目[a]	方法
功能	BASFI 或 Dougados 功能指数
疼痛	VAS：过去一周，AS 所致夜间脊柱痛
	VAS：过去一周，AS 所致脊柱痛
脊柱活动性	胸廓扩张度和改良 Schober 试验以及枕墙距（脊柱侧弯或 BASMI）
患者整体评价	VAS：过去一周
僵硬	过去一周脊柱晨僵时间
外周关节和附着点	肿胀关节数（44 个关节）；指定的附着点指数
急性时相反应物	红细胞沉降率
脊柱 X 线片	腰椎侧位像和颈椎侧位像
髋关节 X 线片	包括骶髂关节和髋关节的骨盆像
疲劳	BASDAI 关于疲劳部分（VAS）

[a] 项目 1 ～ 10：控制病情的抗风湿治疗；项目 1 ～ 5，10；缓解症状的抗风湿药物；项目 1 ～ 5，10；物理治疗；项目 1 ～ 7；临床记录保存

AS，强直性脊柱炎；BASDAI，Bath 强直性脊柱炎病情活动性指数；BASFI，Bath 强直性脊柱炎功能指数；BASMI，Bath 强直性脊柱炎计量学指数；VAS，视觉模拟评估

From van der Heijde D, Calin A, Dougados M, et al: Selection of instruments in the core set for DC-ART, SMARD, physical therapy, and clinical record keeping in ankylosing spondylitis: progress report of ASAS Working Group—assessments in ankylosing spondylitis. *J Rheumatol* 26：951-954, 1999.

表 80-10 强直性脊柱炎评估组（ASAS）/ 国际工作组改善标准和部分缓解标准

ASAS-20 改善标准

下列 4 项中 3 项至少有 20% 且 10 单位的改善，另一项无 20% 和 10 单位以上的恶化：

BASFI

晨僵

患者总体评估

疼痛

ASAS-40 改善标准

下列 4 项中 3 项至少有 40% 且 20 单位的改善，另一项无任何加重：

BASFI

晨僵

患者总体评估

疼痛

ASAS-5/6 改善标准

以下 6 项中 5 项至少改善 20%：

BASFI

晨僵

患者总体评估

疼痛

急性时相反应物

脊柱活动度

ASAS 部分缓解标准

ASAS-20 改善标准所有 4 项均在 20 U 以下

ASAS，强直性脊柱炎评估组；BASFI，Bath 强直性脊柱炎功能指数
From Anderson J.J, Baron G, van der Heijde D, et al: Ankylosing spondylitis assessment group preliminary definition of short-term improvement in ankylosing spondylitis. *Arthritis Rheum* 44：1876-1886, 2001；and Brandt J, Listing J, Sieper J, et al: Development and preselection of criteria for short term improvement after anti-TNF treatment in ankylosing spondylitis. *Ann Rheum Dis* 63：1438-1444, 2004.

有良好的可测量性并具有心理测量学特性，而且有较好的敏感性[227-228]。

强直性脊柱炎生活质量评估（Evaluation of Ankylosing Spondylitis Quality of Life，EASi-QoL）工具，用于评估身体功能、疾病活动、情绪健康和社会参与等方面，在临床试验中是很好的心理测量指标，且可以较为准确地显示治疗前后的变化[229]。

治疗

最新的推荐强调以循证医学为依据的治疗建议[230-232]（表 80-11 和表 80-12；图 80-9）。除了 30% ～

表 80-11　2016 年 ASAS/EULAR 关于中轴型脊柱关节炎（axSpA）管理的最新建议

治疗总则	LoE	GoR	LoA（0 ~ 10）
axSpA 是一种潜在严重的、临床表现多样的疾病，通常需要在风湿病医师协调下进行多学科治疗。			9.9（0.31）100% ≥ 8
axSpA 治疗的主要目标是通过控制症状和炎症，防止进展性结构性破坏，保护或改善患者功能和参与社会活动的能力，最大限度提高患者的生活质量。			9.8（0.47）100% ≥ 8
axSpA 最理想的治疗是非药物治疗和药物治疗相结合。			9.8（0.45）100% ≥ 8
axSpA 的治疗应立足于对患者的最大关怀，由患者和风湿病医生共同决定治疗方案。			9.5（0.91）100% ≥ 8
axSpA 会导致高昂的个人、医疗和社会成本，风湿病医生应在对其管理中加以考虑。			9.3（1.17）97% ≥ 8
推荐			
axSpA 患者的治疗应根据疾病的当前体征和症状（中轴、外周、关节外表现）以及患者特征（包括合并症和社会心理因素）进行个体化。	5	D	9.7（0.65）100% ≥ 8
axSpA 患者的疾病监测应包括患者报告结果、临床表现、实验室检查和影像学检查。监测频率应根据患者的症状、严重程度和治疗情况而定。	5	D	9.6（0.78）100% ≥ 8
治疗应根据预先确定的治疗目标进行指导。	5	D	8.9（1.45）93% ≥ 8
应向患者进行 axSpA 宣传教育并鼓励患者定期锻炼[a]和戒烟[b]，同时应该考虑物理治疗[c]。	2[a]5[b]1[c]	B[a]D[b]A[c]	9.6（0.78）100% ≥ 8
axSpA 患者若有疼痛和强直表现应使用 NSAID 作为一线治疗药物，直至最大剂量，同时考虑风险和益处。对于对非甾体抗炎药反应良好的患者，如果仍有症状，最好持续使用。	1[a]	A	9.4（0.94）100% ≥ 8
若推荐的治疗方案失败、存在禁忌和（或）耐受性差，可能会考虑使用镇痛药，如对乙酰氨基酚和阿片类药物治疗减轻疼痛。	5	D	8.8（0.94）100% ≥ 8
针对肌肉骨骼炎症可以考虑局部注射糖皮质激素[a]。中轴病变患者不应长期接受全身性糖皮质激素[b]治疗。	2[a]5[b]	B[a]D[b]	9.4（0.78）100% ≥ 8
单纯中轴疾病患者通常不应接受 csDMARDs[d]治疗；外周关节炎患者可考虑使用柳氮磺胺吡啶[c]。	1a[c]	A	9.2（0.78）100% ≥ 8
尽管已接受常规治疗，但持续高疾病活动状态的患者应考虑使用 bDMARDs；目前的做法是从 TNFi 治疗开始。	1a（TNFi）；1b（IL-17i）	A	9.6（1.09）93% ≥ 8
如果 TNFi 治疗失败，应考虑换用另一种 TNFi[a]或 IL-17i[e]治疗。	2[a]1b[e]	B[a]A[e]	9.6（0.95）97% ≥ 8
如果患者持续缓解，可以考虑逐渐减量 bDMARD。	2	B	9.1（1.57）97% ≥ 8
有顽固性疼痛或残疾且影像学证据显示结构损伤的患者，无关年龄，应考虑全髋关节置换术；严重致残性畸形患者可考虑在相关专科进行脊柱矫正截骨术。	4	C	9.4（0.82）100% ≥ 84
如果病程发生显著变化，应考虑炎症以外的原因，如脊柱骨折，并进行适当的评估，包括影像学检查。	5	D	9.9（0.31）97% ≥ 8

[d]1a（柳氮磺胺吡啶；甲氨蝶呤）；1b（来氟米特）；4 其他 csDMARDs

axSpA，中轴型脊柱关节炎；bDMARD，生物类改善病情抗风湿药；csDMARD，传统合成改善病情抗风湿药；GoR，推荐级别；IL-17i，白介素 -17 抑制剂；LoA，同意级别；LoE，证据级别；NSAIDs，非甾体抗炎药；TNFi，肿瘤坏死因子抑制剂

LOE：1A 级证据来自随机对照试验（RCT）的荟萃分析，1B 级证据至少包含一项 RCT，2A 级证据至少有一项非随机化的对照研究，2B 级证据至少是一项准实验研究，3 级证据来自描述性研究，如对照研究、相关性研究或病例对照研究，4 级证据来自专家委员会报告或权威机构的意见和（或）临床经验

GOR：推荐级别 A 与 1 级证据一致，推荐级别 B 与 2 或 3 级证据一致或从 1 级证据推断，推荐级别 C 与 4 级证据一致或从 2 或 3 级证据推断，推荐级别 D 与 5 级证据一致或任何级别的不一致或不确定的证据

LOA：总体原则和建议发送给相关工作组成员在每个声明中匿名添加同意程度。并通过数字评分量表（0 ~ 10）完成，0 为"完全不同意"，10 为"完全同意"

From van der Heijde D，Ramiro S，Landewé R，et al.：2016 update of the ASAS-EULAR management recommendations for axial spondyloarthritis. Ann Rheum Dis 76（6）：978-991，2017.

表 80-12　2019 年更新的 ACR/SAA/SPARTAN 治疗活动性强直性脊柱炎和放射学阴性中轴型脊柱关节炎患者的关键建议

对于活动性 AS 成年患者，强烈推荐 NSAIDs 治疗，可有条件地推荐持续 NSAIDs 治疗而不是按需治疗。

对于使用 NSAIDs 治疗的活动性 AS 成年患者，可有条件地推荐使用柳氮磺吡啶、甲氨蝶呤或托法替布治疗，但柳氮磺吡啶或甲氨蝶呤应仅在外周关节炎明显或无法使用 TNFi 的患者中考虑。

对于使用 NSAIDs 治疗的活动性 AS 成年患者，可有条件地推荐 TNFi 而不是托法替布。

我们强烈建议使用 TNFi 治疗。

我们不推荐任何 TNFi 作为首选治疗药物，但存在合并症和患者偏好可能会影响药物的选择。

对于使用 NSAIDs 治疗的活动性 AS 成年患者，我们强烈推荐使用司库奇尤单抗或依奇珠单抗治疗，有条件地可推荐司库奇尤单抗或依奇珠单抗优于托法替布治疗，但推荐 TNFi 治疗优于司库奇尤单抗或依奇珠单抗治疗。

对于使用 NSAIDs 治疗但有 TNFi 禁忌证的活动性 AS 成年患者，可有条件地推荐使用司库奇尤单抗或依奇珠单抗治疗，而不是使用柳氮磺吡啶、甲氨蝶呤或托法替布治疗。

对于使用了第一种 TNFi 治疗仍活动的 AS 成年患者，可有条件地推荐使用司库奇尤单抗或依奇珠单抗治疗，而不是对第一种 TNFi 无反应的患者使用另一种的 TNFi 治疗，以及对第二种 TNFi 无反应的患者使用不同的 TNFi。

对于使用了第一种 TNFi 治疗仍活动的 AS 成年患者，强烈建议不要改用第一种 TNFi 的生物仿制药治疗。

对于使用了第一种 TNFi 治疗仍活动的 AS 成年患者，可有条件地建议不要添加柳氮磺吡啶或甲氨蝶呤，而支持使用新的生物制剂治疗。

对于活动性 AS 成年患者，我们强烈建议不要使用全身性糖皮质激素治疗。

对于使用 NSAIDs 治疗但仍存在孤立的活动性骶髂关节炎的患者，可有条件地推荐使用局部注射用糖皮质激素治疗。

对于使用 NSAIDs 治疗但仍存在稳定的中轴性疾病和活动性附着点炎的成人患者，可有条件地推荐使用局部注射糖皮质激素治疗。但应避免对跟腱、髌骨和股四头肌腱周围进行注射。

对于使用 NSAIDs 治疗但仍存在稳定的中轴性疾病和活动性外周关节炎的成人患者，可有条件地推荐使用局部注射糖皮质激素治疗。

强烈推荐物理治疗，有条件地推荐主动性物理治疗干预（有监督的运动）而不是被动物理治疗干预（按摩、超声、加热），有条件地推荐陆地物理治疗干预而不是水疗。

对于使用 TNFi 治疗的成人，有条件地建议不要与低剂量甲氨蝶呤联合治疗。

有条件地建议患者不要进行无人监督的背部锻炼。

有条件地推荐患者进行跌倒评估和咨询。

有条件地推荐患者参加正式的团体或个人自我管理教育。

对于脊柱融合或晚期脊柱骨质疏松症的成年人，强烈建议不要进行脊柱推拿治疗。

对于患有晚期髋关节炎的成人，强烈建议进行全髋关节置换术而非保守治疗。

对于重度后凸畸形的成年人，有条件地建议不要进行选择性脊柱截骨术。

对于使用 NSAIDs 治疗仍存在活动性的 non-axSpA 的成人，可有条件地推荐使用 TNFi 治疗。

ACR，美国风湿病学会；AS，强直性脊柱炎；IBD，炎症性肠病；NSAIDs，非甾体抗炎药；SAA，美国脊柱炎协会；SpA，脊柱关节炎；SPARTAN，脊柱关节炎研究和治疗网络；TNFi，TNF 抑制剂

From Ward MM, Deodhar A, Gensler LS, et al.: 2019 Update of the American College of Rheumatology/Spondylitis Association of America/Spondyloarthritis Research and Treatment Network recommendations for the treatment of ankylosing spondylitis and nonradiographic axial spondyloarthritis. Arthritis Care Res（Hoboken）71（10）：1285-1299, 2019；and Ward MM, Deodhar A, Gensler LS, et al.: 2019 Update of the American College of Rheumatology/Spondylitis Association of America/Spondyloarthritis Research and Treatment Network recommendations for the treatment of ankylosing spondylitis and nonradiographic axial spondyloarthritis. Arthritis Rheumatol 71（10）：1599-1613, 2019.

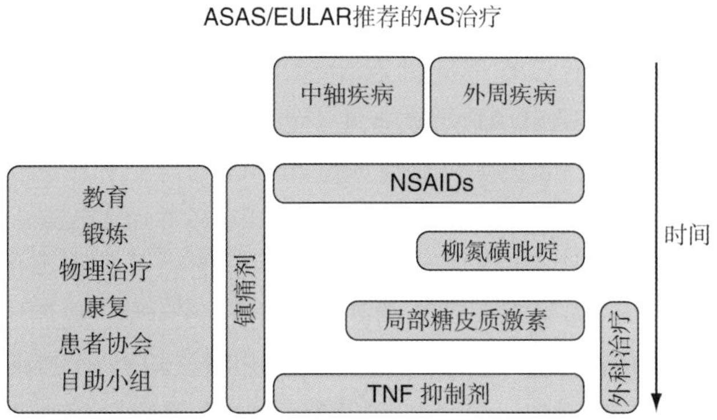

ASAS/EULAR推荐的AS治疗

中轴疾病　外周疾病

教育
锻炼
物理治疗
康复
患者协会
自助小组

镇痛剂

NSAIDs

柳氮磺吡啶

局部糖皮质激素

TNF 抑制剂

外科治疗

时间

图 80-9　根据临床专家经验和研究证据推荐的强直性脊柱炎治疗。疾病进展随时间自上至下垂直推移。这些建议是在司库奇尤单抗上市之前制订的。库存奇尤单抗已获批准，但在提出这些建议时尚未上市。ASAS/EULAR，强直性脊柱炎评估组 / 欧洲抗风湿联盟；NSAIDs，非甾体抗炎药；TNF，肿瘤坏死因子

40% 的患者会发生急性前葡萄膜炎外，大多数患者无严重的关节外表现。葡萄膜炎患者的数量随着病程的延长而增加。这种眼病可用含有皮质类固醇的眼药水治疗，以减轻炎症；用扩瞳药防止或减少虹膜粘连（当虹膜黏附在角膜或晶状体上时）。从一开始就应提醒患者，急性前葡萄膜炎可能发生于病程的任何时候。

AS 治疗的目标是缓解疼痛、僵硬和疲劳，同时维持良好的姿势以及良好的生理和心理功能[233]。包括柳氮磺吡啶和甲氨蝶呤在内的传统改善病情抗风湿药，在抑制脊柱和附着点炎症中缺乏有效的证据。

为患者详细讲述本病的病程、可能出现的合并症（例如急性前葡萄膜炎）及其预后，是建立患者良好依从性的关键。在病友自助组中容易得到重要的信息和社会支持，并经常有水疗和小组物理治疗的机会。功能锻炼是治疗的主体。锻炼前最好先淋热水浴或泡热水澡。游泳和促进伸展的锻炼，体育活动如排球或越野滑雪均可尝试。这些活动可减轻疼痛和疲劳对姿势的影响，从而避免脊柱后凸，并减轻僵硬。如果已经发生脊柱融合或者骨质疏松，应避免剧烈或对抗性运动，以免脊柱骨折。

矫正器如驾驶镜可提高舒适性和安全性，尤其是颈椎受累比较严重的患者。在这种情况下，还是要求使用合适的颈托，以降低交通事故时骨质疏松的脆性颈椎骨折的风险。

在考虑 AS/axSpA 的治疗时，将患者按疾病活动度进行分层是有益的。尽管美国食品与药品管理局（Federal Drug Administration，FDA）和欧洲药品管理局（European Medicines Agency，EMA）对放射学AS 和放射学阴性的 AS 有不同的适应证，尽管证据级别不同，但二者治疗方法相似[230,234]。

药物治疗

以下内容将就 AS/axSpA 中使用药物治疗的证据和建议进行回顾。对于药物特异性作用机制和不良事件，还请参阅本书中其他章节，包括非甾体抗炎药（NSAIDs；第 62 章）、糖皮质激素（第 63 章）、生物制剂（第 66 和 67 章）和 JAK 抑制剂（第 68 章）。

非甾体抗炎药

对于活动性 AS/axSpA 患者，一线治疗是连续足量使用 NSAID，但应考虑药物不良反应，尤其是合并 IBD、高血压或肾病的患者。没有优先推荐的 NSAIDs，间接的证据表明，它们的作用是类似的[235]。上述数据仅仅基于已经评估过的 NSAIDs。另外，使用缓释制剂对疾病活动的患者更有帮助，因为它可以在夜间保持基础药物水平，而无需每天多次给药。如果某种 NSAID 不能很好缓解症状，可改用另一种。通常，NSAID 的治疗反应比较迅速，可以在开始治疗后 2 ～ 4 周进行评估疗效。

对于低或无疾病活动的患者，是否还需要连续使用或仍需维持每日高剂量 NSAID，目前尚无研究直接解决这个问题。但当前对病情稳定的患者，建议按需使用 NSAID 药物[230]。需要注意的是，维持病情稳定可能需要每日或高剂量使用 NSAID 药物。一项单中心研究表明，与按需使用相比，连续使用塞来昔布将导致更少的脊柱影像学进展[101]。然而，最近在研究 NSAIDs（双氯芬酸）对强直性脊柱炎放射学损伤影响的试验中，与按需治疗相比，连续使用双氯芬酸并未减少放射学进展[102]。

糖皮质激素

没有证据表明全身使用糖皮质激素在 AS/axSpA 治疗中有效，因此目前指南强烈建议在 AS/axSpA 中不要全身使用该类药物[230]。在一项为期 2 周的安慰剂对照试验中，对口服糖皮质激素治疗 AS 进行了评估，包括泼尼松 50 mg qd、20 mg qd 以及

安慰剂组。该研究发现，各治疗组的主要疗效终点（50% BASDAI 改善）无差异，但次要终点（平均 BASDAI、BASMI、ASDAS）均存在差异。与安慰剂相比，50 mg 泼尼松组 BASDAI 的平均下降幅度更高（2.39 vs. 0.66）[236]。可以考虑进行外周关节和骶髂关节的关节内糖皮质激素注射。但骶髂关节内注射药物只是暂缓症状，并且可能增加由 X 线或 CT 引导注射所带来的不必要的辐射，尽管 ACR/SAA/SPARTAN 指南推荐有条件地使用糖皮质激素关节内注射治疗孤立的骶髂关节炎。

传统合成 DMARDs

传统合成 DMARDs（csDMARDs）在治疗中轴脊柱关节炎的疗效未被证实[237-238]。在外周关节炎患者中，可能仅对控制外周症状有益，但如果同时存在活动性中轴病变，应考虑对二者都有效的和最安全的治疗方案。

肿瘤坏死因子抑制剂

TNF-α 抑制剂的发展是 AS 治疗的一个里程碑。其证据基础为：AS 患者骶髂关节活检标本有 TNF-α 的表达；动物模型中 TNF-α 过度表达可导致骶髂关节炎；临床试验证明，TNF-α 抑制剂——英夫利昔单抗，对克罗恩病有效。Ⅲ期临床试验证明，5 种 TNF 抑制剂在 AS 中有效：英夫利昔单抗、依那西普、阿达木单抗、赛妥珠单抗和戈利木单抗（皮下和静脉注射）。在 nr-axSpA 中，已经研究了阿达木单抗、赛妥珠单抗、依那西普和戈利木单抗。英夫利昔单抗是人 IgG1 和鼠 Fab 段嵌合的单克隆抗体。在 0 周、2 周、6 周各用 1 次后，每 6 ~ 8 周应用 5 mg/kg。依那西普是一种重组的 TNF 受体 IgG_1 融合蛋白，皮下注射每周 1 次（50 mg）或 2 次（25 mg）。阿达木单抗和戈利木单抗是一种人源单克隆抗体，隔周皮下注射 40 mg 或每个月 1 次（50 mg）。赛妥珠单抗是人源化 TNF 抑制剂单克隆抗体的聚乙二醇化 Fab 片段，每两周皮下注射 200 mg 或每个月 400 mg。这些药物都不需要与 MTX 联合治疗。指南建议将这些药物单独使用，因为没有足够的证据表明 MTX 在疾病治疗中有效或对预防药物抗体形成有效。英夫利昔单抗是 TNFi 中最具免疫原性的，尽管缺乏强有力的证据，但也可考虑联合低剂量 MTX。

当患者治疗反应不足或对非甾体抗炎药不耐受

时，建议在 AS/axSpA 中使用 TNFi。但各国对 AS/axSpA 的治疗有不同的起始标准，如大部分地区要求 AS 的 BASDAI 评分 ≥ 4（至少中度疾病活动）才开始治疗。而美国只需要风湿病学家的意见和诊断国际疾病分类（International Classification of Disease，ICD）代码。特别是对于放射学阴性的患者，管理机构认为，除主观疾病活动外，也应存在客观的炎症迹象 [MRI 骨髓水肿和（或）CRP 升高] 再开始 TNFi 治疗。2019 年，基于一项Ⅲ期、52 周双盲随机对照试验（Randomized controlled trial，RCT），FDA 批准了第一个用于放射学阴性患者的药物，即赛妥珠单抗[239]。

肌肉骨骼外表现考虑

在开始使用 TNFi 进行治疗时，需要考虑特殊情况 [1,4]。如果患者同时患有 IBD，在处方 TNFi 时则建议使用单抗治疗。阿达木单抗、戈利木单抗和英夫利昔单抗被批准用于溃疡性结肠炎，而阿达木单抗、赛妥珠单抗和英夫利昔单抗被批准用于治疗克罗恩病。对于复发性前葡萄膜炎患者，也建议考虑使用单克隆抗体。最好的证据是使用阿达木单抗和英夫利昔单抗，但也可能会考虑其他药物。

病情稳定的 TNF 抑制剂治疗

当 AS/axSpA 患者对 TNFi 的治疗有反应时，是否应该停用 NSAID 药物？一项研究评估了依那西普在治疗中轴型脊柱关节炎受试者的过程中，NSAID 是否需要继续联合使用。该研究发现，与安慰剂组相比（14%），依那西普治疗组（41%），能够停用 NSAID 药物（$P = 0.013$）[240]。当患者达到非活动性疾病状态时，是否应停用 TNFi 或降低剂量？AS 中的观察性研究表明，当停用 TNFi 时，患者病情可能会复发，尽管对某些患者来说减少剂量可能是一个合理的选择[241]。随机分组的临床试验结果显示，当依那西普在病情稳定的患者中逐渐减量时，在 1 年的随访中，与其他组并无差异[242]。同样，在一项持续 1 年的其他 TNFi 的研究中，逐渐减少 TNFi 剂量也出现同样的结果，并且可能与较少的不良事件相关[243]。ASAS-EULAR 指南推荐逐渐减量，但 2019 ACR/SAA/SPARTAN 指南则不推荐[244]。有一项在 nr-axSpA 中 TNFi 减量的 RCT 研究，ABILITY 3[245]。在该试验中，活动性 nr-axSpA 患者以开放标签方式开始接受阿达木单抗治疗 28 周。如达到疾病非活动状态，患者被随机分配至维持阿达木单抗组和停用药物组，所有患者均随访 40 周。正如预期的那样，随机分配到安慰剂组的患者病情复发更多，但仍有 47% 安慰剂组的患者并没有出现病情复发。

RCT 研究显示，TNFi 可减少 RA 和银屑病关节炎（psoriatic arthritis，PsA）影像学进展，但并没有高质量 RCT 研究表明 TNFi 可抑制 AS/axSpA 影像学进展。

IL-17A 抑制剂

基于 Ⅲ 期临床试验，有两种 IL-17A 抑制剂在 AS/axSpA 中有疗效，尤其是放射学 AS/axSpA [80,246]。在本论文发表时，只有司库奇尤单抗和依奇珠单抗获得 FDA 批准用于放射学 AS。此外，比美吉珠单抗，一种 IL-17A 和 IL-17F 双重抑制人源化单克隆抗体正在开发，用于 Ⅱb 期试验阳性的放射学 AS 患者。司库奇尤单抗每 4 周皮下注射 150 mg，可加或不加每周 150 mg 的负荷剂量，持续 4 周。依奇珠单抗每 4 周皮下注射 80 mg。因为对 IL-17i 的反应率似乎不如 TNF 好，北美治疗建议推荐在对 TNFi 反应不足或存在 TNFi 禁忌的情况下再使用 IL-17 抑制剂，但尚未发表这方面头对头或 TNFi 反应不足患者的试验。ASAS-EULAR 的建议则是在 TNFi 反应不足的患者中考虑使用 IL-17 抑制剂 [244]。

JAK 抑制剂

Ⅱ 期临床研究数据表明有两种 JAK 抑制剂治疗 AS 有效，但还尚未批准用于临床 [247-248]。托法替布是一种 JAK1、3 抑制剂，在一项为期 16 周的 Ⅱ 期试验发现其对 AS 症状和体征有显著改善，包括 MRI 的放射学改善。菲戈替尼则是一种 JAK1 抑制剂，在一项为期 12 周的试发现其对 AS 疾病活动（ASDAS 评分）有所改善。

其他药物

对双膦酸盐、帕米膦酸盐进行剂量反应（60 mg vs. 10 mg）的评估，每月静脉给药，持续 6 个月，最终发现其主要对仅有中轴疾病的患者有缓解症状的作用 [249]。在一项为期 48 周的开放标签 RCT 中，帕米膦酸盐与戈利木单抗组的 AS/axSpA 患者在疼痛或生活质量方面没有差异，但与帕米膦酸盐组患者相比，

戈利木单抗组因 CRP 和 MRI 改善更明显，提示戈利木单抗抑制炎症的作用更好 [250]。大体上说，这些药物副作用明显，而疗效并不突出，因此不被推荐用于 AS 的初始治疗。

在 3 项开放标签研究中，沙利度胺被用于放射学 AS，因为沙利度胺能通过增强 TNF mRNA 的降解从而发挥抗 TNF 作用 [251-253]。在其中一项研究中，80% 的患者出现了症状的改善，而在停止治疗 3 个月后病情恶化 [252]。沙利度胺常见的不良反应有嗜睡、便秘和头晕。尤其要注意沙利度胺的致畸性和周围神经病变。

失败的生物试验

一些生物制剂已经研究到临床 Ⅲ 期试验，但因未达主要终点而失败。利妥昔单抗在一项 Ⅱ 期研究中显示有效，但对 TNFi 反应不足的患者则效果不佳 [254-255]。阿巴西普在 AS 中没有表现出疗效 [256]。IL-6 抑制剂托珠单抗和 IL-6 受体抑制剂 sarilumab 单抗也没有表现出疗效，MRI 骨髓水肿也没有改善 [257-258]。尽管乌司奴单抗具有治疗效果并被批准用于克罗恩病、银屑病和 PsA，但 Ⅲ 期临床试验仍在早期终止，因其在试验中的 AS 患者没有达到主要终点 [83]。IL-23 抑制剂，瑞莎珠单抗在 AS 中也没有达到主要终点，尽管其在克罗恩病、银屑病和 PsA 中显示疗效 [259]。

达标治疗

目前还没有已发表的有关 AS/axSpA 的达标治疗研究，但目前正在进行中。该领域的专家们已协商制定针对达标治疗的研究指南 [260]。尽管缺乏直接证据，但专家小组建议将 AS/axSpA 治疗目标设定为达到疾病缓解或低疾病活动状态。基于间接证据的建议认为，较低的疾病活动性与较少的放射学进展相关，尽管目前没有 RCTs 来证明其因果关系 [207]。

非药物治疗

非药物治疗方法对于 AS/axSpA 患者非常重要。运动后患者感觉更好，运动改善是炎症性背痛的标准之一。ASAS-EULAR 指南建议所有 AS/axSpA 患者都进行锻炼 [234]。物理治疗可改善 AS 患者的预后 [230,261]。除了正式的物理治疗外，患者还应该进行背部运动和伸展运动 [230]。在一项 RCT 中，在改善胸腰椎活动度和健康方面，团体监督理疗方案优于个

人方案。该方案包括水疗、锻炼和体育活动，每周 2 次，每次 3 小时，该方案明显改善了患者报告的整体健康状况和身体僵硬状态[262]。一项为期 3 周的强化水疗锻炼治疗计划使主观和客观评估均显著改善，维持时间长达 9 个月。在这 9 个月的随访期间，卫生资源的使用，特别是非甾体抗炎药的使用和病假均显著减少。利用可接受的成本即可得到此类治疗的临床获益[263-264]。一篇 Cochrane 综述认为，家庭锻炼比不干预更好，团体监督理疗比家庭锻炼更好，每周门诊团体监督理疗结合住院水疗锻炼和比仅每周团体理疗更好（A 级证据）（表 80-13）[261]。理疗在 AS/axSpA 管理中的积极作用的趋势需要在该领域进行进一步研究。新试验还应涉及临床实践中常用的其他物理治疗干预措施。此外，理疗对生物制剂反应良好的患者身体机能的影响也需要评估。

每天一次或数次俯卧 15 ~ 30 min 有助于逆转脊柱后凸的趋势，而疼痛、疲劳以及髋关节的屈曲挛缩会使脊柱后凸加重。患者应完全仰卧睡在硬的床垫上，只有一个小的支撑颈部的枕头。除了正式的物理治疗外，患者还应进行背部锻炼和伸展运动[230]。

没有证据表明 axSpA 患者需要抗炎饮食的或无麸质饮食，但在作者看来，无论疾病状态如何，无加工通常是所有患者的好的饮食原则。

外科手术

全髋关节置换术的长期预后是令人满意的。一项研究显示，在 138 次全髋关节置换术和 12 次修复手术中，86% 的患者效果良好或非常好，63% 的患者没有感受到痛苦。44% 的患者的功能活动良好或非常好。其平均随访时间为 7.5 年（范围为 1 ~ 34 年）。总体而言，在调查时，69% 的 60 岁以下曾接受髋关节置换术的男性处于工作状态[265]。但也可能

表 80-13	强直性脊柱炎患者物理干预和水疗的 Cochrane 系统评价：结论
家庭锻炼计划优于不干预
小组理疗优于居家锻炼
住院水疗和锻炼相结合，继以门诊每周一次小组理疗，优于
只有每周一次的小组理疗

From Dagfinrud H, Kvien TK, Hagen KB: Physiotherapy interventions for ankylosing spondylitis. *Cochrane Database Syst Rev* (4): CD002822, 2004.

导致异位骨形成，据报道异位骨化率为 30%[265-267]。一项对骨水泥植入物进行了 10 年以上随访的大型研究表明，96% 的骨水泥植入物疼痛评分较低，植入物生存良好[268-269]。骨水泥植入物的寿命通常比其他植入物长。

由于脊柱的严重屈曲畸形明显影响前方视野的病例，可能需要施行脊柱截骨术加以纠正，但需注意，2019 ACR/SAA/SPARTAN 指南建议不要对严重的后凸畸形进行脊柱截骨术。该手术可能导致膈疝。

AS 患者术前需仔细考虑颈部受累情况，包括影像学检查。全身麻醉涉及气管插管这类颈部操作，必须仔细安排。这些操作可能会使韧带骨赘或骨质疏松的椎骨发生骨折。如果存在广泛的颈椎疾病，可能因脊柱后凸需要特殊的体位。因为肺功能可能受到不利影响，呼吸评估也很重要。

治疗总结

AS/axSpA 的治疗选择仍然有限，目前只有两个机制的生物制剂获得批准，除 NSAIDs 外没有好的口服药物选择。然而，生物制剂的出现彻底改变了该疾病的治疗前景。尽管症状得到了显著的改善，但大多数患者并未达到疾病不活动状态，这可能是由于诊断延误和无法早期诊断所致。对有关节外表现的患者，尽管有不同治疗方式，但治疗选择更加有限。目前正在进行的基于目标治疗原则的临床试验有望为 AS/axSpA 治疗提供更有力的依据。

骨质疏松症

骨质疏松症更容易发生在病程较长和疾病活动期的 AS 患者中。双能 X 线（DEXA）扫描是合适的筛查工具，但在评估腰椎测量值时必须谨慎，因为韧带骨赘可人为增加骨密度（BMD）读数。侧位和容积 DEXA 图像可提高腰椎 DEXA 评估的有效性[270]。一旦确诊骨质疏松症，应筛查继发性原因或恶化因素，包括甲状腺功能亢进、性腺功能减退和维生素 D 缺乏症。

目前，尚不清楚是否有任何特异抗骨质疏松治疗如双膦酸盐或狄诺塞麦对预防脊柱骨折是否有效[124]。减少 AS 疾病活动可能对控制脊椎骨质疏松更有希望。一项荟萃分析显示，即使仅接受 TNFi 治疗 2 年，髋关节和腰椎的骨密度即可有显著改善[271]。然

而，在瑞典注册的一项纵向队列研究中，尚未显示该治疗可以使骨折率降低[272]。研究者认为可能是观察周期太短所致。

结论

全疾病谱 AS 现在也被广泛称为中轴型脊柱关节炎（axSpA）。根据修改后的纽约标准，放射学阴性的 SpA 比放射学 AS 更具异质性。统一的命名法将更有利于研究结果的交流和报告。迄今为止，有人认为 axSpA 应该是首选的命名法[7]。不恰当地使用 axSpA 分类标准去诊断此类疾病会增加个体患者误诊为放射学阴性 AS/axSpA 的可能。NSAIDs、物理治疗和患者教育仍然是一线治疗。目前的证据表明，通过生物治疗早期抑制炎症可能会降低或延缓中轴骨新形成的风险。目前仍需研究以确定哪些患者将从放射学阴性 AS/axSpA 进展为放射学 AS/axSpA，以及如何通过早期治疗来阻止或延迟放射学进展。

 Full references for this chapter can be found on ExpertConsult.com.

部分参考文献

1. Dougados M, van der Linden S, Juhlin R, et al.: The European Spondylarthropathy Study Group: preliminary criteria for the classification of spondylarthropathy, *Arthritis Rheum* 34:1218–1227, 1991.
3. Rudwaleit M, Khan MA, Sieper J: The challenge of diagnosis and classification in early ankylosing spondylitis: do we need new criteria? *Arthritis Rheum* 52:1000–1008, 2005.
4. van der Linden SM, Valkenburg HA, Cats A: Evaluation of diagnostic criteria for ankylosing spondylitis: a proposal for modification of the New York criteria, *Arthritis Rheum* 27:361–368, 1984.
5. Dougados M, Sepriano A, Molto A, et al.: Sacroiliac radiographic progression in recent onset axial spondyloarthritis: the 5-year data of the DESIR cohort, *Ann Rheum Dis* 76:1823–1828, 2017.
6. Wang R, Gabriel SE, Ward MM: Progression of patients with non-radiographic axial spondyloarthritis to ankylosing spondylitis: a population-based cohort study, *Arthritis Rheumatol* 68:1415–1421, 2016.
7. Khan MA, van der Linden S: Axial Spondyloarthritis: a better name for an old disease. A step toward uniform reporting, *ACR Open* 1, 2019. xx-xx.
8. Rudwaleit M, Haibel H, Baraliakos X, et al.: The early disease stage in axial spondylarthritis: results from the German Spondyloarthritis Inception Cohort, *Arthritis Rheum* 60:717–727, 2009.
13. Rudwaleit M, van der Heijde D, Landewé R, et al.: The development of assessment of spondyloArthritis International society classification criteria for axial spondylarthritis (part II): validation and final selection, *Ann Rheum Dis* 68:777–783, 2009.
14. Robinson PC, Wordsworth BP, Reveille JD, et al.: Axial spondyloarthritis: a new disease entity, not necessarily early ankylosing spondylitis, *Ann Rheum Dis* 72(2):162–164, 2013.
16. Khan MA, van der Linden SM, Kushner I, et al.: Spondylitic disease without radiologic evidence of sacroiliitis in relatives of HLA-B27 positive ankylosing spondylitis patients, *Arthritis Rheum* 28:40–43, 1985.
19. van der Linden S, Akkoc N, Brown MA, et al.: The ASAS criteria for axial spondyloarthritis: strengths, weaknesses, and proposals for a way forward, *Curr Rheumatol Rep* 17(9):62–73, 2015.
21. Nasution AR, Marjuadi A, Kunmartini S, et al.: HLA-B27 subtypes positively and negatively associated with spondylarthropathy, *J Rheumatol* 24:1111–1114, 1997.
24. van der Linden SM, Valkenburg HA, de Jongh BM, et al.: The risk of developing ankylosing spondylitis in HLA-B27 positive individuals: a comparison of relatives of spondylitis patients with the general population, *Arthritis Rheum* 27:241–249, 1984.
26. Dean LE, Jones GT, MacDonald AG, et al.: Global prevalence of ankylosing spondylitis, *Rheumatology (Oxford)* 53(4):650–657, 2014.
27. Gran JT, Husby G: Ankylosing spondylitis: a comparative study of patients in an epidemiological survey, and those admitted to a department of rheumatology, *J Rheumatol* 11:788–793, 1984.
28. Turina MC, de Winter JJ, Paramarta JE, et al.: Clinical and imaging signs of spondyloarthritis in first-degree relatives of HLA-B27-Positive ankylosing spondylitis patients: The Pre-Spondyloarthritis (Pre-SpA) Cohort Study, *Arthritis Rheumatol* 68(10):2444–2455, 2016.
29. Bohn R, Cooney M, Deodhar A, et al.: Incidence and prevalence of axial spondyloarthritis: methodologic challenges and gaps in the literature, *Clin Exp Rheumatol* 36(2):263–274, 2018.
31. Feldtkeller E, Zeller A, Rudwaleit M: Comment on "Ankylosing spondylitis: how diagnostic and therapeutic delay have changed over the last six decades", *Clin Exp Rheumatol* 31(6):992, 2013.
32. Carbone LD, Cooper C, Michet CJ, et al.: Ankylosing spondylitis in rochester, minnesota, 1935–1989, *Arthritis Rheum* 35:1476–1482, 1992.
33. Wright KA, Crowson CS, Michet CJ, et al.: Time trends in incidence, clinical features, and cardiovascular disease in ankylosing spondylitis over three decades: a population-based study, *Arthritis Care Res (Hoboken)* 67(6):836–841, 2015.
34. Martindale J, Smith J, Sutton CJ, et al.: Disease and psychological status in ankylosing spondylitis, *Rheumatology (Oxford)* 45:1288–1293, 2006.
36. Boonen A, Chorus A, Miedema H, et al.: Employment, work disability, and work days lost in patients with ankylosing spondylitis: a cross sectional study of Dutch patients, *Ann Rheum Dis* 60:353–358, 2001.
37. Strömbeck B, Jacobsson L, Bremander A, et al.: Patients with ankylosing spondylitis have increased sick leave—a registry-based case-control study over 7 yrs, *Rheumatology* 48:289–292, 2009.
38. Rodrigues Manica S, Sepriano A, Ramiro S, et al.: Work participation in spondyloarthritis across countries: analysis from the ASAS-COMOSPA study, *Ann Rheum Dis* 77(9):1303–1310, 2018.
39. Castillo-Ortiz JD, Ramiro S, Landewé R, et al.: Work outcome in patients with ankylosing spondylitis: Results from a 12-year followup of an international study, *Arthritis Care Res (Hoboken)* 68(4):544–552, 2016.
40. Boonen A, van der Heijde D, Landewe R, et al.: Work status and productivity costs due to ankylosing spondylitis: comparison of three European countries, *Ann Rheum Dis* 61:429–437, 2002.
43. Kobelt G, Andlin-Sobocki P, Maksymowych WP: Costs and quality of life of patients with ankylosing spondylitis in Canada, *J Rheumatol* 33:289–295, 2006.
44. Boonen A, Sieper J, van der Heijde D, et al.: The burden of non-radiographic axial spondyloarthritis, *Semin Arthritis Rheum* 44(5):556–562, 2015.
46. Nikiphorou E, Ramiro S, van der Heijde D, et al.: Assessment of spondyloArthritis international society comorbidities in spondyloarthritis study task force. Association of comorbidities in spondyloarthritis with poor function, work disability, and quality of life: results from the assessment of spondyloarthritis international society comorbidities in spondyloarthritis study, *Arthritis Care Res (Hoboken)* 70(8):1257–1262, 2018.
48. Brown MA, Kennedy LG, MacGregor AJ, et al.: Susceptibility to ankylosing spondylitis in twins: the role of genes, HLA, and the environment, *Arthritis Rheum* 40(10):1823–1828, 1997.
51. Cortes A, Hadler J, Pointon JP, et al.: Identification of multiple risk variants for ankylosing spondylitis through high-density genotyp-

ing of immune-related loci, *Nat Genet* 45(7):730–738, 2013.

53. Robinson WP, van der Linden SM, Khan MA, et al.: HLA-Bw60 increases susceptibility to ankylosing spondylitis in HLA-B27+ patients, *Arthritis Rheum* 32(9):1135–1141, 1989.

55. Hanson A, Cuddihy T, Haynes K, et al.: Genetic variants in ERAP1 and ERAP2 associated with immune-mediated diseases influence protein expression and isoform profile, *Arthritis Rheum* 70(2):255–265, 2018.

56. Andres AM, Dennis MY, Kretzschmar WW, et al.: Balancing selection maintains a form of ERAP2 that undergoes nonsense-mediated decay and affects antigen presentation, *PLoS Genet* 6(10), 2010:e1001157.

57. Evans DM, Spencer CC, Pointon JJ, et al.: Interaction between ERAP1 and HLA-B27 in ankylosing spondylitis implicates peptide handling in the mechanism for HLA-B27 in disease susceptibility, *Nat Genet* 43(8):761–767, 2011.

60. Reveille JD, Sims AM, Danoy P, et al.: Genome-wide association study of ankylosing spondylitis identifies non-MHC susceptibility loci, *Nat Genet* 42(2):123–127, 2010.

61. Robinson PC, Claushuis TA, Cortes A, et al.: Genetic dissection of acute anterior uveitis reveals similarities and differences in associations observed with ankylosing spondylitis, *Arthritis Rheumatol* 67(1):140–151, 2015.

63. Li Z, Haynes K, Pennisi DJ, et al.: Epigenetic and gene expression analysis of ankylosing spondylitis-associated loci implicate immune cells and the gut in the disease pathogenesis, *Genes Immun* 18(3):135–143, 2017.

64. Hermann E, Yu DT, Meyer zum Buschenfelde KH, et al.: HLA-B27-restricted CD8 T cells derived from synovial fluids of patients with reactive arthritis and ankylosing spondylitis, *Lancet* 342:646–650, 1993.

68. Turner MJ, Sowders DP, DeLay ML, et al.: HLA-B27 misfolding in transgenic rats is associated with activation of the unfolded protein response, *J Immunol* 175:2438–2448, 2005.

70. Neerinckx B, Carter S, Lories RJ: No evidence for a critical role of the unfolded protein response in synovium and blood of patients with ankylosing spondylitis, *Ann Rheum Dis* 73(3):629–630, 2014.

71. Bowness P, Ridley A, Shaw J, et al.: Th17 cells expressing KIR3DL2+ and responsive to HLA-B27 homodimers are increased in ankylosing spondylitis, *J Immunol* 186:2672–2680, 2011.

73. Seregin SS, Rastall DP, Evnouchidou I, et al.: Endoplasmic reticulum aminopeptidase-1 alleles associated with increased risk of ankylosing spondylitis reduce HLA-B27 mediated presentation of multiple antigens, 46(8):497–508, 2013.

77. Kenna TJ, Davidson SI, Duan R, et al.: Enrichment of circulating interleukin-17-secreting interleukin-23 receptor-positive gamma/delta T cells in patients with active ankylosing spondylitis, *Arthritis Rheum* 64:1420–1429, 2012.

78. Noordenbos T, Yeremenko N, Gofita I, et al.: Interleukin-17-positive mast cells contribute to synovial inflammation in spondylarthritis, *Arthritis Rheum* 64:99–109, 2012.

79. Appel H, Maier R, Wu P, et al.: Analysis of IL-17(+) cells in facet joints of patients with spondyloarthritis suggests that the innate immune pathway might be of greater relevance than the Th17-mediated adaptive immune response, *Arthritis Res Ther* 13:R95, 2011.

95. Molnar C, Scherer A, Baraliakos X, et al.: TNF blockers inhibit spinal radiographic progression in ankylosing spondylitis by reducing disease activity: results from the Swiss Clinical Quality Management cohort, *Ann Rheum Dis* 77:63–69, 2017.

102. Sieper J, Listing J, Poddubnyy D, et al.: Effect of continuous versus on-demand treatment of ankylosing spondylitis with diclofenac over 2 years on radiographic progression of the spine: results from a randomised multicentre trial (ENRADAS), *Ann Rheum Dis* 75:1438–1443, 2016.

111. Wang R, Crowson CS, Wright K, et al.: Clinical evolution in patients with New-Onset inflammatory back pain: a population-based cohort study, *Arthritis Rheumatol* 70(7):1049–1055, 2018.

112. Weisman MH, Witter JP, Reveille JD: The prevalence of inflamma-

tory back pain: population-based estimates from the US National Health and Nutrition Examination Survey, 2009-10, *Ann Rheum Dis* 72(3):369–373, 2013.

114. van der Linden S, Khan MA, Rentsch HU, et al.: Chest pain without radiographic sacroiliitis in relatives of patients with ankylosing spondylitis, *J Rheumatol* 15:836–883, 1988.

124. Vosse D, Lems WF, Geusens PP: Spinal fractures in ankylosing spondylitis: prevalence, prevention and management, *Int J Clin Rheumatol* 8(5):595–606, 2013.

134. Vosse D, van der Heijde D, Landewe R, et al.: Determinants of hyperkyphosis in patients with ankylosing spondylitis, *Ann Rheum Dis* 65:770–774, 2006.

141. Kopylov U, Starr M, Watts C, et al.: Detection of crohn disease in patients with spondyloarthropathy: The SpACE capsule study, *J Rheumatol* 45:498–505, 2018.

142. van Rheenen PF, Van de Vijver E, Fidler V: Faecal calprotectin for screening of patients with suspected inflammatory bowel disease: diagnostic meta-analysis, *BMJ* 341:c3369, 2010.

144. Spoorenberg A, van der Heijde D, de Klerk E, et al.: Relative value of erythrocyte sedimentation rate and C-reactive protein in assessment of disease activity in ankylosing spondylitis, *J Rheumatol* 26:980–984, 1999.

146. Schichikawa K, Tsujimoto M, Nishioka J, et al.: Histopathology of early sacroiliitis and enthesitis in ankylosing spondylitis. In Ziff M, Cohen SB, editors: *The spondyloarthropathies: advances in inflammation research*, (vol 9). New York, 1985, Raven Press.

153. Weber U, Lambert RGW, Ostergaard M, et al.: The diagnostic utility of magnetic resonance imaging in spondylarthritis: an international multicenter evaluation of one hundred eighty-seven subjects, *Arthritis Rheum* 62:3048–3058, 2010.

158. Maksymowych WP, Chiowchanwisawakit P, Clare T, et al.: Inflammatory lesions of the spine on MRI predict the development of new syndesmophytes in ankylosing spondylitis: evidence of a relationship between inflammation and new bone formation, *Arthritis Rheum* 60:93–102, 2009.

159. Bennett AN, McGonagle D, O'Connor P, et al.: Severity of baseline magnetic resonance imaging-evident sacroiliitis and HLA-B27 status in early inflammatory back pain predict radiographically evident ankylosing spondylitis at eight years, *Arthritis Rheum* 58:3413–3418, 2008.

160. Maksymowych WP, Wichuk S, Chiowchanwisawakit P, et al.: Fat metaplasia on MRI of the sacroiliac joints increases the propensity for disease progression in the spine of patients with spondyloarthritis, *RMD Open* 3:e000399, 2017.

161. Dougados M, Sepriano A, Molto A, et al.: Sacroiliac radiographic progression in recent onset axial spondyloarthritis: the 5-year data of the DESIR cohort, *Ann Rheum Dis* 76:1823–1828, 2017.

164. Chiowchanwisawakit P, Lambert RGW, Conner-Spady B, et al.: Focal fat lesions at vertebral corners on magnetic resonance imaging predict the development of new syndesmophytes in ankylosing spondylitis, *Arthritis Rheum* 63:2215–2225, 2011.

165. Maksymowych WP, Wichuk S, Chiowchanwisawakit P: Fat metaplasia and backfill are key intermediaries in the development of sacroiliac joint ankylosis in patients with ankylosing spondylitis, *Arthritis Rheumatol* 66(11):2958–2967, 2014.

166. Baraliakos X, Heldmann F, Callhoff J, et al.: Which spinal lesions are associated with new bone formation in patients with ankylosing spondylitis treated with anti-TNF agents? A long-term observational study using MRI and conventional radiography, *Ann Rheum Dis* 73(10):1819–1825, 2014.

167. Maksymowych WP, Morency N, Conner-Spady B, et al.: Suppression of inflammation and effects on new bone formation in ankylosing spondylitis: evidence for a window of opportunity in disease modification, *Ann Rheum Dis* 72:23–28, 2013.

169. van Tubergen A, Heuft-Dorenbosch L, Schulpen G, et al.: Radiographic assessment of sacroiliitis by radiologists and rheumatologists: does training improve quality? *Ann Rheum Dis* 62:519–525, 2003.

170. Mandl P, Navarro-Compán V, Terslev L, et al.: EULAR recom-

mendations for the use of imaging in the diagnosis and management of spondyloarthritis in clinical practice, *Ann Rheum Dis* 74:1327–1339, 2015.

171. Sudoł-Szopińska I, Jurik AJ, Eshed I, et al.: Recommendations of the ESSR arthritis subcommittee for the use of magnetic resonance imaging in musculoskeletal rheumatic diseases, *Semin Musculoskelet Radiol* 19:396–411, 2015.

174. Rudwaleit M, Jurik AG, Hermann KGA, et al.: Defining active sacroiliitis on magnetic resonance imaging (MRI) for classification of axial spondyloarthritis: a consensual approach by the ASAS/OMERACT MRI group, *Ann Rheum Dis* 68:1520–1527, 2009.

178. Weber U, Østergaard M, Lambert RGW, et al.: Candidate lesion-based criteria for defining a positive sacroiliac joint MRI in two cohorts of patients with axial spondyloarthritis, *Ann Rheum Dis* 74:1976–1982, 2015.

180. Lambert RGW, Bakker PAC, van der Heijde D, et al.: Defining active sacroiliitis on MRI for classification of axial spondyloarthritis: update by the ASAS MRI working group, *Ann Rheum Dis* 75:1958–1963, 2016.

181. Weber U, Zubler V, Zhao Z, et al.: Does spinal MRI add incremental diagnostic value to MRI of the sacroiliac joints alone in patients with non-radiographic axial spondyloarthritis? *Ann Rheum Dis* 74:985–992, 2015.

194. Khan MA, Khan MK, Kushner I: Survival among patients with ankylosing spondylitis: a lifetable analysis, *J Rheumatol* 8:86–90, 1981.

195. Lehtinen K: Mortality and causes of death in 398 patients admitted to hospital with ankylosing spondylitis, *Ann Rheum Dis* 52:174–176, 1993.

202. Chorus AMJ, Boonen A, Miedema HS, et al.: Employment perspectives of patients with ankylosing spondylitis, *Ann Rheum Dis* 61:693–699, 2002.

204. Gran JT, Skomsvolly JF: The outcome of ankylosing spondylitis: a study of 100 patients, *Br J Rheumatol* 36:766–767, 1997.

206. Baraliakos X, Listing J, von der Recke A, et al.: The natural course of radiographic progression in ankylosing spondylitis—evidence for major individual variations in a large proportion of patients, *J Rheumatol* 36(5):997–1002, 2009.

207. Ramiro S, van der Heijde D, van Tubergen A, et al.: Higher disease activity leads to more structural damage in the spine in ankylosing spondylitis: 12-year longitudinal data from the OASIS cohort, *Ann Rheum Dis* 73(8):1455–1461, 2014.

211. Chung HY, Machado P, van der Heijde D, et al.: Smokers in early axial spondyloarthritis have earlier disease onset, more disease activity, inflammation and damage, and poorer function and health-related quality of life: results from the DESIR cohort, *Ann Rheum Dis* 71:809–816, 2012.

217. Xia Q, Fan D, Yang X, et al.: Progression rate of ankylosing spondylitis in patients with undifferentiated spondyloarthritis: A systematic review and meta-analysis, *Medicine* 96:e5960, 2017.

220. Sieper J, Rudwaleit M, Baraliakos X, et al.: The Assessment of SpondyloArthritis International Society (ASAS) handbook: a guide to assess spondyloarthritis, *J Rheumatol* 68(Suppl 2):ii31–ii35, 2009.

227. Doward LC, Spoorenberg A, Cook SA, et al.: Development of the ASQoL: A quality of life instrument specific to ankylosing spondylitis, *Ann Rheum Dis* 62:20–26, 2003.

230. van der Heijde D, Ramiro S, Landewé R, et al.: 2016 update of the ASAS-EULAR management recommendations for axial spondyloarthritis, *Ann Rheum Dis* 76(6):978–991, 2017.

231. Ward MM, Deodhar A, Gensler LS, et al.: 2019 Update of the American College of Rheumatology/Spondylitis Association of America/Spondyloarthritis Research and Treatment Network recommendations for the treatment of ankylosing spondylitis and nonradiographic axial spondyloarthritis, *Arthritis Care Res (Hoboken)* 71(10):1285–1299, 2019.

232. Ward MM, Deodhar A, Gensler LS, et al.: 2019 Update of the American College of Rheumatology/Spondylitis Association of America/Spondyloarthritis Research and Treatment Network recommendations for the treatment of ankylosing spondylitis and nonradiographic axial spondyloarthritis, *Arthritis Rheumatol* 71(10):1599–1613, 2019.

234. van der Heijde D, Ramiro S, Landewé R, et al.: 2016 update of the ASAS-EULAR management recommendations for axial spondyloarthritis, *Ann Rheum Dis* 76(6):978–991, 2017.

235. Wang R, Dasgupta A, Ward MM, et al.: Comparative efficacy of non-steroidal anti-inflammatory drugs in ankylosing spondylitis: a Bayesian network meta-analysis of clinical trials, *Ann Rheum Dis* 75(6):1152–1160, 2016.

237. Chen J, Veras MMS, Liu C, et al.: Methotrexate for ankylosing spondylitis, *Cochrane Database Syst Rev* (2):CD004524, 2013.

238. Chen J, Lin S, Liu C: Sulfasalazine for ankylosing spondylitis, *Cochrane Database Syst Rev* (11):CD004800, 2014.

239. Deodhar A, Gensler LS, Kay J, et al.: A fifty-two-week, randomized, placebo-controlled trial of certolizumab pegol in nonradiographic axial spondyloarthritis, *Arthritis Rheumatol*, 2019.

240. Dougados M, Wood E, Combe B, et al.: Evaluation of the nonsteroidal anti-inflammatory drug-sparing effect of etanercept in axial spondyloarthritis: results of the multicenter, randomized, double-blind, placebo-controlled SPARSE study, *Arthritis Res Ther* 16(6):481, 2014. 1–13.

241. Baraliakos X, Kiltz U, Heldmann F, et al.: Withdrawal of biologic therapy in axial spondyloarthritis: the experience in established disease, *Clin Exp Rheumatol* 31(4 Suppl 78):S43–46, 2013.

242. Zavada J, Uher M, Sisol K, et al.: A tailored approach to reduce dose of anti-TNF drugs may be equally effective, but substantially less costly than standard dosing in patients with ankylosing spondylitis over 1 year: a propensity score-matched cohort study, *Ann Rheum Dis* 75(1):96–102, 2016.

243. Gratacós J, Pontes C, Juanola X, et al.: Non-inferiority of dose reduction versus standard dosing of TNF-inhibitors in axial spondyloarthritis, *Arthritis Res Ther* 21(1):11, 2019. PMCID: PMC6323809.

244. van der Heijde D, Ramiro S, Landewé R, et al.: 2016 update of the ASAS-EULAR management recommendations for axial spondyloarthritis, *Ann Rheum Dis* 76(6):978–991, 2017.

245. Landewé R, Sieper J, Mease P, et al.: Efficacy and safety of continuing versus withdrawing adalimumab therapy in maintaining remission in patients with non-radiographic axial spondyloarthritis (ABILITY-3): a multicentre, randomised, double-blind study, *Lancet* 392(10142):134–144, 2018.

246. van der Heijde D, Cheng-Chung Wei J, Dougados M, et al.: Ixekizumab, an interleukin-17A antagonist in the treatment of ankylosing spondylitis or radiographic axial spondyloarthritis in patients previously untreated with biological disease-modifying anti-rheumatic drugs (COAST-V): 16 week results of a phase 3 randomised, double-blind, active-controlled and placebo-controlled trial, *Lancet* 392(10163):2441–2451, 2018.

247. van der Heijde D, Deodhar A, Wei JC, et al.: Tofacitinib in patients with ankylosing spondylitis: a phase II, 16-week, randomised, placebo-controlled, dose-ranging study, *Ann Rheum Dis* 76(8):1340–1347, 2017.

248. van der Heijde D, Baraliakos X, Gensler LS, et al.: Efficacy and safety of filgotinib, a selective Janus kinase 1 inhibitor, in patients with active ankylosing spondylitis (TORTUGA): results from a randomised, placebo-controlled, phase 2 trial, *Lancet* 392(10162):2378–2387, 2018.

249. Maksymowych WP, Jhangri GS, Fitzgerald AA, et al.: A six-month randomized, controlled, double-blind, dose-response comparison of intravenous pamidronate (60 mg versus 10 mg) in the treatment of nonsteroidal antiinflammatory drug-refractory ankylosing spondylitis, *Arthritis Rheum* 46:766–773, 2002.

250. Mok CC, Li OC, Chan KL, et al.: Effect of golimumab and pamidronate on clinical efficacy and MRI inflammation in axial spondyloarthritis: a 48-week open randomized trial, *Scand J Rheumatol* 44(6):480–486, 2015.

254. Song IH, Heldmann F, Rudwaleit M, et al.: Different response to rituximab in tumor necrosis factor blocker-naive patients with

active ankylosing spondylitis and in patients in whom tumor necrosis factor blockers have failed: a twenty-four-week clinical trial, *Arthritis Rheum* 62(5):1290–1297, 2010. 2010.

255. Song I-H, Heldmann F, Rudwaleit M, et al.: One-year follow-up of ankylosing spondylitis patients responding to rituximab treatment and re-treated in case of a flare, *Ann Rheum Dis* 72(2):305–306, 2013.

256. Song IH, Heldmann F, Rudwaleit M, et al.: Treatment of active ankylosing spondylitis with abatacept: an open-label, 24-week pilot study, *Ann Rheum Dis* 70(6):1108–1110, 2011.

257. Sieper J, Braun J, Kay J, et al.: Sarilumab for the treatment of ankylosing spondylitis: results of a Phase II, randomised, double-blind, placebo-controlled study (ALIGN), *Ann Rheum Dis 2015* 74:1051–1057, 2015.

258. Sieper J, Porter-Brown B, Thompson L, et al.: Assessment of short-term symptomatic efficacy of tocilizumab in ankylosing spondylitis: results of randomised, placebo-controlled trials, *Ann Rheum Dis* 73(1):95–100, 2013.

259. Baeten D, Østergaard M, Wei JC-C, et al.: Risankizumab, an IL-23 inhibitor, for ankylosing spondylitis: results of a randomised, double-blind, placebo-controlled, proof-of-concept, dose-finding phase 2 study, *Ann Rheum Dis* 77(9):1295–1302, 2018.

260. Smolen JS, Schols M, Braun J, et al.: Treating axial spondyloarthritis and peripheral spondyloarthritis, especially psoriatic arthritis, to target: 2017 update of recommendations by an international task force, *Ann Rheum Dis* 77(1):3–17, 2018.

261. Dagfinrud H, Kvien TK, Hagen KB: Physiotherapy interventions for ankylosing spondylitis, *Cochrane Database Syst Rev* 1:CD002822, 2008.

262. Hidding A, van der Linden S, Boers M, et al.: Is group physical therapy superior to individualized therapy in ankylosing spondylitis? A randomized controlled trial, *Arthritis Care Res* 6:117–125, 1993.

263. van Tubergen A, Landewe R, van der Heijde D, et al.: Combined spa-exercise therapy is effective in patients with ankylosing spondylitis: a randomized controlled trial, *Arthritis Rheum* 45:430–438, 2001.

264. van Tubergen A, Boonen A, Landewe R, et al.: Cost effectiveness of combined spa-exercise therapy in ankylosing spondylitis: a randomized controlled trial, *Arthritis Rheum* 47:459–467, 2002.

265. Calin A, Elswood J: The outcome of 138 total hip replacements and 12 revisions in ankylosing spondylitis: high success rate after a mean followup of 7.5 years, *J Rheumatol* 16:955–958, 1989.

266. Tang WM, Chiu KY: Primary total hip arthroplasty in patients with ankylosing spondylitis, *J Arthroplasty* 15:52–58, 2000.

267. Zhu Y, Zhang F, Chen W, et al.: Incidence and risk factors for heterotopic ossification after total hip arthroplasty: a meta-analysis, *Arch Orthop Trauma Surg* 135(9):1307–1314, 2015.

268. Joshi AB, Markovic L, Hardinge K, et al.: Total hip arthroplasty in ankylosing spondylitis: an analysis of 181 hips, *J Arthroplasty* 17:427–433, 2002.

269. Nystad TW, Furnes O, Havelin LI, et al.: Hip replacement surgery in patients with ankylosing spondylitis, *Ann Rheum Dis* 73:1194–1197, 2014.

270. Klingberg E, Lorentzon M, Mellstrom D, et al.: Osteoporosis in ankylosing spondylitis—prevalence, risk factors and methods of assessment, *Arthritis Res Ther* 14:R108, 2012.

271. Haroon NN, Sriganthan J, Al Ghanim N, et al.: Effect of TNF-alpha inhibitor treatment on bone mineral density in patients with ankylosing spondylitis: a systematic review and meta-analysis, *Semin Arthritis Rheum* 44(2):155–161, 2014.

272. Robinson Y, Olerud C, Willander J: Do biological disease-modifying antirheumatic drugs reduce the spinal fracture risk related to ankylosing spondylitis? A longitudinal multiregistry matched cohort study, *BMJ Open* 7(12):e016548, 2017.

第 81 章

反应性关节炎

原著　JOHN D. CARTER, ALAN P. HUDSON

刘媛媛　译　沈海丽　校

关键点

- 反应性关节炎是一种由特定感染诱发的脊柱关节炎。
- 反应性关节炎的诊断基于脊柱关节炎的症状和体征，包括关节外病变和前驱感染的证据。然而，值得我们注意的是，由衣原体诱发的反应性关节炎的感染表现往往不明显。
- 反应性关节炎通常是自限性的，但是有些病例也可以迁延为慢性病程。
- 未分化脊柱关节炎可以累及外周和中轴关节。
- 未分化脊柱关节炎是一个暂定的诊断，许多病例可能进展成其他类型的脊柱关节炎。
- 未分化脊柱关节炎的治疗方案取决于是以中轴关节病变为主还是外周关节病变为主。

反应性关节炎

引言及历史背景

反应性关节炎（reactive arthritis，ReA）是一种炎症性综合征，可由某些胃肠道或泌尿生殖系统感染引起。ReA 典型的三联症包括急性炎性关节炎、炎性眼部疾病（结膜炎）和排尿困难。然而，大多数发展为这种关节炎的患者没有表现出上述典型的三联症[1-2]。ReA 属于脊柱关节炎（spondyloarthritides，SpAs）的亚型。如本章后面所述，SpAs 由于具有共同的临床、影像学和实验室特征，故是由一组疾病组

成的。有趣的是，几个世纪以来，人们就发现在某些胃肠道或泌尿生殖系统感染后，急性炎性关节炎会与其他可能的临床表现相伴发。事实上，ReA 被认为是典型的宿主与病原体相互作用的系统性疾病之一。

反应性关节炎这个术语于 1969 年被提出，用以描述在触发感染后发生的综合征[1,3]。然而，在此疾病命名的过程中，使用了许多术语和同名词，所以文献中存在着相当多的模糊定义。直到最近，描述这种疾病最常见的命名是 Reiter 病。1942 年，哈佛大学的两名研究人员鲍尔（Bauer）和恩格尔曼（Engelmam），发现了一个 ReA 的病例，他们通过文献的回顾后，发现 Hans·Reiter 博士在 1916 年也描述了同样的综合征[4,5]。Reiter 的患者是一名德国军官，在一次痢疾后患上了急性关节炎、非淋菌性尿道炎和结膜炎。近年来，Reiter 病的名称已成为问题，因为第二次世界大战后，Hams Reiter 在纽伦堡被逮捕、审判并被判战争罪。且据认为，由于卫生保健人员经常将 Reiter 病一词与典型的三联症联系在一起，从而导致患者的诊断不足和误诊（见后面的章节）。目前这种关节炎的病变被归类为 SpAs，通常被称为 ReA。一些报告表明，大约一半的 ReA 病例是由于沙眼衣原体引起的生殖器感染；在这种情况下，这种疾病被简单地命名为衣原体诱发的关节炎[6]。有趣的是，一些报告指出，一些 ReA 病例可归因于与呼吸道病原体肺炎衣原体的感染相关[7,8]。

历史文献中有众多对 ReA 患者的描述，并且更重要的是最近认识到了宿主与病原体之间的相互作用。对 ReA 的最早描述大约是在公元前 460 年左右，当时希波克拉底写道："年轻人直到性交后才会患痛

风";当时,"痛风"一词被不加区别地用来描述任何来源的炎性关节炎[9]。一些作者推测克里斯托弗·哥伦布(Christopher Columbus)可能在 1494 年患有 ReA,当时他在痢疾后出现了发热和严重的下肢关节炎[10]。其他几位作者也描述了类似的病例,包括皮埃尔·范·福里斯特(Pierre van Fores)在 1507 年描述了一例"继发性关节炎和尿道炎"的病例[11],托马斯·西德纳姆(Thomas Sydenham)在 1686 年记载了关节炎与腹泻的关联[12],Stoll 在 1776 年记录了痢疾后的关节炎病例[13],以及 Yvan 描述了一名法国军官在感染性病后患上了"眼炎"和下肢炎性关节炎的病例[14]。也许在现代临床文献中关于 ReA 最早和最有力的描述来源于 Brodie 在 1818 年的记载,当时他描述了 5 名患有尿道炎、关节炎和结膜炎的患者[15]。与此同时,Cooper 在 1824 年提出了性病感染和关节炎特别是下肢关节炎之间的关系。1916 年,Reiter 描述了一位德国军官的 ReA 病例,同年两名法国医生(Feissinger 和 Leroy)描述了另一个明确的 ReA 病例[16]。除了一个多世纪前 Reiter 和两名法国医生在同一年对 ReA 的描述外,文献还清楚地记载了在 Reiter 或 Feissinger 和 Leroy 之前多年的 ReA 病例。

诱发 ReA 的病原体已被确定,包括沙门菌、志贺菌、弯曲杆菌和耶尔森菌属的各种胃肠道病原体和泌尿生殖器病原体沙眼衣原体等。许多其他的细菌性病原体也被认为是 ReA 的可能或潜在的诱发因素,这将在本章后面讨论。

流行病学

尽管几个世纪以来对 ReA 有大量描述,并且认为 ReA 是由细菌感染引起的,但对该疾病的流行病学研究仍然存在一些问题。如前一节所述,对于 ReA 临床本质的确切命名始终是模糊的,在诊断上同样存在过度依赖 ReA 的"典型三联症"的类似问题。此外,一些研究表明,过度依赖 HLA-B27 抗原来诊断 ReA[17]。因为 ReA 代表了宿主和环境之间的经典相互作用,而且由于细菌和遗传在世界范围内存在差异,所以该疾病的发病率和患病率也存在很大差异。大多数 ReA 的病程实际上比较短暂,故增加了收集流行病学数据的难度。最新数据明确表明,特别是衣原体诱发的 ReA 病例,由于在感染初期的临床表现是不明显的,从而使随后的诊断极为困难[18]。对于 ReA 患者出现的外周关节炎、中轴关节炎及外周中轴同时受累的发生率仍然知之甚少。也许最重要的是,迄今为止还没有研究出被普遍接受的分类或诊断标准。

1979 年,一组专家面对面地分析了 249 例病例,首次尝试制定 ReA 的诊断标准[19]。然而,他们无法提出一个被普遍接受的标准。1981 年,美国风湿病学会提出了 ReA 的诊断标准,但他们只是提出在尿道炎、宫颈炎或腹泻后出现了血清阴性脊柱关节炎。第三届 ReA 国际研讨会于 1995 年召开,会议主旨之一是提出 ReA 新的诊断标准[20]。提出的标准有些模糊,但他们确实指出,患者必须具备典型的外周关节炎(主要是下肢的非对称的少关节炎)以及先前感染的证据(前 4 周内出现腹泻或尿道炎的临床表现)。当没有明确的临床感染证据时,通过实验室检查确诊感染是必要的。应该注意的是,因为一些患者在感染后 6 周或更长时间才发生关节炎,所以 4 周的规定有些不合理,但时间延长到超过 4 周又会降低标准的特异性。与会专家组认识到应减少 HLA-B27 与 ReA 的相关性,并明确指出不应将其纳入诊断标准。第四届 ReA 国际研讨会于 1999 年召开,目的是进一步明确 ReA 的命名和分类[21]。并一致同意使用"反应性关节炎"一词;同时还同意临床医生按照 6 个月的节点来区分急性和慢性 ReA。

因为大多数人暴露于致病菌中不会发生 ReA,所以发病率的概念是极其重要的。发病率代表了暴露于特定细菌中并会发生 ReA 的人群比例。发病率在不同致病菌和不同人群中差异很大,但一般在 1% ~ 30% 之间,这取决于研究以及肠道感染 ReA 的病原菌[17,22,23]。感染衣原体后出现 ReA 的发病率为 4% ~ 8%[24-27]。由于细菌诱发的患病率在人群中和随着时间推移会有很大差异,所以特别对于不同的肠道微生物,ReA 的发病率和患病率也随之不同。

肠病后 ReA 的性别比接近 1:1,但由性病诱发的 ReA 更常见于男性;证实生殖器感染是诊断的必要条件,而这种感染在女性中通常是亚临床的[1,17]。成年人比儿童更有可能发生 ReA[28]。据报道,在斯堪的纳维亚半岛,ReA 每年的发病率为 10/10 万 ~ 30/10 万[29,30]。其中一项研究报道,肠病后和衣原体感染后 ReA 的发病率基本相等,分别为 5/10 万 ~ 4.6/10 万[29]。在美国,经年龄调整后的 50 岁以下男性 ReA

的年发病率约为 3.5/10 万[31]；然而，没有发现女性病例，这强烈暗示女性发病率被低估。德国的一项研究表明，ReA 的发病率为 10/10 万[32]。随着艾滋病的流行，ReA 在非洲变得更加普遍，并且与 B27 无关；该等位基因在这些人群中很罕见[33]。预期的 ReA 病例数与实际确诊的病例数相比可能意味着 ReA 的诊断不足。这也是衣原体感染后 ReA 最真实的情况。因为急性生殖器沙眼衣原体感染在美国是一种需要上报的疾病，所以对这种感染的年发病率有很好的记录。利用已知的发病率，对美国衣原体诱导的 ReA 发病率进行评估表明存在明显的误诊或诊断不足。

最初的报告显示，继发于志贺菌、耶尔森或沙眼衣原体的 ReA 患者中，60% ~ 85% 的患者 HLA-B27 阳性[34]。然而，其他研究表明，在沙门氏菌诱导的 ReA 中，B27 的患病率更低，而一项研究表明，B27 与弯曲杆菌诱导的 ReA 之间无相关性[35-37]。最近的几项基于社区或共同来源的流行病学研究表明，ReA 中 B27 的阳性率低于 50%[38-43]。然而，关于 ReA 中 HLA-B27 的数据仍然令人信服地表明，这种 HLA 抗原与疾病的长期性有关[17]。它似乎可导致宿主出现更多暴发性的急性症状，并往往使宿主更容易出现典型的三联症表现[44,45]。

病原学

细菌是公认的可明确导致 ReA 的病原学诱发因素，包括来自沙门菌、志贺菌、弯曲杆菌和耶尔森菌属的多种种类（见表 81-1 举例），尽管如此，许多其他的感染病原体也被认为是 ReA 的潜在病因（表 81-1），包括肺炎衣原体、解脲支原体、幽门螺杆菌、各种肠道寄生虫、大肠杆菌[45-47]、艰难梭菌[48] 和膀胱内卡介菌（BCG）[49]。本章将重点关注明确的诱发因素。

在美国沙眼衣原体是引起 ReA 最常见的病原体[1,6,50]。有趣的是，ReA 无论是由肠道感染还是性病引起的，其临床特征似乎都是一致的。痢疾后出现的 ReA 总是先出现有症状的感染，许多研究表明，初始胃肠道感染越严重，就越有可能出现 ReA[47,51]。相比之下，如前所述，初始生殖器沙眼衣原体的感染通常无症状[1,17,26,52]，尤其是女性，数据显示这些患者是最初无症状的感染导致的 ReA 病例[18,52]。

已知的 4 种引起 ReA 的肠道微生物在 ReA 病例的诱发因素中占很大比例，可归为一组。沙门菌是一种可动的革兰氏阴性杆菌，广泛存在于动物和周围环境中。由于沙门菌的暴发在世界范围内相对常见，所以该病原体在针对与 ReA 相关的肠道细菌研究中很常见。根据不同的研究报道，沙门菌诱发的 ReA 的发病率在 6% ~ 30% 之间[53,54]。所有四种志贺菌（福氏志贺菌、痢疾志贺菌、宋内志贺菌、鲍氏

表 81-1　反应性关节炎的诱发微生物

确定的原因

性病后

沙眼衣原体

肠病后

沙门菌（肠炎沙门菌、鼠伤寒沙门菌、牛沙门菌、布洛克利沙门菌）

志贺菌（福氏志贺菌、痢疾志贺菌、宋内志贺菌、鲍氏志贺菌）

弯曲杆菌（空肠弯曲杆菌、大肠弯曲杆菌）

耶尔森菌（小肠结肠炎耶尔森菌，假结核耶尔森菌）

可能性较大的原因

肺炎衣原体（衣原体）

解脲支原体

卡介苗（膀胱内）

可能的原因

蜡样芽胞杆菌

流产布氏菌

艰难梭菌

大肠杆菌

幽门螺杆菌

蜂房哈夫尼菌

乳酸杆菌

性病淋巴肉芽肿生物型沙眼衣原体

B 群脑膜炎奈瑟菌

假单胞菌

肠道寄生虫（粪类圆线虫、牛带绦虫、贾第虫、蛔虫、丝虫和隐孢子虫）

细菌可能诱发的其他类型的炎性关节炎

伯氏疏螺旋体（莱姆病）

痤疮短棒菌苗（SAPHO）

链球菌种类（链球菌感染后反应性关节炎）

惠普尔养障体（Whipple 病）

Adapted from Carter JD: Reactive arthritis: defined etiologies, emerging pathophysiology, and unresolved treatment. *Infect Dis Clin North Am* 20: 827, 2006.

志贺氏菌）均可引起 ReA。由志贺菌诱发的 ReA 发病率预计为 7%～9%[40]。弯曲杆菌也是可动的革兰氏阴性菌，它们是肠道感染极其常见的原因。尽管这些病原体感染频率很高，发病率为 1%～5%，但是它们似乎很少引起关节炎[55]。耶尔森菌的发病率为 12%～23%[45,56]，但近年来该微生物引起 ReA 的发病率较低[45,57]。

沙眼衣原体是一种专性细胞内革兰氏阴性菌，该细菌菌种由 14 个菌株/血清型组成（A、B、Ba 和 C 为眼部/沙眼血清型；D 到 K 为生殖器血清型），加上 3 个性病淋巴肉芽肿生物型（LGV，L1～L3）。衣原体感染通常不是克隆性的，这些病原体能够经常在菌株之间交换 DNA，使新菌株的产生变得很普遍。生殖器沙眼衣原体感染引起的 ReA 的发病率为 4%～8%。沙眼衣原体已在大约一半既往有症状性泌尿生殖系统感染并伴发 ReA 的患者中得到证实[58,59]。重要的是，之前两项有类似结果的研究表明，也许在大多数病例中。无症状的初始感染可导致 ReA[1,18,26]。历史上，在美国和欧洲 LGV 感染相对少见，尽管已经有越来越多的发现证明男男性交导致的肛门感染中存在这些微生物；最近的一些研究表明，LGV 是此类感染引发 ReA 患者的原因[60]。尽管现有数据表明肺炎衣原体的发生频率低于沙眼衣原体，但是我们再次注意到相关的呼吸道病原体肺炎衣原体被认为是 ReA 的一个原因（见参考文献 1、7、8）。

ReA 是在这些已知细菌诱发的感染后发生，被描述为一种"无菌"关节炎，是因为通过关节炎患者滑膜常规培养而病原体无法生长故表现为明显的无菌。然而，许多研究表明，ReA 中致病性的衣原体可以感染原发感染部位的单核细胞，并被保留在这些细胞内，从生殖道传播到滑膜。允许细菌在单核细胞内保持完整的过程尚未阐明，但很明显，在这种情况下，病原体在细胞内发育周期后期控制细胞分裂的某些基因的转录阻滞[61-63]。使用聚合酶链反应（PCR）和反转录酶-PCR 的分析表明，滑膜衣原体尽管其处于一种称为持久性的异常状态，但其单核细胞宿主细胞内具有存活性和代谢活性，电镜可检测到该异常滑膜衣原体[64,65]。许多在常规的急性衣原体感染期情况下可产生高水平的基因产物，在病原体处于持续感染的状态时这些基因产物被下调[61-63]。持续存在的衣原体已在其他器官组织和疾病状态中得到证实，这表明它们可能参与了多个临床病例。一些关于 ReA

的良好对照研究一致表明，ReA 患者衣原体 DNA 的 PCR 阳性率显著高于对照组。最近的一份令人惊讶的报告表明，以滑膜为基础的持续性衣原体感染来源于眼部，而非生殖器和血清[66]。虽然这一不寻常的观察结果有待证实，但是眼部衣原体菌株的存在可以部分解释有关 ReA 的两个令人困惑的问题。首先，眼部血清中很少能检测到生殖器感染的接种物（在 1%～5% 的情况下），这可能解释了发病率。其次，衣原体诱导的 ReA 患者常出现眼部症状。有趣的是，最近的研究表明，色氨酸水平的增加可以重新激活持续存在衣原体达到正常的双相发育周期，眼部和生殖器沙眼衣原体的血清对抗色氨酸剥夺的能力存在明显的差异。多年前有关眼部衣原体血清明确可导致关节炎的线索就已经被发现了。在 20 世纪 60 年代和 70 年代初，将来源于 ReA 患者体内的"贝德逊体属"（现在被称为沙眼衣原体）注射到兔子体内时，100% 都会引起关节炎。同样，关节内注射这些相同的病原体通常会导致眼部受累[67,68]。

与衣原体一样，大量研究已经开始检测肠病后 ReA 患者的滑膜组织或体液中的肠道病原体。细菌 DNA 或细菌降解产物已被证实，但与衣原体不同的是，未发现有存活的病原体[69-71]。唯一的例外是在一项针对耶尔森菌的研究中[72]，该研究结果没有在另一项类似的研究得到重复证实[73]。这些以滑膜为基础的持续性病原体或细菌片段是否可以诱发自身免疫反应或真正驱动炎症过程仍有待确定。

ReA 代表了宿主和环境之间的经典相互作用。环境因素在疾病发生和可能的传播中发挥着不可否认的作用，但遗传易感性也起到了一定作用。如前所述，HLA-B27 在 ReA 的病理生理学中发挥的作用现在似乎被夸大了。显然，B27 阴性患者可以而且确实发生 ReA，但重要的是要记住 HLA-B27 具有多个等位基因，可以影响宿主反应和疾病易感性。很少有研究分析在 ReA 背景下的特异性 HLA-B27 等位基因。最近的一份报道表明，*HLA-B*2705* 是 B27 阳性 ReA 患者中最常见的等位基因[74]。另一项研究表明，*HLA-B*5703* 增加了特定人群中典型 ReA 三联症的风险[75]。关于其他可能在 ReA 病理生理中起重要作用的 HLA 位点和非 HLA 基因还有待了解。有大量数据表明，艾滋病患者患 ReA 的风险增加，而抗反转录病毒的 HIV 治疗可以改善症状[76]。

临床特征

ReA 与其他 SpAs 有许多共同的临床特征。尽管有几种不同的病因，但在病理生理学上取决于诱发的微生物，无论初始感染如何，ReA 的临床特征是相当一致的。包含 ReA 的临床综合征可能涉及许多不同的器官系统，更倾向于累及滑膜、尿道、眼和皮肤（表 81-2）。症状通常出现在最初感染后的 1～4 周内，但有时会延迟到更长的时间。如果患者出现的症状超过 6 个月，那么就会被定义为慢性病程。传统上，风湿病学家认为 90% 或更多的 ReA 病例会在几周至几个月内自行缓解，但最近的数据表明，更高比例的患者，尽管仍是少数，会继续发展为慢性病程[36,38-40,42,77]。通常，患者在疾病的急性期有更明显的症状；这些症状包括全身症状（焦虑、疲劳）和发热。如果症状持续存在，长期表现往往较轻。在这些慢性病例中，症状的起伏并不少见。

在所有类型的 SpA 中，ReA 的关节表现与银屑病关节炎（psoriatic arthritis，PsA）最为类似。这些关节炎的炎性特征包括滑膜炎、附着点炎和指（趾）炎。虽然 ReA 和 PsA 均可表现为外周或中轴关节炎或两者并存，但 ReA 的外周关节炎最常累及下肢的大关节（图 81-1）。流行病学数据无法确定单独外周关节炎与单独中轴关节炎以及两者同时存在的发生率，但许多风湿病学家一致认为，非对称少关节的外周受累是最常见的。几乎所有的 ReA 患者都表现为外周关节受累，而约一半的患者有中轴受累[19]。

一些数据表明，在那些外周关节受累的患者中，附着点炎比滑膜炎更为常见[78]。在人体中有两种不同类型的附着点（肌腱附着点或韧带附着点），但两者似乎都容易在 ReA 中发生炎性疾病[79]。附着点炎的常见发生部位包括跟腱、足底嵌入处 / 筋膜和髌腱。一些作者认为，骶髂关节炎至少部分是附着点炎的一种形式。在慢性 ReA 患者的 X 线片上经常可以看到附着点炎的证据（图 81-2 和图 81-3）。

指（趾）炎是 ReA 中一种相对常见的表现，在其他类型的 SpAs 中，特别是在 PsA 中也可见到（图 81-4）。

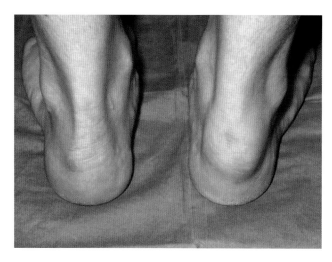

图 81-2　右侧跟腱附着点炎（From Rheumatology，Seventh Edition. Ellen M. Gravallese，et al eds. Elsevier，2019.）

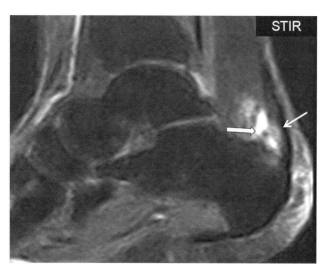

图 81-3　MRI 显示附着点炎（细箭头）和跟腱滑囊炎（粗箭头）。STIR，短时反转恢复序列（From Baraliakos X，Braun J. Imaging of spondyloarthritis. In Rheumatology 7E，Gravallese EM，et al [eds]．2019，Elsevier.）

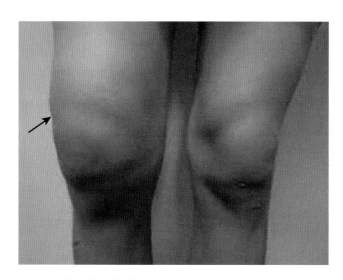

图 81-1　典型的膝关节反应性关节炎（From Miller MD et al：Review of orthopaedics，ed 6，Philadelphia，2012，Saunders.）

表 81-2　ReA 的临床表现

急性症状	慢性症状（＞6 个月）
最常见的是少关节炎，但也可以是多关节炎或单关节炎	
中轴	**中轴**
经常受累	骶髂关节
骶髂关节	腰椎
腰椎	胸椎
偶尔受累	颈椎
胸椎（通常见于慢性反应性关节炎）	软骨关节（耻骨联合关节、胸锁关节）
颈椎（通常见于慢性反应性关节炎）	
软骨关节（耻骨联合、胸锁关节和胸肋关节）	
外周关节	**外周关节**
最常见和经常受累的	下肢大关节（尤其是膝关节）
下肢大关节（尤其是膝关节）	指（趾）炎（香肠指）：脊柱关节炎非常特异
指（趾）炎（腊肠指）：脊柱关节炎非常特异	
附着点炎	**附着点炎**
标志性特征	慢性炎症可导致胶原纤维化生形成纤维骨
胶原结构如肌腱和韧带嵌入骨的过渡区的炎症	慢性附着点炎引起的影像学表现
常见部位：足底筋膜炎、跟腱炎，任何可受累的附着点	足底 / 跟腱骨刺
	骨膜炎
	非边缘性韧带骨赘
	骶髂关节韧带联合处
黏膜	**黏膜**
口腔溃疡（一般无痛）	无菌性排尿困难
无菌性排尿困难（发生于性病后和痢疾后）	
皮肤	**皮肤**
溢脓性皮肤角化病	溢脓性皮肤角化病
足底和（或）手掌的脓疱或斑块样皮疹	漩涡状龟头炎
大体上和组织学上与脓疱型银屑病无法区分	
也可累及指甲（指甲剥离、甲下角化、指甲凹陷）、头皮、四肢	
漩涡状龟头炎	
阴茎和（或）龟头上的红斑或斑块样病变	
眼	**眼**
结膜炎	前葡萄膜炎（虹膜炎）
通常仅发生在急性期	经常复发
前葡萄膜炎（虹膜炎）	很少受累
经常复发	巩膜炎、扁平部炎、虹膜睫状体炎等
很少受累	
巩膜炎、扁平部炎、虹膜睫状体炎等	
心脏	**心脏**
心包炎（罕见）	主动脉瓣反流
	瓣膜病变

From Carter JD，Hudson AP：Reactive arthritis：clinical aspects and medical management. Rheum Dis Clin North Am 35：21，2009.

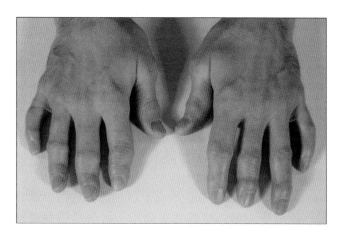

图 81-4 右手第二和第三指及左手第二指指炎 (From Ophthalmology, Fifth Edition. Eds，Jay S. Duker，Myron Yanoff. Elsevier Inc. 2019.)

一系列研究表明，28% 的 ReA 患者存在指（趾）炎[80]。该病潜在的病理生理学难以明确，但滑膜炎、附着点炎和腱鞘炎的因素都已明确[81]。指（趾）炎也有助于鉴别诊断，因为它只在其他少数情况中看到（结节病、痛风、镰状细胞病和各种感染）。指（趾）炎难以治疗。

ReA 最常见的关节外表现实际上是皮肤黏膜和眼部受累。尿道炎或宫颈炎常发生在衣原体感染后的 ReA，很少见于肠病后的类型。然而，如前所述，没有这些症状并不能排除 ReA。典型的皮肤病变包括溢脓性皮肤角化病、漩涡状龟头炎和指甲的改变，更罕见的是会发生口腔溃疡。溢脓性皮肤角化病临床与掌跖脓疱性银屑病难以鉴别（图 81-5）。虽然无法获得较多的数据来确定这种皮疹在 ReA 中发生的频率，但早期的报道提出皮疹的发生率大约为 20%[19]。漩涡状龟头炎也是如此；估计其发生率为 10% ~ 15%[82,83]（图 81-6）。有趣的是，漩涡状龟头炎的组织学特征与脓疱型银屑病类似[84]，其慢性病例与斑块状银屑病类似。指甲的改变包括指甲剥离和凹陷，发生在约 10% 的患者中[19]。在 PsA 中，远端指间关节炎和指甲受累之间的关系是公认的[85]；ReA 也可能有相同的情况，但在这方面无确定存在的数据。最常见的眼部受累形式包括结膜炎和前葡萄膜炎，但许多其他表现也已经被描述[86]。约 2/3 的病例为眼部单侧受累，所有眼部表现可变为慢性和（或）复发性，需要系统治疗。

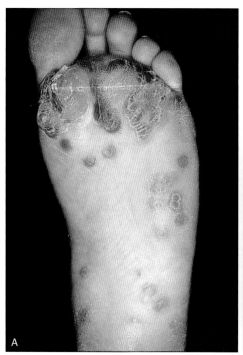
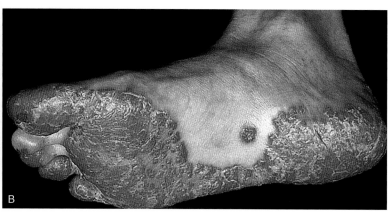

图 81-5 反应性关节炎患者足部早期（A）和慢性（B）溢脓性皮肤角化病显示增厚的银屑病型丘疹和斑块（A，from Hurwitz clinical Pediatric Dermatology：A Textbook of Skin Disorders of Childhood and Adolescence，Fourth Edition. 2011. Elsevier. From Schachner LA and Hansen RC，eds. Pediatric dermatology，Edinburgh：Mosby；2003：Fig. 15.16. B，from Callen JP，Jorizzo JL，Bolognia JL，Piette WW，Zone JJ 2003 Dermatological Signs of Internal Disease，4th edition. Saunders.)

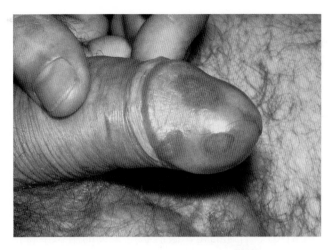

图 81-6　漩涡状龟头炎（From Talley & O'Connor's Clinical examination：A systematic guide to physical diagnosis, Eighth Edition. Talley NJ, O'Connor S, eds. Elsevier, 2018.）

表现可能没有那么严重。在外周疾病方面，早期疾病的放射学改变可能无异常或表现为关节旁骨质疏松。长病程的特征表现为边缘性骨侵蚀、关节间隙狭窄、骨膜炎以及反应性新骨形成。此外，跟腱和（或）足底筋膜的嵌入性骨刺也很常见。X 线片的中轴改变包括骶髂关节炎和非边缘性韧带骨赘（图 81-7 和图 81-8），这是与强直性脊柱炎（ankylosing spondylitis，AS）和炎症性肠病（inflammatory bowel disease，IBD）性关节炎的重要区别。先进的影像技术，特别是 MRI，最近被提倡用于检测放射学阴性的 SpA 早期改变。骶髂关节的 MRI 可以看到典型的非对称性的骨髓病变、硬化和侵蚀（图 81-9）；"椎角高信号"和非边缘性韧带骨赘在脊柱上表现明显。这些先进影像技术表现与其他 SpAs 表现相似。

实验室、放射学和先进影像技术表现

目前无法提供针对 ReA 的确诊检查。尽管缺乏有效的诊断标准，但是诊断仍然需要依靠临床。应不断努力从急性 ReA 患者的生殖器或粪便标本中培养诱发微生物，但是尝试证明致病菌往往不成功。历史上，在衣原体感染后 ReA 中尤其如此。诱发疾病的细菌不能从滑液或组织中培养出来，但如前面的章节所述，这些细菌或细菌产物可以通过使用 PCR 来检测这些滑膜标本最终得到证实。虽然建议对疑似衣原体诱导的 ReA 患者的尿道或宫颈标本进行分析，但没有可以回顾的数据以明确 PCR 检测的敏感性或特异性[87,88]。因为这些细菌会传播到滑膜组织，所以即使是使用 PCR 检测生殖器标本为阴性仍然是有争议的。急性期反应物（acute phase reactants，APRs）在急性期经常是升高的。

在慢性 ReA 中，粪便和泌尿生殖器样本可以用来分析评估病原微生物，但许多患者检测结果为阴性，从而限制了该方法的实用性[89,90]。没有可获取的数据可以用来评估使用 PCR 来分析慢性病患者的尿道或宫颈标本是否有用。用 PCR 分析慢性病患者的滑膜标本是有用的，但这种方法目前仅被作用一种研究工具。对致病菌抗体进行血清学检测是不可靠的[17]。一些数据还表明，慢性疾病患者的 APRs 恢复正常。由于超过一半的感染患者为 HLA-B27 阴性，所以这种基因抗原不应被用作诊断工具。

ReA 的 X 线片表现与 PsA 一致；然而，这些

诊断

如前所述，目前仍缺乏针对任何病因引起的 ReA 的公认的诊断或分类标准。类似于前面所述，不存在确诊的检查，而常规的实验室检查通常也没有帮助。应尝试分离病原体，但阴性结果并不能排除 ReA。在更好的确诊检查被广泛应用之前，识别潜在早期的 SpA 和潜在的诱发感染因素对于 ReA 的诊断仍然是最实用的方法。

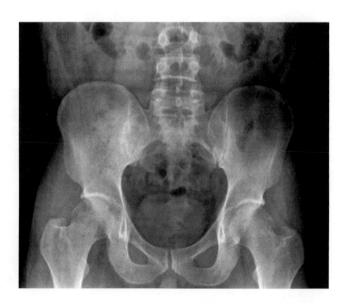

图 81-7　放射学骶髂关节炎（显示反应性关节炎的非对称表现）（From http://www.clevelandclinicmeded.com/medicalpubs/diseasemanagement/rheumatology/ankylosing-spondylitis/images/figure-3.jpg. Accessed September 30, 2014.）

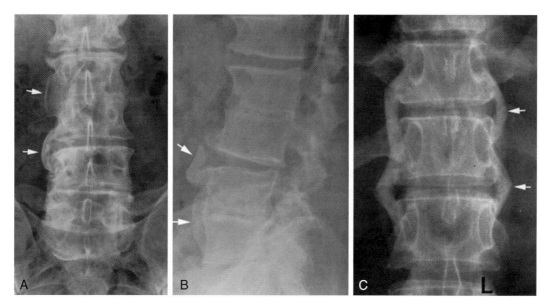

图 81-8　反应性关节炎中可见的非边缘性韧带骨赘。腰椎前后位片（A）和侧位片（B）显示椎旁大量新骨形成（箭头）和第二和第三椎体的融合。C. 胸腰椎交界处的前后位片显示联合椎旁骨化（箭头）

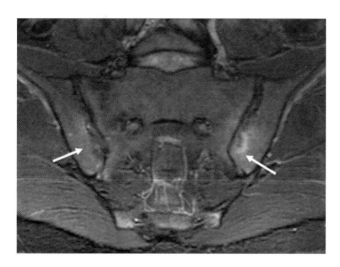

图 81-9　斜冠状位 STIR（短 TI 反转恢复）序列显示在关节远端周围骨髓水肿形式的疾病活动表现（信号强度增加），最明显在左侧（箭头）（From http：//www.spa-imaging.org/default. asp? MainMenuId=394&PageId=406. Accessed September 30，2014.）

治疗

诱发疾病的病原体在 ReA 发生中所起的作用是毋庸置疑的。这些相同的细菌导致炎症过程还是诱发其相关但独立的免疫反应仍需探讨。急性 ReA 的治疗相对简单，但针对发展为慢性病程的患者制订的各种围绕病理生理学的治疗策略仍然是不明确的。

大多数 ReA 病例是自限性的，所以最初的治疗往往是保守的。在大多数情况下，非甾体抗炎药（nonsteroidal anti-inflammatory drugs，NSAIDs）作为一种初始治疗药物是有效的。两项随机临床试验已经证明了它们的有效性。第一项是双盲交叉研究，比较阿扎丙宗和吲哚美辛在 PsA 和 ReA 患者中的疗效[91]。这两种药物都有效，但吲哚美辛疗效更佳。第二项研究比较了酮洛芬和吲哚美辛治疗 50 名 ReA 患者的疗效[92]，两种药物均疗效显著且没有明显差别。对于那些对 NSAIDs 没有疗效的患者，已经开始使用皮质类固醇治疗。因为 ReA 可以表现为单关节炎或少关节炎，所以特别是在急性炎症的情况下，关节腔内注射糖皮质激素通常十分有效。附着点炎局部注射糖皮质激素是有效的。全身糖皮质激素治疗外周关节症状比中轴关节症状更有效[50,93]。局部糖皮质激素是 ReA 许多关节外表现的初始治疗方法，包括虹膜炎 / 葡萄膜炎、溢脓性皮肤角化病和漩涡状龟头炎[50,93]。在 HIV 病毒感染和 ReA 患者中，许多患者有严重的皮肤病变，皮肤病变对抗反转录病毒治疗尤其有效[76]。

数据还表明，及时用抗生素治疗诱发的感染可降低 ReA 发生的可能性。已有研究针对抗生素作为急性期 ReA 的潜在治疗方法，结果好坏参半。一项早期研究表明，赖甲环素特别是对衣原体诱导的 ReA 患者可能会缩短 ReA 的病程[94]；然而，随后的研究未能证实这一作用[95-99]。肠病后和性病后 ReA 患者均被纳入这些试验。

对于那些已确诊的或慢性 ReA 的患者，最有效的治疗方法仍不明确。传统的改善病情抗风湿药（disease-modifying anti-rheumatic drugs，DMARDs）、抗 TNF 抑制剂和抗生素均被研究。虽然一些 DMARDs 被推荐是潜在的慢性 ReA 的治疗药物，但仅有柳氮磺吡啶已在前瞻性临床试验中得到正式评估。在该研究中，所有的患者经非甾体抗炎药治疗失败，并接受了 36 周的随访[100]。在总体反应方面，柳氮磺吡啶优于安慰剂，但差异没有统计学意义。然而，柳氮磺吡啶在一些次要终点明显优于安慰剂。甲氨蝶呤、硫唑嘌呤和环孢素可用于治疗慢性 ReA，但支持使用它们的数据在很大程度上是经验性的。目前还没有关于 ReA 的随机试验可以准确评估抗 TNF 治疗的有效性，但一些病例报告和两项小型开放标签研究表明这些药物对治疗 ReA 的临床有效性[101-104]。值得注意的是，体外研究表明，当 TNF 水平降低时，衣原体复制表达上调[105]。因此对于疑似衣原体诱导 ReA 的患者应谨慎使用该药。

如前所述，20 世纪 90 年代早期的一项研究表明，赖甲环素作为治疗急性 ReA 的药物疗效明确[94]。这导致了几项研究评估了各种抗生素长期治疗的效果，包括环丙沙星、阿奇霉素和多西环素，所有这些研究都产生了阴性结果[95-99]。这些研究包括急性和慢性 ReA 患者，但很少区分发病是衣原体感染或肠道感染。最近的数据表明，长期联合抗生素，特别是多西环素联合利福平或阿奇霉素联合利福平，是治疗慢性衣原体感染后 ReA 的有效治疗方法[106]。

结论

ReA 是一种已知有病因学诱发因素的独特的全身性疾病。它代表了宿主和环境之间经典的相互作用。由于细菌的诱发因素通常不能通过滑液的常规培养被检测到，因此它被称为此类感染后出现的"无菌"炎性关节炎。尽管如此，我们理解的 ReA 病理生理学的最新进展是已经质疑它是否真的是一种无菌性关节炎。我们已经非常强调我们对宿主遗传学的理解，以确定疾病的易感性，但特异性的细菌特征显现出独特的关节炎表型。由于急性 ReA 通常是自限性的，最初的治疗方法应该是保守的，但对于慢性病程的患者给予更积极的治疗是必要的。

未分化脊柱关节炎

引言及历史背景

1978 年，一组类风湿因子阴性且具有共同的临床和影像学特征的炎性关节炎被认为是一组疾病[107]。脊柱关节炎最初被称为血清阴性多关节炎，但现在被称为脊柱关节炎（spondyloarthritides，SpA）。尽管 SpAs 可以同时影响中轴和外周肌肉骨骼系统，并具有共同的特征，但因其存在足够的表型异质性，故允许进行亚分类。值得注意的是，SpAs 与一些共存病的发病有关，包括心血管疾病、抑郁、骨质疏松症和糖尿病[108]。目前公认的亚型包括 AS/ 中轴脊柱关节炎、银屑病关节炎（PsA）、炎症性肠病（IBD）性关节炎、ReA 和未分化 SpA。未分化脊柱关节炎（undifferentiated spondyloarthritis，uSpA）这一术语用于指定与 SpA 临床和影像学特征一致的患者，但此病不符合任何已确定 SpA 疾病亚型的标准。正如本章前面所述，特定类型的 SpA（如 ReA）的病因学诱发因素往往是不明显的，从而干扰了正确的诊断。我们有理由说，许多 uSpA 的案例可能确实是 ReA。最近有研究表明，这些亚型代表了一种疾病的不同表现，而不是相关但不同的疾病[109]。uSpA 是否为不相关的疾病仍存在争论[110]。无论这些疾病是否是不同的亚型，或它们是否真正代表了一种疾病过程，可能对临床实践具有重要意义。这种不确定性使得 uSpA 的诊断变得困难；同时也难以制定理想的治疗方法。

对于 SpAs 现在存在几种分类标准。1991 年，欧洲脊柱关节病研究组（ESSG）标准是为了建立 SpAs 的分类标准[111]（图 81-10）。该标准已被证明对于 SpA 的诊断有 87% 的敏感性和特异性。该标准不太适合早期疾病的诊断，但对于确诊疾病非常有用。1995 年，制定了 SpA 的 Amor 标准[112]（表 81-3）。该标准与 ESSG 标准相似，同时纳入了 HLA-B27 抗原。其他已经提出的分类标准还包括 Calin 标准和 Berlin 标准[113-114]（表 81-4 和表 81-5）。最近，国际脊柱关节炎评估组织（ASAS）制定了分类标准[115]（图 81-11）。他们将 SpAs 分为中轴 SpAs 或外周 SpAs，更强调临床表现特征以及先进的影像学特别是 MRI 表现，试图更早地对患者进行分类。这些分类标准不仅旨在促进研究，允许同质群体的研究，还可以作为

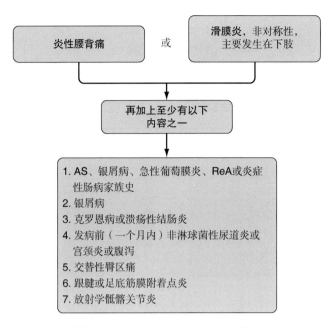

图 81-10 欧洲脊柱关节炎研究组（ESSG）制定的脊柱关节炎分类标准。AS 强直性脊柱炎 / 中轴脊柱关节炎；ReA，反应性关节炎（From omicsgroup.org. Accessed September 29，2014.）

临床实践的指南。

流行病学

由于诊断的性质，关于 uSpA 的发病率和患病率的数据是有限的和可变的。白人 SpA 的总体患病率估计为 0.5% ~ 2.0%[116]。然而，来自美国疾病控制中心的国家健康与营养调查（NHANES）项目的最近数据显示，SpA 患病率更高。在这项调查中，慢性背痛的发病率已经上升到 19.4%，近 1/3 的人有炎性腰背痛；其中，1% ~ 1.4% 的美国成年人可能患有中轴脊柱关节炎[117]。这些同样的调查数据表明，炎性腰背痛的患病率在年龄组或性别之间没有显著差异；然而，与非西班牙裔黑人相比，非西班牙裔白人明显更有可能患有炎性腰背痛[118]。有趣的是，这些相同的数据表明，HLA-B27 抗原的阳性率随着年龄的增长而降低，这表明其对长期生存率有负面影响。由于缺乏明确的诊断标准以及它经常不被识别的情况，uSpA 的真实患病率难以在这些组别和其他组别中被定量评估。对于主要表现为外周症状的 uSpA 患者尤其如此。

尽管有这些局限性，一些研究已经试图确定 uSpA 的患病率。德国的一项大型研究表明，SpA

表 81-3 Amor 标准

临床症状或既往病史	得分
在夜间或晨僵期间出现的腰椎或背部疼痛	1
非对称性少关节炎	2
臀区痛	1
右侧或左侧交替性臀区痛	2
腊肠指或指（趾）炎	2
足跟痛或任何其他定义明确的肌腱端病（附着点炎）[a]	2
虹膜炎	2
在关节炎发作前 1 个月内伴发非淋菌性尿道炎或宫颈炎	1
在关节炎发作前 1 个月内伴发急性腹泻	1
有银屑病、龟头炎或炎症性肠病（溃疡性结肠炎或克罗恩病）的现患或病史	2
放射学表现	
骶髂关节炎（双侧 > 2 级；单侧 > 3 级）	3
遗传背景	
存在 HLA-B27，或强直性脊柱炎、Reiter 综合征、葡萄膜炎、银屑病或慢性肠胃病的家族史	2
对治疗的反应	
非甾体抗炎药在 48 小时内反应良好，如果停用非甾体抗炎药则疼痛在 48 小时内复发	2

[a] 如果得分之和为 6 分或以上，则认为患者明确脊柱关节炎。总分为 5 分或以上可分类为可能的脊柱关节炎
脊柱关节炎的 Amor 标准
NSAID，非甾体抗炎药

表 81-4 炎性腰背痛的 Calin 标准 [a]

发病年龄小于 40 岁
疼痛持续时间 > 3 个月
隐匿起病
晨僵
活动后减轻

[a] 要求具备 5 个标准中的 4 个

表 81-5 炎性腰背痛的 Berlin 标准 [a]

晨间时间 > 30 分钟
背痛在活动后可以减轻休息后不能缓解
夜间痛醒（仅限下半夜）
交替性臀区痛

[a] 如果满足四条标准中的两条，则敏感度达到 70%，特异性达到 81%

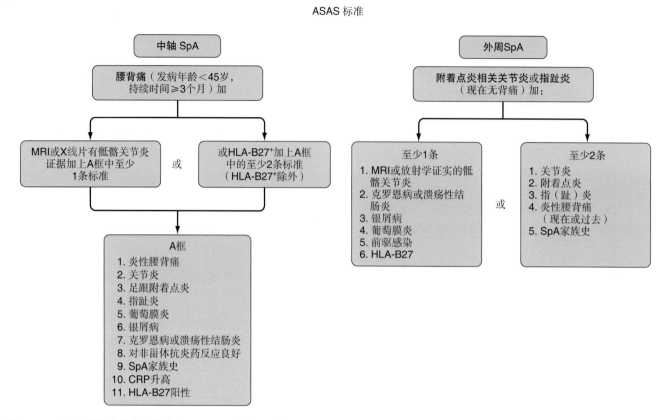

图 81-11　国际脊柱关节炎评估协会 (ASAS) 制定的中轴和外周脊柱关节炎的分类标准。CRP,C 反应蛋白；NSAID，非甾体抗炎药；SpA，脊柱关节炎（From omicsgroup.org. Accessed September 29，2014.）

的总体患病率为 1.9%，其中 AS 是最常见的类型（0.86%），其次是 uSpA（0.67%）[119]。一项前瞻性的队列研究，随访了 SpA 专科门诊的 175 名患者，其中 23% 被诊断为 uSpA[120]。另一项报告显示，uSpA 的发病率是 AS 的两倍多，40% 的受试者患有 uSpA[121]。西班牙研究报道 16.1% 的 SpA 患者为 uSpA[122]，瑞典研究报道 17.8% 的 SpA 患者为 uSpA[123]，多种族患者人群中 28.2% 的早期 SpA 为 uSpA[124]。uSpA 也与艾滋病病毒感染相关，患病率为 2.2% ~ 11.1%[125]。uSpA 可能是 SpA 诊断最不足的亚型。西班牙的另一项研究评估了 514 例前葡萄膜炎患者，发现 53% 的患者直到葡萄膜炎首次发作后才被诊断为 SpA；在未确诊的患者中，91% 的患者患有 uSpA[126]。

　　如果长期随访，许多 uSpA 患者将发展为更明确定义的亚型之一。在巴西的 uSpA 患者队列中，以女性患者为主，在 8 年的随访期间，外周症状是发病时最普遍的，其次是常见的中轴表现[127]。在同一队列中，经过 2.5 年的随访，16.7% 被归类为 AS，2.7%

被归类为 PsA。一项以男性为主的类似研究显示，与 AS 和 PsA 相似的进展率分别为 24.3% 和 2.7%[128]。最近的一项荟萃分析显示，uSpA 患者发展为 AS 的进展率为 32%；然而，这一比率是可变的，主要取决于随访时间和地理区域[129]。HLA-B27 阳性和臀区疼痛是病情进展的重要预测因素。对于那些转变为 AS 的 uSpA 患者，影像学骶髂关节炎的进展可能需要数年[130]。然而，无论是否有放射性骶髂关节炎，疾病负担都是相似的[131,132]。

　　虽然 uSpA 患者可以进展，但是一些患者也经历症状的自发缓解。在同一项研究中，uSpA 患者可以进展为 AS 或 PsA，22.5% 的 uSpA 患者也出现了疾病缓解[128]。其他研究中也出现了这种情况。uSpA 可以自发缓解的事实与 ReA 相似。这表明一些 uSpA 患者实际上可能患有无症状或未明确诱发感染因素的 ReA。另一项对 SpA 患者的分析表明，发病小于等于 40 岁的患者以中轴关节病变为主，而发病较晚的患者倾向于外周关节病变[133]。

遗传、发病机制和病因

由于对 uSpA 的描述很少，关于其病因学和发病机制的资料极其有限。尽管 HLA-B27 与 SpA 的风险明显相关，但它并不是唯一的促成因素。除 HLA-B27 外，其他遗传因素包括 HLACw*0602、HLA-B38、HLA-B39、HLA-B60 和 HLA-DRB1 以及主要组织相容性复合体之外的因素（如 ERAP-1 和 IL-23R），通常均与 SpAs 相关。由于 SpA 和 uSpA 之间存在表型一致性，所以这些基因可能也在 uSpA 中发挥作用。50% ~ 70% 的 uSpA 患者 HLA-B27 阳性[134]。在赞比亚人群中，HIV 阳性伴随 uSpA 的患者，HLA-B*5703 的等位基因显著增加[135]。HLA-B60、HLA-C3、HLA-DR12、CXCR4、IL-1β、IL-8 和整合素 -1 也都与 uSpA 直接相关[136-137]。来自 AS 和 uSpA 患者的外周血单个核细胞的基因表达谱确定 RGS1 作为候选生物学标志物，尤其在 uSpA 中更有意义[138]。

研究调查了 uSpA 的潜在细菌诱发因素。这些研究集中在 ReA 已知的诱发因素上，并且所得数据表明了衣原体和沙门菌有潜在的因果关系[139-140]。然而，来自广泛的细菌菌种的 DNA，包括那些已知参与 ReA 和其他以前与 ReA 无关的 DNA，也已在 uSpA 患者中检测到。这些发现的病原菌其致病意义尚不清楚。

临床特征

uSpA 的临床表现与其他形式的 SpA 的临床表现一致。大多数类型的 SpA 包括 uSpA 的发病年龄在 15 ~ 45 岁之间。像其他类型的 SpA 一样，uSpA 也可以在儿童时期或之后的年龄发病。大多数 uSpA 患者的寿命长而且可生育，但某些并发症可导致残疾。根据对病情的明确认识，uSpA 包含了一系列症状，这些症状在 SpA 家族中是共有的，没有任何特有的或可识别的特征。虽然各种分类标准都是为了促进临床研究，而不是为了用于临床诊断，但它们可以作为一个类别来识别 uSpA 的各种潜在表型特征。通道偏倚可能倾向于那些有中轴影像学特征的 uSpA，而不是那些仅有外周表现的 uSpA。

uSpA 的临床表现主要以炎症为主，可影响中轴关节（脊柱和骶髂关节）、外周关节（特别是下肢大关节）、附着点炎、指（趾）炎和关节外部位。关节外表现具有异质性，SpA 组所有亚型都有这种表现；此外包括 PsA 和 ReA 的皮肤黏膜病变，ReA 的泌尿生殖系统表现等异常表现，IBD 相关关节炎和可能 AS 的胃肠道表现。并且，uSpA 可出现眼部和心脏的表现。20% ~ 30% 的 uSpA 患者会出现轻度间歇性腹部症状或短暂的腹泻；肠道炎症主要是亚临床的，只能通过肠镜检查来证实[141]。除了遗传背景和环境诱发的可能作用外，机械应力似乎也在 uSpA 的关节特征中发挥了作用。据估计，uSpA 的男女比例为 3：2[134]。

最近的数据表明，uSpA 患者比 AS 或 PsA 患者更年轻，病程往往更短。这些患者通常表现结合有中轴和外周关节炎，并以中轴关节为主，近一半的患者有影像学骶髂关节炎[142]。他们整体疾病活动性倾向于与 SpA 的其他亚型相似。据报道，早期 uSpA 患者存在髋关节骨丢失，并与疾病活动有关[143]。

实验室、放射学和先进影像学发现

uSpA 患者被认为没有特异的实验室检查。患者可出现升高或正常的急性期反应物，如 C 反应蛋白或红细胞沉降率。然而，确实有急性期反应物升高的患者预后往往较差。uSpA 的 X 线片特征与其他 SpA 亚型相似，没有特别的表现。虽然 AS 和 IBD 相关 SpA 的放射学骶髂关节炎倾向于双侧和对称的，但 uSpA 的放射学特征倾向于是不对称和（或）单侧的，这也可以在 PsA 或 ReA 中见到。因为很多 uSpA 患者病程较短，可进展为典型的 SpA 亚型（如 AS），最近的研究旨在确定放射学阴性的中轴脊柱关节炎的患者，包括 uSpA 患者。骶髂关节的 MRI 可显示滑膜炎和骨髓水肿（骨炎）。该病变可在影像学平片表现出骶髂关节炎之前的数月至数年被发现。然而，尽管这些 MRI 表现具有高度的提示性，但这通常并不是 uSpA 或 SpAs 所特有的。数据显示，业余和专业运动员通常有 MRI 显示骶髂关节骨髓水肿的证据；30% ~ 41% 的人符合 ASAS 定义的活动性骶髂关节炎[144]。

诊断

目前没有针对 uSpA 的特殊诊断价值的实验室检

查。患者通常被描述为血清阴性（即没有类风湿因子）。然而，uSpA 和 SpA 通过临床表现通常很容易与类风湿关节炎区分开来。其他有用但非特异性的检查包括慢性病贫血和炎性滑液（> 2000 WBC/ml，以中性粒细胞为主）。如前所述，HLA-B27 检测的价值有限。

更新的 ASAS 分类标准可能是最有用的。中轴 SpA 的 ASAS 分类标准被定义为存在放射学或 MRI 骶髂关节炎加至少一个 SpA 特征，或存在 HLA-B27 加至少两个 SpA 临床特征。这些标准的特异性比针对 MRI 改良的 ESSG 标准和改良 Amor 标准更好[145]。ASAS 分类标准也有针对仅有外周表现的患者（表 81-1）。

治疗

直到最近，针对 SpA 患者的治疗选择仍然是有限的。因为非甾体抗炎药有助于缓解 SpA 患者的症状，特别是缓解中轴症状，所以其可作为一线药物。近年来，TNF 抑制剂在 AS 和 PsA 患者中被广泛研究，并在治疗这两种疾病的临床症状方面都表现出良好的疗效。上述药物对 PsA 患者的外周关节有放射学保护作用，但在 SpA 患者的放射学中轴病变上似乎几乎无效。有趣的是，大型回顾性研究表明，非甾体抗炎药具有中轴放射学保护作用[146]。对于防止脊柱活动能力的丧失，常规物理治疗似乎起到了明显的作用。

关于对 uSpA 特别有效的治疗的数据仍很少。如前所述，uSpA 不应被认为是一种 AS 或其他类型的 SpA 疾病较轻的形式。数据显示，可根据疾病活动性、附着点炎和葡萄膜炎，来评估 uSpA 和 AS 的疾病活动性[131]。大多数治疗建议都是从 AS 和 PsA 研究中推断出来的。非甾体抗炎药、环氧合酶（cyclooxygenase，COX）-2 抑制剂和 DMARDs 都是用于 uSpA 特别是那些有外周表现的 uSpA 的主要治疗药物。在 DMARDs 中，柳氮磺吡啶或甲氨蝶呤是最常用的药物。柳氮磺吡啶是唯一一种在 uSpA 前瞻性临床试验中显示出潜在疗效的传统 DMARD 药物[147]。局部注射皮质类固醇对单关节炎或少关节炎、附着点炎、滑囊炎或腱鞘炎有效[148]。中轴受累或病情严重的患者如使用常规治疗无效，应考虑 TNF 抑制剂。TNF 抑制剂在治疗 uSpA 患者的临床

症状、减少急性期反应物和改善 MRI 病变方面都很有效[13]。

Full references for this chapter can be found on ExpertConsult.com.

部分参考文献

1. Carter JD, Hudson AP: Spondyloarthritis—reactive arthritis. Encyclopedia of medical immunology—autoimmune diseases. In Mackay IR, Rose NR, editors: New York, 2014, Springer Science and Business Media, pp 1115–1122.
2. Parker CT, Thomas D: Reiter's syndrome and reactive arthritis, *J Am Osteopath Assoc* 100(2):101–104, 2000.
3. Aho K, Ahvonen P, Lassus A, et al.: HLA antigen 27 and reactive arthritis, *Lancet* 2:157, 1973.
4. Bauer W, Engelmann EP: Syndrome of unknown aetiology characterized by urethritis, conjunctivitis, and arthritis (so-called Reiter's Disease), *Trans Assoc Am Physicians* 57:307–308, 1942.
5. Reiter H: Über einer bisher unerkannte Spirochäteninfektion (spirochaetosis arthritica), *Dtsche Med Wschr* 42:1535–1536, 1916.
6. Carter JD, Inman RD, Whittum-Hudson J, et al.: *Chlamydia* and chronic arthritis, *Ann Med* 44:784–792, 2012.
7. Schumacher HR, Gérard HC, Arayssi TK, et al.: Lower prevalence of *Chlamydia pneumoniae* DNA compared with *Chlamydia trachomatis* DNA in synovial tissue of arthritis patients, *Arthritis Rheum* 42:1889–1893, 1999.
8. Contini C, Grilli A, Badia L, et al.: Detection of *Chlamydophila pneumoniae* in patients with arthritis: significance and diagnostic value, *Rheumatol Int* 31:1307–1313, 2011.
9. Llydce. *Hippocratic writing*, New York (NY), 1978, Pelican Books, p 229.
10. Allison DJ: Christopher Columbus: the first case of Reiter's disease in the old world? *Lancet* 2:1309, 1980.
11. Sharp JT: Reiter's syndrome. In Hollander JH, McCarthy DJ, editors: *Arthritis and allied conditions*, ed 8, Philadelphia (PA), 1979, Lea and Febiger, pp 1223–1229.
12. Sydenham T: *The works of Thomas Sydenham. M.D. Translated by RG Latham*, London, 1848, Sydenham Society, II, pp 257–259.
13. Stoll M: De l'arthrite dysenterique, *Arch Med Gen Trop* 14:29–30, 1869.
14. Yvan AU: Observation sur une metastase de gonorrhee, *Ann Soc Med Prat de Montpellier* 119–125, 1806.
15. Brodie BC: *Pathological and surgical observations on diseases of the joints*, London, 1818, Longman, p 54.
16. Fiessinger M, Leroy E: Contribution a l'etude d'une epidemie de dysenterie dans le somme, *Bull Mem Soc Med Hop Paris* 40:2030–2069, 1916.
17. Carter JD, Hudson AP: Reactive arthritis: clinical aspects and medical management, *Rheum Dis Clin North Am* 35(1):21–44, 2009.
18. Carter JD, Gérard HC, Espinoza LR, et al.: Chlamydiae as etiologic agents in chronic undifferentiated spondylarthritis, *Arthritis Rheum* 60(5):1311–1316, 2009.
19. Willkens RF, Arnett FC, Bitter T, et al.: Reiter's syndrome: evaluation of proposed criteria, *Ann Rheum Dis* 38(Suppl 1):suppl 8–11, 1979.
20. Kingsley G, Sieper J: Third International Workshop on Reactive Arthritis. 23-26 September 1995, Berlin, Germany. Report and abstracts, *Ann Rheum Dis* 55(8):564–584, 1996.
21. Braun J, Kingsley G, van der Heijde D, et al.: On the difficulties of establishing a consensus on the definition of and diagnostic investigations for reactive arthritis. Results and discussion of a questionnaire prepared for the 4th International Workshop on Reactive Arthritis, Berlin, Germany, July 3-6, 1999, *J Rheumatol* 27(9):2185–2192, 2000.

22. Eastmond CJ, Rennie JA, Reid TM: An outbreak of *Campylobacter* enteritis—a rheumatological followup survey, *J Rheumatol* 10(1):107–108, 1983.

23. Dworkin MS, Shoemaker PC, Goldoft MJ, et al. Reactive arthritis and Reiter's syndrome following an outbreak of gastroenteritis caused by Salmonella enteritidis, *Clin Infect Dis* 33:1010–1014, 2001.

24. Morris D, Inman RD: Reactive arthritis: developments and challenges in diagnosis and treatment, *Curr Rheumatol Rep* 14(5):390–394, 2012.

25. Carter JD, Rehman A, Guthrie J, et al.: A prospective analysis of the attack rate of *Chlamydia*-induced reactive arthritis and the effect of the CCR5-delta-32 mutation, *J Rheumatol* 40:1578–1582, 2013.

26. Rihl M, Köhler L, Klos A, et al.: Persistent infection of *Chlamydia* in reactive arthritis, *Ann Rheum Dis* 65(3):281–284, 2006.

27. Rich E, Hook 3rd EW, Alarcon GS, et al.: Reactive arthritis in patients attending an urban sexually transmitted disease clinic, *Arthritis Rheum* 39(7):1172–1177, 1996.

28. Rudwaleit M, Richter S, Braun J, et al.: Low incidence of reactive arthritis in children following a *Salmonella* outbreak, *Ann Rheum Dis* 60(11):1055–1057, 2001.

29. Isomäki H, Raunio J, von Essen R, et al.: Incidence of inflammatory rheumatic diseases in Finland, *Scand J Rheumatol* 7(3):18–92, 1978.

30. Kvien TK, Glennås A, Melby K, et al.: Reactive arthritis: incidence-triggering agents and clinical presentation, *J Rheumatol* 21(1):115–122, 1994.

31. Michet CJ, Machado EB, Ballard DJ, et al.: Epidemiology of Reiter's syndrome in Rochester, Minnesota: 1950–1980, *Arthritis Rheum* 31(3):428–431, 1988.

32. Braun J, Bollow M, Remlinger G, et al.: Prevalence of spondyloarthropathies in HLA-B27 positive and negative blood donors, *Arthritis Rheum* 41(1):58–67, 1998.

33. Njobvu P, McGill P, Kerr H, et al.: Spondyloarthropathy and human immunodeficiency virus infection in Zambia, *J Rheumatol* 25(8):1553–1559, 1998.

34. Paronen J: Reiter's disease: a study of 344 cases observed in Finland, *Acta Med Scand* 131(Suppl 212):1–112, 1948.

35. Rohekar S, Tsui FW, Tsui HW, et al.: Symptomatic acute reactive arthritis after an outbreak of salmonella, *J Rheumatol* 35(8):1599–1602, 2008.

36. Hannu T, Mattila L, Rautelin H, et al.: *Campylobacter*-triggered reactive arthritis: a population-based study, *Rheumatology* 41:312–318, 2002.

37. Pope JE, Krizova A, Garg AX, et al.: *Campylobacter* reactive arthritis: a systematic review, *Semin Arthritis Rheum* 37(1):48–55, 2007.

38. Mattila L, Leirisalo-Repo M, Koskimies S, et al.: Reactive arthritis following an outbreak of *Salmonella* infection in Finland, *Br J Rheumatol* 33(12):1136–1141, 1994.

39. Mattila L, Leirisalo-Repo M, Pelkonene P, et al.: Reactive arthritis following an outbreak of *Salmonella bovismorbificans* infection, *J Infect* 36(3):289–295, 1998.

40. Hannu T, Mattila L, Siitonen A, et al.: Reactive arthritis attributable to *Shigella* infection: a clinical and epidemiological nationwide study, *Ann Rheum Dis* 64(4):594–598, 2005.

41. Carter JD, Valeriano J, Vasey FB: A prospective, randomized 9-month comparison of doxycycline vs. doxycycline and rifampin in undifferentiated spondyloarthritis—with special reference to *Chlamydia*-induced arthritis, *J Rheumatol* 31(10):1973–1980, 2004.

42. Hannu T, Kauppi M, Tuomala M, et al.: Reactive arthritis following an outbreak of *Campylobacter jejuni* infection, *J Rheumatol* 31(3):528–530, 2004.

43. Kvien TK, Gaston JS, Bardin T, et al.: Three-month treatment of reactive arthritis with azithromycin: a EULAR double-blind, placebo-controlled study, *Ann Rheum Dis* 63(9):1113–1139, 2004.

44. Girschick HJ, Guilherme L, Inman RD, et al.: Bacterial triggers and autoimmune rheumatic diseases, *Clin Exp Rheumatol* 26(1 Suppl 48):S12–S17, 2008.

45. Schiellerup P, Krogfelt KA, Locht H: A comparison of self-reported joint symptoms following infection with different enteric pathogens: effect of HLA-B27, *J Rheumatol* 35(3):480–487, 2008.

46. Garg AX, Marshall J, Salvadori M, et al.: Walkerton Health Study Investigators. A gradient of acute gastroenteritis was characterized, to assess risk of long-term health sequelae after drinking bacterial-contaminated water, *J Clin Epidemiol* 59(4):421–428, 2006.

47. Townes JM, Deodhar AA, Laine ES, et al.: Reactive arthritis following culture-confirmed infections with bacterial enteric pathogens in Minnesota and Oregon: a population-based study, *Ann Rheum Dis* 67(12):1689–1696, 2008.

48. Birnbaum J, Bartlett JG, Gelber AC: *Clostridium difficile*: an under-recognized cause of reactive arthritis? *Clin Rheumatol* 27(2):253–255, 2008.

49. Tinazzi E, Ficarra V, Simeoni S, et al.: Reactive arthritis following BCG immunotherapy for urinary bladder carcinoma: a systematic review, *Rheumatol Int* 26(6):481–488, 2006.

50. Flores D, Marquez J, Garza M, et al.: Reactive arthritis: newer developments, *Rheum Dis Clin North Am* 29(1):37–59, 2003.

51. Garg AX, Marshall J, Salvadori M, et al.: A gradient of acute gastroenteritis was characterized, to assess risk of long-term health sequelae after drinking bacterial-contaminated water, *J Clin Epidemiol* 59(4):421–428, 2006.

52. Manavi K: A review on infection with *Chlamydia trachomatis*, *Best Pract Res Clin Obstet Gynaecol* 20(6):941–951, 2006.

53. Dworkin MS, Shoemaker PC, Goldoft MJ, et al.: Reactive arthritis and Reiter's syndrome following an outbreak of gastroenteritis caused by *Salmonella enteritidis*, *Clin Infect Dis* 33(7):1010–1014, 2001.

54. Buxton JA, Fyfe M, Berger S, et al.: Reactive arthritis and other sequelae following sporadic *Salmonella typhimurium* infection in British Columbia, Canada: a case control study, *J Rheumatol* 29(1):2154–2158, 2002.

55. Pope JE, Krizova A, Garg AX, et al.: *Campylobacter* reactive arthritis: a systematic review, *Semin Arthritis Rheum* 37(1):48–55, 2007.

56. Hannu T, Mattila L, Nuorti JP, et al.: Reactive arthritis after an outbreak of *Yersinia pseudotuberculosis* serotype O:3 infection, *Ann Rheum Dis* 62(9):866–869, 2003.

57. Leirisalo-Repo M, Hannu T, Mattila L: Microbial factors in spondyloarthropathies: insights from population studies, *Curr Opin Rheumatol* 15(4):408–412, 2003.

58. Rahman MU, Hudson AP, Schumacher HR: *Chlamydia* and Reiter's syndrome (reactive arthritis), *Rheum Dis Clin N Am* 18:67–79, 1992.

59. Zeidler H, Hudson AP: Causality of chlamydiae in arthritis and spondyloarthritis: a plea for increased translational research, *Curr Reumatol Rep* 18:9, 2016.

60. Pendle S, Gowers A: Reactive arthritis associated with proctitis due to *Chlamydia trachomatis* serovar L2b, *Sex Transm Dis* 39(1):79–80, 2012.

61. Gérard HC, rauß-Opatz B, Rudy D, et al.: Expression of *Chlamydia trachomatis* genes required for DNA synthesis and cell division in active *vs*. persistent infection, *Mol Microbiol* 41:731–741, 2001.

62. Gérard HC, Freise J, Rudy D, et al.: *Chlamydia trachomatis* genes whose products are related to energy metabolism are expressed differentially in active *vs*. persistent infection, *Microb Infect* 4:13–22, 2002.

63. Carter JD, Inman RD, Whittum-Hudson J, et al.: *Chlamydia* and chronic arthritis, *Ann Med* 44(8):784–792, 2012.

64. Norton WL, Lewis D, Ziff M: Light and electron microscopic observation on the synovitis of Reiter's disease, *Arthritis Rheum* 9(6):747–757, 1966.

65. Schumacher Jr HR, Magge S, Cherian PV, et al.: Light and electron microscopic studies on the synovial membrane in Reiter's

syndrome. Immunocytochemical identification of chlamydial antigen in patients with early disease, *Arthritis Rheum* 31(8):937–946, 1988.

66. Gerard HC, Stanich JA, Whittum-Hudson JA, et al.: Patients with *Chlamydia*-associated arthritis have ocular (trachoma), not genital, serovars of C. trachomatis in synovial tissue, *Microb Pathog* 48(2):62–68, 2010.

67. Schachter J, Barnes MG, Jones Jr JP, et al.: Isolation of bedsoniae from the joints of patients with Reiter's syndrome, *Proc Soc Exp Biol Med* 122(5):283–285, 1966.

68. Gilbert RJ, Schachter J, Engleman EP, et al.: Antibiotic therapy in experimental bedsonial arthritis, *Arthritis Rheum* 16(1):30–33, 1973.

69. Braun J, Tuszewski M, Eggens U, et al.: Nested polymerase chain reaction strategy simultaneously targeting DNA sequences of multiple bacterial species in inflammatory joint diseases. I. Screening of synovial fluid samples of patients with spondyloarthropathies and other arthritides, *J Rheumatol* 24(6):1092–1100, 1997.

70. Granfors K, Jalkanen S, Toivanen P, et al.: Bacterial lipopolysaccharide in synovial fluid cells in *Shigella* triggered reactive arthritis, *J Rheumatol* 19(3):500, 1992.

71. Nikkari S, Rantakokko K, Ekman P, et al.: *Salmonella*-triggered reactive arthritis: use of polymerase chain reaction, immunocytochemical staining, and gas-chromatography-mass spectrometry in the detection of bacterial components from synovial fluid, *Arthritis Rheum* 42(1):84–89, 1999.

72. Gaston JS, Cox C, Granfors K: Clinical and experimental evidence for persistent *Yersinia* infection in reactive arthritis, *Arthritis Rheum* 42(10):2239–2242, 1999.

73. Nikkari S, Merilahti-Palo R, Saario R, et al.: *Yersinia*-triggered reactive arthritis. Use of polymerase chain reaction and immunocytochemical in the detection of bacterial components from synovial specimens, *Arthritis Rheum* 35(6):682–687, 1992.

74. Sampaio-Barros PD, Conde RA, Donadi EA, et al.: Frequency of HLA-B27 and its alleles in patients with Reiter syndrome: comparison with the frequency in other spondyloarthropathies and a healthy control population, *Rheumatol Int* 28(5):483–486, 2008.

75. Díaz-Peña R, Blanco-Gelaz MA, Njobvu P, et al.: Influence of HLA-B*5703 and HLA-B*1403 on susceptibility to spondyloarthropathies in the Zambian population, *J Rheumatol* 35(11):2236–2240, 2008.

76. Calabrese LH, Kirchner E, Shrestha R: Rheumatic complications of human immunodeficiency virus infection in the era of highly active anti-retroviral therapy: emergence of a new syndrome of a new reconstitution and changing patterns of disease, *Semin Arthritis Rheum* 35(3):166–174, 2005.

77. Inman RD, Johnston ME, Hodge M, et al.: Postdysenteric reactive arthritis. A clinical and immunogenetic study following an outbreak of salmonellosis, *Arthritis Rheum* 31(11):1377–1383, 1988.

78. Townes JM, Deodhar AA, Laine ES, et al.: Reactive arthritis following culture-confirmed infections with bacterial enteric pathogens in Minnesota and Oregon: a population-based study, *Ann Rheum Dis* 67(12):1689–1696, 2008.

79. Benjamin M, McGonagle D: The anatomical basis for disease localisation in seronegative spondyloarthropathy at entheses and related sites, *J Anat* 199(Pt 5):503–526, 2001.

80. Rothschild BM, Pingitore C, Eaton M: Dactylitis: implications for clinical practice, *Semin Arthritis Rheum* 28(1):41–47, 1998.

81. Healy PJ, Helliwell PS: Dactylitis: pathogenesis and clinical considerations, *Curr Rheumatol Rep* 8(5):338–341, 2006.

82. Angulo JM, Castro F, Quispe E, et al.: A clinical profile of reactive arthritis in a Peruvian series: a pilot study, *J Clin Rheumatol* 6(3):128–135, 2000.

83. Pavlica L, Mitrović D, Mladenović V, et al.: Reiter's syndrome—analysis of 187 patients, *Vojnosanit Pregl* 54(5):437–446, 1997.

84. Kanerva L, Kousa M, Niemi KM, et al.: Ultrahistopathology of balanitis circinata, *Br J Vener Dis* 58(3):188–195, 1982.

85. Cohen MR, Reda DJ, Clegg DO: Baseline relationships between psoriasis and psoriatic arthritis: analysis of 221 patients with active psoriatic arthritis. Department of Veterans Affairs Cooperative Study Group on Seronegative Spondyloarthropathies, *J Rheumatol* 26(8):1752–1756, 1999.

86. Kiss S, Letko E, Qamruddin S, et al.: Long-term progression, prognosis, and treatment of patients with recurrent ocular manifestations of Reiter's syndrome, *Ophthalmology* 110(9):1764–1769, 2003.

87. Janssen KJH, Dirks JAMC, Dukers-Muijrers NHTM, et al.: Review of *Chlamydia trachomatis* viability methods: assessing the clinical diagnostic impact of NAAT positive results, *Expert Rev Mol Diagn* 18(8):739–747, 2018.

88. Kelly H, Coltart CEM, Pant Pai N, et al.: Systematic reviews of point-of-care tests for the diagnosis of urogenital *Chlamydia trachomatis* infections, *Sex Transm Infect* 93(S4):S22–S30, 2017.

89. Schnarr S, Putschky N, Jendro MC, et al.: *Chlamydia* and *Borrelia* DNA in synovial fluid of patients with early undifferentiated oligoarthritis: results of a prospective study, *Arthritis Rheum* 44(11):2679–2685, 2001.

90. Wollenhaupt J, Schnarr S, Kuipers JG: Bacterial antigens in reactive arthritis and spondarthritis. Rational use of laboratory testing in diagnosis and follow-up, *Bailliere's Clin Rheumatol* 12(4):627–647, 1998.

91. Lassus A: A comparative pilot study of azapropazone and indomethacin in the treatment of psoriatic arthritis and Reiter's disease, *Curr Med Res Opin* 4(1):65–69, 1976.

92. Juvakoski T, Lassus A: A double-blind cross-over evaluation of ketoprofen and indomethacin in Reiter's disease, *Scand J Rheumatol* 11(2):106–108, 1982.

93. Herrera-Esparza R, Medina F, Avalos-Díaz E: Tacrolimus therapy for circinate balanitis associated with reactive arthritis, *J Clin Rheumatol* 15(8):377–379, 2009.

94. Lauhio A, Leirisalo-Repo M, Lahdevirta J, et al.: Double-blind, placebo-controlled study of three-month treatment with lymecycline in reactive arthritis, with special reference to *Chlamydia* arthritis, *Arthritis Rheum* 34(1):6–14, 1991.

95. Sieper J, Fendler C, Laitko S, et al.: No benefit of long-term ciprofloxacin in patients with reactive arthritis and undifferentiated oligoarthritis: a three-month, multicenter, double-blind, randomized, placebo-controlled study, *Arthritis Rheum* 42(7):1386–1396, 1999.

96. Yli-Kerttula T, Luukkainen R, Yli-Kerttula U, et al.: Effect of three month course of ciprofloxacin on the late prognosis of reactive arthritis, *Ann Rheum Dis* 62(9):880–884, 2003.

97. Smieja M, MacPherson DW, Kean W, et al.: Randomised, blinded, placebo controlled trial of doxycycline for chronic seronegative arthritis, *Ann Rheum Dis* 60(12):1088–1094, 2001.

98. Wakefield D, McCluskey P, Verma M, et al.: Ciprofloxacin treatment does not influence course or relapse rate of reactive arthritis and anterior uveitis, *Arthritis Rheum* 42(9):1894–1897, 1999.

99. Kvien TK, Gaston JS, Bardin T, et al.: Three-month treatment of reactive arthritis with azithromycin: a EULAR double-blind, placebo-controlled study, *Ann Rheum Dis* 63(9):1113–1119, 2004.

100. Clegg DO, Reda DJ, Weisman MH, et al.: Comparison of sulfasalazine and placebo in the treatment of reactive arthritis (Reiter's syndrome). A Department of Veterans Affairs Cooperative Study, *Arthritis Rheum* 39(12):2021–2027, 1996.

101. Oili KS, Niinisalo H, Korpilahde T, et al.: Treatment of reactive arthritis with infliximab, *Scand J Rheumatol* 32(2):122–124, 2003.

102. Schrafranski MD: Infliximab for reactive arthritis secondary to *Chlamydia trachomatis* infection, *Rheumatol Int* 30(5):679–680, 2010.

103. Flagg SD, Meador R, Hsia E, et al.: Decreased pain and synovial inflammation after etanercept therapy in patients with reactive and undifferentiated arthritis: an open-label trial, *Arthritis Rheum* 53(4):613–617, 2005.

104. Meyer A, Chatelus E, Wendling D, et al.: Safety and efficacy of anti-tumor necrosis factor α therapy in ten patients with recent-onset refractory reactive arthritis, *Arthritis Rheum* 63(5):1274–1280, 2011.

105. Ishihara T, Aga M, Hino K, et al.: Inhibition of *Chlamydia trachomatis* growth by human interferon-alpha: mechanisms and synergistic effect with interferon-gamma and tumor necrosis factor-alpha, *Biomed Res* 26(4):179–185, 2005.

106. Carter JD, Espinoza LR, Inman RD, et al.: Combination antibiotics as a treatment for chronic *Chlamydia*-induced reactive arthritis: a double-blind, placebo-controlled, prospective study, *Arthritis Rheum* 62(5):1298–1307, 2010.

107. Wright V: Seronegative polyarthritis: a unified concept, *Arthritis Rheum* 21(6):619–633, 1978.

108. Terenzi R, Monti S, Tesei G, et al.: One year in review 2017: spondyloarthritis, *Clin Exp Rheumatol* 1:1–14, 2018.

109. Baeten D, Breban M, Lories R, et al.: Are spondyloarthritides related but distinct conditions or a single disease with a heterogeneous phenotype? *Arthritis Rheum* 65:12–20, 2013.

110. Deodhar A, Miossec P, Baraliakos X: Is undifferentiated spondyloarthritis a discrete entity? A debate, *Autoimmun Rev* 1:29–32, 2018.

111. Dougados M, van der Linden S, Juhlin R, et al.: The European Spondylarthropathy Study Group preliminary criteria for the classification of spondylarthropathy, *Arthritis Rheum* 34(10):1218–1227, 1991.

112. Amor B, Dougados M, Listrat V, et al.: Are classification criteria for spondylarthropathy useful as diagnostic criteria? *Rev Rhum Engl Ed* 62(1):10–15, 1995.

113. Calin A, Porta J, Fries JF, et al.: Clinical history as a screening test for ankylosing spondylitis, *J Am Med Assoc* 237:2613–2614, 1977.

114. Rudwaleit M, Metter A, Listing J, et al.: Inflammatory back pain in ankylosing spondylitis: a reassessment of the clinical history for application as classification and diagnostic criteria, *Arthritis Rheum* 54:569–578, 2006.

115. Rudwaleit M, van der Heijde D, Landewe R, et al.: The Assessment of SpondyloArthritis International Society classification criteria for peripheral spondyloarthritis and for spondyloarthritis in general, *Ann Rheum Dis* 70:25–31, 2011.

116. Zeidler H, Brandt J, Schnarr S: Undifferentiated spondyloarthritis. In Weisman MH, Reveille JD, van der Heijde D, editors: *Ankylosing spondylitis and the spondyloarthropathies—a companion to rheumatology*, ed 3, Philadelpha, 2006, Mosby, p 75.

117. Reveille JD, Weisman MH: The epidemiology of back pain, axial spondyloarthritis and HLA-B27 in the United States, *Am J Med Sci* 345(6):431–436, 2013.

118. Weisman MH, Witter JP, Reveille JD: The prevalence of inflammatory back pain: population-based estimates from the US National Health and Nutrition Examination Survey, 2009-10, *Ann Rheum Dis* 72(3):369–373, 2013.

119. Braun J, Bollow M, Remlinger G, et al.: Prevalence of spondyloarthropathies in HLA-B27 positive and negative blood donors, *Arthritis Rheum* 41(1):58–67, 1998.

120. Paramarta JE, De Rycke L, Ambarus CA, et al.: Undifferentiated spondyloarthritis vs ankylosing spondylitis and psoriatic arthritis: a real-life prospective cohort study of clinical presentation and response to treatment, *Rheumatology (Oxford)* 52(10):1873–1878, 2013.

第 82 章

银屑病关节炎

原著 OLIVER FITZGERALD, CONOR MAGEE

胡文露 译 刘升云 校

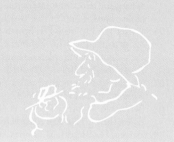

关键点

- 非对称性关节炎患者若合并其他临床表现，如指（趾）炎、附着点炎或炎性腰背痛，且类风湿因子阴性，应考虑银屑病关节炎的可能。
- 银屑病关节炎分类标准（CASPAR）已经过验证。
- 银屑病关节炎是一种进展性疾病，47% 的患者在诊断后两年之内出现关节侵蚀。多关节病变和红细胞沉降率增快为预后不良的标志。
- 临床试验必须包括一系列核心指标和评价工具。
- 滑膜组织中血管分布增多和中性粒细胞浸润可能有助于脊柱关节炎与类风湿关节炎的鉴别。滑膜组织中 CD3⁺T 细胞浸润情况的变化可能与患者的治疗反应相关。
- MRI 所示附着点处骨髓水肿证实附着点受累为该病突出表现，这支持银屑病关节炎可能从附着点起病的假说。
- CD8⁺T 细胞和固有免疫反应可能参与该病的发生。
- 尽管缺乏改善病情抗风湿药治疗银屑病关节炎有效性的证据，但生物制剂已被证实对皮肤和关节病变有效。

引言

银屑病关节炎（psoriatic arthritis，PsA）是脊柱关节炎家族的一员，可定义为与银屑病相关的炎性关节病，类风湿因子通常为阴性。直到 20 世纪 50 年代，银屑病（psoriasis）患者出现炎性关节炎仍被认为是类风湿关节炎（rheumatoid arthritis，RA）恰巧合并了银屑病。随着类风湿因子的应用，基于 RA 和 PsA 临床表现及影像学表现的差异，两者之间的区别逐渐被人们认识。1959 年，Wright 描述了该病经典的临床表现，并于 1973 年与其同事 Moll 共同发表了分类标准[1-2]。该标准至今仍是 PsA 临床研究中最简单且应用最为广泛的标准。1964 年，美国风湿病学会首次将 PsA 归类为风湿性疾病中一个独立的疾病[3]。

流行病学

流行病学研究表明，PsA 是一种有别于 RA 的特殊疾病。银屑病患者与一般人群相比，炎性关节炎的患病率增高，前者在 7% ~ 42% 之间，而后者为 2% ~ 3%。关节炎患者银屑病的患病率也升高，达 2.6% ~ 7%，而在一般人群仅 0.1% ~ 2.8%[4]。

银屑病的患病率因地理位置而异，一般在离赤道较远的地区更常见[5]。银屑病可于任何年龄发病，20 ~ 30 岁为发病高峰。该病无性别差异，但存在一定遗传倾向。

PsA 在一般人群中的患病率为 0.056% ~ 0.28%。美国一项基于人群的大型研究中，病例定义为"经医生诊断"的银屑病和 PsA，结果显示 PsA 的患病率为 0.25%[6]。银屑病患者中 PsA 的患病率（7% ~ 42%）差异较大，部分是由于 PsA 缺乏广泛接受的诊断标准，也与所研究人群不同有关。一项研究发现，欧洲 / 北美皮肤科门诊的银屑病患者中，几乎 1/3 [评估的 949 例患者中，285 例（30%）] 的患有最终经风湿科医师确诊 PsA[7]。另一项研究发现，之前未诊断炎性关节炎的银屑病患者至皮肤科就诊，其中 29% 的患者可能漏诊 PsA[8]。

据报道，PsA 在一般人群中的发病率为（3～23）/100 000。美国 Minnesota 州的数据显示，该病的发病率为 6.59/100 000。而芬兰的研究显示，87 000 人中新发 PsA 患者有 16 例，平均发病率为 23/100 000[9-10]。有学者利用冰岛谱系数据库，估算了 5 代人中 PsA 发病的风险比（risk ratios，RRs），结果显示[11]，PsA 患者至其四级亲属的 RR 值均显著增高，证明遗传因素在 PsA 的发病中起到了重要且复杂的作用，同时也提示了环境因素的重要性。一项前瞻性研究显示，PsA 在已确诊银屑病的患者中发病率为 2.7%[12]。

临床特征

斑块状银屑病（或称寻常型银屑病，psoriasis vulgaris）是 PsA 患者最常见的皮肤表现类型，但也可见其他类型的皮肤表现（图 82-1）。尽管关节炎常发生在已诊断明确的银屑病患者中，但一些 PsA 患者并不知晓已患银屑病，此外有近 15% 的患者在关节炎发病之后才出现银屑病[13]。若患者出现 PsA 典型的关节症状，但无银屑病或者皮疹的主诉，医生应仔细检查患者的皮肤，尤其注意头皮、脐部、臀间皮肤和指甲等银屑病好发的隐匿部位。尽管来自美国的一项研究表明，银屑病患者 PsA 的患病率随银屑病严重程度而增加[6]，但在临床实践中并未观察到皮肤受累程度与关节炎严重程度的相关性。

常见的银屑病甲改变有顶针样凹陷、甲纵嵴和甲剥离，其中顶针样凹陷是银屑病患者发生 PsA 的危险因素之一。甲营养不良改变见图 82-2。

典型的临床表现如指（趾）炎（dactylitis）和附着点炎（enthesitis），有助于 PsA 的诊断。29%～33.5% 的 PsA 患者以指（趾）炎（即手指或足趾腊肠样肿胀）为首发表现（图 82-4B）；48% 的患者在可随访中出现指（趾）炎[14-15]。超声和 MRI 研究显示，指（趾）炎主要是关节和腱鞘的炎症[16-17]。附着点炎，即肌腱和韧带骨骼附着点的炎症，是脊柱关节炎的共同特征，也是 PsA 的特征性表现之一。研究报道，38% 的 PsA 患者可出现附着点炎表现[14]。其中最常受累的部位是跟腱和足底筋膜的附着点，也可累及股四头肌腱和髌韧带附着点及髂嵴、肩袖和肱骨上髁处的附着点。患者可出现上述部位的疼痛，查体常有压痛，有时可见肿胀。但附着点病变也可无明

显症状，此时超声检查比临床触诊更为敏感。放射学检查常可发现骨刺，但并非都有相关症状。

PsA 患者可出现关节炎、肌腱附着点炎和脊柱炎的症状和体征。129 例早期 PsA 患者关节受累的情况如图 82-3 所示。Wright 和 Moll[18] 在一篇影响深远的论文中描述了 PsA 的 5 种临床类型（图 82-4）：

1．非对称性寡关节炎型
2．对称性多关节炎型
3．远端指（趾）间关节炎型
4．脊柱关节炎为主型
5．破坏性（毁损性）关节炎型

尽管目前存在众多分类标准，但此标准仍最为常用。由于对各临床类型的定义不同，不同研究所报道的 PsA 各亚型的发生率也有所不同。此外，关节受累的形式并非固定不变；患者病情本身可能会有所波动，而且可能会受到治疗的影响。在一项纳入 129 例早期 PsA 患者的研究中，最初为多关节型的 77 例患者中有 53 例在两年后被重新评估病情：其中 26 例（49%）转为寡关节型，19 例（36%）仍为多关节型，12 例（23%）达到临床缓解[14]。

银屑病关节炎分类（ClASsification criteria for Psoriatic ARthritis，CASPAR）研究对疾病亚型进行了重新分型[19]。该多中心研究纳入 588 例 PsA 患者和 536 例对照，其中约 63% 的患者为多关节型，仅 13% 的患者为寡关节型，这与先前 Wright 和 Moll 的研究结果不同，但与之后发表的许多研究结果相似。Wright 和 Moll 总结的其他三种关节受累类型更为少见。不足 5% 的患者为远端指（趾）间关节型，但远端指（趾）间关节受累可见于任一种临床亚型。无论是否进行了影像学检查，40%～70% 的 PsA 患者可出现脊柱受累，但脊柱关节炎为主型很少见[20]。脊柱受累的危险因素包括严重的外周关节炎和 HLA-B27 阳性[21]。此外，尽管随着时间推移可能有越来越多的患者因病情控制不佳出现关节破坏，但毁损型关节炎（一种与指端短缩相关的破坏性关节炎）相对罕见。银屑病和银屑病关节炎研究评价组（the Group for Research and Assessment of Psoriasis and Psoriatic Arthritis，GRAPPA）已就毁损型关节炎（arthritis mutilans）的临床和放射学特点取得广泛共识：毁损型关节炎的定义指外周关节受累，尤其手、足关节，而不包括中轴关节。单个关节的受累足以诊断毁损型关节炎，而关节破坏的快慢并不重要。临床和放射学

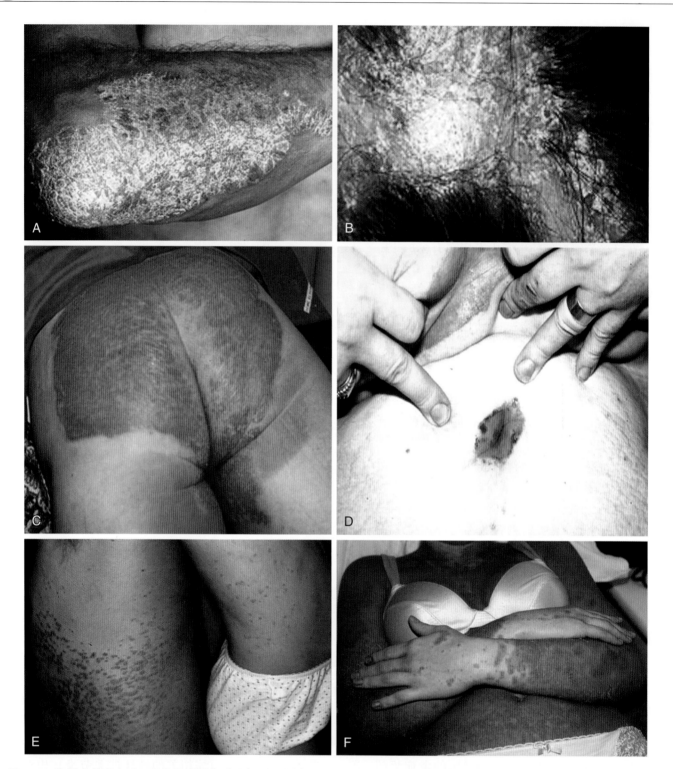

图 82-1　银屑病临床表型：斑块状银屑病（寻常型银屑病）。A 和 B．位于肘关节伸侧和头皮处；C．生殖器银屑病皮损；D．乳房下及脐处银屑病皮损；E．父子同患点滴型银屑病；F．躯干和上肢的红皮病型银屑病

特点对于诊断均很重要，但放射学特点敏感度更高。临床标准包括指（趾）端溶解、望远镜征和（或）连枷状关节（非关节半脱位所致）。放射学标准包括关节的两个关节面整体侵蚀和（或）铅笔帽征（pencil-in-cup sign），其中骨质溶解是标志性特点。尽管关节强直是严重关节破坏的标志，但并不属于毁损型关节炎的特征 [22]。

PsA 患者也常出现其他全身性炎症的表现，如休

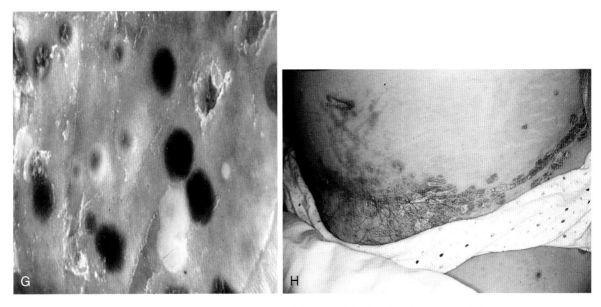

图 82-1（续） G．足部脓疱型银屑病；H．腹部手术伤口的 Koebner 现象

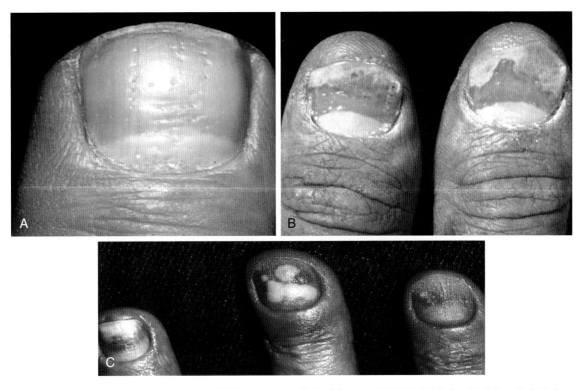

图 82-2 甲营养不良改变。A．指甲顶针样凹陷；B．指甲剥离；C．严重毁坏性改变：甲丢失、脓疱形成

息后僵硬及疲劳。一项关于疲劳的研究显示，疾病活动度、身体残疾、疼痛、精神压力等因素均可引起疲劳，合并纤维肌痛综合征和高血压则可进一步加重疲劳[23]。与其他核心预后指标相比，疲劳被认为是对各种变化较为敏感的独立预后指标[24]。

与 RA 相比，除银屑病皮损和甲营养不良改变外，PsA 的关节外病变并不常见。银屑病与眼部病变关系密切。PsA 通常早于银屑病眼部并发症出现，但也有例外情况。PsA 患者葡萄膜炎的发病率是一般人群的 3.5 倍[25]。PsA 患者合并葡萄膜炎通常累及前房，

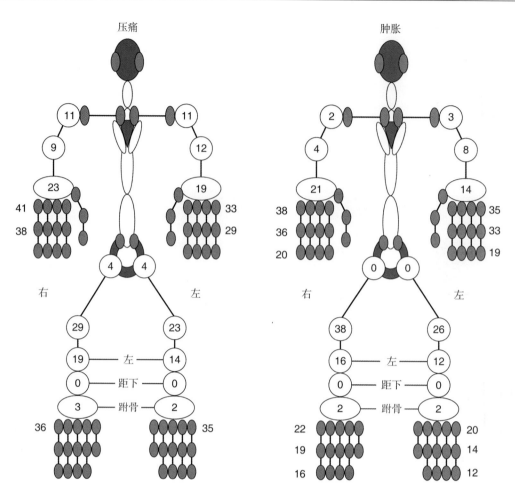

图 82-3 129 例早期银屑病关节炎患者外周关节压痛和肿胀的发生率（手远端指间关节和足近 / 远端趾间关节未做 Ritchie 关节指数压痛评估）

但后葡萄膜炎和全葡萄膜炎也可出现，且后者往往更加严重，可导致视力丧失。其他银屑病相关的眼部并发症包括结膜炎、干燥性角结膜炎和巩膜外层炎[26]。

无论与银屑病患者还是与一般人群相比，PsA 患者更常出现炎症性肠病。有研究发现，PsA 与克罗恩病和溃疡性结肠炎均相关，但另有研究发现 PsA 仅与克罗恩病相关。此外，中轴受累的 PsA 患者似乎更易出现亚临床炎症性肠病[27]。

PsA 患者可能更易发生肢端水肿或淋巴水肿。一项病例对照研究报道，21% 的 PsA 患者可出现上述表现，而对照组仅 4.9%（图 82-4A）[28]。PsA 患者也可出现淀粉样变，但较为罕见。

鉴别诊断

PsA 多样化的临床特征使诊断具有挑战性。虽然 PsA 通常表现为多关节炎或寡关节炎，但单关节炎也可作为首发表现。对于单关节炎表现的患者，尤其症状为急性起病时，须警惕感染性关节炎的可能。此外，晶体性关节病也常表现为单关节病变，而最佳鉴别方法是关节液的晶体分析。但 PsA 患者血尿酸水平在也可增高，这增加了鉴别的难度。

有助于鉴别 PsA 和 RA 的关节特征包括指（趾）炎、远端指间关节受累及附着点炎（表 82-1；图 82-4）。此外，因 RA 脊柱受累不常见，对于出现炎性腰背痛或经 X 线片、MRI 证实骶髂关节炎的患者，应高度怀疑 PsA。PsA 无类风湿结节及 RA 的其他全身表现，也有助于对两者进行鉴别。

PsA 与其他脊柱关节炎的鉴别也很重要。指（趾）炎是反应性关节炎的特点之一，且反应性关节炎的掌跖脓疱样皮疹（溢脓性皮肤角化症）可能在临床上和组织学上均难以与脓疱型银屑病区分（图 82-1G）。与典型的强直性脊柱炎相比，脊柱受累的 PsA 患者，骶髂关节炎以单侧更为多见，X 线的脊柱病

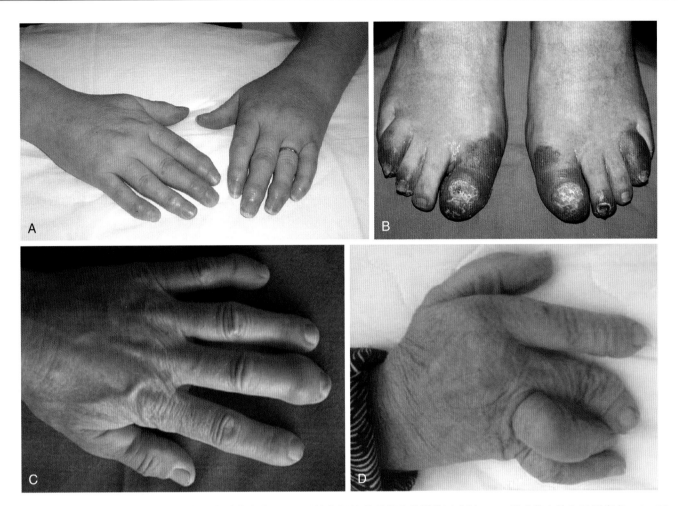

图 82-4　外周关节病变类型：非对称性多关节病变。A．远端指间关节受累和前臂淋巴水肿；B．趾炎伴皮肤和趾甲病变；C．远端指间关节受累；D．毁损型关节炎

表 82-1　用于鉴别银屑病关节炎和类风湿关节炎的临床特征		
	银屑病关节炎	类风湿关节炎
银屑病	+	−
对称	+	++
非对称	++	+
附着点病变	+	−
指（趾）炎	+	−
甲营养不良	+	−
人类免疫缺陷病毒（HIV）相关性	+	−

变也多为非对称性。以远端指间关节受累为主的 PsA 有时与骨关节炎难以鉴别，是否存在前文所述的 PsA 其他临床特征有助于临床医师做出正确的诊断。

目前已有多种可用于筛查银屑病患者是否患有关节炎的方法，这有助于皮肤科医师和内科医师识别 PsA。一项头对头研究比较了其中三种筛查量表，即银屑病关节炎的筛查与评估（Psoriatic Arthritis Screening Evaluation，PASE）量表、银屑病流行病学筛查工具（Psoriasis Epidemiology Screening Tool，PEST）和多伦多银屑病关节炎筛查（Toronto Psoriatic Arthritis Screen，ToPAS）量表，结果表明三者的筛查效能差异不大[29]。此外，该研究显示上述三种量表的特异性均相对较低（29.7% ~ 38.5%），常常可能将其他风湿性疾病（尤其是骨关节炎）误认为 PsA。临床实践中最常使用 PEST，但其可能会漏诊以脊柱或附着点受累为主要表现的患者[8]。

实验室检查

目前 PsA 尚缺乏诊断性实验室检查。尽管类风湿因子阴性是 PsA 有别于 RA 的一个重要特点，但低滴度类风湿因子阳性仍可见于 5%～16% 的典型 PsA 患者。最初认为，抗瓜氨酸化蛋白抗体（citrullinated protein antibodies，CPA）是诊断 RA 的特异性抗体，但现在已经认识到该抗体也可见于约 5% 的 PsA 患者[30]。在更具确诊意义的检查出现之前，对这些患者进行准确的分类诊断颇有困难。急性时相标志物，如红细胞沉降率（erythrocyte sedimentation rate，ESR）、C 反应蛋白（C-reactive protein，CRP）和血清淀粉样蛋白 A，在 PsA 患者都可升高，但不像 RA 那样普遍，升高的幅度也较小。在多关节受累的患者中，这些指标的升高尤为突出，且提示预后不佳[31]。

影像学特征

尽管肌肉骨骼超声（musculoskeletal ultrasound，MSUS）和 MRI 等影像学技术在关节炎（包括 PsA）中的应用已取得了重大进展，但 X 线片仍为评估 PsA 外周关节骨质改变的"金标准"。

X 线片

高达 47% 的 PsA 患者在发病两年内出现关节侵蚀[14]。典型的影像学特征有助于鉴别患者的临床类型（图 82-5）。这些特征包括：非对称性关节受累；指（趾）间关节受累，同时伴有骨侵蚀与骨吸收，有时可形成典型"铅笔帽"畸形；关节间隙狭窄或附着点受累，常伴有骨刺形成或骨膜炎；脊柱受累，但与典型的强直性脊柱炎相比程度较轻，且多为非对称性。

PsA 早期放射学进展缓慢，2 年间改良 Sharp 侵蚀评分均值（手部包括远端指间关节）从 1.2 增加到 3[14]。Larson 和 Sharp 评分系统都已应用于本病的评价，但这两个系统均非专为本病制订，也未得到广泛验证。其他被用于 PsA 的评分系统还包括改良 Sharp 评分（MSS）、改良 Sharp/van der Heijde 法（SHS）、改良的 Steinbrocker 法和银屑病关节炎 Ratingen 评分法。除了 Ratingen 评分法，上述其他评分方法均被设计用于 RA 且已被验证，随后经过改良用于 PsA 的评估。现有的放射学评估方法都不具备足够的可行性和对放射学变化的敏感性，从而不易于在大型纵向观察性研究中应用[32]。

肌肉骨骼超声

许多 MSUS 方法均有助于 PsA 的诊断，并且随着血流成像技术（特别是能量多普勒超声）的进步，MSUS 很可能有更大的应用价值（图 82-6）。已有研究证实 MSUS 对早期 PsA 患者亚临床滑膜炎的诊断比临床查体更为敏感。在一项研究中，96% 的患者至少一个关节存在亚临床滑膜炎，这导致大多数临床诊断为寡关节炎的患者被重新归类为多关节炎[33]。而这可能导致预后判断和治疗发生巨大变化。MSUS 已经被用作滑膜炎治疗反应的客观监测手段[34]。

附着点炎 MSUS 的表现包括附着点增厚、低回声改变、能量多普勒超声显示血流增多、腱鞘炎、骨侵蚀或附着点骨赘形成[35-36]。MSUS 用于检测下肢附着点病变比临床查体更为敏感。在早期 PsA 中，亚临床附着点异常的 MSUS 检出比很高，且不依赖于临床查体和症状[36-37]。

MSUS 也可用于指（趾）炎的研究，并发现指（趾）炎同时存在滑膜和腱鞘的炎症[16-17]。最后，MSUS 引导下的小关节和附着点处穿刺或注射在 PsA 患者中也颇具应用价值。

磁共振成像

MRI 研究为探索 PsA 发病机制提供了新的认识。基于 MRI 可见明显的附着点相关骨髓水肿，研究人员提出[38]，与 RA 不同，PsA 是以附着点受累为基础的疾病。MRI 能够全方位了解关节受累情况（包括附着点炎），但 MRI 可否作为 PsA 的常规检查仍有待商榷。脊柱或骶髂关节 MRI 对 PsA 的诊断大有裨益，尤其有助于判断是否存在活动性中轴病变[39]。一项 MRI 评分系统（PsAMRIS）可用于评估 PsA 患者外周关节炎症和破坏的程度，其初步研究结果显示具有较好的应用前景[40,41]。

其他影像学检查

其他影像学检查手段，例如 CT 或闪烁显像法，已经在很大程度上被 MRI 所取代。尽管显微 CT 在检测近关节骨面的形态学改变方面表现卓越[42]，但目前 CT 主要应用于患者存在 MRI 检查禁忌或者不具备 MRI 设备时。正电子发射断层扫描（PET）可

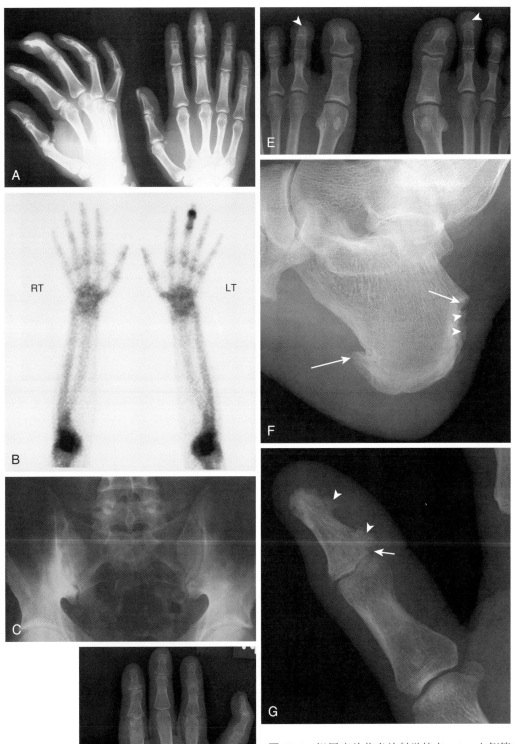

图 82-5 银屑病关节炎放射学特点。A. 左侧第三远端指间关节单关节炎，可见明显新骨形成。B. A 图中同一患者的骨扫描。C. 非对称性右侧骶髂关节炎。D. 毁损型关节炎。严重结构破坏：多发骨侵蚀和"铅笔帽"畸形。E. 肢端骨溶解。双侧第二趾远端趾骨破坏（箭头）。F. 附着点炎。跟骨侧位片显示跟骨背侧跟腱附着处巨大侵蚀（大箭号），伴有骨膜新骨形成（箭头），可见跟骨跖面巨大骨刺（小箭号），提示跖筋膜起始处附着点病变。G. 骨膜炎。拇指 X 线片显示远端指骨的基底部边缘骨侵蚀（箭号），该节指骨的表面可见大量不规则骨膜新骨形成（箭头）。RT，右；LT，左（Courtesy Dr. Robin Gibney and Dr. Eric Heffernan.）

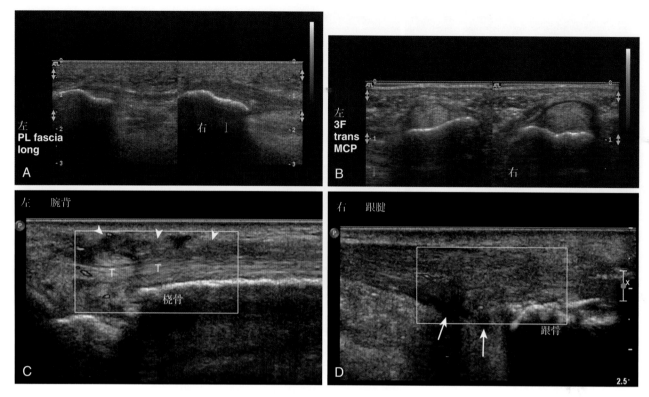

图 82-6 银屑病关节炎的超声特征。A. 与左侧对比，右侧跖筋膜增厚。B. 左手第三掌指关节横断面显示右侧腱鞘滑膜炎。C. 伸肌腱鞘滑膜炎。腕背纵向超声图像显示指伸肌腱周围（T）伸肌腱鞘分叶状、高回声增厚（箭头）。多普勒显示增厚的腱鞘内血流增多（红色及橘红色信号）。D. 跟骨后滑囊炎和附着点炎。纵向超声图像和多普勒显示跟骨后滑囊高回声增厚（箭头），深入到显著增厚的跟腱远端。肌腱内可见异常血流信号，提示存在血管新生。亦可见肌腱附着处侵蚀导致的跟骨皮质不规则（Courtesy Dr. Robin Gibney and Dr. Eric Heffernan.）

用于发现 PsA 的早期病变。一项研究显示：1/3 的银屑病患者在 PET-CT 上可出现无症状性附着点炎[43]。另外一项探索性研究使用高分辨（18F）PET 分析了 PsA 远端指间关节的骨代谢情况与骨关节炎和健康关节之间的差异，结果显示，与骨关节炎相比，PsA 患者在附着点、骨膜和远节指骨粗隆处对（18F）的摄取率更高[44]。

536 例对照的分析，发表了新的分类标准（表 82-2）。这些标准已经在多个前瞻性和回顾性研究（包括早期 PsA 患者）中得到了很好的验证[45]。临床研究表明，CASPAR 标准的特异性为 0.987，敏感性为 0.914。目前队列研究或随机对照试验中患者的纳入标准推荐使用 CASPAR 标准，以确保患者的均质性。单个患者诊断流程见图 82-8。

诊断和分类标准

PsA 诊断具有挑战性，缘于目前尚无诊断标准和诊断性检查，且该病具有很强的异质性。但简而言之，PsA 可视为在银屑病基础上发生的类风湿因子阴性的关节炎。大多数 PsA 患者符合这种简单的定义。关节炎可主要累及脊柱，也可仅累及附着点部位。15% 的患者银屑病可出现于关节炎症状之后，且部分患者可出现类风湿因子低滴度阳性。鉴于上述情况，CASPAR 研究小组基于对 588 例 PsA 患者和

临床转归及结局

生物制剂的有效性显著改变了 PsA 的疾病进程，因此，生物制剂前时代的研究对了解该病的自然病程颇有帮助。对 5 个该时期的队列进行研究发现[14,46-49]，患者的平均病程为 6 ~ 12 个月，银屑病的平均发病年龄为 27 ~ 31 岁，关节炎的平均发病年龄为 38 ~ 52 岁。总体而言，皮肤病变严重程度与 PsA 发病之间无明显关系；手、足小关节最常受累；约 1/3 患者出现远端指间关节受累，常伴甲病变（占

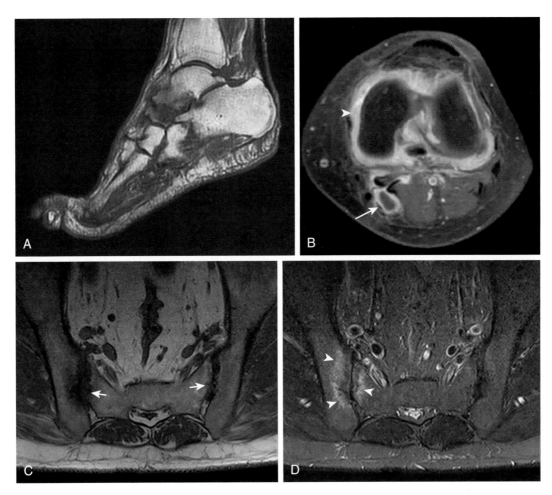

图 82-7　A．左足 MRI T1 加权像显示距骨和舟骨的严重病变伴骨髓水肿。B．膝滑膜炎。增强 MRI 横断面压脂 T1 加权像显示滑膜弥漫性重度增厚（箭头），滑膜炎延伸至腘窝形成小的贝克囊肿（箭号）。C．非对称性骶髂关节炎。横断面 T1 加权像显示右侧骶髂关节周围硬化（低信号）和双侧侵蚀（箭号）。D．与 C 图为同一患者，横断面显示右侧骶髂关节面骶骨和髂骨均可见明显骨髓水肿（箭头），左侧骶髂关节轻微骨髓水肿（Courtesy Dr. Robin Gibney and Dr. Eric Heffernan.）

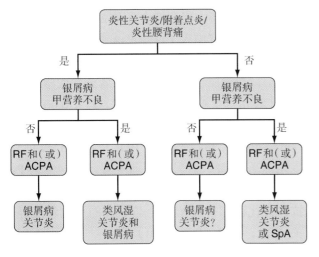

图 82-8　银屑病关节炎诊断流程图。部分患者表现为银屑病关节炎的典型关节症状而无皮肤或甲病变，只能在其出现银屑病后方可确诊为银屑病关节炎。ACPA，抗瓜氨酸化蛋白抗体；RF，类风湿因子；SpA，脊柱关节病

2/3）；约 1/3 患者出现指（趾）炎及附着点炎；脊柱受累总体发生率为 20%，但单纯脊柱受累发生率仅 2%～4%。在随访当中，大多数患者病情持续进展，约 47% 的患者在两年内出现关节侵蚀 [14]。疾病进展的标志包括多关节病变及红细胞沉降率增快。生物制剂治疗可有效抑制放射学进展 [50-52]。

不同研究中报道的 PsA 死亡率和发病率差异较大。早期研究显示，与一般人群相比，PsA 患者的死亡率更高 [53]。然而近期一项基于人群的大型研究表明，PsA 患者的死亡率并未增加 [54]。这些差异可在一定程度上反映近 20 年 PsA 在诊断和治疗方面取得了进步，但也可能与研究对象的不同有关（如：初级诊疗中心 vs. 二级诊疗中心）。

表 82-2　银屑病关节炎 CASPAR 分类标准

炎性关节病（关节、脊柱或附着点）+ 以下项目
评分 ≥ 3 分

1. 银屑病相关证据（a、b、c 之一）
   a. 现患银屑病 *：目前存在由风湿科医师或皮肤科医师判定的银屑病皮损或头皮病变
   b. 银屑病个人史：患者本人、家庭医生、皮肤病医师、风湿科医师或其他有资质的医疗保健者提供的银屑病病史
   c. 银屑病家族史：患者提供的一级或二级亲属的银屑病病史

2. 银屑病性甲营养不良：就诊时发现典型的银屑病性甲营养不良，包括指甲剥离、指甲凹陷和过度角化

3. 类风湿因子阴性：依照当地实验室参考范围，采用除胶乳法之外的任何方法（首选酶联免疫吸附试验或比浊法），类风湿因子的检测结果为阴性

4. 指（趾）炎（a 或 b 之一）
   a. 当前存在整个手指（足趾）肿胀的指（趾）炎表现
   b. 病史：风湿科医师记录的指（趾）炎病史

5. 关节周围新骨形成的影像学证据：手足平片可见关节周围边界不清的骨化（而非骨赘形成）

* 现患银屑病的评分为 2 分，其他各项评分均为 1 分
CASPAR 标准特异性 0.987，敏感性 0.914
CASPAR，银屑病关节炎分类

银屑病关节炎的并发症

心血管疾病

现已明确，局部和全身性炎症均在动脉粥样硬化的发病中发挥重要作用[55]。PsA 患者心血管疾病的发病率和死亡率均有所增加。"银屑病进行曲"（psoriatic march）这一概念的提出，基于全身性炎症导致胰岛素抵抗，进而诱发内皮细胞功能障碍，从而导致动脉粥样硬化，最终引起心肌梗死或脑卒中这一系列过程[56]。在 PsA 横断面和纵向前瞻性的队列中，心肌梗死、缺血性心脏病、高血压、糖尿病和血脂异常的发生风险均明显增加[57,58]。

在 PsA 患者中，动脉粥样硬化标志物对心血管疾病风险的预测效果不佳。亚临床颈动脉粥样硬化与炎性关节炎患者的心血管风险相关。多个研究通过测量颈动脉内膜 - 中膜厚度（carotid intima-media thickness，cIMT）评估 PsA 患者的亚临床颈动脉粥样硬化，发现银屑病和 PsA 患者的 cIMT 均高于一般人群。另有研究[59]通过测量 cIMT 和颈动脉总斑块面积（total plaque area，TPA）两种亚临床动脉粥样硬化指标，对 125 名 PsA 患者和 114 名单纯银屑病患者的亚临床动脉粥样硬化程度进行比较，作者认为 PsA 患者的亚临床动脉粥样硬化程度更重，因其颈动脉 TPA 高于单纯银屑病患者 [TPA（面积 mm^2 的平方根）3.33±3.34 vs. 2.43±2.72，$P = 0.03$]，但两组间 cIMT 无明显统计学差异。研究人员应用冠状动脉 CT 血管成像评估 PsA 患者的冠状动脉斑块，结果显示 PsA 的疾病活动和严重程度可能比传统的危险因素更能预测冠状动脉斑块[60]。近期一项研究发现，银屑病患者经 TNFi 治疗后，男性患者的颈动脉斑块减少，男性和女性患者的血管炎症均可得到改善[61]。

PsA 合并心血管并发症的系统综述表明，与一般人群相比，PsA 患者心血管疾病的患病率及心血管危险因素的患病率均增加[62]。值得注意的是，在评估心血管疾病及并发症时，我们必须仔细鉴别是由银屑病本身引起的并发症，还是由并存的心血管危险因素或关节炎治疗导致的并发症。欧洲抗风湿病联盟（European League Against Rheumatism，EULAR）已经发表了针对炎性关节炎患者心血管风险管理的循证指南[63]。

糖尿病和代谢综合征

PsA 患者肥胖、代谢综合征及 2 型糖尿病的患病率更高。一项研究纳入 109 例 PsA 患者，并选取 699 例 RA 患者及 122 例强直性脊柱炎患者作为对照组，结果显示，与对照组相比，PsA 患者合并代谢综合征的校正 OR 值为 2.44（1.48 ~ 4.01，$P < 0.001$），且合并中心型肥胖、糖耐量异常、低高密度脂蛋白胆固醇（high-density lipoprotein，HDL）血症的校正 OR 值也均显著增加[64]。另一项研究显示，44% 的 PsA 患者合并代谢综合征，16% 的 PsA 患者合并胰岛素抵抗，且代谢综合征的发生与 PsA 的严重程度显著相关（OR，4.47；$P < 0.001$）[65]。一项使用英国大型全科医学数据库——健康改善网络（The Health Improvement Network，THIN）的研究对 PsA、银屑病和 RA 患者发生糖尿病的风险进行了评估，结果显示，PsA 患者患糖尿病的总体风险增加。年龄和

性别匹配的糖尿病 HR 在 PsA 患者中为 1.72（95% CI，1.46 ~ 2.02），在银屑病患者中为 1.39（95% CI，1.32 ~ 1.45），在 RA 患者中为 1.12（95% CI，1.01 ~ 1.25）。在校正 BMI、吸烟、饮酒、基线糖皮质激素使用和伴发疾病后，PsA 的 HR 为 1.33（1.09 ~ 1.61），银屑病为 1.21（1.15 ~ 1.27），RA 为 0.94（0.84 ~ 1.06）[66]。

其他并发症

银屑病患者的脂肪肝患病率增加，而 PsA 患者更甚。银屑病患者非酒精性脂肪肝的发生风险增加与代谢综合征、高胆固醇血症、肥胖和银屑病严重程度相关[67]。此外，PsA 治疗药物也可导致肝脏疾病，尤其常见于甲氨蝶呤和来氟米特。而且，合并肝病会使治疗决策变得更为复杂。

一些研究发现，PsA 患者发生骨质疏松症的风险增加[68]，尤其是接受过全身性糖皮质激素治疗的患者风险更高。

抑郁症和焦虑症在 PsA 患者中较为常见。失业、较高的活动性炎性关节计数和较高的医生整体评分可能增加抑郁症的风险[69]。

预后评估

由于该病本身的异质性及临床表现多样 [如关节炎、银屑病、附着点炎、指（趾）炎等]，临床试验中 PsA 治疗反应的评估较为复杂。这也是 GRAPA 和类风湿关节炎临床试验预后评估组（Outcome Measures in Rheumatoid Arthritis Clinical Trials，OMERACT）的成员们一直专注的领域。迄今为止，许多已用于临床试验的评价方法均借鉴于 RA，但并未得到验证。临床试验必备的核心评估项目近期得以更新，除这些核心项目外，有一些项目虽重要但并非临床试验必需，另外还有些项目尚需进一步评估（图 82-9）[70]。此外，其中多个项目的评估工具仍亟待完善和验证，如银屑病严重性评估指数（Psoriasis Assessment Severity Index，PASI）仍存在公认的局限性[71]。但关于指（趾）炎和附着点炎的评估工具已被提出且经过了验证[72-73]。

在临床试验中，许多复合评分系统 [例如美国风湿病学会（ACR）20，ACR50，ACR70，EULAR 的

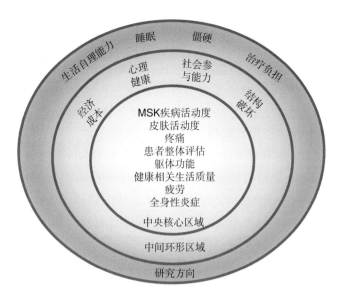

图 82-9　银屑病关节炎核心评估项目图（2016 年更新版）。MSK 疾病活动度包括外周关节炎、附着点炎、指（趾）炎和脊柱症状；皮肤活动度包括皮肤和指甲病变；患者整体评估定义为患者报告的与疾病相关的健康状况。中央核心区域内的项目是所有 PsA 随机对照试验（randomized controlled Trials，RCTs）和纵向观察研究（longitudinal observational studies，LOS）所必需评估的。中间环形区域内的项目是重要但并非所有 RCTs 和 LOS 所必需的。外层环形区域（研究方向）包含的项目是可能重要，但重要性尚须进一步研究

疾病活动度评分（DAS）] 被应用于 PsA 的评估，其中多数借鉴于 RA，且尚未在 PsA 中得到广泛验证。PsA 疗效标准（Psoriatic Arthritis Response Criteria，PsARC）是针对 PsA 设计的评分系统，也已应用于大量研究，但仍未经过广泛验证，且被认为特异度和敏感度可能不高[74]，目前尚需大量工作以制定有效且敏感的复合评估工具。复合评估工具是一种可评估所有相关临床转归指标的一种方法。理想情况下，复合指数应同时具备实用性、可行性、有效性及临床相关性。此外，它也应能评估疾病活动度及治疗反应。

目前有两个复合评估工具可用于 PsA 关节症状的评估。一个是基于反应性关节炎疾病活动指数（activity index for reactive arthritis，DAREA）改进的银屑病关节炎疾病活动指数（disease activity index for psoriatic arthritis，DAPSA），其建立源于一个临床队列，并由临床试验的数据进行验证。DAPSA 包含以下指标：压痛关节数（0 ~ 68）、肿胀关节数（0 ~ 66）、CRP 水平（mg/dl）、患者疼痛 VAS（0 ~ 10）和患者整体疾病活动度 VAS（0 ~ 10）[75]。另一个是加

权的关节反应指数，即银屑病关节炎关节活动度指数（psoriatic arthritis joint activity index，PsAJAI），其源于一项生物制剂治疗 PsA 的随机、安慰剂对照试验[76]，反映 PsA 关节受累状况，包括关节计数、CRP 水平、医生对疾病活动的整体评估、疼痛、患者对疾病活动的整体评估以及 HAQ。

目前有以下三个基于 PsA 临床表型的评估方法。第一个是银屑病复合活动指数（composite psoriatic disease activity index，CPDAI），其围绕以下 5 个方面进行评估：外周关节、皮肤、附着点、指（趾）炎和脊柱表现[77]。该评估工具可评估每个方面的疾病活动度及其对患者功能和健康相关生活质量的影响，最终 5 个方面的评分总和即总体的复合评分（范围 0 ~ 15）。该评估工具已在一组大型临床试验数据（Psoriasis Randomized Etanercept Study in Subjects with Psoriatic Arthritis，PRESTA）中得到验证。不同于 DAPSA，CPDAI 可区分出依那西普两种不同剂量治疗反应的差异，这表明 CPDAI 灵敏度更高，不仅可以识别出关节和患者整体评估方面的变化，而且对皮肤、附着点炎和指（趾）炎的病情变化更为敏感[78]。第二个是 Grappa 综合评价项目（Grappa Composite Exercise，GRACE）[79]，衍生于一项纵向研究中的两种 PsA 复合疾病活动度评价工具：银屑病关节炎疾病活动度评分（psoriatic arthritis disease activity score，PASDAS）和期望函数的算数平均值（arithmetic mean of desirability functions，AMDF）。PASDAS 是一个采用线性回归及医师定义的疾病活动度界值的加权指数，包括患者和医生对疾病活动的整体评估、压痛和肿胀关节数、指（趾）炎和附着点炎、MOS-SF36 躯体功能评分和 CRP。AMDF（已更名为 GRACE 工具）是一种基于评分转换的复合指数，整合了皮肤和关节的评价及其相应躯体功能，具体项目包括压痛关节数、肿胀关节数、患者皮肤 VAS、患者关节 VAS、患者整体 VAS、HAQ、银屑病关节炎生活质量评分（PsAQoL）工具和 PASI。这两种工具都表现良好，可区分活动性疾病和非活动性疾病，但在寡关节炎亚组和严重皮肤病亚组区分能力较差。有学者应用 GO-REVEAL 研究中的数据对比 PASDAS、AMDF、CPDAI 以及 DAPSA 在临床试验中的表现，发现这 4 种评分工具都可区分治疗组和安慰剂组。此外，PASDAS、AMDF 和改良的 CPDAI 除了能较好地评估关节受累，也能较好地反映皮肤、

附着点炎和指（趾）炎等病变情况。这些复合指标在外在、内涵、聚合效度及对变化的响应等方面均有较好的表现，然而，这些指标还需在信度研究中进行进一步检验[80]。最后一个是 PsAID 调查问卷，该问卷在一项包含 13 个国家的国际横断面和纵向研究中得以完成和验证。这是两份初始加权患者问卷，用于评估 PsA 对患者生活的影响。一份用于临床试验，包含 9 个评估项目；另一份应用于临床实践，包含 12 个评估项目。这些评估项目包括疼痛、疲劳和皮肤问题、参加工作和业余活动的能力、功能、不适、睡眠障碍、应对能力和焦虑问题。同时，尴尬和（或）羞愧、社交和抑郁也纳入了临床实践问卷[81]。

最小疾病活动标准（minimal disease activity criteria，MDA）也被提出并得到验证[82]。MDA 提供了一种简单的方法来评估可接受的患者疾病活动状态。MDA 作为一种疾病活动状态其定义已被 OMERACT 通过，且考虑到目前治疗的可能性和局限性，医患双方均将其视为治疗有效的目标。MDA 将缓解和低疾病活度作为可接受的治疗目标。但它不仅可被用作治疗目标，还能作为反应指数。PsA 患者符合以下 7 项标准中的 5 项时被认为达到 MDA：

1. 压痛关节数 ≤ 1
2. 肿胀关节数 ≤ 1
3. PASI ≤ 1，或者体表面积（BSA）≤ 3
4. 患者疼痛视觉模拟量表（VAS）≤ 15
5. 患者整体活动度 VAS ≤ 20
6. 健康评估问卷（HAQ）≤ 5
7. 压痛附着点 ≤ 1

MDA 虽然对评估疾病状态帮助很大，但也存在一定局限性。比如，部分 PsA 患者虽满足 MDA 标准，但仍可能存在持续严重的银屑病皮疹。目前，PsA 的疾病缓解标准正在制定，但如前所述，该病本身的异质性使得制定公认的缓解标准充满挑战[83]。该领域亟须进一步研究。

发病机制

大量研究对 PsA 发病机制中的关键因素进行了探索，包括遗传因素、感染或创伤、动物模型或受累部位、细胞因子等免疫系统的组成成分。尽管对 PsA 发病因素的探索已经取得很大进展，但总体而言，人们对该病的发病机制仍然知之甚少。

遗传因素

银屑病和 PsA 的家族聚集现象已经得到广泛认识。针对银屑病双胞胎患者的研究显示单卵双胎均患病的概率较高[84]。这种银屑病遗传聚集现象已经得到了广泛研究，但对 PsA 的研究却很少。目前对 PsA 的研究通常仅作为银屑病大型队列研究的一个子集，PsA 临床类型的多样性并未得到充分认识。早期的研究集中在 6 号染色体上的主要组织相容性复合体（major histocompatibility complex，MHC），而最近的一些全基因组关联研究（genome-wide association studies，GWAS）则揭示了非 MHC 位点也可参与疾病发病。

人们早已认识到银屑病与 MHC 中人类白细胞抗原（HLA）C 区之间显著相关，但这种联系究竟是 HLA-C*06 本身（见于约 60% 的银屑病患者），还是 HLA-C*06 的一个端粒区域仍然存在较多争议。Elder[85] 明确指出银屑病的 HLA 易感区域为 HLA-C*06，这一基因通常与其他 HLA-B 等位基因如 HLA-B57、HLA-B37、HLA-B13 之间存在连锁不平衡的现象。HLA-C*06 常与银屑病的早年发病（Ⅰ 型银屑病，< 40 岁）相关，且病变更广泛、更严重。多项研究[86-87]发现 PsA 患者 HLA-C*06 的阳性率低于银屑病患者（28.7% vs. 57.5%，$P < 0.001$）。PsA 与 HLA-B*08、HLA-B*27、HLA-B*38 和 HLA-B*39 也有关联。研究发现，HLA-B*27：05：02 或 B*39：01：01 与 PsA 相关性更高，HLA-C*06：02 与 PsA 相关性低。总体而言，HLA-B*27：05：02 阳性的患者肌肉骨骼和皮肤症状发生率相似，发病时间也大致相同；然而，近 1/3 的 HLA-B*27：05：02 阳性的患者皮肤表现出现于肌肉骨骼症状之后，即无银屑病的 PsA。相反，对于 HLA-C*06：02 阳性患者，其皮肤表现和肌肉骨骼症状间隔时间可超过 10 年，HLA-C*06：02 似乎与严重皮肤病变高度关联，与延迟性轻度肌肉骨骼症状负向关联。

进一步的探索性研究发现，HLA-B*27：05 还与对称性骶髂关节炎、附着点炎和指（趾）炎密切相关。与此相反，HLA-B*08：01 主要与非对称性骶髂关节炎、关节融合、关节畸形和指（趾）炎有关。HLA-C*06 与非对称性骶髂关节炎呈负相关[88]。

上述发现提示银屑病与 MHC 的相关性集中在 HLA-C 区域附近，而关节症状与 MHC 的相关性则可能位于 HLA-B 区域内或其附近。英国一项 PsA 的大型队列研究发现 HLA-C*06 与 HLA-DRBI*07 之间存在连锁不平衡，且这两种等位基因可能与关节受累数目较少或关节破坏较轻相关（Pauline Ho，个人交流，2007）[89]。

人们对银屑病及 PsA 患者 MHC 区域内的其他基因也进行了研究。肿瘤坏死因子（TNF）启动子多态性或与 TNF 存在连锁不平衡的基因可能会增加银屑病及 PsA 的易感性，进一步的深入研究发现早期 PsA 患者病情进展与 TNF-308 A 等位基因有关[90]。研究者指出在携带 HLA-C*06：02 基因的银屑病患者中，MHC Ⅰ 类分子相关基因 A（MICA）-A9 的多态性可增加患病风险，尤其是在多关节病变方面[91]。MICA-A9 多态性与 HLA-B 等位基因（B*57：01，B*38：01）存在连锁不平衡有关。上述结果提示 MICA 基因或其他邻近区域的基因可能参与了 PsA 的发展。

GWAS 是识别与特定疾病相关遗传易感性区域的有力工具。银屑病患者的全基因组扫描发现 4 号、6 号、17 号染色体上存在非 MHC 的易感区，也被称为 PSORS 区。迄今为止，该区尚未发现候选基因。

PsA 的 GWAS 研究已证实该病与 HLA-C 和 IL-12B 有关，也发现了 6 号染色体短臂上的一个新的易感区域 TRAF3IP2，该区域编码的蛋白质参与了 IL-17 的信号转导过程，并与 Rel/ 核因子（NF）-κB 转录因子家族成员相互影响[92-93]。进一步的全基因组研究[94]为 REL 基因位点参与 PsA 易感性提供了重要证据，并证实了先前报道的与寻常型银屑病的关系。在编码 c-Rel 的 REL 位点附近的 2p16 上还检测到 PsA 与单核苷酸多态性（SNP；rs13017599）之间存在着显著的全基因组相关性（rs13017599，$P=1.18 \times 10^{-8}$ OR, 1.27，95% CI, 1.18 ~ 1.35）。最后，研究人员在一项病例对照研究中发现，5q31 是一个专门针对 PsA 的易感位点[95]。

环境因素

尽管机制不明，但大量临床观察均支持环境因素在触发银屑病或 PsA 患者的皮肤或关节病变方面的作用。人们很早就认识到儿童点滴状银屑病与链球菌前驱感染之间强烈的相关性[96]。有人提出，这种关联性可能与链球菌超抗原有关。一些研究人员在 PsA

患者滑液组织样本中发现了细菌抗原，但这与非炎性对照组之间并无显著差别[97]。

据报道，约有 52% 的银屑病患者可出现 Koebner 现象（图 82-1H）。Koebner 现象是指银屑病患者无病变处皮肤创伤后产生新的银屑病病变的现象。有人提出创伤还可能会触发关节炎，随即"深部 Koebner 现象"一词也被提出。一项病例对照研究显示，既往创伤与 PsA 的发病密切相关[98]。

在一般人群中，吸烟与银屑病和 PsA 的相关性已得到公认。然而，矛盾的是，有研究提示，对于已确诊银屑病的患者，吸烟与 PsA 的发生呈负相关[98-99]。尚需进一步的前瞻性研究来阐明吸烟在银屑病进展中的确切作用。

最后，大量临床观察性研究报道了应激与银屑病恶化之间的联系。因此，应激与 PsA 之间可能也存在类似的相关性，但尚未经过系统性的验证。

动物模型

尽管脊柱关节炎可见于多种灵长目动物，但啮齿类动物模型已被证明更有助于阐明致病机制。HLA-B*27 转基因大鼠可出现类似于 PsA 疾病表型的皮肤、指甲和关节表现[100]。喂养于无菌环境的 HLA-B*27 转基因大鼠并不出现关节病变。缺乏 MHC Ⅱ类分子基因的小鼠可出现皮肤、关节病变，但仅局限于远端趾骨，并伴有受损趾的皮肤、甲病变[101]。不同窝别但同笼喂养 12 周的成熟雄性 DBA/1 小鼠也可出现远端趾骨和甲的病变[102]。这些模型中可观察到趾炎、骨膜炎、强直性附着点炎。

最后，一项研究显示，正常人皮肤和银屑病患者未受累的皮肤均表达 JunB 蛋白，而病变皮肤表达该蛋白明显减少[103]。小鼠模型中 JunB 和 c-Jun 表达缺失可 100% 导致皮肤和关节病变，其临床和组织学表现型与人类银屑病和 PsA 高度一致。该作者的进一步实验表明，关节病变（而非皮肤病变）需要 T 细胞、B 细胞以及完整的 TNF 受体 1 信号转导过程的参与。

免疫病理学

PsA 主要的病理学改变发生于皮肤、滑膜、附着点、软骨和骨。皮肤和滑膜的病理生理学特征已十分清楚，但关于附着点的研究较少。研究显示 PsA 患者软骨 - 血管翳交界处存在破骨细胞，循环血中也可见大量破骨细胞的前体细胞。若能在滑膜 - 软骨 - 骨交界处进行类似 RA 的深入研究，有可能对 PsA 患者的关节破坏提供更有价值的信息。

皮肤

银屑病受累皮肤的特征性改变包括表皮的过度增生、真皮乳头层单个核白细胞浸润、角质层中性粒细胞浸润以及各亚群树突状细胞增加[104]。表皮中 T 细胞亚群主要为 $CD8^+$ T 细胞，而真皮层则 $CD4^+$ 和 $CD8^+$T 细胞皆有。皮肤病变部位的大部分 T 细胞可表达地址素（一种皮肤淋巴细胞抗原），这与 PsA 患者循环 T 细胞和炎性滑膜中浸润的 T 细胞不同[105]。最后，银屑病患者的血管改变非常明显，主要表现为浅表血管的增生和扩张。

滑膜

许多关于 PsA 滑膜病理学的早期研究均强调了显著的血管改变。在第一个比较 PsA 和 RA 滑膜组织的研究中，定量免疫分析证实了这种显著的血管改变，并发现 PsA 滑膜中的血管数显著增加[106]。PsA 滑膜衬里层增生并不显著，并且极少有巨噬细胞游走至滑膜并迁移到滑膜衬里层。T 淋巴细胞及其亚群数、B 淋巴细胞数均与 RA 相似。该实验虽然未对中性粒细胞浸润进行评价，但研究了两组患者黏附分子的表达情况，发现 PsA 患者 E- 选择素表达显著减少。其中许多现象得到了其他学者的证实。

一项研究[107]将包括 PsA 在内的脊柱关节炎患者的滑膜免疫病理学特征与 RA 进行了比较。作者通过半定量评分系统总结出脊柱关节炎的整体特征以及 PsA 作为其中一个单独亚类所具备的特征。血流增加、中性粒细胞数目增多（亦可见于银屑病皮肤病变）、$CD163^+$巨噬细胞浸润增加（组织巨噬细胞成熟的标志）是脊柱关节炎区别于 RA 的可靠指标。而 PsA 的少关节型与多关节炎型无显著区别。

关节镜下可发现 PsA 患者关节内存在大量的血管迂曲扩张，这或许能更直观地说明血管系统在 PsA 发病机制中所发挥的重要作用[108]。主要生长因子之间的相互作用是调控新血管形成的重要因素。在皮肤、滑膜组织中发现了多种生长因子，包括 TNF、转化生长因子（TGF）-β、血小板衍生生长因子（PDGF）、血管生成素（ANG-1、ANG-2）、血管内皮生长因子（VEGF）等[109-110]。上述因子的表达均出现于炎症早期，这可能是 PsA 的主要表现，而非机体对于缺氧的反应。该现象可能是因为内皮的激活存在遗传易感性，而这种遗传易感性最终导致了新生血管的形成和细胞迁移的增加。

有趣的是，有两项研究发现，患者滑膜组织 CD3[+] T 细胞浸润的变化与生物制剂治疗的临床反应相关[111-112]，且 CD3 浸润的变化也与 MRI 显示的滑膜炎相关。因此，CD3 浸润的变化或可作为治疗反应的组织学标记物。另外一项研究发现，PsA 患者经阿巴西普治疗后，滑膜组织中的 CD4[+] 调节性 T 细胞（Tregs）表达减少[113]。

附着点

Laloux 等[114] 描述了行关节置换术的脊柱关节炎（包括 PsA）患者的附着点部位的免疫病理学特征，并与 RA 进行了比较。尽管该研究样本量很小，但与 RA 患者相比，PsA 患者附着点处的 CD8[+]T 细胞表达持续升高。这些发现和已经熟知的 PsA 与 HLA Ⅰ 类分子抗原的关系相一致。这也与 PsA 患者滑膜液样本中出现活化及成熟 CD8[+]T 细胞相一致，但与 RA 的表现不尽相同[115]。与之不同的是，另外一项研究在超声引导下对早期脊柱关节炎 5 个急性附着点炎部位的活检证实：附着点部位存在炎症反应，表现为血流增多和以巨噬细胞为主的细胞浸润[116]。关于主要的浸润细胞类型上述研究并未得到一致的结果，仍需进一步探索。有假设认为，附着点产生的抗原可能会诱发邻近滑膜组织发生免疫反应，但迄今为止这个假设还缺乏足够的证据。同时，寻找附着点和皮肤共同的候选抗原或许能够提供其他有价值的信息。

细胞因子

与骨关节炎和 RA 相比，PsA 患者滑膜组织体外培养产生的 Th1 细胞因子（如 IL-2 和 γ- 干扰素）水平更高[117]。银屑病鳞屑中也发现这种 Th1 淋巴细胞优势的现象[118]。PsA 患者滑膜组织体外培养还产生高浓度的 IL-1 β 和 TNF 等细胞因子。但并未发现其产生 IL-4 和 IL-5，而 IL-10 在滑膜中高表达而在皮肤则不表达。免疫组化和基因表达技术显示，PsA 滑膜中细胞因子的表达情况也与此相似[119,120]。其他因

有细胞因子，如 IL-18 和 IL-15 亦可见于 PsA 患者滑膜组织，甲氨蝶呤治疗可下调其表达水平。

Th17 细胞的作用正逐渐被阐明，与 PsA 相比，Th17 细胞所发挥的重要免疫调节作用在银屑病中得到了更好的阐述。有研究分析了依那西普治疗后患者皮肤病变处基因的表达情况，结果显示，治疗有效组和无效组的 IL-1β 和 IL-8 表达均迅速下调，但仅发现治疗有效组的 IL-17 通路基因下调至基线水平[121]。另有研究发现，PsA 患者循环 Th17 细胞增加[122]，且其皮肤、滑膜组织及滑膜液中均发现 IL-17 升高[123]。有研究显示，与 RA 患者滑液相比，PsA 患者滑液中 IL-17[+]CD4 T 细胞（主要来源于 CD8[+]T 细胞）水平升高。此外，滑膜液中 IL-17[+]CD4[-] T 细胞的出现频率与 PsA 的血清学、临床、影像学指标及侵蚀性疾病状态有关[124]。研究发现：IL-12 和 IL-23 是 T 细胞分化至 Th1 和 Th17 的关键细胞因子，其基因多态性与银屑病及 PsA 易感性相关[125]，而抑制 IL-12/IL-23 共同亚单位 p40 可以使患者的皮肤和关节表现得到临床改善[126]，这些结果均进一步支持了 Th17 通路的重要作用。进一步的研究显示[127]，与健康对照组相比，PsA 和银屑病患者外周血分泌 IL-17 和 IL-22 的 CD4[+]T 细胞增多。银屑病患者与 PsA 患者中 IL-17[+]、IL-22[+]CD4[+]T 细胞的比例无明显差异。除了上述基因关联外，目前已有大量数据阐明了 IL-17/IL-23 轴在银屑病和脊柱关节炎小鼠模型中的作用。研究人员[128] 发现脊柱关节炎的炎症部位存在 IL-23R[+] 归巢细胞（之前未曾被鉴定），其可对 IL-23 快速产生炎症反应，并可在无 Th17 细胞参与的情况下快速诱发附着点炎症。这些研究进一步证实了 IL-17/IL-23 轴在银屑病和 PsA 中的核心地位。

PsA 患者的病变皮肤、滑膜及关节液中 TNF 水平均升高[117,129]。数项证据支持 TNF 是参与 PsA 关节病变的重要细胞因子。TNF 转基因小鼠可出现广泛的骨破坏，其病变类似于某些 PsA 患者。一项对 129 例早期 PsA 患者的研究发现，伴有关节侵蚀的患者更可能携带 TNF-308 A 等位基因，而该基因与 TNF 大量生成相关[90]。正如前文所述，免疫组化和基因表达研究均显示银屑病滑膜组织中 TNF 显著上调。对 8 例脊柱关节炎患者（其中 4 例为 PsA 患者）滑膜组织病理学分析发现，应用抗 TNF 单克隆抗体英夫利昔单抗治疗后，滑膜的血管数量、滑膜衬里层厚度、单核细胞浸润均较前减轻[130-131]。另一项研究发

现，PsA 患者经英夫利昔单抗治疗后，其滑膜中巨噬细胞浸润数目、CD31+ 血管区域、αvβ3+ 新生血管 / 荆豆凝集素阳性血管比例、VEGF 及其受体 KDR/flk-1（VEGFR-2）和 SDF-1 阳性血管均显著减少[132]。

基质金属蛋白酶和软骨破坏

PsA 患者的 X 线片常出现关节间隙变窄，提示软骨丢失。与 RA 相似，PsA 患者滑膜衬里层及衬里下层均可发现基质金属蛋白酶（matrix metalloproteinases，MMPs）及其组织抑制物（tissue inhibitors of MMPs，TIMPs）[133-134]。免疫组化研究显示，MMP-9 局限于血管壁，而 MMP-1、MMP-2、MMP-3、TIMP-1 和 TIMP-2 则表达于滑膜衬里层的细胞和间质内。经过抗 TNF 成功治疗后，血清 MMP-3 水平显著且迅速下降，提示该分子或可起到生物标记物的作用。另一项研究中，尽管 X 线片显示 RA 患者骨质侵蚀更为明显，但其与 PsA 患者滑膜组织表达的 MMP-1 和 MMP-3 mRNA 水平相近[135]。与其他部位相比，软骨血管翳连接处的 MMPs 表达并无显著增加，但滑膜组织中 MMPs/TIMP-1 比值的增加与软骨降解有关。上述结果表明在 PsA 滑膜组织中 MMPs 表达上调，但其确切作用有待进一步阐明。

骨重构

银屑病关节炎的关节 X 线检查可见明显异常的骨重构，包括骨质吸收（簇状吸收或骨溶解、巨大偏心性侵蚀、铅笔帽样畸形）和新骨形成（骨膜炎、骨刺或附着点骨赘形成、骨性强直）。PsA 关节活检标本显示在骨 - 血管翳连接处的重吸收深凹中可见到巨大的多核破骨细胞[136]。这些破骨细胞在骨吸收中发挥重要作用。

成骨细胞和骨髓基质细胞通过接触依赖性的过程调节破骨细胞生成（单核细胞分化为破骨细胞），前者能够释放信号，使 CD14+ 单核细胞源性的破骨细胞前体细胞分化为破骨细胞。上述信号之一是核因子κB 受体活化因子配体（receptor activator of nuclear factor κB ligand，RANKL），它是 TNF 超家族的一员，能够与破骨细胞前体细胞和破骨细胞表面的核因子κB 受体活化因子（RANK）结合。该配体 - 受体相互作用能够刺激破骨细胞前体细胞的增殖分化以及

破骨细胞的活化。有人提出 RANKL 及其天然拮抗剂骨保护素（OPG）的相对表达状态最终控制了破骨细胞生成。与骨关节炎患者相比，PsA 患者滑膜组织中，邻近滑膜衬里层可检测到 RANKL 蛋白表达显著上调，而骨保护素则表达下降[136]。破骨细胞呈"切锥"（cutting cone）样穿越软骨下骨，支持了 PsA 骨质破坏双向发展的观点。此外，与正常对照组相比，PsA 患者外周血中 CD14+ 单核细胞源性的破骨细胞前体细胞显著增加。PsA 患者接受抗 TNF 药物治疗后，循环破骨细胞前体细胞水平显著降低，这证实了 TNF 在破骨细胞前体细胞增殖中的核心作用。

PsA 新骨形成的机制尚不明确。无论 TNF 抑制剂治疗前后，PsA 患者血中的骨形成标志物，尤其是碱性磷酸酶水平均高于 RA[137]。TGF-β 在强直性脊柱炎患者的滑膜组织中强表达，且在动物模型中与 VEGF 协同诱导新骨形成，因此 TGF-β 和 VEGF 在上述新骨形成过程中发挥着关键作用[138]。研究[139]发现病理性新骨形成处的骨形态发生蛋白（bone morphogenetic proteins，BMPs）BMP-2 和 BMP-7 表达上调。他们还在 1 例跟腱炎、骨膜炎患者跟骨的新骨形成部位发现磷酸化 Smad-1 和 Smad-5 表达显著增加，上述分子是 BMP 下游的重要的信号分子。这些研究表明，在银屑病附着点和关节处，存在着包括 BMP、VEGF 或 TGF-β 在内的强直和骨膜炎潜在递质。最后，Wnt 通路和 Wnt 与其拮抗物 dickkopf-1（DKK-1，能够与成骨细胞表面的 Wnt 受体复合物相结合）之间的平衡或许在 PsA 患者骨重构紊乱中起到了重要作用。

发病机制小结

当讨论 PsA 的发病机制模型时，我们必须尽量把遗传易感性、环境因素、细胞免疫学机制、细胞因子、趋化因子及其他蛋白质的作用都加以考虑。曾有假说认为 PsA 是由 MHC- I 类分子抗原驱动的免疫学过程（图 82-10），且有相当多的证据支持上述假说。但是对 T 细胞受体表型进行的细致分析发现，除了 EB 病毒外并未发现其他抗原驱动过程[140]。目前，固有免疫反应组分（如 Toll 样受体、具有自然杀伤受体的细胞）可能发挥的作用正在研究中。总之，大部分学者认为，在具有遗传易感性的个体中，环境因素（例如病原体、创伤等）与 Toll 样受体之间的相

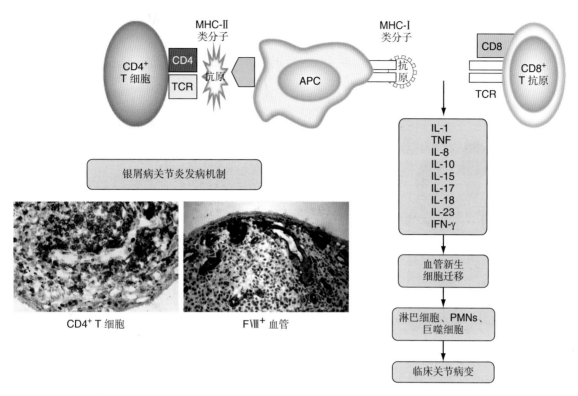

图 82-10 银屑病关节炎的传统发病机制模型。APC，抗原呈递细胞；FⅧ，Ⅷ因子；IFN，干扰素；MHC，主要组织相容性复合体；PMNs，多形核中性粒细胞；TCR，T 细胞受体；TNF，肿瘤坏死因子

互作用可能会引发细胞内信号转导过程，从而引起细胞因子释放、免疫活化以及破坏性酶类（如 MMPs）的释放（图 82-11）。关于 PsA 是一种自身免疫性疾病还是自身炎症性疾病，目前仍有争议。

治疗

PsA 临床表型的多样性［外周关节炎、皮肤和甲病变、中轴病变、指（趾）炎、附着点炎］使治疗决策变得复杂，因患者常同时存在多种表型，故并非每一种治疗对所有表型都有效。EULAR 和 GRAPPA均已发表针对 PsA 的治疗推荐[141-142]。图 82-12 展示了 GRAPPA 制定的 PsA 治疗流程图。治疗决策往往由当前最严重的疾病特征所决定。表 82-3 展示了不同类别改善病情抗风湿药（disease-modifying antirheumatic drugs，DMARDs）的通用命名方法。下文中的治疗措施分别按照证据级别（1 ~ 4 级）和推荐强度（A ~ D 级）进行了评级，且评价标准均参考卫生保健政策和研究院的推荐[143]。

传统药物（csDMARDs）

尽管目前很少有证据表明非甾体抗炎药对 PsA具有良好的疗效，但其仍是 PsA 各类临床表型的首选药物（证据级别 1b，推荐强度 A）[144]。虽然其偶有使银屑病恶化的报道，但专家共识仍然支持非甾体抗炎药的应用。尽管在一项研究中有 24% 的患者使用了泼尼松龙，但目前尚无证据支持全身应用糖皮质激素（证据级别 4，推荐强度 D）[145]，且需注意糖皮质激素撤药后可能会导致银屑病加重。目前尚无关于PsA 患者关节腔、附着点或指（趾）炎局部注射糖皮质激素治疗的随机对照试验。专家共识认为，关节腔注射糖皮质激素非常有效，尤其对于寡关节病变或局部附着点受累的患者，如足底筋膜炎（证据级别 4，推荐强度 D）。轻度皮肤病变（PASI < 10）往往通过局部应用糖皮质激素或维生素 D 衍生物即可控制，且维生素 D 衍生物是维持治疗的最佳选择[146]。

需系统性治疗的患者特征包括经上述传统治疗后仍存在持续的关节炎症；或存在持续的、治疗反应不佳的中轴病变、附着点炎、或指（趾）炎（尤其是多

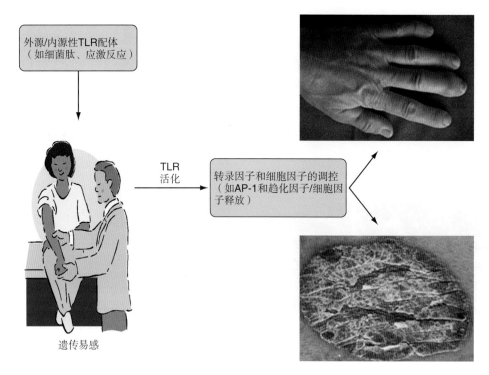

图 82-11　融入新的疾病发病机制的替代模型。TLR，Toll 样受体

部位受累）；或合并中重度银屑病（PASI > 10）。

　　有关 csDMARDs 的随机对照试验较少且规模较小。基于有限的证据和专家共识，几乎所有的 csDMARDs 均对外周关节炎、附着点炎和指（趾）炎具有一定的疗效 [144,147-148]，而中轴和指甲病变似乎对 csDMARDs 无反应 [149]。部分传统药物（如甲氨蝶呤（methotrexate）、环孢素（cyclosporin）、柳氮磺吡啶（sulfasalazine）、来氟米特（leflunomide）和视黄酸）对皮肤病变疗效较好（所有的证据级别 1b，推荐强度 A）[146]。

　　csDMARD 治疗 PsA 的最佳证据来自对外周关节病变和银屑病的研究。关于柳氮磺吡啶治疗 PsA 有 6 项随机对照试验（证据级别 1a，推荐强度 A）；其中规模最大的一项研究纳入了 221 例患者。其采用 PsARC 评分系统，有 59% 的患者达到了治疗反应标准，但是与其他研究的结果相似，安慰剂对照组的患者也出现了较高的治疗反应率（42.7%）[74]。

　　对许多风湿科医生而言，甲氨蝶呤仍是治疗 PsA 的首选 csDMARD，但关于甲氨蝶呤应用的证据却仍有限（证据级别 3，推荐强度 B）。一项小型前瞻性随机对照试验发现甲氨蝶呤与环孢素疗效相当。而另一项纳入了 72 例对甲氨蝶呤反应不佳的活动性 PsA 患者的研究显示，加用环孢素治疗后，MSUS 检测

的滑膜炎和 PASI 评分均有明显改善，从而支持两药的联合使用 [34]。近期，一项随机安慰剂对照试验（SEAMPsA 研究）的结果以摘要的形式发表。该试验对比了 PsA 患者对甲氨蝶呤、依那西普或两者联合的治疗反应，结果显示，在接受甲氨蝶呤治疗的患者中，仅 30.6% 的达到 ACR50 反应标准，22.9% 的达到 MDA。然而，该研究未设置仅使用安慰剂的对照组 [150]。虽然有证据显示环孢素和甲氨蝶呤疗效相当，但环孢素因其毒副作用大而应用受限（证据级别 1b，推荐强度 B）[151]。

　　关于 csDMARD 治疗 PsA 的最佳随机对照研究或许来自于来氟米特（证据级别 1b，推荐强度 A）[152]。该试验纳入了 190 例患者，分别接受来氟米特或安慰剂治疗，持续观察 24 周。接受来氟米特治疗的患者中有 59% 的患者达到了主要反应标准（PsARC），而安慰剂组该比例为 30%。同时，在其他单项指标方面亦有统计学意义的改善，其中包括关节评分、健康评估问卷结果、PASI、皮肤生活质量指数评分，但各项指标改善的程度均较小。至于其他 csDMARDs，例如金制剂和抗疟药，目前尚未发现治疗获益的证据，而且有其导致银屑病恶化的报道，因此不推荐应用上述药物。一项小型随机对照试验显示硫唑嘌呤可使 PsA 患者的 Ritchie 评分降

低（证据级别 2b，推荐强度 B）。此外，目前尚缺乏 csDMARD 联合使用治疗 PsA 有效性或安全性的证据。

除银屑病外，目前 csDMARDs 对指（趾）炎、中轴关节病变、附着点炎等 PsA 其他临床特征治疗有效的证据有限。然而，缺乏证据并不意味着缺乏疗效，需进一步开展专门针对 PsA 上述临床特征的随机对照试验。对银屑病而言，甲氨蝶呤和环孢素具有肯定的疗效，且效果大致相当（证据级别 1b，推荐强度 A）[146]，但药物的不良反应（尤其是环孢素）可能使其应用受限。

生物制剂（生物原研 DMARDs 和生物仿制 DMARDs）

生物制剂的出现使 PsA 的治疗发生了翻天覆地的变化。随着众多高质量的大型随机对照试验结果的不断发布，越来越多的证据显示抗 TNF 治疗在控制外周关节炎的症状和体征、改善生活质量、抑制影像学进展等方面卓有成效（整体证据级别 1b，推荐强度 A）[144]。在接受抗 TNF 治疗 1 年后，PsA 患者的 DAS28 缓解率显著高于 RA 患者[153]。PsA 患者经每周两次 25mg 依那西普（etanercept）皮下注射治疗 12 周时，依那西普组 ACR20 的反应率显著高于安慰剂组（59% vs. 15%）[50]；在治疗 12 个月时，依那西普组的影像学进展（改良 Sharp 评分）可被抑制（-0.03 U），而安慰剂组出现 +1.00 U 的恶化。

尽管目前尚无研究对比不同抗 TNF 治疗之间的疗效差异，但他们在外周关节炎方面的疗效似乎相当。且有证据表明抗 TNF 治疗对于甲病变、附着点炎、指（趾）炎等 PsA 的其他表现也均有效[147,148,154]。但由于目前尚缺乏可靠的工具来评估这些疾病表现，因此上述研究具有一定的局限性。抗 TNF 治疗在银屑病方面的疗效也非常令人满意[155]。尤其是接受单抗类抗 TNF 治疗的患者，其 PASI 评分得到极其显著的改善（例如治疗 24 周时，阿达木单抗组 PASI75 的反应率为 59%，而安慰剂组仅为 1%；阿达木单抗组 PASI90 的反应率为 50%）（译者注：PASI90 的反应率应为 42%，请见原始文献）[51]。另外，与依那西普 50 mg 每周 1 次相比，接受依那西普 50 mg 每周 2 次治疗的 PsA 患者皮肤病变改善更为显著，而关节病变无明显差别[156]。

英夫利昔单抗（infliximab）、戈利木单抗（golimumab）和赛妥珠单抗（certolizumab）等其他 TNF 抑制剂也已被批准用于 PsA 的治疗。一项纳入 409 例 PsA 患者的研究发现，接受赛妥珠单抗每 2 周 200 mg 和每 4 周 400 mg 治疗的患者在第 12 周时 ACR20 反应率均明显高于安慰剂组 [58.0% 和 51.9% vs. 24.3%（P < 0.001）][157]。一项关于戈利木单抗的研究纳入了 405 例患者，戈利木单抗治疗组患者的 ACR20 反应率为 48%，而安慰剂组只有 9%[158]。戈利木单抗治疗 5 年的数据显示，该药物可有效治疗 PsA 的症状和体征，抑制影像学进展（总 SHS 评分平均改变 ≤ 0.3），且具有良好的安全性。

过去 5 年，许多 TNF 抑制剂的生物仿制药（bsDMARDs）已陆续上市。这些药物有助于降低医疗花费、增加生物制剂的可及性，且其安全性与原研药物相当[159]。

甲氨蝶呤常作为 TNF 抑制剂治疗 PsA 的联合用药，其作用已在挪威 DMARDs 登记研究中进行了评估。该研究共纳入 PsA 患者 440 例，抗 TNF 单药治疗组 170 例，抗 TNF 联合甲氨蝶呤治疗组 270 例。结果表明，抗 TNF 联合甲氨蝶呤治疗组的抗 TNF 药物保留率明显高于抗 TNF 单药治疗组。这种效应主要见于英夫利昔单抗，提示患者接受单克隆抗体治疗时，甲氨蝶呤或许能够抑制抗药物抗体的产生[160]。然而，SEAM-PsA 研究结果提示，与依那西普单药治疗相比，依那西普联合甲氨蝶呤治疗并无明显额外获益[150]。

近年来出现了一系列针对 PsA 其他炎症靶点的新型治疗方法。乌司奴单抗（Ustekinumab）是一个全人源的 IgG1κ 单克隆抗体，能与 IL-12 和 IL-23 的共同结合位点 p40 结合，目前已被批准用于银屑病和 PsA 的治疗。在多个针对活动性 PsA 的研究中，该药均可显著而持续的改善患者的体征 / 症状（ACR20，乌司奴单抗治疗组 43.8% vs. 安慰剂组 20.2%）。治疗 12 个月时，乌司奴单抗能够抑制关节的影像学进展 [安慰剂组、乌司奴单抗 45 mg 组、乌司奴单抗 90 mg 组从基线到 52 周的 PsA 改良 van der Heijde-Sharp（vdH-S）评分变化分别为 1.2±5.4、0.6±2.6、0.7±3.7][161]。越来越多的证据表明 IL-17 在 PsA 发病机制中处于核心地位。IL-17A 被认为是 PsA 的一个治疗靶点。司库奇尤单抗（secukinumab）是一种全人源化、高亲和性的抗 IL-17A 单克隆抗体，能与 IL-17A 结合并中和 IL-17A，

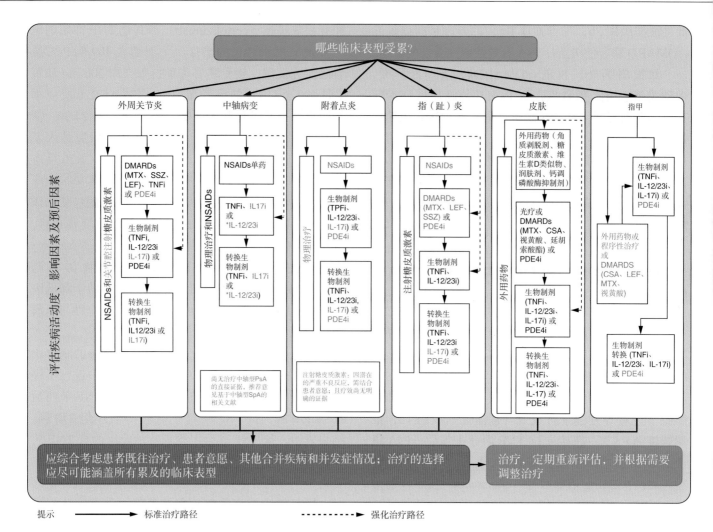

图 82-12 GRAPPA 推荐活动性银屑病关节炎的治疗流程图。浅色字体为酌情推荐；目前尚未获得监管部门批准的药物，或仅基于已发表的摘要信息作出的推荐。CS，糖皮质激素；CSA，环孢素 A；DMARDs，改善病情抗风湿药；IA，关节腔注射；IL-12/23i，IL-12/23 抑制剂；LEF，来氟米特；MTX，甲氨蝶呤；NSAIDs，非甾体抗炎药；PDE-4i，磷酸二酯酶 -4 抑制剂（阿普斯特）；phototx，光疗；SpA，脊柱关节炎；SSZ，柳氮磺吡啶；TNFi，肿瘤坏死因子抑制剂；vit，维生素

已被批准用于治疗 PsA 和强直性脊柱炎。其 3 期双盲安慰剂对照试验结果显示，治疗 24 周时，司库奇尤单抗治疗组的 ACR20 反应率均显著高于安慰剂组（15%），其中 300 mg 组的 ACR20 反应率为 54%（$P < 0.0001$），150 mg 组为 51%（$P < 0.0001$）组，75 mg 组为 29%（$P = 0.039$）。而且，该研究治疗 52 周的数据表明，司库奇尤单抗的疗效可持续相当长时间[162]。Ixekizumab 是另一种抑制 IL-17A 的人源化单克隆抗体，已被批准用于 PsA 的治疗。研究表明，与安慰剂组相比，接受 Ixekizumab 治疗 12 周和 24 周时，患者的疾病活动度和躯体功能均显著改善，而且能显著延缓结构破坏[163]。阿巴西普（Abatacept）是一种人源化融合蛋白，通过共刺激阻断途径来抑制 T 细胞的活化，已被批准用于 PsA 的治疗。一项研究纳入 424 例 PsA 患者，其中大多数患者既往接受过 TNF 抑制剂治疗，在治疗 24 周时，阿巴西普治疗组的 ACR20 反应率明显高于安慰剂组（39.4% vs. 22.3%，$P < 0.001$）；但其对银屑病皮损的疗效与安慰剂组相比无明显统计学差异[164]。

表 82-3 改善病情抗风湿药（DMARDs）的分类命名

csDMARDs	传统合成 DMARDs/ 传统药物
tsDMARDs	靶向合成 DMARDs/ 小分子药物
boDMARDs	生物原研 DMARDs/ 生物制剂
bsDMARDs	生物仿制 DMARDs/ 生物制剂

小分子药物（tsDMARDs）

目前许多小分子药物已被研发用于 PsA 的治疗，与生物制剂相比，其明显的优势是可以口服。

阿普斯特（Apremilast）是一种磷酸二酯酶（PDE）4 抑制剂，已被批准用于 PsA 的治疗。研究显示，在治疗 16 周时，阿普斯特 20 mg bid 治疗组和 30 mg bid 治疗组的 ACR20 反应率分别为 31% 和 40%，均显著高于安慰剂组（19%）（$P < 0.001$）。而且，阿普斯特安全性可，总体耐受性好[165]。

JAK 抑制剂可以抑制许多与 PsA 发病机制相关的细胞因子的信号转导。托法替布（Tofacitinib）是一种已被批准用于治疗 PsA 的 JAK 抑制剂。其 3 期临床试验纳入对 csDMARDs 反应不佳的患者，结果显示，在治疗 3 个月时托法替布治疗组的 ACR20 反应率显著高于安慰剂组 [50%（5 mg bid）vs. 61%（10 mg bid）vs. 33%（安慰剂）；$P = 0.01$，$P < 0.001$]。

目前在研药物

随着生物制剂和小分子靶向药的不断研发，PsA 在不久的将来会有更多的治疗选择。古塞库单抗（Guselkumab）是一种全人源化 IL-23 单克隆抗体，目前已批准用于银屑病的治疗，且 PsA 的 2a 期临床试验的结果提示有效[166]。Bimekizumab 是一种 IL-17A 和 IL-17F 双重抑制的人源化单克隆抗体，其概念验证试验显示，在治疗 12 周时，57% 的患者达到 ACR50 反应标准[167]。此外，除托法替布，目前至少还有 4 种其他的 JAK 抑制剂已批准或研发用于 RA 的治疗，上述药物或其他新型 JAK 抑制剂很可能将来也会用于 PsA 的治疗。

达标治疗

TICOPA 研究（TIght COntrol in Psoriatic Arthritis）作为首个关于 PsA 达标治疗的研究现已发表。该研究纳入 206 例患者，随机分配为严格控制组（通过使用甲氨蝶呤、DMARDs 联合方案和抗 -TNF 治疗的升阶梯方案，以达到最低疾病活动度）或标准治疗组，结果显示，严格控制组 ACR20 的反应率为 61.7%，而标准治疗组为 44.6%。严格控制组出现的不良事件更多，但未见非预期不良反应[168]。该研究强调了在 PsA 中采用达标治疗策略的可行性，以及将最低疾病活动度作为潜在治疗目标的可能性。

结论

随着 PsA 治疗选择的不断增多，生物制剂和小分子靶向药的出现使得 PsA 患者有望达到过去认为遥不可及的疾病控制水平。

然而，这些药物价格昂贵，会给卫生系统带来巨大的经济负担。值得注意的是，在临床试验中，虽然大多数患者达到了主要研究终点，即 ACR20 反应标准，但这仅意味着达到部分缓解。迄今为止，仅不足 25% 的患者能达到更严格的研究终点，如 ACR70 反应标准或 MDA。此外，药物的治疗反应因人而异，有些患者可能对生物制剂反应不佳，而有些治疗可能随着时间的推移失去疗效或出现严重副作用。因此，PsA 的最佳治疗方案仍需进一步探索。

Full references for this chapter can be found on ExpertConsult.com.

部分参考文献

1. Wright V: Rheumatism and psoriasis: a re-evaluation, *Am J Med* 27(3):454–462, 1959.
2. Moll J, Wright V, editors: Psoriatic arthritis. *Seminars in arthritis and rheumatism*, Elsevier, 1973.
3. Blumberg BS, Bunim JJ, Calmns E, et al.: ARA nomenclature and classification of arthritis and rheumatism (tentative), *Arthritis Rheum* 7(1):93–97, 1964.
4. Gladman D, Antoni C, Mease P, et al.: Psoriatic arthritis: epidemiology, clinical features, course, and outcome, *Ann Rheum Dis* 64(Suppl 2):ii14–ii17, 2005.
5. Chandran V, Raychaudhuri SP: Geoepidemiology and environmental factors of psoriasis and psoriatic arthritis, *J Autoimmun* 34(3):J314–J321, 2010.
6. Gelfand JM, Gladman DD, Mease PJ, et al.: Epidemiology of psoriatic arthritis in the population of the United States, *J Am Acad Dermatol* 53(4):573. e1–e13, 2005.
7. Mease PJ, Gladman DD, Papp KA, et al.: Prevalence of rheumatologist-diagnosed psoriatic arthritis in patients with psoriasis in European/North American dermatology clinics, *J Am Acad Dermatol* 69(5):729–735, 2013.
8. Haroon M, Kirby B, FitzGerald O: High prevalence of psoriatic arthritis in patients with severe psoriasis with suboptimal performance of screening questionnaires, *Ann Rheum Dis* 72(5):736–740, 2013.
9. Shbeeb M, Uramoto KM, Gibson LE, et al.: The epidemiology of psoriatic arthritis in Olmsted County, Minnesota, USA, 1982–1991, *J Rheumatol* 27(5):1247–1250, 2000.
10. Savolainen E, Kaipiainen-Seppänen O, Kröger L, et al.: Total incidence and distribution of inflammatory joint diseases in a defined population: results from the Kuopio 2000 arthritis survey, *J Rheumatol* 30(11):2460–2468, 2003.
11. Karason A, Love TJ, Gudbjornsson B: A strong heritability of psoriatic arthritis over four generations—the Reykjavik Psoriatic Arthritis Study, *Rheumatology* 48(11):1424–1428, 2009.

12. Eder L, Haddad A, Rosen CF, et al.: The incidence and risk factors for psoriatic arthritis in patients with psoriasis: a prospective cohort study, *Arthritis & Rheumatology* 68(4):915–923, 2016.

13. Gladman D, Shuckett R, Russell M, et al.: Psoriatic arthritis (PSA)-an analysis of 220 patients, *QJM: Int J Med* 62(2):127–141, 1987.

14. Kane D, Stafford L, Bresnihan B, et al.: A prospective, clinical and radiological study of early psoriatic arthritis: an early synovitis clinic experience, *Rheumatology* 42(12):1460–1468, 2003.

15. Brockbank JE, Stein M, Schentag CT, et al.: Dactylitis in psoriatic arthritis: a marker for disease severity? *Ann Rheum Dis* 64(2):188–190, 2005.

16. Kane D, Greaney T, Bresnihan B, et al.: Ultrasonography in the diagnosis and management of psoriatic dactylitis, *J Rheumatol* 26(8):1746–1751, 1999.

17. Olivieri I, Barozzi L, Pierro A, et al.: Toe dactylitis in patients with spondyloarthropathy: assessment by magnetic resonance imaging, *J Rheumatol* 24(5):926–930, 1997.

18. Moll J, Wright V: Familial occurrence of psoriatic arthritis, *Ann Rheum Dis* 32(3):181, 1973.

19. Helliwell P, Porter G, Taylor W: Polyarticular psoriatic arthritis is more like oligoarticular psoriatic arthritis, than rheumatoid arthritis, *Ann Rheum Dis* 66(1):113–117, 2007.

20. Battistone MJ, Manaster B, Reda DJ, et al.: The prevalence of sacroiliitis in psoriatic arthritis: new perspectives from a large, multi-center cohort, *Skelet Radiol* 28(4):196–201, 1999.

21. Chandran V, Tolusso DC, Cook RJ, et al.: Risk factors for axial inflammatory arthritis in patients with psoriatic arthritis, *J Rheumatol*, 2010. jrheum. 091059.

22. Chandran V, Gladman DD, Helliwell PS, et al.: Arthritis mutilans: a report from the GRAPPA 2012 annual meeting, *J Rheumatol*, 2013.

23. Husted JA, Tom BD, Farewell VT, et al.: Longitudinal analysis of fatigue in psoriatic arthritis, *J Rheumatol*, 2010. jrheum. 100179.

24. Minnock P, Kirwan J, Veale D, et al.: Fatigue is an independent outcome measure and is sensitive to change in patients with psoriatic arthritis, *Clin Exp Rheumatol*, 2010.

25. Charlton R, Green A, Shaddick G, et al.: Risk of uveitis and inflammatory bowel disease in people with psoriatic arthritis: a population-based cohort study, *Ann Rheum Dis* 77(2):277–280, 2018.

26. Au S-c, Yaniv S, Gottlieb AB, editors: *Psoriatic eye manifestations.* Psoriasis forum, Los Angeles, CA, 2011, SAGE Publications Sage CA.

27. Schatteman L, Mielants H, Veys E, et al.: Gut inflammation in psoriatic arthritis: a prospective ileocolonoscopic study, *J Rheumatol* 22(4):680–683, 1995.

28. Cantini F, Salvarani C, Olivieri I, et al.: Distal extremity swelling with pitting edema in psoriatic arthritis: a case-control study, *Clin Exp Rheumatol* 19(3):291–296, 2001.

29. Coates L, Aslam T, Al Balushi F, et al.: Comparison of three screening tools to detect psoriatic arthritis in patients with psoriasis (CONTEST study), *Br J Dermatol* 168(4):802–807, 2013.

30. Korendowych E, Owen P, Ravindran J, et al.: The clinical and genetic associations of anti-cyclic citrullinated peptide antibodies in psoriatic arthritis, *Rheumatology* 44(8):1056–1060, 2005.

31. Gladman DD, Farewell V, Nadeau C: Clinical indicators of progression in psoriatic arthritis: multivariate relative risk model, *J Rheumatol* 22(4):675–679, 1995.

32. Tillett W, Jadon D, Shaddick G, et al.: Feasibility, reliability, and sensitivity to change of four radiographic scoring methods in patients with psoriatic arthritis, *Arthritis Care & Research* 66(2):311–317, 2014.

33. Freeston JE, Coates LC, Nam JL, et al.: Is There subclinical synovitis in early psoriatic arthritis? A clinical comparison with Gray-Scale and power Doppler Ultrasound, *Arthritis Care & Research* 66(3):432–439, 2014.

34. Fraser AD, van Kuijk AW, Westhovens R, et al.: A randomised, double blind, placebo controlled, multicentre trial of combination therapy with methotrexate plus ciclosporin in patients with active psoriatic arthritis, *Ann Rheum Dis* 64(6):859–864, 2005.

35. Balint P, Sturrock R: Inflamed retrocalcaneal bursa and Achilles tendonitis in psoriatic arthritis demonstrated by ultrasonography, *Ann Rheum Dis* 59(12):931–934, 2000.

36. D'Agostino MA, Said-Nahal R, Hacquard-Bouder C, et al.: Assessment of peripheral enthesitis in the spondylarthropathies by ultrasonography combined with power Doppler: a cross-sectional study, *Arthritis Rheum* 48(2):523–533, 2003.

37. Bandinelli F, Prignano F, Bonciani D, et al.: Ultrasound detects occult entheseal involvement in early psoriatic arthritis independently of clinical features and psoriasis severity, *Clin Exp Rheumatol* 31(2):219–224, 2013.

38. McGonagle D, Conaghan PG, Emery P: Psoriatic arthritis: a unified concept twenty years on, *Arthritis Rheum* 42(6):1080–1086, 1999.

39. Castillo-Gallego C, Aydin SZ, Emery P, et al.: Brief report: magnetic resonance imaging assessment of axial psoriatic arthritis: extent of disease relates to HLA-B27, *Arthritis Rheum* 65(9):2274–2278, 2013.

40. Østergaard M, McQUEEN F, Wiell C, et al.: The OMERACT psoriatic arthritis magnetic resonance imaging scoring system (PsAMRIS): definitions of key pathologies, suggested MRI sequences, and preliminary scoring system for PsA Hands, *J Rheumatol* 36(8):1816–1824, 2009.

41. Glinatsi D, Bird P, Gandjbakhch F, et al.: Validation of the OMERACT psoriatic arthritis magnetic resonance imaging score (PsAMRIS) for the hand and foot in a randomized placebo-controlled trial, *J Rheumatol*, 2015. jrheum. 141010.

42. Stach CM, Bäuerle M, Englbrecht M, et al.: Periarticular bone structure in rheumatoid arthritis patients and healthy individuals assessed by high-resolution computed tomography, *Arthritis Rheum* 62(2):330–339, 2010.

43. Takata T, Takahashi A, Taniguchi Y, et al.: Detection of asymptomatic enthesitis in psoriasis patients: an onset of psoriatic arthritis? *J Dermatol* 43(6):650–654, 2016.

44. Tan AL, Tanner SF, Waller ML, et al.: High-resolution [18F] fluoride positron emission tomography of the distal interphalangeal joint in psoriatic arthritis—a bone–enthesis–nail complex, *Rheumatology* 52(5):898–904, 2013.

45. Tillett W, Costa L, Jadon D, et al.: The ClASsification for Psoriatic ARthritis (CASPAR) criteria–a retrospective feasibility, sensitivity, and specificity study, *J Rheumatol* 39(1):154–156, 2012.

46. Harrison B, Silman A, Barrett E, et al.: Presence of psoriasis does not influence the presentation or short-term outcome of patients with early inflammatory polyarthritis, *J Rheumatol* 24(9):1744–1749, 1997.

47. Jones S, Armas J, Cohen M, et al.: Psoriatic arthritis: outcome of disease subsets and relationship of joint disease to nail and skin disease, *Rheumatology* 33(9):834–839, 1994.

48. Punzi L, Pianon M, Rossini P, et al.: Clinical and laboratory manifestations of elderly onset psoriatic arthritis: a comparison with younger onset disease, *Ann Rheum Dis* 58(4):226–229, 1999.

49. Khan M, Schentag C, Gladman DD: Clinical and radiological changes during psoriatic arthritis disease progression, *J Rheumatol* 30(5):1022–1026, 2003.

50. Mease PJ, Kivitz AJ, Burch FX, et al.: Etanercept treatment of psoriatic arthritis: safety, efficacy, and effect on disease progression, *Arthritis Rheum* 50(7):2264–2272, 2004.

51. Mease PJ, Gladman DD, Ritchlin CT, et al.: Adalimumab for the treatment of patients with moderately to severely active psoriatic arthritis: results of a double-blind, randomized, placebo-controlled trial, *Arthritis Rheum* 52(10):3279–3289, 2005.

52. Mease PJ, McInnes IB, Kirkham B, et al.: Secukinumab inhibition of interleukin-17A in patients with psoriatic arthritis, *N Engl J Med* 373(14):1329–1339, 2015.

53. Gladman DD, Farewell VT, Wong K, et al.: Mortality studies in psoriatic arthritis: results from a single outpatient center. II. Prognostic indicators for death, *Arthritis Rheum* 41(6):1103–1110, 1998.

54. Ogdie A, Haynes K, Troxel AB, et al.: Risk of mortality in patients

with psoriatic arthritis, rheumatoid arthritis and psoriasis: a longitudinal cohort study, *Ann Rheum Dis* 73(1):149–153, 2014.

55. Hansson GK: Inflammation, atherosclerosis, and coronary artery disease, *N Engl J Med* 352(16):1685–1695, 2005.

56. Boehncke WH, Boehncke S, Tobin AM, et al.: The 'psoriatic march': a concept of how severe psoriasis may drive cardiovascular comorbidity, *Exp Dermatol* 20(4):303–307, 2011.

57. Han C, Robinson DW, Hackett MV, et al.: Cardiovascular disease and risk factors in patients with rheumatoid arthritis, psoriatic arthritis, and ankylosing spondylitis, *J Rheumatol* 33(11):2167–2172, 2006.

58. Gladman DD, Ang M, Su L, et al.: Cardiovascular morbidity in psoriatic arthritis, *Ann Rheum Dis* 68(7):1131–1135, 2009.

59. Eder L, Jayakar J, Shanmugarajah S, et al.: The burden of carotid artery plaques is higher in patients with psoriatic arthritis compared with those with psoriasis alone, *Ann Rheum Dis* 72(5):715–720, 2013.

60. Szentpetery A, Healy GM, Brady D, et al.: Higher coronary plaque burden in psoriatic arthritis is independent of metabolic syndrome and associated with underlying disease severity, *Arthritis Rheumatol* 70(3):396–407, 2018.

61. Eder L, Joshi AA, Dey AK, et al.: Association of tumor necrosis factor inhibitor treatment with reduced indices of subclinical atherosclerosis in patients with psoriatic disease, *Arthritis Rheumatol* 70(3):408–416, 2018.

62. Jamnitski A, Symmons D, Peters MJ, et al.: Cardiovascular comorbidities in patients with psoriatic arthritis: a systematic review, *Ann Rheum Dis* 72(2):211–216, 2013.

63. Peters M, Symmons D, McCarey D, et al.: EULAR evidence-based recommendations for cardiovascular risk management in patients with rheumatoid arthritis and other forms of inflammatory arthritis, *Ann Rheum Dis* 69(2):325–331, 2010.

64. Mok CC, Ko GTC, Ho LY, et al.: Prevalence of atherosclerotic risk factors and the metabolic syndrome in patients with chronic inflammatory arthritis, *Arthritis Care & Research* 63(2):195–202, 2011.

65. Haroon M, Gallagher P, Heffernan E, et al.: High prevalence of metabolic syndrome and of insulin resistance in psoriatic arthritis is associated with the severity of underlying disease, *J Rheumatol*, 2014. jrheum. 140021.

66. Dubreuil M, Rho YH, Man A, et al.: Diabetes incidence in psoriatic arthritis, psoriasis and rheumatoid arthritis: a UK population-based cohort study, *Rheumatology* 53(2):346–352, 2013.

67. Miele L, Vallone S, Cefalo C, et al.: Prevalence, characteristics and severity of non-alcoholic fatty liver disease in patients with chronic plaque psoriasis, *J Hepatol* 51(4):778–786, 2009.

68. Frediani B, Allegri A, Falsetti P, et al.: Bone mineral density in patients with psoriatic arthritis, *J Rheumatol* 28(1):138–143, 2001.

69. McDonough E, Ayearst R, Eder L, et al.: Depression and anxiety in psoriatic disease: prevalence and associated factors, *J Rheumatol*, 2014. jrheum. 130797.

70. Orbai A-M, de Wit M, Mease P, et al.: International patient and physician consensus on a psoriatic arthritis core outcome set for clinical trials, *Ann Rheum Dis* 76(4):673–680, 2017.

71. Mease PJ: Measures of psoriatic arthritis: Tender and Swollen joint assessment, Psoriasis Area and Severity Index (PASI), Nail Psoriasis Severity Index (NAPSI), Modified Nail Psoriasis Severity Index (MNAPSI), Mander/Newcastle Enthesitis Index (MEI), Leeds Enthesitis Index (LEI), Spondyloarthritis Research Consortium of Canada (SPARCC), Maastricht Ankylosing Spondylitis Enthesis Score (MASES), Leeds Dactylitis Index (LDI), Patient Global for Psoriatic Arthritis, Dermatology Life Quality Index (DLQI), Psoriatic Arthritis Quality of Life (PSAQOL), Functional Assessment of Chronic Illness Therapy–Fatigue (FACIT–F), Psoriatic Arthritis Response Criteria (PSARC), Psoriatic Arthritis Joint Activity Index (PSAJAI), Disease Activity in Psoriatic Arthritis (DAPSA), and Composite Psoriatic Disease Activity Index (CPDAI), *Arthritis Care & Research* 63(S11):S64–S85, 2011.

72. Helliwell PS, Firth J, Ibrahim GH, et al.: Development of an assessment tool for dactylitis in patients with psoriatic arthritis, *J Rheumatol* 32(9):1745–1750, 2005.

73. Healy PJ, Helliwell PS: Measuring clinical enthesitis in psoriatic arthritis: assessment of existing measures and development of an instrument specific to psoriatic arthritis, *Arthritis Care Res* 59(5):686–691, 2008.

74. Clegg DO, Reda DJ, Mejias E, et al.: Comparison of sulfasalazine and placebo in the treatment of psoriatic arthritis. A department of veterans affairs cooperative study, *Arthritis Rheum* 39(12):2013–2020, 1996.

75. Schoels M, Aletaha D, Funovits J, et al.: Application of the DAREA/DAPSA score for assessment of disease activity in psoriatic arthritis, *Ann Rheum Dis*, 2010: annrheumdis122259.

76. Gladman DD, Tom BD, Mease PJ, et al.: Informing response criteria for psoriatic arthritis (PsA). II: Further considerations and a proposal-the PsA joint activity index, *J Rheumatol*, 2010. jrheum. 100479.

77. Mumtaz A, Gallagher P, Kirby B, et al.: Development of a preliminary composite disease activity index in psoriatic arthritis, *Ann Rheum Dis* 70(2):272–277, 2011.

78. FitzGerald O, Helliwell P, Mease P, et al.: Application of composite disease activity scores in psoriatic arthritis to the PRESTA data set, *Ann Rheum Dis* 71(3):358–362, 2012.

79. Helliwell PS, FitzGerald O, Fransen J, et al.: The development of candidate composite disease activity and responder indices for psoriatic arthritis (GRACE project), *Ann Rheum Dis* 72(6):986–991, 2013.

80. Helliwell PS, Kavanaugh A: Comparison of composite measures of disease activity in psoriatic arthritis using data from an interventional study with golimumab, *Arthritis Care & Research* 66(5):749–756, 2014.

81. Gossec L, de Wit M, Kiltz U, et al.: A patient-derived and patient-reported outcome measure for assessing psoriatic arthritis: elaboration and preliminary validation of the Psoriatic Arthritis Impact of Disease (PsAID) questionnaire, a 13-country EULAR initiative, *Ann Rheum Dis* 73(6):1012–1019, 2014.

82. Coates LC, Helliwell PS: Validation of minimal disease activity criteria for psoriatic arthritis using interventional trial data, *Arthritis Care & Research* 62(7):965–969, 2010.

83. Mease PJ, Coates LC, editors: Considerations for the definition of remission criteria in psoriatic arthritis. *Seminars in arthritis and rheumatism*, Elsevier, 2017.

84. Eastmond C: Genetics and HLA antigens: in psoriatic arthritis, *Bailliere's Clin Rheumatol* 8:245–261, 1994.

85. Elder JT: PSORS1: linking genetics and immunology, *J Investig Dermatol* 126(6):1205–1206, 2006.

86. Winchester R, Minevich G, Steshenko V, et al.: HLA associations reveal genetic heterogeneity in psoriatic arthritis and in the psoriasis phenotype, *Arthritis Rheum* 64(4):1134–1144, 2012.

87. Eder L, Chandran V, Pellet F, et al.: Human leucocyte antigen risk alleles for psoriatic arthritis among patients with psoriasis, *Ann Rheum Dis* 71(1):50–55, 2012.

88. Haroon M, Winchester R, Giles JT, et al.: Certain class I HLA alleles and haplotypes implicated in susceptibility play a role in determining specific features of the psoriatic arthritis phenotype, *Ann Rheum Dis* 75(1):155–162, 2016.

89. Ho PY, Barton A, Worthington J, et al.: Investigating the role of the HLA-Cw* 06 and HLA-DRB1 genes in susceptibility to psoriatic arthritis: comparison with psoriasis and undifferentiated inflammatory arthritis, *Ann Rheum Dis* 67(5):677–682, 2008.

90. Balding J, Kane D, Livingstone W, et al.: Cytokine gene polymorphisms: association with psoriatic arthritis susceptibility and severity, *Arthritis Rheum* 48(5):1408–1413, 2003.

91. González S, Martínez-Borra J, López-Vázquez A, et al.: MICA rather than MICB, TNFA, or HLA-DRB1 is associated with susceptibility to psoriatic arthritis, *J Rheumatol* 29(5):973–978, 2002.

92. Hüffmeier U, Uebe S, Ekici AB, et al.: Common variants at TRAF3IP2 are associated with susceptibility to psoriatic arthritis and psoriasis, *Nat Genet* 42(11):996, 2010.

93. Ellinghaus E, Ellinghaus D, Stuart PE, et al.: Genome-wide association study identifies a psoriasis susceptibility locus at TRAF3IP2,

Nat Genet 42(11):991, 2010.

94. Ellinghaus E, Stuart PE, Ellinghaus D, et al.: Genome-wide meta-analysis of psoriatic arthritis identifies susceptibility locus at REL, *J Investig Dermatol* 132(4):1133–1140, 2012.

95. Bowes J, Budu-Aggrey A, Huffmeier U, et al.: Dense genotyping of immune-related susceptibility loci reveals new insights into the genetics of psoriatic arthritis, *Nat Commun* 6:6046, 2015.

96. Rasmussen JE: The relationship between infection with group A beta hemolytic streptococci and the development of psoriasis, *Pediatr Infect Dis J* 19(2):153–154, 2000.

97. Wilbrink B, van der Heijden IM, Schouls LM, et al.: Detection of bacterial DNA in joint samples from patients with undifferentiated arthritis and reactive arthritis, using polymerase chain reaction with universal 16S ribosomal RNA primers, *Arthritis Rheum* 41(3):535–543, 1998.

98. Eder L, Law T, Chandran V, et al.: Association between environmental factors and onset of psoriatic arthritis in patients with psoriasis, *Arthritis Care & Research* 63(8):1091–1097, 2011.

99. Nguyen U-SD, Zhang Y, Lu N, et al.: Smoking paradox in the development of psoriatic arthritis among patients with psoriasis: a population-based study, *Ann Rheum Dis* 77(1):119–123, 2018.

100. Yanagisawa H, Richardson JA, Taurog JD, et al.: Characterization of psoriasiform and alopecic skin lesions in HLA-B27 transgenic rats, *Am J Pathol* 147(4):955, 1995.

101. Bárdos T, Zhang J, Mikecz K, et al.: Mice lacking endogenous major histocompatibility complex class II develop arthritis resembling psoriatic arthritis at an advanced age, *Arthritis Rheum* 46(9):2465–2475, 2002.

102. Lories R, Matthys P, De Vlam K, et al.: Ankylosing enthesitis, dactylitis, and onychoperiostitis in male DBA/1 mice: a model of psoriatic arthritis, *Ann Rheum Dis* 63(5):595–598, 2004.

103. Zenz R, Eferl R, Kenner L, et al.: Psoriasis-like skin disease and arthritis caused by inducible epidermal deletion of Jun proteins, *Nature* 437(7057):369, 2005.

104. Bos J, De Rie M, Teunissen M, et al.: Psoriasis: dysregulation of innate immunity, *Br J Dermatol* 152(6):1098–1107, 2005.

105. Pitzalis C, Cauli A, Pipitone N, et al.: Cutaneous lymphocyte antigen–positive T lymphocytes preferentially migrate to the skin but not to the joint in psoriatic arthritis, *Arthritis Rheum* 39(1):137–145, 1996.

106. Veale D, Yanni G, Rogers S, et al.: Reduced synovial membrane macrophage numbers, ELAM–1 expression, and lining layer hyperplasia in psoriatic arthritis as compared with rheumatoid arthritis, *Arthritis Rheum* 36(7):893–900, 1993.

107. Kruithof E, Baeten D, De Rycke L, et al.: Synovial histopathology of psoriatic arthritis, both oligo-and polyarticular, resembles spondyloarthropathy more than it does rheumatoid arthritis, *Arthritis Research & Therapy* 7(3):R569, 2005.

108. Reece R, Canete J, Parsons W, et al.: Distinct vascular patterns of early synovitis in psoriatic, reactive, and rheumatoid arthritis, *Arthritis Rheum* 42(7):1481–1484, 1999.

109. Fearon U, Griosios K, Fraser A, et al.: Angiopoietins, growth factors, and vascular morphology in early arthritis, *J Rheumatol* 30(2):260–268, 2003.

110. Leong TT, Fearon U, Veale DJ: Angiogenesis in psoriasis and psoriatic arthritis: clues to disease pathogenesis, *Curr Rheumatol Rep* 7(4):325–329, 2005.

111. Van Kuijk AWR, Gerlag DM, Vos K, et al.: A prospective, randomised, placebo-controlled study to identify biomarkers associated with active treatment in psoriatic arthritis: effects of adalimumab treatment on synovial tissue, *Ann Rheum Dis* 68(8):1303–1309, 2009.

112. Pontifex EK, Gerlag DM, Gogarty M, et al.: Change in CD3 positive T-cell expression in psoriatic arthritis synovium correlates with change in DAS28 and magnetic resonance imaging synovitis scores following initiation of biologic therapy-a single centre, open-label study, *Arthritis Research & Therapy* 13(1):R7, 2011.

113. Szentpetery A, Heffernan E, Gogarty M, et al.: Abatacept reduces synovial regulatory T-cell expression in patients with psoriatic arthritis, *Arthritis Research & Therapy* 19(1):158, 2017.

114. Laloux L, Voisin M, Allain J, et al.: Immunohistological study of entheses in spondyloarthropathies: comparison in rheumatoid arthritis and osteoarthritis, *Ann Rheum Dis* 60(4):316–321, 2001.

115. Costello P, Bresnihan B, O'Farrelly C, et al.: Predominance of CD8+ T lymphocytes in psoriatic arthritis, *J Rheumatol* 26(5):1117–1124, 1999.

116. McGonagle D, Marzo-Ortega H, O'Connor P, et al.: Histological assessment of the early enthesitis lesion in spondyloarthropathy, *Ann Rheum Dis* 61(6):534–537, 2002.

117. Ritchlin C, Haas-Smith S, Hicks D, et al.: Patterns of cytokine production in psoriatic synovium, *J Rheumatol* 25(8):1544–1552, 1998.

118. Austin LM, Ozawa M, Kikuchi T, et al.: The majority of epidermal T cells in psoriasis vulgaris lesions can produce type 1 cytokines, interferon-γ, interleukin-2, and tumor necrosis factor-α, defining TC1 (Cytotoxic T Lymphocyte) and TH1 effector populations: 1 a type 1 differentiation bias is also measured in circulating blood T cells in psoriatic patients, *J Investig Dermatol* 113(5):752–759, 1999.

119. Danning C, Illei G, Hitchon C, et al.: Macrophage–derived cytokine and nuclear factor κB p65 expression in synovial membrane and skin of patients with psoriatic arthritis, *Arthritis Rheum* 43(6):1244–1256, 2000.

120. Kane D, Gogarty M, O'Leary J, et al.: Reduction of synovial sublining layer inflammation and proinflammatory cytokine expression in psoriatic arthritis treated with methotrexate, *Arthritis Rheum* 50(10):3286–3295, 2004.

第83章

炎症性肠病性关节炎和其他肠病性关节病

原著 RICHARD ZAMORE, MEENAKSHI BEWTRA, ALEXIS OGDIE

陆超凡 译 冷晓梅 校

关键点

- 炎症性肠病性关节炎 [inflammatory bowel disease (IBD)-associated arthritis] 是脊柱关节炎家族疾病中的一员。

- 已有几种假设来解释肠道炎症如何与关节炎症相关联：①肠道微生物群失调可能导致全身炎症；②可能存在共同的遗传背景导致发生在不同组织的生理异常；③由于微生物群失调、遗传异常或其他机制，使得Th17通路过度激活从而导致组织炎症发生；或者④可能有激活的炎症细胞从肠道转移到关节。

- 既往炎症性肠病性关节炎的分类包括"Ⅰ型"和"Ⅱ型"，但更为合适的分类是将其分为中轴型或外周型SpA。脊柱关节炎国际学会（ASAS）针对中轴型SpA和外周型SpA的分类标准有助于指导评估。

- 炎症性肠病性关节炎具有与其他SpA家族相似的表现，包括中轴性或外周性疾病，包括附着点炎和指（趾）炎等SpA特征。葡萄膜炎和银屑病也可出现。

- 炎症性肠病性关节炎的治疗药物包括在SpA中常用的治疗药物，但具体选择取决于患者所患的是克罗恩病还是溃疡性结肠炎。

- 有些常用于SpA的药物对IBD无效（如依那西普），有些药物甚至加重IBD（如司库奇尤单抗）。同样，一些对于IBD有效的治疗（如乌司奴单抗）对中轴疾病无效。因此，在选择治疗方案时，必须考虑IBD和关节炎的活动性，以及其他关节外和肠外表现。应与胃肠病学专家合作做出治疗选择。

引言

近年来，人们越来越认识到肠道在全身性疾病中的病理生理学作用。特别是，越来越多的文献支持肠道病理和各种风湿性疾病之间的联系。炎症性肠病性关节炎（有时称为肠病性关节炎）是一种展现了肠道与关节之间明显关联的疾病。在本章中，我们将概述炎症性肠病性关节炎，并讨论与SpA和IBD相关的肠道黏膜和肠道微生物的病理生理学。接下来本章将介绍炎症性肠病性关节炎的临床表现和治疗。此外，本章还讨论其他与肠道病理相关的关节疾病。

炎症性肠病性关节炎

脊柱关节炎（spondyloarthritides，SpA）是一组具有共同临床特征的炎性关节炎，常见的临床特征如中轴性脊柱炎和骶髂关节炎、外周关节炎（通常不对称受累，但有时也可对称的、类风湿关节炎样表现）、附着点炎和指（趾）炎[1]。脊柱关节炎包括强直性脊柱炎（ankylosing spondylitis，AS）、银屑病关节炎（psoriatic arthritis，PsA）、反应性关节炎（reactive arthritis，ReA）和炎症性肠病性关节炎。此外，滑膜炎-痤疮-脓疱病-骨肥厚-骨髓炎综合征 [synovitis, acne, pustulosis, hyperostosis, and osteitis（SAPHO）syndrome] 和白塞病也可表现出一部分SpA的特征[1-3]。

1929年首次描述了IBD患者的外周型关节炎表现[4-5]。研究者还同时描述了关节炎随着结肠炎的恶化而发作的倾向。几十年来，患有这种疾病的患者通常被归类为类风湿关节炎。在20世纪50年代末，多位作者描述了 IBD 患者合并骶髂关节炎存在[6-9]。1964 年，美国风湿病协会将炎症性肠病性关节炎归为一种独立的疾病[10]。1976 年，Wright 和 Moll 将肠病性关节炎列为脊柱关节炎家族中的一部分[11]。

除了 IBD 与 SpA 可出现的临床综合征间的典型关联外，无症状肠道炎症在这些疾病中同样相当常见。最近一项包含 65 例 SpA 患者的队列分析发现，46% 的 SpA 患者存在无症状显微镜肠炎[12]。另一项研究发现，1/3 的 AS 和 PsA 患者存在显微镜下肠炎，但没有 IBD 的症状或体征。相似的，在 IBD 患者中，盆腔影像学检查也常发现无症状的骶髂关节炎[13,14]。

迄今为止，我们对炎症性肠病性关节炎的了解依旧有限，它仍然是一种研究尚不充分的疾病。此外，关于如何对炎症性肠病性关节炎分类，以及它在肠病性关节炎中的地位存在分歧。在这一章中，我们将概述炎症性肠病性关节炎中已知的内容，以及存在分歧或几乎没有了解的内容。我们将研究 SpA 和 IBD 各自的病理生理学，以及两者间的交叉之处。此外，我们将陈述当前的治疗模式和当代临床管理方法。

脊柱关节炎和炎症性肠病的病理生理学：从肠黏膜和微生物群到关节疾病

肠道环境概述

肠黏膜作为一种屏障，必须在抵御潜在有害的环境因素的同时，保持对正常微生物群的耐受性。肠道上皮被认为是一个具有通透性的屏障（图 83-1）[15]。顶层由上皮细胞和生成黏液的杯状细胞组成，这些上皮细胞由紧密连接相互连接从而封闭上皮内空间。紧密连接被认为是守门员，限制肠上皮的通透性[15]。紧密连接下是上皮内淋巴细胞，它是免疫测量员。覆盖在上皮细胞之上的是黏蛋白层，是病原体和肠上皮之间的第一层防御。上皮细胞下为基底膜，它将上皮层与固有层分开[15]。固有层是肠道免疫的主要组成部分，包含淋巴细胞、树突状细胞和巨噬细胞[15]。

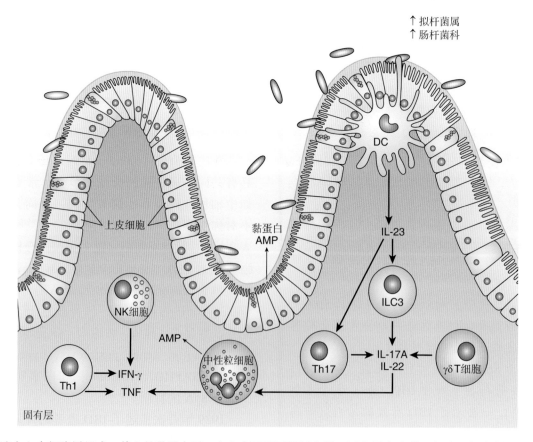

图 83-1　肠壁由上皮细胞层组成，其上是黏蛋白层。在上皮层下面是固有层。固有层含有淋巴细胞、树突状细胞和巨噬细胞。每一层都在维持肠道内环境稳定方面发挥着重要作用 [Adapted from Kabeerdoss J, et al: Gut inflammation and microbiome in spondyloarthritis. *Rheumatol Int.* 2016；36（4）：457-468.]

正常人体的肠道内由健康的微生物群组成。据估计，人类肠道中有数万亿计的微生物，其中大部分位于远端肠道[16]。我们对健康人群和疾病状态中的微生物群的了解快速增加。微生物群具有维持肠道稳态的作用[16]。微生物群的功能包括调节宿主能量代谢、通过调节固有免疫和适应性免疫系统维持肠道免疫稳态，以及通过抑制病原定殖进行免疫防御等[16]。微生物群的变化可能触发或维持炎症性疾病（可以在肠道和全身其他组织中）。同样，免疫抑制也可能导致微生物群的改变。理解这一基本前提有助于理解为什么胃肠道系统的疾病，无论是感染性或炎性疾病都可导致全身免疫系统的改变，尤其是在关节，这将在本章中详细讨论。

肠道平衡的维持

黏膜屏障在维持肠道稳态中起到重要的作用。由杯状细胞分泌的黏液层提供了物理及化学屏障。这一屏障最重要的功能在于保持了肠道微生物群和肠上皮细胞（intestinal epithelial cells，IECs）间的安全距离，这是一种肠道的免疫监视机制[17]。除了黏膜屏障，抗菌肽和固有淋巴样细胞（innate lymphoid cells，ILCs）也有助于限制肠道微生物。潘氏细胞分泌抗菌肽和白介素（interleukin，IL)-23。此外，浆细胞分泌的 IgA 也有助于维持稳态。在正常状态下，所有这些成分都和谐共存。换句话说，存在一种免疫耐受状态：上皮细胞分泌 IL-33，调节 T 细胞分泌 TGF-β 和 IL-10，固有淋巴样细胞（RORgamma-t+）分泌 IL-22。固有淋巴样细胞在维持平衡方面发挥着重要的作用；缺乏这些细胞或功能障碍将导致平衡失调。此外，Th17 细胞和调节 T 细胞之间的平衡似乎对维持稳态也很重要[17]。

屏障破坏

肠道的黏液层是重要的物理和化学屏障。黏膜屏障的破坏或黏膜层扰动相关的蛋白质多态性，与肠道免疫应答的改变相关，并刺激更广泛的免疫改变。据报道，克罗恩病（Crohn's disease，CD）和 SpA 的肠道黏液生成失调[17]。当屏障损伤发生时，微生物可以直接进入细胞微环境，穿透黏膜层。尚不清楚是否这种屏障损伤先出现，或者是否因为某些微生物或

生物失调导致了屏障损伤；这两者都有合理的途径。然而，无菌小鼠不会出现显微镜下或肉眼可见的结肠炎；因此，这一过程的发生需要微生物的存在。当暴露于黏膜屏障另一侧的微生物时，肠上皮细胞产生炎症反应，通过分泌 IL-1 和 IL-6 发出"危险信号"。随后，树突状细胞分泌 IL-12 和 IL-23，刺激 Th1 和 Th17 应答，导致 IL-17 和 IFN-γ 的分泌。B 细胞也可能开始分泌共生特异性 IgG。综上所述，这些因素可能导致了局部组织的损伤（即炎症性肠病或亚临床肠道炎症）。

炎症性肠病和脊柱关节炎中的菌群失调

在 IBD 患者的肠道菌群多样性减少，特别是可以促进肠道稳态的微生物减少[17-19]。诱发炎症的微生物如普雷沃菌科可能会增加。在 SpA 患者中也观察到了类似的肠道微生物群变化[19]。与类风湿关节炎患者和健康对照组相比，SpA 患者的活泼瘤胃球菌数量增加了 2～3 倍。在有 IBD 病史的 SpA 患者中，这种细菌的增加与疾病活动度呈正相关[19]。

从肠道到关节

为什么肠道炎症或者免疫激活会导致滑膜炎和（或）附着点炎？现有许多潜在的机制和理论解释这一现象。一种假设认为，具有共同遗传背景的患者，合并相似的环境触发因素。然后，肠道通透性的增加使得黏膜免疫细胞暴露于微生物抗原。这可能导致全身微生物抗原积累，进而刺激关节炎症发生。或者，黏膜免疫细胞暴露于微生物抗原可导致全身性炎症反应并引发炎性关节炎。另一个假设认为免疫激活导致炎症细胞从肠道转移到滑膜，研究表明肠道和 SpA 患者的滑膜具有相同的巨噬细胞，黏膜 T 细胞对滑膜蛋白的亲和力增加（图 83-2）[17,20]。最近几年，后一个假设得到了越来越多的支持[21]。这些假设都将在本章后续的部分得到更详细的讨论。

共享遗传学

50%～60% 的炎症性肠病性脊柱炎患者的 HLA-B27 阳性。然而，这种关联在 IBD 相关的外周关节炎没有那么强[22]。多年来一直猜想 HLA-B27 有助于肠道炎症和关节炎症的发展，部分原因是细胞在遇

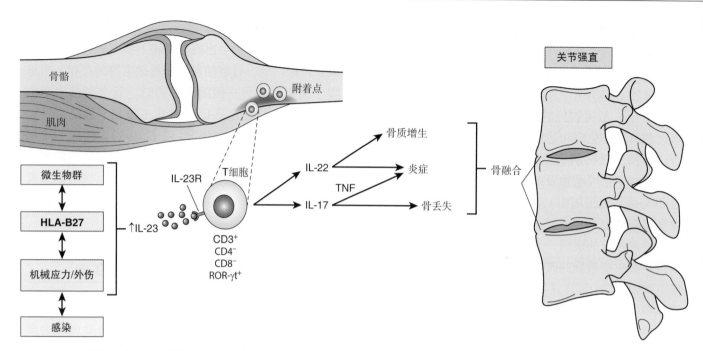

图 83-2 肠道与关节之间关联的假设。肠道生态失调可能导致肠道通透性增加、局部炎症，进而导致全身炎症。或者，固有淋巴样细胞可能会移动到关节，并刺激由附着点起始的局部炎症 [From Ciccia et al：Curr Opinion *Rheumatol* 2016；28（1）]

到细胞内病原体时功能障碍导致的[17]。HLA-B27 可以形成同源二聚体，导致未折叠的蛋白质反应，并最终导致炎症"危险"反应（IL-1、IL-6、TNF、IL-23、IL-17 的产生）或自噬（导致类似的炎症级联反应）[12]。在 HLA-B27 大鼠模型中的研究表明，微生物诱导类似 IBD 患者中观察到的炎症变化。此外，已经观察到 HLA-B27 阳性和阴性同胞之间的微生物群差异，这表明遗传背景对肠道微生物群组成的作用[18]。感染（如弯曲杆菌和与反应性关节炎相关的其他感染）或抗生素的使用，可能导致菌群失调。

HLA-B27 不是 AS 和 IBD 唯一相关的遗传危险因素。内质网氨肽酶 1（Endoplasmic reticulum aminopeptidase 1，ERAP1）和 ERAP2 是与 AS 和 IBD 都有关联的基因位点[23,24]。它们所编码的蛋白质可以修剪表达在 Ⅰ 类主要组织相容性复合体（major histocompatibility complex，MHC）分子上的蛋白质。这种关联在 HLA-B27 阳性患者中尤为密切。已经证实了是 ERAP1，而非 ERAP2 与 HLA-B27 之间的相互作用[23]。虽 ERAP 与 AS 之间的关联比与 IBD 更强，但 ERAP 与 IBD 的关联也已得到证实[25]。与 HLA-B27 相关发病机制的更多信息，可在第 79 章中找到。

除了 HLA-B27 和 ERAP，SpA 和 IBD 还有其他常见的遗传途径。IL-23R 多态性已在 IBD 和 SpA 中得到证实，具有多个相同的易感基因座[22,26]。这些多态性通常导致 Th17 细胞以及 IL-17、IL-22 和 IL-21 分泌增加。胱天蛋白酶募集域蛋白 9（caspase recruitment domain-containing protein 9，CARD9）突变与 IBD 和强直性脊柱炎都有关。CARD9 可能在维持肠道稳态中发挥重要的保护作用，因此 CRRD9 突变可能导致疾病的发生。然而，确切的炎症机制仍不清楚，因为大多数相关 CARD9 多态性与 CARD9 表达减少有关[17]。

CARD9 通路蛋白质在介导来自 dectin-1 和 dectin-2 受体[17]的信号发挥作用，并可识别细菌和真菌细胞壁中的 β- 葡聚糖。暴露于 β- 葡聚糖的 SKG 小鼠，使得其表达 IL-23 依赖 SpA 表型，并在 AS 患者的巨噬细胞中加重 IL-23 应答[17]。CARD9 突变也可能导致在应答某些细菌和真菌细胞壁蛋白质时出现炎症小体的激活。在 CARD9 敲除小鼠中，柠檬酸杆菌导致肠道炎症的发生，但是如果在无菌环境中饲养，这些小鼠不会出现肠道炎症，再次表明微生物群是疾病发生所必需的。

IBD 最一致的遗传易感性位点在染色体 16q12（IBD1）的 NOD2/CARD15。NOD2/CARD15 导致免疫活性增强、DAMPS（S100 蛋白）的产生，从而引发炎症级联反应。值得注意的是，通常用于监测和评估肠道炎症的钙卫蛋白（在稍后的部分讨论），是 S100A8 和 S100A9 的异二聚体。迄今为止，虽然 NOD2/CARD15 和 AS 之间还没有明确的相关[22]，但 PsA 与 S100 蛋白已证实具有相关性。最后，强直性脊柱炎和 IBD 之间可能还存在其他遗传关联。一项纳入约 5000 例 AS 患者和 21 000 例健康对照进行的一项全外显子的研究确定了三种 AS 相关变异，即 CDKAL1、C7orf72 和 TLR10，这些变异在既往研究被证实与 IBD 相关[27]。

Th17 通路及其对脊柱关节炎发生的意义

Th17 通路已在小鼠模型中发现在 SpA 的发展和维持中起重要作用[28,29]，并且在 IBD 也被确定为重要的致病通路。Th17 是正常免疫应答的重要组成部分，特别是在预防如真菌或细菌的感染。Th17 过度反应也与自身免疫性疾病有关。Th17 细胞有助于调节黏膜边界，肠道微生物群与肠道水平的这一通路的稳态有关。然而，过度的 Th17 信号转导（相对于 Tregs）导致 ILC 的激活。未经抑制的 ILC 活动会引起肠道炎症和更广泛的炎症[20]。一种特殊类型的 ILC，ILC3 在强直性脊柱炎患者的肠道、血液和滑膜中显著增多[20]。

如上所述，Th17 通路的激活导致可产生 IL-22 和 IL-17 的潜在致病性固有淋巴细胞的分化。Th17 刺激释放的 IL-23 可以导致 IL-22 和 IL-17 的产生，此外也有其他机制可以产生上述细胞因子[28]。已经在 AS 患者中发现肠壁产生过量的 IL-23[12]。对野生型小鼠的研究表明，当 IL-23 水平升高时（通过微环技术，其中静脉注射的含有 IL-23 的微环滞留在肝中并释放 IL-23），这些小鼠会出现 SpA 表型[28]。一种理论认为，可能由于微生物群的改变或持续的炎症，肠道产生的 IL-23 可能会以类似的方式导致 SpA 的发展。这一理论的问题之一在于，迄今为止，未能证明 IL-23 抑制剂在 AS 中的有效性，这使人质疑在小鼠上观察结果是否与人类疾病足够相似[30]。

生物失调在刺激关节疾病中的作用

一些研究认为，肠道中的生态失调导致肠道通透性增加、局部炎症反应以及随后的全身炎症，特别是可导致 Th17 和 IL-23 驱动的炎症。Th17 反应可以由肠道微生物群触发。例如，与非共生细菌反应相比，

对分节丝状菌的反应差异以及这些反应的失调与肠道炎症有关[16]。这种炎症反应导致 IL-23 的产生，从而触发肠内固有淋巴样细胞上的 IL-23R（图 83-3）。

最后，肠上皮细胞可能被激活（可能是由生态失调引起的），然后在循环中迁移到附着点；这已经在动物模型中得到证明。ILC3 被认为是组织驻留细胞，通常位于黏膜。然而，这些"组织驻留细胞"可能有迁移的能力。AS 患者的 NKp44+ ILC3 细胞在肠道和骨髓中均表达肠道归巢受体 α-4-β-7，其配体 MAdCAM1 也在这些组织中高度表达。这表明了这种细胞具有从肠道向滑膜的迁移能力[20]。

炎症性肠病性关节炎的临床表现与诊断

炎性关节炎是 IBD 最常见的肠外表现[13]。CD 和溃疡性结肠炎（ulcerative colitis，UC）中均可出现炎症性肠病性关节炎[31-32]。总体而言，IBD 患者中炎性关节炎的患病率范围很广，从 13% 至 33%[32-35-36]。炎症性肠病性关节炎具有许多 SpA 的特征[35]。大多数流行病学研究将炎症性肠病性关节炎分为外周型和中轴型疾病。例如，最近的一项荟萃分析发现，在 IBD 患者中，强直性脊柱炎、骶髂关节炎和外周关节炎的患病率分别为 3%、10% 和 13%[35]。然而，由于无症状骶髂关节炎的存在，中轴型疾病的患病率可能更高，这通常不会引起治疗 IBD 医师的注意[13]。相反，在 SpA 患者中，IBD 的患病率较低。一项大型荟萃分析发现，大约 6.8% 的强直性脊柱炎患者出现 IBD[37]。

因为 IBD 和 SpA 通常隐匿起病，所以有时很难确定哪个疾病首先出现。鉴于这两者之间的重叠发生，使得命名变得具有挑战性。是炎症性肠病性关节炎还是脊柱关节炎合并 IBD？大多数人用"炎症性肠病性关节炎"这个术语来指先出现 IBD 的患者，或者 IBD 为主要推动治疗的疾病。总的来说，目前认为两者的病理生理学是相似的，因此术语的差异可能不重要或没有意义。不管使用什么术语，这两个过程通常共存。在瑞士炎症性肠病队列的肠外表现研究中发现，患者在诊断 IBD 之前存在外周关节炎和中轴疾病的比例分别为 20% 和 40%[38]。一项基于人群的研究发现，在 AS 患者中，在 AS 诊断的第一年内出现 IBD 的风险最高[39]。肠道炎症的某些特征与更活跃的关节疾病相关。例如，关节炎更可能发生在大

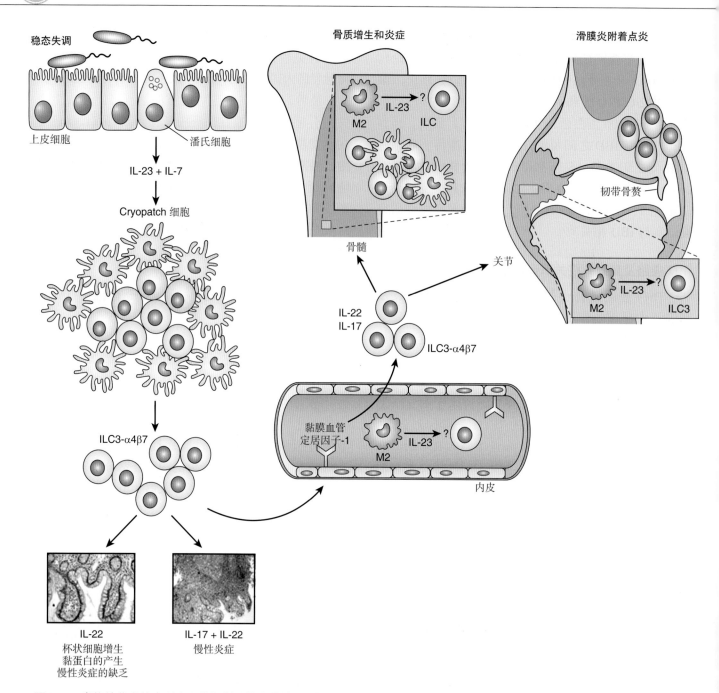

图 83-3 脊柱关节炎的病理生理学机制可能从附着点开始，并由局部或循环中增加的 IL-23 触发的。这可能是由肠道水平的改变以及其他病因引起的，包括 HLA-B27 中未折叠的蛋白质反应、局部的压力或感染 [Adapted from Lories RJ, McInnes IB: Primed for inflammation: enthesis-resident T cells. *Nat Med*, 2012. 18（7）: 1018-1019.]

肠疾病、脓肿、伪膜息肉病和肛周疾病的患者中[13]。

临床表现

炎症性肠病性关节炎的关节疾病类似于其他类型的 SpA，包括炎性关节炎（外周型、中轴型或两者兼有）、附着点炎和指（趾）炎。正如在其他类型

SpA 中，任何上述临床表现都可以合并出现。此外，IBD 其他肠外表现和 SpA 的关节外表现，如葡萄膜炎、结节性红斑和坏疽性脓皮病，都可以在炎症性肠病性关节炎的患者中看到。

外周关节炎是炎症性肠病性关节炎的常见临床表现。IBD 患者的外周关节炎在历史上被分为两种表型，Ⅰ型和Ⅱ型。这种分类模式最初是由牛津炎症性肠

病诊所的研究者提出的[40]。这项发表于 1998 年的研究对所有在他们诊所就诊的 976 例 UC 患者和 483 例 CD 患者进行回顾。他们在患者中发现了一种疾病模式，并将患者分为寡关节炎（Ⅰ 型）或多关节炎（Ⅱ 型）（表 83-1）。然后，他们回顾了疾病自然史、关节分布和其他并发症的频率，以进一步确定每种类型的特征[40]。此后，这一模式成为讨论炎症性肠病性外周关节炎的标准，并在文献中经常被引用。Ⅰ 型和 Ⅱ 型关节炎之间的区别有助于文献的阅读，因此我们将详细地描述这两种类型。然而，应该注意的是，这种分型的方式在风湿病学实践中不再得到普遍使用。一种更实用和可靠的疾病分类方法是一种用于 SpA 的分类方法，如 ASAS 的中轴型和外周型 SpA 分类标准[41,42]。ASAS 分类标准和其他 SpA 分类标准将在第 80 章中进一步讨论。

以寡关节型为主的患者，既往被称为 Ⅰ 型关节炎，多为不对称关节受累，大、小关节均可受累。最常见的是下肢受累，包括膝、踝和跖趾关节。关节炎可以游走出现，它通常比多关节受累类型的患者病情轻，通常是自限性和暂时性的，不经治疗即可自行消退[13]。然而，病情常常复发，关节侵蚀很少见。这些患者的关节炎发生在肠道疾病的早期，甚至可能先于肠道疾病出现。复发通常与活动性肠病有关，关节炎和肠病复发通常同时发生[13]。一项研究报告，UC 患者外科手术切除结肠对 Ⅰ 型关节炎有疗效，进一步说明了肠道和关节疾病活动之间的联系[13]。以这种

表 83-1 IBD Classification Schema[40]

特征	Ⅰ 型	Ⅱ 型
分布	寡关节，不对称，游走性	多关节，对称
常见受累关节	膝关节，踝关节	掌指关节
侵蚀性疾病	少见	可在病情进展时出现
临床病程	自限性	持续存在，常需要免疫抑制治疗
和肠病关联	复发常与肠道疾病相关	关联有限

迄今为止，在如何对炎症性肠病性关节炎的各种表现进行分型和分类方面，风湿病学家还未达成共识。患者通常会出现与其他 SpA 相似的疾病模式。因此，它可以根据受累关节的分布进行分类：主要是外周关节炎或中轴关节炎［伴有脊柱炎和（或）骶髂关节炎］或两者兼有。虽然表格中显示的分类方法是最常被引用的分类方法，但目前尚未得到验证

模式为其关节疾病主要特征的患者常出现 IBD 患者的其他肠外表现，包括结节性红斑和葡萄膜炎[43]。

主要表现为多关节炎的患者，历史上称为 Ⅱ 型关节炎，表现为对称性、小关节受累的多关节炎，最常见的受累关节是掌指关节[13]。这种类风湿关节炎样的疾病很少先于肠道疾病发生，关节疾病活动独立于肠道疾病活动[43]。患有这种类型关节疾病的患者滑膜炎通常更严重，可以出现骨侵蚀，并且不能自限。根据最初的描述，这种类型的关节炎经常需要免疫抑制治疗。事实上，这些分型可以随时间变化。

炎症性肠病性关节炎的中轴疾病和在普通人群中的 SpA 中轴表现相似。其临床表现范围可从无症状的骶髂关节炎、伴或不伴骶髂关节炎的炎性背痛至强直性脊柱炎。症状包括炎性背痛和臀区痛，背痛常隐匿起病。晨僵是一个突出的临床特征，疼痛通常在休息时加重，在运动时减轻，症状可能是间歇性存在，患者可能会由于背部疼痛而在深夜醒来。其他重要特征包括症状持续超过 3 个月，并在 45 岁前发病。传统上认为中轴疾病的活动与肠道疾病的活动无关，而且复发是独立发生的。然而，一些研究表明，AS 临床活动评分与 CD 的发生以及 CD 的疾病活动评分之间存在关联[44,45]。另一项研究发现，患有中轴型 SpA 的 IBD 患者更容易出现慢性和活动性 IBD[46]，手术切除肠道对中轴疾病无影响[13]。

附着点炎和指（趾）炎是 SpA 的常见特征。附着点炎可发生在跟腱、足底筋膜、髌腱、内外侧髁，以及全身其他各种存在附着点的部位。通过对肌腱插入部位施加压力而引起疼痛（这些临床措施可能具有中等敏感性，但特异性较低），可在临床上识别附着点炎。附着点炎也可以通过 MRI 或超声来测量附着点炎部位可能发生的侵蚀和（或）新骨形成[47]。指（趾）炎是手指或脚趾的腱鞘炎和许多组织的足趾全层炎症引起的炎性肿胀。与其他类型的 SpA（如 PsA）相比，炎症性肠病性关节炎的指（趾）炎和附着点炎的发生率较低[48]。然而最近的一项研究表明，在炎症性肠病性关节炎患者中指（趾）炎可能比既往认为的更加常见，该研究发现指（趾）炎的患病率为 15%[49]。在本研究中，指（趾）炎在伴有 CD 的 IBD 患者和伴有周围关节炎的患者中更为常见[49]。

SAPHO 综合征是另一种与 IBD 相关的肌肉骨骼疾病。SAPHO 综合征有时被认为是 SpA 家族的成员，且似乎与 HLA-B27 有关[2]。一项研究发现，4.8%

的 SAPHO 患者存在 IBD，而 0.2% 的 IBD 患者中有 SAPHO 综合征[50]。

最后，肥大性骨关节病是 IBD 患者中可见的另一种关节疾病[13]。肥大性骨关节病患者的四肢远端皮肤和骨骼过度增生，晚期可发生骨膜增生和滑膜炎。患者在指端可发展成球根状畸形。这些球根状畸形是 IBD 患者肠病严重程度的不良预后征象，肥大性骨关节病同样与破骨细胞和成骨细胞活性的不平衡和新骨形成有关，这两者都是 AS 的关键特征。

虽然关节病是 IBD 最常见的肠外表现，但 IBD 还有多种肠外表现，见表 83-2。

诊断

当 IBD 患者出现关节疼痛、僵硬或炎性背痛症状时，应怀疑炎症性肠病性关节炎（表 83-3）。一旦怀疑这一疾病，其诊断标准与 SpA 相似。病史应重

表 83-3　炎性背痛标准

1. 40 岁前起病
2. 隐匿起病
3. 活动后改善
4. 休息后不改善
5. 夜间痛（起床后改善）

点关注受累关节的分布，可能提示炎性关节疼痛的症状（例如，晨僵、肿胀、活动后改善），当前 IBD 活动性以及关节疼痛与肠道疾病活动的关系。对这类患者应行全面的体格检查，并仔细注意关节的压痛和肿胀、指（趾）炎、附着点炎、中轴脊柱炎和骶髂关节炎，特别是有炎性背痛的患者（关于 SpA 的更多评估，见第 80 章）。如有 IBD 的其他肠外表现如结节性红斑或眼炎，也应一并诊断。实验室检查也有助于诊断炎性关节炎，如 C 反应蛋白（C-reactive protein，CRP），虽然 CRP 在肠道疾病患者中也可能升高。当存在单关节或寡关节炎时，应考虑行关节穿刺排除感染和晶体疾病。

目前还没有特定的检查来证实炎症性肠病性关节炎。相反，诊断基于确诊的 IBD 患者合并前述的炎性关节炎的特征。由于关节炎可能首先出现，风湿病学家应该同样关注 SpA 患者的 IBD 的迹象或症状（例如，新出现的腹痛、腹泻、血便或贫血）。此类患者应转诊胃肠病学专家进行 IBD 评估。

表 83-2　炎症性肠病的非肌肉骨骼肠外表现

皮肤黏膜	结节红斑（10% ～ 15%），与肠道疾病活动有关 坏疽性脓皮病（1% ～ 5%），多于肠道疾病活动无关 Sweet 综合征，与肠道疾病活动有关 阿弗他溃疡和（或）增殖性化脓性口炎（最高10%），与肠道疾病活动有关
眼	巩膜炎或巩膜外层炎（2% ～ 3%），与肠道疾病活动有关 葡萄膜炎（2% ～ 6%）（可能与肠道疾病活动平行）
肝胆胰	原发性硬化性胆管炎（最高达 7.5%）（与肠道疾病活动不平行） 急性胰腺炎
血栓	静脉或动脉血栓（1% ～ 6%），高肠道疾病活动度增加发生风险
肺	上呼吸道疾病；大小气道表现；器质性疾病。与 CD 相比，UC 患者出现相关疾病风险更高
泌尿系统	肾小球肾炎、间质性肾小管肾炎、肾结石
神经系统	外周神经病；脱髓鞘疾病；多与肠道疾病活动无关
血液系统 / 肿瘤	慢性病贫血 CD 患者可见淀粉样变，在 UC 患者未见报道

Modified from Ott C, Schölmerich J: Extraintestinal manifestations and complications in IBD. *Nat Rev Gastroenterol Hepatol*. 10：585-595, 2013.

炎症性肠病患者中筛查脊柱关节炎

由于越来越多的人认识到早期识别和治疗 SpA 可以改善疾病预后，因此在 IBD 患者中筛查 SpA 受到越来越多的关注。最近已开发了一些筛查工具，其中一些调查问卷可帮助 IBD 患者早期筛查炎性背痛和（或）AxSpA[51-53]。

评估和监测疾病活动

在炎症性肠病性关节炎患者中，应定期监测关节和肠道疾病的活动水平[54-55]。在这一部分，我们将重点讨论关节疾病的监测。然而，在决定治疗时应始终考虑肠道疾病活动水平。为这些患者选择最佳的治疗方法通常是具有挑战性的，而风湿病学家和胃肠病

学家之间的良好合作是至关重要的。

与其他类型的 SpA 一样，疾病监测应该客观地记录患者的临床状态，每次就诊都应遵循这一措施[55]。通常 SpA 中使用的测量方法对监测炎症性肠病性关节炎的活动是有效的。这些测量方法包括强直性脊柱关节炎疾病活动评分（ankylosing spondylitis disease activity score，ASDAS）、Bath 强直性脊柱关节炎疾病活动指数（bath ankylosing spondylitis disease activity index，BASDAI）和最近开发的患者报告结果测量方法、ASAS 健康指数（ASAS health index，ASAS HI），第 80 章关于测量 SpA 患者的疾病活动有更详细的描述。患者报告的结果（如 BASDAI 和 ASAS HI）也是有用的措施，可以纵向监测，在临床环境中往往更实用。患者数据指标常规评估（routine assessment of patient index data 3，RAPID3）是美国临床中常用的跨疾病患者预后评估方法，在评估 AS 患者的疾病活动时发现其与 BASDAI 有很好的相关性[56]。

近期一项研究探究了其他可能有助于监测炎症性肠病性关节炎疾病活动性的方法，尽管这些方法目前还未在临床环境中使用。作为非侵入性检测，粪便中生物标记物的使用，如钙卫蛋白在评估疾病活动和 IBD 患者的黏膜愈合很有临床使用前景[57]，它们也可能在评估关节炎和预测疾病进程中发挥作用。在一项研究中，升高的粪便钙卫蛋白准确地识别出存在肠道炎症的患者，以及 MRI 证实的多关节炎症的 SpA 患者。基线钙卫蛋白水平较高的患者对 TNF 抑制剂治疗反应更好[58]。然而，现有证据并不完全一致。一些研究表明，钙卫蛋白水平是中轴型 SpA 患者影像学脊柱进展的独立标志，而另一些研究发现，钙卫蛋白水平与 AS 患者临床疾病活动指标之间没有关联[12]。

胶囊内镜（患者吞下微型摄像机，记录整个胃肠道的图像）对乳糜泻和亚临床小肠炎症的检测都很有用，并且可能比传统结肠镜检查更加敏感，因为其可以看到结肠镜检查没有发现的部位[59]。然而值得注意的是，我们对 AS 患者中亚临床肠道炎症了解甚少，许多人认为，在获得进一步证据之前，检测和监测亚临床疾病可能收获有限。

还有一些新的生物标记物正在研究中，硬骨素（sclerostin，SOST）可能是 IBD 患者中轴疾病的标志物[60]。与单纯 IBD、IBD 伴外周关节炎（无中轴疾病）患者以及对照组相比，中轴型 SpA 伴 IBD 患者的 SOST 水平较低，抗 SOST-IgG 水平较高[60]。

这两种生物标记物在预测 IBD 患者是否存在中轴 SpA 方面显示了相对的准确性[60]。研究表明，与健康对照组相比，CD 患者血清 β_2- 微球蛋白（β_2-M）水平升高[61]，这是 I 类 MHC 分子（包括 HLA-B27）的一种成分。当患者有较高水平的肠道疾病活动度时，血清 β_2-M 水平升高。因为 β_2-M 是 HLAB27 分子的一部分，可能与 SpA 的发病机制有共同的作用。然而，β_2-M 也是炎症的一般标志。这些潜在的生物学标志物的研究仍处于初期，需要在 IBD 和各种炎性关节炎患者中进行更多的研究。

管理

炎症性肠病性关节炎的管理应关注患者的健康状况及其疾病表现。理想情况下，应该组成一个多学科治疗团队，由风湿病学家和胃肠病学家共同管理患者。当使用这种策略时，患者的诊断延迟时间更短，肠病和关节症状的预后更好[62-63]。在决定治疗策略时，考虑关节炎的类型和 IBD 的类型（UC 或 CD）十分重要的。有些治疗方法对炎症性肠病性关节炎的所有临床表现都有效，而另一些治疗方法仅对疾病的特定方面有效[64]。

总的来说，炎症性肠病性关节炎的治疗方式与 SpA 类似（第 80 章和第 82 章）。我们将在下面的章节中逐一介绍各种治疗措施（表 83-4）。将非甾体抗炎药作为初始用药存在争议，将在下一节进行详细讨论。如果非甾体抗炎药的初始治疗不成功，外周关节炎 [有时是指（趾）炎或肌腱炎] 可使用小分子 / 合成 DMARD，而中轴疾病需要使用 TNF 抑制剂。物理治疗是治疗的重要组成部分，应建议所有中轴性疾病患者使用[65]，也可能对外周型疾病患者有益。

非甾体抗炎药

在炎症性肠病性关节炎中使用非甾体抗炎药（nonsteroidal anti-inflammatory drugs，NSAIDs）存在争议。NSAIDs 在 SpA 治疗中的作用已被证实[66]。然而，NSAIDs 抑制 COX-1 和 COX-2 导致的前列腺素生成减少与 IBD 的临床复发有关[67]。这使得风湿病学家和胃肠病学家担心 NSAIDs 可能导致 IBD 的恶化。然而，目前这种关系的证据是弱且矛盾的。一项综述发现，NSAIDs 和 IBD 复发之间没有因果关

表 83-4　非生物 DMARD 和生物 DMARD 的选择

药物种类	药物	SpA 有效性	IBD 有效性	注意点
非生物 DMARD	甲氨蝶呤	+	+	常用于联合治疗
	硫唑嘌呤	−[a]	+	
	柳氮磺吡啶	+	+	相较于 CD，更多用于 UC
TNF 抑制剂	阿达木单抗	+	+	皮下注射
	英夫利昔单抗	+	+	静脉输注
	依那西普	+	−	不推荐用于炎症性肠病性关节炎
IL-12/23 抑制剂	乌司奴单抗	+	+	仅用于 CD 中轴型 SpA 无效
IL-17 抑制剂	司库奇尤单抗	+	−	偶有报告诱导 IBD 的病例发生；一般不推荐活动期 IBD 患者使用
	依库珠单抗	+	−	
CTLA4-Ig	阿巴西普	+	-	IBD 无效
JAK 抑制剂	托法替布	+	+	仅用于 UC 中轴型 SpA 仅有 II 期临床试验数据
IL-6 抑制剂	托珠单抗	−	−	和肠道溃疡相关
α4β7 抑制剂	维多珠单抗	−	+	药物特异性靶向肠道；可能出现换用维多珠单抗后炎性关节炎加重

[a] 硫唑嘌呤治疗外周炎性关节炎有效（在脊柱关节炎中的外周关节炎中没有证据），但对中轴型疾病无效

系[68]。另一项主要基于病例报告的综述发现，IBD 的恶化发生在 NSAIDS 使用后[69]。然而，另一项主要基于一篇随机对照试验（RCT）的综述发现，大多数 IBD 患者可以耐受非甾体抗炎药，仅五分之一的患者可能会经历复发，且复发通常是轻微的，不需要升级 IBD 的治疗[70]。一项大型荟萃分析没有发现 NSAIDs 的使用与 UC 或 CD 的恶化之间的任何关联[71]。由于选择性 COX-2 抑制剂降低了胃肠道副作用而被推荐使用。有综述发现选择性 COX-2 抑制剂可能具有更低的复发风险[69,71-72]。然而，尽管理论上它们可能更安全，目前美国风湿病学会（ACR）的建议，在 IBD 患者中，没有足够的证据支持使用选择性 COX-2 抑制剂而不是其他 NSAIDs[65]。最近针对 AS 的推荐指南以及一个意大利专家小组对 SpA 和 IBD 共存患者的管理中提出，短期使用 NSAIDs 治疗关节炎对静止性 IBD 患者是安全的[65,73]。另一个可能出现的挑战是，患者在使用 NSAIDs 后是否出现胃肠道症状。胃肠病学家很难确定这些症状是否与 NSAIDs 的使用或活跃的肠道疾病有关。因此，应在开始使用 NSAIDs 治疗前与患者的胃肠病学专家讨论。总之，NSAIDs 理论上有害，但缺乏证据证

实。因此，在非活动的 IBD 患者中短期应用 NSAIDs 是合理的。如果出现肠道疾病恶化，应停止使用 NSAIDs，并且患者应接受胃肠病学家评估。

糖皮质激素的作用

糖皮质激素在炎症性肠病性关节炎中的使用和有效性与其在其他脊柱关节炎相似，同时糖皮质激素也可用于肠病的管理。受累关节的分布决定是否考虑使用糖皮质激素。关节内注射糖皮质激素可用于治疗寡关节炎。与其他类型的 SpA 一样，全身应用糖皮质激素可在外周型关节炎的严重复发中发挥作用。如果用于这一目的，应该选择尽可能短的疗程和尽可能低的剂量[74]。因为糖皮质激素的不良反应风险以及缺乏疗效，故在中轴型疾病中应避免使用[65]。

糖皮质激素常用于治疗 CD 和 UC 患者的肠道疾病。在可能的情况下，轻度 UC 或 CD 可选用全身作用有限的药物（如布地奈德或外用制剂）。与口服泼尼松相比，这种糖皮质激素制剂的全身副作用更少，对骨密度的影响也更小[75,76]。布地奈德在炎性关节炎中的作用尚不清楚。一项研究表明，它在治疗类风湿

关节炎方面可能与泼尼松龙一样有效。另一项研究表明，它可有效治疗 IBD 患者的关节痛[77-78]。

对于较严重的肠道疾病，口服泼尼松或静脉注射甲泼尼龙可诱导病情的缓解。使用糖皮质激素治疗肠道疾病和外周关节炎的患者，随着时间的推移有高累积激素剂量的风险。对于这类患者，在使用糖皮质激素时，应考虑筛查骨质疏松症，并参考 ACR 指南进行骨健康管理[79]。在使用糖皮质激素时，除了关注常见的糖皮质激素不良反应之外，在儿童中应用糖皮质激素还应谨慎，因为糖皮质激素可导致儿童生长迟缓[80]。

合成改善病情抗风湿药物

传统的合成改善病情抗风湿药物（disease modifying anti-rheumatic drugs，DMARDs）在炎症性肠病性关节炎的治疗中具有重要作用。关于关节疾病，它们在治疗周围性关节炎具有良好疗效，与其他类型的 SpA 一样，几乎没有证据表明它们对中轴性疾病的治疗有效[81]。

甲氨蝶呤在 IBD 治疗中可用于单药或者联合免疫抑制治疗[64]，是 CD 有效的维持治疗药物[82]。相反，METEOR 试验发现，甲氨蝶呤没有提升 UC 患者的无激素缓解的维持，尽管患者缓解率有升高的趋势[83]。迄今为止，尚无甲氨蝶呤用于 IBD 伴外周型关节炎患者的大型随机试验。一项小型观察性研究发现甲氨蝶呤可改善外周关节炎伴 UC 患者的关节症状[84]。甲氨蝶呤用于治疗 SpA 患者外周关节炎已有很长的历史，MTX 在 PsA 的疗效有不同的结果[85-87]。

柳氮磺吡啶有时用于治疗 IBD。有证据支持其用于治疗 UC[88]。而它在 CD 中的证据没有那么有力，但偶尔有疗效。柳氮磺吡啶在治疗 SpA 患者外周关节炎是有效的。退伍军人事务部对 600 多名血清阴性的 SpA 患者进行的一项研究发现，有外周关节表现的患者使用柳氮磺胺吡啶治疗的应答率为 59%（关节疼痛 / 肿胀），而安慰剂组应答率为 43%[90]。重要的是，中轴型疾病患者柳氮磺胺吡啶治疗的应答率与安慰剂组相似。

硫唑嘌呤用于 IBD 患者的维持治疗，可以单药治疗或联合其他免疫抑制治疗[91,92]。硫唑嘌呤被认为对风湿性疾病的外周性关节炎有一定的作用，但在 SpA 中使用不常见，尚未得到广泛的研究。

肿瘤坏死因子抑制剂

已有大量证据表明肿瘤坏死因子（tumor necrosis factor，TNF）抑制剂对 IBD 和 SpA 的有效性，其被广泛用于炎症性肠病性关节炎患者的治疗。多个大型随机对照试验已经证明了 TNF 抑制剂对中轴型和外周型关节疾病的 SpA 患者的益处。在第 80 章和第 82 章中有更多关于在 SpA 中使用 TNF 抑制剂的详细讨论。英夫利昔单抗对中至重度 CD 和 UC 有效，可促进瘘管闭合、黏膜愈合，并且有助于避免糖皮质激素的使用[93]。阿达木单抗可以有效地诱导和维持治疗中度至重度 CD 和 UC。一项评价依那西普在炎症性肠病性关节炎患者疗效的观察性研究发现，依那西普对关节疾病有效，但对肠道疾病无作用[98]，这可能与它是融合蛋白的不同结构有关[99]。因此，考虑到其他 TNF 抑制剂对炎性关节炎和 IBD 均有效，IBD 患者通常避免使用依那西普[65,100]。其他 TNF 抑制剂也已被批准用于 IBD 和 SpA。赛妥珠单抗已被批准用于 AS、PsA 和 CD 的治疗，而戈利木单抗已被批准用于 AS、PsA 和 UC[67,81]。

总的来说，很少有研究专门评估 TNF 抑制剂在炎症性肠病性关节炎患者的治疗效果。因此，大多数决定治疗的数据来自 IBD、PsA、As 或外周 SpA 的临床试验。一项单臂试验评估了 30 例 CD 和 SpA 患者对 12 个月英夫利昔单抗治疗疗效，并由风湿病学家和胃肠病学家定期评估关节和肠道疾病活动[101]。患者肠道及关节活动评分显著改善，并在 12 个月的随访中保持疗效。患者还报告了健康相关生活质量评分的改善。另一项研究分析了 11 项阿达木单抗治疗 CD 的临床试验的结果，这些临床试验报告了阿达木单抗对 CD 患者肠外表现的疗效[102]。超过 1200 例有关节痛或关节炎患者被纳入，合并分析显示关节痛和关节炎有显著且持续的改善。

生物仿制药越来越多地用于 IBD 和 SpA 患者，特别是在欧洲。多种 TNF 抑制剂的生物仿制药已被批准用于 AS、PsA 和 IBD。它们在炎症性肠病性关节炎中的应用是从这些适应证中推断出来的。由于其与原研药相似，且在相同适应证下使用，依那西普生物仿制药同样应避免在 IBD 患者中使用。

其他生物制剂

在过去的 20 年中，越来越多的靶向生物疗法已被用于治疗自身免疫性疾病，包括 SpA 和 IBD。在本节中，我们将回顾一些已被用于炎症性肠病性关节炎的其他非 TNF 靶向的生物制剂。

乌司奴单抗是一种结合 IL-12 和 IL-23 的共有的 p40 亚基的人源单克隆抗体。对 PsA 表现出良好的疗效，同时对 TNF 抑制剂难治的 CD 也有效（特别是在应用比 PsA 患者中更高的剂量时）[104]。最近在 UC 的一项试验也证实了乌司奴单抗的疗效 [105]。乌司奴单抗被批准用于 CD 和 UC。从 PsA 的数据推测，这也是炎症性肠病性关节炎患者的一种选择。重要的是，乌司奴单抗对中轴型疾病无效，因此它的使用应仅限于外周关节炎患者。

托法替布是一种小分子 Janus 激酶（Jauns kinase，JAK）抑制剂，在炎症性肠病性关节炎的治疗中也有作用。已有两项在 PsA 中进行的安慰剂对照试验证实了 JAK 抑制剂的疗效 [106-107]。此外，它对诱导和缓解中度到重度的活动性溃疡性结肠炎是有效的，尽管与 RA 和 PsA 使用不同的剂量策略 [108]。然而一项在 CD 中进行的 IIb 期临床试验仅提示了 JAK 在 CD 中很弱的疗效，且无统计学意义 [109]。托法替布被认为是 UC 和炎症性肠病性关节炎患者的良好选择。到目前为止，虽然一项 II 期试验表明托法替布对 AS 的治疗有效，并且进一步的研究正在进行中，但托法替布还没有被批准用于中轴性疾病的治疗 [110]。值得注意的是，使用 10 mg 每天 2 次托法替布，在 2019 年受到了静脉血栓栓塞和死亡的黑框警告。

一些用于 SpA 的生物制剂对 IBD 患者无效。司库奇尤单抗是一种与 IL-17A 结合的人源单克隆抗体。它不仅对治疗 IBD 无效 [111]，来自随机对照试验的长期延伸研究也发现，在接受了司库奇尤单抗后出现了几例新发 IBD 病例，或出现了先前稳定的 IBD 复发 [111]。因此，在 IBD 患者中应避免使用司库奇尤单抗。依库珠单抗是另一种 IL-17A 单克隆抗体，与少见的新发 IBD 相关，因此在 IBD 患者中也应避免使用 [112-113]。阿巴西普是一种抑制 T 细胞共刺激因子 CTLA-4 的免疫球蛋白，对 IBD 无效 [114]。托珠单抗是一种人源抗 IL-6 单克隆抗体，在 SpA 中无效，并与肠道溃疡和穿孔有关，因此不是 IBD 患者的理想选择 [64]。

维多珠单抗是一种抗整合素 $\alpha_4\beta_7$ 的单克隆抗体，是一种独特的治疗 IBD 的生物制剂，因为它特异性靶向胃肠道，在 UC 和 CD 都表现出了相较于安慰剂的良好疗效 [115]。据推测，维多珠单抗可以通过治疗可能导致关节疾病的胃肠道炎症来改善关节症状。对 GEMINI 试验的事后分析显示，维多珠单抗对关节症状有微小的改善。然而，在临床实践中发现这些药物对治疗炎性关节炎没有任何益处。此外，其他研究表明维多珠单抗有可能引发新发的炎性关节炎 [116]。可能是因为从 TNF 抑制剂转换维多珠单抗的情况下，原有 TNF 抑制剂控制的炎性关节炎，因停用 TNF 抑制剂导致症状的复发或出现。最终，考虑到其有效性的证据有限，以及对引发炎性关节炎的担忧，维多珠单抗并未常规用于炎症性肠病性关节炎患者的治疗。

益生菌

益生菌已在 IBD 患者中得到广泛的使用。然而，在一项小型研究中，尽管有轻度证据表明益生菌对 UC 有益处（尤其是 J 贮袋和贮袋炎患者），但没有证据表明它们对 CD 的有效性 [117]。一项小型研究表明益生菌对 SpA 无效 [118]。目前没有证据支持在炎症性肠病性关节炎患者中使用它们。

其他肠病性关节炎

Whipple 病

1907 年，乔治·霍伊特·惠普尔（George H. Whipple）于 1907 年发表了一篇关于 36 岁医师的案例，该患者表现为"逐渐出现的体重减轻和乏力、腹泻、腹痛、关节炎" [119]。现在所知的 Whipple 病的一系列症状是由 T. Whipplei 病原体引起的，这是一种与放线菌相关的革兰氏阳性杆菌。T. Whipplei 在环境中并不少见，且常与污水系统有关。它通过口-口或粪-口途径传播，因此在卫生条件差的地区更为常见 [120]。

Whipple 病的主要特征包括关节痛、体重减轻、腹泻和腹痛。胃肠道症状常与吸收不良有关。症状可能会持续多年，关节痛通常是最先表现出来的症状。患者也可表现为发热，以及神经、心脏、皮肤和其他器官的特异性表现。最常见的关节症状是游走性的大关节疼痛。关节积液和关节损伤是罕见的。骶髂关节炎也可出现[120]。鉴于它与 SpA 有相似的关节分布情况，已有 Whipple 病与 HLA-B27 之间存在关联的猜想。然而，还没有研究证实这种关系[121]。欧洲一项 122 例 Whipple 病的队列研究揭示了 HLA 等位基因 HLA-DRB1*13 和 DQB1*06 与 Whipple 病之间的联系，从而证实了该病与欧洲人种间的关联倾向[122]。诊断通常包括排除其他更常见的腹泻原因，然后定期进行酸 - 希夫染色和 PCR 检测相关部位（如胃肠道或滑膜液）的 T. Whipplei。最初的治疗方法包括静脉注射头孢曲松，然后序贯甲氧苄啶 - 磺胺甲噁唑维持治疗。难治性病例采用多西环素和羟氯喹联合治疗[123]。

布氏杆菌病

布氏杆菌病是一种人畜共患疾病，通过接触受感染动物的体液或动物源食品传播给人类。布氏杆菌病中引起人类感染的最常见的病原是羊布氏杆菌（B. Melitensis）。由羊布氏杆菌引起的布氏杆菌病是世界上最常见的人畜共患病[124]。流行地区包括地中海国家、中亚、中国、撒哈拉以南非洲以及中美洲和南美洲的部分地区，同时新的地理分布疫源地不断出现。急性布氏杆菌病是一种全身性发热性疾病，症状包括乏力、关节痛、肌痛和头痛。约 30% 的患者发生局部感染。在那些局部感染中，关节疾病是最常见的，出现在约 2/3 的病例中[125]。

布氏杆菌病的关节疾病可以表现为周围关节炎、骶髂关节炎或脊柱炎。儿童患者中最常表现为膝关节或髋关节的单关节炎，而成人更倾向于外周和中轴型疾病[126,127]。骶髂关节炎可以急性起病和并且疼痛明显[126,127]。布氏杆菌脊柱炎的并发症，如硬膜外脓肿也可发生[128]。诊断可以通过从血液或其他相关组织中培养生物体，或通过血清学检测。滑液对诊断布鲁氏菌病并没有特别的帮助，而且滑液培养很少阳性[129]。滑液分析提示炎性改变，但白细胞计数很少超过 15 000[129]。无并发症的布氏杆菌病的一线治疗是 6 周的多西环素，联合 2 ～ 3 周的链霉素或 6 周的利福平治疗[120]。存在脊柱炎患者需要更长时间的治疗，至少应接受 12 周的治疗[130]。与多西环素联合利福平相比，患者对链霉素和多西环素联合治疗的反应也更好[131]。

乳糜泻

乳糜泻是一种慢性、对谷蛋白敏感的小肠自身免疫性疾病，主要影响遗传易感的个体。据估计，全世界有 0.5% ～ 1% 的人口患有乳糜泻[132]。该疾病与 HLA-DQ2 和 DQ8 基因位点密切相关，研究表明 HLA-DQ2 和 HLA-DQ8 阳性个体的乳糜泻发病率为 1∶7，而无遗传易感性患者的发病率为 1∶2518[132]。患者最常见的表现是腹泻、恶臭便和与脂肪泻有关浮便，并可能出现吸收不良的症状。

乳糜泻可能与关节炎的发展有关，尽管这一关联还不清楚[133]。一项对 200 例乳糜泻患者和 40 名对照组的病例对照研究发现，26% 的患者存在关节炎，而 7.5% 对照组存在关节炎[133]。19 例患者为外周关节炎，15 例为中轴关节炎，18 例患者两者重叠存在。也有一些以关节炎为乳糜泻主要症状的病例报告[134]。还需要更多的研究来更好地描述这种关联。重要的是，乳糜泻患者也比一般人群更容易患有代谢性骨病[135]。骨质疏松症也可以是亚临床乳糜泻的一种表现[136]。乳糜泻可通过坚持无谷蛋白饮食来控制的。

肠道相关皮肤病 - 关节炎综合征

肠道相关皮肤病 - 关节炎综合征（Bowel-associated dermatosis-arthritis syndrome，BADAS）最早于 20 世纪 70 年代在接受空肠回肠旁路手术的患者中发现。据早期报道手术后多达 20% 的患者罹患该病[137]。该病最初被称为"旁路关节炎"，后因为它见于其他类型腹部手术后的患者，以及患有导致肠道功能异常疾病的患者而被更名[120]。该疾病是一种中性粒细胞性皮肤病，其特征是发热和（或）流感样症状，随后是关节痛、肌痛和炎性皮疹[138]。典型的关节表现为少关节、不对称、偶发性和非侵蚀性关节炎，大小关节均可出现的。滑膜炎和附着点炎也可出现。诊断主要是基于典型皮肤表现。治疗包括旁路手术患者的再吻合；抗生素包括米诺环素、新霉素和甲硝唑，以及局部或口服糖皮质激素缓解症状[120]。

其他

在肠病性关节炎的背景下，还有一些其他的疾病需要提及，但它们中肠道和关节病理学之间的联系并不清楚。显微镜下结肠炎与各种自身免疫性疾病有关。Poncet 病是一种与肺结核有关的关节炎，被认为可能与 HLA-B27 有关。肠道病毒和病毒性肝炎影响胃肠道的不同部分，有时可与多关节炎有关。伪膜性结肠炎，特别是艰难梭菌已被证实与反应性关节炎有关 [139]。感染胃肠道的各种寄生虫可能与关节炎有关。

 Full references for this chapter can be found on ExpertConsult.com.

部分参考文献

1. Dougados M, Baeten D: Spondyloarthritis, *Lancet* 377(9783):2127–2137, 2011.
2. Rukavina I: SAPHO syndrome: a review, *J Child Orthop* 9(1):19–27, 2015.
3. Chang HK, et al.: The comparison between Behcet's disease and spondyloarthritides: does Behcet's disease belong to the spondyloarthropathy complex? *J Korean Med Sci* 17(4):524–529, 2002.
4. Bargen J: COmplications and sequelae of chronic ulcerative colitis*, *Ann Intern Med* 3(4):335–352, 1929.
5. Peluso R, et al.: Enteropathic spondyloarthritis: from diagnosis to treatment, *Clin Dev Immunol* 2013:631408, 2013.
6. Bywaters EG, Ansell BM: Arthritis associated with ulcerative colitis; a clinical and pathological study, *Ann Rheum Dis* 17(2):169–183, 1958.
7. McBride JA, et al.: Ankylosing spondylitis and chronic inflammatory diseases of the intestines, *Br Med J* 2(5355):483–486, 1963.
8. Steinberg VL, Storey G: Ankylosing spondylitis and chronic inflammatory lesions of the intestines, *Br Med J* 2(5054):1157–1159, 1957.
9. Stewart JS, Ansell BM: Ankylosing spondylitis associated with regional enteritis, *Gastroenterology* 45:265–268, 1963.
10. Blumberg BS, et al.: Ara nomenclature and classification of arthritis and rheumatism (tentative), *Arthritis Rheum* 7:93–97, 1964.
11. Wright V: *Psoriatic arthritis*, Seronegative polyarthritis, 1976, pp 169–223.
12. Wendling D: The gut in spondyloarthritis, *Joint Bone Spine* 83(4):401–405, 2016.
13. Voulgari PV: Rheumatological manifestations in inflammatory bowel disease, *Ann Gastroenterol* 24(3):173–180, 2011.
14. De Kock I, et al.: Prevalence of CT features of axial spondyloarthritis in patients with Crohn's disease, *Acta Radiol* 58(5):593–599, 2017.
15. Turner JR: Intestinal mucosal barrier function in health and disease, *Nat Rev Immunol* 9(11):799–809, 2009.
16. Silva MJB, et al.: The multifaceted role of commensal microbiota in homeostasis and gastrointestinal diseases, *J Immunol Res* 2015, 2015.
17. Asquith M, et al.: The role of the gut and microbes in the pathogenesis of spondyloarthritis, *Best Pract Res Clin Rheumatol* 28(5):687–702, 2014.
18. Wen C, et al.: Quantitative metagenomics reveals unique gut microbiome biomarkers in ankylosing spondylitis, *Genome Biol* 18(1):142, 2017.
19. Breban M, et al.: Faecal microbiota study reveals specific dysbiosis in spondyloarthritis, *Ann Rheum Dis* 76(9):1614–1622, 2017.
20. Ciccia F, Rizzo A, Triolo G: Subclinical gut inflammation in ankylosing spondylitis, *Curr Opin Rheumatol* 28(1):89–96, 2016.
21. Norman E,LA, Kuhn KA: Gut-Joint T cell trafficking in a model of Bacteria-Driven murine IBD-Spa [abstract], *Arthritis Rheumatol* 70(Suppl 10), 2018.
22. Reveille JD: The genetic basis of spondyloarthritis, *Ann Rheum Dis* 70(Suppl 1):i44–i50, 2011.
23. Vitulano C, et al.: The interplay between HLA-B27 and ERAP1/ERAP2 aminopeptidases: from anti-viral protection to spondyloarthritis, *Clin Exp Immunol* 190(3):281–290, 2017.
24. Agrawal N, Brown MA: Genetic associations and functional characterization of M1 aminopeptidases and immune-mediated diseases, *Genes Immun* 15(8):521–527, 2014.
25. Castro-Santos P, et al.: ERAP1 and HLA-C interaction in inflammatory bowel disease in the Spanish population, *Innate Immun* 23(5):476–481, 2017.
26. Asquith M, Rosenbaum JT: The interaction between host genetics and the microbiome in the pathogenesis of spondyloarthropathies, *Curr Opin Rheumatol* 28(4):405–412, 2016.
27. Robinson PC, et al.: Exome-wide study of ankylosing spondylitis demonstrates additional shared genetic background with inflammatory bowel disease, *NPJ Genom Med* 1:16008, 2016.
28. Sherlock JP, et al.: IL-23 induces spondyloarthropathy by acting on ROR-γt+ CD3+CD4-CD8- entheseal resident T cells, *Nat Med* 18:1069, 2012.
29. Lories RJ, McInnes IB: Primed for inflammation: enthesis-resident T cells, *Nat Med* 18(7):1018–1019, 2012.
30. Janssen Research & Development L, sponsor: A study to evaluate the efficacy and safety of ustekinumab in the treatment of anti-TNFα refractory participants with active radiographic axial spondyloarthritis, ClinicalTrials.gov identifier: NCT02438787, 2018.
31. Palm O, et al.: Prevalence of ankylosing spondylitis and other spondyloarthropathies among patients with inflammatory bowel disease: a population study (the IBSEN study), *J Rheumatol* 29(3):511, 2002.
32. Malaty HM, Lo GH, Hou JK: Characterization and prevalence of spondyloarthritis and peripheral arthritis among patients with inflammatory bowel disease, *Clin Exp Gastroenterol* 10:259–263, 2017.
33. Brakenhoff LK, et al.: The joint-gut axis in inflammatory bowel diseases, *J Crohns Colitis* 4(3):257–268, 2010.
34. Shivashankar R, et al.: Incidence of Spondyloarthropathy in patients with ulcerative colitis: a population-based study, *J Rheumatol* 40(7):1153–1157, 2013.
35. Karreman MC, et al.: The prevalence and incidence of axial and peripheral spondyloarthritis in inflammatory bowel disease: a systematic review and meta-analysis, *J Crohns Colitis* 11(5):631–642, 2017.
36. Card TR, Langan SM, Chu TP: Extra-Gastrointestinal manifestations of inflammatory bowel disease may be less common than previously reported, *Dig Dis Sci* 61(9):2619–2626, 2016.
37. Stolwijk C, et al.: Prevalence of extra-articular manifestations in patients with ankylosing spondylitis: a systematic review and meta-analysis, *Ann Rheum Dis* 74(1):65–73, 2015.
38. Vavricka SR, et al.: Chronological order of appearance of extraintestinal manifestations relative to the time of ibd diagnosis in the swiss inflammatory bowel disease cohort, *Inflamm Bowel Dis* 21(8):1794–1800, 2015.
39. Stolwijk C, et al.: The epidemiology of extra-articular manifestations in ankylosing spondylitis: a population-based matched cohort study, *Ann Rheum Dis* 74(7):1373–1378, 2015.
40. Orchard T, Wordsworth B, Jewell D: Peripheral arthropathies in inflammatory bowel disease: their articular distribution and natural history, *Gut* 42(3):387–391, 1998.
41. Rudwaleit M, et al.: The Assessment of SpondyloArthritis International Society classification criteria for peripheral spondyloarthritis and for spondyloarthritis in general, *Ann Rheum Dis* 70(1):25–31, 2011.
42. Rudwaleit M, et al.: The development of Assessment of Spondylo-Arthritis international Society classification criteria for axial spon-

dyloarthritis (part II): validation and final selection, *Ann Rheum Dis* 68(6):777–783, 2009.
43. Rodríguez-Reyna TS, Martínez-Reyes C, Yamamoto-Furusho JK: Rheumatic manifestations of inflammatory bowel disease, *World J Gastroenterol* 15(44):5517–5524, 2009.
44. Essers I, et al.: Characteristics associated with the presence and development of extra-articular manifestations in ankylosing spondylitis: 12-year results from OASIS, *Rheumatology (Oxford)* 54(4):633–640, 2015.
45. Liu S, et al.: Clinical features of crohn disease concomitant with ankylosing spondylitis: a preliminary single-center study, *Medicine (Baltimore)* 95(28):e4267, 2016.
46. Ossum AM, et al.: Ankylosing spondylitis and axial spondyloarthritis in patients with Long-term inflammatory bowel disease: Results from 20 years of Follow-up in the IBSEN study, *J Crohns Colitis* 12(1):96–104, 2018.
47. Schett G, et al.: Enthesitis: from pathophysiology to treatment, *Nat Rev Rheumatol* 13(12):731–741, 2017.
48. Cantini F, et al.: Case-control study on dactylitis, enthesitis, and anterior uveitis in spondyloarthritis associated with inflammatory bowel diseases: role of coexistent psoriasis, *J Rheumatol* 44(9):1341–1346, 2017.
49. Peluso R, et al.: Dactylitis in enteropathic spondyloarthritis, *Clin Exp Rheumatol* 34(5):842–847, 2016.
50. Naves JE, et al.: A systematic review of SAPHO syndrome and inflammatory bowel disease association, *Dig Dis Sci* 58(8):2138–2147, 2013.
51. Alnaqbi KA, et al.: Development, sensibility, and reliability of the Toronto Axial Spondyloarthritis Questionnaire in inflammatory bowel disease, *J Rheumatol* 40(10):1726–1735, 2013.
52. Queiro R, et al.: Performance of two screening questionnaires for inflammatory arthritis in patients with inflammatory bowel disease, *Biomed Res Int* 2018:8618703, 2018.
53. Di Carlo M, et al.: The DETection of arthritis in inflammatory boweL diseases (DETAIL) questionnaire: development and preliminary testing of a new tool to screen patients with inflammatory bowel disease for the presence of spondyloarthritis, *Clin Rheumatol* 37(4):1037–1044, 2018.
54. Peyrin-Biroulet L, et al.: Selecting therapeutic targets in inflammatory bowel disease (STRIDE): Determining therapeutic goals for Treat-to-Target, *Am J Gastroenterol* 110(9):1324–1338, 2015.
55. Smolen JS, et al.: Treating axial spondyloarthritis and peripheral spondyloarthritis, especially psoriatic arthritis, to target: 2017 update of recommendations by an international task force, *Ann Rheum Dis* 77(1):3–17, 2018.
56. Danve A, et al.: Routine Assessment of Patient Index Data 3 score (RAPID3) correlates well with Bath Ankylosing Spondylitis Disease Activity Index (BASDAI) in the assessment of disease activity and monitoring progression of axial spondyloarthritis, *Clin Rheumatol* 34(1):117–124, 2015.
57. Boon GJ, et al.: Are faecal markers good indicators of mucosal healing in inflammatory bowel disease? *World J Gastroenterol* 21(16):11469–11480, 2015.
58. Ostgard RD, et al.: Faecal calprotectin detects subclinical bowel inflammation and may predict treatment response in spondyloarthritis, *Scand J Rheumatol* 47(1):48–55, 2018.
59. Kopylov U, et al.: Detection of crohn disease in patients with spondyloarthropathy: the SpACE Capsule Study, *J Rheumatol* 45(4):498–505, 2018.
60. Luchetti MM, et al.: Sclerostin and antisclerostin antibody serum levels predict the presence of axial spondyloarthritis in patients with inflammatory bowel disease, *J Rheumatol* 45(5):630–637, 2018.
61. Turina MC, Landewe R, Baeten D: Lessons to be learned from serum biomarkers in psoriasis and IBD—the potential role in SpA, *Expert Rev Clin Immunol* 13(4):333–344, 2017.
62. Luchetti MM, et al.: Adalimumab efficacy in enteropathic spondyloarthritis: A 12-mo observational multidisciplinary study, *World J Gastroenterol* 23(39):7139–7149, 2017.
63. Conigliaro P, et al.: Impact of a multidisciplinary approach in enteropathic spondyloarthritis patients, *Autoimmun Rev*

15(2):184–190, 2016.
64. Peluso R, et al.: Management of arthropathy in inflammatory bowel diseases, *Ther Adv Chronic Dis* 6(2):65–77, 2015.
65. Ward MM, et al.: American College of Rheumatology/Spondylitis Association of America/Spondyloarthritis Research and Treatment Network 2015 recommendations for the treatment of ankylosing spondylitis and nonradiographic axial spondyloarthritis, *Arthritis Rheumatol* 68(2):282–298, 2016.
66. Song IH, et al.: Benefits and risks of ankylosing spondylitis treatment with nonsteroidal antiinflammatory drugs, *Arthritis Rheum* 58(4):929–938, 2008.
67. Klein A, Eliakim R: Non steroidal anti-inflammatory drugs and inflammatory bowel disease, *Pharmaceuticals* 3(4):1084–1092, 2010.
68. Forrest K, Symmons D, Foster P: Systematic review: is ingestion of paracetamol or non-steroidal anti-inflammatory drugs associated with exacerbations of inflammatory bowel disease? *Aliment Pharmacol Ther* 20(10):1035–1043, 2004.
69. Kefalakes H, et al.: Exacerbation of inflammatory bowel diseases associated with the use of nonsteroidal anti-inflammatory drugs: myth or reality? *Eur J Clin Pharmacol* 65(10):963–970, 2009.
70. Kvasnovsky CL, Aujla U, Bjarnason I: Nonsteroidal anti-inflammatory drugs and exacerbations of inflammatory bowel disease, *Scand J Gastroenterol* 50(3):255–263, 2015.
71. Moninuola OO, et al.: Systematic review with meta-analysis: association between acetaminophen and nonsteroidal anti-inflammatory drugs (NSAIDs) and risk of Crohn's disease and ulcerative colitis exacerbation, *Aliment Pharmacol Ther* 47(11):1428–1439, 2018.
72. Miao XP, et al.: Tolerability of selective cyclooxygenase 2 inhibitors used for the treatment of rheumatological manifestations of inflammatory bowel disease, *Cochrane Database Syst Rev* (10):Cd007744, 2014.
73. Olivieri I, et al.: Italian expert panel on the management of patients with coexisting spondyloarthritis and inflammatory bowel disease, *Autoimmun Rev* 13(8):822–830, 2014.
74. Coates LC, et al.: New GRAPPA and EULAR recommendations for the management of psoriatic arthritis, *Rheumatology (Oxford)* 56(8):1251–1253, 2017.
75. Bar-Meir S, et al.: Budesonide versus prednisone in the treatment of active Crohn's disease. The israeli budesonide study group, *Gastroenterology* 115(4):835–840, 1998.
76. Schoon EJ, et al.: Bone mineral density in relation to efficacy and side effects of budesonide and prednisolone in Crohn's disease, *Clin Gastroenterol Hepatol* 3(2):113–121, 2005.
77. Kirwan JR, et al.: A randomised placebo controlled 12 week trial of budesonide and prednisolone in rheumatoid arthritis, *Ann Rheum Dis* 63(6):688–695, 2004.
78. Florin TH, et al.: Treatment of joint pain in Crohn's patients with budesonide controlled ileal release, *Clin Exp Pharmacol Physiol* 27(4):295–298, 2000.
79. Buckley L, et al.: 2017 American college of rheumatology guideline for the prevention and treatment of Glucocorticoid-Induced osteoporosis, *Arthritis Rheumatol* 69(8):1521–1537, 2017.
80. Ahmed SF, et al.: Pathophysiology and management of abnormal growth in children with chronic inflammatory bowel disease, *World Rev Nutr Diet* 106:142–148, 2013.
81. Simone D, et al.: Disease-modifying antirheumatic drugs (DMARD) and combination therapy of conventional DMARD in patients with spondyloarthritis and psoriatic arthritis with axial involvement, *J Rheumatol Suppl* 93:65–69, 2015.
82. Herfarth HH, et al.: Use of methotrexate in the treatment of inflammatory bowel diseases (IBD), *Inflamm Bowel Dis* 22(1):224–233, 2016.
83. Carbonnel F, et al.: Methotrexate is not superior to placebo for inducing Steroid-Free remission, but induces Steroid-Free clinical remission in a larger proportion of patients with ulcerative colitis, *Gastroenterology* 150(2):380–388. e4, 2016.
84. Peluso R, et al.: [Methotrexate in the treatment of peripheral arthritis in ulcerative colitis], *Reumatismo* 61(1):15–20, 2009.
85. Kingsley GH, et al.: A randomized placebo-controlled trial of methotrexate in psoriatic arthritis, *Rheumatology (Oxford)* 51(8):1368–1377, 2012.

86. Roychowdhury B, et al.: Is methotrexate effective in ankylosing spondylitis? *Rheumatology (Oxford)* 41(11):1330–1332, 2002.

87. Mease PJ GD, Collier DH, Ritchlin CT, et al.: Etanercept and Methotrexate As Monotherapy or in Combination in Patients with Psoriatic Arthritis: A Phase 3, Double-Blind, Randomized Controlled Study [abstract], *Arthritis Rheumatol* 70(Suppl 10), 2018.

88. Nikfar S, et al.: A meta-analysis of the efficacy of sulfasalazine in comparison with 5-aminosalicylates in the induction of improvement and maintenance of remission in patients with ulcerative colitis, *Dig Dis Sci* 54(6):1157–1170, 2009.

89. Lim WC, et al.: Aminosalicylates for induction of remission or response in Crohn's disease, *Cochrane Database Syst Rev* 7:Cd008870, 2016.

90. Clegg DO, Reda DJ, Abdellatif M: Comparison of sulfasalazine and placebo for the treatment of axial and peripheral articular manifestations of the seronegative spondylarthropathies: a Department of Veterans Affairs cooperative study, *Arthritis Rheum* 42(11):2325–2329, 1999.

91. Chande N, et al.: Azathioprine or 6-mercaptopurine for induction of remission in Crohn's disease, *Cochrane Database Syst Rev* 10:Cd000545, 2016.

92. Timmer A, et al.: Azathioprine and 6-mercaptopurine for maintenance of remission in ulcerative colitis, *Cochrane Database Syst Rev* (9)Cd000478, 2012.

93. Present DH, et al.: Infliximab for the treatment of fistulas in patients with Crohn's disease, *N Engl J Med* 340(18):1398–1405, 1999.

94. Devlin SM, Panaccione R: Adalimumab for the treatment of Crohn's disease, *Expert Opin Biol Ther* 8(7):1011–1019, 2008.

95. Sandborn WJ, et al.: Etanercept for active Crohn's disease: a randomized, double-blind, placebo-controlled trial, *Gastroenterology* 121(5):1088–1094, 2001.

96. O'Toole A, Lucci M, Korzenik J: Inflammatory bowel disease provoked by etanercept: Report of 443 possible cases combined from an IBD referral center and the FDA, *Dig Dis Sci* 61(6):1772–1774, 2016.

97. Haraoui B, Krelenbaum M: Emergence of Crohn's disease during treatment with the anti-tumor necrosis factor agent etanercept for ankylosing spondylitis: possible mechanisms of action, *Semin Arthritis Rheum* 39(3):176–181, 2009.

98. Marzo-Ortega H, et al.: Efficacy of etanercept for treatment of Crohn's related spondyloarthritis but not colitis, *Ann Rheum Dis* 62(1):74–76, 2003.

99. Mantravadi S, Ogdie A, Kraft WK: Tumor necrosis factor inhibitors in psoriatic arthritis, *Expert Rev Clin Pharmacol* 10(8):899–910, 2017.

100. Singh JA, et al.: Special Article: 2018 American College of Rheumatology/National psoriasis foundation guideline for the treatment of psoriatic arthritis, *Arthritis Rheumatol* 71(1):5–32, 2019.

101. Generini S, et al.: Infliximab in spondyloarthropathy associated with Crohn's disease: an open study on the efficacy of inducing and maintaining remission of musculoskeletal and gut manifestations, *Ann Rheum Dis* 63(12):1664–1669, 2004.

102. Louis EJ, et al.: Adalimumab reduces extraintestinal manifestations in patients with Crohn's disease: a pooled analysis of 11 clinical studies, *Adv Ther* 35(4):563–576, 2018.

103. Ritchlin C, et al.: Efficacy and safety of the anti-IL-12/23 p40 monoclonal antibody, ustekinumab, in patients with active psoriatic arthritis despite conventional non-biological and biological anti-tumour necrosis factor therapy: 6-month and 1-year results of the phase 3, multicentre, double-blind, placebo-controlled, randomised PSUMMIT 2 trial, *Ann Rheum Dis* 73(6):990–999, 2014.

104. MacDonald JK, et al.: Anti-IL-12/23p40 antibodies for induction of remission in Crohn's disease, *Cochrane Database Syst Rev* 11, 2016:Cd007572.

105. Sandborn WJ, et al.: A randomized trial of ustekinumab, a human interleukin-12/23 monoclonal antibody, in patients with moderate-to-severe Crohn's disease, *Gastroenterology* 135(4):1130–1141, 2008.

106. Mease P, et al.: Tofacitinib or adalimumab versus placebo for psoriatic arthritis, *N Engl J Med* 377(16):1537–1550, 2017.

107. Gladman D, et al.: Tofacitinib for psoriatic arthritis in patients with an inadequate response to TNF inhibitors, *N Engl J Med* 377(16):1525–1536, 2017.

108. Sandborn WJ, et al.: Tofacitinib as induction and maintenance therapy for ulcerative colitis, *N Engl J Med* 376(18):1723–1736, 2017.

109. Panes J, et al.: Tofacitinib for induction and maintenance therapy of Crohn's disease: results of two phase IIb randomised placebo-controlled trials, *Gut* 66(6):1049–1059, 2017.

110. van der Heijde D, et al.: Tofacitinib in patients with ankylosing spondylitis: a phase II, 16-week, randomised, placebo-controlled, dose-ranging study, *Ann Rheum Dis* 76(8):1340–1347, 2017.

111. Hueber W, et al.: Secukinumab, a human anti-IL-17A monoclonal antibody, for moderate to severe Crohn's disease: unexpected results of a randomised, double-blind placebo-controlled trial, *Gut* 61(12):1693–1700, 2012.

112. Reich K, et al.: Inflammatory bowel disease among patients with psoriasis treated with ixekizumab: a presentation of adjudicated data from an integrated database of 7 randomized controlled and uncontrolled trials, *J Am Acad Dermatol* 76(3):441–448.e2, 2017.

113. Genovese MC CJ, Gellett AM, Xu W, et al.: Incidence of inflammatory bowel disease among patients treated with ixekizumab: An update on adjudicated data from an integrated database of patients with psoriasis and psoriatic arthritis [abstract], *Arthritis Rheumatol* 70(Suppl 10), 2018.

114. Mozaffari S, Nikfar S, Abdollahi M: Inflammatory bowel disease therapies discontinued between 2009 and 2014, *Expert Opin Investig Drugs* 24(7):949–956, 2015.

115. Fleisher M, et al.: Effects of vedolizumab therapy on extraintestinal manifestations in inflammatory bowel disease, *Dig Dis Sci* 63(4):825–833, 2018.

116. Varkas G, et al.: An induction or flare of arthritis and/or sacroiliitis by vedolizumab in inflammatory bowel disease: a case series, *Ann Rheum Dis* 76(5):878–881, 2017.

117. Abraham BP, Quigley EMM: Probiotics in inflammatory bowel disease, *Gastroenterol Clin North Am* 46(4):769–782, 2017.

118. Jenks K, et al.: Probiotic therapy for the treatment of spondyloarthritis: a randomized controlled trial, *J Rheumatol* 37(10):2118–2125, 2010.

119. Whipple GH: *A hitherto undescribed disease characterized anatomically by deposits of fat and fatty acids in the intestinal and mesenteric lymphatic tissues*, Baltimore, 1907, Johns Hopkins Hospital.

120. Firestein Ka: *Kelley and Firestein's textbook of rheumatology*, ed 10, Philadelphia, 2017, Elsevier.

系统性红斑狼疮的病因和发病机制

原著 MARY K. CROW

曹 珊 译　陈晓翔 校

关键点

- 系统性红斑狼疮（systemic lupus erythematosus, SLE）是由免疫系统的慢性反复激活所致，伴有抗体及其他促进炎症和组织损伤的蛋白产物的产生。

- SLE 多见于女性且通常在育龄期发病，这一现象提示性激素和一些尚未明确的性别相关因素在发病机制中均起重要作用。

- 基因多态性多与 SLE 中固有免疫或适应性免疫系统的功能相关。补体缺乏是本病的高危因素，编码细胞核内 Toll 样受体相关信号通路组件或内源性核酸调控因子的基因的突变或常见变异可促进固有免疫系统的激活。

- 环境因素参与 SLE 的发病和复发。

- 包括核酸在内的免疫复合物可作为细胞核内 Toll 样受体的激动剂，因此免疫复合物在 SLE 发病机制中扮演着全新的重要角色。

- Ⅰ型干扰素（type Ⅰ interferon，IFN）的产生、Ⅰ型 IFN 诱导基因的广泛表达以及 IFN 对免疫系统活化和功能的影响已成为狼疮发病的核心机制。

- 包括滤泡辅助性 T 细胞在内的 T 细胞亚群、细胞因子和可溶性的生存信号，如 B 淋巴细胞刺激因子（B lymphocyte stimulator，BLyS）可促进 B 淋巴细胞的分化和抗体的产生。

- 作为重要的致病效应物，血小板、中性粒细胞以及中性粒细胞胞外物质和线粒体 DNA 得到了新的关注。补体仍旧是炎症的重要介质。

引言

　　系统性红斑狼疮是医学上研究得最广泛的疾病之一。因其主要好发于育龄期年轻女性、患病率较高、易致容貌受损，有时甚至导致患者死亡，不少人积极主张对狼疮的发病机制及改善患者预后进行深入的探索和研究。事实上，随着 20 世纪 50 年代和 60 年代免疫学的蓬勃发展，狼疮作为系统性自身免疫性疾病的原型，针对其免疫学特征的研究就已经成为科学家研究的重点。以狼疮易感性为基础的遗传多样性的解析，奠定了免疫系统在疾病发病过程中的核心地位，也与此同时扩展了前人对狼疮病理机制的认识，即除了自身抗体和 T 淋巴细胞外，固有免疫系统在发病过程中同样起着重要的作用。血管系统是免疫系统及其产物的攻击靶点，这一潜在作用成为狼疮发病机制中的重要组成部分而重新获得了关注。总之，这些最新进展为理解疾病的发生提供了重要证据，包括遗传因素与环境刺激的交互作用如何放大免疫系统的活化过程，引发靶器官损害导致狼疮及并发症的经典临床表现。图 84-1 简略概述了参与 SLE 发病的因素，以及它们如何相互作用而导致自身免疫及组织损伤。

狼疮发病机制的历史观点

关于导致 SLE 患者自身免疫进展及由组织损伤引发疾病的免疫病理机制的深入研究已经有几十年的历史。在临床及基础科研工作者的努力下，大量研究进展得以报道。对 SLE 临床特征的描述提示，本病是一种主要累及皮肤和关节，并伴有肾、心脏和神经病变的多系统疾病，且这些病变多已通过组织学和影像学研究得以证实。早期研究认为，多种器官中血管的改变是疾病进程的重要组成部分，如病理性的脾小动脉"洋葱皮"样改变、肾小球细胞浸润和损伤以及皮肤和脑部血管病变，临床上可出现肾炎、网状青斑、卒中等表现。根据 Hargreves 在 1948 年对红斑狼疮（lupus erythematosus，LE）细胞的描述，细胞

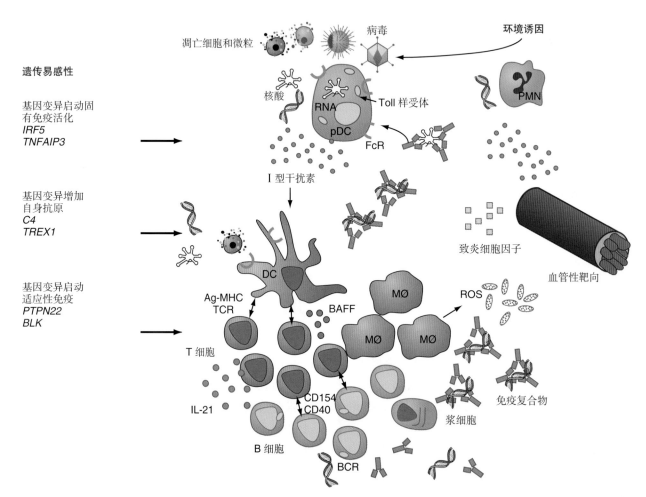

图 84-1 参与 SLE 发病机制的因素。启动 SLE 发病的机制与个体潜在的遗传因素相关，许多疾病相关的遗传变异（如图中所示）导致刺激性核酸的过多产生或清除减弱，使固有免疫反应的产物增多，特别是 I 型干扰素（interferon，IFN）；或改变细胞适应性免疫的信号活化或有效性的阈值。在多数情况下，免疫活化的建立需要多种遗传风险变异，这种免疫活化能接受环境触发因素而启动自身免疫。少数情况下，免疫活化关键调节因子的突变足以改变免疫状态导致疾病发生。I 型干扰素由浆细胞样树突状细胞（pDCs）分泌，由细胞内核酸、外源性病毒及损伤或死亡细胞碎片所触发的 pDCs 活化是疾病启动的代表性机制。IFN-α 一旦产生，会以类似病毒感染反应的形式介导多种免疫细胞效应。髓系树突状细胞的抗原呈递能力增强，促进自身反应性 T 细胞激活和 B 细胞分化，从而产生致病性抗体。活化的 T 细胞表达 CD154（CD40 配体）并产生白细胞介素 21（interleukin-21，IL-21），为 B 细胞分化为可分泌抗体的浆细胞提供有效帮助。IFN-α 也促进 B 细胞活化因子（BAFF）的产生，该因子参与了 B 细胞的生存和分化。一旦产生自身抗体，免疫复合物通过 pDCs 和 B 细胞的内体 Toll 样受体放大免疫活化，并在血管附近直接沉积，引起补体的激活、炎症和组织损伤。与 IFN-α 一样，活性氧（ROS）、单核和巨噬细胞产生的致炎因子也参与了组织损伤，并刺激内皮细胞从而导致血管修复不良和硬化。BCR，B 细胞受体；DC，树突状细胞；MHC，主要组织相容性复合体；MØ，巨噬细胞；PMN，多形核性粒细胞；RNA，核糖核酸；TCR，T 细胞受体

碎片的吞噬在炎症区域十分活跃，这一机制在探讨狼疮发病机制中仍旧是一个重要的概念。

SLE 患者的血浆中存在着针对细胞组分尤其是细胞核的抗体，这一认知引导研究者们将目光集中在免疫系统上，他们认为狼疮的发病正是反映了自身免疫的过程。狼疮肾炎患者的肾脏病理学研究显示，肾小球中存在着免疫球蛋白及补体的沉积。同时，狼疮肾中可分离出抗 DNA 抗体。这些证据均支持自身抗体尤其是抗 DNA 抗体，具有致病性。从狼疮患者的血清中分离出针对 DNA，RNA 或者针对 DNA 或 RNA 结合蛋白如组蛋白或剪接体组分的免疫复合物是将 SLE 归类为主要由免疫复合物介导的自身免疫病的重要因素。尽管狼疮的发病机制确实依赖于那些免疫复合物及其所诱导的炎症反应，但其后的研究证实，实际上几乎所有的细胞成分及许多可溶性免疫系统的产物均促进了免疫系统的功能障碍，进而最终导致 SLE 发病。

20 世纪 70 年代，随着细胞免疫领域的进展，以及此后 T 细胞抗原受体、介导 T 细胞与抗原呈递细胞或 B 细胞的相互作用的共刺激分子家族的发现，揭示了 SLE 患者中自反应性 T 细胞是免疫应答的重要调控者，也在 B 细胞分化为自身抗体产生细胞中起辅助作用。现已发现的 T 细胞功能的诸多缺陷，如 IL-2 等典型 T 细胞因子产生量的改变，以及小鼠狼疮模型的相关研究强烈地支持了 T 细胞在狼疮发病机制中的重要作用。

20 世纪 90 年代，Toll 样受体（Toll-like receptor，TLR）的发现，对受体识别微生物表达共同决定簇的认知，以及对 TLR 介导免疫系统活化的论证可以说是近几十年来最富里程碑意义的重大进步。正是这些重大发现加深了人们对狼疮发病机制的认知。随着 TLR 典型外源性配体的发现，内源性配体也逐渐被认识。其中核酸与 SLE 中免疫系统活化的放大和自身免疫最为相关。近年来的研究也定义了另外一些存在于胞质中的 DNA 和 RNA 传感器。目前尚不清楚 TLR 或细胞质受体或两者结合在多大程度上促进启动 SLE 中固有免疫系统的激活或增强由其他分子途径启动的免疫活性。TLR 和胞质传感器在指挥新基因转录和潜在的致病介质 [如 I 型干扰素（type I interferon，IFN）] 产生方面的潜力得到了大量数据的充分支持。

尽管近年来在阐明 SLE 发病机制方面已取得了相当大的进展，但仍有许多诱发某些个体自身免疫的环境触发因素尚不能确定。关于疾病的诱因，临床观察指出日光照射、微生物感染以及特定药物是导致狼疮起始或加剧的因素。目前尚不清楚这些环境触发因素是否诱导同样的分子机制改变，但紫外线（ultraviolet，UV）介导的 DNA 损伤，DNA 甲基化修饰，线粒体 DNA 或其他细胞组分的氧化可能为免疫系统提供了自体核酸刺激物。

近年来的重大技术进步，以及合作共享来自患者队列和对照参与者的生物样本的研究者联盟的发展，为 SLE 诊断中具有统计关联的遗传变异方面的重要进展提供了支持。全基因组关联研究（genome wide association studies，GWASs）已被用来帮助识别与狼疮发病相关的基因，这些基因参与编码促进 I 型干扰素产生或应答、改变淋巴细胞活化的阈值或产生免疫刺激信号等分子通路中的重要组分。另外，某些可影响基因组完整性调控或核酸降解的单基因突变也会导致狼疮样的临床综合征，这一现象提示了一种新的概念，即内源性核酸也可能是一种狼疮的触发因子 [1,2]。

总之，上述的科学进展促进了靶向于可能影响狼疮疾病活动度或临床进展的机制的药物研发。本章将回顾近年来 SLE 免疫发病机制的研究进展。

遗传在狼疮致病机制中的作用

目前对于包括 SLE 在内的复杂人类疾病遗传研究的策略是同时鉴定常见的基因多态性和低频突变，前者对致病风险的影响很小，而后者对发展成红斑狼疮或狼疮综合征则影响很大。

观察发现，一个家庭中可存在数个 SLE 患者，且同卵双胞胎同时患 SLE 的概率很高，这些现象表明遗传在 SLE 中的重要作用。来自中国台湾省健康登记处的数据表明，遗传性对 SLE 发生的贡献为 44%。与无关个体相比，同卵双胞胎患 SLE 的相对风险为 316，兄弟姐妹的相对风险为 24[3]。此外，几种不同的自身免疫性疾病会出现在同一个家庭中，提示多种自身免疫病与共同的遗传易感因素有关。随着基因分型成本的降低，研究发现常见遗传变异的步伐显著加快，并经统计分析鉴定出大量与 SLE 诊断相关的单核苷酸多态性（single nucleotide polymorphisms，SNPs）。一项基于 ImmunoChip SNP 平台的研究确定了 50 多种非 HLA 风险的变异，并表明其中一些变异在白种人和非裔美国人之间有所不同[4]。许多狼疮相关的 SNP 靠近一些特定基因，这些基因可编码与免疫系统功能相关的蛋白质，识别相关分子通路，并支持免疫系统在疾病发病机制中的中心地位。可以协调与狼疮发病机制相关的复杂基因表达程序的调控元件在 SLE 相关的 SNP 中特别丰富。一项具有挑战性的研究指出，EBNA2，一种由 Epstein-Barr 病毒（EBV）编码的蛋白质，可以与许多这种多态性调控区域结合[5,6]。

参与狼疮发病机制的狼疮相关基因可以根据它们在免疫功能中的作用来进行分类（表 84-1 和表 84-2）。免疫系统的激活需要外来抗原的刺激，同时，SLE 相关基因参与自身抗原的产生或清除受损、固有免疫反应的激活或适应性免疫反应的激活。其他遗传变异也可能会影响靶器官的易感性。尽管很少有变异位于编码区，并且它们对基因表达或蛋白质功能的影响很少被详细阐述，但在 SNP 相关基因的功能方面提供了大量信息，可用来在功能遗传研究中提出和验证假说。

补体途径的基因产物中存在一些罕见但高危的缺陷，包括 C2、C4 和 C1q，这些缺陷被认为在狼疮发病中起着重要作用，它们可能通过减少细胞碎片的清除，使细胞核碎片增加，从而提供充足的自身抗原用以激活自身反应性 T 细胞，或直接作为内源性佐剂激活固有免疫应答。与狼疮易感性相关的主要组织相容性复合体（major histocompatibility complex，MHC）8.1 单倍体型（HLA-B8/DR3/DQw2/C4AQO），编码等位基因 B8 和 DR3 以及一个低拷贝数的 *C4B* 基因，

表 84-1　与系统性红斑狼疮相关的遗传变异：主要组织相容性复合体基因
与 SLE 相关的主要组织相容性复合体基因
早期补体成分纯合缺陷（C2、C4A、C4B）增加风险 5～10 倍
HLA-DR2（增加相对风险 2～3 倍）
HLA-DR3（增加相对风险 2～3 倍）
DR2/DRX 与抗 Sm 抗体相关
DR3/DRX 与抗 Ro 和抗 La 抗体相关
DR2/DR3 与抗 Ro、抗 La 和（或）抗 Sm 抗体相关，也和抗 dsDNA 抗体相关
DR3/DR3 与抗 Sm 抗体相关

但不包含 *C4A* 基因。而其他无致病风险的单倍体则包含一个多拷贝数的 *C4B* 基因和（或）单拷贝（或多拷贝）*C4A* 基因。事实上，*C4A* 等位基因缺失引发狼疮的风险是 HLA-B8 或 DR3 的 2 倍，提示 *C4* 基因在疾病风险中的重要意义[7]。应当指出的是，这一风险单倍型也与 HIV 感染、胰岛素依赖型糖尿病以及另外多个自身免疫性疾病的加速进展有一定关联。经典补体途径中的识别蛋白 C1q 如果发生缺陷，则会影响单核 - 吞噬细胞清除凋亡细胞碎片而致病[8]。C1q 扮演的另一个角色是将有刺激作用的免疫复合物引向单核细胞，而不是产生 IFN 的浆细胞样树突状细胞，从而抑制 IFN-α 生成。由于这一作用，C1q 缺陷能增加 IFN-α 的产生并促进广泛性的免疫调节异常[9]。C 反应蛋白（C-reactive protein，CRP）是穿透素家族的一员，也有协助清除凋亡细胞碎片的作用。CRP 的多态性与 SLE 和 CRP 水平下降有关，但是 CRP 的遗传作用对基础 CRP 水平的影响是由 CRP 基因本身的变异还是其他基因的变异引起的尚未可知。

罕见综合征患者的特点表明，调节内源性 DNA 或 RNA 完整性或降解的基因突变可导致刺激性核酸过量、先天免疫系统激活和 I 型干扰素的过量产生[2,10-17]。两种 DNA 酶，DNA 酶 1 和 DNA 酶 1 样 3，可降解中性粒细胞胞外诱捕网（neutrophil extracellular traps，NETs）中的 DNA。这些酶的缺失可导致血管内 NET 凝块的积累，与血管闭塞相关[18]。DNA 酶 1 的遗传变异可能导致 SLE，DNA 酶 1 样 3 基因移码突变的家族可出现包括患有侵袭性狼疮和抗 DNA 抗体或低补体血症性荨麻疹性血管炎综合征的患者[19-20]。细胞外 DNA 酶 1 样 3 降解与循环微粒相关的 DNA。最近的一份报道描述了一些个体具有 DNA 酶 2 双等位基因突变及 SLE 的一些特征，包括膜增生性肾小球肾炎、抗 DNA 抗体和高水平的 IFN-α[21]。基因产物 DNA 酶 II 通常负责消化凋亡细胞和红细胞前体释放的 DNA。

关于狼疮样疾病 Aicardi-Goutières 综合征（Aicardi-Goutières syndrome，AGS）家族的研究提示，其他突变也可参与调控核酸完整性。AGS 以皮肤病变、自身抗体、中枢神经系统损害为特征，伴 I 型 IFN 高水平表达，其不同于 SLE 之处在于该病好发于低龄儿童。*TREX1* 基因的突变在 AGS 患者中已经被鉴定出，该基因可编码 DNA 酶用以降解具有潜在刺激作用的反转录 DNA。*TREX1* 缺陷可致小鼠动物模型

表84-2	与SLE相关的基因组区域——按血统分类的非MHC基因
基因[a]	蛋白质
欧洲裔	
ATG5	自噬相关蛋白5
BANK1	锚蛋白重复序列的B细胞支架蛋白1
BLK	B淋巴细胞特异性酪氨酸激酶
CLEC16A	包含C型凝集素结构域的蛋白16A
DEF6	DEF6，鸟嘌呤核苷酸交换因子
DGKQ	二酰基甘油激酶θ
ETS1	ETS原癌基因1
FCGR2A	IgG受体IIa的Fc片段
GRB2	生长因子受体结合蛋白2
GTF2I	通用转录因子IIi
IFIH1	解旋酶C结构域1诱导的干扰素
IKZF1	IKAROS家族锌指1
IKZF3	IKAROS家族锌指3
IL10	白介素10
IL12A	白介素12A
IRF5	干扰素调节因子5
IRF7	干扰素调节因子7
IRF8	干扰素调节因子8
ITGAM	整合素亚基αM
JAZF1	JAZF锌指1
MSRA	甲硫氨酸亚砜还原酶A
NMNAT2	烟酰胺核苷酸腺苷酸转移酶2
OLIG3	少突胶质细胞转录因子3
PKIA	CAMP依赖性蛋白激酶抑制剂α
PTPN22	蛋白酪氨酸磷酸酶非受体22型
PTTG1-MIR146A	垂体瘤转化1-miRNA146a
PXK	含丝氨酸/苏氨酸激酶样的PX结构域
SLC15A4	溶质载体家族15成员4
SLC17A4	溶质载体家族17成员4
STAT4	信号转导和转录激活因子4
TMEM39A-TIMMDC1	跨膜蛋白39A-含内线粒体膜结构域转位酶的蛋白1
TNFAIP3	TNF诱导蛋白3/A20
TNFSF4	TNF超家族成员4/Ox40配体

续表

表84-2	与SLE相关的基因组区域——按血统分类的非MHC基因
基因[a]	蛋白质
TNIP1	TNFAIP3相互作用蛋白1
TYK2	酪氨酸激酶2
UBE2L3	泛素结合酶E2L3
WDFY4	WDFY家庭成员4
非洲裔	
BLK	B淋巴细胞特异性酪氨酸激酶
IRF5	干扰素调节因子5
ITGAM	整合素亚基αM
PLAT	纤溶酶原激活剂，组织类型
PTTG1	垂体瘤转化1
西班牙裔	
CLEC16A	包含16A的C型凝集素结构域
GALC	半乳糖神经酰胺酶
IRF5	干扰素调节因子5
ITGAM	整合素亚基αM
NCF2	中性粒细胞胞质因子2
TNIP1	TNFAIP3相互作用蛋白1
STAT4	信号转导和转录激活因子4

[a] 数据来源自参考文献4。表中所列基因 $P < 5 \times 10^{-8}$

From Goldman L, Schafer AI, editors. Systemic Lupus Erythematosus: In *Goldman-Cecil Medicine*, ed 26, Philadelphia, 2020, Elsevier.

IFN-β表达增高，证实了 *TREX1* 和调控I型IFN表达之间的功能联系[10-14,17]。一项对8000余名狼疮患者的分析发现，携带有 *TREX1* 突变的患者约占总数的0.5%。此外，*TREX1* 中的一个常见变异发生在狼疮患者和正常人中的优势比为1.73[22]。编码三磷酸脱氧核苷酸（deoxyribonucleotide triphosphate，dNTP）脱磷酸酶（可减少DNA反转录所需脱氧核苷酸原料）的 *SAMHD1* 基因的突变同样在AGS患者中被鉴定出来，该突变可触发DNA损伤和I型IFN的产生。具有去除DNA-RNA杂交链中核糖核苷酸作用的 *RNASEH2* 家族编码基因的突变同样与固有免疫反应的激活和AGS的发病有关联[2,13]。

AGS患者带有一个 *RNASEH2* 基因突变体的杂合子双亲表现出一种严重程度介于患者和正常人之间的自身免疫表型，该表型以抗核抗体阳性为特征，同时伴有基因组中核糖核苷酸的累积，环丁烷嘧啶二聚体形成特异性升高的 DNA 损伤以及 p53 途径的激活[23]。*ADAR* 的突变也被报道与 AGS 相关。其可编码一种 RNA 特异性腺苷脱氨酶，能将富含 Alu 序列的双链 RNA 中的腺苷转化为肌苷，是一种典型的针对细胞内源性 I 型 IFN 反应的抑制因子[13,16]。上述各基因编码产物均在控制内源性核酸的质量、减少基因组产生内源性病毒样转座子的风险中起重要作用，因而它们对避免以 IFN 通路过度活化为特征的固有免疫反应的异常激活十分重要[2]。另一种形式的 AGS 与编码 RNA 传感器 MDA5 的 IFIH1 的遗传变异相关[15]。在这些患者中，MDA5 对富含 Alu 的双链 RNA 的识别驱动了 I 型干扰素的扩增[24]。综上所述，这些综合征被统称为"干扰素病"，它们为 SLE 发病机制的探索提供了重要的线索[2,12]。

TMEM173 所编码的蛋白质产物是 STING（干扰素基因刺激物，stimulator of interferon genes），作用于环 GMP-AMP 合酶（cyclic GMP-AMP snthase，cGAS）识别胞质 DNA 的下游，是 TLR 非依赖性免疫激活通路上的重要组成部分[25]。*TMEM173* 突变的患儿可出现具有类似 SLE 或系统性硬化症血管病变特征的综合征。STING 功能亢进的患者可有皮疹、网状青斑、肢体末端溃疡、肺间质病变、系统性炎症标记物的升高及低滴度自身抗体阳性等临床特征。这些患者还表现为 IFN-β 及干扰素诱导基因转录水平的提高、STAT1（signal transducer and activator of transcription 1，信号转导和转录激活子 1，是 JAK-STAT 通路上的信号分子，在 I 型干扰素受体 IFNAR 下游被激活）组成性磷酸化水平的提高。体外研究显示，JAK 抑制剂可靶向抑制该综合征中 IFN 通路的效应[25]。总之，近来的研究证实了这些罕见的基因变异与 SLE 或狼疮样综合征间的关联，这些变异可编码调控核酸降解或核酸识别的蛋白，显示了核酸在免疫系统激活和疾病的触发过程中的核心作用。

除了前文所述罕见突变的信息外，在编码诱导 I 型干扰素或 I 型干扰素家族细胞因子应答相关蛋白的基因中也发现了大量狼疮相关的 SNP 位点。这使得学术界将更多的注意力投向 I 型干扰素及固有免疫反应在 SLE 发病机制中的重要作用[4,26-28]。干扰素调节因子 5（IFN regulatory factor 5，IRF5）和 IRF7 是位于细胞质内的蛋白质，它将细胞质中被 DNA 或

RNA 有效激活的 TLR 转入细胞核，并作为转录因子启动 IFN-α 及其他前炎症介质的转录。*TNFAIP3* 编码 A20 是一种对多个致炎因子的胞内信号机制（包括胞内 TLR 信号和 NF-κB 的激活）具有调控作用的蛋白质[29]。*IRF5*、*IRF7*、*TNFAIP3*、*TNIP1* 以及许多其他狼疮相关遗传变异可以定位在诱导固有免疫系统激活的分子途径或固有免疫应答的产物上，尤其是 IFN-α[4,30]。

第三类狼疮相关基因变异会造成淋巴细胞激活阈值的改变或细胞信号传递效率的改变。MHC 8.1 单倍型已被证明与 SLE 以及其他自身免疫疾病的诊断密切相关。该基因在免疫系统激活的早期阶段可能具有一定影响作用。尽管疾病相关的 MHC II 类分子能更有效地呈递自身抗原并且看似是 MHC 风险单倍体诱导机体发生自身免疫反应最有可能的机制，但目前的研究数据表明携带 MHC 8.1 的健康人群的免疫反应改变主要集中于 T 细胞[7]。在临床上，对这些等位基因的作用最好的诠释就是它们可以决定自身抗体特异性的免疫应答，这些等位基因似乎可决定依赖 T 细胞的 B 细胞分化诱导产生的是针对 DNA 的自身抗体，还是针对 RNA 相关蛋白的自身抗体，或者两种兼具[31]。能够改变适应性免疫系统激活的其他狼疮相关基因变异包括细胞因子信号通路中的 STAT4 或 T、B 细胞表面抗原受体下游信号通路中的分子，如 T/B 细胞皆有的 *PTPN22*，和只存在于 B 细胞中的 *BANK*、*BLK*、*TNFAIP3* 等[4]。微小 RNA（MicroRNA）是 RNA 转录本的一种，具有调控其目标 mRNA 寿命的作用。它的变异代表了另一类可影响适应性免疫调节的基因变异[32]。

第四类狼疮相关遗传变异与靶器官损伤的决定因素有关。与系统性红斑狼疮中改变免疫系统功能的遗传变异相比，有关靶器官易受免疫介导或氧化所致损伤的遗传因素的研究进展没有很大突破。除编码 TLR 信号通路和狼疮肾炎危险因素相关蛋白 *TNIP1* 基因中的 SNP 位点外，近来研究又发现了编码肌微管素相关蛋白 -3 的 *MTMR3* 基因多样性与狼疮肾炎的相关性。另外，*APOL1*（编码产物与胆固醇转运有关）的等位基因与终末期肾病有关联，且多见于非裔美国人[33-37]。表 84-1、表 84-2 列举了许多已知与系统性红斑狼疮的诊断具有统计学关联性的遗传变异。

尽管通过 GWAS 已发现一些在统计学上与 SLE 诊断相关的基因或基因位点的序列变异，但关于狼

疮相关变异对免疫功能影响的最深刻见解来自对 I 型 IFN 通路基因产物的研究。IRF5 和 IRF7 的风险等位基因与抗 DNA 或 RNA 相关蛋白抗体阳性患者血清中 I 型 IFN 的增加有关 [26,38]。这些研究证明，含核酸的免疫复合物是胞内 TLR（主要是 TLR7 和 TLR9）的重要激活物，进而通过 IRF5 和 IRF7 转录因子传递细胞信号 [1,39]。

TLR 通路的活化和调节以及淋巴细胞信号传递的变化作为证据最为充分的传导路径，为我们提供了未来研究狼疮治疗药物的潜在作用靶点。此外，最近发现的与胞内核酸降解及其调节相关的一些罕见的酶的突变，提示进一步研究非 TLR 依赖性激活通路，即由核酸传感器及其相关激酶以及衔接分子介导的固有免疫系统，或许将成为未来另一个富有成果的研究领域。

亚型分析将进一步挖掘患者和正常人基因分型所获得的信息 [40-41]。最近一项关于抗 dsDNA 抗体阳性和抗 dsDNA 抗体阴性 SLE 患者及健康人对照的研究显示，HLADR3、STAT4、ITGAM 和抗 dsDNA 抗体的存在显著相关 [42]。另外，一个孤立病例的研究也证明 PTPN22、IRF5、PTTG1 与抗 dsDNA 抗体相关。相反，另一组特定的狼疮相关基因，包括 FCGR2A、OX40L、IL10、PXK、UHRF1BP1、PRDM1、BLK 和 IRAK1，在抗 dsDNA 阳性和阴性患者之间没有明显的差异。虽然有些变异可能与特定的自身抗体特异性相关，但更有可能的是它们反映了普遍的免疫系统的激活、炎症和组织损伤方面的风险。

特定的遗传易感因素是否可以用来预测狼疮的发展或疾病的特定临床表现仍未可知。最近使用 Immunochip 平台进行的大型跨祖先研究发现，SLE 的患病风险会随风险变异数量的增加而扩大，向作者展示出疾病易感性的累积命中假设 [4]。在一组经过筛选并有既往记录与狼疮相关的 SNP 中选出一定数量的风险变异进行分析可能是一种很有前景的疾病预测方法。应该指出的是，GWAS 中研究的 SLE 队列主要来自欧洲血统。而非洲和西班牙裔美洲印第安人血统的受试者所提供的数据显示，他们既有与欧洲血统重叠的变异，也具有独特的风险变异。对这些祖先群体的数据进行扩展研究，将为导致这些群体中特别严重疾病的特殊风险提供重要的见解。

SLE 发病以女性为主

关于 SLE 遗传相关发病机制的研究中，不容忽视的一个因素是该疾病显著的性别差异，即男女发病比例为 1：9。在 SLE 所有临床特征中，巨大的男女发病比例差异是最难解释的。性激素激活免疫系统有可能是该疾病女性患者占大多数的原因之一。雌激素可以调节淋巴细胞与浆细胞样树突状细胞（pDC）的活化。狼疮患者血清中也发现了催乳素水平的显著升高 [43-44]。

尽管性激素可以增强免疫激活，但除此之外还应考虑其他因素来解释 SLE 患者中存在的显著性别偏倚。有趣的是，以 47 号染色体出现 XXY 基因型为特点的 Klinefelter 综合征在男性 SLE 患者中的发病率为男性非 SLE 患者的 14 倍 [45]。这些数据提示 X 染色体上的基因对 SLE 发病可能起着重要作用，且呈剂量效应。将 X 染色体视为 SLE 可能的危险因素为疾病易感性的众多新假说提供了依据，但是这种危险因素的本质尚未明确。有种观点认为，可能是表观遗传过程的调控发生了改变，例如 DNA 发生了甲基化。小鼠的研究结果也表明，X 染色体上 TLR7 基因的复制可以激活固有免疫，产生 I 型干扰素以及自身免疫反应 [43,46]。值得注意的是，使用人源化小鼠模型进行实验后发现，雌激素和 X 染色体拷贝数变异均能促进 pDC 在 TLR7 配体刺激后分泌 I 型干扰素 [47]。DNA 甲基化的研究最能表明甲基化的改变反映了广泛的免疫激活，尤其是激活 I 型干扰素刺激基因，而不是与 X 染色体相关的主要病因事件 [48-50]。然而，TLR7 基因位于 X 染色体上的一个区域，该区域已被记载可从 X 染色体失活中逃逸 [51]。最近一项使用单细胞分析的有趣的研究表明，TLR7 的双等位基因在健康女性的 B 细胞中差异表达且与 TLR7 蛋白表达增加有关 [52]。类似的研究应该在狼疮患者中进行，并研究双等位基因差异表达的决定因素。

与睾丸中的机制相比，卵巢中潜在的致病机制也值得进一步研究。SLE 患者的发病期常为女性的育龄期，即在初潮之后至绝经前这段时期。有研究认为初潮过早与 SLE 发病有关，而母乳喂养则具有保护作用 [53]。分子与细胞水平上的研究也提示，排卵能促进狼疮疾病的发生和发展。生殖细胞的成熟是一个非常有意思的过程，女性生殖细胞在每个月排卵会经历第二次减数分裂，这个过程中可能会产生影响免疫识别的介质。生殖细胞与相关体细胞精密调控 DNA 的去甲基化与再甲基化，以及调节性 RNA 和 RNA 相关蛋白（比如 PIWI 蛋白）的产生，可提供大量的核酸复合物，这些核酸复合物可以通过 TLR 依赖与 TLR 非依赖通路激活免疫系统[54]。尽管针对小鼠模型的研究可能有所帮助，但由于获取卵巢组织的难度很大，因此针对上述潜在机制的研究在很大程度上仍旧受限。

狼疮的环境触发因素

来自中国台湾省的著名研究表明，遗传因素约占 SLE 发病风险的 44%，这一结果强烈支持了遗传因素在发病率中的重要性，但同时也应该考虑到环境因素和个体随机事件（即机会性）对 SLE 发病的影响。尽管在临床观察与流行病学调查中已经明确了一些疾病相关环境因素，但总体而言，诱发疾病的环境因素及其致病机制仍未明确[55]。社会经济学因素也被证明是导致狼疮患者预后不良的因素，这可能与收入较低患者获得较少医疗保健有关[56]。但是社会经济地位低下对遗传因素在疾病严重程度中所起的作用尚难以界定。

SLE 患者在诊断时的临床表现通常为疲乏和关节痛，这提示病毒感染可能参与疾病发生。实际上，流行病学研究显示，与一般人群相比，儿童 SLE 患者中 EB 病毒（EBV）抗原特异性抗体阳性率更高；在另一队列中，狼疮被诊断之前就已经出现了高滴度的抗 EB 病毒抗体，以上研究均提示 EB 病毒在疾病发病机制中可能发挥了重要作用[57]。另外，SLE 患者血液中 EB 病毒 DNA 也明显增高。

一些潜在机制可以解释 EB 病毒在 SLE 发病中的作用。比如 EB 病毒编码的 RNA 可以诱导 I 型干扰素产生，EBNA2 可与基因组调控区的风险等位基因特异性结合，EB 病毒可利用 B 细胞信号通路促进 B 细胞的活化与分化，EB 病毒还可以通过某些分子模拟机制产生针对 DNA 结合蛋白或 RNA 结合蛋白的自身抗体[6,58]。EB 病毒编码的小 RNA 或 EBERs 均表达在 EB 病毒潜伏感染的细胞表面。EBERs 与 dsRNA 依赖性蛋白激酶（protein kinase，PKR）结合后可通过 TLR 非依赖途径激活下游信号，诱导 I 型干扰素的表达。在 EBV 基因组中编码的 EBNA2 可以以风险等位基因特异性方式和与 SLE 诊断有统计

学关联的基因组位点结合，从而调节可以改变免疫系统功能的相关基因的表达[6]。在与其他自身免疫性疾病（如多发性硬化和类风湿关节炎）相关的风险基因座中也观察到了这种现象。一种相关机制表明 B 细胞的 EBV 转化可激活内源性反转录病毒的长末端重复序列，释放它们作为增强子和启动子的能力[59]。在狼疮易感小鼠模型中，EBV 编码的潜伏膜蛋白 1（latent membrane protein 1）可模拟 CD40 分子，进而促进 B 细胞功能异常与自身免疫的发生[60]。近期有研究表明，特异性抗病毒编码 EBNA-1 蛋白的自身抗体也可以与 dsDNA 反应[61]。虽然 DNA 可以与 EBNA-1 相互作用，从而产生上述自身抗体的反应性，但这种交叉反应的分子基础尚未可知。在狼疮患者中，针对 EB 病毒的特异性 T 细胞反应缺陷，可能导致 SLE 患者体内受 EB 病毒感染的单核细胞数量以及 EB 病毒 DNA 拷贝数的增加[62]。

虽然 EB 病毒可能是 SLE 的重要病因之一，但近期一项关于淋巴细胞脉络丛脑膜炎病毒持续性感染小鼠模型的报道为 SLE 免疫相关发病机制研究提供了新的思路和方法[63-65]。I 型干扰素的持续产生和由效应 T 细胞的扩增向 Tfh 细胞的扩增的转变及所伴随的器官炎症与损伤，都是持续性病毒感染模型的特征。在长期产生 I 型干扰素小鼠模型中，阻断 I 型干扰素受体可以减轻组织损伤。将感染 HIV-1 病毒的患者与感染相关但不致命的病毒的恒河猴的免疫系统功能进行比较证明，同狼疮患者相似，慢性 I 型干扰素的产生是促进广泛炎症的重要机制[66]。此外，对感染 HIV 的人源化小鼠的研究表明，阻断 I 型 IFN 受体（type I IFN receptor，IFNAR）与抗反转录病毒疗法相结合具有良好疗效[67-68]。这些慢性病毒感染的模型为今后对狼疮患者疾病持续状态关键机制的研究提供了方法。

人们对内源性细菌在引发或加剧自身免疫和 SLE 方面的潜在贡献也越来越感兴趣。微生物组在产生与 SLE 相关的自身免疫和炎症方面的可能作用包括 T 细胞和抗体的交叉反应 / 表达 Ro 相关表位的共生细菌和人类 Ro 抗原之间的分子相似性[69]。抗 Ro 抗体是 SLE 的特征，但不是该疾病的特异性抗体。在一项具有挑战性的研究中，狼疮易感小鼠的共生肠道细菌易位至肝可诱导抗 DNA 抗体、干扰素表达特征和组织炎症[70]。在一些 SLE 或自身免疫性肝炎患者的肝脏样本中，对相关微生物肠球菌

（*Enterococcus gallinarum*）的特定 DNA 的发现，为小鼠实验中一些有趣的结果的潜在临床相关性提供了一些支持。对 SLE 患者粪便标本中细菌核糖体 RNA 序列的研究证实了瘤胃球菌（*Ruminococcus gnavus*）的富集，以及该微生物与疾病活动和抗 DNA 抗体相关[71]。这些对微生物组与遗传易感个体的免疫系统之间的致病相互作用的早期见解仍需要额外的研究和确认。

环境因素也可能参与了 SLE 发病，但其具体机制尚未明确。吸烟作为 SLE 的危险因素，与吸烟年限及数量呈剂量相关，且吸烟与抗 dsDNA 抗体阳性的 SLE 强相关[55,72]。类似于吸烟在类风湿关节炎发病中的作用，吸烟可能刺激肺上皮或单核细胞，促进蛋白修饰与非特异性炎症。与吸烟正相反，中等剂量的饮酒是 SLE 的负面风险因素[73]。护士健康研究的数据证实，月经初潮过早（≤ 10 岁）、绝经后激素的使用和口服避孕药的使用是 SLE 发病的显著危险因素（RR 分别为 2.1、1.9 和 1.5）[74]，尽管安慰剂对照试验表明口服避孕药不会增加狼疮复发率，而且绝经后妇女的激素替代疗法在 12 个月内没有增加严重复发率，只是适度增加了轻度或中度疾病复发的风险[75-76]。有数据支持住宅杀虫剂是导致非洲裔美国女性 SLE 患病的一个因素[77]，而二氧化硅也被支持作为 SLE 的致病因素，因为它具有佐剂的功能[78]。来自黑人女性健康研究的分析数据还表明，青少年时期的肥胖与之后诊断为 SLE 相关[79]，而来自狼疮患者亲属研究的数据表明，每晚睡眠少于 7 小时与进展到 SLE 相关[80]。

紫外线和某些药物是两类比较明确的狼疮触发因子，其可能通过对 DNA 的影响而促进狼疮的发病。紫外线可诱导 DNA 断裂，进而改变基因表达、导致细胞凋亡或坏死。即便没有发生细胞死亡，DNA 的断裂或长期维持 DNA- 蛋白交联都可能作为一种佐剂或抗原刺激物发挥激活免疫系统的作用。从这个角度来说，最近研究显示的紫外线诱导细胞生成的代环丁烷嘧啶二聚体，也可诱导 *RNASEH2* 基因突变的杂合个体细胞表达干扰素刺激基因，而 *RNASEH2* 基因编码的酶能发挥从基因组 DNA 中去除某些核酸的功能[23]。DNA 甲基化的改变可能是药物性狼疮的发病机制[81]。肼屈嗪可以抑制细胞外信号调节激酶（extracellular signal-regulated kinase，ERK）通路的信号传导，导致 DNA 甲基转移酶 1（DNA mefhyltrenferase，

DNMT1）和 DNMT3a 这两个介导 DNA 甲基化的酶的表达减少[50]。ERK 信号的修饰可以通过氧化剂对 ERK 上游调控因子蛋白激酶 Cδ 的影响来介导[82]。DNA 甲基化水平的变化以及其他表观遗传学修饰会影响基因的表达，或预激细胞以增加对后续刺激的反应性[83]。DNA 甲基化的减少也可以产生富含内源性反转录元素的核酸，它们具有激活核酸传感器的潜力，可促进免疫系统激活[84]。

SLE 患者固有免疫系统的活化

最新发现的 Toll 样受体（TLRs），加深了我们对 SLE 和其他自身免疫和炎症性疾病发病机制的理解。广义而言，TLRs 的发现更阐明了固有免疫系统激活在调节适应性免疫反应、炎症和组织修复中的中心作用[85]。TLRs 包含一段由富含亮氨酸的重复序列组成的胞外结构域、一段跨膜区域和一个与胞内信号分子相互作用传递启动信号的胞内域，刺激 TLRs 后可以激活 IFN 调节因子家族成员、NF-κB 通路和 MAPK 通路。TLR 非依赖性途径可以通过胞浆内 RNA 感受器，如 RIG-1 和 MDA5，通过线粒体衔接蛋白 MAVs 来激活 IKK-ε 和 TBK1[86-87]。DNA 感受器包括 IFI16、DAI 和核苷酸转移酶 cGAS，cGAS 可以合成 2′-5′ 链环状二核苷酸 cGAMP，cGAMP 与内质网上的 STING 蛋白结合后也可以激活 TBK1[88-91]。细胞识别 RNA 和 DNA 后导致 IRF3 与 NF-κB 的激活，二者作为转录因子可促进 IFN-β 及其他促炎介质的生成[92]。尽管这些核酸感受通路在进化过程中能够特异性检测感染性微生物，但它们也可能由内源性的核酸激活，对Ⅰ型干扰素的诱导机制和 SLE 的发病机制具有重要意义。虽然有观点认为，包含核酸的免疫复合物是内源性 TLR 通路的刺激物，但由胞质传感器介导的 TLR 非依赖性通路的刺激物的性质尚未确定。可能的候选项包括源自内源性反转录元件的核酸，例如长散布的核元件 1（long interspersed nuclear element 1，LINE1）和氧化的线粒体 DNA[93-94]。核酸对固有免疫系统激活的研究补充说明了为什么狼疮患者外周血中Ⅰ型干扰素诱导基因（亦称"干扰素信号"）广泛表达[95-97]。图 84-2 总结了 TLR 依赖和 TLR 非依赖途径中参与激活和调控狼疮免疫应答的许多关键成分。

胞内 Toll 样受体与狼疮发病相关，尤其是可识别单链 RNA 的 TLR7 和可识别富含非甲基化

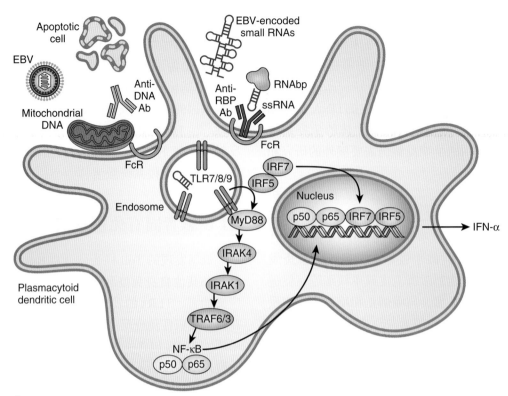

A. Toll like receptor-mediated induction of type I interferon

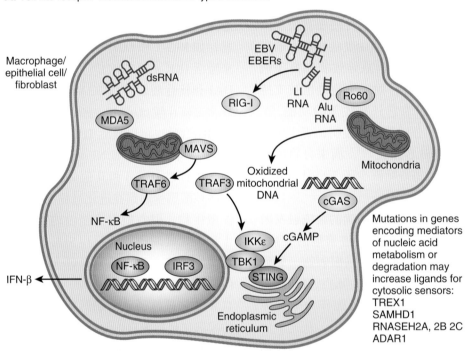

B. Cytosolic sensor-mediated induction of type I interferon

图 84-2　（该图受版权限制，只保留英文。——译者注） Molecular pathways mediating innate immune system activation. （A） Toll-like receptor-mediated induction of type I IFN. Plasmacytoid dendritic cells are the most active producers of IFN-I induced by activation of endosomal TLRs （TLR7 and TLR9 in pDCs；TLR8 in monocytes）. Single-stranded RNAs （e.g., EBV-encoded small RNAs， U1 or hY RNA associated with RNA-binding proteins [RBP] and anti-RBP antibodies） or double-stranded DNAs （e.g., viral DNA， DNA derived from apoptotic cells or mitochondrial DNA associated with anti-DNA antibodies， DNA in the context of neutrophil-derived NETs） access TLR7 or TLR9， respectively，in an Fc receptor-dependent manner. A signaling cascade involving MyD88，IRAK4，IRAK1，TRAF6，and TRAF3， along with IRF5 and IRF7，results in activation and translocation of NF-κB and the IRFs to the nucleus and transcription of IFN-α.

图 84-2（续）（B）Cytosolic sensor-mediated induction of type I IFN. Small RNAs（e.g., Alu RNA, potentially associated with Ro60, LINE-1 [L1]-encoded RNA, EBV-encoded small RNA–EBERs, viral RNA）may bind directly to RNA sensors RIG-I or MDA5 or may promote increased permeability of mitochondria and release of oxidized mitochondrial DNA into the cytosol. Cytosolic DNA can interact with the DNA sensor cGAS. The RNA sensing pathway induces IFN-β after activating mitochondria-associated MAVS and activating TRAF3, TRAF6, TBK1/IKKε, and NF-kB. DNA induces IFN-β after generation of cGAMP, and activation of STING and TBK1/IKKε. Mutations in genes associated with Aicardi-Goutières syndrome（e.g., TREX1, SAMHD1, RNASEH2A, RNASEH2B, RNASEH2C, and ADAR）may augment available cytosolic nucleic acids and drive increased signaling through RNA and DNA sensors. *cGAS*, Cyclic guanosine monophosphate（GMP）-adenosine monophosphate（AMP）synthase；*cGAMP*, cyclic GMP, AMP；*EBV*, Epstein-Barr virus；*IKKε*, inhibitor of nuclear factor kappa B kinase subunit epsilon；*IRF3*, interferon regulatory factor 3；*IRAK1*, interleukin 1 receptor associated kinase 1；MDA5, melanoma differentiationassociated protein 5；*MAVS*, mitochondrial anti-viral signaling protein；MyD88, myeloid differentiation primary response 88；*NF-κB*, nuclear factor kappa beta；*RIG-1*, retinoic acid-inducible gene 1；TRAF3, tumor necrosis factor associated factor 3.（Crow MK，Olferiev M，Kirou KA：Type I interferons in autoimmune disease. Annu Rev Pathol 14：369-393，2019. Reproduced with permission from the Annual Review of Annual Review of Pathology：Mechanisms of Disease，Volume 14 © 2018 by Annual Reviews，http://www. annualreviews.org.）

CpGDNA 的 TLR9。体外研究发现免疫复合物通过其 Fc 段结合细胞膜上的 Fc 受体进入胞内，激活这些胞内 TLRs[98-100]。临床数据显示 SLE 患者外周血细胞中，RNA 结合蛋白（如 Ro、La、Sm 和 RNP）的特异性自身抗体可高表达 IFN 诱导基因，表明含 RNA 的免疫复合物在激活固有免疫及促进 IFN 产生方面具有重要作用[101]。中性粒细胞产生的相关蛋白质，包括高迁移蛋白 B1（high mobility group box 1，HMGB1）和抗菌肽 LL37，可以辅助免疫复合物到达含 TLR 的内体[102]。缺乏 TLR 的狼疮小鼠模型的研究结果表明，TLR7 在产生 I 型干扰素，诱导 RNA 结合蛋白特异性自身抗体以及狼疮发病中具有一定作用[103]。激活 TLR9 同样可诱导产生 IFN-α，但令人困惑的是，TLR9 缺乏的 MRL/lpr（Fas 缺失）小鼠模型的疾病表型更加严重，提示 TLR9 的活化可能具有保护作用。TLR9 可调节 TLR7 通路，导致 RNA 相关自身抗体的产生减少[104]。在促进狼疮发病中 TLRs 扮演着重要角色，同时这些数据还将 TLR 通路激活与特定自身抗体的产生联系了起来。这些重要进展证实了 TLR，I 型干扰素和固有免疫在狼疮发病中的作用，同时也为制定全新的治疗方案提供了重要依据（图 84-3）。

浆细胞样树突状细胞（pDCs）是 I 型 IFN 的主要产生来源，I 型 IFN 诱导机制的阐明，促进了研究其他细胞类型在该通路效应中作用。巨噬细胞，尤其是那些具有 M1 促炎特征的巨噬细胞，表现出相当强劲的 I 型 IFN 刺激基因的表达。最近的一项研究分析还发现这群细胞与狼疮疾病活动和狼疮发作有关[105]。既往研究很大程度上忽略了血小板在 SLE 发病机制的作用。激活的血小板可通过膜表面 CD40 配体（CD154）与 pDCs 表面的 CD40 结合，促进 pDC 中 IFN 的生成[106]。皮肤中的角质形成细胞产生 IFN-κ，它可以促进 IFN 刺激的基因产物的表达，并有助于炎症细胞的募集，这对于皮肤型狼疮的发病机制十分重要[107]。提取 SLE 患者的骨髓进行研究显示，骨髓内的细胞具有产生 IFN-β 的能力[108]。对 SAVI 患者的研究表明上皮细胞可能是 I 型 IFN 的额外生产者，SAVI 与编码 STING 蛋白的 *TMEM173* 基因的功能获得性突变相关[25]。

近期几个研究小组调查了中性粒细胞及其产物对 IFN 通路激活的贡献，并记录了狼疮患者循环中的低密度粒细胞[109]。

中性粒细胞胞外诱捕网（NETs）在固有免疫系统激活中可能的作用逐渐受到重视。NETs 起源于一个离散的细胞过程，称为网状结构（*NETosis*）。在这个过程中，细胞核或线粒体衍生的 DNA 及其相关组蛋白、HMGB1、LL37、弹性酶和髓过氧化物酶的聚集体被系统地挤压到细胞外环境中。中性粒细胞与血管内皮细胞、活化的血小板以及多种细胞因子相互作用后可以诱导 NETs 的产生。近期数据也表明核小体和含 RNA 的免疫复合物也可诱导生成 NETosis[110-111]。NETs 是免疫功能改变的重要机制。NETs 能诱导 pDCs 产生 I 型 IFN，也可作为相关自身抗原被呈递给 T 淋巴细胞，并参与血管损伤与血栓形成[112]。

如前所述，近年来核酸感受器 TLRs 的重要作

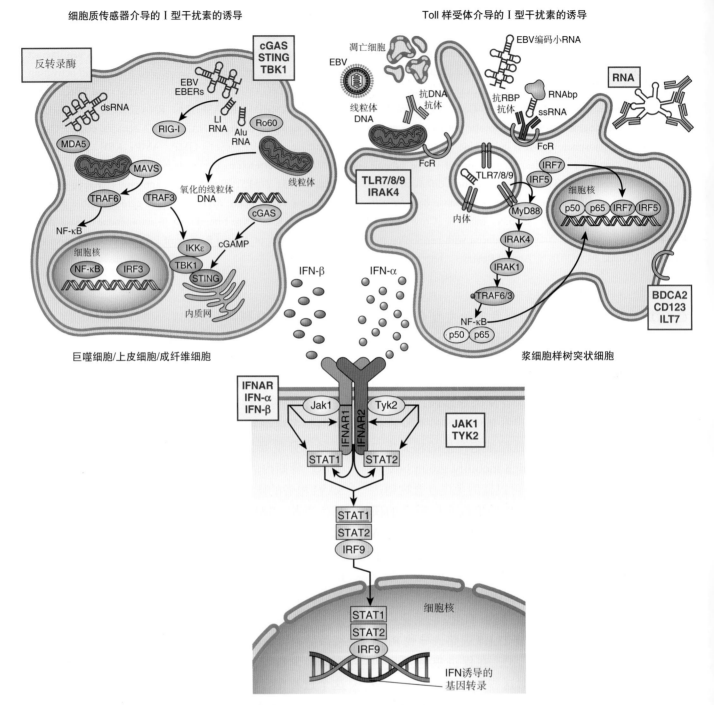

图 84-3 用于控制固有免疫反应的候选治疗靶点。抑制产生Ⅰ型 IFN 的细胞，或抑制Ⅰ型 IFN 与其受体 IFNAR 或受体连接下游有效信号传导的相互作用的疗法的开发，有望减少免疫失调和以 IFN 标记为特征的疾病的临床表现。被选择的候选治疗靶点以蓝色标识。Ⅰ型 IFN 产生的潜在刺激物包括含有 RNA 或 DNA 的免疫复合物（它们的活性可被 RNase 抑制），以及富含内源性反转录元件序列的胞质核酸（可被反转录酶抑制剂或线粒体 DNA 减少）。通过靶向识别 pDC 或调节 pDC 产生 IFN 的细胞表面受体，包括 BDCA2、CD123 或 ILT7，可以抑制 pDC 这种大量产生Ⅰ型干扰素的细胞。靶向 TLR7、TLR8 及可能的 TLR9 或 IRAK4 的治疗可能会降低 pDC 产生的 IFN，cGAS、STING 或 TBK1 抑制剂可能会减少由胞质核酸诱发的Ⅰ型 IFN 的产生。使用特定的单克隆抗体可直接抑制所选择的Ⅰ型 IFN，而可溶性 IFNAR 试剂可以靶向所有的Ⅰ型 IFN。针对 IFNAR 成分的单克隆抗体应抑制配体与受体的结合。JAK1 或 TYK2 的小分子抑制剂可以减少由 IFNAR 介导的信号转导，减少Ⅰ型 IFN 刺激基因的表达

用让人们意识到自身抗原在驱动狼疮发病中扮演着重要角色。不管是因为凋亡细胞增多还是凋亡细胞清除受损，目前认为，所产生的凋亡细胞碎片至少是促使免疫系统激活的机制之一，而其中发挥主要作用的是核酸与相关蛋白。凋亡碎片为自身抗体的典型靶点，例如 Ro 和 Sm。而引起关注的所谓的微粒（microparticles），即由活化和死亡细胞释放的膜包裹的小粒子，可与狼疮患者血浆中的一些自身抗体结合[113]。细胞核成分生成增多，或经过氧化应激修饰和清除受损可能是狼疮发病的重要免疫机制[114]。C1q 和其他补体成分在凋亡碎片清除中所起的作用可以解释为什么 C1q、C2 和 C4 缺陷与 SLE 发病密切相关[115]。补体的另外一个作用也可能是通过溶解免疫复合物降低了其致病性，从而避免了免疫复合物在组织中的沉积及其引起的损伤[116]。

系统性红斑狼疮患者适应性免疫的变化

　　T 细胞的功能已在 SLE 患者中进行了广泛的研究。这些研究记录了信号通路、细胞因子产生、细胞增殖和调节功能的缺陷或改变[117]。CD4[+] T 细胞被视为狼疮发展的必要条件，因为它们在提供辅助信号以驱动 B 细胞分化为产生自身抗体的细胞方面发挥着重要作用。尽管某些体外实验表明一些细胞因子，如 IL-21 和 B 细胞活化因子（B cell activating factor，BAFF）/B 淋巴细胞刺激剂（B lymphocyte stimulator，BLyS）和 TLR 配体可介导 B 细胞产生抗体，但 T 细胞目前仍被认为是 B 细胞分化最有效的驱动器[118]。

　　狼疮 T 细胞的活化状态和信号传导机制与健康人不同。其功能改变包括对自身非 T 细胞或同种异体非 T 细胞，或对可溶性抗原呈递的反应性增殖下降。狼疮 T 细胞在激活后很容易表达 CD40 配体（CD154），并且比对照 T 细胞维持该重要共刺激分子表达的时间更长，从而增强了对暴露于这些 T 细胞的 B 细胞的激活和分化的帮助。另一个长期观察到的现象是狼疮 T 细胞产生的 IL-2 低于对照 T 细胞，这可能是导致 IL-2 依赖的调节性 T 细胞产生障碍的原因之一。改变狼疮患者 T 细胞的活化的分子基础是复杂的，其中一种可能的机制是常见 γ 链替换了 T 细胞受体 ζ 链，而 γ 链是 Fc 受体信号的成员之一，纠正这种缺陷可使 T 细胞信号和 IL-2 产生正常化[119]。此外，

T 细胞受体被识别后钙反应增强，而线粒体超极化与 T 细胞的活化和功能改变有关[120]。

　　研究狼疮 T 细胞可更全面地反映狼疮基因组表观遗传改变对自身免疫的影响。采用 5 氮杂胞苷（5-azacytidine）处理鼠和人类 T 细胞可导致黏附分子淋巴细胞功能抗原 1（LFA1；CD11a）表达增加和对自身非 T 细胞增殖反应增强[81]。此外，体外研究显示狼疮 T 细胞基因组调控区域存在低甲基化现象，尤其是 I 型干扰素刺激基因，有项关于同卵双胞胎狼疮患者基因组甲基化的研究表明，在同卵双胎的狼疮患者中，狼疮疾病活动度高的双胞胎甲基化程度相对较低[121]。狼疮基因组的表观遗传修饰不一定伴随基因转录，但可以代表一个基因组已"预激"并已准备好对随后的刺激所产生的增强或持续性的基因表达做出反应[83]。

　　淋巴细胞减少是系统性红斑狼疮典型的特征，但特定 T 细胞亚群的扩增已有报道。滤泡样 T 辅助细胞（Tfh）特征性表达 ICOS、CXCR5 和 Bcl6，并产生 IL-21，是介导自身抗原特异性 B 细胞分化的重要信号[122]。具有"耗竭"CD8 T 细胞表型的 CD8[+] 细胞群与狼疮患者相对较好的预后相关[123]。此外，对参与雷帕霉素（一种丝氨酸/苏氨酸激酶 mTOR 的抑制剂，也称西罗莫司）治疗试验的 SLE 患者的 T 细胞群进行分析，确定 CD8[+] 效应记忆 T 细胞的相对消耗是反应的预测因子，这群细胞在治疗过程中增加[124]。还需要进一步研究阐明解释 SLE 中 CD8[+] T 细胞表型和功能特征的机制，以便适当地指导新的治疗策略。

　　具有抑制免疫反应功能的调节性 T 细胞（Tregulatory cells，Tregs）以及促进炎症产生 IL-17 的 Th17 细胞近年来逐步受到重视。有多项研究显示狼疮患者的 Tregs 相对损耗，而 Th17 细胞和 IL-17 增加[125]。这些改变对人类狼疮的功能影响尚不清楚，但研究 IL-12 和 IL-23 抑制剂的临床试验可能为这些细胞因子支持的 T 细胞群的相关性提供支持[126]。

　　SLE 患者细胞因子的改变，以患者 T 细胞中 IL-2 产生减少为特征，主要见于携带 HLA8.1 单倍体的个体[7]。IL-2 减少最初认为与狼疮 T 细胞在自体或同种异体 T 细胞及可溶性抗原刺激后的增殖能力减低有关，但研究发现 IL-2 对维持调节性 T 细胞同样重要，提示 IL-2 产生减少可能通过其他机制导致

免疫系统激活和自身免疫反应，同样也为使用低剂量 IL-2 纠正缺陷提供了机会[127]。

SLE 患者的 B 细胞调控也存在缺陷，导致其分化为产生自身抗体和细胞因子的 B 细胞。此外，SLE 患者 B 细胞的活化可促进其向 T 细胞呈递特异性自身抗原。但目前尚不清楚 B 细胞功能的改变是否完全依赖于 T 辅助细胞功能的增强，还是由于 B 细胞本身存活、增殖和分化或 TLR 信号及初始 B 细胞的功能障碍导致了自身免疫的产生。此外，调控 B 细胞分化进程的 BAFF/BLyS、IL-10 和 IL-21 均为狼疮治疗的候选靶标，一项成功阻断 BAFF/BLyS 的临床研究证实了这个观点[128]。

与健康人的 B 细胞相比，狼疮 B 细胞的基础活化状态以及它们对抗原刺激的反应都发生了改变。目前正在研究激酶、磷酸酶和转接蛋白分子的遗传变异对其功能的影响，如 BLK、BANK 和 PTPN22 对 B 细胞功能的影响。*PTPN22* 风险基因型在健康受试者 B 细胞的研究表明狼疮相关突变体对自身反应性 B 细胞的反选择受损有一定程度的影响[129]。除此之外，小鼠 LYN 缺陷可产生狼疮样表型，并且在狼疮患者 B 细胞中同样证实了 LYN 激酶缺陷[130]。编码抑制性 Fc 受体的 *FCGR2B* 基因具有多态性，而其中几个变异体与 SLE 有关[131]。当接触到免疫复合物后，SLE 患者的 B 细胞表达该 Fc 受体减少，且细胞因子分泌发生变化。研究发现 FcγR II b 的抑制能力可以通过双功能抗体结合 CD19 的设计而得到进一步增强，而这一抗体能抑制小鼠人源化 B 细胞的功能[132]。

目前对产生抗体细胞进行的研究鉴别出了几类参与自身免疫和疾病的 B 细胞亚群。最近发现的 B 细胞群，即所谓的 *ABC*（年龄相关 B 细胞），依赖于转录因子 T-bet 和 IRF5，并且在狼疮和其他自身免疫性疾病患者中富集[133]。它们在自身抗体产生中的确切作用尚未明确。通过 TLR7 的信号传导对于这些细胞的分化很重要，将 TLR 在狼疮发病机制中的重要作用从 pDC 中 I 型干扰素的诱导扩展到与 B 细胞功能和自身免疫的关联[134]。长寿命浆细胞在趋化因子和保护性骨髓龛内基质细胞产物的维持下可以长时间存活，它们被认为是长期维持恒定水平的狼疮自身抗体的来源，如抗 Sm 和抗 Ro 抗体。而这些抗体难以通过免疫抑制或 B 细胞清除治疗去除[135]。相比之下，外周循环中的前浆细胞或浆母细胞是抗 dsDNA

抗体的主要来源，且随患者的疾病活动度而变化，可能是抗 B 细胞治疗更适合的靶标[136]。

狼疮的免疫功能研究表明，T 细胞和 B 细胞的这些改变毫无疑问反映了多基因突变后细胞活化阈值和细胞信号传导效率的变化，也是这些淋巴细胞与抗原呈递细胞及其产物之间相互作用的结果，并随着时间的推移逐渐放大免疫活化的总体水平。在狼疮患者的健康家庭成员中，I 型 IFN 的产生增加和抗核抗体的存在可能反映了遗传变异的结果，这是导致 SLE 易感的因素之一[137]。而当免疫活化的环路在环境诱因触发下放大，就具备了产生引起组织损伤和疾病的特征性自身免疫 T 细胞和 B 细胞的条件。

系统性红斑狼疮的自身免疫性

自身抗体，尤其是其形成的免疫复合物，一直以来都被认为是介导 SLE 病理过程的主要物质。几乎所有的 SLE 患者均表现出抗核抗体试验阳性，且多数患者都有一个或多个 SLE 的特异性自身抗体（参见第 58 章）。其中抗双链 DNA（dsDNA）抗体和抗 Smith（Sm）抗体最具特异性。在对狼疮鼠的研究中证实双链 DNA 可结合到 SmD1 蛋白的 83 ～ 119 肽段上，并在特异性识别该肽段的 T 细胞的协助下产生抗 dsDNA 抗体[138-139]。狼疮相关的自身抗原微生物模拟物也已被报道，这表明微生物组可能提供自身抗体的特异性内源性刺激物[140]。抗 Ro 抗体、抗 La 抗体和抗 RNP 抗体是 SLE 的特征性抗体，但也见于其他系统性自身免疫性疾病。这些特征性自身抗体可以根据它们的靶向结合抗原进行归类，这些抗原包括：DNA 和 DNA 结合蛋白（尤其是含有组蛋白的核小体）；RNA 和 RNA 结合蛋白（尤其是胞质或核糖核蛋白颗粒）；质膜和相关蛋白上的磷脂（如 β2-糖蛋白 I）；细胞膜蛋白（尤其是血细胞）。这些狼疮抗体的靶抗原可能通过来源于凋亡细胞或微粒封闭囊泡形式的抗原呈递细胞和某些细胞物质的小聚集体获得，并且在细胞激活或凋亡的过程中，它们可在膜内磷脂酰丝氨酸翻转至膜外后产生。此外，某些患者有 SLE 的临床表现但缺乏以上抗体的阳性滴度，这说明有可能存在还未被发现的特异性自身抗原。

SLE 的致病性抗体产生于 B 细胞的分化过程。前浆细胞或浆细胞在 CD4⁺ 辅助性 T 细胞或 TLR 配体和 B 细胞分化因子（如 IL-12 和 BLyS/BAFF）的驱动下发生免疫球蛋白型别转换，从而产生致病性自身抗体[118]。这种异常的自身免疫反应可以任何方式发生于分化的任何阶段，因此很难定义其始发步骤。致病性自身免疫的发生过程可由以下因素诱发：存在过度活化的抗原呈递细胞呈递自身抗原；低亲和力自身反应性 T 细胞（可存在于正常个体）随机激活，从而扩增和驱动自身抗原特异性的 B 细胞分化；或直接通过活化的 TLR 配体（如富含 CpG 序列的细菌或病毒 DNA 以及内源性的核碎片）激活自身反应性 B 细胞。如前所述，存在于内源性细菌上的微生物表位也可能代表产生自身免疫的一个起始点[69]。该过程可能始于病毒感染细胞或胞内核酸物质降解异常，可伴有 I 型干扰素的分泌，从而改变免疫系统对自身抗原的激活阈值。环境应激物诱发氧化或紫外线介导的 DNA 损伤可能与基因组完整性的改变起协同作用，从而快速启动免疫激活。与精确起点相比，观察自身免疫随时间发展和建立也十分重要。在疾病临床表现出现前 5 年以上就可以观察到自身抗体的存在，并且自身抗体的特异性范围随着时间的推移而扩大[141]。一项在军人群体中的研究检测到 SLE 患者发病前血清中自身抗体的变化，抗 Ro 抗体最早出现，抗 dsDNA 抗体比其晚出现数年，而对 SLE 诊断最具特异性的抗 Sm 抗体则大多出现于临床诊断确立时。随后人们在小鼠模型中进行了验证。这些结果均表明狼疮抗体谱并非仅限于抗核酸 - 蛋白颗粒抗体，还有许多其他自身抗体，这为我们更深入地理解 SLE 的发病机制提供了线索[142]。这些具有特异性的自身抗体往往具有致病性，与狼疮的疾病活动和增生型狼疮肾炎相关。比如抗 C1q 抗体是一种可以识别早期凋亡细胞上 C1q 表位的抗体[143]。

大多数狼疮患者随着病程的进展和组织器官损伤的加重，在 T 辅助细胞和多种细胞因子的驱动下，体内可发生多克隆 IgM 向多克隆 IgG 转化的现象。事实上，部分自身反应性 IgM 抗体被视为保护性抗体，从 IgM 向 IgG 或 IgA 的转化是一个代表了狼疮免疫发病机制中免疫调节发生改变的关键点。某些 IgM 天然抗体可与凋亡细胞反应，阻断其通过 Toll 样受体诱发的细胞活化[144]。

与 IgM 抗体相比，类别转换形成的 IgG 抗体更易于经由循环进入血管间隙。因此，这一转化现象打乱了正常的免疫调节过程，是 SLE 发病中的一个关键点。除了免疫球蛋白的类别，抗体中抗原结合位点的氨基酸序列和电荷也可影响 SLE 的致病性。比如抗 dsDNA 抗体 CDR3 区域的精氨酸具有特征性，可以影响它与靶标 DNA 的结合。"分子模拟"是指抗体特异的结合一个微生物蛋白或自身抗原的反应，也指某些抗体可结合两种不同的自身抗原。例如，一些抗 dsDNA 抗体被发现可结合于中枢神经系统内谷氨酸受体的特征性肽段[145]。除了以上因素可影响抗体特性外，糖基化和补体结合力也可决定抗体结合 Fc 受体和促进补体激活的能力，导致靶细胞死亡或炎症反应。

在既往的认识中，SLE 患者自身抗体在疾病中的作用集中于抗体抗原形成免疫复合物沉积于组织器官（皮肤、肾小球等）以及抗体直接识别原位或"定植"抗原引起的损伤。近些年来，越来越多的研究显示，SLE 自身抗体的致病性还表现在免疫复合物中的核酸物质可作用于胞内 Toll 样受体，直接引起细胞信号转导和新的基因转录。

狼疮特异性自身抗体与临床表现的关联见表 84-3。产妇体内的抗 Ro 抗体可诱发新生儿狼疮综合征（neonatal lupus syndrome），这一现象可以特征性地诠释自身抗体介导疾病产生的机制。抗 Ro 抗体经胎盘传输给胎儿，胎儿体内形成包含有 RNA 的免疫复合物，后者诱导多种细胞因子的产生，从而导致胎儿心脏传导系统纤维化[146]。这一过程与包含核酸物质的免疫复合物激活浆细胞样树突状细胞分泌 I 型干扰素引起组织损伤类似。抗 Ro 抗体和抗 La 抗体可见于多种自身免疫性疾病，同时也是干燥综合征、亚急性皮肤型狼疮和上文提及的新生儿狼疮的特征性抗体。此外，抗 RNP 抗体可见于 SLE 及混合性结缔组织病。

抗磷脂抗体是狼疮抗凝功能相关的抗体谱，它与狼疮患者的胎盘损伤和血栓形成相关，同时也是抗磷脂综合征和一些狼疮患者中血小板减少的病因[147]。近期在小鼠模型的研究中发现，抗磷脂抗体可以通过补体依赖的途径导致组织损伤和血栓形成[148]。此外，相似的发病机制也可见于狼疮肾炎的微血管病变。

靶器官损伤机制

临床疾病是组织损伤的最终反应，是自身免疫与免疫系统的激活，连同过度或缺乏修复作用所导致炎症的后续效应。传统观念认为，组织损伤的发病机制

表84-3　系统性红斑狼疮与自身抗体、免疫复合物和 T 细胞之间的相关性

临床表现	自身抗体	免疫复合物	T 细胞
肾炎	抗 dsDNA	+	+
	抗 Ro		
	抗 C1q		
	Ids16/6、3I 和 GN2		
关节炎	?	+	+
皮炎	抗 Ro		+
	抗 dsDNA		
	Id16/6		
血管炎	抗 Ro	+	+
中枢神经系统	抗核糖体 P 抗体	+	
	抗神经元抗体		
	抗 NR2		
血液系统			
淋巴细胞减少	抗淋巴细胞		
溶血	抗红细胞		
血小板减少	抗血小板	+	
凝血	抗磷脂抗体		
胎儿丢失	抗磷脂抗体		
新生儿狼疮	抗 Ro		
口干症	抗 Ro		+
轻度疾病	除抗核抗体外，抗 RNP 抗体无其他自身抗体		

RNP，核糖体核蛋白

包括免疫复合物沉积于组织引起的补体系统激活，以及吞噬细胞释放的产物例如中性粒细胞释放的酶类和巨噬细胞释放的活性氧中间体。最近的研究分析了小鼠和人不同疾病进展阶段中肾浸润细胞表型，发现了一群单核细胞，它们通过介导炎症造成组织硬化及器官功能障碍[149]。最近研究表明，组织浸润的 T、B 淋巴细胞连同原位产生的抗波形蛋白自身抗体同样可以导致肾损伤[150-151]。小鼠模型研究表明 IFN-α 也可导致狼疮性肾炎中新月体的形成[152]。

数十年来，研究者们致力于研究免疫系统与自身抗体及病理变化的关系，发现脉管系统作为重要靶器官在狼疮发病中所起作用尤为突出[153]。早在数十年前就有研究者发现了狼疮患者动静脉结构和功能的改变，包括脾动脉周围同心圆型洋葱皮样改变，某些器官的微血管病变和微血栓以及内皮功能障碍与早期动脉粥样硬化有关。最近的研究集中于 I 型干扰素对内皮细胞与内皮祖细胞的潜在作用，并推测狼疮患者体内干扰素产生增加至少是导致血管修复功能受损和心血管疾病的因素之一[154-155]。Degos 病与 SLE 具有一些相似的病理特征，它的血管病理表现为血管硬化和内皮损伤，与干扰素通路的激活有关[156]。既往研究中发现在活动性狼疮中，补体激活产物 C3a 与 C5a、血管细胞黏附分子（VCAM-1）、E- 选择素以及血管细胞黏附分子（ICAM-1）共同参与了血管损伤，而 I 型干扰素的直接损伤作用补充了我们对于这一机制的认识[157,158]。足细胞是特化的上皮细胞，是肾小球的组成部分。当足细胞受损时，会出现狼疮性肾炎的蛋白尿特征[159]。目前的研究正在调查可能代表狼疮性肾炎患者治疗靶点的信号通路和足细胞产物[160]。

中枢神经系统狼疮的机制研究，已从对 DNA 和 NMDA 受体具有双重特异性的自身抗体导致兴奋性毒性细胞死亡的概念，扩展到探索细胞因子对神经元损伤和中枢神经系统损伤临床表现的作用[161-162]。

结论

对于狼疮发病机制的深入研究，有利于未来新的治疗手段的研发，最终改善疾病预后[1,139,164-165]。近些年来的一个重大进展是发现固有免疫系统活化（包括 I 型干扰素的作用）是狼疮发病机制中的核心环节。与狼疮诊断相关的遗传学快速发展，为我们对疾病分子通路的认知提供了有力的支持。这些分子通路可以调节基因组完整性、核酸降解、TLR 依赖或非依赖的固有免疫信号，以及淋巴细胞激活阈值和信号转导效率，从而决定疾病的易感性。免疫系统的反应产物是组织损伤的主要介质，其中包括自身抗体及其免疫复合物、细胞因子、补体组分以及中性粒细胞和巨噬细胞释放的炎性介质和活性氧产物。此外，含有核酸的免疫复合物作为免疫调节剂可以接近并激活内源性的 Toll 样受体的额外致病作用，以及深入了解内源性细胞质核酸的调控作用，是指导未来治疗方法的重要概念。鉴于我们目前对致病机制的理解，定义并靶向参与核酸介导的 TLR 和 TLR 非依赖性通路激活的固有免疫系统成分，以及调节致病性 T 细胞辅助 B 细胞分化为自身抗体产生细胞，似乎是一种合理的治疗策略。没有一种单一的治疗方法足以控制这种疾病，可能需要针对固有和适应性免疫系统成分的联合疗法来改善患者的预后。最后，疾病的预防是一个重要目标。将与 SLE 致病机制相关的许多经验教训应用于评估患者的发病风险，可能会有助于规划预防策略。

Full references for this chapter can be found on ExpertConsult.com.

部分参考文献

1. Crow MK: Type I interferon in the pathogenesis of lupus, *J Immunol* 192(12):5459–5468, 2014.
2. Uggenti C, Lepelley A, Crow YJ: Self-Awareness: nucleic acid-driven inflammation and the type I interferonopathies, *Annu Rev Immunol*, 2019. [Epub ahead of print].
3. Kuo CF, Grainge MJ, Valdes AM, et al.: Familial aggregation of systemic lupus erythematosus and coaggregation of autoimmune diseases in affected families, *JAMA Intern Med* 175(9):1518–1526, 2015.
4. Langefeld CD, Ainsworth HC, Cunninghame Graham DS, et al.: Transancestral mapping and genetic load in systemic lupus erythematosus, *Nat Commun* 17(8):16021, 2017.
5. Maurano MT, Humbert R, Rynes E, et al.: Systematic localization of common disease-associated variation in regulatory DNA, *Science* 337(6099):1190–1195, 2012.
6. Harley JB, Chen X, Pujato M, et al.: Transcription factors operate across disease loci, with EBNA2 implicated in autoimmunity, *Nat Genet* 50(5):699–707, 2018.
7. Price P, Witt C, Allcock R, et al.: The genetic basis for the association of the 8.1 ancestral haplotype (A1, B8, DR3) with multiple immunopathological diseases, *Immunol Rev* 167:257–274, 1999.
8. Mevorach D: Clearance of dying cells and systemic lupus erythematosus: the role of C1q and the complement system, *Apoptosis* 15(9):1114–1123, 2010.
9. Santer DM, Hall BE, George TC, et al.: C1q deficiency leads to the defective suppression of IFN-alpha in response to nucleoprotein containing immune complexes, *J Immunol* 185(8):4738–4749, 2010.
10. Rice G, Newman WG, Dean J, et al.: Heterozygous mutations in *TREX1* cause familial chilblain lupus and dominant Aicardi-Goutieres syndrome, *Am J Hum Genet* 80(4):811–815, 2007.
11. Lee-Kirsch MA, Gong M, Chowdhury D, et al.: Mutations in the gene encoding the 3′-5′ DNA exonuclease TREX1 are associated with systemic lupus erythematosus, *Nat Genet* 39(9):1065–1067, 2007.
12. Crow YJ: Type I interferonopathies: a novel set of inborn errors of immunity, *Ann NY Acad Sci* 1238:91–98, 2011.
13. Crow YJ, Chase DS, Lowenstein Schmidt J, et al.: Characterization of human disease phenotypes associated with mutations in TREX1, RNASEH2A, RNASEH2B, RNASEH2C, SAMHD1, ADAR, and IFIH1, *Am J Med Genet* 167A:296–312, 2015.
14. Kim H, Sanchez GA, Goldbach-Mansky R: Insights from Mendelian interferonopathies: comparison of CANDLE, SAVI with AGS, monogenic lupus, *J Mol Med* 94:1111–1127, 2016.
15. Robinson T, Kariuki SN, Franek BS, et al.: Autoimmune disease risk variant of IFIH1 is associated with increased sensitivity to IFN-α and serologic autoimmunity in lupus patients, *J Immunol* 187:1298–1303, 2011.
16. Rice GI, Forte GM, Szynkiewicz M, et al.: Assessment of interferon-related biomarkers in Aicardi-Goutières syndrome associated with mutations in TREX1, RNASEH2A, RNASEH2B, RNASEH2C, SAMHD1, and ADAR: a case-control study, *Lancet Neurol* 12(12):1159–1169, 2013.
17. Stetson DB, Ko JS, Heidmann T, et al.: Trex1 prevents cell-intrinsic initiation of autoimmunity, *Cell* 134(4):587–598, 2008.
18. Jiménez-Alcázar M, Rangaswamy C, Panda R, et al.: Host DNases prevent vascular occlusion by neutrophil extracellular traps, *Science* 358(6367):1202–1206, 2017.
19. Almlöf JC, Nystedt S, Leonard D, et al.: Whole-genome sequencing identifies complex contributions to genetic risk by variants in genes causing monogenic systemic lupus erythematosus, *Hum Genet* 138(2):141–150, 2019.
20. Sisirak V, Sally B, D'Agati V, et al.: Digestion of chromatin in apoptotic cell microparticles prevents autoimmunity, *Cell* 166(1):88–101, 2016.
21. Rodero MP, Tesser A, Bartok E, et al.: Type I interferon-mediated autoinflammation due to DNase II deficiency, *Nat Commun* 8(1):2176, 2017.
22. Namjou B, Kothari PH, Kelly JA, et al.: Evaluation of the *TREX1* gene in a large multi-ancestral lupus cohort, *Genes Immun* 12(4):270–279, 2011.
23. Günther C, Kind B, Reijns MA, et al.: Defective removal of ribonucleotides from DNA promotes systemic autoimmunity, *J Clin Invest* 125:413–424, 2015.
24. Ahmad S, Mu X, Yang F, et al.: Breaching self-tolerance to Alu duplex RNA underlies MDA5-mediated inflammation, *Cell* 172(4):797–810, 2018.
25. Liu Y, Jesus AA, Marrero B, et al.: Activated STING in a vascular and pulmonary syndrome, *N Engl J Med* 371(6):507–518, 2014.
26. Niewold TB, Kelly JA, Flesch MH, et al.: Association of the IRF5 risk haplotype with high serum interferon-alpha activity in systemic lupus erythematosus patients, *Arthritis Rheum* 58(8):2481–2487, 2008.
27. Kariuki SN, Franek BS, Kumar AA, et al.: Trait-stratified genome-wide association study identifies novel and diverse genetic associations with serologic and cytokine phenotypes in systemic lupus erythematosus, *Arthritis Res Ther* 12(4):R151, 2010.
28. Ramos PS, Williams AH, Ziegler JT, et al.: Genetic analyses of interferon pathway-related genes reveals multiple new loci associated with systemic lupus erythematosus (SLE), *Arthritis Rheum* 63:2049–2057, 2011.
29. Boone DL, Turer EE, Lee EG, et al.: The ubiquitin-modifying enzyme A20 is required for termination of Toll-like receptor responses, *Nat Immunol* 5(10):1052–1060, 2004.
30. Ghodke-Puranik Y, Imgruet M, Dorschner JM, et al.: Novel genetic associations with interferon in systemic lupus erythematosus identified by replication and fine-mapping of trait-stratified genome-wide screen, *Cytokine* pii: S1043-4666(19)30002-X, 2019. [Epub ahead of print].
31. Graham RR, Ortmann W, Rodine P, et al.: Specific combinations of HLA-DR2 and DR3 class II haplotypes contribute graded risk for disease susceptibility and autoantibodies in human SLE, *Eur J Hum Genet* 15(8):823–830, 2007.
32. Luo X, Yang W, Ye DQ, et al.: A functional variant in microRNA-146a promoter modulates its expression and confers disease risk for systemic lupus erythematosus, *PLoS Genet* 7(6):e1002128, 2011.
33. Adrianto I, Wang S, Wiley GB, et al.: Association of two independent functional risk haplotypes in TNIP1 with systemic lupus erythematosus, *Arthritis Rheum* 64(11):3695–3705, 2012.
34. Caster DJ, Korte EA, Nanda SK, et al.: ABIN1 dysfunction as a genetic basis for lupus nephritis, *J Am Soc Nephrol* 24(11):1743–1754, 2013.
35. Zhou XJ, Nath SK, Qi YY, et al.: Brief Report: identification of MTMR3 as a novel susceptibility gene for lupus nephritis in northern Han Chinese by shared-gene analysis with IgA nephropathy, *Arthritis Rheumatol* 66(10):2842–2848, 2014.
36. Freedman BI, Langefeld CD, Andringa KK, et al.: End-stage renal disease in African Americans with lupus nephritis is associated with APOL1, *Arthritis Rheumatol* 66(2):390–396, 2014.
37. Chung SA, Brown EE, Williams AH, et al.: Lupus nephritis susceptibility loci in women with systemic lupus erythematosus, *J Am Soc Nephrol* 25(12):2859–2870, 2014.

38. Salloum R, Franek BS, Kariuki SN, et al.: Genetic variation at the IRF7/PHRF1 locus is associated with autoantibody profile and serum interferon-alpha activity in lupus patients, *Arthritis Rheum* 62(2):553–561, 2010.

39. Crow MK, Olferiev M, Kirou KA: Type I interferons in autoimmune disease, *Annu Rev Pathol* 14:369–393, 2019.

40. Morris DL, Fernando MM, Taylor KE, et al.: MHC associations with clinical and autoantibody manifestations in European SLE, *Genes Immun* 15(4):210–217, 2014.

41. Taylor KE, Chung SA, Graham RR, et al.: Risk alleles for systemic lupus erythematosus in a large case-control collection and associations with clinical subphenotypes, *PLoS Genet* 7(2):e1001311, 2011.

42. Chung SA, Taylor KE, Graham RR, et al.: Differential genetic associations for systemic lupus erythematosus based on anti-dsDNA autoantibody production, *PLoS Genet* 7(3):e1001323, 2011.

43. Webb K, Peckham H, Radziszewska A, et al.: Sex and pubertal differences in the type 1 interferon pathway associate with both X chromosome number and serum sex hormone concentration, *Front Immunol* 9:3167, 2018.

44. Song GG, Lee YH: Circulating prolactin level in systemic lupus erythematosus and its correlation with disease activity: a meta-analysis, *Lupus* 26(12):1260–1268, 2017.

45. Scofield RH, Bruner GR, Namjou B, et al.: Klinefelter's syndrome (47,XXY) in male systemic lupus erythematosus patients: support for the notion of a gene-dose effect from the X chromosome, *Arthritis Rheum* 58(8):2511–2517, 2008.

46. Deane JA, Pisitkun P, Barrett RS, et al.: Control of Toll-like receptor 7 expression is essential to restrict autoimmunity and dendritic cell proliferation, *Immunity* 27(5):801–810, 2007.

47. Laffont S, Rouquié N, Azar P, et al.: X-chromosome complement and estrogen receptor signaling independently contribute to the enhanced TLR7-mediated IFN-α production of plasmacytoid dendritic cells from women, *J Immunol* 193(11):5444–5452, 2014.

48. Absher DM, Li X, Waite LL, et al.: Genome-wide DNA methylation analysis of systemic lupus erythematosus reveals persistent hypomethylation of interferon genes and compositional changes to CD4+ T-cell populations, *PLoS Genet* 9:e1003678, 2013.

49. Mok A, Solomon O, Nayak RR, et al.: Genome-wide profiling identifies associations between lupus nephritis and differential methylation of genes regulating tissue hypoxia and type 1 interferon responses, *Lupus Sci Med* 3(1):e000183, 2016.

50. Lanata CM, Chung SA, Criswell LA: DNA methylation 101: what is important to know about DNA methylation and its role in SLE risk and disease heterogeneity, *Lupus Sci Med* 5(1):e000285, 2018.

51. Carrel L, Willard HF: X-inactivation profile reveals extensive variability in X-linked gene expression in females, *Nature* 434(7031):400–404, 2005.

52. Souyris M, Cenac C, Azar P, et al.: TLR7 escapes X chromosome inactivation in immune cells, *Sci Immunol* 3(19),pii:eaap8855, 2018.

53. Costenbader KH, Feskanich D, Stampfer MJ, et al.: Reproductive and menopausal factors and risk of systemic lupus erythematosus in women, *Arthritis Rheum* 56(4):1251–1262, 2007.

54. Castañeda J, Genzor P, Bortvin A: piRNAs, transposon silencing, and germline genome integrity, *Mutat Res* 714:95–104, 2011.

55. Barbhaiya M, Costenbader KH: Environmental exposures and the development of systemic lupus erythematosus, *Curr Opin Rheumatol* 28(5):497–505, 2016.

56. Alarcon GS, Calvo-Alen J, McGwin Jr G, et al.: Systemic lupus erythematosus in a multiethnic cohort: LUMINA XXXV. Predictive factors of high disease activity over time, *Ann Rheum Dis* 65(9):1168–1174, 2006.

57. Moon UY, Park SJ, Oh ST, et al.: Patients with systemic lupus erythematosus have abnormally elevated Epstein-Barr virus load in blood, *Arthritis Res Ther* 6(4):R295–R302, 2004.

58. Poole BD, Templeton AK, Guthridge JM, et al.: Aberrant Epstein-Barr viral infection in systemic lupus erythematosus, *Autoimmun Rev* 8(4):337–342, 2009.

59. Leung A, Trac C, Kato H, et al.: LTRs activated by Epstein-Barr virus-induced transformation of B cells alter the transcriptome, *Genome Res* 28(12):1791–1798, 2018.

60. Peters AL, Stunz LL, Meyerholz DK, et al.: Latent membrane protein 1, the EBV-encoded oncogenic mimic of CD40, accelerates autoimmunity in B6.Sle1 mice, *J Immunol* 185(7):4053–4062, 2010.

61. Yadav P, Tran H, Ebegbe R, et al.: Antibodies elicited in response to EBNA-1 may cross-react with dsDNA, *PLoS One* 6(1):e14488, 2011.

62. Kang I, Quan T, Nolasco H, et al.: Defective control of latent Epstein-Barr virus infection in systemic lupus erythematosus, *J Immunol* 172(2):1287–1294, 2004.

63. Teijaro JR, Ng C, Lee AM, et al.: Persistent LCMV infection is controlled by blockade of type I interferon signaling, *Science* 340:207–211, 2013.

64. Wilson EB, Yamada DH, Elsaesser H, et al.: Blockade of chronic type I interferon signaling to control persistent LCMV infection, *Science* 340:202–207, 2013.

65. Crow MK, Olferiev M, Kirou KA: Targeting of type I interferon in systemic autoimmune diseases, *Transl Res* 165:296–305, 2015.

66. Hardy GA, Sieg S, Rodriguez B, et al.: Interferon-alpha is the primary plasma type-I IFN in HIV-1 infection and correlates with immune activation and disease markers, *PLoS One* 8:e56527, 2013.

67. Zhen A, Rezek V, Youn C, et al.: Targeting type I interferon-mediated activation restores immune function in chronic HIV infection, *J Clin Invest* 127:260–268, 2017.

68. Cheng L, Ma J, Li J, et al.: Blocking type I interferon signaling enhances T cell recovery and reduces HIV-1 reservoirs, *J Clin Invest* 127:269–279, 2017.

69. Greiling TM, Dehner C, Chen X, et al.: Commensal orthologs of the human autoantigen Ro60 as triggers of autoimmunity in lupus, *Sci Transl Med* 10:434, 2018.

70. Manfredo Vieira S, Hiltensperger M, Kumar V, et al.: Translocation of a gut pathobiont drives autoimmunity in mice and humans, *Science* 359:1156–1161, 2018.

71. Azzouz D, Omarbekova A, Heguy A, et al.: Lupus nephritis is linked to disease-activity associated expansions and immunity to a gut commensal, *Ann Rheum Dis*, 2019. pii: annrheumdis-2018-214856. [Epub ahead of print].

72. Barbhaiya M, Tedeschi SK, Lu B, et al.: Cigarette smoking and the risk of systemic lupus erythematosus, overall and by anti-double stranded DNA antibody subtype, in the Nurses' Health Study cohorts, *Ann Rheum Dis* 77(2):196–202, 2018.

73. Barbhaiya M, Lu B, Sparks JA, et al.: Influence of alcohol consumption on the risk of systemic lupus erythematosus among women in the Nurses' Health Study Cohorts, *Arthritis Care Res (Hoboken)* 69(3):384–392, 2017.

74. Costenbader KH, Feskanich D, Stampfer MJ, et al.: Reproductive and menopausal factors and risk of systemic lupus erythematosus in women, *Arthritis Rheum* 56(4):1251–1262, 2007.

75. Petri M, Kim MY, Kalunian KC, et al.: Combined oral contraceptives in women with systemic lupus erythematosus, *N Engl J Med* 353(24):2550–2558, 2005.

76. Buyon JP, Petri MA, Kim MY, et al.: The effect of combined estrogen and progesterone hormone replacement therapy on disease activity in systemic lupus erythematosus: a randomized trial, *Ann Intern Med* 142(12 Pt 1):953–962, 2005.

77. Williams JN, Chang SC, Sinnette C, et al.: Pesticide exposure and risk of systemic lupus erythematosus in an urban population of predominantly African-American women, *Lupus* 27(13):2129–2134, 2018.

78. Somers EC, Richardson BC: Environmental exposures, epigenetic changes and the risk of lupus, *Lupus* 23(6):568–576, 2014.

79. Cozier YC, Barbhaiya M, Castro-Webb N, et al.: A prospective study of obesity and risk of systemic lupus erythematosus (SLE) among Black women, *Semin Arthritis Rheum* (18):30425–30426, 2018. pii: S0049-0172.

80. Young KA, Munroe ME, Harley JB, et al.: Less than 7 hours of

sleep per night is associated with transitioning to systemic lupus erythematosus, *Lupus* 27(9):1524–1531, 2018.

81. Richardson B: Epigenetically altered T cells contribute to lupus flares, *Cells* 8(2), pii:E127, 2019.

82. Li Y, Gorelik G, Strickland FM, et al.: Oxidative stress, T cell DNA methylation, and lupus, *Arthritis Rheumatol* 66(6):1574–1582, 2014.

83. Park SH, Kang K, Giannopoulou E, et al.: Type I interferons and the cytokine TNF cooperatively reprogram the macrophage epigenome to promote inflammatory activation, *Nat Immunol* 18(10):1104–1116, 2017.

84. Mavragani CP, Nezos A, Sagalovskiy I, et al.: Defective regulation of L1 endogenous retroelements in primary Sjogren's syndrome and systemic lupus erythematosus: role of methylating enzymes, *J Autoimmun* 88:75–82, 2018.

85. Kopp EB, Medzhitov R: The Toll-receptor family and control of innate immunity, *Curr Opin Immunol* 11:(13–18), 1999.

86. Barbalat R, Ewald SE, Mouchess ML, et al.: Nucleic acid recognition by the innate immune system, *Annu Rev Immunol* 29:185–214, 2011.

87. Kato H, Takeuchi O, Mikamo-Satoh E, et al.: Length-dependent recognition of double-stranded ribonucleic acids by retinoic acid-inducible gene-I and melanoma differentiation-associated gene 5, *J Exp Med* 205:1601–1610, 2008.

88. Dhanwani R, Takahashi M, Sharma S: Cytosolic sensing of immunostimulatory DNA, the enemy within, *Curr Opin Immunol* 50:82–87, 2018.

89. Barber GN: STING-dependent cytosolic DNA sensing pathways, *Trends Immunol* 35(2):88–93, 2014.

90. Sun L, Wu J, Du F, et al.: Cyclic GMP-AMP synthase is a cytosolic DNA sensor that activates the type I interferon pathway, *Science* 339:786–791, 2013.

91. Ablasser A, Goldeck M, Cavlar T, et al.: cGAS produces a 2′-5′-linked cyclic dinucleotide second messenger that activates STING, *Nature* 498:380–384, 2013.

92. Lazear HM, Lancaster A, Wilkins C, et al.: IRF-3, IRF-5, and IRF-7 coordinately regulate the type I IFN response in myeloid dendritic cells downstream of MAVS signaling, *PLoS Pathog* 9:e1003118, 2013.

93. Mavragani CP, Sagalovskiy I, Guo Q, et al.: Expression of Long Interspersed Nuclear Element 1 retroelements and induction of type I interferon in patients with systemic autoimmune disease, *Arthritis Rheum* 68(11):2686–2696, 2016.

94. West AP, Shadel GS: Mitochondrial DNA in innate immune responses and inflammatory pathology, *Nat Rev Immunol* 17:363–375, 2017.

95. Bennett L, Palucka AK, Arce E, et al.: Interferon and granulopoiesis signatures in systemic lupus erythematosus blood, *J Exp Med* 197(6):711–723, 2003.

96. Baechler EC, Batliwalla FM, Karypis G, et al.: Interferon-inducible gene expression signature in peripheral blood cells of patients with severe lupus, *Proc Natl Acad Sci U S A* 100(5):2610–2615, 2003.

97. Crow MK, Kirou KA, Wohlgemuth J: Microarray analysis of interferon-regulated genes in SLE, *Autoimmunity* 36(8):481–490, 2003.

98. Lovgren T, Eloranta ML, Bave U, et al.: Induction of interferon-alpha production in plasmacytoid dendritic cells by immune complexes containing nucleic acid released by necrotic or late apoptotic cells and lupus IgG, *Arthritis Rheum* 50(6):1861–1872, 2004.

99. Bave U, Magnusson M, Eloranta ML, et al.: Fc gamma RIIa is expressed on natural IFN-alpha-producing cells (plasmacytoid dendritic cells) and is required for the IFN-alpha production induced by apoptotic cells combined with lupus IgG, *J Immunol* 171(6):3296–3302, 2003.

100. Barrat FJ, Meeker T, Gregorio J, et al.: Nucleic acids of mammalian origin can act as endogenous ligands for Toll-like receptors and may promote systemic lupus erythematosus, *J Exp Med* 202(8):1131–1139, 2005.

101. Kirou KA, Lee C, George S, et al.: Activation of the interferon-alpha pathway identifies a subgroup of systemic lupus erythematosus patients with distinct serologic features and active disease, *Arthritis Rheum* 52(5):1491–1503, 2005.

102. Tian J, Avalos AM, Mao SY, et al.: Toll-like receptor 9-dependent activation by DNA-containing immune complexes is mediated by HMGB1 and RAGE, *Nat Immunol* 8:487–496, 2007.

103. Christensen SR, Shupe J, Nickerson K, et al.: Toll-like receptor 7 and TLR9 dictate autoantibody specificity and have opposing inflammatory and regulatory roles in a murine model of lupus, *Immunity* 25(3):417–428, 2006.

104. Nickerson KM, Christensen SR, Shupe J, et al.: TLR9 regulates TLR7- and MyD88-dependent autoantibody production and disease in a murine model of lupus, *J Immunol* 184(4):1840–1848, 2010.

105. Labonte AC, Kegerreis B, Geraci NS, et al.: Identification of alterations in macrophage activation associated with disease activity in systemic lupus erythematosus, *PLoS One* 13(12):e0208132, 2018.

106. Duffau P, Seneschal J, Nicco C, et al.: Platelet CD154 potentiates interferon-alpha secretion by plasmacytoid dendritic cells in systemic lupus erythematosus, *Sci Transl Med* 2(47):47ra63, 2010.

107. Sarkar MK, Hile GA, Tsoi LC, et al.: Photosensitivity and type I IFN responses in cutaneous lupus are driven by epidermal-derived interferon kappa, *Ann Rheum Dis* 77(11):1653–1664, 2018.

108. Gao L, Bird AK, Meednu N, et al.: Bone marrow-derived mesenchymal stem cells from patients with systemic lupus erythematosus have a senescence-associated secretory phenotype mediated by a mitochondrial antiviral signaling protein-interferon-β feedback loop, *Arthritis Rheumatol* 69(8):1623–1635, 2017.

109. Denny MF, Yalavarthi S, Zhao W, et al.: A distinct subset of proinflammatory neutrophils isolated from patients with systemic lupus erythematosus induces vascular damage and synthesizes type I IFNs, *J Immunol* 184(6):3284–3297, 2010.

110. Garcia-Romo GS, Caielli S, Vega B, et al.: Netting neutrophils are major inducers of type I IFN production in pediatric systemic lupus erythematosus, *Sci Transl Med* 3(73):73ra20, 2011.

111. Lande R, Ganguly D, Facchinetti V, et al.: Neutrophils activate plasmacytoid dendritic cells by releasing self-DNA-peptide complexes in systemic lupus erythematosus, *Sci Transl Med* 3(73):73ra19, 2011.

112. Villanueva E, Yalavarthi S, Berthier CC, et al.: Netting neutrophils induce endothelial damage, infiltrate tissues, and expose immunostimulatory molecules in systemic lupus erythematosus, *J Immunol* 187(1):538–552, 2011.

113. Ullal AJ, Reich 3rd CF, Clowse M, et al.: Microparticles as antigenic targets of antibodies to DNA and nucleosomes in systemic lupus erythematosus, *J Autoimmun* 36(3–4):173–180, 2011.

114. Gehrke N, Mertens C, Zillinger T, et al.: Oxidative damage of DNA confers resistance to cytosolic nuclease TREX1 degradation and potentiates STING-dependent immune sensing, *Immunity* 39:482–495, 2013.

115. Gullstrand B, Martensson U, Sturfelt G, et al.: Complement classical pathway components are all important in clearance of apoptotic and secondary necrotic cells, *Clin Exp Immunol* 156(2):303–311, 2009.

116. Johnston A, Auda GR, Kerr MA, et al.: Dissociation of primary antigen-antibody bonds is essential for complement mediated solubilization of immune precipitates, *Mol Immunol* 29(5):659–665, 1992.

117. Katsuyama T, Tsokos GC, Moulton VR: Aberrant T cell signaling and subsets in systemic lupus erythematosus, *Front Immunol* 9:1088, 2018.

118. Ettinger R, Sims GP, Robbins R, et al.: IL-21 and BAFF/BLyS synergize in stimulating plasma cell differentiation from a unique population of human splenic memory B cells, *J Immunol* 178(5):2872–2882, 2007.

119. Nambiar MP, Fisher CU, Warke VG, et al.: Reconstitution of deficient T cell receptor zeta chain restores T cell signaling and augments T cell receptor/CD3-induced interleukin-2 production in patients with systemic lupus erythematosus, *Arthritis Rheum* 48(7):1948–1955, 2003.

120. Fernandez D, Bonilla E, Mirza N, et al.: Rapamycin reduces disease activity and normalizes T cell activation-induced calcium fluxing in patients with systemic lupus erythematosus, *Arthritis Rheum* 54(9):2983–2988, 2006.

第 85 章

系统性红斑狼疮的临床特征

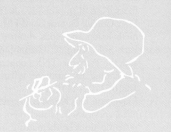

原著 MARIA DALL'ERA, DAVID WOFSY

王丹丹 译 孙凌云 校

关键点

- 系统性红斑狼疮（SLE）是一种累及多系统的自身免疫性疾病，呈复发 - 缓解病程，预后迥异。
- SLE 的特征为产生多种自身抗体，其中抗核抗体的敏感性最高，抗双链 DNA 抗体和抗 Smith 抗体的特异性最高。
- 育龄期女性、非洲裔美国人、亚洲人和西班牙裔人群发病率和患病率最高。
- 全身症状、皮疹、黏膜溃疡、炎症性多关节炎、光过敏和浆膜炎是 SLE 最常见的临床特征。
- 狼疮性肾炎是最常见的可危及生命的临床表现。
- 动脉粥样硬化是 SLE 慢性病程患者的常见并发症，需要强有力的风险干预。
- 如果一位患者正在服用确定的与狼疮样症状相关的药物，需要考虑药物诱导性系统性狼疮或亚急性皮肤狼疮的可能性，这一点非常重要。

引言

系统性红斑狼疮（systemic lupus erythematosus, SLE）是系统性自身免疫性疾病的原型，以多系统受累和产生多种自身抗体为特征。患者的临床表现多样，轻者只有轻度关节痛和皮肤受累，重者可出现危及生命的内脏器官受累。SLE 的分类标准最先是由美国风湿病学会（American College of Rheumatology, ACR）在 1971 年制定的，并在 1982 年和 1997 年进行了两次修订（表 85-1）[1-2]。患者必须满足 11 项标准中的 4 项，并排除其他可能诊断后，才能被诊断为 SLE。每项权重相同。患者不必同时满足 4 项标准，而只需在数周或数年内满足 11 项中的 4 项即可。ACR 标准是为了在临床和流行病学研究时纳入 SLE 患者而制定的，临床实践中常常采用这些标准来支持 SLE 的诊断。但必须强调的是，满足该分类标准并不是诊断 SLE 的绝对必要条件。相反，有经验的临床医生通过对疾病的特征性症状、体征和血清学检查进行分析，并排除了其他可能的鉴别诊断后，可以做出 SLE 的诊断。

为了进一步改进 ACR 分类诊断标准，系统性狼疮国际协作组（Systemic Lupus International Collaborating Clinics，SLICC）制定了新的分类标准[3]。该标准包括临床及免疫学项目，最终纳入了 11 个临床项目和 6 个免疫学项目。如果①活检证实为狼疮性肾炎且抗核抗体（ANA）或者抗双链 DNA（dsDNA）抗体阳性；或者②满足标准中的 4 项，且至少包括 1 项临床标准和 1 项免疫学标准，患者可被分类为 SLE。通过在额外 690 例 SLE 患者及处于疾病演化阶段暂未分类的对照患者中验证，发现 SLICC 标准比 ACR 标准敏感性更高（97% 和 83%），但特异性更低（84% 和 96%）。除 ACR 标准以外，近期很多狼疮临床试验越来越多的使用 SLICC 标准作为入组标准。这两项标准都已经被美国食品药物管理局及欧洲药品管理局认可。

近期，一个包含 ACR 及欧洲抗风湿病联盟（EULAR）的工作组完成了一项新的 SLE 分类标准。该工作的首要目的是制定一项与 ACR1997 标准有相近的特异性，但有更高敏感性的标准，以期改善对

表 85-1　1997 年更新的 1982 年修订美国风湿病学会系统性红斑狼疮分类标准 [a]

标准	定义
颊部红斑	遍及颊部的扁平或高出皮面的固定红斑，常不累及鼻唇沟
盘状红斑	突出皮面的红斑附着有角化性鳞屑和毛囊栓塞；陈旧性病灶可见萎缩性疤痕
光过敏	由病史确认或医生观察到的，由于对日晒的非正常反应而导致的皮疹
口腔溃疡	由医生观察到的口腔或鼻咽部溃疡，通常是无痛性的
关节炎	累及两个或以上外周关节的非侵蚀性关节炎，其特征为压痛、肿胀或积液
浆膜炎	可靠的胸膜炎病史，包括胸痛或医生听到的胸膜摩擦音或胸腔积液的证据，或 由心电图或心包摩擦音或心包积液证据所证实的心包炎
肾病变	持续蛋白尿 > 0.5 g/d，如未定量则 > 3+，或 细胞管型：可为红细胞、血红蛋白、颗粒管型或混合管型
神经系统异常	抽搐：非药物激惹或已知代谢性精神错乱（如尿毒症、酸中毒、电解质紊乱）所致，或 精神病：非药物激惹或已知代谢性精神错乱（如尿毒症、酸中毒、电解质紊乱）所致
血液系统异常	溶血性贫血伴网织红细胞增多，或 白细胞减少，$< 4 \times 10^9/L$，或 淋巴细胞减少，$< 1.5 \times 10^9/L$，或 非药物导致的血小板减少，$< 100 \times 10^9/L$
免疫系统异常	抗 DNA 抗体：抗天然 DNA 抗体滴度异常，或 抗 Smith（Sm）抗体：针对 Sm 核抗原的抗体阳性，或 抗磷脂抗体阳性：①血清 IgG 或 IgM 型抗心磷脂抗体浓度异常；②用标准方法检测狼疮抗凝物阳性，或 ③梅毒血清试验假阳性至少 6 个月，并经梅毒螺旋体制动试验或荧光梅毒螺旋体抗体吸附试验证实
抗核抗体阳性	任何时间免疫荧光法或其他等效试验抗核抗体滴度异常，且未使用已知的可导致药物性狼疮综合征的药物

[a] 满足 4 项或以上标准并排除其他可能诊断才能分类为系统性红斑狼疮

早期 SLE 的诊断。与既往分类标准不同，该标准采用权重分析，最终包括 7 项临床项目及 3 项免疫学项目，且在连续范围内可以叠加。ANA ≥ 1∶80 是必要条件（表 85-2）。该标准的制定分四个步骤，第一步，系统回顾 ANA 的敏感性及特异性，使用三种不同方法生成条目，最终确定 144 个候选条目 [4]，其特征是通过横断面调查纳入了 SLE 患者早期症状。第二步，通过分类分析将候选条目减少到 40 项。第三步，专家小组利用多准则决策分析对条目进行细化和加权。第四步，该候选标准在 500 例 SLE 患者及 500 例正常人中验证，确定其对 SLE 的分类诊断敏感性为 98%，特异性为 96%。结合既往的 ACR 及 SLICC 标准，此 ACR/EULAR 尝试性工作反映了基于新的临床数据及对疾病理解的进展所做出的持续改进和更新分类标准的努力。

流行病学

　　文献报道的 SLE 的发病率和患病率差异很大。患病率从（20 ～ 240）/10 万不等，发病率为每年（1 ～ 10）/10 万不等 [5]。这种差异一部分是由于方法学的差异（例如 SLE 的定义和病例的确诊方法差异）和研究人群的人种 / 种族构成差异造成的。为获得更精确和更新的美国 SLE 的流行病学数据，美国疾病控制和预防中心（CDC）资助了 5 个大规模、基于人群的狼疮登记研究，来对狼疮进行广泛监测，包括佐治亚州、密歇根州、加利福尼亚州、纽约州和印第安健康服务局（IHS），共计 650 万人 [6-10]。佐治亚和密歇根狼疮登记研究主要由高加索人和非裔美国人患者组成，而加利福尼亚和纽约登记研究包括大量的亚裔及西班牙裔患者，IHS 登记的主要为美国印第安人及阿拉斯加本地人 [6-10]。利用 ACR 分类诊断标准进行评价，佐治亚州、密歇根州、加利福尼亚州和纽约

表 85-2　美国风湿病学会 / 欧洲抗风湿病联盟系统性红斑狼疮诊断标准

临床指标			免疫指标		
全身症状	发热	2	aPL	aCL IgG 或 B2GP1 或 LA	2
皮肤	非瘢痕性脱发	2	补体	C3 或 C4 降低	3
	口腔溃疡	2		C3 和 C4 均降低	4
	SCLE 或盘状红斑	4	自身抗体	抗 DNA	6
	ACLE	6		抗 Sm	6
关节炎	关节炎（≥ 2 个关节滑膜炎或 TTP 和 AM 强直）	6			
神经系统	谵妄	2			
	精神病	3			
	癫痫	5			
浆膜炎	胸腔 / 心包积液	5			
	急性心包炎	6			
血液系统	白细胞减少	3			
	血小板减少	4			
	AIHA	4			
肾脏系统	UPCR > 0.5	4			
	Ⅱ 型或 V 型	8			
	Ⅲ 型或 Ⅳ 型	10			

aCL，抗心磷脂抗体；ACLE，急性皮肤型红斑狼疮；AIHA，自身免疫性溶血性贫血；aPL，抗磷脂抗体；IgG，免疫球蛋白 G；SCLE，亚急性皮肤型红斑狼疮；Sm，Smith；TTP，血栓性血小板减少性紫癜；UPCR，尿蛋白 / 肌酐比率

州登记报告的发病率为（4.6 ~ 5.6）/10 万人年，患病率为（62.2 ~ 84.8）/10 万。这些登记研究证实了 SLE 发病率和患病率存在显著的性别、种族和民族差异，非洲裔美国妇女的发病率和患病率最高，其次是西班牙裔妇女、亚洲妇女，最后是高加索妇女。在加利福尼亚登记处，非裔美国妇女的年龄标准化发病率是白人妇女的 6 倍。CDC 随后资助了这些登记人群的纵向研究，进一步提高对 SLE 自然病程、治疗和结局的认识。

大部分 SLE 患者的发病年龄在 15 ~ 64 岁之间[11]。非洲裔美国人中儿童期发病的 SLE（< 16 岁）比例高于晚发性 SLE[11]。男性和儿童患者的病情往往更重。晚发性 SLE（> 50 岁）起病更为隐匿，浆膜炎和肺部受累较多，而面部红斑、光过敏、脱发、雷诺现象、神经精神病变和肾炎较少[11-12]。

临床特征

SLE 的临床表现千变万化，不同患者的表现往往有很大差异。不同患者的症状和体征差异很大，病情严重度也不尽相同。一些患者病情相对较轻，不引起危及生命的内脏损害，但也有一些患者病情迅速进展并危及生命。

SLE 在临床表现和病情严重度方面差异极大，这给准确诊断带来了一些挑战。SLE 最常见的表现为全身症状 [发热、疲乏和（或）体重减轻]、皮肤表现（如面部皮疹）和关节表现 [关节炎和（或）关节痛]，但绝对发生率不明。至少有 50% 的患者在诊断时有以上表现之一。SLE 的其他表现往往不是疾病的首发症状，但这些症状均可能成为诊断的首要线索。通常情况下，这些表现随着病情的演变逐渐出现。表 85-3 列出了根据各种描述性研究所得出的不同症状和体征的累积发生率[1,13-17]。

表 85-3 系统性红斑狼疮各种临床表现的发生率ª	
表现	发生率（%）
全身症状（发热、疲乏、体重减轻）	90～95
皮肤黏膜受累（颊部红斑、脱发、黏膜溃疡、盘状病变等）	80～90
骨骼肌肉受累（关节炎/关节痛、非血管性坏死、肌炎等）	80～90
浆膜炎（胸膜炎、心包炎、腹膜炎）	50～70
肾小球肾炎	40～60
神经精神系统受累（认知障碍、抑郁、精神病、癫痫发作、卒中、脱髓鞘综合征、周围神经病等）	40～60
自身免疫性血细胞减少（贫血、血小板减少）	20～30

ª 系统性红斑狼疮是一种异质性疾病，可以不同方式累及任何系统器官

皮肤黏膜受累

SLE 患者皮肤黏膜受累非常常见。根据界面性皮炎的组织病理学表现，Gilliam 等将皮肤型红斑狼疮（lupus erythematosus，LE）的病变分为"狼疮特异性"和"狼疮非特异性"两大类（表 85-4）[18,19]。在狼疮患者中，狼疮特异性病变可确诊皮肤型 LE；狼疮非特异性病变可见于狼疮以外的其他疾病。根据其他临床和组织病理学特点，狼疮特异性病变又进一步分为急性皮肤型红斑狼疮（acute cutaneous lupus erythematosus，ACLE）、亚急性皮肤型红斑狼疮（subacute cutaneous lupus erythematosus，SCLE）和慢性皮肤型红斑狼疮（chronic cutaneous lupus erythematosus，CCLE）。盘状狼疮是 CCLE 最常见的亚型。SCLE 和 CCLE 可以是不同的两种独立的疾病，也可以是 SLE 的众多表现之一。各种皮肤亚型发生 SLE 的风险不尽相同。一项对 161 名狼疮特异性病变患者的研究表明，分别有 72% 的 ACLE、58% 的 SCLE、28% 的任意形式的盘状狼疮和 6% 的头颈部局灶性盘状狼疮满足 SLE 的分类标准。很多患者出现多种类型的皮肤病变[20]。

急性皮肤型红斑狼疮

ACLE 可呈局灶或者全身分布。典型 ACLE 位于颊部（"蝶形红斑"），表现为面颊部和鼻梁对称性的融合的斑疹或丘疹性红斑，持续数天至数周。与皮肌炎皮疹不同，ACLE 一般不累及鼻唇沟这种日光豁免区（图 85-1），可有硬结和脱屑。红斑也常常出现在前额、眼睑、下颌以及颈部等部位。很多其他面部皮疹如痤疮、酒渣鼻、脂溢性皮炎、口周皮炎、过敏性皮炎和丹毒等可呈类似 SLE 的面部红斑的表现。如经过详细的临床和血清学评估仍不能诊断，皮肤活检有助于鉴别皮肤型狼疮和其他皮肤病。须注意其他狼疮特异性皮肤病变如盘状狼疮也可分布在面颊部。

全身型 ACLE 指广泛分布的斑疹或斑丘疹性红斑，发生在全身任何光敏感部位。常累及手掌、手背和手指伸侧。和皮肌炎的 Gottron 皮疹不同的是，ACLE 的红斑不累及掌指关节，而常位于指间关节之间的部位。重型 ACLE 可出现类似于中毒性表皮坏死松解症（toxic epidermal necrolysis，TEN）的广泛大疱疹。当真皮-表皮交界处的界面变化严重到足以导致表皮脱离真皮时，就会发生这种病变。ACLE 的皮疹愈合可出现暂时的炎症后色素沉着，但不留瘢痕。

亚急性皮肤型红斑狼疮

亚急性皮肤型红斑狼疮（SCLE）的特征性表现为非瘢痕性、光敏性皮损，有下列两种不同形式：①类似于银屑病的丘疹鳞屑性皮损，或②不累及中央部而向周边扩大的环状红斑（图 85-2），这两种皮损可同时出现。SCLE 好发于后背、颈部、肩部和手臂伸侧，通常不累及面部。皮损常常持续数周至数月，愈合后不留瘢痕。SCLE 皮损在日光照射后偶见

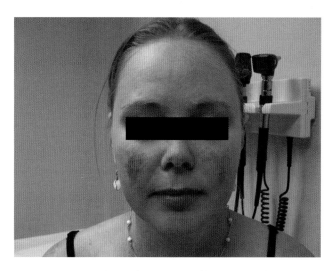

图 85-1 局灶型急性皮肤红斑狼疮（颊部红斑、蝶形红斑），其特征为分布于颊部的斑疹性或丘疹性红斑，不累及鼻唇沟

表 85-4　狼疮相关性皮肤病变的 Gilliam 分类

A. 红斑狼疮（lupus erythematosus，LE）特异性皮肤病变
　　1. 急性皮肤型红斑狼疮（ACLE）
　　　　局灶型 ACLE
　　　　广泛型 ACLE

　　2. 亚急性皮肤型红斑狼疮（SCLE）
　　　　环状红斑 SCLE
　　　　丘疹鳞屑型 SCLE

　　3. 慢性皮肤型红斑狼疮（CCLE）
　　　　盘状红斑狼疮（DLE）：(a) 局灶型；(b) 广泛型
　　　　肥厚型 DLE/ 疣状 DLE
　　　　狼疮性脂膜炎 / 深部狼疮
　　　　黏膜 DLE
　　　　肿胀型 LE
　　　　冻疮样 LE
　　　　苔藓样 DLE（DLE- 扁平苔藓重叠）

B. LE 非特异性皮肤病变
　　1. 皮肤血管病变
　　　　血管炎
　　　　白细胞破碎性血管炎
　　　　结节性多动脉炎样病变
　　　　血管病
　　　　Degos 病样
　　　　萎缩性白斑样
　　　　甲周毛细血管扩张
　　　　网状青斑
　　　　血栓性静脉炎
　　　　雷诺现象
　　　　红斑肢痛症

　　2. 非瘢痕性脱发
　　　　"狼疮发"
　　　　休止期脱发
　　　　斑秃

　　3. 指（趾）端硬化

　　4. 类风湿结节

　　5. 皮肤钙质沉着症

　　6. LE 非特异性大疱样病变

　　7. 荨麻疹

　　8. 皮肤黏蛋白病

　　9. 皮肤松弛 / 脱垂

　　10. 黑棘皮病（B 型胰岛素抵抗）

　　11. 多形性红斑（Rowell 综合征）

　　12. 下肢溃疡

　　13. 扁平苔藓

类似中毒性表皮坏死松解型药疹（TEN）的暴发性皮损 [21]。SCLE，特别是环形红斑与抗 SSA/Ro 抗体强相关 [22]。一些药物也可导致 SCLE，以血管紧张素转化酶抑制剂、特比萘芬、氢氯噻嗪和钙拮抗剂较为常见。药物暴露和皮肤损伤的时间间隔可能从几天到 6 年不等。有趣的是，诱导 SCLE 的药物通常与诱导 SLE 的药物不同 [22a]。最后，SCLE 也可伴发于副肿瘤综合征 [23]。

慢性皮肤型红斑狼疮

　　CCLE 指可导致皮肤萎缩和瘢痕的多种光敏性皮损，可持续数月甚至数年。盘状红斑狼疮（discoid lupus erythematosus，DLE）是 CCLE 最常见的亚型，可分为局灶型盘状狼疮（局限于头颈部）和全身型盘状狼疮（颈部上下均累及）（图 85-3、图 85-4）。"盘状"一词指皮损的外形呈边界清晰的盘状。皮损表现为突出皮面的有鳞屑附着的红斑，通常位于头皮、面部和颈部。面颊部、鼻部、耳部和上唇部为典型好发部位。红斑边缘凸起常常提示该处皮损处于活动性扩散期。毛囊栓塞为特征性表现。如果不治疗，DLE 可导致永久性脱发和容貌受损。DLE 长期存在可导致鳞状细胞癌。因此，对现有皮疹进行积极监测，并评估其变化非常重要 [24]。DLE 的其他亚型包括黏膜 DLE（后述）和肥厚性 LE。肥厚性 LE 为慢性硬结样皮损，表面覆盖有角化的多层鳞屑。因为这些皮损在外形和组织学上可类似于鳞状细胞癌，所以可导致

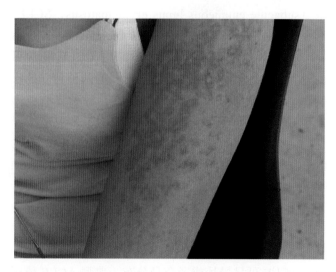

图 85-2 亚急性皮肤型狼疮（丘疹鳞屑型）。皮损多位于背部、颈部、肩部和手臂伸侧，通常不累及面部。皮损愈合后不留瘢痕

损可导致下陷和凹陷区域。脂膜炎表面出现盘状皮损时称为深部狼疮（lupus profundus）[26]。有报道 T 细胞淋巴瘤可出现类似脂膜炎表现，所以常常需要活检来确认诊断。皮损有分解倾向，所以活检时必须谨慎。狼疮性脂膜炎是可发生于腰部以上的少数几种脂膜炎之一。狼疮性脂膜炎合并 SLE 的风险较低。冻疮样狼疮表现为肢端，特别是手指、脚趾、脚跟、鼻部和耳部的压痛性红斑或紫红色丘疹，多由于空气寒冷、潮湿所致。与特发性冻疮不同，冻疮样狼疮即使在天气温暖时也可能出现。组织病理学显示血管周围浅层和深层淋巴细胞浸润[27]。

肿胀性狼疮病变的特征是水肿、红斑斑块，表面光滑。这种病变具有高度的光敏性，好发于面部颧骨区域。由于不累及表皮，因此不伴有鳞屑覆盖或毛囊栓塞。

其他 SLE 皮肤病变

SLE 患者可出现狼疮非特异性皮损如皮肤白细胞破碎性血管炎、大疱样病变、甲周红斑、网状青斑和蔓藤状青斑。皮肤白细胞破碎性血管炎多表现为下肢可触性紫癜。大疱性红斑狼疮较为少见，以表皮下水疱样皮肤病变为特征，表现为非结痂性大疱性皮疹[28]（图 85-5）。SLE 也可出现其他大疱性疾病如大疱性类天疱疮和疱疹样皮炎。甲周红斑体检可见甲基底部毛细血管扩张，这些毛细血管可在床边使用皮肤血管镜或者检眼镜观察到。其他与甲周红斑有关的疾病包括硬皮病和混合性结缔组织病（MCTD）。与

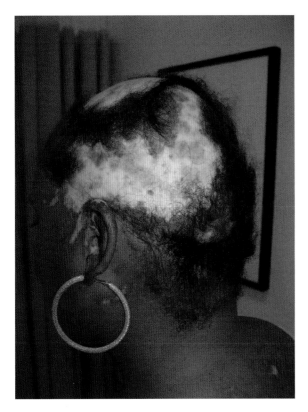

图 85-3　头面部盘状红斑狼疮。盘状病变是慢性皮肤狼疮的一种形式，通常位于头皮、面部和外耳部。若不治疗，这些病变可导致永久性脱发和毁容

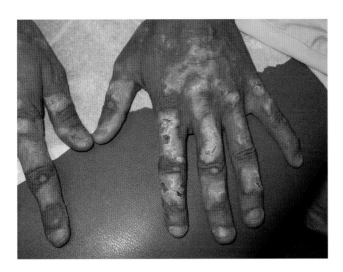

图 85-4　手背部盘状红斑狼疮。近端指间关节不被累及是狼疮特异性皮疹的特征性表现

误诊[25]。

其他类型的 CCLE 包括狼疮性脂膜炎 / 深部、冻疮样狼疮和肿胀性狼疮。狼疮性脂膜炎属于小叶性脂膜炎，好发于头皮、面部、手臂、臀部和大腿部。皮

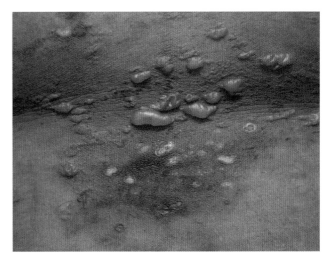

图 85-5　大疱性红斑狼疮。为狼疮的罕见表现，其特征为非瘢痕性大疱性皮损

硬皮病和 MCTD 不同的是，SLE 不伴有毛细血管缺失。网状青斑和蔓藤状青斑的特征是皮肤呈红色到紫红色网状花纹。与网状青斑比，蔓藤状青斑通常病理表现为不规则的"断裂"的网状结构。两者都与抗磷脂综合征（APS）高度相关。白色萎缩，表现为星状、中央萎缩的白斑和周围色素沉着的斑块，也与 APS 相关。

光敏感

SLE 中光敏感很常见。研究表明，90% 以上的 SLE 患者的光刺激试验可见对紫外线 A、紫外线 B 或可见光呈异常的皮肤反应[29]。大部分异常皮肤反应发生在光暴露后 1～2 周，持续数周至数月。光敏感患者在日光暴露后可出现全身症状，如疲乏和关节痛加重。在对光敏感患者进行诊治时，多形性日光疹（polymorphous light eruption，PMLE）和光毒性药疹等是需要重点考虑的鉴别诊断[30]。PMLE 需要用紫外线光疗，但这种治疗会导致狼疮加重，所以仔细鉴别 PMLE 和狼疮非常重要。PMLE 也可发生于已确诊 SLE 的患者。

脱发

脱发在 SLE 中常见，可分为狼疮特异性、狼疮非特异性、非狼疮相关性脱发。狼疮特异性脱发指的是累及头皮的 ACLE、SCLE 或盘状 LE 损伤，提示与潜在红斑和鳞屑相关的活动性炎症性病变。瘢痕性脱发是盘状红斑的常见并发症，是由炎症介导的毛囊开口破坏所致。头皮盘状皮损最多见于头顶部位[31]。狼疮非特异性脱发包括非瘢痕性损伤，可发生在 SLE 以外的情况如"狼疮发"，"狼疮发"的特征性表现为前发际头发较短且粗细不一，和全身性疾病活动有关[32]。斑秃（非连续部位的脱发）在 SLE 中的发生率逐渐增加[33]。

非狼疮相关性脱发包括继发于代谢应激或药物治疗的休止期脱发、雄激素性脱发、额叶纤维化性脱发、头癣和牵引性脱发。

黏膜溃疡

SLE 患者皮肤狼疮的黏膜损害常表现为鼻部或口腔病变[34]。急性口腔狼疮病变表现为红色斑疹、上颚红斑或出血点、糜烂或溃疡。这些损害通常是无痛的。亚急性口腔病变少见，表现为边界清楚的圆形红斑。口腔盘状病变表现为痛性、边界清楚的圆形红色病损，伴有白色放射状角化性条纹，最常见于颊黏膜，病变可进一步演变呈蜂窝状表现。口腔盘状狼疮通常累及口唇，散在分布于唇红缘至唇部皮肤。黏膜盘状病变也可发生于结膜和生殖器。狼疮的口腔溃疡一般逐步发生，可见于口腔黏膜的任何部位，最常见于硬腭、颊黏膜和唇红缘[35]。病变多为单侧非对称性。口腔病变和疾病活动性的关系尚不明确。口腔念珠菌和口腔扁平苔藓的表现可类似于 SLE 口腔溃疡。黏膜病变的组织病理学和免疫病理学表现与皮肤类似。没有血管炎。

皮肤病理与免疫病理

当临床表现不典型时，皮肤活检有助于诊断皮肤型狼疮。免疫荧光法和传统组织学检查都是必需的。"狼疮特异性"皮损的特征性表现为真皮层 - 表皮层交接处的单个核细胞浸润的炎症。狼疮皮肤病变的其他病理学表现包括基底层角质细胞的血管病性退变、血管周围和附件周围炎症、毛囊栓塞、黏蛋白沉积和角化。这些表现可不同程度地出现在各种狼疮特异性皮损中，以盘状病变最为显著[36]。相反，早期 ACLE 病变的组织病理学表现不明显，仅有少量淋巴细胞浸润。

免疫荧光可见颗粒状免疫球蛋白和补体成分沿着表皮 - 真皮交界处沉积。免疫球蛋白沉积的最常见的亚型是 IgG 和 IgM。不同补体成分，包括 C3、C1q 和膜攻击复合物均可出现。对日光暴露的非病变部位皮肤的直接免疫荧光（direct immunofluorescence，DIF）试验称为狼疮带试验（lupus band test）。狼疮带试验阳性常见于 SLE 患者，但也可见于其他风湿性疾病和正常人。一项研究表明，20% 健康年轻成年人的日晒后皮肤 DIF 呈阳性[37]。需要强调的是，血清学试验如 ANA、抗 dsDNA、抗 Smith（抗 Sm）抗体检测已很大程度上取代狼疮带试验用于 SLE 的确诊。对非日光暴露部位的正常皮肤进行 DIF 试验对 SLE 的特异性更高。

骨骼肌肉受累

关节炎

关节炎和关节痛是 SLE 非常常见的临床表现，高达 90% 的患者在其病程的某个阶段出现此类表现[38-39]。

其严重程度从轻度关节痛到变形性关节炎不等。狼疮性关节炎多表现为对称性、炎性关节炎，所有关节均可受累，但多累及膝关节、腕关节和手部小关节[40]。滑膜渗出通常较少，且不如类风湿关节炎的炎症明显。关节超声显示 SLE 患者有相当比例表现为亚临床滑膜炎和腱鞘炎，并无明显的关节肿胀或发热临床表现[41]。韧带和（或）关节囊松弛和关节半脱位可导致手部畸形，与风湿热患者的关节病类似，所以称为"Jaccoud 样关节病"（图 85-6）。这种畸形通常是可以复位的，但仍有一些难以被复位从而导致残疾。Jaccoud 样关节病有时也可出现在足部[42]。

虽然狼疮关节炎在 X 线片上通常看不到骨侵蚀，但少部分患者也可发生侵蚀性病变[43]。更敏感的影像学技术能发现更多比例的侵蚀性病变。一项研究通过超声评价 108 例既往有肌肉骨骼受累的 SLE 患者，发现 26% 患者出现骨侵蚀[44]。增强 MRI 评估 34 例有关节症状的 SLE 患者，发现 93% 患者有腕关节骨侵蚀，63% 患者出现掌指关节（MCP）骨侵蚀。侵蚀病变与抗瓜氨酸蛋白抗体（ACPA）或类风湿因子（RF）水平无关[45]。另外，MRI 检查偶尔也能发现狼疮关节炎的骨侵蚀[46]。一部分 SLE 患者也满足类风湿关节炎的分类标准，通常称之为"rhupus"。研究表明，60% 的此类患者在平片上可见边缘关节侵蚀[47]。侵蚀性关节炎更常见于 MCTD。除关节炎外，SLE 患者的肌腱炎和腱鞘炎也很常见[48]，但很少出现肌腱断裂。

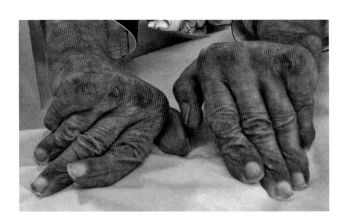

图 85-6 Jaccoud 样关节病。这种手部畸形是由韧带和（或）关节囊松弛引起的，类似于有风湿热病史患者的关节病。手部畸形如掌指关节尺侧偏斜、天鹅颈和纽扣花、拇指指间关节过伸，与类风湿关节炎非常相似。影像学检查无骨侵蚀和可复位的特点可与类风湿关节炎相鉴别（Courtesy Dr. D. Vassilopoulos.）

狼疮关节炎滑膜活检可见多种异常，包括纤维素样物质沉积、局灶性或弥漫性滑膜衬里细胞增生、血管充血、血管周围单个核细胞浸润、血管炎和血管腔闭塞等[49]。放射学检查可见骨囊性变、关节周围软组织肿胀、脱钙、肢端硬化、关节半脱位和骨侵蚀[50,51]。

骨坏死

骨坏死是一种疼痛性、致残性病变，可见于部分 SLE 患者[52]。骨坏死是骨供血中断的最终结果，可导致邻近骨的反应性充血、脱钙和塌陷。最常见的受累部位包括股骨头、胫骨平台和股骨髁，但小关节也可受累。骨坏死多为双侧性，可有关节积液。SLE 患者出现腹股沟痛，在负重和臀部活动时加重时要怀疑股骨头骨坏死。疼痛常向下放射至大腿侧面，可出现明显跛行。X 线片和 MRI 均有助于骨坏死的诊断，但 MRI 敏感性更高。一项对 45 例使用激素治疗的 SLE 患者的前瞻性 MRI 研究表明，34% 的患者出现股骨头无症状性骨坏死[53]。但是，MRI 可能过于敏感，部分有可疑 MRI 表现的狼疮患者并没有进展为有临床症状的骨坏死。因此，MRI 的表现必须结合临床实际情况来加以解释。大剂量激素的使用是骨坏死公认的危险因素，但骨坏死也可发生于从未使用激素治疗的 SLE 患者。一项对 72 例新诊断的 SLE 患者的研究表明，骨坏死常发生在开始使用大剂量激素治疗的 3 个月以内[54]。对 1729 例主要为白种人的 SLE 患者进行了长达 40 年的纵向队列研究，结果显示骨坏死的患病率为 13.5%[55]。47% 的患者在首次诊断为骨坏死时有多个关节受累。在多变量分析中，只有平均糖皮质激素剂量可以预测骨坏死的发生。骨坏死可发生在糖皮质激素剂量低至每日 10 mg，诊断为骨坏死时糖皮质激素的平均使用时间为 3.4 年。流行病学研究发现 SLE 疾病活动度评分（systemic lupus erythematosus disease activity index，SLEDAI）较高、细胞毒性药物的使用等也和骨坏死有关[56,57]。

肌炎

SLE 中肌痛很常见，但真正的肌炎相对少见。美国国立卫生研究院（National Institutes of Health，NIH）的一项研究发现 SLE 患者肌炎的患病率为 8%[58]。在这些患者中，肌炎多是 SLE 的特征性表现之一。肌炎通常累及四肢近端。SLE 患者的肌炎在组织学表现上通常没有多发性肌炎明显。

一项对 55 名未经筛选的 SLE 患者的活检研究表明，与对照组相比，SLE 患者 II 型纤维萎缩、淋巴细胞性血管炎和肌炎等病理表现更多 [59]。

由于治疗不同，将 SLE 继发性肌炎和糖皮质激素、抗疟药或他汀类药物引起的药物性肌病等进行鉴别非常重要。在糖皮质激素和羟氯喹引起的肌病中，肌酶如肌酸激酶 (creatine phosphokinase，CPK) 和醛缩酶一般是正常的。活检通常有特征性表现，如羟氯喹肌病可见空泡样改变，糖皮质激素肌病可见非炎症性 II 型纤维萎缩。秋水仙碱可导致肌病或神经肌病，伴有 CPK 升高，组织学可见血管性肌病。最后，全面分析 SLE 肌炎或肌病的其他潜在原因也很重要，包括甲状腺疾病、电解质紊乱和感染性肌炎等。因为肌炎是 MCTD 的显著表现，所以也应考虑 MCTD 的可能。

肾受累

总体情况

SLE 的肾受累常见，而且是重要的致残和致命因素 [60,61]。据估计，多达 90% 的 SLE 患者在组织学上有肾受累的病理表现，但只有 50% 的患者发展为临床肾炎。狼疮性肾炎的临床表现多样，从无症状的血尿和（或）蛋白尿到肾病综合征，到伴有肾功能损害的急进性肾小球肾炎不等。狼疮性肾炎通常在 SLE 发病的 5 年内出现，但也有例外，有报道 SLE 诊断 15 年后才出现狼疮性肾炎 [62]。因此，定期监测有无肾炎是 SLE 患者评价和管理的重要内容。常规监测手段包括询问有无新出现的多尿、夜尿增多或泡沫尿，检查有无高血压或下肢水肿。定期检测有无蛋白尿和（或）血尿、血清肌酐变化非常重要，活动期狼疮患者每 3 个月至少检测一次。

SLE 肾受累的类型

SLE 的肾受累有多种类型，包括免疫复合物介导的肾小球肾炎（为最常见的类型）、小管间质性疾病和血管病。肾小球肾炎的特征为免疫复合物的沉积和肾小球内炎性细胞浸润。肾小球损伤的类型主要与免疫复合物沉积的部位有关。狼疮足细胞病是最近发现的狼疮性肾炎的一个亚型，以弥漫性足细胞足突消失为特征，无毛细血管壁免疫沉积和肾小球增生性改

变。小管间质病变和血管病可以合并或者不合并免疫复合物介导的肾小球肾炎。高达 66% 的 SLE 肾活检标本中可以观察到小管间质性病变 [63]，其特征性改变为炎性细胞浸润，肾小管损伤和间质纤维化。肾小管间质病强烈预示肾远期预后不良 [64-65]。

SLE 的肾血管病变包括"狼疮血管病"、血栓性微血管病 (thrombotic microangiopathy，TMA)、血管炎和非特异性血管硬化 [66,67]。狼疮性血管病是指在肾小球毛细血管或小动脉腔内出现含有免疫球蛋白和补体的透明血栓，没有血管壁的炎性改变。TMA 的特征为肾小球毛细血管或小动脉腔内出现纤维素性血栓，可能和抗磷脂抗体 (aPL) 有关。发现 TMA 应考虑是否存在抗磷脂综合征肾病 (antiphospholipid antibody syndrome nephropathy，APSN)。一项对 148 名经活检证实的狼疮性肾炎患者的研究发现，TMA 的发生率为 24%[68]。大多数患者为肾局限型 TMA，不伴有导致 TMA 的其他因素如血栓性血小板减少性紫癜 - 溶血性尿毒症综合征 (TTP-HUS)、恶性高血压或 aPL。肾活检证实狼疮性肾炎且合并 TMA 的患者尿蛋白水平和血肌酐更高，肾预后更差。以血管壁的白细胞浸润和纤维素样坏死为特征的血管炎也可发生，但非常罕见。非特异性硬化性血管病变较为常见，其特征性表现为纤维性内膜增厚，此类血管病变与肾存活率降低有关 [69]。对 341 名狼疮性肾炎患者的研究发现，有 82% 的患者可见肾血管病变，其中血管免疫复合物沉积最常见（见于 74% 的患者）[70]。除了上述狼疮相关性肾病变以外，SLE 患者也可出现与 SLE 本病无关的肾异常，包括局灶性节段性肾小球硬化 (focal segmental glomerulosclerosis，FSGS)、高血压性肾硬化和基底膜肾病 [71]。因 SLE 患者可能服用潜在的肾毒性药物，因此考虑肾疾病的药物相关病因也很重要。对怀疑有肾病变的 SLE 患者，肾活检对于鉴别这些可能原因和指导治疗至关重要。

实验室检查

尿液检查

显微镜下尿液检查对于狼疮性肾炎的筛查和监测是必需的 [72]。血尿、脓尿、多形性红细胞、红细胞管型和白细胞管型均可出现。红细胞管型对诊断肾小球肾炎非常特异，但敏感性不高。晨尿趋向于浓缩且呈酸性，是检测红细胞管型的理想标本。白细胞、红

细胞和白细胞管型说明可能存在肾小管间质受累。不伴有蛋白尿的血尿可能与尿石症、月经污染或膀胱病变有关，特别是既往曾使用过环磷酰胺的患者可发生移行细胞癌。

蛋白尿是评价肾小球损伤的非常敏感的指标，所以精确测定蛋白尿非常重要。另外，对慢性肾病的研究发现，蛋白尿的多少是肾小球滤过率降低的强有力的预测指标[73]。正常情况下，每天尿蛋白排出少于 150 mg。虽然尿蛋白检测的金标准是精确收集 24 小时尿蛋白，但这种方法对有些患者来说比较繁琐，而且容易出现过多收集或者过少收集的误差。因此，现在很多临床医生为了方便，使用单次尿的尿蛋白 / 肌酐比值来测定。但这种方法还存在一些争议，因为有数据显示单次尿的尿蛋白 / 肌酐比值并不能代表 24 小时尿标本的蛋白尿水平，特别是该比值为 0.5 ~ 3.0（大部分狼疮性肾炎病情活动时的范围）之间时[74]。但是，单次尿的尿蛋白 / 肌酐比值可用于筛查蛋白尿和鉴别是否为肾病范围蛋白尿[75]。尿试纸主要反映的是尿蛋白浓度，和测试时的标本量有关，所以不能用于蛋白尿定量检测。目前很多专家推荐收集 12 小时或 24 小时尿液并计算尿蛋白 / 肌酐比值作为评价尿蛋白的金标准[76]。

肾功能检查

血清肌酐虽然容易测定，但对早期的肾小球滤过率（glomerular filtrationrate，GFR）下降很不敏感。肌酐可以自由通过肾小球，同时也可以被近端肾小管分泌。当 GFR 下降时，血清肌酐升高可被肾小管分泌增多抵消。另外，肾疾病没有进展的时候，使用血管紧张素转换酶抑制剂或非甾体抗炎药引起的血流动力学改变是血清肌酐水平变化的常见原因。通过血清肌酐水平的变化趋势来监测患者肾功能是一个合理的方法。有些临床医生喜欢使用 Modification of Diet in Renal Disease（MDRD）或 Chronic Kidney Disease Epidemiology Collaboration（CKD-EPI）等方程式来估测 GFR。对 GFR 较高的患者来说，CKD-EPI 的精确性高于 MDRD。临床随访狼疮性肾炎患者时，不管使用哪种方法，监测肾功能随时间的变化都要比测定肾功能的绝对值更为重要。

肾活检

当 SLE 患者的临床或者实验室特征提示存在肾炎时，需要行肾活检来确诊、评价疾病活动度和决定治疗方案。ACR 关于狼疮性肾炎诊断、治疗和监测的指南中强调了肾活检的重要性[77]。该指南强烈推荐符合以下任何标准的患者进行活检：①无明显其他原因出现的血清肌酐升高；② 24 小时蛋白尿 ≥ 1 g；③ 24 小时蛋白尿 > 0.5 g 且合并有血尿；或④ 24 小时蛋白尿大于 0.5 g 且合并有细胞管型。可采用收集 24 小时尿或使用单次尿的蛋白质 / 肌酐比值来测量尿蛋白。

在肾活检前，推荐行超声检查评估肾的大小和结构，排除肾静脉血栓。肾体积小于正常的 75% 是活检的相对禁忌证[78]。根据光学显微镜、免疫荧光和电镜表现，国际肾病 / 肾病理学会（International Society of Nephrology/Renal Pathology Society，ISN/RPS）将 SLE 肾小球肾炎分为六型[79]（表 85-5、图 85-7）。

一次肾活检可能见到一种或者多种 ISN/RPS 病理类型。Ⅰ型的特征是光镜表现正常，而免疫荧光可见系膜区免疫沉积物。Ⅱ型在光镜下可见系膜增生，免疫荧光可见系膜区沉积物。Ⅲ型和Ⅳ型狼疮性肾炎为高度炎症，以内皮下免疫复合物沉积为特征。因为在肾小球内有毛细血管内皮细胞增生，所以一般称为"增生性"肾炎。这些病变相互之间有一定联系，只是毛细血管内免疫复合物沉积的分布有所不同。小于 50% 肾小球受累为Ⅲ型，≥ 50% 肾小球受累为Ⅳ型。根据肾小球受累范围Ⅳ型又分为节段性（< 50% 的肾小球血管丛）或球性（≥ 50% 的肾小球血管丛）两种亚型。以上病变又进一步分为活动性（active，A）、慢性（chronic，C）或混合性（A/C）。在分型时须同时对慢性和活动性病变进行评价，从而决定Ⅲ型和Ⅳ型哪一种更为恰当。内皮下致密性免疫沉积可形成经典的"金属圈"病变。有时金属圈样病变并不伴有细胞性增生。Ⅴ型狼疮性肾炎的特征性表现为上皮下免疫复合物沉积，导致广泛毛细血管袢增厚，类似于特发性膜性肾炎。但如免疫荧光同时发现系膜区免疫沉积、C1q 沉积，或者有小管网状包涵体时支持狼疮的诊断。这类病变临床上多有肾病水平的蛋白尿。Ⅴ型肾炎可以是一种单独的病理类型，也可以和Ⅲ型或Ⅳ型合并存在。大于 90% 的肾小球出现球性硬化则定义为Ⅵ型肾炎。除了肾小球病理类型，ISN/RPS 分类系统指出在诊断时还需要记载小管间质性病变和（或）血管病变情况。需要指出的是，狼疮性

表 85-5 国际肾脏病学会 / 肾脏病理学会（ISN/RPS）狼疮性肾炎（LN）分型
WHO 分型
Ⅰ型 系膜微小病变性 LN
光镜正常，但免疫荧光可见系膜区免疫复合物沉积
Ⅱ型 系膜增生性 LN
在光镜下可见任何程度的单纯系膜细胞增生或系膜基质扩增，同时有系膜区免疫沉积 免疫荧光或电镜下可见内皮下或上皮下免疫复合物的散在沉积，但光镜下没有发现
Ⅲ型 局灶性 LN
活动性或非活动性局灶性、节段性或球性血管内皮或血管外肾小球肾炎，累及 < 50% 的小球，通常伴有局灶性内皮下免疫沉积，伴或不伴系膜改变
Ⅳ型 弥漫性 LN
活动性或非活动性的弥漫性、节段性或球性血管内皮或血管外肾小球肾炎，≥ 50% 的肾小球受累，通常伴有弥漫性内皮下免疫沉积，伴或不伴系膜改变。可进一步分为两个亚型，弥漫节段性 LN（Ⅳ-S）是指有 ≥ 50% 的小球存在节段性病变，弥漫性球性 LN（Ⅳ-G）是指 ≥ 50% 的小球存在球性病变。节段性是指小于 50% 的肾小球血管丛受累。此型包括弥漫性"金属圈"样沉积，而无或少有小球增生改变者
Ⅴ型 膜性 LN
球性或节段性上皮下免疫沉积的光镜、及免疫荧光或电镜表现，伴或不伴系膜改变 Ⅴ型 LN 可与Ⅲ型或Ⅳ型 LN 合并存在，应予分别诊断 Ⅴ型 LN 可有严重的硬化表现
Ⅵ型 晚期硬化性 LN
≥ 90% 的肾小球表现为球性硬化，且不伴残余的活动性病变

WHO，世界卫生组织

Modified from Weening JJ，et al：The classification of glomerulonephritis in systemic lupus erythematosus revisited. *J Am Soc Nephrol* 15：241, 2004.

肾炎完全是基于肾小球病理来进行分类的。

免疫荧光检测可显示免疫复合物沉积的类型和部位，是对光镜检查的重要补充。狼疮性肾炎的特征性表现为沿着肾小球基底膜、系膜和（或）小管基底膜颗粒状免疫荧光沉积。因为 IgG、IgM、IgA、C3 和 C1q 在这些沉积物中均可出现，故有时被称为"满堂亮"。电镜有助于精确显示免疫复合物的沉积部位。内皮细胞内出现小管网状包涵体强烈提示狼疮性肾炎的诊断。由于小管网状包涵体与 α 干扰素增高有关，所以必须排除慢性病毒感染，如乙型肝炎病毒、丙型肝炎病毒和人类免疫缺陷病毒等感染。

由于尿液检查参数如血尿和蛋白尿等不能精确预测肾的病理情况，所以肾活检非常重要[80,81]。例如，某些严重的Ⅳ型患者可能没有血尿，某些Ⅴ型患者可能只有中等程度的蛋白尿。在某些特定情况下（例如对治疗反应不佳，或取得良好疗效后出现意料外的病情恶化，或为了判断经过治疗后仍然存在的蛋白尿的原因是活动性狼疮性肾炎还是肾小球硬化）可能需要重复肾活检。重复肾活检尤其对指导减量或停用维持治疗药物有帮助。研究表明，疾病活动的临床指标和组织病理学指标之间存在不一致[82,83]。在一项研究中，尽管 SCr 正常且蛋白尿已降至每天 500 mg 以下，但肾活检提示 50% 以上的患者仍有活动。相反，60% 的持续低水平蛋白尿患者在肾活检时无活动[82]。15% ～ 50% 的患者在病程中可出现治疗后或自发性的病理类型转换，重复肾活检有助于发现病理类型转换。

预后

ISN/RPS 病理类型不同，肾预后也不相同。Ⅰ型和Ⅱ型肾炎患者预后良好，可能不须任何特殊治疗。但是未经免疫抑制剂治疗的Ⅲ型或Ⅳ型肾炎的远期预后较差。虽然Ⅴ型患者的长期预后好于Ⅲ型和Ⅳ型患者，但Ⅴ型患者更容易发生肾病综合征相关的并发症，如心血管疾病、血栓栓塞性疾病和高脂血症等。一项综述对 187 例 ALE 成人患者系统回顾证实了 15 年的累积风险，Ⅳ型狼疮肾炎的终末期肾病（ESRD）发生率为 44%，而Ⅴ型狼疮肾炎的发生率为 20%。值得注意的是，20 世纪 70 年代至 90 年代中期，ESRD 风险显著下降，之后进入了平台期。这个平台期的原因需要进一步的研究，可能包括目前药物治疗有效性或患者获取这些药物治疗的限制。一些流行病学研究已经定义了与狼疮肾炎患者的预后相关的人口学、临床和组织病理学因素。研究表明非洲裔美国人和西班牙人 / 拉丁美洲人通常狼疮肾炎预后较白种人和华人差。这种差异很可能是由遗传和社会经济因素引起的。

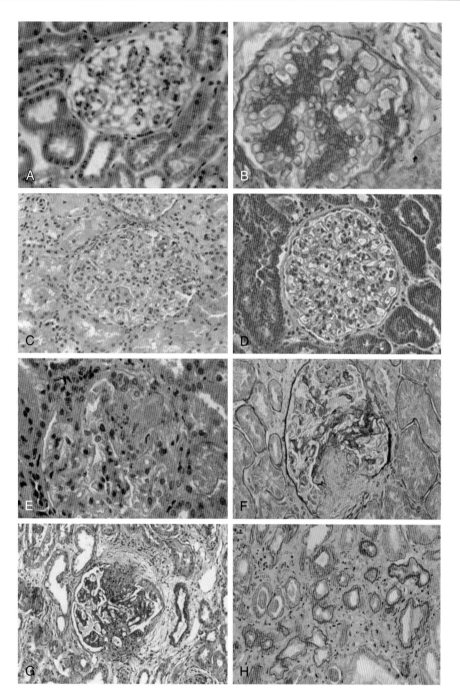

图 85-7　A ～ D．世界卫生组织狼疮性肾炎分型（具体组织学描述见表 85-5）。A．正常肾小球（Ⅰ型）。B．系膜增生性（Ⅱ型）。C．增生性肾炎。大量的系膜细胞和毛细血管内皮细胞增多，使肾小球呈分叶状外观，累及大部分毛细血管环。当肾小球受累少于50% 时，称为局灶性（Ⅲ型）；肾小球受累大于50%，称为弥漫性（Ⅳ型）。D．膜性肾病（Ⅴ型）。在膜性狼疮性肾病中，肾小球毛细血管壁明显可见而且管腔开放，类似"刚性"结构而顺应性降低。E ～ H．高度提示严重肾炎的组织学改变。E．局灶增生性肾小球肾炎患者的纤维素样坏死伴核碎裂。F 和 G．细胞性新月体伴内皮细胞和单核细胞层增生充填 Bowman 囊，并有显著单个核细胞间质浸润。H．严重间质纤维化和小管萎缩。可见小管基底膜增厚和小管上皮细胞变性，胶原结缔组织在小管间沉积，使残余小管呈散在分布

肺和胸膜受累

SLE 患者的肺和胸膜受累表现各异，可累及肺的任何部位（表 85-6）。

胸膜炎

高达 50% 的 SLE 患者出现胸膜炎[85]。临床上胸腔积液多表现为少量、双侧的渗出液[86]。胸膜炎多有胸痛，但胸腔积液可以没有症状，在因为其他原因行常规胸部放射学检查时被发现。需要行胸腔穿刺和（或）胸膜固定术。大量胸腔积液虽不常见，但也有报道[87]。SLE 胸膜炎通常伴有其他器官病情活动[88]。

表 85-6 系统性红斑狼疮的肺和胸膜表现

表现	重要特征
胸膜炎	可伴或不伴胸腔积液 可能与 C 反应蛋白增高有关
胸腔积液	可为无症状性 通常为少量、双侧的渗出液 是药物性狼疮的常见表现 必须排除感染、恶性肿瘤和心力衰竭
急性肺炎	伴有发热、咳嗽、肺部浸润和低氧血症的严重呼吸系统疾病 可出现胸腔积液 病死率高 可能需要支气管镜下支气管肺泡灌洗液检查以排除感染
慢性间质性肺疾病	可能为急性肺炎演变而来，或起病隐匿 表现为活动后呼吸困难、胸膜炎性胸痛、干咳 高分辨 CT 较胸部 X 线片更为敏感 必须排除感染、肺水肿和恶性肿瘤
弥漫性肺泡出血	表现为呼吸困难和咳嗽、肺泡浸润、血红蛋白水平下降 可不伴有血痰 一氧化碳弥散量一般升高 行支气管镜下支气管肺泡灌洗液检查确诊并排除感染 病死率高
肺动脉高压	表现为活动后呼吸困难、乏力、胸痛和干咳 需要行右心导管检查确诊 排除肺高压的继发性因素，如血栓栓塞性疾病
萎缩肺综合征	呼吸困难、肺活量减低、膈抬高但无肺实质受累

胸腔镜检查可发现脏胸膜的结节，免疫荧光可见免疫球蛋白的沉积。SLE 患者胸腔积液的鉴别诊断包括感染、恶性肿瘤和心力衰竭。另外，胸腔积液也是药物性狼疮的常见表现。在没有感染的情况下，高水平 C 反应蛋白（CRP）和 SLE 患者胸膜炎或其他类型的浆膜炎有明显相关性[88,89]。

狼疮肺炎

SLE 中急性狼疮肺炎少见，表现为严重的急性呼吸系统症状，伴有发热、咳嗽、肺部浸润和低氧血症。胸部摄片通常可见双侧、下叶的肺腺泡浸润，多伴有胸腔积液。组织病理表现多为非特异性，包括弥漫性肺泡损伤、炎性细胞浸润、透明膜形成和肺泡出血[90]，免疫荧光可见肺泡间隔有 IgG 和 C3 的颗粒状沉积[91]。急性狼疮肺炎在临床和病理上均缺乏特异性表现，所以必须仔细评估来排除感染等其他可能的肺部疾病。常规血培养和痰培养没有阳性发现时，支气管镜肺泡灌洗液检查是发现肺部病原体的有效方法。高分辨 CT（HRCT）上出现"树芽征"常常提示非典型肺炎。在评估过程中，常常同时治疗潜在感染和狼疮性肺炎。急性狼疮肺炎有很高的病残率和死亡率。一项对 12 例患者的研究发现死亡率高达 50%，死亡原因包括呼吸衰竭、机会性感染和血栓栓塞。存活患者中有 3 例进展为慢性间质性肺炎[92]。

慢性间质性肺疾病

慢性间质性肺疾病常见于其他结缔组织病如系统性硬化症、RA 和多发性肌炎 / 皮肌炎，但在 SLE 中较为罕见。SLE 的间质性肺疾病多发生在一次或多次急性肺炎之后，但也可隐匿性起病[92]。其症状与特发性间质性肺疾病相似，包括活动后呼吸困难、胸膜炎性胸痛和慢性干咳等。间质性肺疾病通常通过临床和放射学检查来诊断，肺活检一般不常规开展。在疾病早期胸部摄片可为正常或网状阴影。肺功能测定表现为限制性呼吸功能减退，伴总肺活量和一氧化碳弥散功能（diffusion capacity of carbon monoxide, DLCO）减退。对发现间质性肺疾病、鉴别可逆性病变（如磨玻璃样变）和非可逆性纤维化病变而言，HRCT 比胸部 X 线片更为敏感。非特异性间质性肺炎（nonspecific interstitial pneumonia, NSIP）和寻常型间质性肺炎（usual interstitial pneumonia, UIP）是组织病理学和 HRCT 上最常见的两种类型。诊断间质性肺疾病前，排除感染、肺水肿和肿瘤非常重要。

弥漫性肺泡出血

　　弥漫性肺泡出血（diffuse alveolar hemorrhage，DAH）是一种严重威胁 SLE 患者生命的临床表现，发生率不超过 2%。其特征性表现为急性或亚急性发作的呼吸困难和咳嗽，肺部 X 线片有新发肺泡浸润，血红蛋白水平下降。和其他原因导致的 DAH 一样，并非所有患者均有血痰。由于肺泡内的血红蛋白漏出，DAH 患者 DLCO 一般增高，但大部分患者的病情严重而不能耐受此项检查。支气管镜下肺泡灌洗（bronchoalveolar lavage，BAL）对于排除感染和明确诊断非常重要，特征性表现包括气道中见有血迹和肺泡灌洗液持续呈血性，肺泡灌洗液中有时可见吞噬含铁血黄素的巨噬细胞。狼疮 DAH 有不同的病理类型，包括单纯肺出血、毛细血管炎、弥漫性肺泡出血和累及小动脉血管和小肌型肺动脉的血管炎。DAH通常发生在血清学和临床病情活动的 SLE 患者，合并狼疮性肾炎最为常见。但是，DAH 有时也可能是SLE 的首发症状。患者通常需行机械通气[93]，合并感染亦很常见。即使积极治疗，DAH 的死亡率仍高达 50%。

肺高压

　　肺高压（pulmonary hypertension，PH）是 SLE 患者罕见的严重并发症，其定义为静息状态下右心导管测定的平均肺动脉压大于 25 mmHg。PH 可继发于各种导致低氧血症、慢性血栓栓塞性疾病、肺静脉栓塞性疾病或左心疾病的肺部疾病。肺动脉高压（pulmonary arterial hypertension，PAH）是 PH 的一种亚型，其定义为肺毛细血管楔压正常，而右心导管显示肺毛细血管阻力增加[94]。PH 的症状包括活动后呼吸困难、乏力、胸痛和干咳。体格检查可见肺动脉瓣区第二心音亢进、胸骨左缘抬举感和容量过载表现。胸部摄片和 HRCT 对排除狼疮肺炎非常重要。胸片可见心影增大和肺动脉段突出。心电图可见电轴右偏。肺功能检查可见 DLCO 降低。经胸壁超声心动图是发现 PH 的有用方法，但 PH 的诊断还需右心导管检查进一步确认。和间质性肺疾病类似，PAH在硬皮病和混合性结缔组织病中更为多见。

　　已诊断 PH 的 SLE 患者必须行相关评估以排除继发性肺高压。肺通气 / 灌注扫描（ventilation/

perfusion，V/Q）和（或）螺旋 CT 检查有助于排除慢性血栓栓塞性疾病。心脏超声可排除左心衰竭和心内分流。睡眠检查有助于排除阻塞性呼吸暂停。与间质性肺疾病有关的检查也是必要的。研究表明 PAH更多见于有雷诺现象的患者。尸检结果表明，SLE 相关 PAH 的发病机制很可能是多方面的，兼有原发性血管性机制和炎症 / 免疫介导的机制。血管丛状病变部位可见巨噬细胞和淋巴细胞。此外，肺动脉壁可见IgG 和补体沉积。

其他

　　少数 SLE 患者可出现萎缩肺综合征，患者出现无法解释的呼吸困难或胸痛时需要考虑本病[95-97]。其特点为肺实质正常而肺容量下降。诊断肺萎缩综合征需排除肺泡、间质和肺血管疾病。诊断时间中位数为 SLE 诊断后 4 ～ 6.5 年[98]。本病的病因不明，可能与膈肌肌病、胸廓扩张异常、膈神经病、隔膜炎症 /纤维化等有关。该病预后可能较好，进行性呼吸衰竭少见。

　　SLE 患者中症状性细支气管病少见，但有大约2/3 的 SLE 患者出现肺功能异常[99]。一项对非吸烟SLE 患者的研究表明，24% 患者肺功能检查提示存在小气道疾病。细支气管炎伴机化性肺炎（bronchiolitis obliterans organizing pneumonia，BOOP）也有罕见报道[100]。

　　最后，活动性 SLE 的患者还可见一种被称为"急性可逆性低氧血症"的综合征。该综合征的特点为在没有肺实质病变的情况下，出现低氧血症和肺泡 - 动脉 PO_2 梯度异常。其机制可能为肺血管内皮细胞损伤和补体激活后继发的白细胞凝集。

心血管受累

　　心血管疾病是 SLE 的常见并发症，心包、心肌、瓣膜和冠状动脉均可受累[101]。

心包炎

　　心包炎是 SLE 最常见的心脏表现，可伴或不伴心包积液，50% 以上的 SLE 患者在病程中的某个阶段会出现心包炎[102]。心包炎往往反复发作，可能与低热有关。心包积液多在因为其他原因行心脏超声时才被发现，通常积液量少且没有症状。与此一致的是，尸检研究显示组织学上具有心包炎者比有临床症状者更为多见[103]。症状性心包炎通常表现为心前区锐痛，端坐位可缓解。呼吸困难和心悸也可出现。心脏听诊可见心包摩擦音和心动过速。心电图可见广泛 ST 段抬高。和胸膜炎类似，心包炎多见于有其他脏器病情活动的 SLE 患者。伴有大量心包积液和心脏压塞症状的心包炎也有报道，但较为罕见。需行心包穿刺的化脓性心包积液罕见。SLE 患者的心前区疼痛的鉴别诊断包括肋软骨炎、胃食管反流性疾病、肺栓塞、心肌梗死、胸膜炎、肺炎和肺高压。

心肌炎

SLE 患者心肌炎较为少见，出现下列几种临床表现时要考虑本病：胸痛、无法解释的心力衰竭或心脏扩大、无法解释的心动过速和无法解释的心电图异常。肌钙蛋白和前 B 型利钠肽通常升高。心脏超声可证实心脏舒张或收缩异常和（或）整体收缩活动减弱。心脏 MRI 对心肌炎的诊断也有价值，其在检测炎症改变方面有高度敏感性[104]。最后，心内膜心肌活检有助于确诊和排除其他原因导致的心肌病如羟氯喹中毒等。羟氯喹中毒的特征性病理表现为肌细胞空泡形成，但没有活动性心肌炎表现。SLE 患者心肌炎的组织学表现包括血管周围和间质单个核细胞浸润，偶有纤维化和瘢痕形成。

心瓣膜异常

SLE 患者可出现多种心瓣膜异常，包括 Libman-Sacks 心内膜炎（也称为非典型疣状心内膜炎）、瓣膜增厚、瓣膜反流和瓣膜狭窄。一项经食管心脏超声（transesophageal echocardiographic，TEE）研究表明 SLE 患者心瓣膜异常的发生率为 61%，而对照组为 9%；43% 的 SLE 患者有赘生物，而对照组为 0[105]。瓣膜增厚最为常见，发生于 50% 的 SLE 患者，多见于二尖瓣和主动脉瓣。瓣膜反流和狭窄分别见于 25% 和 4% 的患者[105]。该研究还发现，瓣膜疾病的存在和进展与 SLE 病情活动度和治疗情况无关。在 5 年随访期间，部分瓣膜异常好转，也有部分患者出现新的病变。有瓣膜疾病的患者中，22% 的患者出现卒中、周围血管栓塞、充血性心力衰竭、感染性心内膜炎、需行瓣膜置换或死亡，而在没有瓣膜疾病的患者中，该比例为 15%[105]。

多项病理学研究认为 Libman-Sacks 心内膜炎是

SLE 患者的特征性瓣膜异常。Libman-Sacks 疣通常为豌豆大小、扁平或凸起的颗粒状病灶，多位于二尖瓣后叶的心室面[106]。疣状物延及左室壁心内膜，可导致瓣叶和腱索与心室壁内膜粘连，从而导致瓣膜反流。所有四个瓣膜均可受累，但最近的研究表明左心病变多见。由于这些病灶多位于瓣叶下方，且被纤维组织包绕，所以通常没有临床症状。疣状物有两种组织学类型：①含有纤维素灶并伴有淋巴细胞和浆细胞浸润的活动性病灶；②由致密的血管纤维组织构成的愈合性病灶，可伴或不伴钙化。以上两种病灶也可同时存在。疣状物通常不含有多核细胞，出现这类细胞时通常要考虑感染性心内膜炎。免疫病理学研究表明，免疫球蛋白和补体可在瓣膜基底部，沿着瓣叶和疣状物内部呈颗粒状沉积。SLE 患者常见心脏杂音，这可能是由发热和贫血时心排出量增高引起，也可能是心脏的病理状态如二尖瓣脱垂或感染性心内膜炎所致。当出现新的杂音时，首选经胸壁超声心动（transthoracic echocardiogram，TTE）检查。但是当 TTE 不能诊断时或怀疑血栓栓塞时需行经食管超声心动图（TEE）检查。有研究认为 TEE 比 TTE 更利于发现 Libman-Sacks 心内膜炎[107]。虽然血栓栓塞事件是 Libman-Sacks 心内膜炎的罕见并发症，有研究表明经 TTE 发现的瓣膜心脏病与 MRI 上的脑梗死有关[108]。系统综述提示 SLE 患者的瓣膜疾病与 aPL 有关[109,110]。一项对 1656 例 SLE 患者的研究发现，aPL 阳性 SLE 患者出现心脏瓣膜病的风险比是抗体阴性患者的 3 倍。狼疮抗凝物阳性或 IgG 型抗心磷脂抗体阳性患者出现心脏瓣膜病的风险最高[110]。

冠状动脉疾病

SLE 患者冠状动脉壁内和壁外病变的发生率均升高。尸检显示壁内小冠状动脉纤维内膜增生和透明样物质阻塞[111]，这与 SLE 患者的肾和中枢神经系统的病理表现相似。动脉血栓、原位血栓形成、血管炎或动脉粥样硬化性疾病可导致大的心外膜冠状动脉阻塞。真正的冠状动脉血管炎极其罕见。相反，动脉粥样硬化性疾病是病程较长的 SLE 患者常见并发症[112]，25% ～ 40% 的 SLE 患者尸检可见动脉粥样硬化。流行病学研究发现，年轻女性 SLE 患者发生心肌梗死的危险度是同年龄对照组的 50 倍[113]。一项多中心起始队列研究发现男性、诊断时年纪较大和动脉粥样硬化性疾病显著相关[114]。虽然 SLE 患合并经典动脉粥样硬化危险因素如高血压、使用糖皮质激素等的可能性更大，但仅仅这些危险因素还不足以解释 SLE 患者的动脉粥样硬化风险增高[115]。SLE 患者动脉粥样硬化加速的确切机制尚不明确，传统心血管危险因素与自身免疫相关因素之间的相互作用可能非常重要。促炎性高密度脂蛋白（pro-inflammatory high-density lipoprotein，piHDL）胆固醇就是一种非传统的自身免疫相关因素。在炎症的情况下，HDL 具有促炎性而不是抗炎性。一项研究表明，45% 的 SLE 患者存在 piHDL，而女性 RA 患者和健康女性的这一比例分别为 20% 和 4%[116]。另一项研究发现，piHDL 与亚临床动脉粥样硬化的指标呈正相关[117]。为建立预测颈动脉斑块存在和进展的风险评分系统，研究人员开展了一项对 210 名女性 SLE 患者的前瞻性研究[118]。该研究开发了一个名为 SLE 患者复发增加、损伤进展和心血管疾病增加的风险预测系统（Predictors of Risk for Elevated Flares，Damage Progression，and Increased Cardiovascular Disease in Patients with SLE，PREDICTS）。该评分系统包括 4 种新的生物学标志物（piHDL 功能、瘦素水平、细胞凋亡的可溶性 TNF 样弱诱导物（soluble TNF-like weak inducer of apoptosis，TWEAK）水平和同型半胱氨酸水平）和两种传统的心血管危险因素（年龄 ≥ 48 岁，糖尿病史）。PREDICTS 评分高的女性 SLE 患者基线时出现颈动脉斑块和斑块进展的风险比增加 28 倍。但如何在临床实践中利用这种风险模型来甄别动脉粥样硬化高风险的 SLE 患者，并对之进行预防性治疗，还有待进一步明确。

任何 SLE 患者出现胸痛和（或）气短都必须考虑冠状动脉疾病的可能性，使用心脏负荷试验来进行功能评估时应降低阈值。有时可能需要使用心导管来诊断和治疗。冠状动脉血栓可能是 APS 的一种表现，所以检测 aPL 也很重要。评估和治疗一些可控因素如肥胖、吸烟、高血压和高脂血症对于减缓动脉粥样硬化性疾病进展也很重要。

神经精神系统受累

一般情况

神经精神性狼疮（neuropsychiatric lupus，NPSLE）包括多种神经性和精神性表现，可累及中枢（CNS）和外周神经系统（PNS）的任何部位。为了更好地对 NPSLE 进行定义和分类，ACR 将 NPSLE 分为包括 CNS 和 PNS 在内的 19 种不同的综合征（表 85-7）[119]。每种综合征均有明确的标准和定义。这个分类系统彰显了 NPSLE 的复杂性。CNS 的病变从弥漫性表现如急性意识混乱状态、头痛、精神错乱和情绪失调，到较为局限的表现如抽搐、脊髓病变和舞蹈症都可出现。需要注意的是 ACR 分类系统删除了"狼疮性脑炎"这个隐晦术语。虽然在研究 NPSLE 时，ACR 的定义是一个非常有用的框架，但对神经精神性表现进行准确归类有时还比较困难。通常难以区分 SLE 患者的神经精神性症状是由于原发病活动，还是另有原因如感染、代谢异常、严重高血压、药物不良反应或独立的神经或精神性异常。任何实验室或影像学检查都缺乏足够的敏感性或特异性来确诊 NPSLE，因此，NPSLE 的诊断需要对具体病例具体分析，并基于对患者的全面的临床评估，包括脑部影像学、血清学检测、腰椎穿刺和神经精神评估的发现（或阴性发现）。将其正确归因于 SLE 或其他原因，才能进行正确的治疗。即使在确认 SLE 的病因后，临床医生面临的另一个挑战是区分慢性损伤与需要免疫抑制治疗的持续炎症性疾病活动。无论是哪种原因，SLE 神经精神事件与健康质量密切相关[120]。

发病机制

毫无疑问，NPSLE 综合征有多种致病机制的参与，但在大多数情况下，确切的发病机制不明。另

表 85-7	美国风湿病学会系统性红斑狼疮的神经精神性综合征分类	
中枢神经系统	**周围神经系统**
无菌性脑膜炎	急性炎性脱髓鞘多神经根病（Guillain-Barré 综合征）
脑血管病	
脱髓鞘综合征	自主神经功能紊乱
头痛	单神经病变，单发或多发
运动失调	重症肌无力
脊髓病	颅神经病
癫痫发作	神经丛病
急性精神错乱状态	多发性神经病
焦虑症	
认知障碍	
情感障碍	
精神病	

见参考文献 119

外，CNS 受累和 PNS 受累的机制也可能不同。CNS 受累的潜在机制可分为两大类：原发性血管损伤和原发性脑实质损伤，这两种损伤也可同时发生。血管损伤有几种形式，包括：①因血栓栓塞导致的大血管和小血管损伤，这种损失通常是 aPL 导致的；②单纯小血管病变，其特征为血管透明样变性、血管周围炎症和内皮细胞增生；③粥样硬化性病变。因血管壁的炎症浸润而导致的真正的血管炎极为罕见。对死后人脑组织的组织病理学研究已经证实多种 CNS 异常，包括大小不等的多灶性梗死、出血、单纯小血管病变，皮质萎缩，脑水肿和脱髓鞘等。CNS 狼疮患者的脑血管中存在经典补体途径的沉积，包括 C1q、C4d 和 C5b-9，表明补体激活可能与抗体介导的血管炎症有关，最终导致微血栓损伤[121]。

在自身抗体、细胞因子、趋化因子和浸润细胞的作用下，血脑屏障出现破绽，导致原发性脑实质损伤。多种自身抗体可能与 SLE 患者的 CNS 表现有关[122]。这些抗体能够结合神经元或非神经元抗原。抗体结合的神经效应可以是可逆的，或者可以触发不可逆损伤和神经元丢失的机制，即使在没有抗体的情况下也会发生。抗体可以在鞘内产生，也可以在血脑屏障（BBB）破裂后从体循环被动转移。对 BBB 的不同损伤导致抗体进入大脑的不同区域[123]。在许多与 CNS 狼疮相关的自身抗体中，aPL、抗核糖体 P 抗体和抗 N- 甲基 -D- 天冬氨酸受体（NMDAR）抗体的证据最为充分。aPL 多数通过血管血栓形成的机制引起中风，癫痫发作等局部表现，还可以与神经细胞直接结合，进而导致神经细胞损伤。抗磷脂抗体与弥漫性认知障碍有关，有些患者并不发生缺血性疾病。有研究认为抗核糖体 P 抗体与精神病、抑郁和情绪障碍等 CNS 表现有关。抗核糖体 P 抗体虽然只见于大约 14% 的 SLE 患者，但该抗体对 SLE 的特异性大于 90%[124]。最后，部分抗 DNA 抗体可与 NMDAR 亚基 GluN2A/GluN2B 发生交叉反应，可能与 SLE 的认知功能障碍有关。在动物模型中，这些抗体在破坏 BBB 后渗入中枢神经系统，导致细胞凋亡和非炎症性细胞死亡。海马区域的神经元损伤导致认知功能障碍和空间记忆障碍。重要的是，当中枢神经系统中检测不到抗体时，其功能和结构改变仍可同时发生。新的证据表明激活的小胶质细胞可以二次剪除存活的神经元[125]。

诊断方法

NPSLE 的诊断需要对患者不同神经精神性表现进行相应的评估。有些表现需要神经科医师和（或）心理医生会诊。首先要排除导致神经精神症状 / 体征的其他可能原因。有神经精神症状或体征的患者均需行腰椎穿刺与脑脊液（cerebrospinal fluid，CSF）检查。CSF 须送检细胞数量和分类、蛋白、糖、革兰氏染色或培养、VDRL、IgG、IgG 指数、寡克隆带、聚合酶链反应（polymerase chain reaction，PCR）和特殊病原体染色。CSF 对鉴别感染尤其重要。合并 CNS 病变的 SLE 患者的脑脊液可见轻度淋巴细胞增多和脑脊液蛋白增高，但并非所有患者都是如此。脑脊液检测的敏感性和特异性不足以诊断神经精神性 SLE。必须认识到在伴有精神症状的住院 SLE 患者中，感染是引起其中枢神经系统症状的常见原因[126]，必须严格加以排除。进行性多灶性白质脑病（progressive multifocal leukoencephalopathy，PML）是一种罕见感染，伴有中枢神经系统异常的 SLE 患者需要考虑此病。即使没有使用免疫抑制剂的 SLE 患者，其 PML 的发生率也高于其他风湿性疾病患者[127,128]。因此，对于原因不明的新发神经系统症状的 SLE 患者，需行脑脊液 JC 病毒的 PCR 检测。PCR 阴性的患者需行脑组织活检确诊。怀疑周围神经病的患者需行肌电图和神经传导检查。抽搐患者需行脑电图（electroencephalogram，EEG）检查。神经心理学测试有助于诊断认知障碍的患者。

MRI 是可疑 NPSLE 患者的首选影像学检查，最常见的异常为位于前额叶脑室周围和白质下皮质区的小灶性白质病变，T2 加权像表现为高信号。该表现为非特异性，其他疾病如粥样硬化性血管病和多发性硬化（MS）也可发生。MRI 的其他常见表现包括皮质萎缩、脑室扩张、脑水肿、弥漫性白质异常、局灶性萎缩、梗死、白质脑病和出血[129]。MRI 对于发现梗死、出血、脊髓病变非常有用，有时也有助于排除脑脓肿等感染性疾病[129]。灶性神经性障碍、抽搐、慢性认知障碍和 aPL 相关性疾病患者 MRI 异常较多，头痛、急性意识障碍和心理性综合征的 MRI 异常较少。对 74 例新发神经精神性狼疮患者的研究发现，42% 的患者 MRI 检查结果正常[130]。鉴于 MRI 检查结果多种多样，对 MRI 检查结果（或阴性检查结果）具体病例具体分析非常重要。

文献报道的 NPSLE 发病率差异很大，这种差异很大程度上是在纳入研究时对头痛和（或）中度认知异常的程度界定不一造成的。但是，多数研究表明 CNS 表现多于 PNS 表现。下文将描述几种常见综合征和相应的鉴别诊断。

神经精神性狼疮综合征

超过 50% 以上的 SLE 患者有头痛，但头痛的原因很难确定。头痛有偏头痛和紧张型头痛两种类型。一项荟萃分析[131]认为原发性头痛综合征的患病率在 SLE 患者和对照组之间没有差异，而且头痛和 SLE 的疾病活动性无关。对 SLE 患者头痛的评估应类似于非 SLE 患者，需注意有无不良表现如发热、脑膜炎、精神状态改变和局灶性神经系统体征等。

SLE 患者的认知障碍越来越被重视，主要表现为思维、记忆和注意力集中等方面的缺陷。有人估计其发生率高达 80%，但严重认知障碍少见。一些研究表明，认知功能障碍可能与 aPL 有关，但其因果关系不明。新的数据表明，抗 NMDAR 抗体也可能与认知异常，尤其是空间记忆障碍有关。神经精神测试可确定认知障碍的有无及其程度，有助于确立患者的治疗前的基线情况，以便随访其疗效。

SLE 患者可发生精神性疾病，如精神病、抑郁症和焦虑症，强烈推荐请心理医生会诊。合并精神病的 SLE 患者在诊断和治疗上都存在挑战。鉴别诊断包括 CNS 感染、原发性精神分裂症、全身代谢异常、类固醇和非法药物的不良反应所导致的精神病等。激素性精神病呈剂量依赖性，多发生在开始治疗的两周内。

NPSLE 也可表现为视神经病变和脊髓病变，但较罕见。视神经病变的典型特点包括单眼中枢视觉丧失、传入瞳孔缺陷和色觉缺陷[132,133]。其他特征，如伴有运动的眼痛和视盘肿胀，取决于视神经受累的位置是前方还是后方。狼疮相关视神经病变可由血栓形成或炎症机制引起。组织病理学表现多样，包括一些病例的脱髓鞘和其他病例的血管血栓形成伴轴索坏死[134]。脊髓病变的特点为双侧下肢感觉异常、麻木和乏力，可迅速进展并累及上肢和呼吸肌，通常有明确的感觉平面，肠道和膀胱的自主神经受累也很常见。腹部的带状疼痛或不适是其特征性症状。胸段脊髓最常受累，因为该区域的血供较少[135,136]。如果脊髓损伤是由潜在炎症引起时，通常描述为脊髓炎。脊髓炎的鉴别诊断包括免疫介导的疾病，如 SLE、视神经脊髓炎（NMO）和 MS，以及感染性疾病和副肿瘤综合征。区分脊髓炎和脊髓病的其他原因也很重要，如脊髓结构异常、维生素缺乏和脊髓血管损伤。脊髓 MRI 是关键的首选检查，典型表现为 T2 加权像呈高信号。狼疮性脊髓炎最常见的表现为纵向广泛性损伤（≥ 3 个椎体）。脑脊液检查对排除感染非常重要，通常可观察到脑脊液细胞增多和（或）蛋白升高。

狼疮脊髓炎可在病程中的任何时候出现，在全身疾病活动状态下可能发生或不发生。一项对 22 例狼疮脊髓炎患者的回顾性分析发现，在最初的脊髓炎发作时有两种不同的临床类型[137]，包括灰质脊髓炎及白质脊髓炎。灰质脊髓炎以松弛和反射减退为特征，白质脊髓炎表现为痉挛和反射亢进。灰质亚组的患者病情在 6 小时内迅速恶化，更容易出现发热、恶心呕吐、红细胞沉降率（ESR）高及 SLE 活动的其他表现。值得注意的是，大多数患者最初表现为尿潴留。白质脊髓炎患者更有可能出现脊髓炎复发，伴有视神经炎，aPL 和（或）抗 NMO 抗体阳性。最后，灰质脊髓炎患者更容易出现炎症性脑脊液，表现为白细胞计数高、中性粒细胞增多、蛋白升高和糖降低。

狼疮脊髓炎尸检最常见的异常为血管炎、微出血、小血管的微血管血栓形成导致脊髓缺血性坏死。还可观察到无血管病变的脊髓炎[138]。

视神经炎合并脊髓炎可见于 SLE、多发性硬化（multiple sclerosis，MS）或视神经脊髓炎谱系障碍（neuromyelitis optica spectrum disorders，NMOSD），临床诊断困难[139]。APS 的临床表现可类似于脱髓鞘疾病。详细分析病史、MRI、CSF 分析和血清学检测结果有助于鉴别此类疾病。NPSLE 和 MS 在头颅 MRI 上均可表现为脑白质病变，两者的脊髓病变有所不同，MS 的脊髓病变的范围多在两个脊髓节段以内，而 SLE 的脊髓病变更加广泛，多超过 3 个节段。尽管 SLE 和 MS 患者的脑脊液均可出现寡克隆带，但缺乏寡克隆区带且伴细胞增多将大大降低 MS 的可能性。高达 27% 的 MS 患者 ANA 阳性[140]，特异性的血清学标记如抗 dsDNA 和抗 Sm 抗体更支持 SLE 的诊断。NMOSD 是一种 CNS 的自身免疫性疾病，表现为视神经炎、脊髓炎或两者兼有。在 NMOSD 中，大脑反应性抗体与存在于血管周围的星形胶质细胞上的水通道蛋白 AQP4 结合，AQP4 存在于脑、视神经和脊髓的 BBB 界面。NMO 抗体在 NMOSD 患者中的阳性率高达 80%，对 NMO 的诊断特异性大于 90%。抗体可由全身循环产生，也可在 CSF 中检测到。大多数 NMOSD 患者病情反复，无法预测其发作[141]。NMOSD 的诊断标准概述了其主要的临床特征，并根据是否存在 NMO IgG 抗体进行分层[142]。除了脊髓炎和视神经炎，也可出现后脑区综合征和急性脑干综合征。重要的是，必须排除 MS 等其他诊断。在某些患者中，SLE 和 NMOSD 也可同时存在。

SLE 患者发生卒中的风险增加，且缺血性脑卒中比脑出血更常见[143]。在 SLE 患者的一项国际队列研究中发现，脑血管事件是第四常见的神经精神事件[144]。研究表明 aPL 和（或）心脏瓣膜疾病与卒中有关[102]。脑 MRI 是诊断缺血性或出血性脑卒中的关键检查，磁共振血管成像（magnetic resonance angiography，MRA）还能发现血管瘤。对可疑血栓栓塞性脑血管病患者，超声心动图、颈部超声和心电图也是重要的诊断性检查。

CNS 狼疮与后部可逆性脑病综合征（PRES）表现类似。1996 年的一个含有 15 例患者的病例系列研究首次对该综合征进行了描述[145]，这 15 例患者中有 2 例患有 SLE。PRES 是一种临床 - 放射学综合征，其特征为头痛、意识减退、视觉改变和抽搐，伴有颅脑后部脑白质水肿。PRES 与多种病症有关，包括高血压、子痫、肾病、免疫抑制治疗、实体器官移植和自身免疫性疾病等。活动性 SLE 患者并发 PRES 时，很难确定 PRES 是 CNS 狼疮的表现，还是由于免疫抑制治疗、肾病或高血压等引起的并发症。

SLE 还与周围神经病变有关。一项对 2000 多名 SLE 患者的大型研究显示，SLE 中神经病的发生率为 67%，其中周围神经病的患病率为 6%[146]。最常见的神经病变类型是感觉或感觉运动轴索性多发性神经病。在这些患者中，17% 的患者有活检证实的小纤维神经病变。这种周围神经病变已日渐得到公认，但未被包括在 1999 年 ACR NPSLE 的定义中。小纤维神经病变会影响无髓鞘 C 纤维，导致灼痛和感觉异常。神经传导检查正常，皮肤活检发现表皮内神经纤维密度降低可确诊该病。SLE 还可出现破坏性大纤维血管炎性神经病变，导致多发性单神经炎。SLE 还可出现自主神经病、脑神经病、炎性脱髓鞘性多发性神经病和类似重症肌无力的神经肌肉接头的异常。诊治患有周围神经病变的 SLE 患者时，医生必须排除一

些非 SLE 的病因，如感染（如 HIV、梅毒、莱姆病、麻风病等），恶性肿瘤，内分泌疾病（如糖尿病、甲状腺功能减退症），毒素（如酒精、重金属），维生素缺乏症（如维生素 B_{12}、B_6）和药物（如羟氯喹、秋水仙碱、维生素 B_6 过量）等。

消化道受累

SLE 可累及胃肠道的任何部分[147]。高达 13% 的患者出现吞咽困难，可由食管运动障碍、胃灼热和继发性舍格伦综合征唾液分泌减少引起。压力测试可发现近端和远端食管运动异常[148]。和硬皮病不同，SLE 患者下食管括约肌受累罕见[149]。其病理机制可能有多种，包括肌肉萎缩、食管肌肉炎症、Auerbach 神经丛的缺血或血管性损伤等。

文献报道高达 40% 的 SLE 患者出现腹痛，有时伴有恶心、呕吐，其原因可能为 SLE 原发病所致，也可能为药物不良反应和感染等非 SLE 因素所致[150]。在诊治有腹痛的 SLE 患者时，排除非 SLE 因素非常重要。需要注意的是在使用激素和（或）其他免疫抑制剂治疗的患者中，急腹症的临床征象如反跳痛可能被掩盖，因而常常导致诊断延误。导致腹痛的 SLE 相关性因素包括腹膜炎、胰腺炎、肠系膜血管炎和假性肠梗阻。虽然尸检发现高达 72% 的 SLE 患者有腹膜炎症[150]，但是腹水罕见。有腹痛和腹水的 SLE 患者需行腹腔穿刺排除感染。腹水也可见于肾病综合征、心力衰竭和缩窄性心包炎。肠系膜缺血、肠梗死和胰腺炎亦可出现腹膜炎。因此，腹部影像学检查对患者初始评估非常重要。

SLE 导致的胰腺炎并不常见，通常发生于有其他脏器病情活动的 SLE 患者。诊断胰腺炎时需要注意的是，没有胰腺炎的 SLE 患者也可出现血清淀粉酶升高[151]。虽然激素和硫唑嘌呤与非 SLE 患者的胰腺炎有关，但这些药物在 SLE 患者的胰腺炎中似乎并不起主要作用[152]。排除非 SLE 因素如胆道疾病、饮酒和高甘油三酯血症等导致的胰腺炎非常重要。

肠系膜血管炎是 SLE 的非常罕见的临床表现，其症状多样，轻者可表现为绞痛、腹胀、食欲缺乏，重者可表现为伴有腹泻和胃肠道出血的急腹症[153]。正确诊断和早期治疗对防止可能发生的严重并发症如肠坏死、穿孔和败血症等非常重要。腹部 X 线平片可见肠袢扩张、肠壁增厚和指压征和（或）腹腔游

离气体。超声可能有助于发现肠壁水肿和增厚。腹部 CT 是早期诊断肠系膜缺血的最重要的影像学检查，可清晰显示肠系膜血管"栅栏征"样改变伴肠袢扩张、腹水、肠壁增厚伴双光环征[154]。胃镜和结肠镜可发现缺血和溃疡。狼疮性肠系膜血管炎多累及肠黏膜下层小血管（小动脉和小静脉），所以肠系膜血管造影诊断价值不大，但是血管造影有助于排除大血管病变如结节性多动脉炎、粥样硬化性疾病或 APS 引起的血栓等导致的肠缺血。

高达 60% 的 SLE 患者在其病程中出现肝功能异常，但 SLE 很少直接表现出具有临床意义的肝病[155]。因此，肝功能异常患者必须寻找 SLE 以外的因素，包括药物如非甾体抗炎药、甲氨蝶呤和硫唑嘌呤等。肝酶异常也可能是肥胖、合并糖尿病或激素治疗导致的脂肪肝引起的。还必须排除感染如病毒性肝炎、巨细胞病毒（CMV）、EB 病毒（EBV）等。在排除药物和感染因素后，持续肝功能异常需要行腹部超声检查，必要时行肝活检。狼疮性肝炎不同于自身免疫性肝炎[156]，前者的特征为小叶炎症但缺乏淋巴细胞浸润，后者则表现为门脉周围（界板）炎症和显著淋巴细胞浸润。两者均可出现抗核抗体阳性，但抗平滑肌抗体和抗 LKM 抗体在自身免疫性肝炎中更为常见。罕见的情况下，SLE 会伴发肝结节性再生性增生，可引起不伴有纤维化的肝弥漫性结节并导致门脉高压。有些患者的肝再生结节和 aPL 有关[157]。aPL 阳性的患者出现肝的血管疾病如 Budd-Chiari 综合征、肝静脉阻塞性疾病和肝梗死的病例也有报道。

SLE 的其他少见的胃肠道表现包括假性肠梗阻（IPO）和蛋白丢失性肠病[158]。IPO 多为内脏平滑肌或肠道神经系统功能异常导致的肠道运动能力下降所致[159]。小肠比结肠受累更为常见，其首发症状包括腹痛、恶心、呕吐和腹胀。IPO 常与输尿管肾积水、间质性膀胱炎或胆胰管扩张有关。IPO 可呈慢性病程并与疾病反复复发有关。蛋白丢失性肠病患者可有腹痛、严重凹陷性水肿、腹泻和低白蛋白血症。必须排除其他原因导致的低白蛋白血症如肾病综合征等。

眼受累

SLE 眼部受累的表现多样[160]。最常见的眼部表现为干燥性角膜结膜炎（keratoconjunctivitis sicca，KCS），可伴或者不伴继发性干燥综合征[161]。检眼镜检查可见视网膜异常，如视网膜出血、血管炎样病变、棉絮状斑点和硬性渗出。目前认为 SLE 视网膜病是由免疫复合物介导的血管病和（或）微血栓导致的。研究表明视网膜异常和狼疮性肾炎、CNS 狼疮和 aPL 有关[162]。SLE 患者也可出现巩膜外层炎和巩膜炎，但葡萄膜炎极为罕见。盘状狼疮可累及下眼睑和结膜。糖皮质激素和抗疟药这两种 SLE 的常用药亦可影响眼睛。后部囊下白内障、眼压增高和中心性浆液性黄斑病是激素治疗的常见副作用。黄斑病变是羟氯喹和氯喹的少见但严重的不良反应，氯喹每日剂量在 2.3 mg/kg 以下，羟氯喹的每日剂量在 5 mg/kg 以下时出现视网膜毒性的风险较低[163]。

血液系统受累

SLE 的血液系统受累常见，三系均可累及。在诊治伴有血液系统异常的 SLE 患者时，必须时刻考虑到药物如甲氨蝶呤、硫唑嘌呤、酶酚酸酯和环磷酰胺等引起的骨髓抑制。另外，激素也是导致淋巴细胞减少和中性粒细胞增多继发白细胞增多的常见原因。

贫血

慢性病贫血（anemia of chronic disease，ACD）是 SLE 中最常见的贫血，表现为正色素、正细胞性贫血，伴有血清铁和转铁蛋白降低、血清铁蛋白正常或者增高。ACD 可以和其他原因导致的贫血共存。缺铁性贫血在 SLE 中也很常见，需要与 ACD 鉴别。当出现以下实验室检查异常时需怀疑自身免疫性溶血性贫血（autoimmune hemolytic anemia，AIHA）：血清非结合胆红素增高、乳酸脱氢酶增高、网织红细胞计数增高和血清结合珠蛋白降低。直接 Coomb 试验多呈阳性，它通常是由 IgG 温抗体型抗红细胞抗体介导的。外周血涂片可见球形红细胞增多。有研究认为 AIHA 和抗心磷脂抗体有关[164-165]。直接 Coomb 试验阳性有时并不伴有溶血。AIHA 可以是 SLE 的首发表现，在多年以后才出现 SLE 的其他症状。

外周血涂片出现破碎细胞是微血管病性溶血性贫血（microangiopathic hemolytic anemia，MAHA）的特征性表现，此时需考虑血栓性血小板减少性紫癜 - 溶血性尿毒症综合征（thrombotic thrombocytopenic purpura - hemolytic uremic syndrome，TTP-HUS）。SLE 可以合并 TTP，出现 MAHA、血栓性血小板

减少、发热、神经系统症状和肾受累等症状。因为 MAHA、血栓性血小板减少、神经系统症状和肾受累也可见于灾难性抗磷脂综合征（catastrophic antiphospholipid antibody syndrome，CAPS），所以诊治此类患者时必须测定 aPL。骨髓衰竭、肾功能不全、纯红细胞再生障碍和药物的骨髓毒性也可能是 SLE 患者贫血的原因。

白细胞减少

白细胞减少见于约 50% 的 SLE 患者，可继发于淋巴细胞减少和（或）中性粒细胞减少。一项对 158 例新诊断的活动性 SLE 患者的研究表明，75% 的患者淋巴细胞计数低于 1500/μl，93% 的患者最终进展为淋巴细胞减少[166]。在部分患者中，淋巴细胞毒性抗体和淋巴细胞减少与病情恶化有关[167]。淋巴细胞减少也可能是激素或其他免疫抑制剂治疗的不良反应。SLE 患者的中性粒细胞减少也可由免疫介导的破坏或骨髓抑制引起。严重的 SLE 相关中性粒细胞减少（< 1000/μl）少见。

血小板减少

高达 50% 的 SLE 患者有轻度血小板减少，严重血小板减少也可发生。和免疫性血小板减少性紫癜（immune thrombocytopenic purpura，ITP）相似，血小板减少可由免疫介导的血小板破坏引起，血小板 IIb/IIIa 抗原是主要靶抗原。TTP 或者脾大时的消耗增多也可导致血小板减少。部分患者出现抗血小板生成素抗体，导致血小板减少[168]。慢性轻度血小板减少是 APS 的特征性表现。和 AIHA 相似，孤立的 ITP 可能在 SLE 发生前数年就出现[169]。

淋巴结病和脾大

淋巴结病通常见于活动性 SLE 患者，表现为柔软的无痛性淋巴结肿大。淋巴结病可为局灶性或全身性，颈部、腋窝和腹股沟累及最为常见。淋巴结组织学可见反应性增生和程度不等凝固性坏死，苏木精小体有 SLE 特异性，偶见 Castleman 病的组织学特征[170]。SLE 淋巴结病的鉴别诊断包括感染和（或）淋巴增生性疾病，有时须行淋巴结活检才能确诊。最后，Kikuchi-Fujimoto 病以颈部淋巴结病、发热和体重减轻为特征，与 SLE 相似。部分 SLE 患者可见脾大，可能和肝大有关。组织学可见动脉周围纤维化（洋葱皮样变）。脾萎缩和功能性无脾症也有报道[171]。

诊断

由于临床表现的异质性和病情多变性，SLE 有时诊断困难。没有任何临床表现或实验室检查可用作 SLE 的确诊试验。相反，SLE 是基于一系列特征性症状、体征和实验室检查并结合具体临床情况而诊断的。尽管对单个患者的诊断而言，ACR 和 SLICC 分类标准（表 85-1）并不一定绝对可靠，但它有助于认识 SLE 临床表现的多样性。

血清学检查

血清学检查在 SLE 的诊断中占有重要地位。SLE 是系统性自身免疫性疾病的原型疾病。产生多种自身抗体是 SLE 的重要特征，可为诊断提供重要依据[172]（表 85-8）。抗原芯片检测技术发现 SLE 患者可出现 100 种以上的不同的自身抗体。抗核抗体谱是最重要的血清学标志，表现为 ANA 检测阳性。ANA 的金标准检测方法是采用人上皮肿瘤细胞株（HEp2 细胞株）的间接免疫荧光法，这种方法检测 ANA 的敏感性很高，超过 95% 的 SLE 患者阳性。然而，在疾病的某个阶段及治疗后，ANA 可转阴。由于追求自动化和低成本，有些实验室采用酶联免疫吸附法（enzyme-linked immunosorbent assay，ELISA）或多重检测技术来检测 ANA。但 ELISA 法和多重检测法的假阴性率高，准确性不如荧光法。重要的是，不同免疫荧光试剂盒的性能特征不同，导致 ANA 阴性率不同[173]。ANA 阳性也可见于 RA、硬皮病、多发性肌炎和自身免疫性甲状腺炎等其他自身免疫性疾病。很多没有自身免疫性疾病的人群尤其是老年人可出现低滴度 ANA（< 1:80）[174]。因此，仅有 ANA 阳性不足以诊断 SLE，但 ANA 阴性有助于排除 SLE。虽然曾有"ANA 阴性"SLE 的报道，但这在免疫荧光检测法中是非常罕见的，在这些罕见病例中，存在其他与狼疮相关的自身抗体（如抗 Ro/SSA）[175]。

在确定 ANA 阳性后，查明自身抗体的靶抗原是何种核抗原非常重要，因为有些抗原特异性反应的诊断特异性很高。其中最重要的检查是抗 dsDNA 抗

表 85-8　SLE 的自身抗体及其临床意义

自身抗体	SLE 患者中的阳性率（%）	临床意义
抗核抗体		
抗 ds-DNA 抗体	60	SLE 特异性 95%；随病情波动；与肾小球肾炎有关
抗 Smith 抗体	20 ~ 30	SLE 特异性 99%；与抗 U1RNP 抗体有关
抗 U1RNP 抗体	30	与混合性结缔组织病有关，与肾小球肾炎负相关
抗 Ro/SSA 抗体	30	和干燥综合征、光敏感、SCLE、新生儿狼疮、先天性心脏传导阻滞有关
抗 La/SSB 抗体	20	和干燥综合征、SCLE、新生儿狼疮、先天性心脏传导阻滞、抗 Ro/SSA 抗体有关
抗组蛋白抗体	70	也和药物性狼疮有关
抗磷脂抗体	30	与动静脉血栓、病态妊娠有关

SCLE，亚急性皮肤型红斑狼疮；SLE，系统性红斑狼疮

体测定。SLE 患者抗 dsDNA 抗体的阳性率不高于 50% ~ 60%，因此阴性并不能排除 SLE 的可能。但该抗体对 SLE 有高度特异性，抗体阳性非常有助于确诊 SLE。同样，抗 Sm 抗体也有很高的特异性，但其阳性率更低（约 30%）。Sm 抗原是可提取核抗原（extractablenuclear antigens，ENAs）的组分之一。ENA 是各种非 DNA 核抗原的复合物，可在实验室中从细胞中"提取"出来。这些抗原主要是核糖核蛋白，根据其被核糖核酸酶消化的难易程度分为两大类，易被消化的称为 RNP，不易被消化的称为 Sm（因为其抗体首先发现于一名为 Smith 的患者）。和抗 Sm 抗体不同，抗 RNP 抗体对 SLE 不具特异性，但高滴度抗 RNP 抗体支持 MCTD 的诊断[176]。

SLE 也可出现很多其他自身抗体。有些患者可见针对细胞质抗原的抗体如 Ro 和 La（SSA 和 SSB）。尽管这些自身抗体对 SLE 的特异性和敏感性都不高，但有时和特定的临床综合征有关，超过 90% 的新生儿狼疮患者抗 Ro 抗体阳性就是最好的例子[177, 178]，SCLE 也常见抗 Ro 抗体阳性[179]。其他自身抗体可能针对细胞表面分子或循环血中的蛋白，例如，针对血液成分的抗体可导致溶血性贫血、中性粒细胞减少或血小板减少。伴或者不伴 APS 的 SLE 患者均可能检测到抗磷脂抗体和磷脂结合蛋白（见第 82 章）。须注意，15% ~ 20% 的 SLE 患者类风湿因子（抗 IgG）阳性，但并不一定有关节病[180]。ACPA 也可阳性。

SLE 中免疫复合物所致的补体消耗可导致低补体血症[181, 182]。由于在其他疾病中罕见，所以低补体

血症有助于 SLE 的诊断。另外，因为低补体血症极有可能反映免疫复合物导致的补体活化，所以常常是疾病活动的指标。但是，SLE 患者有时合并有遗传性补体缺陷（C1q、C2、C4），此时特定补体成分的缺乏不能反映疾病的活动[183-185]。因此，通常需要测定一种以上的补体成分（例如 C3 和 C4），才能判定低补体血症是否由疾病活动所引起。

用血清学检查来评估疾病活动度和预测疾病复发还存在争议。如果没有遗传性补体缺陷，低补体血症是病情活动的一个可靠指标，但补体水平正常不能排除病情活动。抗 dsDNA 抗体滴度在有些患者中和病情活动有关，但有些患者则无关。最近的一项研究试图回答一个长久争议，也就是狼疮血清学指标的变化对疾病预后的预测价值[186]。在这项研究中，临床病情缓解的狼疮患者每个月测定抗 dsDNA、C3a、C3、C4 和 CH50 以识别那些血清学活动但临床缓解的患者。患者随机分为激素治疗组和安慰剂治疗组，来研究对血清学活动的患者进行治疗是否能阻止其临床复发。试验结果并不明确，一部分血清学活动的患者有复发，但治疗似乎也能阻止一部分患者的病情复发。在大多数对照组患者中，血清学恶化并不伴有随后的病情复发，大多数患者复发前并没有血清学的恶化。因此，目前尚无特定指标能识别患者的疾病模式，或判定特定患者中临床和血清学表现的相关性。

鉴别诊断

SLE 患者有多器官受累，缺乏特异性症状和

（或）体征，很多系统性疾病可以模拟 SLE 的表现。因此，在诊断 SLE 前，需要系统检查以排除感染、恶性肿瘤和其他自身免疫性疾病。

一些病毒感染可出现 SLE 的症状和体征，另外，有些病毒感染可导致自身抗体的产生。仔细询问病史和对可疑病原体进行血清学检查有助于正确诊断。微小病毒 B_{19} 感染常表现为发热、红斑、对称性炎症性多关节炎和血细胞减少。此外，少数患者还可出现抗核抗体、抗 dsDNA 抗体和低补体血症。巨细胞病毒和 EB 病毒感染也可类似 SLE，常出现乏力、血细胞减少、腹痛和肝功能异常。急性 HIV 感染常表现为发热、多发淋巴结肿大和口腔溃疡。乙型肝炎和丙型肝炎患者可出现炎性关节炎和抗核抗体阳性。

恶性肿瘤，特别是非霍奇金淋巴瘤可出现全身性症状、关节痛、血细胞减少（包括自身免疫性溶血性贫血）、淋巴结肿大、红斑和抗核抗体阳性。因与血细胞减少（最常见的是中性粒细胞减少）、发热、脾大、ANA 阳性和 RF 阳性有关，大颗粒淋巴细胞白血病（LGL）被认为是一种类似 SLE 的大颗粒淋巴细胞克隆性疾病。老年患者出现新的狼疮样症状必须警惕恶性肿瘤，适当的肿瘤筛查非常重要。

其他自身免疫性疾病如 RA、皮肌炎和 Still 病也常出现类似 SLE 的临床表现，在疾病早期有时难以鉴别。RA 患者和 SLE 患者都可出现对称性炎性关节炎，多累及腕关节和手部小关节。两者均可出现 ANA 和 RF 升高，但 ACPA 提示 RA，抗 dsDNA 或抗 Sm 抗体提示 SLE。皮肌炎和 SLE 的光敏性红斑可出现相同的临床和组织病理学表现。详细病史和血清学检查有助于正确诊断。另一个重要的鉴别点为 SLE 的颧部皮疹不累及鼻唇沟，而皮肌炎的颧部皮疹会累及鼻唇沟。SLE 还需与 MCTD 鉴别，MCTD 常有高滴度抗 RNP 抗体，且同时具有 SLE、硬皮病和（或）多发性肌炎的临床表现。患者常出现双手肿胀和雷诺现象。与 SLE 不同，MCTD 患者可出现与 RA 非常相似的侵蚀性关节炎。

对每个拟诊 SLE 的患者均需仔细排除药物性狼疮，特别是有狼疮样症状的年龄较大的患者。关节痛、肌痛、发热和浆膜炎是药物性狼疮的常见临床表现。多种药物可引起药物性狼疮，常见的有：米诺环素、普鲁卡因胺、肼屈嗪、异烟肼、α 干扰素和 TNF 拮抗剂。氢氯噻嗪和 SCLE 有关。所有这些药物均可引起 ANA 阳性。米诺环素有时和抗 dsDNA 和核周型抗中性粒细胞胞浆抗体（perinuclear-staining antineutrophil cytoplasmic antibody，P-ANCA）有关，TNF 拮抗剂可引起抗 dsDNA 阳性。除米诺环素所致的患者外，95% 以上的药物性狼疮患者抗组蛋白抗体阳性。但是，抗组蛋白抗体不能用于确诊药物性狼疮，因为高达 80% 的特发性 SLE 患者也有抗组蛋白抗体阳性。

新生儿狼疮

新生儿狼疮是一种由母体的抗 SSA 和（或）抗 SSB 抗体通过胎盘传到新生儿而导致的被动的获得性自身免疫性疾病[171]。患儿母亲可有 SLE、干燥综合征或者某种尚未被诊断的自身免疫性疾病。新生儿狼疮可累及多系统器官，包括心脏、皮肤、肝和血液系统，最严重的并发症是先天性完全性心脏传导阻滞和心肌病[187,188]。"新生儿狼疮"一词源于早期对患儿的 SCLE 样皮疹的观察。

先天性完全性心脏传导阻滞与新生儿死亡率有关，可高达 20%，大部分患儿需要植入永久性心脏起搏器。如果母亲抗 Ro/SSA 和（或）抗 La/SSB 抗体阳性，约 2% 的新生儿发生这种并发症，母体的抗体为该病发病的必要但非充分条件。完全性心脏传导阻滞患儿的母亲再次妊娠时这种情况再发的可能性约为 17%。新生儿有狼疮皮肤表现（无心脏传导阻滞）的患儿母亲再次妊娠时胎儿出现心脏传导阻滞的概率约为 18%[189]。体外研究表明在胚胎发育时，胎儿心脏细胞发生凋亡，并在细胞表面表达 Ro/SSA 和 La/SSB 抗原。抗 Ro/SSA 和（或）抗 La/SSB 抗体与之结合导致炎症性损伤，进而发生房室结（AV）及周围组织纤维化，还可累及窦房结（SA）。前瞻性研究表明胎心的易感期为妊娠第 16 ~ 24 周。因此，建议抗 Ro/SSA 和抗 La/SSB 抗体阳性孕妇从孕 16 周起行胎儿心脏超声检查，以期发现早期的心脏传导阻滞（一度和二度传导阻滞）并进行治疗，或能防止其进展为三度传导阻滞。目前的治疗方案是母体给予含氟糖皮质激素，如地塞米松。之所以选择含氟激素是因为它可通过胎盘进入胎儿血液循环。但是对不完全性传导阻滞进行治疗还存在争议，因为治疗获益还未完全明确，且激素与某些胎儿严重不良反应如宫内发育迟缓、羊水过少和肾上腺抑制等有关。即使进行治疗，完全性心脏传导阻滞仍是不可逆的，一度和二度传导阻滞则可能或者不能被逆转。更为复杂的是，完全性传导阻滞可在先前没有一度或二度传导阻滞的情况下发生。除了传导阻滞，新生儿狼疮患者还可发生心脏结构性异常，包括但不仅限于动脉导管未闭、室间隔缺损、房间隔缺损和卵圆孔未闭等。心肌炎和心包炎也有报道。

皮疹是新生儿狼疮的常见表现，包括与 SCLE 的环形红斑类似的红斑和环状红斑。典型皮疹位于头皮、面部、躯干和四肢，好发于眶周，通常在新生儿受紫外线照射后出现。皮疹通常在出生后的第 4 周至第 6 周之间出现，但也可能在出生时就存在。皮疹为自限性，不需要治疗，通常在 6 个月左右自行缓解，这和母体的抗 Ro/SSA 和（或）抗 La/SSB 抗体从新生儿体内消失的时间一致。抗 SSA/SSB 抗体阳性产妇出现新生儿狼疮的比例约为 25%。新生儿狼疮的少见表现包括肝、血液系统和神经系统受累[190]。肝的表现包括无症状肝酶升高、肝炎、肝大、胆汁淤积和肝硬化。血液系统表现包括血小板减少、自身免疫性溶血性贫血和白细胞减少。神经系统并发症如脊髓病变、抽搐和无菌性脑膜炎也有报道。

Full references for this chapter can be found on ExpertConsult.com.

部分参考文献

1. Tan EM, Cohen AS, Fries JF, et al.: The 1982 revised classification of systemic lupus erythematosus, *Arthritis Rheum* 11:1271–1277, 1982.
2. Hochberg MC: Updating the American College of Rheumatology revised criteria for the classification of systemic lupus erythematosus, *Arthritis Rheum* 40:1725, 1997.
3. Petri M, Orbai AM, Alarcon GS, et al.: Derivation and validation of the Systemic Lupus International Collaborating Clinics classification criteria for systemic lupus erythematosus, *Arthritis Rheum* 64:2677–2686, 2012.
5. Pons-Estel GJ, Alarcon GS, Scofield L, et al.: Understanding the epidemiology and progression of systemic lupus erythematosus, *Semin Arthritis Rheum* 39:257–268, 2010.
6. Lim SS, Bayakly AR, Helmick CG, et al.: The incidence and prevalence of systemic lupus erythematosus, 2002–2004: the Georgia Lupus Registry, *Arthritis Rheum* 66(2):357–368, 2014.
7. Somers EC, Marder W, Cagnoli P, et al.: Population-based incidence and prevalence of systemic lupus erythematosus: the Michigan Lupus Epidemiology and Surveillance Program, *Arthritis Rheum* 66(2):369–378, 2014.
11. Boddaert J, Huong DL, Amoura Z, et al.: Late-onset systemic lupus erythematosus: a personal series of 47 patients and pooled analysis of 714 cases in the literature, *Medicine* 83:348–359, 2004.
13. Dubois EL, Tuffanelli DL: Clinical manifestations of systemic lupus erythematosus: computer analysis of 520 cases, *JAMA* 190:104–111, 1964.
15. Hochberg MC, Boyd RE, Ahearn JM, et al.: Systemic lupus erythematosus: a review of the clinico-laboratory features and immunopathogenetic markers in 150 patients with emphasis on demographic subsets, *Medicine* 64:285–295, 1985.
16. Pistiner M, Wallace DJ, Nessim S, et al.: Lupus erythematosus in the 1980s: a survey of 570 patients, *Semin Arthritis Rheum* 21:55–64, 1991.
17. Vitali C, Bencivelli W, Isenberg DA, et al.: European Consensus Study Group for Disease Activity in SLE: disease activity in systemic lupus erythematosus: report of the Consensus Study Group of the European Workshop for Rheumatology Research. I. A descriptive analysis of 704 European lupus patients, *Clin Exp Rheumatol* 10:527–539, 1992.
18. Gilliam JN, Sontheimer RD: Distinctive cutaneous subsets in the spectrum of lupus erythematosus, *J Am Acad Dermatol* 4:471–475, 1981.
19. Sontheimer RD: The lexicon of cutaneous lupus erythematosus: a review and personal perspective on the nomenclature and classification of the cutaneous manifestations of lupus erythematosus, *Lupus* 6:84–95, 1997.
20. Watanabe T, Tsuchida T: Classification of lupus erythematosus based upon cutaneous manifestations: dermatologic, systemic, and laboratory features in 191 patients, *Dermatology* 190:277–283, 1995.
22. Gilliam JN, Sontheimer RD: Skin manifestations of SLE, *Clin Rheum Dis* 8:207–218, 1982.
24. Parikh N, Choi J, Li M, et al.: Squamous cell carcinoma arising in a recent plaque of discoid lupus erythematosus, in a sun-protected area, *Lupus* 19:210–212, 2010.
26. Walling HW, Sontheimer RD: Cutaneous lupus erythematosus: issues in diagnosis and treatment, *Am J Clin Dermatol* 10:365–381, 2009.
28. Vassileva S: Bullous systemic lupus erythematosus, *Clin Dermatol* 22:129–138, 2004.
29. Sanders CJ, Van Weelden H, Kazzaz GA, et al.: Photosensitivity in patients with lupus erythematosus: a clinical and photobiological study of 100 patients using a prolonged phototest protocol, *Br J Dermatol* 149:131–137, 2003.
30. Tutrone WD, Spann CT, Scheinfeld N, et al.: Polymorphic light eruption, *Dermatol Ther* 16:28–39, 2003.
31. Fabbri P, Amato L, Chiarini C, et al.: Scarring alopecia in discoid lupus erythematosus: a clinical, histopathologic and immunopathologic study, *Lupus* 13:455–462, 2004.
32. Alarcon-Segovia D, Cetina JA: Lupus hair, *Am J Med Sci* 267:241–242, 1974.
33. Werth VP, White WL, Sanchez MR, et al.: Incidence of alopecia areata in lupus erythematosus, *Arch Dermatol* 128:368–371, 1992.
34. Nico MM, Vilela MA, Rivitti EA, et al.: Oral lesions in lupus erythematosus: correlation with cutaneous lesions, *Eur J Dermatol* 18:376–381, 2008.
35. Jonsson R, Heyden G, Westberg NG, et al.: Oral mucosal lesions in systemic lupus erythematosus—a clinical, histopathological and immunopathological study, *J Rheumatol* 11:38–42, 1984.
36. David-Bajar KM, Davis BM: Pathology, immunopathology, and immunohistochemistry in cutaneous lupus erythematosus, *Lupus* 6:145–157, 1997.
38. Grossman JM: Lupus arthritis, *Best Pract Res Clin Rheumatol* 23:495–506, 2009.
40. Labowitz R, Schumacher HR: Articular manifestations of systemic lupus erythematosus, *Ann Intern Med* 74:911–921, 1971.
42. Morley KD, Leung A, Rynes RI: Lupus foot, *Br Med J* 284:557–558, 1982.
43. Chan MT, Owen P, Dunphy J, et al.: Associations of erosive arthritis with anti-cyclic citrullinated peptide antibodies and MHC Class II alleles in systemic lupus erythematosus, *J Rheumatol* 35:77–83, 2008.
46. Ostendorf B, Scherer A, Specker C, et al.: Jaccoud's arthropathy in systemic lupus erythematosus: differentiation of deforming and erosive patterns by magnetic resonance imaging, *Arthritis Rheum* 48:157–165, 2003.
47. Tani C, Aniello D, Delle D, et al.: Rhupus syndrome: assessment of its prevalence and its clinical and instrumental characteristics in a prospective cohort of 103 SLE patients, *Autoimmun Rev*

12(4):537–541, 2013.

48. Boutry N, Hachulla E, Flipo RM, et al.: MR imaging findings in hands in early rheumatoid arthritis: comparison with those in systemic lupus erythematosus and primary Sjögren syndrome, *Radiology* 236:593–600, 2005.

50. Weissman BN, Rappoport AS, Sosman JL, et al.: Radiographic findings in the hands in patients with systemic lupus erythematosus, *Radiology* 126:313–317, 1978.

51. Leskinen RH, Skrifvars BV, Laasonen LS, et al.: Bone lesions in systemic lupus erythematosus, *Radiology* 153:349–352, 1984.

52. Dubois EL, Cozen L: Avascular (aseptic) bone necrosis associated with systemic lupus erythematosus, *JAMA* 174:966–971, 1960.

53. Nagasawa K, Tada Y, Koarada S, et al.: Very early development of steroid-associated osteonecrosis of femoral head in systemic lupus erythematosus: prospective study by MRI, *Lupus* 14:385–390, 2005.

54. Oinuma K, Harada Y, Nawata Y, et al.: Osteonecrosis in patients with systemic lupus erythematosus develops early after starting high dose corticosteroid treatment, *Ann Rheum Dis* 60:1145–1148, 2001.

56. Fialho SC, Bonfa E, Vitule LF, et al.: Disease activity as a major risk factor for osteonecrosis in early systemic lupus erythematosus, *Lupus* 16:239–244, 2007.

58. Tsokos GC, Moutsopoulos HM, Steinberg AD: Muscle involvement in systemic lupus erythematosus, *JAMA* 246:766–768, 1981.

59. Lim KL, Abdul-Wahab R, Lowe J, et al.: Muscle biopsy abnormalities in systemic lupus erythematosus: correlation with clinical and laboratory parameters, *Ann Rheum Dis* 53:178–182, 1994.

60. Danila MI, Pons-Estel GJ, Zhang J, et al.: Renal damage is the most important predictor of mortality within the damage index: data from LUMINA LXIV, a multiethnic US cohort, *Rheumatology* 48:542–545, 2009.

61. Mok CC, Kwok RC, Yip PS: Effect of renal disease on the standardized mortality ratio and life expectancy of patients with systemic lupus erythematosus, *Arthritis Rheum* 65(8):2154–2160, 2013.

63. Brentjens JR, Sepulveda M, Baliah T, et al.: Interstitial immune complex nephritis in patients with systemic lupus erythematosus, *Kidney Int* 7:342–350, 1975.

64. Austin 3rd HA, Boumpas DT, Vaughan EM, et al.: Predicting renal outcomes in severe lupus nephritis: contributions of clinical and histologic data, *Kidney Int* 45:544–550, 1994.

66. Descombes E, Droz D, Drouet L, et al.: Renal vascular lesions in lupus nephritis, *Medicine* 76:355–368, 1997.

67. Appel GB, Pirani CL, D'Agati V: Renal vascular complications of systemic lupus erythematosus, *J Am Soc Nephrol* 4:1499–1515, 1994.

68. Song D, Wu LH, Wang FM, et al.: The spectrum of renal thrombotic microangiopathy in lupus nephritis, *Arthritis Res Ther* 15(1):R12, 2013.

69. Banfi G, Bertani T, Boeri V, et al.: Renal vascular lesions as a marker of poor prognosis in patients with lupus nephritis. Gruppo Italiano per lo Studio della Nefrite Lupica (GISNEL), *Am J Kidney Dis* 18:240–248, 1991.

70. Wu LH, Yu F, Tan Y, et al.: Inclusion of renal vascular lesions in the 2003 ISN/RPS system for classifying lupus nephritis improves renal outcome predictions, *Kidney Int* 83(4):715–723, 2013.

71. Baranowska-Daca E, Choi YJ, Barrios R, et al.: Nonlupus nephritides in patients with systemic lupus erythematosus: a comprehensive clinicopathologic study and review of the literature, *Hum Pathol* 32:1125–1135, 2001.

72. Austin HA: Clinical evaluation and monitoring of lupus kidney disease, *Lupus* 7:618–621, 1998.

73. Keane WF: Proteinuria: its clinical importance and role in progressive renal disease, *Am J Kidney Dis* 35(4 Suppl 1):S97–S105, 2005.

74. Birmingham DJ, Rovin BH, Shidham G, et al.: Spot urine protein/creatinine ratios are unreliable estimates of 24 h proteinuria in most systemic lupus erythematosus nephritis flares, *Kidney Int* 72:865–870, 2007.

75. Ginsberg JM, Chang BS, Matarese RA, et al.: Use of single voided urine samples to estimate quantitative proteinuria, *N Engl J Med* 309:1543–1546, 1983.

77. Hahn BH, McMahon MA, Wilkinson A, et al.: American College of Rheumatology guidelines for screening, treatment, and management of lupus nephritis, *Arthritis Care Res* 64(6):797–808, 2012.

78. Grande JP, Balow JE: Renal biopsy in lupus nephritis, *Lupus* 7:611–617, 1998.

79. Weening JJ, D'Agati VD, Schwartz MM, et al.: The classification of glomerulonephritis in systemic lupus erythematosus revisited, *J Am Soc Nephrol* 15:241–250, 2004.

81. Jacobsen S, Starklint H, Petersen J, et al.: Prognostic value of renal biopsy and clinical variables in patients with lupus nephritis and normal serum creatinine, *Scand J Rheumatol* 28:288–299, 1999.

86. Good Jr JT, King TE, Antony VB, et al.: Lupus pleuritis: clinical features and pleural fluid characteristics with special reference to pleural fluid antinuclear antibodies, *Chest* 84:714–718, 1983.

88. Man BL, Mok CC: Serositis related to systemic lupus erythematosus: prevalence and outcome, *Lupus* 14:822–826, 2005.

89. ter Borg EJ, Horst G, Limburg PC, et al.: C-reactive protein levels during disease exacerbations and infections in systemic lupus erythematosus: a prospective longitudinal study, *J Rheumatol* 17:1642–1648, 1990.

90. Haupt HM, Moore GW, Hutchins GM: The lung in systemic lupus erythematosus: analysis of the pathologic changes in 120 patients, *Am J Med* 71:791–798, 1981.

92. Matthay RA, Schwarz MI, Petty TL, et al.: Pulmonary manifestations of systemic lupus erythematosus: review of twelve cases of acute lupus pneumonitis, *Medicine* 54:397–409, 1975.

93. Todd DJ, Costenbader KH: Dyspnea in a young woman with active systemic lupus erythematosus, *Lupus* 18:777–784, 2009.

95. Hoffbrand BI, Beck ER: Unexplained dyspnea and shrinking lungs in systemic lupus erythematosus, *Br Med J* 1:1273–1277, 1965.

96. Karim MY, Miranda LC, Tench CM, et al.: Presentation and prognosis of the shrinking lung syndrome in systemic lupus erythematosus, *Semin Arthritis Rheum* 31:289–298, 2002.

99. Andonopoulos AP, Constantopoulos SH, Galanopoulou V, et al.: Pulmonary function of nonsmoking patients with systemic lupus erythematosus, *Chest* 94:312–315, 1988.

102. Crozier IG, Li E, Milne MJ, et al.: Cardiac involvement in systemic lupus erythematosus detected by echocardiography, *Am J Cardiol* 65:1145–1148, 1990.

103. Bulkley BH, Roberts WC: The heart in systemic lupus erythematosus and the changes induced in it by corticosteroid therapy: a study of 36 necropsy patients, *Am J Med* 58:243–264, 1975.

105. Roldan CA, Shively BK, Crawford MH: An echocardiographic study of valvular heart disease associated with systemic lupus erythematosus, *N Engl J Med* 335:1424–1430, 1996.

106. Bidani AK, Roberts JL, Schwartz MM, et al.: Immunopathology of cardiac lesions in fatal systemic lupus erythematosus, *Am J Med* 69:849–858, 1980.

107. Roldan CA, Qualls CR, Sopko KS, et al.: Transthoracic versus transesophageal echocardiography for detection of Libman-Sacks endocarditis: a randomized controlled study, *J Rheumatol* 35:224–229, 2008.

108. Roldan CA, Gelgand EA, Qualls CR, et al.: Valvular heart disease by transthoracic echocardiography is associated with focal brain injury and central neuropsychiatric systemic lupus erythematosus, *Cardiology* 108:331–337, 2007.

109. Mattos P, Santiago MB: Association of antiphospholipid antibodies with valvulopathy in systemic lupus erythematosus: a systematic review, *Clin Rheumatol* 30(2):165–171, 2011.

110. Zuily S, Huttin O, Mohamed S, et al.: Valvular heart disease in antiphospholipid syndrome, *Curr Rheumatol Rep* 15(4):320, 2013.

111. Haider YS, Roberts WC: Coronary arterial disease in systemic lupus erythematosus: quantification of degrees of narrowing in 22 necropsy patients (21 women) aged 16 to 37 years, *Am J Med* 70:775–781, 1981.

112. Urowitz MB, Bookman AA, Koehler BE, et al.: The bimodal mortality

pattern of systemic lupus erythematosus, *Am J Med* 60:221–225, 1976.

113. Manzi S, Meilahn EN, Rairie JE, et al.: Age-specific incidence rates of myocardial infarction and angina in women with systemic lupus erythematosus: comparison with the Framingham study, *Am J Epidemiol* 145:408–415, 1997.

114. Urowitz MB, Gladman D, Ibanez D, et al.: Systemic Lupus International Collaborating Clinics: atherosclerotic vascular events in a multinational inception cohort of systemic lupus erythematosus, *Arthritis Care Res* 62:881–887, 1995.

115. Esdaile JM, Abrahamowicz M, Grodzicky T, et al.: Traditional Framingham risk factors fail to fully account for accelerated atherosclerosis in systemic lupus erythematosus, *Arthritis Rheum* 44:2331–2337, 1991.

116. McMahon M, Grossman JM, Fitzgerald J, et al.: Proinflammatory high-density lipoprotein as a biomarker for atherosclerosis in patients with systemic lupus erythematosus and rheumatoid arthritis, *Arthritis Rheum* 54(8):2541–2549, 2006.

117. McMahon M, Grossman JM, Skaggs B, et al.: Dysfunctional proinflammatory high-density lipoproteins confer increased risk of atherosclerosis in women with systemic lupus erythematosus, *Arthritis Rheum* 60(8):2428–2437, 2009.

118. McMahon M, Skaggs BL, Grossman JM, et al.: A panel of biomarkers is associated with increased risk of the presence and progression of atherosclerosis in women with systemic lupus erythematosus, *Arthritis Rheum* 66(1):130–139, 2014.

119. The American College of Rheumatology nomenclature and case definitions for neuropsychiatric lupus syndromes, *Arthritis Rheum* 42:599–608, 1999.

124. Carmona-Fernandes D, Santos MJ, Canhao H, et al.: Anti-ribosomal P protein IgG autoantibodies in patients with systemic lupus erythematosus: diagnostic performance and clinical profile, *BMC Med* 11:98, 2013.

127. Molloy ES, Calabrese LH: Progressive multifocal leukoencephalopathy: a national estimate of frequency in systemic lupus erythematosus and other rheumatic diseases, *Arthritis Rheum* 60:3761–3765, 2009.

128. Molloy ES, Calabrese LH: Progressive multifocal leukoencephalopathy associated with immunosuppressive therapy in rheumatic diseases: evolving role of biologic therapies, *Arthritis Rheum* 64(9):3043–3051, 2012.

129. Sibbitt Jr WL, Brooks WM, Kornfeld M, et al.: Magnetic resonance imaging and brain histopathology in neuropsychiatric systemic lupus erythematosus, *Semin Arthritis Rheum* 40:32–52, 2010.

130. Luyendijk J, Steens SC, Ouwendijk WJ, et al.: Neuropsychiatric systemic lupus erythematosus: lessons learned from magnetic resonance imaging, *Arthritis Rheum* 63(3):722–732, 2011.

131. Mitsikostas DD, Sfikakis PP, Goadsby PJ: A meta-analysis for headache in systemic lupus erythematosus: the evidence and the myth, *Brain* 127(Pt 5):1200–1209, 2004.

132. Lin YC, Wang AG, Yen MY: Systemic lupus erythematosus-associated optic neuritis: clinical experience and literature review, *Acta Ophthalmol* 87:204–210, 2009.

139. Ferreira S, D'Cruz DP, Hughes GR: Multiple sclerosis, neuropsychiatric lupus and antiphospholipid syndrome: where do we stand? *Rheumatology (Oxford)* 44:434–439, 2005.

140. Jarius S, Wildemann B, Paul F: Neuromyelitis optica: clinical features, immunopathogenesis and treatment, *Clin Exp Immunol* 176(2):149–164, 2014.

141. Wingerchuck DM, Lennon VA, Pittock SJ, et al.: Revised diagnostic criteria for neuromyelitis optica, *Neurology* 66:1485–1489, 2006.

145. Hinchey J, Chaves C, Appignani B, et al.: A reversible posterior leukoencephalopathy syndrome, *N Engl J Med* 334(8):494–500, 1996.

146. Oomatia A, Fang H, Petri M, et al.: Peripheral neuropathies in systemic lupus erythematosus: clinical features, disease associations, and immunologic characteristics evaluated over a twenty-five year study period, *Arthritis Rheum* 66(4):1000–1009, 2014.

148. Sultan SM, Ioannou Y, Isenberg DA: A review of gastrointestinal manifestations of systemic lupus erythematosus, *Rheumatology (Oxford)* 38:917–932, 1999.

149. Lapadula G, Muolo P, Semeraro F, et al.: Esophageal motility disorders in the rheumatic diseases: a review of 150 patients, *Clin Exp Rheumatol* 12:515–521, 1993.

150. Hoffman BI, Katz WA: The gastrointestinal manifestations of systemic lupus erythematosus: a review of the literature, *Semin Arthritis Rheum* 9:237–247, 1980.

152. Nesher G, Breuer GS, Temprano K, et al.: Lupus-associated pancreatitis, *Semin Arthritis Rheum* 35:260–267, 2006.

155. Runyon BA, LaBrecque DR, Anuras S: The spectrum of liver disease in systemic lupus erythematosus: report of 33 histologically-proved cases and review of the literature, *Am J Med* 69:187–194, 1980.

159. Perlemuter G, Chaussade S, Wechsler B, et al.: Chronic intestinal pseudo-obstruction in systemic lupus erythematosus, *Gut* 43:117–122, 1998.

161. Davies JB, Rao PK: Ocular manifestations of systemic lupus erythematosus, *Curr Opin Ophthalmol* 19:512–518, 2008.

164. Fong KY, Loizou S, Boey ML, et al.: Anticardiolipin antibodies, haemolytic anaemia and thrombocytopenia in systemic lupus erythematosus, *Br J Rheumatol* 31:453–455, 1992.

166. Rivero SJ, Díaz-Jouanen E, Alarcón-Segovia D: Lymphopenia in systemic lupus erythematosus: clinical, diagnostic, and prognostic significance, *Arthritis Rheum* 21:295–305, 1978.

169. Rabinowitz Y, Dameshek W: Systemic lupus erythematosus after "idiopathic" thrombocytopenic purpura: a review, *Ann Intern Med* 52:1–28, 1960.

171. Piliero P, Furie R: Functional asplenia in systemic lupus erythematosus, *Semin Arthritis Rheum* 20:185–189, 1990.

172. Kavanaugh A, Tomar R, Reveille J, et al.: Guidelines for clinical use of the antinuclear antibody test and tests for specific autoantibodies to nuclear antigens, *Arch Pathol Lab Med* 124:71–81, 2000.

174. Tan EM, Feltkamp TE, Smolen JS, et al.: Range of antinuclear antibodies in "healthy" individuals, *Arthritis Rheum* 40:1601–1611, 1997.

176. Sharp GC, Irvin WS, Tan EM, et al.: Mixed connective tissue disease: an apparently distinct rheumatic disease syndrome associated with a specific antibody to an extractable nuclear antigen (ENA), *Am J Med* 52:148–159, 1972.

177. Watson RM, Lane AT, Barnett NK, et al.: Neonatal lupus erythematosus: a clinical, serological and immunogenetic study with review of the literature, *Medicine* 63:362–378, 1984.

178. McCauliffe DP: Neonatal lupus erythematosus: a transplacentally acquired autoimmune disorder, *Semin Dermatol* 14:47–53, 1995.

181. Lloyd W, Schur PH: Immune complexes, complement, and anti-DNA in exacerbations of systemic lupus erythematosus (SLE), *Medicine* 60:208–217, 1981.

184. Agnello V: Complement deficiency states, *Medicine* 57:1–24, 1978.

186. Tseng C-E, Buyon JP, Kim M, et al.: The effect of moderate-dose corticosteroids in preventing severe flares in patients with serologically active, but clinically stable, systemic lupus erythematosus: findings of a prospective, randomized, double-blind, placebo-controlled trial, *Arthritis Rheum* 54:3623–3632, 2006.

187. Izmirly PM, Rivera TL, Buyon JP: Neonatal lupus syndromes, *Rheum Dis Clin N Am* 33:267–285, 2007.

188. Cimaz R, Spence DL, Hornberger L, et al.: Incidence and spectrum of neonatal lupus erythematosus: a prospective study of infants born to mothers with anti-Ro autoantibodies, *J Pediatr* 142:678–683, 2003.

189. Izmirly PM, Llanos C, Lee LA, et al.: Cutaneous manifestations of neonatal lupus and risk of subsequent congenital heart block, *Arthritis Rheum* 62(4):1153–1157, 2010.

190. Silverman E, Jaeggi E: Non-cardiac manifestations of neonatal lupus erythematosus, *Scand J Immunol* 72:223–225, 2010.

第86章

系统性红斑狼疮的治疗

原著 ANTONIS FANOURIAKIS, GEORGE BERTSIAS, DIMITRIOS T. BOUMPAS

冯天啸 译 张 晓 校

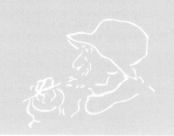

关键点

- 系统性红斑狼疮（systemic lupus erythematosus，SLE）的治疗目标是疾病缓解，若无法达到临床缓解，则达到低疾病活动度和预防复发。
- 药物的毒副作用，尤其是糖皮质激素的毒副作用，应尽可能最小化。
- 羟氯喹（hydroxychloroquine，HCQ）推荐用于对该药无禁忌证的所有SLE患者。
- 羟氯喹的剂量不应超过 5 mg/kg 实际体重，并在治疗基线、5 年后和之后每年进行眼科评估。
- 联合应用大剂量糖皮质激素和静脉注射环磷酰胺（cyclophosphamide，CYC）通常用于重症和有重要脏器受累的SLE患者。
- 霉酚酸酯（mycophenolate mofetil，MMF）治疗中重度狼疮性肾炎（lupus nephritis，LN）与环磷酰胺疗效相当，而毒副作用较小。
- 霉酚酸酯或硫唑嘌呤（azathioprine，AZA）可用于狼疮性肾炎缓解后的维持治疗。
- 贝利尤单抗（belimumab，anti-Blys mAb）应考虑用于经标准治疗后仍疾病持续活动、反复复发或糖皮质激素不能减量至可接受剂量的SLE患者。
- 利妥昔单抗（rituximab，anti-CD20 mAb）可以用于重症或难治性病例。
- 孕前咨询和妊娠计划对SLE患者成功妊娠至关重要。

临床病程和一般治疗措施

关键点

- 中重度系统性红斑狼疮的治疗包括初始的强化诱导免疫抑制治疗和随后较低强度的维持治疗。
- 仅小部分SLE患者可实现长期的疾病静止。

SLE通常具有复发-缓解的病程。近期研究显示相当数量的患者存在持续的病情活动，只有一小部分患者处于较长时间的疾病静止期[1-3]。尽管目前SLE患者的总生存率已明显改善（10年生存率85% ~ 95%）[4]，但仍有部分患者有过早死亡的风险[5]。患者生活质量下降和死亡率升高与持续性炎症引起的不可逆性重要脏器损害相关[6-7]。因此，治疗措施应以减少系统性炎症的负荷为目标。为此，需要：①准确评估疾病活动度和复发情况；②根据受累靶器官的严重程度进行疾病分层；③应用安全有效的药物迅速诱导缓解并预防疾病复发；④防治疾病及药物相关的并发症。

一般而言，轻度患者（皮肤、关节和黏膜受累）可单独使用抗疟药或改善病情抗风湿药（disease-modifying antirheumatic drugs，DMARDs），也可联合口服小剂量糖皮质激素（glucocorticoids，GCs）治疗。重要脏器受累的重度SLE需要在初始期给予免疫抑制强化治疗（诱导治疗），以控制异常免疫反应，并阻止组织损伤。随后在较长时间内应用强度和毒副作用均较轻的治疗方案（维持治疗），以巩固疾病缓解并防止复发。免疫抑制剂治疗有利于减少GC

用量，从而减少毒副作用。

患者和医生偏好

　　SLE 患者的生活质量较差，疾病活动和器官损害只是部分原因[8]。疲劳、纤维肌痛、抑郁和认知功能障碍等因素，使得经医师评估处于"缓解期"的患者经常报告一定程度的症状残留[9]。治疗医师应定期监测这些问题，并进行对症或辅助治疗。临床医生除需关注 SLE 患者疾病本身及与治疗相关的并发症外，还需要重视辅助治疗和一级预防策略（如预防感染和心血管疾病的措施等）在 SLE 治疗中的作用。

　　医护人士越来越多地鼓励患者参与治疗决策，将患者视为对自身健康、治疗选择和预后具有独到见解的专家[10]。这一方法在重症狼疮患者中更具有挑战性，患者可能从细胞毒治疗中获益，但同时也会面临明显的毒副作用[11]。因此，医生应向患者提供均衡的信息，从而使患者能准确认知治疗药物的风险和获益[12]。

治疗系统性红斑狼疮的药物

> **关键点**
>
> - 慢性维持治疗的糖皮质激素剂量，应减量至相当于泼尼松不超过 7.5 mg/d，并在可能的情况下停用。
> - 初始治疗阶段静脉应用甲泼尼龙可有助于减少糖皮质激素用量。
> - 羟氯喹具有多方面治疗获益，推荐用于所有 SLE 患者。
> - 静脉 CYC 冲击治疗推荐用于有器官受累的 SLE 患者。
> - MMF 治疗中重度增殖性狼疮性肾炎（proliferative lupus nephritis，PLN）的疗效与 CYC 相当，并且毒副作用更小。
> - 钙调磷酸酶抑制剂可用于治疗难治性狼疮性肾炎，通常与 MMF 联用。
> - 贝利尤单抗被批准用于已接受标准治疗的中度活动性 SLE 患者。

> - 利妥昔单抗已被用于免疫抑制治疗无效的难治性重症病例。
> - 由于疾病异质性和临床试验设计的争议，狼疮新药的获批面临着挑战。

糖皮质激素

　　糖皮质激素（GCs）对 T 细胞、B 细胞，以及单核细胞和中性粒细胞介导的免疫反应都具有广泛的抑制作用。同时 GCs 起效迅速，因此，在治疗急性 SLE 症状时具有显著的效果。

　　小剂量 GCs（相当于泼尼松 ≤ 10 mg/d）通常应用在其他初始治疗（主要为抗疟药）无法耐受或不足以控制疾病活动的时候。对于中到重度的 SLE 患者，GCs［单次剂量相当于泼尼松 0.5 ~ 0.7 mg/(kg·d)］更倾向与免疫抑制剂联合应用，建议在晨起时顿服。在 GCs 和免疫抑制剂联合使用时，泼尼松的剂量尽量不要超过 0.5 ~ 0.6 mg/(kg·d)，以避免感染或其他毒副作用。在初始治疗的 4 周后 GCs 开始逐渐减量，目标是 6 个月之后减至低于 7.5 mg/d。联合应用免疫抑制剂有利于 GCs 减量并降低 GCs 的累积毒副作用。

　　重度、快速进展的患者需要剂量超过 0.6 mg/(kg·d) 的泼尼松控制疾病活动时，可予甲泼尼龙（250 ~ 1000 mg/d，持续 1 ~ 3 天，静脉注射）冲击治疗，有助于减少口服累积剂量和累积损伤且不影响疗效[13-14]。除促进缓解外，静脉甲泼尼龙冲击治疗有助于在诱导期减少 GCs 用量。

　　GCs 的毒副作用包括：早期（情绪的影响、痤疮、肌痛、感染）；后期（代谢紊乱）和晚发性（骨质疏松、缺血性骨坏死、白内障、心血管疾病）等[15]。尽管 GCs 副作用有时会和狼疮活动相混淆，但大多数副作用是与累积剂量和疗程相关。慢性暴露于剂量超过泼尼松 6 ~ 7.5 mg/d 的 GCs，可增加出现不可逆的器官损害的风险[14,16-17]。如何根据患者病情（疾病活动度、毒副作用风险）恰当地应用 GCs，并迅速启动一级预防措施（如抗骨质疏松治疗）非常重要。

抗疟药

抗疟药主要指羟氯喹（hydroxychloroquine，HCQ），因其多方面获益被视为 SLE 治疗的锚定药物。重要的是，前瞻性观察研究发现羟氯喹的使用和不可逆的器官累积损害、致死率呈负相关[6-7,18]。羟氯喹的其他作用如预防先天性心脏传导阻滞、改善代谢状况和降低合并抗磷脂抗体患者血栓栓塞风险也被证实[19-21]。一项为期 7 个月的随机对照研究（RCT）显示，使用羟氯喹治疗疾病活动度稳定的 SLE 患者，羟氯喹血药浓度高于 1000 ng/ml 的患者复发风险降低（20.5% vs. 35.1%）[22]。

HCQ 的耐受性良好，少部分患者存在轻度胃肠道和皮肤副作用。其中最需要关注的是视网膜毒副作用。运用更先进、灵敏的技术（如 10-2 视野检测和光谱域光学相干断层扫描）进行 HCQ 相关视网膜病变筛查时发现，视网膜病变风险高于既往认知，长期服用者（10 年以上）患病风险可能高达 10% 以上[23,24]。HCQ 每日剂量大于 5 mg/kg、服用超过 5 年甚至 10 年的患者发生视网膜毒副作用的风险增加。合并慢性肾脏病、基础视网膜或黄斑疾病以及联合使用他莫昔芬的患者患病风险也会增加。因此，HCQ 目前每日剂量不应超过 5 mg/kg 实际体重。如眼科基线检查正常，应在 HCQ 治疗基线、5 年后和之后每年进行常规眼科评估[25]。如患者合并基础视网膜病变或其他危险因素，则需要更为频繁的眼科监测。

免疫抑制和细胞毒药物

甲氨蝶呤

甲氨蝶呤（methotrexate，MTX）作为一种激素助减药物，可用于轻中度 SLE 的治疗，尤其适用于伴有关节和皮肤症状的患者[26]。MTX 常通过每周 1 次口服或非胃肠道给药。系统文献综述报道，甲氨蝶呤组患者较对照组 SLE 疾病活动指数（SLE disease activity index，SLEDAI）评分降低（OR，0.44），糖皮质激素平均剂量减少（OR，0.34）[27]。推荐同时给予叶酸（1 ~ 2 mg/d）以减轻甲氨蝶呤的毒性（表 86-1）。

环磷酰胺

药理作用和给药途径。 环磷酰胺（cyclophosphamide，CYC）是一种烷化剂，可耗竭淋巴细胞并减少狼疮自身抗体的产生（表 86-2）。口服及静脉注射 CYC 均可达到相似的血浆浓度，其血清中的半衰期大约 6 小时。CYC 可被肝或其他组织中的细胞色素 P-450 代谢为多种活性产物。诱导肝微粒体酶的药物（巴比妥类、酒精、苯妥英、利福平）可以加速 CYC 代谢成活性产物，从而提高其药理作用和毒性反应。而抑制肝微粒体酶的药物（抗疟药、三环类抗抑郁药、别嘌呤醇）可能会减慢 CYC 转化成活性代谢物的速度。大约 20% 的环磷酰胺经由肾排出，对于有肾损伤的患者应适当调整剂量。

美国国立卫生研究院（NIH）研究表明，每个月静脉注射 1 次 CYC（0.5 ~ 1 g/m²）具有与口服给药相同的疗效，毒副作用较小，IV-CYC 已成为目前临床实践中主要的给药方案（表 86-3）。可逆性骨髓抑制较常见，并且与剂量相关。冲击治疗后，淋巴细胞计数在 7 ~ 10 天降至最低点，粒细胞计数在 10 ~ 14 天降至最低点，当血白细胞计数少于 3×10⁹/L 时感染的风险上升，因此给药剂量应调整使得白细胞计数在此水平之上[3]。粒细胞通常在 21 ~ 28 天后快速回升。血小板减少在 CYC 的单药治疗中很少见。可逆的脱发和恶心较为普遍，而感染（尤其带状疱疹）和恶性肿瘤（包括膀胱毒副作用和癌）是相对少见但更为严重的不良事件（见系统性红斑狼疮并发症和女性健康问题部分章节）。性腺毒副作用是 CYC 治疗中需考虑的重要问题，其发生主要取决于与药物累积量和患者年龄[28-29]。减少 CYC 累积量可显著降低卵巢早衰的风险[30]。

狼疮性肾炎中的应用。 长期随访 RCT 研究显示，IV-CYC 间歇性冲击疗法对中重度增殖性狼疮肾炎（PLN）有效[31-32]。CYC 可延缓肾瘢痕化，保护肾功能，并降低进展至终末期肾病（end-stage renal disease，ESRD）的风险[33]。诱导治疗后需要序贯维持治疗以降低疾病复发风险[34]。CYC 和 MP 的静脉冲击联合治疗可改善肾的预后而不增加毒副作用[35]。对于重度 PLN[伴肾小球滤过率（GFR）急性下降或肾活检的不良结果]患者，前 7 个月每个月给予 CYC- 静脉冲击（0.5 ~ 1 g/m²），此后序贯维持治疗（见本章节下文）。大多数重度患者在诱导期间可给

表 86-1　推荐治疗 SLE 药物的监测

药物	剂量	剂量调整	需要监测的毒副作用	基线评估	实验室监测
硫唑嘌呤	50～200 mg/d，分 1～3 次给药，与食物同服	如 eGFR 10～30 ml/min，减少 25%；如 eGFR < 10 ml/min，减少 50%	骨髓抑制，肝毒性，淋巴细胞增生性疾病	CBC、血小板、SCr、AST 或 ALT	剂量调整时每 2 周监测 CBC 和血小板；监测期间每 1～3 个月一次
霉酚酸酯	1～3 g/d，分 2 次与食物同服	如 eGFR < 25 ml/min 最大剂量 1 g/d	骨髓抑制，血液毒性，感染	CBC、血小板、SCr、AST 或 ALT	剂量调整时每 1～2 周监测 CBC 和血小板；监测期间每 1～3 个月一次
环磷酰胺	50～150 mg/d，单次与早餐同服。增加饮水量（至少每日 3 L），睡觉前排空膀胱 *	如 eGFR 25～50 ml/min，减少 25%；如 eGFR < 25 ml/min，减少 30%～50%；如血清胆红素 3.1～5 mg/dl 或转氨酶超过 3 倍正常上限，减少 25%	骨髓抑制，出血性膀胱炎，骨髓增殖性疾病，恶性肿瘤	CBC、血小板、SCr AST 或 ALT、尿常规分析	剂量调整时每 1～2 周监测 CBC，随后每 1～3 个月一次；调整剂量保持 WBC > 4×10⁹/L；每 3 个月监测尿常规有无血尿，AST 或 ALT；停药后每 6～12 个月行尿常规分析
甲氨蝶呤	7.5～25 mg/w，分 1～3 次与食物或牛奶 / 水同服	如 eGFR 10～50 ml/min，减少 50%；如 eGFR < 10 ml/min，避免使用；肝功能异常时避免使用（血胆红素 3.1～5 mg/dl 或转氨酶超过 3 倍正常上限）	骨髓抑制，肝纤维化，肺炎	胸片、高危患者乙肝和丙肝血清学检测、AST 或 ALT、Alb、ALP、Cr	每 1～3 个月监测 CBC、血小板、AST、Alb、Cr
环孢素 A	100～400 mg/d，分 2 次每天同一时间于餐时或餐间服用	肾功能损害避免使用	肾功能不全，贫血，高血压	CBC、Cr、尿酸、AST、ALT、Alb、ALP、血压	每 2 周监测 SCr 直至剂量稳定，随后每个月一次；每 1～3 个月监测 CBC、钾、AST 或 ALT、Alb、ALP；仅在剂量超过 > 3 mg/（kg·d）时监测血药浓度
他克莫司	1～4 mg/d，分 2 次在每天同一时间服用	肝或肾功能不全者慎用	肾功能不全，神经毒性，恶性肿瘤，感染，高血钾	Cr、钾、AST 或 ALT、血糖、血压	前 3～4 周每周一次基线，随后每 1～3 个月一次；监测药物谷值浓度水平
利妥昔单抗	第 1 天和第 15 天 1000 mg	无	HBV 再激活（罕见）	CBC、Cr、AST 或 ALT、HBV 血清学（高危患者）、TST	CBC 和血小板

* 静脉环磷酰胺剂量见表 86-3
注意在安慰剂对照的临床对照试验中未能显示出疗效
Alb，血清白蛋白；ALP，碱性磷酸酶；ALT，谷丙转氨酶；AST，谷草转氨酶；Bil，胆红素；CBC，全血细胞计数；Cr，血清肌酐；eGFR，估算的肾小球滤过率；HBV，肝炎病毒 B；LFTs，肝功能检查；MTX，甲氨蝶呤；TST，结核菌素皮肤试验；ULN，正常上限；WBC，白细胞计数

予每个月 1 次 MP 静脉冲击。

在欧洲狼疮性肾炎试验中，受试者为病情相对较轻的白种人患者，经低剂量 IV-CYC 方案（每次固定剂量 500 mg，每 2 周冲击给药 1 次，连续 6 次，并联合 IV-MP 750 mg/d，共 3 天）治疗后以 AZA 行维持治疗，该方案和大剂量 IV-CYC（8 次）相比疗效相当但毒副作用较少[36]。两组的 10 年平均生存率为 92%；ESRD 和 SCr 倍增率在两组间无差异[37]。低剂量 IV-CYC 因其更低的性腺毒性，可作为中重度 LN 患者的替代治疗方案[30]。

IV-CYC 也可用于治疗膜性狼疮性肾病，在一项纳入 42 例患者的 RCT 研究中对比了环孢素 A

表86-2 SLE 免疫抑制治疗的适应证
一般适应证
重要器官受累和（或）广泛的非重要器官受累（皮肤）且其他药物治疗无效
糖皮质激素无效或不能减至可长期应用的合适剂量（< 7.5 mg/d）
特定器官累及
肾
增殖性和（或）膜性肾炎
血液系统
重度血小板减少 [血小板< (20 ~ 30) ×10⁹/L]
血栓性血小板减少性紫癜样综合征
重度自身免疫性溶血性或再生障碍性贫血（血红蛋白< 8 g/dl），糖皮质激素治疗无效
肺
狼疮性肺炎和（或）肺泡出血
心脏
伴左室功能不全的心肌炎，即将发生压塞的心包炎
胃肠道
腹部血管炎，腹膜炎
神经系统
横贯性脊髓炎，视神经炎，糖皮质激素治疗无效的精神病，多发性单神经炎，严重的周围神经病变，急性意识模糊状态

（cyclosporin A，CsA）、IV-CYC（0.5 ~ 1 g/m²，每个月 1 次，一共 6 次）和单独使用 GC 之间的疗效差异[38]。全部患者均隔日口服 1 次泼尼松（隔日 1 mg/kg，持续 8 周后逐渐减量）。第一年累积缓解率泼尼松组为27%，IV-CYC 组为 60%，环孢素 A 组为 83%。但肾病综合征的复发率，环孢素 A 组是 IV-CYC 组的 10 倍。

在肾外表现中的应用。CYC 对危及生命或难治性狼疮肾外表现如重度血小板减少（血小板计数< 20×10⁹/L）、神经系统疾病、严重心肺表现和广泛的皮肤病变也有疗效[39-41]。研究者[42] 报道 IV-CYC 治疗严重的非血栓性神经系统性狼疮（癫痫、周围神经病、视神经炎、横贯性脊髓炎、脑干疾病、昏迷和核间性眼肌麻痹）的疗效优于 IV-MP。

硫唑嘌呤

硫唑嘌呤（azathioprine，AZA）可抑制嘌呤碱基的转化，如肌苷转化为腺嘌呤和鸟嘌呤核糖核苷酸的过程。长期应用 2 ~ 2.5 mg/（kg·d）的 AZA 相对安全，未明显增加感染的风险；一项有关炎症性肠病的研究发现 AZA 与肿瘤风险增高相关，但是缺乏因果关系证据[43]。胃肠道不良反应常见，部分患者可出现肝酶轻度升高，但严重肝损伤罕见。可逆的剂量相关性骨髓毒副作用也较为常见，分别有 4.5% 的患者出现白细胞减少，2% 出现血小板减少（表 86.1）。值得注意的是，AZA 的毒副作用具有个体差异，与基因多态性有关，基因变异可降低硫嘌呤甲基转移酶（thiopurine methyltransferase，TPMT）的活性，影响对中间代谢产物的解毒能力[44]。虽未广泛开展，针对 TPMT 突变基因型进行基因检测可协助调整 AZA 的起始剂量。AZA 应避免与别嘌呤醇联合使用，别嘌呤醇可抑制黄嘌呤氧化酶（该酶参与代谢 AZA）从而增加 AZA 的毒副作用。

伴有全身症状、血小板减少 [血小板计数在 (30 ~ 50) ×10⁹] 和浆膜炎等症状的中度 SLE 患者可使用 AZA 治疗，通常与中大剂量 GC 联合应用（表 86-2）。一项欧洲的对照研究将 PLN 患者随机分为两组，一组接受脉冲式 IV-CYC 联合泼尼松治疗，另一组接受 IV-MP 序贯泼尼松减量联合 AZA 治疗。2 年后两组均接受 AZA 联合泼尼松的维持治疗。经过中位数为 9.6 年的随访后，两组在 Cr 倍增率、ESRD、死亡率等方面无明显差别。然而，肾病复发率在 AZA 组中更高（HR，4.5）[45]。重复肾活检显示，IV-CYC 对延缓肾的慢性组织学损害进程的疗效优于 AZA[46]。因此，AZA 被放弃应用于 LN 的诱导期治疗，除非其他药物治疗无效或存在使用禁忌时，如妊娠状态等。

不同于诱导缓解，AZA 是 SLE 维持缓解的有效药物[47]。有两个 RCT 研究对比了 AZA 和 MMF 在 PLN 维持治疗中的作用。在只纳入欧洲人群的 MAINTAIN 研究中，受试者接受低剂量 IV-CYC 诱导治疗后以 AZA 或 MMF 进行维持治疗，两者在肾病复发时间、严重复发、肾病缓解和 Cr 倍增率方面疗效相当（中位随访时间 110 个月）[48,49]。重复肾活检未发现两组患者组织学间的差别[50]。相反在另一项多种族背景的 ALMS 研究中，受试者接受 IV-CYC 或 MMF 诱导治疗，AZA 组肾病复发率较 MMF 组更高（见下一章节）[51]。MMF 与自发性流产及胎儿畸形风险增加相关，基于药物的有效性、临床用药经验

表 86-3　美国国立卫生研究院脉冲式静脉输注环磷酰胺给药和监测方案

通过标准方法评估 GFR（Cockcroft-Gault 或肾病膳食改良公式）

计算体表面积（m²）：BSA = 身高（cm）× 体重（kg）/3600

环磷酰胺（CYC）剂量和用法：

初始剂量 0.75 g/m²（当 GFR 低于预期正常值的 1/3 时予以 0.5 g/m²）

将 CYC 加入 150 ml 生理盐水中静脉滴注超过 30 ~ 60 min（或给予病情高度活动和依从性良好的患者等同于冲击剂量的 CYC 口服）

每次 CYC 治疗后第 10 天和第 14 天检测 WBC（为避免激素诱导的一过性白细胞增多，患者应推迟服用泼尼松，直至抽血完成）

随后调整 CYC 剂量至最大剂量 1 g/m²，以保持 WBC 最低值 > 1.5×10⁹/L。当 WBC 最低值 < 1.5×10⁹/L 时，下一剂量减少 25%

每个月重复 IV-CYC 冲击一次（病情极重者每 3 周一次）持续 6 个月（共 7 次），缓解后每季度 1 次，治疗 1 年

保护膀胱以预防 CYC 诱导的出血性膀胱炎

以 5% 葡萄糖和 0.45% 盐水利尿（2 L 以 250 ml/h 给予）。频繁排尿；持续大量口服补液 24 小时。如不能维持足够的液体摄入，患者应返回就诊

考虑在 CYC 给药后 0、2、4、6 小时静脉或口服美司钠（每次剂量为总 CYC 剂量的 20%）。美司钠对那些无法持续利尿或院外使用 CYC 冲击治疗的患者尤为重要

如果预见难以实施持续利尿（如严重的肾病综合征）或排尿困难（如神经源性膀胱），则插入三腔导尿管用标准抗生素冲洗液（如 3 L）或生理盐水连续膀胱冲洗 24 小时，以减少出血性膀胱炎的风险

止吐药（通常口服给药）

5- 羟色胺受体拮抗剂：格雷司琼 1 mg 随 CYC 剂量（通常 12 小时内重复一次）；昂丹司琼 8 mg，每日 3 次，1 ~ 2 天

水化过程中监测体液平衡。当患者出现进行性体液潴留时使用利尿剂

CYC 冲击的并发症

预期发生的并发症：恶心、呕吐（CYC 的中枢效应），多可用 5- 羟色胺受体拮抗剂缓解；短暂脱发（CYC 剂量 ≤ 1 g/m² 时，重度罕见）

常见的并发症：只有在白细胞减少没有得到很好控制时才出现明显的感染状态，带状疱疹发生率略有增高（播散的风险极低）；不育（男性和女性），闭经比例与治疗时患者年龄和 CYC 累积剂量相关；发生永久性闭经风险较高的女性可以考虑在每次 CYC 给药前 2 周皮下注射 3.75 mg 亮丙瑞林

CYC，环磷酰胺；GFR，肾小球滤过率；IV，静脉注射；WBC，白细胞计数

和对妊娠的影响，AZA 和 MMF 均可作为维持治疗的药物选择[52]。

霉酚酸酯

药理学。吗替麦考酚酯（mycophenolate，MMF）是霉酚酸（mycophenolic acid，MPA）的药物前体，抑制鸟嘌呤核苷酸从头合成途径必需的次黄嘌呤单核苷酸脱氢酶。MMF 和肠溶霉酚酸钠（enteric-coated mycophenolate sodium，eMPS）通过口服给药。720 mg 剂量 eMPA 大约等效于 1 g 剂量 MMF。淋巴细胞因缺乏核苷酸补救合成途径而成为 MMF 的选择性靶点。MMF 有良好的口服生物利用度，峰值出现在服药后 1 ~ 2 小时，半衰期 17 小时。尽管在肾移植中已建议进行血药浓度监测以调整 MMF 剂量，但 LN 治疗中是否监测 MPA 尚需进一步验证[53]。MMF 有强致畸性，因此不应在妊娠期间使用。

在狼疮性肾炎中的应用

诱导治疗。一些 RCT 研究提示 MMF 在诱导 PLN 缓解方面与 CYC 疗效相当甚至更好。但在 ALMS 研究中，作为 LN 领域纳入人数最多、种族人群最多元的 RCT 研究之一，结果并未显示 MMF（2 ~ 3 g/d）联合泼尼松口服（最大起始剂量 60 mg/d）疗效优于脉冲式 IV-CYC（每个月 0.5 ~ 1 g/m²）联合泼尼松[54]。6 个月时 MMF 组治疗缓解率为 56%，而 IV-CYC 组为 53%。事后分析提示 MMF 在黑人和西班牙裔患者中更具优势，并在基线肾功能较差的亚组中不劣效于 CYC[55-56]。基于多项 RCT 研究的荟萃分析总结，在 PLN 的诱导缓解阶段，MMF 与 CYC 相比疗效相当，而出现白细胞减少、闭经、脱发的风险更低，而感染的风险略高[52,57]。据此，MMF 被认为是 PLN 患者的一线治疗，特别是在关注性腺毒副作用时。

一个纳入两项 RCT 研究中 84 例单纯膜性 LN 患者的汇总分析提示，MMF 和 IV-CYC 在降尿蛋白、肾病综合征缓解率方面疗效相近[58]。MMF 在药物毒副作用方面相比 CYC 更有优势，因此 MMF 被推荐用于 MN 的一线治疗。

维持治疗。基于 RCT 研究的荟萃分析比较了 MMF 或 AZA 作为 PLN 维持治疗的效果，显示 MMF 和 AZA 有相近的肾病缓解、肌酐倍增率和 3 年期间的肾病缓解率[52,57]。然而，AZA 组肾病复发 [相对风险（relative risk，RR），1.45]、白细胞减少

（RR，7.1）的风险更高。基于药物有效性和对妊娠的影响，MMF 和 AZA 均可用于 PLN 的维持期治疗。早期（18 ～ 24 个月之前）停用 MMF 或调换为其他免疫抑制剂将增加肾病复发风险[59]。

在狼疮肾外表现中的应用。近期一项随机研究在 240 例不伴有肾受累的白人 SLE 患者中对比了 eMPS 和 AZA 的疗效，均与 GC（起始剂量 20 ～ 30 mg/d）、抗疟药联合使用。大多数患者存在肌肉关节、皮肤黏膜表现，但也有近 30% 患者存在心肺疾病[60]。研究的主要终点为 3 个月、24 个月疾病缓解率（使用 SLEDAI-2K 和 BILAG 评估），而结果显著支持 MPS 组；MPS 组 71.2% 的患者在 24 个月时达到临床 SLEDAI 评分为零，而 AZA 组仅为 48.3%。eMPS 组疾病复发率较 AZA 组更低（71.7% vs. 50%，BILAG A/B 复发），同时没有额外的毒副作用[64]。ALMS 研究事后分析相关数据显示，MMF 和 IV-CYC 冲击治疗对控制肾外疾病活动度的疗效相当，特别是在一般情况、皮肤黏膜、肌肉骨骼和血液系统方面[61]。在观察性研究中，MMF 可降低疾病活动度、复发率并减少 GC 用量[62-63]，在皮肤黏膜、肌肉骨骼、血管和心肺症状的缓解中疗效更佳。

钙调磷酸酶抑制剂

环孢素 A

药理学。环孢素 A（cyclosporin A，CsA），是一种可使 T 细胞失活的钙调磷酸酶抑制剂，同时也能减少狼疮 B 细胞的抗原呈递和自身抗体的产生。口服后血药峰值出现在 1 ～ 8 小时内。其药物浓度可通过全血来检测，一般情况下无需常规监测，仅适用于 CsA 剂量 ≥ 3 mg/(kg·d) 时。治疗 1 ～ 2 个月后可显示出临床疗效。众多药物可与 CsA 发生相互作用，降低（利福平、苯妥英、苯巴比妥、萘夫西林）或升高（红霉素、克拉霉素、唑类、钙通道阻滞剂、胺碘酮、别嘌呤醇、秋水仙碱）CsA 的药物浓度。有些药物会增加 CsA 的肾毒性 [NSAID 类药物、氨基糖苷类、喹诺酮类、血管紧张素转换酶（angiotensin-converting enzyme，ACE）抑制剂、两性霉素 B]。常见的副作用包括胃肠不适、多毛症、牙龈增生和血清碱性磷酸酶水平轻度升高等。震颤、感觉异常、电解质紊乱（高钾血症和低镁血症）和高尿酸血症也可

能发生。在服用 CsA 的患者中，大概 20% 会出现高血压，可通过减量或降压治疗进行控制。肾毒性是最主要的副作用，调整剂量或停药可恢复。已有肾功能损伤的患者应避免使用 CsA（表 86-1）。

在增殖性狼疮性肾炎中的应用。CsA 与 GC 联合使用可用于治疗 PLN，并适用于难治性病例[64-65]。在 CYCLOFA-LUNE 试验中，40 例新诊断伴轻度肾功能不全的 PLN 患者被随机分到 CYC（口服 10 mg/kg）或 CsA 组 [4 ～ 5 mg/(kg·d)，后逐渐减量] 行序贯诱导和维持治疗，两组均联合口服 GC[66]。在 9 个月时 CYC 组肾病缓解率为 76%，CsA 组为 68%，经过中位数为 7.7 年的随访后，两组在 ESRD 率、不良事件、平均肌酐、蛋白尿、系统性狼疮国际临床合作组（Systemic Lupus International Collaborating Clinics，SLICC）损伤评分等方面均无明显差别[67]。研究者也证实了 AZA 和 CsA 作为维持治疗在弥漫性 PLN 保护肾功能方面疗效相近[68]。综上所述，基于安全性问题的考虑，CsA 可作为 PLN 诱导期和维持期治疗的二线选择。

在狼疮膜性肾病中的应用。研究者比较了泼尼松单药、联合 CsA 或 IV-CYC 冲击治疗 MLN 的疗效[38]。1 年后的缓解率泼尼松组为 27%，IV-CYC 组 60%，CsA 组 83%。但在停药后 CsA 组肾病综合征的复发风险是 IV-CYC 组的 10 倍，这提示 CsA 诱导缓解后仍需维持治疗以预防 MLN 复发。

在狼疮肾外表现中的应用。一些非对照研究显示小剂量 CsA 治疗可改善 SLE 患者疾病活动（临床症状与血清学）和血细胞减少状态等，并有助于减少 GC 用量[69-71]。BILAG 工作组对比了 CsA [2.5 ～ 3.5 mg/(kg·d)] 和 AZA [2 ～ 2.5 mg/(kg·d)] 在中重度 SLE 患者中协助激素减量的作用[72]。虽然有近 50% 的患者未能缓解，但 12 个月后 CsA 组平均激素用量为 9.5 mg，AZA 组为 10.2 mg。两组在疾病活动度、治疗反应、复发率、累积损害和生活质量评估方面均没有差异。CsA 可作为激素助减剂的替代选择，尤其适用于伴血液系统症状的 SLE 患者，但需要密切监测肾功能和血压。

他克莫司

药理学。他克莫司（tacrolimus，TAC）是一种钙调磷酸酶抑制剂，强度是 CsA 的 10 ～ 100 倍。剂量依赖的可逆性肾毒性与血压升高的发生率较 CsA

少见。其他副作用包括儿童心肌病、焦虑、癫痫、谵妄、震颤、糖尿病和高脂血症等。一些小型非对照研究肯定了 TAC 在合并自身免疫性血小板减少或轻度狼疮复发患者中的疗效[73-74]。

在狼疮性肾炎中的应用。 对照研究和荟萃分析证实了他克莫司在 PLN 和 LMN 治疗中的收益，并可用于部分难治性病例[75]。在肾功能相对较好的亚洲 LN 患者中，TAC 可快速降低尿蛋白，在 6 ~ 12 个月内诱导肾病缓解的疗效与 MMF 或 IV-CYC 相当[76-78]。在中国泼尼松 [0.6 mg/(kg·d)] 联合 TAC [0.06 ~ 0.1 mg/(kg·d)] 或 MMF（2 ~ 3 g/d）被用于治疗Ⅲ、Ⅳ型（81%）和单纯Ⅴ型（19%）LN 患者[79]。6 个月后 MMF 组的肾病完全缓解率为 59%，而 TAC 组为 62%。在 AZA 维持治疗期间，MMF 组的患者有 24% 出现蛋白尿、18% 肾病复发；TAC 组则分别为 35% 和 27%[79]。他克莫司也可用于长期维持治疗，但相当大比例的患者会出现高血压或代谢性不良事件[80]。TAC 在非亚裔人群中的疗效尚待进一步确认。

作为"多靶点"治疗的一部分，TAC 及钙调磷酸酶抑制剂与 MMF 联合治疗 LN 引发关注[81-82]。近期中国一项大型 RCT 研究评价了 TAC 联合 MMF 在 LN 诱导缓解和维持治疗阶段的疗效（362 例诱导期，206 例维持期），结果发现 TAC 联合 MMF 在诱导期疗效优于 IV-CYC（6 个月时总有效率 83.5% vs. 63.0%，$P < 0.001$），维持治疗疗效与 AZA 相近（18 个月时复发率 5.47% vs. 7.62%，且多靶点组不良事件更少）[83,84]。虽然 TAC 具有快速降蛋白尿的作用，但上述结果需谨慎解读，目前尚缺乏长期疗效及安全性数据。根据目前数据，对标准免疫抑制治疗应答不足的 LN 患者，特别是伴有难治性蛋白尿时，"多靶点"方案可作为一种治疗选择。

其他非生物疗法

静脉注射免疫球蛋白

静脉注射免疫球蛋白（intravenous immunoglobulin，IVIG）经与抗独特型抗体相互作用、干扰补体和细胞因子、溶解靶细胞、通过 Fc 受体诱导凋亡和调节协同刺激分子等途径发挥免疫调节作用[85]。一个纳入 13 项研究的荟萃分析显示 IVIG 治疗可降低 SLE 疾病活动度，提高血清补体水平[86]。据报道，IVIG

也可改善血细胞减少（特别是免疫性血小板减少和溶血性贫血）、蛋白尿、关节炎、发热和皮肤黏膜症状[87]。常见不良反应包括发热、肌痛、头痛和关节痛，相对少见的不良反应包括：因输注蔗糖制剂部分患者出现无菌性脑膜炎和肾病，有动脉粥样硬化危险因素的老年患者可出现血栓栓塞性并发症。

生物疗法

贝利尤单抗

贝利尤单抗（belimumab）是一种全人源化的抗 B 淋巴细胞刺激蛋白（BLyS）的单克隆抗体。基于成功的 RCT 研究，获批通过静脉注射 [10 mg/(kg·m)] 或皮下注射（200 mg/w）给药[88-90]。RCT 受试者为中度活动 SLE 患者（平均 SLEDAI 评分 9 ~ 10 分，排除重度肾脏或中枢神经系统受累），均接受 GC 联合 HCQ 伴 / 不伴免疫抑制剂治疗。贝利尤单抗治疗可一定程度降低疾病活动 [主要研究终点，复合 SLE 应答者指数（SLE responder index，SRI）在 3 个研究中差异 9% ~ 14.7%，52 周时 SRI 应答率 OR 值 1.31]，且具有统计学差异[91]。肌肉骨骼（关节炎），皮肤黏膜（脱发、溃疡、颧部红斑），免疫学指标和皮肤血管炎等方面病情改善最为显著[92]。贝利尤单抗治疗可显著降低 SLE 严重复发的风险（HR，0.74），一定程度减少 GC 用量，并改善疲劳、健康状态，提高生活质量[93-94]。事后分析结果显示对于 SLEDAI 评分 ≥ 10 分，血清学指标活动（低 C3/C4 或高滴度抗 ds-DNA）以及入组时使用 GC 的患者，贝利单抗具有更好的疗效[95]。诸多观察性研究也证实了贝利尤单抗在真实世界对患者的疗效[96-98]。基于 RCT 和非对照研究的结果，贝利尤单抗应考虑用于经一线治疗（通常为泼尼松联合 HCQ 伴 / 不伴免疫抑制剂）后疾病控制不佳（疾病持续活动、反复复发）或糖皮质激素不能减量至可接受剂量（最大剂量 7.5 mg/d）的肾外受累患者。获批试验和观察性研究中未纳入危及生命的重症病例，贝利尤单抗在 LN 中的疗效也正在被检验；因此就目前而言，贝利尤单抗尚未被建议用于重症 SLE 患者的诱导治疗。

长期随访数据（长达 7 年）显示贝利尤单抗的耐受性良好，未显著增加严重感染的风险，但临床可发生输注反应，尤其在前 3 次输注时（表 86-4）[99-100]。

利妥昔单抗

利妥昔单抗（rituximab，RTX）是一种抗膜蛋白CD20 的人 - 鼠嵌合单克隆抗体。除造血干细胞和浆细胞外，各发育阶段 B 细胞均有表达 CD20。RTX 作用机制包括经补体激活的细胞毒作用、抗体依赖性细胞介导的细胞毒作用和诱导凋亡。RTX 一般耐受良好，最常见的不良事件为轻度输注反应，可通过预防性使用抗组胺药和 GCs 避免。轻度感染较为常见（高达 20%），但严重或机会性感染的风险无明显增加。尽管临床对照试验未能显示具有统计学差异的临床获益，诸多观察性研究结果为 RTX 治疗 SLE 肾和肾外受累的疗效提供了证据。

在狼疮肾外表现中的应用。 在 Ⅱ / Ⅲ 期 EXPLORER 临床试验中，活动性中重度肾外受累的 SLE 患者被随机分为 RTX 组（基线和第 6 个月各注射 2 次，每次 1000 mg，间隔 2 周）或安慰剂组，两组均联合背景免疫抑制剂（AZA、MMF、MTX）和泼尼松 [0.5 ～ 1 mg/（kg·d）] 治疗[101]。在 52 周时，两组在主要或部分临床缓解率方面均无明显差异。EXPLORER 试验结果未达预期，可能是高强度的背景治疗掩盖了 RTX 的真实疗效。相反，大量非对照研究证据显示，RTX 作为 GCs 和（或）其他免疫抑制剂以外的补充治疗，已有超过 1200 例免疫抑制治疗无效的狼疮肾外表现患者从 RTX 治疗中获益[102-104]。在 3 ～ 9 个月内患者完全和部分缓解率可达 64% ～ 91%，其中肌肉骨骼（关节炎）、血液学（自身免疫性溶血性贫血、血小板减少）和免疫学异常的缓解率更高。在观察报告中，20% ～ 67% 的患者在第一轮 RTX 治疗后复发，其中大多数患者可再次使用 RTX 成功治疗[105]。一般而言，在使用 RTX 治疗前需要超过一种免疫抑制药物治疗失败，除非是严重的自身免疫性血小板减少症，因为 RTX 对于狼

表 86-4 贝利尤单抗和利妥昔单抗治疗的适应证

	贝利尤单抗	利妥昔单抗 [a]
主要适应证	• 新发或经标准化治疗后疾病持续活动（通常包括联用糖皮质激素、HCQ 和免疫抑制剂） • 标准化治疗 3 ～ 6 个月内糖皮质激素不能减量至 < 7.5 mg/d（泼尼松等量） • 标准化治疗下反复复发（至少 1 年 1 次）	• 免疫抑制治疗无效（包括环磷酰胺）的活动性、危及生命的脏器受累
可能应答的症状	• 关节炎，皮肤黏膜病变，皮肤血管炎，免疫学活动 • 无证据支持用于重度、脏器 / 危及生命的症状；可考虑用于维持缓解（由其他免疫抑制剂 / 生物制剂诱导）、预防复发、作为激素助减剂、控制剩余 / 额外 SLE 活动	• 关节炎，血管炎（包括内脏血管炎），神经精神症状，肾炎，血小板减少症，自身免疫性溶血性贫血
应答预测因素	• 应答良好：多关节炎，高疾病活动度（SLEDAI ≥ 10 分），抗 dsDNA 升高 • 应答欠佳：吸烟，脏器累积损害	• 应答良好：多关节炎，血小板减少症，自身免疫性溶血性贫血，抗 dsDNA 升高 • 应答欠佳：盘状皮肤狼疮，Ⅲ / Ⅳ型 + Ⅴ型狼疮肾炎
应答评估	• 8 周时逐步应答；4 ～ 6 个月时 40% ～ 50% 获得临床显著改善（SLEDAI 下降 ≥ 4 分；PGA 下降 ≥ 1） • 部分患者在 6 个月轻度应答，可能会在 12 个月前进一步改善 • 特别在治疗的第一年中，可能出现疾病复发 • 治疗失败：①6 个月后无任何改善；②12 个月后无临床明显改善；③重要脏器的严重复发	• 8 周时逐步应答；6 个月时 65% ～ 70% 获得临床显著改善 • 部分患者（含肾炎病例）在 6 个月时部分缓解，并可能在 12 个月前进一步改善 • 在首轮治疗后，25% ～ 40% 出现复发 • 重度难治性或首轮治疗后部分缓解的患者，每 6 个月需考虑重复治疗 • 监测外周 B 细胞计数作为再治疗的生物学标志物

PGA，临床医生整体评估；SLEDAI，SLE 疾病活动指数；SoC，标准化治疗

[a] 尽管随机对照试验失败，利妥昔单抗被用于某些特定临床情况下的"抢救"治疗

Modified from Fanouriakis A，Bertsias G：Changing paradigms in the treatment of systemic lupus erythematosus. *Lupus Sci Med* 6（1）：e000310, 2019.

疮和孤立性免疫性血小板减少症两者均有疗效[106]。

在狼疮性肾炎中的应用。 LUNAR 试验在 144 例活动性 PLN 患者中评估了 RTX 和安慰剂的疗效，两组均联用 MMF（3 g/d）[107]。在 52 周时 RTX 组部分缓解率超出 15% 以上，但两组在肾病缓解率方面无统计学差异。与 EXPLORER 试验相似，高强度的基础治疗可能掩盖了 RTX 的真实疗效。相反，一个纳入 300 例活动性 LN 患者的观察性研究显示，尽管联合 GCs 和免疫抑制剂（CYC、MMF 或 AZA）的基础治疗，RTX 仍然显示出疗效[108]。平均 60 周时肾病完全和部分缓解率分别为 40% 和 34%，其中混合 V + Ⅲ / Ⅳ 型或单纯 V 型 LN 的缓解率较低。另一项非随机研究在活动性 PLN 患者中比较了 RTX（第 0、14 天，每次 1000 mg）、MMF（2 ~ 2.5 g/d）或低剂量 IV-CYC（3 g）诱导缓解的疗效，各组均联用 GCs，以 AZA、MMF 或 CsA 作为维持治疗[109]。12 个月时，RTX 组、MMF 组和 IV-CYC 组的肾病缓解率相近（分别为 71%、53% 和 65%）。同一组大量蛋白尿复发的 PLN 患者，接受口服 CYC [1 ~ 2 mg/(kg·d)，持续 3 个月] 或 RTX 诱导缓解，并以 MMF 或 AZA 作为维持治疗[110]。12 个月时 RTX 组蛋白尿缓解率（< 0.5 g/24 hr）为 90%，CYC 组为 71%。在狼疮膜性肾病中，一项多中心回顾性研究报道了 15 例使用 RTX 单药治疗的 LMN 患者，在 12 个月时达到了 58% 的完全缓解率[111]。而 RITUXILUP 研究在 50 例活动性 LN 患者仅使用 IV-MP 冲击（无口服 GCs）联合 RTX 和 MMF 治疗，并在 52 周时获得 86% 缓解率[112]。然而，在获得这些有希望的初步结果后，由于患者招募困难，相关的随机试验提前终止。

虽然上述研究规模较小，且为非随机化设计，仍为 RTX 在复发 / 难治性 LN 治疗中的疗效提供了证据。虽然如此，作为超适应证用药，RTX 可考虑应用于其他药物（CYC、MMF）治疗失败或复发性 LN 患者的治疗。

图 86-1 描述了 SLE 肾外表现的常用治疗药物及其相应证据水平。

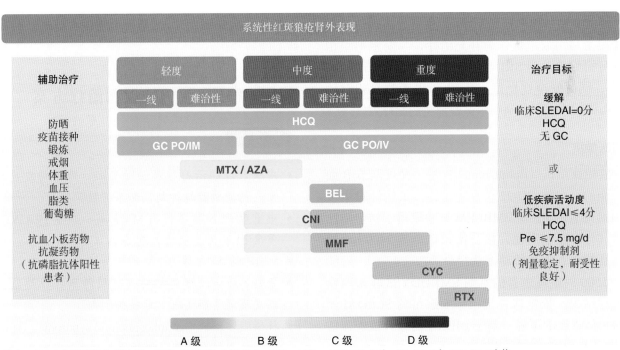

轻度：全身症状/轻度关节炎/皮疹≤9%体表面积/血小板（50~100）×10⁹/L；SLEDAI≤6分；BILAG C或≤BILAG B症状
中度：类风湿关节炎样关节炎/皮疹9%~18%体表面积/皮肤血管炎≤18%体表面积；血小板（20~50）×10⁹/L；浆膜炎；SLEDAI 7~12分；≥2 BILAG症状
重度：危及生命的重要脏器受累（脑炎、脊髓炎、肺炎、肠系膜血管炎；血小板减少症 <20×10⁹/L；血栓性血小板减少性紫癜样疾病或急性噬血细胞综合征；SLEDAI >12分；≥1 BILAG A症状）

图 86-1 依据疾病严重程度分层的 SLE 治疗药物推荐。肾外表现的推荐等级 / 证据级别。aPL，抗磷脂抗体；AZA，硫唑嘌呤；BEL，贝利尤单抗；CNI，钙调磷酸酶抑制剂；CYC，环磷酰胺；GC，糖皮质激素；HCQ，羟氯喹；IM，肌内注射；IV，静脉输注；MMF，霉酚酸酯；MTX，甲氨蝶呤；PO，口服；Pre，泼尼松；RTX，利妥昔单抗；SLEDAI，系统性红斑狼疮疾病活动指数

新型生物制剂和在研疗法

干扰素抑制剂

Ⅰ型干扰素（IFN-α）可打破免疫耐受参与 SLE 的发病机制。以 IFN-α 为靶点的 Sifalimumab（抗 IFN-α 单克隆抗体）、特别是 Anifrolumab（抗 IFN-α 受体亚单位 1 单克隆抗体）在两个Ⅱb期临床试验中取得了令人鼓舞的结果，与安慰剂相比，血清学阳性的中重度 SLE 受试者达到更高的 SRI 应答率[113-114]；基线水平干扰素诱导基因过量表达的患者对 Anifrolumab 有更佳的治疗应答。出乎意料的是，随后的Ⅲ期研究未能成功。与之相仿，另一种抗 IFN-α 的单克隆抗体 Rontalizumab 在Ⅱb期研究中也未能达到主要终点[115]。

乌司奴单抗

乌司奴单抗（Ustekinumab）是一种抗白介素-12/23 的单克隆抗体，获批用于治疗银屑病、银屑病性关节炎和克罗恩病。在一项多中心、随机、安慰剂对照的Ⅱ期试验中，102 例中重度肾外表现的 SLE 患者接受乌司奴单抗作为补充治疗，与安慰剂组相比，乌司奴单抗组 SRI-4 应答率显著提高（62% vs. 33%），同时安全性良好[116]。由于患者数量相对较少，需要后续大型Ⅲ期临床试验证实药物疗效。

依帕珠单抗

依帕珠单抗（Epratuzumab）是一种可调节 B 细胞功能的重组抗 CD-22 单克隆抗体。虽然针对中重度 SLE 患者的Ⅱb期 EMBLEM 试验取得了初步阳性结果（与安慰剂对比，接受依帕珠单抗 2400 mg 累积剂量的患者疾病活动度获得显著改善）[117]，后续纳入 1500 例狼疮患者的Ⅲ期 EMBODY 试验未能获得满意结果。依帕珠单抗组和安慰组的 SLEDAI 评分均相似程度的下降，基于 BILAG 的综合狼疮评估（BICLA）应答率相近[118]。

JAK 激酶抑制剂

巴瑞替尼（Baricitinib）是一种获批用于治疗类风湿关节炎的口服选择性 JAK1 和 JAK2 抑制剂。最近一项为期 24 周的Ⅱb随机试验纳入了 314 例皮肤、关节受累患者，巴瑞替尼组（4 mg/d）关节炎和皮疹改善更明显，SLEDAI 评分下降程度有统计学差异（OR 值 1.8，与安慰剂相比，$P=0.04$）[119]。该研究中，巴瑞替尼的安全性与既往在类风湿关节炎中的研究一致，为未来的Ⅲ期研究开辟了道路。

贝利尤单抗以外的 BAFF 抑制剂

贝利尤单抗的成功后，后续的 BAFF 抑制剂在研发 SLE 新型有效药物的过程中面临了重重挑战。Blisibimod 能选择性抑制可溶性和膜结合性 BAFF。一项Ⅱ期临床试验使用 Blisibimod 200 mg/w 治疗血清学阳性、活动性 SLE 患者，提示 Blisibimod 有助于降低复发率、减量 GCs、降低尿蛋白和改善血清学指标[120]。然而在后续纳入 442 例患者的Ⅲ期 CHABLIS-SC1 试验中，虽然 Blisibimod 组患者可更顺利减量 GC，但研究未达到主要终点（SRI 的更新版）[121]。与此同时，Tabalumab，一种抗 BAFF 的单克隆抗体在两项大型临床试验 ILLUMINATE（均纳入超过 1100 例患者）中显示了互相矛盾的结果。ILLUMINATE Ⅰ 研究未能达到主要终点[122]，而 ILLUMINATE Ⅱ 研究虽在高剂量组达到了主要终点，但在中重度患者中未能达到次要终点[123]。基于上述综合数据，药物的研发随后终止。

特定 SLE 症状的处理和治疗方案

关键点

- 皮肤表现的治疗推荐预防日晒、外用糖皮质激素或钙调磷酸酶抑制剂和系统性抗疟药。
- 中重度 PLN 推荐使用 MMF 或小剂量 IV-CYC；重度 PLN 优先使用大剂量 IV-CYC。
- MMF 或 AZA 作为 LN 的维持治疗。
- 免疫/炎症过程引起的神经精神事件推荐使用糖皮质激素和（或）免疫抑制剂。
- 抗磷脂综合征（antiphospholipid syndrome，APS）推荐使用抗血小板/抗凝治疗。

皮肤黏膜和关节疾病

对于 SLE 所有形式的皮肤受累（包括光敏感），使用防晒措施（广谱防晒霜和防护服）的重要性再如何强调都不为过。吸烟会影响抗疟药对皮肤狼疮的疗效，因此戒烟是必要的[124]。外用 GCs 可减少红斑和鳞屑。外用 CNIs（他克莫司、吡美莫司）也是一种有效的替代方案，特别是对于面部，相比于外用类固醇，CNIs 较少引起皮肤萎缩和酒渣鼻样反应[125]。

皮肤疾病的一线系统性治疗包括抗疟药，单独或与口服中等量 GCs 联合使用[126]。因为对 SLE 有多方面治疗获益，HCQ 是抗疟药中的推荐选择；在治疗应答不全或有视网膜病变证据的情况下，可使用奎纳克林（quinacrine）（在前者情况下，作为 HCQ 的补充治疗），但很多国家无法获得该药[127]。近 40% 的患者对一线治疗无效，这种情况下可加用 MTX，在难治性亚急性皮肤红斑狼疮（subacute cutaneous lupus erythematosus，SCLE）和盘状红斑狼疮的治疗中 MTX 均显示出疗效[128]。其他替代选择还包括视黄酸、氨苯砜和 MMF[129-131]。贝利尤单抗和 RTX 在皮肤黏膜表现中也显示出疗效，但已报道的研究中未对皮肤病变进行有效评估；RTX 对慢性皮肤狼疮的疗效可能欠佳[103,132]。由于沙利度胺具有潜在、不可逆的严重神经毒性，因此应保留性用于重症顽固性 CLE 患者（图 86-2）[133-134]。

对于轻度狼疮关节炎，抗疟药通常治疗有效。在持续性或侵袭性病例中提倡使用 DMARDs，尤其推荐 MTX[27]。对 DMARDs 治疗应答不足的患者可能会从贝利尤单抗治疗中获益，但后者在类似 RA 的严重关节炎患者中疗效欠佳[96]。对于 DMARDs 治疗无效的严重狼疮关节炎或 SLE-RA 重叠综合征患者，可考虑使用 RTX 治疗。

狼疮性肾炎

诱导和维持治疗

目前 LN 治疗措施包括：旨在显著改善疾病活动度（甚至达到缓解）为目标的初始诱导阶段和后续以提高疗效、巩固缓解、预防复发为目标的维持治疗阶段。基于肾脏病理、人口统计学信息、临床和实验室特点进行风险分层，有助于区分出具有不良预后风险的患者，他们可能受益于更积极的治疗（表 86-5）[135]。图 86-3 和表 86-6 总结了 LN 的治疗推荐。

表 86-5　狼疮性肾炎的严重程度定义

增殖性肾炎	
轻度	Ⅲ型肾炎无严重组织学特征（新月体形成，纤维蛋白样坏死）*；低度慢性指数（≤3）；正常肾功能；非肾病范围蛋白尿
中重度	1. 以上定义的轻度疾病伴初始诱导治疗后部分或无缓解，或延迟缓解（>12 个月），或 2. 局灶性增殖性肾炎，有不良组织学特征或反复 Cr 增加≥30%，或 3. 无不良组织学特征的Ⅳ型肾炎
重度	1. 以上定义的中重度但治疗 6～12 个月后无缓解，或 2. 肾功能损害并且纤维蛋白样坏死或 >25% 肾小球有新月体形成的增殖性肾炎，或 3. 混合的膜性和增殖性肾炎，或 4. 有高度慢性指数的增殖性肾炎（慢性指数 >4），或同时有高度活动指数（慢性指数 >3 和活动性指数 >10），或 5. 急进性肾小球肾炎（Cr 在 2～3 个月内成倍增加）
膜性肾病	
轻度	1. 肾功能正常的非肾病范围蛋白尿
中度	2. 目前肾功能正常的肾病范围蛋白尿
重度	3. 目前肾功能不全的肾病范围蛋白尿（Cr 增加 ≥30%）

* 需要考虑到糖皮质激素和（或）免疫抑制剂的治疗可改变尿沉渣情况和组织学特征

Cr，血清肌酐

复发性肾病的治疗

有 30%～50% 中重度 PLN 患者会在达到部分或完全缓解后再次复发[136]。肾病复发表现为活动性尿沉渣和反复 SCr 升高（升高≥30%），并导致不良的肾预后[137]；蛋白尿复发，但肾功能无明显恶化的患者预后相对良好。肾功能不全（Scr > 2 mg/dl）、治疗应答不足和肾活检提示高度慢性活动性病变是肾病复发后进展至 ESRD 的高危因素。肾病复发时应考虑进行重复肾活检，以评估是否发生组织学转化与晚期慢性化病变。

复发肾病的治疗选择包括：① MMF 与 CYC 之间转换[138]；②钙调磷酸酶抑制剂（单用或 MMF 基础上联用）；③ RTX。对于严重肾病复发患者，笔者建议采用积极的细胞毒疗法，每个月 IV-CYC 冲击

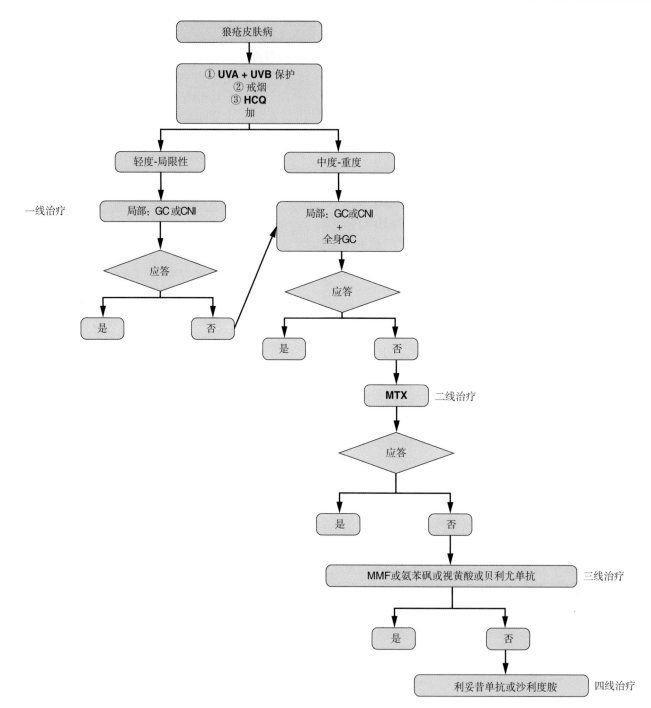

图 86-2　系统性红斑狼疮皮肤表现的治疗推荐。详见正文。CNI，钙调磷酸酶抑制剂；GC，糖皮质激素；HCQ，羟氯喹；MMF，霉酚酸酯；MTX，甲氨蝶呤；UVA/UVB，紫外线 A/B

（如既往未使用过）联合 IV-MP 治疗。

中枢神经系统疾病

　　神经精神性狼疮（neuropsychiatric SLE，NPSLE）是临床治疗上的挑战，神经精神综合征归因模糊，同时缺乏对照试验研究[139]。多学科模式有助于明确神经精神症状病因，将 SLE 与其他病因（感染、恶性肿瘤和其他疾病）相鉴别，需综合考虑危险（"支持"）因素（发病时间和类型、神经系统外疾病活动度、神经影像学异常、脑脊液分析、抗磷脂抗体阳性）和支持其他诊断的混杂因素（图 86-4）[140]。免疫抑制治疗（GCs 单用或联合免疫抑制剂，轻中度患者联用 AZA，重度患者联用 IV-CYC 或 RTX）可

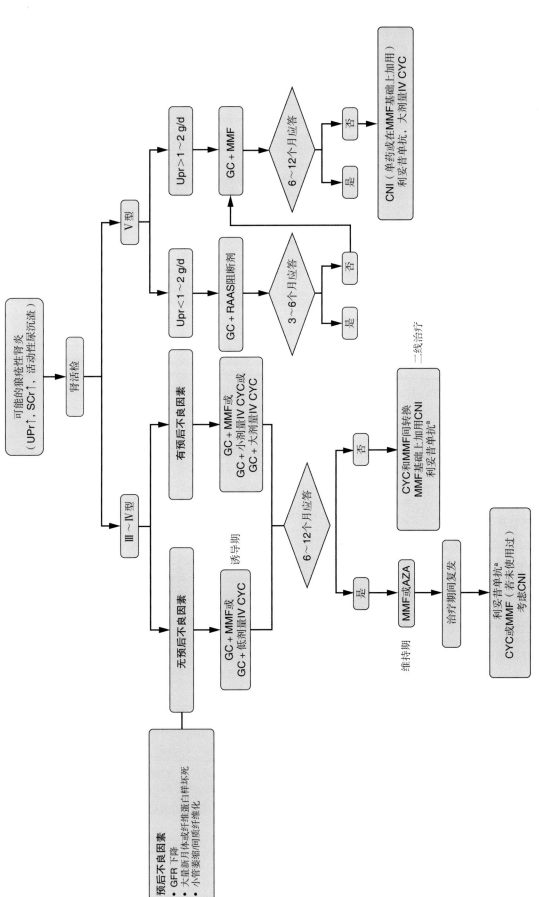

图 86-3　狼疮性肾炎的治疗推荐。在起始治疗的前 3～4 个月评估肾脏反应，改善定义为蛋白尿下降，稳定或增长的肾小球滤过率。所有的诱导治疗包括静脉注射甲泼尼龙（1 g/pulse × 3），随后改口服泼尼松（诱导期前 4 周 0.5～0.6 mg/kg，之后减量）。见表 86-6。AZA，硫唑嘌呤；CNI，钙调磷酸酶抑制剂；IV-CYC，静脉注射环磷酰胺；GFR，肾小球滤过率；MMF，霉酚酸酯；RAAS，肾素 - 血管紧张素 - 醛固酮系统；SCr，血清肌酐；UP，蛋白尿。[a] 尽管随机对照试验提示利妥昔单抗在难治性狼疮治性肾炎中的有效性，非随机机证据提示利妥昔单抗在难治性狼疮治性肾炎中的有效性

表 86-6 狼疮性肾炎的治疗

Ⅰ~Ⅱ型 LN

推荐使用肾素-血管紧张素-醛固酮系统阻断剂

GCs [泼尼松，0.5~1 mg/(kg·d) 持续 4~6 周，后逐渐减量]：用于伴蛋白尿＞1 g/d，活动性尿沉渣，足细胞病的组织学特征或肾外疾病活动的患者。连续 3 天的 IV-MP 冲击可能会加速缓解并减少 GC 使用剂量 [0.5 mg/(kg·d)]

考虑加用免疫抑制治疗 [AZA，1~2 mg/(kg·d)] 可减少类固醇的累积剂量

Ⅲ~Ⅳ（±Ⅴ）型 LN

　初始（诱导）治疗

IV-MP 冲击（750~1000 mg×3 d），随后口服泼尼松 0.5 mg/(kg·d)；当伴有明显肾外狼疮活动时可增加起始剂量

免疫抑制治疗

　小剂量 IV-CYC（每 2 周 500 mg，共 6 次）：白人中重度患者

　MMF（3 g/d，或等效剂量 eMPA）：中重度患者；重度患者二线方案；黑人或西班牙裔更有效

　大剂量 IV-CYC（每个月 0.75~1 g/m² 冲击，共 7 次）：重度患者

　随后（维持）治疗

诱导治疗后病情改善（尿蛋白减少伴稳定或增加的 GFR）的患者可继续维持治疗

　　GCs 逐渐减量：相当于泼尼松隔日 7.5~15 mg

免疫抑制治疗

　　MMF（2 g/d）：MMF 诱导治疗或重度 LN 首选；

　　AZA [2 mg/(kg·d)]：IV-CYC 诱导治疗或计划妊娠时首选

维持治疗疗程：至少 3 年；早期（肾缓解后 18~24 个月以内）减量或停用免疫抑制治疗与复发风险升高相关

Ⅴ型 LN

推荐使用肾素-血管紧张素-醛固酮系统阻断剂

　对于蛋白尿＞1 g/d（尤其肾病范围蛋白尿），GFR 下降的患者，考虑免疫抑制剂治疗

　初始（诱导）治疗

　口服泼尼松 0.5 mg/(kg·d)；重度患者考虑初始 IV-MP 冲击治疗（750~1000 mg×3 d）

　免疫抑制治疗

　　MMF（3 g/d，或等效剂量 eMPA）：中重度或重度

　　CNIs（环孢素 A、他克莫司）：轻度或中重度患者

　　大剂量 IV-CYC（每个月 0.75~1 g/m² 冲击，共 7 次）：中重度或重度患者

　随后（维持）治疗

　诱导治疗后病情改善（尿蛋白减少伴稳定或增加的 GFR）的患者应继续维持治疗

　GCs 逐渐减量：相当于泼尼松隔日 7.5~15 mg

　免疫抑制治疗

　　MMF（2 g/d）：MMF 诱导治疗时首选；中重度或重度患者

　　CNIs（环孢素 A、他克莫司）：轻度或中重度患者；慎重考虑高血压、神经毒性或

　代谢性不良反应的风险

治疗目标和难治性疾病

治疗 6 个月时早期缓解（定义为 Cr 水平正常化伴尿蛋白降低 ≥ 50% 或 ＜ 1 g/d）是良好长期肾预后的预测因素[220-221]

若最初 3~4 个月治疗后肾功能和蛋白尿水平未改善，或治疗 6~12 个月后未达缓解，应调整/强化治疗方案

显微镜下血尿或非肾病蛋白尿可能无法在数月内清除，平均治疗 1.5~2 年后可达到肾完全缓解 [定义为尿蛋白 ＜ 0.5 g/d 伴 GFR 正常或接近正常（±10%）][222]

当治疗未满 2 年时，因肾疾病未达完全缓解而停止或调整免疫抑制治疗是不合理的，除非出现病情加重 [反复 Cr 升高和（或）蛋白尿增多]

AZA，硫唑嘌呤；Cr，血清肌酐；CYC，环磷酰胺；eMPA，肠溶霉酚酸钠；IV，静脉注射；MMF，霉酚酸酯；MP，甲泼尼龙

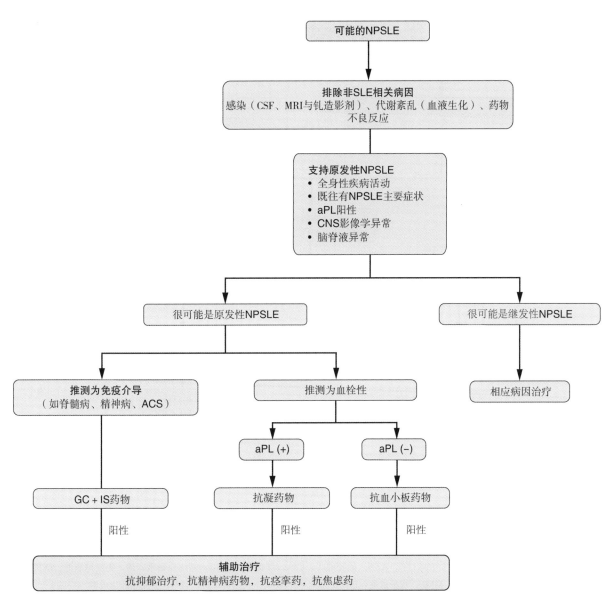

图 86-4　SLE 患者神经精神系统受累的诊断方法与治疗。大脑和（或）脊柱的磁共振成像，包括 T1、T2、FLAIR 和弥漫加权成像序列；ACS，急性意识模糊状态；aPL，抗磷脂抗体；CSF，脑脊液分析；GC，糖皮质激素；IS，免疫抑制的；NPSLE, 神经精神性狼疮

用于治疗免疫 / 炎症过程引起的神经精神事件（如急性意识模糊状态、无菌性脑膜炎、脊髓炎、视神经炎、难治性癫痫症、周围神经病或精神病）或者活动性 SLE 引起的神经精神症状[141-143]。抗凝治疗推荐用于治疗抗磷脂抗体（anti-phospholipid antibodies，aPL）相关的临床事件，特别是血栓性脑血管疾病[144]。如抗磷脂抗体阴性，可使用抗血小板治疗。炎症和血栓这两种病理生理过程有时难以区分，可能在同一患者体内同时存在。对于这种脑血管病和全身疾病活动度共存的患者，可考虑联合使用免疫抑制剂和抗凝 / 抗血栓治疗。

血液系统疾病

　　SLE 患者常出现外周血细胞轻度减少，需进一步完善临床和实验室评估以排除药物和其他继发因素。轻度的血细胞减少只需要定期监测，无需特殊治疗。

　　经常需要免疫抑制治疗的血液系统症状包括血小板减少症和自身免疫性溶血性贫血（autoimmune hemolytic anemia，AIHA）。严重的狼疮性血小板减少症的初始和后续治疗详见图 86-5。当血小板减少症血小板计数 < （20～30）× 10^3/mm³ 或活动性出血时，AIHA 血红蛋白 < 8～9 mg/dl 时建议起始治疗，

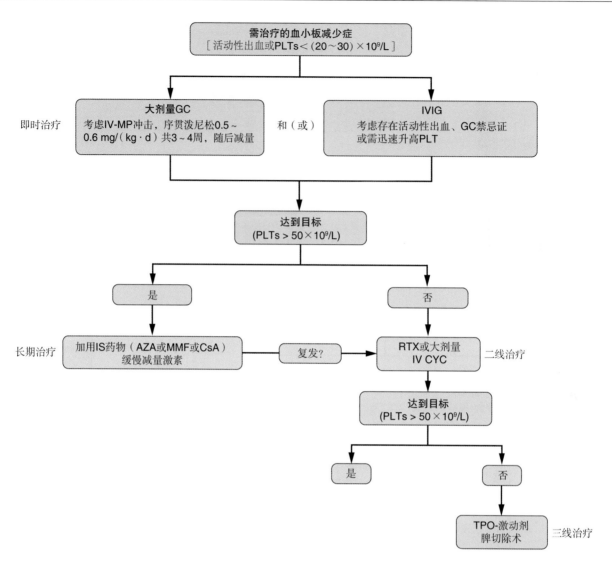

图 86-5 SLE 患者免疫性血小板减少症的治疗。AZA，硫唑嘌呤；CsA，环孢素 A；GC，糖皮质激素；IS，免疫抑制的；IVIG，静脉输注免疫球蛋白；IV MP，静脉输注甲泼尼龙；MMF，霉酚酸酯；PLTs，血小板；RTX，利妥昔单抗；TPO，促血小板生成素

GCs 是治疗的主体药物。治疗初始阶段建议 IV-MP 冲击，并鼓励早期加用激素助减剂（AZA、MMF 或 CsA），以协助激素减量。如急性期治疗 GC 应答欠佳，可考虑使用静脉免疫球蛋白。对于 GC 治疗无效（血小板计数未能上升至 > 50×10⁹/L）或复发的患者，若已经使用过 CYC，可考虑使用 RTX[106,145]。当所有其他治疗方法都失败时，可考虑使用促血小板生成素（thrombopoietin，TPO）受体激动剂或脾切除术[146]。

除 TPO 受体激动剂外，AIHA 的治疗遵循同样的原则。

抗磷脂综合征

aPL [抗心磷脂（aCL）、抗 β_2- 糖蛋白 I（抗 β_2GPI）和狼疮抗凝物（lupus anti-coagulant，LAC）] 在 30% ~ 40% 的 SLE 患者中为阳性，增加患者血栓性事件的风险，导致不良产科结局和不可逆的累积损害[147-148]。出现血管血栓形成和（或）产科并发症，间隔至少 12 周检测 aPL 均为阳性即可确诊抗磷脂综合征[149]。有关 APS 的研究未区分原发性 APS 和 SLE 继发 APS 患者，因此原发性 APS 与 SLE-APS 有相同的治疗原则（抗血小板 / 抗凝，目标 INR），详见第 87 章。

APS 肾病表现为小血管闭塞性肾病，组织学特征表现为血栓性微血管病和慢性血管损伤。在伴有高血压、蛋白尿（亚肾病范围）、血尿和肾功能损伤的 aPL 阳性的患者中应考虑该疾病[150]。这些患者可能从抗血小板或抗凝治疗中获益，但患者进展至 ESRD 仍然常见[151]。在 APS 肾病和炎症性 LN 重叠 APS 相关肾血管损伤的患者中发现了哺乳动物雷帕霉素靶蛋白（mammalian target of rapamycin，mTOR）通路的异常激活，提示靶向 mTOR 通路的药物可能对这些患者有效[152]。

特殊问题：达标治疗、难治性疾病和妊娠

关键点

- SLE 达标治疗的核心在于控制疾病活动、预防复发、减少累积损害、改善预后和提高生活质量
- 妊娠前疾病静止至少 6 个月的 SLE 女性患者拥有最佳妊娠结局。
- 妊娠期间继续使用 HCQ 治疗可改善母婴结局。

SLE 的达标治疗

与类风湿关节炎相似，最近一个国际工作组提出了 SLE 的达标治疗原则[153]。与 RA 不同的是，虽然 SLE 的异质性明显，特定的治疗目标可能适用于所有患者。这些目标包括：①控制疾病活动；②预防疾病复发；③减少不可逆损害累积；④避免药物毒副作用；⑤改善患者生活质量。这些目标联系紧密又相互依赖，建议通过为每个患者量身定制治疗方案来共同实现，而非着眼于单个药物。需要将患者的偏好、年龄、生育潜力、安全性和药物成本纳入考虑范畴以协助治疗方案的制订[154]。

对于疾病活动度的控制，最佳目标应该是所有脏器系统均无活动（反应在 SLEDAI 评分 = 0 分），GC 减量至可能达到的最低剂量和标准维持剂量的免疫抑制剂。然而最近的研究也表明，"低疾病活动性"（low disease activity，LDA）状态也会显著降低未来损害累积的风险[155-157]。狼疮低疾病活动状态（lupus low disease activity state，LLDAS）被定义为 SLEDAI-2K 评分 ≤ 4 分，无主要器官活动，无新发疾病活动，医师整体评估（physician global assessment，PGA，评分 0 ～ 3）≤ 1 分，泼尼松剂量 ≤ 7.5 mg/d，免疫抑制药物剂量合理且耐受良好[158]；为了改善预后，该达标状态需维持相当长的时间（如至少 12 个月）。

难治性 SLE 的治疗

IV-CYC 和 IV-MP 联合治疗长期以来作为大多数危及生命的重度狼疮的治疗首选。MMF 可用于治疗部分病情相对较轻、难治性 SLE 患者，包括亚急性 CLE[131] 和对 CYC 应答不佳的 LN 患者[138]。对标准免疫抑制治疗无效的狼疮患者 CNIs 也显示出疗效[70]，尤其是与 MMF 联用治疗 LN[78,80]。对于中重度肾外表现的患者，贝利尤单抗是标准治疗无效和（或）激素不能减量至可接受剂量（泼尼松 ≤ 7.5 mg/d）时的选择。在多种传统免疫抑制剂均应答不佳的情况下，RTX（作为超适应证疗法）被证实是有效的。例如自身免疫性细胞减少，特别是血小板减少 [完全缓解率（complete response，CR）高达 90%]，炎症性神经精神症状（CR 61%），PLN（CR 51%）和 RA 样关节炎[102,106,159]。对于有 CNS 受累、自身免疫性血小板减少症的这部分患者，IVIG 可作为辅助治疗。自体造血干细胞移植（hematopoietic stem cell transplantation，HSCT）应保留性应用于危重型 SLE 患者，需在具有专业技术资质的中心进行[160]。

妊娠期狼疮的治疗

妊娠可增加疾病活动度和复发率，35% ～ 50% 的狼疮患者在妊娠期间出现明显的疾病活动，但通常为轻度活动[161]。不良母婴结局（包括子痫前期、流产和早产等）的高危因素包括妊娠前 6 个月存在疾病活动、停用 HCQ、LN 病史和存在抗磷脂抗体，特别是狼疮抗凝物[161-162]。妊娠期 SLE 复发的治疗具有挑战性，应在多学科基础上制订治疗方案（表 86-7）。

新生儿狼疮是一种罕见的疾病，发生在母亲有抗 SSA/Ro 和（或）抗 SSB/La 抗体的部分婴儿中。最严重的并发症是新生儿完全性心脏传导阻滞（complete heart block，CHB），在该类妊娠中的发生率约为 2%，死亡率为 20% ～ 30%。如果一名女性已经分娩过患 CHB 的婴儿，再发风险可达 20%[163]。因此所有 SLE 女性患者在计划妊娠前均应筛查抗 Ro/

表 86-7　SLE 患者妊娠管理方案

计划妊娠

　　在每次就诊或调整药物时讨论妊娠意愿

　　根据疾病状况、是否存在特异性自身抗体和使用的药物进行风险分层

　　确保狼疮处于非活动状态至少 6 个月

　　Cr > 2 mg/dl 时劝阻妊娠

　　妊娠期间允许使用的药物：GCs、HCQ、AZA、CsA

监测 aPL 和其他可能与妊娠事件相关的抗体指标（抗 SSA、抗 SSB）

怀孕后

　　监测基线血清学和生化指标（Cr、Alb、尿酸、抗 dsDNA、C3/C4）

　　密切监测血压和蛋白尿。如出现异常，鉴别活动性肾炎与先兆子痫。

　　抗 SSA 和抗 SSB 抗体阳性或先前发生过 CHB 的女性患者，18 ～ 24 孕周间应监测是否出现 CHB

　　存在全身性狼疮活动，活动性尿沉渣和低血清补体支持狼疮性肾炎的诊断

　　对于合并 APS 的患者，考虑联合应用肝素和阿司匹林以降低妊娠丢失和血栓形成的风险。对于存在 aPL 的患者，尽管尚无足够证据支持，仍应考虑给予阿司匹林

Alb，血清白蛋白；aPL，抗磷脂抗体；APS，抗磷脂抗体 / 抗磷脂综合征；AZA，硫唑嘌呤；CHB，先天性心脏传导阻滞；Cr，血清肌酐；CsA，环孢素 A；dsDNA，双链 DNA；GCs，糖皮质激素；HCQ，羟氯喹

La 抗体。最容易发生传导障碍的时期是 18 ～ 26 孕周，在此期间所有抗 Ro/La 阳性的患者应接受每周或 2 周 1 次的胎儿多普勒超声心动图检查以尽早判断是否有传导异常（主要表现为 PR 间期延长）。一旦发生 CHB 则无法逆转[163]。相比之下，一度传导阻滞可在妊娠期确诊后立刻、持续应用氟化 GCs 如地塞米松（4 mg/d）治疗后恢复正常[164]。更重要的是，HCQ可降低新生儿心脏性狼疮再发的风险[155]，近期数据也提示 HCQ 可显著（60%）降低该综合征皮肤表现的风险[19,165]。

　　母乳喂养方面，美国儿科学会（AAP）认为接受 GC 治疗的女性患者可以哺乳，但当泼尼松剂量超过 20 mg/d 的时候，服药和哺乳时间应间隔至少 3 小时。抗疟药和硫唑嘌呤可在哺乳期继续使用；尽管数据有限，环孢素也被认为与母乳喂养兼容。相反，MTX、MMF、来氟米特和 CYC 均为哺乳期禁忌。

并发症

关键点

- 对可能存在感染的 SLE 患者应考虑临床综合征、流行病学暴露史和免疫抑制状态。
- 病情稳定的非活动期 SLE 患者免疫接种是安全、有效且重要的。应用免疫抑制药物或大剂量糖皮质激素的患者禁忌接种活疫苗。
- 对于终末期肾病患者，血液透析可能优于腹膜透析。患者应进行肾移植相关评估。
- 推荐严格遵循一般人群心血管疾病的一级预防指南。

感染和免疫接种

危险因素和一般治疗

　　感染占 SLE 患者全部死亡的 20% ～ 55%。呼吸系统、泌尿道和 CNS 是最常见的感染部位[166]。SLE 合并感染的危险因素分为疾病相关和治疗相关；大剂量 GC 治疗（泼尼松剂量每增加 10 mg/d，重度感染的风险就增加 11 倍）、CYC、MMF 和 RTX 可增加感染风险。除此之外，高疾病活动度、重度白细胞减少、肾脏受累均可增加感染风险[167-170]。应积极防治感染，加强一级预防，早期识别并加以治疗。

　　感染可模拟狼疮复发的表现，对于正在接受免疫抑制治疗的狼疮患者，合并提示感染的症状、体征时，病情评估具有一定难度[171]。支持感染的证据包括寒战、白细胞增多和（或）中性粒细胞增多（尤其在无激素治疗情况下）和 CRP 升高[172]。SLE 患者超敏 C 反应蛋白（high-sensitivity C-reactive protein，hsCRP）检测值 > 6 mg/dl 往往与活动性感染相关（84% 特异性），但临床实践中并不罕见[173]。与之类似，血清降钙素原（procalcitonin，PCT）水平升高也有助于鉴别感染与狼疮复发；一项系统文献综述结果显示 SLE 患者 PCT 水平 ≥ 0.5 μg/L 强烈提示细菌性感染[174]。在等待微生物学结果时，依据临床症状的严重程度和免疫抑制状态加用经验性抗菌治疗（在疑似院内感染时应用广谱抗生素）（图 86-6）。早期识别脓毒血症至关重要，可使用快速序贯器官功能衰

竭评分（quick Sequential Organ Failure Assessment，qSOFA）等评分量表评估患者预后[175]。

免疫接种

疫苗接种虽然理论上存在着诱导多克隆细胞活化从而引起狼疮复发的可能，但被认为是安全的[176]。欧洲抗风湿病联盟（European League Against Rheumatism，EULAR）推荐自身免疫性风湿性疾病患者接种疫苗[177]。应用免疫抑制剂或泼尼松超过 20 mg/d 的患者禁忌接种灭活疫苗［麻疹、腮腺炎、风疹、脊髓

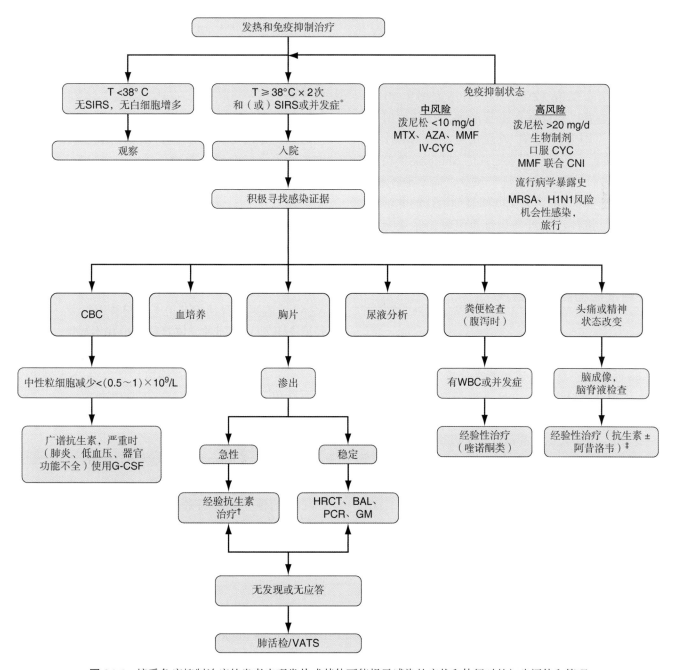

图 86-6　接受免疫抑制治疗的患者出现发热或其他可能提示感染的症状和体征时的初步评估和管理

*全身炎症反应综合征（SIRS）：T ≥ 38℃或 < 36℃，心动过速（心率 > 90 次 / 分），呼吸急促（呼吸频率 > 20 次 / 分），白细胞计数（WBC）> 12 × 10⁹/L；并发症：年龄超过 65 岁，糖尿病，慢性心肺疾病。†，在重度低氧血症或弥漫性肺浸润时考虑经验性治疗肺孢子虫性肺炎。‡，考虑结核或其他机会性中枢神经系统（CNS）感染。AZA，硫唑嘌呤；BAL，支气管肺泡灌洗；CBC，全血细胞计数；CSF，脑脊液；G-CSF，粒细胞集落刺激因子；GM，半乳甘露聚糖检查；H1N1，H1N1 流感病毒；HRCT，高分辨肺部断层扫描；IV-CYC，静注环磷酰胺；MMF，霉酚酸酯；MRSA，耐甲氧西林金黄色葡萄球菌；MTX，甲氨蝶呤；PCR，聚合酶链反应；T，温度；VATS，胸腔镜（Modified from Papadimitraki ED, Bertsias K, Chamilos MD, Boumpas DT: Systemic lupus erythematosus; cytotoxic drugs. In Tsokos G, Buyon JP, Koike T, Lahita RG, editors: *Systemic lupus erythematosus*, ed 5. St. Louis, 2010, Elsevier, pp 1083-1108.）

灰质炎、水痘 - 带状疱疹病毒（varicella-zoster virus，VZV）和牛痘（天花）]。流感疫苗和肺炎链球菌疫苗（包括 13 价肺炎球菌结合疫苗和 23 价肺炎球菌多糖疫苗）均为强制性疫苗，虽然 SLE 患者的血清保护率和血清转换率低于健康人群[178]。疫苗接种优先在疾病静止期内进行。因为人类乳头瘤病毒（human papilloma virus，HPV）疫苗的安全性和持续 HPV 感染导致鳞状上皮内瘤变的风险，HPV 疫苗在青少年狼疮患者中也被推荐[179]。

带状疱疹疫苗（Zostavax）可考虑用于 50 岁以上的狼疮患者，建议在免疫抑制剂治疗开始前至少 14 天，或停用大剂量 GC 或强化免疫抑制治疗至少 1 个月后接种。新型、疗效更强的 Shingrix 疫苗还未在自身免疫性疾病患者中进行试验，尚不推荐使用。对于使用低剂量 GC、无免疫抑制剂治疗的非活动性 SLE 患者，接种乙型肝炎病毒重组疫苗是安全、有效的[180]。使用 GC 可能会导致抗体反应钝化。

慢性肾疾病和终末期肾病

危险因素和透析

最近的一项系统综述和荟萃分析显示在 20 世纪 70 年代至 90 年代之间，LN 进展至 ESRD 的风险逐渐降低（15 年间由超过 30% 降至 22%），随后进入一个平稳期，但令人惊讶的是近年来风险再度升高[181]。V 型 LN 进展至 ESRD 的风险最高。近期另一项研究显示在过去的 20 年中 LN-ESRD 的全因死亡率有所下降，在美国死亡率由 1995—1999 年间的 11.1/100 人年下降至 2010—2014 年的 6.7/100 人年（死亡率风险比 0.51 ~ 0.68，取决于患者种族）[182]。感染和心血管事件是主要的死亡病因，但发病率也相应降低。

ESRD 的临床预测指标包括：基线 GFR 降低、高血压、肾疾病未能缓解，组织学出现纤维蛋白样坏死、纤维性新月体、间质纤维化和肾小管萎缩也与 ESRD 风险升高相关[183,184]。对于肾功能迅速恶化的患者，血液透析期间可继续使用免疫抑制治疗（IV-MP 和 IV-CYC 冲击治疗 0.4 ~ 0.5 g/m^2，透析前 8 ~ 10 小时给药以便药物可被移除）。

SLE 透析患者的 5 年生存率为 80% ~ 90%，与非 SLE 的透析患者相似[185]。血液透析可作为肾替代治疗的首选，特别是仍在使用免疫抑制治疗的患者，

虽然长期非卧床腹膜透析通常被认为是安全的，但感染性并发症（最主要是腹膜炎）的风险增高[186]。对于 Cr 稳定上升到 ≥ 5 mg/dl、无活性尿沉渣、肾活检显示只有瘢痕形成 / 萎缩或肾体积缩小的患者，可考虑停用细胞毒疗法。最近的一项研究提示在肾移植前进行透析的时间（特别是 > 2 年）对生存期可能存在负面影响[187]。然而，至少 3 个月的透析治疗可使部分患者在很长一段时间内恢复足够的肾功能。

肾移植

对于 ESRD 的 SLE 患者，肾移植是一个可行的替代选择，移植物和患者生存率与其他疾病患者相当，种族背景可能会对长期肾存活率造成影响[188,189]。可考虑进行无透析肾移植，该方案具有更好的移植成功率和预后。

尚无前瞻性研究比较 SLE 肾移植后不同免疫抑制剂的作用。CNIs 通常在诱导期（6 ~ 12 个月）使用以预防移植物急性排斥反应[190]。但在维持阶段 CNIs 应减量，并优先使用其他免疫抑制剂（MMF、AZA）。监测性肾活检研究 LN 亚临床复发（通常为轻度 I/II 型）在同种异体肾移植中并不罕见，但很少成为一个重要的临床问题。移植后复发的危险因素包括黑人、女性和活体供者移植[191,192]。APS 与移植后肾血栓和不良移植结局相关，应加用抗凝治疗[193]。

心血管病发病率

SLE 被认为是心血管疾病（cardiovascular disease，CVD）的独立危险因素，传统的危险因素和疾病相关风险因素（如持续的疾病活动、存在 aPL 和使用 GC）共同参与其中[194]。狼疮患者某些生物学标志物如促炎性高密度脂蛋白（high-density lipoprotein，HDL）或超敏 C 反应蛋白水平的升高，与亚临床动脉粥样硬化的替代指标颈动脉内膜中层厚度（carotid intima media thickness，CIMT）之间存在相关性[195]。

推荐 SLE 患者严格监控传统的 CVD 危险因素，遵循一般人群 CVD 的一级预防原则。所有狼疮患者均应使用有效的预测工具评估十年心血管疾病风险。重要的是，因为许多 SLE 患者很年轻，相对风险度相比绝对危险度有更准确的预测价值[196]。戒烟的重要性再如何强调也不为过。高血压应控制在 130/80 mmHg 以下。关于血脂异常，两项有关成人

和儿童 SLE 的 RCT 研究未能显示出阿托伐他汀在 CIMT 和冠状动脉钙化方面的收益[197,198]，因此狼疮的降脂治疗应该遵循一般人群的原则。低剂量阿司匹林可降低 SLE 患者发生 CVD 的风险（一项回顾性研究 HR 0.24）[199]，但最近一些研究对阿司匹林在预防原发性 CVD 的广泛应用提出了质疑，认为显著增加的出血风险很大程度上抵消了阿司匹林的获益[200]。

骨质疏松

持续的疾病活动、性腺毒性药物导致的过早绝经、维生素 D 缺乏和全身性 GCs 的应用均可导致 SLE 患者的骨密度（bone mineral density，BMD）降低[201]。改变生活方式非常重要，如运动摄入、保持正常的体重指数、戒烟以及减少酒精摄入。维生素 D 缺乏（< 20 ng/ml）或不足（< 30 ng/ml）的情况下，推荐补充维生素 D 以维持 25-OH 维生素 D 水平高于 30 ng/ml[202]。

2017 年 ACR 指南对一般人群进行骨折风险分层以预防 GC 诱导的骨质疏松，年龄大于 40 岁的患者需计算 FRAX 评分。如果需要进行治疗，双膦酸盐通常被认为是首选药物[203]。

狼疮中的恶性肿瘤

SLE 患者的恶性肿瘤整体发病风险轻度升高[标准化发病率（standardized incidence ratio，SIR），1.14 ～ 1.28][204,205]。某些类型的恶性肿瘤在 SLE 患者中更为常见，尤其是非霍奇金淋巴瘤（non-Hodgkin's lymphoma，NHL）、宫颈癌和肺癌。免疫抑制治疗、病毒暴露和疾病本身均与肿瘤风险升高相关。

SLE 相关 NHL 最常见的组织学类型为弥漫性大 B 细胞淋巴瘤（SIR，3.6 ～ 4.3），即便在儿童发病病例中[206,207]。霍奇金淋巴瘤（HL）也较为常见（SIR，3.2）。必须高度警惕，积极检查和及时淋巴结活检以早期发现淋巴瘤。

由于 HPV 的清除受损，SLE 女性患者宫颈不典型增生的发生率升高（合并 OR，8.7）[208]。所有 SLE 女性患者均推荐筛查宫颈细胞学和 HPV 检测；对于检测出 HPV DNA 的女性患者每 6 个月检测 1 次宫颈细胞学，其他患者每年复查 1 次即可。年龄小

于 25 岁的女性患者应当接种 HPV 疫苗，与一般人群相同[204,209]。另一方面，SLE 患者患某些非血液系统肿瘤的风险略有降低（乳腺癌、卵巢癌、子宫内膜癌和前列腺：SIRs，0.66 ～ 0.77）[204]。基于上述内容，所有狼疮患者均须采取防治措施降低恶性肿瘤风险（控制疾病、合理使用细胞毒性药物、戒烟和接种 HPV 疫苗）[210]。

女性健康问题

> **关键点**
>
> - 促性腺激素释放激素类似物可降低年轻女性因重度 SLE 接受大剂量 CYC 治疗导致的性腺早衰的发生率。
> - 对大多数 SLE 患者而言，包括激素类药物在内的避孕方法通常是安全的。

卵巢早衰是一种与年龄和剂量相关的大剂量 CYC 治疗的毒副作用，累积剂量超过 10 g 和年龄大于 40 岁的患者风险明显增加。相比之下，欧洲狼疮低剂量 CYC 方案可显著降低性腺毒性风险[30]。青春期后 SLE 女性保留生育能力的措施包括激素类避孕药、促性腺激素释放激素（gonadotropin-releasing hormone，GnRH）拮抗剂、胚胎和卵母细胞冷冻保存[211]。应当考虑患者个人的选择。对于接受大剂量 CYC 治疗的女性患者，笔者推荐采用基于 GnRH 拮抗剂的治疗方案以预防卵巢早衰（表 86-3）[212]。

激素类避孕措施对于大多数病情稳定、非活动期 SLE 患者通常是安全的。两项 RCT 研究未发现在入组时无严重疾病活动的患者复发风险增加，一个系统综述认为大多数避孕方法的收益要超过潜在的风险[213]。然而，aPL 阳性女性应避免采用含激素的避孕方法，因为其增加了血栓的风险。类似地，对于围绝经期 SLE 患者，如病情稳定、抗磷脂抗体阴性，可使用激素替代疗法治疗明显的血管舒缩性更年期症状。另外，对于抗磷脂抗体阳性的患者，使用激素替代疗法应谨慎权衡血栓和 CVD 风险。EULAR 最近发布了 SLE 女性健康相关的建议[214]。

系统性红斑狼疮基于循证和专家共识的建议

由于 SLE 全身性的特点，患者的管理涉及多个医学专科，需要使用多学科的方法。为此 EULAR 发布了涵盖诊断、管理和监控等重要方面的建议[143,214-217]。这些建议是基于循证医学证据和专家共识的综合性建议，不仅面向专科医生，也面向内科医生和初级保健医生。ACR 和泛美风湿病协会联盟（Pan American League of Associations for Rheumatology，PANLAR）也发表了类似的建议[218,219]。

当前趋势和未来展望

近十年来，我们在确定 SLE 危险因素和表型、阐明发病机制和优化治疗方面取得了重大进展。研究开拓了新的发病机制和治疗模式，使整个医学炎症和自身免疫领域获益。新的分类标准使早期诊断和临床研究分类成为可能。除了 B 细胞、T 细胞、细胞代谢和各种效应细胞群等靶点外，对促进 I 型干扰素生成的佐剂样细胞因子的认知也为治疗提供了新的靶点。类似于多发性硬化症，通过新药或药物重定位靶向小胶质细胞代表了神经精神疾病治疗的前沿。激酶抑制剂已在关节炎中取得了可喜成果，未来也终将寻找到治疗狼疮的方法。针对皮肤、关节炎症的靶向 IL-12、IL-17 和 IL-23 的抗细胞因子治疗在无内脏受累的狼疮治疗方面取得了令人鼓舞的结果。狼疮性肾炎，尤其是严重难治性病例，仍在等待重大突破，而神经精神性狼疮已成为近期队列研究的一个重要前沿。另一个前沿则是疲劳感，需要被更好地记录和治疗。对决定疾病易感性的遗传和环境因素（特别是吸烟）的探究，有助于评估个体化风险，阐明引起自身免疫的始发事件。

相比于单基因疾病，狼疮个体化治疗的发展还有待于对易感性更深入的理解。正在进行中的下一代全基因组测序，将在未来数年为阐明基因序列变异和临床表型之间的联系提供更全面的信息。

同时，医疗中增添了新药，新的治疗策略旨在强化治疗以快速诱导缓解，预防复发并减少治疗的毒副作用。最终达成的共识是为患者选择最适合的诱导缓解和维持治疗方案。自从首个生物制剂获批以来，开启了 SLE 靶向治疗领域，其异质性和复杂性正在被

阐明。最重要的是，相比以往人们更清楚地意识到，最佳的长期预后不仅需要治疗疾病本身，控制复发，还应加强并发症管理。最后，SLE 的治疗需要多学科的方法和精湛的内科技能。

Full references for this chapter can be found on ExpertConsult.com.

部分参考文献

1. Steiman AJ, Urowitz MB, Ibanez D, et al.: Prolonged clinical remission in patients with systemic lupus erythematosus, *J Rheumatol* 41(9):1808–1816, 2014.

2. Mok CC, Ho LY, Tse SM, et al.: Prevalence of remission and its effect on damage and quality of life in Chinese patients with systemic lupus erythematosus, *Ann Rheum Dis* 76(8):1420–1425, 2017.

3. Zen M, Iaccarino L, Gatto M, et al.: Prolonged remission in Caucasian patients with SLE: prevalence and outcomes, *Ann Rheum Dis* 74(12):2117–2122, 2015.

4. Tektonidou MG, Lewandowski LB, Hu J, et al.: Survival in adults and children with systemic lupus erythematosus: a systematic review and Bayesian meta-analysis of studies from 1950 to 2016, *Ann Rheum Dis* 76(12):2009–2016, 2017.

5. Yurkovich M, Vostretsova K, Chen W, et al.: Overall and cause-specific mortality in patients with systemic lupus erythematosus: a meta-analysis of observational studies, *Arthritis Care Res (Hoboken)* 66(4):608–616, 2014.

6. Bruce IN, O'Keeffe AG, Farewell V, et al.: Factors associated with damage accrual in patients with systemic lupus erythematosus: results from the Systemic Lupus International Collaborating Clinics (SLICC) Inception Cohort, *Ann Rheum Dis* 74:1706–1713, 2014.

7. Lim LSH, Pullenayegum E, Lim L, et al.: From Childhood to Adulthood: The Trajectory of Damage in Patients With Juvenile-Onset Systemic Lupus Erythematosus, *Arthritis Care Res (Hoboken)* 69(11):1627–1635, 2017.

8. Schmeding A, Schneider M: Fatigue, health-related quality of life and other patient-reported outcomes in systemic lupus erythematosus, *Best Pract Res Clin Rheumatol* 27(3):363–375, 2013.

9. Schneider M, Mosca M, Pego-Reigosa JM, et al.: Understanding remission in real-world lupus patients across five European countries, *Lupus* 25(5):505–512, 2016.

10. Say RE, Thomson R: The importance of patient preferences in treatment decisions–challenges for doctors, *BMJ* 327(7414):542–545, 2003.

11. Fraenkel L, Bogardus S, Concato J: Patient preferences for treatment of lupus nephritis, *Arthritis Rheum* 47(4):421–428, 2002.

12. Zirkzee EJ, Steup-Beekman GM, Schouffoer AA, et al.: Health care in systemic lupus erythematosus (SLE): the patient's perspective, *Clin Rheumatol* 33(9):1279–1287, 2014.

13. Ruiz-Arruza I, Lozano J, Cabezas-Rodriguez I, et al.: Restrictive Use of Oral Glucocorticoids in Systemic Lupus Erythematosus and Prevention of Damage Without Worsening Long-Term Disease Control: An Observational Study, *Arthritis Care Res (Hoboken)*, 2017.

14. Ruiz-Arruza I, Ugarte A, Cabezas-Rodriguez I, et al.: Glucocorticoids and irreversible damage in patients with systemic lupus erythematosus, *Rheumatology (Oxford)* 53(8):1470–1476, 2014.

15. Gladman DD, Urowitz MB, Rahman P, et al.: Accrual of organ damage over time in patients with systemic lupus erythematosus, *J Rheumatol* 30(9):1955–1959, 2003.

16. Thamer M, Hernan MA, Zhang Y, et al.: Prednisone, lupus activity, and permanent organ damage, *J Rheumatol* 36(3):560–564,

2009.

17. Al Sawah S, Zhang X, Zhu B, et al.: Effect of corticosteroid use by dose on the risk of developing organ damage over time in systemic lupus erythematosus-the Hopkins Lupus Cohort, *Lupus Sci Med* 2(1):e000066, 2015.

18. Mok CC, Tse SM, Chan KL, et al.: Effect of immunosuppressive therapies on survival of systemic lupus erythematosus: a propensity score analysis of a longitudinal cohort, *Lupus* 961203317739129, 2017.

21. Petri M: Use of hydroxychloroquine to prevent thrombosis in systemic lupus erythematosus and in antiphospholipid antibody-positive patients, *Curr Rheumatol Rep* 13(1):77–80, 2011.

22. Costedoat-Chalumeau N, Galicier L, Aumaitre O, et al.: Hydroxy-chloroquine in systemic lupus erythematosus: results of a French multicentre controlled trial (PLUS Study), *Ann Rheum Dis* 72(11):1786–1792, 2013.

23. Melles RB, Marmor MF: The risk of toxic retinopathy in patients on long-term hydroxychloroquine therapy, *JAMA Ophthalmol* 132(12):1453–1460, 2014.

24. Kim JW, Kim YY, Lee H, et al.: Risk of Retinal Toxicity in Long-term Users of Hydroxychloroquine, *J Rheumatol* 44(11):1674–1679, 2017.

25. Marmor MF, Kellner U, Lai TY, et al.: Recommendations on Screening for Chloroquine and Hydroxychloroquine Retinopathy (2016 Revision), *Ophthalmology* 123(6):1386–1394, 2016.

26. Fortin PR, Abrahamowicz M, Ferland D, et al.: Steroid-sparing effects of methotrexate in systemic lupus erythematosus: a double-blind, randomized, placebo-controlled trial, *Arthritis Rheum* 59(12):1796–1804, 2008.

27. Sakthiswary R, Suresh E: Methotrexate in systemic lupus erythematosus: a systematic review of its efficacy, *Lupus* 23(3):225–235, 2014.

28. Mayorga J, Alpizar-Rodriguez D, Prieto-Padilla J, et al.: Prevalence of premature ovarian failure in patients with systemic lupus erythematosus, *Lupus* 25(7):675–683, 2016.

30. Tamirou F, Husson SN, Gruson D, et al.: Brief Report: The Euro-Lupus Low-Dose Intravenous Cyclophosphamide Regimen Does Not Impact the Ovarian Reserve, as Measured by Serum Levels of Anti-Mullerian Hormone, *Arthritis Rheumatol* 69(6):1267–1271, 2017.

31. Austin 3rd HA, Klippel JH, Balow JE, et al.: Therapy of lupus nephritis. Controlled trial of prednisone and cytotoxic drugs, *N Engl J Med* 314(10):614–619, 1986.

32. Boumpas DT, Austin 3rd HA, Vaughn EM, et al.: Controlled trial of pulse methylprednisolone versus two regimens of pulse cyclophosphamide in severe lupus nephritis, *Lancet* 340(8822):741–745, 1992.

36. Houssiau FA, Vasconcelos C, D'Cruz D, et al.: Immunosuppressive therapy in lupus nephritis: the Euro-Lupus Nephritis Trial, a randomized trial of low-dose versus high-dose intravenous cyclophosphamide, *Arthritis Rheum* 46(8):2121–2131, 2002.

37. Houssiau FA, Vasconcelos C, D'Cruz D, et al.: The 10-year follow-up data of the Euro-Lupus Nephritis Trial comparing low-dose and high-dose intravenous cyclophosphamide, *Ann Rheum Dis* 69(1):61–64, 2010.

40. Fanouriakis A, Pamfil C, Sidiropoulos P, et al.: Cyclophosphamide in combination with glucocorticoids for severe neuropsychiatric systemic lupus erythematosus: a retrospective, observational two-centre study, *Lupus* 25(6):627–636, 2016.

42. Barile-Fabris L, Ariza-Andraca R, Olguin-Ortega L, et al.: Controlled clinical trial of IV cyclophosphamide versus IV methylprednisolone in severe neurological manifestations in systemic lupus erythematosus, *Ann Rheum Dis* 64(4):620–625, 2005.

45. Arends S, Grootscholten C, Derksen RH, et al.: Long-term follow-up of a randomised controlled trial of azathioprine/methylprednisolone versus cyclophosphamide in patients with proliferative lupus nephritis, *Ann Rheum Dis* 71(6):966–973, 2012.

48. Houssiau FA, D'Cruz D, Sangle S, et al.: Azathioprine versus mycophenolate mofetil for long-term immunosuppression in lupus nephritis: results from the MAINTAIN Nephritis Trial, *Ann Rheum Dis* 69(12):2083–2089, 2010.

49. Tamirou F, D'Cruz D, Sangle S, et al.: Long-term follow-up of the MAINTAIN Nephritis Trial, comparing azathioprine and mycophenolate mofetil as maintenance therapy of lupus nephritis, *Ann Rheum Dis* 75(3):526–531, 2016.

51. Dooley MA, Jayne D, Ginzler EM, et al.: Mycophenolate versus azathioprine as maintenance therapy for lupus nephritis, *N Engl J Med* 365(20):1886–1895, 2011.

52. Palmer SC, Tunnicliffe DJ, Singh-Grewal D, et al.: Induction and Maintenance Immunosuppression Treatment of Proliferative Lupus Nephritis: A Network Meta-analysis of Randomized Trials, *Am J Kidney Dis* 70(3):324–336, 2017.

54. Appel GB, Contreras G, Dooley MA, et al.: Mycophenolate mofetil versus cyclophosphamide for induction treatment of lupus nephritis, *J Am Soc Nephrol* 20(5):1103–1112, 2009.

56. Walsh M, Solomons N, Lisk L, et al.: Mycophenolate mofetil or intravenous cyclophosphamide for lupus nephritis with poor kidney function: a subgroup analysis of the Aspreva Lupus Management Study, *Am J Kidney Dis* 61(5):710–715, 2013.

57. Singh JA, Hossain A, Kotb A, et al.: Treatments for Lupus Nephritis: A Systematic Review and Network Metaanalysis, *J Rheumatol* 43(10):1801–1815, 2016.

58. Radhakrishnan J, Moutzouris DA, Ginzler EM, et al.: Mycophenolate mofetil and intravenous cyclophosphamide are similar as induction therapy for class V lupus nephritis, *Kidney Int* 77(2):152–160, 2010.

60. Ordi-Ros J, Saez-Comet L, Perez-Conesa M, et al.: Enteric-coated mycophenolate sodium versus azathioprine in patients with active systemic lupus erythematosus: a randomised clinical trial, *Ann Rheum Dis* 76(9):1575–1582, 2017.

61. Ginzler EM, Wofsy D, Isenberg D, et al.: Nonrenal disease activity following mycophenolate mofetil or intravenous cyclophosphamide as induction treatment for lupus nephritis: findings in a multicenter, prospective, randomized, open-label, parallel-group clinical trial, *Arthritis Rheum* 62(1):211–221, 2010.

63. Tselios K, Gladman DD, Su J, et al.: Mycophenolate Mofetil in Nonrenal Manifestations of Systemic Lupus Erythematosus: An Observational Cohort Study, *J Rheumatol* 43(3):552–558, 2016.

64. Moroni G, Doria A, Ponticelli C: Cyclosporine (CsA) in lupus nephritis: assessing the evidence, *Nephrol Dial Transplant* 24(1):15–20, 2009.

65. Sheikholeslami M, Hajialilo M, Rasi Hashemi SS, et al.: Low dose cyclosporine A in the treatment of resistant proliferative lupus nephritis, *Mod Rheumatol* 1–7, 2017.

67. Zavada J, Sinikka Pesickova S, Rysava R, et al.: Extended follow-up of the CYCLOFA-LUNE trial comparing two sequential induction and maintenance treatment regimens for proliferative lupus nephritis based either on cyclophosphamide or on cyclosporine A, *Lupus* 23(1):69–74, 2014.

72. Griffiths B, Emery P, Ryan V, et al.: The BILAG multi-centre open randomized controlled trial comparing ciclosporin vs azathioprine in patients with severe SLE, *Rheumatology (Oxford)* 49(4):723–732, 2010.

74. Watanabe H, Yamanaka R, Sada KE, et al.: The efficacy of add-on tacrolimus for minor flare in patients with systemic lupus erythematosus: a retrospective study, *Lupus* 25(1):54–60, 2016.

75. Hannah J, Casian A, D'Cruz D: Tacrolimus use in lupus nephritis: a systematic review and meta-analysis, *Autoimmun Rev* 15(1):93–101, 2016.

76. Li X, Ren H, Zhang Q, et al.: Mycophenolate mofetil or tacrolimus compared with intravenous cyclophosphamide in the induction treatment for active lupus nephritis, *Nephrol Dial Transplant* 27(4):1467–1472, 2012.

79. Mok CC, Ying KY, Yim CW, et al.: Tacrolimus versus mycophenolate mofetil for induction therapy of lupus nephritis: a randomised controlled trial and long-term follow-up, *Ann Rheum Dis* 75(1):30–36, 2016.

80. Yap DY, Ma MK, Mok MM, et al.: Long-term data on tacrolimus

treatment in lupus nephritis, *Rheumatology (Oxford)* 53(12):2232–2237, 2014.

83. Liu Z, Zhang H, Liu Z, et al.: Multitarget therapy for induction treatment of lupus nephritis: a randomized trial, *Ann Intern Med* 162(1):18–26, 2015.

84. Zhang H, Liu Z, Zhou M, et al.: Multitarget Therapy for Maintenance Treatment of Lupus Nephritis, *J Am Soc Nephrol* 28(12):3671–3678, 2017.

86. Sakthiswary R, D'Cruz D: Intravenous immunoglobulin in the therapeutic armamentarium of systemic lupus erythematosus: a systematic review and meta-analysis, *Medicine (Baltimore)* 93(16):e86, 2014.

87. Sherer Y, Kuechler S, Jose Scali J, et al.: Low dose intravenous immunoglobulin in systemic lupus erythematosus: analysis of 62 cases, *Isr Med Assoc J* 10(1):55–57, 2008.

88. Navarra SV, Guzman RM, Gallacher AE, et al.: Efficacy and safety of belimumab in patients with active systemic lupus erythematosus: a randomised, placebo-controlled, phase 3 trial, *Lancet* 377(9767):721–731, 2011.

89. Furie R, Petri M, Zamani O, et al.: A phase III, randomized, placebo-controlled study of belimumab, a monoclonal antibody that inhibits B lymphocyte stimulator, in patients with systemic lupus erythematosus, *Arthritis Rheum* 63(12):3918–3930, 2011.

90. Stohl W, Schwarting A, Okada M, et al.: Efficacy and Safety of Subcutaneous Belimumab in Systemic Lupus Erythematosus: A Fifty-Two-Week Randomized, Double-Blind, Placebo-Controlled Study, *Arthritis Rheumatol* 69(5):1016–1027, 2017.

92. Manzi S, Sanchez-Guerrero J, Merrill JT, et al.: Effects of belimumab, a B lymphocyte stimulator-specific inhibitor, on disease activity across multiple organ domains in patients with systemic lupus erythematosus: combined results from two phase III trials, *Ann Rheum Dis* 71(11):1833–1838, 2012.

95. van Vollenhoven RF, Petri MA, Cervera R, et al.: Belimumab in the treatment of systemic lupus erythematosus: high disease activity predictors of response, *Ann Rheum Dis* 71(8):1343–1349, 2012.

96. Iaccarino L, Bettio S, Reggia R, et al.: Effects of Belimumab on Flare Rate and Expected Damage Progression in Patients With Active Systemic Lupus Erythematosus, *Arthritis Care Res (Hoboken)* 69(1):115–123, 2017.

98. Fanouriakis A, Adamichou C, Koutsoviti S, et al.: Low disease activity-irrespective of serologic status at baseline-associated with reduction of corticosteroid dose and number of flares in patients with systemic lupus erythematosus treated with belimumab: a real-life observational study, *Semin Arthritis Rheum*, 2018.

101. Merrill JT, Neuwelt CM, Wallace DJ, et al.: Efficacy and safety of rituximab in moderately-to-severely active systemic lupus erythematosus: the randomized, double-blind, phase II/III systemic lupus erythematosus evaluation of rituximab trial, *Arthritis Rheum* 62(1):222–233, 2010.

102. Cobo-Ibanez T, Loza-Santamaria E, Pego-Reigosa JM, et al.: Efficacy and safety of rituximab in the treatment of non-renal systemic lupus erythematosus: a systematic review, *Semin Arthritis Rheum* 44(2):175–185, 2014.

104. Iaccarino L, Bartoloni E, Carli L, et al.: Efficacy and safety of off-label use of rituximab in refractory lupus: data from the Italian Multicentre Registry, *Clin Exp Rheumatol* 33(4):449–456, 2015.

106. Serris A, Amoura Z, Canoui-Poitrine F, et al.: Efficacy and safety of rituximab for systemic lupus erythematosus-associated immune cytopenias: a multicenter retrospective cohort study of 71 adults, *Am J Hematol* 93(3):424–429, 2018.

107. Rovin BH, Furie R, Latinis K, et al.: Efficacy and safety of rituximab in patients with active proliferative lupus nephritis: the Lupus Nephritis Assessment with Rituximab study, *Arthritis Rheum* 64(4):1215–1226, 2012.

108. Weidenbusch M, Rommele C, Schrottle A, et al.: Beyond the LUNAR trial. Efficacy of rituximab in refractory lupus nephritis, *Nephrol Dial Transplant* 28(1):106–111, 2013.

109. Moroni G, Raffiotta F, Trezzi B, et al.: Rituximab vs mycophenolate and vs cyclophosphamide pulses for induction therapy of active lupus nephritis: a clinical observational study, *Rheumatology*

(Oxford) 53(9):1570–1577, 2014.

110. Moroni G, Gallelli B, Sinico RA, et al.: Rituximab versus oral cyclophosphamide for treatment of relapses of proliferative lupus nephritis: a clinical observational study, *Ann Rheum Dis* 71(10):1751–1752, 2012.

112. Condon MB, Ashby D, Pepper RJ, et al.: Prospective observational single-centre cohort study to evaluate the effectiveness of treating lupus nephritis with rituximab and mycophenolate mofetil but no oral steroids, *Ann Rheum Dis* 72(8):1280–1286, 2013.

113. Khamashta M, Merrill JT, Werth VP, et al.: Sifalimumab, an anti-interferon-alpha monoclonal antibody, in moderate to severe systemic lupus erythematosus: a randomised, double-blind, placebo-controlled study, *Ann Rheum Dis* 75(11):1909–1916, 2016.

114. Furie R, Khamashta M, Merrill JT, et al.: Anifrolumab, an Anti-Interferon-alpha Receptor Monoclonal Antibody, in Moderate-to-Severe Systemic Lupus Erythematosus, *Arthritis Rheumatol* 69(2):376–386, 2017.

116. van Vollenhoven RF, Hahn BH, Tsokos GC, et al.: Efficacy and safety of ustekinumab, an IL-12 and IL-23 inhibitor, in patients with active systemic lupus erythematosus: results of a multicentre, double-blind, phase 2, randomised, controlled study, *Lancet*, 2018.

118. Clowse ME, Wallace DJ, Furie RA, et al.: Efficacy and safety of epratuzumab in moderately to severely active systemic lupus erythematosus: results from two phase III randomized, double-blind, placebo-controlled trials, *Arthritis Rheumatol* 69:362–375, 2017.

119. Wallace DJ, Furie R, Tanaka Y, et al.: Baricitinib for systemic lupus erythematosus: a double-blind, randomised, placebo-controlled, phase 2 trial, *Lancet* 392(10143):222–231, 2018.

121. Merrill JT, Shanahan WR, Scheinberg M, et al.: Phase III trial results with blisibimod, a selective inhibitor of B-cell activating factor, in subjects with systemic lupus erythematosus (SLE): results from a randomised, double-blind, placebo-controlled trial, *Arthritis Rheumatol* 77:883–889, 2018.

122. Isenberg DA, Petri M, Kalunian K, et al.: Efficacy and safety of subcutaneous tabalumab in patients with systemic lupus erythematosus: results from ILLUMINATE-1, a 52-week, phase III, multicentre, randomised, double-blind, placebo-controlled study, *Ann Rheum Dis* 75(2):323–331, 2016.

123. Merrill JT, van Vollenhoven RF, Buyon JP, et al.: Efficacy and safety of subcutaneous tabalumab, a monoclonal antibody to B-cell activating factor, in patients with systemic lupus erythematosus: results from ILLUMINATE-2, a 52-week, phase III, multicentre, randomised, double-blind, placebo-controlled study, *Ann Rheum Dis* 75(2):332–340, 2016.

126. Chasset F, Bouaziz JD, Costedoat-Chalumeau N, et al.: Efficacy and comparison of antimalarials in cutaneous lupus erythematosus subtypes: a systematic review and meta-analysis, *Br J Dermatol* 177(1):188–196, 2017.

128. Wenzel J, Brahler S, Bauer R, et al.: Efficacy and safety of methotrexate in recalcitrant cutaneous lupus erythematosus: results of a retrospective study in 43 patients, *Br J Dermatol* 153(1):157–162, 2005.

130. Klebes M, Wutte N, Aberer E: Dapsone as Second-Line Treatment for Cutaneous Lupus Erythematosus? A Retrospective Analysis of 34 Patients and a Review of the Literature, *Dermatology* 232(1):91–96, 2016.

133. Chasset F, Tounsi T, Cesbron E, et al.: Efficacy and tolerance profile of thalidomide in cutaneous lupus erythematosus: a systematic review and meta-analysis, *J Am Acad Dermatol* 78(2):342–350.e4. c. 2018.

134. Kuhn A, Aberer E, Bata-Csörgo Z, et al.: S2k guideline for treatment of cutaneous lupus erythematosus—guided by the European Dermatology Forum (EDF) in cooperation with the European Academy of Dermatology and Venereology (EADV), *J Eur Acad Dermatol Venereol* 31(3):389–404, 2017.

138. Rivera F, Mérida E, Illescas ML, et al.: Mycophenolate in refractory and relapsing lupus nephritis, *Am J Nephrol* 40:105–112, 2014.

139. Fanouriakis A, Boumpas DT, Bertsias GK: Pathogenesis and treatment of CNS lupus, *Curr Opin Rheumatol* 25(5):577–583, 2013.

140. Bortoluzzi A, Scire CA, Bombardieri S, et al.: Development and

validation of a new algorithm for attribution of neuropsychiatric events in systemic lupus erythematosus, *Rheumatology (Oxford)* 54(5):891–898, 2015.

141. Fanouriakis A, Pamfil C, Sidiropoulos P, et al.: Cyclophosphamide in combination with glucocorticoids for severe neuropsychiatric systemic lupus erythematosus: a retrospective, observational two-centre study, *Lupus* 25(6):627–636, 2016.

143. Bertsias GK, et al.: EULAR recommendations for the management of systemic lupus erythematosus with neuropsychiatric manifestations: report of a task force of the EULAR standing committee for clinical affairs, *Ann Rheum Dis* 69(12):2074–2082, 2010.

144. Ruiz-Irastorza G, Cuadrado MJ, Ruiz-Arruza I, et al.: Evidence-based recommendations for the prevention and long-term management of thrombosis in antiphospholipid antibody-positive patients: report of a task force at the 13th International Congress on antiphospholipid antibodies, *Lupus* 20(2):206–218, 2011.

147. Conti F, Ceccarelli F, Perricone C, et al.: The chronic damage in systemic lupus erythematosus is driven by flares, glucocorticoids and antiphospholipid antibodies: results from a monocentric cohort, *Lupus* 25(7):719–726, 2016.

151. Wu LH, Yu F, Tan Y, et al.: Inclusion of renal vascular lesions in the 2003 ISN/RPS system for classifying lupus nephritis improves renal outcome predictions, *Kidney Int* 83(4):715–723, 2013.

153. Van Vollenhoven R, Mosca M, Bertsias G, et al.: Treat-to-target in systemic lupus erythematosus: recommendations from an international task force, *Annals of the Rheumatic Diseases* 73:958–967, 2014.

155. Tselios K, Gladman DD, Touma Z, et al.: Clinical remission and low disease activity have comparable outcomes over 10 years in systemic lupus erythematosus, *Arthritis Care Res (Hoboken)*, 2018.

156. Ugarte-Gil MF, Wojdyla D, Pons-Estel GJ, et al.: Remission and Low Disease Activity Status (LDAS) protect lupus patients from damage occurrence: data from a multiethnic, multinational Latin American Lupus Cohort (GLADEL), *Ann Rheum Dis* 76(12):2071–2074, 2017.

157. Zen M, Iaccarino L, Gatto M, et al.: Lupus low disease activity state is associated with a decrease in damage progression in Caucasian patients with SLE, but overlaps with remission, *Ann Rheum Dis* 77(1):104–110, 2018.

158. Franklyn K, Lau CS, Navarra SV, et al.: Definition and initial validation of a Lupus Low Disease Activity State (LLDAS), *Ann Rheum Dis* 75(9):1615–1621, 2016.

160. Alchi B, Jayne D, Labopin M, et al.: Autologous haematopoietic stem cell transplantation for systemic lupus erythematosus: data from the European Group for Blood and Marrow Transplantation registry, *Lupus* 22(3):245–253, 2013.

162. Buyon JP, Kim M, Salmon J: Predictors of pregnancy outcomes in patients with lupus, *Ann Intern Med* 163(3):153–163, 2015.

163. Izmirly P, Saxena P, Buyon JP: Progress in the pathogenesis and treatment of cardiac manifestations of neonatal lupus, *Curr Opin Rheumatol* 29(5):467–472, 2017.

165. Barsalou J, Costedoat-Chalumeau N, Berhanu A, et al.: Effect of in utero hydroxychloroquine exposure on the development of cutaneous neonatal lupus, *Ann Rheum Dis* 77(12):1742–1749, 2018.

167. Singh JA, Hossain A, Kotb A, et al.: Risk of serious infections with immunosuppressive drugs and glucocorticoids for lupus nephritis: a systematic review and network meta-analysis, *BMC Med* 14(1):137, 2016.

169. Rua-Figueroa I, López-Longo FJ, Galindo-Izquierdo M, et al.: Incidence, associated factors and clinical impact of severe infections in a large, multicentric cohort of patients with systemic lupus erythematosus, *Semin Arthritis Rheum* 47(1):38–45, 2017.

170. Hiraki LT, Feldman CH, Marty FM, et al.: Serious infection rates among children with systemic lupus erythematosus enrolled in Medicaid, *Arthritis Care Res (Hoboken)* 69(11):1620–1626, 2017.

171. Ospina FE, Echeverri A, Zambrano D, et al.: Distinguishing infections vs. Flares in systemic lupus erythematosus, *Rheumatology (Oxford)* 56(suppl 1):i46–i54, 2017.

176. Mathian A, Pha M, Amoura Z: Lupus and vaccinations, *Curr Opin Rheumatol* 30(5):465–470, 2018.

178. Puges M, Biscay P, Barnetche T, et al.: Immunogenicity and impact on disease activity of influenza and pneumococcal vaccines in systemic lupus erythematosus: a systematic literature review and meta-analysis, *Rheumatology (Oxford)* 55(9):1664–1672, 2016.

181. Tektonidou MG, Dasgupta A, Ward MM: Risk of end-stage renal disease in patients with lupus nephritis, 1971-2015: a systematic review and Bayesian meta-Analysis, *Arthritis Rheumatol* 68(6):1432–1441, 2016.

182. Jorge A, Wallace ZS, Zhang Y, et al.: All-cause and cause-specific mortality trends of end-stage renal disease due to lupus nephritis from 1995 to 2014, *Arthritis Rheumatol*, 2018.

183. Park DJ, Kang JH, Lee JW, et al.: Risk factors to predict the development of chronic kidney disease in patients with lupus nephritis, *Lupus* 26(11):1139–1148, 2017.

184. Rijnink EC, Teng YKO, Wilhelmus S, et al.: Clinical and histopathologic characteristics associated with renal outcomes in lupus nephritis, *Clin J Am Soc Nephrol* 12(5):734–743, 2017.

188. Ramirez-Sandoval JC, Chavez-Chavez H, Wagner M, et al.: Long-term survival of kidney grafts in lupus nephritis: a Mexican cohort, *Lupus* 27(8):1303–1311, 2018.

189. Gonzalez-Suarez ML, Contreras G: Lower kidney allograft survival in African-Americans compared to Hispanic-Americans with lupus, *Lupus* 26(12):1269–1277, 2017.

191. Çeltİk A, Şen S, Tamer AF, et al.: Recurrent lupus nephritis after transplantation: clinicopathological evaluation with protocol biopsies, *Nephrology (Carlton)* 21(7):601–607, 2016.

194. Gustafsson JT, Svenungsson E: Definitions of and contributions to cardiovascular disease in systemic lupus erythematosus, *Autoimmunity* 47(2):67–76, 2014.

195. Nikpour M, Harvey PJ, Ibanez D, et al.: High-sensitivity C-reactive protein as a marker of cardiovascular risk in systemic lupus erythematosus, *Arthritis Rheum* 64(9):3052–3053, 2012.

197. Petri MA, Kiani AN, Post W, et al.: Lupus Atherosclerosis Prevention Study (LAPS), *Ann Rheum Dis* 70(5):760–765, 2011.

198. Schanberg LE, Sandborg C, Barnhart HX, et al.: Use of atorvastatin in systemic lupus erythematosus in children and adolescents, *Arthritis Rheum* 64(1):285–296, 2012.

199. Iudici M, Fasano S, Gabriele Falcone L, et al.: Low-dose aspirin as primary prophylaxis for cardiovascular events in systemic lupus erythematosus: a long-term retrospective cohort study, *Rheumatology (Oxford)* 55(9):1623–1630, 2016.

201. Salman-Monte TC, Torrente-Segarra V, Vega-Vidal AL, et al.: Bone mineral density and vitamin D status in systemic lupus erythematosus (SLE): a systematic review, *Autoimmun Rev* 16(11):1155–1159, 2017.

203. Buckley L, Guyatt G, Fink HA, et al.: 2017 American College of Rheumatology guideline for the prevention and treatment of glucocorticoid-induced osteoporosis, *Arthritis Rheumatol* 69(8):1521–1537, 2017.

204. Bernatsky S, Ramsey-Goldman R, Labrecque J, et al.: Cancer risk in systemic lupus: an updated international multi-centre cohort study, *J Autoimmun* 42:130–135, 2013.

205. Cao L, Tong H, Xu G, et al.: Systemic lupus erythematosus and malignancy risk: a meta-analysis, *PLoS One* 10(4):e0122964, 2015.

206. Bernatsky S, Ramsey-Goldman R, Joseph L, et al.: Lymphoma risk in systemic lupus: effects of disease activity versus treatment, *Ann Rheum Dis* 73(1):138–142, 2014.

207. Bernatsky S, Clarke AE, Zahedi Niaki O, et al.: Malignancy in pediatric-onset systemic lupus erythematosus, *J Rheumatol* 44(10):1484–1486, 2017.

208. Zard E, Arnaud L, Mathian A, et al.: Increased risk of high grade cervical squamous intraepithelial lesions in systemic lupus erythematosus: a meta-analysis of the literature, *Autoimmun Rev* 13(7):730–735, 2014.

209. Ni J, Qiu LJ, Hu LF, et al.: Lung, liver, prostate, bladder malignancies risk in systemic lupus erythematosus: evidence from a meta-analysis, *Lupus* 23(3):284–292, 2014.

210. Ladouceur A, Bernatsky S, Ramsey-Goldman R, et al.: Managing cancer risk in patients with systemic lupus erythematosus, *Expert Rev Clin Immunol* 14(10):793–802, 2018.

211. Silva CA, Bonfa E, Ostensen M: Maintenance of fertility in patients with rheumatic diseases needing antiinflammatory and immunosuppressive drugs, *Arthritis Care Res (Hoboken)* 62(12):1682–1690, 2010.

212. Marder W, McCune WJ, et al.: Adjunctive GnRH-a treatment attenuates depletion of ovarian reserve associated with cyclophosphamide therapy in premenopausal SLE patients, *Gynecol Endocrinol* 28(8):624–627, 2012.

213. Culwell KR, Curtis KM, del Carmen Cravioto M: Safety of contraceptive method use among women with systemic lupus erythematosus: a systematic review, *Obstet Gynecol* 114(2 Pt 1):341–353, 2009.

214. Andreoli L, Bertsias G, Agmon-Levin N, et al.: EULAR recommendations for women's health and the management of family planning, assisted reproduction, pregnancy and menopause in patients with systemic lupus erythematosus and/or antiphospholipid syndrome, *Ann Rheum Dis* 76(3):476–485, 2017.

215. Bertsias G, Ioannidis JP, Boletis J, et al.: EULAR recommendations for the management of systemic lupus erythematosus. Report of a Task Force of the EULAR Standing Committee for International Clinical Studies Including Therapeutics, *Ann Rheum Dis* 67(2):195–205, 2008.

216. Bertsias GK, Tektonidou M, Amoura Z, et al.: Joint European League Against Rheumatism and European Renal Association-European Dialysis and Transplant Association (EULAR/ERA-EDTA) recommendations for the management of adult and paediatric lupus nephritis, *Ann Rheum Dis* 71(11):1771–1782, 2012.

217. Hahn BH, McMahon M, Wilkinson A, et al.: American College of Rheumatology guidelines for screening, case definition, treatment and management of lupus nephritis, *Arthritis Care Res (Hoboken)* 64(6):797–808, 2012.

219. Pons-Estel BA, Bonfa E, Soriano ER, et al.: First Latin American clinical practice guidelines for the treatment of systemic lupus erythematosus: Latin American Group for the Study of Lupus (GLADEL, Grupo Latino Americano de Estudio del Lupus)-Pan-American League of Associations of Rheumatology (PANLAR), *Ann Rheum Dis* 77(11):1549–1557, 2018.

220. Houssiau FA, Vasconcelos C, D'Cruz D, et al.: Early response to immunosuppressive therapy predicts good renal outcome in lupus nephritis: lessons from long-term followup of patients in the Euro-Lupus Nephritis Trial, *Arthritis Rheum* 50(12):3934–3940, 2004.

221. Korbet SM, Lewis EJ, Collaborative Study Group: Severe lupus nephritis: the predictive value of a >/= 50% reduction in proteinuria at 6 months, *Nephrol Dial Transplant* 28(9):2313–2318, 2013.

222. Touma Z, Urowitz MB, Ibanez D, et al.: Time to recovery from proteinuria in patients with lupus nephritis receiving standard treatment, *J Rheumatol* 41(4):688–697, 2014.

抗磷脂综合征

原著 DORUK ERKAN, JANE E. SALMON, MEDHA BARBHAIYA

刘婷婷 译 杨程德 校

关键点

- 抗磷脂抗体（antiphospholipid antibodies，aPLs）是一组针对血浆中多种磷脂结合蛋白的自身抗体，最常见的是抗 β_2- 糖蛋白 I 抗体。
- 抗磷脂综合征（antiphospholipid syndrome，APS）的临床表现从无症状到动脉 / 静脉血栓到恶性抗磷脂综合征（catastrophic antiphospholipid syndrome，CAPS）。
- APS 患者流产多发生在妊娠 10 周以后（死胎），但也有早于 10 周发生。
- APS 的诊断必须具备特征性的临床表现和 aPLs 持续阳性（间隔至少 12 周检测）。
- 对于如何预防再次血栓形成仍缺乏风险分层策略；高强度抗凝治疗的疗效也缺乏前瞻性对照研究的支持。
- 对于有病理妊娠史的 aPLs 阳性患者，常给予小剂量阿司匹林和肝素预防流产。
- 对于如何预防 aPLs 持续阳性的个体首次血栓形成，仍缺乏风险分层分析；在血栓形成高危期消除可逆性危险因素和采取预防措施仍极为重要，阿司匹林的疗效仍缺乏前瞻性对照研究的支持。
- 对于恶性 APS 患者，常给予抗凝治疗、糖皮质激素、静脉注射免疫球蛋白（intravenous immunoglobulin，IVIG）以及血浆置换的联合治疗。

引言

抗磷脂综合征（antiphospholipid syndrome，APS）的诊断必须同时具备临床表现（血栓形成或病态妊娠）和抗磷脂抗体（antiphospholipid antibodies，aPLs）持续阳性，即通过固相血清学方法测定的 IgG 型或 IgM 型抗心磷脂抗体（anti-cardiolipin antibody，aCL）或抗 β_2- 糖蛋白 I（β_2-glycoprotein I，β_2GP1）阳性及通过凝血试验测定的狼疮抗凝物（lupus anti-coagulant，LA）阳性。1999 年提出的 APS 的 Sapporo 分类诊断标准 [1] 已于 2006 年修订 [2]，见表 87-1；一项旨在制定新的 APS 分类标准的国际多学科协作项目正在进行中 [3]。

未列入 APS 诊断标准的表现可能有助于个体患者的诊断，包括 IgA 型 aCL 及抗 β_2GP1 抗体、心脏瓣膜病、aPL 肾病、血小板减少以及网状青斑（表 87-2）。

APS 可单独存在（原发性 APS），也可继发于系统性红斑狼疮（systemic lupus erythematosus，SLE）或者其他风湿病。aPL 一过性阳性可由药物和感染诱发，而可能并非该综合征 [4]。

流行病学

一过性低滴度的 aCL 可出现在高达 10% 的正常人中 [5-6]，然而，持续的中高滴度 aCL/ 抗 β_2GP1 抗体或 LA 阳性的发生率不到 1%。随着年龄增长，aPL 阳性率有所增加。尽管 10% ~ 40% 的 SLE 患者 [6] 以及约 20% 的类风湿关节炎患者 [7] 可检测到 aPL，但是 APS 的发病率相对较低。

表 87-1 修订的抗磷脂综合征 Sapporo 分类标准

临床标准

1. 血管栓塞 [a]

任何组织或器官的动、静脉或小血管发生血栓 [b] ≥ 1 次 [c]

2. 异常妊娠

　　(a) ≥ 1 次发生于妊娠 10 周或 10 周以上无法解释的形态学正常的胎儿死亡，或

　　(b) ≥ 1 次发生于妊娠 34 周之前因严重的先兆子痫、子痫或者明确的胎盘功能不全 [d]，所致的形态学正常的新生儿早产，或

　　(c) ≥ 3 次连续发生于妊娠 10 周之前的无法解释的自发性流产，必须排除母体解剖或激素异常以及双亲染色体异常

实验室标准

1. 根据国际血栓和止血学会的指南进行检测，血浆中出现狼疮抗凝物，至少两次阳性，每次间隔至少 12 周

2. 用标准 ELISA 在血清或血浆中检测到中 / 高滴度的 IgG/IgM 型 aCL 心磷脂抗体（IgG 型 > 40 GPL，IgM 型 >> 40 MPL，或滴度 > 99 百分位数），至少检测两次，间隔至少 12 周

3. 用标准 ELISA 在血清或血浆中检测到 IgG/IgM 型抗 β_2 糖蛋白 I 抗体（滴度 > 99 百分位数），至少检测两次，间隔至少 12 周

诊断 APS 必须符合至少 1 项临床标准和 1 项实验室标准。APS 的诊断应避免临床表现和 aPL 阳性的间隔时间 < 12 周或 > 5 年。对有过 1 次或者 1 次以上异常妊娠史的患者进行研究时，强烈推荐研究人员将患者按上述 a、b、c 标准进行分层。

[a] 当共存遗传性或获得性血栓形成的因素时也能诊断 APS，但应依据是否存在其他血栓形成的危险因素进行分组。危险因素包括：年龄（男性 > 55 岁，女性 > 65 岁）、存在已知的心血管危险因素（如高血压、糖尿病、低密度脂蛋白升高、高密度脂蛋白胆固醇降低、吸烟、早发心血管病家族史、体重指数 > 30 kg/m²、微量白蛋白尿、估计肾小球滤过率 < 60 ml/min）、遗传性血栓形成倾向、口服避孕药、肾病综合征、恶性肿瘤、失去活动能力和手术。因此，符合 APS 分类标准的患者应按照血栓形成的原因分层

[b] 既往血栓史可以认为是一项临床标准，但血栓必须是经过确切的诊断方法证实，并排除其他可能导致血栓的病因

[c] 浅表静脉血栓不包括在临床标准中

[d] 普遍认可的胎盘功能不全包括：异常或不稳定的胎儿监护试验（如非应激试验阴性）提示胎儿低氧血症；异常的多普勒流量速度分析提示胎儿低氧血症（如脐动脉舒张末期无血流状态）；羊水过少（如羊水指数 ≤ 5cm）；出生体重低于同龄儿平均体重的第 10%

强烈推荐研究者对 APS 患者进行分型：Ⅰ. 1 项以上（任意组合）实验室指标阳性；Ⅱa. 仅狼疮抗凝物阳性；Ⅱb. 仅心磷脂抗体阳性；Ⅱc. 仅抗 β2GPI 抗体阳性

APS，抗磷脂综合征；ELISA，酶联免疫吸附试验

From Miyakis S, Lockshin MD, Atsumi T, et al.: International consensus statement on an update of the classification criteria for definite antiphospholipid syndrome. *J Thromb Haemost* 4：295-306, 2006.

表 87-2 抗磷脂综合征的非特征性表现

临床

网状青斑

血小板减少［通常为 (50 ~ 100) × 10⁹/L］

自身免疫性溶血性贫血

心脏瓣膜病（瓣膜赘生物或增厚）

多发性硬化样综合征、舞蹈症或其他脊髓病

实验室

IgA 型抗心磷脂抗体

IgA 型抗 β_2 糖蛋白 I 抗体

基于数量有限的未设对照及未进行风险分层的研究结果，在 aPL 阳性包括合并其他自身免疫病的患者中，血栓年发生率为 0 ~ 5.3%；然而，在 aPL 阳性而未合并其他自身免疫病或无血栓相关危险因素的患者中，首次血栓形成的年风险相对很低（< 1%/年）[8-9]。aPL 抗体谱（血栓形成的低风险与高风险因素）和患者的临床特征（例如，是否存在其他获得性或遗传性血栓形成风险因素）影响个体血栓形成[10]。

由于缺乏有力的数据，在具有 aPL 相关临床表现而没有自身免疫性疾病的患者中确定高风险 aPL 抗体谱的阳性率较难，但总体 aPL 的阳性率在病理妊娠患者中为 6%，卒中为 14%，小于 50 岁的年轻患者为 17%，心肌梗死为 11%，深静脉血栓形成中有 10%[11-12]。20% 经历过 3 次以上连续流产的患者[13] 以及 14% 有过复发性静脉血栓栓塞疾病患者存在 aPL 阳性[14]。

病因学

　　aPL 激活靶细胞被广泛认为是 APS 发病的驱动力[15-17]。健康人群中可能存在低水平的 aPL；aPL 的生理功能之一可能是参与清除氧化脂质。然而，血栓事件仅偶尔在持续存在 aPL 的患者中发生，并且在实验模型中单独输注 aPL 不能诱导血栓形成[18]。以上现象提示这些抗体的存在对于血栓形成是必要的但并不充分，其他因素可能在 APS 的发展中起重要作用。潜在致病机制如图 87-1 所示。与 aPL 相关的血栓形成的"二次打击"学说指出，首次打击会扰乱内皮细胞功能，在具有潜在遗传易感性的患者中，第二次打击会促进血栓形成[19]。第二次打击或触发因素可能包括环境因素（例如感染、雌激素），炎症（合并其他全身性自身免疫病），生活方式（吸烟、肥胖）和促血栓形成因素（手术、制动、严重内科疾病、恶性肿瘤）。

　　尽管携带高滴度 aPL 的个体可以持续数年无症状，血管损伤和（或）内皮细胞活化可即刻促发该类患者形成血栓。值得一提的是，至少 50% 有血栓史的 APS 患者发生血栓时伴有其他致血栓形成的危险因素[20-21]。此外，有家系研究支持 APS 发病存在遗传易感性，部分可归因于人类白细胞抗原系统（human leukocyte antigen，HLA），其中与 HLA-DR4和 HLA-DRw53 的关联性最强[22-24]。其他基因也可能在 APS 发病机制中发挥作用，包括干扰素调节因子 5（encoding interferon regulatory factor 5，IRF5）及信号转导器和转录激活因子 4（encoding signal transducer and activator of transcription 4，STAT4）[25]。

　　动物模型表明，针对 β_2GPI 的抗体，尤其是针对结构域 I 的抗体，在诱导血栓前状态方面具有明确的作用。细菌或病毒结构与 β_2GPI 之间的分子模拟，以及暴露于感染后 β_2GPI 的构象变化，可能会诱导自身抗体的形成[26-27]。在实验动物模型中，使用病毒肽[28]、细菌肽[29]和异源 β_2GPI[30]被动或主动免疫小鼠可诱导多克隆 aPL 的产生和与 APS 相关的临床事件。靶向凝血酶原和心磷脂（不依赖于 β_2GP1）的抗体也可能增加小鼠血栓形成的风险[31,32]。aPL 能够上调浆细胞样树突状细胞中 Toll 样受体 7 的表达，使这些细胞对配体敏感，从而使自身免疫反应持续并放大[33]。

　　然而，梅毒和非梅毒螺旋体、伯氏疏螺旋体、人类免疫缺陷病毒（HIV）、钩端螺旋体或寄生虫等感染诱导产生的 aPL 通常不依赖辅因子，能与磷脂直接结合[34]。药物（如氯丙嗪、普鲁卡因胺、奎尼丁、苯妥英）和恶性肿瘤（如淋巴增生性疾病）也可诱导产生不依赖 β_2GPI 的 aPL。对于辅因子非依赖性 aPL 是非致病性的这一观点仍具有争议，近期研究表明这些 aPL 在体内也可能增加血栓形成风险[35-36]。相反，需要通过结合 β_2GPI 或其他磷脂结合蛋白从而与带负电荷的磷脂结合的 aPL（如抗心磷脂抗体），为β_2GPI 依赖性 aPL。aPL 作用于靶细胞，细胞内信号分子激活的变化可以决定下游基因表达的变化，从而决定 APS 的临床表型。

发病机制

　　目前的证据表明 aPL 对多种细胞、凝血因子、调节蛋白和炎症介质具有广泛的影响。该过程开始于血小板、内皮细胞、单核细胞、中性粒细胞、成纤维细胞或滋养层细胞的活化或凋亡，在此期间磷脂酰丝氨酸（一种带负电荷的磷脂）从细胞内膜迁移到电中性的细胞外膜。aPLs 的主要抗原并非磷脂，而是血浆中的一种磷脂结合蛋白——β_2GPI。在体内，β_2GPI 与活化或者凋亡细胞（包括滋养层细胞、血小板和内皮细胞）的细胞膜上磷脂酰丝氨酸结合，从而可能在清除凋亡细胞[37]以及生理抗凝中发挥作用[38]。尽管缺乏 β_2GPI 的小鼠具有生育能力，但早期妊娠的成功率受到一定程度的影响。β_2GPI 被认为对于胚胎植入及胎盘形成是必需的[39]。β_2GPI 的缺失在某些系统性红斑狼疮小鼠模型中可以强化自身免疫[40]。β_2GPI 的基因多态性虽影响个体中 aPL 的产生，但与 APS 的发病无明显相关性[41]。含 50 个表达上调基因的基因簇可能影响 aPL 阳性个体的血栓发生[42]。另外，aPL 还靶向其他抗原，包括凝血酶原、膜联蛋白 V、蛋白 C、蛋白 S、高和低分子量激肽原、组织纤维蛋白溶酶原激活剂、凝血因子 VII、凝血因子 XI、凝血因子 XII、补体成分 C4 和补体因子 H[43]。

靶受体和细胞内信号转导

　　aPL 与主要抗原 β_2GPI 的相互作用介导靶细胞活化。循环中的 β_2GPI 与细胞表面带负电荷的磷脂酰丝氨酸结合，进而 aPL 与 β_2GPI 的结合增加了 β_2GPI

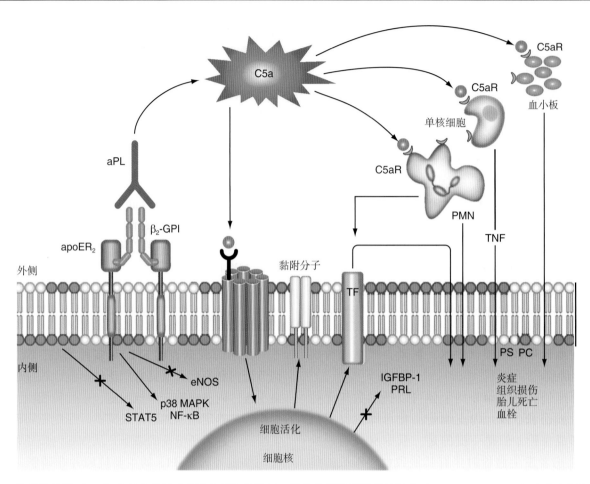

图 87-1　抗磷脂抗体（aPL）介导血栓形成和胎盘损伤的机制。带负电荷的磷脂酰丝氨酸（PS，*yellow circles*）在血小板和内皮细胞的活化或凋亡过程中由细胞膜内侧移行至细胞膜外侧，正常的滋养细胞中也存在这个过程。中性磷脂即磷酸酰胆碱（PC，*red circles*）是未活化细胞膜外侧的主要成分。可能在 β₂GPI 表面受体（如载脂蛋白 ER2′、膜联蛋白 A2、Toll 样受体）介导下，β₂GPI 二聚体与暴露的 PS 结合，进而 aPL 与 β₂GPI 结合，抗原抗体结合后激活补体经典途径并产生补体激活产物 C5a，C5a。①能诱导黏附分子（如细胞内黏附分子 1，ICAM-1）和组织因子（TF）的表达；②激活单核细胞、多形核白细胞（PMN）和血小板，导致促炎症介质的释放 [肿瘤坏死因子（TNF）、血管内皮生长因子受体 -1（VEGFR1）]，造成凝血前状态。核因子 κB（NF-κB）和 p38 丝裂原活化蛋白激酶（p38MAPK）可能参与胞内信号转导。此外，aPL 下调滋养层细胞信号转导蛋白与转录激活因子 5（STAT-5）的表达，减少子宫内膜细胞产生催乳素（PRL）和胰岛素生长因子结合蛋白 -1（IGFBP-1）

对磷脂表面的亲和性[44]。在动物模型中，输注抗 β₂GPI 抗体会增加组织因子的表达，从而激活凝血级联反应[45]。APL 与细胞表面 β₂GPI 的结合上调了促血栓形成细胞黏附分子（如 E- 选择素和组织因子）的表达。值得注意的是，先天缺乏 β₂GPI 的人[46]和敲除 β₂GPI 基因的小鼠表现正常。

目前仍不明确能与 β₂GPI 偶联，并将偶联信号从细胞膜传导至细胞核的受体，而且不同细胞中介导信号转导的受体也可能存在差异。目前认为可能的信号转导膜受体包括细胞表面 Toll 样受体 4（TLR4）、膜联蛋白 A2 和 apoER2（低密度脂蛋白受体超家族成员，也称为脂蛋白受体相关蛋白 8）[47-49]。此外，其

他参与受体也已经被提出，如 TLR2、钙网蛋白和核仁蛋白。ApoER2 与细胞膜上的 β₂GPI 结合[44]。核因子 κB 和 p38 丝裂原活化蛋白激酶可能参与细胞内信号级联放大反应[50,51]。此外，通过下调信号转导蛋白和转录激活因子 5（signal transducer and activator of transcription 5，STAT5）的表达，aPLs 也可抑制胎盘催乳素和胰岛素样生长因子结合蛋白 1 的产生[52]，干扰合体滋养层细胞的形成及滋养层细胞的迁移、侵袭，并可以影响胎盘细胞的凋亡——而上述所有过程为胎盘发挥正常功能所必需。对人类妊娠早期绒毛外滋养层细胞的研究表明，抗 β₂GPI 抗体通过 TLR4 介导触发促炎细胞因子（如 IL-1、IL-7 和 IL-8）的产

生 [53]。其他受体也可能参与其中，但确切的机制尚不清楚。

补体级联激活

aPL 与 β2GPI 二聚体结合后，能激活胞外补体级联反应；C5a 和 aPL 可能通过结合膜表面 C5a 和 β2GPI 受体，促发胞内信号转导；进而募集和活化炎症效应细胞，包括单核细胞、中性粒细胞以及血小板，导致促炎因子释放，如肿瘤坏死因子（TNF）、氧化剂、蛋白酶等，诱导出现血栓前状态 [19,44,54]。

补体介导的内皮和滋养层细胞功能异常部分解释了与 aPL 相关的妊娠并发症和微血栓形成。胎盘血栓形成及 aPL 与蜕膜细胞的相互作用也可能导致妊娠并发症。

在实验动物模型中，aPLs 引起胚胎吸收，并使损伤诱导的静脉和动脉血栓体积增大、持续时间延长 [55,56]。通过抑制补体的活化可阻止 aPLs 诱导的胎儿死亡和血管生成调节异常相关的胎盘发育异常及子痫前期，而 C5 基因敲除小鼠在 aPLs 存在的条件下可以正常妊娠 [57]，表明补体介导的效应机制是 aPL 诱导流产的必要条件。与补体活化和炎症介质如 TNF 的产生相关的炎症反应影响胎盘的发育及血管重塑 [58]。另外，aPL 能够诱导肝素结合表皮生长因子样的生长因子减少，由此导致胎盘缺陷。此外，有研究发现 C4d（一种补体片段和经典补体途径激活的标志物）存在于患有 SLE 和（或）APS 以及先兆子痫的女性患者的胎盘中，而在健康女性的胎盘中是不存在的 [60-62]，这也支持了补体在 APS 相关的不良妊娠结局发生中的作用。

局部血栓形成在妊娠并发症中的作用尚不清楚。实验小鼠中血栓形成也需要补体活化的参与 [57,63]。与对照组小鼠相比，补体因子 C3、C5 和 C6 缺陷的小鼠在注射 aPL 和血管损伤后血栓形成受到抑制 [64]。APS 中的补体激活可能受到 Xa 因子直接抑制剂利伐沙班的调节，最近证据表明，在从华法林治疗转为利伐沙班治疗后，血栓性 APS 患者体内补体活化标志物（如 C3a、C5a、SC5b-9 和 Bb 片段）水平降低 [65,66]。此外，肝素可减弱补体的激活 [67]。

活化蛋白 C 抵抗

尽管 aPL 最常见的抗原靶点是磷脂结合蛋白 β2GPI 和凝血酶原，但在调节凝血和维持血液流动性中起核心作用的抗凝血蛋白 C 通路也可能是 aPL 的关键靶点。活化蛋白 C 抵抗是静脉血栓发生的重要易感因素 [68]。在体外，aPL 诱导活化蛋白 C 抵抗；自身抗体与活化的蛋白 C 竞争性结合磷脂，从而限制了蛋白 C 与其底物的接触 [69]。这种效应在体内的情况尚不清楚。血栓性 APS 患者对重组人活化蛋白 C 和内源性蛋白 C 的激活都有着更强的抵抗性，这表明与更强活化蛋白 C 抗性相关的、且具有高亲和性的抗蛋白 C 抗体，可以作为严重血栓事件的一种标志物 [70]。aPL 诱导的活化蛋白 C 抵抗在 APS 患者静脉血栓栓塞发生中的作用，尚待在动物模型中进行进一步研究。

其他机制

大量研究仍在不断探索 aPL 诱导血栓形成的机制及寻找对应治疗靶点。aPL 介导血栓形成的其他可能机制包括，氧化应激，内皮一氧化氮合成酶的功能受损，糖蛋白 IIb/IIIa 的表达上调，单核细胞中组织因子抑制剂活化减弱，纤维蛋白溶解减少，以及干扰膜联蛋白 V 在抗凝系统中的作用 [19]。中性粒细胞也可能被抗 β2GPI 抗体直接激活，这些抗体识别并结合细胞表面的 β2GPI 抗原，并通过产生活性氧和 TLR4 介导刺激中性粒细胞胞外诱捕网（NET）的形成 [71]。APS 患者体内 NET 的形成增加和循环中低密度粒细胞的增多可能导致 I 型干扰素水平升高 [71]；在 SLE 和子痫前期患者中，也发现 NETs 浸润胎盘绒毛间隙，与炎症和血管改变相关 [72]。微血栓形成，例如 APS 中的血管病变，部分原因可能是内皮细胞上雷帕霉素靶蛋白（the mechanistic target of rapamycin, mTOR）的上调 [73-74]。关于新检测方法的前瞻性研究，包括对抗 β2GP1 结构域 I 和抗磷脂酰丝氨酸 / 凝血酶原抗体（血栓形成的潜在靶点）的研究，可能助于揭示这些抗体介导的重要发病机制。

临床特征

临床表现从无症状的 aPL 阳性（无血栓史或病

态妊娠史）到恶性 APS（数天内发生广泛血栓），程度不一；因此，无法以单一标准对患者进行评估和处理。

血管栓塞

APS 可累及所有脏器、系统。主要临床表现是静脉或动脉血栓及流产（表 87-1）。APS 静脉血栓与其他原因导致的血栓无明显差异，但是较严重、发病年龄较轻、可发生在少见的解剖部位（如 Budd-Chiari 综合征、矢状窦和上肢末端血栓）。恶性 APS 可与其他血栓性微血管病同时发生。同样，动脉血栓除了反复发作、可发生在少见部位、发病年龄较轻外与非 aPL 相关的血栓形成也无差异。APS 最常见的临床表现是深静脉血栓和脑卒中。肾血栓性微血管病变、肾小球毛细血管内皮细胞损伤及肾血管栓塞引起的蛋白尿不伴有细胞尿或低补体血症，可导致严重高血压和（或）肾衰竭[75]。

流产

典型的 APS 患者流产多发生在孕 10 周以后（死胎），也有早于 10 周发生，这些早期流产（< 10 周妊娠）更多见于染色体或其他基因缺陷。APS 患者早孕期妊娠多正常，以后发生胎儿生长缓慢和羊水减少。尽管对于胎盘功能不全的定义仍有争议[76]，在 APS 患者中，因胎盘功能不全引起的胎儿宫内生长受限的发生率也有所升高，为 15% ～ 40%。患者可以发生严重的早发型子痫前期或 HELLP 综合征（溶血、肝酶升高、血小板减少）。

根据一项多中心的前瞻性研究（PROMISSE），在 aPL 阳性患者的妊娠过程中，狼疮抗凝物阳性是孕 12 周以后发生不良妊娠结局的首要危险因素[77]。其他的危险因素还有既往有血栓史和并发 SLE。既往有流产史不是不良妊娠结局的危险因素，但之前的研究表明既往有晚期流产史的患者容易再发流产，上述表现与 aPL 抗体谱无关。

非特异性表现

网状青斑（图 87-2）和血小板减少是 APS 常见

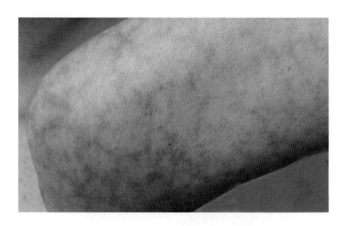

图 87-2　APS 患者的网状青斑表现

的非特异性表现。心瓣膜病 [赘生物和（或）增厚] 是 APS 的晚期表现，其病理机制尚未明确。近期的研究认为 APS 并不是 SLE 相关动脉粥样硬化的危险因素[78]。反复肺动脉栓塞或小血管血栓可能是 APS 患者发生肺动脉高压的原因。极少数 aPL 阳性患者可发生弥漫性肺出血。一些患者可出现注意力不集中、记忆力下降、阵发性头晕等非定位性神经症状。头颅 MRI 常发现在脑室周围白质有小的多发的高密度灶，但与临床症状不一定相关。罕见情况下，高亲和力的抗凝血酶原抗体可能因耗尽凝血酶原而导致出血（狼疮抗凝物 - 低凝血酶原综合征）[79]。

恶性抗磷脂综合征

恶性抗磷脂综合征（catastrophic APS）是一种罕见的突发的威胁生命的并发症，于数天内出现中、小动脉广泛血栓（尽管使用了足量的抗凝治疗），引起脑卒中，心脏、肝、肾上腺、肾和小肠梗死，以及外周组织坏疽[80]。对 220 例恶性 APS 回顾分析发现，154 例肾受累（70%），146 例肺受累（66%），133 例脑受累（60%），115 例心脏受累（52%），以及 104 例皮肤受累（47%）[81]。急性肾上腺功能衰竭可为首发表现。初步诊断标准见表 87.3[80]。患者常有中度血小板减少和其他血栓性微血管病[82]；与溶血性尿毒综合征和血栓性血小板减少性紫癜相比，红细胞破碎较少，纤维裂解产物也无明显升高。肾衰竭和肺出血可发生于部分患者，组织活检示非炎症性血管闭塞。CAPS 的诱发因素可能包括感染、药物、大 / 小外科手术和停用抗凝药。

表 87-3　恶性 APS 的初步分类标准

1. 有 3 个或 3 个以上组织、器官或系统受累 a
2. 症状同时出现或于 1 周内进行性发展
3. 组织病理学证实至少 1 处器官或组织的小血管闭塞 b
4. aPL 阳性（狼疮抗凝物、抗心磷脂抗体或抗 β₂- 糖蛋白 I 抗体）c

确诊恶性 APS

具备以上 4 个标准

可疑恶性 APS

具备标准 2、3、4，并累及 2 个组织、器官或系统

具备标准 1、2、3，但由于患者在疾病发作前未检测抗体或疾病导致早期死亡，未能间隔 6 周重复检测抗体

具备标准 1、2、4

具备标准 1、3、4，抗凝治疗情况下，于首次发作后 1 周至 1 个月内发生血栓事件

a 一般通过适当的影像学检查可发现血管闭塞，而血肌酐升高 50%、严重高血压、蛋白尿或这些表现同时出现时提示肾受累

b 组织病理学必须明确血栓形成的证据，有时还可见血管炎并存的证据

c 根据 APS 初步分类诊断标准，如果患者之前未被诊断为 APS，实验室检测 aPL 必须间隔 6 周 2 次或 2 次以上阳性（不一定为恶性血栓事件发生时）

From Asherson RA，Cervera R，de Groot PG，et al.：Catastrophic antiphospholipid syndrome：International consensus statement on classification criteria and treatment guidelines. *Lupus* 12：530-534，2003.

诊断和诊断性检查

实验室检查

APS 的诊断要求患者具备特征性的临床表现，以及狼疮抗凝物试验阳性或中到高滴度的 IgG 或 IgM 型的抗心磷脂抗体阳性或者抗 β₂GPI 抗体阴性但高度疑似 APS 的患者，需进一步检测 IgA 型抗心磷脂抗体和 IgA 型抗 β₂GPI 抗体。如果 aPL 阳性，还需间隔至少 12 周后重复测试，以排除一过性或无临床意义的抗体或者因感染或者急性血栓导致的假阳性干扰 [5]。如果 aPL 检测阳性距临床表现出现的时间间隔少于 12 周或者多于 5 年，仍不能诊断 APS [2]。尽管 aPL 的阳性率在一般健康人群中接近 10%，但持续性 LA 或中到高滴度 aCL/aβ₂GPI 阳性并不常见。在一篇总结了各文献如何定义 aPL 阳性的综述中，60% 的文献没有对 aCL 进行中高滴度的划分，仅有 30% 文献解释了 aPL 的"持续性" [11,83]。

与抗心磷脂抗体相比，狼疮抗凝物对预示血栓形成特异性较高，但敏感性不高；它与 aPL 相关的血栓形成的相关性更强 [84]。同时，狼疮抗凝物在抗磷脂抗体中对于妊娠并发症的预测价值最高，而抗心磷脂抗体对于妊娠并发症的预测价值是因为它与狼疮抗凝物相关 [77]。然而，已经使用华法林或者肝素进行抗凝治疗的患者可能出现狼疮抗凝物假阳性和假阴性。狼疮抗凝物试验要求以下四个步骤：①磷脂依赖的凝血初筛时间延长，如活化的部分凝血活酶时间、稀释蝰蛇毒时间（轻度异常与 APS 相关性不明显）；②与正常人的乏血小板血浆混合，初筛凝血时间延长不能纠正，证明存在抑制物；③加入过量的磷脂可以缩短或纠正初筛试验的延长，证明磷脂依赖性；④排除临床上其他抑制凝血因素 [85]。约 80% 的狼疮抗凝物阳性患者抗心磷脂抗体阳性，20% 抗心磷脂抗体阳性的患者狼疮抗凝物阳性 [86]。

抗心磷脂抗体酶联免疫吸附试验（ELISA）用于诊断 APS 敏感但不特异 [87]。虽然检测 IgG 和 IgM 型抗心磷脂抗体的 ELISA 方法已经普及并标准化，但是各商业实验室间检测结果仍存在很大差异，尤其是对于 IgA 型抗心磷脂抗体的检测 [88]。低滴度的抗心磷脂抗体或抗 β₂GPI 抗体、一过性的 aPL 与抗磷脂综合征无明确关系。除了用于检测抗心磷脂和抗 β₂GP1 抗体的 ELISA，其余抗体的 ELISA 检测法既未标准化，作为临床疾病预测指标也未经广泛认可，因此没有纳入到更新的 APS 分类标准中 [2]。

单独梅毒试验的假阳性并不能满足实验室标准，但是能提示医生检测前述的抗磷脂抗体，特别是那些既往有 aPL 相关临床表现的患者。

对于静脉栓塞或习惯性流产的患者，应视经济情况和临床倾向性来确定是否同时检测蛋白 C、蛋白 S 和抗凝血酶 III 缺乏以及凝血因子 V Leiden 和凝血酶原的突变，若情况许可建议检测这些项目。对于发生动脉栓塞的患者建议进行高同型半胱氨酸血症的检测。

约 45% 的临床诊断原发 APS 患者可出现抗核抗体和抗 DNA 抗体阳性 [89]。如果不存在系统性红斑狼疮的临床表现，这些抗体阳性并不足以确立 APS 继发于 SLE 的诊断。APS 患者血小板减少一般为中度（> 50×10⁹/L）；当存在 aPL 相关肾病时可出现蛋白尿和肾功能不全。病理检查显示小动脉和肾小球血栓和再通（图 87-3）。低补体血症、红细胞管型、脓尿

并非血栓性微血管病的特征，而往往提示狼疮性肾小球肾炎。无其他并发症的原发 APS 患者红细胞沉降率、血红蛋白、白细胞计数多正常，除非发生急性血栓栓塞。凝血酶原片段 1 和 2 以及其他凝血活化标志物的形成，并不意味着即将发生血栓。

然而，少数具有 APS 典型临床表现的患者，标准内 aPL 始终呈阴性，这表明需要检测新的抗体以提高对 APS 诊断的准确性[90]。第 15 届国际抗磷脂抗体大会中讨论了抗磷脂酰丝氨酸 / 凝血酶原、抗 β_2GP1 结构域 I、IgA 型抗心磷脂和抗 β_2GPI 抗体、APhL 抗体和膜联蛋白 A5 抗性试验作为分类标准外 aPL 协助 APS 诊断[91]。虽然最近的研究数据表明分类标准外 aPL 作为血栓性 APS 的独立危险因素的潜在作用，但考虑到其普及的有限性和检测流程尚未标准化，这些测试目前主要用于科学研究[91-95]。在未来，检测分类标准外 aPL 可能会提高 APS 诊断的敏感性，并有助于预测血栓风险。还需要更多研究以支持将分类标准外 aPL 纳入常规检测。

影像学检查

MRI 可以显示与临床表现一致的血管闭塞和梗死病灶，但除在年轻患者中出现的多发、无其他解释的脑梗死外，其他结果对 APS 诊断无特异性。脑白质中多发的高密度小病灶较为常见，但并不一定提示脑梗死。由于闭塞血管往往太小，低于血管造影和磁共振血管造影的分辨范围，因此只有当临床症状提示有中到大血管的病变时，才具备进行血管造影或 MRI 血管造影的指征。通过超声心动图或心脏 MRI 可在部分患者中发现严重的 Libman-Sacks 心内膜炎和心腔内血栓[96]。

病理学检查

经皮肤、肾和其他组织病理检查，可见各种管径的动脉或静脉血栓性闭塞、急性或慢性血管内皮损伤及相应并发症，以及血管慢性闭塞再通。曾有观点认

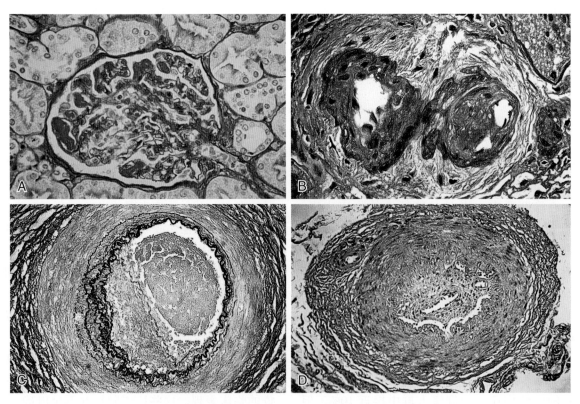

图 87-3　抗磷脂综合征（APS）的肾血栓性微血管病变。A. 原发性 APS 伴镜下血尿和非肾病性蛋白尿的 35 岁女性患者的肾组织活检。肾小球中充满微血栓，导致毛细血管腔闭塞，内皮细胞肿胀。B. 同一患者的肾小动脉病理表现为血栓机化、再通和动脉硬化（过碘酸 Schiff 染色，100×）。C. 患有原发性 APS 的 45 岁男性的尸体解剖标本。可见不同时期机化的血栓，弹力膜完整伴局部增生，中膜增厚（弹力纤维 Verhoeff 染色，100×）。D. 同一患者的中等大小外周动脉。可见机化的血栓再通，严重的内膜纤维增生，中膜肥厚，管腔极度狭窄（HE 染色，75×）（Courtesy Dr. Surya V. Seshan.）

为子宫胎盘功能不全是由于血栓栓塞或螺旋动脉血管病变（动脉粥样硬化、内膜增厚、纤维素样坏死和螺旋动脉生理性改变的缺失）所致[97]。与 APS 小鼠流产模型研究中揭示的炎症在其中发挥重要作用这一结论一致，近期的研究发现患者胎盘存在炎症，特别是巨噬细胞浸润，这些均提示炎症介导患者体内胎盘损伤[98]。APS 患者中发现坏死性血管炎提示合并狼疮或其他结缔组织病。尚无诊断性免疫荧光或电镜表现报道。

鉴别诊断

感染引起的抗心磷脂抗体阳性通常是一过性的，且 IgM 型较 IgG 型常见[99]。一过性 aPL 阳性或低滴度 aCL 不能作为诊断依据。根据抗体是否是 β_2GP1 依赖型，可以区分自身免疫和感染诱发的 aPL。如果一个患者有狼疮或狼疮样疾病、网状青斑或长期血小板减少，aPL 持续阳性，并且伴有 APS 相关的临床表现，通常可以明确 APS 诊断。

由于 ELISA 法检测 aPL 阳性率会随年龄增长而有所增加，且老年患者血管闭塞需要鉴别的疾病谱也较年轻人广泛，因此对 60 岁以上的患者诊断 APS 时尤其要谨慎。持续高滴度 IgG 型抗心磷脂抗体、网状青斑、血小板减少、合并风湿性疾病，以及无其他原因引起的血管闭塞支持 APS 的诊断。

遗传性蛋白 C、蛋白 S、抗凝血酶 Ⅲ 缺乏，以及凝血因子 Ⅴ Leiden（A506G）、凝血酶原（G20210A）和亚甲基四氢叶酸还原酶（methylenetetrahydrofolater eductase，MTHFR，C677T）突变并非流产的常见原因[100]。如无其他可解释症状的并发症，而流产发生在胎儿心脏开始搏动之后（妊娠 10 周后），且妊娠前后多次 aPL 高滴度，胎盘检查显示有血管病变和梗死，则最可能为 APS 引起的流产。发生在 10 周以前的单次流产，且抗心磷脂抗体低滴度阳性，多为胎儿染色体异常、感染、母体激素分泌或解剖学异常所致。

其他独立的凝血障碍会进一步增加 aPL 阳性患者的血栓危险。这些以及其他获得性血栓危险因素（如高血压、糖尿病、肾病综合征、静脉功能不全和制动）也是血栓栓塞性疾病的病因。血栓性血小板减少性紫癜、心源性或血管源性的感染性或无菌性栓子、败血症、高同型半胱氨酸血症、黏液瘤、

Takayasu 动脉炎、结节性多动脉炎和严重的雷诺病等均可导致动脉闭塞。Sneddon 综合征（即卒中和网状青斑，伴或不伴 aPL 阳性）与 APS 之间的关系尚不明确。

恶性 APS 临床表现可以与其他疾病状态相似，或与之同时发生。包括败血症、弥散性血管内凝血、血栓性血小板减少性紫癜、溶血性尿毒综合征、肝素诱导性血小板减少症以及由黏液瘤、心房血栓或动脉粥样硬化斑块所致的弥散性血管栓塞。确诊和可疑的恶性 APS 可通过初步分类标准来定义[80]；但是在真实世界，一些 aPL 阳性并且存在多器官血栓和（或）血栓性微血管病的患者并不能达到这些标准。既往的 APS 诊断和（或）aPL 的持续显著阳性对于恶性 APS 的诊断具有重要意义；然而几乎半数的 CAPS 患者在发病前没有 aPL 阳性史[82]。小血管相继快速闭塞提示弥散性血管内凝血。严重的脑和肾病变提示血栓性血小板减少性紫癜，而肾衰竭和溶血提示为溶血性尿毒综合征。aPL 在患有这些疾病的患者中很少出现。急性肾上腺功能不全强烈提示 APS 或 Waterhouse-Friderichsen 综合征。

治疗

血栓

治疗建议见表 87-4。肝素抗凝用于治疗急性血栓形成。华法林联合或不联合小剂量阿司匹林用于预防再次血栓形成。两项随机对照临床试验表明中等剂量的华法林 [国际标准化比值（international normalized ratio，INR）2～3] 同大剂量华法林（INR 3～4）相比在预防 APS 患者再次发生血栓事件方面的疗效相同[101-102]。对于 aPL 相关的动脉血栓事件抗凝强度仍存在争议，因为在这两项研究中，发生动脉血栓事件的患者数少于总人数的一半。尽管在无风险分层研究的情况下对高风险的定义和处理仍未达成共识，但是临床上对有动脉血栓的 APS 患者往往因考虑再发血栓风险高而给予高强度抗凝治疗，虽然这种高风险的定义仅仅依据临床判断。

对于 aPL 阴性的患者，常规应用阿司匹林预防缺血性脑卒中和短暂性脑缺血发作事件的复发。尽管大部分 aPL 阳性的缺血性卒中患者临床接受华法林治疗，但是 aPL 脑卒中研究（Antiphospholipid

表 87-4　持续抗磷脂抗体阳性个体的治疗建议

临床表现	治疗建议
无症状者	可考虑不治疗[a]
静脉血栓	华法林 INR 目标值 2.5 ~ 3[a]
动脉血栓	华法林 INR 目标值 2.5 ~ 3[a]
复发血栓	华法林 INR 目标值 3 ~ 4 加 / 不加低剂量阿司匹林
妊娠	
初次妊娠	可考虑不治疗[b]
1 次孕 10 周前流产	可考虑不治疗[b]
≥ 1 次死胎（孕 10 周后）或 ≥ 3 次早期流产（孕 10 周前），无血栓事件	孕期全程使用预防剂量肝素[c] 加小剂量阿司匹林，至产后 6 ~ 12 周
孕期出现血栓事件（无论既往妊娠史）	孕期全程使用治疗剂量肝素[d] 或小剂量阿司匹林，产后更换为华法林治疗
心脏瓣膜结节或畸形	暂无有效治疗方案；若证实栓塞或心内栓子，则予以足量抗凝治疗
血小板减少 > 50×10⁹/L	可考虑不治疗
血小板减少 < 50×10⁹/L	泼尼松，IVIG，利妥昔单抗
恶性抗磷脂综合征	抗凝治疗 + 糖皮质激素 +IVIG 或血浆置换

[a] 伴有多种非抗磷脂抗体相关的心 - 血管危险因素的高危患者建议阿司匹林（81 mg/d）治疗

[b] 建议阿司匹林 81 mg/d 治疗

[c] 依诺肝素 0.5 mg/kg 皮下注射，每天 1 次

[d] 依诺肝素 1 mg/kg 皮下注射，每天 2 次或 1.5 mg/kg 皮下注射，每天 1 次

INR，国际标准化比值；IVIG，静脉注射用丙种球蛋白

Antibody in Stroke Study，APASS）指出，在已排除房颤和血管重度狭窄的 aPL 阳性患者中，阿司匹林同华法林（目标 INR 2.2）在预防再发血栓与严重出血并发症方面疗效相同[103]。APASS 研究的结论可能并不适用于常规定义的 APS 患者，因为其所选取的试验患者平均年龄远高于一般的 APS 患者群体。另外，该研究只在试验入组时检测过一次 aPL，且将患者分配到 aCL 阳性组的滴度临界值很低。然而，对于年龄较大的只有低滴度 aCL 阳性和仅有一次脑卒中的患者而言，阿司匹林仍是一个选择。

有些患者需要大于预期剂量的肝素和华法林以达到抗凝效果。但是部分患者因存在狼疮抗凝物使 INR

结果变得不可靠[104]。这些 INR 水平经常波动的患者尽管 INR 在治疗范围内但仍有可能出现血栓事件，这时可通过检测抗 Xa 因子活性或其他合适的手段进行监测。

经规范抗凝治疗仍发生血栓的患者，可以考虑额外给予阿司匹林（81 ~ 325 mg/d）治疗。来自体外和（或）动物模型实验和狼疮患者的临床证据表明，羟氯喹可能降低血栓的发生率；同样，实验证据表明，他汀类药物会干扰 aPL 介导的血栓形成[105]。但是，仍需要进一步对照研究证实羟氯喹和他汀类药物在 aPL 阳性患者中的治疗作用。糖皮质激素在治疗 APS 中尚无确切作用，但可用于治疗伴有其他自身免疫病的 APS 患者。对于严重血小板减少、溶血性贫血以及恶性 APS 患者常经验性给予大剂量糖皮质激素治疗[106]。

尚无对照研究探讨氯吡格雷、己酮可可碱、阿司匹林、双嘧达莫、阿加曲班、水蛭素和其他新型抗凝剂在 APS 患者中的治疗作用。口服直接凝血酶抑制剂或 Xa 因子抑制剂广泛用于预防膝、髋关节置换手术患者血栓形成、治疗静脉血栓事件，及房颤患者的卒中预防。多项回顾性临床病例研究报道了 APS 患者服用直接口服抗凝剂预防再次血栓形成的疗效，然而其临床疗效尚存在争议[107]。

两项随机对照临床研究评估了利伐沙班在 APS 患者中的疗效。利伐沙班 -APS 研究（The Rivaroxaban APS trial，RAPS）旨在评估直接口服抗凝剂对于既往发生过静脉血栓栓塞的 APS 患者中预防再次血栓形成的疗效。主要终点为从随机分组开始至第 42 天内源性凝血酶潜能变化的百分比，与华法林治疗组相比，非劣效性设置为小于 20%[65]。RAPS 研究未达到主要终点（达到非劣效阈值）。最近完成的另一项利伐沙班 -APS 研究（Trial on Rivaroxaban in APS，TRAPS）评估了利伐沙班与华法林在高风险 APS 患者（伴有 3 种抗磷脂抗体同时阳性）及既发生过静脉血栓又发生过动脉血栓的 APS 患者中的疗效[108]。TRAPS 研究旨在比较利伐沙班与华法林治疗该患者群体的有效性及安全性，然而由于利伐沙班组动脉血栓栓塞和出血事件过多，该项试验提前终止。尽管尚需更多的研究探索利伐沙班对于 APS 治疗的有效性及安全性，依据现有的证据，利伐沙班对于 APS 治疗的风险大于获益，因此目前不推荐利伐沙班用于治疗 APS 患者。有几项正在进行的随机对照试验评

估其他口服抗凝剂对于 APS 患者二次血栓发生的预防疗效。其中一项研究为探索阿哌沙班对于 APS 患者二次血栓发生的预防疗效的研究（Apixaban for the Secondary Prevention of Thrombosis Among Patients With Antiphospholipid Syndrome，ASTRO- APS trial），这是一项前瞻性、随机、开放标签、盲法终点临床试验，旨在比较 APS 患者在接受阿哌沙班与低剂量华法林治疗下的血栓风险[109]。

第 15 届国际抗磷脂抗体大会中指出目前尚无足够的证据就 APS 患者使用直接口服抗凝剂提出建议。RAPS 试验表明，利伐沙班对于既往有过一次静脉血栓事件目前需要标准强度抗凝治疗的 APS 患者是有效的，但这需要以临床事件为终点的临床研究的结果加以确认。水蛭素和磺达肝癸钠都不能使补体失活，也不能阻止 APS 的实验小鼠流产，所以它们可能对患者也无效。临床经验表明溶栓药对急性血栓形成无效，因为很快会再次发生血栓。

基于目前回顾性非风险分层分析的研究表明，有过血栓事件的 APS 患者应该终身应用抗凝药[110]。然而，最近研究发现许多血栓事件是有诱因的，所以血栓预防治疗工作组建议针对第一次静脉血栓事件，aPL 滴度低且诱因已知的患者可以在抗凝治疗 3 ~ 6 个月后停止抗凝[111]。

病理妊娠

既往因 APS 而有过流产史的 aPL 阳性的女性，再次妊娠时可以使用肝素抗凝。由于华法林具有致畸性，在美国，妊娠时只能使用普通肝素或低分子肝素；而在其他国家，妊娠 3 个月后使用华法林已逐渐被接受[112]。目前大部分医生更倾向于使用低分子肝素，因为可以降低血小板减少和骨质疏松的风险。

有过孕 10 周后流产史的 APS 患者应使用预防剂量肝素（依诺肝素 30 ~ 40 mg，每日 1 次，皮下注射），并联合使用小剂量阿司匹林；这样可以使胎儿存活率从 50%（未治疗）升至 80%[113-114]。既往有过血栓事件的 APS 患者妊娠期必须孕期全程使用治疗剂量抗凝治疗（依诺肝素 1 mg/kg，每日 2 次，皮下注射；或依诺肝素 1.5 mg/kg，每日 1 次，皮下注射），这是因为妊娠期间和产后再发血栓的风险显著增高。即使经过治疗，仍可能发生早产及胎儿生长受限。尚不清楚氯吡格雷和其他新型抗凝药是否可用于妊娠，但是，对那些肝素治疗无效的患者，应考虑使用静脉注射免疫球蛋白（IVIG）和羟氯喹治疗。

既往有血栓史的 aPL 阳性女性，在怀孕前将华法林更换为肝素或低分子肝素。无血栓史的 aPL 阳性女性，则在确认怀孕后开始肝素治疗，持续到预产期前 48 小时（以便进行硬膜外麻醉），产后继续使用 8 ~ 12 周。一些医生建议怀孕前开始使用肝素治疗，但疗效未经过临床试验证实，并且还应考虑到长时间使用肝素治疗的风险。虽然在一系列已发表的研究中患者进行肝素治疗时加用小剂量阿司匹林，但尚不明确额外加用阿司匹林的益处。

鉴于产后血栓风险，应继续抗凝治疗至产后 8 ~ 12 周，然后逐渐减量至停药。如果患者想更换药物，产后 1 ~ 2 周肝素可改成华法林。使用肝素和华法林治疗期间都可进行哺乳。

aPL 阳性的初次妊娠的女性患者或有过极早期流产史的女性患者以及 aPL 为一过性或低滴度的女性患者，是否需要在妊娠时进行治疗仍不明确。即便如此，对于此类患者一般使用小剂量阿司匹林。

无症状 aPL 阳性者

有少数人群持续数十年 aPL 阳性而无临床症状，而一个无症状者最终发展成 APS 的概率很低。[115]

无症状 aPL 阳性者不必预防性抗凝治疗。对于那些持续中到高滴度 aPL 无症状者，应告知检测异常的意义和有关注意事项。消除反复血栓的危险因素和血栓高危期的预防至关重要的。低剂量阿司匹林对原发性血栓预防的保护作用尚未得到前瞻性或随机对照数据的支持。最近的一项 meta 分析显示，在无症状 aPL 携带者、SLE 患者或产科 APS 患者中，低剂量阿司匹林可降低首次血栓形成的风险[116]。然而，仅考虑前瞻性研究或方法学质量最好的研究，在唯一一项随机、双盲、安慰剂对照试验中并没有观察到显著的降低风险，低剂量阿司匹林（81 mg）在持续无症状 aPL 阳性者预防首次血栓发作方面似乎并不优于安慰剂；首次血栓形成的发生率相对较低[10]。目前尚无临床试验评价直接口服抗凝剂对 aPL 阳性患者的一级预防作用，因此不推荐使用这些药物。

羟氯喹在 aPL 阳性患者中可能具有保护机制，包括保护内皮表面，降低 aPL 与胎盘滋养细胞结合，以及调节炎症[117-119]。虽然羟氯喹似乎对 aPL 阳性 SLE 患者血栓形成有保护作用，但其在无系统性自身免疫性疾病的 aPL 阳性患者中的作用仍不确定。在 APS 患者中，他汀类药物下调了炎症和血栓前生物学标志物，并且可能在具有较高心血管疾病风险的 APS 阳性个体中发挥作用。

研究人员开发了两种风险分层工具来预测 aPL 阳性患者的血栓形成和产科风险：抗磷脂评分（aPL-S）和总体 APS 评分（GAPSS）[120,121]，这两种工具均来自系统性自身免疫性疾病患者的回顾性队列，纳入非标准 aPL 作为评分的一部分。aPL-S 量化了与各种 aPL 相关的风险，并为每个测试分配了点。GAPSS 不仅量化与 aPL 相关的风险，还在其评分模型中纳入心血管危险因素（高血压和高脂血症），以量化血栓和产科事件的风险。最近的验证研究发现，较高的 aPL-S 和 GAPSS 评分与血栓相关[122-125]。然而，需要在多样化的无症状持续 aPL 阳性个体中进行进一步的前瞻性验证，以检验他们的真实临床表现。目前，它们在这一人群中的临床效用仍不确定。

虽然诱发狼疮的药物（肼屈嗪、苯妥英）也可能诱发 aPL，但如果没有替代药物，它们也可以用于 aPL 患者。促进血栓形成的药物（雌激素和含雌激素的口服避孕药）目前被认为是不安全的，即使是用于偶然发现有高滴度抗体的无症状女性。目前并没有建议在所有正常女性服用此类药物前都需要检测抗体，但对那些有家族史或有风湿病临床表现如网状青斑、梅毒生物试验假阳性、血小板轻度减少的女性，一定要特别谨慎并进行进一步检查。目前还没有可靠的信息表明单纯孕激素避孕、避孕后晨间避孕、雷洛昔芬、溴隐亭或亮丙瑞林在 APS 患者中的安全性。一项对接受人工生殖技术（体外受精）的妇女进行的小型回顾性研究表明没有血栓事件发生[126]。

有非特异症状 aPL 阳性者

有些 aPL 阳性患者主诉有头晕、意识不清、非特异性视力障碍、极早期流产等非特异性症状。对于此类患者尚无统一的治疗。鉴于足量抗凝出血的风险很大，许多医生使用小剂量阿司匹林（81 mg）、羟氯喹或二者合用，但目前尚未有已发表的数据支持和否定此类建议。

根据 APS 发病的可能机制，有些医生认为应对网状青斑、血小板减少、下肢溃疡、APL 肾病或瓣膜病的患者进行抗凝，但目前疗效不明。一项小样本、描述性、横断面研究提示利妥昔单抗可引起 B 细胞耗竭，可用于治疗 APS 患者难治性血小板减少和皮肤溃疡[127]。正在进行一项开放标签 IIa 期描述性临床试验，评估利妥昔单抗在不符合确诊标准和（或）具有抗凝疗效不佳的 APS 患者中的疗效及安全性，结果证明利妥昔单抗虽然没有导致 aPL 抗体的显著变化，但是可以改善一些标准外的临床表现[128]。

恶性 APS

恶性 APS 通常突然发生，可迅速危及生命。早期诊断非常困难，尤其对于没有 APS 病史的患者。早期诊断十分重要，因为相对于其他原因的多器官功能衰竭综合征，该病的治疗包括抗凝和糖皮质激素联合多次血浆置换、静脉注射免疫球蛋白、在极端情况下可使用环磷酰胺或利妥昔单抗[129]。有个案报道一例 APS 患者肾移植后出现血栓性微血管病，在使用依库丽单抗（补体攻膜复合物抑制剂）治疗后病情得到改善[130]。另一项研究报道了一例对多种药物（包括抗凝、免疫抑制、血浆置换和利妥昔单抗）抵抗的恶性 APS 患者，使用依库丽单抗治疗后，阻断了进展中的血栓并且逆转了血小板减少[131]。

有临床症状而 aPL 阴性者

部分患者临床表现符合 APS 分类标准，但 aCL、狼疮抗凝物、抗 β_2- 糖蛋白 I 抗体为阴性，须寻找其他引起血栓的原因。即使患者合并存在风湿病，aPL 也不一定是引起反复血栓栓塞和流产的原因。SLE 患者可能会因为 SLE 相关性心瓣膜病变、血管炎或动脉粥样硬化发生栓塞。还有些患者存在 V 因子 Leiden 或其他凝血酶原突变。染色体异常、子宫感染、糖尿病、高血压或非 aPL 介导的凝血性疾病也可以引起反复流产。目前"血清阴性 APS"的概念还是存在争议的。

预后

肺动脉高压、神经病变、心肌缺血、肾病、肢体坏疽和恶性 APS 患者预后较差。长期随访发现，存在大血管事件、未能早期诊断和治疗的原发性 APS

患者，疾病的严重程度及致残率均明显增加，因此原发性 APS 患者长期预后较差。10 年中，1/3 的患者出现永久性器官损害，1/5 的患者日常生活不能自理[132]。

APS 孕妇所产胎儿的长期预后还不清楚。长病程 APS 患者，有些因发生严重心脏瓣膜疾病需要进行瓣膜置换，极少数因血栓性微血管病导致肾衰竭。速发血栓会导致肾移植或其他器官移植失败。aPL 阳性的 SLE 患者肾移植存活率差[133]。

因手术时发生血栓的危险增加，尽管已经进行预防，APS 患者仍可能发生严重围手术期并发症。因此在任何手术前均应制订明确的应对策略，采取药物和物理抗凝措施，尽量减少无抗凝的时间以及血管内操作和检测，任何非正常情况都可能是潜在的致病因素[134]。

 Full references for this chapter can be found on ExpertConsult.com.

部分参考文献

1. Wilson WA, Gharavi AE, Koike T, et al.: International consensus statement on preliminary classification criteria for antiphospholipid syndrome: report of an international workshop, *Arthritis Rheum* 42:1309–1311, 1999.
2. Miyakis S, Lockshin MD, Atsumi T, et al.: International consensus statement on an update of the classification criteria for definite antiphospholipid syndrome, *J Thromb Haemost* 4:295–306, 2006.
3. Barbhaiya M, Zuily S, Ahmadzadeh Y, et al.: Development of new international classification criteria for antiphospholipid syndrome: phase II item reduction survey [abstract], *Arthritis Rheumatol* 70(Suppl 10), 2018. https://acrabstracts.org/abstract/development-of-new-international-classification-criteria-for-antiphospholipid-syndrome-phase-ii-item-reduction-survey/.
4. Gharavi AE, Sammaritano LR, Wen J, et al.: Characteristics of human immunodeficiency virus and chlorpromazine-induced antiphospholipid antibodies: effect of beta 2 glycoprotein I on binding to phospholipid, *J Rheumatol* 21:94–99, 1994.
5. Vila P, Hernandez MC, Lopez-Fernandez MF, et al.: Prevalence, follow-up and clinical significance of the aCL in normal subjects, *Thromb Haemost* 72:209–213, 1994.
6. Petri M: Epidemiology of the antiphospholipid antibody syndrome, *J Autoimmun* 15:145–151, 2000.
7. Olech E, Merrill JT: The prevalence and clinical significance of antiphospholipid antibodies in rheumatoid arthritis, *Curr Rheumatol Rep* 8:100–108, 2006.
8. Somers E, Magder LS, Petri ML: Antiphospholipid antibodies and incidence of venous thrombosis in a cohort of patients with systemic lupus erythematosus, *J Rheumatol* 29:2531–2536, 2002.
9. Zuo Y, Barbhaiya M, Erkan D: Primary thrombosis prophylaxis in persistently antiphospholipid antibody-positive individuals: where do we stand in 2018? *Curr Rheumatol Rep* 20(11):66, 2018.
10. Erkan D, Harrison MJ, Levy R, et al.: Aspirin for primary thrombosis prevention in the antiphospholipid syndrome: a randomized, double-blind, placebo-controlled trial in asymptomatic antiphospholipid antibody-positive individuals, *Arthritis Rheum* 56:2382–2391, 2007.
11. Andreoli L, Chighizola CB, Banzato A, et al.: Estimated frequency of antiphospholipid antibodies with pregnancy morbidity, stroke, myocardial infarction, and deep vein thrombosis: a critical review of the literature, *Arthritis Care Res* 65:1869–1773, 2013.
12. Sciascia S, Sanna G, Khamashta M, et al.: The estimated frequency of antiphospholipid antibodies in young adults with cerebrovascular events: a systematic review, *Ann Rheum Dis* 2014. [Epub ahead of print].
13. Stephenson MD: Frequency of factors associated with habitual abortion in 197 couples, *Fertil Steril* 66:24–29, 1996.
14. Ginsberg JS, Wells PS, Brill-Edwards P, et al.: Antiphospholipid antibodies and venous thromboembolism, *Blood* 86:3685–3691, 1995.
15. Koike T, Ichikawa K, Kasahara H: Epitopes on beta2-GPI recognized by anticardiolipin antibodies, *Lupus* 7(Suppl 2):S14, 1998.
16. Shi T, Giannakopoulos B, Yan X, et al.: Anti-beta2-glycoprotein I antibodies in complex with beta2-glycoprotein I can activate platelets in a dysregulated manner via glycoprotein Ib-IX-V, *Arthritis Rheum* 54:2558–2567, 2006.
17. Reddel SW, Wang YX, Sheng YH, et al.: Epitope studies with anti-beta 2-glycoprotein I antibodies from autoantibody and immunized sources, *J Autoimmun* 15:91–96, 2000.
18. Pierangeli SS, et al.: Effect of human IgG antiphospholipid antibodies on an in vivo thrombosis model in mice, *Thromb Haemost* 71:670–674, 1994.
19. Giannakopoulas B, Krilis SA. The pathogenesis of the antiphospholipid syndrome. *N Engl J Med* 368:1033–1044, 2013.
20. Kaul M, Erkan D, Sammaritano L, et al.: Assessment of the 2006 revised antiphospholipid syndrome (APS) classification criteria (abstract), *Arthritis Rheum* 54:S796, 2006.
21. Erkan D, Yazici Y, Peterson MG, et al.: A cross-sectional study of clinical thrombotic risk factors and preventive treatments in antiphospholipid syndrome, *Rheumatology* 41:924–929, 2002.
22. Exner T, Barber S, Kronenberg H, et al.: Familial association of the lupus anticoagulant, *Br J Haematol* 45:89–96, 1980.
23. Matthey F, Walshe K, Mackie IJ, et al.: Familial occurrence of the antiphospholipid syndrome, *J Clin Pathol* 42:495–497, 1989.
24. Jolidon RM, Knecht H, Humair L, et al.: Different clinical presentations of a lupus anticoagulant in the same family, *Klin Wochenschr* 69:340–344, 1991.
25. Sebastiani GD, Iuliano A, Cantarini L, et al.: Genetic aspects of the antiphospholipid syndrome: an update, *Autoimmun Rev* 15:433–439, 2016.
26. Cruz-Tapias P, Blank M, Anaya JM, et al.: Infections and vaccines in the etiology of antiphospholipid syndrome, *Curr Opin Rheumatol* 24:389–393, 2012.
27. de Laat, B. et al. Immune responses against domain I of β2-glycoprotein I are driven by conformational changes: domain I of β2-glycoprotein I harbors a cryptic immunogenic epitope.
28. Gharavi AE, Pierangeli SS, Harris EN: Origin of antiphospholipid antibodies, *Rheum Dis Clin North Am* 27:551–563, 2001.
29. Blank M, Krause I, Fridkin M, et al.: Bacterial induction of autoantibodies to beta2-glycoprotein-I accounts for the infectious etiology of antiphospholipid syndrome, *J Clin Invest* 109:797–804, 2002.
30. Gharavi AE, Sammaritano LR, Wen J, et al.: Induction of antiphospholipid antibodies by immunization with beta 2 glycoprotein I (apolipoprotein H), *J Clin Invest* 90:1105–1109, 1992.
31. Vega-Ostertag M, Liu X, KwanKi H, et al.: A human monoclonal antiprothrombin antibody is thrombogenic in vivo and upregulates expression of tissue factor and Eselectin on endothelial cells, *Br J Haematol* 135:214–219, 2006.
32. Haj-Yahia S, et al.: Anti-prothrombin antibodies cause thrombosis in a novel qualitative exvivo animal model, *Lupus* 12:364–369, 2003.
33. Prinz N, Clemens N, Strand D, et al.: Antiphospholipid antibodies induce translocation of TLR7 and TLR8 to the endosome in human monocytes and plasmacytoid dendritic cells, *Blood* 118:2322–2332, 2011.
34. Arvieux J, Renaudineau Y, Mane I, et al.: Distinguishing features of anti-beta2 glycoprotein I antibodies between patients with leprosy and the antiphospholipid syndrome, *Thromb Haemost* 87:599–605,

2002.

35. Forastiero R, Martinuzzo M, de Larranaga G, et al.: Antiβ2glycoprotein I antibodies from leprosy patients do not show thrombogenic effects in an in vivo animal model, *J Thromb Haemost* 9:859–861, 2011.

36. Manukyan D, et al.: Cofactor-independent human antiphospholipid antibodies induce venous thrombosis in mice, *J Thromb Haemost* 14:1011–1020, 2016.

37. Casciola-Rosen L, Rosen A, Petri M, et al.: Surface blebs on apoptotic cells are sites of enhanced procoagulant activity: implications for coagulation events and antigenic spread in systemic lupus erythematosus, *Proc Natl Acad Sci U S A* 93:1624–1629, 1996.

38. Mori T, Takeya H, Nishioka J, et al.: Beta 2-glycoprotein I modulates the anticoagulant activity of activated protein C on the phospholipid surface, *Thromb Haemost* 75:49–55, 1996.

39. Miyakis S, Robertson SA, Krilis SA: Beta-2-glycoprotein I and its role in antiphospholipid syndrome-lessons from knockout mice, *Clin Immunol* 112:136–143, 2004.

40. Giannakopoulos B, et al.: *Arthritis Rheum* 66:2270–2280, 2014.

41. Kamboh MI, Manzi S, Mehdi H, et al.: Genetic variation in apolipoprotein H (beta2-glycoprotein I) affects the occurrence of antiphospholipid antibodies and apolipoprotein H concentrations in systemic lupus erythematosus, *Lupus* 8:742–750, 1999.

42. Potti A, Bild A, Dressman HK, et al.: Gene-expression patterns predict phenotypes of immune-mediated thrombosis, *Blood* 107:1391–1396, 2006.

43. Bertolaccini ML, Hughes GR: Antiphospholipid antibody testing: which are most useful for diagnosis? *Rheum Dis Clin North Am* 32:455–463, 2006.

44. Lutters BC, Derksen RH, Tekelenburg WL, et al.: Dimers of beta 2-glycoprotein 1 increase platelet deposition to collagen via interaction with phospholipids and the apolipoprotein E receptor 2, *J Biol Chem* 278:33831–33838, 2003.

45. de Groot PG, Urbanus RT: The significance of autoantibodies against β2glycoprotein I, *Blood* 120:266–274, 2012.

46. Bancsi LF, van der Linden IK, Bertina RM: Beta 2-glycoprotein I deficiency and the risk of thrombosis, *Thromb Haemost* 67:649–653, 1992.

47. van Lummel M, Pennings MT, Derksen RH, et al.: The binding site in β2-glycoprotein I for ApoER2 on platelets is located in domain V, *J Biol Chem* 280:36729–36736, 2005.

48. Erkan D, Lockshin MD: What is antiphospholipid syndrome? *Curr Rheumatol Rep* 6:451–457, 2004.

49. Romay-Penabad Z, Montiel-Manzano MG, Shilagard T: Annexin A2 is involved in antiphospholipid antibody-mediated pathogenic effects in vitro and in vivo, *Blood* 114:3074–3083, 2009.

50. Dunoyer-Geindre S, de Moerloose P, Galve-de Rochemonteix B, et al.: NFkappaB is an essential intermediate in the activation of endothelial cells by anti-beta2-glycoprotein 1 antibodies, *Thromb Haemost* 88:851–857, 2002.

51. Pierangeli SS, Vega-Ostertag M, Harris EN: Intracellular signaling triggered by antiphospholipid antibodies in platelets and endothelial cells: a pathway to targeted therapies, *Thromb Res* 114:467–476, 2004.

52. Mak IYH, Brosens JJ, Christian M, et al.: Regulated expression of signal transducer and activator of transcription, Stat5, and its enhancement of PRL expression in human endometrial stromal cells in vitro, *J Clin Endocrinol Metab* 87:2581–2587, 2002.

53. Mulla MJ, et al.: Antiphospholipid antibodies induce a proinflammatory response in first trimester trophoblast via the TLR4/MyD88 pathway, *Am J Reprod Immunol* 62:96–111, 2009.

54. Simantov R, LaSala J, Lo SK, et al.: Activation of cultured vascular endothelial cells by antiphospholipid antibodies, *J Clin Invest* 96:2211–2219, 1996.

55. Pierangeli SS, Liu XW, Barker JH, et al.: Induction of thrombosis in a mouse model by IgG, IgM, and IgA immunoglobulins from patients with the antiphospholipid syndrome, *Thromb Haemost* 74:1361–1367, 1995.

56. Jankowski M, Vreys I, Wittevrongel C, et al.: Thrombogenicity of β2-glycoprotein I-dependent antiphospholipid antibodies in a photochemically-induced thrombosis model in the hamster, *Blood* 101:157–162, 2003.

57. Girardi G, Bulla R, Salmon JE, et al.: The complement system in the pathophysiology of pregnancy, *Mol Immunol* 43:68–77, 2006.

58. Berman J, Girardi G, Salmon JE: TNF-alpha is a critical effector and a target for therapy in antiphospholipid antibody-induced pregnancy loss, *J Immunol* 174:485–490, 2005.

59. Di Simone N, Marana R, Castellani R: Decreased expression of heparin-binding epidermal growth factor-like growth factor as a newly identified pathogenic mechanism of antiphospholipid-mediated defective placentation, *Arthritis Rheum* 62:1504–1512, 2010.

60. Shamonki JM, Salmon JE, Hyjek E, et al.: Excessive complement activation is associated with placental injury in patients with antiphospholipid antibodies, *Am J Obstet Gynecol* 196:167.e1–167.e5, 2007.

61. Cohen D, et al.: Classical complement activation as a footprint for murine and human antiphospholipid antibody-induced fetal loss, *J Pathol* 225:502–511, 2011.

62. Viall CA, Chamley LW: Histopathology in the placentae of women with antiphospholipid antibodies: a systematic review of the literature, *Autoimmun Rev* 14:446–471, 2015.

63. Fleming SD, Egan RP, Chai C, et al.: Anti-phospholipid antibodies restore mesenteric ischemia/reperfusion-induced injury in complement receptor 2/complement receptor 1-deficient mice, *J Immunol* 173:7055–7061, 2004.

64. Pierangeli SS, Vega-Ostertag M, Liu X, et al.: Complement activation: a novel pathogenic mechanism in the antiphospholipid syndrome, *Ann NY Acad Sci* 1051:413–420, 2005.

65. Cohen H, Hunt BJ, Efthymiou M, et al.: Rivaroxaban versus warfarin to treat patients with thrombotic antiphospholipid syndrome, with or without systemic lupus erythematosus (RAPS): a randomised, controlled, open-label, phase 2/3, non-inferiority trial, *Lancet Haematol* 3:e426–e436, 2016.

66. Arachchillage DR, Mackie IJ, Efthymiou M, et al.: *J Thromb Haemost* 14(11):2177–2186, 2016. Epub 2016 Sep 30.

67. Girardi G, Redecha P, Salmon JE: Heparin prevents antiphospholipid antibody-induced fetal loss by inhibiting complement activation, *Nat Med* 10(11):1222–1226, 2004. Epub 2004 Oct 17. PubMed PMID: 15489858.

68. Dahlback B: Progress in the understanding of the protein C anticoagulant pathway, *Int J Hematol* 79:109–116, 2004.

69. Wahl D, Membre A, Perret-Guillaume C, et al.: Mechanisms of antiphospholipid-induced thrombosis: effects on the protein C system, *Curr Rheumatol Rep* 11:77–81, 2009.

70. Arachchillage DR, et al.: *J Thromb Haemost JTH* 12:1801–1809, 2014.

71. Yalavarthi S, et al.: Release of neutrophil extracellular traps by neutrophils stimulated with antiphospholipid antibodies: a newly identified mechanism of thrombosis in the antiphospholipid syndrome, *Arthritis Rheumatol* 67:2990–3003, 2015.

72. Marder W, et al.: Placental histology and neutrophil extracellular traps in lupus and pre-eclampsia pregnancies, *Lupus Sci Med* 3:e000134, 2016.

73. Canaud G, Bienaime F, Tabarin F, et al.: Inhibition of the mTORC pathway in the antiphospholipid syndrome, *N Engl J Med* 371:303–312, 2014.

74. Agostinis C, Biffi Canaud G, Bienaime F, et al.: Inhibition of the mTORC pathway in the antiphospholipid syndrome, *N Engl J Med* 371:303–312, 2014.

75. Bhandari S, Harnden P, Brownjohn AM, et al.: Association of anticardiolipin antibodies with intraglomerular thrombi and renal dysfunction in lupus nephritis, *Q J Med* 91:401–409, 1998.

76. Serrano F, Noguiera I, Borges A, et al.: Primary antiphospholipid syndrome: pregnancy outcome in a Portugese population, *Acta Reumatol Port* 34:492–497, 2009.

77. Lockshin MD, Kim M, Laskin CA, et al.: Prediction of adverse pregnancy outcome by the presence of lupus anticoagulant, but not anticardiolipin antibody, in patients with antiphospholipid anti-

bodies, *Arthritis Rheum* 64:2311–2318, 2012.

78. Roman MJ, Shanker BA, Davis A, et al.: Prevalence and correlates of accelerated atherosclerosis in systemic lupus erythematosus, *N Engl J Med* 349:2399–2406, 2003.

79. Erkan D, Bateman H, Lockshin MD: Lupus-anticoagulant-hypoprothrombinemia syndrome associated with systemic lupus erythematosus: report of 2 cases and review of literature, *Lupus* 8:560–564, 1999.

80. Asherson RA, Cervera R, de Groot PG, et al.: Catastrophic antiphospholipid syndrome: international consensus statement on classification criteria and treatment guidelines, *Lupus* 12:530–534, 2003.

81. Cervera R, Font J, Gomez-Puerta JA, et al.: Validation of the preliminary criteria for the classification of catastrophic antiphospholipid syndrome, *Ann Rheum Dis* 64:1205–1209, 2005.

82. Aguilar CL, Erkan D: Catastrophic antiphospholipid syndrome: how to diagnose a rare but highly fatal disease, *Ther Adv Musculoskeletal Dis* 5:305–315, 2013.

83. Sciascia S, Sanna G, Khamashta MA, et al.: The estimated frequency of antiphospholipid antibodies in young adults with cerebrovascular events: a systematic review, *Ann Rheum Dis* 74:2028–2033, 2015.

84. Galli M, Luciani D, Bertolini G, et al.: Lupus anticoagulants are stronger risk factors for thrombosis than anticardiolipin antibodies in the antiphospholipid syndrome: a systematic review of the literature, *Blood* 101:1827–1832, 2003.

85. Brandt JT, Triplett DA, Alving B, et al.: Criteria for the diagnosis of lupus anticoagulants: an update, *Thromb Haemost* 74:1185–1190, 1995.

86. Cervera R, Piette JC, Font J, et al.: Antiphospholipid syndrome: clinical and immunologic manifestations and patterns of disease expression in a cohort of 1000 patients, *Arthritis Rheum* 46:1019–1027, 2002.

87. Day HM, Thiagarajan P, Ahn C, et al.: Autoantibodies to β2-glycoprotein I in systemic lupus erythematosus and primary antiphospholipid syndrome: clinical correlations in comparison with other antiphospholipid antibody tests, *J Rheumatol* 25:667–674, 1998.

88. Erkan D, Derksen WJ, Kaplan V, et al.: Real world experience with antiphospholipid antibody tests: how stable are results over time? *Ann Rheum Dis* 64:1321–1325, 2005.

89. Lockshin MD, Sammaritano LR, Schwartzman S: Brief report: validation of the Sapporo criteria for antiphospholipid antibody syndrome, *Arthritis Rheum* 43:440–443, 2000.

90. Hughes GR, Khamashta MA: Seronegative antiphospholipid syndrome, *Ann Rheum Dis* 62:1127, 2003.

91. Bertolaccini ML, Amengual O, Artim-Eser B, et al.: Clinical and prognostic significance of noncriteria antiphospholipid antibody tests. In Erkan D, Lockshin MD, editors: *Antiphospholipid syndrome: current research highlights and clinical insights*, Cham, 2017, Springer International Publishing Imprint: Springer.

92. Bertolaccini ML, Amengual O, Andreoli L, et al.: 14th International Congress on Antiphospholipid Antibodies Task Force. Report on antiphospholipid syndrome laboratory diagnostics and trends, *Autoimmun Rev* 13:917–930, 2014.

93. Sciascia S, Sanna G, Murru V, et al.: Anti-prothrombin (aPT) and anti-phosphatidylserine/prothrombin (aPS/PT) antibodies and the risk of thrombosis in the antiphospholipid syndrome. A systematic review, *Thromb Haemost* 111:354–364, 2014.

94. De Craemer AS, Musial J, Devreese KM: Role of anti-domain 1-beta2 glycoprotein I antibodies in the diagnosis and risk stratification of antiphospholipid syndrome, *J Thromb Haemost* 14:1779–1787, 2016.

95. Rand JH, Wu XX, Lapinski R, et al.: Detection of antibody-mediated reduction of annexin A5 anticoagulant activity in plasmas of patients with the antiphospholipid syndrome, *Blood* 104:2783–2790, 2004.

96. Erel H, Erkan D, Lehman TJ, et al.: Diagnostic usefulness of 3 dimensional gadolinium enhanced magnetic resonance venography in antiphospholipid syndrome, *J Rheumatol* 29:1338–1339, 2002.

97. Khong TY, De Wolf F, Robertson WB, et al.: Inadequate maternal vascular response to placentation in pregnancies complicated by pre-eclampsia and by small-for-gestational-age infants, *Br J Obstet Gynaecol* 93:1049–1059, 1986.

98. Stone S, Pijnenborg R, Vercruysse L, et al.: The placental bed in pregnancies complicated by primary antiphospholipid syndrome, *Placenta* 27:457–467, 2006.

99. Levy RA, Gharavi AE, Sammaritano LR, et al.: Characteristics of IgG antiphospholipid antibodies in patients with systemic lupus erythematosus and syphilis, *J Rheumatol* 17:1036–1041, 1990.

100. Kupferminc MJ, Eldo A, Steinman N, et al.: Increased frequency of genetic thrombophilia in women with complications of pregnancy, *N Engl J Med* 340:9–13, 1999.

101. Crowther MA, Ginsberg JS, Julian J, et al.: Comparison of two intensities of warfarin for the prevention of recurrent thrombosis in patients with the antiphospholipid antibody syndrome, *N Engl J Med* 349:1133–1138, 2003.

102. Finazzi G, Marchioli R, Brancaccio V, et al.: A randomized clinical trial of high-intensity warfarin vs conventional antithrombotic therapy for the prevention of recurrent thrombosis in patients with the antiphospholipid syndrome (WAPS), *J Thromb Haemost* 3:848–853, 2005.

103. Levine SR, Brey RL, Tilley BC, et al.: Antiphospholipid antibodies and subsequent thrombo-occlusive events in patients with ischemic stroke, *J Am Med Assoc* 291:576–584, 2004.

104. Ortel TL, Moll S: Monitoring warfarin therapy in patients with lupus anticoagulants, *Ann Intern Med* 127:177–185, 1997.

105. Erkan D, Lockshin MD: New approaches for managing antiphospholipid syndrome, *Nat Clin Pract Rheumatol* 5:160–170, 2009.

106. Erkan D, Aguilar CL, Andrade D, et al.: 14th International Congress on Antiphospholipid Antibodies: task force report on antiphospholipid syndrome treatment trends, *Autoimmun Rev* 2014(13):685–696, 2014.

107. Cohen H, Efthymiou M, Isenberg D: Use of direct oral anticoagulants in antiphospholipid syndrome, *J Thromb Haemost* 2018.

108. Pengo V, et al.: Rivaroxaban vs warfarin in high-risk patients with antiphospholipid syndrome, *Blood* 132(13):1365–1371, 2018.

109. Woller SC, et al.: Apixaban for the secondary prevention of thrombosis among patients with antiphospholipid syndrome: study rationale and design (ASTRO-APS), *Clin Appl Thromb Hemost* 22(3):239–247, 2016.

110. Brunner HI, Chan WS, Ginsberg JS, et al.: Long term anticoagulation is preferable for patients with antiphospholipid antibody syndrome: result of a decision analysis, *J Rheumatol* 29:490–501, 2002.

111. Ruiz-Irastorza G, Cuadrado MJ, Ruiz-Arruza I, et al.: Evidence-based recommendations for the prevention and long-term management of thrombosis in antiphospholipid antibody-positive patients: report of a task force at the 13th International Congress on Antiphospholipid Antibodies, *Lupus* 20:206–218, 2011.

112. Vilela VS, de Jesus NR, Levy RA: Prevention of thrombosis during pregnancy, *Isr Med Assoc J* 4:794–797, 2002.

113. Kutteh WH: Antiphospholipid antibody-associated recurrent pregnancy loss: treatment with heparin and low-dose aspirin is superior to low-dose aspirin alone, *Am J Obstet Gynecol* 174:1584–1589, 1996.

114. Rai R, Cohen H, Dave M, et al.: Randomised controlled trial of aspirin and aspirin plus heparin in pregnant women with recurrent miscarriage associated with phospholipid antibodies (or antiphospholipid antibodies), *BMJ* 314:253–257, 1997.

115. Giron-Gonzalez JA, Garcia del Rio E, Rodriguez C, et al.: Antiphospholipid syndrome and asymptomatic carriers of antiphospholipid antibody: prospective analysis of 404 individuals, *J Rheumatol* 31:1560–1567, 2004.

116. Arnaud L, Mathian A, Rufatti A, et al.: Efficacy of aspirin for the primary prevention of thrombosis in patients with antiphospholipid antibodies: an international and collaborative meta-analysis, *Autoimmun Rev* 13, 2014. 281-281.

117. Rand JH, Wu XX, Quinn AS, et al.: Hydroxychloroquine protects the annexin A5 anticoagulant shield from disruption by antiphospholipid antibodies: evidence for a novel effect for an old antima-

larial drug, *Blood* 115:2292–2299, 2010.

118. Sacre K, Criswell LA, McCune JM: Hydroxychloroquine is associated with impaired interferon-alpha and tumor necrosis factor-alpha production by plasmacytoid dendritic cells in systemic lupus erythematosus, *Arthritis Res Ther* 14:R155, 2012.

119. Wu XX, Guller S, Rand JH: Hydroxychloroquine reduces binding of antiphospholipid antibodies to syncytiotrophoblasts and restores annexin A5 expression, *Am J Obstet Gynecol* 205:576.e7-14, 2011.

120. Sciascia S, Sanna G, Murru V, et al.: GAPSS: the global anti-phospholipid syndrome score, *Rheumatology* 52:1397–1403, 2013.

第88章

硬皮病的病因和发病机制

原著 JOHN VARGA

严青然　陈　盛 译　郑朝晖 校

关键点

- 硬皮病/系统性硬化症（SSc）是一种病因不明的慢性疾病，只有相对温和的遗传易感性，提示环境和饮食诱因以及表观遗传修饰也具有致病作用。
- SSc具有多变的临床表现，反映了免疫失调、微血管病和随后的系统性纤维化这三个潜在致病重要环节。
- 该病的临床和免疫学表现、病程和转归以及分子特征方面存在显著的患者间差异，提示该病存在不同的亚型或内表型。
- 小血管损伤发生较早，进展为广泛闭塞性血管病，导致组织缺血、氧化应激和血管并发症。
- 免疫失调是显著的，主要表现为免疫细胞激活、疾病特异性自身抗体、先天性免疫激活的证据和"干扰素印迹"，并且与免疫相关基因的变体有关。
- 纤维化的特点是细胞外基质大分子的过度产生，并沉积到一个坚硬的细胞外支架上。纤维化是区分SSc和其他自身免疫性疾病的一个突出特征。
- 纤维化与多器官间充质细胞的持续激活有关。SSc涉及的致病过程再现了一些衰老的细胞、分子和代谢特征，并可能被选择性地用于治疗。

引言

　　硬皮病或系统性硬化症（scleroderma or systemic sclerosis，SSc）是一种病因不明、临床表现多样和自然史多变的罕见疾病。SSc的发病机制尚不清楚，而该病的动物模型用途有限。其特征是：①自身免疫和炎症；②小血管的功能和结构异常；以及③皮肤和内脏的间质和血管纤维化。这些独特但又相互关联的病理生理过程如图88-1所示，该图展示了SSc的特征性临床表现。疾病早期通常以炎症和血管损伤为主，而晚期则以顽固性纤维化和血管供血不足为突出表现。然而，在这些特征的存在、严重程度和进展速度方面，患者之间的个体差异极大。细胞和分子生物学、小鼠基因工程和细胞命运图谱的最新进展，结合

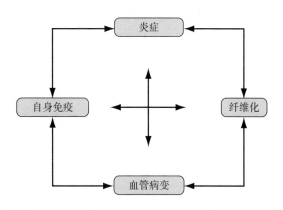

图88-1　系统性硬化症的四种病理生理表现。系统性硬化症患者有炎症、自身免疫、血管病变和纤维化的证据。自身免疫和血管病变通常先于临床发病，并导致纤维化的进展。血管闭塞和间质纤维化持续并进一步加剧慢性自身免疫和炎症反应

人类代谢、微生物组、遗传和功能基因组学研究，发现了大量的分子、信号通路和细胞类型以及改变与 SSc 相关的疾病进展。以下是目前 SSc 发病机制的综合观点：在环境诱因的作用下，具有容许性遗传背景的个体的表观遗传学改变会引发一系列事件，包括早期系统性血管损伤、血小板和免疫细胞激活和代谢重编程、自身免疫、氧化应激和间质细胞分化，导致持续的肌成纤维细胞激活、过度的基质积累和逐渐进展的组织损伤。随着时间的推移，慢性血管功能不全和广泛的坏死导致重要器官的结构破坏和失败，造成发病和死亡。

病因学

SSc 的病因及遗传因素尚不明确。有证据表明，环境暴露、饮食和生活方式因素、毒素和药物可能是疾病发病的潜在诱因，直接通过诱导免疫和组织损伤，以及间接通过表观遗传机制来调节基因表达。

遗传风险：家系研究

一种疾病的家族聚集被认为是遗传性疾病易感性的证据，但这种聚集也可能是由共同的环境暴露、共同的遗传背景或基因与环境之间的相互作用来解释的[1]。与普通人群（0.026%）相比，SSc 患者的一级亲属中 SSc 患病率显著增加（1.6%）。例如，在一项研究中，直系亲属中 SSc 的相对风险为 13，因此确定的阳性家族史是 SSc 的最强已知风险因素[2]。然而，在一项对 SSc 双胞胎（42 对双胞胎）的比较大的研究中，只有相对较小的疾病一致性率（4.7%）尽管抗核抗体阳性的一致性率在同卵双胞胎中为 90%，在异卵双胞胎中为 40%[3]。后续研究表明，在 SSc 患者及其未受影响的双胞胎的血细胞中存在不一致的甲基化模式，这表明表观遗传学的改变对驱动 SSc 的细胞变化有潜在作用。在 SSc 患者的家系中，雷诺病和肺纤维化的发病率是增加的[4]。此外，SSc 患者有高达 36% 的一级亲属存在自身免疫现象，其中以甲状腺功能减退症、甲状腺功能亢进、类风湿关节炎和系统性红斑狼疮（SLE）最为常见。

遗传关联研究

采用候选基因和无假设全基因组关联（GWA）方法的遗传关联研究已经在大型多国和多民族患者队列中进行。与其他自身免疫性疾病类似，SSc 最强的遗传关联是 6 号染色体上的主要组织相容性复合体（MHC）区域位点，包括人类白细胞抗原（HLA）。对 HLA 关联的解释由于危险单倍型的广泛连锁失衡而变得复杂。人们早就知道，特异性 HLA 等位基因与 SSc 和特异性自身抗体谱相关。例如，一项病例对照研究显示，抗拓扑导构酶 I 阳性 SSc 与 HLA DRB1*1104、DQA1*0501 和 DQB1*0301 单倍型有很强的相关性[5]。候选基因方法通常用于寻找单核苷酸多态性（SNPs），这是 DNA 变异最常见的形式。SSc 相关的非 HLA 易感性位点包括 MHC 区域内的两个基因，PSORSIC1 和 Notch4，后者也在罕见的家族性 SSc 的全外显子测序中报道。位于 MHC 区域外的 SSc 相关基因包括蛋白酪氨酸磷酸酶非受体 22（protein tyrosine phosphatase nonreceptor 22，PTPN22），它与 SLE、重症肌无力、白癜风和 Addison 病有关；Sox5，一种细胞命运调节者；DNAse 1L3，一种参与 DNA 处理和凋亡的 DNase 1 的同源物；PPAR-γ；CSK，一种参与肌成纤维细胞分化的 c-Src 酪氨酸激酶；CAV1；IL-1β；NLRP1 作为炎性小体支架可促进 pro-IL-1β 的成熟和加工；以及干扰素调节因子 5（IRF5），一种介导 I 型干扰素（IFN）的转录因子，与 SLE 和间质性肺病有关。特别有趣的是 IRF5 与硬皮病的相关性揭示了 I 型 IFN 在免疫应答中的作用。表 88.1 总结了迄今为止发现的 SSc 易感基因，尽管毫无疑问还会发现更多。虽然一些 SSc 相关的基因变异与其他自身免疫性疾病共享，但它们与其他纤维化疾病如特发性肺纤维化（IPF）没有关联。除了经典的 SNPs 外，SSc 大量的遗传基因多态性，包括拷贝数、稀有等位基因变异体和表观遗传的变化。

其他候选基因，全基因组关联研究和全外显子测序

目前关于血管稳态和细胞外基质（extra-cellular matrix，ECM）重构的候选基因中，尚未发现与 SSc 存在强关联。几项多种族的大型 GWA 研究已经完

表 88-1　系统性硬化症（SSc）的易感基因

Locus	染色体	发现的方法	相关 SSc 亚型，抗体	潜在的致病机制
HLA	6	各种	各种	抗原呈递
PTPN22	1p3.2	CG，GWAS	Topo1+ 阳性	酪氨酸磷酸酶，T 和 B 细胞活化
NLRP1	17p13.2	GWAS	dcSSc，肺纤维化	炎性小体成分，IL-1β 处理
IRF5	7q32	CG，GWAS，IC	dcSSc	诱导 I 型干扰素的所需的转录因子
STAT4	2q32.3	CG，GWAS，IC	lcSSc，ACA	IL-12 和 IL-23 的转录因子
BANK1	4q24	CG，WES	dcSSc	B 细胞信号中的支架蛋白
TNFSF4（OX40L）	1q25	CG，GWAS	SSc；ACA	T cell 共刺激
TNFAIP3	6q23	CG，GWAS，IC	dcSSc，ILD，PAH	泛素编辑酶，调节 NF-κB、NLRP、TGF-β 和 Wnt 信号传导
TNFAIP3-interacting protein 1（TNIP1）	5q	GWAS	未知	抑制 NF-κB 信号传导
IRAK1	Xq28 Non-synonymous	GWAS	dcSSc；Topo1+；ILD	TLR 信号传导，NF-κB 激活
CD247	1q24	GWAS	未知	T 细胞受体，T 细胞激活
T-bet	17.q21.32	CG，GWAS	SSc	Th1 T 细胞极化的转录因子

基于 2018 年已发表的候选基因研究和全基因组关联研究

ACA，抗着丝点抗体；dcSSc，弥漫皮肤型 SSc；CG，候选基因；GWAS，全基因组关联研究；IC，免疫芯片；lcSSc，局限性皮肤型 SSc；SSc，系统性硬化症；Th1，1 型 T 辅助细胞；WES，全外显子组测序

成，发现罕见变异的全外显子研究正在进行中。这些研究的方法无偏差，较候选基因研究显得更有优势，因为它们是基于发现而进行研究，而非采取预先假设候选基因的方式。第一项大规模的 SSc 的 GWA 研究分析了 30 万个 SNP 位点，包含 2296 名白人患者和 5014 例健康对照[6]。发现了一些有统计学意义并且可重复的 HLA 区域 SNP，同时还发现了干扰素途径的基因（IRF5、IRF7 和 IRF8）、TNFAIP3 和 CD247。迄今为止，SSc 遗传学研究的结果可概括如下：①大多数 SSc 易感基因位点位于内含子区，可能影响非编码 RNA 的转录或与编码区或调节区的遗传变异存在连锁不平衡；②许多与 SSc 易感性相关的基因变异参与固有免疫和适应性免疫反应；③与 SLE 及其他自身免疫性和炎症性疾病有很多共性。值得一提的是，使用当前 GWA 技术的研究仍可能遗漏一些重要的基因关联，因为这些技术只能捕捉到常见的遗传变异。目前正在进行的利用全外显子组测序确定与 SSc 相关的罕见编码变异的工作，有望加强我们对发病机制的理解。尽管新发现不断涌现，迄今发现的相关基因多来源于比数比小于 1.5 的中等规模的研究。这一发现使得研究人员认识到，特定的基因 - 基因相互作用（上位性），特别是出现在同一分子通路中的基因及基因 - 环境相互作用的重要性，迄今为止，这种相互作用在很大程度上尚未明确。同时，具有非常不同的临床特征的各种自身免疫性疾病之间共享的遗传风险位点如何有助于 SSc 的疾病特异性表型，仍有待阐明。此外，与 SSc 相关的遗传变异和驱动临床表现的病理机制之间的联系在很大程度上仍然是未知的。

表观遗传因素

遗传因素对 SSc 的易感性的贡献度处于相对中等水平，这引起了研究者对表观遗传的关注。表观遗传调节通常指环境暴露改变基因表达水平，可以在不改变遗传密码的情况下，以细胞类型特异的方式遗传性地改变基因表达和细胞功能（详见第 22 章）。事实上，观察到 SSc 患者的成纤维细胞、内皮细胞和免疫细胞在体外部分保留其病理表型一段时间，表明这些细胞在表观遗传水平上经历了异常的印记。三种主要的表观遗传调节形式包括 DNA 甲基化、组蛋白修饰以及非编码 RNAs（长链或短链）的表达，这在

SSc 中都有描述，似乎与早期发展，并与发病机制有关（表 88-2）。

DNA 甲基化和基因表达之间的关系复杂，调节元件的甲基化通常导致抑制，而基因内区域的甲基化则导致基因表达的增强。到目前为止，对 SSc 中 DNA 甲基化的改变，主要的研究是在成纤维细胞和免疫细胞。在 SSc 成纤维细胞中进行的全基因组 DNA 甲基化分析显示，与健康人的成纤维细胞相比，有大量的不同甲基化的细胞核 - 磷脂酰 - 鸟嘌呤（Cytosine- phosphatidyl-guanine，CpG）位点[7]。局限型和弥漫型 SSc 患者的成纤维细胞 DNA 甲基化模式的差异几乎没有重叠。对异常甲基化的基因进行的通路分析涉及 ECM- 受体相互作用和局灶性黏附。其他研究表明，从 SSC 分离的成纤维细胞中，抗纤维化转录因子 PARP1、Fli1（Friend leukemia integration 1）和 Kruppel 样因子 5（Kruppel-like factor 5，KLF5）由于启动子甲基化的基因沉默而被抑制[8]。在一项双胞胎（其中一位为 SSc 患者）血细胞 DNA 甲基化的研究中，该研究设计将遗传异质性和年龄及早期生活环境影响对 DNA 甲基化的混杂影响降至最低，发现患病和未患病的双胞胎之间存在许多差异，且弥漫型和局限型之间的重叠是有限的。许多不同的甲基化位点位于与免疫功能有关的基因，以及与衰老有关的 CpG 位点。这些结果为表观遗传变化的作用提供了额外的支持，特别是在与免疫功能和细胞老化有关的基因上，驱动细胞功能的改变驱动 SSc，以及不同

亚型特定的表观遗传结构的致病作用。值得注意的是，这些免疫细胞的表观遗传变化在疾病的早期阶段，甚至在组织纤维化出现之前就可以检测到，这表明它们是原发性的，而不是继发于疾病。其他使用 SSc 患者和对照组 T 细胞的研究显示，DNA 甲基化和甲基化调节基因（如 *DNMT1*）的普遍减少，导致 CD40L、CD11a 和其他免疫激活标志物的表达升高。相反，在 SSc 患者的 CD4⁺ T 细胞中，控制调节性 T 细胞（regulatory T cell，Treg）分化的转录因子 FOXP3 的启动子的 DNA 甲基化增加，这可能是 SSc 中 Tregs 数量减少的原因。此外，SSc 成纤维细胞也展现出甲基化调节基因水平的上升，如 TET1 和 MeCP2，以及整体 DNA 过度甲基化，包括 Wnt/β-catenin 通路上多个负调因子出现转录沉默，如 DKK1、WIF 以及 SFRP1[9-11]。

DNA 甲基化还可调节 X 染色体的失活，一些证据表明，它对 SSc 明显的女性优势有潜在的贡献。

核小体组蛋白的翻译后修饰，包括乙酰化 / 去乙酰化和甲基化，也可以通过改变表观基因组正向或负向调节基因表达，与 SSc 相关。如 TGF-β 诱导的组蛋白乙酰转移酶 p300 的水平在 SSc 成纤维细胞中升高。在正常成纤维细胞中，p300 通过刺激原纤维细胞基因转录进而促进胶原蛋白的产生和肌成纤维细胞的转化[12]。

另外，SSc 中第三类组蛋白去乙酰化酶 sirtuin 1 和 3（SIRT1 和 SIRT3）的水平降低，可能直接导致 TGF-β 活性不受控制和纤维化信号转导。组蛋白甲基转移酶 EZH2 是多梳抑制复合物（polycomb repressive complex，PRC2）的一部分，催化 H3 赖氨酸甲基化（H3K27me3），参与刺激异常的血管和纤维化反应。EZH2 的表达在 SSc 患者的 T 细胞和成纤维细胞中增加或减少，这可能是一个药物抑制的目标。

由于表观遗传改变处于可转移的动态状态，并且可能是可逆的，因此研究者对开发靶向疗法以选择性地重新编程 SSc 中的异常表观基因组景观具有很大的兴趣。各种表观遗传修饰剂已经用于癌症的临床治疗，理论上针对 DNA 甲基化酶、SIRT3 和其他 HDACs、BET 抑制或 EZH2 也有望用于治疗 SSc。然而，在考虑将针对这些变化的疗法用于临床试验之前，需要对 SSc 中表观遗传改变的模式、异质性和因果作用有更深入的了解。

表 88-2　SSc 中显著的表观遗传学改变			
表观遗传学过程	修饰物（治疗靶点）	细胞类型	SSc 的变化
DNA 甲基化	DNMTs（5-aza）DNA 去乙酰化酶	T 细胞成纤维细胞成纤维细胞	DMMT1 ↓增加 DNMT1TET1 ↓
组蛋白乙酰化	HAT（漆树酸）HDAC（TSA、白藜芦醇、六氟）	B 细胞，成纤维细胞成纤维细胞	增加 p300增加 HDAC1、HDAC3SIRT1、SIRT3↓
组蛋白甲基化	HMT（DZNep）HMTH3K27me3	T 细胞成纤维细胞成纤维细胞	增加 JMJD3增加 EZH2增加

DNMT，DNA 甲基转移酶；HAT，组蛋白乙酰化转移酶；HDAC，组蛋白去乙酰化酶。H3K27med3，组蛋白 H3 赖氨酸 27 三甲基化；TET，10-11 易位酶（DNA 脱甲基化酶）

小 RNA（microRNAs，miRNAs）是一大群由 18 ~ 23 个核苷酸组成的非编码 RNAs，可在胞内调控基因表达。其中值得注意的是 miR-155、miR-21 和 miR-29，它们在 SSc 中均表达异常。miR-21 在 SSc 成纤维细胞中上调，并能抑制抗纤维化的 Smad7 的表达，因此促进了纤维化基因的表达[13]。相反，miR29 在 SSc 成纤维细胞中减少，并被 TGF-β、TLR4 和其他纤维化刺激物抑制，对纤维化基因的表达有抑制作用[14,15]。此外，外周循环中也能检测到 miRNAs，而且当它们进入小泡时还能发挥生物学活性。尽管 miRNAs 的全部范围和作用机制以及在 SSc 中被异常调控的长非编码 RNAs 仍有待明确，但这些调控 RNAs 似乎是重要的潜在生物学标志物和治疗靶点。

感染性因子和病毒

除了暴露于特定的环境、职业、饮食因素和药物外，Epstein-Barr 病毒（Epstein-Barr virus，EBV）、人巨细胞病毒（human cytomegalovirus，hCMV）和细小病毒 B₁₉ 也与 SSc 有关。SSc 患者有针对 hCMV 上 UL83 和 UL94 蛋白表位的抗 hCMV 抗体。抗 UL94 抗体可诱导内皮细胞凋亡和细胞活化，提示抗病毒抗体在组织损伤中起直接作用。抗拓扑异构酶 I 抗体与 hCMV 来源的蛋白存在交叉反应，表明分子模拟是 hCMV 感染和 SSc 连接的机制[16]。hCMV 感染参与了同种异体移植物血管病（器官移植并发症）的发病，该病特点是血管新生内膜形成和平滑肌细胞增殖，这让人联想到 SSc 的闭塞性增殖性血管病。体外实验中，hCMV 可直接诱导人皮肤成纤维细胞内的促纤维生长因子的合成[17]。近期的一项研究中，在 SSc 患者皮肤成纤维细胞和微血管中均发现了 EBV 的遗传物质。此外，EBV 可诱导 SSc 成纤维细胞产生 Toll 样受体（Toll-like receptor，TLR）介导的细胞反应，表明在 SSc 的血管损伤和纤维化中具有潜在作用。肠道微生物组在 SSc 发病机制中的潜在作用尚不清楚，但微生物组的特征性改变可能会调节免疫或纤维化过程。

环境暴露、饮食因素、药物和辐射

尽管有报道 SSc 患者存在地理聚集性，提示可能有相同的环境暴露因素，但经仔细调查却并未发现明显的地域聚集现象。另外，有报道记载了一种局部暴发、呈急性发病和慢性经过的 SSc 样疾病，其中一种被称为"毒油综合征"的疾病与摄入受污染的菜籽油有关[18]。1989 年嗜酸细胞增多性肌痛综合征（EMS）的局部暴发与食品添加剂 L- 色氨酸有关[19]。EMS 的流行在禁用 L- 色氨酸后消退，但与摄入 L- 色氨酸和其他食品补充剂有关的散在病例仍有报道。尽管硬皮病与食品新生毒理学流行综合征中皮肤和器官纤维化类似，但相关的临床、免疫和实验室特征可清楚地将其与 SSc 区分开来[20]。

有职业性二氧化硅粉尘接触史的男性发生 SSc 的概率似乎增加，最近通过一项 16 个观察性研究的荟萃分析证实，该风险估计高达 15 倍[21]。与 SSc 相关的其他职业暴露因素包括聚氯乙烯、甲苯、二甲苯、三氯乙烯和有机溶剂。某些报道认为，接触杀虫剂、染发剂和工业烟尘与 SSc 相关。尽管吸烟与很多自身免疫病发病有关，但目前尚无证据表明吸烟是 SSc 的危险因素。

某些药物会引起 SSc 样疾病。最好的研究来自抗肿瘤药物博莱霉素，它会诱发小鼠的皮肤和肺纤维化（见下文）。其他潜在药物包括喷他佐辛、多西紫杉醇和紫杉醇以及可卡因。食欲抑制剂与肺动脉高压（PAH）的发生相关。植入硅树脂隆胸的女性发生 SSc，使人们注意到硅树脂与 SSc 可能相关[22]。然而，后来的大规模流行病学调查和荟萃分析并未证实 SSc 或其他确定结缔组织病的风险增加[23]。恶性肿瘤放疗与新发 SSc，以及原有 SSc 患者的组织纤维化恶化相关[24]。表 88-3 列出了与 SSc 发生有关的某些环境因素和药物。

硬皮病或系统性硬化症的微生物组改变

肠道微生物群（包括肠道生态系统中的细菌、真菌和病毒）极大地影响了免疫功能和耐受性的发展，并在一些疾病中起作用。在健康的成年人中，肠道微生物群主要由拟杆菌属和厚壁菌门组成。一些观察性和横断面研究发现与地理上匹配的健康对照组相比，SSc 患者的肠道微生物组成发生了改变，包括通常有益的细菌（如粪杆菌属）减少，潜在的有害菌属（包括梭杆菌属）同时增加。这些变化可能反映了饮食差异、遗传因素、地理位置以及疾病持续时间。尽管有

表88-3　参与硬皮病样综合征的环境因素和药物
化学物质
二氧化硅
重金属
汞
有机化工产品
氯乙烯
苯
甲苯
三氯乙烯
药物
博莱霉素
喷他佐辛
紫杉醇
秋水仙碱
膳食补充剂/食欲抑制剂
L-色氨酸（污染）
马吲哚
芬氟拉明
二乙胺

实验证据表明，早期生活中的菌群失调可能会导致晚期纤维化倾向的改变，但目前仍不清楚在 SSc 中观察到的肠道微生物组组成的变化是否在免疫和纤维化反应中起致病作用，或者这些改变是否是疾病及其并发症的结果，如肠道蠕动障碍或免疫治疗。

微嵌合

健康妇女妊娠后数年甚至数十年后体内仍存在有循环的、偶尔有组织驻留的起源于胎儿的免疫干细胞，称为微嵌合状态。一些研究发现，SSc 女性患者体内胎儿细胞数量较健康女性高[25]。有学者认为胎儿细胞在 SSc 患者体内的持续存在可能与疾病的发病机制有关，是通过胎儿细胞引发的移植物抗宿主样反应或通过母体（自身）免疫反应。然而，其他证据表明微嵌合体可能在各种自身免疫和其他疾病中具有保护作用。

病理学

一般特点

SSc 的病理特征是非炎性增生性/闭塞性血管病变，影响小动脉和多血管床中小动脉和毛细血管缺失（稀疏），以及以皮肤、肺和心脏最为明显的纤维化[26]。尽管长病程的 SSc 患者，组织常缺乏炎症细胞浸润，但在 SSc 早期阶段，很多脏器组织中有明显的炎症细胞浸润。炎症浸润主要位于血管周围，主要由 CD4+ T 淋巴细胞、B 淋巴细胞、树突状细胞（dendritic cells，DCs）及单核-巨噬细胞组成。

血管病理

血管损伤和活化在 SSc 发病中最早出现并可能是最主要的损伤。血管损伤的组织病理学证据在纤维化前就存在，并可在受累和非受累皮肤中发现[27]。雷诺现象通常先于其他临床表现出现。提示其他全身血管病变的表现包括：皮肤黏膜毛细血管扩张、甲襞毛细血管改变（毛细血管扩张、出血及无血管区）、肺动脉高压（PAH）、指末端凹陷和缺血性溃疡、胃窦血管扩张（也称"西瓜胃"）及硬皮病肾危象。

最具特征性的组织病理学表现是小动脉和中等大小动脉的内膜增殖（图88-2）。SSc 的内膜增生与慢性同种异体移植性动脉病具有相同表现，是由于肌内膜细胞增殖和迁移以及胶原和其他 ECM 成分局部沉积所致[28]。血管基底膜增厚并互相叠加，尤其在心、肺、肾和消化道的血管中最为显著。一项 SSc 患者皮肤活检的系统性调查报告显示，毛细血管的数量减少（稀疏）和血管内皮细胞钙黏合素丢失明显，后者为血管管腔形成的必需分子[29]。值得注意的是，这项研究同时证明，高剂量的免疫抑制治疗后，随着临床症状的明显改善，可以伴有皮肤毛细血管再生。

纤维蛋白溶解受损，血管性血友病因子水平升高，和持续的血小板聚集表现突出并形成了易栓环境。内皮细胞损伤导致血小板进一步聚集，释放血小板衍生生长因子（platelet-derived growth factor，PDGF）和内皮素-1（endothelin-1，ET-1）及内皮细胞凋亡[30]。血管壁中的血管炎性损伤和免疫复合物沉积并不常见。疾病晚期，纤维蛋白广泛沉积和血管周围纤维化导致进行性管腔闭塞，最终在病变组织中出现明显的小血管和毛细血管缺乏血管供应的丧失导致慢性组织缺氧，直接导致纤维化[31]。中小动脉的广泛增殖性/闭塞性血管病变和毛细血管稀疏是所有类型 SSc 的病理学特征。伴 PAH 的 SSc 患者，肺小动脉内膜增生和静脉闭塞性疾病表现突出。但与特发

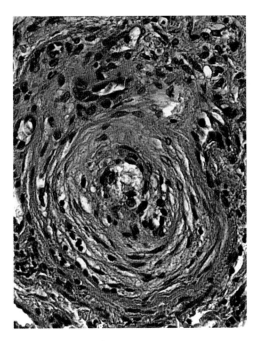

图 88-2　系统性硬化症小血管病变的组织学表现。肺小动脉显示广泛中层肥厚和内膜增厚，导致血管腔变窄

性 PAH 相比，SSc 中丛源性动脉病变并不常见[32]。

组织纤维化

过度的 ECM 沉积导致纤维化，是 SSc 的一个显著的病理标志。ECM 是一个复杂的动态支架，由数百种蛋白质组成，为基质细胞提供结构支持，并提供调节细胞行为的信号。纤维化的特征是纤维状胶原蛋白、糖蛋白 [纤连蛋白、软骨寡聚基质蛋白（COMP）、层粘连蛋白和腱生蛋白]、蛋白聚糖（硫酸肝素、多功能蛋白聚糖）、基质细胞蛋白（CCN2）、弹性蛋白和其他 ECM 结构成分的过度聚集[33]。该病变造成组织结构的破坏，并最终导致正常结构完全消失。SSc 中的纤维化在皮肤、肺、胃肠道、心脏、腱鞘和骨骼肌周围的束周组织中最为突出。这些器官的组织病理学检查提示呈均一无细胞性结缔组织伴透明样厚胶原束聚集。

器官特异性病理改变

皮肤

皮肤纤维化是 SSc 的临床和病理标志，也是多种硬皮病样综合征的标志。皮肤纤维化的程度往往与内脏器官纤维化以及疾病结局相关，临床上通过触诊测得。纤维化伴有真皮层的显著增厚，这种病变可使皮肤毛囊、汗腺和其他皮肤附属器消失和皮内脂肪层的取代。在纤维化的真皮中，胶原积累增加且胶原束失去了正常皮肤的随机排列特征。最近的研究表明，纤维化微环境的生物力学和结构特性直接影响纤维化的持久性。胶原纤维最明显聚集在真皮网状层（深层），并逐渐侵犯下方含脂肪细胞的脂肪层。SSc 早期的皮肤活检显示真皮水肿，可见血管周围单核细胞浸润（图 88-3）。少数情况亦可见肥大细胞和嗜酸性粒细胞[34]。在受损皮肤中，α 平滑肌肌动蛋白阳性的肌纤维母细胞的数量增高，该细胞是一种介于成纤维细胞和收缩型平滑肌细胞间的间质细胞[35]。

随着疾病进展，皮肤逐渐萎缩，表皮变薄，表皮 - 真皮脊消失，网钉消失，如同衰老皮肤。在已确诊的患者中，纤维化的真皮大部分无细胞成分，只有少量的汗腺和小汗腺，腺体周围脂肪组织缺失，真皮脂肪层介于真皮和肌肉之间。一项 SSc 患者皮肤病理的双盲研究显示，皮肤纤维化病理分级与临床皮肤受累的程度密切相关[36]。真皮淋巴管的数量减少，导致组织间液积聚和水肿[37]。真皮层毛细血管缺失与慢性组织缺氧相关，慢性组织缺氧可诱导产生血管内皮生长因子（VEGF）和其他血管生成因子。临床上未受累、看似"正常"的皮肤也可发现组织缺氧的证据[38]。

从生化角度来看，纤维化真皮层的胶原是正常的，主要纤维胶原（Ⅰ 型和Ⅲ 型）的相对比例与正常皮肤相当[39]。相反，正常情况下仅限于真皮 - 表皮基底膜带的细小非纤维性Ⅶ 型胶原，在受损真皮层中含量丰富。介导胶原和弹性蛋白翻译后修饰的酶，如赖氨酰氧化酶（lysyl oxidases，LOXL2）和赖氨酸羟化酶（lysyl hydroxylase，PLOD2）水平升高，导致醛衍生的胶原交联增加，这可解释纤维化真皮层致密硬化的原因[40]。

通过微阵列技术开展的受损皮肤全基因组表达研究，更明确了潜在纤维化激活事件发生的先后顺序。几项研究的结果表明 SSc 转录组谱发生改变，涉及细胞免疫和炎症、ECM 稳态、代谢和转化生长因子 -β（TGF-β）、CCN2、IL-13 和 Wnt 信号传导的许多基因表达升高[41-42]。值得注意的是，临床上受累和未受累皮肤的基因表达谱几乎相同。然而，临床表

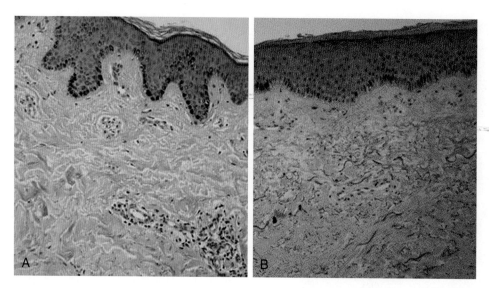

图 88-3　弥漫皮肤型系统性硬化症的皮肤组织学。真皮层血管周围有单核细胞浸润，可见微血管内皮细胞的活化和细胞外基质沉积增多（A）。疾病晚期炎症特征消退。皮肤中附属结构如毛囊、皮脂腺和汗腺减少，网状孔变平，真皮可见密集聚集的透明结缔组织，主要由 I 型胶原（B）组成。注意胶原圆髻（dles）的非随机定向。HE 染色，放大倍数 40×

现相似的不同 SSc 患者的皮肤活检在"分子印记"水平显示出显著的异质性，这种差异明显而又可重复的模式被定义为"内在亚群"[43]。

肺

　　病理学研究显示 SSc 的肺部受累率非常高。SSc 早期，常见肺泡壁上淋巴细胞、浆细胞、巨噬细胞和嗜酸性粒细胞片状浸润（图 88-4）。在这一阶段，肺部高分辨率 CT 可能会显示磨玻璃样改变。随着疾病的进展，间质肺纤维化和血管损害成为主要表现，并常在同一病变区域共同存在。肺动脉内膜增厚（弹性蛋白染色显示最清晰）是 PAH 的病变基础，尸检发现该病变常与多发肺栓塞和心肌纤维化共同存在。

　　SSc 相关间质性肺病最典型的组织学表现是非特异性间质性肺炎（nonspecific interstitial pneumonia，NSIP），这是一种以轻中度间质性炎症、II 型肺泡细胞增生和均匀分布的纤维化为特点的间质性肺病[44]。SSc 合并寻常型间质性肺炎（usual interstitial pneumonia，UIP）相对少见，其特点是有散在分布的成纤维细胞灶和斑片状分布的纤维化，预后较差。肺泡间隔进行性增厚最终导致气道闭塞和蜂窝状改变，随后出现肺血管消失。该病变使气体交换受损，并导致 PAH 加重。广泛的肺纤维化可能导致原发性肺癌。

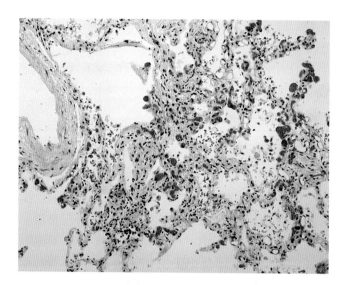

图 88-4　SSc 的肺组织学表现。系统性硬化症常见有间质性肺病。虽然肺组织学表现有很大不同，但共同的特点包括气道减少、炎症细胞浸润和肺泡壁增厚，以及非特异性间质性肺炎（NSIP）中肺泡壁基质沉积。诊断 SSc 的间质性肺病很少需行肺活检

胃肠道

　　几乎所有的 SSc 患者都有胃肠道累及，而且从口腔到直肠的任一节段均可出现明显的病理改变。食管受累很常见，可出现固有层、黏膜下层和肌层的纤维化及特征性血管病变[45]。正常肠道结构发生改变可致肠蠕动异常、胃食管反流、胃轻瘫和小肠运动异

常、假性肠梗阻和细菌过度生长。近年来的研究证实了 SSc 中肠道微生物环境成分的显著改变。但是观察到的肠道失调是否有助于 SSc 的局部和系统（纤维化和免疫）致病过程，还是反映肠道蠕动改变（即疾病的后果）尚不清楚。相反，慢性胃食管反流可并发食管炎症、溃疡、狭窄形成和复发性微吸入。严重胃食管反流的 SSc 患者中，有 1/3 发生 Barrett 食管，其特征是食管正常鳞状上皮化生为柱状上皮细胞[46]；由于这是一种癌前病变，患腺癌的风险增高 30 倍，故对有 Barrett 化生的患者，需监测异常增生和腺癌的发生风险。

肾

肾以血管损害为主，罕见肾小球肾炎（重叠综合征除外）。慢性肾缺血与肾小球萎缩和其他缺血性改变有关。硬皮病急性肾危象有非常显著的组织病理学改变，与其他类型的血栓性微血管病理改变难以区

分[47]。SSc 肾血管改变在小叶间动脉和弓形肾动脉最明显，表现为弹力层增厚、内膜明显增生（洋葱皮样）和小动脉壁的纤维素样坏死[48]。值得注意的是，无肾危象的 SSc 患者中也可见到这种改变。内膜增厚可导致管腔严重狭窄和完全闭塞，导致微血管病性溶血。血管功能不全可致肾小管改变，包括肾小管细胞扁平和变性。硬皮病肾危象的临床表现可与血栓性血小板减少性紫癜（TTP）相似。硬皮病肾危象与 von Willebrand 因子裂解蛋白酶（ADAMTS13）降低的水平或活性无关。硬皮病肾危象的组织学特点如图88-5 所示。

心脏

在尸检中，80% 的 SSc 患者有心脏受累的证据[49]。心包积液较常见，偶见纤维化和缩窄性心包炎。心内膜微血管变化明显。一个特征性的病理学特征为心肌收缩带坏死，被认为是由于"心肌雷诺现象"而导致

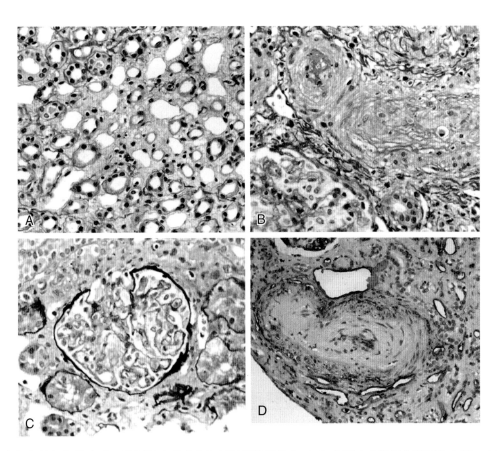

图 88-5　硬皮病肾危象的组织学表现。特征性病理改变包括间质性纤维化（A）和肾内动脉闭塞伴新生内膜、血管壁纤维素样坏死及内弹力膜增生（洋葱皮改变）（B）。肾小球萎缩，无炎细胞或增生性改变（C）。可能存在血管内血栓形成，类似于血栓性血小板减少性紫癜（D）

的缺血再灌注的反复发作[50]。明显的间质及血管周围纤维化也可出现在无明显临床证据的心脏受累者。SSc的骨骼肌肌炎有时可伴发急性心肌炎[49]。

其他器官的病理表现

甲状腺纤维化常见，甲状腺中可见广泛的带状纤维组织，伴滤泡萎缩和消失，但无炎症表现。SSc患者常出现甲状腺功能异常和抗甲状腺抗体。男性SSc患者常出现阴茎勃起功能异常，可能是该疾病在男性的表现。病理学检查显示，阴茎血管出现广泛增生性/闭塞性改变[51]。唾液腺和泪腺可出现无炎症性纤维化，这可能与干燥综合征有关。滑膜活检显示小动脉有纤维化和特征性血管改变[52]。

硬皮病的动物模型

动物模型作为了解人类疾病的研究工具是必不可少的，尤其是像SSc这样复杂的疾病。此类模型可用于识别细胞和分子过程，发现和验证治疗靶点和生物学标志物的潜力，以及开发和评估新的治疗策略。一些SSc动物模型正在使用中，尽管没有一种能完全重现该疾病的所有基本特征：闭塞性/增生性血管病变、自身免疫、炎症和慢性多器官纤维化[53]。但某些动物模型已显示出部分特点（图88-6）。总体而言，用于研究SSc的小鼠模型可以分为四种类型：①自发模型：为自发突变，其硬皮病样表型可遗传，如皮肤紧硬（Tsk1/⁺鼠）；②诱导模型：其中硬皮病表型，如纤维化，通过化学暴露或操纵免疫系统（博莱霉素或血管紧张素Ⅱ诱导的皮肤和肺纤维化）在小鼠中引起；③不匹配的HLA造血干细胞移植导致慢性硬皮病移植抗宿主样炎症性纤维化疾病；④有针对性的基因操作，产生具有遗传性硬皮病样特征或保护的工程小鼠品系。

硬皮病的可遗传性动物模型

Tsk1/⁺突变小鼠携带 原纤蛋白-1（fibrillin-1）

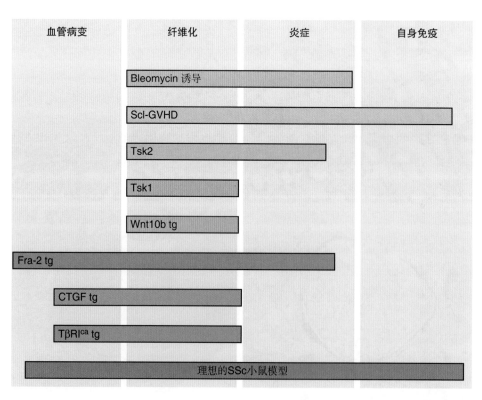

图88-6 系统性硬化症的动物模型。小鼠模型选择性复制了系统性硬化症（SSc）的病理生理特点。图示为SSc的主要疾病过程（炎症、自身免疫、微血管病变和纤维化），以及它们在鼠模型中的常见表现程度。CTGF，结缔组织生长因子；GVHD，移植物抗宿主病；tg，转基因（Modified from Distler JH, Distler O, Beyer C, Schett G: Animal models of systemic sclerosis: prospects and limitations. *Arthritis Rheum* 62: 2831-2844, 2010.）

基因的自发部分复制。尽管 Tsk1 纯合子突变鼠在孕 8 ～ 10 天就胎死宫内，杂合子（Tsk1/⁺）小鼠存活并在约 5 周大时形成紧致的皮肤。与 SSc 不同的是，Tsk1/⁺ 鼠皮下组织增生，而真皮层增生不明显[54]。此外，虽然形成了一定程度的心脏纤维化，但肺发生肺气肿改变而非纤维化。Tsk1 的突变为原纤蛋白 -1 的基因内串联重复，导致表达出一种 450 kD 的异常大分子蛋白[55]。原纤蛋白 -1 是一种微丝相关的 ECM 蛋白，分布广泛，可调控 TGF-β 的沉默与活化[56]。突变的大分子原纤蛋白 -1 累及可导致基质稳态失衡[57]或干扰 TGF-β 延迟活化的内稳态控制；当然，Tsk1/⁺ 小鼠原纤蛋白突变与皮肤过度增生的精确机制目前尚不清楚。目前尚无报道证明 SSc 患者中也存在原纤蛋白 -1 突变。整个原纤蛋白 -1 基因的突变会导致马方综合征，其特征是骨过度生长。眼晶状体移位和主动脉扩张，这与多种组织中 TGF-β 活性的增加有关。皮肤僵硬症是一种罕见的孟德尔常染色体显性病症，患者在儿童期即有皮肤纤维化，其原纤蛋白 -1 的 RGD 结构域中存在杂合突变。携带类似的原纤蛋白 -1 突变的基因工程小鼠也会出现弥漫性皮肤纤维化，同时存在 TGF-β 信号上调和皮肤中浆细胞样 DCs（pDC）激活[58]。

Tsk2 小鼠品系在 4 周大时自然发生硬皮病样皮肤改变。与 Tsk1/⁺ 鼠不同的是，Tsk2/⁺ 小鼠的真皮增厚，有单核炎症细胞浸润，并具有自身免疫证据。Tsk2 表型最初是由乙基亚硝基脲在正常小鼠中诱导而致，是由于 COL3A1 基因氨基端的错义突变所致——这一突变在 Ehlers-Danlos 综合征中也曾报道过[59]。

诱导性硬皮病动物模型

在 BALB/c 或 C57 小鼠皮下注射博来霉素、血管紧张素 Ⅱ、氧化剂如羟基自由基或次氯酸盐等和 TLRs 配体，可诱导皮肤和肺的慢性纤维化（图 88-7）。诱导后的组织病理学变化过程与 SSc 极为相似：早期单核细胞浸润，细胞因子（如 TGF-β、IL-4、IL-6、IL-13）和趋化因子（如单核细胞趋化蛋白 -1，MCP-1）的表达升高，随后真皮纤维化、胶原过量沉积、α- 平滑肌肌动蛋白阳性的肌纤维细胞聚集以及真皮内白色脂肪组织消失，以及各种微血管损伤[60-61]。这些模型中自身抗体并不显著，且皮肤纤维化程度有限，并且往往会自发消退。将小鼠骨髓或脾细胞移植到轻微组织相容性基因座不匹配的免疫缺陷受者中会导致慢性硬皮病移植物抗宿主样疾病，并伴有皮肤和肺的间质和血管周围纤维化以及自身免疫[62]。

遗传操纵诱导的小鼠硬皮样表型

通过功能获得或功能缺失的遗传学修饰，可获得多种自发性硬皮病样表型的鼠系。成纤维细胞内 TGF-β 信号固有或诱导性上调的鼠系可重现 SSc 的临床、组织学和生化上的主要特征，支持持续的 TGF-β 信号可能在 SSc 发病机制中发挥了作用[63-64]。SSc 其他有前途的转基因模型包括过表达结缔组织生长因子（CTGF）、血液源性生长因子（PDGF）受体（PDGFR）-α、Wnt10b 和 Fra-2，以及缺乏 caveolin-1、uPAR、SPAG17 和 Fli-1 的小鼠[65]。在这些小鼠中，皮肤、肺和其他器官的硬皮病、纤维化和血管改变是自发发生的。其他与 SSc 相关的基因工程小鼠呈现对纤维化诱导的敏感度增高，例如 T-bet 缺失和血管内皮生长因子（VEGF）缺失小鼠。虽然人类疾病的小鼠模型可以作为探索发病机制的强大研究工具，但由于人和小鼠免疫系统存在本质差异，组织结构和器官功能也存在差异，所以这些模型不能真正再现所有疾病特征，并且预测人类治疗反应的能力是有限的。人源化疾病模型有可能克服其中一些限制。例如，当使用 SSc 患者的成纤维细胞和角质形成细胞构建的离体生物工程人体皮肤等效物移植到 SCID 小鼠背部时，移植的人体皮肤在小鼠体内表现出病理性 SSc 表型和成纤维细胞畸变长达 16 周。这种 SSc 皮肤人源化模型为研究纤维化的发病机制及其治疗提供了新的机会。

发病机制

概述

SSc 的发病机制复杂且知之甚少。如前所述，SSc 显示出高度的患者间变异性，动物模型仅能复制出该病的部分病理学和临床特征。充分整合的 SSc 发病机制必须包括以下主要的病理机制：血管损伤，固有免疫和适应性免疫激活导致的炎症，以及导致全身组织纤维化的成纤维细胞活化。尽管每个患者都可

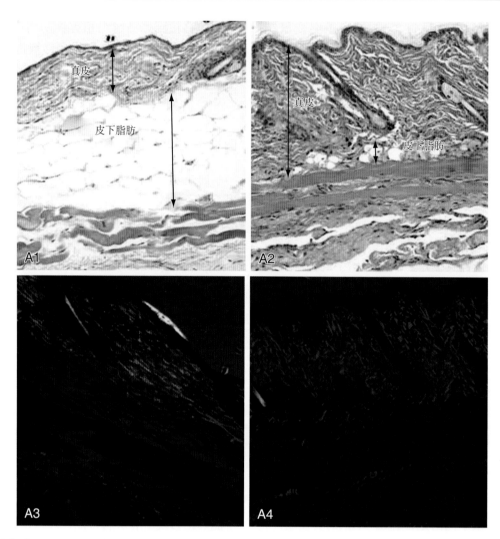

图 88-7 博莱霉素诱导的系统性硬化症小鼠模型。小鼠接受 28 天 PBS 皮下注射（A1，A3）或博莱霉素（A2，A4）。A1～A4，皮肤改变。A1 和 A2，H&E 染色；A3 和 A4，天狼猩红染色。注意真皮纤维化和皮下脂肪层的丢失（A2），胶原聚集增加（A4）

以有上述表现，但这些病变对疾病所造成的相对影响在不同患者间是不同的。如图 88-1 所示，这些不同病变间复杂而活跃的相互作用导致了 SSc 组织损伤的发生、发展和持续[66]。

血管病变

血管损伤很可能是硬皮病的起始和短期表现（图 88-5）。血管广泛受损在早期即可出现，随着时间推移其发展与严重的临床后遗症相关[67]。雷诺现象患者如果出现甲襞微血管变化，其进展为硬皮病的风险将升高，提示微血管病变可先于疾病的其他临床表现出现。

血管损伤和内皮活化

最初的血管病变由一些循环因素触发，如尚未证实的细胞毒性分子或 T 细胞衍生蛋白水解颗粒酶[68]。其他潜在的原因包括抗内皮细胞自身抗体、嗜血管病毒、炎性细胞因子、ROS 和环境应激。血管损伤导致内皮细胞活化和功能异常，同时出现血管内皮细胞黏附分子 -1 及 E- 选择素的表达增加、血管活性介质分泌异常及血小板和纤溶通路的激活并产生凝血酶[67]。激活的内皮细胞表现出持久的表观遗传改变，并通过 TGF-β 和 Notch 驱动的内皮 - 间充质转化，增加向间充质细胞转分化的倾向。这一过程的特征是内皮标志（如 CD31）的丢失和间充质标志物（如 α- 平滑肌肌动蛋白）的表达升高。活化的血小板释放循

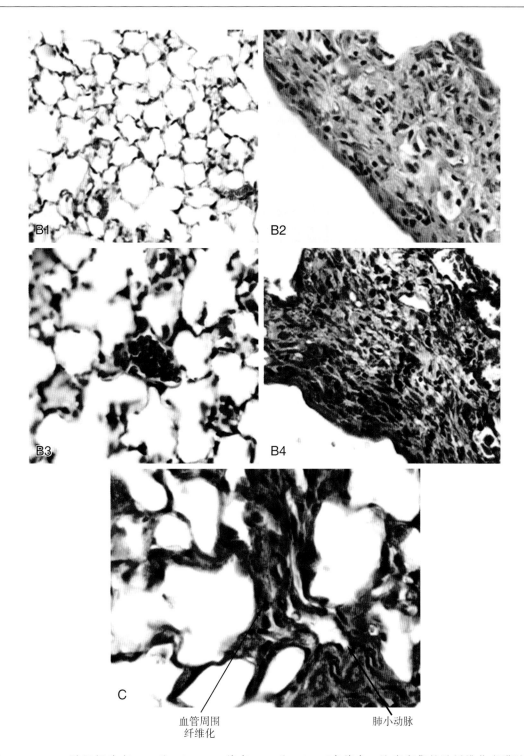

血管周围
纤维化

肺小动脉

图 88-7（续） B1 ~ B4. 肺组织改变。B1 和 B2. H&E 染色；B3 和 B4. 三色染色。注意密集的肺纤维化充满肺泡实质（B2、B4）。C. 肺小动脉血管周围纤维化

环微粒、血小板因子 4（也称为 CXCL-4，一种趋化因子）、血栓素 A2、PDGF、表皮生长因子（EGF）、HMGB1、5- 羟色胺和 TGF-β。这些血小板衍生的介质可促进凝血、增强血管收缩并直接刺激成纤维细胞和刺激肌成纤维细胞的分化。称为周细胞的小血管壁

（壁细胞）中的结构细胞表达 CD248，充当肌成纤维细胞祖细胞，并在病变皮肤中明显增生[69-70]。

血管内皮的功能异常包括内皮源性的血管舒张因子如一氧化氮（NO）、血栓调节蛋白、降钙素基因相关肽和前列环素的产生或反应不足，以及血管收缩剂

（如 ET-1）释放增加。血管舒张剂 / 血管收缩剂平衡的改变，使血流运动受损。此外，交感 / 副交感神经失调也导致血管平滑肌细胞扩血管的神经肽释放下降而缩血管的 α_2- 肾上腺素受体表达增加。反复的缺血再灌注产生 H_2O_2 和 ROS 导致氧化应激损伤，促进肌成纤维细胞的激活和细胞反应。微血管的损害表现为通透性增加和白细胞跨内皮迁移增强。血小板与内皮下结构直接接触，进一步促进了血小板聚集。激活的内皮细胞释放强血管收缩因子 ET-1，它可促进白细胞黏附和血管平滑肌细胞增殖，并诱导成纤维细胞活化（图 88-8）。SSc 患者的病灶组织、血液和支气管肺泡灌洗液中 ET-1 水平升高[71]。

血管损坏和代偿性修复的失败

中等大小或较大的血管中，内层和中层肥厚与外膜纤维化的同时存在导致进行性管腔变窄。加上内皮细胞的凋亡，最终导致闭塞性血管病变和血管稀少，SSc 晚期患者的血管造影片上可见特征性的血管显著减少。微血管结构的丧失导致组织慢性缺氧，进而诱导低氧诱导因子 -1（HIF-1）依赖性基因如 VEGF 及其受体的表达。

SSc 中，促血管生成和抗血管生成因子存在显著失衡。血浆中血管生成抑制剂内皮抑素水平升高，内皮抑素是ⅩⅧ型胶原降解产物[72]。尚有其他研究发现，VEGF、碱性成纤维细胞生长因子、IL-8、CXCL-12 和 PDGF 等血管生成因子的水平也存在上升[73-74]。特别是，VEGF 及其受体在受损组织中的表达亦为增高。目前尚不清楚，在组织缺氧和血管生成因子升高的情况下，SSc 为何并不能进行有效的新生血管代偿生长。一种可能解释是，替代 VEGF 剪接，产生了一种抗血管生成的异构体，称为 $VEGF_{165b}$。

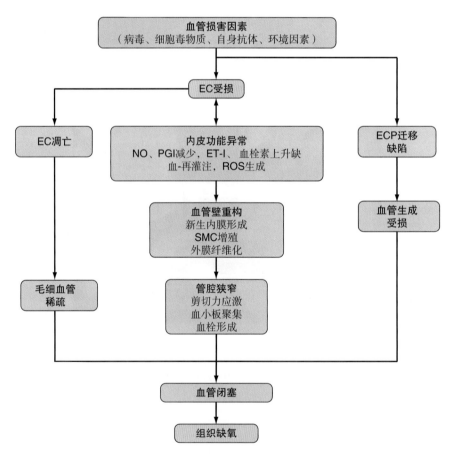

图 88-8 血管病变的发病机制。最初的血管病变表现为内皮细胞（EC）损伤和活化，伴可逆性功能变化、黏附分子表达增高和白细胞渗出增加导致的血管周围炎症。损伤的内皮细胞促进血小板聚集和血栓素释放，血管舒张剂如一氧化氮（NO）产生减少，血管收缩剂如内皮素 -1（ET-1）产生增加，并释放活性氧（ROS）。血管收缩和血管舒张功能不全加重血管病变，引起进行性不可逆性血管壁重塑、管腔闭塞、血小板聚集、原位血栓形成和组织缺血。血管生成减少可能会进一步加剧血管丧失。ECP，内皮祖细胞；PGI，前列腺素 I；SMC，平滑肌细胞

SSc 血小板释放 VEGF$_{165b}$ 亚型，并在皮肤中过表达，替代剪切事件导致了 VEGF 异构体由促血管生成转换为抗血管生成，这一事件可能在 SSc 缺氧时血管生成代偿不足中起关键作用。

血管生成，或称血管形成，这一过程极其依赖来自骨髓的循环内皮祖细胞（endothelial progenitor cells，EPCs）及其向成熟内皮细胞的分化。在 SSc 患者中，CD34$^+$ EPCs 数量减少，它们向成熟内皮细胞分化的功能受损[75-77]。由于 EPC 在缺血组织中的生理性血管形成中起重要作用，因此这些细胞的运动或功能缺陷可影响血管修复过程。SSc 患者的循环内皮祖细胞减少是因骨髓的"耗竭"，还是在外周循环或其他环节中被破坏所致目前尚不清楚。

缺氧

广泛的微血管病变和受影响组织中由此产生的毛细血管损失导致了血流量减少和最终的缺氧。随着纤维化的发生，过多的 ECM 积聚增加了从血管到细胞的扩散距离，进一步加重了组织缺氧[78]。缺氧本身就是碱性螺旋 - 环 - 螺旋结构的转录因子 HIF-1α 和 HIF-1β 的强诱导因素。在常氧条件下，这两个转录因子是检测不到的，因为他们会被肿瘤抑制物 Hippel-Lindau（VHL）介导的蛋白酶解所快速高效地降解。而在缺氧细胞中，VHL 蛋白无法结合到它的靶点，因此 HIF-1α 将不被降解而转移到细胞核内，与缺氧反应的 DNA 调节序列相结合，诱导参与红细胞生成、血管生成和葡萄糖代谢的缺氧调节基因的转录。缺氧也可在体外和体内激活 ECM 相关基因，如胶原蛋白、脯氨酰羟化酶以及赖氨酰氧化酶，并可直接刺激上皮细胞分化为活化的肌成纤维细胞[79-80]。这些现象和其他缺氧诱导的纤维化反应部分受自分泌的 TGF-β 介导。最近的一项研究显示特异性的敲除 VEGF，小鼠纤维化增加，这为缺氧在纤维化中的作用提供了强有力的实验支持[81]。

已发现 SSc 的组织缺氧是非侵袭性的，皮肤的氧含量与皮肤厚度呈反比。在另一项研究中，使用电极针插入硬皮病患者真皮，患者氧分压降低明显（23.7 mmHg，对照组为 33.6 mmHg）。

氧化应激和活性氧

氧化应激源于化学活性氧衍生分子（reactive oxygen species，ROS）的生成与抗氧化防御机制之间的不平衡。大量证据表明 SSc 患者存在氧化应激增强和 ROS 产生增加，提示两者在 SSc 发病中的作用[82-83]。ROS 可能产生于反复缺血再灌注损伤的内皮细胞以及暴露于各类刺激因子的成纤维细胞，如 TGF-β、PDGF、血管紧张素 Ⅱ、ET-1 或刺激性 PDGFR 抗体。此外，体外培养的 SSc 皮肤成纤维细胞和单核细胞可自发产生过量活性氧[84]。尽管线粒体和多种细胞酶均可制造 ROS，但在 SSc 中，膜联烟酰胺腺嘌呤二核苷酸磷酸氧化酶 4（nicotinamide adenine dinucleotide phosphate oxidase，Nox4）似乎最为突出。过氧化氢和其他氧自由基可以反过来刺激胶原蛋白合成、肌成纤维细胞分化、TGF-β 和 Wnt-β-catenin 通路的活化，以及其他可诱导的细胞反应。与生物衰老过程相似，SSc 细胞显示线粒体应激、线粒体自噬改变和代谢重编程的证据。

炎症及免疫失调在硬皮病发病中的作用

遗传和基因组研究的最新发现，以及高通量细胞表型技术的应用，促使人们重新关注 SSc 中免疫失调的作用。在疾病早期，病变皮肤和肺血管周围可见单核细胞、巨噬细胞、pDCs、肥大细胞和先天淋巴样细胞（ILCs）的聚集。在血液中，循环单核细胞的数量增加，T 细胞、B 细胞、单核细胞和 DC 显示激活和极化的证据。SLE 和其他自身免疫性疾病的 Ⅰ 型 IFN 特征在 SSc 患者中也可见。以高度特异性和互斥的自身抗体为表现的自身免疫贯穿整个疾病过程（图 88-9）。SSc 和 HLA Ⅱ 类基因以及大量 B、T 细胞和固有免疫相关基因之间存在紧密遗传相关性，为 SSc 的免疫基础提供了强有力的支持。目前多个临床研究正在评估对 SSc 进行系统性（骨髓清除）或选择性的免疫调节干预的疗效，证明了免疫系统在疾病进展中的作用。

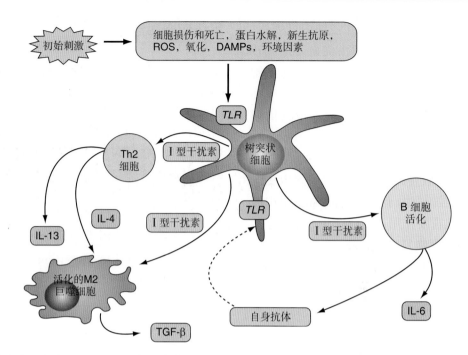

图 88-9 硬皮病中复杂的免疫失调。诱发事件如感染、氧化损伤、坏死 / 凋亡细胞碎片、或环境毒素都可能是通过 Toll 样受体（TLR）导致树突状细胞的活化。活化的树突状细胞产生 I 型干扰素（IFN），引起 T 细胞向 Th2 型的极化，单核细胞分化为一个旁路激活型（M2），B 细胞的活化与浆细胞的成熟并产生自身抗体的产生。自身抗体形成免疫复合物，从而通过 TLR 信号进一步诱发 I 型 IFN 干扰素的产生。向 Th2 极化的 T 细胞和 M2 型巨噬细胞分泌促纤维化趋化因子和细胞因子，诱导成纤维细胞活化。其他 T 细胞亚群如调节性 T 细胞和 Th17 也可参与其中。DAMPS，损伤相关分子模式；IL，白细胞介素；ROS，活性氧；TGF-β，转化生长因子 -β

免疫失调的效应细胞

T 细胞的亚群及活化

在损伤组织和外周血中有明显的 T 细胞活化，这可能在组织损伤中起直接作用。在疾病早期阶段、纤维化出现之前，受损皮肤、肺和其他受累器官的血管周围区可见活化的 CD4 和 CD8 T 淋巴细胞、单核细胞 - 巨噬细胞、B 细胞，以及嗜酸性粒细胞、肥大细胞和自然杀伤细胞[85]。对早期 SSc 患者的皮肤活检标本进行原位杂交研究发现，炎细胞附近的成纤维细胞有明显的原胶原基因的表达，提示炎细胞或其可溶性产物在诱导成纤维细胞活化中起了作用[86]。

在 SSc 中，组织浸润 T 细胞主要是 CD4+，并表达激活标记物（CD69、CD45、HLA-DR 和 IL-2R），这些 T 细胞表现为严格的 T 细胞受体印记，提示对某种未知抗原反应后寡克隆 T 细胞扩增[87]。肺组织中以 CD8+ 细胞和 γ/δ T 细胞占优势[88]。尚不清楚损伤组织中的 T 细胞是被细胞因子或趋化因子非特异性活化，还是被不明抗原特异性活化。SSc 的外周血中也存在 T 细胞活化证据，如血清 IL-2 水平、IL-2 受体、趋化因子受体、自发分泌的细胞因子均出现上升，另外还有白细胞功能相关抗原 -1（leukocyte function-associated antigen 1，LFA-1）和 α1 整合素的表达增加，使得 T 细胞可直接黏附于内皮和成纤维细胞。同时，血管内皮细胞表达血管细胞黏附分子 -1（intercellular adhesion molecule-1，ICAM-1）、E-选择素等其他促进白细胞渗出的黏附分子。外周血淋巴细胞显示由 I 型干扰素诱导基因表达确定的 IFN 特征[89-91]。

Th1/Th2 细胞因子平衡及极化的免疫反应

Th1 和 Th2 细胞因子之间的失衡是与纤维化相关的几种疾病的标志。以 Th2 型为主的 T 细胞分泌大量的 IL-4、IL-5 和 IL-13，而缺乏 Th1 细胞的标志性细胞因子 IFN-γ。Th2 细胞因子直接刺激胶原合成、肌成纤维细胞转分化和 TGF-β 的产生，TGF-β 是一种有效的 ECM 积累刺激，而 IFN-γ 阻断这些反应并发挥抗纤维化作用。因此，免疫反应的 Th2 偏斜创造了一个促纤维化环境。

动物研究支持 Th2 型免疫反应在纤维化发病机制中起重要作用，该研究表明，体外偏向于向 Th2型转化的细胞在体内被动转染时，可诱导纤维化。此外，在缺乏指导 Th1 分化的 T-bet 转录因子的小鼠中，博莱霉素引起的皮肤纤维化加重[92-93]。

在 SSc 患者中，Th1/Th2 细胞因子平衡向 Th2 型明显偏移。例如，血清 IFN-γ 水平和外周血单核细胞在体外所产生的 IFN-γ 均降低。SSc 患者外周血白细胞基因芯片分析显示，调控向 Th2 转化的转录因子 GATA3 基因表达增高。SSc 患者皮肤活检标本中的 CD4+ T 细胞克隆在体外分泌 IL-4，而不分泌 IFN-γ[94]。SSc 患者活检皮肤或肺泡灌洗液来源的 T 细胞系高表达 Th2 细胞因子，而 Th2 优势预示着肺功能快速降低[95-96]。蛋白质组学及 DNA 微阵列技术研究发现，SSc 患者支气管肺泡灌洗液中主要为 Th2 细胞因子以及 CD8+ 淋巴细胞。此外，一项对 SSc 患者的纵向研究表明，随着皮肤受累情况随时间改善，血清 Th2 细胞因子也出现降低而 IL-12（由 Th1 诱导的细胞因子）水平增高[97]。

其他 T 细胞亚群

Th17 细胞亚群被证实参与类风湿关节炎和其他炎性疾病的发病机制。SSc 患者外周血及肺泡灌洗液中，产生 IL-17 的 CD4+T 细胞数量均升高，但它们在 SSc 发病中的作用仍有待阐明[98]。

抑制调节性 Treg 细胞（Foxp3/CD25）对自身免疫调节非常重要，并且与 SSc 相关。在 SSc 中受到影响的器官，包括皮肤、肠道和肺，占据了身体的大部分 Treg。一项研究发现，虽然 SSc 患者外周血 Treg 增加，但其抑制功能受损，TGF-β 和 IL-10 分泌存在缺陷[99]。其他研究表明，与其他炎症性皮肤病皮肤相比，SSc 中 Foxp3+ CD4+ T 细胞的数量减少。最近的证据表明 Tregs 对纤维化有直接的抑制作用。通过提高 Treg 的移植成活率增加 Treg 数量可明显改善自体造血移植 SSc 患者的临床症状，进一步证明了 Treg 在 SSc 中的抗纤维化作用。

单核细胞和巨噬细胞

源自循环或组织驻留祖细胞的单核细胞和巨噬细胞正在成为组织修复和纤维化的关键参与者。巨噬细胞通过旁分泌调控细胞功能来调节固有免疫和组织修复[100]。

骨髓来源的单核细胞是细胞因子和趋化因子的主要来源，这些因子包括 IL-1、肿瘤坏死因子（TNF）、MCP-1、PDGF 和 TGF-β，它们在炎症和纤维增殖反应中起重要作用。此外，单核细胞可产生胶原酶、其他基质降解酶及其抑制剂以及胶原交联转谷氨酰胺酶。早期 SSc 受损皮肤中所浸润的单核细胞以巨噬细胞为主，并表达 Siglec-1、AIF-1。巨噬细胞具有显著可塑性，可响应特定刺激而发生极化，典型的活化表型是由 IFN-γ 诱导的，IL-4 和 TGF-β 可诱导另一种活化表型。SSc 皮肤和肺活检显示巨噬细胞具有交替活化的基因特征。

在 SSc 患者中，循环单核细胞的数量与肺部疾病的严重程度相关，它们表达高水平 M2 单核细胞-巨噬细胞标记物 CCL18 和 CD163。受损皮肤中可见表达 CD163 和 CD204 的巨噬细胞数量增加。炎症性单核细胞的特征是表面表达具有胶原结构的清道夫巨噬细胞受体（macrophage receptor with collagenous structure，MARCO）、CD206 和 NAD 水解酶 CD38，它们在受累器官中积聚，并在纤维化中发挥作用。靶向单核细胞、巨噬细胞及其特定亚群，可能是一种潜在的治疗方法。

树突状细胞

携带 CD11c 表面标志物的 DCs 是存在于皮肤和其他组织中的有效抗原呈递细胞。DCs 通过调节 T 细胞、B 细胞和单核-巨噬细胞的功能，联结了固有免疫和适应性免疫（图 88-9）。树突状细胞是 I 型 IFN 的主要来源，并在抗病毒的固有免疫中具有重要作用。树突细胞大致分为常规（髓细胞）和浆细胞（pDC）。pDC 主要分泌 I 型 IFN，在抗病毒免疫中发挥着重要作用。pDCs 通常不存在于正常的非淋巴组织中，但在 CCL19 和趋化素等趋化因子的影响下，pDCs 被招募到炎症部位，分泌炎性和促纤维化细胞因子和趋化因子，包括 CXCL4（也称为 PF4）和 TGF-β，表明它们参与纤维化，而与它们的 T 细胞刺激特性无关。pDC 的激活是通过 TLR7 和 TLR9 介导的，它们以免疫复合物形式识别内源 DNA 和 RNA。最近的研究表明，活化的 CD11c+ 树突状细胞积聚在 SSc 动物模型和患者的病变组织中[58,101]。活化的 pDCs 可能直接或间接地调节静止的成纤维细胞活性。然而，它们在 SSc 发病机制中的确切作用和机制还需要进一步研究。

肥大细胞和固有淋巴样细胞

肥大细胞积聚在 SSc 和动物模型的纤维组织中。激活的肥大细胞释放成纤维细胞因子，包括 TGF-β、IL-4 和 IL-13，以及可激活成纤维细胞上原纤维受体的丝氨酸蛋白酶，如胰蛋白酶。在转基因小鼠模型中，活化的肥大细胞黏附在成纤维细胞上，导致成纤维细胞活化和纤维化。ILCs 是最近确认的细胞类型，代表极化 T 辅助细胞的先天免疫对应物。SSc 的病变组织和循环中可见 ILCs 升高，且倾向于 ILC2 极化表型，是纤维化细胞因子（如 IL-13）的潜在来源。然而，ILCs 在 SSc 发病机制中的作用还有待确定。

体液免疫和 B 细胞

系统性硬化症的自身抗体：发病因素

体液自身免疫表现为存在多种抗原特异性的自身抗体，几乎所有患者在外周血中均可检测到。SSc 的自身抗体对疾病诊断和分类，以及预测特定的并发症和临床病程非常重要。但这些自身抗体在组织损伤发病机制中的直接作用尚未最终阐明。SSc 的自身抗体（特别是抗 -DNA 拓扑异构酶 I 抗体）水平可能与皮肤和肺纤维化程度相关，并随疾病活动而波动。

已有多种假说解释 SSc 自身抗体的产生。其中一种假说认为，自身抗原如 DNA 拓扑异构酶 I 在 ROS 作用下发生溶蛋白性裂解，导致正常情况下隐藏的抗原表位暴露，且打破免疫耐受[102]。其他潜在的机制包括病毒感染所致的分子模拟，持续的 B 细胞过度活化，以及重要的自身抗原肽高表达或亚细胞定位改变。另外，SSc 的自身抗体可能由内源性 TLR 配体（如含有核酸的细胞碎片）活化的 B 细胞所产生。

最近多项研究显示，SSc 患者中存在存在一系列针对多种 ECM 成分、细胞表面受体、成纤维细胞和内皮细胞的功能性抗体。体外试验中，这些抗体可诱导靶细胞活化或凋亡[103,104]。有一项研究发现在 SSc 患者中可检测到抗 PDGF 受体的自身抗体，并在正常皮肤的成纤维细胞中诱导 ROS 生成和肌成纤维细胞分化。这些自身抗体是先于纤维化出现还是纤维化的结果仍不清楚，它们在 SSc 发病机制中的直接作用仍有待进一步明确。

系统性硬化症的 B 细胞

最近的研究为 B 淋巴细胞在 SSc 的发病机制中具有潜在直接作用提供了证据。B 细胞除能产生抗体外，还有多种免疫调节功能，包括抗原呈递、IL-6 和细胞因子的生成、淋巴样器官形成和 T 细胞分化。SSc 的候选基因和 GWA 研究发现了数个 B 细胞基因，包括 BANK1、BLK、CSK 和 PTPN22，它们都参与调节 B 细胞信号传导。虽然 B 细胞可见于 SSc 相关的间质性肺病的活检组织[105]，但仅存在于皮肤中，也存在于周围血管中。然而用 DNA 微阵列分析发现，SSc 皮肤样本中的 B 细胞显示出活化的分子印迹，早期 SSc 更为显著。SSc 患者存在 B 细胞内源性异常，如循环中初始 B 细胞数增高、浆细胞明显减少、表面活化标记 CD95、CD86 和 CD19 表达增高，其中 CD19 是一个信号传导受体，可调节内源性和抗原受体诱导的 B 细胞反应[106]。CD19 过表达转基因鼠可出现自发性自身免疫，产生高滴度抗拓扑异构酶 -I 的自身抗体。SSc 的 B 细胞功能改变和慢性活化不仅可解释自身抗体的产生，而且可解释纤维化，因活化的 B 细胞可分泌 IL-6，后者可直接刺激成纤维细胞活化及胶原合成。SSc 患者血清和受损皮肤中 B 细胞存活因子 B 细胞激活因子（BAFF）水平明显增高，且 B 细胞表达高水平的 BAFF 受体。BAFF 特异性刺激效应 B 细胞，促进纤维细胞因子。B 细胞清除治疗可减轻小鼠硬皮病。有报道显示通过靶向 CD20 或 CD19 清除 B 细胞可改善 SSc，特别是基线皮肤活检中浆细胞升高的患者改善显著。

I 型干扰素标签和固有免疫信号：与系统性红斑狼疮的相似性

TLR3、TLR7 和 TLR9 的配体刺激 pDCs 可使其分泌大量 I 型干扰素。相应的，干扰素或干扰素 - 诱导的细胞反应的存在提示 TLR 介导的固有免疫信号途径。I 型干扰素（α、β）自身即为固有免疫重要的调节因子。干扰素调节基因（"干扰素印迹"）表达升高这一现象首次发现于 SLE 患者[107]。包含抗核酸自身抗体的循环免疫复合物可作为内源性 TLRs 配体刺激 pDCs 和巨噬细胞分泌 I 型干扰素。与 SLE 类似，SSc 患者的循环白细胞中亦可检测到显著的干扰素标签。事实上，最近的研究证实，SSc 外周血白细胞表达最高的基因是干扰素调节基因[90]。此外，SSc 血清培养的正常白细胞可诱导 IFN 分泌，提示 TLR 活化是通过血清中带有核酸的免疫复合物[108]。这些现象以及免疫遗传学研究强调了 SLE 和 SSc 之间的相似性。但为何这两种相关的自身免疫性疾病的临床症状却在很大程度上并不重叠，其原因仍不清楚。此外，I 型干扰素在 SSc 微血管病变和纤维化中的直接致病作用及机制仍有待确定。

纤维化

纤维化的特点是正常组织结构被致密结缔组织所替代。多器官纤维化是 SSc 特征性的病理学标志，是遗传易感个体发生一系列复杂的血管和免疫介导损伤反应的最终结果，并通过基质细胞和瘢痕之间的自我放大交互联系而持续存在（图 88-10）[109]。

细胞外基质

ECM 包括成纤维细胞、肌成纤维细胞和浸润细胞的细胞间区，以及由大蛋白如胶原蛋白、蛋白聚糖、原纤维蛋白和黏附分子组成的结缔组织。ECM 也可作为生长因子和基质蛋白的储存库，与结缔组织成分一起，调控间充质细胞的分化、功能和存活。结缔组织过度积聚的原因有以下几点：由可溶性因子、缺氧、ROS 等激活成纤维细胞过度生成而引起；或周围的细胞外基质的信号传导所致；或通过细胞 - 细胞相互作用（表 88-4）。基质降解和更新受损，以及生成 ECM 的间充质细胞池的扩充，也在其中发挥作用。

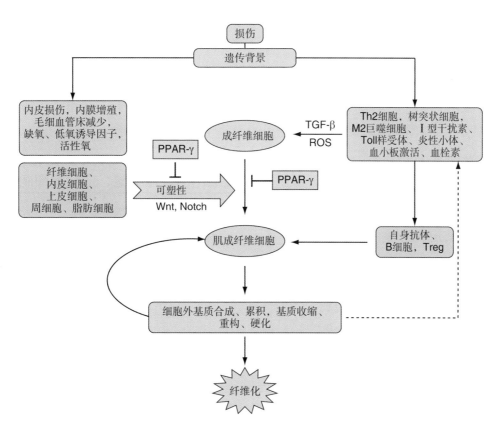

图 88-10　SSc 纤维化的渐进发病机制。纤维化是免疫失调、血管损伤和缺氧的最终结果。病变导致血管损伤和血管周围炎症反应、先天免疫信号途径激活，伴氧化应激、炎症和促纤维化细胞因子和趋化因子分泌、自身抗体产生和成纤维细胞的激活，和肌纤维母细胞的聚集。循环中的间质祖细胞转运并积聚在损伤的组织中，转化为纤维化的成纤维细胞，促进基质聚集。组织缺氧、基质重塑及血管收缩进一步促进成纤维细胞的活化，从而损伤组织结构，并影响器官功能。ECM，细胞外基质；HIF-1，缺氧诱导因子 -1；IFN，干扰素；PPAR-γ，过氧化物酶体增殖物激活受体 -γ；ROS，活性氧；TGF-β，转化生长因子 -β；TLRs，Toll 样受体

胶原合成的调节

胶原家族由 24 个以上的结构蛋白组成，在器官发育、生长和分化中起关键作用。皮肤、骨和肌腱中主要由 Ⅰ 型胶原组成，这是哺乳动物中含量最丰富的

表 88-4　参与系统性硬化症发病的因素

信号	主要来源细胞
TGF-β	炎症细胞（巨噬细胞、T 细胞）、血小板、成纤维细胞
PDGF	血小板、巨噬细胞、成纤维细胞、内皮细胞
CTGF/CCN2	成纤维细胞
IGF-1	成纤维细胞
IL-1α	角质形成细胞、巨噬细胞
IL-4[a]，IL-13[a]	Th2 淋巴细胞、肥大细胞、M2 巨噬细胞
IL-6a	巨噬细胞、B 细胞、T 细胞、成纤维细胞
抑癌蛋白 M	巨噬细胞、B 细胞、T 细胞、成纤维细胞
IL-33a	巨噬细胞、DC 细胞、肥大细胞、成纤维细胞
趋化因子（MCP-1、MCP-3、CXCL4）	中性粒细胞、上皮细胞、内皮细胞、成纤维细胞、血小板
胸腺基质淋巴生成素（TSLP）	非造血细胞（成纤维细胞、微血管细胞）（由血小板诱导）
成纤维细胞生长因子	成纤维细胞
ET-1	内皮细胞
Wnt 配体	发育通路异常再激活
Notch/Jagged	发育通路异常再激活
缺氧	缺氧、灌注不足组织
Hedgehog	发育通路异常再激活
溶血磷脂酸（LPA）	损伤部位磷脂酶水解产生
脂肪因子（脂联素、瘦素、内脏脂肪素、降脂素）	由脂肪细胞、炎症细胞、内皮细胞生成
ROS	由活化的巨噬细胞、成纤维细胞和内皮细胞产生

[a] Th2 细胞因子

CTGF，结缔组织生长因子；ET-1，内皮素 -1；IGF-1，胰岛素样生长因子 -1；IL，白细胞介素；MCP，单核细胞趋化蛋白；PDGF，血小板衍生生长因子；ROS，活性氧；SSc，系统性硬化症；TGF-β，转化生长因子 -β

蛋白；另外上述组织还含少量 Ⅲ 型胶原。Ⅱ 型胶原主要存在于关节软骨内，而 Ⅳ 型胶原主要见于基膜。纤维性胶原由三条 α 链组成，这三条链卷成特征性的三股螺旋，这种结构的出现可能与在重复的 Gly-X-Y 序列中（X 常为胰氨酸，Y 常为羟辅氨酸），每 3 个残基中出现一个甘氨酸有关。纤维性胶原在生物合成中，经过细胞内多种多样的酶修饰，在分泌后进一步修饰和交联处理。共价交联可稳定细胞外间隙的胶原纤维网状结构。

环境因素会使成纤维细胞在发育和组织修复中能对组织动态需求做出反应（表 88-4）。编码各种胶原的基因具有含核苷酸保守序列的顺式作用调节元件，这些保守的核苷酸序列可被 DNA 结合转录因子特异性识别。Sp1、Ets1、Smad2/3、STAT3、Egr-1 和 CCAAT 结合因子（CCAAT-binding factor，CBF）可以促进这种转录，而 Sp3、C/EBP、YB1、c-Krox、KLF5 和 Fli1 则起抑制作用[109]。这些转录因子间可相互作用，并与非 DNA 结合辅因子、支架蛋白和染色质修饰酶类（如 p300/CBP、PCAF 和组蛋白去乙酰酶）相互作用。DNA 结合活性、蛋白质间的相互作用和翻译后修饰如泛素化和乙酰化也受到细胞外因素的控制。各种转录因子、辅因子和染色体修饰酶的表达水平、活性或相互作用的改变都参与了 SSc 成纤维细胞的持续活化。

纤维化的效应细胞：成纤维细胞

成纤维细胞是位于实质组织基质中的胚胎间充质来源的多功能细胞，能合成和降解 ECM。未活化的成纤维细胞生物合成相对静止，一旦受到损伤，就能分泌 ECM 大分子、蛋白水解酶、生长因子、细胞因子、趋化因子；黏附、收缩结缔组织；并转化为抗凋亡的肌成纤维细胞；或经历细胞衰老。生理状态下，这些生物合成、促炎反应、收缩和黏附功能使成纤维细胞有效发挥伤口愈合作用。成纤维细胞修复过程是自限性的，而病理性纤维化则是以成纤维细胞过度活化为特点，导致 ECM 过度累积和重塑。不同解剖部位的成纤维细胞具有不同的基因表达类型，提示体内不同部位的成纤维细胞可能有不同的细胞分化类型[110]。成纤维细胞这种明显的"位置记忆"是由同源框（homeobox，HOX）家族转录因子的遗传印记所控制的。此外，最近单细胞 RNA 测序的研究

表明，组织成纤维细胞在基因表达谱、细胞表面标志物、功能和病理过程相对贡献等方面存在相当大的异质性[111]。例如，表达 CD26（二肽基肽酶 -4，DPP4）表面标记的成纤维细胞亚群是导致皮肤纤维化的主要原因。

纤维化效应细胞：肌成纤维细胞、血管壁周细胞、内皮细胞和细胞的可塑性

在纤维化过程中，固有成纤维细胞增殖、其他细胞类型的局部转化以及骨髓来源的间充质祖细胞的流入，使活化的间充质细胞汇集扩增。肌成纤维细胞的特征为表达细胞骨架蛋白 α- 平滑肌肌动蛋白，是皮肤和其他实质器官中的特殊的、可收缩的非肌肉间充质细胞，来源于成纤维细胞、上皮细胞、内皮细胞和血管壁周细胞（周细胞）和脂肪前体细胞。虽然到目前为止还没有发现其独特的表面标记，但肌成纤维细胞表达高水平的钙黏合素 -11、整合素和 PDGF 受体（PDGFRA）；分泌纤连蛋白 - EDA、基质细胞蛋白如 CCN2、胶原蛋白、金属蛋白酶组织抑制剂（TIMPs）和其他 ECM 结构成分，并且是纤维化反应中 TGF-β 的主要来源。正常伤口愈合过程中，可发现肌纤维母细胞在早期肉芽组织中短暂存在并通过凋亡消失。有序清除活化的肌成纤维细胞是正常伤口愈合的关键步骤。相反，在病理性纤维形成过程中，肌成纤维细胞抗凋亡并在局部组织中持续存在，导致过多的收缩态 ECM 即慢性瘢痕的特征。肌成纤维细胞促凋亡因子（BCL-2）和抗凋亡（BCL-X）因子的耐受性改变，导致了其在 SSc 中的相对凋亡抗性，并可能被维奈托克等药物靶向治疗。在小鼠纤维化模型中，皮肤中活化的肌成纤维细胞的很大一部分来自表达 Engrailed-1 的祖细胞，这些祖细胞表达表面标记物 CD26。重要的是，各种动物模型表明，肌成纤维细胞分化是一个可逆的过程。

血管壁周细胞为间充质细胞，正常情况下存在于微血管的血管壁上，并与下层内皮密切接触，调节血管平衡状态。有报道 SSc 患者的微血管壁周细胞成分和 PDGF 受体表达显著增加。活化的周细胞表达 CD248、ADAM12 或 hedgehog 通路转录激活因子 Gli1，并使周细胞转化为产生胶原蛋白的肌成纤维细胞。周细胞向肌成纤维细胞转变使得微血管损伤与纤维化产生了联系。

在某种情况下，上皮细胞也能转化为成纤维细胞。上皮 - 间充质细胞间转换（Epithelial-mesenchymal transition，EMT）过程在脊椎动物胚胎发育中起关键作用。在刺激条件下，上皮细胞特征性标志物和细胞 - 细胞黏附能力消失，表达成纤维细胞标志物，如 α- 平滑肌肌动蛋白。病理性 EMT 在癌症中较为突出，在肾纤维化和特发性肺纤维化中也有发现，虽然其在 SSc 发病机制中的意义尚未确定。与上皮细胞相似，血管内皮细胞、间皮细胞以及真皮内脂肪细胞在纤维化刺激下，均可向肌成纤维细胞转化。这些过程已在各种实验诱导的纤维化中被证明，并可能参与 SSc。来自不同祖细胞的肌成纤维细胞其表型和功能相同还是不同仍有待确定。

纤维细胞和单核细胞来源的间充质祖细胞

纤维细胞为骨髓来源的 CD34+ 的间充质祖细胞，能呈递抗原并合成胶原[112]。这些来自于骨髓的细胞表达 CD14+（单核细胞标记）和趋化因子受体（CCR3、CCR5 和 CXCR4），使它们能转移并聚集到特定组织中。应用中和抗体和 CXCR4 遗传缺陷鼠建立的动物模型证实纤维细胞在纤维化发病机制中发挥了作用。加速衰老的小鼠循环中纤维细胞的数量增加，并显示出对博莱霉素诱导的纤维化敏感性增加。另有研究证实外周血中存在多能单核细胞衍生的间充质祖细胞。然而，骨髓来源的前体细胞在 SSc 的病理意义仍不清楚。

硬皮病或系统性硬化症的细胞衰老和纤维化

细胞衰老是生物衰老的标志，是一种稳定的细胞周期阻滞状态。暴露于氧化或代谢应激的细胞停止分裂，这通常是一种保护机制，以限制有害突变的传播[113]。然而，随着衰老细胞在组织中逐渐积累，部分原因在于免疫清除效率低下，它们的有害影响开始占据主导地位，包括促进异常组织重塑等。衰老的肌成纤维细胞在皮肤和肺中聚集的不利影响包括有丝分裂活跃的祖细胞库的耗竭和衰老相关分泌表型（senescence-associatedsecretory phenotype，SASP）分泌体的分泌，该分泌体由典型的炎症和促纤维化的趋化因子和细胞因子组成，包括 TGF-β、IL-6、

MCP-1 和 PDGF。最近的研究表明，器官纤维化伴随着衰老的肌成纤维细胞的过早积聚，这些细胞的特征是表达 p16 和 p21，存活和抗凋亡途径（efriins 和 Bcl-2），线粒体改变，NAD 耗竭，抗衰老的组蛋白去乙酰化酶（Sirtuins）活性降低，基因组和端粒损伤，以及 SASP 分泌体。虽然这些发现支持将纤维化视为一种"加速衰老表型"，但慢性细胞衰老在 SSc 发病机制中的重要性以及作为使用"抗衰老"策略的治疗靶点的重要性仍有待确定。

纤维化的分子决定因素：转化生长因子 -β

ECM 基因表达受旁分泌 / 自分泌介质、细胞 - 细胞相互接触、缺氧以及与周围 ECM 的接触的密切调节。SSc 涉及多种细胞因子（表 88-4）。其中，TGF-β 被认为是生理性纤维化（伤口愈合和组织修复）和病理性纤维化的主要调节物[113]。

TGF-β 属于大细胞因子超家族的一员，这一家族还包括激活素和骨形态发生蛋白。TGF-β 由血小板、单核细胞 - 巨噬细胞、DC 和成纤维细胞分泌，并且大多数细胞表面表达 TGF-β 受体。TGF-β 的作用很多，不仅在正常组织修复、血管发生、免疫调节、细胞增殖起关键作用，而且还参与癌症、纤维化和自身免疫。很多类型细胞分泌的 TGF-β 为潜伏、无活性的复合物，隐藏在 ECM 中；在适当条件下，潜伏的 TGF-β 转化为生物学活性形式，触发细胞反应。潜伏 TGF-β 的活化受原纤维蛋白 1 部分调控，并由整合素、血小板反应素、αvβ6 整合素和蛋白水解酶所介导。基于 TGF-β 在纤维化反应中发挥的基础作用，它被认为是 SSc 一个潜在的治疗靶点[114]。

转化生长因子 -β 的细胞信号路：经典 Smad 途径

TGF-β 诱导的反应特异性针对靶细胞系，并受环境的影响大。在间充质细胞，TGF-β 是纤维胶原合成强诱导剂，能刺激成纤维细胞增殖、迁移、黏附和转化为肌纤维母细胞，并抑制基质降解金属蛋白酶的产生（表 88-5）。TGF-β 可诱导内皮细胞、上皮细胞和脂肪细胞转分化为肌成纤维细胞。活化的 TGF -β 与 II 型 TGF -β 表面受体结合，触发细胞内

表 88-5	转化生长因子 -β：与系统性硬化症发病机制相关的活性
招募单核细胞 / 巨噬细胞；促进交替巨噬细胞活化
促进胶原蛋白、纤维连接蛋白、蛋白多糖、弹性蛋白、金属蛋白酶组织抑制因子的合成；抑制基质金属蛋白酶；microRNA 调控
促进纤维细胞增殖、黏附和趋化
诱导促纤维化细胞因子生成：结缔组织生长因子；刺激内皮素 -1 生成
刺激 Nox4 和线粒体产生活性氧

PDGF，血小板衍生生长因子

信号转导级联，诱导靶基因表达。经典 TGF-β 信号转导通路在进化上保守，由 TGF-β I 型膜受体磷酸化参与，该酶是一种跨膜丝氨酸 - 苏氨酸激酶，能使细胞内 Smads 的一组信号蛋白磷酸化。配体诱导的 Smad2/3 磷酸化可使该酶与 Smad4 形成杂合物，并从胞浆转移到细胞核中，并在那里结合共有 Smad 结合元件，吸引如组蛋白去乙酰化酶 p300/CBP 等的转录辅因子，从而诱导基因转录。保守的 SBE 序列存在于多种 TGF-β 诱导基因，包括 I 型胶原、PAI-1、α- 平滑肌肌动蛋白和 CTGF。配体诱导的信号转导通过 Smad 信号途径，受到内源性抑制物如 Smad7 的严密调控。

纤维化中非经典转化生长因子 -β 信号通路

非 Smad 的旁路信号也参与了 TGF-β 信号转导。TGF-β 的非 Smad 信号分子包括蛋白激酶（c-Abl、ERK1/2、p38 和 JNK、黏着斑激酶 FAK、CDK5 和 TGF-β 活化激酶 TAK1）、JAK-STAT 通路集于 STAT3；蛋白酪氨酸磷酸酶 PTP4A1；脂质激酶（如 PI3 激酶）及其下游靶位 Akt、非编码 RNA 如 miR29。c-Abl 信号途径与 SSc 尤其相关，这种非受体型酪氨酸激酶在 TGF-β 和 PDGF 诱导下参与慢性粒细胞白血病（CML）的促纤维化信号传导，并在 SSc 的成纤维细胞中被激活[115]。伊马替尼为 c-Abl 的有效小分子抑制剂，治疗慢性粒细胞白血病非常有效。在硬皮病皮肤成纤维细胞中，伊马替尼可逆转细胞外基质异常的基因表达。在 SSc 小鼠模型中，伊马替尼治疗亦可防止皮肤纤维化的进展[116]。最近的一项研究发现，TGF-β 诱导的 IL-11 以自分泌、ERK 依赖的方式介

导其在成纤维细胞中的许多促纤维化作用，而药物抑制 IL-11 活性可以防止小鼠纤维化。值得注意的是，IL-11 在体外成纤维细胞中的表达显著增加。

细胞因子、生长因子、趋化因子和脂质介质

除了 TGF-β，多种可溶性介质如 CTGF、PDGF、IL-4、IL-6、IL-11、IL-13、腺苷、前列腺素 F2α、脂肪因子、溶血磷脂酸（lysophosphatidic acid，LPA）等均异常表达，参与了 SSc 的发病过程，是潜在的治疗靶点。

结缔组织生长因子 /CCN2

结缔组织生长因子（connective tissue growth factor，CTGF）属 CCN 早期反应基因家族中的一员，富含半胱氨酸，分子量为 40 kD。这种基质生长因子与血管形成、伤口愈合和发育有关。在正常成人中检测不到 CTGF 的组织表达，但在纤维化状态下，CTGF 的表达明显增加。在 SSc 患者中，CTGF 的血清水平与皮肤和肺纤维化的程度相关。在正常成纤维细胞中，TGF-β、IL-4 和 VEGF 可诱导 CTGF 的表达，而 TNF-α 和伊洛前列素则可阻断这种刺激作用。过表达 CTGF 的转基因小鼠可出现硬皮病样弥漫性皮肤纤维化及微血管病变[117]。尽管 CTGF 的细胞受体和 CTGF 促纤维化反应的作用机制仍未完全明确，但靶向 CTGF 的单克隆抗体是控制纤维化的一种潜在的治疗策略。

血小板衍生生长因子

血小板衍生生长因子（platelet-derived growth factor，PDGF）是二硫键连接的异二聚体蛋白（含 A 链和 B 链），主要作用于基质细胞，并调节伤口愈合过程。PDGF 各种亚型最初是从血小板中分离出来的，但也存在于巨噬细胞、内皮细胞和成纤维细胞中。PDGF 通过 α 和 β 两种跨膜受体传导信号，是一种作用强大的成纤维细胞促分裂剂和化学趋化剂。PDGF 还可以诱导 ROS 生成，促进胶原、纤连蛋白和蛋白聚糖的合成，并刺激 TGF-β1、MCP-1 和 IL-6 的分泌。组成性表达活化 PDGF-α 受体的转基因小鼠，可出现皮肤和多个脏器进展性纤维化[118]。SSc 患者的皮肤成纤维细胞中，PDGF 和 PDGF-β 受体表达增高[119]，支气管肺泡灌洗液中的 PDGF 水平增加。SSc 患者血清中针对 PDGF 受体的抗体能诱导成纤维细胞的活化和 ROS 生成；然而这些抗体在移植物抗宿主病患者中也能检测到，而且这些抗体的临床意义仍需进一步研究。

发育（形态发生）通路：Wnt、Hedgehog 和 Notch

Wnt、Hedgehog 和 Notch 是胚胎发育所必需的信号通路，它们在纤维化和 SSc 中失调。Wnts 家族包括一类在细胞 - 细胞黏附和转录调控发挥双重作用的难溶性糖蛋白。Wnts 在形态学、干细胞体内平衡和细胞终末转归具有重要作用，异常的 Wnt 信号常与结肠直肠癌、类风湿关节炎和骨关节炎、骨质疏松症、肺动脉高压和老化有关。细胞内 Wnt 信号可由经典途径（β- 链蛋白）和非经典途径所介导，并同 TGF-β 信号通路存在大量交叉。通过 β- 链蛋白激活 Wnts 通路，触发大量具有不同的生物学功能的基因转录，这些基因与组织重塑和纤维化病理相关。过表达 Wnt10b 或持续性激活突变体的 β- 连环蛋白的转基因小鼠，伤口愈合迅速，皮肤纤维化和胶原合成均增强[120]。特发性肺纤维化患者肺组织内，核内 β- 链蛋白在纤维化病灶处积聚。硬皮病皮肤活检分析显示，Wnt 配体、Wnt 受体和 Wnt 靶点水平均升高。对 SSc 皮肤活检标本的全转录组分析显示，Wnt 配体、受体和靶点的表达均升高。SSc 中的 Wnt-β- 连环蛋白组成性信号似乎是由于内源性 Wnt 抑制剂（如 DKK1）的表观遗传沉默。

Notch 是 Jagged 的跨膜受体，在胚胎发育、伤口愈合和组织修复中发挥重要作用。Notch 信号通路通过 Snail、Slug 和 Twist 基因调节血管内皮细胞和成纤维细胞反应，包括肌成纤维细胞分化。硬皮病小鼠模型显示，皮肤和肺部 Notch 信号明显活化，ADAM-17（一种由 TGF-β 和 ROS 诱导并启动 Notch 信号转导的蛋白酶）的活性也在病变活检皮肤中升高[121]。

Hedgehog（HH）信号通路是组织修复过程中的另一条重要的发育途径。Sonic hedgehog（SHH）是哺乳动物中最具特征性的 HH 配体，通过 Gli1 和相

关转录因子与多种细胞上的配对受体结合，启动细胞内信号通路。SSc 活检中，HH 通路的组成成分升高，SHH 在体外引起促纤维化反应。值得注意的是，多个形态发育通路的活性受它们在初生纤毛中的定位调节，这可能意味着异常 HH 中纤毛形成的改变和纤维化中的 Notch 信号有关。

细胞因子

IL-1 家族成员由多种类型的细胞所分泌。最近的一项研究表明，SSc 表皮角质形成细胞被激活，并分泌 IL-1α。SSc 角质形成细胞与正常皮肤成纤维细胞共培养时，可导致成纤维细胞活化和肌成纤维细胞分化，这一过程受角质形成细胞分泌的 IL-1α 介导。Th2 细胞因子 IL-4 能刺激成纤维细胞增殖、趋化、胶原合成及 TGF-β、CTGF 和 TIMP 的产生。SSc 患者血清中的 IL-4 水平升高，外周血和皮肤中产生 IL-4 的 T 淋巴细胞数量增加。由单核细胞、T 淋巴细胞、成纤维细胞和内皮细胞产生的 IL-6 能刺激胶原和 TIMP-1 的合成，并促进 Th2 为主的免疫反应。IL-6 的生物学活性由 Jak-Stat 细胞内信号通路介导，这一通路是与其他细胞因子共享的。最近的研究显示 JAK-STAT 通路的激活与 SSc 的纤维化相关，并为以 JAK 为靶点来减轻纤维化反应提供了理论基础。SSc 患者中血清 IL-6 的水平增高，并与皮肤受累的严重程度相关。IL-13 与哮喘和其他纤维化疾病有关。IL-13 通过间接机制刺激巨噬细胞产生 TGF-β，以及直接刺激成纤维细胞增殖和胶原合成，发挥促纤维化作用。在 SSc 患者中，血清 IL-13 的水平增高。近年来，SSc 成纤维细胞中上调的 IL-11 被认为是 TGF-β 促纤维化活性的一种自分泌介质，是治疗纤维化的潜在靶点。

趋化因子

趋化因子是一个由 40 多种低分子量可溶性介质组成的超家族，最初发现它们具有白细胞趋化作用，现认识到它们具有广泛的靶细胞和生物学作用，如在血管形成、伤口愈合和纤维化中发挥了重要作用。CC 趋化因子 MCP-1 可直接或通过内源性 TGF-β 的产生而刺激胶原形成。在 SSc 中，MCP-1、巨噬细胞炎症蛋白（MIP）-1α、IL-8、CXCL8 和 CCL18 的血清水平升高，并与皮肤纤维化的严重程度相关。

SSc 患者中的单核细胞和真皮成纤维细胞可自发产生这些趋化因子，病损处的成纤维细胞有 MCP-1 受体 CCR2 的结构性上调。由于 MCP-1 能使免疫反应向 Th2 偏移，故认为 MCP-1-CCR2 轴是通过增强胶原刺激和促进 Th2 细胞因子产生在 SSc 的发病机制中发挥主要作用。重要的是，MCP-1 缺陷小鼠能抵抗博来霉素所诱导的纤维化形成[122]。通过对 SSc 皮肤中趋化因子进行全局性检测，发现 MCP-1、CCL19、CXCL13 和 MCP-3 表达的增强，特别是在疾病早期[123]。

在 SSc 患者损伤组织或血清中、或动物模型中过度表达的其他趋化因子包括：正常 T 细胞在激活后表达和分泌的 RANTES 和 PARC（CC 趋化因子），以及 MIP-2 和曲动蛋白（fractalkine）（CXC 趋化因子）。胰岛素样生长因子结合蛋白 -1（IGFBP-1）可刺激胶原合成和成纤维细胞增殖，并诱导 TGF-β 产生。SSc 患者的支气管肺泡灌洗液中 IGF-1 的水平增高。SSc 的成纤维细胞中 IGFBP-3 的表达明显增高。腺病毒介导的 IGFBP-5 过度表达可诱发小鼠硬皮病样慢性纤维化[124]。

血管紧张素 II

血管紧张素 II 是一种血管收缩肽激素，由血管紧张素转换酶在内皮细胞中水解蛋白切割血管紧张素 I 而产生。肾素 - 血管紧张素系统涉及心脏、肝、肺、肾中的病理性纤维化。弥漫型 SSc（dcSSc）患者血清中血管紧张素 II 水平升高，许多患者具有靶向血管紧张素 II 1 型受体的功能性抗体。此外，血管紧张素 II 在 SSc 真皮成纤维细胞中也升高。在培养的成纤维细胞中，血管紧张素 II 可促进胶原合成和 TGF-β 的产生。长期皮下注射血管紧张素 II 可诱导小鼠的硬皮病样皮肤纤维化和炎症，而用血管紧张素 II 1 型受体抑制剂治疗则可改善实验小鼠模型中的纤维化。

生物活性脂质

具有多种生物活性的脂质可有效调节成纤维细胞的功能。虽然部分前列腺素是抑制纤维化反应的，但前列腺素 F（PGF$_{2\alpha}$）能够刺激胶原蛋白的产生和成纤维细胞增殖，它在肺纤维化患者中升高，并能诱导纤维化反应[125]。PGF 受体靶向敲除的小鼠可抵抗博莱霉素诱导的肺纤维化。溶血磷脂酸（LPA）是由膜磷脂水解产生的，可通过 G 蛋白偶联跨膜受体发挥多种生物学作用。最近 LPA 被证实可诱导成纤维细胞趋化因子和 CTGF 的生成。最近的一项研究表明，LPA 可诱导上皮细胞中 αvβ6 整合素介导的 TGF-β 活化，促进 TGF-β 的持续自分泌[126]。LPA 在肺纤维化患者的肺内水平上升，不仅如此，LPA1 敲除可预防小鼠对博来霉素的诱导产生肺和皮肤纤维化。鉴于其在纤维化中的重要作用，目前正在评估其作为潜在治疗靶点的作用。

通过固有免疫信号调节成纤维细胞功能：Toll 样受体、内源性配体和炎性小体

SSc 患者的白细胞中出现 I 型干扰素标签，以及遗传学研究发现的 SSc 与固有免疫基因的关联，均支持 TLR 介导的固有免疫应答参与 SSc 发病机制的观点。正常成纤维细胞均可表达各种 TLRs。脂多糖（LPS）激活的 TLR4 在肝纤维化中具有关键作用，其可能的机制是使 TGF-β 的敏感性增强。在 SSc 中，TLRs 的激活主要由内源性配体实现。这些所谓的"损伤相关分子模式"可由组织损伤、自身免疫和氧化应激产生。在 SSc 中发挥作用的内源性 TLR 配体可分为以下三类：ECM 来源的分子，如透明质酸和它的小分子量的降解产物、腱生蛋白 C、纤连蛋白替代剪切的额外结构域 A（EDA）（FnEDA）和二聚糖；细胞应激蛋白（警报素），如由激活的血小板和其他受损或坏死细胞类型释放的 HMGB1；以及核酸和免疫复合物。TLR3 和 TLR4 在硬皮病皮肤和肺活检组织中的表达均升高，并和疾病进展呈现相关性。损伤相关分子 FnEDA 和腱生蛋白 C 是正常 ECM 分子在组织损伤时发生的替代剪切异构体，在正常发育过程中高表达，但稳态时在成年人组织内低表达。它们在组织损伤期间短暂产生，但在纤维化期间在 SSC 受累皮肤和肺中积累，并可作为 TLR4 的内源性配体促进纤维化反应[127]。

除 TLRs 外，近来还发现包括 NOD 样受体（NLRs）、RIG-I 和 NALP3 也是 SSc 的固有免疫应答感受因子。这些胞内受体受细胞内的核酸、损害相关的内源性分子以及环境信号如二氧化硅、博来霉素和钆等影响产生应答。一旦被激活，这些受体能促进炎性小体的组装，caspase-1 活化及 IL-1β 前体和 IL-18 的分泌。

NLRP1 还是 SSc 和肺纤维化的易感基因。炎性小体激活和 IL-1β 在实验小鼠纤维化模型中都发挥重要作用，它们可能同样也对 SSc 具有重要意义[128]。

机械传感和机械转导对纤维化的基质调控

纤维性瘢痕本身在维持肌成纤维细胞的持续活化和阻碍纤维化消失方面起着关键作用。位于基质的间充质细胞通过整合素受体机械传感以及通过 TLRs 和其他模式识别受体及识别基质来源的化学信号（如 Tenascin-C）来感知周围基质的结构和机械信号。刚性的纤维化微环境触发细胞机械转导通路，包括黏着斑激酶和 Yes 相关蛋白（Yes associated protein，YAP）及 STAT3，转位到细胞核中，而这些信号转导通路涉及黏着斑激酶、YAP 和 STAT3，这些信号转导通路被转移到细胞核中。机械转导通路通过诱导促存活因子 BCL-X 的表达来诱导激活肌成纤维细胞，并抑制其凋亡。除了基质的硬度，成纤维细胞还能感觉到胶原的结构变化。最近的研究表明，与正常真皮的胶原随机排列相反，纤维化真皮中胶原束的排列增加，足以诱导和维持活化的成纤维细胞表型。因此，纤维化微环境既是肌成纤维细胞活化的结果，也是肌成纤维细胞活化的驱动因素，是纤维化持续存在的原因。因此，以机械传感和机械转导为靶点的药物用于降低肌成纤维细胞活性和存活率，可能是治疗顽固性纤维化的一种方法。

细胞外基质积聚的负向调节

除了 IFN-γ 和脂联素等抑制性细胞因子外，成纤维细胞还有多种内源性分子来抑制 ECM 基因的表达和减少 TGF-β 的刺激，并阻止损伤反应中出现的基质过度聚集和瘢痕形成。SSc 的成纤维细胞 Smad7 功能受损。Smad7 是 Smad 家族的抑制性成员，它通过促进泛素介导 TGF-β 受体降解，从而阻断 TGF-β 信号转导。SSc 的成纤维细胞有 Smad7 的功能性受损。细胞内胶原合成的其他内源性阻抑物包括转录因子 Sp3、Fli-1、p53 和 Ras、Nrf2、核激素受体和过氧化物酶体增殖物活化受体（PPAR-γ），乙酰化酶 Sirt1 和 sirt3 以及 microRNA（如 miR29a）。在 SSc 中，这些内源性抑制剂的表达、诱导生成和功能不全，可能导致其无法抑制成纤维细胞活性。

干扰素 -γ

IFN-γ 主要由 Th1 淋巴细胞产生，是成纤维细胞活化的负性调节因子，能阻止胶原基因表达、成纤维细胞介导的基质收缩以及由 TGF-β 诱导的向肌成纤维细胞转分化[129]。一些研究表明，SSc 患者的成纤维细胞能相对抵抗 IFN-γ 的抑制效应。SSc 的临床试验显示 IFN-γ 可轻度、不同程度地改善皮肤纤维化。

过氧化物酶体增殖物激活受体 -γ

PPAR-γ 是一种细胞内分子，调节 TGF-β 信号和间充质细胞的可塑性，在功能上与纤维化相关。它被认为是在参与脂肪形成糖稳态和代谢方面的关键调节因子，具有核激素受体和配体诱导的转录因子的双重功能。多种脂质成分和亲电子的前列腺素如 15d- 前列腺素 J_2（15d-PGJ_2）是 PPAR-γ 的内源性配体。胰岛素增敏药，如罗格列酮和吡格列酮是有效的 PPAR-γ 激动剂。PPAR-γ 参与血管和免疫应答的调节，PPAR-γ 功能异常 与脂肪代谢障碍、动脉粥样硬化、肺动脉高压和炎症性疾病等有关。在成纤维细胞中用 15d-PGJ_2 或药理学配体激活 PPAR-γ，可抑制 TGF-β 诱导的胶原合成、肌成纤维细胞转化和其他纤维化反应，且 PPAR 激动剂治疗减轻了小鼠的纤维化。dcSSc 患者中 PPAR-γ 的表达和活性均降低[130]。涉及 SSc 发病的多种因素，包括 TGF-β、Wnt 信号配体、IL-13、缺氧、LPA 和 CTGF 均可抑制 PPAR-γ 的表达。使用新的激动剂靶向 PPAR-γ 是 SSc 的一种潜在的治疗策略。

硬皮病的成纤维细胞

从 SSc 患者受损皮肤和纤维化肺中分离培养的成纤维细胞表现为异常活化表型，这表明存在胞内持久的重编程。然而，体外培养的 SSc 成纤维细胞并不能完全概括 SSc 皮肤活检组织中改变的促纤维化基因表达谱，这表明在 SSc 中，由活化成纤维细胞驱动的纤维化是细胞自主基因变化和细胞外信号（包括来自微环境的生物物理和基质超微结构引导信号）相组合。"SSc 成纤维细胞表型"具有以下特征：ECM 合成增加，促纤维化的细胞因子和趋化因子组成型分泌，FAK 激活和相继的肌成纤维细胞转化，

对抑制信号不敏感，线粒体和能量扰动，ROS 的产生，并具有抗凋亡性。SSc 成纤维细胞的许多特征使人联想到衰老细胞表型，提示靶向抗凋亡或衰老通路可以促进 SSc 成纤维细胞的选择性杀伤，促进纤维化的消退。

在 SSc 成纤维细胞中，许多参与细胞内信号转导的分子异常表达、定位错误或组成性活跃。这些分子包括蛋白激酶 C、Smad3、STAT3、FAK、Akt、Egr-1、p300、c-Ab1 和乙酰化酶 SIRT1、SIRT3。SSc 成纤维细胞中促存活因子 Bcl-2 和 Akt 的表达增高可能反映了刚性微环境中的机械转导，在其抗凋亡中发挥重要作用。线粒体的改变、自发的 ROS 生成和 SSc 成纤维细胞持续激活构成了一个自我放大的闭环（图 88-11）。鉴于 SSc 成纤维细胞的很多特性能在正常成纤维细胞通过 TGF-β 处理诱导出来，因此有人推测 SSc 表型与自分泌性 TGF-β 信号转导有关。SSc 成纤维细胞中 TGF-β 受体水平增高，使这些细胞能对内源性 TGF-β 或外界低水平 TGF-β 产生强有力的反应。此外，SSc 成纤维细胞表达血小板反应素和 αvβ3 整合素，它们能激活细胞表面未活化的 TGF-β。与自分泌性 TGF-β 假说一致的是，SSc 成纤维细胞显示了 Smad3 激活增高的组成性 TGF-β 信号。其他研究表明，TGF-β 信号和细 ECM 产生的内源性抑制因子的表达或功能存在缺陷，如 Smad7、Fli1、脂联素和 NF4a1，提示成纤维细胞活化的终止失败可能是 SSc 最根本的缺陷。

自分泌性 TGF-β 活化纤维细胞并不能完全解释 SSc 成纤维细胞的所有表型标志，提示 Smad 非依赖性 TGF-β 信号机制和非 TGF-β 介导的活化事件均参与了 SSc 表型的诱导或维持。来自周边 ECM 的整合素介导的信号转导异常也可能会导致自发性 SSc 表型。此外，SSc 成纤维细胞表观遗传学的改变与持续性和遗传性成纤维细胞功能异常有关。例如，*Fli1* 是一种胶原基因表达的重要内源性负调节基因，通过 DNA 甲基化或染色质组蛋白去乙酰化使 *Fli1* 基因沉默，从而抑制其在受损皮肤成纤维细胞中的表达，导致胶原合成增加。

结论

遗传关联研究、全外显子组测序研究、全基因组表达谱分析和表观遗传修饰在组织和单个细胞类型中

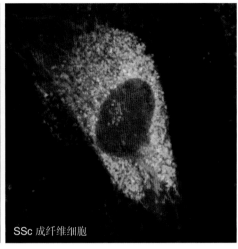

健康成纤维细胞对照　　　　　　　　　　SSc 成纤维细胞

图 88-11　系统性硬化症（SSc）皮肤成纤维细胞可自发产生活性氧（ROS）。将来自健康对照和 SSc 的患者的皮肤成纤维细胞与 MitoSOX Red 和 CellROX Green 探针共培养，以测量线粒体或细胞质 ROS 的产生。细胞核用 4′,6- 二脒基 -2- 苯基吲哚（DAPI，蓝色）染色。注意 SSc 成纤维细胞中胞质（红色）和线粒体（绿色）ROS 的积累显著增加。本图为代表性共聚焦图像（Courtesy Dr. Jun Wei.）

已经确定了免疫、炎症、发育、衰老以及基因 - 环境相互作用引起的代谢过程中的大量变化，是 SSc 临床和病理表现的基础。与此同时，这些无偏倚的高通量研究也强调了分子异质性和冗余性的惊人程度，这些都是 SSc 的特征，意味着在分类、预后和治疗决策方面存在巨大挑战。有趣的是，与 SSc 风险增加相关的基因主要是那些参与炎症、固有免疫和免疫细胞信号传导的基因，并与 SLE、银屑病和其他自身免疫疾病相关的基因普遍重叠。这些观察结果表明，免疫失调可能在 SSc 的发病机制中起主要和基础作用。

尽管如此，仍然不清楚具有显著共同遗传风险因素的自身免疫性疾病，例如 SSc 和 SLE，为何显示出如此多样化且不重叠的临床和病理表现、自然病史、对免疫调节治疗的反应及疾病预后。在 SSc 中细胞老化和环境暴露的作用，以及它们如何引起特定细胞类型长期的表观遗传修饰，从而有助于维持炎症、自身免疫和纤维化过程，正逐渐揭秘中。这些认识可能对更好地理解疾病的发病机制，寻找新型生物学标志物以评估疾病活动和亚型，以及发现和验证新型治疗靶标做出重大贡献。虽然目前尚无有效的改善病情药获批用于 SSc，但对发病机制更深入的理解为评估新型的选择性免疫调节剂、抗纤维化药物和表观遗传修饰剂打开了大门，这些药物将可能实现对 SSc 不同亚型精确靶向治疗。

部分参考文献

1. Dieudé P, Boileau C, Allanore Y: Immunogenetics of systemic sclerosis, *Utoimmun Rev* 10:282–290, 2011.
2. Arnett FC, Howard RF, Tan F, et al.: Increased prevalence of systemic sclerosis in a Native American tribe in Oklahoma, *Arthritis Rheum* 39:1362–1370, 1996.
3. Feghali-Bostwick C, Medsger Jr TA, Wright TM: Analysis of systemic sclerosis in twins reveals low concordance for disease and high concordance for the presence of antinuclear antibodies, *Arthritis Rheum* 48:1956–1963, 2003.
4. Frech T, Khanna D, Markewitz B, et al.: Heritability of vasculopathy, autoimmune disease, and fibrosis in systemic sclerosis: a population-based study, *Arthritis Rheum* 62:2109–2116, 2010.
5. Arnett FC, Gourh P, Shete S, et al.: Major histocompatibility complex (MHC) class II alleles, haplotypes and epitopes which confer susceptibility or protection in systemic sclerosis: analyses in 1300 Caucasian, African-American and Hispanic cases and 1000 controls, *Ann Rheum Dis* 69:822–827, 2010.
6. Radstake TR, Gorlova O, Rueda B, et al.: Genome-wide association study of systemic sclerosis identifies CD247 as a new susceptibility locus, *Nat Genet* 42:426–429, 2010.
7. Altorok N, Tsou P-S, Coit P, et al.: Genome-wide DNA methylation analysis in dermal fibroblasts from patients with diffuse and limited systemic sclerosis reveals common and subset-specific DNA methylation aberrancies, *Ann Rheum Dis* 74:1612–1620, 2015.
8. Noda S, Asano Y, Nishimura S, et al.: Simultaneous downregulation of KLF5 and Fli1 is a key feature underlying systemic sclerosis, *Nat Commun* 5:5797, 2014.
9. Wang YY, et al.: DNA hypermethylation of the forkhead box protein 3 (FOXP3) promoter in CD4+ T cells of patients with systemic sclerosis, *Br J Dermatol* 171:39–47, 2014.
10. Dees C, et al.: The Wnt antagonists DKK1 and SFRP1 are downregulated by promoter hypermethylation in systemic sclerosis, *Ann Rheum Dis* 73:1232–1239, 2014.
11. Wang Y, Fan P-S, Kahaleh B: Association between enhanced type I collagen expression and epigenetic repression of the FLI1 gene in scleroderma fibroblasts, *Arthritis Rheum* 54:2271–2279, 2006.

Full references for this chapter can be found on ExpertConsult.com.

12. Ghosh AK, et al.: p300 is elevated in systemic sclerosis and its expression is positively regulated by TGF-β: epigenetic feed-forward amplification of fibrosis, *J Invest Dermatol* 133:1302–1310, 2013.

13. Zhu H, et al.: MicroRNA-21 in scleroderma fibrosis and its function in TGF-β-regulated fibrosis-related genes expression, *J Clin Immunol* 33:1100–1109, 2013.

14. Bhattacharyya S, et al.: Toll-like receptor 4 signaling augments transforming growth factor-β responses: a novel mechanism for maintaining and amplifying fibrosis in scleroderma, *Am J Pathol* 182:192–205, 2013.

15. Maurer B, et al.: MicroRNA-29, a key regulator of collagen expression in systemic sclerosis, *Arthritis Rheum* 62:1733–1743, 2010.

16. Muryoi T, Kasturi KN, Kafina MJ, et al.: Antitopoisomerase I monoclonal autoantibodies from scleroderma patients and tight skin mouse interact with similar epitopes, *J Exp Med* 175:1103–1109, 1992.

17. Markiewicz M, Smith EA, Rubinchik S, et al.: The 72-kilodalton IE-1 protein of human cytomegalovirus (HCMV) is a potent inducer of connective tissue growth factor (CTGF) in human dermal fibroblasts, *Clin Exp Rheumatol* 22(3 Suppl 33):S31–S34, 2004.

18. Tabuenca JM: Toxic-allergic syndrome caused by ingestion of rapeseed oil denatured with aniline, *Lancet* 2:567–568, 1981.

19. Hertzman PA, Blevins WL, Mayer J, et al.: Association of the eosinophilia-myalgia syndrome with the ingestion of tryptophan, *N Engl J Med* 322:869–873, 1990.

20. Mori Y, Kahari VM, Varga J: Scleroderma-like cutaneous syndromes, *Curr Rheumatol Rep* 4:113–122, 2002.

21. McCormic ZD, Khuder SS, Aryal BK, et al.: Occupational silica exposure as a risk factor for scleroderma: a meta-analysis, *Int Arch Occup Environ Health* 83:763–769, 2010.

22. Varga J, Schumacher HR, Jimenez SA: Systemic sclerosis after augmentation mammoplasty with silicone implants, *Ann Intern Med* 111:377–383, 1989.

23. Janowsky EC, Kupper LL, Hulka BS: Meta-analyses of the relation between silicone breast implants and the risk of connective-tissue diseases, *N Engl J Med* 342:781–790, 2000.

24. Varga J, Haustein UF, Creech RH, et al.: Exaggerated radiation-induced fibrosis in patients with systemic sclerosis, *J Am Med Assoc* 265:3292–3295, 1991.

25. Artlett CM, Smith JB, Jimenez SA: Identification of fetal DNA and cells in skin lesions from women with systemic sclerosis, *N Engl J Med* 338:1186–1191, 1998.

26. D'Angelo WA, Fries JF, Masi AT, et al.: Pathologic observations in systemic sclerosis (scleroderma). A study of fifty-eight autopsy cases and fifty-eight matched controls, *Am J Med* 46:428–440, 1969.

27. Freemont AJ, Hoyland J, Fielding P, et al.: Studies of the microvascular endothelium in uninvolved skin of patients with systemic sclerosis: direct evidence for a generalized microangiopathy, *Br J Dermatol* 126:561–568, 1992.

28. Prescott RJ, Freemont AJ, Jones CJ, et al.: Sequential dermal microvascular and perivascular changes in the development of scleroderma, *J Pathol* 166:255–263, 1992.

29. Fleming JN, Nash RA, McLeod DO, et al.: Capillary regeneration in scleroderma: stem cell therapy reverses phenotype? *PLoS One* 3:e1452, 2008.

30. Kahaleh MB: Endothelin, an endothelial-dependent vasoconstrictor in scleroderma. Enhanced production and profibrotic action, *Arthritis Rheum* 34:978–983, 1991.

31. Yousem SA: The pulmonary pathologic manifestations of the CREST syndrome, *Hum Pathol* 21:467–474, 1990.

32. Overbeek MJ, Vonk MC, Boonstra A, et al.: Pulmonary arterial hypertension in limited cutaneous systemic sclerosis: a distinctive vasculopathy, *Eur Respir J* 34:371–379, 2009.

33. Hawkins RA, Claman HN, Clark RA, et al.: Increased dermal mast cell populations in progressive systemic sclerosis: a link in chronic fibrosis? *Ann Intern Med* 102:182–186, 1985.

34. Cox D, Earle L, Jimenez SA, et al.: Elevated levels of eosinophil major basic protein in the sera of patients with systemic sclerosis, *Arthritis Rheum* 38:939–945, 1995.

35. Jelaska A, Korn JH: Role of apoptosis and transforming growth factor beta1 in fibroblast selection and activation in systemic sclerosis, *Arthritis Rheum* 43:2230–2239, 2000.

36. Verrecchia F, Laboureau J, Verola O, et al.: Skin involvement in scleroderma—where histological and clinical scores meet, *Rheumatology* 46:833–841, 2007.

37. Rossi A, Sozio F, Sestini P, et al.: Lymphatic and blood vessels in scleroderma skin, a morphometric analysis, *Hum Pathol* 41:366–374, 2010.

38. Davies CA, Jeziorska M, Freemont AJ, et al.: The differential expression of VEGF, VEGFR-2, and GLUT-1 proteins in disease subtypes of systemic sclerosis, *Hum Pathol* 37:190–197, 2006.

39. Varga J, Bashey RI: Regulation of connective tissue synthesis in systemic sclerosis, *Int Rev Immunol* 12:187–199, 1995.

40. van der Slot AJ, Zuurmond AM, Bardoel AF, et al.: Identification of PLOD2 as telopeptide lysyl hydroxylase, an important enzyme in fibrosis, *J Biol Chem* 278:40967–40972, 2003.

41. Whitfield ML, Finlay DR, Murray JI, et al.: Systemic and cell type-specific gene expression patterns in scleroderma skin, *Proc Natl Acad Sci U S A* 100:12319–12324, 2003.

42. Gardner H, Shearstone JR, Bandaru R, et al.: Gene profiling of scleroderma skin reveals robust signatures of disease that are imperfectly reflected in the transcript profiles of explanted fibroblasts, *Arthritis Rheum* 54:1961–1973, 2006.

43. Milano A, Pendergrass SA, Sargent JL, et al.: Molecular subsets in the gene expression signatures of scleroderma skin, *PLoS One* 3:e2696, 2008.

44. Herzog EL, Mathur A, Tager AM, et al.: Review: interstitial lung disease associated with systemic sclerosis and idiopathic pulmonary fibrosis: how similar and distinct? *Arthritis Rheumatol* 66:1967–1978, 2014.

45. Roberts CG, Hummers LK, Ravich WJ, et al.: A case-controlled study of the pathology of oesophageal disease in systemic sclerosis (scleroderma), *Gut* 55:1697–1703, 2006.

46. Wipff J, Allanore Y, Soussi F, et al.: Prevalence of Barrett's esophagus in systemic sclerosis, *Arthritis Rheum* 52:2882–2888, 2005.

47. Fisher ER, Rodnan GP: Pathologic observations concerning the kidney in progressive systemic sclerosis, *AMA Arch Pathol* 65:29–39, 1958.

48. Trostle DC, Bedetti CD, Steen VD, et al.: Renal vascular histology and morphometry in systemic sclerosis. A case-control autopsy study, *Arthritis Rheum* 31:393–400, 1988.

49. Follansbee WP, Zerbe TR, Medsger Jr TA: Cardiac and skeletal muscle disease in systemic sclerosis (scleroderma): a high risk association, *Am Heart J* 125:194–203, 1993.

50. Fernandes F, Ramires FJ, Arteaga E, et al.: Cardiac remodeling in patients with systemic sclerosis with no signs or symptoms of heart failure: an endomyocardial biopsy study, *J Card Fail* 9:311–317, 2003.

51. Nehra A, Hall SJ, Basile G, et al.: Systemic sclerosis and impotence: a clinicopathological correlation, *J Urol* 153:1140–1146, 1995.

52. Schumacher Jr HR: Joint involvement in progressive systemic sclerosis (scleroderma): a light and electron microscopic study of synovial membrane and fluid, *Am J Clin Pathol* 60:593–600, 1973.

53. Distler JH, Distler O, Beyer C, et al.: Animal models of systemic sclerosis: prospects and limitations, *Arthritis Rheum* 62:2831–2844, 2010.

54. Baxter RM, Crowell TP, McCrann ME, et al.: Analysis of the tight skin (Tsk1/+) mouse as a model for testing antifibrotic agents, *Lab Invest* 85:1199–1209, 2005.

55. Siracusa LD, McGrath R, Ma Q, et al.: A tandem duplication within the fibrillin 1 gene is associated with the mouse tight skin mutation, *Genome Res* 6:300–313, 1996.

56. Neptune ER, Frischmeyer PA, Arking DE, et al.: Dysregulation of TGF-beta activation contributes to pathogenesis in Marfan syndrome, *Nat Genet* 33:407–411, 2003.

57. Lemaire R, Farina G, Kissin E, et al.: Mutant fibrillin 1 from tight skin mice increases extracellular matrix incorporation of microfi-

bril-associated glycoprotein 2 and type I collagen, *Arthritis Rheum* 50:915–926, 2004.

58. Gerber EE, Gallo EM, Fontana SC, et al.: Integrin-modulating therapy prevents fibrosis and autoimmunity in mouse models of scleroderma, *Nature* 503:126–130, 2013.

59. Long KB, Li Z, Burgwin CM, et al.: The Tsk2/+ mouse fibrotic phenotype is due to a gain-of-function mutation in the PIIINP segment of the Col3a1 gene, *J Invest Dermatol* 135:718–727, 2015.

60. Takagawa S, Lakos G, Mori Y, et al.: Sustained activation of fibroblast transforming growth factor-beta/Smad signaling in a murine model of SSc, *J Invest Dermatol* 121:41–50, 2003.

61. Marangoni RG, Korman B, Wei J, et al.: Myofibroblasts in cutaneous fibrosis originate from adiponectin-positive intradermal progenitors, *Arthritis Rheumatol* 67:1062–1073, 2015.

62. Zhang Y, McCormick LL, Desai SR, et al.: Murine sclerodermatous graft-versus-host disease, a model for human scleroderma: cutaneous cytokines, chemokines, and immune cell activation, *J Immunol* 168:3088–3098, 2002.

63. Sonnylal S, Denton CP, Zheng B, et al.: Postnatal induction of transforming growth factor beta signaling in fibroblasts of mice recapitulates clinical, histologic, and biochemical features of scleroderma, *Arthritis Rheum* 56:334–344, 2007.

64. Denton CP, Lindahl GE, Khan K, et al.: Activation of key profibrotic mechanisms in transgenic fibroblasts expressing kinase-deficient type II transforming growth factor-β receptor (TβRIIδk), *J Biol Chem* 280:16053–16065, 2005.

65. Noda S, Asano Y, Nishimura S, et al.: Simultaneous downregulation of KLF5 and Fli1 is a key feature underlying systemic sclerosis, *Nat Commun* 5:5797, 2014.

66. Varga J, Abraham DJ: Systemic sclerosis: paradigm multisystem fibrosing disorder, *J Clin Invest* 117:557–567, 2007.

67. Matucci-Cerinic M, Kahaleh B, Wigley FM: Review: evidence that systemic sclerosis is a vascular disease, *Arthritis Rheum* 65:1953–1962, 2013.

68. Kahaleh MB, Sherer GK, LeRoy EC: Endothelial injury in scleroderma, *J Exp Med* 149:1326–1335, 1979.

69. Rajkumar VS, Sundberg C, Abraham DJ, et al.: Activation of microvascular pericytes in autoimmune Raynaud's phenomenon and systemic sclerosis, *Arthritis Rheum* 42:930–941, 1999.

70. Rajkumar VS, Howell K, Csiszar K, et al.: Shared expression of phenotypic markers in systemic sclerosis indicates a convergence of pericytes and fibroblasts to a myofibroblast lineage in fibrosis, *Arthritis Res Ther* 7:R1113–R1123, 2005.

71. Cambrey AD, Harrison NK, Dawes KE, et al.: Increased levels of endothelin-1 in bronchoalveolar lavage fluid from patients with systemic sclerosis contribute to fibroblast mitogenic activity in vitro, *Am J Respir Cell Mol Biol* 11:439–445, 1994.

72. Hebbar M, Peyrat JP, Hornez L, et al.: Increased concentrations of the circulating angiogenesis inhibitor endostatin in patients with systemic sclerosis, *Arthritis Rheum* 43:889–893, 2000.

73. Distler O, Distler JH, Scheid A, et al.: Uncontrolled expression of vascular endothelial growth factor and its receptors leads to insufficient skin angiogenesis in patients with systemic sclerosis, *Circ Res* 95:109–116, 2004.

74. Distler O, Del Rosso A, Giacomelli R, et al.: Angiogenic and angiostatic factors in systemic sclerosis: increased levels of vascular endothelial growth factor are a feature of the earliest disease stages and are associated with the absence of fingertip ulcers, *Arthritis Res* 4:R11, 2002.

75. Kuwana M, Okazaki Y, Yasuoka H, et al.: Defective vasculogenesis in systemic sclerosis, *Lancet* 364:603–610, 2004.

76. Kuwana M, Kaburaki J, Okazaki Y, et al.: Increase in circulating endothelial precursors by atorvastatin in patients with systemic sclerosis, *Arthritis Rheum* 54:1946–1951, 2006.

77. Del Papa ND, Quirici N, Soligo D, et al.: Bone marrow endothelial progenitors are defective in systemic sclerosis, *Arthritis Rheum* 54:2605–2615, 2006.

78. Beyer C, Schett G, Gay S, et al.: Hypoxia in the pathogenesis of systemic sclerosis, *Arthritis Res Ther* 11:220, 2009.

79. Distler JH, Jüngel A, Pileckyte M, et al.: Hypoxia-induced increase in the production of extracellular matrix proteins in systemic sclerosis, *Arthritis Rheum* 56:4203–4215, 2007.

80. Zhou G, Dada LA, Wu M, et al.: Hypoxia-induced alveolar epithelial-mesenchymal transition requires mitochondrial ROS and hypoxia-inducible factor 1, *Am J Physiol Lung Cell Mol Physiol* 297:L1120–L1130, 2009.

81. Stockmann C, Kerdiles Y, Nomaksteinsky M, et al.: Loss of myeloid cell-derived vascular endothelial growth factor accelerates fibrosis, *Proc Natl Acad Sci U S A* 107:4329–4334, 2010.

82. Gabrielli A, Avvedimento EV, Krieg T: Scleroderma, *N Engl J Med* 360:1989–2003, 2009.

83. Piera-Velazquez S, Jimenez SA: Role of cellular senescence and NOX4-mediated oxidative stress in systemic sclerosis pathogenesis, *Curr Rheumatol Rep* 17:473, 2015.

84. Svegliati S, Cancello R, Sambo P, et al.: Platelet-derived growth factor and reactive oxygen species (ROS) regulate Ras protein levels in primary human fibroblasts via ERK1/2. Amplification of ROS and Ras in systemic sclerosis fibroblasts, *J Biol Chem* 280:36474–36482, 2005.

85. Roumm AD, Whiteside TL, Medsger Jr TA, et al.: Lymphocytes in the skin of patients with progressive systemic sclerosis. Quantification, subtyping, and clinical correlations, *Arthritis Rheum* 27:645–653, 1984.

86. Kahari VM, Sandberg M, Kalimo H, et al.: Identification of fibroblasts responsible for increased collagen production in localized scleroderma by in situ hybridization, *J Invest Dermatol* 90:664–670, 1988.

87. Sakkas LI, Xu B, Artlett CM, et al.: Oligoclonal T cell expansion in the skin of patients with systemic sclerosis, *J Immunol* 168:3649–3659, 2002.

88. Yurovsky VV, Wigley FM, Wise RA, et al.: Skewing of the CD8+ T-cell repertoire in the lungs of patients with systemic sclerosis, *Hum Immunol* 48:84–97, 1996.

89. York MR, Nagai T, Mangini AJ, et al.: A macrophage marker, Siglec-1, is increased on circulating monocytes in patients with systemic sclerosis and induced by type I interferons and Toll-like receptor agonists, *Arthritis Rheum* 56:1010–1020, 2007.

90. Assassi S, Mayes MD, Arnett FC, et al.: Systemic sclerosis and lupus: points in an interferon-mediated continuum, *Arthritis Rheum* 62:589–598, 2010.

91. Duan H, Fleming J, Pritchard DK, et al.: Combined analysis of monocyte and lymphocyte messenger RNA expression with serum protein profiles in patients with scleroderma, *Arthritis Rheum* 58:1465–1474, 2008.

92. Lakos G, Melichian D, Wu M, et al.: Increased bleomycin-induced skin fibrosis in mice lacking the Th1-specific transcription factor T-bet, *Pathobiology* 73:224–237, 2006.

93. Aliprantis AO, Wang J, Fathman JW, et al.: Transcription factor T-bet regulates skin sclerosis through its function in innate immunity and via IL-13, *Proc Natl Acad Sci U S A* 104:2827–2830, 2007.

94. Mavalia C, Scaletti C, Romagnani P, et al.: Type 2 helper T-cell predominance and high CD30 expression in systemic sclerosis, *Am J Pathol* 151:1751–1758, 1997.

95. Parel Y, Aurrand-Lions M, Scheja A, et al.: Presence of CD4+ CD8+ double-positive T cells with very high interleukin-4 production potential in lesional skin of patients with systemic sclerosis, *Arthritis Rheum* 56:3459–3467, 2007.

96. Boin F, De Fanis U, Bartlett SJ, et al.: T cell polarization identifies distinct clinical phenotypes in scleroderma lung disease, *Arthritis Rheum* 58:1165–1174, 2008.

97. Matsushita T, Hasegawa M, Hamaguchi Y, et al.: Longitudinal analysis of serum cytokine concentrations in systemic sclerosis: association of interleukin 12 elevation with spontaneous regression of skin sclerosis, *J Rheumatol* 33:275–284, 2006.

98. Radstake TR, van Bon L, Broen J, et al.: The pronounced Th17 profile in systemic sclerosis (SSc) together with intracellular expression of TGFbeta and IFNgamma distinguishes SSc phenotypes, *PLoS One* 4:e5903, 2009.

99. Radstake TR, van Bon L, Broen J, et al.: Increased frequency and compromised function of T regulatory cells in systemic sclerosis (SSc) is related to a diminished CD69 and TGFbeta expression,

PLoS One 4:e5981, 2009.

100. Dowson C, Simpson N, Duffy L, et al.: *Curr Rheumatol Rep* 19(1):2, 2017. Review PubMed PMID: 28116578.

101. van Bon L, Affandi AJ, Broen J, et al.: Proteome-wide analysis and CXCL4 as a biomarker in systemic sclerosis, *N Engl J Med* 370:433–443, 2014.

102. Casciola-Rosen L, Wigley F, Rosen A: Scleroderma autoantigens are uniquely fragmented by metal-catalyzed oxidation reactions: implications for pathogenesis, *J Exp Med* 185:71–79, 1997.

103. Baroni SS, Santillo M, Bevilacqua F, et al.: Stimulatory autoantibodies to the PDGF receptor in systemic sclerosis, *N Engl J Med* 354:2667–2676, 2006.

104. Henault J, Robitaille G, Senecal JL, et al.: DNA topoisomerase I binding to fibroblasts induces monocyte adhesion and activation in the presence of anti-topoisomerase I autoantibodies from systemic sclerosis patients, *Arthritis Rheum* 54:963–973, 2006.

105. Lafyatis R, O'Hara C, Feghali-Bostwick CA, et al.: B cell infiltration in systemic sclerosis-associated interstitial lung disease, *Arthritis Rheum* 56:3167–3168, 2007.

106. Sato S, Hasegawa M, Fujimoto M, et al.: Quantitative genetic variation in CD19 expression correlates with autoimmunity, *J Immunol* 165:6635–6643, 2000.

107. Baechler EC, Batliwalla FM, Karypis G, et al.: Interferon-inducible gene expression signature in peripheral blood cells of patients with severe lupus, *Proc Natl Acad Sci U S A* 100:2610–2615, 2003.

108. Kim D, Peck A, Santer D, et al.: Induction of interferon-alpha by scleroderma sera containing autoantibodies to topoisomerase I: association of higher interferon-alpha activity with lung fibrosis, *Arthritis Rheum* 58:2163–2173, 2008.

109. Bhattacharyya S, Wei J, Varga J: Understanding fibrosis in systemic sclerosis: shifting paradigms, emerging opportunities, *Nat Rev Rheumatol* 8:42–54, 2011.

110. Chang HY, Chi JT, Dudoit S, et al.: Diversity, topographic differentiation, and positional memory in human fibroblasts, *Proc Natl Acad Sci U S A* 99:12877–12882, 2002.

111. Tabib T, Morse C, Wang T, et al.: SFRP2/DPP4 and FMO1/LSP1 define major fibroblast populations in human skin, *J Invest Dermatol* 138(4):802–810, 2018. Epub 2017 Dec 6. Erratum in: *J Invest Dermatol.* 2018 Sep;138(9):2086 PubMed PMID: 29080679.

112. Abe R, Donnelly SC, Peng T, et al.: Peripheral blood fibrocytes: differentiation pathway and migration to wound sites, *J Immunol* 166:7556–7562, 2001.

113. Schafer MJ, White TA, Iijima K, et al.: Cellular senescence mediates fibrotic pulmonary disease, *Nat Commun* 8:14532, 2017.

114. Varga J, Pasche B: Transforming growth factor beta as a therapeutic target in systemic sclerosis, *Nat Rev Rheumatol* 5:200–206, 2009.

115. Bhattacharyya S, Ishida W, Wu M, et al.: A non-Smad mechanism of fibroblast activation by transforming growth factor-beta via c-Abl and Egr-1: selective modulation by imatinib mesylate, *Oncogene* 28:1285–1297, 2009.

116. Schafer S, Viswanathan S, Widjaja AA, et al.: IL-11 is a crucial determinant of cardiovascular fibrosis, *Nature* 552(7683):110–115, 2017. Epub 2017 Nov 13 PubMed PMID: 29160304.

117. Sonnylal S, Shi-Wen X, Leoni P, et al.: Selective expression of connective tissue growth factor in fibroblasts in vivo promotes systemic tissue fibrosis, *Arthritis Rheum* 62(5):1523–1532, 2010.

118. Olson LE, Soriano P: Increased PDGFRalpha activation disrupts connective tissue development and drives systemic fibrosis, *Dev Cell* 16(2):303–313, 2009.

119. Klareskog L, Gustafsson R, Scheynius A, et al.: Increased expression of platelet-derived growth factor type B receptors in the skin of patients with systemic sclerosis, *Arthritis Rheum* 33:1534–1541, 1990.

120. Wei J, Melichian D, Komura J, et al.: Canonical Wnt signaling induces skin fibrosis and subcutaneous lipoatrophy: a novel mouse model for scleroderma? *Arthritis Rheum* 63:1707–1717, 2011.

第 89 章

硬皮病的临床特征和治疗

原著 FREDRICK M. WIGLEY, FRANCESCO BOIN

李常虹 译　赵金霞 校

关键点

- 系统性硬化症是一种累及皮肤和内脏的多系统受累的结缔组织病。
- 本病以受累组织的慢性炎症伴不同程度胶原沉积（纤维化）以及外周和内脏闭塞性血管病为特征。
- 硬皮病的部分亚群患者具有较高的发病率和死亡率，尤其是合并肺、心脏、胃肠道以及肾受累的患者。
- 目前虽无控制病情的治疗方法，但推荐针对器官受累者进行有效治疗干预。

历史回顾

系统性硬化症（systemic sclerosis，SSc，硬皮病）被有些人认为是由 Carib Cuzio（那不勒斯，意大利）在 1753 年首次进行描述的。然而仔细回顾分析后发现，这一病例应诊断为硬肿病，这是基于患者当时受累皮肤的分布特征，以及这名 17 岁女性患者通过放血疗法、热牛奶及小剂量水银治疗后症状得到改善的事实。1836 年，米兰的内科医生 Fantonertti（1791—1877）首次使用"硬皮病"来描述一例成人的皮肤疾病，尽管这一病例很有可能也是硬肿病。第一次诊断明确的硬皮病病例报道于 1842 年，随后又有几例病例被报道，1847 年 Gintrac 开始使用 sclerodermie 这一术语描述此特定的临床症候群 [1]。到 1860 年，大量的硬皮病病例被报道，有关硬皮病的回顾性综述也被发表。Maurice Raynaud（1834—1881）描述了一例 sclerodermine 合并寒冷诱发"缺氧"的病例，这是对硬皮病患者出现**雷诺现象**（**Raynaud's phenomenon**，**RP**）的首次描述。William Osler 于 1891 年到 1987 年在约翰·霍普金斯医院时也对硬皮病进行了描述 [2]。Osler 认识到这种病具有系统性受累的特征，同时对硬皮病的严重性印象深刻，他描写道：

"作为硬皮病中更严重的一种亚型，弥漫性硬皮病是人类最可怕的疾病之一。病人像希腊神话中的 Tithonous 一样，'逐渐干瘪'，被'打倒、毁损和消耗'，直到像木乃伊一样被包裹在不断皱缩的皮肤钢壳里，这是一种任何古代或现代悲剧均无法刻画的命运。"

Matsui（日本，1924）根据尸检结果强调了内脏受累在硬皮病发病中的重要性。Goetz（开普敦，1945）进一步明确了硬皮病多系统受累的临床特点，并建议将该疾病命名为进行性系统性硬化症 [3]。

1964 年，Winterbauer 报道了 CRST（钙质沉着、雷诺现象、指端硬化和毛细血管扩张）综合征的病例 [4]，由此提出了硬皮病亚型的概念。早在 1920 年，有人曾报道过一组类似的病例，并以作者的名字命名——Thiberge Weissenbach 综合征。随后又发现食管运动障碍在这些患者中非常常见，并因此提出了"CREST 综合征"的概念 [5]。

1969 年，有研究比较了 58 例硬皮病患者及匹配对照人群的尸检标本 [6]，发现硬皮病最常见和最明显受累的脏器包括皮肤、胃肠道、肺、肾、骨骼肌和心包。此外，还发现了肾和肺动脉血管的受累情况，并首次提出硬皮病是一种系统性血管疾病。1979 年，研究者提出了一种评估临床皮肤病变受累程度的方法[7]。20 世纪 70 年代，专家委员会制定了硬皮病的诊断标准，并且研究人员建议应根据患者皮肤受累的范围把硬皮病分为 2 个主要的亚型：局限型和弥漫型。随后，多项研究证实硬皮病具有自身免疫病的基础，可以产生与疾病亚型相关且对病情有预测价值的特异性抗体。2001 年，Leroy 和 Medsger 提出雷诺现象、甲襞毛细血管异常及硬皮病特异性自身抗体血清学阳性足以诊断早期硬皮病[8]。直到 2013 年，在美国风湿病学会（ACR）和欧洲抗风湿病联盟（ELUAR）的共同努力下提出了新的硬皮病分类标准，该标准较 1980 年 ACR 标准显著提升了诊断的敏感性和特异性，尤其是针对早期 / 局限性硬皮病患者[9]。

现在的科学研究进一步揭示了硬皮病的详细致病机制，确认硬皮病是一种以组织纤维化和进行性血管病变为独特病理过程的复杂、多基因自身免疫性疾病。尽管目前能够明确改善病情、控制疾病潜在进展的药物仍有待发掘，但针对器官特异性损伤的治疗方面已取得很大进步。20 世纪 70 年代发现血管紧张素转换酶（angiotensin-converting enzyme，ACE）抑制剂可以逆转硬皮病肾危象，这改变了此类患者肾病病程，提高了存活率。目前针对胃肠道、心脏、肺、血管以及间质性肺病的治疗措施也改善了患者的生活质量和预后。

流行病学

发病率和患病率

硬皮病是一种少见病，该病的发病率为每年（18 ~ 20)/100 万人，患病率为（100~300)/100 万人。报道的发病率和患病率因研究方法、研究人群以及疾病定义不同而有所差异。各种族以及各个地区均有发病，但患病率以及病情严重程度在不同种族和人群之间有一定差异。最近研究发现冰岛、英国、法国、波兰和希腊硬皮病的患病率估计在（7.1 ~ 15.8）/10 万人，而美国的患病率（24.2/10 万人）高于欧洲[10-11]。澳大利亚的患病率与美国相似，而亚洲（例如日本和中国台湾省）的患病率与欧洲相似，相对较低（3.8 ~ 5.6/10 万人）[12-13]。硬皮病在乔克托族美洲印第安人中发病率最高（469/10 万人），并且病情更

严重[14]。来自美国的几项调查研究显示，与白人相比，非裔美国人在特定年龄段有更高的发病率，且病情更严重[15]。城市和农村地区发病率无差别。少数报道发现某些特定地区硬皮病患者多发，提示该病的非随机分布特性。例如，发现在意大利罗马省的一个农村地区，硬皮病具有地区聚集性，患病率是预期的 1000 倍[16]。同样来自英国的一项研究报告显示，在机场附近的 3 个地区，硬皮病患病率明显高于英国的其他地区[17]。

硬皮病的平均发病年龄在 35 ~ 50 岁，女性发病更多见 [女 / 男比例为（3 ~ 7）：1]。老年人群发病常见，但 25 岁之前发病少见。老年人群发病与多系统损害风险增加有关，特别是肺动脉高压（pulmonary arterial hypertension，PAH）。硬皮病发病率随着年龄增长而增加。1963—1982 年间，在宾夕法尼亚州的匹兹堡，45 ~ 54 岁的黑人女性硬皮病发病率最高；而白人女性发病的高峰年龄在 55 ~ 64 岁[18]。研究发现在密歇根州的底特律黑人女性比白人女性硬皮病的发病年龄更早[10]。近年来，针对临床前或早期硬皮病患者的界定使得人们开始关注具有最少临床表现的这部分患者以及病情进展的不同风险因素。在出现雷诺现象，甲襞毛细血管改变和硬皮病相关自身抗体等轻微表现的患者中，演变成明确 SSc 的很常见[19-20]。

生存率

硬皮病的病死率高，大部分（75%）死因与疾病本身的临床表现有关[21-23]。硬皮病的生存率受到疾病亚型、内脏受损程度以及共患疾病的影响。预后不良因素包括：弥漫性皮肤病变、肺部病变（尤其是 PAH）、心脏或肾受累、严重胃肠道功能异常、多系统损害、老年发病和贫血。起始队列研究发现男性、老年发病、弥漫性皮肤型、合并 PAH 以及肾危象是早期死亡的预测因素[24]。在过去的 20 年，发现因硬皮病相关心脏疾病死亡的发生率有逐渐增加的趋势。继发于射血分数保留型心力衰竭的肺动脉高压（PH-HFpEF）是显著的预后不良危险因素。据报道，心肌病是泰国患者群体中导致死亡的主要因素[25]。也有报道认为非裔美国患者病程预后不良，死亡率更高[26,27]。

标准化死亡率（standardized mortality rate，SMR）是用来评估某一疾病患者与一般人群比较的相对死亡

率。调查研究显示硬皮病患者的 SMR 为 1.46 ~ 7.1。一项大规模的荟萃分析发现硬皮病患者的整体 SMR 是 2.82，且这一数据不受年龄、地区分布或疾病亚型的影响，尽管弥漫性硬皮病患者的病死率显著高于局限性皮肤型[28]。另一项调查研究发现，284 例死于硬皮病的患者中，弥漫性皮肤病变的患者从雷诺现象发生到死亡的中位病程为 7.1 年，而局限性皮肤病变的患者中位病程为 15 年。非硬皮病相关的死因包括感染、恶性肿瘤和心血管事件。早发动脉粥样硬化是其他炎症性自身免疫性疾病早期死亡的原因。近期有研究表明，硬皮病疾病本身也是冠状动脉或脑血管并发症独立危险因素，其发生率高于一般人群[29-31]。

研究表明，硬皮病的主要死因随着时间的变化而发生改变。近年来硬皮病患者生存率的提高要归功于更积极的处理以及对器官并发症的有效治疗。特别是 ACE 抑制剂的使用改变了硬皮病肾危象的自然病程。以往硬皮病肾危象患者的 1 年生存率低于 15%[32]。最近的病例对照研究显示，应用 ACE 抑制剂后，患者 1 年生存率高于 85%。一项纳入 160 例合并 PAH 硬皮病患者的前瞻性注册研究结果提示，这类患者 1、3、5 和 8 年的生存率分别是 95%、75%、63% 和 49%[33]。相反，另有研究发现，对 SSc 合并 PAH 患者来说，尽管积极治疗 PAH 患者获益良多，但这些患者的整体存活率依然很短，中位年限只有 4 年[34]。一个硬皮病研究中心发现，硬皮病患者 10 年生存率从 1972—1981 年间的 54% 提升至 1982—1991 年间的 66%[35]。另有一项调查研究发现，弥漫性硬皮病患者 5 年的生存率从 1990—1993 年间的 69% 提升至 2000—2003 年间的 84%[36]。对澳大利亚硬皮病患者的研究发现，过去 30 年间女性患者生存率有显著改善，而男性患者并未改善[37]。一项来自西班牙的硬皮病注册研究发现疾病相关的死亡从 1990—1999 年间的 72% 显著下降至 2000—2009 年间的 48%（P=0.006）[22]。尽管目前尚无理想或统一的硬皮病治疗方案，但一项研究发现未接受免疫抑制剂治疗的患者预后最差，24 个月的存活率为 84%[38]。

环境暴露

硬皮病发病具有地区聚集性的特点，提示环境暴露因素可能参与发病，但尚缺乏确凿的证据。暴露于膳食（L- 色氨酸或掺假菜籽油）、职业（二氧化硅）或药物毒素（例如博莱霉素和钆造影剂）后出现硬皮病样疾病的报道，支持环境暴露可以引起纤维化性疾病。也有发现煤矿工人以及有二氧化硅粉尘接触史的工人，尤其是男性，可以出现典型的硬皮病表现。一项对二氧化硅暴露因素的荟萃分析，纳入了 15 项病例对照研究和 4 项队列研究，发现发生硬皮病的总体比值比为 2.81 [95% 置信区间（CI），1.86 ~ 4.23），P < 0.001]，总体的危险比为 17.52 [95% CI，5.98 ~ 51.37），P < 0.001][39]。有弥漫性皮肤受累和间质性肺病的病例更多见于男性[40]。尽管有报道认为职业性暴露因素如有机溶剂（例如涂料稀释剂或去除剂、矿物油、三氯乙烯、三氯乙烷、六氯乙烷、汽油、脂肪烃、卤代烃和苯的溶剂、甲苯、二甲苯）、重金属或聚氯乙烯等与硬皮病发病相关，但这些物质的致病作用仍存争议，有待被证实。

有病例报道提示女性隆胸所用的硅胶有可能会诱发硬皮病。近期有一项研究评估了硅胶隆胸后的长期结局，结果提示与普通人群相比，接受硅胶隆胸的女性硬皮病的标化发病比（SIR）为 7.00 [41]。相反，其他流行病学调查并未发现硅胶隆胸的女性或接触硅胶的人硬皮病发病率更高。许多药物具有诱发系统性硬化症（SSc）样疾病的作用，包括博莱霉素、喷他佐辛和可卡因。有趣的是，吸烟并不会增加硬皮病的患病风险[42]。事实上，加拿大的一项研究显示，吸烟与硬皮病皮肤受累的严重程度下降有关，但具体机制尚不清楚[43]。一项纳入了 3319 例患者（23% 既往吸烟，11% 目前正在吸烟）的调查研究发现，吸烟对于硬皮病特异性的肺部或皮肤表现无明显不良作用[44]。

临床特征

诊断标准

1980 年，基于一项针对硬皮病与其他疾病对照组的多中心调查研究产生的专家共识，ACR 委员会制定了"初步的"硬皮病诊断标准[45]。制定该标准的目的是为了在临床研究中保证纳入患者诊断的确定性和一致性。因此，尽管该标准的诊断特异性较高，但敏感性却很低，早期硬皮病患者及 20% 的局限性硬皮病的患者无法满足这一诊断标准[8]。此后，随着人们对硬皮病特异性自身抗体的认识不断深入，以及甲襞毛细血管镜作为一种可靠诊断工具的广泛应用，一些专家提出重新修订 1980 年分类标准，以便纳入更多处于疾病早期阶段的患者[19,46]。因此，2013 年 ACR 和 EULAR 成立了联合委员会共同制定并颁布了新的分类标准（表 89-1）[9]。掌指关节近端（metacarpophalangeal，MCP）的手指皮肤硬化仍然是确诊的主要标准，单纯这一项就足以将患者分类为硬皮病。如果手指皮肤硬化未及 MCP，则需要依靠一个评分系统进行诊断，该系统包含七条其他特异性临床表现。这些临床表现有：手指皮肤硬化、指端损伤、毛细血管扩张、甲襞微循环异常、PAH 和（或）ILD、RP、硬皮病相关自身抗体阳性。累计评分大于或等于 9 分的患者就可以被分类为硬皮病。总体来讲，与之前的标准相比，新标准具有更好的诊断特异性（0.91）和敏感性（0.92）。但是，没有皮肤硬化但出现 RP、异常甲襞微循环、硬皮病特异性自身抗体阳性的患者仍不能满足 2013 ACR/EULAR 分类标准。

一些大规模纵向调查研究提示，很多有"早期"临床表现的患者，可在 2～4 年随访期内发展为硬皮病[19,47]。因此，虽然分类标准对于研究来说定义确诊的患者十分有用，但临床医生仍需要考虑疾病的细微特征，从而做到早期诊断、早期治疗。大多数专家认

同满足 CREST 综合征的 5 大特征中的 3 条（钙质沉积、雷诺现象、食管运动功能障碍、指端硬化、毛细血管扩张）就可以临床诊断硬皮病。在临床实践中，我们应该认识到，有些患者无皮肤病变而有多系统受累（无硬皮的系统性硬化症），也有许多患者仅出现疾病的部分表现（如 RP 伴甲襞毛细血管改变），但以后可逐渐发展为典型的硬皮病。有些专家认为，有部分疾病表现的患者，尤其是存在硬皮病特异性自身抗体者，应诊断为硬皮病并给予相应的治疗。

分类和临床亚型

硬皮病的发病过程复杂，临床表现多样，可分为几种不同的临床表型。将患者分为不同亚型有利于科学研究和临床实践。某种特定亚型内脏受累的风险增加并影响预后。既往传统的方法主要是根据查体时皮肤增厚的程度来分型。需要根据捏褶厚度对皮肤进行评分，并确定是否由硬皮病导致的皮肤异常增厚。根据皮肤病变的分布范围以及相关的临床和实验室检查结果，专家委员会一致决定将患者分为两种亚型（图 89-1）[48]。除了面部受累以外，如果皮肤病变向近端延伸到肘部、膝部或躯干，此型为弥漫性皮肤型。此

表 89-1　美国风湿病学会 / 欧洲抗风湿病联盟系统性硬化症分类标准（2013）		
项目	亚项目	权重 / 得分*
双手手指皮肤增厚并延伸至掌指关节近端（充分标准）	—	9
手指皮肤硬化（仅计最高分）	手指肿胀	2
	指端硬化（掌指关节远端，指间关节近端）	4
指尖病变（仅计最高分）	指尖溃疡	2
	指尖凹陷性瘢痕	3
毛细血管扩张	—	2
甲襞微血管异常	—	2
肺动脉高压和（或）间质性肺病（最高分 2 分）	肺动脉高压	2
	间质性肺病	2
雷诺现象	—	3
SSc 相关自身抗体（最多 3 分）	抗着丝点抗体	3
	Scl-70	
	RNA Pol	

* 总分为各项最高评分的综合。总分 ≥ 9 归类为 SSc
ACA，抗核抗体；MCPs，近端指间关节；RNA Pol，抗 RNA 聚合酶Ⅲ抗体；Scl-70，抗拓扑异构酶Ⅰ；SSc，系统性硬化症
Modified from van den Hoogen F, Khanna D, Fransen J, et al.: 2013 classification criteria for systemic sclerosis: an American College of Rheumatology/European League Against Rheumatism collaborative initiative. *Arthritis Rheum* 65: 2737-2747, 2013.

类患者往往有多系统损害，预后较差。如果皮肤病变未及肘部、膝部或躯干则归之为局限性皮肤型。局限性硬皮病也可以有面部皮肤增厚。有些临床医生还认为应取消 CREST 综合征这一诊断，应把这类患者归为局限性硬皮病。但另外一些人认为 CREST 综合征是局限皮肤型中的一种特殊亚型，具有独特的疾病过程。

　　另外一种不太常用的分类方法，也根据皮肤改变将硬皮病分为三种亚型：局限性皮肤型（仅累及手指）、中间型（受累皮肤上达肘部或膝部）、弥漫性皮肤型 [累及肘和（或）膝近端和（或）躯干部皮肤]。应用该分类方法的研究显示中间型患者具有不同的临床结局，其生存率处在局限性皮肤型（最好）和弥漫性皮肤型（最差）之间[49]。一种无皮肤纤维化表现的亚型逐渐被认识，被称为无皮肤硬化的硬皮病。血清特异性抗体的存在可以预测疾病的临床特征，提示可以根据抗体类型进行疾病分类（详见"疾病的自然病程"部分）。疾病早期或有部分临床表现的患者（例如，仅有 RP 合并甲襞微循环障碍）常被诊断为未分化结缔组织病。这些患者随访 2～4 年后，约有 20% 会出现典型的硬皮病表现[19]。

　　硬皮病患者常具有其他风湿性或自身免疫性疾病的临床特征。这些患者被认为患有重叠综合征。最常见的重叠症状包括多关节炎、肌炎、口眼干燥和甲状腺功能减低。少数情况下，硬皮病可以合并原发性胆汁性胆管炎、自身免疫性肝炎、血管炎、类风湿关节炎和抗中性粒细胞胞浆抗体（anti-neutrophil cytoplasm antibody，ANCA）相关的寡免疫复合物性肾小球肾炎。混合性结缔组织病是一种具有硬皮病、多肌炎、狼疮样皮疹和类风湿关节炎样多关节炎等特征的重叠综合征。

疾病的自然病程

　　满足分类标准的硬皮病患者的病程与最终的临床结局有很大差异。疾病的临床表现随着时间推移而变化，早期多以血管病变为主要表现，比如雷诺现象，随后炎症会逐渐触发不同程度的皮肤纤维化以及内脏的受累。整体来说，皮肤受累的范围和速度、种族、发病年龄以及相关的自身抗体可以预测不同亚型的硬皮病患者的疾病严重程度和内脏受累类型。一般来说，弥漫性硬皮病患者的内脏受累程度比局限性皮肤型更严重。一项纳入 695 例患者的调查研究发现，出现雷诺现象 1 年内就诊的患者出现其他非 RP 表现的概率分别为：皮肤硬化（75%）、胃肠道症状（71%）、一氧化碳弥散能力小于预计值的 80%（65%）、指端溃疡（34%）、心脏受累（32%）、用力肺活量（FVC）小于预计值的 80%（31%）、肺动脉

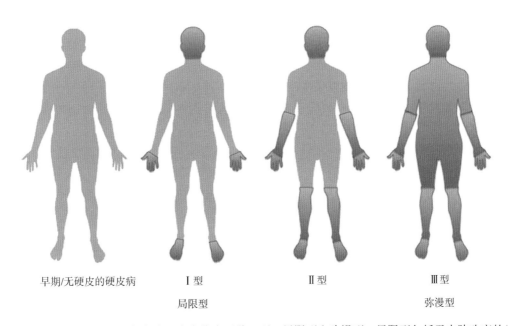

早期/无硬皮的硬皮病　　Ⅰ型　　　　　　　　Ⅱ型　　　　　　　　Ⅲ型

局限型　　　　　　　　　　　　　　　　弥漫型

图 89-1　硬皮病分类和临床亚型。多数专家将硬皮病分为两种亚型：局限型和弥漫型。局限型包括无皮肤改变的患者（早期硬皮病或无硬皮的硬皮病）和Ⅰ型（纤维化仅局限于手指或足趾）或Ⅱ型（纤维延伸至肘或膝关节）。弥漫型（即Ⅲ型）有更多近端肢体或躯干部位的纤维化（面部除外）。SSc，系统性硬化症

压力大于 40 mmHg（14%）以及肾危象（3%）[50]。大约一半的器官受累会在发病后 2 年内出现。仅有指端硬化表现的患者总体看来长期预后更好，但是其中也有一部分会出现长期的并发症，包括胃肠功能障碍、间质性肺病或肺动脉高压弥漫皮肤受累的患者更易在疾病早期出现脏器受累。相对较轻的患者皮肤增厚的进展可在几个月后停滞，但有些患者皮肤增厚会持续进展，多年后累及身体绝大部分（详见后文"皮肤受累"部分）。

疾病评估的总体原则

疾病活动度和严重程度评估

建立硬皮病疾病活动度、严重程度和损害程度的评估方法是研究和治疗硬皮病的挑战之一。这些评估方法并非各自独立，因此不能孤立对待。疾病活动度，用来评估疾病动态变化和可逆性的疾病进程，可以直接反映自身免疫介导的炎症或进行性纤维化的生物学过程。严重程度，用来评价疾病损害在任一时间点对患者整体或某一特定脏器的影响，评估的是不可逆的终末损害。区分可逆性的疾病活动和不可逆性损害至关重要，两者虽均可导致病痛，但治疗完全不同。硬皮病患者的不可逆性损害随时间推移而逐渐累积，因此最好尽早评估疾病活动度，因为此时疾病还有被逆转的可能。

皮肤厚度变化的评价方法（改良的 Rodnan 皮肤评分）可以用作疾病严重程度的替代评价方法，并可预测器官受累程度和整体预后（见"皮肤受累"部分）[51]。这也是一种简便易行、有效的定量评分系统，它可以随治疗而发生变化。因此，如今皮肤评分经常作为临床试验的主要研究终点。对于弥漫性皮肤型患者，皮肤评分改善提示临床预后良好。

目前使用的方法有对于特定器官的评估量表，以及其他一些综合评价指标如功能评价和患者自我报告的临床结局。例如，人们研发了一种皮肤评价工具，它把改良的 Rodnan 皮肤评分、患者基于视觉模拟评分（VAS）计算的活动度评分、医生基于 VAS 计算的肤活动度评分以及硬度计测量的参数整合到一起[52]。一种经验证的调查问卷可用于界定胃肠损害的严重程度[53]。硬皮病相关肺动脉高压严重程度和结局可以用以下工具来评估：超声心动（ECHO）和右心漂浮导管测定肺动脉压和评估心功能，6 分钟步行距离和氧饱和度评估运动能力，纽约心功能分级，基于 VAS 评估呼吸困难程度，应用简化 SF-36 量表、健康评估问卷和残疾指数（Health Assessment Questionnaire and Disability Index，HAQ-DI）以及医生的整体评分来评估生活质量和功能。其他可以判断结局的评估方法包括：用于评估雷诺严重程度评分，用力肺活量，用于监测 ILD 的 Mahler 呼吸困难指数，用于监测硬皮病肾危象的血清肌酐、血压和全血细胞计数，以及用于评估肌肉损害程度的血清肌酸磷酸激酶。

研究人员提出了一种硬皮病疾病严重程度评价方法，用于评价某一时间点或整个疾病进展过程中病情严重程度（表 89-2）。该评估方法基于评分规则，将硬皮病的每个受累脏器分为 0 分（正常）至 4 分（终末期），包括总体评估、外周脉管系统、皮肤、关节、肌腱、胃肠道、肺、心脏和肾。这种评估方法已被很多专家用于临床试验和评价预后风险的临床研究，以评估患者的疾病状态。如果把单个器官评分合并成一个综合得分，Medsger 疾病严重程度评价表可以作为评估硬皮病活动度指标用于系列的观察性研究。

HAQ-DI 是一种自我管理工具，起初用于评估类风湿关节炎患者的功能损害，现已在硬皮病患者中验证并应用，它与疾病的客观体征有关且能反映疾病的进程。高 HAQ 评分多见于弥漫性皮肤型、皮肤评分高、手功能异常、存在肌病或肌腱摩擦音，以及关节痛的硬皮病患者[55]。HAQ 评分随皮肤病变严重程度和脏器受累进展的变化而发生变化[56]。HAQ 有助于评价雷诺现象，与 RP 严重程度和指端溃疡的存在相关。用于硬皮病病情评价的 VAS 评价工具也被加入 HAQ 评分系统当中，用于评估雷诺现象和指端溃疡等硬皮病相关问题。此外，简短 SF36 问卷也用于评价患者的健康相关生活质量，该问卷是一个由 8 个方面共 36 个指标组成的自我报告工具。

疾病活动度评价指标要比严重程度评估指标更难建立。目前已经在评估皮肤评分的变化、界定活动性肺部病变、评估充血性心力衰竭或硬皮病肾危象等方面进行了尝试。已制定了综合评分供医生总体评估疾病活动度。这个简单的总体评分虽然具有一定优势，但除了疾病活动度以外，它也容易受到脏器受累程度和不可逆性损害等较多因素的影响[57]。

表 89-2　Medsger 系统性硬化症严重程度评估 *

器官系统	0（正常）	1（轻度）	2（中度）	3（重度）	（终末期）
全身情况	Wt 下降 < 5%；Hct 37%+；Hb 12.3+ g/dl	Wt 下降 5% ~ 10%；Hct 33% ~ 37%；Hb 11.0 ~ 12.2 g/dl	Wt 下降 10% ~ 15%；Hct 29% ~ 33%；Hb 9.7 ~ 10.9 g/dl	Wt 下降 15% ~ 20%；Hct 25% ~ 29%；Hb 8.3 ~ 9.6 g/dl	Wt 下降 20+%；Hct 25%；Hb < 8.3 g/dl
周围血管	无 RP；不需要血管扩张治疗的 RP	需血管扩张治疗的 RP	指端凹陷生瘢痕	指尖溃疡	指坏疽
皮肤	TSS 0	TSS 1 ~ 14	TSS 15 ~ 29	TSS 30 ~ 39	TSS 40+
关节 / 肌腱	FTP 0 ~ 0.9 cm	FTP 1.0 ~ 1.9 cm	FTP 2.0 ~ 3.9 cm	FTP 4.0 ~ 4.9 cm	FTP 5.0+ cm
肌肉	近端肌力正常	近端肌肉无力，轻度	近端肌肉无力，中度	近端肌肉无力，重度	需要设备辅助活动
消化道	食管造影正常，小肠系列正常	食管远端低蠕动；小肠系列异常	细菌过度生长需抗生素治疗	吸收不良综合征；假性梗阻发作	需要高营养支持
肺	DLCO 80+%；FVC 80+%；影像学无纤维化；sPAP < 35 mmHg	DLCO 70% ~ 79%；FVC 70% ~ 79%；肺底啰音；影像学示纤维化；sPAP 35 ~ 49 mmHg	DLCO 50% ~ 69%；FVC 50% ~ 69%；sPAP 50 ~ 64 mmHg	DLCO < 50%；FVC < 50%；sPAP 65+ mmHg	需要吸氧
心脏	ECG 正常；LVEF 50+%	ECG 传导异常；LVEF 45% ~ 49%	ECG 示心律失常；LVEF 40% ~ 44%	ECG 示心律失常且需要治疗；LVEF 30% ~ 40%	CHF；LVEF < 30%
肾	无血清肌酐 < 1.3 mg/d 的 SRC 病史	有血清肌酐 < 1.5 mg/d 的 SRC 病史	有血清肌酐 1.5 ~ 2.4 mg/d 的 SRC 病史	有血清肌酐 2.5 ~ 5.0 mg/dl 的 SRC 病史	有血清肌酐 > 5.0 mg/dl 的 SRC 或需要透析

* 如果某一严重程度分级包含两个项目，评分时只需计算一项

CHF，充血性心力衰竭；DLCO，一氧化碳弥散能力，占预计值百分比；ECG，心电图；FTP，屈曲时指尖至掌心的距离；FVC，用力肺活量，占预计值百分比；Hb，血红蛋白；Hct，血细胞比容；LVEF，左室射血分数；RP，雷诺现象；sPAP，多普勒超声心动估测肺动脉压；SRC，硬皮病肾危象；TSS，总皮肤评分；Wt，体重

　　临床试验中是否有可靠的工具来评估疾病活动度和治疗后反应目前尚存挑战。在一项大规模多中心硬皮病队列研究中，欧洲硬皮病研究小组（EScSG）基于 11 个核心变量初步研发了一种疾病活动指数 [58]。这一指数更多地评价器官特异性而不是整体的疾病活动度。EScSG 活动指数（EScSG-AI）的构建和有效性已在其他的队列中进行过验证，但其可靠性尚未被评价 [59]。在早期弥漫性硬皮病（CRISS）临床研究中使用了基于专家共识的综合反应指数，目的在于使用单一核心参数和患者的报告结局来评估治疗后反应情况。

　　很多研究都在致力于寻找更加精确的方法来评估疾病活动度及预后，包括对血清炎症指标、免疫活化、循环细胞亚群进行量化，但尚未形成可被普遍认可的、有用的临床工具。目前，尚无评价硬皮病病情活动度的"金标准"，寻找评估病情活动度的生物学标志物或其他指标仍是一个巨大的挑战。

自身抗体

　　硬皮病患者中进行自身抗体的检测有助于确定患者临床表型并判断预后。硬皮病特异性抗体是判断疾病预后和器官并发症的重要预测指标（表 89-3）[61]。最常见的三种硬皮病特异性自身抗体包括抗着丝点抗体、抗拓扑异构酶 I 抗体（抗 SCL70 抗体）和抗 RNA 聚合酶 III 抗体。

抗着丝点抗体在局限性硬皮病患者中具有较高的特异性，但也可见于 5% 的弥漫性硬皮病患者。抗着丝点抗体阳性的患者多为老年白人女性。其皮肤病变通常为局限性，多只累及手指。该类患者病程进展缓慢，在检测出抗着丝点抗体或有明显器官受累之前常被延误诊断。患者常具有 CREST 综合征的临床特征。皮下组织钙化属晚期表现，可见于手指或沿前臂和小腿前侧部位。抗着丝点抗体阳性的患者群体中，RP 可以很严重，大血管病变的风险增加，可导致指端坏疽和截肢。ILD 相对少见，但出现快速进展的肺血管病变（PAH）和右心衰竭的患者比例较高。总体而言，流行病学研究提示抗着丝点抗体阳性的患者总体预后良好。抗着丝点抗体可以靶向不同的抗原表位，因此在原发性干燥综合征、系统性红斑狼疮、类风湿关节炎、自身免疫性肝炎以及原发性胆汁性胆管炎患者中也可以出现 [62]。

抗 SCL70 抗体主要见于弥漫性硬皮病患者，但 30% 的局限性硬皮病患者中也可出现。抗 SCL70 抗体阳性与器官受累相关，常与严重 ILD、关节炎、肌腱摩擦音、硬皮病肾危象和心脏疾病等相关。抗 SCL70 抗体与 ILD 之间的相关性不受皮肤受累程度的影响。非洲裔美国人群中抗 SCL70 抗体阳性患者预后尤其不良，具有较高的硬皮病相关死亡率。这些患者通常具有弥漫性皮肤受累，在发病初期即具有皮肤病变快速进展和发生肾危象的高风险。RP 可以是初发症状，发生反复指端缺血性溃疡的风险增加。在弥漫性皮肤受累患者中，关节肌腱受累通常会导致肢体挛缩，尤其是手指和肘部。这些患者皮肤增厚的程度有所不同，但通常在发病的 1 ~ 3 年内就已确立皮肤病变严重程度。

抗 RNA 聚合酶Ⅲ抗体与快速进展性弥漫性皮肤病变有关，同时增加了肾受累和胃窦血管扩张导致的胃肠道出血的发生风险 [63]。这些患者皮肤病变最重，有广泛发生且进展迅速的关节、肌腱和肌肉等深部组织纤维化的症状和体征。发病的几个月内即可发生手指、腕、肘、肩、髋、膝、踝关节的屈曲挛缩。肌腱摩擦音很常见。无炎症表现的"纤维化"肌病与皮肤、关节病变一起共同导致肌肉力量和弹性丧失。疾病早期即可出现残疾。25% ~ 40% 该抗体阳性的患者有发生硬皮病肾病伴高血压危象以及肾衰竭的高风险。这种情况尤其见于疾病早期皮肤病变就发生快速进展的患者。抗 RNA 聚合酶Ⅲ抗体阳性的患者很少出现肺受累，心脏受累可能是晚期并发症。皮肤和深部组织病变是该硬皮病亚型最让人担忧的问题，也是导致的残疾的主要原因。

多项来自不同国家的研究都发现抗 RNA 聚合酶Ⅲ抗体阳性的硬皮病与潜在的恶性肿瘤相关 [64-66]。肿瘤（最常见是乳腺和肺部肿瘤）的发现与硬皮病的起病具有明确的时间关系，这表明在这一亚型患者中，适当筛查潜在的恶性疾病至关重要。

采用间接免疫荧光方法检测 ANA 时约 40% 的硬皮病患者会表现为核仁型，这与特定的临床表现和结局相关 [67]。在这些抗体中，抗 Th/To 抗体和抗 PM/Scl 抗体与局限性皮肤型患者的皮肤受累相关，而抗

表 89-3　硬皮病自身抗体和相关表型

抗原	亚型	临床表型
拓扑异构酶Ⅰ（Scl70）	弥漫性	肺纤维化，心脏受累
着丝点（蛋白 B、C）	局限性	严重指端缺血，PAH，Sicca 综合征，钙质沉积
RNA 聚合酶Ⅲ	弥漫性	严重皮肤病变，肌腱摩擦音，肿瘤，GAVE，肾危象（± 无皮肤硬化）
U3-RNP（纤维蛋白）	弥漫或局限性	PAH，食管、心脏、肾受累，肌肉病变
Th/To	局限性	肺纤维化，少肾危象，下 GI 功能障碍
B23	弥漫或局限性	PAH，肺病
心磷脂、β_2GPI	局限性	PAH，指端缺失
PM/Scl	重叠	肌炎，肺纤维化，肢端骨溶解
U1-RNP	重叠	SLE，炎性关节炎，肺纤维化

GAVE，胃窦血管扩张；GI，胃肠道；GPI，糖蛋白 I；PAH，肺动脉高压；RNP，核蛋白颗粒；SLE，系统性红斑狼疮

U3-RNP（纤维蛋白）抗体与弥漫皮肤病变相关。抗Th/To 抗体阳性的患者出现严重 ILD 和肺动脉高压的风险增加。抗 U3-RNP 抗体是另一个预后不良的预测指标，阳性者更易发生内脏受累，包括 ILD、PAH和肾危象。这些抗体在非洲裔美国患者常见，与弥漫皮肤受累和不良预后相关。这些患者常出现色素沉着和色素脱失，以及因炎症或纤维性肌病导致的大关节挛缩，从而造成残疾。心脏受累多无症状，往往到疾病晚期才出现临床表现，可以表现为右心衰和左心衰。

抗 PM/Scl 抗体、抗 Ku 抗体、抗 U1-RNP 抗体主要见于重叠综合征患者。抗 PM/Scl 抗体阳性与炎性肌病相关，此类患者会出现急性起病的肌无力，并易合并 ILD。抗 Ku 抗体阳性与肌肉和关节受累密切相关。抗 U1-RNP 抗体常见于混合性结缔组织病，尤其在非洲裔美国人群局限性硬皮患者中多见。多关节炎、肌炎、狼疮样皮肤改变和肾受累是常见并发症。同时出现弥漫性皮肤受累和迟发性的 PAH 的风险增加。较少见的自身抗体亚型与独特的临床表现相关，包括抗 B23 抗体与 PAH 相关，抗 IFI-16 抗体与指端缺血相关，抗 RNPC-3 抗体与 ILD 和肿瘤发生相关[68-69]。新近几项研究也报道了硬皮病患者中存在一些针对功能性受体的自身抗体[70]。这些抗体包括针对血管紧张素 Ⅱ 1 型受体（AT1R）、内皮素 -1 A型受体（ETAR）、毒蕈碱 -3 受体（M-3R）和血小板来源生长因子受体（PDGFR）的自身抗体[71,72]。需要更多的流行病学和机制研究来进一步深入探讨这些抗体与疾病的关系以及它们在发病中的作用。抗SSA/Ro52 抗体可见于 35.6% 的硬皮病患者，但该抗体与特定的临床表现无关。11% 以上的硬皮病患者抗核抗体阴性。

临床表现

诊断标准

管理硬皮病患者应遵循几项基本原则。首先，硬皮病包含了不同的亚型，每一亚型具有独特的临床表型，因此仔细分析患者的分型有助于确定治疗方案。即使临床分型相同，患者间的临床表现和疾病活动度仍有很大差别，反映了患者对系统并发症的不同易感性和风险差异。这也是硬皮病特有的动态生物学过程的结果，其活性可随时间而变化，并且在不同阶段可以发生质的变化。典型的皮肤和软组织炎症表现往往出现在疾病的早期阶段，而随后纤维化过程（可以为亚临床型）会占据上风，并逐渐造成器官损伤。针对外周动脉和组织小血管的突出血管病变贯穿于整个发病过程。这一血管病变可以造成病程早期的 RP，也可以导致主要器官的损害，比如肾危象、肺动脉高压、指端溃疡和心脏病。

尽管硬皮病最明显的体征是皮肤病变，但它是一种多系统疾病，医生需要早期发现器官受累并发症。虽然理想情况下是一种改善病情的药物就可以控制硬皮病总体临床表现，但绝大部分成功的案例是采取器官特异性治疗办法。应当尽早发现潜在的器官损害，并针对相应的活动性损害（例如：活动的间质性肺疾病）及时启动个性化的靶向治疗方案。当患者表现为快速进展性炎性皮肤病变而没有重要脏器受累时，可以考虑起始联合或序贯免疫抑制剂治疗，治疗需要维持很长时间。抗炎治疗随后应联合必要的器官特异性治疗（见下文）。这种综合治疗方案中缺少的环节是，在炎症过程控制后能阻止纤维化进程的抗纤维化药物。此外，血管活性药物可用于治疗硬皮病相关的血管病变，但尚缺乏确凿的证据证实这些药物能阻止系统性血管病变的发生和进展。

显然早期干预是硬皮病治疗成功的关键。一旦发生不可逆性的组织或器官损害，则以支持治疗为主。最近，许多靶向特定炎症通路的生物类药物以及抗纤维化药物被尝试单独或联合用于控制急进性患者。骨髓或免疫清除的治疗方案，联合或不联合自体造血干细胞移植，也被尝试用于病情严重且治疗反应不佳的患者。研究发现这种治疗方法可以迅速控制皮肤病变进展、稳定肺功能和提升总体生存率[73-76]。然而，与这一治疗方案有关并发症和病死率问题仍值得关注，需要临床医生选择性纳入患者。此外，尚缺乏长期随访数据，以确定疗效持续时间以及可能的长期并发症（例如，肿瘤）。最终也需要更多的研究来进一步明确，骨髓清除疗法的对临床的益处到底是因为其带来的强烈而持久的免疫抑制作用，还是真正重置了免疫失衡。

雷诺现象

关键点

- 雷诺现象（Raynaud's phenomenon，RP）在人群中比较常见，通常呈现为良性过程。
- 硬皮病患者 RP 症状常比较明显，与指端缺血表现相关。
- 血管舒缩调节异常伴进行性血管内皮功能障碍和结构性血管损伤可发生在与硬皮病相关的 RP 中。
- RP 的治疗应包括控制血管过度收缩反应、预防微血栓事件以及调节血管结构改变。

RP 是一种由寒冷或情绪应激诱发的肢端动脉过度反应。RP 主要根据因寒冷诱发反复发作性指（趾）苍白和（或）青紫的病史来诊断（图 89-2）。指（趾）发白提示肢端动脉血管痉挛，青紫提示静脉血流淤滞导致缺氧。血流恢复后的反应性充血可以导致皮肤发红。全球各地多项调查表明 RP 可见于 3%～15% 的人群。女性多见［男女比例（3～4）：1］，原发性 RP 多发生在 20 岁之前。在寒冷环境下（尤其是温度变化大和冬季），RP 发作频繁且症状重。临床上，RP 可分为原发性和继发性（图 89-3）。原发性 RP 是指反复发作血管痉挛而不合并其他疾病。发病年龄 < 20 岁、对称性出现、程度轻至中度、无指端溃疡或组织坏疽、甲襞微循环检查正常及 ANA 阴性均提示原发性 RP 诊断[77]。继发性 RP 可见于多种疾病，包括自身免疫相关风湿性疾病，例如硬皮病、系统性红斑狼疮、混合性结缔组织病、干燥综合征

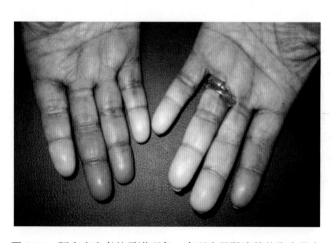

图 89-2 硬皮病患者的雷诺现象，表现为界限清楚的指尖苍白

以及皮肌炎 / 多发性肌炎；职业创伤（例如小鱼际捶打综合征）；使用特定的药物或毒素（例如抗偏头痛药、麦角胺衍生物、安非他命和化疗药尤其是顺铂和博来霉素）、血液异常（例如冷球蛋白血症、冷凝集素病、副蛋白血症、POEMS 综合征和冷纤维蛋白原血症）；职业和环境因素（如小鱼际捶打综合征导致的远端尺动脉损伤、使用震动工具、冻疮和腕管综合征），以及挤压或阻塞性血管病变（例如胸廓出口综合征）。甲状腺功能减退患者也容易出现 RP。血管炎也可以引起肢体缺血，但血管炎不会出现寒冷诱导的肢体的可逆性颜色变化，这一点有助于把血管炎与 RP 鉴别开。

甲襞毛细血管镜是一种常用的床旁检查工具，可用于鉴别原发性 RP 和硬皮病或其他风湿性疾病继发的 RP。Maricq 和 LeRoy 首次描述了硬皮病患者甲襞毛细血管的异常表现形式[78]。也有人利用甲襞毛细血管异常情况来评估疾病的进展[79]。最简单的检查方法是在甲周皮肤滴液状石蜡，用双焦距显微镜或者手持检查仪器如检眼镜等放大 20～40 倍进行观察。便携式皮肤镜也可以用于对甲周进行快速而有效的检查[80]。一些专业机构也开始应用计算机甲襞微血管镜技术。该技术应用数据影像来评估局部血流并监测疾病发展[81]。原发性 RP 表现为正常、纤细、栅栏样甲襞毛细血管祥（图 89-4），而继发性 RP 的典型表现为毛细血管祥扩张 / 增大和消失。

在硬皮病患者中，毛细血管异常表现形式与疾病的系统表现有关联。毛细血管扩张（巨大毛细血管）、微出血、毛细血管床杂乱是疾病早期的典型表现；毛细血管消失、无血管区和结构扭曲的新生血管出现为硬皮病的晚期表现[82-83]。20%～30% 初始表现为 RP 且合并甲襞毛细血管异常的患者，会在 3～4 年内发展为典型的硬皮病[19]。具有 RP、甲襞毛细血管异常、硬皮病相关自身抗体的患者中，有 70%～80% 在出现症状之后的 2～3 年发展为硬皮病。因此，毛细血管镜应作为 RP 的重要常规检查工具，能帮助医生区分原发性 RP 还是硬皮病的早期改变。

RP 可出现于几乎所有的硬皮病患者，也常常是疾病的首发症状。在硬皮病患者中，RP 和肢端缺血是由结构性血管病变和局部血管舒缩功能调节障碍所共同导致。正常情况下，寒冷通过刺激交感神经诱导周围血管收缩。血管调节功能异常与非血管炎性血管

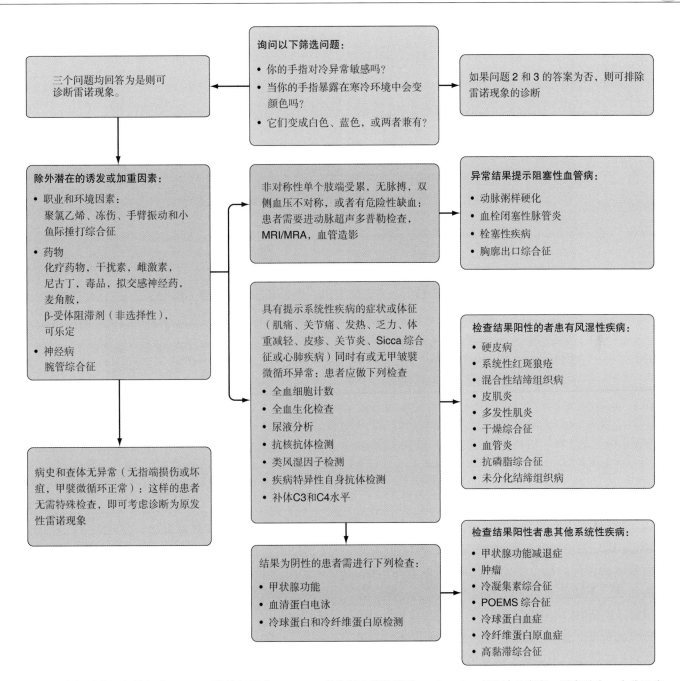

图 89-3　诊断雷诺现象的方法。CTD，结缔组织病；MRA，磁共振血管造影术；POEMS，多发神经病变、器官肿大、内分泌病、单克隆丙种球蛋白病和皮肤改变

病变有关，表现为内皮细胞功能障碍和纤维增生，进而导致小至中等血管内膜过量胶原沉积，使血管失去弹性、管腔闭塞。指腹凹陷和痛性浅表小溃疡很常见（30%～50%），通常是疾病累及小血管和皮肤小动脉所致（图 89-5）。手指远端的深大溃疡与大血管（例如指端动脉）闭塞和严重血管痉挛有关。后者通常表现为因缺血引起远端肢体剧烈疼痛。如果病情不能逆转则可能因深部组织梗死而导致截肢。

虽然有一些方法可以用于客观评价 RP 的严重程度，但目前尚无一种实用且重复性好的方法足以替代临床标准用于硬皮病的诊断和治疗评估。患者发作 RP 时会出现手指远端和（或）脚趾发凉、皮肤苍白或发绀，与正常皮肤分界清楚。如果不及时治疗，严重 RP 在晚期阶段会出现指端缺血引起的痛性指端溃疡，因此由缺血表现时应立即治疗。有几种方法可用来评估 RP 程度。传统的方法是：让患者记录日

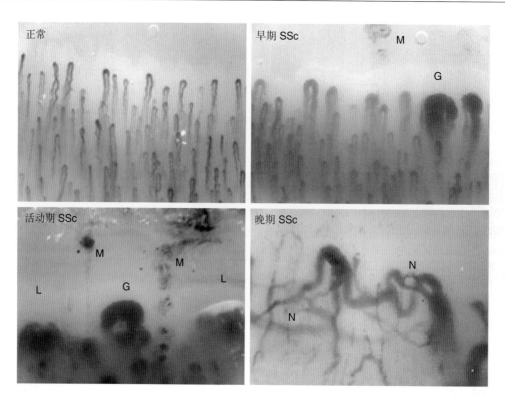

图 89-4　硬皮病患者甲襞毛细血管镜检查的异常表现。右上图，"早期表现形式"显示少数巨大毛细血管，少量毛细血管出血，无明显毛细血管消失或扭曲表现。左下图，"活动期表现形式"为毛细血管袢扩张，频繁微出血，中等程度毛细血管丧失，轻度毛细血管结构紊乱。右下图，"晚期表现形式"的突出特点是毛细血管严重丧失出现无血管区，网状 / 丛状分支毛细血管（新生血管形成）和正常毛细血管结构紊乱。G，巨大毛细血管；L，毛细血管消失；M，微出血；N，新生血管发生；SSc，系统性硬化症

常活动时 RP 发作的频率和持续时间。雷诺情况评分（Raynaud's condition score，RCS）是一种以患者测量为基础的评价方法，主要评价 RP 对患者的影响，包括疼痛、不适和日常生活功能等方面。一种综合性指数（包括 RCS、RP 发生的频率和持续时间、RP 发生时的症状、患者和医生基于 VAS 的整体评估 6 个方面）已经在临床试验中被尝试用于标准化评估结局与疗效[84]。临床试验中只应用一种结局指标来评估时常有很高的安慰剂反应率，而这一综合评分的使用有望用于降低这种过高的安慰剂反应率。其他多种基于实验室的评估方法如激光多普勒、热成像和体积描记法，也被尝试用于获得客观的评估数据。

雷诺现象和指端缺血的治疗

　　RP 治疗的首要目标在于通过非药物和药物治疗提升患者生活质量、防止继发肢端缺血的发生（图 89-6）。对于急性肢端缺血的患者，必须采用多种治疗方式进行快速干预。非药物治疗是 RP 有效治疗的

基础。这应该从患者教育做起，应向患者解释 RP 发生的原因，并告知患者通过生活方式调整可有效避免诱发 RP。首要也是最重要的预防措施就是避免寒冷刺激，特别是从温暖或炎热的环境快速转换到寒冷环境时。温暖环境可以降低原发或继发 RP 发作的频率和严重程度。患者穿衣应该穿多件且宽松，以保持全身核心温度，而不只是患肢保暖。发生急性缺血时患者最好在温暖的环境中休息（家庭或医院），避免接触寒冷环境。其他治疗方法包括：减少情绪应激（降低交感神经张力）和避免加重因素如吸烟、使用拟交感神经药物（例如，治疗注意力不集中的制剂）、治疗偏头痛的药物（例如，5- 羟色胺受体激动剂）和非选择性 β 受体阻滞剂（例如，普萘洛尔）。尽管行为疗法（包括生物反馈、自生训练和经典条件反射）可能有益，但对其仍存在争议，而且这些疗法对于硬皮病相关的急性缺血也无效[85]。事实上，单纯生物反馈治疗对原发性 RP 并无帮助。

　　硬皮病 RP 的药物治疗包括各种口服或全身血管扩张剂。钙离子通道阻滞剂是 RP 治疗的一线药物。

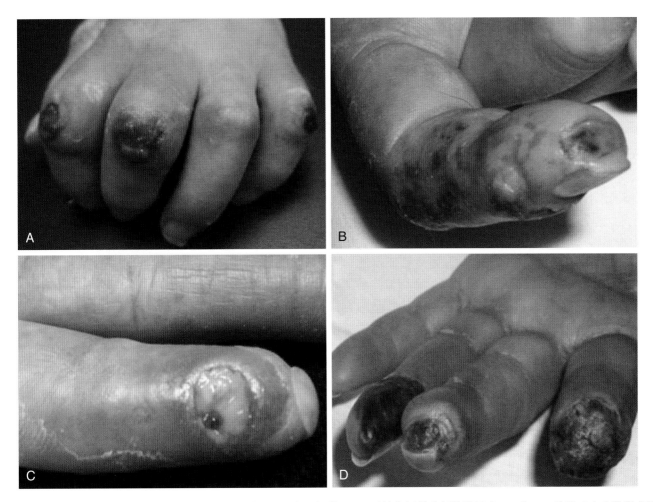

图 89-5　硬皮病和雷诺现象与指端溃疡和严重指端缺血的发生相关。A．近端指间关节创伤性溃疡。B 和 C．继发于小动脉病变的缺血性指端溃疡。D．继发于大血管病变的肢端坏疽

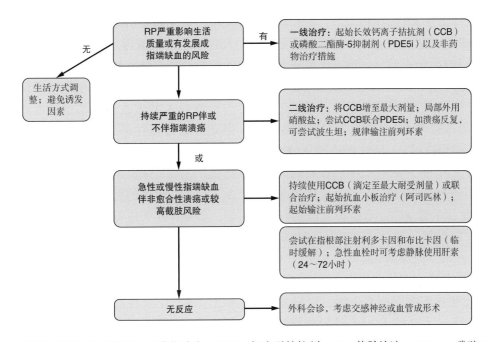

图 89-6　雷诺现象和急性指端缺血的药物治疗。CCB，钙离子拮抗剂；IV，静脉输液；PDE-5，磷酸二酯酶 -5

这类药物主要通过直接抑制血管平滑肌细胞收缩来扩张动脉血管，还通过降低氧化应激和抑制血小板活化而发挥作用[86,87]。大部分关于钙离子通道阻滞剂治疗 RP 的研究均关注二氢吡啶类药物（例如，硝苯地平、氨氯地平、尼索地平、伊拉地平、非洛地平），而很少关注非二氢吡啶类药物。钙离子拮抗剂对原发性 RP 比继发性 RP 更有效[88,89]。一项纳入 17 个研究的荟萃分析发现，应用短效和长效钙通道阻滞剂后，RP 每周发作严重程度降低了 33%，发作次数减少了50%[90]。目前推荐使用缓释型钙离子通道阻滞剂治疗非急症 RP。并根据临床疗效逐步调整使用剂量，监测常见的副作用（例如低血压、头痛、足部水肿）。对急症 RP 患者，首选短效制剂，但应密切监测药物剂量。尽管钙离子通道阻滞剂可能是 RP 治疗最为有效的药物，但也可使用其他血管扩张剂，包括硝酸盐、磷酸二酯酶抑制剂 -5（例如，西地那非）、静脉注射前列腺素等。

其他用于治疗 RP 的药物包括：提高一氧化氮水平的 5- 羟色胺再摄取阻滞剂（例如，氟西汀）、Rho 激酶抑制剂、局部注射 A 型肉毒毒素（Botox）、抗氧化剂（乙酰半胱氨酸）、血管紧张素受体拮抗剂、选择性 α 肾上腺素能受体拮抗剂等。如果耐受性良好，对难治性病例可以联合用药。硝酸甘油外用和口服剂型也被用于 RP 的治疗，虽有一定疗效，但头痛、头晕和局部皮肤刺激等副作用限制了其应用。环磷酸鸟苷 5 磷酸二酯酶抑制剂通过维持一氧化氮的血管舒张作用而发挥治疗 RP 的作用[91-92]。关于磷酸二酯酶抑制剂对 RP 的疗效，研究结果显示其差别较大，但总体来看对 RP 治疗有益。一项系统综述和荟萃分析评估了 PDE5i（包括西地那非、他达拉非、伐地那非）治疗继发性 RP 的疗效，发现在改善雷诺情况评分、RP 发作频率以及 RP 发作后每日持续时间方面均达到了统计学差异[93]。尽管理论上 ACEI 类药物可以用来治疗 RP，但一项有关喹那普利的研究提示这类药物并不能改善指端溃疡、RP 发作频率及严重程度[94]。因此，尽管 ACEs 类药物可以治疗硬皮病肾危象（见"肾受累"部分），但对于 RP 却疗效欠佳。

目前硬皮病的治疗重心应放在使用免疫抑制剂和血管保护药物预防硬皮病血管病变方面。三羟基三甲基戊二酸单酰辅酶 A（HMG-COA）还原酶抑制剂（他汀类药物）可以通过多种机制，如改善血管内皮功能障碍、减少凝血和抗炎等，来发挥延缓血管损伤进展、改善缺血的作用[95]。研究表明，他汀类药物可以增加血管内皮祖细胞的数量，促进损伤后血管重塑[96,97]。在一项针对硬皮病继发 RP 的随机安慰剂对照研究中，发现使用他汀类药物能显著降低肢端溃疡的发生率，期待更多这方面的研究发表[98]。

静脉输注血管扩张剂前列环素（例如，前列地尔、依前列醇、伊洛前列素和曲前列环素）可减轻 RP 的严重程度和降低 RP 发作频率，对持续性严重缺血有益[99]。此类药物有强效扩血管、抑制血小板聚集的作用，并通过其他机制增强血管内皮功能。硬皮病患者在冬季或全年可以间断静脉应用前列环素，或者在急性血管危象时应用。口服类前列环素尚未被证明治疗 RP 有效。

内皮素 -1 在硬皮病相关 RP 和血管病变的发病机制中发挥重要作用[100]。一项随机双盲安慰剂对照多中心试验结果显示，内皮素 -1 受体拮抗剂（波生坦）可有效防止新发肢端溃疡，并改善手的功能，但在改善雷诺现象以及促进现有溃疡愈合方面与安慰剂相当[101]。

交感神经切除术对于药物治疗无效的 RP 患者可以作为一种选择，同时也是严重缺血事件的急性干预措施之一。局部交感神经切除术与血管周围纤维溶解术治疗急性缺血有效，且很大程度上已取代颈交感神经切除术[102]。交感神经切除术后疗效不能持久，表明这一干预措施的长期获益有限。事实上 RP 最后会复发，因此需要用药物治疗以防止复发。一项没有纳入对照组的报道提示手或手指注射肉毒毒素 A 对于治疗急性指端缺血和控制血管痉挛的慢性活动均有一定疗效[102]。然而一项安慰剂对照研究发现手指注射肉毒毒素 A 并未改善指端血流或其他临床指标[104]。因此肉毒毒素注射对 RP 的确切作用仍需进一步研究。急性肢端缺血事件发生时应仔细评估可逆性血管病变，尤其是缺血累及到整个手指或下肢时。这种情况下应进行适当的检查，如动脉多普勒超声或血管造影。如果存在大血管病变，血管外科手术可能有助于缓解血管堵塞。有报道发现硬皮病患者易出现尺动脉受累[105]。

发生严重肢端缺血的患者必须尽快进行治疗，一些患者甚至需要住院，以减轻血管痉挛并尽快给予血管扩张剂治疗。虽然没有正式的临床试验结果证实，但专家们普遍认为持续静脉应用血管扩张剂前列环素可以最大限度地舒张血管。小剂量阿司匹林抗血小板治疗可能有益，但尚未证实对于急性缺血事件是否有益。急性缺血危象时可以考虑应用肝素，但不推荐硬皮病患者长期使用抗凝治疗。大血管急性闭塞时可以考虑使用纤溶剂，但该药并未在硬皮病合并严重指端缺血时常规应用。局部注射利多卡因或丁哌卡因对受累肢端的进行化学性的交感神经阻滞术，可立即改善症状。对顽固性病例，可以进行受累肢体交感神经切除术。

缺血性肢端病变应外用抗生素，并每日用肥皂水进行清洁。由于肢端组织缺血，组织创伤可能会使损伤面积扩大，因此清创处理需非常谨慎。病变肢体进展为干性坏疽时可发生自行脱落。发生顽固性疼痛或深部组织感染时可考虑进行截肢手术。

皮肤受累

硬皮病最明显的临床表现是皮肤病变。不同患者皮肤受累程度有所不同，同一患者在不同时间皮肤病变的严重程度和受累范围也在发生改变。硬皮病患者的皮肤真皮中胶原和细胞外基质沉积，造成几乎所有患者均出现皮肤增厚和硬化。皮肤病变的分布具有特征性，最常累及手指、手、前臂、小腿、足和面部，其次是近端肢体和躯干前部。后背中部不受累是该病的典型特征之一。硬皮病通常分为局限性和弥漫性（图 89-7）。局限性硬皮病的定义是：皮肤增厚局限在面部和四肢远端至肘和膝部。这种类型通常只有手指和面部受累。相反，弥漫性硬皮病的特点是广泛的皮肤增厚，包括近端肢体和躯干。近端肢体皮肤受累可用于判断是否为弥漫性硬皮病，但在疾病的早期阶

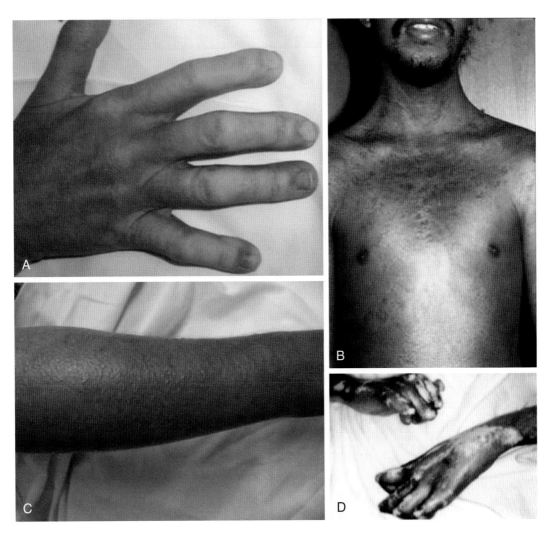

图 89-7　硬皮病皮肤受累分为局限性皮肤型和弥漫性皮肤型两种类型。A．局限性皮肤型的指端硬化；B．弥漫性皮肤型的躯干改变；C．早期活动性皮肤病变的炎性征象；D．硬皮病皮肤受累慢性纤维化期的手指挛缩

段可能并不出现，这个阶段时皮肤增厚不明显，而疾病其他表现（例如，RP 和甲襞毛细血管异常）更为突出，另外也缺乏内脏器官受累证据。

传统上，硬皮病患者分为局限性和弥漫性，但有证据表明有些患者处于中间类型。依据皮肤增厚程度划分的每一种疾病亚型均呈现独特的临床表现和预后。因此，皮肤病变可作为病程的预测因子或"临床生物学标志物"。尽管根据皮肤受累类型来分类硬皮病简单而又普遍，但人们认识到自身抗体谱、器官综合评分，以及遗传和分子生物学标志物也有利于更为精确的评估疾病活动度和预测病程。可通过体格检查对皮肤受累的不同程度进行量化。最被广泛接受的评分系统（改良的 Rodnan 皮肤评分）对 17 个部位的皮肤厚度进行主观评分，从 0（正常）到 3（很厚）（图 89-8）；这个皮肤评分（最高 51 分）是一种非常有用的临床评估方法，可以量化皮肤病变的严重程度[51]。尽管皮肤评分可以用来评估整体皮肤受累程度并预测一定的临床结局，但不能确定某一时间点皮肤病变的性质和疾病活动度。因此，为了控制疾病进展，动态观察皮肤评分、监测变化非常重要。

硬皮病皮肤受累的最初表现为炎症，称为水肿期，其特征是受累部位非可凹性水肿。在局限性硬皮病患者中，这种表现比较轻，只限于指端；而弥漫性硬皮病患者的皮肤肿胀和水肿范围广泛，类似充血性心力衰竭时容量负荷过重的表现。水肿可引起局部组织受压。例如，硬皮病患者手腕部受累引起手或腕部不适，常被诊断为腕管综合征（特别是在发病初期）。炎症的症状和体征常常与水肿并存。皮肤红斑、瘙痒和疼痛（图 89-7C）是弥漫性硬皮病病情活动和进展的特征。疼痛表现为"针刺样"的神经病性疼痛；疾病进展会导致皮肤附属器的消失、毛发生长减少以及汗腺和外分泌腺损伤；皮肤表面因此变干和

不适。在搔抓导致局部损伤的部位会出现小丘疹，呈现鹅卵石纹理样改变。皮肤水肿期可持续数周，有些持续性活动病变可以持续数月或几年，但最终均进展为纤维化期。

在皮肤纤维化期，急性炎症表现不太明显，过度的胶原沉积在真皮导致皮肤增厚、失去弹性，并导致更多皮肤附属器消失。纤维化过程进一步延伸至更深的组织，导致皮下脂肪消失（脂肪萎缩）。在疾病晚期，皮肤变薄萎缩，呈现非炎症性紧绷的外观。深层组织纤维化造成永久性关节周围挛缩，并可累及相关肌肉，引起肌病（图 89-7D）。弥漫性硬皮病患者表现为更广泛的皮肤病变；而局限性患者可以只出现手指肿胀和指端硬化。皮肤和软组织纤维化可导致面具脸、小口和张口受限，以及口周皮肤呈放射状条纹。有些患者出现牙龈萎缩和面部收紧，使前牙显得更为突出。皮肤硬化、纤维化和皮下组织萎缩可以导致手指、手腕、肘部屈曲挛缩。缺血性纤维化或受损皮肤变薄可导致皮肤溃疡，易出现在破损部位，例如掌指关节、近端指间关节或肘关节，特别是当这些部位出现关节挛缩时（图 89-5A）。皮肤溃疡可以是潜在的血管病变和组织缺血所造成的（见下文"血管病变的治疗"部分）。足踝部或下肢溃疡很少出现，往往继发于大血管闭塞性疾病或合并症（静脉疾病）。受累皮肤可出现色素脱失（白癜风样），和（或）保留毛囊周围色素（"盐和胡椒"样外观）的色素沉着，尤其常见于面部、手臂和躯干（图 89-9A）。患者即使未经日晒，也可出现皮肤晒黑的样子。

尽管皮肤病变高度异质性，但皮肤活动性病变可以在发病初期持续 12 ～ 18 个月，在此期间无进展性炎症表现或纤维化。在此阶段的后期，皮肤开始修复并可恢复正常纹理，病变严重的部位（例如，手指和手），皮肤会变薄萎缩。在恢复期阶段，随着病情活

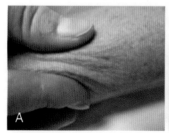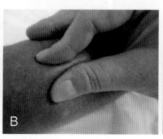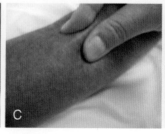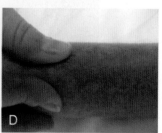

图 89-8　硬皮病患者皮肤厚度半定量测量方法。改良的 Rodnan 皮肤评分对 17 个部位（手指、手、前臂、上臂、面部、胸、腹、大腿、小腿和足）的皮肤厚度进行主观评价：从 0 = 正常（A）；1= 轻度（B）；2= 中度（C）；3= 重度（D）。皮肤评分最高为 51 分

动的自发缓解，皮肤可以长出新的健康毛发，尤其在前臂，此时瘙痒和疼痛感也会消失。发病后数年，皮肤病变若很少复发，可逐渐恢复正常的质地和颜色。如果患者在发病后多年病变均局限在手指硬化（伴或不伴面部改变），一般不会进展为弥漫性硬皮病。

　　毛细血管扩张表现为血管源性皮肤红斑；局部施压可以变白。毛细血管扩张由扩张的毛细血管后微静脉组成，无明显炎症表现，类似于 OslerWeber-Rendu 病（遗传性出血性毛细血管扩张症）的表现。毛细血管扩张主要累及手指、手、面部和黏膜，也可累及四肢和躯干（图 89-9B）。不管是局限性还是弥漫性硬皮病患者，随着时间推移，毛细血管扩张均逐渐增多，尤其是患有局限性硬皮病的白人患者。硬皮病毛细血管扩张的发生机制与潜在的组织慢性缺氧刺激血管生长因子（例如，血管内皮生长因子）的异常分泌有关。因此，毛细血管扩张提示持续的血管损伤、

异常的血管修复或血管新生。毛细血管扩张与发生肺动脉高压的风险增加有关，提示它们是系统性血管病变的临床标志物。指甲根部甲襞毛细血管祥的异常可以用检眼镜、皮肤镜或可视毛细血管镜直接观察（这个过程需要在甲周皮肤上滴油）。在硬皮病早期，可以看到扩张的毛细血管祥（巨型毛细血管）和微出血。晚期可见到甲襞毛细血管减少并且排列混乱（图 89-4）。

　　虽然硬皮病皮肤水肿期有活动性炎症的证据，但应用糖皮质激素并不能有效阻止疾病进展。其他多种免疫调节药物和具有潜在改善病情作用的新型制剂（如抗纤维化药物）已被用于控制硬皮病皮肤病变，但目前为止，尚无一种公认有效的药物。在弥漫性硬皮病早期活动阶段，瘙痒是最令患者痛苦的症状之一。常用的抗组胺药、止痛药或三环类抗抑郁药（例如，多塞平）效果有限。光疗、小剂量纳曲酮以及加巴喷丁有一定作用。天然油脂（皮脂）的产生减少或缺乏导致外分泌结构损害，会造成皮肤干燥，这会加重皮肤瘙痒，因反复搔抓会造成皮肤损伤，由此还可以进一步导致皮肤溃疡和继发感染。最佳的治疗方法是经常涂抹润肤剂，定期用肥皂和水进行清洗，皮肤破损溃疡处需局部外用抗生素。物理治疗对防止严重的皮肤和关节挛缩非常重要，有助于患者进行日常活动。

胃肠道受累

> **关键点**
>
> - 硬皮病患者普遍存在肠道动力障碍，并且病变可累及肠道的各个节段。
> - 咽喉部受累常见，可引起牙周疾病、吞咽或咀嚼功能受损。
> - 上消化道受累的症状更多见，但下消化道功能受损的症状可更为严重。
> - 严重的下消化道功能障碍与整体预后不良有关。

　　几乎所有的硬皮病患者均可出现胃肠道症状，从轻微的胃食管反流病（gastroesophageal reflux disease，GERD）到危及生命的严重肠道功能障碍均可以出现。事实上，胃肠道的任何节段均可以受累（表 89-4）。

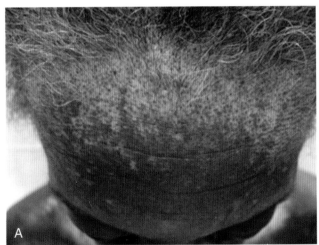
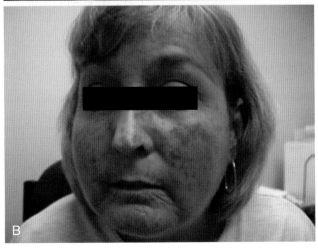

图 89-9　硬皮病患者的皮肤表现。A．前额皮肤色素脱失，毛囊周围色素保留（"盐和胡椒"）；B．面部大毛细血管扩张

口咽部

由于皮肤和深层组织纤维化导致面部弹性丧失，患者往往会主诉咀嚼困难。口周皮肤收紧会造成口裂变小和张口困难，从而导致难以进行口腔护理或进食苹果等大块固体食物（图89-10）。唾液分泌减少导致黏膜干燥也会造成咀嚼困难。有些患者会出现牙周疾病和牙龈萎缩，引起牙齿松动，进而影响咀嚼能力。下颌骨骨吸收可影响牙的咬合和健康。

硬皮病患者上咽部功能通常正常，但部分患者会罹患肌病，导致咽部肌肉无力，类似于神经肌肉病变[106]。这往往表现为吞咽障碍，以及因喉部反流导致频繁咳嗽，增加食物或液体误吸的风险。尽管有关硬皮病上咽部病理方面的研究较少，但已知该部位肌肉炎症和纤维化病变并存。

食管受累

食管受累导致吞咽困难是最常见的胃肠道症状，约发生于90%的硬皮病患者。常见症状有胃灼热、反流、吞咽药丸和固体食物困难（比液体更困难），但食管功能障碍还可以引起不典型的胸骨后疼痛（特别是在夜间）、周期性咳嗽、食物"粘"在食管的感觉以及恶心。硬皮病食管受累的特点是正常平滑肌功能丧失，特别是在食管下2/3段，以及食管下括约肌

部位	临床表现	处理
表89-4 硬皮病的胃肠道表现		
口咽	口周皮肤变紧 口裂变小 牙周炎，牙龈病变 口干	定期口腔和牙周护理 人工唾液
	吞咽困难 咳嗽、误吸	定向吞咽练习和康复训练
食管	反酸（胃烧灼） 吞咽困难	调整生活方式 质子泵抑制剂 促动力药 抗酸药
	狭窄 Barrett食管	胃镜
胃	胃轻瘫、消化不良 胃窦血管扩张	促动力药 质子泵抑制剂 补充铁剂 内镜下激光或冷冻治疗 输血 手术
小肠和大肠	运动不良、便秘	温和的泻药 促动力药物 低FODMAP饮食
	细菌过度繁殖、腹泻、假性肠梗阻、肠壁囊样积气症 吸收不良	交替使用抗生素 奥曲肽 避免手术 肠内或肠道外营养支持
	结肠假憩室	
直肠肛门	括约肌功能障碍	生物反馈、骶神经刺激、手术

FODMAP，可发酵的低聚糖、双糖、单糖和多元醇

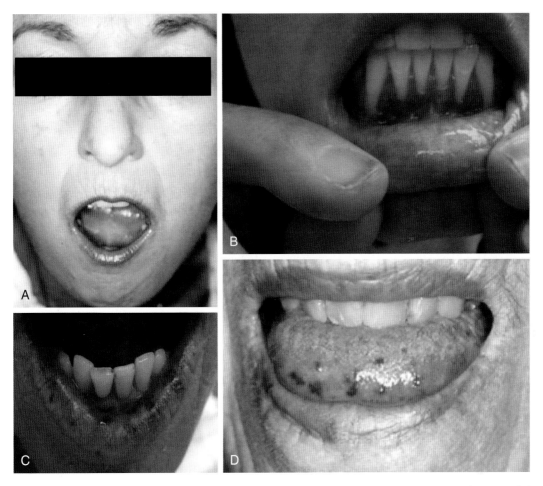

图 89-10 硬皮病的口部表现。A. 口周皮肤变紧，口裂变小，口唇周围沟纹，黏膜干燥；B. 牙周疾病、牙龈萎缩、牙齿松动；C 和 D. 嘴唇和舌体毛细血管扩张

张力减退（图 89-11A）。食管动力检查的研究表明，硬皮病患者常出现神经功能障碍，甚至先于肌肉功能障碍和平滑肌层的组织变化[107]。食管测压结果显示在无平滑肌组织学异常区域也可出现食管运动减弱。其他研究也表明，在疾病早期，药物可以刺激食管平滑肌活动（醋甲胆碱激发），但在疾病晚期则无反应。出现这些异常的原因尚不明确，但已有的证据表明，针对肠肌胆碱能神经元的自身抗体可能发挥一定作用[108]。有临床和实验室的相关证据表明神经功能障碍的出现要先于食管肌肉病变。

组织纤维化常被认为是硬皮病食管病变的原因。但病理研究显示，食管远端的平滑肌层有萎缩而无明显纤维化。功能学研究显示，食管在暴露于寒冷环境和复温处理后会出现血流受损，表明硬皮病患者存在食管缺血。既往有报道提示胃肠道动脉存在非炎症性内膜增生。除非发生严重的透壁性食管炎，食管平滑肌通常无炎症细胞浸润，这表明炎症并非硬皮病食管平滑肌病变的主要发病机制。

症状的严重程度可能无法准确反映食管潜在疾病的严重性。因此，应对所有硬皮病患者充分评估其食管受累状况。如果不治疗，胃食管反流可导致食管炎、出血、食管狭窄或癌前病变，如 Barrett 食管。无实验室检查异常（例如，贫血或胃肠道出血证据）的无症状患者无须特殊治疗。对于轻度胃食管反流性疾病可以经验性使用质子泵抑制剂（例如：质子泵抑制剂或组胺 H_2 受体拮抗剂）。如果出现更严重的症状（例如，GERD 合并吞咽困难），或 H_2 受体拮抗剂或质子泵抑制剂治疗无效时，需进行胃肠内镜检查，全面评估食管的解剖结构和相关病变的程度。直接进行内镜检查有助于排除 Barrett 食管、食管狭窄、未能控制的食管炎或出血病灶。如果同时使用免疫抑制剂和抑制胃酸的药物可能会增加真菌感染的风险。钡餐和食管造影是对食管狭窄较敏感的检查方法。如果出现不明原因的非典型胸痛，则需要通过食管测压的方法来检测食管动力。虽然 Barret 食管的并发症（如食管癌）罕见，但即使治疗后症状已缓解，也推荐定期进行内镜检查以评估病情。

除了药物治疗，改变饮食习惯对于患者也非常重要。少量多餐，避免睡前几小时内进食，近正午时进食主餐，饭后散步以促进胃食管排空，避免加重症状的食物（例如，辛辣酱料、含咖啡因食物或碳酸饮料），这些都对患者有益。胃食管反流症状往往在睡觉时更严重。睡前 2～3 小时之内避免进食、睡眠时抬高躯干 25°～30° 都有助于改善胃食管反流的症状。

抗酸剂或组胺 H_2 受体拮抗剂对于硬皮病患者的反流症状有一定效果，但总体疗效不佳。而质子泵抑制剂（例如，奥美拉唑、兰索拉唑）非常有效。通常需要长期服用。定期使用大剂量质子泵抑制剂或联合 H_2 受体拮抗剂可以更好地控制症状。若应用推荐药物剂量仍不能有效控制症状，需进行 24 小时 pH 监测来确定持续的症状是否由于胃酸反流所致。如果在应用有效的抑酸药物之后仍存在吞咽困难或内镜下食管炎，则需加用促动力药物（例如，甲氧氯普胺、多潘立酮）。这些药物通常在疾病早期有效，而在晚期食管功能障碍时则无效。许多患者应用小剂量如在睡前单次给药即有效。由于甲氧氯普胺长期使用可增加神经系统并发症的发生风险，许多临床医生建议需要长期使用促动力药物时多潘立酮可作为一种相对安全的替代方案。多潘立酮不能用于已存在 QT 间期延长的患者，也不应与抑制 CYP3A4 的药物联用，因其具有致心律失常的风险 [109]。红霉素及其他大环内酯类药物可能对于上消化道功能和胃排空障碍有益。然而，因快速抗药性而导致长期疗效不佳、大环内酯类与 CYP34A 代谢的药物存在相互作用，以及抗生素的耐药问题均限制了此类药物的使用。普卡必利是一种高选择性 5- 羟色胺受体激动剂，能够改善硬皮病患者的 GERD 症状 [111]。

胃受累

硬皮病患者胃排空延迟（胃瘫）的程度易被低估，胃轻瘫常引起早饱、GERD 症状加重、厌食、腹痛、腹胀感或恶心。硬皮病患者常因胃功能差导致食欲下降、摄入能量不足，进而导致体重减轻。促动力药物可用于改善胃排空及相关的症状，但通常效果欠佳，少量多餐高热量食物的通常是最有效的治疗办

法。硬皮病患者可发生胃炎或胃溃疡。有些患者可以出现胃黏膜的微血管扩张。这种表现也被称为胃窦血管扩张（gastric antral vascular ectasia，GAVE），与异常血管生成导致的微血管扩张和动静脉（A-V）畸形有关，类似于皮肤、嘴唇和口腔黏膜的毛细血管扩张。这些病变一般无症状，但可引起隐匿性胃肠道出血。广泛丛集的动静脉畸形导致胃内纵向红色条纹，聚合于幽门，内镜下被描述为"西瓜胃"（图 89-11B）。用内镜下激光凝固或冷冻治疗可烧蚀出血的血管。极少情况下，与 GAVE 相关的出血常非常难治，需要多次输血、重复激光或冷冻甚至胃部手术（例如，胃窦或胃切除）治疗。在此类患者中使用激素（雌激素 / 孕激素联合）治疗部分可以获得成功。

下消化道受累

硬皮病患者下消化道受累后的常见症状有因小肠和大肠的运动功能障碍引起的胃胀、腹胀、腹泻和便秘。功能和病理学研究表明，与食管病变相似，微血管病变、神经功能障碍、平滑肌萎缩和组织纤维化是引起肠道病变的主要原因。大多数病例与肠易激综合征（irritable bowelsyndrome，IBS）表现相似。由肠道运动减弱引起的便秘和肠道功能异常导致的腹泻常反复发作，可造成吸收不良、体重进行性下降、严重营养不良。腹泻主要因肠道功能障碍导致细菌过度繁殖所致，还有其他原因如肠系膜血流量下降。反复发作假性肠梗阻是硬皮病最严重的肠道并发症之一。有时会被误诊为外科急症。假性肠梗阻是肠道平滑肌功能严重丧失的一种表现，可导致严重的运动障碍和节段性管腔扩张。肠壁囊样积气时，气体可以渗漏出病变肠壁，进入肠系膜或腹腔，类似于肠穿孔（图 89-11C 和 D）。肠壁纤维化和萎缩可导致无症状性广口憩室，这也是硬皮病的特征性表现。肠道扭转、狭窄和穿孔是肠道严重受累的少见并发症。

下消化道受累的治疗包括：摄入足够的膳食纤维、使用大便软化剂（多库酯）以预防便秘 - 腹泻交替出现。如果便秘严重，可间断使用渗透性泻药（聚乙二醇）。可发酵的低聚糖、双糖、单糖和多元醇（FODMAP）食物被认为对硬皮病患者有益，因为可以降低肠道的渗透负荷以及肠道菌群的快速发酵作用，从而改善肠道动力。慢性便秘的患者可以尝试使用芦比前列酮。新的化合物如普芦卡必利和利那洛肽可用于治疗慢性难治性便秘，但这类药在硬皮病中

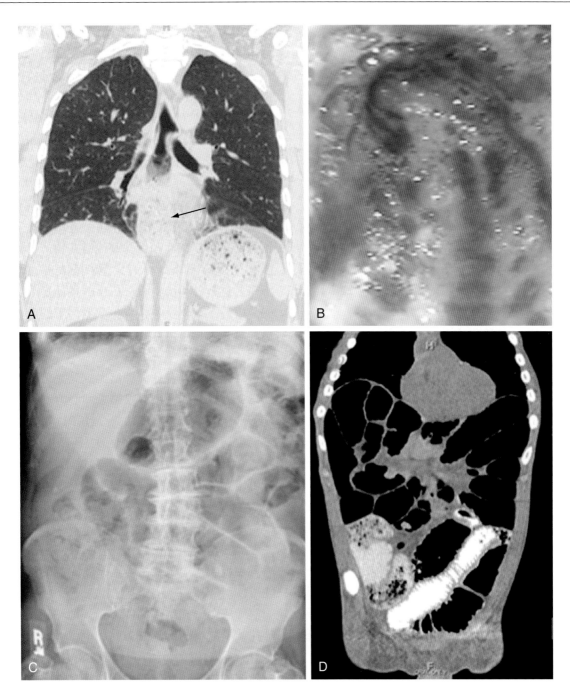

图 89-11 硬皮病的胃肠道表现。A. 胸部 CT（冠状位）显示食管严重运动功能障碍合并扩张，胃内容物潴留（箭头）；B. 胃镜：胃窦血管扩张，呈"西瓜"胃。C 和 D. 腹部 X 线片和腹部 CT：小肠运动功能障碍合并假性肠梗阻，肠壁囊性积气

的效果尚未被正式试验所证实。一些专家认为对于硬皮病合并严重持续性胃肠动力减弱的患者，可以使用溴吡斯的明。其他促动力药对下消化道的治疗效果不佳。定期使用抗生素和（或）益生菌可用于治疗腹胀、反复发作的腹泻或假性梗阻。对于某些难治性腹泻，使用小剂量的考来烯胺可能有益。对于药物治疗

无效的严重硬皮病相关肠道病变患者，需应用全肠外营养。需要全肠外营养的肠功能衰竭提示预后不良。肛门内括约肌障碍（萎缩和纤维化）和肛门外括约肌功能障碍（无力），也可以导致硬皮病患者出现大便失禁。有效的治疗措施有：固化大便，加强盆底肌肉力量的锻炼，生物反馈疗法，以及手术修复一些加重因素（如直肠脱垂或严重的痔）。

肺受累

关键点

- 肺受累是硬皮病患者死亡的主要原因。
- 局限性和弥漫性硬皮病均可发生肺纤维化，严重程度和预后各不相同。
- 非白人、抗拓扑异构酶Ⅰ抗体阳性的患者通常预后最差。
- 肺功能检查（肺容量测定和弥散功能测定）有助于筛查和监测ILD。
- 高分辨CT显示的肺纤维化程度对预后有预测价值。
- 目前硬皮病相关ILD的治疗仅限于免疫抑制剂。
- 肺动脉高压的危险因素包括晚发硬皮病、局限性硬皮病和大量毛细血管扩张。

肺受累可见于大多数硬皮病患者。ILD和肺动脉高压是硬皮病最常见的肺受累表现，也是目前硬皮病患者的主要死因。来自包含5800多例患者的EUSTAR数据库的一项研究显示，所有硬皮病相关的死因里面，35%是ILD，26%是PAH，有4%是肾疾病[21]。综合看来，肺疾病占硬皮病相关死因的60%[35]。许多患者同时存在ILD和PAH，但以一种表现为主。肺部病变可以无症状，也可以出现进行性呼吸衰竭，严重影响生活质量。硬皮病患者出现呼吸系统症状时，需与其他肺部疾病如慢性误吸、胸膜病变、自发性气胸、神经肌肉无力、药物性肺炎和肺癌等相鉴别。

间质性肺病

ILD是硬皮病最常见的肺部表现，可在高达60%的弥漫性硬皮病患者和20%的局限性硬皮病患者中出现。下列患者发生严重进展性ILD的风险高：弥漫性皮肤受累、美国黑人、印第安人、抗拓扑异构酶Ⅰ（Scl-70）抗体阳性、抗U3-RNP抗体或抗Th/To抗体阳性的患者。抗拓扑异构酶阳性与携带HLA-DRB1*11和HLA-DPB*1301等位基因高度相关，提示ILD发生有遗传易感性[112,113]。最近一项关于活动性肺部病变的研究表明，局限性和弥漫性硬皮病患者的基线肺功能无明显差异，而局限性硬皮病往往表现为更广泛的肺纤维化，提示患者在纳入研究之前可能有诊断延误或病变快速进展[114]。

ILD的典型表现为肺容量下降、肺实质纤维化与网状间质增厚，尤其以肺底最为明显。硬皮病纤维性肺泡炎最常见的组织病理类型是非特异性间质性肺炎（nonspecific interstitial pneumonia，NSIP），这一点与特发性肺纤维化不同，因为特发性肺纤维化的特征性组织病理学类型为寻常型间质性肺炎（usual interstitial pneumonia，UIP）。部分硬皮病患者也可表现为NSIP和UIP混合存在。组织病理学分型不能预测疾病预后，而预后与基线时病情严重程度和肺功能有关[115]。因此，具有典型疾病表现的硬皮病患者不需要进行外科肺活检。ILD的特征是限制性通气功能障碍导致气体交换减少。病变严重的患者，肺实质呈蜂窝状，也可以看到部分支气管扩张和一定程度的阻塞。硬皮病患者很少出现胸膜反应。自发性气胸、成人呼吸窘迫综合征和肺出血少见。口咽功能障碍或GERD导致的误吸、继发感染和心力衰竭可加重硬皮病肺部病变。有些学者认为，GERD相关的慢性误吸是硬皮病患者ILD的潜在促发因素[116]。

在ILD的早期阶段，潜在的活动性纤维性肺泡炎可以无任何症状，且常规胸片检测不到。呼吸困难（最初表现为劳力性呼吸困难）和疲劳是硬皮病相关肺疾病的最常见症状。胸痛不典型，干咳是晚期常见并发症，尤其与牵拉性支气管扩张密切相关。硬皮病患者出现咳嗽症状往往不是原发性肺疾病所致，而是GERD引起喉部刺激的临床表现。ILD的典型体征为双肺底吸气相细小的爆裂音（即"Velcro"啰音）。肺功能检测（pulmonary function testing，PFT）是诊断ILD最常用的检查方法（图89-12）。最早出现的肺功能异常是单次呼吸的一氧化碳弥散量（diffusion capacity of carbon monoxide，DLCO）下降。虽然DLCO下降与HRCT检测的肺间质纤维化严重程度相关，并可以预测预后，但不是特异性指标。因为DLCO异常也可见于肺血管疾病和慢性阻塞性肺疾病/肺气肿。研究发现HRCT扫描发现的磨玻璃样改变或纤维化可早于肺功能参数的显著下降，因此HRCT可能是诊断早期肺部受累的更敏感办法。限制性通气功能障碍定义为用力肺活量（forced vital capacity，FVC）和肺总容量减少。监测ILD最可靠的工具是连续测量FVC。FVC与基线相比下降超过10%往往提示疾病活动，与病死率增加有关。肺部疾病可保持

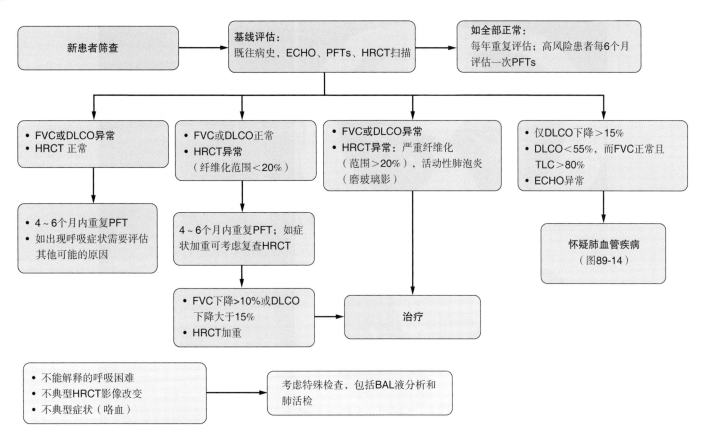

图 89-12　硬皮病肺部病变诊断流程图。该流程图推荐用于所有新发或长病程的硬皮病患者。BAL，支气管肺泡灌洗；DLCO，弥散功能；ECHO，超声心动图；FVC，用力肺活量；PAH，肺动脉高压；PFT，肺功能检测；TLC，肺总量

稳定或在保持肺功能稳定一段时间（月或年）后出现恶化。一些患者的病情会不断进展并迅速发展至终末期肺病。大样本的纵向研究发现，硬皮病肺受累的亚组患者与特定的血清学和临床特征相关。抗着丝点抗体阳性和局限性皮肤受累的患者很少出现 ILD，相反，抗拓扑异构酶抗体阳性患者通常更容易出现进展性肺疾病。疾病早期 FVC 正常的患者预后良好，早期 FVC 显著下降与肺损害的进展相关，通常发生在最初的 2～4 年。存在 ILD 预示病死率高。一项研究发现，严重 ILD 的患者 9 年生存率约为 30%，而无严重器官受累患者的生存率为 72%[35]。发病最初的 3 年内 FVC 下降最快，但以后也有发生，因此建议定期检查呼吸状况，每年监测肺功能。

　　HRCT 在评估弥漫性肺疾病方面较胸片更准确，对于检测与评估硬皮病相关 ILD，它是一种敏感、有效的非侵入性检查方法。HRCT 显示的肺纤维化程度与肺功能异常的程度密切相关，可用于评估预后[117]。最近有证据表明，用 HRCT 病变范围联合肺功能损害程度，可组成一个简单的分级系统（局限

与广泛病变），对预后有良好的预测价值[118]。FVC 小于 70% 或 HRCT 病变范围大于 20%，预示着 ILD 进展快、病死率高。HRCT 显示的肺纤维化可见于 55%～65% 的硬皮病患者，几乎见于所有肺功能异常的患者。最早和最常见的 HRCT 异常表现见于肺的后下部，呈边界不清的胸膜下密度增高影。随着疾病进展，可以出现"磨玻璃"影，但目前公认这一表现并不总提示活动性炎症，也不能预测疾病进展。典型肺纤维化早期常表现为细网格状改变，此后出现网状小叶间质增厚、牵拉性支气管和细支气管扩张；晚期表现为蜂窝囊、囊性气腔（图 89-13）。当 HRCT 呈现网格状肺间质改变时，病变多不可逆。临床表现和自身抗体谱均无法预测是否有进展型 ILD 的高风险。因此，建议所有患者初诊时都应进行 HRCT 扫描和肺功能检查筛查 ILD，并推荐每 6～12 个月随访一次。

　　针对硬皮病早期肺部病变的病理学研究表明，混合性间质性炎症和浸润至肺泡内的炎症（肺泡炎）的发生要先于肺纤维化。检测支气管肺泡灌洗

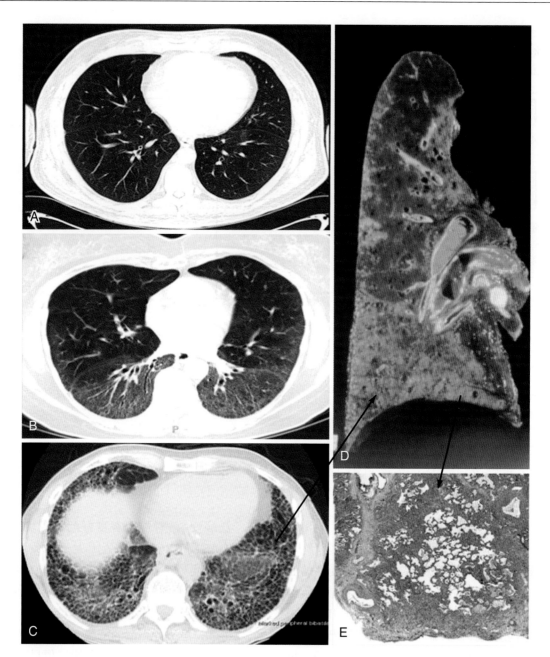

图 89-13 硬皮病相关间质性肺病。高分辨 CT 扫描显示：A. 正常肺；B. 活动性肺泡炎（"磨玻璃"影）；C. 晚期蜂窝肺；D. 大体病理；E. 组织病理显示纤维性肺泡炎

液（bronchoalveolar lavage，BAL）中炎性细胞的异常水平有助于识别活动性肺部病变患者，以便判断有无病变进展风险以及能否从使用免疫抑制剂治疗过程中获益。BAL 中细胞数异常，特别是粒细胞（包括中性粒细胞和嗜酸性粒细胞）增多与硬皮病相关 ILD 的严重肺部病变和死亡率相关[119]。但是 BAL 细胞学检查对肺部病变进展或治疗反应的预测价值尚未被证实。一些观察性研究显示，在未接受免疫抑制剂治疗的患者中，BAL 粒细胞肺泡炎与肺功能

恶化有关[120]。然而，其他研究并未发现 BAL 细胞异常和临床预后之间的相关性[121]。目前，尚无足够的证据推荐将 BAL 细胞学检查作为临床常规检查来预测硬皮病合并 ILD 患者的预后。目前也正在研发其他生物学标志物用于准确检测 ILD 活动性和进展，但是这些尚不能常规用于临床。肺泡细胞损伤的标志物如 KL-6 或表面活性蛋白 A（surfactant proteins A，SP-A）和 D（SP-D），在硬皮病合并活动性 ILD 的患者血清中增加，并可用于预测生存率[121-123]。基

质金属蛋白酶（例如 MMP-7）以及促炎因子（例如，CCL-18 或 IL-6）的水平增加，也与肺功能下降和临床不良预后相关[124-126]。

早期筛查并及时治疗对于防止肺部病变进展至关重要。目前硬皮病相关 ILD 的主要治疗手段就是干预介导肺部损害和组织纤维化的免疫反应和炎症过程。一项随机安慰剂对照研究比较了口服环磷酰胺（cyclophosphamide，CYC）与安慰剂治疗 1 年的临床效果，发现药物治疗有一定疗效（FVC 改善）[114]。但随访 2 年后这一疗效完全消失，提示序贯或维持免疫抑制治疗可能有助于维持临床疗效。其他研究显示，每个月静脉应用 CYC 后序贯用硫唑嘌呤（azathioprine，AZA）维持治疗对患者有一定的益处。另一项研究比较了口服 CYC 或吗替麦考酚酯（mycophenolate mofetil，MMF）的疗效，发现两种药物均可改善肺功能，且 MMF 治疗组不良反应相对更少[127]。因此，MMF 可能是治疗硬皮病的一种安全有效的药物，可作为 CYC 的替代药物。还有更为积极的免疫抑制治疗方案，如清髓性或免疫清除预处理后自体或异体同种干细胞移植，已被用于治疗重症硬皮病患者。尽管在治疗的早期可以出现诸如死亡等治疗相关的不良事件，但确实也有部分患者能够从中获益，包括稳定病情和改善肺功能。然而，有关该治疗方案的长期疗效和毒性仍需要进一步去评估[75,76]。尽管免疫抑制治疗依然是目前治疗活动性硬皮病相关 ILD 的主要办法，但也有研究正在探索能改善临床结局的新的免疫疗法或抗纤维化药物（例如：尼达尼布、吡非尼酮）。

总之，精确选择患者，仅针对活动性肺部疾病患者进行起始治疗是十分重要的。事实上，即便存在潜在肺纤维化，大部分患者很少或不会进展为严重的病变。最好用队列研究和仔细的肺功能与 HRCT 评估来筛选出需要接受治疗的患者。

肺移植可以作为药物治疗无效的严重 ILD 患者的一种选择。符合适应证的硬皮病患者进行肺移植后的死亡率和病死率与特发性肺疾病患者相似[128]。一项回顾性分析纳入了 47 例行肺移植的硬皮病患者，结果发现这些患者 1 年和 3 年生存率分别为 68% 和 46%[129]。另一项纳入了 90 例患者的研究得出了类似的结果，发现肺移植后 1、3 和 5 年的生存率分别为 81%、68% 和 61%[130]。

肺高压

肺动脉血管疾病是一种能危及生命的临床棘手问题。小和中等大小动脉被认为是硬皮病病变的主要靶点。它可以影响全身的血管床，包括心脏和肺部血管，导致血管受损和异常的血管收缩，以及异常的血管重建。硬皮病患者的血管可以出现局部血管介质的产生异常，包括内皮素分泌增加、一氧化氮合成缺陷以及前列环素活性丢失。这些改变可导致血管收缩和进行性新生血管内膜形成，进而导致管腔狭窄、中等或毛细血管前动脉闭塞。鉴于肺动脉的高容量特点，这些血管的改变可以导致肺血流受损，进而增加肺动脉的阻力，最终进展为肺动脉高压。硬皮病相关的肺血管损伤可以表现为单纯的毛细血管前动脉受累为主的 PAH，也可以表现为毛细血管前和（或）后动脉均受累的肺高压（pulmonary hypertension，PH）。因左心衰也可导致右心功能不全，所以应该仔细鉴别。

肺血管病变可以隐匿且无临床症状。当肺血管病变进展到明显的 PH 或 PAH 时，就成了呼吸窘迫和死亡的主要原因。具有临床表现的 PAH 的典型症状包括：劳力性呼吸困难、疲劳和相对少见的胸痛或晕厥。在 PAH 的早期阶段，体格检查可以正常，但随着疾病的进展，可以出现三尖瓣反流引起的收缩期杂音、S_2 亢进、S_3 奔马律和右心衰竭的体征（例如：右侧胸骨旁隆起、颈静脉怒张、肝大、周围水肿等容量负荷过重的体征）。疾病晚期，患者轻微活动即出现呼吸困难，有静息性心动过速，并可能有发绀。缺氧和充血性心力衰竭可以导致突发性晕厥或猝死。

PAH 属于硬皮病的晚期并发症，一般在发病 10 年后出现，尤其见于局限性硬皮病。然而，所有硬皮病患者均存在发生 PH 或 PAH 的风险。越来越多的证据表明，部分患者肺血管疾病可以在硬皮病早期出现且不易被发现。一项法国的硬皮病队列研究表明，有相当比例的患者在起病 5 年内出现了 PAH[131]。床旁查体对于发现早期的 PH 并不敏感，因此推荐应用客观检查如心电图（electrocardiography，ECG）、ECHO 和肺功能检查（图 89-14）对所有硬皮病患者进行筛查。适当的初步检查也有助于排查非硬皮病所致的肺血管疾病，如慢性血栓栓塞疾病和潜在的阻塞性睡眠呼吸暂停。ECG 起初可以正常，但随着病情进展，可出现右心室肥大和电轴右偏。ECHO 检查显示右心室收缩压（right ventricular systolic pressure，

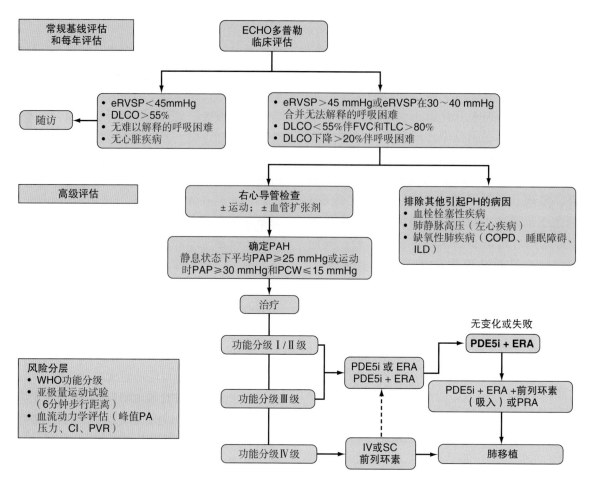

图 89-14　硬皮病相关肺动脉高压（PAH）管理策略。该方法适用于所有新发硬皮病患者，尤其是病程较长的局限性硬皮病患者。CI，心脏指数；COPD，慢性阻塞性肺疾病；DLCO，弥散功能；ECHO，超声心动图；ERA，内皮素受体拮抗剂；eRVSP，右心室收缩压估计值；FVC，用力肺活量；ILD，间质性肺病；IV，静脉注射；PA，肺动脉收缩压；PAP，肺动脉压；PCW，毛细血管楔压；PDE5i，5-磷酸二酯酶抑制剂；PH，肺动脉压；PRA，前列环素 IP 受体激动剂；PVR，肺血管阻力；SC，皮下注射；TLC，肺功能检测的肺总量。功能分级：世界卫生组织（WHO）根据功能等级和相关症状制定的 PAH 严重程度的功能分级。WHO 功能分级高提示症状重，对活动限制严重

RVSP）增高有助于诊断，但需要经右心导管（right heart catheterization，RHC）进一步证实，以排除假阳性或假阴性结果。当 ECHO 估计的 RVSP 大于 45 mmHg 时，约 95% 患者可被 RHC 证实存在 PAH[132]。也有临床医生采用三尖瓣梯度来测量评估肺动脉压力。其他无创性检查包括肺功能检测。DLCO 降低而无阻塞性或限制性肺疾病的证据（FVC 下降），提示可能存在肺血管疾病或 PAH 继发的气体交换障碍。在 PAH 确诊前的几年内，DLCO 可以出现进行性下降[133]。血清 N 末端-前脑利钠肽（N-proBNP）水平升高提示 PAH 和右心负荷过重，即使水平轻度升高（＞395 pg/ml）也有意义[134]。确诊 PAH 需经 RHC 证实，RHC 可以直接测量肺血流动力学并协助鉴别 PH 的病因。PAH 的定义是：静息状态下平均肺动脉压大于等于 25 mmHg，及肺毛细血管楔压小于等于 15 mmHg。除了确认血流动力学异常值外，RHC 还有助于鉴别真正的 PAH 以及继发于左心衰竭或肺动脉闭塞性疾病的肺静脉高压。6 分钟步行试验可以提供基线时心肺功能方面的信息，但不能准确评估 PAH 的严重程度。因为基线血流动力学参数与硬皮病患者 PAH 的临床过程相关性较差，所以也正在研究一些新的心肺功能检测方法如运动负荷 ECHO 及运动中 RHC，但这些方法在 PAH 诊断或监测中的作用尚未被证实。在硬皮病患者中进行的运动试验显示右心疾病也可以由潜在的心肌功能异常所致。心肌功能异常可导致运动状态下右心扩张，进而对因进展性肺血管疾病导致的右心压力升高的补偿能力下降。因此一般认为与特发性 PAH 相比，硬皮病相关 PAH 出

现心肌相关右心疾病的预后更差。

　　硬皮病患者合并 PAH 的患病率的报道因对疾病定义和检测工具的不同而差异较大。以 ECHO 作为诊断工具，发现 PAH 的发生率为 30%～50%；而用 RHC 检测发现患病率为 8%～12%[135,136]。临床上，硬皮病相关的肺血管病变可以有不同的表现形式。一些患者表现为进行性加重的孤立性 PAH，无其他明显的肺部病变；另外一些患者可以表现为轻度或重度肺纤维化，进而引起慢性缺氧与肺实质及血管床损害，最终导致肺血管病变。ILD 合并 PAH 的患者往往预后较差。另有第三种类型，患者的肺血管病变表现为活动后呼吸困难，有单纯 DLCO 下降而无明显 ILD 体征（如低肺容积），以及静息下 ECHO 和（或）RHC 均正常。这类患者被认为有肺微血管病变，进展为严重 PAH 的风险高。局限性硬皮病、发病年龄晚、大量的毛细血管扩张、甲周毛细血管密度下降、DLCO 降低、ECHO 检查 RVSP 增高或血清 NT-proBNP 升高的患者发生 PAH 的风险高。此外，PAH 的发生与硬皮病相关自身抗体相关，包括抗着丝点、抗 U3 RNP、抗 Th/To、抗 Ku 和抗 U1-RNP 抗体。尽管很多病例对照研究并未发现抗着丝点抗体是 PAH 发生的独立危险因素，但抗着丝点抗体阳性的硬皮病患者多在疾病晚期出现 PAH。相反抗拓扑异构酶 I 抗体阳性的患者很少出现 PAH，但可以因慢性缺氧和 ILD 而继发 PH。另有研究提示同时出现抗着丝点抗体、抗 B23 抗体以及抗 β2 糖蛋白 I 抗体阳性的患者也会增加 PAH 的发生风险。

　　PAH 严重影响患者的生活质量和生存期。本病的自然病程是血流动力学受损逐渐进展，最终导致右心功能衰竭，预后很差。虽然有新的靶向治疗方法，硬皮病相关 PAH 的中位生存期仍波动在 1～3 年[137,138]。局限性以及晚发硬皮病患者更容易出现快速进展性 PAH。这种病程快速进展的患者死亡率高。ILD 相关的 PAH 患者的生存率（3 年生存率，46%）低于单纯 PAH 患者的生存率（3 年生存率，64%）[139]。这种差异可能与硬皮病患者潜在的并发症有关，尤其是与左右心室（心肌）均受累有关。NT-proBNP 水平增加 10 倍以上的患者病死率高[140]。ECHO 检查结果也有助于判读预后。例如，三尖瓣环收缩期偏移（tricuspidannular plane systolic excursion，TAPSE）程度反映右心室功能。TAPSE 小于 1.8 cm 的 PAH 患者生存率下降[141]。最近的一项调查发现，肺血管阻力、心搏量指数和肺动脉容量是较敏感的预后相关预测指标[142]。该研究表明右心室功能不全的患者预后不良。男性、纽约心脏学会心功能分级高的患者预后差。随着当今治疗模式的改进，患者的生存率已有所改善。研究显示，接受当前治疗方案的患者的 2 年生存率为 71%，而历史对照组为 47%[143]。

　　应鼓励所有 PAH 患者在可耐受的情况下继续采取积极的生活方式。正规的患者教育和锻炼有助于改善生活质量。常规治疗有利尿剂（袢利尿剂和保钾利尿剂）和必要时的氧疗。研究显示抗凝治疗无益于改善硬皮病患者的预后，因此不推荐抗凝治疗。钙通道阻滞剂对于治疗硬皮病相关 PAH 无效。近年来，出现了很多治疗 PAH 的靶向药物。许多评价这些药物对于特发性 PAH 治疗效果的临床试验纳入了约 20% 的结缔组织病患者，其中主要是硬皮病。这些特异性的治疗方法包括：前列腺素衍生物（如依前列醇、曲前列环素、贝前列素和伊洛前列素）、内皮素受体拮抗剂（如波生坦、司他生坦、安利生坦和马昔腾坦）、5-磷酸二酯酶抑制剂（如西地那非、他达那非和伐地那非）、选择性前列环素受体激动剂（司莱帕格）以及可溶性鸟苷酸环化酶刺激剂（利奥西呱）。针对严重的病例，可以考虑吸入前列环素。这些药物可以改善患者的血流动力学、活动耐量和生活质量。尚无临床研究试验证实某一种药物优于其他药物，但有证据表明前列环素可能是最为有效的治疗措施，对于严重 PAH 患者应该立即起始该治疗。多数临床医生认为早期干预对于改善预后最为重要（图 89-14）。对于病情轻至中度（功能分级 I 级或 II 级）的患者，通常给予单药口服（如西地那非、波生坦或安利生坦）。然而，近期的临床试验结果显示，与单药治疗相比，安利生坦联合他达拉非用于治疗新确诊 PAH 能更好地改善患者的预后[144-146]。西地那非和波生坦也可以联合使用，尽管有研究显示某些情况下肝脏毒性会增加[147]。对于病情严重（功能分级 III 级或 IV 级）以及单药治疗无效的患者，通常给予静脉或吸入前列环素并联合口服药物。药物治疗失败时，最终可考虑肺或心肺联合移植。硬皮病患者移植手术的临床结局与因其他肺疾病行移植手术的结局相似。硬皮病相关的 PAH 是一种进展性疾病，尚无特异性或单个治疗方法能够完全阻止其进展。因此，密切监测病情非常重要。定期行无创性检查如 6 分钟步行距离、重复肺功能和 ECHO 检查等有助于临床监测病情。

当需要转换或增加一种新的治疗方法时，推荐再次行 RHC 检查。一些新型治疗药物以介导肺血管重塑、右心衰竭的炎症过程和血管内皮细胞增殖为靶向，这些治疗将来有可能会改善硬皮病相关的 PAH 的预后。

心脏受累

硬皮病心脏受累的临床表现多样，可从无症状到心力衰竭。据文献报道根据所采用的诊断方法不同心脏受累的发生率从 10% 到 50% 不等，但总体来说，心脏受累的发生率往往被低估。临床症状如呼吸困难、胸痛或心悸，常被认为是继发于肺或消化道受累，而心脏受累往往到晚期阶段才被发现。弥漫性和局限性硬皮病均可累及心脏，可表现为原发性心脏问题或继发于其他脏器衰竭。临床上有明显心脏受累表现时，总体预后差，生存期短[22,148-149]。心脏受累、肺纤维化和 PAH 是硬皮病患者死亡的主要原因。一项研究发现，25% 的硬皮病死亡与心脏病变直接相关（主要是心力衰竭和心律失常）[21]。来自西班牙的一项调查报告比较了 1990—1999 年和 2000—2009 年的死亡率，发现心脏病造成的死亡率有所增加[22]。

硬皮病在女性更常见，而严重的心血管受累多见于男性，并且与预后较差相关[148]。一项大规模 Meta 分析显示，在校正了年龄和性别之后，心脏损害与病死率增加（风险比，2.8；95%CI，2.1 ~ 3.8）相关[150]。一项研究比较了 129 例左心室射血分数（left ventricle ejection fraction，LVEF）小于 55% 和 256 例 LVEF 正常的硬皮病患者，结果显示男性、年龄、指端溃疡、肌炎和未使用钙通道阻滞剂是左心功能不全的独立危险因素[151]。一项对已发表数据的进行调查发现，硬皮病患者心肌病与一些不良预后指标相关，如弥漫性皮肤病变、硬皮病特异性血清学阳性、黑人、疾病发病时年龄较大、肌腱摩擦音和生活质量评分较差[152]。

硬皮病相关心脏病变可为心内膜、心肌和心包单独受累或并存。心包积液、房性和（或）室性心律失常、心脏传导异常、瓣膜反流、心肌缺血、心肌肥厚、心力衰竭等均有报道。有明显临床症状的心包炎少见，但 ECHO 检查经常发现无症状性和血流动力学正常的心包积液。一项对照研究发现，15% 的硬皮病患者有明显的心包积液，而对照组的发生率为 4%[153]。病理研究显示，33% ~ 77% 的硬皮病患者有一定程度的心包受累，通常表现为以粘连、慢性炎症细胞浸润为病理特点的纤维性心包炎[154]。心包压塞导致血流动力学异常罕见，但需要紧急处理，包括使用抗炎药物、心包穿刺或进行心包开窗缓慢减压。大量心包积液，即使无症状，也是预后不良的标志，特别是合并 PAH 或肾病变时。

局灶性心肌纤维化是硬皮病原发心脏受累的特征。一项体外试验研究了右心导管术中获得的心肌内膜活检组织，发现与特发性 PAH 患者相比，硬皮病患者的右心室肌细胞显示出肌节功能下降和收缩储备功能差[155]。

有关动脉粥样硬化性冠状动脉疾病的风险是否增加尚存在争议。虽然病理研究和对冠状动脉造影的分析发现，硬皮病患者少有冠状动脉受累，但流行病学研究表明动脉粥样硬化硬皮病中风险增加，这一点与其他风湿性疾病（如类风湿关节炎或系统性红斑狼疮）相似[31,156]。因此，如果患者出现典型的心绞痛症状，应考虑冠状动脉粥样硬化或其他疾病。非典型性胸痛也可由肌肉骨骼问题、食管反流性疾病或 PAH 模拟心脏病表现所致。硬皮病患者心脏纤维化病灶呈斑片状，可累及左右心室的心肌，常伴有微血管病变，表现为冠状动脉和微动脉向心性内膜增生伴有纤维素样坏死[157]。这导致冠状动脉血流储备下降，但心外膜冠状动脉正常，并且无心脏功能不全的临床表现[158]。休息、运动和寒冷环境下，可以发生血管痉挛和心肌灌注受损[159]。这些发现提示，心肌纤维化可能与可逆性冠脉微血管痉挛有关，血管扩张剂如钙离子通道阻断剂，可能有助于改善冠状动脉血流和防止心脏的进一步损害[160]。有心绞痛症状的患者需要进行血管造影，因为核素灌注扫描也可因微血管病变而出现异常结果。

ECG 和 Holter 监测常发现因心肌纤维化导致的心脏传导异常或无症状性心律失常。室性早搏最常见，也可以出现窦房结功能障碍、Ⅰ 度房室传导阻滞、室上性心律失常（室上性心动过速，心房颤动）和室性心律失常（室性心动过速）。完全性心脏传导阻滞罕见。硬皮病相关性晕厥是晚期 PAH 或心律失常的严重临床表现。临床怀疑心律失常时，应尽快进行 Holter 监测。严重病例需要进行电生理学检查以详细评估，而安装起搏器或进行射频消融可用于治疗这些危及生命的并发症。对于晚期心肌病及射血分数明显下降的患者，应考虑植入自动心脏复律除颤装置以防止猝死[161]。

经胸超声心动图（transthoracic ECHO，TTE）是一种广泛使用的无创性心脏检查，是检测心脏疾病的敏感工具。TTE 可以提供右心室（right ventricular，RV）和肺动脉压力的估计值，以及右心功能不全的证据，例如心房和心室扩张或室间隔运动异常。传统的 TTE 检测发现硬皮病患者很少有左心室（left ventricular，LV）收缩功能下降，但发现舒张功能异常高达 40%[162]。LV 舒张功能障碍在弥漫性硬皮病患者更常见，并可能发生于无高血压（独立于肾疾病）的患者，与肺血管病变有关。射血功能保留的心力衰竭（heart failure with preserved ejection function，HFpEF）在硬皮病中并不少见。当出现 HFpEF 时，特别是与显著的舒张功能障碍或继发性肺动脉高压（PH-HFpEF）相关时[24]会对治疗带来重大挑战，并导致不良预后。右心室也可发生严重的收缩功能损害和舒张功能障碍，这可能由于原发心脏病或继发肺血管疾病和相关的 PH 所致[163]。舒张功能障碍与预后不良相关[164]。

TTE 有助于发现疾病晚期阶段的心脏异常，但在心脏受累的临床前阶段敏感性较差。新的诊断方法，如有或无应变成像的组织多普勒超声心动图和磁共振成像（MRI），近来已用于硬皮病心肌病变的研究，这些方法与传统的超声心动图相比，可以更早发现心脏异常，并且准确性更高[165,166]。通过 2D-ECHO 对 RV 斑点衍生应变的分析发现与对照组相比，硬皮病患者有显著的区域心肌功能障碍[167]，这种病变的异质性很强。而在常规功能检测中并未发现这些异常。ECHO 检查配合运动试验可用于检测静息状态下不能发现的潜在舒张功能障碍与肺动脉高压。

常规检测脑钠肽（brain natriuretic peptide，BNP）或其前体 N- 末端 BNP（NT-proBNP）有助于心脏评估。血 NT-proBNP 水平反映 RV 和 LV 容量或压力负荷，是监测硬皮病患者右心或左心功能不全和评估预后的指标[142,168-169]。在硬皮病患者中也检测到血清肌钙蛋白 I 水平升高，这与超声心动图异常（如 EF 低和局部运动减退）有关，因此该指标也是评估硬皮病相关持续心肌损伤的有用标志物[170,171]。

弥漫性硬皮病和具有骨骼肌炎症的患者（多发性肌炎）更容易出现严重的心肌病，预后差。急性心肌炎可以和炎性肌肉病变合并出现，可表现为突发心力衰竭。这些患者应给予免疫抑制治疗。心脏 MRI

和（或）心内膜心肌活检是鉴别心肌炎和硬皮病常见的心肌纤维化的重要检查。尚不清楚抗炎治疗是否适用于积液量小、稳定的无症状心包积液患者。在特定患者中，NSAIDS 或秋水仙碱治疗可能有效。心脏病在硬皮病中往往是一种隐蔽但严重的表现，认识到这一点非常重要。早期发现和适当处理对改善生活质量和预防危及生命的并发症至关重要。推荐制定多学科参与的诊治流程（包括心脏病专家、肺病专家和风湿病专家）。

肾受累

> **关键点**
>
> - 硬皮病肾危象（scleroderma renal crisis，SRC）是一种危及生命的并发症，在硬皮病患者中的发生率为 5% ~ 10%。
> - SRC 的危险因素包括早期弥漫皮肤受累，糖皮质激素应用和抗 RNA 多聚酶Ⅲ抗体阳性。
> - 早期应用 ACEI 是控制病情的关键，可能逆转病情进展。

硬皮病肾损害的典型特征包括：突发高血压（恶性高血压）、血浆肾素水平升高和血肌酐进行性上升，伴随头痛、乏力、高血压性视网膜病变、脑病和肺水肿等一系列症状，通常称为硬皮病肾危象（scleroderma renal crisis，SRC）。硬皮病肾病变也可以无症状，虽然组织病理学上有典型硬皮病血管病变的肾损害发生率高，但非 SRC 的肾功能不全仅见于少数患者[173]。虽然 SRC 是硬皮病最公认的肾并发症，但肾功能异常也可以由硬皮病肾疾病之外的其他因素引起，如药物不良反应、合并症或心脏、胃肠道或肺部疾病。硬皮病患者中已发现有经活检证实的草酸盐肾病，该病被认为与潜在的胃肠道功能障碍有关[174]。

一项调查研究显示，轻度、不明原因的蛋白尿是硬皮病肾病的常见表现，这些患者通常无肾功能异常或肾小球疾病的证据[175]。硬皮病患者还可以发生炎症性肾病变。有几例病例报道，显示硬皮病患者可发生与抗髓过氧化物酶 -ANCAs 相关的寡免疫复合物性坏死性新月体性肾小球肾炎，临床表现与 SRC

相似[176]。

以下患者需考虑 SRC：硬皮病患者突发严重的高血压，伴或不伴有肾衰竭；或者突发肾衰竭，伴或不伴高血压；以及突发微血管病性溶血性贫血，伴或不伴有高血压或肾衰竭。单纯良性高血压而无肾功能不全、或尿检轻度异常则由 SRC 引起的可能性不大。SRC 的发生率为 5% ~ 10%，主要发生于弥漫性硬皮病患者。通常发生在发病初期的 2 ~ 4 年。SRC 确诊时的平均病程为 8 个月[177-178]。疾病晚期很少发生 SRC[179]。弥漫性硬皮病，特别是那些皮肤病变快速进展的患者发生 SRC 的风险最高。局限性硬皮病患者很少发生 SRC（1% ~ 2%）。非裔美国人、接受大剂量糖皮质激素（泼尼松 > 40 mg/d）或小剂量环孢素 A 治疗的弥漫性硬皮病患者发生 SRC 的风险增加。长期小剂量激素治疗也增加 SRC 的发生危险。为此，建议避免应用糖皮质激素，或必要时使用低于 15 mg/d 的泼尼松。另一项研究发现硬皮病诊断时的一些其他临床特征与未来发生 SRC 有关，包括蛋白尿、贫血、高血压、慢性肾疾病、红细胞沉降率升高、血小板减少、甲状腺功能减退和抗 Ro 抗体阳性[180]。一项研究显示，SRC 患者抗 RNA 聚合酶 Ⅲ 抗体的阳性率约为 60%[181]。肾危象与 ANA（斑点型）抗 -U3-RNP 抗体和抗拓扑异构酶 Ⅰ 抗体相关，而很少出现在抗着丝点抗体阳性患者。

SRC 患者可以出现典型的恶性高血压症状，包括头痛、视力改变、充血性心力衰竭、肺水肿、意识障碍或高血压脑病导致的神经系统体征，血压通常超过 150/90 mmHg。高血压脑病的临床特征包括：急性或亚急性发作的无力、疲劳、头痛、意识障碍、视觉障碍（包括高血压性视网膜病变所致失明）、抽搐或脑出血。约 10% 的患者发生 SRC 时血压正常。新发的贫血、无症状性心包积液、心脏病是 SRC 的前兆。实验室检查显示，发病时患者肌酐水平正常或升高、轻度或无蛋白尿和（或）镜下血尿。肾功能不全通常是未经治疗的 SRC 晚期并发症。但是，在一些尿检轻度异常如 24 小时尿蛋白小于 2 g 和合并颗粒管型的轻度血尿患者，血肌酐也可以在几天内迅速上升。微血管病性溶血性贫血和血小板减少可以先于或与 SRC 同时发生，也可以是血压正常患者的唯一临床表现。有这种表现的、血压正常的 SRC 患者通常预后更差。SRC 相关的血栓性微血管病与特发性血栓性血小板减少性紫癜难以相鉴别，但是两者的鉴别非常重要，因为治疗有所不同。检测 ADAMTS [解聚素和金属蛋白酶（ADAM 家族）凝血酶敏感蛋白 1 结构域] -13 活性有助于鉴别诊断，其在硬皮病患者中水平正常。

男性、肌酐大于 3 mg/dl（265 μmol/L）的患者预后更差。约 2/3 的 SRC 患者需要透析治疗，但约半数患者可以在几周之内，多数在 6 个月以内恢复肾功能、脱离透析[177]。也有 24 个月以后脱离透析的病例报道，这是 SRC 与其他原因引起肾衰竭的不同之处。自 1996 年以来，在美国因硬皮病所致的终末期肾病的发病率有所下降。与人口统计学特征相匹配的无硬皮病肾病患者相比，经过治疗的硬皮病 SRC 患者恢复肾功能的可能性要更大，需要移植的可能性更小[181]。

肾危象的表现与恶性高血压相似，可表现为微血管病、血管痉挛和组织缺血导致的急性肾衰竭。血管病的特征性病变，如内膜增生和管腔狭窄，以肾弓形小动脉受累为主，甚至在无 SRC 的硬皮病患者也可以出现。虽然对肾脏病理学的改变已有详细描述，但目前对肾危象的发病机制仍知之甚少。推测肾血管病变可能是由强烈的血管痉挛引发高水平血浆肾素，进而导致恶性高血压所致。一项研究证实，与非 SRC 患者相比，SRC 患者的补体溶血活性显著下降，这表明肾危象时确实发生了补体消耗[182]。在其他患者中的研究和一些病例报告提示，对传统治疗无效的、危及生命的 SRC 患者早期给予 C5 抑制剂依库珠单抗可能有益[183]。有证据表明血清 N-TproBNP 肽水平对预测 SRC 患者肾预后及风险分层有用。高于 360 pmol/L 这一临界值（95% CI，0.84 ~ 1.00，曲线下面积，0.94）的患者可能需要肾替代治疗[184]。

在发现 ACE 抑制剂之前，高血压肾危象患者的病死率极高。经 ACE 抑制剂治疗的患者预后能改善 60%，目前已很少见到死亡或终末期肾病病例。SRC 患者的 1 年病死率从 76% 已减少到小于 15%。但是，虽然给予积极的降压治疗，SRC 患者的 5 年生存率仍只有 65%。ACE 抑制剂是 SRC 的标准治疗方案，目前尚不清楚是否有其他相关药物如血管紧张素 Ⅱ 受体阻滞剂（angiotensin Ⅱ receptor blockers，ARBs）可以有效地治疗或预防肾危象。内皮素和血管病变的其他介质也参与了 SRC 发病机制；因此，应用特异性抑制剂来干扰内皮功能可能成为新的治疗方法。血管扩张剂前列腺素（前列环素）在改善肾血流量的同时也可以快速控制血压。SRC 患者在急性疾病转归、病死率、需肾移植或长期透析肾脏替代治疗等方面的总体预后仍然不尽如人意。目前没有证据支持需要在具有 SRC 风险的硬皮病患者中预防性使用 ACE 抑制剂。几项研究表明，在 SRC 发生之前使用 ACE 抑制剂，会导致更差的临床结局，包括高病死率[177-178,185]。

硬皮病患者出现新发高血压时应给予及时评估，因为早期发现和及时干预是治疗成功的关键（图 89-15）。SRC 患者应住院并立即开始 ACE 抑制剂治疗。先给予速效的 ACE 抑制剂如卡托普利，逐步增加剂量直到收缩压下降 20 mmHg/24 h，同时要避免低血压。即使肌酐持续上升也应该继续使用 ACE 抑制剂。如果足量 ACE 抑制剂仍不能控制血压，可加用其他降压药物，包括钙通道阻滞剂、ARBs、内皮素抑制剂和前列环素。建议所有 SRC 患者无论是否需要肾替代治疗，均应终生应用 ACE 抑制剂[186]。有些患者即使血压得到控制，仍发生进行性肾衰竭。对于局限性硬皮病、有大量蛋白尿或红细胞管型的患者，还需要考虑其他可以导致肾脏病变的原因。可行肾活检明确诊断，并确定肾损害程度以评估预后。通过肾活检来确定其他的肾小球炎症性病变也非常重要，因为这将决定不同的治疗方案。SRC 患者可在肾危象发生后 3 年内恢复肾功能，大多数会在 12 ～ 18 个

月内恢复。

已有硬皮病患者成功进行肾移植的报道，并且肾移植患者总体生存情况优于长期透析的患者。一项国际性研究记录了从 1987 年到 2013 年因终末期肾病接受肾移植的 34 例硬皮病患者的临床结局[187]。发现患者移植后 1 年、3 年和 5 年的生存率分别为 100%、90.3% 和 82.5%。硬皮病肺受累是移植后死亡的独立危险因素。肾移植后 SRC 复发罕见（5%）。移植 3 年后异体肾的存活率大约为 60%，与系统性红斑狼疮患者相当。肾移植仅在确定病情不可逆转时方可进行。可以通过肾活检评估病理损伤程度，并在急性肾危象恢复后等待至少 6 个月来确定病情能否恢复。在无严重全身性疾病或其他肾外禁忌证的情况下，出现终末期肾衰竭的硬皮病患者应考虑肾移植。

骨骼肌肉受累

硬皮病患者的肌肉骨骼症状非常常见，常为疾病的初发症状，高达 20% ～ 30% 的患者在诊断的第一年内会出现肌肉或关节症状。临床表现有关节痛和（或）肌痛以及炎性多发性关节炎和肌炎。大多数患者最终出现关节和肌肉症状，导致疼痛、柔韧性下降和虚弱。通常患者会出现早期非特异性症状，如疼

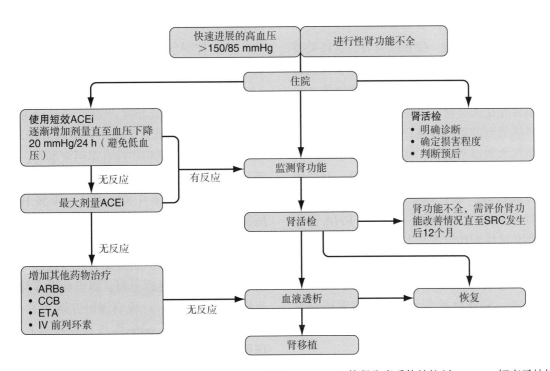

图 89-15　硬皮病肾危象的处理。ACEi，血管紧张素转换酶抑制剂；ARB，血管紧张素受体拮抗剂；CCB，钙离子拮抗剂；ETA，内皮素受体拮抗剂；IV，静脉输注；SRC，硬皮病肾危象

痛、僵硬和弥漫性肌肉不适，类似流感样表现。手功能受损，特征表现为手活动性和灵活性下降、夹持力减弱，使患者难以完成日常活动。肌肉骨骼病变的程度和类型多种多样，且受病程、整体疾病活动度和皮肤受累亚型的影响。例如，在弥漫性硬皮病早期，疼痛往往广泛出现在皮肤炎症和进行性纤维化的部位，可以累及关节、肌腱、皮下组织和深部肌肉。在弥漫性硬皮病的晚期，关节挛缩和肌肉萎缩常引起疼痛和功能丧失，造成严重残疾。在局限性硬皮病患者，手指肿胀、手功能和握力丧失可能是病程中唯一的肌肉骨骼症状。虽然组织病理学可以显示滑膜炎，但是临床上最常见的表现为无明显关节炎体征的关节疼痛和僵硬感。个别患者可以出现与类风湿样多关节炎或炎性肌病重叠为主要表现。肌肉骨骼受累是导致残疾和生活质量下降的主要原因。约 20% 的硬皮病患者出现肌肉萎缩或肌肉减少，与肢体障碍有关，影响日常活动和工作能力[188]。肌病与心脏病和整体预后不良有关。

在弥漫性硬皮病早期水肿阶段，患者常因手、腕部软组织炎症和肿胀而被诊断为腕管综合征。患者可以出现侵蚀性关节炎伴关节间隙狭窄，而软组织肿胀、关节周围骨质疏松和关节挛缩更常见。弥漫性硬皮病患者晚期可以发生手指远端骨吸收、骨溶解和关节周围钙化。关节挛缩最常见于 PIP 和 MCP，而远端指间关节少见。弥漫性硬皮病患者可以出现大关节挛缩，包括腕、肘、肩、髋、膝和踝关节。这些关节挛缩均是严重硬皮病的标志，与纤维化和关节强直有关，主要由皮肤、筋膜、关节囊和肌腱病变所致。

肌腱摩擦音是在关节周围或在前臂或小腿与相邻的关节运动时感觉到的粗糙磨擦音。这些摩擦音由轻度腱鞘炎、局部水肿以及腱鞘、筋膜和关节结构纤维化引起。摩擦音主要见于弥漫性硬皮病患者，是总体预后不良的预测指标。见于 15% ~ 30% 的患者，更常见于弥漫性皮肤病变和抗拓扑异构酶、RNA 聚合酶或抗 U3-RNP 抗体阳性患者[189]。

一项大规模多中心调查研究显示，滑膜炎、肌腱摩擦音和关节挛缩的发生率分别为 16%、11% 和 31%[190]。滑膜炎、肌腱摩擦音和关节挛缩常同时发生，多见于弥漫性硬皮病患者。这些表现往往与严重血管、肌肉、肾病变和间质性肺病有关。

侵蚀性关节炎常伴关节周围钙质沉积（图 89-16A），可见显著的骨丢失或骨溶解。一项关于 120 例患者的影像学研究显示，患者的放射学异常有骨侵蚀（21%）、关节间隙狭窄（28%）、关节炎（定义为侵蚀和关节间隙狭窄并存）（18%）、骨质疏松（23%）、指骨末端骨溶解（22%）、屈曲挛缩（27%）和钙质沉积（23%）[190]。应用超声和 MRI 进行影像学研究证实硬皮病手部受累通常更显著，有关节、骨和软组织的显著改变[191-192]。末端指节骨吸收与指端溃疡、关节外钙质沉积密切相关；关节屈曲挛缩与皮肤弥漫性受累和健康评估问卷（HAQ）较高残疾评分相关[193]。

钙质沉积通常见于指端溃疡的患者，弥漫性或局限性硬皮病患者都可出现。钙质沉积常见于易创伤部位如前臂、肘或髌骨伸侧的皮下组织。与肌炎患者弥漫的钙质沉积不同，硬皮病患者的钙质沉积往往局限于关节周围或创伤部位。这些沉积物可以限制关节活动，类似于痛风性关节炎的急性炎症表现。这些沉积物还可以破损穿透皮肤，漏出厚厚的白色物质。皮肤破损后有继发感染的可能。

侵蚀性多关节炎，作为硬皮病或血清学阳性类风湿关节炎的特征性表现，可见于局限性或弥漫性硬皮病患者。但硬皮病与类风湿关节炎发生重叠并不常见（1% ~ 2%），患病率约为 5%[190,194-195]。发现抗瓜氨酸化蛋白抗体在有关节炎表现的硬皮病患者中阳性率低也证实了这一点。当发生炎性关节炎时，可以应用传统的类风湿关节炎治疗药物。一项病例系列研究显示，TNF 抑制剂依那西普对改善硬皮病患者的炎性关节病变有效，总体安全性和耐受性良好。

手部、上臂和下肢的肌肉无力感很常见（80%）。症状可以很轻微或非常严重。一项研究发现，30%的患者客观检测肌力下降，近端肌力较远端肌力差。硬皮病患者出现肌病往往有多因素参与，有肌病的患者预后差、生存率低。一项调查显示，肌肉无力与几个预后不良的特征有关，可独立预测 HAQ-DI 评分所测量的残疾[196]。由于关节病变和皮肤纤维化导致伸展不利，进而缺乏关节活动和锻炼，从而引起肌肉萎缩造成无力症状。肌肉无力症状也可由硬皮病肠道疾病导致营养不良所引起。肌肉病变本身可常造成硬皮病的肌肉无力。一项病理研究纳入了 42 例有肌肉病变（79% 女性，64% 弥漫性硬皮病）的患者，发现硬皮病可出现多种类型的肌肉病变，包括肌肉坏死（67%）、炎症性肌病（48%）、急性神经源性肌萎缩（48%）和纤维化（33%）[197]。

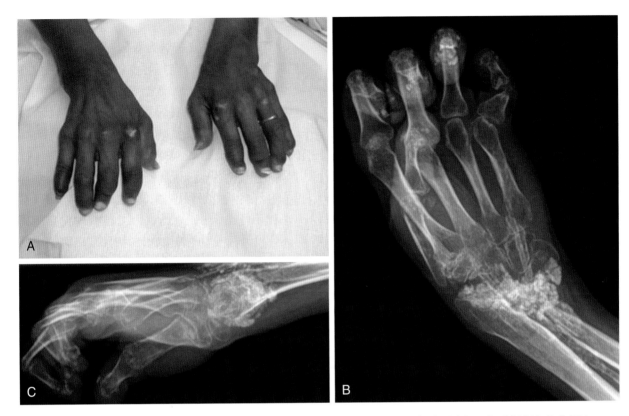

图 89-16 硬皮病患者双手远端指节吸收（A），影像学检查证实（B 和 C）有骨溶解、钙质沉积和关节侵蚀

在弥漫性硬皮病患者，纤维化病变可以累及横纹肌，造成肌肉萎缩和肌无力。这也称为纤维化性肌病，表现是严重的弥漫性皮肤病变合并关节挛缩和磷酸肌酸激酶（CPK）轻度升高。EMG 显示非易激肌病，肌肉活检显示轻微炎症、纤维化和 2 型肌纤维萎缩。纤维化肌病对传统的抗炎药物如糖皮质激素治疗反应差。这种类型的肌病常合并心肌病、心脏衰竭和心律失常，病情严重且不可逆[198]。有这种独特肌病组织学亚型的患者病死率要明显高于以炎症和（或）坏死为特征的硬皮病肌肉病变[199]。

5% ～ 10% 的硬皮病患者可以出现与多发性肌炎或其他类型的炎性肌病患者相同的肌病表现。患者表现为快速进展的近端肌无力，伴 CPK 明显升高。EMG 提示易激性肌病改变，肌肉活检可见炎性肌病的典型表现。一些严重的多发性肌炎患者，可以发生心肌炎，出现心力衰竭。高滴度的抗 PM/Scl-100 抗体可见于 4% 的硬皮病患者，常与急性炎性肌病有关。对于有肌无力表现的患者应全面评估潜在病因，包括肌酶谱检测、EMG、MRI 和肌肉活检。这些检查有助于鉴别炎性肌病和其他类型的肌病。

内分泌受累

硬皮病患者最常见的内分泌异常是甲状腺疾病，其他内分泌疾病的发生率与普通人群相似。糖尿病可能出现一些与硬皮病类似的临床表现，包括腕管综合征、Dupuytren 挛缩、手指和手掌屈曲挛缩（手关节病变）或糖尿病性硬肿病（主要累及上背部和颈部的真皮增厚）。在硬皮病中，甲状腺纤维化、自身免疫性甲状腺炎造成的甲状腺功能减退和 Graves 病引起的甲状腺功能亢进较为常见，且常常被意外发现。甲状腺疾病见于 10% ～ 15% 的硬皮病患者[200-201]。一项病例队列研究提示甲状腺疾病有自身免疫的基础，该研究发现，硬皮病患者桥本氏甲状腺炎的发生率为 6%，Graves 病的发生率为 3%[202-203]。

一项对 719 例硬皮病患者的研究发现，273 例（38%）患者至少具有一种其他自身免疫性疾病，其中自身免疫性甲状腺疾病最常见[204]。另一项队列研究显示，与对照组相比，硬皮病女性患者发生甲状腺疾病的风险增加，包括亚临床甲状腺功能减退（OR 3.2；95% CI，1.8 ～ 5.7）、临床甲状腺功能减退（OR，14.5；95% CI，2.3 ～ 90.9）、抗甲状腺过氧化物酶抗体阳性（OR，2.7；95% CI，1.8～4.1）和甲状腺超声低回声模式（OR 3.2；95% CI，2.2～4.7）[205]。在原发性胆汁性胆管炎、CREST综合征和干燥综合征患者中，应特别注意排查自身免疫性甲状腺疾病，因为据报道这些疾病容易与甲状腺疾病相重叠。甲状腺功能减退或亢进的许多症状可能与硬皮病的临床表现相重叠，因此甲状腺疾病容易被忽视，可能被误归因于全身性疾病。建议定期检测甲状腺功能，尤其是有CREST综合征的局限性硬皮病和病程较长的患者。应该积极有效地治疗甲状腺疾病，因为持续的甲状腺功能障碍可能会对硬皮病的整体管理产生负面影响。

其他相关临床表现

硬皮病通常表现为明显的雷诺现象、皮肤纤维化、肌肉骨骼不适、胃肠道功能障碍、肺和心脏疾病。还有其他几种相关症状往往容易被忽视，却对疾病有显著影响。这些表现包括神经和听前庭疾病、口腔并发症、Sicca综合征、肝病、骨骼疾病（骨质疏松症、骨溶解症、缺血性坏死）、下肢皮肤病变和勃起功能障碍（ED）。关注这些相关问题有助于提高生活质量，使患者避免出现不必要的痛苦。

神经系统并发症可能是一个重要的未被认识的问题。外周神经和自主神经受累是最常见的神经系统并发症。虽然真实患病率还未被彻底调查，但一项包括182例病例的研究结果显示，肌病（51.8%）、三叉神经病变（16.52%）、周围感觉运动多神经病变（14.25%）和腕管综合征（6.56%）是影响周围神经系统的最常见的表现[206]。硬皮病患者的周围神经病变可由多种原因引起，包括胃肠道疾病引起的营养不良、嵌压性神经病、血管炎或硬皮病血管疾病典型的小血管病变。也有累及心血管和胃肠系统的自主神经系统病变的报道。

通过MRI成像发现硬皮病患者比无症状性脑白质病变的对照组更容易发现中枢神经系统血管病。这些中枢神经系统病变与头痛、抑郁和周围血管病相关，被认为是由于较小的动脉分支和穿通动脉受累所致[206]。严重脑血管病变的患者患PAH或硬皮病肾危象的可能性更大。一项针对局限性硬皮病患者的研究显示，抗着丝点抗体阳性的患者存在主观听力损失的时间为54%，而对照组为0；77%的患者通过听图检测到客观听力损失，而对照组为26%（P < 0.001）[207]。多数病例为双侧听力损失，归因于感觉神经性听力受损。老年硬皮病患者常合并尿路功能障碍。尿动力学研究的证据表明，自主神经功能障碍也可以影响硬皮病患者的膀胱功能，表现为尿频、夜尿、排尿延迟和尿流量减少。

面容改变导致口裂变小、面部弹性下降。口周放射条纹和嘴唇变薄以及鼻子变尖可能影响患者的自我评价，尤其是年轻患者。口裂变小会影响日常口腔护理和牙科操作。连接牙齿和牙槽骨的正常牙周韧带消失导致牙齿松动。唾液减少和日常口腔护理困难会导致严重的牙周疾病。有口腔病变的患者需尽早找有经验的医生进行牙科保健，并经常进行洁牙和氟化物治疗。毒蕈碱胆碱能受体毛果芸香碱和西维美林可以增加唾液分泌，改善口干症状。约25%的患者可以出现眼干（干燥性角结膜炎）和（或）黏膜干燥（口干）症状。眼干可能由严重的面部眶周皮肤纤维化导致眼睑闭合不全所引起。这些患者需经常应用人工泪液滴眼。

虽然肝通常不是硬皮病的主要受累靶器官，但肝功能异常很常见，多由于共患疾病或相关的自身免疫性疾病所致。硬皮病患者可发生原发性胆汁性胆管炎（PBC）和自身免疫性肝炎（AIH）。硬皮病患者抗线粒体抗体（AMA）、抗平滑肌抗体（SMAs）和肝肾微粒体（LKM-1）抗体的阳性率高于健康对照组。PBC在硬皮病患者中的发生率为2%～2.5%，通常发生在抗着丝点抗体阳性的局限性硬皮病患者中。

骨骼疾病的发生有多种原因。大多数硬皮病患者是绝经期或围绝经期的女性，因此骨质疏松及其相关并发症的风险高。疾病的慢性炎症状态、失用性和几种常用药物（如皮质类固醇或质子泵抑制剂）进一步增加骨质疏松的风险。吸收不良和阳光照射不足可能导致维生素D缺乏，而肠道功能障碍会限制钙的摄入。腕骨缺血性坏死已有报道，被认为是硬皮病周围血管病所致。此外，硬皮病还可发生手指末端、中间指骨、桡骨远端和尺骨（更少见的锁骨远端、肋骨、下颌骨和远端脚趾）的骨溶解或骨吸收（图89-16 B和C）。肢端骨溶解很常见，表现为手指缩短或指尖疼痛。骨溶解被认为是周围血管疾病和受累骨营养血流差的一种表现。

多种因素导致下肢损伤，包括皮肤纤维化、瘀滞性皮炎、脂性硬皮病、脂膜炎、皮下钙质沉积和下肢溃疡。下肢溃疡可继发于萎缩的纤维性皮肤病变破损，硬皮病血管病变导致缺血性溃疡、血管炎和高凝状态会导致闭塞性血管病变。青斑样血管病是一种少见的并发症，由于小血管炎或小血管血栓形成会导致腿和足部皮肤溃疡。

勃起功能障碍（ED）通常不被关注。研究发现，超过 80% 的男性硬皮病患者存在 ED 和相关的阳痿，这是由于身体平滑肌的局部纤维化以及硬皮病微血管病导致的。ED 的治疗具有挑战性，需要排除合并症，可以使用磷酸二酯酶抑制剂以及考虑手术放置阴茎假体。

社会心理方面

硬皮病可以影响到患者生活的各个方面。虽然硬皮病常表现轻微，但是患者需要面对挑战，必须要与这种发病机制复杂且尚未明确的少见的慢性病做斗争。一项针对 26 项研究的综述发现一些硬皮病患者社会心理方面的主要问题，如外貌改变带来的痛苦、感到身体活动限制、社交障碍、无方向感、孤独感和被误解[208]。患者认识到硬皮病是一种潜在的威胁生命的疾病，并且能改变躯体功能和容貌。在刚发病时，患者往往感到困惑、焦虑和恐惧。患者痛苦的主要原因是对疾病的担心和误解。心理社会适应方面的研究发现，相当比例的硬皮病患者难以适应这个疾病，并且生活质量评估水平下降。此外，用于治疗这种疾病及其并发症的多种药物也可能对情绪和幸福感产生影响。

疾病的社会心理方面的问题似乎不受年龄、性别、种族、教育或婚姻状况的影响。但有数据表明，残疾合并低收入水平会导致更严重的心理困扰。有证据表明，硬皮病患者常有抑郁情绪，其与患者性格、疼痛程度和社会支持水平的相关性更高，高于与疾病严重程度的相关性。HQA-DI 评价的疾病相关残疾，与反映疾病严重程度的症状相比，能更好地预测患者的适应问题。硬皮病患者经常出现疼痛和疲劳症状。这些症状与抑郁一起共同成为局限性和弥漫性硬皮病患者躯体功能和社会适应能力最重要的决定因素，而这两方面是患者生活质量的两个重要组成部分。

人格特质影响心理调适的程度。自我评价为焦虑、担忧、紧张或注重细节的患者可能比那些自我评价为和蔼、外向和开朗的患者更易发生抑郁。疾病的

不可预测性和难以控制会加重患者的焦虑情绪。自我报告的高度不确定性与适应能力差相关。通过教育提高患者对疾病的认识和预期可以降低不确定性，提高生活质量。对身体形象不满意也是一个重要的问题。疾病使外貌发生改变，特别是脸、手指和手，这会让患者焦虑。一项调查发现，与皮肤紧绷和面部改变相比，手指挛缩畸形和手功能障碍会给患者带来更大的痛苦。一项硬皮病队列研究显示，硬皮病患者非常担忧其外表，特别是所有年龄组的男性和年轻女性[209]。

男性和女性硬皮病患者的性功能均受影响。ED是男性患者中最常见的性问题，生殖道和全身生理改变是女性性功能障碍的主要原因。女性硬皮病尤其弥漫皮肤受累的患者，性功能障碍一般较其他慢性疾病患者更严重，而后者常受到更多关注。患硬皮病的女性和其他慢性疾病的女性在病程中均出现性欲降低。性功能障碍对生活质量影响的相关研究不多，这一点通常也不会被医生所关注，但它的确是一个问题，应作为综合治疗的一部分被关注。

硬皮病相关的心理因素包括疼痛、抑郁和焦虑，而焦虑主要是针对容貌改变、生理功能和社会功能。生活质量的这些方面彼此相关，但疼痛、抑郁、容貌改变引起的焦虑更常见，且可以通过心理干预来治疗。应首先给予同情心支持，而不仅仅是药物治疗。在舒适的环境中进行患者教育，让患者充分认识病情，告诉患者为缓解症状而需要做的事情。了解患者的社会支持和生活环境，包括经济困难、工作环境和家庭结构，帮助患者减轻外部压力。例如，通过家庭会议解释患者健康状况和患者的需求，可以减少家庭成员的紧张，并能够理清患者在其家庭中的角色分工。调整工作环境（例如，允许使用加热器）对患者有益。显然，有效的社会支持可以提高患者的生活质量。随访时花时间与患者讨论需应对的问题和社会支持也非常重要。解决患者具体问题的同时还要充分认识患者的人格特质。治疗潜在的抑郁情绪，以及有效控制疾病相关的疼痛，有助于提高患者的生活质量并减少社会和心理上的痛苦。对外貌的不满意是女性硬皮病患者关注的重要问题，应定期评估。早期识别和治疗患者对自我形象的不满情绪有助于防止抑郁和心理障碍的发生。疾病有可能会引起过早死亡，可造成患者的恐惧情绪，应与患者和家人共同处理这一问题。疾病本身一般并不影响寿命，但患者因为患有硬

皮病而害怕死亡。当患者因病情严重而面临死亡时，需提供适当的、真诚而感性的支持。

治疗

　　目前的治疗方法主要基于以下方面的证据：硬皮病是一种慢性自身免疫性疾病，其病理特征为受累靶器官的组织纤维化和累及中小动脉的闭塞性血管病。改善病情的尝试主要集中在非选择性免疫抑制方面，旨在减轻炎症，从而抑制介导多器官纤维化和广泛血管损伤的下游通路的激活。这种治疗策略在针对器官特异性的治疗方面获得了一定的成功，但在疾病的总体控制方面却并不令人满意。发现驱动组织纤维化特异性的介质，使得尝试直接干扰这些生物通路成为可能。此外，潜在的血管病不仅引起异常的血管反应，还导致进行性的血管闭塞和小动脉减少，从而导致组织缺氧、器官缺血，这一点受到越来越多的关注。因此，改善血管功能和保护内皮细胞的药物被越来越多地使用。大多数已发表的临床试验或病例系列研究均针对硬皮病皮肤病变、间质性肺病和肺动脉高压，重点关注具有更明确可测量结果的器官系统。最近，正在尝试在临床试验中使用综合评分作为主要研究终点，这一评分系统综合考虑患者报告的结局、特定器官功能的测量和生存情况[60]。这些评分旨在为研究治疗干预措施的潜在获益提供一个更全面的评估。

免疫治疗

　　非选择性免疫抑制剂常被用来治疗硬皮病特异性器官损害，例如早期进展性皮肤病变、活动性 ILD 和潜在的炎性关节或肌肉病变（表 89-5）。一项随机安慰剂对照试验显示 CYC 对硬皮病相关 ILD 有一定疗效[114]。目前的治疗方案是应用每日口服 CYC 或每月静脉应用 CYC 冲击治疗，直至病情得到控制，即肺功能稳定或改善。CYC 治疗后常序贯以 AZA 或 MMF 维持治疗，这些药物可抑制炎细胞尤其是活化的 T 和 B 淋巴细胞的增殖[210]。一项临床试验结果显示，对于硬皮病相关的 ILD 患者，MMF 治疗 2 年或环磷酰胺治疗 1 年序贯安慰剂治疗 12 个月均能显著改善肺功能指标。与 CYC 相比，MMF 具有更好的耐受性，毒性更低[127]。因此，目前多选用 MMF 作为 ILD 的一线治疗药物。该试验也提供了一些证据，

表明每日服用 MMF 可以改善硬皮病皮肤纤维化，进一步支持 MMF 在硬皮病皮肤病变治疗中的获益和应用[211-215]。

　　甲氨蝶呤（methotrexate，MTX）常用于治疗硬皮病相关的炎性关节炎和肌炎。两项随机安慰剂对照试验研究了 MTX 对皮肤病变和肺功能改善的作用，结果提示使用 MTX 6 个月（每周肌内注射）和 12 个月（每周口服）后，皮肤评分略有改善[216-217]。基于这些研究结果，许多专家应用 MTX 治疗活动性皮肤病变。然而，也有专家更倾向于使用 MMF 作为急性皮肤病变的初始治疗，因为非对照性病例系列研究和 ILD 临床试验的事后分析结果均显示，MMF 对皮肤病变有更好的疗效和安全性。

　　选择性免疫疗法也已经用于治疗硬皮病。针对 T 淋巴细胞的治疗，例如环孢素 A、西罗莫司（雷帕霉素）和抗胸腺细胞球蛋白具有一定疗效[218-219]。但这些研究的样本较小，并因药物毒性而受到限制。有报道称，体外光免疫疗法或光分离置换法对改善皮肤病变有一定效果，但对内脏受累无效[220]。所有形式的光疗目前主要用于局限性硬皮病，如硬斑病。

　　一些临床试验（随机和开放标签）研究了新的生物制剂治疗硬皮病的疗效，包括针对细胞因子的药物，如 TNF（英夫利昔单抗、依那西普）、IL-6（托珠单抗）、IL-1（利纳西普）、TGF-β（fresolimumab，CAT-192）；阻断抗原呈递细胞和 T 淋巴细胞之间的共刺激通路（阿巴西普）；通过耗竭（美罗华，MEDI-551）或拮抗（贝利木单抗）抑制 B 细胞功能[221-230]。总的来说，这些试验都没有提供有力证据证实这些药物能全面控制疾病。在一项双盲研究中发现，与安慰剂相比，使用托珠单抗并没有显著改善皮肤硬化[222]。然而，另一项研究发现接受安慰剂治疗的患者转为托珠单抗并维持治疗后，观察到皮肤评分改善和 FVC 稳定[229]。CD20 是一种表达在早期前 B 细胞和成熟 B 细胞上的表面分子，利妥昔单抗是一种针对 CD20 的嵌合 IgG1 单克隆抗体，针对它的研究初步显示该药可以改善皮肤纤维化和稳定肺功能[230-234]。关于托珠单抗或利妥昔单抗是否推荐使用还需要更大规模的对照试验来进行确认。小型开放性研究显示，静脉输注免疫球蛋白（IV immunoglobulin，IVIG）可以改善硬皮病皮肤纤维化、关节病变和消化道症状[235-238]。

　　在清髓或非清髓预处理的情况下，使用自体干

表 89-5 硬皮病的免疫治疗

治疗分类	药物	临床研究（文献）
非选择性免疫治疗	环磷酰胺	Tashkin，2006[114]
		Hoyles，2006[210]
		Nadashkevich，2006[249]
		Tashkin，2016[127]
	霉酚酸酯	Derk，2009[212]
		Liossis，2006[213]
		Nihtyanova，2007[214]
		Gerbino，2008[250]
		Zamora，2008[9251]
		Le，2011[215]
		Tashkin2016[127]
	硫唑嘌呤	Dheda，2004[252]
		Nadashkevich，2006[249]
		Paone，2007[253]
		Berezne，2008[254]
	甲氨蝶呤	van den Hoogen，1996[216]
		Pope，2001[217]
T 细胞靶向免疫治疗	环孢素 A	Clements，1993[219]
		Filaci，1999[255]
		Morton，2000[218]
	抗胸腺细胞球蛋白	Matteson，1996[256]
		Stratton，2001[257]
	体外光化学疗法	Rook，1993[258]
		Krasagakis，1998[259]
		Knobler，2006[220]
	西罗莫司（雷帕霉素）	Su，2009[260]
B 细胞靶向免疫治疗	利妥昔单抗	Lafyatis，2009[232]
		Smith，2010[230]
		Daoussis，2010[261]
		Jordan，2015[231]
		Sircar，2018[233]
		Thiebaut，2018[234]
	MEDI-551（抗 CD-19）	Schiopu[228]
静脉用免疫球蛋白	IVIG	Amital，2003[262]
		Levy，2004[235]
		Ihn，2007[263]
		Nacci，2007[236]
		Raja，2006[238]
		Sanges，2017[237]
生物免疫治疗	依那西普	Lam，2007[205]
	英夫利昔单抗	Denton，2009[206]
	阿巴西普	Chakravarty，2015[227]

表 89-5 硬皮病的免疫治疗

治疗分类	药物	临床研究（文献）
	托珠单抗	Khanna，2016[222]
	贝利尤单抗	Gordon，2018[228]
	利洛那西普	Mantero，2018[223]
抗纤维化治疗	CAT-192（抗 TGF-β ab）	Denton，2007[225]
	Fresolimumab 非苏木单抗	Rice，2015[224]
	甲磺酸伊马替尼	Gordon，2009[207]
		Pope，2011[245]
细胞免疫治疗	高剂量环磷酰胺后自体 HSCT	Binks，2001[239]
		McSweeney，2002[266]
		Farge，2004[240]
		Nash，2007[267]
		Oyama，2007[241]
		Vonk，2008[73]
		Burt，2011[74]
		van，Laar，2014[75]
		Sullivan，2018[76]

HSCT，造血干细胞移植；IVIG，静脉用免疫球蛋白；TGF-β，转化生长因子 β

细胞移植（HSCT）进行基于细胞免疫治疗的研究最近已经完成[74-76]。在自体造血干细胞治疗硬皮病的国际临床试验（autologous Stem Cell Transplantation International Scleroderma，ASTIS）和美国干细胞及免疫抑制治疗硬皮病的临床试验（American Scleroderma Stem Cell versus Immune Suppression Trial，ASSIST）中，硬皮病患者被随机分配分别接受 HSCT 或每月定期静脉注射 CYC 治疗 12 个月或 6 个月[74,75]。总体而言，试验结果证实了之前的结论，证实 HSCT 可以迅速控制皮肤疾病、稳定肺功能并改善由患者报告结局指标评估的生活质量[175-177]。ASTIS 试验显示，与每月静脉应用 CYC 相比，HSCT 治疗具有更好的长期无事件生存率和总生存率。第三项研究是硬皮病环磷酰胺或移植（SCOT）试验，将严重硬皮病患者随机分组，分别接受骨髓清除自体干细胞移植（36 名参与者）或环磷酰胺（39 名参与者）治疗[76]。与 ASTIS 和 ASSIST 不同，SCOT 试验在预处理方案中增加了全身照射，未使用 CYC 进行干细胞动员。主要终点是在参与者中相互比较基于多种疾病特征评估的整体等级综合评分（GRCS），该评分包括：死亡、无事件（呼吸、肾或心力衰竭）生存期、用力肺活量、健康评估问卷残疾指数评分和改良的 Rodnan 皮肤评分。结果发现完成整个治疗的患者人群中，54 个月时的 GRCS 显示，1404 个成对参数中的 67% 倾向于 HSCT，33% 倾向于 CYC（$P = 0.01$）。在 72 个月时，生存分析估计的无事件生存率（74% vs. 47%）和总生存率（86% vs. 51%）也是移植组更佳（$P = 0.03$ 和 0.02）。但治疗相关死亡率在移植组为 3%（54 个月时）和 6%（72 个月时），而环磷酰胺组则为 0%。无 HSCT 的非清髓性预处理（免疫清除）方案显示出相似的疗效[242]。虽然有这些积极的结果，认为这种方法可以改善多器官功能（如皮肤、肺）和维持持续的无药缓解，但该方法并不是硬皮病的标准治疗方案，特别是高剂量免疫抑制治疗相关的不良反应发生率和死亡率的风险（SCOT 为 3%；ASTIS 为 10.1%）较高，而且也有证据表明并不能完全防止疾病复发。骨髓清除联合或不联合 HSCT 治疗方案可用于严重的进展性硬皮病患者，应在经验丰富的中心进行，并仔细选择低剂量免疫抑制或其他新型研究治疗失败的患者，这些患者有内脏损害但未进展到严重功能障碍阶段。

抗纤维化治疗

迄今为止，尚无可有效逆转纤维化进程的药物，但一些具有潜在抗纤维化作用的药物已在超适应证使用或正处于试验阶段。由于缺乏设计严谨的对照试验，这些药物的应用主要基于体外数据、动物实验或病例队列研究的结果。

D-青霉胺是一种螯合剂，能阻断胶原交联从而有潜在的抗纤维化作用。一项双盲、随机临床试验比较了低剂量和高剂量 D-青霉胺在早期弥漫性硬皮病中的疗效，发现 24 个月后两组间皮肤评分无显著性差异[243]。转化生长因子 β（TGF-β）是一种具有促进成纤维细胞增殖和分化的细胞因子，并能够促进胶原和细胞外基质合成。因此，它可能成为特异性抑制组织中胶原蛋白和细胞外沉积的治疗靶点。在早期弥漫性硬皮病患者中进行的一项小样本 Ⅰ/Ⅱ 期临床试验比较了重组人抗 TGF-β1 单克隆抗体与安慰剂的疗效[225]，发现该药对改善皮肤评分和肺功能无效。虽然这项研究为阴性结果，但并不能否认其他更强的中和抗体可能会有效。

伊马替尼、达沙替尼和尼达尼布是小分子化合物，能抑制 ABL 激酶和血小板源性生长因子（PDGF）受体的酪氨酸激酶活性，因此可以干扰硬皮病促纤维化的重要通路。此外，达沙替尼能抑制 Src 激酶，后者参与成纤维细胞的分化和分泌[244]。几项关于酪氨酸激酶抑制剂的小规模非对照性试验研究表明，这类药并没有明显疗效，常见不良事件有液体潴留、恶心、疲劳和肌酸激酶升高[245-246]。到目前为止，临床研究尚未提供该药治疗硬皮病皮肤和全身性纤维化的有力证据，几项新的临床试验也正在进行。特别是尼达尼布用于治疗硬皮病相关 ILD 方面的研究目前正在进行[247]。

吡非尼酮 [5-甲基-1-苯基吡啶-2（1H）-1] 是另一种具有抗纤维化和抗炎作用的新型药物。在一项 Ⅲ 期随机对照试验中发现，与安慰剂相比，吡非尼酮在特发性肺纤维化患者中有明显获益（降低疾病进展），不良反应相对轻微[248]。该药用于治疗硬皮病相关 ILD 的临床试验也正在进行中。

对纤维化中发挥独特作用的分子途径的认识逐步深入，这可能为治疗提供新的靶点。这些新的分子途径有成纤维细胞-肌成纤维细胞的分化、上皮-间充质转化和成纤维细胞通过细胞整合素与细胞外基质的相互作用。

血管病变的治疗

硬皮病是一种纤维化疾病，而潜在的血管病变在其发病机制和相关的组织损伤中发挥重要作用。在 RP 患者中，与组织营养和身体体温调节相关的小至中等大小血管受损。硬皮病血管病变的病理和临床表现并不仅局限于皮肤，而是广泛存在于所有受累脏器。目前，还没有针对硬皮病血管病变治疗的指南。因此，药物治疗主要针对器官特异性病变，如硬皮病肾危象、PAH 和 RP（见相关章节）。虽然，传统的治疗策略中应用非特异性血管扩张剂仍为常规治疗方案，特异性干预血管病变过程的药物（如前列环素、内皮素拮抗剂和磷酸二酯酶抑制剂等）可能对硬皮病有更多益处（见雷诺现象和肺动脉高压章节）。

治疗推荐指南总结

硬皮病治疗的关键不是单纯针对某一问题进行治疗，而需要全面评估这种多系统疾病的复杂性和病情变化（表 89-6）。需要区分活动性的可逆病变和不可逆的组织损伤。目前从临床角度来看，硬皮病的发病有其独特的进程，早期是炎症期，随后是慢性纤维化阶段，这一阶段可以临床无症状，直到发生终末器官衰竭。另外还存在暗燃型血管病，由于动脉受到直接损伤，导致血管纤维化、管腔闭塞和异常修复（如血管生成缺陷）。显然，仅使用一种药物并不能有效地控制所有过程，也不能有效治疗硬皮病的所有临床表现。由于需要长期治疗，因此需要根据具体的临床和病理情况调整治疗方案。早期发现和控制疾病活动至关重要。推荐针对免疫反应、血管病变和潜在的组织纤维化进行联合治疗。

有严重 RP 的患者应使用血管活性药物，这些药物可以逆转血管痉挛、保护血管，并防止组织缺血。在理论和实践上用阿司匹林进行抗血小板治疗都有益处。血管扩张剂应首选钙离子拮抗剂，必要时可加用二线治疗——磷酸二酯酶抑制剂或局部用硝酸甘油。间断静脉注射或每日口服前列环素可以减少 RP 的发作频率，进一步保护血管免受损伤。其他可以阻止血管损伤的药物，如内皮素受体拮抗剂或 HMG-CoA 还原酶抑制剂（他汀类）也可以考虑使用。波生坦是

表 89-6 硬皮病治疗推荐意见

临床表现	首选治疗	备选 / 二线治疗
雷诺现象	血管扩张剂（CCB 或 PDE5 抑制剂） 抗血小板药物	PDE5 抑制剂，前列环素，ETA
高血压性肾病	ACE 抑制剂	ARBs，CCB，前列环素，肾移植（至少等待 12 个月）
GI 受累	上 GI 牙齿 / 牙周护理，生活方式调整，质子泵抑制剂，促动力药	EGD 治疗狭窄和（或）GAVE
	下 GI 益生菌，交替使用抗生素	促动力药物 全肠外营养
皮肤	霉酚酸酯，环磷酰胺	IVIG，ATG，HSCT（严重进展性病例），研究试验
间质性肺病	霉酚酸酯，环磷酰胺	研究试验（新的生物制剂和抗纤维化药物）
肺动脉高压	PDE5 抑制剂，ETA，联合治疗（PDE5i+ETA）前列环素，PRA，可溶性鸟苷酸环化酶刺激剂	联合治疗，房间隔开口术，肺移植，研究试验
心脏受累	心衰治疗，利尿剂，CCB	免疫抑制，IVIG（心肌炎症）
关节	泼尼松，甲氨蝶呤，TNF 抑制剂，利妥昔单抗，托珠单抗	IVIG（如果存在关节挛缩和摩擦音），PT/OT
肌肉	泼尼松，甲氨蝶呤，硫唑嘌呤	IVIG
社会心理治疗	抗抑郁药，止痛，睡眠控制	支持团队

ACE，血管紧张素转换酶；ARBs，血管紧张素受体拮抗剂；ATG，抗胸腺细胞球蛋白；CCB，钙离子拮抗剂；EGD，食管胃十二指肠镜检查；ETA：内皮素受体拮抗剂；GAVE，胃窦血管扩张；GI，胃肠道；HSCT，造血干细胞移植；IVIG，静脉用丙种球蛋白；PDE5，5-磷酸二酯酶抑制剂；PRA，前列环素 IP 受体激动剂，PT/OT，物理治疗 / 职业疗法

一种内皮素拮抗剂，目前已被批准用于治疗有复发性指端溃疡的硬皮病患者。目前尚未证实免疫抑制治疗本身可以预防血管病变，但正在进行相关临床试验（例如利妥昔单抗）来探究这个问题。

有高血压肾病变的患者应尽快应用 ACE 抑制剂，必要时再加用其他抗高血压药物如 ARBs、钙离子拮抗剂或前列环素类似物。不推荐应用 ACE 抑制剂来预防硬皮病肾危象的发生。

所有患者均应定期进行牙科检查，如果唾液分泌减少，推荐应用毛果芸香碱或西维美林。有上消化道受累的患者，需调整生活方式如改变饮食习惯；可应用质子泵抑制剂；症状仍持续存在的患者，可应用促动力药物（如甲氧氯普胺、多潘立酮或丁螺环酮）。如果下消化道受累，应给予合理膳食、益生菌或促动力药物（如奥曲肽、溴吡斯的明、普氯洛必利）。对于吸收不良和小肠细菌过度生长的患者，轮换使用抗生素可以改善假性肠梗阻、腹泻或吸收不良的发生。

对于患者的晚期非活动性皮肤病变应给与支持性护理，局部使用保湿剂。硬皮病活动性皮肤病变的一线治疗是免疫抑制性抗炎药物。有人推荐 MTX 用于治疗轻症患者。许多临床医生首选 MMF 治疗早期活动性皮肤病变。也可以考虑 MMF 和 IVIG 联合治疗。需要研发更多的创新性、靶向疗法。目前多项临床试验在寻求更好的方法来治疗早期弥漫性皮肤病变。这些疗法包括免疫细胞清除治疗（如利妥昔单抗）或生物制剂（如托珠单抗、阿巴西普和贝利木单抗）。免疫清除或骨髓清除后联合或不联合造血干细胞移植可以作为传统治疗无效的患者的一种选择。考虑到目前尚缺乏完全有效的改善病情药物，应鼓励患者参与新的临床试验。

对于活动性 ILD 应使用免疫抑制剂治疗。MMF 通常为初始治疗药物。也可应用 CYC（每日口服或每个月静脉注射）6 ～ 12 个月，序贯以二线免疫抑制剂（如 MMF 或 AZA）维持治疗（几年）。对于难治性患者，可考虑高剂量免疫抑制治疗或新型疗法（如托珠单抗、利妥昔单抗、吡非尼酮、尼达尼布或

临床试验）。肺移植可以作为终末期肺病患者的一种选择。

对于肺血管病变和 PAH，最好应用血管活性药物如内皮素 -1 抑制剂、磷酸二酯酶抑制剂、前列环素类似物或可溶性鸟苷酸环化酶激活剂等治疗，可以单用或联合用药。不合并栓塞性疾病时，不需要应用抗凝治疗。同样，免疫抑制剂对 PAH 的作用尚不明确，还需要进一步研究。抗心衰治疗非常关键。

心脏病变需应用血管活性药物，如钙离子拮抗剂、其他抗高血压药物、利尿剂和抗心律失常药物。有炎性肌病或心包病变时需应用免疫抑制剂。

有炎性关节炎明显表现的重叠综合征患者应采用与类风湿关节炎相似的治疗方法，包括免疫抑制或新型生物制剂。硬皮病有一种独特的肌肉骨骼改变，表现为非侵蚀性关节病和出现肌腱摩擦音。这最终会导致肌肉减少、关节挛缩、骨溶解和继发性钙化。要早期使用与活动性硬皮病相同的治疗药物进行干预，以防止残疾。疾病晚期要注重支持性护理以帮助患者进行日常活动，包括进行物理治疗、家庭锻炼和控制好疼痛。

肌肉病变的治疗取决于是炎性肌炎还是纤维化性肌病。前者应用激素、甲氨蝶呤或其他可以有效治疗免疫介导的肌炎的免疫抑制剂。纤维化性肌病最好应用与治疗硬皮病皮肤病变相同的治疗药物。

所有患者均需要教育、情感和物理支持。硬皮病是一种疼痛性疾病，控制疼痛对于减轻患者抑郁情绪和改善生活质量至关重要。要获得最佳睡眠可能需要使用助眠药物（例如劳拉西泮或唑吡坦）。焦虑和抑郁可以通过抗焦虑药物（如 SSRI）得到缓解。要全方位控制疼痛，可能需要加巴喷丁或间歇使用麻醉剂。疾病的早期阶段给予物理和作业疗法非常重要，有助于减轻疼痛和改善日常活动。家庭咨询可以让患者充分了解家庭生活中的需求，帮助患者应对疾病。调整工作环境（例如限制工作时间、调整室内温度或改变工作安排）或帮助患者获得残疾辅助设备也很重要。医生与患者之间开放性的沟通也是治疗的重要组成部分。

🌐 Full references for this chapter can be found on ExpertConsult.com.

部分参考文献

10. Mayes MD, Lacey JVJ, Beebe-Dimmer J, et al.: Prevalence, incidence, survival, and disease characteristics of systemic sclerosis in a large US population, *Arthritis Rheum* 48:2246–2255, 2003.

14. Arnett FC, Howard RF, Tan F, et al.: Increased prevalence of systemic sclerosis in a Native American tribe in Oklahoma: association with an Amerindian HLA haplotype, *Arthritis Rheum* 39:1362–1370, 1996.

15. Morgan ND, Shah AA, Mayes MD, et al.: Clinical and serological features of systemic sclerosis in a multicenter American cohort: analysis of the genome research in African American scleroderma patients clinical database, *Medicine (Baltimore)* 96(51):e8980, 2017.

19. Koenig M, Joyal F, Fritzler MJ, et al.: Autoantibodies and microvascular damage are independent predictive factors for the progression of Raynaud's phenomenon to systemic sclerosis: a twenty-year prospective study of 586 patients, with validation of proposed criteria for early systemic sclerosis, *Arthritis Rheum* 58:3902–3912, 2008.

21. Tyndall AJ, Bannert B, Vonk M, et al.: Causes and risk factors for death in systemic sclerosis: a study from the EULAR Scleroderma Trials and Research (EUSTAR) database, *Ann Rheum Dis* 69:1809–1815, 2010.

23. Hao Y, Hudson M, Baron M, et al.: Early mortality in a multinational systemic sclerosis inception cohort, *Arthritis Rheumatol* 69:1067–1077, 2017.

24. Bourji KI, Kelemen BW, Mathai SC, et al.: Poor survival in patients with scleroderma and pulmonary hypertension due to heart failure with preserved ejection fraction, *Pulm Circ* 7:409–420, 2017.

26. Gelber AC, Manno RL, Shah AA, et al.: Race and association with disease manifestations and mortality in scleroderma: a 20-year experience at the Johns Hopkins scleroderma center and review of the literature, *Medicine (Baltimore)* 92:191–205, 2013.

29. Chiang CH, Liu CJ, Huang CC, et al.: Systemic sclerosis and risk of ischaemic stroke: a nationwide cohort study, *Rheumatology (Oxford)* 52:161–165, 2013.

30. Man A, Zhu Y, Zhang Y, et al.: The risk of cardiovascular disease in systemic sclerosis: a population-based cohort study, *Ann Rheum Dis* 72:1188–1193, 2013.

32. Steen VD, Medsger Jr TA: Long-term outcomes of scleroderma renal crisis, *Ann Intern Med* 133:600–603, 2000.

33. Kolstad KD, Li S, Steen V, et al.: Long-term outcomes in systemic sclerosis-associated pulmonary arterial hypertension from the Pulmonary Hypertension Assessment and Recognition of Outcomes in Scleroderma registry (PHAROS), *Chest* 2018. pii: S0012-3692(18)30736-0. [Epub ahead of print].

35. Steen VD, Medsger TA: Changes in causes of death in systemic sclerosis, 1972-2002, *Ann Rheum Dis* 66:940–954, 2007.

36. Nihtyanova SI, Tang EC, Coghlan JG, et al.: Improved survival in systemic sclerosis is associated with better ascertainment of internal organ disease: a retrospective cohort study, *Q J Med* 103:109–115, 2010.

38. Herrick AL, Pan X, Peytrignet S, et al.: Treatment outcome in early diffuse cutaneous systemic sclerosis: the European Scleroderma Observational Study (ESOS), *Ann Rheum Dis* 76:1207–1218, 2017.

39. Rubio-Rivas M, Moreno R, Corbella X: Occupational and environmental scleroderma. Systematic review and meta-analysis, *Clin Rheumatol* 36:569–582, 2017.

48. LeRoy EC, Black C, Fleischmajer R, et al.: Scleroderma (systemic sclerosis): classification, subsets and pathogenesis, *J Rheumatol* 15:202–205, 1988.

49. Cottrell TR, Wise RA, Wigley FM, et al.: The degree of skin involvement identifies distinct lung disease outcomes and survival in systemic sclerosis, *Ann Rheum Dis* 73:1060–1066, 2014.

50. Jaeger VK, Wirz EG, Allanore Y, et al.: Incidences and risk factors of organ manifestations in the early course of systemic sclerosis: a longitudinal EUSTAR study, *PLoS One* 11(10):e0163894, 2016. eCollection 2016.

51. Clements PJ, Lachenbruch PA, Ng SC, et al.: Skin score: a semi-quantitative measure of cutaneous involvement that improves prediction of prognosis in systemic sclerosis, *Arthritis Rheum* 33:1256–1263, 1990.

53. Khanna D, Hays RD, Maranian P, et al.: Reliability and validity of the University of California, Los Angeles Scleroderma Clinical Trial Consortium Gastrointestinal Tract Instrument, *Arthritis Rheum* 61:1257–1263, 2009.

54. Medsger Jr TA, Silman AJ, Steen VD, et al.: A disease severity scale for systemic sclerosis: development and testing, *J Rheumatol* 26:2159–2167, 1999.

58. Valentini G, Della Rossa A, Bombardieri S, et al.: European multicentre study to define disease activity criteria for systemic sclerosis. II. Identification of disease activity variables and development of preliminary activity indexes, *Ann Rheum Dis* 60:592–598, 2001.

60. Khanna D, Berrocal VJ, Giannini EH, et al.: The American College of Rheumatology provisional composite response index for clinical trials in early diffuse cutaneous systemic sclerosis, *Arthritis Rheumatol* 68:299–311, 2016.

61. Steen VD, Powell DL, Medsger Jr TA: Clinical correlations and prognosis based on serum autoantibodies in patients with systemic sclerosis, *Arthritis Rheum* 31:196–203, 1988.

64. Shah AA, Rosen A, Hummers L, et al.: Close temporal relationship between onset of cancer and scleroderma in patients with RNA polymerase I/III antibodies, *Arthritis Rheum* 62:2787–2795, 2010.

65. Airo P, Ceribelli A, Cavazzana I, et al.: Malignancies in Italian patients with systemic sclerosis positive for anti-RNA polymerase III antibodies, *J Rheumatol* 38:1329–1334, 2011.

67. Ho KT, Reveille JD: The clinical relevance of autoantibodies in scleroderma, *Arthritis Res Ther* 5:80–93, 2003.

68. Costa S, Mondini M, Caneparo V, et al.: Detection of anti-IFI16 antibodies by ELISA: clinical and serological associations in systemic sclerosis, *Rheumatology (Oxford)* 50:674–681, 2011.

72. Svegliati S, Amico D, Spadoni T, et al.: Agonistic anti-PDGF receptor autoantibodies from patients with systemic sclerosis impact human pulmonary artery smooth muscle cells function in vitro, *Front Immunol* 8:75, 2017.

73. Vonk MC, Marjanovic Z, van den Hoogen FH, et al.: Long-term follow-up results after autologous haematopoietic stem cell transplantation for severe systemic sclerosis, *Ann Rheum Dis* 67:98–104, 2008.

74. Burt RK, Shah SJ, Dill K, et al.: Autologous non-myeloablative haemopoietic stem-cell transplantation compared with pulse cyclophosphamide once per month for systemic sclerosis (ASSIST): an open-label, randomised phase 2 trial, *Lancet* 378:498–506, 2011.

75. van Laar JM, Farge D, Sont JK, et al.: Autologous hematopoietic stem cell transplantation vs intravenous pulse cyclophosphamide in diffuse cutaneous systemic sclerosis: a randomized clinical trial, *JAMA* 311:2490–2498, 2014.

76. Sullivan KM, Goldmuntz EA, Keyes-Elstein L, et al.: Myeloablative autologous stem-cell transplantation for severe scleroderma, *N Engl J Med* 378:35–47, 2018.

79. Sulli A, Pizzorni C, Smith V, et al.: Timing of transition between capillaroscopic patterns in systemic sclerosis, *Arthritis Rheum* 64:821–825, 2012.

82. Herrick AL, Cutolo M: Clinical implications from capillaroscopic analysis in patients with Raynaud's phenomenon and systemic sclerosis, *Arthritis Rheum* 62:2595–2604, 2010.

84. Gladue H, Maranian P, Paulus HE, et al.: Evaluation of test characteristics for outcome measures used in Raynaud's phenomenon clinical trials, *Arthritis Care Res (Hoboken)* 65:630–636, 2013.

90. Thompson AE, Pope JE: Calcium channel blockers for primary Raynaud's phenomenon: a meta-analysis, *Rheumatology (Oxford)* 44:145–150, 2005.

91. Fries R, Shariat K, von Wilmowsky H, et al.: Sildenafil in the treatment of Raynaud's phenomenon resistant to vasodilatory therapy, *Circulation* 112:2980–2985, 2005.

92. Gore J, Silver R: Oral sildenafil for the treatment of Raynaud's phenomenon and digital ulcers secondary to systemic sclerosis, *Ann Rheum Dis* 64:1387, 2005.

98. Abou-Raya A, Abou-Raya S, Helmii M: Statins: potentially useful in therapy of systemic sclerosis-related Raynaud's phenomenon and digital ulcers, *J Rheumatol* 35:1801–1808, 2008.

99. Cruz JE, Ward A, Anthony S, et al.: Evidence for the use of epoprostenol to treat Raynaud's phenomenon with or without digital ulcers: a review of the literature, *Ann Pharmacother* 50:1060–1067, 2016.

101. Korn JH, Mayes M, Matucci Cerinic M, et al.: Digital ulcers in systemic sclerosis: prevention by treatment with bosentan, an oral endothelin receptor antagonist, *Arthritis Rheum* 50:3985–3993, 2004.

104. Bello RJ, Cooney CM, Melamed E, et al.: The therapeutic efficacy of botulinum toxin in treating scleroderma-associated Raynaud's phenomenon: a randomized, double-blind, placebo-controlled clinical trial, *Arthritis Rheumatol* 69:1661–1669, 2017.

108. Kumar S, Singh J, Kedika R, et al.: Role of muscarinic-3 receptor antibody in systemic sclerosis: correlation with disease duration and effects of IVIG, *Am J Physiol Gastrointest Liver Physiol* 310:G1052–G1060, 2016.

110. Nennstiel S, Bajbouj M, Schmid RM, et al.: Prucalopride reduces the number of reflux episodes and improves subjective symptoms in gastroesophageal reflux disease: a case series, *J Med Case Rep* 8:34, 2014.

111. Karamanolis GP, Panopoulos S, Denaxas K, et al.: The 5-HT1A receptor agonist buspirone improves esophageal motor function and symptoms in systemic sclerosis: a 4-week, open-label trial, *Arthritis Res Ther* 18:195, 2016.

112. Arnett FC, Gourh P, Shete S, et al.: Major histocompatibility complex (MHC) class II alleles, haplotypes and epitopes which confer susceptibility or protection in systemic sclerosis: analyses in 1300 Caucasian, African-American and Hispanic cases and 1000 controls, *Ann Rheum Dis* 69:822–882, 2010.

114. Tashkin DP, Elashoff R, Clements PJ, et al.: Cyclophosphamide versus placebo in scleroderma lung disease, *N Engl J Med* 354:2655–2666, 2006.

115. Bouros D, Wells AU, Nicholson AG, et al.: Histopathologic subsets of fibrosing alveolitis in patients with systemic sclerosis and their relationship to outcome, *Am J Respir Crit Care Med* 165:1581–1586, 2002.

117. Goldin JG, Lynch DA, Strollo DC, et al.: High-resolution CT scan findings in patients with symptomatic scleroderma-related interstitial lung disease, *Chest* 134:358–367, 2008.

118. Goh NS, Desai SR, Veeraraghavan S, et al.: Interstitial lung disease in systemic sclerosis: a simple staging system, *Am J Respir Crit Care Med* 177:1248–1254, 2008.

119. Silver RM, Metcalf JF, Stanley JH, et al.: Interstitial lung disease in scleroderma: analysis by bronchoalveolar lavage, *Arthritis Rheum* 27:1254–1262, 1984.

122. Yanaba K, Hasegawa M, Hamaguchi Y, et al.: Longitudinal analysis of serum KL-6 levels in patients with systemic sclerosis: association with the activity of pulmonary fibrosis, *Clin Exp Rheumatol* 21:429–436, 2003.

125. Tiev KP, Hua-Huy T, Kettaneh A, et al.: Serum CC chemokine ligand-18 predicts lung disease worsening in systemic sclerosis, *Eur Respir J* 38:1355–1360, 2011.

126. De Lauretis A, Sestini P, Pantelidis P, et al.: Serum interleukin 6 is predictive of early functional decline and mortality in interstitial lung disease associated with systemic sclerosis, *J Rheumatol* 40:435–446, 2013.

127. Tashkin DP, Roth MD, Clements PJ, et al.: Mycophenolate mofetil versus oral cyclophosphamide in scleroderma-related interstitial lung disease (SLS II): a randomised controlled, double-blind, parallel group trial, *Lancet Respir Med* 4:708–719, 2016.

128. Shah RJ, Boin F: Lung transplantation in patients with systemic sclerosis, *Curr Rheumatol Rep* 19:23, 2017.

129. Sottile PD, Iturbe D, Katsumoto TR, et al.: Outcomes in systemic sclerosis-related lung disease after lung transplantation, *Transplantation* 95:975–980, 2013.

130. Pradère P, Tudorache I, Magnusson J, et al.: Lung transplantation for scleroderma lung disease: An international, multicenter, observational cohort study, *J Heart Lung Transplant* 37:903–911, 2018.

132. Hsu VM, Moreyra AE, Wilson AC, et al.: Assessment of pulmonary arterial hypertension in patients with systemic sclerosis: comparison of noninvasive tests with results of right-heart catheterization, *J Rheumatol* 35:458–465, 2008.

133. Steen V, Medsger Jr TA: Predictors of isolated pulmonary hypertension in patients with systemic sclerosis and limited cutaneous involvement, *Arthritis Rheum* 48:516–522, 2003.

134. Allanore Y, Borderie D, Avouac J, et al.: High N-terminal pro-brain natriuretic peptide levels and low diffusing capacity for carbon monoxide as independent predictors of the occurrence of precapillary pulmonary arterial hypertension in patients with systemic sclerosis, *Arthritis Rheum* 58:284–291, 2008.

136. Hachulla E, Gressin V, Guillevin L, et al.: Early detection of pulmonary arterial hypertension in systemic sclerosis: a French nationwide prospective multicenter study, *Arthritis Rheum* 52:3792–3800, 2005.

137. Fisher MR, Mathai SC, Champion HC, et al.: Clinical differences between idiopathic and scleroderma-related pulmonary hypertension, *Arthritis Rheum* 54:3043–3050, 2006.

138. Kawut SM, Taichman DB, Archer-Chicko CL, et al.: Hemodynamics and survival in patients with pulmonary arterial hypertension related to systemic sclerosis, *Chest* 123:344–350, 2003.

139. Mathai SC, Hummers LK, Champion HC, et al.: Survival in pulmonary hypertension associated with the scleroderma spectrum of diseases: impact of interstitial lung disease, *Arthritis Rheum* 60:569–577, 2009.

140. Mathai SC, Bueso M, Hummers LK, et al.: Disproportionate elevation of N-terminal pro-brain natriuretic peptide in scleroderma-related pulmonary hypertension, *Eur Respir J* 35:95–104, 2010.

142. Campo A, Mathai SC, Le Pavec J, et al.: Hemodynamic predictors of survival in scleroderma-related pulmonary arterial hypertension, *Am J Respir Crit Care Med* 182:252–260, 2010.

144. Galiè N, Barbera JA, Frost AE, et al.: Initial use of ambrisentan plus tadalafil in pulmonary arterial hypertension, *N Engl J Med* 373:834–844, 2015.

145. Hoeper MM, McLaughlin VV, Barberá JA, et al.: Initial combination therapy with ambrisentan and tadalafil and mortality in patients with pulmonary arterial hypertension: a secondary analysis of the results from the randomised, controlled AMBITION study, *Lancet Respir Med* 4:894–901, 2016.

146. Hassoun PM, Zamanian RT, Damico R, et al.: Ambrisentan and tadalafil up-front combination therapy in scleroderma-associated pulmonary arterial hypertension, *Am J Respir Crit Care Med* 192:1102–1110, 2015.

148. Elhai M, Avouac J, Walker UA, et al.: A gender gap in primary and secondary heart dysfunctions in systemic sclerosis: a EUSTAR prospective study, *Ann Rheum Dis* 75:163–169, 2016.

150. Ioannidis JP, Vlachoyiannopoulos PG, Haidich AB, et al.: Mortality in systemic sclerosis: an international meta-analysis of individual patient data, *Am J Med* 118:2–10, 2005.

151. Allanore Y, Meune C, Vonk MC, et al.: Prevalence and factors associated with left ventricular dysfunction in the EULAR Scleroderma Trial and Research group (EUSTAR) database of patients with systemic sclerosis, *Ann Rheum Dis* 69:218–221, 2010.

152. Bissell LA, Md Yusof MY, Buch MH: Primary myocardial disease in scleroderma-a comprehensive review of the literature to inform the UK Systemic Sclerosis Study Group cardiac working group, *Rheumatology (Oxford)* 56:882–895, 2017.

155. Hsu S, Kokkonen-Simon KM, Kirk JA, et al.: Right ventricular myofilament functional differences in humans with systemic sclerosis-associated versus idiopathic pulmonary arterial hypertension, *Circulation* 137:2360–2370, 2018.

156. Akram MR, Handler CE, Williams M, et al.: Angiographically proven coronary artery disease in scleroderma, *Rheumatology (Oxford)* 45:1395–1398, 2006.

158. Montisci R, Vacca A, Garau P, et al.: Detection of early impairment of coronary flow reserve in patients with systemic sclerosis, *Ann Rheum Dis* 62:890–893, 2003.

161. Bernardo P, Conforti ML, et al.: Implantable cardioverter defibrillator prevents sudden cardiac death in systemic sclerosis, *J Rheumatol* 38:1617–1621, 2011.

163. Meune C, Khanna D, Aboulhosn J, et al.: A right ventricular diastolic impairment is common in systemic sclerosis and is associated with other target-organ damage, *Semin Arthritis Rheum* 45:439–445, 2016.

166. Hachulla AL, Launay D, Gaxotte V, et al.: Cardiac magnetic resonance imaging in systemic sclerosis: a cross-sectional observational study of 52 patients, *Ann Rheum Dis* 68:1878–1884, 2009.

167. Mukherjee M, Chung SE, Ton VK; et al: Unique abnormalities in right ventricular longitudinal strain in systemic sclerosis patients. *Circ Cardiovasc Imaging* 9(6). pii: e003792. Epub 2016.

169. Allanore Y, Komocsi A, Vettori S, et al.: N-terminal pro-brain natriuretic peptide is a strong predictor of mortality in systemic sclerosis, *Int J Cardiol* 223:385–389, 2016.

172. Bissell LA, Anderson M, Burgess M, et al.: Consensus best practice pathway of the UK Systemic Sclerosis Study group: management of cardiac disease in systemic sclerosis, *Rheumatology (Oxford)* 56:912–921, 2017.

177. Penn H, Howie AJ, Kingdon EJ, et al.: Scleroderma renal crisis: patient characteristics and long-term outcomes, *Q J Med* 100:485–494, 2007.

178. Teixeira L, Mouthon L, Mahr A, et al.: Mortality and risk factors of scleroderma renal crisis: a French retrospective study of 50 patients, *Ann Rheum Dis* 67:110–116, 2008.

180. Gordon SM, Stitt RS, Nee R, et al.: Risk factors for future scleroderma renal crisis at systemic sclerosis diagnosis, *J Rheumatol* 2018. pii: jrheum.171186. [Epub ahead of print].

181. Sexton DJ, Reule S, Foley RN: End-stage kidney disease from scleroderma in the United States, 1996 to 2012, *Kidney Int Rep* 3:148–154, 2017.

185. Hudson M, Baron M, Tatibouet S, et al.: Exposure to ACE inhibitors prior to the onset of scleroderma renal crisis-results from the international scleroderma renal crisis survey, *Semin Arthritis Rheum* 43:666–672, 2014.

187. Bertrand D, Dehay J, Ott J, et al.: Kidney transplantation in patients with systemic sclerosis: a nationwide multicentre study, *Transpl Int* 30:256–265, 2017.

190. Avouac J, Walker U, Tyndall A, et al.: Characteristics of joint involvement and relationships with systemic inflammation in systemic sclerosis: results from the EULAR Scleroderma Trial and Research Group (EUSTAR) database, *J Rheumatol* 37:1488–1501, 2010.

197. Paik JJ, Wigley FM, Lloyd TE, et al.: Spectrum of muscle histopathologic findings in forty-two scleroderma patients with weakness, *Arthritis Care Res (Hoboken)* 67:1416–1425, 2015.

199. Paik JJ, Wigley FM, Shah AA, et al.: Association of fibrosing myopathy in systemic sclerosis and higher mortality, *Arthritis Care Res (Hoboken)* 69:1764–1770, 2017.

205. Antonelli A, Ferri C, Fallahi P, et al.: Clinical and subclinical autoimmune thyroid disorders in systemic sclerosis, *Eur J Endocrinol* 156:431–437, 2007.

206. Amaral TN, Peres FA, Lapa AT, et al.: Neurologic involvement in scleroderma: a systematic review, *Semin Arthritis Rheum* 43:335–347, 2013.

208. Nakayama A, Tunnicliffe DJ, Thakkar V, et al.: Patients' perspectives and experiences living with systemic sclerosis: a systematic review and thematic synthesis of qualitative studies, *J Rheumatol* 43:1363–1375, 2016.

210. Hoyles RK, Ellis RW, Wellsbury J, et al.: A multicenter, prospective, randomized, double-blind, placebo-controlled trial of corticosteroids and intravenous cyclophosphamide followed by oral azathioprine for the treatment of pulmonary fibrosis in scleroderma, *Arthritis Rheum* 54:3962–3970, 2006.

211. Namas R, Tashkin DP, Furst DE, et al.: Efficacy of mycophenolate mofetil and oral cyclophosphamide on skin thickness: post hoc analyses from two randomized placebo-controlled trials, *Arthritis Care Res (Hoboken)* 70:439–444, 2018.

212. Derk CT, Grace E, Shenin M, et al.: A prospective open-label study of mycophenolate mofetil for the treatment of diffuse systemic sclerosis, *Rheumatology (Oxford)* 48:1595–1599, 2009.

213. Liossis SN, Bounas A, Andonopoulos AP: Mycophenolate mofetil as first-line treatment improves clinically evident early scleroderma lung disease, *Rheumatology (Oxford)* 45:1005–1008, 2006.

215. Le EN, Wigley FM, Shah AA, et al.: Long-term experience of mycophenolate mofetil for treatment of diffuse cutaneous systemic sclerosis, *Ann Rheum Dis* 70:1104–1107, 2011.

216. van den Hoogen FH, Boerbooms AM, Swaak AJ, et al.: Comparison of methotrexate with placebo in the treatment of systemic sclerosis: a 24 week randomized double-blind trial, followed by a 24 week observational trial, *Br J Rheumatol* 35:364–372, 1996.

217. Pope JE, Bellamy N, Seibold JR, et al.: A randomized, controlled trial of methotrexate versus placebo in early diffuse scleroderma, *Arthritis Rheum* 44:1351–1358, 2001.

222. Khanna D, Denton CP, Jahreis A, et al.: Safety and efficacy of subcutaneous tocilizumab in adults with systemic sclerosis (faSScinate): a phase 2, randomised, controlled trial, *Lancet* 387:2630–2640, 2016.

226. Gordon JK, Martyanov V, Franks JM, et al.: Belimumab for the treatment of early diffuse systemic sclerosis: results of a randomized, double-blind, placebo-controlled, pilot trial, *Arthritis Rheumatol* 70:308–316, 2018.

229. Khanna D, Denton CP, Lin CJF, et al.: Safety and efficacy of subcutaneous tocilizumab in systemic sclerosis: results from the open-label period of a phase II randomised controlled trial (faSScinate), *Ann Rheum Dis* 77:212–220, 2018.

231. Jordan S, Distler JH, Maurer B, et al.: Effects and safety of rituximab in systemic sclerosis: an analysis from the European Scleroderma Trial and Research (EUSTAR) group, *Ann Rheum Dis* 74:1188–1194, 2015.

233. Sircar G, Goswami RP, Sircar D, et al.: Intravenous cyclophosphamide vs rituximab for the treatment of early diffuse scleroderma lung disease: open label, randomized, controlled trial, *Rheumatology (Oxford)* 2018. [Epub ahead of print].

234. Thiebaut M, Launay D, Rivière S, et al.: Efficacy and safety of rituximab in systemic sclerosis: French retrospective study and literature review, *Autoimmun Rev* 17:582–587, 2018.

235. Levy Y, Amital H, Langevitz P, et al.: Intravenous immunoglobulin modulates cutaneous involvement and reduces skin fibrosis in systemic sclerosis: an open-label study, *Arthritis Rheum* 50:1005–1007, 2004.

237. Sanges S, Rivière S, Mekinian A, et al.: Intravenous immunoglobulins in systemic sclerosis: data from a French nationwide cohort of 46 patients and review of the literature, *Autoimmun Rev* 16:377–384, 2017.

242. Tehlirian CV, Hummers LK, White B, et al.: High-dose cyclophosphamide without stem cell rescue in scleroderma, *Ann Rheum Dis* 67:775–781, 2008.

245. Pope J, McBain D, Petrlich L, et al.: Imatinib in active diffuse cutaneous systemic sclerosis: results of a six-month, randomized, double-blind, placebo-controlled, proof-of-concept pilot study at a single center, *Arthritis Rheum* 63:3547–3551, 2011.

248. King Jr TE, Bradford WZ, Castro-Bernardini S, et al.: A phase 3 trial of pirfenidone in patients with idiopathic pulmonary fibrosis, *N Engl J Med* 370:2083–2092, 2014.

262. Amital H, Rewald E, Levy Y, et al.: Fibrosis regression induced by intravenous gammaglobulin treatment, *Ann Rheum Dis* 62:175–177, 2003.

263. Ihn H, Mimura Y, Yazawa N, et al.: High-dose intravenous immunoglobulin infusion as treatment for diffuse scleroderma, *Br J Dermatol* 156:1058–1060, 2007.

264. Lam GK, Hummers LK, Woods A, et al.: Efficacy and safety of etanercept in the treatment of scleroderma-associated joint disease, *J Rheumatol* 34:1636–1637, 2007.

第 90 章

炎性肌病和其他肌病

原著 KANNEBOYINA NAGARAJU，ROHIT AGGARWAL，INGRID E. LUNDBERG

叶丽芳 徐玥彤 译 王国春 校

关键点

- 这是一组异质性肌病，以慢性肌无力为特征，常累及其他器官。
- 肌病多伴有血清肌酶升高及肌电图异常。
- 组织学表现为不同程度的炎症和肌纤维的变性与再生。
- 部分患者存在抗蛋白质合成相关分子的自身抗体，这些抗体常与独特的临床表现相关。
- 糖皮质激素及免疫抑制剂是最常用的治疗炎性肌病的药物。

引言

炎性肌病是一组异质性的系统性自身免疫性风湿病，其特点为慢性肌无力、肌肉疲劳及不同程度的其他器官受累。大多数病例有不同程度的骨骼肌内单个核细胞的浸润。早在一个多世纪以前就有文献将这一类疾病描述为主要累及躯干及近端肢体的广泛性肌肉病变，伴或不伴皮肤受损 [1-5]。可表现出急性、甚至致命性或缓慢进展的慢性、隐匿性病程及复发与缓解交替的疾病模式。Steiner 在 1905 年对肌炎病例的总结，将炎性肌病分为特发性多肌炎（PM）和其他由细菌和寄生虫所引起的肌炎 [6]，Stertz 在 1916 年首次报道了皮肌炎（dermatomyositis，DM）和内脏恶性肿瘤之间的相关性 [7]。与此同时，Batten 首次描述了一例具有典型组织学特征的儿童 DM[8]。

自 20 世纪 40 年代，医生们已经认识到多发性肌炎（polymyositis，PM）的发生可不伴有皮肤损害、肌痛或全身症状，可表现为急性、亚急性或慢性隐匿性病程。部分病例可能出现系统性特征或累及多器官组织 [9]。多位学者对 PM 的鉴别诊断分别进行了阐述，其中缓慢进展的 PM 应与成人的多种肌营养不良症相鉴别 [10,11]。Banker 和 Victor 指出儿童 DM 的不同特点，更多累及血管，出现血管炎症和血栓形成（系统性血管病）[12]。Bohan 和 Peter 在 1975 年首次提出肌炎的分类方案和诊断标准并沿用至今 [13,14]，其中包括 PM 和 DM，但并不包括后来所描述的肌炎亚型，如包涵体肌炎（inclusion body myositis，IBM）。IBM 定义为明显的组织病理学改变，如空泡变性和胞质及胞核中包涵体形成，以及其临床特征，包括远端和不对称肌肉受累，与 PM 和 DM 中看到的近端对称肌肉受累明显不同。IBM 对糖皮质激素治疗无效 [15,16]。

最近，我们看到特发性炎症性肌病（idiopathic inflammatory myopathy，IIM）已经演变为一种更系统性的自身免疫性疾病，常累及肌肉、肺、关节、皮肤、胃肠（GI）系统以及心脏。肌炎疾病谱已从包括 PM、DM 和 IBM 在内的原发性炎症性肌肉疾病扩展到一些新的临床亚组，包括免疫介导的坏死性肌病（immune-mediated necrotizing myopathy，IMNM）、抗合成酶综合征、青少年 DM、无肌病 DM 和肿瘤相关性肌炎 [17]。

这一突破很大程度上是通过对肌炎疾病谱高度特异且与不同临床表型密切相关的新型自身抗体的鉴定实现的。

流行病学

IIM 的年发病率可能因不同人群而异。最近的一项基于人口登记的研究表明，瑞典的 IIM 总体年发病率为每 100 万人中 11 例（其中女性 13 例，男性 9.7 例）[18]。一些回顾性研究报道其年发病率低于 10/1 000 000[19-23]（表 90-1）。如果诊断需要肌肉活检结果阳性，这个年发病率可能会被低估。患病率数据较少，在最近的两项基于斯堪的纳维亚人群的研究中，IIM 的患病率为每 100 000 人中有 12～14 人 [18,24]。

IBM 作为独立的一部分，其在挪威的患病率估计为 33/1 000 000[25]，美国为 10.7/1 000 000，澳大利亚为 9.3/1 000 000，荷兰为 4.9/1 000 000[25-28]。50 岁以上人群的年龄调整患病率为（16～35）/1 000 000[27-28]。在某些地区，IBM 甚至成为最常见的获得性进展性肌病，占所有炎性肌病的 16%～28%[28]。然而这些研究结果可能受到转诊偏倚的影响。这些研究也均未报告发病率的置信区间，因此需要慎重解读。

IIM 的各个亚组的发病率随种族、年龄及性别不同而有所不同。有研究报道 PM 的发病率黑人高于白人 [19]。IIM 可发生在任何年龄，从幼儿到中老年。PM 多起病于十几岁或更大的时候：平均起病年龄 50～60 岁，DM 有两个发病高峰，分别是 5～15 岁和 45～65 岁，而 IBM 多于 50 岁以上起病，年轻人中罕见。一些研究报道了发病率的性别特异性。例如，在 PM 和 DM 病例中女性比男性更常见（女：男＞2:1），而在 IBM 中则与此相反（男：女＞2:1）。然而新 IIM 亚型的流行病学数据仍缺乏。

炎性肌病可合并其他自身免疫性结缔组织疾病，如硬皮病、系统性红斑狼疮（systemic lupus erythematosus，SLE）、类风湿关节炎、干燥综合征、混合性结缔组织病、结节性多动脉炎、结节病等。合并一种结缔组织病的患者占所有肌炎患者的 11%～40%[26,29,30]。此外，一些研究已经证实恶性肿瘤和炎性肌病相关。一项对肌炎患者进行为期 20 年的回顾性研究发现 12%（37/309）的肌炎患者合并恶性肿瘤。这其中有 81%（30/37）的患者为 DM，其余 19% 为 PM。总之，不同的研究之间恶性肿瘤的发生率差异很大（4%～42%）[20,31]，但总体而言，DM 合并恶性肿瘤的发生率高于 IBM 或 PM[32]。由于肌炎合并恶性肿瘤的种类较多，而且每个研究所报道的合并肿瘤的病例数较少，所以还很难确定肌炎患者发生某种恶性肿瘤的相对危险度。

肌炎的病因

遗传危险因素

肌炎与免疫应答基因的相关性以及个别关于肌炎家族聚集性的偶发报道均支持遗传因素在炎性肌病中的作用 [33-38]。已知人类白细胞抗原 I 类和 II 类基因的多态性是多种自身免疫性疾病包括肌炎的遗传危险因素，但其关联的机制尚不清楚。一种可能的机制是由于该基因产物影响 T 细胞库的发育、耐受以及对外来抗原的免疫反应，特定的基因多态性基于环境触发因素而可能被选择。目前已知在白人中，HLA-DRB1*0301 和 HLA-DQA1*0501 两种单倍型是最强的遗传危险因素，但不同的临床表型尚存在其他 HLA 危险因素及保护因素 [38-39]。已发现在非洲裔美国人中，HLADRB1*0301 和 HLA-DQA1*0501 均不是肌炎的强相关基因。但 *HLA-DRB1*08* 等位基因显示与发生肌炎的风险高度相关，而 HLA-DRB1*14 等位基因是发生肌炎的强保护因素。在相当多的 IBM 患者中发现 HLA-B8/DR3/DR52/DQ2 单倍型 [40]。同时，在不同人种和不同的血清学分组中，HLA 的危险或保护作用也有显著区别，例如在一些人群中（如韩国人和印第安人），尚未发现肌炎与 HLA 基因的相关性 [36]。此外，在白人中作为危险因素的 HLA-DRB1*0301 却是日本人群的一个保护性因素 [41]。HLA-DRB1*0301、HLADQA1*0501 和 HLA-DQB1*0201 的等位基因与 PM 的肌炎特异性自身抗体有强相关性 [42]。最近的研究发现 HLA-DRB1 等位基因 HLADRB1*01:01 和 HLA-DRB1*13:01 是 IBM 的危险因素 [43]。但遗憾的是目前仍然缺乏研究数据支持 HLA 分子在疾病发病机制中的作用。一些研究报道来自母体的嵌合细胞出现于青少年型 DM

表 90-1 炎性肌病的发病率

国家	研究年份	发病率（百万／人年）	参考文献
美国	1963—1982	5.5	19
美国	1947—1968	5.0	21
澳大利亚	1989—1991	7.4	22
瑞典	2007 和 2011	11	18

患者的外周血和肌肉组织中，提示 HLA 等位基因控制嵌合体的发生并解释了这些疾病中 HLA 的相关性 [44,45]。与其他自身免疫性疾病相似，肌炎是一个复杂的多基因疾病，涉及其他非 HLA 免疫反应基因 [如细胞因子及其受体，包括肿瘤坏死因子 -α（TNF-α）、白细胞介素 1（IL-1）以及肿瘤坏死因子受体 1（TNFR-1）等]、补体成分（如 C4、C2）、免疫球蛋白重链同种异型以及 T 细胞受体 [46]。非 HLA 基因的多型性，例如信号转导与转录激活子 -4（STAT4）和 C8orf13-BLK 的多型性似乎对亚洲人群影响更明显 [47,48]。全外显子组测序研究已经确定 VCP、SQSTM1 和 FYCO1 基因中的罕见变异与 IBM 相关，表明自噬受损是 IBM 发病机制的一种机制 [49,50]。

对这些遗传组分在疾病中的确切作用目前尚不清楚，部分原因是疾病本身的少见性，任何单个队列中的受试者的数量都很少，以及疾病表型的异质性。最近的研究证实主要组织相容性复合体（MHC）是与高加索人群中 DM、JDM、PM 和 IBM 相关的主要遗传区域 [51,52]。另外，DM 也与其他自身免疫病一样，表现出非 MHC 遗传的特点，这提示还存在另外的新的遗传风险区域 [53]。目前正开展国际共同合作，致力于寻找与肌炎相关的潜在遗传和环境危险因素。

环境危险因素

部分肌炎患者的起病与当时的环境因素有关，提示在一定的遗传背景下，特定的环境暴露可能是肌炎的始动因素。最近的流行病学数据表明，感染，尤其是呼吸道和胃肠道感染，以及上下呼吸道的肺部疾病与 IIM 风险增加有关 [54]。此外，与肌炎有关的环境因素包括感染因素如细菌和病毒感染与非感染因素如药物和食物因素（表 90-2）。例如，肠道病毒（流感病毒、柯萨奇病毒、埃可病毒）和反转录病毒（人 T 淋巴细胞病毒）可引起肌肉炎症。肠道病毒性肌炎常见于儿童，但多为自限性。患者的血清和组织样本中存在高滴度的抗病毒抗体和病毒颗粒 [55,56] 以及动物模型中肠道病毒可诱导出肌炎，高度提示病毒感染可能是肌炎的致病因素之一。最近发现既往巨细胞病毒（CMV）感染与存在 CD28-null T 细胞（见后）高表达的一类 PM/DM 亚型相关，提示某些病毒感染可以影响免疫系统，导致慢性炎症的发生 [57]。同样，目前已知葡萄球菌、梭状芽胞杆菌和分枝杆菌等可感染

表 90-2　可能的环境危险因素
感染性因素
病毒
小核糖核酸病毒家族，肠道病毒
脊髓灰质炎病毒，柯萨奇病毒 A 和 B，埃可病毒
反转录病毒
HIV-1、HTLV-1
细小病毒 B19
丙型肝炎病毒
乙型肝炎病毒
细菌
葡萄球菌
梭状芽胞杆菌
分枝杆菌
寄生虫
刚地弓形虫
锥形虫
伯氏疏螺旋体
非感染性因素
药物
他汀类药物
阿托伐他汀、洛伐他汀、普伐他汀、辛伐他汀
降脂药物
苯扎贝特、氯贝丁酯、吉非贝齐
氯喹
L- 色氨酸
D- 青霉胺
生物制剂
生长激素、干扰素 -α、白介素 -2
破伤风疫苗、卡介苗、白喉、乙肝、甲肝疫苗
各种其他药物
局麻药、羟基脲、醋酸亮丙瑞林
紫外射线暴露
各种其他药物
乳房硅胶植入物，骨髓移植相关慢性移植物抗宿主病，胶原注射，硅尘暴露

BCG，卡介苗；HTLV-I，人类嗜 T 淋巴细胞病毒 I

骨骼肌并引起急性肌肉炎症，但并没有证据显示这些病原微生物能够导致持续的慢性肌肉炎症。

寄生虫如鼠弓形虫、克鲁斯锥虫、螺旋体都可能启动炎性肌病的发生。支持寄生虫病因的证据包括：部分肌炎患者体内寄生虫的恢复及抗寄生虫治疗后血清学指标下降、肌炎症状可得到改善；其炎症的组织学表现包括巨噬细胞和 CD4⁺ T 细胞浸润；寄生虫感

染可诱导出肌炎动物模型[58-64]。

紫外线（UV）辐射很可能是 DM 发生的危险因素之一，流行病学研究显示 PM 和 DM 发病与纬度有关，DM 越接近赤道发病率越高，而 PM 在北方国家发病率更高。PM 和 DM 发病率的这种纬度倾向差异性可能与紫外线辐射直接相关。这种相关性在抗 Mi-2 抗体阳性的 DM 患者中更加明显，也提示紫外线可能作为环境危险因素之一促进其病情进展。紫外线暴露和肌炎亚型之间的联系说明紫外线作为一种外源性修饰因素影响肌炎的临床和血清学表型[65-66]。

吸烟是抗合成酶综合征（抗 -Jo-1 型，抗合成酶综合征其中的一种，见关于自身抗体的章节）的危险因素，并可能与 HLA-DRB 1*03 基因相互作用[67]。环境和职业因素，如粉尘、气体及烟雾的吸入也是抗合成酶综合征的危险因素[68]。这些吸入的危险因素加上间质性肺病（ILD）作为抗合成酶综合征（抗合成酶综合征）的一种常见表现，表明肺是这种肌炎亚型发生免疫反应的靶器官。

恶性肿瘤可能是另一个影响肌炎发生的危险因素，特别是 DM 与恶性肿瘤之间具有很强的相关性，早期临床观察已得到流行病学研究的证实[31,69]。但尚未明确 PM 和 IBM 与恶性肿瘤的关系。现已发现 DM 患者在确诊 DM 时及 10 年后患恶性肿瘤的风险增加。肿瘤相关性皮肌炎（CADM）是 DM 的一个亚型。尽管不同的研究对恶性肿瘤与 DM 之间的时间跨度有不同的定义，但 CADM 通常是指 DM 诊断前或诊断后 3 年内发生肿瘤的患者。没有特定的恶性肿瘤与 DM 相关，相反，普通人群最常发生的恶性肿瘤也是 DM 人群中最常见的恶性肿瘤。

恶性肿瘤和 DM 之间相关性的病理生理机制尚未明确，可能有几种解释。肿瘤与 DM 起病之间的强相关性，以及肿瘤切除后患者的肌无力也明显缓解，肿瘤再发是有时同时再出现肌无力等现象提示 DM 可能是一种副肿瘤现象，即肌炎的发生是恶性肿瘤的一种表现（与自身抗原相关），或恶性肿瘤与 DM 存在某种共同的发病机制。但这种独特的关联性的分子机制目前尚不清楚。最近的一份报告显示肌炎特异性抗原在癌组织及肌炎患者再生肌细胞中高表达，阐明了 DM 与恶性肿瘤之间的联系[70-71]。作者认为，在癌症相关性肌炎患者中，针对肿瘤与再生肌细胞的自身免疫反应之间有交叉作用，建立了一种组织损伤和抗原选择之间的前反馈环路[72]。CADM 与两种新发现的肌炎特异性自身抗体（TIF1-γ 和 NXP2）在成人患者之间的关联性（见关于肌炎自身抗体的段落）也支持上述的假设。对于在已明确的 IIM 中发生恶性肿瘤的可能机制包括慢性炎症的存在或长期的免疫抑制治疗，这可能会促进恶性肿瘤的发生。

最近的一项研究发现肌炎与高血压、糖尿病和缺血性心脏病存在新关联。这个研究目标群体高血压和糖尿病的发生率分别为 62% 和 29%，明显高于普通人群中的 9.4% 和 4%。作者发现与 PM 或 IBM 患者相比，DM 患者在被诊断之前，高血压和缺血性心脏病的发病率更高，而确诊后的 DM 患者，也更容易发生高血压和糖尿病，这提示对肌炎患者进行综合的血管疾病风险因素评估是必要的[73]。这个研究小组还报道到 IIM 患者的死亡风险增加了 75%，心血管疾病是继感染和肿瘤之后最常见死亡危险因素[74]。在有明确定义的疾病表型中，对遗传、环境风险和保护因素进行汇编，是发现基因 - 环境相互作用机制，由此制定预防策略的重要一步[75]。

类肌炎

多种因素可能造成某些个体中类似肌炎的临床和病理表现（表 90-2）。已知许多药物能够引起类似肌炎的病变。例如，常用的降脂药物如他汀类药物（如阿托伐他汀、洛伐他汀）可引起与肌炎非常相似的肌病。这些药物抑制 3- 羟 -3- 甲基戊二酰辅酶 A（HMG-CoA）还原酶（一种将 HMG-CoA 转化成甲羟戊酸的限速酶），从而阻止胆固醇合成途径中活性甾体及其他中间代谢产物的合成，但这些药物引起肌病的确切机制尚不清楚[76-78]。抗 HMGCR 抗体阳性的患者常伴有明显的肌纤维坏死，但几乎没有肌肉的炎症，也称为免疫介导的坏死性肌病（IMNM）。有人认为他汀类药物能在再生肌细胞中上调 HMG-CoA 自身抗原，即使在他汀类药物停止后也能维持自身免疫反应，这提示了他汀诱导的免疫介导坏死性肌病的发病机制[79]。但最近的研究表明，大多数坏死性自身免疫肌病（NAM）患者是没有他汀用药史的，表明这种疾病存在其他潜在诱因[80]（详见免疫介导坏死性肌病）。其他药物如羟基脲能够引起与 DM 相似的皮疹[81]。TNF 抑制剂与自身免疫性疾病如血管炎和狼疮样综合征的发生有关。最近报道炎性关节炎患者应用 TNF 抑制剂可能诱导或加速 DM 或抗 Jo-1 抗体阳性的 PM 的发生 [82-85]。另有报道指出氢氧化铝佐剂疫苗能引起巨噬细胞肌筋膜炎，其组织学表现为肌内膜、肌束膜和肌外膜的巨噬细胞及部分 CD8⁺ T 细胞浸润，并伴有肌酸激酶水平升高、肌无力、肌痛、疲乏和关节痛等临床表现 [86]。尽管有报道疫苗可能引起肌炎，但尚无系统研究证实两者之间的关联性 [87]。

发病机制

目前对炎性肌病发病机制的认识有了很大的进步 [84-85,88-91]。因其常合并其他自身免疫性疾病（如桥本甲状腺炎、硬皮病），且许多患者出现自身抗体反应，包括肌炎特异性自身抗体，因此，通常认为 IIM 是源于自身免疫。肌肉外器官表现（如 ILD、关节炎或皮疹）作为许多患者的首发临床表现，也提出免疫反应实际上可能从骨骼肌以外的其他部位开始的可能性。

体液免疫反应

半数以上的 IIM 患者会出现特殊的自身抗体，其中部分是肌炎特异性，而另一部分只是肌炎相关性，这些自身抗体分别被称为肌炎特异性自身抗体（myositis-specific autoantibody，MSA）和肌炎相关性自身抗体（myositis-associated autoantibody，MAA）。MAA 包括抗多种细胞核和细胞质抗原成分的自身抗体。肌炎中存在的抗核抗体（ANA）不与某个肌炎亚型特别相关。而 MSA 直接针对蛋白质合成途径中相关成分（如 tRNA 合成酶和信号识别颗粒）和某些核成分 [如核旋酶（Mi-2 型）]，常与不同的临床表现和疾病亚型相关（如 tRNA 合成酶与间质性肺疾病相关，Mi-2 与 DM 相关）（表 90-3 和表 90-6）。

抗组氨酰 tRNA 合成酶抗体是最常见的 MSA，见于 16% ～ 20% 的 IIM 患者和约 90% 的 IIM 合并 ILD 患者中 [92-95]。其他类型氨酰 tRNA 合成酶如苏氨酰 tRNA 合成酶（PL-7）、丙氨酰 tRNA 合成酶（PL-12）、异亮氨酰 tRNA 合成酶（OJ）、甘氨酰 tRNA 合成酶（EJ）、天冬氨酰 tRNA 合成酶（KS）、酪氨酰 tRNA 合成酶（Ha）和苯丙氨酰 tRNA 合成酶（Zo）的抗体较为少见（1% ～ 5%）。抗 Mi-2 抗体与 DM 具有很强的相关性 [96-97]，特别是与 Gottron 疹、向阳

表 90-3 肌炎特异性抗体

自身抗体	临床疾病 / 特征
抗合成酶抗体 ᵃ	抗合成酶综合征：肌炎、间质性肺病，关节炎，雷诺现象，发热，技工手 相比 DM 更多见于 PM
抗信号识别颗粒抗体 ᵇ	免疫介导的坏死性肌病可能病情较重合并心脏受累
抗染色质解旋酶 DNA 结合蛋白 3 和 4（Mi-2α 和 β）抗体 ᶜ	DM
抗 -MDA5/ 抗 -CADM-140	皮肤黏膜损伤，快速进展的间质性肺病，肌肉受累轻
抗 TIF1-γ	幼年型皮肌炎、成人恶性肿瘤皮肌炎
抗核基质蛋白（NXP）-2/ 抗 -MJ	主要见于儿童皮肌炎，关节挛缩，皮下钙化，成人 DM 可合并肿瘤
抗 -HMG-CoA 还原酶	他汀类药物相关性肌病；免疫介导的坏死性肌病
抗 Cn1A	包涵体肌炎
抗 FHL1	严重肌病

ᵃ 常见于肌炎的抗合成酶抗体有抗组氨酰 tRNA 合成酶抗体（Jo-1）、抗苏氨酰 tRNA 合成酶抗体（PL-7）、抗丙氨酰 tRNA 合成酶抗体（PL-12）、抗异亮氨酰 tRNA 合成酶抗体（OJ）、抗甘氨酰 tRNA 合成酶抗体（EJ）、抗天冬氨酰 tRNA 合成酶抗体（KS）、酪氨酰 -tRNA 合成酶（Ha）和苯丙氨酰 -tRNA 合成酶（Zo）

ᵇ 在美国患者中，它是结合 54 kD 的 SRP 蛋白亚基的自身抗体，而在日本患者中，它则是结合 72 kD、54 kD、9 kD 亚基的自身抗体

ᶜ 该抗体特异性结合核小体重塑去乙酰酶复合体的 240 kD 解旋酶亚基 Cn1A，胞质 5′- 核苷酸酶 1A；FHL1，四个半 LIM 域一；HMG-CoA，3- 羟基 -3- 甲基戊二酰辅酶 A；MDA，黑色素瘤分化相关基因 5；TIF，转录中介因子 1γ

疹、"V" 形征和披肩征等皮疹的出现相关。抗 TIF-1γ 和抗 NXP2 与成人 CADM 和 JDM 有关 [98-100]。抗 MDA5 抗体在亚洲人群中与临床无肌病性 DM 和快速进展的间质性肺病有关，但其临床表型在高加索人群中不那么特异 [101]。

因 MSA 的相互排斥性，通常一个患者只会出现其中一种。MSA 在 IBM 患者中少见或缺如。有时这些抗体早在临床发病之前就已经存在 [102]。最近的研究发现，IBM 患者有针对肌肉蛋白的抗体，如抗细胞质 50- 核苷酸酶 1A（Cn1A）抗体存在于 1/3 的 IBM 患者中 [103,104]。也有报道 IBM 患者存在针对结

蛋白的抗体[105]。最近有报道的其他自身抗体，如抗皮层肌动蛋白（cortactin）抗体，它存在于 PM、DM 和 NAM 患者中，但 IBM 患者中不存在此抗体[106]。

MAA 如 PM-Scl 常见于典型的重叠综合征，包括特征性的硬皮病表现[107,108]。这类疾病表现为轻微的肌肉病变、明显的关节炎以及局限性皮肤受累，这类患者通常对治疗反应良好[109]。部分肌炎患者也可能出现其他 MAA，如抗 RNP 抗体、抗 Ro/SSA、抗 Ku 抗体以及抗 PMS1 抗体。部分 MSA 和 MAA 显示出较强的免疫遗传相关性，如抗 tRNA 合成酶抗体与 HLA-DQA1*0501 等位基因、抗 Jo-1 与 HLA-DRB1*03、抗 SRP 抗体与 DR5、抗 Mi-2 抗体与 DR7、抗 PM-Scl 抗体与 DR3 相关，提示适应性免疫系统在这些肌炎亚型的发病机制中起着重要作用，其中 II 类 HLA 分子的主要作用是向 T 细胞呈递抗原。同样，HLA-DRB 1 等位基因（DRB 1*11：01）被发现与抗 HMGCR 阳性的他汀诱导的肌病的风险升高有关[110]。该抗体可作为良好的临床指标，用于帮助诊断和分类这些异质性疾病的同质亚类。

细胞免疫反应

细胞免疫反应的研究主要集中在 IIM 患者的肌肉组织和外周血，T 细胞和巨噬细胞通常在肌炎的肌肉浸润中占主导地位[111]。这些 T 细胞亚群产生的细胞因子诱导巨噬细胞极化为促炎 M1（经典）或促消退 M2（替代）表型。M1 巨噬细胞在肌病早期浸润到肌肉组织以帮助清除坏死碎片，而 M2 巨噬细胞随后到达以维持组织愈合[112]。骨骼肌中淋巴细胞和巨噬细胞的相对比例在不同的临床实体中有所不同。例如，在抗 HMGCR 肌病中，M2 巨噬细胞的浸润多于 CD4+ 和 CD8+ T 细胞以及 CD123+ 浆细胞样 DC。M2 巨噬细胞的存在符合巨噬细胞在骨骼肌再生中的已知作用[113]。在细胞水平上，各种淋巴细胞亚群在不同类型 IIM 患者肌组织中的分布、定位明显不同。其主要浸润方式有两种，一种是 CD4+ T 细胞、巨噬细胞和树突状细胞分布于肌束膜区域（图 90-1C），特别是血管周围（图 90-1A），偶尔可见 B 细胞；这种类型多见于伴有皮疹的 DM 患者，少数患者可无皮疹表现。最近的研究还表明，IIM 的不同的自身抗体模式似乎与不同组织病理学特征相关[114]。另一种是单个核细胞围绕在肌内膜区域或侵入非坏死肌纤维

（图 90-1B），其中主要是 CD8+ T 细胞和巨噬细胞，亦可见 CD4+ T 细胞和树突状细胞，这种类型通常见于无皮疹的 PM 和 IBM 患者。有时以上两种炎细胞浸润方式可见于同一活检标本。两种不同区域中不同的炎性细胞浸润提示存在不同的发病机制：一个靶器官是血管，而另一个靶器官是肌纤维。其他器官也可见到明显的炎症反应。

DM 患者的血管受累也可表现在皮肤上，临床上亦可出现甲周及胃肠道病变。毛细血管明显增生、空泡形成及坏死导致缺血性改变而引起肌纤维的损伤[115,116]。DM 的发病机制中早期事件之一是补体级联的激活，随后补体成分和膜攻击复合物在内皮细胞沉积，最终补体介导的损伤导致毛细血管的减少。毛细血管异常增厚和扩张，类似毛细血管后微静脉（淋巴细胞易于发生拥堵的血管）（图 90-2），同时亦可见到新生毛细血管[117]。毛细血管减少形成 DM 的一些特征性组织病理学表现：毛细血管坏死和减少、血管周围炎症和缺血（少见）以及束周萎缩（一种 DM 的晚期表现，见图 90-1C 和 D）。近期的研究指出 I 型 IFN 诱导基因参与了 DM 的发病机制，类浆细胞和树突状细胞产生 I 型 IFN 并诱导 IFN 诱导蛋白如 MxA 和 IFN 诱导基因 15（ISG15）在 DM 束周肌纤维和血管上的表达，提示 DM 肌纤维和血管的损伤的发生是由于细胞内过多产生一种或多种 I 型 IFN 诱导蛋白[118,119]。尽管尚无直接比较青少年和成人 DM 的病理改变的报道，但二者之间很可能大致相同，只是在儿童期所有基本的病理表现更加突出（见本章下文）。尚不清楚最初何种因素激活补体，但由此引起补体介导的损伤在 DM 中非常明显[120]。最近的研究表明 I 型干扰素介导的固有免疫与诸如 Toll 样受体（TLR-3、TLR-7 和 TLR-9）等固有免疫受体的表达有关。另外的研究发现表达 I 类 MHC 分子的未成熟肌纤维前体可作为 I 型干扰素（IFN-β）在肌炎中的来源。体外实验表明 TLR-3 诱导的干扰素 -β 与干扰素 -γ 联合作用，可增加 MHC I 类分子的表达，提示肌炎的先天免疫系统和适应性免疫系统之间存在关联性[121]。

肌内膜的炎症聚集物包括大量 T 细胞（特别是 CD8+ T 细胞）、巨噬细胞、CD4+ T 细胞和少量自然杀伤细胞。免疫电镜研究也证实了 T 细胞和巨噬细胞对非坏死肌纤维的浸润、替换及破坏[122]。浸润性细胞毒性 T 淋巴细胞（CTL）表达含颗粒的穿孔素，

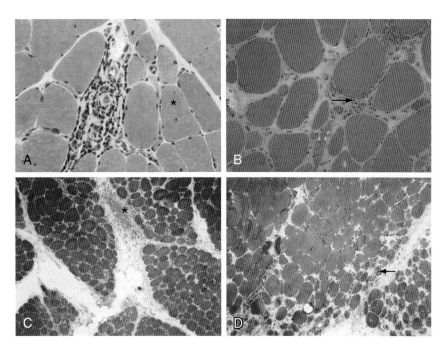

图 90-1 肌活检标本 HE 染色显示血管周围炎症。A. 肌纤维大小不均，核内移（星号）；B 肌内膜炎和纤维化（箭头）；C. 肌束膜炎（星号）；D. 束周萎缩（箭头）（B，Courtesy Dr. Inger Nemmesmo. D, Courtesy Dr. Paul Plotz.）

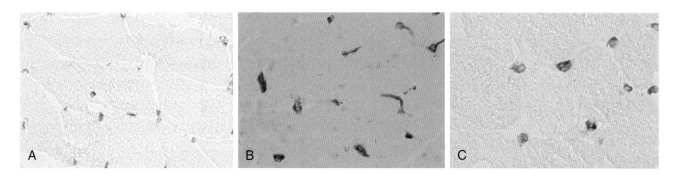

图 90-2 肌活检标本内皮细胞的标记 CD146（Mel-CAM）染色。A. 正常对照；B. 皮肌炎；C. 多发性肌炎。注意皮肌炎和多发性肌炎异常的毛细血管直径

后者靶向性地针对目标肌纤维，提示肌纤维损伤部分是由穿孔素依赖性细胞毒作用所介导（图 90-3 B 和 C）[123]。有证据表明在 PM 和 IBM，CD8+ T 细胞在肌肉及外周循环中克隆性增生[124,125]，且患者的 T 细胞系表现出抗自身肌管的细胞毒性[126]，提示 PM 和 IBM 的肌纤维损伤由 CTLs 介导。CTLs 可通过穿孔素 - 端粒酶 B 和 Fas-FasL 途径介导靶细胞损伤。肌炎患者骨骼肌细胞过表达抗凋亡分子如 Bcl-2、Fas 相关死亡区域样 IL-1 转化酶抑制蛋白（FLIP）和人类凋亡蛋白样蛋白抑制因子，提示穿孔素 - 端粒酶 B 介导的 CTL 杀伤作用可能在肌炎的肌纤维损伤和功能障碍中占主导地位[127-129]。

与以前认识不同的是，近期的研究显示有 B 细胞、浆细胞、髓样树突状细胞、表达 25F9 标记的迟发活化巨噬细胞，以及 CD8+CD28− 和 CD4+ CD28− T 细胞 [TCRV（β）扩展的 T 细胞] 在 PM、DM 和 IBM 骨骼肌细胞和外周循环的聚集。这些 CD28− 细胞和表 25F9 标记的迟发活化巨噬细胞可能具备细胞毒性潜能，并在 IIM 骨骼肌中产生促炎症因子[130-131]。在成人和青少年 IIM 中研究了表达 FOXP3 的调节性 T（Treg）细胞的作用以及这些细胞对肌肉炎症的影响[132,133]。这些研究表明 FOXP3+ Treg 细胞中和了 IIM 中细胞毒性 T 细胞对肌肉的损伤。尽管机体内 Treg 细胞比例很高，但幼年皮肌炎中仍存在显著的肌肉炎症表明 Treg 细胞功能受损。

如上所述，两种不同的途径介导了肌肉损伤和炎

症：一种通过 CTL 直接破坏肌纤维，主要见于 PM 和 IBM；另一种损伤血管，主要见于 DM。但炎症反应的程度并非总与肌纤维破坏或临床表现的严重性相关[134]，提示非免疫过程同样在疾病的发病机制中起作用。下列研究也支持非免疫机制的作用：第一，明显的肌纤维结构破坏发生时无任何炎细胞存在[135,136]；第二，炎症程度与肌无力程度之间缺乏联系[137]；第三，强力的抗炎治疗对部分肌炎患者无效[138,139]；第四，类固醇激素治疗能够消除肌组织中的炎细胞，却并不能明显改善临床症状，提示免疫抑制治疗虽能减轻疾病活动性却不能改变疾病进程的其他介导因子[140]。最后，炎症减退的同时还有可能出现临床表现加重[141]，也提示非免疫机制在肌炎发病中的作用。因此，免疫通路对肌肉损伤的确切作用目前尚不明确。

MHC Ⅰ类分子

正常骨骼肌细胞不表达 MHC Ⅰ类分子，但炎症促进因子如 INF-γ、TNF-α 或警报素 HMGB1 可诱导其表达[135,142-144]。而 MHC Ⅰ类分子在非坏死肌纤维上早期、广泛表达是 IIM 显著特征之一，甚至可见于无淋巴细胞浸润的肌细胞上[135,136,146]。MHC Ⅰ类分子通常表达于肌膜，部分肌纤维还可见于胞质（图

90-3 A 和 B）。部分患者的 MHC Ⅰ类分子表达局限于少量肌束（通常是病变早期），而有些患者几乎所有肌纤维均可见到 MHC Ⅰ类分子染色阳性，特别是病变晚期和治疗效果不佳的病例。MHC Ⅰ类分子在骨骼肌的过表达引起小鼠出现与人类肌炎相似的临床、生化、组织学及免疫学特征，为研究人类肌炎提供了近似的模型。小鼠肌炎为局限于骨骼肌的自我维持性炎症反应，雌性更严重，并多伴有 MSA 阳性[147]。近期有关这个肌炎模型的研究进一步提示 MHC Ⅰ类分子过表达导致内质网应激、肌肉萎缩、骨骼肌力量下降，这提示了 MHC Ⅰ类分子在肌炎肌无力发生中的作用[91,148]。

对肌炎患者及小鼠模型的大量研究提示 MHC Ⅰ类分子不需要淋巴细胞参与就能介导肌细胞损伤和功能障碍。例如在患者中发现，肌纤维的 MHC Ⅰ类分子抗原产生早于炎细胞浸润[149-150]。患者肌活检标本显示肌细胞表面和胞浆内质网均表达 MHC Ⅰ类分子，这表明部分 MHC Ⅰ类分子可被滞留于肌纤维的内质网中[91,136,151]。没有炎细胞浸润，肌纤维仍能够持续高表达 MHC Ⅰ类分子[141]。诱导小鼠模型表达 MHC Ⅰ类分子，能够在单个核细胞浸润之前引起肌无力表现[147]。近来的研究显示进行 MHC Ⅰ类分子质粒的体内基因转染后肌细胞再生和分化减少[152]。上述这些发现尤其是人类肌炎和鼠肌炎模型细胞内

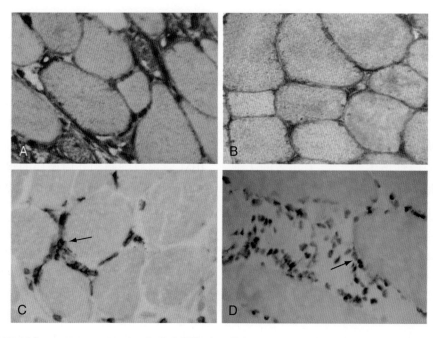

图 90-3　多发性肌炎活检标本 HLA-ABC、CD8+ T 细胞和颗粒酶 B 染色。A. HLA 在肌纤维、浸润细胞和内皮细胞表达明显。B. HLA 在肌细胞膜和胞质表达；C. 肌纤维周围的 CD8+ T 细胞浸润（箭头）；D. 肌纤维周围的颗粒酶 B 阳性细胞（箭头）

MHC Ⅰ类分子明显的滞留，表明肌纤维损伤并不只是免疫攻击（如 CTLs 和自身抗体），还可能有非免疫机制的参与，如内质网应激反应和缺氧。细胞内质网应激的激活与诱导不同形式的细胞死亡有关，如自噬和凋亡。促进自噬[肿瘤坏死因子相关凋亡诱导配体（TRAIL）]和细胞凋亡[TNF-样弱诱导凋亡（TWEAK）]分子在肌炎患者中的表达增加，为肌炎进行性肌肉损伤提供了分子基础[153,154]。

肌炎患者肌纤维的 MHC Ⅰ类分子过表达启动了一系列细胞自主变化而加剧肌纤维的病理改变。近来的研究表明患者和小鼠肌炎模型中肌纤维过表达 MHC Ⅰ类分子可激活 NFκB 和内质网应激反应通路[91,155]。NFκB 可在数分钟内被各种刺激所激活，包括炎症因子如 TNF-α 和 IL-1、T 细胞激活信号以及应激诱导因子。患者中 NFκB 的激活包括经典和非经典两条途径，前者由促炎症因子激活，后者由内质网应激反应激活[91,155-158]。而且有证据表明肌炎患者中由 NFκB 通路调节的下游靶基因[如 MHC Ⅰ类分子、血管细胞黏附分子（ICAM）、单核细胞趋化蛋白 1（MCP-1）]的表达明显上调[151,159,160]。近来的研究指出 NFκB p65 在患者活检标本和小鼠模型都被激活[91,155,161,162]，提示这条通路可能与肌纤维损伤直接相关（图 90-4）。

细胞因子和缺氧

在肌肉组织中的炎性细胞、内皮细胞和肌纤维本身所产生的大量效应分子在肌炎的发病机制中也起一定的作用[85]。大多数研究数据涉及细胞因子，也有一些涉及炎症趋化因子。IIM 患者肌组织中细胞因子大多为促炎性因子：IL-1α、IL-1β、TNF 以及 INF-α。近来，有研究证实与正常对照组相比，肌炎患者 IL-10、IL-13、表皮生长因子（EGF）、血管内皮生长因子（VEGF）、成纤维细胞生长因子（FGF）、CCL3[巨噬细胞炎症蛋白（MIP-1α）]、CCL4（MIP-1β）和 CCL11（嗜酸性粒细胞趋化因子）、IL-15 和 IL-15Rα 明显上调，而粒细胞集落刺激因子（G-CSF）下调[163,164]。另外发现 DNA 结合高迁移率族蛋白 1（HMGB1）以胞外或核外的形式存在于 PM 和 DM 患者的肌组织中。用 IFN-γ 刺激肌细胞后 HMGB1 在肌细胞核和肌质中的表达均上调。暴露于 HMGB1 诱导肌纤维 MHC Ⅰ类分子可逆性上调以及疲劳期肌浆内质网 Ca²⁺ 释放不可逆减少，提示 HMGB1 和 MHC Ⅰ类分子参与了 IIM 早期发病过程[145]。除了诱导肌纤维 MHC Ⅰ类分子和Ⅱ类分子的上调，细胞因子例如 TNF 可能可以直接影响肌纤维的功能[165]。肌炎患者各种细胞因子和趋化因子相对重要性仍不清楚，但是这些分子可能是肌炎潜在的生物标记物，例如近期一项研究显示血清 IL-6 的产生和外周血Ⅰ型 IFN 基因信号与 DM 患者疾病活动度有相关性[166]。最近的研究还证实了促炎性细胞因子如肿瘤坏死因子是如何降低肌源性 miRNAs 表达（例如 miR-1、miR-133 a、miR-133 b 和 miR-206），并促进肌炎中肌纤维的变性[167]。

微血管受累首先发现于 DM，也见于 PM，二者的内皮细胞都显示黏附分子和促炎因子如 IL-1α 的表达增加。毛细血管减少和局部的炎症导致组织缺氧可诱发这种表现。肌组织缺氧可引起临床症状和肌无

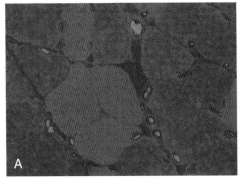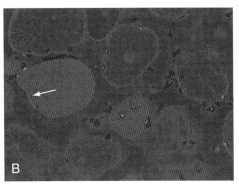

图 90-4　核因子 κB（NF-κB）在肌炎和正常肌活检标本的表达。免疫荧光染色用兔抗 NF-κB 抗体和抗兔 Texas 红，以及用 4,6- 二氨基 -2- 苯基吲哚（蓝核）复染，可见到正常肌细胞胞浆表达 NF-κB（A），以及肌炎患者的肌浆膜下表达 NF-κB（B，箭头）（From Nagaraju K，Casciola-Rosen L，Lundberg I，et al：Activation of the endoplasmic reticulum stress response in autoimmune myositis：potential role in muscle fiber damage and destruction. *Arthritis Rheum* 52：1824-1835，2005.）[91]

力表现，提示肌组织缺氧与肌炎的发病机制有关[85]。PM 和 IBM 肌纤维表达 VEGF 受体以及内皮细胞表达 HIF-2α 也支持缺氧与肌炎的发病机制有关。DM 患者内皮细胞存在缺氧诱导因子（HIF）-1α 和 HIF-1β 表达，也可观察到 HIF-2α、红细胞生成素受体、VEGF、VEGF-R 在肌纤维的表达。这些发现提示免疫机制介导的血供缺失可能触发了适应性缺氧相关蛋白的上调反应[168]。此外工作负荷前后进行磁共振光谱分析，结果显示与正常个体相比较，患者肌肉中对收缩功能非常重要的能量底物水平下降，如三磷腺苷和磷酸肌酸，这一发现支持慢性炎性肌病存在获得性能量代谢紊乱并因此影响受损肌肉功能的假说。

微阵列为 DM 的机制研究提供了很多的思路。以往 DM 患者的 mRNA 图谱研究显示 I 型干扰素应答通路占优势，提示抗病毒应答可能持续存在[169]。尤其普遍的是 IFN 诱导的 MxA 基因的显著表达。在此基础上研究发现，浆细胞样树突状细胞在 DM 中的浸润相较于其他炎性肌病更为明显，更加支持固有免疫反应在 DM 的重要作用[118]。最近的研究表明，不仅在骨骼肌，而且在患者的皮肤和血液中，I 型干扰素和由 I 型干扰素（干扰素标记）诱导的基因表达增高[118,170,171]。一些研究表明，IFN 标记基因的水平与疾病活动相关[171,172]。I 型 IFN 诱导肌肉无力相关的分子机制尚不完全清楚，但有一些研究表明 IFN-β 可诱导肌炎肌肉中的活性氧和线粒体损伤，提示可能与肌炎中肌肉生物能功能障碍相关[173]。

肌肉损伤的可能机制

现有的研究提示免疫机制（细胞免疫和体液免疫）和非免疫机制（内质网应激和缺氧）均与肌炎患者肌纤维损伤和功能障碍有关。固有免疫细胞的激活是骨骼肌损伤的结果，导致损伤相关分子模式（DAMP）的释放。TLR 信号激活肌肉中的各种抗原呈递细胞（APC）。这些 APC 然后激活 CD4+ T 细胞，启动自身抗原特异性 T 细胞反应和自身抗体反应。MHC Ⅰ 类分子在肌肉上的过度表达也导致 CD8+ T 细胞介导的细胞毒性激活。DAMP 可与表面或内源性 TLRs 结合。TLRs 表达于肌肉浸润的免疫细胞、毛细血管和成纤维细胞中。TLR 信号转导激活 NF-κB 和炎性小体，产生促炎的细胞因子、趋化因子和黏附分子。肿瘤坏死因子（TNF）等细胞因子可直接诱导肌细胞死亡，并通过微小 RNA（MicroRNAs）有效抑制肌细胞发育。TLR 信号还导致炎性小体激活（IL-1 分泌），并有可能诱导受影响的肌肉中的热凋亡，而 TRAIL 的激活则可导致肌肉中的自噬。未知的细胞因子可降低骨骼肌嘌呤核苷酸周期限速酶和 AMPD1 的表达。APMD 1 的这一获得性缺陷可能会导致肌炎患者的肌肉无力和疲劳。此外，内质网中 MHC Ⅰ 类分子积累也会引起肌细胞的内质网应激反应。因此，几种免疫、非免疫和代谢途径直接和间接地导致肌炎的肌肉无力和损伤。这些通路对肌纤维损伤的贡献度目前尚不清楚（图 90-5）。因此，单独或联合使用特定药物来抑制这些途径，将有助于确定它们在肌炎中的作用，并显示它们是否是有效的治疗药物。

临床特征

炎性肌病最常作为单独的疾病发生，如下文所讨论。然而，肌炎有时会与一些其他风湿性疾病共存，即所谓的重叠肌炎。系统性硬化、干燥综合征、混合型结缔组织病、系统性红斑狼疮是炎性肌病最合并的

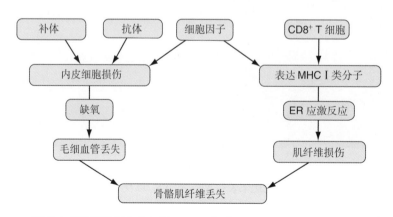

图 90-5　肌炎患者肌纤维损伤的机制。ER，内质网；MHC，主要组织相容性复合体

风湿病。此外，还可能合并类风湿关节炎。IBM 多与干燥综合征、系统性红斑狼疮及其他自身免疫性疾病相关[143,174]。下一节将详细讨论 PM 和 DM 的临床表现，随后讨论 IIM 其他亚组包括 IBM、坏死性肌病和抗合成酶综合征的独特临床表现。

PM 和 DM

PM 和 DM 患者最突出的症状是肌无力和肌肉耐力下降。肌无力呈对称性分布，最常累及近端肌群，特别是颈部、骨盆、大腿和肩部肌肉。较之单一力量运动，患者更多表现出重复性动作困难，常常主诉上坡、上楼、举上臂或从坐椅上起立等动作困难。此外，PM 和 DM 也可能累及远端肌肉，从而影响握力和健康相关的生活质量[175]。肌无力的发作通常为亚急性或隐匿性，数周或数月内出现症状，如果不治疗肌无力逐渐加重，病情严重者需依靠轮椅。咽部肌肉收缩力受损可出现吞咽困难和营养障碍，并可引起吸入性肺炎。偶有膈肌和胸廓肌肉受累可出现呼吸困难，甚至需要辅助通气。

皮肤

DM 可出现特征性的皮疹[176]，儿童和成人均可出现。最典型的皮肤表现是 Gottron 疹和向阳性皮疹（图 90-6）。Gottron 疹为略微隆起的紫色、粉色或暗红色丘疹，出现在掌指关节或指间关节的伸面，也可见于腕、肘或膝关节的伸面，是 DM 特征性的皮肤损害。与 Gottron 疹分布相同的斑疹（无皮疹）称为 Gottron 征（图 90-6C 和 D）。向阳性皮疹为分布在一侧或双侧眶周的红色或紫色红斑，常伴水肿（图 90-6B）。关节伸面的线性红斑也是 DM 较为特异的皮肤表现（图 90-7A）。多数 DM 患者可出现头面部和颈部的光敏感性皮疹（称为 V 形征），但非 DM 特异性（图 90-7B 和 C）。另一个常见的皮疹是上背部和肩部（披肩征；图 90-7D）和臀部大腿皮疹（枪套征）。瘙痒是 DM 中的常见症状，有时可能非常严重。DM 患者的皮肤损害还见于手指，如甲周红斑、甲褶毛细血管扩张和表皮过度角化（图 90-8 C），甚至会发展为手指溃疡。其他较为少见的皮肤表现还包括脂膜炎、网状青斑和非瘢痕性秃发。儿童 DM 患者可出现血管炎，但成年患者罕见。

皮疹通常为性质温和的局部红斑，少数情况下可能出现严重而弥散的红斑（红皮病），偶尔伴有水泡性大疱疹或溃疡病。皮疹可先于肌肉症状数月甚至数年出现，有时皮疹可能是部分 DM 患者的唯一临床表现，此时称为无肌病性皮肌炎（见下文）。DM 指关节上和手背部皮疹与系统性红斑狼疮的皮疹正好相反，系统性红斑狼疮的皮疹出现在关节间的指骨段皮肤而不是在指关节上（图 90-8 A 和 B）。但是 DM 的皮肤组织病理学表现并无特异性，其多数表现也见

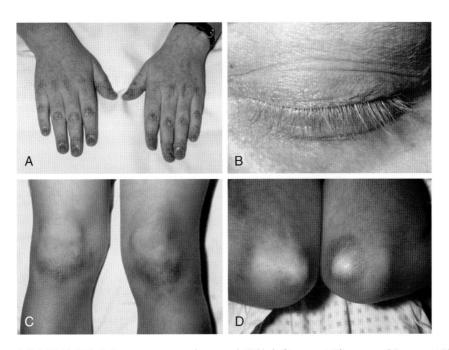

图 90-6 皮肌炎特征性的皮肤改变。A．Gottron 疹；B．向阳性皮疹；C．双膝 Gottron 征；D．双肘 Gottron 征

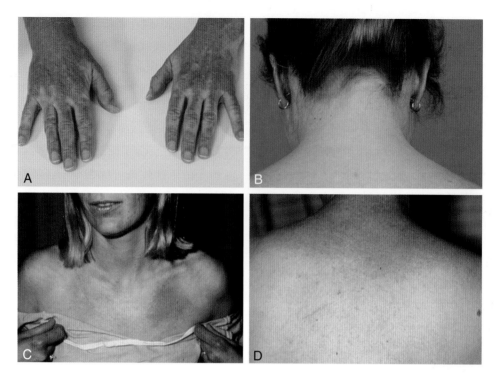

图 90-7　皮肌炎特征性的皮肤改变。A．线性红斑；B．头皮皮疹；C．V形征；D．披肩征（Courtesy Dr. Paul Plotz.）

于 SLE，因此皮肤活检对鉴别 DM 和 SLE 帮助不大。免疫抑制治疗能够改善肌肉症状，但对皮肤病变可能无效，因此，引起皮疹和肌肉炎症的分子机制可能并不相同。

钙质沉着（可以很严重）主要见于青少年 DM，也见于成年患者。钙质沉积多见于摩擦或创伤部位，如肘部或膝部。有时可能在短期内出现大面积钙质沉着，而导致局部溃疡。钙质沉着主要见于皮下组织，亦可见于皮肤、筋膜或肌肉，X 线、CT 或 MRI 有助于诊断。炎症活动可能引起钙质沉着进展，而且一旦形成治疗效果不佳。也有研究显示皮肤和肌肉的有效

抗炎治疗可能抑制钙质沉着的进展[177]。

另一种类型的炎性肌病的皮肤病变为技工手。这种皮疹通常与抗合成酶抗体相关，PM 和 DM 患者均可见到。此类皮疹是一种手指皮肤的过度角化、脱屑、粗裂，特别是在示指桡侧（图 90-9）。

肺

PM 和 DM 的肺部受累常见（30% ～ 40%），并成为影响其发病率和死亡率的主要因素。呼吸困难和咳嗽等临床症状很常见，多由呼吸肌无力或肺组织炎症（间质性肺疾病，ILD）所引起。呼吸肌无力导致

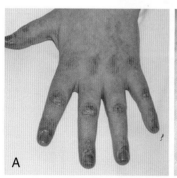
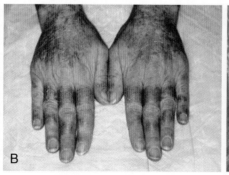
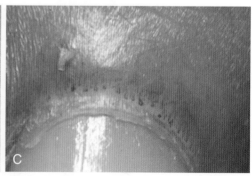

图 90-8　皮肌炎和系统性红斑狼疮的手部红疹。A．皮肌炎指关节和手背部皮肤病变（Gottron 征）；B．狼疮患者关节伸侧无皮疹，C．皮肌炎甲褶处毛细血管病变（Courtesy Dr. Paul Plotz.）皮疹见于指骨段的皮肤；C．皮肌炎甲褶处毛细血管病变（Courtesy Dr. Paul Plotz.）皮疹见于指骨段的皮肤；C．皮肌炎甲褶处毛细血管病变（Courtesy Dr. Paul Plotz.）

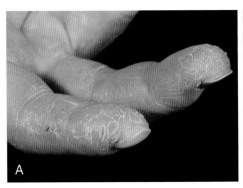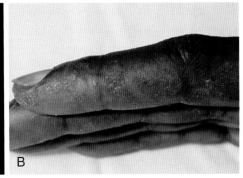

图 90-9 技工手。注意手指侧面的特征性皮肤改变。A. 白人患者；B. 黑人患者（Courtesy Dr. Paul Plotz.）

限制性肺部疾病，咽部肌肉受累则是吸入性肺炎的危险因素之一。小气道炎症引起的 ILD 在 PM 和 DM 比较常见，并常与抗合成酶抗体（70% ～ 80% ILD）和抗 -MDA5 抗体（50% ～ 80% ILD）相关。诊断敏感性较高的检测方法如高分辨 CT、肺功能和弥散能力检查[178]。大多数患者在诊断时即已存在 ILD，ILD 可先于临床肌炎的发展，但它们有时会在肌炎的免疫抑制治疗开始后进展。在大多数情况下，ILD 是轻微的，并有一个缓慢的进展过程。抗合成酶和抗 MDA 5 抗体与 ILD 密切相关，可作为 ILD 的生物学标志物。ILD 偶见于抗合成酶综合征患者，尤其是在抗 MDA5 患者，可迅速进展到在住院或在疾病发作后数月内出现需氧支持，甚至死亡[179]。部分病例应用免疫抑制治疗能够改善肺功能。病程与结局因组织病理学不同而有所不同，提示多种机制参与了间质性肺疾病的发病。

通常肌炎患者 ILD 的临床和病理过程与特发性 ILD 并无不同，但与特发性 ILD（如特发性肺纤维化）相比，肌炎患者 ILD 对免疫抑制的反应和预后常更好。最常见的组织病理学类型是非特异性间质性肺炎（NSIP）、普通间质性肺炎（UIP）、隐源性机化性肺炎（COP）和弥漫性肺泡损伤（DAD）。有研究指出，糖皮质激素和免疫抑制剂对 NSIP 和 COP 治疗有效，而其他类型的病变如弥漫性肺泡损伤、寻常型间质性肺炎和急性间质性肺炎则对糖皮质激素或其他免疫抑制治疗反应较差且预后不良。

关节炎

关节疼痛和关节炎在 PM 或 DM 患者中很常见，有时可作为特征性临床表现，其中手足小关节的对称性关节炎最为常见，可模拟类风湿关节炎，且多为非侵蚀性关节炎，但有时也会表现为侵蚀性和破坏性关节炎。关节炎较常见于抗 Jo-1 抗体及其他抗合成酶抗体阳性的患者，亦可见于合并其他风湿性疾病的重叠综合征患者。

心脏

合并心血管病变为 PM 和 DM 的死亡危险因素之一，但临床上明显的心脏受累较为罕见，也可能是肌炎合并心脏受累的情况尚未得到重视。当对 PM 或 DM 患者的潜在心脏疾病进行评估时，经常会发现其亚临床表现。最多报道的亚临床表现是心电图提示的传导异常和心律不齐。而亚临床心肌病在进行心脏 MRI 检查时很常见，即使是在疾病缓解的患者中也是如此[180]。引起 PM 和 DM 患者心脏表现的病理生理机制可能是心肌炎和冠状动脉病变以及心肌小血管受累。

PM 和 DM 患者确诊后应进行心电图检查，而血清学检查如 CK-MB 升高并不一定提示心脏受累，因为 PM 和 DM 再生的骨骼肌纤维（PM 和 DM 共同的病理学特征）亦可释放 CK-MB。CK-MB/ 总 CK 比值升高超过 3%，可作为判断心肌损伤的临界值。另一个更为特异的心脏受累指标是血清心肌同种型肌钙蛋白 -I 升高。其他的心肌同种型蛋白如血清肌钙蛋白 -C 和 T 特异性较差，因其亦表达于成人骨骼肌并可见于多种肌肉疾病。

胃肠道

吞咽困难在炎性肌病，尤其是在 IBM、严重的 PM 和 DM 患者中很常见。肌无力加重会导致营养障碍和吸入性肺炎。其发生的病理生理机制是舌肌、咽肌和食管下端肌肉无力。胃食管反流病变见于 15% ～

50% 的患者，需要给予特别护理。肠道运动障碍或胃肠道炎症可引起较轻的便秘、腹泻和胃疼症状。胃肠道血管炎罕见，但会导致肠出血，多于 JDM。

抗合成酶综合征

MSA 在肌炎疾病谱中高度特异，并与不同的临床表型密切相关，因此可能有助于鉴定肌炎的临床亚型。其中最常见的 MSA 是抗氨酰基 tRNA 合成酶抗体（抗 Jo-1、抗 Ej、抗 PL-7、抗 PL-12、抗 KS、抗 OJ、抗 Ha 和抗 Zo）[181]。肌炎的一个特殊的临床亚型称为抗合成酶综合征，其特点是抗合成酶抗体阳性[42,182]。最常见的抗合成酶抗体是针对组氨酰 tRNA 合成酶的抗 Jo-1 抗体，见于 20% ~ 30% 的 PM 和 DM 患者[84]。抗合成酶综合征的特征是抗合成酶抗体阳性和包括 ILD（最常见）、临床肌炎、雷诺现象、发热、小关节的非侵蚀性对称性多关节炎和技工手在内的一系列临床表现（图 90-9）。值得注意的是，一些抗合成酶抗体主要与 ILD（抗 PL-12、抗 PL-17）有关，这些 ILD 患者在没有肌肉和关节症状的情况下可能被忽略了有抗合成酶综合征。

无肌病性皮肌炎

临床无肌病性皮肌炎（amyopathic dermatomyositis）是 DM 的一种亚型。这类患者有典型的 DM 皮疹而缺少肌肉受累的表现[183]。无肌病性皮肌炎的定义是 6 个月或更长时间内无肌炎的临床和实验室表现，而皮肤活检表现与 DM 相同。其中部分患者在进行 MRI、活检或肌电图（EMG）时可见有亚临床的肌炎表现，或有轻微的肌酶升高但没有主观或者客观的肌无力症状。这些患者被称为肌病性皮肌炎，临床上无肌病性皮肌炎和微肌病性皮肌炎的表现非常相似，通常被称为临床无肌病性皮肌炎（CADM）。一些最初可能表现为 CADM 的患者随时间推移发展为明显的临床肌炎。然而 CADM 患者可能出现肌肉外表现，如肺间质病变，而且可能很严重，尤其与抗 MDA5 抗体相关时。CADM 和典型 DM 中的抗 MDA5 抗体与手掌丘疹、皮肤溃疡和缺血性手指的特征性皮疹有关（图 90-10）。此外，抗 MDA5 与快速进展的 ILD 相关，预示着 CADM 和 DM 患者的预后不良。与典型的 DM 一样，无肌病性皮肌炎也可能与恶性肿瘤相关。本病的发病率尚不清楚，但近来有研究提示这种类型的皮肌炎较此前认为的更常见。

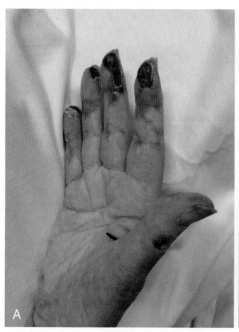
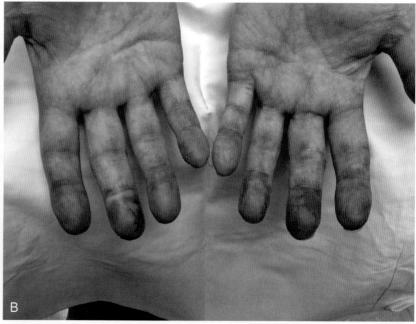

图 90-10 （该图受版权限制，只保留英文。——译者注）Clinical features associated anti-MDA-5 antibody positive patients. Palmar papules （A） and ischemic digits （B） in MDA-5 patients. （Reprinted with permission from The Journal of Rheumatology，MOGHADAMKIA S, et al., Antimelanoma Differentiation-associated Gene 5 Antibody：Expanding the Clinical Spectrum in North American Patients with Dermatomyositis. *J Rheumatol*. 2017；44 [3]：319-325. All rights reserved.）

青少年型皮肌炎

青少年型皮肌炎（juvenile dermatomyositis，JDM）的发病率为（1.7～3.0）/100 万儿童，并且是儿童中最常见的 IIM；PM 和重叠肌炎较少见，预后较差。恶性肿瘤相关性肌炎在儿童中是非常罕见的，占所有IIM 的不到 1%[184]，因为 JDM 占所有青少年 IIM 病例的 85%～90%，我们将在这里集中讨论它。这种疾病的发病有两个高峰：6 岁和 11 岁。在欧洲和北美，女孩比男孩更常见；在日本和沙特阿拉伯，这种差异不太明显。因为大多数儿童没做过肌电检查或肌肉活检，所以诊断依据的是临床和实验室指标。目前发现了更多的肌炎特异性抗体，这意味着在 70%的 JDM 的儿童中都能发现这些抗体。抗 TIF-1γ 和抗 -NXP2 抗体是 JDM 最常见的抗体[185-186]。在发病时最常见的临床表现是肌无力、易疲劳、皮疹、乏力，在某些情况下可出现发热[177]。CK 水平有轻度升高的趋势，而其他肌酶，如谷草转氨酶（AST）、谷丙转氨酶（ALT）和乳酸脱氢酶（LDH）升高可能更常见。皮疹常为病理性皮疹，与成人 DM 相似：最典型的皮肤表现为上眼睑脱色素变性 Gottron 疹、肛周红斑和毛细血管环异常（毛细血管密度降低时扩张和弯曲）。钙质沉着、皮肤溃疡和脂肪营养不良在青少年病例中比在成人中更常见。30%～70% 的 JDM 儿童出现钙质沉着，抗 NXP2 抗体阳性者患钙质沉着的风险更高，并与更进展性病程相关[187]。此外，延迟诊断、心脏受累，长病程增加了患钙质沉着的风险[188]。钙质沉着最常发生在遭受创伤的部位，可在皮肤、筋膜或肌肉中看到。在一些儿童中，钙质沉着非常明显，可引起挛缩和溃疡。影响胃肠道的血管病变，如溃疡、穿孔或出血比较罕见，但在儿童似乎比成人 DM 更常见。由于这种血管病变是一个严重的征象，在 JDM 患者的评估中应包括对 GI 是否受累的筛查。ILD 在 JDM 中很少见。

最近，经验证的核心测定措施使儿童关节炎和风湿病研究联盟（CARA）在制订 JDM 的治疗指南上达成一致[189]。每日泼尼松从 1～2 mg/（kg·d）开始，被认为是第一线治疗，静脉注射（IV）甲泼尼龙、甲氨蝶呤和 IVIG 作为中重度 JDM 一线治疗的辅助治疗。霉酚酸酯、他克莫司和利妥昔单抗用于难治性疾病，静脉注射环磷酰胺用于难治性重症JDM。总的预后各不相同，死亡率估计为 2%～3%，24%～40% 的患者在 2 年内得到缓解（允许停止免疫抑制治疗）。然而大多数患者呈慢性病程[185,190-192]，常出现生长障碍等免疫抑制治疗的副作用。

包涵体肌炎

包涵体肌炎在临床表现和组织病理学特点上均与PM 和 DM 不同[193-194]。散发性 IBM（sporadic IBM，s-IBM）本质上不同于家族遗传性 IBM，但两者有一些共同的临床和组织学特征，但后者肌肉组织缺乏炎症特征。20 世纪 60 年代开始，IBM 被认为是炎性肌病的一个亚型，但不同于 PM，其典型的组织病理学特点是胞浆和核内出现包涵体和镶边空泡[15-16]。随后明确了典型的临床表现，临床上表现为隐匿起病的不对称近端远端肌无力，可持续数月或数年，多累及大腿肌群和手指屈肌，糖皮质激素治疗效果不佳。s-IBM 因其典型的组织病理学表现（镶边空泡和包涵体）在早期肌活检标本中并不明显，可能会被误诊为PM（图 90-11）。

与 PM 和 DM 相反，IBM 多见于男性，特别是50 岁以上的老年人，且起病更为隐匿。IBM 很少出

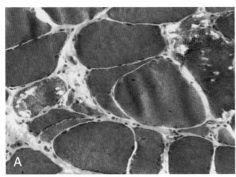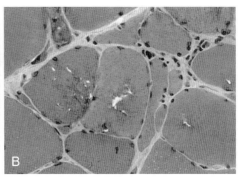

图 90-11　包涵体肌炎肌活检标本的 HE 染色和 Trichrome 染色。注意红色镶边包涵体（A），以及肌纤维大小不均（A 和 B）（Courtesy Dr. Paul Plotz.）

现疼痛，最常见的始发症状是上楼或爬山困难，手指屈肌无力导致握力下降，膝关节伸肌无力可导致经常跌倒，继续加重甚至跨越门槛亦感觉无力。吞咽困难也是早期表现之一，提示咽部肌肉受累。病程缓慢进展可导致明显的肌萎缩，特别是大腿和前臂肌肉；严重无力的患者甚至需要轮椅。肌肉以外的器官受累少见，部分患者出现干燥症状并可能最终发展为继发性干燥综合征[195]。IBM 通常对糖皮质激素及其他免疫抑制剂反应不佳，由此亦有人质疑 IBM 是自身免疫性疾病还是肌肉退行性疾病，而肌纤维内淀粉样蛋白的异常堆积则支持后者的可能性。这个问题目前仍在讨论，IBM 患者中发现针对细胞溶质 5'- 核苷酸酶 1A 的新自身抗体为潜在的自身免疫过程提供了更多证据。

免疫介导的坏死性肌病

在过去的 10 年中发现了 IIM 的另一个亚型，这主要是通过以肌纤维坏死为主，无在其他 IIM 中可见到的典型的淋巴细胞浸润来对该亚型进行分类定义[79,196]（图 90-12）。该亚型的特征是 2/3 的病例中存在两种自身抗体之一；抗 SRP 抗体或抗 3- 羟基 -3- 甲基戊二酰辅酶 A 还原酶（HMGCR）抗体；而 1/3 的病例自身抗体仍为阴性，其中一些可能与潜在的恶性肿瘤有关。而对于 HMGCR 抗体阳性的患者可进一步分为有他汀类药物接触史和无他汀接触史（非他汀诱导的坏死性肌炎）。非他汀类药物诱导的自身免疫性坏死性肌病发生在一部分未使用他汀类药物且具有 HMGCR 抗体的患者中。与他汀类药物诱导的坏死性肌病相比，这些患者往往更年轻，CK 水平高，对免疫抑制治疗的反应较差[197]。

抗 SRP 或抗 HMGCR 自身抗体的存在加上肌纤维中 MHC I 类分子的表达上调，以及毛细血管上补体（C5b-9）的沉积，提示自身免疫的病因参与坏死性肌病的发生，但此情况也可见于抗合成酶综合征或 DM 患者[198-199]。坏死性肌活检病理表现也可在出现于其他非自身免疫性疾病，包括甲状腺功能减退、遗传性肌病和中毒性肌病或与肿瘤有关的肌病[200]。

他汀肌病

他汀类药物（如洛伐他汀、辛伐他汀）是已知可引起坏死性肌病的降脂药物。大多数他汀性肌病患者在停止用药的情况下可痊愈，因此也被认为是中毒性他汀肌病。这不同于上述提到的抗 HMGCR 抗体相关的坏死性肌病。然而，这种抗体在中毒性他汀肌病患者或大多数接触过他汀类药物的患者中并没有被发现[201]，自身免疫形式的他汀性肌病如同 PM 或 DM 一样需要免疫抑制治疗。其他已知引起中毒性坏死性肌病的药物包括纤维酸衍生物（氯贝丁酯、吉非拉齐尔）、烟酸、有机磷和 ε- 氨基己酸。

恶性肿瘤相关性肌炎

DM 与恶性肿瘤之间的相关性在很早期就有病例报道，后来的系统性研究也证实了这种关联性。DM 与癌症的相关性（20% ~ 30%）比 PM（10% ~ 15%）更显著。无论涉及何种病理生理机制，这种联系的临

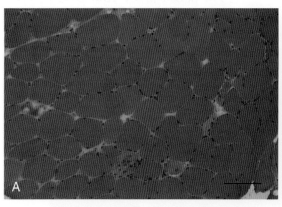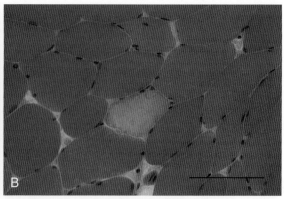

图 90-12　坏死性肌病。肌肉活检取自一名没有他汀或其他药物接触史同时抗 HMGCR 抗体阳性的 17 岁男性。A. 肌肉活检苏木精和伊红染色。可见一些淡染色的坏死肌纤维，没有任何炎症浸润（比例尺 100 μm）。B. 同一患者（A）的另一部位肌肉活检。仅可见一根坏死性肌纤维的不连续表现，没有任何炎症浸润（比例尺 100 μm）

床意义在于在 DM 诊断时和复发时，特别是传统免疫抑制治疗效果不佳时有必要进行肿瘤相关检查。恶性肿瘤的类型各不相同，不仅包括淋巴瘤等血液病，还包括肺癌、卵巢癌、乳腺癌和结肠癌等实体肿瘤。一般来说，推荐进行适合相应年龄和性别的筛查包括常规实验室检查、胸片检查、结肠镜检查、前列腺检查、乳房 X 线检查和妇科检查。如果发现任何异常，医生应该指导患者对恶性肿瘤进行更彻底的筛查。两种肌炎特异性自身抗体与成人 DM 和恶性肿瘤有关：抗 TIF 1γ 和抗 NXP 2[202,203]。这类抗体阳性的患者被认为有高风险罹患肿瘤，因此专家建议这部分人应更积极和更频繁地进行 CT 筛查。筛查时应考虑到种族背景，因为癌症类型因种族而异，亚洲人患肺癌和鼻咽癌比高加索人更多[204]。

分类和诊断标准

目前肌炎的诊断和分类尚无确切的标准。将本病分为不同亚型十分重要，有助于更准确地估计发病率及流行情况，了解其发病机制和自然病程，评价治疗效果及预后。30 多年前，Bohan 和 Peter[13-14] 建议用 5 条标准诊断 IIM（表 90-4），并将 IIM 分为 5 类：原发性 PM、原发性 DM、恶性肿瘤相关的 IIM、血管炎相关的儿童 IIM、胶原血管病相关的 IIM。排除标准包括中枢或外周神经疾病、肌病家族史（虽然家族性肌炎已被多次报道）以及肌营养不良、肉芽肿肌炎、感染（包含旋毛虫病、血吸虫病、锥虫病、葡萄球菌感染、弓形虫病）、药物性肌病、中毒性肌病、横纹肌溶解、代谢性疾病、内分泌疾病、重症肌无力及病毒感染后肌炎（流感或风疹）。Bohan 和 Peter 的诊断标准存在一些不足，一个明显的不足之处是不能识别 IBM 患者，另一个不足之处是可能导致过度诊断 PM 及标准变量的松散定义。

后来认识到 IBM 是一个独立的疾病[193-194]，其他局灶性和弥漫性肌炎如眶周肌炎、局灶结节性肌炎、巨噬细胞肌炎及嗜酸性肌炎则相对罕见。

从 Bohan 和 Peter 提出他们的诊断标准以来，临床研究的进展现已发现一些自身抗体与肌炎的临床表型显著相关（表 90-3）。

在过去 10 年里，多学科合作制定了数据驱动的 IIM 分类标准，即 2017 年欧洲风湿病联盟 / 美国风湿病学会（EULAR/ACR）青少年和成人特发性炎症性肌病（IIM）及其主要亚组的分类标准。它采用两种模型进行分析：一种用于有肌肉活检的患者，另一种用于没有肌肉活检的典型 DM 皮疹患者。这些模型具有较高的敏感性和特异性，它们还能很好地将 DM 的亚组、JDM、PM、IBM 和临床无肌病性 DM 进行分类。新的标准包括抗 Jo-1 自身抗体，强调需要标准化自身抗体测试，以最大限度地减少假阳性或假阴性结果的风险（图 90-5）[206]。

体格检查

IIM 是系统性结缔组织病，多数患者在出现肌肉无力或疲劳的同时常累及其他器官，因此患者出现肌肉症状时医生需对其进行系统的全身体检，这种检查也有助于鉴别 IIM 和非炎性肌病。

多数患者主诉肌无力和肌肉疲劳或功能障碍和肌痛，因此需分别测量肌力和进行重复性肌运动对肌力和疲劳来加以区别。在 DM 和 PM 中，近端对称性肌无力多于远端对称性肌无力，而在 IBM 中，近端和远端肌受累均可见，也可以是不对称的。病程早期，PM 和 DM 患者的肌萎缩并不明显，晚期可能出现中度对称性近端肌萎缩。IBM 患者常出现更为严重的股四头肌和前臂屈肌萎缩，也可能出现指关节畸形和握拳困难。

肌力测量的方法很多。医生要求患者从坐位或蹲位，自行起立可快速发现患者下肢近端肌无力。另一个易于临床操作且较为标准的方法是肌力检查法，根据医学研究委员会（Medical Research Council，MRC）的评分标准进行评分。这种检查有许多变体，IMACS 研究（International Myositis Assessment and Clinical Studies）推荐选择优势侧的八组肌肉作为疾病活动性评分的一部分[207]。多数 PM 和 DM 患者进行肌力检查法评价肌力，多数肌群是正常的，典型中度肌无力见于颈伸肌和臀部肢带肌，多次重复测试可增加敏感性。肌炎功能指数评分是通过重复的动作特异性评估肌炎结局的方法。肌炎功能指数 -2 是一种肌炎特异性测量方法，可重复评估多次。在本测试中，近端肌群比远端肌群受累更多。该指数还常被物理治疗师使用[208]。IBM 患者的膝伸肌和手指屈肌则更易受累。

医生还应该进行皮肤检查，包括甲襞和头皮以发现病变。此外，应仔细寻找关节炎、心脏病和肺部受累的表现。

表 90-4　EULAR/ACR 成人和青少年炎性肌病及主要亚组[a]分类标准、Bohan 和 Peter 分类标准

EULAR/ACR 分类	分数	
变量	无肌肉活检	有肌肉活检
疾病相关首发症状出现年龄 ≥ 18 岁且 < 40 岁	1.3	1.5
疾病相关首发症状出现年龄 ≥ 40 岁	2.1	2.2
肌无力		
上肢近端对称性无力，常为进行性	0.7	0.7
下肢近端对称性无力，常为进行性	0.8	0.5
颈屈肌肌力相对于颈伸肌更弱	1.9	1.6
腿部近端肌力相对远端肌力更弱	0.9	1.2
皮肤表现		
向阳疹	3.1	3.2
Gottron 疹	2.1	2.7
Gottron 征	3.3	3.7
其他临床表现		
吞咽困难或食管运动障碍	0.7	0.6
实验室检查		
抗 Jo-1（抗组氨酸 -tRNA 合成酶）自身抗体阳性	3.9	3.8
血清中下列任意一项酶的含量升高 肌酸激酶（CK）[b] 乳酸脱氢酶（LDH）[b] 谷草转氨酶（ASAT/AST/SGOT）[b] 谷丙转氨酶（ALAT/ALT/SGPT）[b]	1.3	1.4
肌肉活检的特性		
肌纤维周围非侵袭性单核细胞内膜浸润		1.7
肌束和（或）血管周围单核细胞浸润		1.2
肌束周萎缩		1.9
镶边空泡		3.1

有肌肉活检：

可能 IIM：合计得分（可能性 ≥ 55% 和 < 90%）：≥ 6.7 和 < 8.7

确定 IIM：合计得分（可能性 ≥ 90%）：≥ 8.7

无肌肉活检：

可能 IIM：合计得分（可能性 ≥ 55% 和 < 90%）：≥ 5.5 和 < 7.5

确定 IIM：合计得分（可能性 ≥ 90%）：≥ 7.5

Bohan 和 Peter 分类标准

排除其他肌病

1. 对称性近端肌无力

2. 血清肌酸激酶升高，例如 CK、AST、ALT、醛缩酶、LDH

3. 肌电图异常表现，例如短时相，小而多相运动单位动作电位，纤颤波，
   阳性尖波，插入激惹波，奇异高频重复放电

4. 肌肉活检发现异常，例如单个核细胞浸润、再生、变性和坏死

5. 皮疹，如向阳性皮疹、Gottron 疹、Gottron 丘疹

[a]　Adapted from Lundberg IE, et al：2017 European League against Rheumatism/American College of Rheumatology classification criteria for adult and juvenile idiopathic inflammatory myopathies and their major subgroups. *Ann Rheum Dis* 76（12）：1955-1964，2017.

[b]　血清水平高于正常值上限

实验室检查

实验室检查是诊断和治疗的重要组成部分。通常多项检查组合用以评价患者病情。由于 IIM 尚无特异性实验室检查，所有结果需结合临床考虑。

生化检查

血清肌酶测定是评估肌炎病情的一项重要的血清生化检查。血清肌肉来源的肌酶的升高提示肌组织损伤的程度。此项检查有助于将 IIM 与类固醇性肌病和去神经病变鉴别开来，此类疾病的突出表现是肌萎缩[209]。通常检测血清肌酸激酶水平是评估 IIM 患者病情的第一步。CK（肌酸激酶）包括 MM（骨骼肌）、MB（心肌）和 BB（脑）型同工酶。相比其他血清肌酶，CK 具有相对特异性，是评估肌细胞受损程度的敏感指标。但患者中 CK 变化范围较大，从接近正常到升高百倍。

80%～90% 成人肌炎患者起病时 CK 升高，但部分患者尤其是晚期患者，血清 CK 水平可为正常或仅轻度升高，部分是由于肌细胞减少或存在 CK 活性抑制剂[210,211]。相对于 PM，CK 正常更多见于 DM。在 CK 不升高的情况下，DM 的诊断因皮疹的存在较 PM 相对容易。IBM 患者的 CK 水平通常较 PM 和 DM 低，因此正常的 CK 水平不能排除 IIM，特别是 IBM 和 DM。

CK 水平持续升高常提示炎症活动，总体而言，一段时间内 CK 的升高与疾病整体活动度相关，但与肌力强度和功能无相关性[212,213]。CK 的测定通常不能用于监测病情的加重。评价 CK 水平的意义应始终结合临床进行，临床症状无改善时其水平可降为正常，临床症状无恶化其水平亦可能升高。但 CK 的增加一般而言仍提示病情复发的可能，需进一步做临床检查。CK 升高不是肌炎特异性表现，其他肌肉疾病也可升高，包括肌营养不良、横纹肌溶解、甲状腺功能减退和多种药物性肌病。心脏同种型肌钙蛋白 I 是心肌受累特异性最高的指标，也是炎性肌病患者心肌受损最可靠的血清学标志[214]。

其他肌酶的测定，包括醛缩酶、AST、ALT、LDH 的测定，有助于肌炎的诊断，特别是对于处于活动期而 CK 正常的肌炎患者。醛缩酶、LDH 和 AST 与 JDM 患者的疾病活动度相关，但最大的缺点

是，存在肝病变时这些酶也升高；因此应用这些检验数据之前应先确定是否是肌肉来源[215]。

血清肌红蛋白水平是肌纤维膜完整性的敏感指标，可用于评价疾病活动度，其优点在于其涉及非酶免疫反应。缺点是随昼夜节律的变化范围变动较大[216]，且不如 CK 那样易常规开展。

组织学检查

肌活检是诊断炎性肌病的金标准，也是明确诊断 IIM 的重要组成部分[217,218]。选择中度无力的肌肉进行活检可取得最佳的结果。IIM 的组织学特点包括所有 IIM 可见的一般特征和某一亚型相关的特殊表现。一般特点包括肌纤维坏死、再生、变性、肌纤维大小不一、结缔组织增加以及炎症浸润等。DM 的特殊表现包括毛细血管减少、形态改变、毛细血管坏死伴补体产物（如膜攻击复合物）在血管壁沉积，少数情况下出现肌梗死。另一后期表现为束周萎缩。炎细胞浸润多分布在血管周围，主要是大量 CD4+ T 细胞和巨噬细胞，偶见 B 细胞。尽管束周萎缩是 DM 特征性的组织学表现，如在病程较早期进行活检则可能不会出现。早期 DM 可表现为 MHC Ⅰ 类分子表达增加，呈斑块状且束周区域多见。在 DM 患者中发现一些活检特征，如微血管系统的异常，已在抗 Jo-1 抗体阳性患者中报道，而其他肌肉活检特征与 DM 不同，即筋膜周围区域纤维坏死伴肌膜周围碎裂[219]。

PM 的组织学特征包括肌纤维内巨噬细胞和 CD8+ T 细胞的浸润和 MHC Ⅰ 类分子的表达。单个核细胞侵入非坏死肌纤维的肌内膜是 PM 和 IBM 的典型特征。IBM 的组织学表现与 PM 相似，又具有其自身特点如红色镶边空泡、包涵体（胞核或胞浆）及淀粉样物质沉积[194]。细胞色素 -C 氧化酶阴性肌纤维数量增加，但非 IBM 的特异性改变。电镜下可见胞浆及核内出现 15～21 nm 的管状细丝，而 DM 和 PM 不出现。IBM 肌活检标本中未发现镶边空泡和管状细丝包涵体是常见的；在这种情况下，如果高度怀疑 IBM，诊断主要是基于典型的临床表现。免疫抑制剂治疗反应不佳则进一步支持 IBM 诊断。坏死肌纤维周围炎症浸润也出现在一些肌营养不良患者中（如面肩肱型肌营养不良、肢带型肌营养不良 2B 型和 Duchenne 肌营养不良症），是肌细胞变性的继发表现。各亚型常见以及独特的免疫学及组织学特征

表 90-5　特发性炎性肌病各亚型的临床及实验室特征

诊断学特征	皮肌炎	多发性肌炎	包涵体肌炎	坏死性肌病
临床表现				
年龄	儿童和成人	成人[a]	成人 > 50 岁	成人
起病状况	亚急性	亚急性	慢性	亚急性
肌无力	近端	近端	选择性类型[b]	近端
对称性	双侧对称	双侧对称	不对称	不对称
系统性特征	是[c]	是[c]	是[d]	是[d]
皮肤改变	是[e]	否	否	否
钙化	是[f]	很少	否	否
相关自身免疫病	是[g]	是[g]	是[h]	否
相关恶性肿瘤[i]	是	？	？	？？
实验室特征				
血清肌酶[j]	正常到升高	正常到升高	正常到升高	升高
异常 EMG[k]	是	是	是	是
异常肌肉活检	束周萎缩，毛细血管缺失，斑片状 MHC Ⅰ 类分子表达和微梗死	CD8+ T 细胞浸润非坏死性肌纤维和肌纤维 MHC Ⅰ 类分子表达	CD8+ T 细胞浸润，MHC 表达，有空泡的肌纤维，微管丝状包涵体	坏死和再生肌纤维，MHC Ⅰ 类分子表达上调

[a] 儿童罕见

[b] 早期累及手指屈肌、腕屈肌或腕伸肌的无力，以及累及股四头肌

[c] 部分患者有吞咽困难、滑膜炎和肺间质病变

[d] 部分患者有吞咽困难

[e] Gottron 疹和向阳性皮疹

[f] 尤其是儿童多见

[g] 与硬皮病、系统性红斑狼疮、类风湿关节炎、干燥综合征和混合性结缔组织病（MCTD）重叠

[h] 与干燥综合征相关，但与其他结缔组织病关联性不强

[i] 皮肌炎与肿瘤的关联性比多发性肌炎和包涵体肌炎与肿瘤的关联性强。而多发性肌炎与包涵体肌炎伴发肿瘤的频率与正常人群比较并无明显增加

[j] 血清肌酸激酶、谷丙转氨酶、乳酸脱氢酶和醛缩酶的水平变化范围可从正常至非常高

[k] 皮肌炎可见肌病性的运动单位电位伴自发放电，多发性肌炎也可无自发放电，包涵体肌炎为短时相和长时相混合的运动单位电位

EMG，肌电图；MHC，主要组织相容性复合体；？，PM/IBM 与肿瘤的相关性尚不清楚；？？，坏死性肌病（不是自身免疫性坏死性肌病）可以与肿瘤相关

分别见表 90-6 和表 90-7。

影像学检查

肌肉

超声、CT 和 MRI 是用于检查骨骼肌常用的三种影像学方法。MRI 能够有效地定性和定量检查炎症、脂肪浸润、钙化、肌肉重建及定位特定肌群的病变，已经成为首选的软组织、肌肉检测手段（图 90-13）。MRI 能够帮助指导肌肉活检取样，评估活动性肌病与损伤，对于 PM、DM 和 IBM 的一些独特的 MRI 表现，有助于诊断。目前，MRI 是评估 JDM 最常用的诊断方法，全身 MRI 可以在幼儿中轻松进行。MRI 可作为用于长期治疗的疗效评估和临床试验的潜在工具，但对病变的敏感性尚未确定 [220-223]。

超声检查可探测异常血管生成，彩色多普勒还可检测血流量。但超声在诊断和监测 IIM 患者治疗中的作用仍有待确定。CT 主要用于明确软组织钙化（如 JDM）但不能检测肌组织的炎性改变。断层 CT 图像可对深部的肌萎缩和脂肪替代进行定量检测以补充超声检查的不足。MRI 和 P-31 磁共振波谱结合可

表 90-6　特发性炎性肌病的免疫学特征

特征	皮肌炎	多发性肌炎	包涵体肌炎	坏死性肌炎
B 细胞浸润	+	±	±	−
T 细胞浸润	+	+	+	−
非坏死性肌纤维 CD8⁺ T 细胞浸润	±	+	+	−
血管膜攻击复合物表达	+	−	−	+
血管壁免疫球蛋白沉积	+	−	−	+
肌纤维 MHC Ⅰ类表达	±[a]	+	+	±
细胞因子和趋化因子	+	+	+	未知
细胞黏附分子	+	+	+	未知
抗核抗体	+	+	+[b]	−
抗 Jo-1 抗体[c]	+	+	−	−
抗信号识别颗粒抗体	−	+	−	+
抗 Mi-2 抗体[d]	+	−	−	−
抗 PM-Scl 抗体[e]	+	−	−	−
抗 HMGCR 抗体	−	−	−	+
抗 MDA5	+	−	−	−
抗 SAE	+	−	−	−
抗 TIF1γ	+	−	−	−
抗 NXP2/MJ	+			

[a] 大多在束周区域和坏死肌纤维表达
[b] 不常见，但 20% 高于正常人群
[c] 不同人种间差异大，多发性肌炎比皮肌炎常见
[d] 只见于部分多发性肌炎（9%）、皮肌炎（21%）和包涵体肌炎（8%）患者
[e] 只见于部分多发性肌炎（7%）和皮肌炎（6%）患者

HMGCR，3- 羟基 -3- 甲基戊二酰辅酶 A 还原酶；JDM，儿童皮肌炎；MHC，主要组织相容性复合体；SAE，小泛素样调节活化酶；TIF，转录中介因子 1

最为全面和准确地估计病情，但其在临床实践中的应用情况尚未被评估 [220]。

肺

X 线和肺高分辨率 CT 是检测肺部受累的重要方法。由于肌炎患者合并肺间质病变的患病率较高，在肌炎诊断时即应考虑进行肺部检查。相比而言，传统的 X 线检测 ILD 相对敏感性较差。这些检查对评估免疫抑制治疗效果也很重要。对于自身抗体具有高 ILD 风险（抗合成酶抗体和抗 mda5 抗体）的患者，即使没有任何肺部症状，也建议行胸部高分辨率 CT 作为基线资料。

肌电图

肌电图是提示肌病改变的有效指标，通常无特异性，但对提示肌肉病变有高敏感性。主要的异常包括异常电激惹、运动单位动作电位的平均持续时间缩短，振幅降低（持续时间短，振幅低）或多相电位百分比增多（多项增多），以及与活动相关的运动单位动作电位快速放电（招募增加）。疾病晚期，某些运动单位的肌纤维减少且再生不足。DM 和 PM 的异常电激惹包括插入活动增加、成串的异常尖波和纤颤电位增加。自发性电活动可评价 DM 和 PM 的疾病活动性。较早的研究提示 EMG 异常与肌力和血清肌酶水平相关，但是 EMG 对肌力变化的反应并不十分敏

表 90-7 特发性炎性肌病的组织学特征

特征	皮肌炎	多发性肌炎	包涵体肌炎	坏死性肌病
肌纤维坏死	+	+	+	+
肌纤维直径改变	+	+	+	−
肌纤维再生	+	+	+	+
结缔组织增生	+	+	+	+
单个核细胞浸润[a]	+	+	+	(+)[a] 主要是巨噬细胞
血管周围和肌束膜炎症	+	±	±	−
肌内膜炎症	±	+	+	−
肌束周围萎缩	+	−	−	−
异常扩张的毛细血管	+	±	−	−
毛细血管密度减低	+	±	−	−
补体沉积在血管壁	+	±	−	+
微梗死	+	−	−	−
细胞毒性 T 细胞和巨噬细胞浸润非坏死肌纤维	−	+	+	−
MHC Ⅰ 类分子在肌纤维的表达	±	+	+	±
内存淀粉样物质沉积和管丝状物的镶边空泡[b]	−	−	+	−
成角的或萎缩的和肥大的肌纤维	−	−	+	−
不规则红色或细胞色素氧化酶阴性的肌纤维	−	−	+	−

[a] 少数多发性肌炎和皮肌炎患者活检可无炎症
[b] 在慢性神经源性疾病或远端肌病中也可见到

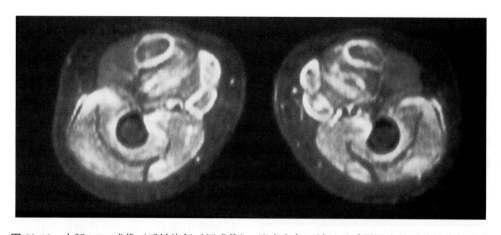

图 90-13 大腿 MRI 成像（反转恢复时间成像）。注意白色区域显示受累肌肉的对称性炎性改变

感。IIM 的炎症常为局灶性或斑片状，EMG 可帮助确定肌活检的部位。由于 EMG 检查可能引起相应的组织病理学改变而干扰肌活检结果的判断，故两种检查应尽可能取同一肌肉的不同侧。IBM 的病变多不对称，该技术尤其适用于对侧肌肉也呈无力表现时。

肺功能检查

肺功能检查是客观评价呼吸系统受累的重要方法。典型表现为限制性通气障碍，包括肺总量、功能残气量、残气量、1 秒用力呼气量（FEV_1）以及用力肺活量（FVC）均减少，但是 FEV_1/FVC 比值正常或升高，一氧化碳弥散下降。肺功能检查配合放射学检查在评估疾病严重性和治疗的反应性方面也很重要。

鉴别诊断

因临床和治疗的显著差别，IIM 与其他肌病的鉴别诊断非常重要。很多肌病表现与 IIM 非常相似（表 90-8）。

肌营养不良

Dysferlin 肌病

Dysferlin 基因缺陷引起 2B 型肢带型肌营养不良和 Miyoshi 型远端肌营养不良，多见于青少年以及 20 岁左右的青年人。2B 型肢带型肌营养不良的肌无力多呈肢带型分布：股四头肌最先受累，晚期出现上肢无力。急性起病伴肌酶升高提示应与 PM 相鉴别。Miyoshi 型远端肌营养不良多累及腓肠肌和比目鱼肌，影响脚趾的行走能力。肌无力缓慢进展，多于三四十岁时出现行走困难，也可能更早。疾病活动期肌酶水平明显增加。活检通常为营养不良表现，伴明显单个核细胞浸润和小肌膜缺陷以及基底膜增厚[224]。

面肩肱型肌营养不良

位于 4q35 上接近染色体 4q 端粒的 D4Z4 重复序列部分缺失导致面肩肱型肌营养不良。该病起病隐匿，肌无力首先出现在面肌，肩胛肌受累可出现肩无力，肌无力常进展缓慢，伴有肌电图的典型的肌病改变，如短小的重复性自发运动单位动作电位。血管周围、肌内膜和肌束膜的炎症较常见[225]。CK 水平升高并受到年龄和性别影响。

肌营养不良症

这种 X 染色体连锁隐性遗传性疾病是由于肌营养不良蛋白（dystrophin）基因突变引起的。轻型 Becker 肌营养不良表现为肌痛、肌肉痛性痉挛、运动不耐受、轻微肢带肌无力以及股四头肌病。发生于 8 岁以前多较为严重，与 Duchenne 肌营养不良很难鉴别。无症状患者可能出现 CK 水平升高。Becker 肌营养不良坏死和再生的肌纤维数目较 Duchenne 肌营养不良少，而肌纤维过度浓缩和核内移随年龄增加而

增加[226]。

近端强直性肌病

锌指转录因子（ZNF9）内含子 1 的 CCTG 扩增引起 2 型肌强直性营养不良，其强直症状一般较轻，但 EMG 检查能够发现。无力主要累及近端肌，面部较少受累。平滑肌、心肌和膈肌受累比较常见。I 度心脏传导阻滞最常见，也有报道该病可出现猝死[227]。肌活检无特异性，如核内移、胞质块及 1 型肌纤维萎缩。

肌聚糖病

肌聚糖（α、β、γ 和 δ）基因突变可导致肢带型肌营养不良 2C 至 2F 型。肌聚糖病多于儿童期起病，平均起病年龄为 6～8 岁。最初表现为骨盆肌无力，包括鸭步以及站起、上楼和跑步等日常活动困难，躯干肌受累明显，上肢晚于下肢，远端肌肉受累见于晚期[228]。扩张型心肌病常见，肌活检表现为明显的坏死和再生。

神经肌肉疾病

运动神经元病

此类疾病包括肌萎缩性脊髓侧索硬化症（ALS），均为脊髓、脑干及大脑运动皮质的进行性、退行性运动神经元病变，主要临床表现为肌萎缩和反射亢进。此类疾病的特点是选择性上或下运动神经元功能缺失，病情进展一段时间后最终两种运动神经元功能均丧失。EMG 表现为四肢或延髓肌肉纤颤及肌束震颤。肌活检提示长期慢性缺少神经支配部位肌肉的失神经性萎缩和继发的肌病表现。IBM 最容易与肌萎缩性脊髓侧索硬化症（ALS）混淆，肌活检有助于鉴别。CK 水平仅轻度升高，特别是病变早期和参加体力活动的男性。

脊髓性肌肉萎缩

晚发型脊髓性肌肉萎缩（SMA）以进展性肌肉无力和萎缩以及肌腱反射减弱为特征。EMG 和肌肉检查显示肌肉呈现神经源性改变。肌肉活检典型表现为在慢性 SMA 呈现少量萎缩肌纤维，而严重类型的 SMA 呈现大量呈簇状萎缩肌纤维。组织化学改变

表 90-8　炎性肌病的鉴别诊断

疾病	关键的诊断学特征
营养障碍性肌病	
Dysferlin 肌病（Miyoshi 肌病和 LGMD2B）	Dysterlin 基因突变 进行性近端（LGMD2B）和远端（Miyoshi 肌病）肌无力 在大龄儿童期至 20 岁出头起病 CK 水平升高 肌肉活检炎症表现 对类固醇治疗无反应
面肩肱型肌营养不良	在 4q35 区域靠近染色体 4q 端粒的 D4Z4 重复序列部分缺失 最初为面部和肩带肌无力逐渐发展到骨盆带肌和肢体肌肉 血清 CK 水平正常或轻度升高
Becker 肌营养不良	Dystrophin 基因突变 X 连锁阴性遗传病 肢带肌无力和心肌病 高 CK 水平
近端肌强直肌病	ZNF9 基因的内含子 1 呈 CCTG 扩展 常染色体显性遗传 近端肌无力
肢带型肌营养不良（LGMD2D、LGMD2E、LGMD2C 和 LGMD2F）	肌糖原（α、β、γ 和 δ）突变 肢带肌无力和心肌病 血清 CK 水平升高
代谢性肌病	
酸性麦芽糖酶缺乏	酸性 α 葡糖苷酶突变 近端肌无力 呼吸肌受累 EMG 呈现激惹波 血清 CK 水平升高
麦卡德尔病	肌磷酸化酶突变 运动耐受性差 固定的近端肌无力 血清 CK 水平升高
线粒体肌病	复合体 I ~IV，复合体 V 和辅酶 Q10 基因突变 肢带肌无力性肌病 活动不耐受和疲劳 血清 CK 水平升高
内分泌性肌病	
库欣综合征	隐匿性起病 近端肌无力 血清 CK、AST 和 LDH 水平正常
甲状腺毒性肌病	亚急性起病的近端肌无力 血清 CK 水平正常或轻度升高 呼吸肌无力

续表

表 90-8　炎性肌病的鉴别诊断	
疾病	**关键的诊断学特征**
感染性肌病	
HIV 肌病	进行性加重
	近端对称肌无力
	肌内膜炎症
	血清 CK 水平升高
寄生虫肌病	
原生动物肌病	特发性炎性肌病的临床特征
	局灶性或弥漫性的炎症
	心肌炎
	血清 CK 水平升高
药物诱导的肌病	
齐多夫定肌病	近端肌无力
	血清乳酸水平升高
	不规则的红色肌纤维和肌内异常的线粒体
	停用药物后病情改善
他汀肌病	坏死性肌病
	急性或者亚急性疼痛性近端肌病
	血清 CK 水平升高
类固醇肌病	近端和远端肌无力
	2 型肌纤维萎缩和肌纤维空泡改变
	血清 CK 水平升高
D- 青霉素、干扰素 -α、普鲁卡因胺诱导的肌病	近端肌无力和疼痛
	肌纤维炎症和坏死
	皮肤改变
	血清 CK 水平升高
神经肌肉病	
运动神经元病	上下运动神经元损伤的体征
	不对称的肌无力伴失神经肌萎缩
	肌纤维自发收缩和易疲劳
	EMG 上肌纤颤以及增强的运动单位动作
	电位
	血 CK 水平轻度升高
脊髓性肌萎缩	对称性肌萎缩和无力
	EMG 和肌活检神经源性改变
	血 CK 水平正常
重症肌无力	异常肌无力和易疲劳性
	EMG 呈反应减低
	抗乙酰胆碱受体抗体
	抗胆碱酯酶药物试验阳性

显示肌纤维按类型群组化，提示神经纤维再生。血清 CK 水平在儿童期起病的患者轻度升高，而在其他类型患者 CK 正常。EMG 显示不正常的自发性电活动（纤颤、异常尖波和肌束震颤），提示持续进展的去神经病变。

重症肌无力

重症肌无力的临床表现包括重复或者持续的活动后肌无力加重和易疲劳性。近端肌肉受累比远端肌肉受累更为严重。这种常见疾病的特点为眼外肌受累，抗胆碱酯酶药物试验阳性，EMG 检查反应低下。患者经常可查出抗胆碱酯酶受体抗体。

代谢性肌病

酸性麦芽糖酶缺乏症

这种常染色体隐形糖原储积病是因酸性麦芽糖酶基因突变引起的。这种疾病有婴儿型、儿童型、成人型。婴儿型表现为出生后数月内快速进展的肌无力和肌张力减退，死于呼吸循环衰竭。儿童型表现为近端肌无力比远端重的肌病。疾病进程相对进展缓慢，患者会死于呼吸衰竭。成人型 20 多岁发病，呈快速进展性肌病，类似于 PM 或者肢带型肌肉萎缩，伴呼吸系统受累症状。血清肌酶（CK、AST 和 LDH）在三种类型疾病均升高，EMG 检查均提示肌病。

麦卡德尔病

麦卡德尔病（McArdle's disease）是最常见的非溶酶体肌肉糖原贮积病。不能耐受活动是本疾病的特征，常表现为早疲劳，肌痛，运动后肌肉僵硬，活动后可以缓解。部分患者的 EMG 正常，其他患者显示非特异性肌肉病变。前臂缺血性运动试验实际显示大多数患者没有静脉血乳酸升高。但血 CK 水平升高，变异很大。肌肉活检显示肌纤维周边的肌纤维膜下糖原沉积。

线粒体肌病

线粒体疾病呈现异质性并且常常不易诊断。已有研究提示骨骼肌线粒体 DNA 突变是肌病发生的原因[229]。单纯肌病的临床病程变异大，有的进展迅速，

有的呈可逆型，疾病起病年龄可以从儿童期直至成年期。肌无力呈面肩胛臂型，近端比远端更为常见，伴眼轮匝肌和眼外肌受累。患者经常诉活动耐力下降和疲乏，并且伴有复发性的肌红蛋白尿。肌肉活检在诊断时有重要作用，尤其是组织化学染色的应用，检测琥珀酸脱氢酶、Cox 染色、Gomori 三色染色。

内分泌肌病

库欣综合征

库欣综合征是一种内源性的糖皮质激素增多性疾病，表现为肌无力和肌肉萎缩。慢性皮质醇类激素治疗导致相似的表现并且可在数周内出现明显肌力丧失。肌肉活检显示 II 型肌纤维内空泡形成增多和糖原沉积。肌无力经常隐匿起病。最初为近端肌无力，腿部肌肉受累比臂部肌肉受累更为严重。这些患者一般显示正常的血清肌酶水平（CK、AST 和 LDH）。激素水平恢复正常后肌肉萎缩可好转。

甲亢和甲减性肌病

甲状腺肌病特征性的主要表现为近端肌无力和肌肉萎缩。远端肌无力发生时，近端肌病常随后发生。患者常常诉说不能耐受运动、疲劳、呼吸困难，呼吸肌无力导致呼吸功能不全并需要呼吸支持。患者经常出现起立困难或者上肢举过头困难。在甲亢时，血清肌酶（CK、AST 和 ALT）通常正常或者降低，甲减时升高。EMG 检查结果呈多变性，近端肌肉呈短间期运动单位动作电位和增加的多相电位，肌纤维颤动和肌束颤动不常见。

感染性肌病

人免疫缺陷病毒肌病

人 HIV 诱导的肌病常见神经肌肉受累。典型的临床特征包括亚急性起病的肌病，进展缓慢。肌病经常以对称性肌肉无力起病，伴有或者不伴肌肉萎缩，类似于 IIM。EMG 检查显示自发性电活动，纤颤电位，异常尖波，短暂低幅度多相性运动单位动作电位。

人类嗜 T 细胞病毒 I 型肌病

世界上有些地区，如日本、牙买加报道了人类嗜 T 细胞病毒 -1（HTLV-1）相关性肌炎。在这些患者中，PM 和 IBM 的症状或单独发生或合并热带痉挛性下肢瘫痪[230]。典型特征包含肌无力和血清 CK 水平升高。病理改变包括间质性炎症，PM 的肌纤维坏死和 IBM 的肌内膜炎症、空泡、淀粉沉积，以及管丝物特征。

寄生虫肌病

各种各样的寄生虫——原虫（弓形虫、锥虫、肉孢子虫病、疟疾）、绦虫（囊虫、包虫病、多头蚴病、裂头蚴病）和线虫（旋毛虫病、弓形虫病、麦地那龙线虫病）感染均可以引起肌炎。临床特征包含非特异性症状，如肌痛和局灶性肿胀以及典型的 PM 和 DM 特征。每一种寄生虫感染显示典型的肌肉活检病变，如出现伴有肌外膜和肌内膜炎症的速殖子和弓形虫囊肿。肌肉活检和血清学化验结合使用有助于诊断。

药物诱导的肌病

最常见的药物诱导的肌病是由他汀类药物引起的，如前所述，这些药物是常用的药物。治疗病毒性肝炎和某些恶性肿瘤的 IFN-α 也可诱发类似于 PM 的临床特征。最近报道的一个可能引起炎性肌病的药物家族是新的癌症疗法药物——检查点抑制剂[254]。氯喹、羟氯喹、胺碘酮等亲水和疏水性药物亦可诱导细胞质的空泡、坏死、肌纤维纵向分叉[231]。影响微血管的药物如秋水仙碱和长春新碱也可诱导肌病的发生，出现特征性的肌纤维自噬小体。核苷类似物例如齐多夫定用于治疗 HIV，因其模拟了 HIV 病毒反转录酶的底物。这些药物也可引起肌痛、近端肌无力、疲劳，有时也可引起血清 CK 升高。这些患者中，齐多夫定诱导的线粒体肌病可能与 HIV 诱导的 T 细胞介导的炎性肌病并存[232]。D- 青霉素可引起类似 DM 的症状，停药后可恢复。

治疗和预后

PM 和 DM 推荐的治疗包括药物和物理治疗两个方面。但 PM 和 DM 理想的治疗药物尚不清楚。因为只有很少的关于 PM/DM 的对照试验研究，因此 PM 和 DM 的治疗推荐主要来源于临床病例观察的结果，见图 90-14。除了提供治疗之外，医师还应给患者提供足够的疾病和治疗的信息。这些患者教育内容最好是由风湿病学组织和患者支持组织提供。

药物治疗

初始 PM 和 DM 的药物治疗为大剂量的糖皮质激素：$0.75 \sim 1$ mg/（kg·d），持续 $4 \sim 12$ 周，随后 6 个月逐渐减量到低剂量泼尼松（$5 \sim 10$ mg），并在 12 个月后尝试停用泼尼松。多数专家推荐糖皮质激素治疗联合其他免疫抑制药物来降低糖皮质激素的副作用并增加疗效。最常用的免疫抑制剂是硫唑嘌呤和甲氨蝶呤。一项双盲对照临床试验研究表明，联合硫唑嘌呤和糖皮质激素与单用泼尼松治疗相比，可获得更好的疗效，并在 1 年和 3 年后需要较低量的泼尼松维持[233,234]。推荐的硫唑嘌呤剂量是 2 mg/（kg·d）。甲氨蝶呤使用剂量与类风湿关节炎相似，最高每周 25 mg，虽然有更高用量的报道。肌炎的肺部受累似乎不是甲氨蝶呤的禁忌证。

有一项前瞻性随机非盲交叉研究报道联合甲氨蝶呤和硫唑嘌呤对部分难治性肌炎患者有效。最近也有一些研究报道提示吗替麦考酚酯对激素、甲氨蝶呤和硫唑嘌呤难治的患者是一种很好的二线治疗方法。吗替麦考酚酯越来越多地被用于治疗难治性 DM 皮疹和肌炎的 ILD。同样，也有些用环孢素 A 或者他克莫司治疗有效的报道，特别是对 ILD 患者是一种潜在的替代治疗方法[235]。在间质性肺病患者中，环磷酰胺可能是有价值的。但利妥昔单抗在传统口服免疫抑制药物难以治疗的患者中使用更为普遍。在多项包括随机对照试验在内的研究中证实 IVIG 是治疗 DM 的一种疗法。它对任何肌炎治疗都是一种很好的辅助治疗，最常用于治疗难治性 DM、肿瘤相关肌炎、吞咽困难、ILD，以及合并感染或妊娠。对抗 HMGCR 阳性坏死性肌病也有一定疗效。然而，由于成本高、需要长时间重复注射、耐受性问题以及治疗效果等原因，IVIG 的使用受到限制[236]。对于病情严重、进展迅速、可能危及生命和中度至重度 ILD 的患者，大剂量静脉注射甲泼尼龙是有益的。

药物治疗包括激素的减量应该根据患者的临床表现为指导。正如前面所介绍的，最适宜的临床预后评估方法是肌肉的耐力和肌力，以及监测特异性表现，如皮疹或 ILD 等。用大剂量糖皮质激素治疗时副作用常见。预防骨质疏松推荐用维生素 D 和钙剂，当有临床指征时采用膦酸盐制剂。类固醇肌病是另外一种可能的糖皮质激素治疗的副作用，对于炎性肌病的患者尤其复杂。没有特定的测试来确定类固醇肌病，但是当缺乏临床疾病活动表现时，肌无力可能与类固醇肌病相关。如果怀疑发生类固醇肌病，应在谨慎评估临床治疗反应的前提下逐步降低激素用量。糖皮质激素可能也会引起低钾血症，并且如果得不到纠正，低钾引起的肌无力可能会与肌炎疾病活动相混淆。

B 细胞清除治疗最近作为一种新的治疗自身免疫性疾病的方法。其中一种办法是用利妥昔单抗（抗 CD20 单克隆抗体）。虽然针对难治性 PM、DM 和 JDM 患者进行的大型多中心随机临床试验（RIM 试验）没有达到其研究终点，但对 RIM 试验的后特别分析表明，存在抗 Jo-1 或抗 Mi-2 自身抗体可预测对 rituximab 的治疗有效[237-239]。已有一些利妥昔单抗用于 ILD 患者治疗有效的案例，特别是在抗合成酶综合征中。使用抗 TNF 抗体的治疗产生结果不一致，目前不推荐用于肌炎，特别是在使用后病情加重的情况下。例如，有报道英夫利昔单抗以 3 mg/kg 治疗儿童皮肌炎时可改善肌肉功能。但是，解释本试验的数据比较复杂，因为所有患者在参加临床试验时同时应用了减量的泼尼松治疗[240]。另一项更大型的英夫利昔单抗治疗 PM、DM 和 IBM 的临床试验表明，仅有 30% 的患者临床症状得以改善，而其他的患者或出现药物不良反应或原病情加重[241]。此外，一项小样本的研究表明依那西普治疗反而使 DM 相关的皮疹恶化[242]。

糖皮质激素对 IBM 通常无效。偶有病例报道用激素治疗可使病情稳定数月，但是这种状况也可能是疾病自然病程的表现。长时间用糖皮质激素治疗 IBM 患者，虽然可以降低血清 CK 水平和减少肌肉活检病理中 T 细胞的浸润，但可能导致临床症状的加重。泼尼松治疗也加重了淀粉样物质沉积于肌纤维。

一些小规模的研究显示甲氨蝶呤、抗 T 淋巴细胞球蛋白或者吗替麦考酚酯的治疗有一定作用。但一项比较甲氨蝶呤和抗 T 淋巴细胞球蛋白的开放试验显示，甲氨蝶呤组的病情恶化[243]。

合成类固醇和美雄诺龙可能对肌力恢复有益，但需要更大样本的研究来证实。许多专家认为对肌肉活检提示有炎症浸润的患者短期联合应用糖皮质激素，或者对于合并存在其他的结缔组织病的患者联合应用一种更积极的免疫抑制治疗（如甲氨蝶呤、硫唑嘌呤）疗效肯定。JDM 的治疗与成人 IIM 相似（详情请参阅 JDM 临床部分。）

非药物治疗

应用免疫抑制治疗可使大约 75% 的患者病情减轻，但只有少数患者的肌肉功能能完全恢复正常，即使在肌肉缺乏炎症浸润的情况下也是如此。在过去数十年间，一般建议患者要减少运动是因考虑到运动可能加重肌肉损伤和炎症，但是近期研究表明，锻炼联合免疫抑制剂治疗对恢复肌力和功能是安全有效的方法[244]。机体活动水平低、糖皮质激素的负面影响、循环细胞因子等慢性炎症可导致骨骼肌丧失。此外，在疾病晚期，尽管没有肌肉炎症，PM 和 DM 患者仍可能出现肌肉无力[141]。运动已被证明是安全的，能够疾病的早期和晚期改善肌肉的表现和与健康相关的生活质量。新的证据表明锻炼甚至可以减少肌肉和全身炎症[245]。与健康人相似，运动具有短期效益，需要定期实施[244,246-249]。

在一组有关肌炎免疫抑制治疗的小样本研究中证实了个体化的低于极限运动量的活动项目可改善肌肉功能且不引起炎症加重[246]。为患者制定个体化锻炼方案和日常自我管理式家庭锻炼方案是有益的[250-251]。对患者运动前后行肌肉活检提示患者显示由于 I 型慢肌纤维所占百分比的增加以及炎症和纤维化的改善使得肌肉力量增强[251,252]。已有更多的证据表明运动和免疫抑制疗法相结合是一种安全的方法，可以提高机体性能而不会使疾病恶化，运动可以减轻肌肉和全身炎症[240,253]。运动方案应由理疗师进行个体化制定和监督，以避免过度使用肌肉，并应将有氧和阻力锻炼结合起来。从免疫抑制开始后大约 4 周开始[246]。体育锻炼现在被推荐为免疫抑制治疗的联合治疗。

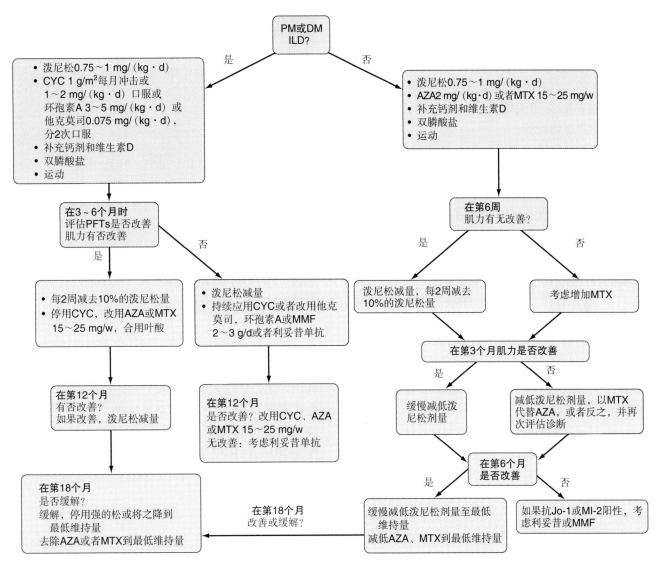

图 90-14　成人多发性肌炎（PM）和皮肌炎（DM）治疗策略。AZA，硫唑嘌呤；CYC，环磷酰胺；ILD，间质性肺病；MTX，甲氨蝶呤；PFT，肺功能检查

评估疾病活动度和结局

　　评估肌炎患者最重要的变量是肌肉运动表现或功能。但是评估肌肉功能损伤是否反映了疾病活动度或者不可逆的肌肉损伤同等重要。对于肌外表现为主的患者，应评估这些症状并进行相关试验。

肌肉测试

　　徒手肌力测试。目前有数个工具可以用来评估肌肉运动表现，但是在临床实践和临床试验中最常用方法是依照 MRC 表进行徒手肌力测定。这些工具用于评估肌力，但不是评估肌肉耐力，而后者常常是 PM或 DM 的一个主要问题。以前成组肌肉肌力测试的

方法有许多种，并且有不同的评分方法（分为 5 级或10 级）。近来，专家们达成共识，采用 0 ~ 10 分评分等级评估优势侧的 8 组肌肉，0 分代表没有肌肉收缩，5 分是无须借助外力抓住测试的位置，10 分是可以对抗强阻力。基于测试者对受试者逐步施加阻力而界定不同的评估分数。测试的八组肌肉分别是颈屈肌、三角肌、肱二头肌、腕伸肌、股四头肌、足背屈肌、臀大肌、臀中肌。所评估分值介于 0 ~ 80 分之间。

　　肌炎的功能评分。肌炎的功能评分和其修订版本——肌炎功能指数评分 -2 是用于评估 PM 或 DM结局的方法。这项测试是评估指定的肌肉所能完成重复动作的数目[208,213]。在评估 PM 或 DM 受损肌肉功

能时，这种方法更敏感[208]。但缺点是需要比完成徒手肌力测定更长的时间来完成，在日常临床工作中应用难度较大。肌炎功能指数评分 -2 最好由一个物理治疗师来评估，且可以配合肌力测试一起应用。一个更短的版本，肌炎功能指数 -3，正在验证，它在临床上定期使用更为可行。

肌酶。在任何肌炎患者中都应该评估肌酶：CK、LDH、AST、ALT 和醛缩酶。虽然最常用的是 CK 用于初始诊断和随后的治疗反应的评估，但在某些亚群中，例如 JDM，AST、ALT 和 LDH 异常可能更常见。因此，基线的最异常的肌酶（相对于其正常上限）应该用于治疗反应或复发的评估。尽管肌酶提供了活动性肌病的客观评估，但它主要对 PM 和坏死性自身免疫性肌病患者有用。在 DM、IBM 和 JDM 患者中，肌酶水平可能与疾病活动没有很好的相关性。

影像学检查。MRI 和肌肉超声在未来可能成为评估肌肉疾病和治疗反应的有效工具。然而，目前缺乏标准化和验证，只有少数专业中心能够用 MRI 对肌炎进行纵向评估。

肌肉外受累

有些患者肌肉外症状可能是其主要的临床表现。这些症状可能需要其他评估工具，如评估肺间质疾病的工具。当肺功能出现不明原因恶化时，建议进行肺功能检查和高分辨率 CT 监测 ILD 的治疗效果。同样，当皮疹或关节疼痛是主要的临床特征时，应分别对皮疹和关节炎进行积极的临床检查，以查看治疗反应效果。一种名为 CDASI 的临床工具，是一种由医生来评测的 DM 皮疹评分，可用于半定量评估皮疹治疗反应。同样，类风湿关节炎的疾病活动工具，特别是压痛关节计数或肿胀关节计数，可用于临床关节评估和治疗反应；然而，它还没有被证实可用于肌炎。

肌炎临床试验的预后评估。IMACS 是一个对肌炎感兴趣的卫生专业人员的国际合作组织，推荐肌炎患者的结局评估应包含疾病活动性、损伤程度和生活质量。IMACS 合作组制定了结局评估方法来评估肌炎疾病活动度和器官损伤，分别是肌炎疾病活动度评估工具和肌炎损伤评分[207]，鉴于肌炎是一种复杂的异质性疾病，专家共识确定了 6 种不同的肌炎核心指标，涵盖该疾病的不同方面，并将在所有未来的肌炎临床试验中使用（列于表 90-9）。这些结果测量方法

表 90-9　疾病活动性评估——核心评定指标
医师采用视觉模拟量表（VAS）对疾病活动性的总体评估
患者或者其父母采用视觉模拟量表（VAS）对疾病活动性的总体评估
功能评分（健康评估问卷）
肌肉力量测试（徒手肌力测试）
血清肌酶水平（CK、LDH、AST、ALT、醛缩酶）
肌肉外疾病活动评分 [肌炎疾病活动 VAS 评分（MYOACT）、肌炎治疗意向评分（MITAX）或医师采用视觉模拟量表（VAS）对疾病活动性的总体评估]，它包含 7 个器官系统（一般症状，皮肤，关节，胃肠道、肺、心脏和肌肉）的评分

ALT，谷丙转氨酶；AST，谷草转氨酶；CK，肌酸肌酶；LDH，乳酸脱氢酶

是为临床试验和研究而开发的，但也可以在临床实践中使用，尽管需要进行培训。此外，通过数据分析和共识方法，将这六项肌炎核心措施以综合的方式合并为临床试验的单一反应或结果标准。这个新的测量方法目前已得到验证，并被 ACR 和 EULAR 接受，被作为 2016 ACR-EULAR 肌炎反应标准[255]，更多有关肌炎评估工具的细节请见 IMACS 网站：https：//dir-apps.niehs.nih.gov/imacs.

Full references for this chapter can be found on ExpertConsult.com.

部分参考文献

1. Wagner E: Fall einer seltenen Muskelkranheit, *Dtsch Arch Heilkd* 4:282–283, 1863.
2. Wagner E: Ein Fall von acuter polymyositis, *Dtsch Arch Klin Med* 40:241–266, 1887.
3. Jackson H: Myositis universalis acuta infectiosa, *Bost Med Surg J* 116:498–499, 1887.
4. Unverricht H: Polymyositis acuta progressiva, *Z Klin Med* 12:533–549, 1887.
5. Unverricht H: Dermatomyositis acuta, *Dtsch Med Wochenschr* 17:41–44, 1891.
6. Steiner WR: Dermatomyositis, with report of a case which presented a rare muscle anomaly but once described in man, *J Exp Med* 6:407–442, 1905.
7. Stertz G: Polymyositis. *Berl Klin Wochenschr* 53:489, 1916.
8. Batten F: Case of dermatomyositis in a child, with pathological report, *Br J Child Dis* 9:247–253, 1912.
9. Pearson CM: Polymyositis. *Annu Rev Med* 17:63–82, 1966.
10. Levison P: Polymyositis, acute and subchronic, with round-cell infiltration of muscles, *Acta Psychiat Neurol* 12:89, 1937.
11. Urechia CI, Dragomir L: Un cas de polymyosite, *Monatsschr Psychiatr Neurol* 107:111–112, 1943.
12. Banker BQ, Victor M: Dermatomyositis (systemic angiopathy) of childhood, *Med* 45:261–289, 1966.

13. Bohan A, Peter JB: Polymyositis and dermatomyositis (first of two parts), *N Engl J Med* 292:344–347, 1975.

14. Bohan A, Peter JB: Polymyositis and dermatomyositis (second of two parts), *N Engl J Med* 292:403–407, 1975.

15. Yunis E, Samaha F: Inclusion body myositis, *Lab Investig* 25:240–248, 1971.

16. Carpenter S, Karpati G, Heller I, et al.: Inclusion body myositis: a distinct variety of idiopathic inflammatory myopathy, *Neurology* 28:8–17, 1978.

17. Lundberg IE, de Visser M, Werth VP: Classification of myositis, *Nat Rev Rheumatol* 14:269–278, 2018.

18. Svensson J, Arkema EV, Lundberg IE, et al.: Incidence and prevalence of idiopathic inflammatory myopathies in Sweden: a nationwide population-based study, *Rheumatol (United Kingdom)* 56:802–810, 2017.

19. Oddis C, Conte C, Steen V, et al.: Incidence of polymyositis-dermatomyositis: a 20-year study of hospital diagnosed cases in Allegheny County, PA 1963-1982, *J Rheumatol* 17:1329–1334, 1990.

20. Mastaglia FL, Phillips BA: Idiopathic inflammatory myopathies: epidemiology, classification, and diagnostic criteria, *Rheum Dis Clin North Am* 28:723–741, 2002.

21. Medsger TJ, Dawson WJ, Masi A: The epidemiology of polymyositis, *Am J Med* 48:715–723, 1970.

22. Patrick M, Buchbinder R, Jolley D, et al.: Incidence of inflammatory myopathies in Victoria, Australia, and evidence of spatial clustering, *J Rheumatol* 26:1094–1100, 1999.

23. Weitoft T: Occurrence of polymyositis in the county of Gävleborg, Sweden, *Scand J Rheumatol* 26:104–106, 1997.

24. Dobloug C, et al.: Prevalence and clinical characteristics of adult polymyositis and dermatomyositis; Data from a large and unselected Norwegian cohort, *Ann Rheum Dis* 74:1551–1556, 2015.

25. Dobloug G, et al.: High prevalence of inclusion body myositis in Norway; a population-based clinical epidemiology study, *Eur J Neurol* 22:672, 2015.

26. Felice K, North W: Inclusion body myositis in Connecticut: observations in 35 patients during an 8-year period, *Med* 80:320–327, 2001.

27. Phillips B, Zilko P, Mastaglia F: Prevalence of sporadic inclusion body myositis in Western Australia, *Muscle Nerve* 23:970–972, 2000.

28. Badrising U, et al.: Epidemiology of inclusion body myositis in The Netherlands: a nationwide study, *Neurology* 55:1385–1387, 2000.

29. Amato A, Barohn R: Idiopathic inflammatory myopathies, *Neurol Clin* 15:615–648, 1997.

30. Foote R, Kimbrough S, Stevens J: Lupus myositis. *Muscle Nerve* 5:65–68, 1982.

31. Hill CL, et al.: Frequency of specific cancer types in dermatomyositis and polymyositis: a population-based study, *Lancet* 357:96–100, 2001.

32. Buchbinder R, Forbes A, Hall S, et al.: Incidence of malignant disease in biopsy-proven inflammatory myopathy. A population-based cohort study, *Ann Intern Med* 134:1087–1095, 2001.

33. Shamim E, Miller F: Familial autoimmunity and the idiopathic inflammatory myopathies, *Curr Rheumatol Rep* 2:201–211, 2000.

34. Shamim E, Rider L, Miller F: Update on the genetics of the idiopathic inflammatory myopathies, *Curr Opin Rheumatol* 12:482–491, 2000.

35. Rider L, et al.: Clinical, serologic, and immunogenetic features of familial idiopathic inflammatory myopathy, *Arthritis Rheum* 41:710–709, 1998.

36. Rider L, et al.: Genetic risk and protective factors for idiopathic inflammatory myopathy in Koreans and American Whites: a tale of two loci, *Arthritis Rheum* 42:1285–1290, 1999.

37. O'Hanlon T, et al.: Immunogenetic risk and protective factors for the idiopathic inflammatory myopathies: distinct HLA-A, -B, -Cw, -DRB1 and -DQA1 allelic profiles and motifs define clinicopathologic groups in caucasians, *Med* 84:338–349, 2005.

38. O'Hanlon TP, et al.: Immunogenetic risk and protective factors for the idiopathic inflammatory myopathies: distinct HLA-A, -B, -Cw, -DRB1, and -DQA1 allelic profiles distinguish European American patients with different myositis autoantibodies, *Medicine (Baltimore)* 85:111–127, 2006.

39. O'Hanlon TP, et al.: HLA polymorphisms in African Americans with idiopathic inflammatory myopathy: allelic profiles distinguish patients with different clinical phenotypes and myositis autoantibodies, *Arthritis Rheum* 54:3670–3681, 2006.

40. Badrising U, et al.: Associations with autoimmune disorders and HLA class I and II antigens in inclusion body myositis, *Neurology* 63:2396–2398, 2004.

41. Furuya T, et al.: Association of HLA class 1 and class 2 alleles with myositis in Japanese patients, *J Rheumatol* 25:1109–1114, 1998.

42. Love L, et al.: A new approach to the classification of idiopathic inflammatory myopathy: myositis-specific autoantibodies define useful homogeneous patient groups, *Med* 70:360–374, 1991.

43. Rothwell S, Lilleker JB, Lamb JA: Genetics in inclusion body myositis, *Curr Opin Rheumatol* 29:639–644, 2017.

44. Artlett C, Cox L, Jimenez S: Detection of cellular microchimerism of male or female origin in systemic sclerosis patients by polymerase chain reaction analysis of HLA-Cw antigens, *Arthritis Rheum* 43:1062–1067, 2000.

45. Reed A, Picornell Y, Harwood A, et al.: Chimerism in children with juvenile dermatomyositis, *Lancet* 356:2156–2157, 2000.

46. Reed A, Ytterberg S: Genetic and environmental risk factors for idiopathic inflammatory myopathies, *Rheum Dis Clin North Am* 28:891–916, 2002.

47. Sugiura T, et al.: Positive association between STAT4 polymorphisms and polymyositis/dermatomyositis in a Japanese population, *Ann Rheum Dis* 71:1646–1650, 2012.

48. Sugiura T, et al.: Association between a C8orf13-BLK polymorphism and polymyositis/dermatomyositis in the Japanese population: an additive effect with STAT4 on disease susceptibility, *PLoS One* 9, 2014.

49. Güttsches A, et al.: Proteomics of rimmed vacuoles define new risk allele in inclusion body myositis, *Ann Neurol* 81:227–239, 2017.

50. Weihl C, et al.: Targeted sequencing and identification of genetic variants in sporadic inclusion body myositis, *Neuromuscl Disord* 25:289–296, 2015.

51. Rothwell S, et al.: Dense genotyping of immune-related loci in idiopathic inflammatory myopathies confirms HLA alleles as the strongest genetic risk factor and suggests different genetic background for major clinical subgroups, *Ann Rheum Dis* 75:1558–1566, 2016.

52. Rothwell S, et al.: Immune-array analysis in sporadic inclusion body myositis reveals HLA–DRB1 amino acid heterogeneity across the myositis spectrum, *Arthritis Rheumatol* 69:1090–1099, 2017.

53. Miller FW, et al.: Genome-wide association study of dermatomyositis reveals genetic overlap with other autoimmune disorders, *Arthritis Rheum* 65:3239–3247, 2013.

54. Svensson J, Holmqvist M, Lundberg IE, et al.: Infections and respiratory tract disease as risk factors for idiopathic inflammatory myopathies: a population-based case-control study, *Ann Rheum Dis* 76:1803–1808, 2017.

55. Travers R, Hughes G, Cambridge G, et al.: Coxsackie B neutralisation titres in polymyositis/dermatomyositis, *Lancet* 1:1268, 1977.

56. Pearson C: Editorial: myopathy with viral-like structures, *N Engl J Med* 292:641, 1975.

57. Fasth AER, et al.: T cell infiltrates in the muscles of patients with dermatomyositis and polymyositis are dominated by CD28null T cells, *J Immunol* 183:4792–4799, 2009.

58. Behan W, Behan P, Draper I, et al.: Does Toxoplasma cause polymyositis? Report of a case of polymyositis associated with toxoplasmosis and a critical review of the literature, *Acta Neuropathol* 61:246–252, 1983.

59. Calore E, et al.: Skeletal muscle pathology in 2 siblings infected with Toxoplasma gondii, *J Rheumatol* 27:1556–1559, 2000.

60. Bretagne S, et al.: Lack of Toxoplasma gondii DNA in muscles of

patients with inflammatory myopathy and increased anti-Toxo-plasma antibodies, *Muscle Nerve* 17:822–824, 1994.

61. Cossermelli W, et al.: Polymyositis in Chagas's disease, *Ann Rheum Dis* 37:277–280, 1978.

62. Buckner FS, Wilson AJ, Van Voorhis WC: Detection of live Trypanosoma cruzi in tissues of Infected mice by using histochemical stain for β-galactosidase, *Infect Immun* 67:403–409, 1999.

63. Atlas E, Novak S, Duray P, et al.: Lyme myositis: muscle invasion by Borrelia burgdorferi, *Ann Intern Med* 109:245–246, 1988.

64. Andersson J, et al.: CBA/J mice infected with Trypanosoma cruzi: an experimental model for inflammatory myopathies, *Muscle Nerve* 27:442–448, 2003.

65. Okada S, Weatherhead E, Targoff IN, et al.: Global surface ultraviolet radiation intensity may modulate the clinical and immunologic expression of autoimmune muscle disease, *Arthritis Rheum* 48:2285–2293, 2003.

66. Shah M, Targoff IN, Rice MM, et al.: Ultraviolet radiation exposure is associated with clinical and autoantibody phenotypes in juvenile myositis, *Arthritis Rheum* 65:1934–1941, 2013.

67. Chinoy H, et al.: Interaction of HLA-DRB1*03 and smoking for the development of anti-Jo-1 antibodies in adult idiopathic inflammatory myopathies: a European-wide case study, *Ann Rheum Dis* 71:961–965, 2012.

68. Labirua-Iturburu A, et al.: Occupational exposure in patients with the antisynthetase syndrome, *Clin Rheumatol* 33:221–225, 2014.

69. Sigurgeirsson B, Lindelöf B, Edhag O, et al.: Risk of cancer in patients with dermatomyositis or polymyositis. A population-based study, *N Engl J Med* 326:363–367, 1992.

70. Casciola-Rosen L: Autoimmune myositis: new concepts for disease initiation and propagation, *Curr Opin Rheumatol* 17:699–700, 2005.

71. Casciola-Rosen L, et al.: Enhanced autoantigen expression in regenerating muscle cells in idiopathic inflammatory myopathy, *J Exp Med* 201:591–601, 2005.

72. Rosen A, Casciola-Rosen L: Stem cells in inflammatory disease, *Curr Opin Rheumatol* 18:618–619, 2006.

73. Limaye V, Lester S, Blumbergs P, et al.: Idiopathic inflammatory myositis is associated with a high incidence of hypertension and diabetes mellitus, *Int J Rheum Dis* 13:132–137, 2010.

74. Limaye V, Hakendorf P, Woodman R, et al.: Mortality and its predominant causes in a large cohort of patients with biopsy-determined inflammatory myositis, *Intern Med J* 42:191–198, 2012.

75. Miller FW, Lamb JA, Schmidt J, et al.: Risk factors and disease mechanisms in myositis, *Nat Publ Gr* 14:255–268, 2018.

76. Sinzinger H, Rodrigues M: Atorvastatin and fibrinogen—a small subgroup shows extreme response, *Atherosclerosis* 145:415–417, 1999.

77. Sinzinger H, Schmid P, O'Grady J: Two different types of exercise-induced muscle pain without myopathy and CK-elevation during HMG-Co-enzyme-A-reductase inhibitor treatment, *Atherosclerosis* 143:459–460, 1999.

78. Argov Z: Drug-induced myopathies, *Curr Opin Neurol* 13:541–545, 2000.

79. Mammen AL, et al.: Autoantibodies against 3-hydroxy-3-methylglutaryl-coenzyme A reductase in patients with statin-associated autoimmune myopathy, *Arthritis Rheum* 63:713–721, 2011.

80. Allenbach Y, et al.: Anti-HMGCR autoantibodies in european patients with autoimmune necrotizing myopathies: inconstant exposure to statin, *Med* 93:150–157, 2014.

81. Vassallo C, et al.: Muco-cutaneous changes during long-term therapy with hydroxyurea in chronic myeloid leukaemia, *Clin Exp Dermatol* 26:141–148, 2001.

82. Klein R, et al.: Tumor necrosis factor inhibitor-associated dermatomyositis, *Arch Dermatol* 146:780–784, 2010.

83. Ishikawa Y, et al.: Etanercept-induced anti-Jo-1-antibody-positive polymyositis in a patient with rheumatoid arthritis: a case report and review of the literature, *Clin Rheumatol* 29:563–566, 2010.

84. Lundberg IE: The physiology of inflammatory myopathies : an overview, *Acta Physiol Scand* 171:207–213, 2001.

85. Lundberg IE: New possibilities to achieve increased understand-

86. Gherardi R, et al.: Macrophagic myofasciitis lesions assess long-term persistence of vaccine-derived aluminium hydroxide in muscle, *Brain* 124:1821–1831, 2001.

87. Lyon M, Bloch D, Hollak B, et al.: Predisposing factors in polymyositis-dermatomyositis: results of a nationwide survey, *J Rheumatol* 16:1218–1224, 1989.

88. Dalakas M, Hohlfeld R: Polymyositis and dermatomyositis, *Lancet (London, England)* 362:971–982, 2003.

89. Nagaraju K: Immunological capabilities of skeletal muscle cells, *Acta Physiol Scand* 171:215–223, 2001.

90. Nagaraju K: Update on immunopathogenesis in inflammatory myopathies, *Curr Opin Rheumatol* 13:461–468, 2001.

91. Nagaraju K, et al.: Activation of the endoplasmic reticulum stress response in autoimmune myositis: potential role in muscle fiber damage and dysfunction, *Arthritis Rheum* 52:1824–1835, 2005.

92. Brouwer R, et al.: Autoantibody profiles in the sera of European patients with myositis, *Ann Rheum Dis* 60:116–123, 2001.

93. Vázquez-Abad D, Rothfield NF: Sensitivity and specificity of anti-Jo-1 antibodies in autoimmune diseases with myositis, *Arthritis Rheum* 39:292–296, 1996.

94. Arnett F, et al.: Interrelationship of major histocompatibility complex class II alleles and autoantibodies in four ethnic groups with various forms of myositis, *Arthritis Rheum* 39:1507–1518, 1996.

95. Richards TJ, et al.: Characterization and peripheral blood biomarker assessment of Jo-1 antibody-positive interstitial lung disease, *Arthritis Rheum* 60:2183–2192, 2009.

96. Mierau R, et al.: Strong association of dermatomyositis-specific Mi-2 autoantibodies with a tryptophan at position 9 of the HLA-DR beta chain, *Arthritis Rheum* 39:868–876, 1996.

97. Targoff IN, Reichlin M: The association between Mi-2 antibodies and dermatomyositis, *Arthritis Rheum* 28:796–803, 1985.

98. Bodoki L, et al.: Four dermatomyositis-specific autoantibodies-anti-TIF1γ, anti-NXP2, anti-SAE and anti-MDA5-in adult and juvenile patients with idiopathic inflammatory myopathies in a Hungarian cohort, *Autoimmun Rev* 13:1211–1219, 2014.

99. Ghirardello A, et al.: Autoantibodies in polymyositis and dermatomyositis, *Curr Rheumatol Rep* 15:335, 2013.

100. Ichimura Y, et al.: Anti-NXP2 autoantibodies in adult patients with idiopathic inflammatory myopathies: possible association with malignancy, *Ann Rheum Dis* 71:710–713, 2012.

101. Sato S, Kuwana M, Fujita T, et al.: Amyopathic dermatomyositis developing rapidly progressive interstitial lung disease with elevation of anti-CADM-140/MDA5 autoantibodies, *Mod Rheumatol* 22:625–629, 2012.

102. Miller FW, Twitty SA, Biswas T, et al.: Origin and regulation of a disease-specific autoantibody response. Antigenic epitopes, spectrotype stability, and isotype restriction of anti-Jo-1 autoantibodies, *J Clin Invest* 85:468–475, 1990.

103. Pluk H, et al.: Autoantibodies to cytosolic 5′-nucleotidase 1A in inclusion body myositis, *Ann Neurol* 73:397–407, 2013.

104. Greenberg S: Cytoplasmic 5′-nucleotidase autoantibodies in inclusion body myositis: isotypes and diagnostic utility, *Muscle Nerve* 50:488–492, 2014.

105. Ray A, et al.: Autoantibodies produced at the site of tissue damage provide evidence of humoral autoimmunity in inclusion body myositis, *PLoS One* 7:e46709, 2012.

106. Labrador-Horrillo M, et al.: Identification of a novel myositis-associated antibody directed against cortactin, *Autoimmun Rev* 13:1008–1012, 2014.

107. Oddis C, et al.: Serum autoantibody to the nucleolar antigen PM-Scl. Clinical and immunogenetic associations, *Arthritis Rheum* 35:1211–1217, 1992.

108. Błaszczyk M, et al.: Childhood scleromyositis: an overlap syndrome associated with PM-Scl antibody, *Pediatr Dermatol* 8:1–8, 1991.

109. Hausmanowa-Petrusewicz I, et al.: Clinical, serologic, and immunogenetic features in Polish patients with idiopathic inflammatory myopathies, *Arthritis Rheum* 40:1257–1266, 1997.

ing of disease mechanisms in idiopathic inflammatory myopathies, *Curr Opin Rheumatol* 14:639–642, 2002.

110. Mammen AL, et al.: Increased frequency of DRB1*11:01 in anti-hydroxymethylglutaryl-coenzyme a reductase-associated autoimmune myopathy, *Arthritis Care Res* 64:1233–1237, 2012.

111. Gallardo E, et al.: Inflammation in dysferlin myopathy: immuno-histochemical characterization of 13 patients, *Neurology* 57:2136–2138, 2001.

112. Rigamonti E, Zordan P, Sciorati C, et al.: Macrophage plasticity in skeletal muscle repair, *Bio Med Res Int* 2014, 2014.

113. Liu X, et al.: Macrophage depletion impairs skeletal muscle regeneration: the roles of regulatory factors for muscle regeneration, *Cell Biol Int* 41:228–238, 2017.

114. Allenbach Y, Mammen A, Benveniste O, et al.: 224th ENMC International Workshop: Clinico-sero-pathological classification of immune-mediated necrotizing myopathies Zandvoort, The Netherlands, 14-16 October 2016. 2018 1, (28AD).

115. Emslie-Smith A, Engel A: Microvascular changes in early and advanced dermatomyositis: a quantitative study, *Ann Neurol* 27:343–356, 1990.

116. Kissel J, Mendell J, Rammohan K: Microvascular deposition of complement membrane attack complex in dermatomyositis, *N Engl J Med* 314:329–334, 1986.

117. Nagaraju K, et al.: Endothelial cell activation and neovascularization are prominent in dermatomyositis, *J Autoimmune Dis* 3:2, 2006.

118. Greenberg S a, et al.: Interferon-alpha/beta-mediated innate immune mechanisms in dermatomyositis, *Ann Neurol* 57:664–678, 2005.

119. Salajegheh M, et al.: Interferon-stimulated gene 15 (ISG15) conjugates proteins in dermatomyositis muscle with perifascicular atrophy, *Ann Neurol* 67:53–63, 2010.

120. Kissel J, Halterman R, Rammohan K, et al.: The relationship of complement-mediated microvasculopathy to the histologic features and clinical duration of disease in dermatomyositis, *Arch Neurol* 48:26–30, 1991.

第 91 章

重叠综合征

原著 JONATHAN GRAF

吴 思译 冯学兵 校

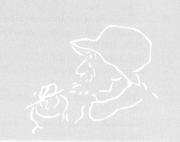

关键点

- 对于重叠性结缔组织病，例如混合性结缔组织病（mixed connective tissue disease，MCTD），是否为一类不同的疾病或是经典风湿病进化过程中的不完全表现，尚存在争议。
- 几个突出的共同遗传位点与不同的风湿病有关，其临床表现与 MCTD 和类似的综合征患者重叠。
- 血清中特征性自身抗体通常与临床体征、症状和预后相关，从而可以对重叠性结缔组织病患者进行更精准的分型。
- MCTD 没有特异性的表现，但该病通常具有系统性红斑狼疮（systemic lupus erythematosus，SLE）、系统性硬化症（systemic sclerosis，SSc）、炎性肌病和（或）类风湿关节炎（rheumatoid arthritis，RA）的重叠特征。
- 被归类为 MCTD 的重叠综合征最严重的并发症之一是肺动脉高压，这是导致发病和死亡的重要原因。
- 对于 MCTD 或其他重叠综合征患者，没有标准化的治疗方法。相反，治疗是基于器官特异性表现和严重程度而进行的。

引言

结缔组织病（connective tissue disease，CTD）诊治中的一个常见挑战是如何处理那些体征和症状表明存在潜在自身免疫性疾病，但其临床表现不符合单一经典定义的疾病或综合征的患者。造成这种诊断上的不确定性的原因之一是，风湿病通常采用主要依赖于临床和血清学模式确定的分类标准，而不是任何单一的金标准，这使得许多患者无法准确定义其所患疾病。例如，一个伴有高滴度核仁型抗核抗体（antinuclear antibodies，ANAs）并继发雷诺现象和间质性肺炎的人可能患有潜在的 CTD，但尚不清楚该如何定义，以及如何预测它是否会演变为明确的、临床上有意义的风湿病。更好地理解重叠 CTD 对于改善这些患者的诊断、预后和治疗至关重要。

历史背景

理解了系统性红斑狼疮（SLE）和混合性结缔组织病（MCTD，重叠综合征的原型）的发现和定义的历史背景，才能更好地理解重叠 CTD 的概念。在 19 世纪，红斑狼疮最初被描述为一种具有独特的临床、解剖和组织学表现的皮肤病[1]。到 20 世纪初，越来越多的狼疮患者被报道有内脏器官受累，从而产生了一个概念，即 SLE 是一种系统性疾病，临床表现多种多样，其中包括皮肤损伤[1]。血清学检测的进一步进展，包括荧光抗核抗体检测和对双链 DNA 特异性自身抗体的鉴定，促成了更现代的统一概念，即认为 SLE 是一种免疫性疾病，而不是解剖学上的疾病[1]。

在 20 世纪 60 年代和 70 年代早期，研究人员认识到一个独特的非典型 SLE 患者亚群，该群患者兼具 SLE、皮肌炎和 SSc 的重叠特征[2-3]。像许多 SLE 患者一样，这些患者有针对核提取物中的大分子核糖核抗原，即可提取核抗原（extractable nuclear antigen，ENA）的自身抗体[1]。通过用胰蛋白酶和核糖核酸酶进行酶解处理，对抗原进一步定性显示，"非典型 SLE"患者对核糖核蛋白大分子不同成分的反应与经典 SLE 患者不同[4]。有了临床特征和匹配的血清学检验，研究人员将该类患者新命名为混合性结缔组织病，并提出了分类标准，以帮助识别这类患者并进行进一步的研究[2]。尽管这一分类已经使用了40 多年，但对于 MCTD 实际上是一种单一疾病还是其他明确的疾病中间演变阶段，仍然存在争议[5-9]。此外，MCTD 的分类未能充分包含许多具有一种或多种自身免疫病重叠或不完全特征的患者。鉴于对这些疾病的分子机制了解有限，我们尚不清楚这些患者是否是一种独特的、可定义的未分化结缔组织病（undifferentiated connective tissue disease，UCTD），或为一种定义明确的风湿病的不完全变体，还是并存两种或两种以上独立的自身免疫病。

重叠综合征的免疫遗传学

遗传易感性被认为是系统自身免疫发展的重要因素。由于 MCTD 和其他重叠综合征患者表现出多种不同自身免疫病的临床和血清学特征，多种自身免疫病共有的遗传风险位点可能会增加其发病风险。全基因组阵列研究已揭示有数百个基因位点参与了自身免疫，特别是有一些位点增加了多种自身免疫疾病的风险，而其中多数位点集中于疾病发病中可能起作用的共同功能通路中[10-11]（表 91-1）。

表 91-1　与多种自身免疫病相关的主要风险位点		
基因	风险等位基因	疾病
HLA DRB1	HLADRB1 04：01 和其他 70-74 位与"共同表位"一致的氨基酸序列	RA MCTD
	HLADRB1 03：01 和 15：01	SLE
	HLADRB1 11：04（DR5）	SSc
	HLADRB1 09：01 和 15：01	MCTD
PTPN22	R620W	SLE、SSc、多肌炎
STAT4	Rs757486	RA、SLE、SSc
IRF-5	Rs2004640	SLE、SSc、多肌炎、RA、幼年特发性关节炎、SS

编码 HLA 复合物的基因多态性是系统性自身免疫病的最重要的发病风险因子。一般认为这些 HLA 多态性多数可使自体抗原递呈到同源 T 细胞受体的允许性增加。其中最典型的是类风湿关节炎相关的共同表位，它们最常见于但不限于 HLA DR4 分子，当存在时提示有患瓜氨酸化抗体阳性的侵蚀性 RA[12-13] 风险增大。相反，SLE 的发病最常与 HLA DR3 有关，而 SSc 则与 HLA DR5 有关[5,14-16]。

其他 HLA DR 多态性也与 MCTD 和其他重叠综合征的发生风险增加有关，但不包括 SLE 或 SSc 这样具有许多相同重叠临床表现的疾病[5,14-16]。事实上，这些遗传相关证据提示 MCTD 是一种独特的疾病。尤其是 HLA DRB1*04：01 可以识别这类表型稳定且与 SLE、SSc 或多发性肌炎不同的 MCTD 患者[5]，也可以识别出与 RA 难以区分的炎性、侵蚀性多发性关节炎的患者群体[5,14-17]。在一些 MCTD 患者中，也发现 DRB1*15：01 和 DRB1*09：01 会造成发病风险[18]。一项针对瑞典患者的独立研究表明，DRB1*04 不仅是 MCTD 的易感等位基因，其纯合子也与主要组织相容性复合体Ⅰ类相关基因 A（class Ⅰ MHC related gene A，MICA）的特定多态性相关[19]。

蛋白酪氨酸磷酸酶非受体型 22（Protein tyrosine phosphatase N22，PTPN22）是另一个其功能多态性与多种自身免疫病风险增加密切相关的基因。已有研究报道 R620W 次等位多态性不仅与 SLE 的发展相关，还与 SSc 和多发性肌炎的发病相关[20-28]。同样，参与细胞内信号和转录的基因位点也与多种自身免疫病的风险增加有关。其中一个例子就是 STAT4，它通过 Janus 激酶信号通路被活化。STAT4 的 rs757486 等位基因与 RA、SLE 和 SSc 的发展密切相关，其临床表现与 MCTD 和未分化 CTD 患者重叠[29-33]。

另一个例子是干扰素调节因子 5（interferon regulatory factor 5，IRF-5），它是针对病毒感染而激活的先天免疫反应的一系列转录因子之一。干扰素诱导基因的上调是活动性 SLE、肌炎和 SSc 患者的基因组标志，其临床表现与许多 CTD 患者重叠。在不同种族背景的多项研究中，都发现 IRF-5 的多态性与 SLE 的发展有关，并可能与一些更具体的临床表现有关[34]。事实上，不同人群中与 SLE 患病风险增加的基因多态性有所不同，这也许可以解释为何不同种族人群之间疾病的总体临床表现会存在差异[34-39]。

一些单核苷酸多肽性除了与 SLE 易感性增加有关外，也与其他一些自身免疫病相关，包括 SSc、炎性肌病、幼年型特发性关节炎、类风湿关节炎和干燥综合征（Sjögren's syndrome，SS）[31-33,40-49]。

重叠综合征中的自身抗体

自身抗体的产生是重叠 CTD 患者（包括 MCTD）的一个显著特征 [50-52]。在许多情况下，重叠 CTD 患者的自身抗体所针对的自身抗原与那些更经典的风湿病患者（如 SLE 或 SSc）相同。ANAs 几乎见于所有明确定义的 MCTD 患者，据报道可见于 58% 至 100% UCTD 患者 [53-57]。在 UCTD 中发现的特异性抗体包括 Ro（SSA）抗原抗体和拓扑异构酶 1（Scl-70）抗体等，前者见于 8% ～ 30% 患者，后者尤见于与局限性和系统性硬皮病有重叠表现的患者 [53,57-58]。

通常，这种自身抗体反应以独特的自身抗原或者共同自身抗原的不同表位为靶点，可能与特定的临床表现和（或）预后相关。这些靶抗原通常是由多肽和核酸组成的复杂大分子，参与剪接、转录或其他对细胞功能至关重要的机制 [50,54,56,59-60]。人类剪接体分子的一个特殊亚基，U1 小核核糖核蛋白（U1 small nuclear ribonuclear protein，U1snRP），是 SLE、MCTD 和其他 CTD 患者自身免疫的靶点 [50,52,61-62]（图 91-1）。它由富含尿苷的 RNA 分子和核心蛋白组成，后者是 SLE 患者抗 Sm 抗体的靶点 [63]。U1snRP 还包含一个单独的片段，由三种蛋白 A、C 和 70K 组成，能被 MCTD 患者以及少部分 SLE 患者的抗体识别 [51-52,62]。这些抗体被称为抗 -RNP，是根据既定标准对 MCTD 患者进行分类的一个必要条件，但也存在于 23% ～ 39% 的 SLE 患者中 [51,64-65]。有证据表明，MCTD 患者的抗 RNP 抗体针对的抗原表位与 SLE 患者不同 [3,66]。

鉴定其他的自身抗体及其靶点有助于更好地描

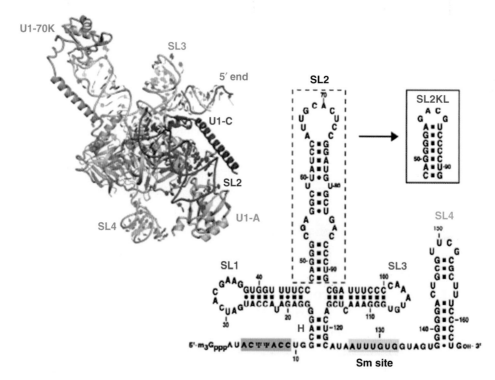

图 91-1　剪接体的结构。剪接体是由 5 个小核 RNAs（snRNAs）与蛋白质复合形成的小核核糖核蛋白颗粒（snRNP）。这种亚细胞结构负责通过 59 剪接识别位点从前体 mRNA 上剪切内含子而形成 mRNA。存在针对各种剪接体成分的抗体是自身免疫相关风湿病的共同特征，并可能与不同的临床表现相关（表 86-2）。剪接体的 U1 小核 RNP（U1 snRNP）颗粒由 U1 RNA、RNP 蛋白（70 kDa，A 和 C）和共同的 Sm 蛋白（B'B、D、E、F 和 G）构成。U1 RNA 由单链 RNA 和被称为茎环 Ⅰ、Ⅱ、Ⅲ 和 Ⅳ 的双链 RNA 组成。在 5.5 Å 分辨率下可见到 U1 snRNP 的 RNA 和 7 种 Sm 蛋白、U1-C 及 U1-70K 的空间分布。一个显著的特点是 U1-70K 的氨基（N）端多肽从它的 RNA 结合域延伸出 180 Å 的距离，环绕着由 7 个 Sm 蛋白组成的核心域，最后与 U1-C 接触，这对识别 59 剪接位点至关重要（Modified from Newman J：Structural studies of the spliceosome. Curr Opin Struct Biol 20：82-89，2010；and Pomeranz AD：Crystal structure of human spliceosomal U1 snRNP at 5.5 A resolution. *Nature* 458：457-480，2009.）

述经典的和未分化 CTD 患者的特征。此外，在未分化 CTD 患者中，自身抗体的特异性能提供关于疾病性质和严重程度的相关预后信息，包括是否存在特异的内脏器官受累（表 91-2）。例如，在炎性肌病重叠综合征患者中，具有抗 PM/SCL 抗体的患者更可能表现出局限性或系统性硬化和间质性肺炎的临床特征[51,53]。同样的，抗 Ku 抗体阳性的肌炎患者亚群会出现重叠性自身免疫性肺病，包括肺纤维化和肺高压[67,68]。相比之下，近期提出的黑色素瘤分化因子 5（melanoma differentiation factor 5，MDA 5）的抗体可以区分出合并有皮肌炎和间质性肺病患者中的一个无肌病的亚型。与其他类型的皮肌炎相比，这些患者的特征性皮疹更多是溃疡性的皮疹，且抗 MDA 5 抗体的存在预示着间质性肺病更容易进展和难治（图 91-2A ～ D）。

混合性结缔组织病

争议

MCTD 作为一种独特疾病这一概念最初在 40 多年前就被描述，但直到现在仍存争议。针对这一主题，持不同观点的专家在科学期刊的特刊上展开了针锋相对的讨论[67,70]。MCTD 患者最初是从一组临床表现与其他同龄人不同的 SLE 患者队列中挑选出来的。该亚组表现出多种 CTDs 的重叠特征，包括 SLE、炎性肌病、SSc 和 RA[2]。抗 RNP 抗体在该亚组中普遍存在但并非专属，有助于将 MCTD 与其他疾病如 SLE 区分开来。

一般认为这些患者比典型的 SLE 患者病程"更轻"，即肾小球肾炎的发生率更低，内部器官损害更

表 91-2　结缔组织病重叠综合征的主要抗体类别

抗体	相关联的 CTD	临床表型
抗 -SSA（52 kDa）	SS、SLE、SSc、IIM	肌炎、ILD、PBC、AIH
抗 -SSA（60 kDa）	SS、SLE、SSc、IIM	KCS
抗 -U1RNP	SLE、MCTD	关节炎、RP、肌炎、皮肤纤维化、ILD
抗 -scl 70	SSc	弥漫性皮肤和内脏受累、ILD
抗 -RNA 聚合酶Ⅲ	SSc	弥漫性皮肤纤维化、肾危象
抗 - 着丝点	SSc	局限性硬皮病、RP、pHTN、PBC
抗 -Th/To	SSc	局限性硬皮病
抗 -U3RNP/ 核仁纤维蛋白	SSc	弥漫性疾病
抗 -PM/SCL	SSc，IIM	SSc/ 肌炎重叠
抗线粒体抗体	SSc，SS	胆汁性肝硬化
抗 -SRP	IIM	坏死性肌炎、骨外肌受累
抗 -HMG 辅酶 A 还原酶	IIM	免疫介导坏死性肌病
抗氨基酰 tRNA 合成酶抗体	IIM 重叠	技工手、RP、发热、关节炎、ILD、肌炎
抗 -TIF 1γ	IIM	皮肌炎、癌症相关肌炎
抗 -NXP 2	IIM	幼年皮肌炎、肿瘤相关肌炎、远端肌病
抗 -MI2	IIM	皮肌炎
抗 -MDA5	IIM 重叠	无肌病性皮肌炎、皮肤溃疡、ILD
抗 -Ku	IIM 重叠	肌炎、ILD、pHTN
抗 - 内皮细胞	MCTD	pHTN

AIH，自身免疫性肝炎；IIM，特发性炎性肌病；ILD，间质性肺病；KCS，干燥性角结膜炎；MCTD，混合性结缔组织病；PBC，原发性胆汁性肝硬化；pHTN，肺高压；RP，雷诺现象；SLE，系统性红斑狼疮；SS，干燥综合征

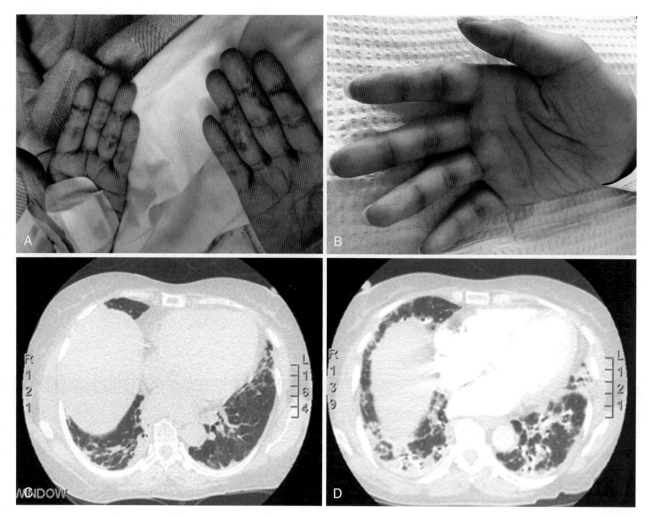

图 91-2 A 和 B．两名抗 -MDA5 相关重叠综合征患者掌面溃疡性皮疹的示例。C 和 D．一名抗 -MDA5 相关重叠综合征患者肺间质纤维化在短短数月内进展

轻，与其他 CTDs 相比预后较好、生存率更高[71]。一些研究对这些最初的报道提出了质疑，并报告了一些患者具有更严重的结果与预后。其中许多研究还质疑 MCTD 临床表型的稳定性，认为 MCTD 演变为更明确的风湿病如 SLE 或 SSc 的比率很高，而且预后很差[5,9]。

表型稳定性

近期的研究采用了合理的方法学，对早先的报道提出了质疑，即质疑 MCTD 的良性病程和表型不稳定性。其中一项进行了 30 多年的大规模人群研究显示，MCTD 患者与普通人群的总体死亡率相似，而且只有少数最初被归类为 MCTD 的患者会演化为另一种风湿病[71]。另一项对 118 例 MCTD 患者的观察

队列研究发现，在平均 17 年的病程中，只有 12% 的患者演变为另一种明确的 CTD[17]。当出现一种明确定义的风湿病的新临床表现，且自身抗体谱的变化相匹配一致时，患者才被认为是从 MCTD 演变而来[17]。这些发现都证实 MCTD 是一个独特的疾病，而不仅仅是向其他 CTDs 演化的中间步骤[72]。这些结论至关重要，因为有人认为 MCTD 的诊断具有预后意义，可以指导临床治疗，并有可能改善患者的预后[73]。

流行病学和分类

MCTD 极其少见，其发病率在（0.2～1.9）/10 万患者 / 年之间[71,74]。与 SLE 一样，MCTD 的患病率在性别之间存在显著的不平衡，女性患者是男性患者

的 5～10 倍 [72,75]。很少有数据描述该疾病的民族或种族倾向。在 Sharp 最初对 MCTD 进行描述并随后发表分类标准之后，又有另外三种标准被开发出来对 MCTD 患者进行分类（表 91-3）。每一种都将抗 RNP 抗体阳性作为必要的标准。虽然在不同的标准中，大多数临床表现是相似的，但每种标准中各个表现的权重不同，导致一些患者符合 MCTD 的其中一个或几个标准，但不符合其他标准，而出现分类不一致。两项对临床诊断为 MCTD 患者进行的不同研究发现，最敏感的标准是 Alarcon-Segovia 和 Kasukawa 标准，而 Sharp 标准最不敏感 [71-72]。

临床特征

MCTD 没有独特的表现，因为它本质上是一种重叠综合征。MCTD 可以从 SLE、SSc、炎性肌病或 RA 的任一相关表现开始，同时这些临床表现在整个疾病过程中的任何时间都可以出现 [3]（表 91-4）。最常见的临床表现包括雷诺现象、指端硬化、肿胀手和多关节炎/关节痛 [3,59]。肾炎、淋巴结病和脱发等与 SLE 更为相关的临床表现较为少见 [4]。

关节受累

MCTD 的关节受累差异较大，可从类似于 SLE 的轻度非侵蚀性对称性多关节炎，到更严重的与 RA 难以区分的侵蚀性、破坏性多关节炎 [76,77]。多关节痛和关节炎十分常见，经常出现在疾病的早期，影响 60%～95% 的 MCTD 患者 [3,59]。这些患者中大多数类风湿因子阳性，少数甚至有 RA 特异性的抗瓜氨酸

表 91-3　混合性结缔组织病分类标准示例			
标准	Alarcon-Segovia	Kahn	Kasukawa
血清学（必须存在）	抗 RNP 滴度 ≥ 1：1600	抗 RNP 伴斑点型 ANA 滴度 ≥ 1：1200	抗 RNP 阳性
临床标准	≥ 3 项临床指标	雷诺现象和 ≥ 2 项其他临床指标	≥ 1 项常见症状和 2/3 类疾病重叠表现（SLE、SSc 和多肌炎）中每类 ≥ 1 项症状
	手肿胀	手指肿胀	常见症状： 1. 雷诺现象 2. 手指或手肿胀
	滑膜炎	滑膜炎	SLE 样表现： 1. 多关节炎 2. 淋巴结病 3. 面部红斑 4. 心包炎或胸膜炎 5. 白细胞或血小板减少
	肌炎	肌炎	SSc 样表现： 1. 指端硬化 2. 肺纤维化，肺功能呈限制性通气障碍或弥散功能减低 3. 食管蠕动减少或食管扩张
	指端硬化		多肌炎样表现： 1. 肌无力 2. 肌酸激酶升高 3. 肌电图示肌源性损害
	雷诺现象		
补充说明	如果同时存在手肿胀、雷诺现象和指端硬化，则必须有滑膜炎和（或）肌炎才符合临床标准		

表 91-4　混合性结缔组织病的临床表现

器官	临床表现
MSK	关节炎（可为侵蚀性）
皮肤	RP，手肿胀，指端硬化，指端溃疡
肺	ILD（NSIP > UIP）、pHTN
心血管	心包炎、二尖瓣脱垂、心脏传导阻滞、心肌病
胃肠道	GERD、吞咽困难、消化道出血、肠积气
肾	膜性 GN、弥漫增殖性 GN、肾危象、TMA、间质性肾炎

GERD，胃食管反流病；GN，肾小球肾炎；ILD，间质性肺病；MSK，肌肉骨骼；NSIP，非特异性间质性肺炎；pHTN，肺高压；RP，雷诺现象；TMA，血栓性微血管病；UIP，寻常性间质性肺炎

多肽抗体[78,79]。当这些血清学阳性患者出现侵蚀性多关节炎时，除非有其他的重叠症状，否则很难将其与 RA 患者区分开来。

皮肤受累

雷诺现象是 MCTD 患者最普遍的临床表现之一，据文献报道多达 75% ～ 90% 的患者在病程中都会发生（图 91-3A）。它通常是促使患者就医的早期症状，也可以在医生评估患者病情时被发现。它甚至可以出现于 MCTD 的其他典型临床表现前的数月或数年[2,71]。另一个常见临床表现包括手和手指肿胀，多与雷诺现象有关（图 91-3B）。指端肿胀和雷诺现象可以模拟 SSc 的表现，特别是在早期皮肤硬化期，另外指端硬化、近端硬皮病、指端溃疡和钙质沉着也有报道[59]。甲襞毛细血管镜检查常可发现毛细血管祥扩张、毛细血管丢失和血管畸形，这些表现类似于 SSc 或炎性肌病[80]（图 91-4）。事实上，在 MCTD 表型保持稳定的患者中，甲周毛细血管异常是其最具特异性的表现之一。少见情况下，MCTD 患者可出现 SLE 或皮肌炎样皮疹、光敏感和口腔溃疡。

肺部表现

尽管被认为是比其他 CTDs 更轻，MCTD 仍会造成严重的危及生命的器官损害，尤其是肺部。总的来说，高达 85% 的 MCTD 患者可见肺部受累[3,81]。肺部病变中大多数为间质性肺病（interstitial lung Disease，ILD），其表现模式与其他 CTDs 如 SSc 和炎性肌病中类似[82-85]。在高分辨 CT（high resolution CT，HRCT）图像上，磨玻璃影是最主要的特征，通常分布在基底部和周边，部分胸膜下无累及，与非特异性间质性肺炎（nonspecific interstitial pneumonitis，NSIP）的表现最为相似[81,82,85,86]（图 91-5）。小叶间隔增厚、网状结构和胸膜下结节也很常见[85,87]。也可以有与寻常型间质性肺炎（usual interstitial pneumonitis，UIP）相似的影像学表现，但较为少见，在 HRCT 上表现为更严重的纤维化，伴有不同程度的蜂窝样变、牵张性支气管扩张，而磨玻璃影相对较少[84-86]。

伴有 ILD 的 MCTD 患者可以无症状[83]，也可出现咳嗽、呼吸困难等症状。纤维化程度可以从轻到重表现不一，一项研究发现近 1/5 的 ILD 患者可被 HRCT 分级为重度纤维化[87]。另一项研究表明，多数 MCTD 相关肺纤维化是轻微的，尽管在整个疾病过程中患者可出现纤维化的加剧并导致肺功能下降和死亡率增加[88]。随着间质性肺病的进展，对患者进行连续的肺功能测试可显示限制性肺功能恶化和一氧化碳弥散功能下降，这些发现被纳入了 Kasukawa 提出的 MCTD 分类标准。

肺动脉高压（pulmonary arterial hypertension，PAH）按理说是 MCTD 临床后果最严重的肺部表现。据报道 PAH 可见于 3.4% ～ 23.8% 的患者，具体取决于所引用的研究、用于分类 MCTD 和 PAH 患者的方法以及检测 PAH 的筛查方式[79,89]。MCTD 与其他相关疾病如局限性和弥漫性硬皮病中 PAH 的病因相似，可表现为原发性动脉病变或继发于潜在的间质性肺病和纤维化[90,91]。组织病理学上，发现动脉病变是由血管内膜增生和中膜肥厚引起的（图 91-6）。PAH 的其他少见病因还包括肺血栓栓塞性疾病和毛细血管后的左心室功能障碍[90]。

尽管近期在药物治疗方面取得了进展，PAH 仍是 MCTD 患者死亡的主要原因[75,92,93]。一项研究随访了 179 例患者，其中 25 人被诊断有 PAH。这 25 例 PAH 患者的 5 年生存率（73%）明显低于 154 例无 PAH 患者（96%）[94]。有趣的是，该研究发现，与不合并 PAH 的患者相比，合并 PAH 的 MCTD 患者抗内皮细胞抗体阳性率更高[94]。另一项研究对 201 例 MCTD 患者进行了为期 12 年的随访，发现诊断为 PAH 的患者中有 1/6 死于该病[79]。

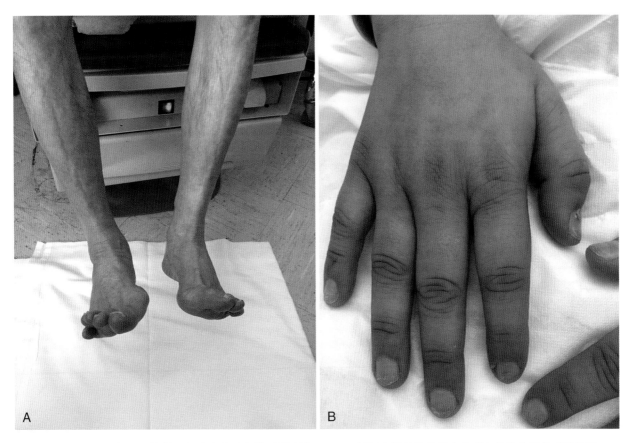

图 91-3 A．一例重叠结缔组织病患者足部的雷诺现象；B．一例混合性结缔组织病患者急性发作期的手指肿胀

肾

有 25% ~ 40% 的 MCTD 患者会出现肾损害[3,95]。在大多数情况下，肾病变表现轻微，患者通常无症状，严重肾疾病极为罕见[3]。膜性肾小球肾炎（glomerulonephritis，GN）是最常见的病理改变，通常与沉积于系膜和（或）上皮下间隙的免疫复合物有关[95-97]。但是，病理上从轻度的系膜 GN 到更严重的弥漫增殖性 GN 均可见到，后者有内皮下免疫沉积、细胞性新月体和低补体血症[95-96,98]。儿童 MCTD 患者的增殖性肾小球肾炎的患病率相对成人较高，这对其肾疾病的诊断和治疗具有重要意义[98]。有极少数 MCTD 患者会出现恶性高血压、急性肾损伤和类似于 SSc 相关肾危象的微血管病性溶血性贫血[3,96,99-100]。间质性肾炎、血栓性微血管病和塌陷性肾小球病也有报道[101]。伴有肾病变的成年 MCTD 患者总体预后良好，尽管有报道显示高达 14% 的肾受累患者尤其是有增殖性肾小球肾炎者可进展为终末期肾病[95]。

心血管系统

MCTD 患者心脏受累常见，一项系统回顾报道心脏受累可见于 24% ~ 63% 的患者[102]。研究之间的这种巨大差异可部分归因于对心脏疾病的定义和检测方式的不同[3,75,89,102-104]。心包炎是最常见的心脏受累的表现，可影响 30% ~ 43% 的患者[75,89,102]。MCTD 相关的心包积液常无症状，但和 SSc 一样，极少情况下也可以严重到引起心包压塞和血流动力学损害[105-108]。除了心包炎之外，MCTD 还可影响心脏的所有其他层面。心脏瓣膜病已有较多报道，尤其是二尖瓣脱垂[103,109]。还有其他相关报道，包括从心电图上无症状的室间传导延迟到完全性心脏传导阻滞的传导系统异常，以及心肌功能障碍、心肌炎和左心室舒张充盈异常[109-110]。心肌病、左右心室收缩功能障碍和充血性心力衰竭可以通过多种机制发生，包括 PAH、冠状动脉内膜增生和动脉病变，以及心肌炎本身[103,109-111]。

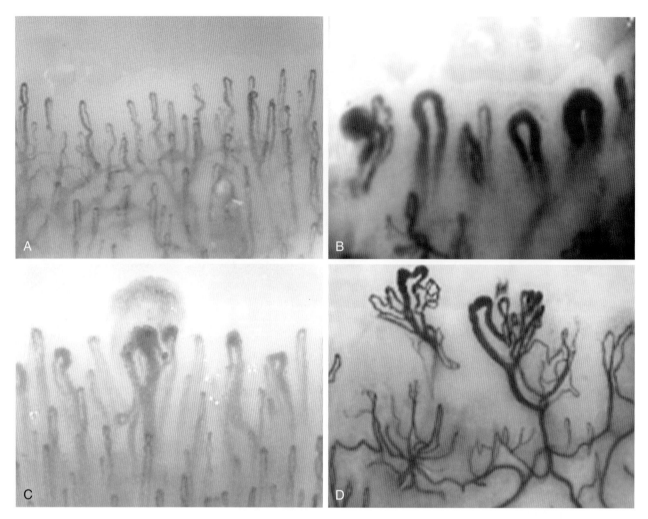

图 91-4　系统性硬化症与混合性结缔组织病（MCTD）患者的甲襞毛细血管镜表现。A．正常毛细血管；B．MCTD 患者见有毛细血管祥扩张增厚；C．早期硬皮病伴毛细血管不规则和轻度脱失；D．硬皮病后期伴毛细血管脱失和血管新生（Modified from Cutolo M：Capillaroscopy as an outcome measure for clinical trials on the peripheral vasculopathy in SSc—is it useful？ *Int J Rheumatol* 2010.）

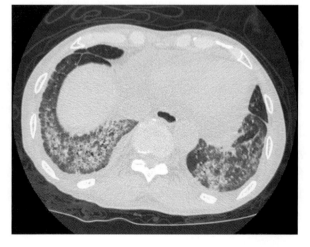

图 91-5　一例肌炎重叠患者的高分辨率 CT 显示特征性基底部 NSIP 改变，伴周边磨玻璃影，且相对胸膜下未累及

胃肠道

　　MCTD 的胃肠道并发症与 SSc 有明显重叠。到目前为止，胃食管反流病和吞咽困难是最常见的并发症，分别见于 77% 和 61% 的 SSc、MCTD 和 UCTD 患者[112]。一项研究仅纳入了 MCTD 患者，发现出现上述病变的人数略少但仍相当可观，即 48% 的患者有胃烧灼感，38% 的患者有吞咽困难[113]。MCTD 可累及包含横纹肌的上 1/3 食管的和主要由平滑肌组成的下 2/3 食管。食管测压常显示食管下括约肌压力异常、振幅降低、整个食管的蠕动协调性减弱，而食管上括约肌压力降低较为少见[3,114]。MCTD 相关的食管功能障碍似乎没有 SSc 中观察到的严重，许多患

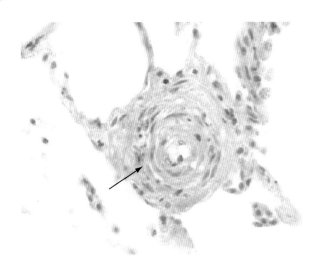

图 91-6　混合性结缔组织病相关肺高压中的小血管病变。箭头示内膜增生和中膜肥厚（From Bull TM，et al.：Pulmonary vascular manifestations of mixed connective tissue disease. *Rheum Dis Clin N Am* 31：451-464，2005.）

者只有轻微症状或无症状[114]。有趣的是，一项研究发现，在有食管扩张的影像学证据或有运动障碍临床证据的患者中，CT 显示间质性肺病的患病率显著升高，这表明慢性吸入可能部分参与了肺实质病变[115]。

MCTD 几乎可影响胃肠道的所有部位。血管炎引起的消化道出血可以发生在包括十二指肠、小肠和结肠的整个消化道[116-117]。其中一些病例对免疫抑制治疗有效，而其他患者可出现致命的并发症[116-117]。肠系膜缺血、结肠炎、消化道出血、肠穿孔伴腹膜炎可随之发生[3]。

肠积气是 MCTD 和 SSc 的罕见并发症，提示预后不佳，尽管在有腹内积气但无临床腹膜炎证据的CTD 患者中，肠积气也可以呈现更良性的病程[118]（图 91-7）。肠积气的病因尚不清楚，其中一个原因可能是细菌过度生长和产氢过多，这会导致腔内气体渗入肠壁[118]。这类患者大多可以通过吸氧和支持性护理进行保守治疗[118-120]。其他胃肠道表现还包括腹腔积血、胆道出血、胰腺炎、自身免疫性肝炎、原发性胆汁性胆管炎和蛋白丢失性肠病[121-125]。

肌肉受累

炎性肌病是 MCTD 的一个标志性重叠特征，也是最早被描述的本病特征之一[2]。80% ~ 90% 的 MCTD 患者有不同类型的肌肉受累[3]。肌痛十分常见，通常没有明显的无力或肌酸激酶（creatine kinase，CK）水平升高、影像学或肌电图（electromyography，EMG）检测异常。当有炎性肌病时，既可以表现为无症状的血清肌酶升高，也可以出现类似多发性肌炎的临床表现，即对称性近端肌无力和 CK 升高。进行诊断评估时，可以发现肌电图上的非特异性肌病表

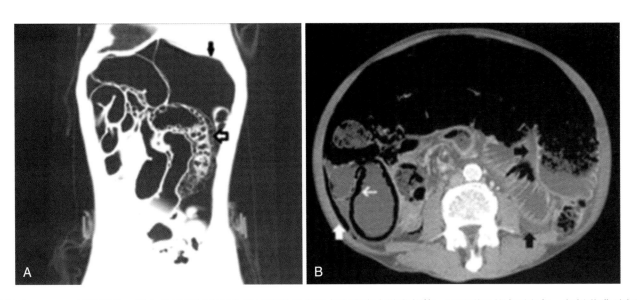

图 91-7　A．CT 扫描显示一例合并肠积气的混合性结缔组织病患者腹腔内有游离气体。可见明显的广泛积气，包括黏膜下和浆膜下的气囊（白色箭头）和腔外气体（黑色箭头）；B．右侧结肠近端管壁圆周（黏膜下和浆膜下）积气（白色细箭头），以及腹腔积气（白色粗箭头）（From Kinjo M：Lurking in the wall：Pneumatosis cystoides intestinalis with scleroderma. *Am J Med* 129：382-383，2016.[148]）

现，以及 MRI 成像中 T1 加权 STIR 和 T2 脂肪抑制相近端肌肉组织水肿的证据。肌肉活检结果有时与多发性肌炎或皮肌炎患者难以区分，甚至可以同时出现这两种疾病的组织病理学特征，包括肌内 CD8+ 细胞毒性 T 细胞的浸润以及伴随的血管周围 CD4+ T 细胞和 B 细胞的浸润[126]（图 91-8）。虽然有些 MCTD 患者的肌肉病变呈亚急性发作，但其他患者更多表现为急性发作，后者常伴随有发热等全身性疾病活动的表现[3,9]。

神经病变

与 SLE 等其他 CTDs 相比，MCTD 的中枢和周围神经系统受累相对少见。尽管如此，MCTD 患者仍可出现一些特征性临床表现如三叉神经痛，这可能是疾病的初始症状，并累及头部两侧[127,128]。皮质类固醇可能对一些患者有效[127]。多发性神经根病、多发性单神经炎和周围神经病变也有报道[129]。头痛尤其是偏头痛，是一种相对常见的症状，但精神病和癫痫则不常见。MCTD 的中枢神经系统表现还包括无菌性脑膜炎、横贯性脊髓炎、脑梗死和出血、马尾综合征、粘连性蛛网膜炎、重症肌无力、视网膜血管炎、视神经炎和抗水通道蛋白 4 阳性视神经脊髓炎等[129-132]。

表现为未分化风湿病的患者

许多患者发病时出现 CTD 相关的体征和症状，

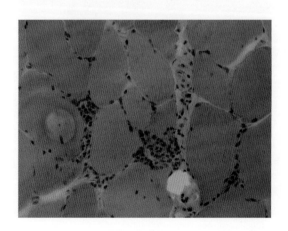

图 91-8　MCTD 中可见的多发性肌炎组织学表现：炎症浸润围绕和侵入非坏死肌纤维，苏木精和伊红染色（From Dimachkie MM. Idiopathic inflammatory myopathies. *J Neuroimmunol* 231 (1-2)：32-42，2011.）

但却不能被明确地诊断。这些患者通常抗核抗体阳性，且至少有一种 CTD 临床表现，但不符合任何明确定义的 CTD 的分类标准[113]。例如，一名患者有雷诺现象、关节痛和手指肿胀，可能伴有抗核抗体阳性，但没有其他表现确定存在 SSc、SLE 或任何其他 CTD。这些患者中的一部分可能具有某种疾病的不完全临床特征，随着时间推移，将演变为该种风湿病[58]。然而，大多数最初表现为未分化特征的患者在整个疾病过程中仍保持未分化状态[58]。最后，有些患者不只符合单一疾病的诊断，而是有两种或更多不同的自身免疫病的真正重叠，每种疾病都有自己的临床和血清学特征。

未分化结缔组织病：一种稳定的表型

对于那些有相关临床表现但不能诊断为某种 CTD 的患者，是否是一种独特的 CTD，而不是一种"已被命名"的风湿病的临床变体，仍然存在相当大的争议。一项研究调查了 91 名平均病程为 5 年的 UCTD 患者的临床和血清学资料，发现随着时间的推移，只有 13% 的患者演变为 SLE，而没有患者演变为 SSc 或特发性炎性肌病[56]。临床上，这些 UCTD 患者可以出现以下一种或多种症状：关节痛、雷诺现象、关节炎、白细胞减少、干燥症、脱发或光敏感。随着时间的推移，这些症状仍继续存在[56]。少数最终演变为 SLE 的患者表现与之不同，可进展为肾炎、浆膜炎和溶血性贫血等。UCTD 患者的血清学特征也保持稳定，大多数患者表现出单一的明确的抗核抗体特异性，通常针对 Ro（SSA）或 RNP 抗原[56]。

另一项对 184 例患者进行的横断面多中心研究发现，这些患者不同症状和体征出现的频率与组合与上述研究相似，而且患者总体临床表现较轻[133]。最后，一项由 600 多名 UCTD 患者组成的大型匈牙利队列研究显示，这些患者随访 5 年后 2/3 仍保持未分化状态，大多数患者有雷诺现象、关节痛和关节炎[134]。因此，UCTD 可能代表一组独特的、表型稳定的 CTD，通常伴有较轻的临床病程，尤其是那些最初几年内未转化或演变为其他 CTD 的患者[56-58,73]。

早期未分化系统性硬化症

局限性和弥漫性 SSc 在发病时常常未表现出该

疾病所有的典型特征。事实上，单纯的雷诺现象通常是 ANA 阳性患者的主要症状，从雷诺发展到出现 SSc 其他表现的时间越短，预示着疾病过程越具侵袭性[135]。然而，绝大多数具有雷诺现象的患者并不发展为 SSc 或任何其他 CTD。具有高滴度 ANAs、SSc 特异性（如针对拓扑异构酶 -Ⅰ）自身抗体的患者，以及甲襞毛细血管异常的患者更有可能从未分化状态发展为 SSc。

以硬皮病为主要特征的重叠综合征

许多局限性和弥漫性 SSc 患者的临床特征与其他自身免疫病重叠。在某些情况下，患者实际上可能同时患有两种或两种以上独立的、可分类的自身免疫病，如那些同时表现出炎性肌病症状和体征的 SSc 患者。两项研究发现在 14% ~ 17% 的 SSc 患者中有炎性肌病的证据，但根据肌病定义的严格程度，这一数字在其他研究中差异很大[136-138]。第三项研究也报道，一个单一中心的 SSc 患者观察队列中，特定的“硬皮病 - 多发性肌炎重叠综合征”的患病率为5.9%[139]。

SSc- 肌炎重叠征在弥漫性 SSc 中比局限性 SSc 更常见，并且往往缺乏 SSc 或肌炎单独的特征性自身抗体谱[139]。它很少见于抗着丝点抗体阳性的患者[137,139]。相反，患有这种 SSc 相关重叠综合征的患者常表现有特征性自身抗体谱。在 SSc- 肌炎重叠的病例中，发现一些患者具有针对 PM/SCL 抗原的核仁型 ANAs。与单纯的 SSc 相比，SSc- 肌炎重叠的患者间质性肺纤维化发生率更高，心肌受累更多，可发生充血性心力衰竭和心脏相关死亡，以及死亡率增加[138,140]。

自身免疫性肝胆疾病是另一类长期被认为与 SSc 和原发性干燥综合征相关的临床疾病。在一项纳入1572 名 SSc 患者的大型注册研究中，发现 7.5% 的患者有肝胆疾病的依据，其中 60% 以上有原发性胆汁性肝硬化（primary biliary cirrhosis，PBC）[141]。在 SSc-PBC 重叠的患者中，大多数 SSc 为局限性、抗着丝点抗体阳性，且抗线粒体抗体阳性（92%），与有 PBC 而无 SSc 的患者相似[141]。

以肌炎为主要特征的重叠综合征

除了与 SSc 临床重叠外，一些特发性炎性肌病患者可出现肌肉外表现，包括类 RA 样炎性关节炎、间质性肺病和临床与组织学上与 SLE 相似的光敏性皮疹[142]。最近的一项回顾性多中心研究报道，与无重叠表现的炎性肌病患者相比，有肌炎重叠的患者更为年轻，且女性更多[142]。随着对特发性炎性肌病理解的不断加深，我们已经清楚地认识到，根据 Bohan 和 Peter 1975 年的分类，曾经被认为是一种累及或不累及皮肤的疾病（多发性肌炎 / 皮肌炎），实际上是无数种疾病，其中许多具有独特的肌肉组织病理、特异性自身抗体、临床表现和预后[143-144]。例如，许多原本被归类为具有雷诺现象和 RA 重叠表现的多发性肌炎患者实际上患有抗 Jo-1（抗合成酶）疾病，这是一种与发热、手指皮肤粗糙（技工手）、雷诺现象、炎性多关节炎和间质性肺病相关的独特综合征[144]（图 91-9A 和 B）。

干燥综合征和自身免疫性甲状腺疾病

干燥综合征相关症状可以在 SLE、RA 等自身免疫病患者中普遍存在。与原发性干燥综合征相比，这些患者更多为血清学阴性，并且腺体外受累的风险较低。临床上，原发和继发性干燥综合征患者都有眼、口或皮肤干燥的症状。组织病理学检查发现，继发性患者外分泌腺受累往往较轻，伴或不伴特征性淋巴细胞聚集。自身免疫性甲状腺疾病也常见于 RA、SLE 和其他自身免疫病患者。在某些情况下，甲状腺疾病可能早于风湿病而发病。大多数桥本甲状腺炎患者产生针对甲状腺过氧化物酶和（或）甲状腺球蛋白的自身抗体，而 Graves 病患者产生针对 TSH 受体的抗体。这些患者可表现出不同的疾病状态，从亚临床自身抗体阳性到甲状腺激素缺乏或过量所致的明显体征和症状，如甲状腺功能亢进或黏液性水肿，都可以出现。

重叠性结缔组织病综合征的治疗

所有 MCTD 患者都应根据其临床和实验室评估以及潜在的特定内脏器官受累情况进行密切随访和管理（表 91-5）。由于肺部受累和 PAH 发病率高且

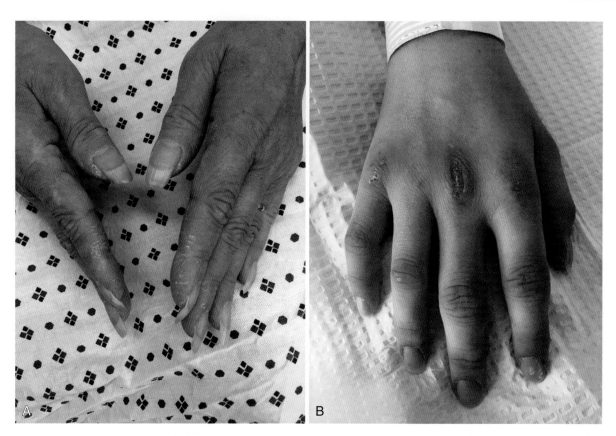

图 91-9 两例不同肌炎相关综合征患者的皮疹。A. 抗合成酶相关重叠肌炎患者的技工手；B. 抗合成酶阴性相关皮肌炎患者的 Gottron 疹

表 91-5 结缔组织病重叠综合征患者 a 的推荐治疗策略							
治疗	肺 / 肺泡炎	肺 /pHTN	关节炎	肌炎	皮炎	肾炎	RP/ 指端溃疡
一线	CS	CCB	L-CS HCQ	CS	T-CS/L-CS HCQ	CS	CCB
二线	MMF AZA	前列环素类似物，内皮素受体拮抗剂，PDE5 抑制剂	MTX	IVIg MTX AZA	改用氯喹或加用阿的平	MMF	PDE5 抑制剂
三线及其后	CYC	从上面选择不同的药物	MMF AZA	CYC 利妥昔单抗	MMF	CYC	内皮素拮抗剂（指端溃疡） 前列环素类似物

a 所有 MCTD 患者应定期筛查是否存在间质性肺病和肺高压（高分辨率胸部 CT 成像、肺功能检查和超声心动图）

AZA，硫唑嘌呤；CCB，钙通道阻滞剂；CS，全身性皮质类固醇（中至大剂量）；CYC，环磷酰胺；HCQ，羟氯喹；IVIg，静脉注射免疫球蛋白；L-CS，小剂量皮质类固醇；MMF，霉酚酸酯；MTX，甲氨蝶呤（小剂量）；PDE5，磷酸二酯酶 5；pHTN，肺高压；RP，雷诺现象；T-CS，局部皮质类固醇

起始可无症状，大多数 MCTD 患者应定期用结合 HRCT 胸部影像、肺功能检测和超声心动图联合进行筛查 [3,59]。目前还没有针对 MCTD 或 UCTD 重叠疾病的随机前瞻性双盲临床试验来指导这些疾病的治疗 [93,145]。事实上，最近一篇有关 MCTD 临床实践指南（clinical practice guidelines，CPG）的系统综述对 124 篇不同的文献进行了回顾，发现没有令人满意的文献可用于指导 CPG 开发 [93]。因此，MCTD 或重叠综合征目前没有标准化的治疗方案。一般认为，MCTD 和其他重叠 CTD 患者的总体预后比相对应的

经典定义的风湿病患者更好，包括对皮质类固醇治疗的反应相对较好 [3]。然而，许多观察性研究反驳了这一观点，认为特别是对于出现 PAH 的患者预后更差 [9,75,92]。因此，治疗通常基于主要的器官表现，并借鉴其他风湿病如 SLE、SSc、RA 和炎性肌病中类似并发症的治疗方法 [93]。

皮质类固醇是治疗肌炎、肺泡炎、关节炎、皮炎、肾炎和浆膜炎等炎症并发症的一线方法 [3,59]。小剂量皮质类固醇通常对轻度皮肤、胸膜心包疾病和关节表现有治疗效果。大剂量皮质类固醇通常用于更严重的内脏器官受累，如肌炎、间质性肺病、肾炎、心肌炎和血管炎。有趣的是，除了标准的质子泵抑制剂治疗，皮质类固醇也可能有利于治疗 MCTD 患者的食管功能障碍，这一点与 SSc 患者不同。抗疟疾药物如羟氯喹可用于治疗皮疹、关节炎和其他与 SLE 密切重叠的表现。

雷诺现象可以通过对四肢、头部和其他身体部位保暖和避免使用拟交感神经药物来保守治疗 [3]。在严重或难治性病例中，血管扩张剂包括钙通道阻滞剂、磷酸二酯酶 -5 抑制剂（如西地那非）和前列环素类似物可用于控制症状和缺血性并发症。和多发性肌炎和皮肌炎患者中一样，静脉注射免疫球蛋白可用于严重的炎性肌病病例，包括食管受累的患者 [146-147]。无论是需要增加药物以控制疾病活动，还是需要帮助减少长期的皮质类固醇用量时，免疫抑制和细胞毒药物都可用于内脏器官受累严重的患者 [59]。这些药物有甲氨蝶呤、硫唑嘌呤、霉酚酸酯和环磷酰胺等。

低剂量甲氨蝶呤对治疗对非甾体抗炎药或小剂量皮质类固醇无效的较严重的炎性关节炎患者尤其有效。甲氨蝶呤和硫唑嘌呤也可以用于有效治疗炎性肌病。严重的肺和肾受累患者通常需要用硫唑嘌呤、霉酚酸酯或环磷酰胺来治疗。近年来，PAH 的治疗取得了相当大的进展，可以改善患者的运动耐量、生活质量和症状。右心导管检查可用于指导选择具体的治疗药物，包括钙通道阻断剂、血管紧张素转换酶抑制剂、前列环素类似物和内皮素受体拮抗剂等。

🌐 Full references for this chapter can be found on ExpertConsult.com.

部分参考文献

1. Sharp G.C, Anderson P.C: Current concepts in the classification of connective tissue diseases. Overlap syndromes and mixed connective tissue disease (MCTD), *J Am Acad Dermatol* 2(4):269–279, 1980.
2. Sharp GC, Irvin WS, Tan EM, et al.: Mixed connective tissue disease-an apparently distinct rheumatic disease syndrome associated with a specific antibody to an extractable nuclear antigen (ENA), *Am J Med* 52(2):148–159, 1972.
3. Ortega-Hernandez O-D, Shoenfeld Y: Mixed connective tissue disease: an overview of clinical manifestations, diagnosis and treatment, *Best Pract Res Clin Rheumatol* 26(1):61–72, 2012.
4. Sharp GC, Irvin WS, May CM, et al.: Association of antibodies to ribonucleoprotein and Sm antigens with mixed connective-tissue disease, systematic lupus erythematosus and other rheumatic diseases, *N Engl J Med* 295(21):1149–1154, 1976.
5. Gendi NS, Welsh KI, Van Venrooij WJ, et al.: HLA type as a predictor of mixed connective tissue disease differentiation. Ten-year clinical and immunogenetic followup of 46 patients, *Arthritis Rheum* 38(2):259–266, 1995.
6. De Clerck LS, Meijers KA, Cats A: Is MCTD a distinct entity? Comparison of clinical and laboratory findings in MCTD, SLE, PSS, and RA patients, *Clin Rheumatol* 8(1):29–36, 1989.
7. Lázaro MA, Maldonado Cocco JA, Catoggio LJ, et al.: Clinical and serologic characteristics of patients with overlap syndrome: is mixed connective tissue disease a distinct clinical entity? *Medicine (Baltimore)* 68(1):58–65, 1989.
8. Black C, Isenberg DA: Mixed connective tissue disease—goodbye to all that, *Br J Rheumatol* 31(10):695–700, 1992.
9. Nimelstein SHMD, Brody SMD, Mcshane DMD, et al.: Mixed connective tissue disease: a subsequent evaluation of the original 25 patients, *Medicine (Baltim)* 59(4):239–248, 1980.
10. Cho JH, Gregersen PK: Genomics and the multifactorial nature of human autoimmune disease, *N Engl J Med* 365(17):1612–1623, 2011.
11. Gregersen PK, Olsson LM: Recent advances in the genetics of autoimmune disease, *Annu Rev Immunol* 27(1):363–391, 2009.
12. Gregersen PK, Silver J, Winchester RJ: The shared epitope hypothesis. An approach to understanding the molecular genetics of susceptibility to rheumatoid arthritis, *Arthritis Rheum* 30(11):1205–1213, 1987.
13. Klareskog L, Catrina AI, Paget S: Rheumatoid arthritis, *Lancet* 373(9664):659–672, 2009.
14. Yoshida K, Inoue H, Komai K, et al.: Mixed connective tissue disease is distinct from systemic lupus erythematosus: study of major histocompatibility complex class I polypeptide-related sequence A and HLA gene polymorphisms, *Tissue Antigens* 81(1):44–45, 2013.
15. Dong RP, Kimura A, Hashimoto H, et al.: Difference in HLA-linked genetic background between mixed connective tissue disease and systemic lupus erythematosus, *Tissue Antigens* 41(1):20–25, 1993.
16. Flåm ST, Gunnarsson R, Garen T, et al.: The HLA profiles of mixed connective tissue disease differ distinctly from the profiles of clinically related connective tissue diseases, *Rheumatology* 54(3):528–535, 2015.
17. Reiseter S, Gunnarsson R, Corander J, et al.: Disease evolution in mixed connective tissue disease: results from a long-term nationwide prospective cohort study, *Arthritis Res Ther* 19(1):284, 2017.
18. Paradowska-Gorycka A, Stypińska B, Olesińska M, et al.: Association of HLA-DRB1 alleles with susceptibility to mixed connective tissue disease in Polish patients, *HLA* 87(1):13–18, 2016.
19. Hassan AB, Nikitina-Zake L, Padyukov L, et al.: MICA4/HLA-DRB1*04/TNF1 haplotype is associated with mixed connective tissue disease in Swedish patients, *Hum Immunol* 64(2):290–296, 2003.
20. J de AS, C A, P S-G, S C. Systemic lupus erythematosus: old and new susceptibility genes versus clinical manifestations, *Curr Genomics* 15(1):52–65, 2014.
21. Mohan C, Putterman C: Genetics and pathogenesis of sys-

temic lupus erythematosus and lupus nephritis, *Nat Rev Nephrol* 11(6):329–341, 2015.

22. Kyogoku C, Langefeld CD, Ortmann WA, et al.: Genetic association of the R620W polymorphism of protein tyrosine phosphatase PTPN22 with human SLE, *Am J Hum Genet* 75(3):504–507, 2004.

23. Gourh P, Tan FK, Assassi S, et al.: Association of the PTPN22 R620W polymorphism with anti-topoisomerase I- and anticentromere antibody-positive systemic sclerosis, *Arthritis Rheum* 54(12):3945–3953, 2006.

24. Diaz-Gallo LM, Gourh P, Broen J, et al.: Analysis of the influence of PTPN22 gene polymorphisms in systemic sclerosis, *Ann Rheum Dis* 70(3):454–462, 2011.

25. Dieudé P, Guedj M, Wipff J, et al.: The PTPN22 620W allele confers susceptibility to systemic sclerosis: findings of a large case-control study of European Caucasians and a meta-analysis, *Arthritis Rheum* 58(7):2183–2188, 2008.

26. Rothwell S, Cooper RG, Lundberg IE, et al.: Dense genotyping of immune-related loci in idiopathic inflammatory myopathies confirms HLA alleles as the strongest genetic risk factor and suggests different genetic background for major clinical subgroups, *Ann Rheum Dis* 75(8):1558–1566, 2016.

27. Maundrell A, Lester S, Rischmueller M, et al.: The PTPN22 gene is associated with idiopathic inflammatory myopathy, *Muscle Nerve* 55(2):270–273, 2017.

28. Chinoy H, Platt H, Lamb JA, et al.: The protein tyrosine phosphatase N22 gene is associated with juvenile and adult idiopathic inflammatory myopathy independent of the HLA 8.1 haplotype in British Caucasian patients, *Arthritis Rheum* 58(10):3247–3254, 2008.

29. Remmers EF, Plenge RM, Lee AT, et al.: STAT4 and the risk of rheumatoid arthritis and systemic lupus erythematosus, *N Engl J Med* 357(10):977–986, 2007.

30. Sigurdsson S, Nordmark G, Garnier S, et al.: A risk haplotype of STAT4 for systemic lupus erythematosus is over-expressed, correlates with anti-dsDNA and shows additive effects with two risk alleles of IRF5, *Hum Mol Genet* 17(18):2868–2876, 2008.

31. Carmona FD, Onat AM, Fernández-Aranguren T, et al.: Analysis of systemic sclerosis-associated genes in a Turkish population, *J Rheumatol* 43(7):1376–1379, 2016.

32. Xu Y, Wang W, Tian Y, et al.: Polymorphisms in STAT4 and IRF5 increase the risk of systemic sclerosis: a meta-analysis, *Int J Dermatol* 55(4):408–416, 2016.

33. Zhao W, Yue X, Liu K, et al.: The status of pulmonary fibrosis in systemic sclerosis is associated with IRF5, STAT4, IRAK1, and CTGF polymorphisms, *Rheumatol Int* 37(8):1303–1310, 2017.

34. Santana-de Anda K, Gómez-Martín D, Díaz-Zamudio M, et al.: Interferon regulatory factors: beyond the antiviral response and their link to the development of autoimmune pathology, *Autoimmun Rev* 11(2):98–103, 2011.

35. Sigurdsson S, Nordmark G, Göring HHH, et al.: Polymorphisms in the tyrosine kinase 2 and interferon regulatory factor 5 genes are associated with systemic lupus erythematosus, *Am J Hum Genet* 76(3):528–537, 2005.

36. Sigurdsson S, Göring HHH, Kristjansdottir G, et al.: Comprehensive evaluation of the genetic variants of interferon regulatory factor 5 (IRF5) reveals a novel 5 bp length polymorphism as strong risk factor for systemic lupus erythematosus, *Hum Mol Genet* 17(6):872–881, 2008.

37. Reddy MVPL, Velázquez-Cruz R, Baca V, et al.: Genetic association of IRF5 with SLE in Mexicans: higher frequency of the risk haplotype and its homozygosity than Europeans, *Hum Genet* 121(6):721–727, 2007.

38. Graham RR, Kozyrev SV, Baechler EC, et al.: A common haplotype of interferon regulatory factor 5 (IRF5) regulates splicing and expression and is associated with increased risk of systemic lupus erythematosus, *Nat Genet* 38(5):550–555, 2006.

39. Sanchez E, Webb RD, Rasmussen A, et al.: Genetically determined Amerindian ancestry correlates with increased frequency of risk alleles for systemic lupus erythematosus, *Arthritis Rheum* 62(12):3722–3729, 2010.

40. Miceli-Richard C, Comets E, Loiseau P, et al.: Association of an IRF5 gene functional polymorphism with Sjögren's syndrome, *Arthritis Rheum* 56(12):3989–3994, 2007.

41. Nordang GBN, Viken MK, Amundsen SS, et al.: Interferon regulatory factor 5 gene polymorphism confers risk to several rheumatic diseases and correlates with expression of alternative thymic transcripts, *Rheumatol Oxf Engl* 51(4):619–626, 2012.

42. Zochling J, Newell F, Charlesworth JC, et al.: An Immunochip-based interrogation of scleroderma susceptibility variants identifies a novel association at DNASE1L3, *Arthritis Res Ther* 16(5):438, 2014.

43. Wang J, Yi L, Guo X, et al.: Association of the IRF5 SNP rs2004640 with systemic sclerosis in Han Chinese, *Int J Immunopathol Pharmacol* 27(4):635–638, 2014.

44. Tsou P-S, Sawalha AH: Unfolding the pathogenesis of scleroderma through genomics and epigenomics, *J Autoimmun* 83:73–94, 2017.

45. Tang L, Chen B, Ma B, et al.: Association between IRF5 polymorphisms and autoimmune diseases: a meta-analysis, *Genet Mol Res GMR* 13(2):4473–4485, 2014.

46. Sharif R, Mayes MD, Tan FK, et al.: IRF5 polymorphism predicts prognosis in patients with systemic sclerosis, *Ann Rheum Dis* 71(7):1197–1202, 2012.

47. Chairta P, Nicolaou P, Christodoulou K: Genomic and genetic studies of systemic sclerosis: a systematic review, *Hum Immunol* 78(2):153–165, 2017.

48. Carmona FD, Martin J-E, Beretta L, et al.: The systemic lupus erythematosus IRF5 risk haplotype is associated with systemic sclerosis, *PLoS One* 8(1):e54419, 2013.

49. Chen S, Wang Q, Wu Z, et al.: Genetic association study of TNFAIP3, IFIH1, IRF5 polymorphisms with polymyositis/dermatomyositis in Chinese Han population, *PLoS One* 9(10):e110044, 2014.

50. Stochmal A, Czuwara J, Trojanowska M, et al.: Antinuclear antibodies in systemic sclerosis: an update, *Clin Rev Allergy Immunol* 58(1):40–51, 2020.

51. Didier K, Bolko L, Giusti D, et al.: Autoantibodies associated with connective tissue diseases: what meaning for clinicians? *Front Immunol* 9:541, 2018.

52. Somarelli JA, Mesa A, Rodriguez R, et al.: Epitope mapping of the U1 small nuclear ribonucleoprotein particle in patients with systemic lupus erythematosus and mixed connective tissue disease, *Lupus* 20(3):274–289, 2011.

53. Pakozdi A, Nihtyanova S, Moinzadeh P, et al.: Clinical and serological hallmarks of systemic sclerosis overlap syndromes, *J Rheumatol* 38(11):2406–2409, 2011.

54. Mosca M, Tani C, Talarico R, et al.: Undifferentiated connective tissue diseases (UCTD): simplified systemic autoimmune diseases, *Autoimmun Rev* 10(5):256–258, 2011.

55. Clegg DO, Williams HJ, Singer JZ, et al.: Early undifferentiated connective tissue disease. II. The frequency of circulating antinuclear antibodies in patients with early rheumatic diseases, *J Rheumatol* 18(9):1340–1343, 1991.

56. Mosca M, Tavoni A, Neri R, et al.: Undifferentiated connective tissue diseases: the clinical and serological profiles of 91 patients followed for at least one year, *Lupus* 7(2):95–100, 1998.

57. Mosca M, Tani C, Carli L, et al.: Undifferentiated CTD: a wide spectrum of autoimmune diseases, *Best Pract Res Clin Rheumatol* 26(1):73–77, 2012.

58. Mosca M, Tani C, Neri C, et al.: Undifferentiated connective tissue diseases (UCTD), *Autoimmun Rev* 6(1):1–4, 2006.

59. Venables PJW: Mixed connective tissue disease, *Lupus* 15(3):132–137, 2006.

60. Martínez-Barrio J, Valor L, López-Longo FJ: Facts and controversies in mixed connective tissue disease, *Med Clínica Engl Ed* 150(1):26–32, 2018.

61. Deshmukh US, Bagavant H, Lewis J, et al.: Epitope spreading within lupus-associated ribonucleoprotein antigens, *Clin Immunol* 117(2):112–120, 2005.

62. Kattah NH, Kattah MG, Utz PJ: The U1-snRNP complex: structural properties relating to autoimmune pathogenesis in rheumatic diseases, *Immunol Rev* 233(1):126–145, 2010.

63. Riemekasten G, Hahn BH: Key autoantigens in SLE, *Rheumatology (Oxford)* 44(8):975–982, 2005.

64. Sharp GC: Diagnostic criteria for classification of MCTD. In Kasukawa R, Sharp GC, editors: *Mixed connective tissue disease and anti–nuclear antibodies*, Amsterdam, 1987, Elsevier Science Publishers B.V. (Biomedical Division), pp 23–30.

65. Benito-Garcia E, Schur PH, Lahita R: American College of Rheumatology Ad Hoc Committee on Immunologic Testing Guidelines. Guidelines for immunologic laboratory testing in the rheumatic diseases: anti-Sm and anti-RNP antibody tests, *Arthritis Rheum* 51(6):1030–1044, 2004.

66. Barakat S, Briand JP, Abuaf N, et al.: Mapping of epitopes on U1 snRNP polypeptide A with synthetic peptides and autoimmune sera, *Clin Exp Immunol* 86(1):71–78, 1991.

67. Ghirardello A, Zampieri S, Tarricone E, et al.: Clinical implications of autoantibody screening in patients with autoimmune myositis, *Autoimmunity* 39(3):217–221, 2006.

68. Ghirardello A, Borella E, Beggio M, et al.: Myositis autoantibodies and clinical phenotypes, *Auto Immun Highlights* 5(3):69–75, 2014.

69. Swanton J, Isenberg D: Mixed connective tissue disease: still crazy after all these years, *Rheum Dis Clin N Am* 31(3):421–436, 2005.

70. Aringer M, Steiner G, Smolen JS: Does mixed connective tissue disease exist? Yes, *Rheum Dis Clin North Am* 31(3):411–420, v, 2005.

71. Ungprasert P, Crowson CS, Chowdhary VR, et al.: Epidemiology of mixed connective tissue disease, 1985-2014: a population-based study, *Arthritis Care Res* 68(12):1843–1848, 2016.

72. Cappelli S, Bellando Randone S, Martinović D, et al.: "To be or not to be," ten years after: evidence for mixed connective tissue disease as a distinct entity, *Semin Arthritis Rheum* 41(4):589–598, 2012.

73. Tani C, Carli L, Vagnani S, et al.: The diagnosis and classification of mixed connective tissue disease, *J Autoimmun* 48–49:46–49, 2014.

74. Gunnarsson R, Molberg O, Gilboe I-M, et al.: The prevalence and incidence of mixed connective tissue disease: a national multicentre survey of Norwegian patients, *Ann Rheum Dis* 70(6):1047–1051, 2011.

75. Burdt MA, Hoffman RW, Deutscher SL, et al.: Long-term outcome in mixed connective tissue disease: longitudinal clinical and serologic findings, *Arthritis Rheum* 42(5):899–909, 1999.

76. Bennett RM, O'Connell DJ: The arthritis of mixed connective tissue disease, *Ann Rheum Dis* 37(5):397–403, 1978.

77. Ramos-Niembro F, Alarcón-Segovia D, Hernández-Ortíz J: Articular manifestations of mixed connective tissue disease, *Arthritis Rheum* 22(1):43–51, 1979.

78. Payet J, Goulvestre C, Bialé L, et al.: Anticyclic citrullinated peptide antibodies in rheumatoid and nonrheumatoid rheumatic disorders: experience with 1162 patients, *J Rheumatol* 41(12):2395–2402, 2014.

79. Szodoray P, Hajas A, Kardos L, et al.: Distinct phenotypes in mixed connective tissue disease: subgroups and survival, *Lupus* 21(13):1412–1422, 2012.

80. Granier F, Vayssairat M, Priollet P, et al.: Nailfold capillary microscopy in mixed connective tissue disease. Comparison with systemic sclerosis and systemic lupus erythematosus, *Arthritis Rheum* 29(2):189–195, 1986.

81. Bodolay E, Szekanecz Z, Dévényi K, et al.: Evaluation of interstitial lung disease in mixed connective tissue disease (MCTD), *Rheumatol Oxf Engl* 44(5):656–661, 2005.

82. Lynch DA: Lung disease related to collagen vascular disease, *J Thorac Imaging* 24(4):299–309, 2009.

83. Prakash UB: Respiratory complications in mixed connective tissue disease, *Clin Chest Med* 19(4):733–746, ix, 1998.

84. Ohno Y, Koyama H, Yoshikawa T, et al.: State-of-the-art imaging of the lung for connective tissue disease (CTD), *Curr Rheumatol Rep* 17(12):69, 2015.

85. Kozuka T, Johkoh T, Honda O, et al.: Pulmonary involvement in mixed connective tissue disease: high-resolution CT findings in 41 patients, *J Thorac Imaging* 16(2):94–98, 2001.

86. Gutsche M, Rosen GD, Swigris JJ: Connective tissue disease-associated interstitial lung disease: a review, *Curr Respir Care Rep*

87. Gunnarsson R, Aaløkken TM, Ø M, et al.: Prevalence and severity of interstitial lung disease in mixed connective tissue disease: a nationwide, cross-sectional study, *Ann Rheum Dis* 71(12):1966–1972, 2012.

88. Reiseter S, Gunnarsson R, Mogens Aaløkken T, et al.: Progression and mortality of interstitial lung disease in mixed connective tissue disease: a long-term observational nationwide cohort study, *Rheumatol Oxf Engl* 57(2):255–262, 2018.

89. Hajas A, Szodoray P, Nakken B, et al.: Clinical course, prognosis, and causes of death in mixed connective tissue disease, *J Rheumatol* 40(7):1134–1142, 2013.

90. Niklas K, Niklas A, Mularek-Kubzdela T, et al.: Prevalence of pulmonary hypertension in patients with systemic sclerosis and mixed connective tissue disease, *Medicine (Baltim)* 97(28):e11437, 2018.

91. Wiener-Kronish JP, Solinger AM, Warnock ML, et al.: Severe pulmonary involvement in mixed connective tissue disease, *Am Rev Respir Dis* 124(4):499–503, 1981.

92. Sullivan WD, Hurst DJ, Harmon CE, et al.: A prospective evaluation emphasizing pulmonary involvement in patients with mixed connective tissue disease, *Medicine (Baltim)* 63(2):92–107, 1984.

93. Chaigne B, Scirè CA, Talarico R, et al.: Mixed connective tissue disease: state of the art on clinical practice guidelines, *RMD Open* 4(Suppl 1):e000783, 2018.

94. Vegh J, Szodoray P, Kappelmayer J, et al.: Clinical and immunoserological characteristics of mixed connective tissue disease associated with pulmonary arterial hypertension, *Scand J Immunol* 64(1):69–76, 2006.

95. Kitridou RC, Akmal M, Turkel SB, et al.: Renal involvement in mixed connective tissue disease: a longitudinal clinicopathologic study, *Semin Arthritis Rheum* 16(2):135–145, 1986.

96. Pope JE: Other manifestations of mixed connective tissue disease, *Rheum Dis Clin N Am* 31(3):519–533, 2005.

97. Ichikawa K, Konta T, Sato H, et al.: The clinical and pathological characteristics of nephropathies in connective tissue diseases in the Japan Renal Biopsy Registry (J-RBR), *Clin Exp Nephrol* 21(6):1024–1029, 2017.

98. Ito S, Nakamura T, Kurosawa R, et al.: Glomerulonephritis in children with mixed connective tissue disease, *Clin Nephrol* 66(3):160–165, 2006.

99. Vij M, Agrawal V, Jain M: Scleroderma renal crisis in a case of mixed connective tissue disease, *Saudi J Kidney Dis Transplant Off Publ Saudi Cent Organ Transplant Saudi Arab* 25(4):844–848, 2014.

100. Andersen GN, Vasko J: Scleroderma renal crisis and concurrent isolated pulmonary hypertension in mixed connective tissue disease and overlap syndrome: report of two cases, *Clin Rheumatol* 21(2):164–169, 2002.

101. Rifkin SI, Gutta H, Nair R, et al.: Collapsing glomerulopathy in a patient with mixed connective tissue disease, *Clin Nephrol* 75(Suppl 1):32–36, 2011.

102. Ungprasert P, Wannarong T, Panichsillapakit T, et al.: Cardiac involvement in mixed connective tissue disease: a systematic review, *Int J Cardiol* 171(3):326–330, 2014.

103. Alpert MA, Goldberg SH, Singsen BH, et al.: Cardiovascular manifestations of mixed connective tissue disease in adults, *Circulation* 68(6):1182–1193, 1983.

104. Oetgen WJ, Mutter ML, Lawless OJ, et al.: Cardiac abnormalities in mixed connective tissue disease, *Chest* 83(2):185–188, 1983.

105. Abugroun A, Hallak O, Ahmed F, et al.: Massive hemorrhagic pericardial effusion with cardiac tamponade as initial manifestation of mixed connective tissue disease, *Cardiol Res* 9(1):68–71, 2018.

106. Arroyo-Ávila M, Vilá LM: Cardiac tamponade in a patient with mixed connective tissue disease, *J Clin Rheumatol Pract Rep Rheum Musculoskelet Dis* 21(1):42–45, 2015.

107. Kumar MS, Smith M, Pischel KD: Case report and review of cardiac tamponade in mixed connective tissue disease, *Arthritis Rheum* 55(5):826–830, 2006.

108. Bezerra MC, Saraiva F, Carvalho JF, et al.: Cardiac tamponade due to massive pericardial effusion in mixed connective tissue disease:

reversal with steroid therapy, *Lupus* 13(8):618–620, 2004.

109. Lundberg IE: Cardiac involvement in autoimmune myositis and mixed connective tissue disease, *Lupus* 14(9):708–712, 2005.

110. Fairley SL, Herron B, Wilson CM, et al.: Acute fulminant necrotising lymphocytic myocarditis in a patient with mixed connective tissue disease: a rapid clinical response to immunosuppression, *Ulster Med J* 83(2):119–120, 2014.

111. Hammann C, Genton CY, Delabays A, et al.: Myocarditis of mixed connective tissue disease: favourable outcome after intravenous pulsed cyclophosphamide, *Clin Rheumatol* 18(1):85–87, 1999.

112. Weston S, Thumshirn M, Wiste J, et al.: Clinical and upper gastrointestinal motility features in systemic sclerosis and related disorders, *Am J Gastroenterol* 93(7):1085–1089, 1998.

113. Marshall JB, Kretschmar JM, Gerhardt DC, et al.: Gastrointestinal manifestations of mixed connective tissue disease, *Gastroenterology* 98(5 Pt 1):1232–1238, 1990.

114. Doria A, Bonavina L, Anselmino M, et al.: Esophageal involvement in mixed connective tissue disease, *J Rheumatol* 18(5):685–690, 1991.

115. Fagundes MN, Caleiro MTC, Navarro-Rodriguez T, et al.: Esophageal involvement and interstitial lung disease in mixed connective tissue disease, *Respir Med* 103(6):854–860, 2009.

116. Hirose W, Nakane H, Misumi J, et al.: Duodenal hemorrhage and dermal vasculitis associated with mixed connective tissue disease, *J Rheumatol* 20(1):151–154, 1993.

117. Cooke CL, Lurie HI: Case report: fatal gastrointestinal hemorrhage in mixed connective tissue disease, *Arthritis Rheum* 20(7):1421–1427, 1977.

118. Koppikar S, Yu D, Ropeleski M, et al.: Recurrent benign pneumatosis intestinalis in a patient with mixed connective tissue disease, *Arch Rheumatol* 33(4):478–481, 2018.

119. Balbir-Gurman A, Brook OR, Chermesh I, et al.: Pneumatosis cystoides intestinalis in scleroderma-related conditions, *Intern Med J* 42(3):323–329, 2012.

120. Aoki Y, Nagashima T, Kamimura T, et al.: Marked pneumatosis cystoides intestinalis in a patient with mixed connective tissue disease, *J Rheumatol* 33(8):1705–1706, 2006.

系统性血管炎的分类和流行病学

原著　RENNIE L. RHEE, PETER A. MERKEL

纪宗斐　译　姜林娣　校

关键点

- 血管炎是一组以血管炎症为主要表现的异质性疾病，可能导致缺血和器官损伤。
- 分类标准旨在建立同质的患者队列，有利于开展临床研究；应用时不应与诊断标准互换。
- 随着我们对疾病认识的深入，血管炎的分类标准在逐步演变。
- 目前最常用的血管炎分类系统中，首先按主要累及的血管大小分类，其次依据临床特征进一步分类。
- 血管炎的发病率因地理位置、年龄、性别和种族而异，这表明遗传和环境因素对疾病的易感性产生了影响。

引言

血管炎是一组以血管壁炎症为特征的疑难疾病，可导致器官缺血和损伤。当排除感染、结缔组织病、药物或恶性肿瘤等潜在病因时，考虑为原发性血管炎。如存在以上并发症或暴露因素，则考虑为继发性血管炎。血管炎的疾病病程和结局存在很大的异质性和多变性，至今仍缺乏诊断或分类的唯一"金标准"。因此，制定兼顾临床诊治和研究的诊断/分类标准需要花费大量精力。本章的第一部分回顾目前的血管炎分类标准，第二部分论述血管炎的流行病学数据。

血管炎的分类

分类概念的概述

血管炎是一组有着不同的发病机制、自然病程及相应治疗方法的多样化疾病，对其正确分类非常重要。目前，这组疑难疾病的病理生理学及其重叠特征仍不明确。为保证疾病的定义（即命名）和分类标准的一致性，国际合作组织已经建立和修订了多个分类系统。最近，血管炎诊断标准的制定工作也正在进行。

由于命名系统、分类标准和诊断标准的建立目的存在重要差异，不应互换使用。

命名系统能将各种疾病进行统一定义和命名。在命名系统结构的基础上，可进一步建立分类和诊断标准。1994 年，首届关于系统性血管炎命名的 Chapel Hill 国际共识会议（Chapel Hill Consensus Conference，CHCC）满足了我们对标准化术语和定义的需求。在此基础上，于 2012 年制定了修订版[1-2]。在 CHCC 分类出现前，血管炎的命名缺乏规范和统一，不同的名称曾表示相同的疾病，反之，相同的名称可能代表不同的疾病。例如，结节性多动脉炎（polyarteritis nodosa，PAN）一词最初用于指代几乎所有种类的坏死性动脉炎；此后，抗中性粒细胞胞浆抗体（anti-neutrophil cytoplasmic antibody，ANCA）相关性血管炎被发现具有单独的临床表现和疾病病程，从而通过不同的命名与 PAN 区分开来。在过去十年里，学术型医学已经从人名命名转变为描述性或基于病因学的命名方法，从而导致血管炎中的一些疾病名称发生变化（例如，韦格纳肉芽肿被肉芽肿性多血管炎取代，过敏性紫癜被 IgA 血管炎所取代）[2]。

分类标准是一组标准化的观察结果，旨在为临床研究提供一个相对同质化的患者队列[3]。分类系统建立在命名系统的基础上，内容包含了与其他类似疾病相鉴别的疾病特征。分类标准的目标是通过识别疾病的关键特征使患者群体标准化，而不是为了获取所有可能的患者。分类标准对个体患者的应用价值很有限，重要的是可以在一组患者中开展研究，能保证各研究之间的可比性，并保证临床试验中合适的患者入组。分类标准的目标是具有更高的特异性，而敏感性的优先级则较低。因此，大多数分类标准存在假阴性率，使其在常规临床诊治中的应用存在局限性（即，正确诊断的患者可能不符合分类标准）。

与分类标准不同，诊断标准是包括症状、体征和临床检查的一组标准，用于指导个体患者诊治，必须同时具有高敏感性和高特异性。目前，由于血管炎的

异质性带来的巨大挑战，很少有人尝试制定血管炎的诊断标准。

一项名为血管炎诊断和分类标准（Diagnostic and Classification Criteria for Vasculitis，DCVAS）国际性研究正在进行中，旨在制定一组经过验证的、数据驱动的血管炎修订分类标准和诊断标准[4]。鉴于对血管炎的认识加深、诊断试验的更新和血管成像技术的进步，重新评估现有标准是有必要的，这表明该领域已取得重大进展。新分类标准预期 2020 年启用。

血管炎分类的框架：血管大小与发病机制

本章采用目前使用最广泛的血管炎分类系统，首先根据主要受影响的血管大小来区分血管炎（表 92-1 和图 92-1）。大血管是指主动脉及其主要分支和相应的静脉；中等血管包括内脏的主要动脉和静脉，如肾动脉、肠系膜动脉和冠状动脉；小血管是指器官实质的动脉、小动脉、毛细血管、小静脉和静脉[2]。然而，这种分类方法存在局限性。按血管大小的分类是基于主要受影响的血管大小，但所有主要类型的血管炎都可累及任何大小的动脉。此外，在一部分患者（如白塞病）中，尽管发生了血管炎，却未表

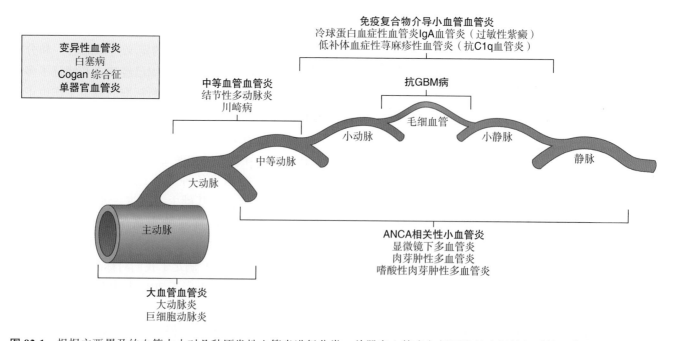

图 92-1　根据主要累及的血管大小对几种原发性血管炎进行分类。单器官血管炎包括原发性中枢神经系统血管炎、孤立性皮肤血管炎和血管炎性神经病变。尽管该血管炎分类方法已被广泛使用，但未来可能会逐渐发展为依据反映致病过程的分子的分类方法。ANCA，抗中性粒细胞胞浆抗体；Anti-GBM，抗肾小球基底膜（Adapted from Jennette JC，Falk RJ，Bacon PA，et al.：2012 Revised International Chapel Hill Consensus Conference nomenclature of vasculitides. *Arthritis Rheum* 65：1-11，2013.）

表 92-1　主要类型的血管炎的分类标准

主要受累血管大小	疾病	分类标准	敏感性	特异性
小血管	**ANCA 相关性血管炎**			
	肉芽肿性多血管炎（GPA）	1990 年 ACR——至少符合以下 2 条： 1. 鼻或口腔炎症（痛性或无痛性口腔溃疡，脓性或血性鼻腔分泌物） 2. 胸部 X 线片异常（结节、固定浸润病灶或空洞） 3. 尿沉渣异常（镜下血尿或红细胞管型） 4. 组织活检发现动脉壁、动脉周围，或血管外区域肉芽肿性炎症 5. PR3 抗体阳性（在修订标准[59] 中加入） EULAR/PReS（儿科）——至少符合以下 3 项： 1. 血尿和（或）显性蛋白尿 2. 活检显示肉芽肿性炎症（或肾活检提示寡免疫性肾小球肾炎） 3. 鼻窦炎症 4. 声门下、气管内或支气管内狭窄 5. 胸片或 CT 异常 6. PR3-ANCA 或 C-ANCA 阳性	66% ~ 88%	88% ~ 92%
	显微镜下多血管炎（MPA）	无		
	嗜酸性肉芽肿性多血管炎（EGPA）	1990 年 ACR——至少符合 6 条中的 4 条： 1. 哮喘 2. 嗜酸性粒细胞 > 10% 3. 单发或多发神经病变 4. 非固定性肺浸润 5. 鼻旁窦异常表现（鼻窦疼痛或压痛，影像检查示鼻旁窦不透光） 6. 血管外嗜酸性粒细胞浸润	57% ~ 85%	99%
	免疫复合物性小血管炎			
	IgA 血管炎（过敏性紫癜）	1990 ACR——至少符合 4 条中的 2 条： 1. 可触及的紫癜，与血小板减少无关 2. 发病年龄 ≤ 20 岁 3. 肠绞痛（全腹疼痛，饭后加重，或诊断肠缺血，包括血性腹泻） 4. 血管壁周围中性粒细胞浸润 EULAR/PReS（儿科）： 可触及的紫癜加上以下之一： 1. 弥漫性腹痛 2. 任何部位活检示 IgA 为主的免疫复合物沉积 3. 关节炎或关节痛 4. 肾受累（血尿或蛋白尿） 5. 急性关节痛	73% ~ 87%	88% ~ 96%
	冷球蛋白血症性血管炎（CV）	Vita 等的标准：要求三项（问卷、临床或实验室）中至少符合两项，且在间隔 ≥ 12 周两次血清冷球蛋白阳性		

续表

表 92-1 主要类型的血管炎的分类标准

主要受累血管大小	疾病	分类标准	敏感性	特异性
	低补体血症型荨麻疹性血管炎（抗 C1q 血管炎）	无		
	抗肾小球基底膜病	无		
中等血管	结节性多动脉炎	1990 年 ACR——10 条中符合 3 条及以上： 1. 体重下降 ≥ 4 kg 2. 网状青斑 3. 睾丸痛和（或）压痛 4. 肌痛、乏力或下肢压痛 5. 多发性单神经炎或多神经炎 6. 舒张压 > 90 mmHg 7. 血尿素氮或肌酐升高 8. 乙肝病毒感染 9. 动脉造影异常（除外动脉硬化、纤维肌性发育不良或其他非炎症原因所致的动脉瘤或闭塞） 10. 中小动脉壁活检见中性粒细胞和（或）单核细胞浸润 EULAR/PReS（儿科）： 活检显示中小动脉坏死性血管炎或血管造影异常（动脉瘤或闭塞）加上以下至少两项： 1. 皮肤受累（网状青斑、皮下压痛结节、其他血管炎损害） 2. 肌痛或肌肉压痛 3. 高血压 4. 单神经病或多发性神经病 5. 尿检异常和（或）肾功能受损 6. 睾丸疼痛或压痛 7. 任何其他主器官系统血管炎的症状和体征（胃肠道、心脏、肺或中枢神经系统）	41% ~ 82%	87% ~ 88%
	川崎病（KD）	EULAR/PReS： 发热 5 天以上，加上以下 4 项： 1. 四肢硬肿或会阴部皮肤改变 2. 多形性皮疹 3. 双侧结膜充血 4. 口咽部黏膜充血 5. 颈部淋巴结肿大		
大血管	巨细胞动脉炎	1990 ACR——至少 5 条中的 3 条： 1. 发病年龄 ≥ 50 岁 2. 新发头痛 3. 颞动脉异常（触痛或与颈动脉硬化无关的搏动减弱） 4. ESR ≥ 50 mm/h 5. 动脉活检异常（血管炎伴单个核细胞浸润，或肉芽肿性炎症，通常伴有多核巨细胞）	81% ~ 94%	91% ~ 95%

续表

主要受累血管大小	疾病	分类标准	敏感性	特异性
	大动脉炎	1990 ACR——至少符合 6 条中的 3 条： 1．40 岁以下发病（尤其是女性） 2．四肢间歇性运动障碍 3．肱动脉波动减弱或消失 4．双臂收缩压差＞ 10 mmHg 5．锁骨下动脉或主动脉血管杂音 6．相应部位动脉造影异常（整个主动脉狭窄或闭塞，或其主要分支，或近端上肢、下肢的大动脉，不是由于动脉硬化、纤维肌性发育不良或其他原因引起的；病变常为局灶性、节段性的） EULAR/PReS（儿科）： 血管造影异常加上以下四项中的至少一项： 1．外周动脉搏动减弱或四肢间歇性运动障碍 2．血压差＞ 10 mmHg 3．主动脉和（或）其主要分支上的杂音 4．高血压	74% ～ 91%	98%
变异性血管	白塞病	ISG 标准： 复发性口腔溃疡（12 个月内至少 3 次）并符合以下 2 条： 1．复发性外阴溃疡 2．眼部病变（前或后葡萄膜炎，或裂隙灯下见到玻璃体内有细胞，或视网膜血管炎） 3．皮肤病变（结节性红斑、假性毛囊炎、丘疹性脓疱或痤疮样结节） 4．针刺反应阳性	81% ～ 95%	96% ～ 98%
		ICBD 标准：总分≥ 4 1．眼部损害（2 分） 2．生殖器溃疡（2 分） 3．口腔溃疡（2 分） 4．皮肤损害（1 分） 5．神经系统表现（1 分） 6．血管表现（1 分） 7．针刺试验阳性（1 分）	94% ～ 95%	91% ～ 92%
	Cogan 综合征	无		
其他	单器官血管炎	无		
	继发性血管炎	无		

现出某种血管受累的特异性表现。更重要的是，这种分类方法并未提供疾病生物学变化的信息。随着对疾病致病机制的认识加深，越来越推崇根据疾病机制（如 ANCA 相关性血管炎或免疫复合物性小血管炎）来分类，并且，依据分子分类的方法最终可能补充或取代目前的分类方法。

小血管炎

小血管血管炎可进一步分为 ANCA 相关性血管炎和免疫复合物性血管炎。

抗中性粒细胞胞浆抗体相关性血管炎

ANCA 相关性血管炎（ANCA-associated vasculitis, AAV）是一组小血管性血管炎，其特征是主要累及小血管的坏死性血管炎、很少或无免疫复合物沉积、与 ANCA 相关。AAV 包括肉芽肿性多血管炎（granulomatosis with polyangiitis, GPA）、显微镜下多血管炎（microscopic polyangiitis, MPA）和嗜酸性肉芽肿性多血管炎（eosinophilic granulomatosis with polyangiitis, EGPA）。ANCA 的发现对血管炎的分类，尤其是小血管性血管炎产生了重大影响。例如，由于 MPA 与 ANCA 相关，因此 MPA 被分类在 AAV，而不是结节性多动脉炎或 IgA 血管炎中。值得注意的是，1990 年美国风湿病学会（American College of Rheumatology, ACR）血管炎分类标准中不包含 MPA。

虽然三种类型的 AAV 之间存在重叠特征，但通过主要病理表现、器官表现和 ANCA 的特异性有助于区分三者。GPA 常见肉芽肿性炎症、上呼吸道和下呼吸道受累，伴胞质型 ANCA（cytoplasmic ANCA, C-ANCA）和特征性的蛋白酶 3（proteinase-3, PR3）抗体阳性。MPA 患者常有肾小球肾炎，存在核周型 ANCA（perinuclear ANCA, P-ANCA）和特异性抗髓过氧化物酶（myeloperoxidase, MPO）抗体。但需注意的是，GPA 和 MPA 之间存在很大程度的重叠，并且在这两种疾病中均可出现 ANCA 的任一种类型 [PR3 和（或）MPO] 或 ANCA 阴性。EGPA 的主要特征是与哮喘相关、外周血嗜酸性粒细胞增多和组织活检表现为嗜酸性粒细胞浸润性炎症。在 EGPA 中，ANCA 阳性相对少见（38% ~ 73%），阳性者以 MPO-ANCA 为主 [5]。

1990 年，ACR 制定了 GPA 和 EGPA 的分类标准。多年来，这些标准被修改，并广泛用于临床研究，使我们对这些疾病的流行病学和治疗的认识有了很大的进步 [6,7]（表 92-1）。欧洲抗风湿病联盟 / 儿科风湿病学国际试验组织 / 儿科风湿病学欧洲学会（EULAR/PRINTO/PReS）工作组制定了儿童 GPA 分类标准 [8]。目前在制定修订的儿童分类标准中，增添

了 MPA 等其他疾病和更新的诊断试验。目前，对于是否需要独立的儿童分类标准尚不清楚，也存在许多争议。尽管患病率有所不同，但许多血管炎在成人和儿童中的表现是相似的。

尽管 ACR 分类标准被广泛采用，但各医疗机构的使用方法存在不同。特别是，MPA 缺乏诊断标准，研究者若采用 CHCC 定义，患者可能满足多个标准，或者根本不能分类。为减少包括 MPA 在内的未分类患者，建立了一种对 AAV 和结节性多动脉炎进行分类的方法。该分类算法采用了一系列步骤以确保患者能归入某一类型 [9]。

根据 AAV 的特异性进行分类。在 GPA 和 MPA 中，目前认为按 ANCA 的抗原特异性（PR3 与 MPO）进行分类，优于临床病理分型。例如 GPA 或 MPA 遗传学研究和临床预后方面的发现更支持根据 ANCA 特异性来分类，而不是疾病亚型分类。

尽管临床观察研究表明仅有 ANCA 存在不足以诱导疾病活动，但多项研究显示 ANCA 在 AAV 中具有致病作用 [10-16]。两项全基因组关联研究发现，与临床表现相比，遗传差异与 ANCA 特异性更密切相关，进一步支持 ANCA 影响了疾病易感性和发病过程 [17,18]。此外，几项研究发现，与按疾病分型（GPA 和 MPA）相比，ANCA 的特异性与治疗反应、复发和长期预后的相关性更强 [19-22]。因此，ANCA 抗体的特异性与临床表现和遗传特点均存在关联，按 ANCA 抗体分型可能比传统的 GPA/MPA 分型能更好地对 AAV 进行分类。

免疫复合物介导的小血管炎

为主要累及小血管的原发性血管炎的另一种类型，它们具有共同的免疫病理学特征，即免疫复合物介导的炎症导致了组织损伤。这与 ANCA 相关性血管炎的寡免疫性特征（即很少或无免疫复合物沉积）形成鲜明对比。在免疫复合物介导的小血管炎中，仅 IgA 血管炎具有验证的分类标准 [8,23]。

IgA 血管炎（过敏性紫癜）。IgA 血管炎的特征是 IgA 免疫复合物和组织活检中的 IgA 沉积。常见特征包括皮疹（通常为紫癜）、关节炎 / 关节痛、腹痛和肾疾病（血尿、蛋白尿）。1990 年制定的 ACR 分类标准将 IgA 血管炎与成人中出现的其他类型的血管炎区分开来 [23]（表 92-1）。2005 年，EULAR/PReS 制定了适用于儿童的标准 [8]。

冷球蛋白血症性血管炎。循环中的冷球蛋白沉积于器官导致损伤是冷球蛋白血症性血管炎（cryoglobulinemic vasculitis，CV）的标志性特征。重要的是，部分患者可能存在无症状的冷球蛋白血症，而临床上没有明显的 CV 表现，因此，仅检测循环冷球蛋白不足以诊断 CV。CV 通常根据冷球蛋白的免疫球蛋白组成进一步分类[24]：

- Ⅰ型——冷球蛋白为单克隆免疫球蛋白，通常是 IgG 或 IgM。Ⅰ型冷球蛋白血症见于单克隆丙种球蛋白病或 B 细胞增殖性肿瘤（例如，多发性骨髓瘤、华氏巨球蛋白血症或慢性淋巴细胞白血病）。

- Ⅱ型——冷球蛋白是单克隆 IgM（或 IgG 或 IgA）伴类风湿因子阳性和多克隆免疫球蛋白。Ⅱ型冷球蛋白血症最常与丙型肝炎病毒感染有关，但也可见于乙型肝炎病毒或 HIV 感染、恶性肿瘤或自身免疫性疾病，如系统性红斑狼疮和干燥综合征。

- Ⅲ型——冷球蛋白为多克隆 IgG 和多克隆 IgM。Ⅲ型通常继发于自身免疫疾病以及感染，例如丙型肝炎病毒。

Ⅱ型和Ⅲ型都称为混合性冷球蛋白血症，会引起皮肤血管炎、周围神经病变和膜增殖性肾小球肾炎，以及非特异性症状，如疲劳、关节痛和肌痛。

低补体血症性荨麻疹性血管炎。低补体血症性荨麻疹性血管炎（hypocomplementemic urticarial vasculitis，HUV）是指引起荨麻疹性血管炎的自身免疫性疾病，通常累及皮肤并伴低补体血症[25]。当存在其他系统性表现如关节炎、肾小球肾炎、葡萄膜炎、巩膜外层炎或复发性腹痛时，这种疾病被称为低补体血症性荨麻疹性血管炎综合征（HUVS）。HUV 通常与低血清 C1q 水平和抗 C1q 自身抗体有关。

抗肾小球基底膜病（Good-pasture 综合征）。抗肾小球基底膜（glomerular basement membrane，GBM）病常常导致肾小球肾炎和肺出血，伴抗 GBM 抗体阳性，从而与其他肺肾综合征进行鉴别。抗 GBM 抗体与疾病的发生机制有关。10% 到 50% 的抗 GBM 病患者也存在 ANCA 阳性，当抗 GBM 病稳定时，患者还表现为 ANCA 相关性血管炎的特点，可出现于抗 GBM 病的同时或之后的病程中[26]。ANCA 也可能在抗 GBM 疾病发作前数年被检测到，进一步支持了 ANCA 可能参与抗 GBM 病发病的理论[27]。

中等血管血管炎

结节性多动脉炎

自从 19 世纪最早开始描述 PAN 以来，它的定义已经发生了很大的变化。PAN 的早期分类包括后来所指的显微镜下多血管炎和过敏性血管炎，但新的见解使人们认识到它们是不同的疾病。PAN 主要影响中动脉，如内脏主动脉及其分支，通常导致炎性动脉瘤和动脉狭窄。为了区分 PAN 和 MPA，PAN 的定义特别排除了肾小球肾炎和 ANCA 阳性。1990 年 ACR 的 PAN 分类标准包括许多常见的表现，如非特异性系统症状、神经病变、肾受累和睾丸疼痛。PAN 与乙型肝炎病毒感染密切相关，部分与丙型肝炎病毒和 HIV 相关。EULAR/PreS 提出了独立的儿童 PAN 标准，删除了乙型肝炎感染的指标并修改了其他指标[8]。

川崎病

川崎病（Kawasaki's disease，KD）通常发生在 5 岁以下的儿童中，主要影响中小动脉。冠状动脉炎是一种常见的并发症。美国心脏协会发布了 KD 诊断标准和治疗指南，2017 年由专家委员会再次更新[28]。经典 KD 的诊断需要发热 5 天或以上，加上 5 个主要临床特征中的至少 4 个[28]。患者若疑似 KD 但不符合以上诊断标准，则为不完全 KD，经治疗也可受益。日本和欧洲的团队也制定了类似的诊断标准[8,29]。

大血管炎

巨细胞动脉炎

巨细胞动脉炎（giant cell arteritis，GCA）为一种仅见于老年人的疾病。根据定义的描述，GCA 仅在 50 岁或以上的患者发病。早期的分类标准，如 1990 年 ACR 的 GCA 分类标准，主要集中在头痛、颞动脉异常等症状和病变动脉活检（通常为颞动脉活检）。因此，过去 GCA 通常被称为颞动脉炎。然而，人们越来越认识到 GCA 可累及许多其他的颅外大动脉，包括主动脉及其分支，因此用 GCA 取代"颞动脉炎"。随着血管成像技术的进步，研究显示多达

30% 的 GCA 患者有颅外大血管受累，例如胸主动脉瘤和锁骨下动脉受累[30-31]。近期两项临床试验修改了先前的诊断标准，将影像学证实的大血管受累患者也包括在内[32-33]。对该标准的修改还包括 C 反应蛋白升高（伴有或不伴有红细胞沉降率升高）和风湿性多肌痛症状（见于约 50% 的 GCA 患者）。值得注意的是，GCA 是一种可累及各种大小血管的血管炎，包括大动脉和中动脉（如主动脉）和较小的动脉（如视网膜中央动脉）。

大动脉炎

与 GCA 不同，大动脉炎（Takayasu's arteritis，TAK）通常发生在 50 岁以下的患者中。TAK 的典型表现包括由主动脉及其主要分支受累导致的相关症状和体征。因此，1990 年的 ACR 分类标准包括四肢跛行、肢端脉搏减弱和四肢血压不一致。血管影像学方法的改进便于我们更早地诊断疾病。最近的一项临床试验也据此修改了标准，更多地基于影像学特征进行诊断[34]。

巨细胞动脉炎和大动脉炎是两种不同的疾病，还是同一疾病的两个表现谱？ 目前，人们逐渐认识到 GCA 可累及大血管，也发现了 GCA 和 TAK 之间的许多相似之处。因此，提出了这两种不同疾病可能是同一疾病的不同表现谱[35,36]。GCA 和 TAK 的相似之处包括重叠的症状和体征、相似的大血管受累范围、相似的组织学发现和常见的遗传变异。然而，研究也表明两者存在血管分布的差异和治疗有效性的差异[32,34,37-40]。此外，GCA 和 TAK 具有不同的遗传关联，提示两者截然不同的发病机制[40a-c]。对这两种重叠的大血管炎进行定义确实是一种挑战，再次强调需要更新分类标准、并更深入地了解两者的病理生理机制。

其他分类

变应性血管炎：白塞病和科根综合征

自 1930 年代首次描述白塞病以来，已经提出了超过 15 个分类标准。为了更标准化，白塞病国际研究组（International Study Group，ISG）在 1990 年制定了一套新标准，要求在 12 个月内口腔溃疡至少复发 3 次，并且至少符合以下两项：复发性生殖器溃疡、眼部病变、皮肤病变或针刺试验阳性[41]。在随后的几个验证队列中，发现 ISG 标准的特异性高，但敏感性低。2014 年，由 27 个国家组成的国际团队制定了新的白塞病国际标准（ICBD），与 ISG 标准相比进一步提高了敏感性。ICBD 标准不再要求必须有口腔溃疡，还涵盖了血管病变和神经系统表现。尽管 ICBD 标准具有更高的敏感性，但 ISG 仍然是用于白塞病临床试验的首选分类标准[42]。

Cogan 综合征目前没有统一的经过验证的分类或诊断标准。该病是一种以眼部炎症性病变（特别是间质性角膜炎）、感音神经性听力损失、前庭功能障碍、主动脉炎、主动脉瘤和瓣膜炎为特征的疾病。

单器官血管炎

血管炎也可能发生在单个器官中，例如皮肤或中枢神经系统。在这些情况下，需要综合评估以确保这些表现不是系统性血管炎的早期或局限性表现。通常，最初被归类为单器官血管炎的患者后续可出现其他器官表现，从而需要重新进行疾病分类。原发性中枢神经系统血管炎是最明确的单器官血管炎，可累及中、小动脉。

血管炎的继发因素

许多其他系统性自身免疫性疾病与血管炎有关，包括系统性红斑狼疮、干燥综合征、类风湿关节炎和复发性多软骨炎。血管炎也可归因于多种药物、毒素或传染性病原体。能引起严重全身性小血管炎的最常见药物包括肼屈嗪和丙硫氧嘧啶，它们与 MPO-ANCA 相关，可导致肺泡出血和肾小球肾炎。几乎每一类药物都可能诱发血管炎，但真正的因果关系常难以证明。随着治疗癌症的免疫治疗的出现，与免疫检查点抑制剂相关的血管炎逐渐被认识[43-44]。

血管炎的流行病学

确保对每种类型的血管炎进行适当分类是开展临床研究（包括流行病学研究）的关键第一步。了解疾病的流行病学有助于识别风险因素和疾病模式，这些流行病学观察可以为病理生理学、治疗以及临床管理的研究提供信息。表92-2列出了几种系统性血管炎的主要流行病学特征。本节将回顾各种类型血管炎流行病学的有关资料。

表 92-2　部分血管炎的地理、种族、年龄和性别倾向

疾病	发病率的地域和种族差异		年龄、性别倾向
	年发病率较高的地区和种族	年发病率较低的地区和种族	
肉芽肿性多血管炎 [54,61-72]	北半球和澳大利亚（2～12 例/百万）	亚洲和非洲（1～2 例/百万）	平均年龄 50～60 岁，男女比例 1:1
显微镜下多血管炎 [54,61,64-67,69,71,73]	亚洲和南欧（8～18 例/百万）	北欧、北美、澳洲（1～7 例/百万）	平均年龄 60～70 岁，男女比例 1:1
嗜酸性肉芽肿性多血管炎 [61,64,66,69,71,73]	各地区相似（1～2 例/百万）		平均年龄 40～50 岁，男女比例 1:1
IgA 血管炎	亚洲儿童（240 例/百万）	白人、黑人儿童（62～178 例/百万）	成人少见（发病率 3～14/百万）
巨细胞动脉炎 [74-81]	北欧后裔（174～340 例/百万）	亚洲、非洲（0～1 例/百万）	平均年龄 70 岁，女男比例 3:1
大动脉炎 [82-90]	亚洲、非洲后裔（1～3 例/百万）	北美、欧洲、中东、澳洲（0.5～1 例/百万）	年龄 < 40 岁，女男比例 9:1
结节性多动脉炎 [64,86,91-95]	各地区相似、白人稍常见 [a]（1～8 例/百万）		平均年龄 50～70 岁，女男比例 1:1.5
川崎病 [96-107]	亚洲（500～2600 例/百万）	北美、欧洲、澳洲（32～114 例/百万）	年龄 < 5 岁
白塞病	东亚到地中海（丝绸之路）	西欧和北美	中东的女男比例为 1:3，美国的女男比例为 5:1

[a] 由于乙型肝炎病毒感染与结节性多动脉炎之间关联密切，在乙型肝炎病毒疫苗普遍接种的地区该疾病的患病率显著下降

地理

　　各种系统性血管炎的发病率因地域而异。这种差异可能反映了遗传学的差异，不同的大陆、纬度决定了所处的环境暴露以及该病其他危险因素的存在。尽管白塞病在北美很少见（大约每 300 000 人中仅有 1 人患病），但这种疾病在与古代丝绸之路接壤国家的居民中更为常见 [41,45]。同样，尽管 TAK 在美国很少见，但该病是印度人肾动脉狭窄的最常见原因。多项研究表明，明尼苏达州奥姆斯特德县的 GCA 流行率与斯堪的纳维亚半岛国家相似，在 50 岁以上人群年发病率约为每 100 万人 240 例 [46]。奥姆斯特德县许多现有居民都是斯堪的纳维亚和北欧的后裔，因此两个地区发病率的相似可能是由于存在共同的遗传风险因素。随着全球移民稳步增长，社会流动性不断增加，许多国家的血管炎患病率将持续发生变化。临床医生不能固有地认为某些疾病是罕见疾病，以免遗漏诊断。

年龄、性别和种族

　　年龄是血管炎流行病学的一个重要的考虑因素。在 KD 患者中，80% 的患者年龄小于 5 岁 [47]。相比之下，GCA 几乎只发生在 50 岁以上的患者中，GCA 患者的平均年龄为 72 岁。年龄也可能影响疾病的严重程度和结果。大多数 IgA 血管炎病例发生于儿童，并且具有自限性病程，可在几周内消退。在成人中，IgA 血管炎慢性病程的倾向性大，肾预后不良的可能性也更大 [48]。

　　一些血管炎的流行病学存在显著的性别差异。TAK 有集中在女性中发病的趋势（女性与男性的比例为 9:1）[49]。寡免疫复合物性血管炎如 GPA，在男性和女性中的发生率大致相同，但存在一些证据表明在非重症患者中女性占多数，而在重症患者中男性占多数 [50]。白塞病在年轻男性患者中疾病更严重、易发生进展性眼病。

　　一些血管炎在不同的种族群体上的发病率截然不同。例如，GCA 和 GPA 在白人中更常见，而 TAK

和 KD 在亚裔人群中的发病率更高[47,49,51-53]。此外，ANCA 相关血管炎患者中，抗 PR3-ANCA 阳性与抗 MPO-ANCA 阳性的患者比例在北欧（大多数为抗 PR3-ANCA）和日本（绝大多数为抗 MPO-ANCA）之间存在很大差异[54]。

遗传学

在一些血管炎中，尽管遗传风险是影响疾病易感性的重要因素，但家族性病例很少见（GCA 除外，见后述）。罕见的家族性病例提示这些疾病遗传方式的多基因和复杂性。单基因相关血管炎中，以白塞病与人类白细胞抗原（human leukocyte antigen，HLA）-B51 的关联最密切，约 80% 的亚洲白塞病患者 HLA-B51 阳性[45]。HLA-B51 在日本白塞病患者中显著高于对照组（55% vs. < 15%）。然而，在美国白人的白塞病散发病例中，HLA-B51 的阳性率不到 15%。HLA-B51 不但增加了某些患者的疾病易感性，还增加了疾病的严重程度。该基因阳性的患者出现后葡萄膜炎、中枢神经系统受累或其他严重表现的概率明显升高。

GCA 中家族聚集的报告很常见。遗传研究表明，HLA-DRB1*0401 和 HLA-DRB1*0101 等Ⅱ类 HLA 等位基因发挥作用，但具体关联性有所不同[55,56]。其他研究表明，TNF 微卫星多态性也可能影响疾病的易感性[57]。

两项全基因组关联研究证实 ANCA 相关性血管炎的发病机制和遗传有一定的关联[17-18]。这些研究均表明，最显著的基因关联性与 ANCA 的分型（抗 PR3 或抗 MPO）相关，而不是与 GPA 或 MPA 的临床诊断分型相关。尤其是 PRTN3、SERPINA1 和 PTPN22 基因增加了 PR3-ANCA 阳性 AAV 的发生风险，证实了抗 PR3 自身反应性在疾病发生中的核心作用。

环境

某些环境和职业暴露与血管炎的发生有关，但缺乏确切证据。众所周知，药物和某些感染与血管炎有关。例如，青霉素和头孢菌素等抗生素是药物相关性血管炎的常见原因，而且几乎任何药物都可能引发血管炎。众所周知，乙型和丙型肝炎病毒分别与结节性多动脉炎和混合性冷球蛋白血症性血管炎相关。此外，药物和感染似乎都可能诱发 IgA 血管炎。

有报告认为吸入二氧化硅粉尘与某些类型的寡免疫性血管炎之间存在关联，但未进一步证实[58]。准确获得暴露因素与血管炎之间的关系有一定难度，其困难包括难以获得暴露因素的可靠量化指标、血管炎患者可能出现回忆偏倚，以及如何选择合适的对照组。

不同类型血管炎的流行病学差异引发了我们对疾病病因的种种思考。最终，深入了解疾病的发病机制将有助于我们解释这些差异、建立新的治疗方法和更精细地对疾病进行分类。特别是阐明细胞和分子通路、血管炎及其他风湿性疾病的遗传风险因素，将进一步优化目前的分类标准。最有可能的是，分类标准成为一种包括了疾病的临床、影像学、遗传和分子标记的综合标准，并且这些项目的相对权重取决于其各自在发病机制和临床结局中的重要性。因此，疾病分类是持续发展和演变的。随着对疾病发生发展的认识加深，应不断地调整疾病的分类方法。

🌐 Full references for this chapter can be found on ExpertConsult.com.

参考文献

1. Jennette JC, Falk RJ, Andrassy K, et al.: Nomenclature of systemic vasculitides. Proposal of an international consensus conference, *Arthritis Rheum* 37(2):187–192, 1994.
2. Jennette JC, Falk RJ, Bacon PA, et al.: 2012 revised International Chapel Hill consensus conference nomenclature of vasculitides, *Arthritis Rheum* 65(1):1–11, 2013.
3. Aggarwal R, Ringold S, Khanna D, et al.: Distinctions between diagnostic and classification criteria? *Arthritis Care Res* 67(7):891–897, 2015.
4. Craven A, Robson J, Ponte C, et al.: ACR/EULAR-endorsed study to develop Diagnostic and Classification Criteria for Vasculitis (DCVAS), *Clin Exp Nephrol* 17(5):619–621, 2013.
5. Sinico RA, Di Toma L, Maggiore U, et al.: Prevalence and clinical significance of antineutrophil cytoplasmic antibodies in Churg-Strauss syndrome, *Arthritis Rheum* 52(9):2926–2935, 2005.
6. Leavitt RY, Fauci AS, Bloch DA, et al.: The American College of Rheumatology 1990 criteria for the classification of Wegener's granulomatosis, *Arthritis Rheum* 33(8):1101–1107, 1990.
7. Masi AT, Hunder GG, Lie JT, et al.: The American College of Rheumatology 1990 criteria for the classification of Churg-Strauss syndrome (allergic granulomatosis and angiitis), *Arthritis Rheum* 33(8):1094–1100, 1990.
8. Ozen S, Ruperto N, Dillon MJ, et al.: EULAR/PReS endorsed consensus criteria for the classification of childhood vasculitides, *Ann Rheum Dis* 65(7):936–941, 2006.
9. Watts R, Lane S, Hanslik T, et al.: Development and validation of a consensus methodology for the classification of the ANCA-associated vasculitides and polyarteritis nodosa for epidemiological studies, *Ann Rheum Dis* 66(2):222–227, 2007.

10. Falk RJ, Terrell RS, Charles LA, et al.: Anti-neutrophil cytoplasmic autoantibodies induce neutrophils to degranulate and produce oxygen radicals in vitro, *Proc Natl Acad Sci U S A* 87(11):4115–4119, 1990.

11. Rarok AA, Limburg PC, Kallenberg CG: Neutrophil-activating potential of antineutrophil cytoplasm autoantibodies, *J Leukoc Biol* 74(1):3–15, 2003.

12. Xiao H, Heeringa P, Hu P, et al.: Antineutrophil cytoplasmic autoantibodies specific for myeloperoxidase cause glomerulonephritis and vasculitis in mice, *J Clin Invest* 110(7):955–963, 2002.

13. Little MA, Smyth CL, Yadav R, et al.: Antineutrophil cytoplasm antibodies directed against myeloperoxidase augment leukocyte-microvascular interactions in vivo, *Blood* 106(6):2050–2058, 2005.

14. Bansal PJ, Tobin MC: Neonatal microscopic polyangiitis secondary to transfer of maternal myeloperoxidase-antineutrophil cytoplasmic antibody resulting in neonatal pulmonary hemorrhage and renal involvement, *Ann Allergy Asthma Immunol* 93(4):398–401, 2004.

15. Cui Z, Zhao MH, Segelmark M, et al.: Natural autoantibodies to myeloperoxidase, proteinase 3, and the glomerular basement membrane are present in normal individuals, *Kidney Int* 78(6):590–597, 2010.

16. Tomasson G, Grayson PC, Mahr AD, et al.: Value of ANCA measurements during remission to predict a relapse of ANCA-associated vasculitis—a meta-analysis, *Rheumatology* 51(1):100–109, 2012.

17. Lyons PA, Rayner TF, Trivedi S, et al.: Genetically distinct subsets within ANCA-associated vasculitis, *N Engl J Med* 367(3):214–223, 2012.

18. Merkel PA, Xie G, Monach PA, et al.: Identification of functional and expression polymorphisms associated with risk for antineutrophil cytoplasmic autoantibody-associated vasculitis, *Arthritis Rheumatol* 69(5):1054–1066, 2017.

19. Unizony S, Villarreal M, Miloslavsky EM, et al.: Clinical outcomes of treatment of anti-neutrophil cytoplasmic antibody (ANCA)-associated vasculitis based on ANCA type, *Ann Rheum Dis* 75(6):1166–1169, 2016.

20. Mahr A, Katsahian S, Varet H, et al.: Revisiting the classification of clinical phenotypes of anti-neutrophil cytoplasmic antibody-associated vasculitis: a cluster analysis, *Ann Rheum Dis* 72(6):1003–1010, 2013.

21. Comarmond C, Pagnoux C, Khellaf M, et al.: Eosinophilic granulomatosis with polyangiitis (Churg-Strauss): clinical characteristics and long-term followup of the 383 patients enrolled in the French Vasculitis Study Group cohort, *Arthritis Rheum* 65(1):270–281, 2013.

22. Hogan SL, Falk RJ, Chin H, et al.: Predictors of relapse and treatment resistance in antineutrophil cytoplasmic antibody-associated small-vessel vasculitis, *Ann Intern Med* 143(9):621–631, 2005.

23. Mills JA, Michel BA, Bloch DA, et al.: The American College of Rheumatology 1990 criteria for the classification of Henoch-Schonlein purpura, *Arthritis Rheum* 33(8):1114–1121, 1990.

24. Brouet JC, Clauvel JP, Danon F, et al.: Biologic and clinical significance of cryoglobulins. A report of 86 cases, *Am J Med* 57(5):775–788, 1974.

25. Jachiet M, Flageul B, Deroux A, et al.: The clinical spectrum and therapeutic management of hypocomplementemic urticarial vasculitis: data from a French nationwide study of fifty-seven patients, *Arthritis Rheumatol* 67(2):527–534, 2015.

26. McAdoo SP, Tanna A, Hruskova Z, et al.: Patients double-seropositive for ANCA and anti-GBM antibodies have varied renal survival, frequency of relapse, and outcomes compared to single-seropositive patients, *Kidney Int* 92(3):693–702, 2017.

27. Olson SW, Arbogast CB, Baker TP, et al.: Asymptomatic autoantibodies associate with future anti-glomerular basement membrane disease, *J Am Soc Nephrol* 22(10):1946–1952, 2011.

28. McCrindle BW, Rowley AH, Newburger JW, et al.: Diagnosis, treatment, and long-term management of Kawasaki disease: a Scientific Statement for Health Professionals from the American Heart association, *Circulation* 135(17):e927–e999, 2017.

29. Ayusawa M, Sonobe T, Uemura S, et al.: Revision of diagnostic guidelines for Kawasaki disease (the 5th revised edition), *Pediatr Int* 47(2):232–234, 2005.

30. Garcia-Martinez A, Arguis P, Prieto-Gonzalez S, et al.: Prospective long term follow-up of a cohort of patients with giant cell arteritis screened for aortic structural damage (aneurysm or dilatation), *Ann Rheum Dis* 73(10):1826–1832, 2014.

31. Nuenninghoff DM, Hunder GG, Christianson TJ, et al.: Incidence and predictors of large-artery complication (aortic aneurysm, aortic dissection, and/or large-artery stenosis) in patients with giant cell arteritis: a population-based study over 50 years, *Arthritis Rheum* 48(12):3522–3531, 2003.

32. Langford CA, Cuthbertson D, Ytterberg SR, et al.: A randomized, double-blind trial of abatacept (CTLA-4Ig) for the treatment of giant cell arteritis, *Arthritis Rheumatol* 69(4):837–845, 2017.

33. Stone JH, Tuckwell K, Dimonaco S, et al.: Trial of tocilizumab in giant-cell arteritis, *N Engl J Med* 377(4):317–328, 2017.

34. Langford CA, Cuthbertson D, Ytterberg SR, et al.: A randomized, double-blind trial of abatacept (CTLA-4Ig) for the treatment of Takayasu arteritis, *Arthritis Rheumatol* 69(4):846–853, 2017.

35. Grayson PC: Lumpers and splitters: ongoing issues in the classification of large vessel vasculitis, *J Rheumatol* 42(2):149–151, 2015.

36. Maksimowicz-McKinnon K, Clark TM, Hoffman GS: Takayasu arteritis and giant cell arteritis: a spectrum within the same disease? *Medicine (Baltimore)* 88(4):221–226, 2009.

37. Furuta S, Cousins C, Chaudhry A, et al.: Clinical features and radiological findings in large vessel vasculitis: are Takayasu arteritis and giant cell arteritis 2 different diseases or a single entity? *J Rheumatol* 42(2):300–308, 2015.

38. Barra L, Yang G, Pagnoux C: Non-glucocorticoid drugs for the treatment of Takayasu's arteritis: a systematic review and meta-analysis, *Autoimmun Rev* 17(7):683–693, 2018.

39. Samson M, Espigol-Frigole G, Terrades-Garcia N, et al.: Biological treatments in giant cell arteritis & Takayasu arteritis, *Eur J Intern Med* 50:12–19, 2018.

40. Hoffman GS, Cid MC, Rendt-Zagar KE, et al.: Infliximab for maintenance of glucocorticosteroid-induced remission of giant cell arteritis: a randomized trial, *Ann Intern Med* 146(9):621–630, 2007.

40a. Carmona FD, Coit P, Saruhan-Direskeneli G, et al.: Analysis of the common genetic component of large-vessel vasculitides through a meta-Immunochip strategy, *Sci Rep* 7:43953, 2017.

40b. Carmona FD, Vaglio A, Mackie SL, et al.: A genome-wide association study identifies risk alleles in plasminogen and P4HA2 associated with giant cell arteritis, *Am J Hum Genet* 100:64–74, 2017.

40c. Renauer PA, Saruhan-Direskeneli G, Coit P, et al.: Identification of susceptibility loci in IL6, RPS9/LILRB3, and an intergenic locus on chromosome 21q22 in Takayasu arteritis in a genome-wide association study, *Arthritis Rheumatol* 67:1361–1368, 2015.

41. Criteria for diagnosis of Behcet's disease. International study group for Behcet's disease, *Lancet* 335(8697):1078–1080, 1990.

42. Hatemi G, Melikoglu M, Tunc R, et al.: Apremilast for Behcet's syndrome—a phase 2, placebo-controlled study, *N Engl J Med* 372(16):1510–1518, 2015.

43. Cappelli LC, Shah AA, Bingham 3rd CO: Immune-related adverse effects of cancer immunotherapy—implications for rheumatology, *Rheum Dis Clin North Am* 43(1):65–78, 2017.

44. Daxini A, Cronin K, Sreih AG: Vasculitis associated with immune checkpoint inhibitors-a systematic review, *Clin Rheumatol* 37(9):2579–2584, 2018.

45. Sakane T, Takeno M, Suzuki N, et al.: Behcet's disease, *N Engl J Med* 341(17):1284–1291, 1999.

46. Salvarani C, Gabriel SE, O'Fallon WM, et al.: The incidence of giant cell arteritis in Olmsted County, Minnesota: apparent fluctuations in a cyclic pattern, *Ann Intern Med* 123(3):192–194, 1995.

47. Barron KS, Shulman ST, Rowley A, et al.: Report of the national institutes of health workshop on Kawasaki disease, *J Rheumatol* 26(1):170–190, 1999.

48. Blanco R, Martinez-Taboada VM, Rodriguez-Valverde V, et al.: Henoch-Schonlein purpura in adulthood and childhood: two

different expressions of the same syndrome, *Arthritis Rheum* 40(5):859–864, 1997.

49. Kerr GS, Hallahan CW, Giordano J, et al.: Takayasu arteritis, *Ann Intern Med* 120(11):919–929, 1994.

50. Stone JH: Limited versus severe Wegener's granulomatosis: baseline data on patients in the Wegener's granulomatosis etanercept trial, *Arthritis Rheum* 48(8):2299–2309, 2003.

51. Johnson LN, Arnold AC: Incidence of nonarteritic and arteritic anterior ischemic optic neuropathy. Population-based study in the state of Missouri and Los Angeles County, California, *J Neuro Ophthalmol* 14(1):38–44, 1994.

52. Falk RJ, Hogan S, Carey TS, et al.: Clinical course of anti-neutrophil cytoplasmic autoantibody-associated glomerulonephritis and systemic vasculitis. The glomerular disease collaborative network, *Ann Intern Med* 113(9):656–663, 1990.

53. Hoffman GS, Kerr GS, Leavitt RY, et al.: Wegener granulomatosis: an analysis of 158 patients, *Ann Intern Med* 116(6):488–498, 1992.

54. Fujimoto S, Watts RA, Kobayashi S, et al.: Comparison of the epidemiology of anti-neutrophil cytoplasmic antibody-associated vasculitis between Japan and the U.K, *Rheumatology (Oxford)* 50(10):1916–1920, 2011.

55. Weyand CM, Hunder NN, Hicok KC, et al.: HLA-DRB1 alleles in polymyalgia rheumatica, giant cell arteritis, and rheumatoid arthritis, *Arthritis Rheum* 37(4):514–520, 1994.

56. Rauzy O, Fort M, Nourhashemi F, et al.: Relation between HLA DRB1 alleles and corticosteroid resistance in giant cell arteritis, *Ann Rheum Dis* 57(6):380–382, 1998.

57. Mattey DL, Hajeer AH, Dababneh A, et al.: Association of giant cell arteritis and polymyalgia rheumatica with different tumor necrosis factor microsatellite polymorphisms, *Arthritis Rheum* 43(8):1749–1755, 2000.

58. Hogan SL, Satterly KK, Dooley MA, et al.: Silica exposure in anti-neutrophil cytoplasmic autoantibody-associated glomerulonephritis and lupus nephritis, *J Am Soc Nephrol* 12(1):134–142, 2001.

59. Design of the Wegener's granulomatosis etanercept trial (WGET), *Control Clin Trials* 23(4):450–468, 2002.

60. De Vita S, Soldano F, Isola M, et al.: Preliminary classification criteria for the cryoglobulinaemic vasculitis, *Ann Rheum Dis* 70(7):1183–1190, 2011.

61. Berti A, Cornec D, Crowson CS, et al.: The epidemiology of anti-neutrophil cytoplasmic autoantibody-associated vasculitis in Olmsted county, Minnesota: a twenty-year US population-based study, *Arthritis Rheumatol* 69(12):2338–2350, 2017.

62. Watts RA, Al-Taiar A, Scott DG, et al.: Prevalence and incidence of Wegener's granulomatosis in the UK general practice research database, *Arthritis Rheum* 61(10):1412–1416, 2009.

63. Takala JH, Kautiainen H, Malmberg H, et al.: Incidence of Wegener's granulomatosis in Finland 1981-2000, *Clin Exp Rheumatol* 26(3 Suppl 49):S81–S85, 2008.

64. Reinhold-Keller E, Herlyn K, Wagner-Bastmeyer R, et al.: Stable incidence of primary systemic vasculitides over five years: results from the German vasculitis register, *Arthritis Rheum* 53(1):93–99, 2005.

65. Panagiotakis SH, Perysinakis GS, Kritikos H, et al.: The epidemiology of primary systemic vasculitides involving small vessels in Crete (southern Greece): a comparison of older versus younger adult patients, *Clin Exp Rheumatol* 27(3):409–415, 2009.

66. Gonzalez-Gay MA, Garcia-Porrua C, Guerrero J, et al.: The epidemiology of the primary systemic vasculitides in northwest Spain: implications of the Chapel Hill Consensus Conference definitions, *Arthritis Rheum* 49(3):388–393, 2003.

67. Anderson K, Klassen J, Stewart SA, et al.: Does geographic location affect incidence of ANCA-associated renal vasculitis in northern Saskatchewan, Canada? *Rheumatology (Oxford)* 52(10):1840–1844, 2013.

68. Wu CS, Hsieh CJ, Peng YS, et al.: Antineutrophil cytoplasmic antibody-associated vasculitis in Taiwan: a hospital-based study with reference to the population-based National Health Insurance database, *J Microbiol Immunol Infect* 48(5):477–482, 2015.

69. Pearce FA, Lanyon PC, Grainge MJ, et al.: Incidence of ANCA-associated vasculitis in a UK mixed ethnicity population, *Rheumatology (Oxford)* 55(9):1656–1663, 2016.

70. Knight A, Ekbom A, Brandt L, et al.: Increasing incidence of Wegener's granulomatosis in Sweden, 1975-2001, *J Rheumatol* 33(10):2060–2063, 2006.

71. Ormerod AS, Cook MC: Epidemiology of primary systemic vasculitis in the Australian Capital Territory and south-eastern New South Wales, *Intern Med J* 38(11):816–823, 2008.

72. O'Donnell JL, Stevanovic VR, Frampton C, et al.: Wegener's granulomatosis in New Zealand: evidence for a latitude-dependent incidence gradient, *Intern Med J* 37(4):242–246, 2007.

73. Piram M, Maldini C, Mahr A: Effect of race/ethnicity on risk, presentation and course of connective tissue diseases and primary systemic vasculitides, *Curr Opin Rheumatol* 24(2):193–200, 2012.

74. Elling P, Olsson AT, Elling H: Synchronous variations of the incidence of temporal arteritis and polymyalgia rheumatica in different regions of Denmark; association with epidemics of Mycoplasma pneumoniae infection, *J Rheumatol* 23(1):112–119, 1996.

75. Dadoniene J, Kirdaite G, Mackiewicz Z, et al.: Incidence of primary systemic vasculitides in Vilnius: a university hospital population based study, *Ann Rheum Dis* 64(2):335–336, 2005.

76. Abstracts of the American College of Rheumatology & Association of Rheumatology Health Professionals: Annual Scientific meeting. November 6-11, 2010. Atlanta, Georgia, USA, *Arthritis Rheum* 62(Suppl 10):1, 2010.

77. Chandran AK, Udayakumar PD, Crowson CS, et al.: The incidence of giant cell arteritis in Olmsted County, Minnesota, over a 60-year period 1950-2009, *Scand J Rheumatol* 44(3):215–218, 2015.

78. Baldursson O, Steinsson K, Bjornsson J, et al.: Giant cell arteritis in Iceland. An epidemiologic and histopathologic analysis, *Arthritis Rheum* 37(7):1007–1012, 1994.

79. Franzen P, Sutinen S, von Knorring J: Giant cell arteritis and polymyalgia rheumatica in a region of Finland: an epidemiologic, clinical and pathologic study, 1984-1988, *J Rheumatol* 19(2):273–276, 1992.

80. Noltorp S, Svensson B: High incidence of polymyalgia rheumatica and giant cell arteritis in a Swedish community, *Clin Exp Rheumatol* 9(4):351–355, 1991.

81. Haugeberg G, Irgens KA, Thomsen RS: No major differences in incidence of temporal arteritis in northern and western Norway compared with reports from southern Norway, *Scand J Rheumatol* 32(5):318–319, 2003.

82. Birlik M, Kucukyavas Y, Aksu K, et al.: Epidemiology of Takayasu's arteritis in Turkey, *Clin Exp Rheumatol* 34(3 Suppl 97):S33–S39, 2016.

83. Romero-Gomez C, Aguilar-Garcia JA, Garcia-de-Lucas MD, et al.: Epidemiological study of primary systemic vasculitides among adults in southern Spain and review of the main epidemiological studies, *Clin Exp Rheumatol* 33(2 Suppl 89):S-11–18, 2015.

84. Gudbrandsson B, Molberg O, Garen T, et al.: Prevalence, incidence, and disease characteristics of Takayasu arteritis by ethnic background: data from a large, population-based cohort resident in southern Norway, *Arthritis Care Res* 69(2):278–285, 2017.

85. Watts R, Al-Taiar A, Mooney J, et al.: The epidemiology of Takayasu arteritis in the UK, *Rheumatology* 48(8):1008–1011, 2009.

86. Nesher G, Ben-Chetrit E, Mazal B, et al.: The incidence of primary systemic vasculitis in Jerusalem: a 20-year hospital-based retrospective study, *J Rheumatol* 43(6):1072–1077, 2016.

87. Hall S, Barr W, Lie JT, et al.: Takayasu arteritis. A study of 32 North American patients, *Medicine (Baltimore)* 64(2):89–99, 1985.

88. Koide K: Takayasu arteritis in Japan, *Heart Vessels Suppl* 7:48–54, 1992.

89. el-Reshaid K, Varro J, al-Duwairi Q, et al.: Takayasu's arteritis in Kuwait, *J Trop Med Hyg* 98(5):299–305, 1995.

90. Saritas F, Donmez S, Direskeneli H, et al.: The epidemiology of Takayasu arteritis: a hospital-based study from northwestern part of Turkey, *Rheumatol Int* 36(7):911–916, 2016.

91. Haugeberg G, Bie R, Bendvold A, et al.: Primary vasculitis in a Norwegian community hospital: a retrospective study, *Clin Rheumatol* 17(5):364–368, 1998.

92. Gonzalez-Gay MA, Garcia-Porrua C: Systemic vasculitis in adults

in northwestern Spain, 1988-1997. Clinical and epidemiologic aspects, *Medicine (Baltimore)* 78(5):292–308, 1999.

93. Kurland LT, Hauser WA, Ferguson RH, et al.: Epidemiologic features of diffuse connective tissue disorders in Rochester, Minn., 1951 through 1967, with special reference to systemic lupus erythematosus, *Mayo Clin Proc* 44(9):649–663, 1969.

94. Mohammad AJ, Jacobsson LT, Westman KW, et al.: Incidence and survival rates in Wegener's granulomatosis, microscopic polyangiitis, Churg-Strauss syndrome and polyarteritis nodosa, *Rheumatology* 48(12):1560–1565, 2009.

95. Watts RA, Lane SE, Bentham G, et al.: Epidemiology of systemic vasculitis: a ten-year study in the United Kingdom, *Arthritis Rheum* 43(2):414–419, 2000.

96. Singh S, Vignesh P, Burgner D: The epidemiology of Kawasaki disease: a global update, *Arch Dis Child* 100(11):1084–1088, 2015.

97. Uehara R, Belay ED: Epidemiology of Kawasaki disease in Asia, Europe, and the United States, *J Epidemiol* 22(2):79–85, 2012.

98. Lin YT, Manlhiot C, Ching JC, et al.: Repeated systematic surveillance of Kawasaki disease in Ontario from 1995 to 2006, *Pediatr Int* 52(5):699–706, 2010.

99. Harnden A, Mayon-White R, Perera R, et al.: Kawasaki disease in England: ethnicity, deprivation, and respiratory pathogens, *Pediatr Infect Dis J* 28(1):21–24, 2009.

100. Salo E, Griffiths EP, Farstad T, et al.: Incidence of Kawasaki disease in northern European countries, *Pediatr Int* 54(6):770–772, 2012.

101. Heuclin T, Dubos F, Hue V, et al.: Increased detection rate of Kawasaki disease using new diagnostic algorithm, including early use of echocardiography, *J Pediatr* 155(5):695–699 e1, 2009.

102. Giannouli G, Tzoumaka-Bakoula C, Kopsidas I, et al.: Epidemiology and risk factors for coronary artery abnormalities in children with complete and incomplete Kawasaki disease during a 10-year period, *Pediatr Cardiol* 34(6):1476–1481, 2013.

103. Royle JA, Williams K, Elliott E, et al.: Kawasaki disease in Australia, 1993-95, *Arch Dis Child* 78(1):33–39, 1998.

104. Makino N, Nakamura Y, Yashiro M, et al.: Descriptive epidemiology of Kawasaki disease in Japan, 2011-2012: from the results of the 22nd nationwide survey, *J Epidemiol* 25(3):239–245, 2015.

105. Kim GB, Han JW, Park YW, et al.: Epidemiologic features of Kawasaki disease in South Korea: data from nationwide survey, 2009-2011, *Pediatr Infect Dis J* 33(1):24–27, 2014.

106. Huang WC, Huang LM, Chang IS, et al.: Epidemiologic features of Kawasaki disease in Taiwan, 2003-2006, *Pediatrics* 123(3):e401–e405, 2009.

107. Ma XJ, Yu CY, Huang M, et al.: Epidemiologic features of Kawasaki disease in Shanghai from 2003 through 2007, *Chin Med J (Engl)* 123(19):2629–2634, 2010.

108. Pagnoux C, Seror R, Henegar C, et al.: Clinical features and outcomes in 348 patients with polyarteritis nodosa: a systematic retrospective study of patients diagnosed between 1963 and 2005 and entered into the French Vasculitis Study Group Database, *Arthritis Rheum* 62(2):616–626, 2010.

第 93 章

巨细胞动脉炎、风湿性多肌痛和大动脉炎

原著 DAVID B. HELLMANN

李艳梅 译 吕 星 校

关键点

- 巨细胞动脉炎常见于 50 岁以上的成人。
- 巨细胞动脉炎最常见的临床表现为全身一般症状、头痛、下颌运动障碍（jaw claudication）和眼部症状；几乎所有未接受治疗的患者均有红细胞沉降率升高。
- 巨细胞动脉炎的诊断通常需颞动脉活检来证实。
- 尽早治疗巨细胞动脉炎可以预防失明。
- 风湿性多肌痛可以单独发作或伴发于巨细胞脉炎。
- 风湿性多肌痛对泼尼松 10 ～ 20 mg/d 治疗反应良好，而巨细胞动脉炎所需的初始剂量大约为 60 mg/d。托珠单抗抗 IL-6 治疗在美国获批用于治疗巨细胞动脉炎。
- 大动脉炎最常见于年轻女性，主要累及主动脉及其主要的分支。

引言

由于巨细胞动脉炎（giant cell arteritis，GCA）和风湿性多肌痛（polymyalgia rheumatica，PMR）累及相似的流行病学患者群体，并且常常发生在同一个体，因此我们将它们放在一起讨论。虽然 GCA 是一种发生于老年人的疾病，而大动脉炎（Takayasu's arteritis，TA）是一种发生于年轻人的疾病，但是由于它们都易累及大动脉，且具有几乎相同的病理学改变，因此我们将这两种疾病放在同一章中讨论。

巨细胞动脉炎和风湿性多肌痛

美国风湿病学会诊断标准

美国风湿病学会（ACR）发表了诊断 GCA 的分类标准（表 93-1）[1]。现已提出三个针对 PMR 的分类标准（表 93-2）[2-4]。暂行的 2012 年标准需综合超声检查的结果（来帮助诊断）。

表 93-1	美国风湿病学会巨细胞动脉炎分类标准
判定标准 [a]	定义
发病年龄 ≥ 50 岁	出现症状或发现异常的年龄为 50 岁或以上
新发生的头痛	新发生的或不同性质的局限性头痛
颞动脉异常	颞动脉触诊压痛或脉搏减弱，与颈动脉硬化无关
ESR 升高	韦斯特格伦法检测 ESR ≥ 50 mm/h
动脉活检异常	动脉活检显示以单核细胞为主的浸润或肉芽肿性炎症为特征的血管炎，常伴有多核巨细胞

[a] 血管炎患者诊断巨细胞动脉炎需上述 5 项标准至少 3 条。具备任意 3 条或 3 条以上时该标准诊断的敏感性为 93.5%，特异性为 91.2%
ESR，红细胞沉降率

From Hunder GG, Bloch DA, Michel BA, et al: The American College of Rheumatology 1990 criteria for the classification of giant cell arteritis. *Arthritis Rheum* 33：1125, 1990.

表 93-2　风湿性多肌痛诊断 [b] 和分类标准

Chuang 及其同事提出的诊断标准 [2]（1982）

年龄 50 岁以上

下列部位双侧疼痛和僵硬至少 1 个月，累及至少 2 个部位：颈部或躯干，肩或上肢近侧，臀部或大腿近端

ESR > 40 mm/h

排除巨细胞动脉炎以外的其他疾病

Healey 的诊断标准 [3]（1984）

疼痛持续至少 1 个月并累及下列至少两个部位：颈部、肩、骨盆带

晨僵持续 > 1 小时

对泼尼松治疗反应迅速（≤ 20 mg/d）

排除其他能引起骨骼肌肉系统症状的疾病

年龄大于 50 岁

ESR > 40 mm/h

临时 EULAR/ACR 分类标准 [4]（2012）

必备条件：年龄 ≥ 50 岁，双侧肩关节疼痛，合并 C 反应蛋白和（或）ESR 异常 [a] 及

	不包括 US 的积分（0 ~ 6）	包括 US 的积分（0 ~ 8）[c]
晨僵持续大于 45 分钟	2	2
臀部疼痛或活动幅度受限	1	1
类风湿因子或抗瓜氨酸化蛋白抗体检测阴性	2	2
没有其他关节受累	1	1
至少一侧肩关节有三角肌下滑囊炎和（或）肱二头肌腱鞘炎和（或）盂肱关节滑囊炎（后部或腋窝）以及至少一侧髋关节滑膜炎和（或）转子滑囊炎	无	1
双肩关节三角肌下滑囊炎，肱二头肌腱鞘炎，盂肱关节滑膜炎	无	1

[a] 在没有超声检查结果时 ≥ 4 分即可以定义为风湿性多肌痛，在有超声检查结果时需 ≥ 5 分方可定义为风湿性多肌痛

[b] 每个诊断标准所描述的表现必须全部存在时才可诊断风湿性多肌痛

[c] 可选择的超声标准

ESR，红细胞沉降率；US，超声检查

From Chuang T-Y，Hunder GG，Ilstrup DM，Kurland LT：Polymyalgia rheumatica：a 10-year epidemiologic and clinical study. *Ann Intern Med* 97：672，1982；Healey LA：Long-term follow-up of polymyalgia rheumatica：evidence for synovitis. *Semin Arthritis Rheum* 13：322，1984；and Dasgupta B，Cimmino MA，Kremers HM，et al：2012 provisional classification criteria for polymyalgia rheumatica：a European League Against Rheumatism/American College of Rheumatology collaborative initiative. *Arthritis Rheum* 64：943-954，2012. Reproduced with permission.

定义

巨细胞动脉炎

GCA 是成人最常见的系统性血管炎 [5]。本病主要累及 50 岁以上患者颈动脉的脑外分支。GCA 最严重的并发症是不可逆的视力丧失。由于 GCA 的病因不明，曾有很多命名分别强调了该病的不同特征，包括颞动脉炎、脑动脉炎和肉芽肿动脉炎等 [6]。所有这些疾病的名称都各有优缺点。例如，颞动脉炎和脑动脉炎强调了本病常常累及颞动脉或其他脑动脉，但是忽视了 GCA 病变分布更广泛的性质。而肉芽肿动脉炎和 GCA 虽然能如实反映本病重要的病理表现，但因为在大约半数病例中可能找不到巨细胞，而巨细胞也可以在其他血管炎中，因此这一命名方式似乎也并不十分恰当。由于并没有一个完美的名称，本章依照惯例将本病称为 GCA。

风湿性多肌痛

风湿性多肌痛是一种以四肢近端和躯干疼痛为特

征的综合征，该命名最初由 Barber 提出。由于无特异的诊断性试验和病理学发现，PMR 是根据其临床特征进行定义的。绝大多数定义均包含如下特征：①在肩、髋带肌、颈部分别出现或同时出现的疼痛伴晨僵，持续半个小时或更长；②症状持续 1 个月或更长时间；③年龄大于 50 岁；④系统性炎症的实验室证据，例如红细胞沉降率（ESR）升高[2]。有些定义还包括对小剂量糖皮质激素治疗反应迅速有效，例如泼尼松 10 mg/d[7]。如存在 GCA 以外的其他特异性疾病，例如类风湿关节炎（RA）、慢性感染、多发性肌炎或恶性肿瘤等，则排除 PMR 的诊断。

流行病学

　　GCA 在不同人群中发病率的差别较大，在 50 岁以上人群中发病率从少于 0.1/10 万人到 77/10 万人不等[5,8-12]。发生 GCA 最大的危险因素是高龄。本病几乎从不发生在 50 岁以前，在 50 岁以后它的发病率稳步上升。在过去半个世纪里诊断时平均年龄逐渐上升，从 1950s 年代的 74.7 岁上升到当前的 79.2 岁[13]。民族、地域和种族也是重要的发病因素，在斯堪的纳维亚人和美国的斯堪的纳维亚移民后裔中发病率最高。据报告在日本人、北印度人和非洲裔美国人中 GCA 发病率最低。在西欧，GCA 在北方较南方更常见[14]。过去的 20 ～ 40 年间，GCA 的发病率有所上升，这可能与医生更加关注本病有关[5,8]。有些研究报告了季节性差异和群集性病例，发病高峰间隔约为 7 年[8,11]。美国明尼苏达州 Olmsted 县是斯堪的纳维亚移民的聚居地，该地 50 岁以上人群的发病率是 200/10 万人[16]。尸检研究提示 GCA 实际上较临床上表现得更为普遍。在一项涉及 889 例尸检的研究中，Östberg[15] 通过对颞动脉和主动脉的 2 个横断面进行切片检验，发现动脉炎占 1.6%。

　　最初对家族性 GCA 的研究提示 GCA 的发生有遗传易感性[16]，最近有研究证实 GCA 与人类白细胞抗原（HLA）Ⅱ类区域的基因相关[17,18]。60% 的 GCA 患者携带 HLA-DRB1*04 单倍体变异，该变异在 B1 分子的第二高变区具有相同的基序（motif）[17]。这种基序与在 RA 患者中发现的不同[17]。非洲裔美国人中这些等位基因的携带率较低，这一点可能解释了为什么黑人中 GCA 的发病率相对较低。迄今为止，GCA 是已知与 HLA Ⅱ类基因最为相关的一种系统性血管炎。GCA 和 PMR 的易患因素也和肿瘤坏死因子、细胞间黏附分子和白介素 -18（IL-18）的基因多态性相关[5]。

　　GCA 病例的地理聚集性提示该病的发病存在环境危险因素。吸烟可能使妇女发生 GCA 的风险增加 6 倍[19]。在可能与 GCA 相关的多种感染性疾病中，水痘 - 带状疱疹最受关注[20-26]。一项研究发现，74% 的 GCA 患者在炎症的颞动脉中存在水痘 - 带状疱疹病毒抗原，而对照组为 8%[20]。然而，另一项研究发现在 25 例受累的颞动脉中仅有 3 例发现了水痘 - 带状疱疹病毒抗原[23]。此外，在带状疱疹发病率较高的国家，并未发现 GCA 发病率较高[24]。其他的研究也涉及肺炎支原体、细小病毒 B_{19} 和 Ⅰ 型副流感病毒[11,12]。用聚合酶链反应（PCR）检测颞动脉活检标本中细小病毒 B_{19} DNA 得到的是阴性或不一致的结果[27]。关于 GCA 和肺炎衣原体相关的报告难以经受严格的考察[28]。另外一项研究无法鉴定颞动脉活检中的细菌[29]。性别和健康状态同样影响 GCA 的发病。妇女发病的机会是男性的两倍[11]。女性患有糖尿病会使 GCA 发病的机会减少 50%[2]。虽然 GCA 患者发生主动脉瘤的风险增加，但总体死亡率并没有升高[11]。

　　PMR 较 GCA 更普遍，其患病率是后者的 2 ～ 3 倍[5,9-10,30]。在美国明尼苏达州的 Olmsted 县，从 1970 至 1991 年的 22 年中共诊断了 245 例 PMR，显示 50 岁以上人口中的年发病率为 52.5/10 万人[30]。PMR 在 50 岁以上人群的患病率（包括活动和缓解病例）大约是 600/10 万人[30]。PMR 和 GCA 与相同，都与 HLA-DR4 基因相关[17,31]。

病因、病理和发病机制

　　GCA 和 PMR 的病因并不清楚。病理学研究为发病机制的研究提供了重要线索，所以在此首先讨论病理学改变。

　　在 GCA，炎症多发生在始发于主动脉弓的中等肌性动脉[11,15,32-34]。炎症常常以节段的形式影响动脉（可能造成动脉的"跳跃性病变"），也可累及较长的一段动脉[35]。在 GCA 活动期死亡的患者中，最常见和严重的病变见于颞浅动脉、椎动脉、眼和睫状后动脉[36]。颈内动脉和颈外动脉、视网膜中央动脉受累相对较少[36]。在其他的一些尸检研究中，发现病变多见于近端和远端主动脉、颈内和颈外动脉、锁骨下动脉、肱动脉和腹部动脉[15]。由于 GCA 累及血管的内弹力层和滋养血管，在穿过硬脑膜后颅内血管缺乏这些结构，因此 GCA 很少累及这些颅内动脉[36–38]。重复活检或尸检结果显示，部分 GCA 患者即使症状已经缓解，仍然可能存在持续的轻度慢性炎症[2]。

在疾病早期，淋巴细胞聚集仅限于内外弹力层或外膜。一些患者的炎症可能仅局限在滋养血管[3]。疾病进展的标志是血管内膜增厚和显著的细胞浸润。在病变严重的部位，血管的全层都受到影响（图 93-1）。可见大段动脉壁的透壁性炎症（包括弹力层）和含有多核组织细胞、异物巨细胞、组织细胞、淋巴细胞（主要是 CD4+ T 细胞）和少量浆细胞以及成纤维细胞的肉芽肿[33,39-40]。嗜酸性粒细胞可见，但是多形核白细胞很少见。炎症活动部位可有血栓形成，此后这些部位可以再通。炎症过程常常在临近内弹力层的血管中层内侧最为明显。可出现弹力纤维的断裂和崩解，与巨细胞的聚集密切相关（图 93-2，副图 93-1）。然而，常规活检标本仅有大约半数可检到巨细胞；因此，如果其他临床特征符合，病理并非诊断的必需的条件。与其他系统性血管炎相比［如结节性多动脉炎、显微镜下多血管炎、肉芽肿性多血管炎（GPA）］，GCA 很少见到纤维素样坏死[3]。

免疫组化研究证实，受累动脉各层均有其特异的炎症改变[12,33,40-43]。树突状细胞出现在血管的外膜，它可呈递抗原并活化 T 细胞，被发现常伴随两种不同的 CD4+ T 细胞：①分泌 γ 干扰素（IFN-γ）和白介素 -2（IL-2）的 Th1 细胞；②分泌包括白介素 17A（IL-17A）在内的白介素 -17 家族分子的 Th17 细胞[44-46]。外膜 T 细胞显示出克隆增殖的证据。外膜也可见巨噬细胞浸润，其分泌 IL-1、IL-6 和转化生长因子 -β（TGF-β）。中膜主要可见巨噬细胞，与其他层的巨噬细胞不同，它可产生基质金属蛋白酶和氧自由基。接近内膜的巨噬细胞分泌一氧化氮并融合形成合胞体——巨细胞，巨细胞可分泌血小板衍生生长因子（PDGF）和促进内膜增生的物质[33,47]。

虽然 PMR 患者的动脉的大体外观通常正常，但对表面上未受累的颞动脉进行免疫组化研究，发现与 GCA 相同的巨噬细胞相关炎性细胞因子的表达上调[33]。T 细胞相关因子 IFN-γ 在 GCA 中大量表达，但在仅患有 PMR 患者的动脉中没有表达。PMR 患者的动脉活检也很少发现其他病理学改变。PMR 中曾

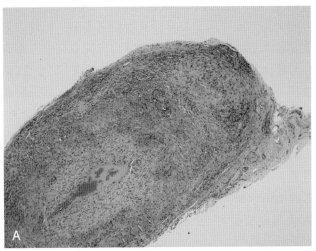

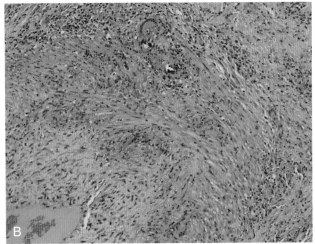

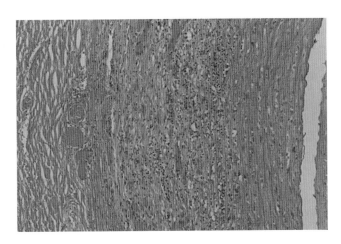

副图 93-1 巨细胞动脉炎中的主动脉炎。主动脉中层巨细胞和单核炎症细胞浸润（苏木素和伊红染色，40 倍）（Courfesy Dr. Grene Hunter.）

图 93-1 巨细胞动脉炎。A. 颞动脉的横断面显示具有单核细胞和巨细胞的透壁炎症（苏木素和伊红染色，10 倍）。B. 高倍视野（100 倍）证实中膜的巨细胞浸润（Courtesy Dr. Frederic Askin.）

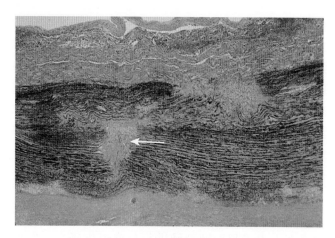

图 93-2 一名死于升主动脉破裂患者的巨细胞动脉炎累及近端主动脉。切片显示升主动脉破裂部位的远端，可见弹力动脉的破坏（箭头示）（elastic van Gieson 染色，×64）。相邻切片苏木素和伊红染色显示断裂的纤维处单核细胞浸润

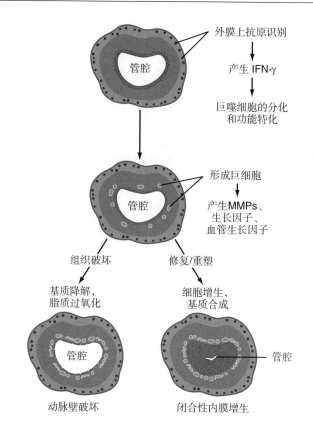

图 93-3 巨细胞动脉炎发病机制模型

IFN-γ，γ-干扰素；MMPs，基质金属蛋白酶

有肉芽肿性心肌炎和肝炎的报道[48]。肌肉活检结果可能为正常或显示非特异性Ⅱ型肌肉萎缩。但许多报道显示患者的膝关节、胸锁关节和肩关节有淋巴细胞性滑膜炎，骶髂关节也可出现相似的反应[49-50]。25例PMR的骨扫描结果显示其中2例患者的关节锝酸盐摄取增加[49]，提示滑膜炎（多数为亚临床型）的存在。采用更加敏感的检查方法，如MRI和超声，都有力地证实了PMR的主要炎症部位为包绕肩关节的滑囊，而不是肩关节本身[6]。GCA和（或）PMR患者的血清学研究提供了系统性炎症的证据，发现疾病活动期血清循环免疫复合物[51]以及IL-6和IL-1的水平都升高[8]。

这些观察结果，以及将GCA患者颞动脉植入严重联合免疫缺陷（SCID）小鼠的实验研究结果，都提示GCA可能是动脉血管壁内一种适应性免疫反应的结果[33,45,52-53]。在这个模型中（图93-3），关键的启动因素可能是血管外膜树突状细胞的活化，正常情况下滋养血管仅存在于该层。在大中型动脉，免疫组化研究发现颞动脉中的树突状细胞具有特殊的表型，表达成束蛋白和CD11c[33,44]。树突状细胞表达的Toll样受体（Toll-like receptor，TLRs）通常作为哨兵，监控外膜的任何免疫破坏[54]。GCA中，树突状细胞上TLRs的活化似乎是初始的激发因素[44,54,55]。在多种不同的TLR中，TLR-2和TLR-4可能对GCA发病最为重要。虽然GCA发病中适应性免疫的确切触发因素并不清楚，但对GCA-SCID小鼠模型的研究

显示，血液中的脂多糖是颞动脉中TLR的效应配体。其他微生物成分或某些自身抗原（如氧化的脂质）可能也是活化动脉中树突状细胞的TLR配体。GCA患者的树突状细胞不表达程序性死亡配体-1（PD-L1），这种免疫抑制检查点的缺乏有助于血管壁中的T细胞活化[56-57]。

一旦TLR被结合，树突状细胞即从休眠状态转化为活化状态，并释放细胞因子如IL-6和IL-18，这些细胞因子把CD4+ T细胞募集、活化、滞留在血管中。树突状细胞在活化T细胞和维持血管炎中的关键作用已经在GCA-SCID小鼠模型中得到证实：去除树突状细胞可以显著地减少T细胞浸润，抑制血管炎症。如前所述，有两种不同的CD4+ T细胞发生活化和增殖：产生IFN-γ的Th1细胞和产生IL-17的Th17细胞。IFN-γ可诱导巨噬细胞迁移、分化和形成肉芽肿[46,54]。中膜中的巨噬细胞所产生的基质金属蛋白酶和脂质过氧化物酶最终会导致弹力层的破坏。血管通过释放多种生长因子，包括PDGF、血管内皮生长因子（VEGF）和TGF-β等来对抗组织破坏，这些生长因子能够促进平滑肌细胞从收缩表型转换成分泌

型，从血管中层移行到内膜。内膜平滑肌细胞的增殖最终导致血管腔的阻塞[33,44]。

PMR 似乎是由血管中相似的、但强度较弱的适应性免疫反应所引起的结果（通过多种炎性细胞因子的原位测定方法所证实）。根据这个模型，PMR 和 GCA 的发病都起始于血管外膜和中膜交界处的树突状细胞的活化[44,55]。然而不同的是，PMR 缺乏产生 IFN-γ 的 T 细胞。由于缺乏 IFN-γ 来刺激巨噬细胞的趋化和分化，PMR 的动脉炎症保持亚临床水平。而 GCA 的发生需要血管树突状细胞的活化和一系列致病性 T 细胞的共同作用[33,44,55]。PMR 和 GCA 的全身症状可归因于血清中细胞因子（如 IL-1、IL-6）的水平升高。这些血清细胞因子是来源于血管炎症本身还是其他部位尚不清楚。这个模型能够解释一系列的临床表现为什么会同时发生，因此引起了越来越多的关注。

临床特征

GCA 和 PMR 的平均发病年龄为 79 岁，大致发病范围是 50～90 岁[11,13]。偶尔会有较年轻的病例报告。女性患病的机会约为男性的 2 倍[30]。典型病例常常隐袭起病，可持续数周或数月。但是 1/3 的患者起病非常突然，患者常可准确回忆确切的发病日期[11,48]。

巨细胞动脉炎

典型临床表现。 GCA 最常见临床的表现为全身症状、头痛、眼部症状、下颌运动障碍和 PMR[11]（表 93-3）。几乎所有患者都有一种或几种全身症状，包括疲劳、体重下降、不适和发热。

头痛是全身症状以外最常见的症状，出现于大约 3/4 的患者中[58]。疼痛通常被描述为中等程度的钻顶痛，主要集中在颞区。然而，不同患者对头痛的描述差别非常大。它可以是轻度疼痛，或严重到患者需要到急诊就医。疼痛可位于头颅的任何部位，包括枕部（由于枕动脉受累）[11,15]。最常见的特征是患者感受到新发生的、不寻常的头痛。未经治疗的患者，虽然疾病依然活动，但头痛可能在几周内缓解。GCA 的头痛通常与任何体格检查的特殊发现无相关性。颞动脉的异常，包括扩张、结节性肿胀、触痛、搏动消失，仅在约半数患者中出现（图 93.4）。有些患者会

表 93-3　巨细胞动脉炎的症状	
症状	发生率（%）
头痛	76
消瘦	43
发热	42
疲劳	39
任何眼部症状	37
食欲减退	35
下颌运动障碍	34
风湿性多肌痛	34
关节痛	30
单侧失明	24
双侧失明	15
眩晕	11
复视	9

Modified from Smetana GW，Shmerling RH：Does this patient have temporal arteritis？ *JAMA* 287：92，2002. Data from a review of 2475 patients reported in the literature.

自觉头皮痛，且在刷牙或梳头时加重。

眼部症状在 GCA 中常见，特别是失明和复视。失明可以表现为单侧或（较少情况下）为双侧、一过性或永久性、部分性或完全性[59,60]。如果失明持续超过数小时则一般不可逆。失明通常反映了睫状后动脉闭塞性动脉炎所造成的前部缺血性视神经病，该动脉

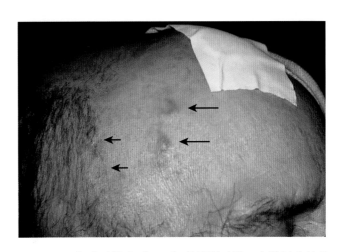

图 93-4 巨细胞动脉炎（GCA）累及颞动脉。小段屈曲的动脉发红、压痛（长箭头）。绷带覆盖处是一条表现相似的动脉，活检结果为 GCA。右侧颞动脉近端体格检查正常，活检组织学检查也正常。在右耳前上方可见约约的活检遗留的瘢痕（短箭头）

起自于眼动脉（其起源于颈内动脉），是供应视神经盘的主要血管。少数情况下失明由视网膜动脉闭塞所致。无论病变部位如何，失明的后果都极为严重，大约 80% 以上患者不能看到手的挥动[59]。出现发热或其他系统性症状的 GCA 患者较少发生失明[61,62]。关于发热和其他系统性症状的这种保护性效应，一种可能的解释为：颞动脉活检发现，全身症状明显的患者有更广泛的血管新生（angiogenesis）[7]。伴随炎症出现的血管新生可导致侧支循环的建立，从而减少缺血性事件的发生[7]。

由前部缺血性视神经病所导致的失明，其早期检眼镜表现为缺血性视神经炎：视神经乳头轻度苍白水肿，散在棉絮状斑片和小出血点[59]（图 93-5）。随后出现视神经萎缩。失明偶尔也可作为首发症状，但通常在其他症状出现后数周甚至数月发生。没有眼受累的患者眼底镜检查通常正常。多数研究显示患者失明的发生率为 20% 或以下[7,59,63]。一项来自当代、针对 245 名患者的研究发现，34 名（14%）患有永久性失明[63]。这些患者中，有 32 人视力障碍出现在糖皮质激素治疗开始前，其余 2 名患者出现在治疗开始以后。治疗开始后，32 名患者中有 3 人病情进展，5 名患者得到改善。5 年的随访结果显示，在糖皮质激素治疗开始时已出现视力障碍的 GCA 患者随访期内视力继续恶化的风险为 13%。如果糖皮质激素治疗开始时没有视力损害，则随后 5 年视力进一步恶化的风

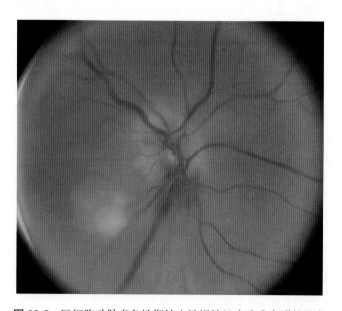

图 93-5　巨细胞动脉炎急性期缺血性视神经病造成失明的眼底镜所见。可见视盘苍白水肿、视网膜静脉扩张、几处火焰状出血和棉絮样斑（视网膜梗死）（Courtesy Dr. Neil R. Miller.）

险仅为 1%。

GCA 的另一种潜在的眼部并发症是眼肌麻痹。复视通常由缺血引起的眼运动神经麻痹所致，可于治疗后获得缓解。GCA 累及动眼神经时通常不累及瞳孔[59]。罕见情况下，动脉病变可导致枕叶皮质梗死和失明。

肌肉的间歇性跛行可发生在咀嚼肌（下颌运动障碍）和四肢。偶尔累及舌肌和吞咽相关肌群[11]。累及咀嚼肌时，患者在咀嚼肉类时尤感不适，而且可能某一侧较对侧受累更严重。"口香糖测试"可能会使下颌运动障碍检出增多，具体为患者以每秒一次的速度咀嚼口香糖 2 ~ 3 分钟会引起下颌不适[64]。更严重的血管狭窄可导致头皮或舌的坏疽。

不典型临床表现。 大约 40% 的患者症状不典型（表 93-4）[45,65-67]。在这些患者中，头痛、下颌运动障碍、眼部症状和 PMR 可不出现或症状不显著。

GCA 患者近 40% 有发热，但通常为低热，并被其他典型症状所掩盖。然而，15% 的 GCA 患者可能表现为不明原因发热（fever of unknown origin，FUO），热峰很高，并以发热为主要临床表现[7,48]。尽管在所有 FUO 病例中只有 2% 为 GCA，但在 65 岁以上的发热患者中，GCA 占 16%[48]。大约 2/3 的患者有寒战和盗汗，而这些症状常常被认为是感染或肿瘤的特征。患者的平均温度为 39.1℃，最高温度 39.8℃。在 GCA 导致的发热中，白细胞计数通常正常或者接近正常（至少在应用泼尼松治疗之前）。

大约 30% 的患者出现神经系统受累[1,68]。它们表现各异，但是最常见的是神经病变、一过性脑缺血或者脑卒中。颈动脉或椎基底动脉的狭窄或闭塞可导致偏瘫或脑干意外事件。GCA 更易累及后循环，在正常人群中，脑卒中和一过性脑缺血的前循环与后循环受累比率为 3:2，而在 GCA 中可达 1:1[69]。也有发生谵妄、可逆性痴呆症和脊髓病变的报道。由于 GCA 多发生于老年人群，因而判定其缺血性中枢神经系统事件的确切原因常常比较困难。GCA 的神经病变包括单神经病和周围性多神经病，且可以累及上肢或下肢。推测 GCA 的神经病变是继发于滋养动脉受累，但少有相应病理证据。GCA 易累及 C5 神经根，导致肩不能外展，这在其他血管炎中极少见[37]。在多动脉炎和其他类型的血管炎中，累及手足的单神经病很常见，但 GCA 中少见。

大约 10% 的患者有显著的呼吸道症状[70]。可表

现为干咳伴或不伴咳痰、咽痛和声音嘶哑。当这些症状很严重或作为 GCA 的首发症状时，就可能误导临床医生，从而忽视了动脉炎的存在。血管炎可以引起受累组织缺血或应激过度而导致上述症状。GCA 的耳鼻喉表现包括咽喉疼痛、牙痛、舌痛、舌炎、舌部溃疡或梗死 [70,71]。

在发病初期，10% ~ 15% 的病例可发现大动脉受累，而最终（受累比例）可达 27% [3,50,72]。应用氟脱氧葡萄糖（FDG）正电子发射断层扫描（PET）研究发现，大多数 GCA 患者都存在大动脉的亚临床受累。例如，一项 PET 研究显示 35 例患者中有 88% 存在大动脉摄取氟脱氧葡萄糖增加，其中 7% 累及锁骨下动脉，54% 累及主动脉 [73]。

总的来说，临床确诊的疾病可以被分为早期（诊

表 93-4　巨细胞动脉炎的不典型表现
不明原因发热
呼吸道症状（特别是咳嗽）
耳鼻喉表现
舌炎
舌梗死
咽喉痛
听力受损
大动脉疾病
主动脉瘤
主动脉夹层
肢体跛行
雷诺现象
神经系统表现
周围神经病
短暂性脑缺血发作、卒中
痴呆
谵妄
心肌梗死
肿瘤样病变
乳房肿块
卵巢和子宫肿块
抗利尿激素分泌不当综合征
微血管病性溶血性贫血

断后一年以内）和晚期（诊断后数年）。通常早期病变主要是大动脉狭窄，它导致上肢跛行；颈动脉、锁骨下动脉、腋动脉及肱动脉杂音；颈部或上肢脉搏减弱或消失以及雷诺现象（图 93-6）[72]。提示 GCA 的血管造影特征包括管壁光滑的动脉狭窄或阻塞与正常或扩张的区域交替存在、无不规则斑块或溃疡，以及好发于颈动脉、锁骨下动脉、腋动脉及肱动脉。最常出现的晚期病变为胸主动脉瘤 [72]。关于疾病晚期出现动脉瘤的趋势在一项包含 41 名患者的研究中得到证实，这项研究显示，从诊断 GCA 到发现这些并发症的平均时间为 7 年 [51]。GCA 患者胸主动脉瘤的发生率是非 GCA 人群的 17 倍。对此风险加以比较，GCA 合并胸主动脉瘤的概率是吸烟导致肺癌的 2 倍。GCA 患者腹主动脉瘤的发生率也是正常人群的 2.4 倍 [3,51]。总的来说，将近 1/5 的 GCA 患者（18%）发展为主动脉瘤或夹层动脉瘤 [72]。大动脉病变的患者常常不伴有头痛或其他典型的 GCA 表现，颞动脉活检异常者不足 50%。计算机断层（CT）血管造影和磁共振血管造影（MRA）是检测 GCA 大动脉病变的最常用方法。

女性 GCA 患者可表现为乳房或卵巢肿块 [67,74]。这些组织的肿块病变是由动脉内和周围的肉芽肿性炎症所致。继发于冠状动脉炎的心绞痛、充血性心力衰竭和心肌梗死很少见。

临床亚型。研究提示 GCA 不是一种表现单一的

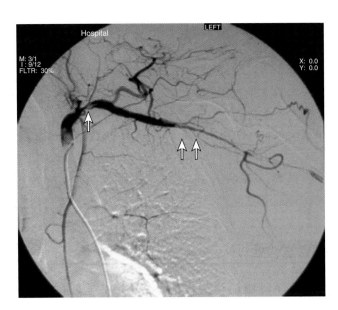

图 93-6　CT 血管造影显示巨细胞动脉炎导致左锁骨下动脉（箭头）和腋动脉（双箭头）突然的节段性缩窄（Courtesy Dr. Elliot Levy.）

疾病，该病具有多种临床亚型，不同亚型间炎症细胞因子的表达存在差异[75,76]。缺血性事件，包括失明、卒中和大动脉病变，多见于表达高水平 IFN-γ 和低水平 IL-6 的患者[76]。反过来，产生高水平 IL-6 的患者更易于表现为显著的炎症特征（例如发热和全身症状），但较少出现失明或其他的缺血事件[76-78]。

风湿性多肌痛

和 GCA 一样，PMR 患者在发病以前都看似身体健康[11]。半数以上的患者有全身表现，例如疲倦、低热和体重下降，并可能作为首发症状。不合并 GCA 的 PMR 患者很少出现高峰热[48]。关节痛和肌痛可突然发生，也可经过数周或数月的隐匿发展[2]。在确诊之前数月患者即可表现出不适、疲倦和抑郁，并伴有疼痛和僵硬。在大多数患者中，最早出现症状的是肩胛带，其余患者则以髋关节和颈部受累为首发症状。这些不适可以先从一侧肩关节或髋部开始，但通常在数周内累及双侧。症状主要集中在近端肢体、中轴肌肉和肌腱附着点。与 RA 类似的晨僵和静止后的"胶着"感常为突出表现。如果症状严重，多出现持续性疼痛。尽管关节运动可加重疼痛，但是疼痛多表现在四肢近端，而非关节部位[2]。一些患者可出现远端关节疼痛和肿胀，包括四肢远端弥漫性凹陷性水肿[79]。夜间疼痛较常见，患者可在睡眠时疼醒。尽管运动伴随的疼痛会干扰肌力检查结果，但患者的肌力通常不受损。运动时的疼痛也使患者很难起床或从浴缸中站起。在疾病晚期，还可以出现肌肉萎缩和肩带肌群挛缩，从而导致关节的主动和被动活动受限。

如上所述，PMR 患者中滑囊炎和滑膜炎的存在已经为许多学者所证实，并且是造成该病诸多表现的原因[6]。细致的查体可以发现膝关节、腕关节和胸锁关节的一过性滑膜炎。肩关节和髋关节被厚厚的肌肉所覆盖，因而通过查体难以触及轻微滑膜炎的少量渗出。活检、滑液分析、关节闪烁扫描、超声和 MRI 都能发现滑膜炎[48-50]。

实验室检查

除了动脉活检的表现不同，PMR 和 GCA 的实验室检查结果相似（表 93-5）。在这两种疾病的活动期通常都表现为轻到中度的正色素性贫血。白细胞和分类计数一般为正常。显著升高的 ESR 和 C 反应

表 93-5   巨细胞动脉炎的体格检查表现和实验室异常

异常表现	出现频率（%）
任意的颞动脉异常	65
突起的或扩张的颞动脉	47
颞动脉搏动消失	45
头皮压痛	31
任意检眼镜检查异常	31
ESR 异常	96
ESR > 50 mm/h	83
ESR > 100 mm/h	39
贫血	44

ESR，红细胞沉降率

Modified from Smetana GW, Shmerling RH：Does this patient have temporal arteritis？ *JAMA* 287：92, 2002.

蛋白（CRP）水平是这两种疾病的共有特征[80,81]。在一项研究中，对 177 名经活检证实的 GCA 患者检测 ESR 和 CRP，发现 CRP 的敏感性稍高于 ESR（86.4% vs. 84.2%）[81]。CRP 和 ESR 都升高时出现颞动脉活检结果阳性的优势比为 3.06[81]。7 例未经治疗的患者（4%）的 ESR 和 CRP 均正常。炎症标志物正常的患者更可能患有 PMR，而不会出现全身症状或贫血[81]。ESR 高于 100 mm/h（Westergren 法）很常见，但是通过活检确诊的 GCA 病例未经治疗时其 ESR 仍可能为正常或接近正常水平[80,81]。在 GCA 患者中，10.8% 的 ESR 小于 50 mm/h，3.6% 的患者 ESR 小于 30 mm/h[80]。极少数患者在整个炎症过程中（包括活动期 GCA）都不会出现 ESR 增快。因其他疾病接受糖皮质激素治疗的患者 ESR 也可以相对较低或正常[80]。因此，ESR 正常也不能排除 GCA，尤其对于伴有其他典型症状和体征的患者更应警惕。血小板计数常常升高。

血浆蛋白通常呈现非特异性改变，包括白蛋白浓度降低，以及 α₂ 球蛋白、纤维蛋白原和其他急性时相反应蛋白升高。还可出现 γ 球蛋白和补体轻度升高。抗核抗体和类风湿因子常为阴性。

大约 1/3 的 GCA 患者肝功能轻度异常，而 PMR 中略少见。碱性磷酸酶水平增加最为常见，也可出现谷草转氨酶升高和凝血酶原时间延长。肝活检一般正常，也可发现肉芽肿性肝炎[48]。肾功能和尿液分析通常正常。某些病例可见红细胞管型，但其与临床的

大动脉受累并不相关[35]。

血清肌酸激酶以及其他反映骨骼肌损害的酶水平是正常的。肌电图通常正常，肌肉活检表现为正常组织学特征或仅有轻度失用性肌萎缩。

GCA 或 PMR 的滑液分析显示轻度炎性反应，包括滑液白细胞计数升高，平均计数为 $2.9×10^9/L$，波动范围为 $(0.3～20)×10^9/L$，其中 40%～50% 为多形核白细胞。滑液的补体水平多正常。部分病例滑膜活检表现为淋巴细胞性滑膜炎[49,50]。

PMR 和 GCA 患者血清 IL-6 水平升高，且似乎与炎症活动程度保持高度一致[82]。GCA 和 PMR 患者中Ⅷ因子或假性血友病因子（von Willebrand factor）水平升高。

鉴别诊断

大量证据表明 PMR 和 GCA 相关，并且是一种疾病过程的不同表现[11,33]。这两种疾病在年龄、种族、地理分布和与 HLA-II 等位基因的相关性方面都是相同的。此外，这两种疾病存在许多相同细胞因子的过度表达。30%～50% 的 GCA 患者有 PMR 的表现。单纯 PMR 的患者 10%～15% 颞动脉活检阳性。如果 PMR 患者不伴有 GCA 的症状（例如头痛、下颌功能障碍、眼部症状和高热），则疾病本身并不会导致失明，并且对小剂量糖皮质激素反应好[11]。

在 50 岁以上患者中，出现失明、复视、新发的头痛、下颌功能障碍、PMR、不明原因的发热、不能解释的全身症状、贫血和 ESR 升高时，都应该考虑 GCA 的诊断。GCA 能引起多种头部不适感（如头痛、头皮压痛、下颌功能障碍，以及咽喉、牙龈和舌痛），因此 50 岁以上患者出现有新发生的、不能解释的"颈部以上"的疼痛时都应考虑到本病。GCA 有多种多样的表现，因此对有干咳、卒中、上肢跛行或急性 C5 神经根病并伴有其他 GCA 典型症状或表现的老年人进行鉴别诊断时，均应考虑到本病。

少数症状或体征能够增加或降低诊断本病的可能性[58]（表 93-6）。例如，下颌功能障碍、复视、异常颞动脉体征、头皮压痛和 ESR 高于 50 mm/h 增加患 GCA 的可能性[58]。对一组 373 例患者的研究发现，出现下颌功能障碍或复视可以将活检阳性的可能性增加 3 倍，同时出现下颌功能障碍和复视将使诊断性颞动脉活检的阳性预期值达到 100%[83]。与之相反，没

有头痛、体格检查未发现颞动脉异常、滑膜炎表现以及 ESR 正常，会降低 GCA 的可能性。

很多疾病表现与 GCA 类似（表 93-7）。除血管炎外多种原因可以导致单侧的失明，如动脉硬化诱导的血栓栓塞性疾病[59]。非动脉性失明患者没有 GCA 相关的症状、体征或检查发现。在胆固醇栓子造成失明的患者，眼底镜检查有助于发现 Hollenhorst 斑。前部缺血性视神经病，即 GCA 中最常见的失明病因，也可以由动脉硬化引起。非动脉性视神经病常常导致视盘偏小和杯-盘比减小，而 GCA 相关的视神经病视盘大小则较为多变[59]。因此，除非已经证实有其他疾病，前部缺血性视神经病的患者如发现正常大小或大的视杯则提示 GCA[59]。

老年患者出现全身症状并伴有贫血和 ESR 增快，其病因也可能是隐蔽的感染（如结核病、细菌性心内膜炎、人类免疫缺陷病毒）或者恶性肿瘤（特别是淋巴瘤和多发性骨髓瘤）。因此在一些患者中选择性地进行血清检查、影像学检查和免疫电泳非常重要。系统性淀粉样变性与 GCA 的表现非常相似，是除了 GCA 以外少数几个能引起下颌功能障碍的疾病。淀粉样物质沉积在颞动脉，如标本不用刚果红染色可能检测不到。老年患者的多关节炎更可能是由 RA 所致而不是 GCA。在一项对 520 名 GCA 患者进行的研究中，发现不到 2% 的患者在诊断 GCA 前发生多关节炎。

目前已经制定了 GCA 的分类标准，它可以帮助鉴别 GCA 和其他血管炎（表 93-1）[84]。与 GCA 相似，大动脉炎可以累及主动脉弓及其通向头部和上肢的主要动脉分支，但它主要发生在年轻女性。抗中性粒细胞胞浆抗体（ANCA）相关性肉芽肿性血管炎（AGV）也能够累及颞动脉。通常认为下颌功能障碍是 GCA 的特征性表现，但与系统性淀粉样变性一样，AGV 也可出现这种症状。而且，AGV 总是累及呼吸道和肾脏，且与 ANCA 相关。结节性多动脉炎也可以累及颞动脉，如果活检没有找到巨细胞，并且患者有 GCA 的非典型症状，例如肠系膜动脉炎，则应考虑本病。结节性多动脉炎可以发生滋养血管的纤维素样坏死，但 GCA 很少发生。中枢神经系统原发性血管炎与 GCA 的不同之处在于它能够影响颅内动脉。

依靠前述症状和查体发现即可对 PMR 做出临床诊断。超声检查可以提高诊断的准确性[85]。目前已

表 93-6　巨细胞动脉炎的症状，体征和实验室指标的似然比 [a]

表现	阳性似然比（95% CI）	阴性似然比（95% CI）
症状		
下颌功能障碍	4.2（2.8 ~ 6.2）	0.72（0.65 ~ 0.81）
复视	3.4（1.3 ~ 8.6）	0.95（0.91 ~ 0.99）
体重下降	1.3（1.1 ~ 1.5）	0.89（0.79 ~ 1.0）
任何的头痛	1.2（1.1 ~ 1.4）	0.7（0.57 ~ 0.85）
疲劳	NS	NS
厌食	NS	NS
关节痛	NS	NS
风湿性多肌痛	NS	NS
发热	NS	NS
失明	NS	NS
体征		
串珠状颞动脉	4.6（1.1 ~ 18.4）	0.93（0.88 ~ 0.99）
颞动脉压痛	2.6（1.9 ~ 3.7）	0.82（0.74 ~ 0.92）
任何颞动脉异常	2.0（1.4 ~ 3.0）	0.53（0.38 ~ 0.75）
头皮压痛	1.6（1.2 ~ 2.1）	0.93（0.86 ~ 1.0）
滑膜炎	0.41（0.23 ~ 0.72）	1.1（1.0 ~ 1.2）
视神经萎缩	NS	NS
实验室结果		
ESR 升高	1.1（1.0 ~ 1.2）	0.2（0.08 ~ 0.51）
ESR > 50 mm/h	1.2（1.0 ~ 1.4）	0.35（0.18 ~ 0.67）
ESR > 100 mm/h	1.9（1.1 ~ 3.3）	0.8（0.68 ~ 0.95）
贫血	NS	NS

[a] 基于文献复习，患者数量从 68 到 2475 不等

CI，置信区间；ESR，红细胞沉降率；NS，无显著意义

Modified from Smetana GW, Shmerling RH：Does this patient have temporal arteritis？ *JAMA* 287：92，2002.

提出了 2 个诊断标准 [2,3]（表 93-2）。多种疾病可以和 PMR 的表现相似（表 93-7）。区分早期的 RA 和 PMR 可能比较困难，特别是对那些占 15% 的 RF 阴性患者以及少数手足小关节还没有表现出明显滑膜炎的患者。多发性肌炎的患者更常见的主诉是肌无力，发生率要高于疼痛，这与 PMR 患者恰恰相反。另外，多发性肌炎会有肌酶水平升高和肌电图异常。虽然肿瘤患者常常会有肌肉骨骼系统疼痛，但 PMR 和恶性肿瘤之间并无相关性。因此，除非临床上有肿瘤存在的证据或者患者对小剂量泼尼松治疗反应不佳，并没有必要去筛查潜在的肿瘤。

某些慢性感染的患者，例如感染性心内膜炎，可能与 PMR 表现类似，因此对发热的患者应当进行血培养。纤维肌痛综合征的患者没有典型的晨僵，并且实验室检查的结果为正常或基本正常。少数情况下早期帕金森病如果行动徐缓和震颤等症状较弱或缺如，可能与 PMR 相混淆。腰椎管狭窄患者有时也会主诉臀部和腰部疼痛和僵硬，腰部以上部位无症状有助于本病与 PMR 相鉴别。降胆固醇的他汀类药物可以导致肌痛伴或不伴肌酶升高，但二者的临床表现一般易于区分。老年患者出现甲状腺功能减退也与多种疾病表现相似，包括 PMR。一种特殊的综合征即

表 93-7　巨细胞动脉炎和风湿性多肌痛的鉴别诊断	
疾病类型	**特定疾病**
巨细胞动脉炎	
潜在感染	结核病、细菌性心内膜炎、人类免疫缺陷病毒
恶性疾病	淋巴瘤、恶性骨髓瘤
系统性淀粉样变病	
其他形式的血管炎	大动脉炎、ANCA 相关性肉芽肿性血管炎、结节性多动脉炎、原发性中枢神经系统血管炎
	其他导致前部缺血性视神经病变的血管疾病
风湿性多肌痛	
早期类风湿关节炎	
多发性肌炎	
慢性感染	细菌性心内膜炎
纤维肌痛综合征	
药物反应	他汀类药物
内分泌疾病	甲状腺功能减退
缓和的血清阴性滑膜炎伴凹陷性水肿综合征	

缓和的、血清阴性滑膜炎伴凹陷性水肿综合征（可称为 RS3PE 综合征），也难以和 PMR 相鉴别，这两种疾病可能存在某种相关性。RS3PE 综合征的患者表现为远端关节的急性对称性多关节炎，伴有手足的凹陷性水肿。RS3PE 综合征和 PMR 都对非甾体抗炎药（NSAID）和小剂量泼尼松治疗反应良好[11,84]。

巨细胞动脉炎的诊断评价

颞动脉活检是诊断 GCA 的"金标准"[11,86]。由于 GCA 的动脉病变并不是连续的，如果症状明显，颞动脉活检应当选择症状明显的一侧。对血管触诊异常的患者，手术截取一小段（1 ~ 2 cm）颞动脉就已足够[87]。否则，术者应切除 4 ~ 6 cm 的一段标本，而病理科医生应当对多节段进行检查[11]。对于技术熟练者来说，颞动脉活检实际上不会造成后遗症或死亡。有时活动性 GCA 可能会造成头皮坏死，并不是颞动脉活检术后的并发症[86]。

在 GCA 治疗经验丰富的医疗机构中进行颞动脉活检的结果显示，活检对诊断 GCA 敏感并且有较高的阴性预测值。在 Mayo 医院，颞动脉活检的敏感性为 90% ~ 95%，即活检结果阴性的患者仅有 5% ~ 10% 的以后会被证实患有 GCA（通过再次活检、血管造影或尸检），需要接受糖皮质激素治疗[86]。上述提到的敏感性结果包括一些接受双侧颞动脉活检的患者。对双侧颞动脉活检的价值评价差异很大[84,88,89]。在一组 234 例活检证实的 GCA 患者中发现，依靠单侧活检阳性确诊者为 86%，而 14% 靠双侧活检阳性确诊[84]。其他研究显示双侧颞动脉活检将诊断阳性率仅增加 3% ~ 5%[89]。

单侧活检阴性的患者，其诊疗取决于患者的临床表现在多大程度上支持 GCA 的诊断（图 93-7）。如果临床仍高度怀疑 GCA，应当考虑进行第二次活检或影像学检查。对于存在下颌功能障碍和复视的患者进行第二次颞动脉活检可能最有意义。枕部疼痛为主的患者最好通过枕动脉活检以确定诊断[90]。有锁骨下动脉和腋动脉疾病体征，临床表现为上肢跛行、双侧上肢血压不等以及锁骨上和腋动脉杂音的患者，可以通过血管造影、MRA 或 CT 扫描进行诊断[76,85]。通常，颅外 GCA 的患者其锁骨下动脉、腋动脉和邻近的动脉分支常常可出现平滑的逐渐变细的狭窄和闭锁。在一组大动脉受累的患者中，颞动脉活检的阳性率仅为 58%[76]。MRI 和 CT 是已知最可靠的诊断 GCA 主动脉受累的手段[11]。

其他影像学技术也被用来帮助诊断 GCA。彩色

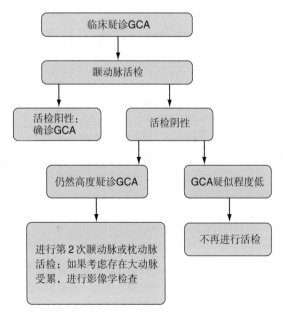

图 93-7　巨细胞动脉炎（GCA）诊断流程图

多普勒超声在 30 例 GCA 患者中检测到 28 例颞动脉病变（敏感性为 93%）[91]。最具特征性的发现为颞动脉管腔周围暗光晕（图 93-8）。然而超声的诊断价值受限，是因为多数医疗中心缺少具有此项技术的专业人员，以及其敏感性和特异性的结果相互矛盾[92-95]。一个综合了 23 项研究共 2036 名患者的荟萃分析显示"晕轮征"的敏感性和特异性分别为 69% 和 82%。另一项研究发现，与仔细的体格检查相比，超声检查不能提高诊断的准确性[96]。高分辨 MRI 可以发现 GCA 患者表浅颅动脉的强化信号和管壁增厚。小样本研究发现，高分辨 MRI 与颞动脉活检相比其敏感性为 91%，特异性为 73%[92-94]。3-T 磁共振扫描仪可获得最佳的检查结果，7-T 磁共振扫描仪可能更灵敏[7,8,85]。PET 在发现 GCA 导致的主动脉和其他大血管的潜在病变方面有较好前景，但估测其敏感性为 65% ~ 100%，特异性为 77% ~ 99%[92,94]。PET 扫描不能对高代谢组织例如大脑附近的小动脉进行成像，因此不能用来对浅表颅外动脉进行研究。重复进行 PET 扫描也不能预测复发的风险[94]。对少数临床高度支持 GCA 而双侧颞动脉活检阴性的患者，应当重新考虑先前提到的可能模拟 GCA 的其他疾病（例如，要求病理学家对活检动脉标本进行刚果红染色以除外系统性淀粉样变）。如果不能找到其他诊断的证据，则有必要进行影像学检查以寻找潜在的大血管病变，例如采用 PET 扫描或 MRA 来发现潜在的大血管疾病。少数情况下，尽管活检和影像学检查结果均为阴性，患者的临床表现仍高度提示 GCA。

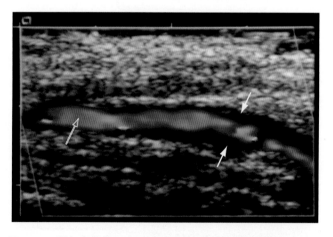

图 93-8　彩色多普勒超声检查巨细胞动脉炎患者肿胀和压痛的颞动脉。不同程度增厚的血管壁看上去像"光晕"（实心箭头）围绕在中心的血管腔（空心箭头）周围（Courtesy Dr. Gene Hunder.）

在这种情况下，可以按照 GCA 进行治疗，并且密切观察以防漏诊其他疾病。

治疗和预后

多数学者推荐当高度怀疑 GCA 诊断时，应尽快开始糖皮质激素治疗。治疗的主要目标是预防失明。失明几乎都是永久性的，因此应尽早甚至是活检之前就开始糖皮质激素治疗。幸运的是，糖皮质激素治疗 2 周甚至更长时间也不会改变颞动脉活检的诊断结果[97]。

巨细胞动脉炎的初始治疗

一直以来，皮质类固醇被认为是巨细胞动脉炎的初始治疗选择。2017 年美国联邦药物管理局批准托珠单抗（一种 IL-6 抑制剂）用于治疗巨细胞动脉炎以后，先前糖皮质激素无可替代的地位受到了质疑。由于尚未明确托珠单抗的长期疗效（见下文），因此糖皮质激素目前仍然是巨细胞动脉炎初始治疗的首选药物（治疗流程见图 93-9）。

初始剂量为泼尼松 40 ~ 60 mg/d 或剂量相当的其他药物对几乎所有患者都已足够[11]。开始的 1 ~ 2 周剂量分次使用可以加快病情缓解。如果患者反应不良，应增加剂量。一项对 27 例 GCA 患者进行的双盲随机对照试验显示，初始治疗时静脉给予甲泼尼龙（标准体重每天 15 mg/kg），连续 3 天，可使口服糖皮质激素较快减量并增加持续缓解的可能性[98]。由于这项研究规模较小，并且在判断病情复发时可能过度依赖实验室检查，使得其研究结果的普适性受到质疑。实际上，一项随机、多中心、对照研究结果显示，给予 164 名 GCA 患者每日单剂甲泼尼龙 240 mg 作为初始治疗，并未有任何益处[99]。连续 3 天甲泼尼龙的大剂量（1000 mg/d）冲击疗法也被用来治疗近期失明的患者。不幸的是，绝大多数患者的失明仍然为永久性的。失明患者血管炎血管闭塞的特征决定了急性溶栓治疗不起作用。

由于 GCA 患者需要接受数月的糖皮质激素治疗，需早期采取预防骨质疏松的方法，其方法在第 107 章中有所讨论。另外，传统的动脉硬化的危险因素（如吸烟、高血压、糖尿病、高胆固醇血症）可能会增加 GCA 患者失明和卒中的风险[62]，因此减少或去除这些危险因素也是治疗的重要组成部分。

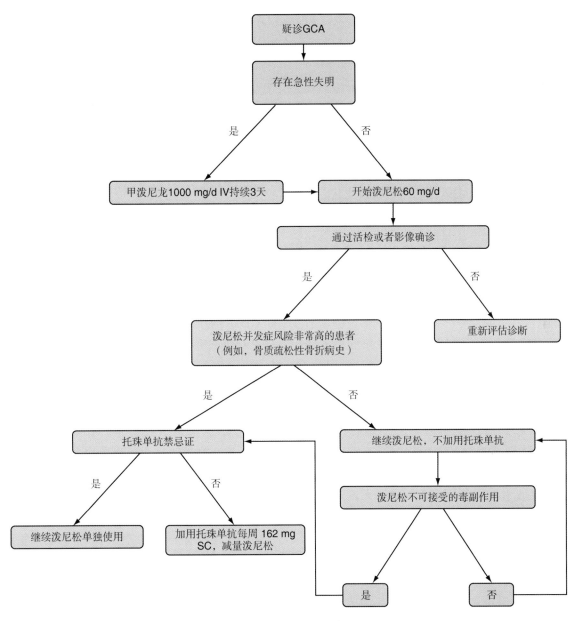

图 93-9 巨细胞动脉炎治疗流程图

巨细胞动脉炎的后续治疗

泼尼松的初始剂量应当持续到所有可逆的症状、体征和实验室检查都恢复到正常为止[11]。这个过程通常需要 2 ~ 4 周。随后可以开始逐渐减量，每周或每两周一次，每次最大减量幅度为总剂量的 10%[11]。决定泼尼松是否减量应基于患者的症状、体征和实验室炎症指标情况来综合判断。ESR 和血清 CRP 浓度通常是最方便有效的实验室炎症指标。只有在血标本采集后尽快测定 ESR 其结果才可靠。血清 IL-6 似乎是 GCA 活动的最敏感标志，但是这个检验并没有广泛开展[100]。CRP 在检测疾病复发方面比 ESR 略微敏感

一些[100]。药物减量阶段，ESR 或 CRP 可能再次升高，这时泼尼松的减量应当暂停。如果观察 1 周以后，患者没有出现活动性 GCA 的症状或体征，常可以继续减少泼尼松剂量（减药剂量更小、间隔更长）。在进一步减量前，10 ~ 20 mg/d 或更大的剂量常需维持数月。然而，完全依靠炎症指标决定泼尼松的用量而忽略患者的总体临床情况，会增加糖皮质激素相关副作用的发生风险。逐步减量有助于确定最小的有效剂量，避免过快减药造成病情恶化。即使泼尼松逐步减量，仍有超过 50% 的患者在第一年中疾病复发[101]。通常在上一次病情稳定时剂量的基础上增加泼尼松

10 mg，这种复发就可以得到控制。

大多数 GCA 患者呈慢性疾病过程，需要泼尼松治疗至少 1 年以上，而且常常需要治疗数年。一项前瞻性研究发现，40 例患者接受了再次颞动脉活检，在开始皮质类固醇治疗 12 个月后接受活检的 9 例患者中有 4 例有持续性动脉炎症[101a]。少数患者病程呈自限性，仅仅持续数月[11]。有些患者的糖皮质激素能逐渐减量并最终停药。许多患者需要服用小剂量泼尼松数年甚至更长时间，用以控制关节肌肉症状。

长期服用糖皮质激素出现的普遍发生的严重副作用促使人们寻找减少激素用量的疗法。不幸的是，迄今没有任何疗法能取得肯定的疗效。例如，隔日给予泼尼松作为 GCA 的初始治疗效果不佳。与之相似，细胞毒类药、氨苯砜、抗疟药和环孢素等也并没有显示出肯定的疗效[11,102]。在一项双盲对照试验中联合使用小剂量泼尼松和每周一次的小剂量口服甲氨蝶呤能够减少激素的用量，但在另一项研究中结果相反[101]。他汀类药物并没有显示出能改变 GCA 病程或者改变激素用量的效果[103]。

研究 GCA 致病过程中所涉及的细胞和细胞因子，带来了生物制剂治疗的希望。例如，发现 TNF 在肉芽肿性血管炎的致病过程起作用，提示 TNF 抑制剂可能对 GCA 有效。然而不幸的是，无论是英夫利昔单抗还是依那西普对 GCA 治疗均无效[104,105]。

2017 年托珠单抗，一种人源化单克隆抗 IL-6 受体抗体，在美国被批准用于治疗 GCA，这是能替代皮质类固醇的疗法。自从发现 IL-6 在 GCA 患者受累动脉血管和循环中高度表达，就打开了托珠单抗治疗 GCA 患者的大门[106-109]。病例报告和小样本研究的 24 例 GCA 患者取得了令人鼓舞的结果，促使进行一项 251 例 GCA 患者的 3 期试验。这些患者被双盲随机分配，每周或隔周一次接受托珠单抗治疗，同时泼尼松（最初剂量每天 20 ~ 60 mg）在 26 周或 52 周内逐渐减量[110]。在每周接受托珠单抗治疗的患者中主要结果显示持续缓解率达到 56%，每隔一周接受托珠单抗治疗的患者持续缓解率达到 53%，而两个安慰剂组分别为 14% 和 18%[110]。接受托珠单抗治疗超过 52 周的患者生活质量评分更高，并且泼尼松的累积剂量几乎是安慰剂组的一半。托珠单抗和安慰剂治疗患者的不良事件发生率相似，而安慰剂组出现严重不良事件的发生率更高。

对托珠单抗的推崇必须要解决以下这些问题：①托珠单抗在 52 周后是否仍然有效？对一例因其他原因死亡的托珠单抗治疗有效的 GCA 患者的尸检结果提示，IL-6 抑制剂可能仅仅抑制了系统症状和体征而并没有清除血管炎症。该患者尸检结果仍显示出持续的活动性动脉炎[107]。②更长时间、更大规模的研究结果是否会保持托珠单抗的相对安全优势？由于托珠单抗会增加严重感染的风险，该药在美国带有黑框警告。③接受托珠单抗治疗的 GCA 患者中只有大约一半在 52 周时达到持续缓解，是否存在更有效的治疗方法？鉴于这些悬而未决的问题，谨慎的做法是，托珠单抗应该仅用于反复发作且低剂量泼尼松无法控制病情以及泼尼松副作用风险非常高的 GCA 患者[111]。

其他的生物制剂也可能有效。阿巴西普可通过阻断 CD28 的参与来抑制 T 细胞活化，在一项小型、双盲、对照试验中，阿巴西普与泼尼松联合应用降低了复发率[112]。一些病例报告和小型开放标签研究报道了抗 CD20 单克隆抗体利妥昔单抗清除 B 细胞、乌司奴单抗阻断 IL-12 和 IL-23 或阿那白滞素抑制 IL-1 受体对 GCA 患者有明显治疗作用[113]。非生物制剂中，一项小型试验显示硫唑嘌呤可以减少糖皮质激素使用。一项回顾性研究表明氨苯砜也可以使类固醇减少用量[114]。小型、非对照研究提出环磷酰胺可能对不能耐受泼尼松减量的 GCA 患者有效。

目前还没有一个前瞻性、双盲试验来验证阿司匹林或抗凝剂在治疗 GCA 中可能的辅助作用[115]。然而，理论上阿司匹林可能具有一定的价值，因为在 GCA 的实验模型中发现阿司匹林对 IFN-γ 产生的抑制作用较泼尼松更强[116]。另外，3 个回顾性研究发现，服用小剂量阿司匹林或抗凝剂的 GCA 患者发生缺血性事件（如失明）的风险要下降 3 ~ 5 倍[117-119]。总之，这些研究提示在没有胃肠道出血高风险的 GCA 患者，给予小剂量的阿司匹林是合理的。

GCA 累及锁骨下动脉和腋动脉造成的上肢跛行常可在糖皮质激素治疗后得到缓解或消失。少数对糖皮质激素治疗没有反应、且伴有严重的上肢跛行的 GCA 患者，球囊血管成形术可能使患者获益。一组包括 10 例患者的研究发现，所有病例在血管成形术后最初都得到缓解，但是 50% 在 2 个月内再次发生有症状的狭窄[120]。在所有的病例中，再狭窄血管的病变都长于 3 cm[120]。

胸主动脉血管瘤在 GCA 中显著增加。虽然动脉瘤在疾病早期即可存在，但往往到晚期才被发现，平均时间为发病后的 7 年。有些专家建议每年进行胸部放射影像检查以发现胸主动脉血管瘤。

风湿性多肌痛的治疗

没有 GCA 症状、体征或活检证据的 PMR 患者常采取初始剂量泼尼松 10 ～ 20 mg/d，或相当剂量的其他药物治疗[121,122]。一项综合了 30 个研究的系统性综述建议初始泼尼松剂量为 15 mg/d，因为更低的初始剂量治疗无效而更高的剂量则可能增加毒性[123]。水杨酸和 NSAIDs 曾用来治疗 PMR，但效果不太满意；水杨酸和 NSAIDs 仅在小部分症状较轻的患者中能够有效控制症状，如果与糖皮质激素合用会使总体不良反应增加[2,8]。泼尼松治疗能使骨骼肌肉疼痛和僵硬症状获得快速（常在 1 天内）、显著地改善，ESR 和 CRP 水平逐渐恢复正常。小部分单纯的 PMR 患者对泼尼松 20 mg/d 治疗 1 周后仍无反应，可能需要 30 mg/d 作为初始治疗剂量。研究显示，这些耐药的病例多数 ESR 在 50 mm/h 以上并且 IL-6 的水平很高。如果泼尼松 30 mg/d 治疗 1 周仍无反应，就应当考虑寻找其他的病因（图 93-10）。小剂量的泼尼松不会抑制潜在的动脉炎。因此即使疼痛缓解

也必须对患者密切观察。如果症状允许，PMR 患者的激素应当尽早开始减量。治疗前的 ESR、CRP 和 IL-6 浓度，以及对治疗的最初反应，可能有助于将患者划分成不同的亚型[121]。如果患者接受小剂量激素治疗后实验室检查能恢复正常，则存在潜在血管炎的可能性非常小，发生血管并发症的可能性也较小。然而，并非所有患者都如此，因为即使 ESR 已经改善，还可发现活动性动脉炎。

PMR 患者的症状、体征和实验室检查异常得到控制后（通常发生在治疗后的 2 ～ 3 周），泼尼松可以开始减量。有些专家要求每周减量 2.5 mg 直至 10 mg/d，随后减量速度需更慢，每个月减 1 mg[123]。复发很常见，复发时要求必须增加剂量达到症状缓解，然后再尝试以更慢的速度减药。少数 PMR 患者在 1 年内完全停药。大多数需要小剂量泼尼松治疗至少 2 年[124]。

有些研究（但不是所有的）提示口服甲氨蝶呤（每周 10 mg，服用 48 周）能减少 PMR 患者长期服用糖皮质激素的必要性[123,125]。使用甲氨蝶呤后可以减少泼尼松的剂量，虽然幅度小但仍有统计学意义。目前尚不清楚，甲氨蝶呤造成的这种激素用量上的减少能否在临床上显著减轻泼尼松相关副作用。尽管托

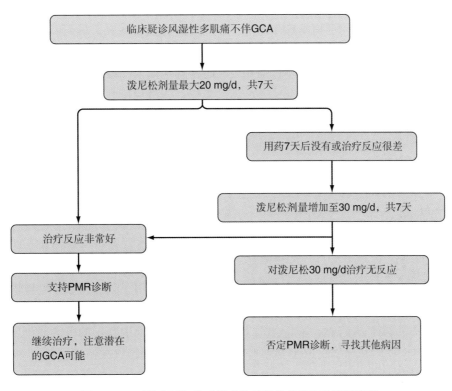

图 93-10　不伴有巨细胞动脉炎的风湿性多肌痛的诊断流程

珠单抗已被批准用于治疗 GCA，但尚未被批准单独用于治疗 PMR。

大动脉炎

大动脉炎（Takayasu's arteritis，TA），也称为无脉症或闭塞性血栓性主动脉病（occlusive thromboaortopathy），是一种原因不明的血管炎，主要累及主动脉及其主要分支，多见于年轻女性[126-127]。本病以日本眼科医生 Takayasu 的名字命名，他在 1908 年报道了一位由于大血管血管炎引起视网膜缺血并导致特有的视网膜动静脉吻合的年轻女性患者[1]。

美国风湿病学会诊断标准

美国风湿病学会（ACR）关于诊断 TA 的分类标准见表 93-8。

流行病学

虽然在全世界都有报道，但 TA 最常见于日本、中国、印度和其他东南亚地区；该病在墨西哥也较为多见。虽然 TA 在日本的发病率大约为每年 150/10万人，但在欧洲和北美仅为每年 0.2 ~ 2.6/10 万人。TA 在女性的发病率为男性的 8 倍。平均发病年龄为25 岁；大约 25% 的患者在 20 岁以前发病，10% ~20% 在 40 岁以后起病[126]。在日本患者中进行的免

表 93-8　美国风湿病学会大动脉炎分类标准 [a]
40 岁以前发病
肢体跛行
肱动脉搏动减弱
双臂血压不对称（> 10 mmHg）
锁骨下或主动脉杂音
血管造影发现主动脉或其主要分支，或肢体大动脉的狭窄或闭塞的证据

[a] 6 条标准中出现 3 条或以上诊断大动脉炎的敏感性 91%，特异性98%

American College of Rheumatology 1990 criteria for the classification of Takayasu arteritis, Arthritis Rheum 33: 1129, 1990；From Hellmann DB: Takayasu arteritis. In Imboden JB, Hellmann DB, Stone JH, editors: *Current rheumatology diagnosis and treatment*, New York, 2004, Lange Medical Books/McGraw-Hill, p 245.

疫遗传学研究显示本病与某些 HLA 相关，特别是HLA-Bw52、Dw12、DR2 和 DQw1[128]。据报道，韩国和印度的 HLA 相关性不同。在北美患者中没有发现 HLA 的相关性。在墨西哥患者中 TA 与既往的结核杆菌暴露相关。

病因和发病机制

TA 的病因不明。TA 和 GCA 几乎相同的病理学变化使得人们推测，先前描述的 GCA 免疫发病机制的模型也适用于 TA（图 93-3）[33,54]。实际上，已经有学者提出 TA 和 GCA 属于同一疾病谱。与 GCA 相似，TA 被认为是一种针对大弹力动脉的自身免疫性疾病。两者都以全动脉炎为特征，包括树突状细胞、T 细胞（包括 αβ、γδ 和细胞毒性 T 细胞）、自然杀伤细胞和巨噬细胞的浸润。TA 主要的淋巴细胞是分泌穿孔素的杀伤淋巴细胞，如 T 细胞和自然杀伤细胞。与 GCA 相同，TA 中 T 细胞受体为寡克隆的，提示两种疾病的血管炎都是因为 T 细胞对某种未知的特异性抗原产生免疫反应所致[129]。由慢性血管壁炎症所导致的动脉瘤形成、血管狭窄或血栓形成等在 TA 较 GCA 更常见。TA 可以发生动脉夹层，但较罕见，发生率低于梅毒性主动脉动脉炎[130]。与 GCA 相似，晚期 TA 以内膜增生合并动脉粥样硬化、中膜坏死并瘢痕形成和外膜纤维化为特征。TA 血管的炎性病变呈连续性或节段性，可以在两个受累节段之间跳跃式地插入一段正常的血管[130]，这一点也与 GCA 类似。体液免疫系统在 TA 的发病机制中可能也发挥一定的作用。多数 TA 患者携带抗内皮细胞抗体，这种抗体能够通过诱导内皮细胞炎性细胞因子、黏附分子的产生和细胞凋亡来造成血管破坏。

TA 病例的地理聚集性提示遗传和环境因素参与了 TA 的发病。然而，免疫遗传学研究（前有详述）并没有发现任何普遍存在的共有的遗传危险因素。TA 和 SLE 都有发病年龄轻和女性多发的特征，使得人们猜测雌激素在促进自身免疫性疾病的过程中可能具有一定作用。某些国家 TA 与较高的结核病暴露显著相关，提示感染性病因的存在。目前已经利用疱疹病毒感染血管中膜层的平滑肌细胞建立了一个 TA 的小鼠动物模型。在这一模型中，大弹力动脉的中膜层作为一个免疫豁免的部位，有利于疱疹病毒增殖并形成主动脉及其主要分支的慢性炎症[131]。

临床表现

虽然 TA 的表现千变万化，但大多数患者表现为血管功能不良（由狭窄、闭塞或血管瘤所致）、系统性炎症，或两者兼有（表 93-9）[96,126]。美国国立卫生研究院随访的一组 60 例北美患者中，最常见的血管症状为跛行（35%）、脉搏减弱或消失（25%）、颈动脉血管杂音（20%）、高血压（20%）、颈动脉痛（20%）、头晕（20%）和双臂血压不对称（15%）[126]。卒中、主动脉瓣关闭不全和视力异常在起病时的发生率小于 10%。Takayasu 最初描述的那种视网膜缺血的极端表现如今已非常少见[126]。GCA 中最令人担心的不可逆性失明也很少出现于 TA 患者。

跛行累及上肢的概率至少是下肢的 2 倍。对于年轻女性来说，上肢跛行最初表现为手握电吹风机时感到上肢痛或乏力。总的来说，血管杂音是最常见的体征，可见于 80% 的患者。虽然颈动脉区最为常见，也可以在锁骨上、锁骨下、腋窝、肋部、胸部、腹部和股动脉听到血管杂音。1/3 的患者可听到多处的血管杂音[126]。约一半患者最终会出现上肢血压不对称。TA 中常见的头痛与颈动脉或椎动脉的病变无关，可见于大约 40% 的患者[126,132]。

全身症状、骨骼肌肉症状和其他系统性炎症性症状是常见主诉[96,126]。大约 1/5 的 TA 患者表现发热和不适，可能伴有盗汗和体重下降。少数仅有轻微症状或没有血管功能不良表现的患者，可以在确诊 TA 前数周或数月时间里表现为不明原因发热。少部分患者表现为肌肉痛或关节痛（表 93-9）。一些患者自觉有严重的背痛，可能是主动脉炎症刺激受伤害的神经纤维所致。

大约 1/3 患者会出现心脏受累（表 93-9）[126]。20% 的患者由于主动脉根部扩张而导致主动脉瓣反流。要重视主动脉瓣反流因为它常常会进展并最终导致左心室扩张和继发性二尖瓣反流以及充血性心力衰竭。此类患者最终需要接受主动脉瓣置换术。冠状动脉疾患会导致心绞痛。TA 通常造成冠状动脉开口部分的损害，也可以导致冠状动脉的弥漫性血管炎或血管瘤[133-135]。TA 也可发生心肌炎，并造成可逆性充血性心力衰竭。而心包炎罕见。TA 同白塞病一样，是少数几种能够累及肺动脉的血管炎。尽管 TA 很少累及肺动脉（< 3%），但肺动脉受累患者可表现为咳嗽、胸壁痛、呼吸困难或咯血。

表 93-9　大动脉炎的临床特征

临床表现	现症表现（%）	既往表现（%）
血管	50	100
杂音		80
上肢跛行	30	62
下肢跛行	15	32
高血压	20	33
双臂血压不对称	15	50
颈动脉痛	15	32
主动脉瓣反流		20
中枢神经系统	30	57
头晕	20	35
视觉异常	10	30
卒中	5	10
骨骼肌肉系统	20	53
胸壁痛	10	30
关节痛	10	30
肌肉痛	5	15
全身症状	33	43
不适	20	30
发热	20	25
体重下降	15	20
心血管系统症状	15	38
主动脉瓣反流	8	20
心绞痛	2	12
充血性心力衰竭	2	10

Data based on a study of 60 North American patients reported by Kerr GS, Hallahan CW, Giordano A, et al：Takayasu arteritis. Ann Intern Med 120：919, 1994; From Hellmann DB：Takayasu arteritis. In Imboden JB, Hellmann DB, Stone JH, editors：*Current rheumatology diagnosis and treatment*, New York, 2004, Lange Medical Books/McGraw-Hill, p 243.

与结节性多动脉炎或 GPA 不同，TA 很少导致周围神经病。少于 10% 的 TA 患者有皮肤表现[126]。结节性红斑最常见，而紫癜、网状青斑和溃疡很少发生。与 GCA 相同，小部分活动性 TA 患者表现为持续干咳。

实验室检查

TA 患者在就诊时，ESR 升高（80%）多于 CRP 升高者（~ 50%）[96]。轻度贫血和高丙种球蛋白血症常见。白细胞计数通常正常或轻度升高。1/3 的患者血小板计数升高，活动性病例中可超过 500 000/μl。血清肌酐和尿常规通常正常。肾功能异常通常是继发于高血压；与 ANCA 相关性血管炎不同，TA 很少引起肾小球肾炎。

影像学检查

TA 的血管病变能够用传统的血管造影、MRI、MRA、CT 血管造影或超声等方法显像（图 93-11 至图 93-13）[36,92,94,126,136]。每一种影像学技术都有各自

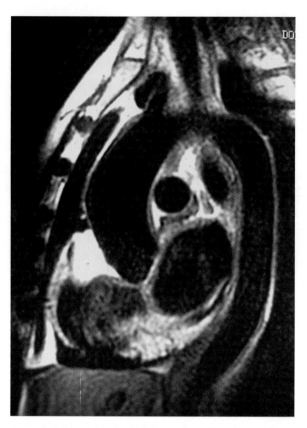

图 93-12　一名 26 岁女性大动脉炎患者，胸部磁共振成像（矢状面）检查显示升主动脉和降主动脉增厚（From Hellmann DB：Takayasu arteritis. In Imboden J，Hellmann DB, Stone JH，editors：*Current rheumatology*：*diagnosis & treatment*，New York，2004，McGraw-Hill，p 244.）

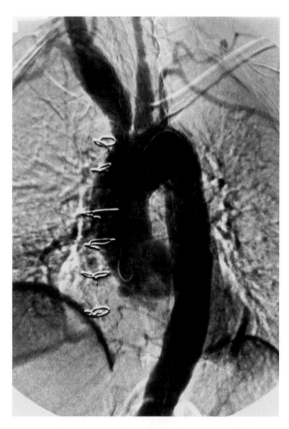

图 93-11　血管造影显示多发的大动脉炎改变，包括主动脉根部扩张（可见先前主动脉瓣置换术遗留的手术缝线）、无名动脉和右颈动脉的动脉瘤样扩张，以及左颈总动脉远端的闭塞（From Hellmann DB, Flynn JA：Clinical presentation and natural history of Takayasu's arteritis and other inflammatory arteritides. In Perler BA, Becker GJ, editors：*Vascular intervention*：*a clinical approach*，New York，1998，Thieme Medical and Scientific Publisher，pp 249-256.）

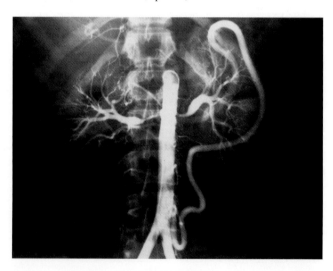

图 93-13　血管造影显示双侧肾动脉狭窄。一个从肠系膜下动脉分出的大的左结肠支为肠道提供侧支循环（From Hellmann DB，Flynn JA：Clinical presentation and natural history of Takayasu's arteritis and other inflammatory arteritides. In Perler BA，Becker GJ，editors：*Vascular intervention*：*a clinical approach*，New York，1998，Thieme Medical and Scientific Publisher，pp 249-256.）

的优缺点（表 93-10）。最早能发现的 TA 血管病变是炎症所造成的血管壁增厚。MRI、超声和 CT 都能发现这种早期的血管壁增厚。传统的血管造影是侵入性检查，它检测血管壁增厚的敏感度最低；然而，血管造影是准确描述血管狭窄、血管闭塞和血管瘤等 TA 晚期特征性表现的"金标准"。同时，只有传统的血管造影能够直接测量中心动脉血压，在血管狭窄累及所有四肢的患者中，用其他方法则无法测定。虽然 MRA 不能达到传统的血管造影的水平，但是它可以提供与之相近水准的细节图像。由于 MRA 为非侵入性检查、无电离辐射，该检查已成为早期和随访阶段评价血管受累范围和程度的首选影像学手段。MRI 在评价疾病活动度中的作用尚未明确，因为发现血管壁的水肿和对比增强与临床活动度指标之间没有很好的相关关系 [94]。在早期识别血管狭窄发生之前的炎症方面，虽然 PET 扫描可能比血管造影更加敏感，但其敏感性并不高于 MRI。PET 扫描在 TA 疾病活动度的随访中的地位尚不明确。实际上，一项 28 例 TA 患者的研究显示，PET 扫描与临床指标、生物学指标或 MRI 对疾病活动度的评估之间没有相关性 [137]。

TA 最常见的血管损害部位是主动脉（65%）和左锁骨下动脉（93%）（表 93-11）。左锁骨下动脉受累的概率稍高于右侧。颈动脉、肾动脉和椎动脉也经常受累 [126]。血管损害可以是狭窄（93%）、闭塞（57%）、扩张（16%）或血管瘤（7%）。血管狭窄的发生率是血管瘤的 4 倍 [126]。狭窄段可长达几厘米，并可能和血管扩张的区域相邻（图 93-11）。大部分患者（53%）有膈肌上和膈肌下的血管损害。然而，主动脉损害的频率分布在不同国家间差异很大 [126]。

诊断和诊断性检验

ACR 已经制订了诊断 TA 的分类标准（表 93-8）。在临床实践中，诊断 TA 几乎全依赖于影像学检查（表 93-10），影像学检查能够发现主动脉及其主要分支的特征性病变（图 93-14）。少数情况下对血管外科手术中切除或活检的主动脉或其他大动脉标本进行切片，因发现肉芽肿性炎症而首先由病理学家提出诊断。不幸的是，TA 的诊断经常被延误。一项大样本研究显示，TA 诊断平均延误 44 个月。妨碍医生及时诊断的最常见原因是鉴别诊断时没有考虑到 TA。TA 属于罕见病，这一点能够部分解释其常被漏诊的原因，另一个原因是部分患者的炎症表现非常突出，因

表 93-10　不同影像学技术在大动脉炎诊断中的比较		
方法	**优点**	**缺点**
传统血管造影	图像质量"金标准" 能够测量 CAP 同时可进行血管成形术	侵入性，放射线暴露 不能观察血管壁的厚度
核磁共振成像	出色的图像质量 非侵入性，无电离辐射暴露 可观察血管壁的厚度	图像质量不是"金标准" 不能用于使用心脏起搏器的患者，不能测量 CAP
超声检查	非侵入性，无电离辐射暴露 可观察到血管壁水肿	图像质量不是"金标准" 图像质量受肥胖影响 依赖于操作者 不能测量 CAP
计算机断层血管造影	出色的图像质量	电离辐射暴露 不能测量 CAP 需要静脉注射造影剂
正电子发射断层扫描	能评估血管炎症的强度	电离辐射暴露 血管解剖结构显示不佳 不能测量 CAP 需要静脉注射造影剂

CAP，中心动脉压

表 93-11 大动脉炎累及各血管的频率

血管	异常（％）
主动脉	65
主动脉弓或主动脉根部	35
腹主动脉	47
胸主动脉	17
锁骨下动脉	93
颈总动脉	58
肾动脉	38
椎动脉	35
腹腔干	18
髂总动脉	17
肺动脉	5

Data based on a study of 60 North America patients reported by Kerr GS, Hallahan CW, Giordano A, et al：Takayasu arteritis. *Ann Intern Med* 120：919, 1994；From Hellmann DB：Takayasu arteritis. In Imboden JB, Hellmann DB, Stone JH, editors：*Current rheumatology diagnosis and treatment*, New York, 2004, Lange Medical Books/McGraw-Hill, p 245.

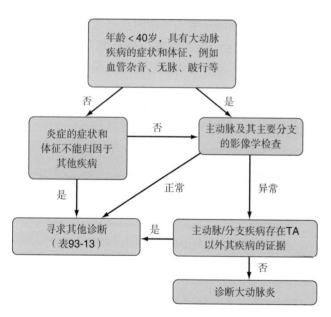

图 93-14 大动脉炎诊断流程图

而掩盖了一些更熟悉的血管症状。事实上，小部分患者主要表现为不明原因发热。大多数这类患者也有其他（虽然可能很轻微）的 TA 症状，如血管杂音、脉搏减弱、双臂血压不等或主动脉瓣关闭不全等。在某些血管表现更明显的患者中，医生也可能被误导而去关注一些更常见、严重的临床表现，如贫血或血小板减少。因此医生可能不去申请影像学检查来解释患者

双臂血压不等、左臂血压低，而是错误地将患者转给血液科、消化科或肿瘤科医生做进一步血液化验和检查从而延误诊断。

对 40 岁以下不明原因发热、主动脉瓣关闭不全、高血压或脉搏消失的患者进行鉴别诊断时要考虑到 TA，牢记这一点能避免大多数诊断延误。通过仔细判断患者是否存在上肢脉搏不对称或消失也可以减少诊断的延误；听诊是否存在血管杂音，不仅是颈动脉，而且也要听诊锁骨上和锁骨下区（锁骨下动脉杂音）以及腹部、肋部（肾动脉和其他肠系膜动脉杂音），也可以减少延误诊断。认识到贫血和血小板减少可能是活动性炎症（如血管炎）的表现，也可以加快 TA 的诊断。

一旦影像学检查证实存在主动脉或其主要分支的病变，鉴别诊断就会局限在一组通常容易鉴别的疾病（表 93-12）。大多数能够累及主动脉的风湿病可通过相关特征加以区分。例如，Cogan 综合征通常导致眼部炎症（特别是角膜炎）和前庭听觉功能障碍。GCA 是一种难以同 TA 鉴别的风湿病（表 93-13）。通常，患者的年龄和病变的分布可用来迅速区分两者，但是 50 岁以后起病的 TA 和 GCA 鉴别起来就非常困难，甚至是不可能鉴别的。两者在治疗方面类似，使得解决这一困境显得并不那么重要（见随后的讨论）。

大多数国家主动脉的感染非常罕见。可以通过荧光梅毒螺旋体抗体试验阴性来排除梅毒（快速血浆反应素试验在晚期梅毒患者中有 1/4 出现假阴性）。其他主动脉疾病（表 93-13）可根据病史和体格检查很容易地加以鉴别。另有一些有非感染性主动脉炎、难以分类的少见疾病日益受到关注。一个研究中心发

表 93-12 大动脉炎的鉴别诊断：其他能够累及主动脉的疾病

疾病类型	具体疾病
风湿病	巨细胞动脉炎、Cogan 综合征、复发性多软骨炎、强直性脊柱炎、类风湿关节炎、系统性红斑狼疮、Buerger 病、白塞病
感染性疾病	螺旋体病、结核病
其他	动脉粥样硬化、麦角中毒、放射性损伤、腹膜后纤维化、炎症性肠病、结节病、神经纤维瘤、先天性缩窄、马方综合征、埃勒斯-当洛综合征、IgG4 相关疾病

表 93-13　巨细胞动脉炎和大动脉炎的比较

临床表现	巨细胞动脉炎	大动脉炎
男 - 女比例	2 : 1	8 : 1
年龄范围	≥ 50 岁	< 40 岁
平均发病年龄	72 岁	25 岁
失明	10% ~ 30%	很少
累及主动脉或其主要分支	25%	100%
病理	肉芽肿性动脉炎	肉芽肿性动脉炎
肺动脉受累	无	可能
肾性高血压	很少	普遍
跛行	少见	常见
发病率最高的人群	斯堪的纳维亚人	亚洲人
糖皮质激素治疗反应	有	有
血管杂音	少数	多数
需要手术干预	罕见	常见

现，接受升主动脉切除术的患者中非感染性主动脉炎占 8%[138]。虽然（病理显示）大约 70% 具有巨细胞，但只有一小部分完全符合 TA 或 GCA 的诊断。部分胸主动脉或腹主动脉炎的病例是由 IgG4 相关疾病（IgG4-RD）所导致的，该病是一种免疫介导的系统性疾病，其特点是主动脉或其他受累器官有大量产 IgG4 浆细胞的浸润[139-140]。

治疗

药物治疗

糖皮质激素是治疗活动性 TA 的基础[126,141-142]。疾病活动期治疗剂量为泼尼松每天 0.5 ~ 1 mg/kg。疾病活动的判断标准为下列症状中有 2 项或 2 项以上是新发或加重：①发热或其他系统性症状（排除其他原因）；②ESR 增快；③血管性缺血或炎症的症状或体征（如跛行、脉搏消失、颈动脉痛）；④典型的血管造影损害[126]。虽然 85% 的 TA 患者表现为活动性疾病，但仍有 15% 症状不明显[96]。与治疗 GCA 相同，泼尼松的初始剂量需维持 4 ~ 12 周，其后开始逐渐减量（见前述）。近 2/3 的患者可达到疾病缓解，

但半数以上后续会复发。疾病复发常发生在泼尼松减量至 20 mg/d 以下时。

增加泼尼松的剂量或加用免疫抑制剂可控制疾病的复发。虽然尚无一种治疗 TA 的药物接受过双盲、对照试验的验证，但开放试验结果显示每周口服甲氨蝶呤（初始剂量每周 0.3 mg/kg，初始剂量不超过每周 15 mg）可能有效减少皮质激素的使用[143]。甲氨蝶呤可逐渐加量至每周 25 mg。需要强调的是，甲氨蝶呤虽然能够减少皮质激素的用量，但患者很少能完全停用泼尼松；大多数患者需要长期服用泼尼松至少 5 ~ 10 mg/d。小规模开放研究结果显示抗 TNF 抑制剂（依那西普和英夫利昔单抗）对难治性 TA 的疗效令人振奋[144-146]。这些研究强调，肿瘤坏死因子抑制剂虽然可以用来治疗 TA，但不能治愈 TA；治疗停止后，疾病通常会复发[144]。托珠单抗可以封闭 IL-6 的受体，也有报告显示对个别患者有效[106,107,147-149]。

病例报告和小规模研究显示硫唑嘌呤（每天 2 mg/kg）、吗替麦考酚酯（2000 mg/d）、环孢素、他克莫司、来氟米特和环磷酰胺（每天 2 mg/kg）也可以减少皮质激素的用量[126,142,150-151]。环磷酰胺对年轻女性的毒副作用非常大，因此很少用于治疗 TA[126]。尽管阿巴西普（CTLA-4Ig）可能对治疗 GCA 有效，但一项随机、双盲、对照试验表明该药物对 TA 无效[152]。

应当尽早开始预防骨质疏松（在第 107 章有描述）。尽最大可能去治疗并降低动脉粥样硬化的危险因素，特别是高血压、吸烟、少动、糖尿病和高脂血症。

手术治疗

TA 是最常需要血运重建的血管炎[126,153-154]。不幸的是，药物治疗几乎不能减少或逆转狭窄性病变。治疗血管狭窄或动脉瘤可能需要施行旁路外科手术（特别是颈臂动脉、冠状动脉或肾动脉狭窄）、主动脉瓣置换（主动脉瓣反流）或经皮腔内血管成形术（特别是肾动脉狭窄造成高血压者）。

一个关于血管介入治疗 TA 经验方面的综述支持以下几项建议。首先，仅有狭窄不必采取血管干预治疗。例如，肠道有丰富的侧支循环，即使是发生腹腔动脉和肠系膜上、下动脉严重狭窄，也常无症状，无需手术干预。其次，许多上肢跛行的患者，单用内科治疗，一定时间后都会产生侧支循环，明显改善症

状。对于上肢血管功能不全的患者，耐心等待内科治疗的反应要比接受迅速手术治疗会获得更大好处。再次，除非 TA 缓解，要尽量推迟手术治疗；疾病活动期进行手术治疗常常产生令人失望的结果[155]。最后，旁路外科手术的效果优于血管成形术[141]。旁路外科手术采用自体血管效果优于人工植入物（再狭窄率：9% vs. 36%）。接受主动脉手术的患者可能发生吻合口动脉瘤；在随访 20 年的患者中，这种动脉瘤的发生率大约为 14%[153,156]。虽然血管成形术的短期疗效很好，但除非狭窄血管段非常短，其长期疗效并不满意[156]。常规支架治疗的疗效最不满意。

结果和预后

20% 的 TA 患者病程为自限性。其余患者表现为复发 - 缓解或进展的病程，需要长期的糖皮质激素和（或）免疫抑制剂治疗。将近 2/3 的患者血管造影结果显示会出现新的损害。在一项美国国立卫生研究院的研究中，发现 74% 的患者日常生活受影响，47%永久丧失劳动能力[126]。日本的一项研究显示 120 名患者的 15 年存活率为 83%[156]。一项来自美国的 126例 TA 患者的研究显示，10 年生存率为 97%，15 年生存率为 85%[142]。TA 患者的死亡率高于一般人群；该研究估计 TA 患者的标准化死亡率约为 3.0（95%CI，1.0 ～ 8.0）[142]。发病年龄大于 35 岁、出现重要的并发症（例如视网膜病变、高血压、主动脉反流和血管瘤）或疾病不断进展与生存率下降相关[156]。充血性心力衰竭和肾功能不全是最常见的死因[153]。如果腹主动脉没有受累，而且医疗护理良好，则患者对妊娠的耐受性相对较好[126,157-158]。

 Full references for this chapter can be found on ExpertConsult.com.

部分参考文献

1. Hunder GG, Bloch DA, Michel BA, et al.: The American College of Rheumatology 1990 criteria for the classification of giant cell arteritis, *Arthritis Rheum* 33:1122, 1990.
2. Chuang T-Y, Hunder GG, Ilstrup DM, et al.: Polymyalgia rheumatica: a 10-year epidemiologic and clinical study, *Ann Intern Med* 97:672, 1982.
3. Healey LA: Long-term follow-up of polymyalgia rheumatica: evidence for synovitis, *Semin Arthritis Rheum* 13:322, 1984.
4. Dasgupta B, Cimmino MA, Kremers HM, et al.: 2012 provisional classification criteria for polymyalgia rheumatica: a European League against Rheumatism/American College of Rheumatology collaborative initiative, *Arthritis Rheum* 64:943–954, 2012.
5. Gonzalez-Gay MA, Vazquez-Rodriguez TR, Lopez-Diaz MJ, et al.: Epidemiology of giant cell arteritis and polymyalgia rheumatica, *Arthritis Rheum* 61:15, 2009.
6. Hunder GG: The early history of giant cell arteritis and polymyalgia rheumatica, *Mayo Clin Proc* 81:1071, 2006.
7. Healey LA, Wilske KR: *The systemic manifestations of temporal arteritis*, New York, 1978, Grune & Stratton.
8. Salvarani C, Gabriel SE, O'Fallon WM, et al.: The incidence of giant cell arteritis in Olmsted County, Minnesota: apparent fluctuations in cyclic pattern, *Ann Intern Med* 123:192, 1995.
9. Nordborg E, Bengtsson B-A: Epidemiology of biopsy-proven giant cell arteritis (GCA), *J Intern Med* 227:233, 1990.
10. Barrier J, Pion P, Massari R, et al.: Epidemiologic approach to Horton's disease in Department of Loire-Atlantique: 110 cases in 10 years (1970-1979), *Rev Med Interne* 3:13, 1983.
13. Kermani TA, Schäfer VS, Crowson CS, et al.: Increase in age at onset of giant cell arteritis: a population-based study, *Ann Rheum Dis* 69:780, 2010.
14. Catanoso M, Macchioni P, Boiardi L, et al.: Incidence, prevalence, and survival of biopsy-proven giant cell arteritis in Northern Italy during a 26-year period, *Arthritis Care Res (Hoboken)* 69:430, 2017.
15. Östberg G: On arteritis with special reference to polymyalgia arteritica, *Acta Pathol Microbiol Scand [A]* 237(Suppl):1, 1973.
16. Liang GC, Simkin PA, Hunder GG, et al.: Familial aggregation of polymyalgia rheumatica and giant cell arteritis, *Arthritis Rheum* 17:19, 1974.
18. Carmona FD, Vaglio A, Mackie SL, et al.: A genome-wide association study identifies risk alleles in plasminogen and P4HA2 associated with giant cell arteritis, *Am J Hum Genet* 100:64, 2017.
20. Gilden D, White T, Khmeleva N, et al.: Prevalence and distribution of VZV in temporal arteries of patients with giant cell arteritis, *Neurology* 84:1948, 2015.
21. Gilden D, White T, Khmeleva N, et al.: Blinded search for varicella zoster virus in giant cell arteritis (GCA)-positive and GCA-negative temporal arteries, *J Neurol Sci* 364:141, 2016.
22. Nagel MA, White T, Khmeleva N, et al.: Analysis of varicella-zoster virus in temporal arteries biopsy positive and negative for giant cell arteritis, *JAMA Neurol* 72:1281, 2015.
23. Buckingham EM, Foley MA, Grose C, et al.: Identification of herpes zoster-associated temporal arteritis among cases of giant cell arteritis, *Am J Ophthalmol* 187:51, 2018.
24. Ing EB, Ing R, Liu X, et al.: Does herpes zoster predispose to giant cell arteritis: a geo-epidemiologic study, *Clin Ophthalmol* 12:113, 2018.
25. England BR, Mikuls TR, Xie F, et al.: Herpes zoster as a risk factor for incident giant cell arteritis, *Arthritis Rheumatol* 69:2351, 2017.
26. Procop GW, Eng C, Clifford A, et al.: Varicella zoster virus and large vessel vasculitis, the absence of an association, *Pathog Immun* 2:228, 2017.
27. Álvarez-Lafuente R, Fernández-Gutiérrez B, Jover JA, et al.: Human parvovirus B19, varicella zoster virus, and human herpes virus 6 in temporal artery biopsy specimens of patients with giant cell arteritis: analysis with quantitative real time polymerase chain reaction, *Ann Rheum Dis* 6:780, 2005.
32. Bongartz T, Matteson EL: Large-vessel involvement in giant cell arteritis, *Curr Opin Rheumatol* 18:10, 2006.
33. Weyand CM, Goronzy JJ: Medium- and large-vessel vasculitis, *N Engl J Med* 39:160, 2003.
34. Muratore F, Cavazza A, Bolardi L, et al.: Histopathologic findings of patients with biopsy-negative giant cell arteritis compared to those without arteritis: a population-based study, *Arthritis Care Res (Hoboken)* 68:865, 2016.
35. Klein RG, Campbell RJ, Hunder GG, et al.: Skip lesions in temporal arteritis, *Mayo Clin Proc* 51:50, 1976.
36. Wilkinson IMS, Russell RWR: Arteries of the head and neck in giant cell arteritis: a pathological study to show the pattern of arterial involvement, *Arch Neurol* 27:378, 1972.
38. Reich KA, Giansiracusa DF, Strongwater SL: Neurologic manifestations of giant cell arteritis, *Am J Med* 89:67, 1990.

41. Wagner AD, Garonzy JJ, Weyand CM: Functional profile of tissue-infiltrating and circulating CD68⁺ cells in giant cell arteritis: evidence for two components of the disease, *J Clin Invest* 94:1134, 1994.

44. Weyand CM, Ma-Krupa W, Pryshchep O, et al.: Vascular dendritic cells in giant cell arteritis, *Ann N Y Acad Sci* 1062:195, 2005.

45. Shmerling RH: An 81-year-old woman with temporal arteritis, *J Am Med Assoc* 295:2525, 2006.

46. Weyand CM, Younge BR, Goronzy JJ: IFN-γ and IL-17: the two faces of T-cell pathology in giant cell arteritis, *Curr Opin Rheumatol* 23:43–49, 2010.

52. Weyand C, Goronzy J: Immune mechanisms in medium and large vessel vaculitis, *Nat Rev Rheumatol* 9:731, 2013.

53. Weyand C, Goronzy J: Giant-cell arteritis and polymyalgia rheumatic, *N Engl J Med* 371:50, 2014.

54. Piggott K, Biousse V, Newman NJ, et al.: Vascular damage in giant cell arteritis, *Autoimmunity* 2:596, 2009.

55. Ma-Krupa W, Kwan M, Goronzy JJ, et al.: Toll-like receptors in giant cell arteritis, *Clin Immunol* 115:38, 2005.

56. Zhang H, Watanabe R, Berry GJ, et al.: Immunoinhibitory checkpoint deficiency in medium and large vessel vasculitis, *Proc Natl Acad Sci U S A* 114:E970, 2017.

57. Watanabe R, Zhang H, Berry G, et al.: Immune checkpoint dysfunction in large and medium vessel vasculitis, *Am J Physiol Heart Circ Physiol* 312:H1052, 2017.

58. Smetana GW, Shmerling RH: Does this patient have temporal arteritis? *J Am Med Assoc* 287:92, 2002.

59. Miller NR: Visual manifestations of temporal arteritis. In Stone JH, Hellmann DB, editors: *Rheumatic disease clinics of North America*, Philadelphia, 2001, WB Saunders, p 781.

60. Chen JJ, Leavitt JA, Fang C, et al.: Evaluating the incidence of arteritic ischemic optic neuropathy and other causes of vision loss from giant cell arteritis, *Ophthalmology* 123:1999, 2016.

61. Nesher G, Berkun Y, Mates M, et al.: Risk factors for cranial ischemic complications in giant cell arteritis, *Medicine* 83:114, 2004.

62. Gonzalez-Gay MA, Piñeiro A, Gomez-Gigirey A, et al.: Influence of traditional risk factors of atherosclerosis in the development of severe ischemic complications in giant cell arteritis, *Medicine* 83:342, 2004.

64. Kuo C-H, McCluskey P, Fraser CL: Chewing gum text for jaw claudication in giant-cell arteritis, *N Engl J Med* 374:1794, 2016.

67. Hernández-Rodriguez J, Tan CD, Rodriguez ER, et al.: Gynecologic vasculitis: an analysis of 163 patients, *Medicine* 88:169, 2009.

69. Gonzalez-Gay MA, Varquez-Rodriguez TR, Gomez-Acebo I, et al.: Strokes at time of disease diagnosis in a series of 287 patients with biopsy-proven giant cell arteritis, *Medicine* 88:227, 2009.

71. Hamilton CR, Shelley WM, Tumulty PA: Giant cell arteritis: including temporal arteritis and polymyalgia rheumatica, *Medicine* 50:1, 1971.

72. Nuenninghoff DM, Hunder GG, Christianson TJ, et al.: Incidence and predictors of large-vessel complication (aortic aneurysm, aortic dissection, and/or large-artery stenosis) in patients with giant cell arteritis: a population-based study over 50 years, *Arthritis Rheum* 48:3522, 2003.

73. Blockmans D, de Ceuninck L, Vanderschueren S, et al.: Repetitive 18F-fluorodeoxyglucose positron emission tomography in giant cell arteritis: a prospective study of 35 patients, *Arthritis Rheum* 55:131, 2006.

74. Kariv R, Sidi Y, Gur H: Systemic vasculitis presenting as a tumor-like lesion: four case reports and an analysis of 79 reported cases, *Medicine* 79:349, 2000.

75. van der Geest KSM, Sandovici M, van Sleen Y, et al.: What is the current evidence for disease subsets in giant cell arteritis? *Arthritis Rheumatol* 70:1366, 2018.

77. Liozon E, Herrmann F, Ly K, et al.: Risk factors for visual loss in giant cell (temporal) arteritis: a prospective study of 174 patients, *Am J Med* 111:211–217, 2001.

81. Kermani T, Schmidt J, Crowson C, et al.: Utility of erythrocyte sedimentation rate and c-reactive protein for the diagnosis of giant cell arteritis, *Semin Arthritis Rheum* 41:866, 2012.

83. Younge BR, Cook Jr BE, Bartley GB, et al.: Initiation of glucocorticoid therapy: before or after temporal artery biopsy? *Mayo Clin Proc* 79:483, 2004.

85. Dejaco C, Brouwer E, Mason JC, et al.: Giant cell arteritis and polymyalgia rheumatic: current challenges and opportunities, *Nat Rev Rheumatol* 13:578, 2017.

87. Gonzalez-Gay MA: The diagnosis and management of patients with giant cell arteritis, *J Rheumatol* 32:1186, 2005.

88. Breuer GS, Nesher G, Nesher R: Rate of discordant findings in bilateral temporal artery biopsy to diagnose giant cell arteritis, *J Rheumatol* 36:79, 2009.

89. Boyev LR, Miller NR, Green WR: Efficacy of unilateral versus bilateral temporal artery biopsies for the diagnosis of giant cell arteritis, *Am J Ophthalmol* 128:211, 1999.

92. Hall JK: Giant-cell arteritis, *Curr Opin Ophthalmol* 19:5, 2008.

93. Karassa FB, Matsagas MI, Schmidt WA, et al.: Meta-analysis: test performance in ultrasonography for giant-cell arteritis, *Ann Intern Med* 12:359, 2005.

94. Blockmans D, Bley T, Schmidt W: Imaging for large-vessel vasculitis, *Curr Opin Rheumatol* 21:19, 2009.

95. Luqmani R, Lee E, Singh S, et al.: The role of ultrasound compared to biopsy of temporal arteries in the diagnosis and treatment of giant cell arteritis (TABUL): a diagnostic accuracy and cost-effectiveness study, *Health Technol Assess* 20:1, 2016.

96. Park M-C, Lee S-W, Park Y-B, et al.: Clinical characteristics and outcomes of Takayasu's arteritis: analysis of 108 patients using standardized criteria for diagnosis, activity assessment, and angiographic classification, *Scand J Rheumatol* 3:28, 2005.

97. Achkar AA, Lie JT, Hunder GG, et al.: How does previous corticosteroid treatment affect the biopsy findings in giant cell (temporal) arteritis? *Ann Intern Med* 120:987, 1994.

98. Mazlumzadeh M, Hunder GG, Easley KA, et al.: Treatment of giant cell arteritis using induction therapy with high-dose glucocorticoids: a double-blind, placebo-controlled, randomized prospective clinical trial, *Arthritis Rheum* 54:3310, 2006.

99. Chevalet P, Barrier JH, Pottier P, et al.: A randomized, multicenter, controlled trial using intravenous pulses of methylprednisolone in the initial treatment of simple forms of giant cell arteritis: a one year followup study of 164 patients, *J Rheumatol* 27:1484, 2000.

100. Weyand CM, Fulbright JW, Hunder GG, et al.: Treatment of giant cell arteritis: interleukin-6 as a biologic marker of disease activity, *Arthritis Rheum* 3:101, 2000.

101. Hoffman GS, Cid MC, Hellmann DB, et al.: A multicenter, randomized, double-blind, placebo-controlled trial of adjuvant methotrexate treatment for giant cell arteritis, *Arthritis Rheum* 46:1309, 2002.

101a. Maleszewski JJ, Younge BR, Fritzlen JT, et al.: Clinical and pathological evolution of giant cell arteritis: a prospective study of follow-up temporal artery biopsies in 40 treated patients, *Mod Pathol* 30:788, 2017.

102. Yates M, Loke YK, Watts RA, et al.: Prenisolone combined with adjunctive immunosuppression is not superior to prednisolone alone in terms of efficacy and safety in giant cell arteritis: meta-analysis, *Clin Rheumatol* 33:227, 2014.

103. Schmidt J, Kermani TA, Muratore F, et al.: Statin use in giant cell arteritis: a retrospective study, *J Rheumatol* 40:910, 2013.

104. Hoffman GS, Cid MC, Rendt-Zagar KE, et al.: Infliximab for maintenance of glucocorticosteroid-induced remission of giant cell arteritis: a randomized trial, *Ann Intern Med* 16:621, 2007.

105. Martínez-Taboada VM, Rodríguez-Valverde V, Carreño L, et al.: A double-blind placebo controlled trial of etanercept in patients with giant cell arteritis and corticosteroid side effects, *Ann Rheum Dis* 67:625, 2008.

106. Unizony S, Stone JH, Stone JR: New treatment strategies in large-vessel vasculitis, *Curr Opin Rheumatol* 25:3, 2013.

107. Unizony S, Arias-Urdaneta L, Miloslavsky E, et al.: Tocilizumab for the treatment of large-vessel (giant cell arteritis, Takayasu arteritis) and polymyalgia rheumatica, *Arthritis Care Res (Hoboken)* 64:1720, 2012.

108. Loricera J, Blanco R, Castañeda S, et al.: Tocilizumab in refractory aortitis: study on 16 patients and literature review, *Clin Exp Rheumatol* 32:S79, 2014.

109. Miyabe C, Miyabe Y, Strle K, et al.: An expanded population of pathogenic regulatory T cells in giant cell arteritis is abrogated by IL-6 blockade therapy, *Ann Rheum Dis* 76:898, 2017.
110. Stone JH, Tuckwell K, Dimonaco S, et al.: Trial of tocilizumab in giant-cell arteritis, *N Engl J Med* 377:317, 2017.
111. Hellmann DB: Giant cell arteritis—more ecstasy, less agony, *N Engl J Med* 377:385, 2017.
112. Langford CA, Cuthbertson D, Ytterberg SR, et al.: A randomized, double-blind trial of abatacept (CTLA4-IG) for the treatment of giant cell arteritis, *Arthritis Rheumatol* 69:837, 2017.
113. Kim-Heang L, Stirnemann J, Liozon E, et al.: Interleukin-1 blockade in refractory giant cell arteritis, *Jt Bone Spine* 81:76, 2014.
114. Ly KH, Dalmay F, Gondran G, et al.: Steroid-sparing effect and toxicity of dapsone treatment in giant cell arteritis: a single-center, retrospective study of 70 patients, *Medicine (Baltimore)* 95:e4974, 2016.
115. Mollan SP, Sharrack N, Burdon MA, et al.: Aspirin as adjunctive treatment for giant cell arteritis, *Cochrane Database Syst Rev* 8, 2014.
116. Weyand CM, Kaiser M, Yang H, et al.: Therapeutic effects of acetylsalicylic acid in giant cell arteritis, *Arthritis Rheum* 46:457, 2002.
117. Nesher G: Low-dose aspirin and prevention of cranial ischemic complications in giant cell arteritis, *Arthritis Rheum* 50:1332, 2004.
118. Lee MS, Smith SD, Galor A, et al.: Antiplatelet and anticoagulant therapy in patients with giant cell arteritis, *Arthritis Rheum* 54:3306, 2006.
119. Souza AW, Okamoto KY, Abrantes F, et al.: Giant cell arteritis: a multicenter observational study in Brazil, *Clinics* 68:317, 2013.
120. Both M, Aries PM, Müller-Hülsbeck S, et al.: Balloon angioplasty of arteries of the upper extremities in patients with extracranial giant-cell arteritis, *Ann Rheum Dis* 65:1124, 2006.
121. Weyand CM, Fulbright JW, Evans JM, et al.: Corticosteroid requirements in polymyalgia rheumatica, *Arch Intern Med* 159:577, 1999.
122. Kermani T, Warrington K: Polymyalgia rheumatic, *Lancet* 381:63, 2013.
125. Caporali R, Cimmino MA, Ferraccioli G, et al.: Prednisone plus methotrexate for polymyalgia rheumatica: a randomized, double-blind, placebo-controlled trial, *Ann Intern Med* 141:493, 2004.
126. Kerr GS, Hallahan CW, Giordano J, et al.: Takyasu arteritis, *Ann Intern Med* 120:919, 1994.
128. Origuchi T, Fukui S, Umeda M, et al.: The severity of Takayasu arteritis is associated with the HLA-B52 allele in Japanese patients, *Tohoku J Exp Med* 239:67, 2016.
129. Seko Y, Minota S, Kawasaki A, et al.: Perforin-secreting killer cell infiltration and expression of a 65-kD heat-shock protein in aortic tissue of patients with Takayasu's arteritis, *J Clin Invest* 93:750, 1994.
130. Tavora F, Burke A: Review of isolated ascending aortitis: differential diagnosis, including syphilitic, Takayasu's and giant cell aortitis, *Pathology* 38:302, 2006.
132. Maksimowicz-McKinnon K, Clark TM, Hoffman GS: Takayasu arteritis and giant cell arteritis. A spectrum within the same disease? *Medicine* 88:221, 2009.
133. Talwar KK, Kuman K, Chopra P, et al.: Cardiac involvement in nonspecific aortoarteritis (Takayasu's arteritis), *Am Heart J* 122:1666, 1991.
134. Malik IS, Harare O, Al-Nahhas A, et al.: Takayasu's arteritis: management of left main stem stenosis, *Heart* 89:e9, 2003.
135. Endo M, Tomizawa Y, Nishida H, et al.: Angiographic findings and surgical treatment of coronary artery involvement in Takayasu arteritis, *J Thorac Cardiovasc Surg* 125:570, 2003.
136. Andrews J, Al-Nahhas A, Pennell DJ, et al.: Non-invasive imaging in the diagnosis and management of Takayasu's arteritis, *Ann Rheum Dis* 63:995, 2004.

137. Arnaud L, Haroche J, Malek Z, et al.: Is ^{18}F-fluorodeoxyglucose positron emission tomography scanning a reliable way to assess disease activity in Takayasu arteritis? *Arthritis Rheum* 60:1193, 2009.
138. Liang KP, Chowdhary VR, Michet CJ, et al.: Noninfectious ascending aortitis: a case series in 64 patients, *J Rheumatol* 36:2290, 2009.
139. Stone JR: Aortitis, periaortitis, and retroperitoneal fibrosis, as manifestations of IgG-related systemic disease, *Curr Opin Rheumatol* 23:88, 2011.
140. Brito-Zeron P, Ramos-Casals M, Bosch X, et al.: The clinical spectrum of IgG4-related disease, *Autoimmun Rev* pii: S1568–S9972, 2014.
141. Keser G, Direskeneli H, Aksu K: Management of Takayasu arteritis: a systematic review, *Rheumatology* 53:793, 2014.
142. Schmidt J, Kermani T, Bacani K, et al.: Diagnostic features, treatment, and outcomes of Takayasu arteritis in a US cohort of 126 patients, *Mayo Clin Proc* 88:882, 2013.
143. Hoffman GS, Leavitt RY, Kerr GS, et al.: Treatment of glucocorticoid-resistant or relapsing Takayasu arteritis with methotrexate, *Arthritis Rheum* 37:578, 1994.
144. Molloy ES, Langford CA, Clark TM, et al.: Anti-tumour necrosis factor therapy in patients with refractory Takayasu arteritis: long-term follow-up, *Ann Rheum Dis* 67:1567, 2008.
145. Mekinian A, Neel A, Sibilia J, et al.: Efficacy and tolerance of infliximab in refractory Takayasu arteritis: French multicenter study, *Rheumatology* 51(5):882–886, 2012.
146. Stern S, Clemente G, Reiff A, et al.: Treatment of pediatric Takayasu arteritis with infliximab and cyclophosphamide, *Clin Rheumatol* 20(4):183–188, 2014.
147. Salvarani C, Magnani L, Catanoso M, et al.: Tocilizumab: a novel therapy for patients with large-vessel vasculitis, *Rheumatology (Oxford)* 51:151–156, 2012.
148. Tombetti A, Franchini S, Papa M, et al.: Treatment of refractory takayasu arteritis with tocilizumab: 7 Italian patients from a single referral center, *Rheumatol* 40:2047, 2013.
149. Cañas CA, Cañas F, Izquierdo JH, et al.: Efficacy and safety of anti-interleukin 6 receptor monoclonal antibody (tocilizumab) in Colombian patients with Takayasu arteritis, *Clin Rheumatol* 20:125, 2014.
150. de Souza AW, de Almeida AR, de Cinque AH, et al.: Leflunomide in Takayasu arteritis—a long term observational study, *Rev Bras Rheumatol Engl Ed* 56:371, 2016.
151. Koening CL, Langford CA: Novel therapeutic strategies for large vessel vasculitis, *Rheum Dis Clin North Am* 32:173, 2006.
152. Langford CA, Cuthbertson D, Ytterberg SR, et al.: A randomized, double-blind trial of abatacept (CTLA-41g) for the treatment of Takayasu arteritis, *Arthritis Rheumatol* 69:846, 2017.
153. Miyata T, Sato O, Koyama H, et al.: Long-term survival after surgical treatment of patients with Takayasu's arteritis, *Circulation* 108:1474, 2003.
154. Matsuura K, Ogino H, Kobayashi J, et al.: Surgical treatment of aortic regurgitation due to Takayasu arteritis: long-term morbidity and mortality, *Circulation* 112:3707, 2005.
155. Saadoun D, Lambert M, Mirault T, et al.: Retrospective analysis of surgery versus endovascular intervention in Takayasu arteritis, *Circulation* 125:813, 2012.
156. Ogino H, Matsuda H, Minatoya K, et al.: Overview of late outcome of medical and surgical treatment for Takayasu arteritis, *Circulation* 118:2738, 2008.
157. Sharma BK, Jain S, Visishta K: Outcome of pregnancy in Takayasu arteritis, *Int J Cardiol* 75(Suppl):S159, 2000.
158. Alpay-Kanitez N, Omma A, Erer B, et al.: Favourable pregnancy outcome in Takayasu arteritis: a single centre experience, *Clin Exp Rheumatol* 33(2 Suppl 89):S-7–S-10, 2015.

第 94 章

抗中性粒细胞胞浆抗体相关血管炎

原著 SHARON A. CHUNG, PAUL A. MONAC

姚中强 译 丁 进校

关键点

- 抗中性粒细胞胞浆抗体（ANCA）相关血管炎包括肉芽肿性多血管炎（GPA）、显微镜下多血管炎（MPA）和嗜酸性肉芽肿性多血管炎（EGPA）。它们影响中小血管，具有共同的临床、病理和诊断特征。

- ANCA 检测，尤其是酶联免疫吸附法，有助于在适当的临床背景下诊断 ANCA 相关性血管炎，但其在疾病活动性评估方面的作用尚不明确。

- GPA 的组织学特征为坏死性肉芽肿性炎症和血管炎。常见临床表现有破坏性鼻窦病变、肺部结节和寡免疫性肾小球肾炎。GPA 最常与胞浆染色型 ANCA 和蛋白酶 3 抗体有关。

- MPA 的组织学特征为无肉芽肿性炎症的血管炎。常见临床表现有快速进展性寡免疫性肾小球肾炎和肺泡出血。MPA 最常与核周染色型 ANCA 和髓过氧化物酶抗体有关。

- EGPA 的组织学特征为嗜酸性粒细胞组织浸润和血管炎。常见临床表现有哮喘和外周血嗜酸性粒细胞增多。只有 40% 的患者可检测到 ANCA。

- 对于疾病危及生命的患者，需要联合治疗（使用类固醇激素和环磷酰胺或利妥昔单抗）以诱导疾病缓解。使用毒性较小的药物如甲氨蝶呤、硫唑嘌呤和较低剂量利妥昔单抗通常可维持缓解。使用目前的治疗方案，75% ~ 93% 的患者可获得疾病缓解。

引言

抗中性粒细胞胞浆抗体（ANCA）相关性血管炎侵犯多器官系统的中小血管，其中鼻窦、肺和肾受累尤其常见。这类疾病包括肉芽肿性多血管炎（GPA）、显微镜下多血管炎（MPA）、嗜酸性肉芽肿性多血管炎（EGPA；也称为 Churg-Strauss 综合征）和肾局限性血管炎。鉴于这些疾病与针对中性粒细胞胞浆内的抗原 - 蛋白酶 3（PR3）和髓过氧化物酶（MPO）的抗体相关，以及许多临床表现、诊断试验和治疗策略重叠，因此将这些疾病归为一类。

分类标准和命名

为了帮助阐明和区分各种血管炎综合征，多个小组提出了分类标准和疾病定义。由于美国风湿病学会（ACR）和欧洲风湿病联盟（EULAR）制定的修订分类标准尚未最终确定，早期标准目前仍在使用。1990 年，ACR 提出了 GPA 和 EGPA 的分类标准，通过比较 GPA 或 EGPA 与其他类型血管炎来制定这些标准。当时并未制定 MPA 标准。制定这些标准是为了促进研究，确保不同机构和研究组纳入相同类型血管炎患者[1]。

GPA 分类标准包含以下四项：

1. 尿沉渣异常（红细胞管型或 > 5 个红细胞 / 高倍镜视野）；
2. 胸片上异常发现（如结节、空洞或固定浸润）；
3. 口腔溃疡或鼻分泌物；
4. 活检发现肉芽肿性炎症。

符合两项或两项以上可诊断，该标准诊断的敏感性为 88.2%，特异性为 92.0%[2]。鉴于当时 ANCA 是相对较新发现，并未纳入标准。

EGPA 分类标准包括以下 6 项：

1. 哮喘；

2. 白细胞分类计数中嗜酸性粒细胞＞10%；

3. 单神经病变（包括多发性）或多发性神经病变；

4. 胸片上非固定性肺浸润；

5. 鼻旁窦异常；

6. 含有血管的活检标本显示血管外嗜酸性粒细胞浸润。

符合上述 6 项标准中的 4 项或以上可诊断，其灵敏度为 85%，特异性为 99.7%[3]。

为了更好地定义系统性血管炎，1994 年首次召开国会山共识会议（CHCC），以便就最常见系统性血管炎的命名达成共识。血管炎可分为大、中、小血管组。本次会议首次正式定义了 MPA，并将其与经典的结节性多动脉炎（PAN）区分开来，将 MPA 定义为一种寡免疫复合物性坏死性小血管炎，伴或不伴中等血管受累。PAN 定义为中、小血管动脉炎，不累及小动脉、小静脉或毛细血管（包括肾小球毛细血管）[4]。2012 年修订了 CHCC 命名系统，建议不使用人名命名。其他变化包括增加了可变血管和单器官血管炎，以及与系统性疾病相关的血管炎和与可能病因相关的血管炎（例如与感染、药物或恶性肿瘤相关的血管炎）[5]。如 CHCC 2012 年会议所述，ANCA 相关血管炎 -GPA、MPA 和 EGPA 的命名和定义见表 94-1，其他小血管血管炎的定义也包括在内，以供比较。

需要注意的是，ACR 分类标准和 CHCC 定义并非用作诊断标准，它们以患者有某种血管炎为应用的前提。在一项前瞻性研究中，发现 ACR 分类标准作为 GPA、PAN、巨细胞动脉炎和超敏性血管炎的诊断标准表现不佳。198 名可能是血管炎的患者中

表 94-1 2012 年国会山共识会议提出的小血管血管炎的命名和定义

命名	定义和述评
小血管血管炎	主要影响小血管的血管炎，定义为小的实质内动脉、小动脉、毛细血管和小静脉。中等大小动脉和静脉可能受累
ANCA 相关性血管炎	与 MPO-ANCA 或 PR3-ANCA 相关的坏死性血管炎，很少或没有免疫沉积，主要影响小血管（即毛细血管、微静脉、微动脉和小动脉）。并非所有患者都 ANCA 阳性。添加表示 ANCA 反应性的前缀（例如 MPO-ANCA、PR3-ANCA、ANCA 阴性）
肉芽肿性多血管炎	坏死性肉芽肿性炎症，通常累及上下呼吸道，坏死性血管炎主要累及中小血管（如毛细血管、小静脉、小动脉、动脉和静脉）。坏死性肾小球肾炎常见
显微镜下多血管炎	坏死性血管炎，很少或无免疫复合物沉积，主要影响小血管（即毛细血管、小静脉或小动脉）。可能存在累及中小动脉的坏死性动脉炎。坏死性肾小球肾炎很常见。常发生肺毛细血管炎。无肉芽肿性炎症
嗜酸性肉芽肿性多血管炎（Churg-Strauss 综合征）	富含嗜酸性粒细胞的坏死性肉芽肿性炎症，常累及呼吸道，主要影响中小血管的坏死血管炎，与哮喘和嗜酸性粒细胞增多有关。肾小球肾炎时 ANCA 更常见
免疫复合物性血管炎	主要影响小血管（即毛细血管、微静脉、微动脉和小动脉）的血管炎，伴有中度到显著血管壁 Ig 和（或）补体成分沉积。常见肾小球肾炎
抗肾小球基底膜病	累及肾小球毛细血管、肺毛细血管或两者均受累的血管炎，伴有抗肾小球基底膜抗体在肾小球基底膜沉积。肺部受累导致肺出血，肾受累导致肾小球肾炎伴坏死和新月体形成
冷球蛋白血症性血管炎	与血清冷球蛋白有关，影响小血管（主要是毛细血管、小静脉或小动脉）的冷球蛋白免疫沉积性血管炎。皮肤、肾小球和周围神经常受累
IgA 血管炎（过敏性紫癜）	以 IgA$_1$ 为主的免疫沉积性血管炎，影响小血管（主要是毛细血管、小静脉或小动脉）。常累及皮肤和胃肠道，常引发关节炎。可发生与 IgA 肾病无法区分的肾小球肾炎
低补体血症性荨麻疹性血管炎（抗 C1q 血管炎）	伴有荨麻疹和低补体血症的血管炎，影响小血管（即毛细血管、微静脉、微动脉），并与抗 C1q 抗体相关。肾小球肾炎、关节炎、阻塞性肺疾病和眼炎常见

有 51 名被诊断为血管炎（26%）。在一项研究中，发现这 4 种血管炎标准的阳性预测值在所有患者中为 17% ～ 29%，在血管炎患者中为 29% ～ 75%[6]。在使用基于 CHCC 定义的诊断标准对 GPA、EGPA、PAN 和 MPA 进行的研究中，发现许多病例符合一套以上的标准，而很少患者符合 MPA 标准[7]。其他研究组也制定了 ANCA 相关血管炎的诊断标准，但这些标准并未被广泛接受[8]。ACR 和 EULAR 目前正在更新分类标准，并将通过共同发起的血管炎诊断和分类标准研究来制定诊断标准。

流行病学

不断变化的分类标准和疾病定义以及这些疾病的罕见性都阻碍了 ANCA 相关血管炎（AAV）的流行病学研究。大多数 AAV 的流行病学调查都集中在欧洲血统的人群。这些研究表明，总体发病率为每百万人每年新发 10 ～ 30 人，男性略占优势（男女比例为 1.5∶1）[9,10]。这些疾病在儿童期很少见，发病率随年龄增长而增加，发病高峰见于 65 ～ 74 岁人群（6 例 /100 000）[11]。与成年发病的 AAV 相比，儿童发病 AAV 患者声门下狭窄的发生率较高，肾受累的发生率较低[12]。

AAV 似乎在欧洲血统人群中更为常见。在法国，欧洲血统受试者的 GPA、MPA、PAN 和 EGPA 的总体患病率（104.7 例 / 百万）是非欧洲人（52.5 例 / 百万）的 2.0 倍[13]。GPA 和 MPA 在非洲人后裔中很少见[14]。关于非欧洲人群中 AAV 的流行病学，还需要进一步研究。

自 20 世纪 90 年代以来，AAV 的患病率有所增加。1994—2006 年间，德国的 GPA 患病率从 58 例 / 百万增加到 98 例 / 百万，MPA 从 9 例 / 百万增加到 28 例 / 百万，EGPA 从 7 例 / 百万增加到 24 例 / 百万[15]。在英国，GPA 的患病率从 1990 年的 28.8/ 百万增加到 2005 年的 64.8/ 百万[16]。这一增长可能反映了制定 ACR 分类标准、CHCC 定义和 ANCA 检测以及生存率提高后，人们对疾病认识和诊断水平的提高。

在欧洲人群中，GPA 是最常见的 AAV。GPA 的发病率在每年每百万人 4.9 ～ 10.5 例之间。其总患病率范围为每百万人 24 ～ 157 人，瑞典和英国报告的患病率最高[11,15]。各国间发病率和患病率的差异表明，北半球疾病风险呈北 - 南梯度下降[16]。

欧洲人群中 MPA 的发病率从 0.5 例 /（百万 × 年）到 11.6 例 / 百万 / 年不等。与 GPA 不同的是，南欧 MPA 的发病率似乎最高，特别是希腊和西班牙。MPA 在某些非欧洲人群中也更为常见，日本的发病率为 14.8 例 /（百万 × 年），科威特的发病率为 24.0 例 /（百万 × 年），这也是迄今为止报告的最高发病率[11,16]。在欧洲国家中，MPA 的患病率为 0 ～ 66 例 / 百万。

日本 AAV 的总体患病率和发病率（患病率为 86 例 / 百万；发病率为 22.6 例 / 百万）似乎与英国（患病率为 50 例 / 百万；发病率为 21.8 例 / 百万）类似。然而，日本 80% 以上的患者是核周染色（p-ANCA）或 MPO-ANCA 阳性，而英国 2/3 的患者是细胞质染色（c-ANCA）或 PR3-ANCA 阳性。从血清学差异可以看出，MPA 在日本更常见（见于 83% AAV 患者），而 GPA 在英国更为常见（见于 66% AAV 患者）。与英国 GPA 患者相比，日本患者的肾受累不太常见[17-18]。在中国，尚未确定人群患病率和发病率。然而，MPA 约占 AAV 病例的 75% ～ 80%，MPO-ANCA 比 PR3-ANCA 更为常见，即使在有提示 GPA 临床症状的患者中也是如此[19-20]。这些发现表明，在东亚人群中，AAV 的总体患病率至少与英国相当，但 GPA 更少见。

EGPA 是 ANCA 相关血管炎中最不常见的。在欧洲人群中，EGPA 的发病率为每百万人 0.5 ～ 6.8 例[11,16,21]。哮喘患者中 EGPA 的发病率为每百万人 34.6 ～ 64.4 例[21,22]。欧洲人群中 EGPA 的总体患病率估计为每百万人 2 ～ 38 例[11,13]。本病并未表现出明显性别优势。在日本，EGPA 的患病率估计为每百万人 17.8 例，女性发病高于男性。

触发因素

有假说认为环境暴露、感染和药物是 AAV 发病的触发因素。在环境和职业暴露中，最一致的研究结果是本病与结晶二氧化硅的相关性，大多数研究显示其比值比（OR）为 2.5 ～ 5。有人研究了本病与其他暴露（如重金属、农业、有机溶剂和杀虫剂）的相关性，但结果并不一致[24]。有些研究中观察到本病的周期性发病模式，提示感染在 GPA 发病机制中的作用[25]。然而，唯一明确的是本病与金葡菌的相关性，发现鼻腔携带金葡菌与 GPA 复发风险增加相关[26]。

尚未确定金葡菌或其他感染病原微生物在疾病启动中的作用。正在进行初步研究，以调查鼻微生物组在疾病发展和活动中的作用[27]。最后，最常见的引起AAV的药物包括丙硫氧嘧啶、肼屈嗪、米诺环素和掺杂了左旋咪唑的可卡因[28]。白三烯拮抗剂和奥马珠单抗的使用与EGPA的发展有关，这些药物可能通过允许皮质类固醇减量而暴露出潜在EGPA，或是是用于了未确诊和病情恶化的EGPA患者，但不能排除直接的因果关系[29-31]。

遗传学

GPA、MPA和EGPA是复杂的遗传病，具有多个对疾病风险有中度影响效应的遗传变异。因此，需要含有大量患者和对照的队列来确定遗传风险因素。GPA是这三种疾病中研究最彻底的。

GPA的家系研究表明遗传因素影响疾病易感性。瑞典一项全国注册研究发现，患有GPA的个体其一级亲属患GPA的相对风险估计为1.56（95% CI，0.35 ~ 6.9）。这种家族患病风险低于其他自身免疫性疾病如系统性红斑狼疮和多发性硬化，但与类风湿关节炎的家族患病风险相似[32]。GPA患者的一级亲属中血清阳性类风湿关节炎的发病率增加 [危险比（HR），1.54；95% CI，1.09 ~ 2.19]，而其他自身免疫性疾病，包括多发性硬化的发病风险也增加（HR，1.92；95% CI，1.16 ~ 3.16）[33]。GPA的儿童患者患类风湿关节炎的风险增加（标准化发病率1.34）[34]。在一个独立队列中，发现基于类风湿关节炎易感基因的遗传风险评分也与GPA风险相关[35]。这些发现表明，GPA和类风湿关节炎具有共同的遗传风险因素。

GPA的初步候选基因研究反复证明其与Ⅱ类人类白细胞抗原（HLA）区域、CTLA4、PTPN22和SERPINA1相关。与HLA区域相关性最强的是GPA与包含HLA-DPB1*0401的扩展单倍型之间的相关性，这已在ANCA阳性患者中重复验证[36,37]。与GPA相关的细胞毒性T淋巴细胞相关抗原4（CTLA4）的一些变异影响细胞表面蛋白表达或信使RNA稳定性[35,38-40]。然而，在全基因组关联研究中未发现这些相关性[41]。与GPA[35,42,43]相关PTPN22的R620W（rs2476601）变异体阻断了其与c-src酪氨酸激酶的结合，从而改变了B和T细胞受体的反应性。与

GPA相关的SERPINA1的罕见Z和S等位基因，编码的α1抗胰蛋白酶表达缺失[44]，这是一种丝氨酸蛋白酶抑制剂，是PR3的主要抑制剂。其他荟萃分析已确定GPA与HLA区域外的8个基因相关[45]。

已发表两项GPA和MPA的全基因组关联研究（GWAS）。第一项研究调查了2267名AAV患者和6858名北欧裔对照。联合（GPA和MPA）队列中最具统计学意义的相关基因是HLA-DP（OR，3.67；$P=1.5\times10^{-71}$）、COL11A2（OR，1.83；$P=6.4\times10^{-24}$）和SERPINA1（OR，0.51；$P=2.4\times10^{-9}$）[41]。第二项GWAS研究了1020例GPA病例和2734名欧洲裔对照，本研究证实了其与HLA-DPB1*04等位基因的强相关性[46]。还观察到其与SEMA6A的关联，但第二个研究组并未能重复此结果[47]。其与SERPINA1也有名义上的相关性。

研究还表明，基因与ANCA特异性的相关性可能比与特定疾病表型或整个队列的相关性更强。例如，在最初发表的GWAS研究中，发现PR3-ANCA阳性个体与HLA-DP的相关性最强（OR 7.03；$P=6.2\times10^{-89}$）。SERPINA1与PR3-ANCA阳性患者有关联（OR 0.53；$P=5.6\times10^{-12}$），但与MPO-ANCA阳性个体无关（OR1.1；$P=0.22$）。PR3基因仅与PR3-ANCA阳性个体有关联（OR 0.73；$P=2.6\times10^{-7}$）。HLA-DQ与MPO-ANCA阳性个体的相关性更强（OR 0.65；$P=2.1\times10^{-8}$）[41]。其他荟萃分析也表明，与临床诊断分型相比，ANCA亚型与基因的相关性更强[45]。这些研究表明，基因变异可能对自身抗体特异性的影响强于对疾病临床表型的影响。

尚无EGPA的GWAS研究发表。候选基因研究表明，HLA-DRB1*0401和扩展的IL10.2单倍型是EGPA的遗传易感位点[48-50]，但这些基因关联需要进一步研究证实。

迄今为止进行的基因关联研究主要检测了欧洲血统人群，而GPA和MPA的流行病学特征在欧洲和亚洲国家之间存在差异。日本的遗传学研究表明MPA与IRF5、HLA-DRB1*09：01-DQB1*03：03单倍型和KIR2DS3之间存在关联[51,52]。中国的研究表明MPA与HLA-DRB1*1101、GPA与HLA-DRB1*1202之间存在关联，并且证实了HLA-DPB1和GPA之间的相关性[53,54]。除了HLA-DPB1和HLA-DRB1*09：01-DQB1*03：03之外[55]，其他基因关联还需要重复验

证[55]。一项针对患有 AAV 的非裔美国人的研究表明，PR3-ANCA 阳性人群携带 HLA-DRB1*15 基因的概率比健康对照者高 73.3 倍。此外，与非洲后裔携带的 HLA-DRB1*1503 等位基因相比，欧洲后裔携带 HLA-DRB1*1501 等位基因的人数不成比例[14]。需要对非欧洲人群进行进一步研究，以确定欧洲人群中发现的遗传风险因素是否广泛适用于其他种族群体。

临床表现

尽管 AAV 可以影响几乎所有的器官系统，但各器官系统受累的频率差别很大。关于器官系统受累的数据来自于一些含 30 ~ 400 名患者的小样本队列[56,67]。一些研究表明，随着时间的推移，AAV 常出现新的器官系统受累，尤其是 GPA[56-57]。特定器官系统的临床表现也多种多样，数据来源于病例系列研究和以该器官系统为重点的综述以及特别不同寻常的病例报告[56,59,68-71]。

并非所有 AAV 的临床表现都可直接归因于局部血管损伤。对于全身症状显然更是如此，但除此之外，在没有静脉炎症的情况下，本病静脉血栓栓塞事件的风险升高[72,73]，而且关节炎的病理生理机制也尚不清楚。此外，尚不清楚肌痛和胃肠道（GI）症状在多大程度上表明这些器官系统存在血管炎。

作为大致类似的疾病，MPA 的特征都可以在 GPA 或 EGPA 中看到，尤其对于 ANCA 阳性患者。根据定义，GPA 的特征为血管周围坏死性肉芽肿性炎症，EGPA 的特征为富含嗜酸性粒细胞的肉芽肿性炎症和（或）嗜酸性粒细胞的实质浸润。不幸的是，许多大样本的病例系列和临床试验并不比较 MPA、GPA 和 EGPA 的器官系统受累情况，因为这些研究将部分或全部这些疾病合并为 ANCA 相关血管炎[64,74-77]。

肉芽肿性多血管炎

尽管 GPA 的临床表现和病程范围非常广泛，但对较大队列的纵向分析总体上可确定随着时间推移不同器官系统的受累频率（表 94-2）[56,57,59]。儿童的器官系统受累频率似乎与成人类似[58]。上呼吸道感染是最常见的初始症状[56,57]。进展为肾小球肾炎或肺泡

表 94-2　已发表最大病例系列 ANCA 相关性血管炎亚型随时间变化的临床表现[a]

器官系统	GPA	MPA	EGPA
ENT	83 ~ 99	1 ~ 20	48 ~ 77
关节 / 肌肉	59 ~ 77	14 ~ 54+	30 ~ 39+
肾	66 ~ 77	69 ~ 100	22 ~ 27
肺	66 ~ 85	25 ~ 55	51 ~ 58
眼	34 ~ 61	1 ~ 15	7
心脏	8 ~ 25	3 ~ 24	16 ~ 27
皮肤	33 ~ 46	11 ~ 62	40 ~ 57
周围神经	15 ~ 40	13 ~ 60	51 ~ 76
CNS	8 ~ 11	5 ~ 12	5 ~ 14
胃肠道	6 ~ 13	3 ~ 31	22 ~ 31
全身症状	58+	67 ~ 84	49 ~ 68

[a] 数字表示百分比，并非所有研究中都报告了全部表现，一些研究报告了单独个体的表现，我们将其汇总到了本表各组中；在这种情况下，使用了这些单独表现中的最高百分比，"+"表示该组汇总表现的百分比可能更高

EGPA，嗜酸性肉芽肿性多血管炎；ENT，耳鼻喉；GPA，肉芽肿性多血管炎；MPA，显微镜下多血管炎

Data from Reinhold-Keller E，Beuge N，Latza U，et al.：An interdisciplinary approach to the care of patients with Wegener's granulomatosis：long-term outcome in 155 patients. *Arthritis Rheum* 43：1021-1032，2000；Comarmond C，Pagnoux C，Khellaf M，et al.：Eosinophilic granulomatosis with polyangiitis（Churg-Strauss）：clinical characteristics and long-term followup of the 383 patients enrolled in the French Vasculitis Study Group cohort. *Arthritis Rheum* 65：270-281，2013；and Furuta S，Chaudhry AN，Hamano Y，et al.：Comparison of phenotype and outcome in microscopic polyangiitis between Europe and Japan. *J Rheumatol* 41：325-333，2014.

出血仍然是常见的诊断条件，但 ANCA 检测有助于在更"局灶"[78,79]或更"局限"[80]的阶段或伴有不寻常表现的情况下进行诊断。全身症状和上呼吸道和（或）下呼吸道的炎症可能与系统性血管炎同时发生，也可能在数周、数月或数年前发生[79]。

GPA 中的上呼吸道炎症以其潜在的破坏性值得关注，但并不常发生永久性损伤，并且其发展速度差异很大。常见复发性鼻出血、鼻黏液脓性分泌物和血性鼻痂。副鼻窦炎造成疼痛（图 94-1）也很常见，炎症组织气流通过不畅时会加剧疼痛。鼻中隔尤其有受累风险，鼻中隔穿孔可进展为塌陷和典型的"鞍鼻"畸形（图 94-2）。骨侵蚀可发生于其他地方，如鼻窦、硬腭和眼眶，但不是很常见。声门下受累发

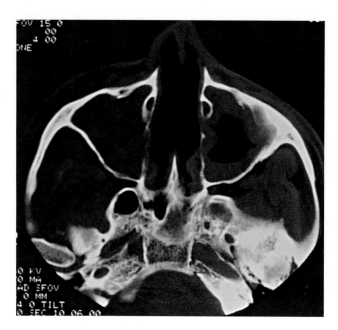

图 94-1　鼻窦 CT 扫描显示鼻窦炎和鼻中隔破坏

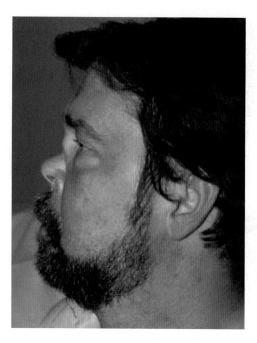

图 94-2　肉芽肿性多血管炎患者的鞍鼻畸形（Courtesy Dr. G. Hoffman.）

生率约为 15%[56,69,70]，通常由于活动性炎症或随后的瘢痕形成而造成气道阻塞（图 94-3），这可能危及生命。这尤其多见于儿童和年轻成人[81]。

GPA 有显著的眼和眼眶受累，无论是在频率（随时间推移 30% ～ 60% 受累，显著高于 MPA 和 EGPA）上还是范围上[56,59,68]。结膜炎和巩膜周围炎常见，但通常不会引起疼痛，对患者而言无危险。相反，巩膜炎通常有疼痛，如果不积极治疗会危及视力。这些情况不能通过简单的查体来鉴别。视网膜血

管炎、葡萄膜炎、动眼神经麻痹和视神经病变不太常见，但文献中都有过报道[59,68]。约 10% 患者出现泪腺、泪囊和（或）泪道炎症，导致多泪，鼻泪管阻塞可造成类似症状[56,68]。眼眶假性肿瘤（图 94-4）值得关注，因为比较常见（6% ～ 15%），而且即使积极治疗，仍会导致 50% 患者失明[56,59,68]。

头部的其他表现包括耳充血和传导性听力丧失，可由中耳或咽鼓管炎症或耳咽管阻塞引发。口腔溃

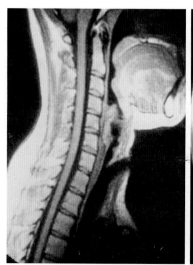
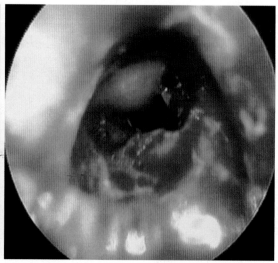

图 94-3　肉芽肿伴多血管炎患者的声门下狭窄。MRI（左）和内镜视图（右）（Courtesy Dr. G. Hoffman. From Hoffman GS，Kerr GS，Leavitt RY，et al.：Wegener granulomatosis：an analysis of 158 patients. Ann Intern Med 116：488-498，1992.）

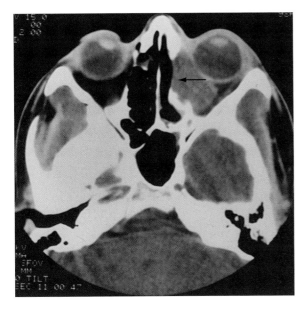

图 94-4　眼眶 CT 扫描显示眼眶后肿块（眶假性肿瘤）

疡、牙龈炎和耳郭软骨炎文献都有报道，但不太常见[56,69-71]。

肺的受累有几种不同的方式。肺结节（坏死性且常有空洞）（图 94-5）通常发生于系统性血管炎之前或无系统性血管炎的情况下，因此是"局灶性"[78-79]或"局限性"[80] GPA 的共同特征。结节性疾病通常无症状或仅引起咳嗽。肺泡出血也很常见，以轻度至

危及生命的呼吸困难和咯血为特征，但在临床和影像学上与结节性疾病不同[82,83]。其他文献中详细描述过的肺部表现有胸膜炎[56]和声门下远端的支气管内膜病变[84]；后者的发生率可能被低估，因为其只能通过支气管镜确诊。在 GPA 中，具有临床意义的肺纤维化和支气管扩张相对少见，因为肺实质病变愈合后通常不留瘢痕。

肌肉骨骼疼痛常见，甚至在疾病的早期阶段。单关节、寡关节和多关节受累均可见。关节痛比查体可发现的炎性关节炎更常见[56]。肌痛通常不伴有检查异常或实验室结果异常，因此 GPA 的肌肉骨骼特征可能类似于风湿性多肌痛、脊柱关节炎、类风湿关节炎、晶体性关节病、各种结缔组织病，甚至纤维肌痛症。一种独特的关节表现在 GPA 中相对常见，而在其他疾病中不常见：游走性关节痛或大关节炎，患者腕、肘、肩、踝或膝关节出现剧烈疼痛，几天后完全缓解，随后不久，一到两个其他关节出现类似症状。

GPA 可见皮肤小血管炎和不常见的小动脉血管炎。紫癜、丘疹、水疱/大疱、溃疡、手指缺血、皮下结节和葡萄状青斑均有报道[85,86]。特征性病变是表皮的非红斑性皮肤结节，病理结果显示坏死性栅栏状肉芽肿，但这种病变也见于 EGPA 和其他系统性疾病[87,88]。

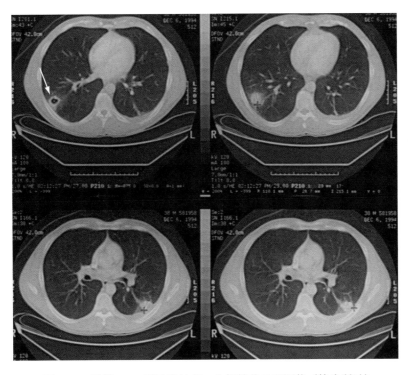

图 94-5　肺部 CT，显示肺结节。右侧结节呈空洞状（箭头所示）

周围神经病变可表现为多发性感觉神经病变或多灶性神经病变（多发性单神经炎），同时伴有感觉和运动障碍。神经病理性疼痛在感觉丧失的情况下很常见，但并不普遍。脑神经病变的发生率较低，但感音神经性听力丧失除外，感音神经性听力丧失是重要的并发症[89]。尽管 GPA 患者可有卒中等中枢神经系统异常，但脑内动脉血管炎罕见；硬脑膜炎也有过文献报道但并不常见[90]。

GPA 患者可有心脏问题和胃肠道症状，但心肌或胃肠道器官的血管炎非常少见。相比之下[91,92]，GPA 所致的心包炎是更常见的胸痛原因[56]。

肾小球肾炎（GN）可见于患者诊断时，并在病程中可累及一半以上患者[56,57,59]。GN 的活检病理特点是寡免疫性，并且常有坏死和新月体形成（图 94-6）。肾功能可能在一周内发生显著恶化，或在数月或数年内缓慢恶化。肾受累通常无症状，直至发生尿毒症或肾病综合征，后者可见于少数患者。

显微镜下多血管炎

MPA 的临床表现包含 GPA 中可见的一些表现

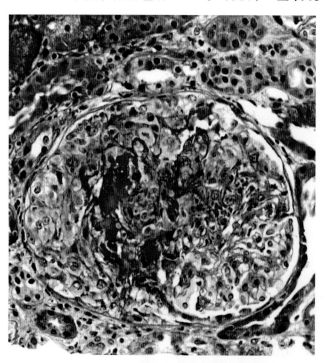

图 94-6 抗中性粒细胞胞浆抗体相关新月体肾炎。这张高碘酸 - 希夫染色的切片显示一个肾小球，其细胞新月体部分闭塞了鲍曼间隙。由于所有类型的新月体肾炎在光镜下表现相似，因此需要免疫荧光来鉴别寡免疫、免疫复合物和抗肾小球基底膜抗体介导的病因（Courtesy Dr. S. Bagnasco.）

（即缺乏炎性肉芽肿性炎症的表现）[59,67]。与 GPA 或 EGPA 相比，MPA 临床表现的报告频率差异大得多（表 94-2），可能有多种原因：来自肾病中心的病例系列预计肾受累率非常高[61]；纳入 ANCA 阴性、无 GN 患者的病例系列可能包含诊断有争议的患者[59,60]；要确定某些器官系统（如心脏、胃肠道和中枢神经系统）的受累比较困难；而且，最有趣的是，欧洲和东亚患者的 MPA 似乎存在重要差异，尤其是肺受累的类型[67]。

有了这些警示，可以做出如下初步描述：至少在诊断时，MPA 中 GN 可能比 GPA 更常见[56,57,59,61,67,93]；皮肤血管炎、神经病变[94]、全身和肌肉骨骼症状以及肺泡出血的风险可能相似。眼受累显然不太常见。在不同病例系列报道中，胃肠道受累频率有的低，有的很高，因此难以得出结论[59,67]。与 GPA 一样，也难以确定真实 CNS 或心肌血管炎比例；而已检测到有亚临床心肌异常[95]。MPA 比 GPA 更常见的一种表现是肺纤维化[67,96-98]。

MPA 诊断前的症状持续时间很长。初始症状通常是非特异性的全身和肌肉骨骼症状，通常持续数天或数月，但也可持续数年[99]。与 GPA（或 PR3-ANCA）患者相比，MPA（或 MPO-ANCA 抗体）患者的肾衰竭通常处于更晚期，组织学上的肾损害更严重[100,101]。然而目前尚不清楚 MPA 中的 GN 本质上是否比 GPA 更差，因为 GPA 的"肉芽肿"表现可能促使其更早诊断。与 MPO-ANCA 相关的严重寡免疫性肾小球肾炎，且无其他部位任何血管炎证据，通常称为肾局限性血管炎或坏死性新月体性肾小球肾炎，而不是 MPA[61,74]。

嗜酸性肉芽肿性多血管炎（Churg-Strauss 综合征）

虽然 EGPA 的特征是哮喘和与哮喘或特应性疾病不成比例的外周嗜酸性粒细胞增多，但需要其他症状和检查来进行诊断[102]。全身和肌肉骨骼症状常见，可能是除哮喘之外存在疾病的第一条线索。哮喘几乎是普遍存在的，但并不总是很严重，并且与 EGPA 发病相比，其发病多变。尽管 EGPA 与哮喘密切相关，但两者情况不同：患者经常出现哮喘恶化但无 EGPA 其他表现加重的迹象，并且通常哮喘而非 EGPA 特异性症状需要长期使用糖皮质激素进行控制[62,102]。

EGPA 的器官特异性表现可归因于血管炎、实质嗜酸性粒细胞浸润或两者兼而有之。报告的器官受累频率如表 94-2 所示[62,65-66]。上呼吸道受累在 EGPA 中很常见，但与 GPA 不同的，它通常是"过敏性"的，很少有破坏性。GN 和肺泡出血不常见，且与 ANCA 阳性（通常为 MPO-ANCA）高度相关[62,66,103]，仅 35% ~ 40% EGPA 患者可检测到 ANCA[66,103]。

皮肤受累在 EGPA 中至少与 GPA 中一样常见，但除广泛的皮肤血管炎表现外，还包括荨麻疹等"过敏性"病变[85]。如 GPA 一样，本病可见坏死性肉芽肿性结节。胃肠道受累，包括胃肠道嗜酸性粒细胞浸润，在 EGPA 中可能比在 GPA 或 MPA 中更常见[104]。

神经病变常被归因于血管炎，而不是神经毒素或嗜酸性粒细胞，其在 EGPA 中比 GPA 或 MPA 更常见[59,62,65]，且多灶性神经病变可用于鉴别 EGPA 与嗜酸性粒细胞增多综合征（HES）[66,105]。临床意义重大的心脏受累在 EGPA 中明显比在 MPA 或 GPA 中更常见，约 15% 患者嗜酸性心肌炎病情严重到足以引起心肌病[59,62]。心脏病变类似于 HES，通常见于 ANCA 阴性患者[62,66,103]。

诊断试验

实验室检查、其他诊断试验和活检在 GPA、MPA 或 EGPA 诊断中的作用因临床环境而异。

最初发现 ANCAs 并确立了使用间接免疫荧光染色中性粒细胞作为一种临床诊断方法。随后发现 c-ANCA 的靶抗原为 PR3，p-ANCA 的靶抗原为 MPO。在使用酶联免疫吸附试验（ELISA）检测 PR3 和 MPO 抗体前，免疫荧光染色是用于筛查试验的。然而，p-ANCA 免疫荧光对 AAV 的特异性较差，而 MPO 和 PR3-ANCA 抗体对 AAV 的特异性较高。因此，最近的共识建议将 ELISA 方法用作初步筛查方法[106]。

PR3- 或 MPO-ANCA 足够特异，可用来诊断高度提示血管炎的病例（表 94-3）。例如有指端缺血（通过查体诊断）、非压迫性神经病（通过神经传导试验诊断）、肺泡出血（通过支气管肺泡灌洗或肉眼可见咯血加上符合弥漫性出血的 CT 影像诊断）的患者。在一个关键领域学者意见存在分歧。一些专家认为应尽可能进行肾活检，以确认寡免疫性肾小球肾炎，并根据永久性损伤程度提供预后信息[101,107-108]，而其他专家认为，在 PR3- 或 MPO-ANCA 阳性的情况下，尿液中的红细胞管型足以诊断。

众所周知，单独 p-ANCA 阳性特异性差（即 MPO 抗体阴性）。然而，抗 MPO 或抗 PR3 抗体已证实可见于其他情况：心内膜炎[109]、系统性红斑狼疮[110]、炎症性肠病[111] 和使用掺有左旋咪唑的可卡因[112]。谨记这些关联很重要，因为这些临床综合征的症状可能与 AAV 有很大重叠。在心内膜炎、狼疮和使用可卡因 / 左旋咪唑时，必须排除是否存在其他自身抗体。就可卡因 / 左旋咪唑而言，ANCA 的免疫荧光染色模式与特异性抗原检测之间常脱节[112]。

除了肾的特征性病变外，很难通过光学显微镜将 MPA 的其他器官病变与其他小血管炎鉴别开来。与免疫复合物相关的血管炎相比，ANCA 相关的血管炎更可能累及小动脉和微动脉，但毛细血管和微静脉是所有小血管炎最常累及部位[113]。免疫荧光无或

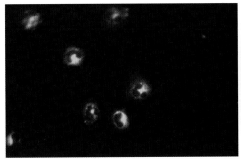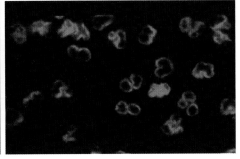

图 94-7　抗中性粒细胞胞浆抗体（c-ANCA，左）的免疫荧光胞浆着色与抗蛋白酶 3 抗体高度相关，和核周染色（p-ANCA，右）提示存在抗髓过氧化物酶抗体。免疫荧光染色阳性应该对蛋白酶 3 和髓过氧化物酶进行抗原特异性检测确认（Courtesy Dr. C.G.M. Kallenberg.）

表 94-3　检测 ANCA 的合适临床情景和 PR3-ANCA 或 MPO-ANCA 阳性可以诊断 GPA 或 MPA 的临床情况 ᵃ

疾病	表现	检查技术	实验室和其他检测	影像	活检的问题
GPA＞MPA	巩膜炎	眼科检查			
GPA	眼眶假瘤	常规检查或使用测量工具		CT 或 MRI	
GPA＞MPA	感觉神经性耳聋		电测听		不可能
GPA	鼻窦炎症	耳镜或纤维光学检查		鼻窦 CT	仅 10% 患者同时 有特征性三联症
GPA	声门下炎症	喉镜		颈部 CT	与检查或结局相关性差
GPA	肺结节			肺部 CT	1. 经支气管：罕见同时具备 3 种诊断特征 ᵇ 2. 手术活检：侵入性
GPA/MPA	肺泡出血	检查（见到咯血）或支气管镜检查及肺泡灌洗		肺部 CT	侵入性，患者通常病重
GPA/MPA	指端缺血	常规检查		血管造影	不可能
GPA/MPA	周围神经病	感觉的运动神经检查	神经传导检查 / 肌电图		可能导致永久性感觉缺失区域；慢性疼痛的可能性小
GPA/MPA	肾炎		尿沉渣：红细胞管型		

ᵃ 如果伴有明显的外周嗜酸性粒细胞增多，则 EGPA 是最可能的诊断。诊断巩膜炎或肺泡出血通常无需活检，对于鼻窦或声门下或眼眶疾病活检通常是非特异性的或无诊断价值，在手指缺血或感音神经性听力丧失中不可能活检。肺结节或周围神经活检的价值取决于关于抗中性粒细胞胞浆抗体相关血管炎的总体表现有多么典型或不典型。部分专家建议所有疑似肾炎患者进行肾活检。表中不包括皮肤病，因为皮肤血管炎的表现是非特异性的；因此，皮肤活检对血管炎的诊断尤其有价值，尽管往往很难与其他原因引发的皮肤血管炎相鉴别

ᵇ 肉芽肿性炎症、坏死和小血管炎

寡免疫复合物沉积有助于诊断，但并不能肯定诊断，因为 48 小时以上的病灶中的免疫沉积物可能已被吞噬细胞消耗掉了。确诊 GPA 的病理特征包括血管外坏死性肉芽肿和小血管血管炎，但仅有少数活检标本共有这两种特征。与之类似，共有小血管炎和富含嗜酸性粒细胞的坏死性肉芽肿两种特征也仅见于少数 EGPA 活检标本。尽管如此，对可能存在 MPA、GPA 或 EGPA 的患者，仅通过活检确认某些器官系统是否存在血管炎中通常很重要，但非血管性疾病也应考虑。

无论是活检证实的血管炎，还是多灶性神经病变强烈提示存在血管炎[66,105]，通常是鉴别 EGPA 和 HES 的关键，因为只有 40% EGPA 患者 ANCA 检测阳性，通常是 MPO-ANCA[66,103]。相反，循环中嗜酸性粒细胞计数高或活检时嗜酸性粒细胞浸润可将 EGPA 与 MPA、GPA 和其他形式的血管炎区分开来。循环嗜酸性粒细胞计数高也往往提示患者患有 EGPA 或 HES，而不仅仅是哮喘和鼻息肉。

在 ANCA 阴性患者中，通过活检证实 GPA 是可取的。局限于上呼吸道病变的患者仅 60% ～ 70% PR3- 或 MPO-ANCA 检测呈阳性，而系统型血管炎患者的阳性率为 90% 或以上[56,57,79,80]。不幸的是，大约仅仅 20% 的鼻活检病理显示肉芽肿性炎症、坏死和血管炎三联症。恶性肿瘤、鼻腔使用可卡因、其他慢性创伤和感染也可导致上呼吸道软组织和骨的慢性炎症、坏死和破坏[69,70]。GPA 是因肉芽肿性炎症引起肺结节的多种疾病之一[114]；据推测，小血管炎的核心特征更可能见于手术切除活检标本，而不是经支气管或经胸细针活检。

确定 AAV 的疾病活动性具有挑战性。由于免疫抑制和气道损伤所致的分泌物引流不畅，患者容易发生全身和局部感染。这些感染的症状与 AAV 的症状相似。当患者出现严重器官损伤时，如 GPA 中的气道损伤、EGPA 中充血性心力衰竭或所有 AAV 中的周围神经病变时，不管是否有疾病活动，都可能出现

症状波动。肌肉骨骼和全身症状可发生在各种急慢性疾病中，大多数 AAV 患者报告有一定程度的慢性疲劳，无论其是否有明显疾病活动。也许最大的挑战是排除既往肾损害患者的活动性肾炎，因为蛋白尿和血尿可以在没有额外肾损害证据的情况下长期持续存在 [115]，剩余肾功能的逐渐丧失可能归因于"间歇性"的疾病，但也可在没有任何活动性炎症证据的情况下发生 [61]。

治疗

Walton[116] 于 1958 年发表的一项回顾性研究表明，如果不治疗，GPA 患者的中位生存期约为 5 个月，81% 的患者在诊断后 1 年内死亡。死因主要是多器官系统的进行性衰竭。使用糖皮质激素治疗将中位生存时间延长到了约 12.5 个月 [117-118]。直到 20 世纪 60 年代开始使用烷化剂，这些疾病的不良预后才得以逆转 [117]。目前的治疗方案旨在诱导疾病缓解，然后使用毒性较小药物维持疾病缓解。治疗方案是根据疾病的严重程度制定的，具有危及器官和生命的表现需要最积极的治疗（总结见图 94-8）。EULAR 发布了原发性中小血管血管炎的治疗指南 [119-120]。

肉芽肿伴多血管炎和显微镜下多血管炎的诱导缓解

从 20 世纪 60 年代一种源自氮芥的烷化剂环磷酰胺 [口服剂量为 2 mg/(kg·d)] 与糖皮质激素一

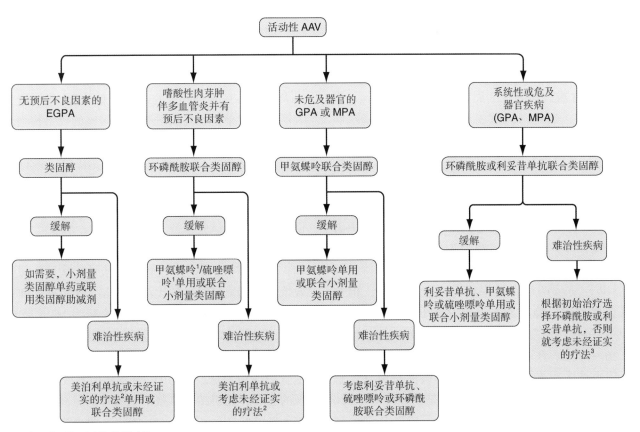

1 广泛使用但无疗效的强证据
2 包括利妥昔单抗、羟基脲、甲氨蝶呤、硫唑嘌呤和霉酚酸酯
3 包括英夫利西单抗、霉酚酸酯、静脉丙种球蛋白和 15-去氧精胍菌素

图 94-8 抗中性粒细胞胞浆抗体（ANCA）相关血管炎（AAV）的治疗流程。EGPA，嗜酸性肉芽肿伴多血管炎；GPA，肉芽肿性多血管炎；MPA，显微镜下多血管炎

起被用来诱导 GPA 和 MPA 缓解。口服环磷酰胺后，ANCA 相关血管炎的缓解率在 75% ~ 93% 之间 [56,118]，这与使用该药物前非常短的中位生存时间形成了鲜明对比。在初始治疗方案中，环磷酰胺需连续使用至少 1 年。然而，长期使用该药与显著的不良反应相关。一项研究纳入了 158 例 ANCA 相关性血管炎患者，发现在接受环磷酰胺治疗至少 6 个月中，46% 的患者发生了严重感染（包括肺炎、皮肤感染和细菌和真菌败血症），43% 出现了环磷酰胺诱发的膀胱炎，2.8% 发生了膀胱癌（增加 33 倍），以及 1.3% 发生淋巴瘤（增加 11 倍）。使用环磷酰胺后发生恶性肿瘤的风险是剂量依赖性的。在 18 ~ 35 岁的女性中，57% 的女性停经至少 1 年、无法怀孕或有卵巢功能衰竭的实验室证据 [56]。为了减少毒性，部分研究根据肾功能不全或高龄调整了环磷酰胺的剂量。然而，这些调整在临床试验中并不一致。鉴于长期使用环磷酰胺所观察到的毒性，应寻求环磷酰胺的替代方案以尽量减少毒性。

每日口服环磷酰胺诱导缓解的一种替代方案是使用环磷酰胺静脉（IV）冲击。在 CYCLOPS 试验中，149 名患有 GPA 或 MPA 的患者接受泼尼松龙治疗，并随机接受环磷酰胺冲击治疗（每 2 周静脉注射 15 mg/kg × 3 次，然后每 3 周静脉注射 15 mg/kg，直到病情缓解，然后再持续 3 个月）或口服环磷酰胺治疗（每天口服 2 mg/kg，直到病情缓解，然后每天 1.5 mg/kg × 3 个月）。使用环磷酰胺后，所有患者均使用硫唑嘌呤。静脉冲击治疗组环磷酰胺的累积剂量为每日口服组的大约一半（8.2 g vs. 15.9 g），因此静脉冲击组患者较少发生白细胞减少。两组患者缓解需要的平均中位时间约为 3 个月，两组患者在肾功能改善方面无差异 [74]。长期随访（中位持续时间 4.3 年）显示两组存活率或肾功能无差异，但与每日口服相比，静脉冲击组复发率更高（39.5% vs. 20.8%；每日口服复发的 HR 为 0.50；95% 置信区间为 0.26 ~ 0.93；$P = 0.029$）[121]。

越来越多用来替代每日口服环磷酰胺诱导缓解的药物是利妥昔单抗，利妥昔单抗是一种针对 CD20 的单克隆抗体，而 CD20 表达于从不成熟 B 细胞到记忆 B 细胞阶段的发育中 B 细胞。利妥昔单抗的作用机制尚不清楚，但它可以诱导发育中的 B 细胞凋亡和耗竭 B 细胞。值得注意的是，B 细胞干细胞和浆细胞不表达 CD20，因此不受利妥昔单抗的影响。

利妥昔单抗治疗 ANCA 相关性血管炎（RAVE）试验是一项双盲、非劣效研究，纳入了 197 名接受糖皮质激素治疗的 GPA 或 MPA 患者，随机接受口服环磷酰胺 [2 mg/(kg·d)] 或静脉注射利妥昔单抗 [375 mg/(m²·w) × 4 次]。口服环磷酰胺组患者在经过 3 ~ 6 个月环磷酰胺治疗病情缓解后改用硫唑嘌呤 [2 mg/(kg·d)]；利妥昔单抗组患者在完成 4 次输注后改用口服安慰剂。在 6 个月时的主要终点 - 诱导缓解上，利妥昔单抗的效果并不弱于环磷酰胺，对于复发性疾病可能还优于环磷酰胺。不管肾受累的类型、是否存在肺泡出血、ANCA 特异性或疾病类型，或患者在治疗过程中是否 ANCA 转阴，两种治疗方法缓解率均无差异 [77]。在 18 个月的随访研究中，发现单疗程利妥昔单抗仍不劣于口服环磷酰胺随后转换为硫唑嘌呤。两组在完全缓解持续时间、复发严重程度或不良事件发生率之间无显著差异 [122]。在 ANCA 相关性血管炎利妥昔单抗与环磷酰胺治疗比较（RITUXVAS）试验中，44 例新诊断的 ANCA 相关性血管炎患者随机（3:1）接受利妥昔单抗治疗随后两次环磷酰胺输注，或接受静脉输注环磷酰胺治疗 3 ~ 6 个月，随后接受硫唑嘌呤治疗。两组患者的持续缓解率、12 个月时的肾小球滤过率增加中位数以及严重不良事件和死亡率均相似 [123]。两项研究均表明利妥昔单抗和环磷酰胺诱导缓解的效果相当。与 RITUXVA 试验方案类似，利妥昔单抗和环磷酰胺的联合用药方案从未与单独使用利妥昔单抗进行过比较。非对照研究表明，使用利妥昔单抗和环磷酰胺诱导缓解的患者能够快速减少糖皮质激素用量 [124-125]，但还需要对照试验来证实。

也有研究把甲氨蝶呤与口服环磷酰胺进行了比较，比较其用于早期系统性或局限性疾病诱导缓解的效果。在用甲氨蝶呤替代治疗的非肾性韦格纳肉芽肿试验（NORAM）中，100 名新诊断为 MPA 或 GPA 且无诸如严重咯血、快速进展性神经病变或明显的肾受累（即血清肌酐 > 1.7 mg/dl 或 150 μmol/L，尿红细胞管型或蛋白尿 > 1 g/d）等器官损害或威胁生命表现的患者，随机接受口服甲氨蝶呤剂量高达 25 mg/w 或环磷酰胺 2 mg/(kg·d) 治疗。两个治疗组均接受维持治疗 10 个月，然后逐渐减少治疗并在第 12 个月停止治疗。6 个月时，两组的缓解率相似（甲氨蝶呤组为 89.8%，环磷酰胺组为 93.8%，$P = 0.041$）。在甲氨蝶呤组，疾病更广泛或有肺部受累患者的病情缓解需要时间更长，18 个月时复发率更高（甲氨蝶呤组 69.5%，环磷酰胺组 46.5%）。因此，尽管甲氨蝶呤能够诱导无器官或生命危险的患者病情缓解，但其效果不如环磷酰胺。鉴于甲氨蝶呤和环磷酰胺治疗组都有较高的复发率，这些疾病的治疗应持续 12 个月以上[126]。

最近，有人研究了阿巴西普作为诱导缓解药物用于非严重、复发性 GPA 的疗效。在泼尼松和维持缓解治疗（如甲氨蝶呤、硫唑嘌呤或霉酚酸酯）的基础上加用此药，有助于疾病缓解并减少糖皮质激素剂量[127]。一项更大的临床试验（ClinicalTrials.gov identifer：NCT02108860）正在研究此药的疗效。

霉酚酸酯也被作为环磷酰胺的替代品用于诱导缓解。在霉酚酸酯与环磷酰胺用于 ANCA 相关血管炎诱导缓解的比较（MYCYC）试验中，140 名患者随机接受霉酚酸酯（2000 ～ 3000 mg/d）或静脉注射环磷酰胺。在逐渐减少糖皮质激素的方案中，霉酚酸酯诱导在 6 个月时达到缓解的能力并不差于环磷酰胺（霉酚酸酯为 67%，环磷酰胺为 61%）。然而，在随访期间，接受霉酚酸酯治疗患者的复发率高于环磷酰胺（33% vs. 19%，发生率比为 1.97，95% CI 为 0.96 ～ 4.23，$P = 0.049$）[128]。因此，使用霉酚酸酯作为诱导缓解药物的研究热潮已经减退[129-130]。

尚未确定诱导和维持缓解的最佳糖皮质激素给药方案。有危及生命或器官疾病的患者通常需接受静脉冲击糖皮质激素治疗（例如，每天静脉注射 1000 mg 甲泼尼龙，持续 3 天），随后接受大剂量口服糖皮质激素治疗（例如，每天 1 mg/kg 体重泼尼松），这些激素在多月内逐渐减停（例如，6 ～ 18 个月）[77,126,131]。然而，糖皮质激素的使用显著增加并发症[132,133]。因此，PEXIVAS 研究（NCT00987389）的部分目的是研究糖皮质激素减量方案（6 个月时低于标准方案的 60%）对严重 AAV 患者的疗效。初步结果表明，与标准剂量方案相比，使用低剂量糖皮质激素方案不会显著增加死亡或终末期肾病的风险，发生的严重感染也较少[134]。因此，在过去 50 年制定的标准糖皮质激素方案中可能使用了本不必要的高剂量。

肉芽肿多血管炎和显微镜下多血管炎的维持缓解

考虑到长期使用环磷酰胺的毒性，一种常见的治疗策略是使用毒性更强的治疗（如环磷酰胺）"诱导"缓解，然后使用毒性更小的治疗"维持"缓解。用于维持缓解的药物有硫唑嘌呤、甲氨蝶呤、霉酚酸酯、来氟米特、复方新诺明、依那西普和利妥昔单抗等。

在 ANCA 相关的血管炎维持治疗的随机试验（CYCAZAREM）中，首次证明硫唑嘌呤是一种有效的缓解维持药物，该试验中 155 名新诊断为 GPA 或 MPA 的患者口服环磷酰胺至少 3 个月，然后随机选择继续服用环磷酰胺或改用硫唑嘌呤 [2 mg/（kg·d）]。两组的复发率相似（硫唑嘌呤组为 15.5%，环磷酰胺组为 13.7%，$P = 0.65$），不良事件发生率也是如此。这项随机试验第一次表明可以缩短环磷酰胺治疗时间而无明显不良后果[75]。

与硫唑嘌呤相比，甲氨蝶呤维持缓解同样有效。一项研究纳入了 129 名通过环磷酰胺治疗获得缓解的 GPA 或 MPA 患者，这些患者随机接受硫唑嘌呤 [2 mg/（kg·d）] 或甲氨蝶呤（高达 25 mg/w）治疗 12 个月。在 28 个月的随访中，发现两种药物的维持缓解率和不良事件发生率相似。值得注意的是，73% 的患者在 12 个月时停止研究药物治疗后发生复发[76]。本试验中患者的长期随访（中位持续时间 11.8 年）显示两组总体 10 年生存率、不良事件发生率或复发率无差别。PR3-ANCA 阳性是长期复发的重要预测因素[135]。

一项减少血管炎爆发的霉酚酸酯方案国际试验（IMPROVE）研究了霉酚酸酯作为维持缓解药物的效果。用环磷酰胺诱导缓解后，156 名患者随机接受硫唑嘌呤 [2 mg/（kg·d）] 或霉酚酸酯（2000 mg/d）治疗，平均随访 39 个月。霉酚酸酯组的复发率更高（霉酚酸酯组复发的风险比为 1.65；95% CI 为 1.06 ～ 2.70；$P = 0.03$）。次要结局如肾功能、蛋白尿和严重不良事件发生率等方面两组间无差异[136]。因此，认为霉酚酸酯在 AAV 维持缓解方面不如硫唑嘌呤有效。

一项试验中，54 名患者随机接受来氟米特（30 mg/d）或甲氨蝶呤（起始剂量 7.5 mg/w，8 周后达到 20 mg/w）治疗，来氟米特组患者在 6 个月时复发率较低（来氟米特组为 6/26，甲氨蝶呤组为 13/28）。甲氨蝶呤组的患者严重复发比例较高导致此研究提前终止。然而，来氟米特治疗组的不良事件发生率较高[137]。因此，需要更多研究确定来氟米特在维持缓解中的作用。

在报道了甲氧苄啶/磺胺甲恶唑（TMP-SMX）对治疗 GPA 有益后，一项双盲临床试验将 81 名疾病缓解的 GPA 患者随机分为两组，分别接受 TMP-SMX（800 mg 磺胺甲恶唑和 160 mg 甲氧苄啶）或安慰剂治疗 24 个月。与安慰剂相比，接受 TMP-SMX 治疗的患者中维持缓解状态的比例更高（82% vs. 60%）。亚组分析表明，有鼻或上呼吸道病变的患者从 TMP-SMX 的使用中获益最多[138]。因此，尽管 TMP-SMX 通常不用于 ANCA 相关血管炎患者的维持缓解治疗，它可能对有鼻或上呼吸道表现的患者有益。

TNF 抑制剂在治疗诸如类风湿关节炎和炎症性肠病等其他自身免疫病方面取得了很大成功。早期病例系列表明英夫利昔单抗可以有效控制 GPA 和 MPA 的疾病活动[139]。GPA 和 MPA 中研究最多的 TNF 抑制剂是用于维持缓解的依那西普。在肉芽肿性多血管炎依那西普试验（WGET）中，174 名患者接受了标准的诱导缓解治疗（环磷酰胺或甲氨蝶呤），并在维持缓解阶段随机接受依那西普或安慰剂治疗。依那西普组和安慰剂组的维持缓解率（69.7% vs. 75.3%，$P = 0.39$）或缓解时间无统计学差异。然而，依那西普组实体癌的发病率显著较高（6 个癌症 vs. 无癌症，$P = 0.01$），这表明在环磷酰胺治疗后使用抗肿瘤坏死因子治疗可显著增加患癌症的风险[140]。根据这些结果，TNF 抑制剂通常不用于治疗 ANCA 相关血管炎。

也有学者研究了利妥昔单抗作为维持缓解药物的效果[141-143]。在利妥昔单抗维持系统性 ANCA 相关血管炎缓解（MAINRITSAN）试验中，115 名患有 GPA、MPA 或局限性肾血管炎的患者在用环磷酰胺诱导缓解后，随机接受硫唑嘌呤 [2 mg/（kg·d）× 12 个月，随后 1.5 mg/（kg·d）×6 个月，之后 1 mg/（kg·d）×4 个月] 或利妥昔单抗（研究开始静脉注射 500 mg×2 次，然后每 6 个月 1 次 ×18 个月）治疗。28 个月时（主要终点），利妥昔单抗组的严重复发率明显较低（利妥昔单抗组为 5%，而硫唑嘌呤组为 29%）[131]。包括严重感染和恶性肿瘤在内的严重不良事件的发生率两组类似。复发率的差异持续到随访 39 个月（利妥昔单抗组为 12.7%，硫唑嘌呤组为 48.1%；利妥昔单抗组复发的 HR 为 0.20；95% 置信区间为 0.11 ~ 0.45；$P < 0.0001$）[144]。在后续试验（MAINRITSAN2）中，162 名新诊断或复发的 GPA 或 MPA 患者在诱导治疗获得完全缓解后，随机接受

固定方案（每 6 个月）或根据实验室参数（当可以检测到 CD19$^+$ B 细胞或 ANCA 滴度倍增时）接受个体化利妥昔单抗 500 mg 静脉注射，直到第 18 个月。第 28 个月（主要终点）时，固定方案组有 9.9% 复发，而个体化组有 17.7% 复发（$P = 0.22$）。与固定方案组相比，个体化方案组接受的输液量较少（中位数分别为 3 和 5）。这项研究表明，CD19$^+$ B 细胞计数和 ANCA 滴度可用于指导利妥昔单抗维持缓解的剂量选择[145]。比较利妥昔单抗和硫唑嘌呤治疗复发性 ANCA 相关性血管炎的国际开放标签、随机对照试验（RITAZAREM）也正在进行，研究不同剂量利妥昔单抗（每 4 个月静脉注射 1000 mg×5 次）维持缓解的有效性[146]。

使用低剂量糖皮质激素（泼尼松或泼尼龙，5 ~ 10 mg/d）作为标准维持治疗方案内容之一引起了相当大的争议，临床实践中不一而足。尚未完成研究此问题的随机试验。由于不同的治疗方案、不同的参与者组成以及不同的缓解和复发定义，比较不同试验之间的复发率是有问题的。带着这些警示，一项荟萃分析表明，常规连续使用糖皮质激素 12 ~ 18 个月的临床试验报告的复发率明显低于那些更早停用糖皮质激素的试验，后者通常在第 6 个月停药[147]。

辅助或替代药物

甲泼尼龙或血浆置换治疗严重肾血管炎（MEPEX）试验研究了血浆置换（PLEX）在 ANCA 相关性血管炎治疗中的作用。本试验纳入 137 名新诊断为 GPA 或 MPA 且经活检证实和血清肌酐大于 5.8 mg/dl（500 μmol/L）的肾受累患者，随机接受 7 次血浆置换或 3000 mg 甲泼尼龙静脉注射，同时使用环磷酰胺和泼尼松。与静脉注射甲泼尼龙相比，PLEX 组在 12 个月时进展为终末期肾病的风险降低 24%。两组生存率无差异[148]。PEXIVAS 试验研究了 PLEX 的疗效，其中 704 名患有严重疾病 [eGFR < 50 ml/min 和（或）肺出血] 的 GPA，或者 MPA 患者随机接受 PLEX（14 天内 7 次交换）或不接受 PLEX 治疗。以摘要形式报告的初步结果显示，PLEX 组（28%）和非 PLEX 组（31%）的全因死亡率或终末期肾病死亡率相似（HR，0.86；95%CI，0.65 ~ 1.13；$P=0.27$）。因此，认为这种疗法的效果并不肯定，正在等待最终公布 PEXIVAS 的试验结果[134,149]。

静脉注射免疫球蛋白（IVIG）可考虑用于不能接受常规免疫抑制治疗的患者。使用 IVIG 诱导缓解的病例系列结果相互矛盾。在一项随机、安慰剂对照试验纳入了 17 名接受单剂量 IVIG（2000 mg/kg）治疗的患者，发现 14 名患者的疾病活动性显著降低，但这种疗效持续时间不超过 3 个月 [150-151]。需要更大规模的临床对照试验来充分了解该药的疗效。

在小型试验中研究的 AAV 其他替代疗法包括耗竭 T 细胞的抗胸腺细胞球蛋白 [152]、抑制 T 细胞成熟的脱氧精呱素 [153] 和同时清除 T 细胞和 B 细胞的阿仑单抗（Campath，抗 CD52）[154]。

嗜酸性肉芽肿性多血管炎的治疗

与 GPA 和 MPA 相比，EGPA 的最佳治疗不太明确。部分由于临床表现的差异，EGPA 患者经常被排除在 GPA 和 MPA 的随机临床治疗试验之外。即便如此，对 GPA 和 MPA 有效的治疗方法也被用于治疗 EGPA，治疗策略也相同，即用毒性更强的药物诱导缓解，用毒性更小的药物维持缓解。

EGPA 的血管炎和哮喘表现通常是分开来处理的。哮喘治疗通常遵循无 EGPA 患者的哮喘治疗指南。然而，许多患者的哮喘症状依赖于糖皮质激素，加用免疫抑制剂利于糖皮质激素减量。EGPA 系统性或血管炎表现的初始治疗有赖于糖皮质激素。无五因素评分（血清肌酐 > 1.58 mg/dl，蛋白尿 > 1 g/d，严重胃肠道受累，心肌病或中枢神经系统受累）定义的不良预后因素的 EGPA 患者可单独使用糖皮质激素治疗，但当糖皮质激素逐渐减量时，35% 的患者复发 [155]。对于病情更严重的患者，除糖皮质激素外，需要有指征地使用其他免疫抑制剂。与 GPA 和 MPA 一样，在利妥昔单抗的有效性确定之前，通常使用环磷酰胺治疗危及器官或生命的临床表现 [156]。上一节中讨论的缓解维持药物在 EGPA 中尚未得到广泛研究。一项随机、开放性研究表明，与环磷酰胺相比，硫唑嘌呤维持缓解有效 [155]，但最近的一项随机试验显示其并未降低复发率 [157]。大约 80% 的患者需要长期使用糖皮质激素来控制如哮喘和鼻窦疾病等方面的表现 [155-156]。

目前对利妥昔单抗治疗 EGPA 疗效的了解来源于病例报告和病例系列研究。大多数 EGPA 患者是因常规治疗（如环磷酰胺）无效或药物不耐受而接受利妥昔单抗治疗。在迄今为止最大的病例系列研究中，41 例 EGPA 患者接受了利妥昔单抗治疗，其中常规治疗无效者 15 例，复发 21 例，新发 5 例。12 个月时，88% 的患者临床症状有所改善，所有患者的泼尼松均减量。ANCA 阳性患者更易获得缓解。在另外一个研究中，发现 9 名患者在利妥昔单抗治疗后 3 个月内完全或部分缓解，其中继续使用利妥昔单抗维持缓解的 3 名患者中未见复发 [158]。14 名患者使用利妥昔单抗诱导缓解，他们的缓解率和复发率与 14 名接受环磷酰胺的患者相似 [159]。需要一项随机试验来确定利妥昔单抗在 EGPA 中的疗效。

在美泊利单抗的随机、双盲、安慰剂对照试验结果发表后，EGPA 患者的治疗选择发生了重大改变。美泊利单抗是一种针对 IL-5 的单克隆抗体，IL-5 是激活嗜酸性粒细胞的关键细胞因子。该试验纳入了 136 名参与者进行了 52 周的试验，其中 28% 接受美泊利珠单抗治疗的患者在至少 24 周内达到方案定义的缓解，而安慰剂组为 3%。患者的复发率降低了 50%，泼尼松的平均日剂量也降低了 50%。本试验（MIRRA）建立于美泊利珠单抗在 HES[161] 中的先前经验和 EGPA 中美泊利珠单抗的两项非对照试验研究的基础上 [162,163]。MIRRA 的主要终点和几个次要终点是基于其将泼尼松减少至 4 mg 或出于任何原因需要增加剂量。因此，需要更多的研究来确定美泊利珠单抗和类似药物对哮喘、嗜酸性炎症和血管炎表现的有效性。目前，美泊利珠单抗应被视为一种利于激素减停的药物，用于维持缓解和控制不危及器官的复发，但不作为危及器官的活动性疾病的治疗。

预后

由于发病时病情严重或治疗抵抗，ANCA 相关性血管炎有时是致命的，但大多数患者可以被成功治疗，本病两个重要的后遗症。首先，诊断后前 6 个月内的死亡率显著增加（约 10%），主要是由于治疗引发的感染，而不是血管炎本身 [164]。其次，长期死亡风险中度增加，原因是多因素的，包括感染、心血管疾病和恶性肿瘤。此外，永久性器官损伤影响整体预后。肾功能不全是除高龄外与 MPA 和 GPA 长期死亡率密切相关的唯一因素 [164]。类似的，心肌病变是迄今为止 EGPA 中最大的死亡危险因素 [62]。

虽然死亡率已大幅降低，但是由于永久性损伤

（尤其是肾功能不全、鼻窦症状、听力丧失、神经病变和呼吸困难）和治疗后果（糖尿病、高血压、骨质疏松、虚弱和某些恶性肿瘤）造成的致残率却居高不下[100]，许多患者报告疲劳和精力减退等不能客观评估的症状是血管炎最重要的负面结局[165]。

既往研究表明，GPA患者的癌症发病率增加。然而，最近研究表明，膀胱癌、白血病和淋巴瘤的风险较前降低，表明目前的治疗方法可能很少增加这些风险[166-168]。非黑色素瘤皮肤癌的风险仍然增加[166]，而且很难评估罕见疾病中少见癌症的相对风险。其他研究表明心血管疾病的风险增加[168,169]。

疾病复发会影响患者的总体预后。GPA复发风险约为60%[56,57,122,170,171]，MPA约为30%[61,122,170-172]。尚不确定这种差异是由疾病表型还是ANCA特异性所致[122,170,171]。不足为奇的是，过去曾复发过也会增加随后复发的风险[122]。局灶性/局限性GPA的复发率可能高于系统性/严重性GPA[79-80]，30%～55%此类患者可能ANCA阴性[79,80]。

有些研究发现c-ANCA/PR3-ANCA滴度持续升高与复发风险增加有关，但并非所有研究都是同样结果。一项荟萃分析显示其似然比约为2，即低于有信心作治疗决定的"诊断"水平[173]。

除鼻腔疾病和哮喘外，EGPA患者的血管炎或实质嗜酸性粒细胞浸润性疾病的复发率与MPA患者相同，ANCA阳性患者的复发率略高于ANCA阴性患者[62]。鼻窦病变和哮喘常复发，通常是80%以上EGPA患者需继续服用泼尼松和加用其他免疫抑制药物的主要原因[62]。

发病机制

MPA、GPA和EGPA均以白细胞破坏性血管炎为特征：可见微动脉、毛细血管和微静脉的纤维素样坏死，中性粒细胞在周围组织中浸润和死亡，并留下其显微镜下可见的细胞核特征性碎片。有时可见小动脉受累，小静脉很少累及[113]。尽管可以看到一些免疫球蛋白和补体的沉积（这些疾病是"寡免疫性"而不是非免疫性）[113,174]，但免疫复合物沉积被认为在发病机制中可能几乎没有任何作用。由于ANCA与寡免疫性坏死性血管炎高度相关，因此对其发病机制的研究主要集中在ANCA的产生和作用方式上。

尽管MPO和PR3大部分位于中性粒细胞的胞内颗粒中，但这些蛋白质可以通过组成性表达或通过炎症刺激移位到细胞表面[175]，并作为ANCA靶点从而激活中性粒细胞[176,177]。此外，MPO和PR3可作为脱颗粒后的细胞外靶点，尤其是释放后与中性粒细胞外陷阱有关[177]。

证明ANCA直接致病的最佳证据来自一种小鼠模型，其中抗MPO抗体（通过小鼠MPO蛋白免疫$Mpo^{-/-}$小鼠）在转移到正常小鼠体内时可引发寡免疫性肾小球肾炎[178]。肾小球肾炎的产生需要中性粒细胞和C5a受体激活补体C5成分[179-181]。然而，小鼠模型没有肾小球肾炎以外的其他表现，并且肾小球肾炎本身相对较轻[178,182]。将其脾细胞移植到SCID小鼠体内，可引发更严重的肾小球肾炎和系统性血管炎的其他表现[178]，但所有这些疾病是否都归因于抗MPO抗体，甚至是归因于MPO特异性T细胞免疫尚不清楚。

想用PR3蛋白来制造一个类似的简单模型并不成功，证明抗PR3自身免疫的致病性需要大量的实验操作，而产生的疾病有限。这一困难是由于PR3在人类和啮齿类动物中的不同结构和生物学特性所造成，还是由于抗PR3抗体在分离后的致病性有限尚不清楚。使用人源化抗PR3抗体和具有"人源化"免疫系统的小鼠可产生血管炎，支持人类和小鼠PR3是不同的这一解释，并可能提供抗PR3抗体引发血管炎的最佳证据[182,183]。已开发出小鼠HES模型[184]，但没有同时具备嗜酸性粒细胞浸润和坏死性血管炎，而两者兼有将是EGPA更特异的模型。

T细胞免疫参与高亲和力抗体产生的任何过程，但除此之外，在GPA坏死性肉芽肿病变中发现的$CD4^+$ T细胞，可能参与巨噬细胞活化和局部中性粒细胞募集[185]。有文献描述了不同形式AAV患者、不同组织部位和疾病活动的不同阶段的T细胞亚群（Th1、Th2、Th17）和调节性T细胞的百分比的多重变化[185]。

疾病高度活动的GPA和MPA中与免疫、炎症、血管损伤和组织修复相关的循环蛋白的数量很大，导致很难从生物标记物研究深入了解其病理生理学[186,187]。未治疗EGPA中嗜酸性粒细胞的循环产物增多[188]。与预期一样，Th2反应的标志物表达升高[189-191]，但Th17细胞也受累[192]。

已知的遗传因素和环境暴露仅可解释GPA、MPA或EGPA的一小部分患病风险。尽管罕见或独特

（包括体细胞）基因突变或罕见环境暴露可能进一步增加风险，但是值得强调的是，在许多自身免疫性疾病中，随机机会可能在决定是否打破对特定自身抗原的免疫耐受性方面发挥重要作用。

结论

过去 30 年中，ANCA 相关性血管炎的诊断和治疗方面取得了重大进展。尽管这一进展显著降低了 AAV 的死亡率，但由于诊断延迟和这些疾病容易复发，患者仍然存在累积器官损伤，因此仍存在许多挑战。更好地理解 ANCA 在疾病发病机制中的作用、发现临床疾病活动的可操作性生物学标志物，以及开发更具针对性的治疗以降低毒性，都会使临床医生和研究人员受益。有了这些附加知识，AAV 患者的预后可能也会继续改善。

Full references for this chapter can be found on ExpertConsult.com.

部分参考文献

2. Leavitt RY, Fauci AS, Bloch DA, et al.: The American College of Rheumatology 1990 criteria for the classification of Wegener's granulomatosis, *Arthritis Rheum* 33(8):1101–1107, 1990.
3. Masi AT, Hunder GG, Lie JT, et al.: The American College of Rheumatology 1990 criteria for the classification of Churg-Strauss syndrome (allergic granulomatosis and angiitis), *Arthritis Rheum* 33(8):1094–1100, 1990.
5. Jennette JC, Falk RJ, Bacon PA, et al.: 2012 Revised international Chapel Hill consensus conference nomenclature of vasculitides, *Arthritis Rheum* 65(1):1–11, 2013.
9. Berti A, Cornec D, Crowson CS, et al.: The epidemiology of anti-neutrophil cytoplasmic autoantibody-associated vasculitis in Olmsted County, Minnesota: a twenty-year US population-based study, *Arthritis Rheum* 69(12):2338–2350, 2017.
11. Watts RA, Lane S, Scott DG: What is known about the epidemiology of the vasculitides? *Best Pract Res Clin Rheumatol* 19(2):191–207, 2005.
12. Belostotsky VM, Shah V, Dillon MJ: Clinical features in 17 paediatric patients with Wegener granulomatosis, *Pediatr Nephrol* 17(9):754–761, 2002.
13. Mahr A, Guillevin L, Poissonnet M, et al.: Prevalences of polyarteritis nodosa, microscopic polyangiitis, Wegener's granulomatosis, and Churg-Strauss syndrome in a French urban multiethnic population in 2000: a capture-recapture estimate, *Arthritis Rheum* 51(1):92–99, 2004.
14. Cao Y, Schmitz JL, Yang J, et al.: DRB1*15 allele is a risk factor for PR3-ANCA disease in African Americans, *J Am Soc Nephrol* 22(6):1161–1167, 2011.
17. Kobayashi S, Fujimoto S: Epidemiology of vasculitides: differences between Japan, Europe and North America, *Clin Exp Nephrol* 17(5):611–614, 2013.
20. Li ZY, Ma TT, Chen M, et al.: The prevalence and management of anti-neutrophil cytoplasmic antibody-associated vasculitis in China, *Kidney Dis* 1(4):216–223, 2016.
21. Martin RM, Wilton LV, Mann RD: Prevalence of Churg-Strauss syndrome, vasculitis, eosinophilia and associated conditions: retrospective analysis of 58 prescription-event monitoring cohort studies, *Pharmacoepidemiol Drug Saf* 8(3):179–189, 1999.
22. Harrold LR, Andrade SE, Go AS, et al.: Incidence of Churg-Strauss syndrome in asthma drug users: a population-based perspective, *J Rheumatol* 32(6):1076–1080, 2005.
24. Mahr AD, Neogi T, Merkel PA: Epidemiology of Wegener's granulomatosis: Lessons from descriptive studies and analyses of genetic and environmental risk determinants, *Clin Exp Rheumatol* 24(2 Suppl 41):S82–91, 2006.
26. Popa ER, Stegeman CA, Abdulahad WH, et al.: Staphylococcal toxic-shock-syndrome-toxin-1 as a risk factor for disease relapse in Wegener's granulomatosis, *Rheumatology* 46(6):1029–1033, 2007.
28. Pendergraft 3rd WF, Niles JL: Trojan horses: drug culprits associated with antineutrophil cytoplasmic autoantibody (ANCA) vasculitis, *Curr Opin Rheumatol* 26(1):42–49, 2014.
30. Bibby S, Healy B, Steele R, et al.: Association between leukotriene receptor antagonist therapy and Churg-Strauss syndrome: an analysis of the FDA AERS database, *Thorax* 65(2):132–138, 2010.
32. Knight A, Sandin S, Askling J: Risks and relative risks of Wegener's granulomatosis among close relatives of patients with the disease, *Arthritis Rheum* 58(1):302–307, 2008.
33. Knight A, Sandin S, Askling J: Increased risk of autoimmune disease in families with Wegener's granulomatosis, *J Rheumatol* 37(12):2553–2558, 2010.
34. Hemminki K, Li X, Sundquist J, et al.: Familial associations of rheumatoid arthritis with autoimmune diseases and related conditions, *Arthritis Rheum* 60(3):661–668, 2009.
35. Chung SA, Xie G, Roshandel D, et al.: Meta-analysis of genetic polymorphisms in granulomatosis with polyangiitis (Wegener's) reveals shared susceptibility loci with rheumatoid arthritis, *Arthritis Rheum* 64(10):3463–3471, 2012.
41. Lyons PA, Rayner TF, Trivedi S, et al.: Genetically distinct subsets within ANCA-associated vasculitis, *N Engl J Med* 367(3):214–223, 2012.
44. Mahr AD, Edberg JC, Stone JH, et al.: Alpha(1)-antitrypsin deficiency-related alleles Z and S and the risk of Wegener's granulomatosis, *Arthritis Rheum* 62(12):3760–3767, 2010.
45. Rahmattulla C, Mooyaart AL, van Hooven D, et al.: Genetic variants in ANCA-associated vasculitis: a meta-analysis, *Ann Rheum Dis* 75(9):1687–1692, 2015.
46. Xie G, Roshandel D, Sherva R, et al.: Association of granulomatosis with polyangiitis (Wegener's) with HLA-DPB1*04 and SEMA6A gene variants: evidence from genome-wide analysis, *Arthritis Rheum* 65(9):2457–2468, 2013.
56. Hoffman GS, Kerr GS, Leavitt RY, et al.: Wegener granulomatosis: an analysis of 158 patients, *Ann Intern Med* 116(6):488–498, 1992.
57. Reinhold-Keller E, Beuge N, Latza U, et al.: An interdisciplinary approach to the care of patients with Wegener's granulomatosis: long-term outcome in 155 patients, *Arthritis Rheum* 43(5):1021–1032, 2000.
58. Cabral DA, Uribe AG, Benseler S, et al.: Classification, presentation, and initial treatment of Wegener's granulomatosis in childhood, *Arthritis Rheum* 60(11):3413–3424, 2009.
59. Rothschild PR, Pagnoux C, Seror R, et al.: Ophthalmologic manifestations of systemic necrotizing vasculitides at diagnosis: a retrospective study of 1286 patients and review of the literature, *Semin Arthritis Rheum* 42(5):507–514, 2013.
61. Nachman PH, Hogan SL, Jennette JC, et al.: Treatment response and relapse in antineutrophil cytoplasmic autoantibody-associated microscopic polyangiitis and glomerulonephritis, *J Am Soc Nephrol* 7(1):33–39, 1996.
62. Comarmond C, Pagnoux C, Khellaf M, et al.: Eosinophilic granulomatosis with polyangiitis (Churg-Strauss): clinical characteristics and long-term followup of the 383 patients enrolled in the French Vasculitis Study Group cohort, *Arthritis Rheum* 65(1):270–281, 2013.

65. Keogh KA, Specks U: Churg-Strauss syndrome: clinical presentation, antineutrophil cytoplasmic antibodies, and leukotriene receptor antagonists, *Am J Med* 115(4):284–290, 2003.

66. Sinico RA, Di Toma L, Maggiore U, et al.: Prevalence and clinical significance of antineutrophil cytoplasmic antibodies in Churg-Strauss syndrome, *Arthritis Rheum* 52(9):2926–2935, 2005.

67. Furuta S, Chaudhry AN, Hamano Y, et al.: Comparison of phenotype and outcome in microscopic polyangiitis between Europe and Japan, *J Rheumatol* 41(2):325–333, 2014.

68. Pakrou N, Selva D, Leibovitch I: Wegener's granulomatosis: ophthalmic manifestations and management, *Semin Arthritis Rheum* 35(5):284–292, 2006.

70. Trimarchi M, Sinico RA, Teggi R, et al.: Otorhinolaryngological manifestations in granulomatosis with polyangiitis (Wegener's), *Autoimmun Rev* 12(4):501–505, 2013.

72. Merkel PA, Lo GH, Holbrook JT, et al.: Brief communication: high incidence of venous thrombotic events among patients with Wegener granulomatosis: the Wegener's Clinical Occurrence of Thrombosis (WeCLOT) Study, *Ann Intern Med* 142(8):620–626, 2005.

73. Allenbach Y, Seror R, Pagnoux C, et al.: High frequency of venous thromboembolic events in Churg-Strauss syndrome, Wegener's granulomatosis and microscopic polyangiitis but not polyarteritis nodosa: a systematic retrospective study on 1130 patients, *Ann Rheum Dis* 68(4):564–567, 2009.

74. de Groot K, Harper L, Jayne DR, et al.: Pulse versus daily oral cyclophosphamide for induction of remission in antineutrophil cytoplasmic antibody-associated vasculitis: a randomized trial, *Ann Intern Med* 150(10):670–680, 2009.

75. Jayne D, Rasmussen N, Andrassy K, et al.: A randomized trial of maintenance therapy for vasculitis associated with antineutrophil cytoplasmic autoantibodies, *N Engl J Med* 349(1):36–44, 2003.

76. Pagnoux C, Mahr A, Hamidou MA, et al.: Azathioprine or methotrexate maintenance for ANCA-associated vasculitis, *N Engl J Med* 359(26):2790–2803, 2008.

77. Stone JH, Merkel PA, Spiera R, et al.: Rituximab versus cyclophosphamide for ANCA-associated vasculitis, *N Engl J Med* 363(3):221–232, 2010.

79. Holle JU, Gross WL, Holl-Ulrich K, et al.: Prospective long-term follow-up of patients with localised Wegener's granulomatosis: does it occur as persistent disease stage? *Ann Rheum Dis* 69(11):1934–1939, 2010.

81. Langford CA, Sneller MC, Hallahan CW, et al.: Clinical features and therapeutic management of subglottic stenosis in patients with Wegener's granulomatosis, *Arthritis Rheum* 39(10):1754–1760, 1996.

82. Travis WD, Hoffman GS, Leavitt RY, et al.: Surgical pathology of the lung in Wegener's granulomatosis. Review of 87 open lung biopsies from 67 patients, *Am J Surg Pathol* 15(4):315–333, 1991.

84. Daum TE, Specks U, Colby TV, et al.: Tracheobronchial involvement in Wegener's granulomatosis, *Am J Respir Crit Care Med* 151(2 Pt 1):522–526, 1995.

85. Marzano AV, Vezzoli P, Berti E: Skin involvement in cutaneous and systemic vasculitis, *Autoimmun Rev* 12(4):467–476, 2013.

88. Wilmoth GJ, Perniciaro C: Cutaneous extravascular necrotizing granuloma (Winkelmann granuloma): confirmation of the association with systemic disease, *J Am Acad Dermatol* 34(5 Pt 1):753–759, 1996.

92. Pagnoux C, Mahr A, Cohen P, et al.: Presentation and outcome of gastrointestinal involvement in systemic necrotizing vasculitides: analysis of 62 patients with polyarteritis nodosa, microscopic polyangiitis, Wegener granulomatosis, Churg-Strauss syndrome, or rheumatoid arthritis-associated vasculitis, *Medicine* 84(2):115–128, 2005.

94. Suppiah R, Hadden RD, Batra R, et al.: Peripheral neuropathy in ANCA-associated vasculitis: outcomes from the European Vasculitis Study Group trials, *Rheumatology* 50(12):2214–2222, 2011.

96. Huang H, Wang YX, Jiang CG, et al.: A retrospective study of microscopic polyangiitis patients presenting with pulmonary fibrosis in China, *BMC Pulmonary Medicine* 14:8, 2014.

97. Fernandez Casares M, Gonzalez A, Fielli M, et al.: Microscopic polyangiitis associated with pulmonary fibrosis, *Clin Rheumatol* 34(7):1273–1277, 2014.

100. Robson J, Doll H, Suppiah R, et al.: Damage in the anca-associated vasculitides: long-term data from the European Vasculitis Study group (EUVAS) therapeutic trials, *Ann Rheum Dis* 74(1):177–184, 2013.

101. Quintana LF, Perez NS, De Sousa E, et al.: ANCA serotype and histopathological classification for the prediction of renal outcome in ANCA-associated glomerulonephritis. *Nephrol Dial Transplant* 29(9):1764–1769, 2014.

102. Keogh KA, Specks U: Churg-Strauss syndrome, *Semin Respir Crit Care Med* 27(2):148–157, 2006.

103. Sable-Fourtassou R, Cohen P, Mahr A, et al.: Antineutrophil cytoplasmic antibodies and the Churg-Strauss syndrome, *Ann Intern Med* 143(9):632–638, 2005.

106. Bossuyt X, Cohen Tervaert JW, Arimura Y, et al.: Position paper: revised 2017 international consensus on testing of ANCAs in granulomatosis with polyangiitis and microscopic polyangiitis, *Nat Rev Rheumatol* 13(11):683–692, 2017.

113. Jennette JC: Implications for pathogenesis of patterns of injury in small- and medium-sized-vessel vasculitis, *Clevel Clin J Med* 69(Suppl 2):SII33–SII38, 2002.

115. Magrey MN, Villa-Forte A, Koening CL, et al.: Persistent hematuria after induction of remission in Wegener granulomatosis: a therapeutic dilemma, *Medicine* 88(6):315–321, 2009.

116. Walton EW: Giant-cell granuloma of the respiratory tract (Wegener's granulomatosis), *Br Med J* 2(5091):265–270, 1958.

118. Fauci AS, Haynes BF, Katz P, et al.: Wegener's granulomatosis: prospective clinical and therapeutic experience with 85 patients for 21 years, *Ann Intern Med* 98(1):76–85, 1983.

119. Mukhtyar C, Guillevin L, Cid MC, et al.: EULAR recommendations for the management of primary small and medium vessel vasculitis, *Ann Rheum Dis* 68(3):310–317, 2009.

120. Yates M, Watts RA, Bajema IM, et al.: EULAR/ERA-EDTA recommendations for the management of ANCA-associated vasculitis, *Ann Rheum Dis* 75(9):1583–1594, 2016.

121. Harper L, Morgan MD, Walsh M, et al.: Pulse versus daily oral cyclophosphamide for induction of remission in ANCA-associated vasculitis: long-term follow-up, *Ann Rheum Dis* 71(6):955–960, 2012.

122. Specks U, Merkel PA, Seo P, et al.: Efficacy of remission-induction regimens for ANCA-associated vasculitis, *N Engl J Med* 369(5):417–427, 2013.

123. Jones RB, Tervaert JW, Hauser T, et al.: Rituximab versus cyclophosphamide in ANCA-associated renal vasculitis, *N Engl J Med* 363(3):211–220, 2010.

126. De Groot K, Rasmussen N, Bacon PA, et al.: Randomized trial of cyclophosphamide versus methotrexate for induction of remission in early systemic antineutrophil cytoplasmic antibody-associated vasculitis, *Arthritis Rheum* 52(8):2461–2469, 2005.

128. Jones RB, Hiemstra TF, Ballarin J, et al.: Mycophenolate mofetil versus cyclophosphamide for remission induction in ANCA-associated vasculitis: a randomised, non-inferiority trial, *Ann Rheum Dis* 78(3):399–405, 2019.

131. Guillevin L, Pagnoux C, Karras A, et al.: Rituximab versus azathioprine for maintenance in ANCA-associated vasculitis, *N Engl J Med* 371(19):1771–1780, 2014.

133. Sarnes E, Crofford L, Watson M, et al.: Incidence and US costs of corticosteroid-associated adverse events: a systematic literature review, *Clin Ther* 33(10):1413–1432, 2011.

134. Walsh M, Merkel PA, Jayne D: The effects of plasma exchange and reduced-dose glucocorticoids during remission-induction for treatment of severe ANCA-associated vasculitis [abstract], *Arthritis Rheum* 70(Suppl 10), 2018.

136. Hiemstra TF, Walsh M, Mahr A, et al.: Mycophenolate mofetil vs azathioprine for remission maintenance in antineutrophil cytoplasmic antibody-associated vasculitis: a randomized controlled trial, *JAMA* 304(21):2381–2388, 2010.

137. Metzler C, Miehle N, Manger K, et al.: Elevated relapse rate under oral methotrexate versus leflunomide for maintenance of remission

in Wegener's granulomatosis, *Rheumatology* 46(7):1087–1091, 2007.

138. Stegeman CA, Tervaert JW, de Jong PE, et al.: Trimethoprim-sulfamethoxazole (co-trimoxazole) for the prevention of relapses of Wegener's granulomatosis. Dutch Co-Trimoxazole Wegener Study Group, *N Engl J Med* 335(1):16–20, 1996.

140. Wegener's Granulomatosis Etanercept Trial Research G: Etanercept plus standard therapy for Wegener's granulomatosis, *N Engl J Med* 352(4):351–361, 2005.

144. Terrier B, Pagnoux C, Karras A, et al.: Rituximab versus azathioprine for maintenance in antineutrophil cytoplasmic antibodies-associated vasculitis: follow up at 39 months, *Arthritis Rheum* 65(10 (Supplement)):S1190, 2013.

145. Charles P, Terrier B, Perrodeau E, et al.: Comparison of individually tailored versus fixed-schedule rituximab regimen to maintain ANCA-associated vasculitis remission: results of a multicentre, randomised controlled, phase III trial (MAINRITSAN2), *Ann Rheum Dis* 77(8):1143–1149, 2018.

147. Walsh M, Merkel PA, Mahr A, et al.: Effects of duration of glucocorticoid therapy on relapse rate in antineutrophil cytoplasmic antibody-associated vasculitis: a meta-analysis, *Arthrit Care Res* 62(8):1166–1173, 2010.

148. Jayne DR, Gaskin G, Rasmussen N, et al.: Randomized trial of plasma exchange or high-dosage methylprednisolone as adjunctive therapy for severe renal vasculitis, *J Am Soc Nephrol* 18(7):2180–2188, 2007.

151. Jayne DR, Chapel H, Adu D, et al.: Intravenous immunoglobulin for ANCA-associated systemic vasculitis with persistent disease activity, *QJM* 93(7):433–439, 2000.

155. Ribi C, Cohen P, Pagnoux C, et al.: Treatment of Churg-Strauss syndrome without poor-prognosis factors: a multicenter, prospective, randomized, open-label study of seventy-two patients, *Arthritis Rheum* 58(2):586–594, 2008.

156. Cohen P, Pagnoux C, Mahr A, et al.: Churg-Strauss syndrome with poor-prognosis factors: a prospective multicenter trial comparing glucocorticoids and six or twelve cyclophosphamide pulses in forty-eight patients, *Arthritis Rheum* 57(4):686–693, 2007.

157. Puechal X, Pagnoux C, Baron G, et al.: Adding azathioprine to remission-induction glucocorticoids for eosinophilic granulomatosis with polyangiitis (Churg-Strauss), microscopic polyangiitis, or polyarteritis nodosa without poor prognosis factors: a randomized, controlled trial, *Arthritis Rheum* 69(11):2175–2186, 2017.

158. Thiel J, Hassler F, Salzer U, et al.: Rituximab in the treatment of refractory or relapsing eosinophilic granulomatosis with polyangiitis (Churg-Strauss syndrome), *Arthritis Res Ther* 15(5):R133, 2013.

160. Wechsler ME, Akuthota P, Jayne D, et al.: Mepolizumab or placebo for eosinophilic granulomatosis with polyangiitis, *N Engl J Med* 376(20):1921–1932, 2017.

164. Flossmann O, Berden A, de Groot K, et al.: Long-term patient survival in ANCA-associated vasculitis, *Ann Rheum Dis* 70(3):488–494, 2011.

165. Herlyn K, Hellmich B, Seo P, et al.: Patient-reported outcome assessment in vasculitis may provide important data and a unique perspective, *Arthrit Care Res* 62(11):1639–1645, 2010.

168. Tan JA, Choi HK, Xie H, et al.: All-cause and cause-specific mortality in patients with granulomatosis with polyangiitis: a population-based study, *Arthrit Care Res* 71(1):155–163, 2019.

171. Harper L, Morgan MD, Walsh M, et al.: Pulse versus daily oral cyclophosphamide for induction of remission in ANCA-associated vasculitis: long-term follow-up, *Ann Rheum Dis* 71(6):955–960, 2011.

176. Falk RJ, Terrell RS, Charles LA, et al.: Anti-neutrophil cytoplasmic autoantibodies induce neutrophils to degranulate and produce oxygen radicals in vitro, *Proc Natl Acad Sci U S A* 87(11):4115–4119, 1990.

177. Kessenbrock K, Krumbholz M, Schonermarck U, et al.: Netting neutrophils in autoimmune small-vessel vasculitis, *Nat Med* 15(6):623–625, 2009.

178. Xiao H, Heeringa P, Hu P, et al.: Antineutrophil cytoplasmic autoantibodies specific for myeloperoxidase cause glomerulonephritis and vasculitis in mice, *J Clin Invest* 110(7):955–963, 2002.

181. Xiao H, Dairaghi DJ, Powers JP, et al.: C5a receptor (CD88) blockade protects against MPO-ANCA GN, *J Am Soc Nephrol* 25(2):225–231, 2014.

185. Abdulahad WH, Lamprecht P, Kallenberg CG: T-helper cells as new players in ANCA-associated vasculitides, *Arthritis Res Ther* 13(4):236, 2011.

186. Monach PA, Warner RL, Tomasson G, et al.: Serum proteins reflecting inflammation, injury and repair as biomarkers of disease activity in ANCA-associated vasculitis, *Ann Rheum Dis* 72(8):1342–1350, 2013.

190. Jakiela B, Sanak M, Szczeklik W, et al.: Both Th2 and Th17 responses are involved in the pathogenesis of Churg-Strauss syndrome, *Clin Exp Rheumatol* 29(1 Suppl 64):S23–S34, 2011.

第 95 章

结节性多动脉炎及相关疾病

原著 RAASHID LUQMANI, ABID AWISAT

刘　霞译　朱　平校

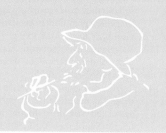

关键点

- 结节性多动脉炎 (polyarteritis nodosa, PAN) 是一种以极少或无免疫复合物沉积为特征的中等动脉血管炎。相对罕见，尤其与抗中性粒细胞胞浆抗体 (*anti-neutrophil cytoplasmic antibody*, ANCA) 相关的小血管炎相比。

- 有一种不常见的 PAN 是由乙型肝炎病毒引起的，抗病毒、血浆置换、和（或）糖皮质激素治疗有效。对于非乙型肝炎病毒相关的 PAN 应使用环磷酰胺和糖皮质激素积极治疗，方法与系统性 ANCA 相关的血管炎相同。

- 非肝炎 PAN 的发病率和患病率约为每年百万分之一。随着乙型肝炎发病率的下降，以及患者被重新分类（即更好地识别 ANCA 相关的血管炎），PAN 的发病率已显著降低。

- PAN 的临床特征包括隐匿起病的体重减轻、伴多发性单神经炎的紫癜样皮损、及肠系膜缺血症状。

- 肾小球肾病在 PAN 中不发生，否则应当考虑其他诊断，尤其是 ANCA 相关性小血管炎。

- 肾损害引起的血尿较罕见，但在肾梗死时可发生。

- "皮肤型 PAN" 是一种局限性血管炎，与系统性 PAN 无关。

- Buerger 病，也称血栓闭塞性脉管炎，男女均可发病，上下肢都可受累。吸烟在 Buerger 病发病中的作用已明确，但机制尚不清楚。

- 已有报道，在儿童中新发现单基因血管炎，提示有可能是新机制。

- 治疗其他罕见血管炎的证据有限。

结节性多动脉炎

定义和分类

　　"结节性动脉周围炎" (periarteritis nodosa) 一词最早于 1866 年被引入，并用来描述任何类型的系统性血管炎[1]。之后被修改为结节性多动脉炎 (polyarteritis nodosa, PAN)，定义也被修订为"中小动脉的坏死性炎症，与肾小球肾炎无关，也不包括小动脉、毛细血管、小静脉的血管炎"[2]。

　　美国风湿病学会 (the American College of Rheumatology, ACR) 标准可被用于对 PAN 患者进行分类，将他们与其他类型的原发性系统性血管炎进行区分。但是 ACR 分类标准有局限性，因为其并不能区分 PAN 和显微镜下多血管炎 (*microscopic polyangiitis*, MPA)，这两种情况都被归类于 PAN。ACR 分类标准要求患者符合 10 条标准中的 3 条就可以被诊断（表 95-1）[3]。

　　ACR 分类标准对 PAN（或 MPA）诊断的敏感度为 82.2%、特异度为 86.6%[3]。1994 年 Chapel Hill 会议 (Chapel Hill Consensus Conference, CHCC) 发布了血管炎（包括 PAN）的定义[2]，并于 2013 年更新[4]。MPA，肉芽肿性多血管炎 (granulomatosis with polyangiitis, GPA)，及嗜酸性肉芽肿性多血管炎 (eosinophilic granulomatosis with polyangiitis, EGPA)（之前被称为 Churg-Strauss 综合征）与 PAN 的根本区别在于前三者的病理中都有小血管受累，而 PAN 却无此表现。

　　至今在描述不同类型的血管炎时，仍然存在许多混淆。这里有必要特别指出，当回顾那些以往被

表 95-1　结节性多动脉炎 ACR 分类标准

体重下降 ≥ 4 kg

网状青斑

睾丸痛或触痛

肌痛、肌无力或下肢压痛

单神经或多神经病变

舒张压 > 90 mm Hg

血尿素氮或肌酐升高

乙型病毒肝炎

动脉造影异常

中小动脉活组织检查见多形核中性粒细胞

对于显微镜下多血管炎使用该标准有时是错误的

Criteria sometimes used erroneously for microscopic polyangiitis. From Lightfoot RW，Michel BA，Bloch DA，et al：The American College of Rheumatology 1990 criteria for the classification of polyarteritis nodosa. *Arthritis Rheum* 33：1088-1093，1990.

诊断为 PAN 的患者时，目前的临床特征也许显示为其他类型的血管炎，例如 MPA 或 GPA。为了合理命名不同类型的血管炎，欧洲药品管理局（European Medicines Agency，EMA）给出了一个推导法，有助于将那些有系统性中小血管受累的原发性系统性血管炎患者进行分类[5]。该推导使用决策树方法，实际上将 PAN 置于树的底部[5]。换而言之，患者将被首先考虑为其他任何类型的血管炎，只有在没有做出别的诊断时，才考虑诊断为 PAN。也许这看起来是一种相当负面的做法，但以往 PAN 被优先于其他诊断而被过度使用，实际上 PAN 的真实发病率和患病率相当低。

MPA 比 PAN 更为常见，但 ACR 分类标准中却没有 MPA（它被视为 PAN 的一部分）。而在 CHCC 定义中，PAN 和 MPA 被作为两个独立的类型。因此，EMA 推导法尤其有用。PAN 和 MPA 在发病机制、器官受累、复发倾向、预后等方面均有显著差异[6]。在 CHCC 定义中，PAN 是一个中血管病；而 MPA 则主要是一个包括肾小球肾炎和肺毛细血管炎在内的小血管病[2]。

如果患者被诊断为抗中性粒细胞胞浆抗体（antineutrophil cytoplasm antibody，ANCA）相关的血管炎或 PAN，可以用 EMA 推导法对他们进行评估。在此推导法中，PAN 被视为一种除外性诊断。首先判断患者是否满足 Lanham[7] 或 ACR 标准[8] 的 EGPA。如果是，患者即被分类为 EGPA。否则，下一步应借助组织学的直接证据，或特征性标

记物和 ANCA 阳性，来判断他们是否符合 ACR 标准或 CHCC 定义的 GPA[2,9]。如果符合，将被分类为 GPA。否则，继续向下推导来判断患者是否符合 MPA[2]。判断的依据是组织学显示小血管炎或肾小球肾炎且无 GPA 特征性标记物，或是肾小球性肾炎的特征性表现且 ANCA 阳性。只有当 EGPA、GPA 和 MPA 都被排除后，患者才有可能被诊断为 PAN。按此推导法，如要符合 PAN 的定义，患者必须有与之相一致的组织学或血管造影特征。如果患者不符合上述所有条件，则认为其属于未定型。最初由一些血管炎方面的专家对个案报道进行评估来验证这一推导法，事实上，这些个案中的每个患者都被归类为某种血管炎，而没有任何病例被列作未定型。这也许并不能反映临床实际情况，因为有的患者重叠患有不同类型的血管炎，而有的患者血管炎表现并不完全。最近已有血管炎分类与诊断检测方面的专案组开始着手解决这一重要问题[10-11]。

法国血管炎研究组（the French Vasculitis Study Group）提出了一套用作诊断的预测指标（表 95-2）[12]。这些指标是从 949 名血管炎患者（含 262 名 PAN 患者）中得出的，而非来自未分化患者。因此，这实际上是另一种形式的分类标准。

当在一个器官或多个系统中出现非特异性全身症状和缺血性症状时，应警惕系统性血管炎的可能。典型情况下，PAN 常表现为如发热、消瘦、肌痛等非特异性症状，并发缺血或梗死造成的单个或多器官表现。最常见的器官表现是多发性单神经炎等神经疾

表 95-2　结节性多动脉炎的预测指标

项目	PAN 阳性预测	PAN 阴性预测
乙型肝炎血清学阳性	+	
动脉造影异常	+	
单神经病变或多神经病变	+	+
抗中性粒细胞胞浆抗体阳性		+
哮喘		+
耳、鼻、喉体征		+
肾小球病		+
冷球蛋白血症		+

PAN，结节性多动脉炎

Modified from Henegar C，Pagnoux C，Puéchal X，et al：A paradigm of diagnostic criteria for polyarteritis nodosa：analysis of a series of 949 patients with vasculitides. *Arthritis Rheum* 58：1528-1538，2008.

病、皮肤损伤、肠系膜缺血性腹痛、肾梗死。缺血性睾丸炎造成的睾丸痛是 PAN 的特征表现，但较少发生。一些患者可能是因肠、肝、脾、胰梗死造成的需要外科手术的急腹症而来就诊。心肌梗死、缺血性心肌病、视神经缺血和女性生殖道缺血性并发症也有可能出现，但较罕见。近年来，通过回顾血管炎的皮肤受累，提出了一套新的疾病定义，在血管炎的皮肤病学形态部分进行了更详细的阐述。

流行病学

PAN 的流行病学已随时间发生了变化。有效的乙型肝炎病毒（hepatitis B virus，HBV）免疫计划，改善的 HBV 血液筛查，以及血管炎的定义和分类上的主要变化，使得 PAN 的发病率显著降低。在 1994 年 CHCC 定义之前，统计 PAN 的发病率和患病率时是包括 MPA 的。在一项对欧洲三个地区 PAN 发病率比较的研究中，这一因素的影响显得尤为突出：以 ACR 标准为每百万人 4.4 ~ 9.7，而以 CHCC 定义则为每百万人 0 ~ 0.9[13]。

按照 ACR 标准，在欧洲和美国，PAN 的发病率为每百万人 2 ~ 9[14]。在科威特[15] 则有更高发病率的报道，为每百万人 16（按 CHCC 的定义）。在一份阿拉斯加地方性乙肝报告中，发病率为每百万人 77，尽管其仅基于 13 个 HBV PAN 病例（这是一项早于 ACR 标准或 CHCC 定义之前开展的研究）[16]。PAN 的患病率，按照 ACR 标准，在西欧为每百万人 31 ~ 33[17-19]；按照 CHCC 定义，在德国为每百万人 2 ~ 9[20]。澳大利亚的一项小规模研究，对同一地区在 1995 年至 2005 年间不同类型血管炎的发病率和患病率进行了评估，认为 PAN 的发病率从每年每百万人 2.3 下降至每年每百万人 1.1[21]。

2009 年的一项研究评估了不同类型血管炎患者的发病率和存活率，估算 PAN 的发病率为每年每百万人 0.9（0 ~ 1.7）。这与 GPA 和 MPA 的发病率（每年每百万人 9.8 ~ 10.1）相比，相差约有 10 倍[22]。

PAN 可以发生于任何年龄，但诊断时通常为 40 ~ 60 岁，无明显的性别差异[19]。一项在法国进行的多民族人口统计表明，欧洲裔患者 PAN 患病率更高[18]。儿童期 PAN 较成人期 PAN 更少见，且死亡风险较低（在 52 名随访 6 年以上的儿童中为 3.8%），但有出现严重并发症的风险，包括高血压和脑神经麻痹[23]。

一项对 133 例初诊为患有 PAN 的儿童进行的研究发现，在过去的 25 年内，发病率下降[24]。有趣的是，其中 9 例患儿被重新归类为腺苷脱氨酶 2（DADA2）缺乏，而非童年时发病的 PAN[50]（见后文）。约 1/3 的患儿至少有 1 个地中海热（MEFV）基因突变，提示这些患儿实际上存在一种家族性地中海热。

病因和发病机制

PAN 常与乙型肝炎的感染相关[25]。HBV 相关的 PAN 的发病率随 HBV 感染率而变化，其比例曾占诊断为 PAN 的患者的 7% ~ 38.5%[18,26]。近年来，得益于 HBV 预防接种和对血液制品筛查的改善，HBV 相关的 PAN 的患病率已有降低[18,27]。1% ~ 5% 的 HBV 感染者会发展为 PAN[16]，这意味着与相应的非感染人群相比，他们的患病风险大约高出 1000 倍[14]。相比之下，在 HBV 感染高发的阿拉斯加地区，由于母婴垂直传播，HBV PAN 的发病率逐年升高（每百万人 77）[16]。确切的 HBV 感染还可通过血液制品、静脉注射毒品、性接触等发生。对血液制品进行 HBV 筛查和针对 HBV 的大规模预防接种已成功降低了 HBV PAN 的发病率。如来自法国患者的数据显示，因 HBV 感染导致 PAN 的比例已经从 20 世纪 70 年代的 38.5% 下降到 1997—2002 年间的 17.4%[28]。

在 HBV 相关的 PAN 中，血管炎可能的发病机制包括病毒复制或免疫复合物沉积介导的血管直接损伤。免疫复合物沉积导致补体级联活化，形成炎症反应，继之损伤血管内皮。血管炎通常发生于 HBV 感染后的最初几个月，并可能是这一感染的最早表现。治疗策略的有效性也是 HBV 和免疫复合物致病理论的支持点，即用抗病毒疗法去除 HBV，血浆置换清除免疫复合物后治疗有效，而不需长期使用免疫抑制[28,29]。

有研究[30] 报道了 31 名丙型肝炎病毒（hepatitis C virus，HCV）相关的血管炎的患者，按照 ACR 标准和 CHCC 定义，这些患者被诊断为 PAN。这组患者约占 HCV 血管炎患者的 1/5，但与其他 HCV 血管炎患者相比，他们的发热、消瘦、严重高血压、胃肠道受累、严重急性感觉 - 运动多发性单神经病变、肾和肝微动脉瘤，以及 C 反应蛋白升高的发生率更高。

相比之下，这组患者的治疗反应也更好。

对于其余的 PAN，病因不明。遗传、感染、环境因素都被认为有重要作用，但尚无确切证据[13]。然而，一项对6个家系中多成员感染的外显子测序的研究显示，DADA2 的隐性功能缺失突变与此有关，这已成为儿童血管炎日益关注的领域（见后文）[31]。

免疫抑制治疗特发性 PAN 有效，提示有免疫机制参与。在特发性 PAN 中，免疫复合物的作用尚不清楚。有证据表明有血管内皮功能障碍，炎症细胞因子升高，以及黏附分子的表达增加。炎性损伤多发于易形成湍流的血管分支处。损伤后的中小动脉出现局灶性和节段性坏死性炎症。炎症导致血管内膜增生、血栓形成，从而使这些血管供应的器官或组织缺血、梗死。

一些病例报道了患有毛细胞白血病的患者 PAN 的发病过程[32,33]。其中大多数患者在 PAN 发生前已接受了脾切除术。毛细胞白血病与 PAN 之间可能的相关性机制是，肿瘤细胞和内皮间产生了抗体交叉反应，肿瘤细胞对内皮直接损伤，以及局部产生的促炎细胞因子触发了血管壁损伤[33]。

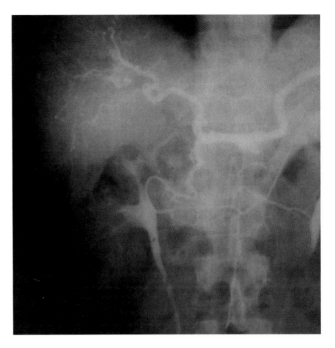

图 95-1 结节性多动脉炎患者的腹腔干造影，肝血管上可见小动脉瘤及紊乱的血管形态

病理特征

由于该病的临床表现复杂多样，故拟诊时需对不同部位进行活组织检查。采样应在病史或体格检查确定受累部位后进行。如有肌肉、外周神经、肾、睾丸和直肠受累，则可为诊断提供良好的依据。但皮肤受累和皮肤活组织检查阳性不能作为系统性受累的依据[34,35]（参见"皮肤型结节性多动脉炎部分"）。

中动脉活组织检查显示"局灶性、节段性"全层坏死性炎症[35,36]（图 95-1）。如果有任何临床或实验室检查显示小血管受累，应展开进一步评估，因为这可能意味着是其他类型的血管炎，如 MPA[37]。

炎症病变多发于血管分叉处。PAN 常出现炎症、瘢痕与正常的血管壁并存的特征性病灶。急性炎症区常有多种细胞浸润，包括淋巴细胞、中性粒细胞、巨噬细胞和嗜酸性粒细胞。动脉瘤可以出现在活动性病变中，这也就是为什么从形态上称之为"结节状"（图 95-2）。其他区域的增生性瘢痕可以导致血管狭窄[34-38]。

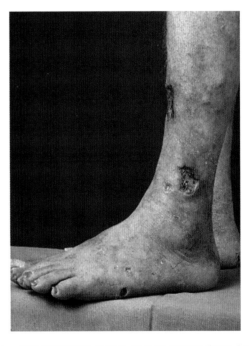

图 95-2 皮肤型结节性多动脉炎患者的破溃青斑（Courtesy Professor Sunderkoetter，Department of Dermatology，University Hospital of Muenster）

临床特征

PAN 可出现在任何年龄，但典型的发病年龄在 40～60岁之间，无显著的性别差异。由于 PAN 的

症状也会出现在其他多种疾病中，因此诊断很难。表95-3 总结了 PAN 的临床表现。若出现非特异性全身症状，如发热、消瘦、关节和肌肉痛（在 65% ~ 80% 的 PAN 病例中发现），以及单个或多器官缺血性症状时，将增大诊断为系统性血管炎的可能性 [19,38]。器官特异性表现可能出现在发病时，也可能出现疾病进展过程中，即数月数年后累及相应器官后出现。可能是单一器官受累，也可能是多系统病变 [39]。瑞典的一个系列报道显示，发病时最常见的临床表现为神经系统（55%）、皮肤（44%）、腹部（33%）、肾（11%）受累表现 [19]。一项对 20 世纪 60 年代以来诊断 PAN 的 348 例患者进行的回顾性研究发现 [40]，患者确诊时的平均年龄为 51 岁，最常见的症状，在超过 90% 的病例中是全身症状、79% 是神经病学特征、50% 是皮肤受累、36% 是腹部受累、35% 是高血压、66% 是肾动脉微动脉瘤、70% 是组织学上证实为 PAN。其中，123 例 HBV 相关 PAN 患者，与其余的 225 例非 HBV 相关 PAN 患者相比，更可能发生周围神经病变、腹痛、心肌症、睾丸炎、高血压。经过 6 年的随访，PAN 复发率为 22%（非 HBV PAN 为 28%，HBV PAN 为 11%）。死亡率总体上为 25%（非 HBV PAN 为 20%，HBV PAN 为 34%）。在 HBV PAN 患者中，5 年无复发生存比例更高（非 HBV PAN 为 59%，HBV PAN 为 67%）。因此，非 HBV PAN 有更高的死亡率，尤其老年患者。此外，有皮肤表现的患者的死亡率更高。

临床评价

对于疑似血管炎的患者，需详细询问病史并进行全面体格检查，以辨别潜在的受累器官。推荐使用伯明翰血管炎活动性评分（Birmingham Vasculitis Activity Score，BVAS）[41] 评估该病的重要临床特点，引导进一步检查，并用于指导制订治疗方案。表95.3 列出了典型的临床特点，用于评估疑似 PAN 的患者。在随访中，高达 23% 的病例可能会出现新的疾病表现 [42]，因此强调需要对所有的患者进行定期复查和评估。

实验室检测

PAN 无特异的实验室检测，但有些检验可支

持诊断、识别可能受累的器官及排除备选诊断（表95-4）。

影像学检查

传统的荧光血管造影一直是首选的影像学检查（图 95-1）。但它正日益被损伤更小、更安全的技术所代替，例如计算机断层扫描（computed tomography，CT）或磁共振（magnetic resonance，MR）血管造影。典型的检查结果是，常见于肾和肠系膜动脉的多发小动脉瘤、血管扩张以及中等血管的局灶性闭塞。据报道，在疑似血管炎的患者中行传统的血管造影检查，敏感度高达 89%、特异度高达 90% [43]。MR 或 CT 血管造影虽然比传统血管造影损伤更小，但在显示微动脉瘤方面敏感性要差 [44]。

MR 和 CT 血管造影的绝对优势在于能够显示肾的梗死区域和其他潜在的病变。在高度怀疑 PAN，并已进行了 CT 或 MR 血管造影检查的情况下，仍有必要进行传统的血管造影。多普勒超声可识别 PAN 相关的肾和肝的动脉瘤 [44]。普通胸片可用于排除其他疾病，如其他可能使肺部受累的血管炎和感染。

儿童中的结节性多动脉炎

已有报道儿科的多动脉炎病例，与成人相比诊断的确定性较低。一项对 110 名，平均年龄 9 岁，男女比例相等，最初被诊断为儿童 PAN 患者的研究显示，最后只有 57% 的患者被诊断为系统性 PAN，1/3 为皮肤型 PAN，5% 为典型的乙肝表面抗原相关的 PAN，8% 为 ANCA 阳性 MPA [46]。

对印度的 15 例儿童 PAN 病例的系列报道 [47]，描述了所有患者有长期发热、严重肌痛、皮肤受累和急性期反应物升高。常见高血压（93%）和周围神经病变（46%）。外周坏疽伴溃疡 9 例，网状青斑 6 例。无肾、肺或睾丸受累。皮肤活检标本显示中血管坏死性血管炎。

最近，有关 133 例儿童 PAN 患者的研究也证实了其与成人发病的差异。60.5% 的患儿有发热，器官受累情况分别为：皮肤 81%，肾 41%，神经 32%，肠道 24%，心脏 8%，肺 5% [24]。比较了法国血管炎患者登记册中，儿童与成人发病的 PAN 和皮肤型 PAN [48]，发现成人和儿童的严重程度相似。儿童多发

表 95-3　结节性多动脉炎中的器官受累表现

系统	注释	频率	文献
一般表现	发热和消瘦（当前和以往）	＞ 90%	40
骨骼肌	关节炎、关节痛、肌痛或肌无力；当肌肉受累时，肌肉可作为一个有价值的活组织检查部位	24% ~ 80%	19，28
皮肤	紫癜、结节、网状青斑、溃疡、大疱或水泡状皮疹、节段性皮肤水肿	44% ~ 50%	19，40，125-126
心血管系统	心肌缺血、心肌病、高血压	35%	28，35，40
耳、鼻、喉	无受累。鼻结痂、鼻窦炎及听力下降提示可诊断为其他疾病，例如肉芽肿性多血管炎等	无	
呼吸系统	PAN 中未见肺受累；异常的呼吸系统检查结果提示可诊断为其他疾病	无	
腹部	疼痛是肠系膜动脉受累的早期特征。进行性受累可导致肠、肝、脾的梗死、肠穿孔；动脉瘤的破裂出血。较不常见的表现还有局部缺血或梗死造成的阑尾炎、胰腺炎或胆囊炎 当出现腹部压痛、腹膜炎、直肠检查出血时，应进行评估。	33% ~ 36%	19，40
肾	许多病例中发生肾动脉受累的血管炎，但不常引起临床特征。它可表现为肾损害、肾梗死、肾动脉瘤破裂。肾小球缺血可导致轻度蛋白尿或血尿，但因无肾小球炎症故无红细胞管型。如果有肾小球肾炎的证据，则须考虑其他诊断，如显微镜下多血管炎或肉芽肿性多血管炎。高血压是肾缺血的一种表现，肾缺血是由肾素血管紧张素系统的激活引起的	11% ~ 66%	19，40
神经系统	感觉症状先于运动缺陷的多发性单神经炎。中枢神经系统受累的频率较低可有脑病、癫痫、卒中	55% ~ 79%	19，40
眼	视觉障碍、视网膜出血、眼缺血	少见	28，35
其他	乳房或子宫受累少见；缺血性睾丸炎导致的睾丸痛虽不多见，但却是特异性表现	少见	127，128

PAN，结节性多动脉炎

性单神经炎较成人少，复发多。相比之下，与成人相比，皮肤型 PAN 儿童期发病时紫癜和肌痛较少。

对比来自英国和土耳其这两个国家的儿童期发病的成人患者，其临床特点和结局相似，病死率为 13% ~ 15%[49]。

腺苷脱氨酶 2 缺乏（DADA2）等自身炎症性疾病引起儿童血管炎

DADA2 是一种罕见的单基因血管病变，常见于低龄儿童，临床表现多样，从发热、皮肤血管炎（网状青斑）到早发脑卒中、周围血管病变、胃肠道受累、免疫功能低下等。由于系统病变和血管病变并不总是存在于儿童时期，因此一些成人患者也可首次出现[50]。这被认为是模拟 PAN，在回顾以往的诊断病例时，发现了一些被误诊为是 PAN 的 DADA2 病例。

DADA2 是一种常染色体隐性遗传病，由 ADA2 酶的功能缺失突变引起。它在 2014 年被描述和基因定位[51]。ADA2 在髓系细胞中高表达，由活化的单核细胞、巨噬细胞和树突状细胞产生[52]。ADA2 的缺失与单核 - 巨噬细胞向 M1 型巨噬细胞极化有关，而巨噬细胞向 M1 型巨噬细胞极化可促进炎症反应和组织损伤[53]。体液免疫低下常见，低免疫球蛋白水平增加了细菌感染的风险。其他细胞减少症也有报道，包括纯红细胞增生。

由于病例数少，这种罕见的单基因疾病的治疗具有挑战性。用于治疗 PAN 的糖皮质激素、免疫抑制剂，以及造血干细胞移植都已被使用，但没有对照研究[54]。

其他较新发现的，在婴儿期和儿童期模拟 PAN 的自身免疫性疾病，包括干扰素功能增益基因（STING）、与婴儿发病有关的血管病变（SAVI）和

表 95-4　对疑诊结节性多动脉炎的患者的调查

检验	支持诊断为 PAN	支持备选诊断	注解
C 反应蛋白升高	+		支持全身性炎症
ESR	+		支持全身性炎症
血肌酐升高	±	±	通常情况下尿检无血尿或蛋白尿，血肌酐升高，可能提示肾脏缺血或梗死。大量蛋白尿或血尿（尤其是红细胞管型）则不是 PAN 的特征，应考虑肾小球疾病
肝功能异常	+		考虑肝炎，或 HBV，或由 PAN 影响肝动脉造成的缺血性肝炎
HBV 阳性	+		在 HBV PAN 中出现
贫血	+		慢性炎症造成或由于胃肠道出血引起
ANCA 阳性		+	阳性 ANCA 提示其他备选类型的血管炎，如多血管炎肉芽肿或 MPA
肌酸激酶升高	±	±	无论任何肌群受累，肌酸激酶正常或轻度升高
血培养		+	为排除心内膜炎或其他类似传染性疾病的血管炎
HCV 和冷球蛋白阳性		+	HCV 与 PAN 的皮肤局部表现相关，但典型情况下，它与冷沉球蛋白血症有关的小血管血管炎相关
类风湿因子和 ACPA 阳性		+	为排除类风湿关节炎，特别是在以关节炎为主要表现的患者中
ANA 和抗 dsDNA 阳性		+	在有与 SLE 或其他结缔组织病相一致的临床特征的患者中
HIV 阳性		+	

ACPA，抗瓜氨酸化蛋白抗体；ANA，抗核抗体；ANCA，抗中性白细胞胞浆抗体；dsDNA，双链 DNA；ESR，红细胞沉降率；HBV，乙型肝炎病毒；HCV，丙型肝炎病毒；HIV，人类免疫缺陷病毒；MPA，显微镜下多血管炎；PAN，结节性多动脉炎；SLE，系统性红斑狼疮

Modified from Mukhtyar C, Guillevin L，Cid MC, et al：EULAR recommendations for management of primary small and medium vessel vasculitis. *Ann Rheum Dis* 68：310-317，2009.

A20 单倍子缺乏症（HA20）。SAVI 是由 TMEM173 的功能获得性突变引起的，6 例几个月大的患儿，出现全身乏力、溃疡性皮疹、皮肤梗死、间质性肺疾病[55]。HA20 是由编码 A20 蛋白的 TNFAIP3 基因功能缺失突变引起的，该基因是 NF-κB 通路的负调节因子[56]。HA20 表现为类似于白塞病的生殖器和（或）消化道溃疡、肌肉骨骼症状、皮肤受累[57]。

显微镜下多血管炎与结节性多动脉炎

法国血管炎研究组[12] 将 PAN 定义为 ANCA 阴性，其临床特点与 MPA 有显著不同。一项对 162 名 MPA 患者和 248 名 PAN 患者进行的比较研究显示，两者皮肤表现不同[47]。MPA 紫癜发生率更高（26%），而 PAN 仅为 19%。相反，PAN 更易出现荨麻疹（6%），而 MPA 仅为 1.2%。在 HBV 阴性的 PAN 患者中皮肤表现更为常见（54%），而在 HBV 阳性患者中则仅有 30%。然而，无论患有 MPA 还是 PAN，同样都应进行皮肤活组织检查（详见第 89 章 MPA）。

一项对 2217 例血管炎患者（16% 患有 PAN）进行的大规模队列研究，比较了 PAN 与 ANCA 相关性血管炎的长期预后[58]。PAN（2.47）的死亡率（每 100 人年）好于 MPA（3.84），但高于 GPA（1.97）和 EGPA（1.53）。

血管炎的皮肤学表现

皮肤是人体最大的器官。虽然它通常在不同形式的血管炎（包括 PAN）中受累，但它也可能是某种血管炎中唯一（或主要）涉及的器官。在拟诊皮肤损伤是否仅是尚未确定的多系统疾病的最明显表现，还是多器官疾病的一种有限形式，抑或是一种真正的孤立的单器官疾病时，总会有一定程度的不确定性。因

为这些疾病的定义尚不明确：例如，许多孤立性单器官皮肤血管炎通常被称为皮肤型结节性多动脉炎。2017 年，发表了一篇关于血管炎皮肤受累的综述[59]，这些有关皮肤血管炎的定义，允许我们分析哪些疾病主要或仅仅是皮肤病，哪些是皮肤作为多系统疾病的一部分。根据 Chapel Hill 会议提供的框架，《原发性系统性血管炎的定义》[4] 皮肤学修正案，对多系统血管炎的主要形式中的皮肤受累（或不受累）进行了

很好的总结，并简要描述了表现为血管炎的不同皮肤病[59]。表 95-5 改编自 2012 年 Chapel Hill 共识血管炎定义的皮肤学修正案，总结了多种血管炎的皮肤受累情况。

皮肤型结节性多动脉炎

皮肤型 PAN 是一种局限性慢性动脉炎，累及脂

表 95-5 皮肤受累情况（作为系统性血管炎的一部分或作为皮肤局限性血管炎或皮肤占主导地位的血管炎）		
CHCC 2012[a] 疾病名称	**系统性血管炎皮肤表现**	**皮肤限制性或皮肤显性变异**
大血管血管炎（LVV）		
大动脉炎	否	否
巨细胞动脉炎	罕见的皮肤外的动脉闭塞性血管炎可导致皮肤梗死，导致头皮坏死。很少会累及皮下或黏膜下层的小动脉	否
中型血管炎（MVV）		
结节性多动脉炎	急性小动脉炎或小动脉，表现为指动脉炎、紫癜和（或）伴有溃疡的皮肤结节。在一个亚组中，毛细血管后小静脉可能累及皮肤	大动脉炎累及盘状小动脉，延伸至真皮 - 皮下交界处的小动脉，但不延伸至毛细血管后小静脉
川崎病	否	否
小血管炎（SVV）		
显微镜下多血管炎	皮肤小血管（毛细血管后小静脉、小动脉、小静脉或小动脉）的血管炎，常伴有白细胞增生，且无肉芽肿性炎症	皮肤小血管（毛细血管后小静脉、小动脉、小静脉或小动脉）的血管炎，与 ANCA 相关，无皮肤肉芽肿性炎症和系统性血管炎
肉芽肿性多血管炎	皮肤小血管（毛细血管后小静脉、小动脉、小静脉或小动脉）的血管炎，常伴有白细胞增生和非血管外皮肤肉芽肿性炎症	皮肤小血管血管炎（MPA 谱），伴有非血管性血管外皮肤肉芽肿性炎症，与 ANCA 相关，但无嗜酸性粒细胞增多症，无哮喘史，无系统性血管炎
嗜酸性肉芽肿性多血管炎	皮肤小血管（毛细血管后小静脉、小动脉、小静脉或小动脉）富含嗜酸性粒细胞的血管炎，有时伴有白细胞增生和非血管外皮肤肉芽肿性炎症	皮肤小血管富含嗜酸性粒细胞的血管炎（光谱单位为 MPA），并伴有非血管性血管外皮肤肉芽肿性炎症，与 ANCA 和哮喘病史有关，但无系统性血管炎
抗肾小球基底膜病	否	否
冷球蛋白血管炎	与血清冷球蛋白（通常为 II 型和 III 型）相关的小血管（毛细血管后小静脉、小静脉或小动脉）白细胞破碎性血管炎	无系统性血管炎的皮肤冷球蛋白血管炎
IgA 血管炎（Henoch-Schönlein 过敏性紫癜）	皮肤毛细血管后小静脉和小动脉的白细胞破碎性 IgA₁ 显性血管炎，伴有血管 IgA 沉积	无系统性血管炎的皮肤 IgA 显性血管炎
低补体性荨麻疹性血管炎（抗 C1q 血管炎）	主要为毛细血管后小静脉的皮肤白细胞破碎性血管炎，伴有免疫球蛋白血管沉积，表现为持续性荨麻疹病变，可能存在抗 C1q 抗体	无系统性血管炎的低补体性血管炎（但常与其他系统性疾病相关，如 LE）

续表

表 95-5　皮肤受累情况（作为系统性血管炎的一部分或作为皮肤局限性血管炎或皮肤占主导地位的血管炎）

CHCC 2012[a] 疾病名称	系统性血管炎皮肤表现	皮肤限制性或皮肤显性变异
正常补体性荨麻疹血管炎	罕见	影响小血管的血管炎，伴有持续的荨麻疹病变，与正常补体和缺乏抗 C1q 抗体有关。它可能是中性粒细胞性荨麻疹皮肤病谱的一部分
可变血管性血管炎（VVV） 白塞病	以血管为基础的中性粒细胞反应，伴有白细胞增生和（黏膜）皮肤小血管炎，主要为小静脉和（或）血栓性静脉炎，与其他器官的血管炎有关	无系统性血管炎的 Behcet 病患者的（黏膜）皮肤血管炎
Cogan 综合征	盘状血管和真皮 - 皮下交界处的小动脉和真皮内的小血管的罕见血管炎	否
与系统性疾病相关的血管炎 例如，LE、类风湿关节炎、结节病等。	皮肤血管炎是系统性血管炎的一个组成部分。皮肤血管炎（SSV 或 MVV）的类型因潜在的系统性疾病而异	无系统性血管炎的皮肤血管炎
可能病因相关的血管炎 例如，药物、感染、败血症、自身免疫性疾病等	作为系统性血管炎组成部分的皮肤血管炎	无系统性血管炎的皮肤血管炎
皮肤单器官血管炎（SOV）不包括在 CHCC 2012 中 IgM/IgG 血管炎	否	皮肤 IgM- 或 IgG 显性 / 共显性白细胞增生性血管炎，多为毛细血管后小静脉，无全身受累或冷球蛋白
结节性血管炎（巴赞毛被红斑）	否	血管炎伴小叶性脂膜炎，多为脂肪小叶小血管（毛细血管后小静脉），很少为脂肪小叶小静脉和（或）结缔组织隔静脉或动脉的小血管或中血管，并伴有脂肪小叶小静脉和（或）结缔组织隔静脉或动脉的不同组合
丘疹性红斑	否	中性粒细胞性皮肤病和慢性局限性纤维化白细胞增生性血管炎（与单克隆丙种球蛋白病、血液病或 HIV 感染有关）
高丙种球蛋白血症性黄斑血管炎	否	复发性、短暂的小血管黄斑血管炎，伴有血管周围免疫球蛋白沉积（通常与多克隆高丙种球蛋白血症相关）

[a]CHCC 2012，2012 年修订的 Chapel Hill 国际共识会议

Adapted from Sunderkotter CH，Zelger B，Chen KR, et al.：Nomenclature of cutaneous vasculitis：dermatologic addendum to the 2012 Revised International Chapel Hill Consensus Conference Nomenclature of Vasculitides，*Arthritis Rheumatol* 70（2）：171-184，2018.

膜（中血管）和真皮 - 皮下组织交界处的小动脉和（或）微动脉。动脉炎可能累及或不累及邻近的骨骼肌和周围神经，但很少影响真皮内的小动脉或微动脉，根本不影响小静脉。鉴于其可累及皮肤下的肌肉和神经血管[60]，建议使用"肢体局限性血管炎"一词，但这一术语不能解释少数内脏有病变的患者[59]。

与全身性 PAN 不同，皮肤型 PAN 通常是一种更慢性的疾病。由于累及小动脉和（或）微动脉[61]，其特征性临床表现是青斑（例如，无规则不对称的"破溃青斑"或"网状青斑"，图 95-2）和有或无溃疡的皮内小结节（图 95-3）。如果疾病累及局部肌肉和神经外膜的血管，患者可能会出现神经病变和疼痛。皮肤

型 PAN 可能是一个误称，因为其临床表现可能更广泛；然而，优质证据表明，皮肤型 PAN 不会进展为经典或系统型 PAN[61-67]。

从病理学上讲，皮肤活组织检查无法区分系统型 PAN 和皮肤型 PAN[36]，但皮肤型 PAN 无小静脉受累是一个重要的区别。在一项对日本皮肤型 PAN 患者的回顾性研究中，随访了 22 例由组织学证实的皮肤血管炎患者，其中 32% 的患者有周围神经病变，27% 有肌痛，这提示需要修订当前的标准来区分皮肤型 PAN 与 PAN。有人指出这两种情况实际上是相互独立的，然而皮肤型 PAN 并不仅限于皮肤[60]。有一项对 16 名皮肤型 PAN 患者的回顾性研究发现，HCV 感染与皮肤型 PAN 相关，该研究中有 5 人感染 HCV[68]。

乙型肝炎病毒相关的结性多动脉炎

乙型肝炎血管炎发生在患有慢性乙型肝炎抗原血症的患者中，这些患者大多数有活动性肝病[25]。其表现有显著差异，有的表现为以皮肤受累为主的弥漫性小血管炎，有的表现为 PAN 中的典型大血管损害。临床症状几乎包括了血管炎的全部表现，从皮肤

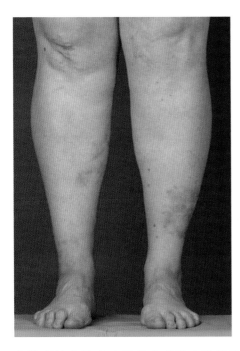

图 95-3　皮肤型结节性多动脉炎患者的皮肤溃疡和青斑（Courtesy Professor Sunderkoetter，Department of Dermatology，University Hospital of Muenster.）

紫癜及其他皮疹到腹痛、高血压、肾疾病及脑卒中。随着抗乙型肝炎免疫计划的完善，HBV 相关 PAN 逐渐变为一种越来越罕见的疾病。一项对 1972—2002 年间 115 例 PAN 患者的研究中[28]，联合使用糖皮质激素、抗病毒、血浆置换治疗，使 81% 的 HBV 相关 PAN 患者得到了缓解，继之有 10% 的患者复发，然而随后有 36% 的患者死亡。乙型肝炎抗体的血清转化与患者的完全缓解且无复发相关。在 ANCA 阴性患者中，主要死因是肠道受累。血浆置换不仅可以和糖皮质激素、抗病毒治疗一起控制疾病的发展，而且可以促进血清转化以预防乙肝病毒感染导致的长期并发症，如肝受累。

非乙型肝炎病毒相关的结性多动脉炎

法国血管炎研究组在研究治疗措施及结果时，将 PAN 与 MIP 的数据结合在一起，更加关注疾病临床表现的严重程度而不是疾病的类型。例如，有研究人员[69] 对 124 例新诊断 PAN 或 MPA 的患者的治疗效果进行了报道（依据预后五因素评分，没有不良预后因素时被评为治疗有效）。所有患者均使用糖皮质激素治疗，仅在复发时才加用硫唑嘌呤或环磷酰胺。其中 98 例患者只使用糖皮质激素即可获得缓解，但有 46 例复发；有 26 例患者在使用糖皮质激素进行初步治疗时病情未能得到控制；49 例需要加用免疫抑制。有报道称，使用硫唑嘌呤或环磷酰胺也有相似的有效率。因此，尽管没有预后不良因素，仅有约 50% 的患者可以单用糖皮质激素进行治疗。一项有关血浆置换的研究显示，对 62 例患 EGPA 或 PAN 的患者，在大剂量环磷酰胺和糖皮质激素冲击的标准治疗措施之后加用血浆置换，并没有取得更好的临床效果。实际上，在这项从 20 世纪 90 年代中期就开始的研究中，被认为患有 PAN 的患者，大多数可能患的是 MPA[70]。表 90-5 列出了非 HBV PAN 的治疗方案，该方案基于欧洲抗风湿病联盟（European League Against Rheumatism，EULAR）关于中小血管炎的诊疗指南[71]。

对于非 HBV PAN 患者的治疗，应当与预后五因素评分评定的疾病严重程度一致。对五因素评分值至少为 1 的患者使用糖皮质激素和环磷酰胺进行积极免疫抑制治疗[72]。

表 95-6　对非乙型肝炎病毒相关的结节性多动脉炎行环磷酰胺和甲泼尼龙冲击治疗

阶段	用药	剂量	途径	频率	持续时间
诱导	环磷酰胺	每次 15 mg/kg	静脉输注	每 2 周输注 1 次 ×3 次，之后每 3 周输注 1 次 × 3 ~ 6 次	3 ~ 6 个月
诱导	泼尼松龙	1 mg/kg 至 60 mg/d	口服	服用 4 周，之后减至 15 mg/d 服用 3 个月，之后进一步减至 10 mg/d 服用 6 个月	6 个月
维持	硫唑嘌呤	2 mg/(kg·d)	口服	每日	18 ~ 24 个月，之后停药
维持	泼尼松	7.5 mg/d	口服	每日	18 ~ 24 个月，之后减量

预后

　　在诊断后第一年内死亡的患者中 58% 至 73% 是病情未控制的血管炎患者[72-74]。早期诊断和初始治疗可以改善 PAN 的预后。非 HBV PAN 患者中，7 年存活率为 79%。相比之下，HBV 相关的 PAN 的 5 年存活率为 72.5%。这与 ANCA 相关性血管炎的存活率相近[75]。与非 HBV 相关 PAN 相比（复发率为 19.4% ~ 57%），HBV 相关的 PAN 的复发率较低（< 10%）[28,72]。延误诊断（> 3 个月）会增加复发风险但并不影响死亡率[76]。经皮质激素、抗病毒和有限的血浆置换治疗，仅有不到 50% 的患者的血清可以转化，即从乙型肝炎 e 抗原阳性到 e 抗体阳性（即去除活动性感染）[28]。

　　一个预后评估工具，可以有效区分预后风险高或低的 PAN 患者。这个简单的临床评分（5 因素评分）在诊断时进行，由以下 5 个指标组成：蛋白尿（> 1 g/d）、血肌酐（> 1.58 mg/dl）、胃肠道受累、中枢神经系统病变、心肌病变[77]，每项占 1 分，分数越高者，其 6 年生存率就越低（0 分的生存率为 86%，1 分为 69%，2 分及以上为 47%）[77]。也可采用伯明翰血管炎活动性评分（Birmingham Vasculitis Activity Score），描述疾病活动度，预测死亡率[41,72]。有资料显示，诊断时的年龄较大，对于第一年及其后五年的存活率来说，是一项重要的不利因素[73,78]。

　　最近，一项对于 118 例预后良好（五因素评分 = 0）的 PAN 或 MPA 患者进行的研究表明[79]，经过 8 年以上的随访，在 88% 的患者中，单用糖皮质激素治疗，其死亡率（5 年时为 93%，8 年时为 86%）优于 GPA；18% 的患者需要额外的免疫抑制治疗，随

访期间上升到 47%。

Cogan 综合征

　　Cogan 综合征（Cogan's Syndrome）[80] 是一种罕见的血管炎，中位发病年龄为 25 岁[81,82]。75% 以上的患者会在起病后的 4 个月内出现眼发红、疼痛和（或）听力下降。大多数患者不会出现系统性血管炎，然而，约 12% 的患者会出现主动脉炎和动脉瘤或主动脉瓣关闭不全[83]。不典型的 Cogan 综合征会出现间质性角膜炎以外的眼部表现，这些不典型的眼部表现包括巩膜外层炎、巩膜炎、虹膜炎、葡萄膜炎及脉络膜视网膜炎。此外，不典型的 Cogan 综合征主动脉及其他系统性表现的发生率也较高[84]，预后相应较差。眼部症状包括畏光、发红及局部刺激感。听觉前庭症状多在发病时突然出现，表现为部分或完全的听力丧失（多为双侧）、眩晕及共济失调。虽然眩晕及共济失调会随着时间有所改善，但听力丧失很少恢复到完全正常。大约 50% 的患者会出现系统性表现，包括体重下降、发热、淋巴结肿大、肝脾大及皮疹。主动脉病变是 Cogan 综合征最严重的表现，是该病患者的主要死因。主动脉受累的表现可在眼部及听觉前庭症状出现后的数月或数年内出现。少数患者会出现广泛分布的血管炎，如紫癜和坏疽[85]。

病理

　　大血管病变表现为急慢性混合炎症，通常在内弹力层尤其突出。多数病变是含有中性粒细胞、嗜酸性粒细胞、单核细胞及纤维化的渗出物，偶然也会发现

含有巨细胞的肉芽肿。

临床特征

由于没有特异的血清学标记物，Cogan 综合征的诊断完全依赖于临床特征，以及一些组织学异常，并且在除外其他疾病后得出。大多数患者在疾病的急性期会出现白细胞增多、贫血、血小板增多及血沉增快。主动脉炎的患者在行超声心动图或磁共振成像检查时，可发现主动脉根部扩张及主动脉瓣关闭不全。少数病例报道，Cogan 综合征中存在自身抗体，例如抗内皮细胞抗体 [85]、抗髓过氧化物酶（myeloperoxidase，MPO）抗体 [86]，但这些抗体的作用尚不明确。最近有报告表明，热休克蛋白（heat shock protein，HSP70）抗体在典型的 Cogan 综合征患者中非常常见（> 90%），但在非典型病例中却不太常见（17%）[87]。

治疗

目前尚无针对这种少见病的治疗方案的前瞻性研究。间质性角膜炎通常对局部应用糖皮质激素治疗有效。专家们用大剂量糖皮质激素治疗急性听觉前庭症状，通常在 1 个月内即可显示治疗有效，或因抵抗而根本无效。细胞毒药物 [88]、甲氨蝶呤 [89] 及环孢素 [90] 也被用于治疗这一情况。该病的病程差异较大。有些患者只有一次发作，此后不再出现疾病活动。更为典型的病程是数月至数年内患者症状可反复加重或缓解。实际上，大多数患者都会出现永久的听力受损，近一半的患者完全失聪。然而，只有少数患者会出现永久视力受损 [91]。

在疾病早期，行人工耳蜗植入术可使患者恢复部分听力 [92]。必要时可进行主动脉瓣置换及主动脉瘤的外科修补手术，但是，同治疗大动脉炎时一样 [93]，外科手术期尽可能保持疾病不活动。

Buerger 病

Buerger 病（Buerger's Disease），亦称为血栓闭塞性脉管炎，它是一种炎性血管闭塞性疾病，主要累及青年男性吸烟者的下肢，女性及年长者亦可受累 [94]。其平均发病年龄为 35 岁。烟草，尤其是香烟，在该

病中的作用明确，但发病机制尚不清楚。尚未发现与该病有关的人类白细胞抗原 [95]。有报道称，某些患者出现了抗胶原、弹性蛋白及层粘连蛋白的抗体 [96-97]。也有研究显示，在疾病活动期的患者中发现了高水平的抗内皮细胞抗体，而缓解期的患者则并无相应发现 [98]。亦有研究称，针对 MPO、乳铁蛋白及弹性酶的 ANCAs 与病情严重性相关 [99]。最近，更有研究报道了该病与牙周病、抗心磷脂抗体的相关性 [100]。

病理

在大多数病例中，Buerger 病局限于四肢远端的小动脉及小静脉。然而也有很多内脏动脉受累的报道，包括冠状动脉、肺动脉及肠系膜动脉。病理表现为多形核白细胞及淋巴细胞透壁浸润，而内弹力层完好 [100]。该病血栓形成倾向突出，在血管壁及周围组织中可见微脓肿。浸润细胞多为 CD3+ T 细胞，据报道称 CD68+ 巨噬细胞和树突细胞在疾病活动期亦有增加 [101]。

临床特征

典型 Buerger 病的表现通常以双下肢的疼痛和缺血症状起病，但也可以上肢为首发部位。起病时症状可能比较轻微，仅在遇冷时出现感觉异常或疼痛。然而大部分患者病情进展迅速，出现伴有缺血性肢痛（跛行）、指端发绀、裂片状出血和血疱。患者常发生指端溃疡，尤其是在轻微外伤以后出现 [102]。该病的症状一般从肢体远端开始，指趾末端症状较重。发病后数年内，病变区域倾向于向近段较大的血管发展。然而，下肢近端的跛行并不常见。大约有 1/3 的患者会出现浅静脉炎，它也可能成为首发症状。该病血管造影的特征性表现包括指动脉、掌动脉、跖动脉、尺动脉、桡动脉、胫动脉及腓动脉区域内多发的双侧狭窄及闭塞。闭塞血管周围的小侧枝血管常呈螺旋形。较近端的病变与动脉粥样硬化性血管闭塞相似。尽管这些表现很典型，但都缺乏特异性。在缺乏病理证实的情况下，该病须与以下疾病相鉴别：早期动脉粥样硬化、高黏滞综合征、硬皮病及其他风湿性疾病、大动脉炎、栓塞性疾病（包括胆固醇栓子及心房黏液瘤等）、麦角中毒和胸廓出口综合征。

治疗

最重要的治疗是戒烟。对于烟瘾严重而难以戒除的患者，可短期使用尼古丁替代品[103]。

保护受累的肢体，使之免受外伤和寒冷。对于溃疡及蜂窝织炎，通常需要应用抗生素及处理创口。有报道称，应用钙通道阻滞剂和己酮可可碱对某些患者有帮助，而非全部患者均有效。同样，交感神经切除术的长期疗效似乎极为有限或根本没有，故通常不作推荐[104]。两个大样本随机对照研究显示，对于静息痛或缺血性溃疡患者，静脉注射前列环素有效[105]且疗效优于服用阿司匹林[106]，也优于腰交感神经切除术[104]。一项对于13例患者进行的开放性研究显示，戒烟与静脉注射前列环素相结合治疗有效[107]。另有一些小样本开放性研究显示，骨髓间充质干细胞、碱性成纤维细胞生长因子、粒细胞集落刺激因子对小腿溃疡和缺血的患者有效[108-111]。包含26例Buerger病患者的系列报道表明，自体骨髓单核细胞移植治疗效果良好，在4年的随访中，与16例无治疗的空白对照组相比，无截肢率从6%提高到95%[112]。肝细胞生长因子对22例外周血管疾病患者治疗有效，其中8例为Buerger病[113]。

据一项大样本开放性外科研究报道，网膜移植术可以改善90%的严重缺血并发症[114]。

在44例患者中，血管内血运重建术治疗严重肢体缺血成功率超过80%[115]。

继续吸烟的患者约有一半需要截肢，而且随着越来越多的近段血管受累，往往需要进行多次手术[116]。如果停止吸烟，大部分患者病情可保持稳定，只有少数需要截肢。然而，缺血的肢体可多年存在疼痛和溃疡。

Susac 综合征

Susac 综合征（Susac's syndrome）也是一种少见的病变，从儿童至老人均可发病[117-119]。

其病因尚不清楚。常以突发的感音神经性听觉丧失起病，伴脑病和视网膜动脉分支阻塞[117]。

需与Cogan综合征、GPA相鉴别。发病机制可能是内皮细胞病变而不是真正的血管炎。然而，有报道称免疫抑制剂、糖皮质激素、细胞毒药物对一些患者治疗有效，但缺乏对照试验[118]。诊断主要依据临床表现，并且除外其他疾病[119]。其预后多样，一些患者的听力可部分恢复[120]。抗内皮细胞抗体最近被报道与该病有关[121]。

病毒感染所致的血管炎

目前最常见的病毒相关性血管炎是丙型肝炎病毒相关性冷球蛋白血症（见第96章）。大多数冷球蛋白血症患者都伴有丙型肝炎（见第91章）。这些患者应用免疫抑制剂治疗仅能获得中等疗效。很多患者死于血管炎或是肝病变。有研究报道[30]，对于72名接受联合抗病毒治疗的患者。患者对于α-干扰素和利巴韦林联合治疗反应良好，然而40%的患者需要使用糖皮质激素类，12%需要血浆置换，6%因严重并发症需要使用免疫抑制剂治疗。死亡率略高于10%。在一个类似的队列中，尽管病毒被根除，循环冷球蛋白在20%的患者中持续存在，11%的患者出现严重复发。人免疫缺陷病毒感染导致的血管炎将在第120章讨论。尽管微小病毒B_{19}感染后最常见的风湿病表现是关节炎（见第121章），但是一些慢性微小病毒B_{19}感染的儿童，其表现类似于PAN。由于相关报道较少，尚不清楚，儿童感染率高，病毒感染是合并表现还是引起血管炎的原因[123]。

感染和血管炎

关于感染与血管炎间的关系，仍有许多猜测。这些生物是直接导致了血管炎，还是仅起到了触发作用？该生物现在、最近、以往存在的证据，是否足以证明它在疾病的发生或传播中发挥了关键作用？血管炎及其治疗是否改变了组织结构，抑制了免疫反应，增加了继发感染的可能性？因此，如本章前面所讨论的，除极少数例外，血管炎与感染之间的联系仍然模糊[124]。

Full references for this chapter can be found on ExpertConsult.com.

部分参考文献

1. Kussmaul A, Maier R: Uber eine bisher nicht beschriebene eigenthumliche arteriener krankung (periarteritis nodosa), die mit morbus brightii and rapid fortschreitender allgemeiner muskellahmung einhergeht, *Deutsches Arch Klin Med* 1:484–517, 1866.
2. Jennette JC, Falk RJ, Andrassy K, et al.: Nomenclature of systemic vasculitides. Proposal of an international consensus conference, *Arthritis Rheum* 37:187–192, 1994.
3. Lightfoot RW, Michel BA, Bloch DA, et al.: The American college of rheumatology 1990 criteria for the classification of polyarteritis nodosa, *Arthritis Rheum* 33:1088, 1990.
4. Jennette JC, Falk RJ, Bacon PA, et al.: 2012 Revised international chapel hill consensus conference nomenclature of vasculitides, *Arthritis Rheum* 65:1–11, 2013.
5. Watts R, Lane S, Hanslik T, et al.: Development and validation of a consensus methodology for the classification of the ANCA-associated vasculitides and polyarteritis nodosa for epidemiological studies, *Ann Rheum Dis* 66:222–227, 2007.
6. Lhote F, Cohen P, Guillevin L: Polyarteritis nodosa, microscopic polyangiitis and churg-strauss syndrome, *Lupus* 7:238–258, 1998.
7. Lanham JG, Elkon KB, Pusey CD, et al.: Systemic vasculitis with asthma and eosinophilia: a clinical approach to the churg-strauss syndrome, *Medicine (Baltimore)* 63:65–81, 1984.
8. Masi AT, Hunder GG, Lie JT, et al.: The American college of rheumatology 1990 criteria for the classification of churg-strauss syndrome (allergic granulomatosis and angiitis), *Arthritis Rheum* 33:1094–1100, 1990.
9. Leavitt RY, Fauci AS, Bloch DA, et al.: The American college of rheumatology 1990 criteria for the classification of Wegener's granulomatosis, *Arthritis Rheum* 33:1101–1107, 1990.
10. Basu N, Watts R, Bajema I, et al.: EULAR points to consider in the development of classification and diagnostic criteria in systemic vasculitis, *Ann Rheum Dis* 69:1744–1750, 2010.
11. Craven A, Robson J, Ponte C, et al.: ACR/EULAR-endorsed study to develop Diagnostic and Classification Criteria for Vasculitis (DCVAS), *Clin Exp Nephrol* 17:619–621, 2013.
12. Henegar C, Pagnoux C, Puéchal X, et al.: A paradigm of diagnostic criteria for polyarteritis nodosa: analysis of a series of 949 patients with vasculitides, *Arthritis Rheum* 58:1528–1538, 2008.
13. Watts RA, Lane SE, Scott DG, et al.: Epidemiology of vasculitis in Europe, *Ann Rheum Dis* 60:1156–1157, 2001.
14. Watts RA, Scott DG: Epidemiology of vasculitis. In Bridges L, Ball G, editors: *Vasculitis*, Oxford, United Kingdom, 2008, Oxford University Press, pp 7–22.
15. el Reshaid K, Kapoor MM, el Reshaid W, et al.: The spectrum of renal disease associated with microscopic polyangiitis and classic polyarteritis nodosa in Kuwait, *Nephrol Dial Transplant* 12:1874–1882, 1997.
16. McMahon BJ, Heyward WL, Templin DW, et al.: Hepatitis B-associated polyarteritis nodosa in alaskan eskimos: clinical and epidemiologic features and long-term follow-up, *Hepatology* 9:97–101, 1989.
17. Koldingsnes W, Nossent H: Epidemiology of Wegener's granulomatosis in northern Norway, *Arthritis Rheum* 3:2481–2487, 2000.
18. Mahr A, Guillevin L, Poissonnet M, et al.: Prevalences of polyarteritis nodosa, microscopic polyangiitis, wegener's granulomatosis, and churg-strauss syndrome in a french urban multiethnic population in 2000: a capture-recapture estimate, *Arthritis Rheum* 51:92–99, 2004.
19. Mohammad AJ, Jacobsson LT, Mahr AD, et al.: Prevalence of wegener's granulomatosis, microscopic polyangiitis, polyarteritis nodosa and churg-strauss syndrome within a defined population in southern Sweden, *Rheumatology (Oxford)* 46:1329–1337, 2007.
20. Reinhold-Keller E, Zeidler A, Gutfleisch J, et al.: Giant cell arteritis is more prevalent in urban than in rural populations: results of an epidemiological study of primary systemic vasculitides in Germany, *Rheumatology (Oxford)* 39:1396–1402, 2000.
21. Ormerod AS, Cook MC: Epidemiology of primary systemic vasculitis in the Australian Capital Territory and south-eastern New South Wales, *Intern Med J* 38:816–823, 2008.
22. Mohammad AJ, Jacobsson LT, Westman KW, et al.: Incidence and survival rates in Wegener's granulomatosis, microscopic polyangiitis, churg-strauss syndrome and polyarteritis nodosa, *Rheumatology (Oxford)* 48:1560–1565, 2009.
23. Falcini F, La Torre F, Vittadello F, et al.: Clinical overview and outcome in a cohort of children with polyarteritis nodosa, *Clin Exp Rheumatol* 3(Suppl 82):S134–S137, 2014.
24. Sönmez HE, Armağan B, Ayan G, et al.: Polyarteritis nodosa: Lessons from 25 years of experience, *Clin Exp Rheumatol* 2018.
25. Gocke DJ, Hsu K, Morgan C, et al.: Association between polyarteritis nodosa and australia antigen, *Lancet* 2:1149–1153, 1970.
26. Guillevin L, Lhote F, Cohen P, et al.: Polyarteritis nodosa related to hepatitis B virus: A prospective study with long-term observation of 41 patients, *Medicine (Baltimore)* 74:238–253, 1995.
27. Pagnoux C, Cohen P, Guillevin L: Vasculitides secondary to infections, *Clin Exp Rheumatol* 24(2 Suppl 41):S71–S81, 2006.
28. Guillevin L, Mahr A, Callard P, et al.: Hepatitis B virus-associated polyarteritis nodosa: clinical characteristics, outcome, and impact of treatment in 115 patients, *Medicine (Baltimore)* 84:313–322, 2005.
29. Guillevin L, Lhote F, Leon A, et al.: Treatment of polyarteritis nodosa related to hepatitis B virus with short term steroid therapy associated with antiviral agents and plasma exchanges. A prospective trial in 33 patients, *J Rheumatol* 20:289–298, 1993.
30. Saadoun D, Resche-Rigon M, Thibault V, et al.: Antiviral therapy for hepatitis C virus–associated mixed cryoglobulinemia vasculitis: A long-term followup study, *Arthritis Rheum* 54:3696–3706, 2006.
31. Navon EP, Pierce SB, Segel R, et al.: Mutant adenosine deaminase 2 in a polyarteritis nodosa vasculopathy, *N Engl J Med* 370:921–931, 2014.
32. Wooten MD, Jasin HE: Vasculitis and lymphoproliferative diseases, *Semin Arthritis Rheum* 26:564–574, 1996.
33. Hasler P, Kistler H, Gerber H: Vasculitides in hairy cell leukemia, *Semin Arthritis Rheum* 25:134–142, 1995.
34. Morgan AJ, Schwartz RA: Cutaneous polyarteritis nodosa: a comprehensive review, *Int J Dermatol* 49:750–756, 2010.
35. Colmegna I, Maldonado-Cocco JA: Polyarteritis nodosa revisited, *Curr Rheumatol Rep* 7:288–296, 2005.
36. Lie JT: Illustrated histopathologic classification criteria for selected vasculitis syndromes. American college of rheumatology subcommittee on classification of vasculitis, *Arthritis Rheum* 33:1074–1087, 1990.
37. Jennette JC, Falk RJ: The role of pathology in the diagnosis of systemic vasculitis, *Clin Exp Rheumatol* 25(1 Suppl 44):S52–S56, 2007.
38. Stone JH: Polyarteritis nodosa, *JAMA* 288:1632–1639, 2002.
39. Hernández-Rodríguez J, Alba MA, Prieto-González S, et al.: Diagnosis and classification of polyarteritis nodosa, *J Autoimmun* 48-49:84–89, 2014.
40. Pagnoux C, Seror R, Henegar C, et al.: Clinical features and outcomes in 348 patients with polyarteritis nodosa: a systematic retrospective study of patients diagnosed between 1963 and 2005 and entered into the French Vasculitis Study Group Database, *Arthritis Rheum* 62:616–626, 2010.
41. Luqmani RA, Bacon PA, Moots RJ, et al.: Birmingham vasculitis activity score (BVAS) in systemic necrotizing vasculitis, *Q J Med* 87:671–678, 1994.
42. Grayson PC, Cuthbertson D, Carette S, et al.: Vasculitis clinical research consortium. New features of disease after diagnosis in 6 forms of systemic vasculitis, *J Rheumatol* 40:1905–1912, 2013.
43. Hekali P, Kajander H, Pajari R, et al.: Diagnostic significance of angiographically observed visceral aneurysms with regard to polyarteritis nodosa, *Acta Radiol* 32:143–148, 1991.
44. Ozaki K, Miyayama S, Ushiogi Y, et al.: Renal involvement of polyarteritis nodosa: CT and MR findings, *Abdom Imaging* 34:265–270, 2009.
45. Ozcakar ZB, Yalcinkaya F, Fitoz S, et al.: Polyarteritis nodosa: suc-

cessful diagnostic imaging utilizing pulsed and color Doppler ultrasonography and computed tomography angiography, *Eur J Pediatr* 165:120–123, 2006.

46. Ozen S, Anton J, Arisoy N, et al.: Juvenile polyarteritis: results of a multicenter survey of 110 children, *J Pediatr* 145:517–522, 2004.

47. Mondal R, Sarkar S, Pal P, et al.: Childhood polyarteritis nodosa: A prospective multicentre study from eastern India, *Indian J Pediatr* 81:371–374, 2014.

48. Iudici M, Quartier P, Pagnoux C, et al.: Childhood- versus adult-onset polyarteritis nodosa results from the French vasculitis study group registry, *Autoimmun Rev* 17(10):984–989, 2018.

49. Karadag O, Erden A, Bilginer Y, et al.: *Rheumatol Int* 38: 1833, 2018.

50. Lee PY: Vasculopathy, immunodeficiency, and bone marrow failure: the intriguing syndrome caused by deficiency of adenosine deaminase 2, *Front Pediatr* 6:282, 2018.

51. Zhou Q, Yang D, Ombrello AK, et al.: Early-onset stroke and vasculopathy associated with mutations in ADA2, *N Engl J Med* 370(10):911–920, 2014.

52. Iwaki-Egawa S, Yamamoto T, Watanabe Y: Human plasma adenosine deaminase 2 is secreted by activated monocytes, *Biol Chem* 387(3):319–321, 2006.

53. Meyts I: Deficiency of Adenosine Deaminase 2 (DADA2): updates on the phenotype, genetics, pathogenesis, and treatment, *J Clin Immunol* 569–578, 2018.

54. Hashem H, Kumar AR, Müller I, et al.: Deficiency of adenosine deaminase type 2 foundation. Hematopoietic stem cell transplantation rescues the hematological, immunological, and vascular phenotype in DADA2, *Blood* 130(24):2682–2688, 2017.

55. Liu Y, Jesus AA, Marrero B, et al.: Activated STING in a vascular and pulmonary syndrome, *N Engl J Med* 371(6):507–518, 2014.

56. Aksentijevich I, Zhou Q: NF-kappaB pathway in autoinflammatory diseases: dysregulation of protein modifications by ubiquitin defines a new category of autoinflammatory diseases, *Front Immunol* 8:399, 2017.

57. Aeschlimann FA, Batu ED, Canna SW, et al.: A20 haploinsufficiency (HA20): clinical phenotypes and disease course of patients with a newly recognized NF-kB-mediated autoinflammatory disease, *Ann Rheum Dis* 77(5):728–735, 2018.

58. Jardel S, Puéchal X, Le Quellec A, et al.: Mortality in systemic necrotizing vasculitides: a retrospective analysis of the French Vasculitis Study Group registry, *Autoimmun Rev* 17(7):653–659, 2018.

59. Sunderkötter CH, Zelger B, Chen KR, et al.: Nomenclature of cutaneous vasculitis: dermatologic addendum to the 2012 revised international chapel hill consensus conference nomenclature of vasculitides, *Arthritis Rheumatol* 70(2):171–184, 2018.

60. Kluger N, Pagnoux C, Guillevin L, et al.: Comparison of cutaneous manifestations in systemic polyarteritis nodosa and microscopic polyangiitis, *Br J Dermatol* 159:615–620, 2008.

61. Nakamura T, Kanazawa N, Ikeda T, et al.: Cutaneous polyarteritis nodosa: revisiting its definition and diagnostic criteria, *Arch Dermatol Res* 301:117–121, 2009.

62. Diaz-Perez JL, De Lagran ZM, Diaz-Ramon JL, et al.: Cutaneous polyarteritis nodosa, *Semin Cutan Med Surg* 26:77–86, 2007.

63. Chen KR: Cutaneous polyarteritis nodosa: a clinical and histopathological study of 20 cases, *J Dermatol* 16:429–442, 1989.

64. Daoud MS, Gibson LE, DeRemee RA, et al.: Cutaneous Wegener's granulomatosis: clinical, histopathologic, and immunopathologic features of thirty patients, *J Am Acad Dermatol* 31:605–612, 1994.

65. Daoud MS, Hutton KP, Gibson LE: Cutaneous periarteritis nodosa: a clinicopathological study of 79 cases, *Br J Dermatol* 136:706–713, 1997.

66. Till SH, Amos RS: Long-term follow-up of juvenile-onset cutaneous polyarteritis nodosa associated with streptococcal infection, *Br J Rheumatol* 36:909–911, 1997.

67. Maillard H, Szczesniak S, Martin L, et al.: Cutaneous periarteritis nodosa: diagnostic and therapeutic aspects of 9 cases, *Ann Dermatol Venereol* 126:125–129, 1999.

68. Fleuret C, Kupfer-Bessaguet I, Prigent S, et al.: Cutaneous periarteritis nodosa recurring over a period of 30 years in streptococcal

infections and progressing toward systemic vasculitis, *Ann Dermatol Venereol* 137:220–224, 2010.

69. Soufir N, Descamps V, Crickx B, et al.: Hepatitis C virus infection in cutaneous polyarteritis nodosa: a retrospective study of 16 cases, *Arch Dermatol* 135:1001–1002, 1999.

70. Ribi C, Cohen P, Pagnoux C, et al.: Treatment of polyarteritis nodosa and microscopic polyangiitis without poor-prognosis factors: a prospective randomized study of one hundred twenty-four patients, *Arthritis Rheum* 62:1186–1197, 2010.

71. Guillevin L, Lhote F, Cohen P, et al.: Corticosteroids plus pulse cyclophosphamide and plasma exchanges versus corticosteroids plus pulse cyclophosphamide alone in the treatment of polyarteritis nodosa and Churg-Strauss syndrome patients with factors predicting poor prognosis. A prospective, randomized trial in sixty-two patients, *Arthritis Rheum* 38:1638–1645, 1995.

72. Cohen RD, Conn DL, Ilstrup DM: Clinical features, prognosis, and response to treatment in polyarteritis, *Mayo Clin Proc* 55:146–155, 1980.

73. Mukhtyar C, Guillevin L, Cid MC, et al.: EULAR Recommendations for management of primary small and medium vessel vasculitis, *Ann Rheum Dis* 68:310–317, 2009.

74. Bourgarit A, Le Toumelin P, Pagnoux C, et al.: Deaths occurring during the first year after treatment onset for polyarteritis nodosa, microscopic polyangiitis, and churg-strauss syndrome: a retrospective analysis of causes and factors predictive of mortality based on 595 patients, *Medicine (Baltimore)* 84:323–330, 2005.

75. Gayraud M, Guillevin L, le Toumelin P, et al.: Long-term followup of polyarteritis nodosa, microscopic polyangiitis, and Churg-Strauss syndrome: analysis of four prospective trials including 278 patients, *Arthritis Rheum* 44:666–675, 2001.

76. Phillip R, Luqmani R: Mortality in systemic vasculitis: a systematic review, *Clin Exp Rheum* 26(S51):S94–S104, 2008.

77. Agard C, Mouthon L, Mahr A, et al.: Microscopic polyangiitis and polyarteritis nodosa: how and when do they start? *Arthritis Rheum* 49:709–715, 2003.

78. Guillevin L, Lhote F, Gayraud M, et al.: Prognostic factors in polyarteritis nodosa and Churg-Strauss syndrome: a prospective study in 342 patients, *Medicine (Baltimore)* 75:17–28, 1996.

79. Guillevin L, Le Thi Huong D, Godeau P, et al.: Clinical findings and prognosis of polyarteritis nodosa and Churg-Strauss angiitis: a study in 165 patients, *Br J Rheumatol* 27:258–264, 1988.

80. Samson M, Puéchal X, Devilliers H, et al.: Long-term follow-up of a randomized trial on 118 patients with polyarteritis nodosa or microscopic polyangiitis without poor-prognosis factors, *Autoimmun Rev* 13:197–205, 2014.

81. Cogan DG: Syndrome of nonsyphilitic interstitial keratitis and vestibuloauditory symptoms, *Arch Ophthalmol* 33:144–149, 1945.

82. Vollertsen RS, McDonald TJ, Younge BR, et al.: Cogan's syndrome: 18 cases and a review of the literature, *Mayo Clin Proc* 61:344–361, 1986.

83. Haynes BF, Kaiser-Kupfer MI, Mason P, et al.: Cogan syndrome: Studies in thirteen patients, long-term follow-up, and a review of the literature, *Medicine (Baltimore)* 59:426–441, 1980.

84. Gluth MB, Baratz KH, Matteson EL, et al.: Cogan syndrome: a retrospective review of 60 patients throughout a half century, *Mayo Clin Proc* 81:483–488, 2006.

85. Grasland A, Pouchot J, Hachulla E, et al.: Typical and atypical Cogan's syndrome: 32 cases and review of the literature, *Rheumatology (Oxford)* 43:1007–1015, 2004.

86. Vollertsen RS: Vasculitis and Cogan's syndrome, *Rheum Dis Clin North Am* 16:433–439, 1990.

87. Ottaviani F, Cadoni G, Marinelli L, et al.: Anti-endothelial cell autoantibodies in patients with sudden hearing loss, *Laryngoscope* 109:1084–1087, 1999.

88. Yamanishi Y, Ishioka S, Takeda M, et al.: Atypical Cogan's syndrome associated with antineutrophil cytoplasmic antibodies, *Br J Rheumatol* 35:601–603, 1996.

89. Bonaguri C, Orsoni J, Russo A, et al.: Cogan's syndrome: anti-Hsp70 antibodies are a serological marker in the typical form, *Isr*

Med Assoc J 16:285–288, 2014.

90. Van Doornum S, McColl G, Walter M, et al.: Prolonged prodrome, systemic vasculitis, and deafness in Cogan's syndrome, *Ann Rheum Dis* 60:69–71, 2001.

91. Olin JW, Young JR, Graor RA, et al.: The changing clinical spectrum of thromboangiitis obliterans (Buerger's disease), *Circulation* 82(5 Suppl):IV3–IV8, 1990.

92. Shamriz O, Tal Y, Gross M: Autoimmune inner ear disease: immune biomarkers, audiovestibular aspects, and therapeutic modalities of cogan's syndrome, *J Immunol Res* 1498640:1–8, 2018.

93. Olin JW: Thromboangiitis obliterans, *Curr Opin Rheumatol* 6:44–49, 1994.

94. Adar R, Papa MZ, Halpern Z, et al.: Cellular sensitivity to collagen in thromboangiitis obliterans, *N Engl J Med* 308:1113–1116, 1983.

95. Hada M, Sakihama T, Kamiya K, et al.: Cellular and humoral immune responses to vascular components in thromboangiitis obliterans, *Angiology* 44:533–540, 1993.

96. Eichhorn J, Sima D, Lindschau C, et al.: Antiendothelial cell antibodies in thromboangiitis obliterans, *Am J Med Sci* 315:17–23, 1998.

97. Halacheva KS, Manolova IM, Petkov DP, et al.: Study of antineutrophil cytoplasmic antibodies in patients with thromboangiitis obliterans (Buerger's disease), *Scand J Immunol* 48:544–550, 1998.

98. Chen YW, Nagasawa T, Wara-Aswapati N, et al.: Association between periodontitis and anti-cardiolipin antibodies in buerger disease, *J Clin Periodontol* 36:830–835, 2009.

99. Lie JT: Diagnostic histopathology of major systemic and pulmonary vasculitic syndromes, *Rheum Dis Clin North Am* 16:269–292, 1990.

100. Kobayashi M, Ito M, Nakagawa A, et al.: Immunohistochemical analysis of arterial cell wall infiltration in Buerger's disease (Endarteritis obliterans), *J Vasc Surg* 29:451–458, 1999.

101. Joyce JW: Buerger's disease (Thromboangiitis obliterans), *Rheum Dis Clin North Am* 16:463–470, 1990.

102. Kawallata H, Kanekura T, Gushi A, et al.: Successful treatment of digital ulceration in Buerger's disease with nicotine chewing gum, *Br J Dermatol* 140:187–188, 1999.

103. Bozkurt AK, Köksal C, Demirbas MY, et al.: A randomized trial of intravenous iloprost (a stable prostacyclin analogue) versus lumbar sympathectomy in the management of Buerger's disease, *Int Angiol* 25:162–168, 2006.

104. Melillo E, Grigoratos C, De Sanctis F, et al.: Noninvasive transcutaneous monitoring in long-term follow-up of patients with thromboangiitis obliterans treated with intravenous iloprost, *Angiology* 66:531–538, 2015.

105. Fiessinger JN, Schäfer M: Trial of iloprost versus aspirin treatment for critical limb ischaemia of thromboangiitis obliterans. The TAO Study, *Lancet* 335:555–557, 1990.

106. Spanos K, Georgiou E, Saleptsis V, et al.: Effectiveness of intravenous ilomedin infusion and smoking cessation in the treatment of acutely symptomatic Buerger disease, *Angiology* 66:114–117, 2015.

107. Matoba S, Tatsumi T, Murohara T, et al.: Long-term clinical outcome after intramuscular implantation of bone marrow mononuclear cells (Therapeutic Angiogenesis by Cell Transplantation [TACT] trial) in patients with chronic limb ischemia, *Am Heart J* 156:1010–1018, 2008.

108. Dash NR, Dash SN, Routray P, et al.: Targeting nonhealing ulcers of lower extremity in human through autologous bone marrow-derived mesenchymal stem cells, *Rejuvenation Res* 12:359–366, 2009.

109. Hashimoto T, Koyama H, Miyata T, et al.: Selective and sustained delivery of basic fibroblast growth factor (bFGF) for treatment of peripheral arterial disease: results of a phase I trial, *Eur J Vasc Endovasc Surg* 38:71–75, 2009.

110. Kawamoto A, Katayama M, Handa N, et al.: Intramuscular transplantation of G-CSF-mobilized CD34(+) cells in patients with critical limb ischemia: a phase I/IIa, multicenter, single-blinded, dose-escalation clinical trial, *Stem Cells* 27:2857–2864, 2009.

111. Idei N, Soga J, Hata T, et al.: Autologous bone-marrow mononuclear cell implantation reduces long-term major amputation risk in patients with critical limb ischemia: a comparison of atherosclerotic peripheral arterial disease and Buerger disease, *Circ Cardiovasc Interv* 4:15–25, 2011.

112. Makino H, Aoki M, Hashiya N, et al.: Long-term follow-up evaluation of results from clinical trial using hepatocyte growth factor gene to treat severe peripheral arterial disease, *Arterioscler Thromb Vasc Biol* 32:2503–2509, 2012.

113. Agarwal VK: Long-term results of omental transplantation in chronic occlusive arterial disease (Buerger's disease), *Int Surg* 90:167–174, 2005.

114. Jiménez-Ruiz CA, Dale LC, Astray Mochales J, et al.: Smoking characteristics and cessation in patients with thromboangiitis obliterans, *Monaldi Arch Chest Dis* 65:217–221, 2006.

115. Kim DH, Ko YG, Ahn CM, et al.: Immediate and late outcomes of endovascular therapy for lower extremity arteries in Buerger disease, *J Vasc Surg* 67:1769–1777, 2018.

116. Susac JO: Susac's syndrome: the triad of microangiopathy of the brain and retina with hearing loss in young women, *Neurology* 44:591–593, 1994.

117. Egan RA: Diagnostic criteria and treatment algorithm for susac syndrome, *J Neuroophthalmol* 2018.

118. Dörr J, Krautwald S, Wildemann B, et al.: Characteristics of Susac syndrome: a review of all reported cases, *Nat Rev Neurol* 9:307–316, 2013.

119. Marrodan M, Acosta JN, Alessandro L, et al.: Clinical and imaging features distinguishing susac syndrome from primary angiitis of the central nervous system, *J Neurol Sci* 395:29–34, 2018.

120. Aubart-Cohen F, Klein I, Alexandra JF, et al.: Long-term outcome in Susac syndrome, *Medicine (Baltimore)* 86:93–102, 2007.

第 96 章

免疫复合物介导的小血管炎

原著 JOHN H. STONE

罗采南 译　武丽君 校

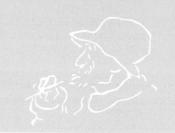

- 免疫复合物（immune complexes，IC）介导的血管炎是一组具有临床异质性的疾病，与机体 IC 产生过剩或清除 ICs 的功能低下和失调有关。
- IC 介导的血管炎中最常见的类型为超敏性血管炎、免疫球蛋白（immunoglobulin，Ig）A 血管炎（既往称为 Henoch-Schönlein purpura，HSP）和混合性冷球蛋白血症。较为罕见的类型包括低补体荨麻疹性血管炎、持久隆起性红斑和 IgG4 相关疾病。
- 自身免疫性疾病，如系统性红斑狼疮、干燥综合征和类风湿关节炎，也可能伴发 IC 介导的血管炎。
- 皮肤受累是大多数患者最突出的特征，但某些类型也会出现皮肤外病变。
- 小血管炎的典型皮肤表现为可触性紫癜，但也可发现其他多种皮肤病变。其他与 IC 介导的小血管炎相关的皮肤损害包括脓疱疹、水泡、荨麻疹和小溃疡。
- 受累血管的直接免疫荧光染色可显示免疫球蛋白和补体沉积的特征性的类型和方式。
- 超敏性血管炎通常是对某种药物或感染的反应所致。第二届 Chapel Hill 国际共识会议提出超敏性血管炎包含两种：药物诱导 IC 介导的血管炎和皮肤白细胞破碎性血管炎。
- IgA 血管炎（过敏性紫癜）表现为紫癜、关节炎、肾小球肾炎和腹部绞痛。血管壁内可见 IgA 沉积。

- 冷球蛋白血症性血管炎大多与慢性丙型肝炎病毒感染相关。因其涉及的免疫反应物包括 IgG 和 IgM，故有时用"混合性冷球蛋白血症"描述该病。

引言

　　血管炎的特征性病变是血管壁炎症，常导致细胞破坏、血管结构损伤、脏器缺血和器官功能障碍。免疫复合物（immune complexes，ICs）介导机制在多种类型的系统性血管炎，尤其是小血管受累的血管炎的发病中起关键作用。早在 20 世纪初期，发现临床上应用马血清和磺胺类药物治疗感染性疾病时常导致小血管炎，其机制是血清病和超敏反应。超敏性血管炎（hypersensitivity angiitis），是 1952 年 Zeek[3] 对血管炎最初分类的 5 种血管炎之一，常与寡免疫复合物血管炎混淆，后者现称为"显微镜下多血管炎（microscopic polyangiitis，MPA）"（见第 94 章，"分类标准和命名"及"流行病学"）[1-2]。

　　本章主要介绍由 IC 沉积介导的小血管炎，包括超敏性血管炎、IgA 血管炎、混合性冷球蛋白血症（mixed cryoglobulinemia）、低补体荨麻疹性血管炎（hypocomplementemic urticarial vasculitis，HUV）和持久隆起性红斑（erythema elevatum diutinum，EED）。IgG4 相关疾病（IgG4-related disease，IgG4-RD）也会出现皮肤和其他器官的 IC 介导的血管炎，会在疾病相关章节讨论（见第 128 章，IgG4 相关疾病）。另外，也简单介绍结缔组织病（connective tissue diseases，CTDs）相关血管炎，尤其是系统性红斑狼疮（systemic lupus erythematosus，SLE）、干燥综合征（Sjögren's syndrome，SS）和类风湿血管炎（rheumatoid vasculitis，RV）。抗肾小球基底膜病和寡免疫复合物性血管炎如抗中性粒细胞胞浆抗体（anti-neutrophil cytoplasmic antibodies，ANCAs）相关血管炎，将另作讨论。本章提及小血管（即：毛细血管、小静脉、小动脉）的炎症时，术语"vasculitis"和"angiitis"可互换。

由于所有 ICs 介导的血管炎存在一些共同的发病机制，许多皮肤表现相同，鉴别诊断上相互重叠，因此在这些方面将一并讨论。而每种疾病的流行病学、病因、特征性病理生理机制、独特的临床表现和治疗策略则分别叙述。治疗策略概要见表 96-1。

发病机制

Arthus 反应

Arthus 反应是指将马血清注入兔体内后发生的临床和组织学反应，它是我们理解 ICs 介导疾病的基础[4]。在 Arthus 反应中，ICs 的形成引起补体活化、炎细胞浸润，随之炎症密集部位的微血栓形成、出血性梗死。抗原抗体结合后形成的 ICs，是网状内皮系统不断产生、并用来中和外来抗原的一种方式，通常能被快速有效地清除。然而在某些情况下，ICs 未被清除而沉积在关节、血管和其他组织中，引发炎症反应，从而致病。ICs 沉积在血管壁中可引起血管炎。与之类似，ICs 沉积在肾小血管、肾小球，可导致肾小球肾炎[5]。

免疫原性

几个主要因素决定着由网状内皮系统形成的 ICs 的去路，包括：①抗原负荷量；②抗体反应；③内皮网状系统的效能；④血管的血流动力学；⑤前期内皮损伤；⑥ ICs 自身的溶解度。抗原与抗体的比例决定 ICs 的溶解度。当抗原和抗体的比例几乎相同时可形成大的 ICs，易被网状内皮系统识别和清除。当抗体过多时，则形成较小的 ICs。小的 ICs 滞留在血清中，不能激发组织免疫反应。当抗原量过多时，ICs 从血清中析出、沉积在局部血管床内。ICs 沉积于组织后随即诱发一系列级联病理过程：补体锚定、中性粒细胞趋化、局部炎症反应、溶酶体释放、氧自由基产生和组织损伤。

皮肤表现

小血管通常包括毛细血管、毛细血管后微静脉和非肌性微动脉，直径通常小于 50 μm，主要位于表浅的真皮乳突层（图 96-1）。中等血管的管壁含有肌

表 96-1　不同类型免疫复合物介导的血管炎的治疗策略	
疾病	**首选治疗方案**
超敏性血管炎	去除病因 严重病例短期（2～4 周）使用糖皮质激素治疗
IgA 血管炎/过敏性紫癜	大多数患者（尤其是儿童患者）无需治疗（对症治疗即可） 对于有严重症状的患者可经验性应用中等剂量糖皮质激素（泼尼松 20～40 mg/d） 对于中等剂量治疗无效的复发性紫癜，可使用糖皮质激素冲击治疗（例如：甲泼尼龙 1 g/d），但仅为个例报道 对于复发性肾小球肾炎，可能需要使用大剂量糖皮质激素；需要额外加用免疫抑制剂或协助激素减量时可选用霉酚酸酯
冷球蛋白血症性血管炎	对丙型肝炎病毒感染相关的混合型冷球蛋白血症，联合使用抗病毒和 B 细胞清除治疗 利妥昔单抗治疗原发性混合型冷球蛋白血症可能具有一定疗效
低补体荨麻疹性血管炎	小剂量泼尼松（5～20 mg/d），羟氯喹、氨苯砜 大剂量糖皮质激素适用于有严重内脏受累或皮肤溃疡病变的患者 有使用肿瘤坏死因子拮抗剂治疗成功的个案报道
持久隆起性红斑	氨苯砜或磺胺吡啶
结缔组织病	羟氯喹、小剂量泼尼松（5～20 mg/d）、硫唑嘌呤
类风湿血管炎	广泛坏死性血管炎首选大剂量糖皮质激素联合利妥昔单抗治疗，如果治疗无效，可在几周内追加利妥昔单抗 肿瘤坏死因子拮抗剂对于轻型病例可能有效

层，直径在 50 ~ 150 μm 之间，主要位于深部的真皮网状层及邻近真皮和皮下组织的连接处。皮肤中直径超过 150 μm 的血管并不多见。

可触性紫癜提示存在小血管炎，是 IC 介导的血管炎最常见的皮肤表现（图 96-2）。紫癜是由红细胞从破损的血管壁中渗出到组织中而形成。这类疾病还有许多其他皮肤表现，如水泡、脓疱疹、荨麻疹、浅

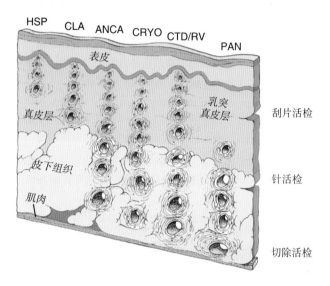

图 96-1　不同类型皮肤血管炎累及的血管类型。免疫复合物介导的血管炎包括：IgA 血管炎（过敏性紫癜，HSP）、皮肤白细胞破碎性血管炎（CLA）、混合性冷球蛋白血症（CRYO）和结缔组织病 / 类风湿血管炎（CTD/RV）。ANCA，抗中性粒细胞胞浆抗体；PAN，结节性多动脉炎

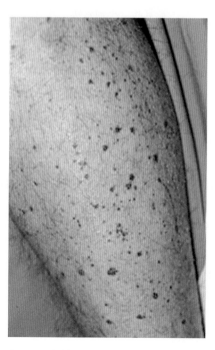

图 96-2　超敏性血管炎患者的可触性紫癜

表性溃疡、非可触性病灶（斑疹和斑片）和甲下碎片状出血（图 96-3）。这些病变常同时发生，仔细检查经常会发现其中混有紫癜。按压皮肤时，紫癜病变不会褪色。病情缓解后，紫癜病变可遗留炎症后色素沉着，在病变反复发生的部位尤其如此（图 96-3F）。

IC 介导的血管炎的紫癜通常对称分布于身体的相应区域，尤以小腿常见，因为这些部位的血管内静水压较高。紫癜并非总是可触性的，而可触性紫癜也并非总是表明存在 IC 介导的病理生理过程；寡免疫复合物性血管炎如肉芽肿性多血管炎（granulomatosis with polyangiitis，GPA）、显微镜下多血管炎（microscopic polyangiitis，MPA）和嗜酸性肉芽肿性多血管炎（Churg-Strauss 综合征），尽管其有独特的组织病理学特征，也可能会出现与 IC 介导的血管炎类似的皮肤表现（见第 94 章），包括可触或不可触性紫癜。寡免疫复合物引起的皮肤血管炎常表现为范围较小、部位局限，而 ICs 相关的皮肤血管炎常常是弥漫性、广泛性的病变，通常发生在下肢远端，也可向大腿上延伸至臀部、腹部、躯干、上肢，甚至偶尔出现在面部。

病理学特征

皮肤血管炎全面的病理学检查应包括皮肤活检标本的光镜和直接免疫荧光检查（direct immunofluorescence，DIF）。DIF 对于评估小血管炎非常重要。因为 DIF 需要新鲜皮肤样本，要在皮肤组织活检后立即进行检查。

光镜检查

图 96-4A 显示了皮肤血管炎的光镜表现。皮肤活检的最佳时机是皮损出现后 24 ~ 48 h。应在非溃疡部位取材。因溃疡病变与中等血管的血管炎更相关，因此应在溃疡边缘取材。皮肤血管炎的浸润细胞通常是中性粒细胞和淋巴细胞，但是大多数患者以其中一种细胞为主。淋巴细胞为主的浸润通常见于病变较早（> 12 h）或者较晚（> 48 h）的标本，而与血管炎的类型无关。即使在 CTDs 如干燥综合征，其典型表现也是白细胞破碎性血管炎，而非淋巴细胞浸润性血管炎 [6]。

任何类型皮肤血管炎其基本组织学特征都表现为

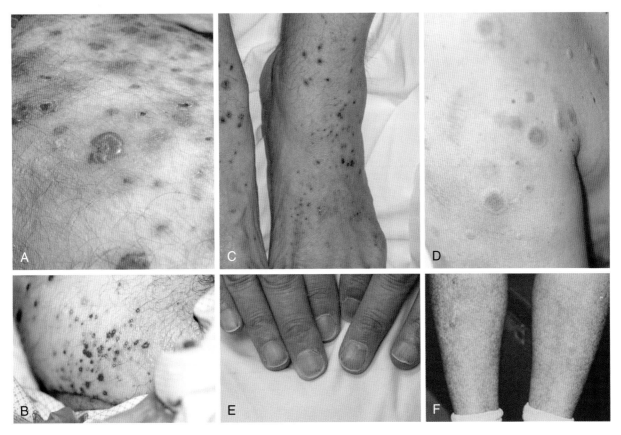

图 96-3　由免疫复合物介导的小血管炎的其他皮肤表现。A．小水泡；B．脓疱疹；C．浅表溃疡；D．荨麻疹；E．甲下线状出血；F．色素沉着

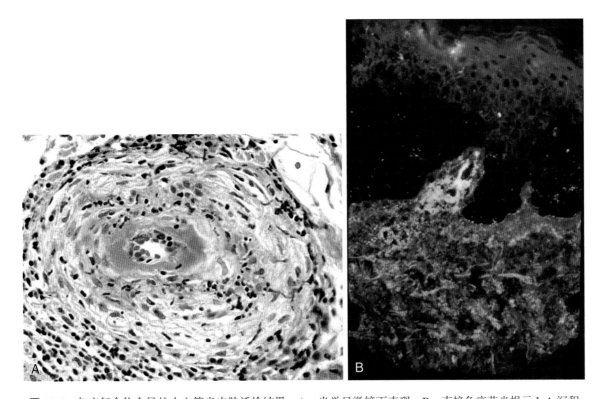

图 96-4　免疫复合物介导的小血管炎皮肤活检结果。A．光学显微镜下表现。B．直接免疫荧光提示 IgA 沉积

管壁及其周围炎性细胞浸润，导致血管组织结构破坏。*白细胞碎裂*是指中性粒细胞脱颗粒（导致"核尘"产生；见图96-4）。组织活检也可发现明显的内皮肿胀、增生和红细胞渗出，但不具有重要诊断意义。

直接免疫荧光

尽管皮肤血管炎的诊断依赖于常规染色，但苏木精和曙红染色后显示的组织学特征无法区分寡免疫复合物性血管炎与IC介导的血管炎。DIF检查可以补充组织学的信息，也是确诊某些类型IC介导血管炎（如IgA血管炎）的唯一方法。DIF的发现可为明确病变的性质提供极为重要的线索。如果病变组织足够，推荐分别取活检进行光镜和DIF检查（IC介导的血管炎也常是如此）。

进行DIF时，将冰冻切片与荧光标记的抗人免疫球蛋白（anti-human immunoglobulin，Ig）G、IgM、IgA和补体C3抗体一起孵育。根据临床疑似程度，也可进行其他免疫反应物如C1q和IgG亚类（如IgG4）的染色。这些免疫反应物的着色模式不仅能为诊断提供依据，而且有助于深入理解血管炎的病理生理学机制。图96-4B显示的是一例IC介导的血管炎患者病损皮肤的典型DIF染色表现。

鉴别诊断

表96-2列出了IC介导的小血管炎的鉴别诊断。IC介导的小血管炎的鉴别诊断主要包括三组疾病：其他类型的IC介导的疾病、非IC介导的小血管炎、累及小血管的类似血管炎的疾病。图96-5列出了IC介导的小血管炎的诊断流程，包括了重要的实验室检查及放射学检查。

临床综合征

超敏性血管炎

超敏性血管炎（见第92章，系统性血管炎的分类和流行病学）通常是指由IC介导的无脏器受累的皮肤小血管炎，常由药物或感染诱发。Zeek在1952年首次使用超敏性血管炎这个术语，而血管炎共识会

表 96-2 免疫复合物介导的血管炎的鉴别诊断

免疫复合物介导的血管炎
超敏性血管炎
过敏性紫癜
混合性冷球蛋白血症
荨麻疹性血管炎
持久隆起性红斑
IgG4相关血管炎
结缔组织病、类风湿血管炎

寡免疫性血管炎
肉芽肿性多血管炎
嗜酸性肉芽肿性多血管炎
显微镜下多血管炎

多种多样的小血管血管炎
白塞病
恶性肿瘤相关疾病
感染
炎症性肠病

模拟血管炎
出血
　色素性紫癜性皮肤病
　坏血病
　免疫性血小板减少性紫癜
血栓形成
　抗磷脂综合征
　血栓性血小板减少性紫癜
　青斑样血管炎（又称白色萎缩）
　华法林介导的皮肤坏死
　暴发性紫癜
　弥散性血管内凝血
栓塞
　胆固醇栓子
　心房黏液瘤
血管壁病变
　血管壁钙化
　淀粉样变性
感染
　感染性心内膜炎
　麻风病（Lucio现象）

议也一直致力于寻找最合适的命名。20世纪90年代初，第一次Chapel Hill共识会议建议取消"*超敏性血管炎*"这一名词，而使用"*皮肤白细胞破碎性血管炎*"，因为该病变通常局限于皮肤，且其主要浸润细胞类型为中性粒细胞[1]。

20年后，第二次Chapel Hill共识会议将"*皮肤白细胞破碎性血管炎*"一词保留在*单器官血管炎*这一新建的名录下，这与此超敏反应局限于皮肤的观点相

一致。此次会议上还增加了另一个新的术语名词——"药物诱导的免疫复合物血管炎"——属于一个新的类别，即*可能病因相关的血管炎*。超敏性血管炎是一种以 IC 沉积于毛细血管、毛细血管后小静脉和小动脉为病理特征的疾病，其概念在医学文献中根深蒂固，明确包括皮肤白细胞破碎性血管炎和药物诱导的免疫复合物血管炎。由于超敏性血管炎各亚群的病理生理特征和治疗相似，故将其放在一起讨论。另外有一种与超敏性血管炎类似的疾病——血清病，这是一种系统性疾病，除皮肤受累外，还包括关节、肾和其他器官的炎症。

1990 年美国风湿病学会（American College of Rheumatology，ACR）进行了一项研究以明确不同类型血管炎相区别的特征[7]。根据研究结果制订了 ACR 超敏性血管炎分类标准，见表 96-3[8]。诊断超敏性血管炎的关键是判断有无超敏反应诱因的暴露病史。然而，发现近一半的疑似超敏性血管炎的患者没有明确的诱因。根据第二次 Chapel Hill 国际共识会议命名法，大多数有这种表现的患者将被诊断为皮肤白细胞破碎性血管炎。

多种药物、感染及其他诱因均可诱发超敏性血管炎综合征。药物诱导的超敏性血管炎大都在首次服用一种新药物后 7 ～ 14 天出现临床症状。几乎任何一种药物都可诱发超敏反应性血管炎，但以抗生素（尤其是青霉素和头孢菌素）最为常见。其次见于利尿剂和抗高血压药物。对于怀疑药物诱导的血管炎的患者，检出和停止近期内增加的药物尤为重要。影响药物去除后，药物诱导的超敏性血管炎症状可在数日内得到缓解。

医生还应尽量明确有无皮肤以外的脏器病变，如果存在皮肤外病变则常提示为其他类型的血管炎（图 96-5）。例如，超敏性血管炎与显微镜下多血管炎的皮肤病变特征虽然相似，但前者不累及肾、肺、周围神经或其他内脏器官，并且与抗中性粒细胞抗体无关。

对于已确定可能病因的超敏性血管炎患者，最重要是去除诱因。对于服用多种药物的患者，明确诱发药物并不容易，需要同时停用多种药物直到症状缓解，一般需 1 ～ 2 周。

超敏性血管炎患者的预后取决于诱发因素。糖皮质激素仅适用于严重患者，且通常在几周内停药。对于经常复发的患者可能需要使用小剂量糖皮质激素以

表 96-3　美国风湿病学会 1990 年超敏性血管炎分类标准[a]
发病年龄＞ 16 岁
发病前有与症状存在时间关联的可疑药物使用史
可触及性紫癜
斑丘疹样皮疹
皮损处活检病理提示小动脉或小静脉周围中性粒细胞浸润

[a] 符合 3 条或 3 条以上者可诊断为超敏性血管炎，其敏感性为 71%，特异性为 84%

From Calabrese LH，Michel BA，Bloch DA，et al.：American College of Rheumatology 1990 criteria for the classification of hypersensitivity vasculitis. *Arthritis Rheum* 33：1108-1113，1990.

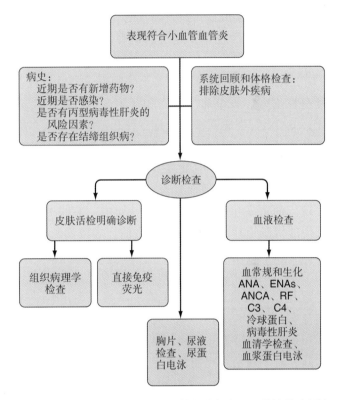

图 96-5　免疫复合物介导的小血管炎诊断流程。关键的诊断检查通常包括皮肤病理检查伊红和苏木素染色（HE 染色），直接免疫荧光检查。ANA，抗核抗体；ANCA，抗中性粒细胞胞浆抗体；CBC，全血细胞计数（血常规）；ENA，可提取性核抗原；RF，类风湿因子；SPEP，血浆蛋白电泳；UPEP，尿蛋白电泳

预防复发。

IgA 血管炎（过敏性紫癜）

IgA 血管炎是一种 IC 介导的小血管炎，与血管壁 IgA 沉积关系密切。许多 IgA 血管炎病例发生在上呼吸道感染之后。多种细菌、病毒及其他感染病原体均可能是 IgA 血管炎的病因，但真正的原因仍然未知。

1990 年 ACR 关于 IgA 血管炎的分类标准见表 96-4[9]。

引发 HSP（及与 HSP 有相同肾病变的 IgA 肾病）的主要危险因素是 IgA1 分子片段铰链区域 O- 聚糖的异常糖基化[10]。半乳糖缺乏的 O- 聚糖与 N- 乙酰半乳糖（acetylgalactosamine，GalNAc）或唾液酸 Ga1NAc 相连，而非与半乳糖连接。异常糖基化的 IgA1 上的 GalNAc 末端可能被抗聚糖抗体识别，从而形成循环免疫复合物，沉积在皮肤、关节、肾及其他器官。

然而，血清中高水平的 Gd-IgA1 还不足以引起临床症状。环境或遗传风险因素的"二次打击"促成了 IgA 血管炎的发生，这可以解释多种感染和不同药物（如抗生素）与 IgA 血管炎的病因学关联。

IgA 血管炎的典型表现是上呼吸道感染后出现以紫癜性皮疹、关节痛、腹痛和肾病变为特征的综合征。IgA 血管炎通常被视为是一种儿童疾病，大多数患儿小于 5 岁。但成人也可发病，与儿童相比，成人病程有迁延的倾向（反复发作性紫癜）[11]。腹部绞痛可能继发于胃肠道血管炎，是 IgA 血管炎的常见表现，通常发生在皮疹出现后一周内。有时 IgA 血管炎的胃肠道症状出现在皮疹之前，导致诊断困难，甚至少数患者进行了外科手术探查。内镜可以观察到上消化道或下消化道的紫癜。轻型肾小球肾炎较为常见，多为自限性，但也有一些患者发展成终末期肾病。

临床表现轻微的儿童，根据临床病史即足以确定诊断。对于病情更严重的患者（例如存在肾受累者）或诊断确有疑问时，受累器官的活检极为必要。然而与其他类型 IC 介导的疾病不同，DIF 可见有大量 IgA 沉积。在临床表现符合的情况下，这一表现对于 IgA 血管炎具有诊断价值。其他类型的小血管炎可能

表 96-4　美国风湿病学会 1990 年过敏性紫癜（IgA 血管炎）分类标准 [a]

可触及性紫癜

发病年龄 < 20 岁

肠绞痛

病检提示血管壁颗粒细胞浸润

[a] 符合 2 项（以上）者诊断过敏性紫癜，该标准应用在各型系统性血管炎人群中的敏感性为 87%，特异性为 88%

From Mills JA, Michel BA, Bloch DA, et al.: The American College of Rheumatology 1990 criteria for the classification of Henoch-Schönlein purpura. *Arthritis Rheum* 33：1114-1121，1990.

也会有少量 IgA 在血管壁沉积，但不是主要的免疫反应物。

轻型 IgA 血管炎不需要特殊治疗。即使对于出现肾小球肾炎的患者，也难以证明使用糖皮质激素或免疫抑制剂治疗可改变预后。尽管如此，临床上仍主张使用免疫抑制剂以及大剂量糖皮质激素来治疗进展性肾病。霉酚酸酯是严重肾病的患者的很好选择，因其具有免疫抑制作用并有助于糖皮质激素减量。

在长达数月的病程中，皮肤病变反复、多次发作并不少见。但即使对于病情复发者，在数月到 1 年内，皮损也会好转至完全消退。少数患者肾损害长期存在，表现为持续性蛋白尿和血尿。不超过 5% 的 IgA 血管炎患者会发展为肾衰竭。

冷球蛋白血症性血管炎

冷球蛋白是免疫球蛋白，其特性是在低温条件下可从血清中析出沉淀[12]。在很多炎性疾病中都能不同程度地检测到此类蛋白，但并不一定致病。然而在部分患者，冷球蛋白与循环抗原结合（如丙型肝炎病毒颗粒的成分）沉淀在中小血管壁，继而激活补体，导致冷球蛋白血症性血管炎。

与其他大部分 IC 介导的血管炎不同，冷球蛋白血症性血管炎易侵犯小血管和中等血管。因此临床上还有中等血管受损的表现：如较大的皮肤溃疡、指/趾缺血和网状青斑。第一次 Chapel Hill 共识会议提出了混合性冷球蛋白血症的定义（表 96-5）[1]。

依据特征性免疫球蛋白种类，目前冷球蛋白血症主要分为 3 大类（表 96-6）。Ⅰ型的特征是单克隆丙种球蛋白病（通常是 IgG 或 IgM），其临床表现和相关疾病明显不同于Ⅱ型和Ⅲ型。Ⅰ型冷球蛋白血症与 Waldenstrom 巨球蛋白血症相关，少数与多发性骨髓瘤相关，更易产生高黏滞综合征症状（头晕、意识不清、头痛和脑卒中），而非坏死性血管炎。

与Ⅰ型冷球蛋白血症仅有单克隆冷球蛋白特性不同，Ⅱ型和Ⅲ型称为*混合性冷球蛋白血症*，因其冷球蛋白是由 IgG 和 IgM 构成。90% 以上Ⅱ型冷球蛋白血症是由丙肝病毒感染引起，其冷球蛋白是由单克隆 IgM 和多克隆 IgG 构成。与丙肝无关的Ⅱ型冷球蛋白血症有时被称为*原发性混合性冷球蛋白血症*，其病因不清。Ⅲ型冷球蛋白血症的冷球蛋白由多克隆 IgG 和多克隆 IgM 组成，与多种慢性炎症有关，包括感

表 96-5	Chapel Hill 共识会议关于各种免疫复合物诱导的血管炎的定义
疾病名称	定义
皮肤白细胞破碎性血管炎	仅累及皮肤的白细胞破碎性血管炎，无全身血管受累或肾小球肾炎
IgA 血管炎（过敏性紫癜）	以 IgA 沉积为主的血管炎，主要侵犯小血管（毛细血管、微动脉和微静脉），疾病典型表现可累及皮肤、肠道、肾小球，并可出现关节痛或关节炎
原发性冷球蛋白血症	冷球蛋白沉积为主的血管炎，侵犯小血管（毛细血管、微动脉和微静脉），与血清冷球蛋白相关，常累及皮肤和肾小球

From Jennette JC, Falk RJ, Andrassy K, et al.: Nomenclature of systemic vasculitides: proposal of an international consensus conference. *Arthritis Rheum* 37: 187-192, 1994.

表 96-6	冷球蛋白的分类		
冷球蛋白	RF 阳性	单克隆	相关疾病
I 型	否	是（IgG 或 IgM）	造血系统恶性肿瘤（多发性骨髓瘤、Waldenström 巨球蛋白血症）
II 型	是	是（多克隆 IgG，单克隆 IgM）	丙型肝炎 其他感染 干燥综合征 SLE
III 型	是	否（多克隆 IgG 和 IgM）	丙型肝炎 其他感染 干燥综合征 SLE

Ig，免疫球蛋白；RF，类风湿因子；SLE，系统性红斑狼疮

染和自身免疫病。

II 型和 III 型冷球蛋白血症常表现为三联症：紫癜、关节痛和肌痛。紫癜可广泛融合（图 96-6），有时累及躯干、上肢甚至面部；但绝大多数病例的皮疹局限于下肢。混合性冷球蛋白血症常累及其他系统，如肾和周围神经。它可以引起膜增生性肾小球肾炎，与狼疮肾炎的组织学改变类似；也可引起血管炎性神经病变，通常感觉异常较运动异常更常见。另外，个别病例出现的肺泡出血与冷球蛋白血症相关。

皮肤活检是最直接的确诊方法。紫癜病变光镜检

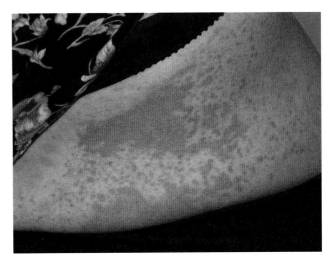

图 96-6　混合性冷球蛋白血症患者的融合性紫癜。广泛分布的紫癜相互融合成为大片皮肤病变

查显示为白细胞破碎性血管炎。另外，DIF 显示不同种类的免疫球蛋白和补体沉积，与冷球蛋白血症的不同类型相关。例如在 II 型冷球蛋白血症中，DIF 显示 IgG、IgM 和补体成分的沉积。

血清学检查也可提示混合性冷球蛋白血症存在。检测冷球蛋白时，应该用预热的试管采集血液，处理前先在 37℃凝固，然后降至 4℃保存数日。冷沉淀物占血清体积的百分比值称为"*冷沉比容*"。冷球蛋白检测的操作较难，可能导致假阴性结果。非特异的血清学检查也可提示混合性冷球蛋白血症。需要注意的是，检测到冷球蛋白并不总是与疾病相关。

冷球蛋白血症的一个明显线索是患者 C4 水平极低，与 C3 减低的程度不成比例。需要鉴别的两个主要疾病是系统性红斑狼疮和 IgG4 相关疾病，这两者都可引起 C4 低补体血症。

另外，II 型冷球蛋白血症的单克隆成分几乎都有类风湿因子的活性作用（即与 IgG 的 Fc 片段结合），因此 II 型冷球蛋白血症患者基本上都有高滴度的类风湿因子。作为临床病情活动性的指标，C4 水平、类风湿因子滴度和冷沉比容三项指标的敏感性都很差，在临床病情改善后仍不能恢复正常水平。

近年来，冷球蛋白血症的治疗取得了长足的进展，主要是由于丙型病毒性肝炎的治疗进展，以及 B 细胞耗竭治疗在许多混合性冷球蛋白血症病例中的有效性。对于丙型肝炎病毒感染相关的混合性冷球蛋白血症性血管炎，抗病毒治疗联合利妥昔单抗进行 B 细胞清除具有协同治疗作用，并可获得长期的治疗效

果[13]。

利妥昔单抗用于治疗冷球蛋白血症的基本原理是清除外周血 B 细胞，从而减少浆细胞产生冷球蛋白。这些研究指出，疾病的复发与缺乏抗病毒治疗和外周 B 细胞恢复相关，提示联合治疗的必要性。目前仍不清楚抗病毒和 B 细胞清除的最佳时机。尽管如此，先抗病毒治疗、数周后再加用利妥昔单抗不失为一种较合理的方案。

对于病情严重的患者，如少见的肺泡出血或高黏滞综合征，建议选用血浆置换来尽快清除致病性免疫复合物。其中一种方案为每隔一日血浆置换，同时使用糖皮质激素，共进行 7 次置换或达到临床症状充分改善，血浆置换结束后进行 B 细胞清除治疗（确保 B 细胞清除药物不会被血浆置换清除）。

冷球蛋白血症患者的预后通常取决于基础疾病。Ⅰ 型冷球蛋白血症的预后与病因治疗的效果密切相关。对于丙肝相关的 Ⅱ、Ⅲ 型冷球蛋白血症患者来说，如果抗丙肝病毒治疗应答良好，则相应疗效较好。如果患者不耐受抗病毒治疗或治疗无效，则需要应用小到中等剂量泼尼松来控制病情。

其他与丙型肝炎或淋巴增生性恶性肿瘤无关的混合冷球蛋白血症患者，通常对利妥昔单抗合并糖皮质激素反应良好，糖皮质激素可在数周内逐渐减量。这类患者通常需要定期使用利妥昔单抗治疗（如每 6 个月一次），以防止疾病复发。

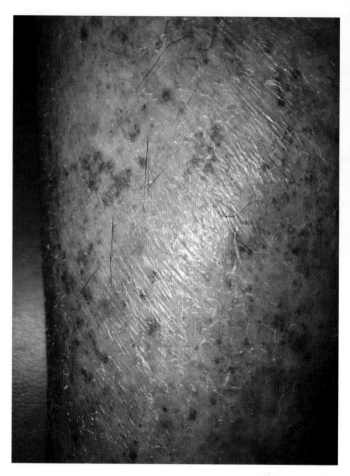

图 96-7　IgG4 相关疾病（IgG4-RD）患者腿部可触性紫癜。只有少数血清 IgG4 水平极高的 IgG4-RD 患者可能出现血管炎。血清 IgG4 水平升高常伴随 IgG1 升高和 C3、C4 低补体血症，推测免疫复合物是导致血管炎的发生的基础

IgG4 相关血管炎

IgG4-RD（见第 128 章）少数情况下与 IC 介导的血管炎相关，常累及皮肤。IgG4-RD 的皮肤血管炎通常见于血清 IgG4 水平极高、其他 IgG 亚类（如 IgG1）水平升高、C3 和 C4 低补体血症和多器官受累的 IgG4-RD。IgG4 相关血管炎的皮肤损害通常表现为可触性紫癜或融合性紫癜，与其他类型的皮肤血管炎难以区分，但其分布广泛是 IC 介导的皮肤血管炎典型表现（图 96-7）。

低补体荨麻疹性血管炎

有三个不同的 UV 症候群：正常补体 UV、低补体 UV（hypocomplementemic urticarial vasculitis，HUV）和 HUV 综合征（hypocomplementemic urticarial vasculitis syndrome，HUVS）。正常补体 UV 是超敏性血管炎的自限性亚群。对于慢性病例，必须仔细鉴别正常补体 UV 与中性粒细胞性荨麻疹，后者是一种持续性、与血管炎无关的荨麻疹。相对而言，HUV 更容易表现为慢性病程，其临床特点与 SLE 有重叠之处：例如血清补体水平降低、存在自身抗体和界面性皮炎。界面性皮炎的特征是免疫反应物（补体和免疫球蛋白）沉积在表皮 - 真皮连接处，分布模式基本与皮肤狼疮带试验一致。HUVS 是疾病的较严重形式，伴有皮肤外病变和多种器官系统受累表现，而非典型的 SLE 表现[14]。例如 HUVS 可以伴有眼色素膜炎、慢性阻塞性肺疾病（chronic obstructive pulmonary disease，COPD）和血管性水肿。

与普通荨麻疹不同，UV 病变除了有瘙痒感外常伴有中度疼痛、烧灼感和压痛。普通荨麻疹通常在 24 ～ 48 h 内完全消退，而 UV 的皮损可能需要数天

才能完全消退，并经常留下色素沉着，未经治疗病情会继续加重。HUV 或 HUVS 患者可出现紫癜性病变，且比荨麻疹性病变更为突出。

UV 的皮损多呈向心性，好发于躯干和肢体近端，下垂部位相对少见。UV 皮损为痛性，伴有烧灼感，而不是普通荨麻疹的瘙痒感。UV 荨麻疹的风团皮损区活检显示存在白细胞破碎性血管炎的表现，包括毛细血管后微静脉的内皮细胞损伤、红细胞渗出到血管外、白细胞破碎、纤维素沉积以及中性粒细胞（少数情况下是淋巴细胞）在血管周围的浸润。DIF 显示 IC 沉积在真皮浅表层血管周围，免疫球蛋白和补体在真皮 - 表皮交界处大量沉积。在临床表现符合的情况下，这些表现（界面性皮炎和免疫反应物在血管壁的沉积）对 HUV 具有诊断价值。相反，患者存在 UV 表现并出现皮肤外器官系统损害的典型特征是 HUVS 临床诊断的依据。

SLE 的治疗方案通常对某些 HUV 患者也有效，包括小剂量泼尼松、羟氯喹、氨苯砜或其他免疫调节剂。严重的 HUVS 患者，尤其是存在肾小球肾炎或者其他器官严重受累者，可能需要大剂量糖皮质激素或生物制剂，如肿瘤坏死因子拮抗剂或 B 细胞清除药物。COPD 和心脏瓣膜病变也与 HUVS 相关，还需要相应的针对性治疗。

UV 的预后与其出现的病变有关。SLE、COPD、血管性水肿和心脏瓣膜病变均与该病相关，并严重影响患者的生活质量和生存率。部分 HUV 和 HUVS 病例经免疫抑制剂治疗后可完全治愈。

持久隆起性红斑

EED 是一种少见的、特殊的、局限于皮肤的白细胞破碎性血管炎[15]。该病的特别之处在于其皮损分布部位很不常见（对称性分布于关节伸面），并且对磺基药物治疗反应迅速。其皮肤有小血管炎的典型表现，尤以丘疹、斑块或结节多见。早期皮损常呈粉红色或黄色，然后变为红色或紫红色（图 96-8）。未经治疗的皮损自然病程可达数年，随着时间延续而变软或变硬。皮损多发于手的小关节和膝关节处，也可累及臀部，但一般不发生于躯干。

EED 的主要组织病理学表现为伴有纤维蛋白样坏死的白细胞破碎性血管炎。虽然该病疑有 IC 的基础，但 DIF 表现并不明显。EED 与多种结缔组织病、

类风湿关节炎、其他类型血管炎（如 GPA）、HIV 感染及副蛋白血症（特别是 IgA 型）有关。EED 对氨苯砜或磺胺吡啶的治疗反应迅速，但停药后皮损可复发，因此仍需要长期治疗。

自身免疫性疾病相关血管炎

临床表现不明显的自身免疫性疾病或 CTDs 很少伴发血管炎。常并发血管炎的 CTD 包括一些 SLE 相关疾病，如狼疮本身、混合性结缔组织病、干燥综合征和重叠综合征。尽管血管炎确实见于某些自身免疫病，但它常被过度诊断以用来解释风湿病复杂疑难的临床表现。例如，神经精神狼疮通常不是由真正的血管炎引起的，而是由某些尚未明确的机制所致。只要情况允许，临床怀疑血管炎时应尽量通过组织活检来证实。

CTDs 的皮肤血管炎几乎都伴有低补体血症和高滴度抗核抗体（anti-nuclear anti-bodies，ANAs）。皮损处的 DIF 检测显示皮肤的血管及血管周围有颗粒状 IgG 和 C3 沉积，伴或不伴有 IgM 沉积，提示 ICs 在发病中起作用。DIF 检测也可发现角质细胞和皮肤细胞中有"内在 ANA"现象（图 96-9）。

SLE 相关疾病伴发的血管炎比其他类型血管炎更容易出现以淋巴细胞为主的浸润。Waldenström 良性高丙种球蛋白血症（benign hypergammaglobulinemia

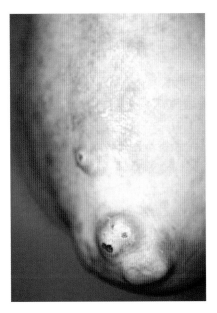

图 96-8　持久隆起型红斑。指关节和其他关节伸面的典型结节表现

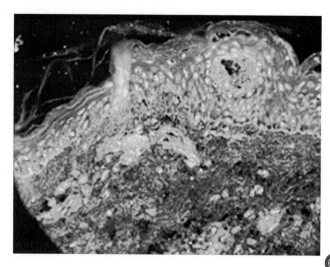

图 96-9 直接免疫荧光法显示结缔组织病相关血管炎组织中 IgG 沉积和的"内在抗核抗体"现象。这种现象通常是免疫反应物与表皮细胞核内的靶抗原相结合所致

of Waldenström）是一种 CTDs 相关性皮肤血管炎的变异型，是一种真正的淋巴细胞性血管炎。患者常有抗 Ro 抗体（也称为 SSA），可能还有亚临床型干燥综合征。典型的淋巴细胞性血管炎与白细胞破碎性血管炎相比，较少引起血管结构破坏，可能是因为中性粒细胞颗粒中的破坏性酶类在淋巴细胞含量较少。纤维素样坏死也罕见于淋巴细胞性血管炎。真正的淋巴细胞性血管炎几乎都局限于浅表的真皮乳突层的小血管。即使在干燥综合征中，大多数组织病理也可以见到白细胞破碎性血管炎。

类风湿血管炎

类风湿血管炎（rheumatoid vasculitis，RV）必须与单纯指端（甲周）血管炎相区别，后者无严重的脏器受累，不需要过强的针对血管炎的治疗。类风湿关节炎合并单纯指端血管炎表现为甲周局部的碎片样皮损（Bywater 损害），与不伴有指端血管炎的类风湿关节炎患者相比，预后不一定更差，也不需要针对血管炎进行治疗。与之相反，RV 是一种累及中、小血管的极具破坏性的并发症，需要非常积极的治疗干预。RV 的许多临床表现与结节性多动脉炎无法区分，但微血管瘤较为少见。典型的 RV 多发生于有类风湿结节、类风湿因子阳性和有关节破坏的患者，在其发生时几乎没有活动性滑膜炎的临床表现。RV 偶可见于类风湿关节炎早期患者。

RV 最常见的表现是紫癜性皮损、伴或不伴中等血管受累的血管炎。皮损的 DIF 检测显示血管内有颗粒状 IgM 和补体 C3 沉积，与类风湿因子、补体和冷球蛋白都参与的 IC 介导的病理生理表现相符。

踝部深在的皮肤溃疡是 RV 的标志性病变，需要对局部进行细致的处理并谨慎使用免疫抑制剂治疗。RV 还可发生多发单神经炎。大剂量糖皮质激素联合利妥昔单抗可作为多数 RV 患者的首选方案，如果病情进展，可加用环磷酰胺。TNF 抑制剂可用于病情较轻的患者。

Full references for this chapter can be found on ExpertConsult.com.

参考文献

1. Jennette JC, Falk RJ, Andrassy K, et al.: Nomenclature of systemic vasculitides. Proposal of an international consensus conference, *Arthritis Rheum* 37:187–192, 1994.
2. Jennette JC, Falk RJ, Bacon PA, et al.: 2012 Revised International Chapel Hill Consensus Conference Nomenclature of Vasculitides, *Arthritis Rheum* 65:1–11, 2013.
3. Zeek PM: Periarteritis nodosa: a critical review, *Am J Clin Pathol* 22:777–790, 1952.
4. Arthus M: Injections repetees de serum de cheval cuez le lapin, *Seances et Memoire de la Societe de Biologie* 55:817–825, 1903.
5. Nangaku M, Couser WG: Mechanisms of immune-deposit formation and the mediation of immune renal injury, *Clin Exp Nephrol* 9:183–191, 2005.
6. Ramos-Casals M, Anaya JM, Garcia-Carrasco M, et al.: Cutaneous vasculitis in primary Sjögren syndrome: classification and clinical significance of 52 patients, *Medicine (Baltimore)* 83:96, 2004.
7. Hunder GG, Arend WP, Bloch DA, et al.: The American College of Rheumatology 1990 criteria for the classification of vasculitis: introduction, *Arthritis Rheum* 33:1065–1067, 1990.
8. Calabrese LH, Michel BA, Bloch DA, et al.: American College of Rheumatology 1990 criteria for the classification of hypersensitivity vasculitis, *Arthritis Rheum* 33:1108–1113, 1990.
9. Mills JA, Michel BA, Bloch DA, et al.: The American College of Rheumatology 1990 criteria for the classification of Henoch-Schönlein purpura, *Arthritis Rheum* 33:1114–1121, 1990.
10. Mestecky J, Tomana M, Moldoveanu Z, et al.: Role of aberrant glycosylation of IgA1 molecules in the pathogenesis of IgA nephropathy, *Kidney Blood Press Res* 31:29–37, 2008.
11. Blanco R, Martinez-Taboada VM, Rodriguez-Valverde V, et al.: Henoch-Schönlein purpura in adulthood and childhood: two different expressions of the same syndrome, *Arthritis Rheum* 40:859–864, 1997.
12. Wintrobe MM, Buell MV: Hyperproteinemia associated with multiple myeloma: with report of a case in which an extraordinary hyperproteinemia was associated with thrombosis of the retinal veins and symptoms suggesting Raynaud's disease, *Bull Johns Hopkins Hosp* 52:156, 1933.
13. Ramos-Casals M, Stone JH, Cinta-Cid M, et al.: The cryoglobulinaemias, *Lancet* 379:348–360, 2012.
14. Davis MD, Brewer JD: Urticarial vasculitis and hypocomplementemic urticarial vasculitis syndrome, *Immunol Allergy Clin North Am* 24:183–213, 2004.
15. Wahl CE, Bouldin MB, Gibson LE: Erythema elevatum diutinum: clinical, histopathologic, and immunohistochemical characteristics of six patients, *Am J Dermatopathol* 27:397–400, 2005.

第 97 章

原发性中枢神经系统血管炎

原著 RULA A. HAJJ-ALI, CAROL A. LANGFORD

刘庆红 译　何 菁 校

关键点

- 原发性中枢神经系统血管炎（primary angitis of the central nervous system, PACNS）定义为局限于脑、脑膜或脊髓的血管炎。
- PACNS 是一种异质性疾病，具有不同的病理表现。最初被报道为中枢神经系统肉芽肿性血管炎（granulomatous angiitis of the CNS, GACNS），进一步发现其具有不同的淋巴细胞组织学特征。
- PACNS 的诊断要结合临床特征和脑脊液证据、脑、血管影像学资料以及脑组织活检病理。
- PACNS 的诊断还应排除那些临床或血管造影表现与此类似的疾病。
- 可逆性脑血管收缩综合征（reversible cerebral vasoconstriction syndrome, RCVS）是 PACNS 类似疾病中最重要的情况之一，能指导治疗和提示预后。
- PACNS 初治包括单独应用糖皮质激素，或依据神经系统疾病的分型和严重程度联合应用环磷酰胺。
- PACNS 预后各异，其中 GACNS 患者的致残率和死亡率最高。

引言

影响中枢神经系统的血管炎最常见于原发性系统性血管炎、结缔组织病或感染继发的血管炎。当该病仅局限于中枢神经系统（大脑、脑膜和脊髓）时，称为原发性中枢神经系统血管炎（PACNS）。

PACNS 是一种罕见病，最早于 1959 年由 Cravioto 和 Feigin 报道为一种独立的临床病理状态[1]。该病起初被描述为致命的"好发于神经系统的非感染性肉芽肿性血管炎"。其他文献报道了类似的病理表型，并称其为"中枢神经系统肉芽肿性血管炎"[2-3]。后来文献中出现了不同的名称，比如以"孤立性中枢神经系统血管炎"来表示无肉芽肿性病理特点的病例[4]。目前，PACNS 这一名称已被广泛接受，强调仅有 CNS 受累[5,6]。1988 年，Calabrese 和 Mallek 提出了 PACNS 的诊断标准，并出现了可能有效的治疗后[7]，文献报道激增，全世界的病例报道已超过 500 例[8-9]。

流行病学

由于该病罕见且人们缺乏认识，PACNS 的真实发病率难以准确计算[9]。近年来，估测 PACNS 的年发病率为 2.4 例/1 000 000 人年[9]。该病好发于中年男性，中位发病年龄约 50 岁，男女之比约为 2：1[5-6,9]。

遗传学

PACNS 的发病机制不清。目前尚无证据表明有遗传倾向，但正在积极开展相关的研究。

临床表现

> **关键点**
>
> - PACNS 是一种异质性疾病，具有不同的临床和病理表现。
> - PACNS 患者可出现团块样损伤。
> - 典型的 GACNS 的临床表现为慢性隐匿性头痛，伴随弥漫性或局灶性的神经功能缺损。

现在对 PACNS 临床特点的认识有了长足的进展，但是仍面临很多挑战，包括缺乏高特异性的诊断方法，研究材料稀少，缺乏临床对照实验。近年来，已确定 PACNS 特定的临床和病理分型可提示预后 [10-13]。

PACNS 的分类标准

1988 年，Calabrese 和 Mallek[5] 提出了 PACNS 的诊断标准，强调诊断 PACNS 时排除类似疾病的重要性。诊断条目包括：①完善的临床和实验室评估所不能解释的神经功能缺损；②脑血管造影和（或）组织活检证实病变累及中枢神经系统动脉；③排除系统性血管炎和其他可继发血管造影和病理异常的疾病。

2009 年，研究人员改进了诊断标准，在评估中增加了诊断确定性的分级 [12]。他们建议当组织活检结果确认血管炎时定为确定诊断 PACNS，当血管造影高度怀疑但缺乏组织病理确认时定为可疑诊断 PACNS，此时需要通过脑脊液（CSF）检查结果和神经系统症状来区分 PACNS 和类似疾病。

虽然 Calabrese 和 Mallek 最初提出的诊断标准曾被作为基于文献研究的平台，但是随着我们诊断方法的进步，揭示了很多未能解释的神经系统疾病，对该病的解读已经发生了根本性的改变。而对于疑诊 PACNS 的患者，排除其他类似疾病仍然是最重要的诊断流程。

临床分型

最初，PACNS 是依据组织学特点来命名的，因其病理表现为肉芽肿性血管炎，故最初称之为中枢神经系统肉芽肿性血管炎（GACNS）。直到 20 世纪 80 年代，PACNS 被普遍认为是一组具有一致临床表现且预后不良的同源性疾病。后来，直接血管成像技术出现并成为诊断工具，且在 PACNS 病理检查中发现了非肉芽肿成分，上述观点才受到挑战。

PACNS 最初被尝试分为 3 个主要亚型：GACNS、CNS 良性血管病（Benign angiopathy of the CNS，BACNS）和"非典型"PACNS [14]。BACNS 从此被认为是可逆性脑血管收缩综合征（RCVS）的一部分 [11]，而其他 PACNS 亚型的诊断则依据病理学或影像学特征。

中枢神经系统肉芽肿性血管炎

GACNS 是 PACNS 的一个亚型，临床病理特点为局限于脑部的肉芽肿性血管炎。GACNS 是 PACNS 的罕见亚型，患者表现为慢性隐匿性头痛，伴随弥漫性或局灶性的神经功能缺损。由于该病局限于脑、脑脊膜或脊髓，通常没有系统性炎症性疾病的症状和体征。该亚型的诊断是依据病理发现肉芽肿性血管炎（图 97-1）。典型的 CSF 结果包括无菌性脑膜炎，涂片微生物染色呈阴性。GACNS 好发于中年男性，最常见的神经影像学表现包括梗死，通常为对称性，MRI 表现为皮质下白质和深部的灰质的 T_2 加权像及液体衰减反转恢复序列（FLAIR）异常高信号。脑血管造影对于 GACNS 常见的小血管炎的空间分辨率很低，因此并不是必要的检测手段。

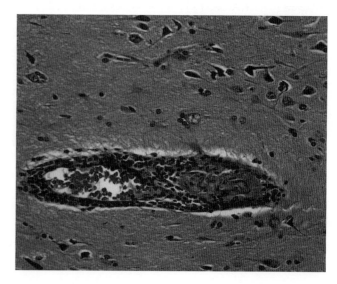

图 97-1 中枢神经系统肉芽肿性血管炎患者的组织病理学表现

其他形式的中枢神经系统血管炎

PACNS 是一种异质性疾病，具有不同的临床 - 病理亚型。这些亚型将在本章中讨论。

团块样表现

团块样（mass-like，ML）表现在 PACNS 中罕见，发生率不到 5%。近期一个 38 例患者的队列研究引起了关注，该研究的患者组织学确诊为 PACNS，并伴有孤立性的脑组织团块[15]。该诊断不容易预测，通常是在活检或手术切除肿块后通过病理确诊。遗憾的是，尚无特征性的临床评估、神经影像学、脑血管造影或脑脊液检查能够区分 ML-PACNS 和其他更常见的导致脑部实质性团块的疾病。采用恰当的染色和培养以除外分枝杆菌、真菌或其他感染，通过免疫组化学 / 基因重排的研究来排除淋巴增殖性疾病，对于确诊本病并排除伴发感染或恶性疾病至关重要。

脑淀粉样血管炎

淀粉样蛋白，特别是 β- 淀粉样蛋白多肽，一种淀粉样前体肽段，可在大脑中沉积，引起阿尔茨海默病及脑淀粉样血管病（cerebral amyloid angiopathy，CAA）等疾病。CAA 相关的炎症和 CAA 血管中心性炎症反应被认为是 β- 淀粉样蛋白相关性血管炎（amyloid-β-related angiitis，ABRA）[16]。ABRA 患者通常年龄较大，且较其他 PACNS 患者更容易产生幻觉和精神状态的变化。尽管 ABRA 的脑出血发生率更高，但是 MRI 不能鉴别 ABRA 与其他类型的 PACNS。ABRA 预后差，可能与高龄和并发症有关。

血管造影定义的中枢神经系统血管炎

脑血管造影的低特异性给 PACNS 的诊断带来了挑战。通过脑血管造影诊断 PACNS 时，需行详细检查以排除类似疾病，特别是 RCVS[17-18]。

脑脊液炎症的存在可能支持血管病变的诊断，而正常的脑脊液蛋白和白细胞在这种情况下可能排除血管炎的诊断。

脊髓表现

局限的脊髓病变是 PACNS 的罕见类型，通常通过活检诊断[19]。

非肉芽肿性 PACNS

PACNS 病理表现可以为淋巴细胞浸润，而非肉芽肿。诊断此型时要注意排除引起 CNS 血管炎的继发因素，如感染性或淋巴增殖性疾病，这需要仔细进行充分的染色和免疫表型分析。

诊断和辅助检查

> **关键点**
>
> - 脊髓液、脑和血管的影像学检查以及脑活检，是 PACNS 诊断和鉴别诊断的关键。
> - 80% ~ 90% 的 PACNS 患者有脊髓液异常。
> - 脑血管造影异常并非 PACNS 的特异性表现，也见于很多其他情况。
> - 可逆性脑血管收缩综合征与 PACNS 非常相似，典型表现为雷击样头痛，脑脊液正常，脑血管造影异常，12 周内可缓解。
> - 其他重要的鉴别诊断包括感染、淋巴增殖性疾病、原发性系统性血管炎、结缔组织病和血栓栓塞性疾病等。

PACNS 的诊断目前仍比较困难，主要是因为该病的临床表现不特异，缺乏高特异性的实验室和影像学检查，而且难以取得病理材料。

辅助检查

实验室检查

急性时相反应物升高、贫血和血小板增多并非 PACNS 的典型表现，如果出现提示原发性系统性血管炎或其他潜在疾病的可能，应进行实验室检查以排除结缔组织病和血栓栓塞性疾病。根据临床和诊断中的发现以及宿主的易感危险因素，还应进行合适的培养、血清学和 PCR 等以排除感染性疾病。

脑脊液分析

脑脊液检测是评价 PACNS 的重要工具。尽管 PACNS 的脑脊液结果无特异性，但其价值在于排除其他疾病。获取恰当的脑脊液培养、微生物学染色、细胞学和流式细胞学检测对于排除传染性和肿瘤性疾病至关重要。在经病理证实的 PACNS 患者中，80%～90% 的患者脑脊液蛋白水平升高、淋巴细胞数中度增多，偶尔有寡克隆条带和 IgG 合成增加[5,20-21]。中位脑脊液白细胞计数约为 20 cells/L，而中位脑脊液蛋白水平约为 120 mg/dl[5,9]。

目前先进的脑脊液分子测序正在被研究，作为一种不偏倚的方法来确定"特发性"神经系统疾病患者的感染性病因[22]。

影像学评价

MRI 对 PACNS 诊断的敏感性高达 90%～100%[9,23]。50% 的患者发生脑梗死，通常累及双侧皮质和皮质下[9,24]。受累区域包括皮质下白质，其次是深部灰质、深部白质和大脑皮质[25]。T_2 加权像的高信号病灶在 PACNS 常见，但并不特异[13]。其他异常包括 5% 患者出现肿块[26]，8% 患者可见软脑膜强化[15]，约 1/3 患者钆增强后可见颅内病变[9]。

导管直接脑血管造影或磁共振脑血管成像（MRA），是诊断 PACNS 的重要手段。PACNS 血管造影典型的特征为扩张与狭窄区域交替，通常累及双侧血管，但有时累及单个血管[27]。其他特点包括一个或多个血管平滑变细。脑血管造影可见中等大小的血管的病变，但对直径小于 500 μm 的小血管的检测灵敏度有限。尽管脑血管造影对于 PACNS 有诊断价值，但是它诊断 PACNS 的特异性仅有 25%[28]。血管炎所谓的"典型"血管造影结果对于 PACNS 不具有特异性，可在动脉粥样硬化、放疗后血管病变或血管痉挛中出现[27,28]。并且，RCVS 的血管造影结果可以跟 PACNS 相同，所以脑血管造影诊断 PACNS 的阳性预测值低[29]。因此血管造影术结果需谨慎分析，不能作为 PACNS 诊断的"金标准"。采用高分辨对比增强 MRI 来观察血管壁增厚和强化特征的研究正在进行中[30]。这一有潜力的技术可以明确和鉴别 CNS 血管炎、RVCS 和颅内动脉粥样硬化。近期报道提示在 PACNS 中，血管壁增强的比例比 RCVS 更高，仍需要更多研究来证实这些有趣的发现。

脑活检

PACNS 患者脑活检的致病率、死亡率均低[14]，且对于诊断和鉴别诊断十分重要。通过脑活检术，

30%～40% 的患者诊断为其他疾病[31]。由于病变受累部位分散且活检所得组织较少，脑活检病理的解读需考虑到假阴性可能。病理发现血管炎并不能除外感染和肿瘤，所以还应进行适当的染色和血清学标志物的检测以获得确切诊断。

鉴别诊断

由于缺乏特异性高的临床表现、实验室或影像学检查特点，PACNS 的鉴别范围较大（表 97-1）。排除与 PACNS 表现相似的其他疾病对于确诊至关重要，特别是某些特定种类的疾病要被考虑并进一步详细讨论。

表 97-1 原发性中枢神经系统血管炎的鉴别诊断

继发性脑血管炎	其他动脉疾病
原发性系统性血管炎	动脉粥样硬化
肉芽肿性多血管炎	纤维肌性发育不良
显微镜下多血管炎	烟雾病
嗜酸性肉芽肿性多血管炎	动脉夹层
结节性多动脉炎	高凝状态
白塞病	抗磷脂综合征
系统性自身免疫病	血栓性血小板减少性紫癜
系统性红斑狼疮	卒中样综合征
干燥综合征	CADASIL
炎性肌病	线粒体疾病
类风湿关节炎	镰状细胞病
混合结缔组织病	Fabry 病（法布里病）
其他多系统炎症性疾病	Sneddon 综合征
结节病	脑白质病
Susac 综合征	进行性多灶性脑白质病
感染	可逆性脑后部白质病变综合征
细菌	脑出血
分枝杆菌	高血压
真菌	动脉瘤
病毒	淀粉样脑血管病
原虫	动静脉畸形
恶性肿瘤	栓塞性疾病
中枢神经系统淋巴瘤	血栓
神经胶质瘤	胆固醇栓塞
血管中心性淋巴瘤	黏液瘤
淋巴瘤样肉芽肿	心内膜炎
转移瘤	空气栓塞
血管痉挛性疾病	
可逆性脑血管收缩综合征	
药物	

CADASIL，常染色体显性遗传脑动脉病合并皮质下梗死和白质脑病

可逆性脑血管收缩综合征

RCVS 是 PACNS 首要的鉴别诊断，因两者的治疗和预后不同，其鉴别十分重要（表 97-2）。RCVS 包括一组疾病，表现为急性发作的头痛和可逆性的脑血管收缩[11]。这些疾病包括 Call-Fleming 综合征、药物诱导的血管病、偏头痛血管炎、BACNS、产后血管病和药物引起的血管痉挛。RCVS 的临床特点包括急性发作的严重头痛，伴或不伴有神经功能缺损，并且有脑血管可逆性收缩的证据。头痛通常表现为反复的雷击样头痛，紧张和咳嗽可加剧。RCVS 可以与卒中（39%）、全面性强直阵挛发作（17%）、凸面蛛网膜下腔出血（34%）、脑叶出血（20%）和脑水肿（38%）相关[18]。RCVS 女性比男性多发。与 PACNS 相比，RCVS 的脑脊液分析通常是正常的，除非并发异常疾病或蛛网膜下腔出血。当脑血管成像提示多个部位出现平滑或锥形的动脉狭窄而其后段的

动脉直径正常或扩张，需考虑诊断 RCVS。通常情况下，严重动脉狭窄累及两个大脑半球的多个脑内动脉及其分支。当重复的血管影像提示大脑血管异常为可逆时，可以确诊 RCVS，该情况通常发生在 6 ~ 12 周，这与 PACNS 中恒定的血管造影异常是不同的。目前缺乏 RCVS 直接治疗的临床对照实验。钙通道阻滞剂被用于头痛症状的治疗，但没有证据证明它可以改变临床转归。某些专家采用糖皮质激素治疗，但也无证据证明其可以改善预后。

表 97-2　RCVS 和 PACNS 的临床和影像学特点鉴别		
特征	**RCVS**	**PACNS**
性别	女性为主	男性为主
脑脊液	正常	异常
正常的 MRI	10% ~ 15%	少见
脑血管造影异常	100%	40% ~ 50%
头痛特点	反复发作，雷击样	隐匿，慢性
梗死类型	界限清楚	小，散在
脑叶出血	常见	极罕见
凸面蛛网膜下腔出血	常见	很罕见

PACNS，原发性中枢神经系统血管炎；RCVS，可逆性脑血管收缩综合征

原发性系统性血管炎

原发性系统性血管炎如肉芽肿性多血管炎（granulomatosis with polyangiitis，GPA）、显微镜下多血管炎、嗜酸性肉芽肿性多血管炎（eosinophilic granulomatosis with polyangiitis，EGPA；Churg-Strauss 综合征）、结节性多动脉炎和白塞病，可影响 CNS 导致炎症和血管炎。在 GPA 中，7% ~ 11% 的患者发生 CNS 疾病，有三种表现形式：肉芽肿直接从颅外部位侵入，远程颅内肉芽肿和少见的 CNS 血管炎[32]。CNS 血管炎的诊断通常基于影像学发现并需排除其他神经功能缺损的原因，尤其是感染[33]。与 GPA 相同，EGPA 的 CNS 血管炎诊断需要排除其他类似疾病，通常不做组织学检查。神经 - 眼科表现包括一过性黑蒙、上斜肌麻痹、缺血性视神经病变、第四脑神经麻痹和散在区域的视网膜梗死等，较常见于 EGPA 患者的 CNS 血管炎[34,35]。白塞病中 CNS 受累率为 14%，表现为累及脑干的脑膜脑炎，少见硬脑膜静脉窦的血栓和炎症[36-38]。神经白塞病的病理评估通常提示脑小血管周围的单个核细胞浸润，累及静脉系统，而这在 PACNS 并不典型[39]。白塞病极少出现真正的 CNS 血管炎[40]。

系统性自身免疫病

脑部是结缔组织疾病的常见靶器官。系统性红斑狼疮（SLE）中枢神经系统受累发生于 14% ~ 80% 的成人和 22% ~ 95% 的儿童[41]。多灶性的微梗死、皮质萎缩、肉眼梗死、出血、缺血性脱髓鞘和斑片状多发性硬化样脱髓鞘是神经精神性狼疮的典型表现。SLE 最常见的脑组织显微镜下表现是微血管病变，描述为"愈合的血管炎"，表现为透明样变、增厚和血栓形成[42,43]。类风湿关节炎、干燥综合征和混合结缔组织病极少以血管炎形式影响 CNS[44]。CNS 血管炎是这些疾病典型的晚期表现。

感染

感染是考虑 PACNS 时应排除的最重要的疾病。血管炎可发生于艾滋病患者，常表现为多灶性的脑缺血，病理可见血管中心性的淋巴细胞增殖性损伤[45]。此外，HIV 病毒可以导致肉芽肿性动脉炎[46]，或在

合并感染如合并梅毒时影响脑部。梅毒螺旋体感染会影响蛛网膜下腔血管导致血栓形成、缺血和梗死，表现类似于 PACNS[47]。其他脑部易感的病原体包括水痘 - 带状疱疹病毒（varicella-zoster virus，VZV）。VZV 累及大脑，在免疫功能亢进的患者中常累及大脑的大血管如前动脉和中动脉的近段，而在免疫功能低下的患者中累及小血管[48]。患者在 CNS 受累前常有疱疹病毒感染的皮疹病史。VZV 血管炎的确诊是依据患者脑脊液中的 VZV-DNA 或 VZV-IgG 抗体在血清 / 脑脊液的比值降低[49]。CNS 结核感染是引起 CNS 血管炎的重要原因，在结核流行地区要注意排查。另外，丙型肝炎病毒[50]、西尼罗河病毒[51]、细小病毒 B_{19}[52] 和罕见的单纯疱疹病毒[53] 也可导致 CNS 血管炎。巨细胞病毒可在免疫功能低下患者引起机会性感染导致 CNS 血管炎[54]。罕见囊虫累及大脑中等动脉[55]。对于有疫区旅游史或暴露史的疑似 PACNS 患者应注意排查。

淋巴增殖性疾病

容易累及血管壁的淋巴增殖性疾病比如淋巴瘤样肉芽肿（lymphomatoid granulomatosis，LG）可引起 CNS 血管炎，导致多发皮质小梗死，病理表现为多灶性血管中心和血管破坏性淋巴瘤[56]。LG 常伴发 HIV 感染，应予排查[57]。LG 罕见伴发其他系统性自身免疫病如干燥综合征[58]。其他淋巴增殖性疾病如 CNS 淋巴瘤和血管内皮淋巴瘤也可与 PACNS 类似。

其他

颅内动脉粥样硬化很常见，在诊断 PACNS 时需要考虑到这一点。脑血管造影的特异性差，是鉴别炎症性因素和其他血管病的主要局限性所在。然而，CSF 缺乏炎症性改变，以及多种脑动脉粥样硬化危险因素的存在，增加了粥样硬化诊断的可能性。其他疾病如抗磷脂综合征、高凝状态和血栓栓塞性病因应被仔细排查。PACNS 的诊断需要经食管超声心动图和高凝状态检查来要排除血栓栓塞性因素，特别是反复卒中的患者。其他血管影像与 PACNS 类似的罕见疾病还包括烟雾病、小血管动脉断裂、常染色体显性遗传性脑血管病伴皮质下梗死和白质脑病（CADASIL）、放射性血管病变和血栓闭塞性脉管炎[59]。

治疗

> **关键点**
>
> - PACNS 治疗尚无标准化的临床试验。
> - 糖皮质激素和环磷酰胺是 GACNS 常规初始治疗。
> - 除 GACNS 外，PACNS 的治疗基于诊断亚型和神经系统受损的严重程度。

PACNS 的治疗参照专家意见和病例报道，以及原发性系统性血管炎相关的对照试验。到目前为止，尚无研究 PACNS 治疗的对照试验。因此，还没有特定的治疗原则，治疗仍基于疾病亚型和神经系统病变的严重程度。

糖皮质激素联合环磷酰胺治疗成功的报道使该方案成为常规[7]。通常，患者接受 3 ～ 6 个月的环磷酰胺和大剂量糖皮质激素治疗直到病情缓解，我们支持治疗达 6 个月，后续停用环磷酰胺，在维持期参照小血管炎的治疗原则[60]。维持期治疗通常使用硫唑嘌呤或霉酚酸酯，甲氨蝶呤因其对 CNS 穿透性差而极少应用。维持期治疗时间尚不明确。

非典型 PACNS 的治疗方案各异。多种因素影响治疗方案，治疗常是个体化的，主要依据神经功能缺损和诊断特点。所有非典型 PACNS 都以大剂量糖皮质激素作为初始治疗，然后根据个体病情决定是否加用免疫抑制剂。ABRA 和 ML-PACNS 两种 PACNS 亚型建议初期加用环磷酰胺治疗。对糖皮质激素和其他免疫抑制剂抵抗的 PACNS 患者使用 TNF 抑制剂或利妥昔单抗，还仅限于个案报道，仍不足以提供有效的依据[61-63]。

在于环磷酰胺治疗反应差时，在开始加用另一种免疫抑制剂前，应评估诊断是否确切。

评估疾病状态和判断缓解是 PACNS 治疗过程中的关键步骤。起病初期就发生的永久性神经功能缺损，不应被误认为是病情未缓解。临床及影像学特点稳定或改善是判断疾病缓解的依据。系列的 MRI 检查有助于评估病情活动性。治疗计划中应纳入预防骨关节炎的辅助治疗和机会性感染的预防。

预后

> **关键点**
>
> ● PACNS 的死亡率为 10% ~ 17%。
> ● 高达 20% 的 PACNS 患者发生中度到重度残疾。

　　PACNS 最早曾被 Cravioto 等描述为致死性疾病[1]，但在应用激素和环磷酰胺治疗后出现了希望。根据近期报道，PACNS 的死亡率为 10% ~ 17%[9,1]，一项研究发现生存率与 MRI 中早期发现的梗死和钆增强发现的损伤灶相关[9]。一些团队报道[9,63]，分别以改良 Rankin 残疾评分和 Barthel 指数评估，20% 的 PACNS 患者有中到重度的残疾，但残疾评分随时间逐渐改善。

结论

　　目前对 PACNS 的认识已大有进展，识别类似疾病的能力提高使得诊断 PACNS 的准确性大幅提升，尤其对 RCVS 的识别降低了 PACNS 的误诊率。分子诊断技术的进步提高了我们排除感染的能力。PACNS 的有效诊疗需要多学科团队评估临床特征，获取和分析检测结果，最终确定疗效最佳且毒副作用最小的治疗方案。

　　PACNS 仍需要临床对照试验来进一步指导初始和维持期的治疗。前瞻性的长期队列研究是很必要的，以更好地明确 PACNS 的致残率和远期预后。

参考文献

1. Cravioto H, Feigin I: Noninfectious granulomatous angiitis with predilection for the nervous system, *Neurology* 9:599–609, 1959.
2. McCormick HM, Neuburger KT: Giant-cell arteritis involving small meningeal and intracerebral vessels, *J Neuropathol Exp Neurol* 17:471–478, 1958.
3. Budzilovich GN, Feigin I, Siegel H: Granulomatous angiitis of the nervous system, *Arch Pathol* 76:250–256, 1963.
4. Moore PM: Diagnosis and management of isolated angiitis of the central nervous system, *Neurology* 39:167–173, 1989.
5. Calabrese LH, Mallek JA: Primary angiitis of the central nervous system. Report of 8 new cases, review of the literature, and proposal for diagnostic criteria, *Medicine (Baltimore)* 67:20–39, 1988.
6. Lie JT: Primary (granulomatous) angiitis of the central nervous system: a clinicopathologic analysis of 15 new cases and a review of the literature, *Hum Pathol* 23:164–171, 1992.
7. Cupps TR, Moore PM, Fauci AS: Isolated angiitis of the central nervous system. Prospective diagnostic and therapeutic experience, *Am J Med* 74:97–105, 1983.
8. Molloy ES, Hajj-Ali RA: Primary angiitis of the central nervous system, *Curr Treat Options Neurol* 9:169–175, 2007.
9. Salvarani C, Brown Jr RD, Calamia KT, et al.: Primary central nervous system vasculitis: analysis of 101 patients, *Ann Neurol* 62:442–451, 2007.
10. Neel A, Paganoux C: Primary angiitis of the central nervous system, *Clin Exp Rheumatol* 27:S95–S107, 2009.
11. Calabrese LH, Dodick DW, Schwedt TJ, et al.: Narrative review: reversible cerebral vasoconstriction syndromes, *Ann Intern Med* 146:34–44, 2007.
12. Birnbaum J, Hellmann DB: Primary angiitis of the central nervous system, *Arch Neurol* 66:704–709, 2009.
13. Calabrese LH: Vasculitis of the central nervous system, *Rheum Dis Clin North Am* 21:1059–1076, 1995.
14. Bai HX, Zou Y, Lee AM, et al.: Diagnostic value and safety of brain biopsy in patients with cryptogenic neurological disease: a systematic review and meta-analysis of 831 cases, *Neurosurgery* 77:283–295, 2015.
15. Molloy ES, Singhal AB, Calabrese LH: Tumour-like mass lesion: an under-recognised presentation of primary angiitis of the central nervous system, *Ann Rheum Dis* 67:1732–1735, 2008.
16. Eng JA, Frosch MP, Choi K, et al.: Clinical manifestations of cerebral amyloid angiopathy-related inflammation, *Ann Neurol* 55:250–256, 2004.
17. Ducros A, Boukobza M, Porcher R, et al.: The clinical and radiological spectrum of reversible cerebral vasoconstriction syndrome. A prospective series of 67 patients, *Brain* 130:3091–3101, 2007.
18. Singhal AB, Hajj-Ali RA, Topcuoglu MA, et al.: Reversible cerebral vasoconstriction syndromes: analysis of 139 cases, *Arch Neurol* 68:1005–1012, 2011.
19. Salvarani C, Brown Jr RD, Calamia KT, et al.: Primary CNS vasculitis with spinal cord involvement, *Neurology* 70:2394–2400, 2008.
20. Pou Serradell A, Maso E, Roquer J, et al.: Isolated angiitis of the central nervous system. Clinical and neuropathological study of 2 cases, *Rev Neurol (Paris)* 151:258–266, 1995.
21. Stone JH, Pomper MG, Roubenoff R, et al.: Sensitivities of noninvasive tests for central nervous system vasculitis: a comparison of lumbar puncture, computed tomography, and magnetic resonance imaging, *J Rheumatol* 21:1277–1282, 1994.
22. Wilson M, O'Donovan B, Gelfand J, et al.: Chronic meningitis investigated via metagenomic next-generation sequencing, *JAMA Neurol* 75(8):947–955, 2018.
23. Calabrese LH: Therapy of systemic vasculitis, *Neurol Clin* 15:973–991, 1997.
24. Hurst RW, Grossman RI: Neuroradiology of central nervous system vasculitis, *Semin Neurol* 14:320–340, 1994.
25. Pomper MG, Miller TJ, Stone JH, et al.: CNS vasculitis in autoimmune disease: MR imaging findings and correlation with angiography, *AJNR Am J Neuroradiol* 20:75–85, 1999.
26. Bekiesinska-Figatowska M: T2-hyperintense foci on brain MR imaging, *Med Sci Monit* 10(Suppl 3):80–87, 2004.
27. Alhalabi M, Moore PM: Serial angiography in isolated angiitis of the central nervous system, *Neurology* 44:1221–1226, 1994.
28. Duna GF, Calabrese LH: Limitations of invasive modalities in the diagnosis of primary angiitis of the central nervous system, *J Rheumatol* 22:662–667, 1995.
29. Kadkhodayan Y, Alreshaid A, Moran CJ, et al.: Primary angiitis of the central nervous system at conventional angiography, *Radiology* 233:878–882, 2004.
30. Obusez EC, Hui F, Hajj-Ali RA, et al.: High-resolution MRI vessel wall imaging: spatial and temporal patterns of reversible cerebral vasoconstriction syndrome and central nervous system vasculitis, *AJNR Am J Neuroradiol* 35:1527–1532, 2014.
31. Alrawi A, Trobe JD, Blaivas M, et al.: Brain biopsy in primary angiitis of the central nervous system, *Neurology* 53:858–860, 1999.
32. Nishino H, Rubino FA, Parisi JE: The spectrum of neurologic involvement in Wegener's granulomatosis, *Neurology* 43:1334–1337, 1993.

33. Seror R, Mahr A, Ramanoelina J, et al.: Central nervous system involvement in Wegener granulomatosis, *Medicine (Baltimore)* 85:54–65, 2006.

34. Weinstein JM, Chui H, Lane S, et al.: Churg-Strauss syndrome (allergic granulomatous angiitis). Neuro-ophthalmologic manifestations, *Arch Ophthalmol* 101:1217–1220, 1983.

35. Vitali C, Genovesi-Ebert F, Romani A, et al.: Ophthalmological and neuro-ophthalmological involvement in Churg-Strauss syndrome: a case report, *Graefes Arch Clin Exp Ophthalmol* 234:404–408, 1996.

36. Al-Araji A, Sharquie K, Al-Rawi Z: Prevalence and patterns of neurological involvement in Behçet's disease: a prospective study from Iraq, *J Neurol Neurosurg Psychiatry* 74:608–613, 2003.

37. Al-Araji A, Kidd DP: Neuro-Behçet's disease: epidemiology, clinical characteristics, and management, *Lancet Neurol* 8:192–204, 2009.

38. Akman-Demir G, Serdaroglu P, Tasci B: Clinical patterns of neurological involvement in Behçet's disease: evaluation of 200 patients. The Neuro-Behcet Study Group, *Brain* 122(Pt 11):2171–2182, 1999.

39. Hirohata S: Histopathology of central nervous system lesions in Behçet's disease, *J Neurol Sci* 267:41–47, 2008.

40. Zouboulis CC, Kurz K, Bratzke B, et al.: Adamantiades-Behçet disease: necrotizing systemic vasculitis with a fatal outcome, *Hautarzt* 42:451–454, 1991.

41. Brey RL: Neuropsychiatric lupus: clinical and imaging aspects, *Bull NYU Hosp Jt Dis* 65:194–199, 2007.

42. Ellis SG, Verity MA: Central nervous system involvement in systemic lupus erythematosus: a review of neuropathologic findings in 57 cases, 1955–1977, *Semin Arthritis Rheum* 8:212–221, 1979.

43. Hanly JG, Walsh NM, Sangalang V: Brain pathology in systemic lupus erythematosus, *J Rheumatol* 19:732–741, 1992.

44. Neamtu L, Belmont M, Miller DC, et al.: Rheumatoid disease of the CNS with meningeal vasculitis presenting with a seizure, *Neurology* 56:814–815, 2001.

45. Montilla P, Dronda F, Moreno S, et al.: Lymphomatoid granulomatosis and the acquired immunodeficiency syndrome, *Ann Intern Med* 106:166–167, 1987.

46. Yankner BA, Skolnik PR, Shoukimas GM, et al.: Cerebral granulomatous angiitis associated with isolation of human T-lymphotropic virus type III from the central nervous system, *Ann Neurol* 20:362–364, 1986.

47. Kakumani PL, Hajj-Ali RA: A forgotten cause of central nervous system vasculitis, *J Rheumatol* 36:655, 2009.

48. Pierot L, Chiras J, Debussche-Depriester C, et al.: Intracerebral stenosing arteriopathies. Contribution of three radiological techniques to the diagnosis, *J Neuroradiol* 18:32–48, 1991.

49. Gilden DH: Varicella zoster virus vasculopathy and disseminated encephalomyelitis, *J Neurol Sci* 195:99–101, 2002.

50. Dawson TM, Starkebaum G: Isolated central nervous system vasculitis associated with hepatitis C infection, *J Rheumatol* 26:2273–2276, 1999.

51. Alexander JJ, Lasky AS, Graf WD: Stroke associated with central nervous system vasculitis after West Nile virus infection, *J Child Neurol* 21:623–625, 2006.

52. Bilge I, Sadikoglu B, Emre S, et al.: Central nervous system vasculitis secondary to parvovirus B19 infection in a pediatric renal transplant patient, *Pediatr Nephrol* 20:529–533, 2005.

53. Schmitt JA, Dietzmann K, Muller U, et al.: Granulomatous vasculitis—an uncommon manifestation of herpes simplex infection of the central nervous system, *Zentralbl Pathol* 138:298–302, 1992.

54. Koeppen AH, Lansing LS, Peng SK, et al.: Central nervous system vasculitis in cytomegalovirus infection, *J Neurol Sci* 51:395–410, 1981.

55. Barinagarrementeria F, Cantu C: Frequency of cerebral arteritis in subarachnoid cysticercosis: an angiographic study, *Stroke* 29:123–125, 1998.

56. Kleinschmidt-DeMasters BK, Filley CM, Bitter MA: Central nervous system angiocentric, angiodestructive T-cell lymphoma (lymphomatoid granulomatosis), *Surg Neurol* 37:130–137, 1992.

57. Katsetos CD, Fincke JE, Legido A, et al.: Angiocentric CD3(+) T-cell infiltrates in human immunodeficiency virus type 1-associated central nervous system disease in children, *Clin Diagn Lab Immunol* 6:105–114, 1999.

58. Khanna D, Vinters HV, Brahn E: Angiocentric T cell lymphoma of the central nervous system in a patient with Sjögren's syndrome, *J Rheumatol* 29:1548–1550, 2002.

59. No YJ, Lee EM, Lee DH, et al.: Cerebral angiographic findings in thromboangiitis obliterans, *Neuroradiology* 47:912–915, 2005.

60. Molloy ES, Langford CA: Advances in the treatment of small vessel vasculitis, *Rheum Dis Clin North Am* 32:157–172, 2006.

61. Salvarani C, Brown Jr RD, Calamia KT, et al.: Efficacy of tumor necrosis factor alpha blockade in primary central nervous system vasculitis resistant to immunosuppressive treatment, *Arthritis Rheum* 59:291–296, 2008.

62. De Boysson H, Arquizan C, Guillevin L, et al.: Rituximab for primary angiitis of the central nervous system: report of 2 patients from the French COVAC cohort and review of the literature, *J Rheumatol* 40:2102, 2013.

63. Salvarani C, Brown Jr RD, Huston 3rd J, et al.: Treatment of primary CNS vasculitis with rituximab: case report, *Neurology* 82:1287–1288, 2014.

64. Hajj-Ali R, Villa-Forte AL, Abou-Chebel A, et al.: Long term outcome of patients with primary angiitis of the central nervous system (PACNS), *Arthritis Rheum* 43:S162, 2000.

第 98 章

白塞病

原著 CHRISTINE S. AHN, LINDSAY C. STROWD, JOSEPH L. JORIZZO

吴东海 译　贾俊峰 校

关键点

- 白塞病是一种以口腔和生殖器溃疡以及其他系统症状为特征的慢性、多系统疾病。
- 病理生理学是多因素的，包括环境、感染、免疫和遗传因素。
- 白塞病依据国际标准进行诊断，包括口腔溃疡、生殖器溃疡、眼部病变和皮肤病变。
- 皮肤病变在组织病理学上表现为中性粒细胞血管反应。
- 治疗以全身受累程度为基础，已扩展到包括靶向药物如生物制剂。
- 预后不一，但大多数患者经历慢性复发和缓解的病程。

引言

白塞病（Behçet's disease，BD）是一种复杂、多系统的自身炎性疾病。最初由土耳其皮肤科医生 Hulusi Behçet 于 1937 年描述，BD 以三联症为特征，包括复发性口腔溃疡、生殖器溃疡和葡萄膜炎[1-5]。后来的研究扩大了对 BD 的理解，认为它是一种慢性复发性多系统疾病，涉及血管、关节、胃肠、神经、肺和心脏[5]。

流行病学

BD 可见于世界各地，沿从日本到中东和地中海国家的"丝绸之路"发病率最高[4,5]。BD 的发病率在土耳其最高，每 100 000 名居民中高达 420 人受影响，其次是伊朗、以色列、中国和韩国[6-8]。英国、德国、葡萄牙和美国发病率最低，从每 100 000 人 0.12 到 6.4 人[5,9]。平均发病年龄在 30 ~ 40 岁之间；在儿童和 50 岁以上的成人中可以观察到 BD，尽管在这些患者中 BD 倾向于遵循相对良性的临床过程。男性和女性同样会受到影响，尽管一些流行病学研究表明，在中东和地中海国家，男性占优势，而在日本和韩国，女性占优势[4]。男性 BD 常趋于更严重的临床病程，合并症更多，尤其是血管受累[10-12]。

发病机制

目前对 BD 的认识表明，该疾病是一种自身免疫过程，由感染或其他环境因素在遗传易感个体中所引发。

遗传学

尽管家族聚集性研究表明 BD 有很强的遗传成分，但其遗传模式尚不完全清楚[4]。一级亲属患有 BD 的个体患该病的风险增加，31% 的个体报告有阳性家族史[13,14]。父母中有 BD 的儿童，其临床表现往往出现得更早。这被称为基因早现（genetic anticipation），这是因为在连续的世代中核苷酸重复逐渐增加所致[15]。首次报告的与 BD 相关的基因是日本人群中的人类白细胞抗原（human leukocyte antigen，HLA）[16,17]。HLA-B51 是 HLA-B5 的分裂产物，多个研究表明 HLA-B51 的过度表达与 BD 的发生有关。HLA-B51 仅见于 20% 的 BD 患者，这表明其他遗传因素在 BD 的发生中发挥了作用[11]。在一个系统综述中，研究人员讨论了与 BD 相关的多种多态性基因，其中许多编码参与免疫调节和炎症的蛋白质（表 98-1）[11]。

HLA 和 HLA 相关基因与许多自身免疫性疾病的易感性有关。其中，HLA-B51 是 BD 最强的遗传风险因素，合并优势比为 5.78，这已在不同患者群体的多个研究中观察到，包括日本、中国、韩国、意大利、土耳其、德国、以色列和伊朗等[11,18-23]。HLA-

表 98-1　与白塞病相关的基因		
类别	基因	
HLA	HLA-B51	HLA-A2
	HLA-B15	HLA-A3
	HLA-B18	HLA-A24
	HLA-B27	HLA-A26
	HLA-B35	HLA-A30
	HLA-B49	HLA-A31
	HLA-B57	
	HLA-B58	
HLA 相关基因	CIITA	
	ERAP1	
	MICA	
参与炎症和自身免疫的基因	MEFV	NOD2
	IRF8	CCR1
	TNFAIP3	CC1/CCR3
	REL	GIMAP1
	TLR4	GIMAP2
	TLR2	GIMAP4
	NOD1	KLRC4
参与免疫调节转录激活的基因	STAT4	
	NCOA5	
	FOXP3	
其他	PSORS1C1	
	FUT2	
	UBAC2	
	SUMO4	
	ADO-EGR2	
	CEBPB-PTPN1	
	JPKL-CNTN5	

Adapted from Deng Y, Zhu W, Zhou X: Immune regulatory genes are major genetic factors to Behçet disease: systematic review. *Open Rheumatol J* 12: 70-85, 2018.

B5/B51 的人群归因风险在南欧估计为 52.2%、北欧 31.7%、东亚 44.4%、中东 / 北非 49.9%[11,24]；HLA-B51 被认为在中性粒细胞活化中起作用；然而，仅此一点还不足以解释在 BD 中观察到的一系列发现。HLA-A26 也与 BD 易感性增加有关，并且与韩国 BD 患者后葡萄膜炎（uveitis）的发病率较高，以及日本 BD 相关葡萄膜炎患者中视力预后较差有关[11,25,26]。其他 HLA 相关基因包括内质网氨基肽酶 1(endoplasmic reticulum aminopeptidase 1，ERAP1)，该酶已被发现在土耳其、中国和西班牙队列中具有 BD 风险，以及主要组织相容性复合物 I 类链相关基因 A（major histocompatibility complex class Ⅰ chain related gene A，MICA），一种在免疫激活中起作用的 HLA 基因，与西班牙和日本队列中的 BD 发病率密切相关[27-32]。在一项分析中，ERAP1 的一种变异型被认为通过与 HLA-B51 蛋白的相互作用赋予 BD 易感性，在功能研究中活动期 BD 患者的 ERAP1 表达低于健康对照组[27,33]。一些 MICA 等位基因与较轻的并发症相关，与眼部病变和虹膜睫状体炎呈负相关[34]。

IL 家族基因，包括 IL-10、IL-12、IL-23R 和 IL-12RB2，通过全基因组关联研究（Genome-wide Association studies，GWAS），即通过对全基因组单核苷酸多态性（singel nucleotide polymorphisms，SNPs）的鉴定，已发现数个 IL 家族基因，包括 IL-10、IL-12、IL-23R 和 IL-12 RB2，与 BD 遗传易感性相关。识别 BD 相关的小核苷酸多肽，也与 BD 易感性有关[35-39]。地中海热（Mediterranean fever，MEFV）蛋白多态性，参与炎症和先天免疫，也被确定为 BD 的危险因素。MEFV 与家族性地中海热有关，后者是另一种在中东和地中海人群中高度流行的慢性炎症性疾病[40-44]。

其他与 BD 相关的基因包括信号转导和转录激活因子 -4（signal transducer and activator of transcription-4，STAT4）、核受体共激活因子 -5（nuclear receptor coactivator-5，NCOA5）和叉头盒 P3（forkhead box P3，FOXP3），它们都是参与 T 辅助细胞和 NK 细胞调控和分化的转录因子[45-47]。银屑病易感 1 候选基因 1（psoriasis susceptibility 1 candidate 1，PSORS1C1），最初被确定为银屑病和银屑病关节炎的危险因素，现已发现与其他具有自身免疫成分的风湿病有共同的联系，如硬皮病、克罗恩病和 BD[48]。

随着 GWAS 的使用，BD 相关基因多态性的知识得到了扩展。然而，BD 的发病机制在本质上仍然是复杂和多基因的。关于基因关联在不同的患者群体和种族间存在相互矛盾的报告，这凸显了进一步阐明这些关系的必要性。此外，某些特定基因的多态性似乎对 BD 患者的临床预后有一定的影响。

免疫机制

免疫系统的激活和促炎细胞因子表达的增强在 BD 的发病机制中起着关键作用。BD 中主要涉及的是 T 淋巴细胞，其中 γδT 细胞、细胞毒性 T 细胞、Th1 细胞、调节性 T（regulatory T，Treg）细胞、Th17 细胞亚群扮演关键角色[8,49-52]。在黏膜免疫中，γδ T 细胞作为第一道防线。最初，γδ T 细胞被认为是参与 BD 免疫机制的主要 T 淋巴细胞，因为观察到 γδ T 细胞的激活增加以及它在炎症部位的积累[8,52-54]。然而，NK T 淋巴细胞、Th1 淋巴细胞和最近的 Th17 淋巴细胞的激活增加也与此有关[4,8,55-56]。在 BD 患者的外周血以及口腔和生殖器溃疡和胃肠道病变中，观察到 NK 细胞数量增加和 Th1 细胞因子（IL-1、IL-6、IL-8、IL-12、TNF、IFN-γ）的产生增加。目前的数据表明 Th17 细胞的激活和 IL-17 的产生与 BD 疾病的活动有关。在 BD 患者中观察到血清 IL-17、IL-23 和 IFN-γ 水平升高。有活动性葡萄膜炎、口腔溃疡、生殖器溃疡和关节症状的患者血清 IL-17 水平较高[4,8,57]。

内皮因子也在 BD 的发病机制中发挥作用，BD 患者血清中前列环素水平下降，血清、滑液和房水中一氧化氮浓度升高表明内皮功能障碍[58-59]。维持血管腔完整的内皮细胞是 BD 的主要靶点之一，其活化导致血管炎症和血栓形成[8,51]。

被认为在 BD 中发挥作用的其他免疫因素包括热休克蛋白（heat shock proteins，HSPs）和中性粒细胞和巨噬细胞活性的改变[60]。HSPs 可触发 BD 患者的固有免疫和适应性免疫反应，HSPs 将抗原肽转移给抗原呈递细胞（antigen presenting cells，APCs），该抗原肽被识别为内源性，导致固有免疫反应的激活和 Th1 刺激。HSPs 可能通过 T 细胞增加血管内皮生长因子的表达，导致内皮细胞损伤和血管炎[4,61]。

BD 患者的中性粒细胞表现吞噬作用、超氧化物产生、趋化和溶酶体酶的产生增强[62-64]。异常的中性粒细胞激活是由 APCs 刺激的，APCs 刺激 T1 反应，而 T17 细胞有助于中性粒细胞炎性反应的上调[6,8,65]。促炎细胞因子（如 IFN-γ、TNF 和 IL-8）浓度升高有助于 BD 的中性粒细胞处于启动状态[8,49]。中性粒细胞活性增加导致组织损伤，表现为中性粒细胞血管反应，见于口疮、脓疱性皮肤病变和结节性红斑样病变。因此，组织学上，在 BD 皮肤病变以及静脉和动脉病变可以发现中性粒细胞浸润。BD 患者中 Treg 细胞下调抑制抗原特异性 T 细胞反应，可能有助于免疫耐受[62,66]。

感染

环境暴露有助于 BD 的发生。已经确定细菌和病毒感染可能为环境诱因，包括血链球菌和单纯疱疹病毒（herpes simplex virus，HSV）1 型，但还没有分离出一致的特定微生物[8]。根据 BD 患者口腔内血链球菌浓度较高，感染（如扁桃体炎和龋齿）发生率较高以及抗生素对黏膜皮肤和关节炎症状的治疗益处，证明 BD 与链球菌感染有密切关联[8,67]。其他细菌包括大肠杆菌、金黄色葡萄球菌、发酵支原体和幽门螺杆菌，通过淋巴细胞激活，也被认为是可能的触发器。

与健康对照组相比，通过聚合酶链反应（polymerase chain reaction，PCR）在 BD 患者的唾液、肠溃疡和生殖器溃疡中检测到 HSV-1。此外，在用单纯疱疹病毒接种小鼠后，建立了一种类似 BD 的小鼠模型，在该模型的皮肤和胃肠道病变中证实有单纯疱疹病毒 DNA 序列。目前还不清楚感染因子作为特定病因的作用，但有人假设感染可能触发异常的免疫激活和功能[8]。

临床特征

黏膜表现

BD 最初被认为主要是一种皮肤病，具有典型的三联症，包括复发性口腔溃疡、生殖器溃疡和葡萄膜炎。BD 的口腔溃疡（图 98-1A 和 B）通常是 BD 的初始特征，被认为是诊断 BD 的主要条件。它们最常发生在口唇、颊黏膜、舌和软腭，以 3～10 个或更多的病变成簇出现，尽管单个损害也可能发生。口疮以红斑性丘疹、水疱或脓疱开始，迅速进展为边缘卷

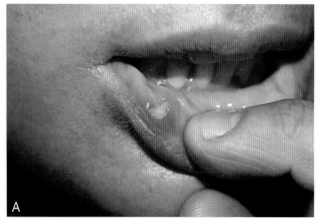

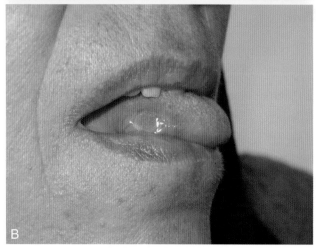

图 98-1 A．唇部溃疡；B．舌部溃疡（Photo courtesy of Dr. Mehmet Salih Gurel，Istanbul，Turkiye.）

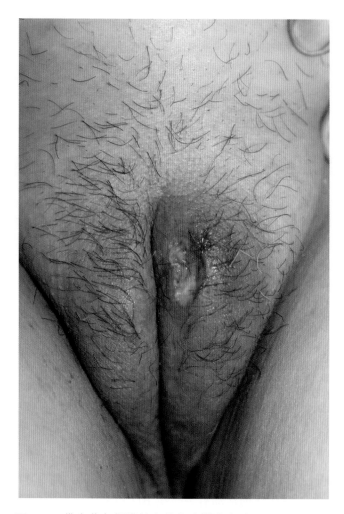

图 98-2 带有黄色假膜基底的生殖器溃疡（Photo courtesy of Dr. Mehmet Salih Gurel，Istanbul，Turkiye.）

曲，周围有红斑，基底有灰黄色伪膜坏死的浅溃疡。它们可以在数周内自愈，无明显瘢痕形成，但伴有疼痛，经常影响饮食、说话和口腔卫生[9]。虽然它们看起来与阿弗他溃疡相同，但口腔溃疡必须在 12 个月内复发 3 次或更多次才能满足 BD 的诊断标准。BD 的生殖器溃疡在外观上与口腔病变相似，但可能更深，更容易遗留瘢痕（图 98-2）。男性多见于阴囊和阴茎，女性多见于外阴或阴道黏膜，并伴有剧烈疼痛、性交困难、狭窄和瘘管。在被认为是 BD 的次要诊断标准之前，必须通过病毒培养或 PCR 排除 HSV 感染。在多达 6% 的 BD 患者中也可以观察到生殖器外溃疡。最常见于臀部和肛门生殖器部位，但也可发生在大腿、躯干、腋窝和乳房（图 98-3）。这些病变是疼痛的，通常愈合后留下瘢痕[6,68]。

BD 的其他皮肤表现包括皮肤针刺反应、结节性红斑样病变、Sweet 综合征样病变、坏疽性脓皮病

样病变、丘疹脓疱性病变和浅表血栓性静脉炎（表98-2）。针刺反应是指对皮肤创伤的超敏反应。在创伤部位，24 ～ 48 小时内会出现丘疹或脓疱，周围有红斑（图 98-4）。通过使用 20 ～ 25 号针头在前臂上斜刺入皮肤 5 mm，然后在 24 小时和 48 小时后评估反应（丘疹大小＞ 2 mm）来进行针刺试验。BD 中针刺反应试验的敏感性约为 60%，特异性为 87%，尽管最近的研究表明敏感性较低。在 BD[6,9] 国际标准的评分系统中，针刺试验被认为是可选项目。

丘疹脓疱性病变是 BD 中常见的皮肤表现，在一些研究中可见于 30% ～ 96% 的患者。它们通常位于躯干，更常见于男性。在有关节炎症状的患者中似乎更常见。结节性红斑样病变也见于 15% ～ 78% 的患者，尤其是年轻的 BD 患者，且更常见于女性。它们通常发生在小腿前部，但也可能发生在大腿、臀部、

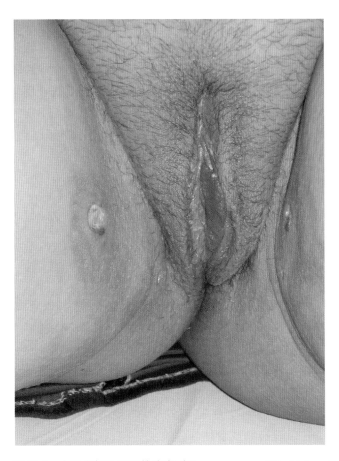

图 98-3　大腿内侧生殖器外溃疡（Photo courtesy of Dr. Mehmet Salih Gurel，Istanbul，Turkiye.）

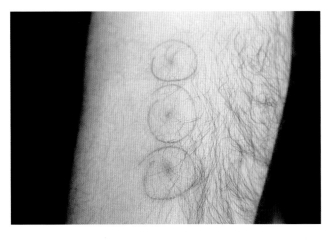

图 98-4　白塞病患者穿刺部位出现丘疹和脓疱——阳性针刺试验（Photo courtesy of Dr. Mehmet Salih Gurel，Istanbul，Turkiye.）

手臂、头部和颈部。BD 中较不常见的皮肤表现包括所谓的中性粒细胞性皮肤病，包括 Sweet 综合征样病变（图 98-5）和坏疽性脓皮病样病变、冻疮样病变、多形性红斑和雷诺现象。

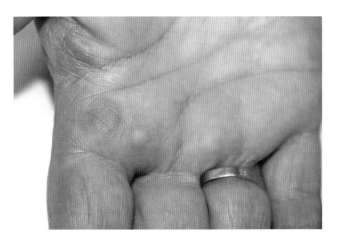

图 98-5　手部 Sweet 综合征样病变，有坚硬、疼痛的红斑水肿斑块（Photo courtesy of Dr. Mehmet Salih Gurel，Istanbul，Turkiye.）

眼部表现

　　眼部受累见于 40% ～ 60% 的 BD 患者，男性和年轻患者眼部受累频率较高。眼科症状通常发生在起病的前几年，但不是常出现的症状。眼部受累可表现为前葡萄膜炎和（或）后葡萄膜炎或双侧全葡萄膜炎，较少表现为虹膜睫状体炎、角膜炎、浅层巩膜炎、玻璃体炎、视网膜静脉阻塞和视神经炎（表 98-2）[6,69-72]。眼部受累是 BD 的重要病症来源，因为反复发作可导致白内障和青光眼，并可导致失明。密切的眼科评估和随访对于 BD 患者的管理至关重要 [73-75]。

血管表现

　　高达 40% 的 BD 患者出现浅表血栓性静脉炎和深静脉血栓形成（表 98-2）。浅表血栓性静脉炎最常见于胫骨内侧，其特征是触痛、红斑皮下结节。它可与结节性红斑相混淆，但通过超声可加以区分。BD 的血管受累在男性和年轻患者中更常见。动脉受累较少见；然而，肺动脉动脉瘤是一种潜在的并发症，具有很高的发病率和死亡率[6,76]。

关节表现

　　BD 最常见的肌肉骨骼表现是关节炎和关节痛，在高达 60% 的患者中可观察到。在 BD 中观察到的关节炎通常为非侵蚀性、炎症性、对称性或不对称性

表 98-2　白塞病的临床表现		
		发病率
皮肤黏膜	口腔溃疡	86% ~ 100%
	生殖器溃疡	57% ~ 93%
	生殖器外溃疡	3% ~ 6%
	结节性红斑样病变	15% ~ 78%
	丘疹脓疱病灶	30% ~ 96%
	针刺反应	
眼	前 / 后葡萄膜炎	40% ~ 60%
	全葡萄膜炎	
	虹膜睫状体炎	
	角膜炎	
	巩膜外层炎	
	玻璃体炎	
	视神经炎	
	视网膜静脉阻塞	
血管	浅表血栓性静脉炎	30% ~ 40%
	深静脉血栓形成	
	动脉瘤	3% ~ 12%
神经系统	中枢神经系统受累	3% ~ 25%
	周围神经系统受累	
胃肠道	慢性腹泻	3% ~ 26%
	黏膜溃疡	
肌肉骨骼	关节炎	45% ~ 60%
	关节痛	

少关节或单关节型，尽管亦可看到多关节型。最常受累的关节是膝、肘、腕和手。滑液分析显示黏蛋白凝块形成和非特异性滑膜炎的炎症表现[77]。关节炎通常不会导致关节畸形，但偶有慢性多关节炎类似类风湿关节炎。在有丘疹脓疱性皮肤病变时，关节受累的发生率会增加[6,78-79]。

其他系统表现

中枢神经系统受累，见于 5% ~ 10% 的 BD 患者，比周围神经系统受累更为常见。最常见的表现包括脑干或皮质脊髓束综合征（也称为神经白塞病）、静脉窦血栓形成、颅内压升高、孤立的行为症状和孤立的头痛。在这些患者中，实质或脑干受累预后较差[6,80-82]。

BD 的胃肠道受累以黏膜炎症和溃疡为特征，类

似于口腔生殖器溃疡。它们最常见于回盲部、结肠和食管。大的溃疡可导致胃肠黏膜穿孔。出现的症状包括吞咽困难、腹痛、腹泻和黑便。将 BD 与炎症性肠病区分开来很重要，因为 BD 的胃肠道和皮肤表现与炎症性肠病明显重叠[83]。肝静脉血栓形成是 BD 的潜在严重并发症，可导致肝静脉流出道阻塞和巴德 - 基亚里综合征（Budd-Chiari Syndrome）[84]。

心脏受累在 BD 中并不常见，很少有心肌梗死、心包炎、心内膜炎、瓣膜病变和冠状血管炎的报道[6,76]。

诊断

BD 是一种排除性诊断。对 BD 的口腔和生殖器溃疡应进行广泛的鉴别，但如果排除了复杂性溃疡的其他原因，则应考虑诊断。复杂性溃疡可分为原发性特发性溃疡和继发性溃疡。继发性复合性溃疡与某些维生素缺乏、炎症性肠病、Sweet 综合征、PFAPA 综合征（周期性发热、口疮性口炎、咽炎和宫颈腺炎）以及药物或食物暴露有关。BD 溃疡病变的其他模拟物包括 HSV 感染、反应性关节炎、梅毒、免疫大疱性疾病和 MAGIC 综合征（口腔和生殖器溃疡伴炎性软骨）。虽然诊断标准没有要求，但 BD 的检查应包括必要的血清学和影像学研究，以排除其他疾病。

诊断标准

临床医生和研究人员必须依赖临床标准，因为 BD 没有特征性病理学实验室结果。1990 年，BD 的国际研究小组（the International Study Group，ISG）制定了诊断标准，以帮助指导临床医生。2006 年，对 BD 的国际标准（the International Criteria for Behçet Disease，ICBD）进行了修订，将血管受累纳入其中。在缺乏其他临床解释的情况下，ICBD 的最新版本需要一个主要标准和两个次要标准。主要标准是 12 个月内口腔溃疡复发超过 3 次，次要标准包括复发性生殖器溃疡、眼睛损伤、皮肤损伤和阳性针刺试验（表 98-3）。ICBD 包括一个评分系统，口腔溃疡、生殖器溃疡和眼部病变各得 2 分，其他皮肤病变、神经症状和血管表现各得 1 分。总分为 4 分或以上支持 BD 的诊断。该评分系统的敏感性为 94%，特异性为

表 98-3 白塞病的诊断标准	
白塞病国际研究组	白塞病的国际标准
满足一个主要标准和两个次要标准，且排除其他疾病者，可以确诊	评分 ≥ 4 可以确诊
主要标准 • 复发性口腔溃疡（一年内复发 ≥ 3 次的疱疹样溃疡或小或大口腔溃疡）	每项 2 分 • 口腔溃疡 • 生殖器溃疡 • 眼部病变
次要标准 • 复发性生殖器溃疡（阿弗他溃疡或瘢痕） • 眼部病变（前葡萄膜炎、后葡萄膜炎、视网膜血管炎） • 皮肤损害（结节性红斑、假性毛囊炎、丘疹脓疱性损害、青春期后患者的痤疮样结节） • 针刺反应阳性	每项 1 分 • 皮肤病变 • 神经表现 • 血管表现 • 针刺反应阳性

Criteria for diagnosis of Behçet's disease. International Study Group for Behçet's Disease, Lancet 335：1078-1080，1990.[85a]
International Team for the Revision of the International Criteria for Behçet's Disease（ITR-ICBD）. The International Criteria for Behçet's Disease（ICBD）：a collaborative study of 27 countries on the sensitivity and specificity of the new criteria, J Eur Acad Dermatol Venereol 28：338-347，2014.[85]

92%。虽然不需要进行针刺反应试验，但如果进行了测试且结果为阳性，则可以分配额外的分数[9,85]。

O'Duffy-Goldstein 标准要求满足口腔口疮，并至少存在以下两种情况：生殖器口疮、滑膜炎、后葡萄膜炎、皮肤脓疱性血管炎和脑膜脑炎。只满足两个条件（其中一个是复发性口腔口疮）的患者被认为患有不完全型 BD。此外，ICBD 标准中包含的痤疮状病变应谨慎考虑，因为痤疮状病变在青少年和成人中都是常见的非特异性发现。从组织学上确认痤疮样病变内的血管组织学以排除寻常痤疮或酒渣鼻是很重要的。除了 ICBD 标准外，建议应用 O'Duffy-Goldstein 标准应排除炎症性肠病和肠病性关节炎患者。

组织病理学

口腔和生殖器溃疡的组织病理学评估显示与复杂性口疮相同的发现，其特征是溃疡和肉芽组织，具有由淋巴细胞、组织细胞、中性粒细胞组成的混合炎症浸润，有时血管内有血栓。直接免疫荧光检查显示 IgM、IgG、C3 和纤维蛋白沉积，符合免疫复合物血管炎[6,67]。HSV、耐酸菌、真菌染色应阴性。

BD 的丘疹脓疱性病变表现为弥漫的真皮中性粒细胞、淋巴细胞和组织细胞浸润，可伴有皮肤小血管炎。小血管炎表现为中性粒细胞浸润、核碎裂和真皮毛细血管壁周围红细胞外渗，伴或不伴纤维蛋白样坏死。在几乎所有早期病变以及皮肤针刺反应中都可以看到明显的中性粒细胞浸润[6]。表皮溃疡或脓疱的形成各不相同，取决于病变的阶段[86]。

在滑膜活检标本中，可见中性粒细胞反应，偶尔有浆细胞和淋巴细胞。滑液中的白细胞计数范围为 $(0.3 \sim 36.2) \times 10^9$/L，以中性粒细胞为主，葡萄糖水平正常[77]。

治疗

BD 患者的初步评估和管理需要多学科的方法。除了皮肤科治疗外，其他专业还必须参与可能的眼科、神经科、胃肠道、泌尿生殖道和肺部受累的治疗。BD 的治疗取决于受累的器官系统和受累的严重程度、复发频率、病程、发病年龄和性别。由于 BD 的慢性病程，治疗的目的是减少或防止复发，防止不可逆的器官损伤，并提高生活质量。免疫调节剂和免疫抑制剂是治疗的主要药物，但目前普遍缺乏指导 BD 治疗的大型随机对照临床试验。

皮肤黏膜病

对于局部或轻度皮肤黏膜疾病的治疗，最常使用局部皮质类固醇和局部免疫调节剂。

已证明外用皮质类固醇在减少口腔和生殖器溃疡疼痛和病程方面有效。吡美莫司，一种外用钙调磷酸酶抑制剂，已被研究单独或联合口服秋水仙碱治疗生殖器溃疡。在一项研究中，局部吡美莫司有效地缩短了溃疡的持续时间，而在另一项研究中，吡美莫司减轻了疼痛的严重程度，但没有显著缩短病变的恢复时间[87,88]。替代外用剂与外用皮质类固醇和免疫调节剂联合使用可能会有所帮助。抗炎洗剂，如盐酸苄达明和局部前列腺素 E2 凝胶（0.3 mg），每日 2 次，可以帮助减轻疼痛。一项研究表明[89-90]，局部前列腺素 E2 有助于防止新的溃疡形成。抗菌剂和防腐剂可以帮助减少抗微生物负荷，有些药物通过抗炎作用提供额外的好处。李施德林漱口水、氯己定凝胶、三氯生漱口水、四环素漱口水、米诺环素漱口水都有助于减轻口腔溃疡的疼痛。外用硫糖铝可有效地形成保护性屏障，减轻疼痛，并可能缩短病程。表面麻醉剂如 2%～5% 利多卡因，1.5% 甲哌卡因，0.5%～1% 丁卡因凝胶和硝酸银也用于减轻疼痛。用于局部治疗的其他治疗方式包括 CO_2 和 Nd：YAG 激光 [91-101]。

添加口服秋水仙碱，每日剂量为 0.6～2.4 mg，可减少口腔和生殖器口疮的大小和频率 [102-103]。氨苯砜（50～150 mg/d）是口腔和生殖器溃疡的替代疗法，无论单独或与秋水仙碱联合使用 [104,105]。阿普司特，一种用于治疗银屑病和银屑病关节炎的口服磷酸二酯酶 -4 抑制剂，已在一项随机、安慰剂对照试验中对患有活动性皮肤黏膜受累和无主要器官受累的 BD 患者进行了研究。在这项研究中，治疗 12 周后，口腔溃疡的数量和相关疼痛显著减少。与安慰剂组相比，使用阿普司特治疗的患者中有更多患者完全缓解而无溃疡或部分缓解，溃疡数量至少减少 50%。在接受阿普司特治疗的患者中，总体疾病活动性和生活质量也有所改善。与阿普司特相关的最常见不良反应是胃肠道症状，与银屑病和银屑病关节炎试验中证实的症状相似 [106]。2019 年 FDA 批准阿普司特 30 mg，每日 2 次，用于治疗 BD。

对于上述局部或保守治疗失败的严重黏膜皮肤疾病患者，可使用其他免疫抑制剂和（或）免疫调节剂。全身性皮质类固醇通常用于急性发作以抑制炎症。然而，皮质类固醇不能有效预防复发，由于长期使用相关的不良反应，它们不能持续作为长期治疗。因此，它们通常与节省皮质激素的免疫抑制剂如硫唑嘌呤 [2.5 mg/(kg·d)]、环孢素 [3～5 mg/(kg·d)]、沙利度胺（100 mg/d）或甲氨蝶呤联合使用。其他可使用的药物包括己酮可可碱（400 mg，每日 3 次）和低剂量异视黄酸（20 mg，每日 1 次）。

由于对 BD 免疫学机制的认识不断扩展，生物疗法越来越多地用于治疗严重或顽固的皮肤黏膜疾病。抗肿瘤坏死因子制剂英夫利昔单抗和阿达木单抗对 BD 的皮肤黏膜病变具有各种不同的疗效。依那西普（25 mg/d，每周 2 次）是唯一一种在随机临床试验中证明能有效抑制 BD 皮肤病变的肿瘤坏死因子制剂 [107]。在一些报告中有效的抗 IL-1 药物包括阿那白滞素（抗 IL-1R）和 canakinumab（抗 IL-1β），尽管在一项研究中，口腔和生殖器溃疡是 BD 的唯一病变，阿那白滞素治疗仍然难以奏效。苏金单抗，一种 IL-17 拮抗剂，在一项小型初步研究中被用于治疗难治性皮肤黏膜和关节 BD。在这项研究中，一名患者用 300 mg/m，所有其他患者用 150 mg/m。接受 300 mg/m 治疗的患者在 3 个月内达到完全缓解。接受 150 mg/m 治疗的患者的结果各不相同，其中一名患者达到完全缓解，一名患者有缓解然后复发，两名患者未达到完全缓解。当患者改用 300 mg/m 剂量时，所有患者均在 3 个月内达到完全缓解。这些发现与之前的研究形成对比，之前的研究表明反应有限 [108]。

全身疾病

系统性疾病患者需要免疫抑制治疗，特别是为了防止未经治疗的疾病导致的症状和死亡率。全身性皮质类固醇常用作一线措施，但通常与其他免疫抑制剂如硫唑嘌呤、干扰素（IFN）-α、环孢素、环磷酰胺或氯苯脲联合使用。

对于 BD 的眼部表现，硫唑嘌呤被认为是节省皮质类固醇的一线疗法。最近的证据支持使用抗 TNF 药物英夫利昔单抗或阿达木单抗作为眼科疾病患者的一线或二线节省皮质类固醇的疗法。在两项研究英夫利昔单抗治疗 BD 顽固性葡萄膜炎的大型非对照试验中，患者在开始英夫利昔单抗治疗后视力显著改善。

对于血管受累的患者，免疫抑制治疗是主要治疗手段，由于 BD 中不受控制的血管疾病的症状和死亡率，推荐强化治疗。BD 的神经表现通常采用皮质类固醇和其他免疫抑制剂（如硫唑嘌呤、霉酚酸酯、甲氨蝶呤和环磷酰胺）联合治疗。然而，当一线药物无效或不耐受时，可使用抗 TNF 药物或 IFN-α 作为替代治疗。也有报道称其他生物制剂如托珠单抗、阿那白滞素和 canakinumab 可有效改善神经 BD 的症状 [109,110]。对于胃肠道受累，抗 TNF 药物似乎最有帮助，阿达木单抗显示出良好的效果 [109,111,112]。

预后

BD 病程各不相同，以复发和缓解为特征。在最初出现皮肤黏膜病变后诊断可能很困难，会导致诊断延迟。病症和致残的主要原因是眼部受累和神经系统疾病。总体而言，近几十年来，随着使用更积极的治疗措施，预后有所改善。死亡率因研究队列不同而异。据报道，土耳其的死亡率较高（高达 9.8%），与血管并发症或主要血管疾病（44%）和中枢神经系统受累（12%）引起猝死有关[113,114]。随着对疾病病理生理学的更好理解，新的免疫调节剂已被试用于 BD 的治疗，但这些药物的疗效存在相互矛盾的证据，大多数研究受患者人数少和人群发病率低的限制。更大规模的对照临床试验将有助于规范治疗流程，并有可能增加获取新疗法的机会。

参考文献

1. Behçet H: Uber rezidivierende Aphthose durch ein Virus verursachte Geschwure am Mund, am Auge, und an den Genitalien, *Dermatol Wochenschr* 105:1152–1157, 1937.

2. Katzenellenbogen I: Recurrent aphthous ulceration of oral mucous membrane and genitals associated with recurrent hypopyon iritis (Behcet's syndrome), *Br J Dermatol Syph* 58:161–172, 1946.

3. Curth HO: Triple symptom complex of Behcet, *Arch Derm Syphilol* 53:147, 1946.

4. Alpsoy E: Behçet's disease: a comprehensive review with a focus on epidemiology, etiology and clinical features, and management of mucocutaneous lesions, *J Dermatol* 43(6):620–632, 2016.

5. Davatchi F: Behcet's disease, *Int J Rheum Dis* 17(4):355–357, 2014.

6. Bulur I, Onder M: Behçet disease: new aspects, *Clin Dermatol* 35(5):421–434, 2017.

7. Davatchi F, Chams-Davatchi C, Shams H, et al.: Behcet's disease: epidemiology, clinical manifestations, and diagnosis, *Expert Rev Clin Immunol* 13(1):57–65, 2017.

8. Greco A, De Virgilio A, Ralli M, et al.: Behçet's disease: new insights into pathophysiology, clinical features and treatment options, *Autoimmun Rev* 17(6):567–575, 2018.

9. Nelson CA, Stephen S, Ashchyan HJ, et al.: Neutrophilic dermatoses: pathogenesis, Sweet syndrome, neutrophilic eccrine hidradenitis, and Behçet disease, *J Am Acad Dermatol* 79(6):987–1006, 2018.

10. Kural-Seyahi E, Fresko I, Seyahi N, et al.: The long-term mortality and morbidity of Behçet syndrome: a 2-decade outcome survey of 387 patients followed at a dedicated center, *Medicine (Baltimore)* 82(1):60–76, 2003.

11. Deng Y, Zhu W, Zhou X: Immune regulatory genes are major genetic factors to Behcet disease: systematic review, *Open Rheumatol J* 12:70–85, 2018.

12. Ohno S, Ohguchi M, Hirose S, et al.: Close association of HLA-Bw51 with Behcet's disease, *Arch Ophthalmol* 100(9):1455–1458, 1982.

13. Shahram F, Davatchi F, Nadji A, et al.: Recent epidemiological data on Behcet's disease in Iran. The 2001 survey, *Adv Exp Med Biol* 528:31–36, 2003.

14. Akpolat T, Koc Y, Yeniay I, et al.: Familial Behçet's disease, *Eur J Med* 1:391, 1992.

15. Fresko I, Soy M, Hamuryudan V, et al.: Genetic anticipation in Behçet's syndrome, *Ann Rheum Dis* 57:45, 1998.

16. Saadoun D, Wechsler B, Desseaux K, et al.: Mortality in Behçet's disease, *Arthritis Rheum* 62(9):2806–2812, 2010.

17. Demirseren DD, Ceylan GG, Akoglu G, et al.: HLA-B51 subtypes in Turkish patients with Behcet's disease and their correlation with clinical manifestations, *Genet Mol Res* 13(3):4788–4796, 2014.

18. Paul M, Klein T, Krause I, et al.: Allelic distribution of HLA-B*5 in

19. Mizuki N, Ota M, Katsuyama Y, et al.: HLA class I genotyping including HLA-B*51 allele typing in the Iranian patients with Behcet's disease, *Tissue Antigens* 57(5):457–462, 2001.

20. Salvarani C, Boiardi L, Mantovani V, et al.: Association of MICA alleles and HLA-B51 in Italian patients with Behcet's disease, *J Rheumatol* 28(8):1867–1870, 2001.

21. Demirseren DD, Ceylan GG, Akoglu G, et al.: HLA-B51 subtypes in Turkish patients with Behcet's disease and their correlation with clinical manifestations, *Genet Mol Res* 13(3):4788–4796, 2014.

22. Hamzaoui A, Houman MH, Massouadia M, et al.: Contribution of Hla-B51 in the susceptibility and specific clinical features of Behcet's disease in Tunisian patients, *Eur J Intern Med* 23(4):347–349, 2012.

23. de Menthon M, Lavalley MP, Maldini C, et al.: HLA-B51/B5 and the risk of Behçet's disease: a systematic review and meta-analysis of case-control genetic association studies, *Arthritis Rheum* 61(10):1287–1296, 2009.

24. Meguro A, Inoko H, Ota M, et al.: Genetics of behcet disease inside and outside the MHC, *Ann Rheum Dis* 69(4):747–754, 2010.

25. Devaiah BN, Singer DS: CIITA and its dual roles in MHC gene transcription, *Front Immunol* 4:476–481, 2013.

26. Li L, Yu H, Jiang Y, et al.: Genetic variations of NLR family genes in behcet's disease, *Sci Rep* 6:20098–20104, 2016.

27. Choy MK, Phipps ME: MICA polymorphism: Biology and importance in immunity and disease, *Trends Mol Med* 16(3):97–106, 2010.

28. Zhou X, Wang J, Zou H, et al.: MICA, a gene contributing strong susceptibility to ankylosing spondylitis, *Ann Rheum Dis* 73(8):1552–1557, 2014.

29. Mizuki N, Ota M, Kimura M, et al.: Triplet repeat polymorphism in the transmembrane region of the MICA gene: a strong association of six GCT repetitions with Behcet disease, *Proc Natl Acad Sci USA* 94(4):1298–1303, 1997.

30. Zhang J, Liao D, Yang L, et al.: Association between functional MICA-TM and Behcet's disease: a systematic review and meta-analysis, *Sci Rep* 6:21033, 2016.

31. Nishiyama M, Takahashi M, Manaka KC, et al.: Research report: Frequencies of mica gene polymorphism: a comparison between Indonesians on Bacan Island and suburban Japanese, *Southeast Asian J Trop Med Public Health* 35(1):195–201, 2004.

32. Fiorentino DF, Zlotnik A, Vieira P, et al.: IL-10 acts on the antigen-presenting cell to inhibit cytokine production by Th1 cells, *J Immunol* 146(10):3444–3451, 1991.

33. Munoz-Saa I, Cambra A, Pallares L, et al.: Allelic diversity and affinity variants of MICA are imbalanced in Spanish patients with Behcet's disease, *Scand J Immunol* 64(1):77–82, 2006.

34. Hu J, Hou S, Zhu X, et al.: Interleukin-10 gene polymorphisms are associated with Behcet's disease but not with Vogt-Koyanagi-Harada syndrome in the Chinese Han population, *Mol Vis* 21:589–603, 2015.

35. Chang JT, Shevach EM, Segal BM: Regulation of interleukin (IL)-12 receptor beta2 subunit expression by endogenous IL-12: a critical step in the differentiation of pathogenic autoreactive T cells, *J Exp Med* 189(6):969–978, 1999.

36. Watford WT, Hissong BD, Bream JH, et al.: Signaling by IL-12 and IL-23 and the immunoregulatory roles of STAT4, *Immunol Rev* 202:139–156, 2004.

37. Kappen JH, Medina-Gomez C, van Hagen PM, et al.: Genomewide association study in an admixed case series reveals IL12A as a new candidate in Behcet disease, *PloS One* 10(3):e0119085, 2015.

38. Yu H, Zheng M, Zhang L, et al.: Identification of susceptibility SNPs in IL10 and IL23R-IL12RB2 for Behcet's disease in Han Chinese, *J Allergy Clin Immunol* 139(2):621–627, 2017.

39. Kang EH, Kim S, Park MY, et al.: Behcet's disease risk association fine-mapped on the IL23R-IL12RB2 intergenic region in Koreans, *Arthritis Res Ther* 19(1):227, 2017.

40. Tasliyurt T, Yigit S, Rustemoglu A, et al.: Common MEFV gene mutations in Turkish patients with Behcet's disease, *Gene* 530(1):100–103, 2013.

41. Holtschke T, Lohler J, Kanno Y, et al.: Immunodeficiency and chronic myelogenous leukemia-like syndrome in mice with a targeted mutation of the ICSBP gene, *Cell* 87(2):307–317, 1996.

42. Ouyang X, Zhang R, Yang J, et al.: Transcription factor IRF8 directs a silencing programme for TH17 cell differentiation, *Nat Commun* 2:314, 2011.

43. Jiang Y, Wang H, Yu H, et al.: Two genetic variations in the IRF8 region are associated with Behcet's disease in Han Chinese, *Sci Rep* 6:19651, 2016.

44. Takeuchi M, Mizuki N, Meguro A, et al.: Dense genotyping of immune-related loci implicates host responses to microbial exposure in Behcet's disease susceptibility, *Nat Genet* 49(3):438–443, 2017.

45. Hou S, Yang Z, Du L, et al.: Identification of a susceptibility locus in STAT4 for Behcet's disease in Han Chinese in a genome-wide association study, *Arthritis Rheum* 64(12):4104–4113, 2012.

46. Peddle L, Zipperlen K, Melay B, et al.: Association of SEEK1 polymorphisms in Crohn's disease, *Hum Immunol* 65(7):706–709, 2004.

47. Xavier JM, Shahram F, Sousa I, et al.: FUT2: filling the gap between genes and environment in Behcet's disease? *Ann Rheum Dis* 74(3):618–624, 2015.

48. Yamazoe K, Meguro A, Takeuchi M, et al.: Comprehensive analysis of the association between UBAC2 polymorphisms and Behcet's disease in a Japanese population, *Sci Rep* 7(1):742–747, 2017.

49. Alipour S, Nouri M, Sakhinia E, et al.: Epigenetic alterations in chronic disease focusing on Behcet disease: review, *Biomed Pharmacother* 91:526–533, 2017.

50. Zhou ZY, Chen SL, Shen N, et al.: Behcet's disease, *Autoimmun Rev* 11:699–704, 2012.

51. Pineton de Chambrun M, Wechsler B, Geri G, et al.: New insights into the pathogenesis of Behcet's disease, *Autoimmun Rev* 11:687–698, 2012.

52. Hamzaoui K, Hamzaoui A, Hentati F, et al.: Phenotype and functional profile of T cells expressing gamma delta receptor from patients with active Behcet's disease, *J Rheumatol* 21:2301–2306, 1994.

53. Freysdottir J, Hussain L, Farmer I, et al.: Diversity of gammadelta T cells in patients with Behcet's disease is indicative of polyclonal activation, *Oral Dis* 12:271–277, 2006.

54. van Hagen PM, Hooijkaas H, Vd Beemd MW, et al.: T-gamma delta receptor restriction in peripheral lymphocytes of patients with Behcet's disease, *Adv Exp Med Biol* 528:267–268, 2003.

55. Yamaguchi Y, Takahashi H, Satoh T, et al.: Natural killer cells control a T-helper 1 response in patients with Behcet's disease, *Arthritis Res Ther* 12:R80, 2010.

56. Cosan F, Aktas Cetin E, Akdeniz N, et al.: Natural killer cell subsets and their functional activity in Behcet's disease, *Immunol Invest* 46:419–432, 2017.

57. Sonmez C, Yucel AA, Yesil TH, et al.: Correlation between IL-17A/F, IL-23, IL-35 and IL-12/-23 (p40) levels in peripheral blood lymphocyte cultures and disease activity in Behcet's patients, *Clin Rheumatol*, 2018.

58. Direskeneli H, Keser G, D'Cruz D, et al.: Anti-endothelial cell antibodies, endothelial proliferation and von Willebrand factor antigen in Behçet's disease, *Clin Rheumatol* 14:55, 1995.

59. Duygulu F, Evereklioglu C, Calis M, et al.: Synovial nitric oxide concentrations are increased and correlated with serum levels in patients with active Behcet's disease: a pilot study, *Clin Rheumatol* 24:324, 2005.

60. Zouboulis CC, May T: Pathogenesis of Adamantiades-Behcet's disease, *Adv Exp Med Biol* 528:161–171, 2003.

61. Kaneko F, Togashi A, Nomura E, et al.: A new diagnostic way for Behcet's disease: skin prick with self-saliva, *Genet Res Int* 2014:581468, 2014.

62. Zeidan MJ, Saadoun D, Garrido M, et al.: Behçet's disease physio-pathology: a contemporary review, *Auto Immun Highlights* 7(1):4, 2016.

63. Hirohata S, Oka H, Mizushima Y: Streptococcal-related antigens stimulate production of IL6 and interferon-c by T cells from patients with Behcet's disease, *Cell Immunol* 140(2):410–419, 1992.

64. Eastaff-Leung N, Mabarrack N, Barbour A, et al.: Foxp3+ regulatory T cells, Th17 effector cells, and cytokine environment in inflammatory bowel disease, *J Clin Immunol* 30(1):80–89, 2010.

65. Ekinci NS, Alpsoy E, Karakas AA, et al.: IL-17A has an important role in the acute attacks of Behcet's disease, *J Invest Dermatol* 130(8):2136, 2010.

66. Yang XO, Panopoulos AD, Nurieva R, et al.: STAT3 regulates cytokine-mediated generation of inflammatory helper T cells, *J Biol Chem* 282(13):9358–9363, 2007.

67. Mumcu G, Inanc N, Yavuz S, et al.: The role of infectious agents in the pathogenesis, clinical manifestations and treatment strategies in Behcet's disease, *Clin Exp Rheumatol* s27–s31, 2007.

68. Azizlerli G, Ozarmagan G, Ovul C, et al.: A new kind of skin lesion in Behcet's disease: extragenital ulcerations, *Acta Derm Venereol* 72:286, 1992.

69. Ideguchi H, Suda A, Takeno M, et al.: Behcet disease: Evolution of clinical manifestations, *Medicine (Baltimore)* 90:125–132, 2011.

70. Dalvi SR, Yildirim R, Yazici Y: Behcet's syndrome, *Drugs* 72:2223–2241, 2012.

71. Pineton de Chambrun M, Wechsler B, Geri G, et al.: New insights into the pathogenesis of Behcet's disease, *Autoimmun Rev* 11:687–698, 2012.

72. Chi W, Zhu X, Yang P, et al.: Upregulated IL-23 and IL-17 in Behcet patients with active uveitis, *Invest Ophthalmol Vis Sci* 49:3058–3064, 2008.

73. Yazici H: Behcet's syndrome: an update, *Curr Rheumatol Rep* 5(3):195–199, 2003.

74. Tugal-Tutkun I, Onal S, Altan-Yaycioglu R, et al.: Uveitis in Behcet disease: an analysis of 880 patients, *Am J Ophthalmol* 138(3):373–380, 2004.

75. Kaklamani VG, Vaiopoulos G, Kaklamanis PG: Behçet's disease, *Semin Arthritis Rheum* 27:197–215, 1998.

76. Geri G, Wechsler B, Thi Huong de L, et al.: Spectrum of cardiac lesions in Behcet disease: a series of 52 patients and review of the literature, *Medicine (Baltimore)* 91:25–34, 2012.

77. Yurdakul S, Yazici H, Tüzün Y, et al.: The arthritis of Behçet's disease: a prospective study, *Ann Rheum Dis* 42(5):505–515, 1983.

78. Yurdakul S, Yazici H: Behcet's syndrome, *Best Pract Res Clin Rheumatol* 22:793–809, 2008.

79. Diri E, Mat C, Hamuryudan V, et al.: Papulopustular skin lesions are seen more frequently in patients with Behcet's syndrome who have arthritis: a controlled and masked study, *Ann Rheum Dis* 60:1074–1076, 2001.

80. Koçer N, Islak C, Siva A, et al.: CNS involvement in neuro-Behçet syndrome: an MR study, *AJNR Am J Neuroradiol* 20(6):1015–1024, 1999.

81. Siva A, Kantarci OH, Saip S, et al.: Behçet's disease: diagnostic and prognostic aspects of neurological involvement, *J Neurol* 248:95–103, 2001.

82. Mat C, Yurdakul S, Sevim A, et al.: Behcet's syndrome: facts and controversies, *Clin Dermatol* 31:352–361, 2013.

83. Sakane T, Takeno M, Suzuki N, et al.: Behçet's disease, *N Engl J Med* 341:1284–1291, 1999.

84. Bayraktar Y, Balkanci F, Bayraktar M, et al.: Budd-Chiari syndrome: a common complication of Behçet's disease, *Am J Gastroenterol* 92(5):858–862, 1997.

85. International Team for the Revision of the International Criteria for Behcet's Disease (ITR-ICBD): The International Criteria for Behcet's Disease (ICBD): a collaborative study of 27 countries on the sensitivity and specificity of the new criteria, *J Eur Acad Dermatol Venereol* 28:338–347, 2014.

85a. International Study Group for Behçet's Disease. Criteria for diagnosis of Behçet's disease. International Study Group for Behçet's Disease, *Lancet* 335:1078–1080, 1990.

86. Ackerman AB: Behçet's disease. In Ackerman AB, Chongchitnant N, Sanchez J, et al.: *Histologic diagnosis of inflammatory skin diseases: an algorithmic method based on pattern analysis*, ed 2, Baltimore, 1997, Williams & Wilkins, pp 229–232.

87. Kose O, Dinc A, Simsek I: Randomized trial of pimecrolimus cream plus colchicine tablets versus colchicine tablets in the treatment of genital ulcers in Behçet's disease, *Dermatology* 218:140–145, 2009.

88. Chams-Davatchi C, Barikbin B, Shahram F, et al.: Pimecrolimus versus placebo in genital aphthous ulcers of Behcet's disease: a randomized double-blind controlled trial, *Int J Rheum Dis* 13:253–258, 2010.

89. Matthews RW, Scully CM, Levers BG, et al.: Clinical evaluation of benzydamine, chlorhexidine, and placebo mouthwashes in the management of recurrent aphthous stomatitis, *Oral Surg Oral Med Oral Pathol* 63:189–191, 1987.

90. Taylor LJ, Walker DM, Bagg J: A clinical trial of prostaglandin E2 in recurrent aphthous ulceration, *Br Dent J* 175:125–129, 1993.

91. Meiller TF, Kutcher MJ, Overholser CD, et al.: Effect of an antimicrobial mouth rinse on recurrent aphthous ulcerations, *Oral Surg Oral Med Oral Pathol* 72:425–429, 1991.

92. Addy M, Carpenter R, Roberts WR: Management of recurrent aphthous ulceration. A trial of chlorhexidine gel, *Br Dent J* 141:118–120, 1976.

93. Graykowski EA, Kingman A: Double-blind trial of tetracycline in recurrent aphthous ulceration, *J Oral Pathol* 7:376–382, 1978.

94. Henricsson V, Axell T: Treatment of recurrent aphthous ulcers with aureomycin mouth rinse or Zendium dentifrice, *Acta Odontol Scand* 43:47–52, 1985.

95. Alpsoy E, Er H, Durusoy C, et al.: The use of sucralfate suspension in the treatment of oral and genital ulcerations of Behcet's disease: a randomised, placebo-controlled and double-blind study, *Arch Dermatol* 135:529–532, 1999.

96. Fani MM, Ebrahimi H, Pourshahidi S, et al.: Comparing the effect of phenytoin syrup and triamcinolone acetonide ointment on aphthous ulcers in patients with Behcet's syndrome, *Iran Red Crescent Med J* 14:75–78, 2012.

97. Al-Na'mah ZM, Carson R, Thanoon IA: Dexamucobase: a novel treatment for oral aphthous ulceration, *Quintessence Int* 40:399–404, 2009.

98. Saxen MA, Ambrosius WT, al Rehemtula KF, et al.: Sustained relief of oral aphthous ulcer pain from topical diclofenac in hyaluronan: a randomized, double-blind clinical trial, *Oral Surg Oral Med Oral Pathol Oral Radiol Endod* 84:356–361, 1997.

99. Alidaee MR, Taheri A, Mansoori P, et al.: Silver nitrate cautery in aphthous stomatitis: a randomized controlled trial, *Br J Dermatol* 153:521–525, 2005.

100. Zand N, Ataie-Fashtami L, Djavid GE, et al.: Relieving pain in minor aphthous stomatitis by a single session of non-thermal carbon dioxide laser irradiation, *Lasers Med Sci* 24:515–520, 2009.

101. Arabaci T, Kara C, Cicek Y: Relationship between periodontal parameters and Behcet's disease and evaluation of different treatments for oral recurrent aphthous stomatitis, *J Periodontal Res* 44:718–725, 2009.

102. Yurdakul S, Mat C, Tuzun Y, et al.: A double-blind trial of colchicine in Behçet's syndrome, *Arthritis Rheum* 44:2686–2692, 2001.

103. Davatchi F, Sadeghi Abdollahi B, et al.: Colchicine versus placebo in Behçet's disease: randomized, double-blind, controlled crossover trial, *Mod Rheumatol* 19(5):542–549, 2009.

104. Letsinger JA, McCarty MA, Jorizzo JL: Complex aphthosis: a large case series with evaluation algorithm and therapeutic ladder from topicals to thalidomide, *J Am Acad Dermatol* 52:500–508, 2005.

105. Sharquie KE, Najim RA, Abu-Raghif AR: Dapsone in Behçet's disease: a double-blind, placebo-controlled, cross-over study, *J Dermatol* 29:267–279, 2002.

106. Hatemi G, Melikoglu M, Tunc R, et al.: Apremilast for Behcet's syndrome—a phase 2, placebo-controlled study, *N Engl J Med* 372:1510–1518, 2015.

107. Melikoglu M, Fresko I, Mat C, et al.: Short-term trial of etanercept in Behcet's disease: a double blind, placebo controlled study, *J Rheumatol* 32:98–105, 2005.

108. Di Scala G, Bettiol A, Cojan RD, et al.: Efficacy of the anti-IL 17 secukinumab in refractory Behcet's syndrome: a preliminary study, *J Autoimmun* S0896–8411(18)30434–7, 2018.

109. Ozguler Y, Hatemi G: Management of Behçet's syndrome, *Curr Opin Rheumatol* 28(1):45–50, 2016.

110. Emmi G, Talarico R, Lopalco G, et al.: Efficacy and safety profile of anti-interleukin-1 treatment in Behcet's disease: a multicenter retrospective study, *Clin Rheumatol* 35(5):1281–1286, 2016.

111. Hisamatsu T, Ueno F, Matsumoto T, et al.: The 2nd edition of consensus statements for the diagnosis and management of intestinal Behcet's disease: indication of anti-TNFα monoclonal antibodies, *J Gastroenterol* 49:156–162, 2014.

112. Tanida S, Inoue N, Kobayashi K, et al.: Adalimumab for the treatment of Japanese patients with intestinal Behcet's disease, *Clin Gastroenterol Hepatol* 13:940–998, 2015.

113. Al-Waiz MM, Sharquie KE, A-Qaissi MH, et al.: Colchicine and benzathine penicillin in the treatment of Behcet disease: a case comparative study, *Dermatol Online J* 11:3, 2005.

114. Mat C, Yurdakul S, Ozyazgan Y, et al.: A double-blind trial of depot corticosteroids in Behcet's syndrome, *Rheumatology* 45:348–352, 2006.

第 99 章

炎性小体介导疾病的发病机制

原著 HAL M. HOFFMAN, LORI BRODERICK

陈家丽 译 李 芬 校

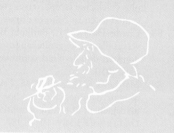

关键点

- 炎性小体是细胞内多种蛋白组成的复合体，由传感器、胱天蛋白酶（caspases）、接头蛋白、调节蛋白和伴侣蛋白组成，它们作为固有免疫系统的传感器，能够识别病原体和应激信号并快速应答。
- 炎性小体活化后促进炎性细胞因子 IL-1β、IL-18 释放和诱导细胞焦亡。
- 炎性小体活化在多水平上受调控，包括转录和翻译后修饰、蛋白质相互作用及受体信号传导。
- 首个被发现的炎性小体——NLRP1，为炎性小体寡聚化和 ASC 依赖提供了早期证据。
- 在各种炎性小体中，NLRP3 的激活剂最具有多样性。
- 炎性小体组成成分突变可导致罕见的自身炎症性疾病，且逐步被认为是常见疾病和自身免疫的参与者。

引言

免疫系统使用有限数量的种系编码模式识别受体来检测病原体相关分子模式（pathogen-associated molecular patterns，PAMP）和损伤相关分子模式（damage-associated molecular patterns，DAMP）（见第 20 章）。以上危险信号可被称为炎性小体的细胞内多蛋白复合体检测到，当炎性小体活化后，可导致 caspases 和细胞因子前体剪切、成熟炎性细胞因子释放和细胞死亡[1-2]。家族性自身炎症综合征是一组以固有免疫系统过度活跃为特征的罕见遗传性炎症性疾病，患者体内编码炎性小体蛋白的基因突变引起了风湿病学家的关注（见第 103 章）。自这一发现以来，逐步认识到炎性小体和许多风湿病有关。本章重点介绍炎症性疾病中炎性小体的结构和功能。

炎性小体生物学特点

炎性小体的结构和组装

炎性小体由 5 种蛋白（最多由 5 种蛋白）组成：一个或多个多结构域传感器分子组成的复合体，即多域接头分子，又称凋亡相关斑点样蛋白，包含胱天蛋白酶（caspases）激活和募集结构域（recruitment domain，ASC）；酶效应分子，如 caspase、相互作用的调节蛋白和伴侣蛋白。传感器分子是 NOD 样受体（NOD-like receptors，NLR）、热蛋白（pyrin）或 pyrin 和 HIN（PYHINs）。已知人体有 22 个 NLR，每个受体都识别域的保守序列，包括 PYRIN 域（PYRIN domain，PYD）或 caspase 活化募集域（caspase activation recruitment domain，CARD）[3,4]。然而，似乎仅有一小部分，包括 NLRP1、NLRP3、NLRP6、NLRP7、NLRP12 和 NLRC4，能够形成可以执行炎症反应以及促进成熟细胞因子释放的功能性炎性小体。在 PYHIN 家族中，黑色素瘤缺失因子 2（absent in melanoma 2，AIM2）和干扰素诱导蛋白 16（interferon-inducible protein 16，IFI16）可形成功能性炎性小体[5]。此外，近期研究表明，pyrin 也可形成炎性小体[6]（表 99-1）。

寡聚化 NLR 炎性小体是基于特定结构域内的相互作用形成的（图 99-1）。NLRs 的 PYRIN 结构域驱动自行组装，形成包含七个或更多相同蛋白质分子的特征性圆盘状复合物，以及由 PYDs 和 CARDs 组成的螺旋丝状复合物[7]。ASC 或 PYCARD 是一种接头蛋白，由 PYRIN 结构域 -N 端和 CARD-C 端组成[8,9]。ASC 通过 CARD 结合 caspase-1，也称为白介素 -1β 转换酶（interleukin 1β converting enzyme，ICE），从而导致 caspase-1 形成丝状体。在炎性小体聚合过程中，ASC 在细胞核旁区域聚集成一个显微镜下可见的蛋白质聚集体或"斑点"[10]。有趣的是，上述大分子斑点可被动地释放出细胞，在胞外形成具有生物活性的炎性小体。因此，caspase-1、IL-1β 前体的加工，以及活性炎性介质的产生都可在胞外进行。此外，释放到胞外的 ASC 斑点被邻近巨噬细胞摄取，促进受体细胞内炎性小体活化，或充当危险信号进一步放大炎症级联反应。因此，上述 ASC 的胞外活动可导致炎症性疾病患者体内存在慢性持续性免疫反应[11,12]。

caspase-1、caspase-4 和 caspase-5 包含一组炎性半胱氨酸蛋白酶，可驱动不同的炎性小体通路。经典炎性小体主要参与 caspase-1 的激活和剪切、炎性细胞因子 IL-1β 和 IL-18 蛋白水解激活[5]，以及可溶性胞质蛋白 gasdermin-D（焦孔素 -D）的剪切[13-15]。非经典炎性小体活化后也可剪切 gasdermin-D，但主要由 caspase-4 或 caspase-5 介导。在蛋白水解时，gasdermin-D 的 N- 末端片段插入质膜，介导 IL-1β 和 IL-18 的非经典分泌。由于这两种因子缺乏信号肽，因而可诱导细胞焦亡[16-17]。焦亡与坏死类似，通过形成气孔导致细胞肿胀和质膜破裂并释放胞质内成分[14-16,18]。因此，焦亡在消除感染 / 受损细胞、诱导反应性炎症中起双重作用。

炎性小体的激活剂

　　PAMPs 在生物化学方面不同于宿主蛋白，它

表 99-1　炎性小体和单基因自身炎症性疾病			
炎性小体	结构[a]	和传感器突变相关的疾病	与发病机制相关的炎性小体[b]
NLRP1	P-N-L-F-C	NAIAD[32]	
NLRP3	P-N-L	CAPS[24,49]	TRAPS[79,80]
NLRP6	P-N-L	无	
NLRP7	P-N-L	无	
NLRP12	P-N-L	FCAS2[133-135]	
NLRC4	C-N-L	MAS[110]	
（NAIP）	B-N-L	幼儿小肠结肠炎[113]	
		CAPS 样表现[111,112]	
PYRIN	P-Bb-Cc-S	FMF[25,96,97]	MKD[103]
		PAAND[94,98]	
AIM2	P-H	无	
IFI16	P-H-H	无	

AIM2，黑色素瘤缺失因子 2；BIR，杆状病毒凋亡蛋白重复抑制物；CAPS，冷炎素相关周期性综合征；CARD，caspase 激活和招募域；FCAS，家族性冷自身炎症综合征；FIIND，查找域；FMF，家族性地中海热；IFI16，干扰素诱导蛋白 16；MAS，巨噬细胞活化综合征；NKD，甲羟戊酸激酶缺乏；NACHT、NAIP、CIITA、HET-E 和 TEP1；NAIAD，NLRP1 相关的自身炎症伴关节炎和角化不良；NAIP，NLR 家族凋亡抑制蛋白；NLR，NOD 样受体；PAAND，Pyrin 相关的自身炎症伴中性粒细胞性皮肤病；SPRY，SPIa 和 RYanodine 受体；TRAPS，肿瘤坏死因子受体相关周期性综合征

[a] P，PYD；N，NACHT；L，富亮氨酸重复序列；F，FIIND；C，CARD；B，BIR；Bb，变数寄存器；Cc，卷曲螺旋；S，SPRY；H，HIN

[b] 非传感器基因突变所致单基因疾病

由包括 TLRs（Toll-like receptors，Toll 样受体）和 NLR 的种系编码模式识别受体进行识别。除了微生物产物，固有免疫系统的传感器还能检测宿主危险信号，即 DAMPs，其中包括随着细胞活化和死亡而升高的代谢物，如特定的核酸或尿酸。大多数炎性小体传感器对特定的 PAMPS 或 DAMPs 表现出一定的特异性，但 NLRP3 除外，它可以被许多 DAMPs 激活，包括多种晶体和代谢分子。已经证实，AIM2 和 IFI16 特异性配体可与炎性小体传感器蛋白直接结合，但大多情况下尚未被证实[19]。

炎性小体的调控

为了预防慢性炎症和组织损伤，必须严格控制异常炎症反应（图 99-1）。如前所述，炎性小体通过释放 ASC 斑点自行增殖，但也可通过细胞因子驱动炎性小体和上调细胞因子前体转录，从而形成正反馈环路。因此，炎性小体活化过程由多个步骤调控。传感器蛋白和许多其他炎性小体相关蛋白的表达既在 RNA 水平上受到调控，也在蛋白质水平上受到翻译后蛋白水解的调控。蛋白内结构域的相互作用和蛋白

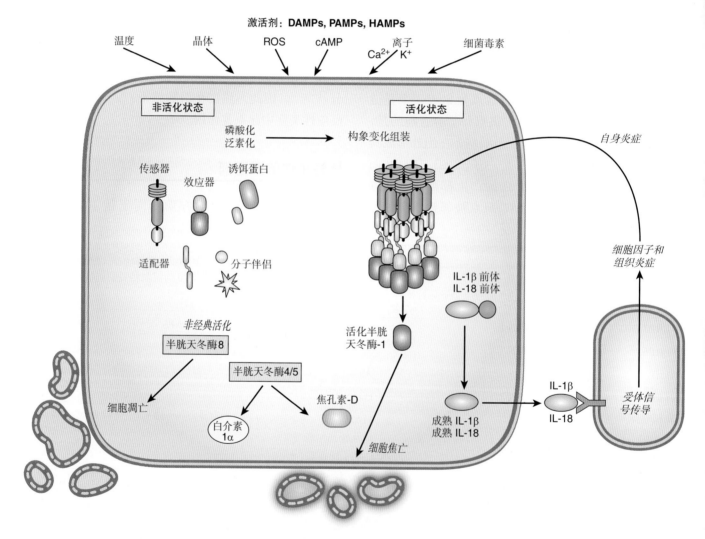

图 99-1　炎性小体结构和活化过程。炎性小体通过传感器分子的转录调控、磷酸化和泛素化处于非活化状态。炎症感受器由多种刺激剂（触发因素）激活，包括 PAMPs（病原体相关分子模式，如 LPS、鞭毛蛋白）、DAMPs（危险相关分子模式，如尿酸、胆固醇晶体、氧化的 LDL、胞外 ATP）和 HAMPs（稳态改变的分子过程，如低温、细胞磷酸化状态异常），导致适配器分子 ASC 招募并激活 caspase-1 前体[2]。这种多聚化导致自身蛋白水解和生成具有酶活性的 caspase-1 亚基[1,2,37-38,40-41,83]。随后，活性 caspase-1 诱导 IL-1β 和 IL-18 前体剪切，并通过 gasdermin-D 诱导炎症细胞死亡，即细胞焦亡。最后，分泌成熟 IL-1β 和 IL-18 促进下游细胞因子、趋化因子和黏附分子的表达，导致炎症级联反应和其他炎症细胞聚集[21]。炎性小体的非经典活化是通过 caspase 交替发生的，包括细胞内 LPS 介导的 caspase-4/5 导致 gasdermin-D 剪切和焦亡，而 caspase-8 诱导细胞因子分泌和凋亡

间结构域的寡聚化,可由调控蛋白和伴侣蛋白介导完成[3,5,20]。caspase-1 活化和成熟细胞因子释放取决于蛋白剪切后的生物活性形式。细胞因子驱动的炎症依赖于它们和对应受体的结合。通过 IL-1 受体拮抗剂(anakinra)和 IL-18 结合蛋白的竞争性抑制,调节细胞因子与相应受体结合。上述步骤中任何异常均可导致慢性炎症,编码炎性小体复合体基因或者相关下游蛋白的突变,均可导致炎性小体过度活化或成分激活,这一现象在越来越多的自身炎症性疾病中得到证实[21-22]。

炎性小体和自身炎症

自身炎症性疾病和炎性小体的研究主要涉及患者表型和科学研究之间的密切关联。在过去 20 年里,这种转换循环有助于为此类患者开发新型靶向治疗方案(见第 103 章)[23]。NRLP1 是第一个被描述的炎性小体,于 2002 年被发现[1],早于特定自身炎症性疾病中发现的 NLRP3 突变,它的发现巩固了炎性小体在人类疾病致病机制中的作用[24]。类似的,pyrin早在 1997 年被发现,但 10 年后才被证实参与形成炎性小体[25]。对炎性小体分子途径的阐明促进了我

表 99-2 和人类自身免疫和其他炎性状态相关的炎性小体

炎性小体	其他相关综合征
NLRP1	白癜风[156-157]
	1 型糖尿病[158]
	乳糜泻[159]
	系统性硬化症[160-161]
	自身免疫性甲状腺疾病[162]
	Addison 病[158,163]
NLRP3	Schnitzler 综合征[74]
	类风湿关节炎[147,152]
	系统性红斑狼疮[152,164]
	炎症性肠病[82]
	乳糜泻[159,165]
	1 型糖尿病[165]
	血小板减少症[166]
NLRP12	溃疡性结肠炎[137]
AIM2	系统性红斑狼疮[145]
	银屑病[144]

AIM2,黑色素瘤缺失因子 2;NLR,NOD 样受体;SLE,系统性红斑狼疮

们对固有免疫系统的理解,解决了有关 IL-1β 释放机制的几个问题,使得 IL-1 靶向治疗在许多单基因自身炎症性疾病中获得成功。下文将介绍已知的功能性炎性小体。

NLRP1

NLRP1(也称为 CARD7、NALP1)是第一个被发现可形成炎性小体的 NLR[11],其独特之处在于除了CARD 外,还包含一个查找域(FIIND)的功能,这似乎对 NLRP1 炎性小体的形成和功能至关重要[26]。尽管 ASC 有自己的 CARD 域,但 ASC 对 NLRP1 的激活似乎是必需的。进一步研究表明,NLRP1 的活化需要在 FIIND 内进行翻译后自行剪切[26],而这一过程非常重要,因为一个天然存在的剪接变异体导致外显子 14 切除,可能会增加催化位点和剪切位点间的距离,从而抑制 IL-1β 释放。NLRP1 的活性受到两种抗凋亡 Bcl-2 家族蛋白(Bcl-2、Bcl-X$_L$)的调控,这两种蛋白在非活化状态下可结合 NLRP1,抑制 caspase-1 活化[27]。

早期体外研究表明,muramyl 二肽(muramyl dipeptide,MDP)可作为 NLRP1 炎性小体合成的诱导物[28]。从易感弓形虫病的患者体外研究结果中可知,人类 NLRP1 对宿主抵御弓形虫感染非常重要[29]。近期,研究者发现蛋白质 N 端水解足以激活NLRP1,并提出 NLRP1 变异体进化为可识别多种病原体编码的蛋白酶[30]。

NLRP1 和自身炎症性疾病

NLRP1 在多种免疫细胞中广泛表达,包括 T细胞和朗格汉斯细胞,这或许解释了近期报道的NLRP1 相关疾病的发病机制[31]。研究者发现了一种新型综合征,即 NLRP1 相关的自身炎症伴关节炎和角化不良(NLRP1-associated autoinflammatory with arthritis and dyskeratosis,NAIAD)。患者血清中 C反应蛋白(C-reactive protein,CRP)水平升高、抗核抗体(anti-nuclear antibody,ANA)阳性和 B 细胞亚群异常,同时血清中的 caspase-1、IL-1β 和 IL-18水平升高[32]。此外,NLRP1 显性突变与以下三种临床表现相关:掌跖癌、家族性慢性苔藓样角化病和遗传性角膜上皮角化不良[33,34]。体外研究结果表明,

NLRP1 的 PYD 和 LRR（leucine-rich-repeats，富亮氨酸重复序列）结构域存在变异，可导致自发 ASC 斑点形成增加和 IL-1β 水平升高。有人提出，疾病相关的突变会破坏维持非活性状态所必需的 PYD 和 LRR 结构域，从而导致自寡聚化和炎性小体活化[33]。

NLRP3

NLRP3（也称为 CIAS1、PYPAP7、NALP3）是研究最为深入的炎性小体。*NLRP3* 首次于 2001 年被发现是家族性冷自身炎症综合征（familial cold autoinflammatory syndrome，FCAS）和 Muckle-Wells 综合征的相关基因，而这两种疾病最初被定义为不同的罕见常染色体显性遗传病（参见第 103 章）[24,35]。*NLRP3* 可编码一种被称为冷卟啉的蛋白，它突出地与 FCAS 患者的冷诱导症状之间存在关联，表明在 N 端存在 PYRIN 结构域。与其他 NLRs 类似，NLRP3 包含一个中心 NACHT 结构域和一个 C- 端 LRR 结构域[36]。cryopyrin 的 PYRIN 结构域和 ASC 之间存在特异相互作用，可与 caspase-1 形成经典 NLRP3 炎性小体蛋白复合物的核心[37,38]。NACHT 结构域包含一个 ATP 酶特异性 P 环并参与蛋白寡聚化[36]。大多数疾病相关的突变均位于 NACHT 结构域，表明这一结构域在 NLRP3 的功能中发挥着重要作用[39]。NLRP3 调节 IL-1β 和 IL-18 分泌[40,41]、NF-κB 激活[8,9,42-44]，以及细胞死亡[43,45-48]。NLRP3 主要表达于白细胞和软骨细胞，也可在其他组织和细胞中检测到[24,31,49-51]。

正常情况下，NLRP3 炎性小体处于失活状态，并通过两步活化过程进行调节：初始启动（信号 1）和炎性小体形成（信号 2）。在信号 1 中，TLRs 识别 PAMPs 或 DAMPs 后活化 NF-κB 通路，而后在转录水平上调炎性小体成分蛋白和前细胞因子。其他转录调控因子，包括 TTP 和 miR223，通过与 NLRP3 上游结合并影响其表达[52,53]。翻译后修饰负向调控 NLRP3 活化，如 E3 连接酶、Ariadne 同源物 2（ARIH2）或 TRIM31 去泛素化和一氧化氮 S- 亚硝基化[54-57]。几个研究小组已经确定，NLRP3 丝氨酸磷酸化是一种重要的动态调节剂，使细胞能够迅速对危险信号作出应答[58,59]。

信号 2 的调节机制有以下几种：细胞外核苷酸，如 ATP，激活 P2X7 受体驱动离子外流[20,60]；线粒体损伤衍生信号，包括 ROS、钙信号及晶体诱导溶酶体破裂。调节机制的复杂性表明，NLRP3 与其激动剂不直接结合，而是识别一个共同胞内下游信号。这些途径可能共同驱动 NLRP3 炎性小体的组装。

NLRP3 可被多种 PAMPs 和 DAMPs 激活。NLRP3 可检测胞内的细菌产物，如肽二聚糖、LPS 和合成的 PAMP MDP[61-64]。低温、钾外排、线粒体生成的 ROS、破坏胞膜的晶体（焦磷酸脱氢钙、胆固醇、MSU 晶体）和肽聚集（淀粉样蛋白）都可以激活 NLRP3，可通过驱动溶酶体破裂，导致溶酶体蛋白酶（如组织蛋白酶 B 和 L）释放到胞质内[65]。关于上述刺激剂如何活化 NLRP3，学者已提出了多个相关假设。近期一篇研究结果表明，刺激剂诱导线粒体 DNA 合成是 NLRP3 活化的关键步骤[66]。

目前，已鉴定出几种具有调节功能的 NLRP3 炎性小体结合蛋白。CARD8 和吡啉单独蛋白（pyrin only proteins，POPS），即诱饵蛋白，可抑制寡聚化和活化[67,68]。Nima 相关激酶 7(Nima-related kinase 7，NEK7) 和微管亲和调节激酶 4（microtubule affinity regulating kinase 4，MARK4）在微管动力学中发挥作用；布鲁顿酪氨酸激酶（Bruton's tyrosine kinase，BTK）是一种调节 B 细胞发育的蛋白。上述激酶在炎性小体的活化过程中均发挥重要作用[69-72]。caspase-8 及其适配器，Fas 相关死亡域（Fas-associated death domain，FADD），被招募到 NLRP3 炎性小体中，具有可变的调节功能。caspase-8 可诱导 NF-κB 活化，维持微生物刺激后 IL-1β 前体的 mRNA 和蛋白水平，或直接特异性地剪切 caspase-1，表明其在炎性小体成分的启动和转录后活化中发挥作用[73]。

NLRP3 和自身炎症性疾病

NLRP3 突变首先发现于 FCAS 和 Muckle-Wells 综合征的家系中[24]，随后在病情更为严重、起病于新生儿多系统炎症性疾病（neonatal-onset multisystem inflammatory disease，NOMID）中发现[49]。这种由 NLRP3 杂合子功能获得性突变引起的疾病，通常被称为冷炎素相关周期性综合征（cryopyrin-associated periodic syndromes，CAPS）或冷炎素病（cryopyrinopathies）。CAPS 患者有反复发热、荨麻疹样皮疹、头痛、关节痛和结膜炎的症状，典型的临床特征、基因和临床表型具有一致性，有助于确定 CAPS 疾病种类。NLRP3 的体细胞突变在另一种罕见

自身炎症性疾病——Schnitzler 综合征中也有报道[74]。

通过 CAPS 患者的单核细胞进行的体外研究结果表明，NLRP3 突变导致冷吡啉（NLRP3）炎性小体过度活化，caspase-1 剪切及 IL-1β、IL-18 释放增加，以应答固有免疫刺激或降低温度（在 FCAS 中）[75]。由于氧化还原应激增加，CAPS 细胞活性氧水平也升高，导致炎性小体活化和抗炎机制失效[76]。近期研究结果表明，CAPS 突变影响 NLRP3 磷酸化而导致其过度激活[58]。来源于 CAPS 突变小鼠骨髓和腹膜的巨噬细胞对 LPS 和寒冷呈现高反应状态。CAPS 突变小鼠引起的疾病依赖 ASC 和 caspase-1，部分依赖 IL-1β、IL-18 和细胞焦亡[77,78]。IL-1 靶向治疗 CAPS 取得成功，表明 IL-1β 在人类疾病发病机制中发挥重要作用。

肿瘤坏死因子受体相关周期性综合征的发病机制

肿瘤坏死因子受体相关周期性综合征（tumor necrosis factor receptor associated periodic syndrome，TRAPS）是另一种单基因自身炎症性疾病，其特征是有长程发热、皮疹和肌肉骨骼症状。虽然最初研究结果表明，肿瘤坏死因子受体脱落是其发病的关键因素，但最近研究数据支持 NLRP3 炎性小体活化参与其发病，通过多种潜在机制，包括通过促进线粒体产生活性氧激活炎性小体[79,80]。IL-1 靶向治疗 TRAPs 患者取得成功进一步支持了这一机制。有关家族性自身炎症性疾病的详细内容请参见第 103 章。

NLRP3 在更多常见疾病中的作用

NLRP3 的作用已在其他几种常见风湿病中得到认识，包括痛风（见第 100 章和第 101 章）和假性痛风（见第 102 章），以及其他常见疾病，包括心血管疾病、阿尔茨海默病[81]、克罗恩病[82]，这可能是根据触发 NLRP3 炎性小体代谢刺激物的多样性来预测的。然而，涉及的病理生理途径是复杂的，因为许多关键激活因子往往同时存在，例如，氧化的 LDL、胆固醇晶体和高水平 ROS，这些成分都能独立活化 NLRP3，且都存在于动脉粥样硬化斑块中的巨噬细胞内，包括肥胖症在内的伴发病，可能通过增加游离脂肪酸和氧化应激，促进代谢危险信号活化 NLRP3。

识别 NLRP3 的地位和由 IL-1 驱动的下游炎症在这些疾病中的作用，能够为治疗干预提供新的机会。

Pyrin

1997 年，首次报道 pyrin 参与家族性地中海热（familial Mediterranean fever，FMF）的发病机制，但直到最近我们才开始了解它的调控机制，且我们的了解大部分来自 MEFV 小鼠模型[83,84]。粒细胞、单核细胞、滑膜和腹膜成纤维细胞的 pyrin 表达与疾病的临床症状一致[85-87]。pyrin 和 ASC 之间的相互作用调节白细胞凋亡和 NF-κB 活化[43,83,88,89]，但这些过程尚不清楚。

体外研究结果表明，pyrin 亚等位基因敲除小鼠体内 caspase-1 活性增加，IL-1β 合成和分泌增加、凋亡缺陷。虽然敲入基因的小鼠模型巩固了炎性小体的作用[6]，但直到近期仍难以辨别 pyrin 的自身激活剂。早期机制研究证实，pyrin 与肌动蛋白间存在相互作用。近期研究结果表明，肌动蛋白解聚是 pyrin 炎性小体活化的基本步骤[90]。pyrin 炎性小体的特异性活化，首次在对细菌毒素的反应过程中得到阐述，尤其是艰难梭菌毒素 B（Clostridium difficile toxin B，TcdB），它通过介导 RhoA 中各种残基的糖基化、腺苷化、ADP- 核糖基化或脱酰胺抑制 RhoA 信号，从而抑制鸟嘌呤核苷酸的结合和 GTP 酶的活性。RhoA 信号通路的这种抑制导致 pyrin 炎性小体活化[91]，伴有 pyrin 和 ASC 特异性相互作用，这与 NLRP3 类似[10,43,83,88,89]。pyrin-ASC 相互作用促进肌动蛋白聚合物共定位[92]、caspase 1 激活和剪切，以及成熟 IL-1β 的释放[1,2,37,38,40-41,83]。Pyrin 进一步受到磷酸化和结构性抑制的调控。近期研究表明，两个丝氨酸位点的磷酸化通过 14-3-3 蛋白的结合维持非活化状态。Pyrin 去磷酸化是由毒素刺激和细菌感染触发的，14-3-3 解离导致 pyrin 炎性小体激活，这一过程依赖于微管[93,94]。此外，TNF 介导的细胞因子信号与诱导 pyrin 表达有关，这表明存在 IL-1 介导的进一步自身扩增循环[95]。

Pyrin 和自身炎症性疾病

编码 pyrin 的 MEFV 突变是两种不同自身炎症综合征的发病基础。FMF，可能是最著名的自身炎症综合征，其特征是不连续的发热，并伴有浆膜炎、滑膜炎和皮疹[25]。迄今为止，已发现超过 300 种 *MEFV* 突变，主要是发生在外显子 2、10 中的碱基对替换。虽然这种疾病表型常被认为是常染色体隐性遗传，但越来越多的病例报道表明只有一个可识别的 *MEFV* 突变，且具有常染色体显性遗传的特点[96,97]。FMF 患者外周血来源的巨噬细胞体外研究结果表明，在没有 pyrin 炎性小体激活剂的情况下，IL-1β 释放增加[6]。

近期研究表明，吡啉相关的自身炎症伴中性粒细胞性皮肤病（pyrin-associated autoinflammation with neutrophilic dermatosis，PAAND）是 *MEFV* 突变引起的一种独特的常染色体显性遗传综合征。患者在幼儿期表现为反复发热、中性粒细胞性皮肤病、关节痛和肌痛 / 肌炎。在疾病发作期间，患者血清急性期反应物水平升高。目前为止，已经确定了两个 PAAND 家族，它们导致 14-3-3 结合减少，并导致炎性小体激活、IL-1β 和 IL-18 分泌以及细胞焦亡[94,98]。

甲羟戊酸激酶缺乏的发病机制

高球蛋白血症 D、周期性发热综合征（periodic fever syndrome，HIDS）和严重的甲基戊酸尿症（mevalonic aciduria，MA）是由于编码甲羟戊酸激酶的 MVK 基因常染色体隐性突变所致，而甲羟戊酸激酶是胆固醇和类异戊二烯合成所需的 3- 羟基 -3- 甲基戊二烯基 - 辅酶 A 还原酶（3-hydroxy-3-methylglutaryl-CoA reductase，HMGR）通路中的第一个酶[99]。突变导致蛋白质稳定性受损，酶活性缺失 / 降低，以及类异戊二烯类脂质前体缺乏，以上改变在 MKD 患者的细胞中最为明显，即使患者尚无任何临床症状[100]。类异戊二烯，特别是香叶酰香叶酰二磷酸，通过蛋白前酰化是减少炎症反应所必需的，即使是对物理压力这类的轻微刺激也是如此。同样，来自 HIDS 患者细胞的体外研究结果表明，抗氧化应激的能力降低、线粒体功能障碍和自噬缺陷，这些现象都与炎性小体的激活有关[101]。新的证据表明，与疾病突变相关的 MK 活性降低显著影响了包括 Rho/Rac/Rap 家族在内的 GTP 酶。因此，GTP 酶保持未异戊二酰化，可能以 pyrin 炎性小体依赖的方式促进单核细胞分泌 IL-1β[102,103]。IL-1 成功靶向治疗 HIDS、PAAND 和秋水仙碱耐药的 FMF 支持了 pyrin 炎性小体的致病作用。

NLRC4

NLR 家族包含有 CARD 结构域蛋白 4（NLR family CARD domain-containing protein，NLRC4），这是一个独特的炎性小体，因为它与另一个 NLR 家族成员 -NLR 家族凋亡抑制蛋白（NLR family apoptosis inhibitory protein，NAIP）形成复合物[104]。NAIP 作为细菌鞭毛蛋白和 T3SS 棒 / 针蛋白的胞质受体，磷酸化可作为预激活刺激剂，并与细菌配体特异性结合，启动 NLRC4 炎性小体的组装[105,106]。EM 显示，NAIP-NLRC4 炎性小体是由 11 ～ 12 个聚合物组装成的典型圆盘体，LRR 结构域在周边，而 NLRC4 CARD 结构域保持暴露，以单独或在 ASC 存在的情况下激活 caspase-1[107,108]。NLRC4 还可以 ASC 依赖的方式招募具有促凋亡功能的 caspase-8 前体[109]。

NLRC4 和自身炎症性疾病

直到近期才发现，*NLRC4* 突变与特异性自身炎症综合征有关，其表型在临床上具有异质性，虽然与 CAPS 疾病谱具有同样的症状，但也具有自身的临床特征，包括小肠结肠炎、脾大和反复发作的巨噬细胞活化综合征（macrophage activation syndrome，MAS），以及血清 IL-18 和 IL-1β 水平升高[110-113]。突出的胃肠道症状表明其发病可能累及肠上皮细胞。预测突变会影响自抑制域，导致 NLRC4 炎性小体自发形成和活化，从而促进炎性细胞因子释放。早期 IL-18 靶向治疗成功表明，IL-18 是主要病理介质，这与对靶向 IL-1 有反应的其他炎性小体介导的家族性自身炎症性疾病不同[114]。

其他炎性小体

至少在某些特定条件下，还有其他蛋白质形成的炎性小体，如非典型炎性小体相关的 NLR 蛋白（NLRP6、NLRP7、NLRP12），以及 PyHIN 蛋白（AIM2 和 IFI16）。实验模型结果表明，上述炎性小体，尤其是 NLRP6 和 NLRP7，可能在调节宿主体内微生物稳态和胚胎发育中发挥作用。然而，由于小鼠和人类基因、蛋白质和实验模型之间存在差异，以及缺乏单基因疾病的验证，对这些蛋白质的了解还远远不够，仍需要更多工作研究它们在人类疾病发病机制中的作用。

NLRP6

NLRP6 主要表达于肠道上皮细胞，通过黏膜自我更新和增殖在维持肠道稳态中发挥重要作用[115]。NLRP6 形成 ASC-caspase 1 依赖的炎性小体，导致 IL-1β 前体和 IL-18 前体剪切。然而，迄今为止，大部分功能信息来自于对 NLRP6 基因敲除小鼠的研究，结果表明其主要作为肠道微生物的负调控因子[116-118]。目前在人类单基因疾病中尚未被描述，但在胃肠道疾病中，如非酒精性脂肪性肝炎（nonalcoholic steatohepatitis，NASH）和门静脉纤维化，患者体内 NLRP6 表达增加，表明 NLRP6 在消化道疾病中存在一定作用[119]。除了肠道，全基因组关联研究（genome-wide association studies，GWAS）和单核苷酸多态性（single-nucleotide polymorphism，SNP）分析表明，NLRP6 与血小板计数[120]及原发性高血压易感性具有关联[121]，表明 NLRP6 在胃肠道之外的细胞中也发挥一定作用。

NLRP7

人体巨噬细胞的体外研究结果表明，NLRP7 可形成一个由酰基化细菌脂肽触发的活化炎性小体[122,123]，导致 IL-1β 和 IL-18 以 caspase 1 依赖的方式在 TLR2 下游释放。研究表明，NLRP7 和 TLR2 有助于宿主防御革兰氏阳性细菌感染，抑制单核细胞李斯特菌复制和金黄色葡萄球菌感染。在 THP-1 细胞中，牛分枝杆菌也能激活 NLRP7 炎性小体，但尚未在原代人巨噬细胞中证实[124]。NLRP7 与高尔基体复合体和微管组织中心共定位在细胞内，提示其可能在炎症的负调控中发挥作用[125]。NLRP7 相关疾病仅累及生殖系统，尤其是复发性葡萄胎患者[126]。新的研究表明，NLRP7 在母系遗传疾病的发生和（或）维持中发挥作用，细胞表达 NLRP7 变异体，导致后代体内常染色体显性异常。虽然还需要进一步评估 NLRP7 在表观遗传学中的作用，但这些结果提示了新的传感器功能；虽然尚未发现其与 NLRP 家族成员有关，但这或许对了解疾病发病机制具有重要意义[127,128]。

NLRP12

NLRP12（也称为 Monarch-1、Pypaf7）是最早被识别的 NLRs 之一，但对这一传感器功能的认识仍不足，其能否形成完整的炎性小体仍存在疑问[129-130]。研究表明，NLRP12 可形成一个六螺旋束死亡域折叠，与其他 NLRs 相似[131]。然而，基因沉默研究表明，NLRP12 可作为 TNF 驱动 NF-κB 信号通路的负调控因子[132]。与 NLRP3 类似，NLRP12 的获得性功能变异体与寒冷相关周期性发热炎症增强有关[133-135]。然而，我们对 NLRP12 功能的大部分了解源自于基因敲除鼠、结肠炎和结肠肿瘤的研究。与 NLRP6 相似的是，NLRP12 通过抑制 NF-κB 的活化降低结肠炎的易感性，从而在肠道炎症中发挥保护作用[132,136]。由于微生物共生失调与炎症性肠病相关，因此，NLRP12 可能通过调节肠道微生物群落发挥抗炎作用[137]。通过溃疡性结肠炎双胞胎患者的 16S RNA 数据的荟萃分析发现，活动的溃疡性结肠炎患者 NLRP12 的表达显著低于健康对照和非活动患者[137]。小鼠模型研究结果也表明，NLRP12 在骨髓快速生成[138]，以及在实验性自身免疫性脑脊髓炎（多发性硬化症的实验模型）中减少神经炎症也起到一定的作用[139]。NLRP12 在人体内是否具有类似的组织特异性功能还有待研究进一步证实。

PYHIN 蛋白质

AIM2 可能是最广为人知能够形成炎性小体的非 NLR 蛋白。AIM2 形成胞浆内传感器，直接结合胞浆内的细菌或病毒 dsDNA 或自身 DNA[61,62,140,141]。与 NLRP3 类似，AIM2 作为细胞完整性以及细菌、病毒、真菌和寄生虫病原体感染的重要守护者，与癌症、自身免疫性疾病的发病过程有关。IFI16 是另一种 DNA 传感器，作为 DNA 损伤反应的一部分，它能够在细胞核中形成一个炎性小体对抗特定 DNA 病毒的感染[142]。研究人员已提出，IFI16 可通过调节细胞衰老和衰老相关的炎症在癌症疾病中发挥作用。

炎性小体和自身免疫

基于孟德尔遗传学和完备的人类和小鼠免疫学

研究，炎性小体在单基因自身炎症性疾病中的致病作用是明确的。但是，支持炎性小体介导自身免疫性疾病的证据不够直接，目前仅限于遗传学关联研究、mRNA 基因表达改变和人类细胞或小鼠疾病模型，且有些研究产生了相互矛盾的结果。炎性小体激活剂具有多样性（温度、离子通量、晶体、代谢物、微生物产物），表明激活剂可能决定下游炎症反应的特征。然而，即使在单个基因内，与多态性相关的广泛表型表明遗传变异的影响可能存在于转录水平，因为不同的炎性小体蛋白具有独特的表达模式，或在翻译水平，或通过破坏域的相互作用，或降低炎性小体活化的阈值。

炎性小体基因突变与自身免疫

基因多态性与某些自身免疫性疾病的关联可能表明，基因和环境刺激的特定组合破坏了特有的炎症反应。NLRP1 的 SNPs 位点与自身免疫性皮肤病（白癜风）、自身免疫性内分泌疾病、系统性红斑狼疮（systemic lupus erythematosus，SLE）和类风湿关节炎（rheumatoid arthritis，RA）存在关联，而 NLRP3 及其结合蛋白 CARD8 的 SNPs 位点在特定人群中与 RA 和幼年型特发性关节炎的易感性有关[143]。然而，上述结果仍需在多个人群中进行验证。

炎性小体与自身免疫的体外研究

炎性小体传感器的基线表达促进了多因素疾病发病机制的初步研究。例如，NLRP1 和 AIM2 一直被认为在皮肤中表达，近期研究将这些基因的多态性与几种自身免疫性皮肤病的易感性进行关联。不出所料，在活动的银屑病皮损中，AIM2 在角质形成细胞中表达增加[144]。对人角质形成细胞的研究表明，至少在体外，dsDNA 刺激会活化胞内的 AIM2，导致 IL-1β 分泌[145]。同样，巨噬细胞中 AIM2 的表达水平与 SLE 患者疾病的严重程度相关[146]，表明这种 DNA 传感器在自身免疫反应中发挥作用。

更为复杂的是，炎性小体分子表达研究表明，基因表达的多样性基于组织来源和细胞类型，并可能受疾病活动度影响。在 RA 患者的单核细胞中，常见炎性小体成分 ASC 和 caspase-1 表达增加[147]，而 NLRP3

的表达和炎性小体的活性随治疗发生变化[147-148]。在组织水平，与其他关节炎相比，NLRP3 在 RA 滑膜中表达增加[149]。同样，NLRP3 表达在其他几个自身免疫性疾病相关的组织中也有增加，包括 SLE 患者的肾和系统性硬化症患者的皮肤[150-151]。有证据表明 NLRP3 在 RA 滑膜组织中表达，但在 NLRP3 敲除小鼠中发现了不同的结果。尽管存在差异，但靶向炎性小体可能是一种有价值的治疗方法[152]。

炎性小体的靶向治疗

炎性小体在多种疾病中的致病作用，促使学者们努力寻找直接针对炎性小体，而不是目前应用的针对下游细胞因子的治疗方法[152-154]。近些年来，学者们认为一些传统抗炎药物的作用机制与炎性小体有关。虽然有许多针对炎性小体调节过程的研究，但最有希望的药物仍是直接抑制 NLRP3 活化，尽管具体作用机制仍不清楚。一些最有前途的 NLRP3 靶向治疗是基于被称为 CRID3 或 MCC950 的药物，这种药物已经在许多模型中使用[155]。

结论

在过去的几十年里，炎性小体与风湿病学家诊断和治疗的许多疾病存在关联。这些蛋白多聚体在不同刺激下不适当地活化，导致急性或慢性炎症级联反应，这也是许多风湿病的特征。虽然关于炎性小体调控和激活过程的研究已经取得了重大进展，但仍有许多问题有待解决。炎性小体反应下调、对适应性免疫系统的影响，以及对内稳态的作用仍有待进一步研究证实。对于自身免疫性疾病，对二代测序和生物制剂调节症状的临床关注度增加，可能有助于揭示遗传多态性、时间、炎症和表观遗传学变化对炎性小体的影响，以及它们在胞内微环境中的相互作用。

部分参考文献

1. Martinon F, Burns K, Tschopp J: The inflammasome: a molecular platform triggering activation of inflammatory caspases and processing of proIL-beta, *Mol Cell* 10:417–426, 2002.
2. Srinivasula SM, Poyet JL, Razmara M, et al.: The PYRIN-CARD

protein ASC is an activating adaptor for caspase-1, *J Biol Chem* 277:21119–21122, 2002.

3. Tschopp J, Martinon F, Burns K: NALPs: a novel protein family involved in inflammation, *Nat Rev Mol Cell Biol* 4:95–104, 2003.

4. Ting JP, Lovering RC, Alnemri ES, et al.: The NLR gene family: a standard nomenclature, *Immunity* 28:285–287, 2008.

5. Latz E, Xiao TS, Stutz A: Activation and regulation of the inflammasomes, *Nat Rev Immunol* 13:397–411, 2013.

6. Chae JJ, Cho YH, Lee GS, et al.: Gain-of-function Pyrin mutations induce NLRP3 protein-independent interleukin-1beta activation and severe autoinflammation in mice, *Immunity* 34:755–768, 2011.

7. Lu A, Magupalli VG, Ruan J, et al.: Unified polymerization mechanism for the assembly of ASC-dependent inflammasomes, *Cell* 156:1193–1206, 2014.

8. Gumucio DL, Diaz A, Schaner P, et al.: Fire and ICE: the role of pyrin domain-containing proteins in inflammation and apoptosis, *Clin Exp Rheumatol* 20:S45–S53, 2002.

9. Manji GA, Wang L, Geddes BJ, et al.: PYPAF1, a PYRIN-containing Apaf1-like protein that assembles with ASC and regulates activation of NF-kappa B, *J Biol Chem* 277:11570–11575, 2002.

10. Masumoto J, Taniguchi S, Ayukawa K, et al.: ASC, a novel 22-kDa protein, aggregates during apoptosis of human promyelocytic leukemia HL-60 cells, *J Biol Chem* 274:33835–33838, 1999.

11. Baroja-Mazo A, Martin-Sanchez F, Gomez AI, et al.: The NLRP3 inflammasome is released as a particulate danger signal that amplifies the inflammatory response, *Nat Immunol* 15:738–748, 2014.

12. Franklin BS, Bossaller L, De Nardo D, et al.: The adaptor ASC has extracellular and 'prionoid' activities that propagate inflammation, *Nat Immunol* 15:727–737, 2014.

13. He WT, Wan H, Hu L, et al.: Gasdermin D is an executor of pyroptosis and required for interleukin-1beta secretion, *Cell Res* 25:1285–1298, 2015.

14. Kayagaki N, Stowe IB, Lee BL, et al.: Caspase-11 cleaves gasdermin D for non-canonical inflammasome signalling, *Nature* 526:666–671, 2015.

15. Shi J, Zhao Y, Wang K, et al.: Cleavage of GSDMD by inflammatory caspases determines pyroptotic cell death, *Nature* 526:660–665, 2015.

16. Ding J, Wang K, Liu W, et al.: Pore-forming activity and structural autoinhibition of the gasdermin family, *Nature* 535:111–116, 2016.

17. Liu T, Rojas A, Ye Y, et al.: Homology modeling provides insights into the binding mode of the PAAD/DAPIN/pyrin domain, a fourth member of the CARD/DD/DED domain family, *Protein Sci* 12:1872–1881, 2003.

18. Fink SL, Cookson BT: Apoptosis, pyroptosis, and necrosis: mechanistic description of dead and dying eukaryotic cells, *Infect Immun* 73:1907–1916, 2005.

19. Jin T, Perry A, Jiang J, et al.: Structures of the HIN domain:DNA complexes reveal ligand binding and activation mechanisms of the AIM2 inflammasome and IFI16 receptor, *Immunity* 36:561–571, 2012.

20. He Y, Hara H, Nunez G: Mechanism and regulation of NLRP3 inflammasome activation, *Trends Biochem Sci* 41:1012–1021, 2016.

21. Broderick L, De Nardo D, Franklin BS, et al.: The inflammasomes and autoinflammatory syndromes, *Annu Rev Pathol* 10:395–424, 2015.

22. Manthiram K, Zhou Q, Aksentijevich I, et al.: The monogenic autoinflammatory diseases define new pathways in human innate immunity and inflammation, *Nat Immunol* 18:832–842, 2017.

23. Holzinger D, Kessel C, Omenetti A, et al.: From bench to bedside and back again: translational research in autoinflammation, *Nat Rev Rheumatol* 11:573–585, 2015.

24. Hoffman HM, Mueller JL, Broide DH, et al.: Mutation of a new gene encoding a putative pyrin-like protein causes familial cold autoinflammatory syndrome and Muckle-Wells syndrome, *Nat Genet* 29:301–305, 2001.

25. International_FMF_Consortium: Ancient missense mutations in a new member of the RoRet gene family are likely to cause familial Mediterranean fever, *Cell* 90:797–807, 1997.

26. Finger JN, Lich JD, Dare LC, et al.: Autolytic proteolysis within the function to find domain (FIIND) is required for NLRP1 inflammasome activity, *J Biol Chem* 287:25030–25037, 2012.

27. Bruey JM, Bruey-Sedano N, Luciano F, et al.: Bcl-2 and Bcl-XL regulate proinflammatory caspase-1 activation by interaction with NALP1, *Cell* 129:45–56, 2007.

28. Faustin B, Lartigue L, Bruey JM, et al.: Reconstituted NALP1 inflammasome reveals two-step mechanism of caspase-1 activation, *Mol Cell* 25:713–724, 2007.

29. Witola WH, Mui E, Hargrave A, et al.: NALP1 influences susceptibility to human congenital toxoplasmosis, proinflammatory cytokine response, and fate of Toxoplasma gondii-infected monocytic cells, *Infect Immun* 79:756–766, 2011.

30. Chavarria-Smith J, Mitchell PS, Ho AM, et al.: Functional and evolutionary analyses identify proteolysis as a general mechanism for NLRP1 inflammasome activation, *PLoS Pathog* 12:e1006052, 2016.

31. Kummer JA, Broekhuizen R, Everett H, et al.: Inflammasome components NALP 1 and 3 show distinct but separate expression profiles in human tissues suggesting a site-specific role in the inflammatory response, *J Histochem Cytochem* 55:443–452, 2007.

32. Grandemange S, Sanchez E, Louis-Plence P, et al.: A new autoinflammatory and autoimmune syndrome associated with NLRP1 mutations: NAIAD (NLRP1-associated autoinflammation with arthritis and dyskeratosis), *Ann Rheum Dis* 76:1191–1198, 2017.

33. Zhong FL, Mamai O, Sborgi L, et al.: Germline NLRP1 mutations cause skin inflammatory and cancer susceptibility syndromes via inflammasome activation, *Cell* 167:187–202 e17, 2016.

34. Soler VJ, Tran-Viet KN, Galiacy SD, et al.: Whole exome sequencing identifies a mutation for a novel form of corneal intraepithelial dyskeratosis, *J Med Genet* 50:246–254, 2013.

35. Hoffman HM, Wanderer AA, Broide DH: Familial cold autoinflammatory syndrome: phenotype and genotype of an autosomal dominant periodic fever, *J Allergy Clin Immunol* 108:615–620, 2001.

36. Koonin EV, Aravind L: The NACHT family—a new group of predicted NTPases implicated in apoptosis and MHC transcription activation, *Trends Biochem Sci* 25:223–224, 2000.

37. Agostini L, Martinon F, Burns K, et al.: NALP3 forms an IL-1beta-processing inflammasome with increased activity in Muckle-Wells autoinflammatory disorder, *Immunity* 20:319–325, 2004.

38. Martinon F, Tschopp J: Inflammatory caspases: linking an intracellular innate immune system to autoinflammatory diseases, *Cell* 117:561–574, 2004.

39. Duncan JA, Bergstralh DT, Wang Y, et al.: Cryopyrin/NALP3 binds ATP/dATP, is an ATPase, and requires ATP binding to mediate inflammatory signaling, *Proc Natl Acad Sci U S A* 104:8041–8046, 2007.

40. Wang L, Manji GA, Grenier JM, et al.: PYPAF7, a novel PYRIN-containing Apaf1-like protein that regulates activation of NF-kappa B and caspase-1-dependent cytokine processing, *J Biol Chem* 277:29874–29880, 2002.

41. Stehlik C, Lee SH, Dorfleutner A, et al.: Apoptosis-associated speck-like protein containing a caspase recruitment domain is a regulator of procaspase-1 activation, *J Immunol* 171:6154–6163, 2003.

42. Stehlik C, Fiorentino L, Dorfleutner A, et al.: The PAAD/PYRIN-family protein ASC is a dual regulator of a conserved step in nuclear factor kappaB activation pathways, *J Exp Med* 196:1605–1615, 2002.

43. Dowds TA, Masumoto J, Chen FF, et al.: Regulation of cryopyrin/Pypaf1 signaling by pyrin, the familial Mediterranean fever gene product, *Biochem Biophys Res Commun* 302:575–580, 2003.

44. O'Connor Jr W, Harton JA, Zhu X, et al.: CIAS1/cryopyrin/PYPAF1/NALP3/CATERPILLER 1.1 is an inducible inflammatory mediator with NF-kappa B suppressive properties, *J Immunol*

171:6329–6333, 2003.

45. Duncan JA, Gao X, Huang MT, et al.: Neisseria gonorrhoeae activates the proteinase cathepsin B to mediate the signaling activities of the NLRP3 and ASC-containing inflammasome, *J Immunol* 182:6460–6469, 2009.

46. Fujisawa A, Kambe N, Saito M, et al.: Disease-associated mutations in CIAS1 induce cathepsin B-dependent rapid cell death of human THP-1 monocytic cells, *Blood* 109:2903–2911, 2007.

47. Willingham SB, Allen IC, Bergstralh DT, et al.: NLRP3 (NALP3, Cryopyrin) facilitates in vivo caspase-1 activation, necrosis, and HMGB1 release via inflammasome-dependent and -independent pathways, *J Immunol* 183:2008–2015, 2009.

48. Willingham SB, Bergstralh DT, O'Connor W, et al.: Microbial pathogen-induced necrotic cell death mediated by the inflammasome components CIAS1/cryopyrin/NLRP3 and ASC, *Cell Host Microbe* 2:147–159, 2007.

49. Feldmann J, Prieur AM, Quartier P, et al.: Chronic infantile neurological cutaneous and articular syndrome is caused by mutations in CIAS1, a gene highly expressed in polymorphonuclear cells and chondrocytes, *Am J Hum Genet* 71:198–203, 2002.

50. McCall SH, Sahraei M, Young AB, et al.: Osteoblasts express NLRP3, a nucleotide-binding domain and leucine-rich repeat region containing receptor implicated in bacterially induced cell death, *J Bone Miner Res* 23:30–40, 2008.

51. Shigeoka AA, Mueller JL, Kambo A, et al.: An inflammasome-independent role for epithelial-expressed Nlrp3 in renal ischemia-reperfusion injury, *J Immunol* 185:6277–6285, 2010.

52. Haneklaus M, O'Neil JD, Clark AR, et al.: The RNA-binding protein Tristetraprolin (TTP) is a critical negative regulator of the NLRP3 inflammasome, *J Biol Chem* 292:6869–6881, 2017.

53. Neudecker V, Haneklaus M, Jensen O, et al.: Myeloid-derived miR-223 regulates intestinal inflammation via repression of the NLRP3 inflammasome, *J Exp Med* 214:1737–1752, 2017.

54. Juliana C, Fernandes-Alnemri T, Kang S, et al.: Non-transcriptional priming and deubiquitination regulate NLRP3 inflammasome activation, *J Biol Chem* 287:36617–36622, 2012.

55. Kawashima A, Karasawa T, Tago K, et al.: ARIH2 ubiquitinates NLRP3 and negatively regulates NLRP3 inflammasome activation in macrophages, *J Immunol* 199:3614–3622, 2017.

56. Song H, Liu B, Huai W, et al.: The E3 ubiquitin ligase TRIM31 attenuates NLRP3 inflammasome activation by promoting proteasomal degradation of NLRP3, *Nat Commun* 7:13727, 2016.

57. Hernandez-Cuellar E, Tsuchiya K, Hara H, et al.: Cutting edge: nitric oxide inhibits the NLRP3 inflammasome, *J Immunol* 189:5113–5117, 2012.

58. Song N, Liu ZS, Xue W, et al.: NLRP3 phosphorylation is an essential priming event for inflammasome activation, *Mol Cell* 68:185-197 e6, 2017.

59. Stutz A, Kolbe CC, Stahl R, et al.: NLRP3 inflammasome assembly is regulated by phosphorylation of the pyrin domain, *J Exp Med* 214:1725–1736, 2017.

60. Barbera-Cremades M, Baroja-Mazo A, Gomez AI, et al.: P2X7 receptor-stimulation causes fever via PGE2 and IL-1beta release, *FASEB J* 26:2951–2962, 2012.

61. Inohara N, Ogura Y, Nunez G: Nods: a family of cytosolic proteins that regulate the host response to pathogens, *Curr Opin Microbiol* 5:76–80, 2002.

62. Chamaillard M, Girardin SE, Viala J, et al.: Nods, Nalps and Naip: intracellular regulators of bacterial-induced inflammation, *Cell Microbiol* 5:581–592, 2003.

63. Girardin SE, Boneca IG, Viala J, et al.: Nod2 is a general sensor of peptidoglycan through muramyl dipeptide (MDP) detection, *J Biol Chem* 278:8869–8872, 2003.

64. Martinon F, Agostini L, Meylan E, et al.: Identification of bacterial muramyl dipeptide as activator of the NALP3/cryopyrin inflammasome, *Curr Biol* 14:1929–1934, 2004.

65. Hoffman HM, Brydges SD: Genetic and molecular basis of inflammasome-mediated disease, *J Biol Chem* 286:10889–10896, 2011.

66. Zhong Z, Liang S, Sanchez-Lopez E, et al.: New mitochondrial DNA synthesis enables NLRP3 inflammasome activation, *Nature*

560:198–203, 2018.

67. Indramohan M, Stehlik C, Dorfleutner A: COPs and POPs patrol inflammasome activation, *J Mol Biol* 430:153–173, 2018.

68. Mao L, Kitani A, Similuk M, et al.: Loss-of-function CARD8 mutation causes NLRP3 inflammasome activation and Crohn's disease, *J Clin Invest* 128:1793–1806, 2018.

69. He Y, Zeng MY, Yang D, et al.: NEK7 is an essential mediator of NLRP3 activation downstream of potassium efflux, *Nature* 530:354–357, 2016.

70. Shi H, Wang Y, Li X, et al.: NLRP3 activation and mitosis are mutually exclusive events coordinated by NEK7, a new inflammasome component, *Nat Immunol* 17:250–258, 2016.

71. Liu X, Pichulik T, Wolz OO, et al.: Human NACHT, LRR, and PYD domain-containing protein 3 (NLRP3) inflammasome activity is regulated by and potentially targetable through Bruton tyrosine kinase, *J Allergy Clin Immunol* 140:1054–1067 e10, 2017.

72. Li X, Thome S, Ma X, et al.: MARK4 regulates NLRP3 positioning and inflammasome activation through a microtubule-dependent mechanism, *Nat Commun* 8:15986, 2017.

73. Gurung P, Anand PK, Malireddi RK, et al.: FADD and caspase-8 mediate priming and activation of the canonical and noncanonical Nlrp3 inflammasomes, *J Immunol* 192:1835–1846, 2014.

74. de Koning HD, van Gijn ME, Stoffels M, et al.: Myeloid lineage-restricted somatic mosaicism of NLRP3 mutations in patients with variant Schnitzler syndrome, *J Allergy Clin Immunol* 135:561–564, 2015.

75. Rosengren S, Mueller JL, Anderson JP, et al.: Monocytes from familial cold autoinflammatory syndrome patients are activated by mild hypothermia, *J Allergy Clin Immunol* 119:991–996, 2007.

76. Tassi S, Carta S, Delfino L, et al.: Altered redox state of monocytes from cryopyrin-associated periodic syndromes causes accelerated IL-1beta secretion, *Proc Natl Acad Sci U S A* 107:9789–9794, 2010.

77. Brydges SD, Mueller JL, McGeough MD, et al.: Inflammasome-mediated disease animal models reveal roles for innate but not adaptive immunity, *Immunity* 30:875–887, 2009.

78. Brydges SD, Broderick L, McGeough MD, et al.: Divergence of IL-1, IL-18, and cell death in NLRP3 inflammasomopathies, *J Clin Invest* 123:4695–4705, 2013.

79. Simon A, Park H, Maddipati R, et al.: Concerted action of wild-type and mutant TNF receptors enhances inflammation in TNF receptor 1-associated periodic fever syndrome, *Proc Natl Acad Sci U S A* 107:9801–9806, 2010.

80. Bulua AC, Simon A, Maddipati R, et al.: Mitochondrial reactive oxygen species promote production of proinflammatory cytokines and are elevated in TNFR1-associated periodic syndrome (TRAPS), *J Exp Med* 208:519–533, 2011.

81. De Nardo D, Latz E: NLRP3 inflammasomes link inflammation and metabolic disease, *Trends Immunol* 32:373–379, 2011.

82. Villani AC, Lemire M, Fortin G, et al.: Common variants in the NLRP3 region contribute to Crohn's disease susceptibility, *Nat Genet* 41:71–76, 2009.

83. Chae JJ, Komarow HD, Cheng J, et al.: Targeted disruption of pyrin, the FMF protein, causes heightened sensitivity to endotoxin and a defect in macrophage apoptosis, *Mol Cell* 11:591–604, 2003.

84. Hesker PR, Nguyen M, Kovarova M, et al.: Genetic loss of murine pyrin, the Familial Mediterranean Fever protein, increases interleukin-1beta levels, *PLoS One* 7:e51105, 2012.

85. Centola M, Wood G, Frucht DM, et al.: The gene for familial Mediterranean fever, MEFV, is expressed in early leukocyte development and is regulated in response to inflammatory mediators, *Blood* 95:3223–3231, 2000.

86. Diaz A, Hu C, Kastner DL, et al.: Lipopolysaccharide-induced expression of multiple alternatively spliced MEFV transcripts in human synovial fibroblasts: a prominent splice isoform lacks the C-terminal domain that is highly mutated in familial Mediterranean fever, *Arthritis Rheum* 50:3679–3689, 2004.

87. Matzner Y, Abedat S, Shapiro E, et al.: Expression of the familial Mediterranean fever gene and activity of the C5a inhibitor in

human primary fibroblast cultures, *Blood* 96:727–731, 2000.

88. Masumoto J, Dowds TA, Schaner P, et al.: ASC is an activating adaptor for NF-kappa B and caspase-8-dependent apoptosis, *Biochem Biophys Res Commun* 303:69–73, 2003.

89. Richards N, Schaner P, Diaz A, et al.: Interaction between pyrin and the apoptotic speck protein (ASC) modulates ASC-induced apoptosis, *J Biol Chem* 276:39320–39329, 2001.

90. Kim ML, Chae JJ, Park YH, et al.: Aberrant actin depolymerization triggers the pyrin inflammasome and autoinflammatory disease that is dependent on IL-18, not IL-1beta, *J Exp Med* 212:927–938, 2015.

91. Xu H, Yang J, Gao W, et al.: Innate immune sensing of bacterial modifications of Rho GTPases by the Pyrin inflammasome, *Nature* 513:237–241, 2014.

92. Waite AL, Schaner P, Hu C, et al.: Pyrin and ASC co-localize to cellular sites that are rich in polymerizing actin, *Exp Biol Med* 234:40–52, 2009.

93. Gao W, Yang J, Liu W, et al.: Site-specific phosphorylation and microtubule dynamics control Pyrin inflammasome activation, *Proc Natl Acad Sci U S A* 113:E4857–E4866, 2016.

94. Masters SL, Lagou V, Jeru I, et al.: Familial autoinflammation with neutrophilic dermatosis reveals a regulatory mechanism of pyrin activation, *Sci Transl Med* 8:332ra45, 2016.

95. Sharma D, Malik A, Guy C, et al.: TNF/TNFR axis promotes pyrin inflammasome activation and distinctly modulates pyrin inflammasomopathy, *J Clin Invest* 129(1):150–162, 2019.

96. Mache CJ, Goriup U, Fischel-Ghodsian N, et al.: Autosomal dominant familial Mediterranean fever-like syndrome, *Eur J Pediatr* 155:787–790, 1996.

97. Booth DR, Gillmore JD, Lachmann HJ, et al.: The genetic basis of autosomal dominant familial Mediterranean fever, *Q J Med* 93:217–221, 2000.

98. Moghaddas F, Llamas R, De Nardo D, et al.: A novel Pyrin-Associated Autoinflammation with Neutrophilic Dermatosis mutation further defines 14-3-3 binding of pyrin and distinction to Familial Mediterranean Fever, *Ann Rheum Dis* 76:2085–2094, 2017.

99. van der Meer JW, Vossen JM, Radl J, et al.: Hyperimmunoglobulinaemia D and periodic fever: a new syndrome, *Lancet* 1:1087–1090, 1984.

100. Munoz MA, Jurczyluk J, Mehr S, et al.: Defective protein prenylation is a diagnostic biomarker of mevalonate kinase deficiency, *J Allergy Clin Immunol* 140:873–875 e6, 2017.

101. van der Burgh R, Pervolaraki K, Turkenburg M, et al.: Unprenylated RhoA contributes to IL-1beta hypersecretion in mevalonate kinase deficiency model through stimulation of Rac1 activity, *J Biol Chem* 289:27757–27765, 2014.

102. Jurczyluk J, Munoz MA, Skinner OP, et al.: Mevalonate kinase deficiency leads to decreased prenylation of Rab GTPases, *Immunol Cell Biol* 94:994–999, 2016.

103. Park YH, Wood G, Kastner DL, et al.: Pyrin inflammasome activation and RhoA signaling in the autoinflammatory diseases FMF and HIDS, *Nat Immunol* 17:914–921, 2016.

104. Zhao Y, Yang J, Shi J, et al.: The NLRC4 inflammasome receptors for bacterial flagellin and type III secretion apparatus, *Nature* 477:596–600, 2011.

105. Miao EA, Alpuche-Aranda CM, Dors M, et al.: Cytoplasmic flagellin activates caspase-1 and secretion of interleukin 1beta via Ipaf, *Nat Immunol* 7:569–575, 2006.

106. Miao EA, Mao DP, Yudkovsky N, et al.: Innate immune detection of the type III secretion apparatus through the NLRC4 inflammasome, *Proc Natl Acad Sci U S A* 107:3076–3080, 2010.

107. Hu Z, Yan C, Liu P, et al.: Crystal structure of NLRC4 reveals its autoinhibition mechanism, *Science* 341:172–175, 2013.

108. Zhang L, Chen S, Ruan J, et al.: Cryo-EM structure of the activated NAIP2-NLRC4 inflammasome reveals nucleated polymerization, *Science* 350:404–409, 2015.

109. Man SM, Tourlomousis P, Hopkins L, et al.: Salmonella infection induces recruitment of Caspase-8 to the inflammasome to modulate IL-1beta production, *J Immunol* 191:5239–5246, 2013.

110. Canna SW, de Jesus AA, Gouni S, et al.: An activating NLRC4 inflammasome mutation causes autoinflammation with recurrent macrophage activation syndrome, *Nat Genet* 46:1140–1146, 2014.

111. Kawasaki Y, Oda H, Ito J, et al.: Identification of a high-frequency somatic NLRC4 mutation as a cause of autoinflammation by pluripotent cell-based phenotype dissection, *Arthritis Rheumatol* 69:447–459, 2017.

112. Kitamura A, Sasaki Y, Abe T, et al.: An inherited mutation in NLRC4 causes autoinflammation in human and mice, *J Exp Med* 211:2385–2396, 2014.

113. Romberg N, Al Moussawi K, Nelson-Williams C, et al.: Mutation of NLRC4 causes a syndrome of enterocolitis and autoinflammation, *Nat Genet* 46:1135–1139, 2014.

114. Canna SW, Girard C, Malle L, et al.: Life-threatening NLRC4-associated hyperinflammation successfully treated with IL-18 inhibition, *J Allergy Clin Immunol* 139:1698–1701, 2017.

115. Levy M, Shapiro H, Thaiss CA, et al.: NLRP6: a multifaceted innate immune sensor, *Trends Immunol* 38:248–260, 2017.

116. Chen GY, Liu M, Wang F, et al.: A functional role for Nlrp6 in intestinal inflammation and tumorigenesis, *J Immunol* 186:7187–7194, 2011.

117. Elinav E, Strowig T, Kau AL, et al.: NLRP6 inflammasome regulates colonic microbial ecology and risk for colitis, *Cell* 145:745–757, 2011.

118. Wlodarska M, Thaiss CA, Nowarski R, et al.: NLRP6 inflammasome orchestrates the colonic host-microbial interface by regulating goblet cell mucus secretion, *Cell* 156:1045–1059, 2014.

119. Mehta R, Neupane A, Wang L, et al.: Expression of NALPs in adipose and fibrotic progression of non-alcoholic fatty liver disease in obese subjects, *BMC Gastroenterol* 14:208, 2014.

120. Gieger C, Radhakrishnan A, Cvejic A, et al.: New gene functions in megakaryopoiesis and platelet formation, *Nature* 480:201–208, 2011.

第 100 章

高尿酸血症和痛风的病因及发病机制

原著 ROBERT T. KEENAN, MICHAEL TOPROVER, MICHAEL H. PILLINGER

颜淑敏 译 伍沪生 校

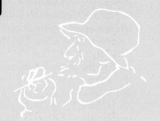

> **关键点**
>
> - 尿酸是人类嘌呤代谢的终产物。
> - 血清尿酸浓度取决于尿酸的产生与清除之间的平衡；临床上大多数高尿酸血症与肾排泄尿酸盐不足有关。
> - 特异性有机阴离子转运体（OATs）在肾排泄尿酸盐中起核心作用。
> - 高尿酸血症的定义是血清尿酸水平高于 6.8 mg/dl，这是尿酸盐在血清的溶解极限。
> - 痛风的发病机制是高尿酸血症促进单钠尿酸盐（MSU）晶体沉积。
> - MSU 晶体驱动炎症反应，包括激活 NLRP3（NALP3）炎性小体，这是一种加工和生成白介素 -1β 的多分子胞质复合体。
> - 局部巨噬细胞引发痛风性炎症，诱导中性粒细胞涌入关节；当这些中性粒细胞遇到 MSU 晶体时，他们被激活并引发了进一步的炎症。
> - 炎症在慢性和痛风石性痛风中持续存在；在痛风石中，炎性细胞促进了邻近软骨和骨的破坏。
> - 即使没有痛风，可溶性血清尿酸盐也具有生物活性，无症状的高尿酸血症可能具有临床意义。

引言

痛风作为一种古老的疾病有着复杂的发病机制，由于其患病率近半个世纪增加了 4 倍之多，使得该病在现代得以重视。实际上，痛风现已成为美国最常见的炎性关节炎 [1,2]。痛风是一个代谢性和炎症性疾病，痛风的发病机制需要两个不同过程的交集：①尿酸盐内在积累，达到足以使结晶的单钠尿酸盐（MSU）析出的水平，及②对上述形成的晶体产生炎症反应。这些过程是如何发生的，以及它们又是在什么样的情况下从适应性反应变为病理性反应的，是本章将要探讨的问题。

进化的思考

> **关键点**
>
> - 人类血清尿酸盐的高基线水平可能是在高尿酸血症提供生存益处的时代里的进化压力所致。

尿酸的代谢产生在哺乳动物及许多其他形式的动物生命中普遍存在，重要的是要认识到尿酸盐的产生并非是一种前病理状态。实际上，尿酸的产生可能发挥了一种或多种有益的作用，而这正是分子免疫学家和分子人类学家感兴趣的领域。

尿酸是一个危险信号

尿酸是嘌呤代谢的分解产物。因此，长期以来人们认为它只不过是需要排泄的残留物。然而，最近的研究表明，进化已赋予尿酸盐在机体免疫中发挥重要，甚至可能是关键性的作用。长久以来人们认识到受损的哺乳动物细胞裂解液可作为有效的免疫佐剂，即其可以增强所注射抗原的免疫应答，但人们对起佐剂作用的介质尚未知。利用经典的生化技术，研究者们[3]证实尿酸是受损或垂死细胞内的主要内源性佐剂。因此尿酸可能作为一个危险信号促进了免疫应答。正如 Matzinger 首先提出的，危险信号是一种内源性分子，通常来自于改变或受损的细胞，它提醒免疫系统需要免疫反应[4]。从这个角度来看，例如，在病毒感染细胞中生成的尿酸可能作为上游信号从而促进抗原呈递（图 100-1）。事实上，虽然受损或垂死细胞制造蛋白质的能力有限，但在细胞分解过程中尿酸的产生特异性地增加了。尿酸危险信号在肿瘤免疫中也可能发挥着重要的作用，至少有一个小鼠模型表明，尿酸盐水平升高可能会促进肿瘤免疫排斥[5]。尽管这些发现需要更进一步的研究，但他们均一致证明尿酸盐产物在局部细胞水平对免疫和内稳态发挥着重要作用。

尿酸和人类进化

大多数哺乳动物的血清尿酸盐水平在 0.5 ～ 2 mg/dl 之间。相比之下，人类和其他灵长类动物，包括一些新世纪猴，血清尿酸盐水平通常在 4 ～ 6 mg/dl 之间。导致血尿酸水平增加的遗传和生化基础已众所周知。在中新世时期（1000 万 ～ 2500 万年前），各种灵长类和一些猴类的基因突变导致了尿酸氧化酶基因的失活，从而使尿酸无法降解为尿囊酸。遗传学研究表明，尿酸氧化酶基因在多个类人猿谱系中经历了不是一次而是多次无意义的和其他突变（图 100-2）[6-8]。一些生物学家推测这些造成功能缺失的多次独立突变使尿酸盐产生增加，可能有利于这些特殊物种的生存。一些令人信服且不相互排斥的假说已经提出。

研究者们[9]注意到这些灵长类物种产生抗坏血酸的基因发生了独特的缺失，这一事件最早发生在始新世时期，即尿酸氧化酶缺失前约 1000 万 ～ 2000 万年前。在产生它的哺乳动物中，抗坏血酸是体内很好的抗氧化剂。因此，抗坏血酸生成的缺失可能造成了进化劣势，而尿酸盐的增高提供了抗氧化补偿，特别是作为抗衰老和癌症的保护剂。其他学者提出高尿酸

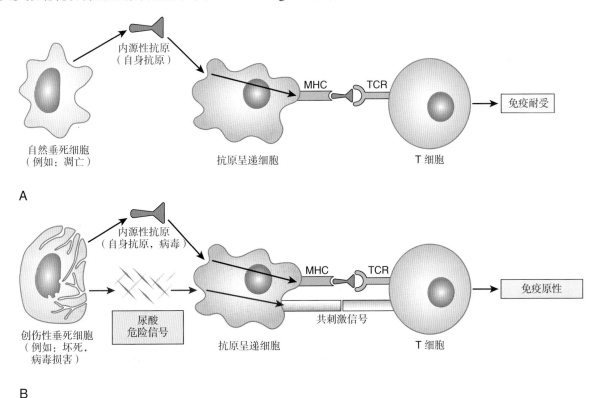

图 100-1　尿酸作为危险信号。A. 以非创伤性方式死亡的细胞（例如，通过细胞凋亡）可能会表达自身抗原，这些抗原被专职抗原呈递细胞（例如树突状细胞和巨噬细胞）捕获并呈递给 T 细胞。由于此类抗原在没有共刺激信号的情况下呈递，因此它们可能导致免疫耐受，即对正常自身抗原的适当反应；B. 以"创伤性"方式死亡（例如，病毒感染的细胞破裂）的情况下，呈递的抗原可能是自身的、外来的或两者兼有，并且呈递发生在垂死细胞释放尿酸盐，后者构成危险信号的情况下。现在捕获了抗原的抗原呈递细胞感知尿酸盐危险信号，并在额外的共刺激信号的相互作用中被激活，从而将抗原呈递给 T 细胞。这些相互作用向 T 细胞发出信号，表明释放的抗原对自身构成危险，导致对病毒感染细胞的免疫原性

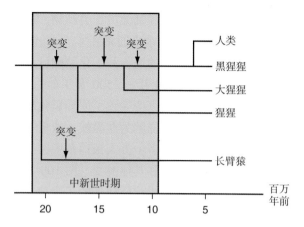

图 100-2 影响尿酸氧化酶基因的突变。在中新世时期，类人猿物种经历了不是一次而是多次不同的突变，最终导致了尿酸氧化酶失活。包含不同突变的多个物种的存活表明尿酸氧化酶的缺失可能传递着生存优势，尽管它为高尿酸血症和痛风提供了必要的条件（Modified with permission from Wu XW, Muzny DM, Lee CC, Caskey CT: Two independent mutational events in the loss of urate oxidase during hominoid evolution. J Mol Evol 34：78-84，1992. © Springer-Verlag GmbH.）

血症通过其抗氧化作用或通过激活神经刺激性腺苷受体（类似咖啡因的方式）促进类人猿的智力功能，从而提供进化优势[10]。尽管抗氧化剂的理论看起来令人信服，但批评者指出，①尿酸盐生成本身会产生氧化剂分子，抵消了其可能产生的抗氧化益处；②胞内尿酸盐可能有促氧化剂的作用[11]；③即便是缺乏可溶性抗氧化剂，人类/灵长类的抗氧化能力也可能很强大（例如人红细胞膜具有强大的抗氧化能力），从而限制了对尿酸盐作为抗氧化剂的潜在需求[12]。

其他研究者研究了中新世时期灵长类物种的特定进化压力，试图了解尿酸盐升高的潜在优势。研究者指出，中新世是人类进化的一个重要时期，当时类人猿的饮食似乎以素食为主，并且盐的含量极低。他们认为，在此期间类人猿可能经历了"低血压危机"，尤其是在过渡到直立行走时。他们进一步推测，高水平的血尿酸所导致的肾血管损伤是恢复正常血压的机制之一[13,14]。为了模拟这个假说，这些研究者将大鼠暴露于低盐饮食，造成低血压。当用尿酸氧化酶抑制剂氧嗪酸（模拟灵长类尿酸氧化酶缺失）治疗时，大鼠的尿酸水平上升并且血压恢复正常。而尿酸氧化酶抑制剂对血压的影响可被降尿酸药别嘌呤醇所逆转。这些发现意味着，那些曾经可能是一种稳态适应性改变（为了提升血压），在我们当今的富盐时代却可能会导致高血压。为了支持后者的假设，一项研究[15]

锁定患早发原发性高血压和高尿酸血症的青少年，用降尿酸药别嘌呤醇来治疗。结果是血压恢复正常，但停用别嘌呤醇后血压出现了逆转。最近的研究表明，尿酸盐水平升高可能在增加糖异生方面发挥作用，这在卡路里贫乏的中新世时期可能是有益的，但可能导致在我们目前卡路里丰富的环境中 2 型糖尿病的发病率增加[16,17]。

尽管尿酸氧化酶的缺失促进了人类和其他类人猿中血清尿酸盐的增加，但所达到的血清尿酸盐水平通常不足以引起尿酸盐结晶和痛风。然而，尿酸氧化酶的失活造成尿酸盐产生的额外增加，或尿酸盐排泄障碍，可导致血清尿酸盐的浓度超过溶解阈值。因此，我们接下来将回顾尿酸盐的产生和排泄的机制，以及可打破平衡导致病理性高尿酸血症的事件。

血清尿酸盐水平的决定因素

尿酸的生成和排泄：正常水平和高尿酸血症

尿酸是嘌呤的分解产物，因此尿酸的产生直接依赖于内源性嘌呤的产生和嘌呤的摄入量。在人类，尿酸是代谢的终产物；因此，尿酸的消除直接依赖于它的排泄。而尿酸生成和排泄之间的平衡决定了血清尿酸盐的水平。多数人的血清尿酸盐水平相对稳定地保持在 4 ~ 6.8 mg/dl 之间，机体总尿酸池约 1000 mg[18]。血清尿酸盐水平大于 6.8 mg/dl（例如高尿酸血症）者，即使没有临床痛风，也可能会隐匿地或以可感知的肿块（痛风石）的形式沉积尿酸盐结晶，致使其机体总尿酸池显著高于非高尿酸血症者[19,20]。尿酸的这种隐匿沉积（机体总尿酸盐负荷）对治疗可能有负向影响，因为它们可能会成为"缓冲池"来对抗降尿酸药物的初始治疗。

尿酸生成：嘌呤代谢和摄入

关键点

- 尿酸是人类嘌呤代谢的终产物。
- 尿酸的产生取决于嘌呤生物合成和将嘌呤转化为尿酸的代谢过程。

嘌呤的生物合成

嘌呤是杂环芳香族化合物，包括联体嘧啶和咪唑环（图 100-3）。在哺乳动物中，嘌呤最常见的表达形式见于 DNA 和 RNA（含有腺嘌呤和鸟嘌呤），以及单核苷酸 [三磷腺苷（ATP）、二磷腺苷（ADP），磷酸腺苷（AMP），环 AMP，以及小部分是三磷酸鸟苷（GTP）和环磷酸鸟苷（GMP）]。嘌呤也是能量代谢分子 NADH、NADPH 和辅酶 Q 的关键元素。嘌呤也可以作为直接的神经递质；例如，腺苷可与受体相互作用，从而调节心血管和 CNS 的功能[21]。

嘌呤的生物合成起始于 5- 磷酸核糖主链（图 100-4 和图 100-5）。磷酸核糖焦磷酸（PRPP）合成酶催化焦磷酸基团的另一半，形成加合物 PRPP。该反应被认为是限速反应。接着，谷氨酰胺 -PRPP 酰胺转移酶催化 PRPP 和谷氨酰胺的反应形成 5- 磷酸核糖胺，这是嘌呤生物合成的第一步；接下来，5- 磷酸核糖胺作为一系列分子加成的主链，最终形成次黄嘌呤核苷酸（IMP）。IMP 被转化为 AMP 或 GMP，后者可进一步磷酸化为更高能量的化合物。谷氨酰

胺 -PRPP- 酰胺转移酶和 PRPP 合成酶都受到 IMP、AMP 和 GMP 的反馈抑制，从而提供了在嘌呤充足的情况下减缓嘌呤生物合成的机制。总的来说，嘌呤的生物合成过程是高度依赖能量的，需要消耗多个 ATP 分子。因此，嘌呤的生物合成不仅直接增加了尿酸生成的底物负荷，而且增加了已形成的嘌呤的周转，这有助于增加尿酸盐的水平[22]。

尿酸盐的形成和嘌呤补救

通过上述机制所产生的嘌呤易受酶分解代谢的影响，这大概是为了维持嘌呤稳态（图 100-6）。嘌呤包括单磷酸核苷酸 GMP 和 IMP 易于降解。这些分子通过核苷酸酶转化为其嘌呤碱的形式，鸟嘌呤核苷和肌苷。与 GMP 和 IMP 相反，AMP 不容易被核苷酸酶激活。然而，AMP 可以通过腺苷酸脱氨酶的激活转换成 IMP 而进一步降解。此外，腺苷酸脱氨酶可以将腺苷转化为肌苷进行降解。鸟嘌呤核苷和肌苷的进一步降解是由共用酶嘌呤核苷磷酸化酶（PNP）所介导。鸟嘌呤核苷转化为鸟嘌呤，而肌苷转化为次黄

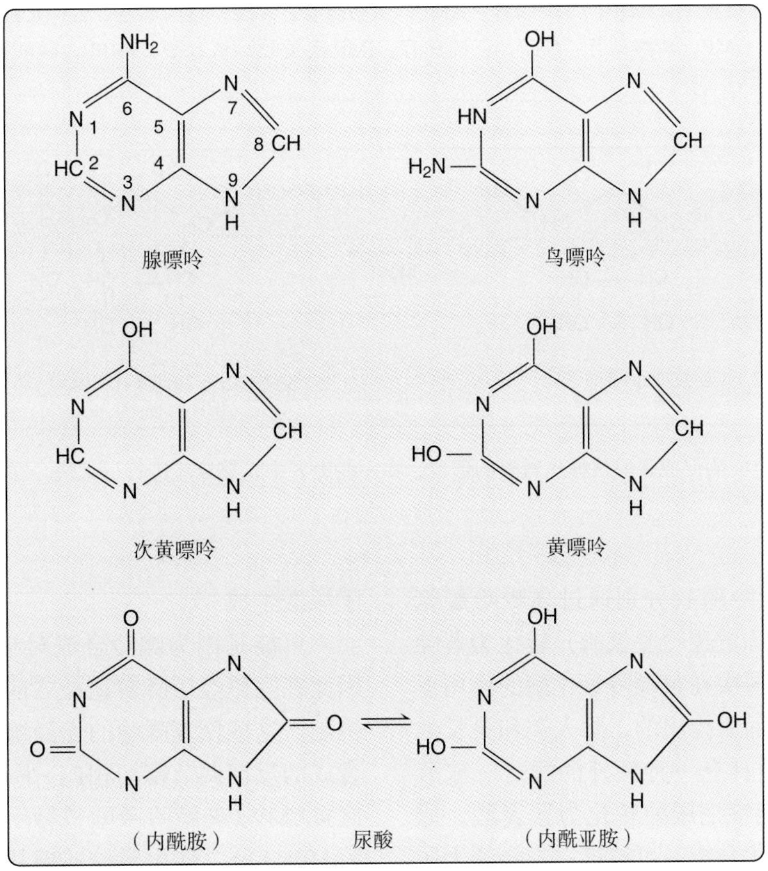

图 100-3　尿酸和常见嘌呤的结构。如图尿酸所示，所有嘌呤碱基均可以反式结构存在于内酰胺形式中

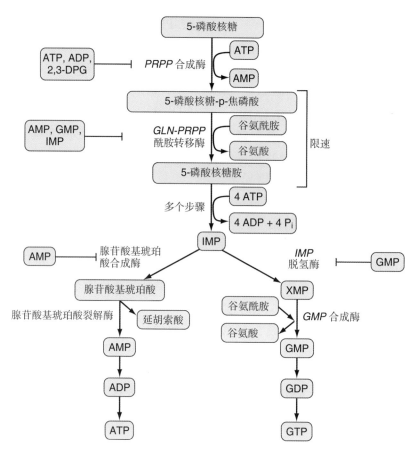

图 100-4 嘌呤生物合成。详见正文。ADP，二磷腺苷；AMP，磷酸腺苷；ATP，三磷腺苷；2,3-DGP，2,3-二磷酸甘油；GDP 二磷酸鸟苷；GLN 谷氨酰胺；GMP，磷酸鸟苷；GTP，三磷鸟苷；IMP 次黄嘌呤核苷酸；PRPP，磷酸核糖焦磷酸；XMP，黄嘌呤核苷酸

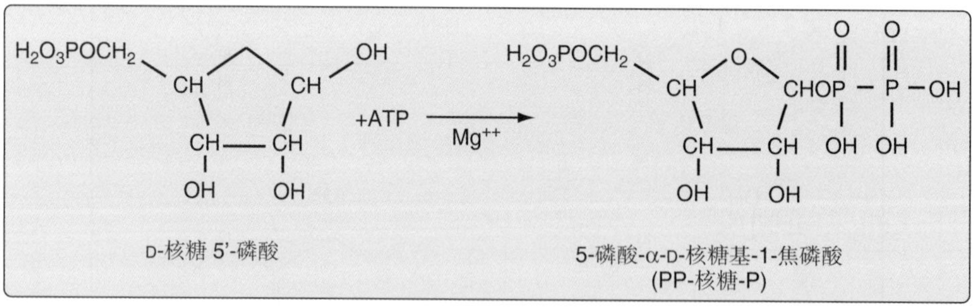

图 100-5 磷酸核糖焦磷酸合成酶促成磷酸核糖焦磷酸的形成。在一些患者中，该反应进行得太快，在尿酸原发性生成过多的基础上促进了高尿酸血症的产生

嘌呤。鸟嘌呤和次黄嘌呤随后分别通过鸟嘌呤脱氨酶和黄嘌呤氧化酶（也称黄嘌呤脱氢酶）转化为黄嘌呤。任何来源的黄嘌呤再次在黄嘌呤氧化酶的作用下直接转化为尿酸。如前面所指出的，除人类和灵长类包括新世纪猴外的生物具有一种额外的酶——尿酸（尿酸盐氧化酶），它能够把尿酸转化为尿囊酸。尿囊酸是一种相对可溶的化合物，可被进一步降解为尿素。正是由于缺乏此酶，人类及灵长类的嘌呤代谢止

于尿酸生成 [23]。

可能是因为嘌呤合成对细胞而言需要大量能量，因此在完整经历降解途径之前，进化出了恢复嘌呤的机制。这些恢复嘌呤的途径统称为嘌呤补救，与嘌呤合成的反馈调节密切相连。嘌呤补救的主要责任酶是次黄嘌呤 / 鸟嘌呤磷酸核糖转移酶（HGPRT1，亦称为 HPRT1），催化磷酸核糖从 PRPP 转移至次黄嘌呤或鸟嘌呤，分别形成 IMP 或 GMP（图 100-7）。这些

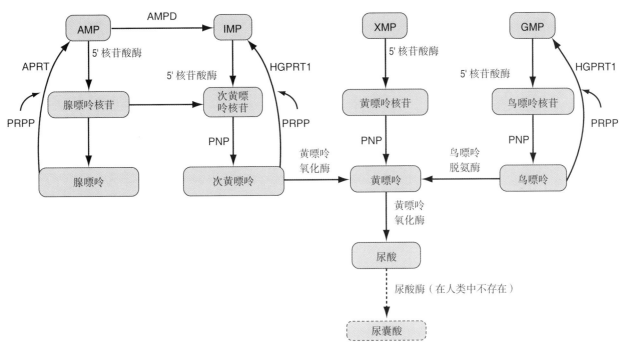

图 100-6　尿酸的合成和嘌呤的补救合成。嘌呤的分解代谢，尤其是次黄嘌呤核苷酸（IMP）和磷酸鸟苷（GMP），通过共同的底物黄嘌呤导致尿酸盐合成。黄嘌呤氧化酶是从任何嘌呤开始的尿酸盐合成所必需的，也是抑制尿酸合成药物（如，别嘌呤醇、非布索坦）的靶点。嘌呤的补救合成是通过次黄嘌呤鸟嘌呤磷酸核糖转移酶 1（HGPRT1）分别还原次黄嘌呤和鸟嘌呤为 IMP 和 GMP。HGRT 缺失不仅导致次黄嘌呤和鸟嘌呤和随后尿酸合成的增加，而且导致核苷酸的消耗，进而为嘌呤的生物合成提供了反馈抑制。如灰色部分表述，哺乳动物除灵长类和一些猴类外，具有尿酸氧化酶，它可以把尿酸转化为尿囊酸，以进一步降解。AMP，磷酸腺苷；AMPD，磷酸腺苷脱氨酶；APRT，腺嘌呤磷酸核糖转移酶；PNP，嘌呤核苷酸磷酸化酶；PRPP，磷酸核糖焦磷酸盐；XMP，黄嘌呤单磷酸

产物随后可以重新被加入到可利用的嘌呤池中。次要的补救酶是腺嘌呤磷酸核糖转移酶（APRT），它可以把腺嘌呤还原成 AMP。然而，如前所述，大多数腺苷酸 / 腺嘌呤是通过转化成次黄嘌呤核苷酸而分解的。

尿酸盐生成过剩：原发和继发原因

> **关键点**
>
> ● 高尿酸血症可由原发或继发原因造成的尿酸盐生成过剩所致。

原发性尿酸盐生成过剩

在极少数患者中，先天性代谢缺陷可导致尿酸盐生成过剩和随后的高尿酸血症。在这些先天性代谢缺陷中的有一些值得注意。第一类，少数人存在 PRPP 合成酶的过度激活，从而导致 PRPP 的生成增

加。因为正常情况下作为底物的 PRPP 浓度低于谷氨酰胺 -PRPP 酰胺转移酶的米氏常数（Km），因此增高的 PRPP 水平驱动酰胺转移酶的活性并加速了嘌呤的生物合成。

第二类已经明确的常见异常发在嘌呤补救途径。HGPRT1 缺陷导致了嘌呤补救的破坏并增加了尿酸生成的底物。此外，由于嘌呤补救通常可导致单核苷酸的产生，故嘌呤补救失败的患者积累的单核苷酸水平较低，从而失去对 PRPP 合成酶和谷氨酰胺 -PRPP 酰胺转移酶的反馈抑制。因此，由 HGPRT1 缺陷导致的嘌呤补救失败由于嘌呤过量产生而复杂化。除了 HGPRT1 本身的突变，研究证实 ALDH16A1，系醛脱氢酶超家族成员，其突变可能通过损害 HGPRT1 的功能而促进痛风[24]。

目前 HGPRT1 缺陷的两个主要变异型已经被报道。HGPRT1 完全缺乏，又称 Lesch-Nyhan 综合征，是一种 X- 连锁隐性遗传疾病，其特点是极高水平的血清尿酸、痛风发作、肾结石、智力低下、运动和行为障碍包括自残行为。这种疾病可以通过新生突变偶尔出现；女性携带者通常无症状，但可有血尿酸水平

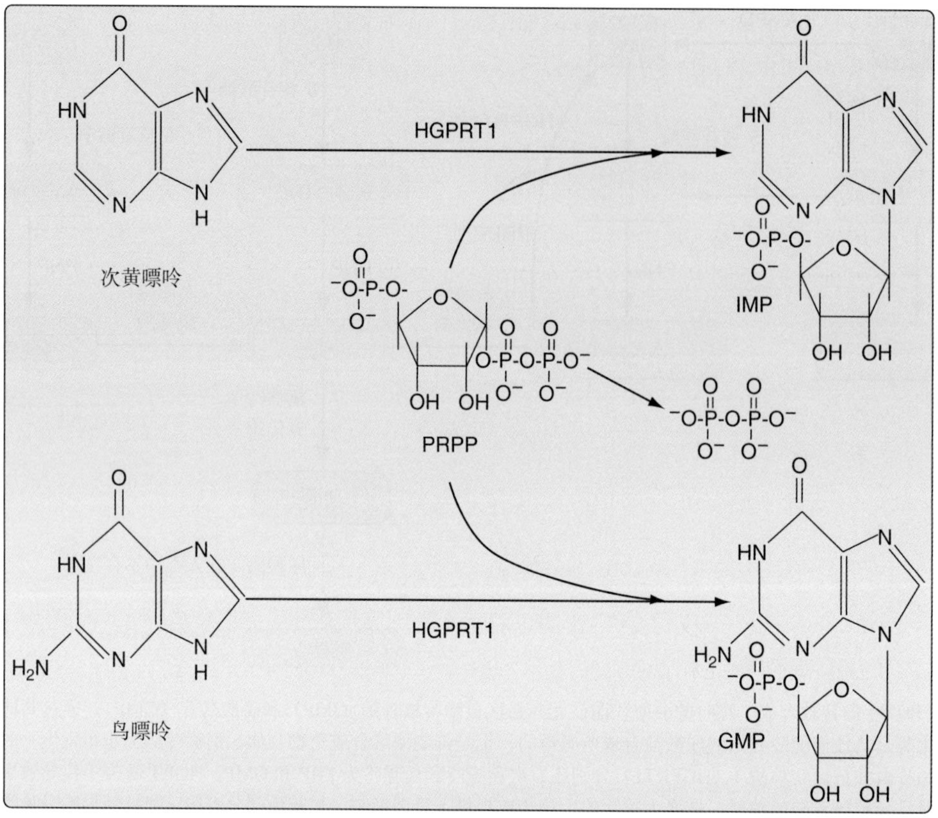

图 100-7 在次黄嘌呤和鸟嘌呤补救生成次黄嘌呤核苷酸（IMP）和鸟嘌呤核苷酸（GMP）中次黄嘌呤 / 鸟嘌呤磷酸核糖转移酶 1（HGPRT1）的作用。HGPRT1 失活导致高尿酸血症，严重病例，Lesch-Nyhan 综合征神经系统缺陷。PRPP，磷酸核糖焦磷酸

升高。与痛风发作和肾结石是高尿酸血症的直接后果相反，Lesch-Nyhan 综合征的神经系统表现独立于高尿酸血症且对降尿酸药物无反应。这些患者的预期寿命大幅缩短，而且极少能引起成人风湿病学家的注意[25]。

与 Lesch-Nyhan 综合征患者相反，Kelley-Seegmiller 综合征患者的 HGPRT1 部分缺乏[26]。Kelley-Seegmiller 综合征患者表现为早发高尿酸血症和痛风，而较少或无神经系统症状[27]。基于 HGPRT1 失活的程度和有 / 无神经系统表现，Kelley-Seegmiller 综合征的几个变异型已经被报道[28]。Kelley-Seegmiller 综合征的突变倾向于发生在 HGPRT1 基因区域，而不是 Lesch-Nyhan 综合征患者中发现的区域（其典型的突变位于 PRPP 结合区域）。尽管尚未完全确定这种差异是否会影响神经系统症状的存在与否。但最近有一些证据表明次黄嘌呤水平的增加可能会下调早期神经元的分化[29]。

能量代谢的几种遗传性缺陷也可促进高尿酸血症，其主要是 ATP 消耗的结果。葡萄糖 -6- 磷酸酶缺乏症患者（Ⅰ型糖原贮积病，或 von Gierke 病）的嘌呤和 ATP 的转化率升高。葡萄糖 -6- 磷酸酶缺乏症患者继发的乳酸血症可通过促进肾降低尿酸盐的排泄导致高尿酸血症（见后文）[30]。在果糖 -1- 磷酸醛缩酶缺乏症中，患者缺乏代谢果糖 -1- 磷酸的能力。而果糖 -1- 磷酸的蓄积可反馈抑制果糖激酶，造成血中果糖蓄积。这些变化显而易见的结果是，AMP 的积累并促进了高尿酸血症的发生[31]。无先天果糖代谢缺陷患者摄入果糖的作用将在后面讨论。

继发性尿酸盐生成过剩和高尿酸血症

许多继发性原因可导致尿酸盐产生过多及高尿酸血症。在多数情况下，这些因素可诱导细胞更新的增加，进而导致嘌呤的生成和降解。其中最主要的是恶性和非恶性的红细胞性、淋巴细胞性和髓细胞性细胞更新的疾病。引起高尿酸血症的红细胞生成性疾病包括自身免疫性疾病、其他溶血性贫血（红细胞破坏伴随红细胞生成的增加）、镰状细胞病[32,33]、真性红细胞增多症[34]和无效红细胞生成（例如，恶性和其

他形式的巨幼细胞性贫血，地中海贫血和其他血红蛋白病）。骨髓增殖性和淋巴增殖性疾病包括骨髓增生异常综合征、髓样化生、白血病、淋巴瘤以及浆细胞病，如多发性骨髓瘤和 Waldenström 巨球蛋白血症的患者高尿酸血症的风险也增加了[35-37]。对于某些患者，特别是儿童，高尿酸血症及伴随的肾损害可能是这些恶性肿瘤的首要表现[38]。实际上，高尿酸血症的水平可能与恶性程度和细胞更新程度密切相关。原发性血小板增多症也可能会增加高尿酸血症的风险[39]。据报道，实体瘤和高尿酸血症之间存在关联[40]；但因为实体肿瘤细胞的更新比较慢，所以实体瘤高尿酸血症往往不如在髓细胞性恶性肿瘤中常见，且严重程度更轻。

肿瘤溶解综合征是肿瘤相关性高尿酸血症的一种独特形式，化疗诱导的细胞死亡不仅可导致高尿酸血症，也会造成高磷血症、高钾血症和低钙血症，且常常导致急性肾衰竭和心律失常。尽管肿瘤溶解综合征多见于血液系统恶性疾病的治疗过程中[41]，但也可发生于实体瘤的治疗过程中[42, 43]。此外，高尿酸血症可以发生于应用粒细胞集落刺激因子（G-CSF）之后，可能是它具有驱动髓系细胞更新的能力[44,45]。因此 CSFs 的使用可能会导致初发痛风或伴随血清尿酸盐水平波动的痛风复发[46]。

虽然仍有许多争议，但还是认为银屑病患者细胞更新增加也与血清尿酸盐水平升高相关[47,48]。也有人提出结节病和高尿酸血症之间存在关联[37]，这也可能与细胞更新和（或）代谢活性增加有关。然而，目前支持结节病是高尿酸血症原因的流行病学证据仍欠缺说服力[49]。

那些直接导致 ATP 生理性消耗和降解的情况也有助于继发嘌呤更新的潜能从而引起高尿酸血症。因此，剧烈和长时间的运动，尤其是达到无氧呼吸水平时，可诱发短暂性的血尿酸升高[50,51]。癫痫持续状态可很好地模拟这些情况。一些急性病，包括心肌梗死和脓毒血症也伴随着 ATP 的分解代谢，并可能造成短暂的高尿酸血症[40]。遗传性肌病患者，包括代谢性肌病，如糖原贮积病Ⅲ型、Ⅴ型和Ⅶ型（分别为脱支酶缺乏、肌磷酸化酶缺乏和肌肉磷酸果糖激酶缺乏），以及线粒体肌病（包括卡尼汀软脂酰转移酶缺乏和肌腺苷酸脱氨酶缺乏），甚至是适量运动后也容易发生血尿酸水平的升高[40,52,53]。对于这些患者，

运动过程中按需合成 ATP 的能力有限，致使已有的 ATP 池快速周转，从而导致嘌呤和尿酸的形成。中链酰基辅酶 A 脱氢酶缺乏症患者因脂肪酸代谢缺乏也可出现血尿酸盐水平的升高，但引起这种现象的机制目前仍不清楚[54]。

尽管存在多种潜在的机制，但尿酸盐产生过剩的异常仅占高尿酸血症患者的少数。相反，尿酸盐排泄障碍似乎是大多数人类高尿酸血症的主要原因。

尿酸排泄：胃肠道和肾机制

> **关键点**
> ● 尿酸盐主要通过肠道和肾进行排泄。在肾中，一系列复杂的尿酸盐转运蛋白介导了尿酸钠盐的最终消除。

大多数患者的血尿酸水平保持在一个狭窄的范围内。因此，一定存在某些机制使尿酸盐通过代谢或排泄得到清除。前面提到的，人类具有很少或没有代谢尿酸盐的能力；因此尿酸盐的排泄机制在维持稳态中起着非常关键的作用。胃肠道和肾都参与了尿酸盐的排泄。肾负责大约 2/3 的每日尿酸盐排泄，胃肠道占剩余的 1/3。

尿酸盐的胃肠排泄

尿酸通过胃肠道清除已被认识超过 50 年，但研究相却对较少。在放射性标记的尿酸盐示踪研究基础上，Sorensen 推测在健康个体中，胃肠道负责每日尿酸排泄负荷的 35%[55-57]。然而，在肾功能不全的情况下，尿酸的胃肠排泄可能变得更加重要。有动物研究表明，当肾衰竭时，肠道的尿酸排泄代偿性增加而肾的尿酸排泄减少[58]。尿酸转运到肠道的机制包括外分泌（唾液、胃液和胰液）和直接肠分泌机制，并且涉及称为 ATP 结合盒式转运体 G2（ABCG2）的尿酸盐转运体。它在肾尿酸盐排泄中也发挥作用（在后续章节中讨论），已知具有与血清尿酸盐水平升高相关的多种变异体[40,57,59]。阴离子转运体 NPT5 也可能在胃肠道尿酸排泄中起作用。尿酸排泄到肠道后显然会被肠道菌群降解。

尿酸的肾排泄：正常机制

　　除了肾衰竭等极端情况以外，肾是尿酸排泄的主要器官。肾尿酸盐排泄的机制非常复杂，包含多个步骤。在血流中，尿酸盐完全或几乎完全不与血浆蛋白结合。因此，进入肾入球小动脉的尿酸盐 100% 会从肾小球得到超滤。正如后文讨论的，肾小球功能的下降会降低尿酸盐的滤过并促进血尿酸盐水平的升高。

　　超滤之后，近端小管中的尿酸盐（由于管腔内的 pH 影响，通常以尿酸的形式存在）经历不同的，但显然是同时进行的步骤：①重吸收：90%～98% 滤过的尿酸盐将被重吸收；②分泌：重吸收的尿酸盐被转运回肾小管管腔中。最终结果是滤过负荷的约 10% 被排泄。在功能齐全的肾单位中，上述步骤决定了血清尿酸盐的水平，例如血尿酸的升高可诱导肾排泄的增加，以保持整个机体尿酸盐的稳态。研究强调了有机阴离子转运体（OATs）和其他主动和被动转运分子在尿酸盐经近曲小管双向转运活动中的重要性（图 100-8）[60, 61]。

　　尿酸盐的重吸收。尿酸盐在近曲小管的重吸收有

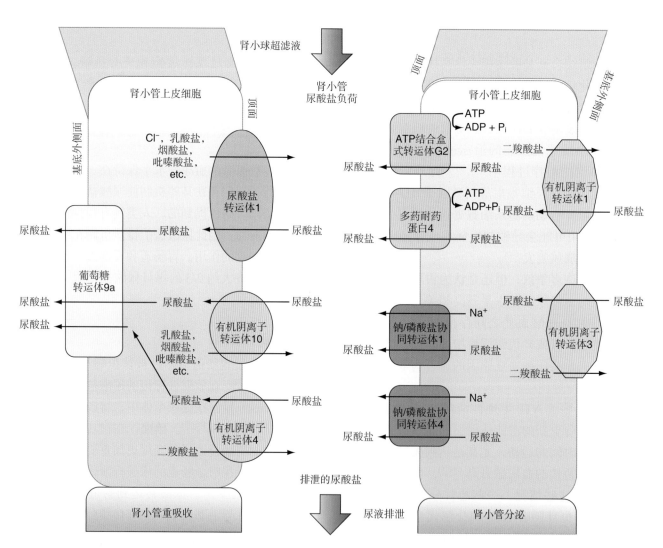

图 100-8　肾小管处理尿酸盐。尿酸盐的重吸收和尿酸盐的分泌均由近曲小管的上皮细胞进行处理。为了简化，左图显示重吸收过程，右图显示分泌过程。重吸收：多种顶面转运体 [URAT1，有机阴离子转运体（OAT）4，OAT10] 将尿酸盐从近曲小管超滤液中移至上皮细胞的胞浆中。URAT1 似乎起着最重要的作用。无机离子（Cl⁻）和有机阴离子（如，乳酸盐、烟酸盐、吡嗪酸盐）在这一步骤中促进了尿酸盐的转运；因此有机酸盐水平升高有利于促进尿酸盐的保留和高尿酸血症。尿酸盐随后被上皮细胞的基底外侧转运体 Glut9a 从细胞内转运到间质。分泌：有机阴离子转运蛋白 OAT1 和 OAT3 从间质向上皮细胞内部移动尿酸盐，使用二羧酸盐作为反离子。上皮细胞中的尿酸盐由多种转运体转运至肾小管液中。由一些转运体（ABCG2 和 MRP4）介导的尿酸盐分泌过程是 ATP 依赖的，而其他转运体（NPT1 和 NPT4）通过的 Na⁺ 协同转运尿酸盐。因此钠的清除能促进高尿酸血症。ADP，二磷腺苷

赖于上皮细胞顶面的几种转运体和至少一种基底外侧面的重吸收转运体的作用（图 100-8）。有几个基因和相关的肾小管转运体在调节人类尿酸盐水平方面极为重要。*SLC22A12* 编码 URAT1，这是一种位于近端肾小管顶面的药理反应转运体。URAT1 作为尿酸盐 / 阴离子交换器，将尿酸盐从肾小管管腔转运至上皮细胞胞浆内。URAT1 交换的最主要无机阴离子是 Cl⁻。然而，有机阴离子如乳酸盐、吡嗪酸盐和烟酸盐可以替代氯离子，从而具有如后文讨论的潜在临床后果。URAT1 对于肾尿酸盐重吸收的重要性目前已被证实，即 URAT1 失活突变患者中被滤过的尿酸盐几乎 100% 被排泄并引起血尿酸盐水平的降低（伴随着尿尿酸水平增加和尿酸性肾结石风险增高）[62-67]。相反，*URAT1* 基因的其他突变似乎会增加尿酸盐重吸收和高尿酸血症的风险，推测是由于获能突变所致。此外，包括雷西纳德、丙磺舒、苯溴马隆、氯沙坦和高剂量水杨酸盐在内的几种成熟的促尿酸排泄药物主要通过抑制 URAT1 来降低血清尿酸盐[68,69]。

OAT4（基因 *SLC22A11*）和 OAT10（基因 *SLC22A13*）是参与肾尿酸重吸收的另两种顶面阴离子转运体。和 URAT1 一样，OAT10（与 OAT4 和 URAT1 相邻）是阴离子交换转运体；可以通过 OAT10 促进或抑制尿酸盐转运的抗衡离子，包括乳酸盐、吡嗪酸盐、水杨酸盐、环孢素、呋塞米、噻嗪类和烟酸盐，具有临床重要性（如后文所述）[70]。相反，虽然 OAT4 也将尿酸盐从肾小管管腔转运至上皮细胞胞浆，但却是通过二羧酸根离子进行交换的[60,71]。

如果细胞基底膜外侧面不存在将细胞内尿酸盐转运出去的机制，那么由 URAT1、OAT4 和 OAT10 介导的尿酸盐转运将导致尿酸盐在肾小管细胞内蓄积并最终影响尿酸盐的进一步摄取。该功能主要通过 GLUT9a 发挥作用，它最初被视为葡萄糖转运蛋白家族的一员，但其实际上只有很少或没有葡萄糖转运的能力。相反，GLUT9a 是将尿酸盐从肾小管上皮细胞内转运至肾间质的有效转运体[72,73]。*SLC2A9* 编码 *GLUT9* 转运体，其在近端肾小管的顶膜（*SLC2A9v2*）和基底外侧膜（*SLC2A9v1*）上均有表达，两者均介导尿酸盐的吸收[74]。研究显示，在人和小鼠中存在着多种不同的 GLUT9a 失活突变，每种突变均可导致尿酸盐重吸收受损、尿酸盐排泄增加和低尿酸血症[72,75-80]。GLUT9a 及其剪接变异体 GLUT9b 还表达于其他细胞，包括软骨细胞、白细胞、肠道细胞、肝细胞和血管平滑肌细胞；而 GLUT9 蛋白（以及丙磺舒的影响，其抑制 GLUT9 和 URAT1）在这些细胞中的作用仍在积极探索之中[81-83]。

尿酸盐的分泌。位于肾小管上皮细胞的其他转运蛋白参与了调节尿酸盐从小管周液进入肾小管管腔的分泌作用（图 100-8）。

在肾小管细胞顶面，ABCG2（在肠道尿酸排泄一章中讨论过）可能直接介导了肾尿酸盐排泄，但其在肾脏中的重要性可能低于肠道[57,84,85]。有趣的是，最近的一项全基因组关联研究（GWAS）发现，ABCG2 不仅导致高尿酸血症，而且还通过增加内皮细胞中 IL-8 的释放参与炎症失调[86]。其他研究表明，参与肾小管细胞顶面尿酸盐转运至细胞外的还有其他两种阴离子转运蛋白：NPT1（基因 *SCL17A1*）和 NPT4（基因 *SLC17A3*）[57,84,87-89]。此外，多药耐药蛋白 MRP4（基因 *ABCC4*）可能介导了 ATP- 依赖的尿酸盐转运[90]。代谢性能量衰竭是否通过损害 MRP4 而促进高尿酸血症尚未确定，但看起来似乎是合理的。

在细胞基底外侧面，OAT1、2 和 3 可能将尿酸盐从肾间质转运至上皮细胞胞浆内，从而促进尿酸盐排泄。这些转运体通过与二羧酸交换起作用，其不仅转运尿酸盐，还转运其他有机阴离子和某些药物[91]。药物如去羟肌苷、呋塞米、托拉塞米噻嗪类、烟酸酯、奥美拉唑、替格瑞洛和茶碱抑制 OAT1 和 OAT3 的分泌，而呋塞米、吡嗪酰胺和噻嗪类抑制 OAT2（基因 *SLC22A7*）的尿酸盐分泌，可能导致血清尿酸盐水平升高[70]。此外，遗传研究发现非转运体蛋白，包括 PDZK1、CARMIL、NHERF1、SMCT1、SLC5A8、SMCT2 和 SLC2A12，在尿酸盐排泄过程中也发挥了作用。据认为，上述某些蛋白可能有助于大分子复合物调节尿酸盐的转运[92]。

高尿酸血症的肾性病因

> **关键点**
>
> - 原发或继发性原因所致的肾尿酸盐排泄减少导致了血尿酸盐浓度的增高，而这是高尿酸血症最常见的因素。

许多高尿酸血症患者尿酸盐排泄低下，即在任何血尿酸盐水平，其肾尿酸盐排泄程度都低于正常对照组（图 100-9）。尿酸盐排泄低下的机制是多种多样的，并源于原发或继发性的肾功能异常。

原发性尿酸盐排泄低下

在某些患者中，肾小管尿酸盐排泄的遗传性缺陷导致了高尿酸血症。随着前述肾尿酸盐转运体的确认，这些缺陷的潜在影响就变得显而易见了。例如，ABCG2 失能突变促发高尿酸血症，在欧洲白人中超过 10% 的痛风病例是由于尿酸盐转运体 ABCG2 缺陷导致高尿酸血症所引发的 [93-95]。如前所述，ABCG2 也在胃肠道尿酸盐排泄中发挥重要作用，因此 ABCG2 功能障碍也可能导致胃肠道尿酸盐潴留和高尿酸血症 [96,97]。相反，几种转运相关蛋白（如 PDZK1、CARMIL、NHERF1）的获能突变可通过增强 URAT1（即肾尿酸盐重吸收）的活性来促进高尿酸血症。因此，罹患这种导致尿酸盐排泄低下的先天

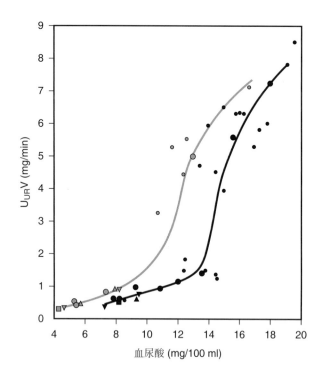

图 100-9 尿酸排泄低下组与正常对照组的血尿酸和肾尿酸排泄的比较。红色线条和符号代表尿酸排泄低下组，蓝色线条和符号代表正常对照组。在任何给定浓度的血尿酸水平，尿酸排泄低下患者都表现为更低程度的尿尿酸；因此他们需要更高的血尿酸水平以形成相应的尿酸排泄（大小圆圈分别代表实验中的平均值和代表性数据）。$U_{ur}V$，尿尿酸排泄率（From Wyngaarden JB：Gout. *Adv Metabol Dis* 2：2，1965.）

肾小管缺陷的患者通常表现为正常的肾小球滤过功能及正常的血肌酐水平。

家族性幼年高尿酸血症肾病（FJHN）也被称为髓质囊性肾病（MCKD），为一组常染色体显性遗传性疾病，其特点为早发高尿酸血症及慢性进行性肾疾病 [94]。该病的高尿酸血症常先于肾功能不全出现，并被认为是原发的。目前已经确认了三种变异型，即 MCKD1、2、3。在 MCKD2 变异型中，尿调素基因的突变导致了尿调素（Tamm-Horsfall 蛋白）的表达减少和（或）错误表达，而尿调素是肾分泌的最普遍的蛋白 [95,98,99]。近期的观察结果强调了尿调素缺乏对于 FJHN 可能是重要的，尽管 MCKD1 和 FJHN 的 3 种亚型患者的突变未发生在尿调素基因，但是它们也表现为尿调素表达降低的表型 [100]。虽然目前尿调素缺乏易患高尿酸血症的机制尚未完全阐明，但有研究显示人尿调素基因突变的转基因小鼠可发生肾小管异常和尿液浓缩缺陷 [101]。最近的 GWAS 表明 SLC2A9 变体、尿酸和钠的排泄分数、蛋白尿和尿调节蛋白之间存在潜在联系 [102]。

肾尿酸盐排泄降低的继发因素

大量潜在原因均可导致肾性尿酸盐潴留和随之而来的高尿酸血症。这些原因包括急性或慢性肾衰竭、毒素或药物作用，以及那些可直接或间接改变肾尿酸盐处理的系统性疾病 [103]。

年龄和性别。研究人员 [104] 的经典研究表明血尿酸盐水平在儿童中偏低。男性青春期时血尿酸盐水平显著升高，而女性青春期时血尿酸盐水平仅有轻微增加。女性在随后的数年内血尿酸盐逐渐增高，绝经期则会迎来另一个增长高峰，最终血尿酸盐水平趋近于男性水平。这种规律与希波克拉底的名言相一致，即"男性沉溺性交时即易得痛风之时"以及"女性绝经之期即是易得痛风之时" [104,105]。在青春期和月经期，男性与女性血尿酸水平的差异强烈表明性激素在尿酸盐调节中发挥着重要作用。的确，有研究表明女性体内的雌激素和孕激素可以促进肾尿酸盐排泄 [106]。促卵泡激素与尿酸盐水平略有增加有关，但机制尚不清楚 [107]。相反，从希波克拉底的主张"宦官不得痛风"的推断，以及研究表明雄激素和雌激素对肾有机阴离子转运体有着相反的作用 [105,108]，可以得出雄激素促进高尿酸血症的结论。对孕妇而言，血尿酸盐的增加是先兆子痫患者的特征，该病是表现为高血压和蛋白

尿的产科急症。先兆子痫的高尿酸血症被认为是肾功能不全所致；先兆子痫的高尿酸血症不会导致痛风，但一些研究者认为它促进了先兆子痫肾功能不全[109]。

系统性疾病。无论是急性还是慢性以及无论任何原因所致的肾小球功能不全 [如，肾小球率过滤（GFR）下降] 均可导致尿酸盐排泄降低和高尿酸血症（表 100-1）。虽然肾功能不全患者高尿酸血症的发病机制非常复杂，但第一位也是最主要的机制有赖于滤过尿酸盐负荷转运至肾小管的降低。高尿酸盐血症在氮质血症达到较高水平（血尿素氮水平 > 100 mg/dl）时普遍存在，但透析技术出现后已极为少见。轻度肾功能不全伴随的高尿酸血症表现各异，因为 GFR 下降可代偿性引起肾小管尿酸盐分泌的增加，以及可能的胃肠道代偿。在有升高血尿酸盐水平的其他危险因素患者中，肾功能不全对于高尿酸盐血症的影响似乎更明显。另外，充血性心力衰竭和高尿酸血症之间的关联性也有报道。虽然目前二者之间的直接关系尚未明确，但充血性心力衰竭患者肾灌注减少似乎可以促进尿酸的潴留[110]。由于肾小球功能不全是老年人群中的一种疾病，因此可能导致老年人中高尿酸血症和痛风的发生率较高[2]。

各种形式的有机酸（代谢性的）均可加重肾尿酸盐排泄减少。因此乳酸酸中毒患者（例如低氧、败血症、肝或肾疾病、术后或心肌梗死、过度无氧运动，或对某些药物如二甲双胍的反应）可以出现高尿酸血症。类似的，患有酮症酸中毒的患者（例如，酒精性或糖尿病性酮症酸中毒、饥饿性酮症）也可以发生高尿酸血症。另外，乳酸酸中毒也可以继发于酮症酸中毒。关于上述结果的机制以前认为是有机酸和尿酸盐在肾小管排泄中直接竞争所致，但近期研究结果更倾向于肾尿酸盐转运的机制（如前述）。因为有机酸在肾小管上皮细胞顶面尿酸盐转运体 URAT1 和 OAT10 转运时作为交换阴离子起作用，因此这些有机酸为近曲小管增加尿酸盐重吸收提供了动力。

任何程度的脱水（容量不足）均可引发高尿酸血症[111]。尽管该机制也很复杂，但也主要包含肾灌注不足，及随后引起的尿酸盐滤过和转运至近曲小管功能降低。另外，钠潴留将减少肾小管尿酸盐分泌，可能是因为 Na^+/尿酸盐联合转运体 NPT1 和 NPT4 的作用。因此低钠饮食患者可由于储钠作用而引起储存尿酸盐。

一些代谢和（或）内分泌疾病也与高尿酸血症相关，尽管目前这些疾病是否具有独立相关性尚无定论。这类疾病包括甲状腺功能减退、亢进，甲状旁腺功能减退、亢进。同时肥胖也与高尿酸血症密切相关[112]，而减肥则可降低血尿酸盐的水平[113]和痛风风险[114]。尽管我们很容易想象肥胖本身可引起高尿酸血症，但由于肥胖本身可以反映饮食和甲状腺功能的状态，因此肥胖与高尿酸血症间的关联性也十分复杂。有肾移植病史的患者高尿酸血症和痛风发病率增加（2% ～ 13%）。但肾移植患者的高尿酸血症似乎与移植本身并不相关，而与其他因素如原有肾功能不

表 100-1　促进高尿酸血症的系统性疾病
生成增多
溶血性贫血
镰状细胞病
真性红细胞增多症
巨幼细胞性贫血
地中海贫血
骨髓增生异常综合征
白血病
淋巴瘤
多发性骨髓瘤
Waldenström 巨球蛋白血症
原发性血小板增多
实体瘤
肿瘤溶解综合征
银屑病
结节病
代谢性肌病
线粒体肌病
清除减少
肾功能不全
脱水 / 容量不足
乳酸酸中毒
酮症酸中毒
生成增多与清除减少兼有
心肌梗死
充血性心力衰竭
败血症
代谢性疾病
甲状腺功能亢进症
甲状腺功能减退症
甲状旁腺功能亢进症
甲状旁腺功能减退症
肥胖症

全、利尿剂的应用，以及特别是应用环孢素抑制排斥反应相关（稍后进一步阐述）[115]。相反，一些研究提示移植患者的高尿酸血症可以促使肾功能恶化。

糖尿病和高尿酸血症之间的相互作用是复杂的，可能是双向的（见后续高尿酸血症的非痛风相关部分）[17]。已经认识到胰岛素水平与痛风之间的关联，提示胰岛素可能通过肾代谢反向调节尿酸盐水平。与这种可能性相一致，一项研究表明，糖尿病患者开始使用胰岛素可导致血尿酸水平升高[116]。过氧化物酶体增殖物激活受体γ（PPARγ）基因（PPARG）的多态性，已知与肥胖和代谢异常相关，也可能与高尿酸血症的风险增加有关[117]。基因多态性相关代谢异常包括葡萄糖和脂质代谢（GCKR），胆固醇和糖尿病（MYL2-CUX2）以及谷氨酸信号调节（CNIH-2）患者也表现出对痛风的易感性增加。环境与遗传学的进一步相互作用，如酒精摄入与LRP2之间的联系，也导致了毛利人和日本人的高尿酸血症[74]。此外，需要更广泛的人群全基因组关联研究（GWAS），包括精细定位和功能分析，以确认与这些基因的关联。

药物。利尿剂是治疗高血压和充血性心力衰竭最常用的药物。人们早就意识到许多利尿剂会促发高尿酸血症和随后的痛风（表100-2）[118, 119]。尽管早期评估显示并非如此[120]，但使用利尿剂确实可使痛风的风险显著增加，能高达3～20倍[121]。虽然利尿剂增加血尿酸盐水平的作用机制尚不完全明确，但至少包含了钠的丢失和血容量不足，最终导了致尿酸盐排泄分数下降[122]。此外，个别利尿剂也可能对于肾脏尿酸盐处理有着更独特和直接的影响。例如，袢利

表100-2	促进高尿酸血症的药物
利尿剂
噻嗪利尿剂
髓袢利尿剂
有机酸
水杨酸盐类（低剂量）
烟酸
吡嗪酰胺
其他
环孢素
乙胺丁醇
乙醇
集落刺激因子

尿剂呋塞米和布美他尼直接影响肾小管尿酸盐转运体NPT4[91]，而噻嗪类和袢利尿剂抑制了促进肾尿酸盐排泄的转运体MRP4[123]。事实上，尽管利尿剂有减少血容量的作用，但并非所有利尿剂均会促进高尿酸血症的发生。例如，保钾利尿剂氨苯蝶啶、阿米洛利、螺内酯均不增加血尿酸盐。有趣的是，一些利尿剂尽管他们会导致容量不足，通过直接促进肾尿酸盐排泄而降低血尿酸水平。此类药中的一种是替尼酸，它可有效地利尿并可抗高尿酸血症，但因其肝毒性而被撤药。

某些药物是弱有机酸，可以作为反转运离子促进URAT1和OAT10介导的尿酸盐重吸收，从而升高血尿酸盐水平。另外有人推测这些药物也可通过作为尿酸盐的竞争物而抑制肾小管分泌尿酸。如在这些药物中的降脂药烟酸，它不仅阻断尿酸盐分泌而且可促进尿酸盐形成[119]。小剂量水杨酸包括用于保护心血管的小剂量阿司匹林也可能通过减少尿酸盐排泄而造成尿酸盐水平升高[123]。而大剂量水杨酸却可通过抑制URAT1变成促进尿酸排出的药物[124]。抗结核药吡嗪酰胺是目前已知最强有力的保尿酸盐药物[119]。吡嗪酰胺代谢成吡嗪酸酯并随后生成5-羟基吡嗪酸酯；这些有机阴离子可能通过类似于烟酸盐和低剂量水杨酸盐的作用方式来增加尿酸盐[125]。另一种抗结核药物乙胺丁醇也可以减少肾小管尿酸盐排泄并促进高尿酸血症，尽管其作用机制尚不明确[126]。与轻度促进血清尿酸盐排泄的钙通道阻滞剂相反，β-受体阻滞剂可能是通过减少肾灌注而轻度升高血清尿酸盐水平[127]。

免疫抑制剂环孢素也可降低肾尿酸盐排泄而形成高尿酸血症。环孢素可引起肾小管间质损伤和小动脉玻璃样变；反过来，高尿酸血症又可进一步加重环孢素的肾毒性[128,129]。虽然他克莫司的免疫作用机制与环孢素相似，也可损害肾脏功能，但却不引起相似的高尿酸血症。另外，环孢素对于尿酸盐潴留的作用似乎超过其对肾小球滤过率的影响，提示其可能直接作用于肾小管的尿酸盐转运以及随后的尿酸盐排泄[119,130,131]。大多数关于环孢素对尿酸盐影响的研究都是在接受肾移植的患者中进行的，环孢素在其他情况下对尿酸盐的影响尚不太确定。

中毒。一些毒物可以影响肾并促进高尿酸血症。这其中最重要的是铅[132,133]。铅暴露在西方社会很常见，但也有许多时期铅暴露过多（例如，罗马帝国时期）。早在18世纪就有关于铅暴露、高尿酸血症和痛风之间存在关联性的推测。在20世纪，禁酒时代

期间及之后，一大批铅中毒导致的高尿酸血症（铅中毒性痛风）患者被发现。这些患者主要集中在美国东南部，且多涉及应用含铅容器（典型的是汽车散热器）自家酿造威士忌酒（摩闪或闪亮月光）。铅的摄入会在骨中蓄积而且对中枢神经系统有不利影响。在肾脏，铅中毒会导致间质和血管周围纤维化，同时也可引起肾小球和肾小管变性[134,135]。尽管铅中毒肾病患者往往表现为轻度至中度的肾功能不全，但其尿酸盐清除却被极大地限制了，说明其存在肾小管尿酸盐排泄的功能不全[136]。有学者认为，铅暴露也可以促进嘌呤的转化，但截至目前仍缺少有力的证据支持[137]。尽管铅中毒痛风目前仍被视为一种相对罕见的疾病，但流行病学资料显示它可能比通常推测的更普遍[138]。在酗酒肾病患者中（与来自其他来源的慢性铅中毒相反），相关的生活方式因素（例如，嗜酒和肥胖）可能也在高尿酸血症的形成中发挥着重要作用[139]。

慢性铍中毒患者，常常存在职业暴露史，也常表现为肾尿酸盐排泄降低和高尿酸血症[140]。

饮食和尿酸

> **关键点**
>
> - 饮食可以作为食源性嘌呤的来源和改变尿酸的生物代谢产物和（或）影响肾排泄，从而导致血清尿酸盐水平升高。
> - 其他饮食成分可能具有降低血清尿酸盐水平的能力。

富含嘌呤的饮食

富含嘌呤的饮食是日常嘌呤负荷的主要来源，因此也是生成尿酸盐的主要来源。然而并非所有富含嘌呤的饮食均有相同的风险：海鲜和红肉，尤其是内脏器官，使得高尿酸血症风险显著升高，而摄取富含嘌呤的绿叶蔬菜却无此风险[141]。早先的研究者多强调嘌呤摄入的影响有限，认为改变嘌呤摄入最多可以使血尿酸盐降低 1 mg/dl[103,142]。然而，这些研究很少在饮食的背景下提及肾尿酸盐排泄作用。因此需要进一步的探讨，是否对于先天血尿酸盐排泄障碍的患者，

在增加饮食嘌呤负荷后可产生比排泄能力正常的患者更为显著的血尿酸盐水平升高。与嘌呤摄入相反，蛋白质的摄入并不增加高尿酸血症和（或）痛风的风险，这一点偶尔会使临床医生感到困惑，因为许多高嘌呤食物也具有高蛋白[141]。

果糖

早在 1901 年，Osler 就发现了果糖可以引起痛风发作[143]。然而之后却鲜有研究，直到 20 世纪 60 至 70 年代，研究显示口服或静脉予以果糖负荷量可以引起血尿酸盐一过性增高，尤其是在痛风患者中[144,145]。使用蔗糖（内含果糖）也可以重复出上述实验结果，但葡萄糖或半乳糖则不引起尿酸升高[146]。果糖代谢的生化分析有助于揭示果糖引起高尿酸血症的发病机制，其不直接提供嘌呤，而是改变代谢以促进嘌呤和尿酸盐合成（图 100-10）。果糖代谢的第一步（不与葡萄糖或半乳糖共享）是 ATP 脱去一分子磷酸根形成果糖 -1- 磷酸盐（磷酸果糖激酶），生成 ADP。然后 ADP 转换为 AMP（腺苷酸激酶），从而可通过多个步骤被降解为尿酸。此外，果糖相当于磷酸根 "池"，因为被脱去的磷酸根不能用于与 AMP 和 ADP 结合再生成 ATP。磷酸根和 ATP 可抑制嘌呤降解途径（分别抑制 AMP 脱氨酶和 5′ 核苷酸酶），因此这些化合物的消耗同时可促进尿酸的形成[147]。另外 ADP/AMP 的耗竭也损害 PRPP 合酶的反馈抑制并促进嘌呤生物合成。流行病学研究证实了果糖消耗对于高尿酸血症的作用，即摄入富含果糖甜的软饮料或果汁的患者可表现为血尿酸盐水平升高和痛风发病率增加[146,148-154]。果糖，而不是葡萄糖，作为软饮料和加工食品主要的添加剂在过去几十年中工业用量增加的同时痛风患病率上升，这一事实强调了果糖对于升高尿酸水平的重要性。

含酒精的饮料

乙醇的摄入与痛风发病相关，且大量生理的和流行病学数据证实乙醇摄入促进了高尿酸血症的发展[155-159]。乙醇可通过多个机制显著增加血尿酸盐的水平。这些机制中最重要的是乙醇代谢过程中需要消耗 ATP，其方式与果糖相似，从而导致嘌呤转化和尿酸盐生成增加[160,161]。另外大量饮酒可通过作用于如前面所讨论的 URAT1，增加血乳酸水平使肾尿酸盐排泄降低，进而促进高尿酸血症的产生[162,163]。乙

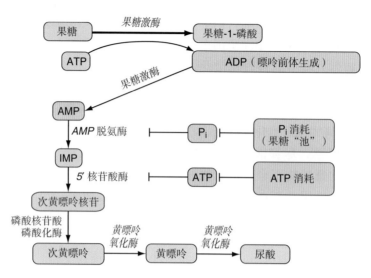

图 100-10 果糖和尿酸的产生。摄入的果糖被转化为果糖 -1- 磷酸，其过程消耗 ATP，生成二磷腺苷（ADP）并贮存无机磷酸盐（果糖 / 磷酸盐池）。产生的 ADP 作为尿酸生成的底物，而 ATP 和 Pi 消耗导致了对参与尿酸合成酶的反馈抑制降低。AMP，腺苷酸；IMP，次黄嘌呤核苷酸

醇摄入还可通过抑制抗利尿激素促进利尿 [164]；而脱水和血容量不足可以促进肾尿酸盐潴留。在慢性饮酒基础上急性大量饮酒可能出现酮症酸中毒，特别是在短暂的饥饿和（或）呕吐的情况下 [165]；在这种情况下，尿酸分泌可被抑制，或通过与乳酸大致相同的方式由 3- 羟基丁酸酯和乙酰乙酸酯促进尿酸的重吸收 [166]。就食物成分而言，一些含酒精的饮料，特别是啤酒，富含以鸟嘌呤核苷为主的嘌呤 [158]。事实上，一些不含乙醇的啤酒衍生物也可引起一过性血清尿酸盐水平增高，但未达到啤酒本身引起的程度 [167]。嘌呤负荷在酒精饮料中的重要性可以通过以下事实得到强调：与啤酒相比，适度饮用葡萄酒（嘌呤相对较低）不会增加血清尿酸盐水平 [159,168]。如前所述，由铅污染的威士忌所致的铅中毒性痛风中，酒精摄入对高尿酸血症也有一定作用 [133]。

其他饮食成分

并非所有食品都会升高血清尿酸盐水平。近期流行病学和生理学研究均表明，低脂奶制品的摄取与血尿酸盐水平和痛风风险的降低是独立相关的 [169]。生理研究显示，牛奶或牛奶蛋白的摄取具有直接排尿酸的作用，从而降低了血尿酸盐的水平。更为有趣的是，牛奶制品还有抗炎症的作用 [170]。规律大量饮用咖啡（每日 4 ~ 6 杯）可能导致尿酸盐降低，但与咖啡因无明显相关性 [171-173]，且该效应与痛风发病率降低相一致 [174,175]。相反，间断饮用咖啡可能导致暂

时性高尿酸盐血症，这可能是由于咖啡因引起的利尿和血容量不足所致的。在流行病学上，维生素 C 摄入量的增加与血清尿酸盐水平的降低有关，但这种影响并未在一项前瞻性研究中得到证实 [176,177]。有限的研究支持食用樱桃，它是一种长期的痛风药物治疗的补充，可能产生促进尿酸排泄作用并降低痛风发作的风险 [178,179]。

晶体的形成：由高尿酸血症向痛风过渡

关键点

- 单钠晶体的形成涉及理化过程，且可能受到滑液蛋白及免疫球蛋白的调控。

可溶性尿酸盐不会诱发痛风发作，只有晶体化尿酸盐可促进急性炎症的发作。因此尿酸盐结晶是高尿酸血症发展成为痛风的一个关键步骤 [180,181]。

尿酸是一种弱有机酸 [pKa1 5.75（位置 9）和 pKa2 10.3（位置 3）]。在生理 pH（7.4）下，约 98% 的尿酸以单钠尿酸盐（MSU）单水化合物的形式存在。当浓度大于 6.8 mg/dl 时，MSU 超过其在血清的溶解极限，即为高尿酸血症的生理定义。超过尿酸盐溶解度阈值后可使针状结晶沉淀并导致炎症反应。然而，威廉·罗伯茨爵士认为并非所有高尿酸血症者都

会发作痛风，并研究了高尿酸血症和 MSU 结晶之间的区别[182]。流行病学研究也表明，尿酸盐结晶的形成和之后发展为急性痛风只发生在少数高尿酸血症患者[183]。因此，除高尿酸血症外的其他因素可能影响尿酸盐结晶的形成。

体外模型已经揭示了尿酸盐结晶和环境因素，例如 pH、温度、含盐量、振动和大分子之间的关系[184-186]。如实际上在低 pH 和低温度下尿酸盐可能更容易沉淀，这为以下事实提供了一种可能的解释，即急性痛风最常发生于第一跖趾关节，该关节常暴露于外界环境中（例如，在相对低的温度）且在体循环的最远端。

由于晶体的形成和痛风发作最常见于关节内，因此一些研究者强调了关节生物环境本身在 MSU 晶体形成过程中的作用。例如，一些研究者认为可溶性尿酸盐在关节中比其他血浆成分排泄更慢，因此为尿酸盐在关节间隙内沉积提供了可能的机制[187]。一旦 MSU 晶体形成，滑膜的有孔内皮细胞就把关节间隙作为一个晶体"陷阱"，防止其被分散和（或）溶解在更广泛的循环里。其他研究者还强调了软骨本身在尿酸盐沉淀中可能发挥的作用，特别是在老化和（或）骨关节炎的情况下[188]。老化的软骨通过潜在的机制促进了 MSU 成核/晶化，该机制包括改变糖胺聚糖和蛋白聚糖在关节软骨的比例和（或）化学性质，以及增加关节软骨细胞内和细胞外脂质含量[188-190]。近期的一项报告表明骨关节炎软骨细胞可分泌尿酸盐进入关节间隙，从而导致关节滑液中尿酸盐过剩[191]。

一些研究者认为尿酸盐结晶化可能是一个需要免疫辅助的过程。一项研究[192]提出，从前认为 IgG 抗体与 MSU 单体结合是非特异性的，而现在认为尽管在滑液和组织中存在着分散结晶的能力，但抗体与晶体的结合仍可导致 MSU 结晶发生堆积。最近研究者们[193]推测，尿酸晶体-特异性 IgM 抗体复合物在尿酸盐晶体的成核和形成中发挥了作用。

虽然尿酸盐沉积是急性痛风发作的必要条件，但不是所有的尿酸盐沉积都可直接导致急性痛风性关节炎。影像学检查证实，在无症状高尿酸血症患者的软骨和滑膜中可能仍存在 MSU 结晶的沉积[19,20,194]。沉积的后果不仅可导致直接的组织损伤（见后述章节慢性痛风石性痛风），还在于它们作为裸露的及有潜在致炎作用的 MSU 结晶的储存库。因此局部创伤长期以来被认为是急性痛风发作的可能诱因，可能正

是通过身体释放软骨沉积的结晶到关节间隙而引发炎症。此外，有记载表明急促的降低血清和滑液尿酸盐水平时（例如，刚开始使用降尿酸药物时）会引起急性痛风发作[195]，其机制类似于冰川融化所导致的冰山脱落和以前隐藏表面的暴露。pH 和其他物理参数的变化可能具有类似的效果。这些观察结果导致痛风经典模型的修订，即 MSU 晶体沉积在首次急性发作之前，急性发作是由于晶体脱落进入受累关节内而非直接自发沉淀所致[196,197]。

急性痛风发作：单钠尿酸盐晶体引起的炎症反应

> **关键点**
>
> ● 尿酸晶体激活补体和滑膜固有巨噬细胞，引发中性粒细胞涌入，而中性粒细胞流入本身进一步促进了炎症的发生。

晶体形态的尿酸是炎症的潜在触发器。1960 年代，Faires 和 McCarty 戏剧性地证实了尿酸盐晶体触发人类痛风的潜在致炎能力，他们将尿酸盐晶体注射入自己的膝关节，接下来出现了急性炎症发作[198,199]。在临床上，急性痛风的确诊需通过关节腔穿刺，在偏振光显微镜下证实滑膜液中存在 MSU 晶体、中性粒细胞，尤其是细胞内的 MSU 晶体，直接展示了中性粒细胞的吞噬活性[200]。然而，痛风的炎症机制是非常复杂的，不仅与中性粒细胞有关，还与其他类型细胞、大量炎性介质和一系列有序事件相关[201]。

尿酸晶体和补体的激活

补体旁路激活途径是体液中的一个持续反应过程，C3 成分在液相中被激活，随后 C3b 快速沉积到附近的细胞表面[202]。大多数细胞表面的 C3 常规被调节蛋白所灭活。相反，MSU 的聚阴离子表面使得 C3 沉积不受约束并激活了下游的补体成分。Weissmann 和 Doherty[203, 204] 分别发现 MSU 晶体可以激活来源于清除了 C2 的血清的补体，证明其具有通过补体替代途径激活补体的能力。有趣的是，其他团队证实了 MSU 晶体也可通过经典途径激活补体

（即通过 C1 激活）。晶体激活补体经典途径有两种方式。首先，尿酸晶体可通过免疫球蛋白非依赖性、C 反应蛋白（CRP）依赖性途径激活经典途径[203,205,206]。其次，MCU 晶体具有结合抗体的能力。尽管 IgG 结合的特异性尚未完全解决，但与 MSU 晶体结合的抗体可能会激活经典补体级联反应[203,206,207]。晶体诱导补体级联反应的结果之一是产生 C5a，这是一种强力的血管舒张剂和炎症细胞如中性粒细胞的趋化因子[208,209]。研究表明，MSU 晶体介导的补体激活也可导致可溶性补体膜攻击复合物的产生，该复合物可激活局部细胞从而促进炎症[210]。其他具有潜在引起炎症作用的蛋白，包括纤连蛋白和激肽原，也可能黏附在 MSU 晶体上[211]。

细胞对晶体的反应

尿酸盐晶体的细胞识别

MSU 晶体与一系列炎症细胞相互作用并有效刺激。晶体如何激活细胞仍是一个不断发展的研究主题，并且已提出了几种机制，包括①通过受体识别晶体；② MSU 晶体和细胞膜中胆固醇筏之间的相互作用；③直接吞噬机制。

多项研究表明，对于固有免疫至关重要的 Toll 样受体（TLRs）对尿酸盐晶体的反应可能与其对外来分子的反应方式大致相同。在 TLR2 和 TLR4 敲除小鼠中，MSU 晶体诱导的气囊炎症模型中 IL-1β 和 TNF 的产生减少，以及中性粒细胞涌入的减少，都有力证实了 TLRs 在 MSU 晶体反应中的作用[212]。CD14 敲除小鼠中 MSU 晶体诱导的炎症损伤也支持了 TLRs 的可能作用，因为 CD14 对于 TLR2 和 TLR4 依赖信号必不可少[213]。然而，其他研究人员观察到多个 TLR 敲除对 MSU 晶体诱导的炎症小鼠模型没有影响[214]。根据积累的数据，TLR 的作用似乎更有可能是支持而不是介导 MSU 诱导的反应，例如现在公认的"信号 1"在炎性体激活中的作用地位（在后续部分中进一步讨论）。最近的研究表明，MSU 晶体可能与 C 型凝集素受体 Clec 12a 相互作用。有趣的是，这种相互作用似乎驱动了抑制性而非炎症性信号[215]。

另一些作者强调了 MSU 晶体与胆固醇的静电作用[216]。质膜的富胆固醇区（脂质筏）富含特征性信号分子并代表了细胞激活的热点。树突状细胞中 MSU 与脂筏间的受体非依赖作用直接导致了细胞的激活。且这种作用背后的机制似乎与脂质筏的氢键依赖聚合有关。脂筏中穿膜受体的聚合导致了免疫受体酪氨酸活化基序（ITAMs）的激活，随后激活了信号分子 Syk[217,218]。Syk 的激活反过来可诱导细胞活化，包括磷酸肌醇 3（PI 3）激酶信号、细胞架构重排和晶体吞噬作用。

如前所述，MSU 晶体可被覆免疫球蛋白和其他血清蛋白质，并可作为补体活化的底物。因此，被覆蛋白的尿酸盐晶体可能也通过结合免疫球蛋白（Ig）、补体和其他细胞表面受体而激活细胞。与这种模式一致，已观察到被覆 IgG 的尿酸盐晶体会比无覆盖者引发更强烈的炎症反应，并且 C5a 受体拮抗剂在小鼠模型中抑制了 MSU 晶体诱导的腹膜炎[219,220]。

细胞内对尿酸盐晶体的反应

MSU 晶体对细胞的激活会导致许多与炎症反应相关的细胞内信号分子的活化。除了 Syk 之外，还有 PI-3 激酶（PI3K）；ERK、JNK 和 p38 丝裂原活化蛋白激酶（MAPKs）；磷脂酶 C 和 D；rho 家族蛋白；以及核因子 κB（NF-κB）。根据细胞类别的不同，这些分子的激活会导致特异性的表型改变，包括细胞骨架的变化，细胞因子和脂质介质的产生，诱导吞噬的作用，以及产生过氧化物[221-225]。除这些最初的反应外，其他反应包括血管扩张和血管渗漏，内皮细胞和炎性细胞表面黏附分子的上调以及细胞趋化性，这将在后面的章节中讨论。

有学者很早就发现 MSU 晶体可诱导巨噬细胞产生 IL-1β，而所产生的 IL-1β 是痛风炎症发展的核心因素[221]。然而，MSU 晶体诱导的 IL-1β 上调的机制至今尚未明确。NLRP3（以前叫 NALP3、CIAS1 或 cryopyrin）炎性体是多分子胞内复合体，其主要目的是生成 IL-1β，以及 IL-18 和 IL-33[226]。IL-1β 的前体通过炎性体相关酶 caspase-1 分裂成活化的 IL-1β，这种酶可能也在 IL-1β 分泌中发挥了作用。在一项开创性研究中，研究人员记录了 MSU 晶体激活 NLRP3 炎性体和刺激 IL-1β 产生的能力（图 100-11）[227]。最近的研究表明，为了让 MSU 晶体刺激 IL-1β 的产生，前刺激（目前称为信号 1）必须首先驱动细胞产生 pro-ILβ，以便 MSU 晶体（信号 2）驱动的炎症体在此之上起作用。随后的炎症反应（例如，TNF 的产生）可能继发于细胞表面 IL-1β 受体的自动结合。炎性体在晶体性炎症中的重要性在小鼠模型中已经得到很好证实：缺乏炎性体成分的小鼠巨噬细胞在暴露于 MSU 晶体时 IL-1β 的产生减少，且在炎性体缺乏的小鼠腹膜内注射 MSU 晶体后，可与 IL-1β 受体缺乏小鼠一样导致中性粒细胞募集显著减少[227]。而且，IL-1β 靶向治疗具有消除人类痛风和小鼠尿酸盐晶体诱导的炎症反应的能力，这更加说明了 IL-1β 在 MSU 晶体炎症反应中的中心地位[228-230]。

　　至今，对 MSU 晶体是如何激活 NLRP3 炎性体的机制尚无明确解释。主导理论集中于炎性体作为细胞应激的内在传感器，其来源于①氧化应激或者离子浓度漂移，或②溶酶体的裂解[231,232]。其中一种模型认为晶体诱导的质膜损伤促进了细胞内钾的流出，造成低钾状态直接激活了炎性体[233,234]。另一方面，晶体激活了吞噬细胞 NADPH 氧化酶，导致了活性氧（ROS）的产生，进而直接或间接地被炎性体所感知。大量尿酸盐晶体能引起不完全的或者无效的吞噬作用，也就是说吞噬细胞会包绕但不能完全吞噬目标，这可能会导致一种激活的状态（包括氧化酶激活）从而有助于炎性体的激活[231]。有关 MSU 晶体活化炎性体提出的第二个机制认为被吞噬的 MSU 晶体具有裂解吞噬溶酶体膜的作用，且主要是通过机械或理化作用[235]。吞噬溶酶体裂解将导致胞内酸化和组织蛋白酶 B 的细胞内释放，而它们都将作为 NLRP3 炎性体激活剂参与发病[232]。这些不同的机制也许并不相互排斥而是相互协同起作用（例如，溶酶体裂解和组织蛋白酶 B 释放可共同促进 ROS 的产生）。至少最近的一项研究表明，可溶性和晶体性尿酸盐可能具有激活 NLRP3 炎性小体的能力。

急性痛风发作的起病及进展

　　急性痛风的临床表现是一种快速的，几乎是暴发性发展的炎症反应。相应地，在急性发作期间的细胞变化必定反映了炎症的加速性质。痛风炎症始于 MSU 晶体的出现和释放，且痛风炎症初始阶段

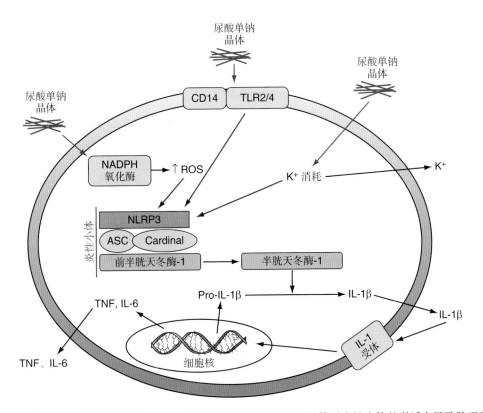

图 100-11　尿酸单钠晶体对 NOD 样受体家族，NLRP3 炎性小体的激活。MSU 晶体对炎性小体的激活会导致胱天蛋白酶 -1 的激活，可分解和激活 IL-1β 并促进 IL-1β 的分泌。反过来，IL-1β 可结合其受体继之促进其他细胞因子如肿瘤坏死因子（TNF）和 IL-6 的合成和分泌。MSU 晶体激活炎性小体的三种可能机制如下：①活性氧（ROS）的产生；②Toll 样受体 2 和 4（TLR2/4）的激活；③钾的消耗，并通过炎性小体被感知。MSU 晶体对炎性小体激活机制的精确作用依旧是一个待研究的问题。ASC，凋亡相关的斑点样蛋白包含胱天蛋白酶募集结构区；NADPH，烟酰胺腺嘌呤二核苷酸磷酸

有赖于已经存在的局部介质以及细胞，即①具有与MSU晶体反应能力和②已经位于关节中。显然，结晶表面免疫球蛋白的结合和补体的激活是这些早期反应之一。部分由IgG和补体调理作用所促进的晶体和局部组织细胞的相互作用也似乎发挥了早期作用。在早期细胞型反应中研究最透彻的是滑膜巨噬细胞，该细胞为滑膜常驻细胞。晶体所致的巨噬细胞活化引起重要的细胞因子如IL-1β、TNF、IL-6、趋化因子IL-8（CXCL8）的合成和释放，并引起具有组织损害性的基质金属蛋白酶和毒性氧自由基的释放[220,221,236,237]。滑膜巨噬细胞的活化与其对MSU晶体的吞噬作用同步。人滑膜成纤维细胞也可对MSU晶体发生反应，产生炎症介质和金属蛋白酶[238]。最后，肥大细胞也常驻于滑膜并在急性痛风反应的早期阶段发挥重要作用，正如在晶体诱导的炎症小鼠模型中，清除肥大细胞可使炎症减轻[239]。在注射MSU晶体后的实验性气囊的衬里中，肥大细胞的数量和活性均增加，表明增多的肥大细胞可能继发地向炎症部位趋化（图100-12）[240]。

这些早期反应促进了多形核白细胞的涌入，而这些均是痛风性关节炎症中的主要细胞。晶体反应早期阶段产生的细胞因子和其他炎症介质作用于血管内皮，促使其扩张及渗漏，并上调黏附分子如选择素和细胞间黏附分子（ICAMs）在血管表面的内皮细胞上的表达[241]。这些细胞因子还会促进血流里的中性粒细胞活化，特别是上调整合素黏附分子CD11b/CD18。在活化的中性粒细胞中，晶体产生的补体成分C5a也有类似作用，因为C5a可有效地刺激CD11b/CD18的活化以及中性粒细胞的黏附[242]。结果中性粒细胞首先紧紧黏附于血管内皮，继而由于C5a补体梯度的趋化作用而渗出血管，导致接触并吞噬激发性MSU晶体。晶体诱导中性粒细胞活化的机制包括之前涉及的，及CD11b/CD18（亦是补体受体）和IgG受体FcγRIIIB的相互作用。随后，中性粒细胞胞内信号

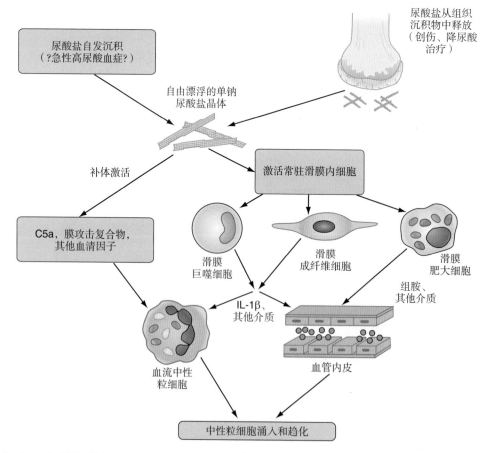

图100-12 尿酸盐（MSU）晶体诱导活化的初级阶段。"新鲜"MSU晶体的形成，来自尿酸沉积或从已有的晶体池中解离，可造成直接补体活化和滑膜内常驻细胞包括吞噬细胞，成纤维细胞和肥大细胞的激活。活化的细胞产生白介素-1β（IL-1β）和其他细胞因子，多种其他介质（未全部列出）反过来激活血流中性粒细胞和内皮细胞。当中性粒细胞被MSU晶体直接激活时，这些反应允许中性粒细胞黏附并穿过内皮细胞，形成中性粒细胞涌入和炎症的进一步传播（无图示）。其他详情见正文

传导包括许多酪氨酸激酶 Lyn、Syk、Tec 和 Src 的磷酸化和（或）活化；PI-3 激酶的活化；和磷酸酶 C 的活化[243]。MAPKs 活化也参与其中，因为这些激酶调节了中性粒细胞的黏附和过氧化物的生成[242]。

中性粒细胞遭遇 MSU 晶体后通过多种机制快速促发额外的炎症和中性粒细胞涌入（图 100-13）。首先，受 MSU 晶体刺激的中性粒细胞产生大量的炎症介质及强有力的中性粒细胞趋化因子，如 IL-1β、IL-8、白三烯 B4（LTB4）、S100A8/A9（也称为骨髓相关蛋白 8 和 14）、前列腺素 E2 和结晶诱导的趋化因子[243,244]。其中，IL-8 和 LTB4 是强效趋化因子。他们在扩大趋化因子梯度和促进中性粒细胞涌入方面发挥了极为重要的作用。其次，受尿酸晶体刺激的中性粒细胞可释放一系列直接损害局部组织的物质，包括氧自由基和金属蛋白酶如 MMP-8。虽然这些介质原本是吞噬体用来消化外来物质的，但大量大分子 MSU 晶体却导致了晶体的不完全吞噬（"无效吞噬"），造成溶酶体成分释放入破损的吞噬体，避免了细胞外组织损伤（"反刍"）。这一过程似乎是由被覆免疫球蛋白的结晶介导[219]。相反，当裸露晶体被中性粒细胞吞噬后，与吞噬体的富胆固醇双分子层互相作用，导致了吞噬体破裂及细胞坏死，并直接释放毒性中性粒细胞成分[235]。这两种情况均具有组织损

伤和加速炎症的潜力。

急性痛风发作的缓解

急性痛风发作尤其在疾病早期有一大特点，即大多数的发作是自限性的[245]。目前已有多种效应被用来解释这种现象。MSU 晶体可被覆滑液蛋白（例如，载脂蛋白 B 和 E），从而抑制其引发炎症的能力[246]。痛风发作的应激可促进促肾上腺皮质激素（ACTH）分泌，ACTH 不仅可以促进糖皮质激素分泌，还能直接结合促黑素激素受体产生抗炎作用[247-249]。

其他研究强调了可缓解炎症的局部活化反应。例如，通过 MSU 晶体诱导的炎症小鼠气囊模型的体内试验证明，PGD2 和 15d-PGJ2（PGD2 的自发脱水产物）的局部上调表达有助于缓解晶体介导的炎症，可能是因为这些分子具有激活过氧化物酶增殖物激活受体 -γ（PPAR-γ）和代谢调节剂 AMP 活化蛋白激酶（AMPK）的能力[250,251]。MSU 晶体也可刺激 PPARγ 本身的表达，为增强炎症抑制奠定了基础[251]。15d-PGJ2 可抑制巨噬细胞分泌 IL-1β、IL-6、IL-12 及 TNF，下调诱导性一氧化氮合成酶的表达。15d-PGJ2 的其他目标还包括 PGD 受体和 NF-κB 通路。15d-PGJ2 还可抑制 CXC 趋化因子的产生、改变细胞黏附分子和刺激内皮细胞凋亡[252]。其他抗炎分子（如 IL-10）

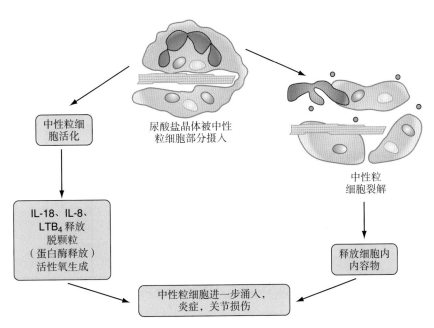

图 100-13　由活化中性粒细胞介导的急性痛风反应扩散。中性粒细胞进入关节向晶体迁移并吞噬晶体。当晶体被覆免疫球蛋白和补体时，活化导致合成和（或）释放炎症介质如白介素（IL）-1β、IL-8、肿瘤坏死因子以及蛋白酶类和活性氧。当晶体无被覆时，晶体常作用并溶解吞噬溶酶体膜，溢出毒性内容物，导致细胞溶解。这两种情况均可导致局部组织损伤和炎症循环里额外的中性粒细胞从血流中募集。LTB4，白三烯 B4。

也可被上调，而新近发现的强效抗炎因子消退素和脂氧素也参与了炎症的缓解作用[253]。

关于急性痛风性炎症的消退，重要的是要认识到生物学程序延迟抗炎分子的产生，直至序列中的合适阶段。比如，在暴露于 MSU 晶体的最初阶段，PGD_2 和 15d-PGJ_2 的产生减少，有利于炎症反应，而在消退阶段则产生增加[251]。与之类似，抗炎脂氧素的产生需要至少两种活性细胞类型（中性粒细胞和活化的内皮细胞，或中性粒细胞和活化的血小板）的累积，在抗炎作用开始之前产生内在延迟的一种进化适应，并且可能对快速消除感染至关重要[254]。

与痛风发作后缓解"时间延迟"过程一致，其他研究强调了涌入的白细胞本身在痛风发作后缓解中的作用。一些研究支持涌入的单核 - 巨噬细胞清除MSU 晶体和摄入晶体的凋亡中性粒细胞的能力，导

致晶体负担减少[255,256]。此外，这些涌入的巨噬细胞似乎分化成抗炎 M2 表型（与驻留巨噬细胞的炎性M1 表型形成对比），在吞噬晶体后，释放 TGF-β 以促发抗炎作用[257]。同样，最近的证据表明，具有吞噬晶体的中性粒细胞可能释放中性粒细胞胞外诱捕网（NETs），这是一种细胞外染色质网络，最初可能在痛风发作中发挥促炎作用[258]。然而，随后这些NETs 提供了一个稳定的支架，其中外渗的中性粒细胞酶，特别是中性粒细胞弹性蛋白酶，遇到并降解细胞因子以促进炎症消退（图 100-14）[259]。

慢性痛风性关节炎和痛风石性痛风

痛风的自然病程可包括两个阶段，即最终进展为以慢性炎症为特征的阶段和（或）形成肉眼可见的

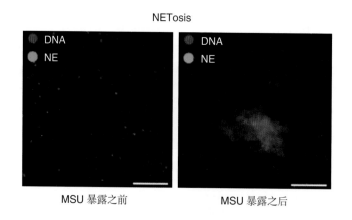

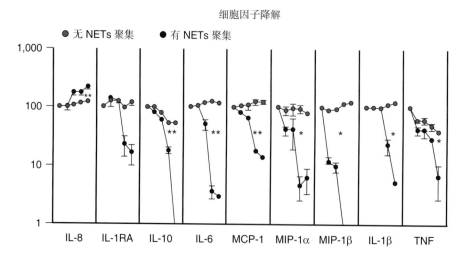

图 100-14　中性粒细胞胞外诱捕网（NET）病和急性痛风的消退。上图，中性粒细胞暴露于 MSU 晶体之前（左图）和之后（右图）的图像，显示对尿酸盐的反应是共定位 DNA 和中性粒细胞弹性蛋白酶（NE）无定形聚集体的释放。下图，NET 病和稳定的NE 细胞外表达可使炎性细胞因子快速降解，有助于消除炎症。MCP-1，单核细胞趋化蛋白 -1；MIP-1α，巨噬细胞炎症蛋白 -1α（From Schauer C，Janko C，Munoz LE，et al：Aggregated neutrophil extracellular traps limit inflammation by degrading cytokines and chemokines. *Nat Med* 20：511-517，2014.）

MSU 沉积即痛风石的阶段。即使在无症状的发作间期的痛风，伴随着白细胞持续吞噬晶体，低水平的慢性炎症也可持续存在[260]。在长期痛风的患者中，发作间期的炎症可能变得明显，参与急性炎症的细胞因子、趋化因子、蛋白酶和氧化剂可导致慢性滑膜炎、软骨丢失、骨质侵蚀，从而进展为慢性痛风性关节炎[261]。

虽然痛风石首先由 MSU 晶体组成，但其结构复杂，其中尿酸盐①嵌入脂质、蛋白质、多糖组成的基质中，并由②驱动持久的炎症状态[189]。或者，可以将痛风石视为单核和多核巨噬细胞的肉芽肿，排列在三个可区分的区域（图 100-15）。MSU 晶体和碎片构成了中心区域。中央区周围是冠状区，由巨噬细胞、多核巨噬细胞样细胞、浆细胞和肥大细胞组成。这个生物学活跃的冠状区即为超声影像上环绕痛风石的无回声区[262]。最后，冠状区和中心区由结缔组织层包裹，形成纤维血管区。在此区，巨噬细胞表达一些与近期迁移、成熟、凋亡、持续招募、促炎活化相关的表面标志物[263]。T 和 B 细胞散布在两个外部区域[264,265]。痛风石是经典的痛风晚期特征，但也可发生于疾病早期，特别是在肾功能不全和血清尿酸盐水平高的患者中[266]。在某些患者中，甚至在没有任何急性发作的情况下，痛风石也可能形成。

痛风石的重要性不仅在于他们是晶体尿酸盐的贮存池，而且还在于他们具有破坏所在组织的能力，包括骨骼、软骨和肌腱等软组织结构[267]。机械因素、溶解酶的诱导作用、促炎细胞因子的合成均参与

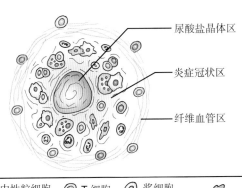

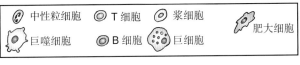

图 100-15 痛风石的结构。注意中央区尿酸钠（MSU）晶体区，中间冠状区和外部纤维血管区（Adapted from Chhana A, Dalbeth N：The gouty tophus：a review. *Curr Rheuatol Rep* 17：19，2015.）

了痛风石促进侵蚀和关节破坏的作用。痛风石中的巨噬细胞可产生 IL-1β、TNF、IL-6、IL-17、金属蛋白酶（MMP）-2、MMP-9 以及巨噬细胞集落刺激因子（M-CSF）[263]。这些分子进一步促进了炎症和组织损伤，以及破骨细胞的成熟和活化，致使骨质吸收活跃。比如，M-CSF 与位于破骨细胞祖细胞上的 M-GSF 受体相互作用促进破骨细胞增殖。痛风石中表达的 IL-1β 及其他细胞因子可抑制成骨细胞的活力和骨维持作用[261,268]。痛风石中的 T 细胞通过 RANK 配体促进骨侵蚀，该配体是破骨细胞增殖和破骨细胞激活的主要启动子[269]。另外，软骨表面的 MSU 晶体可驱动降低软骨细胞活化，增加软骨细胞产生的退化酶和软骨损失[270]。甚至在无症状的患者中，这些炎症和侵蚀也会持续进行，损伤可不明显，直至病程晚期。

无症状高尿酸血症

关键点

● 即使无痛风，可溶性血清尿酸盐亦具有生物学活性，无症状高尿酸血症可能具有临床意义。

即使在没有痛风的患者中，高尿酸血症（即无症状高尿酸血症）也可能有不利和有利的影响。可溶性（非结晶性）尿酸盐对肾和血管功能有生物学活性。在其作用机制中，可溶性尿酸盐可抑制强血管扩张剂—氧化氮的合成；通过激活丝裂原活化蛋白激酶诱导平滑肌细胞增殖；刺激环氧化酶-2 和血小板源性生长因子的合成，这些机制都有助于动脉血管的收缩[271,272]。可溶性尿酸盐直接刺激肾内的肾素-血管紧张素系统并引起肾间质和肾小管的炎症[273,274]。如前所述（见进化思考），尿酸的这些效应可能会促发高血压。其他研究表明高尿酸血症也可能导致肾功能不全和心肌梗死，但还需进一步研究以明确因果关系[275]。尽管存在争议，一些临床研究表明，降低血清尿酸盐水平可能会降低心肌梗死的风险，并减缓肾衰竭的进展[276,277]。高尿酸血症还可促进脂肪细胞中的胰岛素抵抗[278-280]，驱动肝细胞中的糖异生[281]，并与 1,25(OH)₂ 维生素 D₃ 合成的减少有关[282,283]。尿酸盐也可能在骨关节炎（OA）的发病机制中起作用，和（或）是一种生物学标志物[191,284,285]。与血尿酸盐的

不利作用相反，越来越多的研究表明高尿酸血症可预防神经系统疾病，如痴呆、多发性硬化、帕金森病、亨廷顿病[286-292]。认识尿酸盐的生物学复杂性将更好地理解其对免疫系统、心血管系统、内分泌系统、神经系统和肌肉骨骼系统的作用，并提高治疗高尿酸血症和痛风的能力。

部分参考文献

1. Lawrence RC, Felson DT, Helmick CG, et al.: Estimates of the prevalence of arthritis and other rheumatic conditions in the United States. part II, *Arthritis Rheum* 58(1):26–35, 2008.

2. Chen-Xu M, Yokose C, Rai SK, et al.: Contemporary prevalence of gout and hyperuricemia in the united states and decadal trends: the national health and nutrition examination survey 2007-2016, *Arthritis Rheumatol* 2019. Epub ahead of print.

3. Shi Y, Evans JE, Rock KL: Molecular identification of a danger signal that alerts the immune system to dying cells, *Nature* 425(6957):516–521, 2003.

4. Matzinger P: The danger model: a renewed sense of self, *Science* 296(5566):301–305, 2002.

6. Oda M, Satta Y, Takenaka O, et al.: Loss of urate oxidase activity in hominoids and its evolutionary implications, *Mol Biol Evol* 19(5):640–653, 2002.

8. Kratzer JT, Lanaspa MA, Murphy MN, et al.: Evolutionary history and metabolic insights of ancient mammalian uricases, *Proc Natl Acad Sci USA* 111(10):3763–3768, 2014.

11. Sautin YY, Johnson RJ: Uric acid: the oxidant-antioxidant paradox, *Nucleosides Nucleotides Nucleic Acids* 27(6):608–619, 2008.

13. Johnson RJ, Titte S, Cade JR, et al.: Uric acid, evolution and primitive cultures, *Semin Nephrol* 25(1):3–8, 2005.

15. Feig DI, Soletsky B, Johnson RJ: Effect of allopurinol on blood pressure of adolescents with newly diagnosed essential hypertension: a randomized trial, *JAMA* 300(8):924–932, 2008.

16. Cicerchi C, Li N, Kratzer J, et al.: Uric acid-dependent inhibition of AMP kinase induces hepatic glucose production in diabetes and starvation: evolutionary implications of the uricase loss in hominids, *FASEB J* 28(8):3339–3350, 2014.

17. Thottam GE, Krasnokutsky S, Pillinger MH: Gout and metabolic syndrome: a tangled web, *Curr Rheum Rep* 19(10):60–67, 2017.

19. Choi HK, Al-Arfaj AM, Eftekhari A, et al.: Dual energy computed tomography in tophaceous gout, *Ann Rheum Dis* 68(10):1609–1612, 2009.

20. Howard RG, Pillinger MH, Gyftopoulos S, et al.: Reproducibility of musculoskeletal ultrasound for determining monosodium urate deposition: concordance between readers, *Arthritis Care Res* 63(10):1456–1462, 2011.

25. Lesch M, Nyhan WL: A familial disorder of uric acid metabolism and central nervous system function, *Am J Med* 36:561–570, 1964.

26. Kelley WN, Greene ML, Rosenbloom FM, et al.: Hypoxanthine-guanine phosphoribosyltransferase deficiency in gout, *Ann Intern Med* 70(1):155–206, 1969.

30. Alepa FP, Howell RR, Klinenberg JR, et al.: Relationships between glycogen storage disease and tophaceous gout, *Am J Med* 42(1):58–66, 1967.

32. Gold MS, Williams JC, Spivack M, et al.: Sickle cell anemia and hyperuricemia, *JAMA* 206(7):1572–1573, 1968.

41. Wilson FP, Berns JS: Tumor lysis syndrome: new challenges and recent advances, *Adv Chronic Kidney Dis* 21(1):18–26, 2014.

46. Spitzer T, McAfee S, Poliquin C, et al.: Acute gouty arthritis following recombinant human granulocyte colony-stimulating factor therapy in an allogeneic blood stem cell donor, *Bone Marrow Transplant* 21(9):966–967, 1998.

48. Eisen AZ, Seegmiller JE: Uric acid metabolism in psoriasis, *J Clin Invest* 40:1486–1494, 1961.

51. Yamanaka H, Kawagoe Y, Taniguchi A, et al.: Accelerated purine nucleotide degradation by anaerobic but not by aerobic ergometer muscle exercise, *Metabolism* 41(4):364–369, 1992.

55. Sorensen LB: Degradation of uric acid in man, *Metabolism* 8:687–703, 1959.

56. Sorensen LB: Role of the intestinal tract in the elimination of uric acid, *Arthritis Rheum* 8(5):694–706, 1965.

57. Hyndman D, Liu S, Miner JN: Urate handling in the human body, *Curr Rheum Rep* 18(6):34–42, 2016.

59. Hosomi A, Nakanishi T, Fujita T, et al.: Extra-renal elimination of uric acid via intestinal efflux transporter BCRP/ABCG2, *PLoS ONE* 7(2):e30456, 2012.

60. So A, Thorens B: Uric acid transport and disease, *J Clin Invest* 120(6):1791–1799, 2010.

62. Enomoto A, Kimura H, Chairoungdua A, et al.: Molecular identification of a renal urate anion exchanger that regulates blood urate levels, *Nature* 417(6887):447–452, 2002.

65. Tasic V, Hynes AM, Kitamura K, et al.: Clinical and functional characteristics of URAT1 variants, *PLoS One* 6(12):e28641, 2011.

67. Tin A, Li Y, Brody JA: Large-scale whole-exome sequencing association studies identify rare functional variants influencing serum urate levels, *Nat Commun* 9(1):4228, 2018.

68. Shin HJ, Takeda M, Enomoto A, et al.: Interactions of urate transporter URAT1 in human kidney with uricosuric drugs, *Nephrology* 16(2):156–162, 2011.

70. Ben Salem C, Slim R, Fathallah N, et al.: Drug-induced hyperuricaemia and gout, *Rheumatology* 56(5):679–688, 2017.

76. Vitart V, Rudan I, Hayward C, et al.: SLC2A9 is a newly identified urate transporter influencing serum urate concentration, urate excretion and gout, *Nat Genet* 40(4):437–442, 2008.

79. Preitner F, Bonny O, Laverriere A, et al.: Glut9 is a major regulator of urate homeostasis and its genetic inactivation induces hyperuricosuria and urate nephropathy, *Proc Natl Acad Sci USA* 106(36):15501–15506, 2009.

80. Matsuo H, Yamamoto K, Nakaoka H, et al.: Genome-wide association study of clinically defined gout identifies multiple risk loci and its association with clinical subtypes, *Ann Rheum Dis* 75(4):652–659, 2016.

82. Mobasheri A, Neama G, Bell S, et al.: Human articular chondrocytes express three facilitative glucose transporter isoforms: GLUT1, GLUT3 and GLUT9, *Cell Biol Int* 26(3):297–300, 2002.

84. Dehghan A, Kottgen A, Yang Q, et al.: Association of three genetic loci with uric acid concentration and risk of gout: a genome-wide association study, *Lancet* 372(9654):1953–1961, 2008.

85. Woodward OM, Kottgen A, Coresh J, et al.: Identification of a urate transporter, ABCG2, with a common functional polymorphism causing gout, *Proc Natl Acad Sci USA* 106(25):10338–10342, 2009.

86. Chen CJ, Tseng CC, Yen JH, et al.: ABCG2 contributes to the development of gout and hyperuricemia in a genome-wide association study, *Sci Rep* 8(1):3137–3145, 2018.

88. Kolz M, Johnson T, Sanna S, et al.: Meta-analysis of 28,141 individuals identifies common variants within five new loci that influence uric acid concentrations, *PLoS Genet* 5(6):e1000504, 2009.

90. Van Aubel RA, Smeets PH, van den Heuvel JJ, et al.: Human organic anion transporter MRP4 (ABCC4) is an efflux pump for the purine end metabolite urate with multiple allosteric substrate binding sites, *Am J Physiol Renal Physiol* 288(2):F327–F333, 2005.

92. Endou H, Anzai N: Urate transport across the apical membrane of renal proximal tubules, *Nucleosides Nucleotides Nucleic Acids* 27(6):578–584, 2008.

95. Turner JJ, Stacey JM, Harding B, et al.: Uromodulin mutations cause familial juvenile hyperuricemic nephropathy, *J Clin Endocrinol Metab* 88(3):1398–1401, 2003.

96. Ichida K, Matsuo H, Takada T, et al.: Decreased extra-renal urate excretion is a common cause of hyperuricemia, *Nat Commun* 3:764, 2012.

100. Vylet'al P, Kublova M, Kalbacova M, et al.: Alterations of uromod-

ulin biology: a common denominator of the genetically heterogeneous FJHN/MCKD syndrome, *Kidney Int* 70(6):1155–1169, 2006.

105. Hippocrates: *Aphorisms* (website). http://classics.mit.edu/Hippocrates/aphorisms.6.vi.html. Accessed March 29, 2019.

107. Mumford SL, Dasharathy SS, Pollack AZ, et al.: Serum uric acid in relation to endogenous reproductive hormones during the menstrual cycle: findings from the biocycle study, *Hum Reprod* 28(7):1853–1862, 2013.

108. Ljubojevic M, Herak-Kramberger CM, Hagos Y, et al.: Rat renal cortical OAT1 and OAT3 exhibit gender differences determined by both androgen stimulation and estrogen inhibition, *Am J Physiol Renal Physiol* 287(1):F124–F138, 2004.

110. Krishnan E: Hyperuricemia and incident heart failure, *Circ Heart Fail* 2(6):556–562, 2009.

111. Feinstein EI, Quion-Verde H, Kaptein EM, et al.: Severe hyperuricemia in patients with volume depletion, *Am J Nephrol* 4(2):77–80, 1984.

113. Krzystek-Korpacka M, Patryn E, Kustrzeba-Wojcicka I, et al.: The effect of a one-year weight reduction program on serum uric acid in overweight/obese children and adolescents, *Clin Chem Lab Med* 49(5):915–921, 2011.

114. Choi HK, Atkinson K, Karlson EW, et al.: Obesity, weight change, hypertension, diuretic use, and risk of gout in men: the health professionals follow-up study, *Arch Intern Med* 165(7):742–748, 2005.

115. Clive DM: Renal transplant-associated hyperuricemia and gout, *J Am Soc Nephrol* 11(5):974–979, 2000.

116. MacFarlane LA, Liu C-C, Solomon D: The effect of initiating pharmacologic insulin on serum uric acid levels in patients with diabetes: a matched cohort analysis, *Seminars Arthritis Rheum* 44(5):592–596, 2015.

117. Chang WC, Jan Wu YJ, Chung WH, et al.: Genetic variants of PPAR-γ coactivator 1B augment NLRP3-mediated inflammation in gouty arthritis, *Rheumatology* 56(3):457–466, 2017.

121. Singh JA, Reddy SG, Kundukulam J: Risk factors for gout and prevention: a systematic review of the literature, *Curr Opin Rheumatol* 23(2):192–202, 2011.

124. Shin HJ, Takeda M, Enomoto A, et al.: Interactions of urate transporter URAT1 in human kidney with uricosuric drugs, *Nephrology* 16(2):156–162, 2011.

125. Weiner IM, Tinker JP: Pharmacology of pyrazinamide: metabolic and renal function studies related to the mechanism of drug-induced urate retention, *J Pharmacol Exp Ther* 180(2):411–434, 1972.

126. Postlethwaite AE, Bartel AG, Kelley WN: Hyperuricemia due to ethambutol, *N Engl J Med* 286(14):761–762, 1972.

127. Reyes AJ: Cardiovascular drugs and serum uric acid, *Cardiovasc Drugs Ther* 17:397–414, 2003.

131. Hoyer PF, Lee IK, Oemar BS, et al.: Renal handling of uric acid under cyclosporine a treatment, *Pediatr Nephrol* 2:18–21, 1988.

133. Dalvi S, Pillinger MH: Saturnine gout, redux: a review, *Am J Med* 126(5):e1–e8, 2013.

140. Kelley WN, Goldfinger SE, Hardy HL: Hyperuricemia in chronic beryllium disease, *Ann Intern Med* 70(5):977–983, 1969.

141. Choi HK, Liu S, Curhan G: Intake of purine-rich foods, protein, and dairy products and relationship to serum levels of uric acid: the third national health and nutrition examination survey, *Arthritis Rheum* 52(1):283–289, 2005.

143. Osler W: *The principles and practice of medicine*, ed 4, New York, 1901, D. Appleton and Company.

144. Perheentupa J, Raivio K: Fructose-induced hyperuricaemia, *Lancet* 2(7515):528–531, 1967.

146. Cox CL, Stanhope KL, Schwarz JM, et al.: Consumption of fructose-but not glucose-sweetened beverages for 10 weeks increases circulating concentrations of uric acid, retinol binding protein-4, and gamma-glutamyl transferase activity in overweight/obese humans, *Nutrition & Metabolism* 9:68–77, 2012.

149. Choi JW, Ford ES, Gao X, et al.: Sugar-sweetened soft drinks, diet soft drinks, and serum uric acid level: the third national health and nutrition examination survey, *Arthritis Rheum* 59(1):109–116, 2008.

150. Choi HK, Willett W, Curhan G: Fructose-rich beverages and risk of gout in women, *JAMA* 304(20):2270–2278, 2010.

151. Choi HK, Curhan G: Soft drinks, fructose consumption, and the risk of gout in men: prospective cohort study, *BMJ* 336(7639):309–312, 2008.

154. Perez-Pozo SE, Schold J, Nakagawa T, et al.: Excessive fructose intake induces the features of metabolic syndrome in healthy adult men: role of uric acid in the hypertensive response, *Int J Obes* 34:454–461, 2010.

157. Grunst J, Dietze G, Wicklmayr M: Effect of ethanol on uric acid production of human liver, *Nutr Metab* 21(Suppl 1):138–141, 1977.

158. Gibson T, Rodgers AV, Simmonds HA, et al.: Beer drinking and its effect on uric acid, *Br J Rheumatol* 23(3):203–209, 1984.

159. Choi HK, Curhan G: Beer, liquor, and wine consumption and serum uric acid level: the third national health and nutrition examination survey, *Arthritis Rheum* 51(6):1023–1029, 2004.

163. Yamamoto T, Moriwaki Y, Takahashi S: Effect of ethanol on metabolism of purine bases (hypoxanthine, xanthine, and uric acid), *Clin Chim Acta* 356(1-2):35–57, 2005.

164. Roberts KE: Mechanism of dehydration following alcohol ingestion, *Arch Intern Med* 112:154–157, 1963.

165. Fulop M: Alcoholic ketoacidosis, *Endocrinol Metab Clin North Am* 22(2):209–219, 1993.

168. Gaffo AL, Roseman JM, Jacobs Jr DR, et al.: Serum urate and its relationship with alcoholic beverage intake in men and women: findings from the Coronary Artery Risk Development in Young Adults (CARDIA) cohort, *Ann Rheum Dis* 69(11):1965–1970, 2010.

169. Dalbeth N, Wong S, Gamble GD, et al.: Acute effect of milk on serum urate concentrations: a randomised controlled crossover trial, *Ann Rheum Dis* 69(9):1677–1682, 2010.

170. Dalbeth N, Gracey E, Pool B, et al.: Identification of dairy fractions with anti-inflammatory properties in models of acute gout, *Ann Rheum Dis* 69(4):766–769, 2010.

173. Choi HK, Curhan G: Coffee, tea, and caffeine consumption and serum uric acid level: the third national health and nutrition examination survey, *Arthritis Rheum* 57(5):816–821, 2007.

174. Choi HK, Willett W, Curhan G: Coffee consumption and risk of incident gout in men: a prospective study, *Arthritis Rheum* 56(6):2049–2055, 2007.

175. Choi HK, Curhan G: Coffee consumption and risk of incident gout in women: the nurses' health study, *Am J Clin Nutr* 92(4):922–927, 2010.

176. Gao X, Curhan G, Forman JP, et al.: Vitamin C intake and serum uric acid concentration in men, *J Rheumatol* 35(9):1853–1858, 2008.

177. Stamp LK, O'Donnell JL, Frampton C, et al.: Clinically insignificant effect of supplemental vitamin C on serum urate in patients with gout: a pilot randomized controlled trial, *Arthritis Rheum* 65(6):1636–1642, 2013.

179. Zhang Y, Neogi T, Chen C, et al.: Cherry consumption and decreased risk of recurrent gout attacks, *Arthritis Rheum* 64(12):4004–4011, 2012.

180. Martillo MA, Nazzal L, Crittenden DB: The crystallization of monosodium urate, *Curr Rheumatol Rep* 16(2):400–412, 2014.

181. McGill NW, Dieppe PA: Evidence for a promoter of urate crystal formation in gouty synovial fluid, *Ann Rheum Dis* 50(8):558–561, 1991.

186. Loeb JN: The influence of temperature on the solubility of monosodium urate, *Arthritis Rheum* 15(2):189–192, 1972.

187. McGill NW, Dieppe PA: The role of serum and synovial fluid components in the promotion of urate crystal formation, *J Rheumatol* 18(7):1042–1045, 1991.

188. Schlesinger N, Thiele RG: The pathogenesis of bone erosions in gouty arthritis, *Ann Rheum Dis* 69(11):1907–1912, 2010.

189. Katz WA, Schubert M: The interaction of monosodium urate with connective tissue components, *J Clin Invest* 49(10):1783–1789, 1970.

191. Denoble AE, Huffman KM, Stabler TV, et al.: Uric acid is a danger signal of increasing risk for osteoarthritis through inflammasome activation, *Proc Natl Acad Sci USA* 108(5):2088–2209, 2011.

192. Kam M, Perl-Treves D, Sfez R, et al.: Specificity in the recognition of crystals by antibodies, *J Mol Recognit* 7(4):257–264, 1994.

193. Kanevets U, Sharma K, Dresser K, et al.: A role of IgM antibodies in monosodium urate crystal formation and associated adjuvanticity, *J Immunol* 182(4):1912–1918, 2009.

203. Fields TR, Abramson SB, Weissmann G, et al.: Activation of the alternative pathway of complement by monosodium urate crystals, *Clin Immunol Immunopathol* 26(2):249–257, 1983.

204. Doherty M, Whicher JT, Dieppe PA: Activation of the alternative pathway of complement by monosodium urate monohydrate crystals and other inflammatory particles, *Ann Rheum Dis* 42(3):285–291, 1983.

207. Hasselbacher P: Binding of IgG and complement protein by monosodium urate monohydrate and other crystals, *J Lab Clin Med* 94(4):532–541, 1979.

212. Liu-Bryan R, Scott P, Sydlaske A, et al.: Innate immunity conferred by toll-like receptors 2 and 4 and myeloid differentiation factor 88 expression is pivotal to monosodium urate monohydrate crystal-induced inflammation, *Arthritis Rheum* 52(9):2936–2946, 2005.

215. Neumann K, Castineiras-Vilarino M, Hockendorf U, et al.: Clec 12a is an inhibitory receptor for uric acid crystals that regulates inflammation in response to cell death, *Immunity* 40:389–399, 2014.

217. Ng G, Sharma K, Ward SM, et al.: Receptor-independent, direct membrane binding leads to cell-surface lipid sorting and syk kinase activation in dendritic cells, *Immunity* 29(5):807–818, 2008.

227. Martinon F, Petrilli V, Mayor A, et al.: Gout-associated uric acid crystals activate the NALP3 inflammasome, *Nature* 440(7081):237–241, 2006.

231. Martinon F, Mayor A, Tschopp J: The inflammasomes: guardians of the body, *Annu Rev Immunol* 27:229–265, 2009.

232. Hornung V, Bauernfeind F, Halle A, et al.: Silica crystals and aluminum salts activate the NALP3 inflammasome through phagosomal destabilization, *Nat Immunol* 9(8):847–856, 2008.

233. Petrilli V, Papin S, Dostert C, et al.: Activation of the NALP3 inflammasome is triggered by low intracellular potassium concentration, *Cell Death Differ* 14(9):1583–1589, 2007.

234. Hari A, Zhang Y, Tu Z, et al.: Activation of NLRP3 inflammasome by crystalline structures via cell surface contact, *Sci Rep* 4:7281–7288, 2014.

243. Popa-Nita O, Naccache PH: Crystal-induced neutrophil activation, *Immunol Cell Biol* 88(1):32–40, 2010.

254. Serhan CN, Savill J: Resolution of inflammation: the beginning programs the end, *Nat Immunol* 6(12):1191–1197, 2005.

256. Landis RC, Yagnik DR, Florey O, et al.: Safe disposal of inflammatory monosodium urate monohydrate crystals by differentiated macrophages, *Arthritis Rheum* 46(11):3026–3033, 2002.

259. Schauer C, Janko C, Munoz LE, et al.: Aggregated neutrophil extracellular traps limit inflammation by degrading cytokines and chemokines, *Nat Med* 20(5):511–517, 2014.

265. Chhana A, Dalbeth N: The gouty tophus: a review, *Curr Rheumatol Rep* 17(3):492–501, 2015.

268. Chhana A, Callon KE, Pool B, et al.: Monosodium urate monohydrate crystals inhibit osteoblast viability and function: implications for development of bone erosion in gout, *Ann Rheum Dis* 70(9):1684–1691, 2011.

270. Chhana A, Callon KE, Pool B, et al.: The effects of monosodium urate monohydrate crystals on chondrocyte viability and function: implications for development of cartilage damage in gou, *J Rheumatol* 40(12):2067–2074, 2013.

284. Neogi T, Krasnokutsky S, Pillinger MD: Urate and osteoarthritis: evidence for a reciprocal relationship, *Joint Bone Spine* 2018. Epub ahead of print.

286. Alonso A, Rodriguez LA, Logroscino G, et al.: Gout and risk of parkinson disease: a prospective study, *Neurology* 69(17):1696–1700, 2007.

289. Lu N, Dubreuil M, Zhang Y, et al.: Gout and the risk of alzheimer's disease: a population-based, BMI-matched cohort study, *Ann Rheum Dis* 75(3):547–551, 2016.

291. Moccia M, Lanzillo R, Costabile T, et al.: Uric acid in relapsing-remitting multiple sclerosis: a 2-year longitudinal study, *J Neurol* 262(4):961–967, 2015.

292. Auinger P, Kieburtz K, McDermott MP: The relationship between uric acid levels and huntington's disease progression, *Mov Disord* 25(2):224–228, 2010.

第 101 章

痛风的临床特征和治疗

原著 NICOLA DALBETH

李谦华 译 戴 冽 校

关键点

- 痛风（gout）是一种由单钠尿酸盐（monosodium urate，MSU）晶体沉积引起的慢性疾病。
- 高尿酸血症（hyperuricemia）是痛风发展的核心危险因素，这种危险是浓度依赖性的。
- MSU 晶体会引起间歇性发作的伴有剧烈疼痛的急性炎性关节炎，典型部位为第一足趾、中足和踝关节。
- 痛风石（tophi）会导致关节活动受限、感染、关节损伤和畸形，与残疾和健康相关生活质量差相关。
- MSU 晶体鉴定是痛风诊断的金标准，但临床诊断标准有较好的准确性。
- 超声和双能 CT 等成像方法可以在诊断不确定的情况下提供帮助。
- 痛风发作可用抗炎药物治疗，如泼尼松、非甾体抗炎药（nonsteroidal anti-inflammatory drugs，NSAIDs）、秋水仙碱或抗 IL-1β 制剂（如有条件）。
- 有效的痛风长期管理的核心策略是使用降尿酸治疗（urate-lowering therapy，ULT）使所有患者的目标血清尿酸盐水平低于 6 mg/dl，从而溶解 MSU 晶体，严重疾病患者的目标水平甚至更低（5 mg/dl）。
- 逐渐增加降尿酸治疗的药物剂量和使用低剂量秋水仙碱或其他抗炎药进行预防性抗炎可以降低启动降尿酸治疗时痛风发作的风险。

- 别嘌呤醇是大多数痛风患者的一线降尿酸药物，应从低剂量开始并逐渐调整剂量，直到达到目标血清尿酸盐水平。
- 在别嘌呤醇不能耐受或不能达到目标血清尿酸盐水平的情况下，额外的选择有促尿酸排泄药或非布司他。与别嘌呤醇相比，非布司他可能与更高的心血管和全因死亡率有关。
- 对于口服治疗无法达到目标血清尿酸盐水平的重症患者，每两周静脉注射聚乙二醇重组尿酸氧化酶（pegloticase）可改善预后。为了降低输液反应的风险，需要监测血清尿酸盐水平的变化情况。
- 痛风患者的并发症高发，应积极筛查和处理合并的心脏代谢疾病和肾疾病。
- 超重/肥胖患者减重的饮食建议、避免含糖饮料以及减少危险饮酒的酒精摄入量对所有人都很重要，包括痛风患者。
- 根据风湿病学会指南，与常规的初级保健医生相比，护士主导的痛风管理可以更好地让患者坚持降尿酸治疗，达到更低的血清尿酸盐浓度并显著改善临床结果，包括痛风发作、痛风石和健康相关质量。护士主导的痛风管理同时还具有成本效益优势。

分类

2015 年美国风湿病学会（American College of

Rheumatology，ACR）/欧洲抗风湿病联盟（European League Against Rheumatism，EULAR）痛风分类标准（表 101-1）旨在识别有资格进入临床研究的受试者，不用于诊断 [1]。只有当受试者有至少一次外周关节或滑囊肿胀、疼痛或压痛时，才应用该标准进行评分。如果曾在有症状的关节或痛风石中检测到单钠尿酸盐（monosodium urate，MSU），受试者可被归类为痛风，而无须进一步评分。如果没有检测到 MSU 晶体，则使用临床标准进行评分。评分时每一部分均需根据既往及目前表现取最高分。得分 ≥ 8 分的受试者被归类为痛风患者。在线计算器可以帮助评分：http://goutclassificationcalculator.auckland.ac.nz/

痛风的临床特征

引言

痛风是一种由 MSU 晶体沉积引起的慢性疾病。MSU 晶体在组织高尿酸盐水平下形成，并触发间歇性发作的急性炎性关节炎 [2]，通常会影响第一足趾、中足和踝关节。部分高尿酸血症患者还可形成痛风石；这些病变会导致关节损伤和畸形。痛风发作可通过抗炎药物治疗，如非甾体抗炎药（nonsteroidal anti-inflammatory drugs，NSAIDs）、秋水仙碱、泼尼松或抗 IL-1β 制剂。有效的长期痛风管理的核心策略是使用降尿酸治疗（urate-lowering therapy，ULT）溶解 MSU 晶体（参阅第 69 章）。

痛风、高尿酸血症和晶体相关疾病协作网（Gout, Hyperuricemia, and Crystal-Associated Disease Network，G-CAN）发布了痛风的基本疾病要素的名称和定义的共识 [3]。这些名称描述了该疾病的 11 个主要要素，建议研究人员和医疗保健专业人员使用（表 101-2）。

高尿酸血症（血清尿酸盐水平升高）在痛风患者中几乎普遍存在，但大多数高尿酸血症患者没有痛风。根据人群分布和病理生理学定义，不同的实验室使用不同的分界点来定义高尿酸血症。根据人群分布报告的血清尿酸盐并不能反映疾病的病理生理基础。在人群中，发生痛风的风险在很大程度上取决于血清尿酸盐浓度。例如，在对 18 889 名基线无痛风的参与者的分析中，15 年累积发病率范围从基线血清尿酸盐 < 6 mg/dl 的 1.1% 到 ≥ 10 mg/dl 的 49%，发

病率随基线血清尿酸盐水平明显增加 [11]。此外，根据人群分布定义高尿酸血症可能会导致分界点的不稳定，因为人群的血清尿酸盐浓度可能会受到人群中各种因素变化的影响，包括预期寿命延长、慢性肾病和心脏病的存活率提高、更广泛地使用利尿剂等药物以及改变饮食和活动模式。一个常用的、基于生理学的高尿酸血症定义是 6.8 mg/dl；这是在实验室条件下 37℃ 和 pH7.0 时 MSU 晶体形成所需的浓度 [12]。有人认为较低的分界点 6 mg/dl 是合适的 [13]，因为远端关节的温度通常低于估计的中心温度，而在 35℃，即第一足趾的估计温度下 [14]，MSU 晶体在 6 mg/dl 的浓度下形成。此外，6 mg/dl 的血清尿酸盐水平是痛风发病风险开始增加的浓度 [15]。

流行病学

痛风的患病率与死亡率

痛风是成人最常见的炎性关节炎。在西方国家，当代痛风的患病率男性为 3% ~ 6%，女性为 1% ~ 2%[16]。男性的患病率随着年龄的增长而稳步增加，而女性的患病率在绝经后增加 [16]。在某些人群中患病率更高，包括中国台湾省原住民、新西兰的毛利人以及波利尼西亚太平洋岛民；这些人群的患病率至少是其他种族的两倍 [16-17]。美国和英国的痛风患病率似乎均有所增加。在美国国家健康与营养调查（National Health and Nutrition Examination Survey，NHANES）研究中，调查发现 1988 年至 1994 年参与者的痛风患病率 2.9%，2007 年至 2008 年为 3.9%[18]。在英国临床实践研究数据库中，1999 年痛风患病率为 1.4%，2012 年为 2.5%[19]。在英国和北美，目前痛风发病率估计为每 1000 人年 > 2 人（综述于参考文献 16）。这种日益增加的患病率可能是由于许多因素造成的，例如预期寿命延长、并发症和环境暴露等影响血清尿酸盐水平的因素。

痛风发病的危险因素

高尿酸血症是痛风发病的核心危险因素，临床实践中与痛风发作相关的许多危险因素也与血清尿酸盐浓度升高有关（表 101-3）。年龄增长、男性、女性绝经后状态和遗传因素是重要的生物学危险因素。与慢性高细胞代谢相关的疾病，如银屑病和骨髓增殖性

表 101-1　2015 年美国风湿病学会 / 欧洲抗风湿病联盟痛风分类标准 [a]

项目	分类	评分
第 1 步：准入标准（仅符合准入标准者可使用以下标准）：外周关节或滑囊至少 1 次肿胀、疼痛或压痛		
第 2 步：充分标准（满足者可确诊痛风）：有症状的关节或滑囊（如滑液）或痛风石中存在 MSU 晶体		
第 3 步：分类标准（不满足充分标准时使用）：≥ 8 分诊断痛风		
临床表现		
症状发作期关节 / 滑囊受累分布		
	踝关节或中足（单关节或寡关节受累的一部分），不累及第一跖趾关节	1
	累及第一跖趾关节（单关节或寡关节受累的一部分）	2
发作时症状特点 [b]：①受累关节发红（主诉或查体）；②受累关节不能忍受的触痛或压痛；③行走困难或无法使用受累关节		
	1 个特点	1
	2 个特点	2
	3 个特点	3
发作时间特点（符合 ≥ 2 条，不管是否抗炎治疗）：①疼痛达峰 < 24 小时；②症状缓解 ≤ 14 天；③发作间期完全缓解（至基线水平）		
	1 次典型发作	1
	反复典型发作	2
有痛风石的临床证据：灰白色皮下结节，表面皮肤薄，通常血供丰富，典型部位：关节、耳郭、鹰嘴滑囊、指垫、肌腱（如跟腱）		
	存在	4
实验室检查		
血清尿酸盐：使用尿酸氧化酶法，理想情况下，应在未接受降尿酸治疗且急性发作 > 4 周后检测（如发作间期）；如果可行，在这些条件下重复检测。根据检测的最高值进行评分		
	< 4 mg/dl（< 0.24 mmol/L）[c]	−4
	6 ~ 8 mg/dl（0.36 ~ < 0.48 mmol/L）	2
	8 ~ 10 mg/dl（0.48 ~ < 0.6 mmol/L）	3
	≥ 10 mg/dl（> 0.6 mmol/L）	4
滑液分析：（曾经）有症状的关节或滑囊（应由经训练的检查者进行检测）[d]		
	MSU 晶体阴性	−2
影像学 [e]		
（曾经）有症状的关节或滑囊内 MSU 晶体沉积的影像学证据（任何一种形式）：超声显示双轨征 [f] 或双能 CT 显示 MSU 晶体沉积 [g]		4
痛风相关关节破坏的影像学证据 [h]：X 线显示手和（或）足至少 1 处骨侵蚀		4

[a] 基于网络的计算器可从以下网址访问：http：//goutclassificationcalculator.auckland.ac.nz，也可通过美国风湿病学会（ACR）和欧洲抗风湿病联盟（EULAR）网站访问

[b] 症状发作是指包括外周关节或滑囊的任何肿胀、疼痛和（或）压痛在内的时期

[c] 如果血清尿酸盐水平 < 4 mg/dl（< 0.24 mmol/L），减 4 分；如果血清尿酸盐水平 ≥ 4 ~ < 6 mg/dl（≥ 0.24 ~ 0.36mmol/L），则将该项目记为 0

[d] 如果由经训练的检查者对（曾经）有症状的关节或滑囊的滑液进行偏振光显微镜检查未发现 MSU 晶体，则减 2 分。如果未检测滑液，则评分为 0

[e] 如果影像学检查不可用，将这些项目计为 0

[f] 透明软骨表面的高回声不规则增强，与超声波束的声波角度无关（注意：双轨征假阳性，即伪影，也可能出现在软骨表面，但随着声波角度的变化消失）[31-32]

[g] 关节或关节周围部位存在颜色编码的尿酸盐。应使用双能 CT（DECT）扫描仪获取图像，在 80 kV 和 140 kV 下获取数据，并使用痛风专用软件进行分析，该软件具有算法可解析 2 种材料成分，对尿酸盐进行颜色编码 [33]。扫描阳性的定义为关节或关节周围存在颜色编码的尿酸盐。甲床、亚毫米的斑点噪声、皮肤、运动、射束硬化和血管伪影不应被解读为尿酸盐沉积的 DECT 证据 [34]

[h] 骨侵蚀被定义为具有硬化边和边缘悬垂的骨皮质不连续，不包括远端指间关节和鸥翼样外观

From Neogi T，Jansen TL，Dalbeth N，et al：2015 Gout classification criteria：an American College of Rheumatology/European League Against Rheumatism collaborative initiative. *Ann Rheum Dis* 74（10）：1789-98，2015.

表 101-2	痛风、高尿酸血症和晶体相关疾病协作网关于痛风的疾病要素名称和定义的共识
名称共识	**定义共识**
单钠尿酸盐晶体	引起痛风的致病性晶体（化学式：$C_5H_4N_4NaO_3$）
尿酸盐	人类嘌呤代谢通路黄嘌呤氧化酶产生的最终产物的循环形式（化学式：$C_5H_3N_4O_3-$）
高尿酸血症	血尿酸盐浓度升高超过饱和阈值
痛风石	单钠尿酸盐晶体和相关的宿主组织反应形成的有序结构
皮下痛风石	体格检查可检测到的痛风石
痛风发作	由单钠尿酸盐晶体引起的临床明显的急性炎症发作
间歇期痛风	痛风发作后或发作之间的无症状时期，尽管单钠尿酸盐晶体持续存在
慢性痛风性关节炎（避免使用"慢性痛风"这个名称）	由单钠尿酸盐晶体引起的持续性关节炎症
单钠尿酸盐晶体沉积的影像证据	影像学检查结果高度提示单钠尿酸盐晶体
痛风性骨侵蚀	骨皮质断裂提示痛风的证据（边缘悬垂与硬化边）
足痛风	第一跖趾关节痛风发作

From Bursill D, Taylor WJ, Terkeltaub R, et al: Gout, Hyperuricemia and Crystal-Associated Disease Network (G-CAN) consensus statement regarding labels and definitions for disease elements in gout. Arthritis Care Res (Hoboken). 71 (3): 427-434, 2018.

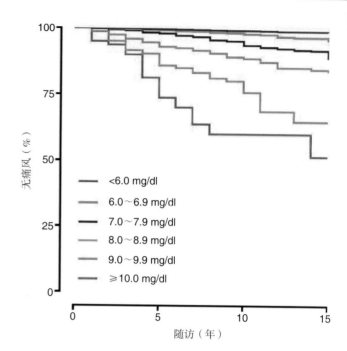

图 101-1 生存分析显示在15年的观察中不同基线血清尿酸盐浓度下无痛风人员的百分比（From Dalbeth N, Phipps-Green A, Frampton C, Neogi T, Taylor WJ, Merriman TR: Relationship between serum urate concentration and clinically evident incident gout: an individual participant data analysis. *Ann Rheum Dis* 77 [7]: 1048-1052, 2018.）

疾病，通常与高尿酸血症有关，并可能导致痛风。与痛风发病相关的其他医学并发症包括肥胖、慢性肾病、阻塞性睡眠呼吸暂停、高血压、心力衰竭和其他心血管疾病。经常用于治疗这些疾病的药物，包括利尿剂、ACE抑制剂、β受体阻滞剂、低剂量阿司匹林和钙调神经磷酸酶抑制剂也与高尿酸血症和痛风发作有关[20]。糖尿病控制不佳与血清尿酸盐浓度降低和痛风发作减少有关，这可能是由于高血糖的促尿酸排泄作用[21]。

痛风通常发生在中年男性身上。女性痛风的发病率和患病率较低，通常在更年期后出现。女性痛风患者并发症发生率更高，尤其是慢性肾病和心血管疾病，并且更有可能使用利尿剂[22]。

痛风存在家族聚集现象，当一级亲属患有痛风

时，痛风发生的风险几乎升高两倍[23]。虽然遗传因素与一般人群中的血清尿酸盐浓度和痛风的发生密切相关，但当前的临床实践中并不常规检测基因变异。与普通痛风最密切相关的遗传突变通过影响血清尿酸盐浓度影响痛风的发病，如肠道（*ABCG2*）或肾小管（*SLC2A9*、*SLC17A11*、*SLC22A12*等）等影响尿酸转运的基因。*ABCG2*突变还与痛风的早发及痛风石风险升高相关[25-26]。*ABCG2*也可能影响别嘌呤醇的治疗效果[27]。单基因综合征，如部分次黄嘌呤-鸟嘌呤磷酸核糖转移酶缺乏症（Kelley-Seegmiller综合征）、磷酸核糖焦磷酸合成酶过度激活或由UMOD致病性突变引起的常染色体显性肾小管间质性肾病很少见，但在年轻时（30岁之前）出现严重高尿酸血症和痛风的人群中应考虑上述疾病。

饮食因素，如摄入高嘌呤食物（如红肉、海鲜和啤酒）以及含糖饮料，与普通人群中血清尿酸盐浓度升高和痛风发生有关（引自Roddy和Choi综述）[28]。此外，摄入低脂乳制品、咖啡、维生素C与降低血清尿酸盐浓度和减少痛风发作风险有关。阻断高血压饮食疗法（dietary approaches to stop hypertension,

表 101-3　痛风发病的危险因素

高尿酸血症是发生痛风的核心危险因素，表格中的大多数因素与血清尿酸盐浓度升高有关。

基因 [a]	药物	饮食	其他
男性	利尿剂	红肉	年龄增长
家族史	环孢素	海鲜	绝经期
SLC2A9	他克莫司	啤酒	慢性肾病
ABCG2 SLC17A1/SLC17A3 GCKR	ACE 抑制剂	烈酒	超重 / 肥胖 / 体重增加
	血管紧张素 Ⅱ 受体阻滞剂（除外氯沙坦）	含糖饮料	高血压
	β 受体阻滞剂		高脂血症，高甘油三酯血症
	吡嗪酰胺		充血性心力衰竭
	利托那韦		阻塞性睡眠呼吸暂停
			贫血，镰状细胞性贫血
			银屑病
			血液系统恶性肿瘤
			铅暴露

[a] 列出了在多个人群中均与痛风相关的基因，这些基因变异体痛风的风险优势比均 > 1.4

From Dalbeth N，Merriman TR，Stamp LK：Gout. Lancet 388（10055）：2039-2052，2016.

DASH）的饮食方式强化水果、蔬菜和低脂乳制品摄入并减少饱和脂肪、总脂肪和胆固醇摄入，可以降低血清尿酸盐水平，并降低痛风发病的风险 [29,30]。总体而言，特定饮食成分对一般人群血清尿酸盐浓度的影响非常小 [31]。

药物亦可降低痛风发生的风险，包括不改变血清尿酸盐水平的抗炎药物，如卡那奴单抗（canakinumab）[32]，以及可降低血清尿酸盐浓度的药物，如非诺贝特和氯沙坦 [20,33]。对于肥胖患者，通过减肥手术进行的强效减重可以显著降低血清尿酸盐水平和痛风发病的风险 [34]。

痛风急性发作的临床危险因素

在第一次痛风急性发作后，大约 1/3 的人将在未来 4 年内至少经历一次后续发作 [35]。在已确诊的痛风患者，已证实许多因素与痛风发作相关：包括较高的血清尿酸盐水平、内科急症、外科疾病、使用利尿剂、摄入富含嘌呤的食物或饮酒、脱水、关节损伤或过度使用、使用低剂量阿司匹林、较长的病程以及存在并发症 [35-38]。在高温环境和极端潮湿的情况下，痛风发作也更常见 [39]。在 ULT 的初始阶段，痛风发作更频繁，特别是如果血清尿酸盐水平迅速降低或未同时预防抗炎治疗。尽管如此，从长远来看 ULT 可以预防痛风发作。其他降低痛风复发风险的因素包括较

低的血清尿酸盐水平和樱桃摄入 [35,40]。IL-1β 抑制剂卡那奴单抗还可以降低痛风患者后续复发的风险 [32]。

相关并发症

痛风患者常伴发其他疾病，如慢性肾病、肥胖、心血管疾病、糖尿病、高血压、血脂异常、高甘油三酯血症、肾结石、2 型糖尿病和心力衰竭（表 101-4）[5,41]。对痛风患者的一项大型队列研究进行并发症聚类分析，得到了 5 个类别（C1 ~ C5）：C1（12%）的患者为并发症少的孤立性痛风；C2（17%）患者合并肥胖且高血压患病率高；C3（24%）患者 2 型糖尿病患病率高；C4（28%）患者合并血脂异常；C5（18%）患者有心血管疾病、肾衰竭和使用利尿剂的病史 [41]。

关于高尿酸血症或痛风是否会导致心脏代谢疾病，以及药物降低血清尿酸盐水平是否会影响这些疾病的发展或结局目前仍不明确。然而，在临床实践中，重要的是要认识到痛风患者发生心脏代谢疾病和死亡的风险高，并系统地筛查和管理肾脏病、糖尿病和心血管疾病的风险因素。

痛风的临床表现

痛风通常表现为急性单关节炎，但也可能出现寡

表 101-4　根据 2007—2008 年国家健康和营养调查痛风患者并发症患病率 a[5]

疾病	患病率	调整年龄和性别后的优势比
高血压	74%	4.2
心肌梗死	14%	2.4
心力衰竭	11%	2.7
卒中病史	10%	2.0
肥胖（体重指数 ≥ 30 kg/m²）	53%	2.4
糖尿病	26%	2.4
2 期或更严重的慢性肾病	71%	2.3
3 期或更严重的慢性肾病	20%	1.8
肾结石	24%	2.1

a 优势比来自于痛风与非痛风的比较

Adapted from Zhu Y, Pandya BJ, Choi HK: Comorbidities of gout and hyperuricemia in the US general population: NHANES 2007-2008. *Am J Med* 125（7）：679-87.e1, 2012.

关节或多关节受累表现[42]。第一跖趾关节（足痛风）常为最先受累部位（图 101-2A）。其他常见受累部位是中足、踝关节和膝关节。痛风发作具有特定模式，疼痛在发作后 24 小时内迅速达到最高峰，并在 1 ~ 2 周内逐渐缓解[43]。痛风发作通常始于夜间[44]。典型的痛风发作表现为炎症的主要特征：严重的关节疼痛（"有史以来最严重的疼痛"）、关节肿胀、皮温升高、皮肤潮红和活动受限[45]。关节可能有明显压痛，行走等活动受限。在炎症消退阶段，受累关节的皮肤可能会脱屑。关节炎症严重者可能会出现发热和其他全身症状。痛风发作可能会累及中轴骨、髋关节及肩关节，但并不常见。

痛风发作通常会在 1 ~ 2 周内自行缓解[42]。关节炎症的临床特征完全消失，患者在此"间歇期"期间保持无症状（或恢复到基线状态），直到下一次痛风发作。如未治疗，痛风发作频率会随着时间的推移增加，累及更多的区域，包括上肢，如鹰嘴滑囊、腕关节和手的小关节。

高尿酸血症持续存在可致痛风石和慢性痛风性关节炎。痛风石表现为"透明皮肤下内容物为白垩状物质的皮下结节，通常覆盖有血管，典型部位为关节、耳朵、鹰嘴滑囊、指垫、肌腱（例如跟腱）等"[1]（图 101-2B 和图 101-3 ~ 图 101-6）。痛风石通常无触痛，但发生急性炎症时可出现触痛。痛风石可导致关节畸形和阻碍关节运动[46]。足部痛风石可能导致难以找到合适的鞋子。痛风石患者饱受高频率的痛风发作、疼痛和活动受限的困扰。骨内痛风石导致骨侵蚀[47]。痛风石破溃排出可能会并发感染。慢性痛风性关节炎表现为不缓解的滑膜炎，通常见于痛风石患者。在无 ULT 的时代，痛风石通常发生在第一次痛风发作 10 年后[42]。某些患者以痛风石为疾病的首发表现，而另一些患者则从未出现痛风石，尽管他们的血清尿酸盐水平持续升高且痛风反复发作。年龄较大、女性、使用利尿剂和慢性肾疾病是早期发生痛风石的危险因素[48,49]。

复杂的临床病情偶尔会出现，包括快速进展的"暴发性"痛风石痛风，特别是在肾移植患者以及患有慢性肾疾病并使用利尿剂的老年患者中。虽然痛风石通常见于第一跖趾关节、跟腱、鹰嘴滑囊和耳郭等典型部位，但也可见于许多非典型部位，包括头部和颈部、皮肤、眼、耳鼻喉（ENT）系统、心脏、乳房、肠道、神经及脊柱[50]。压迫性神经病，特别是腕管综合征，亦有报道。

尽管在几个世纪以来的医学文献已经很好地描述了痛风的临床特征，一项大型国际病例对照研究——痛风分类标准更新研究（the Study for Updated Gout Classification Criteria，SUGAR），进一步量化分析了痛风的典型特征[45]。该研究以显微镜下发现 MSU 晶体作为诊断金标准，发现以下临床因素与痛风最相关：男性、饮食诱因、就诊时或过去发作时第一跖趾关节受累、临床确证的痛风石、关节潮红、受累关节明显压痛、两次或多次突然发作并在 2 周内消退、症状在 14 天内消退、难以行走或使用关节。

痛风的检查

单钠尿酸盐晶体的显微镜分析

痛风诊断的金标准是检测到 MSU 晶体。使用偏振光显微镜观察滑液，MSU 晶体呈细针样负性双折光晶体，长度为 1 ~ 20 μm（图 101-2C）。MSU 晶体可以在细胞内和细胞外。痛风急性发作的滑液呈现炎症特征，有大量的中性粒细胞（有时 > 50×10^9/L）。MSU 晶体也可能存在于痛风患者无症状的关节，尤其是既往有痛风发作的关节[51]。

MSU 晶体也可以通过显微镜观察可疑的痛风石

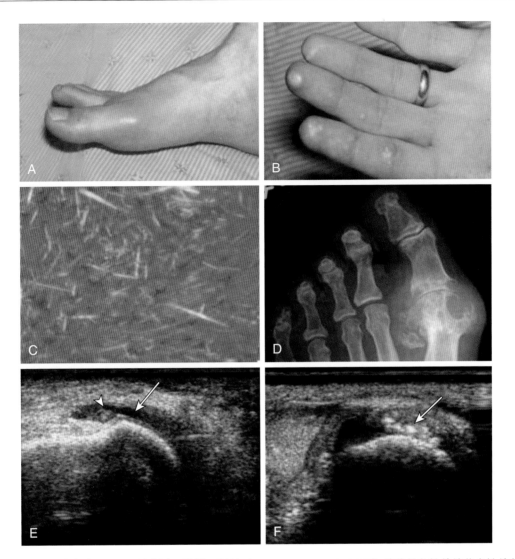

图 101-2 A～F. 痛风的临床表现。A. 足痛风，即第一跖趾（metatarsophalangeal，MTP）关节的急性单关节炎性关节炎；B. 痛风患者手指掌面有数个皮下痛风石；C. 在偏振光显微镜下观察到的单钠尿酸盐晶体；D. X线片显示第一 MTP 关节处有典型的痛风性骨侵蚀改变，侵蚀界限清晰、边缘悬垂和邻近的模糊软组织密度影；E. 超声图像显示在第一 MTP 关节中的痛风双轨征（箭头），在低回声积液（暗区）内有不均质高回声痛风石（三角箭头下方）。F. 痛风患者鹰嘴滑囊中的痛风石（箭头）（D，Courtesy Dr. Douglas Goodwin，Dartmouth Hitchcock Medical Center，Lebanon，N.H.；F，Courtesy Dr. John Yost，Dartmouth Hitchcock Clinic，Manchester，N.H. From Burns CM，Wortmann RL：Latest evidence on gout management: what the clinician needs to know. *Ther Adv Chronic Dis* 3：271，2012.）

穿刺抽吸标本或排出物的拭子标本来确认。这些晶体也可以在手术切除的痛风石组织样本中进行组织学鉴定，特别是已在乙醇中固定的组织。痛风石具有独特的组织结构，在中央结晶核内有成束的 MSU 晶体（长度可达 40 μm），周围环绕着巨噬细胞、巨细胞和其他免疫细胞组成的细胞冠，细胞冠又被血管、结缔组织和散在的免疫细胞组成的纤维血管区包围[52]。

血液和尿液检测

血清尿酸盐检测可以帮助有症状个体诊断为痛风，但仅高尿酸血症不足以诊断为痛风，因为大多数高尿酸血症患者没有痛风。血清尿酸盐水平持续低（低于 6 mg/dl）的患者不太可能诊断为痛风[45]。高达 40% 的患者在痛风发作期间血清尿酸盐水平可能急剧下降至正常范围[53]，如果仍然考虑痛风的可能，应在炎性关节炎发作缓解后重新检测血清尿酸盐水平。

血清尿酸盐的监测在降尿酸治疗中也起着重要作用。ACR 和 EULAR[9-10] 均建议痛风患者通过 ULT 将血清尿酸盐降至低于 6 mg/dl（0.36 mmol/L）的水平，

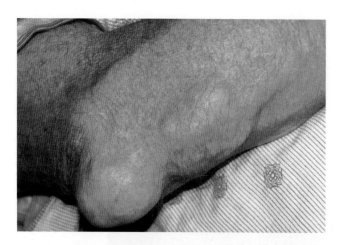

图101-3   鹰嘴滑囊和前臂伸侧的痛风石

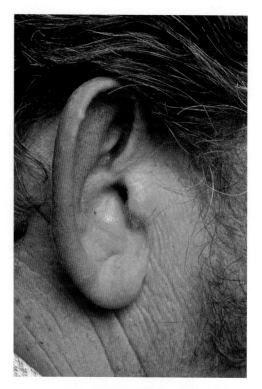

图101-5   耳轮的痛风石

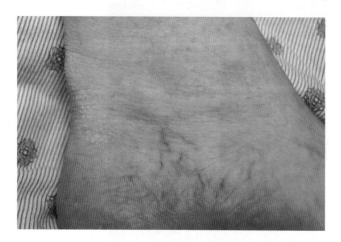

图101-4   跟腱梭形的痛风石

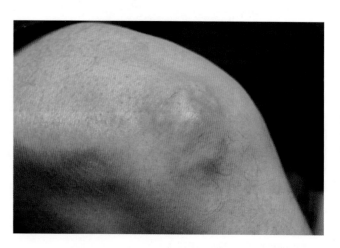

图101-6   痛风患者的右膝髌前囊中的痛风石,该患者同时有髌上囊大量积液

并建议在具有较大的 MSU 晶体负荷(痛风石)的患者中,血清尿酸降至更低的目标(低于 5 mg/dl)。血清尿酸盐监测可以确保 ULT 滴定至适当剂量。定期检测血清尿酸盐水平还可评估长期 ULT 治疗时患者的依从性。

C 反应蛋白通常在痛风发作期间升高,在严重痛风发作患者中可能超过 100 mg/L。在发作间期,C 反应蛋白通常在正常范围。全血细胞计数可能显示血小板和中性粒细胞计数升高。这些发现反映的是全身炎症的程度,而不是痛风的诊断。实验室生化检查也可能提示痛风患者存在相关的并发症,如慢性肾病、血脂异常和 2 型糖尿病。

对于别嘌呤醇过敏的高危人群,尤其是中国、泰国、非洲裔美国人和韩国血统的人群,应考虑检测 HLA-B*5801 分型[54]。HLA-B*5801 阳性者应考虑使用别嘌呤醇以外的其他降尿酸药物。

在临床实践中不常规进行肾尿酸排泄的评估,但对于年轻起病的痛风患者或考虑使用促尿酸排泄药物的患者可能有价值。低嘌呤饮食后 24 小时尿尿酸排泄量(uric acid excretion,UUE)的测量被认为是金标准,但较繁琐,而且在个体中的可重复性低。尿酸盐排泄分数(FEUA)可以通过点尿液检测估算,为尿酸盐清除率和肌酐清除率的比值 [(尿尿酸盐 × 血肌酐)÷(尿肌酐 × 血尿酸盐)]。如果 FEUA < 5.5%,则很可能是肾尿酸排泄不足[55]。

X 线片

在首次出现痛风的患者中，X 线片通常表现正常，仅有炎症关节的非特异性软组织肿胀。平片上的骨侵蚀表现为边界清晰的皮质断裂，有硬化边，边缘悬垂[11]；这些放射学特征通常存在于痛风石的患者中，这些患者的诊断已经明确（图 101-2D 和图 101-7）。关节间隙变窄是晚期痛风的特征。

超声

已描述了痛风的一些特异性超声特征，可以帮助诊断痛风。首先，这些特征反映了关节和关节周围结构内的 MSU 晶体沉积。风湿病结局测量（outcome measures in rheumatology，OMERACT）痛风超声工作组已经定义了痛风的基本超声病变[56]。双轨征是"关节透明软骨表面边缘的异常高回声带，不受声波角度影响，可以不规则或规则，也可以是连续的或间歇的，并且可以与软骨界面标志区分开来"（图 101-2E）；痛风石是"一个圆形的、不均质的、高回声和（或）低回声的聚集体（后方可能产生也可能不产生声影），可被一个小的无回声边缘包围"（图 101-2F）；聚集体是"不均质的高回声灶，即使在增益最小或声波角度改变时也能保持其高反射率，后方偶尔可能会产生声影"；侵蚀是"关节内和（或）关节外骨皮质的不连续（在 2 个垂直平面中可见）"。双轨征被认为代表覆盖关节软骨的 MSU 晶体。聚集体可能存在于关节内以及肌腱和韧带部位，而痛风石可以在关节内、关节周围和关节外部位观察到。评估者间的可重复性因超声病变而异，超声专家报告的评估者间的 Kappa 值骨侵蚀为 0.74，痛风石 0.69，双轨征 0.47，聚集体 0.21[57]。其他超声表现，包括滑膜炎、肌腱炎和关节积液也可出现在痛风患者中。

在痛风诊断中，超声可以指导关节穿刺抽液的部位，从而可以在显微镜下检测 MSU 晶体。在无法进行关节穿刺抽液的情况下，超声检查也可能有助于诊断。在多中心 SUGAR 研究中，对 824 名出现关节肿胀的患者进行了超声检查。与作为金标准的 MSU 晶体检测相比，这项研究显示超声扫描的双轨征和痛风石对痛风的诊断具有高特异性[58]。在早期疾病（定义为首次发作 2 年内）患者中，双轨征的特异性为 92.3%，但敏感性只有 50.9%。在早期疾病患者中超声观察到痛风石的特异性高（95.4%），但敏感性仅为 33.6%。这些发现表明，如果存在阳性超声特征，

可以为痛风提供有价值的支持证据，包括那些早期痛风患者。然而，许多早期痛风患者没有特征性的超声表现。

虽然在有症状的患者中更常见，但在没有痛风病史的无症状高尿酸血症患者中也存在 MSU 晶体沉积的一些超声特征（包括双轨征和痛风石）。在超过 1/4 的高尿酸血症患者中可以观察到这些超声表现[59]。这些表现对预后的影响尚不清楚。

双能计算机断层扫描

传统的 CT 可以很好地显示痛风石和骨侵蚀[60]。双能计算机断层扫描（dual energy computed tomography，DECT）是一种新的 CT 检查方法，用于识别 MSU 晶体和痛风诊断。DECT 可以通过分析材料同时暴露于两种不同能量射线后衰减的差异来确定不同组织的成分[61]。不同的颜色可以反映不同的化学成分，包括痛风患者的尿酸盐和钙盐（图 101-7 和图 101-8）[62]。DECT 尿酸盐沉积的评估者间 Kappa 值范围为 0.73 ～ 0.93。自动化软件允许在扫描部位快速测量尿酸盐晶体负荷。这种尿酸盐体积评估方法具有很好的重复性（评估者间的组内相关系数通常 ≥ 0.95）[63]。

DECT 研究的荟萃分析显示，以显微镜下检测到 MSU 晶体作为金标准，DECT 具有较高的敏感性（87%）和特异性（84%）[64]。然而，对诊断准确性的研究相对较少，尤其是起病极早期的患者。在这种情况下，DECT 的敏感性可能较低，估计可低至 50%[65]。DECT 在早期疾病中较低的敏感性可以通过病理来解释，即 DECT 可以识别"密集"的尿酸盐沉积（尿酸盐体积占 15% ～ 20%），但 DECT 可能无法检测到尿酸盐含量较低的沉积物[66]。尿酸盐沉积最常见于足和膝盖，用于诊断目的时 DECT 检查应优先扫描这些部位。伪影，尤其是指（趾）甲和脚跟皮肤中的伪影常见，扫描结果应该由对常见伪影有判断经验的医生来解读[67]。与超声波一样，约 1/4 无症状高尿酸血症且既往无痛风病史的患者可通过 DECT 观察到尿酸盐沉积[68]。这些变化与未来结局，包括发展为有症状的疾病的相关性尚不清楚。

DECT 还可用于评估严重疾病，包括痛风石、骨侵蚀和肌腱受累。在有痛风石的痛风患者中，与临床评估相比，可以检测到大得多的痛风石负荷[62]。重要的是，DECT 测量痛风石中的尿酸盐成分，而不是软组织成分，因此，具有相似物理尺寸的痛风石在

DECT 上可能具有不同的尿酸盐晶体体积[69]。作为 DECT 扫描的一部分，可以在常规 CT 图像上清晰地看到骨侵蚀，并且可以看到 MSU 晶体与痛风中的骨侵蚀有关（图 101-7）[47]。肌腱和韧带的 MSU 晶体沉积可能在临床上不明显，但容易通过 DECT 观察到[70]。尽管这种成像方法为许多痛风患者提供了有用的临床信息，但 DECT 并未广泛普及，而且成本和辐射暴露可能进一步限制其使用。

磁共振成像

在 MRI 上，可观察到痛风患者存在的骨侵蚀、痛风石和滑膜炎。痛风石在 T1w 图像上表现为中等信号强度的肿块，但在 T2w 图像上信号强度变异度大[71]。痛风石边界在 MRI 增强时强化程度变异度大。痛风的诊断通常不需要 MRI，但在评估痛风并发症方面，如肌腱断裂、脊柱受累或重叠感染，MRI

可能发挥有用的作用；MRI 骨髓水肿的存在强烈提示痛风患者并发骨髓炎[72]。痛风患者即使在疾病早期，MRI 滑膜炎也很常见，并且 ULT 可使 MRI 滑膜炎评分降低[73]。

诊断

对于具有痛风临床特征（急性炎性关节炎、慢性滑膜炎、结节）的患者，痛风诊断的金标准是显微镜下检测到 MSU 晶体。在无显微镜检测的情况下，痛风的诊断需要综合现有的临床和其他实验室信息。

痛风的鉴别诊断包括其他原因导致的急性单关节炎，其中最重要的是化脓性关节炎。其他重要的鉴别诊断包括骨折、其他急性晶体诱发疾病，如焦磷酸钙沉积（calcium pyrophosphate deposition，CPPD）引起的"假性痛风"、碱性磷酸钙关节炎或肌腱炎、反

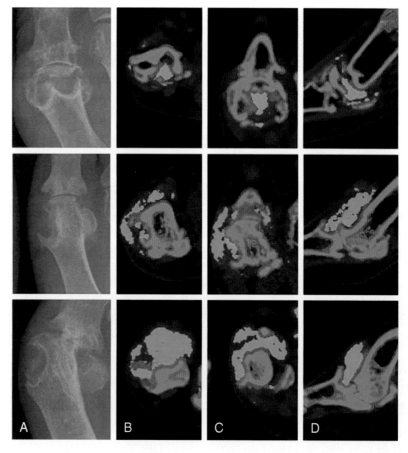

图 101-7　来自 3 名痛风患者的第一跖趾关节的 X 线片（A）和相应的轴平面（B）、冠状面（C）、矢状面（D）双能 CT（DECT）图像，显示单钠尿酸盐（MSU）晶体沉积与放射学结构损伤（骨侵蚀、关节间隙狭窄和新骨形成等特征）的密切关系。MSU 晶体在 DECT 图像中显示为绿色（Figure reproduced from Dalbeth N，Phipps-Green A，Frampton C，Neogi T，Taylor WJ，Merriman TR：Relationship between serum urate concentration and clinically evident incident gout：an individual participant data analysis. *Ann Rheum Dis* 77 [7]：1048-1052，2018.）

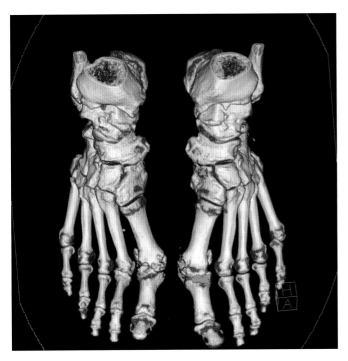

图 101-8　痛风石性痛风患者的三维双能 CT 扫描。注意特征部位（包括第一跖趾关节和中足）的尿酸盐沉积（颜色编码为绿色）。大脚趾指甲处的绿色信号是该部位常见的伪影

应性关节炎和银屑病关节炎（图 101-9）。骨关节炎也影响第一跖趾关节，但通常可根据关节炎症的程度和病程与痛风相区别。由于病程和受累关节的模式不同，在大多数情况下，痛风可以很容易地与类风湿关节炎区分开。痛风石需与其他原因导致的皮下结节相鉴别，包括类风湿结节、肿瘤性钙质沉着症、脂质沉积或骨赘（图 101-10）。

值得注意的是，痛风可以与其他关节炎共存。如

化脓性关节炎可能发生在痛风累及的关节；急性单关节炎患者的滑液中可同时检测到 CPP 和 MSU 晶体；银屑病患者除了患有银屑病关节炎外，还可能合并高尿酸血症和痛风；骨关节炎已累及的关节更易出现痛风发作和痛风石。对于痛风治疗没有达到预期效果的患者，应考虑其他诊断或共存其他关节炎。

仔细的临床评估和实验室检验，如血清尿酸盐检测，特别是受累及滑液或组织的显微镜检测，在区分痛风和其他风湿病方面起着关键作用。一项在初级保健机构中制定的诊断决策规则已经发布，以帮助诊断单关节炎患者；该规则也已在急诊科和二级保健机构中得到验证（表 101-5）[6]。

痛风的管理

痛风管理指南

已有多个风湿病学会发布了痛风管理指南，包括 ACR 和 EULAR[8-10]。这些指南涵盖了痛风治疗的关键点，包括痛风发作的治疗、ULT、开始 ULT 时抗炎药物的使用以预防痛风发作、非药物治疗及并发症治疗。表 101-6 和表 101-7 总结了 ACR 和 EULAR 指南的主要建议。

痛风发作的治疗

痛风发作的管理原则

确诊痛风患者都应制定未来出现痛风发作的处

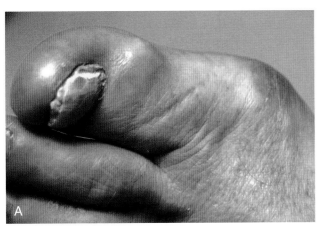
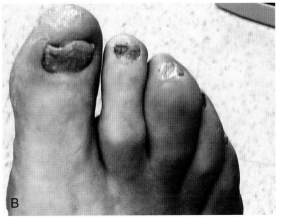

图 101-9　A．累及第一足趾的跖趾关节和趾间关节的痛风石；B．第三足趾的痛风石和广泛的甲真菌病很容易被误认为银屑病关节炎的"腊肠趾"

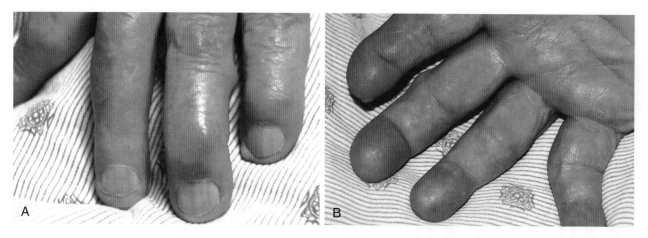

图 101-10　A. 痛风石性痛风患者的手指背视图，第三远端指间关节受累的外观类似于某些临床情况下的炎症性骨关节炎或银屑病关节炎；B. 同一只手的掌视图，显示了指腹单钠尿酸盐晶体沉积和痛风石

表 101-5　2010 年痛风诊断决策规则 [6-7]	
条目	分数
男性	2
患者报告既往有关节炎发作	2
在一天内起病	0.5
关节潮红	1
累及第一跖趾关节	2.5
高血压或者 ≥ 1 种心血管疾病 [a]	1.5
血清尿酸盐 ＞ 5.88 mg/dl（0.35 mmol/L）	3.5

将所有检查项目的分数相加，根据总分分为三类。每个类别均指诊断的可能性，并为用户（医生）提供实用建议。得分 ≤ 4：痛风可能性非常低（考虑其他关节炎诊断）。得分 ＞ 4 分以及 ＜ 8 分：痛风诊断不确定（考虑关节滑液分析）。得分 ≥ 8 分：痛风可能性非常高（诊断为痛风，开始痛风治疗）。可免费获得基于网络和 APP 版本的痛风诊断决策规则 [搜索词为痛风诊断计算器（gout dianosis calculator）]

[a] 心绞痛、心肌梗死、心力衰竭、脑血管意外、短暂性脑缺血发作或周围血管疾病

From Janssens H, Fransen J, Janssen M, et al: Performance of the 2015 ACR-EULAR classification criteria for gout in a primary care population presenting with monoarthritis. Rheumatology (Oxford) 56 (8): 1335-1341, 2017. Adapted from Janssens HJ, Fransen J, van de Lisdonk EH, et al: A diagnostic rule for acute gouty arthritis in primary care without joint fluid analysis. *Arch Intern Med* 170 (13): 1120-1126, 2010.

理方案，尽快使用抗炎药物治疗。休息、抬高患肢、水化和冰敷发生急性炎症的关节有助于缓解疼痛 [74]。用于痛风发作治疗的三种主要药物分别是糖皮质激素、NSAIDs 和秋水仙碱。对于单关节受累，关节腔内注射糖皮质激素治疗有效。对于严重的痛风发作，尤其是多关节受累，可能需要联合使用抗炎药物。2014 年，Cochrane 系统回顾了治疗痛风发作的 26 项临床试验，其中 5 项关于糖皮质激素，21 项关于 NSAIDs，2 项关于秋水仙碱，1 项关于卡那奴单抗 [75]。未发现评估对乙酰氨基酚或关节腔内注射糖皮质激素的随机对照临床试验（randomized controlled trials，RCT）。有中等质量的证据表明，全身应用糖皮质激素与 NSAIDs 疗效相同，但更安全。未发现某一种 NSAID 优于另一种。患者的个体化治疗方案通常取决于多种医学因素，包括肾脏病、糖尿病、消化性溃疡以及合并用药，如强效 P- 糖蛋白和（或）CYP3A4 抑制剂和抗凝药。

临床实践中选择治疗痛风发作的药物时，一个关键的考虑因素是患者偏好和既往应用抗炎药物的疗效。抗炎治疗的疗程应个体化，持续至痛风发作完全缓解。抗 IL-1 制剂，如卡那奴单抗或阿那白滞素也有效，尤其适用于其他抗炎药物有禁忌或不耐受的患者。已经开始 ULT 治疗的患者在痛风发作时不应停用降尿酸药物。

糖皮质激素及相关药物

糖皮质激素对于许多患者，尤其是多种并发症的患者可能是最合适的选择。最近的一项大规模多中心 RCT 证实了前期小规模试验的结果，表明急诊科就诊的痛风发作者口服泼尼松与 NSAIDs 疗效相同 [76]。该项研究中，口服泼尼松（每天 30 mg，连续 5 天）和吲哚美辛（50 mg，每天 3 次，连续 2 天，

表 101-6 美国风湿病学会和欧洲抗风湿病联盟痛风抗炎治疗指南

	2012 年美国风湿病学会指南 [8]	2016 年欧洲抗风湿病联盟指南 [9]
痛风急性发作的抗炎治疗		
轻到中度发作	口服 NSAIDs、全身性糖皮质激素或口服秋水仙碱单药治疗；如果效果不佳增加第二个合适的药物	秋水仙碱和（或）NSAIDs、口服糖皮质激素或关节穿刺抽液并注射糖皮质激素
严重发作	联合治疗；可接受的组合：①秋水仙碱和 NSAIDs；②口服糖皮质激素和秋水仙碱；③关节腔内糖皮质激素与所有其他方式	考虑联合治疗，如秋水仙碱和 NSAIDs 或秋水仙碱和糖皮质激素
难治性发作或者存在一线治疗药物禁忌	IL-1 抑制剂治疗的地位不肯定，因为阿那白滞素缺乏随机研究，卡那奴单抗的风险获益比不详且未获得 FDA 批准上市	筛查隐匿性感染后考虑使用 IL-1 抑制剂（阿那白滞素和卡那奴单抗）
开始降尿酸治疗时的抗炎预防		
疗程	选择以下最长的疗程：6 个月，无痛风石患者血清尿酸盐达标达 3 个月，痛风石完全溶解后血清尿酸盐达标达 6 个月	6 个月
一线药物	秋水仙碱（0.5 mg/0.6 mg，每天 1 ~ 2 次）或者低剂量 NSAIDs；如果对以上药物不耐受或者无效，低剂量泼尼松 / 泼尼松龙（≤每天 10 mg）	秋水仙碱每天 0.5 ~ 1 mg，如果不耐受或者禁忌，考虑低剂量 NSAIDs

FDA，美国食品与药品管理局；NSAIDs，非甾体抗炎药

Adapted from Narang RK, Dalbeth N：Management of complex gout in clinical practice：Update on therapeutic approaches. *Best Pract Res Clin Rheumatol* 32（6）：813-834，2018.

然后 25 mg，每天 3 次，连续 3 天）对疼痛的改善作用相同，两组患者关节红肿和压痛、加用对乙酰氨基酚的比例及平均患者疼痛改善满意度无差异。尽管两组均未出现严重不良事件，但吲哚美辛组患者出现更多的轻度不良事件，包括在急诊科治疗后 2 小时内（包括头晕、嗜睡和恶心）和出院后 2 周内（包括恶心和呕吐）。上述结果为口服糖皮质激素治疗痛风发作提供了进一步的证据。

促肾上腺皮质激素（Adrenocorticotropic hormone，ACTH）通过激活促黑（细胞激）素 -3 在痛风中发挥抗炎作用。对于存在多种并发症，使用 NSAIDs、秋水仙碱和糖皮质激素有禁忌的住院患者，单次应用 ACTH 可能有效 [77]。然而，能否获得 ACTH 及其治疗成本可能阻碍该药在临床实践中的应用。

有关糖皮质激素药理的详细讨论，请参阅第 63 章。

非甾体抗炎药

非甾体抗炎药（NSAIDs），包括非选择性和选择性环氧合酶 -2（cyclo-oxygenase-2，COX-2）抑制剂，已被证实可有效治疗痛风发作。没有明确的证据表明任何特定的 NSAID 治疗痛风发作的疗效优于另一种。选择性 COX-2 抑制剂与传统 NSAIDs 疗效相同，但不良反应较少，尤其是胃肠道不良反应 [78]。通常 NSAIDs 应在痛风发作后尽早足量使用，且疗程应尽可能短。许多痛风患者都是老年人，或伴有肾病和（或）心血管疾病，这些并发症可能限制 NSAIDs 在痛风发作治疗中的应用。

有关非甾体抗炎药药理的详细讨论，请参阅第 62 章。

秋水仙碱

秋水仙碱调节与 MSU 晶体诱导炎症相关的多条途径，通过抑制微管组装阻断 NLRP3 炎性小体的激活，抑制炎症细胞的趋化、白三烯和细胞因子的产生及其吞噬功能 [79]。秋水仙碱的治疗窗窄，过量使用时死亡率高。它主要通过肠 - 肝再循环和胆汁排泄消除，10% ~ 20% 通过肾消除。因此，合并肝和（或）肾功能不全的患者需要减少剂量。秋水仙碱由细胞色素 P450 3A4（CYP3A4）代谢，并通过 P- 糖蛋白（P-glycoprotein，P-gp）转运系统排出。强效 CYP3A4 抑制剂包括蛋白酶抑制剂、咪唑类抗生素和克拉霉素；中效抑制剂包括辛伐他汀和红霉素。P-gp 的抑制剂包括环孢素、他克莫司、酮康唑和蛋白酶抑

表 101-7 美国风湿病学会和欧洲抗风湿病联盟痛风长期管理指南		
	2012 年美国风湿病学会指南 [8]	**2016 年欧洲抗风湿病联盟指南** [9]
降尿酸治疗——药物治疗		
适应证	频繁发作（≥ 2 次 / 年） 痛风石 2 期或更严重的慢性肾病 既往尿路结石	频繁发作（≥ 2 次 / 年） 痛风石 尿酸盐性关节病 肾结石
开始降尿酸治疗的启动时机	在有效抗炎治疗和预防发作的前提下可以在急性发作期进行	由于证据不足未给出建议
一线药物	别嘌呤醇或者非布司他，如果对黄嘌呤氧化酶抑制剂不耐受或者禁忌，丙磺舒可考虑作为一线药物	别嘌呤醇
二线药物	加用促尿酸排泄药物（丙磺舒、氯沙坦、非诺贝特）	转为非布司他或促尿酸排泄药物（苯溴马隆或丙磺舒），或别嘌呤醇与一种促尿酸排泄药物联合
血清尿酸盐目标	对于所有患者 < 0.36 mmol/L 为了足以改善症状和体征（包括痛风石），可能需要 < 0.30 mmol/L	终身维持 < 0.36 mmol/L 以下情况推荐 < 0.3 mmol/L：痛风石，慢性关节病，在晶体完全溶解和痛风缓解前反复发作
在别嘌呤醇治疗前筛查 HLA-B*5801	3 期或更严重的慢性肾病的韩国人，任何肾功能状态下的汉族人或泰国人	未对系统筛查作出推荐，原因为欧洲人阳性率低，筛查由医生自由裁量
对别嘌呤醇的特殊推荐	起始剂量每天 100 mg（4 期或更严重的慢性肾病 50 mg）；每 2 ～ 5 周逐渐滴定剂量至合适的最大剂量以使血清尿酸盐达到选定的目标值；剂量可超过每天 300 mg，即使是在肾功能不全的患者（必须提供恰当的患者教育并检测药物毒性）	起始剂量每天 100 mg；每 2 ～ 4 周增加 100 mg 以使血清尿酸盐达标；肾功能不全患者的最大剂量需根据肌酐清除率调整
对促尿酸排泄药物的特殊推荐	肌酐清除率 < 50 ml/min 者避免使用丙磺舒；尿路结石病史者禁忌使用促尿酸排泄药物作为一线药物；治疗开始前检测尿尿酸——尿尿酸升高者禁忌使用促尿酸排泄药物降尿酸；使用时监测尿尿酸；监测尿液 pH 并考虑碱化尿液，以及增加水分摄入，以管理尿路结石风险	如 eGFR < 30 ml/min 避免使用苯溴马隆；对尿尿酸的检测未作出推荐；对尿液碱化未作出推荐
聚乙二醇重组尿酸氧化酶	严重的痛风且对口服降尿酸药物无效或者不耐受者可以考虑使用	经晶体检测证实，严重衰弱的慢性痛风石性痛风和生活质量差的患者如经最大剂量使用其他可用药物（包括联合）血清尿酸盐仍无法达标可以考虑使用
非药物治疗		
饮食与生活方式	限制食用富含嘌呤的肉类、海鲜和高果糖浆，鼓励食用低脂或脱脂乳制品；建议减少饮酒，在关节炎活动期间避免过度饮酒和节欲	如有适应证鼓励减肥，规律锻炼，避免酒精和含糖饮料、过量进食以及过量摄入肉类和海鲜；鼓励低脂乳制品
并发症评估		
并发症评估	考虑高尿酸血症的病因并筛查相关的并发症（肥胖、代谢综合征、2 型糖尿病、高血压、高脂血症、肾病和尿路结石）	筛查相关并发症和心血管危险因素（肾功能不全、冠心病、心力衰竭、卒中、外周动脉疾病、肥胖、高脂血症、高血压、糖尿病和吸烟）

FDA，美国食品与药品管理局；eGFR，肾小球滤过率

Adapted from Narang RK，Dalbeth N：Management of complex gout in clinical practice：update on therapeutic approaches. Best Pract Res Clin Rheumatol 32（6）：813-834, 2018.

制剂。秋水仙碱与 CYP3A4 或 P-gp 抑制剂联合应用可导致秋水仙碱蓄积和产生毒性。对于合并肾或肝功能不全的患者，禁止同时使用秋水仙碱和强 CYP3A4 抑制剂或 P-gp 抑制剂。对于肝肾功能正常的患者，当需要同时使用强效的 CYP3A4 抑制剂或 P-gp 抑制剂时，建议减少秋水仙碱的剂量[80]。

与安慰剂相比，秋水仙碱可减轻痛风发作时的疼痛和关节炎症。近十年以前，大剂量秋水仙碱用于治疗痛风发作，并常出现胃肠道毒性[81]。在评估秋水仙碱治疗痛风急性发作（Acute Gout Flare Receiving Colchicine Evaluation，AGREE）临床试验发表后，秋水仙碱的用法发生了实质性的变化。该试验中，痛风发作的患者被随机分为 3 组，分别服用低剂量秋水仙碱（1.2 mg 起始，1 小时后服 0.6 mg）、高剂量秋水仙碱（1.2 mg 起始，然后每小时 0.6 mg，持续 6 小时）或安慰剂[82]。高剂量和低剂量秋水仙碱组疼痛评分改善程度相似并均优于安慰剂组。然而，低剂量组比高剂量组有更好的耐受性，其不良事件发生率与安慰剂组相似。

胃肠道副作用，尤其是腹泻是秋水仙碱最常见的副作用，通常呈剂量依赖性[82]。骨髓抑制和神经肌肉毒性是严重但不常见的副作用。目前 FDA 建议痛风发作时予秋水仙碱 1.2 mg，1 小时后再予 0.6 mg 治疗。合并肝或肾病、老年人或服用 CYP3A4 或 P-gp 抑制剂的患者可能需要进一步减少秋水仙碱的剂量。

抗 IL-1 生物制剂

由于认识到 IL-1β 在痛风发作启动中起关键作用，已经开展了抗 IL-1 药物治疗痛风发作的试验。Rilonacept 是一种与 IL-1α 和 IL-1β 结合的全人源重组可溶性诱饵受体蛋白，其减轻痛风发作引起的疼痛的作用不如吲哚美辛[83]。一项比较重组 IL-1 受体拮抗剂阿那白滞素和常规痛风发作治疗药物（萘普生、秋水仙碱或泼尼松）疗效的小规模临床试验结果显示，不同治疗组之间疗效无明显差异，表明阿那白滞素也是治疗痛风发作的有效选择[84]。卡那奴单抗是一种全人源重组 IL-1β 单克隆抗体，已在 NSAIDs 和（或）秋水仙碱无效或不耐受的痛风发作患者中开展临床试验验证其疗效[85]。在这些临床试验中，与肌内注射 40 mg 曲安奈德相比，单次皮下注射 150 mg 的卡那奴单抗可更快、更显著地减轻痛风发作患者

的疼痛和关节炎症。包括感染在内的不良事件在卡那奴单抗组中更为常见。在 3 期 RCT 和延伸研究中，使用卡那奴单抗和曲安奈德的感染发生率分别为 20.4% 和 12.2%，严重感染发生率分别为 1.8% 和 0%。尽管卡那奴单抗被欧洲药品管理局（European Medicines Authority，EMA）批准在其他抗炎治疗无效或存在禁忌的情况下用于治疗痛风发作，FDA 并未批准 IL-1 抑制剂用于痛风治疗。卡那奴单抗的治疗成本远远大于治疗痛风发作的其他抗炎药物（https：//www.nice.org.uk/advice/esnm23）。有关抗细胞因子疗法的药理学的详细讨论，请参阅第 66 章。

降尿酸治疗

降尿酸治疗在痛风管理中的原则

世界上大多数国家并不推荐对高尿酸血症但没有痛风的患者进行 ULT。2012 年 ACR 指南建议对于合并痛风石、痛风发作频繁（≥ 2 次 / 年）、合并慢性肾病或肾结石的痛风患者开始药物 ULT[10]。2016 年 EULAR 更新指南建议"每一位首次出现症状的确诊痛风患者均应考虑 ULT 并与患者讨论"。而对于年轻起病（< 40 岁）、血清尿酸盐水平极高（> 8 mg/dl，0.48 mmol/L），或合并重要并发症如心力衰竭、冠心病或肾病的痛风患者，应考虑早期开始降尿酸治疗[9]。一项针对早期痛风患者（血清尿酸盐 ≥ 7 mg/dl，既往只有 1 ~ 2 次痛风发作）的安慰剂对照临床试验结果显示，使用非布司他降尿酸治疗的患者 2 年内出现痛风发作的比例显著降低[73]。然而，在 2 年随访期中仅不到一半（41%）的安慰剂组患者出现痛风发作。这些结果可用于与新诊断痛风患者讨论和共同决策是否长期 ULT 治疗。

所有风湿病学会的指南都建议通过滴定降尿酸药物剂量实现血清尿酸盐达标。ACR 和 EULAR 均推荐所有患者的血清尿酸盐目标值为低于 6 mg/dl（0.36 mmol/L），对于 MSU 晶体负荷较高的患者，如伴有痛风石的患者，建议血清尿酸盐目标值低于 5 mg/dl（0.30 mmol/L）。ULT 的长期目标是实现 MSU 晶体溶解，从而预防痛风发作、防止残疾和痛风引起关节损伤。实验室和影像学检查结果表明，血清尿酸盐降低到这些目标以下可溶解 MSU 晶体[86-87]，部分临床试验也证实了长期使用降尿酸药物使血清尿

酸盐水平达标在预防痛风发作的获益[73,88-89]。痛风石溶解速度与血清尿酸盐浓度之间存在线性关系，因此推荐痛风石的患者降低血清尿酸盐的目标[90]。对于 MSU 晶体已完全溶解且长时间无症状的痛风患者，可考虑减少 ULT 药物用量或停药。在一项前瞻性研究中，无痛风石患者持续接受 ULT 满 5 年后停用，伴痛风石的患者则在最后一个痛风石消失 5 年后停用。该研究平均随访 33 个月，血清尿酸盐平均值 < 7 mg/dl 的患者无痛风发作；而在停药后血清尿酸盐平均值高于该水平的患者出现了反复痛风发作[91]。

考虑到开始降尿酸治疗可能导致痛风发作症状加重或病程延长，传统观点建议在痛风发作完全缓解后（通常在痛风发作缓解 2 周后）再启动降尿酸治疗。两项小规模临床试验结果显示，在痛风发作时使用别嘌呤醇并未延长发作持续时间或增加疼痛评分[92,93]。2012 年，ACR 指南推荐在有效预防性抗炎的前提下，可在痛风发作期间启动降尿酸治疗。EULAR 工作组并未就这一问题提供指导。

降尿酸药物主要有三类。第一类，黄嘌呤氧化酶抑制剂，如别嘌呤醇或非布司他，可抑制尿酸生成。第二类，促尿酸排泄药（如丙磺舒、苯溴马隆和雷西纳德）通过抑制近端肾小管的尿酸重吸收，从而增加肾对尿酸的排泄。丙磺舒和苯溴马隆可单药使用或与黄嘌呤氧化酶抑制剂联合使用，而雷西纳德不能在没有黄嘌呤氧化酶抑制剂的基础上单药使用。第三类，静脉注射重组尿酸氧化酶（如聚乙二醇重组尿酸氧化酶），可将尿酸转化为可溶性的代谢物尿囊素，用于最高剂量口服降尿酸药物治疗无效的严重痛风患者。聚乙二醇重组尿酸氧化酶不应与其他降尿酸药物联合使用，因为联合用药对监测是否出现血清尿酸盐升高有影响。血清尿酸盐升高是抗药抗体形成的标志，并能预测出现输液反应的风险[94]。

所有开始 ULT 的患者应考虑其并发症和伴随用药。应关注黄嘌呤氧化酶抑制剂（如别嘌呤醇或非布司他）与硫唑嘌呤或 6- 巯基嘌呤联合应用出现严重骨髓抑制的风险。合并肾结石、严重肾病和尿酸过度生成的患者应避免使用促尿酸排泄药。合并心血管病的患者应慎重考虑非布司他是否合适。由于有溶血和高铁血红蛋白血症的风险，葡萄糖 -6- 磷酸脱氢酶缺乏的患者应避免使用聚乙二醇重组尿酸氧化酶。不同降尿酸药物的要点如表 101-8 所示。有关降尿酸药物使用的详细讨论，请参阅第 69 章。

别嘌呤醇

黄嘌呤氧化酶抑制剂，尤其是别嘌呤醇，是应用最广泛的降尿酸药物。别嘌呤醇被 EULAR 工作组推荐作为一线治疗药物。2018 年发表的一项关于痛风合并心血管疾病患者使用非布司他和别嘌呤醇的心血管安全性（Cardiovascular Safety of Febuxostat and Allopurinol in Patients with Gout and Cardiovascular Morbidities，CARES）临床试验比较了别嘌呤醇（最大剂量 600 mg/d，目标血清尿酸盐 < 6 mg/dl）和非布司他（最大剂量 80 mg/d，目标血清尿酸盐 < 6 mg/dl）的心血管安全性。结果显示主要终点指标复合心血管事件两组发生率无差异，但非布司他治疗组全因死亡和心血管死亡率更高[95]。别嘌呤醇组和非布司他组在降尿酸药物剂量稳定后达到血清尿酸盐 < 6 mg/dl 的比例差异很小，痛风发作次数的改善无差异。根据上述结果，别嘌呤醇（适当的剂量递增）应该是大多数痛风患者开始降尿酸治疗的首选药物。

别嘌呤醇通常耐受性良好，滴定至适当的剂量能有效降低血清尿酸盐至目标水平。然而，也可能出现不良事件，有 2% 的患者服用别嘌呤醇会出现轻微的皮疹。别嘌呤醇超敏综合征（allopurinol hypersensitivity syndrome，AHS）罕见（< 1/1000 患者）但可威胁生命，表现为皮疹（包括 Stevens-Johnson 综合征或中毒性表皮坏死松解症）、嗜酸性粒细胞增多、发热、肝炎和急性肾损伤。HLA-B*5801 是别嘌呤醇过敏的主要危险因素[54]。建议在高危人群（中国人、韩国人、非裔美国人和泰国人）中筛查 HLA-B*5801，在 HLA-B*5801 阳性患者中使用替代降尿酸药物可以防止上述不良反应[96]。其他 AHS 的危险因素包括新近开始使用别嘌呤醇（8 周内）、肾疾病和使用利尿剂。不能选用其他种类降尿酸药物的患者，仅出现轻微皮肤反应的可尝试进行别嘌呤醇脱敏治疗，但不能对出现 AHS 的患者进行脱敏治疗[97]。

部分研究发现，高剂量的别嘌呤醇与 AHS 发生有关，尤其是合并肾疾病的患者。这些观察结果导致研究人员制定指南并强调应根据慢性肾病患者的肌酐清除率来调整别嘌呤醇剂量[98]。该建议的广泛应用导致了大部分使用别嘌呤醇的患者血清尿酸盐控制欠佳[99]。随后的研究表明，别嘌呤醇起始剂量与发生 AHS 正相关，合并肾脏病的患者应减少别嘌呤醇的起始剂量[100]。如低剂量别嘌呤醇能耐受，其剂量

表 101-8　降尿酸药物的处方与监测

	别嘌呤醇	非布司他	丙磺舒	苯溴马隆	聚乙二醇重组尿酸氧化酶
作用机制	黄嘌呤氧化酶抑制剂——阻止尿酸盐生成	黄嘌呤氧化酶抑制剂——阻止尿酸盐生成	增加肾尿酸盐排泄	增加肾尿酸盐排泄	重组尿酸氧化酶——将尿酸盐分解为可溶的尿囊素
代谢与排泄	被醛氧化酶代谢为氧嘌醇，主要由肾排泄	肝；通过尿苷二磷酸葡萄糖醛酸转移酶（UGT）酶结合并通过 CYP1A2、CYP2C8、CYP2C9 氧化为活性代谢物通过肝代谢和肾消除	烷基侧链氧化和葡萄糖醛酸结合物经肾排泄	在肝经 CYP2C9 和 CYP1A2 代谢主要经胆汁和粪便排泄，6% 经肾排泄	肾排泄
禁忌证	对别嘌呤醇过敏	心力衰竭和缺血性心脏病者慎用	恶病质尿酸性肾结石	肝病卟啉病饮酒过量和有肾结石病史的患者慎用	G-6PD 缺乏症——溶血和高铁血红蛋白血症的风险尿酸盐反应消失则禁止再次输液治疗
临床上重要的药物相互作用	硫唑嘌呤 /6- 巯基嘌呤——增加 6- 巯基嘌呤的浓度导致骨髓抑制华法林——增加抗凝作用利尿剂——可能增加 AHS 的风险	硫唑嘌呤 /6- 巯基嘌呤——增加 6- 巯基嘌呤浓度导致骨髓抑制	阿司匹林甲氨蝶呤——可能会增加甲氨蝶呤的毒性	华法林——增加抗凝作用磺脲类——检查血糖苯妥英氟康唑、利福平——避免联合	其他降尿酸治疗——可能会掩盖对聚乙二醇重组尿酸氧化酶缺乏反应，从而增加输液反应的风险其他聚乙二醇化药物
剂量	每天 50 ～ 900 mg（FDA 批准的最大剂量为 800 mg），应滴定至血清尿酸盐达标起始剂量基于 eGFR：eGFR < 30 ml/(min·1.73 m²) 者 1.5 mg/ml eGFR；30 ～ 60 ml/(min·1.73 m²) 者每天 50 mg；> 60 ml/(min·1.73m²) 者每天 100 mg逐渐增加剂量至血清尿酸盐达标，eGFR > 60 ml/(min·1.73 m²) 者日剂量每月增加 100 mg，而 < 60 ml/(min·1.73 m²) 者日剂量每月增加 50 mg	每天 40 ～ 120 mg（FDA 批准的最大剂量为 80 mg），应滴定至血清尿酸盐达标	500 ～ 1000 mg，每天 2 次	每天 50 ～ 200 mg	每 2 周 8 mg 静脉注射
重要副作用	起始治疗阶段痛风发作皮疹别嘌呤醇超敏综合征	起始治疗阶段痛风发作肝功能异常	起始治疗阶段痛风发作肾尿酸盐结石	起始治疗阶段痛风发作肝毒性肾尿酸盐结石	起始治疗阶段痛风发作输液反应免疫原性

续表

表 101-8 降尿酸药物的处方与监测	别嘌呤醇	非布司他	丙磺舒	苯溴马隆	聚乙二醇重组尿酸氧化酶
监测	血清尿酸盐 肝肾功能	血清尿酸盐 肝肾功能	血清尿酸盐 肾功能	血清尿酸盐 肝功能	血清尿酸盐：血清尿酸盐反应丧失先于输液反应
注意事项	在监测肾肝功能和皮疹宣教的情况下，可以将剂量递增至高于基于肾功能的剂量和高于每天300 mg以使血清尿酸盐达标	既往有别嘌呤醇超敏反应的患者可以尝试非布司他，很少出现超敏反应	建议摄入大量液体并考虑碱化尿液以降低肾结石的风险	建议摄入大量液体并考虑碱化尿液以降低肾结石的风险	不应与其他降尿酸药物联用
起始治疗时抗炎预防	是	是	是	是	是

From Dalbeth N，Merriman TR，Stamp LK：Gout. Lancet 388（10055）：2039-2052，2016.

可安全地增加直到实现血清尿酸盐达标。该用法在大部分患者中可有效实现血清尿酸盐达标且耐受性良好[101]。对于 eGFR ≥ 60 ml/（min·1.73m²）的患者，常规用法是每天100mg，每月增加100 mg，直到血清尿酸盐达标。而对于 eGFR < 60 ml/（min·1.73m²）的患者，别嘌呤醇起始剂量为每天50 mg，每月可增加50 mg，直到血清尿酸盐达标[101]。应告知所有开始使用别嘌呤醇的患者过敏风险并在出现皮疹时停用别嘌呤醇。

非布司他

对于不耐受别嘌呤醇或其剂量增加后血清尿酸盐仍不能达标的患者，可改用非布司他单药治疗。非布司他可强效和特异地抑制黄嘌呤氧化酶，是一种有效的降尿酸药物[102]。长期服用非布司他还可预防痛风发作和痛风石形成[103]。最早的3期临床试验结果显示，起始使用高剂量非布司他后短时间内痛风发作的频率升高[104]。可通过改为起始低剂量非布司他，逐渐滴定剂量来预防痛风发作[105]。非布司他最常见的副作用包括腹泻、恶心及肝功能检查异常。对于别嘌呤醇过敏的患者，非布司他通常能耐受，尽管偶有患者使用非布司他后出现皮疹或过敏[106]。2018年 CARES 临床试验报道了非布司他治疗组患者全因死亡和心血管死亡的风险比别嘌呤醇治疗组更高[95]。目前，尚不明确是别嘌呤醇具有生存获益还是非布司他有害。尚未明确非布司他与死亡率相关的机制，因

为在 CARES 研究中非布司他没有增加心血管事件，而且研究中的大多数死亡病例发生在停用研究药物后。

促尿酸排泄药

如果不能耐受别嘌呤醇增加剂量或血清尿酸盐不能达标，有多种促尿酸排泄药可选。如果能耐受较低剂量的别嘌呤醇，可维持该剂量的同时加用促尿酸排泄药，如丙磺舒、雷西纳德或苯溴马隆（如有）。丙磺舒和苯溴马隆也可单药使用[107-108]。雷西纳德是一种选择性尿酸再摄取抑制剂，通过强效抑制 URAT1 发挥作用，必须与黄嘌呤氧化酶抑制剂（如别嘌呤醇或非布司他）联合使用[109-110]。由于其导致急性肾损害的风险较高，不应单药使用[111]。雷西纳德与别嘌呤醇制成固定剂量的复方制剂可保证雷西纳德与黄嘌呤氧化酶抑制剂同时服用。应建议所有使用促尿酸排泄药的患者保持大量液体摄入并避免脱水。除了监测血清尿酸盐外，还需监测使用促尿酸排泄药患者的肾功能，尤其是雷西纳德。由于存在肝毒性的风险，使用苯溴马隆治疗的患者需密切监测肝功能。

聚乙二醇重组尿酸氧化酶

对于病情严重［晶体负荷重、痛风频繁发作、广泛痛风石和（或）关节损伤］且无法通过口服药物治疗达到血清尿酸盐目标水平的患者，每2周静脉注射一次聚乙二醇重组尿酸氧化酶可显著减少 MSU 晶体

负荷、痛风发作的频率以及痛风石负荷，并可改善患者的健康相关生活质量[88]。聚乙二醇重组尿酸氧化酶可发生输液反应，主要发生于产生抗聚乙二醇重组尿酸氧化酶抗体的患者，约 40% 患者的体内可检测到这种抗体，且这种抗体的产生与降尿酸效果的丧失有关[94]。每次输注聚乙二醇重组尿酸氧化酶前应监测血清尿酸盐，如果血清尿酸盐水平 > 6 mg/dl（尤其是连续两次检测超过 6 mg/dl），则停止使用。目前正在研究可减少聚乙二醇重组尿酸氧化酶抗药抗体产生的免疫抑制治疗方法。

新型降尿酸药物

除了上文讨论的已获批准的药物外，还有许多新型降尿酸药物正在研发中，其中包括通过抑制 URAT1 促进尿酸排泄的过氧化物酶体增殖物激活受体 γ（peroxisome proliferator-activated receptor，PPAR-γ）配体的 arhalofenate。Arhalofenate 还可通过影响巨噬细胞中 AMPK 信号通路的激活及其下游信号通路的传导发挥一定的抗炎作用[112,113]。Verinurad 是 URAT1 的强效抑制剂，当与黄嘌呤氧化酶抑制剂（如非布司他）联合使用时，可以以剂量依赖性方式降低血清尿酸盐水平，同时还可将尿酸排泄量维持在基线水平[114]。

开始降尿酸治疗时的抗炎预防

抗炎预防是指使用低剂量抗炎药物来预防痛风发作。对于频繁发作和开始 ULT 时的痛风患者尤为重要。在没有抗炎预防措施的情况下，多达一半的患者在开始 ULT 后会出现急性发作。通常建议在开始 ULT 后进行至少 6 个月的抗炎预防治疗，如有痛风石，则预防抗炎治疗应持续更长时间。值得注意的是，起始即予以高剂量 ULT 会导致血清尿酸盐迅速降低，痛风发作的可能性更大。FORTUNE-1 研究表明，逐渐增加 ULT 剂量，而非起始足量剂量，可以显著降低痛风发作的频率[105]。

近几十年，秋水仙碱一直被广泛用作抗炎预防治疗药物[115]。一项别嘌呤醇逐渐加量的临床试验中发现，与接受安慰剂治疗的患者相比，使用秋水仙碱 0.6 mg 每天 2 次的患者 6 个月内痛风发作明显减少（0.52 次 vs. 2.91 次），但腹泻次数明显增多（38% vs. 5%）[116]。FORTUNE-1 临床试验还证实初始口服非布司他每天 40 mg 时秋水仙碱每天 0.5 mg 预防痛风急性发作的效果；在这项研究中，18.9% 接受秋水仙碱预防性治疗的患者及 36.0% 未接受秋水仙碱治疗的患者出现痛风发作，且两组间不良事件的发生率无显著差异[105]。如果用于抗炎预防治疗，在服用中至强效 CYP3A4 和 P-gp 抑制剂以及肾功能不全的患者中秋水仙碱应减量[80]。此外，接受长期秋水仙碱抗炎预防的肾疾病患者建议每 6 个月检查一次全血细胞计数和肌酸激酶[117]。

尽管没有 RCTs 证实低剂量 NSAIDs 的使用效果，在临床实践中也使用低剂量 NSAIDs 进行抗炎预防。肾疾病、高血压和心血管疾病等并发症可能会影响这些药物的使用。在许多非布司他的 III 期临床试验中，萘普生 250 mg 每天 2 次用于替代秋水仙碱每天 0.6 mg。对这些临床试验的事后分析表明，预防治疗 8 周结束后，急性发作的比例急剧增加（高达 40%），但如果持续抗炎预防 6 个月，急性发作的比例明显降低（3% ~ 5%）[118]。一项大型的痛风患者口服非布司他的疗效和安全性（Efficacy and Safety of Oral Febuxostat in Participants with Gout，CONFIRMS）的 III 期试验[119]发现，给予抗炎预防 6 个月，萘普生和秋水仙碱组的总体不良反应发生率没有显著差异。其中两组之间的腹泻率相似，但与接受秋水仙碱的患者相比，接受萘普生的患者胃肠道和腹痛的发生率以及牙和口腔软组织感染的发生率更高。与接受萘普生的患者相比，接受秋水仙碱出现肝功能异常的比例更高。

尽管未获批用于痛风抗炎预防，但 IL-1β 抑制剂卡那奴单抗仍是一种有效的抗炎预防剂。一项卡那奴单抗剂量探索的研究纳入接受别嘌呤醇每天 100 ~ 300 mg 作为基础治疗的痛风患者，与每天 0.5 mg 秋水仙碱相比，单剂量卡那奴单抗 50 ~ 300 mg 可更好地预防发作[120]。卡那奴单抗和秋水仙碱的严重不良反应的发生率相似。基于卡那奴单抗抗炎性血栓结局研究（Canakinumab Anti-Inflammatory Thrombosis Outcomes Study，CANTOS）的一项事后分析显示，在先前已确诊痛风、既往出现过心肌梗死且超敏 C 反应蛋白水平 ≥ 19.1nmol/L 的患者比较卡那奴单抗与安慰剂的疗效，结果显示，每 3 个月皮下注射 150 mg 或 300 mg 卡那奴单抗可将痛风发作的累积发生率降低一半以上，进一步证明靶向 IL-1β 可以预防痛风发作[32]。

饮食 / 生活方式干预的作用

对于所有人包括痛风患者，超重 / 肥胖患者通过饮食指导减肥，以及指导避免含糖饮料和减少危险饮酒，这些饮食指导得到的益处对他们很重要。ACR 和 EULAR 指南都推荐饮食调整作为痛风患者药物治疗的辅助手段。饮食调整的范围广泛，包括限制富含嘌呤的肉类和海鲜，减少或避免酒精和含糖饮料，以及增加低脂乳制品的摄入。尽管饮食调整对一般人群的血清尿酸盐和痛风事件风险有影响，但对于已确诊痛风的人来说，几乎没有证据表明避免特定饮食因素可使血清尿酸盐持续或显著降低 [121]。除了对严重肥胖患者进行减肥手术外，单靠饮食 / 生活方式的改变通常不足以使痛风患者达到目标血清尿酸盐水平。因此，改善生活方式应作为降尿酸药物的辅助手段，而不是替代方案。

仅有少数 RCT 研究饮食干预对已确诊痛风患者的作用，目前尚没有一项显示有益。2014 年的 Cochrane 系统评价得出的结论是"没有高质量的试验支持或反对生活方式干预可治疗急性或慢性痛风 [122]"。低脂乳制品或维生素 C 在一般人群可以有限度地降低血清尿酸盐，但未显示对痛风患者血清尿酸盐有显著影响或临床症状改善 [123,124]。此外，对接受 ULT 治疗的痛风患者进行综合饮食教育的安慰剂随机对照试验，6 个月后两组间血清尿酸盐浓度无显著差异 [125]。这些研究表明，对于已接受 ULT 的痛风患者，对其饮食方式进行强化指导对血清尿酸盐改善无明显益处。

对痛风患者的研究表明，某些饮食因素与痛风发作有关，如任何类型的酒精或急性嘌呤摄入 [36,37]，而樱桃摄入量与发作风险低相关 [40]。据推测，其他食物成分，例如经常与酒精和富含嘌呤的食物一起食用的促炎脂肪酸，可能通过诱导针对沉积 MSU 晶体的炎症反应影响痛风发作。樱桃含有高水平的花青素，具有多种抗炎和抗氧化特性。目前尚不清楚饮食调整是否可以降低患者痛风发作的风险。

痛风患者的并发症评估和管理

痛风患者并发症高发，需要积极筛查和管理 2 型糖尿病、心血管疾病、高血压、血脂异常、慢性肾病、肥胖和阻塞性睡眠呼吸暂停等。由于心血管疾病的高发病率和死亡率，在痛风患者中应该对传统的心血管危险因素进行强化管理。

一些并发症管理策略也可能影响痛风的管理。观察性研究发现减肥手术所引起的体重显著减轻可显著降低痛风患者血清尿酸盐水平 [126]。氯沙坦、非诺贝特、氨氯地平和阿托伐他汀具有有限的降尿酸作用，可优先选择用于治疗痛风患者的相关并发症。尽管低剂量阿司匹林可增加血清尿酸盐，但对于需要使用阿司匹林降低心血管风险的患者，不应停止使用阿司匹林。

并发症可能对选择痛风治疗的药物产生重大影响。在治疗痛风急性发作时，使用高剂量糖皮质激素可能会导致血糖和血压控制不佳。严重慢性肾病患者禁用 NSAIDs，且秋水仙碱需要减量。服用抗凝剂治疗心血管疾病的患者应避免使用 NSAIDs。在 ULT 方面，慢性肾病患者的别嘌呤醇起始剂量应减少，慢性肾病患者通常仅需要较低的别嘌呤醇剂量就能达到血清尿酸盐目标水平 [127]。在慢性肾病患者中促尿酸排泄药物有效的可能性下降，肾结石患者应避免使用这些药物。在痛风患者中，特别合并心血管疾病的患者，处方优先选择非布司他而不是别嘌呤醇这种做法应非常慎重。

由于肾移植患者合并痛风的患病率高、疾病严重和潜在的药物相互作用，肾移植患者合并痛风的治疗面临巨大的挑战。多达 1/4 的肾移植患者会发生痛风 [128]。环孢素是高尿酸血症和痛风风险高的原因之一，且与秋水仙碱有明显的相互作用。NSAIDs 在肾移植患者中禁用。硫唑嘌呤引起骨髓抑制的风险因黄嘌呤氧化酶抑制剂（如别嘌呤醇和非布司他）的使用而显著增加。抗排斥药可能需要从硫唑嘌呤转换为霉酚酸酯，以优化 ULT 并使用黄嘌呤氧化酶抑制剂。对于没有肾结石的患者，如不能耐受黄嘌呤氧化酶抑制剂，可考虑使用丙磺舒或苯溴马隆。

预后

反复痛风发作和痛风石的患者致残的可能性较高，健康相关生活质量较差 [129]。严重痛风患者的工作产出也降低，平均工作时间每年减少约 25.1 天 [130]。痛风患者每年的额外支出从 3165 美元至 5515 美元不等（分别对应 2004 年和 2005 年的价格），而对于痛风频繁发作或合并有痛风石的患者，则每年增加到 10 222 美元至 21 467 美元（2008 年的价格）[131]。

美国国家健康与健康调查（National Health and

Wellness Survey）的数据显示，痛风控制不佳的患者（定义为血清尿酸盐＞ 6 mg/dl 或在过去一年中至少有一次痛风发作）与痛风控制良好患者（定义为血清尿酸盐≤ 6 mg/dl 且过去一年没有痛风发作）或没有痛风的患者相比，其出勤率低、整体工作和活动受损，并且急诊就诊次数更多[132]。总而言之，与痛风控制良好的患者相比，痛风未控制患者的间接费用和总费用均明显升高，但痛风得到控制的患者和没有痛风的患者的总费用没有显著差异。

在初级保健机构治疗的痛风患者，其身体功能和健康相关生活质量受到痛风病情因素和并发症的影响[133]。其中，痛风病情因素包括近期痛风发作、痛风频繁发作、痛风石、寡关节 / 多关节发作和身体疼痛。影响痛风患者健康相关生活质量的并发症包括糖尿病、卒中、肾衰竭、心肌梗死和肥胖。多项临床试验表明，ULT 可以改善患者健康相关生活质量；使用聚乙二醇重组尿酸氧化酶强化降尿酸可使 SF-36 评分在 6 个月内有所改善[88]；根据英国风湿病学会指南，护士主导的痛风管理可改善 SF-36 身体功能量表和痛风影响量表[89]。

改善痛风管理的策略

尽管可选的抗炎药物和 ULT 众多，但由于发作时剧烈疼痛、关节损伤、残疾和生产力下降，痛风仍对患者、家属及其社区产生巨大影响。来自多个国家的大量研究显示 ULT 处方率低、血清尿酸盐监测频率低、ULT 剂量不足，而在进行血清尿酸盐检测的患者中，血清尿酸盐达标率低[134-136]。虽然对于那些发作不频繁和 MSU 晶体负荷低的患者可能不需要 ULT，许多反复发作或有其他 ULT 适应证的患者仍仅接受抗炎药物（如 NSAIDs 和高剂量皮质类固醇）而医生未给患者长期处方恰当的 ULT[137]。医生即使处方 ULT，其随访率也极低[138]。

非专业社区和医疗保健专业人员对痛风的误解是污名化和无效的管理策略的原因之一。多个世纪以来对痛风的文化描述一致，许多患者常常幽默的描述他们的朋友、家人和医疗保健专业人员如何看待这种疾病[139]。在当代对痛风的认识中，饮食被广泛描述为是疾病的病因和解决方法[140]。宣扬痛风是个人生活不检点引起的自作自受的疾病会导致患者难堪并阻止他们寻求正规的治疗[141]。

痛风管理的一个关键挑战是建立和维持长期 ULT。ULT 启动和持续率低的原因是多方面的，包括医疗保健专业人员和患者的因素，如认为痛风是一种间歇性发作的只需要在急性期治疗的疾病，缺乏对 ULT 作用的认识，认为痛风是个人生活不检点引起的自作自受的疾病，以及长期治疗的障碍（例如时间限制、就医不便和长期治疗的费用）[141]。患者也可能有意停止 ULT，因为他们不愿意每天吃药或担心潜在的副作用[141]。患者教育应聚焦于疾病生物学基础知识，包括肾和肠道在调节血清尿酸盐浓度方面的生理作用，MSU 晶体的慢性沉积和其在触发痛风发作中的作用，为长期 ULT 提供清晰易懂的理论依据[89]。

大多数痛风是在初级保健机构中治疗的，已经报道了改善痛风管理的新方法。基于实践的质量改进方法可以带来更好的管理。目前已经制定了痛风多方面的初级保健管理改进干预措施，其中包括干预现场工作人员的参与、医疗保健提供者改进业绩偏好方法的调查、现场实时和持续在线教育、电子健康记录提醒，以及每月向医疗保健提供者报告他们采取的方法与其他提供者比较的结果[142]。这项干预措施实施 6 个月后，痛风管理质量指标显著改善，接受 ULT 治疗的痛风患者百分比从 54.4% 增加到 61.1%，监测血清尿酸盐的患者从 56.1% 增加到 79.2%，血清尿酸盐的达标率从 26.7% 提高到 43.3%。而对照中心的治疗指标没有显著改善，6 个月后干预组的所有质量指标均高于对照组。

目前已制定了包含护士或药师在内的初级医疗保健模式[143,144]。一项初级医疗保健进行的大型 RCT 表明，根据 BSR 指南，护士主导的管理可显著改善痛风患者的预后[89]。在这项研究中，护士为患者提供整体评估、疾病认知讨论以及痛风的完整信息（自然病程、病因、关联、后果和治疗方案），并鼓励患者参与治疗决策。并根据护士的要求的频率进行随访评估和检测血清尿酸盐浓度。例如电话联系随访血清尿酸盐结果可以代替面对面的咨询，并且允许入户随访（如老年患者）。如果护士对痛风管理有疑问，他们可以向风湿病专家寻求建议。与常见的全科管理相比，护士主导的管理组超过 95% 的研究参与者接受 ULT 处方和并保持高依从性。与接受常规管理的患者相比，在 2 年内血清尿酸盐浓度低于 6 mg/dl 的患者显著高（95% vs. 30%）。在 2 年内，护士主导的管理在患者痛风发作、痛风石、身体功能和患者报告的痛风影响问卷有很大的改善。护士主导的干预在短期内具有成本效益，在长期内可能节省支出。在痛风患者日益增加的情况下，该模式代表了改进痛风管理的重大进步。

部分参考文献

1. Neogi T, Jansen TL, Dalbeth N, et al.: 2015 gout classification criteria: an American College of Rheumatology/European League against rheumatism collaborative initiative, *Ann Rheum Dis* 74(10):1789–1798, 2015.
2. McCarty DJ, Hollander JL: Identification of urate crystals in gouty synovial fluid, *Ann Intern Med* 54:452–460, 1961.
3. Bursill D, Taylor WJ, Terkeltaub R, et al.: Gout, Hyperuricemia and Crystal-Associated Disease Network (G-CAN) consensus statement regarding labels and definitions for disease elements in gout, *Arthritis Care Res (Hoboken)* 71(3):427–434, 2019.
4. Dalbeth N, Merriman TR, Stamp LK: Gout, *Lancet* 388(10055):2039–2052, 2016.
5. Zhu Y, Pandya BJ, Choi HK: Comorbidities of gout and hyperuricemia in the US general population: NHANES 2007-2008, *Am J Med* 125(7):679–687 e1, 2012.
6. Janssens HJ, Fransen J, van de Lisdonk EH, et al.: A diagnostic rule for acute gouty arthritis in primary care without joint fluid analysis, *Arch Intern Med* 170(13):1120–1126, 2010.
8. Khanna D, Khanna PP, Fitzgerald JD, et al.: 2012 American College of Rheumatology guidelines for management of gout. Part 2: therapy and antiinflammatory prophylaxis of acute gouty arthritis, *Arthritis Care Res (Hoboken)* 64(10):1447–1461, 2012.
9. Richette P, Doherty M, Pascual E, et al.: 2016 updated EULAR evidence-based recommendations for the management of gout, *Ann Rheum Dis* 76(1):29–42, 2017.
11. Dalbeth N, Phipps-Green A, Frampton C, et al.: Relationship between serum urate concentration and clinically evident incident gout: an individual participant data analysis, *Ann Rheum Dis* 77(7):1048–1052, 2018.
12. Loeb JN: The influence of temperature on the solubility of monosodium urate, *Arthritis Rheum* 15(2):189–192, 1972.
13. Bardin T: Hyperuricemia starts at 360 micromoles (6 mg/dL), *Joint Bone Spine* 82(3):141–143, 2015.
14. Hollander JL, Stoner EK, Brown Jr EM, et al.: Joint temperature measurement in the evaluation of anti-arthritic agents, *J Clin Invest* 30(7):701–706, 1951.
15. Campion EW, Glynn RJ, DeLabry LO: Asymptomatic hyperuricemia. Risks and consequences in the normative aging study, *Am J Med* 82(3):421–426, 1987.
16. Kuo CF, Grainge MJ, Zhang W, et al.: Global epidemiology of gout: prevalence, incidence and risk factors, *Nat Rev Rheumatol* 11(11):649–662, 2015.
17. Winnard D, Wright C, Taylor WJ, et al.: National prevalence of gout derived from administrative health data in Aotearoa New Zealand, *Rheumatology* 51(5):901–909, 2012.
18. Zhu Y, Pandya BJ, Choi HK: Prevalence of gout and hyperuricemia in the US general population: the national health and nutrition examination survey 2007–2008, *Arthritis Rheum* 63(10):3136–3141, 2011.
19. Kuo CF, Grainge MJ, Mallen C, et al.: Rising burden of gout in the UK but continuing suboptimal management: a nationwide population study, *Ann Rheum Dis* 74(4):661–667, 2015.
20. Choi HK, Soriano LC, Zhang Y, et al.: Antihypertensive drugs and risk of incident gout among patients with hypertension: population based case-control study, *BMJ* 344:d8190, 2012.
21. Choi HK, De Vera MA, Krishnan E: Gout and the risk of type 2 diabetes among men with a high cardiovascular risk profile, *Rheumatology (Oxford)* 47(10):1567–1570, 2008.
23. Kuo CF, Grainge MJ, See LC, et al.: Familial aggregation of gout and relative genetic and environmental contributions: a nationwide population study in Taiwan, *Ann Rheum Dis* 74(2):369–374, 2015.
24. Kottgen A, Albrecht E, Teumer A, et al.: Genome-wide association analyses identify 18 new loci associated with serum urate concentrations, *Nat Genet* 45(2):145–154, 2013.
25. Matsuo H, Ichida K, Takada T, et al.: Common dysfunctional variants in ABCG2 are a major cause of early-onset gout, *Sci Rep* 3:2014, 2013.
26. He W, Phipps-Green A, Stamp LK, et al.: Population-specific association between ABCG2 variants and tophaceous disease in people with gout, *Arthritis Res Ther* 19(1):43, 2017.
27. Wen CC, Yee SW, Liang X, et al.: Genome-wide association study identifies ABCG2 (BCRP) as an allopurinol transporter and a determinant of drug response, *Clin Pharmacol Ther* 97(5):518–525, 2015.
28. Roddy E, Choi HK: Epidemiology of gout, *Rheum Dis Clin North Am* 40(2):155–175, 2014.
33. Waldman B, Ansquer JC, Sullivan DR, et al.: Effect of fenofibrate on uric acid and gout in type 2 diabetes: a post-hoc analysis of the randomised, controlled FIELD study, *Lancet Diabetes Endocrinol* 6(4):310–318, 2018.
34. Maglio C, Peltonen M, Neovius M, et al.: Effects of bariatric surgery on gout incidence in the Swedish Obese Subjects study: a non-randomised, prospective, controlled intervention trial, *Ann Rheum Dis* 76(4):688–693, 2017.
35. Rothenbacher D, Primatesta P, Ferreira A, et al.: Frequency and risk factors of gout flares in a large population-based cohort of incident gout, *Rheumatology (Oxford)* 50(5):973–981, 2011.
39. Neogi T, Chen C, Niu J, et al.: Relation of temperature and humidity to the risk of recurrent gout attacks, *Am J Epidemiol* 180(4):372–377, 2014.
41. Richette P, Clerson P, Perissin L, et al.: Revisiting comorbidities in gout: a cluster analysis, *Ann Rheum Dis* 74(1):142–147, 2015.
42. Hench PS: Diagnosis and treatment of gout and gouty arthritis, *J Am Med Assoc* 116(6):453–455, 1941.
44. Choi HK, Niu J, Neogi T, et al.: Nocturnal risk of gout attacks, *Arthritis Rheumatol* 67(2):555–562, 2015.
45. Taylor WJ, Fransen J, Jansen TL, et al.: Study for updated gout classification criteria: identification of features to classify gout, *Arthritis Care Res (Hoboken)* 67(9):1304–1315, 2015.
46. Aati O, Taylor WJ, Siegert RJ, et al.: Development of a patient-reported outcome measure of tophus burden: the Tophus Impact Questionnaire (TIQ-20), *Ann Rheum Dis* 74(12):2144–2150, 2015.
47. Dalbeth N, Aati O, Kalluru R, et al.: Relationship between structural joint damage and urate deposition in gout: a plain radiography and dual-energy CT study, *Ann Rheum Dis* 74(6):1030–1036, 2015.
48. Dalbeth N, House ME, Horne A, et al.: Prescription and dosing of urate-lowering therapy, rather than patient behaviours, are the key modifiable factors associated with targeting serum urate in gout, *BMC Musculoskelet Disord* 13:174, 2012.
49. Wernick R, Winkler C, Campbell S: Tophi as the initial manifestation of gout. Report of six cases and review of the literature, *Arch Intern Med* 152(4):873–876, 1992.
50. Forbess LJ, Fields TR: The broad spectrum of urate crystal deposition: unusual presentations of gouty tophi, *Semin Arthritis Rheum* 42(2):146–154, 2012.
51. Pascual E, Batlle-Gualda E, Martinez A, et al.: Synovial fluid analysis for diagnosis of intercritical gout, *Ann Intern Med* 131(10):756–759, 1999.
52. Dalbeth N, Pool B, Gamble GD, et al.: Cellular characterization of the gouty tophus: a quantitative analysis, *Arthritis Rheum* 62(5):1549–1556, 2010.
53. Logan JA, Morrison E, McGill PE: Serum uric acid in acute gout, *Ann Rheum Dis* 56(11):696–697, 1997.
54. Hung SI, Chung WH, Liou LB, et al.: HLA-B 5801 allele as a genetic marker for severe cutaneous adverse reactions caused by allopurinol, *Proc Natl Acad Sci U S A* 102(11):4134–4139, 2005.
55. Ichida K, Matsuo H, Takada T, et al.: Decreased extra-renal urate excretion is a common cause of hyperuricemia, *Nat Commun*

3:764, 2012.

56. Gutierrez M, Schmidt WA, Thiele RG, et al.: International Consensus for ultrasound lesions in gout: results of Delphi process and web-reliability exercise, *Rheumatology (Oxford)* 54(10):1797–1805, 2015.

58. Ogdie A, Taylor WJ, Neogi T, et al.: Performance of ultrasound in the diagnosis of gout in a multicenter study: comparison with monosodium urate monohydrate crystal analysis as the gold standard, *Arthritis Rheumatol* 69(2):429–438, 2017.

59. Howard RG, Pillinger MH, Gyftopoulos S, et al.: Reproducibility of musculoskeletal ultrasound for determining monosodium urate deposition: concordance between readers, *Arthritis Care Res (Hoboken)* 63(10):1456–1462, 2011.

60. Dalbeth N, Clark B, Gregory K, et al.: Mechanisms of bone erosion in gout: a quantitative analysis using plain radiography and computed tomography, *Ann Rheum Dis* 68(8):1290–1295, 2009.

61. Nicolaou S, Liang T, Murphy DT, et al.: Dual-energy CT: a promising new technique for assessment of the musculoskeletal system, *AJR Am J Roentgenol* 199(Suppl 5):S78–S86, 2012.

62. Choi HK, Al-Arfaj AM, Eftekhari A, et al.: Dual energy computed tomography in tophaceous gout, *Ann Rheum Dis* 68(10):1609–1612, 2009.

63. Choi HK, Burns LC, Shojania K, et al.: Dual energy CT in gout: a prospective validation study, *Ann Rheum Dis* 71(9):1466–1471, 2012.

64. Ogdie A, Taylor WJ, Weatherall M, et al.: Imaging modalities for the classification of gout: systematic literature review and meta-analysis, *Ann Rheum Dis* 74(10):1868–1874, 2015.

65. Manger B, Lell M, Wacker J, et al.: Detection of periarticular urate deposits with dual energy CT in patients with acute gouty arthritis, *Ann Rheum Dis* 71(3):470–472, 2012.

67. Mallinson PI, Coupal T, Reisinger C, et al.: Artifacts in dual-energy CT gout protocol: a review of 50 suspected cases with an artifact identification guide, *AJR Am J Roentgenol* 203(1):W103–W109, 2014.

68. Dalbeth N, House ME, Aati O, et al.: Urate crystal deposition in asymptomatic hyperuricaemia and symptomatic gout: a dual energy CT study, *Ann Rheum Dis* 74(5):908–911, 2015.

69. Sapsford M, Gamble GD, Aati O, et al.: Relationship of bone erosion with the urate and soft tissue components of the tophus in gout: a dual energy computed tomography study, *Rheumatology (Oxford)* 56(1):129–133, 2017.

70. Dalbeth N, Kalluru R, Aati O, et al.: Tendon involvement in the feet of patients with gout: a dual-energy CT study, *Ann Rheum Dis* 72(9):1545–1548, 2013.

71. Yu JS, Chung C, Recht M, et al.: MR imaging of tophaceous gout, *AJR Am J Roentgenol* 168(2):523–527, 1997.

72. Poh YJ, Dalbeth N, Doyle A, et al.: Magnetic resonance imaging bone edema is not a major feature of gout unless there is concomitant osteomyelitis: 10-year findings from a high-prevalence population, *J Rheumatol* 38(11):2475–2481, 2011.

73. Dalbeth N, Saag KG, Palmer WE, et al.: Effects of febuxostat in early gout: a randomized, double-blind, placebo-controlled study, *Arthritis Rheumatol* 69(12):2386–2395, 2017.

74. Schlesinger N, Detry MA, Holland BK, et al.: Local ice therapy during bouts of acute gouty arthritis, *J Rheumatol* 29(2):331–334, 2002.

75. Wechalekar MD, Vinik O, Moi JH, et al.: The efficacy and safety of treatments for acute gout: results from a series of systematic literature reviews including Cochrane reviews on intraarticular glucocorticoids, colchicine, nonsteroidal antiinflammatory drugs, and interleukin-1 inhibitors, *J Rheumatol Suppl* 92:15–25, 2014.

76. Rainer TH, Cheng CH, Janssens HJ, et al.: Oral prednisolone in the treatment of acute gout: a Pragmatic, multicenter, double-blind, randomized trial, *Ann Intern Med* 164(7):464–471, 2016.

78. van Durme C, Wechalekar M, Landewé R: Nonsteroidal anti-inflammatory drugs for treatment of acute gout, *Cochrane Database Syst Rev* (9): Art No CD010120, 2014.

79. Dalbeth N, Lauterio TJ, Wolfe HR: Mechanism of action of colchicine in the treatment of gout, *Clin Ther* 36(10):1465–1479, 2014.

80. Terkeltaub R, Furst D, DiGiacinto J, et al.: Novel evidence-based colchicine dose-reduction algorithm to predict and prevent colchicine toxicity in the presence of cytochrome P450 3A4/P-glycoprotein inhibitors, *Arthritis Rheum* 63(8):2226–2237, 2011.

81. Ahern M, McCredie M, Reid C, et al.: Does colchicine work? The results of the first controlled study in acute gout, *Aust N Z J Med* 17:301–304, 1987.

82. Terkeltaub R, Furst D, Bennett K, et al.: High versus low dosing of oral colchicine for early acute gout flare, *Arthritis Rheum* 62(4):1060–1068, 2010.

83. Terkeltaub RA, Schumacher HR, Carter JD, et al.: Rilonacept in the treatment of acute gouty arthritis: a randomized, controlled clinical trial using indomethacin as the active comparator, *Arthritis Res Ther* 15(1):R25, 2013.

84. Janssen CA, Oude Voshaar MAH, Vonkeman HE, et al.: Anakinra for the treatment of acute gout flares: a randomized, double-blind, placebo-controlled, active-comparator, non-inferiority trial, *Rheumatology (Oxford)*, 2019.

85. Schlesinger N, Alten RE, Bardin T, et al.: Canakinumab for acute gouty arthritis in patients with limited treatment options: results from two randomised, multicentre, active-controlled, double-blind trials and their initial extensions, *Ann Rheum Dis* 71(11):1839–1848, 2012.

86. Pascual E, Sivera F: Time required for disappearance of urate crystals from synovial fluid after successful hypouricaemic treatment relates to the duration of gout, *Ann Rheum Dis* 66(8):1056–1058, 2007.

87. Perez-Ruiz F, Martin I, Canteli B: Ultrasonographic measurement of tophi as an outcome measure for chronic gout, *J Rheumatol* 34(9):1888–1893, 2007.

88. Sundy J, Baraf H, Yood R, et al.: Efficacy and tolerability of pegloticase for the treatment of chronic gout in patients refractory to conventional treatment: two randomized controlled trials, *J Am Med Assoc* 306(7):711–720, 2011.

89. Doherty M, Jenkins W, Richardson H, et al.: Efficacy and cost-effectiveness of nurse-led care involving education and engagement of patients and a treat-to-target urate-lowering strategy versus usual care for gout: a randomised controlled trial, *Lancet* 392(10156):1403–1412, 2018.

90. Perez-Ruiz F, Calabozo M, Pijoan JI, et al.: Effect of urate-lowering therapy on the velocity of size reduction of tophi in chronic gout, *Arthritis Rheum* 47(4):356–360, 2002.

91. Perez-Ruiz F, Herrero-Beites AM, Carmona L: A two-stage approach to the treatment of hyperuricemia in gout: the "dirty dish" hypothesis, *Arthritis Rheum* 63(12):4002–4006, 2011.

92. Taylor TH, Mecchella JN, Larson RJ, et al.: Initiation of allopurinol at first medical contact for acute attacks of gout: a randomized clinical trial, *Am J Med* 125(11):1126–11234 e7, 2012.

93. Hill EM, Sky K, Sit M, et al.: Does starting allopurinol prolong acute treated gout? A randomized clinical trial, *J Clin Rheumatol* 21(3):120–125, 2015.

95. White WB, Saag KG, Becker MA, et al.: Cardiovascular safety of febuxostat or allopurinol in patients with gout, *N Engl J Med* 378(13):1200–1210, 2018.

96. Ko TM, Tsai CY, Chen SY, et al.: Use of HLA-B 58:01 genotyping to prevent allopurinol induced severe cutaneous adverse reactions in Taiwan: national prospective cohort study, *BMJ* 351:h4848, 2015.

97. Fam AG, Dunne SM, Iazzetta J, et al.: Efficacy and safety of desensitization to allopurinol following cutaneous reactions, *Arthritis Rheum* 44(1):231–238, 2001.

98. Hande K, Noone R, Stone W: Severe allopurinol toxicity. Description and guidelines for prevention in patients with renal insufficiency, *Am J Med* 76:47–56, 1984.

99. Dalbeth N, Kumar S, Stamp L, et al.: Dose adjustment of allopurinol according to creatinine clearance does not provide adequate control of hyperuricemia in patients with gout, *J Rheumatol* 33(8):1646–1650, 2006.

100. Stamp L, Taylor W, Jones P, et al.: Starting dose, but not maximum

maintenance dose, is a risk factor for allopurinol hypersensitivity syndrome: a proposed safe starting dose of allopurinol, *Arthritis Rheum* 64(8):2529–2536, 2012.

101. Stamp LK, Chapman PT, Barclay ML, et al.: A randomised controlled trial of the efficacy and safety of allopurinol dose escalation to achieve target serum urate in people with gout, *Ann Rheum Dis* 76(9):1522–1528, 2017.

103. Becker MA, Schumacher HR, MacDonald PA, et al.: Clinical efficacy and safety of successful longterm urate lowering with febuxostat or allopurinol in subjects with gout, *J Rheumatol* 36(6):1273–1282, 2009.

104. Schumacher Jr HR, Becker MA, Wortmann RL, et al.: Effects of febuxostat versus allopurinol and placebo in reducing serum urate in subjects with hyperuricemia and gout: a 28-week, phase III, randomized, double-blind, parallel-group trial, *Arthritis Rheum* 59(11):1540–1548, 2008.

105. Yamanaka H, Tamaki S, Ide Y, et al.: Stepwise dose increase of febuxostat is comparable with colchicine prophylaxis for the prevention of gout flares during the initial phase of urate-lowering therapy: results from FORTUNE-1, a prospective, multicentre randomised study, *Ann Rheum Dis* 77(2):270–276, 2018.

106. Abeles AM: Febuxostat hypersensitivity, *J Rheumatol* 39(3):659, 2012.

107. Pui K, Gow P, Dalbeth N: Efficacy and tolerability of probenecid as urate-lowering therapy in gout; clinical experience in high-prevalence population, *J Rheumatol* 40(6):872–876, 2013.

108. Reinders MK, Haagsma C, Jansen TL, et al.: A randomised controlled trial on the efficacy and tolerability with dose escalation of allopurinol 300-600 mg/day versus benzbromarone 100-200 mg/day in patients with gout, *Ann Rheum Dis* 68(6):892–897, 2009.

109. Bardin T, Keenan RT, Khanna PP, et al.: Lesinurad in combination with allopurinol: a randomised, double-blind, placebo-controlled study in patients with gout with inadequate response to standard of care (the multinational CLEAR 2 study), *Ann Rheum Dis* 76(5):811–820, 2017.

110. Dalbeth N, Jones G, Terkeltaub R, et al.: Lesinurad, a selective uric acid reabsorption inhibitor, in combination with febuxostat in patients with tophaceous gout: findings of a phase III clinical trial, *Arthritis Rheumatol* 69(9):1903–1913, 2017.

111. Tausche AK, Alten R, Dalbeth N, et al.: Lesinurad monotherapy in gout patients intolerant to a xanthine oxidase inhibitor: a 6 month phase 3 clinical trial and extension study, *Rheumatology (Oxford)* 56(12):2170–2178, 2017.

112. Poiley J, Steinberg AS, Choi YJ, et al.: A randomized, double-blind, active- and placebo-controlled efficacy and safety study of arhalofenate for reducing flare in patients with gout, *Arthritis Rheumatol* 68(8):2027–2034, 2016.

113. McWherter C, Choi YJ, Serrano RL, et al.: Arhalofenate acid inhibits monosodium urate crystal-induced inflammatory responses through activation of AMP-activated protein kinase (AMPK) signaling, *Arthritis Res Ther* 20(1):204, 2018.

114. Fleischmann R, Winkle P, Hall J, et al.: Pharmacodynamic and pharmacokinetic effects and safety of verinurad in combination with febuxostat in adults with gout: a phase IIa, open-label study, *RMD Open* 4(1):e000647, 2018.

116. Borstad G, Bryant L, Abel M, et al.: Colchicine for prophylaxis of acute flares when initiating allopurinol for chronic gouty arthritis, *J Rheumatol* 31:2429–2432, 2004.

117. Mikuls T, MacLean C, Oliveri J, et al.: Quality of care indicators for gout management, *Arthritis Rheum* 50(3):937–943, 2004.

118. Wortmann RL, MacDonald PA, Hunt B, et al.: Effect of prophylaxis on gout flares after the initiation of urate-lowering therapy: analysis of data from three phase III trials, *Clin Therapeut* 32(14):2386–2397, 2010.

119. Becker M, Schumacher HR, Espinoza L, et al.: The urate-lowering efficacy and safety of febuxostat in the treatment of the hyperuricaemia of gout: the CONFIRMS trial, *Arthritis Res Ther* 12:R63, 2010.

120. Schlesinger N, Mysler E, Lin HY, et al.: Canakinumab reduces the risk of acute gouty arthritis flares during initiation of allopurinol treatment: results of a double-blind, randomised study, *Ann Rheum Dis* 70(7):1264–1271, 2011.

121. Kulasegaran T, Dalbeth N: Dietary management of gout: what is the evidence? *Am J Med* 130(1):e37, 2017.

122. Moi JH, Sriranganathan MK, Falzon L, et al.: Lifestyle interventions for the treatment of gout: a summary of 2 Cochrane systematic reviews, *J Rheumatol Suppl* 92:26–32, 2014.

123. Dalbeth N, Ames R, Gamble G, et al.: Effects of skim milk powder enriched with glycomacropeptide and G600 milk fat extract on frequency of gout flares: a proof-of-concept randomised controlled trial, *Ann Rheum Dis* 71:929–934, 2012.

124. Stamp L, O'Donnell J, Frampton C, et al.: Clinically insignificant effect of supplemental vitamin C on serum urate in patients with gout; a pilot randomised controlled trial, *Arthritis Rheum* 65(6):1636–1642, 2013.

125. Holland R, McGill N: Comprehensive dietary education in treated gout patients does not further improve serum urate, *Int Med J* 45(2):189–9, 2015.

126. Nielsen SM, Bartels EM, Henriksen M, et al.: Weight loss for overweight and obese individuals with gout: a systematic review of longitudinal studies, *Ann Rheum Dis* 76(11):1870–1882, 2017.

127. Stamp LK, Chapman PT, Barclay M, et al.: The effect of kidney function on the urate lowering effect and safety of increasing allopurinol above doses based on creatinine clearance: a post hoc analysis of a randomized controlled trial, *Arthritis Res Ther* 19(1):283, 2017.

128. Stamp L, Ha L, Searle M, et al.: Gout in renal transplant recipients, *Nephrology (Carlton, Vic)* 11(4):367–371, 2006.

129. Khanna PP, Nuki G, Bardin T, et al.: Tophi and frequent gout flares are associated with impairments to quality of life, productivity, and increased healthcare resource use: results from a cross-sectional survey, *Health Qual Life Outcomes* 10:117, 2012.

130. Edwards NL, Sundy JS, Forsythe A, et al.: Work productivity loss due to flares in patients with chronic gout refractory to conventional therapy, *J Med Econ* 14(1):10–15, 2011.

131. Shields GE, Beard SM: A systematic review of the economic and Humanistic burden of gout, *Pharmacoeconomics* 33(10):1029–1047, 2015.

135. FitzGerald JD, Mikuls TR, Neogi T, et al.: Development of the American College of rheumatology electronic clinical quality measures for gout, *Arthritis Care & Research* 70(5):659–671, 2018.

136. Roddy E, Zhang W, Doherty M: Concordance of the management of chronic gout in a UK primary-care population with the EULAR gout recommendations, *Ann Rheum Dis* 66(10):1311–1315, 2007.

137. Kuo CF, Grainge MJ, Mallen C, et al.: Eligibility for and prescription of urate-lowering treatment in patients with incident gout in England, *J Am Med Assoc* 312(24):2684–2686, 2014.

138. Scheepers L, van Onna M, Stehouwer CDA, et al.: Medication adherence among patients with gout: a systematic review and meta-analysis, *Semin Arthritis Rheum* 47(5):689–702, 2018.

139. Lindsay K, Gow P, Vanderpyl J, et al.: The experience and impact of living with gout: a study of men with chronic gout using a qualitative grounded theory approach, *J Clin Rheumatol* 17(1):1–6, 2011.

140. Duyck SD, Petrie KJ, Dalbeth N: "You Don't have to Be a drinker to Get gout, but it Helps": a content analysis of the depiction of gout in popular Newspapers, *Arthritis Care Res (Hoboken)* 68(11):1721–1725, 2016.

141. Rai SK, Choi HK, Choi SHJ, et al.: Key barriers to gout care: a systematic review and thematic synthesis of qualitative studies, *Rheumatology (Oxford)*, 2018.

142. Bulbin D, Denio AE, Berger A, et al.: Improved gout outcomes in primary care using a Novel disease management program: a pilot study, *Arthritis Care Res (Hoboken)* 70(11):1679–1685, 2018.

第 102 章

钙晶体疾病：双水焦磷酸钙和碱性磷酸钙

原著 ROBERT TERKELTAUB

苏 哲译 苏厚恒 校

关键点

- 无机焦磷酸盐（PPi）代谢异常与软骨细胞分化和细胞外基质组成的改变密切相关，这是双水焦磷酸钙（CPP）晶体沉积病（CPPD）发病机制的核心。

- 家族性常染色体显性遗传性 CPPD 在多个家族中与 ANKH 基因（一种编码 PPi 转运蛋白的基因）的某些突变有关。

- NLRP3（冷凝比林）炎性小体的活化，导致胱天蛋白酶 -1（caspase-1）的活化以及 IL-1β 的加工和分泌，促使 CPP 和碱性磷酸钙（BCP）晶体诱导炎症反应。

- CPPD 引起的退行性关节病常累及原发性骨关节炎不常见的关节，比如掌指关节、腕关节和肘关节。

- 对于小于 55 岁患者的 CPPD 的诊断，特别是多关节的 CPP 晶体沉积，应与原发性代谢性或家族性疾病鉴别诊断。对于大于 55 岁的 CPPD 患者，这类疾病可成为其首发的临床表现。

- 高分辨率超声有助于诊断 CPPD，因为并非所有该病累及的关节都可以通过放射学检查观察到软骨钙质沉积。

- 原发性 OA 中很常见 CPP 和 BCP 晶体沉积在关节软骨，特别是在晚期患者中。

- CPP 和 BCP 晶体可促进原发性 OA 症状急剧发作，但其在促进 OA 进展中的作用不明确。

- BCP 晶体（不同于尿酸盐和 CPP 晶体）不具有双折光性，关节标本中的 BCP 晶体需要特殊的方法来鉴定。

引言

表 102-1 总结了双水焦磷酸钙晶体沉积病（calcium pyrophosphate dihydrate crystal deposition disease，CPPD）的诊断标准，此标准是由作者从欧洲抗风湿病联盟（EULAR）标准[1]和由研究者过去提出的原始标准修订而来。该诊断标准是以一种或多种方法检测 CPP 晶体为基础，不仅包括标准的临床放射学的应用，还包括高分辨率超声检测关节透明软骨和（或）纤维软骨中 CPP 晶体沉积的钙化（称作软骨钙质沉积病）。但是，在无关节感染或其他原因引起的关节炎情况下，通过相差偏振光显微镜鉴定滑液中典型的 CPP 晶体是诊断 CPP 的金标准，尤其是 CPP 晶体相关的急性关节炎（也称假性痛风）。与单钠尿酸盐晶体（其溶解于甲醛）不同，典型的 CPP 晶体在甲醛或乙醇固定的组织切片中仍然可以检测到。特殊的晶体检测方法还包括放射线能谱分析（radiography energy spectroscopy）、粉末衍射分析（powder diffraction analysis）和原子力显微镜（atomic force microscopy），它们均有助于区分 CPP 晶体沉积和 BCP 晶体沉积。在评估沉积的钙质晶体结构时，钙磷比例和 X 线粉末衍射线间距能够提供最特异的信息。

目前还没有统一的 BCP 晶体沉积病的临床诊断标准。尽管 BCP 晶体的聚集颗粒边缘显示双折光，但 BCP 晶体（不同于尿酸盐和 CPP）本身并非双折光。因此，诊断依据主要是：①放射学发现 BCP 晶体特征的钙化；②通过透射电镜或专业化的晶体分析方法（包括前文和后文提到的检测 CPP 晶体的方法）确定 BCP 晶体存在。在一些临床病理学实验室，采用钙

表 102-1　CPPD 的推荐诊断标准
标准
Ⅰ. 通过权威方法（如特征性的 X 线衍射法）在活检或关节滑液中证实 CPP 晶体的存在
Ⅱ. A. 相差偏振光显微镜证实单斜或三斜晶体有弱阳性双折射（或无折射）
B. 影像学显示典型的钙化（如文中所介绍）：纤维软骨、关节（透明）软骨和关节囊上大量点状线性钙化，尤其呈双侧对称性
C. 高分辨率超声显示关节透明软骨或纤维软骨中典型的 CPP 晶体沉积
Ⅲ. A. 急性关节炎，特别是累及膝关节、腕关节或其他大关节
B. 慢性关节炎，累及膝关节、髋关节、腕关节、腕骨、肘关节、肩关节和掌指关节，尤其伴有急性加重
诊断分类
确定诊断：必须满足标准Ⅰ或ⅡA
可能诊断：必须满足标准ⅡA 或ⅡB 或ⅡC
疑似诊断：标准ⅢA 或ⅢB 提示 CPPD 的潜在可能性

CPPD，双水焦磷酸钙晶体沉积病
Modified from McCarty DJ：Crystals and arthritis. *Dis Month* 6：255，1994.

结合染料茜素红 S 对滑液样本进行染色，因为 BCP 晶体对茜素红 S 强染色，而 CPP 晶体只是弱染色。

流行病学

关键点

- 影像学检查的局限性和大规模人群关节组织病理学研究的缺乏，导致对 CPPD 和 BCP 晶体沉积病的实际患病率尚不清楚。
- 包括无症状在内的 CPPD 患者的患病率随着年龄的增长而上升。
- 55 岁以前患有特发性或散发性 CPPD 非常罕见，特别是无关节外伤史和未行膝关节半月板切除术者。
- CPPD 在不同人群中的流行病学有差异。
- 在发达国家中，CPPD 的患病率可能正在上升，这是由于寿命延长和医源性低镁血症的共同作用所致。

- 在很多 CPPD 患者中，膝关节的软骨钙质沉积可呈放射学阴性表现，故其不应该是唯一的被筛查关节。

过去对 CPPD[2-5] 和各种形式的 BCP 晶体沉积病的流行病学调查，主要是根据有限的病变关节的影像学改变进行，这种方法的敏感性和特异性并不高[2,6,7]。其他研究是基于滑液分析，但目前尚无基于关节软骨病理学检查或优于平片成像检查的权威研究[7]。因此，CPPD 和病理性 BCP 晶体沉积病的实际患病率尚不清楚[6]。但是，众所周知，CPPD（包括无临床症状者）的患病率随年龄增长而上升[2-6]。55 岁以前患有特发性或散发性 CPPD 非常罕见，特别是无关节外伤史和未行膝关节半月板切除术者[6,8]。

英国一项年龄、性别、膝关节疼痛程度相匹配的大型社区研究发现，年龄大于 40 岁的患者中有 4.5% 患有膝关节 CPPD[3]。一些研究发现女性可能较男性更容易患 CPPD[1]。但英国的研究并未发现存在性别倾向，尽管已确认原发性 OA 与软骨钙质沉积病相关性很强[3]，但这更可能与 OA 为骨赘形成而不是关节间隙狭窄有关。在 80 ～ 89 岁的人群中，约 15% 的膝关节半月板纤维软骨钙化，而在 89 岁以上人群中，发生率约为 30%[6]。基于对手、腕关节、骨盆和膝关节的放射学研究，CPPD 患病率更高[6]。许多 CPPD 患者的膝关节放射学检查均未发现软骨钙质沉积病[9]，因此膝关节不应作为研究或临床研究筛选的唯一关节。虽然大多数有膝关节 CPPD 的老年患者在其他关节也可检测到软骨钙质沉积，但是髋关节 CPPD 可能并非如此，至少考虑到与髋关节 OA 相关[9,10]。

CPPD 在不同人群中的流行病学有差异[7,11]。例如，一项对北京 60 岁以上常住居民的随机调查显示，与美国 Framingham 骨关节炎研究的白种人相比[12]，就放射学所示软骨钙质沉积病而言，中国人膝关节软骨钙质沉积病的发病率非常低，而且在中国老年人群中，腕关节的软骨钙质沉积病十分罕见[12]。这些结果是出乎意料的，因为北京人膝关节 OA 发病率非常高，而 CPPD 与膝关节 OA 有普遍的相关性。对美国华裔患者的进一步分析将提供更多信息。

发达国家中 CPPD 患病率可能正在上升，这是由于寿命的延长和医源性低镁血症的共同作用所致[13]。

上述医源性因素包括袢利尿剂 [3]、质子泵抑制剂、钙调神经磷酸酶抑制剂（环孢素、他克莫司）和术后短肠综合征 [6,13]。CPPD 的其他危险因素可能包括原因不明的皮质骨密度降低 [6]。在幼年时期的膝关节错位（主要是内翻）可能增加膝关节 CPPD 的风险 [8]。

新报道的 CPPD 相关因素包括低 BMI 和低皮质骨密度 [14]。应用袢利尿剂、合并甲状旁腺功能亢进和终末期肾病可增加 CPP 晶体性关节炎急性发作的风险 [14]。

遗传学

关键点

- 大多数 CPPD 是特发的 / 散发的，但早发家族性疾病也存在。
- 研究已经证实家族性 CPPD 与染色体 5p 上的 *ANKH* 基因（编码具有转运 PPi 功能的跨膜蛋白）相关。

大多数 CPPD 是特发 / 散发的，但也有早发（定义为 55 岁前发病）家族性疾病 [15,16]。研究证实，家族性 CPPD 的两个主要的染色体链是 8q 和 5p。早发性 OA 和软骨钙质沉积病与 8q 染色体的相关均较软骨钙质沉积病与 5p 染色体的相关少见，后者与 5p 染色体上的 *ANKH*（其编码 PPi 转运及其他功能的跨膜蛋白）相关 [16-20]。后面将讨论 *ANKH* 功能和临床表型与特定突变的关联，其由病理性软骨钙化中 PPi 代谢失调所致。骨保护素的基因变异（最近被发现对 CPPD 有影响）可能导致 8q 染色体上的早发性关节病 [21]。

家族性 CPPD 是一种异质性临床综合征，例如，在同一亲属关系中，显著的 CPP 和羟磷灰石（hydroxyapatite，HA）晶体沉积以及软骨和外周关节钙化均与 OA 相关，而不与特异的染色体位点相关 [22]。脊柱骨骺发育不良综合征、短指（趾）、早发 OA、关节内 CPP 和 BCP 晶体钙化，以及关节周围钙化，均与智利智鲁岛土著人前胶原 II 型基因突变有关，该人群中家族性 CPPD 高发。在亚速尔群岛，许多家庭被确诊为弥漫性特发性骨肥厚（diffuse idiopathic skeletal hyperostosis，DISH）和（或）软

骨钙质沉积病，提示两者可能共有某些尚未证明的发病机制 [23]。

病因和发病机制

关键点

- 关节透明软骨、纤维软骨半月板、某些韧带和肌腱的无血管的疏松结缔组织的基质特别容易发生病理性钙化。
- 关节软骨病理性钙化反映了 Pi 和 PPi 有机和无机生物化学代谢、转运、软骨细胞生长因子应答和分化失调以及其他因素之间复杂的相互作用。
- 在大多数患者中，CPPD 是全身关节和软组织的代谢紊乱，这可能是线粒体功能受损导致的 ATP 和 PPi 代谢失调所致，其与关节组织衰老和 OA 有关。
- 促进 CPPD 发展的环境因素可能包括膳食的矿物质含量和铁、钙、磷酸盐和镁等体内储存的调节物质，其下游效应包括调节甲状旁腺激素水平和参与 PPi 代谢的酶的催化活性。

关节透明软骨、纤维软骨半月板、某些韧带和肌腱的无血管的疏松结缔组织的基质特别容易钙化。沉积于软骨细胞外基质中的含钙晶体常以 CPPD（化学分子式是 $Ca_2P_2O_7 \cdot H_2O$，钙磷含量比值为 1）的形式存在。BCP 晶体，包括部分由碳酸盐取代的 HA [$Ca_5(PO_4)_3OH \cdot 2H_2O$，钙磷含量比值为 1.67] 也可能病理性沉积于关节软骨，特别是在 OA 中。重要的是，HA 的生理性非炎症性沉积是必需的，因为它是沉积在生长软骨和骨中的主要矿物质。

炎症可由 HA 以及与 BCP 晶体密切相关的磷酸八钙（octacalcium phosphate，OCP）[$Ca_8H_2(PO_4)_6 \cdot 5H_2O$，钙磷含量比值为 1.33] 和磷酸三钙也称为白磷钙石 [$Ca_3(PO_4)_2$，钙磷含量比值为 1.5] 在关节周围结构如肩部的回旋肌腱群（钙化性肌腱炎）和肩峰下囊中沉积所致（见第 49 章）。本章所讲的 CPP 和 BCP 晶体沉积是最常见的钙晶体相关性关节病。草酸钙晶体沉积相对少见。

与生长板软骨不同，关节软骨的特殊分化可防止

基质钙质沉积。但是，关节透明软骨和纤维软骨半月板的基质易产生病理性钙质沉积，尤其是年龄增大和 OA 引起细胞外基质成分发生某些变化和水合作用（见第 104 章）。关节软骨基质钙化反映了有机与无机生物化学、离子运输、衰老、遗传、炎症、氧化应激和软骨细胞生长因子应答和分化异常之间复杂的相互关系[7]。病理性软骨钙化反映出某些生理性钙化抑制物缺陷或导致组织损伤的介质上调，最终在退化的软骨中发生钙质沉积[7,24]。

钙、无机磷酸盐（inorganic phosphate，Pi）、PPi 及其可溶性产物的浓度变化在 CPP 和 BCP 晶体形成中起重要作用[24]。外周 Mg^{2+} 水平和软骨细胞外基质组成影响 CPP 晶体形成的动力学。Mg^{2+} 有助于决定 CPP 晶体主要形成单斜晶还是炎症较少的三斜晶。

CPP 和 BCP 晶体的特定的细胞外基质效应，部分在凝胶实验中证实，包括通过 ATP 和糖皮质激素结合的基质 I 型胶原和骨桥蛋白共同促进 CPP 的形成[25]。而在体外 II 型胶原和完整的蛋白多糖似乎抑制 ATP 驱动的 CPP 晶体的形成。实验中对 CPP 和 BCP 晶体的分析通常使用从软骨细胞分离出的基质小泡细胞碎片，其富含促矿化成分并提供启动钙化的病灶，特别是 BCP 晶体[26]。基质小泡在软骨生长板钙化中起着重要的作用[26]，但目前尚不清楚关节软骨的 CPP 和 BCP 晶体的形成是由于基质小泡介导的效应，还是与细胞外基质成分变化相关的晶体核化有关，或两种途径并存。CPP 晶体太大（微米大小）不能在基质小泡内形成，但在 CPPD 中，细胞外 PPi 浓度可能是促进 CPP 晶体在低 PPi 浓度的软骨中形成所必需的。

Ca^{2+}、Pi 和 PPi 除了在晶体核化、增长的物理效应外，还对软骨细胞的基因表达、分化和软骨细胞活力等方面发挥多种矿化调节作用，并部分受到软骨细胞上钙敏感性受体和钠离子依赖性无机磷酸盐协同转运蛋白的调控[27-30]。过量 PPi 对软骨细胞有毒性作用，包括诱导基质金属蛋白酶 -13（matrix metalloproteinase-13，MMP-13）的表达[31] 和促使其凋亡[32]，细胞外离子 Ca^{2+} 对软骨细胞的毒性作用包括增强转化生长因子（TGF）-β 促进 PPi 释放的能力[33]。

原发性特发性 CPPD（即在没有任何诱发因素的情况下，如关节创伤或继发性代谢紊乱），很可能是由于全身的含钙晶体沉积所致，并累及关节软骨以外

的组织，包括肌腱，也可能包括动脉壁[14]。大多数 CPPD 患者的全身性关节结构紊乱和软组织代谢基础的增强基于放射学证据，CPPD 发生在一个关节经常与远端关节的 CPPD 相关，无论是否存在 OA[7,9-10]。然而，与膝关节 OA 不同，在髋关节 OA 中，远端关节放射学阳性的 CPPD 通常不是这样[9,10,14,34]。

病理性关节软骨钙化的 PPi 代谢紊乱

PPi 代谢紊乱与软骨细胞分化、功能和细胞外基质稳态的改变密切相关，是特发性和其他形式 CPPD 晶体沉积的核心[7]。关节软骨避免细胞外基质钙化的特化作用，在很大程度上是通过软骨细胞大量产生和释放 PPi，以抑制原钙化肥大软骨细胞的分化产生的。PPi 是 BCP 晶体核化和增殖的有效抑制物[24]。软骨细胞和其他一些特定细胞通过维持胞外 PPi 的正常水平可以抑制 HA 钙化，这已在 PPi 产生和转运缺陷的鼠模型中得以证明[27,28]，人类在婴儿期产生的与关节周围钙化有关的动脉钙化也是如此[35]。软骨细胞产生大量细胞外 PPi 的特殊能力是一把双刃剑（图 102-1），因为细胞外基质中 PPi 超饱和是促进 CPP 晶体沉积的主要因素[24,36]。此外，PPi 生成过多可以促进 BCP 晶体沉积，这是由于 PPi 被外酶组织非特异性碱性磷酸酶（tissue-nonspecific alkaline phosphatase，TNAP）水解，为细胞外 Pi 的增加提供了来源[24,28]（图 102-1）。根据软骨中 ATP 和 PPi 的浓度以及促进 Pi 生成的 ATP 酶和 TNAP 的活性水平，可能促进 CPP 和 BCP 晶体（例如 HA）共同沉积在软骨中。临床上这种情况常出现在 OA 中。

在衰老和 OA 过程中，多样化因素增加了关节间隙 PPi 的生成，但许多因素主要集中在关节软骨和半月板软骨细胞外酶核苷酸焦磷酸酶 / 磷酸二酯酶 1（ENPP1）和多通道跨膜蛋白 ANKH 的增加上[7,24]。这些因素包括软骨细胞对生长因子的反应特异表达 TGF-β 和胰岛素样生长因子（IGF-I）（图 102-1）。

ENPP1 和 ANKH 在软骨钙质沉积病 PPi 代谢中的作用

散发的、与年龄有关的 CPPD 通常与能使软骨细胞产生过量 PPi 的 ENPP 活性和由软骨细胞产生的 PPi 增多密切相关[24,36,37]。在这种情况下，ENPP1

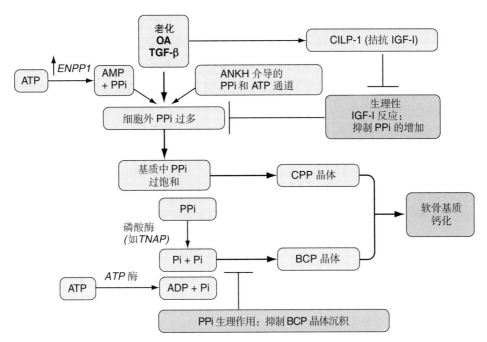

图 102-1　在老年人和 OA 患者中，无机焦磷酸盐（PPi）- 依赖的刺激双水焦磷酸钙（CPP）和 BCP（如 HA）晶体沉积的机制。三磷腺苷（ATP）、PPi 代谢和无机磷酸盐（Pi）产物在病理性软骨钙化中的作用。这一模型解释了在 OA 和软骨钙质沉积病中，细胞外过量的 PPi 与 CPP 和 BCP（如 HA）晶体沉积的关系，也解释了细胞外 PPi 缺乏 [由于 ANKH 或细胞外酶核苷酸焦磷酸酶 / 磷酸二酯酶 1（ENPP1）表达缺陷] 与体内关节软骨病理性钙化伴有 BCP 晶体的关系。绿色为促进病理性钙化的因素，红色为抑制钙化的因素。在特发性 CPPD 老年患者老化的软骨组织中和 OA 的软骨中，PPi 产生过量，部分是由 ENPP1 增量介导的。在特发性老年软骨钙质沉积病中，软骨 PPi 和焦磷酸盐核苷磷酸二酯酶（NPP）催化活性是正常情况的两倍。体内 ENPP1 在半月板软骨钙化部位显著增高，体外软骨细胞 ENPP1 直接诱导 PPi 增高和基质钙化。依赖于 PPi 酶作用物在细胞外的效用和 TNAP 的活性，ATP 酶作用物的有效性，ATP 酶活性和其他因素，如局部大量的 Mg^{2+} 聚集，可能刺激 BCP 晶体沉积和（或）CPP 晶体沉积。在此模型中，在 OA 和 ANKH 功能异常的家族性软骨钙质沉积病中，过量的细胞外 PPi 也可能是由于 ANKH 表达增高致细胞内"泄漏"而增高。同时也提示，在 OA 和老年人中，软骨钙化是软骨中间层蛋白 -1（CILP-1）表达增高的作用，CILP-1 抑制了胰岛素样生长因子 -I（IGF-I）抑制细胞外 PPi 增加的能力。此处未显示但在文中讨论过：①一般认为，在 TNAP 缺失的局部环境中，促进关节软骨中 BCP 晶体形成是通过细胞外基质中 ENPP1 的 ATP 酶和无机焦磷酸酶活性；②基质小泡中磷酸酶 -1（phosphatase orphan 1，PHOSPHO1）的活性。AMP，一磷酸腺苷；TGF-β，转化生长因子 -β

[从前认为是 NPP1 或浆细胞膜糖蛋白 -1（PC-1）] 和 ENPP3（从前认为是 B10）通过水解包括 ATP 在内的三磷酸核苷，不断地产生 PPi[23,37]。软骨细胞产生细胞外 PPi 的 ATP 大部分来自线粒体[23]。ENPP1 在软骨细胞和关节中的其他细胞内维持和增加细胞外 PPi 起着核心作用（图 102-1）。在 TNAP 缺失的局部环境中，细胞外基质中 ENPP1 的 ATP 酶和无机焦磷酸酶活性，以及在基质小泡中 PHOSPHO1 的作用[38]，有可能促进 BCP 晶体在关节软骨的沉积，包括被 CPPD 影响的组织。

ENPP 家族酶具有共同的 NPP 催化活性和 Ⅱ 型跨膜细胞外酶结构[23,37]。迄今为止，ENPP1 在软骨细胞内对增加细胞外 PPi 起最重要的作用[36,37]。体内外显著的 ENPP1 缺陷状态，均与血浆和细胞外 PPi 的显著减少相关[27,35,39]。与此相反，特发性 CPPD 患者的软骨 NPP 活性和 PPi 平均水平大约是健康个体的两倍[40]。

在退化的软骨中，ENPP1 的表达增强与钙化及细胞凋亡有关[36]。软骨 ENPP1 mRNA 和蛋白染色以及滑液 ENPP 酶活性在原发性膝关节 OA 中最常被报道为升高，尽管在伴有 BCP 晶体沉积的更晚期原发性 OA 中，软骨细胞 ENPP1 mRNA 的描述为有降低或也有升高[41-42]。软骨细胞中的 ENPP1 直接上调可刺激钙化和细胞凋亡[43]。而 ENPP3 无此功能，它在软骨细胞中有其他的细胞内"看守"功能[44]。ENPP2 在正常软骨中也有表达，在生理状态下作为溶血磷脂酶 -D 的功能更为活跃，在体外刺激软骨钙化的能力有限[36,44]。

ANKH 基因编码一种多通道跨膜蛋白，在 PPi 通道 [45-48]（图 102-2）、ATP 释放 [49]、Pi 代谢调节以及通过Ⅲ型钠依赖性 Pi 共同转运体 Pit-1 摄取上起作用 [50]。在体外，ANKH 促使 PPi 在质膜上的双向移动 [48]。在软骨细胞 ANKH 刺激 PPi 移动的方向是由细胞内到细胞外（软骨细胞通过急剧的 ENPP1 表达和加强基质的生物合成活性来产生大量的 PPi） [23]。进一步讲，ANKH 转运在细胞内由 ENPP1 [31] 生成的 PPi 可能是调节细胞外 PPi 水平的主要手段 [24]。ANKH 的 PPi 通道功能模型提示 ANKH 中可能有10 ~ 12 个跨膜区域，方向是由外到内和内到外交替存在，并有一中心通道调节 PPi 的通过 [16,45,47]（图102-2）。

家族性和特发性 / 散发性 CPPD 均与 ANKH 相关 [16,19,20]，软骨中 ANKH 的表达在原发性 CPPD 和原发性膝关节继发的 CPPD 中均有增加 [31,51]（图102-1）。低氧可通过转录因子低氧诱导因子 -1α 抑制 ANKH 的表达 [52]。推测在 OA 中，发生纤维化和裂隙的关节软骨使氧气的通透性增加，有助于 ANKH 的表达增强。ANKH 结构的表达与关节软骨细胞维持软骨细胞分化有关 [53]。增强的 ANKH 与通过结合可能源自 PPi 的细胞外 Pi 信号，促进软骨细胞分化成熟为促钙化的肥大状态 [54]。图 102-1 解释了这样一个模型，野生型 ANKH 和 ENPP1 的表达在软骨细胞中的继发性改变驱使 PPi 在特发的、散发的以及与 OA 相关的 CPPD 的软骨中处于过饱和状态。

ANKH 不同位置突变在一定程度上能够影响它的功能和骨架，引起常染色体显性 CPPD [16,46-48,55] 和其他亚型。例如 ank/ank 小鼠的进行性强直和人颅干骺端发育不良，推测其与骨内运输 PPi 的能力明显下降直接和间接影响破骨细胞进而影响骨的吸收和重塑相关 [45,48,56]。在家族性智障、耳聋、关节强直、伴疼痛的小关节软组织钙化、进展性脊柱关节病、骨质疏松以及轻度低磷血症中，所有患者均检出纯合子 ANKH 错义突变 L244S [57]。突变的 ANKH 蛋白表达并定位于质膜，但关节软组织的纤维化和矿化只见于纯合子突变，L244S 突变杂合子携带者仅表现出轻度 OA 而无代谢改变 [57]。

与 ANKH 突变相关 CPPD [15,58]，其临床异质性提示分子特定区域介导的 ANKH 有不同功能效应。大多数 N 端聚集的 ANKH 编码区突变被证明可导致家族性 CPPD（图 102-2），其增加了体外 PPi 转

运 [16,46,47]。然而，一些 ANKH 突变对软骨细胞分化的影响不同 [19]。法国家系中的 M48TANKH 突变显示出与细胞内 PPi 的增加相关的独特功能，同时还阻止 ANKH 与钠 / 磷酸共转运体 Pit-1 的相互作用 [59]。因为 Pi 的升高增加了 ANKH 和 Pit-1 的表达，而两者共定位于软骨细胞并且 Pi 可以调节软骨细胞的分化 [59]，这可能具有重要的功能意义。破坏 PPi 代谢的另一种机制被提出可能是通过与 ANKH 突变 ΔE590 相关的 1 例散发性 CPPD 病例 [17]，因为 ANKH ΔE590 似乎可通过损害 TNAP 的表达间接抑制 PPi 分解代谢 [60]。特别的是，编码 P5S 氨基酸替换的家族性 CPPD ANKH 突变与继发性甲状旁腺功能亢进和尿磷酸盐增多有关 [55]。有趣的是，ANKH 与鞘氨醇激酶 1 的物理相互作用调节软骨细胞的分解

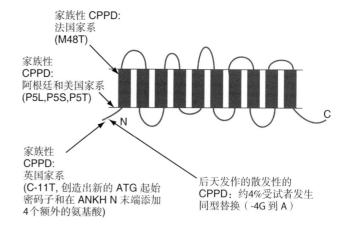

家族性 CPPD：
法国家系（M48T）

家族性 CPPD：
阿根廷和美国家系（P5L,P5S,P5T）

家族性 CPPD：
英国家系（C-11T，创造出新的 ATG 起始密码子和在 ANKH N 末端添加 4 个额外的氨基酸）

N

C

后天发作的散发性的 CPPD：约 4% 受试者发生同型替换（-4G 到 A）

图 102-2 ANKH 多通道蛋白结构图和 ANKH 突变相关性染色体 5p 关联性常染色体显性家族性 CPPD 和可遗传性后天发作的 CPPD 模型图。此图为 ANKH 多通道跨膜蛋白模式图，显示了其促使无机焦磷酸盐（PPi）在细胞质和细胞外之间的双向移动。ANKH 刺激 PPi 在软骨细胞内移动的梯度方向（细胞外核苷酸焦磷酸酶 / 磷酸二酯酶 1 和高能基质生物合成使得大量的 PPi 产生）是由细胞内到细胞外空间。ANKH 不同的突变促进了家族性 CPPD 的发作年龄和表型的多样化。该图总结了已知的聚集在 N 端附近的 ANKH 突变位点，与染色体 5p 关联的常染色体显性家族性 CPPD 相关，其中除了法国家系 M48TANKH 突变（其增加细胞内的 PPi 并阻止 ANKH 与无机磷酸盐转运体 Pit-1 的关系）外的所有家族 CPPD 可能部分通过增加细胞外 PPi 发挥功能。C- 末端位点 ANKH 突变 ΔE590 与一例散发性软骨钙质沉积病相关未被描述；ANKHΔE590 似乎可通过破坏组织非特异性碱性磷酸酶的表达间接的抑制 PPi 分解。此图也描述了在 ANKH 的 5′ 非翻译区从 -4G 替换为 A，这种同型替换可在 4% 的后天发作的散发性 CPPD 中见到，提示还有一种小的遗传性亚型。N 端发生 ANKH 突变的 CPPD 患者几乎都促使了慢性低水平细胞外 PPi 过剩，从而导致 CPP 结晶形成，但临床和矿物质代谢表型存在差异

代谢反应，并受 ANKH 编码区不同结构域的突变带来不同的影响[61]。

ANKH5- 未翻译区的单核苷酸替换（-4G to A）的纯合子性，促进 ANKH 信使 RNA 表达的增加，约有 4% 的英国受试者曾被认为是特发性 / 散发性老年 CPPD[19]。在一项基于医院的研究中，证实了这一非编码区单碱基对替换与 CPPD 的关系，且与患者年龄和 OA 无关[20]。

CPPD 中软骨细胞生长因子失衡对 PPi 代谢的影响

软骨细胞合成代谢生长因子 -β（TGF-β）刺激软骨细胞释放 ATP[49]，也刺激 ENPP1 表达并使其亚细胞移动到胞质膜，促使细胞外 PPi 增高[44]。白介素 -1β（IL-1β）抑制 ENPP1 的表达和软骨细胞外 PPi 的产生，并阻断 TGF-β 对 PPi 的作用[44]。与 TGF-β 刺激 NPP 活性一致，TGF-β 增高软骨细胞 PPi 的能力随着年龄的增长不断增强[62]，然而软骨细胞内 TGF-β 的这种促使生长效应却随着年龄的增长而降低。这些变化可能是由已知的衰老软骨细胞中 TGF-β 受体亚基表达的改变介导的。

IGF-I 也是一种合成代谢的软骨细胞生长因子，通常在软骨细胞中抑制细胞外 PPi 以及 ATP 释放[49]（图 102-1）。值得注意的是，软骨细胞 IGF-I 抵抗是 OA 和老年人软骨的特点[63]（图 102-1）。与 CPPD 相关的一种机制是 IGF-I 诱导软骨中间层蛋白（CILP）（图 102-1），其表达在老年人和 OA 中增加，它在关节软骨中区含量最高，这也是 CPPD 最普遍发生的部位。CILP-1，而不是 CILP-2 亚型，在受体水平上通过抑制 IGF-I 间接促进软骨细胞外 PPI 的增加[63]。

继发于原发性代谢性疾病的 CPPD：与 PPi 代谢和软骨细胞分化的关系

低磷酸酯酶症、镁缺乏（包括 Bartter 综合征 Gitelman 亚型）、血色病和甲状旁腺功能亢进都是继发性 CPPD 最典型的代谢性疾病。以上疾病中关节液 PPi 的升高，表明通过软骨 PPi 过量导致的软骨钙质沉积病的发病机制中至少有一个共同的线索[64]。镁是焦磷酸酶激活的辅助因子，而过量的铁能抑制焦磷酸酶的活性。在中国受试者的研究中，较低的血镁水

平（但仍在正常范围内）与膝关节软骨钙质沉积病的高患病率相关[65]。

通过软骨基质钙离子过饱和以外的影响，如钙是 ENPP1 催化活性中的辅助因子，以及受钙转运体[33]和钙敏感性受体[30]调节的软骨细胞的活化作用，在甲状旁腺功能亢进（和家族性低尿钙性高钙血症）时[66]，高钙可促进的 CPP 晶体沉积。此外，正常的关节软骨细胞表达甲状旁腺激素（parathyroid hormone，PTH）和甲状旁腺激素相关蛋白（parathyroid-hormone-related protein，PTHrP）受体，软骨细胞对 PTH 的功能性反应能够促使增殖，改变基质的合成与矿化。

低磷酸酯酶症是由于 TNAP 活性不足所致，使 PPi 水解产生 Pi 作用受限[28]。TNAP 是 ENPP1 介导细胞外 PPi 升高的主要生理拮抗剂[28]。相反，生理性 ENPP1 诱导产生的 PPi 也可以通过 Pi 发挥抑制 TNAP 的矿化作用[28]，并且软骨 PPi 水平的升高可能导致低磷酸酯酶症中发生软骨钙质沉积病。Enpp1 基因敲除鼠和 ENPP1 截断突变 ttw 的纯合鼠表现出明显的伴 HA 的关节软骨钙化、OA、强直性脊柱韧带肥厚和滑膜关节骨性融合。Enpp1 基因敲除和 TNAP 缺陷两系鼠软组织（而非长骨）中细胞外 PPi 水平和矿化障碍可通过杂交互补纠正[28]。

软骨钙质沉积病的炎症和肥大软骨细胞分化

软骨细胞分化和活性的调节改变，似乎是机械性刺激关节软骨 BCP、CPP 晶体沉积和 OA 的统一过程（见第 104 章）。这些变化包括软骨细胞成熟到肥大的发展，并且软骨细胞的肥大（图 102-3）和凋亡通常发生在软骨钙化周围。关节软骨细胞肥大与 PPi 产生增多、基质小泡的产生增加[26]和分化中一些其他促钙化改变（包括细胞外基质成分的改变）有关，如骨桥蛋白（可促进 CPP 晶体形成）增加，基质中正常胶原亚型成分丢失。

由 Pit-1 钠依赖性共同转运体运输的 Pi 和钙敏感性受体可以调节软骨细胞肥大性分化和凋亡以及 PPi 对 TGF-β 的反应[24,36,67-69]。PTHrP 表达的局部上调可能是引起软骨细胞继发性增殖、生长终板软骨细胞及关节的软骨细胞分化改变的共同特征之一[30]。软骨细胞凋亡也可促进钙化，部分是通过凋亡小体具有的钙化潜能实现，如同"由内向外"释放基质小泡

一样。

IL-1β 在 OA 的软骨中表达增加，可以刺激关节软骨细胞钙化[62]。NO 可以同时刺激软骨细胞的凋亡和钙化。IL-1β 刺激诱导性一氧化氮合酶（iNOS）的表达并使 NO 的生成增加以及基质的改变。IL-1β（如同 TNF-α，某些趋化因子，NO 的供体，强效过氧亚硝酸盐）也诱导软骨细胞促钙化转谷氨酰胺酶活性增加[62]。TG2 在一定程度上通过直接和间接地促进软骨细胞肥大发挥作用[70]。

关节及关节周围碱性磷酸钙晶体沉积的致病特征

大多数髋部 OA 均有 BCP 晶体沉积，可通过数字放射学检测到，而普通 X 线放射学仅可检测到不足 20% 的 OA 患者的髋关节软骨钙化[71]。BCP 晶体也常见于晚期原发性 OA 患者的膝关节软骨中[72,73]，其矿物质含量可占膝关节关节软骨重量的 5% ~ 10%，通常涉及多个关节软骨区（包括膝关节 OA 的负重区和非负重区）[42]。这一过程可能包括 BCP 晶体沉积存在软骨细胞分化和功能改变的多个时期，以及其活力的丧失。在此情况下，OA 中大量软骨 NO 的产生可能促进线粒体功能失调、软骨细胞的胞外 ATP 大量消耗[71]、细胞外 PPi 水平降低，使 BCP 晶体沉积超过 CPP 晶体[24]。相反，在与 BCP 晶体相关的肩关节疾病（密尔沃基肩综合征，Milwaukee shoulder syndrome，MSS）中，关节液的 PPi 和 NPP 活性是升高的，与图 102-1 一致。

病理性 BCP 晶体沉积可能发生在关节周围部位，以及许多器官和软组织。值得注意的是，肩关节是 BCP 晶体沉积引起症状最常见的关节部位，一定程度上反映了肩关节特殊的结构与功能（见第 49 章）。生物力学压力引起的退行性改变导致肩部回旋肌群钙化性肌腱炎。这些钙化肌腱可始终无症状并能最终自行吸收，但退行性变会导致肌腱断裂。在钙化肌腱炎周围的类成纤维细胞和多核巨噬细胞中可发现骨桥蛋白[74]，它在正常情况下能抑制 BCP 晶体沉积（受 PPi 和 Pi 调节）[27]。具体来说，骨桥蛋白可促进 MMP 活化、巨噬细胞聚集和破骨细胞活化[27]。在肌腱钙化部位存在表达组织蛋白酶 K 和有类破骨细胞功能的多核细胞[75]，提示了 BCP 晶体沉积物的吸收和肌腱退化的机制。

晶体诱导的炎症

一些沉积在软骨的晶体可以转运至关节液和滑膜中而不伴有任何临床症状，并且这些晶体可以直接刺激软骨细胞、滑液衬里细胞和关节内白细胞[76-82]。因此，由 CPP 和 BCP 晶体引发的炎症可导致 OA 急性发作，并有可能导致滑膜炎、软骨退化和 OA 症状加重[76-82]。然而，CPP 和 BCP 晶体在促进人类 OA 进展中的净作用尚未得到证实。

痛风中活化的促炎反应机制（见第 100 章）可能参与了与 CPP 和 BCP 晶体沉积有关的滑膜炎和软骨退变[76-86]。在这一过程中，CPP 和 BCP 晶体通过非特异性信号转导通路（如丝裂原活化蛋白激酶活化）

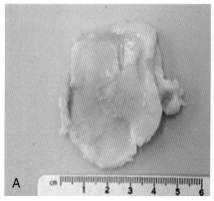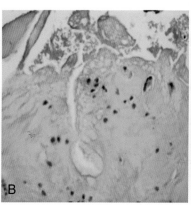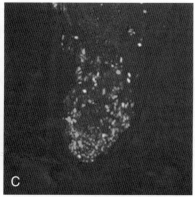

图 102-3　膝关节 CPPD。A．股骨髁。关节软骨内广泛分布的大量白色颗粒沉积物。这是 CPPD 的特点。B．关节透明软骨内 CPP 晶体沉积的组织学。邻近晶体汇集的肥大软骨细胞是在增多的软骨素内（苏木精和伊红染色，原始放大倍数 ×250）。C．偏振光显微镜下 CPP 晶体聚集在关节透明软骨内。个别的晶体为棒状和长方形，并呈正性双折射（原始放大倍数 ×250）（Courtesy Dr. Ken Pritzker, Mount Sinai Hospital Pathology Department，University of Toronto，Ontario，Canada.）

活化细胞，诱导花生四烯酸环氧化酶和脂氧化酶衍生代谢物、TNF、IL-1、CXCL8[76-82] 等细胞因子和多种细胞外基质降解蛋白酶释放。细胞外 CPP 晶体通过 Toll 样受体 -2（TLR2）[85] 的固有免疫识别以及 CPP 和 BCP 晶体诱导的细胞内 NLRP3 炎性小体的活化（见第 99 章），导致 caspase-1 活化和 IL-1β 的加工与释放，在体外促使细胞对 CPP 晶体和部分（并不是全部）BCP 晶体产生细胞应答和在体内促使晶体诱导炎症反应[83,84,87]。

软骨细胞中 BCP 晶体沉积的自分泌环以及 BCP 晶体对促进 OA 的细胞因子 IL-6 的诱导（见第 104 章），促进了 BCP 晶体的沉积[88]。参与 BCP 晶体触发的信号通路包括 Syk、磷脂酰肌醇 3 激酶（PI3K）（广泛参与 BCP 晶体诱导的炎症反应）[89]、JAK2 以及信号转导和转录激活因子 3（STAT3）。IL-6 诱导 ANLH、Pit-1 和其他钙化介质[88]。此外，BCP 晶体诱导的蛋白多糖的丢失和 IL-6 在人软骨组织中表达，部分受 IL-6 介导的影响[88]。

中性粒细胞进入关节是触发晶体诱导的急性滑膜炎的关键因素，而且中性粒细胞 - 内皮细胞相互作用，可能是低剂量的秋水仙碱在假性痛风急性期起预防作用的主要位点。在晶体诱导的急性炎症反应中，CXCL8 和与 CXCL8 受体 CXCR2（包括 CXCL1）结合的相关趋化因子在促发和维持中性粒细胞聚集的过程中似乎起着关键作用。不过，"中性粒细胞胞外诱捕网"的形成，即受 CPP 和尿酸盐晶体刺激的一种由 NADPH 氧化酶和 CXCR2 趋化因子配体介导的过程，可能与急性 CPP 晶体诱导的炎症的自限性有关[90,91]。

关节周围的 BCP 晶体有明显的炎症的潜力，如急性肩峰下滑囊炎（见第 49 章）。然而，BCP 晶体通常比 CPP 晶体触发更少的中性粒细胞进入关节腔。同时，与 CPP 和尿酸钠晶体相比，关节内游离的 BCP 晶体可能诱导更少的促炎细胞因子表达，尽管 OCP 晶体比 HA 晶体更易诱发炎症[84]。

临床特征

关键点

- 老年 CPPD 的临床表现可类似痛风、感染性关节炎、原发性 OA、类风湿关节炎（RA）或风湿性多肌痛。
- CPPD 可表现为不明原因的发热，可作为神经系统紊乱和痛性颈部肿块的重要鉴别诊断，特别是老年患者。
- 急性 CPP 关节炎（也称为假性痛风）是老年急性单关节或少关节关节炎的主要病因。发作通常累及一个大的关节，最常见的是膝关节，腕关节或踝关节次之，与痛风发作不同，很少累及第一跖趾关节。
- CPPD 引起的慢性退行性关节病通常累及原发性 OA 不常累及的关节（如掌指关节、腕关节、肘关节和肩关节）。

CPPD

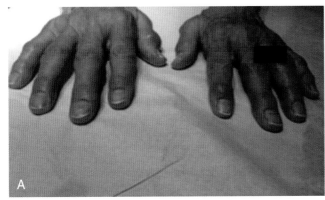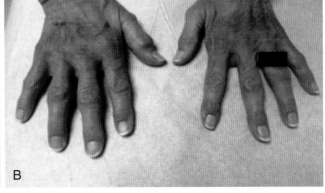

图 102-4 老年女性的特发性对称性 CPP 沉积的假性 RA。女性，66 岁，有 4 年手部疼痛病史，表现为慢性对称性增生性滑膜炎，累及掌指关节（MCP）和近端指间关节（PIP）（A），X 线片及超声检查结果与 CPPD 相符。低剂量甲氨蝶呤和羟氯喹治疗 6 个月后，症状好转，MCP 关节肿胀减轻，但有持续 PIP 关节肿胀（B）

美国大多数 CPPD 的老年患者都有原发性（特发性 / 散发性）病变或继发于 OA（表 102-2）。特发性 CPPD 通常在 50 岁后才出现。但有反复关节损伤史的患者（如既往膝关节半月板切除术）可以在 55 岁之前出现非系统性的（单关节的）CPPD。家族性 CPPD 通常在 30 ～ 40 岁出现临床表现，但有时也可能在 20 岁前出现，或在年老之后才出现。CPPD 还表现为多种遗传性和代谢性疾病（包括甲状旁腺功能亢进、透析依赖性肾衰竭和血色病），在这些疾病中，年龄 < 55 岁的患者即可出现与 CPPD 相关的关节病。血色病能以 CPPD 或 OA 为主要表现，其机制尚不清楚。大量的对照研究表明甲状腺功能减退症（可能除外黏液水肿性甲状腺功能减退症）与 CPPD 患病率的显著增加无关，尽管随年龄增加这两者的发病都很普遍。补充甲状腺素治疗被认为是假性痛风的诱发因素。

CPPD 的临床表现多种多样 [92]（表 102-3）。通常情况下，该病无明显症状。或者可类似于 OA（假性 OA）、痛风（假性痛风）、急性起病或隐匿性的

表 102-2　CPPD 的常见病因
高患病率
与衰老相关的特发性疾病（最常见）
原发性 OA 的并发症
机械关节创伤或膝关节半月板切除术的长期后果
中等患病率
家族性
早期膝关节畸形（主要是内翻）
与全身性代谢性疾病（甲状旁腺功能亢进、血色病）相关
与透析依赖性肾衰竭相关
与促进低镁血症的疾病、药物和医源性因素相关（袢利尿剂、质子泵抑制剂、钙调神经磷酸酶抑制剂、酒精滥用、短肠综合征、Bartter 综合征 Gitelman 亚型）
与痛风有关
低患病率（主要基于病例报告）
X- 连锁的低磷血症性佝偻病
家族性低尿钙性高钙血症
褐黄病
关节淀粉样变性
黏液水肿性甲状腺功能减退症
骨软骨发育不良和脊柱发育不良
神经性关节
Wilson 病

CPPD，双水焦磷酸钙晶体沉积病

表 102-3　CPPD 的常见临床表现
无症状或偶然发现（如老年人无症状性膝纤维软骨钙质沉积病）
反复急性炎症性单关节炎（假性痛风）（如腕关节、膝关节炎，由创伤、并发的内外科疾病或关节内注射透明质酸引起）
假性化脓性关节炎：包括全关节置换术后早期和晚期的炎性关节炎
反复急性关节积血
慢性退行性关节炎（假性 OA 或假性神经病变性关节炎）
慢性对称性多关节炎（假性 RA）
全身性疾病（假性风湿性多肌痛，不明原因的发热）
依赖透析的肾衰竭患者中的破坏性关节炎
腕管综合征
齿状突加冠综合征和寰椎黄韧带和横韧带受累的中枢神经系统疾病（有症状的颈部椎管狭窄、脊髓型颈椎病、炎症性和经常发热性假性脑膜炎）
齿状突骨折
肿瘤性和假性痛风性 CPP 晶体沉积

CPPD，双水焦磷酸钙晶体沉积病

RA（假性 RA）（图 102-4）或被视为破坏性和变形的假性神经病变性关节炎 [93]。CPPD 患者也常发生关节积血，通常发生在创伤后和在膝关节中。单斜型和三斜型 CPP 晶体沉积以及宿主因素与广泛不同的临床表现的关系，目前仍不明确。总的来说，只有少部分的 CPPD 患者有长期反复的多关节炎。进行性退行性关节病更为多见。尽管 CPPD 是老年人中常见的重大公共卫生问题，但目前还缺少随机人群中关于 CPPD 相关性退行性关节病的生活质量和长期性的临床研究。

急性 CPP 晶体相关的滑膜炎（假性痛风）

假性痛风是引起老年急性单关节或少关节关节炎的主要病因。发作通常累及一个或者多个大关节，最常见的是膝关节，腕关节或踝关节次之，与痛风发作不同，很少累及第一跖趾关节。CPPD 患者炎性假性痛风的急性发作通常为突然发作，可极度疼痛，伴有明显的关节周围红斑、皮温升高和肿胀，与痛风相似 [1,92]。此外，一些假性痛风发作中的关节炎可以是游走性发作，也可以是累积的、双称的多关节炎。多

关节假性痛风最常见于家族性 CPPD 和甲状旁腺功能亢进症。

多个病例报告表明，CPP 炎性关节炎，通常急性起病，有时类似于感染性关节炎，可在受 CPPD 影响的关节全关节置换术后早期甚至多年后发生[94,98]，关节软骨样化生（包括假体周围）区域钙化的发展似乎受此影响[99]。急性 CPP 炎性关节炎可由小创伤或并发的内科、外科疾病（如肺炎、心肌梗死、脑血管意外）和妊娠诱发。甲状旁腺手术治疗甲状旁腺功能亢进时经常引发假性痛风发作。另外，进行关节镜检查或关节内注射透明质酸易诱发膝关节假性痛风[100]，可能是因透明质酸受体 CD44 促发了促炎症反应所致。肠外应用粒细胞集落刺激因子（granulocyte colony-stimulating factor，G-CSF）和双膦酸盐[101]也可诱发假性痛风，前者可能是通过激发潜在的关节内炎症起作用，后者从理论上讲是通过抑制焦磷酸酶起作用，因为双膦酸盐是不水解的 PPi 类似物。

急性和亚急性假性痛风发作可出现发热、寒战、红细胞沉降率升高及白细胞增多，尤其在多关节受累的患者和老年人中[1]。急性 CPP 关节炎（假性痛风）中，受累关节滑液中的白细胞计数显著增加，并且白细胞内 CPP 晶体绝大多数（并不是全部）都可以用偏振光显微镜检测到[1]。症状通常持续 7～10 天，但也可暴发并持续数周到数月。有时假性痛风白细胞计数可以超过 $50×10^9$/L（假性化脓性关节炎）。

慢性退行性炎性关节病

假性痛风急性发作可伴有 CPPD 的慢性关节病变，虽然假性痛风急性发作在慢性退行性 CPPD 患者中可能不那么常见[102]。CPPD 的慢性退行性关节病通常累及原发性 OA 不常累及的关节（如掌指关节、腕关节、肘关节及肩关节）。原发性 OA 典型和不典型关节中发生 CPPD 软骨退化性改变，通常提示存在一个或多个系统性异常。值得注意的是，关节间 CPPD 和 OA 的关系变化很大[14]。

与散发性 CPPD 有关的软骨退行性变可表现为膝关节、髋关节或肩关节等多个关节的破坏，尤其在老年女性患者（图 102-5 和图 102-6）。但与 OA 相比，CPPD 相关的退行性疾病的破坏程度轻重不一。例如，原发性 OA 合并 CPP 晶体的患者比原发性 OA

无晶体的患者更常需要膝关节置换手术[103]。在另一项研究中，接受关节置换术的患者中大约 60% 的膝关节滑液中有 CPP 或 BCP 结晶（通常这两种并存），且因为这些含钙结晶的存在而使平均放射线积分升高[104]。但是，退行性改变的影像学进展缓慢。随着病情发展，大多数患者可以有软骨钙质沉积的影像学改变，但钙化程度和 CPPP 关节病的病情进展之间并无明显相关。目前尚不清楚仅以急性假性痛风发作为首发症状的膝关节 CPPD 的预后是否有改变。

虽然目前还不清楚 CPPD 如何改变 OA 的临床表现，但它确实与影像学表现的改变有关[34]。特别是，当膝关节 OA 中出现 CPPD 时，它似乎与膝关节骨储备减少有关，推测在一定程度上由局部 PPi 过高调节。此外，在一项有严重症状的大关节 OA 队列研究中，CPPD 相关的髋关节 OA 的放射学表现较轻，通过 X 线平片评估，髋部骨赘、髋部关节间隙狭窄（JSN）与髋关节 CPPD 呈负相关。然而，这项医院队列研究需要进一步验证，因为这一发现可能提示了由于明显的关节软骨丢失，更晚期髋关节 OA 的患者通过 X 线平片显示 CPPD 存在困难。

一小部分 CPPD 患者的假性 RA 表现为慢性、双侧、对称性变形的炎性多关节病变（图 102-4）。这些患者中许多有双侧腕关节和掌指关节受累，亦可能会出现腕部腱鞘炎、腕管综合征、肘管综合征和肌腱断裂。滑膜衬里细胞摄取 CPP 晶体和溶酶体对此类晶体的分解代谢刺激滑膜增生，部分是通过结晶钙的溶解作用。这种效应可能通过 CPP 晶体沉积促进局部滑膜和关节周围腱鞘滑膜增生。

CPPD 的其他临床表现

在关节周围结构中，如肌腱、韧带、膝关节和髋关节囊、颞骨、肩锁关节、颞颌关节、肘关节、手小关节，可以出现浓缩的（肿瘤性或假性痛风性）CPP 晶体沉积物[105-107]。骨骼外 CPP 晶体病也可以发生，但罕见[108]。肌腱的 CPP 沉积（如跟腱、三头肌和闭孔肌腱）在影像上显示清晰并呈线性排列。外周的肿瘤性 CPP 沉积有时可表现为急性关节炎发作。膝关节的肿瘤性 CPP 沉积很少表现为骨坏死。肿瘤性 CPP 晶体沉积和软骨样组织化生有关并且多呈良性病变，但常表现为具有局部侵蚀性的软骨样肿瘤[109-110]，伴有 CPP 晶体诱导的细胞活化介导的结缔

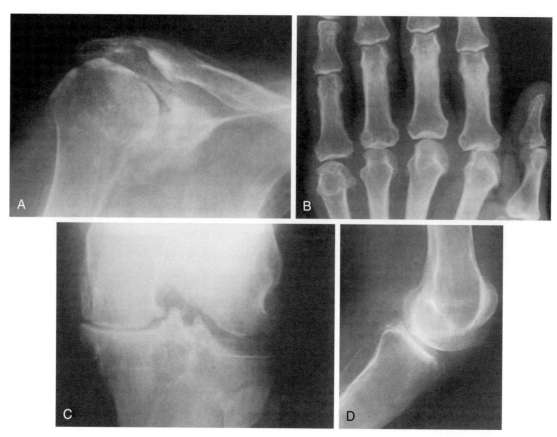

图 102-5 CPPD 关节病的影像学特征。A. 肩关节破坏改变；B. 掌指关节病变；C. 有软骨下骨囊性变的膝关节退行性病变；D. 包裹的髌骨（与 A 为同一患者）

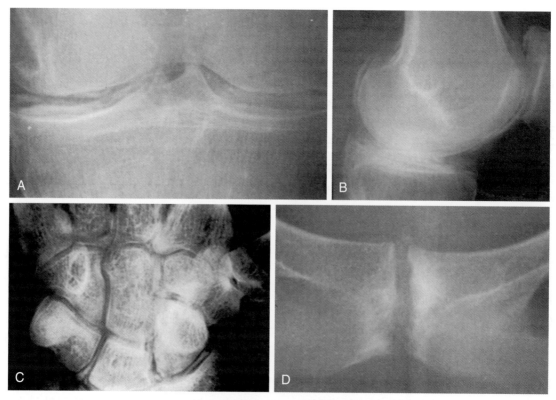

图 102-6 CPPD 中最易发生软骨钙质沉积的关节。A. 膝关节半月板和纤维软骨的线性钙化；B. 侧位片可看到与股骨髁平行的关节软骨钙化；C. 腕骨间关节和三角韧带钙化；D. 与软骨下骨侵蚀和骨密度增高相关的耻骨联合纤维软骨钙化

组织受损和破坏。

中轴骨 CPPD 有时累及椎间盘、骶髂关节、腰椎关节，放射学表现为线性钙化和脊柱关节强直[111-114]。CPPD 也是神经系统紊乱和痛性颈部肿块方面的常见鉴别诊断，尤其是老年患者，并且 CPPD 可表现为脑膜炎及类似于椎间盘突出症、强直性脊柱炎、腰椎关节急性假性痛风的临床表现[115]。此外，CPP 晶体沉积在老年人的寰枢关节（颈椎 C1 ～ C2）中很常见[116]。发生在寰椎韧带和横韧带的 CPP 量相当大，可进一步导致明显的局部滑膜炎、齿状突加冠综合征和枕骨大孔综合征。可发生炎症性和经常发热的假性脑膜炎，常伴有白细胞增多，患者可表现为亚急性和慢性颈脊髓受压的临床表现，如颈部椎管狭窄、脊髓型颈椎病和枕骨大孔综合征[117-119]。CPPD 可引起寰枢关节的钙化而导致齿状突骨折[118,120]。

家族性 CPPD

许多国家和种族均报道了家族性 CPPD，包括捷克、荷兰、法国、英国、德国、瑞典、以色列、美国、加拿大和日本，以智利和西班牙最多见。因与染色体 5p 上 *ANKH* 相关联，一些家族性 CPPD 的表现为早发多关节炎，包括椎间关节和骶髂关节强直及已发现的小儿癫痫发作[15,18,47]。而另一些则是迟发性 CPPD，单关节受累，程度和破坏性都较轻，很难与特发性 CPPD 相鉴别[15,18,47]。阿根廷和法国阿尔萨斯地区染色体 5p 发生变异的家族具有相似的 CPPD 表型特征，包括早期发病（30 岁左右）、常见但不是普遍早发的 OA、外周关节的假性 RA 和 CPP 晶体沉积典型的纤维软骨和透明软骨钙化的影像学证据。在这些家族中，最常见的受累关节是膝关节和腕关节，耻骨联合和椎间盘也可受累。

碱性磷酸钙晶体沉积关节病

关键点

- 与尿酸盐和 CPP 晶体沉积不同，由 BCP 晶体沉积引起的急性滑膜炎较少见。然而，关节周围急性炎症综合征，包括肩峰下滑囊炎和发生在年轻女性的一种假性痛风，可能与 BCP 晶体沉积在关节外的滑膜囊、肌腱、韧带和软组织等有关。

- 晚期慢性肾衰竭患者，特别是正在透析的患者，可以出现有症状的关节和关节周围 BCP 晶体沉积，这些沉积可能是破坏性的，并可累及中轴骨。它们可能类似于 CPPD 或与之相关联。

与尿酸盐和 CPP 晶体沉积不同，由 BCP 晶体沉积引起的急性滑膜炎较少见。然而，急性炎症综合征的发生，包括肩峰下滑囊炎和"假性痛风"，可能与 BCP 晶体沉积在关节外的滑膜囊、肌腱、韧带和软组织等有关。晚期慢性肾衰竭患者，特别是正在透析的患者，可以出现有症状的关节和关节周围 BCP 晶体沉积（图 102-7），这些沉积可能是破坏性的，并可累及中轴骨。在一些依赖透析治疗的肾衰竭患者中，BCP 晶体沉积导致的破坏性关节病可以类似于 CPPD 或与之相关联，还可以出现单钠尿酸盐晶体沉积。甲状旁腺功能亢进症可以加重与 BCP 沉积有关的关节病和关节外疾病，包括钙化性滑囊炎（图 102-7）。临床表现明显的关节外 BCP 晶体沉积还可见于一些创伤后疾病和系统性自身免疫性疾病，如硬皮病和皮肌炎。

BCP 晶体沉积对肩部造成的影响尤为突出（见第 49 章），可以表现为肩部回旋肌群钙化性肌腱炎或者回旋肌群撕裂导致的病情破坏性进展，这最常发生在老年人，且女性居多[121]。大量的关节内 BCP 晶体则出现在一种特征性的非炎症性综合征中，包括回旋肌群的撕裂和明显的软骨退行性变，称为密尔沃基肩综合征（MSS），撕裂关节病或磷灰石相关的破坏性关节炎[121]。由于回旋肌群的撕裂导致肩部的不稳定，可能提供了 BCP 晶体从骨释放到关节腔的动力，引起继发性滑膜炎和结缔组织破坏。病变可双侧受累，但通常优势手更严重。肩关节常出现大量渗液，滑液可为血性，但其中单核细胞计数相对较低。肩关节以外的关节如膝关节和髋关节，可以出现类似 MSS 的症状，有时可以同时见于肩关节受累的患者。与原发性 OA 不同，BCP 相关的破坏性膝关节病通常会累及胫骨骨筋膜室。合并 CPPD、生物力学异常、慢性肾衰竭和神经病性因素都可以是诱因。在一个患有家族性 OA 和 MSS 的家族中出现了一种少见的退行性关节病，表现为关节内和关节周围钙化[122]。

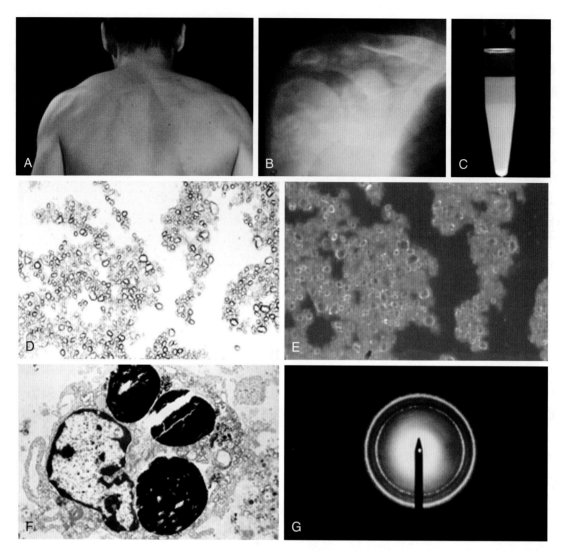

图 102-7　羟磷灰石晶体相关肩关节钙化滑囊炎患者，合并慢性肾衰竭和继发性甲状旁腺功能亢进症。A．中年男性，慢性肾衰竭史、透析患者，右肩肩峰下钙化滑囊炎引起右肩慢性软组织肿胀，注意右肩的轮廓比左肩凸出；B．放射学显示右肩关节肩袖和肩关节周围膨大的肩峰下囊钙化。同时发现此患者锁骨远端的骨吸收与继发性甲状旁腺功能亢进症并存；C．右肩肩峰下囊滑液。呈现乳白色，离心后液体内含白垩的颗粒沉淀物，符合晶体沉积病；D．显微镜下无特殊染色的滑液中可见 BCP 晶体聚集。颗粒不规则但近似球形状（未染色，×250）；E．偏振光显微镜下滑囊液的显像。重要的是聚集的 BCP 晶体颗粒显示边缘双折射，但不表现内部双折射（未染色，×250）；F．滑囊液的单核巨噬细胞电子显微镜图片，包含吞噬电子致密物（深黑色）的球形聚集体，由碱性磷酸钙羟磷灰石晶体在三个吞噬溶酶体内垂直定向到细胞核右侧形成，数以百计的针状羟磷灰石晶体成群分布于这些聚集体内。通过透视观察，这些单核巨噬细胞约 20 μm 大小，单体（非聚集的）羟磷灰石晶体大约为 0.04 μm×0.01 μm×0.01 μm 大小（透射电子显微镜，×1000）。G．羟磷灰石晶体电子衍射图。衍射环显示一个粉末图像（如小晶体）。光环间距的位置 = 3.44 和 2.81，是羟磷灰石（磷灰石）的特征（Courtesy Dr. Ken Pritzker, Mount Sinai Hospital Pathology Department, University of Toronto, Ontario, Canada.）

　　衰老本身是促进关节软骨 BCP 晶体沉积的因素之一[123]。多项对 OA 滑液和软骨标本进行的包括最近利用高分辨率方法检测 BCP 晶体的研究表明[24]，关节内的 BCP 晶体沉积，包括软骨细胞的胞外基质中的 HA 晶体以及关节软骨形成这些沉积物的能力，与 OA、肥大软骨细胞增多以及 OA 的严重程度密切相关[104,125-127]。这些研究的局限之一是在分析之前软骨已被固定，因此钙化可能是固定时的伪影。不过，在行全关节置换术时的晚期膝关节 OA 患者中，通常可检测到软骨和滑液 BCP 晶体与 CPP 晶体并存[104,127]。晶体从软骨到滑膜的转运可以刺激钙化的滑膜晶体沉积于滑膜表面或滑膜下，而滑膜中的米粒样小体又促进 BCP 晶体释放到关节腔内[128]。

总体来说，OA 关节内大量的 HA 和 CPP 晶体具有显著的临床意义，因为 HA 和 CPP 晶体诱导的滑膜增生、软骨细胞毒性反应、滑膜和软骨细胞 MMP 表达都有促进 OA 进展的潜力[127]。针对关节组织进行更好的研究，特别是运用先进方法检测关节组织中的 BCP 晶体[127,129-130]，对进一步认识这些钙化晶体对 OA 的临床影响尤其重要。

诊断及辅助检查

关键点

- 在老年人中经常可以发现软骨钙质沉积病的放射学证据，但这并不一定表明患者的关节症状是 CPPD 引起的，因为 CPPD 通常是无症状的。
- 使用相差偏振光显微镜对于检测正性双折射光的 CPP 晶体很重要，尽管有些 CPP 晶体是非双折射的。
- 在筛查 CPPD 时，对受累关节进行高分辨率超声检查有益于诊断，在大多数关节中比普通放射线检查更敏感。

鉴别诊断

CPPD 的表现可以与许多其他疾病相似，反之亦然（表 102-3），这要求注意其是否满足 CPPD 的 EULAR[1] 和其他诊断标准（表 102-1），并严格遵守诊断程序（图 102-8）。值得注意的是，在老年人中经常可以发现软骨钙质沉积病的放射学证据，但这并不一定表明患者的关节症状是 CPPD 引起的，因为 CPPD 通常是无症状的。

在滑液或组织中发现相差偏振光显微镜（之前讨论过用来鉴别痛风和假性痛风）下明显的 CPP 晶体是诊断 CPPD 的可靠依据[1]。尿酸结晶有微弱的双折射现象，通常呈菱形，而 CPP 晶体在胞内也可呈杆状，与尿酸结晶相似。因此使用相差偏振光显微镜检测正性双折射光的 CPP 晶体很重要，尽管需要注意的是，有些 CPP 晶体可能没有双折射现象[131]。无论如何，风湿病学家、风湿病学员和实验室技术人员在正确识别 CPPD 晶体方面的能力不如他们在识别尿酸

盐晶体方面的能力[132]。随着保存时间的延长，CPP 晶体的外观和数量会发生改变。因此，临床医生应该检测保存在不含螯合钙抗凝剂（如 EDTA）的管形瓶内的相对新鲜的标本。

假性痛风有时会类似化脓性关节炎（假性化脓性关节炎）的表现，反之亦然。所以关节穿刺并对滑液进行结晶分析就显得尤为重要。许多病例还要同时排除关节内感染的可能。值得注意的是，与关节内脓毒症相关的炎症可"酶解"晶体沉积物。因此，在感染关节滑液的细胞外和细胞内中均可观察到 CPP 以及其他晶体。

对小于 55 岁尤其是 CPPD 分布广泛的患者要诊断为 CPPD，需考虑是否有原发性代谢性或家族性疾病的可能（表 102-2）。在老年人中，若 CPPD 的症状表现为广泛疼痛和不明原因的发热，就容易与感染、风湿性多肌痛和 RA 混淆。老年人类风湿因子（RF）假阳性很普遍（可能 > 30%）。因此，假性类风湿 CPPD 的患者通常是血清 RF 阳性。

BCP 晶体沉积鉴别诊断的注意事项

在一些滑膜和囊液中，BCP 晶体在白细胞中可被检测到是非双折射球状团块（图 102-7），光学显微镜下 BCP 晶体团块可用钙结合染料茜素红 S 染色检测到。CPP 晶体也可以用茜素红 S 染色检测到，但是显色比 BCP 弱。MSS 在 X 线片上表现为骨赘相对较少（所谓的萎缩退行性关节炎）和肩关节大量渗出物，合并大量滑液 BCP 晶体物质，上述特征有助于鉴别肩关节原发性 OA 和 MSS（见第 49 章）。然而，MSS 的鉴别诊断中也要考虑到由脊髓空洞症或者酗酒导致的破坏性神经病性肩关节病（见第 49 章）。在诊断依赖透析治疗的肾衰竭患者的 BCP 相关性关节炎和关节外钙化时，草酸盐晶体关节病是一个主要的鉴别诊断。

X 线片

CPPD 引起的慢性关节炎的一些临床和放射学特征，有助于与 OA 的鉴别。这些特征包括累及原发性 OA 不常累及的部位，如腕关节、掌指关节、肘关节和肩关节，其 X 线片上可发现纤维软骨、关节（透明）软骨和关节囊大量的点状和线性钙化，特别

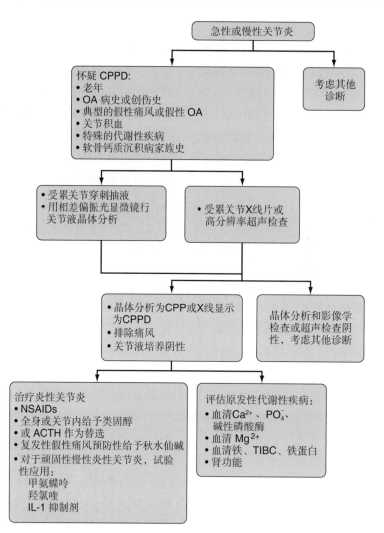

图 102-8　CPPD 的诊断、评估和治疗流程。详细内容见正文。治疗方法与欧洲抗风湿病联盟最近推荐的标准一致。ACTH，促肾上腺皮质激素；NSAIDS，非甾体抗炎药；OA，骨关节炎；TIBC，总铁结合力（From Guerne P-A, Terkeltaub R: Calcium pyrophosphate dihydrate crystal deposition: epidemiology, clinical features, diagnosis, and treatment. In Terkeltaub R, editor: *Gout and other crystal arthropathies.* Philadelphia, 2011, Elsevier.）

是双侧对称性发病时[133]（图 102-5 和图 102-6）。必须指出的是，显影不清晰或非典型性钙化可能是由于 BCP 晶体引起血管钙化所致。非病理性双水磷酸钙（dicalcium phosphate dihydrate，DCPD）（CaHPO$_4$·2H$_2$O；钙磷比为 1）（"磷酸氢钙"）晶体沉积，能引起某些不典型钙化。这种磷酸氢钙结晶是对钙化组织进行病理分析酸准备时的人为产物。

　　X 线片上 CPP 晶体沉积物在透明软骨和纤维软骨可呈现为广泛的线性条状或线性点状钙化，而沉积于关节软骨的 BCP 晶体需要高分辨率放射学检查方法才能检测到。无骨赘形成的"萎缩性"退化性关节炎和软骨下骨肥厚可能是 BCP 晶体引起肩关节和其他大关节的关节炎时唯一可见的 X 线特征。

　　需要进行鉴别诊断的 CPPD 关节炎患者，通常先通过 X 线片进行筛查。膝关节是软骨钙质沉积病最常见的拍片部位，但一项研究显示，42% 的 CPPD 病例没有膝关节受累的平片表现[9]。因此，对 CPPD 来说，应选择联合特异性筛选，而非使用膝关节 X 线片来诊断膝盖以外的部位。在某一个关节中诊断 CPPD 可能需要在其他部位排查 CPPD，以评估 CPPD 是单关节病还是多关节病的一部分。在这种情况下，对每个膝盖的前后位（AP）视图，骨盆的 AP 视图（以检测耻骨联合受累）和双手的后前位（PA）视图（包括两个手腕）可得出很多信息。

　　通过 X 线对 CPPD 一些部位进行筛查，不一定能发现钙沉积。在这种情况下，放射学证据而非软骨钙质沉积有助于正确诊断。例如，和原发性 OA 不同，CPPD 的影像学表现包括桡腕关节或明显的髌骨关节间隙变窄，尤其在离体标本上（例如髌骨包裹着股骨），同时还有舟月关节间隙变宽，髌骨上方的股骨皮质侵蚀。严重膝关节的进行性退行性变，伴软骨下骨塌陷（微骨折）和碎片伴关节内不透 X 线游离体形成是 CPPD 的特征表现，表现为"假性神经病性"关节。

累及掌指关节的 CPPD 在放射学上可以借掌骨方形变合并鸟嘴样骨赘形成和软骨下囊肿与 RA 鉴别。肌腱钙化（例如跟腱、三头肌和闭孔肌腱）是一个有价值的鉴别诊断特征。CPPD 的骨赘形成较 OA 更具可变性。可见 CPPD 的 X 线表现可能与病理和临床特征不符。

高分辨率超声和先进的成像技术

高分辨率超声可探测到聚集于关节软骨外，包括肩部回旋肌群的 BCP 晶体相关的钙化。此外，超声对关节软骨、足底筋膜、跟腱和其他关节肌腱内的 CPP 晶体沉积具有较高的敏感性[134-143]。到目前为止，大多数但不是所有的关节位点的研究中，超声对 CPPD 的敏感性高于平片[135,138-147]，但扫描方案仍然需要补充和标准化[148,149]。高分辨率超声成像对 CPP 晶体具有较高的特异性，因为其结果与滑液分析阳性结果具有良好的相关性[135,138-143]。超声检测 CPPD 钙化的初步推荐标准[144]见表 102-4 和图 102-9，其中

表 102-4　高分辨率超声诊断 CPPD 的初步标准

所有的 CPPD 沉积物都是高回声并表现为以下形式：

- 平行于透明软骨表面的细的强回声带（常见于膝关节）
- "点状形式"，由一些细小的强回声点构成，多见于纤维软骨和肌腱
- 均质强回声结节状或椭圆形的沉积物位于滑囊和关节腔内（常可移动）

CPPD 晶体沉积的钙化直径大于 10 mm 时可表现为发光及光影后的暗区。相反，若钙化直径 2 ～ 3 mm 表现为低回声伴暗区，甚至在早期即可见到，可能提示为另一种晶体沉积物，最常见于 BCP 晶体沉积病

CPPD，双水焦磷酸钙晶体沉积病

Modified from Frediani B，Filippou G，Falsetti P，et al：Diagnosis of calcium pyrophosphate dihydrate crystal deposition disease：ultrasonographic criteria proposed. *Ann Rheum Dis* 64：638-640，2005.

描述了 CPP 晶体沉积物的特征性超声表现。

超声是一种方便、廉价、不使用射线的方法，也可用于评估关节炎症和其他诊断，并引导治疗性关节穿刺。EULAR 认为超声是诊断 CPPD 的一种有效手段[1]。然而，超声检查的局限性包括难以看到关节间隙深处的晶体沉积物以及对操作者的依赖性。在 CPPD 诊断流程中，对超声和放射学作用进行孰优孰劣的推荐前，必须先在不同关节和关节周围组进行验证研究。超声检测到纤维软骨（如腕关节的三角形纤维软骨和关节透明软骨的中间带）中 CPP 晶体沉积具有特异性（图 102-9）。然而，除 CPPD 外，肌腱端病也可引起肌腱和足底筋膜钙化，因此用超声检测到足底筋膜和跟腱[150]的钙化对于诊断 CPPD 的价值尚不清楚。对 CPPD 的超声检测受到不同关节间敏感性变化的限制[138]。

临床实践中，鉴别急性关节炎时，若只进行超声检查而不进行滑液分析可能会遗漏其他疾病，例如感染性关节炎，其可与 CPPD 合并或临床上类似于急性 CPP 关节炎[137]。痛风通常容易鉴别，特别是透明软骨表面多余的高回声轮廓（"双轨征"）更多见于痛风，而 CPPD 通常见于透明或半月板关节软骨内[136-137,144]。

目前尚无双能 CT 在检测 CPPD 的详细研究，但双能 CT 可以特异性地区分尿酸盐晶体和含钙晶体的沉积[139,151]。多光谱 CT[152-153] 技术的发展具有提高 CPPD 和 BCP 晶体分辨率以及在图像中同时区分这两种晶体的潜力，但该方法需要在临床研究中进行验证。由于 CPP 晶体中缺少可移动的质子，磁共振成像（MRI）并非检测 CPPD 的可靠方法，而且非增强磁共振在检测膝关节半月板纤维软骨钙化方面的敏感性不如检测透明软骨钙化[154]。

实验室检查

传统的放射学或超声检查是疑似 CPPD 的首选筛查方法，新诊断的 CPPD 患者实验室检查常规包括钙、磷、镁、碱性磷酸酶、铁蛋白、铁和总铁结合能力（图 102-8）。

除茜素红染色外，其他专业技术，如 X 线衍射、Raman 光谱、Fourier 变换红外光谱、原子显微镜或显示针状晶体密集电子丛的透射电子显微镜，可以用来检测 BCP 晶体沉积（图 102-7）[124]。

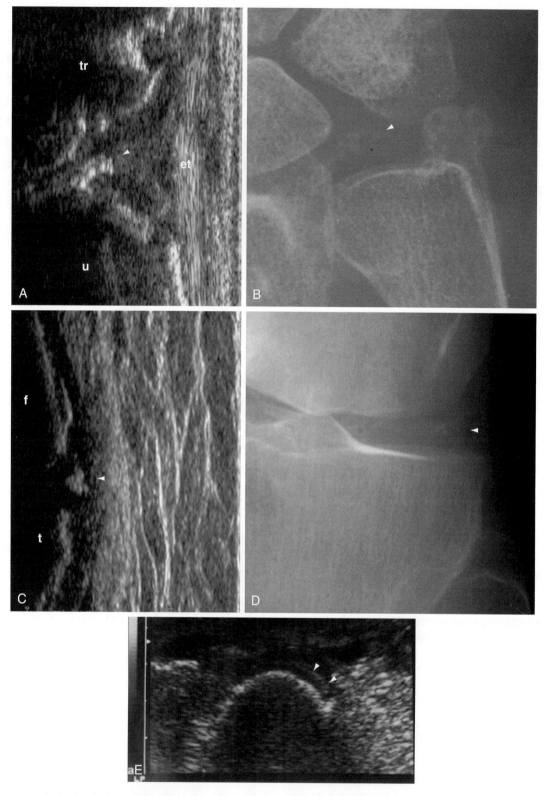

图 102-9　高分辨率超声（US）与 X 线检测 CPPD 的对比。A 和 B．腕关节三角形纤维软骨，纵轴扫描（A）和相应的腕关节的 X 线表现（B）为关节软骨内强显影的圆形沉积物。C 和 D．膝关节半月板钙化的超声表现（C）和相应的 X 线表现（D）。箭头所指表示纤维软骨钙化。A 使用 Diasus（动态成像，利文斯通，英国）的 8 ~ 16 MHz 线阵探头；C 使用 Logiq 9（通用电气医疗系统，密尔沃基，威斯康星州）的 4D16L 探头；E．透明软骨 CPPD 的超声表现为平行于股骨髁后部位置的线性强回声带（箭头所指）。Et，尺侧腕伸肌腱；f，股骨；t，胫骨；tr，三角骨；u，尺骨 [D, From Grassi W, Meenagh G, Pascual E, Filippucci E: "Crystal clear"—sonographic assessment of gout and calcium pyrophosphate deposition disease. *Semin Arthritis Rheum* 36（3）：197-202,2006；E, From Foldes K：Knee chondrocalcinosis: an ultrasonographic study of the hyalin cartilage. *Clin Imaging* 26（3）：194-196，2002.]

Raman 光谱鉴定 CPP（和尿酸盐）晶体似乎是可用于急性 CPP 关节炎的快速诊断及与急性痛风的鉴别的可行方法。在最近的一项研究中，在 89.7% 的样本中 Raman 光谱和相差偏振光显微镜分析结果一致，并且在诊断急性 CPP 关节炎时，反映两种方法之间的一致性的 Kappa 系数是 0.61（95%CI，0.42 ~ 0.81），虽然低于诊断急性痛风的 Kappa 系数 0.84（95%CI，0.75 ~ 0.94）[155]。

原发性症状性 OA 通常与继发性 CPPD 有关，并且一旦 CPP 晶体呈阳性，OA 的关节滑液中也能检测到典型的 CPPD[145]。细胞离心增加了对 CPP 晶体的检测灵敏度[156]，一项研究表明，75% ~ 78% 的滑液样本（痛风和 OA 患者）同时含有尿酸盐和 CPP 晶体[157]。若滑液标本不新鲜（或明显延迟保存于 4℃才做分析），可以先进行革兰氏染色和 Diff 快速染色（Microptic，巴塞罗那，西班牙）后再对滑液晶体进行分析，其提供的信息要优于相差偏振光显微镜。由于酸性苏木素溶液有脱钙作用，所以苏木素和伊红染色后关节组织中难以检测到 CPP 晶体（图 102-3）。但如果将 Mayer 苏木素染色时间限定在 3 分钟内，则可减弱苏木素的脱钙作用。用于关节液中 CPP、BCP 和尿酸盐晶体的标准化实验室诊断的 Raman 光谱研究特别说明了晶体关节病的"点对点"诊断的发展潜力[158]，其将改善目前许多医学实验室对晶体关节病诊断的不一致性。

治疗

> **关键点**
> - CPPD 治疗包括急性关节炎发作的缓解和预防，但对晶体沉积导致的慢性和解剖学进展性后遗症的治疗并不完善。
> - 治疗假性痛风的方法与治疗急性痛风的方法类似。

CPPD

依照 EULAR 的指南制订的治疗流程见图 102-8 下方[159]。与痛风一样（见第 101 章），CPPD 的治疗包括急性关节炎发作的治疗和预防[159-160]。对于特发性或家族性 CPPD，减轻 CPP 晶体沉积以及 CPP 晶

体沉积导致的慢性、解剖学进展性后遗症的有效治疗方法并不完善（表 102-5）。此外，对血色病、甲状旁腺功能亢进和低镁血症的适当治疗是否能预防或减少 CPP 晶体沉积及相关的炎症和软骨退化目前尚不清楚，因为放射学检查发现软骨细胞钙化通常提示晶体沉积疾病已到了晚期。

假性痛风的发作通常对关节内类固醇有反应[159]，这是累及单个大关节的主要治疗选择[1]。NSAIDs（包括 COX-2 抑制剂）可用于急性假性痛风，需要注意的是，这些药物在老年人中毒副作用风险升高，而且比痛风起效慢。通常用来治疗急性痛风（见第 101 章）的全身糖皮质激素或促肾上腺皮质激素[159,161]对大多数急性假性痛风病例也治疗有效。然而，在 CPPD 中，糖皮质激素逐渐减量后复发的关节炎可能是由糖皮质激素诱导巨噬细胞内 NLRP3 的表达介导的[162]。

秋水仙碱治疗假性痛风的效果不如其治疗急性痛风的效果显著。然而，每日预防性小剂量秋水仙碱可减少假性痛风的发作频率，如痛风性关节炎一样[159,160]。简单的关节穿刺和关节渗液彻底引流可以促进大多

表 102-5　CPPD 的治疗

已证实有效的方法

NSAIDs 或 COX-2 抑制剂
类固醇药物关节腔内注射
类固醇药物全身给药
ACTH
预防性小剂量秋水仙碱

临床上观察到的可能有效的方法

甲氨蝶呤治疗顽固性慢性炎症和复发性假性痛风
口服镁剂（低镁血症患者）

理论上有效的方法

羟氯喹治疗顽固性慢性炎症
磷酸枸橼酸盐
caspase-1 或 IL-1 受体拮抗剂治疗 CPPD 晶体诱导的炎症
TLR2 受体拮抗剂治疗 CPPD 相关性退行性关节病
口服钙剂抑制 PTH 水平
阻断 ANKH 阴离子通道（丙磺舒）
抑制 ENPP1
抑制 TG2
多磷酸盐
碱性磷酸酶或多胺促进晶体溶解

ACTH，促肾上腺皮质激素；COX-2，环氧化酶 -2；ENPP1，细胞外酶核苷酸焦磷酸酶/磷酸二酯酶 1；NSAIDs，非甾体抗炎药；PTH，甲状旁腺激素；TG2，转谷氨酰胺酶；TLR2，Toll 样受体 2

数膝关节假性痛风发作的自限性。但与 MSS 不同，目前尚无关于 CPPD 灌洗治疗的数据[163,164]。

羟氯喹[160]治疗顽固的慢性多发性 CPPD 患者有效，并且可减少假性痛风的急性发作。理论上羟氯喹可以通过稳定溶酶体来抑制因吞噬晶体而引发的 NLRP3 炎性小体的活化[165]。尽管一项探索研究显示，甲氨蝶呤仅在 5 例持续发作的患者（与未行甲氨蝶呤治疗前对照）中有效，但甲氨蝶呤对顽固的慢性多关节 CPPD 患者的治疗很有前景，并且可减少假性痛风的急性发作[166]。虽然甲氨蝶呤对某些慢性炎性 CPPD 关节炎确实有效，但到目前为止还没有充分的研究[167]。IL-1 受体拮抗剂（如超适应证应用阿那白滞素）的治疗已取得成功[168-169]。TNF 拮抗疗法治疗 2 例罕见的外周关节 CPPD 关节炎合并弥漫性骨肥厚患者被证实有效[170]。TNF 拮抗疗法在 CPPD 关节炎的治疗使假性痛风的治疗有了突破性进展[171]。但是，目前尚无足够的依据证实羟氯喹、甲氨蝶呤和 IL-1 受体拮抗剂可用于顽固性 CPP 晶体炎性关节炎的标准治疗，并且 TNF 拮抗治疗也不被推荐。

仅有限的证据表明关节镜冲洗和每日小剂量秋水仙碱对有软骨钙化的 OA 患者有效，但尚需要进一步研究。目前没有证据表明关节镜清创术可以用于治疗 CPPD，也没有充分的证据支持关节腔透明质酸盐注射能有效治疗膝关节 CPPD，此治疗方法诱发假性痛风的风险增加。

BCP 晶体关节病

NSAIDs 和局部糖皮质激素注射（表 102-6）是与 BCP 相关的钙化肌腱炎和肩峰下滑囊炎有效的治疗选择（见第 49 章）。肩关节的肩袖和肩峰下滑囊的 BCP 晶体相关性炎症可通过穿刺抽液、灌洗及注射类固醇进行成功治疗。超声引导技术可提高对肩袖和滑囊钙化的抽液效果，进而提高治疗的成功率[160]。灌洗可能对 MSS 缓解症状和改善功能有益[160]。

治疗展望

预防和检测低镁血症和隐匿性甲状旁腺功能亢进等简单措施值得在人群中进行长期研究。通过鉴定 ANKH 和 ENPP1 作为软骨钙化的特异性分子介质，提高了基于新分子靶点的 CPP 和 BCP 晶体相关关节

表 102-6	关节和关节周围碱性磷酸钙（BCP）晶体沉积的治疗
已证实有效的方法	
NSAIDs 或 COX-2 抑制剂	
局部类固醇注射	
局部灌洗	
高频超声治疗降解 BCP 晶体沉积	
理论上有效的方法	
磷酸枸橼酸盐	
ANKH 或 ENPP1 调节剂	

COX 2，环氧化酶 -2；ENPP1，细胞外酶核苷酸焦磷酸酶 / 磷酸二酯酶 1；NSAIDs，非甾体抗炎药

病的治疗潜力[7]。有趣的是，非选择性阴离子转运抑制剂丙磺舒在体外抑制 ANKH 和 TGF-β 诱导的细胞外 PPi 的增加[45]。多磷酸盐抑制 CPP 晶体沉积或通过碱性磷酸酶和焦磷酸酶激活促进剂多胺促使 CPPD 溶解也是备选的方法[172]。然而，在过去，用 EDTA 钠盐和镁离子对膝关节软骨钙化患者进行关节灌洗导致 CPP 晶体不完全溶解是治疗失败的，因为仅清除了少量的 CPP 晶体，而且所有被灌洗者均出现了由晶体脱落介导的假性痛风发作。

PPi 类似物磷酸枸橼酸盐，是位于哺乳动物线粒体和泌尿系统的一种天然复合物，是 BCP 晶体形成的有效抑制物[173]。磷酸枸橼酸盐可抑制 NO 诱导的软骨钙化以及 HA 和 CPPD 晶体相关细胞刺激，包括成纤维细胞中 MMP-3 的诱导。在 ank/ank 老鼠的关节强直试验中发现全身的磷酸枸橼酸盐治疗可以抑制强直性骨化。而且在膝关节自发 OA 的 Hartley 豚鼠模型中发现了磷酸枸橼酸盐的类似物（CaNaPC）减轻了半月板软骨的大量 HA 沉积和延缓 OA 的持续进展[174]。无关节内钙化的兔膝关节半侧半月板切除的 OA 模型中 CaNaPC 治疗无效[174]。此结果得出磷酸枸橼酸盐在关节生物力学失调和软骨退变的钙化调节机制中发挥作用，但不发挥非特异性软骨保护的作用。关于磷酸枸橼酸盐的进一步临床研究将是有意义的，但是生物利用度较低将限制其发展，除非经胃肠外给药[173]。

双膦酸盐和 PPi 类似物一样对抑制 HA 的软组织钙化有益。最近，已确定的 TLR2 参与 CPP 晶体介导的软骨细胞反应[85]，TLR4 参与 HA 晶体诱导的炎症反应[175]以及在 CPP 和 BCP 晶体诱导的炎症中 NLRP3 炎性小体介导 caspase-1 活化及 IL-1β

合成[83,87]，提示固有免疫的某些介质（包括 TLR2、TLR4、caspase-1 和 IL-1β），可能是人类 CPPD 和 HA 晶体诱导炎症和结缔组织破坏的治疗靶点。

预后

> **关键点**
>
> - 尽管 CPP 和 BCP 晶体常见于行全关节置换术的 OA 的膝关节组织中，目前尚不清楚原发性膝关节 OA 中 CPP 或 BCP 晶体是否促进了疾病进展和更频繁的膝关节置换手术。
> - 钙化程度与原发性 CPPD 关节病的进展之间没有明确的相关性。
> - 已经存在的 CPPD 未显著改变全膝关节置换术的预后。

已发现放射学的平均积分与行全关节置换术的 OA 患者体内含钙晶体直接相关[104]。然而，与偶发性 CPPD 相关的软骨退变性疾病的关节组织破坏，比观察到的原发性 OA 更少。例如，膝关节 CPPD 的前瞻性分析提示，其退行性关节炎的放射学进展缓慢发生。典型的表现为软骨钙质沉积病随着病程的延长其放射学损伤程度不断改变，但钙化程度与 CPPD 关节病的进展之间没有明确的相关性。

在波士顿膝骨关节炎研究（BOKS）和在对健康、衰老及人体构成的研究（Health ABC）中[176]，软骨钙质沉积病和膝关节 OA 进展的关系用 MRI 进行了前瞻性的纵向评估。在 BOKS，有软骨钙质沉积病的膝关节与无软骨钙质沉积病的相比，软骨丢失的风险降低，但在 Health ABC 研究中两者的风险无差异。每个队列中通过对完整或损坏的膝关节半月板进行分层研究，得到了具有可比性的结果。在泰国的研究中，CPPD 通过放射学和（或）滑液进行诊断，102 个患者中有 52.9% 进行膝关节成形术[177]。患有或不患有软骨钙质沉积病的患者日常生活能力或治疗上没有区别，患有 CPPD 的患者也没有比没有 CPPD 的患者更早接受膝关节置换术。除非存在严重的滑膜炎[179]，否则全膝关节置换术的预后似乎也不会因已经存在的 CPPD 而显著改变[178]。

OA 患者，CPP 和 BCP 晶体诱导的软骨基质钙化的过程似乎是晚期软骨病理学衰老和继发性改变的生物学标志。在原发性 OA 的进展中，CPP 和 BCP 晶体在滑膜炎和软骨细胞分解代谢过程中的作用仍不清楚。此外，继发于原发性 OA 的 CPPD 患者的软骨基质修复失调以及关节软骨表面的破碎部分[180]，可能是减缓至少部分患者软骨组织衰竭进程的生物学标志。

结论

CPPD 在衰老过程中尤为常见，并且还与 OA 和软骨基质变性、软骨细胞分化异常和 PPi 代谢异常等相关，其中一些是通过 ANKH 失调遗传的。关节软骨的 BCP 晶体沉积与 OA 密切相关。NLRP3 炎性小体的激活和 IL-1β 的释放介导了 CPP 和 BCP 晶体的炎症反应。CPPD 可与多种疾病表现相似，包括痛风、感染性关节炎、原发性 OA、RA 和风湿性多肌痛。颈椎 C1-C2CPPD 很常见，可表现为炎性疾病（齿状突加冠综合征和假性脑膜炎），并导致脊髓受压。除了相差偏振光显微镜的滑液晶体分析的金标准之外，CPPD 的主要诊断方法包括平片和高分辨率超声。对 CPPD 来说，超声一般比 X 线平片更敏感。急性 CPPD 关节炎的治疗可以采用一些类似于痛风的药物和策略，关节内注射类固醇药物是治疗已排除关节感染的单个大关节急性 CPPD 滑膜炎的主要方法。尚未研究出防止 CPP 晶体沉积的治疗方法。尽管 CPP 和 BCP 晶体在晚期 OA 中的软骨和关节液中常见，但 CPP 和 BCP 晶体在原发性 OA 的症状和疾病进展中的作用仍不清楚。

Full references for this chapter can be found on ExpertConsult.com.

部分参考文献

1. Zhang W, Doherty M, Bardin T, et al.: European League Against Rheumatism recommendations for calcium pyrophosphate deposition. Part I: terminology and diagnosis, *Ann Rheum Dis* 70(4):563–570, 2011.
2. Richette P, Bardin T, Doherty M: An update on the epidemiology of calcium pyrophosphate dihydrate crystal deposition disease, *Rheumatology (Oxford)* 48:711–715, 2009.
3. Neame RL, Carr AJ, Muir K, et al.: UK community prevalence of knee chondrocalcinosis: evidence that correlation with osteoarthritis is through a shared association with osteophyte, *Ann Rheum Dis* 62:513–518, 2003.
4. Ramonda R, Musacchio E, Perissinotto E, et al.: Prevalence of chondrocalcinosis in Italian subjects from northeastern Italy. The Pro.V.A. (PROgetto Veneto Anziani) study, *Clin Exp Rheumatol* 27:981–984, 2009.
5. Salaffi F, De Angelis R, Grassi W, et al.: Investigation Group (MAPPING) study. Prevalence of musculoskeletal conditions in an Italian population sample: results of a regional community-based study. I. The MAPPING study, *Clin Exp Rheumatol* 23(6):819–828, 2005.

6. Abhishek A: Calcium pyrophosphate deposition disease: a review of epide-miologic findings, *Curr Opin Rheumatol* 28(2):133–139, 2016.

8. Abhishek A, Doherty S, Maciewicz RA, et al.: Self-reported knee malalign-ment in early adult life as an independent risk for knee chondrocalcinosis, *Arthritis Care Res (Hoboken)* 63(11):1550–1557, 2011.

9. Abhishek A, Doherty S, Maciewicz R, et al.: Chondrocalcinosis is common in the absence of knee involvement, *Arthritis Res Ther* 14(5):R205, 2012. [Epub ahead of print].

10. Abhishek A, Doherty S, Maciewicz R, et al.: Evidence of a systemic predis-position to chondrocalcinosis and association between chondrocalcinosis and osteoarthritis at distant joints: a cross-sectional study, *Arthritis Care Res (Hoboken)* 65(7):1052–1058, 2013.

12. Zhang Y, Terkeltaub R, Nevitt M, et al.: Lower prevalence of chondrocalci-nosis in chinese subjects in beijing than in white subjects in the united states: the beijing osteoarthritis study, *Arthritis Rheum* 54:3508–3512, 2006.

13. Rho YH, Zhu Y, Zhang Y, et al.: Risk factors for pseudogout in the general population, *Rheumatology (Oxford)* 51(11):2070–2074, 2012.

15. Abhishek A, Doherty M: Pathophysiology of articular chondrocalcinosis–role of ANKH, *Nat Rev Rheumatol* 7(2):96–104, 2011.

17. Pendleton A, Johnson MD, Hughes A, et al.: Mutations in ANKH cause chondrocalcinosis, *Am J Hum Genet* 71:933–940, 2002.

18. Williams JC, Zhang Y, Timms A, et al.: Autosomal dominant familial cal-cium pyrophosphate dihydrate deposition disease is caused by mutation in the transmembrane protein ANKH, *Am J Hum Genet* 71:985–991, 2002.

19. Zhang Y, Johnson K, Russell RG, et al.: Association of sporadic chondrocal-cinosis with a -4-basepair G-to-A transition in the 5′-untranslated region of ANKH that promotes enhanced expression of ANKH protein and excess gen-eration of extracellular inorganic pyrophosphate, *Arthritis Rheum* 52:1110–1117, 2005.

20. Abhishek A, Doherty S, Maciewicz R, et al.: The association between ANKH promoter polymorphism and chondrocalcinosis is independent of age and osteoarthritis: results of a case-control study, *Arthritis Res Ther* 16(1):R25, 2014.

22. Pons-Estel BA, Gimenez C, Sacnun M, et al.: Familial osteoarthritis and Mil-waukee shoulder associated with calcium pyrophosphate and apatite crystal deposition, *J Rheumatol* 27:471–480, 2000.

23. Bruges-Armas J, Couto AR, Timms A, et al.: Ectopic calcification among families in the Azores: clinical and radiologic manifestations in families with diffuse idiopathic skeletal hyperostosis and chondrocalcinosis, *Arthritis Rheum* 54:1340–1349, 2006.

24. Terkeltaub R: Inorganic pyrophosphate (PPi) generation and disposition in pathophysiology, *Am J Physiol Cell Physiol* 281:C1–C11, 2001.

31. Johnson K, Terkeltaub R: Upregulated ank expression in osteoarthritis can promote both chondrocyte MMP-13 expression and calcification via chondrocyte extracellular PP$_i$ excess, *Osteoarthritis Cartil* 12:321–335, 2004.

33. Cailotto F, Reboul P, Sebillaud S, et al.: Calcium input potentiates the trans-forming growth factor (TGF)-beta1-dependent signaling to promote the export of inorganic pyrophosphate by articular chondrocyte, *J Biol Chem* 286(22):19215–19228, 2011.

49. Rosenthal AK, Gohr CM, Mitton-Fitzgerald E, et al.: The progressive anky-losis gene product ANK regulates extracellular ATP levels in primary articular chondrocytes, *Arthritis Res Ther* 15(5):R154, 2013.

53. Cailotto F, Sebillaud S, Netter P, et al.: The inorganic pyrophosphate trans-porter ANK preserves the differentiated phenotype of articular chondrocyte, *J Biol Chem* 285(14):10572–10582, 2010.

58. Zaka R, Williams CJ: Genetics of chondrocalcinosis, *Osteoarthritis Cartilage* 13:745–750, 2005.

71. Fuerst M, Niggemeyer O, Lammers L, et al.: Articular cartilage mineraliza-tion in osteoarthritis of the hip, *BMC Musculoskelet Disord* 10:166, 2009.

72. Fuerst M, Lammers L, Schafer F, et al.: Investigation of calcium crystals in OA knees, *Rheumatol Int* 30(5):623–631, 2010.

73. Nguyen C, Ea HK, Thiaudiere D, et al.: Calcifications in human osteoar-thritic articular cartilage: ex vivo assessment of calcium compounds using XANES spectroscopy, *J Synchrotron Radiat* 18(Pt 3):475–480, 2011.

83. Pazár B, Ea HK, Narayan S, et al.: Basic calcium phosphate crystals induce monocyte/macrophage IL-1β secretion through the NLRP3 inflammasome in vitro, *J Immunol* 186(4):2495–2502, 2011.

84. Narayan S, Pazar B, Ea HK, et al.: Octacalcium phosphate crystals induce inflammation in vivo through interleukin-1 but independent of the NLRP3 inflammasome in mice, *Arthritis Rheum* 63:422–433, 2011.

85. Liu-Bryan R, Pritzker K, Firestein GS, et al.: TLR2 signaling in chondro-cytes drives calcium pyrophosphate dihydrate and monosodium urate crystal-induced nitric oxide generation, *J Immunol* 174:5016–5023, 2005.

86. Martinon F, Petrilli V, Mayor A, et al.: Gout-associated uric acid crystals activate the NALP3 inflammasome, *Nature* 440:237–241, 2006.

87. Jin C, Frayssinet P, Pelker R, et al.: NLRP3 inflammasome plays a critical role in the pathogenesis of hydroxyapatite-associated arthropathy, *Proc Natl Acad Sci U S A* 108(36):14867–14872, 2011.

90. Pang L, Hayes CP, Buac K, et al.: Pseudogout-associated inflammatory cal-cium pyrophosphate dihydrate microcrystals induce formation of neutrophil extracellular traps, *J Immunol* 190(12):6488–6500, 2013.

91. Schauer C, Janko C, Munoz LE, et al.: Aggregated neutrophil extracellular traps limit inflammation by degrading cytokines and chemokines, *Nat Med* 20(5):511–517, 2014.

111. Lahmer T, Ingerl D, Heemann U, et al.: If the knee hurts, don't forget the spine!, *J Clin Neurosci* 18(3):424–425, 2011.

112. Odate S, Shikata J, Fujibayashi S, et al.: Progressive thoracic myelopathy caused by spinal calcium pyrophosphate crystal deposition because of proxi-mal junctional vertebral compression fracture after lumbopelvic fusion. 18, *Eur Spine J* 21(12):2436–2442, 2012.

113. Sekijima Y, Yoshida T, Ikeda S: CPPD crystal deposition disease of the cervi-cal spine: a common cause of acute neck pain encountered in the neurology department, *J Neurol Sci* 296(1–2):79–82, 2010.

135. Gutierrez M1, Di Geso L, Salaffi F, et al.: Ultrasound detection of carti-lage calcification at knee level in calcium pyrophosphate deposition disease, *Arthritis Care Res (Hoboken)* 66(1):69–73, 2014.

136. Filippou G, Filippucci E, Tardella M, et al.: Extent and distribution of CPP deposits in patients affected by calcium pyrophosphate dihydrate deposition disease: an ultrasonographic study, *Ann Rheum Dis* 72(11):1836–1839, 2013.

137. Lamers-Karnebeek FB, Van Riel PL, Jansen TL: Additive value for ultra-sonographic signal in a screening algorithm for patients presenting with acute mono-/oligoarthritis in whom gout is suspected, *Clin Rheumatol* 33(4):555–559, 2014.

139. Ogdie A, Taylor WJ, Weatherall M, et al.: Imaging modalities for the clas-sification of gout: systematic literature review and meta-analysis, *Ann Rheum Dis* 2014. [Epub ahead of print].

144. Frediani B, Filippou G, Falsetti P, et al.: Diagnosis of calcium pyrophosphate dihydrate crystal deposition disease: ultrasonographic criteria proposed, *Ann Rheum Dis* 64:638–640, 2005.

158. Li B, Yang S, Akkus O: A customized Raman system for point-of-care detec-tion of arthropathic crystals in the synovial fluid, *Analyst* 139(4):823–830, 2014.

159. Zhang W, Doherty M, Pascual E, et al.: EULAR recommendations for calcium pyrophosphate deposition. Part II: management, *Ann Rheum Dis* 70:571–575, 2011.

160. Rosenthal AK, Ryan L: Nonpharmacologic and pharmacologic management of CPP crystal arthritis and BCP arthropathy and periarticular syndromes, *Rheum Dis Clin North Am* 40(2):343–356, 2014.

166. Chollet-Janin A, Finckh A, Dudler J, et al.: Methotrexate as an alternative therapy for chronic calcium pyrophosphate deposition disease: an exploratory analysis, *Arthritis Rheum* 56:688–692, 2007.

177. Viriyavejkul P, Wilairatana V, Tanavalee A, et al.: Comparison of character-istics of patients with and without calcium pyrophosphate dihydrate crystal deposition disease who underwent total knee replacement surgery for osteo-arthritis, *Osteoarthritis Cartil* 13:232–235, 2006.

第 103 章

家族性自身炎症综合征

原著 CATHARINA M. MULDERS-MANDERS, ANNA SIMON, JOS W.M. VAN DER MEER

戴逸君 译　张　葵 校

关键点

- 自身炎症综合征的特点是复发性或慢性炎症，而没有感染或自身免疫的征象。
- IL-1β 通路的失调是许多自身炎症性疾病发病的核心。
- 淀粉样蛋白 A 型淀粉样变性是长期自身炎症的一个严重并发症，常导致肾衰竭；当患者接受充分治疗时，该并发症的风险显著降低。
- 相当一部分具有明显自身炎症表型的患者，其特异性诊断仍不明确。
- 由于 IL-1β 在许多自身炎症性疾病中起核心作用，因此有必要进行抑制 IL-1β 的试验性治疗，以达到诊断和治疗的目的。

引言

自身炎症综合征（autoinflammatory syndromes），通常也被称为周期性发热综合征，包括一组罕见的、常具有遗传性的疾病，其共同表现是反复发作的炎性症状，如发热、腹痛、腹泻、皮疹或关节痛[1]。在大多数上述综合征中，患者在发热间期自觉良好，并能正常生活。但在一些疾病中，炎性症状几乎是持续的。发热期的常规实验室检查不可避免地显示出严重的急性期反应，包括红细胞沉降率增快、白细胞增多和急性期蛋白水平升高，如 C 反应蛋白（CRP）和血清淀粉样蛋白 A。炎症发作没有明显的诱发因素，但有些患者报告与物理刺激（如遇冷）、精神紧张或月经周期有关。炎症发作可在数天或数周内自行消退。许多患者多年来未被确诊，这给医患双方都带来了很大的沮丧和挫败感[2,3]。"自身炎症"这个词由研究人员于 1999 年提出[4]，用于将此类疾病与自身免疫性疾病区分开，因为并未发现典型的自身免疫现象；导致发病的主要原因是固有免疫而非适应性免疫的缺陷。

目前已明确了 4 种经典的自身炎症综合征：家族性地中海热（familial Mediterranean fever，FMF）、甲羟戊酸激酶缺乏症（mevalonate kinase deficiency，MKD）、肿瘤坏死因子受体相关周期性发热综合征（TNF-receptor-associated periodic syndrome，TRAPS）和冷吡啉相关周期性综合征（cryopyrin-associated periodic syndrome，CAPS）（表 103-1 和图 103-1）。除了这些典型的自身炎症综合征外，过去的几年中，有越来越多的其他具有明显自身炎症表型的综合征被发现。然而，仍有许多具有自身炎症表型的患者无法被诊断为已知疾病中的某一种，提示可能还存在着未明确的疾病。本章将详细介绍 4 种经典的自身炎症性疾病，以及近期发现的一些其他疾病。

鉴别诊断

当患者反复发热超过 2 年时，其发生感染性疾病或恶性肿瘤的可能性较小。此时的鉴别诊断应包括多种炎症性疾病，除自身炎症性疾病外，还有类风湿关节炎、幼年炎性关节炎、炎症性肠病以及白塞病（表 103-2）。由于自身炎症性疾病较为罕见（除了在特定种族背景的人群中诊断 FMF），故应首先排除其他常见疾病。

自身炎症性疾病诊断的主要依据是临床评估，包括详细的病史和家族史，并且最好在发热期对患者进行至少一次的观察，因为在缓解期患者很少出现异常体征。通过了解患者的种族来源，医师可以获得另一条非特异但有用的线索。这种临床评估通常能提供足够的信息，以鉴别特定的自身炎症综合征（表103-1），并确定基因检测的方向（图103-2）。现在越来越多的基因实验室提供自身炎症性疾病的基因检测组合，可以通过二代测序的方法对多个基因同时进行检测。这有着很大的优势；但另一方面，自身炎症相关基因的低外显率突变或多态性也可能导致诊断上的问题或错误的过度诊断。

当无法明确特异性诊断时，使用白介素-1抑制剂（如阿那白滞素）进行试验性治疗可以提供诊断线索。患有"未另行分类"自身炎症性疾病的患者中，有相当一部分对阿那白滞素的治疗反应良好；在日常实践中，也把这些患者（暂时）标记为"阿那白滞素敏感性疾病"。

四种经典的遗传性自身炎症综合征

家族性地中海热

流行病学

家族性地中海热（familial Mediterranean fever，FMF）是最常见的自身炎症性疾病，全世界患病人数已超过10 000人。本病好发于源自地中海盆地的人种，包括亚美尼亚人、塞法迪犹太人、阿拉伯人和土耳其人。FMF是一种常染色体隐性遗传疾病。有报道在一些家族中FMF表现为常染色体显性遗传[6]，但其中大多数实际上是由某些高频携带FMF突变基因的人群近亲繁殖所导致的假显性遗传[6-8]；不过，经过深入的基因分析后，仍然至少有3个家族被确认为是真显性遗传[8,9]。

表 103-1　四种经典单基因家族性自身炎症综合征的鉴别诊断

	FMF	MKD	TRAPS	CAPS
遗传方式	常染色体隐性	常染色体隐性	常染色体显性	常染色体显性
发病年龄（岁）	< 20	< 1	< 20	从新生儿到青春期
发作时间（天）[a]	< 2	4 ~ 6	> 14	从1天到持续发作
皮肤病变	丹毒样红斑	斑丘疹或麻疹样皮疹	覆盖肌痛区域的移行性皮疹	荨麻疹样病变（有时由寒冷诱发）
肌肉、骨骼病变	单关节炎常见	关节痛，少关节炎型	常有严重肌痛，偶见单关节炎	关节肌肉痛、肢体刀割样痛、关节炎均可发生 骨骺重度骨化
腹部病变	无菌性腹膜炎常见	脾大，腹痛	剧烈腹痛常见	重度肝脾大
眼部病变	不常见	不常见	结膜炎及眶周水肿	结膜炎，有时可出现视神经隆起 视盘水肿，可伴视力丧失，葡萄膜炎
可鉴别的临床症状	丹毒样红斑	颈部淋巴结病变 严重病例出现畸形面容及神经症状	游走性肌痛及皮疹，眶周水肿	寒冷诱发的荨麻疹样病变 感音神经性聋 慢性无菌性脑膜炎，关节病变
相关基因	*MEFV*	*MVK*	*TNFRSF1A*	*NLRP3*
相关蛋白	热蛋白	甲羟戊酸激酶	Ⅰ型肿瘤坏死因子受体	NLRP3（冷吡啉蛋白）

[a] 发作时间可有变化，这里指的是典型的发作持续时间

CAPS，冷吡啉相关周期性综合征；FMF，家族性地中海热；MKD，甲羟戊酸激酶缺乏症；TNF，肿瘤坏死因子；TRAPS，肿瘤坏死因子受体相关周期性发热综合征

Modified from Hull KM, Shoham N, Chae JJ, et al：The expanding spectrum of systemic autoinflammatory disorders and their rheumatic manifestations. Curr Opin Rheumatol 15：61-69, 2003.

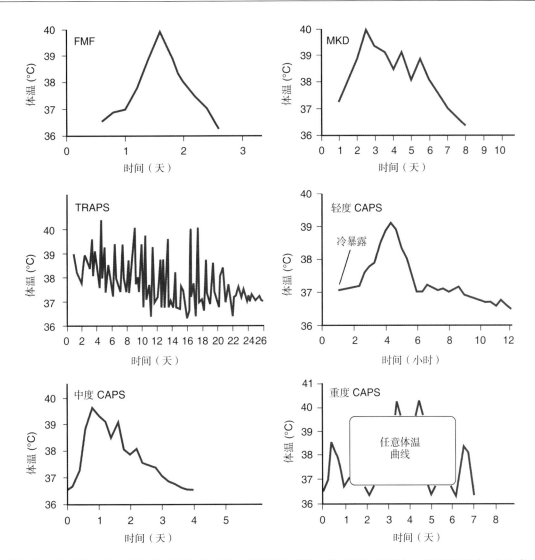

图 103-1　家族性自身炎症综合征炎症发作时的体温特点。各种综合征的个体差异性相当大，甚至对于同一个患者而言，不同发作期的热型都可能会有很大差别。注意 X 轴上的不同时间刻度。CAPS，冷吡啉相关周期性综合征；MKD，甲羟戊酸激酶缺乏症；TRAPS，肿瘤坏死因子受体相关周期性发热综合征

病因与发病机制

1997 年，两个研究小组独立追踪了 FMF 的遗传背景，发现 16 号染色体短臂上有一个当时还未知的基因，命名为地中海热（Mediterranean fever, MEFV）基因 [10,11]。大部分 FMF 相关的突变是错义突变，这种突变改变了蛋白质中的单个氨基酸（图 103-3）。大多数 FMF 病例由 5 种基因突变引起：*M694V*（根据受检人群的不同，发生在 20% ～ 65% 的病例中 [12]）、*V726A*（7% ～ 35%）、*M680I*、*M694I* 及 *E148Q*。前三种突变的建立者效应已被确定 [10]，指向至少 2500 年前的共同祖先。在不止一个中东人群中，*MEFV* 基因出现了高突变率，这引出一个假说，即杂合子携带者拥有迄今未知的进化优势，可能

对地中海盆地的某种尚未明确的地方性病原体有更高的（炎症）抵抗能力 [10]。在约 30% 的患者中，只能检测到 *MEFV* 基因的一个突变，或者没有突变，这部分患者的病因仍有待确定。

MEFV 基因编码一个由 781 个氨基酸组成的蛋白，称为热蛋白（pyrin 或 marenostrin）。第 99 章详细描述了 FMF 的病理生理机制。促炎细胞因子 IL-1β 在其发病机制中起重要作用。除了与 FMF 有关外，最近还发现了一种具有潜在 *MEFV* 突变的常染色体显性遗传综合征，与嗜中性皮肤病相关 [13]。

临床特征

约 90% 的 FMF 患者在 20 岁前出现症状 [14]。炎症发作通常持续 1 ～ 3 天。发作频率变化很大，最

表 103-2 周期性发热的鉴别诊断

1. 遗传性（见表 103-1）

2. 非遗传性

    a. 感染性

        i. 隐匿性感染灶（如主动脉肠瘘、Caroli 病）

        ii. 复发性感染（如慢性脑膜炎球菌血症、宿主防御缺陷）

        iii. 特定感染（如 Whipple 病、疟疾）

    b. 非感染性炎症疾病，如：

        i. 成人 Still 病

        ii. 慢性幼年型类风湿关节炎

        iii. 周期性发热、阿弗他口炎、咽炎和腺体炎

        iv. Schnitzler 综合征

        v. 白塞病

        vi. 克罗恩病

        vii. 结节病

        viii. 外源性肺泡炎

        ix. 加湿器肺病、聚合物烟雾热

    c. 肿瘤性

        i. 淋巴瘤（如霍奇金病、血管免疫母细胞性淋巴瘤）

        ii. 实体瘤（如嗜铬细胞瘤、黏液瘤、结肠癌）

    d. 血管性（如反复肺栓塞）

    e. 下丘脑性

    f. 心因性周期性发热

    g. 假病或诈病

常见的间歇时间是 2～4 周（图 103-1）。FMF 发作的主要特征是浆膜炎症状（如腹膜炎、胸膜炎或滑膜炎），常伴发热。95% 的患者可出现持续 1～2 天的腹痛，严重程度不同，从类似急腹症的严重腹膜炎到无明显腹膜炎的轻微腹痛[15]。关节炎（极少是破坏性的）常局限于单个大关节，如膝关节、踝关节或腕关节，并可能是唯一的症状。胸膜炎所致的胸痛常为单侧，伴胸膜摩擦感或一过性胸腔积液。近 30% 的患者发生皮肤受累，常表现为胫前或足部的丹毒样皮损[16]（图 103-4）。此外，更少见的表现还有心包炎，仅有不足 1% 的患者出现[17]；阴囊急性肿胀、触痛[18]；无菌性脑膜炎；以及严重的持续性肌痛，尤其是腿部。

诊断与诊断性试验

    FMF 仍主要是一种临床诊断[19]（表 103-3A 和

图 103-3B）。患者的种族血统需要被考虑到。在分子诊断试验中，基因实验室有时只筛查 5 种最常见的 *MEFV* 基因突变，而忽略少见的突变。只在 70% 的典型病例中，*MEFV* 的突变发生在两个等位基因上[20]，

表 103-3A 家族性地中海热诊断标准（Livneh 标准）

主要标准

典型发作 [a] 伴

    弥漫性腹膜炎

    单侧胸膜炎或心包炎

    单关节炎（髋 / 膝 / 踝）

    只有发热

次要标准

不完全发作 [b] 伴

    胸痛

    单关节炎

    关节痛

    秋水仙碱有效

诊断 FMF 需满足一条以上主要标准或两条以上次要标准

[a] 典型发作：相同发作 ≥ 3 次，发热（体温 ≥ 38℃）持续 12～72 小时

[b] 不完全发作：未达到典型发作的标准

FMF，家族性地中海热

Adapted from Livneh A, et al: Criteria for the diagnosis of familial Mediterranean fever. *Arthritis Rheum* 40 (10): 1879-1885, 1997.

表 103-3B 家族性地中海热诊断标准（Eurofever 标准）

存在	分值
发作持续 < 2 天	9
胸痛	13
腹痛	9
土耳其人、亚美尼亚人、非德系犹太人、阿拉伯人血统	22
西班牙、意大利或希腊血统	7
不存在	**分值**
阿弗他溃疡	9
荨麻疹	15
颈部淋巴结肿大	10
发作持续 > 6 天	13
总分	≥ 60

当临界值为 60 分时，该标准的敏感性为 94%～97%，特异性为 91%～98%

Adapted from Federici S, et al: Evidence-based provisional clinical classification criteria for autoinflammatory periodic fevers. *Ann Rheum Dis* 74 (5): 799-805, 2015.

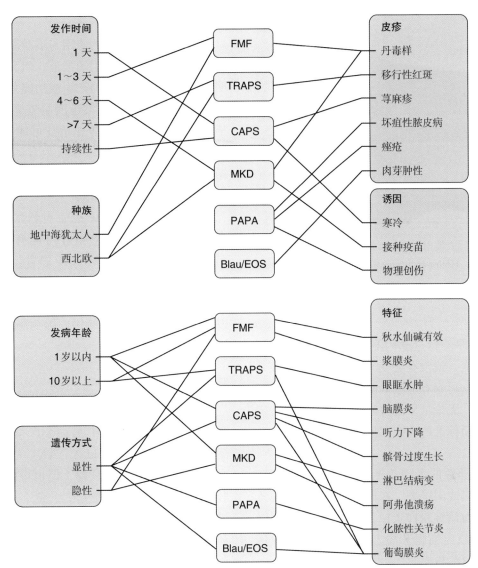

图 103-2　家族性自身炎症综合征的鉴别诊断。首先除外其他更常见的引起发热和炎症的疾病。当怀疑是家族性自身炎症综合征时，将患者的临床特征与本图的左右两侧相对照，并为与每个临床特征相连的综合征记一分（一个临床特征可能导致或指向多个综合征）。最终的综合得分能为该患者可能的诊断进行排序，并有助于决定后续正确的确诊试验。这个算法不是基于循证依据，而是完全根据专家意见得出的。有关更具体的标准，请参阅本章中的表格。CPAS，冷吡啉相关周期性综合征；EOS，早发性结节病；FMF，家族性地中海热；MKD，甲羟戊酸激酶缺乏症；PAPA，化脓性无菌性关节炎 - 坏疽性脓皮病 - 痤疮综合征；TRAPS，肿瘤坏死因子受体相关周期性发热综合征

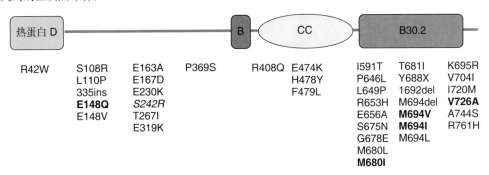

图 103-3　热蛋白示意图，具有 4 个保守结构域，包括一个热蛋白结构域、一个 B-box 结构域（B）、卷曲螺旋结构域（CC）和一个 B30.2 结构域。本图显示了在家族性地中海热中发现的突变，5 种最常见的错义突变用黑体标出。斜体标识的 S242R 突变与热蛋白相关性自身炎症与嗜中性皮肤病（PAAND）有关。目前已知所有部突变的完整列表详见 INFEVERS 网站：https：//infevers.umai-montpellier.fr/web/index.php

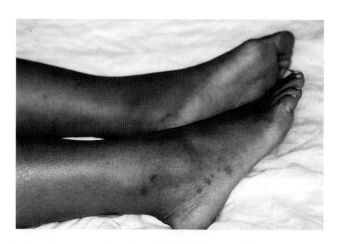

图 103-4 FMF 患者发热时出现的丹毒样皮疹（Courtesy Professor A. Livneh, Heller Institute of Medical Research, Tel Hashomer, Israel.）

而其余的 30%，即使经过基因测序，也只能检测到一个等位基因突变，或没有突变。也有证据表明该基因的外显率较低。尽管有这些局限性，基因检测仍可以作为确诊试验。无论结果是否阳性，对于来自特定种族，并符合诊断标准的有症状患者都应使用秋水仙碱治疗 [21,22]。

目前尚无特异性的生物学标志物可以鉴别 FMF 发作、感染性发热或阑尾炎。在炎症发作期会出现急性相反应，包括血清淀粉样蛋白 A、CRP、血浆纤维蛋白原以及多形核白细胞升高。FMF 患者如出现蛋白尿则高度提示肾淀粉样变。

治疗

秋水仙碱是 FMF 患者的首选治疗药物。在 60% ~ 75% 的患者中，它可以完全预防炎症发作，并且在另外 20% ~ 30% 的患者中，它可以显著减少发作次数 [23]。成人的平均剂量是 1 mg/d，但若低剂量无效，则可加量至 3 mg/d。该方案通常耐受性良好；胃肠道副作用，包括腹泻和腹痛，一般在药物减量后可缓解。肌病、神经病变以及白细胞减少等更严重的副作用较少见，且主要发生于肝肾功能受损的患者。在发热期，口服或肌内注射非甾体抗炎药（nonsteroidal anti-inflammatory drugs，NSAIDs）可减轻疼痛。糖皮质激素的疗效有限。

由于秋水仙碱是唯一被证实能够预防继发性淀粉样变性的药物，故患者对秋水仙碱的治疗依从性很重要。自从引入了秋水仙碱治疗，FMF 患者中淀粉样变性的发生率已显著下降。

过去，秋水仙碱的使用与不孕联系在一起，在动物实验中也有致畸作用的报道。然而，最近的研究表明，秋水仙碱对精子的产生或功能并没有明显的不良影响 [24]。秋水仙碱已被证明是安全的，即使在怀孕早期也是如此。由于停止治疗可能导致 FMF 发作的频率或严重程度增加，导致生育问题和不良妊娠结局，因此不应中断对育龄期女性的治疗 [25,26]。在哺乳期也可安全使用秋水仙碱 [23]。

5% ~ 10% 的 FMF 患者对秋水仙碱不敏感。对于这些患者，抗 IL-1β 治疗可能有效。几项研究表明，对秋水仙碱耐药的 FMF 患者，IL-1 受体拮抗剂阿那白滞素和抗 IL-1β 单抗卡那单抗（canakinumab）治疗有效 [27-37]。当开始抗 IL-1β 治疗时，秋水仙碱应以最大耐受剂量继续使用，因为阻断 IL-1 能否预防淀粉样变尚不清楚。

预后

腹膜炎反复发作可导致腹腔或盆腔粘连，造成小肠梗阻等并发症。FMF 另一个严重的长期并发症是淀粉样蛋白 A（amyloid A，AA）型淀粉样变性。它主要影响肾，引起肾衰竭，但也可能发生于胃肠道、肝和脾，最终在晚期发生在心脏、睾丸和甲状腺，不过这种情况少见。淀粉样变性的发病率各不相同，尤其取决于种族，但在未治疗的患者中发病率较高。其在西班牙犹太人中常见，但在德系犹太人中罕见 [38]。由于 FMF 中淀粉样变性的发生率较高，故所有患者都应定期检查尿蛋白，若尿蛋白阳性，则应进行进一步的评估。

由于包括腹膜粘连和卵巢功能障碍在内的一系列原因，女性患者的生育能力低下较为常见 [38]。在男性患者中，也已发现继发于无精症（有时继发于睾丸淀粉样变）或精子穿透障碍的生育能力低下 [14]。

热蛋白相关疾病谱的扩展

最近，发现了一种与 MEFV 突变相关的新的常染色体显性隐性遗传疾病：吡啉相关性自身炎症与嗜中性皮肤病（pyrin-associated auto-inflammation with neutrophilic dermatosis，PAAND）[13]。其特征是中性粒细胞性皮肤病、反复发热、关节痛、肌炎和肌痛。热蛋白上的特异突变阻止了其与蛋白 14-3-3 的结合，而该蛋白对热蛋白能起到抑制作用。大多数

PAAND 患者对阿那白滞素敏感。最近的一篇文献提议将"热蛋白相关自身炎症性疾病（pyrin-associated autoinflammatory disease，PAAD）"这个词作为一个组名，将 FMF 和 PAAND 都包括其中[39]。

甲羟戊酸激酶缺乏症（以前称为高 IgD 综合征）

过去，高 IgD 伴周期性发热综合征（hyperimmuno globulinemia D and periodic fever syndrome，HIDS）和甲基戊酸尿症（mevalonate aciduria，MA）这两种周期性发热综合征是被区分开的两种疾病，但如今已认识到它们都是由编码甲羟戊酸激酶（mevalonate kinase，MVK）的基因发生突变引起的。这两种疾病现在被认为都属于甲羟戊酸激酶缺乏症。

流行病学

甲羟戊酸激酶缺乏症（mevalonate kinase deficiency，MKD）是一种常染色体隐性遗传病，大约 75% 的患者来自西欧，50% 的轻症患者（曾被称为 HIDS）来自荷兰和法国[40]。大多数 MKD 患者源自高加索人种。这些现象可以部分地解释为创始人效应[41]。在荷兰，最常见的甲羟戊酸激酶基因突变的携带率是 1∶153[42]。男性和女性都同样受到影响[40]。

病因与发病机制

MKD 是由编码甲羟戊酸激酶的基因突变引起的，该基因位于 12 号染色体的长臂上[43-45]。患者大多是两种错义突变的复合杂合子（图 103-5）。迄今为止，85% 以上的患者由两种突变（V377I 和 I268T）导致[40]。

MKD 相关突变导致甲羟戊酸激酶的活性持续性降低。甲羟戊酸激酶是类异戊二烯代谢途径的一部分，它是 3-羟基-3 甲基戊二酰辅酶 A（3-hydroxy-3-methyl-glutaryl-coenzyme A，HMG-CoA）还原酶磷酸化甲羟戊酸后的步骤。有关 MKD 的病理生理机制在第 99 章中有更详细的阐述。

甲羟戊酸尿症的患者携带有特异性突变，能导致更严重的甲羟戊酸激酶活性降低，甚至低至无法检测的水平，并具有更严重的表型。这些患者体内不断产生大量的甲羟戊酸，其尿液中甲羟戊酸的含量通常是轻症患者的 1000 倍以上[46]。最近，在色素性视网膜炎、浅表性光化性汗孔角化症和汗孔角化症的患者中，在没有明确炎症表型的情况下，也发现了 MVK 中的突变[47]。

目前仍无法解释甲戊酸激酶缺乏症患者特征性的高免疫球蛋白 D 血症（immu-noglobulin D，IgD）[48,49]。

临床特征

90% 的轻症 MKD（HIDS）患者会在出生后的 1 年内经历首次发热[40]，而且这种发热在儿童和青少年时期最为频繁。高热可能导致癫痫发作，尤其是幼儿。虽然诱因通常并不明显，但疫苗接种、轻微创伤、手术、身体或精神压力都可以诱导发热[40]。发热开始时常出现寒战，之后体温迅速升高。颈部淋巴结病变和腹痛伴呕吐及腹泻较为常见。其他常见症状还有头痛、肌痛、关节痛、脾大、皮疹伴红斑和丘疹（图 103-6）或瘀点（图 103-7）[40]。可能出现关节炎（主要为大关节）和肝大。约 40% 的患者诉有痛性口腔阿弗他溃疡、阴道或阴囊溃疡（图 103-8）。发热在 3～5 天后自行消退，但关节或皮肤症状的缓解可能还需要更长时间。这些炎症发作平均每 4～6 周一

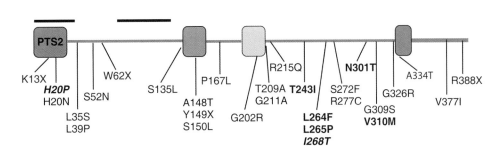

图 103-5　甲羟戊酸激酶，具有 4 个由彩色框表示的保守结构域。图中所示是在甲羟戊酸激酶缺乏症中已被证实的错义突变、无义突变和两处基因缺失（黑条处）。有关目前已知所有突变的完整列表，请参见 INFEVERS 网站：https://infevers.umai-montpellier.fr/web/index.php

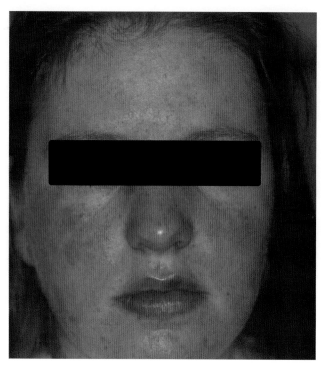

图 103-6　一例高 IgD 综合征患者发病期间的面部红斑和丘疹

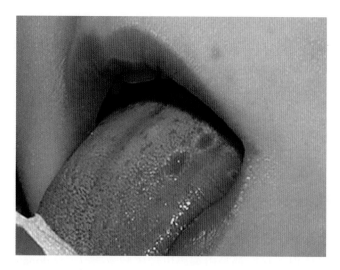

图 103-8　一例高 IgD 综合征患者舌部的阿弗他溃疡。(Courtesy Dr. K. Antila，North Carelian Central Hospital，Joensuu，Finland.)

失调、发育不良、白内障以及畸形面容。早期死亡常见[46]。

诊断与确诊试验

　　当患者有特征性的临床表现，且合并血清 IgD 升高（> 100 IU/ml）时，应考虑 MKD 的诊断（表 103-4）。年轻患者（特别是 < 3 岁的患者）的 IgD 可能正常[50]。少数 MKD 患者的 IgD 水平持续正常[41]，其他自身炎症性疾病患者的 IgD 水平也可能升高，

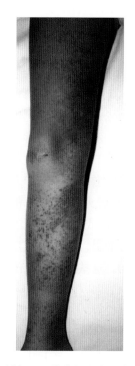

图 103-7　一例高 IgD 综合征患者发热时的腿部瘀点

次，但可能因人而异，甚至在同一个患者中也可有不同。

　　甲羟戊酸尿症（MA）或重症 MKD 是一种非常早发的疾病，伴有较 HIDS 更严重的炎症发作。除发热外，患者还会出现胎儿水肿，精神运动弛缓、共济

表 103-4　甲羟戊酸激酶缺乏症诊断分类	
存在	**分值**
发病年龄 < 2 岁	10
阿弗他口炎	11
全身淋巴结肿大或脾大	8
淋巴结疼痛	13
腹泻（有时 / 经常）	20
腹泻（总是）	37
不存在	**分值**
胸痛	11
总分	≥ 42

临界值为 42 分时，诊断 MKD 的敏感性为 89% ～ 93%，特异性为 89% ～ 92%

MKD，甲羟戊酸激酶缺乏症

Adapted from Federici S，et al：Evidence-based provisional clinical classification criteria for autoinflammatory periodic fevers. *Ann Rheum Dis* 74（5）：799-805，2015.

但通常只是轻度升高。80% 以上的 MKD 患者 IgA 也升高[50-51]。在发热期间，可观察到明显的急性相反应，包括白细胞增多、SAA 和 CRP 升高，以及细胞因子网络的激活[52,53]。

通过检测甲羟戊酸激酶基因的突变，可以确诊 MKD。

尿液中甲羟戊酸激酶的浓度在发病期间可能会增加，这可以作为基因检测的替代方法以进行确诊，但在许多实验室可能无法进行检测。甲羟戊酸激酶酶活性测定需要进行细胞培养，且仅用于科研。

治疗

非甾体抗炎药或糖皮质激素可以缓解症状，但可能无法预防疾病发作，特别是糖皮质激素，长期使用会产生许多副作用。

IL-1β 抑制治疗是 MKD 患者的首选治疗方案[54]。已发现阿那白滞素[55,56]和卡那单抗[37,57]对 MKD 均有效。对于轻症 MKD 和发作不频繁的患者而言，阿那白滞素按需治疗可在炎症开始时有效阻止其发作[58]。两篇共报道了 3 例患者的文献显示，在对 IL-1 抑制剂无效的患者中，IL-6 受体单克隆抗体托珠单抗可能有效[59,60]。造血干细胞移植可使重症且对治疗耐药的 MKD 患者获益[61-64]。

抗肿瘤坏死因子治疗可能对 MKD 有效。这种效果通常是局部的，而且英夫利昔单抗可能与临床病情恶化有关[56]。阿达木单抗对少数患者有效[56,65]。

预后

大多数轻症 MKD 患者的长期预后相对良好。一些患者的发病频率从青春期后期开始下降，严重程度也较前减轻[40]。关节破坏少见，但由于反复的腹腔炎症，或因怀疑急腹症而行不必要的剖腹探查术导致的腹腔粘连是常见的。淀粉样变性是 MKD 的一种罕见并发症，但已有发生[40,66-68]。最近欧洲自身炎症性疾病注册中心（the European registry of autoinflammatory diseases）欧洲发热数据库（Eurofever database）的一篇研究表明，4% 的患者存在淀粉样变性[69]。因此，MKD 患者应至少每年检查一次尿蛋白，特别是发作频繁且病情严重的患者。MA 的预后更差，常出现进展性的神经系统并发症和早期死亡。

肿瘤坏死因子受体相关周期性发热综合征

流行病学

肿瘤坏死因子受体相关周期性发热综合征（tumor necrosis factor receptor-associated periodic syndrome，TRAPS）具有染色体显性遗传模式。它最初在一个来自爱尔兰和苏格兰的大家族中被描述为"家族性希伯尼安热"[70]。此病主要在来自西北欧的患者中发现，但任何种族均可受影响。

病因与发病机制

TRAPS 是由编码 I 型 TNF 受体的基因（TNFRSF1A）突变引起的（图 103-9），该基因位于 12 号染色体的短臂上[4]。TNFRSF1A 的两种错义突变，P46L 和 R92Q（现在正确的名字分别是 P75L 和 R121Q），具有特别低的外显率，见于 1% ~ 10% 的健康对照者中，但可能与炎症表型相关。

TNF 受体上与 TRAPS 相关的突变导致 TNF 信号功能的丧失，包括 TNF 受体从细胞膜上的脱落减少，从而游离的 TNF 受体减少[1]，与 TNF 的结合减少[74,75]，在细胞表面的表达降低[75-78]，并且 TNF 诱导的核因子 κB（nuclear factor kappa B，NF-κB）的活化也减少[76,79,80]。突变的 TNF 受体保留在细胞内，汇集在内质网中[75,76,80,81]。突变的受体不能与野生型相结合，但可以通过自身相互作用形成聚集体[75,76]。这种胞浆内受体聚集导致了配体非依赖性的信号传导[80,82]。线粒体衍生的活性氧物质似乎介导了这种效应[83]。

临床特征

与 FMF 或 MKD 相比，TRAPS 患者临床症状的个体差异更大[84,85]。即使在同一个家族中，发病年龄也可能不同，文献记载的发病年龄范围从 2 周到 53 岁[84,86]。TRAPS 发病的持续时间和发作频率也有很大差异。平均而言，发病持续 3 ~ 4 周，每年复发 2 ~ 6 次。发作期也可仅持续几天（图 103-1）。

炎症发作时，可表现为高热，伴有皮肤病变、肌痛、关节痛、腹部不适和眼部症状。最常见的皮肤表现是离心性移行性红斑，可覆盖局部肌痛区域（图 103-10）[87]，但也可出现荨麻疹样斑块。肌痛通常主要发生在大腿肌肉，但在发热期可能呈游走性，累及

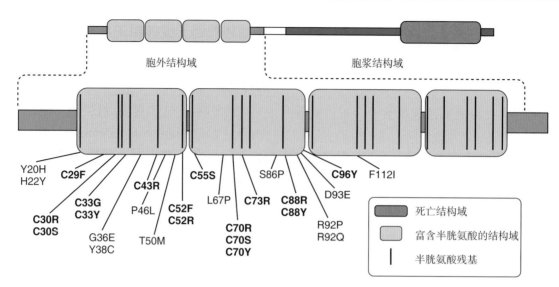

胞外结构域　　　　　　　　　　胞浆结构域

	死亡结构域
	富含半胱氨酸的结构域
	半胱氨酸残基

Y20H　C29F　　C43R　　C55S　　S86P　　C96Y　F112I
H22Y　　　　　　　　　　　　　　　　　　D93E
　　　C33G　　　　　　L67P　C73R　C88R
　　　C33Y　P46L　C52F　　　　　C88Y
C30R　　　　　　C52R
C30S　　　　　　　　　C70R　　　R92P
　　　G36E　T50M　　C70S　　　R92Q
　　　Y38C　　　　　C70Y

图 103-9　Ⅰ 型肿瘤坏死因子受体蛋白（TNFRSF1A）示意图，图中说明了目前在 TRAPS 中已发现的突变（除了一个影响剪接位点的内含子突变）。黑体字为破坏半胱氨酸残基的突变。需要注意的是，目前公认的 TNFRSF1A 蛋白中的氨基酸编号已经改变，移动了 29 个位置（如 R92Q 现在正式成为 R121Q 等）。因为大多数文献都使用了旧的编号，所以我们在这里还继续沿用。有关目前已知所有突变的完整列表，请参见 INFEVERS 网站：https://infevers.umai-montpellier.fr/web/index.php

四肢、躯干、面部及颈部。关节痛主要累及大关节，包括髋、膝和踝关节。临床上明显的滑膜炎较为少见，如果出现，则为非侵蚀性、非对称性、单关节性滑膜炎[84]。92% 的 TRAPS 患者在炎症发作期出现腹痛；其他常见的胃肠道表现还包括呕吐和便秘。眼部受累是 TRAPS 的特征性表现，包括单眼或双眼的结膜炎、眶周水肿或眶周疼痛。严重的葡萄膜炎和虹膜炎已有报道，任何有眼部疼痛症状的 TRAPS 患者都应检查是否存在上述并发症[84,87]。其他在 TRAPS 发病期相对少见的症状有胸痛、气促、心包炎，以及由鞘膜炎引起的睾丸和阴囊疼痛。有文献报道了一例出现精神症状但没有发热的患者[89]。最初认为 TRAPS 中腹股沟斜疝的发生率增高[89]，但这在其他病例研究中并未得到证实。淋巴结病变在 TRAPS 中少见。

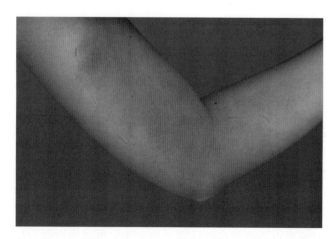

图 103-10　TRAPS 发病时的移行性红斑（Courtesy Dr. T. Fiselier，University Medical Center St. Radboud，Nijmegen，the Netherlands.）

诊断与确诊试验

与其他家族性自身炎症综合征一样，炎症发作期间的实验室检查显示为急性相反应，甚至在发病间期，也可检测到炎症反应。

研究人员[90,91]最近提出了一套基于专家共识的 TRAPS 临床诊断标准（表 103-5）。TRAPS 最终是一个基因诊断，是由 *TNFRSF1A* 基因上的错义突变所定义的。然而，TRAPS 突变的临床外显率并非 100%，即使是半胱氨酸突变。另外，在该基因中发现了 R92Q（R121Q）或 P46L（P75L）的变异体，这也给诊断带来困难。因为它们具有多态性的许多特征，而不是直接致病的突变，因此该发现能否导致 TRAPS 的诊断仍有争议。

治疗

对病情较轻的 TRAPS 患者，通常非甾体抗炎药就已经足够。对大多数 TRAPS 患者而言，NSAIDs 和高剂量的糖皮质激素（> 20 mg/d 的口服泼尼松）能缓解发热和炎症症状，但并不能改变发病频率。在 TRAPS 中应用阿那白滞素或卡那单抗进行 IL-1 抑制治疗是非常有效的[37,54]。应用依那西普进行 TNF 抑

表 103-5　TRAPS 诊断标准	
存在	**分值**
眶周水肿	21
发作持续 > 6 天	19
离心性移行性红斑，典型者覆盖局部肌痛区域，通常位于四肢	18
肌痛	6
亲属受到影响	7
不存在	**分值**
呕吐	14
阿弗他口炎	15
总分	≥ 43

临界值为 43 分时，诊断 TRAPS 的敏感性为 80% ～ 85%，特异性为 87% ～ 91%

TRAPS，肿瘤坏死因子受体相关周期性发热综合征

Adapted from Federici S，et al：Evidence-based provisional clinical classification criteria for autoinflammatory periodic fevers. Ann Rheum Dis 74 (5)：799-805，2015.

制治疗也可获益[54,71,84,92-97]。当 IL-1 抑制治疗无效时，可改用依那西普，反之亦然[14]。

依那西普的作用可能会随时间推移而减弱[54]。与依那西普不同，抗 TNF 单克隆抗体英夫利昔单抗和阿达木单抗不建议用于 TRAPS，因为可能会加重症状[54]。

预后

反应性 AA 型淀粉样变是 TRAPS 主要的全身并发症。它发生在 15% ～ 25% 的未治疗患者中[4,71]，并常导致肾损害。若有 TRAPS 患者出现了淀粉样变，那么他家族中其他受影响的成员出现该并发症的风险很高。这主要与影响半胱氨酸残基的 *TNFRSF1A* 突变有关[71]。由于蛋白尿是肾淀粉样变性的最初表现，因此对 TRAPS 患者应每年进行尿检，尤其是当已知 TRAPS 患者的家族成员患有淀粉样变性时。

冷吡啉相关周期性综合征

过去被区分开的 3 种不同自身炎症性疾病，现在已被认为是冷吡啉相关周期性综合征（cryopyrin-associated periodic syndrome，CAPS）疾病谱的一部分：轻度的家族性寒冷型自身炎症综合征（familial cold autoinflammatory syndrome，FCAS），中重度的 Muckle-Wells 综合征（Muckle-Wells syndrome，MWS），以及严重的慢性婴儿神经皮肤关节综合征（chronic infantile neurologic cutaneous and articular syndrome，CINCA），也称为新生儿发病的多系统炎症性疾病（neonatal-onset multisystemic inflammatory disease，NOMID）。在发现它们都与同一基因的突变有关，并且找到重叠的突变和表型后，对这 3 类疾病基本就不再区分了。在最近提出的统一命名法中，提出将本病改名为 NLRP3 相关自身炎症性疾病，因为"冷吡啉"的名称将不再用于基因和蛋白质[39]。

流行病学

全世界已知的 CAPS 病例数超过 130 例，但其确切的发病率尚不清楚。

病因与发病机制

2001 年，研究者在一个新的基因上发现了 CAPS 的遗传缺陷：NLRP3（也称为冷吡啉、CIAS1、NALP3 或 PYPAF）[98-100]。实际上，所有突变都是在 *NLRP3* 基因外显子 3 中发现的错义突变，该外显子编码 NLRP3 的 NOD 结构域（图 103-11）[101]。NLRP3 是核苷酸结合寡聚化结构域 - 富亮氨酸重复序列（nucleotide-binding oligomerization domain-leucine-rich repeat，NOD-LRR）蛋白家族的成员[102]。

在各种配体的刺激下，NLRP3 与衔接蛋白 ASC 和半胱氨酸蛋白酶（caspase）相互作用，从而形成称为 NLRP3 炎性小体的多蛋白复合物。NLRP3 炎性小体激活 caspase-1，随后将 IL-1β 前体物质切割为活性 IL-1β[103,104]。更多细节见第 99 章。在许多之前被认定为"突变阴性"的 CAPS 患者中，可发现 *NLRP3* 突变的体细胞嵌合体[105,106]。

临床特征与预后

CAPS 的特点是发热、麻疹样皮疹、腹痛、肌痛、关节痛或关节炎，以及结膜炎（图 103-12 ～ 图 103-15）。可能出现无菌性脑膜炎、肝脾大或淋巴结病变。CAPS 的其他神经症状包括智力低下、慢性无菌性脑膜炎和视盘水肿。复发性或慢性关节炎症可能导致关节挛缩，伴有骨质过度生长（图 103-16 和图 103-17）。可存在典型的畸形特征，如前额突出和鞍鼻。在某些病例中，暴露于寒冷中可诱导发病。患者

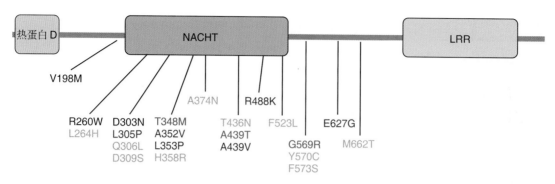

图 103-11　NLRP3 蛋白，包括一个 N- 末端热蛋白结构域、一个核苷酸结合位点（NACHT）和一个富亮氨酸重复序列（LRR）。图中显示在冷吡啉相关周期性综合征（CAPS）患者中已发现的错义突变。有关目前已知所有突变的完整列表，请参见 INFEVERS 网站：https：//infevers.umai-montpellier.fr/web/index.php

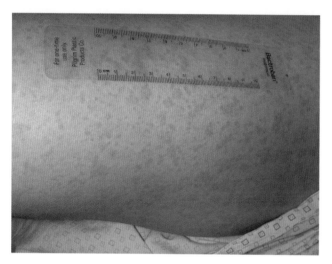

图 103-12　冷吡啉相关周期性综合征（CAPS）患者大腿处细小的融合性红色斑疹（Courtesy Dr. Johnstone，Medical College of Georgia，Augusta, Ga.）

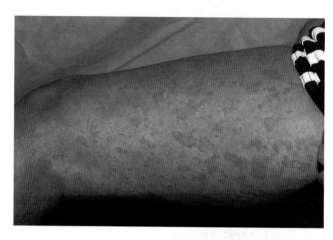

图 103-14　冷吡啉相关周期性综合征（CAPS）患者的皮肤荨麻疹（Courtesy Dr. D.L. Kastner，National Institutes of Health，Bethesda，Md.）

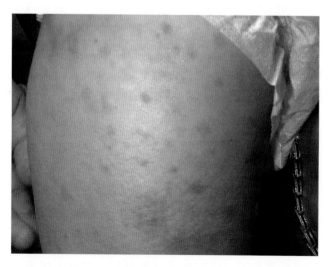

图 103-13　冷吡啉相关周期性综合征（CAPS）患者大腿处细小、融合性红色斑疹的细节图（Courtesy Dr. Johnstone，Medical College of Georgia，Augusta，Ga.）

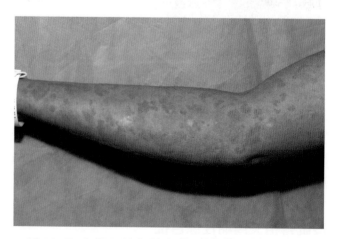

图 103-15　冷吡啉相关周期性综合征（CAPS）患者手臂上的荨麻疹（Courtesy Dr. D.L. Kastner，National Institutes of Health，Bethesda，Md.）

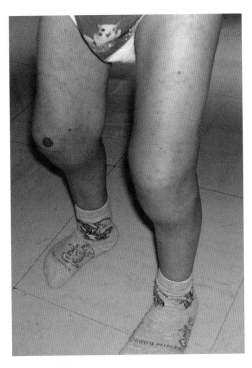

图 103-16 一例重症冷吡啉相关周期性综合征（CAPS）患者膝关节的严重畸形（Courtesy Dr. A.M. Prieur，Hôpital Necker-Enfants Malades，Paris.）

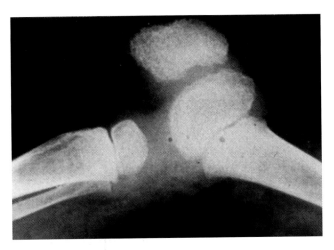

图 103-17 一例重症冷吡啉相关周期性综合征（CAPS）患者的膝关节 X 线片，提示骨骺和髌骨明显增大，伴点状密度增高（Courtesy Dr. A.M. Prieur，Hôpital Necker-Enfants Malades，Paris）

可能会出现感音神经性聋。发病持续时间可以从轻度的几个小时，到严重的（近于）持续炎症状态。在严重病例中，疾病的最初症状在新生儿期就已明显，但在较轻的病例中，第一次发作可能要到成年后才会出现。

大约 1/3 的 CAPS 患者会出现 AA 型淀粉样变

性。患者有可能出现不可逆的感音神经性聋。

诊断及确诊试验

CAPS 最新的诊断标准是由研究人员在 2017 年提出的（表 103-6）[10]。

诊断应从患者完整的病史和家族史出发。CAPS 发病时的实验室检查提示急性相反应，包括多形核白细胞增多和血沉增快，但这并不能区分不同的周期性发热性疾病。某些症状如遇冷后出现荨麻疹或家族性感音神经性聋伴炎症发作则高度支持 CAPS 的诊断。冰块试验（如将冰块贴于皮肤表面以诱发荨麻疹）在获得性寒冷性荨麻疹中具有诊断意义，但在 CAPS 中为阴性。典型的面部特征，如前额突起，和长期的儿科病史，包括慢性无菌性脑膜炎，可提高严重型 CAPS 的可能性。

NLRP3 基因检测有助于建立本病的基因诊断。并非所有患者都有 *NLRP3* 突变，因此似乎存在着遗传异质性。一些患者会出现 *NLRP3* 突变体细胞嵌合的现象，有可能被标准的 DNA 确诊试验遗漏 [105-106]。

治疗

IL-1 抑制治疗是 CAPS 的首选治疗。目前可用的 3 种 IL-1 抑制剂（阿那白滞素、卡那单抗和利纳西普）在儿童和成人中都有效（图 103-18）。为了预防脏器损害，对于高度怀疑 CAPS 的患者，应尽早使用 IL-1 抑制剂 [54]。通过 IL-1 抑制治疗，脏器损伤如听力丧失、神经损伤和关节畸形有时可获得稳定或改善。

表 103-6　冷吡啉相关周期性综合征诊断标准
必备标准：复发性炎症标志物（CRP/SAA）
以及
≥ 2 条以下体征 / 症状
• 荨麻疹样皮疹
• 寒冷 / 压力诱导的发病
• 感音神经性聋
• 骨骼肌肉症状（关节痛 / 关节炎 / 肌痛）
• 慢性无菌性脑膜炎
• 骨骼异常（骨骺过度生长 / 前额突出）

Adapted from Kuemmerle-Deschner JB，et al：Diagnostic criteria for cryopyrin-associated periodic syndrome（CAPS）. Ann Rheum Dis. 76(6)：942-947，2017.

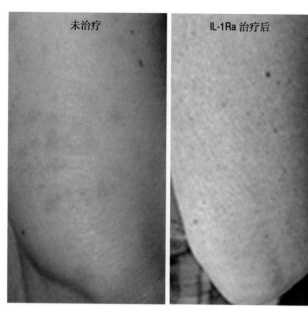

图 103-18 一例冷吡啉相关周期性综合征（CAPS）患者通过 IL-1 抑制治疗预防自身炎症性皮疹。患者接受 IL-1Ra 预处理，并接受冷暴露。左图显示了典型的寒冷性皮疹，右图显示 IL-1 阻断治疗预防皮疹的效果（From Hoffman HM，et al：Prevention of cold-associated acute inflammation in familial cold autoinflammatory syndrome by interleukin-1 receptor antagonist. Lancet 364［9447］：1779-1785，2004.）

NSAIDs 或高剂量糖皮质激素可缓解炎症发作时的症状，并可作为 IL-1 抑制治疗的辅助。

其他遗传性自身炎症综合征

Blau 综合征 / 早发性结节病

流行病学

Blau 综合征 [108]（Blau syndrome，BS）也称为家族性肉芽肿性关节炎，目前认为与早发性结节病（early onset sarcoidosis，EOS）是同一种疾病 [109-110]。"小儿肉芽肿性关节炎"被建议作为本病的一个名称 [111]，但这个词可能会给人留下错误的印象，以为本病只发生于儿童。"NOD-2 相关肉芽肿性疾病"是目前对该综合征的统一名称 [39]。虽然 Blau 综合征在全世界均可发生，但对其流行病学，目前仍知之甚少 [109]。

病因与发病机制

BS/EOS 以常染色体显性的方式遗传。在许多病例中发现了新发突变（de novo mutation），这可以解释散发病例的相对高发生率。由于没有受影响的亲属，这些散发病例常被归类为 EOS，但 Blau 综合征和 EOS 均是由于核苷酸结合寡聚化结构域 2 或胱天蛋白酶募集结构域 15 基因（NOD2/CARD15）发生突变引起的 [109,112,113]。突变多数定位在 NOD2/CARD15 的外显子 4 上，主要是位于 344 位点的两个错义突变（R334Q 和 R334W）[111]。NOD2/CARD15 蛋白是致病成分的细胞内传感器，类似于 Toll 样受体。NOD2/CARD15 的激活引起一系列尚未完全了解的下游效应，包括激活 NF-κB 和丝裂原活化蛋白激酶途径、启动具有多种细胞因子（如 IL-1β）和防御素的固有免疫反应 [114]。

临床特征与预后

BS/EOS 的临床表型包括复发性肉芽肿性炎症。典型的 3 个受累部位是关节、眼部和皮肤 [115]。肉芽肿性关节炎常累及多个关节，伴随滑膜炎或腱鞘炎 [109]。最常见的受累关节是腕关节、踝关节、膝关节和近端指间关节 [115]。本病相关的葡萄膜炎倾向为慢性、持续的病程。可以出现急性前葡萄膜炎，但通常会发展至全葡萄膜炎 [111]。可导致白内障、继发性青光眼和视力严重受损。皮肤受累导致躯干和四肢出现丘疹、红斑样皮疹以及相关的皮肤肉芽肿，通常呈全身性和间歇性 [116]。除经典三联症外，其他症状也常可见到 [115]，包括屈曲指（多个指间关节挛缩）、全身淋巴结病变、颅神经病变、反复发热、肺间质病变以及动脉炎 [112,115]。在一些严重受累的患者中，肉芽肿性炎症可在晚期扩散为全身性疾病，伴有肝、肺和肾的肉芽肿 [111]。本病的发病时间通常在 5 岁之前。在家族性病例中，常可观察到遗传早现（genetic anticipation）（例如，后代的病情往往更加严重）。主要的长期并发症为关节畸形和视力受损 [109]。

诊断

确诊最重要的是炎症部位肉芽肿的组织学证据。这一证据可通过对受累部位的活检以获得，其中皮肤活检是侵入性最小的。一项研究显示，皮肤活检对所有具有典型皮疹的病例均有诊断价值，而滑膜活检则并非在所有患者中都为阳性，这可能与采样误差有关[110]。基因测序可用于检测 NOD2/CARD15 突变，但在一些病例中，并非所有具有典型临床表型的患者都携带该基因突变[112]。

治疗

目前没有关于 BS/EOS 患者管理的对照性研究，对最佳的治疗方法也知之甚少[115]。非甾体抗炎药通常疗效不佳。一些个案和小型病例报道中，TNF 抑制剂英夫利昔单抗、阿达木单抗或依那西普的治疗效果良好，但并非在所有病例中都是如此[117-118]。在病例报告中，通过阿那白滞素和卡那单抗进行 IL-1 阻断治疗也可获益[115,117,119]，但并非对所有患者都有效[119]。一些病例中应用了沙利度胺[120-121]。对全葡萄膜炎通常应用局部、结膜下或全身性糖皮质激素治疗[109]。在一例病例中，应用托珠单抗进行 IL-6 抑制治疗有效[117]，但在其他病例中，则有治疗后出现复发性关节炎和抗托珠单抗抗体的报道[118]。BS/EOS 患者使用的其他药物还有甲氨蝶呤和霉酚酸酯[121]，还有报道有两例患者经口服红霉素治疗后皮疹消退[122]。

化脓性无菌性关节炎－坏疽性脓皮病－痤疮综合征

流行病学

化脓性无菌性关节炎 - 坏疽性脓皮病 - 痤疮（pyogenic sterile arthritis, pyoderma gangrenosum, and acne, PAPA）综合征是由研究人员首次报道的一种常染色体显性遗传病[123]。文献报道的患病家族不到 20 个。

病因与发病机制

一项研究[124]发现 CD2 结合蛋白 1（CD2-binding protein 1, CD2BP1）基因突变是导致 PAPA 综合征的原因。CD2BP1，现在被称为脯氨酸 - 丝氨酸 - 苏氨酸磷酸酶相互作用蛋白 1（proline-serine-threonine phosphatase interacting protein 1, PSTPIP1），在中性粒细胞中高度表达[101]。

PSTPIP1 可以与热蛋白，即在 FMF 中发生突变的蛋白相互作用[125]。PAPA 综合征中的突变使

PSTPIP 超磷酸化[125-127]，增强了 PSTPIP1 与热蛋白的相互作用，进而导致 IL-1β 的生成增加。在体外实验中，与健康对照相比，PAPA 综合征患者外周血白细胞在脂多糖的刺激下能产生更多的 IL-1β[125]。这提示 PAPA 综合征的发病途径与 FMF 相同。其他研究发现在 PAPA 综合征中 TNF-1 的生成增加[29,128]。细胞凋亡失调也可能参与发病[129]。

在一些病例报道中，在表型与 PAPA 综合征稍有不同的患者中，也检测到了 PSTPIP1 突变，这些患者都被标记上了新的疾病标签，包括坏疽性脓皮病 - 痤疮 - 化脓性汗腺炎伴化脓性关节炎综合征（pyoderma gangrenosum, acne, and hydradenitis suppurativa with pyogenic arthritis syndrome, PAPASH）或不伴化脓性关节炎综合征（PASH），以及 PSTPIP1 相关髓系蛋白血症炎症综合征（PSTPIP1-associated myeloid related proteinemia inflammatory syndrome, PAMI），其特征为全血细胞减少、肝脾大、痤疮和坏疽性脓皮病。PAMI 与 PAPA 的区别在于 PAMI 中存在高钙卫蛋白血症和高锌血症，而 PAPA 中不存在[130]。这在未来可能得到进一步证实。

临床特征与预后

顾名思义，PAPA 综合征的炎症期表现包括化脓性无菌性关节炎、坏疽性脓皮病和严重囊性痤疮。病变常发生在轻微物理创伤的部位，但有时也无明显诱因[123]。炎症反应可以很严重，并最终导致关节、肌肉和皮肤的破坏。发热并非本病的突出表现。发病年龄一般在 1 ～ 16 岁[123,131]。痤疮一般出现于青春期早期，并持续至成年。本病的临床表现可能有不完全外显率，在同一个家族中的症状也可能各不相同。

诊断

目前没有特异性的确诊试验。对于有典型症候群和阳性家族史的患者应考虑本病诊断。可通过针对 PSTPIP1 基因的 DNA 检测进行证实。

治疗

有关 PAPA 综合征的治疗，目前只有个案报道和小样本的病例回顾分析。大剂量激素通常对坏疽性脓皮病有积极疗效，但有可能加重痤疮[123]。关节腔内注射或口服糖皮质激素对化脓性关节炎通常有效[131]。抗细胞因子治疗的效果不一。有报道称

TNF 抑制剂依那西普和英夫利昔单抗治疗是可获益的[132-134]，同样的还有 IL-1 抑制剂阿那白滞素[125,135-137] 和卡那单抗[138]。有文献报道一例坏疽性脓皮病 - 痤疮 - 化脓性汗腺炎患者，经口服克林霉素和利福平治疗后坏疽性脓皮病减轻[139]。

IL-1 受体拮抗剂缺乏症

IL-1 受体拮抗剂缺乏症（deficiency of the IL-1 receptor antagonist，DIRA）是一种常染色体隐性遗传病，由编码 IL-1 受体拮抗剂（IL-1 receptor antagonist，IL-1ra）的基因 IL-1RN 突变引起[140]。这些突变导致了 IL-1Ra 的分泌缺失。IL-1Ra 是炎性细胞因子 IL-1α 和 IL-1β 的内源性抑制剂。患者表现为不受抑制的 IL-1 信号传递，导致其他炎性细胞因子和趋化因子的过度产生。

本病的临床表型较为严重。症状在患者出生时或出生后 1 个月内即可出现。主要特征包括皮肤脓疱型银屑病和无菌性脓疱性骨髓炎。与 4 种经典的单基因遗传性发热综合征不同，发热不是本病的核心症状。需通过结合临床特征和编码 IL-1 受体拮抗剂的基因突变进行诊断。对阿那白滞素反应良好可支持诊断。阿那白滞素是 IL-1Ra 的合成制剂，可替代 DIRA 中缺乏的蛋白。

腺苷脱氢酶 2 缺乏症

腺苷脱氨酶 2 缺乏症（deficiency of adenosine deaminase 2，DADA2）是一种常染色体隐性遗传病，由编码腺苷脱氢酶 2（adenosine deaminase 2，ADA2，曾称为 CECR1）的基因突变引起，于 2014 年被首次发现[141,142]。ADA2 主要表达于髓系细胞；单核细胞、巨噬细胞和树突状细胞分泌 ADA2。该蛋白催化腺苷的降解，而腺苷可以抑制炎症反应，并且是血管内皮细胞和白细胞发育分化的生长因子。

DADA2 可出现多种症状，包括发热、皮疹、早发性血管炎（血管病、腔隙性脑梗死、结节性多动脉炎），有时伴有轻度免疫缺陷，表现为低丙种球蛋白血症，最常见的是 IgM 降低，CD4 淋巴细胞减少或中性粒细胞减少。可能出现胃肠道症状或血液系统症状，如贫血或全血细胞减少症。大多数患者的症状出现在儿童期。症状可能会持续很长时间，随后可出现较长的无症状间歇。轻症和重症的临床表型都已被发现，不同患者之间存在显著差异，即使在携带相同突变的家族中也是如此。DADA2 的发病率尚不清楚，在格鲁吉亚犹太人中，ADA2 突变的携带者频率是 10%。

当临床表型符合，且存在 ADA2 的纯合子突变时，即可诊断 DADA2。血清中 ADA2 水平降低可支持诊断，因此，对于基因检测结果不确定，或无法进行基因检测的患者，测量血清 ADA2 水平有助于确诊。

目前唯一被证明能降低卒中风险的方案是使用 TNF 抑制剂进行治疗。已有报道在 15 例 DADA2 患者中使用 TNF 抑制剂可获益，但它对 DADA2 其他表现的影响尚不明确[143]。一些 DADA2 患者由于严重的血液系统症状，接受了造血干细胞移植治疗[144]。用新鲜冰冻血浆进行 ADA2 替代治疗的耐受性良好，但半衰期短。

由于 DADA2 是最近才被明确的疾病，所以关于本病长期预后的数据很少。卒中，指端或肠道缺血可导致永久性残疾。肝功能衰竭可能是 DADA2 的并发症。一些患者因骨髓受累而产生输血依赖。

干扰素病

干扰素病（interferonopathies）是一类自身炎症性疾病，其遗传缺陷影响了干扰素的信号传导。它们组成了一类最近被明确的自身炎症性疾病。已经发现了几种单基因干扰素病，每一种都有其各自的遗传缺陷和临床表型。这些综合征都极为罕见。有关其临床表型和病理生理的全面综述可参考文献[145-146]。

三种最具特征性的干扰素病是：非典型慢性中性粒细胞性皮肤病伴脂肪代谢障碍和高温（chronic atypical neutrophilic dermatosis with lipodystrophy and elevated temperature，CANDLE）综合征，干扰素基因刺激蛋白相关婴儿期起病的血管病（STING-associated vasculopathy with onset in infancy，SAVI）和 Aicardi-Goutières 综合征。这些疾病在新生儿期或婴儿期发病。常见症状是全身炎症，血管病变，皮肤损伤（图 103-19），生长迟缓，肝脾大和淋巴结病变。可能存在肺间质病变和神经系统症状，如肌张力障碍、痉挛、听力或视力丧失、癫痫。

对于临床表型符合与干扰素相关基因突变有

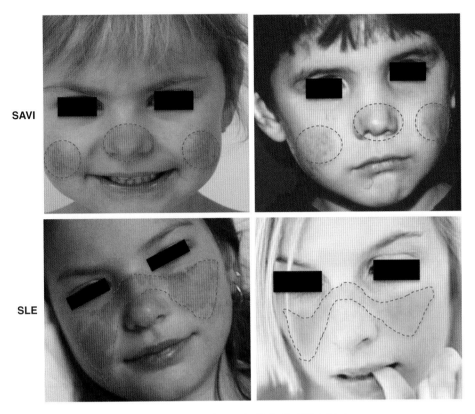

图 103-19　干扰素基因刺激蛋白相关婴儿期起病的血管病（SAVI）的典型面部皮损（From Kim H，et al：Insights from Mendelian interferonopathies：comparison of CANDLE，SAVI with AGS，monogenic lupus. J Mol Med［Berl］94［10］：1111-1127，2016.）

关的患者，可诊断干扰素病，这类基因包括编码 PSMB8 或其他蛋白酶体亚单位或蛋白酶体成熟蛋白（CANDLE）、TMEM173（SAVI）或 TREX1（Aicardi-Goutières 综合征，亚型 1）的基因。

对于干扰素病，目前没有方案被证实能够获益，因此治疗主要是支持性的。Jak1/2 抑制治疗（鲁索替尼、巴瑞替尼）已在少数患者中进行试验，可能是有效的[145]。

IL-36 受体拮抗剂缺乏症

IL-36 受体拮抗剂缺乏症（deficiency of IL-36 receptor antagonist，DITRA）是一种常染色体隐性遗传病，由编码 IL-36 受体（IL-36RN）的基因突变引起。患此病的患者会出现急性泛发性脓疱型银屑病、发热和生化炎症，而没有其他脏器受累。由于这种综合征很少见，故目前尚未确定最佳治疗方案。个案报告或小型病例分析报道了一些生物制剂的疗效，包括阿那白滞素、TNF 抑制剂、乌司奴单抗和苏金单抗[147-152]。

CARD14 介导的银屑病

CARD14 介导的银屑病（CARD14 mediated psoriasis，CAMPS）是一种常染色体显性遗传病，由编码 CARD14 的基因突变引起。它与斑块型或脓疱型银屑病，以及毛发红色糠疹有关。一般不出现发热。CAMPS 的治疗包括用于治疗银屑病的药物，包括甲氨蝶呤、环孢素、抗 TNF 单抗、抗 IL-23 单抗及抗 IL-17 单抗[153]。

与免疫缺陷有关的单基因自身炎症性疾病

有两种常染色体显性遗传的自身炎症综合征与磷脂酶 Cγ2 的基因突变（PLCγ2）有关。已经在少数患者中发现了此类疾病。它们究竟是两种独立的综合征，还是组成一个疾病谱，目前仍在讨论中。其中第一种综合征是 PLCγ2 相关抗体缺乏和免疫失调（PLCγ2-associated antibody deficiency and immune dysregulation，PLAID），根据对来自 3 个家族的 50 位患者的描述，本病特点是寒冷诱导的荨麻疹、自身免疫特征和感染的易感性增加[154]。在另外两位（无关）患者中，他们没有出现寒冷性荨麻疹（该症状普遍存在于 PLAID 患者中），并且自身炎症特征更明显，所以用名词"自身炎症性"PLAID（autoinflammatory PLAID，APLAID）将他们与其他 PLAID 患者区分开[155]。阿那白滞素和大剂量激素治疗可能有部分疗效。

同时具有自身炎症和免疫缺陷症状的综合征也可由线性泛素链组装复合物（linear ubiquitination chain assembly complex，LUBAC）的成分缺乏引起，如血红素氧化物 IRP2 泛素连接酶 1（heme-oxidized IRP2 ubiquitin ligase 1，HOIL1）。

缺乏 HOIL 或 LUBAC 的其他成分导致 IL-1 刺激后活化的 NF-κB 减少。这类疾病的特点是早发性反复炎症发作，伴有发热、肝脾大、生化炎症、红皮病、结肠炎、及严重的联合免疫缺陷，导致反复化脓性、真菌性和病毒性感染。最早报道的 3 位患者都患有心肌病，且最终死亡[156]。

NLRC4 相关自身炎症性疾病

NLRC4 相关自身炎症性疾病（NLRC4-associated autoinflammatory disorders）是一系列疾病，其临床表型从家族性寒冷性荨麻疹到巨噬细胞活化综合征不等。这样的差异在家族内部也可见到。目前仅报道了数量有限的患者。抗 IL-1 治疗和 IL-18 抑制治疗或二者联合可能有效。与其他自身炎症性疾病相比，NLRC4 相关疾病对 IL-18 的依赖性更强[157]。

A20 单倍剂量不足

A20 单倍剂量不足（A20 haploinsufficiency，HA20）影响蛋白 A20，该蛋白起着抑制炎症反应的作用。目前已确认的患者不到 20 例。患者可能有发热、口腔、生殖器、肠道和肛周溃疡，关节炎，葡萄膜炎，视网膜血管炎，脓疱，皮疹，毛囊炎，腹痛和腹泻。肠道病变可能是主要的症状。本病的病程变化很大。目前已尝试了一些治疗方法，包括秋水仙碱、糖皮质激素、抗 TNF、抗 IL-1 和抗 IL-6 治疗，其中一些方法有积极疗效[158]。

去泛素化酶减少症（otulinpenia）

2016 年，研究人员报告了 3 名巴基斯坦和土耳其血统患者的去泛素化酶（OTULIN）基因纯合子功能缺失突变。OTULIN 抑制 NF-κB 信号传导。这些患者在新生儿期发病，出现发热，皮疹伴皮肤脂膜炎，中小血管的血管炎，发育迟缓，关节肿胀，关节痛，脂肪代谢障碍和腹泻症状。在这 3 名患者中，有 2 名应用 TNF 抑制治疗获得（部分）成功，另一名应用糖皮质激素和阿白那滞素治疗，也获得成功[159]。

NLRP12 相关自身炎症性疾病

NLRP12 相关自身炎症性疾病（NLRP12-associated autoinflammatory disorder）（也称为家族性寒冷性自身炎症综合征 2 型）是由 NLRP12 突变引起的。其特点是新生儿或早发起病，反复发热、疲劳、关节痛和肌痛，通常由暴露于寒冷诱发。最佳治疗方法尚不清楚。阿那白滞素可能有效，同样可能有效的还有抗 TNF 或 IL-6 抑制治疗[160]。

NLRP1 相关自身炎症性疾病

NLRP1 突变的激活导致一种以自身炎症和角化不良为特征的综合征。患者表现为角化不良，关节炎，反复发热和维生素 A 缺乏。由于本病的罕见性，最佳治疗方法尚不清楚。视黄酸和阿那白滞素可能有效[157]。

结论

自身炎症性疾病的特点是复发性或持续性的炎症。对于有多年不明原因反复或持续发热，或有其他炎症征象的患者，应考虑这组疾病的可能。IL-1β 途径的失调是许多家族性自身炎症综合征的核心。IL-1 抑制剂的应用，彻底改变了许多此类疾病的治疗选择。然而近年来，其他途径如 IFN 和 NF-κB 等，也已被发现与一些罕见的自身炎症性疾病有关，这扩大了本病研究的领域。

致病基因的发现，在自身炎症性疾病领域产生了巨大的影响。这些发现是由对患者表型特征的准确描述而得以实现的。对这些患者进行仔细分析和恰当分类，这对阐明遗传背景和评估可能的治疗方案是必不可少的。国际注册中心（如欧洲发热注册中心）提供了一个机会，可以了解以往未曾识别的症状，洞察长期预后和更好地评估药物方案。尽管科学家在疾病分类方面做出了上述的努力，但仍有许多具有自身炎症症状的患者并不属于前面所提到的疾病类别。每年都有新的遗传性疾病被发现，这种情况预计还将继续。

🌐 Full references for this chapter can be found on ExpertConsult.com.

部分参考文献

1. Masters SL, et al.: Horror autoinflammaticus: the molecular pathophysiology of autoinflammatory disease, *Annu Rev Immunol* 27:621–668, 2009.

2. Knockaert DC, Vanneste LJ, Bobbaers HJ: Recurrent or episodic fever of unknown origin. Review of 45 cases and survey of the literature, *Medicine (Baltimore)* 72(3):184–196, 1993.

3. de Kleijn EMH, et al.: Fever of unknown origin (FUO)—I. A prospective multicenter study of 167 patients with FUO, using fixed epidemiologic entry criteria, *Medicine* 76(6):392–400, 1997.

4. McDermott MF: Autosomal dominant recurrent fevers. Clinical and genetic aspects, *Rev Rhum Engl Ed* 66(10):484–491, 1999.

5. Kastner DL, Aksentijevich I, Goldbach-Mansky R: Autoinflammatory disease reloaded: a clinical perspective, *Cell* 140(6):784–790, 2010.

6. Yuval Y, et al.: Dominant inheritance in two families with familial Mediterranean fever (FMF), *Am J Med Genet* 57(3):455–457, 1995.

7. Aksentijevich I, et al.: Mutation and haplotype studies of familial mediterranean fever reveal new ancestral relationships and evidence for a high carrier frequency with reduced penetrance in the ashkenazi jewish population, *Am J Hum Genet* 64(4):949–962, 1999.

8. Booth DR, et al.: The genetic basis of autosomal dominant familial mediterranean fever, *QJM* 93(4):217–221, 2000.

9. Stoffels M, et al.: MEFV mutations affecting pyrin amino acid 577 cause autosomal dominant autoinflammatory disease, *Ann Rheum Dis* 73(2):455–461, 2014.

10. Ancient missense mutations in a new member of the roret gene family are likely to cause familial mediterranean fever. The international FMF consortium, *Cell* 90(4):797–807, 1997.

11. French FMFC: A candidate gene for familial Mediterranean fever, *Nat Genet* 17(1):25–31, 1997.

12. Touitou I: The spectrum of Familial Mediterranean Fever (FMF) mutations, *Eur J Hum Genet* 9(7):473–483, 2001.

13. Moghaddas F, et al.: A novel pyrin-associated autoinflammation with neutrophilic dermatosis mutation further defines 14-3-3 binding of pyrin and distinction to familial mediterranean fever, *Ann Rheum Dis* 76(12):2085–2094, 2017.

14. Ben-Chetrit E, Levy M: Familial mediterranean fever, *Lancet* 351(9103):659–664, 1998.

15. Simon A, van der Meer JW, Drenth JP: Familial mediterranean fever—a not so unusual cause of abdominal pain, *Best Pract Res Clin Gastroenterol* 19(2):199–213, 2005.

16. Majeed HA, et al.: The Cutaneous manifestations in children with familial mediterranean fever (recurrent hereditary polyserositis)—a 6-year study, *QJM* 75(278):607–616, 1990.

17. Kees S, et al.: Attacks of pericarditis as a manifestation of familial mediterranean fever (FMF), *QJM* 90(10):643–647, 1997.

18. Eshel G, et al.: Acute scrotal pain complicating familial mediterranean fever in children, *Br J Surg* 81(6):894–896, 1994.

19. Livneh A, et al.: Criteria for the diagnosis of familial mediterranean fever, *Arthritis Rheum* 40(10):1879–1885, 1997.

20. Chen XG, et al.: Assessment of pyrin gene mutations in turks with familial Mediterranean fever (FMF), *Hum Mutat* 11(6):456–460, 1998.

21. Livneh, A., et al.: MEFV mutation analysis in patients suffering from amyloidosis of familial mediterranean fever. *Amyloid.* 6(1):1–6, 1999.

22. Shohat M, et al.: Phenotype-genotype correlation in familial mediterranean fever: evidence for an association between met694val and amyloidosis, *Eur J Hum Genet* 7(3):287–292, 1999.

23. Ben-Chetrit E, Levy M: Colchicine: 1998 update, *Semin Arthritis Rheum* 28(1):48–59, 1998.

24. Haimov-Kochman R, Ben-Chetrit E: The effect of colchicine treatment on sperm production and function: a review, *Hum Reprod* 13(2):360–362, 1998.

25. Ehrenfeld M, et al.: Fertility and obstetric history in patients with familial mediterranean fever on long-term colchicine therapy, *BJOG* 94(12):1186–1191, 1987.

26. Rabinovitch O, et al.: Colchicine treatment in conception and pregnancy—231 pregnancies in patients with familial mediterranean fever, *Am J Reprod Immunol* 28(3-4):245–246, 1992.

27. Belkhir R, et al.: Treatment of familial mediterranean fever with anakinra, *Ann Intern Med* 146(11):825–826, 2007.

28. Ozen S, et al.: Anti-interleukin 1 treatment for patients with familial mediterranean fever resistant to colchicine, *J Rheumatol* 38(3):516–518, 2011.

29. Cetin P, et al.: Efficacy of interleukin-1 targeting treatments in patients with familial mediterranean fever, *Inflammation* 38(1):27–31, 2015.

30. Moser C, et al.: Successful treatment of familial mediterranean fever with anakinra and outcome after renal transplantation, *Nephrol Dial Transplant* 24(2):676–678, 2009.

31. van der Hilst J, et al.: Efficacy of anti-IL-1 treatment in familial mediterranean fever: a systematic review of the literature, *Biologics* 10:75–80, 2016.

32. Ben-Zvi I, et al.: Anakinra for colchicine-resistant familial mediterranean fever: a randomized, double-blind, placebo-controlled trial, *Arthritis Rheumatol* 69(4):854–862, 2017.

33. Sozeri B, et al.: The experience of canakinumab in renal amyloidosis secondary to familial mediterranean fever, *Mol Cell Pediatr* 3(1):33, 2016.

34. Brik R, et al.: Canakinumab for the treatment of children with colchicine-resistant familial mediterranean fever: a 6-month open-label, single-arm pilot study, *Arthritis Rheumatol* 66(11):3241–3243, 2014.

35. Gul A, et al.: Efficacy and safety of canakinumab in adolescents and adults with colchicine-resistant familial mediterranean fever, *Arthritis Res Ther* 17:243, 2015.

36. Ozdogan H, Ugurlu S: Canakinumab for the treatment of familial mediterranean fever, *Expert Rev Clin Immunol* 13(5):393–404, 2017.

37. De Benedetti F, et al.: Canakinumab for the treatment of autoinflammatory recurrent fever syndromes, *N Engl J Med* 378(20):1908–1919, 2018.

38. Grateau G, et al.: Clinical versus genetic diagnosis of familial mediterranean fever, *QJM* 93(4):223–229, 2000.

61. Chaudhury S, et al.: Liver transplantation followed by allogeneic hematopoietic stem cell transplantation for atypical mevalonic aciduria, *Am J Transplant* 12(6):1627–1631, 2012.

62. Neven B, et al.: Allogeneic bone marrow transplantation in mevalonic aciduria, *N Engl J Med* 356(26):2700–2703, 2007.

63. Arkwright PD, Abinun M, Cant AJ: Mevalonic aciduria cured by bone marrow transplantation, *N Engl J Med* 357(13):1350, 2007.

64. Giardino S, et al.: Long-term outcome of a successful cord blood stem cell transplant in mevalonate kinase deficiency, *Pediatrics* 135(1):e211–e215, 2015.

65. Di Gangi M, et al.: Long-term efficacy of adalimumab in hyper-

immunoglobulin D and periodic fever syndrome, *Isr Med Assoc J* 16(10):605–607, 2014.

66. Obici L, et al.: First report of systemic reactive (AA) amyloidosis in a patient with the hyperimmunoglobulinemia D with periodic fever syndrome, *Arthritis Rheum* 50(9):2966–2969, 2004.

67. Lachmann HJ, et al.: AA amyloidosis complicating hyperimmunoglobulinemia D with periodic fever syndrome: a report of two cases, *Arthritis Rheum* 54(6):2010–2014, 2006.

68. Siewert R, et al.: Hereditary periodic fever with systemic amyloidosis: is hyper-IgD syndrome really a benign disease? *Am J Kidney Dis* 48(3):e41–e45, 2006.

69. Ter Haar NM, et al.: The phenotype and genotype of mevalonate kinase deficiency: a series of 114 cases from the eurofever registry, *Arthritis Rheumatol* 68(11):2795–2805, 2016.

70. Williamson LM, et al.: Familial Hibernian fever, *Q J Med* 51(204):469–480, 1982.

71. Aksentijevich I, et al.: The tumor-necrosis-factor receptor-associated periodic syndrome: new mutations in TNFRSF1A, ancestral origins, genotype-phenotype studies, and evidence for further genetic heterogeneity of periodic fevers, *Am J Hum Genet* 69(2):301–314, 2001.

72. Tchernitchko D, et al.: Unexpected high frequency of P46L TNFRSF1A allele in sub-saharan west african populations, *Eur J Hum Genet* 13(4):513–515, 2005.

73. Ravet N, et al.: Clinical significance of P46L and R92Q substitutions in the tumour necrosis factor superfamily 1A gene, *Ann Rheum Dis* 65(9):1158–1162, 2006.

74. Galon J, et al.: TNFRSF1A mutations and autoinflammatory syndromes, *Curr Opin Immunol* 12(4):479–486, 2000.

75. Todd I, et al.: Mutant forms of tumour necrosis factor receptor i that occur in TNF-receptor-associated periodic syndrome retain signalling functions but show abnormal behaviour, *Immunology* 113(1):65–79, 2004.

76. Lobito AA, et al.: Abnormal disulfide-linked oligomerization results in ER retention and altered signaling by TNFR1 mutants in TNFR1-associated periodic fever syndrome (TRAPS), *Blood* 108(4):1320–1327, 2006.

77. Siebert S, et al.: Reduced tumor necrosis factor signaling in primary human fibroblasts containing a tumor necrosis factor receptor superfamily 1A mutant, *Arthritis Rheum* 52(4):1287–1292, 2005.

78. Huggins ML, et al.: Shedding of mutant tumor necrosis factor receptor superfamily 1A associated with tumor necrosis factor receptor-associated periodic syndrome: differences between cell types, *Arthritis Rheum* 50(8):2651–2659, 2004.

79. Siebert S, et al.: Mutation of the extracellular domain of tumour necrosis factor receptor 1 causes reduced NF-kappaB activation due to decreased surface expression, *FEBS Lett* 579(23):5193–5198, 2005.

80. Simon A, et al.: Concerted action of wild-type and mutant TNF receptors enhances inflammation in TNF receptor 1-associated periodic fever syndrome, *Proc Natl Acad Sci U S A* 107(21):9801–9806, 2010.

81. Rebelo SL, et al.: Modeling of tumor necrosis factor receptor superfamily 1A mutants associated with tumor necrosis factor receptor-associated periodic syndrome indicates misfolding consistent with abnormal function, *Arthritis Rheum* 54(8):2674–2687, 2006.

82. Todd I, et al.: Mutant tumor necrosis factor receptor associated with tumor necrosis factor receptor-associated periodic syndrome is altered antigenically and is retained within patients' leukocytes, *Arthritis Rheum* 56(8):2765–2773, 2007.

83. Bulua AC, et al.: Mitochondrial reactive oxygen species promote production of proinflammatory cytokines and are elevated in TNFR1-associated periodic syndrome (TRAPS), *J Exp Med* 208(3):519–533, 2011.

84. Hull KM, et al.: The TNF receptor-associated periodic syndrome (TRAPS): emerging concepts of an autoinflammatory disorder, *Medicine (Baltimore)* 81(5):349–368, 2002.

85. Kimberley FC, et al.: Falling into TRAPS—receptor misfolding in the TNF receptor 1-associated periodic fever syndrome, *Arthritis Res Ther* 9(4):217, 2007.

86. Dode C, et al.: The enlarging clinical, genetic, and population spectrum of tumor necrosis factor receptor-associated periodic syndrome, *Arthritis Rheum* 46(8):2181–2188, 2002.

87. Toro JR, et al.: Tumor necrosis factor receptor-associated periodic syndrome: a novel syndrome with cutaneous manifestations, *Arch Dermatol* 136(12):1487–1494, 2000.

88. Hurst M, et al.: Hereditary periodic fever syndrome sans fever or distinct periodicity presenting with psychosis, *J Clin Rheumatol* 11(6):329–330, 2005.

89. McDermott EM, Smillie DM, Powell RJ: Clinical spectrum of familial hibernian fever: a 14-year follow-up study of the index case and extended family, *Mayo Clin Proc* 72(9):806–817, 1997.

90. Federici S, et al.: Evidence-based provisional clinical classification criteria for autoinflammatory periodic fevers, *Ann Rheum Dis* 74(5):799–805, 2015.

91. Federici S, et al.: An international delphi survey for the definition of new classification criteria for familial mediterranean fever, mevalonate kinase deficiency, TNF receptor-associated periodic fever syndromes, and cryopyrin-associated periodic syndrome, *J Rheumatol* 2018.

92. Obici L, et al.: Favourable and sustained response to anakinra in tumour necrosis factor receptor-associated periodic syndrome (TRAPS) with or without aa amyloidosis, *Ann Rheum Dis* 70(8):1511–1512, 2011.

93. Drewe E, McDermott EM, Powell RJ: Treatment of the nephrotic syndrome with etanercept in patients with the tumor necrosis factor receptor-associated periodic syndrome, *N Engl J Med* 343(14):1044–1045, 2000.

94. Simon A, et al.: Genetic analysis as a valuable key to diagnosis and treatment of periodic Fever, *Arch Intern Med* 161(20):2491–2493, 2001.

95. Drewe E, et al.: Prospective study of anti-tumour necrosis factor receptor superfamily 1B fusion protein, and case study of anti-tumour necrosis factor receptor superfamily 1A fusion protein, in tumour necrosis factor receptor associated periodic syndrome (TRAPS): clinical and laboratory findings in a series of seven patients, *Rheumatology (Oxford)* 42(2):235–239, 2003.

96. Jacobelli S, et al.: Failure of anti-TNF therapy in TNF Receptor 1-Associated Periodic Syndrome (TRAPS), *Rheumatology (Oxford)* 46(7):1211–1212, 2007.

97. Bulua AC, et al.: Efficacy of etanercept in the tumor necrosis factor receptor-associated periodic syndrome: a prospective, open-label, dose-escalation study, *Arthritis Rheum* 64(3):908–913, 2012.

98. Hoffman HM, et al.: Identification of a locus on chromosome 1q44 for familial cold urticaria, *Am J Hum Genet* 66(5):1693–1698, 2000.

99. Aksentijevich I, et al.: De novo CIAS1 mutations, cytokine activation, and evidence for genetic heterogeneity in patients with neonatal-onset multisystem inflammatory disease (NOMID): a new member of the expanding family of pyrin-associated autoinflammatory diseases, *Arthritis Rheum* 46(12):3340–3348, 2002.

100. Feldmann J, et al.: Chronic infantile neurological cutaneous and articular syndrome is caused by mutations in CIAS1, a gene highly expressed in polymorphonuclear cells and chondrocytes, *Am J Hum Genet* 71(1):198–203, 2002.

101. Hull KM, et al.: The expanding spectrum of systemic autoinflammatory disorders and their rheumatic manifestations, *Curr Opin Rheumatol* 15(1):61–69, 2003.

102. Ting JP, Kastner DL, Hoffman HM: CATERPILLERs, pyrin and hereditary immunological disorders, *Nat Rev Immunol* 6(3):183–195, 2006.

103. Martinon F, Burns K, Tschopp J: The inflammasome: a molecular platform triggering activation of inflammatory caspases and processing of proIL-beta, *Mol Cell* 10(2):417–426, 2002.

104. Agostini L, et al.: NALP3 forms an IL-1beta-processing inflammasome with increased activity in muckle-wells autoinflammatory disorder, *Immunity* 20(3):319–325, 2004.

105. Saito M, et al.: Somatic mosaicism of CIAS1 in a patient with chronic infantile neurologic, cutaneous, articular syndrome, *Arthritis Rheum* 52(11):3579–3585, 2005.

106. Tanaka N, et al.: High incidence of NLRP3 somatic mosaicism in

patients with chronic infantile neurologic, cutaneous, articular syndrome: results of an International multicenter collaborative study, *Arthritis Rheum* 63(11):3625–3632, 2011.

107. Kuemmerle-Deschner JB, Ozen S, Tyrrell PN, et al.: Diagnostic criteria for cryopyrin-associated periodic syndrome (CAPS), *Ann Rheum Dis* 76(6):942–947, 2017.

108. Blau EB: Familial granulomatous arthritis, iritis, and rash, *J Pediatr* 107(5):689–693, 1985.

109. Becker ML, Rose CD: Blau syndrome and related genetic disorders causing childhood arthritis, *Curr Rheumatol Rep* 7(6):427–433, 2005.

110. Kanazawa N, et al.: Early-onset sarcoidosis and CARD15 mutations with constitutive nuclear factor-kappaB activation: common genetic etiology with blau syndrome, *Blood* 105(3):1195–1197, 2005.

111. Rose CD, et al.: Pediatric granulomatous arthritis: an international registry, *Arthritis Rheum* 54(10):3337–3344, 2006.

112. Wang X, et al.: CARD15 mutations in familial granulomatosis syndromes: a study of the original blau syndrome kindred and other families with large-vessel arteritis and cranial neuropathy, *Arthritis Rheum* 46(11):3041–3045, 2002.

113. Miceli-Richard C, et al.: CARD15 mutations in blau syndrome, *Nat Genet* 29(1):19–20, 2001.

114. Abraham C, Cho JH: Functional consequences of NOD2 (CARD15) mutations, *Inflamm Bowel Dis* 12(7):641–650, 2006.

115. Rose CD, et al.: Blau syndrome: cross-sectional data from a multicentre study of clinical, radiological and functional outcomes, *Rheumatology (Oxford)* 54(6):1008–1016, 2015.

116. Alonso D, Elgart GW, Schachner LA: Blau syndrome: a new kindred, *J Am Acad Dermatol* 49(2):299–302, 2003.

117. Lu L, et al.: Blau syndrome with good reponses to tocilizumab: a case report and focused literature review, *Semin Arthritis Rheum* 47(5):727–731, 2018.

118. Nagakura T, et al.: Tumor necrosis factor inhibitors provide long-term clinical benefits in pediatric and young adult patients with blau syndrome, *J Rheumatol* 44(4):536–538, 2017.

119. Arostegui JI, et al.: NOD2 gene-associated pediatric granulomatous arthritis: clinical diversity, novel and recurrent mutations, and evidence of clinical improvement with interleukin-1 blockade in a spanish cohort, *Arthritis Rheum* 56(11):3805–3813, 2007.

120. Yasui K, et al.: Thalidomide dramatically improves the symptoms of early-onset sarcoidosis/Blau syndrome: its possible action and mechanism, *Arthritis Rheum* 62(1):250–257, 2010.

骨关节炎的发病机制

原著 PAUL E. DI CESARE, DOMINIK R. HAUDENSCHILD, STEVEN B. ABRAMSON, JONATHAN SAMUEL

李鸿斌 译 苏 茵 校

关键点

- 骨关节炎（osteoarthritis，OA）是一种关节退行性疾病，以关节软骨侵蚀，边缘骨增生（如骨赘形成），软骨下硬化，以及滑膜和关节腔的一系列生化和形态学改变为特征。

- OA 发生的危险因素包括年龄、关节部位、肥胖、遗传易感性、关节对线不良、损伤以及性别。

- OA 早期的形态学改变包括：关节软骨表面不规则，组织表面出现裂缝以及蛋白多糖的分布改变。

- OA 晚期的形态学改变包括：裂隙进一步加深，表面更加不规则，最终出现关节软骨溃烂，软骨下骨暴露。软骨细胞在自我修复过程中形成细胞簇或克隆灶。

- 基质金属蛋白酶家族的蛋白酶降解蛋白多糖（蛋白聚糖酶）和胶原（胶原酶）。

- 正常关节软骨损伤的不良修复可导致继发性 OA。

- 软骨细胞能通过几种调控途径感知机械性及物理化学刺激并产生应答反应。

- 白介素 -1β（IL-1β）及肿瘤坏死因子（TNF-α）等炎症介质在 OA 的发生过程中有重要作用。

- 由诱导型一氧化氮合酶催化产生的一氧化氮（NO）是软骨细胞应对促炎因子反应所产生的一种重要的分解代谢因子。

- 可诱导型环氧化物酶 2（cyclooxygenase-2，COX-2）在 OA 软骨细胞上的表达增加。

- 在 OA 滑膜组织中发生的低水平炎症过程在疾病的发生中起一定的作用。

引言

骨关节炎（osteoarthritis，OA）是一种常见于老年人的关节退行性疾病，以关节软骨退化，边缘骨增生（如骨赘形成），软骨下硬化，以及滑膜和关节腔的一系列生化和形态学改变为特征。OA 晚期的病理改变包括关节软骨的软化、溃疡及局灶性退化，伴有滑膜炎症。典型的临床表现包括疼痛和僵硬，长时间活动后尤其明显。

在工业社会，OA 是引起身体残疾、医疗费用增加和生活质量降低的首要原因。OA 较从前更为常见[1]，在未来的几十年中，随着人口数量的增加和老龄化，OA 对社会生活影响也会不断增加[2]。尽管 OA 的发病率高，但由于存在因素复杂，目前我们对 OA 的病因、发病机制以及影响疾病进展的因素仍不十分清楚。如果不能从细胞和分子水平来了解 OA 的发病机制，那么我们对 OA 的认识就只能止步于它是一种"磨损"的结果，或不可避免的退化性改变。事实上，目前对关节软骨在发病过程中的生化、结构以及代谢改变已有一定认识。现已知，细胞因子、机械损伤及基因突变都与 OA 发病有关，这些因素可引发级联反应，最终导致 OA 患者出现关节软骨的特征性改变。

最近研究发现，在 OA 病程中全部关节结构均会受累，包括软骨、滑膜、软骨下骨、韧带以及关节周围肌肉。由于 OA 是由多种病因引起，包括系统和局部因素，这些因素逐渐汇聚，最终导致了形态学改变和临床症状，因此将其归为一种重叠性疾病可能更为恰当 [3]。OA 的概念正在被大家重新定义，扩展后的概念还包括疾病早期出现的细胞应激标记物和由各种微小损伤造成的细胞外基质的降解 [4,5]。

OA 依据其病因或主要致病因素可区分为原发性和继发性两大类。两者有着共同的软骨生理特征改变。原发性 OA 是最常见的类型，没有明确的病因或主要致病因素。继发性 OA 尽管有明确的潜在病因，但是并不能从病理学上与原发性 OA 相区别。继发性 OA 最常见的病因包括代谢异常（如钙晶体沉积、血色病、肢端肥大症）、解剖学因素（如下肢不等长、先天性髋关节脱位）、创伤（如大关节创伤、慢性关节损伤、关节手术）或炎性疾病的后遗症（如强直性脊柱炎、化脓性关节炎）。在炎症性关节疾病导致的继发性 OA 中，关节软骨变性最初是由关节腔内的滑膜细胞或淋巴细胞释放降解酶过多所致，后期是由软骨细胞外基质的生物力学改变造成的机械性磨损所致。由于症状和体征相似，在临床上很难区分原发性和继发性 OA。

病因

OA 发病的主要危险因素包括：患者的年龄、关节部位、肥胖、遗传易感性、关节对线不良、创伤和性别。

年龄

在所有危险因素中，年龄是与 OA 发病相关性最强的因素 [6,7]。事实上 OA 是老年人最常见的慢性疾病；有超过 80% 的 75 岁以上老年人受累，患病率随着年龄的增长而增加，且所有关节都会受累。OA 影像学改变随年龄增加也日趋严重 [8]，但是这些改变并不一定与临床症状或残疾相关 [9,10]。尽管 OA 的发展

与年龄相关，但并不是老化的必然结果。与年龄相关的关节软骨形态学和结构改变包括关节面磨损、软化和变薄，基质蛋白多糖大小与聚集减少，以及基质张力和韧性减弱。这些改变主要是由于随着年龄增长，软骨细胞维护和修复组织的能力下降，软骨细胞本身也会随着年龄增长出现有丝分裂和合成能力降低，对合成代谢生长因子的反应性降低，只能合成较小的和大的但均一性较差的蛋白多糖以及更少的功能连接蛋白 [6]。

软骨细胞凋亡似乎与软骨变性引发的 OA 有直接关系。软骨细胞数量减少、残存细胞合成能力下降、衰老细胞产生的细胞外基质质量下降均增加了 OA 的风险。年龄可能是促进关节软骨细胞凋亡的独立危险因素。例如衰老软骨高表达某些促凋亡基因（Fas、Fas 配体、Caspase-8 和 p53）[11,12]。软骨基质和软骨细胞的生物学改变可能使衰老软骨在受到轻微损伤后更容易快速进展为 OA。

关节部位

OA 最常发生在负重关节 [13]，这也是大多数 OA 研究的焦点。手部病变的发生率及疾病的影响近年来是研究热点 [14]，但年龄对不同的关节影响不同 [15]。一项比较了股骨头和距骨的软骨拉伸断裂应力的研究发现，前者会随年龄增长而明显下降，而后者则不明显 [16]。不同部位关节软骨随年龄变化的不同之处，也许能解释为什么 OA 更常见于髋关节和膝关节，而很少发生于踝关节。

肥胖

肥胖是 OA 的另一个重要危险因素，相较于其他因素，肥胖更容易改变 [17-19]。高体重指数与膝、手和髋 OA 的患病风险密切相关 [9,20-22]。

负重关节的机械应力和负重增加可能是关节退化的主要原因。肥胖不仅会增加负重关节的受力，还可能会引起姿势、步态和体力的改变，而以上这些都可能会加重关节的生物力学改变 [23]。大多数肥胖患者会出现关节内翻畸形，这会增加膝关节内侧间隙的关节应力，而进一步加重关节的退行性变 [24]。

重体力活动是加重膝关节 OA 的另一危险因素，尤其是在老年肥胖者中。然而轻到中度的体力活动不

但不会增加膝关节 OA 的风险，事实上还可以降低体重指数而减轻 OA 症状[9,20,21]。同样，减轻体重可以同时减轻膝关节 OA 的影像学进展和临床症状。近来研究表明，肥胖的 OA 患者通过减轻体重（内科或外科的方式）可以显著改善关节功能状态并减少关节疼痛，其短期效果与关节置换术后的疗效相当[27]。

近来研究表明，肥胖与 OA 的联系并不仅仅是高体重指数造成机械负荷过重这么简单。脂肪组织可分泌细胞因子及脂肪因子，目前认为其是一种能促进炎症级联反应的代谢活化因子。许多脂肪因子是调节骨和软骨代谢的关键因子，这些因子同时也参与了 OA 的发病[28]。活化的脂肪组织会促进前炎症细胞因子如瘦素、脂联素、抵抗素、内脂素、白介素-1（interleukin-1，IL-1）、IL-6 和肿瘤坏死因子（tumor necrosis factor，TNF）的合成，同时下调调节性细胞因子如 IL-10 的水平[29,30]。这些细胞因子的改变与肥胖相关，并且可能会导致非负重关节 OA 的风险增加，如手和肩。尽管这些改变是由脂肪组织和循环中的脂肪因子等全身因素所致，但局部脂肪组织也会影响其在滑液中的浓度，如作为膝关节局部脂肪因子主要来源的髌骨下脂肪垫[31,32]。

瘦素是最早被发现的脂肪因子之一，其在免疫调节方面的作用已被证实[33]。瘦素对 OA 的发生和进展可能起到了重要作用，这有助于我们理解肥胖与 OA 之间的联系。事实上，女性较男性有更高的总体脂肪比例，脂肪来源的瘦素浓度更高，这也许可以解释 OA 患病率上的性别差异。瘦素不仅由脂肪细胞产生，也可由成骨细胞和软骨细胞产生，这表明局部瘦素的产生可能在 OA 的发病中起到了重要作用。OA 患者的成骨细胞和软骨细胞可产生较高水平的瘦素，而正常人软骨细胞则很少产生瘦素。瘦素可诱导大鼠软骨细胞的合成代谢，作为一种促炎物质，其可通过多种机制导致关节结构性改变[34-36]。瘦素水平与 OA 严重程度的相关性在一篇关于 OA 患者脂肪因子的荟萃分析中被证实，其同时指出这种相关性在女性更为显著[3]。脂联素是另一种可能参与 OA 发病的脂肪因子。虽然 OA 患者血浆及血清中脂联素水平升高，且与严重性相关[39]，但从另一个角度来说，脂联素具有保护作用且在肥胖患者体内水平降低。这种细胞因子在 OA 发病机制中的作用需进一步研究。

肠道微生物

肥胖和 OA 可能在某种程度上通过肠道微生物联系在一起。肠道内大约有 10^{14} 的微生物。肠道微生物的组成会影响宿主的生理及疾病的易感性且与肥胖和系统炎症相关。最近的研究认为肠道微生物的改变与类风湿关节炎的发病存在某种联系[41]，越来越多的证据表明肠道微生物与肥胖相关的 OA 也存在类似的联系（参考文献 42）。

一项使用肥胖鼠模型来探测肠道微生物、炎症及 OA 严重性的研究发现，肥胖动物微生物的改变伴随着炎性细胞因子及脂多糖（LPS）的升高。有趣的是，在肥胖动物中 OA 的严重性与体脂相关，而非与体重相关，这表明代谢因素而非机械因素参与 OA 的发病[43]。

有研究使用前微生物（低聚果糖）来调节小鼠肠道内微生物含量。富含脂肪的饮食会导致小鼠肥胖，这与肠道微生物改变，全身炎症增加，关节炎内侧半月板（DMM）模型失稳手术中严重 OA 相关。膳食中的低聚果糖会逆转肥胖相关的肠道微生物改变，这与全身及滑膜炎症减少相关，并且会减缓 OA 发展为 DMM[44]。口服微生物的研究表明，OA 及 RA 患者都存在一种独特的信号，但因果关系并未得到证实。在无菌小鼠中，DMM 关节炎模型的 OA 程度较轻[46]。

目前的研究热点是肠道微生物增加全身炎症及 OA 风险的分子调控机制。有假说指出，肠道微生物会影响血中内毒素的水平，如 LPS。LPS 可启动增加 OA 严重性的代谢级联反应。OA 患者的血清及滑液中 LPS 水平增加[47]，在试验动物中也存在类似的表现[48]。相关研究也在探索其他潜在的分子媒介，包括短链脂肪酸（SCFA）和肽聚糖多糖复合物（PGN-PS）[42,49]。

遗传易感性

由于 OA 在一般人群中的患病率高且临床异质性大，因此研究遗传因素在 OA 发病机制中的作用较为困难[50,51]。两项重要的队列研究（Framingham 队列和 Baltimore 队列对老龄化的纵向研究）发现，遗传因素对 OA 发病有重要影响，OA 患者中存在主要隐性基因和多因素成分[52,53]。双胞胎和家族危险因素研究表明，遗传因素对膝 OA 的贡献约为 50%，对髋 OA 的贡献约为 73%[50,54-56]。家族、双胞胎和种群研究发现，不同的遗传因素决定了 OA 的好发部位（髋、脊柱、膝、手）[53,57,58]。另一项支持 OA 发病存在遗传易感性的研究发现，同卵双胞胎较异卵双胞胎发病的一致性更加显著。遗传学研究已经证实多基因变异会增加 OA 风险[59]。

在软骨中表达的包括编码 Ⅱ、Ⅳ、Ⅴ 和 Ⅵ 型胶原的基因和软骨寡聚基质蛋白（cartilage oligomeric matrix protein，COMP）和 CHADL 的基因变异可能会影响 OA 的遗传形式[60-62]。近来文献报道Ⅸ型胶原基因和 matrilin-3 基因（人类相关情况尚未发现）缺陷小鼠的膝关节和颞颌关节可出现年龄依赖性 OA 样改变[63,64]。OA 的候选基因已被证实不是结构蛋白基因。编码对调控骨密度有重要作用的维生素 D 受体（vitamin D receptor，VDR）的单倍体基因可使膝关节 OA 的患病风险翻倍[65-67]，在 12q 染色体上，VDR 基因位点和 COL2A1 基因位点非常接近，两者的连锁不平衡可能是导致 OA 患病风险增加的原因。此外，胰岛素样生长因子 Ⅰ（insulin-like growth factor 1，IGF-Ⅰ）基因位点与放射学 OA 相关，聚合素等位基因多态性与手 OA 相关[51]。

利用全基因组连锁扫描的人群调查研究已经把研究焦点聚集到可能含有 OA 易感基因的 7 个染色体区域[68]。在多个研究中，染色体 2q 均阳性，提示该染色体可能含有一个或更多的易感基因。一项针对患病双胞胎的研究报道显示，2q12 到 2q21 的区域可能与远端指间关节 OA 有关，而先前一份来自英国的对患病双胞胎的研究报告指向一个更广的区域，即 2q12 到 2q31[68,69]。染色体 2q13 中的一段 430kb 基因片段中包含两种 IL-1（IL-1α 和 IL-1β）基因和编码 IL-1Ra 的基因（IL1RN）。考虑到 IL-1 在促发 OA 关节软骨损害中的重要作用，OA 的遗传易感性可能是由白介素活性变异所致，并且这种易感性可能就存在于染色体 2q 的 IL-1 基因簇中。然而 Loughlin 等研究发现，IL-1 基因簇的基因易感性仅与膝关节 OA 相关，而与髋关节 OA 无关[68]。流行病学研究已经发现在不同关节部位和性别之间 OA 遗传易感性存在潜在差别[70,71]。近期有研究指出 IL1RN 多态性及其增加髋、膝 OA 风险的作用。最近核受体辅活化子（nuclear receptor coactivator 3，NCOA3）、硫酸酯酶 2（sulfatase 2，SULF2）[73] 和醛脱氢酶家族 1，亚家族 A2（aldehyde dehydrogenase family 1，subfamily A2，ALDH1A2）[74]

基质 GLA 蛋白（MGP）[75]、同源框蛋白 engraied-1（EN1）[76] 和视黄醛脱氢酶 2（ALDH1A2）[77]，被认为是 OA 易感的候选基因。最为肯定的易感基因是生长分化因子（growth differentiation factor-GDF）-5，是 TGF-β 超家族的一员[78]。

基因组技术和后基因组技术除了能发现易感基因型，还能找出在 OA 组织中过度表达的、与发病机制和病情进展有关的基因和基因产物[79-81]。对病变组织中差异表达基因的研究不仅能解释致病过程，找出新的治疗方法，还有以下两个优点：①发现可用于 OA 诊断和治疗的特有生物学标志物；②鉴定可能诱发疾病进展的候选易感基因，如细胞因子或生长因子的基因多态性[82]。近来关于 OA 遗传易感方面的全基因组研究仅仅证实了其遗传易感性的一小部分，想要证实多个基因对 OA 的共同作用需 5 万～10 万的大样本才可以实现。

表观遗传调控在 OA 发病机制中的作用逐渐被大家所认识。表观遗传主要描述基因表达的变化，其可通过 DNA 甲基化、组蛋白修饰和非编码 RNA 来实现信息的传递，而非通过改变 DNA 序列[83]。关节和软骨的稳态需要合成代谢和分解代谢的精确平衡。表观遗传学的改变可打破这种平衡，如 DNA 低甲基化会导致 OA 相关基因或非编码 RNA（lncRNA、miRNA、snoRNA 等）的高表达[84]。全基因组研究发现 OA 患者的软骨与健康软骨相比，其 DNA 甲基化水平是不同的，homeobox 转录因子、GDF-5 等特定的基因可以改变 DNA 的甲基化模式[57]。随着组学分析和生物信息学技术的不断进步，表观遗传学的变化与 RNASeq 数据集相关联，以确定基因表达以及蛋白质表达数据集的相应变化[86]。联合针对表观遗传变异[87] 功能测定的整合方式来审视表观遗传的变异，以此来明确这些变异在 OA 发病过程中的作用。甲基的改变是如何影响基因的表达的相关机制仍在研究中，但可以确定的是，表观调节的异常是 OA 发病机制之一。

关节对线不良和损伤

关节对线不良或创伤有可能导致 OA 的快速进展，或最初只是个缓慢的变化过程，但若干年后终会出现 OA 症状。由于关节周围血流量的进行性减少和骨软骨连接处重塑速度的下降，随年龄增长关节会越来越不协调[88,89]。不论年龄大小，关节对线不良都有可能影响软骨的营养状况或引起负荷分配改变，进而导致软骨的生化成分改变[90,91]。局部因素，例如与关节使用和关节畸形相关的应力也可能影响到 OA 的发展。

关节不协调（如关节内骨折复位不良、髋关节发育不良、复发性髌骨脱位）可导致早期 OA 的发生[92]。反复、高强度的运动与关节损失密切相关，同时也增加了下肢 OA 的风险[93]。亚骨折水平的重复性关节损伤会加速软骨钙化带的重塑，伴有潮线增厚、非钙化带变薄，从而导致软骨下骨僵硬，软骨磨损增加，最终导致 OA[94-96]。规律的日常锻炼对于保持关节软骨的结构和代谢功能是非常重要的。慢跑和低强度运动并不会增加原来正常关节发生 OA 的风险，这一点逐渐成为共识，对于那些存在 OA 风险的人也同样适用。

关节软骨能够显著对抗剪切力的损害，但是对反复的碰撞负荷较为脆弱[97]。在体外反复给予软骨下骨可承担范围内的负荷时，关节软骨也会发生退行性变[98]。这种易损性能够解释 OA 为何好发于使用气钻凿岩机的工人和棒球投手的肩和肘关节、芭蕾舞者的踝关节、拳击手的掌指关节以及篮球运动员的膝关节。然而，运动员膝关节的 OA 发病危险与既往膝关节损伤的相关性要高于运动项目本身[99]。

性别

女性 OA 的发病率似乎是男性的 2 倍左右。尽管女性 OA 在 50 岁之前发病率较低，但 50 岁之后显著增加，尤其是膝关节 OA[100]。一项有代表性的关于美国人口健康检测和评估的横断面研究，其影像学和问卷资料来自美国健康和营养检测评估项目（NHANES Ⅲ）。结果显示，影像学上膝关节 OA 的发病率为 37.4%，60 岁及以上人群中有症状的膝关节 OA 发病率在为 12.1%。女性发病率（42.1%）高于男性（31.2%）。Kellgren-Lawrence 分级 3 ~ 4 级的女性发生率（12.9%）高于男性（6.5%）[101]。女性更易出现多关节受累、晨僵、关节肿胀和夜间痛的临床症状。50 岁之后 OA 发病率在性别上的差异可能是由于女性绝经后雌激素分泌不足所致。关节软骨细胞上存在功能性雌激素受体（estrogen receptors，ERs），提示这些细胞受雌激素调控。目前已经在人类[102,103]、

鼠[102,104]、猴[102,105] 和猪[106] 的关节软骨细胞以及人类生长板软骨细胞[107] 中发现了细胞核 ERs。

最近的流行病学研究发现，雌激素替代治疗（estrogen replacement therapy，ERT）使绝经后妇女膝关节和髋关节 OA 的发病率低于预期。研究女性 OA 发病率与激素水平关系的临床观察项目包括：测量绝经后妇女激素水平，全身影像学检查以及调查 ERT 对膝关节 OA 和软骨体积的影响[108-111]。在 1996 年的一项研究中，Nevitt 及其同事[108] 在一项研究中调查了 4000 多名 65 岁以上的女性骨盆平片以了解其髋关节 OA 发病情况，结果显示，口服雌激素的妇女其髋关节 OA 的发病率明显降低。口服雌激素时间超过 10 年者的 OA 发病率又比少于 10 年者低[108]。1990 年有学者[112] 在 Framingham 的 OA 队列研究中，通过评估女性受试者（n = 831，平均年龄为 73 岁，年龄范围为 63 ~ 93 岁）的承重关节 X 线片来研究膝关节 OA 的发病率，发现对影像学可发现异常的 OA 患者，ERT 有轻度但不显著的保护作用[112]。一项前瞻性队列研究纳入了 Framinghan 研究中行前后位膝关节 X 线片的女性患者（平均年龄 71 岁，年龄范围为 63 ~ 91 岁），并按照每两年检查一次的雌激素服用情况将所有患者分成三个组：从未使用组（n=349），曾经使用组（n=162），现在使用组（n=40）。当把发病情况和膝关节 X 线片的渐进性改变结合在一起考虑时发现，现在使用组的 OA 发病率比从未使用组的发病率减少了 60%。Wluka 等[110] 通过研究长期应用 ERT 与绝经期妇女膝关节软骨体积改变的关系（利用 MRI 测量）发现，校正了混杂因素后，长期应用 ERT 治疗的妇女膝关节的软骨要比对照组的多。ERT 对卵巢切除术后患有严重膝关节炎的猴子也有疗效[113]。除了激素治疗，选择性的 ER 调节剂作为一种性别特异性治疗方法或许会为临床前和临床研究带来希望[114]。

病理

形态学改变

早期 OA 中，关节软骨表面变得不规则，软骨组织中出现裂缝。组织学上软骨表面纤维化、有小裂隙，但局限于表面区域的上层。这些改变提示机械性磨损，并伴有基质水肿、软骨细胞增生或关节表层软

骨细胞一定程度的凋亡。组化染色表现出蛋白多糖分布异常。随着 OA 进展，关节表面变得更加不光滑，组织中浅表的裂隙扩大，逐渐延展至表皮下并达软骨中层。先前孤立的、局灶性的软骨破坏逐渐融合。局部受损部位表层完全脱失。随着病情的恶化，裂缝加深，表面不规则加重，软骨溃烂，最终暴露出软骨下骨。继续发展，关节在裸露的骨面形成连接，导致骨质象牙化和骨肥厚。象牙化的骨质密度增高，骨代谢活性也相应增加。

软骨的早期修复，增生和肥大化

局部自我修复开始时，软骨细胞数目增多，形成细胞簇或克隆，50 个或 50 个以上细胞为一簇（图 104-1）[67]。在正常软骨，软骨细胞是静止的，既不会增生也不会向肥大化分化。相反，在早期 OA，增生的软骨形成细胞簇，并高表达软骨蛋白聚糖和 II 型胶原等基质蛋白[115]，以及干细胞标记物[116] 和肥大化分化标记物[115]。增生软骨形成细胞簇和表达肥大化标记物是 OA 的病理学特征，也可见于 OA 动物模型和 3D 培养的软骨细胞[117]。除了被认为是软骨修复的反应之外，软骨细胞簇通过释放基质降解酶类、生长因子和炎症细胞因子，作用于周围软骨细胞和关节组织，促进 OA 发病和进展[117]。

骨赘形成

骨赘由新生的纤维软骨和骨构成，多见于关节外周边缘的软骨和骨膜结合部。骨赘被认为常由骨膜来源的前体细胞经软骨分化而成[118]。因此，骨赘可能是骨损伤后由于生长因子环境改变而造成的细胞修复反应，在一定程度上，骨赘有利于关节的稳定性[119,120]。骨赘形成与修复反应的联系，在 OA 动物模型中得以证实。在关节损伤后 3 天，组织学上就可以发现有早期的骨赘形成。转化生长因子 -β（transforming growth factor，TGF-β）超家族成员[121]、骨形态发生蛋白（bone morphogenetic proteins，BMP）[122]、IGF 和成纤维生长因子（FGF）[118] 等生长因子都可在体外促进干细胞向软骨细胞的分化，而在动物模型中 TGF-β 可诱导骨赘形成[123]。尽管骨赘最初可以帮助恢复受损关节的稳定性，但随着 OA 病情发展，骨赘会限制关节活动和引发疼痛。

软骨细胞增生低下

衰老软骨的细胞数目减少、增生低下的软骨细胞合成能力也下降促进了 OA 的发生和发展。在健康的成人股骨软骨，细胞密度波动于表层 24 000/mm^3 到深层 8000/mm^3。平均有 1.65% 的软骨体积由软骨细胞构成[124]。在 OA 中软骨细胞死亡或凋亡造成数目明显减少[125]。直接的机械破坏所产生的细胞坏死没有活化的过程，而凋亡则是一个活化的耗能过程。凋亡诱导的细胞死亡可由多种因素诱发，包括在关节炎的发生和发展过程中的机械破坏或损伤，细胞基质间相互作用的变化、一氧化氮或其他活性氧介导的氧化应激过程、线粒体功能受损、CD95/CD95 配体介导

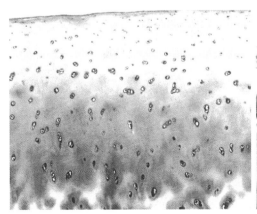
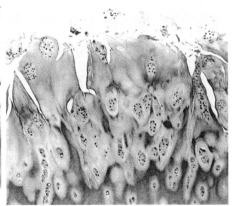

正常对照　　　　　　　　　　　　　　　骨关节炎

图 104-1　股骨头软骨的组织学结构　左为正常对照，右为骨关节炎。OA 关节软骨表面不规则，裂缝深达放射区，并可见软骨细胞克隆性增生

的信号转导途径等。这些途径最终通过转化和活化脱天蛋白酶（caspase），导致凋亡细胞死亡。通过干预损伤后 caspase 活化来抑制凋亡可以起到软骨保护和抑制损伤后继发 OA 的作用。衰老细胞的功能失调和自噬也可以导致细胞死亡。自噬在炎症和发病机制中的作用越来越受到研究者的重视[126]。在特定情况下，细胞死亡是由受损细胞器的自噬降解介导的。自噬对软骨有保护作用。在 OA 中自噬现象减少而凋亡标记增加[127]。

软骨基质代谢的改变

生化改变

　　软骨的形态学随着软骨生化成分的改变而改变。在疾病进程的各个阶段各不相同。在早期 OA，关节软骨的含水量显著增加，导致组织肿胀和其生物力学改变。这一现象提示胶原框架减弱；Ⅱ型胶原纤维直径要比正常软骨的小，并且中间区正常的紧凑排列会变得松解和扭曲[128-133]。

　　在 OA 晚期，Ⅰ型胶原在细胞外基质中的浓度增加，蛋白多糖的浓度降至正常的 50% 或更低，很少发生聚合，同时氨基葡聚糖侧链也变短[129,134]。硫酸角质素的浓度减低，4- 硫酸软骨素与 6- 硫酸软骨素比值升高，提示软骨细胞合成了不成熟软骨特征性的蛋白多糖谱系[135]。整个病程中蛋白多糖在软骨中的浓度进行性下降，直至终末期，组化染色仅能发现极少量蛋白多糖或没有蛋白多糖[136]。

　　OA 从早期向晚期发展过程中的生化改变逐渐被人们所认识。在软骨退化的首发改变之一是蛋白聚糖密度减低。这一过程至少是部分可逆的[137]。蛋白聚糖密度减低使软骨孔隙变大，胶原酶和其他蛋白酶更易渗透进来，胶原纤维暴露。由此形成了一个正反馈回路，促使软骨进一步退化的恶性循环。如胶原表位暴露，与细胞表面 DDR2 受体结合，通过激活 Ras/Raf/MEK/ERK 和 p38 信号级联反应，促进 MMP-13 生成[138]。降解不完全的基质成分本身就具有细胞因子样活性，进一步促进炎症反应和基质的降解。对胶原软骨成分的破坏是不可逆的。

　　老年人的软骨中常有大量的钙结晶（如双水焦磷酸钙 CPPD、碱性磷酸钙晶体），并且晶体性关节病往往与 OA 共同发生[139]。事实上临床和基础研究表明这些结晶体在引起 OA 发病或病情进展方面起重要作用，但是两者之间的关系很复杂，目前尚不清楚这些结晶体是否直接参与 OA 的发病机制[140-142]。焦磷酸盐（pyrophosphate，PP）由三磷腺苷（adenosine triphosphate，ATP）经胞外核苷焦磷酸水解酶分解后产生[143]。OA 患者滑液中焦磷酸盐含量很高，与关节损害的严重程度密切相关[144,145]。幼稚软骨细胞或增殖软骨细胞是焦磷酸盐的主要来源，而正常成年人软骨中休眠的软骨细胞只分泌很少的焦磷酸盐[143]。基质中焦磷酸盐分泌水平增加提示软骨细胞代谢活性增加，从而促进基质修复[146]。双水焦磷酸钙（calcium pyrophosphate dihydrate，CPPD）的沉积可能会改变软骨细胞外基质的生物力学特性，导致软骨崩解。此外，血色病（含铁血黄素）、Wilson 病（铜）、褐黄病性关节炎（尿黑酸聚合物）、痛风性关节炎（单钠尿酸盐晶体）和 CPPD 晶体沉积病等疾病均存在影响软骨细胞外基质的异常物质，也可使组织韧性增加，直接或间接导致软骨损伤，从而促使 OA 的发生。

代谢改变

　　早期 OA 的代谢特点为蛋白聚糖、胶原、非胶原蛋白、透明质酸合成增加，细胞增生活跃[136,147]。活化的软骨细胞试图去修复软骨基质，但往往不能奏效，其分泌的基质质量不好，更易降解[148]。细胞在修复和维护软骨组织的完整性时合成和分解代谢都很旺盛[129]。合成和降解不平衡是 OA 重要的发病机制[149]。在 OA 晚期，单个细胞合成的基质减少，细胞数目也下降。并且合成的基质中糖胺聚糖的含量和分布、蛋白聚糖亚单位的大小以及它们聚合透明质酸的能力都较差[129,133,135,150,151]。基质合成和软骨细胞数量均减少，而基质降解酶类合成和活性增加，酶抑制剂如基质金属蛋白酶抑制剂（tissue inhibitors of metalloproteinases，TIMPs）浓度下降。最终软骨细胞合成修复过程赶不上分解代谢过程而发生 OA[129,136]。正是基质合成和降解过程交错的复杂性，造成典型 OA 的进展过程缓慢，甚至在一定时间内依照形态学标准能保持稳定。但最终软骨基质总体上是退化的。以下段落将简述与软骨降解和 OA 发病机制有关的主要促合成和分解代谢因子。

合成代谢因子（TGF-β，BMP）和软骨修复

TGF-β 对于软骨形成和维持尤为重要[152]。在多种动物模型[153] 和人类基因易感者中已经证实通过干预软骨内 TGF-β 的作用，可以诱导出 OA 样病理损伤[154]。TGF-β 从多个水平影响软骨的动态平衡：诱导干细胞向软骨细胞分化，增加了软骨合成细胞池，促进了软骨细胞合成基质。同时促进合成抗分解代谢因子如 TIMP-1 和 PAI-1，抑制软骨蛋白酶原的活化。TGF-β 抑制了细胞对前炎症细胞因子 IL-1β 和 TNF 的应答活性[152]。TGF-β 通过 Smad2/3 信号转导途径抑制了软骨细胞的终末分化和肥大化。另一方面，TGF-β 也促进 OA 的发生和发展。例如 TGF-β 可在动物模型诱导骨赘形成。在衰老细胞和 TGF-β 受体 ALK1/ALK5 比例改变的细胞，TGF-β 会发挥截然相反的作用，活化 MMP-13，诱导软骨细胞的终末分化和肥大化[155]。

BMP 与 TGF-β 结构相似，但激活不同的受体和细胞内信号转导途径。BMP 可以影响胚胎软骨生成的各个阶段，可以诱导成人 MSCs 分化为软骨细胞[156]。近来遗传学研究表明 BMP 信号转导受损，最值得关注的是 BMP-14（GDF-5），能影响到 OA 的遗传易感性[157,158]。通过抑制性 microRNA[160] 和 OP-1 启动子甲基化[161] 等技术，软骨 BMP-7（OP-1）表达减少在 OA 发病机制中的调节作用得以彰显[159]。在动物试验中，外源性补充 BMP-7 可以抑制关节炎的发生，I 期临床试验也证明了其安全性，在受试者中并无异位骨形成报告[162]。如前所述，同 TGF-β 一样，BMP 通过特定受体的信号转导也可以诱导产生 OA 特征性的进展表现 - 软骨细胞的终末分化和肥大化。不同 BMP 家族成员，其作用不同，BMP-2 会导致肥大性分化，而 BMP-7 则起到抑制作用[163]。

分解代谢因子和软骨退化

软骨重塑的过程，除了新基质合成，还存在不同程度的蛋白水解。这一过程是通过诱导一系列蛋白酶来实现的，尤其是基质金属蛋白酶（matrix metalloproteinases，MMPs）。在 OA 中，细胞因子 IL-1 和 TNF 激活合成代谢以及分泌多种蛋白酶和 MMPs（图 104-2）[137]。IL-1 主要由炎症关节的单核细胞产生（包括滑膜衬里层细胞），也可由软骨细胞合成并通过自分泌发挥作用[164-166]。IL-1 和 TNF 可以刺激合成具有潜在活性的胶原酶、基质降解酶、明

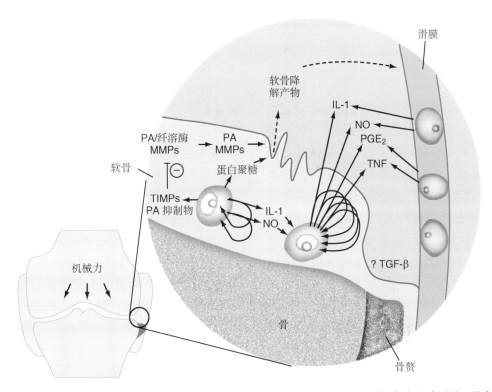

图 104-2 骨关节炎发病机制图解　机械应激引起代谢改变，其特征为金属蛋白酶（MMPs）、促炎细胞因子以及介质的释放，如 NO 和前列腺素 E_2（PGE_2）。软骨分解产物可刺激滑液衬里细胞分泌细胞因子，诱导软骨细胞生成 MMPs。软骨细胞产生的 IL-1β 和 TNF-α 通过自分泌和旁分泌作用可将关节损害放大。PA，纤溶酶原激活物；TGF-β，转化生长因子 β；TIMP，组织金属蛋白酶抑制剂

胶酶以及蛋白聚糖酶和组织纤溶酶原激活物（tissue plasminogen activator, TPA）[167-170]。纤溶酶原由软骨细胞合成，或通过滑膜液渗透入基质。TPA 使纤溶酶原转化为纤溶酶，后者是一种丝氨酸蛋白酶，能够活化软骨降解酶原。缺氧诱导因子 2α（hypoxia-inducible factor 2α，Hif2α）[171,172] 是一个值得关注的 IL-1 和 TNF 诱导的软骨降解下游调控因子。Hif2α 是在 OA 软骨和 OA 鼠模型中高度表达上调的转录因子。它直接诱导表达多种软骨降解酶类包括 MMP-1、-3、-9 和 -12，以及带有血小板凝血酶敏感蛋白样模体的解整链蛋白金属蛋白酶（a disintegrin and metalloproteinase with thrombospondin motif，ADAMTS）-4 和 -5（间接）。此外，高表达的 Hif2α 降低了自噬的保护作用，促进细胞死亡，并通过活化 RUNX2 和 IHH 途径促进软骨基质的降解。OA 发病中由细胞因子活化的不同种类蛋白酶将在下面予以详细介绍。

蛋白酶

OA 软骨细胞合成与分泌的基质降解酶明显增加 [136,147,173-175]。依据催化肽键断裂的机制分为 4 类：金属蛋白酶、半胱氨酸蛋白酶、丝氨酸蛋白酶与天冬氨酰蛋白酶。其中前三类在 OA 发病机制中已明确具有降解软骨的作用。

金属蛋白酶

金属蛋白酶的一个酶位点需要金属离子（通常为锌）来保证活性。软骨中有两个金属蛋白酶家族，即 ADAMTSs 和 MMPs。早期 OA 软骨降解极可能是金属蛋白酶酶解的结果。两个金属蛋白酶家族在软骨均表达上调，尤其在软骨受损部位。由于 MMPs 和 ADAMTSs 在降解软骨细胞外基质中有重要作用，某些 MMPs 和 ADAMTSs 已经成为改变病情治疗的候选靶点 [176]。

金属蛋白酶的活性调控较复杂，是从三个不同水平进行调控的：合成与分泌、酶原的活化以及蛋白酶抑制因子失活 [177]。多数金属蛋白酶并非持续表达，而是在细胞因子和生长因子活化信号刺激后才会诱导转录。转录过程一旦启动，就会稳定表达。并且有几种金属蛋白酶的翻译过程受 microRNA（miR）调控。如 microRNA-27b（miR-27b）调控 MMP-13 的

表达 [178]。此外，OA 患者 miR-140 水平下调，会减少 ADAMTS-5 的表达 [179]。这些 miRNAs 同样受维持软骨稳态的细胞因子和生长因子如 IL-1 和 TGF-β 的调控。尽管对 miR 的研究处于初级阶段，已有证据表明几种 miR 通过影响转录稳定性和蛋白翻译参与了 OA 的发病机制。翻译后，几乎所有的蛋白酶均以非活性前酶（酶原）形式存在，需要进一步的蛋白水解活化。多数 MMPs 包含有 N- 末端前结构域，可以阻断或抑制催化位点。MMPs 活化物主要为丝氨酸和半胱氨酸依赖性蛋白酶（分别例如纤溶酶原 / 纤溶酶级联反应系统或 Furin 样蛋白原转化酶和组织蛋白酶 B）[150,180,181]。活化的 MMPs 可以被非特异性的 α2 巨球蛋白和特异性的 TIMP 家族蛋白灭活。

既往曾根据底物特异性将 MMPs 进一步分为 3 个亚类。胶原酶可裂解全部胶原的天然三螺旋结构，明胶酶类可裂解变性胶原，而溶基质酶具有更广的底物特异性 [182]。但这三者的酶解底物间有较大的重叠性。例如 MMP-1（间质胶原酶）、MMP-3（溶基质酶 1）和 MMP-13（胶原酶 -3）都可以裂解蛋白聚糖核心蛋白 [183]。MMPs 还可以降解除胶原以外的软骨细胞外基质分子。如有纤溶酶（能活化多种 MMPs）参与，MMPs 可以快速破坏软骨。

胶原酶

胶原酶率先裂解胶原的三螺旋结构，再由其他蛋白酶进行下一步分解。胶原降解是 OA 发病机制中不可逆的第一步，它显著改变了软骨的机械特性。最好例证就是 MMP-13 和 MMP1 裂解 II 型胶原，尽管 MMP-8 和 MMP-28 也参与其中。在所有可以裂解天然胶原的 MMPs 中，MMP-13 是最重要的，因为它优先降解 II 型胶原 [184]。MMP-13 基因缺陷鼠不会发展为 OA，即使蛋白聚糖丢失也只是有限的软骨损伤 [185]。在 OA 中，MMP-13 表达明显增加 [186]。在人类 OA 软骨培养中，所有胶原酶活性显著增加，提示它们是疾病进展和软骨基质降解的主要因素 [187,188]。而其降解片段更容易被其他酶如 MMP-2（明胶酶 A）、MMP-9（明胶酶 B）、MMP-3 以及组织蛋白酶 B（半胱氨酸蛋白酶）进一步裂解。

组织蛋白酶

组织蛋白酶是一种半胱氨酸蛋白酶，可被分泌至

胞外并活化 MMP 酶原。其中组织蛋白酶 K（已知其参与骨吸收和骨质疏松）可分解软骨中的 II 型胶原和蛋白聚糖，这使其在 OA 中的作用受到关注[189]。研究发现其在 OA 患者的滑液中表达增加，在 OA 小鼠模型中活性也明显增加[190]，在 OA 模型中使用 cathepsin K 抑制剂可起到相应的保护作用[191,192]。

使用组织蛋白酶 K 抑制剂 MIV-711 的早期 II 期临床试验显示其有希望减少与 OA 相关的结构变化，但并不会显著减轻 OA 相关的疼痛[193]。

蛋白聚糖酶

蛋白聚糖酶也是金属蛋白酶，属于一个被称为 ADAMTS 的胞外蛋白酶家族[194]。其中蛋白聚糖酶 ADAMTS-4 和 ADAMTS-5 这两种蛋白聚糖酶是 OA 软骨降解的主要酶[195]。这两者在人和鼠 OA 的作用不同——ADAMTS-4 在人类 OA 的蛋白聚糖降解中发挥主要作用，而 ADAMTS-5 在鼠 OA 中作用更重要[196-198]。重组的 ADAMTS-4 和 ADAMTS-5 从围绕核心蛋白的五个不同部位将蛋白聚糖裂解。在经基质降解的软骨移植块中，所有的裂解片段均已被鉴定出来。蛋白聚糖 G1 区具有高度抗蛋白酶解作用，但是 G1 和 G2 区之间延伸区域的一个谷氨酰胺 - 丙氨酸键特别容易被蛋白酶水解[199]。蛋白聚糖酶的水解活性受表达水平的调控。可以通过 C 末端凝血酶敏感素基元与蛋白聚糖底物结合，使 Furin 蛋白酶敏感位点裂解而被激活；可以由 C 末端系列的翻译后加工活化；同时受内源性抑制物金属蛋白酶组织抑制因子（tissue inhibitor of metalloproteinase 3，TIMP-3）的抑制。ADAMTS-4 和 -5 活性也可在关节囊和滑膜中检测到。无论是 mRNA 水平或翻译后水平均表达上调。在体外实验中除 ADAMTS-4 和 ADAMTS-5 以外，ADAMTS-1，-8，-9 和 -15[200] 和其他几种 MMPs（MMP-1，-2，-3，-7，-8，-9，-13 和 -28）也可裂解蛋白聚糖。ADAMTS-7 和 ADAMTS-12 可以结合和降解 COMP（一种软骨中最主要的非胶原蛋白），而后者在 OA 软骨中表达上调[201,202]。此外，ADAMTS-4、ADAMTS-19 和 ADAMTS-20 在体外也可以降解 COMP，但是在 OA 患者体内的活性尚未阐明[203,204]。

在关节软骨基质中还没有发现一种特异性的透明质酸酶，但有明确证据表明，有一种或数种溶酶体酶参与降解透明质酸和 6- 硫酸软骨素[180]。在人类基因组中有 6 种或 7 种潜在的透明质酸酶，其中透明质酸酶 -1、-2、-3 和 PH-20 可能在软骨中被活化[205]。然而，有研究证据表明透明质酸酶只存在于溶酶体中或同时存在于溶酶体和细胞膜中。尽管确实有证据表明透明质酸在细胞外被降解，但透明质酸酶在此过程中的作用尚未明确。OA 关节软骨中硫酸软骨素链的长度减少是由于滑膜液中透明质酸酶的消化作用，后者由于通透性增加可扩散到软骨基质中[135]。支持这一理论的证据在于，即使 OA 软骨中透明质酸的合成率比正常情况时明显增加，其浓度仍然是很低的[136,147]。这些降解酶类的作用是破坏蛋白多糖聚合。在 OA 中，MMP 诱导组织降解的早期结果是：胶原纤维变细，紧凑的胶原排列变得松散，以及继发软骨基质肿胀。

酶抑制物

在某种程度上，活化的酶与酶原间的平衡至少依赖两种抑制因子：TIMP 和 PAI-1[175,206,207]。TGF-β 可以促进 TIMP 和 PAI-1 的合成增加[199,208,209]。如果 TIMP 和 PAI-1 浓度低或被破坏，不足以抑制基质中降解酶类的活性，则基质降解增加。在正常人和 OA 软骨中，MMP、ADAMTS 和 TIMP 基因家族均有表达，提示在 OA 发病中多个因素均参与调控。在 OA 软骨中，高表达的基因包括 MMP-12、-9、-13、-16、-28，ADAMTS-2、-14、-16 和 TIMP-3（P 值均小于 0.05）。而低表达的基因包括 MMP-1、-3、-10；ADAMTS-1、-5、-9、-15，以及 TIMP-1 和 -4[210]。这些结果反映了细胞外基质组织降解酶调控的复杂性。

基质合成的变化

对早期 OA 细胞外基质改变的了解主要来源于动物模型（例如，半月板切除的兔 OA 模型，前交叉韧带切除的犬 OA 模型）[211,212]。这两种模型仅代表继发性 OA，主要是由关节内紊乱导致，因此不能准确地模拟原发性 OA 的情况。在最近的一篇综述中，比较了多种自发性 OA 动物模型的临床前应用[213]。尤其值得注意的是碘醋酸盐模型——第一个 OA 疼痛模型，在大鼠关节腔内注射碘醋酸盐后出现软骨退化伴疼痛等症状，并呈现时间和浓度依赖性后腿负重能力的改变[214,215]。考虑到年幼和年长动物模型之间、自发性和手术动物模型之间对治疗反应有差异，可见并非所有的 OA 动物模型都是等效的 [216]。

犬关节失稳 OA 模型的最早期改变是软骨中含水量增加，这在数天内就可以检测到 [217]。最初，含水量增加仅发生在胫骨平台和股骨髁的软骨局部，但是很快就可扩展到整个关节软骨。较正常对照，OA 动物模型的蛋白多糖很容易从基质中被提取出来，这也解释了为什么急性损伤患者会出现血清学标记物变化的原因 [218]。这些改变在犬自发性 OA 模型、应力转向模型和实验性兔 OA 模型中也会出现 [217,219,220]。OA 软骨中含水量增多是由于胶原网的弹性抑制削弱，使得亲水性蛋白聚糖比正常情况更容易膨胀 [221]。在 OA 早期阶段，蛋白聚糖浓度增加，软骨可以比正常情况时增厚，故蛋白聚糖染色可增加 [222-224]。软骨中含水量增多不久，就会出现新合成的蛋白聚糖中硫酸软骨素含量增加和硫酸角质素含量减少，伴随蛋白聚糖聚合作用受损 [212,217]。这些细胞外基质的异常改变发生在关节软骨纤维化或其他大体形态改变之前，并且会导致软骨纤维软化相邻部位的正常软骨总体韧性下降 [225]。随着疾病的进展，会出现灶性软骨溃疡。蛋白聚糖丢失伴随着聚合作用下降、氨基葡聚糖构成的持续异常和硫酸软骨素链长度缩短。当蛋白聚糖丢失达到一定程度时，含水量将先升后降，最终低于正常 [266]。

软骨细胞老化

术语"老化"原本用来形容体外原代细胞培养增殖达到一定极限。这一概念已发展到包括未成熟老化或有丝分裂后细胞老化样改变。老化细胞均有独特的表型，不仅仅是表达蛋白不同，对细胞外刺激的反应能力也不同。老化的影响力不局限于老化的细胞，还会通过所分泌蛋白的不同以旁分泌作用影响到周围的细胞 [227]。

OA 中未成熟软骨细胞老化被认为是由氧化损伤造成的 [228]。在 OA 软骨细胞中，活化的炎症细胞因子 IL-1 和 TNF 诱导产生氧化应激反应，最终导致由潜在的氧化损伤所造成的细胞老化。氧化损伤也可被过度的机械剪切力和外植体的损伤性负荷诱发。这会加速老年人软骨细胞的老化过程 [229]。TGF-β 可以影响培养细胞的生长停滞和老化，而老化细胞会高表达 TGF-β，但这种效应常见于内皮细胞，而罕见于间充质来源细胞。简而言之，包括 OA 在内很多疾病的发展过程中，许多控制老化的细胞机制都被活化了。但老化与 OA 间的因果联系还没有被证实。

生物力学和发病机制

生物力学改变

长久以来，OA 发病机制中两大生物力学理论包括机械压力损伤软骨细胞，导致降解酶类释放，或机械压力首先破坏胶原网状结构（而不是细胞本身）[230,231]，最终都会引起基质破坏。OA 细胞外基质破坏会导致：①软骨抗压缩韧性和弹性降低，导致更大的机械应力作用于软骨细胞；②水通透性增高，导致压缩时组织液丢失增多，溶质在基质中的扩散增多（包括降解酶类及其抑制因子的转移）。由于炎性滑液的改变，正常液态薄膜关节的润滑作用和负荷动力学被破坏 [232-234]。软骨蛋白聚糖和浅表层蛋白（也称润滑素）丢失后，关节摩擦、磨损、润滑和接触力学都将受到负面影响 [235-239]。

机械负荷下的肌肉无力

除负重外，关节软骨承受的主要应力是稳定或活动关节时的肌肉收缩 [100]。例如，正常行走时膝关节承受的力量为体重的 4 ~ 5 倍，而蹲下时这一力量则高达 10 倍 [67]。在这种高负荷的情况下，关节软骨过薄并不能起到有效减震的作用。而在这种时候，关节运动是维持关节生理状态的有效方法，其主要表现为肌肉的伸展与软骨下骨的改变 [66,100]。随着年龄的增长，肌肉的力量逐渐减弱，这与骨关节炎的发生具有一定的相关性。已有研究分析肌肉减少症与 OA 进展，以及大腿肌肉力量与 OA 进展之间的因果关系。其中一项研究发现，与非肌肉减少性肥胖相比，肌肉减少性肥胖与 OA 的关系更为密切 [240]。然而，来自骨关节炎倡议组织（osteoarthritis Initiative，OAI）的研究数据表明，病程超过 4 年，伴或不伴膝关节疼痛的患者间其肌肉横截面的减少并无差异 [241]。对于早期有放射学改变的膝 OA 与对侧无 OA 的膝关节进行比较发现，肌肉横截面积的减少与 OA 的发生也没有相关性 [242]。

软骨对机械性损伤的反应

正常关节软骨对损伤的应答通常会导致修复不良；这些损伤往往会导致继发性 OA [243,244]。关节软骨产生的修复组织既没有原先的结构也没有正常的软骨成分 [245-248]。损伤区域周围的软骨细胞不能移行、增殖或再生成为具有正常结构、功能和生化成分的透明软骨组织 [226,246,249]。

很早以前人们就已发现，关节软骨缺乏再生能力 [250]。1851 年 Redfern 报道，软骨损伤通过纤维组织愈合。这些纤维组织来源于软骨细胞间质 [251]。20 世纪 20 年代，Fisher 和 Ito 提出，影响软骨修复的纤维组织是由骨髓、滑膜及少量周围关节软骨细胞增殖而来 [252,253]。之后又发现，纤维组织随后会转化为纤维软骨，偶尔伴有存在缺陷的透明软骨灶 [254-257]。以上这些研究发现的共同点是：关节软骨缺乏再生能力，再生的纤维组织和纤维软骨组织很可能是源于骨髓、滑膜的未分化的间充质组织或关节软骨浅表层 [250]。

软骨的再生过程明显不同于其他组织的原因之一是软骨内没有血管。含血管的组织修复反应过程包括三个主要阶段：坏死、炎症和修复 [243,248]。由于软骨细胞对缺氧不敏感，所以相对于含血管的组织而言，软骨只有少数细胞死亡，但软骨在损伤后还是会经历最初的坏死阶段 [243,248]。浅表损伤（如损伤未超过潮线）时并不会出现主要由血管系统介导的炎症反应，并且由于缺乏血供和前炎症反应阶段，修复阶段也严重受限。因此，不会出现局部血肿，不会产生纤维蛋白网状物，后来的血凝块不会发展为修复组织内生的支架，没有刺激细胞移行和增殖的介质或细胞因子，也没有具有有丝分裂和修复能力的炎症细胞聚集 [226,248]。如果损伤没有超过潮线，所谓的"内源性修复" [248] 的修复压力主要落在软骨细胞 [258]。尽管胎儿软骨细胞具有有丝分裂活性和复制能力，但是成人软骨细胞几乎没有复制和内在修复的潜力 [256,257]。超过潮线的关节软骨损伤可能是由来源于关节周围结缔组织的间充质干细胞分化和增殖进行外源性修复，但修复的结果往往是形成纤维软骨 [258]。

关节软骨损伤可以分为三种：①基质和细胞的微损伤或反复损伤；②部分深层或表面损伤或软骨骨折，关节表面损伤但未穿过软骨下板；③骨软骨（全层或更深）损伤，超过潮线达到了软骨下骨 [243,246,248]。不同损伤的修复时间和修复质量也不同。

单次严重的撞击或反复的钝性损伤并不会引起关节表面大面积的破裂，但会导致软骨细胞或细胞外基质的微损伤 [243,246,248]。兔软骨在反复负荷试验中会出现蛋白聚糖流失和软骨细胞代谢活动增加 [259]。蛋白聚糖变得较易从关节软骨中提取，且非聚集形式的比例增加 [226]。软骨反复钝性损伤之后的细胞代谢和生化改变类似 OA 的早期阶段：含水量明显增加，细胞变性或死亡，胶原超微结构裂解并导致纤维大小和排列出现明显变化，关节表面出现裂缝和溃疡，软骨下骨增厚，软骨软化，其压缩和拉伸韧性下降 [226,246,260-263]。创伤可引起降解酶和促炎因子（如 NO、TNF、IL-1）释放，往往会导致周围基质降解 [259,264,265]。最终软骨的物质成分发生改变——软骨基质变薄和软骨下骨变硬——进一步加快降解过程 [226]。如果软骨细胞和胶原网状结构的损伤有限、反复创伤停止，流失的蛋白多糖和基质成分也许可以修复，但是至今尚未明确微损伤累积到何种程度是不可逆性的 [246]。

软骨骨折和浅表层裂伤后，邻近的软骨细胞也会发生坏死，损伤不会超过潮线 [243,248,266]。在 48 ～ 72 小时内，坏死区周围存留的软骨细胞会表现出细胞外基质分子和 II 型胶原合成速度加快，有时伴有损伤区域周围细胞增殖，形成克隆或簇 [226,248,266,267]。新陈代谢和有丝分裂活动增加只是一过性的，之后代谢恢复到正常水平，通常会出现不良修复 [226,248]。损伤区域周围的软骨细胞增殖，但不会迁移至未被新合成基质所充填的损伤区域 [226,246,249]。在一些病例中，其他方面均正常的关节表面裂伤可能并不会发展成软骨全层缺失或 OA [226]。

同正常含血管组织的修复过程一样，超过关节软骨潮线的损伤和破坏软骨下板的损伤会导致三个阶段的修复反应。首先，在损伤部位形成血肿，之后变成纤维化血块，进而活化炎症反应。纤维血块转化为血管成纤维细胞修复组织 [248,267]，伴随着一系列重要细胞因子释放（如 TGF-β、血小板衍生生长因子、IGF、成骨蛋白）、刺激修复反应 [245]。这些细胞因子帮助启动未分化细胞募集、增殖和分化成纤维网状物，为纤维软骨蛋白修复组织提供支架 [245,268,269]。可以断定，这些间质干细胞主要来源于深部骨髓组织 [267,269,270]，尽管也有证据表明软骨前体细胞也可存在于关节组织的其他部位，如脂肪垫、滑膜，甚至软骨的表面 [271-273]。这些细胞逐渐分化成成软骨细胞、软骨细胞和成骨细胞，同时合成软骨和骨基质。在损伤

6～8 周后，修复组织中含有大量被基质包绕的软骨细胞样细胞，这些基质中含有蛋白多糖和 II 型胶原以及少量的 I 型胶原[270,274,275]。在缺损深层，细胞分化为成骨细胞，之后软骨内骨化修复软骨下的骨质缺损[226]。

伴随着从合成 II 型胶原到合成 I 型胶原的转变，这种再生组织转变为纤维软骨[249,266,268,269,275]典型情况下，在受损 1 年内，修复组织就像一种纤维软骨和透明软骨组成的混合体，实质成分中 I 型胶原占 20%～40%[274]。骨软骨损伤的大小是修复质量的一个重要因素，一般来说，损伤范围越小修复越好[276]。对关节来说，有一个损伤面积最大值，如果损伤太大，就不能修复。纤维软骨由于缺乏生物力学特性来承受正常关节的负担，更易在早期发生退行性变[269,274]。

机械传导和基因表达

软骨细胞能通过数种调控途径来感知机械刺激和物理化学刺激，并产生应答（如上游信号、转录、翻译、翻译后修饰、囊泡运输）[277]。物理作用也可以影响细胞外软骨基质的合成、装配和降解。高强度和长时间的负荷也可以引发软骨细胞死亡和胶原破坏，浅表层的软骨细胞较中层和深层软骨细胞，更容易产生负荷损伤[278,279]。正常刺激有利于软骨细胞维持细胞外基质，而异常刺激会破坏这种平衡。

力传导影响着物理刺激、新合成的基质分子结构以及组织的生物力学特性之间细胞介导的反馈[280]。由整合素介导的细胞 - 基质间的相互作用被认为是软骨细胞间力传导的一种重要中介。在一项关于长期反复压缩与 COMP 表达的相关性研究中，我们发现在单轴不限制范围的动态压缩之下，COMP 的表达明显增加；而同抗 α_1 整合素阻断抗体共孵育会消除 COMP 表达的机械敏感性[281]。对牛关节软骨进行研究发现，周期性负荷会使蛋白质合成比自由膨胀对照组增加 50%，但对蛋白聚糖合成有抑制作用；静态压缩降低了生物合成活性[282]。纤维连接蛋白和 COMP 是受累最严重的非胶原胞外蛋白；与自由膨胀对照组相比，静态压缩会导致纤维连接蛋白合成明显增加，而周期性压缩则会导致 COMP 和纤维连接蛋白合成都增加。

人类关节软骨中的机械刺激感受器是 $\alpha_5\beta_1$ 整合素；机械刺激能启动级联信号，包括牵张活化的离子通道（stretch-activated ion channels）、肌动蛋白细胞支架以及局部黏着斑复合物分子[283]。其可诱发合成代谢反应，表现为机械刺激后蛋白聚糖增加和 MMP-3 减少。机械刺激也能活化与肌动蛋白细胞骨架改变相关联的 Rho 和 Rho 激酶途径[284,285]。Rho/ROCK 途径被激活后，引发软骨基因表达的主调控子 Sox9 的核转运和活化[286]。印度刺猬（indian hedgehog，Ihh）蛋白是一个控制软骨细胞增殖和分化的关键信号分子，也是软骨力传导必需的介质。周期性机械刺激可以诱导软骨细胞表达 Ihh 蛋白[287]。

这些合成代谢途径的失调促进了 OA 的发展。例如，尽管 OA 软骨细胞的机械刺激感受器也是 $\alpha_5\beta_1$ 整合素，但由于其下游的信号途径不同，可能会引起软骨细胞的行为改变，从而导致软骨破坏增加[288]。整合素和整合素相关性信号途径至少部分受机械刺激调控，通过激活细胞膜上蜂毒肽敏感的 Ca^{2+} 调 K^+ 通道，产生周期性机械刺激后的细胞膜超极化[289]。在周期性压力的刺激下，正常人的关节软骨细胞表现为细胞膜的超极化，然而 OA 的软骨细胞则表现为去极化，而且机械刺激后蛋白聚糖或 MMP-3 mRNA 也不会发生改变[290,291]。正常人和 OA 软骨细胞对机械刺激响应的信号转导途径不同，疾病结果也不同。

除了细胞和细胞基质的变形，软骨细胞也能感知液体流动。一项利用组织剪切力负荷模型使流体流动与变形的细胞和基质分离的研究发现，细胞和周围基质的变形本身就可以刺激蛋白质和蛋白聚糖合成[292]。

骨的异常情况

骨赘形成

骨赘——在关节边缘和软骨损伤基底部的骨质增生——是 OA 中活动受限和疼痛的原因之一。人 OA 骨赘的软骨中含有大量的 I 型胶原和没有聚合的蛋白多糖[293]。在实验诱导的 OA 模型中，在关节软骨基本正常时就可以有骨赘形成[294]。骨赘的形成可能是血管穿入变性软骨基底层的结果，也可能是关节边缘的软骨下骨小梁应力性骨折后异常愈合的结果[295,296]。在犬 OA 模型，膝关节失稳造模后 3 天，关节周围骨赘就会在滑膜、骨膜和关节软骨交会处形成[297]。骨质增生可能源自静脉淤血。在人髋关节 OA 中，静脉造影显示髓内静脉曲张，可能是因为髓窦受到软骨下囊肿和软骨下小梁增厚的压迫所致[298,299]。OA 软骨下囊肿可能是滑液在压力下经过软骨缺损进入软骨下形成，或可能是在软骨下骨的坏死区形成[300]。由囊肿和重构的骨小梁引起的静脉压升高可能是 OA 疼痛的原因之一。在实验性 OA 动物模型中，制动和应用糖皮质激素（而不是双膦酸盐）可减少骨赘的大小和发生[301-304]。

软骨下骨硬化

软骨下松质骨可以起到减震器的作用[95]。软骨下骨的韧性 2/3 来源于骨小梁，1/3 来源于骨内液体[305]。在正常非负重关节，其关节应力面并不是完全对合，在负重时骨和软骨会发生变形，以使得相互接触的关节应力面面积增大，增加关节的稳定性，使受力分散到更大的面积[306]。过度的负重可能会导致软骨下骨小梁微骨折，这种骨折可通过骨痂形成和重塑进行修复，这会导致比正常骨组织的韧性增高，这种骨的减震效果反而变差，更容易导致软骨退化。

软骨下硬化是 OA 的始动因素还是 OA 的继发改变尚没有定论。有间接证据表明软骨下骨的生化学改变对 OA 的发展极为重要[305,307,308]。如 Foss 在一些女性受试者中发现，骨质疏松（可增加软骨下骨的软化和顺应性）可能是髋关节 OA 的保护因素[309]。而在体外试验中也发现，由甲基丙烯酸盐所造成的松质骨硬化，会降低软骨的变形能力，导致软骨在反复冲击力负荷下发生退化[310]。双膦酸盐可以减缓 OA 患者的骨吸收，并在早期起到减少 OA 患者疼痛症状，抑制关节间隙变窄的作用[311]，然而双膦酸盐并不能阻止髋关节 OA 结构性进展[312]。在临床前的相关模型中，提前治疗可减缓骨吸收，降低关节炎的严重程度[313,314]。在 OA 早期即可见到软骨下骨的重塑和硬化增加，有时在影像学上还没有出现软骨密度减低时就可以被发现[315]。OA 软骨钙化持续加重时，会改变软骨下骨和软骨的受力面，也与软骨下血管增生有关。钙化使软骨层变得更薄，使邻近软骨机械应力增加。随着软骨下骨硬化，力学环境的改变以及快速进展的骨重构可能是软骨退化和 OA 发病的主要因素。

骨髓损伤

OA 患者的骨髓损伤（MRI 检测到的）可能导致疼痛症状的发生[316]。骨髓损伤是 OA 病情进展、软骨缺损和退化、需要关节置换的预测因素[317]。在 OA 中骨髓损伤与软骨退化间的关系尚未明确。例如一项纵向研究显示软骨缺损是骨髓损伤的预测因素。该研究者称"在 OA 骨髓损伤先于、同时伴发抑或后于软骨损伤和体积减小尚未明确"[317]。为了回答这一问题，有研究者使用 OAI 数据库，对那些在一段时间内没有放射学进展的 OA 患者进行研究，发现骨髓损伤的出现，特别是多种类型脊髓损伤的出现，与 OA 的症状和放射学改变密切相关[318]。

骨髓纤维化和坏死、骨转换增高，骨小梁结构异常和骨髓水肿是 MRI 所见病变的常见组织学特征。与软骨减少不同，骨髓损伤不是 OA 的永久性结构改变。尽管骨髓损伤指数随着时间推移在增加，有数篇研究也发现骨髓损伤是可以消退或至少部分复原的[305]。由此推断骨髓水肿样损伤不是很严重而且是可逆的，但严重的纤维化和坏死则不然[319]。滑膜液可能由关节内缺损处渗入软骨下骨髓，造成对骨更新所依赖的生长因子和细胞因子环境异常。软骨下组织的生物力学特性的改变，会反过来影响邻近软骨的生物力学压力。

炎症介质在疾病发展中的作用

尽管在膝关节 OA 患者血清中炎症细胞因子如 IL-1、IL-6 和 TNF 均升高[320]，但是在 OA 发病中，这些和其他经典的炎症细胞因子都是在关节组织内自身活化的。这些细胞因子自我催化产生并诱导软骨细胞产生蛋白酶类、趋化因子、NO 和类花生酸类物质如前列腺素和白三烯。在软骨中这些炎症介质的主要作用在于促进分解代谢、抑制基质合成和诱导细胞凋亡。尽管 OA 并不被认为是传统意义上的炎症性疾病，但受累组织中炎症介质推动疾病进展的作用却提示可能成为疾病治疗的潜在靶点。

关节软骨产生的炎症因子

细胞因子和趋化因子

OA 的一个突出特征是关节软骨细胞可产生大量促炎细胞因子，如 IL-1β 和 TNF。这两种细胞因子都可促进软骨的分解代谢，并通过诱导降解蛋白酶可减少蛋白聚糖胶原的合成并增加蛋白聚糖的释放[173,321-326]。IL-1β 和 TNF 也可诱导软骨细胞和滑膜细胞产生其他炎症介质如 IL-8、IL-6、NO 和前列腺素 E_2。这两种细胞因子的作用部分是由活化转录因子核因子 κB（nuclear factor κB，NF-κB）介导的。NF-κB 可上调炎症介质的表达并产生其他分解代谢蛋白如诱导型一氧化氮合酶（inducible nitric oxide synthase，iNOS）、环氧化酶 2（cyclooxygenase-2，COX-2），进而产生自动催化的级联反应，造成关节软骨的自我破坏（图 104-3）[327,328]。越来越多的证据表明 NF-κB 介导 OA 中软骨细胞的促炎应激反应，并调控细胞分化，因此从多个角度都使得 NF-κB 活化因子成为 OA 治疗的靶点[329]。IL-1β 和 TNF-α 在细胞内以前体形式合成，通过 Caspase 蛋白酶——膜结合 IL-1β 转化酶（IL-1β-converting enzyme，ICE）和 TNF-α 转化酶（TNF-α-converting enzyme，TACE）——酶解为成熟形式并以活性形式释放到细胞外[299]。在 OA 软骨细胞中 ICE 和 TACE 表达都是上调的[294-296]。ICE 和 TACE 抑制物可以分别抑制下游 IL-1β 和 TNF-α 表达，这类小分子拮抗剂也是未来治疗发展的热点。在小鼠关节损伤的临床前模型中发现，抑制局部而非全身的 IL-1 水平，可阻止骨关节炎的发生，而抑制 TNF 则并没有起到相应的效果[331]。而在另一个兔模型中，研究发现关节内注射 TNF 抑制剂可抑制 OA 的发生[332]，且小规模的临床研究证实 TNF 抑制剂也有积极的效果，这表明 TNF 可能参与 OA 的发病机制[333]。

IL-1 的作用是通过与细胞表面的两个特殊受体（IL-1Rs）结合来实现，其受体分成 I 型和 II 型。I 型受体为跨膜结构，负责信号传导，而 II 型受体是一个"诱饵"受体，在细胞膜上表达，但不能传递信号。IL-1 受体拮抗剂（IL-1Ra）是 IL-1/IL-1R 复合物的竞争性抑制剂。在 OA 滑膜组织中，IL-1Ra/IL-1 的比值相对下降，从而引起 IL-1 活性增加[334,335]。在 OA 移植体培养中加入 IL-1Ra 或可溶性 I 型和 II 型 IL-1 受体，能抑制 PGE、胶原酶和 NO 的生成[321,336]。在培养中加入拮抗剂也可以使蛋白聚糖浓度增加，可能是新合成分子的降解所致[337]。近来一项研究发现从早期 OA 宏观上形态完整的软骨中分离出来的软骨细胞形态学就有异常，并在细胞水平 IL-1 增加而 VI 型胶原减少[338]。

IL-1Ra 的体内实验结果也令人鼓舞，无论是基因治疗还是关节内注射 IL-1Ra，均能减缓实验性动物 OA 模型的进展[339,340]。有证据表明，IL-1β 在软骨破坏机制中起重要作用，如关节腔内注射 IL-1 会造成蛋白聚糖丢失[339]。IL-1β 拮抗剂的临床试验很少，尚未形成结论。一项多中心剂量双盲的临床试验纳入了 14 例 OA 患者进行关节腔内注射 IL-1Ra，其结果显示患者关节疼痛减轻，并且没有明显的不良反应和急性注射反应发生[341]。第二个临床试验发现，关节腔内注射 IL-1Ra 可以短时改善 OA 的疼痛，但目前尚没有此类治疗对关节结构改善的远期疗效报道[342]。

在 OA 软骨中，CXC 和 CC 趋化因子的生成也是增加的。这些因子包括 IL-8、单核细胞趋化蛋白 -1（monocyte chemoattractant protein-1，MCP-1）和正常 T 细胞表达和分泌的趋化因子（RANTES：调节激活正常 T 细胞的表达与分泌，也被称为 CCL5），

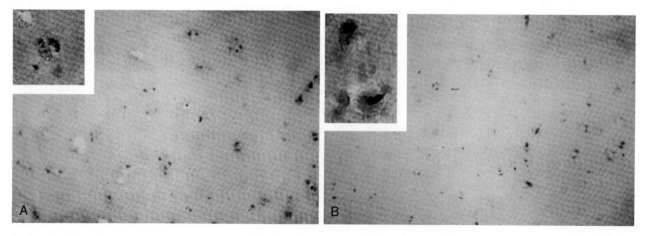

图 104-3　骨关节炎软骨中诱导型一氧化氮合酶（A）及白细胞介素 -1β（B）的免疫组化染色标本。注意在关节软骨表面的软骨细胞中两种炎性蛋白染色呈强阳性（From Melchiorri C, Meliconi R, Frizziero L, et al: Enhanced and coordinated in vivo expression of inflammatory cytokines and nitric oxide synthase by chondrocytes from patients with osteoarthritis. *Arthritis Rheum* 41：2165-2174，1998.）

和 CCR-2 受体和 CCR-5 受体 [324,343,344]。如果不给予 IL-1 和 IL-17 等细胞因子刺激，正常软骨细胞中趋化因子的表达很低或检测不到 [345]。在 OA 软骨表层和中层，用免疫组化法可以检测到趋化因子和 iNOS、IL-1β 和 TNF 等其他炎症介质 [343]。RANTES 可诱导其自身受体 CCR-5 的表达，提示趋化因子通过自分泌或旁分泌的途径作用于软骨。MCP-1 和 RANTES 可促进软骨细胞的分解代谢，包括诱导 NO 合成酶生成，增加 MMP-3 表达，抑制蛋白聚糖合成，以及增加蛋白多糖释放 [343,346]。基于以上作用，正常软骨经 RANTES 处理后能增加氨基葡聚糖的释放，并且能明显减少番红 O 的染色强度 [343]。

蛋白酶

据推测，在 OA 发病中细胞因子和趋化因子是通过诱导一系列蛋白酶来促进软骨蛋白分解的，尤其是 MMPs 的产生。MMP 的两个主要家族包括①裂解 Ⅱ 型胶原的胶原酶（如 MMP-1、-8、-13 和 -28）以及裂解蛋白聚糖（MMP-3，也能将 MMP 前体裂解为活化形式）的胶原酶；②蛋白聚糖酶（ADAMTS）家族，在软骨中降解蛋白聚糖 [210,221]。这两个 MMPs 家族均在 OA 受损软骨处表达，通常被认为是降解细胞外基质的最主要酶类。

近来对 OA 软骨和滑膜高表达的特定金属蛋白酶类进行综合分析显示，有几个 MMPs 和 ADAMTSs 可以作为疾病治疗的候选靶点 [176]。最值得关注的是 MMP-13，其高表达于鼠和人的 OA 软骨中，是最强效的裂解 Ⅱ 型胶原的蛋白酶 [268,347]。在软骨降解的级联反应过程中，MMP-13 的表达是由包括 DNA 甲基化及非编码 RNAs 在内的一系列上调因子所调节的，这导致 OA 发生时 mRNA 及蛋白表达增加。因此，最近的研究都把 MMP-13 当做 OA 早期干预甚至是抑制发展的一个潜在靶点 [348]。

同样，ADAMTS-5 是实验性关节炎模型 [197] 和炎性关节病变 [196] 中造成蛋白聚糖丢失的蛋白聚糖酶。ADAMTS-5 基因缺陷鼠则不会发生 OA [197]。

非胶原蛋白和非聚集性蛋白聚糖在 OA 软骨的表达和降解也存在异常，两者可能在调控软骨细胞的分解代谢方面发挥直接或间接作用 [349]。这类分子可能有特殊的结构和重要的生物学功能 [350,351]。通过与其他细胞外基质成分的相互作用，能够影响软骨基质的超分子组装，进而影响软骨组织的物理特征。通过直接与软骨细胞和（或）邻近细胞的相互作用，它们可以提供基质特征的生物信号并影响细胞功能 [352]。

一氧化氮

一氧化氮，由 iNOS 诱导产生，在促炎因子 IL-1β 和 TNF 作用下由软骨细胞产生的一种主要的分解代谢因子 [324]。大量研究证实，软骨细胞产生的过量 NO 在软骨不可逆损伤中有重要作用（图 104-4） [353-355]。OA 滑膜液中亚硝酸盐浓度升高，原位杂交法和免疫组化法均发现，OA 滑膜细胞和软骨细胞表达 iNOS [356,357]。虽然正常软骨不表达 iNOS，或在没有 IL-1 等细胞因子的刺激下不产生 NO，但 OA 软骨移植体可自发产生大量 NO；[353] 软骨受压后软骨细胞 iNOS 表达上调 [358,359]。

NO 通过多种途径促进关节软骨降解 [360]，包括①抑制胶原和蛋白聚糖的合成代谢 [360]；②活化 MMPs [361]；③对氧化剂（如过氧化氢）损伤的敏感性增加 [362]；④凋亡 [336]。多项研究发现，NO 是诱导软骨细胞凋亡的重要介质。软骨细胞凋亡是进展性 OA 的常见特征 [362,363]。对 OA 患者来源的关节进行组织免疫组化染色发现，软骨细胞的 iNOS 蛋白表达和凋亡有共存现象 [364]。已经证实，凋亡由过氧亚硝基阴离子形成引发，后者是一种有毒的自由基，由 NO 和超氧化物阴离子反应产生。通过对抗硝基酪氨酸抗体

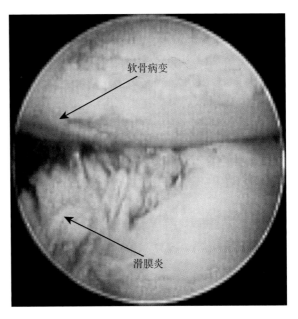

软骨病变

滑膜炎

图 104-4　骨关节炎股骨髁损伤的关节镜下表现（箭头指向为软骨病变）。注意骨关节炎损伤区域的增生性滑膜炎（Courtesy Maxime Dougados.）

检测发现，过氧亚硝酸盐与蛋白酪氨酸残基相互作用。对 OA 软骨组化染色后发现，软骨细胞 IL-1β 呈强阳性，同时硝基酪氨酸也呈阳性，这与过氧亚硝基阴离子氧化损伤相一致[357]。NO 的重要作用在 OA 动物模型中也得到确证。在 Pond-Nuki 犬骨关节炎模型中，抑制 NO 的活性后软骨破坏减慢[365]。

在针对 OA 的实验设计中，无论是直接或是间接针对 iNOS，iNOS 仍旧是一个关键的治疗靶点，如 IL-1 抑制剂[366]。

转化生长因子 –β

多数情况下，转化生长因子 β（transforming growth factor-β，TGF-β）是一种负调节分子，能够拮抗软骨中炎性介质的作用。TGF-β1 可以下调可溶蛋白 MMP-1、MMP-13、IL-1 和 TNF 受体在 OA 软骨细胞的表达[367]。TGF-β2 可选择性地抑制胶原酶对 II 型胶原的裂解，限制 MMP 和促炎因子的表达[325]。膝关节 OA 鼠模型研究提示 TGF-β3 对软骨有保护作用。组化染色发现与正常软骨相比，受损的软骨缺乏 TGF-β3。尽管未成熟的骨赘软骨细胞簇中 TGF-β3 表达水平增高，但资料显示，骨形态形成蛋白 -2 在最终骨赘形成中有更重要的作用[368]。TGF-β1 可通过刺激 ADAMTS-4 表达而发挥选择性地促分解代谢的作用[367]。

透明质酸

透明质酸（hyaluronic acid，HA）HA 一直被认为是可以在血清和滑膜液（见下文所讲"骨关节炎的生物学标志物"）中检测到的软骨降解的标志物[369]，但它也可能对抑制 OA 进展有重要作用。Karna 等发现，在体外透明质酸通过拮抗 IL-1β 起到抑制胶原生物合成的作用。与软骨细胞共培养，IL-1β 可以在转录和转录后水平上调胶原合成标志物，然而透明质酸可以拮抗该作用[370]。同一研究小组发现，透明质酸在 IGF-I 受体水平可拮抗 IL-1 诱导的抑制人成纤维细胞合成胶原的作用，起到相似的保护软骨的作用[371]。

前列腺素

诱导型 COX-2 在 OA 软骨细胞表达增加，在体外可自发性产生前列腺素 E_2[344]。前列腺素对软骨代谢的影响很复杂，包括增加 II 型胶原的合成、活化 MMP 和促进软骨细胞凋亡[372]。在软骨外植体中，

IL-1β 可诱导 COX-2 表达和前列腺素 E_2 产生及蛋白聚糖降解。同时，抑制 COX-2 可防止 IL-1β 诱导的蛋白聚糖降解，而在培养中加入前列腺素 E_2 可逆转该作用[373]。相反，在体外实验中，诸多证据提示，选择性非甾体抗炎药干扰蛋白聚糖的合成[374]。另一项研究发现，OA 滑膜细胞表达的前列腺素 E_2 有 30% 通过 COX-1 途径产生[375]。目前尚不明确由 COX-1 和 COX-2 途径产生的前列腺素的作用是否有差异。

底板反应蛋白

底板反应蛋白（F-spondin）是在 OA 中新发现的一种介质，它是一种神经元细胞外基质糖蛋白，其能通过 TGF-β 和 PGE_2 途径来调节软骨降解。一项新近研究报道，在人 OA 软骨中其表达上调了 7 倍，并且在大鼠 OA 膝软骨手术标本中其表达也有显著增加。在体外 OA 软骨组织中加入底板反应蛋白，会导致活化的 TGF-β 数量增加，并且产生 PGE_2，这两种因子进一步加速软骨的降解并且减少蛋白聚糖的合成[376]。

骨的炎性介质

OA 骨产生的炎症介质并没有像由软骨和滑膜产生的炎症介质那样被充分认识。生物力学和生物化学因素可能会影响重塑过程，但其致病机制尚未阐明。NO 对 OA 骨细胞的功能有重要影响，至少对软骨下骨的改变有重要作用。其内皮细胞亚型，内皮细胞一氧化氮合成酶（endothelial cell nitric oxide synthase，ecNOS）在骨内持续表达，对调控成骨细胞活性和骨形成起关键作用。与前列腺素协同，ecNOS 也介导机械负荷对骨的作用，促进骨形成并抑制骨吸收[377]。相反，IL-1 和 TNF 等促炎因子诱导 iNOS 在骨细胞表达，产生 NO，从而造成骨质丢失[324]。OA 患者股骨头骨赘局部高表达 IGF-1 等合成代谢生长因子，更多的是 TGF-β，这可能会诱导局部的骨赘形成和软骨下骨重建[378,379]。影像学上，如果骨扫描显示放射性核素高摄取区（"热斑"），在很大程度上提示 5 年内 OA 病情将进展和（或）需要手术治疗[291]。

滑膜组织改变

滑膜衬里层炎症和积液是 OA 的另一病理生理

特征。传统意义上，OA 被归在非炎性关节炎的范畴中，其原因之一是通常 OA 关节滑液中的白细胞计数少于 2000/mm³。尽管这种参数会误导我们，但是在 OA 滑液组织中低水平的炎症过程确有发生，并且在 OA 发病过程中起一定作用。超声、MRI 及组织活检等检查已经证实滑膜炎症在早期及晚期 OA 中均高发。许多研究表明滑膜炎与疼痛及功能受限密切相关 [380]。即使在 OA 的早期，也可以观察到一定程度的滑膜炎。局部的滑膜炎往往没有临床表现，但可被关节镜检查发现，50% 的 OA 患者滑膜有局部增生和炎症改变。活化的滑膜可以产生蛋白酶和细胞因子而加速邻近软骨的破坏 [378,379]。近来，骨骼肌肉超声为 OA 的诊断提供了一种可靠地非侵入性检查方法，使用灰阶超声和彩色多普勒可以检测到滑膜肥厚，甚至可以探测到少量积液 [381,383]。

　　OA 的很多临床症状和体征（如关节肿胀、关节积液、僵硬、有时发红）均能反映滑膜炎症的存在。滑膜组织改变包括：滑膜增生与肥厚伴滑膜衬里细胞数量增加，衬里层下组织中散在淋巴细胞灶性浸润。与类风湿关节炎相比，OA 滑膜炎多局限于病理性损伤的软骨和骨的邻近区域。活化的滑膜细胞可以释放蛋白酶和细胞因子，加速邻近骨和软骨的破坏 [378]。虽然滑膜中的巨噬细胞和巨噬细胞所产生的介质在 OA 和 RA 中都会导致炎症级联反应和软骨的破坏，但两者可能在细胞因子水平上和如何介导软骨破坏方面还是有所区别 [383]。

　　如上所述，降解软骨的 MMP 不仅可由软骨自身产生，也可由滑膜生成。尽管软骨的破坏是由软骨细胞主导的，但是即使在轻症 OA，也可以见到不同程度的滑膜炎。Davidson 等在一项综合性研究中报道了一项新发现，在 OA 滑膜上多种促炎因子的基因表达水平显著上调 [176]。在关节表面由机械破坏或酶降解破坏产生的软骨分解产物可引起滑膜细胞和巨噬细胞释放胶原酶和其他水解酶（图 104-5）[384,385]。OA 中软骨分解产物也会引起滑膜的单核细胞浸润和血管增生 [386-388]。

　　这些低水平炎症可引起滑膜 IL-1β 和 TNF-α 表达增加，而这些介质又会导致级联退行性反应 [324]。也有报道称滑膜组织中免疫细胞增加，包括活化的 B 淋巴细胞和 T 淋巴细胞。还有证据表明，OA 患者表现出软骨蛋白聚糖连接蛋白和 C1 区域存在细胞免疫 [375,376]。在 OA 中，滑膜的组织学改变通常表现为

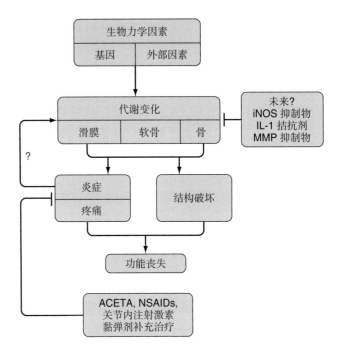

图 104-5　多种因素参与诱导、产生及维持骨关节炎。未来改变关节结构的治疗方法将以促进病情进展的生化过程为靶点。ACETA，对乙酰氨基酚；IL-1，白细胞介素 -1；iNOS，诱导型一氧化氮合酶；MMP，基质金属蛋白酶；NSAID，非甾体抗炎药

轻度或是中度的滑膜炎并且滑膜衬里下层组织中有单核细胞、活化的 B 细胞和 T 淋巴细胞增生 [389-394]。近来一项收集了 10 例早期 OA（关节镜活检标本）和 15 例全膝关节置换术的研究发现，与晚期 OA 相比，早期 OA 滑膜组织 IL-1β 和 TNF-α 水平更高，浸润单核细胞数量更多 [395]。

　　关节内的炎症会反应在外周血中。一项关于症状性膝 OA 的研究发现 PGE₂ 和 15-HETE 较对照组高。另外，膝 OA 患者基线时 IL-1β、TNF、COX-2 的 mRNA 在外周血白细胞（PBLs）中表达增加。PBL "活化" 预测了放射学进展的风险增高，在 24 个月时会出现关节腔狭窄。

　　晶体诱导的滑膜炎（磷灰石钙或双水焦磷酸钙）可能在 OA 急性发作中起作用。"Milwaukee 肩综合征"是一种破坏程度高、快速进展类型的 OA，伴有滑膜炎，但滑膜液中白细胞增多罕见，常伴有肩袖退行性变、重症肩关节 OA 和羟基磷灰石晶体滑膜沉积 [397]。通常滑膜液中细胞数量很少，却有高浓度的活性胶原酶。理论上，从退化的肌腱中释放出的晶体可促使滑膜单核细胞释放胶原酶，进而导致软骨降解破坏。软骨分解产物又会进一步活化滑膜释放出来

的酶类。滑膜 IL-1 和 TNF 增加就会导致级联退行反应，促进炎症级联反应[398]。

新的研究表明无症状的高尿酸血症（AH）是膝 OA 的一个风险因素。研究者通过 NHANES III 期研究发现 60 岁以上的人，AH 会增加症状性膝 OA 的风险[399]。在已知的症状性膝 OA 患者中，研究者发现 AH 患者基线时血清尿酸水平与 24 个月时放射学进展相关，也表明在非痛风性的膝 OA 患者中，血清尿酸水平可能作为 OA 进展的一个生物学标志物[400]。

结论

尽管过去认为 OA 是衰老退化的结果，但 OA 有其特征性的分子病理生理改变。生物力学因素，尤其是在遗传缺陷、肥胖和关节对线不良的背景下，会引起关节的化学成分改变，进而导致软骨降解。早期合成代谢改变主要表现为软骨细胞增生和基质生成增多，之后分解代谢占优势，以基质合成减少、基质蛋白水解增多以及软骨细胞凋亡为特征。软骨细胞分解阶段的许多特征都与滑膜和软骨细胞中炎性介质生成有关，这些介质在局部可以使软骨降解持续存在。虽然现在的治疗可以缓解疾病的症状和体征，但鉴于滑膜、软骨和骨的新陈代谢改变会加速疾病进展，对这些改变的认识进一步加深将有助于未来的治疗，最终实现防止 OA 的结构破坏。

 Full references for this chapter can be found on ExpertConsult.com.

部分参考文献

2. Herndon JH, Davidson SM, Apazidis A: Recent socioeconomic trends in orthopaedic practice, *J Bone Joint Surg Am* 83-A:1097–1105, 2001.

3. Sarzi-Puttini P, Cimmino MA, Scarpa R, et al.: Osteoarthritis: an overview of the disease and its treatment strategies, *Semin Arthritis Rheum* 35:1–10, 2005.

4. Kraus VB, Blanco FJ, Englund M, et al.: Call for standardized definitions of osteoarthritis and risk stratification for clinical trials and clinical use, *Osteoarthr Cartil* 23:1233–1241, 2015.

6. Martin JA, Buckwalter JA: Aging, articular cartilage chondrocyte senescence and osteoarthritis, *Biogerontology* 3:257–264, 2002.

7. Peyron JG: The epidemiology of osteoarthritis. In Moskowitz RW, Howell DS, Goldberg YM, et al.: *Osteoarthritis: diagnosis and management*, Philadelphia, 1984, WB Saunders, pp 9–27.

8. Lawrence JS: *Rheumatism in populations*, London, 1977, Heinemann Medical.

9. Brandt KD, Flusser D: Osteoarthritis. In Bellamy N, editor: *prognosis in the rheumatic diseases*, Lancaster, UK, 1991, Kluwer Academic Publishers, p 11.

10. Forman MD, Kaplan DA, Muller GF, et al.: The epidemiology of osteoarthritis of the knee. In Peyron JG, editor: *Epidemiology of osteoarthritis*, Paris, 1980, Ciba-Geigy, p 243.

11. Robertson CM, Pennock AT, Harwood FL, et al.: Characterization of pro-apoptotic and matrix-degradative gene expression following induction of osteoarthritis in mature and aged rabbits, *Osteoarthr Cartil* 14:471–476, 2006.

12. Todd Allen R, Robertson CM, Harwood FL, et al.: Characterization of mature vs aged rabbit articular cartilage: analysis of cell density, apoptosis-related gene expression and mechanisms controlling chondrocyte apoptosis, *Osteoarthr Cartil* 12:917–923, 2004.

13. Cole AA, Kuettner KE: Molecular basis for differences between human joints, *Cell Mol Life Sci* 59:19–26, 2002.

15. Kerin A, Patwari P, Kuettner K, et al.: Molecular basis of osteoarthritis: biomechanical aspects, *Cell Mol Life Sci* 59:27–35, 2002.

16. Kempson GE: Age-related changes in the tensile properties of human articular cartilage: a comparative study between the femoral head of the hip joint and the talus of the ankle joint, *Biochim Biophys Acta* 1075:223–230, 1991.

17. Anderson JJ, Felson DT: Factors associated with osteoarthritis of the knee in the first national Health and Nutrition Examination Survey (HANES I). Evidence for an association with overweight, race, and physical demands of work, *Am J Epidemiol* 128:179–189, 1988.

18. Felson DT, Zhang Y, Hannan MT, et al.: The incidence and natural history of knee osteoarthritis in the elderly. The Framingham Osteoarthritis Study, *Arthritis Rheum* 38:1500–1505, 1995.

19. Hunter DJ, March L, Sambrook PN: Knee osteoarthritis: the influence of environmental factors, *Clin Exp Rheumatol* 20:93–100, 2002.

20. Saville PD, Dickson J: Age and weight in osteoarthritis of the hip, *Arthritis Rheum* 11:635–644, 1968.

21. Kellgren JH, Lawrence JS, Bier F: Genetic factors in generalized osteoarthritis, *Ann Rheum Dis* 22:237–255, 1963.

23. Jadelis K, Miller ME, Ettinger Jr WH, et al.: Strength, balance, and the modifying effects of obesity and knee pain: results from the Observational Arthritis Study in Seniors (oasis), *J Am Geriatr Soc* 49:884–891, 2001.

24. Leach RE, Baumgard S, Broom J: Obesity: its relationship to osteoarthritis of the knee, *Clin Orthop* 93:271–273, 1973.

27. Bliddal H, Christensen R: The management of osteoarthritis in the obese patient: practical considerations and guidelines for therapy, *Obes Rev* 7:323–331, 2006.

29. Sowers MR, Karvonen-Gutierrez CA: The evolving role of obesity in knee osteoarthritis, *Curr Opin Rheumatol* 22:533–537, 2010.

30. Iannone F, Lapadula G: Obesity and inflammation—targets for OA therapy, *Curr Drug Targets* 11:586–598, 2010.

34. Perruccio AV, Mahomed NN, Chandran V, et al.: Plasma adipokine levels and their association with overall burden of painful joints among individuals with hip and knee osteoarthritis, *J Rheumatol* 41:334–337, 2014.

35. Dumond H, Presle N, Terlain B, et al.: Evidence for a key role of leptin in osteoarthritis, *Arthritis Rheum* 48:3118–3129, 2003.

36. Teichtahl AJ, Wluka AE, Proietto J, et al.: Obesity and the female sex, risk factors for knee osteoarthritis that may be attributable to systemic or local leptin biosynthesis and its cellular effects, *Med Hypotheses* 65:312–315, 2005.

37. Zhang P, Zhong ZH, Yu HT, et al.: Significance of increased leptin expression in osteoarthritis patients, *PLoS One* 10:e0123224, 2015.

50. Loughlin J: Genetic epidemiology of primary osteoarthritis, *Curr Opin Rheumatol* 13:111–1116, 2001.

51. Newman B, Wallis GA: Is osteoarthritis a genetic disease? *Clin Invest Med* 25:139–149, 2002.

52. Felson DT, Couropmitree NN, Chaisson CE, et al.: Evidence for a Mendelian gene in a segregation analysis of generalized radiographic osteoarthritis: the Framingham Study, *Arthritis Rheum* 41:1064–1071, 1998.

53. Hirsch R, Lethbridge-Cejku M, Hanson R, et al.: Familial aggregation of osteoarthritis: data from the Baltimore Longitudinal Study on Aging, *Arthritis Rheum* 41:1227–1232, 1998.

54. Cicuttini FM, Spector TD: What is the evidence that osteoarthritis is genetically determined? *Baillieres Clin Rheumatol* 11:657–669, 1997.

55. MacGregor AJ, Antoniades L, Matson M, et al.: The genetic contribution to radiographic hip osteoarthritis in women: results of a classic twin study, *Arthritis Rheum* 43:2410–2416, 2000.

57. Bijkerk C, Houwing-Duistermaat JJ, Valkenburg HA, et al.: Heritabilities of radiologic osteoarthritis in peripheral joints and of disc degeneration of the spine, *Arthritis Rheum* 42:1729–1735, 1999.

58. Spector TD, Cicuttini F, Baker J, et al.: Genetic influences on osteoarthritis in women: a twin study, *BMJ* 312:940–943, 1996.

59. Reginato AM, Olsen BR: The role of structural genes in the pathogenesis of osteoarthritic disorders, *Arthritis Res* 4:337–345, 2002.

60. Ala-Kokko L, Baldwin CT, Moskowitz RW, et al.: Single base mutation in the type II procollagen gene (COL2A1) as a cause of primary osteoarthritis associated with a mild chondrodysplasia, *Proc Natl Acad Sci U S A* 87:6565–6568, 1990.

61. Jimenez SA, Williams CJ, Karasick D: Hereditary osteoarthritis. In Brandt KD, Doherty M, Lohmander LS, editors: *Osteoarthritis*, Oxford, 1998, Oxford University Press, pp 31–49.

63. Hu K, Xu L, Cao L, et al.: Pathogenesis of osteoarthritis-like changes in the joints of mice deficient in type IX collagen, *Arthritis Rheum* 54:2891–2900, 2006.

64. van der Weyden L, Wei L, Luo J, et al.: Functional knockout of the matrilin-3 gene causes premature chondrocyte maturation to hypertrophy and increases bone mineral density and osteoarthritis, *Am J Pathol* 169:515–527, 2006.

65. Glowacki J, Hurwitz S, Thornhill TS, et al.: Osteoporosis and vitamin-D deficiency among postmenopausal women with osteoarthritis undergoing total hip arthroplasty, *J Bone Joint Surg Am* 85-A:2371–2377, 2003.

66. Radin EL, Paul IL: Does cartilage compliance reduce skeletal impact loads? The relative force-attenuating properties of articular cartilage, synovial fluid, periarticular soft tissues and bone, *Arthritis Rheum* 13:139–144, 1970.

67. Sokoloff L: *The biology of degenerative joint disease*, Chicago, 1969, University of Chicago Press.

68. Loughlin J, Dowling B, Mustafa Z, et al.: Association of the interleukin-1 gene cluster on chromosome 2q13 with knee osteoarthritis, *Arthritis Rheum* 46:1519–1527, 2002.

69. Leppavuori J, Kujala U, Kinnunen J, et al.: Genome scan for predisposing loci for distal interphalangeal joint osteoarthritis: evidence for a locus on 2q, *Am J Hum Genet* 65:1060–1067, 1999.

70. Loughlin J: Genome studies and linkage in primary osteoarthritis, *Rheum Dis Clin North Am* 28:95–109, 2002.

71. Abramson SB, Attur M: Developments in the scientific understanding of osteoarthritis, *Arthritis Res Ther* 11:227, 2009.

73. Evangelou E, Kerkhof HJ, Styrkarsdottir U, et al.: A meta-analysis of genome-wide association studies identifies novel variants associated with osteoarthritis of the hip, *Ann Rheum Dis* 73:2130–2136, 2014.

74. Styrkarsdottir U, Thorleifsson G, Helgadottir HT, et al.: Severe osteoarthritis of the hand associates with common variants within the ALDH1A2 gene and with rare variants at 1p31, *Nat Genet* 46:498–502, 2014.

78. Zhang R, Yao J, Xu P, et al.: A comprehensive meta-analysis of association between genetic variants of GDF5 and osteoarthritis of the knee, hip and hand, *Inflamm Res* 64:405–414, 2015.

79. Attur MG, Dave MN, Clancy RM, et al.: Functional genomic analysis in arthritis-affected cartilage: yin-yang regulation of inflammatory mediators by alpha 5 beta 1 and alpha V beta 3 integrins, *J Immunol* 164:2684–2691, 2000.

80. Attur MG, Patel IR, Patel RN, et al.: Autocrine production of IL-1 beta by human osteoarthritis-affected cartilage and differential regulation of endogenous nitric oxide, IL-6, prostaglandin E2, and IL-8, *Proc Assoc Am Physicians* 110:65–72, 1998.

81. Meng J, Ma X, Ma D, et al.: Microarray analysis of differential gene expression in temporomandibular joint condylar cartilage after experimentally induced osteoarthritis, *Osteoarthr Cartil* 13:1115–1125, 2005.

82. Moos V, Rudwaleit M, Herzog V, et al.: Association of genotypes affecting the expression of interleukin-1beta or interleukin-1 receptor antagonist with osteoarthritis, *Arthritis Rheum* 43:2417–2422, 2000.

83. Barter MJ, Bui C, Young DA: Epigenetic mechanisms in cartilage and osteoarthritis: DNA methylation, histone modifications and microRNAs, *Osteoarthr Cartil* 20:339–349, 2012.

84. Jeffries MA, Donica M, Baker LW, et al.: Genome-wide DNA methylation study identifies significant epigenomic changes in osteoarthritic cartilage, *Arthritis Rheumatol* 66:2804–2815, 2014.

85. Loughlin J: Genetic contribution to osteoarthritis development: current state of evidence, *Curr Opin Rheumatol* 27:284–288, 2015.

88. Bullough PG: The geometry of diarthrodial joints, its physiologic maintenance, and the possible significance of age-related changes in geometry-to-load distribution and the development of osteoarthritis, *Clin Orthop* 61–66, 1981.

89. Lane LB, Villacin A, Bullough PG: The vascularity and remodelling of subchondral bone and calcified cartilage in adult human femoral and humeral heads. An age- and stress-related phenomenon, *J Bone Joint Surg Br* 59:272–278, 1977.

90. Day WH, Swanson SA, Freeman MA: Contact pressures in the loaded human cadaver hip, *J Bone Joint Surg Br* 57:302–313, 1975.

91. Slowman SD, Brandt KD: Composition and glycosaminoglycan metabolism of articular cartilage from habitually loaded and habitually unloaded sites, *Arthritis Rheum* 29:88–94, 1986.

92. Schumacher HR: Secondary osteoarthritis. In Moskowitz RW, Howell DS, Goldberg VM, et al.: *Osteoarthritis: diagnosis and management*, Philadelphia, 1984, WB Saunders, p 235.

93. Conaghan PG: Update on osteoarthritis part 1: current concepts and the relation to exercise, *Br J Sports Med* 36:330–333, 2002.

94. Donahue JM, Oegema Jr TR, Thompson Jr RG: The zone of calcified cartilage: the focal point of changes following blunt trauma to articular cartilage, *Trans Orthop Res Soc* 11:233, 1986.

95. Radin EL: Mechanical factors in the etiology of osteoarthrosis. In Peyron JG, editor: *Epidemiology of osteoarthrosis*, Paris, 1981, Ciba-Geigy, p 136.

96. Oegema T: Cartilage-bone interface. In Brandt KD, editor: *Cartilage Changes in Osteoarthritis*, Indianapolis, 1990, Indiana University School of Medicine.

97. Linn FC, Radin EL: Lubrication of animal joints. 3. The effect of certain chemical alterations of the cartilage and lubricant, *Arthritis Rheum* 11:674–682, 1968.

98. Radin EL, Paul IL: Response of joints to impact loading. I. In vitro wear, *Arthritis Rheum* 14:356–362, 1971.

99. Thelin N, Holmberg S, Thelin A: Knee injuries account for the sports-related increased risk of knee osteoarthritis, *Scand J Med Sci Sports* 16:329–333, 2006.

100. Wluka AE, Cicuttini FM, Spector TD: Menopause, oestrogens and arthritis, *Maturitas* 35:183–199, 2000.

101. Dillon CF, Rasch EK, Gu Q, et al.: Prevalence of knee osteoarthritis in the United States: arthritis data from the Third National Health and Nutrition Examination Survey 1991-94, *J Rheumatol* 33:2271–2279, 2006.

102. Pelletier G, El-Alfy M: Immunocytochemical localization of estrogen receptors alpha and beta in the human reproductive organs, *J Clin Endocrinol Metab* 85:4835–4840, 2000.

103. Ushiyama T, Ueyama H, Inoue K, et al.: Expression of genes for estrogen receptors alpha and beta in human articular chondrocytes, *Osteoarthr Cartil* 7:560–566, 1999.

104. Ng MC, Harper RP, Le CT, et al.: Effects of estrogen on the condylar cartilage of the rat mandible in organ culture, *J Oral Maxillofac Surg* 57:818–823, 1999.

105. Richmond RS, Carlson CS, Register TC, et al.: Functional estrogen receptors in adult articular cartilage: estrogen replacement therapy increases chondrocyte synthesis of proteoglycans and insulin-like growth factor binding protein 2, *Arthritis Rheum* 43:2081–2090, 2000.

106. Claassen H, Hassenpflug J, Schunke M, et al.: Immunohistochemical detection of estrogen receptor alpha in articular chondrocytes

from cows, pigs and humans: in situ and in vitro results, *Ann Anat* 183:223–227, 2001.

107. Nilsson LO, Boman A, Savendahl L, et al.: Demonstration of estrogen receptor-beta immunoreactivity in human growth plate cartilage, *J Clin Endocrinol Metab* 84:370–373, 1999.

108. Nevitt MC, Cummings SR, Lane NE, et al.: Association of estrogen replacement therapy with the risk of osteoarthritis of the hip in elderly white women. Study of Osteoporotic Fractures Research Group, *Arch Intern Med* 156:2073–2080, 1996.

109. Sowers MF, Hochberg M, Crabbe JP, et al.: Association of bone mineral density and sex hormone levels with osteoarthritis of the hand and knee in premenopausal women, *Am J Epidemiol* 143:38–47, 1996.

110. Wluka AE, Davis SR, Bailey M, et al.: Users of oestrogen replacement therapy have more knee cartilage than non-users, *Ann Rheum Dis* 60:332–336, 2001.

111. Zhang Y, McAlindon TE, Hannan MT, et al.: Estrogen replacement therapy and worsening of radiographic knee osteoarthritis: the Framingham Study, *Arthritis Rheum* 41:1867–1873, 1998.

112. Hannan MT, Felson DT, Anderson JJ, et al.: Estrogen use and radiographic osteoarthritis of the knee in women. The Framingham Osteoarthritis Study, *Arthritis Rheum* 33:525–532, 1990.

113. Ham KD, Loeser RF, Lindgren BR, et al.: Effects of long-term estrogen replacement therapy on osteoarthritis severity in cynomolgus monkeys, *Arthritis Rheum* 46:1956–1964, 2002.

114. Lugo L, Villalvilla A, Largo R, et al.: Selective estrogen receptor modulators (SERMs): new alternatives for osteoarthritis? *Maturitas* 77:380–384, 2014.

115. Buckwalter JA, Mankin HJ, Grodzinsky AJ: Articular cartilage and osteoarthritis, *Instr Course Lect* 54:465–480, 2005.

116. Grogan SP, Miyaki S, Asahara H, et al.: Mesenchymal progenitor cell markers in human articular cartilage: normal distribution and changes in osteoarthritis, *Arthritis Res Ther* 11:R85, 2009.

117. Lotz MK, Otsuki S, Grogan SP, et al.: Cartilage cell clusters, *Arthritis Rheum* 62:2206–2218, 2010.

118. van der Kraan PM, Blaney Davidson EN, van den Berg WB: Bone morphogenetic proteins and articular cartilage: to serve and protect or a wolf in sheep clothing's? *Osteoarthritis Cartilage* 18:735–741, 2010.

119. Danielsson LG: Incidence and prognosis of coxarthrosis. 1964, *Clin Orthop* 13–18, 1993.

120. Pottenger LA, Phillips FM, Draganich LF: The effect of marginal osteophytes on reduction of varus-valgus instability in osteoarthritic knees, *Arthritis Rheum* 33:853–858, 1990.

121. Uchino M, Izumi T, Tominaga T, et al.: Growth factor expression in the osteophytes of the human femoral head in osteoarthritis, *Clin Orthop* 119–125, 2000.

122. Davidson ENB, Vitters EL, van Beuningen HM, et al.: Resemblance of osteophytes in experimental osteoarthritis to transforming growth factor β-induced osteophytes: limited role of bone morphogenetic protein in early osteoarthritic osteophyte formation, *Arthritis Rheum* 56:4065–4073, 2007.

123. Bakker AC, van de Loo FA, van Beuningen HM, et al.: Overexpression of active TGF-beta-1 in the murine knee joint: evidence for synovial-layer-dependent chondro-osteophyte formation, *Osteoarthritis Cartilage* 9:128–136, 2001.

124. Hunziker E: Quantitative structural organization of normal adult human articular cartilage, *Osteoarthritis Cartilage* 10:564–572, 2002.

125. Kühn K: Cell death in cartilage, *Osteoarthritis Cartilage* 12:1–16, 2004.

126. Levine B, Mizushima N, Virgin HW: Autophagy in immunity and inflammation, *Nature* 469:323–335, 2011.

127. Caramés B, Taniguchi N, Otsuki S, et al.: Autophagy is a protective mechanism in normal cartilage, and its aging-related loss is linked with cell death and osteoarthritis, *Arthritis Rheum* 62:791–801, 2010.

128. Herbage D, Huc A, Chabrand D, et al.: Physicochemical study of articular cartilage from healthy and osteo-arthritic human hips. Orientation and thermal stability of collagen fibres, *Biochim Bio-phys Acta* 271:339–346, 1972.

129. Mankin HJ, Brandt KD: Biochemistry and metabolism of articular cartilage in osteoarthritis. In Moskowitz RW, Howell DS, Goldberg VM, et al.: *Osteoarthritis: diagnosis and medical/surgical management*, ed 2, Philadelphia, 1992, WB Saunders, pp 109–154.

130. Mankin HJ, Lippiello L: Biochemical and metabolic abnormalities in articular cartilage from osteo-arthritic human hips, *J Bone Joint Surg Am* 52:424–434, 1970.

131. Maroudas A: Transport through articular cartilage and some physiological implications. In Ali SY, Elves MW, Leaback DH, editors: *normal and osteoarthrotic articular cartilage*, London, 1974, Institute of Orthopaedics, p 33.

132. Maroudas AI: Balance between swelling pressure and collagen tension in normal and degenerate cartilage, *Nature* 260:808–809, 1976.

133. Muir H: Current and future trends in articular cartilage research and osteoarthritis. In Kuettner KE, Schleyerbach R, Hascall VC, editors: *articular cartilage and biochemistry*, New York, 1986, Raven Press, pp 423–440.

134. Inerot S, Heinegard D, Audell L, et al.: Articular-cartilage proteoglycans in aging and osteoarthritis, *Biochem J* 169:143–156, 1978.

135. Bollet AJ, Nance JL: Biochemical findings in normal and osteoarthritic articular cartilage. II. Chondroitin sulfate concentration and chain length, water, and ash contents, *J Clin Invest* 44:1170–1177, 1966.

136. Mankin HJ, Dorfman H, Lippiello L, et al.: Biochemical and metabolic abnormalities in articular cartilage from osteo-arthritic human hips. II. Correlation of morphology with biochemical and metabolic data, *J Bone Joint Surg Am* 53:523–537, 1971.

137. Goldring MB, Otero M, Tsuchimochi K, et al.: Defining the roles of inflammatory and anabolic cytokines in cartilage metabolism, *Ann Rheum Dis* 67(Suppl 3):iii75–iii82, 2008.

138. Xu L, Servais J, Polur I, et al.: Attenuation of osteoarthritis progression by reduction of discoidin domain receptor 2 in mice, *Arthritis Rheum* 62:2736–2744, 2010.

139. Jaovisidha K, Rosenthal AK: Calcium crystals in osteoarthritis, *Curr Opin Rheumatol* 14:298–302, 2002.

140. Rosenthal AK: Calcium crystal deposition and osteoarthritis, *Rheum Dis Clin North Am* 32:401–412, 2006. vii.

141. Ryan LM, Cheung HS: The role of crystals in osteoarthritis, *Rheum Dis Clin North Am* 25:257–267, 1999.

142. Wu CW, Terkeltaub R, Kalunian KC: Calcium-containing crystals and osteoarthritis: implications for the clinician, *Curr Rheumatol Rep* 7:213–219, 2005.

143. Howell DS, Muniz OE, Morales S: 5′ Nucleotidase and pyrophosphate (Ppi)-generating activities in articular cartilage extracts in calcium pyrophosphate deposition disease (CPPD) and in primary osteoarthritis (OA). In Peyron JG, editor: *Epidemiology of osteoarthritis*, Paris, 1980, Ciba-Geigy, p 99.

144. Altman RD, Muniz OE, Pita JC, et al.: Articular chondrocalcinosis. Microanalysis of pyrophosphate (PPi) in synovial fluid and plasma, *Arthritis Rheum* 16:171–178, 1973.

145. Silcox DC, McCarty Jr DJ: Elevated inorganic pyrophosphate concentrations in synovial fluids in osteoarthritis and pseudogout, *J Lab Clin Med* 83:518–531, 1974.

146. Tenenbaum J, Muniz O, Schumacher HR, et al.: Comparison of phosphohydrolase activities from articular cartilage in calcium pyrophosphate deposition disease and primary osteoarthritis, *Arthritis Rheum* 24:492–500, 1981.

147. Ryu J, Treadwell BV, Mankin HJ: Biochemical and metabolic abnormalities in normal and osteoarthritic human articular cartilage, *Arthritis Rheum* 27:49–57, 1984.

148. Umlauf D, Frank S, Pap T, et al.: Cartilage biology, pathology, and repair, *Cell Mol Life Sci* 67:4197–4211, 2010.

149. Dean DD, Azzo W, Martel-Pelletier J, et al.: Levels of metalloproteases and tissue inhibitor of metalloproteases in human osteoarthritic cartilage, *J Rheumatol* 14(Spec No):43–44, 1987.

150. Morales TI, Kuettner KE: The properties of the neutral proteinase released by primary chondrocyte cultures and its action on proteoglycan aggregate, *Biochim Biophys Acta* 705:92–101, 1982.

第 105 章

骨关节炎的临床特征

原著 AMANDA E. NELSON

张方泽 译 毕黎琦 校

关键点

- 骨关节炎是最常见的关节炎,典型病变累及手、髋、膝、脊柱和足。
- 骨关节炎可以根据影像学、临床或症状学进行分类诊断,但症状学和影像学不一定相互关联。
- 由于影像学和分子生物学标志物等骨关节炎损伤的更敏感检测手段的出现,其概念可能会有变化。
- 疼痛和功能受限是骨关节炎致残的主要原因。
- 骨关节炎患者的死亡率高于普通人群。

引言

骨关节炎(osteoarthritis,OA)是最常见的关节炎,遍及全球,与人口老龄化明显相关。2010 年至 2012 年美国全国健康访谈调查的数据显示,约有 5000 万成年人受关节炎影响,约占成年人的 1/4,保守估计有超过 2000 万人因关节炎导致活动受限[1,2]。

膝和髋 OA 因影响行走和活动而导致明显功能障碍,是行关节置换手术的主要原因[3],而且明显增加医疗费用。在美国,从 2002 年到 2012 年的 10 年间,膝关节和髋关节置换术的手术数量和成本都明显增加(图 105-1)[4]。虽然这些统计方法略有变化,但趋势仍是持续的。2014 年,美国有 752 941 例患者行膝关节置换术,有 523 075 例患者行髋关节置换术。由于老龄化和肥胖,预计 OA 所致的负担将在未来 20 年日益增加[4]。

OA 对关节及其周围的所有结构均有影响,并会导致全关节功能障碍。疾病进程中会影响软骨、软骨下骨、滑膜、韧带 / 肌腱、半月板、肌肉和神经组织。临床晚期或终末期 OA 的关节改变可能代表了包括遗传学、环境和生物力学等多种不同因素导致的最终共同途径。

骨关节炎的流行病学

OA 可以根据病理学、影像学或临床进行分类。美国风湿病学会(ACR)手、髋、膝 OA 的分类标准见表 105-1[5-7]。手 OA 仅有临床标准,其敏感性为 92%,特异性为 98%。ACR 髋关节 OA 分类标准的敏感性和特异性分别为 91% 和 89%,而膝 OA 分类标准的敏感性和特异性分别为 91% 和 86%。由于该标准的特异性较高,所以该标准对于鉴别 OA 与炎性关节病是很实用的,但用于早期 OA 与健康对照人群相鉴别意义较小。与影像学标准相比,ACR 分类标准容易低估 OA 的患病率[8,9]。欧洲抗风湿病联盟(EULAR)也提出了诊断标准,手 OA 标准包括类似的临床特征,但也描述了功能损伤、其他关节受累和亚组,如拇指根部和侵蚀性 OA[10]。EULAR 膝 OA 标准还包括风险因素和亚组(如髌股关节、内侧 / 外侧关节),但包括仅基于临床因素的诊断能力[11]。

尽管基于磁共振成像(MRI)的 OA 分类标准还在探讨中,但影像学 OA 诊断通常要求 X 线平片上有骨赘形成或关节间隙变窄[12]。临床 OA 的定义依据 OA 所致体格检查的异常所见,例如手的结节改变、髋关节内旋受限和疼痛,或膝关节活动弹响。症状学 OA 的定义是具有影像学 OA 改变的关节出现

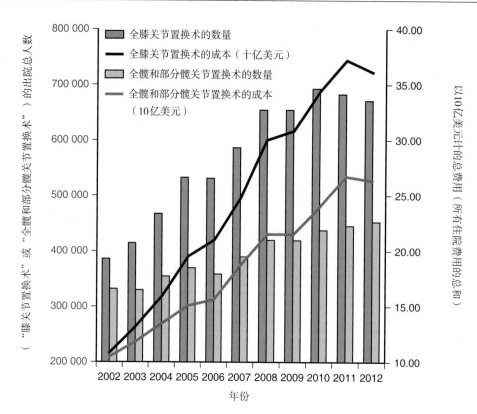

图 105-1　2002—2012 年美国全膝关节置换术（TKR）和全髋 / 部分髋关节置换术（THR）的出院数据趋势。蓝色柱表示国家住院患者医疗成本利用项目中，从 2002 年至 2012 年行膝关节置换术（深蓝色）和髋关节置换术（浅蓝色）的患者出院人数，红色线条显示行膝关节置换术（深红色）和髋关节置换术（浅红色）的总费用（来源于每个手术的所有住院费用总和或"国家账单"）（Generated from data on hcupnet.ahrq.gov on August 13，2014.）

疼痛、发酸或僵硬等表现。这些定义可以根据关节部位、症状的频率及强度以及所评估症状的时间间隔而改变。

影像学骨关节炎的患病率

　　由于 OA 有多种不同的分类标准，所以患病率也不尽相同。Lawrence 及同事对几个人群研究进行了综述，评估了影像学膝 OA 的患病率[13]。不考虑影像学技术和研究对象年龄的变化，这些研究显示，美国成年人影像学膝 OA 的患病率为 14% ~ 37%，且女性高发[14-16]。膝 OA 也很常见（~ 25% 的患病率），但研究较少[17]。根据研究人群得出的结果显示：影像学髋 OA 的患病率差异更大，从小于1% 到 27% 不等[18]。影像学手 OA 很常见，特别是老年人，但患者可能无症状或无功能受限。例如，Framingham 研究发现，影像学手 OA 的年龄标准化患病率女性为 44%，男性为 38%，但分别只有 16%和 8% 有症状，有关节糜烂性改变者不到 10%[19]。一

篇有关足 OA 的影像学综述报告了第一跖趾关节 OA的患病率为 12% ~ 35%[20]，而另一项来自 30 例观察性和病例对照研究的综述报告，影像学显示前掌和中足 OA 的患病率为 0.1% ~ 61%[21]。通常认为影像学踝关节 OA 是罕见的，并且大多是创伤所致，在美国一项社区大型队列研究发现，影像学踝 OA 的患病率为 7%[22]。脊柱小关节 OA 的患病率也很高；据报道，在 Framingham 心脏病研究项目中，通过计算机断层扫描（CT），60% 的男性和 67% 的女性有影像学 OA[23]，而在 Johnston County OA 研究项目中，超过 58% 的患者有影像学 OA[24]。椎间隙狭窄和腰椎骨赘也经常出现在 X 线片上[24]。

症状学骨关节炎的患病率

　　手、膝、髋症状学 OA（指既存在影像学 OA 也伴有临床症状）的患病率估测总结见表 105-2[1]。基于这些研究发现，Lawrence 及同事估测美国有 900万成年人患有症状学膝 OA[13]，超过 1300 万人患有

表 105-1　美国风湿病学会骨关节炎放射学和临床分类标准

手 [5]

1. 近 1 个月大多数时间有手关节疼痛、酸痛和发僵

2. 10 个选定的关节中，有骨性膨大的关节 ≥ 2 个 a

3. 掌指关节肿胀 ≤ 3 个

4. 远端指间关节骨性膨大 ≥ 2 个

5. 10 个选定的关节中，畸形关节 ≥ 2 个 a

　　满足条目 1～3 和 4 或 5 可诊断手骨关节炎

膝：临床标准 [6]

1. 近 1 个月大多数时间有膝关节痛

2. 关节活动时有骨擦音

3. 晨僵持续时间 ≤ 30 min

4. 查体发现膝关节有骨性膨大

5. 年龄 ≥ 38 岁

　　满足 1+2+4 条，或 1+2+3+5 条，或 1+4+5 条者可诊断膝骨关节炎

膝：临床 + 影像学标准 [6]

1. 近 1 个月大多数时间有膝关节痛

2. X 线片示关节边缘有骨赘形成

3. 关节液检查符合骨关节炎

4. 年龄 ≥ 40 岁

5. 晨僵持续时间 ≤ 30 min

6. 关节活动时有骨擦音

　　满足 1+2 条，或 1+3+5+6 条，或 1+4+5+6 条者可诊断膝骨关节炎

髋：临床 + 影像学标准 [7]

1. 近 1 个月大多数时间有髋痛

2. 红细胞沉降率 ≤ 20 mm/h

3. X 线片示股骨和（或）髋臼有骨赘

4. X 线片示髋关节间隙变窄

　　满足 1+2+3 条，或 1+2+4 条，或 1+3+4 条者可诊断髋骨关节炎

a 10 个选定的关节：双侧第 2、第 3 远端及近端指间关节，双侧第 1 腕掌关节

CMC，腕掌关节；DIP，远端指间关节；ESR，红细胞沉降率；MCP，掌指关节；PIP，近端指间关节

From Altman R, Asch E, Bloch D, et al: Development of criteria for the classification and reporting of osteoarthritis. Classification of osteoarthritis of the knee. Diagnostic and Therapeutic Criteria Committee of the American Rheumatism Association. *Arthritis Rheum* 29: 1039-1049, 1986; Altman R, Alarcon G, Appelrouth D, et al: The American College of Rheumatology criteria for the classification and reporting of osteoarthritis of the hip. *Arthritis Rheum* 34: 505-514, 1991; and Altman R, Alarcon G, Appelrouth D, et al: The American College of Rheumatology criteria for the classification and reporting of osteoarthritis of the hand. *Arthritis Rheum* 33: 1601-1610, 1990.

症状学手 OA。Nguyen 及同事根据全国健康和营养调查（NHANES）[27] 和 Framingham 研究的数据探讨了症状学膝 OA 的发病率趋势，发现在约 20 年内自我报告的膝关节疼痛明显增加，但放射学膝 OA 没有明显变化，导致症状学膝 OA 的总体患病率随时间推移而增加。在一项以社区为基础的队列研究中，踝关节疼痛和症状学踝 OA 的患病率分别为 12% 和 3%[28]。

骨关节炎患病率的种族差异

已有报告显示，身体不同部位 OA 的患病率存在种族差异[29]。与白人相比，非裔美国人的影像学和症状学膝 OA 更常见 [14,16]。在 Johnston County OA 研究项目中，非裔美国人放射学膝 OA 的患病率为 32%，白人的患病率为 27%，非裔美国人症状学膝 OA 的患病率为 19%，白人的患病率为 16%[16]。与白人女性相比，中国女性放射学膝 OA、双侧放射学膝 OA 及症状学膝 OA 的患病率较高，而这些疾病在中国男性和白人男性的患病率则相近[30]。尽管非洲人髋 OA 的患病率明显低 [32,33]，但非裔美国人 [31] 放射学和症状学髋 OA 的患病率略高于白人 [26]。与白人相比，中国人髋 OA 患病率总体较低[34]。尽管无症状学手 OA 在白人中更为常见，但在白人、非裔美国人和墨西哥裔美国人参加的 NHANES III 研究中，症状学手 OA 的患病率相似[29]。在 Johnston County OA 项目的亚组研究中，非裔美国人很少有放射学或症状学手 OA[35,36]。与白人相比，中国人也很少有放射学或症状学手 OA[37]。虽然尚缺乏比较放射学足 OA 患病率的人种学差异的文献，但在 Johnston County OA 项目的非肥胖参与者中，非裔美国人更有可能患有足外翻和槌状趾[38]，而白人更可能出现足部症状[39]。与白人相比，非裔美国人很少有椎间盘狭窄、脊柱骨赘或小关节 OA[24]。

原发性和继发性骨关节炎

组织学上，"原发性"OA 是指无损伤史或无其他关节疾病的 OA，"继发性"OA 则指有原发病存在的情况（表 105-3）。然而，近年的研究确认了越来越多的局部风险因素与 OA 相关（例如，股骨髋臼撞击综合征和膝关节对线不良），并发现了更广泛与

表 105-2　症状学骨关节炎的患病率

部位（年龄，岁）	来源	症状学 OA（%）		
		男	女	总体
手（≥ 26）	Framingham[25]	3.8	9.2	6.8
膝				
≥ 26	Framingham[16]	4.6	4.9	4.9
≥ 45	Framingham[16]	5.9	7.2	6.7
≥ 45	Johnston County[17]	13.5	18.7	16.7
≥ 60	NHANES III[15]	10.0	13.6	12.1
髋（≥ 45）	Johnston County[26]	8.7	9.3	9.2

NHANESI，全国健康和营养调查；OA，骨关节炎

From Lawrence RC，Felson DT，Helmick CG，et al：Estimates of the prevalence of arthritis and other rheumatic conditions in the United States. Part II. *Arthritis Rheum* 58：26-35，2008.

OA 相关的因素（遗传、生物力学和环境因素），所以原发性 OA 和继发性 OA 的区别日渐模糊。伴有或不伴有诱因的情况下很多人都可能会发展为继发性 OA；另外一些人具有与继发性 OA 相关的潜在疾病，但可能不会发展为临床 OA。因此可以将 OA 视为由遗传、外伤史或其他关节损伤、机械因素和社会心理学环境共同作用于关节，在某些情况下导致其达到"终末期"或"致残"关节。

临床特征

一般症状和体征

OA 最常累及膝、手、足、髋和脊柱关节。这些关节可有症状学改变或仅有影像学改变。OA 患者多有活动后加重的关节疼痛，伴轻度晨僵（< 30 min），且疼痛与僵硬感于休息时出现。与其他系统性炎性关节病相比，本病的晨僵一般较轻、持续时间较短，但这种静止后的僵硬或"胶着"现象常常是患者的主诉。骨关节炎患者的受累关节查体时常有骨性膨大和骨擦音，伴活动受限。可有软组织肿胀或积液，但显著少于炎性关节炎。疼痛症状可能重于或轻于基于结构损伤的预期值 [40,41]。抑郁症、睡眠障碍和其他心理因素对骨关节炎疼痛的影响正在得到逐步认识 [42-44]。中枢致敏（即增强的神经信号导致的超敏反应）在 OA 慢性疼痛中的作用也逐渐受到医学界的重视，这一机制可导致远离受累关节的身体其他部位出现疼痛和疼痛抑制机制丧失。对 3000 多名参与者进行的

大型系统综述和荟萃分析发现，近 1/4 参与者的髋关节或膝关节 OA 患者有神经性疼痛（23%，95%CI 为 10% ~ 39%）。目前需要进行研究，以确定识别和处理该问题的最佳方法 [45]。

特殊关节的症状和体征：膝关节

膝 OA 的特点是隐匿出现的疼痛，伴僵硬和活动范围受限。膝 OA 患者常有疼痛和行走、移动（从坐到站立）、特别是爬楼梯受限。这些症状一般和膝关节不稳定或"失去控制"有关。膝关节"绞锁"感可能是僵硬、关节间隙游离体或半月板损伤造成的，可通过回旋挤压试验测试关节病变的存在。膝 OA 常有明显的骨擦音（这种症状可能对髌骨病变比对胫骨病变更具有提示作用 [64]）和骨性膨大。关节内侧和外侧可有触痛。出现关节积液时一般不伴有皮温升高和皮肤发红。如关节肿胀明显，常与腘窝囊肿（Baker 囊肿）增大有关。膝 OA 出现鹅足囊甚至大转子疼痛与生物力学改变有关 [47]。评估软组织症状后可通过注射糖皮质激素缓解疼痛。

最常见的畸形是内翻，常见于严重病例，但在轻度 / 疾病早期也可以出现。临床上明显的内翻可能是疾病进展的一个危险因素 [48]。其他严重体征包括屈曲畸形或关节不稳。股四头肌无力是膝 OA 疾病进程中可改变的早期危险因素，尤其是在女性患者当中 [49,50]，疾病晚期可出现肌肉萎缩 [51]。本体感觉与振动感觉的变化与膝 OA 有关，但这些因素与病变进展和关节疼痛的关系尚不清楚 [52,53]。髌骨 OA 可能比胫股 OA

表 105-3　继发性骨关节炎的病因
代谢性疾病
晶体相关性关节炎
焦磷酸钙晶体沉积病或羟磷灰石沉积病
肢端肥大症
褐黄病
血色病
Wilson 病
甲状旁腺功能亢进
Ehlers-Danlos 综合征
Gaucher 病
糖尿病
机械性 / 局部因素
股骨头-骨骺滑脱
骨骺发育不良
Legg-Calvé-Perthes 病
先天性髋关节脱位
股骨髋臼撞击综合征
先天性髋关节发育不良
下肢不等长
过度活动综合征
缺血性坏死 / 骨坏死
创伤性疾病
关节创伤（如 ACL 撕裂）
关节骨折
既往关节手术（如半月板切除术、ACL）
Charcot 关节（神经性关节病）
炎症性疾病
类风湿关节炎或其他炎性关节病
晶体性关节炎（痛风）
既往化脓性关节炎

ACL，前交叉韧带

Modified from Altman R, Asch E, Bloch D, et al: Development of criteria for the classification and reporting of osteoarthritis. Classification of osteoarthritis of the knee. Diagnostic and Therapeutic Criteria Committee of the American Rheumatism Association. *Arthritis Rheum* 29：1039-1049，1986.

更常见 [54]，可以引起膝关节剧烈疼痛和功能障碍，但却常被忽视 [55]。髌股 OA 的特点是上或下楼梯膝关节前方疼痛，它可单独存在或与胫股 OA 并发 [54]。年轻人髌股 OA 和常见的髌股关节疼痛之间的关系尚不清楚 [56]。

特殊关节的症状和体征：髋关节

髋 OA 可以出现十分具体的腹股沟疼痛 [57]，也可能被描述为更模糊的大腿或臀部疼痛，下腰痛，甚至是同侧膝关节疼痛。因此，重要的是评估导致"髋部"疼痛的其他原因，包括脊椎疼痛（腰椎间盘退变、椎管狭窄、椎小关节 OA，骶髂关节疼痛）、转子滑囊炎、膝关节病理性步态改变、感觉异常性股痛（压迫股外侧皮神经）、大腿血管性跛行、甚至骨盆内的病因。其他引起髋部和腹股沟疼痛的病因如隐匿性股骨颈骨折和股骨头缺血性坏死同样重要。髋 OA 的患者有行走、弯腰、移动以及爬楼梯受限。受累髋关节常有内旋受限，并且疼痛剧烈，甚至在疾病早期即出现；一般是患者穿袜子、系鞋带或修趾甲十分费力。髋关节屈曲挛缩畸形，或活动范围严重受限，提示疾病更为严重，这与股骨头向上移位导致受累肢体缩短有关。年轻患者坐位时腹股沟疼痛加重，屈曲位时髋关节内旋和内收出现疼痛与活动受限，应考虑股骨髋臼撞击症 [58]。

特殊关节的症状和体征：手关节

手经常为 OA 诊断提供第一条线索。远端指间关节（distal interphalangeal，DIP）明显的骨性膨大称为赫伯登结节（Heberden's nodes），近端指间关节（proximal interphalangeal，PIP）的结节称为布夏尔结节（Bouchard's nodes）（图 105-2）。这些结节既可以是有皮温高和压痛的急性炎症，也可以是缓和的硬性膨大，优势手往往症状更明显。少数患者，通常是老年女性，表现以发作性炎症、疼痛、肿胀为特点的侵蚀性 OA。这一类型骨关节炎是疾病连续的一部分还是一种完全独立的疾病尚存争议 [59]。OA 累及第一腕掌关节（carpometacarpal，CMC）症状较明显，可以导致明显的疼痛，关节功能受限和握力下降 [60]。查体可发现由于骨赘形成和关节间隙变窄导致第一 CMC 呈方形关节畸形。双侧受累的多关节 OA 常见，包括仅累及多个 PIP 组和 DIP、PIP 交叉受累组。掌指关节（MCP）受累较先前所知更为常见 [61]，这些关节明显受累要考虑炎性关节病或继发性骨关节炎，如继发于血色病 [62]。此外，软组织病变如 De Quervain 腱鞘炎与手 OA 有关，可行保守治疗。

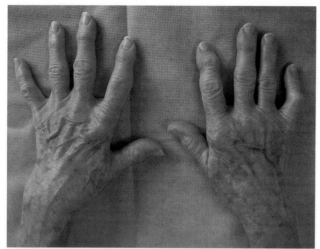

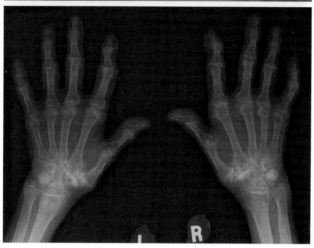

图 105-2　79 岁女性患者手 OA 的临床特征（上图）和影像学特征（下图）。患者多个手指有赫伯登（Heberden）和布夏尔（Bouchard）结节；放射线片示骨关节炎典型的骨赘、关节间隙狭窄和囊变。除"鸥翼（gull-wing）"畸形外，第三近端指间关节示侵蚀性 OA

特殊关节的症状和体征：脊柱关节

椎小关节 OA 在老年人很普遍。在一项研究中发现，颈椎小关节 OA 和腰椎小关节 OA 在社区 65 岁以上成年人的发病率分别为 57% 和 89%[63]。尽管最近一项用 CT 评估腰椎小关节 OA 的研究确定了严重椎小关节 OA 与背痛之间的关联，优势比（OR）大于 2，但是椎小关节 OA 与背痛之间的关联一直存在争议。多个小关节受累者也更容易出现背痛[64]。椎小关节 OA 常伴发其他关节部位的 OA，这些部位包括膝关节和手关节[24]。

老年人脊柱的骨赘增生几乎无处不在，但通常是无症状的[65]。腰椎间盘退变（lumbar disk degeneration，

LDD）是因椎间盘间隙缩小、终板硬化并形成疝，常与放射学骨赘增生有关[66]。但 LDD 和其他部位 OA 之间的关系仍然存在争议[24,67]。

症状上，这些发现可能与神经根病有关，神经根的病理改变在老年患者中最常见，其原因是关节突起或椎骨关节肥大，椎间盘突出，椎体骨赘，或这些特征的组合[68,69]。颈椎神经根病最常累及第七颈神经根，这是由颈 $C_6 \sim C_7$ 水平的退行性病变引起的[68]。患者可能出现肩部、肱三头肌区域、前臂和背侧掌指的疼痛或麻木感，以及三头肌无力或反射丧失[68]。腰骶神经根病变通常是由于椎间盘退变（特别是在较低的腰椎位置），伴有放射性背部疼痛，通常因身体前倾、久坐或牵拉而使疼痛加剧，转为卧位疼痛可缓解[69]。具体的临床表现因神经根位置而异，较低的位置更易出现病变。L_4 神经根病变可导致内侧小腿感觉改变、膝关节伸直和髋关节内收减弱，并可能导致膝反射减弱[69]。L_5 神经根病变时，可能会出现足下垂以及小腿前外侧和足背的感觉异常，而 S_1 神经根病变的特点是踝关节跖屈无力、膝关节屈曲无力、髋关节伸展无力和踝反射减弱[69]。马尾神经综合征是一种急症，是由于中央椎间盘突出导致下腰椎和骶神经根受压，通常发生在 $L_4 \sim L_5$。该综合征会导致肠和膀胱功能障碍、马鞍式感觉丧失和腿部无力[69]。

弥漫性特发性骨肥厚（diffuse idiopathic skeletal hyperostosis，DISH）的特点是大量骨赘形成及脊柱韧带和肌腱端钙化，导致脊柱表面看上去像流动的蜡[70]。DISH 患者可无症状仅有影像学改变，或类似骨关节炎或 LDD。颈椎前部大骨赘，在 DISH 中更常见，但在 LDD 中也可能出现，可导致食管受压引起吞咽困难[71]。

特殊关节的症状和体征：肩关节

骨关节炎患者常见肩部疼痛，症状来源于肩锁关节和（或）胸锁关节的骨赘与狭窄，而盂肱关节本身病变引起症状少见。应评估老年人常见的其他疾病，如肩峰下滑囊炎、肩袖病变和粘连性关节囊炎。特别是肩袖损伤，易诱发盂肱 OA。颈椎病变可表现为肩部疼痛，所以肩部疼痛的鉴别应包括对颈椎的评估。密尔沃基（Milwaukee）肩关节综合征[72]是一种罕见的与盂肱关节大量积液有关的破坏性关节病，60% 的病例是双侧受累，50% 可累及膝关节[73]。在放射

学上，可以看到关节周围钙化和肩袖破裂，并且滑液检查通常显示红细胞内容物和碱性钙晶体增高（尤其是使用茜素红染色）[73]。

特殊关节的症状和体征：其他关节

迄今为止的文献显示，足 OA 被严重忽视。OA 最常累及的足关节包括距骨关节、距舟骨关节、跟腱关节、跖楔关节和第一跖趾关节（metatarsophalangeal，MTP）；侵蚀性 OA 也可累及这些关节[74]。第一跖趾关节 OA 表现为关节疼痛、拇外翻畸形（囊肿）和影像学特征（关节间隙变窄、骨赘），这与其他关节 OA 相似。在第一跖趾关节强直（拇趾僵化）后功能丧失可导致步态改变。踝关节 OA 比以前想象的更常见[22]，病因除了与创伤或损伤相关外，可能是由于其他关节 OA 而产生的生物力学改变所致。肘 OA 罕见，可能是创伤、振动损伤，或其他病因如假性痛风所致。整形外科学和风湿病学文献常忽略颞颌关节 OA，但在牙科文献中该病得到了很好的研究。颞颌关节 OA 导致关节疼痛、咔哒声、"绞锁"感、活动范围减小和关节痉挛，就像其他受 OA 影响的关节病变一样[75]。

多关节骨关节炎

尽管广义的 OA（generalized OA）已经被用来描述多个关节受累的 OA，但对于多关节骨关节炎（multiple joint OA，MJOA）的概念并没有被广泛理解或接受（图 105-3）。1952 年 Kellgren 和 Moore 最先描述了 MJOA 的临床类型，主要包括赫伯登结节和第一腕掌关节受累，其他关节如脊柱关节、膝关节、髋关节和足关节受累依次递减[77]。后续的研究把 MJOA 定义为超过 3 个或者 5 个关节受累[78]、受累关节计数[79]、多个手关节受累[80]、结节性手骨关节炎伴其他关节受累[61]、或多个关节 OA 的总积分[81]。目前仍不清楚哪些关节应该包含在这样的定义中，特别是腰椎间盘变性和髋 OA 能否像其他关节一样作为同一疾病整体的一部分。临床上，重要的是要认识到一个关节存在 OA 的患者可能有其他部位受累，评估个体的功能状态时应考虑 OA 对疾病整体负荷的影响，而不是局限于单个关节。

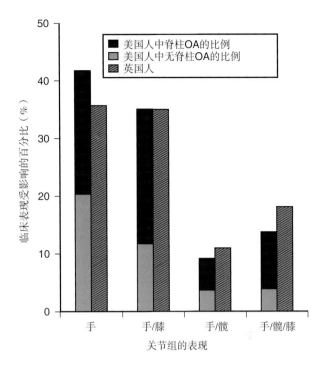

图 105-3　在全身骨关节炎的遗传学研究中存在放射学 OA 的多关节受累的发生率。蓝色显示了美国人不同部位联合发生放射学骨关节炎的频率。绿色显示了英国 1963 名符合手放射学 OA 标准的参与者的上述情况。所代表的组群是相互排斥的。红色显示的是脊柱 OA（仅在美国地区进行评价）联合这些表型的发生频率（Modified from Kraus VB，Jordan JM，Doherty M，et al：The Genetics of Generalized Osteoarthritis [GOGO] study：study design and evaluation of osteoarthritis phenotypes. *Osteoarthritis Cartilage* 15：120-127，2007.）

结节性骨关节炎与遗传学

Heberden 在 19 世纪描述的结节性骨关节炎是 NHANES Ⅲ 研究中 58% 的 60 岁以上美国成年人的临床表型[82]。从 20 世纪 40 年代的 Stecher 开始，结节性 OA 的遗传模式已得到详细研究[83]。利用孟德尔遗传的谱系和模式，确定了特发性 Heberden 结节"取决于一个常染色体基因，该基因在女性为显性，在男性为隐性"[83]。60 年后的一项独立研究支持该研究结论[84]。一项双胞胎参与的研究也支持 Heberden 结节的遗传易感性，其中单卵双胞胎组内的相关性远高于双卵双胞胎组内的相关性（分别为 0.49 和 0.24；$P=0.02$）[85]。一项微卫星分析确定了结节性 OA 与染色体 2q 之间的关联性[86]。结节性 OA 也有遗传预测证据，与父母相比，后代的结节性症状的出现和相关大关节 OA 发病的年龄明显比父母年轻（用后代 40 多岁的发病年龄与父母 60 多岁进行比较）[87]。2006 年，一项全基因组连锁研究确定了与结节性骨关节炎特异相关的基因位点。在另一项研究中，接受全关节置换（已作为严重大关节 OA 的标志）的结节性 OA 患者的风险因素相关性与非结节性 OA 患者相比，存在明显差异[89]。这些研究发现，年龄与关节置换之间的相关性在结节性 OA 比非结节性 OA 显著增强；女性与关节置换之间的正相关仅在结节性 OA 患者中明显；体重指数显示，在非结节性 OA 患者之间的关联性比结节性 OA 更强；有结节表型的人 OA 的患病率高，并且累及多个关节[89]。因此，临床上结节型 OA 是一个特殊的表现型，因为它与 MJOA 相关，可能有特定的遗传风险因素。

诊断性检查

骨关节炎的诊断是一种临床诊断，很少需要实验室检查。同样，如果基于病史和临床表现诊断即很明确，放射学检查通常也不是必需的。在 OA 中进行其他诊断性检查的目的主要是排除可能潜在的病症。根据患者的症状，可以直接诊断，或者需与炎性关节病，例如类风湿关节炎、结晶性关节病（特别是焦磷酸钙晶体沉积病）、脊柱关节炎或各种其他炎性病症进行鉴别诊断。特别是在侵蚀性 / 炎性 OA 的情况下，因与银屑病关节炎可能存在显著的临床和影像学重叠，需要进一步评估。如果表现为单关节炎，则应进行感染性因素的评估。最后，创伤和其他机械性病症（例如，肌腱或韧带损伤和半月板撕裂）可以出现在特定关节 OA 发生前、发展过程中，或继发于 OA 之后。

实验室检查

对于临床可疑骨关节炎者，类风湿因子、抗核抗体或其他血清学检查很少作为常规检查；这些检查应该用于提示有炎性关节病表现的患者。全血细胞计数以及包括血糖、血肌酐和肝功能在内的化学检测应该在药物治疗骨关节炎开始之前进行，尤其在有伴存疾病的老年人中，这是因为该群体有不良事件增加的风险（见第 106 章）。在掌指关节明显受累的病例中，必须评估甲状腺功能减退症和血色素沉积症这两种疾病。

滑液

骨关节炎患者的滑液是正常的或轻度炎性的，外观澄清无色至轻微浅黄色。白细胞计数一般 ≤ 2×10^9/L（每 10 高倍镜视野少于 2 个细胞）[90]。虽然在渗出的情况下可以进行诊断性抽吸，但滑液通常还是在有症状的关节中获取。虽然其他的钙结晶或者羟磷灰石在常规标本中未见，但并发的焦磷酸钙结晶疾病应该予以鉴别。

分子生物学标志物

软骨和骨代谢产物的定量测定为 OA 的病理生理学研究提供了一些可能的生物学标志物。这些生物学标志物反映了软骨更新、骨吸收 / 骨重塑，以及滑液和其他组织炎症的进程[91]。虽然目前这些生物学标志物主要用于研究，但从血清、尿液或滑液中获得的这些生物学标志物将提供早期诊断和监测疗效的方法。更多的信息可参考 2014 年的一篇文献综述[91]，该综述概述了 12 种支持 OA 诊断的生物学标志物，也是迄今为止支持 OA 相关证据最多的综述[92]，有关的详细信息参见本书第 104 章。

影像学：常规影像学方法及一般注意事项

常规 X 线检查在临床广泛适用且相对廉价，当诊断存在临床不确定性、或受累关节不典型、或存在其他诊断时，如存在炎性关节炎、骨折、Paget 病、骨坏死、感染或恶性肿瘤的证据时，这项检查可以用于确定 OA 诊断和排除其他疾病。骨关节炎受累关节的典型放射学表现是骨赘、关节间隙变窄、硬化和软骨下骨囊肿，这些可在临床 X 线片上定性描述。

出于研究目的，通常采用半定量和定量评估。半定量的 Kellgren-Lawrence（KL）分级系统[93]仍然是最常用于以研究为目的的检查手段。KL 分级范围从 0 级（没有骨赘或关节间隙变窄）到 4 级（严重的关节间隙变窄合并软骨下硬化）；2 级被普遍认为可以诊断骨关节炎。KL 系统有几个局限性，包括文献中的变量定义[94]、所有程度的关节间隙变窄均定义为 3 级。因此，虽然已经提出修改意见以解决这些问题，但这些问题的存在降低了 KL 系统对病情变化评估的敏感性[95]。另外，放射学提示的关节间隙变窄，不仅是软骨损伤的特定表现，也可以反映半月板疾病。其他分级系统，例如国际骨关节炎研究学会（OARSI）分级系统[96]，分别观察骨赘和关节间隙变窄并为不同关节指定单独的评分（图 105-4）。分级系统的选择取决于研究目的和所关注关节的位置。另一方面，定量关节间隙宽度是一种以手动、半自动或全自动方式直接测量股骨和胫骨之间间隙的方法。定量关节间隙宽度通常是指测量最小关节间隙宽度，但也有时在固定位置进行测量；后一种方法已被证明在检测 OA 进展方面与 MRI 相当[97]。

影像学：特殊关节的常规放射学检查方法

膝关节的影像学检查应该采取两侧负重位，若基于临床目的，普遍采取前后位（AP）。固定屈曲的后前位摄片通常用于研究，在某些情况下可能还需要采取侧位摄片[98]。为全面评估髌股关节需要拍摄髌骨轴位片。虽然完整肢体影像学检查对于评估关节对线情况是最好的检查手段，但也可以根据常规膝关节片进行评价[99]。评价髋骨关节炎应该行前后位骨盆摄片，也可以采取旋后位或负重位。另外的图像例如蛙腿或侧位像，可以用来显示特殊髋关节疾病或者评价股骨髋臼受累或先天性畸形。以关节间隙变窄合并轻度或无骨赘形成为特征的髋骨关节炎的萎缩亚型已有报道[100]，髋骨关节炎的选择性放射学定义（除 KL 分级之外）已经被提出并应用于研究当中[101]。对于手 OA，包括腕关节的双手后前位像将显示骨关节炎的独有特点。如果有侵蚀性手 OA，放射学可能提示指间关节的中央侵蚀和"鸥翼"畸形（图 105-2）。远端指间关节明显的破坏性改变可能表明另外的炎性疾病，例如银屑病关节炎或罕见的多中心网状组织细胞增多症。掌指关节的明显受累可能表明一种代谢过程，例如血色素沉积症或焦磷酸钙沉积病。颈椎和

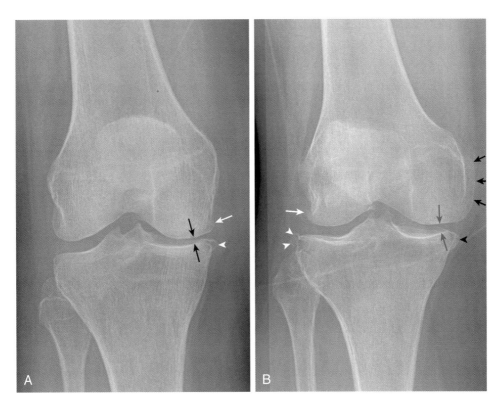

图 105-4　利用 Kellgren-Lawrence 和国际骨关节炎研究学会（OARSI）分级方案进行半定量放射学评价的实例。A. KellgrenLawrence 3 级。股骨、胫骨外侧缘无骨赘形成（OARSI 0 级）。内侧的股骨骨赘：OARSI 1 级（白色箭头）；内侧的胫骨骨赘：OARSI 2 级（白色向前箭头）；外侧的胫骨股骨关节间隙增宽：OARSI 0 级；内侧的胫骨股骨关节间隙变窄：OARSI 2 级（黑色箭头）。B. Kellgren-Lawrence 2 级。外侧的股骨骨赘：OARSI 2 级（白色箭头）；外侧的胫骨骨赘：OARSI 2 级（白色向前箭头）；内侧的股骨骨赘：OARSI 3 级（短黑色箭头）；内侧的胫骨骨赘：OARSI 2 级（黑色向前箭头）；正常的外侧胫骨股骨关节间隙增宽：OARSI 0 级；内侧胫骨股骨关节间隙增宽：OARSI 1 级（长黑色箭头）（From Guermazi A，Hunter DJ，Roemer FW：Plain radiography and magnetic resonance imaging diagnostics in osteoarthritis：validated staging and scoring. *J Bone Joint Surg Am* 91［Suppl 1］：54-62，2009.）

（或）腰椎的常规 X 线检查能够显示小关节面的骨关节炎、椎间盘间隙变窄和骨赘形成。

影像学：先进的检查手段

在 OA 研究中已经使用了几种先进的成像模式，例如 MRI、超声、CT 和正电子发射断层（PET）扫描。但是除了超声之外，这些特殊且昂贵的检查在常规临床实践中很少应用。这些检查手段在 OA 诊断中的应用见下文概述。

磁共振成像

MRI 是 OA 中研究最多的先进成像模式。尽管关节镜检查仍然是关节组织评估的金标准，但 MRI 与放射学成像不同，它可以同时显示所有关节组织，包括软骨、半月板、韧带 / 肌腱、滑膜、积液和骨髓[95]。已经提出基于 MRI 的胫股 OA 的定义：同时存在明确的骨赘和全层软骨损失，或者满足上述其中一种，且具有下列特征之一：软骨下骨髓病变或囊肿，半月板疾病（半脱位、碎裂或撕裂），部分软骨缺失或骨质减少[12]。由于 MRI 具有更敏感的反应性，因此，人们在尝试将其作为临床试验的终点以取代放射学关节间隙的消失[102]。

半定量评分可以通过常规技术获得，它经常用于评估多种 OA 的特征，例如关节软骨、半月板、韧带、骨髓、滑膜炎和关节积液（图 105-5）[103]。这些评分系统是公开的。全器官磁共振成像评分（WORMS）是 OA 中最古老和使用最广泛的 MRI 半定量评分系统，利用分区域方法对 OA 特征进行评分，包括软骨、骨髓病变（bone marrow lesions，BMLs）、软骨下囊肿、骨质减少、积液、滑膜炎、骨赘、半月板撕裂、交叉韧带和侧副韧带损伤[103]。膝骨关节炎评分系统（KOSS）与之类似，但计算更多的病变，包括尺寸评估。波士顿利兹膝骨关节炎评分（BLOKS）在分区域方法上略有不同，并且单独对 BMLs 评分。MRI 膝 OA 评分（MOAKS）是最近开发的对其他评分系统缺点的弥补[104]，它改善了 BMLs 和半月板疾病的评分[103]。半定量评分也可仅关注一个特征，例如软骨或滑膜炎。

总的来说，膝 OA 的半定量评分方法能对病变做出充分可靠的评价。在膝关节中，半定量评分评估 BMLs、关节积液和滑膜炎都与疼痛相关，膝关节

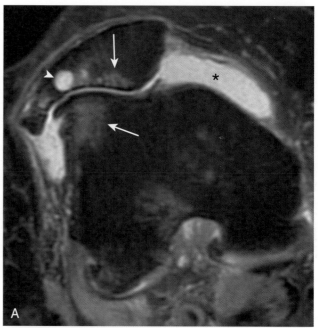

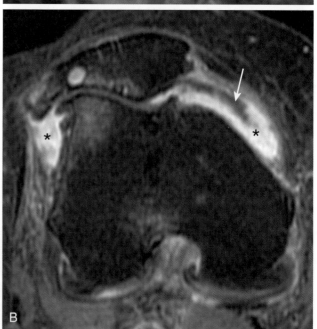

图 105-5 骨关节炎软骨下骨髓损伤（BML）。A．矢状位质子密度脂肪抑制（FS）相显示关节腔内有明显的高信号，表明有关节积液（星号）。此外，在髌骨外侧面（箭头）存在一个巨大的软骨下囊肿，并且在髌骨外侧和滑车（箭头）中有弥漫性骨髓水肿。B．静脉注射钆二乙烯三胺五溴乙酸后 T1 加权 FS 相，可以清楚显示严重的滑膜增厚，表现为对比度增强（星号），箭头指向为真正的渗出液，仅是散的并且在关节腔内呈线性低信号（From Roemer FW, Eckstein F, Hayashi D, et al: The role of imaging in osteoarthritis. *Best Pract Clin Rheumatol* 28：31-60，2014.）

疼痛的发展与 BMLs 评分增加有关[103]。进行性软骨损失与半定量评估的半月板损伤／错位、软骨损伤、BMLs 和积液相关[103]。2014 年一项采用 MOAKS 和骨关节炎数据的研究发现，在 849 例基线期没有膝 OA 影像学证据的个体中（双侧 KL 分级＝0；其中 1/3 在基线期有频繁的膝关节症状），大多数患者通过 MRI 确定有软骨损伤（76%）和骨髓病变（61%），这些病变与膝关节症状有关[105]。半定量 MRI 评分也被用于髋关节、手部、肩部和脊柱，但应用率远少于膝 OA[103]。

MRI 的定量评估包括特定组织的特征量化，例如软骨的厚度和体积或 BMLs 的大小和体积。与半定量评分相比，这些技术更耗费时间和人力，但它比半定量方法对病情变化的敏感性更高[103]。软骨厚度和软骨下骨裸露区域的定量评估可以预测临床结局，例如是否需要行关节置换[95]。

可以显示解剖结构和生化特性的成分成像技术可以用于检测在明显的结构改变之前的极早期病变[106]。此项技术包括延迟钆增强的软骨 MRI（dGEMRIC）和 T1 rho 成像，可以显示糖胺聚糖浓度的变化，以及 T2 成像，从而反映胶原蛋白定向和软骨水合状态的变化[95]。在人体受试者中进一步研究这些方法，需充分确定其作为临床预后衡量标准的潜力[106]。

超声

超声是一种点对点的医疗模式，可以由接受过培训的人（例如风湿病学专家、放射科医师和整形外科医师）直接使用，以评估患者的关节疾病。其成本相对较低、安全（因为不需要使用辐射或造影剂）、检查时间短、方便（可在检查者办公室完成），以及非侵入性的特点使其成为具有吸引力的 OA 评估方法。与传统的放射学检查相比，它具有如下优点，包括无放射线、能够得到被检查关节的多个视图以及能够评估软组织和炎症。超声的局限性包括由于超声检查无法穿透骨皮质，因而无法评估 BMLs 或关节的深部病变。最近一项来自 311 名年龄 61 ～ 63 岁的社区居民参与的纽卡斯尔千户家庭调查的数据显示，DIP（70%）、PIP（23%）、MCP（10%）、腕掌关节（41%）、膝关节（30%）和髋关节（41%）通过超声发现骨赘的患病率很高，而仅有 20% ～ 24% 的被调查者出现膝关节积液[107]。

对于膝 OA，超声检查比临床检查更敏感，而且在检查与疼痛相关的滑膜炎方面与 MRI 相当[108]。超声对膝 OA 的各种特征（例如半月板挤压、髌下滑囊炎、积液、腘窝囊肿和软骨厚度）的评估可靠性为中等至良好（κ 值为 0.5 ～ 0.8），但有关滑膜增生的诊断一致性较差[109]。与直接解剖学测量相比，超声测量关节软骨厚度是准确且可重复的[110]。超声引导的关节内注射也有益于临床诊疗的实施；对 23 篇出版物进行的系统评价发现，超声引导下行髌骨上髁、内侧、髌上和髌骨外侧部位的注射更为准确[111]。超声引导可以直接对腘窝囊肿进行抽液或注射以缓解其症状。

超声在检测手指关节骨侵蚀、骨赘和关节间隙变窄等方面比放射线更敏感，超声检查的软骨厚度与放射线检测结果相关[112]。一般来说，超声和 MRI 在检查结构特征和炎症方面存在良好的一致性[112]。

CT 检查

CT 是评估骨皮质和软组织钙化的最佳方式。它也是评估小关节 OA 的主要技术手段[113]。尽管 CT 的高昂费用、侵入性和辐射限制了它的应用，但使用造影剂后软骨和骨骼之间在 CT 上表现出高对比度，因此 CT 关节造影是评估关节软骨表面损伤的最准确方法[113]。

核医学

骨扫描（[99m]锝羟甲烷双膦酸盐闪烁显像）可以在一次检查中得到全身图像，可以在具有复杂症状的患者身体中定位炎症部位。骨扫描已被用作生物学标志物以评估全身 OA 病情[114]。PET 通常使用 [18]F- 氟脱氧葡萄糖（FDG）显影，可以检测滑膜炎、BMLs 以及在老年人和 OA 中代谢活动增加的其他病因，这些均与疼痛有关[115,116]。PET 的局限性主要是成本高、可用性有限、解剖分辨率差、使用电离辐射和有创性（因需注射放射性药剂）。目前小关节扫描仪正在开发中，可能会提高肌肉骨骼成像的可行性[95]。

预后

疼痛和功能状态的评价

许多用于评价 OA 功能状态的工具已被验证，并广泛应用于科学研究中。随着对护理质量的关注度增加，这些工具可能会更频繁地应用于临床实践。

疼痛和功能状态测量的自我评估

基于问卷调查的疼痛和功能状态的评估提供了以患者为基础的快速且可重复的评价方法，这些方法可以对患者进行长期病情监测并可对治疗反应作出评价。目前，已有许多经过充分研究、验证、可靠的评估手段用以实现对患者病情长期监测和对治疗反应作出评价。在对机体的整体功能评价方面，尽管斯坦福健康评估问卷（Stanford Health Assessment Questionnaire，HAQ）残疾指数不是疾病特异性的评价手段，但是 HAQ 残疾指数仍然经常被用来评价患者机体的整体功能。虽然关节特异性评价方法如髋关节残疾和骨关节炎结局评分（HOOS）以及膝关节损伤和骨关节炎结局评分（KOOS）也经过验证并经常用于研究，但是西安大略和麦克马斯特大学关节炎指数（WOMAC；表 105-4）仍是评价 OA 特异性下肢疼痛和功能状态最常用的工具。其他关节部位也有行之有效的评估方法，例如澳大利亚 / 加拿大手骨关节炎指数（AUSCAN）和手骨关节炎功能指数（FIHOA）用于评估手部特定功能；上肢、肩和手部残疾问卷（DASH）用于评估上肢功能；罗兰 - 莫里斯残疾问卷（Roland-Morris Disability Questionnaire）和 Oswestry 功能障碍指数用于评估腰背部疾病。各种评估方法的临床重要特征（例如反应性和最小的临床重要差异）已经确定，且有相关的综述报道[117]。

功能评估体系

与自我报告的评估相比，通过标准化的功能表现测量结果，例如步行速度和无任何辅助措施从坐姿站立的能力，可以掌握身体的功能状况[118]。国际骨关节炎研究学会最近发布了适用于髋关节或膝关节 OA 的功能评估指南，包括 30 秒连续坐姿站立、40 米快步走、上下楼梯、起立 - 行走测试和 6 分钟步行测试，前三者为基本的核心评估方法[118]。

生活质量

骨关节炎是一种慢性、进行性导致患者走向衰退的疾病，因此评估患者的生活质量是对 OA 患者进行病情和疗效监测的重要参考结果。对患者生活质

表 105-4　西安大略和麦克司马特大学关节炎指数（WOMAC）
疼痛量表
你感觉有多痛，当……
在平地上行走？
上下楼梯？
夜晚躺在床上时？
坐着或躺着？
直立站着？
僵硬量表
你的僵硬情况有多严重，当……
早晨第一次醒来时？
在一天中坐着、躺下、或休息之后？
功能量表
你感觉有多困难，当……
下楼梯？
上楼梯？
从坐姿站起？
站立？
腰部前屈至地板？
在平地上走？
上下轿车？
购物？
穿短袜或长袜？
起床？
脱短袜或长袜？
躺在床上？
进出浴盆？
坐着？
从马桶上蹲下或站起？
进行重度家务劳动？
进行轻度家务劳动？

Modified from Bellamy N, Buchanan WW, Goldsmith CH, et al: Validation study of WOMAC: a health status instrument for measuring clinically important patient relevant outcomes to anti-rheumatic drug therapy in patients with osteoarthritis of the hip or knee. *J Rheumatol* 15: 1833-1840, 1988.

量的一般评估，如医疗结果研究简表（SF-36、SF-12 和 SF-6D）和生活质量评估（AQoL），是临床常用的评估方法[117]。之前讨论过的 HOOS 和 KOOS 包括特异性对膝关节 OA 和髋关节 OA 患者生活质量的评估部分[117]。膝 OA 和髋 OA 生活质量评估体系（OAKHQOL）已明确可满足对这类患者生活质量评估的目的[119]。

全关节置换的时机

全关节置换术是 OA 的一个"硬"终点，但是由

于评估时间过长，需要大量的患者和病例，以及其他诸多因素使得其无法作为判断 OA 转归的指标，这些因素包括保险覆盖范围、治疗方法的有效性、共患病情况、关节修复的能力和患者的选择偏好等[120]。迄今为止，尚未成功确定一个综合考虑疼痛、功能障碍和结构退化的评价指标；这一指标应能够明确"需要全关节置换"的时机；且可以作为疗效评价指标[121]。

治疗应答者的评价标准

在某些情况下，特别是在临床试验中，由于仅根据放射学或患者自我报告结果评价治疗效果存在局限性，因此将患者分为治疗有应答者或无应答者是更为有效的评价方法。风湿病结果测量（OMERACT）-OARSI 有应答标准，提供了一个综合评估体系，包括应答者疼痛和功能改善百分比的阈值水平，以及在各种体系中定义有应答和无应答的绝对变化阈值[122]。

骨关节炎患者的死亡率

在过去的 10 年中，骨关节炎与死亡率增加之间的关系受到了广泛关注。2008 年的一项综述表明，OA 死亡风险增加主要是由于心血管和胃肠道疾病所致[123]。一项针对 55 岁及以上患有中至重度症状性髋或膝关节 OA 的研究发现，行走障碍的患者与更高的全因死亡率及心血管死亡率相关[124]。2016 年对 7 项研究和近 29 000 名研究对象进行的系统回顾和荟萃分析显示，大约 1/3 患有骨关节炎的受试者在平均随访 12 年时，与没有骨关节炎的人相比，患有骨关节炎的人没有增加全因死亡的风险（HR，1.10；95%CI，0.97 ～ 1.25）。尽管如此，这些 OA 患者心血管死亡的风险确实高出 21%（HR，1.21；95%CI，1.10 ～ 1.34）[125]。这仍然是一个研究的热点领域，我们将持续关注这种关联。

结论

OA 是一种非常普遍的机体衰老状态，其发病率随着社会老龄化和肥胖发病率的增加而增加。尽管在某些情况下需要进一步的诊断检查和影像学检测以评价主要的临床症状是否可以治疗，但该病在临床上很

容易诊断。疼痛是 OA 患者就诊的最常见原因，而且体格检查通常显示关节功能的丧失。在缺少治疗药物的情况下，必须对患者的疼痛和关节功能受限情况进行评估，并针对治疗目标为患者制定合适的护理计划。目前对 OA 的研究除了继续努力开发治疗药物和非药物治疗方法外，还集中在完善易患因素、明确进展因素以及深入了解 OA 患者全身负担等方面。

🌐 Full references for this chapter can be found on ExpertConsult.com.

参考文献

1. Hootman JM, Helmick CG, Barbour KE, et al.: Updated Projected prevalence of self-reported Doctor-diagnosed arthritis and arthritis-attributable Activity limitation among US adults, 2015-2040, *Arthritis Rheumatol* 68(7):1582–1587, 2016.
2. Jafarzadeh SR, Felson DT: Updated estimates suggest a much higher prevalence of arthritis in US adults than previous ones, *Arthritis Rheumatol* 70(2):185–192, 2018.
3. United States Bone and Joint Initiative: *The burden of musculoskeletal diseases in the United States*, ed 2, Rosemont, IL, 2011, American Academy of Orthopaedic Surgeons. Available at http://www.boneandjointburden.org.
4. Agency for Healthcare Research: Welcome to HCUPnet. Available at http://hcupnet.ahrq.gov/HCUPnet.jsp.
5. Altman R, Alarcon G, Appelrouth D, et al.: The American College of Rheumatology criteria for the classification and reporting of osteoarthritis of the hand, *Arthritis Rheum* 33:1601–1610, 1990.
6. Altman R, Asch E, Bloch D, et al.: Development of criteria for the classification and reporting of osteoarthritis. Classification of osteoarthritis of the knee. Diagnostic and Therapeutic Criteria Committee of the American Rheumatism Association, *Arthritis Rheum* 29:1039–1049, 1986.
7. Altman R, Alarcon G, Appelrouth D, et al.: The American College of Rheumatology criteria for the classification and reporting of osteoarthritis of the hip, *Arthritis Rheum* 34:505–514, 1991.
8. McAlindon T, Dieppe P: Osteoarthritis: definitions and criteria, *Ann Rheum Dis* 48:531–532, 1989.
9. Croft P, Cooper C, Coggon D: Case definition of hip osteoarthritis in epidemiologic studies, *J Rheumatol* 21:591–592, 1994.
10. Zhang W, Doherty M, Leeb BF, et al.: EULAR evidence-based recommendations for the diagnosis of hand osteoarthritis: report of a Task Force of ESCISIT, *Ann Rheum Dis* 68:8–17, 2009.
11. Zhang W, Doherty M, Peat G, et al.: EULAR evidence-based recommendations for the diagnosis of knee osteoarthritis, *Ann Rheum Dis* 69:483–489, 2010.
12. Hunter DJ, Arden N, Conaghan PG, et al.: Definition of osteoarthritis on MRI: results of a Delphi exercise, *Osteoarthritis Cartilage* 19:963–969, 2011.
13. Lawrence RC, Felson DT, Helmick CG, et al.: Estimates of the prevalence of arthritis and other rheumatic conditions in the United States. Part II, *Arthritis Rheum* 58:26–35, 2008.
14. Dillon CF, Rasch EK, Gu Q, et al.: Prevalence of knee osteoarthritis in the United States: arthritis data from the Third National Health and Nutrition Examination Survey 1991-94, *J Rheumatol* 33:2271–2279, 2006.
15. Felson DT, Naimark A, Anderson J, et al.: The prevalence of knee osteoarthritis in the elderly. The Framingham Osteoarthritis Study, *Arthritis Rheum* 30:914–918, 1987.

16. Jordan JM, Helmick CG, Renner JB, et al.: Prevalence of knee symptoms and radiographic and symptomatic knee osteoarthritis in African Americans and Caucasians: the Johnston county osteoarthritis project, *J Rheumatol* 34:172–180, 2007.

17. Kobayashi S, Pappas E, Fransen M, et al.: The prevalence of patellofemoral osteoarthritis: a systematic review and meta-analysis, *Osteoarthritis Cartilage* 24(10):1697–1707, 2016.

18. Dagenais S, Garbedian S, Wai EK: Systematic review of the prevalence of radiographic primary hip osteoarthritis, *Clin Orthop Relat Res* 467:623–637, 2009.

19. Haugen IK, Englund M, Aliabadi P, et al.: Prevalence, incidence and progression of hand osteoarthritis in the general population: the Framingham Osteoarthritis Study, *Ann Rheum Dis* 70:1581–1586, 2011.

20. Trivedi B, Marshall M, Belcher J, et al.: A systematic review of radiographic definitions of foot osteoarthritis in population-based studies, *Osteoarthritis Cartilage* 18:1027–1035, 2010.

21. Kalichman L, Hernandez-Molina G: Midfoot and forefoot osteoarthritis, *Foot* 24:128–134, 2014.

22. Lateef S, Golightly YM, Renner JB: A cross-sectional analysis of radiographic ankle osteoarthritis frequency and associated factors: the Johnston County Osteoarthritis Project, *J Rheumatol* 44:499–504, 2017.

23. Kalichman L, Li L, Kim DH, et al.: Facet joint osteoarthritis and low back pain in the community-based population, *Spine* 33:2560–2565, 2008.

24. Goode AP, Marshall SW, Renner JB, et al.: Lumbar spine radiographic features and demographic, clinical, and radiographic knee, hip and hand osteoarthritis, *Arthritis Care Res* 64:1536–1544, 2012.

25. Zhang Y, Niu J, Kelly-Hayes M, et al.: Prevalence of symptomatic hand osteoarthritis and its impact on functional status among the elderly: the Framingham Study, *Am J Epidemiol* 156(11):1021–1027, 2002.

26. Jordan JM, Helmick CG, Renner JB, et al.: Prevalence of hip symptoms and radiographic and symptomatic hip osteoarthritis in African Americans and Caucasians: the Johnston county osteoarthritis project, *J Rheumatol* 36:809–815, 2009.

27. Nguyen US, Zhang Y, Zhu Y, et al.: Increasing prevalence of knee pain and symptomatic knee osteoarthritis: survey and cohort data, *Ann Intern Med* 155:725–732, 2011.

28. Murray C, Marshall M, Rathod T, et al.: Population prevalence and distribution of ankle pain and symptomatic radiographic ankle osteoarthritis in community dwelling older adults: a systematic review and cross-sectional study, *PloS One* 13:e0193662, 2018.

29. Allen KD: Racial and ethnic disparities in osteoarthritis phenotypes, *Curr Opin Rheumatol* 22:528–532, 2010.

30. Zhang Y, Xu L, Nevitt MC, et al.: Comparison of the prevalence of knee osteoarthritis between the elderly Chinese population in Beijing and whites in the United States: the Beijing Osteoarthritis Study, *Arthritis Rheum* 44:2065–2071, 2001.

31. Tepper S, Hochberg MC: Factors associated with hip osteoarthritis: data from the first national health and Nutrition examination survey (NHANES-I), *Am J Epidemiol* 137:1081–1088, 1993.

32. Ali-Gombe A, Croft PR, Silman AJ: Osteoarthritis of the hip and acetabular dysplasia in Nigerian men, *J Rheumatol* 23:512–515, 1996.

33. Solomon L, Beighton P, Lawrence JS: Rheumatic disorders in the south african negro. Part II. Osteo-arthrosis, *S Afr Med J* 49:1737–1740, 1975.

34. Nevitt MC, Xu L, Zhang Y, et al.: Very low prevalence of hip osteoarthritis among Chinese elderly in Beijing, China, compared with whites in the United States: the Beijing osteoarthritis study, *Arthritis Rheum* 46:1773–1779, 2002.

35. Nelson AE, Renner JB, Schwartz TA, et al.: Differences in multijoint radiographic osteoarthritis phenotypes among African Americans and Caucasians: the Johnston County Osteoarthritis project, *Arthritis Rheum* 63:3843–3852, 2011.

36. Nelson AE, Golightly YM, Renner JB, et al.: Brief report: differences in multijoint symptomatic osteoarthritis phenotypes by race and sex: the Johnston County Osteoarthritis Project, *Arthritis Rheum* 65:373–377, 2013.

37. Zhang Y, Xu L, Nevitt MC, et al.: Lower prevalence of hand osteoarthritis among Chinese subjects in Beijing compared with white subjects in the United States: the Beijing Osteoarthritis Study, *Arthritis Rheum* 48:1034–1040, 2003.

38. Golightly YM, Hannan MT, Dufour AB, et al.: Racial differences in foot disorders and foot type, *Arthritis Care Res* 64:1756–1759, 2012.

39. Golightly YM, Hannan MT, Shi XA, et al.: Association of foot symptoms with self-reported and performance-based measures of physical function: the Johnston County osteoarthritis project, *Arthritis Care Res* 63:654–659, 2011.

40. Hannan MT, Felson DT, Pincus T: Analysis of the discordance between radiographic changes and knee pain in osteoarthritis of the knee, *J Rheumatol* 27:1513–1517, 2000.

41. Neogi T, Felson D, Niu J, et al.: Association between radiographic features of knee osteoarthritis and pain: results from two cohort studies, *BMJ* 339:b2844, 2009.

42. Parmelee PA, Tighe CA, Dautovich ND: Sleep disturbance in osteoarthritis: linkages with pain, disability, and depressive symptoms, *Arthritis Care Res* 67(3):358–365, 2015. PubMed Central PMCID: PMC4342277; PubMed PMID: 25283955.

43. Allen KD, Renner JB, Devellis B, et al.: Osteoarthritis and sleep: the Johnston county osteoarthritis project, *J Rheumatol* 35:1102–1107, 2008.

44. Keefe FJ, Somers TJ: Psychological approaches to understanding and treating arthritis pain, *Nat Rev Rheumatol* 6:210–216, 2010.

45. French HP, Smart KM, Doyle F: Prevalence of neuropathic pain in knee or hip osteoarthritis: a systematic review and meta-analysis, *Semin Arthritis Rheum* 47(1):1–8, 2017.

46. Schiphof D, van Middelkoop M, de Klerk BM, et al.: Crepitus is a first indication of patellofemoral osteoarthritis (and not of tibiofemoral osteoarthritis), *Osteoarthritis Cartilage* 22:631–638, 2014.

47. Mallow M, Nazarian LN: Greater trochanteric pain syndrome diagnosis and treatment, *Phys Med Rehabil Clin N Am* 25(2):279–289, 2014.

48. Sharma L, Chang AH, Jackson RD, et al.: Varus thrust and incident and progressive knee osteoarthritis, *Arthritis Rheumatol* 69(11):2136–2143, 2017.

49. Segal NA, Glass NA, Torner J, et al.: Quadriceps weakness predicts risk for knee joint space narrowing in women in the MOST cohort, *Osteoarthritis Cartilage* 18:769–775, 2010.

50. Øiestad BE, Juhl CB, Eitzen I, et al.: Knee extensor muscle weakness is a risk factor for development of knee osteoarthritis. A systematic review and meta-analysis, *Osteoarthritis Cartilage* 23(2):171–177, 2015.

51. Ikeda S, Tsumura H, Torisu T: Age-related quadriceps-dominant muscle atrophy and incident radiographic knee osteoarthritis, *J Orthop Sci* 10:121–126, 2005.

52. Shakoor N, Lee KJ, Fogg LF, et al.: The relationship of vibratory perception to dynamic joint loading, radiographic severity, and pain in knee osteoarthritis, *Arthritis Rheum* 64:181–186, 2012.

53. Felson DT, Gross KD, Nevitt MC, et al.: The effects of impaired joint position sense on the development and progression of pain and structural damage in knee osteoarthritis, *Arthritis Rheum* 61:1070–1076, 2009.

54. Hinman RS, Lentzos J, Vicenzino B, et al.: Patellofemoral osteoarthritis is common in middle-aged people with chronic patellofemoral pain, *Arthritis Care Res* 66:1252–1257, 2014.

55. Duncan R, Peat G, Thomas E, et al.: Does isolated patellofemoral osteoarthritis matter? *Osteoarthritis Cartilage* 17:1151–1155, 2009.

56. Thomas MJ, Wood L, Selfe J, et al.: Anterior knee pain in younger adults as a precursor to subsequent patellofemoral osteoarthritis: a systematic review, *BMC Musculoskelet Disord* 11:201, 2010.

57. Khan AM, McLoughlin E, Giannakas K, et al.: Hip osteoarthritis: where is the pain? *Ann R Coll Surg Engl* 86:119–121, 2004.

58. Griffin DR, Dickenson EJ, O'Donnell J, et al.: The Warwick Agreement on femoroacetabular impingement syndrome (FAI syndrome): an international consensus statement, *Br J Sports Med* 50(19):1169–1176, 2016.

59. Marshall M, Nicholls E, Kwok WY, et al.: Erosive osteoarthritis: a more severe form of radiographic hand osteoarthritis rather than a distinct entity? *Ann Rheum Dis* 74(1):136–141, 2015.

60. Bijsterbosch J, Visser W, Kroon HM, et al.: Thumb base involvement in symptomatic hand osteoarthritis is associated with more pain and functional disability, *Ann Rheum Dis* 69:585–587, 2010.

61. Kraus VB, Jordan JM, Doherty M, et al.: The Genetics of Generalized Osteoarthritis (GOGO) study: study design and evaluation of osteoarthritis phenotypes, *Osteoarthritis Cartilage* 15:120–127, 2007.

62. Richardson A, Prideaux A, Kiely P: Haemochromatosis: unexplained metacarpophalangeal or ankle arthropathy should prompt diagnostic tests: findings from two UK observational cohort studies, *Scand J Rheumatol* 46(1):69–74, 2017.

63. Gellhorn AC, Katz JN, Suri P: Osteoarthritis of the spine: the facet joints, *Nat Rev Rheumatol* 9:216–224, 2013.

64. Suri P, Hunter DJ, Rainville J, et al.: Presence and extent of severe facet joint osteoarthritis are associated with back pain in older adults, *Osteoarthritis Cartilage* 21:1199–1206, 2013.

65. Sarzi-Puttini P, Atzeni F, Fumagalli M, et al.: Osteoarthritis of the spine, *Semin Arthritis Rheum* 34(6 Suppl 2):38–43, 2005.

66. Battie MC, Videman T: Lumbar disc degeneration: epidemiology and genetics, *J Bone Joint Surg Am* 88(Suppl 2):3–9, 2006.

67. Pye SR, Reid DM, Lunt M, et al.: Lumbar disc degeneration: association between osteophytes, end-plate sclerosis and disc space narrowing, *Ann Rheum Dis* 66:330–333, 2007.

68. Abbed KM, Coumans JV: Cervical radiculopathy: pathophysiology, presentation, and clinical evaluation, *Neurosurgery* 60(1 Suppl 1):S28–S34, 2007.

69. Tarulli AW, Raynor EM: Lumbosacral radiculopathy, *Neurol Clin* 25:387–405, 2007.

70. Cammisa M, De Serio A, Guglielmi G: Diffuse idiopathic skeletal hyperostosis, *Eur J Radiol* 27(Suppl 1):S7–S11, 1998.

71. Kos MP, van Royen BJ, David EF, et al.: Anterior cervical osteophytes resulting in severe dysphagia and aspiration: two case reports and literature review, *J Laryngol Otol* 123:1169–1173, 2009.

72. McCarty DJ, Halverson PB, Carrera GF, et al.: "Milwaukee shoulder"—association of microspheroids containing hydroxyapatite crystals, active collagenase, and neutral protease with rotator cuff defects. I. Clinical aspects, *Arthritis Rheum* 24:464–473, 1981.

73. Rood MJ, van Laar JM, de Schepper AM, et al.: The Milwaukee shoulder/knee syndrome, *J Clin Rheumatol* 14:249–250, 2008.

74. Iagnocco A, Rizzo C, Gattamelata A, et al.: Osteoarthritis of the foot: a review of the current state of knowledge, *Med Ultrason* 15:35–40, 2013.

75. Liu F, Steinkeler A: Epidemiology, diagnosis, and treatment of temporomandibular disorders, *Dent Clin North Am* 57:465–479, 2013.

76. Nelson AE, Smith MW, Golightly YM, et al.: "Generalized osteoarthritis": a systematic review, *Semin Arthritis Rheum* 43:713–720, 2014.

77. Kellgren JH, Moore R: Generalized osteoarthritis and Heberden's nodes, *Br Med J* 1:181–187, 1952.

78. Lawrence JS: Generalized osteoarthrosis in a population sample, *Am J Epidemiol* 90:381–389, 1969.

79. Felson DT, Couropmitree NN, Chaisson CE, et al.: Evidence for a Mendelian gene in a segregation analysis of generalized radiographic osteoarthritis: the Framingham Study, *Arthritis Rheum* 41:1064–1071, 1998.

80. Doherty M, Watt I, Dieppe P: Influence of primary generalised osteoarthritis on development of secondary osteoarthritis, *Lancet* 2:8–11, 1983.

81. Kraus VB, Kepler TB, Stabler T, et al.: First qualification study of serum biomarkers as indicators of total body burden of osteoarthritis, *PloS One* 5:e9739, 2010.

82. Dillon CF, Hirsch R, Rasch EK, et al.: Symptomatic hand osteoarthritis in the United States: prevalence and functional impairment estimates from the third U.S. National Health and Nutrition Examination Survey, 1991-1994, *Am J Phys Med Rehabil* 86:12–21, 2007.

83. Stecher RM: Heberden's nodes; a clinical description of osteoarthritis of the finger joints, *Ann Rheum Dis* 14:1–10, 1955.

84. Irlenbusch U, Schaller T: Investigations in generalized osteoarthritis. Part 1: genetic study of Heberden's nodes, *Osteoarthritis Cartilage* 14:423–427, 2006.

85. Spector TD, Cicuttini F, Baker J, et al.: Genetic influences on osteoarthritis in women: a twin study, *BMJ* 312:940–943, 1996.

86. Wright GD, Hughes AE, Regan M, et al.: Association of two loci on chromosome 2q with nodal osteoarthritis, *Ann Rheum Dis* 55:317–319, 1996.

87. Wright GD, Regan M, Deighton CM, et al.: Evidence for genetic anticipation in nodal osteoarthritis, *Ann Rheum Dis* 57:524–526, 1998.

88. Greig C, Spreckley K, Aspinwall R, et al.: Linkage to nodal osteoarthritis: quantitative and qualitative analyses of data from a whole-genome screen identify trait-dependent susceptibility loci, *Ann Rheum Dis* 65:1131–1138, 2006.

89. Valdes AM, McWilliams D, Arden NK, et al.: Involvement of different risk factors in clinically severe large joint osteoarthritis according to the presence of hand interphalangeal nodes, *Arthritis Rheum* 62:2688–2695, 2010.

90. Clayburne G, Baker DG, Schumacher Jr HR: Estimated synovial fluid leukocyte numbers on wet drop preparations as a potential substitute for actual leukocyte counts, *J Rheumatol* 19:60–62, 1992.

91. Bay-Jensen AC, Thudium CS, Mobasheri A: Development and use of biochemical markers in osteoarthritis: current update, *Curr Opin Rheumatol* 30(1):121–128, 2018.

92. Hunter DJ, Nevitt M, Losina E, et al.: Biomarkers for osteoarthritis: current position and steps towards further validation, *Best Pract Res Clin Rheumatol* 28:61–71, 2014.

93. Kellgren JH, Lawrence JS: Radiological assessment of osteo-arthrosis, *Ann Rheum Dis* 16:494–502, 1957.

94. Schiphof D, de Klerk BM, Kerkhof HJ, et al.: Impact of different descriptions of the Kellgren and Lawrence classification criteria on the diagnosis of knee osteoarthritis, *Ann Rheum Dis* 70:1422–1427, 2011.

95. Guermazi A, Hayashi D, Roemer FW, et al.: Osteoarthritis: a review of strengths and weaknesses of different imaging options, *Rheum Dis Clin North Am* 39:567–591, 2013.

96. Altman RD, Gold GE: Atlas of individual radiographic features in osteoarthritis, revised, *Osteoarthritis Cartilage* 15(Suppl A):A1–A56, 2007.

97. Duryea J, Neumann G, Niu J, et al.: Comparison of radiographic joint space width with magnetic resonance imaging cartilage morphometry: analysis of longitudinal data from the Osteoarthritis Initiative, *Arthritis Care Res* 62:932–937, 2010.

98. Felson DT, Nevitt MC, Yang M, et al.: A new approach yields high rates of radiographic progression in knee osteoarthritis, *J Rheumatol* 35:2047–2054, 2008.

99. Kraus VB, Vail TP, Worrell T, et al.: A comparative assessment of alignment angle of the knee by radiographic and physical examination methods, *Arthritis Rheum* 52:1730–1735, 2005.

100. Conrozier T, Merle-Vincent F, Mathieu P, et al.: Epidemiological, clinical, biological and radiological differences between atrophic and hypertrophic patterns of hip osteoarthritis: a case-control study, *Clin Exp Rheumatol* 22:403–408, 2004.

101. Arden NK, Lane NE, Parimi N, et al.: Defining incident radiographic hip osteoarthritis for epidemiologic studies in women, *Arthritis Rheum* 60:1052–1059, 2009.

102. Conaghan PG, Hunter DJ, Maillefert JF, et al.: Summary and recommendations of the OARSI FDA osteoarthritis assessment of structural change Working group, *Osteoarthritis Cartilage* 19(5):606–610, 2011.

103. Guermazi A, Roemer FW, Haugen IK, et al.: MRI-based semi-quantitative scoring of joint pathology in osteoarthritis, *Nat Rev Rheumatol* 9:236–251, 2013.

104. Hunter DJ, Guermazi A, Lo GH, et al.: Evolution of semi-quantitative whole joint assessment of knee OA: MOAKS (MRI Osteoarthritis Knee Score), *Osteoarthritis Cartilage* 19:990–1002, 2011.

105. Sharma L, Chmiel JS, Almagor O, et al.: Significance of preradiographic magnetic resonance imaging lesions in persons at increased risk of knee osteoarthritis, *Arthritis Rheumatol* 66:1811–1819, 2014.

106. Guermazi A, Crema MD, Roemer FW: Compositional magnetic resonance imaging measures of cartilage—Endpoints for clinical trials of disease-modifying osteoarthritis drugs? *J Rheumatol* 43(1):7–11, 2016.

107. Abraham AM, Pearce MS, Mann KD, et al.: Population prevalence of ultrasound features of osteoarthritis in the hand, knee and hip at age 63 years: the Newcastle thousand families birth cohort, *BMC Musculoskelet Disord* 15:162, 2014.

108. Moller I, Bong D, Naredo E, et al.: Ultrasound in the study and monitoring of osteoarthritis, *Osteoarthritis Cartilage* 16(Suppl 3):S4–S7, 2008.

109. Bevers K, Zweers MC, van den Ende CH, et al.: Ultrasonographic analysis in knee osteoarthritis: evaluation of inter-observer reliability, *Clin Exp Rheumatol* 30:673–678, 2012.

110. Saarakkala S, Waris P, Waris V, et al.: Diagnostic performance of knee ultrasonography for detecting degenerative changes of articular cartilage, *Osteoarthritis Cartilage* 20:376–381, 2012.

111. Maricar N, Parkes MJ, Callaghan MJ, et al.: Where and how to inject the knee—a systematic review, *Semin Arthritis Rheum* 43:195–203, 2013.

112. Haugen IK, Hammer HB: Role of modern imaging techniques in hand osteoarthritis research and clinical practice, *Curr Rheumatol Rep* 16:399, 2014.

113. Roemer FW, Eckstein F, Hayashi D, et al.: The role of imaging in osteoarthritis, *Best Pract Res Clin Rheumatol* 28:31–60, 2014.

114. Addison S, Coleman RE, Feng S, et al.: Whole-body bone scintigraphy provides a measure of the total-body burden of osteoarthritis for the purpose of systemic biomarker validation, *Arthritis Rheum* 60:3366–3373, 2009.

115. Hong YH, Kong EJ: (18F)Fluoro-deoxy-D-glucose uptake of knee joints in the aspect of age-related osteoarthritis: a case-control study, *BMC Musculoskelet Disord* 14:141, 2013.

116. Kobayashi N, Inaba Y, Tateishi U, et al.: New application of 18F-fluoride PET for the detection of bone remodeling in early-stage osteoarthritis of the hip, *Clin Nucl Med* 38:e379–e383, 2013.

117. Patient outcomes in rheumatology: a review of measures, *Arthritis Care Res* 63(Suppl):S1–S490, 2011.

118. Dobson F, Hinman RS, Roos EM, et al.: OARSI recommended performance-based tests to assess physical function in people diagnosed with hip or knee osteoarthritis, *Osteoarthritis Cartilage* 21:1042–1052, 2013.

119. Goetz C, Ecosse E, Rat AC, et al.: Measurement properties of the osteoarthritis of knee and hip quality of life OAKHQOL questionnaire: an item response theory analysis, *Rheumatology* 50:500–505, 2011.

120. Mota RE, Tarricone R, Ciani O, et al.: Determinants of demand for total hip and knee arthroplasty: a systematic literature review, *BMC Health Serv Res* 12:225, 2012.

121. Gossec L, Paternotte S, Bingham 3rd CO, et al.: OARSI/OMERACT initiative to define states of severity and indication for joint replacement in hip and knee osteoarthritis. An OMERACT 10 Special Interest Group, *J Rheumatol* 38:1765–1769, 2011.

122. Pham T, van der Heijde D, Altman RD, et al.: OMERACT-OARSI initiative: Osteoarthritis Research Society International set of responder criteria for osteoarthritis clinical trials revisited, *Osteoarthritis Cartilage* 12:389–399, 2004.

123. Hochberg MC: Mortality in osteoarthritis, *Clin Exp Rheumatol* 26(5 Suppl 51):S120–S124, 2008.

124. Hawker GA, Croxford R, Bierman AS, et al.: All-cause mortality and serious cardiovascular events in people with hip and knee osteoarthritis: a population based cohort study, *PloS One* 9:e91286, 2014.

125. Veronese N, Cereda E, Maggi S, et al.: Osteoarthritis and mortality: a prospective cohort study and systematic review with meta-analysis, *Semin Arthritis Rheum* 46(2):160–167, 2016. Epub 2016 Apr 13. Review. PubMed PMID: 27179749.

第 106 章

骨关节炎的治疗

原著 DEVYANI MISRA, DEEPAK KUMAR, TUHINA NEOGI

章 璐译 马 丽校

关键点

- 骨关节炎（osteoarthritis，OA）的治疗主要是对症治疗，目前尚无可以改善结构损伤的治疗方法。
- 物理治疗是主要的治疗方法，但未得到充分利用。
- 应重视疾病预防，包括减重以及避免膝关节损伤。
- 现有的药物治疗只有一定的疗效，且通常伴有不良反应或禁忌证。
- 药物治疗的重点在于优先选择局部治疗。
- 非甾体抗炎药是首选的治疗药物。
- 手术治疗：
  ○ 关节置换术（膝关节、髋关节）对大多数患者是有效的。
  ○ 关节镜尚未被证明优于物理治疗。
- 同时改善症状和结构的新药目前正在临床试验中。

引言

骨关节炎（osteoarthritis，OA）是最常见的关节炎，据估计累及全世界 3.02 亿成年人[1]。在美国，手、膝或髋 OA 患病率较前增加，从 1995 年的 2100 万人增加到 2005 年的 2700 万人[2]，预计 2030 年将达到 6700 万人[3]。因此，这是一个重大的公共卫生问题。更严重的是它已成为世界范围内最主要且增长最快的致残原因。[1] 年龄增长、肥胖和膝关节损伤是膝骨关节炎的常见危险因素，膝关节是 OA 最常累及的关节。

疼痛是骨关节炎的主要症状，也是导致功能受限和残疾的主要原因。在疾病早期阶段，疼痛常在活动时出现，而在疾病后期，疼痛会持续存在。这种持续性疼痛会同时伴有阵发性加剧[4]。到目前为止，尚无批准用于改善关节结构的治疗方法。因此，缓解疼痛仍然是 OA 治疗的重点。

骨关节炎治疗的疼痛靶点

把疼痛管理作为治疗目标，需要更好地了解导致 OA 发生疼痛的机制，以便提供针对性治疗。正常情况下，疼痛是一种警告信号，例如触摸热炉时的疼痛或缺血引发的胸痛。在这些情况下，疼痛起着保护作用，向个体发出信号，让其远离危险，休息可以让组织愈合，或去寻求帮助。一旦这种警告作用结束，将出现持续不间断的疼痛，即慢性疼痛。然而，与其他疾病不同的是，骨关节炎不能痊愈或消退，因此常伴有慢性疼痛。所谓的结构 - 症状不一致，即有些患者放射学改变轻微，但疼痛却很明显；另一些患者放射学改变明显，但疼痛症状很轻，这表明在 OA 中，除了结构病理改变之外，还有其他导致疼痛的重要因素[5,6]。

为了研究关节结构改变对 OA 疼痛的重要性，一项随机试验表明，与安慰剂相比，关节腔内注射利多卡因能有效改善膝关节疼痛[7]。此外，关节置换术是治疗骨关节炎的有效方法。这些例子表明，结构改变一定会导致症状，因此，结构病理改变是 OA 治疗的合理靶点。

虽然 OA 传统上被认为是一种软骨和骨的疾病，

但近年来人们已认识到 OA 是全关节的疾病。与"非炎症性"关节炎的定义相反，存在滑膜炎的膝 OA 占相当大的比例。此外，软骨下骨、骨膜、关节周围韧带、关节周围肌肉、半月板外 1/3、半月板周围组织、关节囊（包括滑膜内层）都有丰富的神经支配，它们可能是骨关节炎疼痛的来源。基于磁共振成像技术的研究证明软骨下骨（包括骨髓）病变和滑膜炎对 OA 疼痛起重要作用，而其他结构异常与疼痛关系较小 [8-10]。一项清醒、非麻醉状态下对膝关节进行的关节镜研究评估证实滑膜、关节囊、髌下脂肪垫和半月板外层有痛觉，而在健康状态下软骨无痛觉（已知骨有痛觉故未探查）[11]。然而，随着骨关节炎的进展，神经血管侵犯可能破坏骨 - 软骨连接。[12] 伴随着感觉神经的生长和神经生长因子的表达增加，神经生长因子可以刺激感觉神经生长并促进其致敏性，这是 OA 疼痛的另一个相关机制。

事实上，有 20% ~ 30% 患者在膝关节置换术后存在痛觉过敏、痛觉超敏、放射痛和持续性疼痛，可能的机制是神经生理学改变。神经生理学数据证实了 OA 中存在神经系统敏化作用。与对照组相比，在相同水平的压力刺激或降低压力痛阈时，OA 患者的疼痛强度更高 [13-17]。

OA 患者除了结构病理改变和疼痛敏化外，还有其他可能导致疼痛的因素，包括睡眠不良、情绪改变和心理因素。

OA 疼痛的潜在因素包括可能与疾病临床症状相关的结构病理改变和其他非关节相关因素（图106-1），可以据此理解 OA 治疗策略背后的基本原理。

骨关节炎的治疗方法

总论

OA 的管理可分为物理治疗和心身疗法、药物干预和外科手术（图 106-2）。虽然已经有多个治疗指南并得到了广泛的认同 [18]，然而并未得到有效的执行。

由于在病程早期，OA 相关疼痛通常与活动相关，因此可以建议患者尽量减少或避免导致疼痛的活动。例如，如果跑步导致膝关节疼痛，可改为低强度的体力活动，如走路。另一种方法是优化关节功能，允许个体继续从事他们喜欢的活动，但这可能会引发疼痛。减轻关节负荷，例如使用支架或夹板协助，使用手杖或其他辅助装置可减少下肢关节的负荷，也可以缓解特定活动出现的症状。调整活动节奏是另一种有益的策略，物理治疗师可以针对患者进行个性化治疗。

由于 OA 是一种慢性疾病，通常伴随患者数十年，因此 OA 患者在其疾病过程中可能需要采用多种不同的方法进行治疗，且需要多种方式的联合。某些治疗方法可能需要在疾病过程中重复使用。即使行关节置换术后，患者也经常需要增加或继续其他的治疗方法。应加强患者教育并指导自我管理方法，以此为基础建立适合疾病阶段的综合 OA 治疗方案，并随着疾病进展不断更新治疗计划（图 106-2）。除了考虑患者的偏好、医疗状况或合并症之外，也需要考虑其他因素包括形态和身心治疗、体能和经济成本；传统的医疗中心可能不会提供太多选择。一般来说，在选

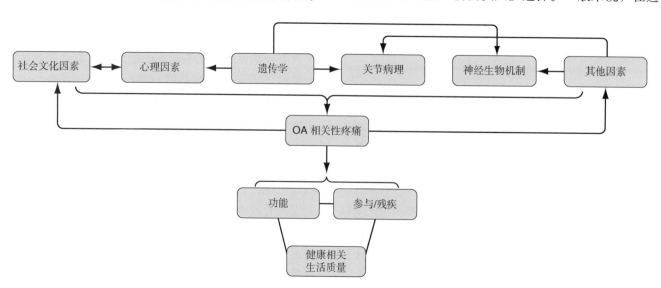

图 106-1　骨关节炎（OA）相关疼痛的病理生理学及其预后

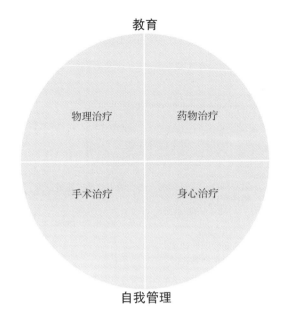

图 106-2　OA 管理概述

择药物治疗时，应优先选择全身暴露最少或毒性最低的药物，如针对受累关节的局部药物治疗。

OA 患者通常伴有影响疼痛和功能的其他症状。膝和髋 OA 患者跌倒的风险增加，导致骨折的发生[19]。因此，医生需要了解患者是否有膝或髋关节不稳定，或关节突然发软等症状，因为这些症状可能会增加患者跌倒的风险，需要同时进行物理治疗[20]。睡眠不良和情绪低落会严重影响疼痛体验，患者的健康医疗团队成员应优化此类问题。

身体形态和身心治疗

所有患者都应接受相关的物理治疗，减重和体力活动是下肢 OA 患者最重要的管理措施。

患者教育与自我管理

所有 OA 管理指南均推荐患者教育和自我管理策略作为核心干预方法。患者可以通过口头和书面信息接受教育，以提高他们对疾病的理解，消除恐惧和误解，并帮助他们做出正确的决定。这应该是 OA 管理中一个持续的过程。自我管理策略应针对个体量身定制，并侧重于行为和生活方式的改变，以帮助患者提高自我效能，减少对医疗保健提供者的依赖。包括锻炼和体力活动计划、体重管理策略、辅助设备的使用和活动调整。这些项目的实施，可以通过视频和自我管理移动医疗应用程序，或远程医疗方式，为个人或团体提供面对面的服务。对已发表的研究进行荟萃分析证实了自我管理计划对慢性肌肉骨骼疼痛和关节炎有一定益处[21,22]。

体重管理

肥胖是下肢 OA 的危险因素和疾病后果。因此，超重和肥胖 OA 患者的体重管理策略非常重要。超重或肥胖会增加下肢关节的负荷，导致 OA 症状恶化。减轻体重可以显著改善疼痛症状和关节功能。应为超重和患有膝 OA 的肥胖患者提供个性化的体重管理策略，包括饮食和运动。理想情况下，此类干预应采用团队模式，包括营养咨询、锻炼计划和行为策略。对于任何以肥胖为重要因素的慢性疾病来说，减重都是一项挑战，因此应考虑采用多种模式结合，并提供专业支持，有些患者甚至需要进行减重手术。以饮食和运动为基础的减重干预，以及针对 OA 的减重手术，均显著改善了疼痛症状和关节功能[23,24]。体重减轻的程度与 OA 预后的改善之间存在显著的正相关性[25]。尽管任何程度的体重减轻都可能带来益处，但体重减轻 20% 或以上带来的益处最大。

体力活动

体力活动是指骨骼肌产生的任何需要能量消耗的身体运动。体力活动包括锻炼以及其他涉及身体运动的活动，这些活动是玩耍、工作、交通活动、家务或娱乐活动的一部分（图 106-3）。下肢 OA 患者存在各种类型的体力活动减少的风险，尤其是行走，通常是由于行走过程中的疼痛所致。高达 87% 的膝 OA 患者没有达到体力活动指南的要求[25]。减少行走活动还会增加这些患者发生心血管疾病、抑郁和早期死亡的风险[26]。因此，持续改善体力活动的策略对于 OA 患者至关重要。在成人髋或膝 OA 患者中，体力活动增多与疼痛减轻和身体功能改善呈正相关。一些患者可能担心增加活动会使 OA 恶化，然而，目前没有证据表明增加体力活动会导致疾病恶化。此外，增加体力活动的总体好处远远超过任何潜在风险。症状的恶化通常都是短暂的，症状改善的时间更长。OA 患者的疲劳也是一个问题，这可能需要调整活动节律。因此，应鼓励患者"坚持下去"，因为活动导致 OA 恶化的风险很小，长期来看，患者的疼痛和功能均会得到改善。2018 年发布的体力活动推荐（https：//health.gov/paguidelines/second edition/pdf/Physical_

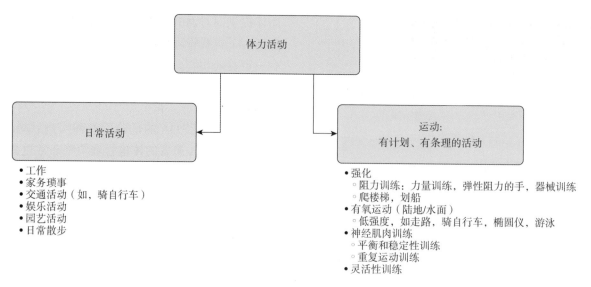

图 106-3　体力活动的类型

Activity_Guidelines_2nd_edition.pdf) 建议 OA 患者每周至少进行 150 分钟中至高等强度的体力活动(例如,每周 3 ~ 5 次,每次运动 30 ~ 60 分钟)。体力活动的类型和数量应与体能和下肢 OA 的严重程度相匹配。医护人员要关注 OA 患者是否进行低冲击力和低关节损伤风险的活动,如行走(包括户外、跑步机上或使用椭圆机)、游泳、太极等。新指南同样强调,任何活动的增加都是有益的,用轻体力活动代替久坐也是改善健康状况的一种方式。此外,不论持续时间长短都包括在日常活动的累积中。使用活动监视器、计步器和自我监测移动医疗应用程序也是鼓励 OA 患者进行更多体力活动的有效方法。

运动

与体力活动密切相关的是锻炼,锻炼是体力活动的一个分支。锻炼是有计划的、有组织的、重复的,和有目标的,目标就是提高或保持身体一个或多个部分健康状态。OA 的锻炼包括在陆上或水中进行的力量训练、有氧训练、神经肌肉训练、活动范围训练和灵活性训练(图 106-3)。

一般来说,运动计划被推荐为 OA 的核心和一线干预措施,其疗效与药物治疗相似,甚至更好,且无不良反应风险。不仅是简单地告知其要运动,而是要给出具体的运动建议,这样患者才能做得更好。到目前为止,还没有哪一种运动被证明对 OA 更有益。因此,医生应该向每位患者提供各种运动选择的建议,根据其关节症状、身体状态、合并症和生活方式,为

他们提供合适的运动方案。只要患者坚持干预,运动的益处就会持续,并且可以影响到 OA 以外的其他共患病,如心血管疾病、抑郁症等。因此,所有这些干预措施的关键在于患者可以自行实施的家庭运动项目和确保长期坚持。在运动试验中,相当一部分受试者在 6 个月内停止了他们的运动计划。强化训练作为一种处方可能是有意义的,同时也会发现持续的运动阻力。物理治疗师可以帮助患者制定一个可行的运动计划(关于促进长期坚持体力活动和锻炼的其他策略见表 106-1)。力量训练是指注重提高单个肌肉或肌肉群的力量或承载能力的训练计划。OA 患者普遍存在肌无力,其因素是多方面的,包括直接由 OA 发病机制引起的肌肉受累(如肌肉脂肪浸润、炎症)或间接由活动减少、损伤或疼痛导致的肌肉萎缩所致。解决肌肉功能下降的问题,即改善肌肉日常活动的能力,对于 OA 患者非常重要。个体不论年龄大小,运动都能获得力量增强,并可在一段时间内逐步增加阻力。力量训练器、弹性带或阻力机可以提供阻力。对于 OA 患者,强化训练应包括针对多个肌群的功能性训练(例如,爬楼梯或划船运动,及专门针对受累关节周围肌群的训练)及近端和远端肌群的功能性训练(例如,膝 OA 患者的膝关节伸肌和屈肌、髋关节外展肌和小腿肌肉)。渐进阻力为基础的力量训练计划显示,OA 患者的疼痛和功能得到了明显改善[27-36]。对于手 OA,职业治疗师最好根据所涉及的关节提供特定的手部练习。应注意根据个人能力量身定制方案,由专业人士提供干预措施,如物理治疗师、力量

表 106-1	促进骨关节炎患者长期坚持锻炼和体育活动的策略

教育患者有关疾病的知识和运动的好处

与患者一起制定锻炼和体育活动计划，并进行各种活动以保持兴趣和热情

使用分级渐进运动或体育活动计划，并确保在运动期间或之后不会过度疼痛和不适

在专家指导下开始练习，并在可能的情况下监督练习

用其他材料（如书面讲义，视频或 DVD）和在线演示补充面对面教学

通过多种行为技巧，提高患者的自我管理，如目标设定，积极强化，执行运动计划和使用日记或计步器进行自我监控

将患者的伴侣和家人纳入锻炼计划，并获得家人和朋友的支持

长期监测患者，由健康专家定期重新评估

使用活动监视器（例如，跟踪活动的腕带）和目标设定来补充练习说明

健身专家等。

有氧训练。 是指专注于改善心血管健康和肌肉携氧能力的活动。OA 患者往往伴随超重和健康水平降低。因此，改善肺携氧能力和功能是患者管理的重要组成部分。包括低冲击力、低强度、高重复性运动计划，通常将行走和（或）骑自行车作为陆地计划的训练活动。有氧运动计划也可以在水中进行（水上训练）。虽然有氧运动计划可以单独实施，但理想情况下，应该与力量训练相结合 [37-49]。

活动范围和灵活性训练。 指的是保持或提高关节灵活性的训练。由于关节受累和活动减少，OA 患者主诉关节僵硬，并可能表现出一些远端活动受限（例如，OA 导致膝内伸受限）。这些训练应该始终包含在整个训练方案中。它们不足以单独改善疼痛和功能。

神经肌肉训练。 是指提高功能运动控制力的训练。这些训练基于影响身体维持位置或执行动作的能力来提高控制能力。OA 患者通常表现出神经肌肉控制异常，包括关节本体感觉降低、肌肉部分收缩导致活动控制力降低，以及走路等日常活动中异常运动和肌肉激活模式。这种神经肌肉训练方案包括平衡和稳定性练习、运动模式再训练，以及有氧和强化训练。与常规护理或药物治疗相比，神经肌肉训练可以改善关节疼痛和功能 [50-54]。如果由经验丰富的专业人员指导，神经肌肉训练对于 OA 患者来说是一种

有价值的治疗选择，因为它可以解决肌肉损伤和神经运动控制等多个方面的问题。训练计划通常在陆地上的健身房、理疗诊所或家中进行，水上训练计划也是一种选择。在水中（如游泳池）运动可减少关节的负荷，使患者体验到更少的疼痛，并允许受累关节有更大的运动范围。力量训练和有氧运动都可以在水中进行。水上训练能改善疼痛和关节功能，训练强度低于陆地训练 [27,55-65]。在水上训练中准确记录运动量也存在挑战，而且并非所有患者都能长期坚持使用水上训练设施。然而，在可行的情况下，水上训练提供了比陆地训练更低强度的替代方案，对这些干预措施感兴趣的患者应考虑水上训练。迄今为止，由于有限的手 OA 研究，及运动类型的异质性，很难对手 OA 运动训练提出具体建议。

调节关节负荷的疗法

下肢 OA 患者，尤其是膝 OA 患者，关节力线异常会增加关节的局部负荷，如行走或其他负重活动时，过度负荷会增加疼痛。如胫股内侧间室负荷增加则表现为内翻畸形。内翻畸形患者在迈步时会出现短暂的膝关节向外侧移位。超重或肥胖也会增加关节的负荷。因此，建议将减重作为这些患者的干预策略。为了调整力线引起的异常关节负荷，已经研究或正在开发多种干预方法，包括步态再训练策略、矫形器（侧跟楔形鞋垫、护膝）、辅助工具（如手杖）和鞋类。对于以髌股关节 OA 为主的患者，理疗师常采用髌股关节固定治疗，以改善关节的生物力学功能。然而，迄今为止，对使用不同技术的研究表明，究竟哪一种方法有确切的疗效还很难辨识，因此也很难知道应该推荐哪种方法。

步态再训练。 这是指通过改变行走方式来减轻胫股关节内侧负荷的行为训练。例如，行走时改变脚趾朝向，增加向外或向内的角度，实时减少膝关节负荷。虽然这些干预策略均可减轻膝关节的负荷并减轻疼痛 [66]，但技术挑战和患者依从性问题阻碍了其广泛实施。之前的大多数研究都是在昂贵的步态实验室进行的，并要求患者多次访问以了解新的步态模式。这种方法无法广泛应用。此外，在日常生活条件下实施步态训练需要使用能够监测步态模式的特定（例如，脚趾伸出程度）技术，并向患者提供步态何时改变以及改变多少的反馈。虽然在这一领域取得了一些有希望的进展 [67]，但在这些技术广泛应用之前还需

要做很多工作。

外侧楔形鞋垫。这是一种可穿在鞋内的矫形器，用于膝关节内侧 OA 患者行走时减轻内侧胫股间隙负荷。足跟楔形鞋垫属于此类鞋垫，较高的外侧面使下肢更靠近身体中线来重新调整力线。同理，内侧楔形鞋垫可用于膝关节外侧 OA 患者。这些鞋垫提供了一个潜在的有吸引力的选择，因为它们价格便宜且供应广泛。虽然外侧楔形鞋垫可导致内侧膝关节负荷轻微减轻[68]，但其对内侧膝 OA 患者的疼痛和功能的改善并不令人满意[69]。然而，最近的一些研究表明，当筛查患者对外侧楔形鞋垫减轻膝关节负荷的初始反应时，可以获得微小但有显著差异的疼痛改善[70]。需要识别那些对减轻膝关节负荷有反应的患者，而不需要对他们进行昂贵的步态实验室评估。内侧楔形鞋垫对外侧膝 OA 患者的疗效更有希望，但评估内侧楔形鞋垫疗效的研究却很少[71]。如果下处方给这些患者应用此类鞋垫，务必考虑到足部的功能解剖和足部症状，并进行适当的调整。例如，足内旋患者应提供内足弓支撑的鞋垫[72]，然而，这些设备的长期依从性尚不清楚。

鞋子。对于膝 OA 患者来说，能够减轻膝关节负荷的鞋也非常有益。这些鞋子包括最小强度鞋（平底鞋、柔性鞋、无后跟鞋）、可变硬度鞋（外侧硬度大于内侧，或侧楔和可变硬度的组合）、可修改鞋和生物力学鞋。事实上，最小强度鞋、可变硬度鞋和可修改鞋似乎并不能减轻膝 OA 患者的疼痛或改善其功能[73-78]。生物力学鞋结合可修改鞋再加步态再训练，减少了膝关节负荷和疼痛，但在提出临床建议之前还需要进一步研究。虽然生物力学鞋可能相对昂贵，但其他一些鞋，包括最小强度鞋和可变硬度鞋，在商业上的成本很低。因此，尽管目前缺乏数据，很难给出具体的建议，但也不应该阻止有兴趣的患者去尝试这些鞋子。

卸荷膝关节支具。是戴在膝关节上试图卸荷内侧膝关节间隙的装置。这些支具通过对膝关节近端和远端施加压力来重新调整下肢力线（图 106-4）。虽然与无支具相比，卸荷式支具在减轻内侧膝关节负荷方面有效，但与常规支具相比是否有效尚不清楚[79]。这种改变膝关节负荷与疼痛或功能改善并不一致，大多数研究都是小范围的，并存在偏倚[80]，因为它们体积太大，很难穿在裤子里，或者当穿裙子/连衣裙时支具能被看到，所以大多数患者不喜欢长期使用

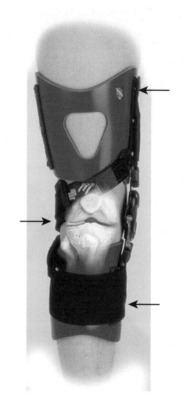

图 106-4　用于调整膝外翻的膝关节支架

这些设备，导致依从性差，限制其效用。轻微的不良反应包括滑倒、皮肤刺激或水泡。因此，卸荷膝关节支具可能是一种辅助治疗，主要用于有内侧膝骨关节炎并愿意佩戴该设备的患者。髌骨支具也可使用，一项试验表明，在短短 6 周时间内，骨髓损伤面积和疼痛减少，这为髌骨 OA 支具的疗效提供了理论依据[81]。

拐杖。伴有下肢痛性 OA 的患者，对侧使用拐杖（例如，左膝或髋痛性 OA，右手拄拐杖）是晚期 OA 患者的常用方法。在社区内行走时，拐杖使用是有限的，因为这些患者不喜欢使用拐杖。拐杖的作用是减少膝关节或髋关节的负荷。一项非盲临床试验报道了使用拐杖 2 个月可改善膝 OA 患者的疼痛[78]。虽然目前还没有足够的研究对使用拐杖提出结论性建议，但风险和成本很小，因此应在适当时予以考虑。此外，还可用于疾病晚期患者，他们需要辅助行走、拐杖或其他辅助工具。这些设备能帮助保持平衡，减少摔倒的风险。因此，对于那些有行走障碍或有跌倒风险的患者，应该推荐使用拐杖等助行工具。对于有症状和（或）上楼梯不稳的患者，使用拐杖也是有用的。对于手 OA 患者，关节负荷通常与可导致疼痛的

握力活动有关，特别是在第一腕掌关节。能减少关节负荷的办法，包括减少夹持动作所需力量的辅助装置，如缓冲器具和（或）辅助罐子打开装置。对第一腕掌骨关节炎患者建议使用手指矫形器，而用于其他手关节，手指矫形器和治疗手套的数据不太可靠，但考虑到其风险低、成本低，这些方法都可以尝试。没有足够的数据推荐刚性矫形器和氯丁橡胶矫形器。

认知 - 行为疗法

OA 患者经常伴有与慢性疼痛相关的并发症，包括抑郁情绪和睡眠障碍。这些并发症可增加患者对止痛药的依赖，干扰对治疗方案的坚持，并降低治疗的疗效。认知 - 行为疗法（CBT）是一种行为治疗干预，由心理学家或其他受过培训的人员提供，并推荐作为抑郁症患者的一线治疗方法。CBT 通常是通过面对面的治疗来完成的，但最近，许多基于互联网和（或）电话的 CBT 已经被开发出来，用于干预许多慢性疾病。对于膝 OA 患者，CBT 本身在疼痛管理方面并没有比通常的治疗更好，但可以帮助治疗抑郁症状和睡眠障碍[82-84]，对其他疼痛状况也有帮助。因此，CBT 可作为伴有抑郁症状和（或）睡眠障碍的膝 OA 患者的一种辅助治疗。

物理制剂和电治疗方式。 这是指应用治疗性加热（湿热）或冷却、电刺激（如经皮神经电刺激或 TENS 或神经肌肉电刺激或 NMES）、射频消融或治疗性超声波的方法。将这些制剂应用于局部受累关节，目的是改善 OA 的疼痛和（或）炎症。加热可以使用热水或热敷，电磁热或治疗性超声波。对于手 OA，可用石蜡疗法加热治疗。有些模式更适合浅表关节（如膝关节、手关节）。一般来说，热敷（包括使用治疗性超声波）对 OA 疼痛或功能改善没有任何明显的效果。治疗性超声波研究面临的一个挑战是流程的变化，在最佳剂量或可用的流程上没有共识。使用冷敷、冰袋或冷敷袋似乎对运动时产生的疼痛有积极作用，但对自我报告的疼痛总体上没有效果。同样，TENS 对缓解 OA 疼痛的益处也不清楚。NMES 是指利用电刺激引起肌肉收缩，在物理治疗实践中用于克服肌肉激活不足，在没有自主肌肉激活的情况下保持肌肉力量，也可以结合运动增强肌肉力量。虽然 NMES 对 OA 疼痛的影响尚不清楚，但它可以与力量训练结合起来，存在疼痛或激活缺陷时可诱发更大的肌肉收缩。虽然使用这些方法的不良事件很少发生，

但任何热或冷的应用都需要伴有皮肤感觉全面评估。这些方法不应单独使用，而应作为对那些干预有反应的，或可能相信其疗效的患者的初级治疗的辅助方法。

神经消融术最近引起了临床的广泛关注。它指的是将热（热射频消融术、冷射频消融术、脉冲射频）或冷（冷冻神经裂解术）集中应用于感觉神经，以削弱其传递疼痛信号的能力。射频消融术是指利用热量破坏神经传导，可分为常规热消融术、脉冲射频消融术和冷却消融术。只有少数研究评估了这些治疗方法，由于技术、剂量的可变性，所以研究者很难得出确切的结论[85,86]。然而，似乎热射频消融术可以显著减少疼痛，能持续 3 ~ 12 个月。而脉冲射频疗法的结果则不太乐观。在临床实践中，通常在消融前使用可预测的神经阻滞，但神经阻滞在 OA 中的作用尚不清楚。膝神经的上内侧支、上外侧支和下内侧支通常是射频消融术治疗膝 OA 的目标。冷冻神经松解术是指在周围神经上经皮应用冷剂破坏神经传导。对于膝 OA 可选择隐神经髌下支[87]。在一项双盲假对照试验中，冷冻神经松解术对疼痛有显著改善，持续时间长达 5 个月。这些疗法的不良事件似乎并不常见，美国食品和药物管理局最近批准了一种冷却射频消融设备（Coolief®，Avanos Medical，USA）和一种冷冻神经松术解设备（Iovera®，Myoscience，USA）用于 OA 患者。虽然在更广泛地应用这些疗法治疗 OA 之前还需要更多的研究，但它们有望成为除传统药物或外科治疗外新的选择。

手法治疗

手法治疗有各类技术，临床医生或患者通过手法可达到预期效果，如缓解疼痛、恢复运动或解除粘连。例如关节推拿和活动、肌肉拉伸和软组织按摩均为手法治疗技术。一般来说，单独使用这些疗法的益处尚不清楚。由经验丰富的专业人员（如物理治疗师、骨科医生、脊柱按摩师）操作，可作为基础治疗的辅助手段。

补充治疗和综合治疗

这些包括各种不被西方医学所认可的方法，可以与传统方法一起使用（即互补）。"综合治疗"指的是以患者为中心，协调使用常规和补充疗法，同时解决心理、情感、功能、精神、社会和社区方面的问

题。综合医疗保健方法正在发展，例如退伍军人事务（VA）医疗保健系统在这一领域为军队和退伍军人的慢性疼痛管理开展开创性工作，以及其他医疗保健系统在医疗诊所设置内提供综合医疗服务。

身心练习。身心练习指的是由训练有素的从业者或老师指导的各种补充和替代方法，包括瑜伽、冥想、针灸、太极、放松技巧等。虽然针灸已经越来越受欢迎，但针灸治疗 OA 疼痛的效果仍不清楚。研究显示与常规治疗比较针灸能改善疼痛和功能[88-94]，但与对照组相比，效果并不明显[89,92,97]。对照组"假"针灸也有不同的方案，包括穿透针与非穿透针或无针，以及使用"真"针灸穴位与其他非针灸穴位；一般来说，穿透针（如 0.16）对照研究的疗效小于非假穿透针（如 0.50）对照研究[98]。还有一种可能性是临床医生对阳性结果的乐观态度和沟通可能影响病人对疼痛的感知，虽然支持针灸治疗 OA 的证据尚不清楚，但考虑到干预的相对安全性，可以考虑将其作为对针灸有积极信念的患者的辅助治疗。太极拳是一种中国的身心练习，它将冥想与呼吸，以及放松、缓慢、轻柔的动作结合在一起，可以改善膝 OA 患者的疼痛和身体功能[63,100,104]。瑜伽是一种印度的身心练习，包括冥想、呼吸、放松和锻炼。虽然关于瑜伽治疗 OA 的研究并不多，但目前的研究表明，瑜伽对改善疼痛和身体机能是有益的[45,105]。因此，对于那些对太极或瑜伽感兴趣并能请到教练的患者，太极或瑜伽应该作为治疗 OA 尤其是膝 OA 的干预手段。然而，瑜伽可能不适合髋 OA 患者，因为担心某

些髋关节外展运动可能会导致疼痛和（或）有害。迄今为止，没有足够的数据专门推荐冥想来治疗 OA 的相关症状。然而，正念减压疗法（MBSR）已经被证明对慢性下腰痛有效，并被美国医师学会推荐用于治疗慢性下腰痛[106]。正念减压疗法很可能对 OA 症状有类似的益处，考虑到它没有副作用，而且成本低，通过一些免费的智能手机应用程序就可以实施，因此推荐正念减压疗法作为患者疼痛管理策略的辅助疗法。

药物管理：膝、髋、手关节

许多患者在就医前已经尝试过对乙酰氨基酚和（或）非处方非甾体抗炎药治疗。在逐步升级药物治疗之前，第一步应该强调患者要先尝试上述物理治疗及辅助身心疗法。设定期望值也很重要，虽然大多数患者期望并渴望药物治疗，但需要告知他们，大部分 OA 症状管理需要患者本人积极参与，如减重（如上所指）和锻炼。此外，"零痛苦"的目标并不现实，应对"疼痛管理"设定合理的预期，将重点放在"疼痛控制"上，以便患者能够在最轻微的症状下开展活动，避免心理落差是必要的。是否给予药物治疗应以症状的严重程度和发作频率为指导（图106-5）。患者可以按需使用止痛药来控制轻度和间歇性症状。单关节受累最好通过局部治疗，如外用药治疗或关节腔内注射。较频繁和限制性疼痛可能需要多种治疗方法，包括物理疗法和全身及局部治疗。当可用的适当的选择已经尝试过，仍不能充分控制症状时，可以转

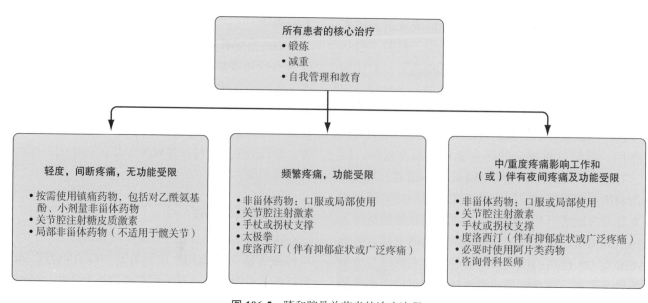

图 106-5 膝和髋骨关节炎的治疗流程

诊给骨科医生考虑关节置换手术。

局部治疗

局部外用药治疗。 能够穿透皮肤的外用药可以帮助缓解浅表关节的症状，如手或膝关节。髋关节是一个较深的关节，不适合进行局部外用药治疗。用于 OA 的外用药物有两种：非甾体抗炎药（NSAIDs）和辣椒素，但没有数据支持外用利多卡因。一般来说，对于膝或手 OA 的轻微症状，特别是只有单个或少数关节受累时，外用药治疗可能比口服全身治疗是更好的选择，以最大限度地减少口服药物暴露的潜在副作用。患者需要注意，确保在药物渗入皮肤之前，局部凝胶或乳膏不会被无意中从皮肤上擦掉。NSAID 是一种抗炎镇痛药。NSAID 通过阻断环氧化酶 1 和 2，抑制前列腺素的合成而发挥作用 [107]。在动物模型中前列腺素在炎症反应的发生中起关键性作用，前列腺素还能使传入神经增敏，增强缓激肽诱导疼痛的作用 [109]，因此，局部使用 NSAID 可能通过抑制周围组织中前列腺素的合成而发挥抗炎和镇痛作用。在比较口服与外用双氯芬酸的全身生物利用度的研究中证实外用 NSAID 的全身吸收率低 [110]。与安慰剂相比，NSAID 外用制剂在治疗膝和手 OA 疼痛和功能方面已证明有效，尽管效果小，大致与口服药相似。在安慰剂对照试验的荟萃分析中，发现双氯芬酸贴片对疼痛疗效最大，而吡罗昔康凝胶对功能的疗效最大 [111]。深部关节，包括髋和肩 OA 的资料缺乏。主要的不良反应包括局部皮肤干燥、红斑、刺激、感觉异常和瘙痒。尽管比口服 NSAID 的全身吸收率低，但包括胃肠道副作用和头痛在内的全身不良反应已有报道，然而，由口服 NSAID 引起的贫血和肝、肾功能异常，在局部使用 NSAID 时很少见 [112]。已有多篇个案报道水杨酸甲酯联合使用华法林抗凝治疗导致胃肠道出血 [113]。尽管如此，总的来说，外用 NSAID 的不良反应少于口服制剂。因此，基于安全性和有效性考虑，外用 NSAID 被认为是治疗膝和手 OA 疼痛的一线药物，特别是在老年患者中。

辣椒素是辣椒变辣的活性化合物。辣椒素选择性地刺激传入的 C 神经纤维，通过激活瞬时受体电位香草醛 1（transient receptor potential vanilloid 1，TRPV1）通道产生 P 物质，导致这些初级传入疼痛纤维的末端可逆脱敏。致使一段时间的神经刺激增强（刺激、灼烧、血管扩张），随后由于 P 物质在正常使用中耗尽而导致敏感性降低。因此，外用辣椒素通过作用于关节周围组织的周围神经而发挥镇痛作用。外用辣椒素对治疗性疼痛、糖尿病神经病变和肌肉骨骼疾病等多种疼痛症状均有效，只有少数试验在 OA 中进行。一项辣椒素与安慰剂对照试验的荟萃分析表明，辣椒素对肌肉骨骼疾病有缓解疼痛的功效。另一项比较辣椒素与安慰治疗 OA 临床试验的荟萃分析显示，外用辣椒素的疗效是安慰剂的 4 倍（OR，4.36；95% CI，2.77 ~ 6.88）。[115] 此荟萃分析后，3 个随机对照试验直接评估了辣椒素对膝 OA 的疗效，结果疗效略偏向于辣椒素，但对疼痛和功能疗效不精确，使其难以评价疗效的大小。重要的是，迄今为止还没有关于外用辣椒素和外用 NSAID 的对比试验。外用辣椒素的局部副作用比外用 NSAID 要大得多。在上述对肌肉骨骼疾病进行的荟萃分析中，与安慰剂相比，辣椒素的不良事件发生率更高（54% vs. 15%），涂药部位出现灼烧、刺痛和红斑 [114]。建议患者使用手套、棉签或纸巾，以避免直接接触；如果用手涂抹，事后应认真洗手。特别是当手上的辣椒素触摸到眼时，会产生灼痛，这点必须提醒患者。辣椒素的全身副作用很少，主要出现在高浓度（0.25% 和 0.075%）而不是低浓度（0.025%）的情况下。例如，一项荟萃分析发现，使用 0.075% 辣椒素的患者中有 8% 出现咳嗽（由于吸入辣椒素残留的），而使用 0.025% 辣椒素的患者未出现咳嗽。

利多卡因。 假设炎性关节组织可诱导周围神经传入增加。表面麻醉剂可以阻断受累组织周围感觉神经的钠通道。一项为期 2 周的开放标签研究表明，使用其他止痛药控制疼痛不佳的 OA 患者，利多卡因可以显著改善疼痛和生活质量 [116]。一项试验的后期分析显示 5% 利多卡因贴片与每天 200 mg 塞来昔布在膝 OA 疼痛和皮肤反应方面没有差异 [117]。因此，没有足够的数据明确支持局部使用利多卡因治疗 OA，尽管该试验中证实利多卡因与塞来昔布没有差异，这也提示它有一些潜在的缓解 OA 疼痛的可能。

总而言之，外用药物耐受性良好，可考虑用于治疗膝和手 OA。尽管外用 NSAID 在 OA 治疗中具有最有效和最安全的数据，但并不能明确推荐一种特定类型的外用药物好于另一种。

关节腔内制剂。 某些剂型的药物可以直接注射到关节腔内。当单关节受累时，关节腔内给药是很好的选择。有数据支持在超声或其他影像引导下关节腔内注射精度更高。但大多数情况下，在临床上手、膝关节腔内注射不需要影像引导。由于髋关节位置较深，建议在影像引导下进行关节腔内注射。关节腔内注射治疗 OA 的药物包括糖皮质激素和黏性补剂，尽管后一类药物的疗效存在争议。富血小板血浆、再生疗法、间充质干细胞治疗和肉毒杆菌毒素作为潜在的治疗方法正在受到越来越多的关注，尽管缺乏足够的数据支持它们的使用。

糖皮质激素。 滑膜炎是 OA 的一个关键病理部位，有证据表明滑膜炎与 OA 的进展有关[118]。证据来自于随机或准 - 随机对照试验的 Cochrane 综述，即关节腔内注射类固醇与假治疗或不治疗对比，提示注射糖皮质激素能缓解疼痛，具有短期的疗效，在治疗结束后 1 ~ 2 周仍有中度疗效，4 ~ 6 周有轻至中度疗效，13 周有轻度疗效，26 周无明显疗效证据[119]。

也有证据支持接受关节腔内糖皮质激素注射的 OA 患者关节功能稍有改善。虽然有人认为关节腔内注射糖皮质激素对炎症性积液的关节疗效更明显，一项为期 2 年的随机试验，在超声显示有积液或滑膜炎的膝 OA 患者中，每 12 周进行一次曲安奈德与盐水关节腔内注射，结果显示疼痛缓解无差异[120]。正是这项研究对糖皮质激素关节腔内注射在炎性膝关节有效的理论提出了质疑。曲安奈德缓释剂是一种作用时间较长的制剂，已获得 FDA 批准，但根据每日平均疼痛的主要特征，其止痛效果并不明显长于传统曲安奈德[121]。尽管如此，缓释剂型对全身血糖的影响较小。

关节腔内注射糖皮质激素通常被认为是安全的。一篇 Cochrane 综述报道，与其他治疗组相比，接受关节腔内糖皮质激素治疗的患者发生严重不良事件的可能性降低 27%，尽管结果未达到统计学意义[119]。在上述曲安奈德注射剂与生理盐水注射剂的随机试验中，与生理盐水组相比，曲安奈德组两年内软骨受损的风险无显著性差异[120]。然而，两年内软骨微小差异变化的临床意义尚不清楚；事实上，两年内组间差异 - 0.11 mm 小于一个立体像素（0.3 mm×0.3 mm×1 mm），另外还描述了罕见的不良反应[122,123]。

黏性补充剂。 透明质酸是一种存在于滑液中的多糖，与其他分子一起有助于关节润滑。在 OA 中，由于解聚和关节间隙增大，透明质酸的浓度降低。人工合成的各种透明质酸制剂称为黏补剂，可在关节腔内注射，以补充滑液中的透明质酸含量来改善关节润滑，主要用于膝 OA。已发表和未发表的关节腔内黏补剂试验的主要数据表明，总体而言，对疼痛无疗效，或仅有微效且与临床无关，对 OA 的关节功能也没有影响[124]。更有力的证据表明，对髋 OA 无益处。多个学会指南不建议使用，或并未对此提出建议，表明它们的疗效是不确定的。围绕这些药物的争议可能部分与安慰剂效应有关，即跟创伤较小的口服药比关节腔内注射安慰剂更有效[125]。

富血小板血浆，间充质干细胞治疗，再生疗法，肉毒杆菌毒素。 在 OA 患者的膝关节腔内注入少量从血浆中浓缩的自体血小板，为合成代谢作用提供生长因子。然而，由于制剂的异质性和缺乏标准化以及缺少长期安全性数据，从循证医学角度，目前不适合用于 OA 的治疗。关于富血小板血浆、间充质干细胞的研究存在异质性，在制备和技术上缺乏标准化，目前还不能推荐用于 OA 治疗。关于再生疗法，迄今为止只进行了有限的不同方案的小型研究，表明目前的建议不可行。目前进行的少量研究中，关节腔内注入肉毒杆菌毒素显示无效。

总之，关节腔内注射糖皮质激素仍然是局部关节腔内注射的首选疗法。虽然大多数学会指南不推荐使用透明质酸，但如果其他方法（包括关节腔内注入糖皮质激素）失败，临床医生可能会尝试进行试验，特别是在试图延迟关节置换手术或在等待关节置换手术时，提供一种缓解症状的办法。

全身治疗。 绝大多数患者在就医治疗 OA 相关疼痛之前，都会尝试非处方口服药物。强效口服药仍然有限，充其量只有小或中等疗效，并且经常伴有不良事件和（或）禁忌证。根据它们全身暴露的特性，全身性治疗无论是口服或非口服，都更关注全身不良反应。总的指导原则是根据症状轻重调整药物剂量和给药频率，理想情况下选择最低的剂量和最短的治疗时间，包括按需给药。

醋氨酚（对乙酰氨基酚）被认为是一种弱镇痛药，对前列腺素抑制作用弱，COX-2 抑制作用大于 COX-1[126]。传统上被认为是治疗 OA 的 "一线" 用药[18]，荟萃分析显示，与安慰剂相比，对乙酰氨基酚在改善 OA 疼痛方面收效甚微，疗效低于口服 NSAIDs[127]。最近，一项网络荟萃分析表明，对乙酰氨基酚在不同剂量下缓解疼痛几乎无效，所有剂量都没有达到临床有效差异的最小值（效应值为 –0.18，对应于在 100 mm 视觉模拟量表上的 4.5 mm 差异）[128]。

因此，就疗效而言，对乙酰氨基酚不再是治疗 OA 疼痛的唯一药物。尽管其疗效较低，但仍有一些患者定期或短期使用对乙酰氨基酚，通常是 NSAIDs 禁忌使用者。对乙酰氨基酚每日剂量 < 3 g，通常被认为是安全剂量，但仍需要监测肝毒性，特别是老年人。对于长期使用对乙酰氨基酚的患者，还应监测胃肠道不良反应。胃肠道出血 / 穿孔可能与每日服用对乙酰氨基酚剂量 > 2 g 有关[129,130]。对乙酰氨基酚尽管疗效有限，但仍在继续使用，这在很大程度上反映了缺乏足够的有效和安全的替代品。

口服非甾体抗炎药，包括 COX-2 抑制剂。古希腊医生用柳树皮治疗肌肉骨骼疼痛。1897 年费利克斯·霍夫曼发现了第一个合成的 NSAID，即阿司匹林（ASA）[131]。20 世纪合成了很多种 NSAIDs，一些 NSAIDs 非特异性地抑制前列腺素，即同时抑制 COX-1 和 COX-2；而另一些则选择性地阻断 COX-2。COX-1 酶是一种存在于大多数组织中的固有酶，而 COX-2 酶是可诱导酶，存在于炎症组织中（图 106-6）。非选择性 NSAIDs 根据其结构可进一步分类（表 106-2）。

口服 NSAIDs 是治疗 OA 疼痛最常用的处方药物。在随机试验中，与对乙酰氨基酚相比，选择性和非选择性 NSAIDs 在改善 OA 疼痛方面均显示出中等疗效。但是，由于 NSAIDs 相关的大量不良反应，在开始和维持口服 NSAIDs 治疗时需要进行风险分层。低剂量被认为更安全，耐受性更好，但高剂量更有

表 106-2	根据化学结构进行的非选择性非甾体抗炎药分类
NSAIDs 分类	**代表药物**
乙酸衍生物	双氯酚酸、吲哚美辛、舒林酸
反丁烯二酸	双氯酚酸钠
烯醇的酸衍生品	吡罗昔康
丙酸	布洛芬、酮洛芬、萘普生
吡唑酮类	保泰松
水杨酸衍生物	阿司匹林、二氟尼柳

效。因此，根据其风险预测，不同患者的给药剂量应个体化（表 106-3）。在使用 NSAID 时，应监测药物不良反应，如消化道出血、肾功能不全和心血管毒性。在一项有中或高心血管风险的 OA 或 RA 患者的大型随机试验中，所有患者均使用质子泵抑制剂，约 4% ～ 5% 的患者 1 ～ 2 年内出现严重的 NSAID 毒性（严重的心血管不良事件、重要的胃肠道事件、肾脏事件、或全因死亡率）[132]，需强调这些不良事件会经常发生。在可行的情况下，口服 NSAID 应尽可能短时间应用，按需给药，并不是长期的常规使用。

NSAID 引起胃肠道反应，因前列腺素被抑制而导致黏膜损伤。在使用 NSAID 的患者中，30% 到 50% 的患者有内镜下黏膜损伤，尽管许多患者可能在临床上无症状[133]。与未服用 NSAID 者相比，服用 NSAID 者患消化性溃疡的风险增加了 4 ～ 5

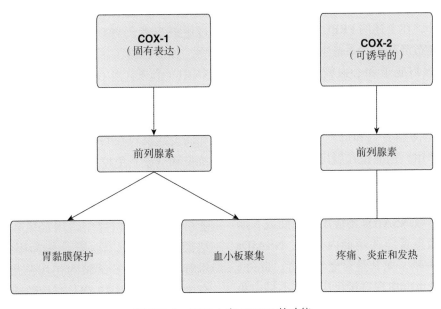

图 106-6　COX-1 和 COX-2 的功能

表 106-3　NSAID 相关胃十二指肠溃疡的危险因素	
已确定的危险因素	高龄（风险线性增加）
	既往溃疡病史
	合并使用激素
	高剂量 NSAID 及合并使用多种 NSAID
	合并使用抗凝药
	伴发幽门螺杆菌感染
可能的危险因素	吸烟
	饮酒

倍。一项荟萃分析显示，与非选择性 NSAIDs 相比，COX-2 选择性抑制剂（塞来昔布）伴有更少的症状性溃疡、内镜下溃疡和胃肠道不良事件 [134]。即使在非选择性 NSAIDs 中，胃肠道风险也各不相同 [135]，毒性最大的是吲哚美辛、酮洛酸、吡罗昔康和酮洛芬，最安全的是非阿司匹林和萘丁美酮。质子泵抑制剂或米索前列醇联合治疗可降低 NSAIDs 诱导的胃肠道黏膜损伤的风险 [136]。除了上消化道不良反应外，NSAIDs 还会增加下消化道穿孔、出血甚至死亡的风险 [137]。与胃肠道反应类似，心血管不良反应（血栓事件）是一个分级反应，不同 NSAIDs 的绝对风险存在差异。在 VIGOR 试验中，COX-2 抑制剂被确定为与 NSAIDs 相关血栓事件风险增加的罪魁祸首。然而，多项后续研究表明非选择性 NSAIDs 也会增加心肌梗死的风险，其中双氯芬酸的风险最大 [137]。使用 NSAIDs 患者的基线心血管风险也可能与血栓事件的增加有关。此外，在上述的 PRECISION 试验中，参与者被随机分配到布洛芬组、萘普生组或塞来昔布组，结果塞来昔布组胃肠道和心血管毒性的风险更低 [138]。NSAIDs 的肾作用包括钠水潴留，这是前列腺素抑制肾氯离子再吸收和抗利尿激素作用的结果。常用的 NSAIDs 也能抑制肾（和肝）微粒体对醛固酮的葡萄糖醛酸化作用。钠潴留在服用 NSAIDs 的患者中很常见，如果明显，甚至会导致血清肌酐升高。NSAIDs 的其他肾并发症包括肾功能不全、乳头状坏死和间质性肾炎。口服 NSAIDs 不能用于 4 期或 5 期肾病患者，3 期肾病患者应在短期内慎用。NSAIDs 会引起意识混乱或头晕，尤其是对老年患者。此外，有些 NSAIDs 使用者也会出现过敏反应。这不是由免疫球蛋白（Ig）E 介导的现象，而是前列腺素抑制的

结果。尤其发生在阿司匹林敏感的患者，他们经常有哮喘和鼻腔或鼻窦息肉综合征。对一种 NSAIDs 有过敏反应的患者对这类药物都敏感，但非阿司匹林盐除外，因它对环氧合酶的抑制作用最小。

阿片类药物。 阿片类药物通过作用于中枢和外周神经系统的 M（主要）、D 或 K 受体起到镇痛作用。OA 的主要表现是疼痛，阿片类药物已被评估可用于治疗 OA 疼痛。然而，无论是传统的（非曲马朵）阿片类药物还是曲马朵都没有显示出对 OA 疼痛的益处 [139]，在非癌症疼痛的长期治疗中，仅有非常有限的益处 [140]。阿片类药物在美国的泛滥和药物过量的增加凸显了阿片类药物成瘾的潜力。非曲马朵阿片类药物和曲马朵还有许多其他不良反应，如镇静、摔倒风险增加、便秘、呼吸抑制、认知状态改变等。总的来说，阿片类药物不能在 OA 的常规管理中发挥作用。然而，只有对 NSAIDs 禁忌证、不能耐受、无效或其他治疗无效的患者，曲马朵可能是一个选择。使用非曲马朵阿片类药物将不太可取，因为不良事件的风险甚至更高。如果考虑使用曲马朵（或非曲马朵阿片类药物），则应使用尽可能短效和尽可能低的剂量。

度洛西汀和其他中枢作用药物。 度洛西汀是从 5- 羟色胺和去甲肾上腺素再提取抑制剂（SNRI），是一种中枢镇痛药物，可用于 OA 疼痛管理。三项试验的荟萃分析显示 OA 患者的疼痛和功能得到改善 [141]。与安慰剂相比，度洛西汀使用者的不良反应更常见，包括恶心、便秘、口干、腹泻、疲劳、头晕、嗜睡和失眠。由于耐受性和副作用的问题，度洛西汀的使用受到限制。尽管如此，对于广泛疼痛和（或）疼痛过敏的患者仍可以考虑度洛西汀。其他中枢作用药物，如加巴喷丁、普瑞巴林或其他抗抑郁剂（TCA、SNRI）尚未针对 OA 症状进行直接研究。

其他治疗 OA 的药物。 许多其他药物已被测试对 OA 是否有效，但没有明确的有效证据。由于滑膜炎和弱炎症反应在 OA 发病机制中起作用，人们对具有抗炎和（或）免疫调节作用的药物产生兴趣。目前没有数据支持使用口服糖皮质激素，尽管有传闻称一些医疗机构使用小剂量泼尼松治疗炎性手 OA。在一项随机对照试验研究中，用羟氯喹治疗侵蚀性手 OA，结果显示无效 [142]。至今认为甲氨蝶呤对 OA 无效，尽管 PROMOTE 试验的初步结果显示其在 6 个月时有中度疗效，但 12 个月时疗效减弱了 [143]。促炎细胞因子在 OA 中的作用已被确认，但目前，TNF 抑制剂

和 IL-1β 抑制剂等生物制剂在随机试验中未能证明疗效。秋水仙碱在小型试验中显示出不一致的结果。尽管人们对尿酸盐与 OA 病理学 [如滑膜炎和（或）软骨损伤] 可能有相关性感兴趣，但迄今为止尚未进行别嘌呤醇的试验。骨代谢改变在 OA 发病机制中的作用已被证实。然而，迄今为止，试验尚未证明维生素 D 有效。同样，也有研究双膦酸盐在 OA 中的作用，但未显示明显的益处。虽然口服双膦酸盐在试验中失败了，但静脉注射唑来膦酸在 6 个月时显示了有希望的结果，然而并无长期疗效[144]。

补充剂 / 保健品。在美国，膳食补充剂的使用呈上升趋势。2017 年，约有 3/4 的成年人食用膳食补充剂。许多补充剂或营养品据说对 OA 有好处，但对于实际效果仍有一些争议，稍后将对此进行概述。与 FDA 批准的药物制剂不同，补充剂或保健品没有相同的监管力度，在产品的数量和真实成分上存在很大差异。

氨基葡萄糖和软骨素。氨基葡萄糖和软骨素都是软骨中一种大分子糖胺聚糖的成分，被称为软骨糖胺聚糖。这些糖胺聚糖有助于软骨的正常功能。想象一个人能摄入一种分子，然后将其嵌入软骨中以改善其功能，这是很有吸引力的。但尚不清楚摄入的氨基葡萄糖或软骨素是否真的能结合到软骨中。关于这些化合物的疗效，在文献中有很多争议，在盐酸氨基葡萄糖和硫酸氨基葡萄糖之间有一些区别。然而，氨基葡萄糖盐溶于胃中，因此两种盐制剂最终形成相同的分子：氨基葡萄糖[145]。美国国立卫生研究院资助的一项研究表明，与安慰剂相比，单独或联合使用盐酸氨基葡萄糖或硫酸软骨素均无效[146]。此外，荟萃分析还强调了对发表文章偏倚和疗效的担忧，只在商业赞助的试验中被认为有效，而在非商业赞助的试验中没有证实其疗效[147,148]。因此治疗指南一般不推荐这些药物。

鱼油 /Omega- 3 聚不饱和脂肪酸。鱼油的抗炎特性被认为与 omega-3 多聚不饱和脂肪酸有很大关系，并开展了与各种类型关节炎有关的研究，但迄今为止没有明确的证据表明其有效性。在一项高剂量鱼肝油与低剂量鱼肝油的随机试验中，与高剂量鱼肝油的预期治疗组相比，对照组低剂量鱼油组在疼痛和功能方面有了意想不到的更大改善；为什么会是这样的结果尚不清楚[149]。目前没有足够的数据推荐鱼肝油或 omega-3 多聚不饱和脂肪酸补充剂治疗 OA。

骨关节炎的外科治疗

当物理治疗、药物治疗和心身疗法在各种组合中都不足以控制 OA 症状时，患者和医生通常会考虑选择手术治疗。关节镜下半月板手术是最常见的骨科手术，仅在美国每年估计就有 70 万例。据推算，美国每年进行的膝关节置换手术约为 67 万例，髋关节置换手术约为 25 万例，到 2030 年将分别增加到 350 万例和近 60 万例。大约 97% 的膝关节成形术用于治疗膝 OA。鉴于这些手术的大量开展和与之相关的费用，仔细评估其适当性和益处：风险比值是必要的。

关节镜手术

膝 OA 患者通常在 MRI 上有明显的半月板病变。此类半月板损伤对 OA 症状的影响尚不清楚。在来自 Framingham 队列的一项大型研究中，在有膝 OA 与无膝 OA 患者中半月板病变的发生率相同，且有膝关节疼痛与无膝关节疼痛患者中半月板病变的发生率也相同，这表明许多半月板病变是偶然发生的，因此反映了众多关节组织可能均参与了 OA 的疾病过程[150]。

迄今为止已经进行了几项随机试验，证明关节镜下半月板部分切除术后症状或功能改善并不比常规护理或物理治疗更好，事实上也不比对照组更好[151,152]。即使在有机械症状（如锁定或嵌顿）的膝关节中也是如此，这些症状通常被认为是关节镜手术的适应证[153]。因此，运动疗法（物理疗法）和关节镜下部分半月板切除术远期疗效似乎有相似的益处，同时还要考虑关节镜手术的风险。因此，物理治疗和止痛药作为一线治疗似乎是一种合理的初始策略，在共同的决策下决定行关节镜半月板部分切除术，充分考虑风险和益处以及患者偏好之间的平衡。髋关节镜手术缺乏充分的数据。

表 106-4　膝或髋关节置换术良好候选患者的特征
患者主诉关节炎症状对他们的整体生活质量有负面影响
患者准备手术的关节有关节炎的证据（临床和放射学检查）
患者已充分接受过保守治疗的所有方法
患者对于关节置换手术的期望是可行的
患者在身体和精神上都做好了接受外科手术治疗的准备
患者和外科医生一致认为，关节置换手术对患者的获益大于手术风险

关节置换术

膝和髋关节置换术通常对严重 OA 和难以控制症状的患者有效。一项针对符合膝关节置换术条件的中度至重度膝 OA 患者的随机试验表明，与单纯保守治疗相比，膝关节置换术后辅以物理治疗确实能显著改善症状，但也有较多的不良事件发生[154]。膝关节置换可以是"完全置换"，也就是说所有关节间室都被置换，或者是"单髁置换"（例如，仅限内侧间室）。临床上，髋关节置换术通常比膝关节置换术有更好的整体效果。20% ～ 30% 接受膝关节置换术的患者在膝关节置换术后持续疼痛。不良疼痛的风险因素尚不完全清楚，但其中包括膝 OA 以外因素引起的疼痛，以及关节置换术前阿片类药物的大量使用。关于哪些患者应该考虑关节置换术，以及在疾病过程中什么时候手术，不同的医疗机构之间存在差异。膝或髋关节置换术的推荐适应证者如见表 106-4 所示。现在越来越多的骨科医生给年轻患者（如 < 55 岁）和病态肥胖患者（如体重指数 > 40）进行关节置换手术；但这些患者的假体寿命如何还需更长期的数据才可以给出答案。人们认识到，术前功能较差的患者术后功能水平与术前功能较好的患者不同，尽管所有患者在关节置换术后都有一定程度的改善。所以强烈建议手术不要等到患者的状况已经很糟糕时再做，并且考虑术前状态的调节或优化治疗。

实验性骨关节炎的治疗方法

尽管经过几十年的研究和药物开发，仍然缺乏治疗 OA 症状和预防疾病进展的有效疗法。目前有几种疗法处于不同的发展阶段，显示出治疗 OA 的前景。最近 FDA/EMA 审批了一种抗神经生长因子（NGF）单克隆抗体，目前正在进行治疗 OA 疼痛（和慢性腰痛）的 III 期试验。NGF 结合 TrkA 和 p75NTR 受体。TrkA 和 p75 都参与神经元发育过程中的分化和存活，TrkA 还通过在各种离子通道、受体和信号分子上的活性，参与外周和中枢疼痛机制，包括疼痛敏化。在抗 NGF 治疗快速进展性 OA 的试验中，治疗组出现了一个意外的不安全信号，即关节置换术增加，结果导致 FDA 强制停止随后取消这些计划，目前正在进行的试验只包括风险降低策略。TrkA 抑制剂也在开发中。离子通道，瞬时受体电位香草醛 1（transient receptor potential vanilloid 1，TRPV1）是另一个 OA 疼痛靶点，位于感觉神经元并能被辣椒素激活。一种合成的反式辣椒素关节腔内注射目前正在进行试验。TRPV1 拮抗剂也在测试中。除了上面提到的生物制剂 TNF 抑制剂和 IL-1 拮抗剂，其他炎症介质正在验证对 OA 的疗效，包括 GM-CSF、IL-10、IFNβ、NF-κB、p38 MAPK、血管黏附蛋白 -1 等。在 OA 中，结构重建一直是一个主要的未被满足的需求。目前重组 FGF-18 正处于 II 期试验中，显示很有希望的结果，可增加软骨厚度，尽管症状改善与结构改善并不同步。Wnt 信号抑制剂，ADAMTS-4 和 -5 抑制剂，以及组织蛋白酶 K 抑制剂是 OA 中正在研究的能改变结构和症状终点的其他途径。虽然这些药物开发领域很活跃，BMP-7、iNOS 抑制剂和降钙素等有望成为 OA 治疗方法，但后来都没有得到成功。因此，迫切需要继续努力，为全世界数百万 OA 患者提供治疗选择，这些患者目前的治疗选择仍然很有限。

Full references for this chapter can be found on ExpertConsult.com.

部分参考文献

1. Disease GBD: Injury I, Prevalence C. Global, regional, and national incidence, prevalence, and years lived with disability for 328 diseases and injuries for 195 countries, 1990-2016: a systematic analysis for the Global Burden of Disease Study 2016, *Lancet* 390:1211–1259, 2017.
2. Lawrence RC, Felson DT, Helmick CG, et al.: Estimates of the prevalence of arthritis and other rheumatic conditions in the United States. Part II, *Arthritis Rheum* 58:26–35, 2008.
3. Hootman JM, Helmick CG: Projections of US prevalence of arthritis and associated activity limitations, *Arthritis Rheum* 54:226–229, 2006.
4. Hawker GA, Davis AM, French MR, et al.: Development and preliminary psychometric testing of a new OA pain measure—an OARSI/OMERACT initiative, *Osteoarthritis Cartilage* 16:409–414, 2008.
5. Neogi T: The epidemiology and impact of pain in osteoarthritis, *Osteoarthritis Cartilage* 21:1145–1153, 2013.
6. Neogi T, Felson D, Niu J, et al.: Association between radiographic features of knee osteoarthritis and pain: results from two cohort studies, *BMJ* 339:b2844, 2009.
7. Creamer P, Hunt M, Dieppe P: Pain mechanisms in osteoarthritis of the knee: effect of intraarticular anesthetic, *J Rheumatol* 23:1031–1036, 1996.
8. Hunter DJ, Guermazi A, Roemer F, et al.: Structural correlates of pain in joints with osteoarthritis, *Osteoarthritis Cartilage* 21:1170–1178, 2013.
9. Yusuf E, Kortekaas MC, Watt I, et al.: Do knee abnormalities visualised on MRI explain knee pain in knee osteoarthritis? A systematic review, *Ann Rheum Dis* 70:60–67, 2011.

10. Hunter DJ, Zhang W, Conaghan PG, et al.: Systematic review of the concurrent and predictive validity of MRI biomarkers in OA, *Osteoarthritis Cartilage* 19:557–588, 2011.

11. Dye SF, Vaupel GL, Dye CC: Conscious neurosensory mapping of the internal structures of the human knee without intraarticular anesthesia, *Am J Sports Med* 26:773–777, 1998.

12. Walsh DA, McWilliams DF, Turley MJ, et al.: Angiogenesis and nerve growth factor at the osteochondral junction in rheumatoid arthritis and osteoarthritis, *Rheumatology (Oxford)* 49:1852–1861, 2010.

13. Bradley LA, Kersh BC, DeBerry JJ, et al.: Lessons from fibromyalgia: abnormal pain sensitivity in knee osteoarthritis, *Novartis Found Symp* 260:258–270, 2004; discussion 70-9.

14. Lee YC, Lu B, Bathon JM, et al.: Pain sensitivity and pain reactivity in osteoarthritis, *Arthritis Care Res (Hoboken)* 63:320–327, 2011.

15. Imamura M, Imamura ST, Kaziyama HH, et al.: Impact of nervous system hyperalgesia on pain, disability, and quality of life in patients with knee osteoarthritis: a controlled analysis, *Arthritis Rheum* 59:1424–1431, 2008.

16. Finan PH, Buenaver LF, Bounds SC, et al.: Discordance between pain and radiographic severity in knee osteoarthritis: findings from quantitative sensory testing of central sensitization, *Arthritis Rheum* 65:363–372, 2013.

17. Neogi T, Frey-Law L, Scholz J, et al.: Sensitivity and sensitisation in relation to pain severity in knee osteoarthritis: trait or state? *Ann Rheum Dis* 74:682–688, 2015.

18. Nelson AE, Allen KD, Golightly YM, et al.: A systematic review of recommendations and guidelines for the management of osteoarthritis: the chronic osteoarthritis management initiative of the U.S. bone and joint initiative, *Semin Arthritis Rheum* 43:701–712, 2014.

19. Arden NK, Nevitt MC, Lane NE, et al.: Osteoarthritis and risk of falls, rates of bone loss, and osteoporotic fractures. Study of Osteoporotic Fractures Research Group, *Arthritis Rheum* 42:1378–1385, 1999.

20. Nguyen US, Felson DT, Niu J, et al.: The impact of knee instability with and without buckling on balance confidence, fear of falling and physical function: the multicenter osteoarthritis study, *Osteoarthritis Cartilage* 22:527–534, 2014.

21. Du S, Yuan C, Xiao X, et al.: Self-management programs for chronic musculoskeletal pain conditions: a systematic review and meta-analysis, *Patient Education and Counseling* 85:e299–e310, 2011.

22. Chodosh J, Morton SC, Mojica W, et al.: Meta-analysis: chronic disease self-management programs for older adults, *Ann Intern Med* 143:427–438, 2005.

23. Messier SP, Mihalko SL, Legault C, et al.: Effects of intensive diet and exercise on knee joint loads, inflammation, and clinical outcomes among overweight and obese adults with knee osteoarthritis: the IDEA randomized clinical trial, *J Am Med Assoc* 310:1263–1273, 2013.

24. Groen VA, van de Graaf VA, Scholtes VA, et al.: Effects of bariatric surgery for knee complaints in (morbidly) obese adult patients: a systematic review, *Obes Rev* 16:161–170, 2015.

25. Messier SP, Resnik AE, Beavers DP, et al.: Intentional weight loss in overweight and obese patients with knee osteoarthritis: is more better? *Arthritis Care & Research* 70:1569–1575, 2018.

26. Nuesch E, Dieppe P, Reichenbach S, et al.: All cause and disease specific mortality in patients with knee or hip osteoarthritis: population based cohort study, *BMJ* 342:d1165, 2011.

27. Foley A, Halbert J, Hewitt T, et al.: Does hydrotherapy improve strength and physical function in patients with osteoarthritis—a randomised controlled trial comparing a gym based and a hydrotherapy based strengthening programme, *Ann Rheum Dis* 62:1162–1167, 2003.

28. Lim BW, Hinman RS, Wrigley TV, et al.: Does knee malalignment mediate the effects of quadriceps strengthening on knee adduction moment, pain, and function in medial knee osteoarthritis? A randomized controlled trial, *Arthritis Rheum* 59:943–951, 2008.

29. Lin DH, Lin CH, Lin YF, et al.: Efficacy of 2 non-weight-bearing interventions, proprioception training versus strength training,

30. for patients with knee osteoarthritis: a randomized clinical trial, *J Orthop Sports Phys Ther* 39:450–457, 2009.

30. Oliveira AM, Peccin MS, Silva KN, et al.: Impact of exercise on the functional capacity and pain of patients with knee osteoarthritis: a randomized clinical trial, *Rev Bras Reumatol* 52:876–882, 2012.

31. Sayers SP, Gibson K, Cook CR: Effect of high-speed power training on muscle performance, function, and pain in older adults with knee osteoarthritis: a pilot investigation, *Arthritis Care & Research* 64:46–53, 2012.

32. Bruce-Brand RA, Walls RJ, Ong JC, et al.: Effects of home-based resistance training and neuromuscular electrical stimulation in knee osteoarthritis: a randomized controlled trial, *BMC Musculoskelet Disord* 13:118, 2012.

33. Wortley M, Zhang S, Paquette M, et al.: Effects of resistance and Tai Ji training on mobility and symptoms in knee osteoarthritis patients, *J Sport Health Sci* 2:209–214, 2013.

34. Rogers MW, Tamulevicius N, Semple SJ, et al.: Efficacy of home-based kinesthesia, balance & agility exercise training among persons with symptomatic knee osteoarthritis, *J Sports Sci Med* 11:751–758, 2012.

35. Petrella RJ, Bartha C: Home based exercise therapy for older patients with knee osteoarthritis: a randomized clinical trial, *J Rheumatol* 27:2215–2221, 2000.

36. Foroughi N, Smith RM, Lange AK, et al.: Lower limb muscle strengthening does not change frontal plane moments in women with knee osteoarthritis: a randomized controlled trial, *Clin Biomech (Bristol, Avon)* 26:167–174, 2011.

37. Samut G, Dincer F, Ozdemir O: The effect of isokinetic and aerobic exercises on serum interleukin-6 and tumor necrosis factor alpha levels, pain, and functional activity in patients with knee osteoarthritis, *Mod Rheumatol* 25:919–924, 2015.

38. Salacinski AJ, Krohn K, Lewis SF, et al.: The effects of group cycling on gait and pain-related disability in individuals with mild-to-moderate knee osteoarthritis: a randomized controlled trial, *J Orthop Sports Phys Ther* 42:985–995, 2012.

39. Kovar PA, Allegrante JP, MacKenzie CR, et al.: Supervised fitness walking in patients with osteoarthritis of the knee. A randomized, controlled trial, *Ann Intern Med* 116:529–534, 1992.

40. Brosseau L, Wells GA, Kenny GP, et al.: The implementation of a community-based aerobic walking program for mild to moderate knee osteoarthritis: a knowledge translation randomized controlled trial: part II: clinical outcomes, *BMC Publ Health* 12:1073, 2012.

41. Sullivan T, Allegrante JP, Peterson MG, et al.: One-year followup of patients with osteoarthritis of the knee who participated in a program of supervised fitness walking and supportive patient education, *Arthritis Care Res* 11:228–233, 1998.

42. Ettinger Jr WH, Burns R, Messier SP, et al.: A randomized trial comparing aerobic exercise and resistance exercise with a health education program in older adults with knee osteoarthritis. The Fitness Arthritis and Seniors Trial (FAST), *JAMA* 277:25–31, 1997.

43. de Rooij M, van der Leeden M, Cheung J, et al.: Efficacy of tailored exercise therapy on physical functioning in patients with knee osteoarthritis and comorbidity: a randomized controlled trial, *Arthritis Care & Research* 69:807–816, 2017.

44. Peloquin L, Bravo G, Gauthier P, et al.: Effects of a cross-training exercise program in persons with osteoarthritis of the knee a randomized controlled trial, *J Clin Rheumatol* 5:126–136, 1999.

45. Cheung C, Wyman JF, Bronas U, et al.: Managing knee osteoarthritis with yoga or aerobic/strengthening exercise programs in older adults: a pilot randomized controlled trial, *Rheumatol Int* 37:389–398, 2017.

46. Messier SP, Loeser RF, Miller GD, et al.: Exercise and dietary weight loss in overweight and obese older adults with knee osteoarthritis: the arthritis, diet, and activity promotion trial, *Arthritis Rheum* 50:1501–1510, 2004.

47. Aglamis B, Toraman NF, Yaman H: Change of quality of life due to exercise training in knee osteoarthritis: SF-36 and WOMAC, *J Back Musculoskelet Rehabil* 22:43–45, 2009. 7-8, 6.

48. Schlenk EA, Lias JL, Sereika SM, et al.: Improving physical activity

and function in overweight and obese older adults with osteoarthritis of the knee: a feasibility study, *Rehabil Nurs* 36:32–42, 2011.

49. Dias RC, Dias JM, Ramos LR: Impact of an exercise and walking protocol on quality of life for elderly people with OA of the knee, *Physiother Res Int* 8:121–130, 2003.

50. Holsgaard-Larsen A, Christensen R, Clausen B, et al.: One year effectiveness of neuromuscular exercise compared with instruction in analgesic use on knee function in patients with early knee osteoarthritis: the EXERPHARMA randomized trial, *Osteoarthritis Cartilage* 26:28–33, 2018.

51. Holsgaard-Larsen A, Clausen B, Sondergaard J, et al.: The effect of instruction in analgesic use compared with neuromuscular exercise on knee-joint load in patients with knee osteoarthritis: a randomized, single-blind, controlled trial, *Osteoarthritis Cartilage* 25:470–480, 2017.

52. Trans T, Aaboe J, Henriksen M, et al.: Effect of whole body vibration exercise on muscle strength and proprioception in females with knee osteoarthritis, *Knee* 16:256–261, 2009.

53. Simao AP, Avelar NC, Tossige-Gomes R, et al.: Functional performance and inflammatory cytokines after squat exercises and whole-body vibration in elderly individuals with knee osteoarthritis, *Arch Phys Med Rehabil* 93:1692–1700, 2012.

54. Villadsen A, Overgaard S, Holsgaard-Larsen A, et al.: Immediate efficacy of neuromuscular exercise in patients with severe osteoarthritis of the hip or knee: a secondary analysis from a randomized controlled trial, *J Rheumatol* 41:1385–1394, 2014.

55. Dias JM, Cisneros L, Dias R, et al.: Hydrotherapy improves pain and function in older women with knee osteoarthritis: a randomized controlled trial, *Braz J Phys Ther* 21:449–456, 2017.

56. Waller B, Munukka M, Rantalainen T, et al.: Effects of high intensity resistance aquatic training on body composition and walking speed in women with mild knee osteoarthritis: a 4-month RCT with 12-month follow-up, *Osteoarthritis Cartilage* 25:1238–1246, 2017.

57. Lund H, Weile U, Christensen R, et al.: A randomized controlled trial of aquatic and land-based exercise in patients with knee osteoarthritis, *J Rehabil Med* 40:137–144, 2008.

58. Lim JY, Tchai E, Jang SN: Effectiveness of aquatic exercise for obese patients with knee osteoarthritis: a randomized controlled trial, *Pharm Manag PM R* 2:723–731, 2010; quiz 93.

59. Arnold CM, Faulkner RA: The effect of aquatic exercise and education on lowering fall risk in older adults with hip osteoarthritis, *J Aging Phys Act* 18:245–260, 2010.

60. Stener-Victorin E, Kruse-Smidje C, Jung K: Comparison between electro-acupuncture and hydrotherapy, both in combination with patient education and patient education alone, on the symptomatic treatment of osteoarthritis of the hip, *Clin J Pain* 20:179–185, 2004.

61. Hinman RS, Heywood SE, Day AR: Aquatic physical therapy for hip and knee osteoarthritis: results of a single-blind randomized controlled trial, *Phys Ther* 87:32–43, 2007.

62. Wang TJ, Belza B, Elaine Thompson F, et al.: Effects of aquatic exercise on flexibility, strength and aerobic fitness in adults with osteoarthritis of the hip or knee, *J Adv Nurs* 57:141–152, 2007.

63. Fransen M, Nairn L, Winstanley J, et al.: Physical activity for osteoarthritis management: a randomized controlled clinical trial evaluating hydrotherapy or Tai Chi classes, *Arthritis Rheum* 57:407–414, 2007.

64. Cochrane T, Davey RC, Matthes Edwards SM: Randomised controlled trial of the cost-effectiveness of water-based therapy for lower limb osteoarthritis, *Health Technol Assess* 9:1–114, 2005. iii-iv, ix-xi.

65. Hale LA, Waters D, Herbison P: A randomized controlled trial to investigate the effects of water-based exercise to improve falls risk and physical function in older adults with lower-extremity osteoarthritis, *Arch Phys Med Rehabil* 93:27–34, 2012.

66. Richards R, van den Noort JC, Dekker J, et al.: Gait retraining with real-time biofeedback to reduce knee adduction moment: systematic review of effects and methods used, *Arch Phys Med Rehabil* 98:137–150, 2017.

67. Xia H, Xu J, Wang J, et al.: Validation of a smart shoe for estimating foot progression angle during walking gait, *J Biomech* 61:193–198, 2017.

68. Arnold JB, Wong DX, Jones RK, et al.: Lateral wedge insoles for reducing biomechanical risk factors for medial knee osteoarthritis progression: a systematic review and meta-analysis, *Arthritis Care & Research* 68:936–951, 2016.

69. Parkes MJ, Maricar N, Lunt M, et al.: Lateral wedge insoles as a conservative treatment for pain in patients with medial knee osteoarthritis: a meta-analysis, *JAMA* 310:722–730, 2013.

70. Felson DT, Parkes M, Carter S, et al.: *The efficacy of a lateral wedge insole for painful medial knee osteoarthritis after prescreening: a randomized clinical trial, Arthritis & rheumatology (Hoboken, NJ)* 2019.

71. Rodrigues PT, Ferreira AF, Pereira RM, et al.: Effectiveness of medial-wedge insole treatment for valgus knee osteoarthritis, *Arthritis Rheum* 59:603–608, 2008.

72. Hunt MA, Takacs J, Krowchuk NM, et al.: Lateral wedges with and without custom arch support for people with medial knee osteoarthritis and pronated feet: an exploratory randomized crossover study, *J Foot Ankle Res* 10:20, 2017.

73. Trombini-Souza F, Matias AB, Yokota M, et al.: Long-term use of minimal footwear on pain, self-reported function, analgesic intake, and joint loading in elderly women with knee osteoarthritis: a randomized controlled trial, *Clin Biomech (Bristol, Avon)* 30:1194–1201, 2015.

74. Hinman RS, Wrigley TV, Metcalf BR, et al.: Unloading shoes for self-management of knee osteoarthritis: a randomized trial, *Ann Intern Med* 165:381–389, 2016.

75. Nigg BM, Emery C, Hiemstra LA: Unstable shoe construction and reduction of pain in osteoarthritis patients, *Med Sci Sports Exerc* 38:1701–1708, 2006.

76. Erhart-Hledik JC, Elspas B, Giori NJ, et al.: Effect of variable-stiffness walking shoes on knee adduction moment, pain, and function in subjects with medial compartment knee osteoarthritis after 1 year, *J Orthop Res* 30:514–521, 2012.

77. Erhart JC, Mundermann A, Elspas B, et al.: Changes in knee adduction moment, pain, and functionality with a variable-stiffness walking shoe after 6 months, *J Orthop Res* 28:873–879, 2010.

78. Jones A, Silva PG, Silva AC, et al.: Impact of cane use on pain, function, general health and energy expenditure during gait in patients with knee osteoarthritis: a randomised controlled trial, *Ann Rheum Dis* 71:172–179, 2012.

79. Moyer RF, Birmingham TB, Bryant DM, et al.: Biomechanical effects of valgus knee bracing: a systematic review and meta-analysis, *Osteoarthritis Cartilage* 23:178–188, 2015.

80. Moyer RF, Birmingham TB, Bryant DM, et al.: Valgus bracing for knee osteoarthritis: a meta-analysis of randomized trials, *Arthritis Care & Research* 67:493–501, 2015.

81. Callaghan MJ, Parkes MJ, Hutchinson CE, et al.: A randomised trial of a brace for patellofemoral osteoarthritis targeting knee pain and bone marrow lesions, *Ann Rheum Dis* 74:1164–1170, 2015.

82. Helminen EE, Sinikallio SH, Valjakka AL, et al.: Effectiveness of a cognitive-behavioural group intervention for knee osteoarthritis pain: a randomized controlled trial, *Clin Rehabil* 29:868–881, 2015.

83. O'Moore KA, Newby JM, Andrews G, et al.: Internet cognitive-behavioral therapy for depression in older adults with knee osteoarthritis: a randomized controlled trial, *Arthritis Care & Research* 70:61–70, 2018.

84. Smith MT, Finan PH, Buenaver LF, et al.: Cognitive-behavioral therapy for insomnia in knee osteoarthritis: a randomized, double-blind, active placebo-controlled clinical trial, *Arthritis Rheumatol (Hoboken, NJ)* 67:1221–1233, 2015.

85. Gupta A, Huettner DP, Dukewich M: Comparative effectiveness review of cooled versus pulsed radiofrequency ablation for the treatment of knee osteoarthritis: a systematic review, *Pain Physician* 20:155–171, 2017.

86. Jamison DE, Cohen SP: Radiofrequency techniques to treat chronic knee pain: a comprehensive review of anatomy, effectiveness, treatment parameters, and patient selection, *J Pain Res* 11:1879–1888, 2018.

87. Radnovich R, Scott D, Patel AT, et al.: Cryoneurolysis to treat the pain and symptoms of knee osteoarthritis: a multicenter, randomized, double-blind, sham-controlled trial, *Osteoarthritis Cartilage* 25:1247–1256, 2017.

88. Berman BM, Lao L, Langenberg P, et al.: Effectiveness of acupuncture as adjunctive therapy in osteoarthritis of the knee: a randomized, controlled trial, *Ann Intern Med* 141:901–910, 2004.

89. Scharf HP, Mansmann U, Streitberger K, et al.: Acupuncture and knee osteoarthritis: a three-armed randomized trial, *Ann Intern Med* 145:12–20, 2006.

90. Mavrommatis CI, Argyra E, Vadalouka A, et al.: Acupuncture as an adjunctive therapy to pharmacological treatment in patients with chronic pain due to osteoarthritis of the knee: a 3-armed, randomized, placebo-controlled trial, *Pain* 153:1720–1726, 2012.

91. Williamson L, Wyatt MR, Yein K, et al.: Severe knee osteoarthritis: a randomized controlled trial of acupuncture, physiotherapy (supervised exercise) and standard management for patients awaiting knee replacement, *Rheumatology* 46:1445–1449, 2007.

92. Hinman RS, McCrory P, Pirotta M, et al.: Acupuncture for chronic knee pain: a randomized clinical trial, *JAMA* 312:1313–1322, 2014.

93. Lansdown H, Howard K, Brealey S, et al.: Acupuncture for pain and osteoarthritis of the knee: a pilot study for an open parallel-arm randomised controlled trial, *BMC Musculoskelet Disord* 10:130, 2009.

94. Witt CM, Jena S, Brinkhaus B, et al.: Acupuncture in patients with osteoarthritis of the knee or hip: a randomized, controlled trial with an additional nonrandomized arm, *Arthritis Rheum* 54:3485–3493, 2006.

95. Itoh K, Hirota S, Katsumi Y, et al.: Trigger point acupuncture for treatment of knee osteoarthritis—a preliminary RCT for a pragmatic trial, *Acupunct Med* 26:17–26, 2008.

96. Spaeth RB, Camhi S, Hashmi JA, et al.: A longitudinal study of the reliability of acupuncture deqi sensations in knee osteoarthritis, *Evid Based Complement Alternat Med* 2013:204259, 2013.

97. Witt C, Brinkhaus B, Jena S, et al.: Acupuncture in patients with osteoarthritis of the knee: a randomised trial, *Lancet* 366:136–143, 2005.

98. Vickers AJ, Vertosick EA, Lewith G, et al.: Acupuncture for chronic pain: update of an individual patient data meta-analysis, *J Pain* 19:455–474, 2018.

99. Street Jr RL, Cox V, Kallen MA, et al.: Exploring communication pathways to better health: clinician communication of expectations for acupuncture effectiveness, *Patient Education and Counseling* 89:245–251, 2012.

100. Brismee JM, Paige RL, Chyu MC, et al.: Group and home-based tai chi in elderly subjects with knee osteoarthritis: a randomized controlled trial, *Clin Rehabil* 21:99–111, 2007.

101. Lee HJ, Park HJ, Chae Y, et al.: Tai Chi Qigong for the quality of life of patients with knee osteoarthritis: a pilot, randomized, waiting list controlled trial, *Clin Rehabil* 23:504–511, 2009.

102. Song R, Lee EO, Lam P, et al.: Effects of tai chi exercise on pain, balance, muscle strength, and perceived difficulties in physical functioning in older women with osteoarthritis: a randomized clinical trial, *J Rheumatol* 30:2039–2044, 2003.

103. Tsai PF, Chang JY, Beck C, et al.: A pilot cluster-randomized trial of a 20-week Tai Chi program in elders with cognitive impairment and osteoarthritic knee: effects on pain and other health outcomes, *J Pain Symptom Manage* 45:660–669, 2013.

104. Wang C, Schmid CH, Hibberd PL, et al.: Tai Chi is effective in treating knee osteoarthritis: a randomized controlled trial, *Arthritis Rheum* 61:1545–1553, 2009.

105. Cheung C, Wyman JF, Resnick B, et al.: Yoga for managing knee osteoarthritis in older women: a pilot randomized controlled trial, *BMC Complement Altern Med* 14:160, 2014.

106. Qaseem A, Wilt TJ, McLean RM, et al.: Clinical guidelines committee of the American College of P. Noninvasive treatments for acute, subacute, and chronic low back pain: a clinical practice guideline from the American College of physicians, *Ann Intern Med* 166:514–530, 2017.

107. Cashman JN: The mechanisms of action of NSAIDs in analgesia, *Drugs* 52(Suppl 5):13–23, 1996.

108. Ricciotti E, FitzGerald GA: Prostaglandins and inflammation, *Arterioscler Thromb Vasc Biol* 31:986–1000, 2011.

109. Maubach KA, Grundy D: The role of prostaglandins in the bradykinin-induced activation of serosal afferents of the rat jejunum in vitro, *J Physiol* 515(Pt 1):277–285, 1999.

110. Kienzler J, Gold M, Nollevaux F: Systemic bioavailability of topical diclofenac sodium gel 1% versus oral diclofenac sodium in healthy volunteers, *J Clin Pharmacol* 50:50–61, 2010.

111. Zeng C, Wei J, Persson MSM, et al.: Relative efficacy and safety of topical non-steroidal anti-inflammatory drugs for osteoarthritis: a systematic review and network meta-analysis of randomised controlled trials and observational studies, *Br J Sports Med* 52:642–650, 2018.

112. Makris UE, Kohler MJ, Fraenkel L: Adverse effects of topical nonsteroidal antiinflammatory drugs in older adults with osteoarthritis: a systematic literature review, *J Rheumatol* 37:1236–1243, 2010.

113. Yip AS, Chow WH, Tai YT, et al.: Adverse effect of topical methylsalicylate ointment on warfarin anticoagulation: an unrecognized potential hazard, *Postgrad Med J* 66:367–369, 1990.

114. Mason L, Moore RA, Derry S, et al.: Systematic review of topical capsaicin for the treatment of chronic pain, *BMJ* 328:991, 2004.

115. Zhang WY, Li Wan Po A: The effectiveness of topically applied capsaicin. A meta-analysis, *Eur J Clin Pharmacol* 46:517–522, 1994.

116. Galer BS, Sheldon E, Patel N, et al.: Topical lidocaine patch 5% may target a novel underlying pain mechanism in osteoarthritis, *Curr Med Res Opin* 20:1455–1458, 2004.

117. Kivitz A, Fairfax M, Sheldon EA, et al.: Comparison of the effectiveness and tolerability of lidocaine patch 5% versus celecoxib for osteoarthritis-related knee pain: post hoc analysis of a 12 week, prospective, randomized, active-controlled, open-label, parallel-group trial in adults, *Clin Ther* 30:2366–2377, 2008.

118. Roemer FW, Guermazi A, Felson DT, et al.: Presence of MRI-detected joint effusion and synovitis increases the risk of cartilage loss in knees without osteoarthritis at 30-month follow-up: the MOST study, *Ann Rheum Dis* 70:1804–1809, 2011.

119. Juni P, Hari R, Rutjes AW, et al.: Intra-articular corticosteroid for knee osteoarthritis, *Cochrane Database Syst Rev* CD005328, 2015.

120. McAlindon TE, LaValley MP, Harvey WF, et al.: Effect of intra-articular triamcinolone vs saline on knee cartilage volume and pain in patients with knee osteoarthritis: a randomized clinical trial, *J Am Med Assoc* 317:1967–1975, 2017.

第 107 章

代谢性骨病

原著 NANCY E. LANE

孙琳茜 译　王吉波 校

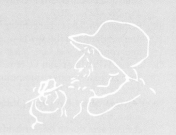

关键点

- 骨质疏松症（osteoporosis）定义为骨密度降低和骨组织微结构破坏，进而导致骨强度降低和骨折风险增加的一种疾病。
- 骨质疏松性骨折的主要临床风险因素包括：高龄、低体重、髋骨骨折家族史、50 岁后骨折、应用糖皮质激素和不能自行从椅子上站起。50% 以上的男性骨质疏松为继发性。
- 绝经后和年龄相关性骨丢失是由于骨重建过程中失偶联造成的，如骨吸收大于骨形成导致骨净丢失。
- 使用骨折风险评估指数（Fracture Risk Assessment Index，FRAX）评估绝经后女性和男性骨质疏松性骨折风险，对确定哪类人有足够高的 10 年内骨折风险（髋及主要骨质疏松性骨折部位）而需要治疗，这非常重要。
- 应用抗骨吸收药物 [如雌激素、雷洛昔芬和双膦酸盐（阿仑膦酸钠、利塞膦酸钠、唑来膦酸、伊班膦酸盐和狄诺塞麦）]、合成代谢药物 [重组人甲状旁腺素 1-34 甲状旁腺激素相关蛋白（parathyroid hormone-related protein，PTHrP）类似物和抗骨硬化蛋白抗体]，治疗雌激素缺乏性高转换型骨质疏松，可以减少脊柱骨折的发生。
- 双膦酸盐治疗骨质疏松症需持续 3 ~ 5 年，之后如果骨密度（bone mineral density，BMD）T-值大于 −2，而未发生骨折，则骨折总体风险低，可停止治疗而随访观察。

- 甲状旁腺素相关化合物 [甲状旁腺素（parathyroid hormone，PTH）和 PTHrP] 和抗骨硬化蛋白抗体可促进成骨细胞成熟、延长其寿命，增加骨小梁骨量和骨皮质厚度，改善骨强度，减少骨折发生。为了维持新成骨的骨量，足疗程 PTH 或抗骨硬化蛋白抗体治疗后，需要抗骨吸收治疗。
- 糖皮质激素诱导性骨强度降低是由于破骨细胞活性增加和成骨细胞活性降低导致，且在激素应用的初始 6 个月最为严重。双膦酸盐可预防骨折。人甲状旁腺素（1-34）治疗可逆转糖皮质激素诱导性骨质疏松，减少骨折发生率。
- 芳香酶抑制剂作为乳腺癌的辅助用药，可降低血清雌激素水平，导致绝经后乳腺癌患者骨质迅速丢失。
- 促性腺激素释放激素激动剂作为前列腺癌的治疗用药，可降低睾酮和雌激素水平，导致骨丢失。

引言

　　骨质疏松症（osteoporosis）是一种以骨密度降低和骨微结构破坏，导致骨强度下降、骨折风险增高为特征的疾病。骨质疏松的标志是骨矿物质和骨基质的丢失。骨质是由有机成分（胶原和非胶原蛋白）和无机矿物质成分（羟基磷灰石结晶中的钙和磷酸盐，见第四章）组成。正常情况下，骨转换是破骨细胞介导的骨吸收，及后续成骨细胞刺激骨形成，一紧密偶联过程。在骨重建过程中，这一精致的平衡维持着骨量的恒定不变。成骨细胞合成类骨质，经后续矿化形成成熟骨基质。骨骼包含大约 80% 皮质骨，集中在四肢骨骼和股骨颈，20% 代谢活跃的小梁骨，位于脊柱，骨骺和骨盆。骨软化症则包括一些骨基质矿化程度降低的疾病。Paget 病是一种以骨转换率增高，形成紊乱的编织骨为特征的骨骼疾病。

骨质疏松症

流行病学和临床征象

　　骨质疏松症是最常见的骨代谢性疾病，影响全球 2 亿人的健康。近 2800 万美国人有骨质疏松症或有患骨质疏松症的风险。骨质疏松症是一种以骨量减少和骨组织结构破坏，导致骨脆性增加和易于骨折为特征的疾病，尤其是髋骨、椎骨和腕骨[1]。尽管骨质疏松症常常无症状，但可导致身高变矮、疼痛、"贵妇包"及骨折风险增加。50 岁以后，骨折发生成指数性增加，约 40% 女性和 13% 男性在其一生中发生一次或多次骨质疏松性骨折。仅在美国，每年超过 150 万人发生骨质疏松性骨折，其中 25 万人髋骨骨折、25 万人腕骨骨折及 50 万人椎骨骨折。髋骨骨折后一年内，女性死亡率 12% ~ 24%，男性死亡率近 25%；此外，50% 患者不能独立行走，需要长期家庭护理[2]。这些数据将随着工业化国家老年人口增加而呈指数增长。

　　骨量储积发生在青春期，此期骨量大量增加。正常情况下，青春期后骨密度达峰值，并持续到 30 岁。然而，大多数人在 22 岁前，骨量已几乎完全达到峰值。在绝经期，通常近 5 ~ 8 年内骨丢失加速，每年丢失 2% ~ 3% 小梁骨和 1% ~ 2% 皮质骨。随着年龄增长，男性和女性的骨质均有所流失。一生中，女性小梁骨丢失近 50%，皮质骨丢失近 30%，男性骨丢失量是同时期女性的 2/3[3,4]。骨质疏松症既往被认为是一种静息性疾病，是正常衰老过程的一部分。然而，骨密度测定使准确和重复确定骨质疏松风险成为可能，同时有助于制定骨质疏松预防和治疗策略，降低骨折的发生。

绝经期和年龄相关性骨丢失的病理生理学

　　骨骼始终处于重塑过程中，破骨细胞活动导致骨质吸收区域，被成骨细胞铺填替代。骨吸收和骨形成失衡导致骨质疏松。虽然骨重塑的启动仍有争议，但位于骨基质内的骨细胞，或终末分化的成骨细胞彼此相连或与骨表面相连释放化学介质，趋化破骨细胞于骨表面并启动骨重塑（图 107-1）。破骨细胞起源于造血干细胞，造血干细胞分化为集落形成单位粒细胞 - 单核细胞，后再分化为破骨细胞，被趋化到骨表面，附着于骨基质上，并吸收骨组织。一般来说，骨质吸收是快速的，10 ~ 14 天内形成吸收灶。骨吸收完成后，骨髓间充质基质细胞分化而来的成骨细胞附着于吸收灶表面、形成类骨质，随后被矿化。骨形成持续 3 ~ 4 个月。因此，正常成人骨重塑周期可持续 4 ~ 6 个月（图 107-1A）。一些代谢因素的改变如雌激素缺乏、卧床不动、代谢性酸中毒、甲状旁腺功能亢进、全身和局部炎性疾病，可增加破骨细胞数量及活性，解除骨转换。此过程导致骨吸收大于骨形成和骨组织净丢失。最新资料表明，一些局部因子影响骨形成、骨吸收及其耦合。这些因子包括胰岛素样生长因子（insulin-like growth factors，IGFs）、白介素（interliukins，IL-1、IL-6 及 IL-11）、肿瘤坏死因子（tumor necrosis factor，TNF）、核因子 κB 受体活化因子配体（receptor activator of nuclear factor κB ligand，RANKL）及转化生长因子 -β（transforming growth factor-β，TGF-β）[5]。动物研究表明，IL-1、IL-6 和 TNF 敲除小鼠在雌激素缺乏的情况下无骨丢失[6]。此外，炎性关节炎动物模型证实，TNF、IL-1 及 IL-6 均是破骨细胞骨吸收的强效刺激因子。免疫系统与骨量维持之间的关系是目前研究的热点，但仍需完善相关研究以明确其意义。

　　原发性骨质疏松有多种发病机制，包括青年时低峰值骨量和绝经期快速骨丢失。与年龄相关性骨丢失（age-related bone loss）原因包括：随年龄增长的钙吸收障碍，甲状旁腺素（parathyroid hormone，PTH）水平代偿性升高，骨吸收大于骨形成。雌激素缺乏与细胞因子如 RANKL、IL-1、IL-6 和 TNF 的释放相关，这些细胞因子导致骨髓中的破骨细胞募集、活化及骨吸收性细胞因子产生，这可能导致绝经期相关骨质丢失[5]。雌激素治疗可抑制 IL-1 释放。在卵巢切除的大鼠和小鼠中，应用 IL-1 抑制剂（IL-1 受体拮抗

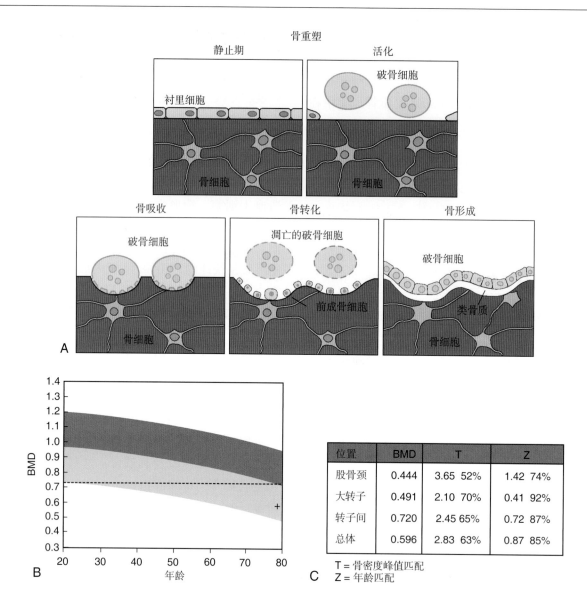

图 107-1   A．骨重塑循环。骨细胞很可能释放一些化学物质到骨表面，而趋化破骨细胞附着于骨基质，而形成紧密的边缘环，并释放酸性物质，降低 pH，从而溶解骨基质中的矿物质。矿物质消除后，去矿化的骨基质分解。破骨细胞离开骨骼表面，成骨细胞附着于骨质吸收区。骨吸收期为 10 ～ 14 天。成骨细胞生成新骨或类骨质，填充于骨吸收灶内。同时，一些成骨细胞留在骨基质，转化为骨细胞。类骨质矿化需 3 个月以上，骨重塑循环完成。B 和 C．绝经后女性与年轻、正常对照以及年龄、性别匹配对照间的骨密度比较。+ 表示患者年龄和骨密度（BMD）；蓝色和紫色区域代表相对于标准参考范围（等同于 Z 值）的患者年龄 BMD。T 值和 Z 值分别代表低于年轻正常对照及年龄匹配对照的标准差值。因为骨密度提示了骨折风险梯度，因而可根据骨密度采取治疗方法，预防骨质疏松症发展或治疗骨折风险增加患者

剂）可抑制骨丢失[6]。在人骨髓培养[7] 和外周单核细胞中，IL-6 水平随年龄增长而升高。IL-1 和 TNF 可诱导成骨细胞和间质细胞生成 IL-6。卵巢切除后的 IL-6 敲除转基因小鼠无骨质丢失，进一步证实了 IL-6 在骨转换中的作用。

已证实成骨细胞生成的两种蛋白：骨保护素（osteoprotegerin，OPG）和 RANKL 也影响破骨细胞活性[8]。雌激素缺乏，成骨细胞产生 RANKL 增加，后者附着于未成熟和成熟破骨细胞表面，刺激破骨

细胞成熟和活化。同时，雌激素缺乏，成骨细胞生成 OPG 减少，OPG 作为诱骗受体减少 RANKL 生成和活化。在卵巢切除骨质疏松小鼠模型，腺病毒转染 OPG 可减少骨吸收[8]。临床前期动物模型研究和低骨量女性的临床试验均已完成，并证实抗 RANKL 单克隆抗体抑制 RANKL 可预防雌激素缺乏性骨丢失[9]。

另外，一些遗传、营养和生活方式风险因素易导致骨质疏松发生。白人和亚洲人有低骨量和骨质疏松的风险，而非裔美国人有较高骨密度，骨折人

数是前者的 1/3 ～ 1/2[1,8,9]。有研究表明，非裔美国人维生素 D 和尿钙水平较低，PTH 水平较高，骨骼对 PTH 有更强的抵抗力[10-12]。双胞胎及家族研究表明，达 80% 以上的骨量差异由遗传因素决定[13]。然而，个体的基因多态性对骨质疏松风险的影响非常有限[14,15]。而且，遗传决定的骨骼结构特征，如长髋骨轴可增加髋骨骨折风险；相反，短髋骨轴具有一定的保护作用[16]。近期报道，一家族成员具高骨量，但表型正常，但这个家族低密度脂蛋白受体相关蛋白 5（low-density lipoprotein receptor-related protein 5，LRP5）有突变（一个氨基酸改变）。通过原位杂交技术，在大鼠胫骨骨塑部位检测到 LRP5 表达。进一步研究也报道，LRP5 突变可促进 Wnt 信号转导，而 Wnt 信号是成骨细胞成熟和骨形成的主要途径[17,18]。

这项研究对目前理解 Wnt 通路如何激活骨形成，研发治疗骨质疏松的新型合成代谢药物抗硬化蛋白抗体的意义重大。最近，一系列队列研究中，全基因组扫描发现一些单核苷酸多态性（single nucleotide polymorphisms，SNPs）与骨质疏松（骨折或骨密度相关）有关。前景性基因集中在三条生物通路上：雌激素内分泌通路、Wnt/β-catenin 信号通路和 RANKL/RANK/OPG 通路。随着更多骨质疏松相关基因的确定，新的生物学通路必将会被发现[19]。骨质疏松其他风险因素如表 107-1 所列举的，包括体重和性激素水平降低[13]。根据一些报道，一些生活方式与骨质疏松相关，包括吸烟、过量饮酒、体力活动减少和钙摄入量不足。与正常人相比，吸烟者身体状况较差，加上钙吸收异常、雌激素水平较低、绝经提前、多次骨折，他们运动量更少。戒烟可逆转发生骨质疏松风险。

一项大型前瞻性研究，纳入 65 岁以上女性 9516 名，提示以下生活方式可明显增加髋骨骨折的风险：无步行锻炼，每天摄入 2 杯以上咖啡，目前使用长效苯二氮䓬类和抗惊厥药，目前体重低于 25 岁时水平，身高高于 5 英尺 7 英寸（1.7 m），年龄大于 80 岁、50 岁后开始发生骨折，不借助胳膊不能从椅子上站起、深感觉减退及自我健康评估一般[14]。低骨密度者摔倒或外伤时易发生骨折。健康状况差和神经肌肉功能一般均增加骨质疏松和摔倒的风险，进而增加髋部骨折的风险[14]。值得关注的是，老年白人女性若骨量低且合并两个以上风险因素，发生骨折风险提高近 20 倍。

表 107-1　骨质疏松的风险因素
原发性
30 岁后骨折史
髋骨骨折家族史
吸烟
低体重
低骨密度
继发性
不可变因素
白种人
高龄
虚弱或健康不佳
痴呆
可变因素
钙摄入不足
饮食不当
低睾酮水平（男性）
绝经前雌激素缺乏（闭经 > 1 年或 < 45 岁绝经）
过量饮酒
缺乏运动
视力障碍
神经系统疾病
缺乏日照

骨丢失继发性因素可影响任何年龄及种族的男性和女性，列表于 107-2。糖皮质激素治疗是继发性骨丢失最常见原因。30% ～ 50% 糖皮质激素治疗者发生了骨质疏松性骨折[20]。多种不同机制导致糖皮质激素性骨丢失，如肠道钙吸收障碍及尿钙排泄增加导致的负钙平衡、骨形成减少、剂量依赖性骨细胞和成骨细胞凋亡增加、巨噬细胞集落刺激因子（macrophage colony-stimulating factor，M-CSF）增强破骨细胞活性而导致骨吸收增加、抑制内源性性腺激素的产生[21]。在某些情况下，糖皮质激素治疗可导致早期明显的小梁骨丢失，而对皮质骨影响较小。在甲状腺功能亢进（Graves 病或毒性结节性甲状腺肿）或超生理剂量甲状腺激素治疗中，当促甲状腺激素水平被抑制时，即使甲状腺激素水平在正常范围内，随之而来的骨转换加速也可导致骨量减少[22]。导致骨量丢失的因素还有：运动性闭经、神经性厌食及导致性腺功能减退的其他因素，包括应用促性腺激素释放激素激动剂[23,24]。除雌激素缺乏外，神经性厌食女性体内 IGF-1 和肾上腺雄激素脱氢表雄酮水平降低，同样可导致骨质疏松[25]。

表 107-2 骨丢失和骨质疏松相关的疾病和药物

原发性骨质疏松
- 青少年骨质疏松症
- 绝经后骨质疏松症
- 更年期骨质疏松症

内分泌功能紊乱
- 糖皮质激素过多
- 甲状腺激素过多（超生理剂量）
- 性腺功能减退（泌乳素瘤或神经性厌食导致）
- 甲状旁腺功能亢进
- 高钙尿症

累及骨髓的疾病
- 多发性骨髓瘤
- 白血病
- Gaucher 病
- 系统性肥大细胞增多症

制动
- 太空飞行

胃肠道疾病
- 胃切除
- 原发性胆汁性肝硬化
- 乳糜泻

肾功能不全

慢性呼吸系统疾病

结缔组织病
- 成骨不全
- 高胱氨酸尿
- Ehlers-Danlos 综合征

风湿病
- 强直性脊柱炎
- 类风湿关节炎
- 系统性红斑狼疮

药物
- 抗惊厥药物
- 肝素
- 甲氨蝶呤
- 环磷酰胺和促性腺激素释放激素激动剂（性腺功能减退症）
- 锂剂
- 环孢素
- 铝剂
- 饮酒过量
- 绝经前应用他莫昔芬
- 芳香酶抑制剂

Modified from LeBoff MS：Calcium and metabolic bone disease. In *Medical knowledge selfassessment program.* Philadelphia, 1995, American College of Physicians.

男性骨质疏松症

男性骨质疏松在 20 年前还未认识到，由于男性寿命延长，现在是一个主要公共健康问题。男性骨质疏松流行病学现在正在评估中。青少年及年轻人均有骨折风险，70 岁后骨折风险增加。年轻男性长骨骨折更常见，而髋骨和椎骨骨折多发生于 70 岁以上男性。如同女性，老年男性骨折明显增加。在生命的后 10 年中，按年龄调整后男性髋骨骨折发生率是女性的 1/3 ~ 1/2[26]。髋骨骨折的老年男性第一年内死亡或永久性残疾的风险高于女性[26]。最近的男性骨质疏松性骨折研究（MrOS）的数据表明，经过 15 年随访后，高龄男性（> 75 岁）伴股骨颈低骨密度、既往骨折史、离婚、身高更高、应用三环类抗抑郁药及甲亢（Graves 病）病史，是股骨颈低 BMD 者髋骨骨折的独立风险因素。此外，男性骨密度低（-1 到 -2.5），髋部骨折发生风险从 4/1000 患者年增加到 40.2/1000 患者年[27]。

多种继发原因导致男性骨质疏松。例如，随着年龄的增加性腺功能下降导致骨转换增加和迅速骨丢失。此时，进行前列腺癌雄激素去势治疗发生严重性功能减退在老年男性中很常见。雌激素和雄激素在男性骨骼健康中的确切作用尚不清楚。尽管年轻男性骨骼需要雌激素，但血清雌激素水平与骨重塑、BMD 及老年男性 BMD 丢失率均高度相关；这种相关性比睾酮更强。然而，血清睾酮水平与骨吸收、骨形成指标也密切相关。雌激素和睾酮在男性骨骼健康中的作用有待进一步研究[28]。一些男性骨质疏松中常见原因则在女性中不常见，如酗酒及胃肠道疾病（包括肝病）和吸收不良[26]。

风湿性疾病及其他疾病中的骨质疏松

近期研究已报道，系统性炎性疾病如类风湿关节炎（rheumatoid arthritis，RA）、系统性红斑狼疮（systemic lupus erythematosus，SLE）和强直性脊柱炎（ankylosing spondylitis，AS）均有明显的骨质丢失。与正常人群相比，RA 患者可见关节周围和全身性骨质丢失，骨折发生率增加[29]。T 淋巴细胞、组织巨噬细胞、滑膜样成纤维细胞（synovial-like fibroblasts，FLS）释放炎症细胞因子（IL-1、TNF、IL-6）及抑制 Wnt 信号通路的蛋白，如 Dkk-1、RANKL，刺激骨髓和滑膜中的前体破骨细胞进行活跃地骨吸收；此外，成骨细胞成熟也被改变 [30,31]。在胶原诱导性炎性关节炎动物模型中，通过 OPG 预处理后，关节周围无骨质丢失和关节破坏 [32]。

其他可能导致风湿性疾病发生骨质疏松的因素包括运动量减少、糖皮质激素治疗和全身性炎症 [33]。然而一些资料表明，女性 RA 应用小剂量糖皮质激素治疗对骨骼系统无不良作用，这可能是由于小剂量糖皮质激素抑制炎症因子，从而降低了疾病活动度，提高了躯体活动能力和功能 [34,35]。AS 患者，甚至是疾病早期，也与股骨近端和脊柱骨折、骨密度降低有关 [36]。低骨量至骨量正常的 SLE 患者极易发生骨质疏松性骨折，提示系统性炎症改变了骨转换。血清中 TNF 水平增高可导致成骨细胞成熟障碍，促进破骨细胞成熟和活化；此外，其他炎症因子，如氧化低密度脂蛋白和炎性高密度脂蛋白，可直接作用于间充质干细胞（mesenchymal stem cells，MSC），使其分化为脂肪细胞而非成骨细胞，从而骨量减少 [37]。骨髓浸润性疾病也可发生骨质疏松，如多发性骨髓瘤（multiple myeloma，MM）、肥大细胞增生症和 Gaucher 病。Gaucher 病由于脾、肝和骨髓中巨噬细胞内葡糖脑苷脂聚积，进而引起肝脾大、贫血、血小板减少、骨梗死和感染、骨折和骨无菌性坏死 [38]。

免疫抑制剂环磷酰胺（cyclophosphamide，Cytoxan）可引起闭经和性腺功能减退，从而增加骨丢失风险。环磷酰胺治疗可导致女性过早闭经，在 30 岁就可出现雌激素缺乏性骨丢失。出于保护卵巢功能的考虑，年轻女性 SLE 接受环磷酰胺治疗同时服用促性腺激素释放激素激动剂，也会出现雌激素缺乏性骨丢失。在啮齿动物模型中，免疫抑制剂环孢素（cyclosporine）可导致时间和剂量依赖性骨丢失 [39]；相反，硫唑嘌呤（azathioprine，AZA，旧称依木兰）和西罗莫司（rapamycin，旧称雷帕霉素）似乎不会对骨稳态产生不利影响 [40]。接受环孢素或他克莫司和（或）泼尼松治疗的移植患者，治疗初期可能出现迅速骨丢失，长期持续治疗可发生骨质疏松症和骨折 [41]。

维生素 D 缺乏也可导致骨量减少和骨折发生，但这种情况可以防治 [42]。维生素 D 缺乏通常出现于老年和那些光照量不足或使用强效防晒剂的 SLE 患者。同样，吸收不良综合征和肝病患者也可出现维生素 D 缺乏。与骨质疏松症不同，极低水平维生素 D 者，多出现骨矿化障碍和骨软化症。据报道达 50% 以上髋骨骨折的女性缺乏维生素 D [42]。

骨密度测定和骨质疏松风险因素评估

当 X 线显示骨脱矿化征象、或椎体压缩性骨折时，可首先诊断为骨质疏松。当骨量丢失达 25% ~ 50% 时，X 线才可显现骨量减少。因此常规 X 线不是诊断骨质疏松的敏感技术。X 线可显示一些继发性骨质疏松的特征性表现，如甲状旁腺功能亢进的骨膜下骨吸收、Gaucher 病的特征性溶骨改变和骨梗死、恶性肿瘤局灶溶骨性骨破坏及骨软化症的假性骨折。骨密度测定使脊柱、前臂和股骨近端相关骨折部位的骨量测定成为可能。

骨量测量方法包括双能 X 线吸收法（dual-energy X-ray absorptiometry，DEXA）和椎骨定量计算机断层扫描（quantitative computed tomography，QCT）[1,2]。应用 DEXA 测定骨量，结合骨和软组织 X 线衰减度，计算出 BMD。DEXA 既精确又安全，且放射线暴露极少。重复检测误差为 0.6% ~ 1.5%，可检出随时间而发生的微小改变 [2,43,44]。而且，新 DEXA 检查技术可在 0.5 ~ 2.5 分钟内快速完成骨密度测定。定量 CT 可检查椎体中央部位小梁骨的骨密度，但与 DEXA 相比，放射线暴露较多、耗时、且精细误差较高。

图 107-1 B 和 C 显示了与年轻健康对照相比绝经后患者的 BMD，判断与峰值相比（T 值表示年轻、正常对照的百分比）是否下降；与年龄匹配的对照比较绝经后患者的 BMD，测定 BMD 是否下降（Z 值表示年龄匹配对照的百分比）。骨密度与骨折危险性呈负相关 [45,46]。前瞻性研究提示，骨密度测定可以确定骨折风险梯度增加的患者。在 8134 名女性，与年龄匹配对照组相比，椎骨和股骨颈的骨密度每减少一个标准差，髋骨骨折发生风险分别增加了 1.6 倍和 2.6 倍 [46]。与其他部位相比，髋骨骨密度测定对预测其是否发生髋骨骨折更有意义。研究提示，65 岁以上女性，髋部骨密度测量对椎骨和髋骨骨折有预测作用，但用单一髋部骨密度评估骨折风险时，传统的脊椎骨密度不能增加其诊断作用。

根据国际骨质疏松基金科学咨询委员会的指南，骨密度测定有助于确定哪类患者对保护骨骼的治疗获益，包括性激素缺乏患者（65 岁以下、有一个或多个风险因素的绝经后女性或 65 岁以上女性、无论有无风险因素）、绝经后骨折、放射线显示骨量减少或椎骨异常、甲状旁腺功能亢进及应用超生理剂量糖皮质激素（表 107-3）。骨密度测定也用于确定骨质疏松治疗时间和疗效监测[46]，但对绝经前女性进行骨密度筛选不是经济 - 效益的。

世界卫生组织（World Health Organization，WHO）已发布骨密度为依据的骨质疏松标准如下[1,47]：

- 正常骨密度：T 值大于 -1。
- 骨量减少（低骨量）：定义为低于年轻健康对照 BDM 均值的 1 ~ 2.5 个标准差（T 值：–1 ~ –2.5）。
- 骨质疏松：定义为低于年轻健康对照 BDM 均值的 2.5 个标准差以上（T 值 < –2.5）。

美国国家骨质疏松基金会建议所有腰椎、髋部或者股骨颈 T 值≤ –2.5 的患者均应治疗。对于 T 值在 –1 ~ –2.5 的患者，建议使用计算机程序进行骨折风险评估（FRAX），该程序结合骨质疏松临床风险因素（有和没有股骨颈 BMD）。FRAX 同时也提供未来 10 年发生髋关节及其他任何重要部位（髋骨、肱骨近端和腕）骨质疏松性骨折的风险性。FRAX 临床风险因素包括：年龄、体重、身高、成年后骨折史、父母髋部骨折史、目前应用糖皮质激素、继发骨质疏松因素、每天超过 2 杯酒精摄入以及目前吸烟[48,49]。这些 FRAX 临床风险因素联合股骨颈 T 值来评估 10 年的骨折风险。在美国，髋骨骨折 10 年骨折风险≥ 3%，或其他主要部位骨质疏松性骨折风险≥ 20%，作为推荐治疗的阈值。然而，骨折治疗的风险阈值因国家而异，根据各国不同情况制定医疗策略是非常重要的。

FRAX 优势包括易于确定风险因素、全球适用、有针对特定区域或国家的版本，分值对男性女性均适用。然而 FRAX 也有其缺点，如对于一些患者来说，可能会低估或高估骨折风险，因一些与骨折已知相关

表 107-3　骨密度测定的临床适应证

所有 < 65 岁绝经后女性伴≥ 1 个风险因素（绝经除外）
所有 > 65 岁女性，无论其他风险因素
放射线提示椎骨病变或骨量减少，检测是否骨密度降低
具有低骨密度风险因素的雌激素缺乏女性，如需根据骨密度情况，决定是否应用雌激素或其他替代治疗
长期接受雌激素替代治疗，或监测治疗干预及干预的效果
诊断糖皮质激素治疗患者的低骨量
确定无症状原发性或继发性甲状旁腺功能亢进患者，是否存在低骨密度

或可疑风险因素不包括在 FRAX 计算条目内，如卧床、癫痫、慢性阻塞性肺疾病、糖尿病、抑郁症。最后，FRAX 评分在未治疗患者时最准确，因而结果可能对已经接受药物治疗的患者产生误导[48]。

骨转换标志物

敏感的骨转换生物学标志物，使分析在特定时间点骨形成和骨吸收变化成为了可能，并可获得骨质丢失风险的更多信息。目前仅三种骨形成标志物可以应用。骨钙素（osteocalcin）一种几乎均由成骨细胞产生的非胶原基质蛋白，且与骨组织形态测量相关。多数情况下，骨吸收和骨形成是紧密偶联的，骨钙素水平可反映骨转换。其他骨形成标志物有骨特异碱性磷酸酶（bone-specific alkaline phosphatase，BSAP）、Ⅰ型前胶原氨基末端前肽（amino-terminal propeptide of type Ⅰ procollagen，PINP），前者在成骨细胞成熟时活化，后者在成熟成骨细胞中呈高表达[49,50]。

敏感性骨吸收标志物源自成熟胶原降解物，包括尿和血中Ⅰ型胶原交联物，如Ⅰ型胶原氨基末端肽（N telopeptides，N 端肽或 NTX）或Ⅰ型胶原羧基末端肽（C telopeptides，C 端肽或 CTX）。然而，现在的临床实践中，仅血清 CTX-1 被广泛用于评估骨吸收，这一生物学标志物随着绝经期雌激素缺乏而增加，在各种骨转换加快的疾病患者中含量很高，如 Paget 病、骨质疏松症和类风湿关节炎[51-53]。在临床研究中，雌激素、双膦酸盐、RANKL 抑制剂等抗骨吸收药物在治疗后 3 ~ 6 个月首先可引起骨吸收指标下降（30% ~ 80%），其后骨形成指标降低。骨吸收标志物降低早于骨形成标志物，与骨密度的维持或增加相关。抗骨吸收治疗的数月内，在骨密度发生变化前，可以观察到骨标志物的显著变化[54,55]。已发现 6 ~ 12 个月内骨形成和骨吸收标志物变化可预测未来的骨折风险。在一项应用阿仑膦酸盐治疗骨质疏松性骨折的研究发现，骨碱性磷酸酶降低大于 30%，大大降低了椎骨和非椎骨骨折的发生风险。有趣的是，研究发现骨转换标志物，无论是骨吸收还是骨形成标志物的减少都与骨折风险降低相关[54,55]。然而，需大规模女性患者的长期前瞻性研究，以明确骨转换选择性生物学标志物的变化是否可以预示 BMD 变化或骨折风险，并明确这些标志物是否可以应用于临床实践。

大多数骨转换标志物的数据来源于大量抗骨吸

收药物的研究。然而，一种骨合成代谢药 PTH 已被批准用于治疗绝经后骨质疏松和糖皮质激素诱导性骨丢失。PTH 刺激成骨细胞活性，因而在治疗数周内 PINP、骨钙素及其他骨形成生化标志物迅速增加。然而，成骨细胞活化一段时间后可产生 RANKL，后者可刺激破骨细胞活化。长期 PTH 治疗后，破骨细胞活动性标志物也增加，治疗 6 个月达到与骨形成标志物相同的水平。由于最终结果是骨量增加，在 PTH 治疗期间，骨转换标志物的水平反映了小梁骨和皮质骨的明显的重塑。小规模研究发现，骨形成和骨吸收生化标志物增高预示 PTH 治疗后骨量的增加[56-58]。

继发性骨丢失的评估

骨质疏松的检查旨在排除导致骨丢失的继发性因素，检查血钙、磷、超敏促甲状腺激素、25-羟基维生素 D（25-hydroxy vitamin D，25-OHD）、全段甲状旁腺激素、尿钙及肌酐水平。此外，需检查全血细胞计数、碱性磷酸酶、肝功能、红细胞沉降率（部分患者），50 岁以上患者需检查血、尿蛋白电泳（表 107-4）。男性患者，需追加骨质疏松继发性因素包括血清睾酮和促黄体生成素水平。

对一些进行性骨丢失和不太可能患骨质疏松的患者，应当考虑进一步检查排除肿瘤或内分泌系统疾病及骨活检（两种不同荧光标记的双重四环素标记后进行脱钙，获得骨标本）。确定骨质疏松潜在性继发性因素并给予适当的治疗，这非常重要。例如，维生素

表 107-4 骨质疏松症的评估
所有患者
实验室检查，包括 SMA、CBC、超敏 TSH；±PTH，碱性磷酸酶、25-羟基维生素 D 水平以及 24 小时尿钙测定或评估；± 血清、尿蛋白电泳和 ESR
特殊患者[*]
内分泌、肿瘤和胃肠道疾病确定性检测
双重四环素标记钙化切片的骨活检
部分患者需检测骨转换生物学标志物，以确定其骨丢失增加的风险

* 儿童、绝经前女性、60 岁以下男性、非裔美国人、疾病快速进展患者

CBC，全血细胞计数；ESR，红细胞沉降率；PTH，甲状旁腺素；SMA，序贯多重分析；TSH，促甲状腺激素

Modified from *Primer on the metabolic bone diseases and disorders of mineral metabolism*, ed 6. Washington, DC, 2006, American Society of Bone and Mineral Research.

D 缺乏的最佳治疗是补充维生素 D。甲状旁腺功能亢进的特征性表现为高钙血症、高钙尿症、肾结石、发病年龄 < 50 岁、皮质骨低密度（Z 值 ≤ –2），甲状旁腺切除后骨密度明显提高（4% ~ 12.8%）4 年以上[59]。而在轻度甲状旁腺功能亢进症患者，骨密度稳定长达 6 年[60]。此外，治疗甲状腺功能亢进、皮质醇增多症及其他各种导致骨质疏松的继发性疾病，均可增加骨量。减轻风湿性疾病的系统性炎症，如 RA 或 AS 应用 TNF 阻断剂，SLE 应用减少糖皮质激素用量的药物（如硫唑嘌呤、霉酚酸酯），均可增加骨量[60]。

治疗

钙剂

骨质疏松的治疗目的是尽可能减少骨吸收、增加骨形成。当钙（calcium）每日摄入、吸收量不足以平衡钙丢失量时，则会出现骨丢失。前瞻性研究显示，钙可以稳定骨量[61]。

表 107-5 列示了男女钙摄入最适量的当前建议，来自 1997 年医学研究所提交给美国国家科学院的报告[62]。若无肾结石和潜在的钙代谢性疾病，这种钙摄入量是安全的。为了防止负钙平衡，绝经前女性和男性元素钙总需求量为 1000 mg/d，绝经后女性为 1200 mg/d[63]。青春期儿童对钙的需求量明显增加，数据显示青春期前和青春期随着钙摄入量增加，骨储积增加。碳酸钙含 40% 元素钙，由于空腹情况下胃酸缺乏影响其吸收，故建议在餐中服用。枸橼酸钙含 24% 元素钙，具有较好的生物利用度且较易吸收[64]，即使是胃酸缺乏的空腹患者亦可吸收良好。最近研究强调的是，每日推荐剂量的钙和维生素 D 对绝经后女性和老年男性骨骼健康有益，而超过每日推荐剂量可增加心血管疾病的发生率[65-67]。

雌激素

激素替代治疗（hormone replacement therapy，HRT）曾经是骨质疏松症的主要治疗方法。因回顾性观察性研究显示，雌激素可抑制骨吸收、轻度增加骨密度，且可减少约 50% 的骨折发生风险。绝经后妇女的主要死亡原因是心血管疾病。早期纵向观察性研究提示，雌激素替代治疗对减少绝经后女性原发性

和继发性心血管事件的发生是有益的。然而，1998 年发表的一项为期 4 年的心脏疾病与雌激素 / 黄体酮替代治疗研究资料表明[68]，有心脏病史的绝经后女性，随机接受雌激素（0.625 mg）联合黄体酮（2.5 mg）治疗或安慰剂治疗，结果显示，治疗组冠心病和心脏事件的总发生率并没有降低；其实，已注意到早期心血管事件风险的增加，可能与血液高凝状态相关[69]。

此外，一项女性健康倡议（Women's Health Initiative，WHI）的多中心、大型纵向研究，纳入 162 000 例 50 ~ 79 岁女性，随机分为安慰剂组、HRT 组（如有完整的子宫）或单用雌激素组（如无子宫），该研究由于乳腺癌和心血管事件风险增加而提前结束。WHI 研究目的是评估 HRT、合理饮食、补充钙剂及维生素 D 对心血管疾病、骨质疏松症和结直肠癌症风险的影响。该研究历时 8.5 年，平均随访时间 5.3 年后发现，HRT 组每 10 000 例用药一年女性中，发生心脏事件增加 7 例、浸润性乳腺癌增加 8 例、脑卒中增加 8 例、肺血栓栓塞增加 8 例等风险，但发生结直肠癌减少 6 例，发生髋骨骨折减少 5 例[70]。

目前，通常推荐 HRT 用于治疗伴有血管舒缩症状的绝经期患者。一旦症状缓解，建议停用雌激素替代治疗（子宫完整患者，应用雌激素联合黄体酮治

疗），因为该治疗对感知的心血管益处未得到证实，并且有增加心血管疾病和乳腺癌的风险，该治疗的利益风险比对多数女性是不能接受的。值得关注的是，在 WHI 研究中，无子宫女性仅接受雌激素治疗组并没有出现心脏事件或乳腺癌的风险增加。

如果一女性患者及其医师决定，应用 HRT 或单用雌激素治疗血管舒缩症状，如有高血凝风险，建议选用经皮雌激素替代疗法。

选择性雌激素受体调节剂

这种理想的雌激素替代疗法，既发挥雌激素对骨骼和心血管疾病的益处，又可避免乳腺或子宫恶性肿瘤的风险。选择性雌激素受体调节剂（selective estrogen receptor modulators，SERM）是一种可与雌激素受体结合的非甾体类药，根据对雌激素反应性组织的作用不同，选择性发挥雌激素激动剂的作用，或雌激素拮抗剂的作用。他莫昔芬（Tamoxifen）为第一个临床应用的 SERM，与雌激素受体结合发挥拮抗剂作用，亦可在骨骼、脂类、凝血因子和子宫内膜发挥雌激素激动剂作用。乳腺癌女性患者，应用他莫昔芬治疗 2 年后可轻度增加椎骨骨密度，而对桡骨骨密度无明显影响，同时降低低密度脂蛋白和总胆固醇含量[71]。一项乳腺癌预防临床试验研究，纳入 13 388 例乳腺癌高风险女性，他莫昔芬（20 mg/d）治疗 5 年，并和安慰剂进行比较[72]。他莫昔芬治疗组浸润性和非浸润性乳腺癌的风险降低 50%，也可降低骨折风险：髋骨骨折减少 45%，椎骨骨折减少 29%。发现低分化子宫内膜癌发生率增加，但缺血性心脏病的风险无变化[72]。

雷洛昔芬[73]，目前已被美国食品药物管理局（Food and Drug Administration，FDA）批准用于预防和治疗骨质疏松症，是一种在骨骼发挥雌激素激动剂作用、在乳腺和子宫发挥雌激素拮抗剂作用的 SREM[74]。雷洛昔芬（60 mg/d，为期 2 年的临床研究）可使腰椎骨密度增加 2.4%，全髋骨密度增加 2.4%，全身骨密度增加 2%，治疗 2 年骨折风险降低，达到与雌激素或阿仑膦酸盐（5 mg）相同的疗效。在 2 年的研究期间，与安慰剂相比，雷洛昔芬治疗组的椎骨骨折发生率降低了近 40%。有骨折病史的女性再发骨折发生率治疗组为 7.6%，安慰剂组 14.3%[75]。雷洛昔芬治疗患者的子宫内膜无增厚，但绝经期症状可能会加重。雷洛昔芬可使低密度脂蛋白

表 107-5　美国国家科学院推荐的钙摄入量		
年龄组	推荐每日摄入量（mg/d）	推荐每日摄入量（IU/d）
儿童 1 ~ 8 岁	1000	600
青春期 9 ~ 18 岁	1300	600
妊娠期和哺乳期女性		
14 ~ 18 岁	1300	600
19 ~ 50 岁	1000	600
男性和女性		
19 ~ 50 岁	1000	600
女性		
	1200	
> 51 ~ 70 岁	1200	800
男性		
51 ~ 70 岁	1000	600
> 70 岁	1200	800

Modified from the Institute of Medicine：*Brief report dietary reference intakes for calcium and vitamin D*. Washington, DC, 2010, National Academy Press, pp 1-4.

胆固醇水平降低12%，但未增加高密度脂蛋白胆固醇水平；它不像雌激素那样降低C反应蛋白，也未发现心血管保护作用[76-79]。一项以乳腺癌发生作为次要研究终点的骨质疏松的临床研究证实，雷洛昔芬可使乳腺癌的发生率降低76%[80]。在预防乳腺癌的临床试验中，一项研究比较了他莫昔芬与雷洛昔芬，另一项研究对雷洛昔芬与安慰剂进行了比较。第一项研究报道，他莫昔芬和雷洛昔芬两者均可降低乳腺癌发生风险，而第二项研究发现与安慰剂相比，雷洛昔芬可降低绝经后女性患雌激素受体阳性乳腺癌的风险[80,81]。目前，男性中应用雷洛昔芬的资料极少，因此暂不推荐用于男性患者。

睾酮

骨质疏松、性腺功能减退和性欲低下的男性，睾酮（testosterone）替代治疗或许有益。给药方法：环戊丙酸睾酮或庚酸睾酮（50～400 mg/每2～4周，im）；或阴囊局部经皮睾酮替代治疗贴剂（Testoderm，4～6 mg/d）；或其他部位经皮睾酮替代治疗贴剂（Androderm，2.5 mg/d或5 mg/d）[82,83]。大多数研究发现，初始治疗睾酮水平较低时，睾酮替代治疗可增加骨量。

降钙素

降钙素（calcitonin）是一由甲状腺C细胞合成的32个氨基酸多肽，具有抑制破骨细胞骨吸收作用。虽然市场上有人源和鲑鱼降钙素，但鲑鱼降钙素较强的效能，使其成为目前最常用降钙素。资料显示应用降钙素后体内总钙量增加，因而1984年FDA批准注射用降钙素用于骨质疏松治疗，1995年批准降钙素鼻喷剂用于绝经后骨质疏松症的治疗。注射用降钙素（100 IU皮下注射或肌内注射，3次/周或1次/日）可维持骨密度或使椎骨骨量轻度增加；且有些时候，前臂骨骼骨量增加，尤其是高骨转换患者[84]。降钙素鼻喷剂通过鼻黏膜吸收，其效力约为肠外给药的40%（如降钙素注射50～100IU相当于鼻喷剂200 IU）[85]。绝经5年以上患骨质疏松症的女性患者应用降钙素鼻喷剂（200 IU/d），与安慰剂相比可增加2%～3%的椎骨骨密度，而对股骨近端骨量无作用；绝经早期需更高剂量的降钙素[85,86]。降钙素鼻喷剂治疗骨质疏松症，5年内发生椎骨骨折风险降低36%[86]。

注射用降钙素的不良反应有恶心、面色潮红及注射局部部位反应。鼻喷降钙素较易接受，但有鼻炎、鼻部症状如干燥及结痂等潜在不良反应。无论是降钙素注射剂还是鼻喷剂，对骨质疏松性骨折患者均具有一定止痛效果。因担心降钙素鼻喷剂可增加男性患前列腺癌的风险，目前降钙素鼻喷剂在欧洲已被停用，但目前美国仍在使用。

抗吸收药物

双膦酸盐

双膦酸盐（bisphosphonates）是焦磷酸盐类似物，核心为P-C-P，而非P-O-P；被骨骼羟基磷灰石吸收而发挥抗骨吸收作用。对其侧链不断修饰，产生了一系列不同抗骨吸收能力的复合物（表107-6）。因其较长的骨骼半衰期和较长的骨内滞留时间，一些双膦酸盐为间歇性给药。由于肠道吸收不足10%，故须空腹服用。

双膦酸盐已用于Paget骨病、恶性肿瘤高钙血症的治疗，转移性骨肿瘤、骨质疏松症以及糖皮质激素性骨质疏松症的预防和治疗。

阿仑膦酸钠（alendronate sodium）经FDA批准可用于预防和治疗骨质疏松症。统计数据显示，对

表107-6　双膦酸盐体内抑制干骺端骨吸收的能力

化学修饰	代表药物	抗骨吸收能力
第一代：	依替膦酸钠	1
短烷基/卤侧链	氯屈膦酸钠	10
第二代：	替鲁膦酸钠 [a]	10
NH₂-末端基因	帕米膦酸钠	100
	阿仑膦酸钠	100～1000
第三代：	利塞膦酸钠	1000～10 000
环形侧链	伊班膦酸钠	1000～10 000
	唑来膦酸盐	100 000

[a] 替鲁膦酸钠有一个环形侧链，而非NH₂-末端基因，但根据其研制时间和药效，一般将其归入第二代

Modified from Watts NB: Treatment of osteoporosis with bisphosphonates [review]. *Endocrinol Metab Clin North Am* 27: 419-439, 1998.

低于骨密度峰值 2.5*SD* 以下的绝经后女性，与安慰剂相比，阿仑膦酸钠（10 mg/d）分别提高 8.8% 椎骨、7.8% 股骨转子骨密度，治疗 3 年后股骨颈骨密度增加 5.9%[87]；绝经后 0.5 ～ 3 年的女性，椎骨和股骨近端骨密度亦有轻度增加（2.3% ～ 4.4%）。阿仑膦酸钠（fosamax）治疗女性骨质疏松患者（T 值 < -2.5），与安慰剂相比显著降低了椎骨和髋骨骨折的发生[88]。但阿仑膦酸钠并不能减少骨量低但无骨质疏松女性的骨折发生[89,90]。阿仑膦酸钠可增加男性骨质疏松患者椎骨、髋骨及全身骨量，有助于预防椎骨骨折的发生和身高的下降[91]。

双膦酸盐的不良反应包括：胃肠道症状如胃痛和食管炎（既往溃疡病史和活动性症状的患者用药需谨慎），关节肌肉疼痛；极少情况下，发生下颌骨坏死和长期应用发生转子下骨折[92-96]。阿仑膦酸钠治疗骨质疏松症最常用剂量为 70 mg 每周 1 次[93]。一项为期 2 年的研究表明，此剂量对增加椎骨、髋骨骨量的效果与阿仑膦酸钠 10 mg/d 的疗效相当。

另一种口服双膦酸盐为利塞膦酸钠（risedronate sodium），每日 5 mg，与安慰剂相比，可增加骨量并减少 50% 的新发椎骨骨折风险[94-97]。另一项评估利塞膦酸钠对髋骨骨折影响的研究证实，利塞膦酸钠治疗骨质疏松的女性（股骨颈 T 值 ≤ –4.0 为定义标准），髋骨骨折风险性明显降低[90]。利塞膦酸钠预防和治疗骨质疏松症（35 mg 每周 1 次或 150 mg 每月 1 次）[91] 及 Paget 病（每日 30 mg，治疗 2 个月，若 2 个月后病情复发则重复治疗）的疗效已得到认可[98,99]。研究证实，即使有轻度胃肠道不适，利塞膦酸钠仍有良好的耐受性。双膦酸盐还能缓解骨痛。

另一种氨基双膦酸钠，伊班膦酸钠（ibandronate）已用于绝经后骨质疏松症的治疗和预防。一项伊班膦酸钠 Ⅲ 期临床研究证实，每日 2.5 mg 治疗绝经后女性骨质疏松症，与安慰剂相比，椎骨骨折降低 50%。另一项研究，比较伊班膦酸钠每月 150 mg 与每日 2.5 mg 两种不同给药方法，发现在增加腰椎和髋骨 BMD 方面，两者疗效相似。根据这项桥接研究，FDA 批准伊班膦酸钠每月 150 mg 用于治疗骨质疏松症[100]。最近，每 3 个月 3 mg 静脉注射伊班膦酸钠，在增加腰椎和髋骨 BMD 方面与每日 2.5 mg 疗效相似。但在髋骨骨折方面尚无数据[101]。

唑来膦酸（zoledronic acid）已被批准用于预防和治疗绝经后骨质疏松症[102]。一项针对绝经后骨质

疏松妇女的 Ⅲ 期临床研究显示，与安慰剂相比，每年 1 次静脉输注 5 mg 唑来膦酸，椎骨骨折风险降低 68%，髋骨骨折风险降低 40%，其他重要部位骨质疏松性骨折风险下降 20%[102]。另一项 Ⅲ 期临床研究显示，有髋骨骨折史的患者随机分配到唑来膦酸组和安慰剂组，3 年后发现，每年输注 1 次 5 mg 唑来膦酸组骨质疏松性骨折的发生率明显低于安慰剂组，且死亡率也相对降低[103]。唑来膦酸的副作用包括关节痛和肌痛；然而后续治疗，这些副作用越来越少见。用唑来膦酸治疗需要监测血钙和 25- 羟基维生素 D 水平，如缺乏治疗前需将上述指标调整到正常。唑来膦酸已被批准用于绝经后女性骨质疏松的治疗和预防（每年 5 mg）、男性骨质疏松症（每年 5 mg）、糖皮质激素诱导性骨质疏松症（每年 5 mg）以及 Paget 病的防治。目前唑来膦酸每 4 周 1 次静脉输注 4 mg 已被用于乳腺癌和多发性骨髓瘤骨转移的防治。

双膦酸盐预防骨质疏松患者的骨折，但在骨质减少的女性中，其疗效尚不清楚。大多数绝经后女性骨折发生在骨质减少的患者中。因此，研究人员在绝经后骨量减少（T 值介于 –1 和 –2.5 之间），其髋部平均 T 值为 -1.6，10 年髋部骨折风险为 2.3% 的女性进行了一项研究，并将这些受试者随机分为两组，每隔 18 个月给予唑来膦酸盐 5 mg（唑来膦酸盐组）或生理盐水（安慰剂组）。安慰剂组 190 名发生脆性骨折，唑来膦酸盐组 122 名发生脆性骨折 [风险比（HR），0.63；95% 置信区间（CI），0.50 ～ 0.79；*P* < 0.001]。与安慰剂组相比，唑来膦酸治疗组有较低的非椎体脆性骨折（HR，0.66；*P* = 0.001）、症状性骨折（HR，0.73；*P* = 0.003）、椎体骨折 [比值比（OR），0.45；*P* = 0.002] 和身高下降（*P* < 0.001）的风险。结果提示，应用有效的抗吸收药物治疗骨质减少绝经后女性，可以显著降低骨折发生风险[104]。

RANK 配体抑制剂

狄诺塞麦（denosumab）是一种直接针对 RANKL 的单克隆抗体，被批准治疗绝经后骨质疏松症。一项 Ⅲ 期临床研究中，应用狄诺塞麦（每 6 个月皮下注射 60 mg）治疗绝经后骨质疏松妇女，为期 36 个月或 3 年，椎骨骨折、髋骨骨折和其他重要部位骨质疏松性骨折的发生分别降低了 68%、40% 和 20%[104]。此药耐受性好，但狄诺塞麦治疗患者中发生需住院治疗的皮肤感染不良事件高于安慰剂组。狄诺塞麦是一有效

的骨吸收抑制剂，对破骨细胞活性标志物 CTX-1 有显著抑制。

每次注射后数周，CTX-1 被抑制近 90%，然而，这种骨转换抑制是暂时的，如中断狄诺塞麦治疗，骨转换和骨密度会很快恢复到基线水平。绝经后低骨量女性应用阿仑膦酸钠 70 mg 每周 1 次，之后换为每 6 个月 1 次狄诺塞麦 60 mg，相比较于继续使用阿仑膦酸钠者，骨密度显著增高[105]。在使用狄诺塞麦治疗前，应检测血清钙和 25- 羟基维生素 D，并需将其调整到正常范围。

与强效抗吸收剂相关的不良事件

所有有效的抗吸收剂（双膦酸盐和 RANKL 抑制剂）都与下颌骨坏死有关，这一罕见疾病表现为一小部分下颌骨坏死，与骨骼暴露、黏膜覆盖缺失有关。虽然下颌骨骨坏死是所有双膦酸盐和 RANKL 抑制剂狄诺塞麦的副作用，但发生率很低（接受骨质疏松治疗剂量患者可能在 1/10 000 至 1/100 000 之间）；但在高剂量、高频率治疗的癌症患者较为常见。尽管机制尚不清楚，美国牙科协会建议开始双膦酸盐或其他抗再吸收药物治疗之前对牙齿进行检查，服用这些药物的患者尽可能避免牙科治疗，但如果是必须牙科治疗则没有必要停用这些药物。此外，美国牙科协会更倾向于使用"抗再吸收相关的下颌骨骨坏死"这一术语[92,171]。

强效抗吸收剂（如双膦酸盐和 RANKL 抑制剂）也被报道与非典型转子下骨折有关。这种骨折有些不寻常，因为它发生在股骨小转子下方，发病率约为 5 个病例 /1 万患者年，可为双侧性，可能与双膦酸盐治疗时间有关。如果一强力抗吸收剂治疗患者出现大腿中部疼痛，就应对应力性骨折进行评估，因为这些药物最初表现为疼痛性应力性骨折，最终演变为移位性骨折。停用强效抗吸收药物，转子下骨折的风险几乎降为零[106,107]。

应用强效抗吸收药物的患者发生转子下骨折，使 FDA 对这些药物治疗骨质疏松的期限提出了建议。FDA 合理化建议，双膦酸盐（阿仑膦酸盐、利塞膦酸盐和唑来膦酸盐）注册试验持续时间为 3～4 年，而对阿仑膦酸盐（FLEX）、唑来膦酸盐（Horizon）和利塞膦酸盐（VERT-MN）的扩展试验持续时间为 3～10 年，因此，来自服用药物和停用药物的患者中，有足够的长期数据来确定双膦酸盐治疗骨质疏松

症的最佳持续时间。三项扩展研究的结果发现，无论是活动组还是安慰剂组，骨折率和 BMD 的维持都是一致的。基于这些数据，FDA 建议，决定停用双膦酸盐应根据患者具体情况而定。年轻患者双膦酸盐治疗 3～5 年后，骨密度正常（髋骨 T 值大于 –1.5），可以考虑停止治疗。而骨折风险增加的患者［如老年、现骨折、BMD 在骨质疏松范围内（小于 –2.0）］继续双膦酸盐治疗可能获益[108-111]。另一阿仑膦酸钠（FLEX）研究分析，评估阿仑膦酸盐治疗的骨折风险，阿仑膦酸钠口服每日 10 mg 治疗 9 年，与阿仑膦酸钠同剂量治疗 4.5 年后安慰剂治疗 5 年相比，得出的结论是，股骨颈 BMD 大于 –2 的患者在 4 年后可能并不会从双膦酸盐的额外治疗中获益。然而，股骨颈骨密度小于 –2 伴有骨折或小于 –2.5 不伴有骨折的患者可能受益于持续的双膦酸盐治疗[112]。

甲状旁腺激素

开始于 20 世纪 80 年代，小规模随机临床试验证实，PTH 蛋白的 1-34 片段可明显增加椎骨骨量，而骨皮质丰富的骨骼骨量少量丢失或无增加[113,114]。2001 年，包含 PTH 氨基末端 34 个氨基酸的重组人 PTH（recombinant human PTH，rhPTH，称 Fortéo），批准用于绝经后骨质疏松症的治疗。一项国际多中心研究，针对有骨折史的骨质疏松女性随机分组，分别给予 rhPTH 20 μg/d、40 μg/d 及安慰剂，平均治疗 21 个月。结果发现，与安慰剂相比，rhPTH 治疗组腰椎骨量增加了 9%～13%，髋骨骨量亦轻度增加。最重要的是，与安慰剂组相比，两个 rhPTH 治疗组的新发椎骨骨折风险降低了近 70%，非椎骨低创伤性骨折风险降低了近 50%[115]。该研究原计划进行 3 年，但由于临床前期研究的动物模型中出现了恶性骨肿瘤，故该研究在进行到大约 21 个月时提前终止。应用 rhPTH 1-34 治疗男性骨质疏松症的研究报道，骨量可明显增加。Fortéo 每天注射给药。该药的不良反应有头痛、恶心、治疗初期面色潮红，但这些不良反应在治疗几周后一般自行减轻。

近期一些研究评估了 rhPTH 1-34 或 rhPTH 1-84 联合抗吸收药（双膦酸盐或雷洛昔芬）与单用 rhPTH 相比，在增加 BMD 和减少骨折发生的方面是否更有疗效[116,117]。有趣的是，两项研究发现 PTH 联合阿仑膦酸钠治疗男性和女性骨质疏松患者 1～1.5 年，其

刺激腰椎骨形成的效果较差[116,117]。而近期的一项绝经后女性骨质疏松的研究发现，单用甲状旁腺素或狄诺塞麦，或甲状旁腺素联合狄诺塞麦治疗 1 年，发现联合治疗组腰椎骨密度增加 9.1%，全髋骨密度增加 4.9%，明显高于两组单药治疗组[118]。

继续 PTH 联合狄诺塞麦再治疗 12 个月后，腰椎骨密度进一步增加到 12%，全髋骨密度增加到 6%，再继续 1 年狄诺塞麦治疗，腰椎和全髋骨量保持稳定[119]。

PTH 刺激新骨形成、增加骨量、减少椎骨和非椎骨新发骨折，但一旦停药，增加的骨质将迅速丢失。研究人员进行了一项研究，患者 PTH 治疗 1 年后，继续 1 年的阿仑膦酸钠治疗[120]。有趣的是，PTH治疗 1 年后 BMD 增加 6%，后期 1 年的阿仑膦酸钠治疗，椎骨 BMD 再增加 6%。这些数据提示：尽管 PTH 是增加骨量的有效单药治疗，尤其是对椎骨，之后应用抗骨吸收药治疗数年以稳定增加的 BMD。

PTH 是第一个批准用于骨质疏松治疗的骨合成类药物。患者每天可自行皮下注射治疗 18 ～ 24 个月。其他给药途径正在研发中，包括鼻腔内给药和经皮肤贴剂。

阿巴洛肽

阿巴洛肽（abaloparatide）是合成的甲状旁腺激素 I 型受体的激动剂，几年前被批准用于治疗绝经后骨质疏松和骨折高风险女性。阿巴洛肽是人工合成的 34 个氨基酸肽，是 PTHrP 1-34 类似物，与 PTHrP 1-34 同源性为 76%，与 PTH（1-34）的同源性为 41%。虽然阿巴洛肽和特立帕肽都与相同的 PTH 1 型受体结合，但阿巴洛肽与 PTH 受体 RG 构象比 RO 构象似乎有更高的亲和力，导致 PTHrP 的效应更为短暂，有利于合成代谢作用。对骨转换生化标志物研究显示，与特立帕肽相比，阿巴洛肽的骨重塑较少[121]。

阿巴洛肽的临床试验纳入了 2463 例绝经后骨质疏松妇女，其中 63% 患者有骨折史。研究对象被随机分为阿巴洛肽、特立帕肽或安慰剂组，主要研究终点是新发椎体骨折患者的百分比，阿巴洛肽组 0.6% 患者新发椎体骨折，而安慰剂组为 4.2%；阿巴洛肽使椎体骨折的相对风险降低了 86%，非椎体骨折的相对风险降低了 43%[122]。阿巴洛肽使腰椎、髋骨和前臂远端 BMD 增加明显大于特立帕肽，但在椎体和非椎体骨折发生方面，两种药物差异无统计学意义。

有趣的是，与特立帕肽相比，阿巴洛肽的主要部位骨质疏松性骨折明显减少，如腕部、上臂、髋骨和脊柱临床骨折。主研究受试者 18 个月后有资格进入一项开放性延伸研究，所有受试者完成母试验后 1 个月开始，每周服用阿仑膦酸钠 70 mg，持续 24 个月。开放性延伸试验 6 个月后，之前应用阿巴洛肽的患者椎体和非椎体骨折的发生率明显降低[123]。

与安慰剂相比，阿巴洛肽不良反应发生率略高，包括注射部位反应、头晕、恶心、头痛、心悸、心动过速、直立性低血压、高血钙、高尿钙和血尿酸水平升高。在阿巴洛肽标识上有可能骨肉瘤风险的黑框警告，基于一项大鼠研究发现，当阿巴洛肽暴露量是人批准接受剂量的 4 ～ 28 倍时，这种恶性肿瘤的发生率增加。因此，这种药物就像特立帕肽一样，不应用于骨肉瘤风险增加的患者，包括 Paget 病、不明原因的碱性磷酸酶升高、骨骺开放、骨转移瘤或骨骼恶性肿瘤。既往有骨骼放射治疗，这些药物应用限于 2 年内[124]。

近期批准的药物

罗莫珠单抗

罗莫珠单抗（romosozumab）是一种抑制 Wnt 信号拮抗剂硬化蛋白（sclerostin，SOST）的单克隆抗体，目前正临床开发用于治疗骨质疏松。硬化蛋白主要由骨内的骨细胞产生，然后通过骨细胞小管网络运输到骨表面，抑制成骨细胞的成熟。在雌激素缺乏性骨丢失的临床前研究中发现，罗莫珠单抗治疗骨量可恢复到基线水平[125]。近期一项 II 期临床试验报道，在绝经后低骨量妇女每月一次罗莫珠单抗治疗，持续 12 个月，腰椎骨量增加 12%，股骨颈骨量增加 4%，总的髋骨骨量增加 4%；这种增加比 rhPTH（1-34）或阿仑膦酸盐治疗更显著[126]。有趣的是，给予罗莫珠单抗后 PINP 迅速增加，继而羧基末端胶原交联（CTX）减少。两项 III 期临床试验评估了罗莫珠单抗的抗骨折效能。第一个临床试验纳入绝经后骨质疏松妇女，其全髋或股骨颈 T 值在 –2.5 ～ –3.5 之间，对罗莫珠单抗每月皮下注射 210 mg 为期 12 个月与安慰剂进行比较，随后两组均接受地诺单抗每 6 个月 60 mg，治疗 12 个月。治疗前 12 个月后，罗莫珠单抗治疗使椎体骨折和临床骨折发生分别减少了 73% 和

36%[53]。在 24 个月时间点，包括 12 个月罗莫珠单抗治疗和 12 个月地诺单抗治疗，椎体骨折显著减少，下降 75%。然而，非椎体骨折并没有明显减少。罗莫珠单抗治疗明显增加腰椎、髋骨和股骨颈 BMD[53]。第二项 III 期临床研究，绝经后骨质疏松妇女随机接受罗莫珠单抗每月 210 mg 皮下注射或阿仑膦酸钠每周 70 mg，治疗 12 个月，随后两组均接受开放标签的阿仑膦酸钠每周 70 mg，治疗 12 个月。在 24 个月时间点，罗莫珠单抗治疗后续阿仑膦酸钠治疗可使椎体骨折的发生减少 48%，非椎体骨折减少 19%。此外，与阿仑膦酸钠单药组相比，罗莫珠单抗治疗后续阿仑膦酸钠治疗组腰椎和髋骨 BMD 增加更明显。有趣的是，在试验的前 3 个月，罗莫珠单抗治疗患者 PINP 明显增加，然后 3 个月内恢复到基线水平；骨吸收标志物 CTX 在试验的最初几个月内从基线水平开始受到抑制，并且一直保持低于基线水平，直到试验结束。关于罗莫珠单抗治疗的不良反应报道很少[172,173]。

维生素 D

生理剂量维生素 D（vitamin D）对保证骨骼正常矿化非常重要。50 岁及 50 岁以上需每天摄入至少 600 ～ 1000 IU 维生素 D，如复合维生素或与钙复合的补充剂中的。老年人中维生素 D 普遍缺乏，一项研究显示，57% 普通住院患者缺乏维生素 D[127]。低水平维生素 D 发生骨丢失和骨折的风险增加。研究人员发现，50% 急性股骨骨折住院患者，维生素 D 缺乏（25-OHD 水平 < 12 ng/ml），36.7% 患者有继发性甲状旁腺功能亢进[42]。资料显示，维生素 D 水平的季节性变化，冬季和春季低水平 25-OHD 与骨密度减少相关。与安慰剂对照相比，敬老院老年女性每日应用维生素 D 800 IU，治疗 18 个月，髋骨骨折发生率可下降 40%；证实了维生素 D 对骨健康的重要性[128]。虽然对老年人骨折显著效果可能反映了维生素 D 缺乏的改善，但该研究强调了适量的维生素 D 替代治疗可有效减低老年人骨折的发生。钙和 25-羟维生素 D 缺乏在门诊患者中常见，应予以识别确定，并在抗骨吸收或其他骨质疏松药物应用前给予治疗。

尽管 200 IU 维生素 D 可预防椎骨骨丢失，但数据显示，每日摄入更高剂量维生素 D（800 IU/d）对于减少冬季、春季髋骨骨丢失是必要的。每天服用 700 IU 维生素 D_3 和 500 mg 碳酸钙可明显减少股骨颈、椎骨和全身骨骼的骨丢失，同时可降低 50% 的非椎骨骨折发生[129]。因此，为了保持骨骼健康，患者需摄入维生素 D 以使血浆 25-OHD 水平至少达 30 ng/ml。为达到此水平，不经常日晒患者需摄入更高剂量维生素 D。不推荐用 1,25- 二羟维生素 D [1,25-dihydroxy vitamin D，1,25（OH）$_2$D] 替代治疗，因易导致高血钙和高尿钙，需定期花费性监测。

预防措施

因现有治疗措施不能完全逆转骨丢失，故预防对于优化骨骼健康至关重要。一些针对措施可防止骨丢失，包括增加峰值骨量、减少骨丢失风险因素（如性腺功能减退、体内脂肪减少、吸烟、缺乏运动及酗酒），逆转继发性骨质疏松原因。应建议患者摄入适量维生素 D 和钙剂，定期参加负重运动项目。负重运动可增强肌力，稳定或轻度增加骨密度。大量资料表明，青春期增加钙摄入量和运动可增加骨储备，老年患者补充维生素 D 和钙剂等干预措施可降低骨折发生。因此，强烈建议应在任何年龄均采取预防或治疗措施，以减少随年龄呈指数级增长的骨折风险。

糖皮质激素诱导性骨质疏松症

骨丢失是糖皮质激素治疗的常见并发症[130]，糖皮质激素的应用增加风湿性疾病患者的骨折风险[20]。糖皮质激素治疗患者骨丢失的严重程度有差异，1 ～ 2 年内骨密度降低 3% ～ 20% 不等。糖皮质激素治疗与主要由小梁骨组成的肋骨、椎骨骨折增加相关，糖皮质激素治疗 5 ～ 10 年后，1/3 患者髋骨骨折风险增加 3 倍[131,132]。成年人隔日糖皮质激素治疗并不能避免骨丢失。风湿性疾病患者对糖皮质激素诱导性骨质疏松的担忧，常常限制了糖皮质激素治疗的剂量和时间。

尽可能应用最低剂量糖皮质激素，同时采取一般性预防措施，如定期负重运动、适量钙剂和维生素 D 摄入、减少骨质疏松的其他风险因素。然而数据显示，与对照相比，即使患者每日应用 5 mg 泼尼松，也会加速骨量丢失。预防糖皮质激素诱导性骨质疏松症（glucocorticoid-induced osteoporosis）的一般措施如表 107-7 所示。糖皮质激素治疗患者肠道钙吸收受影响。早期研究表明，维生素 D（每日 40 ~ 100 μg，每周 2 ~ 3 次）或 25-OHD 可抵消肠道钙吸收的影响，并可增加前臂骨骼骨密度。但应用超生理剂量维生素 D，对骨丢失高危人群（尿钙水平正常且既往无肾结石病史）应需仔细监测血钙和尿钙水平。对长期糖皮质激素治疗的骨质疏松高风险患者，另一治疗方法是，通过提高 25-OHD 水平达正常上限水平（> 30 ng/ml），以确保肠道适量的钙吸收。这种情况下，维生素 D 应用剂量通常为每日 1000 ~ 2000 IU。

由于糖皮质激素治疗患者骨吸收增强，故已有研究测验了骨吸收抑制剂的效果。在糖皮质激素慢性治疗患者，双膦酸盐可有效预防和治疗骨质疏松。糖皮质激素治疗患者应用阿仑膦酸钠 5 mg/d 或 10 mg/d 治疗 1 年，腰椎 BMD 分别增加 2.1% 和 2.9%，股骨颈 BMD 分别增加 1.2% 和 1%（$P < 0.001$）[133]。治疗 1 年后，新发椎体骨折率无显著降低，但治疗 2 年后，新发椎体骨折率降低近 40%。利塞膦酸钠 5 mg/d 预防和治疗糖皮质激素诱导性骨丢失亦有效[133]。一项为期 18 个月的临床研究，比较唑来膦酸（每年 5 mg IV）与利

表 107-7　糖皮质激素性骨质疏松症的防治建议

预防

疗程 ≥ 3 个月、剂量相当于泼尼松 ≥ 5 mg/d 者：

- 纠正骨质疏松风险因素（如戒烟，减少过量酒精摄入）
- 进行定期负重运动
- 摄入钙剂（总量 1500 mg/d）和维生素 D（400 ~ 800 IU/d）
- BMD 检查预测骨折和骨丢失风险
- 双膦酸盐治疗（阿仑膦酸钠 5 mg/d 或 35 mg/w；或利塞膦酸钠 5 mg/d 或 35 mg/w）

治疗

长期 GC 治疗者应行 BMD 排查骨质疏松

若 T 值 < –1，考虑：

- 减少风险因素，包括降低跌倒的风险
- 定期负重体力运动
- 补充钙剂和维生素 D
- 若缺乏性激素，则补充治疗
- 双膦酸盐治疗（阿仑膦酸钠 10 mg/d 或 70 mg/w，或利塞膦酸钠 5 mg/d 或 35 mg/w）；若口服双膦酸盐禁忌或不耐受，考虑用降钙素作为二线药物，或静脉注射双膦酸盐（帕米膦酸钠或唑来膦酸），或 PTH 1-34 或狄诺塞麦
- 反复 BMD 测定，每年 1 次或半年 1 次

BMD，骨密度；GC，糖皮质激素

Modified from Recommendations for the prevention and treatment of glucocorticoid-induced osteoporosis：2001 update. *Arthritis Rheum* 44：1496-1503，2001.

塞膦酸钠（5 mg/d）联合特立帕肽（20 μg/d）、阿仑膦酸钠（10 mg/d），结果证实唑来膦酸和特立帕肽比对照更增加骨量，特立帕肽治疗明显降低糖皮质激素治疗患者的椎骨骨折风险[134]。另外，每 6 个月用 60 mg 狄诺塞麦，治疗 18 个月，与利塞膦酸钠 5 mg/d 相比，更能增加脊柱和髋骨骨量[135]。研究显示，在糖皮质激素诱导性骨质疏松患者，rhPTH 1-34 与 HRT 联合治疗比 HRT 单药治疗更有效[136]。虽然骨折方面数据未观察到两种治疗有差别，但腰椎定量 CT（仅对小梁骨的一种检测）发现，PTH 治疗 12 个月后，与雌激素单药治疗相比，有近 35% 的增加[137]。

糖皮质激素可导致男性睾酮水平降低。一般情况下无症状，但如果糖皮质激素治疗男性出现血睾酮水平下降和性欲减退症状，则需要安全地睾酮补充治疗。糖皮质激素治疗后睾酮水平降低的男性，给予补充治疗后，骨量可增加[138]。然而，考虑到睾酮治疗可能的相关风险，对这些男性患者用双膦酸盐治疗需更加谨慎[139]。

为了预防糖皮质激素治疗的肺病患者的骨丢失，已对吸入性糖皮质激素治疗进行研究[140]。吸入性糖皮质激素似乎可致骨转换解偶联、增加骨丢失；然而，这种效应是剂量依赖性的。吸入低于 800 μg/d 二丙酸布地奈德并不增加骨质疏松风险，但高于 800 μg/d 则增加骨质疏松发生风险。新型吸入性糖皮质激素制剂疗效更强，例如，沙美特罗吸入剂 200 μg/d 几乎相当于 5 mg/d 泼尼松的疗效[141]。因此，长期吸入糖皮质激素治疗患者应该监测骨丢失。由于糖皮质激素治疗患者可出现显著性骨丢失，因此，监测干预治疗效果、评估进一步筛查有无合并其他导致骨丢失因素的必要性、如果现有预防骨丢失或骨折的治疗方案无效，考虑更换治疗方案，这些非常重要。对骨折高风险人群，强烈推荐应用强效双膦酸盐、狄诺塞麦或每日注射 PTH 治疗，以延缓骨丢失和减少新发骨折[142,143]。

关于糖皮质激素诱导性骨丢失治疗和预防的一个尚未解决的问题是，停用糖皮质激素治疗后多久才能开始使用骨活性药物治疗。一般建议在停用糖皮质激素慢性治疗 3 ~ 6 个月后进行 BMD 测量，并根据 BMD 结果和近期脆性骨折史，决定是否需要额外治疗。

骨软化症

骨软化症（osteomalacia）是一种以骨基质矿化

障碍为特征的疾病。钙、磷酸盐和维生素 D 是骨骼矿化所必需的。正常情况下，血钙与 PTH 水平呈显著负相关。血钙浓度轻度降低可导致 PTH 释放增加，PTH 促进远端肾小管钙重吸收、近端小管磷分泌和骨骼的钙溶解释放。维生素 D 可由皮肤在紫外线照射下合成，也可来自肠道中食物或补充剂的吸收。维生素 D 在肝内活化成 25-OHD，在近曲肾小管活化成 1,25 (OH)$_2$D。PTH、低血钙和低血磷可活化肾 1- 羟化酶，将 25-OHD 转化为 1,25 (OH)$_2$D，而间接促进肠道钙吸收[144,145]。

骨软化症是由钙利用度减少、合成骨羟磷灰石的磷酸盐减少，以及维生素 D 吸收活化不足造成的[146]。佝偻病是指生长期儿童骨和软骨生长板的矿化缺陷。如表 107-8 所示，骨软化症或佝偻病的病因中，有如下因素导致维生素 D 利用度降低：紫外线照射不足、维生素 D 摄入不足、胃肠道或胆道疾病患者维生素 D 吸收不良。下列因素导致的 25-OHD 水平降低：严重肝病、肾病综合征导致维生素 D 代谢物排泄增加、抗惊厥药物引起的 25-OHD 代谢加速。1,25 (OH)$_2$D 活化减低可见于磷酸盐水平增加的肾功能不全患者，离子钙水平降低可导致继发性甲状旁腺功能亢进或三级甲状旁腺功能亢进。

详细询问病史对于诊断骨软化症或维生素 D 缺乏是十分重要的。例如，胃、肠道切除术，慢性腹泻，原发性胆汁性肝硬化，或胰腺切除术病史，这些吸收不良的病史有助于诊断维生素 D 缺乏和骨软化症[146]。骨软化症表现为骨盆、脊柱及肋骨广泛疼痛，下肢或骨骼畸形，如长骨弓形弯曲、脊柱侧弯或骨盆形态异常。成人骨软化症另一临床体征为近端肌无力，导致步态无力、蹒跚步态或行走困难。

用力触压胫骨、肋骨或耻骨支，可能诱发疼痛[146]。骨软化症影像学特征之一是出现假性骨折、或 Looser 区，表现为贯穿骨皮质的模糊的横向骨折线，同时伴肋骨、肩胛骨、长骨或耻骨支的不完全愈合（图 107-2）。然而，假性骨折也许无法与成骨不全或 Paget 病相关的骨折鉴别。骨软化症的其他影像学特征有椎骨骨折或髋臼突出。维生素 D 缺乏可能导致不可逆性骨皮质丢失。部分骨软化症患者需骨活检，应用双重四环素标记，典型的组织形态特征是类骨质增加和骨矿化延迟。

佝偻病导致骨骺生长盘异常，其临床表现包括行动困难、生长受阻、长骨弯曲及身材矮小。颅骨和

表 107-8　骨软化症和佝偻病的病因
维生素 D 缺乏或功能异常
可利用性减少
营养不良
缺乏紫外线照射
吸收不良（胃肠道或胆道疾病或手术切除）
代谢异常
25- 羟基维生素 D 减少
肝或胃肠疾病，肾病综合征或抗惊厥药物
1,25- 二羟基维生素 D 缺乏
肾病、维生素 D 依赖性 I 型佝偻病
对靶组织作用的改变
维生素 D 依赖性 II 型佝偻病
磷酸盐缺乏
原料减少：食物摄入不足，磷酸盐结合型抗酸剂
肾小管磷酸盐重吸收减少
家族性：X- 连锁低磷酸盐血症佝偻病，成人维生素 D 抵抗性骨软化症
获得性：低磷酸盐血性骨软化症（磷酸盐性多尿症），肿瘤性骨软化症
肾小管疾病
酸中毒
肾小管酸中毒
输尿管乙状结肠吻合术
碳酸酐酶抑制剂（乙酰唑胺）
多种矿化障碍
矿化抑制剂：氟化物、双膦酸盐（如依替膦酸），慢性肾衰竭（铝）
低磷酸酯酶症

Modified from LeBoff MS, Brown EM: Metabolic bone disease. In Hare JW, editor: *Signs and symptoms in endocrine and metabolic disorders*. Philadelphia, 1986, JB Lippincott, pp 239-260.

肋骨可发生骨畸形，表现为颅缝增宽（颅骨软化）、肋软骨结合部增厚（串珠肋）或肋骨边缘凹陷（哈里森沟）。

骨软化症生化指标反映了机体的潜在的病理生理过程和代偿性生化反应。维生素 D 缺乏时，血钙水平基本正常或轻度降低，这是由于 PTH 对钙吸收受损的代偿性而快速升高的缘故[146,147]。肾功能不全，磷酸盐潴留、肾产生 1,25 (OH)$_2$D 障碍、低血钙及骨骼对 PTH 抵抗，均可导致甲状旁腺功能亢进、继而肾性骨营养不良、混合性骨软化症及囊性纤维性骨炎[148]。此外，铝中毒可导致单纯性骨软化症或无动力性骨病[147,149]。长期维生素 D 缺乏可增加甲状旁腺

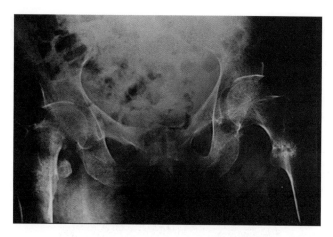

图 107-2 一位 65 岁吸收不良女性的骨软化症和骨折。显示左侧股骨小转子假性骨折和右侧小转子撕脱伤。该患者既往有双侧耻骨支骨折病史

的分泌需求，导致继发性甲状旁腺功能亢进，甚至某些情况下三级甲状旁腺功能亢进。无肝胆疾病的骨软化症患者碱性磷酸酶水平常升高[150]。

骨软化症可能与磷酸盐缺乏相关，主要是在肾小管磷酸盐重吸收减少的患者。在儿童家族性低磷血症维生素 D 抵抗性佝偻病或成人骨软化症常存在磷酸盐肾漏、低磷酸盐血症、佝偻病或骨软化症改变及与低磷血症不相平行的正常或低水平正常的 1,25 (OH)$_2$D。这种 X- 染色体显性遗传病可发生在青少年时期，表现为行走困难，后逐渐进展为驼背和骨骼畸形，但无近端肌病。这种 X- 连锁低磷酸盐血症佝偻病的基因位于 Xp22.1 位点，命名为 X 染色体内肽酶同源性磷酸盐调节基因（phosphate-regulating gene with homology to endopeptidases on the X chromosome, PHEX）[150]。

肿瘤性骨软化症或佝偻病是与肿瘤相关的维生素 D 抵抗性疾病，主要见于小的、良性间充质细胞瘤或内胚层细胞瘤，罕见于恶性肿瘤（如多发性骨髓瘤、前列腺癌、燕麦细胞癌及乳腺癌）[151,152]。此类患者典型表现为：肾小管磷酸盐重吸收减少、低磷酸盐血症、肌无力、1,25 (OH)$_2$D 减少及血钙正常。由于良性肿瘤体积较小，很难通过查体和影像学检查鉴别。外科手术切除这些肿瘤可使磷酸盐和 1,25 (OH)$_2$D 水平升高，骨骼疾病好转。骨软化症也可与全身性肾小管疾病、使用含骨矿化抑制剂的药物（如氟化物、依替膦酸及铝剂）等相关。对疑似骨软化症患者的评估，见表 107-9。

骨软化症通常是一种可治性、但易漏诊的疾病。

维生素 D 缺乏用生理剂量的维生素 D 治疗，更大剂量（1000 ~ 2000 IU/d）可加速骨的康复。对肠道吸收不良的患者，在导致吸收不良潜在性疾病纠正前，需给予大剂量维生素 D（每次 50 000 IU，每周 1 ~ 3 次或更多）。为了预防维生素 D 中毒，必须密切监测血钙、尿钙水平和 25-OHD 浓度。对 25-OHD 抵抗或患严重肝病无法自身活化 25-OHD 的患者，偶尔应用 25-OHD 活性代谢产物（骨化二醇）也许是有必要的。与母体化合物相比，25-OHD 潜在优点是生物利用度更稳定、半衰期更短、效价更大[147]，但价格昂贵。

低磷酸盐血症和肾小管磷酸盐重吸收异常患者，磷酸盐治疗促进骨矿化，需加用中高剂量 1,25 (OH)$_2$D，预防磷酸盐治疗相关的继发性甲状旁腺功能亢进。肾功能不全或肾衰竭患者，应该餐后服用磷酸盐结合剂（醋酸钙或碳酸钙），以减少肠道的磷酸盐吸收。由于枸橼酸钙可促进铝的吸收，故不建议使用。肾衰竭患者口服 1,25 (OH)$_2$D 治疗（部分透析患者可静脉输注用药）可抑制甲状旁腺细胞增殖和分泌功能[147,153]。一些研究者认为，PTH 水平应提高 3 倍，以预防无动力性骨病的发生[148]。目前已有 1,25 (OH)$_2$D 类似物，具有降低 PTH 水平而不产生高钙血症，可能对肾功能不全患者有益。

Paget 骨病

Paget 骨病（Paget's disease of bone）在 50 岁以上人群中的患病率为 2% ~ 3%，40 岁以下少见[154]。Paget 骨病是一种以巨大、多核破骨细胞导致的骨吸收增加，随后成骨细胞产生的紊乱编织骨为特征的疾

表 107-9 骨软化症评估
所有患者：
钙、磷、碱性磷酸酶、尿钙水平；25- 羟维生素 D 及完整甲状旁腺激素水平
特殊患者：
● 1,25- 二羟维生素 D 水平（如肾功能不全、维生素 D 抵抗性骨软化症或佝偻病）
● 维生素 D 吸收试验：检测 0、4、8 小时 25- 羟基维生素 D 水平（如一些吸收不良患者）
● 肾小管磷酸盐重吸收（如维生素 D 抵抗性骨软化症或佝偻病）
● 双重四环素标记的骨活检

病。最终导致骨骼扩展、弱软及多血管，受累骨骼增大和畸形，局部皮温升高[155]。

病因

Paget 病病因不明，尽管资料显示，巨大 Paget 破骨细胞内有病毒包涵体颗粒，支持病毒感染因素，可能与麻疹、呼吸道合胞体病毒或犬瘟热病毒有关。Paget 病发病具有家族聚集倾向，是常染色体显性遗传，40% 患者至少一个以上家庭成员受累[156]。近期在一个幼年性 Paget 病家族中发现，该病与 OPG 等位基因多态性相关[157]。对该基因突变的其他家族深入研究也许有助于发现 Paget 病病因。

临床特征

大多数 Paget 病患者无症状，常因偶然检测到碱性磷酸酶水平升高或特征性影像学改变才发现。部分患者存在一些症状，包括骨痛、骨骼畸形（长骨弯曲、颅骨增大、骨盆变形）、病理性骨折、心输出量增加（伴广泛病变）和神经嵌压。典型的 Paget 病由溶骨期、溶骨和成骨混合期及硬化期或"熄灭期"组成。

Paget 病三个阶段的影像学特征可出现在同一患者的不同部位[156]。Paget 病常累及骨骼部位包括颅骨（图 107-3）、椎骨、骨盆、骶骨及下肢骨。受累骨骼的邻近关节可发生退行性骨关节病，引起疼痛有时掩盖了 Paget 病相关症状[156]。10% ~ 30% 的 Paget 病患者发生过骨折，初期无症状或疼痛性横穿骨皮质的短隙骨折（图 107-4）。也可发生完全性骨折，如"粉笔"样骨折；长骨骨折是一严重并发症，因 Paget 病骨血管增多，骨折可导致过多失血。尽管有骨折不愈合的报道，一般情况下，Paget 病的骨折多可正常愈合。Paget 病一少见并发症是少于 1% 的患者发生肉瘤样变性（骨源性肉瘤、或少见的纤维肉瘤或软骨肉瘤），这些患者预后不佳。软组织肿块、局部疼痛及碱性磷酸酶升高可提示肉瘤的发生。

神经系统症状一般是由 Paget 病的骨骼压迫神经所致。听力丧失常见，是由 Paget 病累及内耳骨导致感觉丧失和传导异常所引起。Paget 病累及颅骨也可造成视神经和其他颅神经麻痹。颅底受压可出现颅底内陷、小脑功能障碍、梗阻性脑积水，表现为恶心、

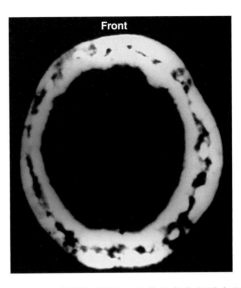

图 107-3　Paget 病的颅骨病变 一女性患者头颅增大和进行性听觉丧失。碱性磷酸酶水平为 2100 U/L。轴位 CT 显示内、外颅板明显增厚，有成骨样 Paget 病样改变。听力检查发现双侧听力丧失

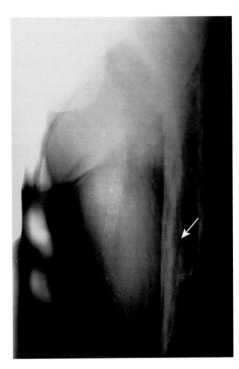

图 107-4　Paget 病的近端股骨。可见骨小梁粗糙、骨皮质增厚、侧面缝隙骨折及扩大骨溶解区"草叶样"特征性改变（箭头）

共济失调、失禁、步态障碍、痴呆等症状。胸椎和腰椎的神经系统损害可造成脊髓压迫，后期可出现马尾综合征。

实验室检查

尽管，长期卧床不动可能导致骨吸收骨形成解偶联发生高钙血症，但 Paget 病生化指标常显示血钙及血磷正常。若 Paget 病并原发性甲状旁腺功能亢进，也可出现高血钙。原发性甲状旁腺功能亢进可进一步加重骨重建，使疾病恶化。可能由于钙剂摄入不足而难以满足增强的骨重建所需，10% ～ 15% 的 Paget 病患者出现继发性甲状旁腺功能亢进[156]。

由于 Paget 病骨骼病变过程中成骨细胞活性增加和骨分解破坏，骨源碱性磷酸酶（alkaline phosphatase of bone origin，BSAP）常常升高。如无肝病，碱性磷酸酶水平主要与 Paget 病的骨骼受累相关，在 Paget 病颅骨受累患者中升高更明显（图 107-3）。

出乎意料的是，血清骨钙素水平并不像 BSAP 一样，反映 Paget 病的活动性。在活动性 Paget 病患者，骨吸收标志物如尿胶原交联 N 端肽和 C 端肽同样升高。其他实验室检查异常包括：高尿钙、尿尿酸升高、高尿酸血症，可能与破骨细胞转换增加相关。由于 Paget 病与痛风性关节炎相关性，需定期检测血尿酸水平。

诊断

骨扫描是评估 Paget 病病变程度的有效方法，因此可作为初始评估检查的一部分[154,156]。然而，作为诊断检查，全身骨扫描敏感性高，特异性低。X 线影像学特征表现为横向性透亮区、局限性骨质疏松、骨骼增大、弥漫性溶骨改变及"草叶样"溶骨破坏（图 107-4）、骨皮质增厚、骨小梁粗糙或硬化性改变。

患者出现颅骨受累和精神异常时，进行颅骨 X 线、MRI 或定量 CT 检查有助于诊断颅底扁平、颅骨扁平、颅底内陷或罕见并发症脑水肿。听力检查可发现 Paget 病累及颅骨导致的听力丧失。

治疗

Paget 病治疗适应证（表 107-10）包括疼痛、高钙血症、骨折、高输出性心力衰竭（罕见）及神经损害。当 Paget 病累及颅骨、椎骨、承重骨（股骨）及重要关节临近部位，治疗可用于预防骨畸形进展、神经受压风险。

表 107-10　Paget 骨病治疗适应证
疼痛
高钙血症
骨折
高输出量性心力衰竭（罕见）
颅骨受累
神经受压
关节周围疾病
预防 Paget 病进展

症状性 Paget 病的治疗通常用降钙素或双膦酸盐抑制增强的骨吸收和骨转换[154,155]。

治疗反应通过症状缓解和碱性磷酸酶维持在中度正常水平，进行评估一旦碱性磷酸酶高于正常水平 25%，则需重复治疗。

双膦酸盐

现有多种双膦酸盐已被 FDA 批准用于 Paget 病的治疗，包括依替膦酸二钠、帕米膦酸、阿仑膦酸钠、替鲁膦酸二钠、利塞膦酸钠及唑来膦酸。

- 依替膦酸二钠片剂剂量为 200 ～ 400 mg。推荐方案为每日 1 次，治疗 6 个月；较高剂量（400 mg）更常用。服用本药前后 2 小时内不得食用任何食物、饮料及药物。疗程不应超过 6 个月，但可在停药一段时间后再进行下一个治疗周期，最好间隔时间为 3 ～ 6 个月[158]。
- 帕米膦酸二钠有静脉注射剂型。推荐方案包括帕米膦酸二钠 30 mg/d，持续给药 4 小时以上，连续 3 天，或 60 mg/d，持续给药 2 ～ 4 小时，连续 2 天或 2 天以上[159]。
- 阿仑膦酸钠为 40 mg 片剂，每日 1 片连续服用 6 个月；服用此药后，至少应等 30 分钟，然后再进食、饮用饮品（自来水除外）、服用药物后躺下（但患者可坐立）[160]。
- 利塞膦酸钠为 30 mg 片剂，每日 1 片，连续服用 2 个月；服用此药后，至少等待 30 分钟，然后再进食、饮用饮品（自来水除外）、服用药物后躺下（但患者可坐立）[161]。
- 唑来膦酸为 5 mg 一支的注射剂，单剂 5 mg 静脉输注时间大于 15 分钟，足以维持 2 年。不良反应包括疲劳、贫血、肌肉疼痛、足部肿胀以及第一次注射后的流感样症状[162]。

除以上抗骨吸收药物外，非甾体抗炎药（nonsteroidal anti-inflammatory drugs，NSAID）及阿司匹林对于缓解关节痛和退行性骨关节病的其他症状有效。最后，Paget 病必要时考虑外科手术治疗，如骨骼畸形、病理性骨折、神经压迫及退行性关节炎。如术前至少 6 周对患者进行药物治疗（例如降钙素或其他双膦酸盐）以减少疾病活动性或血管形成，则可减少全关节置换术和截骨等矫形手术的术中出血或其他并发症的风险。

其他药物诱导性骨质疏松

治疗女性乳腺癌的芳香酶抑制剂（aromatase inhibitors）与骨丢失相关。绝经后女性保持低雌激素水平，组织内（如脂肪组织和肌细胞）的雄激素可在细胞色素 P-450 的作用下芳香化而转化为雌激素。而目前绝经后女性乳腺癌仍应用芳香化酶抑制剂。芳香酶抑制剂有两种：非甾体可逆性抑制剂（阿那曲唑和来曲唑）和甾体可逆性抑制剂（依西美坦）。这些药物抑制雄激素向雌激素转化，而导致雌激素水平降低和骨重塑增加。一项芳香酶抑制剂的临床试验证实，与他莫昔芬或安慰剂比较，芳香酶抑制剂治疗组骨折发生率为 3% ～ 7%[163]。一项为期 2 年的研究观察到，与他莫昔芬相比，阿那曲唑治疗骨转换标志物明显升高，同时椎骨骨丢失和骨折率增加近 2 倍。虽然关于芳香化酶抑制剂治疗乳腺癌女性骨骼健康的资料正开始收集，但获得此类患者骨质疏松临床风险因素和髋骨、椎骨 BMD 测定值，非常重要。对骨量正常或减少、无骨折病史的女性应进行预防性治疗。低骨量（T 值 ≤ –2）女性应进行有效的抗骨吸收治疗，同时至少每 2 年监测一次 BMD。最近研究显示唑来膦酸和狄诺塞麦对这类人群很有效[164,165]。正在应用芳香酶抑制剂治疗的女性，尽管抗骨吸收治疗仍有持续的骨丢失，而乳腺癌未进行放射治疗，该用 rhPTH 1-34 治疗以增加骨量。

促性腺激素释放激素拮抗剂用于女性子宫内膜异位症和男性前列腺癌的治疗。该药物可通过降低雌激素水平，导致骨转换加速而诱导骨丢失。一项至少有 5 万例前列腺癌患者参与的临床研究发现，雄激素去势治疗包括促性腺激素释放激素激动剂和睾丸切除

术，与骨折发生风险和骨折导致的住院次数增加有关。尽管与雄激素去势治疗相关的总体骨折风险仅轻度增加，但骨折风险性与促性腺激素释放激素激动剂的剂量数显著相关。

其他研究报道，雄激素去势治疗可增加所有部位骨骼的骨丢失，治疗 1 年后，每年腰椎骨丢失 2% ～ 8%，髋骨骨丢失 2% ～ 6%[166]。鉴于前列腺癌的高发和雄激素去势治疗的增加，监测骨量和预防额外骨丢失可能十分恰当。目前肿瘤学家建议，开始雄激素去势治疗时，应检测 BMD 并评估骨质疏松临床风险因素，包括 30 岁后骨折史、髋骨骨折家族史、吸烟史、糖皮质激素应用、低睾酮水平及类风湿关节炎。如果患者 BMD 低（T 值 < –2.5）或 T 值在 –1 ～ –2.5 之间伴其他风险因素，应进行钙剂和维生素 D 补充治疗，联合双膦酸盐（唑来膦酸、阿仑膦酸、利塞膦酸钠或狄诺塞麦）治疗。雄激素去势维持治疗患者应每年至少进行一次腰椎和髋骨 BMD 检测[167-170]。

Full references for this chapter can be found on ExpertConsult.com.

部分参考文献

1. Osteoporosis: review of the evidence for prevention, diagnosis and treatment and cost-effectiveness analysis. Introduction, *Osteoporos Int* 8(Suppl 4):S7–S80, 1998.
2. Riggs BL, Melton LJI: The prevention and treatment of osteoporosis, *N Engl J Med* 327:620–627, 1992.
3. Riggs BL, Wahner HW, Dunn WL, et al.: Differential changes in bone mineral density of the appendicular and axial skeleton with aging: relationship to spinal osteoporosis, *J Clin Invest* 67:328, 1981.
4. National Osteoporosis Foundation: *Physician's guide to prevention and treatment of osteoporosis*, Belle Mead, NJ, 1998, Excerpta Medica.
5. Manolagas SC, Jilka RL: Bone marrow, cytokines, and bone remodeling, *N Engl J Med* 332:305–311, 1995.
6. Kimble RB, Kitazawa R, Vannice JL, et al.: Persistent bone-sparing effect of interleukin-1 receptor antagonist: a hypothesis on the role of IL-1 in ovariectomy-induced bone loss, *Calcif Tissue Int* 55:260–265, 1996.
7. Cheleuitte D, Mizuno S, Glowacki J: In vitro secretion of cytokines by human bone marrow: effects of age and estrogen status, *J Clin Endocrinol Metab* 83:2043–2051, 1998.
8. Boyce BF, Hughes RD, Wright KR: Recent advances in bone biology provide insights in the pathogenesis of bone disease, *Lab Invest* 79:83–94, 1999.
9. McClung MR, Lewiecki EM, Cohen SB, et al.: Denosumab in postmenopausal women with low bone mineral density, *N Engl J Med* 354:821–831, 2006.
10. Nevitt MC: Epidemiology of osteoporosis, *Osteoporosis* 20:535–554, 1994.
11. El-Hajj Fuleihan G, Gundberg CM, Gleason R, et al.: Racial differences in parathyroid hormone dynamics, *J Clin Endocrinol Metab* 79:1642–1647, 1994.
12. Bell NH, Shary J, Stevens J: Demonstration that bone mass is greater in black than in white children, *J Bone Miner Res* 6:719–723, 1991.

13. Sambrook PN, Kelly PJ, Morrison NA, et al.: Scientific review: genetics of osteoporosis, *Br J Rheumatol* 33:1007–1011, 1994.

14. Cummings SR, Nevitt MC, Browner WS, et al.: Risk factors for hip fracture in white women, *N Engl J Med* 332:767–773, 1995.

15. Uitterlinden AG, Burger H, Huang Q, et al.: Relation of alleles of the collagen type 1α1 gene to bone density and the risk of osteoporotic fractures in postmenopausal women, *N Engl J Med* 338:1016–1021, 1998.

16. Faulkner KG, Cummings SR, Black D, et al.: Simple measurement of femoral geometry predicts hip fracture: the study of osteoporotic fractures, *J Bone Miner Res* 8:1211–1217, 1993.

17. Little RD, Carulli JP, Del Mastro RG, et al.: A mutation in the LDL receptor-related protein 5 gene results in the autosomal dominant high-bone mass trait, *Am J Hum Genet* 70:11–19, 2002.

18. Boyden LM, Mao J, Belsky J, et al.: High bone density due to a mutation in LDL-receptor protein 5999, *N Engl J Med* 346:1513–1521, 2002.

19. Li W-F, Hou S-X, Yu B, et al.: Genetics of osteoporosis: accelerating the pace in gene identification and validation, *Hum Genet* 127:249–285, 2010.

20. Lane NE, Lukert BP: The science and therapy of glucocorticoid-induced osteoporosis, *Endocrinol Metab Clin North Am* 27:465–483, 1998.

22. Ross DS, Neer RM, Ridgway EC: Subclinical hyperthyroidism and reduced bone density as a possible result of prolonged suppression of the pituitary-thyroid axis with L-thyroxine, *Am J Med* 82:1167–1170, 1987.

23. Biller BMK, Saxe V, Herzog DB, et al.: Mechanisms of osteoporosis in adult and adolescent women with anorexia nervosa, *J Clin Endocrinol Metab* 68:548–551, 1989.

24. Friedman AJ, Daly M, Juneau-Norcross M, et al.: A prospective, randomized trial of gonadotropin-releasing hormone agonist plus estrogen-progestin add-back regimens for women with leiomyomata uteri, *J Clin Endocrinol Metab* 76:1439–1445, 1993.

25. Gordon CM, Grace E, Emans SJ, et al.: Changes in bone turnover markers and menstrual function after short-term oral DHEA in young women with anorexia nervosa, *J Bone Miner Res* 14:136–145, 1999.

26. Orwoll ES: *Osteoporosis in men: primer on the metabolic bone diseases and disorders of mineral metabolism*, ed 6, American Society of Bone and Mineral Research, 2006, pp 290–292.

27. Cauley JA, Cawthon PM, Peters KW, et al.: Risk factors for hip fracture in older men: the osteoporotic fractures in men study (MrOS), *J Bone Miner Res Suppl* 1, 2014. #1075.

28. Leder BZ, LeBlanc A, Schoenfeld DA, et al.: Differential effects of androgens and estrogens on bone turnover in normal men, *J Clin Endocrinol Metab* 88:204–210, 2003.

29. Amin S, Gabriel SE, Achenbach SJ, et al.: Are young women with rheumatoid arthritis at risk for fragility fractures? A population-based study, *J Rheumatol* 40:1669–1676, 2013.

30. Rehman Q, Lane NE: Therapeutic approaches for preventing bone loss in inflammatory arthritis, *Arthritis Res* 3:221–227, 2001.

31. Gravallese EM, Goldring SR: Cellular mechanisms and the role of cytokines in bone erosions in rheumatoid arthritis, *Arthritis Rheum* 43:2143–2151, 2000.

32. Kong YY, Yoshida H, Sarosi I, et al.: OPGL is a key regulator of osteoclastogenesis, lymphocyte development and lymph-node organogenesis, *Nature* 397:316–323, 1999.

33. American College of Rheumatologists Task Force on Osteoporosis Guidelines: Recommendations for the prevention and treatment of glucocorticoid-induced osteoporosis: 2001 update, *Arthritis Rheum* 44:1496–1503, 2001.

34. Hansen M, Florescu A, Stoltenberg M, et al.: Bone loss in rheumatoid arthritis: influence of disease activity, duration of the disease, functional capacity, and corticosteroid treatment, *Scand J Rheumatol* 25:367–376, 1996.

35. LeBoff MS, Wade JP, Mackowiak S, et al.: Low dose prednisone does not affect calcium homeostasis or bone density in postmenopausal women with rheumatoid arthritis, *J Rheumatol* 18:339–344, 1991.

36. Hunter T, Dubo HI: Spinal fractures complicating ankylosing spondylitis: a long-term followup study, *Arthritis Rheum* 26:751–759, 1983.

37. Lane NE: Osteoporosis and osteonecrosis in systemic lupus erythematous, *Nat Clin Pract Rheumatol* 2:562–569, 2006.

38. Stowens DW, Teitelbaum SL, Kahn AJ, et al.: Skeletal complications of Gaucher disease, *Medicine* 64:310–322, 1985.

39. Movsowitz C, Epstein S, Fallon M, et al.: Cyclosporin-A in vivo produces severe osteopenia in the rat: effect of dose and duration of administration, *Endocrinology* 123:2571–2577, 1988.

40. Bryer HP, Isserow JA, Armstrong EC, et al.: Azathioprine alone is bone sparing and does not alter cyclosporin A-induced osteopenia in the rat, *J Bone Miner Res* 10:132–138, 1995.

42. LeBoff MS, Kohlmeier L, Hurwitz S, et al.: Occult vitamin D deficiency in postmenopausal US women with acute hip fracture, *J Am Med Assoc* 281:1505–1511, 1999.

43. Johnston Jr CC, Slemenda CW, Melton III LJ: Clinical use of bone densitometry, *N Engl J Med* 324:1105–1109, 1991.

44. El-Hajj Fuleihan G, Testa MA, Angell JE, et al.: Reproducibility of DXA absorptiometry: a model for bone loss estimates, *J Bone Miner Res* 10:1004–1014, 1995.

45. Melton LJ, Atkinson EJ, O'Fallon WM, et al.: Long-term fracture prediction by bone mineral assessed at different skeletal sites, *J Bone Miner Res* 8:1227–1233, 1993.

46. Cummings SR, Black DM, Nevitt MC, et al.: Bone density at various sites for prediction of hip fractures: the study of osteoporotic fractures research group, *Lancet* 341:72–75, 1993.

47. Kanis JA, Melton III LJ, Christiansen C, et al.: Perspective: the diagnosis of osteoporosis, *J Bone Miner Res* 9:1137–1141, 1994.

48. Kanis JA, Borgstrom F, De Laet C, et al.: Assessment of fracture risk, *Osteoporos Int* 16:581–589, 2005.

50. Hannon RA, Eastell R: Bone markers and current laboratory assays, *Cancer Treat Rev* 32(Suppl 1):7, 2004.

51. Delmas PD, Schlemmer A, Gineyts E, et al.: Rapid publication: urinary excretion of pyridinoline crosslinks correlates with bone turnover measured on iliac crest biopsy in patients with vertebral osteoporosis, *J Bone Miner Res* 6:639–644, 1991.

52. Rosen HN, Dresner-Pollak R, Moses AC, et al.: Specificity of urinary excretion of cross-linked N-telopeptides of type I collagen as a marker of bone turnover, *Calcif Tissue Int* 54:26–29, 1994.

53. Garnero P, Hausherr E, Chapuy MC, et al.: Markers of bone resorption predict hip fracture risk in elderly women: the EPIDOS Prospective Study, *J Bone Miner Res* 11:1531–1538, 1996.

54. Seibel MJ, Naganathan V, Barton I, et al.: Relationship between pretreatment bone resorption and vertebral fracture incidence in postmenopausal osteoporotic women treated with risedronate, *J Bone Miner Res* 19:323–329, 2004.

55. Lane NE, Sanchez S, Genant HK, et al.: Short-term increases in bone turnover markers predict parathyroid hormone-induced spinal bone mineral density gains in postmenopausal women with glucocorticoid-induced osteoporosis, *Osteoporos Int* 11:434–442, 2000.

56. Buxton EC, Yao W, Lane N: Changes in serum receptor activator of nuclear factor-kappaB ligand, osteoprotegerin, and interleukin-6 levels in patients with glucocorticoid-induced osteoporosis treated with human parathyroid hormone (1-34), *J Clin Endocrinol Metab* 89:3332–3336, 2004.

57. Cosman F, Nieves J, Woeflert I: Alendronate does not block the anabolic effect of PTH in postmenopausal osteoporotic women, *J Bone Miner Res* 13:1051–1055, 1998.

58. Silverberg SJ, Gartenberg F, Jacobs TP, et al.: Increased bone mineral density after parathyroidectomy in primary hyperparathyroidism, *J Clin Endocrinol Metab* 80:729–734, 1995.

59. Silverberg SJ, Gartenberg F, Jacobs TP, et al.: Longitudinal measurements of bone density and biochemical indices in untreated

primary hyperparathyroidism, *J Clin Endocrinol Metab* 80:723–728, 1995.

60. Marotte H, Pallot-Prades B, Grange L, et al.: A 1-year case-control study in patients with rheumatoid arthritis indicates prevention of loss of bone mineral density in both responders and nonresponders to infliximab, *Arthritis Res Ther* 9:R61, 2007.

61. Dawson-Hughes B, Dallal GE, Krall EA, et al.: A controlled trial of the effect of calcium supplementation on bone density in postmenopausal women, *N Engl J Med* 323:878–883, 1990.

62. Atkinson SA, Abrams SA, Dawson-Hughes B, et al.: Calcium. In Young V, editor: *Dietary reference intake for calcium, phosphorus, magnesium, vitamin D and fluoride*, Washington, DC, 1997, National Academy Press, pp 91–143.

63. Optimal calcium intake: NIH consensus conference, *J Am Med Assoc* 272:1994, 1942–1947.

64. Nicar MJ, Pak CYC: Calcium bioavailability from calcium carbonate and calcium citrate, *J Clin Endocrinol Metab* 61:391–393, 1985.

65. Doughty RN, Mason B, Horne A, et al.: Vascular events in healthy older women receiving calcium supplementation: randomised controlled trial, *BMJ* 336(7638):262–266, 2008.

66. Reid IR, Bolland MJ, Grey A: Does calcium supplementation increase cardiovascular risk? *Clin Endocrinol (Oxf)* 73(6):689–695, 2010.

67. Reid IR, Bristow SM, Bolland MJ: Calcium supplements: benefits and risks, *J Intern Med* 278(4):354–368, 2015.

68. Hulley S, Grady D, Bush T, et al.: Randomized trial of estrogen plus progestin for secondary prevention of coronary heart disease in postmenopausal women, *J Am Med Assoc* 280:605–613, 1998.

69. Grady D, Herrington D, Bittner V, et al.: Cardiovascular disease outcomes during 6.8 years of hormone therapy: heart and Estrogen/Progestin Replacement Study follow-up (HERS II), *J Am Med Assoc* 288:58–66, 2002.

70. Writing Group for the Women's Health Initiative Investigators: Risk and benefits of estrogen plus progestin in healthy postmenopausal women: principal results from the Women's Health Initiative randomized controlled trial, *J Am Med Assoc* 288:321–333, 2002.

71. Love RR, Mazess RB, Barden HS, et al.: Effects of tamoxifen on bone mineral density in postmenopausal women with breast cancer, *N Engl J Med* 326:852–856, 1992.

72. Fisher B, Costantino JP, Wicherham DL, et al.: Tamoxifen for prevention of breast cancer: report of the national surgical adjuvant breast and bowel project P-1 study, *J Natl Cancer Inst* 90:1371–1388, 1998.

73. Cummings SR, Eckert S, Krueger KA, et al.: The effect of raloxifene on risk of breast cancer in postmenopausal women: results from the MORE randomized trial. Multiple outcomes of raloxifene evaluation, *J Am Med Assoc* 281:2189–2197, 1999.

74. Delmas P, Bjarnason NH, Mitlak B, et al.: Effects of raloxifene on bone mineral density, serum cholesterol concentrations, and uterine endometrium in postmenopausal women, *N Engl J Med* 337:1641–1647, 1997.

75. Ettinger B, Black D, Mitlak B, et al.: Reduction of vertebral fracture risk in postmenopausal women with osteoporosis treated with raloxifene: results from 3 year randomized clinical trial (MORE), *J Am Med Assoc* 282:637–645, 1999.

76. Walsh BW, Kuller LH, Wild RA, et al.: Effects of raloxifene on serum lipids and coagulation factors in healthy postmenopausal women, *J Am Med Assoc* 279:1445–1451, 1998.

77. Walsh BW, Paul S, Wild RA, et al.: The effects of hormone replacement therapy and raloxifene on C-reactive protein and homocystein in healthy postmenopausal women: a randomized controlled trial, *J Clin Endocrinol Metab* 85:214–218, 2000.

78. Ridker PM, Buring JE, Shin J, et al.: Prospective study of C-reactive protein and the risk of future cardiovascular events among apparently healthy women, *Circulation* 98:731–733, 1998.

79. Barrett-Connor E, Mosca L, Collins P, et al.: Raloxifene Use for the Heart (RUTH) Trial Investigators. Effects of raloxifene on cardiovascular events and breast cancer in postmenopausal women, *N Engl J Med* 355:125–137, 2006.

80. Vogel VG, Costantino JP, Wickerham DL, et al.: National Surgical Adjuvant Breast and Bowel Project (NSABP). Effects of tamoxifen vs raloxifene on the risk of developing invasive breast cancer and other disease outcomes: the NSABP Study of Tamoxifen and Raloxifene (STAR) P-2 trial, *J Am Med Assoc* 295:2727–2741, 2006.

81. Bradbury J: CORE breast-cancer prevention trial, *Lancet Oncol* 6(8), 2005.

82. Tenover JL: Male hormone replacement therapy including "Andropause", *Endocrinol Metab Clin North Am* 27:969–988, 1998.

84. Gennari C, Chierichetti SM, Bigazzi S, et al.: Comparative effects on bone mineral content of calcium and calcium plus salmon calcitonin given in two different regimens in postmenopausal osteoporosis, *Curr Ther Res* 38:455–464, 1985.

85. Overgaard K, Riis BJ, Christiansen C, et al.: Nasal calcitonin for treatment of established osteoporosis, *Clin Endocrinol* 30:435–442, 1989.

86. Chesnut C, Silverman S, Andriano K, et al.: A randomized trial of nasal spray salmon calcitonin in postmenopausal women with established osteoporosis: the prevent recurrence of osteoporotic fractures study. PROOF Study Group, *Am J Med* 109:267–276, 2000.

87. Liberman UA, Weiss SR, Broll J, et al.: Effect of oral alendronate on bone mineral density and the incidence of fractures in postmenopausal osteoporosis, *N Engl J Med* 333:1437–1443, 1995.

88. Black DM, Cummings SR, Karpt DB, et al.: Randomized trial of effect of alendronate on risk of fracture in women with existing vertebral fractures, *Lancet* 348:1535–1541, 1996.

89. Hosking D, Chilvers CE, Christiansen C, et al.: Prevention of bone loss with alendronate in postmenopausal women under 60 years of age, *N Engl J Med* 338:485–492, 1998.

90. Cummings SR, Black DM, Thompson DE, et al.: Effect of alendronate on risk of fracture in women with low bone density but without vertebral fractures, *J Am Med Assoc* 280:2077–2082, 1998.

91. Orwoll E, Ettinger M, Weiss S, et al.: Alendronate for the treatment of osteoporosis in men, *N Engl J Med* 343:604–610, 2000.

92. Khosla S, Burr D, Cauley J, et al.: Bisphosphonate-associated osteonecrosis of the jaw: report of a task force of the American Society for Bone and Mineral Research, *J Bone Miner Res* 22:1479–1491, 2007.

93. Schnitzer T, Bone HG, Crepaldi G, et al.: Therapeutic equivalence of alendronate 70 mg once-weekly and alendronate 10 mg daily in the treatment of osteoporosis, *Aging* 12:1–12, 2000.

94. Harris ST, Watts NB, Genant HK, et al.: Effects of risedronate treatment on vertebral and nonvertebral fractures in women with postmenopausal osteoporosis: a randomized controlled trial. Vertebral Efficacy with Risedronate Therapy (VERT) Study Group, *J Am Med Assoc* 282:1344, 1999.

95. Heaney RP, Zizic TM, Fogelman I, et al.: Risedronate reduces the risk of first vertebral fracture in osteoporotic women, *Osteoporos Int* 13:501–505, 2002.

96. Reginster J-Y, Minne HW, Sorensen O, et al.: Randomized trial of the effects of risedronate on vertebral fractures in women with postmenopausal osteoporosis, *Osteoporos Int* 11:83–91, 2000.

97. McClung MR, Geusens P, Miller PD, et al.: Effect of risedronate on the risk of hip fracture in elderly women, *N Engl J Med* 344:333–340, 2001.

98. Delaney M, Harwitz S, Shaw J, et al.: Bone density changes with once weekly risedronate in postmenopausal women, *J Clin Densitom* 6:45–50, 2003.

99. Miller PD, Brown JP, Siris ES: A randomized double-blind trial of risedronate and etidronate in the treatment of Paget's disease of bone, *Am J Med* 106:513–520, 1999.

100. Reginster JY, Adami S, Lakatos P, et al.: Efficacy and tolerability of once-monthly oral ibandronate in postmenopausal osteoporosis: 2 year results from the MOBILE study, *Ann Rheum Dis* 65:654–661, 2006.

101. Delmas PD, Adami S, Strugala C, et al.: Intravenous ibandronate injections in postmenopausal women with osteoporosis: one-year

results from the dosing intravenous administration study, *Arthritis Rheum* 54:1838–1846, 2006.

102. Black DM, Delmas PD, Eastell R, et al.: Once-yearly zoledronic acid for treatment of postmenopausal osteoporosis, *N Engl J Med* 356:1809–1822, 2007.

103. Lyles KW, Colon-Emeric CS, Magaziner JS: Zoledronic acid in reducing clinical fracture and mortality after hip fracture, *N Engl J Med* 357:nihpa40967, 2007.

104. Cummings SR, San Martin J, McClung MR, et al.: Denosumab for prevention of fractures in postmenopausal women with osteoporosis, *N Engl J Med* 361:756–765, 2009.

105. Kendler DL, Roux C, Benham CL, et al.: Effect of bone mineral density and bone turnover in postmenopausal women transitioning from alendronate therapy, *J Bone Miner Res* 25:72–81, 2010.

171. Hellstein JW, Adler RA, Edwards B, et al.: Managing the care of patients receiving antiresorptive therapy for prevention and treatment of osteoporosis: executive summary of recommendations from the American Dental Association Council on Scientific Affairs, *J Am Dent Assoc* 142:1243–1251, 2011.

106. Shane E, Burr D, Ebeling PR, et al.: Atypical subtrochanteric and diaphyseal femoral fractures: report of a task force of the American Society for Bone and Mineral Research, *J Bone Miner Res* 25:2267–2294, 2010.

107. Schilcher J, Michaëlsson K, Aspenberg P: Bisphosphonate use and atypical fractures of the femoral shaft, *N Engl J Med* 364:1728–1737, 2011.

108. Black DM, Schwartz AV, Ensrud KE, et al.: Effects of continuing or stopping alendronate after 5 years of treatment: the Fracture Intervention Trial Long-term Extension (FLEX): a randomized trial, *J Am Med Assoc* 296:2927–2938, 2006.

109. Black DM, Reid IR, Boonen S, et al.: The effect of 3 versus 6 years of zoledronic acid treatment of osteoporosis: a randomized extension to the HORIZON-Pivotal Fracture Trial (PFT), *J Bone Miner Res* 27:243–254, 2012.

110. Mellstrom DD, Sorensen OH, Goemaere S, et al.: Seven years of treatment with risedronate in women with postmenopausal osteoporosis, *Calcif Tissue Int* 75:462–468, 2004.

111. Whitaker M, Guo J, Kehoe T, et al.: Bisphosphonates for osteoporosis—where do we go from here? *N Engl J Med* 366:2048–2051, 2012.

112. Black DM, Bauer DC, Schwartz AV, et al.: Continuing bisphosphonate treatment for osteoporosis—for whom and for how long? *N Engl J Med* 366:2051–2053, 2012.

113. Finkelstein JS, Klibanski A, Arnold A, et al.: Prevention of estrogen deficiency-related bone loss with human parathyroid hormone (1-34), *J Am Med Assoc* 280:1067–1073, 1998.

114. Lindsay R, Nieves J, Formica C, et al.: Randomized 108. Controlled study of effect of parathyroid hormone on vertebral-bone mass and fracture incidence among postmenopausal women on oestrogen with osteoporosis, *Lancet* 350:550–555, 1997.

115. Neer RM, Arnaud CD, Zanchetta JR, et al.: Effect of parathyroid hormone (1-34) on fractures and bone mineral density in postmenopausal women with osteoporosis, *N Engl J Med* 344:1434–1441, 2001.

116. Black DM, Greenspan SL, Ensrud KE, et al.: The effects of parathyroid hormone and alendronate alone or in combination in postmenopausal osteoporosis, *N Engl J Med* 349:1207–1215, 2003.

117. Finkelstein JS, Hayes A, Hunzelman JL, et al.: The effects of parathyroid hormone, alendronate, or both in men with osteoporosis, *N Engl J Med* 349:1216–1226, 2003.

118. Tsai JN, Uihlein AV, Lee H, et al.: Teriparatide and denosumab, alone or combined, in women with postmenopausal osteoporosis: the DATA study randomised trial, *Lancet* 382:50–56, 2013.

119. Leder BZ, Tsai JN, Uihlein AV, et al.: Two years of Denosumab and teriparatide administration in postmenopausal women with osteoporosis (The DATA Extension Study): a randomized controlled trial, *J Clin Endocrinol Metab* 99:1694–1700, 2014.

第 108 章

增生性骨病

原著 REUVEN MADER

徐立勤 译 林 进 校

- 弥漫性特发性骨肥厚 (diffuse idiopathic skeletal hyperotosis, DISH) 一般定义为: 发生在至少 4 个连续椎体的大波浪形骨赘形成, 典型好发部位为胸椎。但本病亦常累及颈腰椎和外周关节, 尤其是肌腱端。

- DISH 病因不明, 但它与多种代谢异常相关, 其中许多代谢异常也常见于 2 型糖尿病 (diabetes mellitus, DM)。

- 针对脊柱 DISH 的治疗通常是对症治疗。DISH 患者在关节手术后异位骨形成风险增加。DISH 可能与心血管危险因素增加有关。绝大多数肥大性骨关节病 (hypertrophic osteoarthropathy, HOA) 的常见病因与生长因子相关。

- 对原发病有效治疗, 对 HOA 亦有显著疗效, 如肺恶性肿瘤切除等。

- SAPHO 综合征 (滑膜炎、痤疮、脓疱疹、骨肥厚和骨髓炎; synovitis, acne, pustulosis, hyperostosis, and osteitis, SAPHO) 是一种病因不明的慢性炎症性疾病, 经常复发, 常累及前胸壁。目前由于从胸骨硬化性病变病灶中分离出了痤疮丙酸杆菌, SAPHO 有感染性病因的假说。通常非甾体抗炎药 (NSAID) 是改善 SAPHO 症状的一线用药, 同时需要配合其他形式的治疗手段。

引言

增生性骨病包含多种以骨质增生活跃和肌腱端钙化骨化为特征的一系列疾病。新骨形成是 DISH 和 HOA 的主要特征, 也是骨关节炎常见表现。新骨形成也可能伴随一些脊柱关节疾病, 如强直性脊柱炎 (AS)、银屑病关节炎和胸锁综合征, 也称为 SAPHO 综合征。新骨形成也可见于内分泌疾病, 如甲状腺疾病、肢端肥大症和甲状旁腺功能减退症 (表 108-1) [1-3]。骨关节炎、脊柱关节炎和内分泌疾病将在本书其他章节讨论。

弥漫性特发性骨肥厚

DISH 是一种以主要累及韧带和肌腱端的软组织钙化和骨化为特征的疾病。1950 年 Forestier 和 Rotes-Qsuerol 率先描述了这一疾病 [4], 并命名为老年强直性骨肥厚。本病明显好发于中轴骨, 特别是胸椎。后续研究人员发现该病不仅局限于脊柱, 还可累及外周关节, 因此提出了以现在广泛使用的学名 DISH 来命名 [5]。

DISH 以粗大波浪形的, 尤其是在胸椎右侧形成, 且不累及椎间隙的骨赘形成为特征; 同时也可以前纵韧带骨化为特征。后纵韧带钙化和骨化可能也是 DISH 表现。本病也常累及其他肌腱端区域, 如髌周韧带、跟腱附着点、足底筋膜和鹰嘴等 [6-8]。

DISH 诊断通常以 Resnick 和 Niwayama 提出的定义为基础 [5]。影像学上要求至少 4 个连续的胸椎右侧出现波浪形粗糙骨赘, 或椎间隙高度不变的前纵韧带骨化, 同时没有椎间关节强直或骶髂关节受累 (表

108-2) [8]。一项 MRI 研究表明，DISH 中椎间盘退行性改变很常见。一般认为，在特定 DISH 年龄组中，椎间盘退行性改变不应成为诊断该疾病的排除条件 [9]。骶髂关节炎（SIJs）的 CT 扫描显示 SIJs 骨性强直也很常见 [10]。总之，这些新证据强调对新的分类标准提出需求。

Utsinger 基于流行病学考量提出了另一系列标准 [7]，这些标准也都考虑了外周肌腱端炎。参考这些标准的同时，明确 DISH 诊断是建立在 Resnick 和 Niwayama 提出的相似标准基础上。当在至少两个相邻椎体存在连续的骨化和（或）钙化，及双侧足跟、鹰嘴和髌骨骨皮质完好的肌腱附着点炎，则很可能诊断为 DISH。也有人提出外周肌腱端炎可能代表早期 DISH，随着时间推移，这类患者的影像学表现可进展成为完整 DISH 表现。

流行病学

DISH 在男性中更为常见。一项尸检研究项目发现，75 例脊柱标本中 DISH 出现概率高达 28% [11]。已有报道 DISH 患病率因年龄、种族、地理位置和临床环境而异（比如，基于医院的研究和基于人群的研究）。在一项针对北美大都会医院人群研究中，50 岁

表 108-1	增生性骨病
弥漫性特发性骨质增生
肥厚性骨关节病
甲状腺疾病
肢端肥大症
甲状旁腺功能低下
血清阴性的脊椎关节病（如银屑病关节炎和强直性脊柱炎）
SAPHO
骨关节炎

SAPHO，滑膜炎、痤疮、脓疱疹、骨肥厚和骨髓炎

表 108-2	弥漫性特发性骨肥厚的建议诊断标准
至少 4 个相邻椎体的前外侧波浪形的钙化和骨化
受累节段椎间盘高度不变，无广泛退行性椎间盘病变的影像学改变
无椎间关节骨性强直和骶髂关节侵蚀、硬化或关节内骨性融合

以上男性和女性的患病率分别为 25% 和 15%，70 岁以上男性和女性患病率分别为 35% 和 26% [12]。布达佩斯患者人群研究也得到类似数据 [13]。据报道，耶路撒冷犹太人患病率更高，80 岁以上男性患病率高达 46% [14]。而韩国报告患病率则要低得多，老年人组仅 9% [15]。南非本土非洲人中 70 岁以上人群患病率为 13.6%，且男女无差异 [16]。与基于医院的研究相反，基于人群的研究中 70 岁以上患者患病率仅略高于 10% [17]。轻度 DISH 表现可以追溯到 4000 年前人类遗骸中。在六至八世纪人类遗骸中，男性 DISH 患病率为 3.7% 高于女性。尽管这些研究针对的是不同且相对年轻人群，但 DISH 患病率可能正在增加 [18,19]。DISH 患病率因使用的影像学方法不同而改变。通过 CT 研究报告的 DISH 患病率范围在 41 ~ 50 岁组 16.5% 到 81 ~ 90 岁组 43.5% 之间，平均患病率为 19.5%。除流行病学研究外，通过 CT 进行相关研究是否值得开展尚未明确 [20]。

病因和发病机制

DISH 病因和发病机制尚不明确。研究认为，多种遗传、代谢和个体因素及其他促进骨形成的多肽与 DISH 相关，都可能参与骨和肌腱端新骨形成。

遗传因素

遗传因素可能在 DISH 发病机制中起一定作用。据了解拳狮犬 DISH 患病率约为 40%，而犬 DISH 总体患病率为 3.8%，这说明犬 DISH 具有遗传风险因素 [21]。DISH 家族性聚集或家族性早发表明人类 DISH 的遗传背景 [22,23]。后纵韧带骨化与 DISH 密切相关，两种情况可以同时存在。COL6A1 是后纵韧带骨化的候选基因，与日本患者 DISH 患病显著相关，但对于捷克患者则不然 [24,25]。虽然 COL6A1 作用尚未完全阐明，但它可能参与后纵韧带骨化（ossification of the posterior longitudinal ligament, OPLL）和异位骨形成。这一发现表明其他因素也可能在 DISH 遗传易感性中发挥重要作用。

代谢因素

DISH 与代谢和个体因素相关，如肥胖、高腰围比、高血压、2 型 DM、高胰岛素血症、血脂异常、促生长肽升高、高尿酸血症和使用视黄酸（表

108-3)[26-34]。DISH 与体重过高的相关性早已因 Forestier 等的阐述广为人知[11,35]。这一相关性已经在一项对比 DISH 患者、健康人群及脊柱疾病患者的研究中得到证实[36]。还有多项研究报告了 DISH 与 2 型 DM 相关性[31,33,34]。对此学界提出了 2 型 DM 患者血清中较高水平胰岛素可能促进 DISH 形成这一假设。目前尚无针对 1 型 DM 或应用外源性胰岛素对新骨形成影响的研究。但新近研究又发现，DM 患者 DISH 患病率并未较非 DM 患者升高，这促使我们有必要重新评估 DM 是否是 DISH 发生发展的风险因素[37]。DISH 通常与更复杂的代谢和内分泌紊乱有关，包括糖耐量异常、高胰岛素血症、血脂异常、高尿酸血症及生长激素和胰岛素样生长因子（IGF）-I 水平升高[27,30,33]，并且伴或不伴典型 2 型 DM。内脏脂肪组织与代谢综合征和心血管疾病发病率增加有关。最近一项研究表明，DISH 患者内脏脂肪组织体量明显高于对照组，从另一个角度为肥胖在 DISH 发病机制中的作用提供支持[38]。由于这些代谢异常，DISH 患者可能出现代谢综合征，并且冠状动脉疾病风险更高[39]。

高胰岛素血症对韧带和肌腱端有深远影响，并且与年龄和肥胖无关。胰岛素促进韧带中的间充质细胞分化为软骨细胞并促进随后的软骨内骨化[31,40]。儿童时期，肌腱端为肌腱和韧带提供生长板，并持续到成年。这种特殊结构由胶原纤维、成纤维细胞、软骨细胞和钙化基质组成，可能是胰岛素促进骨化过程的作用靶点[26]。

表 108-3　与弥漫性特发性骨肥厚相关的疾病
非胰岛素依赖型糖尿病
肥胖
高腰围比
血脂异常
高血压
高尿酸血症
高胰岛素血症
胰岛素样生长因子 -1 升高
生长激素升高
类维生素 A 使用
遗传易感

其他骨形成促进途径

骨形态发生蛋白（bone morphogenetic protein, BMP）-2 是一种强效成骨因子，可促进间充质干细胞分化为成纤维细胞和成软骨细胞，刺激细胞增殖、碱性磷酸酶（ALP）活性和胶原合成[41,42]。BMP-2 对骨化的促进作用，可被高表达于骨骼和软骨中的基质 Gla 蛋白抑制。基质 Gla 蛋白缺乏或羧化可能引发 BMP-2 高度活化，进而引发骨质增生[34,43]。另一种可能的解释是，OPLL 患者韧带受到牵拉后 BMP-2 和 BMP-4 的信使 RNA 表达增加[44]。

肌腱端也可能受到其他促生长肽影响。DISH 患者生长激素水平升高，生长激素可诱导成骨细胞增殖，并可能促进局部 IGF-I 产生，IGF-I 介导生长激素作用，并能刺激成骨细胞中 ALP 活性[27,34,45,46]。ALP 促进骨骼形成中钙化过程，是判断骨细胞成熟有意义的指标之一[47]。目前尚不清楚新骨形成主要局限于韧带和肌腱端的原因。与 OA 患者相比，男性 DISH 患者血清生长激素水平并未升高，但在关节滑液中明显升高[27,47]。椎骨血供可能是 DISH 发生发展的因素之一[48]。红细胞内生长激素水平可能超过血清生长激素水平，并可被转运至椎骨[49]。

核因子 -κB（nuclear factor-κB，NF-κB）参与调控细胞分裂和生长涉及的各种基因表达，并可调节多能细胞分化。韧带细胞中血小板衍化生长因子（platelet-derived growth factor，PDGF-BB）、转化生长因子 -β1（transforming growth factor-β1，TGF-β1）等环境因子激活可刺激 NF-κB 活化，进而影响间充质细胞向成骨细胞分化。随之而来的是 DISH 患者细胞中 ALP 活性升高，这也是成骨细胞成熟标志[50]。炎症细胞因子，如 PDGF-BB、TGF-β1 等可能与非胰岛素依赖 DM 发病相关，这可能是 DM 和 DISH 发病之间的关联[51,52]。

Wnt-β-catenin 通路可能诱导骨形成。Wnt 信号通路可被内源性分泌蛋白 dickkopf 相关蛋白 -1（dickkopf-related protein 1，DKK1，也作 dickkopf-1）抑制。低水平 DKK1 对 Wnt 通路抑制减少，可能在 DISH 患者广泛骨桥形成中发挥作用[53-55]。由于可促进新骨形成，维生素 A 及其衍生物可能与 DISH 发病机制相关。研究表明，与对照组相比，DISH 患者维生素 A 水平较高，在一些研究中，接受维生素 A 或其衍生物治疗的年轻患者出现了类似 DISH 样表现[28,56]。维生素 A 在 DISH 发病机制和临床表现中作用仍有争议[57]。为阐明维生素 A 在 DISH 发病机制中的作用，更大规模前瞻性研究非常必要。

前列腺素 I_2（Prostaglandin I_2，PGI_2）是有效的骨吸收抑制剂，内皮素 -1 可调节血管异位钙化，也可调节成骨细胞和破骨细胞增殖。体外研究表明，内分泌素 -1 和 PGI_2 可通过多种机制诱导脊髓韧带细胞 ALP 活性和成骨分化，从而在 DISH 发生发展中发挥作用[58-60]。

对于骨肥厚多累及胸椎前侧的现象，目前尚没有令人信服的解释。一个可能的原因是胸椎活动度较小。然而，这种假说无法解释活动度较高的颈椎及腰椎受累。左侧胸椎受累更少则被归因于主动脉弓。这一假说是建立在一些病例基础上，一些右位主动脉的患者骨桥出现在胸椎左侧，提示主动脉搏动或可阻止骨赘形成[61]。该假说最近也被反复提及。更有 CT 研究表明，胸椎新骨形成的程度取决于主动脉到脊柱的距离。当主动脉与脊柱相邻时，很少或根本

不会发现新骨形成[62-64]。甲状旁腺激素（parathyroid hormone，PTH）与 DISH 关系亦未阐明，但在动物模型中发现 PTH 可促进骨性强直发生[65]。

韧带和关节囊的钙化、骨化以及随之产生的硬化具有重要病因学意义。新近发现，DISH 患者发生主动脉瓣硬化症的风险显著升高[66]。这一现象究竟与 DISH 具有共同的致病机制，或者只反映了通常的风险因素，还需要进一步研究明确（图 108-1）。

骨关节炎的病理特征可能与 DISH 外周关节表现相同。有研究指出，在骨关节炎中非承重小关节的发病与关节内压力增高和随后"爆发式"受力相关[67]。这一过程归因于关节副韧带增厚导致制动作用，而不是原发性软骨损伤。由于这种机制，DISH 受累的关节可能产生与小骨关节炎相同的"爆发式"受力似乎是合理的。这一机制可能为不常受骨关节炎影响的"非典型"关节受累，和常见受累关节出现肥大性骨关节炎改变提供解释。

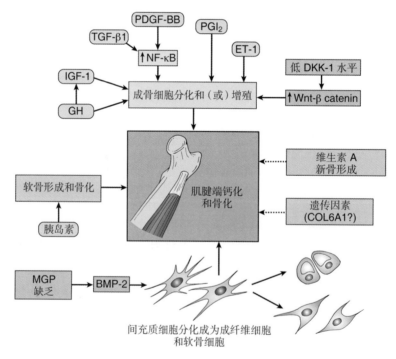

图 **108-1** 促进弥漫性特发性骨肥厚（DISH）中肌腱端钙化和骨化因素。生长激素（GH）通过促进胰岛素生长因子 -1（IGF-1）的产生，直接或间接促进成骨细胞分化和（或）增殖。血小板衍生长因子（platelet-derived growth facto，PDGE）-BB 和转化生长因子 -1（TGF-1），可诱导核因子 -κB（NF-κB）的活化，促进软组织骨化。内皮素 1（ET-1）和前列腺素 I2（PGI2）可促进成骨细的分化。低水平的内源性分泌蛋白 Dickkopf 相关蛋白 1（DKK1）提高了 Wnt-β- 连接蛋白通路的活性。诱导成骨细胞分化和（或）增值。基质 GLA 到蛋白（MGP）缺乏增加形态发生蛋白 2（BMP-2）的活性，导致间充质细胞分化为软骨细胞和纤维细胞。并可能钙化。胰岛素诱导软骨形成和骨化（From Mader R，Verlaan JJ，Buskila D：Diffuse idiopathic skeletal hyperostosis：clinical manifestations and pathogenic mechanisms. *Nat Rev Rheumatol* 9：741-750，2013.）

临床表现

由于缺乏特异性的症状和体征，以及放射诊断标准，人们越来越对 DISH 是否可以作为独立的疾病持怀疑态度[68]。尽管这个过程可能是无症状，但一些患者会表现出晨僵、腰背痛及活动受限[7,8]。DISH 患者可能伴有肢体末端疼痛，包括外周大小关节和肌腱端，如足跟、跟腱、肩关节、髌骨和鹰嘴。相比非 DISH 患者，DISH 患者身体状况较差。在调整了年龄、性别和其他参数后，这些表现有所减轻。其中非常有趣的是 DISH 患者握力降低，这很可能与手的小关节僵硬相关[69]。

脊柱受累

中轴骨疼痛可能累及脊柱全部 3 个节段及胸肋关节和胸锁关节。与健康人群相比，DISH 患者疼痛和活动障碍程度显著升高，却与脊柱病患者无差异[36]。部分研究显示，多达 2/3 DISH 患者可出现晨僵和脊柱疼痛，近一半患者活动受限[7,70]。常见的疼痛主诉通常是伴随胸廓活动度减低的胸椎疼痛。但也有研究表示，脊柱 DISH 与疼痛增加无关，有时主诉疼痛的患者比没有 DISH 的患者更少[70,71]。

虽然 DISH 在某些方面与脊柱受累的骨关节炎相似，但它仍是一个具有不同特征的独立疾病[72]。典型的骨关节炎脊柱受累部位是颈椎下段和腰椎。并且与 DISH 常见的胸椎受累不同，在骨关节炎中胸椎受累较少见，或在疾病晚期才出现。DISH 中受累胸椎有特征性椎间盘高度不变，而脊柱骨关节炎中椎间盘间隙往往变窄。这些影像学表现和脊柱解剖分布的差异可能与两者不同发病机制相关。我们推测，骨关节炎攻击的主要目标是以椎间盘和关节面软骨为代表的软骨。

磨损可能为骨关节炎频繁发生在脊柱活动极大的颈椎下段和腰椎段提供解释，而胸椎是脊柱活动度最小的节段。DISH 主要攻击的目标是脊柱韧带和肌腱端（图 108-2）[5,73]。这些异常不仅局限于胸椎，也可能累及腰椎和颈椎（图 108-3）。腰椎形成的大骨桥并非完全见于同一侧[74]。这些部位骨化和随之产生的大骨赘可能导致椎管狭窄[75,76]。骨科医生和患者认识到，手术对此类患者效果持续时间较短，再次手术率更高[77]。

尤其是颈椎受累时，可能发生严重并发症包括：吞咽困难、声音嘶哑、喘鸣、颈椎后纵韧带骨化、脊髓病、吸入性肺炎、睡眠呼吸暂停、寰枢并发症、胸腔出口综合征、食管梗阻、内镜及气管插管困难和骨折（表 108-4）[78]。年轻 DISH 患者并发椎间盘损伤

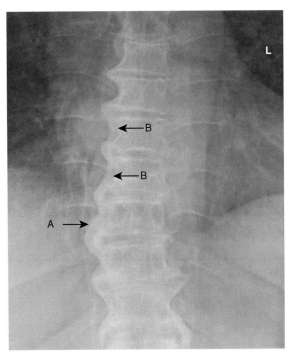

图 108-2　A. 胸椎右侧巨大波浪形骨赘形成。B. 注意椎体与骨化的韧带组织之间的半透明区域

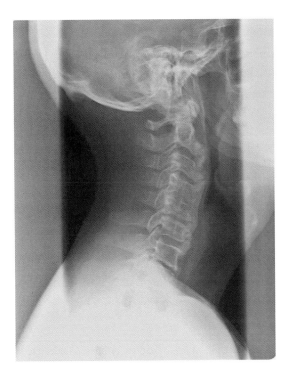

图 108-3　颈椎前纵韧带的大面积严重骨化

概率更高，提示 DISH 是这类患者脊柱强直的重要原因之一 [79]。有时，DISH 患者可能出现 AS 晚期的典型症状，如脊柱后凸和活动度降低。尽管两种疾病可能同时存在，但通常可以通过发病年龄、临床表现、脊柱和骶髂关节的影像学表现及与 HLA-B27 相关性来区分 [80,81]。

当通过临床表现及影像学表现难以区分 AS 和 DISH 时，可以通过全身 MRI 有效判断。特别是出现强直、小关节强直、SIJ 强直及 SIJ 改变（如水肿和脂肪浸润）、椎体脂肪浸润时都支持 AS 诊断 [82]。

脊柱外受累

临床表现与骨关节炎相似或相同，是周围关节 DISH 的突出特征，但仍区别于原发性骨关节炎。首先 DISH 常累及掌指关节、肘关节和肩关节，这些骨关节炎较少累及的关节（图 108-4）[83-86]。其次 DISH 是更严重的骨肥大性疾病，可能导致受累关节活动受限和肌腱端的钙化和（或）骨化 [86-88]。

如前所述，DISH 的主要病变是韧带和肌腱端的增厚、钙化或骨化。尤其是影响外周关节的肌腱端炎已有详细描述 [89]。髌骨周围、交叉韧带止点和关节囊周围骨性肌腱端炎的影像学表现，是 DISH 导致关节周围软组织僵硬的表现（图 108-5）[90]。DISH 患者在足跟、肋骨和骨盆等关节以外的其他肌腱端也常常发生骨化。这些外周受累的临床意义尚不清楚，且存在争议。但这些肌腱端炎可能会在受累区域表现为疼痛和肿胀，引发临床症状。髂腰韧带和骶结节韧带骨化以及髋臼下缘骨质增生，高度提示脊柱 DISH 可能 [89,91]。近期研究表明，相比未患 DISH 的患者，DISH 患者软组织压痛更明显，功能状态更差 [92]。

DISH 患者通常表现出超重、高体重指数、腰围增加和收缩压升高 [36]。这些因素和先前描述的代谢异常使患者罹患心血管疾病风险增加 [33,93,94]。对于不典型部位（如肘部）骨关节炎患者、HOA 患者，以及不明原因大肌腱端病和卡压性神经病变患者，需考虑诊断 DISH 可能。对于有前述相关疾病和代谢异常患者尤其如此。胸部影像学检查可作为诊断 DISH 筛查工具，敏感性为 77%，特异性为 97% [95]。

骨折风险和异位骨化

骨化和随之形成的大骨赘可能导致病变部位椎管狭窄 [75] 和脊柱硬化。这种情况使脊柱像一根长骨，无法分散受力，骨折风险增加 [96]。DISH 患者脊柱硬化加重可能比实际骨密度在骨折风险升高及骨折表征发现中发挥更重要作用 [97]。这些骨折可能未被发

表 108-4　椎弥漫性特发性骨肥厚的临床表现
自发性
吞咽困难
声音嘶哑
后纵韧带骨化
脊髓病
吸入性肺炎
睡眠呼吸暂停
寰枢并发症（如：假关节、半脱位）
胸廓出口综合征
继发性
内镜检查困难
气管插管困难
骨折

From Mader R: Clinical manifestations of diffuse idiopathic skeletal hyperostosis of the cervical spine. *Semin Arthritis Rheum* 32：130-135, 2002.

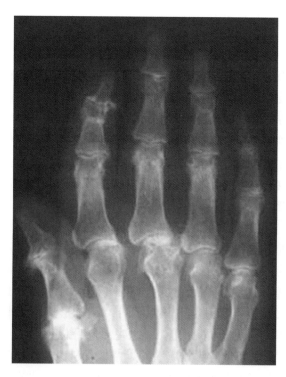

图 108-4　近端和远端指间关的严重肥厚性骨关节炎。尤其值得注意的是掌指关节的累及，包括增大的掌骨头、骨赘、关节间隙狭窄和软骨下硬化

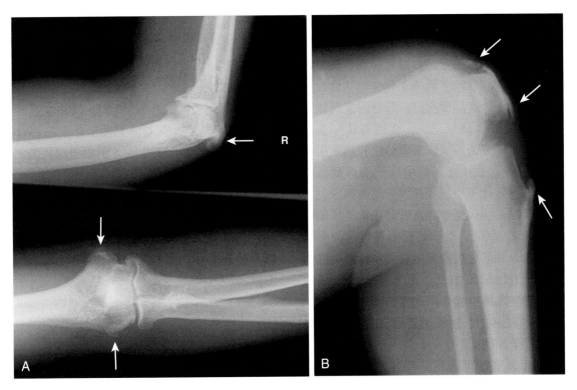

图 108-5 A、B. 髌周、鹰嘴和肱骨上髁的肌腱端骨化病变（如箭头所示）

现、不稳定，并与治疗延误和永久性神经功能缺损有关[98]。

新骨形成倾向使患者在关节手术后面临异位骨化风险[99]，并可能危及预后。目前尚不清楚导致这些骨化的原因，但对有相关风险的患者建议使用放射治疗或预防性 NSAID 治疗。

治疗

治疗 DISH 应解决多方面的问题。治疗目的是减轻疼痛和僵硬，预防、延缓或阻止病情进展，纠正相关代谢紊乱，并预防自发或继发并发症（表 108-5）。

目前针对 DISH 的治疗干预尚无系统研究，很可能因为 DISH 被归入骨关节炎范围，针对骨关节炎治疗干预方案被假设同样适合治疗 DISH。最近有人认为，血清生长激素水平和 IGF-I 可能是评估 DISH 进展和缓解的有效指标[42]。据估计，DISH 病程演变至少需要 10 年[100]。最近，一项 CT 研究证实了这一观点[101]，这提示要经历较长的观察期，才能证实治疗干预是否可以预防疾病发生，阻止疾病进展，抑或有望逆转其已有病变。

很少有研究发表关于缓解本病症状的补救措施，

但是部分研究报道了低强度运动、热疗、镇痛药和 NSAID 可能有效[102]。除腰骶关节屈曲外，运动疗法并不能显著改善脊柱活动度[103]。最近，使用局部外用 NSAID 治疗骨关节炎与通过口服同一产品 NSAID 治疗一样有效，这表明，局部外用与口服 NSAID 治疗骨关节炎效果相当，同样可缓解 DISH 患者外周关节疼痛和僵硬[104]。对于有症状的肌腱端炎，有必要治疗以减轻局部疼痛和肿胀。治疗可以通过局部使用软性保护措施，如足底骨刺鞋垫或使用保护绷带。症状严重者，局部注射麻醉剂与长效激素可暂时缓解症状。当多部位受累时，可以采用与骨关节炎相同治

表 108-5　弥漫性特发性骨肥厚的治疗目标
疼痛和僵硬症状的缓解
预防、延缓或阻止疾病进展
相关代谢性疾病的治疗
预防自发性并发症
预防创伤性并发症
预防诊疗操作中可能出现的并发症

From Mader R：Current therapeutic options in the management of diffuse idiopathic skeletal hyperostosis. *Expert Opin Pharmacother* 6：1313-1316，2005.

疗方案。

对 DISH 患者应进行心血管风险因素筛查，并在适时给予干预治疗。一般治疗，如减轻体重，充分的体育运动，及低饱和脂肪酸、低碳水化合物饮食，对于预防或阻止 DISH 进展都很重要。部分因素可能有致病意义，并可能成为治疗靶点。在现有认知基础上，治疗干预的目标应为减少胰岛素分泌和胰岛素抵抗。非胰岛素依赖型 DM 患者使用降低胰岛素抵抗的双胍类药物，疗效优于增加胰岛素分泌的磺脲类药物。合并高血压时，应优先选择血管紧张素转换酶抑制剂、钙通道阻滞剂和 α- 受体阻滞剂等可能改善胰岛素抵抗的药物，并避免选择可能加重胰岛素抵抗的药物，如噻嗪类利尿剂和 β- 受体阻滞剂等[105]。一些可能在 DISH 发生发展中起作用的生长因子，如 NF-κB、PDGF-BB、TGF-β1、生长激素和 IGF-I，可能会成为特异性治疗干预的靶点。

充分评估患者病情可避免一些并发症发生。仔细向患者说明，正确吞咽和餐后保持直立体位，可避免部分吸入性肺炎发生。对需要某些诊断或治疗干预，如消化道内镜和气管插管的患者，熟悉 DISH 的医生可避免或尽量减少对颈椎及软组织伤害。对于老年患者，应常规采取防止跌倒和创伤的措施。DISH 患者在骨科手术后常发生异位骨化，尤其是髋关节成形术。有研究表示，一些治疗干预措施，如应用 NSAID、抗维生素 K 和放射治疗，对防止异位骨化均有不同程度的疗效[106,107]。此并发症高风险人群（如 DISH 患者）应考虑上述治疗措施。脊柱强直性骨折患者需要积极的干预，但由于高风险的神经系统并发症，需要非常谨慎[108]。

治疗方案总结在（图 108-6）[109]。为了更好地定义这种疾病，了解发病机制，并制定有效的干预措施我们还有很多任务亟待完成（表 108-6）。因诊断较晚且缺乏骨化前早期变化的信息，DISH 研究仍有很多阻碍[110]。

表 108-6   弥漫性特发性骨肥厚未来面对的问题
建立和验证同时考虑到该疾病的周围表现的诊断标准
明确其自然病程和预后
研究疾病系统化的特性及其对生活质量和生存期的影响
确定该疾病的发病基础
提供改善疾病的治疗方法

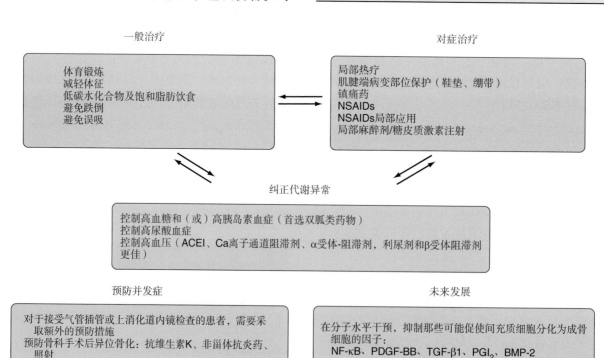

图 108-6　弥漫性特发性骨肥厚的治疗选择。ACE（angiotensin-converting enzyme），血管紧张素转换酶；BMP-2，骨形态发生蛋白 -2；NF-κB，核因子 -κB；NSAIDs，非甾体抗炎药；PDGF-BB，血小板衍生生长因子 -BB；PGI₂，前列腺素 I2；TGF-β1，转化生长因子 -β1（From Mader R：Current therapeutic options in the management of diffuse idiopathic skeletal hyperostosis. *Expert Opin Pharmacother* 6：1313-1316，2005.）

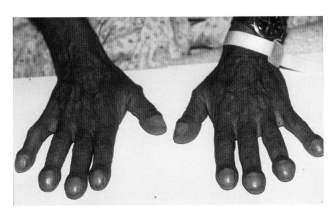

图 108-7　晚期肺癌患者的严重杵状指

肥大性骨关节病

众所周知 HOA 是一种以皮肤骨骼增生和大关节积液为特点的疾病。其标志和主要视觉表现是指（趾）远端的球状畸形，也称杵状指或鼓槌指（图108-7）。骨膜骨赘形成是一个进行性过程，好发于长骨，主要是胫骨和腓骨。骨膜骨赘形成是双侧对称，不累及骨髓腔、中轴骨颅骨。该病患病率尚不清楚，但在几千年前人类遗骸中曾发现该病 [111]。该病既可能是原发，也可能是继发。

病因

原发性肥大性骨关节病

原发性 HOA 是一种常染色体显性遗传病，其特征是骨膜骨赘形成、杵状指、面部及头皮皮肤增厚、皮肤溢脂和多汗。也被称为骨膜增生性厚皮病。HOA 多见于男性，男女比例约为 9：1，发病高峰为出生后第 1 年和青春期 [112]。HPGD 基因编码前列腺素代谢所需的酶，其突变可导致原发性 HOA[113]。

继发性肥大性骨关节病

继发 HOA 表现为孤立的杵状指或该病的全部特征。杵状指可以是单侧或双侧同时出现，可见于多种疾病，包括肺（主要是肺癌）、心脏、消化道、神经系统、感染、血管等疾病（表 108-7） [114-120]。

发病机制

HOA 的特征是胶原过度沉积、内皮增生、水

表 108-7　肥大性骨关节病的病因
单侧
偏瘫
动脉导管未闭
动脉瘤
双侧
肺部疾病
囊性纤维化
肺纤维化
原发性或继发性肺肿瘤
肺和胸膜感染
胸膜肿瘤
心脏疾病
发绀型心脏病
感染性心内膜炎
消化道疾病
肝硬化
肝癌
小肠和食管恶性肿瘤
炎症性肠病
小肠息肉
其他疾病
多种恶性肿瘤
POEMS 综合征
风湿病
胸腺瘤
适应性免疫缺陷综合征
珠蛋白生成障碍性贫血

POEMS，多发性神经病（P）、脏器肿大（O）、内分泌疾病（E）、M蛋白血症（M）和皮肤改变（S）

肿及新骨形成，主要累及肢端，并最终逐渐向近端进展。有多种假说解释 HOA 发展，大多数继发性HOA 患者有严重的肺部疾病或发绀型心脏病。有研究表明，巨核细胞在通过肺毛细血管时会碎裂出血小板。而在严重的肺部疾病或从右到左分流的心脏病患者中，巨核细胞或血小板聚集物绕过肺毛细血管床，并滞留在肢体末端的外周血管中。

一项研究表明，在 HOA 患者手指组织样本中，局部释放的生长因子显著升高，如血管内皮生长因子（VEGF）和 PDGF[121]。这些物质可能是导致肢端胶原过度沉积和骨骼过度生长的原因。在一个病例中，该患者血清 VEGF 水平很高，切除肿瘤后其血清VEGF 水平降低，且杵状指好转 [122]。循环中的血管性血友病因子抗原增加了血小板和内皮细胞活化 [123]。

其他生长因子也与杵状指相关，如肝细胞生长因子，在肺癌合并 HOA 患者的血清中水平比未合并 HOA 的患者高[124]。

临床表现

HOA 通常是无症状的，有时患者会注意到自己手指变形。有症状的患者常主诉下肢和长骨深部痛，且触摸会使疼痛加剧。大关节积液较常见，关节滑液质地较稠且几乎没有白细胞[125]。皮肤肥厚可能局限于指甲床，也可累及颜面或长骨及关节上方更大区域。HOA 最明显的临床表现是杵状指，即伴随指甲上凸的指尖球状畸形。指甲床周围的皮肤变薄变光，褶皱消失。触诊指甲床基底部，可探及软组织内指甲的"浮动感"。晚期杵状指病例很容易鉴别。现已有多种方法应用于该病的早期诊断，其中指（趾）指数和指（趾）深度比应用最为广泛[126,127]。指（趾）指数是测量 10 个手指甲床周长与远端指间关节周长的比值，比值大于 10 提示杵状指。指（趾）深度比是测量远端指（趾）骨深度与示指远端指间关节骨深度的比值，大于 1 提示异常。

HOA 诊断缺乏特异性的实验室指标。手指和脚趾影像学表现可提示肢端骨质溶解，另一常见表现是长骨皮质增厚提示的骨膜炎。该疾病可能涉及很少或多个部位，表现也可以有规律或无规律。但特征是，关节间隙不会变窄也不会破坏。放射性同位素骨扫描可用于诊断和评估疾病的进展程度。骨赘形成时长骨骨皮质可出现高摄取水平，表现出夹板征（图 108-8）。

治疗

无症状患者不需要治疗。NSAID 部分有效。病例报告表明，经奥曲肽或双膦酸盐治疗，疼痛可显著缓解[128,129]。继发 HOA 中，随着原发性疾病成功治疗，所有症状体征都迅速消退，如矫正心脏畸形、肿瘤切除以及感染性心内膜炎或炎症性肠病治疗后。并且使用 VEGF 抑制剂治疗可以改善 HOA 症状[130]。

SAPHO 综合征

SAPHO 综合征是一种病因不明 / 反复发作的慢性炎症性疾病。SAPHO 是几个相关的临床表现的缩写：滑膜炎（Synovitis）、痤疮（Acne）、脓疱

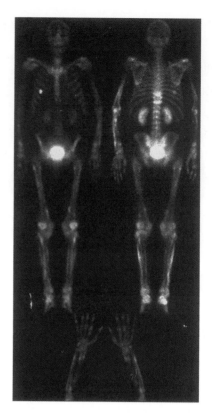

图 108-8　一名支气管肺癌患者的结节状骨皮质摄取增加（From Vandemergel X，Blocket D，Decaux G：Periostitis and hypertrophic osteoarthropathy：etiologies and bone scan patterns in 115 cases. *Eur J Intern Med* 15：375-380，2004. Reprinted with permission from the European Federation of Internal Medicine.）

疹（Pustulosis）、骨肥厚（Hyperostosis）和骨髓炎（Osteitis）[131]。常见的受累部位是前胸壁，主要是锁骨、胸骨和胸锁关节[132]。SAPHO 综合征与多种皮肤病变相关，如：聚合型痤疮、暴发性痤疮、掌跖脓疱病和银屑病。该病不是常见病，据估计发病率仅为 1/10 000，但由于缺乏有效的诊断和分类标准，很难获知其确切发病率。此外，SAPHO 综合征患病率据推测是被低估的，尤其是当患者皮肤表现较轻或无表现的时候。

病因和发病机制

SAPHO 综合征的病因尚不明确。目前有感染性病因假说，是基于从胸骨硬化性病变的病灶中分离出痤疮短棒菌苗（一种在痤疮中缓慢生长的厌氧菌）[134]。据推测，痤疮可直接引发慢性无痛性炎症导致骨侵蚀。此外，痤疮短棒菌苗可触发激活补体，并促进 IL-1、IL-8 和 TNF 产生，诱导体液免疫和细胞免疫。

另外，促炎和抗炎介质失衡也加重炎症反应和进一步的损伤[135,136]。最近有人提出，SAPHO 患者炎症可能与 NK 细胞耗竭及 Th17 和 Treg 细胞失衡有关。因外周血 NK 细胞缺乏无法抑制 Th17 细胞，从而导致疾病进展加剧[137,138]。

目前尚未发现 SAPHO 的遗传易感性。即该病与 HLA-B27、与银屑病关节炎相关基因或其他候选基因无关[132,139,140]。在 SAPHO 综合征患者中，常见自身抗体阳性率为 22%。这些自身抗体没有特异性，但提示自身免疫与 SAPHO 可能关联[141]。有人认为 SAPHO 与炎症性肠病相关性增加，或可将 SAPHO 与血清性阴性脊柱关节炎关联起来，但这一观点尚未得到证实[132,142]。

临床表现与影像学表现

SAPHO 综合征以皮肤和骨关节均出现症状为特点。皮肤症状包括掌跖脓疱病、严重的痤疮、化脓性汗腺炎，有时还包括银屑病。皮肤症状可以先于骨关节出现也可以在其之后出现，甚至是多年以后[132,143,144]。

SAPHO 综合征的骨关节症状包括骨肥厚、偶尔累及邻近关节的无菌性骨炎和滑膜炎。病变早期骨的组织学改变与骨髓炎伴骨膜骨形成相似。随后，病变进展为以单核浸润为主要表现的慢性炎症，明显的骨髓纤维化、硬化和骨小梁间空隙增大一般只出现在疾病晚期[145]。

最典型的临床表现是由于锁骨、胸骨和胸锁关节共同受累而引起前胸壁疼痛[132,144]。中轴骨其他常见受累表现为椎体硬化、骨肥厚、脊柱关节炎、非边缘性韧带骨赘，有时伴前骨桥[142,146]。脊柱外受累较少见，但可观察到累及胫骨、股骨或下颌骨的骨炎，及累及膝关节、髋关节、踝关节或手脚小关节的关节炎[132,142,147]。出现以下情况需高度怀疑 SAPHO：伴或不伴皮肤损害的无菌性、多灶性、复发性骨髓炎；伴有掌跖脓疱病、脓疱型银屑病或严重痤疮的关节炎；伴有严重的痤疮、掌跖脓疱病或脓疱型银屑病的骨炎[144]。

实验室检查可能发现红细胞沉降率或急性期反应物（如 C 反应蛋白、C3 和 C4）中等程度升高。这些指标可能反映 SAPHO 炎症性疾病的本质，但不如在其他炎性风湿性疾病中可信[132,142]。

SAPHO 综合征的临床诊断通常建立在临床表现和影像学表现相结合的基础上。骨闪烁显像检查对前胸壁病变有较高的灵敏度，特征性表现为"牛头征"，但并非在所有病例中敏感[148,149]。晚期病变在 X 线平片中即可观察到，但 CT 扫描更易发现此类病变，特别是对于扁骨。前胸壁病变的影像学表现为：以均匀纤维状骨硬化为主要表现的骨炎，骨膜反应的表现为骨肥厚，及骨皮质增厚导致的骨性肥大。这些最终演变为侵蚀性关节炎的病变（由于原发性关节炎或邻近骨炎的延伸）通常累及胸锁关节、上部胸肋关节和胸骨柄联合。约 1/3 患者脊柱受累，其影像学表现为椎体硬化、骨肥厚、椎间盘炎，非边缘性韧带骨赘，有时会出现以脊柱前侧骨桥形成为表现的骨肥厚[143]。一项新近的 MRI 研究表明，椎体角部侵蚀在病例中表现出一致性，且常伴椎体终板受累，有时合并相邻椎体受累[150]。这些研究的意义尚未完全阐明，需要进一步研究证实。长骨肌腱端骨化、骨炎、骨硬化和骨膜新骨形成出现频率不一，但均有报道。

治疗

NSAID 可能改善 SAPHO 症状，也是治疗的一线用药。但 NSAID 通常无法控制疾病，需要联合使用糖皮质激素等其他治疗[132,151]。目前 SAPHO 综合征的经验性治疗手段包括 NSAID、糖皮质激素、双膦酸盐、柳氮磺吡啶、甲氨蝶呤、环孢素、来氟米特、抗生素和肿瘤坏死因子（TNF）拮抗剂，但疗效不一[142,151,152]。常见的抗生素治疗是阿奇霉素，对 SAPHO 综合征患者有益。然而，许多患者也应用了其他改善病情抗风湿药物，并且停用抗生素后抗生素的治疗效果会逐渐减弱。目前尚不清楚 SAPHO 对抗生素短暂的反应，是否是由于其抗菌或抑炎作用[153]。近年研究发现双膦酸盐（特别是帕米膦酸）对大多数 SAPHO 综合征患者起良好或部分作用[154]。除了防止骨吸收外，双膦酸盐似乎还能抑制促炎细胞因子如 IL-1、TNF 和 IL-6 的产生[155]。TNF 拮抗剂对部分 SAPHO 患者有效，但可能由于皮肤症状复发，其疗效似乎稍逊于应用于其他血清阴性脊柱关节炎患者[156,157]。对 TNF 拮抗剂失效的患者，可以使用 IL-1 拮抗剂或靶向 IL-17/IL-23 生物制剂。

部分参考文献

1. Lambert RG, Becker EJ: Diffuse skeletal hyperostosis in idiopathic hypoparathyroidism, *Clin Radiol* 40:212–215, 1989.

2. Fatourechi V, Ahmed DDF, Schwartz KM: Thyroid acropachy: report of 40 patients treated at a single institution in a 26 years period, *J Clin Endocrinol Metab* 87:5435–5441, 2002.

3. Scarpan R, De Brasi D, Pivonello R, et al.: Acromegalic axial arthropathy: a clinical case control study, *J Clin Endocrinol Metab* 89:598–603, 2004.

4. Forestier J, Rotes-Querol J: Senile ankylosing hyperostosis of the spine, *Ann Rheum Dis* 9:321–330, 1950.

5. Resnick D, Niwayama G: Radiographic and pathologic features of spinal involvement in diffuse idiopathic skeletal hyperostosis (DISH), *Radiology* 119:559–568, 1976.

6. Resnick D, Guerra Jr J, Robinson CA, et al.: Association of diffuse idiopathic skeletal hyperostosis (DISH) and calcification and ossification of the posterior longitudinal ligament, *AJR Am J Roentgenol* 131:1049–1053, 1978.

7. Utsinger PD: Diffuse idiopathic skeletal hyperostosis, *Clin Rheum Dis* 11:325–351, 1985.

8. Resnick D, Niwayama G: *Diagnosis of bone and joint disorders*, ed 2, Philadelphia, 1988, WB Saunders, pp 1563–1615.

9. Slonimsky E, Lidar M, Stern M, et al.: Degenerative changes of the thoracic spine do exist in patients with diffuse idiopathic skeletal hyperostosis: a detailed thoracic spine CT analysis, *Acta Radiol* 59:1343–1350, 2018.

10. Leibushor N, Slonimsky E, Aharoni D, et al.: CT abnormalities in the sacroiliac joints of patients with diffuse idiopathic skeletal hyperostosis, *AJR Am J Roentgenol* 208:834–837, 2017.

11. Boachie-Adjei O, Bullough PG: Incidence of ankylosing hyperostosis of the spine (Forestier's disease) at autopsy, *Spine* 12:739–743, 1987.

12. Weinfeld RM, Olson PN, Maki DD, et al.: The prevalence of diffuse idiopathic skeletal hyperostosis (DISH) in two large American Midwest metropolitan hospital populations, *Skeletal Radiol* 26:222–225, 1997.

13. Kiss C, O'Neill TW, Mituszova M, et al.: Prevalence of diffuse idiopathic skeletal hyperostosis in Budapest, Hungary, *Rheumatology (Oxford)* 41:1335–1336, 2002.

14. Bloom RA: The prevalence of ankylosing hyperostosis in a Jerusalem population—with description of a method of grading the extent of the disease, *Scand J Rheumatol* 13:181–189, 1984.

15. Kim SK, Choi BR, Kim CG, et al.: The prevalence of diffuse idiopathic skeletal hyperostosis in Korea, *J Rheumatol* 31:2032–2035, 2004.

16. Cassim B, Mody GM, Rubin DL: The prevalence of diffuse idiopathic skeletal hyperostosis in African Blacks, *Br J Rheumatol* 29:131–132, 1990.

17. Julkunen H, Heinonen OP, Knekt P, et al.: The epidemiology of hyperostosis of the spine together with its symptoms and related mortality in a general population, *Scand J Rheumatol* 4:23–27, 1975.

18. Arriaza BT: Seronegative spondyloarthropathies and diffuse idiopathic skeletal hyperostosis in ancient northern Chile, *Am J Phys Anthropol* 91:263–278, 1993.

19. Vidal P: A paleoepidemiologic study of diffuse idiopathic skeletal hyperostosis, *Joint Bone Spine* 67:210–214, 2000.

20. Hiyama A, Katoh H, Sakai D, et al.: Prevalence of diffuse idiopathic skeletal hyperostosis (DISH) assessed with whole-spine computed tomography in 1479 subjects, *BMC Musculoskelet Disord* 19:178, 2018.

21. Kranenburg HC, Westerweld LA, Verlaan JJ, et al.: The dog as an animal model for DISH? *Eur Spine J* 19:1325–1329, 2010.

22. Gorman C, Jawad ASM, Chikanza I: A family with diffuse idiopathic hyperostosis, *Ann Rheum Dis* 64:1794–1795, 2005.

23. Bruges-Armas J, Couto AM, Timms A, et al.: Ectopic calcification among families in the Azores: clinical and radiologic manifestations in families with diffuse idiopathic skeletal hyperostosis and chondrocalcinosis, *Arthritis Rheum* 54:1340–1349, 2006.

24. Havelka S, Vesela M, Pavelkova A, et al.: Are DISH and OPLL genetically related? *Ann Rheum Dis* 60:902–903, 2001.

25. Tsukahara S, Miyazawa N, Akagawa H, et al.: COL6A1, the candidate gene for ossification of the posterior longitudinal ligament, is associated with diffuse idiopathic skeletal hyperostosis in Japanese, *Spine* 30:2321–2324, 2005.

26. Littlejohn GO: Insulin and new bone formation in diffuse idiopathic skeletal hyperostosis, *Clin Rheumatol* 4:294–300, 1985.

27. Denko CW, Boja B, Moskowitz RW: Growth promoting peptides in osteoarthritis and diffuse idiopathic skeletal hyperostosis—insulin, insulin-like growth factor-I, growth hormone, *J Rheumatol* 21:1725–1730, 1994.

28. Nesher G, Zuckner J: Rheumatologic complications of vitamin A and retinoids, *Semin Arthritis Rheum* 24:291–296, 1995.

29. Van Dooren-Greebe RJ, Lemmens JAM, De Boo T, et al.: Prolonged treatment of oral retinoids in adults: no influence on the frequency and severity of spinal abnormalities, *Br J Dermatol* 134:71–76, 1996.

30. Vezyroglou G, Mitropoulos A, Kyriazis N, et al.: A metabolic syndrome in diffuse idiopathic skeletal hyperostosis: a controlled study, *J Rheumatol* 23:672–676, 1996.

31. Akune T, Ogata N, Seichi A, et al.: Insulin secretory response is positively associated with the extent of ossification of the posterior longitudinal ligament of the spine, *J Bone Joint Surg Am* 83:1537–1544, 2001.

32. Ling TC, Parkin G, Islam J, et al.: What is the cumulative effect of long term, low dose isotretinoin on the development of DISH? *Br J Dermatol* 144:628–650, 2001.

33. Kiss C, Szilagyi M, Paksy A, et al.: Risk factors for diffuse idiopathic skeletal hyperostosis: a case control study, *Rheumatology (Oxford)* 41:27–30, 2002.

34. Sarzi-Puttini P, Atzeni F: New developments in our understanding of DISH (diffuse idiopathic skeletal hyperostosis), *Curr Opin Rheumatol* 16:287–292, 2004.

35. Forestier J, Lagier R: Ankylosing hyperostosis of the spine, *Clin Orthop* 74:65–83, 1971.

36. Mata S, Fortin PR, Fitzcharles MA, et al.: A controlled study of diffuse idiopathic skeletal hyperostosis: clinical features and functional status, *Medicine* 76:104–117, 1997.

37. Sencan D, Elden H, Nacitarhan V, et al.: The prevalence of diffuse idiopathic skeletal hyperostosis in patients with diabetes mellitus, *Rheumatol Int* 25:518–521, 2005.

38. Dan Lantsman C, Herman A, Verlaan JJ, et al.: Abdominal fat distribution in diffuse idiopathic skeletal hyperostosis and ankylosing spondylitis patients compared to controls, *Clin Radiol* 73:910.e15–910.e20, 2018.

39. Mader R, Novofestovsky I, Adawi M, et al.: Metabolic syndrome and cardiovascular risk in patients with diffuse idiopathic skeletal hyperostosis, *Semin Arthritis Rheum* 38:361–365, 2009.

40. Mueller MB, Bernhard Appel TB, Maschke A, et al.: Insulin is essential for in vitro chondrogenesis of mesenchymal progenitor cells and influences chondrogenesis in a dose-dependent manner, *Int Orthop* 37:153–158, 2013.

41. Tanaka H, Nagai E, Murata H, et al.: Involvement of bone morphogenic protein-2 (BMP-2) in the pathological ossification process of the spinal ligament, *Rheumatology* 40:1163–1168, 2001.

42. Kobacz K, Ullrich R, Amoyo L, et al.: Stimulatory effects of distinct members of the bone morphogenetic protein family on ligament fibroblasts, *Ann Rheum Dis* 65:169–177, 2006.

43. Zebboudj AF, Imura M, Bostrom K: Matrix GLA protein, a regulatory protein for bone morphogenetic protein-2, *J Biol Chem* 8:4388–4394, 2002.

44. Tanno M, Furukawa KI, Ueyama K, et al.: Uniaxial cyclic stretch induces osteogenic differentiation and synthesis of bone morphogenetic proteins of spinal ligament cells derived from patients with ossification of the posterior longitudinal ligaments, *Bone* 33:475–484, 2003.

45. Denko CW, Malemud CJ: Role of growth hormone/insulin-like growth factor-1 paracrine axis in rheumatic diseases, *Semin Arthritis Rheum* 35:24–34, 2005.
46. Denko CW, Malemud CJ: Body mass index and blood glucose: correlations with serum insulin, growth hormone, and insulin-like growth factor-1 levels in patients with diffuse idiopathic skeletal hyperostosis (DISH), *Rheumatol Int* 26:292–297, 2006.
47. Denko CW, Boja B, Moskowitz RW: Growth factors, insulin-like growth factor-1 and growth hormone, in synovial fluid and serum of patients with rheumatic disorders, *Osteoarthritis Cartilage* 4:245–249, 1996.
48. el Miedany YM, Wassif G, el Baddini M: Diffuse idiopathic skeletal hyperostosis (DISH): is it of vascular etiology? *Clin Exp Rheumatol* 18:193–200, 2000.
49. Denko CW, Boja B, Malemud CJ: Intra-erythrocyte deposition of growth hormone in rheumatic diseases, *Rheumatol Int* 23:11–14, 2003.
50. Kosaka T, Imakiire A, Mizuno F, et al.: Activation of nuclear factor κB at the onset of ossification of the spinal ligaments, *J Orthop Sci* 5:572–578, 2000.
51. Inaba T, Ishibashi S, Gotoda T, et al.: Enhanced expression of platelet-derived growth factor-beta receptor by high glucose: involvement of platelet-derived growth factor in diabetic angiopathy, *Diabetes* 45:507–512, 1996.
52. Pfeiffer A, Middelberg-Bisping K, Drewes C, et al.: Elevated plasma levels of transforming growth factor-beta 1 in NIDDM, *Diabetes Care* 19:1113–1117, 1996.
53. Daoussis D, Andonopoulos AP: The emerging role of Dickkopf-1 in bone biology: is it the main switch controlling bone and joint remodeling? *Semin Arthritis Rheum* 41:170–177, 2011.
54. Senolt L, Hulejova H, Krystufkova O, et al.: Low circulating Dickkopf-1 and its link with severity of spinal involvement in diffuse idiopathic skeletal hyperostosis, *Ann Rheum Dis* 71:71–74, 2012.
55. Mader R, Verlaan JJ: Bone. Exploring factors responsible for bone formation in DISH, *Nat Rev Rheumatol* 8:10–12, 2011.
56. Abiteboul M, Arlet J, Sarrabay MA, et al.: Etude du metabolisme de la vitamine A au cours de la maladie hyperostosique de Forestier et Rote's-Querol, *Rev Rhum Ed Fr* 53:143–145, 1986.
57. Ling TC, Parkin G, Islam J, et al.: What is the cumulative effect of long-term, low dose isotretinoin on the development of DISH? *Br J Dermatol* 144:630–632, 2001.
58. Ohishi H, Furukawa KI, Iwasaki K, et al.: Role of prostaglandin I2 in the gene expression induced by mechanical stress in spinal ligament cells derived from patients with ossification of the posterior longitudinal ligament, *J Pharmacol Exp Ther* 305:818–824, 2003.
59. Iwasawa T, Iwasaki K, Sawada T, et al.: Pathophysiological role of endothelin in ectopic ossification of human spinal ligaments induced by mechanical stress, *Calcif Tissue Int* 79:422–430, 2006.
60. Kasperk CH, Borcsok I, Scairer HU, et al.: Endothelin-1 is a potent regulator of human bone cell metabolism, *Calcif Tissue Int* 60:368–374, 1997.
61. Carile L, Verdone F, Aiello A, et al.: Diffuse idiopathic skeletal hyperostosis and situs viscerum inversus, *J Rheumatol* 16:1120–1122, 1989.
62. Sebro R: Confirmation of the influence of descending aorta on osteophyte formation in dish, *J Clin Rheumatol* 24:351–353, 2018.
63. Martens HA, Boks SS: Diffuse idiopathic skeletal hyperostosis-on the Wrong side? *Arthritis Rheumatol* 70:1165, 2018.
64. Mori K, Yayama T, Nishizawa K, et al.: Aortic pulsation prevents the development of ossification of anterior longitudinal ligament toward the aorta in patients with diffuse idiopathic skeletal hyperostosis (DISH) in Japanese: results of chest CT-based cross-sectional study, *J Orthop Sci* 24:30–34, 2019.
65. Hamano H, Takahata M, Ota M, et al.: Teriparatide improves trabecular Osteoporosis but Simultaneously promotes ankylosis of the spine in the Twy Mouse model for diffuse idiopathic skeletal hyperostosis, *Calcif Tissue Int* 98:140–148, 2016.
66. Ordeni AO, David JM, Diaz RP, et al.: Association of diffuse idiopathic skeletal hyperostosis and aortic valve sclerosis, *Medicina (B Aires)* 74:205–209, 2014.
67. Smythe HA: The mechanical pathogenesis of generalized osteoarthritis, *J Rheumatol* 10(Suppl 9):11–12, 1983.
68. Katzman WB, Huang MH, Kritz-Silverstein D, et al.: Diffuse idiopathic skeletal hyperostosis (DISH) and impaired physical function: the rancho bernardo study, *J Am Geriatr Soc* 65:1476–1481, 2017.
69. Hutton C: DISH … a state not a disease? *Br J Rheumatol* 28:277–280, 1989.
70. Schlapbach P, Beyeler C, Gerber NJ, et al.: Diffuse idiopathic skeletal hyperostosis (DISH) of the spine: a cause of back pain? A controlled study, *Br J Rheumatol* 28:299–303, 1989.
71. Holton KF, Denard PJ, Yoo JU, et al.: Diffuse idiopathic skeletal hyperostosis and its relation to back pain among older men: the MrOS study, *Semin Arthritis Rheum* 41:131–138, 2011.
72. Mader R: Diffuse idiopathic skeletal hyperostosis: a distinct clinical entity, *Isr Med Assoc J* 5:506–508, 2003.
73. Fornasier VL, Littlejohn GO, Urowitz MB, et al.: Spinal entheseal new bone formation: the early changes of spinal diffuse idiopathic skeletal hyperostosis, *J Rheumatol* 10:934–947, 1983.
74. Belanger TA, Rowe DE: Diffuse idiopathic skeletal hyperostosis: musculoskeletal manifestations, *J Am Acad Orthop Surg* 9:258–267, 2001.
75. Laroche M, Moulinier L, Arlet J, et al.: Lumbar and cervical stenosis: frequency of the association, role of the ankylosing hyperostosis, *Clin Rheumatol* 11:533–535, 1992.
76. Yamada K, Satoh S, Hashizume H, et al.: Diffuse idiopathic skeletal hyperostosis is associated with lumbar spinal stenosis requiring surgery, *J Bone Miner Metab* 37:118–124, 2019.
77. Yamada K, Satoh S, Abe Y, et al.: Diffuse idiopathic skeletal hyperostosis extended to the lumbar segment is a risk factor of Reoperation in patients treated surgically for lumbar stenosis, *Spine (Phila Pa 1976)* 43:1446-1153, 2018.
78. Mader R: Clinical manifestations of diffuse idiopathic skeletal hyperostosis of the cervical spine, *Semin Arthritis Rheum* 32:130–135, 2002.
79. Di Girolamo C, Pappone N, Rengo C, et al.: Intervertebral disc lesions in diffuse idiopathic skeletal hyperostosis (DISH), *Clin Exp Rheumatol* 19:310–312, 2001.
80. Olivieri I, D'Angelo S, Cutro MS, et al.: Diffuse idiopathic skeletal hyperostosis may give the typical postural abnormalities of advanced ankylosing spondylitis, *Rheumatology* 46:1709–1711, 2007.
81. Olivieri I, D'Angelo S, Palazzi C, et al.: Diffuse idiopathic skeletal hyperostosis: differentiation from ankylosing spondylitis, *Curr Rheumatol Rep* 11:321–328, 2009.
82. Weiss BG, Bachmann LM, Pfirrmann CW, et al.: Whole body Magnetic Resonance imaging features in diffuse idiopathic skeletal hyperostosis in conjunction with clinical variables to whole body MRI and clinical variables in ankylosing spondylitis, *J Rheumatol* 43:335–342, 2016.
83. Resnick D, Shapiro RF, Weisner KB, et al.: Diffuse idiopathic skeletal hyperostosis (DISH): ankylosing hyperostosis of Forestier and Rotes-Querol, *Semin Arthritis Rheum* 7:153–187, 1978.
84. Littlejohn JO, Urowitz MB, Smythe HA, et al.: Radiographic features of the hand in diffuse idiopathic skeletal hyperostosis (DISH), *Diagn Radiol* 140:623–629, 1981.
85. Beyeler C, Schlapbach P, Gerber NJ, et al.: Diffuse idiopathic skeletal hyperostosis (DISH) of the shoulder: a cause of shoulder pain? *Br J Rheumatol* 29:349–353, 1990.
86. Utsinger PD, Resnick D, Shapiro R: Diffuse skeletal abnormalities in Forestier's disease, *Arch Intern Med* 136:763–768, 1976.
87. Schlapbach P, Beyeler C, Gerber NJ, et al.: The prevalence of palpable finger joints nodules in diffuse idiopathic skeletal hyperostosis (DISH): a controlled study, *Br J Rheumatol* 31:531–534, 1992.
88. Mader R, Sarzi-Puttini P, Atzeni F, et al.: Exstraspinal manifestations of diffuse idiopathic skeletal hyperostosis, *Rheumatology* 48:1478–1481, 2009.
89. Littlejohn JO, Urowitz MB: Peripheral enthesopathy in diffuse idiopathic skeletal hyperostosis (DISH): a radiologic study, *J Rheumatol* 9:568–572, 1982.
90. Resnick D, Shaul SR, Robins JM: Diffuse idiopathic skeletal hyper-

ostosis (DISH): Forestier's disease with extraspinal manifestations, *Radiology* 115:513–524, 1975.

91. Haller J, Resnick D, Miller GW, et al.: Diffuse idiopathic skeletal hyperostosis: diagnostic significance of radiographic abnormalities of the pelvis, *Radiology* 172:835–839, 1989.

92. Mader R, Novofastovski I, Rosner E, et al.: Non articular tenderness and functional status in patients with diffuse idiopathic skeletal hyperostosis, *J Rheumatol* 37:1911–1916, 2010.

93. Mader R, Dubenski N, Lavi I: Morbidity and mortality of hospitalized patients with diffuse idiopathic skeletal hyperostosis, *Rheumatol Int* 26:132–136, 2005.

94. Miyazawa N, Akiyama I: Diffuse idiopathic skeletal hyperostosis associated with risk factors for stroke, *Spine* 31:E225–E229, 2006.

95. Mata S, Hill RO, Joseph L, et al.: Chest radiographs as a screening tool for diffuse idiopathic skeletal hyperostosis, *J Rheumatol* 20:1905–1910, 1993.

96. Le Hir PX, Sautet A, Le Gars L, et al.: Hyperextension vertebral body fractures in diffuse idiopathic skeletal hyperostosis: a cause of intravertebral fluid-like collections on MR imaging, *AJR Am J Roentgenol* 173:1679–1683, 1999.

97. Kuperus JS, Samsour L, Buckens CF, et al.: Bone mineral density changes over time in diffuse idiopathic skeletal hyperostosis of the thoracic spine, *Bone* 112:90–96, 2018.

98. Westerveld LA, Verlaan JJ, Oner FC: Spinal fractures in patients with ankylosing spinal disorders: a systematic review of the literature on treatment, neurological status and complications, *Eur Spine J* 18:145–156, 2009.

99. Belanger TA, Rowe DE: Diffuse idiopathic skeletal hyperostosis: musculoskeletal manifestations, *J Am Acad Orthop Surg* 9:258–267, 2001.

100. Mader R: Diffuse idiopathic skeletal hyperostosis: isolated involvement of cervical spine in a young patient, *J Rheumatol* 31:620–621, 2004.

101. Yaniv G, Bader S, Lidar M, et al.: The natural course of bridging osteophyte formation in diffuse idiopathic skeletal hyperostosis: retrospective analysis of consecutive CT examinations over 10 years, *Rheumatology* 53:1951–1957, 2014.

102. El Garf A, Khater R: Diffuse idiopathic skeletal hyperostosis (DISH): a clinicopathological study of the disease pattern in Middle Eastern populations, *J Rheumatol (Oxford)* 11:804–807, 1984.

103. Al-Herz A, Snip JP, Clark B, et al.: Exercise therapy for patients with diffuse idiopathic skeletal hyperostosis, *Clin Rheumatol* 27:207–210, 2008.

104. Roth SH, Shainhouse JZ: Efficacy and safety of a topical diclofenac solution (Pennsaid) in the treatment of primary osteoarthritis of the knee: a randomized, double-blind, vehicle-controlled clinical trial, *Arch Intern Med* 164:2017–2023, 2004.

105. Lithell HOL: Effect of antihypertensive drugs on insulin, glucose, and lipid metabolism, *Diabetes Care* 14:203–209, 1991.

106. Guillemin F, Mainard D, Rolland H, et al.: Antivitamin K prevents heterotopic ossification after hip arthroplasty in diffuse idiopathic skeletal hyperostosis: a retrospective study in 67 patients, *Acta Orthop Scand* 66:123–126, 1995.

107. Knelles D, Barthel T, Karrer A, et al.: Prevention of heterotopic ossification after total hip replacement: a prospective, randomized study using acetylsalicylic acid, indomethacin and fractional or single-dose irradiation, *J Bone Joint Surg Br* 79:596–602, 1997.

108. Reinhold M, Knop C, Kneitz C, et al.: Spine fractures in ankylosing diseases: recommendations of the spine Section of the German Society for Orthopaedics and trauma (DGOU), *Global Spine J* 8(2 Suppl):56S–68S, 2018.

109. Mader R, Verlaan JJ, Eshed I, et al.: Diffuse idiopathic skeletal hyperostosis (DISH): where we are now and where to go next, *RMD Open* 3(1):e000472, 2017. eCollection 2017.

110. Mader R: Current therapeutic options in the management of diffuse idiopathic skeletal hyperostosis, *Expert Opin Pharmacother* 6:1313–1316, 2005.

111. Martinez-Lavin M, Mansilla J, Pineda C, et al.: Evidence of hypertrophic osteoarthropathy in human skeletal remains from PreHispanic era in Mesoamerica, *Ann Intern Med* 12:238–241, 1994.

112. Martinez-Lavin M, Pineda C, Valdez T, et al.: Primary hypertrophic osteoarthropathy, *Semin Arthritis Rheum* 17:156–162, 1988.

113. Uppal S, Diggle CP, Carr IM, et al.: Mutations in 15-hydroxy-prostaglandin dehydrogenase cause primary hypertrophic osteoarthropathy, *Nat Genet* 40:789–793, 2008.

114. Spicknall KE, Zirwas MJ, English JC: Clubbing: an update on diagnosis, differential diagnosis, pathophysiology, and clinical relevance, *J Am Acad Dermatol* 52:1020–1028, 2005.

115. Martinez-Lavin M: Hypertrophic osteoarthropathy, *Curr Opin Rheumatol* 9:83–86, 1997.

116. Stridhar KS, Lobo CF, Altman RD: Digital clubbing and lung cancer, *Chest* 114:1535–1537, 1998.

117. Vongpatanasin W, Brickner ME, Hillis LD, et al.: The Eisenmenger syndrome in adults, *Ann Intern Med* 128:745–755, 1998.

118. Botton E, Saraux A, Laselve H, et al.: Musculoskeletal manifestations in cystic fibrosis, *Joint Bone Spine* 70:327–335, 2003.

119. Dever LL, Matta JS: Digital clubbing in HIV-infected patients: an observational study, *AIDS Patient Care STDS* 23:19–22, 2009.

120. McGuire MM, Demehri S, Kim HB, et al.: Hypertrophic osteoarthropathy in intestinal transplant recipients, *J Pediatr Surg* 45:e19–e22, 2010.

第 109 章

骨 坏 死

原著 CHRISTOPHER CHANG, ADAM GREENSPAN, M. ERIC GERSHWIN

周　瀛 译　李志军 校

关键点

- 股骨头是骨坏死（osleonecrosis）最常见的发生部位。
- 非创伤性骨坏死的最常见原因是糖皮质激素。
- 极少数情况下，颌骨坏死与双膦酸盐的使用有关。这种现象在反复静脉输注双膦酸盐时更为常见。
- 已经有个案报道颌骨坏死可能与其他药物如地诺单抗等有关。
- 骨坏死较骨关节炎更易累及年轻患者，且其远期并发症发病率较高。
- 脂质代谢异常、骨内稳态失衡、细胞凋亡失调、凝血障碍以及氧化应激状态可能在骨坏死的发病机制中起一定作用。
- 骨坏死发病机制的最终共同路径是某一段骨骼的血液供应中断。
- 磁共振成像是目前早期诊断和评估骨坏死程度的最佳手段。
- 尽管外科治疗股骨头坏死的方式多种多样，但是大多数患者最终需要行全髋关节置换术。
- 了解骨坏死的危险因素和早期发现疾病对于该病的成功治疗至关重要。

引言

骨坏死的字面意思是"骨死亡"[ossis（拉丁语）意同骨骼；necrosis 意同杀戮或引起死亡]。其他同义词包括无血管性坏死、缺血性骨坏死、无菌性骨坏死和软骨下缺血性坏死。虽然"分离性骨坏死"这个词偶尔也会被应用，但严格意义上说，它是由于骨折或骨裂性骨缺血所导致骨坏死的后果。希波克拉底首次描述了骨死亡的概念[1]。但是，临床骨坏死的描述是 Russell 于 1794 年在描述一个败血症导致骨死亡的病例中首次提出[2]。大约一个世纪后，发生于非感染的骨坏死才被报道[3]。1936 年报道了首例深海潜水员发生骨坏死的案例[4]。骨坏死的发病机制很复杂，骨平衡的免疫调节可能扮演了重要的角色。但无论如何，骨死亡最终源自于骨骼及其周围组织的氧和（或）营养的供应部分或完全中断。类似于"瑞士奶酪"风险模型的形式，很可能需要多种分子机制同时发挥作用才会导致骨坏死发生[5-7]。

流行病学

骨坏死的患病率尚不清楚，但据估计美国每年有 10 000～20 000 例新诊断的骨坏死患者。股骨颈骨折的患者中 15%～80% 发生骨坏死[6]。美国每年有 500 000 例髋关节置换术，其中 10% 被认为是因为骨坏死所致[8]。该病主要累及男性，但在系统性红斑狼疮（SLE）患者中则更易累及女性。由于骨坏死主要发生于 30～50 岁[9]，关注远期并发症变得非常重要，因为骨坏死最主要累及髋关节，而置换关节能使用的时间是有限制的。

双膦酸盐的应用可以导致颌骨坏死（Osteonecrosis of the jaw，ONJ）。其他药物和治疗措施，包括牙科植入物等都可能与 ONJ 有关。在西班牙一项覆盖 110 万人口的研究中，有 70 例患者被确诊为 ONJ，其中 25% 和 75% 的患者分别接受了口服和静脉注射双膦酸盐的治疗[10]。

病因

骨坏死与众多因素密切相关（表 109-1）。但有关这些因素与骨坏死关系的研究证据质量参差不齐，某些情况下只有个案报告。糖皮质激素应用是无菌性骨坏死最常见的原因，该种情况在 1957 年被首次报道[11]。骨坏死与代谢紊乱和妊娠也有关。母亲往往在分娩后的几个月才会被诊断，怀孕期经历骨坏死的女性往往身体骨架较小，体重增加较大[12]。

类固醇相关骨坏死

虽然其他副作用可能更被人们熟知，但是股骨头的骨坏死才是糖皮质激素较严重的并发症之一。因为类固醇相关骨坏死（steroid-related osteonecrosis）的机制尚不清楚，因此仅在必须条件下才使用糖皮质激素，同时注意使用时间长短至关重要。

在 1998 年的一项研究中，研究人员回顾了近 3000 例无菌性骨坏死病例，34.7% 的患者使用了糖皮质激素，21.7% 患者酗酒，其余是特发性的。使用糖皮质激素导致骨坏死的风险虽然很小，但是考虑到与之相关的不良事件严重性及高发病率，在使用时充分告知患者潜在的风险还是非常必要的。

已有多项研究试图确定造成骨坏死所需糖皮质激素的使用时间与剂量。鉴于不同研究中涉及的皮质类固醇效能、半衰期各异，使用剂量和时间也变化不一，所以任何关于糖皮质激素"安全"剂量的结论都值得斟酌。在一项研究中，20 位患者由 MRI 诊断为 I 期骨坏死，从开始使用类固醇到确诊的时间间隔在 1 个月至 16 个月不等[13]。该项研究中类固醇的累积剂量为 1 800 ~ 15 505 mg（平均 5928 mg）泼尼松龙或等效剂量。其他研究中，与骨坏死有关的类固醇累积剂量为 480[14] ~ 4320 mg[15] 地塞米松或等效剂量。2010 年 Powell 与其同事[16]发表的一篇论文试图综合分析现有文献，以确定安全使用皮质类固醇的最长时间、最大每日剂量和每日平均剂量。该研究确认许多其他混杂变量会影响骨坏死的发展，从而使对单一变量的剂量反应风险进行研究十分困难。尽管如此，仍然认为皮质类固醇诱发的骨坏死与用量有关，

表 109-1　与骨坏死相关的因素
饮食，药物和环境因素
皮质类固醇[220-221]
双膦酸盐[222,223]
酗酒[224]
吸烟[19]
减压性骨坏死[4,225]
铅中毒[226,227]
电击[228,229]
骨骼肌肉状况：结构完整性受损
外部创伤[230]
Legg-Calvé-Perthes 病[231]
先天性髋关节脱位[232,233]
股骨头骨骺滑脱症[234,235]
新陈代谢性疾病：脂类或其他代谢物异常
脂肪栓[236,237]
胰腺炎[238,239]
慢性肝病[240]
妊娠[241]
Fabry 病[242,243]
Gaucher 病[244]
痛风[245]
甲状旁腺功能亢进症[246]
高脂血症[236,237]
血胆固醇过高[247]
糖尿病[248]
血液系统状况：血液成分异常
镰状细胞贫血[249]
血友病[40-42]
血红蛋白病
地中海贫血[250]
弥散性血管内凝血[251-253]
血栓形成倾向[254]
低纤溶血症[255,256]
骨髓浸润性疾病
血栓性静脉炎[256]
风湿性疾病
抗磷脂抗体综合征[257]
类风湿关节炎[258]
炎症性肠病[259,260]
坏死性动脉炎[261]
黏膜皮肤淋巴结综合征[262]
多肌炎[263]
肉状瘤病[59]
混合型结缔组织病
传染病
艾滋病[264,265]
骨髓炎[266]
脑膜炎球菌血症[267,268]
严重急性呼吸系统综合征（SARS）[140,141]
肿瘤性疾病，器官移植及其处理
器官移植（含或不含皮质类固醇治疗）[269-274]
放射疗法[275-280]
局部过高温[281]
急性淋巴细胞白血病[282,283]

长期使用或肠外使用风险更高。

此外，在易感性方面个体遗传的危险因素同样也起到一定的作用。在一组因原发或继发肾上腺功能不全而采用糖皮质激素补充疗法的患者中，骨坏死的发病率为 2.4%。

目前并无一致的证据表明局部使用，吸入式或鼻腔喷入式使用的皮质类固醇与骨坏死有关。有关肌肉或关节内注射皮质类固醇导致骨坏死的证据仅限于个案报道[17]。由于肠外注射药物可以较快吸收，并具有较长的半衰期，因此骨坏死危险系数更高。

2017 年成立的国际骨循环学会（association research circulation Osseous，ARCO）工作组回顾了当前的文献，并就糖皮质激素和骨坏死的关系达成了共识。符合分类标准的糖皮质激素相关股骨头坏死必须满足以下条件：3 个月内使用激素量等同于超过 2g 的泼尼松剂量；骨坏死的诊断在使用激素 2 年内；排除其他可能导致股骨头坏死的因素[18]。

饮酒和吸烟

排除其他危险因素的影响外，吸烟与骨坏死同样关系密切[19,20]。这种联系在 1922 年首次被报道[21]。一项关于特发性骨坏死患者的研究揭示随每日酒精摄入量的增加，骨坏死的风险也增加[20]，患者依照酒精摄入量被分为 < 400 ml/w、400 ~ 1000 ml/w、> 1000 ml/w 三组，排除皮质类固醇和吸烟影响后，发生骨坏死的相对风险分别是住院对照组的 3 倍、10 倍、18 倍。研究同时发现，尽管饮酒患者的肝酶可能会升高，但肝损伤并不是导致骨坏死的必要条件[22]。在因酗酒接受治疗的患者中，骨坏死的发病率为 5.3%。股骨头是骨坏死最常见的发病部位（92 例患者中有 82 例），另外 10 例涉及肱骨头[23]。

除了制定糖皮质激素诱导的骨坏死的分类标准外（见前一节），2017 年成立的 ARCO 工作组也制定了酒精诱导骨坏死的标准，6 个月内每周饮酒超过 400 ml 或 320 g 纯酒精病史；上述饮酒剂量 1 年内被诊断为骨坏死；没有可能导致骨坏死的其他病因[24]。

移植

实体器官移植与骨坏死之间的联系已有报道。这些病例许多发生在类固醇使用的背景下。在一项关于肾移植的研究中，与另外 28 例未发生骨坏死的患者相比，26 例出现骨坏死的患者在术后 1 ~ 3 个月内口服了累积剂量更高的泼尼松[25]。目前也有一些探讨了独立于类固醇之外的移植与骨坏死关联的研究。一项独立的研究认为肾移植患者骨坏死的发病率约为 5%[26]。在 2008 年一篇关于 204 例接受心脏移植患者的研究中，6 例发生了髋关节或膝关节骨坏死，这与类固醇使用没有关系，作者推测可能与高凝状态或纤维溶解有关[27]。

减压病

减压性骨坏死主要发生在高压环境下工作的建筑工人中，例如 Elhe 隧道，这也是 Caisson 病被首次报道时患者的主要表现之一[28]。减压性骨坏死在潜水员中的发病率为 4.2%，在压缩空气下工作的工人中为 17%[29]。患减压性骨坏死的患者可能存在多处损伤，除股骨头外常见的受累部位还包括胫骨，肱骨头和肱骨干。减压性骨坏死与减压病并无必然的关系，虽然适当的减压操作可以减轻减压病，但并不会影响骨坏死的病程，骨坏死可能出现在最后一次接触高压环境后数月至数年。

感染

骨坏死与多种传染性疾病同样相关，包括严重的急性呼吸综合征（SARS）等。在 21 世纪初，许多 SARS 患者接受了皮质类固醇治疗，一部分患者随后出现了骨坏死症状[31]。采用皮质类固醇治疗的 SARS 患者骨坏死的发病率比采用皮质类固醇治疗其他疾病时更高。还有研究报道 5 例接受皮质类固醇治疗的儿童 SARS 患者发生了骨坏死[32]。

一项包含 11 820 名艾滋病患者的队列中出现了 619 例骨折和 89 例骨坏死。骨坏死的危险因素为高龄、较低的体重指数（BMI）、白人、静脉注射药物、较低的基线 CD4、既往骨折相关骨坏死、心血管疾病、非艾滋病癌症和合并丙型肝炎病毒感染[33]。

辐射与骨坏死

早在 1950 年就有报道称辐射暴露与骨坏死有关[34]。最早的报告主要是颌骨坏死。辐射导致骨坏死的大多数证据来自病例报告。最近最大的相关研究是一项寻找颌骨坏死高危因素的病例对照研究，研究纳入了119个牙科诊所的119名ONJ患者及573名对照组患者。辐射暴露的优势比为24.1（4.9～118.4），但是排除肿瘤患者后，辐射无法作为ONJ的独立危险因素[35]。

暴露在辐射下可能导致骨血管受损，所导致的骨坏死呈剂量依赖性。特别是肿瘤放射治疗后的骨坏死有很好的记录，尤其影响股骨头和下颌骨。同时给予化疗可加大接受放疗的患者，尤其是老年妇女的骨坏死风险。

一个高强度聚焦超声（high-intensity focused ultrasound，HIFU）诱导的骨坏死动物模型被用于探索HIFU是否可能导致骨坏死。在该模型中，直接聚焦于骨骼的高功率声能高达1000 W/cm²，通过热损伤的产生，能够在犬模型中诱导股骨头坏死。典型的诊断超声传感器的强度一般在0.1～100 W/cm²之间。而已经被用于癌症治疗的HIFU强度可以达到100～10 000 W/cm²。这一发现强调了在现实临床环境中超声诱导骨坏死的可能性大大增加，尽管这还需要进一步的验证确认[36]。超声诱导骨坏死的机制可能是通过热损伤导致骨细胞损伤和血管血栓形成。

凝血障碍与骨坏死

血液系统疾病同样与骨坏死有相关性。镰状细胞性贫血患者骨坏死的远期发病率较高[37]。该病常见的骨骼系统损伤包括活动度降低，步态异常和下肢长短不一[38]。血友病患者也有发生骨坏死的报道，但其因果联系尚无统计学意义[39-44]。

临床表现

骨坏死

骨坏死的主要症状是疼痛，但很多患者在早期并没有任何临床症状。股骨头坏死疼痛集中在髋关节但也会辐射至腹股沟、股前部和膝部。疼痛的程度随梗死的范围大小和发病的急缓而有不同。当创伤骤发严重血流中断的情况或Gaucher病、气压病、血红蛋白病等疾病导致大范围梗死时，会出现突然且剧烈的疼痛。其他情况下发病隐袭，疼痛缓慢发展，逐渐加重。骨坏死疼痛通常随着关节活动而加重，但在患病晚期即使静息状态疼痛也会持续。无疼痛相伴的活动范围受限是病情发展至晚期的表现。当一侧髋关节发生骨坏死时，另一侧发生病变的风险为31%～55%。

除股骨头坏死外，骨坏死也可累及其他部位如肱骨头[45-48]、股骨髁[49-52]、胫骨近端[50,53-55]、腕部和踝部[56]、手足部位骨骼[57]、椎骨[58-60]、下颌[61-64]和面部骨性结构[65]。肱骨头是骨坏死第二好发部位，疼痛通常发生在肩部，并伴随活动受限和无力。踝部疼痛是距骨非创伤性骨坏死的主要症状，在某些情况下，疼痛出现时疾病已发展到Ficat和Arlet 3期[55]。Kienböck病涉及月状骨的坏死。患者桡关节出现疼痛并伴有无力和活动受限。Kienböck's病可能与体力劳动有关。曾有足球运动员罹患足部骨坏死的报道[66]，而橄榄球运动员可能易患髋关节骨坏死[67]。

骨髓水肿

骨髓水肿是骨坏死常见的现象，并常伴有血管充血。骨髓水肿并非骨坏死独有，也出现在多种肌肉和骨骼疾病中，如骨髓炎、骨关节炎、隐匿性骨折、应力性骨折、骨质疏松和镰状细胞危象。

曾认为骨髓水肿综合征是骨坏死前特有的表现之一，但现在认为它是一种完全独立的病变。骨髓水肿是一种典型的一过性自限制性病态，在中年男性和妊娠晚期的妇女中较常见。患者主诉有疼痛，活动受限或步态异常。骨髓水肿在传统X线片中表现为骨量减少，MRI显示T1加权像出现低信号，T2加权像出现高信号。骨髓水肿综合征分为三个阶段，初始期持续约1个月；平台期持续1～2个月，最后为消退期，持续4～6个月[68]。该病不会发生软骨下骨折。初始期的活检标本显示骨髓组织弥漫性水肿，骨髓内脂肪细胞破碎及新骨生成增加[69]。

通过基于动态增强三维MRI分析血浆平均转运时间（MTT）和血流（PF）灌注模式，可以帮助鉴别骨髓水肿综合征和骨坏死之间的差异。骨髓水肿表现为软骨下区域高PF和低MTT，其周围区域表现为低PF和长MTT。相比之下，骨坏死关节表现为软骨下区域没有PF和MTT，伴周围区域高PF和中度MTT[70]。

一项对24例膝关节骨髓水肿综合征的研究显示，尽管在5年的随访中，1/3的患者发生了迁移性骨髓水肿，但患者无症状，MRI 信号改变消除。采用关节镜手术和股骨头髓芯减压术获得病变骨的活检标本，组织学显示骨髓水肿和重要的骨小梁被成骨细胞和类骨缝覆盖。没有一例进展为骨坏死[71]。

有报道称用双膦酸盐[72] 和地诺单抗[73] 治疗骨髓水肿综合征效果良好。

双膦酸盐、地诺单抗、下颌骨坏死

原本用于治疗骨质疏松和相关的骨形成障碍的双膦酸盐反而会导致严重的骨并发症，这是一件很有趣的事情[74-76]。双膦酸盐有两种形式，发生骨坏死可能与含氮双膦酸盐有关。双膦酸盐诱发下颌骨坏死的作用机制可能与糖皮质激素相似，伴有类脂化合物代谢紊乱，骨内稳态失衡和骨细胞凋亡失常。有趣的是，双膦酸盐似乎最易诱发下颌骨坏死，而大多数其他因素则最易导致股骨头骨坏死。可能的原因是下颌有高的骨转换率，抑或因为双膦酸盐不仅作用于骨骼，而且也作用于包括成纤维细胞和血管在内的关节周围组织。

下颌骨坏死（ONJ）作为一种重要的疾病现在越来越被人们所认识，除了双膦酸盐的使用，其他原因导致 ONJ 的报道也日益增多。这些研究多来自于个案报道，但是相关的流行病学研究已经开始展开。例如，一项研究报道了使用雷洛昔芬后出现骨坏死的情况。雷洛昔芬是一种具备非甾体苯并噻吩结构的雌激素受体调节剂，主要用于治疗绝经后女性的骨质疏松症，并用于降低乳腺癌发病风险[77]。地诺单抗是一种治疗骨质疏松症的针对 NF-κB 配体（RANKL 受体）激活剂的单克隆抗体，也被发现可以导致 ONJ。除个案报道外[78-80]，动物实验也发现抗 RANKL 治疗干扰了牙外伤后破骨细胞的正常骨吸收功能，这可能在 ONJ 的发病机制中起一定作用[81,82]。

德国科学家研究了 2004—2012 年 1229 例 ONJ 患者的发病危险因素，发现双膦酸盐的主要用药指征是原发性肿瘤，ONJ 在男性患者中发病较女性患者更早。大多数患者（81%）发生 ONJ 的时候在服用双膦酸盐[83]。

头颈部放疗后也可发生颌骨坏死[84]。这种情况的诊断标准是，在不接受双膦酸盐治疗的情况下，接受至少 50 Gy 放疗持续 8 周以上[85]。持续性或复发性恶性肿瘤必须与骨坏死区分开来[86]。亦有发生特发性颌骨骨坏死者[87]。

儿童骨坏死

急性淋巴细胞白血病患儿可发生骨坏死[88,89]，但这种现象可能是类固醇激素使用的结果，另一个危险因素是高 BMI。骨坏死是儿童淋巴瘤治疗的并发症之一，发生率为 1.6% ～ 17.6%[91,92]。青少年发生风险最高，程度从轻度到严重致残的程度不等。对这些患者的连续 MRI 检测显示可降低发生率。骨形态发生蛋白原蛋白 7（BMP7）和谷氨酸受体基因（GRID2）附近的单核苷酸多态性（SNPs）可能是重要的遗传风险。

患有镰状细胞病的儿童也有骨坏死的危险。其机制可能与为骨提供营养的分水岭区域的血管阻塞有关。一项研究报告了 26 例经影像学证实的骨坏死，并观察到骨坏死的发生率与 6 年期间经历的血管阻塞危象的数量有关[93]。

骨骼肌肉疾病也会导致骨坏死。1910 年首次报道了 3 ～ 12 岁儿童患 Legg-Calvé-Perthes 病[94-96]。骨坏死可发生于 LCP 术后修复。由于存在手术后硬化，MRI 可能不是监测该病骨坏死的理想方式，作者建议采用放射性核素骨显像[97]。股骨头坏死是该病的特征之一，并与创伤[98,99]、先天性髋关节脱位[100] 和一过性滑膜炎[101] 有关。双侧受累很常见，相关临床表现包括生长和身高异常[102,103]，骨骼成熟延缓[104]，骨骼生长比例失调[103]，先天性畸形[105] 和激素水平异常[106,107]。

骨坏死分期

Ficat 和 Arlet 分期法将骨坏死分为 4 期。1、2 期是可逆的，3 期（软骨塌陷）和 4 期（关节间隙狭窄和软骨破坏）不可逆。Marcus 分期法将骨坏死分为 6 期，前两期可逆，后四期不可逆。修订的 Steinberg 分期法基于 Marcus 法，同样分为 6 期，每期根据股骨头受累程度又分为 3 个亚型：A 型 ≤ 25%，B 型为 26% ～ 50%，C 型 > 50%。

表 109-2 是修正的 Steinberg 骨坏死分期标准。骨循环研究协会（ARCO）提出了 Ficat 与 Arlet 修正标准，将影像学呈阴性但存在发生骨坏死风险的患者列入 0 期。此外，根据损伤范围、损伤部位和骨

表 109-2	修正的 Steinberg 骨坏死分期标准	
分期	影像学表现	病情是否可逆
I	X 线影像学正常，但骨扫描和 MRI 成像异常	是
II	发生透光和硬化改变	是
III	软骨下骨折、股骨头未压扁	否
IV	软骨下骨折伴股骨头压扁或节段性塌陷	否
V	关节间隙狭窄或髋臼变形	否
VI	晚期退化性病变	否

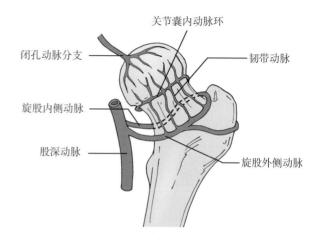

图 109-1 股骨头供血示意图

塌陷程度将 1、3 期进一步分层[108]。2001 年日本厚生劳动省提出了股骨头骨坏死诊断和分期的修正标准[109]。诊断标准包括：①在普通 X 线片上可见股骨头塌陷，未见关节间隙狭窄或髋臼异常；②股骨头硬化，未见关节间隙狭窄或髋臼异常；③骨扫描出现"热中有冷"表现；④ MRI 成像 T1 加权相出现低强度信号带；⑤组织学出现骨小梁和骨髓坏死。若患者满足以上 5 条中的 2 条，即可确诊为骨坏死。

发病机制

创伤相关骨坏死（Trauma-Related Osteonecrosis）解剖学

股骨头是最常见的骨坏死部位。股骨头和股骨颈由三个动脉网络供血，具体可见图 109-1。上述解剖学特点可能使股骨头极易发生局部缺血。韧带动脉向股骨骨骺提供 80% 的血液。这一重要的血管系统的损害可能导致起源于股骨头前上方的骨坏死，在早期骨坏死的血管造影研究中，见不到这些动脉。

组织学上，发生梗死后，在梗死区域边际形成一个增厚或硬化的边缘。如果坏死性病变发生在股骨头承重区内，会发生软骨下骨折。同时，反复微骨折和持续承重使原始骨折部位无法完全愈合，新的骨折出现。二次骨折沿软骨下骨和坏死部位的连接处推进。随着时间的延长，股骨头变扁并最终塌陷。股骨头呈非球型并与髋臼产生摩擦和侵蚀，导致关节软骨丢失。这样的循环重复发生，关节结构恶化、退化并最终导致关节完全破坏[110-112]。

非创伤性骨坏死

对于创伤导致的股骨头坏死，血供中断通常被视为是机械性的。但非创伤骨坏死的机制更加复杂，可能与免疫、激素和代谢因素有关。

在非创伤性骨坏死中免疫学环境的变化可能有助于解释为什么皮质类固醇对股骨髋部血液供应完整性特别危险。一些学者将骨坏死比作股骨髋部的冠心病[113,114]，并提出股骨头缺血的机制可能与心肌缺血相同。

机械与血管因素

在 Legg-Calvé-Perthes 病，静脉回流障碍导致骨内血压升高，随之导致关节内血压升高。在一项针对 Legg-Calvé-Perthes 病的研究中，锝-99 亚甲基双膦酸盐骨闪烁显像术（$^{Tc-99m}$ MDP）被用于测量病变股骨髋部的动静脉血流量。研究结果表明尽管动脉血流正常，但静脉回流明显中断[115]。这种情况可通过对狗注射硅树脂阻碍髋部远侧的静脉流来重现[116]。静脉回流受阻导致局部缺血，使软骨内骨骺和生长的骨板骨化停止。关节间隙变宽后可出现骨骺血管再生和新生的未成熟骨沉积，导致股骨骺板薄弱或不稳定，软骨下骨易出现节段性塌陷或骨折[117]。

减压性骨坏死的病理学机理尚不清楚。最直观的解释是气泡的形成导致动脉闭塞和局部缺血。但还有多种因素可能导致减压性骨坏死，如血小板聚集、红细胞凝集、脂质凝结、血管外气泡使血管受压、纤维蛋白栓塞形成、气泡引起膜肌层增厚导致的动脉腔狭窄等。气体和血液的相互作用也会导致血管堵塞物的形成。上述情况都会导致血流的重新分布。

受压失调后骨易损性增加可能与以下因素有关，包括骨相对强度变化、骨无法吸收增加的气压、骨组织本身的血管形成能力欠佳和脂髓气体过饱和等[118]。对减压性骨坏死的绵羊模型研究表明，在 2.6～2.9 个大气压下暴露超过 24 小时会导致大范围的骨和骨髓坏死。该文作者认为最初的髓内压力升高导致氮气泡在长骨脂髓内形成。X 线片显示骨髓混浊和骨内膜增厚。随后，先前的缺血性脂髓部位新生血管出现，继而新骨形成。软骨坏死发生在软骨下皮质骨，并伴有骨髓纤维化和成骨细胞减少[119]。

由损伤或其他疾病诱发的炎症导致的血管变化可能进一步导致血流的减少。如小动脉壁的结构损伤，中膜退化，平滑肌细胞坏死和内弹性膜受损。根据一项对 24 例股骨头坏死组织的核心活检标本观察得出结论，这些变化最终会导致出血性梗死，而 11 例骨关节炎的股骨头并未出现上述变化[120]。

骨免疫学

虽然骨髓是免疫系统的主要组成部分，但是骨基质通常仅仅被认为是支撑肌肉骨骼系统的静态支架。事实上，骨基质是一个不断自我更新的动态组织。据估计人体内的骨骼每年大约更新 10%。骨硬化病和骨质疏松症是骨沉积和骨吸收平衡失调的结果。调节该平衡的因子有骨基质细胞、免疫细胞、信号分子、细胞因子、趋化因子、维生素和激素。这些调节因子会在骨细胞和免疫细胞中同时出现，通常起不同的作用，从而在骨骼和免疫细胞中建立联系。其实骨坏死可能与骨内稳态失衡有关。免疫因子可能会影响到骨周围的软组织，促进长骨坏死的发展。

影响骨内稳态的免疫因子包括 NF-κB 受体激活剂（RANK）及其配体（RANKL）、白细胞介素 -1（IL-1）、白细胞介素 -6（IL-6）、白细胞介素 -10（IL-10）、TGF-β、TNF、CD80、CD86、CD40、巨噬细胞集落刺激因子（macrophage colony-stimulating factor，M-CSF）、活化的 T 细胞质核因子（nuclear factor of activated T cell cytoplasmic，NFATc）和维生素 D（表 109-3）。根据这些因子的总体影响可以分为诱导破骨细胞生成因子和抑制破骨细胞生成因子两类。此外，影响细胞生存和凋亡的因子如 Blimp-1 和 Bcl-6 对骨内稳态也有一定作用。RANKL 在成骨细胞中表达，对破骨细胞的分化和增殖至关重要。转录因子也参与

到骨内稳态的调节中，且受糖皮质激素影响。这可以初步解释类固醇和骨坏死之间存在的联系。固有免疫系统最近也被认为在骨内稳态中扮演了一定的角色，研究人员发现，在骨坏死动物模型中 Toll 样受体 4 信号通路的上调导致破骨细胞的活化[121,122]。

最近的一项报告表明骨坏死患者中 IL-9 的表达升高，并表明 IL-9 通过调节 Janus 激酶信号通路与软骨降解相关[123]。TH17 细胞和 IL-17 也被发现在骨坏死患者中过度表达，并与疼痛的严重程度相关[124]。在非创伤性骨坏死中也观察到硬化蛋白水平的降低[125]。最近，IL-33 在骨坏死中的作用被提出，研究表明 125 例股骨坏死患者血浆 IL-33 水平升高，提示 IL-33 有可能成为骨坏死的生物学标志物[126]。IL-6 已被发现可刺激小鼠骨坏死后的血运重建和新骨的形成，这提示了一个潜在的治疗靶点[127]。

成骨细胞 / 破骨细胞平衡

任何对骨沉积和骨吸收之间正常稳态的干扰都会导致骨骼疾病。此外，新骨以异常的方式形成过程中有缺陷的骨沉积和骨吸收也会导致疾病。酒精能影响间充质干细胞分化为成骨细胞的能力。在 33 例股骨颈骨折或酒精诱发骨坏死的髋关节置换手术中分离出骨髓。来自酒精诱发骨坏死患者的股骨处的骨髓细胞分化成成骨细胞的能力降低[128]。随后的研究对来自髋部骨关节炎、先天性骨坏死、类固醇或酒精所致非创伤性骨坏死患者的间充质干细胞进行了比较。结果表明，尽管未达到统计学显著性差异水平，先天性和酒精诱发的骨坏死间充质干细胞的分化能力减弱，而类固醇诱发的骨坏死，干细胞的分化能力增强[129]。

喂食酒精和葡萄糖的大鼠与对照组相比，骨矿物质含量和密度均减低。仓鼠实验同样表明，酒精能导致股骨远部的骨小梁变薄。细胞学影响包括成骨细胞和骨细胞内线粒体肿胀。股骨头的局部骨坏死也在注射了乙醇的麦兰奴种绵羊中发现。对人类而言，酒精会导致体内血钙水平增加，骨钙蛋白和循环甲状旁腺素水平减低，血清内骨化三醇降低，骨体积变小，破骨细胞数量增加。

成骨细胞功能的改变同样是骨坏死发病机制之一。在一项研究中，从 13 位骨坏死患者和 8 位骨关节炎患者的活检标本内提取成骨细胞，样本取自股骨粗隆和髂嵴区域。检测了该细胞的子代培养增殖速率，同时检测了碱性磷酸酶活性水平，胶原合成水平

表 109-3 免疫因子在骨骼免疫学中的作用与功能

免疫因子	配基	细胞来源	骨平衡中的作用	骨钙素	免疫功能
RANK	RANKL	破骨细胞、树状细胞	与 RANKL 结合，分化成破骨细胞的信号	↑	RANKL-RANK 结合激活树状细胞
RANKL	RANK	破骨细胞、辅助性 T 细胞	激活破骨细胞，过量生产会导致 RA 或 PA	↑	促进树突状细胞成熟
OPG	RANKL		RANKL 的诱骗受体	↓	
M-CSF	CSF-1 受体	成骨细胞、巨噬细胞、骨成纤维细胞、骨髓基质细胞	刺激破骨细胞生成	↑	影响造血干细胞分化成巨噬细胞
TNF	TNF 受体	巨噬细胞、淋巴细胞、肥大细胞及许多其他细胞	刺激破骨细胞生成	↑	影响多重信号通路，包括 NF-κB，死亡信号和 MAP 激酶通路
TGF-β	TGF-β 受体	多个细胞系	诱导细胞凋亡	↑	调控，阻碍淋巴细胞和单核诱导吞噬作用
Blimp-1	Bcl-6 启动子	浆母细胞、浆细胞	与 Bcl-6 启动子结合抑制表达	↑	抑制 Tfh 细胞在老鼠体内分化[284]
Bcl-6	?	生发中心 B 细胞	抑制破骨细胞生成	↓	刺激 Tfh 细胞在老鼠体内分化
IL-1	IL-1R	巨噬细胞、单核细胞、成纤维细胞、树突状细胞	直接激活 RANK 信号来促进破骨细胞生成[285]	↑	促炎细胞因子，内源性致热原
IL-6	IL-6R	成骨细胞	激活破骨细胞生成	↑	促炎细胞因子
IL-10	IL-10Rα	单核细胞、淋巴细胞	抑制骨吸收	↓	抗炎细胞因子，阻碍 NF-κB 作用，调节细胞因子
维生素 D	VDR	成骨细胞，单核-巨噬细胞	促进破骨细胞前体附着在成骨细胞上[286]	↑	细胞增殖和分化
雌激素	雌激素受体	卵巢滤泡细胞	降低破骨细胞对 IL-1 的反应性和细胞存活能力[287]，刺激骨保护素生成	↓	血管再生，内皮细胞修复
IL-17	IL-17R	T 细胞	可能对骨保护和骨流失起相反作用[288]	↑↓	促炎细胞因子
IL-18	IL-18R	巨噬细胞	以非依赖 T 细胞的方式抑制 TNF 介导的破骨细胞生成	↓	促炎细胞因子，与 IL-12 协同作用

上列因素中有些举例涉及骨代谢。除列举出的因素外，还有许多其他因素对骨坏死也起作用，各因素会既独立产生作用，也会相互作用。所举因素可能有其他方面的功能，表中只列举了部分重要功能

Bcl-6，B 淋巴细胞 6 蛋白；Blimp，B 淋巴细胞诱导成熟 1 蛋白；CSF-1，集落刺激因子 1；M-CSF，巨噬细胞集落刺激因子；NF-κB，核因子 -κB；MARK，胞外信号调节激酶；OC，破骨细胞生成基因；OPG，骨保护素；PA，银屑病关节炎；RA，类风湿关节炎；RANK，NF-κB 受体激活剂；RANKL，NF-κB 受体激活剂配体；Tfh，辅助性滤泡 T 细胞；TGF-β，转化生长因子 β；VDR，维生素 D 受体

和 1，25- 二羟维生素 D₃ 敏感度。检测结果表明尽管细胞分化不受影响，但是骨坏死患者成骨细胞的增殖速率与骨关节炎患者相比显著降低[130]。

细胞凋亡

当大鼠被给予泼尼松龙 27 天后，在干骺端的成骨细胞和破骨细胞的凋亡速度明显加快[131]。带来的结果为骨代谢的降低，骨密度降低，骨形成减少；松质骨形成增加，骨小梁变细。骨代谢降低是由于存活的破骨细胞数量减少，而骨小梁变细是由于成骨细胞数量的减少。对于糖皮质激素治疗诱发的股骨头坏死患者，凋亡物质通常在"骨折新月"区域积聚。此

外,糖皮质激素还会增加破骨细胞的存活时间,导致骨质丢失的增加。显然,破骨细胞的存活对骨骼疾病的影响比我们初始印象要复杂得多,它还涉及破骨细胞和成骨细胞之间的相互作用。因为在适当的环境下成骨细胞也负责破骨细胞的分化,在那里存在着一个重要的反馈系统以维持骨内稳态。

骨细胞的死亡也是骨坏死的特征之一。在大鼠模型中,局部缺血可诱导应激蛋白,氧调节蛋白(ORP150)和血氧酶 1(HO1)的表达,并出现缺血引起 DNA 断裂,软骨细胞、骨髓细胞和骨细胞的凋亡小体形成[132]。酒精和皮质类固醇都可诱发骨细胞的凋亡,可能与脂质异常有关。

脂类的作用

喂食酒精的兔类可见肝内脂肪浸润并且骨髓内有脂肪浸润,脂肪细胞增生肥大及软骨下股骨头造血功能下降。骨细胞内甘油三酯沉积,空的骨细胞陷窝数量增加。酒精也会促使骨髓基质干细胞分化为脂肪细胞,该过程具有剂量依赖性。细胞内的脂质沉积会导致骨细胞死亡。

在皮质类固醇诱导的骨坏死中其脂质代谢的改变与酒精诱导相似。两种情况均可能出现骨细胞的脂肪浸润[133-135]。此外,骨间静脉淤滞影响骨间的微循环,可以导致股骨头血流动力学或结构的改变。相应的血流减少导致骨坏死。对鸡喂食类固醇 1 周后,肝内出现脂肪浸润,股骨头内脂肪细胞也出现增生肥大。像酒精诱导的骨坏死一样,脂肪细胞内含有甘油三酯囊泡。喂食类固醇的兔子,骨间压力上升且骨髓脂肪细胞体积比对照组大[136]。对髋臼和股骨近端骨坏死的病理学研究表明皮质类固醇诱发的骨坏死比酒精诱发的或自发性骨坏死的范围更广[137]。

在 ONJ 中,双膦酸盐通过抑制法尼基二磷酸合成酶生成导致蛋白质无法异戊二烯化。双膦酸盐发挥它预期作用的机制之一是中断调节细胞骨架完整性和破骨细胞生成的正常脂骨代谢途径,如 Rho、Rac 和 Ras 信号途径,但这也会破坏正常骨代谢,导致骨坏死。

凝血障碍在骨坏死中的作用

在酒精诱导的骨坏死,高脂血症、血清游离脂肪酸和前列腺素浓度升高均可引起血管炎症和凝血。血管内凝血的其他诱发因素还包括动脉粥样硬化和小动

脉纤维瘤变性等。Jones[138] 指出 1A 至 1B 期骨坏死与人体清除血液和组织内促凝血因子的能力丧失有关。他认为对促凝血因子的清除能力降低,导致组织促凝血酶原激酶持续存在,进而导致小动脉血栓形成,血管淤塞,游离脂肪酸诱发内皮细胞损伤和高凝状态。多项研究表明,与正常对照组相比,骨坏死患者出现至少 1 种或 2 种促凝物异常的发生率要高得多。有 82% 的骨坏死至少有 1 种促凝物水平异常,47% 的患者有 2 种或以上促凝物水平异常,而正常对照组分别只有 30% 和 2.5%。所检测的促凝物包括游离蛋白 S、蛋白 C、脂蛋白 A、同型半胱氨酸、纤溶酶原激活物抑制因子、活化的组织纤溶酶原激活物、抗心磷脂抗体(IgG 和 IgM)以及抗活化蛋白 C[139]。

此外,血栓形成倾向和低纤溶状态也与骨坏死有关。低纤溶状态导致血块形成可能性增加,血栓形成倾向引起血块溶解能力下降。这是皮质类固醇引发骨坏死的另一作用机制,高剂量的类固醇导致纤溶酶原激活物抑制剂浓度增加,组织型纤维蛋白溶酶原活性降低,溶解纤维蛋白的通路受阻,进而导致血块形成的风险更高。一项早期研究表明凝血功能异常可能是 SARS 患者发生皮质类固醇诱导性骨坏死的重要因素之一[140,141]。

氧化应激

饮酒与过氧化物歧化酶活性减弱有关。酒精对肌肉的毒性作用体现在氧自由基相关的损伤增加,心肌收缩功能不全,线粒体功能缺陷和组织酶增加[142]。当给兔注射甲泼尼龙时,观察到 DNA 氧化损伤的标志物 8-羟基脱氧鸟苷水平上升[143-146],与此同时伴随骨坏死的发展。一氧化氮合成酶多态性同样与骨坏死发展相关,根据骨坏死和氧化损伤的关系,有人想通过同时或预先服用抗氧化剂来预防或减轻皮质类固醇诱导的骨坏死。在家兔模型中,静脉注射维生素 E 能够将甲泼尼龙诱导的骨坏死的发展从 93% 降低到 0,同时维持降低的血谷胱甘肽水平[147]。一项使用多孔 Se@SiO2 纳米复合物抑制活性氧治疗糖皮质激素诱导的大鼠骨坏死的研究通过微 CT 显示亦取得成功[148]。

一氧化氮合成酶

糖皮质激素会导致血管对血管活性物质如一氧化

氮反应紊乱。内皮型一氧化氮合成酶（eNOS）刺激氮氧化合物合成。一氧化氮通过血管扩张、抑制单核细胞黏附在内核细胞上和阻止血小板凝聚等作用调节血管张力。但其缺点是会导致血管阻力增加，中断下游血流，从而导致骨坏死[149,150]。

多重打击学说

其他骨坏死形成机制包括内皮细胞损伤[149]，血管生成和修复异常[151]，血管活性物质的影响[152]，肝内细胞色素 P4503A4 活跃[153]以及髓内出血[154]。Kenzora 和 Glimcher 首次提出积累应力的概念[155]。皮质类固醇诱导的骨坏死好发于有重要的基础疾病，如系统性红斑狼疮[156]，或器官移植患者，而无慢性病史的患者即使因颅脑损伤等急性疾病服用类固醇，患上骨坏死的概率很低或从不发生。最近对服用皮质类固醇致骨坏死的 SARS 患者的观察进一步支持上述观点，骨骼及其周围组织的多处损伤可能是促成骨坏死的必要条件。对已知骨坏死的关联性分析表明不同类型的骨坏死的主要发生机制也有不同，如脂类异常和成骨细胞凋亡可能引发类固醇诱导的骨坏死，骨内压上升和凝血异常是导致减压性骨坏死的主要因素。此外，还有其他可能促成骨坏死的因素。积累细胞压力理论认为当多重损伤的效果叠加时[157,158]，受累的骨骼无法从慢性压力中恢复，骨坏死接踵而来。

微生物与骨坏死

目前推测感染是 ONJ 发展的主要危险因素之一。有多项研究试图确定微生物在骨坏死中的作用以及宿主对感染的反应是否为骨坏死发生发展的潜在机制。有学者[159]比较了小样本量的服用双膦酸盐后出现或没有出现骨坏死的患者以及正常对照受试者的微生物多样性，发现双膦酸盐相关的 ONJ 患者细菌多样性较低，且以厚壁菌门为主。这部分患者的骨髓过氧化物酶水平较低，但促炎细胞因子 IL-6 和 TNF 水平较高。此外，聚合酶链反应分析还显示，核苷酸结合寡聚化结构域 2（NOD-2）和组织蛋白酶 G 下调，分泌性白细胞蛋白酶抑制剂、蛋白酶 3 和普遍存在的具有保守的螺旋结构的激酶上调。微生物环境本身与宿主对这种环境的先天性免疫反应的各自作用仍有待阐明[159]。

在另一项双膦酸盐相关骨坏死（BRONJ）患者微生物环境的研究中，Wei 和同事[160]发现与对照组相比，双膦酸盐相关骨坏死患者体内的优势菌种包括链球菌属（29%）、真细菌属（9%）和假分枝杆菌（8%），而对照组优势菌种中最常见的种类是小孢子菌属（17%）、链球菌属（15%）和梭杆菌属（15%）。Wei 和同事[160]还发现，在双膦酸盐相关骨坏死患者中，苏木精 - 伊红染色显示细菌分层堆积在患者骨的扇形边缘，提示细菌生物膜是 BRONJ 的潜在危险因素。他们还在 ONJ 患者的口腔微生物群中发现了嗜酸菌（如变形链球菌）的过度生长[160]。

扫描电子显微镜图像在 BRONJ 的损伤部分发现了细菌生物膜的存在[161]。还应注意，细菌不是 BRONJ 唯一的病原体；真菌，尤其是念珠菌和放线菌也在 ONJ 患者的损伤中被发现[162]。

遗传和表观遗传学与骨坏死

遗传学因素和环境因素在骨坏死发病中起作用的程度仍在研究中。可以确定，单核苷酸多态性与骨坏死有关，可能涉及多个基因的作用。内皮型一氧化氮合酶在骨坏死发展过程中的重要作用仍有争议。一氧化氮对骨坏死发生所涉及的 3 个系统，即骨骼、血管和血栓可能都存在有益的影响。以上 3 个系统可能都是骨坏死发病机制中的关键点。有人对特发性骨坏死、类固醇以及酒精诱导的骨坏死患者和正常人对照组内皮细胞一氧化氮合成酶基因内含子 4 中 26 对碱基对的重复多态性和外显子 7 中 Glu298Asp 多态性进行了对比分析[163]。结果发现特发性骨坏死患者的纯合子 4a 等位基因频率比对照组要高。所有类型的骨坏死患者的 4a/b 基因频率均高于对照组。4a 等位基因与内皮一氧化氮合成酶合成减少有关，说明一氧化氮对骨坏死病情发展起保护作用。

41% 的骨坏死患者出现纤溶酶原激活抑制因子 -1 基因纯合子 4G/4G 突变，而对照组仅有 20%[164]。突变导致纤溶酶原激活抑制因子活性增强，而纤溶酶原激活因子活性相应下降。这项观察同样支持促凝血物质在骨坏死发病中起重要作用。纤溶酶原激活物抑制因子 -1（PAI-1）基因的多态性可以预测急性淋巴细胞白血病儿童的骨坏死[165]。

脂蛋白 A 水平和类型的基因变异同样与骨坏死有关。Apo（A）涉及类脂物代谢作用和凝血系统，低分子型 Apo（A）表现型与骨坏死风险增加有关[166-168]。

据研究，血管内皮生长因子（VEGF）和 IL-23 受体启动子的多态性与韩国人骨坏死相关[169,170]，分别说明了血管性疾病和自身免疫性疾病均与骨坏死有密切联系。一项对 1762 名中国受试者（包括 1273 名对照和 489 名病例）的研究表明，VEGFA 的 SNP rs2010963 与股骨头坏死呈正相关[171]。

基因表达的表观遗传调控最近被认为影响了超过一半的人类基因。表观遗传转化有几种途径，包括 DNA 甲基化和去甲基化，组蛋白修饰，如乙酰化和去乙酰化，以及微小 RNA 等。微小 RNA 是短的 21～23 个核苷酸 RNA 分子，与基因启动子区域的信使 RNA 结合并起调节作用。因此，某些微小 RNA 的过度表达可能影响编码各种疾病介导的基因的表达，如细胞因子或生长因子[172]。2012 年，Yamasaki 和他的同事[173] 证实了在骨坏死骨周围的细胞中 microRNA-210 被上调。此外，已知 microRNA-210 在血管生成中起作用，与骨关节炎患者相比，骨坏死患者 microRNA-210 的上调也增加了 VEGF 和基质金属蛋白酶（MMP）-2 和 -7 的表达[173]。

其他微小 RNA 如微小 RNA-29a 和微小 RNA-548d-5p 在调节骨吸收和成骨过程中也起一定作用[174,175]。已知微小 RNA-17-5p 在癌细胞增殖和侵袭过程中起一定作用，欲测评它是否也在成骨细胞分化中起作用。研究发现相较骨关节炎的患者，骨坏死的微小 RNA-17-5p 的表达水平较低。此外还发现了人骨髓间充质干细胞（HMSC- bm）对细胞分化的促进作用，这被认为是由 microRNA-17-5p 对 β- 连环蛋白表达的作用以及随后 COL1A1 的增加所介导的[176]。MicroRNA 序列测定发现了有 27 个 microRNA 在股骨头坏死患者较正常人或系统性红斑狼疮患者有差异性，其中 15 个过度表达，另外 12 个表达降低[177]。

MicroRNA 序列测定可能作为一种疾病生物学标志物在未来发挥作用。在单独的小鼠模型中，通过 micro-CT 和组织病理学评估，miRNA-23a-3p 抑制剂导致骨坏死发生率降低[178]。此外，miRNA-145 沉默似乎可以通过上调 VEGF 促进兔股骨头坏死的修复[179]。

已证明小分子干扰 RNA（siRNA）在疾病管控中有潜在的作用。众所周知，糖皮质激素可通过诱导过氧化物酶体增殖物激活受体 γ（PPARγ）基因的过度表达，导致脂肪生成而在骨坏死中起作用，这已经被认为是骨坏死的潜在机制。在类固醇诱导骨坏死的家兔模型中，与单纯使用地塞米松的家兔相比，地塞米松联合携带 siRNA 靶向 PPARγ 的重组腺病毒穿梭载体治疗能够降低家兔的 PPARγ 的表达水平，增加 Runx2 和骨钙素水平。地塞米松联合重组腺病毒穿梭载体治疗可改善骨髓坏死、脂肪细胞肥大和增殖、造血功能减退、小梁变细和稀疏。只接受地塞米松或联合不相关穿梭载体的兔子股骨头空骨细胞腔隙数量增加[180]。这些研究为基于发病机制和生理及细胞紊乱这些骨坏死危险因素的新疗法提供了希望。

诊断

病史和体格检查

对骨坏死的诊断主要是根据病史，因为多数患者直到发生髋关节疼痛时才出现病态。当患者出现临床症状时，病情可能已相当严重。因此，对所有口服或胃肠外应用类固醇激素者均需高度警觉。一个好的病史资料应当包括患者的创伤史，基础疾病史，饮酒和吸烟史，目前的用药情况，既往用药情况，关节异常史，疼痛和活动受限情况，参与运动情况，特别是高强度运动史；工作经历，生育史及是否有肝病或血脂异常史。

对于髋关节骨坏死，一个完善的体检包括触诊髋关节外侧有无压痛，双下肢长度有无差异，局部包块的表现，步态有无异常，肌肉强度与活动范围。Harris 髋关节评分通常用来评估髋关节的功能，亦可用于疗效判定，见图 109-2[181-183]。Harris 髋关节评分参考多维度的观察，共分为 8 项，主要涉及疼痛、行走功能、日常活动及活动范围。分数从 0（功能完全丧失）到 100（无功能障碍）。当诊断其他部位的骨坏死时，应进行类似的严格检查。

影像学诊断

当临床拟诊骨坏死时，可利用放射影像学检查确诊。在骨坏死的早期传统 X 线片影像可能完全正常，骨坏死的最早的放射影像学标志是沿着股骨头轮廓线有透光的新月形显现（新月征）（图 109-3）。这种征象的出现是软骨下骨小梁的坏死部分塌陷的结果。到了这个阶段，病变已无法逆转。此后，X 线片将开始表现出硬化改变。放射学影像中"密度"的变化显示

髋关节评价体系				
评估时间:	姓名:		病历号:	出生日期
疼痛	行走距离	活动：穿鞋袜	公共交通	跛行
o 完全丧失活动能力，残疾，卧床不起 o 显著疼痛，严重的活动受限 o 中度疼痛，疼痛感在忍受范围内。日常活动或工作部分受限，可能需要比阿司匹林更强的镇痛药物。 o 轻度疼痛，对日常活动没有影响，过量运动偶发中度疼痛，可能需服用阿司匹林 o 轻微疼痛，偶然性的，对活动无影响 o 无疼痛感	o 卧床或使用轮椅 o 2～3个街区 o 6个街区 o 无限制	o 无法穿上或系紧 o 有困难 o 不费力	o 无法使用 o 可以使用	o 严重或无法行走 o 中度症状 o 轻度症状 o 无症状
支撑	上下楼梯	就坐	下肢长度差异	
o 双拐或无法行走 o 两个手杖 o 单拐 o 大部分时间使用手杖 o 行走较长时使用手杖 o 无	o 无法上下楼梯 o 需要使用扶手 o 无需使用扶手	o 无法在任何椅子上舒适就坐 o 可在高脚椅子上就坐 o 30分钟可在普通椅子上舒适就坐1小时	_____cm	注释：
医师姓名:_____ 评估员姓名:_____	关节活动			
	髋关节弯曲: _____ 髋关节伸展: _____	外展: _____ 内收: _____	内旋转: _____ 外旋转: _____	

图 109-2 Harris 髋关节积分评估表

死骨骨小梁微骨折后经历二次压缩，碎屑化的骨髓钙质沉积和坏死区域新骨沉积，即所谓的爬行替代（creeping substitution）。关节面变平是骨塌陷进一步进展的标志（图 109-4）。为更好地显示髋关节骨坏死的放射学影像并更清晰地显现坏死区域的程度，应采用前后位和蛙式侧位拍片。

采用放射性锝（Tc）标记双膦酸盐的骨闪烁照相法（即放射性骨扫描）已用于诊断骨坏死。这种

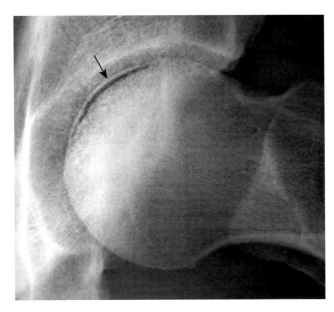

图 109-3 在左股骨头软骨下区域的新月形透光区（箭头处）是早期骨坏死的影像学标志

技术在早期骨坏死诊断中的应用是基于在骨坏死的早期成骨细胞的活性增强和局部血流加快。在骨坏死晚期，由于围绕着坏死区反应界面成骨细胞活动，其表现之一可能是在软骨下成骨细胞活动增强。然而，骨坏死受损中心区域可表现为放射性摄取较低（图 109-5），甚至完全无放射性活动征象，反映由于血液供给中断，坏死中心新陈代谢减弱[6]。

除了骨闪烁显像，应用单光子发射计算机断层扫描（single-photon emission CT maximizes sensitivity, SPECT）可最大限度提高诊断敏感性。有一项研究对传统 X 线片、MRI、CT 和 Tc-99m MDP 三相骨扫描在诊断双膦酸盐相关的颌骨骨坏死中的作用进行了比较，结果表明 CT 和 MRI 在评估病变程度时效果最好，但骨扫描最适合于疾病的早期诊断。在利用 CT 和 MRI 了解病变的特征前，骨扫描可能是骨坏死极好的筛查工具[184]。

CT 可以为股骨头提供更详细的检查。由承重骨小梁形成的星形结构在 CT 扫描中呈星状外观（星形征）[185-187]。这种星状结构在缺血性股骨头坏死中会发生特征性改变，这种改变对骨坏死的早期诊断是相当重要的。在该病的后期，坏死骨的塌陷可能清楚地显现出来（图 109-6）。

目前，MRI 是骨坏死影像学诊断的"金标准"。大多数对骨坏死分期的标准都依据 MRI 成像（表 109-4）。骨坏死的 MRI 诊断比传统 X 线片和 CT 能

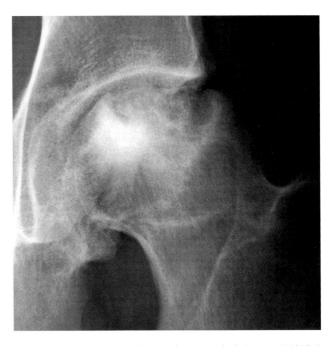

图 109-4 股骨头密度增加，正常球形形态丧失，股骨前端变平是骨坏死的影像学特征

更早显现出病变。同时也可发现骨髓水肿，骨髓水肿亦常被看作早期骨坏死的特征之一，而传统 X 线片和 CT 则不可显示骨髓水肿。

骨坏死在 MRI 中的典型图像是 T1 加权像表现为中低信号，在 T2 加权像和其他水敏感序列表现为高信号（图 109-7）。随着病情的进展，软骨下坏死

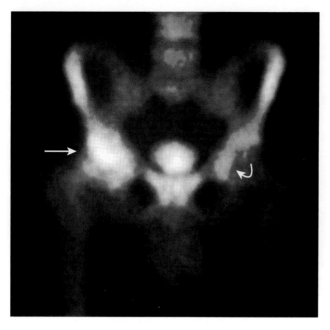

图 109-5　对双侧股骨头采用 Tc-99m 双膦酸盐骨闪烁显像，右侧股骨头坏死部位对放射性物质中等摄取，骨修复部位放射物质摄取明显增加（直线箭头）。左股骨头（曲线箭头）显示的是股骨头早期病变

区域在 T1 加权像上有低信号带围绕，在 T2 加权像上可见高信号带外围绕低信号带，即"双线"征（图 109-8）。晚期骨坏死，T1 加权像和 T2 加权像上均为低信号。MRI 可在矢状面、冠状面和轴状面上成像，包含加权 T1 像和加权 T2 像两个序列。虽然组织学表现和 MRI 成像有极佳的对应关系，但大多数情况下，坏死区域由多种组织组成，包括纤维化和坏死区域，混合有血液和水肿区域，这取决于梗死的时间。因此，坏死区域的 MRI 信号往往非常不均匀，导致这个分类标准缺乏临床意义。骨坏死区周围的低信号强度带与放射学和 CT 上看到的硬化带相关，通常具有丝状外观。当骨坏死涉及长骨时，这条丝状带或线被称为"烟囱冒烟征"。

MRI 是评估股骨头坏死程度的重要工具。以下三种方法可评估股骨头的损害程度，首先是评估股骨头损害范围，这种方法由 Steinberg 和其同事在 1984 年率先提出[188]，通过 T1 加权像影像的异常信号来判断，将股骨头的受损范围分为少于 15%，

表 109-4	骨坏死磁共振成像变化与组织学的关系		
表现类型	观察类别	组织学	MRI 表现
A	脂类	股骨颈或转子间区域脂髓早熟	正常的脂类信号；硬化边缘可见；局限性病变
B	血样	骨吸收，血管肉芽组织被代替	骨内部呈高信号；周围边缘呈低信号
C	液样	骨髓水肿	T1 加权信号弥漫性降低；T2 加权像呈高信号
D	纤维化	活骨边缘（修复组织交界面）存在骨小梁加固导致硬化	T1 和 T2 加权信号减弱

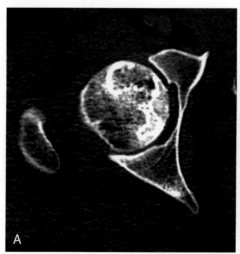
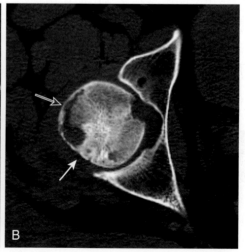

图 109-6　A．CT 扫描显示股骨头坏死，松质骨内有硬化骨斑，但骨结构完整，股骨头仍呈正常球状。B．股骨头坏死晚期，坏死骨后方（实心箭头）硬化增加，前外侧软骨下塌陷（空心箭头）

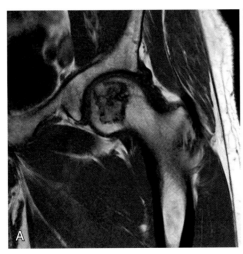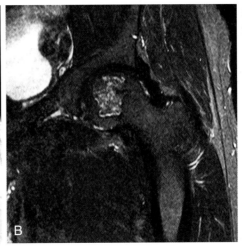

图 109-7　A．左髋关节 T1 加权冠状面成像显示股骨头软骨下的骨坏死部分呈低信号。B．T2 加权冠状面成像显示，坏死骨呈高信号，边缘由低信号的硬化外缘环绕。低信号强度边缘环绕着一个高信号强度边缘，表示双线符号（见图 109-9），值得注意的是，坏死区域的信号强度在 T1 加权序列和 T2 加权序列中都不均匀

15% ～ 30%，多于 30% 三个层次。第二种方法常用损伤程度指数进行评估，这是通过测量软骨下受损区域角度值来确定。"坏死弧角度"是指以股骨头中心为圆心坏死部分弧的角度，常用于评估股骨头损伤的大小。要获得两个角度："A"表示正中冠状面成像上坏死弧的角度，"B"表示正中矢状面成像上坏死弧的角度。损伤指数是上述两种角度的综合。第三种方法是第二种方法的演化，角度的定义不是由正中冠状面和正中矢状面坏死弧角度确定，而是由矢状面和冠状面的最大坏死弧角度确定的。

表 109-5 比较了不同成像方法在骨坏死诊断和分期上的应用。髋关节镜同样也可用于骨坏死分期。在一项关于 X 线成像、MRI 和关节镜的比较研究中，只发现三者有中等的相关度。关节镜可以发现软骨退化，但其中有 36% 患者的股骨头塌陷用 X 线片或 MRI 无法观察到。图 109-9 是骨坏死诊断流程示意图。尽管股骨头是最常见的受累部位（见表 109-2），但其实任何部位的骨骼都可以出现骨坏死。图 109-

10 和图 109-11 分别说明了 Kienböck 病和膝骨坏死的 MRI 成像的其他案例。在一项对 22 名中国患者的研究中，MRI 仍然是评估、诊断和分期膝关节骨坏死的推荐方法[189]。

病理学

在股骨头坏死的早期，大体标本可在关节下显示一个楔形坏死区，骨髓呈黄色、白垩色和不透明。炎区边界清楚，由薄的、红色的充血边界与周围未受影响的骨隔开（图 109-12A）。镜下检查发现软骨下骨坏死。骨髓成分被缺乏细胞特征的颗粒状嗜酸性物质所取代。偶尔也可出现脂质囊肿（图 109-12B），并伴有广泛的钙化（图 109-12C）。在较晚期，大体病理标本显示软骨下骨骨折和塌陷（图 109-13A）。软骨下骨线状骨折对应于放射透光区，在 X 线片上称为新月征象。软骨下梗死灶与活骨之间有充血区。月牙形代表关节软骨和下面的梗死软骨下骨之间的间隙

表 109-5　不同影像学手段在骨坏死诊断中的敏感性和特异性比较

影像学	早期特征性表现	组织学相关性	分期	特异度
传统 X 线片	新月状信号	反应性骨硬化边缘	2	高
CT	星形征	围绕着骨质溶解斑点区出现硬化边缘	2	高
MRI	T1 加权像呈低信号，T2 加权相呈高信号	骨髓水肿	1	高
骨闪烁扫描术	软骨下分布摄取减少，"冷"斑点	骨坏死	1	低
	软骨下分布摄取增加，"热"斑点	"爬行替代"（creeping swbstrution）	2	低

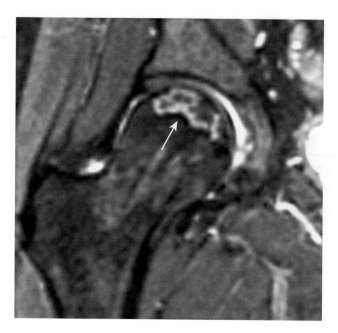

图 109-8 右髋关节 T2 加权冠状面成像呈双线征，骨坏死的典型特征：低信号线在损伤边缘，高信号更靠近中心区域

（图 109-13B）。显微镜下，在梗死边缘，破骨细胞活动增加；灶性脂肪坏死、成纤维细胞和血管增生进入骨髓腔是常见的表现（图 109-13C）。

疾病的生物学标志物

可以用来诊断、确定病情的程度以及预测患病风险的稳定可靠的诊断标志物是一种受欢迎的诊断手段。血清和尿液内羧基端 I 型胶原交联肽（CTX-1）是骨吸收的标志之一，尽管对其测定对骨坏死没有特异性，亦不应单独用该项指标确定治疗，但该项检测是评估双膦酸盐应用继发 ONJ 风险的方法之一。血清骨钙素水平较前者更易获得，是另一个与双膦酸盐相关的 ONJ 的标志物，研究发现骨坏死患者的骨钙素水平较对照组显著降低[190]，表明可作为预测双膦酸盐应用继发 ONJ 的风险因子。

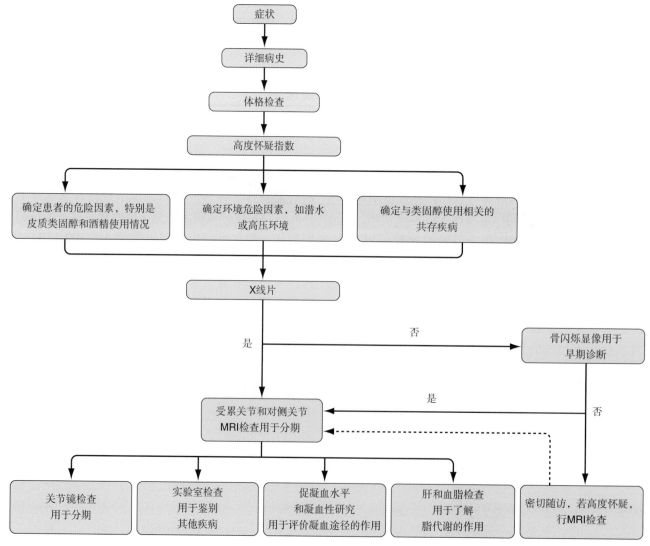

图 109-9 骨坏死诊断流程

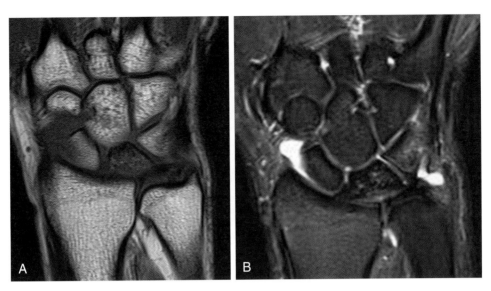

图 109-10　Keinböck 病患者腕关节冠状 T1 加权（A）和冠状 T2 加权（B）MRI 扫描。注意两个脉冲序列中的月骨的低强度信号，没有骨塌陷，表明月骨处于骨坏死的中间阶段

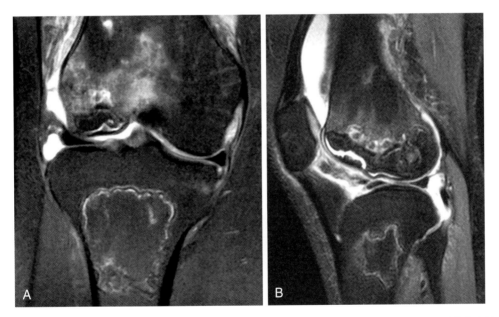

图 109-11　长期使用皮质类固醇患者的冠状（A）和矢状（B）T2 加权 MRI 扫描显示股骨远端和胫骨近端有多处骨坏死。注意胫骨近端病变的特征性双线征象。还应注意股骨内侧髁的部分塌陷是由于软骨下骨折（A 和 B 软骨下骨的高信号强度线）造成的

骨坏死的自然病史

　　骨坏死的自然进程取决于梗死范围的大小，发生区域和疾病临床及放射学分期。在患病初期，关节的活动范围可能保持较好，但随时间推移逐渐恶化。骨坏死的早期阶段是可逆的，但患者可能无症状。因此，许多患者直到骨坏死严重时才有表现。虽然股骨头坏死可自发恢复，但这很罕见且仅适用于受损范围较小时。一项关于骨坏死预后的研究将症状（疼痛）和影像学表现作为股骨头坏死的预后指标，发现无症状且影像学表现正常的患者疾病发展缓慢且 23 例受累髋关节仅有 1 例在 5 年后出现疼痛和影像学变化。当影像学变化已经发生，5 年后 19 例患者中有 14 例出现疼痛。另一项研究中，对 40 位经 MRI 诊断的 1 期股骨头坏死的患者进行了平均 11 年随访，所有患者在对侧均出现 1 期骨坏死症状。总的来说，40 例 1 期髋关节病变中有 35 例出现临床症状，29 例髋关节出现塌陷。从确诊到出现塌陷的平均时间间隔是 7.6

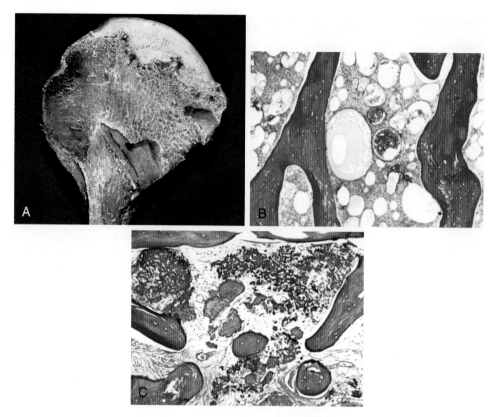

图 109-12　A．股骨头标本冠状面的照片显示软骨下三角形黄色区域代表梗死骨。B．梗死骨和骨髓的显微照片显示组织的非细胞性和一个大的脂肪囊肿，这是骨髓梗死的特征。C．骨髓梗死灶可见钙化，有时是突出的特征（From Bullough PG：*Atlas of orthopedic pathology with clinical and radiologic correlation*，2nd ed. Reprinted with permission of the authors and the publisher from：Greenspan A，Gershwin ME：*Imaging in rheumatology：a clinical approach*. Philadelphia，2018，Wolters Kluwer，Figs. 13.1A and 13.2AB，p.448.）

年，而从出现症状到确诊间隔将近 7 年。大多数 1 期髋关节病变的患者最终髋关节病变进一步发展至较晚期，需要进行手术治疗。

骨坏死的治疗

外科手术

大多数骨坏死患者最终需要外科手术治疗，有时手术治疗可以结合非手术治疗方法，下文中将讨论。病情越晚，手术范围越大。

股骨头坏死的手术治疗包括髓芯减压术，结构性骨移植，带血管蒂的游离腓骨移植，截骨术，关节修复成形术和半关节成形术以及全髋关节置换术。表109-6 介绍了每种手术的平均成功率。

关节镜也是治疗骨坏死的有用工具，它已用于确定髓芯减压通道的位置以及用于明确股骨头坏死区域的部位 [191]。关节镜清创术已用于青少年肱骨小头坏

死、Kienböck 病和舟状骨坏死的治疗。

髓芯减压术需从股骨颈和股骨头内取出髓芯，适用于中早期骨坏死的治疗，以减轻骨内压和髓内压，改善局部缺血并减轻症状（表 109-14）。髓芯减压术亦有益于刺激血管生成，在修复过程中促进血管生成。有学者对 34 例非创伤性股骨头坏死患者髓芯减压术的疗效进行了调查，患者的平均年龄 38 岁，共54 个髋关节受累。在术后观察患者平均时间为 10年，将症状消失、病情无进展和无需进一步手术视为手术成功。观察到 26 例髋关节（48%）临床成功，20 例（37%）影像学成功。

计算机辅助髓芯减压术已用于从核心区到缺血区更精确的定位，以减少患者暴露于放射线的时间 [192]。因为早期诊断将提高疗效，且对侧髋关节骨坏死的发病率较高，髓心减压术可在双侧同时进行。该方法相对于单侧髓芯减压术只增加很少的风险，但早期外科治疗对侧髋关节后具有较好的疗效 [193]。

结构性骨移植，或嵌入式骨移植，通过髓芯减压

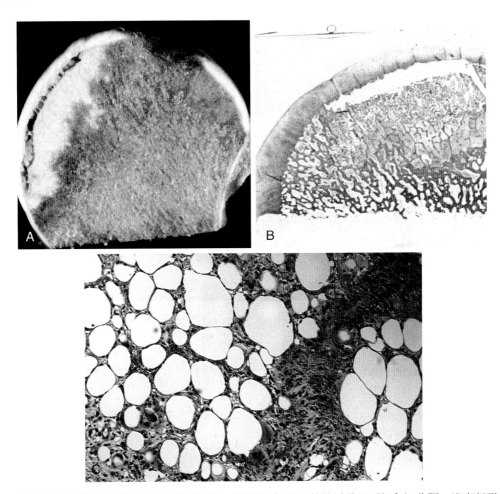

图 109-13 A．股骨头标本冠状面照片显示软骨下梗死灶（黄色）与充血状的活骨区（红色）分隔，注意新形代表软骨下骨塌陷。B．股骨头组织学显微照片显示关节软骨和软骨下骨之间的空间，存活的骨小梁增厚。C．显微照片显示梗死区边缘的局灶性脂肪坏死及成纤维细胞和血管增生（From Bullough PG：Atlas of orthopedic pathology with clinical and radiologic correlation，2nd ed. Reprinted with permission of the authors and the publisher from：Greenspan A，Gershwin ME：*Imaging in rheumatology：a clinical approach*. Philadelphia，2018，Wolters Kluwer，Figs，13.3A，C，and Fig，13.4，p.449.）

表 109-6　骨坏死手术治疗方法

手术方法	基本原理	骨坏死的分期	疗效	评论
髓芯减压术	降低骨内和髓内压力	早期	37% 影像学成功，48% 临床成功	成功率与疾病分期有关
结构性骨移植	对覆盖上面的软骨下骨提供支撑	1、2 期	疾病晚期疗效较差	3、4 期 100% 失败
带血管蒂腓骨移植	为移植骨增加供血	2～4 期	2 期成功率 96%，3 期 90%，4 期 57%	
截骨术	将骨坏死部分移出受压区域	2、3 期	无效	
关节表面重修成形术	在股骨头上安置金属或陶瓷壳保护骨骼和骨关节	中后期	平均 7 年成功率 90%	疾病晚期全髋关节镜治疗的替代方法
半关节成形术	替换股骨头，保留髋臼	中后期	单侧置换 3 年失败率在 50%～60%；双侧为 44%	多种手术手段可用，效果因手段而异
全髋关节置换术	完全替换髋关节	晚期	10 年后 17.4% 需修复	几乎大多数患者最终需要好几次髋关节置换

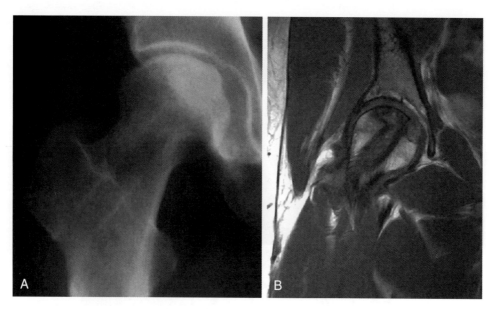

图 109-14　一位接受髓芯减压治疗的患者的前后位 X 线照片（A）和 T1 加权 MRI 扫描（B）显示从股骨转子下延伸到股骨头坏死区的减压通道

通道将移植骨植入坏死区域。移植骨类似于一个支架，为软骨下骨提供支撑。目的是防止骨塌陷。该手术常用来治疗 1 期或 2 期股骨头坏死。采用同种异体骨或自体骨，大多数取自胫骨或腓骨。然而该方法试用于治疗 3 期和 4 期骨坏死患者时，疗效一般较差（2 ~ 4 年后 100% 失败），随着骨塌陷的恶化，需要进一步的外科治疗[194]。另一项研究调查了 31 名处于疾病 1 期和 2 期的患者（共 33 个髋关节）在用自体骨移植进行结构增强后的效果；所有患者疼痛都显著减轻，Harris 髋关节评分从术前 76 分提高到术后 91 分[195]。

带血供结构的骨移植同样通过髓芯减压通道将带血管蒂的皮质骨植入到股骨颈和股骨头内。血管蒂与周边的血管吻合，以增加移植骨的血供。对带血供腓骨移植治疗髋关节骨坏死 5 年随访中，髋关节移植物的存活率为 61%，42% 的患者中位数达 8 年[196]。在另一项研究中，197 名患者的 226 个髋关节骨坏死采用了自体松质骨嵌入和带蒂骨瓣联合治疗。利用旋股外侧动脉循环上升支来吻合。14 例髋关节由于骨塌陷或疼痛剧烈，或者两者兼有需进行全髋关节成形术。在剩下的 212 个髋关节中，92% 被认为是临床成功，76% 有影像学改善。成功率从 2 期到 4 期逐渐降低（2 期 96%，3 期 90%，4 期 57%）[197]。游离血管化腓骨移植术与其他类型治疗相比有更多的优势[198]。

股骨截骨术通过切割股骨近端改变股骨坏死的位置，使坏死部分旋转或屈曲，离开髋臼承重区，并利

用有活力的骨代替，这就使得坏死骨可以在不负重环境下进行修复。对 2、3 期骨坏死可采用几种不同类型的截骨术对髋关节进行修复。

关节表面置换术是应用金属或陶瓷壳覆盖已经坏死变形的股骨头上。该方法的优势包括：保护关节力学结构，保留骨质[199]，增加骨的生理负荷，降低围术期并发症的发生率，且手术失败后易于改行全髋关节置换术[200]。这一手术的并发症包括：股骨颈骨折、其他原因进行手术时继发骨坏死[201]，以及金属离子水平升高[202]。关节重修成形术适合骨坏死晚期患者，包括有股骨头塌陷的患者[203]。一项回顾性研究比较了处于 Steinberg 3 或 4 期连贯治疗的 30 例患者的治疗结果，分别采用有限的股骨头表面重修和全髋关节置换术。股骨头重修术组术后 7 年存活率 90%，而全髋关节置换术随访 8 年存活率 93%[204]。最近的 3 期治疗研究表明，25 岁以下骨坏死患者髋关节表面置换与全髋关节置换术 5 年的成功率相似[205]。

半关节成形术只对部分髋关节进行置换。保留原关节的髋臼，但股骨头用假体替代。有单极假体和双极假体可供选择。单极假体是人工股骨头与髋臼衔接，双极假体是目前最常用的假体，关节在假体内衔接。在骨坏死治疗中单极假体半关节成形术 3 年失败率为 50% ~ 60%，而双极假体为 44%。另一项研究评估了 Charnley/Bicentric 半关节成形术治疗 Ficat 和 Arlet 3 期股骨头坏死的成功率。失败病例中 3 例需实施全髋关节置换，2 例影像学有假体松动和损坏改

变，1 例关节间隙进行性狭窄并继发退行性改变。术后 56 个月平均成功率 84.2%。

全髋关节置换术采用假体完全置换病变髋关节，包括股骨头和髋臼。一项对 55 个连续人工全髋关节置换术和无骨水泥全髋关节置换术治疗的患者研究表明该手术对股骨头坏死晚期有较好的治疗效果。虽然在 5 年内随访的 48 个髋关节有 10 个需要进行修复，但这些患者病程均处于 Ficat 和 Arlet 分期 3 或 4 期。对 41 名采用加固全髋置换患者的 10 年随访显示，接受置换的 53 个髋关节中 17.4% 需要进行修复维护。相比之下，因为其他情况采用加固全髋置换术，髋臼发生骨坏死和股骨部分松动的危险性更大。生存分析提示，对于患有股骨头坏死的肾移植患者采用加固全髋关节置换术 10 年后的关节保存率很高（98.8%）。但在术后 20 年后，保存率下降到 63.8%。随着人工智能的进步，各种计算和数字诊断模型也被开发用于骨坏死的手术和非手术治疗[206]。

坏死骨切除术是治疗下颌骨坏死的最常用手术治疗手段[207]。保守治疗患者复发率较高，手术切除的范围越大和手术清创的次数越多，相应的复发率越低。其他治疗下颌骨坏死的手术方法还包括骨外形整修，荧光引导骨外形整修[208]，局部截骨术，但通常都只针对较重的患者。非手术治疗手段包括高压氧治疗法[209]，和低强度激光治疗，已被用于治疗下颌骨坏死，但仍有争议。

非手术治疗

早期诊断是成功治疗骨坏死的关键。因为许多骨坏死患者相对年轻，而且晚期骨坏死的治疗失败率极高，发现疾病的时间越早，保存髋关节的机会越大。根据该病的临床表现和病理学分期选择保守治疗或手术治疗。图 109-15 是骨坏死治疗的流程图。

股骨头骨坏死的非手术治疗包括控制受累关节的

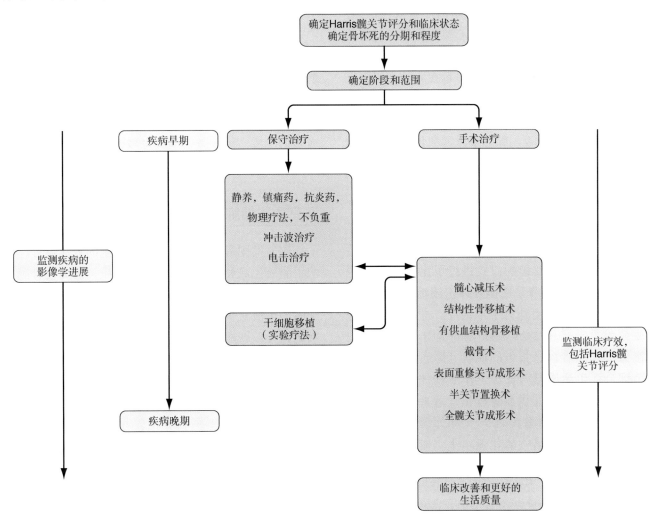

图 109-15　骨坏死治疗流程

承重压力、服用止痛剂和抗炎药物以及物理疗法。保守药物治疗只能在骨坏死的早期才能有效缓解疾病的症状，非手术疗法似乎并不能改变病情的自然进程。电击疗法常与髓芯减压术联合治疗骨坏死。电击刺激可以增强新骨生成并促进血管再生，也能改善成骨细胞和破骨细胞活性之间的平衡，导致骨沉积增加，骨吸收减少。电击疗法可采用直流电（DC），电磁脉冲和电容耦合。但治疗骨坏死的成功率非常有限。有人研究了 8 位处于 Ficat 分期 2 期的骨坏死患者，共 11 例髋关节接受髓芯减压术并在股骨头上前方放置了电刺激线圈[210]。接受治疗 13 个月后，5 例髋关节需要重新手术，6 例病情出现恶化。此外，几乎没有发现线圈周围有新骨生成的组织学证据，这个治疗方法的疗效尚未证实。

另一项研究比较了保守的非手术疗法与髓芯减压术联合或不联合直流电刺击疗法的疗效[211]。在临床症状评分和进展到需关节置换术的比例上，髓心减压术配合直流电击组最佳，而非手术治疗组效果最差。电容耦合治疗对实施或未实施髓心减压术和骨移植的患者同样适用。40 例 1～3 期骨坏死患者，采用了髓芯减压术和骨移植治疗，半数患者在股骨头表面安装了附带电极的电容耦合达 6 个月，对照组是 55 例采用保守治疗的骨坏死患者，随访 2～4 年发现无论采用电容耦合治疗与否，髓芯减压术和骨移植术的治疗效果的临床表现和影像学改善均优于保守疗法。电容耦合刺激并没有进一步改善髓芯减压术和骨移植术的疗效。

体外冲击波疗法亦已用于股骨头坏死治疗。一项研究对 48 例患者的 57 个髋关节采用体外冲击波治疗与髓芯减压及骨移植的疗效进行了比较。23 例患者的 29 个受累髋关节采用体外冲击波治疗，其余患者的受累髋关节采用外科手术治疗。冲击波组的患者受累髋关节采用 28kV 6000 脉冲冲击波治疗。应用影像学和患者自己报告的症状（疼痛）、Harris 髋关节评分、生活质量（日常工作活动评分）评估病情。冲击波疗法比非供血骨移植疗效要好，病情进展更缓慢[212]。35 例患者的 47 个坏死髋关节通过冲击波疗法改善了血清一氧化氮水平，血管生成因子如 VEGF，成骨因子如骨形态生成蛋白（BMP-2）和骨钙蛋白浓度提高。炎症标志物水平降低。值得注意的是尽管这些变化仅持续数月，但在治疗 12 个月后，83% 的受累髋关节在临床和影像学上均有好转[213]。

对距骨骨坏死的保守治疗效果不理想，受累的踝关节病情会继续恶化，需要实施髓芯减压术或关节融合术。双膦酸盐诱导的 ONJ 保守治疗包括停止双膦酸盐类药物使用和外科清创。良好的口腔卫生，定期的牙科检查，并在双膦酸盐相关物使用期间避免牙科手术可以预防骨坏死的发生。

目前有研究探讨中医和其他综合疗法在骨坏死的应用，但仍存在争议[214,215]。

预防与治疗

最近的一项研究评估了抗氧化剂在骨坏死治疗中的作用。日本白兔被分成两组，一组喂食正常食物，另一组喂食添加了 α-生育酚的食物。在对照组中 20 只兔子有 14 只患上骨坏死，而实验组 21 只兔子仅有 5 只患上骨坏死。该实验说明氧化压力可能在骨坏死的发病机制中起一定作用，而抗氧化剂如维生素 E 可能有潜在的抗氧化作用[216]。

一组研究人员对兔子注射促肾上腺皮质激素（ACTH），研究其对皮质类固醇诱导骨坏死的预防作用，研究表明若 ACTH 与醋酸甲泼尼龙一同使用，可减少骨坏死的发生。该项研究的作者认为 ACTH 增强了成骨细胞活性并刺激了血管内皮生长因子增殖，进而刺激了新血管的生成。结果是受损骨区域的供血量增加，防止细胞死亡并降低了发生骨坏死的可能性[217]。

间充质干细胞移植

皮质类固醇干扰了间充质干细胞的分化过程，影响了脂肪生成和骨生成的平衡。皮质类固醇使骨髓内未分化的骨原细胞更多的分化为脂肪细胞，导致成骨细胞的生成减少。同样也减少了血管内皮生长因子的数量，导致新血管生成减少引发骨死亡。酒精对祖细胞的分化起到相似的作用。

脂肪生成和骨生成间的平衡是治疗骨坏死的潜在目标。股骨坏死附近骨髓多能间质干细胞能表达 mRNA 聚集蛋白聚糖和 II 型胶原质，两者都沉积到骨基质中。以上特征表明间充质干细胞可向软骨分化，并可在体外分化为骨细胞系。

一项小规模试验初步评估了通过髓芯减压术将自体骨髓干细胞植入股骨头坏死区域的疗效。患者被分成两组，一组仅接受髓芯减压术治疗（对照组），另一组同时接受髓芯减压术联合自体骨髓干细胞移植治疗（实验组）。患者随访 24 个月，在此期间，对照组内 8 个中的 5 个髋关节发展到了骨坏死 3 期，而实验组 10 例中仅有 1 例。此外，实验组的患者在疼痛和关节症状上也好于对照组，且治疗方法似乎很安全。因为参与实验的样本数较少，需要进一步的研究验证其结论。

对 28 例患者的 44 个坏死髋关节采用经皮减压和自体骨髓单细胞移植治疗。在至少两年的随访中，对患者病情的临床表现和影像学进展进行评估。结果显示病情进展减缓，Harris 评分从 58 提高到 86。

2014 年有学者[218]综述了相关文献并发表了一份报告，在这份报告中作者得出结论，使用核心减压结合骨髓的间充质干细胞输注，可改善疼痛和功能，阻止股骨头坏死的进展，减少如全髋关节置换术等侵入性治疗的需求[218]。

越来越多有关干细胞疗法治疗骨坏死的研究已证明该疗法很少有安全问题。一项研究结果表明，虽然对 ARCO 分级的发展没有影响，但是联合骨髓间充质干细胞移植比单纯核心减压术可以降低全髋关节置换术的转换率[219]。

结论

骨坏死是一种可能使患者体质衰弱的疾病，即使采取药物干预和手术，骨坏死仍然有较高的发病率。皮质类固醇是最常见的骨坏死致病因素，其诱导的骨坏死可在动物模型上复制。骨坏死的发病机理涉及多个层面且有许多问题仍未完全清楚。如为什么皮质类固醇诱导的骨坏死好发于患有某种基础疾病的患者身上，而在其他疾病患者不易发生？骨坏死有遗传基础和家族倾向吗？已知的骨坏死常见的发病机理涉及成骨细胞 / 破骨细胞存活与凋亡，脂类代谢，凝血异常等，然而各机理彼此间的相互联系尚不明确。为了更好地评估骨坏死的危险因素，需要对骨坏死的发病机制有更全面的了解。当已知的危险因素存在时，特别是患者使用皮质类固醇和酗酒时，医生应当对发生骨坏死保持高度的警觉。

骨坏死的治疗方式既可以采用非手术也可以手术。骨坏死患者髋关节置换术的结果通常比老年骨关节炎患者差。干细胞治疗开始越来越多地进入人们的

讨论之中。一些关于干细胞治疗骨坏死的研究已经发表，结果似乎是令人欣慰的。

Full references for this chapter can be found on ExpertConsult.com.

部分参考文献

1. McCarthy EF: Aseptic necrosis of bone. An historic perspective, *Clin Orthop Relat Res* (168):216–221, 1982.
2. Nixon JE: Avascular necrosis of bone: a review, *J R Soc Med* 76(8):681–692, 1983.
3. Axhausen G: Uber anamische Infarkte am Knochensystem und ihre Bedeutung Fur die Lehre von den Primaren Epiphysionkrosen, *Arch Klin Chir* 151:72–98, 1928.
4. Hutter CD: Dysbaric osteonecrosis: a reassessment and hypothesis, *Med Hypotheses* 54(4):585–590, 2000.
5. Assouline-Dayan Y, et al.: Pathogenesis and natural history of osteonecrosis, *Semin Arthritis Rheum* 32(2):94–124, 2002.
6. Chang CC, Greenspan A, Gershwin ME: Osteonecrosis: current perspectives on pathogenesis and treatment, *Semin Arthritis Rheum* 23(1):47–69, 1993.
7. Sevitt S: Avascular necrosis and revascularisation of the femoral head after intracapsular fractures; a combined arteriographic and histological necropsy study, *J Bone Joint Surg Br* 46:270–296, 1964.
8. Mankin HJ: Nontraumatic necrosis of bone (osteonecrosis), *N Engl J Med* 326(22):1473–1479, 1992.
9. D'Aubigne RM, Frain PG: [Theory of osteotomies], *Rev Chir Orthop Reparatrice Appar Mot* 58(3):159–167, 1972.
10. Pelaz A, et al.: Epidemiology, pharmacology and clinical characterization of bisphosphonate-related osteonecrosis of the jaw. A retrospective study of 70 cases, *Acta Otorrinolaringol Esp* 66(3):139–147, 2015.
11. Pietrogrande V, Mastromarino R: Osteopatia de prolongato trattmento cortisono, *Ortop Traumatol* 25:793, 1957.
12. Montella BJ, Nunley JA, Urbaniak JR: Osteonecrosis of the femoral head associated with pregnancy. A preliminary report, *J Bone Joint Surg Am* 81(6):790–798, 1999.
13. Koo KH, et al.: Risk period for developing osteonecrosis of the femoral head in patients on steroid treatment, *Clin Rheumatol* 21(4):299–303, 2002.
14. Hurel SJ, Kendall-Taylor P: Avascular necrosis secondary to postoperative steroid therapy, *Br J Neurosurg* 11(4):356–358, 1997.
15. Gogas H, Fennelly D: Avascular necrosis following extensive chemotherapy and dexamethasone treatment in a patient with advanced ovarian cancer: case report and review of the literature, *Gynecol Oncol* 63(3):379–381, 1996.
16. Powell C, et al.: Steroid induced osteonecrosis: an analysis of steroid dosing risk, *Autoimmun Rev* 9(11):721–743, 2010.
17. Chandler GN, et al.: Charcot's arthropathy following intra-articular hydrocortisone, *Br Med J* 1(5127):952–953, 1959.
18. Yoon BH, et al.: Etiologic classification criteria of ARCO on femoral head osteonecrosis Part 1: glucocorticoid-associated osteonecrosis, *J Arthroplasty* 2018.
19. Hirota Y, et al.: Association of alcohol intake, cigarette smoking, and occupational status with the risk of idiopathic osteonecrosis of the femoral head, *Am J Epidemiol* 137(5):530–538, 1993.
20. Matsuo K, et al.: Influence of alcohol intake, cigarette smoking, and occupational status on idiopathic osteonecrosis of the femoral head, *Clin Orthop Relat Res* (234):115–123, 1988.
21. Axhausen G: Die Nekrose des proximalen Bruckstuckes beim Schenkelhals bruck und ihre Bedeutung Fur das Huftgelenk, *Arch Klin Chir* 120:325–346, 1922.
22. Antti-Poika I, et al.: Alcohol-associated femoral head necrosis, *Ann Chir Gynaecol* 76(6):318–322, 1987.
23. Orlic D, et al.: Frequency of idiopathic aseptic necrosis in medi-

cally treated alcoholics, *Int Orthop* 14(4):383–386, 1990.

24. Yoon BH, et al.: Etiologic classification criteria of ARCO on femoral head osteonecrosis Part 2: alcohol-associated osteonecrosis, *J Arthroplasty* 2018.

25. Vreden SG, et al.: Aseptic bone necrosis in patients on glucocorticoid replacement therapy, *Neth J Med* 39(3–4):153–157, 1991.

26. Haajanen J, et al.: Steroid treatment and aseptic necrosis of the femoral head in renal transplant recipients, *Transplant Proc* 16(5):1316–1319, 1984.

27. Lieberman JR, et al.: Symptomatic osteonecrosis of the hip and knee after cardiac transplantation, *J Arthroplasty* 23(1):90–96, 2008.

28. Twynham GE: A case of Caisson disease, *BMJ* 1, 1888.

29. Davidson JK: Dysbaric disorders: aseptic bone necrosis in tunnel workers and divers, *Bailliere's Clin Rheumatol* 3(1):1–23, 1989.

30. Chan MH, et al.: Steroid-induced osteonecrosis in severe acute respiratory syndrome: a retrospective analysis of biochemical markers of bone metabolism and corticosteroid therapy, *Pathology* 38(3):229–235, 2006.

31. Lv H, et al.: Avascular osteonecrosis after treatment of SARS: a 3-year longitudinal study, *Trop Med Int Health* 14(Suppl 1):79–84, 2009.

32. Chan CW, et al.: Osteonecrosis in children with severe acute respiratory syndrome, *Pediatr Infect Dis J* 23(9):888–890, 2004.

33. Borges AH, et al.: Antiretrovirals, fractures, and osteonecrosis in a large international HIV cohort, *Clin Infect Dis* 64(10):1413–1421, 2017.

34. Lapidus FI: [Cancer and osteonecrosis of the lower jaw following irradiation], *Stomatologiia (Mosk)* 2:34–36, 1950.

35. Barasch A, et al.: Risk factors for osteonecrosis of the jaws: a case-control study from the CONDOR dental PBRN, *J Dent Res* 90(4):439–444, 2011.

36. Long T, et al.: Potential femoral head osteonecrosis model induced by high-intensity focused ultrasound, *Ultrasound Med Biol* 39(6):1056–1065, 2013.

37. Hernigou P, et al.: Abnormalities of the adult shoulder due to sickle cell osteonecrosis during childhood, *Rev Rhum Engl Ed* 65(1):27–32, 1998.

38. Hernigou P, et al.: Deformities of the hip in adults who have sickle-cell disease and had avascular necrosis in childhood. A natural history of fifty-two patients, *J Bone Joint Surg Am* 73(1):81–92, 1991.

39. Kandzierski G, et al.: [Femur head necrosis in haemophilia and after prolonged steroid therapy—description of two cases], *Chir Narzadow Ruchu Ortop Pol* 69(4):269–271, 2004.

40. Kemnitz S, et al.: Avascular necrosis of the talus in children with haemophilia, *J Pediatr Orthop B* 11(1):73–78, 2002.

41. Kilcoyne RF, Nuss R: Femoral head osteonecrosis in a child with hemophilia, *Arthritis Rheum* 42(7):1550–1551, 1999.

42. MacNicol MF, Ludlam CA: Does avascular necrosis cause collapse of the dome of the talus in severe haemophilia? *Haemophilia* 5(2):139–142, 1999.

43. Paton RW, Evans DI: Silent avascular necrosis of the femoral head in haemophilia, *J Bone Joint Surg Br* 70(5):737–739, 1988.

44. Perri G, Giordano V: [Aseptic necrosis of the femur head in hemophiliacs], *Radiol Med* 68(3):137–140, 1982.

45. Cushner MA, Friedman RJ: Osteonecrosis of the humeral head, *J Am Acad Orthop Surg* 5(6):339–346, 1997.

46. Hasan SS, Romeo AA: Nontraumatic osteonecrosis of the humeral head, *J Shoulder Elbow Surg* 11(3):281–298, 2002.

47. Hattrup SJ, Cofield RH: Osteonecrosis of the humeral head: relationship of disease stage, extent, and cause to natural history, *J Shoulder Elbow Surg* 8(6):559–564, 1999.

48. L'Insalata JC, et al.: Humeral head osteonecrosis: clinical course and radiographic predictors of outcome, *J Shoulder Elbow Surg* 5(5):355–361, 1996.

49. Baumgarten KM, et al.: Atraumatic osteonecrosis of the patella, *Clin Orthop Relat Res* (383):191–196, 2001.

50. Berger CE, et al.: Spontaneous osteonecrosis of the knee: biochemical markers of bone turnover and pathohistology, *Osteoarthritis Cartilage* 13(8):716–721, 2005.

51. Kusayama T: Idiopathic osteonecrosis of the femoral condyle after meniscectomy, *Tokai J Exp Clin Med* 28(4):145–150, 2003.

52. Murakami H, et al.: A long-term follow-up study of four cases who underwent curettage and autogenous bone grafting for steroid-related osteonecrosis of the femoral condyle, *Kurume Med J* 51(3–4):277–281, 2004.

53. Barnes R, et al.: Subcapital fractures of the femur. A prospective review, *J Bone Joint Surg Br* 58(1):2–24, 1976.

54. Muscolo DL, et al.: Medial meniscal tears and spontaneous osteonecrosis of the knee, *Arthroscopy* 22(4):457–460, 2006.

55. Radke S, et al.: Knee arthroplasty for spontaneous osteonecrosis of the knee: unicompartmental vs bicompartmental knee arthroplasty, *Knee Surg Sports Traumatol Arthrosc* 13(3):158–162, 2005.

56. Delanois RE, et al.: Atraumatic osteonecrosis of the talus, *J Bone Joint Surg Am* 80(4):529–536, 1998.

57. Hirohata S, Ito K: Aseptic necrosis of unilateral scaphoid bone in systemic lupus erythematosus, *Intern Med* 31(6):794–797, 1992.

58. Allen Jr BL, Jinkins 3rd WJ: Vertebral osteonecrosis associated with pancreatitis in a child. A case report, *J Bone Joint Surg Am* 60(7):985–987, 1978.

59. Ito M, et al.: Vertebral osteonecrosis associated with sarcoidosis. Case report, *J Neurosurg Spine* 2(2):222–225, 2005.

60. Sigmundsson FG, et al.: Vertebral osteonecrosis associated with pancreatitis in a woman with pancreas divisum. A case report, *J Bone Joint Surg Am* 86-A(11):2504–2508, 2004.

61. Chowdhury S, Pickering LM, Ellis PA: Adjuvant aromatase inhibitors and bone health, *J Br Menopause Soc* 12(3):97–103, 2006.

62. Van Poznak C: The phenomenon of osteonecrosis of the jaw in patients with metastatic breast cancer, *Cancer Invest* 24(1):110–112, 2006.

63. Van Poznak C: Osteonecrosis of the jaw, *J Oncol Pract* 2(1):3–4, 2006.

64. Van Poznak C, Estilo C: Osteonecrosis of the jaw in cancer patients receiving IV bisphosphonates, *Oncology (Williston Park)* 20(9):1053–1062, 2006. discussion 1065-6.

65. Pathak I, Bryce G: Temporal bone necrosis: diagnosis, classification, and management, *Otolaryngol Head Neck Surg* 123(3):252–257, 2000.

66. Stavinoha RR, Scott W: Osteonecrosis of the tarsal navicular in two adolescent soccer players, *Clin J Sport Med* 8(2):136–138, 1998.

67. Moorman 3rd CT, et al.: Traumatic posterior hip subluxation in American football, *J Bone Joint Surg Am* 85-A(7):1190–1196, 2003.

68. Schapira D: Transient osteoporosis of the hip, *Semin Arthritis Rheum* 22(2):98–105, 1992.

69. Plenk Jr H, et al.: Histomorphology and bone morphometry of the bone marrow edema syndrome of the hip, *Clin Orthop Relat Res* (334):73–84, 1997.

70. Geith T, et al.: Transient bone marrow edema syndrome versus osteonecrosis: perfusion patterns at dynamic contrast-enhanced MR imaging with high temporal resolution can allow differentiation, *Radiology* 283(2):478–485, 2017.

71. Berger CE, et al.: Transient bone marrow edema syndrome of the knee: clinical and magnetic resonance imaging results at 5 years after core decompression, *Arthroscopy* 22(8):866–871, 2006.

72. Flores-Robles BJ, et al.: Zoledronic acid treatment in primary bone marrow edema syndrome, *J Pain Palliat Care Pharmacother* 31(1):52–56, 2017.

73. Rolvien T, et al.: Denosumab is effective in the treatment of bone marrow oedema syndrome, *Injury* 48(4):874–879, 2017.

74. Otto S, et al.: Osteoporosis and bisphosphonates-related osteonecrosis of the jaw: not just a sporadic coincidence—a multi-centre study, *J Cranio-Maxillo-Fac Surg* 39(4):272–277, 2011.

75. Otto S, et al.: Osteonecrosis of the jaw as a possible rare side effect of annual bisphosphonate administration for osteoporosis: a case report, *J Med Case Rep* 5:477, 2011.

76. Ruggiero SL: Bisphosphonate-related osteonecrosis of the jaw: an overview, *Ann N Y Acad Sci* 1218:38–46, 2011.

77. Baur DA, et al.: Osteonecrosis of the jaw in a patient on raloxifene: a case report, *Quintessence Int* 46(5):423–428, 2015.

78. Niibe K, et al.: Osteonecrosis of the jaw in patients with dental prostheses being treated with bisphosphonates or denosumab, *J Prosthodont Res* 59(1):3–5, 2015.

79. O'Halloran M, Boyd NM, Smith A: Denosumab and osteonecrosis of the jaws—the pharmacology, pathogenesis and a report of two cases, *Aust Dent J* 59(4):516–519, 2014.

80. Vyas S, Hameed S, Murugaraj V: Denosumab-associated osteonecrosis of the jaw—a case report, *Dent Update* 41(5):449–450, 2014.

81. Aghaloo TL, et al.: RANKL inhibitors induce osteonecrosis of the jaw in mice with periapical disease, *J Bone Miner Res* 29(4):843–854, 2014.

82. Williams DW, et al.: Impaired bone resorption and woven bone formation are associated with development of osteonecrosis of the jaw-like lesions by bisphosphonate and anti-receptor activator of NF-kappaB ligand antibody in mice, *Am J Pathol* 184(11):3084–3093, 2014.

83. Gabbert TI, Hoffmeister B, Felsenberg D: Risk factors influencing the duration of treatment with bisphosphonates until occurrence of an osteonecrosis of the jaw in 963 cancer patients, *J Cancer Res Clin Oncol* 141(4):749–758, 2015.

84. De Antoni CC, et al.: Medication-related osteonecrosis of the jaw, osteoradionecrosis, and osteomyelitis: a comparative histopathological study, *Braz Oral Res* 32:e23, 2018.

85. Marx RE: Osteoradionecrosis: a new concept of its pathophysiology, *J Oral Maxillofac Surg* 41(5):283–288, 1983.

86. Marwan H, et al.: Recurrent malignancy in osteoradionecrosis specimen, *J Oral Maxillofac Surg* 74(11):2312–2316, 2016.

87. Henien M, et al.: Spontaneous osteonecrosis of the maxilla, *Dent Update* 43(6):563–564, 2016. 566.

88. Barr RD, Sala A: Osteonecrosis in children and adolescents with cancer, *Pediatr Blood Cancer* 50(2 Suppl):483–485, 2008. discussion 486.

89. Karimova EJ, et al.: Femoral head osteonecrosis in pediatric and young adult patients with leukemia or lymphoma, *J Clin Oncol* 25(12):1525–1531, 2007.

90. Niinimaki RA, et al.: High body mass index increases the risk for osteonecrosis in children with acute lymphoblastic leukemia, *J Clin Oncol* 25(12):1498–1504, 2007.

91. Karol SE, et al.: Genetic risk factors for the development of osteonecrosis in children under age 10 treated for acute lymphoblastic leukemia, *Blood* 127(5):558–564, 2016.

92. Kunstreich M, et al.: Osteonecrosis in children with acute lymphoblastic leukemia, *Haematologica* 101(11):1295–1305, 2016.

93. Mesleh Shayeb A, et al.: Vaso-occlusive crisis as a predictor of symptomatic avascular necrosis in children with sickle cell disease, *Pediatr Blood Cancer* 65(12):e27435, 2018.

94. J C: Sur une forme particuliere de pseudocoxalgie greffee sur des deformations caracteristiques de l'extremite superieure du femur, *Rev Chir Orthop Reparatrice Appar Mot* 30:48–54, 1910.

95. Legg A: An obscure affectin of the hip joint, *Boston Med Surg J* 162:202–204, 1910.

96. Perthes G: Ueber Arthritis deformans juvenilis, *Deutsche Zeitschr Chir* 107:111–159, 1910.

97. Parikh AK, et al.: Evaluation of femoral head viability via bone scintigraphy in the postoperative pediatric patient, *Pediatr Radiol* 48(3):350–358, 2018.

98. Bentzon P: Experimental studies on the pathogenesis of coxa plana (Calve-Legg-Perthes-Waldenstrom's disease) and other manifestations of "local" dyschondroplasia, *Acta Radiol* 6:155–172, 1926.

99. Ryder CT, Lebouvier JD, Kane R: Coxa plana, *Pediatrics* 19(6):979–992, 1957.

100. Goff CW: Legg-Calve-Perthes syndrome (LCPS). An up-to-date critical review, *Clin Orthop* 22:93–107, 1962.

101. Landin LA, Danielsson LG, Wattsgard C: Transient synovitis of the hip. Its incidence, epidemiology and relation to Perthes' disease, *J Bone Joint Surg Br* 69(2):238–242, 1987.

102. Burwell RG: Perthes' disease: growth and aetiology, *Arch Dis Child* 63(11):1408–1412, 1988.

103. Burwell RG, et al.: Perthes' disease. An anthropometric study revealing impaired and disproportionate growth, *J Bone Joint Surg Br* 60-B(4):461–477, 1978.

104. Kristmundsdottir F, Burwell RG, Harrison MH: Delayed skeletal maturation in Perthes' disease, *Acta Orthop Scand* 58(3):277–279, 1987.

105. Hall DJ, Harrison MH, Burwell RG: Congenital abnormalities and Perthes' disease. Clinical evidence that children with Perthes' disease may have a major congenital defect, *J Bone Joint Surg Br* 61(1):18–25, 1979.

106. Burwell RG, et al.: Raised somatomedin activity in the serum of young boys with Perthes' disease revealed by bioassay. A disease of growth transition? *Clin Orthop Relat Res* (209):129–138, 1986.

107. Rayner PH, Schwalbe SL, Hall DJ: An assessment of endocrine function in boys with Perthes' disease, *Clin Orthop Relat Res* (209):124–128, 1986.

108. Gardeniers J: ARCO international classification of osteonecrosis, *ARCO Newsletter* 5:79, 1993.

109. Sugano N, et al.: The 2001 revised criteria for diagnosis, classification, and staging of idiopathic osteonecrosis of the femoral head, *J Orthop Sci* 7(5):601–605, 2002.

110. Glimcher MJ, Kenzora JE: The biology of osteonecrosis of the human femoral head and its clinical implications. III. Discussion of the etiology and genesis of the pathological sequelae; commments on treatment, *Clin Orthop Relat Res* (140):273–312, 1979.

111. Glimcher MJ, Kenzora JE: The biology of osteonecrosis of the human femoral head and its clinical implications: II. The pathological changes in the femoral head as an organ and in the hip joint, *Clin Orthop Relat Res* (139):283–312, 1979.

112. Glimcher MJ, Kenzora JE, Nicolas Andry award: The biology of osteonecrosis of the human femoral head and its clinical implications: 1. Tissue biology, *Clin Orthop Relat Res* (138):284–309, 1979.

113. Chandler FA: Coronary disease of the hip, *J Int Coll Surg* 11(1):34–36, 1948.

114. Chandler FA: Coronary disease of the hip. 1949, *Clin Orthop Relat Res* (386):7–10, 2001.

115. Heikkinen ES, Puranen J, Suramo I: The effect of intertrochanteric osteotomy on the venous drainage of the femoral neck in Perthes' disease, *Acta Orthop Scand* 47(1):89–95, 1976.

116. Liu SL, Ho TC: The role of venous hypertension in the pathogenesis of Legg-Perthes disease. A clinical and experimental study, *J Bone Joint Surg Am* 73(2):194–200, 1991.

117. Thompson GH, Salter RB, Legg-Calve-Perthes disease: Current concepts and controversies, *Orthop Clin North Am* 18(4):617–635, 1987.

118. Chryssanthou CP: Dysbaric osteonecrosis. Etiological and pathogenetic concepts, *Clin Orthop Relat Res* (130):94–106, 1978.

119. Lehner CE, et al.: Dysbaric osteonecrosis in divers and caisson workers. An animal model, *Clin Orthop Relat Res* (344):320–332, 1997.

120. Ohzono K, et al.: Intraosseous arterial architecture in nontraumatic avascular necrosis of the femoral head. Microangiographic and histologic study, *Clin Orthop Relat Res* (277):79–88, 1992.

第110章

复发性多软骨炎

原著 GAYE CUNNANE

周云杉 译 苏 茵 校

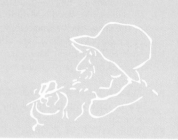

引 言

复发性多软骨炎（relapsing polychondritis，RPC）是一种少见的、病因不明的自身免疫病，其特征是全身软骨结构（如耳、鼻、上呼吸道、胸壁、关节）反复发作性炎症。非软骨结构也可受累，尤其是富含蛋白聚糖的结构，如眼、内耳、心脏、血管及肾[1]。高达 1/3 的本病与血管炎或骨髓增生异常综合征等疾病伴发。炎症的程度决定其经常需要使用免疫抑制剂治疗。正如病名提示那样，RPC 经常表现为间断发作的剧烈炎症。预后差别较大，5 年生存率 45% ~ 95%，主要取决于器官受累情况及治疗的并发症[2]。

该病最早在 1923 年由内科医师 Rudolf Jaksch von Wartenhorst 提出。他描述了一例具有典型症状的青年男性患者，并将之命名为多软骨病[1,3]。1960 年，研究者对该病进行更详细的描述，并将之重新命名为复发性多软骨炎[4]。

流行病学

RPC 的全球发病率不详，根据美国明尼苏达州罗彻斯特的数据，该社区的年发病率为百万分之 3.5[4]。各个人种均可发病，无性别差异。发病高峰年龄为 40 ~ 50 岁，但该病在儿童[5]至 80 岁以上老年[6]中均有报道。目前未发现明显的家族遗传倾向[7]。

病理

正常软骨

根据细胞外基质的不同，软骨组织可分为透明软骨、弹性软骨及纤维软骨三种类型。软骨的细胞结构由软骨细胞组成，而细胞外基质由相互连接的 II 型胶原纤维、其他胶原蛋白、亲水蛋白聚糖和一系列基质蛋白组成[8]。其中一种基质蛋白，matrilin-1，仅见于成人的呼吸道、耳、剑突及骨骼成熟前的关节软骨[9]。软骨是一种无血管结构，其营养源于邻近组织。软骨的结构受到外部压力的影响。在正常成年人中，软骨更替缓慢，伴随不完全的修复功能[10]。随着年龄的增长，胶原纤维逐渐降解，这主要是由蛋白水解酶和其抑制剂失衡导致的[11]。

复发性多软骨炎软骨

目前受到 RPC 影响的组织微观结构数据并不多，这部分是由于该病发病率不高，同时也由于该病的诊断多基于临床背景作出。在疾病的初期，HE 染色可见炎症细胞浸润软骨膜，包括淋巴细胞（CD4+ T 细胞）、巨噬细胞、中性粒细胞、嗜酸性粒细胞，而软骨结构尚未受影响[12,13]。免疫荧光下可见免疫球蛋白及软骨成分在软骨 - 软骨膜交界处的沉积[14]。随后，炎症细胞侵蚀软骨，释放蛋白水解酶如基质金属蛋白酶及组织蛋白酶[13,15]。随着软骨被破坏，其正常的嗜碱性染色结构消失，弹性及胶原纤维断裂[13]。

可观察到坏死或软骨成分减少。随后软骨被纤维组织取代，部分区域伴有钙化。受累区域还可以见到肉芽组织及凝胶状囊肿[13]。

发病机制

虽然 RPC 的病因不明，但有证据支持自身免疫过程在其发病中的作用。受累软骨中出现炎细胞及免疫复合物、软骨成分中自身抗体的表达、与人类白细胞抗原（human leukocyte antigen，HLA）-DR 的相关性、经常与其他自身免疫病并发，以及免疫抑制治疗有效，均证实了上述假说。有研究在 RPC 患者中找到 II 型、IX 型及 XI 型胶原的自身抗体[9,16-18]，并且在呼吸道受累的患者中找到 matrilin-1 和软骨寡聚蛋白（cartilage oligomeric protein，COMP）的自身抗体[19-22]。疾病活动期患者尿中可找到 II 型胶原的新表位[23]。最近，表达于髓样细胞 -1 的可溶性触发受体的血清水平被视为与 RPC 疾病活动度相关的潜在生物学标志物[24]。参与募集单核细胞及调节巨噬细胞功能的促炎趋化因子，如单核细胞趋化蛋白 -1、巨噬细胞炎性蛋白 -1β 及白介素（interleukin，IL）-8[25]，在 RPC 患者中表达明显高于对照。RPC 患者肿瘤坏死因子表达也出现升高[25]。此外，II 型 HLA 也和 RPC 相关。RPC 患者 HLA-DR4 是正常人的两倍，但是其特异性亚型还未找到[26]。HLA-DR6 与 RPC 患者的脏器受累情况呈负相关[27]。

几种动物模型有助于阐释 RPC 的发病机制。某些种系的小鼠或大鼠注射 II 型胶原后可诱导软骨炎的发病[28,29]。此外，HLA-DQ6ab8ab 转基因小鼠出现自发性多软骨炎，主要累及耳、鼻及关节[30]。一些利用 matrilin-1 诱导 RPC 啮齿动物模型的实验显示，T 细胞、B 细胞及补体在该病的发病机制中发挥重要作用[31]。该动物模型敲除 IL-10 后疾病严重程度增加，提示这一内源性细胞因子有抑制炎症发作的作用。该病的始发因素、炎症反应的放大过程以及之后的软骨破坏过程目前均不明确。正常人体内，软骨属于免疫隔离部位[9]。然而，在 RPC 患者中，软骨成分暴露于免疫攻击之下，成为对免疫攻击易感的部位，导致持续性的系统性炎症和局部组织损伤。在遗传易感人群中，软骨微损伤，或感染 / 刺激因子与软骨结构存在分子模拟现象，可能触发一系列类似其他自身免疫病的炎症反应[13,33]。

临床特征

软骨炎最初可表现为非特异性症状，如发热、盗汗、消瘦、乏力等全身症状。RPC 在特征性临床表现出现后更容易确诊。

RPC 的诊断标准见表 110-1。由于疾病反复发作的特性及少见性，诊断有时会延迟。在一项研究中，从出现症状到确诊的平均延迟诊断时间为 2.9 年[34]。表 110-2 中列出各种临床表现的发生率。

表 110-1　诊断标准
主要标准
可证实的发作性耳软骨炎
可证实的发作性鼻软骨炎
可证实的发作性喉气管软骨炎
次要标准
眼部炎症
听力下降
前庭功能障碍
血清阴性炎性关节炎
● 两项主要标准或一项主要标准加两项次要标准可以诊断 ● 受累软骨的病理活检不是必须的

Modified from Michet CJ Jr, McKenna CH, Luthra HS, et al: Relapsing polychondritis: survival and predictive role of early disease manifestations. *Ann Intern Med* 104：74-78, 1986.

表 110-2　复发性多软骨炎的临床特征		
临床表现	**发生率（%）**	
	发病时	总体
耳软骨炎	39	85
鼻软骨炎	24	54
关节炎	36	52
眼部疾病	19	51
喉气管疾病	26	48
听力下降	9	30
皮疹	7	28
系统性血管炎	3	10
瓣膜功能异常	0	6
肋软骨炎	2	2

Modified from Michet CJ, McKenna CH, Luthra HS, et al: Relapsing polychondritis: survival and predictive role of early disease manifestations. *Ann Intern Med* 104: 74-78, 1986; and Gergely P, Poór G: Relapsing polychondritis. *Best Pract Res Clin Rheumatol* 18: 723-738, 2004.

耳鼻病变

RPC 最常见的临床表现为耳软骨炎。患者出现外耳上 2/3 软骨急性疼痛、红肿，而不累及耳垂[35]。可单侧或双侧受累，在数周内自发缓解。反复发作导致耳部外观畸形、塌陷，被称为"菜花耳（cauliflower ear）"（图 110-1A 和图 110-2），皮肤下血管易见可引起"蓝耳"征[36]。尽管耳软骨炎是 RPC 的经典的表现，但首发时即有耳软骨受累的患者仅占 40%，而 85% 患者在病程中逐渐出现耳软骨炎[6]。耳软骨炎导致的外耳道肿胀可引起短暂的传导性聋。如并发内听动脉或其分支血管炎，则可出现感音神经性聋，有些患者还可伴随眩晕[34,35]。鼻软骨炎在约 10% 的患者发病时出现，在高达 70% 的患者整个病程出现[6,35]。反复炎症发作可导致鼻梁塌陷及面容改变——"鞍鼻（saddle-nose）"畸形（图 110-1B）。

呼吸道病变

上呼吸道病变可危及生命，因此应在发病初期就进行相关评估。尽管在发病时仅有 10% 的 RPC 患者有呼吸道受累，但是在整个病程中高达约 50% 的患者会出现呼吸道病变，且合并呼吸道病变患者其预后较差[37]。声音嘶哑、构音困难、持续性干咳或颈前触痛提示可能存在喉或气道受累。气管支气管树的炎症可导致气道塌陷、动力性梗阻以及急性呼吸衰竭，而反复炎症发作可引起声门下狭窄、慢性呼吸困难及容易感染[22,38]。下呼吸道也可以受累。试图进行气管插管或气管镜可能导致气道梗阻[34]。图 110-1C 和 D 展示了一名 RPC 患者的 CT 和气管镜表现。肋软骨炎可导致胸痛，从而进一步加重呼吸道症候。

心血管病变

RPC 患者中约 10% 可在病程中出现大小血管病变[39]。这种病变常见于长病程患者，即使在应用免疫抑制剂过程中也可出现[39-42]。主动脉炎症，最常见在主动脉弓或主动脉根水平，可导致动脉瘤形成及动脉壁不完整，且可以进展迅速而无明显临床表现[34,41]。瓣膜受累更常见于男性患者[42]。主动脉瓣病变经常是由主动脉瓣环进行性扩张而非局部炎症活动引起的[34,43]。二尖瓣炎症或乳突肌受累可引起二尖瓣反流[34]。而心肌炎可导致心力衰竭和传导功能障碍[34,39]。亦有小血管受累的报道，可以累及皮肤、肾脏、睾丸、巩膜、内耳等系统[34,39,44,45]。也有报道称 RPC 与动脉及静脉血栓形成相关[34]。在中小动脉中曾有类似大动脉炎的病变和动脉瘤形成的报道[43]。

眼部病变

约 65% 的 RPC 患者会出现眼部病变，最常见巩膜外层炎和巩膜炎[2]。反复炎症发作可导致巩膜变薄，使眼睛呈蓝色[1]。与其他自身免疫病相比，RPC 相关的巩膜炎更容易表现为对称性、坏死性、复发性，且更易导致视力丧失[46]。合并干燥综合征的患者可出现干燥性角结膜炎。少见合并症还包括葡萄膜炎、视网膜血管炎和视神经炎。眼外肌麻痹、球旁水肿和眼球突出也可作为 RPC 症候群中的一部分出现[2]。

肾脏病变

RPC 患者中约 10% 可出现蛋白尿或血尿[47]。肾脏病理改变包括系膜增生及节段坏死性新月体性肾小球肾炎[47]。电镜可见免疫球蛋白和补体沉积。在合并系统性红斑狼疮或其他风湿病时，也可出现相应的肾脏病变。有肾受累的 RPC 患者合并血管炎的比例

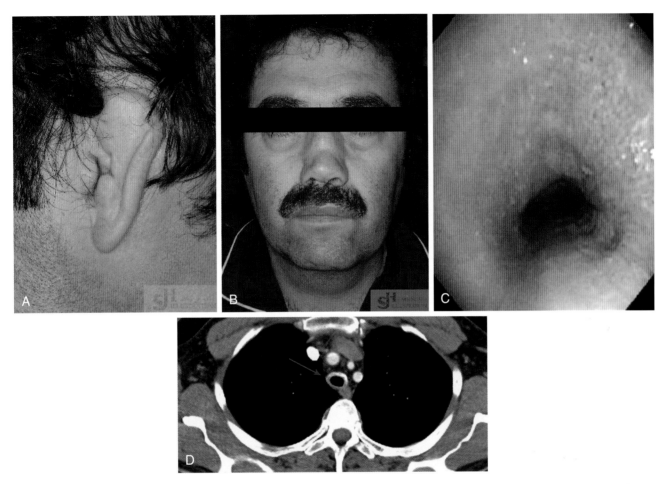

图 110-1 A．复发性多软骨炎（RPC）所致耳软骨上 2/3 处反复炎症发作后的慢性损伤。B．反复鼻软骨炎发作导致的鞍鼻畸形。C．支气管镜下见黏膜充血、水肿，气管软骨环正常结构缺失，气管变扁。D.RPC 患者的胸部 CT，箭头所指为气管变扁及钙化（A and B，Courtesy Mr. Anthony Edwards，Clinical Photographer，St. James's Hospital，Dublin，Ireland. C and D，Courtesy Dr. Finbarr O'Connell，Consultant Pulmonologist，St. James's Hospital，Dublin，Ireland.）

更高，且预后较差[47]。

神经病变

中枢和外周神经系统受累较为少见，仅见于不到 10% 的患者[27]。最常见的表现为颅神经病变，尤其是第 5 和第 7 对颅神经受累。但其他症候如头痛、共济失调、偏瘫、横贯性脊髓炎、多发性单神经炎、无菌性脑膜炎、脑病及痴呆等均有报道。这些病变可能是由血管炎或自身免疫反应引起的[35,44,48,49]。

皮肤病变

皮肤和黏膜改变可见于约 50% 的 RPC 患者。35%

的 RPC 患者发病时可出现皮疹，而 90% 合并骨髓增生异常的患者可出现皮肤黏膜受累[50]。口腔阿弗他溃疡是最常见的症状。类似结节性红斑的外周结节可见于约 15% 的患者[50]。少见的皮肤病变包括肢体溃疡、网状青斑、脂膜炎、血栓性浅静脉炎、荨麻疹和血管神经性水肿。皮肤活检病理可表现为白细胞碎裂性血管炎、皮肤血管血栓形成或间隔性脂膜炎[50,51]。

关节病变

肌肉骨骼表现较为常见，75% 的患者在病程中均可出现[35]。关节受累可为寡关节型或多关节型，最常见累及踝、腕、手、足关节。胸锁关节、肋软骨关节、胸骨柄关节等反复疼痛也有报道[1]。其他关节

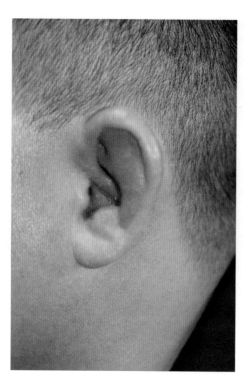

图 110-2　复发性多软骨炎（RPC）在耳上 2/3 处软骨慢性损伤基础上的急性病变（Courtesy Professor Iain McInnes, Glasgow, United Kingdom.）

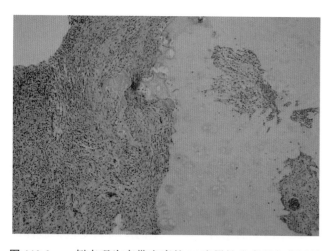

图 110-3　一例表现为声带麻痹的 75 岁男性患者的气管活检病理。HE 染色可见明显的炎症反应侵蚀软骨（Courtesy Drs. Mary Toner and Mairin McMenamin, Department of Pathology, and Mr. John Kinsella, Department of Ear, Nose, and Throat, St. James's Hospital, Dublin, Ireland.）

如骶髂关节也可出现炎症表现，但经常与合并血清阴性脊柱关节病有关[52]。RPC 相关的关节炎多为非对称性、发作性、非侵袭性，且与 RPC 的活动性不相关[35]。尽管如此，RPC 合并关节损毁也有报道[53,54]。

其他表现

RPC 常与血液系统、风湿性或血管性疾病并发[54]。RPC 合并白塞病被称为"MAGIC 综合征"（MAGIC syndrome）：口腔（Mouth）和（And）外生殖器（Genital）溃疡伴有软骨炎症（Inflamed Cartilage）[55]。在老年患者，尤其是老年男性中，RPC 可与骨髓增生异常并发，其预后较差[56-58]（表 110-3）。

一项对 142 名 RPC 患者的回顾性研究提示该疾病有三种临床表型：①"血液型"，合并血液系统恶性肿瘤，伴皮肤及心脏异常的比例增加；②"呼吸型"，主要累及气管支气管；③"轻型"，治疗反应和预后均较好[58]。

表 110-3　和复发性多软骨炎相关的疾病
风湿病
类风湿关节炎
血清阴性脊柱关节炎
结缔组织病
血管炎
白塞病
血液系统疾病
骨髓增生异常综合征
淋巴瘤
恶性贫血
急性淋巴细胞性白血病
内分泌疾病
1 型糖尿病
甲状腺疾病：桥本病 /Graves 病 / 甲状腺功能减退
皮肤疾病
白细胞碎裂性血管炎
脂膜炎
白癜风
银屑病
扁平苔藓
其他疾病
炎症性肠病
原发性胆汁性肝硬化
腹膜后纤维化
重症肌无力
家族性地中海热

Modified from Trentham DE, Le CH: Relapsing polychondritis. *Ann Intern Med* 129: 114-122, 1998; and Francès C, el Rassi R, Laporte JL, et al: Dermatologic manifestations of relapsing polychondritis. a study of 200 cases at a single center. *Medicine* (*Baltimore*) 80: 173-179, 2001.

鉴别诊断

不累及耳垂的耳软骨炎是 RPC 特有的表现。外伤或极端温度损伤可引起整个耳朵（含耳垂）的红肿，需要和 RPC 相鉴别。铜绿假单胞菌或金黄色葡萄球菌可以引起单侧外耳道炎症，尤其在免疫抑制的患者中[59]。其他和软骨有关的感染包括麻风和梅毒。引起鼻软骨损伤的疾病包括外伤、局部感染或肉芽肿性病变，如 ANCA 相关性肉芽肿性血管炎或致死性中线肉芽肿。还需考虑是否应用鼻内可卡因。此外的多种炎症、风湿病、感染性疾病均可出现类似 RPC 的表现，尤其是多系统受累时。柯根综合征是以角膜炎和听觉、前庭症状为主要表现的自身免疫炎性疾病，可以出现血管炎症，但与软骨炎无关[60]。系统性血管炎，如 ANCA 相关性血管炎、结节性多动脉炎、白塞病、类风湿关节炎或其他结缔组织病相关血管炎也需与 RPC 相鉴别，尤其临床表现不典型时。心脏瓣膜疾病，尤其是主动脉瓣关闭不全和主动脉根扩张，可见于马方综合征、梅毒及特发性囊性中层坏死，也可见于与 RPC 并发的疾病（如强直性脊柱炎）。

辅助检查

常规实验室检查

RPC 无特异性血清学标志物。常规实验室检查可发现非特异改变，如贫血或轻度血小板减少。炎症发作时常有急性期反应物升高。尿液检查应常规进行，可发现亚临床肾受累或感染。自身免疫性检查多无特异性改变，除非合并其他自身免疫病。

组织活检 / 病理

典型表现的 RPC 诊断不需要做活检。然而，当诊断不明确时，软骨活检可见到如前所述的软骨周围炎表现（图 110-3）[9,34]。皮疹区域的活检可能见到白细胞破碎性血管炎，其他常见表现包括脂膜炎、嗜中性皮病或皮肤血管闭塞[50]。

呼吸系统检查

所有怀疑 RPC 的病例（包括发病时无呼吸道症

状的患者）均应进行肺功能检查。在新出现呼吸道症状时需要重复该检查（包括肺功能检查、肺容量和吸气 / 呼气流量 - 体积环）。如有异常，推荐进行胸部计算机断层扫描（computed tomography，CT）以发现气管或支气管狭窄或动力性气道坍塌，后者可能只能见于呼吸循环的呼气相[61-63]。肋软骨炎引起的肺外疾病可导致限制性通气功能障碍。正电子发射断层显像 /CT（Positron emission tomography/CT，PET/CT）扫描可有额外的获益，可以发现其他方法难以察觉的炎症病灶。PET/CT 也可以进行疗效评估，在治疗干预后可见炎症减少[64-67]（图 110-4）。

除非有特殊需求，否则不推荐气管镜，以避免上气道损伤等意外，进而加速诱发呼吸衰竭。然而，间接喉镜有助于监测气道受累情况。支气管超声内镜也可用于病情监测[68]。

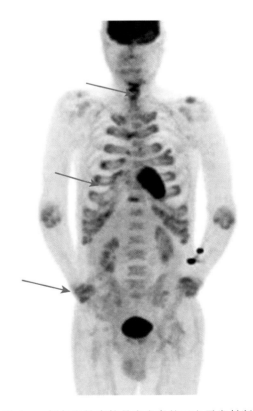

图 110-4　一例复发性多软骨炎患者的正电子发射断层显像 / 计算机断层扫描。可见气管、肋软骨及上肢关节的氟脱氧葡萄糖摄取（箭头所示）（From Czepczyński R，Guzikowska-Ruszkowska I，Wyszomirska A：Relapsing polychondritis detected by PET/CT. *Eur J Nucl Med Mol Imaging* 39：1366-1367，2012. Courtesy of Springer.）

心血管检查

超声心动是检查主动脉根部和心脏瓣膜的必要检查，不仅应在发病时进行，而且应该定期复查，即使无明显症状。此外，许多系统性炎症疾病都和粥样硬化相关，RPC 患者也不例外，尽管由于病例数较少，还未经广泛报道。无论如何，其他心血管危险因素也需要筛查。

眼部检查

诊断时就应进行常规眼底检查。如果发现异常和（或）症状进展，建议前往专科就诊。

影像学检查

受累关节的普通 X 线检查可见关节间隙变窄或关节周围骨量减少。除非合并其他风湿病，否则骨侵蚀很少见。双能 X 线骨密度可发现骨含量减少，这主要是由于潜在炎症、长期应用糖皮质激素或全身一般情况较差引起的。

其他检查

目前基因检查对诊断的意义不大。血清中软骨生物学标志物如 COMP 或其他反应软骨自身免疫反应的指标（如 Ⅱ、Ⅸ 或 Ⅺ 型胶原或 matrilyin-1 的自身抗体）并不常见，且其在监测疾病活动方面的意义也不明确 [20,22,69]。有一例 RPC 伴边缘系统脑炎的患者血清和脑脊液中存在抗谷氨酸受体抗体 GluR ε2[70]。文献也提到其他生物学标志物，如尿 Ⅱ 型胶原分解产物有潜在应用价值 [23]。近期制订的 RPC 疾病活动指数，可能有助于这种罕见疾病患者的临床评估 [71]。

治疗

非甾体抗炎药和小剂量糖皮质激素可以有效控制鼻、耳或胸廓较轻的炎症（表 110-4）。氨苯砜可用于非致命性软骨炎症 [1]，也有报道应用秋水仙碱治疗耳软骨炎 [72]。然而有潜在致命风险或重度软骨炎的患者需要大剂量激素治疗，通常剂量为 1 mg/kg，当炎症消退后缓慢减量 [1,72]。尽管 RPC 通常对激素敏感，但完全停药比较困难，有复发的风险。许多患者需要长期应用维持剂量糖皮质激素或考虑其他免疫抑制剂。在激素减药困难和（或）有潜在致命风险的患者中，可应用缓解病情的药物。

由于该病较为罕见，目前没有治疗 RPC 的干预性对照研究。然而，甲氨蝶呤、环磷酰胺、霉酚酸酯、硫唑嘌呤、苯丁酸氮芥和环孢素均有成功治疗某些 RPC 患者的报道 [34,73-79]。来氟米特治疗 RPC 的疗

表 110-4　复发性多软骨炎非药物治疗方案的总结

适应证	治疗方案	评价
鼻 / 耳 / 胸壁的较轻炎症	NSAID 小剂量糖皮质激素 氨苯砜 秋水仙碱	
眼 / 耳 / 喉 / 气管 / 肺 / 心血管的明显炎症	大剂量糖皮质激素	口服或静脉 短期有效，但需要长期应用时应考虑免疫抑制剂协助激素减量及减少其不良反应
慢性的激素依赖的炎症	1. 传统的改善病情药物：甲氨蝶呤、硫唑嘌呤、霉酚酸酯、环磷酰胺、环孢素、来氟米特等。 2. 生物制剂：肿瘤坏死因子抑制剂（如英夫利昔单抗、依那西普、阿达木单抗）、B 细胞抑制剂（利妥昔单抗）、T 细胞抑制剂（阿巴西普）、白介素 6 抑制剂（托珠单抗）、白介素 1 抑制剂（阿那白滞素）、JAK 抑制剂（托法替布）	效果存在个体差异，可能与受累的器官有关
其他干预措施	静脉输注免疫球蛋白 干细胞移植	数据有限

效存在争议[80,81]。血浆置换曾用于顽固病例[34,82]。此外，也有静脉输注免疫球蛋白成功治疗顽固性 RPC 的报道[83]。

有一些病例报告及小样本病例分析报道生物制剂治疗本病[84-103]。生物制剂多用于帮助激素减量，尤其是口服缓解病情的药物（如甲氨蝶呤）未能成功控制炎症时。肿瘤坏死因子抑制剂的应用是最多的，也有小样本数据尝试抗 B 细胞（利妥昔单抗）、抗白介素 6（托珠单抗）、抗白介素 1（阿那白滞素）、抗 T 细胞（阿巴西普）和近期的酪氨酸激酶抑制剂（托法替尼）等。在初始治疗的 6 个月内 63% 的患者可达到部分缓解，而完全缓解率仅 19%。肿瘤坏死因子抑制剂、托珠单抗或利妥昔单抗的缓解率高于阿巴西普或阿那白滞素。另外有限数据提示治疗反应取决于受累的器官。肿瘤坏死因子抑制剂（尤其是英夫利昔单抗）和托珠单抗在存在肺部受累的患者中有效，其中托珠单抗对鼻 / 耳软骨炎效果更好，肿瘤坏死因子抑制剂对关节症状疗效最佳。生物制剂最常见的不良反应为感染，可导致高达 1/5 的患者停药。有一项研究还报道了成功应用自体干细胞移植治疗难治性 RPC 的案例[104]。然而，上述任何一种治疗能否改变本病的自然病程，至今尚不明确。

对 RPC 的治疗应该从多个角度入手。对疾病并发症的认识及早期识别病理改变可挽救生命。上气道受累的处理需要重点关注，任何手术前都应向麻醉团队重点警示此病。有症状的气道阻塞可能需要气管切开、气管支架或夜间正压通气，以预防患者睡眠时气道塌陷。喉气管重建在本病患者中应用的经验较少，这一干预措施仅应在疾病静止期进行[105]。治疗主动脉根部扩张、主动脉瘤或瓣膜疾病的心脏手术一般预后较好，但 12% 的患者会出现术后开裂的并发症[41,106,107]。大多数病例术后需要免疫抑制治疗。对于感音神经性耳聋的患者，耳蜗移植通常有效，且能明显恢复听力[108]。有报道骨移植可成功纠正鞍鼻畸形[109,110]。未发现激素水平变化或妊娠与 RPC 病情活动有关[111]。但是有几篇文章报道了妊娠期间病情活动的治疗，通常以激素为主，母婴预后均良好[112-113]。

预后

RPC 是一种发作性、进展性疾病，可导致靶器官的组织损伤。有些患者病情较轻，仅以反复发作的软骨炎为主要表现，另外一些患者可出现危及生命的情况。最常见的死因为肺部感染，由疾病本身或免疫抑制治疗所致[34]。年轻患者中，发病时的预后不良因素包括贫血、血尿、上气道受累、关节炎和鞍鼻畸形。而年长患者（大于 51 岁）中，只有合并骨髓异常增生和（或）发病时存在贫血可预测死亡率增加[6]。出现血管炎提示预后较差，5 年生存率 45%[37]。1986 年，研究者报告的 10 年生存率为 55%，而在 1998 年，另一项研究报告的 10 年生存率为 94%[6,34]。这也许和疾病监测、治疗方面的进展有关。

结论

RPC 是一种以软骨结构（如耳上部、近端气道、眼、肾、心脏瓣膜和血管）的发作性炎症为典型表现的系统性自身免疫病。本病可以独立存在，或与其他炎性疾病伴发。气管或心血管受累可导致危及生命的情况。免疫抑制治疗，包括生物制剂，对改善临床表现有效。推荐对 RPC 进行全方位的治疗，以改善这一罕见病的发病率及死亡率。

Full references for this chapter can be found on ExpertConsult.com.

参考文献

1. Chopra R, Chaudhary N, Kay J: Relapsing polychondritis, *Rheum Dis Clin North Am* 39:263–276, 2013.
2. Yoo JH, Chodosh J, Dana R: Relapsing polychondritis: systemic and ocular manifestations, differential diagnosis, management and prognosis, *Semin Ophthalmol* 26:261–269, 2011.
3. Jaksch-Wartenhorst R: Polychondropathia, *Wien Arch Inn Med* 6:93–100, 1923.
4. Pearson CM, Kline HM, Newcomer VD: Relapsing polychondritis, *N Engl J Med* 263:51–58, 1960.
5. Fonseca AR, de Oliveira SK, Rodrigues MC, et al.: Relapsing polychondritis in childhood: three case reports, comparison with adulthood disease and literature review, *Rheumatol Int* 33:1873–1878, 2013.
6. Michet CJ, McKenna CH, Luthra HS, et al.: Relapsing polychondritis: survival and predictive role of early disease manifestations, *Ann Intern Med* 104:74–78, 1986.
7. Papo T, Wechsler B, Bletry O, et al.: Pregnancy in relapsing polychondritis: 25 pregnancies in 11 patients, *Arthritis Rheum* 40:1245–1249, 1997.
8. Golding MB: Cartilage and chondrocytes. In Firestein GS, Budd RC, Gabriel SE, et al.: *Kelley's textbook of rheumatology*, ed 9, Philadelphia, 2013, Elsevier Saunders, pp 1712–1718.
9. Hansson AS, Holmdahl R: Cartilage-specific autoimmunity in animal models and clinical aspects in patients—focus on relapsing polychondritis, *Arthritis Res* 4:296–301, 2002.
10. Goldring MB: Articular cartilage. In Klippel JH, editor: *Primer on the rheumatic diseases*, ed 12, Atlanta, 2001, Arthritis Foundation, pp 10–16.

11. Burrage PS, Brinckerhoff CE: Molecular targets in osteoarthritis: metalloproteinases and their inhibitors, *Curr Drug Targets* 8:293–303, 2007.

12. Kumakiri K, Sakamoto T, Karahashi T, et al.: A case of relapsing polychondritis preceded by inner ear involvement, *Auris Nasus Larynx* 32:71–76, 2005.

13. Arnaud L, Mathian A, Haroche J, et al.: Pathogenesis of relapsing polychondritis: a 2013 update, *Autoimmun Rev* 13:90–95, 2014.

14. Valenzuela R, Cooperrider PA, Gogate P, et al.: Relapsing polychondritis. Immuno-microscopic findings in cartilage of ear biopsy specimens, *Hum Pathol* 11:19–22, 1980.

15. Ouchi N, Uzuki M, Kamataki A, et al.: Cartilage destruction is partly induced by the internal proteolytic enzymes and apoptotic phenomenon of chondrocytes in relapsing polychondritis, *J Rheumatol* 38:730–737, 2011.

16. Foidart JM, Abe S, Martin GR, et al.: Antibodies to type II collagen in relapsing polychondritis, *N Engl J Med* 299:1203–1207, 1978.

17. Yang CL, Brinckmann J, Rui HF, et al.: Autoantibodies to cartilage collagens in relapsing polychondritis, *Arch Dermatol Res* 285:245–249, 1993.

18. Alsalameh S, Mollenhauer J, Scheuplein F, et al.: Preferential cellular and humoral immune reactivities to native and denatured collagen types IX and XI in a patient with fatal relapsing polychondritis, *J Rheumatol* 20:1419–1424, 1993.

19. Hansson AS, Heinegård D, Piette JC, et al.: The occurrence of autoantibodies to matrilin 1 reflects a tissue-specific response to cartilage of the respiratory tract in patients with relapsing polychondritis, *Arthritis Rheum* 44:2402–2412, 2001.

20. Buckner JH, Wu JJ, Reife RA, et al.: Autoreactivity against matrilyn-1 in a patient with relapsing polychondritis, *Arthritis Rheum* 43:939–943, 2000.

21. Saxne T, Heinegård D: Involvement of nonarticular cartilage, as demonstrated by release of a cartilage-specific protein, in rheumatoid arthritis, *Arthritis Rheum* 32:1080–1086, 1989.

22. Kempta Lekpa F, Piette JC, Bastuji-Garin S, et al.: Serum cartilage oligomeric matrix protein (COMP) level is a marker of disease activity in relapsing polychondritis, *Clin Exp Rheumatol* 28:553–555, 2010.

23. Kraus VB, Stabler T, Le ET, et al.: Urinary type II collagen neoepitope as an outcome measure for relapsing polychondritis, *Arthritis Rheum* 48:2942–2948, 2003.

24. Sato T, Yamano Y, Tomaru U, et al.: Serum level of soluble triggering receptor expressed on myeloid cells-1 as a biomarker of disease activity in relapsing polychondritis, *Mod Rheumatol* 24:129–136, 2014.

25. Stabler T, Piette JC, Chevalier X, et al.: Serum cytokine profiles in relapsing polychondritis suggest monocyte/macrophage activation, *Arthritis Rheum* 50:3663–3667, 2004.

26. Lang B, Rothenfusser A, Lanchbury JS, et al.: Susceptibility to relapsing polychondritis is associated with HLA-DR4, *Arthritis Rheum* 36:660–664, 1993.

27. Zeuner M, Straub RH, Rauh G, et al.: Relapsing polychondritis: clinical and immunogenetic analysis of 62 patients, *J Rheumatol* 24:96–101, 1997.

28. Cremer MA, Pitcock JA, Stuart JM, et al.: Auricular chondritis in rats: an experimental model of relapsing polychondritis induced with type II collagen, *J Exp Med* 154:535–540, 1981.

29. McCune WJ, Schiller AL, Dynesius-Trentham RA, et al.: Type II collagen induced auricular chondritis, *Arthritis Rheum* 25:266–273, 1982.

30. Bradley DS, Das P, Griffiths MM, et al.: HLA-DQ6/8 double transgenic mice develop auricular chondritis following type II collagen immunization: a model for human relapsing polychondritis, *J Immunol* 161:5046–5053, 1998.

31. Hansson AS, Heinegård D, Holmdahl R: A new animal model for relapsing polychondritis induced by cartilage matrix protein (matrilin 1), *J Clin Invest* 104:589–598, 1999.

32. Hansson AS, Johansson AC, Holmdahl R: Critical role of the major histocompatibility complex and IL-10 in matrilin-1-induced

33. Alissa H, Kadanoff R, Adams E: Does mechanical insult to cartilage trigger relapsing polychondritis? *Scand J Rheumatol* 30:311, 2001.

34. Trentham DE, Le CH: Relapsing polychondritis, *Ann Intern Med* 129:114–122, 1998.

35. McAdam LP, O'Hanlan MA, Bluestone R, et al.: Relapsing polychondritis: prospective study of 23 patients and a review of the literature, *Medicine* 55:193–215, 1976.

36. Bradley JC, Schwab IR: Blue ear sign in relapsing polychondritis, *Rheumatology* 50:427, 2011.

37. Letko E, Zafirakis P, Baltatzis S, et al.: Relapsing polychondritis: a clinical review, *Semin Arthritis Rheum* 31:384–395, 2002.

38. Gergely P, Poór G: Relapsing polychondritis, *Best Pract Res Clin Rheumatol* 18:723–738, 2004.

39. Del Rosso A, Petix NR, Pratesi M, et al.: Cardiovascular involvement in relapsing polychondritis, *Semin Arthritis Rheum* 26:840–844, 1997.

40. Barretto SN, Oliveira GH, Michet CJ, et al.: Multiple cardiovascular complications in a patient with relapsing polychondritis, *Mayo Clin Proc* 77:971–974, 2002.

41. McCarthy EM, Cunnane G: Treatment of relapsing polychondritis in the era of biologic agents, *Rheumatol Int* 30:827–828, 2010.

42. Lang-Lazdunski L, Hvass U, Paillole C, et al.: Cardiac valve replacement in relapsing polychondritis. A review, *J Heart Valve Dis* 4:227–235, 1995.

43. Mathian A, Miyara M, Cohen-Aubart F, et al.: Relapsing polychondritis: a 2016 update on clinical features, diagnostic tools, treatment and biological drug use, *Best Pract Res Clin Rheumatol* 30:316–333, 2016.

44. Michet CJ: Vasculitis and relapsing polychondritis, *Rheum Dis Clin North Am* 16:441–444, 1990.

45. Kimura Y, Asako K, Kikuchi H, et al.: Relapsing Polychondritis complicated by vasculitis of the omentum, *Intern Med* 55:1363–1366, 2016.

46. Sainz-de-la-Maza M, Molina N, Gonzalez-Gonzalez LA, et al.: Scleritis associated with relapsing polychondritis, *Br J Ophthalmol* 100:1290–1294, 2016.

47. Chang-Miller A, Okamura M, Torres VE, et al.: Renal involvement in relapsing polychondritis, *Medicine* 66:202–217, 1987.

48. Willis J, Atack EA, Kraag G: Relapsing polychondritis with multifocal neurological abnormalities, *Can J Neurol Sci* 11:402–404, 1984.

49. Kingdon J, Roscamp J, Sangle S, et al.: Relapsing polychondritis: a clinical review for rheumatologists, *Rheumatology (Oxford)* 57:1525–1532, 2018.

50. Francès C, el Rassi R, Laporte JL, et al.: Dermatologic manifestations of relapsing polychondritis. A study of 200 cases at a single center, *Medicine (Baltimore)* 80:173–179, 2001.

51. Smylie A, Malhotra N, Brassard A: Relapsing polychondritis: a review and Guide for the Dermatologist, *Am J Clin Dermatol* 18:77–86, 2017.

52. Pazirandeh M, Ziran BH, Khandelwal BK, et al.: Relapsing polychondritis and spondyloarthropathies, *J Rheumatol* 15:630–632, 1988.

53. Jawad AS, Burrel M, Lim KL, et al.: Erosive arthritis in relapsing polychondritis, *Postgrad Med J* 66:768–770, 1990.

54. Borgia F, Giuffrida R, Guarneri F, et al.: Relapsing polychondritis: an updated review, *Biomedicines* 6(3):pii E84, 2018.

55. Firestein GS, Gruber HE, Weisman MH, et al.: Mouth and genital ulcers with inflamed cartilage: MAGIC syndrome, *Am J Med* 79:65–72, 1985.

56. Hebbar M, Brouillard M, Wattel E, et al.: Association of myelodysplastic syndrome and relapsing polychondritis: further evidence, *Leukemia* 9:731–733, 1995.

57. Myers B, Gould J, Dolan G: Relapsing polychondritis and myelodysplasia: a report of 2 cases and review of the current literature, *Clin Lab Haematol* 22:45–48, 2000.

58. Dion J, Costedoat-Chalumeau N, Sène D, et al.: Relapsing Polychondritis can be characterized by three different clinical pheno-

types, *Arthritis Rheumatol* 68:2992–3001, 2016.

59. Ninkovic G, Dullo V, Saunders NC: Microbiology of otitis externa in secondary care in United Kingdom and anti-microbial sensitivity, *Auris Nasus Larynx* 35:480–484, 2008.

60. Mazlumzadeh M, Matteson EL: Cogan's syndrome: an audiovestibular, ocular and systemic auto-immune disease, *Rheum Dis Clin North Am* 33:855–874, 2007.

61. Lee KS, Ernst A, Trentham DE, et al.: Relapsing polychondritis: prevalence of expiratory CT airway abnormalities, *Radiology* 240:565–573, 2006.

62. Lin ZQ, Xu JR, Chen JJ, et al.: Pulmonary CT findings in relapsing polychondritis, *Acta Radiol* 51:522–526, 2010.

63. Yasutake T, Nakamoto K, Ohta A, et al.: Assessment of airway lesions using 'virtual bronchoscopy' in a patient with relapsing polychondritis, *Nihon Kokyuki Gakkai Zasshi* 48:86–91, 2010.

64. De Geeter F, Vandecasteele SJ: Fluorodeoxyglucose PET in relapsing polychondritis, *N Engl J Med* 358:536–537, 2008.

65. Yamashita H, Takahashi H, Kubota K, et al.: Utility of fluorodeoxyglucose positron emission tomography/computed tomography for early diagnosis and evaluation of disease activity of relapsing polychondritis: a case series and literature review, *Rheumatology (Oxford)* 53:1482–1490, 2014.

66. Czepczyński R, Guzikowska-Ruszkowska I, Wyszomirska A: Relapsing polychondritis detected by PET/CT, *Eur J Nucl Med Mol Imaging* 39:1366–1367, 2012.

67. Baudart P, Aouba A, Beaufrère M, et al.: FDG PET-CT as a powerful tool for diagnosing and monitoring treatment outcomes of relapsing polychondritis, *Eur J Nucl Med Mol Imaging* 45:669–670, 2018.

68. Miyazu Y, Miyazawa T, Kurimoto N, et al.: Endobronchial ultrasonography in the diagnosis and treatment of relapsing polychondritis with tracheobronchial malacia, *Chest* 124:2393–2395, 2003.

69. Tani N, Ogoshi M, Kawakubo C, et al.: Case of relapsing polychondritis showing elevation of anti-type II collagen antibody titer, *J Dermatol* 40:767–768, 2013.

70. Kashihara K, Kawada S, Takahashi Y: Autoantibodies to glutamate receptor GluRε2 in a patient with limbic encephalitis associated with relapsing polychondritis, *J Neurol Sci* 287:275–277, 2009.

71. Arnaud L, Devilliers H, Peng SL, et al.: The Relapsing Polychondritis Disease Activity Index: development of a disease activity score for relapsing polychondritis, *Autoimmun Rev* 12(2):204–209, 2012.

72. Sharma A, Gnanapandithan K, Sharma K, et al.: Relapsing polychondritis: a review, *Clin Rheumatol* 32:1575–1583, 2013.

73. Lahmer T, Treiber M, von Werder A, et al.: Relapsing polychondritis: an autoimmune disease with many faces, *Autoimmun Rev* 9:540–546, 2010.

74. Park J, Gowin KM, Schumacher Jr HR: Steroid sparing effect of methotrexate in relapsing polychondritis, *J Rheumatol* 23:937–938, 1996.

75. Stewart KA, Mazanec DJ: Pulse intravenous cyclophosphamide for kidney disease in relapsing polychondritis, *J Rheumatol* 19:498–500, 1992.

76. Ruhlen JL, Huston KA, Wood WG: Relapsing polychondritis with glomerulonephritis. Improvement with prednisone and cyclophosphamide, *J Am Med Assoc* 245:847–848, 1981.

77. Goldenberg G, Sangueza OP, Jorizzo JL: Successful treatment of relapsing polychondritis with mycophenolate mofetil, *J Dermatolog Treat* 17:158–159, 2006.

78. Michelson JB: Melting corneas with collapsing nose, *Surv Ophthalmol* 29:148–154, 1984.

79. Svenson KL, Holmdahl R, Klareskog L, et al.: Cyclosporin A treatment in a case of relapsing polychondritis, *Scand J Rheumatol* 13:329–333, 1984.

80. Priori R, Paroli MP, Luan FL, et al.: Cyclosporin A in the treatment of relapsing polychondritis with severe recurrent eye involvement, *Br J Rheumatol* 32:352, 1993.

81. Koenig AS, Abruzzo JL: Leflunomide induced fevers, thrombocytosis and leukocytosis in a patient with relapsing polychondritis, *J Rheumatol* 29:192–194, 2002.

82. Handler RP: Leflunomide for relapsing polychondritis: successful long-term treatment, *J Rheumatol* 33:1916, 2006.

83. Botey A, Navasa M, del Olmo A, et al.: Relapsing polychondritis with segmental necrotizing glomerulonephritis, *Am J Nephrol* 4:375–378, 1984.

84. Terrier B, Aouba A, Bienvenu B, et al.: Complete remission in refractory relapsing polychondritis with intravenous immunoglobulins, *Clin Exp Rheumatol* 26:136–138, 2008.

85. Kemta Lekpa F, Kraus VB, Chevalier X: Biologics in relapsing polychondritis: a literature review, *Semin Arthritis Rheum* 41:712–719, 2012.

86. Carter JD: Treatment of relapsing polychondritis with a TNF antagonist, *J Rheumatol* 32:1413, 2005.

87. Mpofu S, Estrach C, Curtis J, et al.: Treatment of respiratory complications in recalcitrant relapsing polychondritis with infliximab, *Rheumatology (Oxford)* 42:1117–1118, 2003.

88. Cazabon S: Over K, Butcher J: the successful use of infliximab in resistant relapsing polychondritis and associated scleritis, *Eye* 19:222–224, 2005.

89. Saadoun D, Deslandre CJ, Allanore Y, et al.: Sustained response to infliximab in 2 patients with refractory relapsing polychondritis, *J Rheumatol* 30:1394–1395, 2003.

90. Lahmer T, Knopf A, Treiber M, et al.: Treatment of relapsing polychondritis with the TNF alpha antagonist adalimumab, *Clin Rheumatol* 29:1331–1334, 2010.

91. Leroux G, Costedoat-Chalumeau N, Brihaye B, et al.: Treatment of relapsing polychondritis with rituximab: a retrospective study of 9 patients, *Arthritis Rheum* 61:577–582, 2009.

92. Ratzinger G, Kuen-Speigl M, Sepp N: Successful treatment of recalcitrant relapsing polychondritis with monoclonal antibodies, *J Eur Acad Dermatol Venereol* 23:474–475, 2009.

93. Wendling D, Govindaraju S, Prati C, et al.: Efficacy of anakinra in a patient with refractory relapsing polychondritis, *Joint Bone Spine* 75:622–624, 2008.

94. Vounotrypidis P, Sakellariou GT, Zisopoulos D, et al.: Refractory relapsing polychondritis: rapid and sustained response in the treatment with an IL-1 receptor antagonist (anakinra), *Rheumatology* 45:491–492, 2006.

95. Kawai M, Hagihara K, Hirano T, et al.: Sustained response to tocilizumab, anti-interleukin-6 receptor antibody, in two patients with refractory relapsing polychondritis, *Rheumatology* 48:318–319, 2009.

96. Wallace ZS, Stone JH: Refractory relapsing polychondritis treated with serial success with interleukin 6 receptor blockade, *J Rheumatol* 40:100–101, 2013.

97. Stael R, Smith V, Wittoek R, et al.: Sustained response to tocilizumab in a patient with relapsing polychondritis with aortic involvement: a case-based review, *Clin Rheumatol* 34:189–193, 2015.

98. Narshi CB, Allard SA: Sustained response to tocilizumab, anti-IL-6 antibody, following anti-TNF-alpha failure in a patient with relapsing polychondritis complicated by aortitis, *Rheumatology* 51:952–953, 2012.

99. Loricera J, Blanco R, Castañeda S, et al.: Tocilizumab in refractory aortitis: study on 16 patients and literature review, *Clin Exp Rheumatol* 32(S82):79–89, 2014.

100. Moulis G, Sailler L, Pugnet G, et al.: Biologics in relapsing polychondritis: a case series, *Clin Exp Rheumatol* 31:937–939, 2013.

101. Wendling D, Godfrin-Valnet M, Prati C: Treatment of relapsing polychondritis with tocilizumab, *J Rheumatol* 40:1232, 2013.

102. Peng SL, Rodriguez D: Abatacept in relapsing polychondritis, *Ann Rheum Dis* 72:1427–1429, 2013.

103. Meshkov AD, Novikov PI, Zhilyaev EV, et al.: Tofacitinib in steroid-dependent relapsing polychondritis, *Ann Rheum Dis* 78:e72, 2019.

104. Moulis G, Pugnet G, Sailler L, et al.: Abatacept in relapsing polychondritis, *Ann Rheum Dis* 72:e27, 2013.

105. Moulis G, Pugnet G, Costedoat-Chalumeau N, et al.: Efficacy and safety of biologics in relapsing polychondritis: a French national multicentre study, *Ann Rheum Dis* 77:1172–1178, 2018.

106. Kötter I, Daikeler T, Amberger C, et al.: Autologous stem cell

transplantation of treatment-resistant systemic vasculitis, *Clin Nephrol* 64:485–489, 2005.

107. Xie C, Shah N, Shah PL, et al.: Laryngotracheal reconstruction for relapsing polychondritis: case report and review of the literature, *J Larnygol Otol* 127:932–935, 2013.

108. Dib C, Moustafa SE, Mookadam M, et al.: Surgical treatment of the cardiac manifestations of relapsing polychondritis, *Mayo Clin Proc* 81:772–776, 2006.

109. Jacobs CE, March RJ, Hunt PJ, et al.: Repair of a complex thoracic aneurysm from relapsing polychondritis, *Vasc Endovascular Surg* 47:387–389, 2013.

110. Seo YJ, Choi JY, Kim SH, et al.: Cochlear implantation in a bilateral sensorineural hearing loss patient with relapsing polychondritis, *Rheumatol Int* 32:479–482, 2012.

111. Haug MD, Witt P, Kalbermatten FD, et al.: Severe respiratory dysfunction in a patient with relapsing polychondritis: should we treat the saddle nose deformity? *J Plast Reconstr Aesthet Surg* 62:e7–e10, 2009.

112. Tobisawa Y, Shibata M: A case of saddle nose deformity caused by relapsing polychondritis: a long-term follow-up report after iliac bone grafting, *J Plast Reconstr Aesthet Surg* 66(11):1621–1622, 2013.

113. Krakow D, Greenspoon JS, Firestein GS: Relapsing polychondritis and pregnancy—normal fetal outcomes despite maternal flares, *J Clin Rheumatol* 2:118, 1996.

114. Bellamy N, Dewar CL: Relapsing polychondritis in pregnancy, *J Rheumatol* 17:1525–1526, 1990.

115. Tsanadis GD, Chouliara ST, Voulgari PV, et al.: Outcome of pregnancy in a patient with relapsing polychondritis and pyoderma gangrenosum, *Clin Rheumatol* 21:538, 2002.

第 111 章

遗传性结缔组织病

原著 DEBORAH KRAKOW

石连杰 译 苏 茵 校

关键点

● 遗传性结缔组织病是一组遗传多样性疾病的总称，往往表现为身高的极度异常，有的患者非常矮小（侏儒），而有的患者身材高大。

● 骨软骨发育不良或骨骼发育不良是一组多达 450 余种的异质性疾病，常伴有身材矮小和骨科并发症。

● 这类疾病的诊断主要依赖于临床、影像以及分子的标准。

● 其中大多数疾病的发病机制研究已取得显著进展，使得临床诊断的准确性、患者及家属的生育选择得到了改善和提升，也为新的靶向治疗策略的研发提供了基础。

● 已有多种治疗选择应用于成骨不全、代谢性贮积病和马方综合征中，这些治疗手段可能减轻疾病并发症、改善生活质量，同时延长患者的寿命。

引言

遗传性结缔组织病是一组以骨骼组织异常为特征的异质性疾病，主要累及软骨、骨、肌腱、韧带和肌肉组织。遗传性结缔组织病的诊断和分类主要依赖临床表现和影像，可进一步分为以下亚型：①影响骨和软骨的疾病（骨骼发育不良）；②主要影响结缔组织的疾病，包括 Ehlers-Danlos 综合征（Ehlers-Danlos syndrome，EDS）、马方综合征（Marfan syndrome）

等其他表现为细胞外基质异常的疾病。骨骼发育不良或软骨发育不良可以造成附肢骨骼和中轴骨的大小和形态异常，常导致不成比例的身材矮小。直到 20 世纪 60 年代，大多数身材矮小的患者被认为是数量有限的疾病或表型异常。随着影像和基因技术的发展，目前遗传性结缔组织病已被细分为 450 余种疾病。这样一组结缔组织病病因几乎都与基因有关，由基因突变所致，突变基因包括编码细胞外基质蛋白、转录因子、肿瘤抑制因子、信号转导蛋白、酶、分子伴侣、细胞内结合蛋白、RNA 加工分子、纤毛蛋白的基因以及一些功能未知的基因[1]。

骨骼发育不良

骨骼发育不良或软骨发育不良是一类以全身骨骼异常为特征的疾病。虽然每种特定的骨骼发育不良相对少见，但这一类疾病在出生时的总体发病率可高达 1/5000[2]。这类疾病的严重程度不一，轻者表现为早发性关节病，重者可因肺功能不全导致围产期死亡。这类患者可存在严重的骨科、神经科以及心理方面的并发症。由于每一种特定的骨骼发育不良疾病的致病基因或等位基因突变不同，其并发症的程度也不一样，与突变的基因和突变带来的影响相关。许多患者因为持续性疼痛、累及大关节的关节炎以及骨、软骨、肌腱、韧带异常所致的背痛等骨科症状而就诊。

胚胎学

人类骨骼（skeleton，来源于希腊语 skeletos，意为"枯竭"）由 206 块骨组成（126 块附肢骨骼、74

块中轴骨和 6 块听小骨）。骨骼系统包括除了骨和软骨外，还包括肌腱、韧带和肌肉，它们有多种胚胎起源，在人的一生中发挥着重要的功能，包括线性生长、运动的机械支持、存储血液和矿物质以及保护重要器官等。

骨的形状和结构形成于胚胎发育过程中。在这一时期，复杂的遗传基因调控决定了未来骨骼的数目、大小和形状[3]。不凝结的间充质在骨形成部位进行细胞凝集（软骨原基），两种机制参与了这一过程[4]。在软骨内成骨过程中，间充质首先分化出一个软骨原型（原基），然后原基中心降解、矿化，最后被骨样细胞清除。这个过程向骨两端延伸，同时伴有血管的进入和骨原细胞的涌入。在骨干中间区域的骨膜产生成骨细胞，后者可以合成皮质，即初级骨化中心。在软骨原基的两端，发生类似的软骨清除过程（次级骨化中心），残留的部分软骨原型"陷落"在初级和次级骨化中心之间，这一区域称为软骨生长板或骨骺。在骨骺有四种类型的软骨细胞：分别是储备、静止、增殖和肥大软骨细胞。骨骺的这些软骨细胞经过增殖、肥大、降解这一系列严密的调控过程，最终被骨骼取代，形成初级骨松质。这是骨发生的主要机制，也是骨骼增长、关节面增大的方式。与之不同是，颅顶扁平骨、部分锁骨及耻骨则是以膜内成骨的方式形成，来源于间充质细胞的纤维组织直接分化为成骨细胞直接成骨。这些过程受特定遗传基因的直接调控，编码这些过程的基因异常往往导致骨骼发育不良[5]。

软骨结构

胶原是结缔组织中最丰富的蛋白质，广泛表达于所有的器官和组织。迄今，已发现 42 个不同的胶原基因编码 28 种不同类型的胶原[6]。胶原是一种由单一分子（单体）组成的蛋白质三聚体，这些单体组成三条肽链，形成三螺旋结构。在三螺旋结构中，每三个氨基酸中有一个甘氨酸残基，全联结构为 Gly-X-Y，其中 X 和 Y 通常为脯氨酸和羟脯氨酸。胶原螺旋可以由相同的链组成（同源三聚体），如 II 型胶原；也可以由不同的链组成（异源三聚体），如 I 型胶原[7]。

胶原依据在细胞外基质中形成的结构可进一步细分。最丰富的胶原为纤维类胶原（I、II、III、V 和 XI 型），它们之间的广泛交联可为高应力组织提供必需的机械应力，如软骨、骨和皮肤[8]。另一种是三螺旋结构中断的纤维相关胶原（fibril-associated collagens with interrupted triple helices，FACIT），包括 IX、XII、XIV 和 XVI 型胶原。这些胶原与纤维类胶原及其他细胞外分子（聚集蛋白聚糖、软骨寡聚基质蛋白以及其他硫酸化蛋白聚糖）相互作用[9]。VIII 型和 X 型胶原是非纤维类短链胶原，X 型胶原是肥大软骨细胞软骨内成骨过程中表达最多的细胞外基质分子[9]。关节软骨中的主要胶原类型为 II、IX、XI 和 X 型等纤维类胶原。在软骨发育过程中，核心纤维网是由 II、IX 和 XI 型胶原交联的共聚物，形成骨干复合物以供其他结构蛋白结合。编码这些胶原的基因突变导致多种骨骼发育不良（表 111-1），这也说明了这些分子在骨骼发育中的重要性。

分类和命名

如前所述，早在 20 世纪 70 年代，人们就开始认识到遗传性结缔组织病的遗传和临床异质性，并对这些疾病的复杂性有了新的认识。因此，人们多次尝试对这些疾病进行分类，以便临床医生和科学家能够有效的诊断，并确定病因（骨骼结构疾病的国际命名，1970、1977、1983、1992、2001、2005、2010 和 2015 年）[2]。最初的分类以单纯的临床描述为基础。近年来，随着对这些疾病遗传学基础的深入了解，疾病分类沿用了先前的临床分类（包括人名名词和希腊术语）的同时，也将有着相同分子及通路异常的疾病进行了归类。表 111-1 列出了部分软骨发育不良的疾病分类。目前最常用的鉴别骨骼疾病的方法是通过 X 线检查发现骨骼的影像学异常。影像学根据长骨异常的部位（骨骺、干骺端和骨干）进行分类（图 111-1）。这些骨骺、干骺端和骨干的异常又可根据是否累及脊柱进一步分类（脊柱-骨骺、脊柱-干骺端、脊柱-骨干发育不良）。此外，每个类别的疾病又可以根据其临床和影像学表现进一步划分为不同的疾病。

临床评估和特征

骨骼发育不良是一类以全身骨骼异常为特征的疾病，常导致不成比例的身材矮小。患者常以不成比例的身材矮小为主诉，如果有可能应该以患者相对应的

表 111-1 软骨发育不良的分类		
发育不良	遗传方式	基因
软骨发育不全组		
软骨发育不全	AD	*FGFR3*
Ⅰ型致死性发育不良	AD	*FGFR3*
Ⅱ型致死性发育不良	AD	*FGFR3*
软骨发育不全	AD	*FGFR3*
软骨发育不良	AD	*FGFR3*
SADDAN	AD	*FGFR3*
Osteogleophonic 发育不良	AD	*FGFR3*
严重脊柱发育不良		
ⅠA 型软骨发生不全	AR	*TRIP11*
Opsismodysplasia	AR	*NPPL1*
变形性骨发育不良组		
纤维软骨增生	AR	*COL11A1*，*COL11A2*
Schneckenbecken 发育不良	AR	*SLC35D1*，*INNPl1*
变形性骨发育不良	AD	*TRPV4*
短肋发育不良（多指）组		
短肋多指综合征（包括窒息性胸廓发育不良）	AR	*DYNC2H1*，*NEK1*，*WDR60*，*WDR35*，*IFT80*，*WDR34*，*IFT172*，*ICK*，*TCTEX1D2*，*DYNC2LI1*，*TTC21B*，*WDR19*，*IFT140*，*IFT43*，*IFT81*，*INTU*，*IFT52*，*KIAA0586*，*CEP120*，*C21ORF2*
软骨外胚层发育不全	AR	*EVC1*，*EVC2*
胸廓 - 喉 - 盆骨发育不良	AD	未知
Omodysplasia 组		
Ⅰ型 Omodysplasia	AD	未知
Ⅱ型 Omodysplasia	AR	*GPC6*
细丝蛋白相关疾病		
Ⅰ型骨发育不全	AD	*FLNB*
Ⅲ型骨发育不全	AD	*FLNB*
Larsen 综合征	AD	*FLNB*
Ⅱ型耳腭指综征	XLR	*FLNA*
Melnick-Needles 骨发育不良	XLD	*FLNA*
畸形性骨发育不良组		
ⅠB 型软骨发育不全	AR	*DTDST*
Ⅱ型软骨发育不全	AR	*DTDST*
畸形性骨发育不良	AR	*DTDST*
隐性遗传性多发性骨骺发育不良	AR	*DTDST*

续表

表 111-1　软骨发育不良的分类

发育不良	遗传方式	基因
Dys-segmental 发育不良组		
Silverman-Handmaker 型	AR	HSPG2
Rolland-Desbuquois 型	AR	HSPG2
Ⅱ型胶原病		
Ⅱ型软骨发育不全	AD	COL2A1
Kniest 发育不良	AD	COL2A1
先天性脊柱骨骺发育不良	AD	COL2A1
Strudwick 型脊柱骨骺发育不良	AD	COL2A1
脊柱外周发育不良	AD	COL2A1
关节 - 眼病（Stickler 综合征）	AD	COL2A1
Ⅺ型胶原病		
Stickler 发育不良	AD	COL11A1
耳 - 脊柱 - 骨骺发育不良	AR	COL11A2
Weissenbacher-Zweymuller 综合征	AD	COL11A2
其他脊柱骨骺发育不良		
Pakistani 型脊柱干骺端发育不良	AR	ATPSK2
迟发性脊柱骨骺发育不良	XLR	SEDL
进行性假性类风湿性发育不良	AR	WISP3
Dyggve-Melchior-Clausen 发育不良	AR	Dymeclin
Wolcott-Rallison 发育不良	AR	EIF2AK3
尖头股骨发育不良	AR	IHH
Schimke 免疫 - 骨发育不良	AR	SMARCAL1
Sponastrime 发育不良	AR	未知
脊柱骨骺干骺端发育不良伴关节松弛	AR，AD	B3GALT6，KIF22
多发性骨骺发育不良和假性软骨发育不良		
多发性骨骺发育不良	AD	COL9A1
airbanks 和 Ribbing 型	AD	COL9A3，MATN3，COMP
假性软骨发育不全	AD	COMP
点状软骨发育不良		
肢根型点状软骨发育不良	AR	PEX7，DHAPAT，AGPS
Conradi-Hunermann 型点状软骨发育不良	XLD	EBP
积水 - 异位钙化 - 虫蚀样骨	AR	LBR
brachytelephalangic 型点状软骨发育不良	XLR	ARSE
干骺端发育不良	AD	PTHrP
Jansen 型干骺端软骨发育不良	AR	PTHrP

续表

表 111-1　软骨发育不良的分类

发育不良	遗传方式	基因
Eiken 发育不良	AR	PTHrP
Bloomstrand 发育不良	AD	COL10A1
Schmidt 型干骺端软骨发育不良	AR	RMRP
McKusick 型干骺端软骨发育不良	AR	SBDS
胰腺功能不全并全周期性粒细胞减少的干骺端软骨发育不良	AR	ADA
腺苷脱氨酶缺乏症		
脊柱干骺端发育不良		
Koslowski 型脊柱干骺端发育不良	AD	TRPV4
Corner fracture 型脊柱干骺端发育不良	AD	FN1
短躯干脊柱发育不良		
短躯干症	AD	TRPV4
肢中部发育不良		
软骨骨生成障碍	XLD	SHOX
Lange 型肢中部发育不良	XLR	SHOX
Robinow 型肢中部发育不良	AD，AR	ROR2
肢端和肢端肢中段发育不良		
Acromicric 发育不良	AD	FBN1
Geleophysic 发育不良	AR，AD	ADAMTSL2，FBN1
Ⅰ型毛发 - 鼻 - 指（趾）综合征	AD	TRPS1
Ⅱ型毛发 - 鼻 - 指（趾）综合征	AD	TRPS2
肢端骨发育不全	AD	PDE4D，PRKARIA
Grebe 发育不良	AR	CDMP1
Hunter-Thompson 肢端肢中段发育不良	AR	CDMP1
Maroteaux 型肢中段发育不良	AR	NPRB
膜成骨受累明显的发育不良		
锁骨颅骨发育不良	AD	CBFA1
弯曲骨发育不全		
躯干发育异常	AD	SOX9
Stuve-Wiedemann 发育不良	AR	LIFR
伴多发性脱位的发育不良		
Desbuquois 综合征	AR	CANT1，XYLT1
伴关节松弛的脊柱骨骺干骺端发育不良	AR	B3GALT6

AD，常染色体显性遗传；AR，常染色体隐性遗传；SP，散发；XL，X 连锁隐性遗传；XLD，X 连锁显性遗传

性别和种族人群生长曲线为参照。大多数不成比例的身材矮小的患者患有骨骼发育不良，而成比例的身材矮小患者则存在内分泌、营养、出生前生长缺陷或其他非骨骼发育不良的遗传性疾病。但也有例外，如先天性甲状腺功能低下常表现为不成比例的身材矮小，而轻型成骨不全和低磷酸酯酶症患者的身材比例相对正常。

常规的体格检查不一定能立即发现不成比例的体型异常。因此，考虑患者可能存在骨骼发育不良时，应进行一些必要的人体测量，如上下身长比（upper-to-lower segment，U/L）、坐高、两臂伸展距离，测量值应精确到厘米。坐高能准确反映头与躯干的长度，但需要特定的仪器才能得到精确的测量值。U/L比值能提供准确的测量值，而且也易于获取。下身长为耻骨联合到足跟内侧地面的距离。上身长为身高减去下身长。以高加索人为例，在 8 ~ 10 岁儿童阶段的 U/L 值约为 1.0，而成人的 U/L 值约为 0.95。对于不成比例的身材矮小的患者，其 U/L 值的变化取决于他们是否存在短肢和（或）短躯干。例如，短肢、躯干正常者，其 U/L 值增大；短躯干、四肢正常者，其 U/L 值减小（图 111-2）。还可以通过两臂伸展距离来确定是否存在身材比例不协调，两臂伸展距离测量是两臂伸展时从左手的第 3 指端到右手的第三指端的距离。正常人的两臂伸展距离与身高基本一致（1∶1）。短肢患者的两臂伸展距离要显著地短于身高。

正如所有遗传性疾病一样，临床医生获取患者准确的家族史非常重要。家族史应包括所有以前受影响的儿童和近亲婚配者。骨骼发育不良具有遗传异质性，可为常染色体显性遗传、常染色体隐性遗传、X 染色体隐性遗传、X 染色体显性遗传，或以罕见的遗传机制，如种系嵌合、体细胞嵌合体、单亲源二体和微缺失综合征。准确的诊断和对复发风险的评估对患者及家属的生育决策有很大影响。对于身材矮小患者的另一个需要考虑的是不确定性的婚配行为，将导致生育结果难以预测[12]。例如，纯合子的软骨发育不良是致死性的，许多遗传两个显性突变（复合杂合子）的新生儿因严重的骨骼畸形而早期死亡[13]。准确地获取身材矮小出现的时间也非常重要，应了解症状是否在患者出生后即出现，或是在患者 2 ~ 3 岁时才出现。在 450 例骨骼发育不良的患者中，约有 100 例在产前起病，而仍有许多患者直到幼年才出现比例不协调的身材矮小和关节不适[11]。

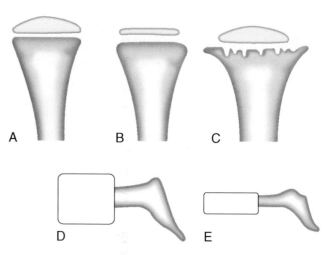

图 111-1　软骨发育不良的放射学分类，A ~ C 为长骨，D ~ E 为椎骨。A、D. 正常长骨和椎骨。B. 骨骺异常；C. 干骺端异常；E. 脊柱异常

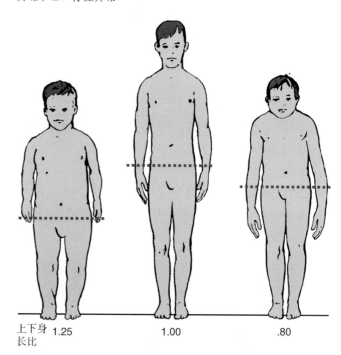

图 111-2　8 ~ 10 岁短肢和短躯干侏儒症患儿的上下身长比（U/L）。左边为短肢侏儒症患儿，U/L 增大；右边为短躯干矮小症患儿，U/L 减小

详细的体格检查有助于做出正确诊断和鉴别类似疾病。当发现患者身材矮小、比例不协调、肢体受累时，确定患者躯体受累的部位十分重要：近端部分（肢根；肱骨、股骨）、中段部分（肢中部；桡骨、尺骨、胫骨、腓骨）、远端部分（肢端；手、足）。骨骼疾病中可见许多头面部先天畸形。患病个体常有不成比例的巨大或相对较大的头部。软骨发育不良是最常见的骨骼发育不良之一，而额部隆起和鼻梁平坦

是其典型特征[14]。腭裂、小颌症常见于 II 型胶原异常，朝天鼻伴面中部异常扁平常见于点状软骨发育不良[15]，耳郭异常肿胀见于畸形性骨发育不良[16]。由于骨骼发育不良常合并眼部异常和听力丧失，这些患者应该完善眼科及听力相关筛查。

对患者手和足的深入评估有助于进一步鉴别这类疾病。轴后性多指症是软骨外胚层发育不良和短肋多指综合征的特征（表 111-1）。短小、过度活动、拇指径向移位和拇趾内偏可见于畸形性骨发育不良。在软骨外胚层发育不良中，指甲常发育异常；在软骨毛发发育不全中，指甲常短而宽。畸形足可见于许多疾病，如 Kneist 发育不良、先天性脊柱骨骺发育不良、Larsen 综合征以及更为严重的成骨不全和畸形性骨发育不良。骨折常见于两种类型的疾病：骨低矿化导致的疾病（成骨不全、低磷酸酯酶症、IA 型软骨发生不全），或过度矿化导致的疾病（骨硬化综合征和骨硬化性发育不全）。

骨骼外的其他器官、系统也可受累，尽管并不常见。先天性心脏缺陷可见于软骨外胚层发育不良（房间隔缺损），短肋多指综合征（复杂型心脏流出道缺陷，包括单独的室间隔缺损）和 Larsen 综合征（室间隔缺损）。胃肠道异常在骨骼疾病中罕见，但先天性巨结肠可见于软骨毛发发育不全，吸收不良综合征可见于 Schwachmann-Diamond 综合征，脐膨出可见于耳腭指综合征和 I 型骨发育不全。

诊断和检查

在获得详细的家族史和体格检查后，下一步是获得全套 X 线片或遗传骨骼调查。一整套的骨骼 X 线检查包括颅骨正位、侧位和汤氏位，全脊柱的正侧位，骨盆和四肢的前后位，手和足的单独位，特别是在新生儿后期。绝大部分诊断骨骼发育不良的骨骼 X 线的重要线索是在青春期之前获得的。当骨骺已经融合到干骺端后，确诊将非常困难，如果评估一个成年患者，应尽力尝试获取任何可用的童年时期 X 线片。凭借这些骨骼 X 线片中许多细微的线索可以做出准确的诊断。例如在骨骺区的点状钙化见于点状软骨发育不良，成年时不可见；跟骨的多发骨化中心见于20 多种疾病[17]；手缩短的类型能帮助鉴别许多疾病。

获得 X 线片后，要密切关注骨骼的特殊区域（脊柱、四肢、骨盆、颅骨）和病变累及部位（骨

骺、干骺端和椎骨）（图 111-3）。如前所述，这些影像学异常可随年龄改变，尽可能获取跨越多个年龄阶段的 X 线片有助于诊断。骨折可见于成骨不全（所有类型见表 111-1）和重型低磷酸酯酶症。在年龄偏大的患者中，骨折可见于矿化增加的疾病如骨硬化综合征。软骨、骨组织的形态学研究已揭示许多骨骼发育不良中具体的异常表现[18]。在这些疾病中，软骨、骨形态的组织学评估有助于做出准确的诊断，缺乏组织病理学改变依据则可以排除诊断（图 111-4）。这些研究需要对软骨生长板进行活检，通常都是因患有致死性骨骼疾病死于围生期的患儿在行尸检时完成，但是在非致命性疾病患者中获取组织是非常难的。如果患儿正在进行手术，则髂嵴活检标本可以用于评估病情，随着对该类疾病分子机制的了解深入，该操作相较于先前也已明显减少。然而，通过对这些疾病组织形态学进行研究，我们对其发病机制有了更深入的了解。依据形态学依据，软骨发育不良大致可分为：①软骨内骨化质量异常；②细胞形态学异常；③机制形态学异常；④软骨 - 骨转化区异常。例如，在致死性发育不良中，有一种软骨内骨化缺陷，主要表现为肥大区异常缩短，增殖带缩短，骨膜过度生长。在假性软骨发育不良中，软骨细胞的粗面内质网有一个明显的层状结构（高电子密度和低电子密度交替）；在畸形性骨发育不良中，大量异常基质沉积在软骨细胞

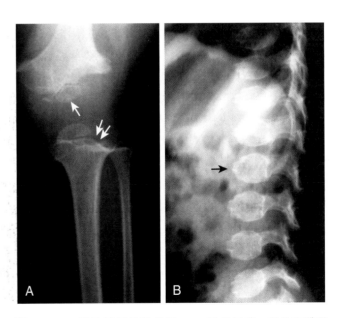

图 111-3　X 线片显示异常表现。A. 股骨远端、胫骨和腓骨近端显示不规则的小骨骺（单箭头）和不规则的干骺端（双箭头）。B. 脊柱侧位片显示椎体呈异常圆形，椎体前端中央呈鸟嘴状（箭头所示）

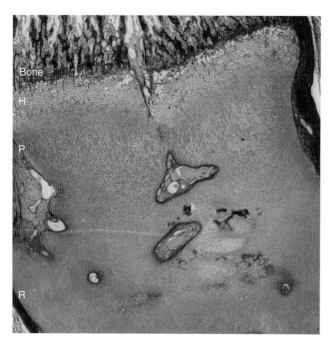

图 111-4　17 周胎儿生长板的组织学分析，显示生长板的形态。天狼星红染色。生长板的定义区域已标记。H，肥大；P，增殖；R，休眠

周围产生特征性的环状结构。所有这些发现都具有特征性，有助于诊断这些疾病，也解释了为何形态学研究是研究这些疾病的不可或缺的部分。此外，基于相似的软骨生长板形态学异常，一些跨表型谱的疾病被归于骨骼疾病谱。最后，组织病理学变化有助于更深入地了解这些疾病潜在的生物学特征。基因鉴定在这些疾病中取得很大进展，这对患者非常重要。如表 111-1 所示，对于已明确致病基因的疾病，就可以进行分子诊断测试。分子诊断可以用来确证临床和影像学的诊断，预测家族中隐性遗传疾病的携带风险。在某些个体中，还可以对有风险的胎儿进行产前诊断。随着基因测序技术的商业化，许多高骨量和低骨量平行测序组以及罕见病的全外显子测序均得到应用。伴随着基因组学技术的迅速发展，基因组序列分析目前已被应用基础研究，相信不久其将会成为临床上进行基因检测的工具之一。

治疗

为了优化这组多样性疾病的治疗方案，需要充分了解这些疾病对医疗、骨骼和心理等方面的影响。这些工作最好在具有多学科团队合作的中心完成，包括

成人内科医生、儿科医生、遗传学家以及骨科、风湿科、耳鼻喉科、神经内科、神经外科和眼科医生。

这些疾病导致的并发症大多为骨科并发症，不同疾病并发症不尽相同。例如，与齿状突发育不全显著相关的疾病，如 Morquio 病，Ⅱ 型胶原病、变形性骨发育不良和 Larsen 综合征，应定期进行屈伸位片复查以评估 C_1-C_2 半脱位。如有半脱位证据，即有指征进行 C_1-C_2 固定手术。因为很多疾病都有颈椎异常，许多遗传学家建议所有此类病例应进行包括颈椎 MRI 在内的屈曲位和伸展位影像学评估[19]。膝内翻 - 下肢侧弯常见于引起腓骨过度生长的骨骼疾病。这会导致患者膝、踝疼痛，特别是儿童，应考虑行截骨矫正术。应定期检查视力及听力，因为骨骼发育不良的患儿和成年患者存在着潜在的近视、视网膜变性、青光眼和听力丧失的风险，所以应对这部分患者定期进行视力和听力检查。

患有这些疾病的患者通常会有明显的关节疼痛和关节活动受限。这些疾病大多数是由调控软骨功能的重要基因突变造成的，导致关节软骨难以提供足够的支撑和缓冲功能。许多患者因关节疼痛而就诊。为了明确疼痛的病因，有时候 X 线和 MRI 检查应当作为评估的必要检查方法。在某些疾病中，如 Ⅱ 型胶原病、假性软骨发育不全、多发性骨骺发育不良和软骨毛发发育不全，到了成年期，膝关节或髋关节已几乎无软骨存留，就需要进行关节置换以缓解疼痛。最后，身材矮小的成年人因骨科原因活动减少带来的超重是一个持续进展的问题，将导致长期不活动、功能丧失、成人发病型糖尿病、高血压和冠心病[20]。

软骨发育不全是最常见的非致死性骨骼发育不良（约 1/20 000），基于它较高的发病率和患者随年龄增长会出现不同的并发症，我们就以软骨发育不全这类疾病为例，说明如何处理这些疾病。这些患者大部分智力正常，有正常的寿命，并能独立高效的生活。软骨发育不全患者的最终平均身高男性为 130 cm，女性为 125 cm。现已有特定生长图表记录和追踪这些个体的身长、头围及体重[21,22]。

在婴儿早期，枕骨大孔狭窄和（或）颈椎管狭窄有可能导致严重的脊髓压迫。在临床上，这些婴儿可有中枢性呼吸暂停、睡眠呼吸暂停、严重肌张力低下、运动发育迟缓及多汗等表现。需要进行 MRI 血流成像以检查有无梗阻；如果存在梗阻，则需要减压手术。其他并发症仅在少数人中出现，包括上气道

梗阻、胸腰椎后凸畸形和脑积水[23]。从儿童早期起，随着这些患儿开始走路，他们出现一些骨科的临床表现，其中包括由于腓骨过度生长导致的腿部渐进性弯曲、腰椎前突和髋关节屈曲挛缩。复发性耳部感染可导致慢性浆液性中耳炎和耳聋。很多这样的患者需要进行鼓膜置管术。颅面部异常会导致牙齿咬合不正，需要进行相应的治疗。在成人中，主要潜在的医疗并发症是脊髓神经根根管受累，表现为下肢感觉异常、跛行、阵挛或膀胱直肠功能障碍。如若出现，需高度重视，如果没有进行适当的减压手术，可能导致脊髓瘫痪[23]。

对这些患者，生长激素在增高方面没有效果[24]。肢体延长手术已经能成功地增加肢体长度 12 英寸（≈ 30.5 cm）[25]，但这种技术需要在青少年时期进行，为期超过 2 年时间，且伴有并发症。自从 1994 年发现了该病的致病基因[26]，成纤维细胞生长因子受体 3 基因（FGFR3）突变的分子机制得以阐明。尽管突变对受体激酶信号通路有许多影响，但丝裂原活化蛋白激酶（ERK）的活化增加是软骨发育不全症中生长板增殖缺陷的主要原因[27]。已发现该通路的抑制剂可作为该病的潜在治疗药物，也包括一些目前正处于临床观察阶段的药物。

患有软骨发育不全和其他骨骼发育不良的患者和他们的家庭终生都在经历各种社会心理挑战[29]。这些挑战可以通过专门的医疗和社会保障系统加以解决。可以与宣传团体如美国侏儒组织（LPA；www.lpaonline.org）相互交流，他们会提供情感支持和医疗信息。

生化和分子异常

基于临床、放射学和组织形态学的相似性，骨骼发育不良这一大类疾病被分类为多个家族[30]，这些家族有着共同的病理生理或通路机制。近年来，对这些疾病的基础生物学了解进展迅速。这源于成功的人类基因组计划，它改善了多种方法以鉴定致病基因，包括候选基因法、连锁分析、定位克隆、人 / 鼠同线性、全外显子组和全基因组分析（表 111-1）。在这些骨软骨发育不良疾病中，这些基因可被划分为以下几类，以了解其发病机制：①细胞外蛋白质缺陷；②代谢途径缺陷（酶、离子通道和转运蛋白缺陷）；③折叠和降解大分子缺陷；④激素和信号转导缺陷；⑤核蛋白缺陷；⑥致癌基因和肿瘤抑制基因缺陷；⑦ RNA 和 DNA 加工分子缺陷；⑧细胞内结构蛋白缺陷；⑨分子伴侣缺陷；⑩纤毛成分缺陷；⑪调节分子结合部位缺陷，包括 miRNA 和转录因子；⑫未知功能的基因。仍有一些骨骼发育不良的疾病基因和发病机制尚不清楚，下文阐述了一些涉及骨骼发育不良的分子机制。

细胞外结构蛋白缺陷

Ⅱ型胶原和Ⅺ型胶原

因为Ⅱ型胶原主要存在于软骨、髓核和眼玻璃体里，人们推测伴有显著脊柱和眼部异常的骨骼疾病可能由Ⅱ型胶原缺陷引起。已在一系列从致死性到轻微的关节疾病中鉴定出Ⅱ型胶原缺陷，包括Ⅱ型软骨发育不良、软骨形成不足、先天性脊柱骨骺发育不良、脊柱外周发育不良、Strudwick 型脊柱骨骺发育不良、Kniest 发育不良、Stickler 综合征和"早发性"家族关节病。这些疾病被称为Ⅱ型胶原病，它们都由编码Ⅱ型胶原的 COL2A1 基因杂合突变所致[31,32]。对这些患者的软骨的生化分析显示，电泳检测出异常的Ⅱ型胶原。正常情况下Ⅰ型胶原不存在于软骨中，但在异常Ⅱ型胶原存在时，生长板的Ⅰ型胶原会增加。

最常见的突变类型是三螺旋中甘氨酸残基的替代突变[33-35]。在突变位点和疾病表型之间存在着一定的相关性。在先天性脊柱骨骺发育不良中，甘氨酸替代物分散在整个分子中；然而，在 Kniest 发育不良中，突变则发生在分子的氨基末端[36-38]。Stickler 综合征具有遗传异质性，由 COL2A1 和 COL11A1 突变所致，非眼型由 COL11A2 突变所致[39,40]。在 Stickler 综合征中，导致提前翻译终止密码子；与 COL2A1 突变患者相比，COL11A1 突变患者倾向于出现更严重的眼部表型和听力丧失。

多种 COL11A2 突变的杂合子个体表现为非眼型 Stickler 综合征，这与眼玻璃体液中 COL11A2 的表达缺失相符。耳 - 脊柱 - 骨骺发育不良是由 COL11A2 失去功能的突变所致的一种罕见的常染色体隐性遗传疾病[41]。这种疾病的影像学表现与 Kniest 发育不良有相似之处，但有严重的感觉神经性听力损害，却无眼受累。在Ⅺ型胶原突变疾病谱中，纤维软骨增生是一种严重的骨骼发育不良，可由 COL11A1 显性遗传突变所致，也可由 COL11A2 隐性突变所致 [42,4,3]。

软骨寡聚基质蛋白

　　软骨寡聚基质蛋白基因杂合突变可导致假性软骨发育不全和多发性骨骺发育不良 [44]。软骨寡聚基质蛋白是血小板反应蛋白家族成员，包括表皮生长因子结构域和钙结合钙调蛋白结构域。其功能蛋白为 5 聚体 [45]。在假性软骨发育不全和多发性骨骺发育不良中，造成疾病的突变发生在钙调蛋白结构域，少数位于球状羧基末端的结构域。这些突变除了分泌异常的 5 聚体外，也引起内质网中软骨寡聚基质蛋白和其相互作用的蛋白的滞留，这种滞留引发内质网压力、炎症和氧化应激导致生长板软骨细胞死亡。在这些疾病中，软骨生长板丢失与早发性骨关节炎相关，特别是髋关节和膝关节，导致很多患者在成年早期即接受关节置换术 [46]。

成骨不全

　　成骨不全（osteogenesis imperfecta，OI），或脆骨病是一种遗传性骨骼疾病，是最早被认为是胶原缺陷的遗传性疾病之一 [47]。尽管 OI 也是一种骨软骨发育不良，但是 OI 将与前文所述的软骨发育不良分开讨论。OI 是一种主要影响骨骼系统的全身性结缔组织病，发病率高达 1/20 000。

　　最初的临床分类将 OI 分为 4 型 [48]。现在，随着对遗传异质性的认识增加，更多类型的 OI 被发现，但仍将 OI 分为轻、中、重和致死性四类 [49]。由于这些类型有较大的临床变异性，各亚类将被分别讨论（表 111-2）。这些疾病都有着骨骼矿质过少的相同表型特点 [50]。

轻度成骨不全（Ⅰ型 OI）

　　Ⅰ型 OI 患者在临床病程、骨骼畸形程度、骨骼的放射学表现等方面程度较轻（表 111-2）。此型患者占 OI 比例最大。与同龄人或未受影响的家庭成员相比，患者身材相对矮小，但并没有其他类型严重。其中很多患者经历多次骨折，尤其是在童年。Ⅰ型 OI 患者到 5 岁时可能已有 20 次骨折。

　　该病为常染色体显性遗传，在许多情况下，患者

是家族中的首发病例。在成人期，巩膜逐渐从蓝色变成灰蓝色至淡蓝色。有一些患者可能发生与血脂无关的老年环。其他报道的眼部缺陷包括巩膜软化、圆锥角膜和视网膜脱落 [51]。由于突变对牙本质的影响，牙齿经常表现出牙本质生成不全 [52]。乳牙和恒牙呈乳白色和半透明外观，常随年龄增加而变黑，患者的牙齿出现灰白色的脱色外观。牙釉质通常正常，但牙本质发育不良；牙釉质出现碎片脱落，并且牙齿容易受到侵蚀和损坏。到成人后，因为牙本质的发育不良导致的牙齿脱落会严重影响生活质量。

　　在 10 ~ 30 岁期间，患者可能出现典型的高频感觉神经性或混合性听力丧失 [53]。与一般人群相比，这些患者二尖瓣脱垂发生率并未增加，但也有报道显示个别家族出现主动脉根直径增加，部分患者主动脉瓣反流 [54]。许多患者以容易瘀青为主诉而就诊，这可能是由于皮肤及皮下血管相关突变所致。

　　轻度受累的患者可能在出生时没有骨折，偶有在分娩时发生锁骨骨折或肢体骨折。在影像学方面，受累的新生儿在颅骨侧位片上能看到沃姆骨（图 111-5A），以及明显的骨质疏松，尤其是脊柱（图 111-5B）。此后的骨折频率取决于孩子的活动情况，下肢骨折后的制动固定需求和家庭对独立活动的态度。一般来说，这些患者在青春期前可能经历 5 ~ 15 次大骨折以及手指和足部小骨的数次骨折。典型情况下，青春期后骨折发生率大大下降，仅在晚年有所增加。接近 20°的轻度脊柱侧凸较为常见。在椎体和外周骨折可观察到骨质疏松，并随年龄增长而进展。在Ⅰ型 OI 中，长骨愈合通常不遗留明显畸形。与更严重的表型相比，Ⅰ型 OI 患儿只是偶尔需要置入髓内杆，并且几乎不常出现骨折部位不愈合的情况。

　　尽管影像学上能观察到伴有骨髓腔疏松和骨皮质变薄的骨质疏松，但许多Ⅰ型 OI 病例在常规的放射检查中被漏诊。通过双能 X 线对不同年龄的骨密度进行测量，均显示骨量显著减少。腰椎或股骨近端的 T 值（年轻成年人平均骨密度的标准差）常波动于 -2.5 ~ -4.0，与世界卫生组织规定的骨质疏松诊断相符。儿童骨密度低伴有反复骨折可能有助于识别 OI 患儿。

分子病理学

　　Ⅰ型 OI 是由于突变影响Ⅰ型胶原的 COL1A1（Ⅰ）和 COL1A2（Ⅰ）多肽链所致。从轻度 OI 患者体内

提取培养的成纤维细胞合成 I 型胶原的量较预期减少 1/2。除少数病例外，大部分已经报道的 I 型 OI 的突变是无义突变和移码突变，导致终止密码子提前[55,56]。

致死性成骨不全（Ⅱ型 OI）

约 10% 的 OI 患者有严重的新生儿时期的成骨不全，即致死性 OI。大多数病例由散发突变造成；然而，最近也有该病的隐性遗传报道[57-59]。这些婴儿有严重的骨脆性增加，不同愈合阶段的多发性功能骨折、四肢畸形和偶发性胎儿水肿。影像学特征包括沃姆骨、多发性骨折、碎裂骨以及愈合骨痂形成所致的特征性串珠肋（图 111-5B）。

分子病理学

大多数病例为显性突变；然而，已发现有常染色体隐性遗传的形式（表 111-2），可能是基于生殖系嵌合体导致的复发[60]。致死性 OI 的生化异常是无法合成和分泌正常的 I 型胶原[60]。因此 I 型胶原的在骨骼中的含量很低，大部分分泌出的胶原被异常过度修饰，Ⅲ型和 V 型胶原量相对较高。骨胶原纤维比正常更细，在细胞内水平，I 型胶原被滞留在扩张的内质网里。

类似于其他形式的 OI，COL1A1 和 COL1A2A 编码基因的突变会导致显性型或新生型致死性 OI[61]。COL1A1 和 COL1A2 中单甘氨酸替代甘氨酸 -X-Y 三联体都会导致这种形式的 OI，因为一些小缺失将对三螺旋结构产生严重影响。隐性遗传形式在这些病例中占少数，相关基因如表 111-2 所示。

严重致畸性成骨不全（Ⅲ型 OI）

致畸性 OI 是临床最典型的 OI 类型，与致命性 OI（Ⅱ型 OI）类似，多为常染色体显性遗传（或新生突变）。最近研究发现了一些常染色体隐性遗传和 X 连锁遗传的病例和相关的突变基因（表 111-2）。这类 OI 患者表现为四肢严重畸形、明显的脊柱后侧凸、胸廓畸形及明显的身材矮小。生长发育迟缓严重，许多成年患者身高不超过 3 英尺（90 ~ 100 cm）。颅骨塑形异常发生在宫内和婴儿期，表现为额部隆起和特

表 111-2　成骨不全的分类和分子基础					
OI 表型分类	Sillence 分类*	遗传方式	生化异常	基因	机制
轻度	I	AD	I 型胶原合成减少 50%	COL1A1, COL1A2	结构缺陷 单倍体不足
围产期致死	Ⅱ	AD, AR	I 型胶原链结构变化；过度修饰	COL1A1, COL1A2 CRTAP, P3H1, PPIB	结构缺陷
重度进展性畸形	Ⅲ	AD, AR	I 型胶原链结构变化；过度修饰 I 型胶原链结构变化；过度修饰 I 型胶原延迟加工 I 型胶原生化分析正常 骨骼组织学改变	COL1A1, COL1A2, CRTAP, P3H1, PPIB, BMP1, FKBP10, SERPINH1, WNT1, SERPINF1, SP7, TMEM38B, CREB3L1, SPARC, MBTPS2, FAM46A, PEDF	结构缺陷 3- 羟基化缺陷 分子伴侣 成骨细胞成熟
中度	Ⅳ	AD, AR	I 型胶原链结构变化；过度修饰	COL1A1, COL1A2, TMEM38B, SP7	结构缺陷 3- 羟基化缺陷
增生性骨痂形成	V	AD		FITM5	
关节挛缩（Bruck 综合征）		AR		PLOD2, FKBP10	
产前骨皮质增生症（Caffey 病）		AD		COL1A1,	

Sillence 分类：最初的成骨不全分类

AD，常染色体显性遗传；AR，常染色体阴性遗传

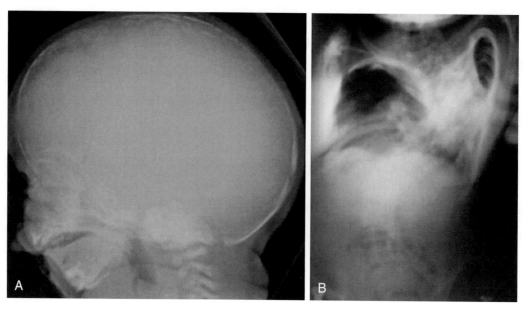

图 111-5　A. 患有成骨不全的儿童的颅骨侧位片，可见到有很多的成骨性病变。B. 患严重成骨不全的患者脊柱前后片可见脊柱侧凸和椎体的矿化不足

征性的三角形面容。在十岁以前，通过放射学检查可发现沃姆骨和囟门闭合延迟。

由于脊柱及胸廓的病变可使肺功能降低，所以随病程延长，可以导致限制性通气障碍和睡眠呼吸暂停。不幸的是由于肺活量减低，肺功能不全是 Ⅲ 型 OI 致死的原因之一。脊柱侧弯大于 60° 的患者易发生呼吸系统损伤，需要进行肺部相关检查，许多患者需要辅助供氧。

颅底扁平症继发于颅底骨软化，当颅底陷入颈椎时，可能导致外耳道向上倾斜，这可引起交通性或阻塞性脑积水、颅神经瘫痪及上下神经元病变。头痛、复视、眼球震颤、颅神经痛、运动功能下降、泌尿功能障碍、呼吸损伤均是颅底凹陷症的并发症[62]。约25% 的 Ⅲ 型 OI 患者有牙本质发生不全。轻度听力障碍较为常见，但仍有 10% 的患者出现重度听力障碍。

这些患者存在严重的骨骼矿化不全，易导致上下肢和椎体发生骨折，尤其是在青春期之前。与 Ⅰ 型 OI 骨折愈合后正常不致畸的特点相比，Ⅲ 型 OI 的骨折常常导致骨骼畸形。骨骼 X 线片显示明显的骨质疏松，皮质变薄，骨干变窄，干骺端膨大并融入充满部分钙化软骨螺纹的骨骺发育不良区（即"爆米花"畸形）[63]。骨质疏松可导致椎体终板塌陷，即使脊柱后侧凸更加恶化。漏斗胸或鸡胸加重胸廓畸形[64]。此外，低体重会增加骨质疏松的严重程度，并增加骨折的风险。许多患者早期即需要依靠轮椅，或行走时需要器械辅助。

分子病理学

Ⅲ 型 OI 的分子基础多为 COL1A1 和 COL1A2 杂合突变所致。然而，如表 111-2 所列，多个基因隐性遗传突变与 Ⅲ 型 OI 相关。

中度成骨不全（Ⅳ 型 OI）

临床上，中度 OI（Ⅳ 型 OI）的表型介于轻度 Ⅰ 型和 Ⅲ 型 OI 之间，但是这一诊断主观较强。患者刚出生时很少发生骨折，部分患者直到 10 岁时才发生初次骨折。骨折常累及脊柱、胸廓和四肢骨骼，程度介于 Ⅰ 型和 Ⅲ 型 OI 之间，这些患者身材矮小，常有脊柱侧凸。患者可能有轻度面部畸形，但较 Ⅲ 型 OI 轻。也会有听力损伤，但较 Ⅰ 型和 Ⅲ 型 OI 要少。

大多数骨折发生在儿童时期，绝经后女性或 50 岁以上男性可再次发生骨折[64]。骨折后常出现长骨畸形，这可导致行走困难。长骨和椎体的 X 线片显示明显的骨质疏松伴椎体塌陷，尽管有明显的皮质变薄、弯曲和粗化的小梁，但骨的总体结构正常。

分子病理学

Ⅳ 型 OI 的分子机制与其他类型相似。突变出现在 COL1A1 和 COL1A2，包括甘氨酸替代和框内缺失，以及如表 111-2 中所列的一些其他的基因。

V 型成骨不全

V 型 OI 是在 2000 年时作为 IV 型 OI 的一类变异亚型被首次报道，这有助于人们充分认识 OI 是一个基因遗传病。在最初报道中，这一类表型特点包括如下标准：中度骨折病史，增生性骨痂形成，由于关节中膜内骨形成而导致前臂旋前旋后受限，巩膜正常，无牙本质发育不全。股活检标本骨板间距不规则，形成网状外观，这不同于 Ⅱ、Ⅲ、Ⅳ 型 OI 中所见的编织骨。这种罕见类型的病因已经确定是 IFITM5 的杂合突变引起[65]。

成骨不全的骨组织病理学

与临床表型一样，成骨不全的骨组织病理学表现不一。矿化不全和矿化过度可出现在同一标本中[50]。Ⅰ 型 OI 的骨组织形态学相对正常，但骨板变薄、皮质宽度缩小所致的骨质疏松仍很明显。在更加严重的 OI 表型中，未成熟的编织骨和骨板层排列紊乱是其特征性表现[50]。对于非胶原基因介导的罕见 OI 型，骨组织学有助于深入了解功能骨受累的基因和通路。

治疗

长期以来，维生素、激素及其他药物均尝试用于治疗 OI，但均未取得成功，包括补充矿物质、氟化物、雄激素类固醇、维生素 C 和维生素 D。在过去 15 年中，患儿接受肠外双膦酸盐治疗已取得较好的疗效。重型 OI 患儿通过静脉使用帕米膦酸盐，可使骨量增加，缓解骨骼疼痛，降低骨折发生率[66]。在不同报道中成人与儿童剂量为 1～3 mg/kg，静脉用药间隔 2～4 个月，小剂量治疗方案亦有报道[66]。一般来说，儿童患者骨量明显增加，骨折发生率降低。改善最明显的部位是脊柱，椎体重塑可能有助于增加椎体高度。代谢研究发现血清钙离子浓度降低，甲状旁腺激素（PTH）水平升高。静脉应用双膦酸盐的主要不良反应是少数患者出现急性期反应（输注后 24 小时）、耳炎及前庭失衡。目前推荐的治疗方案是使用双膦酸盐同时补充足够的钙剂和维生素 D，以免发生高钙尿症，维持血清正常维生素 D 水平。最近

特立帕肽试用于治疗成年 OI 患者，研究显示，轻度非重型 OI 患者能从中获益[67]。当前在一般人群中，治疗骨质疏松症的新策略包括 RANKL 和 Sclerostin 抑制剂，可能对 OI 有治疗作用[68,69]。有研究发现在小鼠 OI 模型中，TGF-β 信号转导通路存在异常，并观察了阻断 TGF-β 信号通路的治疗效果[70]。

数篇综述探讨了通过手术治疗纠正畸形、改善负重[71]。对于严重骨骼弯曲变形的儿童患者可选择多处截骨术联合畸形骨髓内杆植入术[72]。适应证包括弯曲顶点多次骨折、站立困难及由于弯曲畸形导致肢体长度不等[73]。生长期的患儿首选扩展性（伸缩性）支撑杆，其优势在于所需调整次数较少。脊柱畸形较为常见，常呈进行性发展。当患者可以耐受复杂的重建手术时，在青少年期或成年早期行手术固定是较为理想的选择[74]。早期的颅底凹陷症可通过预防性枕-颈交界区后路融合并钢板固定阻止其进展[75]。脑干受压的重症患者可能需要接受经口前路减压术及后路机械融合术治疗。各型 OI 患者均存在发生早发性骨关节炎风险，病因尚不明确。此类患者实施全关节成形术成功率较高，如符合手术指征，可适时安排治疗[76]。

所有 OI 患儿接受适当的康复治疗后病情均有改善[77]。在孩子开始走路时，使用轻质塑料作为支撑可以最大限度地减少微骨折和股骨上段弯曲。作为基础治疗及骨折制动后恢复，肌肉强化锻炼非常必要。游泳可能是最佳的运动方式，尤其在温水泳池中，现已作为持续康复治疗的一部分。

Ehlers-Danlos 综合征

Ehlers-Danlos 综合征（Ehlers-Danlos syndrome，EDS）是一组遗传和临床差异性较大的遗传性结缔组织病。此类疾病以关节过度活动为主要临床特征，伴有皮肤弹性和脆性增加。现已鉴定的 EDS 类型超过 13 种。在 2017 年，生成了全新的分类标准（表 111-3）。其实临床上这些 EDS 非常难以鉴别和区分。

Ehlers-Danlos 综合征（经典型）

临床特点

在报道的 EDS 患者中，经典型约占 80%[79]。经

表 111-3 Ehlers-Danlos 综合征的类型

EDS 临床分型	遗传方式	缺陷蛋白
经典型 EDS	AD	V 型胶原（为主） I 型胶原（少见）
类经典型 EDS	AR	Tenascin XB
心脏瓣膜型 EDS	AR	I 型胶原
血管型 EDS	AD	Ⅲ 型胶原（为主） I 型胶原（少见）
过度活动型 EDS	AD	不详
关节松弛型 EDS	AD	I 型胶原
皮肤脆裂型 EDS	AR	ADAMTS-2
脊柱后侧凸型 EDS	AR	LH1, FKBP22
角膜薄弱型 EDS	AR	ZNF469, PRDM5
脊柱发育不良型 EDS	AR	β4GalT7, β3GalT6, ZIP13
肌肉挛缩型 EDS	AR	D4ST1, DSE
肌病型 EDS	AD 或 AR	Ⅻ 型胶原
牙周型 EDS	AD	C1r, C1s

AD，常染色体显性遗传；AR，常染色体隐性遗传；EDS，Ehlers-Danlos 综合征

V 型胶原基因：*COL5A1* 和 *COL5A2*；I 型胶原基因：*COL1A1* 和 *COL1A2*；LH1 的编码基因是 PLOD1；*FKBP22* 编码 FKBP22；*CHST14* 编码 DST1

典型 EDS 遗传方式为常染色体显性遗传。最初 EDS 分为 I、II 两型。现在两型均划分为经典型。大多数原型 EDS 以不同程度的大小关节的过度伸展为特征表现，所以"过度伸展"的定义极为关键，但轻度"正常"松弛和过度伸展两者难以区分。Beighton 提出了临床实用的关节松弛分级评估方案[79]，具体如下：

1. 第 5 指被动背屈超过 90°= 每手计 1 分；
2. 拇指被动并置于桡骨屈肌表面 = 每手计 1 分；
3. 肘关节过伸超过 10°= 每侧计 1 分；
4. 膝关节过伸超过 10°= 每侧计 1 分；
5. 躯干屈曲向前，手掌平放于地面 =1 分；

总分 5 分或以上即可定义为关节过度活动。

经典型 EDS 患者可见到不同程度的大关节过伸，随年龄增长而减轻。患者常出现反复性关节脱位、与外伤相关的周期性关节积液和最终出现的骨关节炎外观，这些决定了治疗的主要方面。在 EDS 可见双侧滑膜增厚，伴小块结晶物质沉积于滑膜绒毛中。在儿科关节炎门诊患者中，ESD 占 5% 左右[80]。患病孕妇发生胎膜早破是否引起患病婴儿早产一直存在争

议[76]。EDS 患者具有宽鼻根、内眦赘皮的特征性面容。他们可能会出现耳朵大而松弛，牵拉耳朵或皮肤可见皮肤过度伸展。另一个过度活动的表现是舌尖可触及鼻尖（Gorlin 征）[82,83]。此外，舌系带缺失也是本病的特征之一[77]。

对于 EDS 患者，触诊前臂皮肤可感受到特征性的柔软感或"天鹅绒"触感。在部分患者额部、颏下及下肢可见萎缩起皱、色素沉着的细小瘢痕（被称为卷烟纸样或纸样瘢痕）。通常情况下，外伤或手术造成的皮损愈合会变慢。在前臂和下肢受压点可触及软疣状假瘤（皮下紫红色肿块，直径 0.5 ~ 3 cm），在 X 线片上亦可见。尽管许多患者自诉容易瘀青，但仅在重型病例可见四肢瘀斑。严重的双下肢静脉曲张十分常见。

EDS 相关的肺部并发症包括自发性气胸、纵隔气肿和胸膜下大泡[84]。经典型 EDS 可并发二尖瓣脱垂、三尖瓣关闭不全，主动脉根扩张亦有报道，但发生率尚不清楚[85,86]。骨骼异常包括胸腰段脊柱后侧凸；颈长，类长颈鹿颈；胸骨肋骨下斜；以及颈曲、胸曲、腰曲反向。偶尔可见胸椎椎体向前楔入。

Ehlers-Danlos 综合征（过度活动型）

过度活动型 EDS 是显性遗传性疾病，表现为关节和脊柱显著的过度活动，复发性关节脱位，不同于过伸或天鹅绒触感的特征性皮肤软化。许多 Ⅲ 型 EDS 患者皮肤是正常的。由于大小关节均有不同程度的关节松弛，这些患者有多发性脱位，可能需要手术修复。肩关节、髌骨及颞下颌关节是常见的脱位部位。肌肉骨骼疼痛类似于纤维肌痛综合征，患者常因疼痛而就诊，也常常被评估是否罹患了风湿性疾病。

良性过度活动综合征与本亚型鉴别较为困难。良性过度活动综合征表现为患者全身关节松弛，伴有肌肉骨骼症状，但皮肤正常[87]。此类患者没有 EDS 或马方综合征患者的典型病变。许多患者在 20 多岁至 30 多岁时就出现风湿病症状，此类患者具体的诊断和治疗尚不清楚。

经典型和过度活动型 Ehlers-Danlos 综合征的结构和分子病理学

通过电子显微镜观察经典型和过度活动型 EDS

患者的病变组织，可见到异常大小或边缘粗糙的真皮胶原纤维，以及无序的弹性纤维[88]。

V 型胶原是一种异三聚体组成的胶原蛋白，由 3 个基因编码产物组成：COL5A1（V）、COL5A2（V）和 COL5A3（V）。V 型胶原可通过与 I 型胶原共同装配而稳定 I 型胶原。约 50% 的经典型或过度活动型 EDS 患者存在 COL5A1（V）或 COL5A2（V）的突变[89]。此外，部分经典型 EDS 患者为 COL1A1 的杂合突变[90]。

Ehlers-Danlos 综合征（血管型）

血管型 EDS 是重型 EDS 的一种，属于常染色体显性遗传病，曾被称为 IV 型 EDS。此型患者可出现动脉破裂，通常累及髂动脉、脾动脉、肾动脉及主动脉，可引起大出血及死亡[91]。动脉破裂可导致卒中或肢体筋膜室内出血。血管型 EDS 易发生内脏破裂，以及大肠系膜游离侧憩室反复破裂。虽然多数孕妇能顺利分娩，但仍可能发生早产、子宫或血管破裂[92,93]。EDS 家族中典型的死亡原因是胃肠道破裂，围生期子宫破裂，肝动脉及其他血管破裂。

与其他类型的 EDS 相比，虽然 IV 型 EDS 可有小关节的轻度活动，但不累及大关节。由于患者皮肤具有薄、柔软、透明的特点，所以可见到明显的静脉走行，在胸壁尤为明显。此型患者皮肤不同于经典型天鹅绒触感，可能出现严重瘀青。有一类亚型的血管型 EDS 患者具有特征性瘦脸、突眼和皮下脂肪缺乏的四肢，从而使患者呈现早衰外貌。

外周关节挛缩和指端骨质溶解亦有报道[94]。咯血及二尖瓣脱垂伴自发性血气胸十分常见[95]。因为组织易碎，所以外科修复破裂血管或内脏十分困难。麻醉与手术难点包括气管插管、术中自发性动脉出血、压力下撕裂血管的结扎等。同样，对于此类患者，动脉造影也非常危险。这些患者很难处理，可能在影像学检查提示"正常"之后发生外观正常的主动脉或其他大血管破裂。

分子病理学

由于 IV 型 EDS 患者组织中缺乏 III 型胶原，在临床上被认为是与其他类型 EDS 截然不同的一种疾病，是 EDS 的一种单独类型。在皮肤、血管、空腔内脏壁上，III 型胶原以同源三聚体 [1（III）3] 的形式存在。因编码 COL3A1 的基因杂合突变导致血管型 EDS，并影响 III 型胶原的合成和分泌[95-97]。目前已发现多种类型的突变，如错义、无义和缺失，临床表型与 III 型胶原突变之间未发现明显的对应关系。在这类疾病中，生化异常包括 III 型胶原减少，或生成滞留在内质网中的异常同源三聚体，该三聚体被分泌后将形成异常的细胞外基质。目前已有针对该疾病的生化和突变分析，但对于这些患者仍无明确的最佳监测方案，尤其是血管事件。

经典型、过度活动型和血管型 Ehlers-Danlos 综合征的治疗

对于经典型、过度活动型和血管型 EDS 目前没有特效治疗。但是支持治疗十分必要，可以维持正常的关节功能，减轻关节疼痛。有计划的锻炼和肌力训练是有效的，并且有助于患者保持积极态度。过度运动或慢性创伤可损害关节稳定性和关节面，致使患者预后不良。大关节过度活动的患儿和青年患者会喜欢体操和舞蹈等活动，但这些活动可以加重关节的过度活动和关节损伤。出现多发瘀斑时应考虑是否为出血性体质，特别是在进行择期手术时。经典型或过度活动型 EDS 是否存在出血倾向目前尚无一致意见，但该类患者在手术时失血比预期要多。血管型 EDS 患者怀孕会增加死亡率，所以在我们中心不鼓励该类患者怀孕。

Ehlers-Danlos 综合征（关节松弛型）

关节松弛型 EDS 以前被称为 VII A 和 VII B 型 EDS，是另一种常染色体显性遗传疾病，因基因突变导致 I 型胶原 N 末端错误加工所致[98,99]。关节松弛型 EDS 的特征是显著的全身关节过度活动，中度皮肤弹性、中度易瘀青，典型的圆脸伴面中部发育不全，以及身材矮小。患者皮肤柔软，脆性和弹性大。脊柱后侧凸和肌张力低是常见的表现。这些患者常常有多关节脱位，尤其是髋、膝、踝等大关节。这些关节脱位在新生儿期即可出现，特别是髋、踝关节脱位。患者经常因关节脱位需要行矫形手术，由于组织脆性大，使得矫形手术更为复杂。

分子病理学

Ⅶ A 及 Ⅶ B 型 EDS 现命名为关节松弛型 EDS，由影响 I 型胶原 N 末端前肽切割位点的突变所致。关节松弛型 EDS 使人们对正常 I 型胶原的形成过程有了新的认识。最先观察到的是未经加工的前胶原在患者真皮内沉积[100]。随后发现前胶原存在 N 末端和 C 末端伸展前肽，并由单独的酶将其移除，该综合征更清楚的定义为保留 N 末端肽的前胶原沉积（pN 胶原）[101]。在导致前胶原沉积的两种截然不同的基因异常中，更常见的形式是突变导致 N 末端前胶原肽酶不能作用于前胶原切割位点。这是因为 proCOL1A1（Ⅶ A 型 EDS）或 pro2COL2A1（Ⅶ B 型 EDS）链中氨基酸替代或缺失所致，导致一部分胶原链包含异常的 N 末端延伸区。这一结果是因为 COL1A1 或 COL1A2 分子中 6 号外显子突变，改变了蛋白酶的切割位点。COL1A1 6 号外显子的突变对个体的影响比 COL1A2 的相似突变更为严重。

Ehlers-Danlos 综合征（皮肤脆裂型）

皮肤脆裂型 EDS 以前被称为 Ⅶ C 型 EDS，为常染色体隐性遗传。这种类型的患者皮肤极脆、柔软、易瘀青。其表现包括蓝巩膜、显著的关节过度活动、小颌畸形、大的脐疝、骨骺延迟、轻度多毛症[98]。与关节松弛型 EDS 相比，皮肤脆裂型是因为缺乏前胶原 N 前肽酶，影响酶的切割位点，且已发现该类型的基因突变是纯合型。这种缺陷与牛羊皮肤脆裂症同源[102]。

Ehlers-Danlos 综合征（脊柱后侧凸型）

脊柱后侧凸型 EDS 以前被称为 Ⅵ 型 EDS，是一种常染色体隐性遗传病。该型表现包括严重的脊柱后侧凸、出生即开始出现的反复关节脱位、皮肤和关节过度伸展、构音不良、肌萎缩[103]。患者皮肤异常，呈苍白、透明、丝绒样；受伤后伤口开裂难以愈合。脊柱后侧凸型 EDS 的一个不同点为显著的眼部受累。患者有小角膜、视网膜脱落，部分患者因青光眼而失明。另外，严重的脊柱后侧凸者可能累及肺部和心脏，最终导致心肺衰竭。

分子病理学

脊柱后侧凸型 EDS 因编码 PLOD1 和 FKBP14 基因突变导致赖氨酸羟化酶缺乏所致[104,105]。赖氨酸羟化酶缺陷影响前胶原肽中赖氨酰残基向羟基赖氨酸的转换。胶原中羟基赖氨酸含量缺乏的结果是其对交联的影响，交联有助于稳定成熟的胶原分子。

其他类型的 EDS 较为罕见，详见表 111-3。

马方综合征

马方综合征（Marfan syndrome）是最常见的遗传性结缔组织病之一，为常染色体显性遗传，发病率为 1/10 000 ～ 1/20 000[106]。临床表现从严重的幼儿型到仅有轻微病变不等。尽管马方综合征给人印象最深的是与肌肉骨骼、心脏及眼部相关的病变，但患者也存在肺、神经系统及心理的并发症。马方综合征也是可以用治疗缓解疾病进展的遗传性疾病的典型代表。因为很多患者可以出现危及生命的急症，所以我们需认识其表型。

临床特点

马方综合征在一些患者和家族中的诊断很困难，有时该病被认为存在过度诊断。关于该疾病严格的诊断标准于 1996 年提出，并在 2010 年进行修订[106]。诊断主要依赖于骨骼、心血管、硬脑膜及眼的主要和次要临床表现。主要诊断标准包括 8 种典型骨骼表现中的 4 种，晶状体异位，累及主动脉窦的主动脉根部扩张或主动脉夹层，CT 或 MRI 证实的腰骶部硬脊膜扩张。对家族成员进行诊断的主要标注包括父母、子女或兄弟姐妹中有人单独达到一项主要诊断标准，并且存在 FBN1 突变。在没有家族史的情况下诊断马方综合征需要存在累及两个系统的主要表现和第三个系统受累。如果存在可导致马方综合征的突变，诊断需要满足一个主要诊断标准和第二个器官受累。原因在于该病在家族内变异很大，有些个体存在杂合突变，目前未达到马方综合征的诊断标准，且可能有不同的预后[107]。与其他结缔组织病相似，马方综合征在表型上差别很大。

主动脉疾病导致动脉瘤样扩张和夹层形成是马方综合征的主要表现和主要死因[107]。50% 的患儿

可出现主动脉扩张，且逐渐进展。超声心动图显示
60% ~ 80% 的成人患者存在主动脉根扩张，并且可
能累及主动脉其他部位如胸主动脉、腹主动脉，甚至
颈动脉和颅内动脉。夹层通常从冠状动脉开口处上方
开始，并延伸至主动脉全长。在马方综合征的患者中
60% ~ 70% 存在二尖瓣脱垂并反流。心力衰竭和心
肌梗死可能是马方综合征病程中的并发症。孕妇发生
主动脉夹层的风险更高，尤其是已经存在主动脉根
部扩张的妇女，这点在治疗育龄期女性患者时应考
虑[108]。

　　蜘蛛指发生于 90% 的患者。以下是帮助判断蜘
蛛指的方法：

- 拇指：拇指包裹在紧握的拳头内，当其长度超
  过小鱼际边缘时，即 Steinberg 试验阳性。
- 手腕：抓握对侧手腕，当拇指与第 5 指重叠
  时，即 Walker-Murdoch 征阳性。
- 掌骨：掌骨指数通过 X 线检查测定，其长度
  的平均值除以第 2、3、4 掌骨重点的宽度。正
  常人掌骨指数为 5.4 ~ 7.9，马方综合征患者
  为 8.4 ~ 10.4。

胸椎后凸可能引起肺容量及残气量减少，并可导
致肺功能不全。40% 患者可能出现硬脑膜扩张，这
是由硬脑膜、神经孔渐进性扩张及椎体骨质侵蚀致椎
管扩大所致，通常累及脊柱下段[109]。在个别马方综
合征患者骨密度降低已有报道[110]。50% ~ 80% 的马
方综合征患者可发生晶状体异位。晶状体半脱位常为
双侧，且多在 5 岁前发生。晶状体通常向上移位，但
也可向任何象限移位。在很多患者中晶状体半脱位或
继发急性青光眼而致视力下降。继发性近视、视网膜
脱离、虹膜炎伴视力下降是主要的眼部表现[111]。

　　马方综合征患者在腰部和颈部可发生大的硬膜
外静脉丛，这是诊断该综合征的一个主要标准。MRI
脊髓造影可发现充血的静脉丛，其与该综合征自发性
颅内低压相关，而颅内低压也与硬脊膜撕裂相关。该
类患者临床表现为剧烈的头痛、背痛及腿痛、神经根
病及继发于脑移位的尿失禁。马方综合征的脊柱受累
包括不转位椎体的椎弓根间距增加，椎体反转（背部
正常后凸的扁平化和腰椎生理前凸的消失或后凸），
椎体发育不良（长脊椎，凹度增大的长椎体）。脊柱
侧弯是马方综合征的主要问题之一。在一个研究队列
中，脊柱侧弯平均年龄为 10.5 岁（3 ~ 15 岁之间），

在青春期快速进展。如果机械支撑或者物理治疗无法
阻止其进展，应考虑脊柱融合术，尤其是当曲度超过
45° ~ 50° 时[112,113]。

鉴别诊断

高胱氨酸尿症

　　高胱氨酸尿症与马方综合征在骨骼和眼部症状方
面有部分相似，是需主要鉴别的疾病[114]。高胱氨酸
尿症是常染色体隐性疾病。这种与硫代谢相关的代谢
性疾病表现出马方综合征样的表现，包括关节松弛、
脊柱侧弯、晶状体脱位、早发性骨质疏松、累及动脉
和静脉的血管栓塞及轻度智力低下，其血管栓塞是由
于凝血活性增加和高胱氨酸对血管内皮细胞的细胞毒
性所致[114]。

　　胱硫醚 β 合酶缺乏是高胱氨酸尿症最常见的原
因[114]。患者存在同型胱氨酸和蛋氨酸水平升高，但
血胱硫醚和胱氨酸水平降低。该病与马方综合征的不
同点在于晶状体异位的方向不同，并且没有进行性主
动脉根扩张。

马方综合征的分子生物学

　　原纤蛋白 1（FBN1）蛋白是全身弹性和非弹性
结缔组织的重要成分[115]。它是一组结缔组织微纤维
的主要蛋白质，这种微纤维对正常弹性纤维形成十分
重要。FBN1 是一个含 65 个外显子的大基因。

　　FBN1 突变发生于和经典型马方综合征表型重
叠的较轻表型疾病中，包括显性遗传性晶状体异位、
Shprintzen-Goldberg 综合征、Weill-Marchesani 综合
征、MASS 表型、家族性或孤立性主动脉瘤[116-121]。
其中大部分为独有突变（在遗传上独立发生，其分
子上无"热点"）。罕见的婴儿马方综合征是一个例外，
突变主要位于 24 号、26 号和 32 号外显子之间[122]。可
以发生多种类型的突变，包括杂合错义、移码、缺失
和插入、剪切位点的改变及无义突变[123]。由 FBN1
基因突变引起的纤维蛋白病可表现为单独的晶状体
异位，也可表现为肢端发育不良所致的身材矮小，
甚至是严重的新生儿马方综合征，患儿一般在 2 岁内
死亡。

治疗

1972 年，未治疗的典型马方综合征患者生存期大约为 32 年。马方综合征的早期死因多为主动脉扩张的并发症。主动脉窦对称性扩张在婴儿期便可出现，并逐渐进展。在 20 世纪 70 年代早期，人们认为也许治疗和监测可以减少马方综合征患者主动脉夹层的发生。当时有很多关于 β 受体阻滞剂的研究，与对照组相比，治疗后的患者主动脉根扩张的速度显著减慢，生存率提高，更少的治疗患者达到临床终点（死亡、充血性心力衰竭、主动脉瓣反流、主动脉夹层或心血管手术）[124,125]。

近期从马方综合征小鼠模型得到的数据提示转化生长因子 TGF-β 家族细胞因子信号表达增强[126]。一项随机对照研究显示，降压药氯沙坦（阻断血管紧张素 II）较 β 受体阻滞剂治疗效果更好，因为它能抑制 TGF-β 信号通路。一项关于阿替洛尔和氯沙坦治疗马方综合征的对照研究中，尽管阿替洛尔组接受非常大的剂量，而氯沙坦组接受标准剂量，但治疗效果无差异[127]。这两个药物都显著降低了主动脉根的 Z 值。

超声心动图是检测马方综合征主动脉根部并发症的主要方法。在主动脉根病变小于 4.5 cm 之前择期修复，而在主动脉根严重扩张或夹层时对病变紧急修复[128]。通常在手术中也完成二尖瓣置换。多数研究表明，择期修复比紧急修复手术效果更好。

脊柱侧弯的矫正可以尝试使用支架，但是当曲度超过 40° 时需要考虑手术修复。马方综合征逐渐进展的脊柱侧凸可能需要支撑杆固定，关节松弛的并发症可能需要矫形手术矫正。与关节过度活动相关的关节病变可能需要矫形外科治疗。晶状体脱位不应手术摘除，除非常规的矫正视力方法无效。

Loeys-Dietz 综合征

2005 年，一种常染色体显性遗传的主动脉瘤综合征被首次报道[129]。这种疾病现在被称为 Loeys-Dietz 综合征。它的特点为眼距过宽，悬雍垂裂和（或）腭裂，全身动脉迂曲伴升主动脉瘤和夹层。其他表现常包括颅缝早闭、脑结构异常、智力低下、先天性心脏病，以及遍及所有动脉的动脉瘤和夹层。

部分 Loeys-Dietz 综合征患者的临床表型与马方综合征重叠，但不满足以前制定的诊断标准。尽管马方综合征可出现进展性动脉病变，但 Loeys-Dietz 综合征患者的动脉瘤进展更快，在更早期即发生动脉瘤破裂[129]。研究发现，*TGFBR1*、*TGFBR2*、*TGFB2*、*TGFB3*、*SMAD2* 和 *SMAD3* 存在杂合突变[130]。在治疗方面，识别该类患者至关重要，因为他们需要比马方综合征更积极的治疗[131]。主动脉瘤在较小时（4 cm）可以矫正，当患者诉腹痛及头痛时需要进行全面检查，因为可能与动脉瘤相关。Loeys-Dietz 综合征与马方综合征的鉴别非常重要，因为 Loeys-Dietz 综合征需要更加积极的治疗。

先天性挛缩蜘蛛指

先天性挛缩蜘蛛指是一种常染色体显性遗传疾病，表现为身材高、蜘蛛指、细长指、多发性大关节挛缩[132]。患者可出现特征性"皱扭耳"畸形，由耳轮变平伴外耳部分闭塞所致。患者也可发生明显的胸廓畸形，以及进行性、重度脊柱侧弯。随着年龄的增加挛缩会逐渐减轻，这一原因尚不清楚。X 线可见骨量减少。这类患者缺乏马方综合征典型的眼部和心脏受累。该病是由 *FBN2* 杂合突变所致[132]。

结论

遗传性结缔组织病是一组以骨骼组织异常为特征的异质性疾病，可累及软骨、骨、肌腱、韧带、肌肉和皮肤。临床表现从身材极矮到极高，改变的基因类型设计多个基因家族与通路。患者需要终生治疗，且表现出无法掩饰的异常外观。了解和研究每种疾病独特的医疗问题将有望提高这类患者的生活治疗并延长寿命。

Full references for this chapter can be found on ExpertConsult.com.

部分参考文献

1. Bonafe L, et al.: Nosology and classification of genetic skeletal disorders: 2015 revision, *Am J Med Genet* 167A(12):2869–2892, 2015.
2. Orioli IM, Castilla EE, Barbosa-Neto JG: The birth prevalence rates for the skeletal dysplasias, *J Med Genet* 23(4):328–332, 1986.
3. Kornak U, Mundlos S: Genetic disorders of the skeleton: a developmental approach, *Am J Hum Genet* 73(3):447–474, 2003.

4. Zelzer E, Olsen BR: The genetic basis for skeletal diseases, *Nature* 423(6937):343–348, 2003.

5. Yip RKH, Chan D, Cheah KSE: Mechanistic insights into skeletal development gained from genetic disorders, *Curr Top Dev Biol* 133:343–385, 2019.

6. Wu M, Crane JS: Biochemistry, collagen synthesis. In *StatPearls*, FL, 2019, Treasure Island.

7. Kadler KE, et al.: Collagens at a glance, *J Cell Sci* 120(12):1955–1958, 2007.

8. Eyre DR: Collagen: molecular diversity in the body's protein scaffold, *Science* 207(4437):1315–1322, 1980.

9. Tsang KY, et al.: The developmental roles of the extracellular matrix: beyond structure to regulation, *Cell Tissue Res* 339(1):93–110, 2010.

10. Eyre D: The collagens of articular cartilage. In *Seminars in arthritis and rheumatism*, Elsevier, 1991.

11. Warman ML, et al.: Nosology and classification of genetic skeletal disorders: 2010 revision, *Am J Med Genet* 155(5):943–968, 2011.

12. Unger S, et al.: Double heterozygosity for pseudoachondroplasia and spondyloepiphyseal dysplasia congenita, *Am J Med Genet* 104(2):140–146, 2001.

13. Pauli RM, et al.: Homozygous achondroplasia with survival beyond infancy, *Am J Med Genet* 16(4):459–473, 1983.

14. Carter EM, Davis JG, Raggio CL: Advances in understanding etiology of achondroplasia and review of management, *Curr Opin Pediatr* 19(1):32–37, 2007.

15. Sheffield LJ, et al.: Chondrodysplasia punctata—23 cases of a mild and relatively common variety, *J Pediatr* 89(6):916–923, 1976.

16. Karniski LP: Mutations in the diastrophic dysplasia sulfate transporter (DTDST) gene: correlation between sulfate transport activity and chondrodysplasia phenotype, *Hum Mol Genet* 10(14):1485–1490, 2001.

17. Cormier-Daire V, et al.: "Duplicate calcaneus": a rare developmental defect observed in several skeletal dysplasias, *Pediatr Radiol* 31(1):38–42, 2001.

18. Rimoin D, Sillence D: Chondro-osseous morphology and biochemistry in the skeletal dysplasias, *Birth Defects Original Article Series* 17(1):249, 1981.

19. Mukherjee D, et al.: Dynamic cervicomedullary cord compression and alterations in cerebrospinal fluid dynamics in children with achondroplasia: review of an 11-year surgical case series: clinical article, *J Neurosurg Pediatr* 14(3):238–244, 2014.

20. Hecht JT, et al.: Obesity in achondroplasia, *Am J Med Genet* 31(3):597–602, 1988.

21. Hoover-Fong J, et al.: Weight for age charts for children with achondroplasia, *Am J Med Genet* 143(19):2227–2235, 2007.

22. Hoover-Fong JE, et al.: Age-appropriate body mass index in children with achondroplasia: interpretation in relation to indexes of height, *Am J Clin Nutr* 88(2):364–371, 2008.

23. Gordon N: The neurological complications of achondroplasia, *Brain Dev* 22(1):3–7, 2000.

24. Kanaka-Gantenbein C: Present status of the use of growth hormone in short children with bone diseases (diseases of the skeleton), *J Pediatr Endocrinol Metab* 14(1):17–26, 2001.

25. Yasui N, et al.: Lengthening of the lower limbs in patients with achondroplasia and hypochondroplasia, *Clin Orthop Relat Res* 344:298–306, 1997.

26. Shiang R, et al.: Mutations in the transmembrane domain of FGFR3 cause the most common genetic form of dwarfism, achondroplasia, *Cell* 78(2):335–342, 1994.

27. Foldynova-Trantirkova S, Wilcox WR, Krejci P: Sixteen years and counting: the current understanding of fibroblast growth factor receptor 3 (FGFR3) signaling in skeletal dysplasias, *Hum Mutat* 33(1):29–41, 2012.

28. Breinholt VM, et al.: TransCon CNP, a sustained-release C-type natriuretic peptide prodrug, a potentially safe and efficacious new therapeutic modality for the treatment of comorbidities associated with FGFR3-related skeletal dysplasias, *J Pharmacol Exp Ther* 370(3):459–471, 2019.

29. Hill V, et al.: Experiences at the time of diagnosis of parents who have a child with a bone dysplasia resulting in short stature, *Am J Med Genet* 122(2):100–107, 2003.

30. Spranger J: Bone dysplasia 'families'. *Pathol Immunopathol Res* 7(1–2):76–80, 1988.

31. Horton WA: Molecular genetic basis of the human chondrodysplasias, *Endocrinol Metab Clin N Am* 25(3):683–697, 1996.

32. Francomano CA, McIntosh I, Wilkin DJ: Bone dysplasias in man: molecular insights, *Curr Opin Genet Dev* 6(3):301–308, 1996.

33. Körkkö J, et al.: Widely distributed mutations in the COL2A1 gene produce achondrogenesis type II/hypochondrogenesis, *Am J Med Genet* 92(2):95–100, 2000.

34. Lee B, et al.: Identification of the molecular defect in a family with spondyloepiphyseal dysplasia, *Science* 244(4907):978–980, 1989.

35. Nishimura G, et al.: The phenotypic spectrum of COL2A1 mutations, *Hum Mutat* 26(1):36, 2005.

36. Wilkin DJ, et al.: Small deletions in the type II collagen triple helix produce Kniest dysplasia, *Am J Med Genet* 85(2):105–112, 1999.

37. Wilkin DJ, et al.: A single amino acid substitution (G103D) in the type II collagen triple helix produces Kniest dysplasia, *Hum Mol Genet* 3(11):1999–2003, 1994.

38. Winterpacht A, et al.: Kniest and Stickler dysplasia phenotypes caused by collagen type II gene (COL2A1) defect, *Nat Genet* 3(4):323–326, 1993.

39. Williams C, et al.: A- 2→ G transition at the 3′ acceptor splice site of IVS17 characterizes the COL2A1 gene mutation in the original stickler syndrome kindred, *Am J Med Genet* 63(3):461–467, 1996.

40. Annunen S, et al.: Splicing mutations of 54-bp exons in the COL11A1 gene cause Marshall syndrome, but other mutations cause overlapping Marshall/Stickler phenotypes, *Am J Hum Genet* 65(4):974–983, 1999.

41. Vikkula M, et al.: Autosomal dominant and recessive osteochondrodysplasias associated with the COL11A2 locus, *Cell* 80(3):431–437, 1995.

42. Tompson SW, et al.: Fibrochondrogenesis results from mutations in the COL11A1 type XI collagen gene, *Am J Hum Genet* 87(5):708–712, 2010.

43. Tompson SW, et al.: Dominant and recessive forms of fibrochondrogenesis resulting from mutations at a second locus, COL11A2, *Am J Med Genet* 158(2):309–314, 2012.

44. Briggs M, et al.: Pseudoachondroplasia and multiple epiphyseal dysplasia due to mutations in the cartilage oligomeric matrix protein gene, *Nat Genet* 10(3):330–336, 1995.

45. Newton G, et al.: Characterization of human and mouse cartilage oligomeric matrix protein, *Genomics* 24(3):435–439, 1994.

46. McKeand J, Rotta J, Hecht JT: Natural history study of pseudoachondroplasia, *Am J Med Genet* 63(2):406–410, 1996.

47. Penttinen RP, et al.: Abnormal collagen metabolism in cultured cells in osteogenesis imperfecta, *Proc Natl Acad Sci Unit States Am* 72(2):586–589, 1975.

48. Sillence DO, Senn A, Danks D: Genetic heterogeneity in osteogenesis imperfecta, *J Med Genet* 16(2):101–116, 1979.

49. Besio R, et al.: Bone biology: insights from osteogenesis imperfecta and related rare fragility syndromes, *FEBS J* 286(15):3033–3056, 2019.

50. Traub W, et al.: Ultrastructural studies of bones from patients with osteogenesis imperfecta, *Matrix Biol* 14(4):337–345, 1994.

51. Ganesh A, et al.: Retinal hemorrhages in type I osteogenesis imperfecta after minor trauma, *Ophthalmology* 111(7):1428–1431, 2004.

52. O'Connell A, Marini J: Evaluation of oral problems in an osteogenesis imperfecta population, *Oral Surg Oral Med Oral Pathol Oral Radiol Endod* 87(2):189–196, 1999.

53. Moran-Hansen J, Esposito P, Sewell RK: Osteogenesis imperfecta and hearing loss, *Otolaryngology-Head Neck Surg (Tokyo)* 147(Suppl 2):P233–P234, 2012.

54. Hortop J, et al.: Cardiovascular involvement in osteogenesis imperfecta, *Circulation* 73(1):54–61, 1986.

55. Willing M, Cohn D, Byers P: Frameshift mutation near the 3′end of the COL1A1 gene of type I collagen predicts an elongated Pro alpha 1 (I) chain and results in osteogenesis imperfecta type I, *J Clin Invest* 85(1):282, 1990.

56. Mundlos S, et al.: Multiexon deletions in the type I collagen col1a2 gene in osteogenesis imperfecta type IB molecules containing the shortened α2 (I) chains show differential incorporation into the bone and skin extracellular matrix, *J Biol Chem* 271(35):21068–21074, 1996.

57. Cabral WA, et al.: Prolyl 3-hydroxylase 1 deficiency causes a recessive metabolic bone disorder resembling lethal/severe osteogenesis imperfecta, *Nat Genet* 39(3):359–365, 2007.

58. Barnes AM, et al.: Deficiency of cartilage-associated protein in recessive lethal osteogenesis imperfecta, *N Engl J Med* 355(26):2757–2764, 2006.

59. Morello R, et al.: CRTAP is required for prolyl 3-hydroxylation and mutations cause recessive osteogenesis imperfecta, *Cell* 127(2):291–304, 2006.

60. Edwards MJ, et al.: Recurrence of lethal osteogenesis imperfecta due to parental mosaicism for a mutation in the COL1A2 gene of type I collagen. The mosaic parent exhibits phenotypic features of a mild form of the disease, *Hum Mutat* 1(1):47–54, 1992.

61. Identification of new susceptibility loci for osteoarthritis (arcO-GEN): a genome-wide association study, *Lancet* 380(9844):815–823, 2012.

62. Charnas LR, Marini JC: Communicating hydrocephalus, basilar invagination, and other neurologic features in osteogenesis imperfecta, *Neurology* 43(12), 1993. 2603-2603.

63. Goldman AB, et al.: "Popcorn" calcifications: a prognostic sign in osteogenesis imperfecta, *Radiology* 136(2):351–358, 1980.

64. Byers PH, Cole WG: *Osteogenesis imperfecta. Connective tissue and its heritable disorders: molecular, genetic and medical aspects*, 2002, pp 385–430.

65. Cho T-J, et al.: A single recurrent mutation in the 5′-UTR of IFITM5 causes osteogenesis imperfecta type V, *Am J Hum Genet* 91(2):343–348, 2012.

66. Glorieux FH: Experience with bisphosphonates in osteogenesis imperfecta, *Pediatrics* 119(Suppl 2):S163–S165, 2007.

67. Orwoll ES, et al.: Evaluation of teriparatide treatment in adults with osteogenesis imperfecta, *J Clin Invest* 124(2):491, 2014.

68. Semler O, et al.: First use of the RANKL antibody denosumab in osteogenesis imperfecta type VI, *J Musculoskelet Neuronal Interact* 12(3):183–188, 2012.

69. Glorieux FH, et al.: BPS804 anti-sclerostin antibody in adults with moderate osteogenesis imperfecta: results of a randomized phase 2a trial, *J Bone Miner Res* 32(7):1496–1504, 2017.

70. Bi X, et al.: Correlations between bone mechanical properties and bone composition parameters in mouse models of dominant and recessive osteogenesis imperfecta and the response to anti-TGF-beta treatment, *J Bone Miner Res* 32(2):347–359, 2017.

71. Wilkinson J, et al.: Surgical stabilisation of the lower limb in osteogenesis imperfecta using the Sheffield Telescopic Intramedullary Rod System, *J Bone Joint Surg* 80(6):999–1004, 1998.

72. Zeitlin L, Fassier F, Glorieux FH: Modern approach to children with osteogenesis imperfecta, *J Pediatr Orthop B* 12(2):77–87, 2003.

73. Naudie D, et al.: Complications of limb-lengthening in children who have an underlying bone disorder, *J Bone Joint Surg* 80(1):18–24, 1998.

74. Widmann RF, et al.: Spinal deformity, pulmonary compromise, and quality of life in osteogenesis imperfecta, *Spine* 24(16):1673, 1999.

75. Sawin PD, Menezes AH: Basilar invagination in osteogenesis imperfecta and related osteochondrodysplasias: medical and surgical management, *J Neurosurg* 86(6):950–960, 1997.

76. Marafioti RL, Westin GW: Elongating intramedullary rods in the treatment of osteogenesis imperfecta, *J Bone Joint Surg* 59(4):467–472, 1977.

77. Rauch F, Glorieux FH: Osteogenesis imperfecta, *Lancet* 363(9418):1377–1385, 2004.

78. Malfait F, et al.: The 2017 international classification of the Ehlers-Danlos syndromes, *Am J Med Genet C Semin Med Genet* 175(1):8–26, 2017.

79. Hollister D: Heritable disorders of connective tissue: Ehlers-Danlos syndrome, *Pediatr Clin* 25(3):575–591, 1978.

80. Osborn T, et al.: Ehlers-Danlos syndrome presenting as rheumatic manifestations in the child, *J Rheumatol* 8(1):79–85, 1980.

81. Lind J, Wallenburg H: Pregnancy and the Ehlers–Danlos syndrome: a retrospective study in a Dutch population, *Acta Obstet Gynecol Scand* 81(4):293–300, 2002.

82. Steinmann B, Royce PM, Superti-furga A: The Ehlers-Danlos syndrome. *Connective tissue and its heritable disorders*, 2002, pp 431–524.

83. De Felice C, et al.: Absence of the inferior labial and lingual frenula in Ehlers-Danlos syndrome, *Lancet* 357(9267):1500–1502, 2001.

84. Ayres J, et al.: Abnormalities of the lungs and thoracic cage in the Ehlers-Danlos syndrome, *Thorax* 40(4):300–305, 1985.

85. Leier CV, et al.: The spectrum of cardiac defects in the Ehlers-Danlos syndrome, types I and III, *Ann Intern Med* 92(2 Pt 1):171–178, 1980.

86. Wenstrup RJ, et al.: Prevalence of aortic root dilation in the Ehlers-Danlos syndrome, *Genet Med* 4(3):112–117, 2002.

87. Kirk J, Ansell B, Bywaters E: The hypermobility syndrome. Musculoskeletal complaints associated with generalized joint hypermobility, *Ann Rheum Dis* 26(5):419–425, 1967.

88. Holbrook KA, Byers PH: Structural abnormalities in the dermal collagen and elastic matrix from the skin of patients with inherited connective tissue disorders, *J Invest Dermatol* 79:7–16, 1982.

89. Schwarze U, et al.: Null alleles of the COL5A1 gene of type V collagen are a cause of the classical forms of Ehlers-Danlos syndrome (types I and II), *Am J Hum Genet* 66(6):1757–1765, 2000.

90. Nuytinck L, et al.: Classical Ehlers-Danlos syndrome caused by a mutation in type I collagen, *Am J Hum Genet* 66(4):1398–1402, 2000.

91. Hamel B, et al.: Ehlers-Danlos syndrome, *Neth J Med* 62(5), 2004.

92. Pepin M, et al.: Clinical and genetic features of Ehlers–Danlos syndrome type IV, the vascular type, *N Engl J Med* 342(10):673–680, 2000.

93. Gilchrist D, et al.: Large kindred with Ehlers–Danlos syndrome type IV due to a point mutation (G571S) in the COL3A1 gene of type III procollagen: low risk of pregnancy complications and unexpected longevity in some affected relatives, *Am J Med Genet* 82(4):305–311, 1999.

94. Beighton P, Horan F: Orthopaedic aspects of the Ehlers-Danlos syndrome, *J Bone Joint Surg Br* 51(3):444–453, 1969.

95. Dowton SB, Pincott S, Demmer L: Respiratory complications of Ehlers–Danlos syndrome type IV, *Clin Genet* 50(6):510–514, 1996.

96. Germain DP: Ehlers-Danlos syndrome type IV, *Orphanet J Rare Dis* 2(1):32, 2007.

97. Oderich GS, et al.: The spectrum, management and clinical outcome of Ehlers-Danlos syndrome type IV: a 30-year experience, *J Vasc Surg* 42(1):98–106, 2005.

98. Colige A, et al.: Human Ehlers-Danlos syndrome type VII C and bovine dermatosparaxis are caused by mutations in the procollagen I N-proteinase gene, *Am J Hum Genet* 65(2):308–317, 1999.

99. Vasan NS, et al.: A mutation in the pro alpha 2 (I) gene (COL1A2) for type I procollagen in Ehlers-Danlos syndrome type VII: evidence suggesting that skipping of exon 6 in RNA splicing may be a common cause of the phenotype, *Am J Hum Genet* 48(2):305, 1991.

100. Lichtenstein JR, et al.: Defect in conversion of procollagen to collagen in a form of Ehlers-Danlos syndrome, *Science* 182(4109):298–300, 1973.

101. Byers PH, et al.: Ehlers-Danlos syndrome type VIIA and VIIB result from splice-junction mutations or genomic deletions that involve exon 6 in the COL1A1 and COL1A2 genes of type I collagen, *Am J Med Genet* 72(1):94–105, 1997.

102. Nusgens B, et al.: Evidence for a relationship between Ehlers-Danlos type VII C in humans and bovine dermatosparaxis, *Nat Genet* 1(3):214–217, 1992.

103. Heim P, et al.: Ehlers–Danlos syndrome type VI (EDS VI): problems of diagnosis and management, *Acta Paediatr* 87(6):708–710, 1998.

104. Yeowell HN, Walker LC: Mutations in the lysyl hydroxylase 1 gene that result in enzyme deficiency and the clinical phenotype of Ehlers–Danlos syndrome type VI, *Mol Genet Metabol* 71(1):212–224, 2000.

105. Baumann M, et al.: Mutations in FKBP14 cause a variant of Ehlers-Danlos syndrome with progressive kyphoscoliosis, myopathy, and hearing loss, *Am J Hum Genet* 90(2):201–216, 2012.

106. Loeys BL, et al.: The revised Ghent nosology for the Marfan syndrome, *J Med Genet* 47(7):476–485, 2010.

107. Montgomery RA, et al.: Multiple molecular mechanisms underlying subdiagnostic variants of Marfan syndrome, *Am J Hum Genet* 63(6):1703–1711, 1998.

108. Meijboom LJ, et al.: Pregnancy and aortic root growth in the Marfan syndrome: a prospective study, *Eur Heart J* 26(9):914–920, 2005.

109. Ahn NU, et al.: Dural ectasia in the Marfan syndrome: MR and CT findings and criteria, *Genet Med* 2(3):173–179, 2000.

110. Moura B, et al.: Bone mineral density in Marfan syndrome. A large case-control study, *Joint Bone Spine* 73(6):733–735, 2006.

111. Maumenee IH: The eye in the Marfan syndrome, *Trans Am Ophthalmol Soc* 79:684, 1981.

112. Sponseller PD, et al.: Results of brace treatment of scoliosis in Marfan syndrome, *Spine* 25(18):2350–2354, 2000.

113. Lipton GE, Guille JT, Kumar SJ: Surgical treatment of scoliosis in Marfan syndrome: guidelines for a successful outcome, *J Pediatr Orthop* 22(3):302–307, 2002.

114. Mudd SH, et al.: The natural history of homocystinuria due to cystathionine β-synthase deficiency, *Am J Hum Genet* 37(1):1, 1985.

115. Sakai LY, Keene DR, Engvall E: Fibrillin, a new 350-kD glycoprotein, is a component of extracellular microfibrils, *J Cell Biol* 103(6):2499–2509, 1986.

116. Dietz HC, et al.: *Marfan syndrome caused by a recurrent de novo missense mutation in the fibrillin gene*, 1991.

117. Lonnqvist L, et al.: A novel mutation of the fibrillin gene causing ectopia lentis, *Genomics* 19(3):573–576, 1994.

118. Le Goff C, et al.: Mutations in the TGFβ binding-protein-like domain 5 of FBN1 are responsible for acromicric and geleophysic dysplasias, *Am J Hum Genet* 89(1):7–14, 2011.

119. Cain SA, et al.: *Fibrillin-1 mutations causing Weill-Marchesani syndrome and acromicric and geleophysic dysplasias disrupt heparan sulfate interactions*, 2012.

120. Sood S, et al.: Mutation in fibrillin-1 and the marfanoid-craniosynostosis (Shprintzen-Goldberg) syndrome, *Nat Genet* 12(2):209–211, 1996.

第 112 章

幼年特发性关节炎的病因和发病机制

原著　EDWARD M. BEHRENS

李胜男　译　　吴凤岐　校

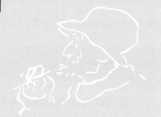

关键点

- 幼年特发性关节炎（juvenile idiopathic arthritis, JIA）是一组异质性疾病，具有 7 个亚型。每个亚型都有其独特的临床表现、遗传易感性和致病介质。
- JIA 各亚型所对应成人起病的相关疾病，具有相似的遗传易感性。
- 巨噬细胞活化综合征是全身型 JIA 的一种致命性并发症，IL-18 和干扰素 γ 通路活化可能参与其发病机制。
- 由于 TNF 抑制剂对于少关节型 JIA 并发的无症状葡萄膜炎治疗的有效性，因此认为其发病与 TNF 通路活化有关。
- 尽管 JIA 每个亚型具有各自的临床特征，但由于各亚型具有共同的遗传易感性、组织病理学表现以及对治疗药物反应的一致性，因此认为 JIA 各亚型仍具有一致的病理生理机制。

引言

　　幼年特发性关节炎（juvenile idiopathic arthritis, JIA）是指 16 岁以前发病、除外其他原因所致的炎性关节炎。可将 JIA 进一步分为 7 个不同的亚型，每个亚型的命名均充分反映了该亚型的疾病状态，强调了

JIA 临床异质性的特点[1]。本章我们将探讨导致 JIA 共同表型的宿主及环境因素，同时分别探讨各特定亚型的致病介质。某些治疗方法可以有效改善 JIA 共同的临床表现，比如用 TNF 抑制剂治疗 JIA 所引起的关节炎症，这提示 JIA 存在共同的病理生理学的作用靶点。然而，随着基础医学、转化医学以及靶向治疗药物的研究日益深入，临床上更为强调各亚型之间的差异性，至关重要的是需从病理生理层面考虑这些差异性。

　　国际风湿病协会联盟（The International League of Associations for Rheumatology，ILAR）关于 JIA 的诊断标准定义如下：16 岁以前发病，持续 6 周以上的关节炎[1]。通过一系列纳入及排除标准，JIA 划分为以下亚型：少关节型（小于等于 4 个受累关节），类风湿因子（rheumatoid factor，RF）阴性多关节型（大于等于 5 个受累关节且 RF 血清学阴性），RF 阳性多关节型（大于等于 5 个受累关节且 RF 血清学阳性），全身型（存在关节外全身型炎症表现），银屑病型（关节外银屑病样特点），附着点炎相关型 [中轴关节炎和（或）附着点受累]，以及未分化型（不符合以上 6 种亚型）。尽管此标准对于研究一般人群能够起到一些作用，但当某种表现跨越多种亚型（如无症状性葡萄膜炎，ANA 阳性），而其他表现又特别明显时，显然很难应用此分类准确命名（如全身型 JIA 的自身炎症表现）。因此，为更好地定义这些不同特征的 JIA，正在探讨新的分类标准[2]。尽管正式结果尚未发表，一些学者尝试使用计算机技术根据生

物学标志物、人口统计学及临床表现对同质人群进行重新分类。关于 JIA 诊断分类的新方法最终可能定义出与生物学更相关的患者群体。目前，在这些新的分类标准尚未得到广泛应用并达成共识之前，ILAR 标准仍然是 JIA 诊断分类的金标准，本章讨论的病因和发病机制也将执行这一标准。

流行病学

每 1000 个儿童，约有 1 个患儿罹患本病，其中 50% ~ 60% 为少关节型，其余亚型占比大致相同。在少关节型、多关节型和银屑病型中，女性患者占性别优势；而在全身型和附着性炎相关型中，男女比例接近。少关节型通常在年幼人群发病，发病年龄高峰为 1 ~ 2 岁之间。而附着点炎相关型恰好相反，其平均发病年龄为 11.7 岁。其他亚型发病时的年龄峰值分布更广，银屑病型关节炎甚至出现了双峰分布。

JIA 是一个世界范围内的疾病，但不同亚型的分布会存在地域差异。可能由于种族间体质差异，少关节型在欧洲人群中更为普遍。在某些人群如加拿大西部的海达人中，附着点炎相关型有着较高的患病率，这可能与 HLA-B27 等位基因在该人群中的分布有关。

组织病理学

滑膜

JIA 滑膜炎症的组织病理学与成人类风湿关节炎相似。通过内皮细胞染色，可见滑膜细胞增生伴血管增多。尽管一般意义上讲，不同亚型之间的组织学有很大的重叠，但多关节型可能更容易出现血管增生，少关节型炎症细胞更突出，而附着点炎型更易出现滑膜关节增生[3]。伴随炎症进程，会发现纤维蛋白层状分布在滑膜表面。淋巴细胞浸润以 T 细胞为主，也会有 B 细胞，有时会形成生发中心。炎症浸润处可见巨噬细胞和树突状细胞。

皮肤

全身型 JIA 相关的皮疹没有任何特异的具有诊断意义的组织学特征。常见真皮下毛细血管和小静脉轻度单核细胞浸润[4]。因为皮疹不常做活检，不易获得大规模详尽的组织病理学数据。而最近一项对成人 Still 病的回顾研究证实了本病皮疹可存在中性粒细胞、淋巴细胞或混合性炎症浸润等不同表现[5]，同时注意到存在上皮层细胞凋亡的独有特征，但除此之外并未发现明确的与该疾病相关的组织病理学表现。幼年银屑病型关节炎皮疹的组织病理学特征与无关节炎的银屑病相同，典型的皮疹为普通型，也可以看到斑点型病变。

眼

一般 JIA 患者不做眼组织活检，故其组织病理学特征的数据有限。有报道，一名 12 岁的少关节型患者做了单眼球摘除，可见睫状突和睫状体的淋巴细胞炎症。这些细胞多为 $CD20^+$ B 淋巴细胞，偶有 $CD4^+$ 和 $CD8^+$ 的 T 淋巴细胞。B 淋巴细胞以 IgG^+ 为主。未见肉芽肿样病变[6]。慢性特发性葡萄膜炎患者的玻璃体病变也以 B 细胞为主[7]。

骨髓

除全身型幼年特发性关节炎（systemic juvenile idiopathic arthritis，SJIA）需要除外恶性疾病外，其他亚型不常取骨髓标本。在 SJIA 中，即使不存在明显的巨噬细胞活化综合征（macrophage activation syndrome，MAS），亦可在骨髓中出现活化的巨噬细胞以及嗜血现象，只是上述这些表现在 MAS 中更为突出[8,9]。嗜血细胞是一种被激活的巨噬细胞，它吞噬了其他的血细胞（红细胞、血小板、白细胞），通常也含有多种其他类型的细胞，其在制备单细胞标本中最容易识别，如骨髓涂片以及淋巴结涂片。而在原位组织检查时，如骨髓、脾或淋巴结活检，嗜血细胞较不易看到，因为通常很难判断血细胞是在巨噬细胞内部还是仅邻近巨噬细胞而已。巨噬细胞表面标记物（如 CD68 或 CD163）的免疫组化染色有助于区分这两种可能，嗜血时单个巨噬细胞膜内可见多个染色细胞[8]。

二级免疫器官

与取骨髓标本一样，淋巴结组织标本通常只在

SJIA 中取样。SJIA 的淋巴结病理是非特异性改变，表现为滤泡性增生，有时可以类似于淋巴瘤样表现[10]，常可通过对细胞表面标记物的进一步评估以鉴别。当出现典型 MAS 时，在淋巴结中也可发现噬血细胞。

环境诱因

虽然 JIA 的发病更多的焦点在遗传因素上，但毫无疑问，环境诱因也发挥了作用。长期以来，人们观察到具有代表性的儿童感染，如上呼吸道感染（upper respiratory tract infections，URIs）或中耳炎，常是关节炎发作的先兆。最近，人们开始关注微生态的改变，并将其作为 JIA 多种亚型的环境危险因素之一，这种微生态改变常因感染使用抗生素所致[11]。而其他与 JIA 发生发展有关的暴露因素已被排除，如母乳喂养、被动吸烟、宠物或居住地区等[12]。此外，风疹疫苗接种史似乎与 JIA 无关[13]，而麻疹/腮腺炎/风疹疫苗的接种亦不会加重疾病进展[14]。由于潜在的暴露环境因素多种多样，故即使不考虑基因/环境的相互作用，也不可能对所有的可能性进行分类。尽管如此，人们仍在努力寻找更准确的与疾病发生发展相关的环境因素。

宿主诱因

遗传学

JIA 的遗传因素很明显，在同卵双胞胎中有 20%～40% 的疾病一致性[15]，而先证者兄弟姐妹中有相同亚型疾病的风险也会增加[16]。值得提出的是，虽然相对风险增加了，但兄弟姐妹患 JIA 的绝对风险仍然非常小，因此很少见有多个患病儿童的家庭。

与许多免疫性疾病一样，主要组织相容性复合体（major histocompatibility complex，MHC）位点与 JIA 有着最多的遗传关联。附着点炎相关的 JIA 亚型，其临床表现与成人脊柱关节炎相似，与 HLA-B27 有关[17]。同样，RF 阳性多关节型 JIA 与成人 RF 阳性 RA 临床表现相似，被认为与 HLADRB1* 0401 相关[18]，这些发现提示，直接按年龄区分这些疾病过于武断，而儿童期表现可以简单地认为是成人典型的综合征的早期发病形式。

HLA-DRB1*0801、HLA-DRB1*11 和 DRB1*1301

被认为与少关节型 JIA 相关。特别是 DRB1*1301-DQA1*01- DQB1*06 单倍型被建议用来区分扩展型和持续型的少关节型 JIA[19]。正如共享表位假说被用来解释 HLA- DR4 与 RF 阳性疾病的关联一样，人们很容易关注到 HLA 与少关节 JIA 的相关性，其与 ANA 血清阳性高度相关，也与某些自身抗原的表达有关。已有大量文献报道关于 HLA 与 JIA 多种不同亚型的表型相关，包括年龄、性别和其他特征，并将这些关联进行了分类，而这些关联（包括危险因素及保护因素）已超出了本文讨论的范围[20]。一系列 MHC Ⅱ 类分子的关联性提示 CD4+ T 淋巴细胞在 JIA 发病机制中的作用。然而，值得注意的是，MHC 单倍型的关联如 HLA-DRB1*11-HLA-DQA1*05-HLA-DQB1*03 已用来描述血清阴性的自身炎症性疾病 SJIA[21]。这可能提示了抗原在 SJIA 中未被认识到的作用，或者可以认为 HLA 与 JIA 的关联机制比简单的抗原表达更为复杂，类似于 HLA-B27 与未折叠蛋白反应增加的相关性，而非简单的致关节炎多肽表达。因此，尽管 SJIA 在分类上属于自身炎症性疾病，但抗原在 SJIA 中可能依然存在一定作用。

非 HLA 位点也与 JIA 有关。广义上说，细胞因子及其受体、信号分子和未折叠蛋白反应基因是这一领域主要的研究主题。尽管许多基因与 JIA 有关，但只有少数位点在候选基因研究中得到验证。由于许多单核苷酸多态性（single nucleotide polymorphisms，SNPs）不在编码区，越来越多的研究聚焦于增强子/启动子的基因多态性和其他表观遗传学领域，这些可能对疾病发生起着作用。

鉴于 JIA 的高度异质性，不难理解许多与 JIA 相关的 SNPs 并不与整体 JIA 相关，而是与其亚型相关。例如，IL-23R 和内质网氨肽酶 -1（endoplasmic reticulum aminopeptidase，ERAP）的基因位点与附着点炎相关性关节炎（enthesitis-related arthritis，ERA）相关[22]，这与成人脊柱关节炎的关联相一致。Th17 细胞是与 JIA 和成人脊柱关节炎相关的 CD4+ T 细胞，IL-23 通过其受体的信号传导可能促进 Th17 细胞的存活。ERAP 同样与蛋白质的正确剪切和折叠以及未折叠蛋白反应程度有关，这是脊柱关节炎发病机制中另一个公认的途径。与之相反，IL-6 基因多态性被证实与 SJIA 相关[23,24]，因此 IL-6 已成为该亚型成功的治疗靶点之一。

免疫系统

适应性免疫

T 细胞。在许多报告中，T 细胞及其细胞因子与自身免疫性关节炎尤其是 JIA 相关。鉴于 HLA 与 JIA 的关联性，很容易推测一定存在着关节源性的多肽被呈递给 T 细胞，从而导致其激活。通过观察限制性 T 细胞受体功能，可建立一种抗原 T 细胞模拟致关节炎的模型[25,26]。然而，除瓜氨酸外，这些自身抗原大部分都没有被发现。其他方式包括改变 T 细胞受体或其细胞因子受体信号传导，被认为与基因 PTPN22[27] 和 IL-2R[28] 相关。

CD4$^+$T 细胞包括很多不同的家系，每一家系有着不同的功能，尤其是它们分泌细胞因子的类型。因此，这些 CD4$^+$ T 细胞家系很多功能的异常均可导致发病。关节内及外周血中的 Th1 和 Th17 CD4$^+$ T 细胞家系都已证实与 JIA 有关[29]。这些研究成果已成功转化于临床应用，IL-17 抑制剂已用于治疗成人银屑病关节炎和强直性脊柱炎中，并正于儿科进行临床试验。IL-17 可促进中性粒细胞炎症反应，反过来可以导致骨与软骨破坏。

调节性 T 细胞（regulatory T-cells，Treg）的作用是抑制免疫反应和限制炎症。这种抑制作用的失调可能导致致病性炎症反应。事实上，人们已经注意到在 JIA 患者的滑液中，其功能和维持所需的主转录因子 Foxp3 在 Tregs 中的表达很低甚至不存在[30]。此外，也已证实干扰 Treg 功能亦可导致 JIA 炎症发生[31]。

B 细胞。以 CD20 单克隆抗体利妥昔单抗为主的清除 B 细胞治疗在 RA 中有效，这为 B 细胞在发病机制中的作用提供了强而有力的循证证据。此外，许多 JIA 亚型与自身抗体有关，如 ANA、RF 和 ACPA 等。这些自身抗体与疾病之间的直接致病联系尚未确定。在炎性关节炎的 K/BxN 动物模型中，抗葡萄糖 - 6 - 磷酸异构酶（anti-glucose-6-phosphate isomerase，抗 G6PI）自身抗体可实现 Koch 假说，具有明显的致病性[32]。然而，目前还没有发现抗 G6PI 抗体与人类疾病相关，因此尚不清楚抗体本身是否在 JIA 或其他自身免疫性关节炎中发挥作用。JIA 中滑膜 B 细胞被激活，伴随着 CD80 和 CD8 表达水平的上调[33]。滑膜 B 细胞比外周 B 细胞在功能上更能激活 T 细胞。综上所述，表明 JIA 患者的 B 细胞可能作为抗原呈递细胞，而 B 细胞耗竭的影响可能更多地与这一功能相关，而非自身抗体减少相关。在成人类风湿关节炎中，应用利妥昔单抗治疗后，疾病活动性与 CD4$^+$ T 细胞数量的相关性优于 B 细胞本身的数量，也进一步说明了这一点[34]。

固有免疫

JIA 中的抗原呈递细胞，关于树突状细胞（dendritic cells，DCs）自发缺陷的数据很少。滑膜中可见常规树突状细胞和浆细胞样树突状细胞，前者见于内膜，后者见于淋巴聚集处[35]。正如对 B 细胞的描述，JIA 中树突状细胞表达较高水平的 CD80 和 CD86。浆细胞样树突状细胞可能通过释放颗粒酶 B 抑制 T 细胞增殖在关节炎中发挥调节作用[36]。

单核 - 巨噬细胞。单核细胞和单核细胞来源的巨噬细胞能够分泌许多 JIA 的靶向细胞因子，包括 IL-1b、IL-6 和 TNF。这些细胞存在于滑液和滑膜组织中并释放大量的细胞因子。同时也分泌血管生成的介质如 VEGF 和骨调素（osteopontin，OPN），这可能有助于炎症滑膜血管翳的形成[37]。最近发现，通过单核细胞激活，其产生的细胞因子增加，尤其在 JIA 的 ERA 亚型中，主要生成 IL-23，而 IL-23 反过来可诱导 TH17 的定向反应[38]。

中性粒细胞。中性粒细胞是 JIA 受累关节滑液中最丰富的细胞。然而，它们在发病机制中的作用尚不清楚。有研究提示，中性粒细胞异常的表观遗传修饰导致 JIA 中 mRNA 转录和功能的改变[39]。然而具体的中性粒细胞效应功能尚未明确。最近的数据显示 JIA 中低密度粒细胞增多，这是一种与炎症反应特别相关的中性粒细胞亚群[40]。

众所周知 SJIA 中外周血中性粒细胞升高，髓样蛋白 8/14（MRP 8/14，也称为 S100A8/9）的升高在很大程度上是由于中性粒细胞功能过剩。此外，IL-1b 抑制剂可抑制 SJIA 中中性粒细胞的许多效应[41]。表明这类细胞亚型可能是 IL-1b 导致疾病的重要靶点之一。

基质细胞。虽然免疫反应在 JIA 的炎症中很重要，但基质成分（如滑膜成纤维细胞）极可能与发病有关并是多种炎症介质的重要靶点。上述提到的许多细胞因子可上调滑膜成纤维细胞的黏附分子，而 JIA 的滑膜成纤维细胞对这一过程尤为敏感[42]。JIA 滑膜成纤维细胞似乎也对 TGFb 信号通路的影响更敏感，以致其功能改变[43]。因此，不仅是免疫系统本身，而且包括被免疫效应功能影响的成纤维细胞，都可能是未来的治疗靶点之一。

疾病亚型特异性发病机制

全身型

无论是临床表现还是发病机制，全身型 JIA 都与其他亚型有明显的区别。本型缺乏可识别的自身血清抗体且以系统性炎症反应为主，故建议本型更应分类为自身炎症性而非自身免疫性疾病。因此，许多患者对 IL-1 抑制剂治疗的显著效果也与自身炎症性疾病常见的炎性小体激活概念相符。在 SJIA 患者血清中发现了一种可溶性因子，其足以诱导单核血细胞产生 IL-1b[44]，该因子可能就是 MRP 8/14，因为从血清中去除该蛋白会减弱这一作用。对 IL-6 的治疗反应也提示了这一途径的参与。SJIA 患者血清中 IL-6 升高，这也许可以直接解释本病的生长障碍及骨质疏松表现[45]。IL-6 也可以影响自然杀伤细胞的功能，这与 SJIA 相关的炎症反应有关[46]。然而，SJIA 中自然杀伤细胞的作用一直存在争议，有关该细胞群功能缺陷的报道存在矛盾[47]。目前尚不清楚自然杀伤细胞的功能缺陷是 SJIA 的原因还是其炎症所致的结果。

巨噬细胞活化综合征

MAS 是一种罕见、具有潜在致命性的 SJIA 并发症，这可能提供了发病机制的线索。有人认为，在某些情况下，活动性 SJIA 可能会表现为一种亚临床 MAS 状态，这意味着 MAS 的致病因素与 SJIA 本身的致病因素密切相关[8,9]。另外，有研究认为，SJIA 患者中存在发生 MAS 的高危群体，该群体存在 IL-18 水平长期升高[48]，或者其细胞毒颗粒功能存在杂合或亚效等位基因病变[49]。在 MAS 动物模型中，同人类疾病一样，干扰素 γ 是一种中心致病性细胞因子[50]。在 MAS 进程中，发现 IFN-γ 应答趋化因子 CXCL9 的水平特异性表达升高[51]。高水平的游离 IL-18（IFN-γ 诱导的细胞因子）在 MAS 中也常呈特异性升高表现，可能表明这是本病上游的驱动因子[48]。MAS 的致病介质，以及其失调的原因，目前仍是一个活跃的研究领域。

少关节型

少关节型是指在疾病早期病程中有 4 个或 4 个以内的关节受累。然而，众所周知，有些患者在病程后期"扩展"或发展为多关节炎，而另一些患者则呈"持续性"少关节炎表现。我们特别关注造成这种差异的原因，因为发现这些因素可预测疾病结局且使患者在早期得到干预性治疗。MHC Ⅰ 类分子多态性[19]、IL-10[52] 和伴随活化巨噬细胞而产生的 IFN-γ[53] 都与这种差异有关。早期患者的蛋白质组学分析表明，可能有可量化的血清生物学标志物来预测疾病进程[54]；然而，这些仍有待临床进一步验证。

葡萄膜炎

无症状、可影响视力的葡萄膜炎与少关节型密切相关，这是该亚型的一个突出特征。葡萄膜炎的病因尚不清楚，虽然它与抗核抗体阳性有关，但更可能是一种有意义的血清学伴随现象，而非直接致病因素。研究发现 JIA 葡萄膜炎患者泪液中的多种细胞因子，可以据此将其与健康对照和其他原因所致葡萄膜炎区分开来，而不同的研究中发现了不同的细胞因子均具有预测性[55,56]。要验证这些结论，尚需更大型的队列研究。TNF 抑制剂对此类患者的显著疗效表明，TNF 细胞因子在葡萄膜炎发病机制中的重要作用。有趣的是，基于 TNF 的单克隆抗体治疗有效，但依那西普无效[57]。造成这种差异的原因尚不清楚。关于葡萄膜炎的遗传学研究仍然很不明朗，特别是关于 MHC 等位基因的研究，缺乏家族发病的报道可能提示其遗传关联不强。而 HLA-B27 与急性前葡萄膜炎的相关性是个例外，这是一种与少关节型 JIA 的无症状慢性葡萄膜炎不同的表现。

多关节型

RF 阳性多关节炎与成人 RF 阳性疾病有共同的病理生理机制。这通常与 ACPAs 相关，而"共享表位"假说，即指更能表达瓜氨酸肽的 MHC 等位基因可以使 T 细胞帮助 B 细胞产生这些抗体，其对 RF 阳性 JIA 和对成人疾病一样适用。因此，16 岁的界限可能仅仅是一种人为的分类方法。在 RF 阳性多关节炎 JIA 中，TRAF1-C5[58] 和 PTPN22[59] 位点的 SNPs 与本病相关，然而这些位点的变异在其他亚型中也有报道，这表明这些位点的 SNPs 与 RF 阳性多关节炎的发病欠缺特异性。由于这一亚型具有更大的异质性，因此很难建立一个特异性的病理生理模型。

附着点炎相关型和银屑病型

同成人脊柱关节炎一样，JIA 的 ERA 亚型与 HLA-B27 密切相关。ERA 具有很强的家族聚集性，这一点与炎症性肠病和其他 HLA-B27 相关疾病一样。ERAP1 也与 ERA 有关[22]。由于 ERAP1 编码了一种控制未折叠蛋白反应的蛋白产物，而 HLA-B27 又易发生错误折叠，这些发现整体表明，未折叠蛋白反应的改变是 ERA 炎症的一部分机制。此外，有人认为，微创下正常的炎症组织修复变得夸大也可能归结于上述基因易感性[60]。源于微创下异常修复的 Th17 定向反应，可能参与炎症进程[61]。Th17 的这一反应也与 PsA 相关。而 IL23R 多态性与 PsA 相关[22]，这表明与在成人疾病中一样，Th17 轴可能参与发病机制。

结论

JIA 的发病机制很难被一个统一模型所涵盖。不同亚型在临床表现和分子缺陷上的异质性表明不同亚型都有其独特的来源。尽管如此，仍有一些相似之处可用来帮助理解。"集总"和"分裂"都可能揭示了疾病发病机制的不同层面，未来复杂的多维数据集的应用，加上人工智能技术的进步，均可能会以新颖的、目前无法预测的方式展示其相似性和差异性。将系统生物学方法与传统的简化机械验证相结合，可能会继续推动新型靶点药物的研发。结合现有的生物学标志物研究的进展，未来的挑战应从基于简单亚型的治疗，过渡到基于致病机制的精准化、个体化的治疗方案。

 Full references for this chapter can be found on ExpertConsult.com.

参考文献

1. Petty RE, et al.: International League of Associations for Rheumatology classification of juvenile idiopathic arthritis: second revision, Edmonton, 2001, *J Rheumatol* 31:390–392, 2004.
2. Martini A, et al.: Toward new classification criteria for juvenile idio-

pathic arthritis: first steps, pediatric rheumatology international trials organization international consensus, *J Rheumatol* 46(2):190–197, 2018.
3. Kruithof E, et al.: Distinct synovial immunopathologic characteristics of juvenile-onset spondylarthritis and other forms of juvenile idiopathic arthritis, *Arthritis Rheum* 54:2594–2604, 2006.
4. Bywaters EG, Isdale IC: The rash of rheumatoid arthritis and Still's disease, *Q J Med* 25:377–387, 1956.
5. Larson AR, Laga AC, Granter SR: The spectrum of histopathologic findings in cutaneous lesions in patients with Still disease, *Am J Clin Pathol* 144:945–951, 2015.
6. Parikh JG, Tawansy KA, Rao NA: Immunohistochemical study of chronic nongranulomatous anterior uveitis in juvenile idiopathic arthritis, *Ophthalmology* 115:1833–1836, 2008.
7. Kaplan HJ, Aaberg TM, Keller RH: Recurrent clinical uveitis. Cell surface markers on vitreous lymphocytes, *Arch Ophthalmol* 100:585–587, 1982.
8. Behrens EM, Beukelman T, Paessler M, et al.: Occult macrophage activation syndrome in patients with systemic juvenile idiopathic arthritis, *J Rheumatol* 34:1133–1138, 2007.
9. Bleesing J, et al.: The diagnostic significance of soluble CD163 and soluble interleukin-2 receptor alpha-chain in macrophage activation syndrome and untreated new-onset systemic juvenile idiopathic arthritis, *Arthritis Rheum* 56:965–971, 2007.
10. Valente RM, Banks PM, Conn DL: Characterization of lymph node histology in adult onset Still's disease, *J Rheumatol* 16:349–354, 1989.
11. Horton DB, et al.: Antibiotic exposure and juvenile idiopathic arthritis: a case-control study, *Pediatrics* 136:e333–e343, 2015.
12. Shenoi S, Shaffer ML, Wallace CA: Environmental risk factors and early-life exposures in juvenile idiopathic arthritis: a case-control study, *Arthritis Care Res* 68:1186–1194, 2016.
13. Frenkel LM, et al.: A search for persistent rubella virus infection in persons with chronic symptoms after rubella and rubella immunization and in patients with juvenile rheumatoid arthritis, *Clin Infect Dis* 22:287–294, 1996.
14. Heijstek MW, et al.: Safety of measles, mumps and rubella vaccination in juvenile idiopathic arthritis, *Ann Rheum Dis* 66:1384–1387, 2007.
15. Prahalad S, et al.: Twins concordant for juvenile rheumatoid arthritis, *Arthritis Rheum* 43:2611–2612, 2000.
16. Moroldo MB, et al.: Juvenile rheumatoid arthritis affected sibpairs: extent of clinical phenotype concordance, *Arthritis Rheum* 50:1928–1934, 2004.
17. Schaller JG, et al.: Histocompatibility antigens in childhood-onset arthritis, *J Pediatr* 88:926–930, 1976.
18. Nepom BS, et al.: Specific HLA-DR4-associated histocompatibility molecules characterize patients with seropositive juvenile rheumatoid arthritis, *J Clin Invest* 74:287–291, 1984.
19. Thomson W, et al.: Juvenile idiopathic arthritis classified by the ILAR criteria: HLA associations in UK patients, *Rheumatology* 41:1183–1189, 2002.
20. Hersh AO, Prahalad S: Immunogenetics of juvenile idiopathic arthritis: a comprehensive review, *J Autoimmun* 64:113–124, 2015.
21. Ombrello MJ, et al.: HLA-DRB1*11 and variants of the MHC class II locus are strong risk factors for systemic juvenile idiopathic arthritis, *Proc Natl Acad Sci U S A* 112:15970–15975, 2015.
22. Hinks A, et al.: Subtype specific genetic associations for juvenile idiopathic arthritis: ERAP1 with the enthesitis related arthritis subtype and IL23R with juvenile psoriatic arthritis, *Arthritis Res Ther* 13:R12, 2011.
23. Fishman D, et al.: The effect of novel polymorphisms in the interleukin-6 (IL-6) gene on IL-6 transcription and plasma IL-6 levels, and an association with systemic-onset juvenile chronic arthritis, *J Clin Invest* 102:1369–1376, 1998.
24. Ogilvie EM, et al.: The -174G allele of the interleukin-6 gene confers susceptibility to systemic arthritis in children: a multicenter study using simplex and multiplex juvenile idiopathic arthritis families, *Arthritis Rheum* 48:3202–3206, 2003.
25. Ito Y, et al.: Detection of T cell responses to a ubiquitous cellular

protein in autoimmune disease, *Science* 346:363–368, 2014.

26. Wedderburn LR, Patel A, Varsani H, et al.: Divergence in the degree of clonal expansions in inflammatory T cell subpopulations mirrors HLA-associated risk alleles in genetically and clinically distinct subtypes of childhood arthritis, *Int Immunol* 13:1541–1550, 2001.

27. Hinks A, et al.: Association between the PTPN22 gene and rheumatoid arthritis and juvenile idiopathic arthritis in a UK population: further support that PTPN22 is an autoimmunity gene, *Arthritis Rheum* 52:1694–1699, 2005.

28. Hinks A, et al.: Association of the IL2RA/CD25 gene with juvenile idiopathic arthritis, *Arthritis Rheum* 60:251–257, 2009.

29. Cosmi L, et al.: Evidence of the transient nature of the Th17 phenotype of CD4+CD161+ T cells in the synovial fluid of patients with juvenile idiopathic arthritis, *Arthritis Rheum* 63:2504–2515, 2011.

30. Bending D, et al.: Hypomethylation at the regulatory T cell-specific demethylated region in CD25hi T cells is decoupled from FOXP3 expression at the inflamed site in childhood arthritis, *J Immunol* 193:2699–2708, 2014.

31. Pesenacker AM, et al.: CD161 defines the subset of FoxP3+ T cells capable of producing proinflammatory cytokines, *Blood* 121:2647–2658, 2013.

32. Matsumoto I, Staub A, Benoist C, et al.: Arthritis provoked by linked T and B cell recognition of a glycolytic enzyme, *Science* 286:1732–1735, 1999.

33. Morbach H, et al.: Activated memory B cells may function as antigen-presenting cells in the joints of children with juvenile idiopathic arthritis, *Arthritis Rheum* 63:3458–3466, 2011.

34. Lavielle M, et al.: Repeated decrease of CD4+ T-cell counts in patients with rheumatoid arthritis over multiple cycles of rituximab treatment, *Arthritis Res Ther* 18:253, 2016.

35. Smolewska E, et al.: Distribution and clinical significance of blood dendritic cells in children with juvenile idiopathic arthritis, *Ann Rheum Dis* 67:762–768, 2008.

36. Jahrsdorfer B, et al.: Granzyme B produced by human plasmacytoid dendritic cells suppresses T-cell expansion, *Blood* 115:1156–1165, 2010.

37. Bosco MC, et al.: The hypoxic synovial environment regulates expression of vascular endothelial growth factor and osteopontin in juvenile idiopathic arthritis, *J Rheumatol* 36:1318–1329, 2009.

38. Gaur P, Myles A, Misra R, et al.: Intermediate monocytes are increased in enthesitis-related arthritis, a category of juvenile idiopathic arthritis, *Clin Exp Immunol* 187:234–241, 2017.

39. Zhu L, et al.: Chromatin landscapes and genetic risk for juvenile idiopathic arthritis, *Arthritis Res Ther* 19:57, 2017.

40. Ramanathan K, et al.: Neutrophil activation signature in juvenile idiopathic arthritis indicates the presence of low-density granulocytes, *Rheumatology* 57:488–498, 2018.

41. Ter Haar NM, et al.: Reversal of sepsis-like features of neutrophils by interleukin-1 blockade in patients with systemic-onset juvenile idiopathic arthritis, *Arthritis Rheumatol* 70:943–956, 2018.

42. Maggi L, et al.: Th1-Induced CD106 expression mediates leukocytes adhesion on synovial fibroblasts from juvenile idiopathic arthritis patients, *PloS One* 11:e0154422, 2016.

43. Brescia AC, Simonds MM, McCahan SM, et al.: The role of transforming growth factor beta signaling in fibroblast-like synoviocytes from patients with oligoarticular juvenile idiopathic arthritis: dysregulation of transforming growth factor beta signaling, including overexpression of bone morphogenetic protein 4, may lead to a chondrocyte phenotype and may contribute to bony hypertrophy, *Arthritis Rheumatol* 66:1352–1362, 2014.

44. Pascual V, Allantaz F, Arce E, et al.: Role of interleukin-1 (IL-1) in the pathogenesis of systemic onset juvenile idiopathic arthritis and clinical response to IL-1 blockade, *J Exp Med* 201:1479–1486, 2005.

45. De Benedetti F, et al.: Effect of IL-6 on IGF binding protein-3: a study in IL-6 transgenic mice and in patients with systemic juvenile idiopathic arthritis, *Endocrinology* 142:4818–4826, 2001.

46. Cifaldi L, et al.: Inhibition of natural killer cell cytotoxicity by interleukin-6: implications for the pathogenesis of macrophage activation syndrome, *Arthritis Rheumatol* 67:3037–3046, 2015.

47. Put K, et al.: Inflammatory gene expression profile and defective interferon-gamma and granzyme K in natural killer cells from systemic juvenile idiopathic arthritis patients, *Arthritis Rheumatol* 69:213–224, 2017.

48. Weiss ES, et al.: Interleukin-18 diagnostically distinguishes and pathogenically promotes human and murine macrophage activation syndrome, *Blood* 131:1442–1455, 2018.

49. Schulert GS, et al.: Whole-exome sequencing reveals mutations in genes linked to hemophagocytic lymphohistiocytosis and macrophage activation syndrome in fatal cases of H1N1 influenza, *J Infect Dis* 213:1180–1188, 2016.

50. Behrens EM, et al.: Repeated TLR9 stimulation results in macrophage activation syndrome-like disease in mice, *J Clin Invest* 121:2264–2277, 2011.

51. Bracaglia C, et al.: Elevated circulating levels of interferon-gamma and interferon-gamma-induced chemokines characterise patients with macrophage activation syndrome complicating systemic juvenile idiopathic arthritis, *Ann Rheum Dis* 76:166–172, 2017.

52. Crawley E, et al.: Polymorphic haplotypes of the interleukin-10 5′ flanking region determine variable interleukin-10 transcription and are associated with particular phenotypes of juvenile rheumatoid arthritis, *Arthritis Rheum* 42:1101–1108, 1999.

53. Hunter PJ, et al.: Biologic predictors of extension of oligoarticular juvenile idiopathic arthritis as determined from synovial fluid cellular composition and gene expression, *Arthritis Rheum* 62:896–907, 2010.

54. Gibson DS, et al.: Proteomic analysis of recurrent joint inflammation in juvenile idiopathic arthritis, *J Proteome Res* 5:1988–1995, 2006.

55. Angeles-Han ST, et al.: Discovery of tear biomarkers in children with chronic non-infectious anterior uveitis: a pilot study, *J Ophthalmic Inflamm Infect* 8:17, 2018.

56. Haasnoot AM, et al.: Ocular fluid analysis in children reveals interleukin-29/interferon-lambda1 as a biomarker for juvenile idiopathic arthritis-associated uveitis, *Arthritis Rheumatol* 68:1769–1779, 2016.

57. Cordero-Coma M, Yilmaz T, Onal S: Systematic review of antitumor necrosis factor-alpha therapy for treatment of immune-mediated uveitis, *Ocul Immunol Inflamm* 21:19–27, 2013.

58. Albers HM, et al.: The TRAF1/C5 region is a risk factor for polyarthritis in juvenile idiopathic arthritis, *Ann Rheum Dis* 67:1578–1580, 2008.

59. Kaalla MJ, et al.: Meta-analysis confirms association between TNFA-G238A variant and JIA, and between PTPN22-C1858T variant and oligoarticular, RF-polyarticular and RF-positive polyarticular JIA, *Pediatr Rheumatol Online J* 11:40, 2013.

60. Schett G, et al.: Enthesitis: from pathophysiology to treatment, *Nat Rev Rheumatol* 13:731–741, 2017.

61. Mahendra A, Misra R, Aggarwal A: Th1 and Th17 predominance in the enthesitis-related arthritis form of juvenile idiopathic arthritis, *J Rheumatol* 36:1730–1736, 2009.

第 113 章

幼年特发性关节炎的临床特征和治疗

原著 JOYCE J. HSU, TZIELAN C. LEE, CHRISTY I. SANDBORG

张俊梅 史昕炜 译 李彩凤 校

关键点

- 幼年特发性关节炎（juvenile idiopathic arthritis，JIA）是一大类儿童时期原因不明的具有异质性关节炎的统称。
- JIA 在儿童中的发病率至少是 1/1000。JIA 的治疗目标是通过应用药物完全抑制炎症反应，尽可能达到疾病的缓解。
- 少关节型 JIA 仅发生于儿童，起病年龄小，以女童多见，抗核抗体（antinuclear antibody，ANA）阳性，同时常伴有亚急性前葡萄膜炎。
- 全身型 JIA 与其他亚型 JIA 不同，其男女发病率大致相同，缺乏特异性自身抗体和人类白细胞相关抗原，与肿瘤坏死因子（TNF）抑制剂相比，IL-1 和 IL-6 抑制剂治疗效果更佳。
- 附着点炎症相关关节炎多发生于 6 岁以上的儿童，但是骶髂关节炎可能在青春期才出现。
- 因为普通 X 线片上所见到骨侵蚀为疾病的晚期表现，所以早期需要应用不同的影像学手段以发现关节损伤。
- 随着对 JIA 基因、生物学及发病机制认识的不断加深，某些亚型特异性的关联因素被揭开，这有助于研究出更有效的靶向治疗方案。

引言

幼年特发性关节炎（juvenile idiopathic arthritis，JIA）是儿童最常见的风湿性疾病，但实际数据显示，不同地区其患病率及发病率有着明显的差别，反映了该病在病例报告、疾病分类、种族、环境因素中所存在的差异[1]。JIA 在儿童中的发病率从日本 0.83/100 000 到挪威的 23/100 000[2] 不等。患病率从中国台湾的 3.8/100 000 到澳大利亚的 400/100 000[2] 不等，通过合理的分析估计，儿童发病率为 150/100 000，可见 JIA 是儿童最常见的慢性疾病之一。通常来说，亚洲人的发病率较低，欧洲人的发病率较高[2]。儿童 JIA 的临床表现与成人有着显著的不同，一些类型的 JIA 只在儿童出现。本章主要介绍 JIA 各种不同类型的主要临床表现、诊断、治疗方法、预后和转归。目前对于 JIA 生物学基础的认识逐渐加深，风湿性疾病的靶向治疗也有较大提高，必然都会对上述各方面的发展大有裨益[3]。在现代治疗中，有关 JIA 患儿长期病程和预后的数据仍然有限，目前国际上针对儿童关节炎的前瞻性队列研究，就是为了弥补这些知识上的空白[4,5]。

幼年特发性关节炎的分类标准和鉴别诊断

国际风湿病联盟（ILAR）过去对于存在持续性关节炎的儿童（幼年风湿性关节炎和幼年慢性关节炎）统称为 JIA。JIA 是一种病因不明的异质性疾病，以 16 岁以下，持续 6 周以上的关节炎为特征。ILAR 分类于 1995 年由专家协商制定，并于 1997 年[6]、2001 年[4] 进行修订，为了在研究目的的层面上去识别 JIA 不同亚型之间的相似点和不同点。目前 JIA 的分类基于临床和实验室特征，以及发病时关节受累的数量，如表 113-1[4] 所示。然而，遗传学[7-9]、基因表达[10]、细胞因子谱[11] 和生物学[12-14] 的新进展，让我们对

表 113-1　ILAR 对于幼年特发性关节炎（JIA）的分类标准

JIA 的定义：病因不明的关节炎，16 岁以前起病，持续至少 6 周，并且排除其他疾病

亚型	定义	除外内容
少关节型 JIA 1. 持续型少关节炎：病程中受累关节 ≤ 4 个 2. 扩展型少关节炎：在起病 6 个月以后受累关节总数 > 4 个	在病初 6 个月内受累关节 1～4 个	a. 有银屑病或一级亲属有银屑病病史 b. 在 6 岁以后起病的男性且 HLA-B27 阳性的关节炎患者 c. 有强直性脊柱炎、ERA、炎症性肠病中有骶髂关节炎表现、反应性关节炎、急性前葡萄膜炎，或者一级亲属中有上述病史 d. 间隔 3 个月查 RF 至少有 2 次阳性 e. 全身型 JIA 的表现
RF 阴性多关节型 JIA	1. 在病初 6 个月内受累关节数目 ≥ 5 个 2. RF 阴性	a、b、c、d、e
RF 阳性多关节型 JIA	1. 在病初 6 个月内受累关节数目 ≥ 5 个 2. 在病初 6 个月内至少间隔 3 个月行 RF 实检查，≥ 2 次 RF 阳性（在可靠的实验室进行的常规实验）	a、b、c、e
银屑病性关节炎	1. 关节炎及银屑病 2. 关节炎同时满足以下内容至少 2 条： 　a. 指（趾）炎 　b. 指甲凹陷（任何时间至少在一个或更多指甲上有 2 个凹面）或甲脱离 　c. 一级亲属有银屑病	b、c、d、e
附着点炎相关关节炎	1. 关节炎及附着点炎，或 2. 关节炎或者附着点炎，同时满足以下至少 2 项内容 　a. 骶髂关节疼痛病史和（或）腰骶部的炎症性疼痛 　b. HLA-B27 阳性 　c. 男性大于 6 岁出现关节炎 　d. 急性前葡萄膜炎（有临床症状） 　e. 一级亲属有强直性脊柱炎、ERA、炎症性肠病中出现骶髂关节炎、反应性关节炎、急性前葡萄膜炎病史	a、d、e
全身型 JIA	一个至多个关节受累，或者伴有至少持续 2 周的发热，至少有 3 天每天均出现发热（热峰 ≥ 39℃ 每天 1 次，可降至 ≤ 37℃），同时满足以下一项或以上内容： 1. 可消退的（不固定的）红色充血性皮疹 2. 淋巴结肿大 3. 肝大和（或）脾大 4. 浆膜炎	a、b、c、d
未分化关节炎	关节炎不满足上述任何分类的诊断标准或者满足 ≥ 2 个诊断标准	

ERA，与附着点炎相关关节炎；ILAR，国际风湿病联盟；RF，类风湿因子

From Petty RE, Southwood TR, Manners P, et al：International League of Associations for Rheumatology classification of juvenile idiopathic arthritis：second revision，Edmonton，2001. *J Rheumatol* 31（2）：390-392，2004.

JIA 的病因和发病机制有了新的理解，促进产生了比 ILAR 分类标准更同质化和数据驱动的分组模式。2018 年，国际儿童风湿病试验组织（PRINTO）发表了一种基于循证共识的新分类方法，目前正等待 1000 位新发 JIA 病人进行前瞻性验证。不同于 ILAR 的 7 个 JIA 亚型，他们提出以下新的分型：全身型 JIA、类风湿因子（RF）阳性型 JIA、附着点炎 / 脊柱炎相关型 JIA、早发抗核抗体（ANA）阳性型 JIA 和"其他型"（需要在前瞻性研究中进一步阐明）[15]。前三个亚型被认为相当于成人疾病的青少年类型（分别对应成年期发病的 Still 病、血清阳性的类风湿关节炎和脊柱关节炎）。早发 ANA 阳性 JIA 是新亚群，仅见于儿童，特征是 ANA 阳性、发病年龄小于 6 岁、女性多见、关节炎为非对称性，其发生慢性前葡萄膜炎（chrinic anterior uveitis，CAU）风险高和与 HLA-DRB1*0801 相关。早发 ANA 阳性 JIA 来源于 ILAR 分类中的持续型和扩展型少关节炎，RF 阴性的多关节炎。银屑病关节炎和未分类的关节炎，强调发病前 6 个月受累关节的数量及合并银屑病与 JIA 的同质实体的分组无关[16]。PRINTO 分类标准还建议将诊断 JIA 的年龄延长至 18 岁。PRINTO 和其他组织也提议将抗瓜氨酸蛋白抗体阳性纳入到 RF 阳性关节炎的定义中[17]。

患有风湿性疾病的儿童通常可能合并恶性肿瘤、感染及创伤（特别是非意外创伤）。因为 JIA 是排除性诊断，所以在确诊 JIA 前，鉴别诊断是非常重要的。ILAR 的分类趋于简化，可以用于具有疾病典型临床表现的患者。但是如果患者与 ILAR 的分类标准不符，临床医师必须认真考虑有无其他疾病的可能，包括风湿性疾病及非风湿性疾病。例如，在患有急性淋巴细胞白血病（acute lymphoblastic leukemia，ALL）的患者中，15%～30% 有肌肉骨骼症状，而外周涂片中没有肿瘤细胞，可能被误诊为 JIA。此外，ANA 结果、皮疹、影像学的异常表现及关节炎的体征，这些对于鉴别 ALL 及 JIA 无太大的帮助[19]。

少关节型幼年特发性关节炎

一般来说，少关节型 JIA 在所有新诊断的儿童风湿性疾病中占 20%[20]，每年 100 000 儿童中有 10 人发病[21]，少关节型是 JIA 中最常见的类型，占北美和非洲所有 JIA 患者的 30%～60%[22]。在美国和欧洲的白人儿童中，高峰发病年龄是 2～4 岁，女性比男性是 3：1[23]。在非洲裔美国人[24]、土著美国人[25] 和南亚人中较少见。少关节型 JIA 与 HLA-DRB1*0801（DRw8）有很强的相关性。少关节型 JIA 中有两个 ILAR 亚型：①持续型少关节炎，在整个疾病病程中，受累关节小于 5 个；②扩展型少关节炎，病程 6 个月后关节炎进展到其他关节。在病程的 4～6 年中，有 30%～50% 的病人出现疾病的扩展[26-28]。病程最初的 6 个月，对称性关节炎、腕踝关节受累及红细胞沉降率（ESR）增快可能与疾病的扩展相关[26,28,29]。

少关节型 JIA 通常表现为非对称性关节炎，常累及一或两个大关节，尤其下肢关节。膝关节是最常受累的部位，其次是踝关节、腕关节和肘关节。手的小关节也可受累。在幼儿中，髋部和背部的受累不常见，所以需要进行全面的评估除外感染和肿瘤性疾病。显著的全身性症状在少关节型 JIA 中很少见，如果存在，应怀疑最初诊断的准确性。与化脓性关节炎相比，JIA 患者的关节疼痛症状往往不明显，有达 25% 的病例可能与家长只注意到关节肿胀和跛行有关。当长时间无运动时如清晨或午睡后，患者会出现不愿意走路和负重，更愿意爬行的表现。少关节型 JIA 的患儿存在无症状性慢性虹膜睫状体炎的高危因素，尤其在 ANA 阳性的患儿中，需要规律的眼科检查来发现早期病变（见葡萄膜炎部分）。

在少关节型 JIA 患儿中，70%～80% 的持续型少关节型 JIA 患儿及 80%～95% 扩展型少关节型 JIA 患儿出现低到中度（1：40～1：320）的 ANA 阳性[23]。在幼年发病的女童中 ANA 阳性率更高[30]。典型的少关节型 JIA 患儿的白细胞计数多是正常的，急性期反应物正常或轻度升高，少数病例可有轻度的贫血。

少关节型 JIA 的鉴别诊断，尤其是在年长儿中，主要包括一些其他 JIA 亚型，特别是与幼年脊柱关节炎（JSpA）和银屑病性幼年型特发性关节炎（JPsA），以及其他儿童风湿性疾病，或其他炎症性疾病，如炎症性肠病（IBD）。也应排除引起关节肿痛的非风湿性疾病，如化脓性关节炎、良性或恶性肿瘤、反应性关节炎、异物性滑膜炎、色素沉着绒毛结节性滑膜炎，动静脉畸形，出血性疾病（如血友病），以及包括非意外性伤害的骨折等。因为严重的扭伤、半月板撕裂或韧带损伤等骨科问题极为罕见，所以幼儿关节肿胀很少是轻微外伤所致。一般而言，儿童的韧带和肌腱比正在生长的骨骼要更加强劲，而最薄弱处则是骨韧带或骨肌腱的连接点。因此，骨折在儿童中较成年人更为常见。少年儿童在过量体育运动后关节可能发生短暂性积液[31]。莱姆病（在流行区域内）可引起周期性单关节炎（典型表现累及膝关节并出现腘窝囊肿），病程多不超过 6 周。

类风湿因子阴性多关节型幼年特发性关节炎

RF 阴性多关节型 JIA，是一个异质性的亚组，占所有 JIA 的 10% ~ 30%，有 2 个发病高峰，第 1 个高峰在 1 ~ 4 岁，第 2 个高峰在 10 ~ 12 岁[23]。发病率大约是 0.3 ~ 6.5/100 000，患病率为（1.64 ~ 33.2）/100 000。患儿中女童较男童多见，女男比例为 3.2:1，有 4% ~ 25% 的患儿发生亚急性前葡萄膜炎[23]。RF 阴性多关节型 JIA 大关节受累包括髋关节、肩关节、膝关节、腕关节及踝关节。小关节的受累包括手足、颈椎及颞下颌关节（temporomandibular joint，TMJ）。一些学者根据 ANA 的结果将该病分为 2 种临床亚型：① ANA 阳性者类似于少关节型 JIA，两者均易累及小女童（年龄小于 6 岁），以非对称性关节炎起病，受累关节 > 4 个，与 HLADRB1*0801（DRw8）有很强的相关性，多易患葡萄膜炎；② ANA 阴性类似于成人 RF 阴性的类风湿关节炎（RA），其特征为年龄较大的患者，大小关节对称性滑膜炎，受累关节数较多，与 DPB1*0301 关联较大，葡萄膜炎较少[16,33]。ANA、RF 阴性多关节型 JIA 及少关节型 JIA 有诸多的相似之处，推测这两种起病可能属于同一种疾病谱[12]。事实上，可能存在第三种"干性滑膜炎"，表现为滑液极少，学龄期起病，血沉正常或中度升高，ANA 阴性，是难治性和破坏性关节炎[16]。

RF 阴性多关节炎的患者中约有 40% 出现低热、疲劳、发育不良、体重减轻、急性期反应物升高、轻度贫血和 ANA 阳性。通过高敏感性低特异性的检测方法发现 50% ~ 80% 的 RF 阴性患者会有 ACPA 阳性[23,34]。未来，这些 ACPA 阳性的病人可能会被纳入到 RF 阳性多关节炎的亚群中。基因表达的研究也描述了 RF 阴性多关节型 JIA 的异质性，该研究显示了不同基因的特征[35]。

RF 阴性多关节型 JIA 的鉴别诊断包括其他 JIA 亚型，如 JSpA，多发生于大于 6 岁的男童，因为直到青春期骶髂关节受累才会出现。需要鉴别的其他疾病包括其他风湿性疾病，恶性肿瘤，如淋巴瘤和白血病以及感染，如淋病奈瑟菌感染、风疹、细小病毒感染和莱姆病。

类风湿因子阳性多关节型幼年特发性关节炎

RF 阳性多关节型幼年型特发性关节炎是 JIA 的一种典型的亚型，部分与成人 RF 阳性的 RA 的免疫学和血清学表现相同[33]。RF 阳性多关节型 JIA 与成人 RF 阳性 RA 具有相似的 HLA 相关性[36]。RF 阳性多关节型 JIA 占 JIA 的 5% ~ 10%[23]，女男比例为（5.7 ~ 12.8）:1.0[20,37]。其发病率为（0.1 ~ 0.72）/100 000，患病率为（0.28 ~ 10.3）/100 000。RF 阳性多关节型 JIA 在"有色"儿童中常见（例如非洲裔美国人，亚裔和西班牙裔）[21,24]。发病年龄多见于童年晚期或者青春期，大约在 10 ~ 13 岁，其典型表现为进行性、对称性、累及众多手足小关节及腕关节和大关节。髋关节受累常见并且可能会有功能障碍。关节炎症状可能会非常严重，经常会导致骨质侵蚀和关节破坏，早期即可出现影像学改变[38]，尤其在双手和双足关节影像学改变。类风湿结节可见于 10% 的患儿中，多见于肘关节周围。其他关于关节外表现的报道较成人少见。本型少见虹膜睫状体炎，仅见于少于 2% 的患儿[23]。

活动性的多关节型 JIA 表现为轻度的全身症状和体征，轻至中度的炎症反应，表现为急性期反应产物升高和正细胞正色素性贫血。通过定义可知，所有患儿均为 RF 阳性，约 55% 的患儿 ANA 阳性[23]，57% ~ 73% 的患儿 ACPA 阳性[39-40]。ACPA 的患病率在多关节型 JIA 中有所不同，但通常与 RF 相一致[41]。ACPA 阳性在疾病的分类中有高度的特异性，因此被纳入到新制定的 JIA 指南中[15]。

幼年脊柱关节炎 / 附着点炎相关关节炎

目前幼年脊柱关节炎（juvenile spinal arthritis，JSpA）的分类标准将其分为两种形式：未分化型和分化型。未分化型由脊柱附着点炎和关节炎（SEA）和附着点炎相关关节炎（ERA，ILAR 分类中的 JIA 亚型）组成，而分化型包括幼年强直性脊柱炎（AS）、银屑病关节炎，反应性关节炎和与 IBD 相关性关节炎。JSpA 的患病率约占 JIA 的 20%，但不同地理区域发病率不同，JSpA 占东亚和南亚的 JIA 的 1/3[42,43]。

JSpA 的临床特征与成人脊柱性关节炎表现不同，按照成人标准对儿童进行分类是不准确的。由于该病疾病表型的显著异质性，因此很难制定分类标准[44]。事实上，ILAR 分类并没有将 JSpA 当做独立的类别[45]。JSpA 通常在 6 岁后发病，男童患病率较高（男女比例为 7：1），尽管女童可能因为疾病较轻和中轴骨骼受累少而漏诊[46]。在很多情况下，JSpA 最初被诊断为少关节型 JIA[20]。这些患者在青春期前很少出现骶髂关节炎，而通常表现为下肢关节炎及附着点炎[4]。JSpA 的关节表现包括髋关节和外周关节炎，以及最常见的下肢不对称性少关节炎。多达 1/3 的 JSpA 患儿将会明确发现跗骨炎，即距下关节和周围肌腱鞘炎。大约 25% 的 JSpA 患者在发病时出现多关节炎[44]。

尽管儿童表现为背痛及僵硬的可能性小，骶髂关节炎仍是 JSpA 中轴受累最常见的表现。相反，儿童可能存在定位模糊的臀部疼痛，腹股沟区疼痛或足跟痛。儿童 ERA 的一个亚型可在青春期进展为典型的成人 AS 的骶髂关节和脊柱炎症。这个进展在 HLA-B27 阳性且在确诊的 1 年内有脊柱或骶髂关节疼痛的男童中更多见[47]。此外，诊断时关节活动度及压痛附着点计数高、髋关节炎、C 反应蛋白升高、HLA-B27 阳性与骶髂关节炎相关[45]。影像学提示骶髂关节炎是成人强直性脊柱炎的诊断标准，然而在 JSpA 儿童中，影像学的诊断意义较小，因为骶髂关节炎是少见的症状。有趣的是，JSpA 患儿存在髋关节受累使其未来进展为骶髂关节炎的可能性升高 11 倍，然而存在手指炎却降低其进展为骶髂关节炎的可能性[48]。改良 Schober 试验可用于评估下腰椎的柔韧性，变化幅度小于 6cm 即为异常[49]。因为胸廓扩张度随着孩子的成长变化较大，所以需要连续的监测。在青春期，胸廓扩张度 < 5cm 都应被视为异常[1]。

有 60% ~ 80% 的 JSpA 患者中可出现附着点炎（肌腱连接部位的炎症），附着点炎是早期临床症状，与成人 AS 相比儿童更常见[1]。最常见的位置包括髌骨的下级（50%）、足底筋膜与跟骨（38%）、跖骨（22%）连接处，以及跟腱与跟骨连接处（22%）。此外，在髌骨的 2 点钟和 10 点钟位置、股骨大转子、

胫骨结节以及第五跖骨基底等处也可以发现附着点炎。JSpA 附着点炎的常见特征是：对称性、持续性和多灶性并有 25% 的可能性累及 > 3 个部位。附着点炎也可在过度使用及损伤状态下出现。因此，必需谨慎排除这些病因。现在，超声及全身 MRI 技术可观察到附着点炎[45]。

6% ~ 27% 的 JSpA 患者可发生急性前葡萄膜炎，其典型表现是急性发红的疼痛性眼病，为避免失明需立即就医[1,52,53]。前葡萄膜炎在 HLA-B27+ 的男童中更常见。合并心血管疾病虽然不常见，但在已经发展为 JSpA 的患者中可以很严重，据报道此病患者炎性主动脉瓣反流高达 10%[54]。已知亚临床肠道炎症与 JSpA 有关，多达 2/3 的患者的肠道表现与克罗恩病患者的病变相似[55]。粪便的钙卫蛋白可用于检测肠道炎症。儿童 IBD 相关性关节炎，可见两种不同的类型：①外周关节炎；②骶髂关节炎和脊柱炎，前者较后者多见。IBD 相关的关节炎特殊的临床表现包括杵状指、骨膜炎、结节性红斑、坏疽性脓皮病、骨质疏松症，以及比较少见的肥大性骨关节病。已证实外周关节炎活动与肠道疾病活动相关，而骶髂关节炎活动与后者不相关[49]。

反应性关节炎属于 JSpA，继发于胃肠道（如沙门菌、志贺菌、耶尔森菌、弯曲杆菌、艰难梭菌属）或泌尿生殖道（如衣原体或尿素原体）感染，而不是关节组织的急性感染。关节炎多为自限性，也可持续并转变为慢性的关节病[56]。除了关节炎，典型的反应性关节炎三联症还包括尿道炎和葡萄膜炎。前驱感染常在关节炎、附着点炎、关节外症状出现前 1 ~ 4 周发生。

HLA-B27 阳性率为 60% ~ 80%，因种族不同而存在差异[44]。血沉可轻度或显著增高，可有轻度贫血，但同时应该警惕患儿亚临床型 IBD 可能。RF 阴性，而 ANA 可为阳性。

JSpA 的鉴别诊断包括真正的感染性或感染后关节炎（病毒性、风湿热、链球菌感染后、莱姆病）。很多良性病变如毒性滑膜炎，儿童良性肢体疼痛（生长痛）以及恶性肿瘤，实体瘤均应考虑。骨科疾病如 Legg-Calvé-Perthes 病，下滑股骨头骨骺疾病，Osgood-Schlatter 病和不常见的风湿性疾病，如慢性非细菌性 / 复发性多灶性骨髓炎（CNO/CRMO），滑膜炎，痤疮，脓疱病，骨肥厚和骨髓炎（SAPHO）；川崎病和血管炎可有与 JSpA 类似的关节和关节外临

床表现。白塞病和家族性地中海热都有骶髂关节炎的特征，因此可能被误认为是 JspA[57]。最后，儿童严重的全身肌肉骨骼疼痛可能是肌腱端点痛而被误诊为附着点炎。

幼年银屑病关节炎

幼年银屑病关节炎（juvenile psoriatic arthritis，JPsA）最初定义为幼年起病，与银屑病相关且发生在银屑病病程中的关节炎。在没有特定排除的情况下，该定义已被扩大到不仅包括有明显银屑病皮疹的关节炎患者，也包括指（趾）甲病变者或有一级亲属患银屑病的关节炎患者[4,57,58]。JPsA 患者占 JIA 患者的 2 ~ 15%，女性发病率稍高，好发年龄呈双峰型（2 ~ 4 岁和 7 ~ 10 岁）[55,57,59,60]。这两个发病组存在显著差异，年幼组可能的特点包括 ANA 阳性、女童、伴有慢性虹睫炎，而年长组则更可能是 HLA-B27 阳性，伴有中轴关节疾病和附着点炎[55]。

银屑病通常在关节炎起病的 2 年内发生，对于大多数儿童来说，皮肤症状常紧随关节症状[1]。多达 80% 的患儿有典型的寻常型银屑病或斑块状银屑病特征：呈界限清楚的红斑伴鳞屑样皮损，好发于关节伸侧（肘、膝），头皮和躯干[61,62]。然而，小于 2 岁的幼儿，最常见的是银屑病性尿布疹[62]。此外，应评估的其他区域包括耳后发际、脐、腹股沟区和臀裂上部[1]。

因为 JPsA 的临床表现与 JIA 的多种亚型相似，没有一种特异的关节症状。关节受累可以是少关节型或多关节型，其中 55% ~ 70% 以少关节型起病（< 5 个关节），而其中 52% 可能会在平均 4.2 年之前进展为多 PsA[63]，曾被诊断为其他 JIA 亚型[63,64]。JIA 少关节型与起病时受累关节少于 5 个的 JPsA 在 ANA、HLA-B27 阳性率及眼葡萄膜炎发病率方面并无差异。起病时受累关节少于 5 个的 JPsA 较 JIA 少关节型的指（趾）甲炎的发病率更高，同时较多累及小关节，而较少累及大关节[57,65-67]。银屑病性关节炎的患儿急性期反应物可轻度增高，并可有轻度慢性病性贫血。然而，多达 1/3 的患儿并没有炎症相关的实验室证据。

全身型幼年特发性关节炎

全身型幼年特发性关节炎（systemic juvenile idiopathrc arthritis，sJIA）占全部 JIA 的 10% ~ 20%，特征性临床表现包括：发热、特征性皮疹、关节炎及显著增高的炎症因子。最近的研究确定了 sJIA 和其他亚型的生物学差异，包括固有免疫系统成分（特别是炎症因子 IL-1、IL-6、IL-18、中性粒细胞和单核 - 巨噬细胞），表明 sJIA 可能属于自身炎症性疾病谱[68,69]。

sJIA 可发生在任何年龄，小于 5 岁多见，2 岁为发病高峰[70,71]。少数情况下，可以发生在成人，称成人 Still 病，无明显性别倾向。本病具有明显的系统性症状，且常在起病时出现，多为主要的临床表现。关节炎可能不是临床首发症状，但关节痛和肌痛是起病时几乎都存在的[1]。典型的发热为高热，热峰 39.0℃ 以上，每天 1 次或每天 2 次，体温在发热间歇可降至正常。患儿发热时常烦躁不适，发热间歇恢复。80% 的患者发热时伴随一过性、位置不定、淡红色皮疹，有时为荨麻疹样斑疹（图 113-1）。皮疹形态位置多变，可发生在除面部以外的躯干、四肢等任何部位。皮疹可以是轻微的、分散的或弥漫性的，可融合成片。皮疹可通过 Koebner 现象引出是明确的诊断特征。

其他系统性特征包括淋巴结肿大、肝脾大、浆膜炎（胸腔 / 心包 / 腹腔）、头痛和咽痛。心包炎和心包积液是最常见的全身系统器官受累临床表现，发生率高达 36%。其中严重的危及生命的系统症状称为巨噬细胞活化综合征（macrophage activation syndrome，MAS），后面会更详细地讨论。sJIA 的关节炎可从最轻微的病变到少关节到多关节[70]，可有腱鞘炎和

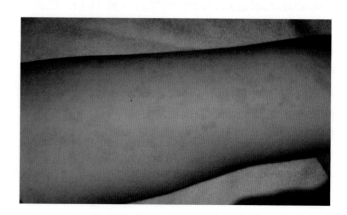

图 113-1   全身型幼年特发性关节炎的典型皮疹，直径 1 ~ 5 mm 扁平或轻微突起皮面的淡红色皮疹

滑膜囊肿，通常与全身症状的严重程度无相关性[72]。尽管全身表现最初可能是最严重的，但严重关节损伤是反复发病的结果，在生物靶向治疗应用前[73]，高达 1/3 的患者出现关节破坏和药物的不良反应，尤其是长期应用糖皮质激素出现的不良反应[1]。

sJIA 没有诊断性的检查，典型的实验室指标异常包括：炎症指标显著增高，白细胞、中性粒细胞增多，核左移，血小板增多，贫血。病情严重时肝转氨酶、醛缩酶、铁蛋白、纤维蛋白原和凝血系统异常是巨噬细胞活化综合征（MAS）的早期表现。ANA 或其他自身抗体很少存在。炎症因子基因表达谱已将 sJIA 区别于其他儿童发热性炎性疾病，并显示 SJIA 与 IL-1 抑制剂治疗的反应性相关，未来可能有更多特异性的检测[74,75]。

由于 sJIA 临床特点无特异性，诊断困难，所以应该做排除性诊断。感染、川崎病、恶性肿瘤及其他自身免疫性疾病均可有类似症状。因此，有必要通过适当的检查筛查感染和肿瘤，包括培养、骨髓穿刺和活检、尿香草扁桃酸（VMA）除外白血病和神经母细胞瘤。周期性发热综合征常误诊为 sJIA，但临床医生应对伴随的发热特点和固定皮疹进行鉴别。

特殊并发症：巨噬细胞活化综合征

约 10% 的 sJIA 患者会进展为危及生命的 MAS，30% 的患者症状较轻，如果治疗不当则可由轻型进展 MAS[74,76]。MAS 是见于风湿性疾病继发性或获得性嗜血细胞性淋巴组织细胞增生症（hemophagocytic lymphohistiocytosis，HLH）[77]。MAS 为 JIA 患者死亡的最主要原因，占 JIA 死亡率的 20% ～ 30%[78]。主要临床表现包括：持续高热、肝脾大、淋巴结肿大、严重的血细胞减少、肝功能异常、中枢神经系统受累（抽搐/昏迷）以及凝血功能障碍。血清铁蛋白常 > 10 000 ng/ml，凝血功能异常：凝血酶原和部分凝血酶时间延长，低纤维蛋白原血症，淤斑，黏膜出血，鼻出血和呕血。MAS 的先兆常为白细胞、血小板减少，ESR 下降，肝功能异常，血清铁蛋白升高和 D- 二聚体升高[76]。组织学上，绝大多数 MAS 患者可在骨髓象中见到高分化巨噬细胞的噬血现象，但这一现象对诊断并不敏感[79]。sJIA 合并 MAS 的新诊断标准具有良好的敏感性和特异性[80]。sJIA 并发的 MAS 无性别、年龄、种族倾向。半数 MAS 的发生与疾病活动相关，1/3 患者为感染诱发（细菌、真菌和寄生虫感染；EB 病毒、水痘病毒、柯萨奇病毒、细小病毒 B_{19}、甲型肝炎、沙门菌、肺孢子菌感染），少数与药物接触有关或原因不明[76]。另外，应用 IL-1 和 IL-6 抑制剂可以治疗发热及高铁蛋白血症，但使得某些时候诊断更加困难[81]。目前病理生理学方面原因包括炎症因子瀑布、T 细胞和巨噬细胞活化、自然杀伤因子和 CD8 细胞活性减低以及穿孔素低水平表达[82]。可溶性 IL-2Rα 受体和可溶性 CD163 在 MAS 时可成倍增加[83,84]。最近，在 sJIA 合并 MAS 时的患者中发现了 MEFV 基因杂合突变（通常出现在家族性地中海热和家族性噬血细胞综合征），而这些患者耐药性高[82,85]。

治疗

随着目前关节炎生物制剂的疗效增强，儿科风湿病学家对于关节炎的治疗目标是期望实现疾病完全缓解。数项研究结果表明在病程中通过积极治疗尽快达到疾病非活动期，可达到较好预后，如改善生活质量、缩短疾病活动期以及减少长期关节损伤[86]。通过严格的疾病活动度评估（如 JADAS）和对临床疾病的静止及疾病最小活动有效的定义，促进了"达标"的治疗方法[87,88]。本节讨论的治疗方案基于对目前最佳治疗方案的整合，包括了 ACR 发布的 JIA 治疗指南；基于严格的共识治疗方案的比较有效性研究[89]及随机对照实验（RCT）。除了研究治疗关节炎的新方法，还有几项研究评估了达到临床疾病非活动期降级治疗的最佳方案。两项研究表明，大约 18% ～ 60% 的多关节型 JIA 患者在停用抗 TNF 治疗后 6 个月再次发病[90,91]。一项研究表明，停药前达到临床疾病非活动期的时间不能预测疾病的复发。然而，甲氨蝶呤和阿达木单抗的使用与较低的复发率相关。停药前长期处于临床疾病非活动期的 JIA 患者，甲氨蝶呤停药后复发率较低（1 年后分别为 48% 和 58%）[92]。尽管很多 JIA 患者可通过药物治疗达到临床缓解，仍有很多患者在停药后 6 ～ 12 个月后复发。现在仍无可靠的预测复发的指标。

以下段落补充了本书前几章关于抗风湿治疗的描述以及药理学相关内容，提供了更加适用于 JIA 患儿的治疗方案。表 113-2 展示了药物、剂量、给药方式和安全监测建议。

表 113-2   幼年特发性关节炎常用药物 [93,125,139,140,145,163,307,308]

药物	标准剂量及用法	标准应用频率
阿巴西普 FDA 批准应用于 > 6 岁的多关节炎型 JIA 患者静点，> 2 岁皮下注射*	10 mg/kg（最大 1000 mg）静点 10 ~ < 25 kg：每周皮下注射 50 mg 25 ~ < 50 kg：每周皮下注射 87.5 mg > 50 kg：每周皮下注射 125 mg	0、2、4 周给予负荷量，后每 4 周应用 1 次
阿达木单抗 *FDA 批准应用于 ≥ 2 岁的多关节炎型 JIA 患者	24 mg/m² 皮下注射 10 ~ < 15 kg：皮下注射 10 mg 10 ~ < 30 kg：皮下注射 20 mg > 30 kg：40 mg 皮下注射	每 2 周 1 次（关节炎） 每周 1 次（葡萄膜炎）
阿那白滞素	1 ~ 4 mg/kg（最大量 100 mg）皮下注射	每天
卡那奴单抗 *FDA 批准应用于 ≥ 2 岁的全身型 JIA 患者	4 mg/kg（最大量 300 mg）皮下注射	每 4 周 1 次
赛妥珠单抗	成人类风湿关节炎起始剂量：400 mg 皮下注射 0、2、4 周给予负荷量，后维持剂量每次： a. 200 mg 皮下注射 b. 400 mg 皮下注射	每 2 周 1 次或每 4 周 1 次
环孢素	2 ~ 7 mg/kg/d 口服	每天 2 次
双氯芬酸	2 ~ 3 mg/(kg·d)（最大量 150 mg/d）口服	每天 2 ~ 4 次
依那西普 *FDA 批准应用于 ≥ 2 岁的多关节型 JIA 患者	0.8 mg/(kg·d)（最大量 50 mg）皮下注射 或每剂 0.4 mg/kg（最大量 25 mg）皮下注射	每周 1 次 每周 2 次
戈利木单抗	30 mg/m²（最大量 50 mg）皮下注射	每 4 周 1 次
布洛芬（≥ 6 月龄）	30 ~ 40 mg/(kg·d) 口服	每天 3 ~ 4 次
吲哚美辛	1 ~ 4 mg/(kg·d)	每天 2 ~ 4 次
英夫利昔单抗	5 ~ 10 mg/kg/ 剂静点	0、2、6 周给予负荷量，后每 4 周 1 次
来氟米特	10 ~ < 20 kg：10 mg 口服 20 ~ < 40 kg：15 mg 口服 > 40 kg：20 mg 口服	每天
美洛昔康	0.125 ~ 0.25 mg/kg（最大量 15 mg/d）口服	每天
甲氨蝶呤 *FDA 批准使用于 JIA	每次 15 mg/m² 或者 0.6 mg/kg，最大量 25 mg）口服或皮下注射	每周
萘普生（> 2 岁）	20 mg/(kg·d)（最大量 1 g/d）口服	每天 2 次
吡罗昔康	每次 0.2 ~ 0.4 mg/kg（最大量 20 mg/d）	每天
利纳西普*	负荷量 4.4 mg/kg（最大量 320 mg），后 2.2 mg/kg（最大量 160 mg）皮下注射	每周 1 次
利妥昔单抗	375 mg/m² 静点， 750 mg/m²（最大量 1000 mg）静点	每 4 周 1 剂， 或每 2 周 2 剂
司库奇尤单抗*	在早期实验中，儿童药物剂量仍未确定	每天 2 次
柳氮磺吡啶	50 mg/(kg·d)（最大量 2 g/d）口服	

续表

表 113-2　幼年型特发性关节炎常用药物[93,125,139,140,145,163,307,308]		
药物	标准剂量及用法	标准应用频率
舒林酸	4 ~ 6 mg/(kg·d)（最大量 400 mg/d）口服	每周 2 次
沙利度胺	每次 5 mg/kg 口服	每天
托珠单抗	全身型 JIA：< 30 kg：12 mg/kg 静点	全身型 JIA：每 2 周 1 次
*FDA 批准应用于全身型 JIA 患者及 ≥ 2 岁的多关节型 JIA 患者	≥ 30 kg：8 mg/kg 静点（最大量 800 mg） < 30 kg：每 2 周 162 mg 皮下注射 ≥ 30 kg：每周 162 mg 皮下注射 多关节型 JIA/ 葡萄膜炎：< 30 kg：10 mg/kg 　静点 ≥ 30 kg：8 mg/kg 静点（最大量 800 mg） < 30 kg：每 2 周 162 mg 皮下注射 ≥ 30 kg：每周 162 mg 皮下注射	多关节型 JIA/ 葡萄膜炎：每 4 周 1 次
托法替布	儿童计量标准尚未制定；临床试验根据体重应 　用 2 ~ 5 mg 每日 2 次	

药物安全监测推荐建议*

非甾体抗炎药
全血细胞、肝酶、血肌酐以及尿常规
　初次应用药物前或用药不久
　持续每天规律用药者每年复查约 2 次
　常规用药（3 ~ 4 天 / 周）可每年复查约 1 次

甲氨蝶呤
全血细胞、肝酶、血肌酐
　初始用药前
　初始用药后约 1 个月
　增加剂量后 1 ~ 2 个月
　如果上述结果正常且剂量维持不变可以每 3 ~ 4 个月复查 1 次

肿瘤坏死因子抑制剂
全血细胞、肝酶、血肌酐
　初始用药前
　每 3 ~ 6 个月复查 1 次
结核病的监测
　初始治疗前
　约每年复查 1 次（存在争议）

*ACR 尚未建立除 TNF 抑制剂以外的生物制剂的药物使用监测指南。需参考药物使用说明书的监测推荐建议。
ACR，美国风湿病联盟；FDA，美国食品与药品管理局；IV，静脉输注；poly，多关节；RA，类风湿关节炎；sJIA，全身型 JIA；SQ，皮下注射；SR，持续释放

非甾体抗炎药在儿童中的应用

　　非甾体抗炎药（NSAID）和（或）关节内激素注射是控制少关节型 JIA 疼痛和僵硬症状的一线用药。NSAID 不能改变 JIA 的自然病程，但通常被当做更加确定性疗法的辅助用药。通常，NSAID 仅作为低疾病活动度时初始治疗的单一疗法。如果疾病在 1 ~ 2 个月尚未得到控制，需要加用其他治疗[93]。

关节内激素注射

　　早期应用关节内激素注射疗法（intra-articular

Steroid Injections，IAS）预后良好[94]，IAS 可以长期控制单关节炎，特别是膝关节炎[95]。IAS 是否能作为持续型少关节型 JIA 的单一疗法还有待观察，因为未给药的关节也会发生关节炎，表明 IAS 疗法并未阻止关节炎进展到之前未受累的关节。在少关节型 JIA 的患者中，一项关于单用 IAS 治疗与 IAS 联合口服 MTX 治疗的随机对照研究提示两组的预后并没有显著差异，但事后分析表明，MTX 有助于延长 IAS 治疗的效果[96]。研究还表明，口服 MTX 不能阻止未受累关节的进展成为关节炎。

关节内注射己曲安奈德（triamcinolone hexacetonide，THA）的作用效果优于应用其他皮质激素［如曲安奈德（TA）］。关节内注射己曲安奈德（THA）可达到 4 个月的临床改善，而曲安奈德（TA）更短（1 ～ 2 个月）。如果关节炎复发，关节注射可以在 12 个月中重复应用 3 次。髋关节、骶髂关节（sacroiliac，SI）、颞颌关节（temporomandibular joint，TMJ）及距跟关节因关节较深，直接药物注射很难达到相应位置，可在超声及透视引导下进行注射。膝关节、踝关节以及腕关节多次进行 IAS 后不会改变平均软骨厚度[97]。对于年龄较小的儿童，IAS 需要在镇静或者全身麻醉下进行。ACR 的指南中推荐无论是否同时应用其他治疗、JIA 亚型、疾病活动度、预后因素或者是否存在关节的挛缩，均可应用 IAS 治疗活性关节炎[93]。

皮质类固醇激素在 JIA 患儿中的应用

通常来说，任何亚型的 JIA 全身应用皮质类固醇激素时都应十分慎重，即使是长期小剂量应用皮质类固醇激素，也会导致严重不良反应的发生。新的治疗方法如生物制剂减少了对于激素的依赖，和（或）减少了应用的剂量。这一点在 sJIA 中尤其明显，因为大剂量激素是严重全身症状的主要治疗措施。对于是否应用激素治疗 JIA 的滑膜炎目前尚存在争议[93]。随着确定性治疗的开始，系统性应用糖皮质激素仅用于症状缓解的桥梁。ACR 未建议常规应用糖皮质激素治疗多关节炎[93]。CARRA 共识治疗指南（CTPs）还提出在诊断时选择性使用泼尼松作为辅助治疗用药，并建议如果可能的话在 3 个月内减停[98]。

甲氨蝶呤

甲氨蝶呤（MTX）是一种安全有效的药物，是治疗 JIA 过程中最常应用的 DMARDs 药物[99,100]。一项包含所有亚型 JIA 的回顾性队列分析显示，评价使用 MTX 治疗 6 个月时预后的预测因素，其中最佳的预测因素是确诊 JIA 后加用 MTX 的时间，结果提示越早加用 MTX 预后越佳[101]。ACR 指南建议 MTX 应用最大剂量为 0.6 mg/kg，每周 1 次（相当于 15 mg/m²/w），最大剂量 25 mg/w）[93]。对于病情较轻的患者，低剂量 MTX [8 ～ 12.5 mg/（m²·k）口服或静脉注射]可能有效，且剂量的安全性相似[102]。在一项 JIA 患者应用 MTX 的队列研究中，大约 37% 的患者因无效面在 3 年后停用甲氨蝶呤或添加生物制剂[92]。多数儿童风湿病专家会给予叶酸 1 mg/d 口服。肝活检是非常规性检查[1]。对于 MTX 不耐受的患儿，可以使用来氟米特作为替代治疗[103,104]。尽管证据表明来氟米特的效果略低于 MTX，但柳氮磺吡啶（sulfasalazine，SSZ）和来氟米特可在 TNF 抑制剂治疗轻型疾病之前应用[105]。柳氮磺吡啶常用于 HLA-B27 相关关节炎和 JSpA 的治疗中。

生物制剂

肿瘤坏死因子抑制剂

TNF 抑制剂对任何亚型 JIA 患儿的多关节炎均有效，但是其在 sJIA 中效果较差[106]。一项随机对照试验结果显示，依那西普和阿达木单抗对存在多关节受累的 JIA 患者具有较高的疗效和安全性[107-115]。MTX 联合依那西普或阿达木单抗似乎比单用 TNF 抑制剂治疗更有效[114,116]。

英夫利昔单抗在随机对照临床试验中对多关节炎型 JIA 患者疗效与对照组相比无统计学差异[117]。然而，在成人中，较高剂量的英夫利昔单抗即 6 mg/kg 治疗效果优于 3 mg/kg[118]。随着时间推移，由于抗英夫利昔单抗的抗体产生导致药物的有效性降低，可以予更高剂量的英夫利昔单抗治疗。在成人治疗中显示，使用英夫利昔单抗联合低剂量 MTX 治疗，可降低其抗体产生的风险。

TNF 抑制剂戈利木单抗，在多关节型 JIA 治疗过程中取得了具有临床意义的进步，但是在一项双盲和随机停药的实验中未达到最初终点。一项关于培塞利珠单抗治疗多关节型 JIA 的多中心、开放标签实验目前正在进行中（Clinical Trials.gov NCT01550003）。

2009 年 8 月，美国食品与药品管理局发布了一个黑框警告，指出儿童和青少年因关节炎或 IBD 而接受 TNF 抑制剂治疗会增加癌症患病风险，尤其增加淋巴瘤的患病风险[120]。在儿童患者报道的使用 TNF 抑制剂所涉及的不良反应与成人的研究相似，包括严重感染、脱髓鞘疾病、视神经炎、注射部位反应或输液反应，以及自身免疫性疾病的进展。最近的一项队列研究显示，没有服用 MTX 或 TNF 抑制剂的 JIA 患儿仍有两倍患严重细菌感染的风险，需要进一步住院治疗。JIA 患儿使用 MTX 或 TNF 抑制剂的感染率没有增加，但使用大剂量类固醇（≥ 10 mg/d 泼尼松或同等剂量的类固醇）的感染率增加了 3 倍。在最近大多数（但不是所有）估算恶性肿瘤风险的流行病学研究中，JIA 患儿患恶性肿瘤风险较非 JIA 的儿童增加了 2 ~ 4 倍，而这与包括 TNF 抑制剂在内的治疗方案无明显相关性[121]。美国和欧洲致力于研究生物制剂可能出现的严重不良事件，并为此而建立了一个多中心的研究网络。

阿巴西普

FDA 批准阿巴西普单抗可应用于 6 岁以上的中到重度多关节型 JIA 患者。一项对多关节型 JIA 患者的随机对照研究表明，在既往对 DMARDs 或 TNF 抑制剂反应较差或耐受不良的患者中，静脉应用阿巴西普是安全有效的[122]。在为期 3 年的开放标签研究[123]和 7 年拓展研究[124]中，阿巴西普治疗持续有效。与 TNF 抑制剂相比，部分使用阿巴西普的患者需要更长的时间达到最佳反应（> 3 ~ 4 个月）[123]。一项三期开放标签、单组临床试验表明，多关节型 JIA 患者皮下应用阿巴西普单抗，在 24 个月后，患者症状有所好转，包括达到疾病非活动状态和 CRP 的下降[125]。

IL-1 抑制剂

阿那白滞素（Anakinra）是由内源性 IL-1 受体拮抗剂（IL-1Ra）衍生的第一个 IL-1 抑制剂。尽管阿那白滞素尚未被批准用于 JIA，但一系列研究表明其对 sJIA 有效[126-128]，提示可广泛应用于各种难治性 JIA。另外两种 IL-1 抑制剂卡那奴单抗（Canakinumab）和

利纳西普（Rilonacept）已上市，已有随机对照试验证实以上药物为 sJIA 高效及安全的药物[129,130]。卡那奴单抗是一个全人源的抗 IL-1B 单克隆抗体，每月应用一次，也是唯一被批准用于 JIA 的 IL-1 抑制剂。利纳西普是 IL-1 受体分子和 IgG 免疫球蛋白 Fc 段的融合蛋白，可以结合至 IL-1α、IL-1B、IL-1Ra，每 2 周给药 1 次。由于参与Ⅲ期临床试验的患者数量较少，而且总体上 sJIA 患者数量较少，与其他生物制剂相比，IL-1 抑制剂的安全性更加不确定。此外，sJIA 患者可有严重的疾病并发症，因此很难将治疗中主要严重不良事件归因于特定的治疗方案，而非基础疾病。目前尚未发现明确的结核、机会性感染、脱髓鞘疾病或恶性肿瘤，但仍需要更多的长期研究和更大样本量来评估实际的安全性问题。对于治疗通过炎症小体通路致病的单基因自身炎症性疾病来说，IL-1 的抑制是有效的。IL-1 抑制剂在秋水仙碱无效型 FMF 更有效[132]。

IL-6 抑制剂

托珠单抗在 sJIA 和多关节型 JIA 患者中具有很好的疗效，也被批准用于这两种亚型中[133,134]。与卡那奴单抗和利纳西普相似，托珠单抗对 sJIA 具有显著的疗效。在对多关节型 JIA 患者长达 2 年随访的随机对照研究中，托珠单抗与依那西普及阿达木单抗相似，对未经生物制剂治疗的患者及生物制剂难治性患者中均安全有效[107,135,136]。多关节受累患者使用 MTX 联合托珠单抗治疗比单独使用托珠单抗的治疗效果更佳。曾使用生物制剂治疗的患者较未经生物制剂治疗的患者，经托珠单抗治疗后的 ACR 治疗效果差，表现出更强的药物抵抗。在已有研究中，接受托珠单抗治疗的多关节型 JIA 患者，可出现感染、中性粒细胞减少及可逆性转氨酶升高，且存在低密度脂蛋白和胆固醇水平轻至中度的升高。在两项为期 52 周的对全身型和多关节型 JIA，皮下注射托珠单抗治疗的安全性和有效性研究的基础上，又进行了为期 3 年的长期开放标签扩展研究[137]。第二种 IL-6 抑制剂 Sarilumab 正在进行治疗 JIA 的前期临床试验中（Clinicaltrials.gov NCT02776735）。

其他药物和生物制剂

利妥昔单抗对于其他治疗反应不佳且具有持续难

治性或高疾病活动度患者是一种可选择的治疗方案，也可用于早期重型多关节炎的积极治疗[93,98,138]。

司库奇尤单抗是一种抗 IL-17A 的单克隆抗体，正在进行儿童 ERA 以及银屑病关节炎的临床试验（clinicaltrials.gov NCT03769168）。重组人 IL-18 结合蛋白，他德白介素 α（tadekinig alfa），已在治疗成人 Still 病中证实其安全性及有效性[139]，并正在儿童单基因自身炎症性疾病中进行临床试验（clinicaltrial.gov NCT03113760）。

JAK 抑制剂（如托法替布）目前仅被批准于成人 RA 的治疗，但已有一项已发布的关于活动性多关节型 JIA 的一期、开放标签、药代动力学的试验[140]。有 2 项正在进行中的 Ⅲ 期临床试验，以测试托法替布治疗多关节型 JIA 和全身型 JIA 的安全性及有效性。

生物仿制药

依那西普、英夫利昔单抗、阿达木单抗、利妥昔单抗的生物仿制药已上市，其他许多药物正在研发中。据美国 FDA 称，生物仿制药与原始药物相比，在安全性及有效性方面"没有明显的临床差异"[141]。生物仿制药缩短了常规监管审批流程，只要一个适应证通过等效性实验获得批准，那么其他原始药物的适应证也将获得批准[142]。因此，TNF 抑制剂的生物仿制药可以应用于多关节型 JIA，无需在 JIA 患者中进行生物仿制药与原始药物之间的临床对比实验。生物仿制药尚未在 JIA 患儿身上进行研究，但 FDA 推荐生物仿制药在儿童中展开研究。因为儿童与成人的药物效力学和药物动力学与成人不同，儿童药物代谢通常较快[141]。目前，只有前瞻性药物注册中有关于 JIA 患者应用生物仿制药的描述[144]。

幼年特发性关节炎各亚型的治疗

少关节型 JIA

对于有 4 个或更少关节受累的关节炎患者，通常采用阶梯式治疗的方法。对于疾病活动度低的患者，从 NSAID 和（或）IAS 开始治疗，如在 1 ～ 2 个月内无效，立刻升级为 MTX 治疗[93,145]。预后不良的特征包括髋关节或颈椎受累；踝关节或腕关节受累伴有高炎性指标；或影像学改变，如骨侵蚀和关节间隙狭窄，应积极使用 MTX 作为一线治疗[93]。

多关节型 JIA

对于存在 5 个或 5 个以上关节受累的 JIA 患者，除了 sJIA 亚型外（见 sJIA 节治疗），治疗方法是相似的。如果 NSAID 起始作为单药应用（无论是否应用 IAS），在疾病持续活动的 1 ～ 2 个月内应升级治疗[93]。多关节型 JIA 患者，如果为高疾病活动度状态，或者中度疾病活动度状态合并预后不良因素，一经确诊即应尽快进行 DMARDs 如 MTX 等作为治疗。提示预后不良的因素包括髋关节或颈椎关节关节炎、RF 或 ACPAs 阳性以及放射学损害[93]。如果持续使用 MTX 治疗 3 个月，疾病对 MTX 治疗反应不佳，仍具有中或高疾病活动度，则应根据 ACR 指南或 CARRA CTP 相应的"升阶梯"方案，增加 TNF 抑制剂治疗[93,98]。CARRA CTP 也提供了更加积极地治疗手段："早期联合应用"即 MTX 与生物制剂（任意一种 TNF 抑制剂，T 细胞共刺激因子抑制剂，IL-6 抑制剂，B 细胞抑制剂）或"仅用生物制剂"即应用任何一种生物制剂作为起始治疗方案。在经 TNF 抑制治疗 4 个月后，如果疾病仍为中或高活动度，ACR 指南建议改用另一种 TNF 抑制剂或另一种生物制剂，如阿巴西普[93,145]。然而，连续使用生物制剂，对疾病的治疗效果将减弱[146]。利妥昔单抗、托珠单抗、阿巴西普或各种类型 DMARDs 和生物制剂的不同组合均在 TNF 抑制剂反应治疗欠佳后被使用，并取得了不同程度的疗效[93,145]。

由于 RF 阳性的多关节型 JIA 患者与其他类型的 JIA 患者相比，慢性关节破坏的风险更高，因此这类患儿应该被认为属于更严重的疾病类别，即使持续低疾病活动度仍应尽早升级治疗[93]。

两项随机对照试验强调了多关节型早期采用积极治疗的重要性。2012 年，一项名为"早期强化治疗试验"（Trial of Early Aggressive Therapy，TREAT）的随机对照研究中比较了两种强化治疗手段（MTX、皮质类固醇和依那西普联合使用对比 MTX 单药）对确诊 1 年内、病情活动的多关节型 JIA 患者的疗效，发现 MTX、依那西普和泼尼松治疗组患者有改善的趋势，此研究还表明早期使用这两种强效治疗方案均可在治疗 6 个月后达到 CID[147]。本研究还提出了一个治疗窗口期即在确诊后越早开始治疗，6 个月达到 CID 的可能性越高 [优势比（OR）/ 月，1.3；$P < 0.01$][148,149]。然而，65% 的患儿无法维持 CID 超过 6 ～ 12 个月，

尤其是在药物减量的情况下[150]，这表明更长时间的治疗可能是有益的。第二项研究是一项开放标签、多中心随机对照试验，它比较了早期活动性多关节炎患者联合应用不同 DMARDs（MTX、SSZ 和羟氯喹）、MTX 联合英夫利昔单抗、及 MTX 单药的疗效。发现 MTX 联合应用英夫利昔单抗是最有效的治疗措施[151]。

幼年脊柱关节炎

迄今为止，关于 JSpA 的研究及试验相对较少[152-154]。最初，治疗基于疾病活动度，特别是有无存在骶髂关节炎。小样本量儿童和成人的研究表明对于存在严重症状或潜在关节损伤证据的患者（如骶髂关节破坏），TNF 抑制剂治疗是有效的[44,155-157]。一些对阿达木单抗和依那西普的药效评估的随机对照试验表明，生物制剂的应用可以减少疾病复发的概率，降低疾病活动度和减少患者的痛苦[45,152,158]。前文提到的 2011 年 ACR 对 JIA 的治疗推荐可以应用于 JspA，需要注意的是，活动性骶髂关节炎为预后不良因素，可能导致疾病的快速进展，因此应尽早使用生物制剂治疗[93]。除了 TNF 抑制剂，IL-17 抑制剂目前正被用于治疗成人脊柱性关节炎，并取得了早期有前景的效果，目前正在儿童中进行研究[159]。

幼年银屑病关节炎

目前只有两项开放标签的前瞻性研究验证了生物制剂对 JPsA 的疗效，两者均显示 3 个月内的治疗效果有所改善[134,160]。一项研究比较了 JPsA 患者与 JIA 少关节型患者和 JIA 多关节型患者的治疗方案，发现三者在 NSAID、MTX 和 TNF 抑制剂的使用上没有差异[66]。一般而言，JPsA 的治疗应遵循少关节炎或多关节炎患者的治疗方案。MTX 在儿童中对皮肤银屑病和关节炎都有益[61]。在患有更具侵袭性或中轴疾病的儿童中，TNF 抑制剂（其也已成功治疗银屑病）可显著减少骨质破坏[62,161,162]。

全身型幼年特发性关节炎

随着对自身免疫生物学的深入了解和对靶向生物制剂的潜在治疗作用的研究，sJIA 一直是研究的热点领域。本章讨论的 sJIA 的治疗方法参考了大量的研究和出版物，包括 2013 ACR 关于 sJIA 的指南、CTPs 中 sJIA 的部分[164,165]、发表的随机对照试验[130,133,166]。与其他 JIA 亚型相比，MTX 和 TNF 抑制剂对 sJIA 疗效欠佳，进一步证实了 sJIA 与其他 JIA 亚型的区别[33,71,106,168]。由于 sJIA 的发病和病程可因全身症状和滑膜炎的轻重程度不等，而且预测病程长短和病情严重程度的预测因子较少，因此治疗应由患者的一般状态和对治疗的反应决定，在必要时升级治疗[169]。轻度 sJIA，定义为全身症状轻，无器官受累，无滑膜炎，可以用抗炎剂量的 NSAID 成功治疗。特定 NSAID 对疾病的不同方面有效（如吲哚美辛可用于控制发热，缓解浆膜炎症状）。此外，如果只累及少数大关节，还可选择关节腔内激素注射。如果症状没有好转或恶化，还可应用 IL-1 和 IL-6 抑制剂作为二线用药[129,133,170,171]，避免大剂量应用糖皮质激素。

病情更加严重时常伴有持续高热、心肺症状、中重度贫血和炎症因子的明显增高，可应用糖皮质激素治疗，通常采用连续 3 天的甲泼尼龙静脉冲击治疗 [30 mg/（kg·d），最大剂量 1 g/d]，序贯口服糖皮质激素并逐渐减量[172]。IL-6 抑制剂（托珠单抗）和 IL-1 抑制剂（阿那白滞素、卡那奴单抗和利那西普）等较新的生物制剂已在临床试验中显示出对治疗 sJIA 非常有效[129,130,133,166]。在活动性 sJIA 中发现的 IL-1 和随后对 IL-1 抑制的反应证明其在 sJIA 发病机制中起重要作用[74,75,128]。MTX 和 TNF 抑制剂可能对关节症状明显的患者更有帮助[106,163]。已证实环孢素联合每月静脉输注免疫球蛋白能改善全身症状，并有助于激素减量。阿巴西普已用于治疗常规治疗无效的 sJIA 患者[173]。在一项阿巴西普治疗多关节型 JIA 的开放标签随机对照试验中，65% 初始诊断 sJIA 亚型的患者的治疗反应与该研究中其他 JIA 亚型存在差异[122]。有趣的是，最新发现的 II 型主要组织相容性复合体（MHC）与 sJIA 的相关性提示 T 细胞活化在致病中的作用，这对 MAS 和慢性滑膜炎的发病非常重要。对一些非常重的难治性病例应用了干细胞移植（stem cell transplantation，SCT）治疗，已在某些病例中取得相应疗效[174,175]。

MAS 的最佳治疗方法仍然存在很大争议。治疗应该是积极的，通常以大剂量糖皮质激素和 DMARDs 药物（如环孢素和 IL-1 抑制剂）作为初始治疗[77,176,177]。目前有一项随机对照试验（clinicaltrials.gov NCT02780583）

研究大剂量阿那白滞素治疗 sJIA 相关的 MAS。然而，MAS 也会出现在应用卡那奴单抗和托珠单抗的 sJIA 患者中，表明可能有其他因素促进 MAS 在 sJIA 中的发生。sJIA 患者体内 IL-18 含量高，高水平的 IL-18 和 γ 干扰素与 MAS 相关[82,178]。这些细胞因子正在成为潜在的治疗靶点。在一项研究中，近 50% 的患者显示对糖皮质激素单药治疗有效[78]。

如果患者对治疗无反应，可考虑静脉滴注丙种球蛋白（IVIG）、环孢素和依托泊苷[76,179,180]。然而，与家族性嗜血综合征（HLH）相比，sJIA 合并 MAS 的患者应用依托泊苷产生的骨髓抑制更加严重，所以药物的剂量应在与血液科会诊后调整。为了避免严重的骨髓抑制，可使用抗胸腺细胞球蛋白[77,182]。

幼年型特发性关节炎相关性葡萄膜炎的临床表现与管理

慢性前葡萄膜炎是 JIA 最常见的关节外表现，通常由于无症状而延迟诊断导致严重的视力并发症。在一个新发 JIA 患者的大型前瞻性队列研究中，前 5 年葡萄膜炎的发病率是每年 2.8%[183]。葡萄膜炎最常见于少关节型（17%～26%），RF 阴性多关节型 JIA（4%～25%）和 JPsA 患者（10%）。很少见于 RF 阳性多关节型 JIA 和 sJIA[23,184]。与 JIA 相同，葡萄膜炎的发病率有地理和种族的差异，北欧发病率高，非裔美国人和亚洲人发病率低[185-188]。尽管存在争议，通过越多和越早的应用 DMARDs 和生物制剂，葡萄膜炎的发病率可能有所下降，这仍需要进一步基于人群的研究证明。葡萄膜炎的患病率从 2002 年的 13%，下降到 2013 年的 11.6%[189]。葡萄膜炎的高危因素包括 ANA 阳性，6 岁前发病，病程 4 年以内，女童，少关节型 JIA，JPsA 亚型和 ESR 在发病时或随访时升高[190,191]。与男童相比，ANA 阳性和 JIA 发病年龄是女童更高的危险因素[186,192,193]。在疾病的早期单用 MTX 或联合应用依那西普或阿达木单抗，降低了葡萄膜炎发生的概率[191,194,195]。

慢性前葡萄膜炎是通常是非肉芽肿性、复发性炎症，常累及双侧，起病时多无症状，若未能早期诊断，会造成严重的视力减退，并随着时间恶化。长期不受控制的炎症会导致后粘连、带状角膜病变、白内障、继发性青光眼、黄斑水肿、低眼压、视网膜脱离和视神经水肿等疾病的发生，这些疾病都会导致不可逆的视力损伤。由于其起病隐匿，定期由经验丰富的眼科医师用裂隙灯进行筛查就显得尤为必要，如表 113-3 所示[185]。葡萄膜炎的治疗需要儿童风湿病专家与眼科专家密切合作。新诊断的患者理论上应该进行 6 周的观察监测[196]，这是由于在 JIA 诊断之初大约 30% 的病例已存在葡萄膜炎[182]，5%～10% 的葡萄膜炎发生于 JIA 诊断之前[197]。90% 的葡萄膜炎病例在确诊 JIA 后的前 4 年内诊断，成年后也有葡萄膜

表 113-3　JIA 患儿无症状葡萄膜炎眼科筛查频率的推荐*

JIA 分型，根据 ILAR 标准	ANA	发病年龄（岁）	病程（年）	眼科检查频率（月）
少关节型，RF 阴性多关节型，PsA，其他类型关节炎	+	≤ 6	≤ 4	3
	+	≤ 6	> 4	6
	+	≤ 6	≥ 7	12
	+	> 6	≤ 2	6
	+	> 6	> 2	12
	−	≤ 6	≤ 4	6
	−	≤ 6	> 4	12
	−	> 6	NA	12
附着点炎相关关节炎	NA	NA	NA	12
RF 阳性多关节型 JIA，全身型 JIA	NA	NA	NA	12

*葡萄膜炎患者应根据其葡萄膜炎病程进行眼科检查

ILAR，国际风湿病联盟；JIA，幼年特发性关节炎；NA，不适用；PsA，银屑病关节炎；RF，类风湿因子

炎的报道[185,198]。对于患有急性前葡萄膜炎的儿童，如在 JSpA 中可以看到的，葡萄膜炎通常症状明显，因此需要每年进行一次筛查。葡萄膜炎和关节炎的临床进程是不平行的。

鉴别诊断包括感染性因素，如结核、弓形虫病、巨细胞病毒感染、单纯疱疹病毒感染、梅毒、人类免疫缺陷病毒感染、莱姆病、猫抓病和真菌感染。葡萄膜炎可以继发于系统性疾病，如白塞病、结节病、自身炎症综合征、多发性硬化、肾小管间质性肾炎和葡萄膜炎综合征（tubulointerstitial nephritis and uveitis syndrome，TINU）以及 Vogt-Koyanagi-Harada 综合征。同样重要的是不要忽略淋巴瘤或视网膜母细胞瘤等恶性肿瘤的可能[190]。

葡萄膜炎治疗的目标是早发现，控制急性炎症和并发症，治疗基础的系统性疾病，使药物副作用降至最低，预防复发和保持视力。在不全身糖皮质激素且局部糖皮质激素 < 2 滴 / 天的情况下[199,200]，炎症应控制在每侧眼低于 0.5+ cell。由于缺乏 JIA 相关的对照研究，葡萄膜炎专家制定出了最佳治疗指南[199,201-203]，以供风湿病专家和眼科专家使用，包括 CARRA CTPs[200]。最初采用局部应用高效能糖皮质激素（如泼尼松）及散瞳剂来扩张瞳孔，防止虹膜粘连[204]。如果即将出现视力丧失、炎症重、眼压降低或黄斑水肿，可以使用眼部注射糖皮质激素或全身应用糖皮质激素。大约 40% 的患者葡萄膜炎仍然活动，若局部或全身糖皮质激素难以停用，则需要考虑替代方案以预防白内障和青光眼以及持续的炎症损伤[199,205]。通常首选 MTX[200,206-208]，MTX 治疗的有效率约为 74%[209]。在 MTX 使用 3 个月出现难治性炎症的情况下，TNF 抑制剂的单克隆抗体是有效的，并建议与 MTX 联用，而不是替代[200,210]。除了 MTX 治疗失败的患者，CARRA CTP 还推荐 MTX 不耐受的患者应用 TNF 抑制治疗。CARRA CTP 中建议的 TNF 抑制剂治疗包括：①每周应用阿达木单抗；②隔周应用阿达木单抗；③英夫利昔单抗每次 6 ～ 10 mg/kg（最大剂量每次 20 mg/kg）每 4 周 1 次[200]。英夫利昔单抗和阿达木单抗疗效几乎相当，而依那西普效果较差[210-219]。直到最近，才有两项关于在 MTX 难治性葡萄膜炎中使用阿达木单抗与安慰剂的随机对照试验，表明了阿达木单抗对患者有益[220-221]。有些研究提倡阿达木单抗效果优于英夫利昔单抗，因为持续临床缓解的可能性较高[214,222,223]。有一些报道研

究了皮下注射戈利木单抗 50 mg/w 用于治疗葡萄膜炎[224-226]。

在 MTX 和 TNF 抑制剂不能控制葡萄膜炎后，三线治疗的数据不足。SHAER 建议在一种 TNF 抑制剂无效后更换另一种[203]。其他免疫抑制剂包括硫唑嘌呤[199,227]和霉酚酸酯（MMF）[228,229]有效，环孢素的疗效很有限[230]。有一系列研究探索了阿巴西普（结果不一）[231-234]，托珠单抗（结果有效）[235-236]和利妥昔单抗（结果有效）治疗的疗效[237,238]。

在一项以人群为基础的研究中，通过免疫抑制治疗达到活动性葡萄膜炎缓解的概率从 2002 年的 30.6% 提高到了 2013 年的 65.3%[189]。目前还没有关于葡萄膜炎缓解后系统治疗需持续多长时间的研究。停药后葡萄膜炎的复发率很高，大多数发生在停药后的前两年[239-241]。停药后复发的风险随着以下因素而降低：用药后葡萄膜炎病情缓解的时间越长（> 2 年）、停药时儿童年龄大于 8 岁、在病程早期即开始治疗、开始治疗的年龄越小[240]。Simonini 的研究中包括了特发性葡萄膜炎和 JIA 相关葡萄膜炎的患者，表明如果患儿在开始应用系统性治疗的 6 个月内或者应用 TNF 抑制剂后葡萄膜炎达到非活动状态，患儿有很大可能性在停药后仍维持完全缓解状态[242]。目前，一些专家建议在逐渐减药之前，应用全身治疗 > 2 年，同时不局部使用糖皮质激素[203,239,240]。

葡萄膜炎并发症和视力低下的危险因素包括后粘连（图 113-2）、带状角膜溃疡和青光眼；口服糖皮质激素；活动性葡萄膜炎，尤其是 1+ 或更高级别的前房 cell；男性；非洲裔美国人和眼部手术史[243-245]。一项基于人群的研究表明，由于 DMARDs 和生物制剂的广泛应用，葡萄膜炎并发症（例如白内障、粘连和带状角膜病）的发生率从 2002 年的 33.6% 下降到 2013 年的 23.9%[189]。然而，从治疗成人 JIA 相关葡萄膜炎的专科医疗中心的数据来看，52% ～ 54% 的患者仍有持续活动性炎症，72% 的患者至少存在一种眼部并发症，28% ～ 33% 的患者有视力障碍[247,248]。

影像学

影像是 JIA 重要的诊断依据，有助于除外其他疾病，可用于监测疗效、疾病活动度并追踪关节损伤的证据。鉴于儿童正常生长过程中关节解剖结构变化这一独特特征，在影像学上发现儿童炎性关节炎是具有

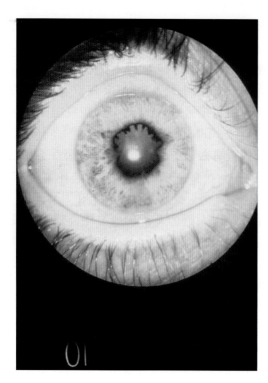

图 113-2　慢性前葡萄膜炎表现为虹膜后粘连，但却无明显的巩膜炎症

挑战性的。因为儿童的关节中有大量软骨，在平片显示骨侵蚀之前可能已经发生骨破坏。此外，正常的骨生长可能被误认为异常。可能由于慢性充血，儿童可见局部生长障碍，包括骨的过度生长，特别是在手和脚的小关节和膝关节。相反，骨骺融合过早可导致某些关节缩短，特别需注意的是 TMJ，可导致小下颌畸形[249-251]。有趣的是，成长中儿童的关节软骨具有独特的再生特性，研究表明，JIA 儿童的放射学关节损伤可以得到改善。[251]。

对于儿科患者来说关节保护十分重要，关节损伤可能与成人 RA 患者一样常见和严重，JIA 患者双侧髋关节损伤的风险更高[252]。对疾病的早期积极治疗需舍弃 X 线平片，转用对早期疾病活动更加敏感的其他成像方式[250]，例如 MRI 和超声。

不同的影像学方法对疾病的不同方面进行评估。传统的 X 线片很好地排除了创伤和骨科疾病，以及强直、关节错位、骨骺增大、过早融合和脊柱畸形等晚期疾病[249,253,254]。

超声检查因其非侵袭性、可靠、安全且相对便宜等特点，在儿童中广泛应用。但在儿童中却没有很好的标准。最近，发表了关于儿童髋关节、肩关节、手关节的超声诊断标准[255]。已证实超声在检测积液、滑膜厚度以及滑膜囊肿方面比平片更敏感。经验丰富的医生，还可看出软骨变薄和骨侵蚀。与健康对照组相比，所有 JIA 患者即使检查时没有活动性关节炎的迹象，也可以发现膝关节和腕关节的软骨厚度变薄。多关节型 JIA 和 sJIA 患者的软骨比少关节型 JIA 患者更薄[97]。此外，对临床缓解患者的超声评估表明，亚临床滑膜炎的存在提示了更高的疾病复发风险，因此可以更早地预测疾病活动。[256]。另一项研究表明，超声阳性患者比超声阴性患者的疾病复发的风险几乎高出 4 倍[257]。超声在评估髋、肩和肘的炎症性受累方面比其他临床检查更准确[258,259]。彩色多普勒超声能更方便地评估受累关节和肌腱的充血和缺血情况[260]。另外，超声还能用于评估滑膜增厚、关节积液、腱鞘炎、附着点炎和骨侵蚀。

MRI 是目前用于检测附着点炎、滑膜炎、骨髓水肿、骨破坏最敏感的影像学检查方法。然而，因其费用高及幼儿需要麻醉而受到一定限制。使用造影剂后有活力和坏死的部分能被精确区分[261]。然而，造影剂钆在儿童大脑中沉积造成的影响需进一步研究。儿童的 TMJ 关节、SI 关节和颈椎受累最好使用 MRI 进行评估。成人脊柱性关节炎国际评估协会（Adult Assessment of Spordyloarthritis International Society，ASAS）所定义的放射学关节炎在儿童中的检出率低[262]。在 MRI 上很容易看到滑膜的强化和增厚[263]，也可以测量血管翳的容积[264]。MRI 是评估 JIA 患者腕部骨侵蚀最敏感的成像方式，显示出的骨侵蚀数量是普通 X 线平片和超声检查的两倍多[265]。因为 MRI 的儿童标准仍在制定过程中，所以在分析儿童结果时必须谨慎。

2018 年的一篇系统综述发表了第一份 JIA 患者 X 线检查的建议，建议应根据结构损伤的风险来选择患者是否行 X 线片检查。对于少关节型 JIA 患者来说，起病时不建议行 X 线检查，仅建议持续关节受累大于 3 个月时行此项检查。对于多关节型 JIA，RF/ACPA+ 患者应常规行腕关节、手、足趾关节 X 线检查[266]。

关于长期预后方面，在 6 个月的随访中，MRI 结果阳性和 US 提示炎症的无症状患者有更大的可能性疾病复发[254]。此外，一项关于影像学损伤的长期预后研究表明，病程的 15 年时关节活动受限是病程 29 年时关节损伤最重要的预测因素[267]。

预后

通过更早、更积极的靶向治疗，JIA 的总体预后明显改善。在一项前瞻性队列研究中（ReACCh-Out），在确诊治疗的 2 年后，所有 JIA 患者无活动关节炎的概率＞78%。除 RF 阳性多关节型 JIA 外，所有亚型中疾病处于非活动期的可能性（无活动关节炎，无关节外表现，医生对疾病活动性的总体评估＜10 mm）＞70%。5 年内，除了 RF 阴性和 RF 阳性多关节型 JIA 患者，其他所有亚型达到疾病缓解的可能性（未应用治疗＞12 个月疾病处于非活动状态）是 46%-57%[268]。尽管采用新的诊断和治疗方案，JIA 仍可持续到成年，并导致显著的合并症、功能障碍、关节损伤、生长障碍、健康相关生活质量（Health-related Quality-life，HRQoL）的下降[269]、慢性疼痛[270]和经济困难[271]。尽管临床疾病处于非活动状态，JIA 患者的慢性疼痛依然存在[272]。低疾病活动度的病人也可存在（HRQoL）下降[273,274]。虽然大多数 JIA 患者可以通过治疗达到疾病非活动状态，但治疗时间和停药方式尚不确定。根据 JIA 亚组的不同，疾病缓解率存在显著差异[275]。疾病的复发是常见的，确定复发预测因素的工作仍在继续，已知的预测因素包括生物学标志物 S100A 蛋白[276]、高敏 CRP、性别、ANA 阳性、US 发现以及临床因素（例如疾病处于临床静止的时间）。尽管患者自身和患者之间存在广泛的差异，但早期发病的患儿和活动受限关节数更多的儿童，发展为长期功能性身体残疾的风险最高[277]。5 岁以下儿童在取得临床缓解方面的预后较差，与 ILAR 类别无关[275]。总体而言，尽管处于生物制剂时代，除了持续型少关节型和全身型 JIA 患者外，完全的无药缓解仍是困难的。在一项研究中，1/3 的患者成年后仍然需要持续使用平均 4.2 年的生物制剂[278]。

在 ReACCh-Out 队列研究中，研究人员确定了四个主要疾病过程：轻度（43.8% 的儿童）、中度（35.6%）、重度可控性（9%）和重度持续性（11.5%），JIA 分类、活动性关节炎的数量和诊断时的关节受累模式是严重疾病病程的最佳预测因素[279]。一项北欧基于人群的前瞻性队列研究中，22.9% 的患者在 7 年的随访过程中出现关节损伤[275]。

少关节型幼年特发性关节炎

在 ReACChOut 队列研究中，96% 的少关节型 JIA 患者处于疾病非活动期，57% 的患者在药物治疗 5 年后疾病达到缓解状态[268]。一般而言，少关节型的患者预后最好，66% ～ 80% 的患者达到临床缓解[275,280]。扩展型少关节型 JIA 患者通常遵循与 RF 阴性多关节型 JIA 有相似的慢性病程，活动性关节炎的持续时间更长[281]、侵袭性更强、发展为慢性残疾的风险更高[26]。21% ～ 50% 扩展型少关节型 JIA 患者在治疗后达到完全缓解[275,280]。41% ～ 45% 的持续型少关节型 JIA 患者和 47% ～ 56% 的扩展型少关节型 JIA 患者在服药或停药 2 年后出现复发[275,282]。在少关节型 JIA 患者中，预后不良和影像学损伤[283]与疾病活动的持续性和受累关节的蔓延有关，因此着重于对疾病活动的控制至关重要。

类风湿因子阴性的多关节型幼年特发性关节炎

类风湿因子阴性的多关节型 JIA 预后差别很大[22]，但整体预后似乎有所改善[38]。早期治疗效果是预示长期预后的重要标志。在疾病最初的 5 年内，至少一次非活动疾病的患者，可能关节损伤更少，功能性预后更好[284,285]。对称性关节炎及早期有手部受累预示着残疾和整体健康情况较差[285,286]。大约病程 5 年内 14%[268]，8 年内 28%[275] 及 30 年内 52%[280] 的患者将在停药后达到完全缓解。然而，39% ～ 52% 的患者在服用或停用药物 2 年后出现疾病复发[275,282]。

类风湿因子阳性的多关节型幼年特发性关节炎

患有类风湿因子阳性的多关节型 JIA 的儿童在所有 JIA 亚型中，关节预后最差，尤其是在生物治疗之前的时代，但即使采用现代疗法预后仍较差[38,268,287,288]。这种类型的关节炎可持续到成年，需要更积极地治疗，因为它可能导致严重的功能残疾。在最近一项关于生物制剂治疗的队列研究中，患者有 93% 的可能性可以达到疾病的非活动状态，但没有患者在停药 5 年后仍处于持续缓解状态[268]。在一项 30 年长期的随访预后研究中，17% 的患者能在停药后达到完全缓解[280]。在 ReACCh-Out 研究中，儿童

RF 阳性多关节型 JIA 患者中，在 1 年后有 33% 可能性疾病复发，在 2 年后疾病非活动的可能性为 52%[282]。放射学研究显示，疾病发作 9 年后，类风湿因子阳性的多关节型 JIA 患者相对于类风湿因子阴性多关节型 JIA（39%）、sJIA（63%）和少关节型 JIA（25%）患者更容易出现关节间隙变窄和骨侵蚀（75%）[283]。

幼年脊柱关节炎

对 JSpA 的远期预后研究尚不充分，但多达 40% 的患儿似乎进展为成人 AS。与成人 AS 相比，幼年起病的 AS 患者中轴严重受累较少见，但髋关节受累的更严重，功能障碍更严重[289,290]。TNF 抑制剂对严重的 JspA 和 AS 有效，在 TNF 抑制剂出现之前，病人的缓解率很低。根据一项研究，如果关节炎持续 5 年以上，缓解的可能仅有 17%[287]。与预后不良相关的因素包括：体重指数增加、踝关节炎、髋关节炎、骶髂关节炎、附着点炎和 HLA-B27 阳性[158]。尽管 TNF 抑制剂有助于控制炎症，有证据表明，它可能不会阻止 SI 关节的最终融合[291]。最近的研究还表明，JSpA 患者报告结局包括疼痛强度、身体功能和健康状况方面相对较差[44,292,293]。

幼年银屑病关节炎

因为 JPsA 亚型的异质性，其预后与受累关节类型相关。在一项研究中，JPsA 的关节侵袭较多关节型 JIA 少见（分别为 23% 和 46%）[58]。较早的报告指出，JPsA 疾病持续活动及关节活动受限多持续进展到成年。然而最新的队列研究中，预后似乎有所改善，多达 88% 的患者在治疗中达到疾病非活动期，50% 的患者在停止治疗后仍可达到非活动期[41,55,58,294]。这可能是近来积极使用免疫调节治疗的结果，因为多达 74% 的患者至少接受过一次 DMARDs 或生物制剂的治疗[57]。

全身型幼年特发性关节炎

sJIA 患者中 IL-1 和 IL-6 抑制剂的应用，在有效治疗全身和关节症状，以及预防关节炎和大剂量糖皮质激素造成的长期损害方面有着变革性的意义。在 RCT 研究中，IL-1 或 IL-6 抑制剂治疗的总体有效率

显示，50% ～ 90% 的患儿到达 ACR70 改善，30% ～ 50% 达到 CID。此外，30% ～ 50% 的患者可不应用糖皮质激素[133,166]。这些临床试验的参与者患有慢性活动性关节炎、有糖皮质激素依赖并对其他疗法治疗无效。生物制剂出现前 sJIA 的自然病程可能为：① 全身症状好转后出现更明显的持续性关节破坏；② 复发，其特点是全身症状爆发而 30% 可能关节症状轻微；或 ③ 单周期的，2 年内缓解[71,295]。考虑到 sJIA 的自然病程，这些临床试验结果尤其突出。病情较重的患者可在任和时候出现关节外症状的复发，尽管经过治疗，活动性关节炎仍可能持续到成年[295]。超过 50% 的患者应用糖皮质激素和多种 DMARDs 治疗[72]。sJIA 的死亡率高于其他亚型，主要因为 MAS 和应用免疫抑制剂所致的并发症[296]。淀粉样变曾是 sJIA 死亡的一个重要原因，但目前并不常见，主要是由于更积极的治疗使炎症得到更好的控制[1]。使用 IL-1 和 IL-6 抑制剂治疗前出现的严重生长延迟在使用生物制剂后显著减少，部分原因是糖皮质激素使用减少，以及全身炎症导致的生长延迟的减少[297]。

在应用 IL-6 和 IL-1 抑制剂治疗之前，sJIA 患者关节预后不良的因素包括起病 6 个月后仍有全身症状、血小板增多症、多发性关节炎伴髋关节受累[72,298,299]。目前，有几项正在进行的研究正在探讨是否存在预测哪些患者对 IL-1 和 IL-6 抑制剂反应更好的因素、开始应用抗细胞因子治疗的最佳时间，以及逐渐减少这些治疗的合适时机。MAS 可能会发生在应用 IL-1 和 IL-6 抑制剂治疗期间，提示这种疗法可能在治疗 MAS 方面不如治疗 sJIA 的其他症状那么有效[81,300]。

随着生物制剂的广泛应用，sJIA 患者的肺部疾病发生率增加，表现为间质性肺疾病和肺动脉高压，多个中心也报道出现肺泡蛋白沉积症[301]。肺部疾病的发生与抗细胞因子治疗或减少糖皮质激素应用之间的关系尚不清楚，但这是一个开放研究的课题。IL-1 或 IL-6 抑制剂治疗的 sJIA 和 MAS 患者中持续存在高水平的 IL-18，表明这种细胞因子可能导致了不同的临床表现[82]。IL-18 抑制剂和其他新疗法在下一代 sJIA 治疗方案中也许可以发挥作用。

对儿童患者应考虑的特殊因素

因为大多数骨骼形成和生长发生在 20 岁以前，儿童关节炎可导致显著的全身和局部肌肉骨骼畸形。

一些关节，例如膝关节，可能会增生，导致双下肢不等长，其他关节可能会缩短病导致生长延迟。TMJ 关节炎因其很难被发现和诊断所以常常被忽视，但可能影响颌面部发育，从而导致下颌退缩症，小颌畸形，面部不对称，张口受限，疼痛和咬合不正。由于检查标准和成像方式不同，JIA 中 TMJ 关节炎的患病率在 17% ~ 87% 之间[302]。单纯的 TMJ 关节炎可作为 JIA 最初累及的关节表现[303]，也可以在其他关节受累的同时作为非活动性关节炎存在[304]。TMJ 关节炎可发生在所有 JIA 亚型中，目前尚无明确的治疗指南[305]。

物理治疗（physiotherapy，PT）和作业治疗（occupational therapy，OT）在 JIA 患儿中起到至关重要的作用，包括范围运动、加固、保护关节和耐力。手部受累的患儿需要进行 OT 评估并提供有关书写和学校住宿的意见。患儿的疾病后期可能已经存在肢体屈曲痉挛，需要夹板固定和石膏固定。一些有明显双腿不等长的儿童（因为受累膝盖过度生长导致）可能需要一只鞋略抬起。不鼓励严格限制学校体育活动和运动，因为体力活动对康复和治疗有重要作用。然而，如果存在关节积液或关节不稳（例如，C_1/C_2 寰枢椎半脱位），应限制碰撞性的运动。建议针对患者自身耐受性调整体育课和活动。受教育是孩子的主要工作，努力让孩子上学对社会和情感的成长至关重要。儿童对疼痛程度的描述可能不准确，因此，体格检查对于了解疾病的真实程度非常重要。慢性炎症也会影响儿童的生长，因此将患儿生长迟缓作为疾病活动的一项标志，必须保持警惕。生长发育迟缓是多关节型 JIA 和 sJIA 患者共同面对的重要问题，TNF 抑制剂确实可以改善生长迟缓[306]。青春期儿童开始独立思考，但严重依赖同伴的影响，这是一个非常危险的关键时刻，因为会有一些冲动的决定，如停药或拒绝治疗。

结论

现代 JIA 治疗已经显著减轻了疾病的长期负担，但需要早期识别、诊断和积极治疗以缓解疾病活动。儿童有巨大的成长和发展空间来修复和恢复身体功能，这对儿童风湿病学家有利。新的生物疗法的出现、基础研究向治疗策略的快速转化以及多中心研究网络的协作应该继续，以改善关节炎患儿的预后。

Full references for this chapter can be found on ExpertConsult.com.

部分参考文献

1. Petty RE, Laxer RM, Lindsley CB, et al.: *Textbook of Pediatric Rheumatology,* 7th edition, Philadelphia, PA, Elsevier, 2016.
2. Oberle EJ, Harris JG, Verbsky JW: Polyarticular juvenile idiopathic arthritis—epidemiology and management approaches, *Clin Epidemiol* 6:379–393, 2014.
3. Sullivan KE: Pathogenesis of pediatric rheumatologic diseases, *Pediatr Clin North Am* 65(4):639–655, 2018.
4. Petty RE, Southwood TR, Manners P, et al.: International League of Associations for Rheumatology classification of juvenile idiopathic arthritis: second revision, Edmonton, 2001, *J Rheumatol* 31(2):390–392, 2004.
7. Nigrovic PA, Raychaudhuri S, Thompson SD: Review: genetics and the classification of arthritis in adults and children, *Arthritis Rheum* 70(1):7–17, 2018.
9. McIntosh LA, Marion MC, Sudman M, et al.: Genome-Wide Association meta-analysis reveals novel juvenile idiopathic arthritis susceptibility loci, *Arthritis Rheum* 69(11):2222–2232, 2017.
10. Barnes MG, Grom AA, Thompson SD, et al.: Biologic similarities based on age at onset in oligoarticular and polyarticular subtypes of juvenile idiopathic arthritis, *Arthritis Rheum* 62(11):3249–3258, 2010.
11. van den Broek T, Hoppenreijs E, Meerding J, et al.: Cytokine profiling at disease onset: support for classification of young antinuclear antibody-positive patients as a separate category of juvenile idiopathic arthritis, *Ann Rheum Dis* 74:470–472, 2015.
12. Ravelli A, Felici E, Magni-Manzoni S, et al.: Patients with antinuclear antibody-positive juvenile idiopathic arthritis constitute a homogeneous subgroup irrespective of the course of joint disease, *Arthritis Rheum* 52(3):826–832, 2005.
13. Ravelli A, Varnier GC, Oliveira S, et al.: Antinuclear antibody-positive patients should be grouped as a separate category in the classification of juvenile idiopathic arthritis, *Arthritis Rheum* 63(1):267–275, 2011.
14. Eng SWM, Duong TT, Rosenberg AM, BBOP Research Consortia, et al.: The biologic basis of clinical heterogeneity in juvenile idiopathic arthritis, *Arthritis Rheum* 66(12):3463–3475, 2014.
15. Martini A, Ravelli A, Avcin T, et al.: Toward new classification criteria for juvenile idiopathic arthritis: first steps, Pediatric Rheumatology International Trials Organization International Consensus, *J Rheumatol* 46:190–197, 2019.
16. Martini A: Are the number of joints involved or the presence of psoriasis still useful tools to identify homogeneous disease entities in juvenile idiopathic arthritis? *J Rheumatol* 30(9):1900–1903, 2003.
17. Ferrell EG, Ponder LA, Minor LS, et al.: Limitations in the classification of childhood-onset rheumatoid arthritis, *J Rheumatol* 41(3):547–553, 2014.
21. Crayne CB, Beukelman T: Juvenile idiopathic arthritis: Oligoarthritis and Polyarthritis, *Pediatr Clin North Am* 65(4):657–674, 2018.
22. Ravelli A, Martini A: Juvenile idiopathic arthritis, *Lancet* 369(9563):767–778, 2007.
23. Macaubas C, Nguyen K, Milojevic D, et al.: Oligoarticular and polyarticular JIA: epidemiology and pathogenesis, *Nat Rev Rheumatol* 5(11):616–626, 2009.
26. Guillaume S, Prieur A-M, Coste J, et al.: Long-term outcome and prognosis in oligoarticular-onset juvenile idiopathic arthritis, *Arthritis Rheum* 43(8):1858–1865, 2000.
27. Hofer MF, Mouy R, Prieur AM: Juvenile idiopathic arthritides evaluated prospectively in a single center according to the Durban

criteria, *J Rheumatol* 28(5):1083–1090, 2001.

28. Felici E, Novarini C, Magni-Manzoni S, et al.: Course of joint disease in patients with antinuclear antibody-positive juvenile idiopathic arthritis, *J Rheumatol* 32(9):1805–1810, 2005.

29. Al-Matar MJ, Petty RE, Tucker LB, et al.: The early pattern of joint involvement predicts disease progression in children with oligoarticular (pauciarticular) juvenile rheumatoid arthritis, *Arthritis Rheum* 46(10):2708–2715, 2002.

30. Petty RE, Cassidy JT, Sullivan DB: Clinical correlates of antinuclear antibodies in juvenile rheumatoid arthritis, *J Pediatr* 83(3):386–389, 1973.

33. Martini A, Lovell DJ: Juvenile idiopathic arthritis: state of the art and future perspectives, *Ann Rheum Dis* 69(7):1260–1263, 2010.

35. Griffin TA, Barnes MG, Ilowite NT, et al.: Gene expression signatures in polyarticular juvenile idiopathic arthritis demonstrate disease heterogeneity and offer a molecular classification of disease subsets, *Arthritis Rheum* 60(7):2113–2123, 2009.

38. Ringold S, Seidel KD, Koepsell TD, et al.: Inactive disease in polyarticular juvenile idiopathic arthritis: current patterns and associations, *Rheumatology* 48(8):972–977, 2009.

44. Tse SML, Laxer RM: New advances in juvenile spondyloarthritis, *Nat Rev Rheumatol* 8(5):269–279, 2012.

45. Weiss PF, Colbert RA: Juvenile spondyloarthritis: a distinct Form of juvenile arthritis, *Pediatr Clin North Am* 65(4):675–690, 2018.

47. Burgos-Vargas R, Vázquez-Mellado J, Cassis N, et al.: Genuine ankylosing spondylitis in children: a case-control study of patients with early definite disease according to adult onset criteria, *J Rheumatol* 23(12):2140–2147, 1996.

48. Scofield RH, Sestak AL: Juvenile spondyloarthropathies, *Curr Rheumatol Rep* 14(5):395–401, 2012.

51. Weiss PF, Klink AJ, Behrens EM, et al.: Enthesitis in an inception cohort of enthesitis-related arthritis, *Arthritis Care Res* 63(9):1307–1312, 2011.

52. Burgos-Vargas R, Rudwaleit M, Sieper J: The place of juvenile onset spondyloarthropathies in the Durban 1997 ILAR classification criteria of juvenile idiopathic arthritis. International League of Associations for Rheumatology, *J Rheumatol* 29(5):869–874, 2002.

53. Kotaniemi K, Arkela-Kautiainen M, Haapasaari J, et al.: Uveitis in young adults with juvenile idiopathic arthritis: a clinical evaluation of 123 patients, *Ann Rheum Dis* 64(6):871–874, 2005.

55. Stoll ML, Punaro M: Psoriatic juvenile idiopathic arthritis: a tale of two subgroups, *Curr Opin Rheumatol* 23(5):437–443, 2011.

56. Azouz EM, Duffy CM: Juvenile spondyloarthropathies: clinical manifestations and medical imaging, *Skeletal Radiol* 24(6):399–408, 1995.

57. Stoll ML, Zurakowski D, Nigrovic LE, et al.: Patients with juvenile psoriatic arthritis comprise two distinct populations, *Arthritis Rheum* 54(11):3564–3572, 2006.

58. Flatø B, Lien G, Smerdel-Ramoya A, et al.: Juvenile psoriatic arthritis: Longterm outcome and differentiation from other subtypes of juvenile idiopathic arthritis, *J Rheumatol* 36(3):642–650, 2009.

60. Krumrey-Langkammerer M, Häfner R: Evaluation of the ILAR criteria for juvenile idiopathic arthritis, *J Rheumatol* 28(11):2544–2547, 2001.

63. Butbul Aviel Y, Tyrrell P, Schneider R, et al.: Juvenile Psoriatic Arthritis (JPsA): juvenile arthritis with psoriasis? *Pediatr Rheumatol Online J* 11(1):11, 2013.

64. Southwood TR, Petty RE, Malleson PN, et al.: Psoriatic arthritis in children, *Arthritis Rheum* 32(8):1007–1013, 1989.

65. Huemer C, Malleson PN, Cabral DA, et al.: Patterns of joint involvement at onset differentiate oligoarticular juvenile psoriatic arthritis from pauciarticular juvenile rheumatoid arthritis, *J Rheumatol* 29(7):1531–1535, 2002.

66. Butbul YA, Tyrrell PN, Schneider R, et al.: Comparison of patients with juvenile psoriatic arthritis and nonpsoriatic juvenile idiopathic arthritis: how different are they? *J Rheumatol* 36(9):2033–2041, 2009.

67. Stoll ML, Nigrovic PA, Gotte AC, et al.: Clinical comparison of early-onset psoriatic and non-psoriatic oligoarticular juvenile idiopathic arthritis, *Clin Exp Rheumatol* 29(3):582–588, 2011.

68. Ombrello MJ, Arthur VL, Remmers EF, et al.: Genetic architecture distinguishes systemic juvenile idiopathic arthritis from other forms of juvenile idiopathic arthritis: clinical and therapeutic implications, *Ann Rheum Dis* 76(5):906–913, 2017.

69. Mellins ED, Macaubas C, Grom AA: Pathogenesis of systemic juvenile idiopathic arthritis: some answers, more questions, *Nat Rev Rheumatol* 7(7):416–426, 2011.

71. Woo P: Systemic juvenile idiopathic arthritis: diagnosis, management, and outcome, *Nat Clin Pract Rheumatol* 2(1):28–34, 2006.

75. Pascual V, Allantaz F, Arce E, et al.: Role of interleukin-1 (IL-1) in the pathogenesis of systemic onset juvenile idiopathic arthritis and clinical response to IL-1 blockade, *J Exp Med* 201(9):1479–1486, 2005.

76. Minoia F, Davì S, Horne A, et al.: Clinical features, treatment, and outcome of macrophage activation syndrome complicating systemic juvenile idiopathic arthritis, *Arthritis Rheum* 66(11):3160–3169, 2014.

77. Schulert GS, Grom AA: Pathogenesis of macrophage activation syndrome and potential for cytokine-directed therapies, *Annu Rev Med* 66:145–159, 2015.

78. Kelly A, Ramanan AV: Recognition and management of macrophage activation syndrome in juvenile arthritis, *Curr Opin Rheumatol* 19(5):477–481, 2007.

80. Ravelli A, Minoia F, Davì S, et al.: 2016 Classification criteria for macrophage activation syndrome complicating systemic juvenile idiopathic arthritis: a European League against rheumatism/American college of rheumatology/paediatric rheumatology international trials Organisation Collaborative Initiative, *Ann Rheum Dis* 75(3):481–489, 2016.

81. Schulert GS, Minoia F, Bohnsack J, et al.: Effect of biologic therapy on clinical and laboratory features of macrophage activation syndrome associated with systemic juvenile idiopathic arthritis, *Arthritis Care Res* 70(3):409–419, 2018.

82. Yasin S, Schulert GS: Systemic juvenile idiopathic arthritis and macrophage activation syndrome: update on pathogenesis and treatment, *Curr Opin Rheumatol* 30(5):514–520, 2018.

83. Grom AA, Mellins ED: Macrophage activation syndrome: advances towards understanding pathogenesis, *Curr Opin Rheumatol* 22(5):561–566, 2010.

86. Ravelli A, Consolaro A, Horneff G, et al.: Treating juvenile idiopathic arthritis to target: recommendations of an international task force, *Ann Rheum Dis* 77(6):819–828, 2018.

87. Consolaro A, Bracciolini G, Ruperto N, et al.: Remission, minimal disease activity, and acceptable symptom state in juvenile idiopathic arthritis: defining criteria based on the juvenile arthritis disease activity score, *Arthritis Rheum* 64(7):2366–2374, 2012.

88. Consolaro A, Negro G, Chiara Gallo M, et al.: Defining criteria for disease activity states in nonsystemic juvenile idiopathic arthritis based on a three-variable juvenile arthritis disease activity score, *Arthritis Rheum* 66(11):1703–1709, 2014.

89. Ringold S, Nigrovic PA, Feldman BM, et al.: The childhood arthritis and rheumatology Research Alliance consensus treatment plans: toward Comparative effectiveness in the pediatric Rheumatic diseases, *Arthritis Rheum* 70(5):669–678, 2018.

90. Lovell DJ, Johnson AL, Huang B, et al.: Risk, Timing, and predictors of disease flare after discontinuation of anti-tumor necrosis factor therapy in children with polyarticular forms of juvenile idiopathic arthritis with Clinically inactive disease, *Arthritis Rheum* 70(9):1508–1518, 2018.

91. Aquilani A, Marafon DP, Marasco E, et al.: Predictors of flare following etanercept withdrawal in patients with rheumatoid factor–negative juvenile idiopathic arthritis who reached remission while taking medication, *J Rheumatol* 45(7):956–961, 2018.

92. Klotsche J, Minden K, Niewerth M, et al.: Time spent in inactive disease before MTX withdrawal is relevant with regard to

the flare risk in patients with JIA, *Ann Rheum Dis* 77(7):996–1002, 2018.

93. Beukelman T, Patkar NM, Saag KG, et al.: 2011 American College of Rheumatology recommendations for the treatment of juvenile idiopathic arthritis: initiation and safety monitoring of therapeutic agents for the treatment of arthritis and systemic features, *Arthritis Rheum* 63(4):465–482, 2011.

98. Ringold S, Weiss PF, Colbert RA, et al.: Childhood Arthritis and Rheumatology Research Alliance consensus treatment plans for new-onset polyarticular juvenile idiopathic arthritis, *Arthritis Care Res* 66(7):1063–1072, 2014.

100. Giannini EH, Brewer EJ, Kuzmina N, et al.: Methotrexate in resistant juvenile rheumatoid arthritis. Results of the U.S.A.-U.S.S.R. double-blind, placebo-controlled trial. The Pediatric Rheumatology Collaborative Study Group and The Cooperative Children's Study Group, *N Engl J Med* 326(16):1043–1049, 1992.

101. Albers HM, Wessels JAM, van der Straaten RJHM, et al.: Time to treatment as an important factor for the response to methotrexate in juvenile idiopathic arthritis, *Arthritis Rheum* 61(1):46–51, 2009.

110. Giannini EH, Ilowite NT, Lovell DJ, et al.: Long-term safety and effectiveness of etanercept in children with selected categories of juvenile idiopathic arthritis, *Arthritis Rheum* 60(9):2794–2804, 2009.

111. Southwood TR, Foster HE, Davidson JE, et al.: Duration of etanercept treatment and reasons for discontinuation in a cohort of juvenile idiopathic arthritis patients, *Rheumatology* 50(1):189–195, 2011.

114. Lovell DJ, Ruperto N, Goodman S, et al.: Adalimumab with or without methotrexate in juvenile rheumatoid arthritis, *N Engl J Med* 359(8):810–820, 2008.

121. Beukelman T, Xie F, Chen L, et al.: Risk of malignancy associated with paediatric use of tumour necrosis factor inhibitors, *Ann Rheum Dis* 77(7):1012–1016, 2018.

129. Ruperto N, Quartier P, Wulffraat N, et al.: A phase II, multicenter, open-label study evaluating dosing and preliminary safety and efficacy of canakinumab in systemic juvenile idiopathic arthritis with active systemic features, *Arthritis Rheum* 64(2):557–567, 2012.

133. De Benedetti F, Brunner HI, Ruperto N, et al.: Randomized trial of tocilizumab in systemic juvenile idiopathic arthritis, *N Engl J Med* 367(25):2385–2395, 2012.

134. Brunner HI, Ruperto N, Zuber Z, et al.: Efficacy and safety of tocilizumab in patients with polyarticular-course juvenile idiopathic arthritis: results from a phase 3, randomised, double-blind withdrawal trial, *Ann Rheum Dis* 74(6):1110–1117, 2015.

145. Zhao Y, Wallace C: Judicious use of biologicals in juvenile idiopathic arthritis, *Curr Rheumatol Rep* 16(11):454, 2014.

147. Wallace CA, Ruperto N, Giannini E: Childhood Arthritis and Rheumatology Research Alliance, Pediatric Rheumatology International Trials Organization, Pediatric Rheumatology Collaborative Study Group. Preliminary criteria for clinical remission for select categories of juvenile idiopathic arthritis, *J Rheumatol* 31(11):2290–2294, 2004.

148. Wallace CA, Giannini EH, Spalding SJ, et al.: Trial of early aggressive therapy in polyarticular juvenile idiopathic arthritis, *Arthritis Rheum* 64(6):2012–2021, 2012.

149. Wallace CA, Giannini EH, Spalding SJ, et al.: Clinically inactive disease in a cohort of children with new-onset polyarticular juvenile idiopathic arthritis treated with early aggressive therapy: time to achievement, total duration, and predictors, *J Rheumatol* 41(6):1163–1170, 2014.

150. Wallace CA, Ringold S, Bohnsack J, et al.: Extension Study of Participants from the Trial of Early Aggressive Therapy in Juvenile Idiopathic Arthritis, *J Rheumatol* 41(12):2459–2465, 2014.

151. Tynjälä P, Vähäsalo P, Tarkiainen M, et al.: Aggressive combination drug therapy in very early polyarticular juvenile idiopathic arthritis (ACUTE-JIA): a multicentre randomised open-label clinical trial, *Ann Rheum Dis* 70(9):1605–1612, 2011.

163. Ringold S, Weiss PF, Beukelman T, et al.: 2013 update of the 2011 American College of Rheumatology recommendations for the treatment of juvenile idiopathic arthritis: recommendations for the medical therapy of children with systemic juvenile idiopathic arthritis and tuberculosis screening among children receiving biologic medications, *Arthritis Rheum* 65(10):2499–2512, 2013.

164. DeWitt EM, Kimura Y, Beukelman T, et al.: Consensus treatment plans for new-onset systemic juvenile idiopathic arthritis, *Arthritis Care Res* 64(7):1001–1010, 2012.

165. Kimura Y, Morgan DeWitt E, Beukelman T, et al.: Adding Canakinumab to the Childhood Arthritis and Rheumatology Research Alliance Consensus Treatment Plans for Systemic Juvenile Idiopathic Arthritis: Comment on the Article by DeWitt et al: Letters, *Arthritis Care Res* 66(9):1430–1431, 2014.

166. Ruperto N, Brunner HI, Quartier P, et al.: Two randomized trials of canakinumab in systemic juvenile idiopathic arthritis, *N Engl J Med* 367(25):2396–2406, 2012.

169. Lee JJY, Schneider R: Systemic Juvenile Idiopathic Arthritis, *Pediatr Clin North Am* 65(4):691–709, 2018.

171. Vastert SJ, de Jager W, Noordman BJ, et al.: Effectiveness of First-Line Treatment With Recombinant Interleukin-1 Receptor Antagonist in Steroid-Naive Patients With New-Onset Systemic Juvenile Idiopathic Arthritis: Results of a Prospective Cohort Study: First-Line Treatment With Recombinant IL-1Ra in New-Onset Systemic JIA, *Arthritis Rheum* 66(4):1034–1043, 2014.

176. Vastert SJ, Kuis W, Grom AA: Systemic JIA: new developments in the understanding of the pathophysiology and therapy, *Best Pract Res Clin Rheumatol* 23(5):655–664, 2009.

183. Lee JJY, Duffy CM, Guzman J, et al.: Prospective Determination of the Incidence and Risk Factors of New-Onset Uveitis in Juvenile Idiopathic Arthritis: The Research in Arthritis in Canadian Children Emphasizing Outcomes Cohort, *Arthritis Care Res (Hoboken)* 71(11):1436–1443, 2019.

184. Saurenmann RK, Levin AV, Feldman BM, et al.: Prevalence, risk factors, and outcome of uveitis in juvenile idiopathic arthritis: a long-term followup study, *Arthritis Rheum* 56(2):647–657, 2007.

185. Heiligenhaus A, Niewerth M, Ganser G, et al.: German Uveitis in Childhood Study Group. Prevalence and complications of uveitis in juvenile idiopathic arthritis in a population-based nation-wide study in Germany: suggested modification of the current screening guidelines, *Rheumatology* 46(6):1015–1019, 2007.

191. Tappeiner C, Klotsche J, Sengler C, et al.: Risk Factors and Biomarkers for the Occurrence of Uveitis in Juvenile Idiopathic Arthritis: Data From the Inception Cohort of Newly Diagnosed Patients With Juvenile Idiopathic Arthritis Study, *Arthritis Rheum* 70(10):1685–1694, 2018.

194. Tappeiner C, Schenck S, Niewerth M, et al.: Impact of Anti-inflammatory Treatment on the Onset of Uveitis in Juvenile Idiopathic Arthritis: Longitudinal Analysis From a Nationwide Pediatric Rheumatology Database, *Arthritis Care Res* 68(1):46–54, 2016.

199. Heiligenhaus A, Michels H, Schumacher C, et al.: Evidence-based, interdisciplinary guidelines for anti-inflammatory treatment of uveitis associated with juvenile idiopathic arthritis, *Rheumatol Int* 32(5):1121–1133, 2012.

200. Angeles-Han ST, Lo MS, Henderson LA, et al.: Childhood Arthritis and Rheumatology Research Alliance consensus treatment plans for juvenile idiopathic arthritis-associated and idiopathic chronic anterior uveitis, *Arthritis Care Res (Hoboken)* 71(4):482–491, 2019.

219. Simonini G, Druce K, Cimaz R, et al.: Current evidence of anti-tumor necrosis factor α treatment efficacy in childhood chronic uveitis: a systematic review and meta-analysis approach of individual drugs, *Arthritis Care Res* 66(7):1073–1084, 2014.

220. Ramanan AV, Dick AD, Jones AP, et al.: Adalimumab plus Methotrexate for Uveitis in Juvenile Idiopathic Arthritis, *N Engl J Med* 376(17):1637–1646, 2017.

249. Azouz EM: Juvenile idiopathic arthritis: how can the radiologist help the clinician? *Pediatr Radiol* 38(Suppl 3):S403–408, 2008.

250. Damasio MB, Malattia C, Martini A, et al.: Synovial and inflammatory diseases in childhood: role of new imaging modalities in the assessment of patients with juvenile idiopathic arthritis, *Pediatr*

Radiol 40(6):985–998, 2010.

253. Malattia C, Tzaribachev N, van den Berg JM, et al.: Juvenile idiopathic arthritis—the role of imaging from a rheumatologist's perspective, *Pediatr Radiol* 48(6):785–791, 2018.

254. Dimitriou C, Boitsios G, Badot V, et al.: Imaging of Juvenile Idiopathic Arthritis, *Radiol Clin North Am* 55(5):1071–1083, 2017.

256. Miotto E Silva VB, Mitraud S de AV, Furtado RNV, et al.: Patients with juvenile idiopathic arthritis in clinical remission with positive power Doppler signal in joint ultrasonography have an increased rate of clinical flare: a prospective study, *Pediatr Rheumatol Online J* 15(1):80, 2017.

257. De Lucia O, Ravagnani V, Pregnolato F, et al.: Baseline ultrasound examination as possible predictor of relapse in patients affected by juvenile idiopathic arthritis (JIA), *Ann Rheum Dis* 77(10):1426–1431, 2018.

259. Magni-Manzoni S, Epis O, Ravelli A, et al.: Comparison of clinical versus ultrasound-determined synovitis in juvenile idiopathic arthritis, *Arthritis Rheum* 61(11):1497–1504, 2009.

265. Malattia C, Damasio MB, Magnaguagno F, et al.: Magnetic resonance imaging, ultrasonography, and conventional radiography in the assessment of bone erosions in juvenile idiopathic arthritis, *Arthritis Rheum* 59(12):1764–1772, 2008.

267. Selvaag AM, Kirkhus E, Törnqvist L, et al.: Radiographic damage in hands and wrists of patients with juvenile idiopathic arthritis after 29 years of disease duration, *Pediatr Rheumatol Online J* 15(1):20, 2017.

268. Guzman J, Oen K, Tucker LB, et al.: The outcomes of juvenile idiopathic arthritis in children managed with contemporary treatments: results from the ReACCh-Out cohort, *Ann Rheum Dis* 74(10):1854–1860, 2015.

275. Nordal E, Zak M, Aalto K, et al.: Ongoing disease activity and changing categories in a long-term nordic cohort study of juvenile idiopathic arthritis, *Arthritis Rheum* 63(9):2809–2818, 2011.

277. Magni-Manzoni S, Pistorio A, Labò E, et al.: A longitudinal analysis of physical functional disability over the course of juvenile idiopathic arthritis, *Ann Rheum Dis* 67(8):1159–1164, 2008.

278. Vidqvist K-L, Malin M, Varjolahti-Lehtinen T, et al.: Disease activity of idiopathic juvenile arthritis continues through adolescence despite the use of biologic therapies, *Rheumatology* 52(11):1999–2003, 2013.

279. Guzman J, Henrey A, Loughin T, et al.: Predicting Which Children with Juvenile Idiopathic Arthritis Will Have a Severe Disease Course: Results from the ReACCh-Out Cohort, *J Rheumatol* 44(2):230–240, 2017.

280. Selvaag AM, Aulie HA, Lilleby V, et al.: Disease progression into adulthood and predictors of long-term active disease in juvenile idiopathic arthritis, *Ann Rheum Dis* 75(1):190–195, 2016.

281. Wallace CA, Huang B, Bandeira M, et al.: Patterns of clinical remission in select categories of juvenile idiopathic arthritis, *Arthritis Rheum* 52(11):3554–3562, 2005.

282. Guzman J, Oen K, Huber AM, et al.: The risk and nature of flares in juvenile idiopathic arthritis: results from the ReACCh-Out cohort, *Ann Rheum Dis* 75(6):1092–1098, 2016.

284. Bartoli M, Tarò M, Magni-Manzoni S, et al.: The magnitude of early response to methotrexate therapy predicts long-term outcome of patients with juvenile idiopathic arthritis, *Ann Rheum Dis* 67(3):370–374, 2008.

285. Magnani A, Pistorio A, Magni-Manzoni S, et al.: Achievement of a state of inactive disease at least once in the first 5 years predicts better outcome of patients with polyarticular juvenile idiopathic arthritis, *J Rheumatol* 36(3):628–634, 2009.

287. Minden K, Kiessling U, Listing J, et al.: Prognosis of patients with juvenile chronic arthritis and juvenile spondyloarthropathy, *J Rheumatol* 27(9):2256–2263, 2000.

288. Oen K, Malleson PN, Cabral DA, et al.: Disease course and outcome of juvenile rheumatoid arthritis in a multicenter cohort, *J Rheumatol* 29(9):1989–1999, 2002.

290. Gensler LS, Ward MM, Reveille JD, et al.: Clinical, radiographic and functional differences between juvenile-onset and adult-onset ankylosing spondylitis: results from the PSOAS cohort, *Ann Rheum Dis* 67(2):233–237, 2008.

296. Hashkes PJ, Wright BM, Lauer MS, et al.: Mortality outcomes in pediatric rheumatology in the US, *Arthritis Rheum* 62(2):599–608, 2010.

298. Singh-Grewal D, Schneider R, Bayer N, et al.: Predictors of disease course and remission in systemic juvenile idiopathic arthritis: significance of early clinical and laboratory features, *Arthritis Rheum* 54(5):1595–1601, 2006.

300. Pardeo M, Bracaglia C, De Benedetti F: Systemic juvenile idiopathic arthritis: New insights into pathogenesis and cytokine directed therapies, *Best Pract Res Clin Rheumatol* 31(4):505–516, 2017.

307. Kessler EA, Becker ML: Therapeutic advancements in juvenile idiopathic arthritis, *Best Pract Res Clin Rheumatol* 28(2):293–313, 2014.

308. Gartlehner G, Hansen RA, Jonas BL, et al.: Biologics for the treatment of juvenile idiopathic arthritis: a systematic review and critical analysis of the evidence, *Clin Rheumatol* 27(1):67–76, 2007.

第 114 章

儿童系统性红斑狼疮、药物性狼疮及新生儿狼疮

原著 STACY P. ARDOIN, FATIMA BARBAR-SMILEY

张晨星 译 陈同辛 校

关键点

- 与成人期发病的系统性红斑狼疮（SLE）相比，儿童期起病的 SLE 病情更严重，伴有更多器官的受累，死亡率也更高。
- SLE 患儿如果发生肾和中枢神经系统受累，会使发病率和死亡率增高，因此需要更加积极的治疗。
- 随着 SLE 患儿生存率的提高，识别和预防疾病本身以及与治疗相关的长期并发症，包括骨质疏松、感染、心血管疾病和恶性肿瘤等变得非常重要。
- 新生儿狼疮是一种被动的自身免疫状态，不同于一般意义上的 SLE。孕母抗 Ro/SSA 和抗 La/SSB 抗体阳性的婴儿存在出现特征性的皮疹、肝炎、全血细胞减少、心脏传导疾病以及心肌病的风险。
- 药物诱发的狼疮可发生在儿童和青少年时期，治疗为停止相关药物的服用，如果需要，可应用免疫抑制剂。

儿童系统性红斑狼疮

定义和分类

儿童系统性红斑狼疮（systemic lupus erythematosus, SLE）是一种慢性、不可治愈的多系统性自身免疫性疾病，可累及全身各个脏器，最常见的是皮肤、关节、肾、肺、心血管系统、血液系统、肌肉组织、中枢及外周神经系统。成人及儿童 SLE 患者的临床表现都是多样的，疾病表现可以从轻微病变到危及生命。该病具有阶段性缓解和复发的特点。大约 20% 的 SLE 患者在 18 岁以前被诊断，与成人期起病的 SLE 相比，儿童 SLE 有更广泛和更严重的脏器受累，死亡率也更高 [1]。

儿童 SLE 的定义通常是指在 18 岁以前起病的 SLE[2]。目前没有专门针对儿童 SLE 的诊断标准。现有的 SLE 分类标准是为成人参与临床试验而制定的，尽管有其局限性，但在临床实践中大家还是会经常应用。美国风湿病协会（ACR）的 SLE 分类标准 [3] 和最近制定的系统性狼疮国际协作组（SLICC）分类标准 [4] 都已在儿童 SLE 患者中得到验证，第 85 章对此内容已进行了详细讨论 [5,6]。

流行病学

约有 1/5 的狼疮患者是在 18 岁以前确诊的。儿童 SLE 可以发生在全世界范围内，其患病率为 2/10 万～ 26/10 万，低于成人 SLE 的患病率（20/10 万～ 150/10 万）[7,8]。每年的发病率为 0.2/10 万～ 0.9/10 万 [9]。与成人 SLE 相似，儿童 SLE 在西班牙裔和非高加索人群中更常见 [7,8]。女性比男性更容易罹患 SLE，不同年龄组女性与男性的比例也不同。在青春期和绝经期之间的这段时期，女性和男性发病率之比是最高的，为（5 ～ 10）：1。然而在青春期前或绝经期后，女性和男性发病率之比相对偏低，据估计在（3 ～ 4）：1[10]。5 岁以下儿童罹患 SLE 不常见，而青春期（12 ～ 16 岁）罹患 SLE 最常见 [10]。

遗传学和发病机制

成人和儿童期起病的 SLE 有共同的复杂的病理生理过程（见第 84 章），是遗传因素、表观遗传因素、性别和环境因素的相互作用引起广泛的免疫功能紊乱。尽管儿童系统性红斑狼疮（childhood-onset SLE，cSLE）发病较早且表型较成人 SLE 更加严重，但两者的发病机制类似。此外，遗传易感性与儿童 SLE 发病紧密相关。

成人和儿童 SLE 均属于多基因遗传病。全基因组关联分析已经发现 100 多个与 SLE 相关的高风险位点[11]。目前还未发现与儿童 SLE 明确相关联的基因。然而，小年龄发病的 SLE 与遗传基因的关联更为紧密。尽管大部分 SLE 是多个基因共同作用导致的，然而某些罕见的单基因病也可导致 SLE 或狼疮样表现，而且常常见于儿童患者，这也从另一方面阐明了 SLE 的发病机制（表 114-1）[12]。

与多基因导致的 SLE 不同，单基因导致的 SLE 患者中男性与女性罹患的概率无差异。导致狼疮表型的单基因包括编码补体蛋白的基因异常以及 RNA 酶、DNA 酶和 DNA 内切酶相关的基因异常。补体异常中，虽然 C1q 缺陷最为罕见，但其与 SLE 的关联也最为紧密。这种情况下，患者发生感染的风险明显增加，并且常常有严重的皮肤表现。对于小年龄（小于 5 岁）发病，存在严重或难治性皮肤病、既往有反复感染史的患者，需要考虑单基因狼疮的可能性[12]。

仅有 24%～40% 的同卵双胞胎同时罹患 SLE[10]，这提示单独的基因遗传不足以导致 SLE。其他因素，包括表观遗传、激素水平和环境暴露都与 SLE 易感性密切相关。在成人和儿童 SLE 中，表观遗传的改变，如组蛋白修饰、DNA 甲基化、microRNA 模式等调节着基因的转录和表达[13]。SLE 患者中普遍存在 DNA 低甲基化，这很可能是受表观遗传因素影响的[14]。可导致表观遗传改变的因素包括紫外线暴露、微粒空气污染、二氧化硅、多环芳烃化合物、吸烟和包括 EB 病毒在内的感染。目前还没有专门针对儿童 SLE 中甲基化异常的报道[13]。

SLE 最常见于育龄期妇女，而且复发也常常出现在妊娠期和产后期等激素变化波动的时期。这表明生殖激素在 SLE 致病中的关键作用。雌激素通过可作用于免疫系统中广泛存在的雌激素受体（ER）α 和 β 而发挥作用。雌激素可增强体液免疫应答，影响 DNA 甲基化[15]。对于绝经的 SLE 妇女，虽然外源性类固醇可增加其复发的风险，在病情稳定的情况

表 114-1 单基因狼疮的相关基因

机制	蛋白	基因	临床表现
补体缺陷	C1q	*C1QA、C1QB、C1QC*	SLE（皮肤、肾、中枢神经系统、关节炎 +ANA），反复细菌感染
	C1r/s	*C1R、C1S*	SLE（发热、皮肤、关节炎、肾 +ANA、+ENA），反复细菌感染
	C2	*C2*	SLE（皮肤、关节炎）
	C4	*C4A、C4B*	SLE（皮肤、肾 +ANA+ 抗 Ro）
DNA 清除异常、IFN 活化	TREX1	*TREX1*	SLE、FCL、AGS
	SAMHD1	*SAMHD1*	SLE、FCL、AGS
IFN 活化	MDA5	*IFIH1*	SLE、FCL、AGS
	STING	*THEM173*	SLE、FCL、SAVI
RNA 清除异常、IFN 活化	RNaseH2	*RNASH2*	SLE、AGS
	ADAR1	*ADAR1*	SLE、AGS
DNA 清除异常、DNA 断裂耐受	DNAse1	*DNASE1*	SLE（+ 抗 dsDNA）
	DNAse1-like-3	*DNASE1L3*	SLE（肾、+ 抗 ds-DNA、低补体血症、+cANCA）

AGS，Aicardi-Goutieres 综合征；ANA，抗核抗体；ANCA，抗中性粒细胞胞浆抗体；dsDNA，双链 DNA；ENA，可提取核抗原；FCL，家族性冻疮样狼疮；IFN，干扰素；SLE，系统性红斑狼疮

下，口服避孕药并没有增加疾病复发的风险 [16,17]。此外，虽然 SLE 常常见于青春期的青少年，但青春期对儿童 SLE 的影响并未被广泛探讨。Klinefelter 综合征（XXY）患者罹患 SLE 的风险明显增高 [18]。X 染色体似乎与狼疮疾病活动相关。在疾病活动的患者中，其显示低甲基化水平 [15]。

临床表现

儿童期起病的 SLE 可以表现为一系列临床症状和异常实验室检查结果。儿童 SLE 患者最常见的表现有发热、蝶形红斑、关节炎、肾小球肾炎、神经精神症状以及血液系统的异常 [10,19]。表 114-2 总结了儿童 SLE 常见的临床表现，图 114-1 和图 114-2 则列出了常见的皮肤黏膜表现。尽管不同年龄段的 SLE 病理生理学和遗传学相似，但儿童和成人 SLE 的临床表现存在差异。与成人 SLE 相比，儿童和青少年 SLE 患者的器官受累范围更广，总体疾病活动度更高，更频繁地使用中等剂量或大剂量的糖皮质激素及环磷酰胺 [10,20-22]。与成人 SLE 相比，儿童 SLE 一般肾、神经系统和血液系统受累更为常见 [22,23]。狼疮性肾炎和狼疮导致的神经精神性疾病可导致严重的伤残及死亡。

狼疮性肾炎

与成人期发病的 SLE 相比，儿童 SLE 中狼疮性肾炎（lupus nephritis，LN）更为常见，其比例为 40% ~ 70% [10,24]。与成人期发病的 SLE 类似，若儿童 SLE 患者出现不能用其他原因解释的蛋白尿、血

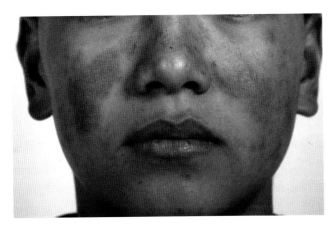

图 114-1 一名 14 岁系统性红斑狼疮患儿的颊部红斑。该疾病特有的蝶形或颊部皮疹是位于颊部的红斑样皮疹，其范围包括脸颊和鼻梁处，但不累及鼻唇沟

表 114-2	儿童起病的系统性红斑狼疮临床特点
系统	**临床表现**
全身症状	发热、乏力、体重下降、淋巴结病、生长迟缓
黏膜与皮肤	• 脱发 • 急性皮肤型红斑狼疮（颊部或弥漫性皮疹） • 亚急性皮肤型狼疮 • 慢性皮肤型红斑狼疮（盘状红斑狼疮、过度角化狼疮、肿胀性狼疮、狼疮性脂膜炎、冻疮样狼疮） • 皮肤型血管炎 • 网状青斑 • 手掌红斑 • 淤点淤斑 • 鼻腔和口腔溃疡（通常无痛性）
肌肉骨骼系统	关节痛、关节炎、肌腱炎、肌炎、峰值骨量缺失或下降、缺血性坏死
心血管系统	雷诺现象、皮肤和系统性血管炎、心肌炎、心包炎、非细菌性瓣膜赘生物（Libman-Sacks 心内膜炎）、血栓、栓塞物
肺	胸膜炎、胸腔积液、间质性肺病、肺泡出血、肺萎缩综合征、肺栓塞、肺高压
胃肠道	肝脾大、小肠炎、蛋白丢失性肠病、肝炎
肾	肾小球肾炎、肾静脉血栓、肾微血栓、水肿、高血压
神经精神	惊厥、精神病、情绪障碍、脑炎、脑卒中、横断性脊髓炎、认知障碍、头痛、假瘤、周围神经病变或颅神经病变、舞蹈症、视神经炎
眼	视网膜炎、视神经炎、巩膜炎、浅层巩膜炎
血液系统	免疫介导的溶血性贫血、血小板减少、全血细胞减少、高凝状态、血小板减少性血栓性微血管病、慢性炎症导致的贫血
其他	青春发育延迟、月经周期紊乱、血脂异常

尿、尿沉渣、高血压、肾功能异常和水肿，则需要考虑狼疮性肾炎。肾组织活检是狼疮性肾炎确诊的金标准。儿童狼疮性肾炎的组织病理类型也与成人患者类似（见第 85 章）[10,25]。增殖性狼疮性肾炎 [国际肾脏

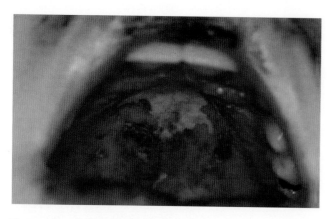

图 114-2　一名病情处于活动状态的 16 岁系统性红斑狼疮女孩的口腔溃疡。在该患儿硬腭处可见典型的口腔溃疡及充血。这些口腔溃疡通常是无痛性的

病学会／肾脏病理学会（ISN/RPS）Ⅲ 或 Ⅳ 型] 通常存在肾病性质的尿液（蛋白尿、血尿和尿沉渣）、高血压、急性或慢性肾损伤。与成人 SLE 患者相同，儿童患者中膜性狼疮性肾炎（ISN/RPS Ⅴ 型）的典型表现也是肾病范围的蛋白尿，但肾功能通常是正常的[26]。然而，狼疮性肾炎表现可以很隐匿，有时只有很少的症状或几乎无临床表现，这也提示在 SLE 患者中常规监测肾功能的必要性。

神经精神性 SLE

临床上对于神经精神性 SLE（neuropsychiatric systemic lupus erythematosus，NPSLE）的诊断有一定的挑战性，特别是对于正处于生长发育、存在情绪不稳定风险的儿童和青少年而言。据报道，儿童和青少年 SLE 中 NPSLE 的发生率为 22%～95%，并不低于成人 SLE 中的比例[27]。目前儿童 NPSLE 的命名和定义是参照美国风湿病学会（ACR）中有关成人 SLE 患者的标准（见第 85 章）。儿童 NPSLE 的常见表现包括头痛、心境障碍、惊厥、脑血管疾病和舞蹈症[19]。

抗磷脂抗体综合征

和成人 SLE 患者相同，儿童 SLE 患者也可以合并抗磷脂抗体综合征（antiphospholipid antibody syndrome，APS）。然而，目前尚不清楚儿童患者中抗磷脂抗体综合征的发生率如何。抗磷脂抗体综合征（APS）的表现包括血小板减少、网状青斑、动脉或静脉血栓形成、肾微血管病变、舞蹈症、认知障碍和

不良妊娠史[28]。灾难性抗磷脂抗体综合征是一种罕见且危及生命（死亡率可达 50%）的并发症，以同时发生的多器官微血管栓塞为特征，且存在抗磷脂抗体阳性[29]。

巨噬细胞活化综合征

SLE 可以合并巨噬细胞活化综合征（macrophage activation syndrome，MAS），即继发性嗜血细胞性淋巴组织细胞增多症（hemophagocytic lymphohistiocytosis，HLH），导致的死亡率很高。SLE 患者发生 EB 病毒感染可诱发 MAS。典型的临床表现包括高热、肝脾肿大、全血细胞减少、肝功能异常、凝血病、高铁蛋白血症、与全身炎症不相匹配的低红细胞沉降率（ESR）。可溶性 IL-2 受体水平通常是增高的[30]。

诊断和诊断方法

由于儿童 SLE 的临床表现有一定的异质性，且可全身多器官受累，因此需与其鉴别诊断的疾病范围很广，常常包括多种感染（EB 病毒、巨细胞病毒、组织胞浆菌病、球虫病和结核病）、全身型幼年特发性关节炎、血管炎、巨噬细胞活化综合征、恶性肿瘤（特别是白血病和淋巴瘤）、其他可导致肾小球肾炎的全身疾病、神经性和心肺疾病、药物诱发的狼疮。

儿童 SLE 的诊断是临床判断，根据详细的病史、细致的体格检查、实验室检查和必要时的组织活检进行诊断[31]。儿童 SLE 的诊断方法与成人相似（见第 85 章），通常包括外周全血细胞计数（complete blood count，CBC）、肝肾功能、直接 Coombs 试验、评估有无溶血和低补体血症，检测抗核抗体、抗双链 DNA 抗体、抗可提取核抗原抗体（抗 Ro/SSA 抗体、抗 La/SSB 抗体、抗 Smith 抗体、抗 RNP 抗体）和抗心磷脂抗体。与成人 SLE 相比，抗双链 DNA 抗体、抗心磷脂 IgG 和 IgM 抗体、抗组蛋白抗体和抗核糖体 P 抗体等自身抗体在儿童 SLE 中的检出率更高[10]。与成人 SLE 一样，抗核抗体阴性的 SLE 在儿童和青少年也是十分罕见的。既往研究表明，与细胞结合的补体活化产物在儿童 SLE 诊断中有高度的敏感性和特异性，且和疾病活动度相关，因此很有可能成为临床上应用的生物学标志物[32]。

如果尿液检查异常（蛋白尿或细胞管型）或肾功

能减退，建议立即进行肾活检。尽管目前还未常规应用于临床，在监测儿童活动性狼疮性肾炎中，尿液生物学标志物组合显示出了良好的应用 [24,33-36]。

和成人 SLE 相同，儿童 SLE 的神经系统影像学检查包括标准与功能性 MRI 以及锝标记的正电子发射断层扫描（PET）成像，以监测有无 NPSLE。脑脊液（cerebrospinal fluid，CSF）检查可显示非特异性的鞘内炎症表现，包括蛋白水平增高或者白细胞数目增多。仅血清或脑脊液的检查还不能诊断 NPSLE。抗核糖体 P 抗体与 NPSLE（特别是精神异常或错乱）的发生有一定的关联，但其单独并不能诊断 NPSLE。与发育相关的合适的神经认知方面的系列检查，包括自动化儿童神经心理评估（peds ANAM）被用于发现和随访儿童神经心理的异常 [37-39]。

治疗和管理

到目前为止，只有一种药物被美国食品与药品管理局批准用于治疗儿童 SLE。儿童 SLE 的治疗方案通常是根据成人 SLE 临床试验的结果制定的。尽管成人和儿童 SLE 患者的病理生理在许多方面类似，但两者仍然存在显著的差异，包括药代动力学、儿童人群需要专门考虑的药物可口性和吞咽药物的可行性、神经系统发育、生长、青春期及青春期高风险行为。儿童 SLE 的治疗方案与成人 SLE 类似，取决于特定临床表现的严重程度。某些治疗方案推荐应用于全部儿童和青少年 SLE 患者，包括羟氯喹和避免光照。糖皮质激素是早期治疗严重器官受累的主要药物，然而，长期使用激素会带来严重副作用，因此激素的使用必须十分谨慎。此外，目前也推荐激素替代治疗方案以减少激素的应用总量。

羟氯喹

羟氯喹（HCQ），一种抗疟疾药物，是治疗儿童 SLE 的一线药物。鉴于 HCQ 不仅可减少疾病复发、凝血、心血管疾病和狼疮相关器官损伤的风险，还可以改善疾病预后，因此如无禁忌的话，其被推荐应用于所有的 SLE 患儿。依据成人 SLE 相关研究，除了有导致不可逆性视网膜病变（剂量依赖性）的风险，HCQ 的安全性良好。对于儿童而言，HCQ 的处方既可以是药片，也可以是悬液形式的，其推荐剂量

≤ 5 mg/（kg·d）。若 HCQ 的应用剂量合适，一般儿童期和青少年期不太可能发生视网膜病变。这是因为即使 HCQ 口服治疗 10 年，患者发生视网膜病变的概率也小于 2%。对于成人 SLE 患者，推荐进行常规的眼科检查，包括视野检查和谱域光学相干层析成像（spectral domain optical coherence tomography，SD-OCT）检查。在视野检查中，年龄小的患儿可能不一定配合，因此建议对于低年龄患儿，儿科眼科医生也应参与其中 [40]。

避免光照

紫外线的暴露不仅会增加患者皮肤疾病复发的风险，而且也可能通过释放破坏的角质细胞的核内容物进入血液循环而增加疾病复发的风险。对于 SLE 患者，推荐常规每日涂抹防晒霜，并做好其他各种防晒措施，包括避免正午的日照、穿着防晒衣等。当选择防晒霜时，应谨记所选防晒霜的成分应可以防止紫外线 A 和 B 的照射。此种防晒霜包括物理药剂，如二氧化钛、氧化锌，以及化学滤光剂，如阿伏苯宗。推荐防晒指数（sun protection factor，SPF）为 40 或以上的防晒霜，而且必须在阳光暴露前至少 20 ~ 30 分钟足量涂抹 [41]。儿童和青少年 SLE 患者需要学校方面的通融，以减少日光暴露时间和应用防晒霜。

糖皮质激素

临床上糖皮质激素的应用可以是口服的片剂、悬液或静脉输注品，这是早期治疗儿童 SLE 严重器官受累的主要药物。对于儿童患者而言，口服泼尼松或泼尼松龙的常规剂量为 0.5 ~ 2 mg/（kg·d），具体剂量则取决于疾病的严重程度。静脉甲强龙冲击（每次 30 mg/kg，最大剂量为 1 g/d），连续应用 1 ~ 5 天的治疗方案通常应用于严重的疾病。虽然糖皮质激素对控制狼疮疾病的活动十分有效，但相关的副作用诸如体重增长、生长障碍、骨矿化不良、青春期延迟、痤疮、萎缩纹和情绪波动，是一个相当困扰儿童和青少年的问题。因此，减少糖皮质激素的用量十分关键。当疾病活动度（根据临床表现和实验室指标评判）改善时，糖皮质激素的用量也应相应的减少。若由于原发病活动而导致糖皮质激素不能减量或停用时，则可加用可替代糖皮质激素的改善病情抗风湿药（DMARD）[42]。

糖皮质激素替代类药物：改善病情抗风湿药（DMARD）

甲氨蝶呤可用于治疗儿童 SLE 的肾外表现，包括关节炎、浆膜炎和皮肤黏膜损害。尽管儿童患者应用甲氨蝶呤时更容易发生中枢神经系统的相关副作用，但儿童患者中的副作用种类与成人患者类似。甲氨蝶呤有片剂的口服剂，也有可用于口服或皮下注射的悬浮液，其应用剂量一般为每周 1 mg/kg 或 15 ~ 20 mg/m²，最大剂量为 25 mg/w。来氟米特是可以替代甲氨蝶呤的另一种 DMARD，不过目前尚未有关其在儿童 SLE 中的相关研究 [43]。

硫唑嘌呤也用于治疗儿童 SLE 的肾脏外表现。当患者不能耐受霉酚酸酯、处于妊娠期或存在高危妊娠时，其也可应用于狼疮性肾炎的维持治疗。对于需要每天服药 2 次而不能遵医嘱的患者，硫唑嘌呤只需每日口服 1 次 [1 ~ 2 mg/（kg·d）]，这是个很大的优势。一些风湿病医生在给患者应用硫唑嘌呤前，会完善硫嘌呤甲基转移酶（thiopurine methyltransferase，TMPT）基因和（或）酶活性检查，以发现可能发生不良反应的高风险患者 [43,44]。

霉酚酸酯和霉酚酸可用于治疗儿童 SLE 的肾脏和肾脏外累及。霉酚酸酯通常的剂量为每次 600 mg/m²，2 次 / 天（最大剂量为每次 1500 mg，2 次 / 天）。临床上可监测霉酚酸酯的代谢产物水平，这不仅可以评估患者是否遵医嘱，而且有助于指导个体化用药。霉酚酸酯的副作用在成人和儿童中相似，最常见的是胃肠道不耐受、白细胞减少和感染 [43,45]。

钙调磷酸酶抑制剂主要包括环孢素 A、他克莫司、伏环孢素（voclosporin），可用于治疗 SLE 患者难治性肾疾病和非肾疾病 [43,46]。

由于其潜在的药物毒性，环磷酰胺被用于严重的或难治性儿童 SLE 的治疗 [43]。应用环磷酰胺时，需要一定的水化以避免膀胱毒性。一些风湿病医生应用美司钠，以减少膀胱毒性 [47]。对于患儿和家属，接受烷化剂治疗的相关性腺毒性是他们主要担忧的问题。幸运的是，在儿童与青少年中，环磷酰胺导致的性腺功能衰竭的风险要低于成人。曲普瑞林是一种促性腺激素释放激素。对于处于青春期（Tanner 分期 2 ~ 5 期）的 SLE 女孩，每 28 天大剂量应用曲普瑞林一次可能有一定的卵巢保护作用 [48]。此外，对女性患者来说，冻藏卵巢组织或卵子是一项选择。男性患者可以选择精子库。生殖内分泌专家可以参与其中，这有助于降低环磷酰胺毒性的风险 [49]。

糖皮质激素替代类药物：生物制剂

在美国和欧洲，贝利木单抗已于 2011 年被批准用于治疗自身抗体阳性的成人 SLE 患者，后于 2019 年被批准用于治疗儿童 SLE 患者，剂量为每次 10 mg/kg，每 4 周 1 次，静脉应用 [50]。

评估利妥昔单抗在治疗成人 SLE 肾脏和非肾脏疾病的临床试验结果是阴性的 [51,52]。然而在儿童患者中的非随机研究表明，利妥昔单抗在某些情况下是有效的，包括治疗儿童 SLE 并发的全血细胞减少、难治性狼疮性肾炎、NPSLE 和皮肤疾病。当需要应用利妥昔单抗时，推荐的剂量为：剂量为每次 750 mg/m²（最大剂量 1 克 / 次），在第 1 天和第 14 天应用或者每次 375 mg/m²、每周 1 次、连续 4 周应用。对于应用利妥昔单抗的患者，推荐监测全血细胞计数、CD19 去除水平、IgG 水平，以防止低丙种球蛋白血症的发生 [43,53]。

对于难治性狼疮性肾炎患者，阿巴西普和托珠单抗也是可选择的治疗药物。由于 TNF 抑制剂可诱发药物性狼疮，临床上应尽量避免应用 [54]。

其他治疗

在儿童 SLE 中应谨慎应用非甾体抗炎药（nonsteroidal anti-inflammatory drugs，NSAIDs），主要应用于治疗肌肉骨骼症状和心包炎 [55]。目前尚不清楚，在成人患者中可能出现的 NSAID 相关的心血管副作用是否也会在儿童患者中出现。

对于严重或难治性儿童 SLE 患者，有时也可应用血浆置换和静脉输注免疫球蛋白（IV immunglobulin，IVIG）进行治疗 [56,57]。

狼疮性肾炎的治疗

增殖性狼疮性肾炎的治疗包括诱导阶段（通常治疗的前 6 个月，以期达到疾病的缓解）和之后的维持治疗阶段。诱导治疗阶段通常包括口服和（或）静脉糖皮质激素以及环磷酰胺或者霉酚酸酯。为了规范儿童和青少年狼疮性肾炎的治疗方案，目前已有制定的关于诱导治疗的统一治疗方案（consensus treatment plans，CTPs），总结见表 114-3[58]。儿童患者的维持治疗方案和成人类似，包括霉酚酸酯、硫唑嘌呤或每 2 ~ 3 个月 1 次的静脉环磷酰胺 [24]。欧洲方案即每 2 周 1 次的低剂量环磷酰胺、连续应用 6 次的方案，尚需在儿童和青少年患者中进行验证[59]。对于难治性患者，可考虑应用钙调磷酸酶抑制剂和美罗华。此外，除非存在禁忌证，所有存在蛋白尿的 SLE 患者均推荐应用肾素 - 血管紧张素抑制剂[24]。

有关膜性狼疮性肾炎的治疗，目前尚无共识性的治疗建议。此外，也尚无这方面的儿童临床研究数据以指导治疗。一项全国范围的对儿童风湿病医生的调查显示，治疗膜性狼疮性肾炎的主要药物包括糖皮质激素、肾素 - 血管紧张素抑制剂、霉酚酸酯、美罗华（利妥昔单抗）、环磷酰胺和硫唑嘌呤[60]。

对于儿童狼疮性肾炎中的终末期肾病（end-stage renal disease，ESRD）患者，临床上血液透析比腹膜透析更常用。如果实际可行，建议对患者行肾移植[24,61]。

神经精神性狼疮的治疗

目前尚无关于儿童 NPSLE 的随机临床试验或共识性的治疗建议。目前的治疗方案是根据 NPSLE 患者的具体临床表现和疾病的严重程度。如患者出现与缺血有关的神经精神表现，在无禁忌的情况下，可应用抗凝药物。对于非缺血性、炎症性导致的神经精神症状，治疗方案与治疗狼疮性肾炎相似，相对更加积极，一般应用大剂量的糖皮质激素、环磷酰胺、霉酚酸酯或者硫唑嘌呤。此外，也可应用静脉注射免疫球蛋白和血浆置换。随着疾病的逐渐控制，可启动霉酚酸酯或硫唑嘌呤的维持治疗方案。根据患者的症状，也可以辅以抗焦虑药、抗抑郁药和抗精神病药。在治疗原发病的同时，兼顾处理患者神经、精神和心理症状是必要的[27,62]。

抗磷脂综合征的治疗

当儿童 SLE 患者合并抗磷脂综合征，则建议长期抗凝治疗[28]。当出现灾难性抗磷脂综合征时，治

选择以下一种免疫抑制剂	
每个月1次静脉环磷酰胺，连用6个月	口服霉酚酸酯，每次600 mg/m², 2次/天（最大剂量为3000 mg/d）或者霉酚酸钠口服，每次400 mg/m², 2次/天（最大剂量为2160 mg/d），连用6个月

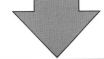

选择一种激素方案								
口服为主*			IV为主				口服和IV联合			
周	每日剂量		周	#激素冲击†	每日剂量		周	#激素冲击†	每日剂量	
	>30 kg	≤30 kg			>30 kg	≤30 kg			>30 kg	≤30 kg
1～4	60～80 mg	2 mg/kg	1	3/wk	20 mg	10 mg	1	3/wk	60 mg	1.5 mg/kg
5～6	60 mg		2	1～3/wk	20 mg	10 mg	2	1/mo	60 mg	1.5 mg/kg
7～10	50 mg	每次减量 5～10 mg	3	1～3/wk	20 mg	10 mg	3	1/mo	50 mg	1.2 mg/kg
11～12	40 mg	每次减量 5 mg	4	1～3/wk	20 mg	10 mg	4	1/mo	40 mg	1 mg/kg
13～14	40 mg	每次减量 5 mg	5～7	1～3/wk	20 mg	10 mg	5～8	1/mo	35 mg	0.9 mg/kg
							9～12	1/mo	30 mg	0.8 mg/kg
15～18	30 mg	每次减量 5 mg	8～11	1/mo	20 mg	10 mg	13～16	1/mo	25 mg	0.7 mg/kg
19～22	25 mg	每次减量 2.5～5 mg	12～18	1/mo	15 mg	7.5 mg	17～20	1/mo	20 mg	0.6 mg/kg
23～24	20 mg	每次减量 2.5～5 mg	19～24	1/mo	10 mg	5 mg	21～24	1/mo	15 mg	0.5 mg/kg

图 114-3 儿童关节炎和风湿病研究联盟（Childhood Arthritis and Rheumatology Research Alliance，CARRA）对新发的增殖性狼疮性肾炎的诱导治疗共识。* 在第一周可以选择三剂糖皮质激素冲击治疗。† 糖皮质激素冲击 = 每次 30 mg/kg 甲泼尼龙（最大剂量为每次 1000 mg）。bid, 2 次 / 天；IV, 静脉输注；po, 口服（From Mina R，von Scheven E，Ardoin SP, et al：Consensus treatment plans for induction therapy of newly diagnosed proliferative lupus nephritis in juvenile systemic lupus erythematosus. *Arthritis Care Res* 64：375-383，2012.）

疗包括抗凝、血浆置换、糖皮质激素（抗炎作用）、美罗华和其他免疫抑制剂。当儿童和成人 SLE 患者发生抗磷脂综合征和灾难性抗磷脂综合征时，两者的治疗方案类似（见第 86 和 87 章）[28,29]。

儿童时期发病的 SLE 治疗准则

遵守治疗方案对于儿童 SLE 的良好预后十分关键，但这对青少年和其家属而言是个挑战。不遵医嘱在各个年龄段的狼疮患者中都很常见，这与急剧增长的卫生服务需求有关。该问题在青少年和青壮年患者中十分突出[63]。提高患者遵医嘱率的策略包括减少复杂繁琐的药物处方、应用药丸盒和服药提醒器、促进医务人员和患者之间的沟通、教育患者如何做好自我管理、让心理学家和社工参与以协助患者克服心理障碍。不幸的是，目前尚无以强有力的循证依据为基础的可提高患者遵医嘱率的方法[64-68]。

防治机会

随着儿童 SLE 患者生存率的提高，长期并发症的问题凸显，需要更加关注如何降低患者感染的风险、促进骨骼健康和减少心血管风险这些问题。

预防感染

由于 SLE 疾病本身和药物治疗均可导致患者免疫抑制，儿童和青少年患者容易发生严重甚至危及生命的感染[69,70]。接种疫苗是预防感染的一种重要措施。根据成人患者中的研究，非活性疫苗既安全又具有不同的免疫原性。建议儿童 SLE 患者完成常规的疫苗接种，包括肺炎链球菌疫苗、脑膜炎双球菌疫苗、流感嗜血杆菌疫苗、人乳头瘤病毒疫苗[69,71-73]。目前活性疫苗在免疫抑制人群中的安全性尚未被证实。因此，对于接受 DMARD 或生物制剂或大剂量泼尼松[尤其是当患儿体重 < 10 kg，而应用剂量 ≥ 20 mg/d 或 > 2 mg/(kg·d) 超过 14 天] 治疗的患儿，应禁止接种活性病毒疫苗[74]。

幸运的是，狼疮患者很少发生卡孢子虫肺炎，但是患者一旦感染的话，死亡率极高。与成人风湿病医生相比，儿童风湿病医生在免疫抑制的狼疮患者中启动预防治疗诸如甲氧苄啶/磺胺甲恶唑、氨苯砜、喷他脒的标准有所不同[75-78]。

促进骨骼健康

糖皮质激素导致的骨质疏松以及未能达到峰值骨量是儿童 SLE 的并发症。在儿童 SLE 患者中，慢性炎症、维生素 D 缺乏、运动量减少和糖皮质激素的治疗均可导致骨密度减少[79]。虽然 CT 检查可能更为精确，但目前仍推荐应用双能 X 线骨密度仪（DEXA）来评估骨密度和骨量状态和变化。对于长期应用糖皮质激素治疗的儿童 SLE 患者，应检测骨密度[71]。一般建议这类患者摄取足够的维生素 D 和钙、咨询相关负重运动、避免诸如吸烟等危险因素。双膦酸盐一般不常规应用于接受糖皮质激素治疗的儿童和青少年 SLE 患者，仅在严重的骨质疏松患者中考虑应用。

降低心血管风险

SLE 患者的动脉粥样硬化始于儿童期，其是导致 SLE 高病残率和死亡率的主要原因。因此，在儿童早期就应开展相关咨询（如何降低心血管事件风险）和筛查（是否存在可逆转的心血管风险）。建议通过饮食和药物干预来控制血压和血脂水平。儿童红斑狼疮的动脉粥样硬化预防（atherosclerosis prevention in pediatric lupus erythematosus，APPLE）试验结果并未表明他汀类药物应常规应用于所有儿童和青少年 SLE 患者，但事后分析表明，他汀类药物对心血管事件高危组可能是有益的[80,81]。

生殖健康

大部分女性 SLE 患者都有生育能力。尽管对于她们而言妊娠通常是安全的，但对于青少年和年轻妇女患者来说，诸如疾病复发、先兆子痫、流产、早产和宫内发育迟缓都是可能发生的并发症[82]。当患者原发疾病控制良好、服用药物不与妊娠冲突时，一般妊娠结局都较好。青少年往往是无保护性交的高危人群。此外，很多青少年患者服用的药物往往可导致胎儿畸形。为了避免患者在原发疾病活动或服用可致胎儿畸形的药物时妊娠，对有月经周期的女性患者（通常年龄 ≥ 12 岁），评估其是否适合妊娠并向其提供有关生殖健康和避孕措施的咨询是十分重要的。由于雌激素可诱发疾病活动和促进血液凝固，患者应避免服用含大量雌激素成分的避孕药。红斑狼疮中雌激素的安全性全国评估（SELENA）试验纳入了低疾病活动度的成年 SLE 女性患者，而未纳入狼疮抗凝物阳性、中等或高滴度抗磷脂抗体阳性的 SLE 患者。试验结果表明，在上述患者中，口服含小剂量雌激素的避孕药并未增加血栓和狼疮复发的风险[17]。鉴于雌激素及不遵医嘱相关的风险，目前推荐青少年患者采取长期的避孕措施，如应用宫内节育器、依托孕烯植入剂或肌内甲羟孕酮。向青少年药物专家进行相关咨询，对解决患者生殖健康问题有很大帮助[83]。

学业问题

与同龄人相比，儿童和青少年狼疮患者取得教育和职业成就的概率明显降低[84]。儿童 SLE 患者可能需要学校提供住宿。在某些情况下，正规制定的个体学习计划有助于狼疮患儿实现他们的学业目标。在美国这些计划包括：504 计划、个别化教育计划（IEP）。神经心理测试有助于发现相关问题进而进行干预。

心理健康问题

心理健康问题尤其是严重抑郁症在 SLE 患儿中十分常见。在非洲裔美国人中抑郁症状更为常见。此外，患者的疾病越活动、各器官功能越差、接受教育程度越低，其发生抑郁的风险就越高[85]。在儿童风湿病中心，SLE 患儿并未接受常规的心理健康评估。心理健康问题可导致生活质量下降、卫生服务机构利用率低下、不遵医嘱行为。建议应用有效的工具进行监测。当患者出现严重的抑郁或者焦虑时，有必要将其转诊至心理健康专业人士[86,87]。

过渡至成人医疗护理

对于青少年和青壮年 SLE 患者而言，从儿童医疗至成人医疗的这段过渡时期不仅是医疗护理空缺的高风险期，而且还可能发生高致残率。从儿童至成人的过渡是一个逐步的过程。在该过程中，青少年和青壮年可以在成人医疗的环境中做好自我管理的准备。转接是指将患者的治疗转交至成人医生。虽然目前尚未有 SLE 患儿过渡至成人医疗护理的指南，但某些与疾病无关的治疗方法和干预措施是有一定效果的。一般建议由儿童风湿病医生来制定患者过渡时期的治疗方案，与患儿和其家属沟通制订方案，向患者提供合适的自我管理意见，评估患儿（14 岁及以上）是否做好向成人医疗护理过渡的准备，追踪患儿的后续治疗过程并确保其最终交接至成人风湿病医生[88,89]。

儿童 SLE 的预后

儿童 SLE 患者器官受损和过早死亡的风险都有所增加，这与原发病导致的器官损伤和药物副作用相关。当儿童 SLE 患者进入成年期时，肾疾病、感染（机会性感染或其他感染）、动脉粥样硬化、骨质疏松都是他们将面临的很大问题。

幸运的是，随着人们对 SLE 发病机制、诊断、治疗和支持疗法的认知的提高，患者的生存期也有所延长。20 世纪 60 年代 SLE 患者的 5 年及 10 年生存率均不到 40%。到 20 世纪 90 年代则均升高到 80% ～ 90%。尽管目前尚无治愈 SLE 的方法，但大部分儿童和青少年 SLE 患者都可生存至成年期。然而儿童期起病的 SLE 患者的死亡率还是高于成人期起病的 SLE 患者。在不同的 SLE 年龄组别，死亡常常发生在病程早期，原因通常是感染或严重的脏器受累（特别是肾和中枢神经系统受累）。在长期病程中，SLE 患者死亡的原因则转变为感染、动脉粥样硬化或恶性肿瘤[9,10,22,23]。

在过去几十年，儿童狼疮性肾炎的预后有所改善，终末期肾病的发生率从 50% 降至 10%。

最新报道表明，儿童狼疮性肾炎患者的 5 年肾脏生存率为 77% ～ 93%[24]。因狼疮性肾炎而导致终末期肾病的儿童和青少年患者的 5 年死亡率大约为 22%，而这一比例在非洲裔美国人中更高[90]。不幸的是，因 SLE 导致终末期肾病而需要血液透析的患儿发生死亡的风险是因其他原因导致终末期肾病患者的 2 倍。若 SLE 患者接受肾移植，则移植器官存活率以及并发感染的概率和因其他疾病导致的终末期肾病相同[24]。

由于儿童 SLE 患者病程和治疗时间都更长，因此 SLE 患儿会发生更多的累积损伤 [依据系统性红斑狼疮国际协作组 / 美国风湿病学会（SLICC/ACR）的损伤指数评分]。尤其注意的是，儿童期发病的 SLE 患者更容易发生白内障、缺血性坏死和肾损害[23]。SLE 相关的脏器损伤风险与发病年龄呈负相关。其中，青春期前起病的 SLE 患儿发生脏器损伤的风险高于青春期或青春期以后发病的患儿[91]。目前已明确 SLE 患者可发生早期的动脉粥样硬化，甚至在儿童和青少年 SLE 患者中，就有颈动脉内膜中层厚度的明显增加[92]。儿童 SLE 患者发生恶性肿瘤的风险也明显高于同龄儿（标准化的发病率比为 4.13）[93]。

儿童和青少年 SLE 患者则可发生特定的生长迟缓和青春期延迟。由于原发病的活动和糖皮质激素的治疗，儿童 SLE 患者的最终身高则通常低于其预期的最终成人身高 [94]。青少年患者尤其容易发生情绪障碍和药物依从性差等问题，这些都会影响疾病的预后 [68]。一般来说，儿童 SLE 预后不良的因素包括男性、确诊年龄小、西班牙裔或非白人、社会经济地位较低，以及有肾或者中枢神经系统受累 [9,10]。

药物诱发的狼疮

定义和分类

药物诱发的狼疮（drug-induced lupus erythematosus, DILE）是指无 SLE 既往史的个体在服用特定药物后出现的一系列类似 SLE 的临床表现。目前尚无有关药物诱发的狼疮的具体分类标准的发表。此外，也尚无发表的对比儿童和成人 DILE 差异的有关数据。因此，目前的观点认为药物诱发的狼疮在不同年龄组别中并不存在差异。

基因和致病性

目前尚不清楚 DILE 的发病机制。DILE 除了与人类白细胞抗原和 DR 亚区（HLA-DR4）有关，尚未发现其他特定的与 DILE 相关联的基因异常。然而，乙酰化状态可能参与其中 [95]。目前有关 DILE 发病机制的假说包括药物可作为半抗原促进自身免疫反应、药物的直接毒性以及 DNA 的低甲基化 [95,96]。

临床表现

在成人中，药物诱发的狼疮对男性和女性的影响是相同的，而且一般不会导致严重的肾或者中枢神经系统的损害。在临床上，鉴别 SLE 和 DILE 是有一定困难的。然而，某些临床和血清学特征以及停药后症状有无缓解则有助于最终明确诊断。一般而言，DILE 的临床表现轻于 SLE。在药物诱发的狼疮中，肝脏的损害是十分常见的 [95]。

尽管抗组蛋白抗体不具有特异性，并且也可存在于非药物诱发的狼疮患者中，但高达 95% 的 DILE 患者的实验室检查可出现异常，诸如血液循环中出现抗组蛋白抗体。而 DILE 患者中一般不太可能会出现抗 dsDNA 抗体和抗 Sm 抗体阳性。相比于 SLE 患者，DILE 患者也很少出现低补体血症。表观遗传的异常在药物诱发的狼疮的发生中很重要，例如肼屈嗪和普鲁卡因胺可以引起 DNA 低甲基化 [95]。

治疗

药物诱发的狼疮的治疗包括停止相关的药物，必要时还需要使用免疫抑制剂。临床表现的缓解可能需要数月至数年不等 [97]。

新生儿狼疮

定义和分类

新生儿狼疮（neonatal lupus，NLE）是不同于 SLE 的一种独立疾病，也是少数发生于新生儿时期和婴儿早期的一种风湿性疾病。NLE 是由于母体中的自身抗体传输转运到胎儿循环系统中而引起的一种被动自身免疫状态。目前还没有 NLE 的诊断标准。

遗传学和发病机制

与绝大多数 NLE 病例相关的母体自身抗体是抗 Ro/SS-A（或抗 SSA）和抗 La/SS-B（或抗 SSB）；然而，在 NLE 中也有检测到抗 UARNP 抗体阳性。在这些自身抗体阳性的母亲所分娩出的胎儿中，NLE 的发生率也只有 1% ~ 2%。因此，这些自身抗体并不足以导致 NLE 的发生。尽管 NLE 的具体发病机制仍然不是十分明确，目前基于体内实验的一个较为流行的假说认为，在胎儿心脏发育过程中，Ro 和 La 抗原暴露于有炎症的心肌表面，从而成为母体自身抗体攻击的对象。随后的炎症级联反应可损害心脏的传导系统，在某些情况下，还会导致心肌病 [98]。

当婴儿循环中母体来源的自身抗体被清除后，通常在 6 个月内，与 NLE 相关的炎症反应会逐步缓解。NLE 的非心脏表现是可逆的，通常不需要任何的治疗。可局部涂抹激素以治疗皮疹。由于先天性心脏传导阻滞和心肌病可导致患儿死亡和伤残，防止或延缓心脏受累的相关治疗是目前关注的热点。鉴于在罕见的胎儿疾病进行安慰剂治疗是不适合的或不道德的，因此很难开展临床试验。一项对 30 例妊娠和 31 例胎儿的开放性多中心的研究显示地塞米松并不能逆转先天性心脏传导阻滞。在另一项多中心、前瞻性、开放研究中，纳入了 56 例孕妇，她们的 70 例胎儿中有 6 例发生了 Ⅰ 度心脏传导阻滞。这 6 例胎儿接受了地塞米松治疗，他们的房室传导异常都得到了缓解[99,100]。两个多中心的前瞻性研究结果表明，针对抗 Ro/SS-A 或者抗 La/SS-B 阳性的孕母以及既往分娩过 NLE/ 先天性心脏传导阻滞婴儿的孕母，静脉使用免疫球蛋白并不能防止本次妊娠中的婴儿发生先天性心脏传导阻滞[101,102]。

临床表现

NLE 的临床表现包括颜面部、头皮或者躯干部位的非疤痕性颊部或者环状皮疹（图 114-4）。皮疹通常出现在生后 6 周以内，并可因紫外线照射诱发。其皮肤的组织学表现与亚急性皮肤狼疮相似。其他表现包括免疫介导的全血细胞减少和肝炎（转氨酶升高

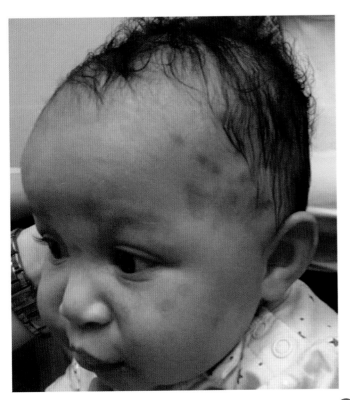

图 114-4　新生儿狼疮中的非瘢痕性颊部或环状皮疹，通常位于颜面部、头皮和躯干

和肝大）。NLE 最严重的并发症是心脏受累。心脏传导异常可出现在宫内（从妊娠 16 周开始，母亲体内的免疫球蛋白就可以通过胎盘），也可在出生后不久出现，包括 PR 间期的延长和完全性心脏传导阻滞。此外，NLE 还可以发生心内膜纤维弹性组织增生和进行性心肌病[98]。

治疗

回顾性研究表明孕母妊娠期服用羟氯喹可以降低婴儿发生 NLE/ 先天性心脏传导阻滞的风险[103]。由于抗 Ro/SS-A 或抗 La/SS-B 的孕母分娩出的婴儿可能有罹患 NLE 的风险，因此建议上述孕母在妊娠 16 周起开始对宫内胎儿进行 PR 间期和心脏功能的检测。心脏起搏器可应用于完全性心脏传导阻滞的患儿。先天性完全性心脏传导阻滞患儿的总体死亡率为 17% ~ 19%。其下一代发生 NLE 导致的先天性心脏传导阻滞的概率为 17% 左右。存在先天性心脏传导阻滞的儿童和成人对高强度运动量有一定风险，并容易发生心力衰竭。考虑到家族史这一因素，有 NLE 病史的儿童有发生自身免疫性疾病的风险。

结论

尽管儿童 SLE 的病理生理可能与成人 SLE 相似，但两者的临床表现、预后以及某些方面的处理并不相同。与成人 SLE 相比，儿童和青少年 SLE 患者发病时的疾病活动度更高，包括肾和中枢神经系统等在内的各脏器受累的风险更大，总体死亡率更高。由于儿童和青少年 SLE 患者终身都受疾病和治疗的影响，应对他们进行早期干预，因为这可以降低心血管疾病和骨质疏松等一系列长期并发症的风险。目前由于缺乏儿童 SLE 的随机对照临床试验，因此儿童 SLE 的治疗方法都是参照成人 SLE 的相关研究。然而，儿童和青少年 SLE 患者需要社会特别的关注，特别是在治疗对生长及体型的影响、医嘱依从性、社会心理与过渡期需求等方面。

Full references for this chapter can be found on ExpertConsult.com.

参考文献

1. Amaral B, Murphy G, Ioannou Y, et al.: A comparison of the outcome of adolescent and adult-onset systemic lupus erythematosus, *Rheumatology (Oxford)* 53:1130–1135, 2014.
2. Silva CA, Avcin T, Brunner HI: Taxonomy for systemic lupus erythematosus with onset before adulthood, *Arthritis Care Res (Hoboken)* 64:1787–1793, 2012.
3. Hochberg MC: Updating the American College of Rheumatology revised criteria for the classification of systemic lupus erythematosus, *Arthritis Rheum* 40:1725, 1997.
4. Petri M, Orbai AM, Alarcon GS, et al.: Derivation and validation of the Systemic Lupus International Collaborating Clinics classification criteria for systemic lupus erythematosus, *Arthritis Rheum* 64:2677–2686, 2012.
5. Sag E, Tartaglione A, Batu ED, et al.: Performance of the new SLICC classification criteria in childhood systemic lupus erythematosus: a multicentre study, *Clin Exp Rheumatol* 32:440–444, 2014.
6. Fonseca AR, Gaspar-Elsas MI, Land MG, et al.: Comparison between three systems of classification criteria in juvenile systemic lupus erythematosus. *Rheumatology (Oxford)*, 2014.
7. Tsokos GC: Systemic lupus erythematosus, *N Engl J Med* 365:2110–2121, 2011.
8. Pineles D, Valente A, Warren B, et al.: Worldwide incidence and prevalence of pediatric onset systemic lupus erythematosus, *Lupus* 20:1187–1192, 2011.
9. Kamphuis S, Silverman ED: Prevalence and burden of pediatric-onset systemic lupus erythematosus, *Nat Rev Rheumatol* 6:538–546, 2010.
10. Malattia C, Martini A: Paediatric-onset systemic lupus erythematosus, *Best Pract Res Clin Rheumatol* 27:351–362, 2013.
11. Deng Y, Tsao BP: Updates in lupus genetics, *Curr Rheumatol Rep* 19:68, 2017.
12. Hiraki LT, Silverman ED: Genomics of systemic lupus erythematosus: Insights gained by studying monogenic young-onset systemic lupus erythematosus, *Rheum Dis Clin North Am* 43:415–434, 2017.
13. Hedrich CM: Epigenetics in SLE, *Curr Rheumatol Rep* 19:58, 2017.
14. Hedrich CM, Mabert K, Rauen T, et al.: DNA methylation in systemic lupus erythematosus, *Epigenomics* 9:505–525, 2017.
15. Lahita RG: The immunoendocrinology of systemic lupus erythematosus, *Clin Immunol* 172:98–100, 2016.
16. Costenbader KH, Feskanich D, Stampfer MJ, et al.: Reproductive and menopausal factors and risk of systemic lupus erythematosus in women, *Arthritis Rheum* 56:1251–1262, 2007.
17. Petri M, Kim MY, Kalunian KC, et al.: Combined oral contraceptives in women with systemic lupus erythematosus, *N Engl J Med* 353:2550–2558, 2005.
18. Seminog OO, Seminog AB, Yeates D, et al.: Associations between Klinefelter's syndrome and autoimmune diseases: English national record linkage studies, *Autoimmunity* 48:125–128, 2015.
19. Bader-Meunier B, Armengaud JB, Haddad E, et al.: Initial presentation of childhood-onset systemic lupus erythematosus: a French multicenter study, *J Pediatr* 146:648–653, 2005.
20. Hui-Yuen JS, Imundo LF, Avitabile C, et al.: Early versus later onset childhood-onset systemic lupus erythematosus: clinical features, treatment and outcome, *Lupus* 20:952–959, 2011.
21. Mina R, Brunner HI: Pediatric lupus—are there differences in presentation, genetics, response to therapy, and damage accrual compared with adult lupus?, *Rheumatic Diseases Clinics of North America* 36:53–80, vii-viii, 2010.
22. Tucker LB, Uribe AG, Fernandez M, et al.: Adolescent onset of lupus results in more aggressive disease and worse outcomes: results of a nested matched case-control study within LUMINA, a multiethnic US cohort (LUMINA LVII), *Lupus* 17:314–322, 2008.
23. Brunner HI, Gladman DD, Ibanez D, et al.: Difference in disease features between childhood-onset and adult-onset systemic lupus erythematosus, *Arthritis Rheum* 58:556–562, 2008.
24. Wenderfer SE, Ruth NM, Brunner HI: Advances in the care of children with lupus nephritis, *Pediatr Res* 81:406–414, 2017.
25. Brunner HI, Holland MJ, Beresford MW, et al.: The American College of Rheumatology Provisional criteria for clinically relevant improvement in children & adolescents with childhood-onset systemic lupus erythematosus, *Arthritis Care Res (Hoboken)* 71(5):579–590, 2019.
26. Boneparth A, Wenderfer SE, Moorthy LN, et al.: Clinical characteristics of children with membranous lupus nephritis: the childhood arthritis and rheumatology research Alliance Legacy Registry, *Lupus* 26:299–306, 2017.
27. Muscal E, Brey RL: Neurologic manifestations of systemic lupus erythematosus in children and adults, *Neurol Clin* 28:61–73, 2010.
28. Rumsey DG, Myones B, Massicotte P: Diagnosis and treatment of antiphospholipid syndrome in childhood: a review, *Blood Cells Mol Dis* 67:34–40, 2017.
29. Go EJL, O'Neil KM: The catastrophic antiphospholipid syndrome in children, *Curr Opin Rheumatol* 29:516–522, 2017.
30. Borgia RE, Gerstein M, Levy DM, et al.: Features, treatment, and outcomes of Macrophage activation syndrome in childhood-onset systemic lupus erythematosus, *Arthritis Rheumatol* 70:616–624, 2018.
31. Ardoin SP, Schanberg LE: The management of pediatric systemic lupus erythematosus, *Nat Clin Pract Rheumatol* 1:82–92, 2005.
32. Hui-Yuen JS, Gartshteyn Y, Ma M, et al.: Cell-bound complement activation products (CB-CAPs) have high sensitivity and specificity in pediatric-onset systemic lupus erythematosus and correlate with disease activity, *Lupus* 27:2262–2268, 2018.
33. Brunner HI, Bennett MR, Abulaban K, et al.: Development of a novel renal activity index of lupus nephritis in children and young adults, *Arthritis Care & Research* 68:1003–1011, 2016.
34. Mina R, Abulaban K, Klein-Gitelman MS, et al.: Validation of the lupus nephritis clinical Indices in childhood-onset systemic lupus erythematosus, *Arthritis Care & Research* 68:195–202, 2016.
35. Smith EMD, Lewandowski LB, Jorgensen AL, et al.: Growing international evidence for urinary biomarker panels identifying lupus nephritis in children—verification within the South African Paediatric Lupus Cohort, *Lupus* 27:2190–2199, 2018.
36. Smith EMD, Yin P, Jorgensen AL, et al.: Clinical predictors of active LN development in children—evidence from the UK JSLE Cohort Study, *Lupus* 27:2020–2028, 2018.
37. Brey RL, Muscal E, Chapman J: Antiphospholipid antibodies and the brain: a consensus report, *Lupus* 20:153–157, 2011.
38. Brunner HI, Klein-Gitelman MS, Zelko F, et al.: Validation of the pediatric automated neuropsychological assessment Metrics in childhood-onset systemic lupus erythematosus, *Arthritis Care Res (Hoboken)* 65:372–381, 2013.
39. Ross GS, Zelko F, Klein-Gitelman M, et al.: A proposed framework to standardize the neurocognitive assessment of patients with pediatric systemic lupus erythematosus, *Arthritis Care & Research* 62:1029–1033, 2010.
40. Marmor MF, Kellner U, Lai TY, et al.: Recommendations on screening for Chloroquine and hydroxychloroquine Retinopathy (2016 Revision), *Ophthalmology* 123:1386–1394, 2016.
41. Ilchyshyn L, Hawk JL, Millard TP. Photoprotection: does it work? *Lupus England* 705–707, 2008.
42. Ravelli A, Lattanzi B, Consolaro A, et al.: Glucocorticoids in paediatric rheumatology, *Clin Exp Rheumatol* 29:S148–S152, 2011.
43. Thorbinson C, Oni L, Smith E, et al.: Pharmacological management of childhood-onset systemic lupus erythematosus, *Paediatr Drugs* 18:181–195, 2016.
44. Fargher EA, Tricker K, Newman W, et al.: Current use of pharmacogenetic testing: a national survey of thiopurine methyltransferase testing prior to azathioprine prescription, *J Clin Pharm Ther* 32:187–195, 2007.
45. Sobiak J, Resztak M, Ostalska-Nowicka D, et al.: Monitoring of mycophenolate mofetil metabolites in children with nephrotic syndrome and the proposed novel target values of pharmacokinetic parameters, *Eur J Pharm Sci* 77:189–196, 2015.
46. Chighizola CB, Ong VH, Meroni PL: The Use of cyclosporine A

in rheumatology: a 2016 comprehensive review, *Clin Rev Allergy Immunol* 52:401–423, 2017.

47. Woytala PJ, Morgiel E, Luczak A, et al.: The safety of intravenous cyclophosphamide in the treatment of rheumatic diseases, *Adv Clin Exp Med* 25:479–484, 2016.

48. Brunner HI, Silva CA, Reiff A, et al.: Randomized, double-blind, dose-escalation trial of triptorelin for ovary protection in childhood-onset systemic lupus erythematosus, *Arthritis & Rheumatology (Hoboken, NJ)* 67:1377–1385, 2015.

49. Gajjar R, Miller SD, Meyers KE, et al.: Fertility preservation in patients receiving cyclophosphamide therapy for renal disease, *Pediatr Nephrol* 30:1099–1106, 2015.

50. Brunner HI, Viola DI, Calvo I, et al.: Efficacy and safety of intravenous Belimumab in children with systemic lupus erythematosus [abstract], *Arthritis Rheumatol* 70, 2018.

51. Merrill JT, Neuwelt CM, Wallace DJ, et al.: Efficacy and safety of rituximab in moderately-to-severely active systemic lupus erythematosus: the randomized, double-blind, phase II/III systemic lupus erythematosus evaluation of rituximab trial, *Arthritis Rheum* 62:222–233, 2010.

52. Rovin BH, Furie R, Latinis K, et al.: Efficacy and safety of rituximab in patients with active proliferative lupus nephritis: the Lupus Nephritis Assessment with Rituximab study, *Arthritis Rheum* 64:1215–1226, 2012.

53. Mahmoud I, Jellouli M, Boukhris I, et al.: Efficacy and safety of rituximab in the management of pediatric systemic lupus erythematosus: a systematic review, *J Pediatr* 187:213–219.e9, 2017.

54. Artifoni M, Puechal X: How to treat refractory arthritis in lupus? Joint, *Bone Spine* 79:347–350, 2012.

55. Yates M: Commonly used medication for Lupus, *Lupus* 27:8–10, 2018.

56. Pons-Estel GJ, Salerni GE, Serrano RM, et al.: Therapeutic plasma exchange for the management of refractory systemic autoimmune diseases: report of 31 cases and review of the literature, *Autoimmun Rev* 10:679–684, 2011.

57. Sakthiswary R, D'Cruz D: Intravenous immunoglobulin in the therapeutic armamentarium of systemic lupus erythematosus: a systematic review and meta-analysis, *Medicine (Baltimore)* 93:e86, 2014.

58. Mina R, von Scheven E, Ardoin SP, et al.: Consensus treatment plans for induction therapy of newly diagnosed proliferative lupus nephritis in juvenile systemic lupus erythematosus, *Arthritis Care & Research* 64:375–383, 2012.

59. Houssiau FA, Vasconcelos C, D'Cruz D, et al.: Immunosuppressive therapy in lupus nephritis: the Euro-Lupus Nephritis Trial, a randomized trial of low-dose versus high-dose intravenous cyclophosphamide, *Arthritis Rheum* 46:2121–2131, 2002.

60. Boneparth A, Radhakrishna SM, Greenbaum LA, et al.: Approach to membranous lupus nephritis: a survey of pediatric Nephrologists and pediatric rheumatologists, *J Rheumatol* 44:1619–1623, 2017.

61. Hiraki LT, Lu B, Alexander SR, et al.: End-stage renal disease due to lupus nephritis among children in the U.S., 1995-2006. LID—10.1002/art.30350 [doi].—*Arthritis Rheum* 2011.

62. Jafri K, Patterson SL, Lanata C: Central nervous system manifestations of systemic lupus erythematosus, *Rheum Dis Clin North Am* 43:531–545, 2017.

63. Feldman CH, Yazdany J, Guan H, et al.: Medication nonadherence is associated with increased Subsequent acute care utilization among Medicaid Beneficiaries with systemic lupus erythematosus, *Arthritis Care Res (Hoboken)* 67:1712–1721, 2015.

64. Costedoat-Chalumeau N, Pouchot J, Guettrot-Imbert G, et al.: Adherence to treatment in systemic lupus erythematosus patients. Best practice & research, *Clin Rheumatol* 27:329–340, 2013.

65. Mehat P, Atiquzzaman M, Esdaile JM, et al.: Medication nonadherence in systemic lupus erythematosus: a systematic review, *Arthritis Care Res (Hoboken)* 69:1706–1713, 2017.

66. Galo JS, Mehat P, Rai SK, et al.: What are the effects of medication adherence interventions in rheumatic diseases: a systematic review, *Ann Rheum Dis* 75:667–673, 2016.

67. Bugni VM, Ozaki LS, Okamoto KY, et al.: Factors associated with adherence to treatment in children and adolescents with chronic rheumatic diseases, *J Pediatr (Rio J)* 88:483–488, 2012.

68. Davis AM, Graham TB, Zhu Y, et al.: Depression and medication nonadherence in childhood-onset systemic lupus erythematosus, *Lupus* 27:1532–1541, 2018.

69. Higgis GC: Complications of treatments for pediatric rheumatic diseases, *Pediatr Clin North Am* 65:827–854, 2018.

70. Hiraki LT, Feldman CH, Marty FM, et al.: Serious infection rates among children with systemic lupus erythematosus Enrolled in Medicaid, *Arthritis Care Res (Hoboken)* 69:1620–1626, 2017.

71. Hollander MC, Sage JM, Greenler AJ, et al.: International consensus for provisions of quality-driven care in childhood-onset systemic lupus erythematosus, *Arthritis Care Res (Hoboken)* 65:1416–1423, 2013.

72. Gorelik M, Elizalde A, Wong Williams K, et al.: Immunogenicity of sequential 13-valent conjugated and 23-valent unconjugated pneumococcal vaccines in a population of children with lupus, *Lupus* 27:2228–2235, 2018.

73. Heijstek MW, Scherpenisse M, Groot N, et al. Immunogenicity of the bivalent human papillomavirus vaccine in adolescents with juvenile systemic lupus erythematosus or juvenile dermatomyositis, *J Rheumatol Canada* 1626–1627, 2013.

74. American Academy of Pediatrics Committee on Infectious Diseases: In Kimberlin D, editor: *Red book report of the committee on infectious diseases*, Elk Grove, IL, 2018, American Academy of Pediatrics, pp 72–91.

75. Kapoor TM, Mahadeshwar P, Nguyen S, et al.: Low prevalence of Pneumocystis pneumonia in hospitalized patients with systemic lupus erythematosus: review of a clinical data warehouse, *Lupus* 26:1473–1482, 2017.

76. Mecoli CA, Saylor D, Gelber AC, et al.: Pneumocystis jiroveci pneumonia in rheumatic disease: a 20-year single-centre experience, *Clin Exp Rheumatol* 35:671–673, 2017.

77. Schmajuk G, Jafri K, Evans M, et al.: Pneumocystis jirovecii pneumonia (PJP) prophylaxis patterns among patients with rheumatic diseases receiving high-risk immunosuppressant drugs, *Semin Arthritis Rheum* 48(6):1087–1092, 2019.

78. Wolfe RM, Peacock Jr JE: Pneumocystis pneumonia and the rheumatologist: which patients are at risk and How can PCP Be prevented? *Curr Rheumatol Rep* 19:35, 2017.

79. Mok CC, Wong SN, Ma KM: Childhood-onset disease carries a higher risk of low bone mineral density in an adult population of systemic lupus erythematosus, *Rheumatology (Oxford)* 51:468–475, 2012.

80. Schanberg LE, Sandborg C, Barnhart HX, et al.: Use of atorvastatin in systemic lupus erythematosus in children and adolescents, *Arthritis Rheum* 64:285–296, 2012.

81. Ardoin SP, Schanberg LE, Sandborg CI, et al.: Secondary analysis of APPLE study suggests atorvastatin may reduce atherosclerosis progression in pubertal lupus patients with higher C reactive protein, *Ann Rheum Dis* 73:557–566, 2014.

82. Ling N, Lawson E, von Scheven E: Adverse pregnancy outcomes in adolescents and young women with systemic lupus erythematosus: a national estimate, *Pediatr Rheumatol Online J* 16:26, 2018.

83. Sammaritano LR: Contraception in patients with rheumatic disease, *Rheum Dis Clin North Am* 43:173–188, 2017.

84. Lawson EF, Hersh AO, Trupin L, et al.: Educational and vocational outcomes of adults with childhood- and adult-onset systemic lupus erythematosus: nine years of followup, *Arthritis Care Res (Hoboken)* 66:717–724, 2014.

85. Knight AM, Xie M, Mandell DS: Disparities in psychiatric diagnosis and treatment for Youth with systemic lupus erythematosus: analysis of a National US Medicaid Sample, *J Rheumatol* 43:1427–1433, 2016.

86. Knight AM, Trupin L, Katz P, et al.: Depression risk in young adults with juvenile- and adult-onset lupus: Twelve Years of followup, *Arthritis Care Res (Hoboken)* 70:475–480, 2018.

87. Knight A, Vickery M, Faust L, et al.: Gaps in mental health care

for Youth with rheumatologic conditions: a Mixed methods study of Perspectives from behavioral health providers, *Arthritis Care Res (Hoboken)* 71(5):591–601, 2019.

88. Son MB, Sergeyenko Y, Guan H, et al.: Disease activity and transition outcomes in a childhood-onset systemic lupus erythematosus cohort, *Lupus* 25:1431–1439, 2016.

89. Ardoin SP: Transitions in rheumatic disease: pediatric to adult care, *Pediatr Clin North Am* 65:867–883, 2018.

90. Hiraki LT, Lu B, Alexander SR, et al.: End-stage renal disease due to lupus nephritis among children in the US, 1995-2006, *Arthritis Rheum* 63:1988–1997, 2011.

91. Descloux E, Durieu I, Cochat P, et al.: Influence of age at disease onset in the outcome of paediatric systemic lupus erythematosus, *Rheumatology (Oxford)* 48:779–784, 2009.

92. Barsalou J, Bradley TJ, Silverman ED: Cardiovascular risk in pediatric-onset rheumatological diseases, *Arthritis Research & Therapy* 15:212, 2013.

93. Bernatsky S, Clarke AE, Zahedi Niaki O, et al.: Malignancy in pediatric-onset systemic lupus erythematosus, *J Rheumatol* 44:1484–1486, 2017.

94. Heshin-Bekenstein M, Perl L, Hersh AO, et al.: Final adult height of patients with childhood-onset systemic lupus erythematosus: a cross sectional analysis, *Pediatr Rheumatol Online J* 16:30, 2018.

95. Araujo-Fernandez S, Ahijon-Lana M, Isenberg DA: Drug-induced lupus: including anti-tumour necrosis factor and interferon induced, *Lupus* 23:545–553, 2014.

96. Borchers AT, Keen CL, Gershwin ME: Drug-induced lupus, *Ann N Y Acad Sci* 1108:166–182, 2007.

97. Vasoo S: Drug-induced lupus: an update, *Lupus* 15:757–761, 2006.

98. Izmirly P, Saxena A, Buyon JP: Progress in the pathogenesis and treatment of cardiac manifestations of neonatal lupus, *Curr Opin Rheumatol* 29:467–472, 2017.

99. Friedman DM, Kim MY, Copel JA, et al.: Prospective evaluation of fetuses with autoimmune-associated congenital heart block followed in the PR Interval and Dexamethasone Evaluation (PRIDE) Study, *Am J Cardiol* 103:1102–1106, 2009.

100. Mevorach D, Elchalal U, Rein AJ: Prevention of complete heart block in children of mothers with anti-SSA/Ro and anti-SSB/La autoantibodies: detection and treatment of first-degree atrioventricular block, *Curr Opin Rheumatol* 21:478–482, 2009.

101. Friedman DM, Llanos C, Izmirly PM, et al.: Evaluation of fetuses in a study of intravenous immunoglobulin as preventive therapy for congenital heart block: results of a multicenter, prospective, open-label clinical trial, *Arthritis Rheum* 62:1138–1146, 2010.

102. Pisoni CN, Brucato A, Ruffatti A, et al.: Failure of intravenous immunoglobulin to prevent congenital heart block: findings of a multicenter, prospective, observational study, *Arthritis Rheum* 62:1147–1152, 2010.

103. Izmirly PM, Costedoat-Chalumeau N, Pisoni CN, et al.: Maternal use of hydroxychloroquine is associated with a reduced risk of recurrent anti-SSA/Ro-antibody-associated cardiac manifestations of neonatal lupus, *Circulation* 126:76–82, 2012.

第 115 章

青少年皮肌炎、硬皮病、血管炎及自身免疫性脑病

原著 ANGELA B. ROBINSON, JEFFREY DVERGSTEN, KATHRYN S. TOROK,
HEATHER VAN MATER, WILLIAM GALLENTINE, ANN M. REED

李　娜 译　王彩虹 校

幼年型皮肌炎

关键点

- 幼年型皮肌炎 (juvenile dermatomyositis，JDM) 是一种主要影响皮肤与肌肉的炎症性、免疫介导的血管病变。
- 与成人相比，儿童皮肌炎患者更易发生血管病变、钙质沉着症或溃疡，但其长期预后较好、生存率也较高。
- 儿童皮肌炎患者较少出现肌炎特异性抗体、间质性肺疾病以及相关恶性肿瘤。
- 尽管儿童和成人皮肌炎在发病机制和病理学上存在稍许差异，但两者在肌肉活检和干扰素 (IFN) 基因标记有相似的特点。
- 目前有关幼年皮肌炎的分类、疾病活动标志物以及预测预后的能力等工作已经开展并在进一步完善中。

定义和分类

Bohan 和 Peter 提出的皮肌炎诊断标准包括[1]典型的皮肌炎皮疹，包括向阳性皮疹、Gottron 征和 Gottron 丘疹并加上以下列出的 3 项（具备下列的 2 项则幼年型皮肌炎的可能性较大，具备下列的一项则幼年型皮肌炎有一定的可能性）。

1. 体格检查确认对称性近端肌肉无力。
2. 血清骨骼肌酶（特别是肌酸激酶和醛缩酶）、谷草转氨酶、谷丙转氨酶与乳酸脱氢酶升高。
3. 肌电图可表现为典型的三联症：①时限短的小型多相运动电位。②纤颤电位、正弦波和插入性激惹；③异常的高频重复放电。
4. 肌肉活检可见肌纤维变性、再生、坏死、细胞吞噬和间质中单核细胞浸润。

Bohan 和 Peter 标准可追溯至 1975 年 MRI 常规应用之前。因此 MRI 检查结果并未包含在最早的皮肌炎诊断标准中。使用 T2 加权像与脂肪抑制技术的 MRI 检查可以确定疾病活动的部位，以用于组织活检，从而提高疾病的诊断率。肌肉活检常常可以明确疾病的活动度与慢性程度，而这些仅仅通过血清中相关酶水平的检测是无法知晓的。此外，肌肉活检结果还有助于对疾病分级、预测疾病的严重程度或者难治性[2]。由于在确定包括幼年型皮肌炎在内的特发性炎性肌病 (idiopathic inflammatory myopathy，IIM) 异质性方面的进展以及 Bohan 和 Peter 标准的局限性，国际肌炎分类诊断协作组 (international myositis classification criteria project，IMCCP，一个国际多学科的协作组)，目前发表了包括幼年型皮肌炎在内的多种肌炎亚型的分类标准。这些标准在识别 IIM 不同亚群方面具有较高的敏感性和特异性。这些标准为特发性炎症性肌病的进一步验证分析提供了基础[3]。

流行病学

幼年型皮肌炎是一种自身免疫性血管病变，其临床特征为近端肌肉无力、肌肉炎性病变、特征性皮疹，且经常出现自身抗体阳性。目前幼年型皮肌炎是在儿童和青少年中最为常见的一类特发性炎性肌病，

因此，其他类型的儿童期肌炎并未在本章节中介绍。虽然皮肌炎与幼年型皮肌炎存在某些重叠的部分，但两者是单独的疾病，各自具有不同的特点。在糖皮质激素（cortisol，CS）治疗前，幼年型皮肌炎的死亡率接近 33%。但是目前，幼年型皮肌炎的五年生存率在 95% 以上，成人皮肌炎五年生存率在 75% ～ 90% 之间[4-6]。幼年型皮肌炎的发生率为 3.2/ 百万人年[7-9]。其中，女性较男性更容易罹患皮肌炎，两者发病率之比为 2：1[10,11]。幼年型皮肌炎的平均发病年龄为 7 岁，而皮肌炎的平均发病年龄在 40 ～ 60 岁之间[12-15]。

遗传学

白人中皮肌炎与幼年型皮肌炎主要的免疫遗传危险因子是人类白细胞抗原（HLA）8.1 祖传单倍型（HLA-B*08/DRB1*03/DQA1*05/DQB1*02）[16-18]。HLA-DQA1*0501 等位基因的表达不仅在白人中有所增加，在其他人种及儿童临床疾病亚型中也有增长[19]。一项大型的基因相关性研究已经明确了与成人和幼年型皮肌炎有关的保护性等位基因。人群中干扰素调节因子 5（IRF5）的基因序列存在差异，其可能与幼年型皮肌炎患者中干扰素调节基因的高表达有关[20]。在幼年型皮肌炎患者中，TNF 基因（TNF-308A 位点）的多态性与更严重的疾病相关[21]。成人和幼年型皮肌炎中 TNF-308A 等位基因均可能增加。然而，检测调整为 HLA-B，非 HLA-DB 后，这种显著性差异在皮肌炎中消失[22]。在白种人中，IL-1α 基因多态性也是幼年型皮肌炎的危险因素[23]。PTPN22 基因中 R620W 的变异与幼年型特发性炎性肌病可能存在微弱相关性[24]。

病因与发病机制

母体微嵌合

幼年型皮肌炎与慢性移植物抗宿主病（chronic graft-versus-host disease，GVHD）类似。与兄弟姐妹或者正常健康个体相比，幼年型皮肌炎患者体内更容易发现母体来源的嵌合细胞[25-27]。这些嵌合细胞可存在于幼年型皮肌炎患者肌肉组织的淋巴聚集处，在他们的外周血中则可以看到嵌合干细胞。目前，尚缺乏有关成人皮肌炎的研究。有趣的是，在进行造血干细胞移植的病例中，8% 的患者会发生多发性肌炎，

而在这些多发性皮肌炎患者中，33% ～ 64% 会发生慢性移植物抗宿主病[28]。

感染与环境因素

在幼年型皮肌炎发病之前，大部分儿童都会有类似感染的症状。然而，儿童时期发生病毒感染是十分常见的，对罹患幼年型皮肌炎患者作既往感染的回顾性分析则可能会存在回忆偏倚。多项回顾性研究已表明，幼年型皮肌炎患者在发病前几个月内出现感染症状的概率很高[29,30]。但是在局部组织或者血清中病原学的检测为阴性[31]。在西班牙裔人群中，幼年型皮肌炎还与出生季节存在关联性，但在同一队列的其他种族人群中并不存在这一相关性[32]。成人和幼年型皮肌炎中共同拥有一些特异性的环境触发因素，这些因素暂时与肌炎的发病时间相关，比如过量紫外线照射、某些特定药物（D- 青霉胺）和感染。2009 年一项回顾性的多中心横断面研究表明，较其他炎症性肌病而言，紫外线（UV）的照射强度与成人皮肌炎的患病风险呈正相关 [比值比（OR），2.3；95% 置信区间（CI），0.9 ～ 5.8]，与抗 Mi-2 抗体的阳性率也呈正相关（OR，6.0；95% CI，1.1 ～ 34.1），这种相关性在女性中更明显[33]。为了确定与皮肌炎和幼年型皮肌炎病程相关的环境因素，2017 年公布的一份在线患者问卷评估了包括阳光照射、感染、药物使用、压力和体育活动在内的多个因素[1]。与病程相关的因素包括日晒、药物 [非甾体抗炎药（NSAID）、抗高血压药、抗抑郁药] 和某些感染（尿路感染、胃肠炎），其中只有日晒和非甾体抗炎药的使用是影响病程的重要危险因素。这些数据表明，与疾病发病相关的环境因素也可能导致疾病活动度增加。

临床特征

皮肌炎患儿通常表现为皮疹、近端肌无力或者两者兼有。

特征性皮疹

典型的皮疹包括广泛的光敏感性红斑、Gottron 疹（位于关节伸侧面，图 115-1A 所示）和眼眶周围的向阳疹（图 115-1B 所示）。在成人和幼年型皮肌炎中可有多种多样的皮疹，但是向阳疹和 Gottron 疹是皮肌炎所特有的。成人皮肌炎患者可出现"技工

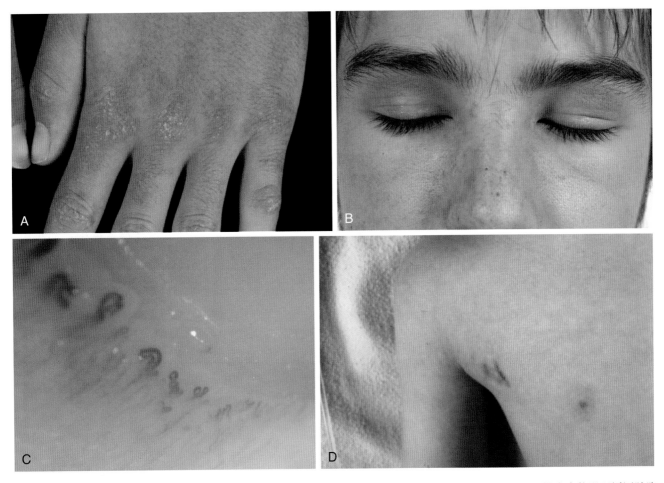

图 115-1　A. 15 岁男孩，新诊断为儿童皮肌炎，表现为掌指关节和近端指间关节处有 Gottron 疹。B. 向阳性皮疹伴眼眶周围肿胀。C. 甲襞毛细血管水肿、扩张和弯曲。D. 4 岁男孩患儿童皮肌炎，右腋窝附近有皮肤溃疡。该男孩在出现症状 3 个月后死亡

手"，即手指指尖及两侧出现增厚的、红斑样的鳞状皮疹，这种情况儿童患者十分罕见。甲襞、眼睑、牙龈等部位可看到以毛细血管襻微血管扩张为表现的小血管炎性病变（图 115-1C）。手指末端的甲襞毛细血管襻可以被量化，幼年型皮肌炎患者毛细血管襻数量正常与早期诊断和皮肤损害较轻相关[56]。儿童中，6 月龄时出现的持续毛细血管异常和 Gottron 疹也提示疾病的缓解时间更长[57]。严重的血管病变可能引起网状青斑和皮肤溃疡，是病情加重和预后不良的一个指标。成人患者中出现溃疡的比例为 4%，低于儿童患者（24%）[58]。溃疡性病变在伸肌表面和眼内眦处较常见（图 115-1D）。

近端肌无力

肌无力在发病初十分隐匿，很难觉察。肌肉无力通常是对称性的，最常累及近端肌肉。家长通常发现的症状并不是肌无力，而是患儿容易疲乏，爬楼梯、梳头或起床困难。儿童和蹒跚学步的幼儿常常表现为需要家长抱在怀中。体检时，学龄期儿童肌无力常表现为坐 - 起困难；在婴儿期之后常常表现为抬头滞后；也可表现为 Gower 征（从坐位起立时常需用手支撑大腿而后缓慢站立），或者很难将手臂举过头顶。严重病例食管和呼吸系统的肌肉也可受到影响。呼吸肌无力可导致急性呼吸衰竭，此时往往出现高碳酸血症，而非低氧血症。

全身表现

脂肪代谢不良和钙质沉着症与幼年型皮肌炎的长病程或治疗不足有关，在成人皮肌炎中并不常见。40% 左右的幼年型皮肌炎患者可发生钙质沉着。钙质沉着偶尔在皮肌炎诊断时就存在，但通常认为是病程过长或疾病严重所导致[59]。钙质沉着有多种形

式：表面的斑块与结节，肿瘤样钙质沉着，筋膜平面部位的钙质沉着，或者是罕见的钙质沉积外骨骼（图115-2）[60,61]。钙质沉着症也可以是上述形式混合出现。这些病变可无症状，或者出现类似蜂窝织炎的表现，即伴有疼痛的硬结和红斑，导致皮肤破溃，或者钙质渗出到皮肤表面。大的沉积物会破坏组织功能，导致挛缩，或者成为感染的病灶。这些病变通常与疾病的持续活动有关，需要积极的治疗。

高达 40% 的患者有脂肪营养不良，可以是局灶性的、部分的或者全身性的。亚临床脂肪营养不良和代谢异常可能被忽视。脂肪营养不良在临床上导致了皮下组织和内脏器官中脂肪进行性减少，可能与多囊卵巢综合征相似的代谢综合征以及胰岛素抵抗、皮肤棘层肥厚、高甘油三酯血症和糖耐量异常相关[62,63]。文献仅报道了少数成人肌炎和脂肪营养不良的病例[64]。

发热、吞咽困难或发声困难、关节炎、肌肉压痛和疲乏也是诊断时常见的症状。此外，在极少数情况下，某些皮肌炎患者还会出现胃肠道血管炎引起的腹

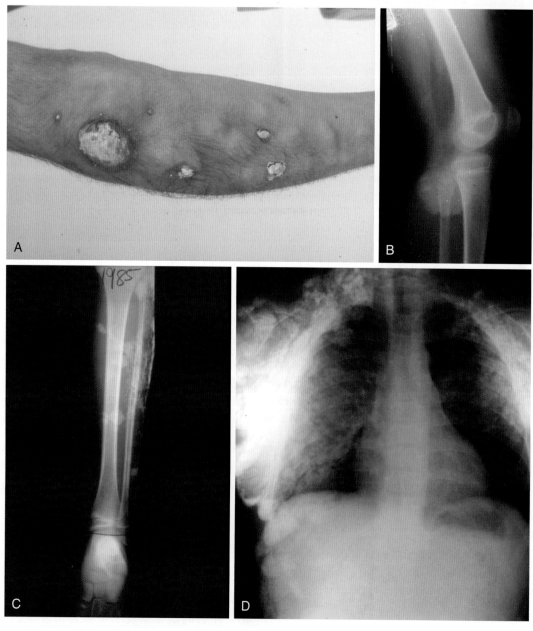

图 115-2　A．14 岁女童诊断为慢性持续性儿童皮肌炎，肘部和前臂显示多个部位的肿瘤钙质沉着。其中某些部位，特别是压力作用的部位，已经出现溃烂，挤压出粉笔样物质。B．膝关节后孤立部位的肿瘤钙化导致活动范围受限。C．影响下肢的筋膜性和肿瘤性钙质沉着。D 与 A 为相同患者，显示明显钙化症状，在胸壁呈现外骨骼样的表现

部绞痛、胰腺炎、胃肠道出血、肠道穿孔或梗死。

肺部疾病

幼年型皮肌炎患者很少出现致命性的肺部并发症。7% ～ 19% 的幼年型皮肌炎患者会发生间质性肺病（interstitial lung disease，ILD）[65]。

在一项病例对照研究中，与对照组相比，幼年型皮肌炎患者在肺功能实验（pulmonary function test，PFT）中总肺容量和一氧化碳弥散能力较低。37% 的患者可出现 CT 异常，包括 ILD、胸壁钙质沉着症和气道疾病；而其中大部分处于亚临床状态。成人肌炎患者中，间质性肺病是导致伤残和死亡的主要原因，整个病程中，35% ～ 40% 的成人肌炎患者会发生间质性肺病，与抗合成酶抗体（如抗 Jo-1）有关[66]。快速进展的间质性肺病与临床无肌病性皮肌炎和抗 CADM-140 自身抗体密切相关[67]。肺功能试验显示一氧化碳弥散功能障碍呈限制性，应使用高分辨率胸部 CT（high resolution chest CT，HRCT）进行确认，因为肺功能试验异常可能仅仅是由于呼吸无力。影像学异常包括结节、条索状阴影、不规则的磨玻璃影和纤维化。

心脏疾病

心肌受累，如心包炎、心肌炎、传导阻滞或者心传导阻滞在皮肌炎患者中均有报道。幼年型皮肌炎患者，心血管并发症罕见。在一项病例对照研究中，与健康对照组相比，幼年型皮肌炎患者有更多的心脏舒张功能障碍、心肌炎和高血压问题，虽然大部分处于亚临床状态[68]。在成人肌炎患者中，心肌受累可导致 10% ～ 20% 的患者死亡，据报道其心肌梗死风险增加了 16 倍，3% ～ 45% 出现充血性心力衰竭，12% ～ 42% 出现舒张功能障碍，大约有 10% 的心包炎报道。亚临床患者心电图（electrocardiogram，ECG）异常的发生率为 33% ～ 72%，特别是传导阻滞[34]。

无肌病性皮肌炎

某些患者会出现皮肌炎的典型皮疹，但无肌无力或炎症。这种情况在临床上称为无肌病性皮肌炎（amyotrophic dermatomyositis，ADM）。在儿童中，这部分患者是否存在未能诊断的轻微肌肉炎性病变，如不治疗是否会进展为更严重的肌肉病变和（或）发

生长期的后遗症，如钙质沉着症和脂肪营养不良等，仍有争议。目前，在日本儿童中已经有与 ADM 相关的进行性肺间质病变的病例报道，可能与硬皮病有部分重叠[35,42,69]。在成人中，20% 的 CADM 病例可发展为肌无力，与间质性肺疾病风险相关，且与皮肌炎具有相似的恶性病风险（表 115-1）[35]。

恶性肿瘤

在成人患者观察到，皮肌炎起病时可能与恶性肿瘤相关，而这在儿童患者则罕见（表 115-1）[70]。高达 15% ～ 24% 的成年患者在确诊皮肌炎时或之后发现恶性肿瘤[36]。这些患者常被诊断为宫颈癌、肺癌、卵巢癌、胰腺癌、膀胱癌或胃癌，与对照人群中发现的癌症类型比例相似[37]。成年皮肌炎患者恶性肿瘤的治疗是困难的。恶性肿瘤的危险因素包括：严重的皮肤和肌肉疾病、间质性肺疾病、p155/140 抗体阳性等[31]。

诊断与诊断方法

血清中肌肉来源的酶（肌酸激酶、醛缩酶、谷草转氨酶和乳酸脱氢酶）增高反映了肌肉的炎症或损

表 115-1　幼年型皮肌炎的治疗	
一线治疗	糖皮质激素（2 mg/kg 口服；对于病情较严重的，30 mg/kg 静脉冲击治疗） 甲氨蝶呤（口服或者皮下注射） 对于难治性患者或病情严重者，可每个月使用一次静脉免疫球蛋白，剂量为 2 g/kg
二线治疗	静脉免疫球蛋白 利妥昔单抗 环孢素 A 硫唑嘌呤 他克莫司 霉酚酸酯
三线治疗	骨髓或者干细胞移植 环磷酰胺 其他生物制剂（TNF 拮抗剂、阿那白滞素、阿仑单抗、sifalimumab）
辅助治疗	防晒霜、避免光照 羟氯喹 补充钙和维生素 D，以预防骨质疏松

害。以肌酸激酶的增高来评估幼年型皮肌炎的慢性程度不敏感。70% 以上的幼年型皮肌炎患者出现 ANAs 阳性[38,71]。然而，肌炎特异性抗体在成人皮肌炎患者中则更为普遍，提示成人皮肌炎亚型要多于幼年型皮肌炎。最近报道幼年型皮肌炎中新的自身抗体可用于预测疾病的分型。对于幼年型皮肌炎或皮肌炎患者而言，可以通过流式细胞仪进行淋巴细胞计数，以确定 CD19$^+$ B 细胞的比例升高还是下降[72,73]。研究发现，在有活动性炎症的幼年型皮肌炎或者血管炎患者血清新蝶呤和血管性血友病因子（vWF）的水平是增高的，但这对幼年型皮肌炎不具有特异性[74,75]。由于现有的实验室检查方法敏感性较低，故正在开展基因表达、细胞因子和趋化因子标志物的进一步研究。

多项研究表明成人和幼年型皮肌炎患者外周血中过度表达 I 型干扰素调控基因、细胞因子（IL-6 和 IL-1）、趋化因子（IP-10、MCP-1 和 MRP-2），它们似乎可以作为评估疾病活动度的敏感指标，而且在皮肌炎和幼年型皮肌炎患者中可能有所差异[76]。在皮肌炎和幼年型皮肌炎队列中，IFN 趋化因子评分与疾病活动度［整体视觉模拟评分（VAS）］显著相关，而 IFN 基因标记与整体 VAS 相关性仅在成年皮肌炎患者中显著[77-79]。

自身抗体谱

肌炎相关抗体（myositis-associated antibodies MAAs）。ANA 在幼年型皮肌炎患者中普遍存在，然而抗 SSA、抗 SSB、抗 Sm、抗 RNP 和抗 DNA 抗体通常是阴性的。临床表现符合皮肌炎的成人患者中，肌炎相关抗体（特别是抗 SSA 抗体）常为阳性。临床上有一小部分肌病患者的类型相对特别，其抗 PM-Scl 抗体阳性。这类患者往往病程较长，伴有肺间质纤维化和（或）者心脏受累以及指端硬化。这种亚型的幼年型 DM，具有硬皮病的许多临床特征，例如严重的雷诺现象（raynaud's phenomenon，RP）。在成人中，抗 PM-Scl 阳性与硬皮病肌病和心脏受累有关。在成年肌炎患者中已报道抗胞质 5- 核苷酸酶 1A（5'-nucleotidase cytosolic 1A，NT5C1A）抗体，尤其是包涵体肌炎中常见，并且在 27% 的幼年肌炎儿童患者中可见，此外在少年关节炎和健康对照组中也可见，以上提示这些自身抗体是肌炎相关抗体（MAAs）而不是肌炎特异性抗体（myositis-specific antibodies，MSAs）[79]。抗 NT5C1A 抗体阳性的受试

者表现出明显的疾病活动和突出的肺部症状。

肌炎特异性抗体（MSA）。肌炎特异性抗体主要分为三类：抗合成酶抗体、抗信号识别颗粒（SRP）自身抗体和抗 Mi-2 自身抗体。每一类都有特征性的临床表现及预后。抗合成酶抗体（抗 ARS、抗 Jo-1、抗 PL-12、抗 PL-7、抗 Ej、抗 Oj、抗 KS、抗 Ha、抗 Za）与抗合成酶抗体综合征相关，包括"技工手"、雷诺现象、间质性肺病、关节炎和发热[80]。

最近研究发现，20% ～ 30% 的幼年型皮肌炎患者抗 p155/140 和抗 p140 自身抗体阳性[81]。抗 p140 抗体可能与发生钙质沉着症的风险增加相关 [OR，7.0（3.0 ～ 16.1）][82]。在成人患者中，抗 p155/140 和抗 p155 自身抗体可能与恶性肿瘤相关[83]。另一种自身抗体，抗 MJ 抗体，分子量大小为 140 kDa 的蛋白，在阿根廷儿童中与严重疾病肌肉挛缩和萎缩相关[84]。还有一种抗 CADM-140 自身抗体，已在日本的 ADM 患者中报告，这些患者发生了快速进展的 ILD[65]。目前尚不清楚这些自身抗体是针对相似的蛋白还是具有表观区别。在皮肌炎患者中可检测到抗 SRP 抗体，但其更常见于难治的重症获得性坏死性肌病。在免疫介导的成人坏死性肌病中，发现 3- 羟基 -3- 甲基戊二酰辅酶 A 还原酶（3-hydroxy-3-methylglutaryl-coenzyme A reductase，HMGCR）自身抗体阳性，这与他汀类药物的使用有关；在 440 名幼年型皮肌炎患儿中，有 1% 病例出现抗 HMGCR 阳性，并与 SRP 样表型相关[85]。与成人比较，肌炎特异性抗体在儿童中相对罕见。抗 Jo-1、抗 Mi-2 和其他肌炎特异性抗体阳性可能预示疾病更严重（表 115-1）。目前有多达 40% 的儿童和 70% 的成人可能携带肌炎特异性抗体或相关抗体[86]，并且随着我们对新的自身抗体认识的增加，这些数字可能会继续变化。最近，有报道称在幼年型皮肌炎的儿童患者中发现抗内皮细胞抗体阳性，此类抗体主要是参与抗原加工和应激反应的蛋白质[87]。这些抗体有助于解释这种疾病中出现的一些血管病变。由于数量有限，尚未发现这些抗体的表型。

肌肉病理

肌肉活检特别适用于临床表现不典型或者诊断不明确的患者。尽管临床表现和肌肉组织活检的结果可能矛盾，最近的研究提示，肌肉活检有助于评估疾病程度和对潜在的长期严重程度进行分级[84]。近年的

研究提示量化幼年型皮肌炎患者的骨骼肌组织学异常是一种有效的衡量疾病严重程度的评分工具[88]。此外，该工具与临床衡量疾病活动度的结果密切相关。通过这个有效的评分工具，研究者在 506 例确诊或可能的幼年型皮肌炎患者计算了肌肉活检的总分，并确认了 MSAs 的存在[89]。他们发现，MSA 亚型不同，活检评分也有所不同，这两种方法的结合有助于对疾病长期预后的评估。

成人和幼年型皮肌炎病理特征是不同程度的肌肉纤维束旁萎缩、血管病变、血管周围炎症（主要是由浆细胞样树突状细胞、B 淋巴细胞、CD4$^+$ T 淋巴细胞和巨噬细胞组成）、肌纤维局灶性坏死和吞噬、肌纤维再生、炎症细胞浸润和血管炎以及内皮细胞中的小管网状包涵体。血管病变的证据包括肌肉毛细血管血栓形成、补体沉积、肌肉毛细血管壁上的攻膜复合物沉积、肌内毛细血管数量的减少和体积的增大（毛细血管脱落）。肌肉纤维束旁萎缩部位常可见毛细血管脱落，内皮细胞脱落部位也可见脱落后剩余的毛细血管[90]。中等大小的血管也可受累。一项中国的研究比较了成人皮肌炎和儿童皮肌炎患者的肌肉组织活检，发现儿童患者中存在更多的血管病变，这与 1975 年和 1977 年的 Bohan 与 Peter 的研究结果一致[91]。虽然被认为是皮肌炎的标志，但这些病理因素之间的相互关系及其在皮肌炎发病机制中的重要性尚不清楚。为了进一步阐明缺氧相关血管病变、免疫机制以及肌肉纤维束旁病理学之间的关系，研究人员分析了骨骼肌的炎性浸润，重点集中于治疗中的幼年和成人皮肌炎患者的肌肉纤维束旁区域[45]。尽管炎性浸润的类型相似，结果仍表明成人和幼年皮肌炎患者存在显著差异。在幼年型皮肌炎患者中，束周肌肉萎缩与缺氧介导的分子途径相关，其中缺氧诱导因子 1-α（HIF1α）和巨噬细胞迁移抑制因子（MIF）基因表达增加，在成年皮肌炎患者中这些因子没有显著上调。相反，在成人病例中，IFN 相关的基因与病理结果的相关性更显著，相比于缺氧介导的机制，束周萎缩与固有免疫分子相关性更为重要。在另一项相关性研究中，10 例幼年型皮肌炎和成人皮肌炎患者的束周萎缩与局灶性微血管衰竭相关，其中可见微血管膜攻击复合物沉积，这可能是经典补体途径激活的结果[92]。在幼年型皮肌炎患者的肌肉组织中，可见新的淋巴结构形成，在这些部位可见未发育成熟和发育成熟的 CD4$^+$T 细胞、B 细胞以及浆细胞样树突状细胞；在成人皮肌炎患者的肌肉组织中，CD4$^+$T 细胞被 B 细胞围绕提示了 T 细胞结构的局部发育成熟[46,93]。成人和幼年型皮肌炎患者的肌肉组织均可出现主要组织相容性复合体 I 类分子（I major histocompatibility complex，MHC I），表达上调。这在幼年型皮肌炎中普遍存在，但在成人皮肌炎相对较少见。虽然目前尚不清楚肌肉组织中 MHC I 类分子的上调是否是肌炎的诱发因素之一，但是动物实验已经表明其在未折叠蛋白反应中发挥一定的作用，也与 IFN-β 的上调有关[94]。

在幼年型和成人皮肌炎中，发挥作用的 CD4$^+$ 的细胞并不仅仅是 CD3$^+$ 细胞（即传统意义上的 CD4$^+$ 细胞）。其中有一个亚群还表达 CD123 和 CD83（成熟的浆细胞样树突状细胞的标记），其 IL-17 染色也是阳性的，提示是 Th17 细胞[45,46,92,93]。

进一步免疫表型分析提示与健康对照组相比，成年皮肌炎患者中高表达 CD68 和 168、白细胞相关抗原 1α（LFA-1α）和 CD11b（$P < 0.05$）。皮肌炎患者毛细血管中 IL-1α，细胞间黏附分子 1（inter cellular adhesion molecule 1，ICAM-1）[95]表达增多，而幼年型皮肌炎患者中此类数据较少。对成人皮肌炎进一步研究表明，类固醇治疗和肌肉功能的改善与包括 CD3$^+$T 细胞在内的炎性细胞的消失有关[50,53]。

I 型干扰素（IFN-α 和 IFN-β）在幼年型和成人皮肌炎的发病机制中起着重要作用。干扰素不仅可以上调免疫调控相关基因和 MHC I 类分子的表达，还能激活自然杀伤细胞，促进树突状细胞成熟，促进 T 细胞的活化和生存。皮肌炎患者的肌肉和皮肤活检组织中，可见浆细胞样树突状细胞（plasmacytoid dendritic cells，pDC）增多和 IFN 信号的上调[96]。皮肌炎患者肌纤维中的 IFN-α 可以上调 MHC I 类分子的表达，进而激活内质网应激反应，从而导致肌肉组织受损和肌炎的发生[97]。I 型干扰素也可以上调一系列细胞因子的表达，包括 CXC 趋化因子（IP-10、MIG、I-TAC）等，从而导致组织受损。皮肌炎和儿童皮肌炎患者中可见到小管网状包涵体，而其他肌炎类型中却很少见到此种结构。在用 IFN-α 治疗的患者外周循环血液细胞中，以及用 I 型干扰素处理后的上皮细胞中，也可见到这种小管网状包涵体[98-100]。这种包涵体很有可能代表病毒的感染或者 IFN 信号的增强。

幼年型和成人皮肌炎的外周血表型

外周血免疫细胞的表型虽不具有诊断性，但其在一部分幼年型皮肌炎患者中是紊乱的，可以反映疾病的活动度。未治疗的、疾病早期（＜3个月）的成人和幼年型皮肌炎患者中，其外周血 B 细胞（CD20）数量减少。然而，有关 B 细胞是否会恢复正常的研究尚不足，也几乎没有数据提示其对监测疾病活动度的用处[100,101]。相比之下，对成人皮肌炎患者的研究已经显示，接受治疗前，总淋巴细胞（CD3$^+$）的数目减少（CD19、CD4、CD8），而这些细胞数量在患者治疗不久后可恢复正常。然而还有一些研究发现，在皮肌炎患者外周血中可见 CD19$^+$ 细胞、CD19$^+$CD23$^+$ 细胞数目的增加，以及 CD4$^+$CD45RO$^+$ 细胞数目的减少[102]。

鉴别诊断

对于临床表现为皮疹和肌无力的患者而言，最重要的鉴别诊断是系统性红斑狼疮（systemic lupus erythematosus，SLE），特别是有明显关节炎症状和颊部皮疹的患者。SLE 特征性的自身抗体、外周血细胞减少、肾疾病和低补体血症有助于两者的鉴别。有系统性硬化症和明显肌炎表现的患者很难与幼年型皮肌炎鉴别。混合型结缔组织病以及其他重叠综合征的患者，除了有其他自身免疫性结缔组织病的表现，还可有幼年型皮肌炎的表现。

其他特发性炎症性肌病在儿童中十分罕见，包括包涵体肌炎、肉芽肿性肌炎和巨噬细胞肌筋膜炎。

对于没有皮疹或轻微皮疹，而以肌无力为主要表现的患者，需要与原发性肌病加以鉴别，肌组织活检有助于鉴别。肌营养不良患者通常有阳性家族史和伴有特定肌群受累的隐匿起病表现。先天性肌病通常是在婴儿时期，伴有肌张力减退的表现。代谢性肌病通常伴随发育延迟。运动后肌肉痉挛和无力常常提示代谢性肌病的可能。

各种感染均可导致急性肌炎的发生。最常见的是乙型流感病毒感染引起的急性肌炎，可表现为小腿疼痛、无力和肌酶水平增高。旋毛虫感染与眼眶水肿和外周血嗜酸性粒细胞增多有关。其他很多细菌、病毒和寄生虫也可引起肌炎的发生，在相应的临床情况下，需要警惕以上原因。

治疗

传统治疗

表 115-1 列出了幼年型皮肌炎的标准治疗药物。然而，目前还没有关于幼年型皮肌炎应用免疫抑制剂的前瞻性双盲病例对照研究。自从使用糖皮质激素治疗后，幼年型皮肌炎患者的死亡率较前明显下降。而长期糖皮质激素治疗会产生明显的药物副作用，包括儿童身高增长速度减慢、体重增加、骨质疏松、免疫抑制、缺血性坏死、肾上腺抑制、白内障及糖尿病等。在甲氨蝶呤（MTX）用于治疗幼年型皮肌炎后，与平均治疗 27 个月的历史对照组相比，糖皮质激素使用的平均时间从 29 个月减少到 10 个月[103]。一项对北美儿童风湿科医生的调查显示，尽管在给药方案之间存在很大差异，大多数医生还是会应用糖皮质激素和甲氨蝶呤治疗典型的幼年型皮肌炎患者。2016 年国际儿童风湿病试验组织（PRINTO）的一项多中心随机临床研究结果支持联合治疗幼年型皮肌炎[104]。他们评估了 139 例初诊幼年型皮肌炎患儿单独使用泼尼松、泼尼松联合甲氨蝶呤和泼尼松联合环孢素治疗的有效性和安全性。甲氨蝶呤或环孢素与泼尼松联合治疗比单用泼尼松治疗更有效。比较联合治疗，泼尼松加甲氨蝶呤与泼尼松加环孢素相比不良反应较少。

辅助性治疗和治疗难治性皮肌炎的方法也是多种多样，主要包括羟氯喹、静脉免疫球蛋白、利妥昔单抗、环磷酰胺、环孢素 A、硫唑嘌呤、他克莫司和霉酚酸酯[53]。在一个欧洲和南美幼年型皮肌炎的大型队列中，欧洲患儿更有可能接受环磷酰胺、环孢素和硫唑嘌呤治疗，这表明在药物的应用中存在一些文化或国家的差异。

糖皮质激素和多种免疫抑制剂已用于成人皮肌炎和多肌炎的治疗中。很多回顾性研究表明，甲氨蝶呤可以有效减少糖皮质激素的用量，然而与其他免疫抑制剂相比，甲氨蝶呤并不具有优势。一项成人皮肌炎的随机对照试验表明，硫唑嘌呤和甲氨蝶呤在疗效方面并无差别[107]。另一项随机对照试验也表明，环孢素 A 和甲氨蝶呤在疗效和毒性方面也不存在差异[108]。也有联合应用甲氨蝶呤与硫唑嘌呤治疗皮肌炎的报道[108]。尽管目前尚无证据表明甲氨蝶呤与成人皮肌炎中的间质性肺病有关，但这可能是较幼年型皮肌而言，成人皮肌炎患者更常使用硫唑嘌呤的原因。

难治性皮肌炎的治疗

开放性研究表明，静脉免疫球蛋白的使用对难治性皮肌炎是有帮助的，并且有可能减少类固醇激素的副作用，改善皮肤和肌肉的症状。但在儿童患者尚无相关的安慰剂对照试验[109]。一项成人皮肌炎的双盲、安慰剂对照试验表明，静脉注射免疫球蛋白（IVIG）治疗在缓解皮肤和肌肉症状的同时，患者的组织活检结果也较前减轻[110]。IVIG 对有严重吞咽困难和食管无力的成人患者可能有一定作用[111]。静脉应用免疫球蛋白在幼年型皮肌炎中的副反应与其中含有的 IgA 成分有关。回顾性研究显示，霉酚酸酯可以减少类固醇激素的用量，对伴有难治性皮肤和肌肉病变的患者可能是有益的[108,109]。同样，来自一些小样本的研究显示，环孢素的使用对幼年型皮肌炎是有益的[112,113]。一项有关依那西普治疗难治性幼年型皮肌炎中的初步研究表明，其并不具有显著疗效。虽然已有多种关于钙质沉着症治疗方法的病例报告，但尚无具体的医学依据，目前认为控制疾病活动对于控制钙质沉着症很重要。抗 TNF 药物、双膦酸盐及钙通道阻断剂已应用于钙质沉着症。由于钙质沉着引起了反复感染、慢性疼痛或者相关组织功能的障碍时，可能需要行外科切除。对于顽固性皮肤病变的治疗有一定的争议，局部的糖皮质激素和吡美莫司可能有助于缓解症状性瘙痒或皮肤发红，但是顽固性皮肤病变反映了全身疾病的进展，应增加免疫抑制治疗。

一项评估环磷酰胺（cyclophosphamide，CYC）治疗幼年型皮肌炎的有效性及安全性的回顾性研究，共有 200 例重症幼年型皮肌炎患者，其中 56 例接受 CYC 治疗，144 例未接受 CYC 治疗[105,106]。这些患者均符合重症的国际诊断标准。CYC 治疗过程在开始后 6 个月内完成，通常用于确诊时全身疾病活动度及肌肉疾病活动度明显升高的患者，并且常与确诊后的第一个月内开始使用。使用描述性分析和边缘结构模型（marginal structural modeling，MSM）的数据分析显示，与未接受 CYC 治疗的患者相比，接受 CYC 治疗的患者在整体疾病活动度、皮肤表现和肌肉症状方面均有改善。在 MSM 中，接受 CYC 治疗后的 12 个月皮肤表现和整体疾病活动度的改善最明显。在停用 CYC 治疗的 1 年内，只有 3 例患者出现了轻微的不良事件。除了疗效和安全性外，该研究还

强调了与生物治疗相比，CYC 治疗的相对成本（更低）和疗程（更短）。

生物制剂开始用于肌炎的治疗。由于皮肌炎患者血清 CD19+ B 细胞数量增加，而肌组织活检中可见淋巴滤泡，因此利妥昔单抗被认为是一种可能的治疗方法。在一些病例中观察到，皮肌炎患者皮肤和肌肉症状的改善与 B 细胞的清除相平行[114]。为了探索利妥昔单抗在难治性幼年型皮肌炎及成年皮肌炎 / 多肌炎患者中的疗效，进行了一项大型的利妥昔单抗治疗难治性幼年型皮肌炎和成人皮肌炎 / 多肌炎的随机对照交叉试验 [利妥昔单抗治疗肌炎（rituximab in myositis，RIM）研究][115]。所有的患者都接受利妥昔单抗治疗，观察的指标是出现疗效的时间。该临床试验中，接受利妥昔单抗治疗后，83% 的难治性成人和幼年肌炎患者症状得到改善，但是和其他药物相比，出现疗效的时间并无差异[105]。后期对 RIM 研究的数据分析显示一些因素可以预测幼年皮肌炎患者对利妥昔单抗的反应性。这些因素包括自身抗体阳性、病损程度、IFN 基因表达特征和 IFN 趋化因子评分以及患者的临床分型[106,116,117]。此外，通过医师对包括幼年皮肌炎中难治性溃疡型皮肤病在内的患者进行 VAS 评分，发现利妥昔单抗对这些患者的皮肤症状的活动改善显著[118]。

阿巴西普是一种人 CTLA-4 与免疫球蛋白（Ig）G-1 Fc 段组成的融合蛋白，作为 T 细胞共刺激分子 CD28 的拮抗剂，通过阻断 T 细胞活化所需的共刺激信号而发挥作用。少数病例报道了阿巴西普在各种炎性肌病中的治疗作用，其中包括一名伴有肌炎并发钙质沉着症的幼年皮肌炎患者[119,120]。目前，有一项IV期治疗研究，已纳入难治性幼年型皮肌炎患者使用阿巴西普（NCT02594735）进行治疗。

共识方案

对于中重度幼年型皮肌炎患者，儿童关节炎和风湿病学研究联盟年会（childhood arthritis and rheumatology research alliance，CARRA）在治疗方面达成了共识，包括联合应用口服糖皮质激素、静脉激素冲击治疗、甲氨蝶呤和静脉免疫球蛋白等[121]。CARRA 系统注册登记的患者中，几乎所有患者都使用过糖皮质激素，近一半的患者使用过静脉激素冲击疗法或者静脉免疫球蛋白[122,123]。另一个国际合作组织开发了一个用于临床护理的共识核心数据集，以便为研究提供信

息，努力实现标准化的数据收集[124]。随着时间的推移，该共识方案的应用将有望为今后治疗方案的制定提供更多的循证医学证据。

非药物治疗

有证据表明与未患慢性病的儿童相比，患有风湿性疾病的儿童包括幼年型皮肌炎患者在内，他们日常活动较少，这些久坐行为可能不仅影响肌肉骨骼健康，也影响这些人的整体健康水平。一直以来，考虑到体力活动会触发或加重肌肉炎症，所以肌炎活动期建议成人和幼年皮肌炎患者体力活动被限制[125]。随着早期重新开始体力活动有益的证据越来越多，目前推荐可在成人和幼年皮肌炎患者的疾病早期进行物理治疗干预，在保证安全的前提下应努力保持或纠正受肌肉和／或关节运动影响的运动范围[126-129]。除了改善身体活动能力和整体健康状态，有证据表明有氧运动可以促进肌肉生长，同时抑制患者肌肉的炎症反应[130,131]。

预后

儿童皮肌炎患者的预后一般良好，尽管减少药物的毒副作用和治疗疾病的长期并发症（钙质沉着症、脂肪营养不良、心脏以及肺部并发症）方面还有待提高。患者的病程分为三种：单周期、多周期（不治疗时疾病复发）和慢性持续性。诊断延误或者治疗不足均会导致病程的延长。目前，两项大样本研究表明40% 的患者病程为单周期的，其余的患者则表现为多周期或者慢性持续性病程。

结论

尽管幼年型皮肌炎的病因目前仍未明确，新近的研究表明，在皮肌炎的发病机制中有干扰素与淋巴滤泡的参与。各国间和各国内正开展各项合作，制订评估和治疗幼年型皮肌炎的标准方案。病程初期就积极应用糖皮质激素联合改善病情抗风湿药（disease-modifying anti-rheumatic drug，DMARD）如甲氨蝶呤等治疗，可改善患者的长期预后，减少钙质沉着和糖皮质激素的毒性。从干扰素及细胞因子信号通路中筛选合适的分子作为生物学标志物，并解析皮肌炎的发病机制为治疗方法提供合理依据，将会是皮肌炎研

究者未来面临的挑战。

儿童硬皮病：系统性和局灶性硬皮病

关键点

- 儿童硬皮病包括两种不同的临床表型：系统性硬化症（systemic sclerosis，SSc）和局灶性硬皮病（localized scleroderma，LS）。尽管两者的临床表现存在差异，但两者有共同的病理生理学特征，最初的炎症阶段与内皮细胞活化有关，随后进入纤维化阶段，表现为组织的胶原化和皮肤明显增厚。

- 幼年型系统性硬化症（juvenile SSc，jSSC）的亚型以及各个脏器的受累表现与成人系统性硬化症相似。唯一不同的是，jSSC 中重叠综合征、相关抗体以及关节炎、肌炎等特征性临床表现的比例均相对偏高。尽管儿童和成人系统性硬化症的受累脏器和临床表现相似，jSSc 患者的存活率明显高于成人患者。

- 虽然局灶性硬皮病通常只累及皮肤和皮下结缔组织；但至少有1/4 的患者存在皮肤以外的临床表现，特别是那些有四肢或头部线状硬皮病的患者。

- 如果在早期炎症阶段就确诊 SSc 和 LS，启动系统治疗为最佳，此时就可以阻止疾病进展。然而逆转纤维化仍然是一个需要迫切解决的难题。

儿童硬皮病包括系统性硬化症（systemic sclerosis，SSc）和局限性硬皮病（localized scleroderma，LS，也称为硬斑病）。在儿童期起病的硬皮病，系统性硬化症比局灶性硬皮病更少见，其在所有系统性硬化症中的比例不足 10%[132,133]。SSc 和 LS 有共同的特点。两者发病早期均为炎症性阶段，继而出现胶原沉积和萎缩。两者的皮肤活检难以区分，而且有着相同的病理生理特点。然而两者的临床表现完全不同，其疾病状态和预后也不同。LS 通常只局限于皮肤和皮下组织，尽管没有 SSc 那样的致命风险，但多达 1/4 的LS 患者可出现皮肤外的表现，比如关节挛缩和葡萄膜炎[134]。虽然 SSc 可以累及任何器官，但是血管（雷诺现象）、皮肤组织（皮肤增厚）、胃肠道、肺和肌

肉骨骼组织是儿童 SSc 最常受累的部位。SSc 和 LS 又可以分为许多亚型（表 115-2、115-4）。

流行病学

儿童中 SSc 和 LS 均不常见。儿童中 LS 的年发病率为 1 ～ 3.4/10 万儿童[135,136]，SSc 的年发病率则为 0.27 ～ 1/100 万儿童[135,137]。最近的研究对美国的行政索赔数据进行了调查，结果显示每 10 000 名儿童中有 3 人患有儿童 LS，每 1 000 000 名儿童中有 3 人患有儿童 SSc[138]。儿童 LS 的平均发病年龄为 6.5 ～ 8.5 岁，儿童 SSc 的平均发病年龄略大，为 8 ～ 10.5 岁。不幸的是，两者均存在明显的延误诊断。SSc 的诊断延误时间为 0.7 ～ 2.8 年[132,133,135,138]，LS 的诊断延误时间则为 0.9 ～ 1.6 年[43,134,139]。对于少数先天性 LS 患者，获得诊断的平均时间则更长，

为 2.9 ～ 3.9 年[139,140]。儿童 SSc 的男女比例约为 4 ∶ 1[132,133]，儿童 LS 的男女比例约为 2 ∶ 1。尽管目前在白人中报道最普遍，但目前尚无证据表明这两种类型的儿童硬皮病存在种族差异。

遗传学

与成人起病 SSc 相比，儿童起病 SSc 和 LS 的 HLA 研究显示了独特的 HLA-DR 和 HLA-DQ 特征。这包括缺乏与成人 SSc HLA 中 *DRB1*11* 的相关性，也没有特定的 *DRB*11：01* 或 *11：04* 等位基因。虽然亚组分析显示儿童起病 SSc 与成人起病的 SSc *DRB1*01* 相关，但这种情况仅在起病年龄较大（＞ 11 岁）并且着丝粒抗体阳性的儿童中出现。在儿童起病的 SSc 患者中观察到与 *DRB1*10* 的相关性（OR，7.48；$P = 0.002$），而且在儿童 SSc 中不同亚型

表 115-2　系统性硬化症（SSc）的临床亚型

亚型	主要临床特征		相关抗体
	器官系统	器官系统特征	
弥漫性皮肤型（Diffuses Cutaneous，DC）	皮肤	肘关节和膝关节皮肤增厚 快速进展的皮肤增厚	拓扑异构酶（Scl-70） RNA 聚合酶 Ⅲ U3-RNP（原纤蛋白）
	心脏	充血性心力衰竭 传导异常	
	肾	硬皮病肾危象	
	肺	间质性肺病	
局限性皮肤型（Limited Cutaneous，LC）	皮肤	四肢远端（及颜面部）皮肤的增厚 局限性、非进行性皮肤增厚	着丝粒点 Th/To
	胃肠道	食管运动障碍 胃肠道狭窄 吸收障碍	
	肺	肺动脉高压	
重叠综合征	皮肤	弥漫性或局限性 其他 CTD 的皮肤症状，例如 Gottron 疹（DM）、 　颊部皮疹（SLE）	PM-Scl U1-RNP Ku
	肌肉骨骼系统	关节炎 肌炎	
	心脏 肾 肺 胃肠道	可以出现上述弥漫性或局限性皮肤型的任一表现， 或可表现为其他 CTD 的脏器受累，例如狼疮性肾炎	

CTD，结缔组织病；DM，皮肌炎；PM-Scl，多肌炎 - 硬皮病抗体；SLE，系统性红斑狼疮；U1-RNP，U1 核糖核蛋白抗体

表 115-3 儿童系统性硬化症（SSc）的临时分类标准 ᵃ

主要标准（必备）

近端皮肤硬化／皮肤硬结

次要标准（至少需要 2 项）

皮肤组织
　指端硬化

外周血管
　雷诺现象
　甲襞毛细血管异常
　指尖溃疡

胃肠道系统
　吞咽困难
　胃食管反流

心脏
　心律失常
　心力衰竭

肾
　肾危象
　新发的动脉高血压

呼吸系统
　肺纤维化（HRCT/X 线片）
　DLCO 降低
　肺动脉高压

神经系统
　神经病变
　腕管综合征

肌肉骨骼系统
　肌腱摩擦音
　关节炎
　肌炎

血清学
　抗核抗体
　SSc 特异性抗体 [抗着丝粒、抗拓扑异构酶Ⅰ即抗（Scl-70）、抗纤维蛋白、抗 PM-Scl、抗纤维蛋白原、抗 RNA 聚合酶Ⅰ或Ⅲ]

ᵃ 儿童系统性硬化症的诊断必须符合一个主要诊断和至少两个次要诊断，且年龄为 16 岁以下。该诊断标准的敏感性为 90%，特异性为 96%

DLCO，一氧化碳弥散能力；HRCT，高分辨 CT

From Zulian F，Woo P，Athreya BH，et al：The Pediatric Rheumatology European Society/American College of Rheumatology/European League Against Rheumatism provisional classification criteria for juvenile systemic sclerosis. *Arthritis Rheum* 57：203-212，2007.

（局限型或弥漫型）或不同类型抗体阳性（拓扑异构酶，着丝粒抗体）患者中，这种相关性依然显著[141]。在成人和儿童的局限性硬皮病队列中开展了个 HLA Ⅰ类和Ⅱ类研究，其中包括约 1/3 的儿童起病的局限性硬皮病或 LS，研究发现他们与成人 SSc 仅有一个共同的等位基因表位，即 DRB*04：04，同时发现 LS 与 DRB1*04：04 和 HLA-B*37 的相关性最强。这些在线状硬皮病和弥漫型硬斑病亚型中更为普遍[142]。与其他结缔组织疾病相同，自身免疫性疾病的家族史在 LS 或 SSc 中并不少见，约 20% 的一级亲属有银屑病、类风湿关节炎（RA）、SLE、干燥综合征、桥本甲状腺炎等疾病的阳性家族史，而 SSc 和 LS 的家族史较少见[44,133,134,139,143]。一名 8 岁女性 SSc 患者出现雷诺现象、指尖溃疡、甲襞毛细血管异常和皮肤增厚（弥漫型皮肤改变）的临床表现，而她的外祖父和外祖母均患有 SSc，通过全外显子组测序发现 NOTCH4 编码变异，这可能是先证者子代和 SSc 中出现血管内皮改变的基础[143]。

发病机制（LS 和 SSc 共同的发病机制）

　　SSc 和 LS 皮肤组织的病理表现很难区分。SSc 和 LS 患者皮肤组织中的单个核细胞主要为 T 细胞，包括 CD4⁺（Th）细胞和 CD8⁺ 细胞[144,145]。LS 和 SSc 患者的血浆和外周血单个核细胞（peripheral blood mononuclear cells，PBMC）中均存在 Th 细胞相关的细胞因子和趋化因子，例如 IL-2、IL-4、IL-6、IL-8、IL-13 和 TNF[144-150]。其他趋化因子，如与 IFN-γ 信号通路相关的 Th1 型因子 CXCL9、CXCL10、IFN-γ、IL-12p70、MCP-1 均与 LS 和 SSc 有关，在儿童和成人发病的 LS 中 CXCL9 和 CXCL10 与疾病活动性临床结局相关[40,150-153]。与这种 Th1 特征一致的是，最近的数据显示，相比于疾病稳定期，在儿童 LS 活动期中循环的 Th1 细胞占更多优势，提示 Th1 可能促进疾病进展或作为疾病活动的生物学标志物[41]。上述 T 细胞相关的趋化因子和细胞因子可以进一步刺激成纤维细胞和内皮细胞分泌 TGF-β 和结缔组织生长因子（connective tissue growth factor，CTGF）。而 CTGF 不仅可以促进胶原生成而刺激组织发生纤维化，也可影响黏附分子细胞内黏附分子 1（intercellular cell adhesion molecule-1，ICAM-1）和血管细胞黏附分子 1（vascular cell adhesion molecule-1，VCAM-1）而导致内皮细胞受损[40,41,153]。

最近有研究报道了 jSSc（儿童系统性硬化症）患者中 Th 和调节性 T 细胞（Treg）的免疫表型[41,152,153]，与健康对照组相比，其功能 Treg 细胞数目下降，且与更严重的临床表现和更长的病程有关。在 LS 患者中功能性 Treg 中也呈下降趋势，且与 LS 疾病严重程度特征呈负相关，这可能提示在儿童 LS 和 SSc 中，存在一种免疫调节的允许状态导致进行性硬化[41]。

自身免疫在 jLS 和 jSSc 中扮演重要的角色，在这两种情况下，与疾病严重程度相关的抗核抗体和特异性自身抗体阳性率较高（见以下章节的 jSSc 和 jLS），同时自身免疫疾病的发病率也在增加，如桥本甲状腺炎、白癜风和 LS 中的 1 型糖尿病，SSc 的甲状腺炎和干燥综合征[44,47,48]。

微嵌合体是研究 LS 和 SSc 共同发病机制的另一个有意思的领域。在临床和组织学上，LS 和 SSc 与慢性移植物抗宿主病（也称为硬皮性移植物抗宿主病）有共同特征，微嵌合体在其发病机制中发挥作用。利用实时聚合酶链反应（PCR）技术已在 LS 和 SSc 患者中鉴定出嵌合细胞[49,52,54]。

系统性硬化症

分类

SSc 主要有 3 种亚型—弥漫性皮肤型（diffuse cutaneous，DC）、局限性皮肤型（limited cutaneous，LC）与重叠综合征。上述见于成人期起病的 SSc 的三种亚型，同样也可发生在儿童期起病的 SSc，儿童患者可出现相似的脏器受累表现以及相关亚型的自身抗体（表 115-2）。然而，成人及儿童 SSc 在亚型分布和相关抗体方面存在差异（表 115-2）。目前关于儿童 SSc 的大样本队列研究并不多[55,154,155]，其中包括一些对重叠综合征的评估研究[49,52]，很明显这种亚型在 jSSc 患者中占很大比例（约 1/3）。与重叠综合征相关的抗体，PM-Scl 和 U1-RNP 抗体，和他们相关的肌炎和关节炎临床症状在儿童 SSc 中更常见[154]。另一个主要区别是，儿童 SSc 很少出现抗着丝点抗体阳性（≤ 5%）[55,132,154-156]，特别是在青春期前起病的患者（起病年龄 < 10 岁）[154]。尽管 30% ~ 50% 的 jSSc 患者被归类为 lcSSc，但情况确实如此。由于 jSSc 起病缓慢且其各亚型之间存在差异，应用 jSSc 的临时分类诊断标准有助于早期识别疾病，其包括了抗核抗体阳性、雷诺现象以及毛细血管镜下甲襞的变化。该诊断标准的制定由欧洲儿童风湿病学会（paediatric rheumatology european society，PRES）、欧洲抗风湿病联盟（european league against rheumatism，EULAR）及美国风湿病学会（american college of rheumatology，ACR）等各个组织通过德尔菲调查和名义小组协助共同完成[157,158]，表 115-3 列出了该诊断标准。某些未分化或者混合性结缔组织病患者手指远端皮肤可能有光泽甚或外观完整，其除了符合两个次要标准之外，必须符合主要的诊断标准，即"掌指或跖趾近端皮肤的硬化"，才能被诊断为儿童 SSc（表 115-3）[157,158]。尽管敏感性较前增加，人们依然认识到有必要对早期 SSc 患者进行界定，包括成人和儿童起病患者，并制定了 2013 年 ACR/EULAR SSc 分级标准（见第 89 章，表 89-1）。这是一个基于评分的会议标准，总分 ≥ 9 分的患者可以明确诊断为 SSc，近端掌指关节的皮肤增厚即可评 9 分，但该标准考虑到了一些早期皮肤的临床表现，如手指皮肤水肿、指端硬化和手指皮肤增厚（远端到掌指），并将其与其他临床特征合并，如指端溃疡，累积积分然后进行分类[159,160]。这一标准在成人 SSc 中得到了验证，在 jSSc 中的验证正在进行中，CARRA jSSc 和 Padua jSSc 队列的初步数据显示，分别有 81% 和 84% 符合 2013 年 ACR/EULAR 标准，而分别有 42% 和 68% 符合 2007 年拟定的儿科标准[155,160]。

临床特征

SSc 各脏器受累的表现详见第 89 章。在此，我们着重强调儿童 SSc 和 SSc 的异同点。总体来说，多项大样本研究已对儿童时期发病的 SSc 患者随访至成人，并与同一地区的成年发病的 SSc 患者在病程、脏器并发症与预后等方面做了相关比较。表 115-3 总结了 6 个最大的研究，包括来自北美儿童关节炎和风湿病学 jSSc 的更新（n =64）和国际初始组 jSSc 队列（n = 80）。这些研究结果显示，成人 SSc 的主要受累脏器情况相似，例如间质性肺病（ILD）和肺动脉高压（PAH），然而儿童起病的 SSc 中，肌肉骨骼受累比例较高（由于儿童 SSc 中重叠综合征占比较高），而硬皮病肾危象则较少发生[132,133,155-158]。尽管如此，在这些队列研究中发现儿童起病的 SSc

生存率明显高于成人发病的 SSc。

血管表现

儿童 SSc 起病时的主要临床特征为雷诺现象（70%）（Raynaud's phenomenon，RP）和手部皮肤的变化（60%），包括水肿、指端硬化与掌指近端硬化等（图 115-3）[132]。在一项有关儿童 SSc 的最大样本队列研究（153 例）中，53% 的患者同时出现手部皮肤硬化和雷诺现象；在出现雷诺现象的患者中，10% 出现了指端的梗死[132]。在整个病程中，几乎所有患者都出现了雷诺现象（97%）和手部皮肤的变化（96%），约 1/3 的患者出现了指端溃疡（图 115-4）[132,133,157,158]。同成人 SSc 一样，儿童 SSc 患者可出现毛细血管镜下甲襞的变化，包括扩张、扭曲、出血、脱落（无血管）以及随后出现的毛细血管树枝状等改变[161]。如果上述表现同时伴有雷诺现象，则需高度警惕儿童 SSc 这一疾病。儿童 SSc 中，50% 的患者可出现甲襞毛细血管的改变[132,133,167,168]，但是当使用标准化显微镜检查时，上述比例可能会更高。

皮肤表现

儿童 SSc 的皮肤组织表现与成人 SSc 类似，即水肿、指端硬化期会出现皮肤的增厚（图 115-3），之后则为萎缩性阶段。部分儿童 SSc 手指逐渐变细，出现中间及远端指骨变短，并在成年后指垫消失[132,161]。儿童 SSc 患者中，由于皮肤组织叠加、深部肌腱胶原沉积及紧缩，关节挛缩特别是手部的关节挛缩是十分常见（图 115-5）。典型的硬皮病面容

是由于紧缩的皮肤导致，主要表现为短鼻、薄唇、小嘴，儿童 SSc 患者还可出现龅牙，但可能不太引人注目。修订的 Rodnan 皮肤评分（mRSS）可以评估皮肤组织的厚度[162]，与成人 SSc 患者相似（表 155-2）[163]。儿童 SSc 患者也可出现在成人 SSc 中的皮肤表现，如皮下钙质沉着（皮肤钙质沉着症）、过

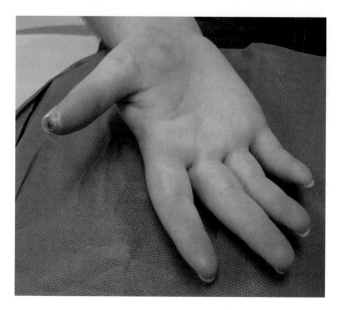

图 115-4　图示为一名患重叠综合征的系统性硬化症（抗 PM-Scl 抗体阳性）患者，其出现雷诺现象已有数年。她的大拇指上出现了未能愈合的溃疡且远端手指出现了继发于中重度雷诺现象的浅蓝色褪色现象

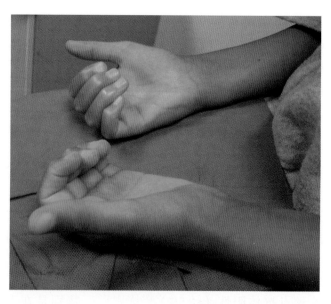

图 115-5　图示为一名表现为弥漫性皮肤病变的青少年系统性硬化症（抗 Scl-70 抗体阳性）患者的手指最大弯曲度。覆盖皮肤增厚以及肌腱深层胶原的浸润使得手指关节发生挛缩，表现为手指屈曲及伸展均受限

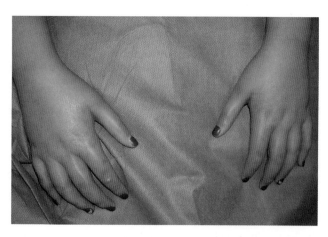

图 115-3　一名系统性硬化症患儿（jSSc）的皮肤早期变化，包括水肿、指端硬化和皮肤硬结，表现为皮肤发亮，手部肿胀。她的手指已经开始变细

度色素沉着和毛细血管扩张。

儿童 SSc 其他脏器的表现（按照其所占比例的降序排列）依次为：胃肠道、肺、肌肉骨骼、心脏、肾和神经系统的症状（表 115-2）。

胃肠道症状

约一半患儿会出现胃肠道症状，然而更详尽的研究显示出现胃肠道异常的比例更高[132]。食管运动功能障碍和胃食管反流（gastroesophageal reflux，GER）常常会引起吞咽困难和食管炎，也增加了误吸和吸入性肺炎的风险。由于平躺时胃食管反流物的无声误吸，儿童的一个主要症状是夜间咳嗽，这可能被误认为后鼻滴流症或过敏。除了食管功能障碍，伴有胃排空延迟的胃轻瘫也可导致反流症状的增加。采用压力测量法和 24 小时食管内 pH 监测法评估胃肠道是食管张力降低和反流的敏感指标[164]。上述检测方法在儿童中并不常见。在儿童中，通常采用语言辅助下的吞咽过程与影像学检查，评估是否存在吸入与有无动力障碍，随后采用包括小肠钡剂造影术（SBFT）的上消化系统检查随访。尽管这些检查可以发现异常，但由于儿童报告的症状频率较低，建议筛查异常蠕动、食团清除和 GER[163]。如果小肠受累，则肠蠕动功能障碍可能导致痉挛、腹泻和便秘。由于功能性肠梗阻，患者会出现假性肠梗阻发作，表现为进食后腹胀、腹痛、恶心等。患者还可出现肠道内细菌过度增殖、脂肪泻、体重下降、肠扭转，甚至发生肠穿孔。在儿童 SSc 的疾病表现中，体重减轻、低体重指数（BMI）和发育不良相对常见，并且可能是发病时的第一个非雷诺症状。将儿童 BMI 作为儿童 SSc 严重程度评分的标志之一，可以反映出其在儿童 SSc 中的重要性[165]。值得注意的是，14% 的 CARRA 儿童 SSc 队列的年龄特异 BMI Z 值低于 –2 个标准差，表示中度至重度营养不良[155]。在评估 CARRA 儿童 SSc 队列中不同器官表现的相关性时，很明显上消化道受累的患儿对生活质量指标的影响更大，例如儿童健康评估问卷（CHAQ）、疼痛量表和整体幸福感；因此，胃肠道表现在 jSSc 患儿中的重要性不容忽视[155]。

肺部受累

儿童 SSc 中肺部受累的比例为 30% ~ 55%，包括间质性肺病（ILD）、肺动脉高压（PAH）和肺功能试验异常（PFTs）。肺功能试验异常中最重要的指标为用力肺活量（FVC）和一氧化碳弥散量（DLCO）的降低[163]。成人和儿童 SSc 患者中，伴有缓慢进展的劳力性呼吸困难（DOE）的间质性肺病和伴有更加迅速进展的 DOE 的肺动脉高压的临床表现相似。由进行性肺纤维化导致中重度肺部病变在儿童中似乎不太常见，在两个大型的队列研究中，用力肺活量不足 50% 的儿童 SSc 的比例分别为 9% 和 13%[132,160]。

肌肉骨骼受累

与成人 SSc 相比，儿童 SSc 患者中肌肉骨骼的受累更常见。约 1/3 儿童 SSc 患者除了炎性关节炎（关节积液）外，还可出现硬皮病特征性的干性滑膜炎即全关节肌腱的纤维化，导致相应活动范围（range of motion，ROM）受限[132,133]。在疾病的早期，特别是弥漫性皮肤型 SSc 患者中，关节伸展及屈曲时腱鞘炎 / 滑囊炎可引起明显的肌腱摩擦音（皮革样捻发音）[163]，儿童 SSc 中大概 10% 的患者会出现上述表现[133,154]。肌病通常表现为对称性的近端肢体无力和肌萎缩。据报道，肌无力出现在 20% ~ 32% 的儿童 SSc 队列中（表 115-2）[132,133,155,156]，并且在其中一项研究中明显高于成人的对照队列[133]。SSc 患者也可出现肌炎，更常见 SSc 中重叠综合征亚型，与幼年型皮肌炎的临床表现相似。dsSSc 和伴有肌炎的儿童 SSc 患者，容易出现心肌灌注不足和扩张性心肌病等严重心脏受累的表现[163]。

心脏受累

虽然心脏受累在儿童硬皮病中并不常见（表 115-2），但却是引起儿童硬皮病患者死亡的主要原因，一项队列研究表明 15 个死亡的患者中有 10 个是因为心脏受累的缘故[133]，另一项研究也表明 32 个死亡病例中有 5 个是因为心脏受累所致[132]。心脏表现由心肌纤维化、血管功能不全和炎症共同引起，包括心脏传导阻滞、束支传导阻滞、房性和室性期前收缩、非特异性 T 波改变、心律失常（室上性比室性更常见）、充血性心力衰竭、心肌病和心包炎。成人硬皮病与儿童 SSc 不同，其死亡的主要原因是肺部受累，包括间质性肺病以及肺动脉高压[163]。

肾功能不全

SSc 患者中，轻度的肾功能不全并不少见，肾功能不全是继发于血管病变而非继发于肾小球肾炎出现的，在儿童 SSc 和 SSc 中比例大致相同。相反的是，硬皮病肾危象（scleroderma renal crisis，SRC）是更加严重和病态的一种肾病变，15% 左右的成人 SSc 可出现硬皮病肾危象，在儿童 SSc 患者中却罕见，（比例 < 5%，6 项研究中仅 5 个患儿发生了硬皮病肾危象）[132,133,155-158]。硬皮病肾危象的特征是动脉血压增高、肾功能不全、微血管病性溶血性贫血和血小板减少。硬皮病肾危象最常见于抗 RNA 聚合酶Ⅲ抗体阳性 dcSSc 患者的病程早期，在儿童 SSc 患者中很少检测到这个抗体，这也可能是儿童 SSc 中硬皮病肾危象罕见的原因。

神经系统受累

儿童 SSc 患者神经系统受累较罕见（在所有研究中比例 < 5%），包括中枢神经系统的变化，例如惊厥、头颅 MRI 检查结果异常和外周神经病变[133]。

诊断和诊断方法

儿童 SSc 的诊断主要依靠特征性的临床表现（表 115-4），且依据皮肤组织增厚的分布以及血浆中硬皮病相关的自身抗体谱可进一步分为多个亚型，这些抗体也可以预测成人和儿童发病的脏器受累情况[54,132,133,163,165]。虽然成人 SSc 患者中存在许多与硬皮病相关的自身抗体，但很大部分（20% ~ 23%）的儿童 SSc 患者的抗核抗体阳性，故并不存在特异性的自身抗体[132,133,158]。

对儿童 SSc 患者的评估与疾病监测

对于大多数确诊 SSc 或疑似 SSc 的儿童，需要进行初始的心肺系统评估，特别是评估是否合并间质性肺病和肺动脉高压，相关的检查包括胸片、包含一氧化碳弥散量（DLCO）的肺功能检测（PFTs）、心电图、心脏彩超和最近的胸部高分辨 CT（HRCT）。随着成人 SSc 人群在检测亚临床心脏病方面的经验越来越多，并考虑到儿童 SSc 的高心源性死亡率，额外的心脏筛查变得更加常规，包括 24 小时动态心电图和循环记录仪监测心律失常，运动负荷超声心动

表 115-4 儿童局灶性硬皮病拟定亚型：Padua 初步分类标准[a]	
局限性硬斑病	椭圆形或圆形的皮损 a. 浅表皮损（斑块性硬斑病）——局限于表皮和真皮 b. 深部皮损（深部硬斑病）——累及皮下组织
线性硬皮病	线性皮损可累及真皮、皮下组织、肌肉和骨骼 a. 躯干 / 四肢 b. "军刀状头面伤"（ECDS）、Parry-Romberg 综合征（PRS）
广泛性硬斑病	以下 7 个部位（头部 / 颈部、右上肢、LUE、RLE、LLE、前躯干、后躯干）中至少 2 处以上有大斑块（> 3 cm），且斑块数量 ≥ 4
全硬化性硬斑病	肢体周围受累（不包括手指及脚趾）累及全部的深部皮肤 / 皮下组织 / 肌肉 / 骨骼
混合性硬斑病	以上两种或多种类型的组合

LLE，左下肢；LUE，左上肢；RLE，右下肢

[a] Modified from Laxer RM，Zulian F：Localized scleroderma. Curr Opin Rheumatol 18：606-613，2006.

图以获取心肺动力学测试、心脏 MRI 和 2D/3D 斑点追踪超声心动图[166,167]。重要的是要记住儿科患者检测的正常参数，尤其是肺功能检测，包括 DLCO，应根据患儿的体重、身高、年龄、性别和种族的儿童特异性平均值来计算 DLCO。因此可以不用担心出现由于标准不合适而得出较实际偏低的 DLCO 值的情况。如果上述检查中有异常情况，或者由于患者年龄太小无法完成某些检查（例如 PFTs），则还需要进一步完善其他的心肺检查项目。考虑到 PFT 操作和解读的易变性，以及尽管 ILD 存在胸片检查结果也会相对正常，一些儿科中心将 HRCT 作为儿童 SSc 的一线评估，当发现肺功能检测异常，则需要及时进行胸部高分辨 CT 检查。因为肺部炎症（肺泡炎）在高分辨 CT 上显示为毛玻璃混浊和胸膜下微结节，因此仅在开始治疗前需要评估感染的情况下进行支气管肺泡灌洗（BAL）检查[163,168,169]。PAH 通常使用经胸超声心动图进行筛查，右侧心脏压力升高、表现为三尖瓣梯度增加、右心室扩张伴心室壁增厚和室间隔变直，为 PAH 提供了证据[167]。DLCO 也可用作筛查 PAH 的间接措施，特别是如果 DLCO 降低而无阻

塞性或限制性肺病（FVC）的证据时，表明肺血管疾病导致气体交换障碍。同成人一样，通过右心导管术可以直接测量明确有无 PAH。六分钟步行（6-minute walk，6MW）试验也是一种评价的方法，但是在儿童中其标准值尚未确定，其与种族、体重、身高和年龄有关，且非肺源性因素如肌肉骨骼系统受累时，六分钟步行距离也会出现下降[169-171]。最近一项比较 jSSc、青少年 SLE 和健康儿童对照的研究发现 jSSc 的总体六分钟步行距离远低于青少年 SLE 和对照组，并且这些 jSSc 患者与没有肺部受累的患者相比没有显著差异，肌肉骨骼疼痛的影响极大限制他们的表现，因此强调了 jSSc 中非肺部问题对 6MW 测试的影响和这项测试的局限性[172]。经过初始评估后，大部分儿童风湿科医生都建议患儿在病程中应进行心肺系统的随访和评估，至少在病初的几年中，每年进行 1 次心电图和心脏彩超检查，2～4 次包含 DLCO 的 PFT[169]。目前尚缺乏有关儿童 SSc 进行胃肠道系统筛查的共识。大部分临床医生会在某个时间点对患者进行吞咽功能检查和上消化道小肠造影检查，以明确是否存在不为人知的误吸以及动力障碍。是否需要完善其他影像学检查，则主要取决于患者的症状（见上文"胃肠道症状"部分的讨论）。儿童多维严重程度评分，即青少年系统性硬化症严重程度评分（juvenile systemic sclerosis severity score，J4S）目前正在临床实践中进行研究，包括在 Medsger 系统性硬化症严重程度评分框架下制定的若干临床变量，例如生长参数、皮肤和内脏器官评估[173]（见第 89 章，表 89-2），可用于随时监测疾病严重程度[165]。

目前肺纤维化的诊断尚无统一的生物学标志，但研究表明，血浆中 KL-6，一种 II 型肺泡壁细胞中高表达的黏液素样蛋白，其水平可以作为诊断儿童 SSc 患者肺纤维化的一个有潜力的非创伤性检测指标[174]。

治疗

SSc 的治疗取决于脏器的受累程度，但目前推荐的常规治疗方法包括抑酸治疗保护胃肠道、促动力药物治疗胃肠动力障碍、吸收不良时调整抗生素、血管扩张剂治疗雷诺现象（可能缓解肺动脉高压）、关节炎或者腱鞘炎时使用非甾体抗炎药物或者理疗。因为糖皮质激素可以诱发硬皮病肾危象（SRC），因此当治疗肌炎、关节炎或者其他以炎症为表现的临床症状时，必须谨慎使用糖皮质激素。MTX 和 MMF 现在在诊断 SSc 时常规使用，特别是对于皮肤、皮下和关节受累的患者[175]。针对不同脏器的临床症状，国际硬皮病专家共识会议已经提出了更为具体的治疗建议，比如环磷酰胺和利妥昔单抗，所有 SSc 患者的治疗均应参照上述方案（第 89 章对 SSc 的治疗有更深入的讨论[175]）。同成人 SSc 患者一样，自体干细胞移植也是治疗手段之一，而对于某些严重的 SSc 患者而言，自体干细胞移植也为其提供了最佳的生存机会，目前已有 SSc 患者自体干细胞移植成功的报道[176]。

预后

虽然儿童 SSc 中各个脏器均可受累，与成人 SSc 相比，其 5 年、10 年及 15 年的预后都相对较好，发生严重的脏器受累的概率也相对小。最近有研究者报道[156]，儿童 SSc 患者的 K-M 生存率在第 10 年为 98%，而成人 SSc 患者只有 75%。儿童 SSc 患者中，最主要的死亡原因是心力衰竭（包括肺动脉高压）和呼吸衰竭[132,133,163]。有两项儿童 SSc 的队列研究对发病后几年内（大多数 ≤ 5 年）死亡的病例进行了相关报道[133]。一项研究提出了一个预测儿童 SSc 预后不良的模型，包括胸片上纤维化、肌酐水平增高与心包炎[177]。总的来说，人们已经认识到儿童 SSc 患者有两个主要的病程，一小部分患者的多脏器受累和衰竭发展相对较快，导致严重残疾和死亡，而大多数患者的病程缓慢、隐蔽，死亡率较低。

最近，Padua 大学的研究团队通过合作成功开发出了儿童 SSc 的疾病严重程度评分系统（J4S），该评分可以在日常生活中对儿童 SSc 的严重程度进行客观评估[178]。该系统并不是用来预测患者的死亡率的，而是纵向地对患者的整个病程进行追踪。因此，该系统不仅能够对不同观察队列患者进行比较，并且有助于临床试验中的患者分层。该评分系统也是借鉴了 Medsger 严重程度评分[178]，无论是对各个脏器症状还是对总体健康参数进行评估，均分为正常、轻度、中度和重度受累 4 个级别。J4S 评分系统可能是一项有前景的方法，并需要在前瞻性研究中进一步加以验证。

局灶性硬皮病

分类

局灶性硬皮病（LS）的皮肤受累模式与系统性硬化症（SSc）并不相同，根据皮肤受损的深度和分布可分为几个亚型。LS 以纤维化和萎缩为特征，主要累及皮肤和皮下组织。当 LS 影响深部组织时，筋膜、肌肉、肌腱与关节囊均可受累。LS 的某些亚型可出现皮肤组织以外（extracutaneous manifestation，ECM）的特征性变化。最近，LS 的分型已经采用了"Padua 标准"，其包含了"混合性硬斑病"这个亚型，这个亚型在儿童 LS 患者中的比例为 15%[178]。儿童 LS 中最常见的类型为线性硬皮病（linear scleroderma，LiScl）（50%～60%），其特征是线形的条纹或带状累及真皮、皮下组织，通常累及皮下的肌肉、肌腱和骨骼。LiScl 通常表现为四肢、躯干或头部单发的、线条状的、单侧的条带，但这些区域有两条或多条线性带并不少见[134,139]。关节部位的线性皮损可以引起关节挛缩和肢体功能障碍（图 115-6A、B）。LiScl 患者的肢体中，30%～50% 可出现骨科并发症，造成

轻度至中度伤残[136,139,179-182]。

儿童 LS 中，25% 的患者会出现头部的线性皮损[134]。其他更加严重的皮肤损害可表现为出现在头皮或者前额的异常色素沉着线性斑块以及凹陷，因该皮损类似军刀损伤引起的瘢痕（图 115-7），其又被称为军刀状头面伤（en coup de sabre，ECDS）。Parry-Romberg 综合征（Parry-Romberg syndrome，PRS）常常伴有皮下组织的萎缩以及一侧面部的下颚、上颌、舌部与肌组织的萎缩。以上症状可以同时出现，可在脸部的同一侧，也可为对侧（图 115-8）[183]。PRS 与 ECDS 与神经系统、眼部与口腔症状相关。

PRS 与 ECDS 中，8%～20% 的患者可出现神经系统受累的表现，包括癫痫、慢性头痛、视神经炎等中枢神经系统受累；其次为神经精神改变或缺血性脑卒中[181,182]。异常的脑部 MRI 与头部 LiScl 神经系统状况相关，包括皮质下白质病变（通常与皮肤病变同侧）、钙化或血液产物、血管畸形和囊肿[183-186]。口腔异常（咬合不正、牙根萎缩、牙龈萎缩、牙槽骨和牙齿活动度丧失、巩膜外层炎、视神经炎和泪腺或眼睑纤维变性）和眼部异常（即葡萄膜炎）均会发生在 PRS 和 ECDS 中，且发病率并无差别[178]。

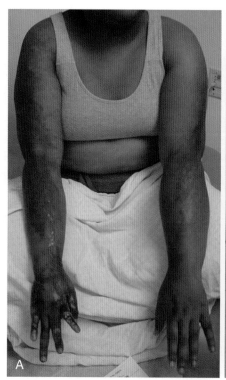
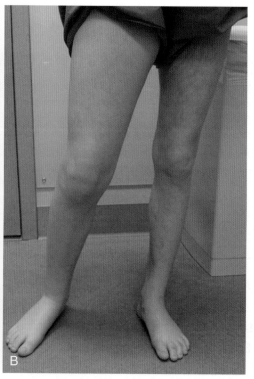

图 115-6 A．图示为累及双上肢的线性硬皮病（LiScl）。其中，右侧受累更为严重，导致了中重度的手指及腕关节活动障碍。B．图示为累及整个左下肢的线性硬皮病。图中可见，患者双腿的长度不一致，且双侧肢体的周长也存在差异

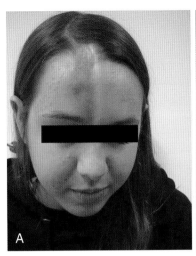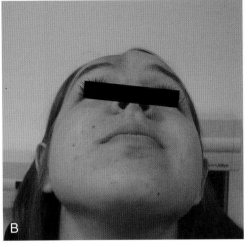

图 115-7　图示为具有典型的"军刀状头面伤"即 ECDS 面容的局灶性硬皮病患儿。上图可见患者前额及头皮受累，伴有颅骨凹陷

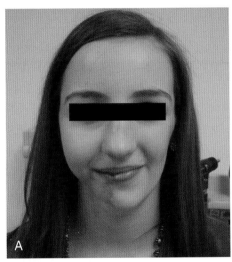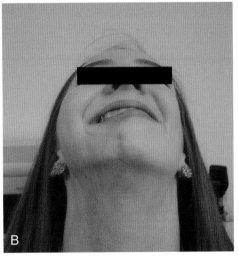

图 115-8　A、B. 图示为一名已有很长病程的儿童局灶性硬皮病患者。她同时存在头部的线性硬皮病、军刀状头面伤变异型（累及颜面下半部分）和 Parry-Romberg 综合征亚型（左侧脸部萎缩）。她还有一侧舌萎缩，上腭偏斜，存在咬合不正和其他牙齿异常

　　jLS 中较少见的类型为表层和深部组织的局限性 LS、广泛性硬斑病和全硬化性硬斑病。大部分局限于表层的皮损（累及表皮与上皮组织）集中在躯干部位，且在成人患者中更为常见，治疗多为局部性处理（一般不被风湿科医生所重视）。发生于深部组织的局部硬斑不仅可累及表皮和皮下组织，也可不同程度地渗入到筋膜与肌肉组织中。一般情况下只会出现微小的皮肤变化，例如轻微的红斑与表皮的增厚，然而当深部组织受到累及时，皮下组织会出现凹陷性外形。广泛性硬斑病（generalized morphea，GM）更常见于成人 LS 患者中，儿童 LS 患者发生 GM 的比例不足 10%[44,134]，常常与肌痛、关节痛及疲乏等全身性症状有关[44,139]。其皮损往往累及整个躯干并发

生融合。此外，这个亚型与一些自身现象相关，包括自身抗体阳性、伴随自身免疫性疾病的症状和家族史[44]。虽然全硬化性硬斑病属于 LS 中一种罕见的类型，只占所有 LS 患者的 1% ~ 2%，但其致残性最强。首先累及躯干（胸部和背部），然后向四肢扩散，但随后可能再转移到躯干（图 115-9）。全硬化性硬斑病患者的深部真皮组织、皮下组织、筋膜与肌肉组织均会出现急进性纤维化病变。有时候也可影响到骨骼系统，导致严重的关节挛缩、肌肉萎缩和皮肤溃疡，如果累及躯干还会出现限制性的呼吸功能不全。全硬化性硬斑病患者还可发生皮肤鳞状细胞癌，尤其是慢性伤口部位[187]。

　　嗜酸细胞性筋膜炎（eosinophilic fasciitis，EF）

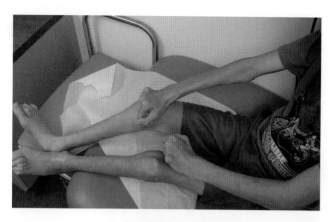

图 115-9　图示为一名全硬化性硬斑病患者。其双侧上下肢及躯干都有受累，而只有颜面部及指趾远端皮肤未受累。该患者不仅皮下组织和肌肉萎缩明显，而且还存在弥漫性关节挛缩

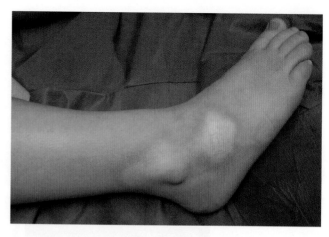

图 115-10　典型的活动性炎症性局限性硬皮病皮肤病变伴白色、蜡状中心和外周紫罗兰色晕（"丁香环"）

曾被 Peterson 诊断标准认为是一种深部硬斑病，尽管其具有深部硬斑病和线性硬皮病混合的特点，并可导致深部组织受累与关节挛缩，而且治疗方法也与 LS 相同，但依据 Padua 诊断标准，其不属于儿童局灶性硬皮病的亚型[177]。

临床特征

皮肤表现

疾病活动度与损伤特征。临床与组织学发现。同 SSc 的临床和病理学表现类似，LS 表现早期高活动度阶段和晚期高纤维化阶段。LS 早期的活动性病变的特征为紫色的炎性边界或者"丁香花环"状，整个病变部位的皮肤硬化并且可能呈蜡状或象牙色（图 115-10）。在这个疾病活动阶段，皮损范围可以逐渐扩大且有新的病变累及[188-190]。疾病早期的皮肤组织学表现为以淋巴细胞为主的血管周围和神经周围浸润，深部网状真皮层与皮下组织中混合着罕见的浆细胞与嗜酸性粒细胞，并伴有胶原束的增厚、弹性纤维的减少以及内皮细胞的肿胀等变化[188-190]。随着时间推移，疾病的损害累积并表现为皮肤厚度的增加，特别是在病变的中心，伴有真皮及皮下组织的萎缩，从而分别出现静脉显露、真皮的"悬崖样外观"以及扁平或凹陷的皮下组织。在这一阶段的皮肤组织学评估显示增厚的细胞增生低下的（均质的）胶原取代了之前的皮肤附属物周围的炎性浸润，仅留下萎缩的汗腺与毛囊。此外，毛细血管数量减少，同时伴有管壁纤维化以及管腔狭窄[188,189]。皮肤炎症后的色素沉着和色素减退也是先前炎症的结果，往往是医务人员注意到相关皮肤病变的原因。此外，LS 损伤部位可能会

出现毛细血管扩张，有时会出现红色或"红斑"外观，这不应与活动性疾病或发作期间活动性炎症浸润引起的红斑混淆。皮肤镜检查有助于鉴别。

皮肤组织以外的表现。LS 患者出现皮肤外表现（ECMs）并不少见，近 1/4 的患者在整个病程中可出现 ECMs[188-190]。一项纳入 750 例 LS 患儿的国际大样本研究表明，ECMs 在 LiScl 患者中更为常见，主要包括骨科并发症（占整组的 19%，占具有肢端 LiScl 患者的 50%）以及神经或眼部的症状（共 24 例患者，占整组的 5%，占具有头部 LiScl 患者的 60%）[188-190]。肌肉骨骼表现包括关节痛、关节炎、关节挛缩、肌炎、肌痛、肌肉痉挛和半萎缩。儿童期起病的 LS 是发育中儿童的肢体和面部结构发育不全的主要风险，据研究报告，一半的头部 LiScl 患者因组织萎缩或肌肉体积缩小而导致的半面萎缩伴畸形，1/4 的肢体 LiScl 患者因步态异常而出现骨长差异（有关线性头部描述下的神经和眼部表现的详细信息，请参见前面的分类部分）[191-193]。不常见的 ECMs 包括胃肠道（GI）、呼吸系统和肾，上述情况发生的比例在受检的 750 例 LS 患儿中，比例不足 2%[192]。因为该研究只将有症状的患者纳入了分析，这些评估可能低于真实的 ECMs 比例。有趣的是，在具有 ECMs 的 168 例患者中，25% 的患者出现与皮肤病变部位无关的关节、神经系统和眼部的症状，进一步支持 LS 更多是一个全身性过程的假设[192]。最近的一项研究表明，20%（11/53）的儿童局灶性硬皮病患者在病变远端部位患有多关节炎。这包括患有局限性浅表、全身硬斑病和头部和四肢线状硬皮病的患者[194]。

诊断和诊断试验

诊断。LS 仍然是根据体格检查特点做出的临床诊断，当诊断不能明确时，皮肤组织活检（表现已在前文描述）可提供支持。目前尚无 LS 的实验室诊断试验，但是自身抗体的高阳性率，包括 ANA、抗组蛋白抗体（AHA）、抗单链 DNA 抗体（ssDNA Ab），可以支持诊断[195]。其中，42% ~ 73% 的患者可出现抗核抗体阳性，出现皮肤之外的其他组织受累及疾病复发的风险也相应增高[196-198]。LS 患者中，ssDNA 抗体与 AHA 阳性的比例为 50% 左右[150]，两者均与疾病的严重症状相关，例如深部肌组织受累、关节挛缩和皮损数目的增加[182,195,197]。此外，1/3 的患者会出现 RF 阳性，特别是广泛性硬斑病患者中较常见，同时也跟疾病的严重性（皮损的数目、病变深度和关节受累）相关[134]。这些自身抗体 ssDNA、AHA 和 RF 有助于在病程早期进行分层筛选，对于阳性患者可能需要启动更加积极的治疗和更为频繁的监测。

一般的炎症指标如红细胞沉降率（erythrocyte sedimentationrate，ESR）及血浆免疫球蛋白水平（IgG 和 IgE）可能是评估某些 LS 患者疾病活动度的有用指标，特别是对有深部或嗜酸性粒细胞样变异患者来说尤为适用。然而大部分存在活动性 LS 病变患者上述炎症指标并未增高。最近一项对 259 例 jLS 患者的 CARRA 注册数据回顾分析表明，肌酸磷酸激酶（creatine phosphokinase，CPK）或醛缩酶水平升高与新皮损的数量相关，可以反映疾病的活动程度。此外，CPK 的增高也跟肌肉萎缩和肢体短缩相关，并且可预测肌肉受累[199]。

需要与 LS 进行鉴别的疾病并不多，其包括硬化萎缩性苔藓和特发性皮肤萎缩；被一些人认为是一种轻型 LS 的浅层表皮和真皮的炎性症状，皮肤 T 细胞淋巴瘤，特别是有较深的皮肤紫色病变；胶原瘤通常表现为皮肤及皮下结节而不伴有色素改变。LS 的线性皮损倾向于沿 Blaschko 线分布，因此，儿童患者有如下这些皮肤线的状况需要加以鉴别，如线状表皮痣、条纹状苔藓和线状扁平苔藓，这些病变表面大部分会有诸如隆起、轻微鳞屑或天鹅绒般/疣状纹理等改变。其他可能的疾病与某些暴露有关，通常有更广泛的损害，如 GVHD（状态，移植后），肾源性纤维性皮肤病（肾损害状态下使用钆），和迟发性皮肤卟啉病（太阳照射）。

疾病监测。一些工具已被用于评估 LS 的皮肤和皮下受累，例如临床皮肤评分、测量工具和影像学。临床皮肤评分法通常被医生采用，包括修订的 Rodnan 皮肤评分[160]和局限性硬皮病皮肤测量工具（localized scleroderma cutaneous assessment tool，LoSCAT）。这些工具结合了疾病活动度和损伤参数的评估[177,200]。计算机化的皮肤评分（computerized skin score，CSS）可以客观地确定病变的大小[201]。测量工具包括测量皮肤硬度的硬度计[201]，测量皮肤弹性的皮肤弹性测定仪[202-212]，也具有评估效果。此外，配合皮肤检查，几种类型的成像技术可以起到诊断或评估的目的，例如热像图、激光多普勒血流测量、超声与 MRI[201-212]。其中用于评估和监测深层结构（皮下组织、筋膜、肌肉、肌腱、骨骼和关节）炎症的肌肉骨骼 MRI 已成为线性硬皮病和全身硬斑病亚型评估的主流，筋膜增厚和增强以及皮下厚度有助于检测药物反应[213]。其中的一些检测工具包括 LoSCAT、CSS、高频超声（10 ~ 25 MHz）与 MRI 已经在 LS 中被验证。然而，目前标准的测量方法未被广泛应用，疾病评估仍依赖于以研究者经验为中心的特定模式。近期通过 CARRA 的努力，利用专家意见起草了评估 LS 疾病活动度、损害和严重程度的临床标准，其中包括皮肤、实验室及影像学特征，对患者进行分层并在他们进入共识治疗计划（consensus treatment plan，CTP）监测疾病状态[210]。此外，一个由小儿风湿病学和皮肤病学 LS 专家组成的国际合作小组制定了 jLS 的最低护理标准，其中包括使用 LoSCAT 进行皮肤监测，以及针对头部线性皮损患者进行 MRI 进行特定的脑成像以及牙齿和眼科的检查[214]。由于头部 LiScl 牙颌畸形的比例很高，因此最近的一项研究表明锥束 CT 是评估和监测硬组织及软组织改变的一项有效技术[215]。一般情况下，不建议对 LS 患者进行超声心动图、PFT 等内脏器官筛查，因为 LS 患者没有 SSc 的典型特征[214]。

治疗

LS 的初始治疗通过 LS 的亚型、深部组织与结构（如关节）的潜在累及、LS 的部位以及疾病的活动状态等疾病的严重程度等特点来决定。如果诊断明显延误且只保留疾病损伤参数时，那么单纯监测病变也是可以接受的。然而，如果有任何疾病活动的征象，例如红斑或受累皮肤范围扩大时，风湿科及皮肤科医生均认为此种情况需要进行治疗。对于单个的、表浅的、局部的皮损，且位于不影响美观的部位，局部应用糖皮质激素、钙调磷酸酶抑制剂、咪喹莫特、维生素 D 涂抹或者反复的紫外线光疗都是可行的。在病例系列或非对照试验中，所有治疗方法都取得了临床成功，表现为色素沉着减轻和皮肤厚度减少。UVA-1 治疗在两项随机对照试验中获得成功，特别是在对早期的炎性病变以及浅表的皮肤损害方面[213,214]。最近的一项荟萃分析对包括 MTX 或 UVA 治疗的 19 项研究进行了分析，研究包括 193 名儿童，其中 48 名接受了 UVA 治疗，结果显示 MTX 和 UVA 治疗对 jLS 的病变都有良好的效果，但 MTX 效果更优[216]。目前，风湿科医生和皮肤科医生对于中重度 LS 患者需要进行全身用药治疗的意见越来越一致，中重度 LS 被定义为：跨关节的深部组织（皮下组织、筋膜和肌肉）受累，并可能导致功能受损，或影响颜面部 / 头皮、呈快速进展或广泛的活动性疾病，以及局部治疗或 UV 治疗无效的患者[205,206,214]。最常用的全身性治疗方案是 MTX 联合 CSs 的应用[208]。

研究人员进行了首个客观测量 jLS 的双盲随机对照试验，此试验比较了"MTX 联合口服 CS"与"安慰剂联合口服 CS"的疗效。研究结果发现 MTX 安全有效，明确了 MTX 可用于 LS 的治疗。此外，较"单独 CS"组而言，这些使用 MTX 治疗的患者改善更加明显且复发也明显降低[214]。一项开放期延续试验（平均随访时间为 40 个月）支持了 MTX 的持续疗效。74% 的应答者和 73% 的患者在停药后仍旧保持病情缓解[208]。这项纵向研究记录了病情复发的情况，结论指出持续应用 MTX 24 个月以上对保持病情持续缓解是有益的[208]。这在另外两项队列研究中得到了支持，MTX 治疗时间较短的患者中复发率相对较高[198]。

CARRA 的一个小组委员会为中重度 jLS 患者诱导治疗的前 12 个月制定了 4 份 CTP。前 3 种治疗方案均涉及应用 MTX 皮下注射（1 mg/kg，最大剂量为 25 mg/w）。第 4 种方案制定用于对 MTX 无效或者不耐受的患者。具体的治疗方案分为"单独 MTX"组、"MTX 联合口服 CS，CS 渐减剂量"组、"MTX 联合静脉 CS"组、"MMF 联合口服或静脉 CS"组[214]。MMF 被纳入作为一种替代选择，是因为其对于 MTX 抵抗且病情严重的 jLS 患者（全硬化性、GM、LiSCL 等亚型）有一定的疗效[217]，该项 CARRA 的青少年 LS CTP 研究已经完成，论文手稿已提交。

对于 MTX 疗效不佳患者的治疗通常包括添加或单药使用 MMF，并使用各种已发表在病例报告中对 LS 治疗有效的生物制剂，包括阿巴西普、托珠单抗、英夫利昔单抗和托法替布[215,216,218]。

其他治疗。对于肢体受累的线性或深部硬皮病患者，建议全身应用免疫抑制剂，并进行强化理疗和职业治疗，以帮助减少关节挛缩。此外，对于合并 ECDS 和（或）PRS 的患者，在疾病缓解后无任何临床疾病活动的迹象时，进行整形手术干预是合理的。将腹部皮下组织的脂肪微粒填充到其脸部萎缩的皮下组织中，以产生更对称的面部轮廓[217,219]。对于更为严重的疾病，筋膜皮瓣和面部骨骼重建术也可以选用，但一般适用于骨骼已经发育成熟的青少年晚期患者[219,220]。

预后

目前影响 LS 良好预后最大的障碍是初级保健医师对该疾病的认知程度、能否在疾病仍处于活动期及时将患者转诊至皮肤或风湿专科，以便进行正确的诊断和治疗。一旦数月或数年之后，纤维化及萎缩占据主导地位，这时针对炎症的治疗方法疗效欠佳。最近来自欧洲的两项研究表明，从发病到正确诊断 LS 的平均延误时间为 11 ～ 13 个月[138,221]。其中一项研究发现，初诊时，所有 50 个病例均被误诊或者未明确诊断[220]。一项来自北美皮肤科和意大利儿科风湿病纵向队列研究证实，发病到确诊间隔过长时间会对最终的结局产生不利的影响[43,222]。

对于中重度 LS 患者一旦启用系统性免疫抑制治疗后，疾病的活动性症状一般在数月内消失，一些皮肤损害的症状也会得到轻到中度改善[214,217,223-225]。当疾病初步缓解时，对于亚临床疾病的监测则变得尤为重要，以避免过早停用免疫抑制剂导致疾病复发[208,223,225]。一般来说，在停止全身用药治疗前，建议 MTX 治疗用满 2 ～ 3 年，以保持疾病的持续缓解。在初始疗程之后，患者出现复发也并不罕见，尽管之前认为经过这一疗程后 LS 已经停止了，但有仍 30% ～ 50% 左右的患者会复发，需要重新开始系统治疗[198]。作者认为这些复发位于相同区域或原皮损部位，且大部分患者对重新开始全身治疗有效。

结论：局灶性硬皮病与系统性硬化

虽然目前对 jLS 和 SSc 的潜在发病机制仍有待研究，且大部分是参考成人 SSc 的研究，然而新近的研究数据表明，儿童和成人患者之间，以及 LS 患者和 SSc 患者之间具有共同的免疫表型和相关细胞因子谱。在 jLS 和 jSSc 患者的活动性炎症期治疗是最有效的，因此提高广大医务工作者的相关认知十分必要，以做到及时转诊、诊断和管理。CARRA 和其他国际组织正在通过 CTPs 进一步完善 LS 的疾病活动、损害和反应性措施，为治疗管理提供更明确的指南，并应用于未来的 LS 临床试验。J4S 是一种很有前景的工具，在 jSSc 的治疗中也起到类似的作用。

儿童血管炎

关键点

- 过敏性紫癜和川崎病是儿童血管炎的主要类型。当疾病得以及时诊断和治疗时，往往呈自限性病程且大多数患儿具有极好的结局。
- 已经明确了在成人中更为常见的血管炎的具体儿科诊断标准。
- 与成人相比，儿童期原发性 CNS 血管炎的诊断标准已进行了修改，有其独特的疾病类型。
- 及时鉴别和开始治疗是必要的，可以使疾病明显恢复。

儿童血管炎包含的疾病谱很广，从主要的自限性疾病到慢性、进展性疾病，并伴有破坏性的终末器官损害。儿童血管炎与成年人血管炎的定义类似，其分类主要根据所累及血管的大小和范围，以及组织学类型。它们可能与感染、药物应用和其他全身性疾病相关。尽管血管炎各亚型的发病率在不同的儿童群体和种族中有所不同，儿童血管炎总的发病率为 23/10 万，其中过敏性紫癜（Henoch-Schönlein Purpura，HSP）和川崎病（Kawasaki's disease，KD）占据了大部分的病例[226]。尽管其他类型的血管炎很少见，但它们更往往为慢性病程，具有更大的潜在发病率。

儿童血管炎的分类系统主要考虑了常见于儿童的血管炎疾病，并反映了儿童患者特有的临床特征[227]。

这一节我们将重点介绍在儿童年龄范围内最常见的血管炎类型，并强调儿童起病血管炎的独特特征（表 115-5）。

小血管炎：过敏性紫癜

定义和分类

HSP 是儿童型血管炎最常见的类型，其特征是 IgA 介导的白细胞碎裂性血管炎[288]。大部分患者具有自限性，仅一小部分 HSP 患者可出现严重病情，表现为持续性肾损害和终末期肾病。

流行病学

HSP 在儿童中的发病率为 10 ~ 20/10 万，并且男孩比女孩更为常见[226,229-231]。HSP 在幼儿中发病率最高，一项人群研究表明，4 ~ 6 岁儿童中 HSP 发生率可高达 70/10 万[226]。虽然 HSP 在成人中较少见，但往往与更具侵袭性的疾病相关[232,233]。HLA-DRB1*01 及 HLA-DRB1*02 均具有很强的遗传易感性[234]。

病因学和发病机制

人们早就认识到感染是 HSP 的触发因素，半数以上的 HSP 患儿前期都有上呼吸道感染病史[235,236]。随着发现 IgA_1 可以与 IgG 相结合并沉积在肾，IgA 被认为在 HSP 的发病机制中起关键作用[237]。已经在 HSP 患儿的皮肤和肾组织中发现与 IgA 结合链球菌 M 蛋白的沉积物，在感染和血管炎之间起到联系作用[238]。

临床特征

非血小板减少性紫癜样皮肤病变是 HSP 的标志，其出现是诊断 HSP 的必备条件[230,231,239]。可触及的紫癜和淤斑主要位于下肢及其附属部位。皮疹最初可表现为斑丘疹样或荨麻疹样，然后演变为典型的紫癜，甚至进展为区域性坏死。在病程中可出现各个阶段和大小各异的皮肤损害，通常以波浪形式出现，皮肤表现可持续 4 ~ 8 周[230,239]。

关节炎和关节痛十分常见，据报道可发生于 60% ~ 75% 的 HSP 患者[230,231,239]。关节炎通常表现为疼痛、非侵蚀性和非迁移性。仅仅表现为关节周围组织肿

表 115-5　儿童血管炎的分类诊断

	必要标准	附加标准
小血管炎 过敏性紫癜	必须有主要位于下肢的皮肤紫癜或者瘀点；加上一项附加标准	1. 关节炎／关节痛 2. 腹痛 3. 组织学表现为 IgA 沉积 4. 肾受累（血尿或蛋白尿）
ANCA 相关血管炎 肉芽肿性多血管炎	非必须标准，6 项标准中需要 3 项	1. 组织病理证实为肉芽肿性炎症 2. 上气道受累 3. 喉部气管或支气管受累 4. 肺部受累（X 线胸片或 CT 证实） 5. ANCA 阳性 6. 肾受累（蛋白尿、血尿、免疫介导的坏死性肾小球肾炎
中等血管炎 川崎病	发热 ≥ 5 天加上 4 项附加标准	1. 双侧结膜炎（非化脓性） 2. 唇部或口腔的变化 3. 颈部淋巴结病 4. 多形性皮疹 5. 外周肢端及会阴部的改变
结节性多动脉炎	全身炎性症状及病理证实为坏死性血管炎或者中动脉血管造影异常加至少一项附加标准	1. 皮肤受累（网状青斑、结节、梗死） 2. 肌痛／肌肉压痛 3. 高血压（>第 95 百分位数） 4. 周围神经病变 5. 肾累及（蛋白尿、血尿、肾功能受损）
大动脉炎 大动脉炎 （Takayasu's arteritis）	主动脉或其主要分支及肺动脉特征性的血管造影异常加一项附加标准	1. 未及外周动脉搏动或跛行 2. 任何肢体的血压差异 3. 杂音 4. 高血压（>第 95 百分位数） 5. 急性时相反应物水平增高（ESR > 20，CRP 增高）

ANCA，抗中性粒细胞胞浆抗体；CT，计算机断层扫描；CRP，C 反应蛋白；ESR，红细胞沉降率；Ig，免疫球蛋白

Modified from Ozen S, et al：EULAR/PRINTO/PRES criteria for Henoch-Schönlein purpura, childhood polyarteritis nodosa, childhood Wegener granulomatosis and childhood Takayasu arteritis：Ankara 2008. Part II：Final classification criteria. *Ann Rheum Dis* 69：798-806, 2010.

胀，也有并无明显关节炎症状的描述。虽然腕关节和手部其他小关节也被累及，但膝关节和踝关节最常受累。此外，阴囊和手足肿胀的表现也很常见，特别在年龄 2 岁以下的患儿[239]。

50% ～ 75% 的 HSP 患儿可出现胃肠道症状，主要表现为腹部疼痛[230,231,239]。可能在典型的皮疹出现之前就可发生严重的腹痛。这使诊断变得复杂困难，这些患儿最初可能会接受阑尾炎或其他胃肠道疾病的评估。隐匿的消化道出血也可能出现；尽管大出血和肠套叠很罕见，但会造成严重的发病。

40% ～ 50% 的 HSP 患儿可出现肾疾病[230,231,239,240]。虽然大部分较轻微呈自限性，但仍是导致严重病情的主要原因，需要小心随访。大多数病例在病程的最初 6 周内会出现镜下血尿或轻度蛋白尿，仅有 2% 的病例在确诊 2 个月后有进展为肾炎的风险[240-243]。一些患儿会出现肾病范围的蛋白尿或者肾炎，年长儿罹患肾炎的概率相对更高[242]。对有明显肾受累的 HSP 患儿进行肾活检，往往提示为 IgA 肾病。肾活检中肾损害程度高、尿蛋白水平高往往提示患儿预后不良[244]。HSP 中有 1% ～ 3% 的患儿会进展至终

末期肾病 [239,245,246]。

诊断和诊断方法

HSP 没有特异性诊断学指标，其诊断主要依靠临床特征 [228]。ESR 升高（57%）、血清 IgA 增高（37%）、蛋白尿（42%）是最常见的实验室异常 [230,231,239,240]。随着时间延长，一部分患儿可能会逐渐发展为肾炎，所以需要定期进行尿液检测。皮肤活检有助于确诊，但其在大多数病例中并不是必要的。皮肤活检表现为伴 IgA 沉积的白细胞碎裂性血管炎 [244]。对以腹部症状为主诉的患儿应进行粪便隐血与影像学检查，评估是否存在消化道出血和肠套叠。粪便钙卫蛋白可能是胃肠道疾病有用的生物学标志物，其水平在治疗开始后逐渐降低，并伴随疾病缓解而恢复正常。粪便钙卫蛋白与人血白细胞及 C 反应蛋白相关，水平大于临界值 265 µg/g 时，能够为胃肠道受累的评估提供更好地敏感性（93%）及特异性（87.5%）[248]。

治疗

疾病的严重程度不同，推荐的治疗方案也不尽相同。大多数 HSP 患儿疾病呈自限性，只需要支持治疗，包括水化、NSAID 药物（对胃肠道明显不适的患者需要谨慎使用）以及疼痛管理等 [248]。对于病情严重的患儿，没有明确的推荐治疗方案。泼尼松能够减轻腹痛和关节炎症状，但是目前并没有证据表明其能减少紫癜或预防肾炎的进展 [241,249,250]。使用 CSs 最大的益处是预防 GI 的并发症，减少腹部手术和内镜检查 [250]。对于病情更加严重的患儿，特别是合并肾炎时，虽然目前尚无免疫抑制剂治疗的推荐方案，临床上通常会应用大剂量静脉甲泼尼龙冲击、硫唑嘌呤和环磷酰胺等药物 [251]。三项小型试验表明对存在糖皮质激素抵抗性肾病蛋白尿的患儿治疗有效。大多数（超过 80%）接受治疗的患儿在服用吗替麦考酚酯时症状有所改善，并且未出现复发 [252,253]。

转归 / 预后

总的来说，大多数 HSP 患儿疾病呈自限性，通常在 4 ~ 6 周内逐步缓解，只有 1% ~ 3% 会进展至终末期肾病 [244]。对于病程中发展为肾炎的 HSP 患儿，30% 会出现不同程度的肾功能损害。疾病复发在 HSP 中很常见，其在患儿中发生的比例为 1/3，特别是对于 8 岁以上以及合并肾炎的患儿 [231,241,243,245,246]。

某些 HSP 患儿的病程会相对持久，这时往往需要长期应用 DMARD 药物来控制疾病。

中等血管血管炎：川崎病

川崎病（KD）是儿童血管炎中第二常见的类型。它经常由感染或者环境暴露所触发 [226,254,255]。根据组织学发现，KD 最初被描述为婴儿结节性多动脉炎，现在人们已认识到 KD 是有着特殊临床表现与实验室特征的独特疾病 [256]。虽然 KD 是单相、自限性的炎性疾病，但是在西方国家中，KD 引起的心脏并发症仍是导致儿童获得性心脏病的主要原因 [257-259]。

分类

KD 的诊断主要基于临床特征，辅以实验室和影像学检查支持（表 115-6）。从首次报道 KD 以来，对于不足四条诊断标准（无论是否有心血管的累及）的疾病谱，被称为"不完全性"或"不典型性"KD[257,260]。2004 年，美国心脏学会制订了相关的诊断流程，以助于不完全性 KD 的诊断（图 115-11）。这一流程的建立使得更多 KD 得以诊断 [261-263]。

流行病学

KD 主要发生在年幼的儿童，大部分（80%）的病例在 1 ~ 5 岁。男童的患病率高于女童，男女比例为（1.4 ~ 1.9）：1[253,257]。不完全性 KD 在小于 1 岁或大于 9 岁的患儿中更常见，占该年龄段 KD 总数的 1/3。此外，不同种族发病率存在很大差别。亚洲

表 115-6　急性川崎病的实验室检查
中性粒细胞性白细胞增多症，可为未成熟型
红细胞沉降率和 C 反应蛋白升高
7 天后出现血小板增多
贫血
血脂升高
低白蛋白血症
低钠血症
无菌性脓尿
血清转氨酶及 γ- 谷氨酰转肽酶的增高
脑脊液细胞增多
若合并关节炎，则滑液中白细胞增多

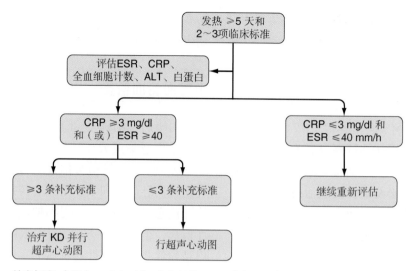

补充标准：白蛋白 ≤ 3.0 g/dl，贫血年龄，ALT升高，患病7天后血小板计数 >450×10⁹/L，WBC 计数>15×10⁹/L，尿液>10 WBC/HP

图 115-11　不完全川崎病（Kawasaki's disease，KD）的评价。ALT，谷丙转氨酶；CBC，全血细胞计数；CRP，C反应蛋白；echo，超声心动图；ESR，红细胞沉降率

儿童发病率最高。日本 5 岁以下儿童 KD 的发病率为 218/10 万，韩国为 113/10 万，在西方国家，这一比例仅为 5 ～ 13/10 万[253,257,264,265]。促炎基因的遗传差异和基质金属蛋白酶水平被认为在 KD 的易感性和疾病严重性中起作用[266,267]。

临床特征

KD 的病程分为以下三个阶段：急性期（长达 14 天）、亚急性期（2 ～ 4 周）和恢复期（长达数月）。急性期主要表现为高热、眼部症状及皮疹。持续性的高热是 KD 的标志，但在 1 岁以下和 9 岁以上的儿童中相对少见。根据相关定义，发热应该至少持续 5 天，且退热药物治疗的效果微乎其微[261]。眼部表现包括不累及眼角的非化脓性结膜炎（超过 90% 的病例）和无症状性葡萄膜炎。90% 以上的 KD 患者可出现皮疹，虽然为非特异性但在急性阶段通常会累及会阴部和腋下皮肤。在 KD 中描述的特征性的片状脱屑从指尖开始，主要见于 KD 亚急性期以及静脉注射免疫球蛋白的最大疗效期之后。皮肤黏膜的改变包括明显的红斑、唇部肿胀皲裂、草莓舌和相对少见的口腔溃疡。手足则主要表现为肿胀。颈部淋巴结病变是 5 项分类标准中最少见的症状，表现为不对称的单侧淋巴结肿大，肿大淋巴结直径一般大于 1.5 cm[245,257,261,268]。虽然神经系统表现并未纳入

KD 的诊断标准，但是神经系统表现十分常见，包括易激惹、嗜睡、头痛和无菌性脑膜炎。非破坏性的多关节炎或单关节炎、排尿困难、无菌性脓尿、阴囊痛、腹痛、胆囊积液和腹泻在 KD 患儿中也很常见。KD 可以并发巨噬细胞活化综合征[269]。

心脏病变可表现为心肌炎、心包炎和（或）心内膜炎。KD 最值得关注的特征是冠状动脉病变，可导致大多数的发病率和死亡率。尽管冠脉病变在急性期也可以出现，但主要发生在亚急性期和恢复期，因此建议在疾病初始、发病后的 2 周和 6 周行超声心动图及心电图检查[270,271]。冠状动脉病变包括冠脉增宽、扩张和明显的动脉瘤[254,257,261,268,272]。

诊断和诊断方法

特征性的实验室检查包括 ESR 和 CRP 等炎症指标明显增高（表 115-6）。全血细胞计数可见白细胞和血小板数目增高。血小板通常显著上升，一般高于 1000×10⁹/L。也可见到血小板数目较低的情况，这往往提示发生冠心病风险较大[273]。即使在疾病初期血红蛋白含量通常也较低。尿常规检查可能发现由尿道炎引起的无菌性脓尿。谷丙转氨酶（alanine aminotransferase，ALT）轻度升高和低蛋白血症也非常常见[254,257,261,268,272]。临床上需要高度警惕不完全性 KD 患者的存在，并且应根据目前的推荐对其进行

评估（图 115-11）。考虑到与感染触发的相关性，因此需要完善相关病原学检查。但重要的是要认识到 KD 在感染的情况下可能发展，同时感染并不排除用静脉注射丙种球蛋白（intravenous immunoglobulin，IVIG）和其他推荐的疗法治疗符合 KD 临床和实验室标准的患者，同时也治疗活动性感染[255]。

在确诊 KD 后、病程 2 周以及第 6 周，患儿应进行心脏超声检查。在 KD 病初就需进行心电图检查。对于有腹痛和胆囊积水的患者，应考虑腹部超声检查。临床医生可参照美国心脏协会相关指南，对患者是否为不完全性 KD 和预后相关因素进行评估[261]。鉴于部分 KD 患儿会发生巨噬细胞活化综合征，在病情相对严重的患儿中，应考虑铁蛋白、甘油三酯、纤维蛋白原和 D- 二聚体等其他检查[274]。

治疗

IVIG 和阿司匹林是 KD 的一线治疗方案[257,259,261]。研究表明 IVIG 对 KD 的疗效具有剂量依赖效应，12 小时之内给予 2 mg/kg 的 IVIG 与较低剂量和分次用药相比具有更好的疗效[275]。在 KD 患者热退前，推荐使用大剂量的阿司匹林（80 ~ 100 mg/kg）。患儿体温正常后，需继续小剂量阿司匹林（3 ~ 5 mg/kg），直至病程 6 周复查心脏彩超以及血小板数目均正常[261]。然而，应该注意的是，使用阿司匹林的证据是有限的[276,277]。

对 IVIG 不完全应答的患者可出现持续或者反复的发热以及持续高水平的 CRP，在这种情况下，应予以第二个疗程的 IVIG[278-281]。对于持续难治性 KD 患者，可予以类固醇激素或者英夫利昔单抗治疗[282,283]。目前有几种评分模型来预测那些治疗失败风险较高的患者，然而其敏感性与特异性较低，尤其在非日本人群中，并不足以确定哪些患者在诊断时需要额外的治疗[279,284-287]。甲泼尼龙作为 KD 强化治疗的作用已在多项研究中得到验证。最近一项 Cochrane 综述有相当的证据表明，糖皮质激素可减少冠状动脉异常（优势比 0.29），缩短住院周期，并缩短症状持续时间。同时有高质量证据表明，使用类固醇可缩短实验室指标（ESR 和 CRP）正常化的时间。此外，作者表明，更长疗程的类固醇可能对患者更有益[288]。KD 患者血浆中 TNF 水平增高，目前认为 TNF 是参与 KD 发生的一项重要介质。虽然目前尚无数据支持英夫利昔单抗作为一线治疗方案，但是对于病情持续的难治性 KD 患儿，英夫利昔单抗的疗效比多次静脉应用免疫球蛋白的疗效更为显著[280,283,289]。

预后

虽然每 20 个 KD 患儿中有 1 个会出现诸如动脉瘤和动脉狭窄等冠状动脉损害，但总的来说 KD 的 5 年生存率为 99%[290,291]。此外，虽然目前短暂冠脉扩张对 KD 儿的长期影响尚不清楚，但其仍有引起内皮细胞功能紊乱和早期动脉粥样硬化的潜在风险，因此这些患儿需要进行长时间的随访观察[292-296]。

抗中性粒细胞胞浆抗体相关小血管炎、结节性多动脉炎、大动脉炎

定义和分类

儿童血管炎的其他类型相对少见，其临床表现与成人期起病的血管炎类似[277,297-301]。由于这些类型的儿童血管炎相对少见，相关的生理病理学、临床表现和治疗方面的多数信息都是参照成人血管炎相应的研究。这一部分将重点阐述成人血管炎和儿童血管炎的差异。请参照各类疾病所在章节的内容，以进行更深入的研究。

抗中性粒细胞胞浆抗体相关性血管炎

流行病学

抗中性粒细胞胞浆抗体（anti-neutrophil cytoplasm antibody，ANCA）相关小血管炎是一种小血管坏死性血管炎，包括肉芽肿性多血管炎（granulomatosis with polyangitis，GPA）、显微镜下多血管炎（microscopic polyangiitis，MPA）和嗜酸性肉芽肿性多血管炎（既往称之为 Churg-Strauss 综合征）。总体而言，以上这些疾病在儿科人群中都非常罕见，GPA 相对较常见些[227,297-301]。表 115-5 中具体列出了 EULAR/PRES 认可的标准。因为 MPA 和嗜酸性肉芽肿性多血管炎在儿童中罕见，所以目前并没有专门针对儿童特定的分类标准。

临床特征

不同类型的 ANCA 相关血管炎的临床特征有显

著重叠，主要累及的脏器包括肾、肺及上呼吸道。在儿童，从出现症状到确诊的间隔时间平均为 2 个月左右。绝大多数的患儿全身症状表现为发热、乏力以及体重下降，超过 80% 的患儿出现肾和肺的受累[227,297-304]。相比成人 ANCA 相关小血管炎，上呼吸道疾病，包括鼻窦炎、乳突炎、声门下狭窄、鼻中隔穿孔在儿童 ANCA 相关小血管炎中很常见，并且这些病变可能较成人患者更为突出，而且儿童患者血栓形成的风险也高于成人[298,305,306]。

诊断和诊断方法

实验室检查与成人相似。大多数患儿 ANCA 呈阳性，其中 66% 表现为胞质型（cytoplasmic，c）ANCA 阳性，22% 表现为核周型（perinuclear，p）ANCA 阳性（表 115-7）[298,305]。蛋白酶 3（proteinase3，PR3）抗体阳性和 cANCA 阳性主要见于活动性肉芽肿性多血管炎的患儿。髓过氧化物酶（myeloperoxidase，MPO）抗体和 pANCA 抗体阳性主要见于 MPA 患儿，但也可出现于肾小球肾炎、嗜酸性肉芽肿性多发血管炎和 Goodpasture 综合征患者。此外，在干燥综合征、系统性红斑狼疮和类风湿关节炎等其他自身免疫病以及某些非风湿性疾病（罕见）中，也可出现 MPO 抗体和 pANCA 阳性。

治疗

儿童起病的 ANCA 相关小血管炎的治疗主要依据成人患者的相关研究，其治疗药物包括环磷酰胺、B 细胞清除剂和大剂量 CSs。有时可以做血浆置换，对于维持期或者相对较轻的 ANCA 相关小血管炎，则可以使用 MTX 和硫唑嘌呤。对于难治性及反复发作的 ANCA 相关小血管炎患者，B 细胞清除疗法为其带来了希望，最近越来越多的研究建议使用 B 细胞清除剂作为系统性疾病的一线治疗方案[297,307,308]。与成人类似，儿童 ANCA 相关小血管炎表现出慢性、复发 - 缓解交替出现的特征。

结节性多动脉炎

分类

结节性多动脉炎（polyarteritis nodosa，PAN）是儿童血管炎中的第三位常见类型，但也仅占全部血管炎患儿的 3%～6%[309-311]。EULAR/PRES 共识小组对儿童系统性 PAN 的诊断标准进行了修订，规定其诊断必须要有病理活检证实为坏死性血管炎或者血管造影显示异常（表 115-5）[227]。总的来说，皮肤型 PAN 更为常见，其特征为周期性复发，通常与链球菌感染相关[309,312]。

临床特征

临床特征和成人期起病的 PAN 的相似，有全身炎症表现，包括发热、体重减轻、乏力和不适，以及典型的沿血管分布的痛性皮下结节，此外还可出现腹痛、神经病变和高血压等表现[309-311,313-316]。

诊断试验和治疗

儿童 PAN 的诊断评估和治疗方法也均借鉴了成人患者，包括应用 CSs、硫唑嘌呤、甲氨蝶呤、生物制剂（抗 TNF 和 B 细胞清除治疗）和环磷酰胺均有报道[308,309,316,317]。若链球菌是触发因素，则应预防性使用抗生素。目前关于 PAN 患儿长期存活率的数据不多，据报道，5 年存活率在 60%～90% 之间[314,316,318,319]。

大动脉炎

分类和流行病学

大动脉炎（Takayasu's arteritis，TA）是儿童中最常见的累及大血管的血管炎[320]。儿童诊断标准需要符合（表 115-5）中列出的血管造影的异常[227,312,321-325]。虽然儿童 TA 的发病率很低，具体的患病率也未知，

表 115-7 ANCA 抗体与疾病分类		
	具有 cANCA 和 PR3 的患者	具有 pANCA 和 MPO 的患者
肉芽肿性多血管炎	90% 非活动性疾病，60%～70% 非活动性疾病	不足 10%
显微镜下多血管炎	30%	60%
嗜酸性肉芽肿性多血管炎	罕见	50%～80%

ANCA，抗中性粒细胞胞浆抗体；cANCA，胞质型 ANCA；MPO，髓过氧化物酶 ；pANCA，核周型 ANCA；PR3，蛋白酶 3

但是非洲、亚洲和拉丁美洲的儿童罹患 TA 的风险似乎在增加的。结核分枝杆菌感染可能与不同人群中 TA 的患病率不同有关 [321-323,326-330]。

临床特征

与其他类型的系统性血管炎类似，TA 患儿可出现全身症状，同时还有脏器缺血的表现。头痛、卒中、胸痛和腹痛、跛行是患者常见的主诉 [329,331,332]。心血管系统评估可发现高血压、无脉和血管杂音。动脉壁病变可表现为血管壁增厚、管腔狭窄、闭塞，甚至动脉瘤的形成。传统的血管造影术能提供受累血管的分布、灌注、侧支形成以及狭窄的信息。在许多儿童中，多普勒超声与血管造影有很好的相关性，可能是一种有用的检查形式，尤其是对患儿的随访 [333-336]。相对成人患者而言，儿童 TA 患者更容易出现动脉瘤（41% vs. 11%），尽管动脉瘤常常因为血管壁的纤维化而愈合导致发生破裂的风险较低 [337]。

治疗和预后

治疗方法和成人患者类似，治疗药物有很多种类，包括大剂量 GCs、环磷酰胺、甲氨蝶呤、TNF 抑制剂和 IL-6 抑制剂 [327,330,338-340]。虽然 TA 总的存活率在 70% ~ 93%，但儿童缓解率低于成人患者（24% vs. 56%）并且有显著的治疗局限性和致残率 [290,337,341,342]。

自身免疫性脑病

关键点

- 自身免疫性脑病的诊断范围广泛，包括中枢神经系统血管炎、自身免疫性脑炎和自身免疫性脱髓鞘疾病，并逐渐被认为是新发神经精神性疾病的可逆病因。
- 需要进行全面广泛的评估，因为自身免疫性脑病与非自身免疫性脑病在临床表型上存在重叠。
- 许多形式的自身免疫性脑病对免疫治疗具有高度反应性，尤其是在疾病的早期阶段。
- 自身免疫性脑病急性期的治疗方法相似，通常使用 CSs、IVIG 和血浆置换。
- 早期和适当的积极免疫抑制治疗与改善预后相关。

自身免疫性炎症性脑病的疾病谱很广，包括中枢神经系统血管炎、自身免疫性脑炎和脱髓鞘疾病 [343-345]。这些疾病可以认为是已知风湿病的表现，也可以认为是原发性疾病（图 115-12）。在过去的十年中，随着许多与公认的临床表型相关的抗神经元抗体的发现，这些疾病的诊疗得以快速发展。自身抗体检测技术的进步，使得我们对自身免疫性脑病可能出现的神经精神症状谱及其治疗可逆性的潜力得以全面的了解 [345-348]。风湿病学家越来越多地参与到炎症性脑病患者的评估和管理中。这反映了自身免疫性脑病与风湿性疾病（如系统性红斑狼疮、干燥综合征、白塞病和系统性血管炎）的临床表征的重叠，以及包括生物制剂在内的风湿病典型药物使用的重叠。

中枢神经系统血管炎

中枢神经系统血管炎可以是原发的、孤立的疾病，也可以是与其他炎症或自身免疫疾病相关的继发过程，例如系统性血管炎、白塞病和系统性红斑狼疮。原发性中枢神经系统血管炎的诊断参照 Calabrese 的初始标准，包括：①新出现的局灶性或弥漫性神经功能缺损；②中枢神经系统血管炎的血管造影和（或）组织学证据；③排除其他全身性疾病（全身血管炎、感染、肿瘤疾病）[349]。

修订后的儿科标准将中枢神经系统血管炎的临床表型进行了扩展，新标准涵盖了包括 18 岁及以下患者新获得的局灶性或双灶性神经功能障碍和（或）新出现的精神症状 [350]。疾病症状的多样性部分取决于所累及的血管大小和血管受累程度。虽然中枢神经系统血管炎可以影响中动脉和小动脉，但目前通常将其命名为大血管型（或血管造影阳性型）和小血管型（或血管造影阴性型）。儿科方面的文献将其定义为三类疾病，包括血管造影阳性非进展性疾病、血管造影阳性进行性疾病和血管造影阴性疾病 [272,351]。虽然这种分类在成人中没有明确描述，但在成人大血管疾病中也有类似的共识，成人患者通常有更多的局灶性表现和小血管疾病，以及更广泛疾病进程，这种进程通常表现为精神状态的改变、脑病、癫痫和更广泛的神经系统疾病 [352-354]。

流行病学及病因学

中枢神经系统血管炎的患病率和发病率各不相

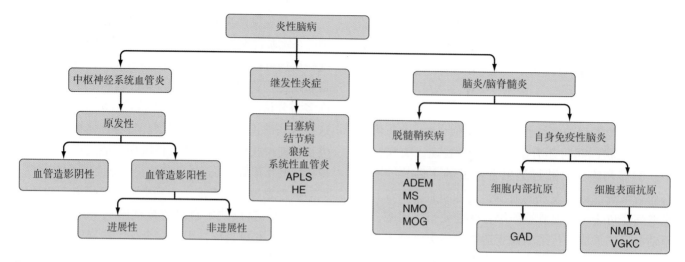

图 115-12　自身免疫性脑病谱。ADEM，急性播散性脑脊髓炎；ALPS，抗磷脂抗体综合征；GAD，谷氨酸脱羧酶；HE，桥本脑病；MOG，髓鞘少突胶质细胞糖蛋白；MS，多发性硬化症；NMDA，N-甲基D-天冬氨酸；NMO，视神经脊髓炎；VGKC，电压门控钾通道（Modified from Van Mater H：Pediatric inflammatory brain diseases：a diagnostic approach. *Curr Opin Rheumatol* 26（5）：553-561，2004.）

同，这取决于如何定义中枢神经系统血管炎，比如是否将原发性和继发性疾病都包括在内。目前的估计年发病率为每年每百万人 2.4 例。尽管感染性的和感染后相关的中枢神经系统血管炎均有报道，但该病的病因目前仍不清楚。中枢神经系统血管炎患者的活组织检查揭示了三种病理类型，包括肉芽肿性、坏死性和淋巴细胞性[355,356]。成人中最常见的是肉芽肿性中枢神经系统血管炎，其病理表现为肉芽肿和多核细胞，而坏死性则表现为纤维蛋白样坏死。儿童中主要是淋巴细胞性中枢神经系统血管炎，病理特点为广泛的淋巴细胞和浆细胞浸润。

继发性中枢神经系统血管炎虽然并不常见，但考虑到其潜在的高发病率仍应引起重视。7%～11% 的肉芽肿性多血管炎患者有中枢神经系统受累，主要累及垂体、脑膜和脑血管[357]。神经白塞病主要有两种亚型，其中一种亚型表现为颅内高压合并脑静脉血栓形成，另一种亚型是伴有局灶性或多灶性实质病变的血管病[358,359]。结节性多动脉很少表现为脑梗死和脑出血[355]。神经结节病通常累及脑神经，包括视神经以及脊髓[360,361]。另外，包括 Susac 病和腺苷脱氨酶 2 缺乏症（adenosine deaminase 2 deficiency，ADA2 deficiency）在内的罕见疾病也是幼儿期脑疾病的考虑因素[362-365]。

中枢神经系统血管炎

中枢神经系统血管炎可侵袭中小血管，并且会是一种原发性或继发性疾病，在儿童和成人中的分类并不相同。根据血管造影和受累情况，儿童中枢神经系统血管炎可分为三类，包括血管造影阳性非进展性疾病、血管造影阳性进展性疾病，以及血管造影阴性疾病[366-370]。

定义和分类

原发性中枢神经系统血管炎的诊断是参照 Calabrese 定义的初始诊断标准，包括：①新获得的局灶性或弥漫性神经功能缺损；②中枢神经系统血管炎的血管造影和（或）组织学证据；③排除其他全身性疾病（系统性血管炎、感染、肿瘤疾病）和 18 岁及以下儿童新出现的精神症状[343,369,371]。

临床特征

中枢神经系统血管炎患者可有多种症状表现。部分患者为急性症状，但更多的患者表现为不适或流感样的前驱症状，这些症状会在数天到数周进展。新发的神经疾病和精神症状涵盖了从急性卒中到孤立性精神病的范畴。血管造影阳性疾病通常表现为头痛和局灶性缺陷，如急性偏瘫、视力改变、共济失调和失语。血管炎症导致的卒中和短暂性脑缺血发作可能造成严重的运动和感觉缺陷。头痛是最常见的症状，见于血管造影阳性和阴性的中枢神经系统血管炎。然而，突然发作的剧烈头痛或"霹雳性头痛"在中枢神经系统血管炎中并不常见，应进行评估以除外是否为可逆性脑血管收缩综合征（reversible cerebral vasoconstriction syndrome，RCVS）[372]。SLE 患者更容易合并 RCVS，尤其是在服用高剂量类固醇激素并患有高血压的情况下[373,374]。血管造影阳性疾病和阴性疾病的其他表现包括认知能力下降、记忆障碍、癫痫发作和行为改变。患者还可有局灶性缺陷，如视神经炎和脊髓炎。行为或精神症状可表现为焦虑、抑郁、精神病和紧张症[272,351-354]。血管造影阴性的疾病与广泛的全身炎性症状有关，包括发热和不适。这类疾病最初的神经功能障碍可能是轻微的或间歇性的，但随着时间的推移，会变得更加突出，甚至导致功能丧失[368,371,375]。这种进展可以在数天内迅速发生，也可以更隐匿，例如神经和（或）心理症状可以在数周至 10 个月间发生[366,367,371,376]。

诊断中枢神经系统血管炎时，需要考虑大量的鉴别诊断。在成人中常见的鉴别诊断包括颅内动脉粥样硬化和栓塞性疾病。儿童则可能表现出更多的代谢和遗传综合征，包括 ADA2 缺乏症。成人和儿童均应考虑出现血管改变但脑脊液或血清检测无炎症迹象的非炎症性血管病，如烟雾病和纤维性肌发育不良[377]。

诊断实验

中枢神经系统血管炎的评估包括影像学、脑脊液和血清学的血管炎证据。虽然 CT 扫描可以判断出脑出血，但其在检测急性缺血和炎性改变时并不敏感。目前已经提出了儿童中枢神经系统血管炎的诊断建议（图 115-13）。所有具有与炎症性脑病相关的体征和症状的儿童均应进行影像学检查。使用钆剂前后的 MRI 检查可识别局部缺血、扩散受限病灶、实质病变和软脑膜疾病[378-381]。磁共振血管造影（magnetic resonance angiography，MRA）和传统血管造影均可显示血管炎的典型表现，如狭窄、串珠状改变、侧支循环形成，后者被认为是诊断血管炎的黄金标准[382-383]。

据报道，100% 血管造影阳性的患者和 92% 的血管造影阴性患者均存在 MRI 异常。尽管这些异常可能是微小的和非特异性的[272,351-354]。MRA/ 磁共振静脉造影（magnetic resonance venography，MRV）或 CT 血管造影的血管成像有助于进一步评估血管系统。血管炎的典型特征包括串珠样改变、狭窄、闭塞和侧支

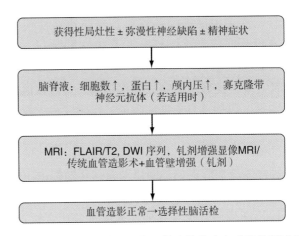

图 115-13 疑似中枢神经系统血管炎的儿童患者的诊断流程。CRP，C 反应蛋白；CSF，脑脊液；DWI，diffusion-weighted 成像；ESR，红细胞沉降率；FLAIR，液体衰减反转恢复序列；OP，颅内压；vWF，von Willebrand 因子

循环形成。尽管 MRA 敏感性正在逐步提高，但在多数情况下 CT 血管造影或常规血管造影更具有优势，特别是传统的血管造影敏感性最佳，目前仍然被认为是金标准。它尤其适用于评估后循环和颅内血管远端第一段的病变[384]。如果根据临床表现、MRI 检查和初步实验室高度怀疑本病，则通常需要进行 CTA 或常规血管造影检查进一步确诊。

血管造影阴性时可排除大血管或血管造影阳性的中枢神经系统血管炎，但不能排除小血管疾病。一些放射科医生可能将血管造影上看到的较远的血管称为"小血管"，但在儿童中枢神经系统血管炎分类中，所有血管造影上可见的血管病变均被定义为大血管（或血管造影阳性）疾病。对于血管造影阴性的原发性中枢神经系统血管炎，必须进行脑活检以作出明确诊断。

中枢神经系统血管炎的实验室指标存在显著差异，既可以表现为明显的炎症，也可完全正常。血管造影阳性的疾病，特别是病变较有限的类型，其炎性指标和脑脊液检查结果（包括白细胞、蛋白质和颅内压）均可表现为正常范围。而血管造影阴性的疾病有更困难的诊断过程，经常表现为周围炎性指标升高以及脑脊液检查异常。这些炎症指标异常包括红细胞沉降率和 CRP 升高、白细胞增多、血小板增多、vWF 抗原升高。脑脊液检查应包括颅内压、细胞计数、蛋白、寡克隆带和 IgG 指数。中枢神经系统血管炎的脑脊液化验最常表现为轻度细胞增多、蛋白升高、寡克隆带和（或）颅内压升高[272,351,362,385]。

鉴于许多中枢神经系统血管炎与风湿性疾病有关，在诊断时应考虑除外一些系统性风湿病，包括 ANCA 相关血管炎、系统性红斑狼疮和抗磷脂抗体综合征。一些血管造影阴性的疾病也需要与其他疾病进行鉴别，包括自身免疫性脑炎、代谢性和线粒体疾病、感染和遗传性非炎症性疾病。鉴于血管造影阴性疾病的诊断存在差异，且诊断范围较广，脑活检可为中枢神经系统血管炎的诊断以及备选诊断提供宝贵的数据。成人和儿童的数据显示，尽管不同研究中通过脑活检诊断为血管炎和其他疾病的百分比有所不同，但确诊为血管炎的比例均超过了 65%[386]。进行脑组织活检时应确保所取组织包括硬脑膜、软脑膜和脑实质，这将极大提高脑组织活检在诊断中的准确性。在权衡活检的利弊时，应充分认识到其在诊断中的重要性。因为单纯依靠临床特征进行鉴别诊断具有极大的挑战，而且根据诊断的不同，疾病的治疗和预后也会有显著差异。

虽然特征性的 MRI 表现可能支持某一特定的诊断，但由于各种疾病表型的重叠，做出明确诊断还应当有其他证据的支持。多种风湿性疾病包括神经白塞病、神经结节病、肉芽肿性多血管炎和 Susac 病（表 115-8）都应作为中枢神经系统血管炎的鉴别对象。神经白塞病的特征性 MRI 表现通常集中出现于丘脑底、脑干以及基底核、大脑半球和脊髓。这些患者的 MRI 常显示对比度增强的 T2 高信号。但考虑到高达 10% 的白塞病患者以神经系统表现为初始症状，单纯依靠 MRI 的改变还不足以明确诊断。寻求其他的支持证据，例如白塞病的其他特征表现或脑活检（血管周围嗜中性粒细胞浸润）是十分必要的[374]。神经结节病则通常累及实质，以及垂体、下丘脑、脑神经和脑膜[360]。现已提出的神经白塞病和神经结节病的诊断标准为中枢神经系统血管炎的明确诊断提供了指导[359,360]。

ANCA 相关的中枢神经系统血管炎是一种小血管病变，患者 MRI 表现异常，但血管造影正常。MRI 异常包括缺血性改变和并不常见的缺血性卒中。此外，ANCA 血管炎多侵犯硬脑膜而不是软脑膜，患者常出现颅内硬脑膜浸润，最终导致颅神经病变[357]。

Susac 病是一种微血管病，其三联症表现为继发于视网膜分支动脉闭塞的视力丧失、听力丧失和典型的胼胝体周围的脑损伤。患者可能不会同时具备这三种表现，尤其是在疾病初期[348]。

治疗

原发性中枢神经系统血管炎的治疗视疾病亚型而定。目前还没有关于中枢神经系统血管炎的随机对照试验，但一项前瞻性观察队列研究证实，在血管造影阴性的儿童患者中，使用环磷酰胺和大剂量类固醇激素 6 个月后，再使用霉酚酸酯或硫唑嘌呤进行维持治疗具有一定的疗效和安全性[387]。在这个小型试验中，与使用霉酚酸酯比硫唑嘌呤更经济有关。对于进展性血管造影阳性的疾病或累及多条大血管的病变，也可考虑类似的治疗方法。对于病变只局限于某一根血管的非进展性疾病，则可以使用类固醇激素和抗凝治疗。虽然类固醇激素治疗多见于文献讨论中，但成人患者的临床数据也支持免疫抑制治疗的疗效。最近的研究表明，在纠正混杂因素后，接受环磷酰胺、霉酚酸酯和硫唑嘌呤等药物治疗的患者疗效有所改善[388]。

预后

关于中枢神经系统血管炎患者长期预后的数据十分有限。虽然 2/3 的非进行性血管造影阳性儿童疾病具有单相病程，但这类患者由于血管梗死也会有较多的后遗症。进展性疾病和血管造影阴性疾病在发病时有更多的弥漫性炎症，若疾病能够早期发现并予以积极治疗，则这些炎症所致的缺陷通常是可逆的。使用急性免疫治疗和持续的维持治疗替代长期糖皮质激素，对于成人和儿童来说，都与预后的改善有关[388-390]。中枢神经系统血管炎患者疾病复发很常见，患儿的长期预后尚不清楚[366,370,375,380,391]。

自身免疫性脑炎

关键点

- 自身免疫性脑炎（autoimmune encephalitis，AE）逐渐被认为是引起各个年龄段人群神经精神症状急性发作的重要病因。
- 只要得到及时诊断和治疗，症状是可以逆转的。
- 一旦诊断患者符合 AE 的诊断标准，应立即开始治疗。
- 考虑到不同 AE 亚型之间的临床特征之间的重叠，同时检测多种抗神经元抗体以防止延误诊断十分重要。

表 115-8　原发性与继发性中枢神经系统血管炎的主要特征

	临床表现	典型的实验室特征	影像学表现	要点	治疗
原发性中枢神经系统血管炎					
血管造影阴性非进展型 [272,350,377,396,397]	局灶性神经缺陷症状（运动或感觉）	• 脑脊液正常 • 炎性指标正常	• MRI通常异常（100%） • 缺血性病变（89%）单侧病变	• 应检测VZV感染相关脑炎（两者临床症状相似） • 疾病在3个月内无进展 • MRI可遗漏30%的传统血管造影阳性患者	• 抗凝 • +/-糖皮质激素
血管造影阳性进展型 [344,350,351,398,399]	• 局灶性和弥漫性症状 认知下降 头痛 癫痫发作（30%）	• 脑脊液和血清中炎性指标可能升高	• MRI异常（>95%） 通常有缺血性病变 多血管造影显示病变为双侧	• 双侧病变，也可为多病灶 • 疾病在3个月内进展（若未治疗）	• 抗凝 糖皮质激素 环磷酰胺（诱导） • MMF（起始或维持治疗）
血管造影阴性疾病 [272,350,377,396,397]	• 局灶性和弥漫性症状 认知下降 行为改变 癫痫发作 显著的头痛	• 炎性指标升高（75%）和脑脊液检查异常（90%） • 脑活组织检查示淋巴细胞浸润	• MRI异常（>90%） 缺血性病变罕见 • 正常的血管造影（100%）	• 通过血管造影阴性来鉴别诊断 • 明确诊断需要脑活组织检查 • 部分可有MRI正常（8%）	• 环磷酰胺（诱导治疗） 糖皮质激素 MMF（维持治疗） 英夫利昔单抗（难治性）
继发性中枢神经系统血管炎 [359,400-403] 神经白塞病					
1. 实质病变	• 眼肌麻痹、颅神经功能缺陷 构音缺陷 感觉障碍/轻偏瘫 共济失调 头痛 意识错乱/行为改变 发热	• 脑脊液蛋白和白细胞升高	• MRI异常（75%） 小脑病变 脑干萎缩 白质病变 基底神经节 • 横贯脊髓炎（可以是长节段神经/节段的病变） • 脑电图正常	• 诊断需要满足系统白塞病的诊断标准 • 好发于脑干和大脑半球（少见于脑干和脑室旁脑皮质下白质）	• 糖皮质激素 TNF抑制剂 环磷酰胺 • 常用于难治性疾病的药物（阿那白滞素，托珠单抗，MMF，MTX）
2. 非实质病变	• 头痛 视力改变 脑膜炎	• 颅内压升高	• 血管造影 常有静脉血栓形成 动脉血栓形成	• 脊髓炎和视神经炎共存时症状可类似NMSOD	• 糖皮质激素 抗凝剂 • 复发性疾病治疗同上

续表

表 115-8　原发性与继发性中枢神经系统血管炎的主要特征

	临床表现	典型的实验室特征	影像学表现	要点	治疗
神经系统结节病 [360,361]	● 中枢神经系统疾病罕见，5% 患有结节病 ● 视神经炎 ● 颅神经（听力丧失、面神经麻痹） ● 脊髓病变 ● 脑病	● 血沉升高 ● 活检提示肉芽肿性炎症 ● 脑脊液检查示白细胞和蛋白（60%）升高 ● 血清 +/- 脑脊液 ACE 升高（可以是分离的脑脊液）	● 通常 MRI 异常，实质病变最常见 ● 垂体、下丘脑、脑神经和脑膜	● 可能表现为结节病的症状 ● 满足现有的诊断标准 ● 脊髓炎和视神经炎共存时症状可类似 NMSOD ● 可以有独立的神经结节病	● 糖皮质激素 ● TNF 抑制剂 ● MMF、AZA、MTX 也有报道
肉芽肿性多血管炎 [357,404]	● 感觉和运动障碍 ● 颅内神经病变 ● 精神错乱 ● 严重的 HA ● 癫痫发作	● 脑脊液蛋白和（或）白细胞升高（60%） ● 常伴随系统性疾病（炎性指标升高、肾炎、肺部浸润、鼻窦疾病）	● MRI 通常异常（90%） ● 主要部位：垂体、脑膜、脑血管 ● 一般血管造影（小血管）疾病	● 多数伴随系统性血管炎 ● 中枢神经系统受累可由鼻窦疾病发展而来	● 糖皮质激素 ● 利妥昔单抗 ● 环磷酰胺
结节性多动脉炎 [405,406]	● 中枢神经系统症状罕见（卒中或进行性脑病）	● 血清炎性指标升高	● 多变的 ● 蛛网膜下腔出血 ● 颅内动脉瘤	● 外周神经病变更常见	● 糖皮质激素 ● 环磷酰胺诱导 ● AZA、MTX
腺苷脱氨酶 2 缺乏症 (DADA2) [362,363,407,408]	● 发热 ● 局灶性缺陷 ● 皮肤网状青斑	● 多样的 ● ESR 升高 ● 血细胞减少	● 急性或慢性的腔隙性脑梗（脑干和深部的灰质） ● 弥漫性脑容量减少	● 应与 PAN 鉴别 ● 卒中在 5 岁前常见 ● 表型具有显著异质性	● 没有明确推荐 ● TNF 抑制剂
Susac 综合征 [364,365]	● 听力丧失 ● 视力丧失 ● 脑病 ● 头痛	● 视网膜分支动脉阻塞（BRAO） ● 脑脊液蛋白升高（多数），白细胞升高（45%） ● 脑活组织检查：内皮损伤，微梗死灶，血管周围缺乏淋巴细胞浸润	● 特征性的胼胝体 T2 或 FLAIR 高信号的小圆形病灶"雪球状"	● 典型的三联征视力缺失（BRAO）、听力缺失、脑病可能在诊断中并不同时存在	● 糖皮质激素 ● IVIG ● 建议考虑其他的治疗方法，具体的推荐药物包括（MMF、AZA、MTX、环磷酰胺、利妥昔单抗）
可逆性脑血管收缩综合征 (RCVS) [409,410]	● 伴或不伴局部神经功能缺失的剧烈头痛	● 血清和脑脊液检测正常	● 80% 的异常者存在蛛网膜下腔出血、脑缺血、脑水肿 ● 血管造影显示可逆性多局灶狭窄	● 表现类似于 PACNS ● 单相病程，经常与血管活性相关 ● 1～3 个月解决	● 没有明确的治疗建议

AZA，硫唑嘌呤；CNS，中枢神经系统；CSF，脑脊液；ESR，红细胞沉降率；FLAIR，流体衰减反演恢复；HA，头痛；IVIG，静脉输注免疫球蛋白；MMF，霉酚酸酯；MRI，磁共振成像；MTX，甲氨蝶呤；PACNS，中枢神经系统原发性血管炎；T2，T2（MRI 序列名称）；TNF，肿瘤坏死因子；WBC，白细胞

自身免疫性脑炎包括一系列影响脑实质并表现为广泛神经和精神症状的炎性脑病。AE 与针对细胞内和细胞表面抗原的抗体相关。AE 最初被认为是一个副肿瘤综合征，伴随有针对细胞内抗原的抗神经元抗体，但这些抗原本身并不致病。针对细胞表面抗原的自身抗体的发现揭示了可逆的抗体介导的自身免疫过程，而这一过程通常独立于肿瘤疾病[392,393]。尽管这类疾病的神经精神病学表现十分严重，但疾病的可逆性（通常可完全康复）极大地提高了人们对这类疾病的关注。在确认更广泛的 AE 类别之前，大约 60%的脑炎病因不明[394,395]。许多病例现在被认为是自身免疫介导的，包括抗 N- 甲基 -D- 天冬氨酸（anti-N-methyl-D-aspartate，抗 NMDA）受体脑炎、电压门控钾通道（VGKC）脑炎、谷氨酸脱羧酶（GAD）脑炎、和桥本脑炎（HE）。虽然 AE 过去曾经被认为是一种罕见病，但最近的研究发现它是各种脑炎的主要原因，仅 NMDA 受体脑炎这一种亚型就比包括单纯疱疹病毒（HSV）在内的任何单一感染性病因更常见[394]。因为延误诊断或误诊会导致治疗的延误和更严重的后果，因此，对 AE 的正确认识是至关重要的。这类疾病通常对免疫调节治疗十分敏感，特别是在早期开始治疗时。因此，做出准确诊断可以避免灾难性的长期神经精神残疾，甚至避免死亡。

定义 / 分类

目前 AE 在成人中的定义包括可能的、确诊的和可能的血清阴性 AE。儿童 AE 与成人相似，但考虑到 AE 在不同年龄组亚型的差异性以及儿童的独特表现，所以目前 AE 的儿科标准与成人标准有一些重要差异。这类疾病的标志性特征是新的神经精神症状的急性和快速进行性发作，通常可在数天至数周内进展。典型的症状表现包括记忆障碍（特别是短期记忆），行为改变（精神病、偏执狂、焦虑）、癫痫和运动障碍。AE 的一个关键特征是多个病灶的急性发作症状。除了病史外，进行诊断还需要两个或两个以上符合 AEMRI 改变、新发的癫痫 / 脑电图异常，脑脊液炎症改变，和（或）抗神经元抗体阳性（表115-9）。

各种抗神经元抗体与疾病的不同表现以及临床标志物相关[393]（表 115-9 和表 115-10）。最常见的形式是边缘叶脑炎，包括抗 NMDA 受体、GAD 和 VGKC

脑炎，以及 HE 和可能的血清阴性 / 抗体阴性脑炎。后一类患者具有典型的 AE 病史和临床表现，但缺乏已知的抗神经元抗体。成人疾病亚型的确定通常基于其受累的具有特征性临床表现的解剖位置。即使在相同的抗体亚型内，儿童更易表现为弥漫性受累，因此仅通过临床特征难以判断疾病亚型[393,411]。

流行病学

尽管个案报道证实 AE 并非罕见疾病，但其发病率和患病率目前尚不明确。抗 NMDA 受体脑炎占所有脑炎病例的 4%，被认为是儿童 AE 的主要病因。抗 NMDA 受体脑炎最初发现于患卵巢畸胎瘤的成年女性中，随后在各年龄段和男女性中均有报道。约40% 的病例年龄在 18 岁以下，总体来说，女性风险较高[346,412,413]。约一半患抗 NMDA 受体脑炎的女性患有可检测到的肿瘤，其中最常见的是畸胎瘤，年龄在 12 ～ 45 岁之间风险最高[345,392,414]。此外，抗NMDA 脑炎相关的男性睾丸畸胎瘤和小细胞肺癌亦有报道，但这两种肿瘤在 18 岁以下的患者中尚未发现。其他亚型的细胞表面受体抗体介导的疾病较少与肿瘤相关，这与经典的副肿瘤性自身免疫性脑炎有重要区别。

临床表现

急性病程、快速进展是 AE 的标志性特征[40]。在出现新的神经精神症状出现之前，可能会出现伴有发热和头痛的前驱病毒样综合征。这种表现最初可能是精神病性的，尤其是成人型 NMDAR 脑炎或神经系统疾病[345,415-417]。患者的精神症状和行为改变可能非常显著，包括幻视和幻听、偏执、焦虑、怪诞或好斗行为、去抑制化、性欲亢进、紧张性精神分裂症和重度失眠。这些常导致原发性精神疾病如精神分裂症或双相情感障碍的误诊。患者可能出现癫痫发作、运动障碍（口面运动障碍、舞蹈手足徐动症样运动、肌张力障碍姿势、肌肉僵硬或张力增加）和意识水平受损、自主神经紊乱或通气不足。12 岁以下的儿童则表现不同，行为包括发怒、睡眠异常（多为失眠，睡眠过度较少）以及言语改变（言语减少、缄默、持续言语和模仿言语）[413,418]。

患者可先出现精神症状，随时间推移发展为神经

表 115-9   成人与儿童自身免疫性脑炎的诊断标准比较

可能的自身免疫性脑炎 a
- 满足以下 3 项：
  1. 亚急性起病（3 个月之内病情快速进展），工作记忆缺陷（短期记忆丧失）、精神状态改变或精神症状
  2. 至少以下 1 项：新的局灶性 CNS 发现、癫痫发作（新发）、CSF 白细胞增多（> 5 /mm³）和（或）MRI 提示脑炎
  3. 合理排除其他病因

确诊的自身免疫边缘性脑炎 a
- 以下 4 项：
  1. 亚急性起病（3 个月之内病情快速进展），工作记忆缺陷、癫痫发作或精神症状，提示边缘系统受累
  2. 大脑双侧异常，MRI 中 T2 加权液体衰减反转恢复序列高度局限于颞叶内侧
  3. 至少以下 1 项：
     a. CSF 白细胞增多（白细胞计数 > 5 /mm³）
     b. 脑电图显示颞叶痫性放电或慢波活动
  4. 合理排除其他病因
     * 如不满足前 3 个标准，但抗细胞表面受体、突触或神经节抗体阳性，或者 PET 扫描与 LE 一致，仍可确诊

抗 NMDA 受体脑炎 a
拟诊：需要所有 3 个条件
1. 快速起病（病程不到 3 个月），具备其中 6 项主要临床症状中的至少 4 项：
   - 异常（精神）行为或认知功能障碍
   - 语言功能障碍（连续的无法被打断的强制言语、言语减少、缄默）
   - 癫痫发作
   - 运动障碍、异动症、肌强直 / 异常姿势
   - 意识水平下降
   - 自主神经功能障碍或中枢性通气不足
2. 至少以下 1 项：
   - 异常脑电图（局灶性或弥漫性慢波、癫痫活动或极端 δ 刷）
   - CSF 白细胞增多或出现寡克隆带
3. 合理排除其他病因
   确诊：存在上述 6 种主要症状中的一种或多种，且抗 GluN1 IgG 抗体（NMDA 受体抗体）阳性，并合理排除其他病因

自身抗体阴性拟诊为自身免疫性脑炎 a
- 满足以下 4 项：
  1. 急性起病（3 个月之内病情快速进展），工作记忆缺陷（短期记忆丧失）、精神状态改变或精神症状
  2. 排除明确诊断的自身免疫性脑炎综合征（如典型边缘系统脑炎、Bickerstaff 脑干脑炎、急性播散性脑脊髓炎）
  3. 血清和脑脊液中缺乏特征性自身抗体，至少符合以下标准中的 2 项：
     - 提示自身免疫性脑炎的 MRI 异常
     - CSF 白细胞增多、CSF 特异性寡克隆带或 IgG 指数升高，或两者兼而有之
     - 脑活检显示炎症浸润且排除其他疾病（例如肿瘤）
  4. 合理排除其他可能的病因

可能的儿童自身免疫性脑炎的诊断标准 b
- 先前健康的儿童急性或亚急性发作以下症状中的至少 2 种：
  1. 意识水平改变或精神状态改变
  2. 局灶性神经功能缺损
  3. 认知困难
  4. 急性发育衰退
  5. 运动障碍（不包括抽搐）
  6. 精神症状
  7. 先前已知的癫痫发作障碍或其他情况不能解释的癫痫发作
- 至少以下 1 项：
  1. CSF 炎性改变 [CSF 白细胞增多 > 5/mm³，CSF 蛋白水平升高，颅内压升高和（或）CSF 寡克隆条带]
  2. MRI 表现提示脑炎（头颅 MRI 上一侧或双侧 T2/FLAIR 炎性病变）
  3. 脑电图（局灶性或全身性）活动减慢或癫痫样活动
  4. 合理排除其他病因，包括感染性脑炎和其他导致中枢神经系统炎症的原因

续表

表 115-9 成人与儿童自身免疫性脑炎的诊断标准比较

确诊的儿童自身免疫性脑炎的诊断标准[b]

● 满足以下 4 项：

 1. 先前健康的儿童急性或亚急性发作以下症状中的至少 2 种：

 a. 意识水平改变或精神状态改变

 b. 局灶性神经功能缺损

 c. 急性发育衰退

 d. 运动障碍（不包括抽搐）

 e. 精神症状

 f. 先前已知的癫痫发作障碍或其他情况不能解释的癫痫发作

 2. 至少以下 2 项（NMDA 除外，可能有 1 项）

 a. 存在 CSF 炎性改变

 b. MRI 表现提示脑炎

 c. 脑电图活动减慢或癫痫样活动

 d. 严重认知功能障碍，不能归因于神经科医生、神经心理学家或精神病学家记录的精神症状，或智商显著下降（> 20 分）

 3. 血清和脑脊液中存在特征性良好的自身抗体

 4. 合理排除其他病因

拟诊抗体阴性的儿童自身免疫性脑炎[b]

● 满足以下 4 项：

 1. 先前健康的儿童急性或亚急性发作以下症状中的至少 2 种：

 a. 意识水平改变或精神状态改变

 b. 局灶性神经功能缺损

 c. 急性发育衰退

 d. 运动障碍（不包括抽搐）

 e. 精神症状

 f. 先前已知的癫痫发作障碍或其他情况不能解释的癫痫发作

 2. 至少以下 2 项：

 a. 存在 CSF 炎性改变

 b. MRI 表现提示脑炎

 c. 脑电图活动减慢或癫痫样活动

 d. 严重认知功能障碍

 e. 脑活检显示炎症浸润且排除其他疾病

 3. 血清和脑脊液中缺乏特征性自身抗体

 4. 合理排除其他病因

[a] International adult consensus diagnostic criteria for autoimmune encephalitis

[b] Cellucci T，Van Mater H，Graus F，et al.：Clinical approach to the diagnosis of autoimmune encephalitis in the pediatric patient，*Neurol Neuroimmunol Neuroinflamm* 7（2），2020.

LE，边缘脑炎；PET，正电子发射断层扫描

系统症状，反之亦然。因此，对于有突出精神症状的患者进行详细评估是必不可少的，以免遗漏其神经系统表现，且有助于做出诊断。当患者具有严重的精神症状时，这种评估或许尤为困难[347]。无论初始表现和 AE 亚型如何，大多数患者将在症状发作后 1 ~ 2 个月内进展为多个系统受累，包括精神病特征、癫痫发作、运动障碍、记忆丧失、言语改变、意识水平下降和（或）自主神经紊乱[413]。

诊断性评估

与中枢神经系统血管炎的诊断评价相似，AE 患者的评估需要在有和无造影剂的情况下分别进行 MRI、长程 EEG、CSF 研究和血清学检查，极少数

表 115-10　抗体介导的脑炎

自身抗体	抗原	疾病	经典发现
N- 甲基 -D- 天冬氨酸（NMDA）	细胞膜或突触	抗 NMDA 受体脑炎	健忘症、行为障碍、精神症状、癫痫发作和意识改变
谷氨酸脱羧酶（GAD）	胞内	边缘脑炎、小脑性共济失调、癫痫、Stiffman 综合征	四肢和躯干的肌肉僵硬、由突然刺激 / 情绪困扰引发的阵发性疼痛肌肉痉挛；癫痫发作、严重记忆丧失、认知障碍、神经精神症状
甲状腺球蛋白甲状腺过氧化物酶	未知	桥本脑病	癫痫，中风样发作，认知障碍，精神病
电压门控钾通道：接触蛋白相关蛋白 2（VGKC：CASPR2）	细胞膜或突触	边缘性脑炎、神经性肌强直	严重的记忆丧失、认知障碍、神经精神特征和癫痫发作；进行性肌肉僵硬、肌肉抽搐（肌肉痉挛）、抽筋
电压门控钾通道：富亮氨酸胶质瘤失活蛋白 1（VGKC：LGI1）	细胞膜或突触	边缘脑炎、癫痫	严重的记忆丧失、认知障碍、神经精神病学特征和癫痫发作
γ- 氨基丁酸 B 型受体（GABAB）	细胞膜或突触	边缘脑炎	严重的记忆丧失、认知障碍、神经精神病学特征和癫痫发作
AMPA 受体（GluR3）	细胞膜或突触	Rasmussen 脑炎	严重癫痫、偏瘫、痴呆症
甘氨酸受体	细胞膜或突触	Stiffman 综合征、PERMS（伴有强直和肌阵挛的进行性脑脊髓炎）	四肢和躯干肌肉僵硬、由突然刺激 / 情绪困扰引发的阵发性痛性肌肉痉挛
代谢性谷氨酸 5（mGluR5）受体	细胞膜或突触	脑炎，眼球突出综合征	通常表现为明显的行为改变 / 精神病、严重的记忆力丧失和癫痫
CRMP5（collapsin 反应介质蛋白 5）	胞内	副肿瘤性脑炎	小脑性共济失调、舞蹈病、视神经炎、后葡萄膜炎
双载蛋白	胞内	脊髓病、脑炎、小脑疾病	感觉神经病、强直和虚弱
Ma2	胞内	副肿瘤性脑炎	严重的记忆丧失、认知障碍、神经精神病学特征和癫痫发作
Hu（ANNA-1）	胞内	副肿瘤性脑炎	严重的记忆丧失、认知障碍、神经精神病学特征和癫痫发作
脱髓鞘疾病			
NMO（水通道蛋白 4）	细胞膜	视神经脊髓炎（NMO）	视神经炎、长节段横贯性脊髓炎
髓鞘少突胶质细胞糖蛋白（MOG）	细胞膜	多发性硬化症脑脊髓炎	急性播散性脑脊髓炎（ADEM）、视神经炎、横贯性脊髓炎

From references 345，411，415，and 451.

情况需要脑活检[343,411]。虽然超过 90% 的中枢神经系统血管炎病例存在 MRI 异常，但 50% 或更多 AE 患者的 MRI 表现正常，且随疾病类型的不同而有所差异[419]。因此，对于炎症性脑病患者来说，正常 MRI 表现可显著降低其 CNS 血管炎的可能性，而血管成像研究提供的诊断信息则相当有限。对于高度怀疑 AE 但 MRI 检查阴性的患者，正电子发射断层扫描（positron emission tomography，PET）有重要意义[420]。对于疑似或证实的 NMDAR 脑炎的患者，女性建议进盆腔超声或腹部和盆腔 MRI 检查，男性则有必要进行睾丸超声以评价是否合并肿瘤。

脑电图有助于记录癫痫样改变以及与神经功能障碍相一致的弥漫性或局灶性慢化。多灶性发作（由不同部位发出的不同发作类型组成）和局灶性颞叶发作在脑电图上都很常见[346,421,422]。

除感染相关的评估外，脑脊液的评估还应包括颅压、细胞计数、蛋白质、寡克隆带和抗神经元抗体的检测。血清学检测与 CNS 血管炎相似，包括感染性、代谢性和系统性风湿性疾病等一系列评估。感染相关的评估需要因时间和地理位置而异。

所有符合 AE 临床表现的患者都应进行抗神经元抗体检测。考虑到不同抗体介导的 AE 亚型之间的表型重叠，仅进行 NMDAR 抗体检测或任何其他的特异性抗体检测并不科学，这可能会在治疗的关键时期延误诊断[346,395,411,417,422-425]。抗神经元抗体组合（最常标记为 AE 组合）包括一些常见的检测抗体。血清学检测也应包括抗神经元抗体组合，因为血清中一些抗体的灵敏度更高（如 MOG、VGKC）。抗体检测有以下几个注意事项。一些正常个体也可检测出抗体阳性。对于具有典型的 AE 临床病史的患者进行抗体检测将降低假阳性的可能性。除血清检测外，对脑脊液样本的检测也将减少假阴性，这对于 NMDAR 脑炎尤其适用，因为在 20% 的这类病例中可观察到孤立的鞘内抗体。同样，当仅血清检测为阳性时，确认脑脊液中 NMDA 和 GAD 的滴度有助于减少假阳性解释。但是，抗体阳性并不能用来诊断 AE。当前人类发现的抗神经元抗体种类还非常有限。抗体阴性的 AE 患者的诊断还需具有典型的 AE 临床病史、中枢神经系统炎症的证据，并排除其他病因。这也强调了对 AE 患者进行初步检查时，对脑脊液样本进行其他炎症标志物检测，包括寡克隆带和 IgG 指数检测的重要性。

治疗

传统上，AE 的治疗分为一线治疗和二线治疗。一线治疗包括类固醇激素、IVIG 和血浆置换（plasma exchange，PE，血浆交换）[411,413,426]。目前还没有明确的治疗指南来说明使用哪种药物或药物组合，治疗方法取决于疾病的严重程度和机构偏好。大多数文献报道使用大剂量甲泼尼龙静脉注射 3 ～ 5 天，剂量为 30 ～ 1000 mg/（kg·d），然后间歇静脉注射或改用大剂量泼尼松口服。IVIG 剂量应在 1 ～ 2 天内以 2 g/kg 给药，随后取决于病情的严重程度通常为每 2 ～ 4 周给药 1 g/kg。血浆置换的频率和持续时间因机构而异。治疗方案的频率可以是连用 5 天，也可以

是每隔一天 5 个疗程，还可以是间歇治疗。由于许多儿童需要中央静脉插管和镇静，他们进行血浆置换时的风险更高。鉴于既往 HE 患者对糖皮质激素的阳性反应，单独使用糖皮质治疗 HE 是合理的[427-429]。相反，那些具有破坏性抗体和患有严重疾病的患者可能需要在确诊后尽快进行二线、长期免疫抑制治疗。

利妥昔单抗是用于 NMDA 脑炎的最常见的长期免疫疗法，通常在成人中与环磷酰胺联合使用[430,431]。虽然 B 细胞耗竭在使用利妥昔单抗后迅速发生，但症状改善的时间通常需要数周到数月。那些没有经验使用经典抗风湿药物或免疫抑制剂的人可能会将缺乏即时反应解释为药物治疗失败。因此，在开始使用不同的免疫治疗剂后，治疗团队必须为预期的改善时间做好准备。相比于延迟数周到数月才起效的药物，回顾哪些药物具有更直接的疗效有助于防止不必要的升级治疗或将持续症状归结于损伤／永久性后遗症。

其他免疫抑制剂的使用情况多种多样，包括霉酚酸酯和硫唑嘌呤的口服免疫疗法，如何选择不同药物的临床决定因素尚不清楚[416,432-434]。虽然某些类型的 AE 可能是自限性的单相型病程，如 NMDA 和 HE，但其他类型的 AE 往往是更难治的，比如 GAD，这类 AE 可能需要更长期的维持治疗方能获益。这可能包括重复使用利妥昔单抗或使用口服药物。据报道，托珠单抗在各种类型的 AE 治疗中均有疗效，受试者在使用托珠单抗 2 ～ 4 周内症状可出现改善，这为难治性病例提供了替代治疗方法[435,436]。

自身免疫性脑炎的临床症状

抗 NMDA 受体脑炎

临床表现

作为目前研究最清楚的自身免疫性脑炎亚型，NMDAR 脑炎通常分阶段发展，在成人和儿童之间有不同的进展。成人更有可能出现精神症状，包括视听幻觉、偏执和焦虑，然后发展为神经症状。儿童特别是 12 岁以下的儿童，更容易出现癫痫和运动障碍，然后进展为更具特征性的精神和行为症状[411,413,418]。紧张症是许多 AE 患者的突出特征，需仔细评估，因为焦虑性紧张症可能被没有经验的医生误认为精神病[437]。这种误诊可能导致使用抗精神病药物治疗，这将使紧张症恶化。奇怪的行为，包括不稳定或好斗

的行为，去抑制化和性欲亢进在包括幼儿在内的各个年龄段都可以看到。睡眠障碍包括严重失眠和嗜睡。精神变化的程度可能是惊人的，经常导致对精神分裂症或双相情感障碍等原发性精神疾病的误诊。需要彻底的病史和检查来评估细微的发现或不典型的陈述以实现更全面的评估。同时出现新的神经系统症状和精神疾病表现，或紧张症的急性发作是不寻常的，应该对器质性原因进行评估。

无论是疾病的初始特征还是随时间演变的神经系统表现，治疗起来都具有挑战性。NMDAR 脑炎的癫痫在成人中表现为典型的颞叶发作，但儿童可能表现为更多的弥漫性、多灶性癫痫。运动障碍包括肌张力障碍姿势、口舌面部运动障碍和舞蹈症运动。癫痫发作和运动障碍都可能对常规治疗具有高度抵抗，尤其是在开始免疫治疗之前。随着患者的进展，可能会出现意识水平受损、自主神经不稳定和（或）通气不足 [346,411,413,416,418,423,440]。

无论最初的症状如何，90% 以上的 NMDAR 脑炎患者在发病后 1 个月内至少会出现以下症状中的 3 种：精神症状、癫痫、运动障碍、记忆丧失、语言障碍、意识水平下降、自主神经不稳定或通气不足。进行性、多区域表现是这种疾病的特征，是帮助区分抗 NMDA 受体脑炎与其他诊断的危险信号 [413]。

诊断

诊断需要脑炎的证据（脑病史、MRI 改变、炎症性脑脊液、异常脑电图 / 癫痫发作）、NMDAR 抗体的存在并排除其他可能的类似症状 [411]。通过检测 CSF 中的 NMDA 受体抗体来确认诊断。CSF 是比血清更敏感和特异的金标准 [346,423]。约 80% 的常规 CSF 检查有异常，表现为淋巴细胞增多、蛋白升高或存在寡克隆带 [346,395,423]。高达 50% 的患者 MRI 异常，伴有皮层和皮层下 T2/ 液体衰减反转恢复（fluid-attenuated inversion recovery，FLAIR）异常以及软脑膜增强。脑电图异常非常常见，大多数患者脑电图背景活动弥漫性减慢。然而，鉴于短程的常规脑电图可能会漏掉这些变化，长程脑电图（理想情况下 24 小时或更长时间的连续脑电图）对评估是否有非抽搐发作和癫痫持续状态是必要的 [346,422,440,441]。在持续的脑电图监测中，60% 的病例会出现脑电图癫痫发作。

治疗

虽然没有标准的治疗方案，但早期免疫调节治疗和肿瘤切除可改善预后 [413,432]。一线治疗包括类固醇激素、IVIG 和血浆交换 [411,413,416]。然而，30% ~ 40% 的 NMDAR 脑炎患者一线治疗失败。如果一线治疗 7 ~ 10 天后没有明显改善，建议二线药物治疗。大多数患者单独或与环磷酰胺联合使用利妥昔单抗。儿童患者更常单用利妥昔单抗治疗，而成人患者可联合治疗 [442]。关于维持治疗或治疗持续时间没有明确的建议。据报道，每 4 ~ 6 个月重复使用一次利妥昔单抗，或改用霉酚酸酯或硫唑嘌呤等口服药物，效果良好。

预后

尽管恢复期可能长达 18 个月或更长时间，但大约 80% 的 NMDAR 脑炎患者几乎或完全康复 [412,413,417,434]。虽然反应良好，但仍有 6% 的死亡率，有必要进行适当的积极治疗来降低这一风险。据估计，20% 的患者会复发，一些证据表明那些一开始接受二线药物治疗的患者复发较少 [413]。精神症状通常需要很长时间才能解决。建议在诊断或复发 2 年内，每 6 个月进行一次卵巢畸胎瘤超声评估。

边缘性脑炎

临床表现

几种抗神经元抗体综合征导致与边缘脑炎（limbic encephalitis，LE）一致的临床表型。边缘性脑炎通常局限于边缘系统的结构，包括海马、杏仁核、下丘脑和边缘皮质。大脑的这一部分对记忆的形成和情绪至关重要。病变可以延伸到边缘系统之外，特别在儿童中，他们不太可能表现出明确的临床症状 [411]。LE 患者通常表现为癫痫发作、记忆障碍和认知能力下降，以及情绪和行为变化。

诊断

与 NMDAR 相似，患者应该进行腰椎穿刺、脑电图、MRI 和血清学检查。LE 的 MRI 表现包括颞叶内侧 T2 和 FLAIR 高信号。PET 扫描可以协助诊断 MRI 阴性的患者，根据病程显示高代谢或低代谢。与 LE 相关的抗神经元抗体包括 GAD 和 VGKC 抗体 [417,419,422,424,425,443]。由于 GAD 抗体在血清中水平普遍较低,诊断 GAD 脑炎需要高滴度的血清水平和高滴度的脑脊液 GAD 水平,并在与 LE 的临床病程一致的情况下进行解释。针对 VGKC 复合体的抗体包括两种不同的抗体,CASPR2 和 LGI1。在成人中诊断 VGKC 脑炎需要进行验证性测试,CASPR2 或 LGI1 结果呈阳性被认为是真阳性。这两种抗体在成人患者中与不同的临床表型相关 [444,445]。然而,VGKC 阳性的儿童患者很少有 LGI1 或 CASPR2 阳性,并且在与 AE 一致的临床病程和诊断评估中对 VGKC 阳性的解释尚不清楚 [416,443]。

治疗

LE 是一种更严重和渐进性的 AE,有可能造成永久损伤,特别是 GAD65 阳性的疾病。对于 LE 来说,早期积极的治疗往往是必要的。与其他类型的 AE 一样,目前还没有指导治疗的试验。最初使用类固醇激素、血浆置换和静脉注射免疫球蛋白治疗可以显著减轻炎症,长期治疗包括利妥昔单抗和环磷酰胺 [416]。

预后

与其他形式的 AE 相比,LE 的预后是不同的,特别是当海马硬化症作为疾病的后遗症出现时,有可能出现更多难治性癫痫和记忆 / 认知障碍。这种变异在很大程度上取决于治疗开始前的抗体亚型和病程。

桥本脑病

临床表现

从类似卒中的表现到严重的精神疾病 HE 的临床表现广泛 [411,428,429]。在成年人通常有两种类型,一种具有更多类似中风的特征,伴有局灶性神经缺陷和不同程度的认知下降。另一种更多表现为进行性脑病,伴有精神状态改变、精神病和精神错乱 [446]。儿童最常见的症状是癫痫,但也会出现精神状态改变、认知能力下降、精神病、偏执、幻觉、局灶性神经缺陷和运动障碍。儿童可能会出现突然发作的癫痫、焦虑或精神病,或者是一个反复发作的病程,表现为认知能力下降和精神疾病。有一些证据表明,尽管许多儿童

可以完全康复,但也有可能出现复发 - 缓解过程和更多的后遗症的情况。桥本脑病在甲状腺功能正常和甲状腺功能减退患者中均可见,但在甲状腺功能亢进症患者中很少出现。目前认为抗甲状腺抗体本身并不具有致病性,一些专家认为它们仅仅是自身免疫的标志物 [428]。自身抗体的存在(易患自身免疫性疾病)、血管周围淋巴细胞浸润的脑活检病例,以及使用类固醇激素后的显著改善,这些情况均可被认为是自身免疫性疾病的线索。

诊断

这种疾病的特点是血清中的抗甲状腺抗体升高。在 HE 患者中发现抗甲状腺球蛋白抗体和抗过氧化物酶抗体。然而,甲状腺抗体在 2% ~ 20% 的人群中均会出现(儿童发病率较低,成人发病率较高),它们不足以支持 HE 的诊断。在 60% 的儿科病例中,脑脊液蛋白水平升高,但其他异常很少见。脑电图异常非常常见,绝大多数患者的表现包括全身性或局灶性减慢,伴或不伴与脑病相应的脑电图发作 [411,428,447,448]。大多数(超过 70%)诊断为 HE 的儿童 MRI 正常。当 MRI 异常时,表现为皮质下白质显示延长的 T2 加权信号 [447,449,450]。

治疗

对于 HE 没有统一的治疗方法;然而,由于人群中对类固醇激素的高反应率,故大剂量皮质类固醇被认为是一线治疗。静脉注射甲泼尼龙或口服泼尼松。考虑到与每日大剂量类固醇相关的发病率,每 2 ~ 4 周一次静脉注射甲泼尼龙可能耐受性更好,如体重增加、高血压和胰岛素抵抗副作用更少。临床好转通常在 1 ~ 10 天内,完全恢复可能需要几个月的时间。平均疗程从 6 周到几年不等。虽然在绝大多数病例中观察到对类固醇的一些反应,但大约一半的 HE 儿童对类固醇反应不足,需要其他免疫调节,如 IVIG、MMF、MTX 或 CYC 治疗。鉴于这种情况的总体罕见性,对其长期预后知之甚少 [427,450]。

其他形式的自身免疫性脑炎

许多其他引起 AE 的针对神经元蛋白的抗体可分为两大类:针对细胞内抗原的抗体和针对细胞膜或突触抗原的抗体(表 115-10)。一般来说,具有细胞内

抗原抗体的情况通常与肿瘤有关，而那些具有细胞膜或突触抗原抗体的情况则不相关[415,451]。然而，在这两组患者中，肿瘤的检出率都很高，因此建议对检测到抗体的成年患者进行肿瘤筛查。儿童患者患畸胎瘤以外的其他肿瘤的可能性要小得多，因此检测更多地根据具体情况而定。当症状涉及脑炎或突发性难治性癫痫时，应考虑在脑脊液检测这些抗体，特别是当 MRI 或 CSF 提示炎症过程或有自身免疫性疾病的个人病史时。考虑到症状和体征的广泛重叠，建议获得完整的抗体组合。如前所述的免疫调节疗法对细胞表面抗原抗体总体有效。

获得性脱髓鞘综合征

关键点

- 获得性脱髓鞘综合征很常见，在成人和儿童中都有发生：MS 和 NMOSD 在成人中更常见，ADEM 在儿童中更常见，MOG-IgG 相关疾病更广泛地发生在各个年龄段，但更倾向于年轻人。
- 诊断标准已经建立在临床表现、MRI 表现、脑脊液发现以及 AQ4-IgG 或 MOG-IgG 基础上，这些可以进行亚型分层，并具有预后和治疗意义。
- 虽然通常是单相病程，但复发的 ADS 可能与较差的预后相关，通常需要积极的长期免疫调节治疗。

获得性脱髓鞘综合征（acquired demyelinating syndrome，ADS）代表一组炎性疾病，并由此导致中枢神经系统脱髓鞘。这组疾病包括临床孤立综合征（最常见的是视神经炎或横贯性脊髓炎）、多发性硬化症（multiple sclerosis，MS）、急性播散性脑脊髓炎（acute disseminated encephalomyelitis，ADEM）、视神经脊髓炎谱系障碍（neuromyelitis optica spectrum disorder，NMOSD）和髓鞘少突胶质细胞糖蛋白抗体（myelin oligodendrocyte glycoprotein antibody，MOG-IgG）相关疾病。据报道，这类疾病的总体发病率在 0.6 ~ 1.66/100 000 名儿童之间[452-454]。与 ADS 相关的神经系统症状可能是单灶性或多灶性的，通常包括视力障碍、局灶性无力或感觉改变，并伴有精神状态改变。大多数儿童的 ADS 都是单相的，具有自限性。然而，在某些情况下，会出现复发性疾病，这具有重要的治疗和预后意义。各种 ADS 的诊断标准汇总在表 115-11 中[455-458]。

急性播散性脑脊髓炎

急性播散性脑脊髓炎（acute disseminated encephalomyelitis，ADEM）最常见于幼儿，但也见于成人。ADEM 的特点是伴有相关的多灶性神经功能缺损的脑病。脑病被定义为不能用发热解释的行为或意识的改变[455]。脑病的存在是区分 ADEM 和 MS 的关键特征之一，症状通常在发热性疾病之前。神经功能障碍和脑病可能伴随头痛、共济失调、恶心、呕吐和癫痫发作。中枢神经系统病变是典型的多灶、大而轮廓不清的病变，同时累及白质和深部灰质。视神经炎和横贯性脊髓炎也可能存在。

虽然 ADEM 通常是一种自限性疾病，但仍可能导致严重的损伤，通常需要重症监护病房（ICU）级别的护理。大多数患者的症状在发病后一周内达到高峰，并在几周内出现好转，尽管有些患者可能会有长达 3 个月的波动症状。最经典的是，ADEM 被认为是一种单相性疾病；然而，多相 ADEM 可能很少发生，并与 MOG 抗体的存在有关[459]。CSF 通常会显示细胞增多、蛋白质升高和寡克隆条带的存在。与其他 ADS 急性脱髓鞘发作的治疗一样，大剂量静脉注射类固醇激素 [甲泼尼龙 20 ~ 30 mg/（kg·d），持续 3 ~ 5 天] 是标准治疗，IVIG 或血浆置换也可用于严重危及生命的病例[460]。目前缺乏 ADEM 的随机对照研究。治疗建议基于专家共识和观察性研究[460]。大多数儿童功能性神经功能缺损很小或者没有。

视神经脊髓炎谱系疾病

视神经脊髓炎谱系疾病（neuromyelitis optica spectrum disorder，NMOSD）是一种 CNS 炎性脱髓鞘疾病，典型表现为双侧视神经炎和长节段横贯性脊髓炎（> 3 个节段），并伴有水通道蛋白 -4 抗体（aquaporin-4 antibodies，AQ4-IgG）。已注意到，与 AQ4-IgG 相关的神经缺陷并不严格地局限于这种表现。因此，诊断标准最近已扩展到包括其他神经学表现（表 115-11），如孤立性视神经炎、脊髓炎、后区

表 115-11 获得性脱髓鞘综合征的诊断标准

临床孤立综合征 [a]
- 首次单灶或多灶中枢神经系统脱髓鞘事件伴脑病（发热除外）

急性播散性脑脊髓炎 [a]
- 首次假定为炎症原因的多灶性 CNS 临床事件
- 存在不能用发热解释的脑病
- MRI 示弥漫性、边界不清、> 1 ~ 2 cm 大病变，主要累及脑白质；T1 低密度白质病变少见；可见深灰质病变（丘脑和基底神经节）
- 初次就诊 3 个月后没有新的症状、体征或 MRI 表现

多相急性播散性脑脊髓炎 [a]
- 初始事件后 3 个月以上的 ADEM 新事件，可能与先前临床和 MRI 发现的新发现或重新出现有关，时间与类固醇不再相关

视神经脊髓炎谱系障碍 [b]
- AQP4-IgG 阳性 NMOSD
  1. 至少 1 个核心临床特征
     a. 视神经炎
     b. 急性脊髓炎
     c. 后区综合征：不明原因的打嗝或恶心呕吐的发作
     d. 急性脑干综合征
     e. 发作性睡病或其他急性间脑综合征，且伴 MRI 典型 NMOSD 间脑病灶
     f. 大脑综合征伴 NMOSD 典型的大脑病灶
  2. 用最佳检测方法检测 AQP4-IgG 呈阳性（强烈推荐细胞检测法）
  3. 排除替代诊断
- AQP4-IgG 阴性 NMOSD 或者 AQP4-IgG 状态不明的 NMOSD
  1. 至少 2 项核心临床特征（见上文），一次或多次临床发作引起，并满足以下所有要求：
     a. 至少 1 个核心临床特征必须是视神经炎、> 3 个连续节段的急性脊髓炎或后区综合征
     b. 空间播散（2 个或 2 个以上不同的核心临床特征）
     c. 满足其他 MRI 要求：
        （1）急性视神经炎：要求脑部 MRI 显示（A）正常或仅有非特异性白质病变，或（B）视神经 MRI 显示 T2 高信号或 T1 加权钆强化病变超过一半视神经长度或累及视交叉
        （2）急性脊髓炎：在有急性脊髓炎病史的患者中，需要相关的髓内 MRI 病变超过 3 个连续节段或 3 个连续节段的局灶性脊髓萎缩
     d. 后区综合征：需要相关的延髓背部 / 后区病变
     e. 急性脑干综合征：需要相关的室管膜周围脑干病变
  2. 使用最佳可用检测方法检测 AQP4-IgG 呈阴性，或检测难以获得
  3. 排除替代诊断

MOG-IgG 相关性脱髓鞘障碍 [c]
- 必须满足 3 项：
  1. 细胞检测血清 MOG-IgG 阳性或无血清阳性，脑脊液抗体阳性
  2. 有以下临床表现之一
     a. ADEM
     b. 视神经炎（包括慢性复发性炎症性神经病，CRION）
     c. 横贯性脊髓炎（可能是短节段或长节段）
     d. 与脱髓鞘相容的脑或脑干综合征
     e. 以上任意组合
  3. 排除其他替代诊断

[a] Krupp LB，Tardieu M，Amato MP，et al.：International Pediatric Multiple Sclerosis Study Group criteria for pediatric multiple sclerosis and immune-mediated central nervous system demyelinating disorders：revisions to the 2007 definitions，*Mult Scler* 19：1261-1267，2013.

[b] Wingerchuk DM，Banwell B，Bennett JL，et al.；International Panel for NMO Diagnosis. International consensus diagnostic criteria for neuromyelitis optica spectrum disorders，*Neurology* 85（2）：177-189，2015.

[c] Jarius S，Paul F，Aktas O，et al.：MOG encephalomyelitis：international recommendations on diagnosis and antibody testing，*J Neuroinflammation* 15（1）：134，2018.

综合征、急性脑干综合征、症状性发作性睡病或急性间脑综合征，症状性脑综合征均与 AQ4-IgG 的存在有关[457]。血清阴性 NMOSD 的诊断标准也已概述，尽管其中许多患者，尤其是儿童，已发现是 MOG-IgG 阳性[457,459]。NMOSD 最常见于成人患者，然而 4% 的病例可能是儿童发病[461]。儿童可以在临床和放射学上表现出类似 ADEM 的表现[462]。NMOSD 的诊断标准对儿童（97%）和成人均高度敏感[463]。实际上 AQ4-IgG 的血清抗体检测与 CSF 一样敏感。可能会出现 CSF 细胞增多，并伴有蛋白和寡克隆条带的升高，尽管不像 MS 那样频繁[464]。对于风湿科医生来说必须认识到 NMOSD 和其他自身免疫性疾病，尤其是 SLE 和干燥综合征之间有很大的重叠，这一点很重要[461]。伴有横贯性脊髓炎或视神经炎的 SLE 患者应该接受 AQ4-IgG 检测。

出现严重 NMOSD 症状的患者可如前所述使用大剂量甲泼松龙治疗（见 ADEM）[460]。需要长期免疫调节，大多数患者使用利妥昔单抗、霉酚酸酯或硫唑嘌呤治疗，所有这些药物均可降低复发率并具有良好的耐受性[465-470]。NMOSD 患者的复发率很高[462]。因此，患者通常需要治疗多年。频繁的复发与更糟糕的结果相关[463]。在 B 细胞再增殖之前重新给药利妥昔单抗可降低复发率[470]。

髓鞘少突胶质细胞糖蛋白（MOG）抗体相关性脱髓鞘

髓鞘少突胶质细胞糖蛋白免疫球蛋白 G 抗体（anti-myelin oligodendrocyte glycoprotein-IgG，MOG-IgG）抗体在成人和儿童中都被确认为所有脱髓鞘疾病的可能病因，包括视神经炎（单侧 / 双侧，以及复发性），横贯性脊髓炎（短节段和长节段），ADEM（单相 / 复发性）和 NMOSD（AQ4-IgG 阴性）[459,460,471,472]。无 ADEM 的孤立性癫痫发作也有发生。MOG-IgG 靶向存在于髓鞘和少突胶质细胞外表面的 MOG 蛋白，促进脱髓鞘形成。血清 MOG-IgG 在第一次出现 ADS 事件的儿童中高达 50%，很可能是儿童时期最常见的 ADS[473-475]。虽然通常是单相性的，但抗体的持久性与疾病复发有关[459]。

MRI 特征将 MOG-IgG 患者与 MS 和 NMOSD 区分开来，其模式更类似于 ADEM 或脑白质营养不良（融合性脱髓鞘）[471]。区分 MOG-IgG 与 MS 很重要，

因为用于治疗 MS 的经典药物（β- 干扰素、醋酸格拉替雷）对 MOG-IgG 患者的急性复发或长期残疾没有作用，而硫唑嘌呤、霉酚酸酯、利妥昔单抗和常规 IVIG 可以减少急性复发[459]。因此，MOG-IgG 的存在取代了 MS 的诊断标准，应进行相应治疗。IVIG 与改善长期病残率相关，考虑到与其他免疫抑制剂相比毒性相对较低，被认为是 MOG-IgG 阳性 ADS 的初始治疗选择。表 115-11 中提供了建议的诊断标准[456]。急性期患者对大剂量类固醇激素反应良好。那些接受至少 3 ～ 6 个月免疫抑制治疗的患者复发率较低[476]。更严重的长期残疾与反复发作有关。随着血清 MOG-IgG 的持续存在，这种疾病复发的风险更高，如果抗体继续存在，则需要进行更长期的治疗。虽然预后通常相当好，但一些患者可能会留下一定程度的神经功能障碍（运动、视力、认知、括约肌功能障碍）[373]。

Full references for this chapter can be found on ExpertConsult.com.

部分参考文献

1. Bohan A, Peter JB: Polymyositis and dermatomyositis (second of two parts), N Engl J Med 292:403–407, 1975.
2. Lopez De Padilla CM, Vallejo AN, Lacomis D, et al.: Extranodal lymphoid microstructures in inflamed muscle and disease severity of new-onset juvenile dermatomyositis, Arthritis Rheum 60:1160–1172, 2009.
3. Lundberg IE, et al.: European League against Rheumatism/American College of Rheumatology classification criteria for adult and juvenile idiopathic inflammatory myopathies and their major subgroups, Ann Rheum Dis 76:1955–1964, 2017.
4. Bitnum S, Daeschner Jr CW, Travis LB, et al.: Dermatomyositis, J Pediatr 64:101–131, 1964.
5. Ravelli A, Trail L, Ferrari C, et al.: Long-term outcome and prognostic factors of juvenile dermatomyositis: a multinational, multicenter study of 490 patients, Arthritis Care Res 62:63–72, 2010.
6. Danko K, Ponyi A, Constantin T, et al.: Long-term survival of patients with idiopathic inflammatory myopathies according to clinical features: a longitudinal study of 162 cases, Medicine 83:35–42, 2004.
7. Mendez EP, Lipton R, Ramsey-Goldman R, et al.: US incidence of juvenile dermatomyositis, 1995-1998: results from the national Institute of arthritis and musculoskeletal and skin diseases registry, Arthritis Rheum 49:300–305, 2003.
8. Oddis CV, Conte CG, Steen VD, et al.: Incidence of polymyositis-dermatomyositis: a 20-year study of hospital diagnosed cases in Allegheny County, PA 1963-1982, J Rheumatol 17:1329–1334, 1990.
9. Vargas-Leguas H, Selva-O'Callaghan A, Campins-Marti M, et al.: [Polymyositis-dermatomyositis: incidence in Spain (1997-2004)], Med Clin 129:721–724, 2007.
10. Martin N, Krol P, Smith S, et al.: A national registry for juvenile dermatomyositis and other paediatric idiopathic inflammatory myopathies: 10 years' experience; the Juvenile Dermatomyositis National (UK and Ireland) Cohort Biomarker Study and Repository for Idiopathic Inflammatory Myopathies, Rheumatology 50:137–145, 2011.
11. Robinson AB, Hoeltzel MF, Wahezi DM, et al.: Clinical characteristics of children with juvenile dermatomyositis: the childhood arthritis and rheumatology research Alliance registry, Arthritis Care Res 66:404–410, 2014.
12. Guseinova D, Consolaro A, Trail L, et al.: Comparison of clinical features and drug therapies among European and Latin American patients with juvenile dermatomyositis, Clin Exp Rheumatol 29:117–214, 2011.
13. Mathiesen PR, Zak M, Herlin T, et al.: Clinical features and outcome in a Danish cohort of juvenile dermatomyositis patients, Clin Exp Rheumatol 28:782–789, 2010.
14. Sato JO, Sallum AM, Ferriani VP, et al.: A Brazilian registry of juvenile der-

matomyositis: onset features and classification of 189 cases, *Clin Exp Rheumatol* 27:1031–1038, 2009.

15. Rider LG, Miller FW: Deciphering the clinical presentations, pathogenesis, and treatment of the idiopathic inflammatory myopathies, *J Am Med Assoc* 305:183–190, 2011.

16. Pachman LM, Jonasson O, Cannon RA, et al.: Increased frequency of HLA-B8 in juvenile dermatomyositis, *Lancet* 2:1238, 1977.

17. Mamyrova G, O'Hanlon TP, Monroe JB, et al.: Immunogenetic risk and protective factors for juvenile dermatomyositis in Caucasians, *Arthritis Rheum* 54:3979–3987, 2006.

18. Reed AM, Stirling JD: Association of the HLA-DQA1*0501 allele in multiple racial groups with juvenile dermatomyositis, *Hum Immunol* 44:131–135, 1995.

19. Reed AM, Pachman L, Ober C: Molecular genetic studies of major histocompatibility complex genes in children with juvenile dermatomyositis: increased risk associated with HLA-DQA1 *0501, *Hum Immunol* 32:235–2340, 1991.

20. Wagner MS, McNallan KT, Crowson CS, et al.: Discriminating functional variants in the IFN-inducible pathway in JDM and JIA, *Arthritis Rheum* 58(Suppl):S499–S500, 2008.

21. Pachman LM, Liotta-Davis MR, Hong DK, et al.: TNFalpha-308A allele in juvenile dermatomyositis: association with increased production of tumor necrosis factor alpha, disease duration, and pathologic calcifications, *Arthritis Rheum* 43:2368–2377, 2000.

22. Chinoy H, Salway F, John S, et al.: Tumour necrosis factor-alpha single nucleotide polymorphisms are not independent of HLA class I in UK Caucasians with adult onset idiopathic inflammatory myopathies, *Rheumatology* 46:1411–1416, 2007.

23. Mamyrova G, O'Hanlon TP, Sillers L, et al.: Cytokine gene polymorphisms as risk and severity factors for juvenile dermatomyositis, *Arthritis Rheum* 58:3941–3950, 2008.

24. Chinoy H, Platt H, Lamb JA, et al.: The protein tyrosine phosphatase N22 gene is associated with juvenile and adult idiopathic inflammatory myopathy independent of the HLA 8.1 haplotype in British Caucasian patients, *Arthritis Rheum* 58:3247–3254, 2008.

25. Reed AM, Picornell YJ, Harwood A, et al.: Chimerism in children with juvenile dermatomyositis, *Lancet* 356:2156–2157, 2000.

26. Artlett CM, Ramos R, Jiminez SA, et al.: Chimeric cells of maternal origin in juvenile idiopathic inflammatory myopathies. Childhood Myositis Heterogeneity Collaborative

27. Reed AM, McNallan K, Wettstein P, et al.: Does HLA-dependent chimerism underlie the pathogenesis of juvenile dermatomyositis? *J Immunol* 172:5041–5046, 2004.

28. Stevens AM: Foreign cells in polymyositis: could stem cell transplantation and pregnancy-derived chimerism lead to the same disease? *Curr Rheumatol Rep* 5:437–444, 2003.

29. Manlhiot C, Liang L, Tran D, et al.: Assessment of an infectious disease history preceding juvenile dermatomyositis symptom onset, *Rheumatology* 47:526–529, 2008.

30. Pachman LM, Lipton R, Ramsey-Goldman R, et al.: History of infection before the onset of juvenile dermatomyositis: results from the national Institute of arthritis and musculoskeletal and skin diseases research registry, *Arthritis Rheum* 53:166–172, 2005.

31. Pachman LM, Litt DL, Royley AH, et al.: Lack of detection of enteroviral RNA or bacterial DNA in magnetic resonance imaging-directed muscle biopsies from twenty children with active untreated juvenile dermatomyositis, *Arthritis Rheum* 38:1513–1518, 1995.

32. Vegosen LJ, Weinberg CR, O'Hanlon TP, et al.: Seasonal birth patterns in myositis subgroups suggest an etiologic role of early environmental exposures, *Arthritis Rheum* 56:2719–2728, 2007.

33. Love LA, Weinberg CR, McConnaughey DR, et al.: Ultraviolet radiation intensity predicts the relative distribution of dermatomyositis and anti-Mi-2 autoantibodies in women, *Arthritis Rheum* 60:2499–2504, 2009.

34. Nagai Y, Mizuno T, Yoshizawa C, et al.: Fatal interstitial pneumonia in juvenile dermatomyositis, *Eur J Dermatol* 20:208–210, 2010.

35. Morris P: Dare J: Juvenile dermatomyositis as a paraneoplastic phenomenon: an update, *J Pediatr Hematol Oncol* 32:189–191, 2010.

36. Vancsa A, Gergely L, Ponyi A, et al.: Myositis-specific and myositis-associated antibodies in overlap myositis in comparison to primary dermatopolymyositis: relevance for clinical classification: retrospective study of 169 patients, *Joint Bone Spine* 77:125–130, 2010.

37. Wedderburn LR, McHugh NJ, Chinoy H, et al.: HLA class II haplotype and autoantibody associations in children with juvenile dermatomyositis and juvenile dermatomyositis-scleroderma overlap, *Rheumatology* 46:1786–1791, 2007.

38. O'Gorman MR, Bianchi L, Zaas D, et al.: Decreased levels of CD54 (ICAM-1)-positive lymphocytes in the peripheral blood in untreated patients with active juvenile dermatomyositis, *Clin Diagn Lab Immunol* 7:693–697, 2000.

39. Sigurgeirsson B, Lindelof B, Edhag O, et al.: Risk of cancer in patients with dermatomyositis or polymyositis. A population-based study, *NEJM* 326:363–367, 1992.

40. O'Brien JC, Rainwater YB, Malviya N, et al.: Transcriptional and cytokine profiles identify CXCL9 as a biomarker of disease activity in morphea, *J Invest Dermatol* 137(8):1663–1670, 2017.

41. Mirizio E, Marathi A, Hershey N, et al.: Identifying the signature immune phenotypes present in pediatric localized scleroderma, *J Invest Dermatol*, 2018.

42. Abe Y, Koyasu Y, Watanabe S, et al.: Juvenile amyopathic dermatomyositis complicated by progressive interstitial pneumonia, *Pediatr Int* 52:149–153, 2010.

43. Hawley DP, Baildam EM, Amin TS, et al.: Access to care for children and young people diagnosed with localized scleroderma or juvenile SSc in the UK, *Rheumatology (Oxford)* 51:1235–2139, 2012.

44. Leitenberger JJ, Cayce RL, Haley RW, et al.: Distinct autoimmune syndromes in morphea: a review of 245 adult and pediatric cases, *Arch Dermatol* 145:545–550, 2009.

45. Greenberg SA, Bradshaw EM, Pinkus JL, et al.: Plasma cells in muscle in inclusion body myositis and polymyositis, *Neurology* 65:1782–1787, 2005.

46. Page G, Chevrel G, Miossec P: Anatomic localization of immature and mature dendritic cell subsets in dermatomyositis and polymyositis: interaction with chemokines and Th1 cytokine-producing cells, *Arthritis Rheum* 50:199–208, 2004.

47. Dervis E, Acbay O, Barut G, et al.: Association of vitiligo, morphea, and Hashimoto's thyroiditis, *Int J Dermatol* 43:236–237, 2004.

48. Avouac J, Borderie D, Ekindjian OG, et al.: High DNA Oxidative damage in systemic sclerosis, *J Rheumatol* 37(12):2540–2547, 2010.

49. Koker O, Adrovic A, Sahin S, et al.: Evaluation of six-minute walk test in juvenile systemic sclerosis, *Rheumatol Int*, 2018.

50. Kuyama J, Kanayama Y, Mituzani H, et al.: Formation of tubuloreticular inclusions in mitogen-stimulated human lymphocyte cultures by endogenous or exogenous alpha-interferon, *Ultrastruct Pathol* 10:77–85, 1986.

51. Marie I, Menard JF, Hatron PY, et al.: Intravenous immunoglobulins for steroid-refractory esophageal involvement related to polymyositis and dermatomyositis: a series of 73 patients, *Arthritis Care Res* 62:1748–1755, 2010.

52. Medsger Jr TA, Silman AJ, Steen VD, et al.: A disease severity scale for systemic sclerosis: development and testing, *J Rheumatol* 26:2159–6217, 1999.

53. Feldman D, Goldstein AL, Cox DC, et al.: Cultured human endothelial cells treated with recombinant leukocyte A interferon. Tubuloreticular inclusion formation, antiproliferative effect, and 2',5' oligoadenylate synthetase formation, *Lab Invest* 58:584–589, 1988.

54. McNallan KT, Aponte C, el-Azhary R, et al.: Immunophenotyping of chimeric cells in localized scleroderma, *Rheumatology (Oxford)* 46(3):398–402, 2007.

55. Hasegawa M, Sato S, Ihn H, et al.: Enhanced production of interleukin-6 (IL-6), oncostatin M and soluble IL-6 receptor by cultured peripheral blood mononuclear cells from patients with systemic sclerosis, *Rheumatology (Oxford)* 38:612–617, 1999.

56. Ostrowski RA, Sullivan CL, Seshadri R, et al.: Association of normal nailfold end row loop numbers with a shorter duration of untreated disease in children with juvenile dermatomyositis, *Arthritis Rheum* 62:1533–1538, 2010.

57. Stringer E, Singh-Grewal D, Feldman BM: Predicting the course of juvenile dermatomyositis: significance of early clinical and laboratory features, *Arthritis Rheum* 58:3585–3592, 2008.

58. Rider LG, Lachenbruch PA, Monroe JB, et al.: Damage extent and predictors in adult and juvenile dermatomyositis and polymyositis as determined with the myositis damage index, *Arthritis Rheum* 60:3425–3435, 2009.

59. Lowry CA, Pilkington CA: Juvenile dermatomyositis: extramuscular manifestations and their management, *Curr Opin Rheumatol* 21:575–580, 2009.

60. Oliveri MB, Palermo R, Mautalen C, et al.: Regression of calcinosis during diltiazem treatment in juvenile dermatomyositis, *J Rheumatol* 23:2152–2155, 1996.

61. Bowyer SL, Blane CE, Sullivan DB, et al.: Childhood dermatomyositis: factors predicting functional outcome and development of dystrophic calcification, *J Pediatr* 103:882–888, 1983.

62. Lee LA, Hobbs KF: Lipodystrophy and metabolic abnormalities in a case of adult dermatomyositis, *J Am Acad Dermatol* 57:S85–S87, 2007.

63. Sanner H, Aalokken TM, Gran JT, et al.: Pulmonary outcome in juvenile dermatomyositis: a case-control study, *Ann Rheum Dis* 70:86–91, 2011.

64. Connors GR, Christopher-Stine L, Oddis CV, et al.: Interstitial lung disease associated with the idiopathic inflammatory myopathies: what progress has been made in the past 35 years? *Chest* 138:1464–1474, 2010.

65. Sato S, Hirakata M, Kuwana M, et al.: Autoantibodies to a 140-kd polypeptide, CADM-140, in Japanese patients with clinically amyopathic dermatomyositis, *Arthritis Rheum* 52:1571–1576, 2005.

66. Schwartz T, Sanner H, Husebye T, et al.: Cardiac dysfunction in juvenile dermatomyositis: a case-control study, *Ann Rheum Dis* 70:766–771, 2011.

67. Lundberg IE: The heart in dermatomyositis and polymyositis, *Rheumatology* 45:iv18–iv21, 2006.

68. Sato S, Kuwana M: Clinically amyopathic dermatomyositis, *Curr Opin Rheumatol* 22:639–643, 2010.

69. Azuma K, Yamada H, Ohkubo M, et al.: Incidence and predictive factors for malignancies in 136 Japanese patients with dermatomyositis, polymyositis and clinically amyopathic dermatomyositis, *Mod Rheumatol* 21:178–183, 2011.

70. Zahr ZA, Baer AN: Malignancy in myositis, *Curr Rheumatol Rep*, 2011; Feb 19 [Epub ahead of print].

71. Viguier M, Fouere S, de la Salmoniere P, et al.: Peripheral blood lymphocyte subset counts in patients with dermatomyositis: clinical correlations and changes following therapy, *Medicine* 82:82–86, 2003.

72. DeBenedetti F, De Amici M, Aramini L, et al.: Correlation of serum neopterin concentrations with disease activity in juvenile dermatomyositis, *Arch Dis Child* 69:232–235, 1993.

73. Rider LG, Schiffenbauer AS, Zito M, et al.: Neopterin and quinolinic acid are surrogate measures of disease activity in the juvenile idiopathic inflammatory myopathies, *Clin Chem* 48:1681–1688, 2002.

74. Bilgic H, Ytterberg SR, Amin S, et al.: Interleukin-6 and type I interferon-regulated genes and chemokines mark disease activity in dermatomyositis, *Arthritis Rheum* 60:3436–3446, 2009.

75. Yeker RM, Pinal-Fernandez I, Kishi T, et al.: Anti-autoantibodies are associated with more severe disease in patients with juvenile, *Ann Rheum Dis* 77(5):714–719, 2018.

76. Imbert-Masseau A, Hamidou M, Agard C, et al.: Antisynthetase syndrome, *Joint Bone Spine* 70:161–168, 2003.

77. Gunawardena H, Wedderburn LR, North J, et al.: Clinical associations of autoantibodies to a p155/140 kDa doublet protein in juvenile dermatomyositis, *Rheumatology* 47:324–328, 2008.

78. Gunawardena H, Wedderburn LR, Chinoy H, et al.: Autoantibodies to a 140-kd protein in juvenile dermatomyositis are associated with calcinosis, *Arthritis Rheum* 60:1807–1814, 2009.

79. Kaji K, Fujimoto M, Hasegawa M, et al.: Identification of a novel autoantibody reactive with 155 and 140 kDa nuclear proteins in patients with dermatomyositis: an association with malignancy, *Rheumatology* 46:25–28, 2007.

80. Kishi T, Rider LG, Pak K, et al. Association of anti-3-hydroxy-3-methylglutaryl-coenzyme A reductase autoantibodies with DRB1*07:01 and severe myositis in juvenile myositis patients, *Arthritis Care Res (Hoboken)* 69(7):1088–1094.

细菌性关节炎

原著 PAUL P. COOK, DAWD S. SIRAJ

徐京京 译 王晓非 校

关键点

- 急性细菌性关节炎是一种发展快速的医学急症，需要在相关专家的合理会诊下准确诊断和立即治疗。

- 大多数自体关节感染都是血源性传播的结果。

- 金黄色葡萄球菌是引起成人非淋球菌化脓性关节炎的最常见微生物。

- 在细菌培养及药敏结果未明确时，初始抗生素治疗的选择应全面考虑到宿主因素、临床特征、最可能的致病微生物及区域性的抗生素敏感性数据。

- 必须充分引流感染的关节，制订一个足够长的、能治愈感染的抗感染疗程。外科引流的实施仅在针吸抽液不成功或不能实行时考虑。

- 细菌性关节炎预后差的因素包括老年、合并类风湿关节炎、使用免疫抑制剂治疗、假体关节的感染。

- 对于早期假体关节感染的入选患者，清创术、抗生素和种植体固位是合理的选择。

- 晚期假体关节感染需要针对分离出的病原微生物进行抗生素治疗，以及在一期或二期手术治疗中新假体再植入前完全清除受感染的假体。

- 减少假体关节感染风险的方法包括：术前的整体评估，围术期抗生素的使用，以及对短暂暴露于菌血症的假体植入患者的预防性抗生素治疗。在大多数的牙科操作过程中，临床证据还不能支持预防性抗生素的使用。

流行病学

细菌性关节炎经过治疗通常可以完全治愈，但其发病率和病死率在类风湿关节炎（rheumatoid arthritis，RA）患者、人工关节置换者、老年患者以及有多种严重合并症的患者中仍居高不下。但是对两大常见微生物——淋病奈瑟菌（Neisseria gonorrhoeae）和金黄色葡萄球菌（Staphylococcus aureus）——所致的化脓性关节炎（septic arthritis）的发病机制的深入研究，以及对假体装置的病理理解，可能为细菌性关节炎带来治疗和预防的革新。

由于宿主的局部和全身系统具有防御能力，正常可动关节对细菌感染具有抵抗力。然而滑膜高度血管化且无保护性基底膜，是造成细菌血行播散到关节的最常见途径。大关节较小关节更易受累，在少于20%的病例中，多关节感染（一个以上关节受累）之前有单关节感染。化脓性关节炎受累关节的分布情况：膝关节占55%，踝关节占10%，腕关节占9%，肩关节占7%，髋关节占5%，肘关节占5%，胸锁关节占5%，骶髂关节占2%，足部关节占2%[1]。

化脓性关节炎在普通人群中的发病率为每年（4～10）/10万，在儿童中的发病率为每年（5.5～12）/10万，在RA患者中的发病率为每年（28～38）/10万，在人工关节置换者中的发病率高达每年（40～68）/10万[2,3]。发病率的逐渐升高部分可能与骨科手术增加、人口老龄化和应用免疫抑制剂增多有关[4]。引起细菌性关节炎的微生物种类取决于当地的流行病学环境

（表 116-1）。例如，老年人关节置换术后的单关节炎多由金黄色葡萄球菌引起，而在有皮肤病变的性生活活跃的年轻女性，游走性关节炎多由播散性淋球菌感染引起。耐甲氧西林金黄色葡萄球菌（methicillin-resistant S. aureus，MRSA）引起的化脓性关节炎多见于老年人、静脉毒品使用者和有假体关节者[5]。

病因

急性单关节炎的三个常见原因：创伤、感染和晶体诱发的滑膜炎症，如痛风或假性痛风。急性细菌性关节炎是最常见的单关节炎，由滑膜的血行播散所致。滑膜的血供丰富及缺乏限制细菌通过的基底膜使微生物在菌血症期间易经血液到达靶关节。导致化脓

性关节炎的少见原因包括：关节内抽液或注入糖皮质激素药物后细菌直接进入关节腔；被动物或人咬伤；被钉子或植物刺伤；关节手术，尤其是髋关节和膝关节成形术；邻近骨髓炎、蜂窝织炎、化脓性滑囊炎的播散。

表 116-1 根据患者的年龄和关节是否为假体列举了常见的导致关节感染的病原微生物[4]。总体来看，在各年龄阶段的儿童中，金黄色葡萄球菌是最常见的致病因素，其次是 A 组链球菌[6,7]。在过去肺炎链球菌是细菌性关节炎的常见原因，但是现在不太常见，可能与肺炎球菌疫苗使用增加有关[8]。

新生儿和两个月以下的婴儿对 B 组链球菌和革兰阴性肠杆菌的易感性比年长的儿童更高。在极少情况下，假单胞菌、淋病奈瑟菌和白色念珠菌可

表 116-1　引起不同宿主关节感染的病原微生物				
成人	**儿童＜ 5 岁**	**儿童＞ 5 岁**	**新生儿**	**人工关节**
常见	**常见**	**常见**	**常见**	**常见**
金黄色葡萄球菌	金黄色葡萄球菌	金黄色葡萄球菌	金黄色葡萄球菌	凝固酶阴性链球菌
肺炎链球菌	流感嗜血感菌[a]	A 组链球菌	B 组链球菌	金黄色葡萄球菌
β- 溶血性链球菌（主要是 A、G 和 B 分型）	A 组链球菌 肺炎链球菌		肠道杆菌	
淋病奈瑟菌（成人和性生活活跃的青少年）				
肠道杆菌（年龄＞ 60 岁或有诱发条件）				
沙门杆菌				
成人	**儿童＜ 5 岁**	**儿童＞ 5 岁**	**新生儿**	**人工关节**
少见	**少见**	**少见**	**少见**	**较少见**
假单胞菌	沙门杆菌	脑膜炎奈瑟菌	假单胞菌	隐球菌
结核分枝杆菌	流感嗜血感菌	淋病奈瑟菌	流感嗜血感菌	肠道球菌和链球菌
流感嗜血感菌	脑膜炎奈瑟菌	金格杆菌	淋病奈瑟菌	
脑膜炎奈瑟菌	淋病奈瑟菌	结核分枝杆菌		铜绿假单胞菌
巴斯德菌	金格杆菌	伯氏疏螺旋体		肠道杆菌
厌氧菌	结核分枝杆菌			角质杆菌属（原丙酸菌属）
支原体 / 脲原体	伯氏疏螺旋体			其他厌氧菌
真菌（孢子丝菌、双相兴真菌、隐球菌）				念珠菌属 结核分枝杆菌
伯氏疏螺旋体				

[a] 在经过流感嗜血杆菌免疫的儿童中少见

Modified from Atkins BL，Bowler IC：The diagnosis of large joint sepsis. *J Hosp Infect* 40：263-274，1998.

能与低龄儿童患病相关。自从 B 型流感嗜血杆菌（Haemophilusinfluenzae type b，Hib）疫苗投入使用后，由流感嗜血杆菌引起的化脓性关节炎的发病率急剧下降[9]。在性生活活跃的化脓性关节炎青少年中，需要考虑淋病奈瑟菌感染。在滥用静脉药物的青少年中，铜绿假单胞菌和念珠菌属是潜在的病原体。镰状细胞贫血的患者易发生沙门菌关节炎，而儿童因免疫妥协，感染革兰氏阴性杆菌的风险很高。引起儿童关节感染的其他少见致病菌还有脑膜炎奈瑟菌、厌氧菌、布氏杆菌和金氏杆菌。

成人中引起非淋病性化脓性关节炎的微生物中，75%～80% 为革兰氏阳性球菌，15%～20% 为革兰氏阴性杆菌[10]。在自体关节和假体关节的感染中，金黄色葡萄球菌是最常见的致病菌。表皮葡萄球菌在假体感染中常见，但在自体感染中少见。路邓葡萄球菌（Staphylococcus lugdunensis）是一种独特的凝固酶阴性葡萄球菌，可引起假体和天然关节的感染（特别是在关节镜检查后）。与其他凝固酶阴性葡萄球菌不同，路邓葡萄球菌经常引起与金黄色葡萄球菌感染相似的严重全身性感染。链球菌属是第二常见的革兰氏阳性需氧菌。化脓性链球菌的发生率在 B、G、C、F 组之后。非 A 组链球菌疾病的患者常并发合并症，如免疫抑制、糖尿病、恶性肿瘤以及严重泌尿生殖道和胃肠道感染[11]。在成人中 B 组链球菌关节炎并不常见，但在成人糖尿病患者和髋部假体关节感染晚期患者中可发展为严重感染[12]。B 组链球菌引起的侵袭性多关节炎可能导致严重的功能性破坏和永久性残疾。易感革兰氏阴性菌的人群包括有滥用静脉毒品史的患者、年龄过小或过大的患者和免疫妥协的患者[13]。最常见的革兰氏阴性病原体为大肠埃希菌和铜绿假单胞菌。

厌氧菌感染占化脓性关节炎的 5%～7%[1,2,14]。常见的厌氧菌包括拟杆菌属、痤疮皮肤杆菌（以前称为痤疮短棒菌苗）和多种厌氧型革兰氏阳性球菌，包括大芬戈尔德菌（finegoldia magna）。厌氧菌的易感因素包括：伤口感染、关节置换术和宿主免疫力低下。关节间隙内有恶臭液体或气体时，应警惕厌氧菌感染，并应进行必要的培养，培养时间至少达 2 周以上。厌氧菌和凝固酶阴性的葡萄球菌在假体关节感染中更为常见。

多关节化脓性关节炎较单关节感染少见[15]。此类患者通常见于全身性炎症性疾病，如脊柱关节病，RA，系统性红斑狼疮和其他结缔组织疾病或患有严重脓毒症的患者[15,16]。RA 患者中大约 1/4 的化脓性关节炎是多关节关节炎[17]。静脉注射吸毒者的多关节化脓性关节炎患病率也很高。尽管金黄色葡萄球菌是最常见的致病菌，但 G 组链球菌、流感嗜血杆菌、肺炎链球菌以及需氧菌和厌氧菌混合感染也是多关节感染的常见致病菌。多关节感染也常发生在特定的患者人群中，如新生儿和镰状细胞性贫血患者，或有淋病奈瑟菌、脑膜炎奈瑟菌、沙门杆菌等微生物感染的患者[18]。

多种微生物感染的多关节炎在临床上很少见[19]。大关节较常受累。在报道的病例中，4 例有膝关节受累（双侧为 2 例），3 例有肘关节和腕关节受累，2 例有肩关节受累。受感染关节的平均数为 3 个。大多数病历出现菌血症，且都是由滑液中的同一病原菌引起。分离出的细菌大部分是化脓性关节炎的常见微生物。革兰氏阳性需氧菌和厌氧菌的混合感染较为常见。在这个小型病例研究中，多细菌感染的多关节化脓性关节炎的死亡率达 60%[19]。.

关节穿刺术联合关节内注射糖皮质激素类药物是治疗各种关节疾病的常用方法。关节内抽液和注药导致化脓性关节炎的病例较为少见，每 10 000 例注射仅发生 4 例[3]。关节镜手术是一种常见手术，并发化脓性关节炎的比率很低（＜关节镜手术患者总数的 0.5%）[20]。金黄色葡萄球菌和凝固酶阴性葡萄球菌感染为主。在极少数病例中，膝关节化脓性感染与前交叉韧带修复有关，组织异体移植物是感染的来源[21]。培养出的革兰氏阴性菌有：铜绿假单胞菌、柠檬酸杆菌、产酸克雷白菌及金黄色葡萄球菌、粪肠球菌和铜绿假单胞菌的混合感染。在高达 20% 到 50% 的化脓性关节炎病例中没有发现致病微生物，这通常与关节穿刺术前使用抗生素有关[22]。

发病机制

急性细菌性关节炎常由淋球菌或非淋球菌引起。淋病奈瑟菌细胞表面具有多种致病因子，通过丝状外膜附属器或菌毛附着于细胞表面。外膜蛋白之一，蛋白 I 分为 IA 和 IB 两型。蛋白 IA 与宿主因子 H 结合，可灭活补体成分 C3b，阻止宿主补体系统激活[23]。蛋白 IA 还能阻止中性粒细胞内吞噬溶酶体的溶解，使吞噬细胞内的微生物存活。脂寡糖是一种与其他革兰氏阴性菌的脂多糖相似的淋球菌分子，具有内毒素活性，可导致淋球菌关节炎的关节破坏[24]。

金黄色葡萄球菌是引起非淋球菌关节炎的最常见微生物。金黄色葡萄球菌的致病力与其附着于关节内宿主组织、逃避宿主防御、引起关节破坏的能力有关。表 116-2 列出了其中一些致病因子及作用机制。微生物表面成分可识别黏附基质分子（microbial surface components recognizing adhesive matrix molecules, MSCRAMMs）促进金黄色葡萄球菌与关节组织附着。MSCRAMMs 嵌入在金黄色葡萄球菌细胞壁的肽聚糖中（图 116-1）[25]。它们可以与宿主的胶原蛋白、纤维蛋白原、弹性蛋白、玻璃体结合蛋白、层粘连蛋白和纤维连接蛋白等基质蛋白结合。基因敲除的动物模型实验证明，与胶原结合蛋白的编码基因是金黄色葡萄球菌导致关节感染的一个重要致病因素[26]。大多数金黄色葡萄球菌分离株也可表达纤维连接蛋白结合蛋白：FnBPA 和 FnBPB。通过基因敲除实验中断 FnBPA 和 FnBPB 的基因表达，则金黄色葡萄球菌完全不能黏附到纤维连接蛋白包被的表面上（例如人工关节）[27]。

几种金黄色葡萄球菌细胞表面蛋白的基因（如蛋白 A、纤维连接蛋白、凝固酶）以及外毒素 [如中毒性休克综合征毒素 -1（TSST-1）、肠毒素 B、蛋白酶和溶血素] 都由附属基因调节子（the accessory gene regulator, AGR）调控[28]。当感染初期细胞数较少时，agr 基因能促使细胞产生黏附于宿主组织的细胞表面蛋白。一旦细菌进入到组织或矫形外科装置并从生长的增殖期进入静止期时，agr 基因便会抑制细胞表面蛋白编码基因的表达，同时激活外毒素和破坏组织的胞外酶的编码基因。由于在不同感染时期的复杂效应，agr 基因抑制物或许减轻了组织破坏，但促进了更多的组织感染。这种效应可能与慢性感染有关，如

表 116-2　金黄色葡萄球菌的致病因子和其作用机制

致病因子	作用机制
胶原结合蛋白	与胶原结合
凝集因子 A 和 B	与纤维蛋白原结合
纤连蛋白结合蛋白 A 和 B	与纤连蛋白结合
荚膜多糖	抗吞噬
蛋白 A	与 IgG 可结晶部分碎片结合
中毒性休克综合征毒素 -1	超抗原
肠毒素	超抗原

发生于人工关节的感染。

黏附受体使金黄色葡萄球菌能够在宿主细胞（如成骨细胞、内皮细胞和中性粒细胞）内活动[29]。其从正常菌落表型转变为生长缓慢，具有耐药性，部分菌落具有表型变异的菌落，这一过程从一定程度解释为什么机体会持续感染和复发[30]。细菌一旦进入细胞内，就可免于遭受宿主免疫系统和抗菌药物的破坏。

黏附到关节组织后，细菌可激活宿主的免疫应答。调理作用和吞噬作用是清除病原菌的重要防御机制。金黄色葡萄球菌的两种致病因子——蛋白 A 和荚膜多糖——能干扰这些防御机制。蛋白 A 通过与 IgG（immunoglobulin G, IgG）的 Fc 段（fragment crystallizable, Fc）结合干扰补体结合。蛋白 A 被称为 B 细胞的超抗原，因为人类 30% 的 B 细胞表达 Fab 介导的蛋白 A 的结合分子[31]。蛋白 A 可与 B 细胞结合而激活 B 细胞，随后 B 细胞因凋亡而耗竭[32]。这一过程可能影响免疫系统控制金黄色葡萄球菌感染的能力。在实验中中止蛋白 A 的编码基因，变种菌株引起的小鼠模型的关节破坏程度比野生菌株的轻[33]。

荚膜多糖可干扰调理作用和吞噬作用。在已报道的 11 种金黄色葡萄球菌荚膜血清型中，5 型和 8 型占临床感染的 85%[34]。这两型荚膜较薄，更易与宿主的纤维连接蛋白及纤维素结合[35]。一旦它们与这些宿主蛋白结合，荚膜就会增殖成厚荚膜，使细菌对调理作用和吞噬作用具有更强的抵抗力。厚荚膜还可隐藏高免疫原性黏附蛋白 MSCRAMMs[36]。与感染野生菌株的小鼠相比，5 型荚膜的变种菌株引起的感染率较低，所导致的关节炎症也较轻微[37]。血透患者使用 5 型和 8 型多糖构成的疫苗其结果是金黄色葡萄球菌菌血症减少了一半以上[38]。单次疫苗接种使宿主受保护的时间约为 40 周。

金黄色葡萄球菌外毒素（如 TSST-1 和肠毒素）作为超抗原，可与宿主主要组织相容性复合物（major histocompatibility complex, MHC）Ⅱ类分子及 T 细胞受体（T cell receptor, TCR）结合，使某些 T 细胞克隆扩增和激活。这种激活可激发多种细胞因子释放，包括白介素 -2（interleukin-2, IL-2）、干扰素 -γ（interferon-γ, IFN-γ）和肿瘤坏死因子（tumor necrosis factor, TNF）[39]。这些细胞因子可导致全身的中毒症状和关节破坏。激活的 T 细胞先增殖，然后可能通过细胞凋亡而消失，从而导致免疫抑制[40]。细胞内未被炎症反应杀伤的细菌就可能导致暴发性

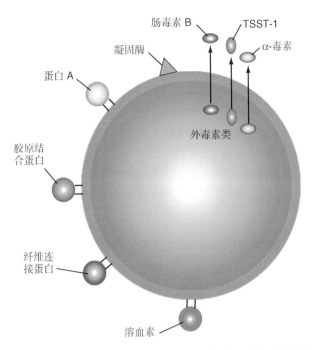

图 116-1 金黄色葡萄球菌的图解。*agr* 基因位点调控多种细胞表面蛋白（见正文）。当细胞浓度低时，*agr* 促进细胞表面蛋白的生成，而有利于黏附到组织。当细胞浓度高时，如感染已经确定时，*agr* 下调细胞表面蛋白的产生并激活外毒素的编码基因

或持续性感染。向小鼠体内注入没有 TSST-1 和肠毒素的金黄色葡萄球菌很少引起关节炎，即使引起关节炎，也比注入野生株金黄色葡萄球菌引起的轻[39]。用没有超抗原性功能的变异重组型肠毒素 A 免疫小鼠，可使死亡率明显下降[41]。

当关节腔内细菌感染时，宿主会释放多种细胞因子和炎症介质。IL-1β 和 IL-6 最先被释放到关节间隙内，使炎症细胞聚集。中性粒细胞和巨噬细胞可吞噬大量侵入的细菌，同时释放其他细胞因子，包括 TNF、IL-1、IL-6 和 IL-8。在金黄色葡萄球菌引起关节炎的兔模型中，用单克隆抗体阻断 TNF，用 IL-1 受体拮抗体阻断 IL-1，同时给予细胞因子抑制剂和金黄色葡萄球菌，能阻止 80% 的白细胞关节内浸润[42]。但如果在感染发生 24 小时后给予相同抑制剂，则无法阻止白细胞浸润，这提示 TNF 和 IL-1 在金黄色葡萄球菌导致的关节炎早期发挥着重要作用。在感染发生后的几天，IFN-γ 的释放与 T 细胞聚集有关。在金黄色葡萄球菌化脓性关节炎的小鼠模型中，IFN-γ 与关节炎加重有关，另外，它也能保护机体免于发生败血症[43]。宿主早期的细胞因子反应可能有利于清除病原微生物、控制感染，但晚期的细胞因子反应可能会加重感染所致的破坏。

临床特征

非淋菌性化脓性关节炎的典型急性发作表现是疼痛，肿胀和活动受限。大关节最易受累。在成人中，膝关节受累占 50% 以上；髋关节，踝关节和肩关节受累不太常见[43]。在婴儿和儿童中，髋关节更易受累[44]。化脓性关节炎患者常有潜在的基础疾病和感染倾向，比如免疫妥协状态，静脉注射药物，假体关节，或合并肿瘤，肾衰竭和 RA 等疾病的患者。表 116-3 列出了易患化脓性关节炎的危险因素[2,4,45]。

细菌性关节炎患者多出现发热，但少有寒战。老年患者可不出现发热。儿童化脓性关节炎常伴有发热、不适、食欲下降、易激惹和进行性不愿活动患肢。体格检查主要表现为受累关节皮温升高、压痛、关节积液、主动活动和被动活动受限。对临床医生来说，RA 患者合并化脓性关节炎是一个很大的挑战，因为在许多病例，受累关节是化脓性关节炎还是 RA 病情恶化难以鉴别。RA 患者合并化脓性关节炎预后不良且死亡率高[46]。当怀疑为化脓性关节炎时，关节穿刺及滑液检查是最重要的诊断步骤。对于关节位置较深或抽吸滑液困难，应进行超声或透视引导下针

表 116-3 化脓性关节炎发展的危险因素
年龄 > 80 岁[2]
糖尿病[2]
膝部或髋部假体关节[2]
近期进行过关节手术[2]
皮肤感染[2]
既往化脓性关节炎[16]
近期关节内感染[5]
HIV 或 AIDS
静脉药物滥用
肾疾病末期血液透析
肝病晚期
血友病伴或不伴 AIDS
镰状细胞疾病
潜在恶性肿瘤
低 γ 球蛋白血症（易患支原体感染）[48]
晚期补体成分缺陷（易患奈瑟菌属感染）[47]
社会地位低且伴随疾病患病率高[16]

AIDS，获得性免疫缺陷综合征；HIV，人体免疫缺陷病毒

刺抽吸。

　　1%～3%的淋病奈瑟菌感染者可发生播散性淋球菌感染（disseminated gonococcal infection，DGI）。女性 DGI 的发生率是男性的 3 倍。女性更易感染的原因可能与她们更可能患有无症状或未经治疗的原发感染灶有关。细菌播散与宫内避孕器的使用有关，易发生在月经期、孕期和盆腔手术期[47]。DGI 患者中有 42%～85% 发生淋菌性关节炎[48]。

　　淋球菌感染是性生活活跃年轻成人发生急性单关节炎的最常见原因。在 20 世纪 70 年代，它占北美所有化脓性关节炎和腱鞘炎病例的近 2/3。淋球菌感染的清除依赖于有效的补体介导的免疫应答。终末补体（C5-8）缺陷的个体感染风险更高[49].

　　典型的淋球菌关节炎通常以两种方式之一的形式表现。一种见于 DGI 患者表现为发热、寒战、水疱脓疱样皮肤病变、腱鞘炎和多关节痛。血培养通常为阳性，而滑液培养却通常为阴性。淋病奈瑟菌可以在生殖器、肛门、咽部培养出。腕、指、踝、趾多发性腱鞘炎是此种 DGI 的特征性表现，可与其他形式的感染性关节炎相鉴别。另一种典型表现是局部关节炎，缺乏 DGI 的典型全身症状，临床表现与非淋球菌关节炎相似。患者有化脓性关节炎，通常累及膝关节、腕关节、踝关节，多个关节可同时感染，关节滑液培养一般呈阳性[48]。

诊断和诊断试验

　　每当怀疑细菌性关节炎时，最重要的诊断手段是关节穿刺。不能够立即明确诊断的炎性关节炎都应行关节穿刺和滑液分析。如果关节位置较深或抽吸滑液困难，可行超声或透视引导下针刺抽吸。

　　正常关节内有少量滑液，清亮、黏稠，含极少量的白细胞（white blood cells，WBCs）。滑液中蛋白浓度约为血浆中蛋白浓度的 1/3，葡萄糖浓度与血浆中接近。相比之下，感染性滑液常为脓性，白细胞计数升高，一般高于 50×10^9/L，且常超过 100×10^9/L，主要是多形核细胞。滑液中葡萄糖、乳酸脱氢酶以及总蛋白水平对诊断化脓性关节炎的价值有限。尽管滑液中葡萄糖浓度降低（低于 40 mg/dl，或低于血浆中葡萄糖浓度的一半）和乳酸脱氢酶升高提示细菌感染，但都不足以作为诊断化脓性关节炎的敏感性或特异性指标[50]。图 116-2 列出了滑液分析的步骤，表

116-4 列出了化脓性关节炎的鉴别诊断和假性化脓性关节炎的已知病因[51]。

　　只有从关节穿刺液的革兰氏染色涂片上找到细菌或从滑液中培养出细菌才能确诊细菌性关节炎。未

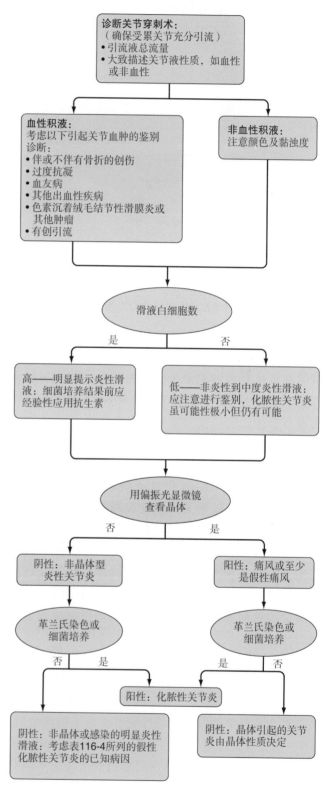

图 116-2　化脓性关节炎滑液分析流程

表 116-4　化脓性关节炎的鉴别诊断和假性化脓性关节炎的已知病因 [a]

未完全治疗的化脓性关节炎
类风湿关节炎
青少年类风湿关节炎
痛风
假性痛风
磷灰石相关关节病
反应性关节炎
银屑病关节病
系统性红斑狼疮
镰状细胞疾病
透析相关性淀粉样变
暂时性髋关节炎
植物刺伤性滑膜炎
转移癌
色素绒毛结节性滑膜炎
关节积血
神经性关节病
海蓝注射后滑膜炎

[a] 培养阴性的炎症性滑膜炎称为假性化脓性关节炎。典型感染性滑液分析显示白细胞（WBCs）≥ 50 × 10⁹/L，且常超过 100 × 10⁹/L
Data from Dubost JJ, Soubrier M, De Champs C, et al.: No changes in the distribution of organisms responsible for septic arthritis over a 20 year period. *Ann Rheum Dis* 61：267-269，2002；Weston VC, Jones AC, Bradbury N, et al.: Clinical features and outcome of septic arthritis in a single UK health district 1982-1991. *Ann Rheum Dis* 58：214-219, 1999；and Coakley G, Mathews C, Field M, et al.: British Society for Rheumatology Standards, Guidelines and Audit Working Group：BSR & BHPR, BOA, RCGP and BSAC guidelines for management of the hot swollen joint in adults. *Rheumatology (Oxford)* 45：1039-1041, 2006.

经抗生素治疗的非淋球菌关节炎其滑液培养的阳性率为 70% ～ 90%[4,52]。化脓性关节炎血培养的阳性率为 40% ～ 50%，约 10% 的病例血培养是确定病原菌的唯一方法[53,54]。关节外的感染部位有时能为寻找关节感染的病原微生物提供线索。例如，化脓性关节炎与肺炎球菌性肺炎、大肠埃希菌引起的尿路感染、葡萄球菌或链球菌引起的蜂窝织炎有关。滑液涂片革兰氏染色能识别出 50% ～ 75% 的革兰氏阳性球菌，但革兰氏阴性杆菌的识别率在经培养证实的病例中不到 50%[52]。

炎性标志物如红细胞沉降率（erythrocyte sedimentation rate，ESR）、C 反应蛋白（C-reactive protein，CRP）和 WBC 通常会升高，但敏感性低，且阴性不能排除化脓性关节炎的诊断[45,55]。降钙素原、降钙素肽前体作为化脓性关节炎的生物学标志物目前被广泛研究[56]。细菌感染后降钙素原水平升高，一旦细菌感染得到控制，其水平就会相对迅速地恢复直至正常。与 ESR 和 CRP 不同，降钙素原水平在许多其他炎症条件下不会升高，如痛风，系统性红斑狼疮或成人 Still 病[57]。此外，此指标水平不受 NSAID 药物或糖皮质激素的影响。据推测，从细菌释放的细胞因子和内毒素能够抑制降钙素原向降钙素的转化。病毒感染与降钙素原升高无关，因为病毒会刺激 IFN 的释放，从而阻断人体细胞中降钙素原的产生。降钙素原的大部分是在非甲状腺组织中产生的。因此，在患有细菌感染的甲状腺切除术后患者中可能发生降钙素原升高。在健康个体中，血清降钙素原水平低于 1 ng/ml。一项荟萃分析提示降钙素原大于 0.5 ng/ml 对于诊断化脓性关节炎有阳性提示，而小于 0.3 ng/ml 则可基本排除，其特异性和敏感性在 90%[58]。在这项荟萃分析中，降钙素原在诊断或排除化脓性关节炎在中比 CRP 更敏感和特异。

皮肤病变处的淋病奈瑟菌培养通常为阴性，滑液培养的阳性率不到 50%，血培养的阳性率低于 1/3，这可能与淋病奈瑟菌的培养条件要求较高有关。但其他部位如尿道、宫颈、直肠、咽部标本（即泌尿生殖道）的淋病奈瑟菌却通常容易培养阳性。在滑液培养阴性的疑似淋球菌关节炎的病例中，聚合酶链反应（polymerase chain reaction，PCR）技术能探查出滑液中淋球菌的 DNA，但遗憾的是这种技术尚未标准化和广泛应用[59]。

滑液培养时，滑液应直接送入实验室，可置于常规肉汤固体培养基上，也可接种于需氧或厌氧的血培养瓶中。与标准技术相比，接种 5 ～ 10 ml 至培养瓶中或更少量的滑液至分离管中，可以提高培养的阳性率[60,61]。与普通琼脂培养相比，使用专门的收集及检验系统能明显提高培养的阳性率，且污染更少[62]。

在感染早期，化脓性关节炎的 X 线片表现一般正常，但为了寻找其他疾病或邻近骨髓炎的证据，应摄片以获取基础数据。X 线片通常显示一些炎性关节炎的非特异性改变，包括关节周围的骨量减少、关节积液、软组织肿胀以及关节间隙消失。随着感染的进一步发展，将出现骨膜反应、关节中间或边缘侵蚀和软骨下骨的破坏。骨性强直是化脓性关节炎的晚期后遗症。股骨头脱位及半脱位是新生儿髋关节感染的独特表现[63]。

髋超声检查是一种发现该深部关节积液、引导关节穿刺的首选方法，这种方法同样也适用于其他关节，如膝关节的腘窝囊肿、肩关节、肩锁关节、胸锁关节等。^{99m}锝三相骨扫描常用于诊断儿童干骺端骨髓炎和股骨头缺血性坏死。全身骨扫描在幼儿中更常用，因为除了局灶症状，在这个年龄阶段，化脓性关节炎和骨髓炎可能是多灶性的[64]。在各年龄段的化脓性关节炎中，关节早期的"血池"相及延迟相中都可看到关节周围摄取增多。但是骨扫描仅能提供非特异性信息，而不能区分化脓性关节炎和其他非感染因素引起的关节炎。在关节炎的诊断中，骨扫描比X线平片更加敏感，因为放射性核素摄取异常先于X线上骨形态改变出现。因此，解释骨扫描的结果必须考虑相关的临床背景并得到明确关节或骨感染的微生物诊断资料的支持。

在难以估计关节的其他情况或关节解剖结构复杂时，CT和MRI能有效地显示感染的范围[65]。MRI早期检测关节液的敏感度很高，并且对软组织结构和软组织脓肿的显影优于CT。这两种成像技术都能在早期显示骨侵蚀、软组织的范围，而且都有助于进行肩关节、髋关节、肩锁关节[66]、胸锁关节、骶髂关节以及椎小关节平面的关节穿刺。MRI的表现如骨髓反应，提示继发性骨髓炎的存在，它能使化脓性关节炎恶化。当怀疑多个关节受累时，三相骨扫描为首选的检查方法。

治疗

临床上完善化脓性关节炎的相关检查且进行适当的细菌培养后，应该马上采取治疗措施。在培养结果出来之前，对临床上高度怀疑关节感染而暂未确诊的患者应开始抗生素治疗。如果延迟治疗，关节内的感染就会更加难以控制，将造成关节软骨的永久性破坏。如果不治疗，关节内的感染就有机会通过血行途径扩散到身体的其他部位而影响广泛，治疗会更为困难。

无论感染关节是自身关节还是人工假体关节，治疗都应遵循体腔感染的治疗原则：必须使用抗生素治疗并充分引流感染的密闭腔隙。临床背景与之前的实验室资料有助于抗生素的选择。宿主因素、关节外其他部位感染、滑液的革兰氏染色涂片都是早期选用抗生素的最佳指导。表116-5和表116-6分别列出了成人[55]及儿童[67]可选用的抗生素。

在关节液抽吸及送检后，合理的经验性抗感染治疗是：选择能覆盖金黄色葡萄球菌、链球菌、革兰氏阴性杆菌和淋球菌的万古霉素加头孢曲松，待培养结果出来后调整。如果滑液中发现革兰氏阳性球菌，万古霉素应作为经验治疗选择，因为现在大部分社区获得性金黄色葡萄球菌感染为甲氧西林耐药性[68]。如果在患者滑液中发现革兰氏阳性球菌，或者医生怀疑有来自皮肤的链球菌或MSSA感染，则是窄谱抗生素的应用指征。在这种情况下，合适的单药治疗选用耐青霉素酶的青霉素头孢唑啉或苯唑西林。如果在患者滑液中发现革兰氏阴性杆菌，抗假单胞菌青霉素或三代头孢如头孢曲松是首选药物。当健康年轻的性生活活跃个体发生社区获得性化脓性关节炎且关节液涂片革兰氏染色没有发现细菌时，能覆盖淋球菌的头孢曲松是合理的选择。

当细菌培养和药敏结果回报，应根据结果继续应用最安全有效，最窄谱的抗生素治疗。早期治疗首选胃肠外途径给药，如果口服药物能够达到并维持有效的血药浓度，那么之后可以改为口服给药。由于抗生素可以从血液自由扩散至滑液，所以没有证据支持关节内给药是治疗化脓性关节炎的必须或首选方法。

大多数青霉素、头孢菌素（不包括头孢曲松）和碳青霉烯类（不包括厄他培南）的半衰期短，需要频繁给药（每4～8小时一次）。延长或连续输注治疗使药物的水平维持在最小抑制浓度（minimal inhibitory concentration，MIC）以上更长的时间，从而改善临床结果并为患者和护理人员提供更多便利，特别是在门诊或家庭健康环境中。选择性的延长和连续输注剂量如图116-3所示。在明确病原菌及药敏结果后，门诊治疗化脓性关节炎越来越多地会选择使用每日1次的药物，例如头孢曲松和厄他培南。由于蛋白结合率高，这些药物可能不适合病态肥胖患者。

在初期进行关节腔穿刺行滑液分析后，绝大多数化脓性关节炎对恰当的抗生素治疗反应良好。在感染性关节炎的实验中，早期使用抗生素治疗能减少胶原的丢失和关节表面的破坏，而将开放性外科引流需求减小到最低[69]。目前一致认为，对感染关节及时充分的引流对降低关节功能丧失的风险很重要，但是对何为最好的关节引流方法仍有争议[70]。

表 116-5　成人抗生素的选择和使用

滑液革兰染色	微生物	抗生素	剂量
革兰氏阳性球菌（簇）	金黄色葡萄球菌（甲氧西林敏感型）	奈夫西林 / 苯唑西林	2 g IV q4h 或者 12 g qd 持续输注
		或	
		头孢唑林	1 ～ 2 g IV q8h
	金黄色葡萄球菌（甲氧西林耐药型）	万古霉素	15 mg/kg IV q12h[a]（血药谷浓度为 15 ～ 20 μg/ml）
		或	
		达托霉素	6 ～ 8 mg/kg q24h
		或	
		利奈唑胺	600 mg IV 或 po q12h
革兰氏阳性球菌（链状）	链球菌	青霉素	200 万～ 400 万单位 IV q4h 或 1800 万～ 2400 万单位 qd 持续输注
		或	
		头孢唑林	1 ～ 2 g IV q8h
革兰氏阴性双球菌	淋病奈瑟菌	头孢曲松	2 g IV q24h
		或	
		头孢噻肟	1 g IV q8h
		或	
		环丙沙星	400 mg IV q12h
革兰氏阴性杆菌	肠杆菌属（大肠杆菌、变形杆菌属、沙雷菌属）	头孢曲松	2 g IV qd
		或	
		环丙沙星	750 mg po q12h
		或	
		厄他培南	1 g IV qd
	假单胞菌	头孢吡肟	2 g IV q8h
		或	
		哌拉西林他唑巴坦	3.375 g IV q6h 或 3.375 g IV q8h 输注，超过 4 h 或 14 g qd 持续输注
		或	
		环丙沙星	750 mg po q12h 或 400 mg IV q12h
		美罗培南	1 ～ 2 g IV q8h
		加	
		庆大霉素 / 妥布霉素	7 mg/kg IV qd
多重感染	金黄色葡萄球菌、链球菌、革兰氏阴性杆菌	奈夫西林 / 苯唑西林[a]	2 g IV q4h 或 12 g qd 持续输注
		加	
		头孢曲松	2 g IV q24h
		或	
		头孢噻肟	2 g IV q8h
		或	
		环丙沙星	400 mg IV q12h 或 750 mg po q12h

IV，静脉输注；q4h, po，口服每 4 小时；q6h，每 6 小时；q8h，每 8 小时；q12h，每 12 小时；q24h，每 24 小时

[a] 若青霉素过敏，则采用万古霉素 + 三代头孢类或环丙沙星

表 116-6 儿童抗生素的选择和使用

年龄	可能的病原体	抗生素	用量［mg/(kg·d)］	剂量/天
新生儿	金黄色葡萄球菌、B 组链球菌、革兰氏阴性杆菌	奈夫西林 加	100	4
		头孢噻肟 或	150	3
		庆大霉素	5～7.5	3
儿童（< 5 岁）	金黄色葡萄球菌、流感嗜血杆菌[a]、A 组链球菌、肺炎链球菌	奈夫西林[b] 加	150	4
		头孢噻肟 或	100～150	3～4
		头孢曲松 或	50	1～2
		头孢呋辛	150～200	3～4
儿童（> 5 岁）	金黄色葡萄球菌、A 组链球菌	奈夫西林[b] 或	150	4
		头孢唑林	75	3～4
青少年（性生活活跃）	潜伏病原体、淋病奈瑟菌	头孢曲松	50	1～2

[a] 用 Hib 疫苗完全免疫后，儿童中的发病率降低

[b] 如果患者对青霉素过敏，可选用的药物包括万古霉素［40 mg/(kg·d)，分 4 次使用］或克林霉素［20～40 mg/(kg·d)，分 4 次使用］

Modified from Gutierrez KM：Infectious and inflammatory arthritis. In Long SS，Pickering LK，Prober CG，editors：*Principles and practice of pediatric infectious diseases*，ed 2. New York，2002，Churchill Livingstone，pp 475-481.

回顾性研究显示，每天对感染关节进行针刺抽吸比开放性外科手术引流能更好地保存关节的功能，但是前者的总体死亡率更高[71,72]。对这种现象的一种解释是：选择每日抽吸的患者比适合进行外科开放引流患者的合并症多[71]。如果在连续抽吸的过程中，滑液细胞计数和多形核细胞比例不断下降，那么抗感染治疗可能已经起效[14,73]。如果出现以下几种情况，则应马上选择外科手术引流：穿刺抽液存在技术上的困难（如在髋关节或肩关节）或关节无法得到彻底的引流，关节积液不能及时消除，关节液的杀菌治疗延误，感染的关节之前已被类风湿疾病破坏，感染的滑膜组织或骨骼需行清创术[14,52,74]。关节镜凭借其降低外科死亡率的优势已替代了关节切开术。其伤口愈合更快，康复时间缩短[75]。一项来自英国的前瞻性分析表明，大多数患者可通过反复抽液痊愈，而不需要手术引流（关节镜或关节切开术）[76]。虽然统计学差异不明显，但药物治疗确实能给住院期间的患者带来更完全的治愈和更少的功能状态恶化。另一项针对

20 名患有自体髋关节化脓性关节炎的患者研究表明，对于有临床症状，尤其持续时间大于 3 周的患者，预示需行关节切除成形术[77]。这些结果强调了对外科介入治疗要谨慎选择。

抗生素治疗化脓性关节炎的最佳疗程尚无前瞻性研究。对于淋病奈瑟菌引起的自体关节感染，头孢曲松治疗时间为 1 周。对于非淋球菌引起的化脓性关节炎，根据类型、微生物敏感性和是否存在骨髓炎，疗程约为 2～6 周。若使用长效抗生素（4～6 周疗程），在临床症状改善，炎性标记物下降，口服抗生素对敏感微生物有效时，肠外抗生素治疗需在 2 周后改为口服抗生素治疗[54]。对于由敏感微生物引起的、无并发症的自身关节感染，抗生素治疗时间 2 周；而对于自身关节感染严重且免疫力低下的患者，治疗时间需延长至 4～6 周。对于流感嗜血杆菌、链球菌和革兰氏阴性球菌引起的化脓性关节炎，抗生素治疗时间通常是 2 周；葡萄球菌所致的化脓性关节炎的疗程需 3～4 周；肺炎球菌或革兰氏阴性杆菌感染的疗程

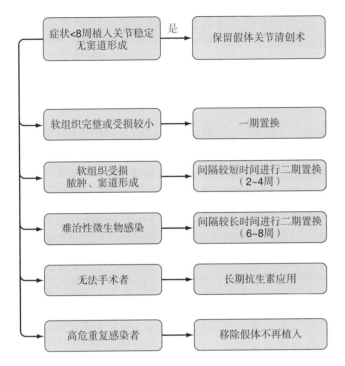

图 116-3 假体关节感染的治疗流程（Modified from Trampuz A，Zimmerli W：Prosthetic joint infections：update in diagnosis and treatment，*Swiss Med Wkly* 135：243 - 251，2005.）

至少要持续 4 周[78,79]。

在治疗疾病的最初几天，通过外固定制动受累关节及有效的止痛剂能减轻患者的痛苦。一旦患者能够耐受感染关节运动，应尽快进行物理治疗，开始为被动活动，然后逐渐过渡到主动活动，因为早期积极的活动度训练有益于关节功能的最终恢复。矫形外科医生和物理治疗师早期参与治疗有利于选择最佳的引流方法并使关节功能得到最大限度的恢复[80]。

人工假体关节感染

美国每年进行的髋关节和膝关节置换手术超过100 万例，而且这个数字逐年上升。假体关节感染虽不常见，但却是关节置换术的严重并发症。2014 年在美国完成了超过 680 000 例膝关节置换术（total knee arthroplasties，TKA）和 371 000 例全髋关节置换术（total hip arthroplasties，THA）[81,82]。预计到 2030年，美国每年将进行近 200 万例关节成形术（130 万TKA 和 635 000 THA）。除髋关节和膝关节置换术外，肩部，肘部和踝关节置换术也越来越常见，尤其是 RA 患者。关节置换术的感染率在工业化国家之间差异很大。来自美国的数据显示关节置换术感染率为

2% ~ 2.2%[83]，而欧洲国家报告膝关节和髋关节的感染率分别为 0.8% 和 1.2%[84]。在美国，与髋关节和膝关节置换术相比，肘关节置换术感染率（3.3%）和肩关节置换术感染率（1.3%）较高[85,86]。与初次关节置换术相比，关节修复成形术的患者感染率更高（髋关节为 3%，膝关节为 6%）[87]。与骨关节炎患者相比，RA 患者的感染风险大约高出两倍。

人工假体关节感染（prosthetic joint infection，PJI）的风险与多种因素有关。在一项纳入 56 216 例全膝关节置换术的回顾性研究中，最重要的感染危险因素包括：①骨坏死；②创伤后关节炎；③男性；④美国麻醉医师协会（ASA）评分为 3 分或以上；⑤体重指数 35 或以上；⑥糖尿病。手术风险因素包括股四头肌释放暴露和使用含抗生素的水泥[88]。在英格兰和威尔士进行的一项涉及超过 600 000 例初次髋关节置换术的前瞻性研究确定了 PJI 的危险因素如下：男性、$BMI > 30 \ kg/m^2$、2 型糖尿病、痴呆、既往化脓性关节炎、股骨颈骨折、外侧手术入路和使用非陶瓷轴承表面[89]。由于存在合并症（如糖尿病和RA），某些患者群体感染风险明显增加。其他危险因素包括手术时间长（> 4 h），使用改善病情抗风湿药和吸烟[88-91]。

骨科植入物对宿主的防御能力产生不利影响。人工假体装置可削弱调理素活性并降低中性粒细胞的杀菌能力。多形核白细胞可将溶酶体酶和过氧化物释放到人工假体周围，导致组织损伤和局部血流阻断。吞噬细胞主要祛除异物从而减少可用于对抗感染的细胞。最后，聚甲基丙烯酸甲酯骨水泥能抑制中性粒细胞和补体的功能，而且聚甲基丙烯酸甲酯聚合时所产生的热能可损伤邻近的皮质骨，造成无血管的坏死区域，而这是细菌生长的有利条件。置换术后，人工假体迅速被宿主蛋白所覆盖，这些蛋白包括白蛋白、纤维蛋白原和纤维连接蛋白。金黄色葡萄球菌带有大量宿主蛋白结合受体（MSCRAMMs）是人工假体关节感染最常见的致病菌。有人工关节的患者发生金黄色葡萄球菌菌血症时，有近 1/3 的人会发生假体感染[92]。膝关节假体的患者和社区发病的金黄色葡萄球菌菌血症患者感染风险更高[93]。

另一个对感染发展至关重要的因素是微生物在假体表面形成生物被膜的能力。生物被膜的定义是"微生物细胞集合体，它们与表面不可逆的结合并被包裹在主要由多糖物质构成的基质中"[94]。生物被膜的形

成是一个自然过程。微生物可在内置的医疗设备、饮用水系统管道和活体组织内生长。表皮葡萄球菌尤其擅长附着在人工假体关节等异物上并形成生物被膜。这些微生物少数来自患者的皮肤或黏膜，或者来自手术医生和医务人员的手，在植入假体时污染并转移到矫形外科装置上。葡萄球菌表面蛋白（staphylococcal surface protein, SSP）-1 和 SSP-2 是一种伞状聚合物，便于表皮葡萄球菌黏附到聚苯乙烯上。表皮葡萄球菌能产生一种对形成这种细胞外基质至关重要的多糖 / 黏附素物质。在兔的心内膜炎模型中发现，多糖 / 黏附素变异株比其野生株的毒力要弱[95]。

PJI 可分为早期感染（置换术后 < 3 个月）、延迟感染（术后 3 ～ 24 个月）和晚期感染（置换术后 > 24 个月）。早期感染和延迟感染常与置换术时手术污染有关，而晚期感染常常是由细菌经血播散至关节所致。大部分感染发生在关节置换的 2 年内。由于金黄色葡萄球菌的高致病力，它是绝大多数早期和晚期感染的致病菌（表 116-1）。金黄色葡萄球菌小集落突变株可能为人工假体植入后持久、反复感染的原因[96]。这些金葡菌亚种感染很难治愈，因为它们生长缓慢，且对干扰细胞壁活跃的抗菌药物、抗叶酸药物（甲氧苄啶和磺胺甲恶唑）和氨基糖苷类药物具有一定耐药性。有人担心使用庆大霉素浸渍的聚甲基丙烯酸甲酯珠治疗假体关节感染的做法实际上可能选择性的使小菌落变异[96]。延迟感染通常是由毒力较弱的微生物引起，如凝固酶阴性的葡萄球菌（不包括路邓葡萄球菌）和痤疮皮肤杆菌（以前被称为痤疮短棒菌苗）。大芬戈尔德菌是一种正常皮肤组织上的革兰氏阳性厌氧菌，越来越多地被认为是髋关节和膝关节假体关节感染的原因。感染通常发生在关节置换术后的 4 个月内[97]。然而这些低毒力的微生物也是最常见的皮肤污染菌，所以谨慎解释培养结果很重要。

临床上，假体关节感染的最常见症状是感染关节的疼痛。鉴别疼痛来自于关节假体机械性松动还是假体感染很困难。通常假体松动而没有感染所致的疼痛发生在活动时，关节感染所致的疼痛在休息和活动时均出现。早期和晚期关节感染时，常出现发热和假体部位的皮温升高、红肿和积液，而这些在延迟假体感染时并不明显。临床表现的不同很可能代表着与这三类感染相关的最常见的微生物的毒力不同。当出现有脓性分泌物排出的窦道时，说明感染已累及植入物，是取出假体的指征。美国传染病学会（IDSA）发布

了关于假体关节感染患者诊断和治疗的指南[98]。表 116-7 给出了 PJI 的修订分类标准[99]。

在假体感染的诊断中，炎性标记物有不同的敏感性和特异性。在一项荟萃分析中，IL-6 和 CRP（分别为 97% 和 88%）比 WBC 计数升高或 ESR（分别为 45% 和 75%）的敏感性更高[100]。和 WBC（87%）、CRP（74%）和 ESR（70%）的升高相比，IL-6 升高（91%）的特异性最高。关节置换术后炎性标志物升高，而它们恢复至正常水平的时间并不相同。IL-6 在手术后几天内恢复正常，CRP 水平可持续升高达 3 周，ESR 可持续几个月[100]。因此在可疑假体感染的患者中，较低或正常水平的 CRP 或 IL-6 有很好的阴性预测价值。目前 IDSA 指南推荐使用 CRP 和 ESR 监测已证实或疑似 PJI 的患者[98]。IL-6、TNF 和降钙素原检测前景可观，但尚未纳入现有指南[101]。因为血清降钙素原水平易于从当地医院或检验实验室获得，获得降钙素原结果可能更实际。滑液中 α- 防御素对 PJI 具有非常高的敏感性和特异性，但此类检测的应用仅限于 PJI 诊断不确定的情况。连续 X 线摄片可能有所帮助：骨膜下的骨生长和经皮质窦道的存在是感染的特异性表现。99m 锝标记的亚甲基双膦酸盐骨扫描对诊断假体感染非常敏感，但缺乏特异性，因为在关节假体植入后最初 6 ～ 12 个月行骨扫描者都呈阳性。对于疑似晚期假体关节感染的患者，骨扫描可能是有用的筛查方法。CT 因为金属植入物能使其影像产生伪影，所以具有局限性。MRI 只能用于钛或钽材质的假体患者。IDSA 指南不建议对 PJI 的常规管理进行骨扫描、白细胞扫描、MRI、CT 扫描

表 116-7　假体关节感染的分类标准（PJI）	
主要标准（以下一项或一项以上）	**诊断**
两次培养均查出病原体	感染
窦道形成与关节 / 假体相通	
次要标准	**分值ᵃ**
血清 CRP 或 D- 二聚体升高	2
ESR 升高	1
滑膜中白细胞或白细胞酯酶升高	3
滑膜中 α- 防御素阳性	3
滑膜中中性粒细胞百分比升高	2
滑膜中 CRP 升高	1

ᵃ 6 分或以上，感染；2 ～ 5 分，可能被感染；0 ～ 1 分，未感染

或正电子发射断层扫描[98]。

关节针刺抽吸有助于鉴别关节疼痛是感染引起的还是非感染因素引起的，对非 RA 患者尤其有用[98]。在一项研究中，滑液白细胞计数超过 1.7×10^9/L 诊断的敏感性为 94%，中性粒细胞计数超过 65% 诊断的敏感性则达 97%[102]。如果没有炎症性基础疾病如 RA，这两个指标的特异性分别为 88% 和 98%。滑液涂片革兰氏染色敏感性低（< 20%），但特异性高（> 97%）[98]。窦道分泌物培养没有意义，除非培养出了金黄色葡萄球菌[103]。

通常外科手术时要留取至少 3 块组织标本，包括关节囊壁、滑膜衬里层、骨水泥界面的组织和脓性分泌物或死骨片[98,104,105]。关节拭子敏感性低，应避免留取。除非患者有败血症或其他系统性疾病，否则应该在外科修复手术前至少 2 周停止抗生素治疗，在留取所有组织标本培养前，应避免围术期的抗生素治疗[98]。采用这种方法培养出特定病原微生物的组织标本数目与感染概率呈正相关。如果所有标本培养均呈阴性，那么感染的概率小于 5%；如果 3 块或更多标本培养为阳性，感染的可能性超过 94%[105]。最后，假体关节的部位有助于对阳性培养结果进行解释。从膝关节假体的单一组织培养物中分离出的痤疮短棒菌苗（以前称为痤疮丙酸杆菌）比从肩关节假体中分离出相同的微生物更有可能是污染所致。

对于近期接受过抗生素治疗的患者，在假体移出时可进行超声处理[106]。在过去 14 天接受过抗生素治疗的患者中，经超声处理清除细菌的移出假体的敏感性（75%）比假体周围组织（45%）的更高[107]。

假体关节感染的药物治疗一直都充满挑战性。存在生物被膜的微生物对抗生素有更强的抵抗力，其原因主要有几个方面。大多数抗生素充分渗透至生物膜层但却不抑制生物膜基质内细菌的生长。有生物被膜的微生物，包括金黄色葡萄球菌的菌群变异比普通悬浮微生物生长得更慢（即处于静止期生长）。因此作用于快速分裂细菌的抗生素不能有效地治疗与医疗器械有关的感染，如万古霉素、青霉素、碳青霉烯类和头孢菌素类[108]。利福平和氟喹诺酮类药物（尤其是莫西沙星）可能更有效地作用于静止期的微生物[108]，所以 IDSA 指南推荐利福平与另一种药物联合治疗利福平敏感的金黄色葡萄球菌菌株[98]。尽管这一推荐基于回顾性分析，但有证据表明接受利福平治疗的患者的临床结局有所改善[109,110]。目前尚不清楚新型

抗葡萄球菌抗生素，如利奈唑胺、达托霉素、特拉万星[111]、头孢洛林、达巴万星、奥利万星和替加环素的作用[112]。德拉沙星是一种具有 MRSA 活性的新型氟喹诺酮类药物，对生物膜生物有活性，可能成为治疗 PJI 的利基[113]。有证据表明奥利万星可能具有抗金黄色葡萄球菌的菌群变异生物膜活性[114]。

晚期假体关节感染的治疗很复杂。对于大多数患者来说，有效的治疗是移除矫形装置，并联合使用抗生素。不将感染的人工假体移除可导致复发率增高，这可能与植入物的生物被膜形成有关。手术同时移除关节假体、清除感染骨并植入新假体与感染高复发率有关，但也有研究表明，一期翻修或保留假体的清创术在某些情况下可能是有效的[115,116]。

对于关节疼痛肿胀的症状少于 3 周[117]的患者和关节假体稳定、几乎不伴有软组织破坏及窦道的患者适合行清创术、抗生素和种植体保留（DAIR）。与保留植入体相比，在假体关节感染治疗流程中关节翻修与更好的预后相关（图 116-3）[98,115]。这种治疗具有明显的优势，因为它的侵入性远低于包括移除所有假体材料的两阶段手术。

大多数患者的治疗分为两个阶段，先移除感染假体、清除感染骨，用抗生素浸渍的甲基丙烯酸甲酯隔离物固定关节并静滴抗生素 6 周（第 1 阶段），然后再植入新的假体（第 2 阶段）。这种方法的成功率约为 72% ～ 95%；髋关节及膝关节置换的成功率较高。导致治疗失败的危险因素包括前次关节修复，淋巴水肿与感染的存在，RA，窦道的存在以及 MRSA 感染[118]。在少数情况下，当去除感染人工假体风险太大、人工假体没有松动或口服抗生素可控制感染时，抗生素不一定需要持续应用[119]。

假体关节细菌感染的发病机制非常复杂。解剖、毒力和宿主因素均影响疾病的预后和治疗方法的选择。只有理解其中的相互作用，才可以找到更新的治疗方法和预防措施，如对择期关节置换术患者使用针对荚膜抗原或表面黏附素的疫苗。

假体关节感染的预防

术前评估患者是否存在牙周疾病等隐性感染及在关节置换前彻底清除所有感染已经成为共识。在围术期预防性地使用抗生素能明显减少术后早期感染这一观点上也已达成共识并已成为常规做法。然而，在能

引起短暂菌血症的诊疗操作（尤其是牙病）前预防性地使用抗生素是否能防止晚期假体关节感染上却很有争议。两项病例对照研究结果提示在低风险或高风险牙科手术后，假体关节感染的风险没有增加[120,121]。美国牙科协会和美国骨科医师学会发文指出：在牙病治疗期间预防性使用抗生素无有效证据支持[122]。

与操作相关的菌血症所引起的晚期假体关节感染率极低——每年每100 000例全关节置换患者中仅有10～100例。但是，在进行所有可致短暂性菌血症的操作之前为所有关节置换患者提供抗生素治疗的费用却十分昂贵。这种预防性抗菌治疗的效果也尚不明确，而且成本效益分析的结果也不一致[123]。这些差异源于缺乏可靠数据的支持和计算中所用的假设不同。在感染风险最高的患者中，导致菌血症的侵入性操作有时能引起全关节置换的感染。因此有必要将预防性使用抗生素的利弊与患者商议，以便做出医患双方都满意的治疗方案。

大量证据表明，骨科手术前使用TNF抑制剂和IL-6抑制剂会增加感染风险。对10例术后感染患者的回顾性分析显示，TNF抑制剂的使用与严重感染的发生显著相关（比值比为4.4）[124]。一项对2005年有关TNF抑制剂的荟萃分析显示，应用TNF抑制剂发生严重感染的风险增加[125]。所以美国风湿病学会和英国风湿病学会的指南都建议在择期关节置换术手术期间停用TNF抑制剂[126,127]。应用TNF抑制剂时必须仔细权衡风险和益处，必须根据个体情况充分告知患者如何使用该药物。

结论

进入21世纪，化脓性关节炎患者的患病年龄越来越大，易感因素与合并症也越来越多。随着人口老龄化和人类寿命的延长，人工假体关节患者也逐渐增多。因此看到更多的自体假体关节感染的病例就不足为奇了。然而，引起这些感染的病原菌并没有显著变化。葡萄球菌（44%～66%）仍是最常见的致病菌，其次是链球菌（18%～28%）和革兰氏阴性杆菌（9%～19%）[5]。化脓性关节炎治疗的新挑战主要是如何改善预后，如何治疗耐药菌感染以及怎样改善预后不佳患者的宿主因素。

化脓性关节炎的治疗效果可通过死亡率、感染关节的功能改善程度或长期和短期疗效进行评价。在关节感染幸存者中，关节软骨丧失、丧失活动性或受累关节疼痛加剧都是功能预后不良的表现。患肢因感染切除、需要手术融合关节或重建关节功能也表明预后不佳。大多数研究报道的是化脓性关节炎成年患者出院时的病情，但缺少长期随访资料。受累关节退行性病变的发生率、感染的复发和再发率、关节功能受损随时间的进展率都无详细研究。

许多回顾性研究描述了影响患者出院时预后不佳的典型特征（表116-8）[15,45,128]。一项以社区成人和儿童调查为基础的前瞻性研究发现，在154名细菌性关节炎患者中，33%的幸存者预后不佳，单变量因素分析显示，年老、已有其他关节疾病、假体关节感染都是预后不佳的因素[128]。这些研究指出患病年龄小、存在合并症、使用免疫抑制剂、功能等级、多关节感染、病原菌种类以及治疗延迟等因素与预后不佳没有相关性。英国一项大型的回顾性研究显示，在243例患者中11.5%死于化脓性关节炎，死于其他原因的占31.6%。多因素分析显示，预测死亡的重要因素包括：就诊时意识模糊、年龄超过65岁、多关节感染和肘关节受累。预测的发病易感因素包括年龄大于65岁、糖尿病、开放性手术引流、除金黄色葡萄球菌外的革兰氏阳性菌感染[53]。

表 116-8　化脓性关节炎预后不良的有关因素
年老
之前存在关节炎，特别是类风湿关节炎，但也有骨关节炎和痛风性关节炎
存在合成材料（如全关节置换）
延误诊断或病程较长而未接受药物治疗
多关节感染，特别是受损关节＞3个，且手部小关节有受累存在菌血症
强毒性或难治性微生物引起的感染（如金黄色葡萄球菌、铜绿假单胞菌或一些革兰氏阴性杆菌）
正在接受免疫抑制治疗的患者
严重基础合并症（如肝、肾或心脏疾病）
存在外周白细胞增多症
肾功能恶化

Data from Christodoulou C, Gordon P, Coakley G: Polyarticular septic arthritis. *BMJ* 333: 1107-1108, 2006; Shinefield H, Black S, Fattom A, et al.: Use of a *Staphylococcus aureus conjugate* vaccine in patients receiving hemodialysis. *N Engl J Med* 346: 491-496, 2002; and Shmerling RH, Delbanco TL, Tosteson ANA, et al.: Synovial fluid tests: what should be ordered? *JAMA* 264: 1009-1014, 1990.

Full references for this chapter can be found on ExpertConsult.com.

部分参考文献

1. Kaandorp CJE, Dinant HJ, van de Laar MAFJ, et al.: Incidence and sources of native and prosthetic joint infection: a community based prospective survey, *Ann Rheum Dis* 56:470–475, 1997.
2. Kaandorp CJ, Van Schaardenburg D, Krijnen P, et al.: Risk factors for septic arthritis in patients with joint disease: a prospective study, *Arthritis Rheum* 38:1819–1825, 1995.
3. Geirsson AJ, Statkevicius S, Vikingsson A: Septic arthritis in Iceland 1990–2002: increasing incidence due to iatrogenic infections, *Ann Rheum Dis* 67:638–643, 2008.
4. Mathews CJ, Weston VC, Jones A, et al.: Bacterial septic arthritis in adults, *Lancet* 375:846–855, 2010.
5. Dubost JJ, Soubrier M, De Champs C, et al.: No changes in the distribution of organisms responsible for septic arthritis over a 20 year period, *Ann Rheum Dis* 61:267–269, 2002.
6. Al Saadi MM, Al Zamil FA, Bokhary NA, et al.: Acute septic arthritis in children, *Pediatr Int* 51:377–380, 2009.
7. Young TP, Mass L, Thorp AW, et al.: Etiology of septic arthritis in children: an update for the new millennium, *Am J Emerg Med* 29:899–902, 2011.
8. Belkhir L, Rodriguez-Villalobos H, Vandercam B, et al.: Pneumococcal septic arthritis in adults: clinical analysis and review, *Acta Clin Belg* 69:40–46, 2014.
9. Adams WG, Deaver KA, Cochi SL, et al.: Decline of childhood *Haemophilus influenzae* type b Hib disease in the Hib vaccine era, *J Am Med Assoc* 269:221–226, 1993.
10. Goldenberg DL, Cohen AS: Acute infectious arthritis, *Am J Med* 60:369–377, 1976.
11. Schattner A, Vosti KL: Bacterial arthritis due to beta-hemolytic streptococci of serogroups A, B, C, F, and G: analysis of 23 cases and review of the literature, *Medicine* 77:122–139, 1998.
12. Duggan JM, Georgiadis G, VanGorp C, et al.: Group B streptococcal prosthetic joint infections, *J South Orthop Assoc* 10:209–214, 2001.
13. Goldenberg DL, Brandt K, Cathcart E, et al.: Acute arthritis caused by gram-negative bacilli: a clinical characterization, *Medicine* 53:197–208, 1974.
14. Pioro MH, Mandell BF: Septic arthritis, *Rheum Dis Clin North Am* 23:239–258, 1997.
15. Dubost J, Fis I, Denis P, et al.: Polyarticular septic arthritis, *Medicine* 72:296–310, 1993.
16. Christodoulou C, Gordon P, Coakley G: Polyarticular septic arthritis, *BMJ* 333:1107–1108, 2006.
17. Ho Jr G: Bacterial arthritis. In McCarty DJ, Koopman WJ, editors: *Arthritis and allied conditions*, ed 12, Philadelphia, 1993, Lea & Febiger, pp 2003–2023.
18. Gutierrez KM: Infectious and inflammatory arthritis. In Long SS, Pickering LK, Prober CG, editors: *Principles and practice of pediatric infectious diseases*, ed 2, New York, 2002, Churchill Livingstone, pp 475–481.
19. Gilad J, Borer A, Riesenberg K, et al.: Polymicrobial polyarticular septic arthritis: a rare clinical entity, *Scand J Infect Dis* 33:381–383, 2001.
20. Armstrong RW, Bolding F, Joseph R: Septic arthritis following arthroscopy: clinical syndromes and analysis of risk factors, *Arthroscopy* 8:213–223, 1992.
21. Centers for Disease Control and Prevention: Septic arthritis following anterior cruciate ligament reconstruction using tendon allografts—Florida and Louisiana, 2000, *MMWR Morb Mortal Wkly Rep* 50:1081–1083, 2001.
22. Nade S: Septic arthritis, *Best Pract Res Clin Rheumatol* 17:183–200, 2003.
23. Ram S, Mackinnon FG, Gulati S, et al.: The contrasting mechanisms of serum resistance of *Neisseria gonorrhoeae* and group B *Neisseria meningitidis*, *Mol Immunol* 36:915–928, 1999.
24. Goldenberg DL, Reed JI, Rice PA: Arthritis in rabbits induced by killed *Neisseria gonorrhoeae* and gonococcal lipopolysaccharide, *J Rheumatol* 11:3–8, 1984.
25. Patti JM, Allen BL, McGavin MJ, et al.: MSCRAMM-mediated adherence of microorganisms to host tissues, *Annu Rev Microbiol* 48:585–617, 1994.
26. Patti JM, Bremell T, Krajewska-Pietrasik D, et al.: The *Staphylococcus aureus* collagen adhesin is a virulence determinant in experimental septic arthritis, *Infect Immun* 62:152–161, 1994.
27. Greene C, McDevitt D, Francois P, et al.: Adhesion properties of mutants of *Staphylococcus aureus* defective in fibronectin-binding proteins and studies on the expression of fnb genes, *Mol Microbiol* 17:1143–1152, 1995.
28. Winzer K, Williams P: Quorum sensing and the regulation of virulence gene expression in pathogenic bacteria, *Int J Med Microbiol* 291:131–143, 2001.
29. Hudson MC, Ramp WK, Nicholson NC, et al.: Internalization of *Staphylococcus aureus* by cultured osteoblasts, *Microb Pathog* 19:409–419, 1995.
30. Edwards AM: Phenotype switching is a natural consequence of *Staphylococcus aureus* replication, *J Bacteriol* 194:5404–5412, 2012.
31. Silverman GJ, Sasano M, Wormsley SB: Age-associated changes in binding of human B lymphocytes to a VH3-restricted unconventional bacterial antigen, *J Immunol* 151:5840–5855, 1993.
32. Palmqvist N, Silverman GJ, Josefsson E, et al.: Bacterial cell wall-expressed protein A triggers supraclonal B-cell responses upon in vivo infection with *Staphylococcus aureus*, *Microbes Infect* 7:1501–1511, 2005.
33. Gemmell CG, Goutcher SC, Reid R, et al.: Role of certain virulence factors in a murine model of *Staphylococcus aureus* arthritis, *J Med Microbiol* 46:208–213, 1997.
34. Albus A, Arbeit RD, Lee JC: Virulence of *Staphylococcus aureus* mutants altered in type 5 capsule production, *Infect Immun* 59:1008–1014, 1991.
35. Buxton TB, Rissing JP, Horner JA, et al.: Binding of a *Staphylococcus aureus* bone pathogen to type I collagen, *Microb Pathog* 8:441–448, 1990.
36. Vandenesch F, Projan SJ, Kreiswirth B, et al.: Agr-related sequences in *Staphylococcus lugdunensis*, *FEMS Microbiol Lett* 111:115–122, 1993.
37. Nilsson IM, Lee JC, Bremell T, et al.: The role of staphylococcal polysaccharide microcapsule expression in septicemia and septic arthritis, *Infect Immun* 65:4216–4221, 1997.
38. Shinefield H, Black S, Fattom A, et al.: Use of a *Staphylococcus aureus* conjugate vaccine in patients receiving hemodialysis, *N Engl J Med* 346:491–496, 2002.
39. Bremell T, Tarkowski A: Preferential induction of septic arthritis and mortality by superantigen-producing staphylococci, *Infect Immun* 63:4185–4187, 1995.
40. Renno T, Hahne M, MacDonald HR: Proliferation is a prerequisite for bacterial superantigen-induced T cell apoptosis in vivo, *J Exp Med* 181:2283–2287, 1995.
41. Nilsson IM, Verdrengh M, Ulrich RG, et al.: Protection against *Staphylococcus aureus* sepsis by vaccination with recombinant staphylococcal enterotoxin A devoid of superantigenicity, *J Infect Dis* 180:1370–1373, 1999.
42. Kimura M, Matsukawa A, Ohkawara S, et al.: Blocking of TNF-alpha and IL-1 inhibits leukocyte infiltration at early, but not at late stage of *S. aureus*-induced arthritis and the concomitant cartilage destruction in rabbits, *Clin Immunol Immunopathol* 82:18–25, 1997.
43. Zhao YX, Nilsson IM, Tarkowski A: The dual role of interferon-gamma in experimental *Staphylococcus aureus* septicemia versus arthritis, *Immunology* 93:80–85, 1998.
44. Goldenberg DL: Septic arthritis and other infections of rheumatologic significance, *Rheum Dis Clin North Am* 17:149–156, 1991.

45. Gupta MN, Sturrock RD, Field M: A prospective 2-year study of 75 patients with adult-onset septic arthritis, *Rheumatology (Oxford)* 40:24–30, 2001.

46. Nolla JM, Gomez-Vaquero C, Fiter J, et al.: Pyarthrosis in patients with rheumatoid arthritis: a detailed analysis of 10 cases and literature review, *Semin Arthritis Rheum* 30:121–126, 2000.

47. Cucurull E, Espinoza LR: Gonococcal arthritis, *Rheum Dis Clin North Am* 24:305–322, 1998.

48. O'Brien JP, Goldenberg DL, Rice PA: Disseminated gonococcal infection: a prospective analysis of 49 patients and a review of pathophysiology and immune mechanisms, *Medicine (Baltim)* 62:395–406, 1983.

49. Petersen BH, Lee TJ, Snyderman R, et al.: *Neisseria* meningitis and *Neisseria gonorrhoeae* bacteriemia associated with C6, C7 and C8 deficiences, *Ann Intern Med* 90:917–920, 1979.

50. Shmerling RH, Delbanco TL, Tosteson ANA, et al.: Synovial fluid tests: what should be ordered? *J Am Med Assoc* 264:1009–1014, 1990.

51. Perez-Ruiz F, Testillano M, Gastaca MA, et al.: Pseudoseptic pseudogout associated with hypomagnesemia in liver transplant patients, *Transplantation* 71:696–698, 2001.

52. Goldenberg DL: Septic arthritis, *Lancet* 351:197–202, 1998.

53. Weston VC, Jones AC, Bradbury N, et al.: Clinical features and outcome of septic arthritis in a single UK health district 1982–1991, *Ann Rheum Dis* 58:214–219, 1999.

54. Coakley G, Mathews C, Field M, et al.: On behalf of the British Society for Rheumatology Standards, Guidelines and Audit Working Group: BSR & BHPR, BOA, RCGP and BSAC guidelines for management of the hot swollen joint in adults, *Rheumatology (Oxford)* 45:1039–1041, 2006.

55. Li SF, Henderson J, Dickman E, et al.: Laboratory tests in adults with monoarticular arthritis: can they rule out a septic joint? *Acad Emerg Med* 11:276–280, 2004.

56. Foushee JA, Hope NH, Grace EE: Applying biomarkers to clinical practice: a guide for utilizing procalcitonin assays, *J Antimicrob Chemother* 67:2560–2569, 2012.

57. Hugle T, Schuetz P, Mueller B, et al.: Serum procalcitonin for discrimination between septic and non-septic arthritis, *Clin Exp Rheumatol* 26:453–456, 2008.

58. Shen CJ, Wu MS, Lin KH, et al.: The use of procalcitonin in the diagnosis of bone and joint infection: a systemic review and meta-analysis, *Eur J Clin Microbiol Infect Dis* 32:807–814, 2013.

59. Muralidhar B, Rumore PM, Steinman CR: Use of the polymerase chain reaction to study arthritis due to *Neisseria gonorrhoeae*, *Arthritis Rheum* 37:710–717, 1994.

60. von Essen R: Culture of joint specimens in bacterial arthritis: impact of blood culture bottle utilization, *Scand J Rheumatol* 26:293–300, 1997.

61. Yagupsky P, Press J: Use of the isolator 1.5 microbial tube for culture of synovial fluid from patients with septic arthritis, *J Clin Microbiol* 35:2410–2412, 1997.

62. Hughes JG, Vetter EA, Patel R, et al.: Culture with BACTEC Peds Plus/F bottle compared with conventional methods for detection of bacteria in synovial fluid, *J Clin Microbiol* 39:4468–4471, 2001.

63. Bennett OM, Namnyak SS: Acute septic arthritis of the hip joint in infancy and childhood, *Clin Orthop* 281:123–132, 1992.

64. Mandell GA: Imaging in the diagnosis of musculoskeletal infections in children, *Curr Probl Pediatr* 26:218–237, 1996.

65. Sanchez RB, Quinn SF: MRI of inflammatory synovial processes, *Magn Reson Imaging* 7:529–540, 1989.

66. Widman DS, Craig JG, Van Holsbeeck MT: Sonographic detection, evaluation and aspiration of infected acromioclavicular joints, *Skeletal Radiol* 30:388–392, 2001.

67. Gutierrez KM: Infectious and inflammatory arthritis. In Long SS, Pickering LK, Prober CG, editors: *Principles and practice of pediatric infectious diseases*, ed 2, New York, 2002, Churchill Livingstone, pp 475–481.

68. Fridkin SK, Hageman JC, Morrison M, et al.: Methicillin-resistant *Staphylococcus aureus* disease in three communities, *N Engl J Med* 352:1436–1444, 2005.

69. Smith RL, Schurman DJ, Kajiyama G, et al.: The effect of antibiotics on the destruction of cartilage in experimental infectious arthritis, *J Bone Joint Surg Am* 69:1063–1068, 1987.

70. Manadan AM, Block JA: Daily needle aspiration versus surgical lavage for the treatment of bacterial septic arthritis in adults, *Am J Ther* 11:412–415, 2004.

71. Goldenberg D, Brandt K, Cohen A, et al.: Treatment of septic arthritis: comparison of needle aspiration and surgery as initial modes of joint drainage, *Arthritis Rheum* 18:83–90, 1975.

72. Broy S, Schmid F: A comparison of medical drainage (needle aspiration) and surgical drainage in the initial treatment of infected joints, *Clin Rheum Dis* 12:501–521, 1986.

73. Goldenberg DL, Reed JI: Bacterial arthritis, *N Engl J Med* 312:764–771, 1985.

74. Garcia-Arias M, Balsa A, Mola EM: Septic arthritis, *Best Pract Res Clin Rheumatol* 25:407–421, 2011.

75. Parisien JS, Shafer B: Arthroscopic management of pyoarthrosis, *Clin Orthop* 275:243–247, 1992.

76. Ravindran V, Logan I, Bourke BE: Medical vs surgical treatment for the native joint in septic arthritis: a 6-year, single UK academic centre experience, *Rheumatology (Oxford)* 48:1320–1322, 2009.

77. Matthews PC, Dean BJF, Medagoda K, et al.: Native hip joint septic arthritis in 20 adults: delayed presentation beyond three weeks predicts need for excision arthroplasty, *J Infect* 57:185–190, 2008.

78. Ross JJ, Saltzman CL, Carling P, et al.: Pneumococcal septic arthritis: review of 190 cases, *Clin Infect Dis* 36:319–327, 2003.

79. Smith JW, Chalupa P, Shabaz HM: Infectious arthritis: clinical features, laboratory findings and treatment, *Clin Microbiol Infect* 12:309–314, 2006.

80. Ho Jr G: How best to drain an infected joint: will we ever know for certain? *J Rheumatol* 20:2001–2003, 1993.

81. Centers for Disease Control and Prevention: *National Hospital Discharge Survey*: 2010. (Procedures by selected patient characteristics—number by procedure category and age.) http://www.cdc.gov/nchs/fastats/inpatient-surgery.htm. Accessed November 2014.

82. http://aaos-annualmeeting-presskit.org/2018/research-news/sloan_tjr/, accessed September 15, 2018.

83. Kurtz SM, Lau E, Watson H, et al.: Economic burden of periprosthetic joint infection in the United States, *J Arthroplasty* 27(Suppl 8):61–65, 2012.

84. European Centre for Disease Prevention and Control: Surveillance of surgical site infections in Europe, 2008–2009. Available at http://ecdc.europa.eu/en/publications/Publications/120215_SUR_SSI_2008-2009.

85. Voloshin I, Schippert DW, Kakar S, et al.: Complications of total elbow replacement: a systematic review, *J Shoulder Elbow Surg* 20:158–168, 2011.

86. Singh JA, Sperling JW, Schleck C, et al.: Periprosthetic infections after shoulder hemiarthroplasty, *J Shoulder Elbow Surg* 21:1304–1309, 2012.

87. Lidgren L, Knutson K, Stefansdottir A: Infection and arthritis: infection of prosthetic joints, *Best Pract Res Clin Rheumatol* 17:209–218, 2003.

88. Namba RS, Inacio MC, Paxton EW: Risk factors associated with deep surgical site infections after primary total knee arthroplasty: an analysis of 56,216 knees, *J Bone Joint Surg Am* 95:775–782, 2013.

89. Lenguerrand E, Whitehouse MR, Beswick AD, et al.: Risk factors associated with revision for prosthetic joint infection after hip replacement: a prospective observational cohort study, *Lancet Infect Dis* 18:1004–1014, 2018.

90. Lamagni T: Epidemiology and burden of prosthetic joint infections, *J Antimicrob Chemother* 69(Suppl 1):i5–i10, 2014.

91. Tande AJ, Patel R: Prosthetic joint infection, *Clin Microbiol Rev* 27(2):302–345, 2014.

92. Murdoch DR, Roberts SA, Fowler VG, et al.: Infection of orthopedic prostheses after *Staphylococcus aureus* bacteremia, *Clin Infect Dis* 32:647–649, 2001.

93. Tande AJ, Palrai BR, Osmon DR, et al.: Clinical presentation, risk factors, and outcome of hematogenous prosthetic joint infections in patients with *Staphylococcus aureus* bacteremia, *Am J Med* 129(2):e11–e20, 2016.

94. Donlan RM: Biofilms: microbial life on surfaces, *Emerg Infect Dis* 8:881–890, 2002.

95. Shiro H, Muller E, Gutierrez N, et al.: Transposon mutants of *Staphylococcus epidermidis* deficient in elaboration of capsular polysaccharide/adhesin and slime are avirulent in a rabbit model of endocarditis, *J Infect Dis* 169:1042–1049, 1994.

96. Sendi P, Rohrbach M, Graber P, et al.: *Staphylococcus aureus* small colony variants in prosthetic joint infection, *Clin Infect Dis* 43:961–967, 2006.

97. Levy PY, Fenollar F, Stein A, et al.: Finegoldia magna: a forgotten pathogen in prosthetic joint infection rediscovered by molecular biology, *Clin Infect Dis* 49(8):1244–1247, 2009.

98. Osmon DR, Berbari EF, Berendt AR, et al.: Diagnosis and management of prosthetic joint infection: clinical practice guidelines by the Infectious Diseases Society of America, *Clin Infect Dis* 56:e1–e25, 2013.

99. Parvizi J, Tan T, Goswami K, et al.: The 2018 definition of periprosthetic hip and knee infection: an evidence based and validated criteria, *J Arthroplasty* 33:1309e14, 2018.

100. Berbari E, Mabry T, Tsaras G, et al.: Inflammatory blood laboratory levels as markers of prosthetic joint infection: a systematic review and meta-analysis, *J Bone Joint Surg Am* 92:2102–2109, 2010.

101. Bottner F, Wegner A, Winkelmann W, et al.: Interleukin-6, procalcitonin and TNF-alpha: markers of periprosthetic infection following total joint replacement, *J Bone Joint Surg Br* 89:94–99, 2007.

102. Trampuz A, Hanssen AD, Osmon DR, et al.: Synovial fluid leukocyte count and differential for the diagnosis of prosthetic knee infection, *Am J Med* 117:556–562, 2004.

103. Mackowiak PA, Jones SR, Smith JW: Diagnostic value of sinustract cultures in chronic osteomyelitis, *J Am Med Assoc* 239:2772–2775, 1978.

104. Del Pozo JL, Patel R: Infection associated with prosthetic joints, *N Engl J Med* 361:787–794, 2009.

105. Atkins BL, Athanasou N, Deeks JJ, et al.: Prospective evaluation of criteria for microbiological diagnosis of prosthetic-joint infection at revision arthroplasty. The OSIRIS Collaborative Study Group, *J Clin Microbiol* 36:2932–2939, 1998.

106. Gomez E, Cazanave C, Cunningham SA, et al.: Prosthetic joint infection diagnosis using broad-range PCR of biofilms dislodged from knee and hip arthroplasty surfaces using sonication, *J Clin Microbiol* 50:3501–3508, 2012.

107. Trampuz A, Piper KE, Jacobson MJ, et al.: Sonication of removed hip and knee prostheses for diagnosis of infection, *N Engl J Med* 357:654–663, 2007.

108. Rose WE, Poppens PT: Impact of biofilm on the in vitro activity of vancomycin alone and in combination with tigecycline and rifampicin against *Staphylococcus aureus*, *J Antimicrob Chemother* 63:485–488, 2009.

109. Lora-Tamayo J, Murillo O, Iribarren JA, et al.: A large multicenter study of methicillin-susceptible and methicillin-resistant *Staphylococcus aureus* prosthetic joint infections managed with implant retention, *Clin Infect Dis* 56:182–194, 2013.

110. Senneville E, Joulie D, Legout L, et al.: Outcome and predictors of treatment failure in total hip/knee prosthetic joint infections due to *Staphylococcus aureus*, *Clin Infect Dis* 53:334–340, 2011.

111. Jahanbakhsh S, Singh NB, Yim J, et al.: Evaluation of telavancin alone and combined with ceftaroline or rifampin against methicillin-resistant *Staphylococcus aureus* in an in vitro biofilm model, *Antimicrob Agents Chemother* 62(8):e00567–18, 2018.

112. Nguyen S, Pasquet A, Legout L, et al.: Efficacy and tolerance of rifampicin-linezolid compared with rifampicin-cotrimoxazole combinations in prolonged oral therapy for bone and joint infections, *Clin Microbiol Infect* 15:1163–1169, 2009.

113. Siala W, Mingeot-Leclercq MP, Tulkens PM, et al.: Comparison of the antibiotic activities of daptomycin, vancomycin, and the investigational fluoroquinolone delafloxacin against biofilms from *Staphylococcus aureus* clinical isolates, *Antimicrob Agents Chemother* 58:6385–6397, 2014.

114. Garcia LG, Lemaire S, Kahl BC, et al.: Pharmacodynamic evaluation of the activity of antibiotics against hemin- and menadione-dependent small-colony variants of *Staphylococcus aureus* in models of extracellular (broth) and intracellular (THP-1 monocytes) infections, *Antimicrob Agents Chemother* 56:3700–3711, 2012.

115. Marculescu CE, Berberi EF, Hanssen AD, et al.: Outcome of prosthetic joint infections treated with debridement and retention of components, *Clin Infect Dis* 42:471–478, 2006.

116. Zaruta DA, 1 Qiu B, 1 Liu AY: 1 Ricciardi BF2 indications and guidelines for debridement and implant retention for periprosthetic hip and knee infection, *Curr Rev Musculoskelet Med* 11:347–356, 2018.

117. Trampuz A, Zimmerli W: Prosthetic joint infections: update in diagnosis and treatment, *Swiss Med Wkly* 135:243–251, 2005.

118. Mortazavi SM, Vegari D, Ho A, et al.: Two stage exchange arthroplasty for infected total knee arthroplasty: predictors of failure, *Clin Orthop Relat Res* 469:3049–3054, 2011.

119. Stein A, Bataille JF, Drancourt M, et al.: Ambulatory treatment of multi-drug resistant *Staphylococcus*-infected orthopedic implants with high-dose oral co-trimoxazole, *Antimicrob Agents Chemother* 42:3086–3091, 1998.

120. Berbari EF, Osmon DR, Carr A, et al.: Dental procedures as risk factors for prosthetic hip or knee infection: a hospital-based prospective case-control study, *Clin Infect Dis* 50:8–16, 2010.

第 117 章

莱 姆 病

原著 LINDA K. BOCKENSTEDT

林 玮 译　张风肖 校

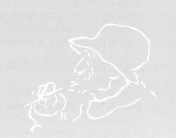

关键点

- 莱姆病经蜱传播，由螺旋体感染所致。
- 莱姆病最常见表现为咬伤处扩展性的黄斑样皮肤病变，较少表现为影响神经系统、心脏和（或）关节的播散性感染。
- 50% 以上的莱姆病患者出现肌痛和关节痛，但真正的关节炎却是迟发的播散性疾病的征兆。
- 当患者暴露在蜱虫流行区域出现伯氏疏螺旋体感染的体征和症状时，应考虑莱姆病。
- 莱姆病早期感染的血清学检查可能为阴性，但大多数病程超过 1 个月的感染患者中为阳性。
- 尽管症状消退缓慢，大多数患者通过 2 ～ 4 周抗生素治疗能得到有效缓解。
- 抗生素治疗后不足 10% 莱姆病患者出现持续关节炎，但是对改善病情抗风湿药有反应。
- 少数患者经抗生素治疗后出现莱姆病后综合征，在这些患者体内检测不到伯氏疏螺旋体。对照试验表明与安慰剂相比，延长抗生素治疗并无益处。

引言

　　莱姆病（Lyme disease，LD）是经蜱传播由伯氏疏螺旋体（spirochete Borrelia burgdorferi）感染引起的多系统受累性疾病[1]。20 世纪 70 年代后期，在美国康涅狄格州莱姆镇进行的一项幼年型关节炎群体病例的研究使该病首次受到医学界的关注[2]。特征性的皮疹表现为单一或多发的移行性红色斑点，常预示关节炎的发生。这种被称为移行性红斑（erythema migrans，EM）的皮疹在欧洲与硬蜱的叮咬及后续发生的神经病变有关[3]。进一步研究发现，关节炎是累及皮肤、心脏、关节和神经系统的多系统疾病的临床表现之一。1982 年，Burgdorfer 从硬蜱中分离出病原体，即伯氏疏螺旋体[4]。莱姆病患者可产生针对该病原体的抗体，且皮肤和脑脊液（cerebrospinal fluid，CSF）的培养证据证实了该病是一种感染性疾病[5]。它是目前美国最常见的虫媒传播性疾病[1]。

莱姆病的生态学和流行病学

　　莱姆病呈全球性分布，报道的病例大多数来自于北美洲、欧洲和亚洲[6,7]。硬蜱属家族的硬壳蜱是上述地区唯一已知的莱姆病带菌者。其他节肢动物和吸血昆虫例如蚊子，则不能传播该疾病。莱姆病的发病率随地域的差异而不同，这与感染伯氏疏螺旋体蜱的流行情况有关。在美国的 50 个州和哥伦比亚特区均有莱姆病病例报道，但大多数集中在从弗吉尼亚州到缅因州的东北部和大西洋中部地区、中西部上游（威斯康星州和明尼苏达州）和加利福尼亚北部。2017 年，美国疾病预防控制中心（Centers for Disease Control and Prevention，CDC）收到 29 513 例确诊病例及 13 230 例疑似病例报告，每 10 万人发病率最高的确诊病例来自于哥伦比亚地区和以下 14 个州：康涅狄格州、特拉华州、缅因州、马里兰州、马萨诸塞州、明尼苏达州、新罕布什尔州、新泽西州、纽约州、宾夕法尼亚州、罗德岛州、佛蒙特州、弗吉尼亚州和威斯康星州[8]。报道病例数低于实际病例发生率，实际病例发生率估计每年在数百到数千之间[9]。

与莱姆病有关的螺旋体属于 *B. burgdorferi sensu lato*（sl），绝大部分由 *B. burgdorferi sensu stricto*（ss）、*Borrelia garinii* 和 *Borrelia afzelii* 引起[6,7]。这三个基因型在欧洲均有发现，而北美洲引起莱姆病的主要是 *B.burgdorferi ss*。2014 年，在美国中西部上游的 6 名患者中发现了一种名为 *Borrelia mayonii* 的新型 *B. burgdorferi sl* 基因；迄今为止，该基因仅在该地区被发现[10,11]。基因型的差异可以解释在两个大陆之间莱姆病临床表现的不同：*B. garinii* 与神经病变有关，*B. afzelii* 与晚期皮肤损害有关，*B. burgdorferi ss* 与关节炎有关[6,7]。新出现的 *B. mayonii* 引起了非典型播散性 EM 病变和高水平的菌血症[10]。基于 *B. burgdorferi ss* 感染突出的肌肉关节表现，本章节着重介绍北美洲的莱姆病。

蜱和莱姆病

莱姆病主要发生于温带地区，这些地区适宜 *B.burgdorferi* 经硬蜱传播造成流行[6,7]。硬蜱生存期为 2 年，其中经过三个发育阶段——幼虫、若虫、成虫，每一阶段仅需进食一次[6,7]。伯氏疏螺旋体的延续不是以排卵的方式进行，而是以寄生于宿主和蜱之间传递的方式得以延续。小型啮齿类动物是 *B. burgdorferi ss* 和 *B.afzelii* 的主要贮存宿主，而 *B.garinii* 的主要贮存宿主是鸟类[6-7]。

在夏末，幼虫叮咬一个受感染的贮存宿主后，获得伯氏疏螺旋体，然后蜕变成若虫，并保持休眠状态至晚春和夏天。莱姆病的发病高峰是在夏季的几个月间，这时人们开始与觅食的若虫接触[12]。饱食的若虫蜕变为成虫蜱，后者主要依靠鹿生存。鹿供给蜱群生存和繁殖，但伯氏疏螺旋体不能在鹿体内存活。

发病机制

伯氏疏螺旋体对哺乳动物宿主的侵入

在蜱叮咬过程中，伯氏疏螺旋体从蜱的中肠移行到唾液腺，之后随唾液进入被叮咬的宿主[13,14]。相对较少的螺旋体——估计有数百个——沉积在咬伤部位，这个过程至少需要 24 小时[15-17]。螺旋体一旦感染皮肤便能够通过血流及淋巴播散，在身体的其他部位出现感染灶。疾病的严重程度取决于螺旋体的毒力，允许其在特定部位持续生存的条件，以及宿主调节炎症反应等各种因素。临床症状主要累及皮肤、心脏、神经系统和关节。

伯氏疏螺旋体不具有其他细菌性病原体常见的致病因子，因此无法解释莱姆病的发病机制[18,19]。其基因组富含编码假生脂蛋白的基因，其中一些在其不同宿主的螺旋体定植中起着关键作用。外在表面蛋白（outer surface protein，OSP）A 是螺旋体感染蜱所必需的一种中肠植物血凝素[20,21]。OSP C 是初发感染哺乳动物所必需的，但是在螺旋体播散并定植其他组织后则非必需[22]。伯氏疏螺旋体可抑制宿主的纤维蛋白溶酶，以便于其在组织间移动[23-26]；同时表达细胞表面配基，包括核心蛋白多糖结合蛋白 A 和 B、BBK32 和 p66，以便于伯氏疏螺旋体与细胞外基质蛋白（extracellular matrix proteins，ECM）和整合素结合[27,28]。伯氏疏螺旋体可表达具有聚蛋白多糖酶活性的酶，并诱导宿主表达基质金属蛋白酶降解 ECMs[29]。螺旋体可表达抗原变异的外在表面蛋白 VlsE，使其能在宿主体内持续感染[30,31]。

莱姆病的病理学

除了可能于血涂片上看到菌血症有关的 *B. mayonii* 外，在莱姆病患者的感染组织中很少能看到完整的螺旋体[10]。因为螺旋体不分泌已知毒素，因此认为莱姆病病理学的基础是机体对伯氏疏螺旋体成分的炎症反应[7,18]。对蜱叮咬部位作出反应的固有免疫细胞协调炎症反应并可以杀死螺旋体。然而，当患者出现莱姆病症状时，适应性免疫细胞在组织病理学中占主导地位[32,33]。对 EM 损害、心脏组织、滑膜活检标本和神经系统组织（脑脊膜、脊髓和神经根）的组织病理学研究显示，有不同程度的单核细胞和淋巴样浆细胞浸润，特别是在血管周围，包括巨噬细胞、T 细胞和 B 细胞[33]。在 EM、脑脊液和关节液中的参与应答反应的免疫细胞比例不同，提示机体对伯氏疏螺旋体感染的免疫反应具有组织特异性。虽然中性粒细胞在持续时间不到 24 小时的 EM 病变中很明显，但随着病变的进展这些细胞的数量会减少，让位于与巨噬细胞和树突细胞相关的淋巴浆细胞浸润[7,32]。在中枢神经系统受累的患者脑脊液中可见淋巴细胞增多，而关节液则以中性粒细胞为主[7]。尤其是，关节滑液表现为白细胞计数升高。莱姆病关节炎患者滑膜与类风湿关节炎相似，表现为由单个核细胞浸润介导的慢性炎症和由 T 细胞、B 细胞和浆细胞形成的假性淋巴滤泡。在滑膜和少数神经弓突区域，血管周浸润可能与闭塞性动脉内膜炎有关。

对伯氏疏螺旋体的免疫反应

固有免疫细胞是通过模式识别受体的 Toll 样受体 (toll-like receptor，TLR) 家族的衔接来识别伯氏疏螺旋体，尤其是 TLR2/TLR1 (二聚体脂蛋白)、TLR5 (鞭毛蛋白)、TLR7 和 TLR8 (RNA) 以及 TLR9 (螺旋体 DNA) [18,34-37]。固有免疫细胞上 TLR 的激活导致促炎细胞因子的分泌，包括 IL-1β、TNF、IL-2、IL-6 和 I 型干扰素，募集炎症细胞聚集到感染部位 [18,34-39]。对突变小鼠的研究揭示了 TLRs，尤其是 TLR2，在炎症反应中的关键作用。TLR 依赖性和非 TLR 依赖性途径均诱导基质金属蛋白酶，促进组织损伤和螺旋体传播 [36-38]。伯氏疏螺旋体经过吞噬细胞的消化后还能作用于其他模式识别受体，包括细胞内 NOD2 受体，可以识别肽聚糖，并在体外强化炎症反应 [40]。

体液免疫是宿主抵抗伯氏疏螺旋体感染的主要防御因素。伯氏疏螺旋体脂蛋白是 B 细胞分裂素，是在无 T 细胞辅助下产生的抗体，足以消除炎症并预防莱姆病小鼠模型的继发性感染 [41,42]。随着适应性免疫的产生，伯氏疏螺旋体特异性免疫球蛋白 G 有助于清除受感染组织中的螺旋体 [43]。在人类中，IgG1 和 IgG3 亚类占主导地位 [44]。含有 IgG 的免疫复合物出现于莱姆病患者的血清中，而且浓集于莱姆病关节炎患者的关节中；滑膜中的 B 细胞和浆细胞也可能有助于局部抗体的产生 [45]。在神经莱姆疏螺旋体病患者的脑脊液中能够发现招募 B 细胞的趋化因子 CXCL13 [46]；B 细胞数量约占有核细胞数的 15%，远高于其他感染性和炎性神经疾病 [47]。鞘内可产生伯氏疏螺旋体特异性抗体，其中一部分抗体能够结合神经抗原 [47-49]。

伯氏疏螺旋体感染可激活 CD4 + 和 CD8 + T 细胞，并且产生干扰素 (IFN)-γ 的 Th1 细胞免疫应答优势与更严重的关节炎和神经疏螺旋体病有关 [7,50,51]。Th17 细胞同样参与其中。在脑脊液中，T 细胞约占应答细胞的 60% 以上，其中 CD4+Th1 细胞占多数；

约半数神经受累患者的 IL-17 水平升高 [52-54]。关节液中含有丰富的伯氏疏螺旋体中性粒细胞激活蛋白 A (neutrophil-activating protein A，NapA)，能够在体外诱导滑液 T 细胞分泌 IL-17 [55,56]。EM 病变和关节液中也含有其他 T 细胞亚群，包括 CD25+Foxp3+T 细胞、CD8 + T 细胞、γδ T 细胞和自然杀伤 (NK)T 细胞，这些细胞能够调节炎症反应 [32,57-59]。伯氏疏螺旋体诱导树突状细胞产生吲哚胺 -2, 3- 双加氧酶，这是一种色氨酸分解代谢所必需的酶，也能促进产生 IL-10 的耐受性 T 细胞的分化 [60]。在小鼠和人类中，升高的 IL-10 水平似乎与不太严重的疾病相关 [7,13]。

螺旋体持续存在的机制

在机体内，伯氏疏螺旋体主要存在于结缔组织的细胞外基质中 [33,61]。尽管在细胞内偶尔可见到螺旋体 [62]，但尚未发现伯氏疏螺旋体的生活周期有细胞内阶段。伯氏疏螺旋体利用细胞外病原体的免疫逃避，可直接抑制吞噬细胞的摄取和由抗体、补体所介导的溶解作用 [1]。伯氏疏螺旋体蛋白抑制补体途径的多种成分。其中包括 OspC 和 BBK32，它们分别结合 C4b[63] 和 C1q[64]，抑制 C3 转化酶的形成，以及 Erp 和补体调节剂——获得结合宿主因子 H (factor H，FH) 和 FH 样因子 1 以防止补体的表面蛋白 - 介导的裂解 [65,66]。小鼠 (宿主之一) 伯氏疏螺旋体的感染与生发中心形成延迟有关，从而阻止特异性抗体介导的杀伤，并干扰提供保护性免疫免受再感染的长寿命浆细胞发育 [67,68]。在感染进程中，伯氏疏螺旋体通过抗原变异 [30,31] 和减少脂蛋白的表达 [69] 来防止抗体介导的清除作用。通过对 VlsE 基因表达位点的随机重排产生抗原性不同的 VlsE 变异体 [30,31]。在小鼠伯氏疏螺旋体感染的慢性期，结缔组织 (尤其在皮肤) 的细胞外基质内可以见到螺旋体，而不伴有相关的炎症反应 [70]。

临床特征

当螺旋体在皮肤和后续播散到的远处器官定植后，莱姆病就随着机体对螺旋体免疫应答的发生分阶段出现 (表 117-1)。临床表现的特征取决于患者首次就诊时疾病所处的时期。莱姆病的典型特征是：临床表现未经特殊治疗可以自行消退，患者也可以

表 117-1　莱姆病的临床表现

早期的局部感染

发生于蜱叮咬后 3 ～ 30 天

80% ～ 90% 患者出现 EM；单一病灶，偶可合并发热、不
适、颈痛或僵硬、关节痛和肌痛

上述全身症状夏季出现，而不伴有 EM

Borrelial 淋巴细胞瘤（罕见，主要出现在欧洲）

早期播散性感染症状

发生于蜱叮咬后数周至数月内

通常有虚弱疲乏和不适的表现

多发性 EM 皮损伴存于早期局部感染类似的全身症状

骨骼肌肉症状

　游走性多关节痛和肌痛

心脏

　心脏炎（< 3% 未经治疗的患者）

　不同程度的房室传导阻滞

　轻微的心肌心包炎

神经系统受累（< 10% 的未经治疗患者）

　脑神经病（特别是面神经麻痹）

　神经根病

　淋巴细胞脑膜炎

　脑脊髓炎（主要见于欧洲）

晚期病变

发生于蜱叮咬后数月到数年

关节炎（< 30% 的患者）

　急性单关节炎或迁移性寡关节炎，常累及膝关节

　抗生素后莱姆关节炎（< 10% 关节炎患者）

神经病变（罕见）

　周围神经病变

　轻微脑病

　脑脊髓炎（主要出现在欧洲）

皮肤

　慢性萎缩性肢端皮炎（主要出现在欧洲）

EM，移行性红斑

不出现疾病早期的症状，而直接表现出疾病晚期的临床特征。

早期的局部感染

　　EM 是莱姆病的特征性皮肤损害，可在 80% 的患者中出现（图 117-1）[71]。在蜱叮咬后 1 个月内（平均 7 ～ 10 天）局部出现皮损，尤其易出现于成人的皮肤皱褶或衣服束绑部位以及儿童的发际周围。EM 起初像一个红色的斑点，之后以每天 2 ～ 3 cm 的速度扩展，直径可以扩大到 70 cm 以上。有明确的流行病学史及直径超过 5 cm 的特征性皮损有助于确立莱姆病的诊断[72,73]。EM 最常表现为均一性的红斑，但是在较大皮损的中心区域，红斑可以消退，而呈现典型的"牛眼"征（图 117-1B）。中心区域很少出现水泡或坏死（图 117-1D）。然而即使这种程度的皮损，除麻刺感或烧灼感外也很少出现其他症状。剧烈的瘙痒感或疼痛感的出现也很不寻常，出现时应该考虑其他的诊断。

　　EM 可以伴有流感样全身症状，包括低热、不适、颈痛或僵硬、关节痛和肌痛[74,75]。如果出现特别严重的全身症状例如高热或持续发热，医生应该警惕是否合并了另一种经蜱传播的病原体感染，例如果氏巴贝虫或嗜吞噬细胞无形体（人粒细胞边虫病的病原体，曾称为人粒细胞埃立克体）[75]。莱姆病也可以只表现为全身症状[76,77]。莱姆病缺乏上呼吸道或胃肠道突出症状，故有助于和普通病毒感染鉴别。然而，由 B.mayonii 引起的莱姆病可以出现恶心和呕吐[10]。与莱姆病有关的骨骼肌肉症状以及虚弱疲乏应该与纤维肌痛综合征和慢性疲劳综合征鉴别，通常后两种病起病更隐匿，并且无客观的体征和实验室指标异常。

　　南方蜱有关的皮疹性疾病（southern tick-associated rash illness，STARI）可以出现与 EM 的"牛眼"征相似的皮肤损害[78]。这种皮疹与美洲钝眼蜱（amblyomma americanum）的叮咬有关，它为美国东南和中南部州所特有，但是在更靠北的缅因州或更靠西的得克萨斯州和俄克拉荷马州的中部也有发现。STARI 的全身症状例如发热、头痛、肌肉痛和关节痛，可以伴随皮疹出现，但是无皮肤外的其他器官病变。STARI 的病因不清，研究表明其并非由伯氏疏螺旋体引起。抗生素能够治疗 STARI，但其作用机制尚不清楚。抗生素对 EM 和 STARI 均有效，但是 STARI 患者的全身症状消退比 EM 患者更快。

　　在欧洲，早期莱姆病的标志是皮肤病变疏螺旋体淋巴细胞瘤[79]。这种罕见的病变由 B. afzelii 感染引起，表现为坚硬的结节，最常见于儿童的耳垂或成人的乳晕。病理学显示多克隆淋巴细胞浸润，通常称为假性淋巴瘤。

早期播散性感染

　　播散性伯氏疏螺旋体感染发生于蜱虫叮咬后数周

内。在该阶段皮肤、心脏或神经系统通常有明显的临床表现。播散感染的患者有虚弱疲乏和不适的表现。典型的局部体征和症状可轻可重，但患者通常主诉极度疲乏。

皮肤病变

50% 的未经治疗的莱姆病患者会出现多发性 EM 皮损，这是播散性感染的一种表现（图 117-1C）[71]。典型的继发性皮损较小，可以出现于身体的任何部位，但在躯干部最为显著。这种皮损通常呈扁平的斑疹，可发展成中央局部皮疹消退。EM 可以伴有持续数小时至数天的游走性肌肉、关节以及关节周围疼痛，但明确的关节炎在最初感染数月后才会出现。

心脏病变

在莱姆病患者中，具有明显心脏受累的患者不足 1% [80]。心脏病变最常发生于感染的最初 2 个月（平均 21 天），表现为不同程度的房室传导阻滞，偶尔伴有轻微的心肌心包炎[81-83]，房性和室性心律失常都可能发生，并有猝死的报道[81,84-86]。虽然可能存在多个水平的累及，但电生理学研究发现，传导阻滞主要发生于希氏束以上的部位，并且可累及房室结。重度的充血性心力衰竭罕见，欧洲报道的慢性心肌病在美国尚未见报道[87]。出现莱姆病心脏损害的患者常有 EM 病史，并可同时伴有关节痛和肌痛，无瓣膜病变有助于莱姆病心脏炎与风湿热的鉴别，严重的心肌功能异常或心包受累则提示存在其他感染性疾病的可能。

神经系统受累

急性神经性莱姆病的发生率低于 10%，其中最常见的表现是脑神经麻痹或脑膜炎，偶尔也可见到神经根病和脑脊髓炎[7,88-90]。虽然在播散性莱姆病中可能会发生记忆和认知功能的改变，但这些症状很可能是全身感染的结果，而非实际的中枢神经系统感染[75,91]。实质中枢神经系统受累（脑脊髓炎）在美国很少见；对美国最大病例系列的神经系统莱姆病患者进行脑 MR 成像的显示，散在的白质病变的发生频率与年龄

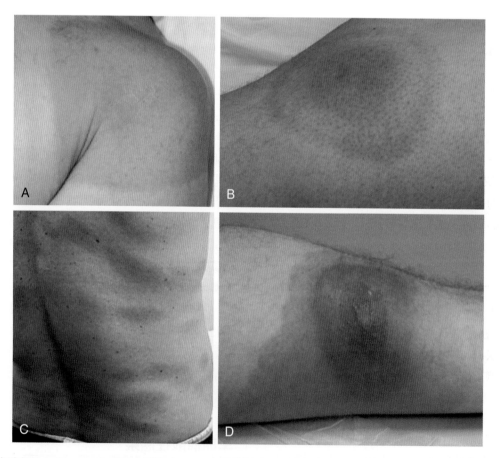

图 117-1　莱姆病移行性红斑。A．左肩部典型斑疹；B．大腿外侧"牛眼"征合并中心斑点；C．背部的多发性皮损；D．大腿后方皮损合并中心区域水泡（Courtesy Juan Salazar，MD，University of Connecticut Health Center）

匹配的对照相似，表明这些是非特异性的[92]。其他罕见的临床表现包括缺血性卒中和脑血管炎，主要在欧洲报道[7,93,94]。

脑神经麻痹发生在 9% 的莱姆病报告病例中，是最常见的神经系统表现[95]。第Ⅶ对脑神经最常受累，导致单侧或双侧面神经麻痹。然而，即使在流行区发生于非冬季月份的面神经麻痹，也仅有 25% 的患者是由于伯氏疏螺旋体感染引起的[96]。双侧面瘫仅见于少数其他疾病——吉兰 - 巴雷综合征（Guillain-Barré syndrome，GBS）、人类免疫缺陷病毒（HIV）感染、结节病和其他原因导致的慢性脑膜炎——这些疾病较容易与莱姆病鉴别。其他脑神经（Ⅲ、Ⅳ、Ⅴ、Ⅵ 或Ⅷ）很少受累。4% 患者出现莱姆神经根病，典型表现为疼痛、无力、麻木和皮区分布的反射丧失，类似机械性神经根病[97]。未经治疗的莱姆神经根病变可以进展为双侧病变，有助于区分它与机械性疾病。当躯干受累引起单侧胸痛或腹痛时，莱姆神经根病常被误认为是内脏疾病或水疱性病变发展之前的早期带状疱疹[97,98]。与病毒性脑膜炎相似，莱姆病脑膜炎表现有发热、头痛和颈强直，同时伴有 CSF 淋巴细胞增多和蛋白升高[88,89]。在儿童，莱姆脑膜炎能可导致颅内压增高（视盘水肿），这在成人中很少见[99]。

其他器官系统受累

由于播散性伯氏疏螺旋体的感染，其他多个器官也可以出现病变，包括眼（角膜炎）、耳（感觉神经性耳聋）、肝（肝炎）、脾（坏死）、骨骼肌（肌炎）以及皮下组织（脂膜炎）[100]。一般而言，当与莱姆病其他典型的表现同时存在或不久前刚出现过时，则提示莱姆病的诊断。

晚期病变

感染发生数月后，未经治疗的患者可以出现莱姆病的晚期表现，常常累及关节（随后单独详述）、神经系统和皮肤。在这一阶段，伯氏疏螺旋体双重 [酶联免疫吸附测定（EIA）和 IgG 免疫印迹] 血清学检测常呈阳性。

晚期神经病变

目前晚期神经性莱姆病已经罕见，患者可表现为脑脊髓炎、周围神经病变或脑病[101,102]。脑脊髓炎主要见于欧洲的 *B. garinii* 感染，是一种缓慢进展的单病灶或多病灶的中枢神经系统的炎症性疾病，在 MRI 呈现脑白质的 T2 高信号[102]。CSF 检查通常显示淋巴细胞增多、蛋白升高和葡萄糖正常，并且可以发现血清抗伯氏疏螺旋体特异性抗体 IgG 和鞘内抗伯氏疏螺旋体抗体 IgG 阳性。这些发现有助于莱姆病脑脊髓炎与多发性硬化症的鉴别，后者血清和 CSF 标本中罕见针对伯氏疏螺旋体的阳性反应的 IgG，且无鞘内抗体产生[103,104]。伴有莱姆病血清学阳性的多发性硬化症患者对用于神经莱姆病病变的抗生素治疗无反应，不建议对出现多发性硬化症状的患者进行莱姆病常规检测。

晚期周围神经系统受累表现为"袜套和手套"样分布的轻度感觉运动神经病变。电生理学研究显示，有轻度混合性多发性单神经炎的证据[97]。患者可出现间断的肢体感觉异常，以及偶发的神经根痛。查体最常见的异常是下肢振动感觉减退。血清存在抗伯氏疏螺旋体 IgG，但是 CSF 检查正常。对伴有这种形式的神经病变的患者，应该考虑其他感染性疾病（梅毒、人类免疫缺陷病毒感染和丙型肝炎病毒感染）、代谢性疾病（尤其是维生素 B_{12} 缺乏、糖尿病和甲状腺疾病）和自身免疫性疾病。

虽然晚期莱姆病在 20 世纪 80 年代就有报道，但现在很少见。患者有记忆力减退和认知功能障碍，规范的神经心理学测验有助于诊断[102,105,106]。偶尔，脑脊液检查发现蛋白升高、淋巴细胞增多和鞘内抗伯氏疏螺旋体抗体阳性，但 CSF 也可以正常。但考虑莱姆脑病的诊断时，血清抗伯氏疏螺旋体 IgG 应该存在。在莱姆病脑病出现轻微认知功能障碍时，必须与继发于慢性应激、失眠、纤维肌痛综合征、慢性疲劳综合征或年龄因素等引起的认知缺陷鉴别。也应该排除任何慢性脑病、代谢性中毒方面的原因。脑部的影像学检查通常显示正常或非特异性改变，对莱姆病相关脑病的诊断并无帮助。

晚期皮肤病变

晚期皮肤损害表现为慢性萎缩性肢端皮炎（acrodermatitis chronica atrophicans，ACA），主要出现于欧洲，与 *B. afzelii* 感染有关，不过任何种类的伯氏疏螺旋体感染均可引起这种皮损[7,79]。慢性萎缩性肢端皮炎可隐袭性进展数年，最常出现于手或足的背部。它最初表现为单侧的蓝红色肿胀性病变，然后进展为皮肤萎缩及玻璃纸样改变，伴有明显的血管显露。痛觉过敏是皮肤病变的一种特征性症状。大约60%的患者同时伴有受累肢体的周围感觉神经病变。皮肤活检标本显示有大量淋巴浆细胞浸润。抗生素能够改善疼痛和肿胀，但对皮肤萎缩无效。

莱姆病关节炎和莱姆病的其他骨骼肌肉表现

各期莱姆病都常伴有骨骼肌肉症状，包括关节、肌腱、滑囊和肌肉的游走性疼痛[1,107]。典型的肌肉骨骼疼痛每次累及一或两个部位，任何部位的受累仅持续数小时至数天，伴有极度疲劳。尽管早期研究显示，未经治疗的 EM 患者中有 60% 发生明确的关节炎，但几十年来报道的发病率一直在 30% 左右[95,107]。当有关节炎存在时，尽管培养结果通常呈阴性，但是 EIA 和 IgG 免疫印迹法均可检测出伯氏疏螺旋体阳性，滑膜和滑液中通过聚合酶链反应（polymerase chain reaction，PCR）也能检测到伯氏疏螺旋体 DNA。虽然莱姆病关节炎可类似于寡关节幼年型关节炎或反应性关节炎，但通常患者 ANA、类风湿因子和抗环瓜氨酸肽抗体呈阴性，且 HLA-B27 等位基因的频率并未增加。关节液分析和滑膜组织病理学不能区分这些疾病。中轴和骶髂关节受累并非莱姆病的特征，但是可以见到附着点炎。

关节炎通常在感染伯氏疏螺旋体后数月或数年才出现（平均 6 个月），半数的患者先有游走性关节痛[107]。最具特征性的表现为单关节或寡关节炎，累及一个或数个大关节（≤ 5 个），80% 的患者有膝关节受累。受累关节皮温高，伴有大量渗出液，在膝关节通常超过 100 ml，而疼痛相对轻微。大量渗出液可导致 Baker 囊肿形成和破裂。颞颌关节也常受累[107]。其他常见受累关节包括肩关节、踝关节、肘关节和腕关节[107]。关节液中的炎性细胞以中性粒细胞为主。关节液细胞计数在儿童中较高 [（46 ~ 60）× 10^9/L]，而在成人中稍低（平均 25×10^9/L），尽管偶尔可见 ≥ 100×10^9/L[107-112]。儿童莱姆病关节炎患者表现更为严重，如发热以及类似化脓性关节炎的关节疼痛与肿胀[109-113]。然而，在莱姆病流行地区，在后者没有其他危险因素的情况下，这种表现更有可能是由于伯氏疏螺旋体感染引起而非化脓性关节炎所致。莱姆病关节炎通常为间歇性，发作期持续数周至数

月。复发性关节炎突出表现为少量渗出液、进展性滑膜肥厚、骨侵蚀和软骨破坏。少部分患者（< 10%）的间歇性关节炎可进展为慢性关节炎，通常仅累及一个关节。莱姆病关节炎很少出现持续 12 个月以上的单关节炎，也很少出现小关节受累。

莱姆病关节炎的自然病程提示其为自限性疾病。20 世纪 70 年代后期，在应用抗生素治疗莱姆病之前，21 例先有 EM 后出现莱姆病关节炎，且未用抗生素治疗的患者被随访观察了 1 ~ 8 年不等[107]。6 例患者仅有单次关节炎发作，余 15 例出现反复发作的关节炎，但在随访期间发作频率逐渐减少。持续反复发作的关节炎患者数以平均每年 10% ~ 20% 的幅度递减。类似的结果也见于那些被延误 4 年才开始应用抗生素治疗的儿童患者[114]。

抗生素后莱姆关节炎

约 10% 莱姆病关节炎患者在接受标准抗生素治疗后仍有持续性关节炎和增生性滑膜炎，并对进一步抗生素治疗无反应[1,7]。"抗生素后"莱姆关节炎（以前称为"抗生素难治性"莱姆关节炎）的发病机制尚不明确，但认为持续感染不太可能。目前的理论集中在炎症反应失调的发展上，这可能与感染螺旋体菌株的初始毒力、伯氏疏螺旋体残留物和宿主炎症碎片的清除效率低下以及感染诱导的自身免疫有关[1,7]。倾向于通过血液传播的螺旋体菌株在"抗生素后"莱姆病关节炎患者中检出率更高[115-117]。TLR1 的单核苷酸多态性（TLR1 1805 GG）发现与具有更大传播潜力的螺旋体菌株的炎症反应增强有关。它在抗生素后的莱姆病关节炎患者中更普遍，这表明在某些人中，感染关节中高水平的 IFN-γ 可能为感染清除后的持续性关节炎创造条件[118]。在抗生素治疗后几个月，滑液中仍可检测到螺旋体 DNA，但它的存在并不能预测关节炎复发率和持续时间[119]。莱姆病小鼠模型的实验表明在抗生素杀死感染性螺旋体后，特别是在病原体原始负荷高的情况下，螺旋体的残骸，包括伯氏疏螺旋体 DNA，可持续存在于软骨和肌腱起始点[61]。此外发现溶酶体酶 -β 葡萄糖醛酸酶（GusB）缺乏是 C3H 小鼠发生严重莱姆病关节炎遗传易感性的基础；在血清转移性炎性关节炎的模型中，GusB 缺乏也会加重关节炎[120]。GusB 的功能是降解在炎症反应过程中大量产生的糖胺聚糖（GAGs）。GAGs 直接激活

TLRs，其积聚可增强和延长炎症反应。

早期研究表明抗生素后的莱姆病关节炎的遗传易感性与类风湿关节炎相关的等位基因 *HLADRB1*0401*、*HLA-DRB1*0101* 和 *HLA-RB1*0404* 有关[121,122]，这些相关等位基因提高了感染诱导的自身免疫引起抗生素后莱姆关节炎的可能性。尽管最初认为可以由这些 HLA 分子呈递的 Osp A 肽通过与人类白细胞功能相关抗原 1（LFA-1）进行分子模拟而导致抗生素后莱姆关节炎，但这一理论已经失宠[123,124]。在莱姆关节炎患者中发现了与伯氏疏螺旋体蛋白没有同源性的 4 种自身蛋白——表皮细胞生长因子（ECGF）、MMP10、载脂蛋白 B 100 和膜联蛋白 A2——的关联 T 和 B 细胞反应并且在抗生素后莱姆关节炎患者中含量丰富[44,125-129]。对这 4 种自身抗原的 IgG 应答主要是 IgG2 和 IgG4 亚类，而针对伯氏疏螺旋体的应答主要是 IgG1 和 IgG3[44,129]。关节液中，3 种自身抗原（ECGF、MMP10 和载脂蛋白 B-100）的 IgG4 水平与滑膜闭塞性微血管病变和纤维化程度相关[44,130]。免疫调节反应的缺陷已被报道，抗生素后莱姆病关节炎患者关节滑液中 $CD25^+FoxP3^+$ 调节 T 细胞数量减少[57,131]。有研究发现具有免疫调节功能的固有 NK T 细胞是显著缺乏的[59]。这些调节细胞的缺陷可能为滑膜成纤维细胞演变成炎症表型奠定了基础，正如在抗生素后莱姆关节炎患者的成纤维细胞样滑膜细胞体外暴露于 IFN-γ 时所发现的那样[130]。在抗生素后莱姆关节炎患者中发现了升高水平的 microRNAs，这些 microRNAs 转录调节炎症基因表达，包括 miR-155、miR-223 和 miR-146a[132]。如果自身免疫导致了抗生素难治性莱姆病关节炎的发生，其最终必定受控于免疫调节，因为这种形式的莱姆病关节炎通常也在 4 ~ 5 年内痊愈，或者经过改善病情抗风湿药治疗很快缓解[7,107-133]。

诊断

对于有相应临床表现、且有伯氏疏螺旋体感染的蜱暴露风险的患者，应该考虑莱姆病的诊断（图 117-2）[75,134]。阳性的血清学证据是诊断各期感染所必需的，但早期仅凭 EM 也可确诊[75]。常规实验室检查是非特异性的，一些患者表现为外周血白细胞（中性粒细胞）计数、红细胞沉降率和肝酶的轻度升高。在莱姆病患者中，血小板减少、白细胞减少、中性粒细胞减少、贫血、和（或）间接胆红素升高应考

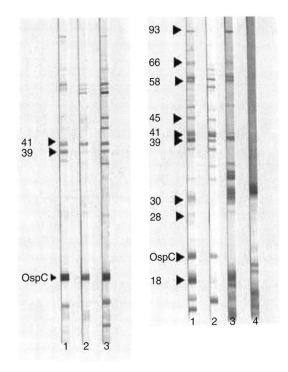

图 117-2 左图，选择性 IgM 免疫印迹反应。泳道 1，血清带定位器对照显示数个条带，包括主要的 41 kD 蛋白、39 kD 蛋白和 OspC（箭头）。泳道 2，伴有移行性红斑的早期莱姆疏螺旋体病患者的血清标本。泳道 3，伴有多发性移行性红斑损害的早期播散性莱姆疏螺旋体病患者的血清标本。注意在早期播散性莱姆疏螺旋体病患者的血清标本见到较多数量的条带。右图，选择性 IgG 免疫印迹反应。泳道 1，血清带定位器对照显示数条免疫反应带，包括那些在 IgG 免疫印迹反应标准中认为是重要的（箭头）。泳道 2，伴有神经系统受累的早期播散性莱姆疏螺旋体病患者的血清标本。泳道 3，莱姆病关节炎患者的血清标本。泳道 4，接受三剂 OspA 疫苗个体的血清标本；注意与 OspA（31 kD）和 OspC 之下的其他抗原有很强的反应（From Aguero-Rosenfeld ME，Wang G，Schwartz I，et al: Diagnosis of Lyme borreliosis. *Clin Microbiol Rev* 18：484-509，2005.）

虑合并感染 *B. microti* 或 *A. phagocytophilum*，或其他诊断[75]。临床标本的螺旋体显微镜观察敏感性低，不能作为诊断的常规检查。

培养

临床标本很难培养出伯氏疏螺旋体[75,135]。取 EM 皮损最边缘的皮肤活检标本培养是一个例外，超过 40% 的标本可检测到伯氏疏螺旋体。任何其他组织或体液标本的培养阳性率太低，不宜推荐作为莱姆病的诊断。一种新的在血液标本中检测伯氏疏螺旋体的

血清培养法的有效性尚不确定，故不推荐使用[136-138]。

血清学检查

莱姆病的实验室诊断主要依靠检测抗伯氏疏螺旋体抗体，血清学检测是美国食品与药品管理局（the Food and Drug Administration，FDA）批准的唯一一种针对这种感染的诊断检测方法[134,135]。然而，*B. burgdorferi* 抗体的存在充其量表明先前接触过该病原体，不应被视为活动性感染的证据。早期在流行地区的研究发现，大约 5% 的人群出现无症状性抗伯氏疏螺旋体 IgG 抗体，这个数估计现在可能更高[139-140]。

推荐应用 2 种方法检测伯氏疏螺旋体特异性抗体[141-142]，初筛时应用 EIA 或间接免疫荧光法检测伯氏疏螺旋体反应性 IgM 和 IgG，然后应用免疫印迹法（Western blot）来验证其阳性或可疑的结果是由结合伯氏疏螺旋体抗原的抗体所致。EIA 和免疫荧光检测法敏感性高，但缺乏特异性，因为伯氏疏螺旋体抗原引起与其他细菌性病原体存在交叉反应[142]。对 EIA 和免疫荧光检测的阳性结果应进一步用伯氏疏螺旋体蛋白的免疫印迹分析来验证（表 117-2）。早期感染的显带特征包括抗 41 kDa 鞭毛蛋白和 OspC（其分子量范围在 21 ～ 24 kDa，取决于所用的伯氏疏螺旋体株）的抗体（图 117-2）。在播散感染期，尤其是莱姆病晚期，可见到与大量伯氏疏螺旋体蛋白反应的 IgG（图 117-2）[143,144]。

一种基于肽段的 EIA 已代替基于细菌细胞溶解物的 EIA，该方法选取名为 C6（IR6）的 *VlsE* 蛋白的高度保守恒定区[135,145,146]。这种 C6 肽 EIA 检测方法有高度敏感性，但在感染早期较全细胞裂解物 EIA 而言，其特异性略减低[146]。阳性或可疑阳性的结果，应该通过 IgM 和 IgG 免疫印迹确认。

对于疑诊莱姆病、而症状与体征均不足 1 个月的患者，应该做 IgG 和 IgM 的双重检测，但长病程时

仅出现 IgG 阳性结果[141]。如果患病后 1 个月，血清 IgM 单独阳性，则很可能是假阳性，这种情况见于其他感染性疾病（尤其是传染性单核细胞增多症以及其他螺旋体和蜱传播的感染）、类风湿关节炎（有或无类风湿因子）和 ANA 阳性相关性疾病（系统性红斑狼疮）[142]。如果 EIA 或免疫荧光检测结果是阴性，则不需再做进一步的检测。总之，双重检测对 EM 的敏感性在急性期为 25%，在恢复期为 55%；在神经、关节炎和其他晚期的莱姆病患者，则大于 95%[75,147,148]。

一些商业实验室应用重组抗原建立了检测方法，应用尚未验证的标准来解释免疫印迹的结果[75,147,148]。因此，疾病预防控制中心建议，对于莱姆病的血清学诊断只应用由美国食品药物管理局核准的验证试验[149]。

在使用抗生素治疗之后，由全细胞 ELISA 或 C6 肽 EIA（仅 IgG）检测到的抗伯氏疏螺旋体 IgM 和 IgG 通常缓慢下降，但其阳性可持续数年[144,150,151]，故不推荐把重复血清学检测作为评估治疗效果的方法。

脑脊液中抗伯氏疏螺旋体抗体的检测

当患者考虑莱姆神经螺旋体病时，通过两种方法检测其体内的血清抗体通常是阳性的，是考虑该诊断时的首选检测方法[75,135]。对中枢神经系统莱姆病患者检测鞘内伯氏疏螺旋体抗体的产生具有高度特异性[152,153]。在欧洲神经疏螺旋体病鞘内抗体的产生通常比在北美莱姆病更常见，这可能是由于在中枢神经系统感染中，*B. garinii* 比 *B. burgdorferi ss* 更多见[152,153]。通过 EIA 方法检测配对 CSF 和血清中抗伯氏疏螺旋体 IgG 的比例，来评估鞘内抗体的产生[75,153]。使用该检测方法的一个限制是尚未在各个实验室标准化，并且在没有伴随血清样本的情况下测量 CSF 中的伯氏疏螺旋体反应性抗体或通过免疫印迹评估抗体产生可能会产生误导。此外，在莱姆病治疗后，抗伯氏疏螺旋体抗体可持续存在于 CSF 中，

表 117-2 莱姆病血清确证检测中的免疫印迹标准		
病程	**测定型**	**阳性试验标准**
感染后第 1 个月	IgM	出现以下 3 条中的 2 条：23 kD（OspC）、39 kD（BmpA）、41 kD（Fla）
感染 1 个月后	IgG	出现以下 10 条带中的 5 条： 18 kD、21 kD、28 kD、30 kD、39 kD、41 kD、45 kD、58 kD（除 GroEL）、66 kD、93 kD

Modified from Centers for Disease Control and Prevention：Recommendations for test performance and interpretation from the Second National Conference on Serologic Diagnosis of Lyme Disease. *MMWR Morb Mortal Wkly Rep* 44：590-591，1995.

因此不适合用于疗效的评估 [75,153]。

聚合酶链反应

PCR 已被用于检测多种临床标本中伯氏疏螺旋体 DNA [75,135,154]。临床上 PCR 最常用于莱姆病关节炎的诊断，检测伯氏疏螺旋体 DNA 的敏感性为 85% [155]。相反，PCR 检测 CSF 伯氏疏螺旋体 DNA 的敏感性较低 [156]。尿液标本不推荐做 PCR，因为存在非伯氏疏螺旋体 DNA 靶点的非特异性放大 [41,113]。PCR 检测对确定是否存在伯氏疏螺旋体暴露是有用的，但阳性结果不一定反映活动性感染，因为在用抗生素杀死螺旋体后，伯氏疏螺旋体的 DNA 可以在体外和体内持续数月 [61,119]。FDA 尚未批准用 PCR 技术检测患者标本中的伯氏疏螺旋体 DNA。

莱姆病的其他检测

为了协助莱姆病的诊断，一些商业实验室提供了尿抗原检测、细胞壁缺陷型伯氏疏螺旋的免疫荧光染色检测、淋巴细胞转化检测或定量 CD57 淋巴细胞检测。这些实验的准确性和临床应用价值尚未得到充分的肯定，因此不应用于临床 [149]。

影像学诊断

影像学对诊断莱姆病所起的作用有限，因为缺乏确定诊断的特征性表现。有炎症的关节拍摄普通 X 线片所显示的变化与炎性关节病一致，包括关节积液、滑膜肥厚、关节周围骨质疏松；在关节炎持续时间较长的情况下，可以看到软骨缺损、骨侵蚀和附着点钙化 [157]。有炎症的关节做 MRI 检查，可以证实 X 线片的发现，并且显示伴发的肌炎和腺体病变，这可能有助于鉴别儿童患者中的莱姆病关节炎与化脓性关节炎 [158]。最近的一项超声研究发现膝关节莱姆关节炎患者的肌腱受累明显 [159]。

神经疏螺旋体病患者的头颅和脊柱的 MRI 在 T2 加权像能够显示与炎症性或脱髓鞘进程一致的局部结节性病灶或斑片状白质病灶 [92,160-162]。这些病灶通常在莱姆病治疗后即可消退，只有某些患者数年后消退 [161,162]。在莱姆神经疏螺旋体病中报告的小白质病变的非特异性发现与在具有血管疾病危险因素的患者

中常见的那些没有区别，并且发生频率与没有莱姆病的患者相同 [75,162]。正电子发射断层扫描术和单光子发射型计算机断层成像术通常是正常的，或仅显示皮质下或皮质血流灌注不足的非特异性改变 [163,164]。

治疗和预后

莱姆病临床评估（图 117-3）和治疗（表 117-3）的指南已经公布 [75]。因为许多莱姆病的临床表现未经治疗即可自行消退，抗生素治疗的目的是加快症状和体征的消退，以及预防后期临床表现的发生。一般来说，对于莱姆病的大多数表现，推荐的初始治疗是口服抗生素，但脑或脊髓实质受累以及需要住院治疗的莱姆心脏炎除外。播散性感染和晚期莱姆病则需要较长疗程的抗生素治疗，与早期莱姆病相比，其症状消失的滞后时间通常更长。在非妊娠的成人和 8 岁及以上的儿童患者，抗生素应选多西环素，因为其对有可能与早期莱姆病一起发生的嗜吞噬细胞无形体亦有效 [75]。在欧洲的研究中，多西环素是唯一一种在治疗急性神经系统疾病而没有实质中枢神经系统受累的情况下与肠胃外抗生素同样有效的口服抗生素 [165,166]。阿莫西林和头孢呋辛酯也可用于治疗莱姆病的 EM、面神经麻痹和其他非神经表现。大环内酯类抗生素比其他抗生素效果差，仅适用于对多西环素、阿莫西林或头孢呋辛酯不能耐受的患者。第一代头孢菌素类对莱姆病的治疗无效。

对于表现为莱姆脑膜炎、脑神经病变或神经根神经病变的急性神经系统疾病患者，肠外抗生素治疗是口服多西环素的替代选择 [75]。选择肠外抗生素应考虑个体因素，因为口服多西环素在这种情况下是有效的 [75]。如果最初给予肠外抗生素，疗程可通过口服多西环素完成。有记录的脑实质或脊髓疾病应采用肠外治疗 [75]。静脉应用 2～4 周的头孢曲松是首选的抗菌治疗方案 [167]，尽管头孢噻肟和青霉素 G 是可接受的替代方案。对于慢性神经系统病变不推荐重复治疗，除非存在复发的客观征象。

伴有心脏受累症状（胸痛、气短、晕厥）的患者或有明显传导系统病变（Ⅰ°房室传导阻滞伴 P-R 间期 ≥ 0.3 ms、Ⅱ°房室传导阻滞或Ⅲ°房室传导阻滞）的患者，应该住院行心脏监护和静脉抗生素治疗 [75]。建议咨询心内科医生，必要时安装临时心脏起搏器。临床症状改善后可将静脉注射抗生素改为口服抗生素

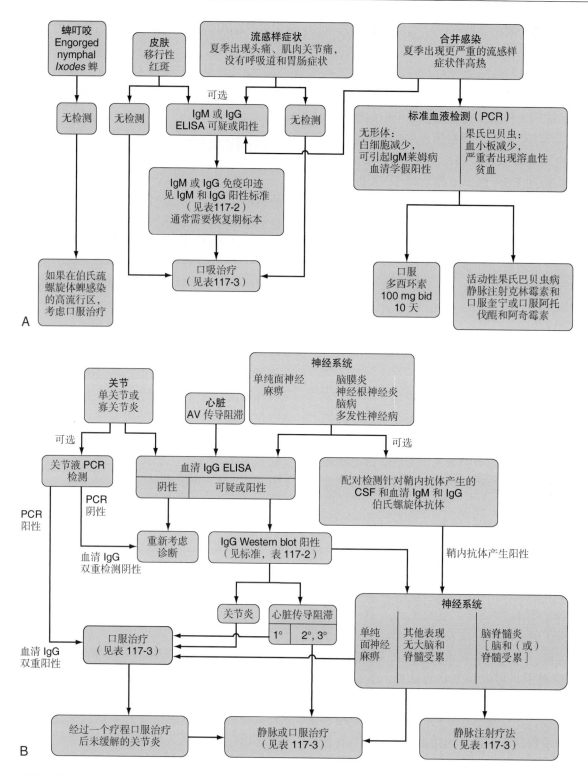

图 117-3 莱姆病的诊断和治疗处理流程，针对居住在疫区或最近（≤ 1 个月）到疫区旅行的人。A．早期莱姆病的处置规则。B．莱姆病晚期器官受累的处置规则。AV，房室；ELISA 酶联免疫吸附试验；GI，胃肠道；PCR，聚合酶链反应（Adapted from Steere AC，Coburn J，Glickstein L. The emergence of Lyme disease. *J Clin Invest* 113：1093-1101，2004.）

表 117-3　莱姆病的推荐治疗方案 [a]

临床表现	药物	成人剂量	儿童剂量	疗程
移行性红斑 [b] （推荐）	多西环素	100 mg 口服 bid	4.4 mg/(kg·d) 分两次（最大剂量 200 mg/d）[c]	10 天
	阿莫西林	500 mg 口服 tid	50 mg/(kg·d) 分 3 次（最大剂量每次 500 mg）	14 天
	头孢呋辛酯	500 mg 口服 bid	30 mg/(kg·d) 分两次最大剂量每次 500 mg	14 天
移行性红斑（备选）	阿奇霉素 [d]	500 mg 口服 qd	10 mg/kg qd（最大剂量 500 mg/d）	7 天（5 ～ 10 天）
脑神经麻痹 [e]	多西环素	100mg 口服 bid	4.4 mg/kg 分两次（最大剂量 200 mg/d）	14 ～ 21 天
脑膜炎或神经根病	多西环素	200 mg 口服 qd	4.4 mg/kg 分两次（最大剂量 200 mg/d）	14 ～ 21 天
	头孢曲松	2 g 静脉注射 qd	50 ～ 75 mg/kg IV qd 单次（最大剂量 2 g/d）	14 ～ 21 天
	头孢噻肟	2 g 静脉注射 tid	150 ～ 200 mg/kg/d IV 分 3 ～ 4 次（最大剂量 6 g/d）	14 ～ 21 天
	青霉素 G	1800 万 ～ 2400 万 U/d 分为 q4h	20 万 ～ 40 万 U/(kg·d) 分次 q4h（最大剂量 1800 万 ～ 2400 万 U/d）	14 ～ 21 天
心脏病变 [g]	与移行性红斑相同或			14 ～ 21 天
	与神经病变的 IV 方 案相同			14 ～ 21 天
关节炎初始治疗	与移行性红斑相同			28 天
复发性关节炎或在初 　始治疗后不能消退 　的关节炎	重复急性神经病变的口服方案或 与急性神经病变的 IV 方案相同			口服 28 天 IV14 天 [h]
合并脑或脑实质的神 　经系统病变	与急性神经病变的 IV 方案相同			14 ～ 21 天

[a] 尽管临床表现和复发可能再次出现，完全的治疗反应可能在治疗期之后出现。出现复发的客观体征的患者可能需要第二个疗程的治疗。完整的莱姆病治疗指南见参考文献 75

[b] 该建议同时适用于单个和多发性移行性红斑

[c] 四环素的相对禁忌证是孕妇或哺乳期妇女。有证据表明，＜ 8 岁儿童儿童短期使用多西环素可能是安全的，但是会影响莱姆病不同表现的患者使用该抗生素的风险 - 效益比

[d] 由于大环内酯类的有效性较低，它们仅被用于不能服用或对四环素类、青霉素类和头孢菌素类不能耐受的患者

[e] 该建议是基于对第 Ⅶ 脑神经麻痹的经验治疗。尚未对颅神经麻痹进行其他口服抗生素（头孢呋辛酯、阿莫西林或阿奇霉素）的正式研究，但由于使用这些药物治疗移行性红斑患者后神经系统病变的发生率较低，因此可能有效

[f] 口服和非胃肠道治疗方法的选择应该做到个体化，包括考虑到细菌性脑膜炎的其他原因已被排除。口服治疗可用于完成最初接受肠外抗生素治疗的患者的一个疗程

[g] 对因心脏监测而住院的患者初始治疗推荐胃肠外的抗生素治疗；为了完成一疗程的治疗或治疗门诊患者应启用口服治疗方案。伴有严重心脏传导阻滞的患者可能需要安装临时起搏器

[h] 如果炎症没有缓解，肠外治疗的疗程可以延长到 28 天

以完成抗生素的疗程 [75]。

对于关节炎，推荐初始应用多西环素或阿莫西林口服 28 天 [75]。关节炎的缓解率各不相同，在第一个疗程抗生素治疗后，约有 25% 的患者表现出轻微的剩余关节肿胀 [7]。目前尚不清楚针对轻度关节肿胀的

患者额外口服抗生素是否优于单独观察或非甾体抗炎药（NSAID）或关节内皮质类固醇的辅助治疗。尽管如果在抗生素治疗之前开始关节内注射皮质类固醇可能与较高的持续性滑膜炎发生率有关，但一旦开始抗生素治疗，它们的使用可以加速炎症的消退并降低

儿童抗生素后莱姆关节炎的发生率[75,168,169]。

对于口服 28 天抗生素治疗后，仍有中重度关节肿胀的患者，可用头孢曲松静脉注射 2～4 周[167]。或者，也可以根据其他因素（包括患者偏好）考虑进行第二个口服治疗疗程[75]。对于仍未缓解的关节炎延长抗生素疗程并不会有更多益处[133]。在这种情况下，建议使用非甾体抗炎药、关节内皮质类固醇和（或）羟氯喹治疗抗生素后莱姆关节炎[75,133,169]。对极少数仍无反应的患者，应用甲氨蝶呤和 TNF 抑制剂取得了成功。关节镜滑膜切除术对 2/3 经药物治疗无效的患者有效[170]。

妊娠和莱姆病

对于妊娠和哺乳期的女性莱姆病患者，除多西环素以外，其他推荐给非妊娠期患者的治疗方案都可以使用[75]。伯氏疏螺旋体可以母婴传播，但是与妊娠期的梅毒不同，无证据表明该病原体可引起先天性综合征[171,172]。只要确保妊娠期患者应用推荐的莱姆病治疗方案，母亲的莱姆病感染就不会对胎儿造成伤害[173]。

预后

大多数莱姆病患者的病情经过推荐疗程的抗生素治疗可以得到缓解[174,175]。一些经过治疗的莱姆病患者出现 Jarisch-Herxheimer 反应，即在抗生素治疗开始 24～48 小时内出现自限性的症状加重[176]。在治疗的第一周内，极少数患者会出现疾病进展，例如出现新的 EM 或面神经麻痹，但这些表现会随治疗进行逐渐改善。莱姆病患者抗生素治疗结束后复发的 EM 是由于再次感染，而非原感染的复发[177]。最近的一项研究发现在确诊莱姆病感染早期的非感染性自身免疫性关节炎（类风湿关节炎、银屑病关节炎或脊柱炎）的发作[178]。然而，只有不到 10% 的莱姆关节炎患者在抗生素治疗后会出现持续性关节炎症[7]。抗生素后莱姆关节炎患者可以成功地使用 DMARD 或生物制剂治疗，这些药物可以停药而不会复发。最近来自欧洲的两份报告评估了儿童神经莱姆病患者的短期（6 个月）和长期（中位数，5 年）预后[179,180]。总的来说，绝大多数患儿经过长期治疗可获得完全临床缓解，但也有一些患者留有轻微的后遗症（未完全好转

的面神经麻痹或轻度运动或感觉障碍）。重要的是与年龄匹配的对照组相比，有神经疏螺旋体病病史的患儿并不表现出更多的非特异性症状，如疲劳、头痛和认知问题，并且后遗症并不影响其学习成绩。

莱姆病患者可能同时感染另一种蜱传病原体，最常见的是 *B. microti* 或 *A. phagocytophilum*[75]。有合并感染的患者，往往就诊时有更多的症状，与单纯的莱姆病相比，症状消退的更迟缓。当患者出现高热或实验室检查异常时，如白细胞减少、贫血、间接胆红素升高或血小板减少，这些在莱姆病中并不常见，应怀疑合并感染[75]。合并感染和新发硬蜱属传播的回归热对莱姆病的影响尚不清楚[181,182]。

慢性莱姆病和莱姆病后综合征

不管是常规的还是长疗程的抗生素治疗，都会有少数莱姆病患者在治疗后出现疲乏、肌肉骨骼痛和记忆力减退，这种状态被称为莱姆病后综合征[136]。该综合征应与"慢性莱姆病"区分开来，后者最初是指在感染发病数月后出现未经治疗的莱姆病晚期表现的患者。不鼓励使用术语"慢性莱姆病"，因为它现在涵盖了更广泛的人群，包括可能患有莱姆病后综合征的患者和无法通过临床或实验室标准确定莱姆病诊断的人[183,184]。有时，患者可能患有其他疾病，例如类风湿关节炎或纤维肌痛，由于莱姆病的误诊而延误了治疗[184]。肌肉骨骼疼痛在普通人群中较为常见；20%～30% 的成人主诉慢性疲劳[185]。在缺乏临床病史的情况下，仅靠莱姆病的客观表现或双重血清学检测阳性，不应将超过 1～2 个月的症状明确归因于伯氏疏螺旋体感染。

几个采用标准化转归测量量表（如 SF-36 表）的队列研究发现，与对照组相比，莱姆病患者出现关节痛、记忆力损害更多，功能状态更差[186,187]。然而一项随访研究显示其生活质量随时间延长而改善[188-193]。在莱姆病患者中，心理因素和精神疾病状态与治疗后功能恢复欠佳相关[194]。最近，一项对欧洲人的调查研究显示，在早期莱姆病治疗后的 6 个月和 12 个月，非特异性症状出现的频率与对照组相比并无差异，这其中包括没有莱姆病病史的家庭成员[195]。与成人相比，儿童莱姆病治疗后较少出现持续性的不适[190]。

有两项针对莱姆病治疗后伴有慢性症状（> 6 个

月）的血清阳性和血清阴性患者进行的随机、双盲、安慰剂对照的抗生素治疗试验[196]。患者被随机分配到接受静脉注射头孢曲松 1 个月，随后口服多西环素 2 个月，或对应的静脉注射而随后口服安慰剂组。中期分析结果导致该研究被终止，因为接受抗生素组与安慰剂组之间的结果无差异，而且也未发现正在感染的证据。另一项针对治疗后莱姆病症状的抗生素试验发现，接受静脉注射头孢曲松组的疲劳症状得到改善，但是认知功能障碍无改善[197]。莱姆病 IgG 免疫印迹阳性和先前未接受过静脉抗生素治疗的患者更有可能出现疲乏的改善。另外一项针对莱姆病治疗后记忆缺陷的随机、安慰剂对照试验发现，接受 10 周的头孢曲松静脉注射并没有获得认知功能的持续改善[198]。欧洲一项针对莱姆病后症状持续的患者进行的随机双盲、安慰剂对照试验评估了为期 12 周的口服多西环素、克拉霉素联合羟氯喹或安慰剂的疗效[199]。在研究开始前，所有患者都接受了为期 2 周的头孢曲松治疗，以确保在既往治疗的基础上至少进行了一个疗程的静脉抗生素治疗。在最后截点止时间进行分析，即开始治疗 52 周后，使用 SF-36 问卷调查未发现各组的健康相关生活质量存在差异[199]。最近，一项开放标签观察性试验比较了口服多西环素或静脉注射头孢曲松治疗多发性 EM 病变的播散性莱姆病患者的结果[200]。该研究包括一组没有莱姆病史的对照组。在接受莱姆病治疗的患者和健康对照组中，非特异性症状的频率相似，这增加了在某些情况下，将症状归因于先前的莱姆病诊断可能是锚定偏倚的可能性[75,200]。

延长抗生素的使用是有风险的，轻微的副作用常见，严重的不良事件，如头孢曲松治疗的胆系并发症或体内插管相关并发症发生率高，足以提醒应慎重使用抗生素[196-198]。我们对肠道菌群失调（这可能是抗生素的后果）对人类健康和疾病的作用的不断了解，引发了对长期使用抗生素的额外担忧[201]。

预防

莱姆病最有效的预防方法是通过个人防护措施和环境控制，减少对伯氏疏螺旋体受染蜱的暴露风险[75]。这些措施包括远离蜱栖息地，如树木繁茂的地区、石栅栏、木柴堆和高草区，穿戴防护服，以及实行每天监测和及时除蜱（在被咬的 24 小时内）[75,202]。在可能接触蜱虫的户外活动后 2 小时内洗澡也是有效的[203]。其他有效措施包括使用含有避蚊胺、派卡瑞丁、IR3535 或柠檬桉油的杀虫剂直接涂在皮肤上，或将氯菊酯涂在衣服上。每年在房屋中使用杀螨剂可以杀死蜱虫，但不应将其用作预防感染的手段[76]。

已证实被蜱叮咬者，给予单剂 200 mg（或 4.4 mg/kg，对 8 岁及以上的儿童最大 200 mg）的多西环素可以减少莱姆病的发生率，但仅当患者在已确认的高风险蜱叮咬后 72 小时内就诊时才可降低[204]。高危叮咬被定义为来自感染率超过 20% 且蜱虫充血并附着 ≥ 36 小时的高度流行地区的硬蜱叮咬。FDA 曾批准的一种重组 Osp A 的预防莱姆病疫苗，后因市场需求量低，且担心有潜在的疫苗相关副作用而退市[205]。

结论

莱姆病是一种局部或系统性的感染性疾病，通常表现为皮肤和肌肉骨骼症状和体征，但也可累及其他器官系统，尤其是心脏和神经系统。其诊断依靠与莱姆病相符的客观临床体征以及阳性的血清学实验。大多数患者经 2 ~ 4 周抗生素治疗而痊愈，不过疾病消退的时间可能会延长，尤其是在延误治疗的患者；也可能发生不可逆的组织损伤。对抗生素治疗反应差者，应该考虑其他的诊断或伴有其他蜱传病原体的合并感染。不到 10% 的莱姆关节炎患者会出现持续性滑膜炎，继续使用抗生素治疗无济于事。应用非甾体抗炎药、羟氯喹或其他改变病情抗风湿药治疗，关节炎通常可以缓解，这些患者通常可以在一年内停用 DMARD。一些莱姆病患者在经治疗后出现一系列莱姆病后综合征，包括疲乏、头痛、轻微的记忆损害和肌肉骨骼疼痛。此时并无持续感染的证据，且对照治疗试验表明，与安慰剂相比延长抗生素治疗并无益处。当患者未出现预期的治疗反应时，应该转诊到对莱姆病诊断和治疗有经验的学术医疗中心进行治疗。

Full references for this chapter can be found on ExpertConsult.com.

部分参考文献

1. Bockenstedt LK, Wormser GP: Review: unraveling Lyme disease, *Arthritis Rheum* 66(9):2313–2323, 2014.

2. Steere AC, Malawista SE, Snydman DR, et al.: Lyme arthritis: an epidemic of oligoarticular arthritis in children and adults in three Connecticut communities, *Arthritis Rheum* 20(1):7–17, 1977.

5. Steere AC, Grodzicki RL, Kornblatt AN, et al.: The spirochetal etiology of Lyme disease, *N Engl J Med* 308(13):733–740, 1983.

6. Mead PS: Epidemiology of Lyme disease, *Infect Dis Clin North Am* 29(2):187–210, 2015.

7. Steere AC, Strle F, Wormser GP, et al.: Lyme borreliosis, *Nat Rev Dis Primers* 2:16090, 2016.

8. Centers for Disease Control and Prevention: *Reported Lyme disease cases, by region and reporting area—United States,* 2017. Available at http://www.cdc.gov/lyme/datasurveillance/tables-recent.html. Accessed 2019.

9. Centers for Disease Control and Prevention: How many people get Lyme disease? Available at http://www.cdc.gov/lyme/datasurveillance/tables-recent.html. Accessed 2019.

10. Pritt BS, Mead PS, Johnson DKH, et al.: Identification of a novel pathogenic Borrelia species causing Lyme borreliosis with unusually high spirochaetaemia: a descriptive study, *Lancet Infect Dis* 16(5):556–564, 2016.

13. Radolf JD, Caimano MJ, Stevenson B, et al.: Of ticks, mice and men: understanding the dual-host lifestyle of Lyme disease spirochaetes, *Nat Rev Microbiol* 10(2):87–99, 2012.

15. Dunham-Ems SM, Caimano MJ, Pal U, et al.: Live imaging reveals a biphasic mode of dissemination of Borrelia burgdorferi within ticks, *J Clin Invest* 119(12):3652–3665, 2009.

18. Petzke M, Schwartz I: Borrelia burgdorferi pathogenesis and the immune response, *Clin Lab Med* 35(4):745–764, 2015.

22. Tilly K, Bestor A, Rosa PA: Lipoprotein succession in *Borrelia burgdorferi*: similar but distinct roles for OspC and VlsE at different stages of mammalian infection, *Mol Microbiol* 89(2):216–227, 2013.

27. Coburn J, Leong J, Chaconas G: Illuminating the roles of the *Borrelia burgdorferi* adhesins, *Trends Microbiol* 21(8):372–379, 2013.

30. Norris SJ: Antigenic variation with a twist–the *Borrelia* story, *Mol Microbiol* 60(6):1319–1322, 2006.

32. Salazar JC, Pope CD, Sellati TJ, et al.: Coevolution of markers of innate and adaptive immunity in skin and peripheral blood of patients with erythema migrans, *J Immunol* 171(5):2660–2670, 2003.

33. Duray PH: Histopathology of clinical phases of human Lyme disease, *Rheum Dis Clin North Am* 15(4):691–710, 1989.

37. Cervantes JL, Hawley KL, Benjamin SJ, et al.: Phagosomal TLR signaling upon *Borrelia burgdorferi* infection, *Front Cell Infect Microbiol* 4:55, 2014.

39. Bouquet J, Soloski MJ, Swei A, et al.: Longitudinal transcriptome analysis reveals a sustained differential gene expression signature in patients treated for acute lyme disease, *mBio* 7(1):e00100–e00116, 2016.

43. Barthold SW, Hodzic E, Tunev S, et al.: Antibody-mediated disease remission in the mouse model of lyme borreliosis, *Infect Immun* 74(8):4817–4825, 2006.

44. Sulka KB, Strle K, Crowley JT, et al.: Correlation of lyme disease-associated IgG4 Autoantibodies with synovial pathology in antibiotic-refractory lyme arthritis, *Arthritis Rheumatol* 70(11):1835–1846, 2018.

46. Senel M, Rupprecht TA, Tumani H, et al.: The chemokine CXCL13 in acute neuroborreliosis, *J Neurol Neurosurg Psychiatr* 81(8):929–933, 2010.

50. Gross DM, Steere AC, Huber BT: T helper 1 response is dominant and localized to the synovial fluid in patients with Lyme arthritis, *J Immunol* 160(2):1022–1028, 1998.

51. Widhe M, Jarefors S, Ekerfelt C, et al.: *Borrelia*-specific interferon-gamma and interleukin-4 secretion in cerebrospinal fluid and blood during Lyme borreliosis in humans: association with clinical outcome, *J Infect Dis* 189(10):1881–1891, 2004.

53. Gyllemark P, Forsberg P, Ernerudh J, et al.: Intrathecal Th17- and B cell-associated cytokine and chemokine responses in relation to clinical outcome in Lyme neuroborreliosis: a large retrospective study, *J Neuroinflammation* 14(1):27, 2017.

54. Pietikainen A, Maksimow M, Kauko T, et al.: Cerebrospinal fluid cytokines in Lyme neuroborreliosis, *J Neuroinflammation* 13(1):273, 2016.

56. Strle K, Sulka KB, Pianta A, et al.: T-helper 17 cell cytokine responses in lyme disease correlate with Borrelia burgdorferi antibodies during early infection and with Autoantibodies late in the illness in patients with antibiotic-refractory lyme arthritis, *Clin Infect Dis* 64(7):930–938, 2017.

57. Vudattu NK, Strle K, Steere AC, et al.: Dysregulation of CD4+CD25(high) T cells in the synovial fluid of patients with antibiotic-refractory Lyme arthritis, *Arthritis Rheum* 65(6):1643–1653, 2013.

58. Vincent MS, Roessner K, Lynch D, et al.: Apoptosis of Fashigh CD4+ synovial T cells by *Borrelia*-reactive Fas-ligand(high) gamma delta T cells in Lyme arthritis, *J Exp Med* 184(6):2109–2117, 1996.

59. Katchar K, Drouin EE, Steere AC: Natural killer cells and natural killer T cells in Lyme arthritis, *Arthritis Res Ther* 15(6):R183, 2013.

60. Love AC, Schwartz I, Petzke MM: Induction of indoleamine 2,3-dioxygenase by Borrelia burgdorferi in human immune cells correlates with pathogenic potential, *J Leukoc Biol* 97(2):379–390, 2015.

61. Bockenstedt LK, Gonzalez DG, Haberman AM, et al.: Spirochete antigens persist near cartilage after murine Lyme borreliosis therapy, *J Clin Invest* 122(7):2652–2660, 2012.

63. Caine JA, Lin YP, Kessler JR, et al.: Borrelia burgdorferi outer surface protein C (OspC) binds complement component C4b and confers bloodstream survival, *Cell Microbiol* 19(12), 2017.

64. Garcia BL, Zhi H, Wager B, et al.: Borrelia burgdorferi BBK32 inhibits the classical pathway by blocking activation of the C1 complement complex, *PLoS Pathog* 12(1):e1005404, 2016.

67. Tracy KE, Baumgarth N: Borrelia burgdorferi manipulates innate and adaptive immunity to establish persistence in rodent reservoir hosts, *Front Immunol* 8:116, 2017.

71. Nadelman RB: Erythema migrans, *Infect Dis Clin North Am* 29(2):211–239, 2015.

75. Lantos PM, Co-Chair, Rumbaugh J, Co-Chair, Bockenstedt LK, Co-Chair, et al.: Clinical practice guidelines by the Infectious Diseases Society of America (IDSA), American Academy of Neurology (AAN), and American College of Rheumatology (ACR): 2020 guidelines for the prevention, diagnosis and treatment of Lyme disease, *Arthritis Rheumatol*, 2020. Available at: https://www.rheumatology.org/Practice-Quality/Clinical-Support/Clinical-Practice-Guidelines.

77. Steere AC, Dhar A, Hernandez J, et al.: Systemic symptoms without erythema migrans as the presenting picture of early Lyme disease, *Am J Med* 114(1):58–62, 2003.

78. Centers for Disease Control and Prevention: Southern tick-associated rash illness. Available at http://www.cdc.gov/stari/. Accessed 2019.

79. Mullegger RR, Glatz M: Skin manifestations of Lyme borreliosis: diagnosis and management, *Am J Clin Dermatol* 9(6):355–368, 2008.

80. Centers for Disease Control and Prevention: What you need to know about Lyme carditis. Available at https://www.cdc.gov/lyme/signs_symptoms/lymecarditis.html. Accessed 2019.

88. Pachner AR, Steere AC: The triad of neurologic manifestations of Lyme disease: meningitis, cranial neuritis, and radiculoneuritis, *Neurology* 35(1):47–53, 1985.

89. Nachman SA, Pontrelli L: Central nervous system Lyme disease, *Semin Pediatr Infect Dis* 14(2):123–130, 2003.

90. Halperin JJ: Nervous system Lyme disease, *Infect Dis Clin North Am* 22(2):261–274, 2008.

91. Eckman EA, Pacheco-Quinto J, Herdt AR, et al.: Neuroimmunomodulators in neuroborreliosis and lyme encephalopathy, *Clin Infect Dis* 67(1):80–88, 2018.

92. Agarwal R, Sze G: Neuro-lyme disease: MR imaging findings, *Radiology* 253(1):167–173, 2009.

93. Garkowski A, Zajkowska J, Zajkowska A, et al.: Cerebrovascular manifestations of lyme neuroborreliosis-A systematic review of published cases, *Front Neurol* 8:146, 2017.

94. Monteventi O, Steinlin M, Regenyi M, et al.: Pediatric stroke related to lyme neuroborreliosis: data from the swiss neuropaediatric stroke registry and literature review, *Eur J Paediatr Neurol* 22(1):113–121, 2018.

95. Centers for Disease Control and Prevention: Lyme disease-Relative frequency of clinical features among confirmed cases—United States, 2008-2017. Available at https://www.cdc.gov/lyme/stats/graphs.html. Accessed 2019.

97. Logigian EL: Peripheral nervous system Lyme borreliosis, *Semin Neurol* 17(1):25–30, 1997.

98. Reda HM, Harvey HB, Venna N, et al.: Case 34-2018: a 58-year-old woman with paresthesia and weakness of the left Foot and abdominal wall, *N Engl J Med* 379(19):1862–1868, 2018.

104. Coyle PK, Krupp LB, Doscher C: Significance of reactive Lyme serology in multiple sclerosis, *Ann Neurol* 34(5):745–747, 1993.

107. Steere AC, Schoen RT, Taylor E: The clinical evolution of Lyme arthritis, *Ann Intern Med* 107(5):725–731, 1987.

108. Daikh BE, Emerson FE, Smith RP, et al.: Lyme arthritis: a comparison of presentation, synovial fluid analysis, and treatment course in children and adults, *Arthritis Care Res* 65(12):1986–1990, 2013.

109. Baldwin KD, Brusalis CM, Nduaguba AM, et al.: Predictive factors for differentiating between septic arthritis and lyme disease of the knee in children, *J Bone Joint Surg Am* 98(9):721–728, 2016.

113. Smith BG, Cruz Jr AI, Milewski MD, et al.: Lyme disease and the orthopaedic implications of Lyme arthritis, *J Am Acad Orthop Surg* 19(2):91–100, 2011.

117. Strle K, Jones KL, Drouin EE, et al.: *Borrelia burgdorferi* RST1 (OspC type A) genotype is associated with greater inflammation and more severe Lyme disease, *Am J Pathol* 178(6):2726–2739, 2011.

118. Strle K, Shin JJ, Glickstein LJ, et al.: Association of a Toll-like receptor 1 polymorphism with heightened Th1 inflammatory responses and antibiotic-refractory Lyme arthritis, *Arthritis Rheum* 64(5):1497–1507, 2012.

119. Li X, McHugh GA, Damle N, et al.: Burden and viability of *Borrelia burgdorferi* in skin and joints of patients with erythema migrans or Lyme arthritis, *Arthritis Rheum* 63(8):2238–2247, 2011.

120. Bramwell KK, Ma Y, Weis JH, et al.: Lysosomal beta-glucuronidase regulates Lyme and rheumatoid arthritis severity, *J Clin Invest* 124(1):311–320, 2014.

122. Steere AC, Klitz W, Drouin EE, et al.: Antibiotic-refractory Lyme arthritis is associated with HLA-DR molecules that bind a *Borrelia burgdorferi* peptide, *J Exp Med* 203(4):961–971, 2006.

125. Drouin EE, Seward RJ, Strle K, et al.: A novel human autoantigen, endothelial cell growth factor, is a target of T and B cell responses in patients with Lyme disease, *Arthritis Rheum* 65(1):186–196, 2013.

126. Crowley JT, Drouin EE, Pianta A, et al.: A highly expressed human protein, apolipoprotein B-100, serves as an autoantigen in a subgroup of patients with lyme disease, *J Infect Dis* 212(11):1841–1850, 2015.

127. Pianta A, Drouin EE, Crowley JT, et al.: Annexin A2 is a target of autoimmune T and B cell responses associated with synovial fibroblast proliferation in patients with antibiotic-refractory Lyme arthritis, *Clin Immunol* 160(2):336–341, 2015.

128. Crowley JT, Strle K, Drouin EE, et al.: Matrix metalloproteinase-10 is a target of T and B cell responses that correlate with synovial pathology in patients with antibiotic-refractory Lyme arthritis, *J Autoimmun* 69:24–37, 2016.

129. Londono D, Cadavid D, Drouin EE, et al.: Antibodies to endothelial cell growth factor and obliterative microvascular lesions in the synovium of patients with antibiotic-refractory Lyme arthritis, *Arthritis Rheum* 66(8):2124–2133, 2014.

130. Lochhead RB, Ordonez D, Arvikar SL, et al.: Interferon-gamma production in Lyme arthritis synovial tissue promotes differentiation of fibroblast-like synoviocytes into immune effector cells, *Cell*

Microbiol 21(2):e12992, 2019.

131. Shen S, Shin JJ, Strle K, et al.: Treg cell numbers and function in patients with antibiotic-refractory or antibiotic-responsive Lyme arthritis, *Arthritis Rheum* 62(7):2127–2137, 2010.

132. Lochhead RB, Strle K, Kim ND, et al.: MicroRNA expression shows inflammatory dysregulation and tumor-like proliferative responses in joints of patients with postinfectious lyme arthritis, *Arthritis Rheumatol* 69(5):1100–1110, 2017.

133. Steere AC, Angelis SM: Therapy for Lyme arthritis: strategies for the treatment of antibiotic-refractory arthritis, *Arthritis Rheum* 54(10):3079–3086, 2006.

134. Centers for Disease Control and Prevention: Lyme disease—Diagnosis and testing. Available at https://www.cdc.gov/lyme/diagnosistesting/index.html. Accessed 2019.

135. Marques AR: Laboratory diagnosis of Lyme disease—advances and challenges, *Infect Dis Clin North Am* 29(2):295–307, 2015.

138. Nelson C, Hojvat S, Johnson B, et al.: Concerns regarding a new culture method for Borrelia burgdorferi not approved for the diagnosis of Lyme disease, *MMWR Morb Mortal Wkly Rep* 63(15):333, 2014.

141. Centers for Disease Control and Prevention: Lyme disease. Two-step laboratory testing process. Available at http://www.cdc.gov/lyme/diagnosistesting/LabTest/TwoStep/. Accessed 2014.

146. Wormser GP, Schriefer M, Aguero-Rosenfeld ME, et al.: Single-tier testing with the C6 peptide ELISA kit compared with two-tier testing for Lyme disease, *Diagn Microbiol Infect Dis* 75(1):9–15, 2013.

147. Branda JA, Strle K, Nigrovic LE, et al.: Evaluation of modified 2-tiered serodiagnostic testing algorithms for early lyme disease, *Clin Infect Dis* 64(8):1074–1080, 2017.

148. Waddell LA, Greig J, Mascarenhas M, et al.: The accuracy of diagnostic tests for lyme disease in humans, a systematic review and meta-analysis of north American Research, *PLoS One* 11(12):e0168613, 2016.

149. Centers for Disease Control and Prevention: Laboratory tests that are not recommended. Available at https://www.cdc.gov/lyme/diagnosistesting/labtest/otherlab/index.html. Accessed 2019.

153. Steere AC, Berardi VP, Weeks KE, et al.: Evaluation of the intrathecal antibody response to Borrelia burgdorferi as a diagnostic test for Lyme neuroborreliosis, *J Infect Dis* 161(6):1203–1209, 1990.

154. Schmidt BL: PCR in laboratory diagnosis of human *Borrelia burgdorferi* infections, *Clin Microbiol Rev* 10(1):185–201, 1997.

155. Nocton JJ, Dressler F, Rutledge BJ, et al.: Detection of *Borrelia burgdorferi* DNA by polymerase chain reaction in synovial fluid from patients with Lyme arthritis, *N Engl J Med* 330(4):229–234, 1994.

157. Lawson JP, Steere AC: Lyme arthritis: radiologic findings, *Radiology* 154(1):37–43, 1985.

158. Ecklund K, Vargas S, Zurakowski D, et al.: MRI features of Lyme arthritis in children, *AJR Am J Roentgenol* 184(6):1904–1909, 2005.

159. Arvikar S, Kohler M, Oza A, et al.: Ultrasonographic examinations show highly prevalent abnormalities of hamstring tendons in lyme arthritis patients [abstract], *Arthritis Rheumatol* 70(Suppl 10), 2018.

165. Borg R, Dotevall L, Hagberg L, et al.: Intravenous ceftriaxone compared with oral doxycycline for the treatment of Lyme neuroborreliosis, *Scand J Infect Dis* 37(6–7):449–454, 2005.

166. Dotevall L, Hagberg L: Successful oral doxycycline treatment of Lyme disease-associated facial palsy and meningitis, *Clin Infect Dis* 28(3):569–574, 1999.

167. Dattwyler RJ, Wormser GP, Rush TJ, et al.: A comparison of two treatment regimens of ceftriaxone in late Lyme disease, *Wien Klin Wochenschr* 117(11–12):393–397, 2005.

168. Horton D, Taxter A, Davidow A: Intra-articular glucocorticoid injection as second-line treatment for Lyme arthritis in children, *J Rheumatol* 46:952–959, 2019.

169. Tory HO, Zurakowski D, Sundel RP: Outcomes of children treated for Lyme arthritis: results of a large pediatric cohort, *J Rheumatol* 37(5):1049–1055, 2010.

170. Schoen RT, Aversa JM, Rahn DW, et al.: Treatment of refractory

chronic Lyme arthritis with arthroscopic synovectomy, *Arthritis Rheum* 34(8):1056–1060, 1991.

173. Strobino BA, Williams CL, Abid S, et al.: Lyme disease and pregnancy outcome: a prospective study of two thousand prenatal patients, *Am J Obstet Gynecol* 169(2 Pt 1):367–374, 1993.

174. Shapiro ED: Long-term outcomes of persons with Lyme disease, *Vector Borne Zoonotic Dis* 2(4):279–281, 2002.

175. Jares TM, Mathiason MA, Kowalski TJ: Functional outcomes in patients with *Borrelia burgdorferi* reinfection, *Ticks Tick Borne Dis* 5(1):58–62, 2014.

176. Butler T: The Jarisch-Herxheimer reaction after antibiotic treatment of spirochetal infections: a review of recent cases and our understanding of pathogenesis, *Am J Trop Med Hyg* 96(1):46–52, 2017.

177. Nadelman RB, Hanincova K, Mukherjee P, et al.: Differentiation of reinfection from relapse in recurrent Lyme disease, *N Engl J Med* 367(20):1883–1890, 2012.

178. Arvikar SL, Crowley JT, Sulka KB, et al.: Autoimmune arthritides, rheumatoid arthritis, psoriatic arthritis, or peripheral Spondyloarthritis following lyme disease, *Arthritis Rheumatol* 69(1):194–202, 2017.

179. Skogman BH, Glimaker K, Nordwall M, et al.: Long-term clinical outcome after Lyme neuroborreliosis in childhood, *Pediatrics* 130(2):262–269, 2012.

180. Zotter S, Koch J, Schlachter K, et al.: Neuropsychological profile of children after an episode of neuroborreliosis, *Neuropediatrics* 44(6):346–353, 2013.

182. Krause PJ, Narasimhan S, Wormser GP, et al.: Human *Borrelia miyamotoi* infection in the United States, *N Engl J Med* 368(3):291–293, 2013.

183. Centers for Disease Control and Prevention: Post treatment Lyme disease syndrome. Available at https://www.cdc.gov/lyme/postlds/index.html. Accessed 2019.

189. Wormser GP, Weitzner E, McKenna D, et al.: Long-term assessment of health-related quality of life in patients with culture-confirmed early Lyme disease, *Clin Infect Dis* 61(2):244–247, 2015.

191. Wills AB, Spaulding AB, Adjemian J, et al.: Long-term follow-up of patients with lyme disease: longitudinal analysis of clinical and quality-of-life measures, *Clin Infect Dis* 62(12):1546–1551, 2016.

194. Hassett AL, Radvanski DC, Buyske S, et al.: Role of psychiatric comorbidity in chronic Lyme disease, *Arthritis Rheum* 59(12):1742–1749, 2008.

196. Klempner MS, Hu LT, Evans J, et al.: Two controlled trials of antibiotic treatment in patients with persistent symptoms and a history of Lyme disease, *N Engl J Med* 345(2):85–92, 2001.

197. Krupp LB, Hyman LG, Grimson R, et al.: Study and treatment of post Lyme disease (STOP-LD): a randomized double masked clinical trial, *Neurology* 60(12):1923–1930, 2003.

198. Fallon BA, Keilp JG, Corbera KM, et al.: A randomized, placebo-controlled trial of repeated IV antibiotic therapy for Lyme encephalopathy, *Neurology* 70(13):992–1003, 2008.

199. Berende A, ter Hofstede HJ, Vos FJ, et al.: Randomized trial of longer-term therapy for symptoms attributed to lyme disease, *N Engl J Med* 374(13):1209–1220, 2016.

200. Stupica D, Veluscek M, Blagus R, et al.: Oral doxycycline versus intravenous ceftriaxone for treatment of multiple erythema migrans: an open-label alternate-treatment observational trial, *J Antimicrob Chemother* 73(5):1352–1359, 2018.

201. Gilbert JA, Blaser MJ, Caporaso JG, et al.: Current understanding of the human microbiome, *Nat Med* 24(4):392–400, 2018.

204. Nadelman RB, Nowakowski J, Fish D, et al.: Prophylaxis with single-dose doxycycline for the prevention of Lyme disease after an *Ixodes scapularis* tick bite, *N Engl J Med* 345(2):79–84, 2001.

205. Steere AC, Sikand VK, Meurice F, et al.: Vaccination against lyme disease with recombinant Borrelia burgdorferi outer-surface lipoprotein A with adjuvant. Lyme disease vaccine study group, *N Engl J Med* 339(4):209–215, 1998.

第 118 章

骨与关节的分枝杆菌感染

原著 ERIC M. RUDERMAN, JOHN P. FLAHERTY

袁 伟 译 崔刘福 校

关键点

- 近年来由于临床检测手段的进步和治疗方法的发展，结核病的全球发病率已经开始下降，但对抗结核药物的耐药使结核分枝杆菌感染仍然是一个威胁。鉴于肿瘤坏死因子（tumor necrosis factor, TNF）抑制剂和其他生物制剂的广泛使用，风湿科医生必须对结核病保持警惕。

- 肌肉骨骼结核的典型形式是一种慢性局限性感染，最常见的是累及脊柱，其次为髋关节或膝关节，但任何关节均可受累。

- 当不能排除包括分枝杆菌在内的非典型病原体感染时，风湿科医生在局部或系统性应用糖皮质激素治疗非典型亚急性关节炎或腱鞘炎时，应特别谨慎。

- 结核的诊断非常困难，通常需要组织病理学活检和骨组织或滑膜组织培养。已证明结核菌核酸扩增试验对快速诊断骨和关节标本中的结核杆菌感染有效。

- 在使用抗 TNF 抑制剂前，结核菌素皮肤试验（tuberculin skin test，TST）有助于明确患者是否存在潜在的结核感染，但其易受假阳性和假阴性结果的影响；γ 干扰素（interferon-γ，IFN-γ）释放试验似乎与 TSTs 有相似的敏感性和更高的特异性，但它们的价格相对更高，同时也易受到假阳性和假阴性检测结果的影响。

- 需要在药敏试验筛选基础上联合应用多种药物治疗 6～9 个月，但由于耐药性的存在，结核的治疗已变得越来越复杂。

- 对于使用生物制剂的风湿病患者，非结核分枝杆菌已成为重要的病原体。

引言

在美国和其他发达国家，识别骨骼肌肉系统的结核（tuberculosis，TB）和其他分枝杆菌感染已经成为风湿科医生一个重要的挑战。在 1999 年之前，大多数风湿科医生平均一年都难以见到一例分枝杆菌感染的病例，即使在学术中心这样的病例也很少见，往往是临床研讨会上作为一个不寻常的教学病例展现出来。

然而，1999 年肿瘤坏死因子（tumor necrosis factor，TNF）抑制剂在美国上市并在临床常规应用后，风湿科医生发现结核感染病例数出现了意外的增长。幸运的是，结核菌素皮肤试验（tuberculin skin tests，TSTs）和 γ 干扰素释放试验的常规筛查（interferon gamma release assays，IGRAs）使新发病例的数量明显减少，特别是与潜伏感染复发相关的病例。然而，必须对这些患者和使用其他生物制剂的患者因接触新的暴露人群而发生初始感染的风险保持警惕。此外，由于对非结核分枝杆菌的感染尚无可选择的筛查措施，应用免疫抑制治疗时对此保持警惕则更加重要。

另一个导致结核分枝杆菌感染增加的主要原因是人类免疫缺陷病毒（human immunodeficiency virus，HIV）的流行。在高效抗反转录治疗时代前，美国 21% 的肺外结核病例与潜在的 HIV 感染相关，而在发展中国家，HIV 流行导致了骨关节结核分枝杆菌感染显著增加[1]。这些病例的特征有：多为提示血行播散的多发病灶，进展迅速，多与肺部感染并存[2,3]。在所有继发性肌肉骨骼结核分枝杆菌感染患者中，HIV 检测应作为一个常规项目。值得欣慰的是自从引入有效的抗反转录治疗后，美国 HIV 患者合并结核和非结核分枝杆菌（nontuberculous mycobacterial，NTM）感染的发病率已经出现了显著下降。

在发达国家中，结核分枝杆菌的感染并不常见，在美国，一般人群的结核分枝杆菌的感染率持续下降。自 1990 年开始，大部分结核病例均考虑为输入性病例（如，多发生于在外国出生的人群）[4]。然而在世界范围内，结核病仍是一种全球性致死性感染性疾病[4,5]。在 2017 年，全世界约有 1000 万新发病例和 160 万死亡病例。在世界范围内，结核病在常见死亡原因中排第 10 位，是单一感染因素造成死亡的主要原因，甚至超过 HIV/AIDS。全世界大约 1/4 的人口，17 亿人存在结核病的潜在感染，使结核病的全球控制复杂化[6]。更令人担忧的是多重耐药结核（multidrug resistant TB，MDR-TB）的不断增加和广泛耐药结核分枝杆菌（extensively drug- resistant TB，XDR-TB）的出现[7]，这些菌株对所有一线和大部分二线抗结核药物都表现出耐药性。世界经济全球化进一步增加了发达国家和发展中国家人民之间的联系，从疫区进入美国的移民组成了一个不断扩大的潜在性结核分枝杆菌感染的病原体库。

然而，诊断肌肉骨骼分枝杆菌感染的挑战性不仅仅在于其少见，这种感染常常难以察觉，可能缺乏疼痛、发热、寒战等肌骨系统细菌感染的典型症状。另外，除非一开始就考虑到了结核感染，否则常规的培养技术不能分离出病原体，易造成漏诊。由于医生对这种类型感染缺乏警惕，肌骨系统结核分枝杆菌的诊断经常被延误，并且这种现象将持续存在。

基于上述原因，21 世纪的风湿科医生需要了解一组他们经验有限的疾病。

临床分类

在处理分枝杆菌感染时，将疾病分为不同类别有助于风湿科医生了解临床问题的全貌。Franco-Paredes[8] 和他的同事提出了一种具有临床价值的分类方法，将分枝杆菌感染分为四类。下列将介绍这一分类方法。

直接累及肌肉骨骼系统

肌肉与骨骼系统分枝杆菌感染的典型表现为：骨骼、脊柱、周围关节局限性慢性无痛性病变，当累及软组织时可产生局部的非特异性疼痛，常不伴有肿胀。肌肉骨骼结核感染几乎总是表现为在数月、数年或数十年前获得的感染的重新激活，这种感染已经通过血行播散至骨和关节。由肺的血行播散或局部直接感染可能是肌肉骨骼非结核分枝杆菌（NTM）感染的原因。由分枝杆菌直接感染引起的局部组织感染损伤程度往往比较轻微，或者在感染很久后才出现。诊断可能被延误数月甚至数年，部分原因是患者早期症状轻微，常常被误认为是非感染性的，直到疾病进展和功能丧失才促使医生采用更积极的诊断措施。

患者的全身症状通常轻微或不存在，实验室炎性指标往往正常，滑液一般很少，即使获得了液体样本，也只提示非特异性炎性反应。虽然新型影像学技术可以用于发现较早期的病变和分辨结核病灶与其他感染或肿瘤，但影像学异常有可能出现较晚[9,10]。典型的肺内或肺外表现并非总是存在，例如，不到 50% 的骨关节结核患者存在陈旧性和活动性肺部疾病的证据。TSTs 和 IGRA 为病因学提供了有用的线索，但其结果可能存在假阴性，尤其是在衰竭和免疫抑制的患者。合并 HIV 感染者常见。大多数病例正确的诊断高度依赖于显微镜检查和受累组织培养证实感染原的存在。

在 HIV 感染的病例中，分枝杆菌感染的诊断往往在确诊 AIDS 之前，有时可以帮助发现 AIDS[11]。不典型的肺结核和肺外结核（常为多病灶）很常见，在 AIDS 合并结核感染的病例中，60% ~ 70% 发生肺外结核，而肺外结核仅占所有结核患者的 16%。

肌肉骨骼结核的临床类型包括脊柱炎、骨髓炎、外周关节感染和软组织脓肿。在一组连续入组的 230 例未接受抗生素治疗的结核患者中，5.2% 存在骨骼受累，其中 60% 侵犯脊柱[12]。骨关节结核是由于肺部感染灶血源性播散引起的，最易感染的部位是脊柱和髋关节，其次为膝关节和腕关节，其他关节很少受累。典型的结核感染症状——发热、夜间盗汗和体重下降在肌肉骨骼结核中不常见，如果出现，提示其他器官存在结核感染。脊柱结核引起的脊椎塌陷，起初可能被误认为是较常见的骨质疏松导致的脊柱压缩性骨折。结核很少累及骨骼肌，但是对于逐渐扩大的肌肉损害，需要注意鉴别诊断[13-15]。累及肌腱、滑囊、阔筋膜的散发病例显示，本病的表现存在多种可能性[16-19]。影像学检查难以有效区分结核与肿瘤，因而诊断需要活检和培养。

在非流行地区，骨结核通常发生于年老体弱的人群，大部分是位于中轴骨的孤立性溶骨病灶，且其与首次感染之间通常相隔很长时间，提示是先前的亚临床感染的再次活动。患者出现 TSTs 和 IGRAs 假阴性的原因包括长期应用糖皮质激素或合并其他消耗性疾病，如类风湿关节炎（rheumatoid arthritis，RA）或慢性肾功能不全，从而导致抵抗力下降和 TSTs 及 IGRAs 无反应[20,21]（表 118-1）。由于肺结核的现有药物治疗效果较好，非流行区域儿童的脊柱结核绝大多数已被消除。

相反，在感染率高的地区，结核感染更多发生于儿童和青中年人。这些患者中多灶性骨结核的发病率高。骨感染多来源于血源性播散，有时继发于其他肺外病灶，当发生于肺部时，肺内的典型表现是粟粒型肺结核。骨感染也可来自感染的淋巴结，通常为局部直接扩散，或淋巴管引流[22]。

脊柱结核

脊柱是骨结核感染的主要部位，占所有骨结核的50% ~ 60%[23]。在 HIV 阴性的患者中，48% ~ 67% 的病灶位于脊柱的下胸段和胸腰段，然而 HIV 阳性患者最常出现腰椎受累[3]。感染通常先发生于邻近椎间盘椎骨前方的软骨下方（图 118-1 和图 118-2）。病变进程需要 2 ~ 5 个月，先扩散到骨松质和骨皮质，而后穿过椎间盘扩散到邻近的椎骨（图 118-3）。骨组织破坏可造成椎体塌陷，多发生于椎体前部，

表 118-1 纯蛋白衍生物试验假阴性的原因
高龄（＞ 70 岁）
使用糖皮质激素（泼尼松 ≥ 15 mg/d）
低蛋白血症（＜ 2 g/dl）
氮质血症
细胞免疫功能受损
人类免疫缺陷病毒感染
其他消耗性疾病

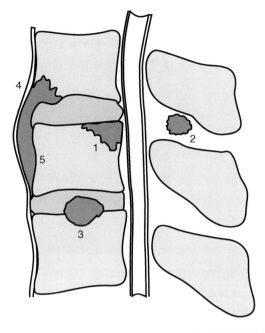

图 118-1 结核性脊柱炎：受累部位。结核病灶局限在椎体内（1），或更罕见的在骨或韧带组织的后方（2）。扩散到椎间盘（3）或椎前组织（4）并不少见。韧带下蔓延（5）可以造成椎体前表面的侵蚀破坏（From Resnick D：*Diagnosis of bone and joint disorders*，ed 3. Philadelphia，1995，WB Saunders，p 2464.）

导致驼背畸形，也可发生孤立的神经弓受累和脊柱内脓肿。

椎旁脓肿通常开始于前纵韧带下感染的扩散。在胸椎，可以蔓延至胸膜腔和肺实质；在颈椎，多扩散至颈后三角或咽后间隙；在腰椎，冷脓肿特征性造成腰大肌向外侧移位，沿其长轴分布，表现为腹股沟三角、臀肌或大腿上部的占位性病变。个别病例中冷脓肿还可以不伴有明显的骨受累。

这种表现的特殊变异类型是韧带下结核，感染沿着纵韧带下方在脊柱上下蔓延，引起前侧椎体的多发性扇形病灶，而不累及椎间盘，这种类型在颈椎更加常见[24]。

脊柱结核的临床表现通常包括局部疼痛，常伴有低热、体重减轻、寒战和一些非特异性全身症状，不同的研究显示，1% ~ 27% 的患者出现下肢轻瘫或截瘫。与脊柱化脓性骨髓炎相比，脊柱结核患者更多表现为病程长、胸段受累、脊柱畸形、神经功能缺陷和椎旁或硬膜外肿块，较少出现发热、寒战和系统性症状[24]。结核性脊椎炎患者有时表现为慢性炎性背痛，类似典型的脊柱关节炎[25]。其鉴别诊断范围

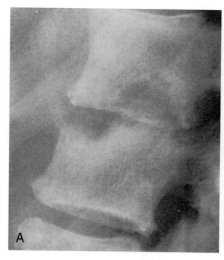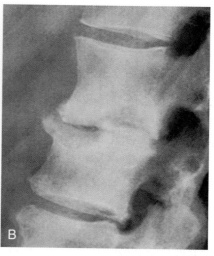

图 118-2 结核性脊柱炎伴椎间盘病变。A. 最初的影像学照片显示两个椎体的软骨下破坏，伴有轻微的周围骨质象牙化和椎间盘变薄。这种表现与化脓性脊椎炎相同。B. 几个月后，骨反应很明显。硬化增加，出现骨赘和骨缘清晰度增加（From Resnick D: *Diagnosis of bone and joint disorders*，ed 3. Philadelphia，1995，WB Saunders，p 2465.）

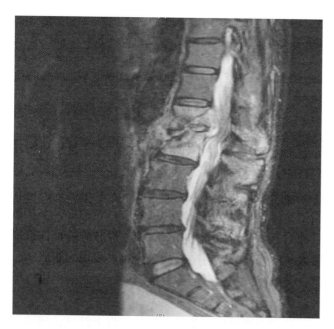

图 118-3 结核性脊柱炎伴脊髓压迫。腰椎 MRI 显示，邻近椎体的骨破坏和一个炎性肿块挤压脊髓，仅通过药物就治愈了这例患者

很广，包括化脓性和真菌性骨髓炎、原发和转移性肿瘤、结节病、多发性骨髓瘤和嗜酸性肉芽肿。

骨活检标本的分枝杆菌菌落计数相对较低，腰大肌脓肿涂片和培养的阳性率也只有 40%。在一组按照严格的临床和影像学标准诊断的患者中，73% ~ 82% 的活检标本有相对应的组织学特征，其中 80% ~ 95% 的培养结果是阳性[22]。在脊柱结核中进行直接扩增试验的经验是令人鼓舞的，来自中国的纳入

319 名脊柱结核患者的一项报道表明，GeneXpert 核酸扩增试验的敏感性为 85.2%，特异性达到 100%[26]。来自南非的纳入 69 名脊柱结核患者的报道显示，GeneXpert 核酸扩增试验的敏感性为 95.6%，特异性达到 96.2%，将原来从活检到确诊需要 35 天的培养时间缩短为目前的 48 小时[27]。

颈椎结核相对少见，在美国大约占肺外结核的 0.4% ~ 1.2%[28]。最常见的症状是颈部疼痛和僵硬，也可以出现声嘶、吞咽困难、斜颈、发热、厌食和神经系统症状，如果延误诊断，脊柱结核可以蔓延至脊髓。X 线片可以发现椎体前部特征性的溶骨现象，而椎体后部无受累，还可发现驼背畸形、椎间盘累及和椎旁部分钙化的肿块，CT 和 MRI 有助于了解椎管内情况。咽后壁感染可以蔓延至颅颈连接处，若没有准确识别，甚至可能引起寰枢椎脱位和神经系统并发症[29,30]。

骶髂关节结核占骨结核的 10%，往往无其他疾病的证据[31]。所有单侧骶髂关节炎的病例都必须怀疑感染，尤其是结核感染，特别是缺乏脊柱关节炎的其他特征时，来自疫区和既往有结核病史的患者结核感染的可能性更大。患者的主诉多为受累侧臀区疼痛，常伴有患侧的下肢疼痛和神经根痛，体格检查可发现骶髂关节部位的压痛和触痛，影像学显示骶髂关节间隙变宽和侵蚀性病变，ESR 增快和贫血较常见，TST 或 IGRA 阳性则较为特异。骶髂关节活检显示肉芽肿性组织学特征，或非特异性炎症，大多数病例的

组织培养呈阳性。

约 10% 的患者的脊柱病变并不典型，可能导致诊断和治疗的延误。单个椎体受累时不典型的影像学表现包括椎体向心性塌陷、硬化灶和选择性椎弓和肋椎骨横突关节受累，多个椎体受累时可以表现为连续性或跳跃性的病变。不典型的临床表现也可能是椎间盘突出、难治性背痛综合征、脊髓肿瘤或脑膜肉芽肿[23,32]。

结核性骨髓炎

骨损害多开始于病原体在骨髓的血源性种植。受累最多的是干骺端，且感染可穿过生长板累及邻近的关节，通常发生于疾病的晚期。骨损害为典型的破坏性改变，较少见的部位如耻骨联合、骶髂关节和肘关节的溶骨性损害可能被误诊为恶性肿瘤[33]。该病也可发生于既往受过创伤的骨和关节。

儿童和成人都可发生结核性骨髓炎[34]，虽然任何骨骼都可以受累，但股骨和胫骨最常见，来自流行地区的一个大型病例研究报道，结核性骨髓炎占骨关节结核的 19%，其中 15% 为血源性骨髓炎[35]。其最常见的表现为骨痛，局部肿胀、脓肿和窦道形成也很常见。诊断延误的时间平均为 28 个月。

多灶性骨关节结核是较少见的类型[35,36]，但来自流行地区并具有多灶性骨破坏表现的患者都应该考虑结核感染。在高流行地区，由于无症状或潜伏性感染，皮肤结核菌素试验和 IFN-γ 释放试验可能帮助不大。

影像学发现大约 50% 的病例 X 线片可见病变周围有薄层硬化的空腔形成，有时空腔内可见骨碎片，但由于临床表现不明显，骨骼受累的真实程度很难确定。虽然 ^{99m} 锝骨显像较常规 X 线检查敏感，但一些早期病例、无症状病例和严重破坏的病例会出现假阴性结果。且超过 80% 的病例 TST 呈阳性反应[37]。

在 CT 上，软组织病变可见特征性的边缘强化，CT 还有助于进行经皮穿刺活检和脓肿穿刺引流[38]。为了明确骨关节结核的诊断，必须对受累部位进行组织活检，结果一般为肉芽肿性炎症。在一项纳入121 例病例的研究中，活检组织病原菌培养阳性的占33%，呈现肉芽肿性组织学特征的占 46%，两者同时存在的占 21%[39]。核酸扩增试验大大加快了诊断速度。这些试验并不能肯定地排除肺结核，但显示出很好的特异性，并能对细菌的耐药性能进行早期识别。

结核性骨髓炎患者应用抗结核药物通常有效，仅少数病例需要接受外科清创术。在获得培养结果之前，应基于组织学检查结果开始治疗。在抗结核治疗前后，窦道分泌物的培养常可发现化脓性细菌，但一般考虑为污染所致。患者病灶边缘硬化则提示治愈。误诊为化脓性骨髓炎的患者会导致不必要的手术和抗结核治疗的延误，引起感染扩散至关节内和慢性残疾。

感染性关节炎

关节感染结核分枝杆菌的典型类型多发生于大中关节的单关节炎，最常见的是髋和膝关节[40,41]（图118-4 和图 118-5），其次为骶髂关节、肩关节、肘关节、腕关节和跗骨关节。感染多开始于滑膜，关节破坏性的进展较化脓性感染性关节炎慢。

关节结核常被误诊。在 1970 年至 1984 年，一组连续病例观察研究了关节结核的典型特征[42]。在23 例肌肉骨骼结核病例中，脊柱受累 9 例，髋关节受累 1 例，其余 13 例均为外周关节受累。大部分患者为 50 岁以上的男性，一般否认结核病病史和接触史，所有病例均存在关节疼痛和肿胀症状。4 例患者有活动性肺结核的证据，2 例患者有无菌性脓尿，尿培养发现结核分枝杆菌生长。接受 TST 筛查的 10 例

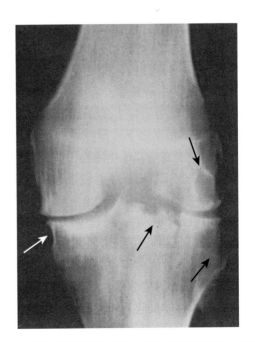

图 118-4　膝关节的结核性关节炎。传统 CT 检查显示，结核性关节炎伴有典型的边缘和中心骨侵蚀（箭头所示）。骨质疏松并不明显（From Resnick D: *Diagnosis of bone and joint disorders*, ed 3. Philadelphia, 1995, WB Saunders, p 2480.）

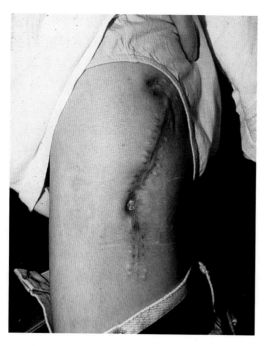

图 118-5 全髋关节置换后的结核性关节炎。未知原因导致的幼年破坏性关节炎而接受了全髋关节成形术，手术后瘢痕部位出现一个窦道。此青年男子原籍越南

患者仅 5 例为阳性反应。11 例患者的 X 线检查提示，7 例患者有侵蚀性关节炎改变，其他 4 例未见关节异常。患者的诊断延误时间平均为 8 个月。

获得正确的诊断需要采取积极的措施，通常需要滑膜活检和培养，早期的检查经常引起误导，并可能导致误诊和漏诊。滑液分析的结果多种多样，不能帮助区分关节结核与其他炎性或感染性关节炎[43]。在更多的情况下，细胞计数，即使是中性粒细胞占优势的情况，也仅仅提示炎症，而不是化脓性关节炎。滑液抗酸染色发现病原体有助于确诊，但阳性率仅有 10% ~ 20%，相比之下，滑液培养更容易获得阳性结果。影像学改变与其他化脓性关节炎相似，初为关节周围骨质丢失，进而发生骨侵蚀和关节软骨破坏（图 118-4）。

采用开放性活检技术，超过 90% 的病例组织学上可见肉芽肿特征以及组织培养阳性[43]。单独的组织学检查亦不可靠，因为肉芽肿性滑膜炎也可见于非结核分枝杆菌感染、结节病、结节性红斑、布鲁菌病、克罗恩病和异体反应。如前所述，滑液抗酸染色涂片的诊断价值有限。结核性关节炎也可见于儿童，有时见于疾病的早期阶段，单关节炎且 TST 或 IGRA 阳性的儿童病例推荐应用滑液活检和培养[44]。

在 RA 合并化脓性关节炎时，应该考虑到结核的可能性，尽管这种情况在发达国家并不常见[45,46]。相反，类风湿因子阳性可见于结核病，导致存在慢性单关节炎时诊断困难[45]。

M.结核分枝杆菌可以导致关节假体感染，可能由潜在疾病的局部重新激活导致[47]。在来自法国的 13 例结核病关节假体感染患者，分别累及 6 个髋关节、6 个膝关节和 1 个肩关节[48]，值得注意的是，5 例应用 PCR 检测的患者均呈阳性。在另一报道中 9 例由结核导致的关节假体感染患者中，均为髋关节感染，其中有 4 例在初次关节置换术时确诊——表现为慢性感染或恶性肿瘤，但通过滑膜活检和分枝杆菌培养进一步明确诊断[49]。有限的经验表明，如果在关节成形术中意外发现结核，可以保留假体[48,49]。

风湿性疾病治疗期间出现的结核病

风湿性疾病患者接受免疫抑制药物的治疗后，出现了免疫功能失调，且这种受损的免疫反应可诱使潜在结核感染的复发。TNF 在肉芽肿的形成和包裹中具有关键作用，可促进对 M. 结核分枝杆菌的包裹。在抗 TNF 抑制剂广泛使用前，RA 患者中 TB 的发生率大约为 6/10 万[50]，但也有研究认为其在 RA 中的发病率高于普通人群[51]。在一个大样本调查中，在 2000 年至 2001 年，RA 患者中与英夫利昔单抗（infliximab）治疗相关的结核发病率约超过 1000/10 万人年[52]，同期在美国的比例为 52/10 万人年[50]。依那西普（etanercept）诱发结核再发的风险低于英夫利昔单抗：FDA（Food and Drug Administration，FDA）数据显示，接受依那西普治疗的 RA 患者结核病发病率为 10/10 万人年，而英夫利昔单抗为 41/10 万人年[53]。与之相似，英国和法国注册研究已明确表示使用阿达木单抗（adalimumab，ADA）和英夫利昔单抗发生结核感染的风险高于依那西普[54,55]。有关新的 TNF 抑制剂的数据资料较少，而且在同类第一代药物被批准使用后，广泛进行的治疗前筛查使得药物间的比较变得更加复杂。在结核分枝杆菌肉芽肿扩散方面，TNF 特异性单克隆抗体的作用强于可溶性 TNF 受体。无论如何，对任何一种 TNF 拮抗剂均应保持警惕，对所有的该类药品均应假设会增加新的感染和潜在感染复发的风险。

非 TNF 生物制剂与结核感染有关，即使大多数病例发生在结核病流行地区。尽管在治疗前建议进行

结核病筛查，但临床试验积累和上市后的数据表明，非 TNF 生物制剂诱发结核复发的风险相对较低[56]。与 TNF 抑制剂不同，非 TNF 生物制剂作用机制与宿主抵御细胞内微生物感染的关系并不密切。动物研究提示，阿巴西普（abatacept）并不减弱小鼠对 M. 结核分枝杆菌感染的免疫反应，但该结果尚未在人类中获得确认[57]。几乎没有证据提示 B 细胞在包裹结核分枝杆菌的过程中发挥主要作用，因此利妥昔单抗（rituximab）治疗并未表现出 TB 风险增加[58]。托法替布也发生过肺结核病例，但大多数发生在结核病背景率高的地区[59]。药物开始使用和结核确诊之间的中位时间为 64 周，提示为新的感染而不是潜在的结核复发。

潜在结核感染的患者应用糖皮质激素也存在较大的风险，原因主要有细胞免疫应答和单核细胞趋化及功能的受损，包括单核细胞产生 TNF 的功能。最近，英国一项包含综合医疗数据库的大样本病例对照研究发现，应用糖皮质激素可使结核感染风险增加 5 倍[60]，这种风险具有剂量依赖性，但也可见于应用生理剂量的泼尼松（7.5 mg/d）。与 TNF 抑制剂相似，这种结核感染风险在治疗早期最高。法国的一项研究发现每天给予 10 mg 或更大剂量的泼尼松与结核病发病风险的增加有关，但剂量较小时则无关[55]。

TNF 抑制剂治疗诱发的结核活动通常发生于治疗的 6 个月之内，多表现为肺外结核。建立 RA 患者潜在结核感染（latent TB infection，LTBI）筛查和使用 TNF 拮抗剂之前治疗潜在的结核，可使结核的发病率降低 78%[61]。治疗 LTBI 能有效并安全地降低接受 TNF 抑制剂治疗者发生活动性结核的风险，提示该情况下发生结核主要归咎于不完整的筛查计划[62]。相反，一项包括 84 例 PPD 阳性且接受依那西普治疗的患者的单中心研究显示，虽然仅有 78 例患者接受预防性治疗且只有 52 例进行了完整的治疗，但在平均 2 年的随访中没有发生结核的报告[63]。虽然筛查 LTBI 已经降低了结核的发病率，但 TSTs 的假阴性和 IGRAs 假阴性或不确定的结果却降低了筛查效果（表 118-1）。

对于需要接受 TNF 抑制剂治疗而又伴有潜在结核感染的患者，目前尚无统一标准治疗方案。一些学者建议，对于 TSTs 或 IGRA 阳性但胸片正常、既往未接受抗结核治疗的患者，在开始 TNF 抑制剂治疗前，如果没有其他特殊原因，应预先接受至少 1～2 个月的抗结核治疗，以确保他们可以耐受全疗程抗结核治疗。合适的方案包括 9 个月的异烟肼、4 个月的利福平或 3 个月的每周一次异烟肼和利福平联合治疗。同时接受托法替布和异烟肼治疗的潜在结核感染患者未见结核复发。发现有活动性结核的患者在考虑启动 TNF 抑制剂治疗前，应接受完整疗程的标准抗结核治疗。

虽然应用 TNF 抑制剂和糖皮质激素是结核感染的主要危险因素，但所有接受影响细胞免疫功能的免疫抑制治疗的风湿病患者均应该考虑到这种风险的存在，老年、营养不良和来自结核病流行国家的患者应格外考虑到这种风险。

抗结核治疗导致的风湿病

使用抗结核药物后可引起多种多样的风湿病表现，包括异烟肼和利福平引起的药物性狼疮。与其他药物性狼疮病例一样，这种狼疮与抗核抗体阳性和存在抗组蛋白抗体相关，通常这些患者病程较短，停止药物治疗后疾病可逆转。

已有应用氟喹诺酮类药物导致关节和肌腱病变的报道，特别是环丙沙星和左氧氟沙星，肌腱断裂（通常是跟腱）在 50 岁以上人群中风险最大，同时应用糖皮质激素可增加这种风险。

吡嗪酰胺干扰肾小管分泌尿酸，与成人的高尿酸血症和痛风的发生相关。

在诊断为结核病且开始治疗后停用英夫利昔单抗的患者中报告了一些矛盾反应[64]，这种反应既可能表现为既往结核病变恶化，也可能表现为初始治疗后好转的患者出现不能归因于疾病正常病程的新病变。此现象的发生机制目前未明，但已归于免疫重建炎症综合征的范畴。研究发现这种反应更多见于开始抗反转录治疗的 HIV 感染患者。英夫利昔单抗治疗中断后，抗炎效应仍可持续 3～4 周，可能解释了这种迟发性反应的时限。当发生这种矛盾反应时，无需调整抗结核治疗，糖皮质激素能减轻这种反应。

结核病的反应性免疫现象

一系列反应性免疫现象与结核分枝杆菌感染有关，但在临床实践中并不常见。

Poncet 病是一种无菌性炎性多关节炎，见于结核病患者。虽然可累及任何关节，但最常累及膝关节、踝关节和肘关节[65]。该病发病机制与继发于少见感染的其他形式的反应性关节炎相似。大部分病例在结核得到良好控制后好转。已有报道治疗膀胱癌时使用卡介苗（Bacille Calmette-Guérin，BCG）膀胱灌注后发生反应性关节炎的病例[66]。

其他已报道的与结核分枝杆菌感染有关的少见免疫反应模式包括结节红斑、硬红斑和淀粉样变（AA 型）。

诊断

结核菌素皮肤试验

结核菌素皮肤试验（TST）也被称为纯化蛋白衍生物（purified protein derivative，PPD），已经应用了近 1 个世纪，目前仍是使用最广泛的结核分枝杆菌感染筛查试验，TST 代表了结核分枝杆菌天然抗原的混合，但同时受到假阳性和假阴性的困扰。该试验难以区分潜在感染和活动性感染，且在严重的活动性结核中可能为阴性。糖皮质激素（≥ 15 mg/d 泼尼松）可使 TST 试验检测潜在结核时呈阴性，老年人和营养不良者也可能不表现出阳性的 TST 结果，表 118-1 列出了部分风湿科医生特别感兴趣的导致假阴性 TST 结果的原因。

假阳性结果同样可能发生于非结核分枝杆菌感染和以前接种过 BCG 的患者。在接种过 BCG 的患者中，随着时间的延长，TST 阳性率会以可变速率下降。阳性程度受许多因素影响，包括接种 BCG 的次数和后来接受 TST 试验的次数，一些患者在接种卡介苗 15 年后仍阳性，然而 20 mm 或更大的 TST 结果却很少是由 BCG 接种导致的。另外，在面对高危状况如启动 TNF 抑制剂治疗时，即使硬结的直径在5 mm 左右，也需要进行 LTBI。

风湿科医生应认识到，TST 是一个重要但不完美的筛查潜在结核分枝杆菌感染的工具，敏感性和特异性约为 70%。TST 结果阴性，临床医师也不应降低对正在接受 TNF 抑制剂治疗患者复发或新发结核进行监测的警惕性，特别是高危人群。

γ 干扰素释放试验

传统的 PPD 试验在明确潜在感染的敏感性和特异性上存在局限性，这促使了以 T 细胞为基础的新型试验方法的发展。这种试验检测被特异性结核分枝杆菌抗原刺激后全血中单个核细胞的干扰素 γ 的产量。γ- 干扰素释放试验（interferon-γ release assays，IGRAs）包括基于全血的酶联免疫吸附试验（QuantiFERON Gold in-Tube，布里斯班，澳大利亚，Cellestis公司）和基于外周血单个核细胞的酶联免疫斑点试验（T-SPOT.TB，英国，Oxford Immunotec 公司），较TST 有相同或更好的敏感性，并提高了特异性[67,68]，这些检测方法包含特定的结核分枝杆菌抗原，在接触非结核分枝杆菌（包括鸟分枝杆菌复合体或卡介苗中的牛分枝杆菌减毒株）的人群中，结果不太可能呈阳性。IGRAs 还有可能避免 TST 试验中发生的操作失误，并且不需要患者 48 ～ 72 小时后返回以解读试验结果，在一些中心已经取代 TST 成为 LTBI 的常规筛查。尽管最近的一项荟萃分析发现，大多数此类研究存在较高的偏倚风险，但在 RA 和其他炎症失调疾病中的研究显示 IGRAs 的准确性与 TST 相当，甚至优于 TST[69-76]。IGRA 在类固醇治疗的患者中可能特别有用，因为类固醇治疗可以降低 TST 的敏感性[77]。

IGRAs 也并非毫无顾虑。1.2% ～ 28.6% 的 IGRAs结果不确定，这提醒医生解读结果时需重视不同中心之间实验结果的差异[70,78]。当 TB 抗原反应接近截断值[79-80]时，则需要考虑结果的个体差异。影响IGRAs 结果差异性的因素包括试剂差异性、血容量、摇晃采血管时温柔或粗暴、标本处理不及时、PPD诱导的干扰素 γ 升高[81]。与 TSTs 阳性结果相比，IGRAs 阳性结果与 TB 危险因素更相关[82]，IGRAs阴性与 TST 阳性结果的不一致与之前的 BCG 接种有关，IGRAs 阳性与 TST 阴性结果的不一致则与糖皮质激素的使用有关，提示前者为 TST 假阳性，而后者为 TST 假阴性。无论如何，单独 IGRAs 阳性或 TST阳性这一不一致的结果并不足以说明此类患者需接受针对可能存在的潜在结核分枝杆菌感染的治疗[83]。当 TST 结果阳性，而 IGRAs 结果阴性时，则需要提供临床证据排除潜在结核分枝杆菌的感染。一项分析发现，在接受 TNF 抑制剂治疗前的筛查中，如果只使用一种检测方法，IGRAs 的应用比 TST 的应用更有价值[84]。

IGRAs 也用于帮助在接受 TNF 抑制剂治疗的患者中确定新的获得性结核分枝杆菌感染。一些学者建议接受 TNF 抑制剂治疗的患者每年进行筛查以帮助发现新的结核感染，特别是在结核病的高流行区域。在韩国和中国台湾的研究中心，使用 TNF 抑制剂治疗的患者 TST 结果转变率为 33% 和 37%，对应的 IGRAs 的转变率为 14% 和 11%[85,86]，这些数据与活动性结核风险相关。在正式的指南问世之前，对可能持续暴露于结核分枝杆菌感染风险的地区，常规每年进行检测是明智的，相对于 TSTs，使用 IGRAs 有助于减少需要接受预防性治疗的患者数量。

影像学检查

虽然提示结核的影像学特性得到了一定的讨论，但并没有特异性的骨骼影像特征能帮助确立诊断。影像学的早期特征可能很少或没有，X 线胸片多正常或无法显示肺后叶背段空洞浸润的结核特征性表现。

常规 X 线片有助于确定骨破坏、病变范围和邻近的软组织损害[52]。MRI 对于确定早期病变更有用，有助于鉴别结核、其他感染和肿瘤，并能帮助评价疾病程度[10,87]。锝和镓闪烁扫描也能帮助定位骨和软组织的病变，但疾病早期常出现假阴性结果[88]。CT 有助于指导细针穿刺活组织检查，在中轴和外周骨骼的骨关节结核中，相对于粗针活检和手术活检，细针活检是一个更可行的方法，其优势在于无需全身麻醉[89,90]。MRI 和 CT 也有助于治疗中的监测[91]。

培养

几乎所有种类的分枝杆菌均生长缓慢，其中结核分枝杆菌生长最慢，如果未将样本置于特殊培养基中，其他细菌会先于结核分枝杆菌生长。在临床感染部位能找到的结核分枝杆菌数量很少，这使结核感染的确诊更加困难，同时也导致以抗酸染色法检测滑液和其他体液的阳性率很低（仅为 10% ~ 20%）。

相对于组织培养，滑液和其他体液的培养更少出现阳性结果。如果怀疑一个关节存在结核分枝杆菌感染，应进行滑膜活检，关节镜获取的组织培养阳性率高于针穿刺活组织检查。CT 引导下穿刺活检对脊柱结核的病例不能提供有价值的信息。组织病理学特征包括干酪样变和非干酪样变的肉芽肿及特定染色所见的抗酸杆菌，可以为结核提供早期的假定诊断，比培养结果更有优势，因为培养可能需要 4 ~ 6 周才能得到结果。

聚合酶链反应

利用聚合酶链反应（polymerase chain reaction，PCR）进行的分子诊断技术已被证明对于肺结核的快速诊断有效，表明即使在痰培养阴性的患者的痰液内仍可能存在大量结核杆菌，该技术已被世界卫生组织（World Health Organization，WHO）批准用于常规检测[92]。分子诊断技术在肺外结核中的地位还未确立，但有限的初步试验结果暗示该技术前景光明。在一组脊柱骨髓炎患者中，骨活检标本结核分枝杆菌感染的多重 PCR 检测达到 90% 的敏感性和 100% 的特异性，表明这项技术具有快速而准确的诊断价值。与之相似的是，多重实时 PCR 成功鉴别了布氏杆菌病所致的脊柱椎骨骨髓炎和结核感染，达到了 87% 的敏感性和 100% 的特异性[93]。使用 GeneXpert MTB/RIF 系统进行核酸扩增已作为一种检测 mTB 感染的敏感和特异的方法，尽管该检测方法的成本和可获得性可能限制其广泛使用，特别是在发展中国家[94]。WHO 一直在努力通过在高流行地区支付其费用来增加这种检测方法的可用性。GeneXpert 系统对 50 例骨和关节结核（75% 为脊柱结核）患者进行了评估，结果显示其敏感性为 82%，特异性为 100%[95]。该方法正确识别了 100% 的耐多药结核菌株。

治疗

恰当管理骨和关节结核感染的治疗是一个复杂的过程，选择适当的抗结核药物和进行疾病监测应当有感染科医师的共同参与，但是风湿病专科医生应熟悉基本的处理原则。

累及肌肉骨骼系统的结核分枝杆菌感染的治疗采用与肺结核相同的联合化疗方案。基于药物在骨组织穿透力差和疾病复发率高，疗程应较肺结核和其他肺外结核更长。

美国疾病控制中心、美国胸科协会和美国感染性疾病协会联合发布的结核治疗指南推荐，除骨（6 ~ 9 个月）和中枢神经系统（9 ~ 12 个月）外，所有部位使用 6 个月疗程的治疗方案[96]，利福平是允许使用短程治疗方案的关键性药物。

目前美国的标准抗结核治疗方案（所有肺和肺外结核）包括四种药物联合（异烟肼、利福平、乙胺丁醇和吡嗪酰胺）的起始治疗，也称为 IREZ 治疗。一旦确认结核分枝杆菌对异烟肼敏感，可停用乙胺丁醇，吡嗪酰胺需给药 2 个月，而利福平和异烟肼则应在整个治疗过程中持续应用。

对治疗反应较慢的患者应使用长程治疗方案。结核病的影像学特征在治疗 6 个月后也难有变化，因此治疗的反应主要以临床特征为依据，包括疼痛缓解、全身症状消退和活动性改善。复发和耐药菌感染的患者建议使用长程治疗方案。

外科手术很少用于骨关节结核的早期处理，除非是病情严重、疾病进展、现有或即将发生脊柱畸形的患者。多重耐药结核分枝杆菌（multi drug resistant tuberculosis，MDR-TB）感染也是进行外科清创术的相对适应证，对异烟肼和利福平抵抗的 MDR-TB 需要隔离。在足疗程的化疗后，患者仍有严重的关节破坏和活动受限时，也可选择外科手术。

在成功的抗生素治疗后进行髋关节和膝关节的关节成形术，其效果通常较好。如果手术在感染后数年进行且手术中获取的组织培养阴性时，假体关节几乎不会出现感染复发。但是对于一个在足疗程的化疗后仍不能行动的患者来说，这是不切实际的。这类患者在手术过程中应持续抗结核治疗，并至少坚持至术后 3 个月。如果假体关节出现结核复发，有时仅仅需要抗生素治疗，然而在一些病例中，去除假体关节对于完全消除感染是必要的。

逐渐增加的耐药型结核病发病率，使药物的合理选择复杂化 [97-99]。在美国，约 8% 的结核菌株对异烟肼具有原发性单药抗药性。只要能被鉴定，这种耐药菌株就不会对治疗结果产生实质性的影响。过去 10 年间，美国的 MDR-TB 发病率相对稳定，大约 1.6% [99]，但在 2017 年，全世界 5% 的 TB 患者为 MDR-TB，3.5% 为新发病例，18% 曾接受过治疗 [100]。MDR-TB 的治疗较为复杂，常需要使用多种二线药物（常具有毒性），疗程 18 ~ 24 个月，甚至更长。XDR-TB 指菌株对所有一线药物和至少 3 种二线药物均耐药，2016 年已有 77 个国家报告了 XDR-TB 的病例，其中印度、俄罗斯联邦、南非、白俄罗斯和乌克兰的发病率相对较高 [100]。大体上，约 8.5% 的 MDR-TB 患者存在 XDR-TB 感染，治疗 XDR-TB 的选择非常有限，出现治疗失败和死亡的概率很高 [101]。

继发耐药一个特别重要的危险因素是未全程治疗，且治疗复发后耐药的风险增加。为了减少感染的扩散和耐药性结核的发生率，应强烈主张全程督

导治疗 [102]。

非结核分枝杆菌引起的骨关节感染

非结核分枝杆菌（nontuberculous mycobacteria，NTM）在环境中广泛存在，包括在土壤、水和动物宿主，通常不经人 - 人传播，相关的病例报道越来越多 [103]。尽管这些病原体感染绝大部分发生于肺部，但在正常宿主也可导致皮肤和软组织感染，儿童可表现为局灶性淋巴结炎 [104]。骨关节的感染通常由病原体直接感染或由邻近组织感染扩散所致 [104]，钝挫伤已被确定为非结核分枝杆菌感染导致脊柱骨髓炎的一个危险因素 [105]。存在免疫抑制的宿主可能发生肌肉骨骼系统的非结核分枝杆菌感染，但这些感染的发生率明显低于结核分枝杆菌。与结核分枝杆菌相比，NTM 可能更多地导致腱鞘炎、滑膜炎和骨髓炎，而较少导致脊柱感染。一篇综述报道在 1965 年至 2003 年间仅发现了 31 例 NTM 感染导致脊柱骨髓炎的病例 [106]。尽管存在超过 120 种 NTM，但大多数肌肉骨骼系统的感染主要由海分枝杆菌、堪萨斯分枝杆菌和鸟型分枝杆菌（又名鸟分枝杆菌复合体，M.aviumcomplex，MAC）等引起，嗜血分枝杆菌、龟分枝杆菌、蟾分枝杆菌的肌肉骨骼系统感染也有报道 [107-111]。

NTM 感染后肌肉骨骼系统病变有三种不同类型：腱鞘炎、滑膜炎和骨髓炎 [112,113]。腱鞘炎的典型表现为慢性单侧手和腕关节肿胀（图 118-6）[114]，滑膜炎的典型表现为膝、手和腕关节的慢性无痛性非对称性肿胀。已发现有一些种类的分枝杆菌与这些症状相关，而且从接受免疫抑制剂治疗的患者体内分离的分枝杆菌种类越来越多 [11]。除免疫抑制和直接感染等易患因素外，还包括环境暴露和既往关节疾病 [115]。

最近，一个纳入 32 例分枝杆菌关节炎和腱鞘炎患者的研究显示，11 例大关节炎患者中仅仅分离出结核杆菌，17 例腱鞘炎患者分离出的病原体以 NTM 占主导，大关节炎患者分离出 NTM 的只有 4 例 [116]。非典型分枝杆菌的肌肉骨骼感染必须与结核分枝杆菌感染相鉴别，因此正确的诊断通常需要行组织活检和培养。如果能获得标本，滑液一般呈典型的炎性表现，且只有在符合分枝杆菌的培养要求下培养时结果才有所帮助。从组织活检标本中检出抗酸杆菌和肉芽肿性炎症常可为微生物的鉴定提供证据，但

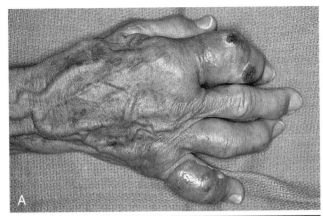

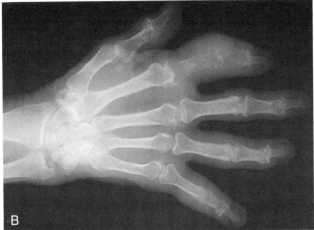

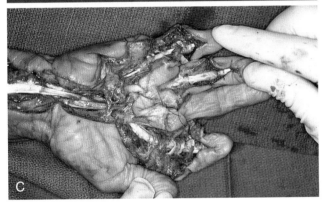

图 118-6　A. 继发于海分枝杆菌的手部腱鞘炎和滑膜炎示例；B. 图 A 示例中继发于海分枝杆菌的关节破坏的手部 X 线片；C. 图 A 和 B 中描述过的手在行滑膜切除术时可见严重的腱鞘炎

组织学并非总表现为肉芽肿形成。为了证实临床表现和组织学发现，有必要做分枝杆菌培养，包括针对海分枝杆菌的特别培养技术。直接扩增试验对于更快明确组织标本中分枝杆菌的种类可能有所帮助，但来自肌肉骨骼系统病例的数据有限[117]。除分枝杆菌外，可导致肉芽肿性滑膜炎的其他病因包括真菌、布氏杆菌病、结节病、炎症性肠病和非金属异物。这些病例

中有相当部分是由结核分枝杆菌以外的其他微生物引起的[118]。

MAC 已成为 HIV/AIDS 患者合并分枝杆菌感染的最常见病原体，这些患者更容易发生播散性疾病[11]。MAC 感染后导致骨髓炎，包括脊柱受累（图 118-7）。幸运的是，随着高效抗反转录病毒治疗和 MAC 预防措施的介入，HIV/AIDS 合并 MAC 的发病率已经明显下降。

分离出结核分枝杆菌具有显著临床意义。相反，面对 NTM 菌株时，临床医师必须判断其是否为污染、无意义的定植或疾病本身的原因。相关的指南已被证实对这方面有帮助[115,119,120]。

- 症状应与一种或多种分枝杆菌感染相关。
- 应排除其他病因，如结核和真菌。
- 分离出的分枝杆菌与人类疾病有关，最有意义的是这种分枝杆菌一般不出现在周围环境污染中（堪萨斯杆菌、海分枝杆菌、猿猴分枝杆菌、苏加分枝杆菌、溃疡分枝杆菌）。
- 分离病原体的部位应是感染部位，而非污染或定植部位（在骨标本、滑膜组织和滑液标本中获得病原体强烈支持感染，而呼吸道分离的病原体可能是污染或定植）。
- 大量增殖提示感染。
- 重复培养结果阳性提示感染。

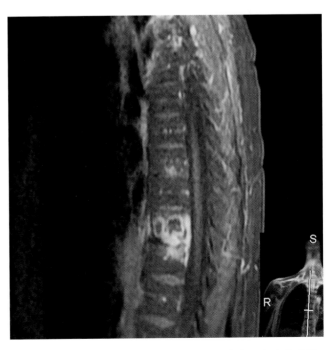

图 118-7　MRI 显示播散性鸟分枝杆菌复杂感染患者胸椎受累

由于实验室明确病原体和药物敏感测试可能需历时数周至数月，故最初的治疗应包括可覆盖结核分枝杆菌和其他分枝杆菌的多种药物。一种常见的经验性起始治疗方案是：针对结核分枝杆菌的标准 IREZ 与克拉霉素或阿奇霉素联合治疗，直到最终培养结果回报。最新的美国胸科协会关于 NTM 治疗的指南出版于 2007 年[121]。在治疗特殊病例时，特别是耐药菌的感染，感染部位的外科清创术可能具有重要作用。目前关于最有效的药物依然存在争议，延长疗程经常是有必要的，且复发并不少见。针对不同患者的个体化治疗，在 NTM 感染的治疗中具有决定性作用，有效治疗的关键在于明确菌株的特性及其对药物的敏感性。

风湿病治疗中出现的非结核分枝杆菌感染

暂无数据显示接受包括甲氨蝶呤在内的非生物制剂改善病情抗风湿药时发生 NTM 感染的风险增加。考虑到改变治疗方案如糖皮质激素和生物治疗可能带来更大的风险，故中断或继续治疗均应依据个体化原则，并听取感染性疾病专家的意见。

在接受 TNF 抑制剂治疗的患者中，NTM 越来越被视为重要的感染病原体。目前在美国，NTM 感染的发生率是结核感染的 2 倍，原因可能是应用了结核筛查试验[122]。一篇针对 MedWatch 数据库所报道的 239 例 NTM 感染病例的综述表明了这种感染的复杂性，其中仅有 105 例依据已建立的疾病标准确定为疑似或确诊病例[123]。绝大部分已报道的病例发生于患有 RA 的老年女性，这可能是由于 RA 和 NTM 感染均在该组患者中更常见；大部分患者也接受糖皮质激素和（或）甲氨蝶呤治疗。在该组患者中存在多种不同病原体的混合感染，MAC 感染是最常见的类型。与结核分枝杆菌感染类似，该组患者的患病风险与所有药物相关而非与某种特定药物相关，但大多数出现于英夫利昔单抗用药之后[123]。肺外疾病是常见表现，通常见于所有的病原体。据报道，应用英夫利昔单抗治疗伴 MAC 感染的 RA 患者后，对治疗的反应似乎与结核分枝杆菌感染患者相似[124]。虽然并非所有 NTM 肺病的患者在应用 TNF 抑制剂治疗后均会病情恶化，但仍有一些患者在接受抗 NTM 治疗的情况下出现病情加重[125]。无论如何，发生非典型分枝杆菌感染后强烈建议停止 TNF 抑制剂治疗，但亦有在治疗 NTM 感染过程中继续或重新应用 TNF 抑制剂的报道[125,126]。

管理应用 TNF 抑制剂情况下的 NTM 感染风险已经成为挑战。虽然在治疗时进行筛查有助于降低结核分枝杆菌感染的风险，但目前尚无筛查非典型分枝杆菌感染的方法。由于这种感染更多见于患有肺疾病的个体，临床医师应考虑对 RA 合并支气管扩张的患者在应用 TNF 抑制剂治疗前进行更严格的评估。虽然建议对 CD4[+] T 细胞数量低于 50 或更低的 HIV 阳性患者进行 MAC 预防，但目前对于 TNF 抑制剂治疗中 MAC 感染的预防无经验和指南可供参考。1 例表现类似于 RA 的海分枝杆菌感染的病例，在应用英夫利昔单抗治疗过程中出现了滑膜炎和皮下结节[127]，进一步表明这些感染的复杂性。

Full references for this chapter can be found on ExpertConsult.com.

参考文献

1. Shafer RW, Kim DS, Weiss JP, et al.: Extrapulmonary tuberculosis in patients with human immunodeficiency virus infection, *Medicine (Baltimore)* 70(6):384–397, 1991.
2. Havlir DV, Barnes PF: Tuberculosis in patients with human immunodeficiency virus infection, *N Engl J Med* 340(5):367–373, 1999.
3. Jellis JE: Human immunodeficiency virus and osteoarticular tuberculosis, *Clin Orthop Relat Res* 398:27–31, 2002.
4. Trends in tuberculosis—United States, 2012, *MMWR Morb Mortal Wkly Rep* 62(11):201–205, 2013.
5. Organization WH. Drug-resistant TB: *Surveillance and response: supplement to global tuberculosis report 2014*. Geneva; 2014.
6. Bloom BR: Tuberculosis—the global view, *N Engl J Med* 346(19):1434–1435, 2002.
7. Gandhi NR, Moll A, Sturm AW, et al.: Extensively drug-resistant tuberculosis as a cause of death in patients co-infected with tuberculosis and HIV in a rural area of South Africa, *Lancet* 368(9547):1575–1580, 2006.
8. Franco-Paredes C, Diaz-Borjon A, Senger MA, et al.: The ever-expanding association between rheumatologic diseases and tuberculosis, *Am J Med* 119(6):470–477, 2006.
9. Griffith JF, Kumta SM, Leung PC, et al.: Imaging of musculoskeletal tuberculosis: a new look at an old disease, *Clin Orthop Relat Res* 398:32–39, 2002.
10. Moore SL, Rafii M: Imaging of musculoskeletal and spinal tuberculosis, *Radiol Clin North Am* 39(2):329–342, 2001.
11. Mycobacterioses and the acquired immunodeficiency syndrome. Joint position paper of the American Thoracic Society and the Centers for Disease Control, *Am Rev Respir Dis* 136(2):492–496, 1987.
12. Lafond EM: An analysis of adult skeletal tuberculosis, *J Bone Joint Surg Am* 40-A(2):346–364, 1958.
13. Abdelwahab IF, Kenan S, Hermann G, et al.: Tuberculous gluteal abscess without bone involvement, *Skeletal Radiol* 27(1):36–39, 1998.
14. Ashworth MJ, Meadows TH: Isolated tuberculosis of a skeletal muscle, *J Hand Surg Br* 17(2):235, 1992.
15. Hasan N, Baithun S, Swash M, et al.: Tuberculosis of striated muscle, *Muscle Nerve* 16(9):984–985, 1993.

16. Albornoz MA, Mezgarzedeh M, Neumann CH, et al.: Granulomatous tenosynovitis: a rare musculoskeletal manifestation of tuberculosis, *Clin Rheumatol* 17(2):166–169, 1998.

17. Chen WS: Tuberculosis of the fascia lata, *Clin Rheumatol* 17(1):77–78, 1998.

18. King AD, Griffith J, Rushton A, et al.: Tuberculosis of the greater trochanter and the trochanteric bursa, *J Rheumatol* 25(2):391–393, 1998.

19. Narang S: Tuberculosis of the entheses, *Int Orthop* 36(11):2373–2378, 2012.

20. Alvarez S, McCabe WR: Extrapulmonary tuberculosis revisited: a review of experience at Boston City and other hospitals, *Medicine (Baltimore)* 63(1):25–55, 1984.

21. el-Shahawy MA, Gadallah MF, Campese VM: Tuberculosis of the spine (Pott's disease) in patients with end-stage renal disease, *Am J Nephrol* 14(1):55–59, 1994.

22. Gorse GJ, Pais MJ, Kusske JA, et al.: Tuberculous spondylitis. A report of six cases and a review of the literature, *Medicine (Baltimore)* 62(3):178–193, 1983.

23. Chapman M, Murray RO, Stoker DJ: Tuberculosis of the bones and joints, *Semin Roentgenol* 14(4):266–282, 1979.

24. Colmenero JD, Jimenez-Mejias ME, Sanchez-Lora FJ, et al.: Pyogenic, tuberculous, and brucellar vertebral osteomyelitis: a descriptive and comparative study of 219 cases, *Ann Rheum Dis* 56(12):709–715, 1997.

25. Cantini F, Salvarani C, Olivieri I, et al.: Tuberculous spondylitis as a cause of inflammatory spinal pain: a report of 4 cases, *Clin Exp Rheumatol* 16(3):305–308, 1998.

26. Wang G, Dong W, Lan T, et al.: Diagnostic accuracy evaluation of the conventional and molecular tests for Spinal Tuberculosis in a cohort, head-to-head study, *Emerg Microbes Infect* 7(1):109, 2018.

27. Held M, Laubscher M, Zar HJ, et al.: GeneXpert polymerase chain reaction for spinal tuberculosis: an accurate and rapid diagnostic test, *Bone Joint Lett J* 96-B(10):1366–1369, 2014.

28. Slater Jr RR, Beale RW, Bullitt E: Pott's disease of the cervical spine, *South Med J* 84(4):521–523, 1991.

29. Bhojraj SY, Shetty N, Shah PJ: Tuberculosis of the craniocervical junction, *J Bone Joint Surg Br* 83(2):222–225, 2001.

30. Krishnan A, Patkar D, Patankar T, et al.: Craniovertebral junction tuberculosis: a review of 29 cases, *J Comput Assist Tomogr* 25(2):171–176, 2001.

31. Pouchot J, Vinceneux P, Barge J, et al.: Tuberculosis of the sacroiliac joint: clinical features, outcome, and evaluation of closed needle biopsy in 11 consecutive cases, *Am J Med* 84(3 Pt 2):622–628, 1988.

32. Pande KC, Babhulkar SS: Atypical spinal tuberculosis, *Clin Orthop Relat Res* 398:67–74, 2002.

33. Tsay MH, Chen MC, Jaung GY, et al.: Atypical skeletal tuberculosis mimicking tumor metastases: report of a case, *J Formos Med Assoc* 94(7):428–431, 1995.

34. Shih HN, Hsu RW, Lin TY: Tuberculosis of the long bone in children, *Clin Orthop Relat Res* 335:246–252, 1997.

35. Babhulkar SS, Pande SK: Unusual manifestations of osteoarticular tuberculosis, *Clin Orthop Relat Res* 398:114–120, 2002.

36. Muradali D, Gold WL, Vellend H, et al.: Multifocal osteoarticular tuberculosis: report of four cases and review of management, *Clin Infect Dis* 17(2):204–209, 1993.

37. Ruiz G, Garcia Rodriguez J, Guerri ML, et al.: Osteoarticular tuberculosis in a general hospital during the last decade, *Clin Microbiol Infect* 9(9):919–923, 2003.

38. Coppola J, Muller NL, Connell DG: Computed tomography of musculoskeletal tuberculosis, *Can Assoc Radiol J* 38(3):199–203, 1987.

39. Martini M, Adjrad A, Boudjemaa A: Tuberculous osteomyelitis. A review of 125 cases, *Int Orthop* 10(3):201–207, 1986.

40. Babhulkar S, Pande S: Tuberculosis of the hip, *Clin Orthop Relat Res* 398:93–99, 2002.

41. Hoffman EB, Allin J, Campbell JA, et al.: Tuberculosis of the knee, *Clin Orthop Relat Res* 398:100–106, 2002.

42. Evanchick CC, Davis DE, Harrington TM: Tuberculosis of peripheral joints: an often missed diagnosis, *J Rheumatol* 13(1):187–189, 1986.

43. Wallace R, Cohen AS: Tuberculous arthritis: a report of two cases with review of biopsy and synovial fluid findings, *Am J Med* 61(2):277–282, 1976.

44. Jacobs JC, Li SC, Ruzal-Shapiro C, et al.: Tuberculous arthritis in children. Diagnosis by needle biopsy of the synovium, *Clin Pediatr (Philadelphia)* 33(6):344–348, 1994.

45. Davidson PT, Horowitz I: Skeletal tuberculosis. A review with patient presentations and discussion, *Am J Med* 48(1):77–84, 1970.

46. Mateo Soria L, Miquel Nolla Sole J, Rozadilla Sacanell A, et al.: Infectious arthritis in patients with rheumatoid arthritis, *Ann Rheum Dis* 51(3):402–403, 1992.

47. Khater FJ, Samnani IQ, Mehta JB, et al.: Prosthetic joint infection by Mycobacterium tuberculosis: an unusual case report with literature review, *South Med J* 100(1):66–69, 2007.

48. Uhel F, Corvaisier G, Poinsignon Y, et al.: Mycobacterium tuberculosis prosthetic joint infections: a case series and literature review, *J Infect* 78(1):27–34, 2019.

49. Meyssonnier V, Zeller V, Malbos S, et al.: Prosthetic joint infections due to Mycobacterium tuberculosis: a retrospective study, *Joint Bone Spine* 86(2):239–243, 2019.

50. Wolfe F, Michaud K, Anderson J, et al.: Tuberculosis infection in patients with rheumatoid arthritis and the effect of infliximab therapy, *Arthritis Rheum* 50(2):372–379, 2004.

51. Carmona L, Hernandez-Garcia C, Vadillo C, et al.: Increased risk of tuberculosis in patients with rheumatoid arthritis, *J Rheumatol* 30(7):1436–1439, 2003.

52. Gomez-Reino JJ, Carmona L, Valverde VR, et al.: Treatment of rheumatoid arthritis with tumor necrosis factor inhibitors may predispose to significant increase in tuberculosis risk: a multicenter active-surveillance report, *Arthritis Rheum* 48(8):2122–2127, 2003.

53. Mohan AK, Cote TR, Block JA, et al.: Tuberculosis following the use of etanercept, a tumor necrosis factor inhibitor, *Clin Infect Dis* 39(3):295–299, 2004.

54. Dixon WG, Hyrich KL, Watson KD, et al.: Drug-specific risk of tuberculosis in patients with rheumatoid arthritis treated with anti-TNF therapy: results from the British Society for Rheumatology Biologics Register (BSRBR), *Ann Rheum Dis* 69(3):522–528, 2010.

55. Tubach F, Salmon D, Ravaud P, et al.: Risk of tuberculosis is higher with anti-tumor necrosis factor monoclonal antibody therapy than with soluble tumor necrosis factor receptor therapy: the three-year prospective French Research Axed on Tolerance of Biotherapies registry, *Arthritis Rheum* 60(7):1884–1894, 2009.

56. Cantini F, Nannini C, Niccoli L, et al.: Risk of tuberculosis reactivation in patients with rheumatoid arthritis, ankylosing spondylitis, and Psoriatic arthritis receiving non-anti-TNF-targeted biologics, *Mediators Inflamm* 2017:8909834, 2017.

57. Bigbee CL, Gonchoroff DG, Vratsanos G, et al.: Abatacept treatment does not exacerbate chronic Mycobacterium tuberculosis infection in mice, *Arthritis Rheum* 56(8):2557–2565, 2007.

58. Cantini F, Niccoli L, Goletti D: Tuberculosis risk in patients treated with non-anti-tumor necrosis factor-alpha (TNF-alpha) targeted biologics and recently licensed TNF-alpha inhibitors: data from clinical trials and national registries, *J Rheumatol Suppl* 91:56–64, 2014.

59. Winthrop KL, Park SH, Gul A, et al.: Tuberculosis and other opportunistic infections in tofacitinib-treated patients with rheumatoid arthritis, *Ann Rheum Dis* 75(6):1133–1138, 2016.

60. Jick SS, Lieberman ES, Rahman MU, et al.: Glucocorticoid use, other associated factors, and the risk of tuberculosis, *Arthritis Rheum* 55(1):19–26, 2006.

61. Carmona L, Gomez-Reino JJ, Rodriguez-Valverde V, et al.: Effectiveness of recommendations to prevent reactivation of latent tuberculosis infection in patients treated with tumor necrosis factor antagonists, *Arthritis Rheum* 52(6):1766–1772, 2005.

62. Gomez-Reino JJ, Carmona L, Angel Descalzo M: Risk of tuber-

culosis in patients treated with tumor necrosis factor antagonists due to incomplete prevention of reactivation of latent infection, *Arthritis Rheum* 57(5):756–761, 2007.

63. Aggarwal R, Manadan AM, Poliyedath A, et al.: Safety of etanercept in patients at high risk for mycobacterial tuberculosis infections, *J Rheumatol* 36(5):914–917, 2009.

64. Garcia Vidal C, Rodriguez Fernandez S, Martinez Lacasa J, et al.: Paradoxical response to antituberculous therapy in infliximab-treated patients with disseminated tuberculosis, *Clin Infect Dis* 40(5):756–759, 2005.

65. Dall L, Long L, Stanford J: Poncet's disease: tuberculous rheumatism, *Rev Infect Dis* 11(1):105–107, 1989.

66. Pancaldi P, Van Linthoudt D, Alborino D, et al.: Reiter's syndrome after intravesical Bacillus Calmette-Guerin treatment for superficial bladder carcinoma, *Br J Rheumatol* 32(12):1096–1098, 1993.

67. Updated guidelines for using interferon gamma release assays to detect Mycobacterium tuberculosis infection—United States, 2010, *MMWR* 59:1–24, 2010.

68. Menzies D, Pai M, Comstock G: Meta-analysis: new tests for the diagnosis of latent tuberculosis infection: areas of uncertainty and recommendations for research, *Ann Intern Med* 146(5):340–354, 2007.

69. Auguste P, Tsertsvadze A, Pink J, et al.: Comparing interferon-gamma release assays with tuberculin skin test for identifying latent tuberculosis infection that progresses to active tuberculosis: systematic review and meta-analysis, *BMC Infectious Diseases* 17(1):200, 2017.

70. Bartalesi F, Vicidomini S, Goletti D, et al.: QuantiFERON-TB Gold and the TST are both useful for latent tuberculosis infection screening in autoimmune diseases, *Eur Respir J* 33(3):586–593, 2009.

71. Diel R, Loddenkemper R, Nienhaus A: Predictive value of interferon-gamma release assays and tuberculin skin testing for progression from latent TB infection to disease state: a meta-analysis, *Chest* 142(1):63–75, 2012.

72. Goletti D, Sanduzzi A, Delogu G: Performance of the tuberculin skin test and interferon-gamma release assays: an update on the accuracy, cutoff stratification, and new potential immune-based approaches, *J Rheumatol Suppl* 91:24–31, 2014.

73. Hanta I, Ozbek S, Kuleci S, et al.: The evaluation of latent tuberculosis in rheumatologic diseases for anti-TNF therapy: experience with 192 patients, *Clin Rheumatol* 27(9):1083–1086, 2008.

74. Minguez S, Latorre I, Mateo L, et al.: Interferon-gamma release assays in the detection of latent tuberculosis infection in patients with inflammatory arthritis scheduled for anti-tumour necrosis factor treatment, *Clin Rheumatol* 31(5):785–794, 2012.

75. Murakami S, Takeno M, Kirino Y, et al.: Screening of tuberculosis by interferon-gamma assay before biologic therapy for rheumatoid arthritis, *Tuberculosis* 89(2):136–141, 2009.

76. Ponce de Leon D, Acevedo-Vasquez E, Alvizuri S, et al.: Comparison of an interferon-gamma assay with tuberculin skin testing for detection of tuberculosis (TB) infection in patients with rheumatoid arthritis in a TB-endemic population, *J Rheumatol* 35(5):776–781, 2008.

77. Ruan Q, Zhang S, Ai J, et al.: Screening of latent tuberculosis infection by interferon-gamma release assays in rheumatic patients: a systemic review and meta-analysis, *Clin Rheumatol* 35(2):417–425, 2016.

78. Shovman O, Anouk M, Vinnitsky N, et al.: QuantiFERON-TB Gold in the identification of latent tuberculosis infection in rheumatoid arthritis: a pilot study, *Int J Tuberc Lung Dis* 13(11):1427–1432, 2009.

79. Metcalfe JZ, Cattamanchi A, McCulloch CE, et al.: Test variability of the QuantiFERON-TB gold in-tube assay in clinical practice, *Am J Respir Crit Care Med* 187(2):206–211, 2013.

80. Whitworth WC, Hamilton LR, Goodwin DJ, et al.: Within-subject interlaboratory variability of QuantiFERON-TB gold in-tube tests, *PLoS One* 7(9):e43790, 2012.

81. Pai M, Menzies D: The new IGRA and the old TST: making good use of disagreement, *Am J Respir Crit Care Med* 175(6):529–531, 2007.

82. Vassilopoulos D, Tsikrika S, Hatzara C, et al.: Comparison of two gamma interferon release assays and tuberculin skin testing for tuberculosis screening in a cohort of patients with rheumatic diseases starting anti-tumor necrosis factor therapy, *Clin Vaccine Immunol* 18(12):2102–2108, 2011.

83. Lalvani A, Millington KA: Screening for tuberculosis infection prior to initiation of anti-TNF therapy, *Autoimmun Rev* 8(2):147–152, 2008.

84. Kowada A: Cost effectiveness of interferon-gamma release assay for tuberculosis screening of rheumatoid arthritis patients prior to initiation of tumor necrosis factor-α antagonist therapy, *Mol Diag Ther* 14(6):367–373, 2010.

85. Chen DY, Shen GH, Hsieh TY, et al.: Effectiveness of the combination of a whole-blood interferon-gamma assay and the tuberculin skin test in detecting latent tuberculosis infection in rheumatoid arthritis patients receiving adalimumab therapy, *Arthritis Rheum* 59(6):800–806, 2008.

86. Park JH, Seo GY, Lee JS, et al.: Positive conversion of tuberculin skin test and performance of interferon release assay to detect hidden tuberculosis infection during anti-tumor necrosis factor agent trial, *J Rheumatol* 36(10):2158–2163, 2009.

87. Gupta RK, Gupta S, Kumar S, et al.: MRI in intraspinal tuberculosis, *Neuroradiology* 36(1):39–43, 1994.

88. Lifeso RM, Weaver P, Harder EH: Tuberculous spondylitis in adults, *J Bone Joint Surg Am* 67(9):1405–1413, 1985.

89. Masood S: Diagnosis of tuberculosis of bone and soft tissue by fine-needle aspiration biopsy, *Diagn Cytopathol* 8(5):451–455, 1992.

90. Mondal A: Cytological diagnosis of vertebral tuberculosis with fine-needle aspiration biopsy, *J Bone Joint Surg Am* 76(2):181–184, 1994.

91. Omari B, Robertson JM, Nelson RJ, et al.: Pott's disease. A resurgent challenge to the thoracic surgeon, *Chest* 95(1):145–150, 1989.

92. Boehme CC, Nicol MP, Nabeta P, et al.: Feasibility, diagnostic accuracy, and effectiveness of decentralised use of the Xpert MTB/RIF test for diagnosis of tuberculosis and multidrug resistance: a multicentre implementation study, *Lancet* 377(9776):1495–1505, 2011.

93. Sanjuan-Jimenez R, Morata P, Bermudez P, et al.: Comparative clinical study of different multiplex real time PCR strategies for the simultaneous differential diagnosis between extrapulmonary tuberculosis and focal complications of brucellosis, *PLoS Neglected Tropical Diseases* 7(12):e2593, 2013.

94. Collaborators GBDT: Global, regional, and national burden of tuberculosis, 1990-2016: results from the global Burden of diseases, Injuries, and risk factors 2016 study, *Lancet Infect Dis* 18(12):1329–1349, 2018.

95. Gu Y, Wang G, Dong W, et al.: Xpert MTB/RIF and GenoType MTBDRplus assays for the rapid diagnosis of bone and joint tuberculosis, *Int J Infect Dis* 36:27–30, 2015.

96. Recommendations for the treatment of tuberculosis, *MMWR* 52:1–77, 2003.

97. Bradford WZ, Daley CL: Multiple drug-resistant tuberculosis, *Infect Dis Clin North Am* 12(1):157–172, 1998.

98. Parsons LM, Driscoll JR, Taber HW, et al.: Drug resistance in tuberculosis, *Infect Dis Clin North Am* 11(4):905–928, 1997.

99. *Reported tuberculosis in the United States*, Atlanta, 2018, Centers for Disease Control and Prevention.

100. *Global tuberculosis report 2018*, Geneva, 2018, World Health Organization.

101. Mitnick C, Bayona J, Palacios E, et al.: Community-based therapy for multidrug-resistant tuberculosis in Lima, Peru, *N Engl J Med* 348(2):119–128, 2003.

102. Chaulk CP, Kazandjian VA: Directly observed therapy for treatment completion of pulmonary tuberculosis: consensus statement of the public Health tuberculosis guidelines Panel, *J Am Med Assoc* 279(12):943–948, 1998.

103. Lai CC, Tan CK, Chou CH, et al.: Increasing incidence of nontuberculous mycobacteria, Taiwan, 2000-2008, *Emerg Infect Dis* 16(2):294–296, 2010.

104. Piersimoni C, Scarparo C: Extrapulmonary infections associated with nontuberculous mycobacteria in immunocompetent persons,

Emerg Infect Dis 15(9):1351–1358, 2009; quiz 544.

105. Chan ED, Kong PM, Fennelly K, et al.: Vertebral osteomyelitis due to infection with nontuberculous Mycobacterium species after blunt trauma to the back: 3 examples of the principle of locus minoris resistentiae, *Clin Infect Dis* 32(10):1506–1510, 2001.

106. Petitjean G, Fluckiger U, Scharen S, et al.: Vertebral osteomyelitis caused by non-tuberculous mycobacteria, *Clin Microbiol Infect* 10(11):951–953, 2004.

107. Plemmons RM, McAllister CK, Garces MC, et al.: Osteomyelitis due to Mycobacterium haemophilum in a cardiac transplant patient: case report and analysis of interactions among clarithromycin, rifampin, and cyclosporine, *Clin Infect Dis* 24(5):995–997, 1997.

108. Rahman I, Bhatt H, Chillag S, et al.: Mycobacterium chelonae vertebral osteomyelitis, *South Med J* 102(11):1167–1169, 2009.

109. Salliot C, Desplaces N, Boisrenoult P, et al.: Arthritis due to Mycobacterium xenopi: a retrospective study of 7 cases in France, *Clin Infect Dis* 43(8):987–993, 2006.

110. Wallace Jr RJ, Brown BA, Onyi GO: Skin, soft tissue, and bone infections due to Mycobacterium chelonae chelonae: importance of prior corticosteroid therapy, frequency of disseminated infections, and resistance to oral antimicrobials other than clarithromycin, *J Infect Dis* 166(2):405–412, 1992.

111. Lee KH, Heo ST, Choi SW, et al.: Three cases of postoperative septic arthritis caused by Mycobacterium conceptionense in the shoulder joints of immunocompetent patients, *J Clin Microbiol* 52(3):1013–1015, 2014.

112. Kelly PJ, Karlson AG, Weed LA, et al.: Infection of synovial tissues by mycobacteria other than Mycobacterium tuberculosis, *J Bone Joint Surg Am* 49(8):1521–1530, 1967.

113. Marchevsky AM, Damsker B, Green S, et al.: The clinicopathological spectrum of non-tuberculous mycobacterial osteoarticular infections, *J Bone Joint Surg Am* 67(6):925–929, 1985.

114. Zenone T, Boibieux A, Tigaud S, et al.: Non-tuberculous mycobacterial tenosynovitis: a review, *Scand J Infect Dis* 31(3):221–228, 1999.

115. Glickstein SL, Nashel DJ: Mycobacterium kansasii septic arthritis complicating rheumatic disease: case report and review of the literature, *Semin Arthritis Rheum* 16(3):231–235, 1987.

116. Hsiao CH, Cheng A, Huang YT, et al.: Clinical and pathological characteristics of mycobacterial tenosynovitis and arthritis, *Infection* 41(2):457–464, 2013.

117. Weigl JA, Haas WH: Postoperative Mycobacterium avium osteomyelitis confirmed by polymerase chain reaction, *Eur J Pediatr* 159(1–2):64–69, 2000.

118. Sutker WL, Lankford LL, Tompsett R: Granulomatous synovitis: the role of atypical mycobacteria, *Rev Infect Dis* 1(5):729–735, 1979.

119. Ahn CH, McLarty JW, Ahn SS, et al.: Diagnostic criteria for pulmonary disease caused by Mycobacterium kansasii and Mycobacterium intracellulare, *Am Rev Respir Dis* 125(4):388–391, 1982.

120. Wolinsky E: When is an infection disease? *Rev Infect Dis* 3(5):1025–1027, 1981.

121. Griffith DE, Aksamit T, Brown-Elliott BA, et al.: An official ATS/IDSA statement: diagnosis, treatment, and prevention of nontuberculous mycobacterial diseases, *Am J Respir Crit Care Med* 175(4):367–416, 2007.

122. Winthrop KL, Yamashita S, Beekmann SE, et al.: Mycobacterial and other serious infections in patients receiving anti-tumor necrosis factor and other newly approved biologic therapies: case finding through the Emerging Infections Network, *Clin Infect Dis* 46(11):1738–1740, 2008.

123. Winthrop KL, Chang E, Yamashita S, et al.: Nontuberculous mycobacteria infections and anti-tumor necrosis factor-alpha therapy, *Emerg Infect Dis* 15(10):1556–1561, 2009.

124. Salvana EM, Cooper GS, Salata RA: Mycobacterium other than tuberculosis (MOTT) infection: an emerging disease in infliximab-treated patients, *J Infect* 55(6):484–487, 2007.

125. Yamakawa H, Takayanagi N, Ishiguro T, et al.: Clinical investigation of nontuberculous mycobacterial lung disease in Japanese patients with rheumatoid arthritis receiving biologic therapy, *J Rheumatol* 40(12):1994–2000, 2013.

126. Dare JA, Jahan S, Hiatt K, et al.: Reintroduction of etanercept during treatment of cutaneous Mycobacterium marinum infection in a patient with ankylosing spondylitis, *Arthritis Rheum* 61(5):583–586, 2009.

127. Lam A, Toma W, Schlesinger N: Mycobacterium marinum arthritis mimicking rheumatoid arthritis, *J Rheumatol* 33(4):817–819, 2006.

第 119 章

骨与关节的真菌感染

原著 ERIC M. RUDERMAN, JOHN P. FLAHERTY

常志芳 译　王永福 校

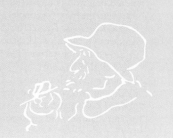

引言

　　真菌感染是引起骨髓炎和关节炎相对罕见但很重要的病因。引起骨髓炎的常见真菌病包括：芽生菌病、球孢子菌病，隐球菌病、念珠菌病和孢子丝菌病（表 119-1）。真菌性关节炎不太常见，也和上述常见的真菌病原体有关，偶尔也与其他的真菌感染相关。本章将讨论这些真菌感染的流行病学特征、肌肉骨骼症状和治疗。

　　在某些情况下，个别深部真菌病的流行病学和临床特征可能提示诊断，但其不典型的临床表现常与其他非感染性疾病相似，可能会导致误诊。旅行和移民已经使真菌的地域分布特征不再清晰，在免疫功能低下的患者中，真菌感染可能是非常严重且很难控制的；对于这些患者来说主要的风险是播散性真菌感染。

　　针对风湿病的抗细胞因子和其他免疫抑制剂治疗，特别是那些靶向 TNF 的治疗，与播散性真菌感染有关 [1,2]，就像 HIV 感染、妊娠、移植和恶性肿瘤的治疗一样 [3]。关节内注射了污染的不含防腐剂的甲泼尼龙也可发生真菌性关节炎 [4]。对于风湿科医生来说，在某些患者中播散性真菌感染是重要的诊断考虑因素，而且在高危人群中使用生物制剂前应评价其风险；播散性真菌感染可能会使其他关节炎的临床过程变得更为复杂。本章也将讨论风湿病治疗过程中发生的真菌感染。

　　真菌感染常通过受累组织的组织学检查或培养来诊断。如果考虑可能为真菌感染，需要进行适当的研究。改进的分子诊断技术可以辅助诊断。滑液白细胞计数和培养结果因真菌感染和个体病例而不同，有时会误导临床。血清学检测也可能有助于诊断和区别几种真菌感染。在特定情况下，检测血液、尿液、其他体液和组织中的真菌抗原和真菌 RNA 可能有助于诊断 [5]。

表 119-1　骨关节真菌感染的药物治疗

感染	药物推荐	特殊感染的主要参考文献
球孢子菌病	伊曲康唑	3，8，14，15
芽生菌病	伊曲康唑	20，31，141
隐球菌病	氟康唑	40，42，141
念珠菌病	氟康唑	53，54，57，141，142
孢子丝菌病	伊曲康唑	65，71-73
曲霉菌病	伏立康唑	76，81，141
组织胞浆菌病	伊曲康唑	88，95
赛多孢子菌病	伏立康唑	97，99，143，144

球孢子菌病

球孢子菌病（Coccidioidomycosis）在美国西南部以及中南美洲地区流行，但由于旅行和偏远地区感染的再激活，在非流行地区诊断出的病例越来越多。通过吸入环境中的传染性真菌孢子或节孢子菌，土壤中的真菌如粗球孢子菌（Coccidioides immitis）和波萨达斯球孢子菌（Coccidioides posadasii）会引发原发性呼吸系统疾病。当土壤受到干扰和多风条件下时，感染的风险会增加。可能会导致自限性急性肺炎，并伴有关节痛和结节性红斑（溪谷热）等全身表现，但传染性常不明显，且罕有病例转化为慢性或播散性疾病[6]。不会发生人际传播。肺外感染几乎总是由最初肺病灶的血行播散引起的。骨骼和关节是常见的传播散部位，特别是在免疫功能低下的宿主中。

膝关节化脓性关节炎很常见，常由滑膜的直接感染引起。其他关节感染是由累及椎骨、手腕、手、脚踝、脚、骨盆和长骨持续的骨髓炎播散引起的[7]。发病的特点是疼痛和关节僵硬逐渐加重，肿胀不明显，和早期放射学改变。在一个系列研究中，在 57 例播散性球孢子菌病患者中，关节炎是 51 例患者的唯一症状，并且也是其余 6 例患者全身性疾病的症状之一[8]。

由于原发感染后播散延迟（数月至数年）和不典型临床表现，骨关节球孢子菌病的误诊很常见。诊断标准包括相应的临床表现、血清学证据、组织学检查和培养。

酶联免疫检测 IgM 和 IgG 是最敏感的筛查试验。免疫扩散试验敏感性差但特异性高。定量补体结合抗体水平可用于监测治疗效果。在感染早期和免疫抑制患者中，球孢子菌血清学检测可能为阴性。在重症球孢子菌病感染患者的诊断上，尿液中球孢子菌半乳甘露聚糖抗原的特异性（enzyme-linked immunosorbant assay，EIA）检测显示出较好的前景[9-10]。常通过活检样本证实有肉芽肿性滑膜炎和典型的球囊来确诊，并且通过阳性培养结果来证实。如果可以获得滑液，可能不会出现脓毒症样白细胞计数，且可能以淋巴细胞为主。滑液培养很少有阳性结果，滑膜组织培养可能更有帮助。放射性同位素骨扫描可能有助于确定感染部位[11]。

对于早期诊断的渗出性滑膜炎，单独的抗真菌治疗即可。初始治疗一般为口服唑类抗真菌药物，最常见的是氟康唑和伊曲康唑[12]。如果病变迅速恶化或位于特别关键的部位，如椎骨骨髓炎，则推荐使用两性霉素 B。已经证实脂质体两性霉素 B 较传统脱氧胆酸两性霉素 B 的肾毒性和输液相关副作用更小，因此，对传统的两性霉素 B 耐药者可以给予更大剂量的脂质体两性霉素 B。

最近的一项荟萃研究显示，传统两性霉素 B 和脂质体两性霉素 B 具有相似的疗效，但后者具有更好的安全性[13]。对于更为广泛的播散性感染或脊柱等关键部位的受累，以及在高风险的患者中，抗真菌治疗方案的选择和疗程通常很复杂。有利于手术干预的因素包括较大的脓肿、脓肿进行性扩大或破坏性病变、死骨形成、脊柱不稳定，或重要器官或组织的撞击征（例如硬膜外脓肿压迫脊髓）[8,14,15]。伏立康唑和泊沙康唑等新型抗真菌药作为替代治疗显示了较好的疗效[12,16-18]。在应用免疫抑制的患者中，长期预防性使用氟康唑可以减少患者复发的风险。

球孢子菌滑膜炎也可以是免疫复合物介导的炎症的结果，可能使原发性肺部病变或播散性疾病变得更为复杂，通常是多关节炎，常伴有发热、结节性红斑或多形性红斑、嗜酸性粒细胞增多和肺门淋巴结肿大。通常可在 2～4 周内消退[6,19]。

芽孢菌病

芽生菌病（blatomycosis）由皮炎芽生菌引起，在美国的中北部和南部地区流行。感染是由于吸入与腐烂的植被或腐烂的木材相关的分生孢子而获得的，通常会导致散发的急性或慢性肺炎，聚集性发病不常见[20]。除了在工作或娱乐期间暴露于微生物有机体

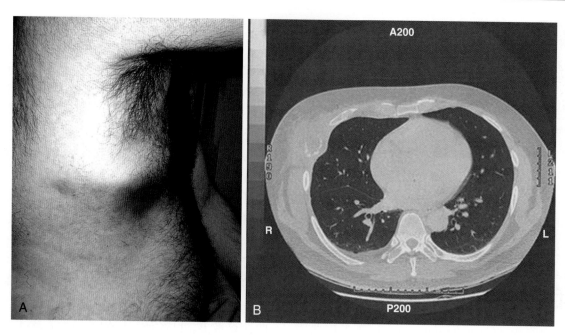

图 119-1　A．肋骨和胸壁的芽生菌病骨髓炎。B．CT 扫描：见原发于血液的感染可以播散至骨骼

外，患者没有任何独特或易感的特征。临床表现包括肺部、皮肤和骨骼的受累。大约一半受感染的患者会出现发热，白细胞增多及红细胞沉降率（ESR）增快很常见[21]。骨痛、局部肿胀、软组织脓肿是骨关节疾病的最常见表现[22]。血源性播散很常见；皮肤病变和骨关节病变更常发生。25% ~ 60% 的播散性病例发生骨受累，3% ~ 5% 出现关节炎[21]。在一项有 45 例骨骼芽生菌病患者的研究中，41 例有骨髓炎，12 例发生化脓性关节炎[22]。在一个独立机构进行的另一项包括 14 例患者的病例系列研究中，有 12 例表现为骨坏死；在该研究中，4 例化脓性关节炎中的 3 例是由于骨髓炎的直接蔓延而发展来的[23]。本病最常累及长骨、椎骨和肋骨（图 119-1）[23-26]。芽生菌病经常模拟恶性肿瘤，伴有轻微的全身症状、肺部结节影和溶骨病变。

芽生菌病以膝、踝和肘关节的单关节炎常见，但也可以表现为罕见的多关节炎[21,27-28]。仅在少数情况下关节感染是一种独立的骨骼疾病；关节影像学通常表现为穿凿样骨病变（图 119-2A）。滑液一般为脓性的，但常规革兰氏染色观察不到皮炎芽生菌，也不会在常规培养基上生长。如果标本不在真菌培养基上培养，诊断常会被延迟。滑膜组织学检查显示肉芽肿和大量中性粒细胞——也称为脓性肉芽肿组织反应。可以看到广泛的芽殖酵母形态（图 119-2 B）。常规苏木精和伊红染色很难观察到酵母菌，但通过特殊染色

法，如六胺银染色（gomorimethenamine silver stain，GMS）或过碘酸 - 希夫（periodic acid-Schiff，PAS）染色，可能会有所帮助。也经常可以通过受累的非关节部位做出诊断。尿抗原检测可能不如以前认为的那么敏感，特别是对于非肺部感染，但仍可用于监测对治疗的反应[29]。对于中重度或重度芽生菌病，推荐使用两性霉素 B 治疗 1 ~ 2 周或直至病情改善，然后口服伊曲康唑至少 12 个月。对于轻至中度患者，推荐口服伊曲康唑 12 个月。应在患者接受治疗至少 2 周后监测伊曲康唑的血药浓度，以确保充分的药物暴露[20,30-32]。

隐球菌病

新型隐球菌（*Cryptococcus neoformans*）是引起隐球菌病的真菌，在全球无处不在，存在于被鸽粪污染的土壤中；一个相关物种，加特隐球菌（*Cryptococcus gattii*），与热带气候中某些类型的桉树有关，并与加拿大不列颠哥伦比亚省和美国太平洋西北地区持续爆发的疾病有关。细胞介导免疫缺陷的个体感染风险增加，包括晚期 HIV 感染、器官和干细胞移植、淋巴网状恶性肿瘤、TNF 抑制剂治疗[33-35]和糖皮质激素治疗的患者。接受 TNF 抑制剂治疗并同时使用糖皮质激素，是导致隐球菌及其他真菌感染的高危因素[36]。

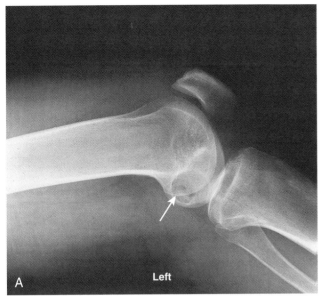

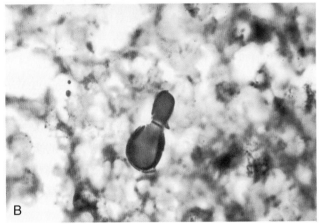

图 119-2　芽生菌病关节感染。A．X 线片通常显示骨的穿凿样改变；B．滑膜病理学检查示上皮样肉芽肿伴有芽殖酵母形态

隐球菌病是通过吸入获得的，临床表现各异，通常以原发形式感染肺部，但有时经血行播散到广泛的部位，包括中枢神经系统和皮肤。骨感染很常见，在 5% 到 10% 的病例中会引起溶骨性病变，但很少报告关节受累（图 119-3）[37,38]。如同在芽生菌病中，骨病变可能模拟转移性恶性肿瘤（图 119-4）。隐球菌性关节炎在大约 60% 的报告病例中表现为不明显的单关节炎，在其余病例中表现为多发性关节炎 [39,40]。膝关节最常受累。艾滋病前期报告的大多数病例也显示了关节周围骨髓炎的放射学证据。这些患者多是年轻人，没有消耗性疾病或者播散的证据，并且只有 50% 的病例有肺部受累。滑膜组织表现为急慢性滑膜炎，用特殊染色可见多核巨细胞，明显的肉芽肿形成和大量芽殖酵母菌。最近报道的病例与免疫抑制和播散性感染有关。有趣的是，骨关节隐球菌感染与结节病

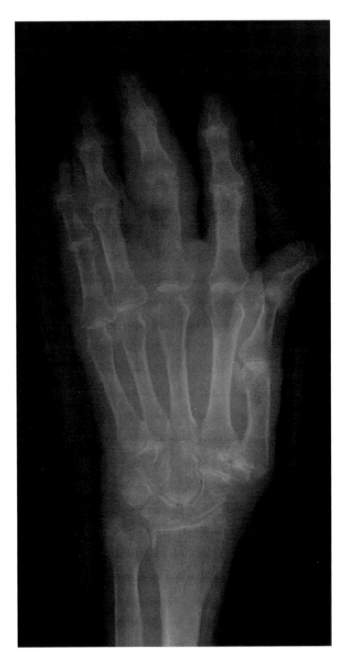

图 119-3　中指近端指骨的隐球菌性脊髓炎，邻近近端指间关节（From Hawkins C，Flaherty JP：Cryptococcal osteomyelitis of the fifinger complicated by meningitis：a case report and review of the literature. *Infect Dis Clin Practice* 15：2007.）

有关，尽管尚不清楚这种关联是否与结节病的免疫学影响有关或与用于治疗它的免疫抑制治疗有关 [41]。血清隐球菌抗原检测非常敏感，部分原因是因为骨关节感染为血源性播散引起。隐球菌病的治疗方案根据感染的解剖学部位和宿主的免疫状态而定，最有效的治疗为两性霉素 B 和氟康唑 [40,42]。如果是重症隐球菌感染，通常以 5- 氟胞嘧啶联合两性霉素 B 或氟康唑

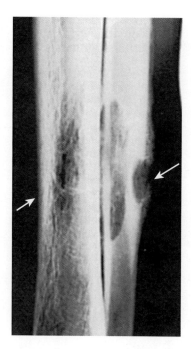

图 119-4 隐球菌病（环氏病）。散在的溶骨灶伴周边硬化，在某些部位，可以见到骨膜反应（箭头）。此病中，骨隆突受累并不罕见，如跟骨。产生的外观类似于其他真菌病，尤其是球孢子菌病和肿瘤（From Resnick D：*Diagnosis of bone and joint disorders*，ed 3，Philadelphia，1995，WB Saunders，p 2507.）

进行诱导治疗（开始治疗的前 2～4 周）[43]。

念珠菌病

念珠菌属广泛分布于自然界。白色念珠菌是人类的正常共生菌，其他种类的念珠菌可能在无生命的环境中生活，例如土壤中。自 20 世纪 40 年代应用抗生素以来，由于免疫抑制剂和胃肠外营养的普遍应用，念珠菌病一直是导致皮肤黏膜和深部器官感染发病率增加的原因[44]。骨髓炎虽然不常见，但在成人和儿童中是血源性播散的一个潜在的严重并发症[45-47]。最近的一项综述证实，一半的念珠菌性骨髓炎病例有既往念珠菌血症的病史，而另一半病例则是首发感染部位[48]。它也可能由于手术过程中直接组织接种感染[49]，并且在其他部位感染成功治疗后可能会出现骨感染。尽管少数患者可以累及多个部位，骨的感染通常位于两个相邻的椎骨或单个长骨中[50]。全关节置换术后也可发生假体关节的念珠菌感染[51]。

骨关节念珠菌感染在临床上常表现为局部疼痛，其他症状和实验室异常在个体中差别较大。临床症状

可以在真菌血症发生数月后出现，往往比同一部位的细菌感染轻。这可能会导致诊断的长时间延误。影像学检查常可以发现病变部位骨髓炎的骨骼变化。通过开放性或细针穿刺活检获得病变的骨组织，通过培养可以发现不同的念珠菌属而得到正确的诊断。大多数感染由白念珠菌导致，但近年来非白念珠菌感染逐渐增加[47]。尽管尚未广泛应用，血液的 PCR 检测可用于对播散性念珠菌感染进行早期诊断[52]。用唑类（氟康唑、伊曲康唑、伏立康唑、泊沙康唑或艾沙康唑）、棘白菌素类（卡泊芬净、米卡芬净或阿尼芬净）或两性霉素 B 制剂治疗可有效[50,53,54]。菌种鉴定及药敏试验有助于抗真菌治疗药物的选择。例如，光滑念珠菌（*Candida glabrata*）常表现出对唑类抗真菌药的剂量依赖性敏感（如需要更高剂量的氟康唑进行治疗），但仍然对棘白菌素敏感；克柔念珠菌（*Candida krusei*）常对氟康唑耐药，对两性霉素的敏感性差，但仍对新型唑类和棘白菌素敏感；葡萄牙念珠菌（*Candida lusitaniae*）对两性霉素耐药；近平滑念珠菌（*Candida parapsilosis*）对棘白菌素类敏感性差（但仍具有临床活性）[55]。耳念珠菌最近已成为院内感染爆发的一个原因[56]。因为一些菌株的多重药耐药且难以治疗，耳念珠菌值得关注。外科清创术的应用必须个体化。对椎体受累但无神经合并症的念珠菌感染，单药治疗是有效的[50]。

念珠菌病是单关节炎的一种罕见病因[57]。虽然也有其他念珠菌感染引起的化脓性关节炎，但白色念珠菌是最常见的病原体[58]。报道的病例常发生在膝关节，存在多灶性关节外念珠菌感染，并伴有全身症状。儿童和成人都可以发生。易感因素包括胃肠道和肺部疾患、麻醉剂成瘾、静脉导管、白细胞减少症、免疫抑制剂治疗（包括 TNF 抑制剂）、应用广谱抗生素和糖皮质激素。一些受累关节以前曾患过关节炎，并且个别病例感染发生在关节穿刺术后。在大多数情况下，X 线片显示存在骨髓炎。滑液白细胞计数差别较大；所有患者的滑液中都可以培养出念珠菌属，但涂片检查不一定能够发现。滑膜的组织病理学检查表现为非特异性的慢性炎症，而不是肉芽肿。

使用 IL-17 抑制剂如苏金单抗和依奇珠单抗治疗的患者中会发生皮肤黏膜念珠菌感染，但感染风险较低，感染轻微，可以自行缓解或通过标准治疗缓解[59-61]。

孢子丝菌病

孢子丝菌病由申克孢子丝菌（*Sporothrix schenckii*）感染引起，它是一种广泛存在于土壤和植物中的腐生菌，是热带和亚热带地区农业工人的感染源。人主要通过皮肤接种感染，极少数情况下通过呼吸道吸入感染。最近在巴西报告了与猫传播的巴西孢子丝菌相关的人畜共患病暴发。它最常累及皮肤和淋巴管，但也可能从肺播散到中枢神经系统、眼、骨骼和关节[63]。免疫力正常的患者常为单一部位的感染；而免疫功能低下的患者，包括接受抗细胞因子治疗的患者，可能会出现多发病灶感染[64]。

与相对常见的皮肤感染相比，关节孢子丝菌病较罕见[65,66]。在一项病例系列研究中，84% 的患者没有皮肤感染，提示感染是通过肺部吸入所致。孢子丝菌病常发生在患有可使宿主抵抗力发生改变的慢性疾患人群中，例如酒精中毒或骨髓增生性疾病。孢子丝菌关节炎通常是慢性起病，并且单关节和多关节感染的比例相等。最常受累的关节有膝、手、腕、肘和肩关节；手、腕关节受累与其他真菌性关节炎不同。关节感染有扩散到邻近的软组织形成窦道的倾向。全身症状少见。

放射学改变多种多样，从邻近关节的骨质减少到常见的穿凿样骨病变。当可以获取滑液时，滑液是炎症性改变。滑膜炎的总体特征是破坏性血管翳，显微镜下检测可见肉芽肿样组织学特征，或较少见的非特异性炎症。在病变组织中很难找到病原体，常通过关节液或感染组织的阳性培养结果进行诊断。室温孵育有助于申克孢子丝菌菌丝体相的生长。血清学检查对孢子丝菌病的诊断没有意义。在少数情况下，孢子丝菌病可能会播散导致潜在的致命性感染，其特征是低热、体重下降、贫血、溶骨性病变、关节炎、皮肤病变，以及眼和中枢神经系统受累[67-70]。这些感染发生在患有血液系统恶性肿瘤或 HIV 感染的免疫抑制患者中。

两性霉素 B 和伊曲康唑可有效治疗全身性孢子丝菌病，包括骨关节病[71]。相比之下，氟康唑对骨关节孢子丝菌病的治疗效果有限[72,73]。

曲霉菌病

曲霉菌（*Aspergillus*）无处不在，但是免疫功能正常的人很少感染。相反，对于免疫功能低下的成人和儿童，侵袭性曲霉菌感染是一种重要且致命的并发症[74-78]。感染可以从肺部直接播散到邻近的椎体、椎间盘和肋骨（儿童更常见），或通过血液播散（图119-5A）[79-81]。罕见的伴有相邻骨髓炎的单关节炎也有报道。膝关节是最常受累的关节。可以在感染的组织中观察到病原体（图 119-5B）。半乳甘露聚糖 EIA 检测已被证实可以作为侵袭性曲霉菌病的替代标志物，并且 1,3-β-D- 葡聚糖测定同样可以作为侵袭性真菌感染的诊断支持。采用外科清创术和抗真菌药物联合治疗的方案一直存在质疑[75,80,82]，对于侵袭性曲霉菌病，已经证实伏立康唑优于两性霉素，并被推荐用于初始治疗[78,82,83]。脂质体两性霉素 B，替代唑类包括泊沙康唑和艾沙康唑；棘白菌素类的卡泊芬净、米卡芬净和阿尼芬净可用于对上述治疗无效病例的补救治疗[84]。目前尚未有研究证实联合治疗在结局上较单药治疗有明确的改善。2012 年的一次真菌感染暴发，最初认为是由烟曲霉引起的，但后来证实是由罕见病原真菌 *Exserohilum rostratum* 导致，该菌种起源于美国马萨诸塞州一家综合药房生产的受污染的注射用甲泼尼龙[4,85]。最早个案在硬膜外注射后出现烟曲霉脑膜炎；后续病例包括脑膜炎、卒中和肌肉骨骼感染，包括椎骨骨髓炎、椎间盘炎和小关节感染[86,87]。

组织胞浆菌病

荚膜组织胞浆菌（*Histoplasma capsulatum*）是一种土壤真菌，它是引起美国中西部和东南部地区地方病的病原菌[39,88]。组织胞浆菌的骨和关节感染少见，但有膝关节、腕关节和踝关节感染的报道。包括应用 TNF 抑制剂后的免疫抑制状态的成人和儿童易患播散性的组织胞浆菌病，临床上可能与结节病、结核和反应性炎性疾病混淆[89-92]。此病的诊断依赖于合适的真菌染色、培养和抗原检测[93]。个案报道强调了会有罕见的真菌性人工假体关节炎的发生[94]。更常见的组织胞浆菌骨关节炎的表现是一种伴有急性肺部感染的高敏综合征；其特征是自限性多关节炎、结节红斑和多形红斑。两性霉素 B 脂质体联合伊曲康唑是治疗严重感染的首选药物，而伊曲康唑单药用于治疗不太严重的患者[88,95,96]。

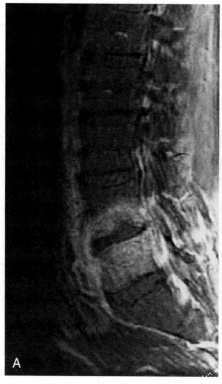
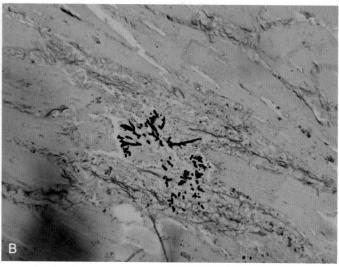

图 119-5 曲霉菌病所致椎体的骨髓炎和椎间盘炎。A．曲霉菌可能直接从肺传播到相邻的椎骨、椎间盘和肋骨（更常见于儿童）或通过血流传播。B．感染组织中可以发现典型的病原体

赛多孢子菌病

赛多孢子菌（*Scedosporium*）是存在于环境中的真菌，在免疫功能正常和免疫功能低下的宿主中均已被证实为真菌致病菌。它们可能在皮肤接种后引起局灶性侵袭性和播散性感染。多育赛多胞菌（*Scedosporium prolifcans*）常累及骨和软骨，导致化脓性关节炎和骨髓炎。外科治疗和抗真菌药物治疗很难根除感染，病原体对两性霉素耐药[97,98]。伏立康唑或联合治疗是目前推荐的治疗方法[99]。

真菌感染的治疗

在过去的几十年里，抗真菌化学药物治疗已经得到了明显的进展，最初是两性霉素 B 的引入，然后是包括氟胞嘧啶、酮康唑、氟康唑和伊曲康唑等口服抗真菌药物。最近的进展包括研发毒性较小的两性霉素 B、两性霉素 B 脂质体和两性霉素 B 脂质复合物制剂。伏立康唑、泊沙康唑和艾沙康唑是广谱唑类抗真菌药，均对曲霉病有较高的抗菌活性，泊沙康唑和伊沙康唑对毛霉菌有抗菌活性。棘白菌素类抗真菌药

物卡泊芬净、米卡芬净和阿尼芬净已成为曲霉菌病的替代疗法和某些念珠菌感染的治疗选择。有些综述报道了详细的治疗指南[100,110]。在正确选择药物（表119-2）和疗程方面，临床医生必须考虑到感染的病原体、疾病的临床表现、患者的免疫状态、抗菌药物的耐药情况、药物的副作用、治疗的直接和间接的费用。由于移植排斥、自身免疫性疾病、恶性肿瘤和艾滋病的治疗，感染者的免疫系统受损，使治疗变得更加复杂[111]。

伊曲康唑已成为治疗地方性真菌病——芽生菌病、组织胞浆菌病和孢子丝菌病的首选。推荐的负荷剂量是每次 200 mg，每日 3 次，连用 2 天，之后每日 200 ～ 400 mg。伊曲康唑的吸收是不可预知的，需要测定血液中伊曲康唑的浓度以保证充分的药物暴露。伊曲康唑的吸收需要胃酸，所以给药的同时应避免使用质子泵抑制剂、H_2 受体拮抗剂等可以减少胃内酸度的药物。已经证实伊曲康唑的液体剂型比片剂更利于吸收。疗程上，至少需要 6 个月的治疗，有些患者可能需要长达一年的治疗。对于隐球菌病，氟康唑是推荐的唑类抗真菌药物[40,42]。脑膜感染和威胁生命的感染首选两性霉素 B，最好与口服氟

表 119-2	与肿瘤坏死因子拮抗剂治疗相关播散性真菌感染的报道
病原体	**参考文献**
曲霉菌	1，64，122
念珠菌	1
球孢子菌	118，120
隐球菌	33，123
组织胞浆菌	89，92
肺孢子菌	131，145
赛多孢子菌	124
孢子丝菌	64

胞嘧啶联合使用。若需获得详细的治疗指南和药物副作用，可参阅相关综述[100-109]和美国传染病学会的指南[12,32,43,54,84,96]，以及特殊感染的主要参考文献（表119-2）。外科清创术在毛霉菌病的治疗中至关重要，可能对某些真菌感染有辅助治疗作用，包括特定的侵袭性曲霉菌病和因球孢子菌病引起的脊椎骨髓炎的患者，特别是在抗真菌治疗过程中，有证据表明脊髓受侵犯或复查影像学有进展时。在芽生菌病、组织胞浆菌病或耶氏肺孢子菌（*Pneumocystis jiroveci*）感染的治疗中，手术不是主要方法。

抗风湿治疗引发的真菌感染

许多与骨关节炎真菌感染有关的病原体可能会导致接受抗风湿治疗患者的感染，尤其是在应用生物制剂治疗的患者中。真菌感染的动物模型提示 TNF 在机体防御病原体感染中发挥重要作用，这些病原体包括曲霉菌[112]、念珠菌[113]、隐球菌[114,115]、球孢子菌[116]、孢子丝菌[117]。

TNF 抑制剂治疗后球孢子菌感染发生在美国西南部的流行地区。已发表的最大系列研究纳入了13 例患者，其中有 12 例接受了英夫利昔单抗治疗，1 例与依那西普治疗相关[118]。除 2 例患者外，其余所有病例都被认为是新发感染，而不是感染复发。该研究中的一个医疗中心数据显示，与其他抗风湿疗法相比，英夫利昔单抗治疗使球孢子菌的相对感染风险增加 5.23 倍。在所有患者中，球孢子菌感染都是在没有其他已知危险因素（包括糖尿病、怀孕和 HIV 感染）的情况下发生的。然而，来自同一机构的最新

数据表明，在抗真菌治疗期间或之后，生物或非生物 DMARD 治疗可以重新使用[119]。球孢子菌感染也发生在非流行地区，推测可能与污染物暴露有关[120]。

在美国中部俄亥俄 - 密西西比河谷地区的流行地区，据报道接受 TNF 抑制剂治疗后发生播散性组织胞浆菌病感染；与球孢子菌感染一样，应用英夫利昔单抗治疗后感染发生率高于其他生物制剂治疗[89]。使用英夫利昔单抗感染的病例数较多的原因尚不清楚，可能包括英夫利昔单抗的独特作用机制、较多患者接受了该药治疗、患者的选择、联合其他免疫抑制剂治疗，或者上述某几种因素的同时存在。在大多数情况下，使用 TNF 抑制剂治疗时发生播散性组织胞浆菌病的患者也在接受其他的免疫抑制治疗。在一项26 例患有组织胞浆菌病和 RA 的患者中，TNF 抑制剂（包括阿达木单抗、依那西普和英夫利昔单抗）、甲氨蝶呤和皮质类固醇激素治疗均可能为真菌感染潜在危险因素[121]。在一项使用商业健康登记数据的病例对照研究中，皮质类固醇的使用是接受 TNF 抑制剂治疗的患者发生分枝杆菌和真菌感染的重要危险因素[36]。组织胞浆菌病患者的典型表现为咳嗽、呼吸困难、发热、周身不适，病情可能会快速进展。92%播散性组织胞浆菌病患者的尿液中可检出组织胞浆菌抗原，该检测有助于快速诊断[91]。接触组织胞浆菌可能导致无症状的潜伏感染，很难确定应用 TNF 抑制剂治疗后的症状性感染是感染复发还是新感染。使用 TNF 抑制剂后也可发生肺部或播散性隐球菌感染，或者曲霉菌、念珠菌、赛多孢子菌以及孢子丝菌感染[1,33,64,122-125]。

肺孢子菌肺炎（*Pneumocystis jiroveci* pneumonia，PJP）是由一种最初被分类为原虫的真菌（卡氏肺孢子菌）引起。PJP 是一种常见于晚期 HIV 感染患者的机会性感染，也见于很多抗风湿病治疗患者中，包括使用环磷酰胺及小剂量甲氨蝶呤的患者，常见于联合糖皮质激素治疗者[126,127]。有趣的是，小剂量甲氨蝶呤治疗导致的 PJP 在日本尤其令人担忧，无症状肺孢子菌携带者发生率在老年人中高达 18.8%[128]。该作者提出聚合酶链反应（PCR）检测可以发现治疗过程中高风险 PJP 携带者[129]。包括利妥昔单抗[130]及 TNF 抑制剂[131]在内的生物制剂的应用与 PJP 的发生有关。最近来自英国风湿病学会生物制剂注册数据的一项数据分析表明，使用利妥昔单抗治疗的肺孢子菌感染率明显高于 TNF 抑制剂治疗，尽管机会性感染

的总体发生率在生物制剂治疗中没有差异[132]。PJP患者表现为发热、干咳以及呼吸困难。接受免疫抑制剂治疗患者的临床表现比 HIV 相关的患者病情更严重。可以在 HIV 患者的痰液中找到病原菌，但在风湿病患者中较少见到病原菌；可以根据对肺孢子菌 DNA 的聚合酶链反应（PCR）检测进行推定诊断。一项 21 例患者的研究表明，高龄、既往有肺部疾病史、较大剂量糖皮质激素治疗，以及低血清白蛋白和 IgG 水平是接受英夫利昔单抗治疗的患者发生 PJP 的潜在危险因素[131]。血清中 β-D-葡聚糖（真菌细胞壁的常见成分）的水平升高可能有助于诊断。胸部 X 线片表现为弥漫性浸润影，CT 扫描表现为磨玻璃影（图 119-6 和图 119-7）；影像学表现很难以与甲氨蝶呤肺炎相鉴别。治疗包括补充氧气和甲氧苄啶/磺胺甲噁唑（trimethoprim/sulfamethoxazole，TMP/SMX）或喷他脒羟乙磺酸盐。大剂量糖皮质激素常常用于严重 PJP 的 HIV 患者的辅助治疗，但在接受免疫抑制治疗的患者中研究较少。

PJP 感染也与非生物免疫抑制治疗有关。特别是应用环磷酰胺治疗系统性红斑狼疮、血管炎以及其他自身免疫性疾病时，也有发生 PJP 的风险，尽管总体风险似乎较低。在一项回顾性研究中，分析了 76 156 例接受环磷酰胺治疗的 SLE 患者的数据，发生 PJP 的风险为每 10 000 例患者 15.88，即 0.158%[126]。潜在危险因素包括大剂量糖皮质激素的应用、淋巴细胞减少（特别是 CD4 淋巴细胞计数减少）、肾疾病以及

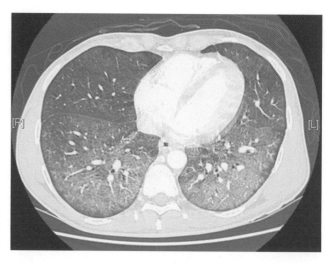

图 119-7 肺孢子菌肺炎患者胸部 CT 扫描表现为磨玻璃影

高疾病活动度[126,133]。肺部受累的血管炎患者的 PJP 风险增高，这类患者以及患有肺部疾病的狼疮患者的诊断可能比较困难。遗憾的是，目前还没有关于自身免疫性疾病情况下 PJP 预防公认的指南，也没有关于这种情况下的护理标准的明确共识。最近关于血管炎的临床研究把 PJP 的预防作为方案的一部分，表明它可能成为治疗的标准[134]。然而，近期针对美国风湿病学家的两项调查，发现常规处方预防性抗生素的比例分别是 50.4% 和 69.5%[126,135]。学术型风湿病学家以及刚毕业的医学生更偏向于开预防性治疗的处方。TMP/SMX 似乎比氨苯砜或雾化吸入喷他脒更有效，尽管该药物能明显增加狼疮患者磺胺类药物过敏的风险[136,137]。除了肺孢子菌，对于真菌感染的预防性治疗目前还没有统一的标准或推荐。

与分枝杆菌感染不同，风湿病的生物治疗与真菌感染的总体风险增加并没有明确的联系，尽管与这些罕见感染缺乏统计学上的显着关联，但并不能除外可能的相关性[138]。事实上，法国的上市后生物制剂注册研究中已经报道了真菌感染[139]。一般而言，有真菌感染史或者明显暴露于这些病原体患者，只有在没有可供选择的或适当的替代方法时，才考虑应用生物制剂。应告诫患者在治疗期间应尽可能地减少接触感染源 [例如：避免接触老旧建筑物（拆除、改建、清洁）、鸡舍、鸟巢、木屋或洞穴（洞穴探险）]，还应避免接触球孢子菌流行地区的户外灰尘。同时接受糖皮质类固醇治疗的患者可能需要在治疗期间进行更密切的观察[36]。

迄今为止，筛查潜伏感染或预防性治疗还没有实

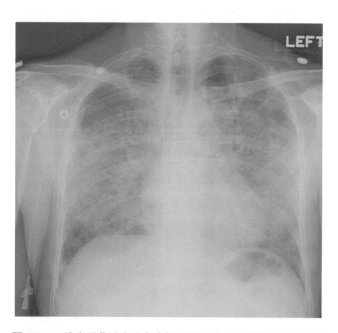

图 119-6 肺孢子菌肺炎患者胸部 X 线片表现为弥漫性间质浸润

际的作用[140]。血清学检测和迟发型超敏反应检测不能区分已恢复的既往感染和潜伏感染，尽管重复球孢子菌血清学已被提出作为方案的一部分，以确定在急性非播散性感染治疗后重新进行生物治疗的潜在安全性[119]。胸部 X 线片可以识别出与先前的组织胞浆菌感染相一致的钙化肉芽肿，但这是非特异性表现。在日本，对接受甲氨蝶呤治疗的无症状肺孢子菌携带者，有人建议用 TMP/SMX 治疗至 PCR 检测阴性，这可能降低发生肺炎的风险，但尚未在美国人群中进行研究[129]。由于缺乏有效的筛查试验，使得早期识别感染和制订治疗方案至关重要。事实上，美国食品药物管理局（FDA）授权在 TNF 拮抗剂的产品说明书上标注关于真菌感染的风险的"黑框"警告，反映了延迟识别这类感染有潜在的致命后果。

 Full references for this chapter can be found on ExpertConsult.com.

部分参考文献

1. Filler SG, Yeaman MR, Sheppard DC: Tumor necrosis factor inhibition and invasive fungal infections, *Clin Infect Dis* 41(Suppl 3):S208–S212, 2005.
2. Giles JT, Bathon JM: Serious infections associated with anticytokine therapies in the rheumatic diseases, *J Intensive Care Med* 19(6):320–334, 2004.
3. Blair JE, Smilack JD, Caples SM: Coccidioidomycosis in patients with hematologic malignancies, *Arch Intern Med* 165(1):113–117, 2005.
4. Smith RM, Schaefer MK, Kainer MA, et al.: Fungal infections associated with contaminated methylprednisolone injections, *N Engl J Med* 369(17):1598–1609, 2013.
5. Bialek R, Gonzalez GM, Begerow D, et al.: Coccidioidomycosis and blastomycosis: advances in molecular diagnosis, *FEMS Immunol Med Microbiol* 45(3):355–360, 2005.
6. Chiller TM, Galgiani JN: Coccidioidomycosis, *Infect Dis Clin North Am* 17(1):41–57, viii, 2003.
7. Holley K, Muldoon M, Tasker S: Coccidioides immitis osteomyelitis: a case series review, *Ortho pedics* 25(8): 827–831, 831–832, 2002.
8. Bayer AS, Guze LB: Fungal arthritis. II. Coccidioidal synovitis: clinical, diagnostic, therapeutic, and prognostic considerations, *Semin Arthritis Rheum* 8(3):200–211, 1979.
9. Durkin M, Estok L, Hospenthal D, et al.: Detection of Coccidioides antigenemia following dissociation of immune complexes, *Clin Vaccine Immunol* 16(10):1453–1456, 2009.
10. Durkin M, Connolly P, Kuberski T, et al.: Diagnosis of coccidioidomycosis with use of the Coccidioides antigen enzyme immunoassay, *Clin Infect Dis* 47(8):69–73, 2008.
11. Stadalnik RC, Goldstein E, Hoeprich PD, et al.: Diagnostic value of gallium and bone scans in evaluation of extrapulmonary coccidioidal lesions, *Am Rev Respir Dis* 121(4):673–676, 1980.
12. Galgiani JN, Ampel NM, Blair JE, et al.: Coccidioidomycosis, *Clin Infect Dis* 41(9):1217–1223, 2005.
13. Steimbach LM, Tonin FS, Virtuoso S, et al.: Efficacy and safety of amphotericin B lipid-based formulations-A systematic review and meta-analysis, *Mycoses* 60(3):146–154, 2017.
14. Bried JM, Galgiani JN: Coccidioides immitis infections in bones and joints, *Clin Orthop Relat Res* 211:235–243, 1986.
15. Galgiani JN, Catanzaro A, Cloud GA, et al.: Comparison of oral fluconazole and itraconazole for progressive, nonmeningeal coccidioidomycosis. A randomized, double-blind trial. Mycoses Study Group, *Ann Intern Med* 133(9):676–686, 2000.
16. Catanzaro A, Cloud GA, Stevens DA, et al.: Safety, tolerance, and efficacy of posaconazole therapy in patients with nonmeningeal disseminated or chronic pulmonary coccidioidomycosis, *Clin Infect Dis* 45(5):562–568, 2007.
17. Freifeld A, Proia L, Andes D, et al.: Voriconazole use for endemic fungal infections, *Antimicrob Agents Chemother* 53(4):1648–1651, 2009.
18. Stevens DA, Rendon A, Gaona-Flores V, et al.: Posaconazole therapy for chronic refractory coccidioidomycosis, *Chest* 132(3):952–958, 2007.
19. Smith CE: Coccidioidomycosis, *Pediatr Clin North Am* 109–125, 1955.
20. Bradsher RW, Chapman SW, Pappas PG: Blastomycosis, *Infect Dis Clin North Am* 17(1):21–40, vii, 2003.
21. Bayer AS, Scott VJ, Guze LB: Fungal arthritis. IV. Blastomycotic arthritis, *Semin Arthritis Rheum* 9(2):145–151, 1979.
22. Oppenheimer M, Embil JM, Black B, et al.: Blastomycosis of bones and joints, *South Med J* 100(6):570–578, 2007.
23. Jain R, Singh K, Lamzabi I, et al.: Blastomycosis of bone: a clinicopathologic study, *Am J Clin Pathol* 142(5):609–616, 2014.
24. MacDonald PB, Black GB, MacKenzie R: Orthopaedic manifestations of blastomycosis, *J Bone Joint Surg Am* 72(6):860–864, 1990.
25. Pritchard DJ: Granulomatous infections of bones and joints, *Orthop Clin North Am* 6(4):1029–1047, 1975.
26. Saccente M, Abernathy RS, Pappas PG, et al.: Vertebral blastomycosis with paravertebral abscess: report of eight cases and review of the literature, *Clin Infect Dis* 26(2):413–418, 1998.
27. Abril A, Campbell MD, Cotten Jr VR, et al.: Polyarticular blastomycotic arthritis, *J Rheumatol* 25(5):1019–1021, 1998.
28. Johnson RR, Vora SS: Blastomycotic multifocal arthritis and osteomyelitis in the urban setting, *J Rheumatol* 40(9):1627–1629, 2013.
29. Frost HM, Novicki TJ: Blastomyces antigen detection for diagnosis and management of blastomycosis, *J Clin Microbiol* 53(11):3660–3662, 2015.
30. Bradsher RW: Therapy of blastomycosis, *Semin Respir Infect* 12(3):263–267, 1997.
31. Chapman SW, Bradsher Jr RW, Campbell Jr GD, et al.: Practice guidelines for the management of patients with blastomycosis, Infectious Diseases Society of America, *Clin Infect Dis* 30(4):679–683, 2000.
32. Chapman SW, Dismukes WE, Proia LA, et al.: Clinical practice guidelines for the management of blastomycosis: 2008 update by the Infectious Diseases Society of America, *Clin Infect Dis* 46(12):1801–1812, 2008.
33. Horcajada JP, Pena JL, Martinez-Taboada VM, et al.: Invasive cryptococcosis and adalimumab treatment, *Emerg Infect Dis* 13(6):953–955, 2007.
34. True DG, Penmetcha M, Peckham SJ: Disseminated cryptococcal infection in rheumatoid arthritis treated with methotrexate and infliximab, *J Rheumatol* 29(7):1561–1563, 2002.
35. Liao TL, Chen YM, Chen DY: Risk factors for cryptococcal infection among patients with rheumatoid arthritis receiving different immunosuppressive medications, *Clin Microbiol Infect* 22(9):815 e1–e3, 2016.
36. Salt E, Wiggins AT, Rayens MK, et al.: Risk factors for targeted fungal and mycobacterial infections in patients taking tumor necrosis factor inhibitors, *Arthritis Rheumatol* 68(3):597–603, 2016.
37. Behrman RE, Masci JR, Nicholas P: Cryptococcal skeletal infections: case report and review, *Rev Infect Dis* 12(2):181–190, 1990.
38. Ortiz M, Gonzalez E, Munoz MA, et al.: Cryptococcal monoarthritis without systemic involvement in a renal transplant patient, *Transplantation* 78(2):301–302, 2004.
39. Bayer AS, Choi C, Tillman DB, et al.: Fungal arthritis. V. Cryptococcal and histoplasmal arthritis, *Semin Arthritis Rheum* 9(3):218–227, 1980.

40. Bruno KM, Farhoomand L, Libman BS, et al.: Cryptococcal arthritis, tendinitis, tenosynovitis, and carpal tunnel syndrome: report of a case and review of the literature, *Arthritis Rheum* 47(1):104–108, 2002.

41. Geller DS, Pope JB, Thornhill BA, et al.: Cryptococcal pyarthrosis and sarcoidosis, *Skeletal Radiol* 38(7):721–727, 2009.

42. Saag MS, Graybill RJ, Larsen RA, et al.: Practice guidelines for the management of cryptococcal disease, Infectious Diseases Society of America, *Clin Infect Dis* 30(4):710–718, 2000.

43. Perfect JR, Dismukes WE, Dromer F, et al.: Clinical practice guidelines for the management of cryptococcal disease: 2010 update by the Infectious Diseases Society of America, *Clin Infect Dis* 50(3):291–322, 2010.

44. Edwards JEJ: Candida species. In Mandell GL, Bennett JE, Dolin R, editors: *Mandell, Douglas, and Bennett's principles and practice of infectious diseases*, Philadelphia, 2000, Churchill Livingstone, pp 2656–2674.

45. Arias F, Mata-Essayag S, Landaeta ME, et al.: Candida albicans osteomyelitis: case report and literature review, *Int J Infect Dis* 8(5):307–314, 2004.

46. McCullers JA, Flynn PM: Candida tropicalis osteomyelitis: case report and review, *Clin Infect Dis* 26(4):1000–1001, 1998.

47. Gamaletsou MN, Kontoyiannis DP, Sipsas NV, et al.: Candida osteomyelitis: analysis of 207 pediatric and adult cases (1970-2011), *Clin Infect Dis* 55(10):1338–1351, 2012.

48. Slenker AK, Keith SW, Horn DL: Two hundred and eleven cases of Candida osteomyelitis: 17 case reports and a review of the literature, *Diagn Microbiol Infect Dis* 73(1):89–93, 2012.

49. Lafont A, Olive A, Gelman M, et al.: Candida albicans spondylodiscitis and vertebral osteomyelitis in patients with intravenous heroin drug addiction. Report of 3 new cases, *J Rheumatol* 21(5):953–956, 1994.

50. Richaud C, De Lastours V, Panhard X, et al.: Candida vertebral osteomyelitis (CVO) 28 cases from a 10-year retrospective study in France, *Medicine (Baltim)* 96(31):e7525, 2017.

51. Escola-Verge L, Rodriguez-Pardo D, Lora-Tamayo J, et al.: Candida periprosthetic joint infection: a rare and difficult-to-treat infection, *J Infect* 77(2):151–157, 2018.

52. Avni T, Leibovici L, Paul M: PCR diagnosis of invasive candidiasis: systematic review and meta-analysis, *J Clin Microbiol* 49(2):665–670, 2011.

53. Martin MV: The use of fluconazole and itraconazole in the treatment of Candida albicans infections: a review, *J Antimicrob Chemother* 44(4):429–437, 1999.

54. Pappas PG, Rex JH, Sobel JD, et al.: Guidelines for treatment of candidiasis, *Clin Infect Dis* 38(2):161–189, 2004.

55. Bassetti M, Peghin M, Timsit JF: The current treatment landscape: candidiasis, *J Antimicrob Chemother* 71(suppl 2):ii13–ii22, 2016.

56. Jeffery-Smith A, Taori SK, Schelenz S, et al.: Candida auris: a review of the literature, *Clin Microbiol Rev* 31(1), 2018.

57. Bayer AS, Guze LB: Fungal arthritis. I. Candida arthritis: diagnostic and prognostic implications and therapeutic considerations, *Semin Arthritis Rheum* 8(2):142–150, 1978.

58. Bariola JR, Saccente M: Candida lusitaniae septic arthritis: case report and review of the literature, *Diagn Microbiol Infect Dis* 61(1):61–63, 2008.

59. Saunte DM, Mrowietz U, Puig L, et al.: Candida infections in patients with psoriasis and psoriatic arthritis treated with interleukin-17 inhibitors and their practical management, *Br J Dermatol* 177(1):47–62, 2017.

60. Mease P, Roussou E, Burmester GR, et al.: Safety of ixekizumab in patients with psoriatic arthritis: results from a pooled analysis of three clinical trials, *Arthritis Care Res* 71(3):367–378, 2019.

61. Pavelka K, Kivitz A, Dokoupilova E, et al.: Efficacy, safety, and tolerability of secukinumab in patients with active ankylosing spondylitis: a randomized, double-blind phase 3 study, MEASURE 3, *Arthritis Res Ther* 19(1):285, 2017.

62. Brandolt TM, Madrid IM, Poester VR, et al.: Human sporotrichosis: a zoonotic outbreak in southern Brazil, 2012-2017, *Med Mycol* 2018 [epub ahead of print].

63. Morris-Jones R: Sporotrichosis, *Clin Exp Dermatol* 27(6):427–431, 2002.

64. Gottlieb GS, Lesser CF, Holmes KK, et al.: Disseminated sporotrichosis associated with treatment with immunosuppressants and tumor necrosis factor-alpha antagonists, *Clin Infect Dis* 37(6):838–840, 2003.

65. Bayer AS, Scott VJ, Guze LB: Fungal arthritis. III. Sporotrichal arthritis, *Semin Arthritis Rheum* 9(1):66–74, 1979.

66. Crout JE, Brewer NS, Tompkins RB: Sporotrichosis arthritis: clinical features in seven patients, *Ann Intern Med* 86(3):294–297, 1977.

67. al-Tawfiq JA, Wools KK: Disseminated sporotrichosis and Sporothrix schenckii fungemia as the initial presentation of human immunodeficiency virus infection, *Clin Infect Dis* 26(6):1403–1406, 1998.

68. Lynch PJ, Voorhees JJ, Harrell ER: Systemic sporotrichosis, *Ann Intern Med* 73(1):23–30, 1970.

69. Oscherwitz SL, Rinaldi MG: Disseminated sporotrichosis in a patient infected with human immunodeficiency virus, *Clin Infect Dis* 15(3):568–569, 1992.

70. Wilson DE, Mann JJ, Bennett JE, et al.: Clinical features of extracutaneous sporotrichosis, *Medicine (Baltim)* 46(3):265–279, 1967.

71. Garcia Carnero LC, Lozoya Perez NE, Gonzalez Hernandez SE, et al.: Immunity and treatment of sporotrichosis, *J Fungi (Basel)* 4(3), 2018.

72. Kauffman CA, Hajjeh R, Chapman SW: Practice guidelines for the management of patients with sporotrichosis. For the Mycoses Study Group, Infectious Diseases Society of America, *Clin Infect Dis* 30(4):684–687, 2000.

73. Sharkey-Mathis PK, Kauffman CA, Graybill JR, et al.: Treatment of sporotrichosis with itraconazole. NIAID Mycoses Study Group, *Am J Med* 95(3):279–285, 1993.

74. Cuellar ML, Silveira LH, Espinoza LR: Fungal arthritis, *Ann Rheum Dis* 51(5):690–697, 1992.

75. Dotis J, Roilides E: Osteomyelitis due to Aspergillus spp. in patients with chronic granulomatous disease: comparison of Aspergillus nidulans and Aspergillus fumigatus, *Int J Infect Dis* 8(2):103–110, 2004.

76. Kontoyiannis DP, Bodey GP: Invasive aspergillosis in 2002: an update, *Eur J Clin Microbiol Infect Dis* 21(3):161–172, 2002.

77. Gamaletsou MN, Rammaert B, Bueno MA, et al.: Aspergillus osteomyelitis: epidemiology, clinical manifestations, management, and outcome, *J Infect* 68(5):478–493, 2014.

78. Studemeister A, Stevens DA: Aspergillus vertebral osteomyelitis in immunocompetent hosts: role of triazole antifungal therapy, *Clin Infect Dis* 52(1):e1–6, 2011.

79. Pasic S, Abinun M, Pistignjat B, et al.: Aspergillus osteomyelitis in chronic granulomatous disease: treatment with recombinant gamma-interferon and itraconazole, *Pediatr Infect Dis J* 15(9):833–834, 1996.

80. Paterson DL: New clinical presentations of invasive aspergillosis in non-conventional hosts, *Clin Microbiol Infect* 10(Suppl 1):24–30, 2004.

81. Vinas FC, King PK, Diaz FG: Spinal aspergillus osteomyelitis, *Clin Infect Dis* 28(6):1223–1229, 1999.

82. Kirby A, Hassan I, Burnie J: Recommendations for managing Aspergillus osteomyelitis and joint infections based on a review of the literature, *J Infect* 52(6):405–414, 2006.

83. Golmia R, Bello I, Marra A, et al.: Aspergillus fumigatus joint infection: a review, *Semin Arthritis Rheum* 40(6):580–584, 2011.

84. Walsh TJ, Anaissie EJ, Denning DW, et al.: Treatment of aspergillosis: clinical practice guidelines of the Infectious Diseases Society of America, *Clin Infect Dis* 46(3):327–360, 2008.

85. Kauffman CA, Pappas PG, Patterson TF: Fungal infections associated with contaminated methylprednisolone injections, *N Engl J Med* 368(26):2495–2500, 2013.

86. Chiller TM, Roy M, Nguyen D, et al.: Clinical findings for fungal infections caused by methylprednisolone injections, *N Engl J Med* 369(17):1610–1619, 2013.

87. Kainer MA, Reagan DR, Nguyen DB, et al.: Fungal infections

associated with contaminated methylprednisolone in Tennessee, *N Engl J Med* 367(23):2194–2203, 2012.

88. Wheat J, Sarosi G, McKinsey D, et al.: Practice guidelines for the management of patients with histoplasmosis, Infectious Diseases Society of America, *Clin Infect Dis* 30(4):688–695, 2000.

89. Lee JH, Slifman NR, Gershon SK, et al.: Life-threatening histoplasmosis complicating immunotherapy with tumor necrosis factor alpha antagonists infliximab and etanercept, *Arthritis Rheum* 46(10):2565–2570, 2002.

90. Weinberg JM, Ali R, Badve S, et al.: Musculoskeletal histoplasmosis. A case report and review of the literature, *J Bone Joint Surg Am* 83-A(11):1718–1722, 2001.

91. Wood KL, Hage CA, Knox KS, et al.: Histoplasmosis after treatment with anti-tumor necrosis factor-alpha therapy, *Am J Respir Crit Care Med* 167(9):1279–1282, 2003.

92. Hage CA, Bowyer S, Tarvin SE, et al.: Recognition, diagnosis, and treatment of histoplasmosis complicating tumor necrosis factor blocker therapy, *Clin Infect Dis* 50(1):85–92, 2010.

93. Wheat LJ: Laboratory diagnosis of histoplasmosis: update 2000, *Semin Respir Infect* 16(2):131–140, 2001.

94. Fowler Jr VG, Nacinovich FM, Alspaugh JA, et al.: Prosthetic joint infection due to Histoplasma capsulatum: case report and review, *Clin Infect Dis* 26(4):1017, 1998.

95. Mocherla S, Wheat LJ: Treatment of histoplasmosis, *Semin Respir Infect* 16(2):141–148, 2001.

96. Wheat LJ, Freifeld AG, Kleiman MB, et al.: Clinical practice guidelines for the management of patients with histoplasmosis: 2007 update by the Infectious Diseases Society of America, *Clin Infect Dis* 45(7):807–825, 2007.

97. Levine NB, Kurokawa R, Fichtenbaum CJ, et al.: An immunocompetent patient with primary Scedosporium apiospermum vertebral osteomyelitis, *J Spinal Disord Tech* 15(5):425–430, 2002.

98. Wilson CM, O'Rourke EJ, McGinnis MR, et al.: Scedosporium inflatum: clinical spectrum of a newly recognized pathogen, *J Infect Dis* 161(1):102–107, 1990.

99. McCarthy MW, Katragkou A, Iosifidis E, et al.: Recent advances in the treatment of Scedosporiosis and Fusariosis, *J Fungi (Basel)* 4(2), 2018.

100. Alexander BD, Perfect JR: Antifungal resistance trends towards the year 2000. Implications for therapy and new approaches, *Drugs* 54(5):657–678, 1997.

101. Espinel-Ingroff A: Clinical relevance of antifungal resistance, *Infect Dis Clin North Am* 11(4):929–944, 1997.

102. Martino P, Girmenia C: Are we making progress in antifungal therapy? *Curr Opin Oncol* 9(4):314–320, 1997.

103. Meier JL: Mycobacterial and fungal infections of bone and joints, *Curr Opin Rheumatol* 6(4):408–414, 1994.

104. Mora-Duarte J, Betts R, Rotstein C, et al.: Comparison of caspofungin and amphotericin B for invasive candidiasis, *N Engl J Med* 347(25):2020–2029, 2002.

105. Perez-Gomez A, Prieto A, Torresano M, et al.: Role of the new azoles in the treatment of fungal osteoarticular infections, *Semin Arthritis Rheum* 27(4):226–244, 1998.

106. Rapp RP, Gubbins PO, Evans ME: Amphotericin B lipid complex, *Ann Pharmacother* 31(10):1174–1186, 1997.

107. Sarosi GA, Davies SF: Therapy for fungal infections, *Mayo Clin Proc* 69(11):1111–1117, 1994.

108. Summers KK, Hardin TC, Gore SJ, et al.: Therapeutic drug monitoring of systemic antifungal therapy, *J Antimicrob Chemother* 40(6):753–764, 1997.

109. Terrell CL, Hughes CE: Antifungal agents used for deep-seated mycotic infections, *Mayo Clin Proc* 67(1):69–91, 1992.

110. Bariteau JT, Waryasz GR, McDonnell M, et al.: Fungal osteomyelitis and septic arthritis, *J Am Acad Orthop Surg* 22(6):390–401, 2014.

111. Currier JS, Williams PL, Koletar SL, et al.: Discontinuation of Mycobacterium avium complex prophylaxis in patients with antiretroviral therapy-induced increases in CD4+ cell count. A randomized, double-blind, placebo-controlled trial. AIDS Clinical Trials Group 362 Study Team, *Ann Intern Med* 133(7):493–503, 2000.

112. Cenci E, Mencacci A, Fe d'Ostiani C, et al.: Cytokine- and T helper-dependent lung mucosal immunity in mice with invasive pulmonary aspergillosis, *J Infect Dis* 178(6):1750–1760, 1998.

113. Marino MW, Dunn A, Grail D, et al.: Characterization of tumor necrosis factor-deficient mice, *Proc Natl Acad Sci U S A* 94(15):8093–8098, 1997.

114. Bauman SK, Huffnagle GB, Murphy JW: Effects of tumor necrosis factor alpha on dendritic cell accumulation in lymph nodes draining the immunization site and the impact on the anticryptococcal cell-mediated immune response, *Infect Immun* 71(1):68–74, 2003.

115. Huffnagle GB, Toews GB, Burdick MD, et al.: Afferent phase production of TNF-alpha is required for the development of protective T cell immunity to Cryptococcus neoformans, *J Immunol* 157(10):4529–4536, 1996.

116. Cox RA, Magee DM: Production of tumor necrosis factor alpha, interleukin-1 alpha, and interleukin-6 during murine coccidioidomycosis, *Infect Immun* 63(10):4178–4180, 1995.

117. Tachibana T, Matsuyama T, Mitsuyama M: Involvement of CD4+ T cells and macrophages in acquired protection against infection with Sporothrix schenckii in mice, *Med Mycol* 37(6):397–404, 1999.

118. Bergstrom L, Yocum DE, Ampel NM, et al.: Increased risk of coccidioidomycosis in patients treated with tumor necrosis factor alpha antagonists, *Arthritis Rheum* 50(6):1959–1966, 2004.

119. Taroumian S, Knowles SL, Lisse JR, et al.: Management of coccidioidomycosis in patients receiving biologic response modifiers or disease-modifying antirheumatic drugs, *Arthritis Care Res* 64(12):1903–1909, 2012.

120. Dweik M, Baethge BA, Duarte AG: Coccidioidomycosis pneumonia in a nonendemic area associated with infliximab, *South Med J* 100(5):517–518, 2007.

第 120 章

人类免疫缺陷病毒感染的风湿病表现

原著 JONATHAN DAU, JOHN D. REVEILLE

俞 宁 译 李向培 校

关键点

- 随着更加有效的治疗方法的出现，人类免疫缺陷病毒（human immunodeficiency virus，HIV）感染患者存活的时间更长，与 HIV 相关的风湿病表现面临的挑战日益增加。
- 一些疾病是 HIV 感染特有的 [例如 HIV 相关性关节炎、弥漫性浸润性淋巴细胞增多综合征（diffuse infiltrative lymphocytosis syndrome，DILS）、HIV 相关性多发性肌炎]。
- 其他一些疾病，例如包括类风湿关节炎和系统性红斑狼疮在内的一些涉及 CD4$^+$ T 细胞的疾病，随着 HIV 的活动趋向于缓解，在抗反转录病毒治疗后会复发。
- 有效的抗反转录病毒治疗（anti-retroviral therapy，ART）可以降低一些疾病（例如 DILS、晚期机会性感染）的患病率，但也会出现一些副作用（例如骨坏死、肌病、横纹肌溶解症）。
- 随着抗反转录病毒治疗后的免疫重建，需要特别关注一组新出现的自身免疫和自身炎症性疾病谱。

引言

从 1981 年首次描述获得性免疫缺陷综合征（AIDS）以来，HIV 的大范围流行已经成为首要的全球健康危机之一。2018 年联合国艾滋病规划署（the Joint United Programme on HIV/AIDS，UNAIDS）报告中的最新数据显示[1]，随着 HIV 感染患者生存期的延长和新发感染的减少，AIDS 的全球流行趋势正在变缓。但仍有一些地区新增病例正以惊人的速度持续增长，例如非洲南部、东欧以及中亚和东亚。据估计，全世界约 3690 万人感染 HIV（表 120-1）。2017 年约有 180 万新增 HIV 感染患者并且有 94 万患者死亡。

近年来，随着一些国家在控制 HIV 流行中取得的进步，包括在教育和公共健康认识方面取得的进展，无疑降低了年轻人群的新发感染率。随着新型治疗策略的应用和更好地获得卫生保健的机会，AIDS 患者的预期寿命已较前延长，HIV 感染将越来越多地作为一种慢性病加以管理，而与 HIV 感染相关的肌肉骨骼和风湿性疾病等并发症以及相关的治疗预计将会增加（表 120-2 和表 120-3）。

风湿性疾病中，在持续存在的病毒诱导免疫低下的情况下，临床医生面临着使用免疫抑制剂来治疗潜在致残性炎症性疾病的挑战。在免疫功能低下的患者中诊断感染尤为重要，因为随着患者 HIV 感染病情的进展，机会性感染的可能性也会增加，从而引起肌肉骨骼部位的不适主诉。在疾病早期（CD4$^+$ 细胞数 > 200/μl），虽然机会性感染可能性较小，但仍可发生细菌感染（特别是结核感染）。在这些人群中使用免疫抑制剂应该有严格的规定。

HIV 相关性骨和关节疾病

HIV 相关性关节痛

近期研究报道，多达 25% 的 HIV 阳性患者可出

表 120-1　HIV/AIDS 在全球的分布（2017 年）[a]

	HIV 感染人数（成人 + 儿童）	新增 HIV 感染（成人 + 儿童）	AIDS 导致的死亡（成人 + 儿童）
非洲东部和南部	1 960 万（1750 万～ 2200 万）	80 万（65 万～ 100 万）	38 万（30 万～ 51 万）
西非和中非	610 万（440 万～ 810 万）	37 万（22 万～ 57 万）	28 万（18 万～ 41 万）
中东和北非	22 万（15 万～ 30 万）	1.8 万（1 万～ 3.1 万）	9 800（6 400～ 1.5 万）
亚洲和太平洋地区	520 万（410 万～ 670 万）	28 万（21 万～ 39 万）	17 万（11 万～ 28 万）
拉丁美洲	180 万（150 万～ 230 万）	10 万（7.7 万～ 13 万）	3.7 万（2.6 万～ 5.1 万）
加勒比海地区	31 万（26 万～ 42 万）	1.5 万（1.1 万～ 2.6 万）	1 万（7100～ 1.7 万）
东欧和中亚	140 万（130 万～ 160 万）	13 万（12 万～ 15 万）	3.4 万（2.5 万～ 4.1 万）
西欧和中欧以及北美	220 万（190 万～ 240 万）	7 万（5.7 万～ 8.4 万）	1.3 万（9 900～ 1.8 万）
总计	3690 万（3 110 万～ 4 390 万）	180 万（140 万～ 240 万）	94 万（67 万～ 130 万）

[a] 根据最佳可用信息，此表中估计值的范围定义了实际数字分布的边界

From UNAIDS: 2018 Report on the Global AIDS Epidemic: http://www.unaids.org/sites/default/files/media_asset/unaids-data-2018_en.pdf.

表 120-2　与 HIV 感染相关或发生于 HIV 感染者的风湿性疾病

HIV 感染特有的风湿性疾病

弥漫性浸润性淋巴细胞增多综合征

HIV 相关性关节炎

齐多夫定相关肌病

痛性关节综合征

HIV 感染患者伴发的风湿性疾病

HIV 相关性反应性关节炎

多发性肌炎

银屑病关节炎

结节性多动脉炎

巨细胞动脉炎

变应性血管炎

肉芽肿性多血管炎

过敏性紫癜

白塞病

感染性关节炎（细菌、真菌）

HIV 感染后缓解，但 IRIS 后加重或复发

类风湿关节炎

系统性红斑狼疮

结节病

IRIS，免疫重建炎症综合征

现其他原因不能解释的关节痛[2,3]。关节痛和肌痛也是 HIV 血清转化的全身症状的一部分。目前尚未确定关节痛是由 HIV 感染本身导致的循环中病毒和宿主免疫复合物引起，还是由其他感染（例如丙型肝炎）引起。该病发病机制目前不清楚，但循环免疫复合物、细胞因子和短暂性骨缺血因素可能参与其中[4]。然而，单纯表现为关节痛的患者很少发展成为炎性关节病。最恰当的治疗措施是非麻醉性止痛药和安慰。

痛性关节综合征

痛性关节综合征（painful articular syndrome）是一种持续时间不超过 24 h 的自限性综合征，以骨和关节剧烈疼痛为特征，缺少客观临床表现[2-4]。该病通常发生于 HIV 感染晚期。目前病因不明，患者中未发现滑膜炎的证据。膝关节受累最常见，也可累及肘关节和肩关节。影像学检查无特异性；偶见关节周围骨量减少。治疗上以对症治疗为主。鉴于痛性关节综合征起病时的突发性，这些患者更有可能出现在急诊室而非 HIV 门诊。

HIV 相关性关节炎

1988 年首次报道了 HIV 感染相关性血清阴性关节炎，发生率为 12%[4]。在 HIV 广泛流行的撒哈拉沙漠以南非洲地区，HIV 相关性关节炎最常见。在 HIV 血清阳性率为 7%～ 8% 的刚果，AIDS 是无菌性关节炎的主要病因（占所有病例的 60%）[5]。该病常表现为少关节炎（表 120-4），主要累及下肢关节，并具有自限倾向，持续时间不超过 6 周[4,6]。与其他病毒性关节炎相似，病变主要累及膝、踝和跖趾关节，以及腕、肘和掌指及指间关节。部分患者呈慢性

表 120-3　全球不同地区 HIV 患者各种风湿性疾病的分布

特征	俄亥俄州，辛辛那提（截至 1993 年）[a]	得克萨斯州，休斯敦（1994—2002 年）[b]	泰国，曼谷（2005 年）[c]	中国台湾（2000—2012 年）[d]	印度，大吉岭（2010—2011 年）[e]
病例数	1100	4467	178	20 444	300
HIV 相关性关节痛	0.81%	0.7%	13.4%	NR	26.7%
肌痛	0.7%	0.6%	10.2%	NR	46.7%
PsA/ 反应性关节炎	0.45%	0.6%	NR	0.5%	2.3%
HIV 相关性关节炎	0	0.5%	NR	NR	0
DILS/ 干燥综合征	NR	3% ~ 4%	NR	0.3%	0

[a] From Solinger AM，Hess EV：Rheumatic diseases and AIDS—is the association real？ *J Rheumatol* 20：678-683，1993.

[b] 仅来自医疗记录回顾，未经临床评估证实

[c] From Louthrenoo W：Musculoskeletal manifestations of HIV infection in Thailand：An analysis of 100 cases. *J Clin Rheumatol* 3：258-268，1997.

[d] Yen Y，Chuang P，Jen I，et al.：Incidence of autoimmune diseases in a nationwide HIV/AIDS patient cohort in Taiwan，2000-2012. *Ann Rheum Dis* 76：661-665，2016.

[e] Kole AK，Roy R，Kole DC：Musculoskeletal and rheumatologic disorders in HIV infection：Experience in a tertiary referral center. *Indian J Sex Transm Dis AIDS* 34：107-112，2013.

DILS，弥漫性浸润性淋巴细胞增多综合征；NR，未报道；PsA，银屑病关节炎

表 120-4　HIV 相关性关节炎与反应性关节炎的特征比较

特征	HIV 相关性关节炎	HIV 相关性反应性关节炎
关节	不对称性少 / 多关节炎	不对称性少 / 多关节炎
皮肤黏膜	无	有
附着点病	无	多见
滑液白细胞计数	500 ~ 2000/μl	2000 ~ 10 000/μl
滑液培养	阴性	阴性
滑膜微生物	HIV（？）	衣原体[a]
HLA-B27 相关性	无	70% ~ 90%[b]

[a] 见于非 HIV 相关性反应性关节炎。在 HIV 相关性反应性关节炎患者中缺乏此类感染的报道

[b] 在白人中

病程，并伴有关节破坏[7,8]。

其病因不明，已证实与 HLA-B27 或其他已知的遗传因素无关。患者关节滑液培养通常是无菌的，虽然有一项报道描述了管网状包涵体的存在，提示病毒来源，但其可能来源于 HIV 本身[4]。除少数有长期症状的病例可出现关节间隙变窄和破坏外，多数患者受累关节的影像学检查通常正常。治疗上可使用 NSAIDs，重症患者可给予小剂量激素。也有使用羟氯喹和柳氮磺吡啶的报道[9]。

HIV 感染中发生的反应性关节炎

美国早期的报道提示，反应性关节炎在 HIV 感染的背景下更常发生；然而，后期研究表明，反应性关节炎的发生可能提示 HIV 感染高危人群的性生活活跃本质[10]。该论点在撒哈拉以南非洲地区的研究中未得到证实。该地区 HLA-B27 阳性罕见，在 HIV 流行之前，脊柱关节炎少也有报道。随着 AIDS 的发生，反应性关节炎和未分化脊柱关节炎的患病率急剧上升，较少见的银屑病关节炎也开始出现[8,11]，提示 HIV 感染具有致病作用。

典型表现为血清阴性下肢外周关节炎，常伴有附着点炎［指（趾）炎、跟腱炎、足底筋膜炎］。皮肤与黏膜表现较常见，尤其是溢脓性皮肤角化病（图 120-1）和环状龟头炎。也可出现广泛的银屑病样皮疹。有时临床表现的重叠使 HIV 相关性反应性关节

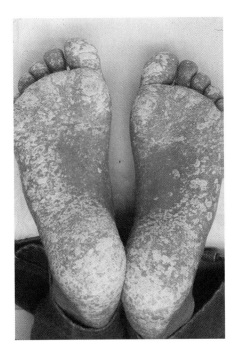

图 120-1 HIV 感染合并反应性关节炎患者的溢脓性皮肤角化病

炎与银屑病关节炎难以鉴别[12]。尿道炎的发生率与 HIV 阴性反应性关节炎相似。中轴关节受累和眼葡萄膜炎较少见，但确有发生。来自非洲的纵向研究结果显示，此病表现为进行性病程并且预后不良[8,11]。

至少在白人当中，有 80% ~ 90% 的 HIV 相关性反应性关节炎患者中可以发现 HLA-B27 阳性[12]。而非洲的研究显示则大多数患者 HLA-B27 阴性[8,11]。已知 HLA-B27 抗原的存在与 AIDS 病情进展缓慢有关已有 20 多年的时间[13]。在 HLA-B27 阳性、无症状 HIV 感染者中，细胞毒性 T 淋巴细胞反应主要是识别 gag 编码的 p24 蛋白表位，这一蛋白表位在 HIV 阳性 HLA-B27 阴性患者中缺乏[14,15]。其他已知的与银屑病和银屑病关节炎相关的 HLA I 类抗原，如 HLA-B13 和 HLA-B57，与 HIV 感染的良好预后具有相关性[13,14]。在白人中，大约有一半的长期无进展者有 HLA-B57 或 HLA-B27 阳性[15]。其他与疾病非进展相关的遗传和固有免疫因素包括 δ32 CCR5 等位基因与 HLA-C/KIR 相互作用[15]。在赞比亚人群中，HLA-B*57：03 具有预防 HIV 进展的保护性作用，但易发生脊柱关节炎[16]。

治疗

治疗与 HIV 阴性的反应性关节炎患者相似。

NSAIDs 是一线基础药；特别推荐吲哚美辛，体外研究发现其可抑制 HIV 病毒复制，这似乎是该 NSAID 特有的作用[17]。患者常常对单用 NSAIDs 应答不足。一些研究发现柳氮磺吡啶 1 ~ 3 g/d 治疗有效，且另一项研究提示该药可改善 HIV 感染[18]。在以往的观点中，甲氨蝶呤因其免疫抑制作用而被禁用，但最近研究表明，在对 HIV 病毒载量、$CD4^+$ 细胞计数和患者临床状况的密切监测下，甲氨蝶呤在 HIV 相关性反应性关节炎和银屑病关节炎的治疗中可占一席之地[19]。

羟氯喹不仅能有效治疗 HIV 相关性反应性关节炎，而且能减少体外 HIV 复制和体内 HIV 病毒载量[20]。阿维 A 酯 0.5 ~ 1 mg/(kg·d) 对 HIV 相关性反应性关节炎和银屑病关节炎的关节炎症和皮肤损害有效[21]，但由于此药副作用较大，应用于对其他治疗无效的患者。TNF 抑制剂也已经应用[22,23]，但使用时需高度谨慎，仅在患者 $CD4^+$ 细胞计数 > 200/μl、HIV 病毒载量 < 60 000 copies/mm³ 时才可使用[24,25]。一项对 8 名患有脊柱关节炎或类风湿关节炎的 HIV 患者的前瞻性研究发现，在治疗开始时遵循了这些注意事项时 TNF 抑制剂的有效性和安全性可长达 5 年[25]。

银屑病和银屑病关节炎

银屑病皮肤累及程度在 HIV 阳性患者中可十分广泛（图 120-2），尤其是在未接受抗反转录病毒治疗的患者。值得注意的是，皮肤 T 细胞淋巴瘤与银屑病表现类似，在 HIV 阳性患者中应注意两者的鉴别诊断[26]。在 HIV 流行前，银屑病和银屑病关节炎在撒哈拉以南非洲地区少有报道，西非银屑病的发病率（在医院皮肤科）为 0.05% ~ 0.9%，南非为 2.8% ~ 3.5%[27]。然而，这一数据在 HIV 时代显著增高，超过 5% 的 HIV 阳性患者报道患有银屑病。同样，关于撒哈拉以南非洲地区银屑病关节炎患病率的数据极少。HIV 流行前曾有银屑病关节炎报道（61 例中 41.6% 的银屑病关节炎）。很多学者认为随着 HIV 感染率的不断增加，这种报道也会显著增加[26,27]。近年来，随着抗反转录病毒治疗的推进，HIV 相关性银屑病和银屑病关节炎患病率也持续下降[7]。不过，最近一个来自中国台湾的报道显示，其发病率仍高于 HIV 阴性的人群[3]。

通常，HIV 相关性银屑病关节炎的关节症状主要

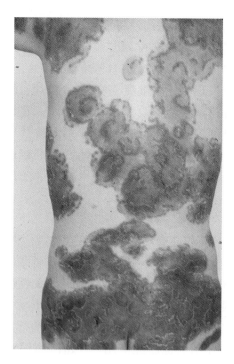

图 120-2　HIV 相关性银屑病患者的播散性寻常型银屑病

表现为下肢的进展性多关节炎。银屑病常表现为广泛的点滴 - 斑块混合型皮疹，与关节疾病不同，皮肤病变在 AIDS 发病后不缓解[27,28]。抗反转录病毒治疗对 HIV 相关性银屑病和 HIV 相关性关节炎均有效[29,30]。光疗可改善皮疹但也可能加速病毒复制，使 HIV 病情恶化，并增加患皮肤癌的风险。也有报道其他一些药物有效，包括环孢素（使用时需严密监测肾功能）和阿维 A 酯。也可使用甲氨蝶呤，但必须谨慎[19]。TNF 抑制剂也可用于难治性患者，可显著改善许多患者的皮肤损害和关节炎症[22,25,31]。尽管采取了通常的预防措施（见前文），部分患者在用药过程中因为频繁出现多种微生物感染而导致停药[31]。

未分化脊柱关节炎

未完全发病的患者可出现反应性关节炎或银屑病关节炎的症状，如肌腱端病（足底筋膜炎、跟腱炎）等。治疗主要是对症处理（如 NSAIDs、病变局部注射糖皮质激素）。病变广泛的患者应考虑使用柳氮磺吡啶。

缺血性骨坏死

病例对照研究揭示了高效抗反转录病毒治疗

（highly active anti-retroviral therapy，HAART）后发生骨坏死的相关性，尤其是接受皮质类固醇治疗的患者[32,33]。最近一篇荟萃分析指出，暴露于蛋白酶抑制剂可使 HIV 感染患者发生缺血性坏死（avascular necrosis，AVN）的概率增加 2 倍多[33]。然而，最近欧洲的一项大样本队列研究质疑了这种关联。该研究纳入了 11 820 个病例，总观察时间达 86 118 人年[34]。其他影响因素包括血脂异常（与蛋白酶抑制剂的使用有关）、酗酒、使用醋酸甲地孕酮、抗磷脂抗体阳性[35]、静脉注射吸毒[36] 以及 HIV 本身[37]。骨坏死最常见的主诉是负重和活动时疼痛。有些患者可无症状，而是根据影像学检查偶然发现做出诊断。已出现软骨下塌陷时，大多数患者会有疼痛表现。与 HIV 阴性患者一样，X 线片、CT、MRI 和核医学检查已成功用于骨坏死的诊断。

肺性肥大性骨关节病

肺性肥大性骨关节病影响骨、关节和软组织，可发生于伴有肺孢子菌肺炎的 HIV 感染患者。主要特征为下肢的剧烈疼痛、杵状指、关节痛、非凹陷型水肿以及踝、膝和肘关节周围软组织受累。受累部位皮肤发亮、水肿、皮温升高。X 线检查显示，下肢长骨出现广泛的骨膜反应和骨膜下增生改变。骨扫描显示，沿骨皮质表面摄取增加。治疗肺孢子菌肺炎通常可缓解这些表现[38]。

骨量减少和骨质疏松

无论是否进行抗反转录病毒治疗，HIV 感染患者骨量减少和骨质疏松的发生率都比正常人高 3 倍以上[39]，并可导致病理性骨折[40]。一篇荟萃分析发现，15% HIV 阳性患者存在骨质疏松，52% 存在骨量减少[41]。导致骨量减少的危险因素包括蛋白酶抑制剂的使用、HIV 感染晚期、高病毒载量、低体重、低碳酸氢盐水平、高碱性磷酸酶水平，尤其是吸烟和维生素 D 缺乏[42,43]。临床医生应降低筛查维生素 D 缺乏的门槛，必要时给予足够的补充，并建议戒烟（如果由于很多其他原因还未这样做的话）。双膦酸盐、睾酮可用于维持骨密度及有消耗综合征的 HIV 感染者[44]。

HIV 相关性肌肉疾病

HIV 感染的肌肉受累程度不一，从单纯的肌痛或无症状的肌酸激酶（creatine kinase，CK）升高到严重的、致残的 HIV 相关性多肌炎或化脓性肌炎均可发生（表 120-5，图 120-3）。HIV-1 的血清转换可与肌红蛋白尿和急性肌痛同时出现，提示 HIV 的嗜肌性可能出现在感染早期。

肌痛和纤维肌痛综合征

1/3 的门诊 HIV 阳性患者报告有肌痛[2,45]，11% 有纤维肌痛综合征（fibromyalgia）[46]。纤维肌痛综合征与较长病程和抑郁病史有关。治疗与非 HIV 情况下的纤维肌痛综合征类似，包括抗抑郁药、锻炼以及持续安慰和随访。

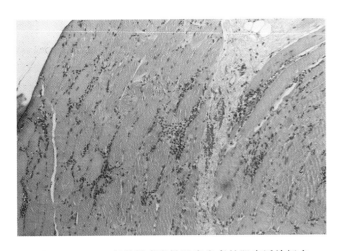

图 120-3　HIV 相关性多发性肌炎患者的肌肉活检标本

非炎症性坏死性肌病和 HIV 相关消耗综合征

由慢性感染、恶性肿瘤、吸收障碍和营养不良导致的严重消耗往往是引起 AIDS 患者乏力和劳动力丧失的原因[47]。这种消耗可导致肌肉质量减少。HIV 相关的恶病质和肌肉萎缩是非洲"消瘦病"的主要原因。已报道的一种不明原因的非炎性坏死性肌病，占肌病诊断的 42%[46]。即使没有明显的消耗表现，患者肌活检也显示有弥漫性萎缩、轻度神经源性萎缩或不伴明显炎症的粗肌丝减少。这些情况是由免疫介导[48]还是由代谢或营养因素导致，目前仍不清楚。有报道称，糖皮质激素可以恢复肌力和肌肉质量[49]。

线状体肌病

线状体肌病（nemaline myopathy）是一种罕见病，除作为一种先天性疾病外，也可发生在一些 HIV 阳性患者中。该病是一种由 Z 线断裂引起的非特异性的肌原纤维改变性疾病[50]。肌肉活检可见明显的、无规律分布、萎缩的 I 型纤维，肌纤维中央可见大量胞浆内杆状小体，与电镜下的纤维杆状体相一致。一般无坏死性纤维和炎症浸润。部分患者可伴有单克隆丙种球蛋白病[49]。虽无炎症表现，但糖皮质激素治疗可能有效。此外，已有 2 例使用静脉输注免疫球蛋白（IVIG）治疗成功的报道[51]。

HIV 相关性多发性肌炎

HIV 相关性多发性肌炎最常见于 HIV 感染过程中的早期，可能是特征性表现。在对得克萨斯州一个

表 120-5　与 HIV 感染相关的肌病		
HIV 相关性肌病	**继发于抗反转录病毒的肌病**	**其他**
HIV 多肌炎	齐多夫定肌病	机会性感染累积肌肉（弓形虫病）
包涵体肌炎	与其他 NRTIs 相关的毒性线粒体肌病	骨骼肌的肿瘤浸润
线粒体肌病	HIV 相关性脂肪代谢障碍综合征	横纹肌溶解症
弥漫性浸润性淋巴细胞增多综合征	与 HAART 相关的免疫重建综合征	化脓性肌炎
HIV 消耗综合征	雷特格韦相关肌病	
血管炎		
重症肌无力和其他肌无力综合征		
慢性疲劳和纤维肌痛综合征		

HAART，高效抗反转录病毒治疗；NRTIs，核苷类反转录酶抑制剂

诊所进行的大样本 HIV 阳性门诊患者的研究中，多发性肌炎的患病率为 2.2‰[52]。近期，中国台湾的一些研究显示，多发性肌炎的患病率为每 20 444 例 HIV 阳性患者中有 5 例，而非预计的 3.23 例[3]。

HIV 相关性多发性肌炎的发病机制尚不明确，一项病理学研究推测可能源于病毒的直接侵入（导致细胞病变，进而肌肉坏死[53]），另一项研究显示可能由 HIV 宿主自身免疫反应导致[54]。

最常见的表现是亚急性进行性近端肌无力伴 CK 升高。肌痛不是突出的临床表现。皮肤、眼外肌和面部肌肉不常受累。来自非洲的一项报告显示，HIV 相关性多发性肌炎患者多为女性，与非 HIV 相关性多发性肌炎患者相比更年轻，血清 CK 水平更低（降低 4 倍）[55]。另一方面，HIV 感染者中患皮肌炎的报道较少，通常发生在免疫缺陷晚期[56]。一些 HIV 相关性多发性肌炎患者的 CK 水平仅轻度升高甚至正常[52,55]。

治疗与其他炎性肌病相似。中等剂量糖皮质激素对 CK 升高和肌无力有效[52,55]。难治性病例需要使用免疫抑制剂，如甲氨蝶呤、硫唑嘌呤或霉酚酸酯。部分患者使用 IVIG 有效。然而这些药物需谨慎使用，使用时严密观察患者临床状态、CD4+ 细胞计数和 HIV-1 mRNA 水平。

CK 升高在 HIV 感染的门诊患者很常见，可继发于 HIV 感染本身、HIV 感染的高危行为因素（如可卡因的使用）或 HIV 治疗[52]。大多数患者 CK 的升高为一过性且无严重后果，但对未行肌电图和肌肉活检的患者需严密随访，以便发现疾病恶化的任何征象。

包涵体肌炎

包涵体肌炎（inclusion body myositis）被认为是 HIV 感染的并发症[57]。其与散发性包涵体肌炎在临床表现、组织学和免疫学上均无差异。肌肉活检显示存在两种同时进行的过程，即细胞毒性 T 细胞介导的自身免疫过程以及肌纤维空泡化和淀粉样相关蛋白沉积的变性过程。HIV 相关性包涵体肌炎患者的肌纤维中 Toll 样受体（Toll-like receptor，TLR）3 mRNA 表达水平升高以及 TLR3 蛋白组成性表达是特别有趣的现象。它们介导了病原体和内源性损伤信号的炎性刺激。另一发现是，HIV 相关性包涵体肌

炎患者的肌纤维周围有单核细胞的浸润现象，体现了固有免疫和适应性免疫系统的关联[58]。一篇对 4 例 HIV 相关性包涵体肌炎病例的回顾研究发现，围绕肌纤维的 CD8+ 细胞具有病毒特异性，且可能与肌纤维表面的抗原发生交叉反应，这表明 HIV 可能触发病毒特异性的炎症反应，从而导致包涵体肌炎的发生[59]。另一项对未感染和感染 HIV 的肌炎患者的纵向研究显示，HIV 相关性多发性肌炎患者初期可呈现典型多发性肌炎的症状；但是，随着时间的推移，最后几乎所有的表现都与包涵体肌炎更一致，包括手和腕屈肌无力、活检病理显示边缘空泡以及抗 NT5C1A 抗体阳性[60]。

治疗相关性肌病

众所周知，齐多夫定、地达诺新和雷特格韦这三种 ART 药物可导致肌病[61,62]。地达诺新和齐多夫定属于核苷酸类反转录酶抑制剂（nucleoside reverse transcriptase inhibitors，NRTIs）。雷特格韦是一种整合酶抑制剂。普遍认为，此类肌病的病理生理学表现源于大剂量药物治疗后线粒体 DNA 清除引起的线粒体萎缩。其机制可能是多方面的，包括阻断线粒体生物能量动力机制、抑制 DNA 聚合酶 γ 和清除左旋肉碱。地达诺新的致病机制还包括氧化应激。治疗相关性肌病表现为近端肌无力、肌痛和肌肉压痛。若使用这些药物后出现上述症状，应立即停药 4 周。若 4 周内未见症状缓解，应进一步评估其他病因导致的肌炎，同时进行肌电图和肌肉活检检查。

因副作用较少，整合酶抑制剂雷特格韦被越来越多地纳入 ART 治疗。不过，关于肌痛的报道也越来越多。但未发现肌病与 CK 升高有关。也未发现与用药剂量和时间相关[61]。若使用雷特格韦后出现肌痛，建议停药换用其他 ART 药。

横纹肌溶解症

横纹肌溶解症（rhabdomyolysis）可发生于 HIV 感染的任何阶段，可分为 3 组：① HIV 相关的横纹肌溶解症，包括原发性 HIV 感染横纹肌溶解症、复发性横纹肌溶解症和孤立性横纹肌溶解症；②药物诱导的横纹肌溶解症；③ AIDS 晚期横纹肌溶解症，可能合并肌肉的机会性感染。与 HIV 患者横纹肌溶解

症相关的药物包括地达诺新、拉米夫定、复方磺胺甲
噁唑片、利托那韦、茚地那韦和雷特格韦[62,63]。

弥漫性浸润性淋巴细胞增多综合征

　　弥漫性浸润性淋巴细胞增多综合征（diffuse
infiltrative lymphocytosis syndrome，DILS）仅在 HIV
阳性患者中出现，以唾液腺肿大和外周 CD8+ 淋巴细
胞增多为特征，并常伴有干燥症状及其他腺体外表
现。自 HAART 使用后 DILS 的患病率不断下降[64]。
在德克萨斯州的休斯敦市，以腮腺肿大作为衡量标
准，发现在前 HAART 时代 DILS 的患病率为 4%。
积极的 HIV 治疗后患病率降至 0.8%[65]。希腊的一项
研究以干眼症和口干症作为衡量标准（需小唾液腺
活检和锝闪烁显像证实）[66]，发现使用 HAART 前
该地区 DILS 的患病率为 7.8%，使用后患病率显著
降低[2,64,67]。

　　DILS 的主要免疫遗传学与 HLA-DRB1 等位基因相
关（主要是 HLA-DRB1*11：02、DRB1*13：01 和 DRB1*
13：02），此基因位于第 3 可变区，表达 ILEDE 氨
基酸序列[64,68]。DILS 患者具有更有效的 CD8+ 淋巴
细胞应答，延缓了 HIV 由低进展性的嗜 M 型株向快
速复制的嗜 T 型株的进化，从而使发展为 AIDS 的进
程延缓[69]。这种反应至少部分归因于与 DILS 相关
的 HLA-DRB1 等位基因和嗜 M 型 HIV-1 株上的 V3
环共有的 6- 氨基酸残基表位的同源性。循环和组织
局部浸润的淋巴细胞免疫表型分析以及唾液腺 T 细
胞受体序列分析表明，DILS 代表了一种 MHC 限制
性、抗原驱动的、寡克隆选择的 CD8+CD29- 淋巴细
胞，这种细胞表达选择性归巢受体，可以浸润唾液
腺、肺和其他器官，在局部可能有抑制 HIV 复制的
作用[69]。

　　小唾液腺的活检标本显示灶性唾液腺炎，类似于
干燥综合征，但腺体破坏较轻（图 120-4）。与原发
性（非 HIV 相关的）干燥综合征不同，炎性浸润细
胞大部分为 CD8+ 淋巴细胞[70,71]。DILS 患者腮腺淋
巴上皮囊肿较常见，导致唾液分泌物浓缩，可引起疼
痛。DILS 患者还可见弥漫性颈部淋巴结病和 IgG4 水
平升高；因此，IgG4 相关疾病可能与 DILS 混淆[72]。

　　DILS 特征性的表现为无痛性腮腺肿大，并且经
常是巨大的（图 120-5）。超过 60% 以上的患者在腮
腺肿大的同时伴有干燥症状。尽管腮腺和颌下腺肿大

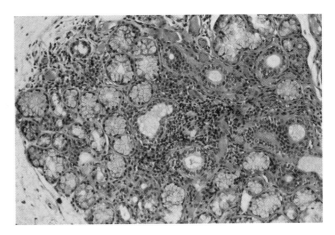

图 120-4　弥漫性浸润性淋巴细胞增多综合征患者的小唾液腺
活检。图中可见间质明显炎症浸润，但腺体的结构保留相对完整

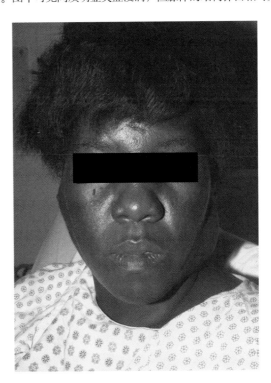

图 120-5　弥漫性浸润性淋巴细胞增多综合征患者的双侧巨大
的非对称性唾液腺肿大。这是该患者感染人免疫缺陷病毒后
的表现特征。CT 扫描显示为实质性肿块。在这张照片拍摄后
2 年的随访中，腺体的大小无变化

在这种疾病中比较普遍，但是腺体外的一些表现也很
明显（表 120-6）。DILS 和干燥综合征的异同点（表
120-7）。

　　现已提出 DILS 的诊断标准如下：
1. 酶联免疫吸附试验（ELISA）和蛋白印迹试验
　（Western Blot）证实血清 HIV 阳性；
2. 双侧唾液腺肿大或口干症持续＞ 6 个月；
3. 组织学证实唾液腺或泪腺淋巴细胞浸润，无肉芽

表 120-6　弥漫性浸润性淋巴细胞增多综合征的腺体外表现

肺部
淋巴细胞性间质性肺炎（LIP）[a]

神经系统
第Ⅶ对脑神经麻痹[b]
无菌性淋巴细胞性脑膜炎
周围神经病变

胃肠道
淋巴细胞性肝炎

肾
肾小管酸中毒
间质性肾炎

肌肉骨骼系统
外周关节炎
多发性肌炎

血液系统
淋巴瘤[c]

[a] 25% ～ 50%，但持续下降
[b] 由发炎的腮腺组织机械性压迫导致
[c] 预后不良的指标

表 120-7　弥漫性浸润性淋巴细胞增多综合征（DILS）与干燥综合征的异同

特征	DILS	干燥综合征
腮腺肿大	普遍	不常见
干燥症状	常见	很常见
腺体外症状	常见	不常见
自身抗体（抗核抗体，抗 Ro/La 抗体）	少见	常见
HLA-Ⅱ 相关性	*DRB1 * 11：02，* *DRB1 * 13：01，* *DRB1 * 13：02*	*DRB1 * 03：01，* *DQA1 * 05：01，* *DQB1 * 02：01*

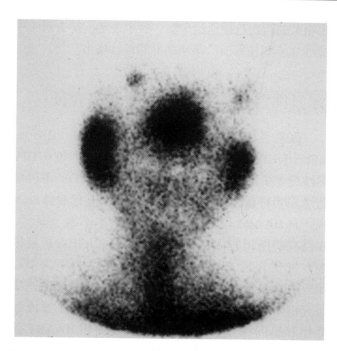

图 120-6　"雪人"征。血友病并发弥漫性浸润性淋巴细胞增多综合征患者腮腺镓 -67 闪烁成像

表 120-8　弥漫性浸润性淋巴细胞增多综合征的治疗

安慰和教育

规律的口腔护理

对无症状的患者无需特殊治疗

有效的抗反转录病毒治疗

毛果芸香碱或西维美林治疗干燥症状

全身应用糖皮质激素

腮腺淋巴上皮囊肿引流和囊肿内注射糖皮质激素

腮腺囊肿放射治疗

肿或增大的肿瘤。

小唾液腺活检标本通常呈现阳性（图 120-4）。当不能进行唇腺活检或活检诊断不明时，可行镓 -67 闪烁成像（图 120-6）。[99m] 锝扫描诊断意义不大。对于应用蛋白酶抑制剂的患者，闪烁成像是最主要的辅助诊断手段，因为使用这些药物的患者小唾液腺活检标本少有阳性。CT 或 MRI 也已经被用于确定腺体肿大的程度、评价腮腺囊肿和可能的唾液腺恶性肿瘤。

随着时间的推移，可以观察到无症状性腺体肿大和轻度（如果有的话）干燥症状的患者（表 120-8）。

抗反转录病毒治疗对 DILS 相关的唾液腺肿大和干燥症状以及其并发症如神经病变有效 [64]。我们已经发现短期中等剂量的糖皮质激素（泼尼松 30 ～ 40 mg/d）对 DILS 腺体肿大和干燥症状有效，同时不会增加机会性感染风险和病毒载量以及降低 CD4[+] 细胞计数，但疗效短暂。随着激素减量或者停用，唾液腺肿大症状可能复发。淋巴细胞性间质性肺炎可能需要用更大剂量糖皮质激素治疗（泼尼松 60 mg/d），有时需要延长疗程。应该避免放射治疗。第Ⅶ对脑神经麻痹对任何治疗均反应欠佳。已经有报道联合抗反转录病毒治疗对腮腺上皮囊肿有效，但是当遇到难治性病例时可通过抽吸和囊内注入 1 ml（40 mg）甲泼尼龙或曲安奈德混悬液来治疗。频繁复发病例需行手术切除。

HIV 感染相关性血管炎

　　HIV-1 感染患者可以出现多种血管炎 [73,74]。发热、不适、乏力、皮疹、头痛和神经症状在 HIV 阳性患者中较常见。从特殊的感染性病原体和药物到其他特发性原因都可能是血管炎的诱发因素。感染因素中，巨细胞病毒和结核分枝杆菌感染可能是最常见的。

　　一项系列研究发现，148 例有症状的 HIV 阳性患者中 34 例（23%）合并血管炎 [75]。在这些患者中 11 例符合美国风湿病学会不同的血管炎分类标准，包括 6 例过敏性血管炎、4 例结节性多动脉炎和 1 例过敏性紫癜。另一项系列研究发现，98 例中国 HIV 患者中有 20% 合并血管炎，其中包括 15 例白塞病样疾病、2 例过敏性紫癜、2 例手指坏疽和 1 例中枢神经系统血管炎 [76]。伴有高 CD4+ 细胞计数以及正在进行免疫重建的患者可出现肉芽肿性多血管炎和肺显微镜下多血管炎。嗜酸性肉芽肿性多血管炎（Churg-Strauss 综合征）也可发生 [77]。白塞病和复发性多软骨炎也可出现在 HIV 感染患者中 [77,78]，且 HAART 治疗有效 [79]。

　　在非洲 HIV 感染者中已经有快速进展型主动脉和大动脉局灶性坏死性血管炎伴血管闭塞，以及偶发的大动脉瘤形成和破裂的报道。最近的一项研究发现，90% 的 HIV 阳性患者而非 HIV 阴性患者，股动脉滋养血管外膜可出现白细胞破碎性血管炎 [80]。也有报道 HIV 感染合并主动脉根部扩张患者可发生巨细胞动脉炎 [81]。已经报道川崎病可发生于 HIV 阳性的儿童和成人 [82]。冷球蛋白血症性血管炎伴相关性淋巴细胞性间质性肺炎的发生可伴或不伴有丙型肝炎病毒感染。孤立性中枢神经系统血管炎患者常表现为器质性脑病综合征和神经功能障碍 [83]。在儿童以及 1 例成人的病例报告中，HIV 感染相关的脑动脉瘤样动脉病变可以在 Willis 环形成多发的梭形动脉瘤 [84]。中枢神经系统血管炎也可以表现为反复发作的脑卒中。虽然影像学检查（MRI，血管造影）对诊断有所帮助，但是脑组织活检对确定诊断可能是必需的。报道称，在抗反转录病毒治疗有效并且 CD4+ 细胞减低的患者坏死性肉芽肿性血管炎病变并不仅仅局限于中枢神经系统 [73]。另外有 1 例关于使用抗

CD25 抗体治疗白细胞破碎性脑血管炎的报道 [85]。诊断基于对疾病的高度警觉和特定器官的血管造影和活检。与免疫功能健全的患者相似，核周型抗中性粒细胞胞浆抗体（perinuclear antineutrophil cytoplasmic antibody，pANCA）和胞浆型抗中性粒细胞胞浆抗体（cytoplasmic antineutrophil cytoplasmic antibody，cANCA）可能有助于诊断肉芽肿性多血管炎或显微镜下多血管炎。而活组织检查及培养对排除感染模拟性血管炎十分重要。

　　虽然细胞毒药物如环磷酰胺、IVIG 和血浆置换已用于治疗难治性病例，但糖皮质激素仍是 HIV 相关性血管炎的主要基础用药。与 HIV 相关性周围神经病相比，继发于血管炎的痛性神经病变对大剂量糖皮质激素治疗反应良好 [85,86]。

原发性肺动脉高压

　　肺动脉高压是一种严重的致命性疾病，好发于年轻患者。AIDS 合并肺动脉高压患者的肺动脉压力高于非 AIDS 患者 [87,88]。组织病理学显示主要为丛性肺动脉病，尽管也有血栓栓塞性病变的报道。一项研究发现，该病可能与 *HLA-DRB1*13：01*、*HLA-DRB1*13：02* 和连锁等位基因 *HLA-DRB3*03：01* 有关 [88]。

　　临床症状表现为进行性气促、足部水肿、干咳、乏力、晕厥或近乎晕厥以及胸痛。肺功能测试显示轻度限制性通气障碍和不同程度的弥散功能减低。一项对 131 例 HIV 感染相关肺动脉高压病例的回顾性分析发现，从诊断 HIV 感染至诊断肺动脉高压的间隔时间为 33 个月。从诊断到死亡的中位时间为 6 个月 [89]。然而，随着肺动脉高压治疗方法的不断改善，该病的预后也显著改善。患者对血管扩张剂（钙通道阻滞剂、西地那非、静脉和吸入性前列腺素类药物、内皮素拮抗剂）以及 HAART 的治疗反应各异，且最近研究显示上述治疗可以改善死亡率 [90,91]。

HIV 相关性肌肉骨骼感染

化脓性肌炎

　　化脓性肌炎（pyomyositis）是一种骨骼肌原发感染性疾病，感染并非源于邻近组织，可能来源于

血液，常伴有脓肿形成。感染性肌炎在发达国家很少见，但是在 HIV 流行地区如非洲和印度，此病仍然是 HIV 感染的重要并发症。其好发生于感染晚期、CD4$^+$ 细胞计数 < 200/μl 时。金黄色葡萄球菌是最常见的病原体[92]。其他病原体包括化脓性链球菌、新型隐球菌、结核分枝杆菌、鸟胞内分枝杆菌、星形诺卡菌、肠炎沙门菌、大肠埃希菌、弗氏柠檬酸杆菌、摩氏摩根菌、铜绿假单胞菌和 A 型链球菌。近年发现，在具有严重免疫抑制的 HIV 感染患者中，微孢子虫感染也可导致感染性肌炎[93]。

化脓性肌炎的临床过程大致可以分成 3 期：侵袭期、化脓期和晚期。第一期通常持续 1 ~ 3 周，以局部痉挛样疼痛、硬结伴低热为特征。大肌群最常受累，尤其是下肢肌群。进入第二期，疼痛和发热加重，以受累肌肉出现水肿和脓液为特征。若不经治疗，疾病进入第三期；发病 3 周内即可出现败血症和死亡[94]。据估计，化脓性肌炎的病死率为 1% ~ 20%。超声和对比增强 MRI 可以有效地定位感染灶，有时需要白细胞标记示踪。治疗通常需要口服和静脉注射抗生素联合手术引流。

细菌性关节炎和骨髓炎

HIV 感染后期的患者骨和关节细菌感染的发生率更高。金黄色葡萄球菌（S.aureus）是最常见的感染病原体。但其主要原因是注射药物的滥用，而非 HIV 感染本身[95]。HIV 感染患者中与骨髓炎相关的病死率超过 20%。最常累及腕、胫骨、股骨头和胸廓，但也有累及其他罕见部位的报道如髌骨和下颌骨。

鉴于对 HIV 感染后免疫抑制造成围术期并发症的担忧，一些骨外科医生不愿为 HIV 感染患者行关节置换手术。一项基于全国范围数据的调查发现，行全髋关节置换的 HIV 感染患者，手术后并发症和住院时间稍高于非 HIV 感染患者[96]。另一项研究显示，行全膝关节置换的 HIV 感染患者，手术后创面感染的风险高于非 HIV 感染患者，平均住院时间略久，但总体并发症并无差别[97]。

肌肉骨骼结核

1% ~ 5% 的 HIV 感染者发现有肌肉骨骼结核，位居结核肺外感染的第四位。它可以模拟许多骨骼疾病，并可以在不同部位出现。被报道的肌肉骨骼结核患者伴有肺结核影像学表现者不足 50%。急性肺部感染或肺部感染的再燃可导致结核分枝杆菌血行播散。通常，免疫功能正常患者的骨结核灶为孤立性的，但是 AIDS 患者中约有 30% 的患者表现为多中心分布[98]。椎骨是最常累及的部位，主要是胸椎下段和腰椎上段。结核性脊柱炎的发生率为 50% ~ 66%；外周关节炎为 20% ~ 30%；骨髓炎为 10% ~ 20%；腱鞘炎和滑囊炎为 1% ~ 3%。治疗包括四联抗结核药物疗法，常需手术干预。

非典型分枝杆菌感染

免疫功能正常的人很少发生非典型分枝杆菌引起的肌肉骨骼感染[99]。常导致 HIV 患者化脓性关节炎或骨髓炎的非典型分枝杆菌包括：鸟胞内分枝杆菌复合菌组、堪萨斯分枝杆菌、嗜血分枝杆菌、地分枝杆菌和偶发分枝杆菌。其中嗜血分枝杆菌在骨骼感染中最常见，占一半以上。堪萨斯分枝杆菌次之，占25%（图 120-7）。这些全身性感染可累及多个关节和骨骼部位。约 50% 的患者出现皮肤病变，如结节、溃疡和引流窦道形成[99]。感染好发生于 HIV-1 感染晚期，通常在 CD4$^+$ T 细胞计数 < 100/μl 的阶段。鸟胞内分枝杆菌复合菌组引起的骨髓炎还与 HAART 治疗开始后的免疫重建炎症综合征有关[100]。除了标准的抗结核治疗外，克拉霉素治疗也有效[99]。

杆菌性血管瘤病骨髓炎

杆菌性血管瘤病（bacillary angiomatosis）是一种多系统感染性疾病，由两种密切相关的微生物：汉氏巴尔通体和五日热巴尔通体感染所致。它似乎是 HIV 感染患者特有的疾病，其他免疫低下的患者偶有发生[101]。HIV 感染患者中与杆菌性血管瘤病和杆菌性紫癜（bacillary peliosis，BAP）相关的临床特征包括发热（93% 的患者体温 > 37.8℃）、皮肤或皮下血管病变、淋巴结肿大、骨髓炎和 CD4$^+$ 淋巴细胞计数严重减低引起的腹部症状、贫血以及血清碱性磷酸酶水平升高[101-104]。

在合并皮肤病变的患者中，约 1/3 的患者可发生骨髓炎。这些病变通常以皮质骨广泛破坏、骨膜炎、骨髓侵犯和骨面上覆盖的类似于蜂窝织炎的软组织肿

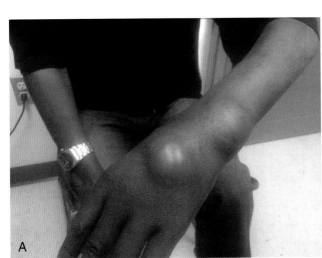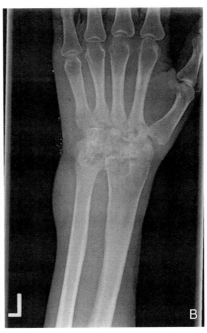

图 120-7　A、B．堪萨斯分枝杆菌感染的关节和腱鞘受累表现

块为特征。多西环素或红霉素治疗后杆菌性血管瘤病可以完全缓解，但骨病变需行手术引流。

真菌感染

除细菌感染外，晚期 HIV 感染患者（CD4⁺ T 淋巴细胞计数＜ 100/µl）的骨骼肌肉发生真菌感染的风险增高，特别是由白念珠菌[105]和申克孢子丝菌[106]导致的感染。申克孢子丝菌感染表现为少关节甚或多关节受累和腱鞘炎（图 120-8），且难以根治，需要长期抗真菌治疗。HIV 感染患者还可以发生各种播散性真菌感染如组织胞浆菌病、隐球菌病和芽生菌病，这些感染常导致骨髓炎。

寄生虫感染

肌肉弓形虫病可发生于重度免疫抑制的患者，通常表现为伴有疼痛的亚急性肌病和多脏器弓形虫病[107]。肌肉活检标本的肌纤维中常可发现弓形虫包囊，使用特异性抗体或电子显微镜易于识别包囊。类似于多发性肌炎的肌无力症状也可发生于肌肉弓形虫病。治疗以联合具有协同作用的抗刚地弓形虫药物为基础，包括乙胺嘧啶和磺胺嘧啶或三磺嘧啶。

HIV 感染对其他风湿性疾病的影响

在引入抗反转录病毒治疗（ART）以前，许多研究表明，由于 CD4⁺ T 细胞计数降低，HIV 感染时原有的类风湿关节炎（RA）和系统性红斑狼疮（SLE）可以缓解。而随着 ART 治疗后 HIV 逐渐成为一种慢性病，风湿性疾病在 HIV 感染患者中的发病率也增加。RA 和 SLE 已被认作免疫重建炎症综合征的并发症[108,109]。一项研究使用 GRADE 系统回顾分析文献发现，HIV 感染基础上的 RA 并不常见[108]。事实上，HIV 感染可导致类风湿因子和抗 CCP 抗体呈假阳性。尽管如此，仍有 RA 合并晚期 HIV 感染的报道。不过，HIV 与 RA 或 SLE 同时存在更多发生于HIV 感染得到很好控制的患者。合并 HIV 感染的 RA 和 SLE 患者，疾病活动度降低。不过，SLE 的复发频率与 ART 的使用无相关性[109,110]。

高效抗反转录病毒治疗相关的免疫重建综合征

免疫重建炎性综合征（immune reconstitution inflammatory syndrome，IRIS）发生于 ART 治疗成功开始后出现的免疫系统自我修复过程，它是一种有趣的悖论。尽管它导致了 CD4⁺ 细胞计数升高和 HIV-1

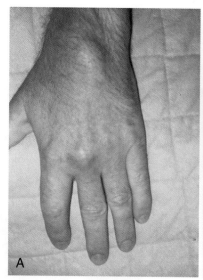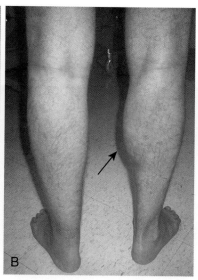

图 120-8   A. 第 3 掌指关节滑膜炎和腕关节背侧指长伸肌腱鞘积液；B. 同一位感染了播散性申克孢子丝菌的患者的分割性腘窝（Baker）囊肿（箭头）（两个部位的滑液培养均发现病原体）

病毒载量降低，但患者的临床状态迅速变差[111-114]。普遍认为，IRIS 源于 CD4+ T 细胞数升高过程的失控，而这些细胞对特定抗原高度特异；或者源于固有免疫系统对辅助性 T 细胞的过度反应[114]。CD4+ 细胞绝对计数和 IRIS 发生的可能性呈负相关。

自身炎症反应导致的自身免疫性疾病是 IRIS 的表现之一。ART 治疗开始后，许多疾病开始出现，如脑 CD8+ 淋巴细胞增多症、吉兰 - 巴雷综合征、普秃和末端回肠炎，以及 RA、多发性肌炎、SLE、自身免疫性肝炎、成人斯蒂尔病和结节病。IRIS 的诊断需参照一定的诊断标准：需要是正在接受抗反转录病毒治疗的确诊 AIDS 患者，并且出现治疗后 CD4+ 细胞升高、HIV 病毒载量降低以及对感染的过度反应和治疗期间出现的其他原因不可解释的炎症反应症候群。一项 meta 分析发现，患者 CD4+ 细胞数低于 50/μl 的患者发生 IRIS 的风险更高[111]。因此，应当在免疫缺陷恶化之前尽早行抗反转录病毒治疗。

HIV 感染相关的风湿病实验室检查异常

体液免疫异常在 HIV 患者中很常见，但很少与严重的临床症状相关。最常见的实验室检查异常是多克隆高丙种球蛋白血症，发生于 45% 的 HIV 阳性患者[115]。在一些病例系列研究中已经描述 17% 的 HIV 感染患者有类风湿因子和抗核抗体低滴度阳性[115,116]，虽然抗 dsDNA 抗体和低补体血症罕见。HIV 感染晚期患者可出现抗瓜氨酸蛋白抗体（ACPA）和类风湿因子滴度增高。ACPA 虽然较 RF 更具特异性，但在免疫重建之前，其并非是 RA 的可靠诊断标志物，不一定能预测将来进展为 RA。95% 未治疗的 AIDS 患者可出现 IgG 型抗心磷脂抗体，特别是晚期患者，在 HIV 阳性患者中的总体阳性率为 20% ～ 30%[117]。但很少与血栓事件相关。HIV 阳性患者血清中可以出现 cANCA 和 pANCA 及抗肾小球基底膜抗体[118]。自从 HAART 使用以来，该人群的冷球蛋白血症发生率正在降低[119]。事实上，随着 HAART 的出现，多数血清学异常趋于减少或消失。

结论

HIV 全球流行的影响仍在扩大增加，风湿病学家应意识到发生于 HIV 阳性患者的广泛的风湿性疾病谱。HAART 的应用已经改变了 HIV 感染的自然病程，也改变了一些 HIV 相关临床综合征的发生频率和表现形式，并且与新的临床综合征的发生直接（毒性作用）或间接相关（免疫重建）。随着生存率的提高和新型治疗方法的改进，对于风湿病专家来说，HIV 阳性患者的风湿性疾病谱更像是移动的靶标，将不断更新变化。

Full references for this chapter can be found on ExpertConsult.com.

参考文献

1. UNAIDS: Data 2018 http://www.unaids.org/sites/default/files/media_asset/unaids-data-2018_en.pdf.
2. Kole AK, Roy R, Kole DC: Musculoskeletal and rheumatological disorders in HIV infection: experience in a tertiary referral center, *Indian J Sex Transm Dis* 34:107–112, 2013.
3. Yen Y, Chuang P, Jen I, et al.: Incidence of autoimmune diseases in a nationwide HIV/AIDS patient cohort in Taiwan, 2000–2012, *Ann Rheum Dis* 76:61–665, 2016.
4. Rynes RI, Goldenberg DL, DiGiacomo R, et al.: Acquired immunodeficiency syndrome-associated arthritis, *Am J Med* 84:810–816, 1988.
5. Bileckot R, Mouaya A, Makuwa M: Prevalence and clinical presentations of arthritis in HIV-positive patients seen at a rheumatology department in Congo-Brazzaville, *Rev Rhum Engl Ed* 65:549–554, 1998.
6. Berman A, Cahn P, Perez H, et al.: Human immunodeficiency virus infection associated arthritis: clinical characteristics, *J Rheumatol* 26:1158–1162, 1999.
7. Nguyen BY, Reveille JD: Rheumatic manifestations associated with HIV in the highly active antiretroviral therapy era, *Curr Opin Rheumatol* 21:404–410, 2009.
8. Mody GM, Parke FA, Reveille JD: Articular manifestations of human immunodeficiency virus infection, *Best Pract Res Clin Rheumatol* 17:265–287, 2003.
9. Ornstein MH, Sperber K: The antiinflammatory and antiviral effects of hydroxychloroquine in two patients with acquired immunodeficiency syndrome and active inflammatory arthritis, *Arthritis Rheum* 39:157–161, 1996.
10. Clark MR, Solinger AM, Hochberg MC: Human immunodeficiency virus infection is not associated with Reiter's syndrome: data from three large cohort studies, *Rheum Dis Clin North Am* 18:267–276, 1992.
11. Njobvu P, McGill P: Human immunodeficiency virus related reactive arthritis in Zambia, *J Rheumatol* 32:1299–1304, 2005.
12. Reveille JD, Conant MA, Duvic M: Human immunodeficiency virus-associated psoriasis, psoriatic arthritis, and Reiter's syndrome: a disease continuum? *Arthritis Rheum* 33:1574–1578, 1990.
13. Kaslow RA, Carrington M, Apple R, et al.: Influence of combinations of human major histocompatibility complex genes on the course of HIV-1 infection, *Nat Med* 2:405–411, 1996.
14. Altfeld M, Kalife ET, Qi Y, et al.: HLA alleles associated with delayed progression to AIDS contribute strongly to the initial CD8(+) T cell response against HIV-1, *PLoS Med* 3:e403, 2006.
15. Naranbhai V, Carrington M: Host genetic variation and HIV disease: from mapping to mechanism, *Immunogenetics* 69(8–9):489–498, 2017.
16. Lopez-Larrea C, Njobvu PD, Gonzalez S, et al.: The HLA-B*5703 allele confers susceptibility to the development of spondylarthropathies in Zambian human immunodeficiency virus-infected patients with slow progression to acquired immunodeficiency syndrome, *Arthritis Rheum* 52:275–279, 2005.
17. Bourinbaiar AS, Lee-Huang S: The non-steroidal anti-inflammatory drug, indomethacin, as an inhibitor of HIV replication, *FEBS Lett* 60:85–88, 1993.
18. Njobvu PD, McGill PE: Sulphasalazine in the treatment of HIV-related spondyloarthropathy, *Br J Rheumatol* 36:403–404, 1997.
19. Maurer TA, Zackheim HS, Tuffanelli L, et al.: The use of methotrexate for treatment of psoriasis in patients with HIV infection, *J Am Acad Dermatol* 31:372–375, 1994.
20. Chiang G, Sassaroli M, Louie M, et al.: Inhibition of HIV-1 replication by hydroxychloroquine: mechanism of action and comparison with zidovudine, *Clin Ther* 18:1080–1092, 1996.
21. Louthrenoo W: Successful treatment of severe Reiter's syndrome associated with human immunodeficiency virus infection with etretinate: report of 2 cases, *J Rheumatol* 20:1243–1246, 1993.
22. Fink DL, Hedley L, Miller RF, et al.: Systematic review of the efficacy and safety of biological therapy for inflammatory conditions in HIV-infected individuals, *Int J STD AIDS* 28(2):110–119, 2016.
23. Kim SY, Solomon DH: Tumor necrosis factor blockade and the risk of viral infection, *Nat Rev Rheumatol* 6:165–174, 2010.
24. Filippi J, Roger PM, Schneider SM, et al.: Infliximab and human immunodeficiency virus infection: viral load reduction and CD4+ T-cell loss related to apoptosis, *Arch Intern Med* 166:1783–1784, 2006.
25. Cepeda EJ, Williams FM, Ishimori ML, et al.: The use of anti-tumor necrosis factor therapy in HIV-positive individuals with rheumatic disease, *Ann Rheum Dis* 67:710–712, 2008.
26. Morar N, Willis-Owen SA, Maurer T, et al.: HIV-associated psoriasis: pathogenesis, clinical features and management, *Lancet Infect Dis* 10:470–478, 2010.
27. Ouédraogo DD, Meyer O: Psoriatic arthritis in Sub-Saharan Africa, *Joint Bone Spine* 79:17–19, 2012.
28. Espinoza LR, Berman A, Vasey FB, et al.: Psoriatic arthritis and acquired immunodeficiency syndrome, *Arthritis Rheum* 31:1034–1040, 1988.
29. Duvic M, Crane MM, Conant M, et al.: Zidovudine improves psoriasis in human immunodeficiency virus-positive males, *Arch Dermatol* 130:447–451, 1994.
30. McGonagle D, Reade S, Marzo-Ortega H, et al.: Human immunodeficiency virus associated spondyloarthropathy: pathogenic insights based on imaging findings and response to highly active antiretroviral treatment, *Ann Rheum Dis* 60:696–698, 2001.
31. Bartke U, Venten I, Kreuter A, et al.: Human immunodeficiency virus-associated psoriasis and psoriatic arthritis treated with infliximab, *Br J Dermatol* 150:784–786, 2004.
32. Whitlock GG, Herbert S, Copas A, et al.: Avascular necrosis in HIV patients: a case-control study, *Int J STD AIDS* 24:799–803, 2013.
33. Permpalung N, Ungprasert P, Summachiwakij S, et al.: Protease inhibitors and avascular necrosis: a systematic review and meta-analysis, *Int J Antimicrob Agents* 44:93–95, 2014.
34. Borges ÁH, Hoy J, Florence E, et al.: Antiretrovirals, fractures, and osteonecrosis in a large international HIV cohort, *Clinl Infect Dis* 64(10):1413–1421, 2017.
35. Gutierrez F, Padilla S, Masia M, et al.: Osteonecrosis in patients infected with HIV: clinical epidemiology and natural history in a large case series from Spain, *J Acquir Immune Defic Syndr* 42:286–292, 2006.
36. Ramos-Casals M, Cervera R, Lagrutta M, et al.: Clinical features related to antiphospholipid syndrome in patients with chronic viral infections (hepatitis C virus/HIV infection): description of 82 cases, *Clin Infect Dis* 38:1009–1016, 2004.
37. Gerster JC, Camus JP, Chave JP, et al.: Multiple site avascular necrosis in HIV infected patients, *J Rheumatol* 18:300–302, 1991.
38. Gunnarsson G, Karchmer AW: Hypertrophic osteoarthropathy associated with Pneumocystis carinii pneumonia and human immunodeficiency virus infection, *Clin Infect Dis* 22:590–591, 1996.
39. Shaiykova A, Pasquet A, Goujard C, et al.: Reduced bone mineral density among HIV-infected, virologically controlled young men: prevalence and associated factors, *AIDS* 32:2689–2696, 2018.
40. Peters BS, Perry M, Wierzbicki AS, et al.: A cross-sectional randomised study of fracture risk in people with HIV infection in the PROBONO 1 study, *PloS One* 8:e78048, 2013.
41. Paccou J, Viget N, Legrout-Gerot I, et al.: Bone loss in patients with HIV infection, *Joint Bone Spine* 76:637–641, 2009.
42. Kooij KW, Wit FW, Bisschop PH, et al.: Low bone mineral density in patients with well-suppressed HIV infection is largely explained by body weight, smoking and prior advanced HIV disease, *J Infect Dis* 211:539–548, 2015.
43. Hileman CO, Overton ET, McComsey GA: Vitamin D and bone loss in HIV, *Curr Opin HIV AIDS* 11(3):277–284, 2016.
44. Lin D, Rieder M: Interventions for the treatment of decreased bone mineral density associated with HIV infection, *Cochrane Database Syst Rev* 18:CD005645, 2007.
45. Buskila D, Gladman D: Musculoskeletal manifestations of infec-

tion with human immunodeficiency virus, *Rev Infect Dis* 12:223–235, 1990.

46. Simms RW, Zerbini CA, Ferrante N, et al.: Fibromyalgia syndrome in patients infected with human immunodeficiency virus. The Boston City Hospital Clinical AIDS Team, *Am J Med* 92:368–374, 1992.

47. Miro O, Pedrol E, Cebrian M, et al.: Skeletal muscle studies in patients with HIV-related wasting syndrome, *J Neurol Sci* 150:153–159, 1997.

48. Gherardi R, Chariot P, Authier FJ: Muscular involvement in HIV infection, *Rev Neurol (Paris)* 151:603–607, 1995.

49. Simpson DM, Bender AN, Farraye J, et al.: Human immunodeficiency virus wasting syndrome may represent a treatable myopathy, *Neurology* 40:535–538, 1900.

50. Miro O, Masanes F, Pedrol E, et al.: A comparative study of the clinical and histological characteristics between classic nemaline myopathy and that associated with the human immunodeficiency virus, *Med Clin* 105:500–503, 1995.

51. de Sanctis JT, Cumbo-Nacheli G, Dobbie D, et al.: HIV-associated nemaline rod myopathy: role of intravenous immunoglobulin therapy in two persons with HIV/AIDS, *AIDS Read* 18:90–94, 2008.

52. Johnson RW, Williams FM, Kazi S, et al.: Human immunodeficiency virus-associated polymyositis: a longitudinal study of outcome, *Arthritis Rheum* 49:172–178, 2003.

53. Seidman R, Peress NS, Nuovo GJ: In situ detection of polymerase chain reaction-amplified HIV-1 nucleic acids in skeletal muscle in patients with myopathy, *Mod Pathol* 7:369–375, 1994.

54. Leon-Monzon M, Lamperth L, Dalakas MC: Search for HIV proviral DNA and amplified sequences in the muscle biopsies of patients with HIV polymyositis, *Muscle Nerve* 16:408–413, 1993.

55. Heckmann JM, Pillay K, Hearn AP, et al.: Polymyositis in African HIV-infected subjects, *Neuromuscul Disord* 20:735–739, 2010.

56. Carroll MB, Holmes R: Dermatomyositis and HIV infection: case report and review of the literature, *Rheumatol Int* 31:673–679, 2011.

57. Cupler EJ, Leon-Monzon M, Miller J, et al.: Inclusion body myositis in HIV-1 and HTLV-1 infected patients, *Brain* 119:1887–1893, 1996.

58. Schreiner B, Voss J, Wischhusen J, et al.: Expression of toll-like receptors by human muscle cells in vitro and in vivo: TLR3 is highly expressed in inflammatory and HIV myopathies, mediates IL-8 release and up-regulation of NKG2D-ligands, *FASEB J* 20:118–120, 2006.

59. Dalakas MC, Rakocevic G, Shatunov A, et al.: Inclusion body myositis with human immunodeficiency virus infection: four cases with clonal expansion of viral-specific T cells, *Ann Neurol* 61:466–475, 2007.

60. Lloyd TE, Pinal-Fernandez I, Michelle EH, et al.: Overlapping features of polymyositis and inclusion body myositis in HIV-infected patients, *Neurology* 88:1454–1460, 2017.

61. Calza L, Danese I, Colangeli V, et al.: Skeletal muscle toxicity in HIV-1-infected patients treated with a Raltegravir-containing antiretroviral therapy: a cohort study, *AIDS Res Hum Retrovir* 30:1162–1169, 2014.

62. Scruggs ER, Dirks Naylor AJ: Mechanisms of zidovudine-induced mitochondrial toxicity and myopathy, *Pharmacology* 82:83–88, 2008.

63. Authier FJ, Gherardi RK: Muscular complications of human immunodeficiency virus (HIV) infection in the era of effective antiretroviral therapy, *Rev Neurol (Paris)* 162:71–81, 2006.

64. Basu D, Williams FM, Ahn CW, et al.: Changing spectrum of the diffuse infiltrative lymphocytosis syndrome, *Arthritis Rheum* 55:466–472, 2006.

65. Williams FM, Cohen PR, Jumshyd J, et al.: Prevalence of the diffuse infiltrative lymphocytosis syndrome among human immunodeficiency virus type 1-positive outpatients, *Arthritis Rheum* 41:863–868, 1998.

66. Kordossis T, Paikos S, Aroni K, et al.: Prevalence of Sjogren's-like syndrome in a cohort of HIV-1-positive patients: descriptive pathology and immunopathology, *Br J Rheumatol* 37:691–695, 1998.

67. Panayiotakopoulos GD, Aroni K, Kyriaki D, et al.: Paucity of Sjo-

68. Itescu S, Rose S, Dwyer E, et al.: Certain HLA-DR5 and -DR6 major histocompatibility complex class II alleles are associated with a CD8 lymphocytic host response to human immunodeficiency virus type 1 characterized by low lymphocyte viral strain heterogeneity and slow disease progression, *Proc Natl Acad Sci USA* 91:11472–11476, 1994.

69. Itescu S, Dalton J, Zhang HZ, et al.: Tissue infiltration in a CD8 lymphocytosis syndrome associated with human immunodeficiency virus-1 infection has the phenotypic appearance of an antigenically driven response, *J Clin Invest* 91:2216–2225, 1993.

70. Kazi S, Cohen PR, Williams F, et al.: The diffuse infiltrative lymphocytosis syndrome: clinical and immunogenetic features in 35 patients, *AIDS* 10:385–391, 1996.

71. Itescu S, Winchester R: Diffuse infiltrative lymphocytosis syndrome: a disorder occurring in human immunodeficiency virus-1 infection that may present as a sicca syndrome, *Rheum Dis Clin North Am* 18:683–697, 1992.

72. Yu HT, Lee CH, Huang SC, et al.: Unsuspected human immunodeficiency virus infection presenting as immunoglobulin G4-related lymphadenopathy: a case report, *Int J STD AIDS* 29:92–95, 2017.

73. Garcia-Garcia JA, Macias J, Castellanos V, et al.: Necrotizing granulomatous vasculitis in advanced HIV infection, *J Infect* 47:333–335, 2003.

74. Guillevin L: Vasculitides in the context of HIV infection, *AIDS* 22:S27–S33, 2008.

75. Gherardi R, Belec L, Mhiri C, et al.: The spectrum of vasculitis in human immunodeficiency virus-infected patients: a clinicopathologic evaluation, *Arthritis Rheum* 36:1164–1174, 1993.

76. Zhang X, Li H, Li T, et al.: Distinctive rheumatic manifestations in 98 patients with human immunodeficiency virus infection in China, *J Rheumatol* 34:1760–1764, 2007.

77. Nguyen H, Ferentz K, Patel A, et al.: Churg-Strauss syndrome associated with HIV infection, *J Am Board Fam Pract* 18:140–142, 2005.

78. Belzunegui J, Cancio J, Pego JM, et al.: Relapsing polychondritis and Behcet's syndrome in a patient with HIV infection, *Ann Rheum Dis* 54:780, 1995.

79. Cicalini S, Gigli B, Palmieri F, et al.: Remission of Behcet's disease and keratoconjunctivitis sicca in an HIV-infected patient treated with HAART, *Int J STD AIDS* 15:139–140, 2004.

80. Brand M, Woodiwiss AJ, Michel F, et al.: Large vessel adventitial vasculitis characterizes patients with critical lower limb ischemia with as compared to without human immunodeficiency virus infection, *PLoS One* 9:e106205, 2014.

81. Pillay B, Ramdial PK, Naidoo DP: HIV-associated large-vessel vasculopathy: a review of the current and emerging clinicopathological spectrum in vascular surgical practice, *Cardiovasc J Afr* 26:70–81, 2015.

82. Stankovic K, Miailhes P, Bessis D, et al.: Kawasaki-like syndromes in HIV-infected adults, *J Infect* 55:488–494, 2007.

83. Brannagan TH: Retroviral-associated vasculitis of the nervous system, *Neurol Clin* 15:927–944, 1997.

84. Ake JA, Erickson JC, Lowry KJ: Cerebral aneurysmal arteriopathy associated with HIV infection in an adult, *Clin Infect Dis* 43:e46–e50, 2006.

85. Nieuwhof CM, Damoiseaux J, Cohen Tervaert JW: Successful treatment of cerebral vasculitis in an HIV-positive patient with anti-CD25 treatment, *Ann Rheum Dis* 65:1677–1678, 2006.

86. Bradley WG, Verma A: Painful vasculitic neuropathy in HIV-1 infection: relief of pain with prednisone therapy, *Neurology* 47:1446–1451, 1996.

87. Coplan NL, Shimony RY, Ioachim HL, et al.: Primary pulmonary hypertension associated with human immunodeficiency viral infection, *Am J Med* 89:96–99, 1990.

88. Morse JH, Barst RJ, Itescu S, et al.: Primary pulmonary hypertension in HIV infection: an outcome determined by particular HLA class II alleles, *Am J Respir Crit Care Med* 153:1299–1301, 1996.

89. Mehta NJ, Khan IA, Mehta RN, et al.: HIV-related pulmonary

hypertension: analytic review of 131 cases, *Chest* 118:1133–1141, 2000.

90. Araújo I, Enjuanes-Grau C, Lopez-Guarch CJ, et al.: Pulmonary arterial hypertension related to human immunodeficiency virus infection: a case series, *World J Cardiol* 6:495–501, 2014.

91. Nunes H, Humbert M, Sitbon O, et al.: Prognostic factors for survival in human immunodeficiency virus-associated pulmonary arterial hypertension, *Am J Respir Crit Care Med* 167:1433–1439, 2003.

92. Ansaloni L: Tropical pyomyositis, *World J Surg* 20:613–617, 1996.

93. Patel AK, Patel KK, Chickabasaviah YT, et al.: Microsporidial polymyositis in human immunodeficiency virus–infected patients, a rare life-threatening opportunistic infection: clinical suspicion, diagnosis, and management in resource-limited settings, *Muscle Nerve* 51(5):775–780, 2015.

94. Scharschmidt TJ, Weiner SD, Myers JP: Bacterial pyomyositis, *Curr Infect Dis Rep* 6:393–396, 2004.

95. Belzunegui J, Gonzalez C, Lopez L, et al.: Osteoarticular and muscle infectious lesions in patients with the human immunodeficiency virus, *Clin Rheumatol* 16(5):450–453, 1997.

96. Naziri Q, Boylan MR, Issa K, et al.: Does HIV infection increase the risk of perioperative complications after THA? A nationwide database study, *Clin Orthop Relat Res* 473(2):581–586, 2014.

97. Boylan MR, Basu N, Naziri Q, et al.: Does HIV infection increase the risk of short-term adverse outcomes following total knee arthroplasty? *J Arthroplasty* 30(9):1629–1632, 2015.

98. Jellis JE: Human immunodeficiency virus and osteoarticular tuberculosis, *Clin Orthop Relat Res* 398:27–31, 2002.

99. Hirsch R, Miller SM, Kazi S, et al.: Human immunodeficiency virus-associated atypical mycobacterial skeletal infections, *Semin Arthritis Rheum* 25:347–356, 1996.

100. Kahlon SS, East JW, Sarria JC: Mycobacterium-avium-intracellulare complex immune reconstitution inflammatory syndrome in HIV/AIDS presenting as osteomyelitis, *AIDS Read* 18:515–518, 2008.

101. Stoler MH, Bonfiglio TA, Steigbigel RT, et al.: An atypical subcutaneous infection associated with acquired immune deficiency syndrome, *Am J Clin Pathol* 80:714–718, 1983.

102. Tehranzadeh J, Ter-Oganesyan RR, Steinbach LS: Musculoskeletal disorders associated with HIV infection and AIDS, Part I. Infectious musculoskeletal conditions, *Skeletal Radiol* 33:249–259, 2004.

103. Mohle-Boetani JC, Koehler JE, Berger TG, et al.: Bacillary angiomatosis and bacillary peliosis in patients infected with human immunodeficiency virus: clinical characteristics in a case-control study, *Clin Infect Dis* 22:794–800, 1996.

104. Markowicz M, Käser S, Müller A, et al.: Bacillary angiomatosis presenting with facial tumor and multiple abscesses, *Medicine (Baltimore)* 95(28):e4155, 2016.

105. Edelstein H, McCabe R: Candida albicans septic arthritis and osteomyelitis of the sternoclavicular joint in a patient with human immunodeficiency virus infection, *J Rheumatol* 18:110–111, 1991.

106. Heller HM, Fuhrer J: Disseminated sporotrichosis in patients with AIDS: case report and review of the literature, *AIDS* 5:1243–1246, 1991.

107. Gherardi R, Baudrimont M, Lionnet F, et al.: Skeletal muscle toxoplasmosis in patients with acquired immunodeficiency syndrome: a clinical and pathological study, *Ann Neurol* 32:535–542, 1992.

108. Cunha BM, Mota LM, Pileggi GS, et al.: HIV/AIDS and rheumatoid arthritis, *Autoimmun Rev* 14(5):396–400, 2015.

109. Tarr G, Makda M, Musenge E, et al.: Effect of human immunodeficiency virus infection on disease activity in rheumatoid arthritis: a retrospective study in South Africans, *J Rheumatol* 41:1645–1649, 2014.

110. Mody GM, Patel N, Budhoo A, et al.: Concomitant systemic lupus erythematosus and HIV: case series and literature review, *Semin Arthritis Rheum* 44:186–194, 2014.

111. Müller M, Wandel S, Colebunders R, et al.: Immune reconstitution inflammatory syndrome in patients starting antiretroviral therapy for HIV infection: a systematic review and meta-analysis, *Lancet Infect Dis* 10(4):251–261, 2010.

112. Nelson AM, Manabe YC, Lucas SB: Immune Reconstitution Inflammatory Syndrome (IRIS): what pathologists should know, *Semi Diagn Pathol* 34(4):340–351, 2017.

113. Shelburne SA, Hamil RJ, Rodriguez-Barradas MC, et al.: Immune reconstitution inflammatory syndrome: emergence of a unique syndrome during highly active antiretroviral therapy, *Medicine (Baltimore)* 81:213–227, 2002.

114. Wilson EMP, Sereti I: Immune restoration after antiretroviral therapy: the pitfalls of hasty or incomplete repairs, *Immunol Rev* 254:343–354, 2013.

115. Kaye BR: Rheumatologic manifestations of infection with human immunodeficiency virus (HIV), *Ann Intern Med* 111:158–167, 1989.

116. du Toit R, Whitelaw D, Taljaard JJ, et al.: Lack of specificity of anti-cyclic citrullinated peptide antibodies in advanced human immunodeficiency virus infection, *J Rheumatol* 38:1055–1060, 2011.

117. Petrovas C, Vlachoyiannopoulos PG, Kordossis T, et al.: Anti-phospholipid antibodies in HIV infection and SLE with or without anti-phospholipid syndrome: comparisons of phospholipid specificity, avidity and reactivity with beta2-GPI, *J Autoimmun* 13:347–355, 1999.

118. Savige JA, Chang L, Horn S, et al.: Anti-nuclear, anti-neutrophil cytoplasmic and anti-glomerular basement membrane antibodies in HIV-infected individuals, *Autoimmunity* 18:205–211, 1994.

119. Bonnet F, Pineau JJ, Taupin JL, et al.: Prevalence of cryoglobulinemia and serological markers of autoimmunity in human immunodeficiency virus infected individuals: a cross-sectional study of 97 patients, *J Rheumatol* 30:2005–2010, 2003.

第 121 章

病毒性关节炎

原著 PHILIPPE GASQUE, XAVIER GUILLOT

李美玲 译 李 龙 校

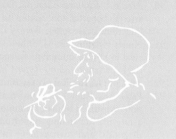

关键点

- 病毒感染可导致慢性关节痛和对称性多发性关节炎，尤其是老年患者。
- 常有暴露史、旅行史、职业史和疫苗接种史。
- 细小病毒 B19 是引起病毒性关节炎最常见的病毒之一。
- 风疹病毒年轻人易感。疫苗接种降低了风疹病毒感染总发生率，但也可引起关节炎。
- α 病毒是非洲 / 亚洲蚊传播的关节炎和皮疹的病因。全世界可能会暴发流行（包括在欧洲、加勒比海地区和美国）。
- 基孔肯雅 α 病毒可导致慢性关节痛，在感染后数月至数年内演变为关节炎，超过 50% 发生在成年患者。
- 滑膜组织内发现的丙型肝炎病毒、EB 病毒和多种其他病毒都可能导致关节炎。
- 健全的体液和细胞抗病毒反应可能不足以控制病毒的存在。病毒能干扰先天免疫反应。
- 自身免疫可发生在病毒性关节炎中。抗瓜氨酸蛋白抗体很少见，自身抗原的特性还有待鉴定。
- 滑膜成纤维细胞和巨噬细胞携带的病毒残余成分充分调控炎症反应，并与血管再生和细胞增生（血管翳形成）有关。
- 应用非甾体抗炎药、甲氨蝶呤和预防性疫苗接种等措施是有效的。

引言

许多病毒与关节炎性疾病和类风湿关节炎（rheumatoid arthritis RA）的发病有关，如旧时的 α 病毒，即基孔肯雅病毒（CHIKV）和罗斯河病毒（RRV）[1-5]；罕见的有细小病毒 B19、EB 病毒（EBV）、风疹和乙型肝炎 / 丙型肝炎病毒（HBV/HCV）（表 121-1）[6-9]。其他病毒，如腺病毒、柯萨奇病毒、艾滋病毒、流感病毒、麻疹病毒、腮腺病毒和水痘 - 带状疱疹病毒，更有可能与自身免疫反应有关，如 1 型糖尿病，也可能影响关节，导致反应性关节炎 [1,10]。

这些疾病的表型可能在初始定位的原代细胞和组织、特定且复杂的特异性体液和细胞免疫反应以及占主导地位的炎症效应途径方面有所不同。尽管每种病毒性疾病的性质不同，但它们与 RA 有共同的致病机制，如关节痛（神经末梢的急性疼痛）、巨噬细胞的激活和极化，以及滑膜组织中主要血管生成所维持的成纤维细胞增生和侵袭（图 121-1）[11-13]。

早期强大的系统性固有免疫和适应性免疫的抗病毒反应是保护宿主的重要机制，包括上皮细胞的保护作用，是许多这类病毒进入肺部和皮肤的主要屏障 [14]。然而，在与高病毒血症相关的严重感染和无法产生强效的抗病毒反应的背景下，有人提出病毒会逃避免疫监视，并在滑膜组织等组织中找到庇护所 [12]。事实上，急性病毒感染可能在遗传易感或其他易感的宿主中 [例如，与人类白细胞抗原（HLA）或老年患者的免疫衰老有关] 可能再现 RA 和其他自身免疫性疾病中出现的一种两极分化的炎症反应 [15]。病毒还可以使宿主细胞的防御机制如 I 型干扰素（IFN）信号通路、凋亡和自噬向有利于自身的方向转化 [16-17]。

表 121-1 与人类慢性关节痛和关节炎有关的病毒

感染病毒（临床特征）	初次感染（PI）和反应急性反应		慢性期反应（PI 后数月至数年）和可能涉及的因素				关节痛和关节炎的治疗
	主要靶细胞	抗病毒的细胞免疫和体液免疫急性反应	组织庇护所	全身、滑膜组织和关节慢性炎症/损伤	慢性关节痛	体液/细胞自身免疫和炎症反应	
RNA 病毒							
CHIKV（关节痛，肌痛，腱鞘炎）	成纤维细胞（皮肤）[16,66,89] 受体介导及进入人途径未知	NK 细胞的强效激活 [129] 强效激活 T/B 免疫抗病毒 [129] 树突状细胞弱表达 I 型干扰素 [89] 单核细胞可能被 [86] 把病毒感染带到庇护所	在患者 [129]，非人灵长类动物体内 [84] 以及小鼠模型 [68] 病毒定位（RNA，蛋白）在滑膜 血管周围巨噬细胞和少量成纤维细胞如在 RRV 患者 滑液中的气球样巨噬细胞、NK 细胞、T 细胞而无 PMN	高水平的 I 型干扰素（α）[84] 滑膜高水平成纤维细胞调亡 [68] 补体激活和细胞病毒性可能参与 [163] 在滑膜 滑膜高水平血管形成并辅助成纤维成纤维细胞侵略性表型 [129]（增殖和侵袭）	可能与高水平的 COX2 相关 CHIKV 诱导成纤维细胞产生高水平 PGE2 [160] 其他分子在疼痛中的作用尚不明确 (NGF, P 物质，激肽，过敏毒素) [155]	经典抗瓜氨酸蛋白抗体罕见 CHIKV 感染的成骨的成骨 细胞和成纤维细胞通过 RANKL 途径促进破骨细胞分化evpromote 进破骨细胞分化可评 能导致关节损伤 [68]	镇痛药 NSAID 甲氨蝶呤 [126] TNF 抑制剂 临床前模型中的抗 CCL2 [171]
DNA 病毒							
细小病毒 B19（贫血，关节痛）	红细胞前体（血液）P 糖蛋白及其池共受体 (α5β1 和 ku80 核抗原)	强效 激活 T/B 免疫抗病毒 [8,39] 抗病毒蛋白特异性抗病毒蛋白可能受到抑制导致病毒持续存在 [38]	类风湿关节炎患者滑膜组织中检测出病毒 DNA [144] 由 T 细胞和 B 细胞携带到关节	在体外，B19 可使得不明机制导致的成纤维细胞的侵袭表型增加 [52]	作用机制未知。	病毒蛋白和细胞外基质蛋白的分子模拟（如 II 型胶原）[46] 细胞核、线粒体及平滑肌动蛋白自身抗体 [47]	甲氨蝶呤

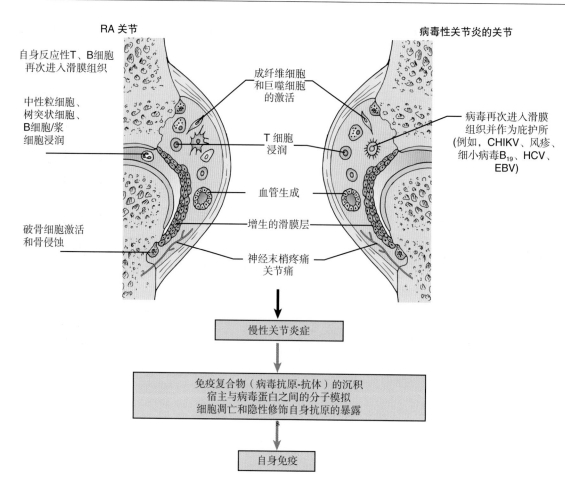

图 121-1 病毒性关节炎和自身免疫性类风湿关节炎的常见和独特的炎症通路。在一种与高病毒血症相关的重大感染以及无法产生强有力的抗病毒反应的情况下，有人提出，几种 DNA 和 RNA 病毒将从系统免疫监视中逃逸，并在滑膜组织等组织中找到保护性的庇护所。受感染的单核细胞、纤维细胞或淋巴细胞可将这些病毒转移到驻留细胞，如滑膜成纤维细胞和血管周围巨噬细胞，但其病理不明确。病毒可能隐藏在凋亡的小泡中，如特洛伊木马一样破坏和感染驻留细胞。尽管每个病毒性疾病的性质不同，可是他们与 RA 中描述的关节痛（急性末梢神经损伤和前列腺素）、巨噬细胞的活化和两极分化（M2 ≫ M1）以及滑膜组织中由主要血管新生维持的成纤维细胞增生和侵袭有共同的发病机制。T 淋巴细胞和 B 淋巴细胞的反应可阻止病毒的长期侵入，但也导致了周围组织的损伤。凋亡的宿主细胞可释放隐蔽和修饰的自身抗原，如核蛋白或细胞外基质（ECM）蛋白（如胶原蛋白、波形蛋白），在某些个体中，这些蛋白可能引发局部自身免疫反应。在 RA 和病毒性关节炎中，中性粒细胞 [释放肽基精氨酸脱亚酶（PAD）]、浆细胞和树突状细胞大量聚集，这些细胞将引起一种更强的自身免疫反应，其特征是针对瓜氨酸化蛋白的抗体。破骨细胞参与骨侵蚀。EBV, Epstein-Barr 病毒；HCV, 丙型肝炎病毒

正如下文讨论的，人们越来越认识到滑膜组织是许多致关节炎病毒的庇护所，就像在 RA 中发现的那样，这些病毒可以募集反应性 T 细胞和更罕见的 B 细胞到关节腔，推动慢性炎症，导致血管翳组织增生，并促进软骨和骨的破坏[13,18]。病毒可以通过感染的单核细胞、纤维细胞或淋巴细胞进入滑膜组织，然后转移到滑膜成纤维细胞等驻留细胞中[12,19-20]。

针对自身抗原（受感染的滑膜成纤维细胞表达）的自身免疫性应答可能通过旁路激活和表达隐蔽抗原进行，而较少通过熟知的分子模拟机制进行[10]。

令人惊讶的是，许多自身抗原是感染死亡细胞释放的核蛋白或线粒体蛋白，它也可作为天然佐剂 [也称为报警素（alarmin）] 对固有免疫和适应性免疫细胞活化起到至关重要的作用[21-22]。关节中的慢性病毒感染可能导致其中几种警报蛋白（如 HMGB1、心磷脂、三磷腺苷）的持续释放，这些警报蛋白可以通过模式识别受体（如 TLR）发出信号，激活 NF-κB 信号转导和促炎细胞因子的合成[23-24]。

矛盾的是，由固有免疫系统动员并参与病毒清除过程也可能导致持续的慢性炎症，并将引发关节疼痛，最终导致破坏性关节炎。最近特别重视控制慢性炎症的调节机制，但是对于它们在滑膜组织中的作用

以及它们是否有利于病毒的存在和慢性关节炎的研究却知之甚少[25]。

预防措施应包括在流行区域尽可能接种疫苗，特别是对老年人等易感人群。其他治疗方案包括止痛剂和非甾体抗炎药来止痛，以及甲氨蝶呤（MTX）控制急性关节炎，尽管这可能会损害患者的免疫系统，但可防止病毒重新激活[26-28]。

本章介绍了一些与关节炎相关的主要 DNA 和 RNA 病毒的关键病例，并提出了可能导致慢性病毒性关节炎的常见致病机制。这可能是慢性病毒性关节炎的诱因。应该强调的是，其机制可能涉及异常的自身反应性 T 淋巴细胞和 B 淋巴细胞，但更常见的是持续感染的滑膜成纤维细胞和巨噬细胞之间的相互作用，导致在慢性纤维化疾病中的慢性炎症[29]。

以病毒为媒介的主要实例

细小病毒 B19

细小病毒 B19 与人类关系密切，可导致多种疾病，例如儿童的第五种疾病和成人的关节痛。这种 DNA 病毒可以像典型的 RNA 病毒一样发生高频变异[30]。长期以来被认为与关节炎有关[31,32]。B19 是最小的单链 DNA 病毒，大小为 6 kb，直径为 20 ~ 25 nm。基因组编码两种结构蛋白，VP1（核苷酸 2444-4786）和 VP2（核苷酸 3125-4786），以及主要的非结构蛋白 NS1（核苷酸 436-2451）。

由于对胎儿的影响，细小病毒 B19 感染在怀孕期间可能特别有害。易感时间窗是妊娠的前 20 周，此时胎儿免疫系统发育不成熟，红细胞体积增加快，从而抑制红细胞生成。B19 是引起感染性红斑（也称为第五种疾病）的原因，感染性红斑是常见的儿童皮疹，尤其是成年女性可表现为各种关节并发症，尽管许多 B19 感染仍然是亚临床的。B19 病毒血清阳性率随年龄增长而增加，70% 以上的成人为血清阳性[33]。细小病毒 B19 主要通过急性感染者呼吸气溶胶进行传播。

细小病毒 B19 在人类骨髓的红细胞前体中复制[34]，这会短暂导致红细胞生成停滞，因此，B19 感染可导致暂时性再生障碍性危象，表现为严重贫血。B19 感染还会影响其他造血细胞系，引起各种类型的血细胞减少症。此外，在胎儿的心脏、肝、脾、肾、肺、肌肉和大脑，以及儿童或成人的心脏、肺、肝、肾、睾丸、脑脊液和滑膜中也发现了 B19DNA（DNA 残留物）或抗原[35]。B19 的主要细胞受体已被鉴定为 P 血型系统的 P 抗原[36]。P 抗原也称为红细胞糖苷脂（globoside），存在于成熟红细胞、有核红细胞、巨核细胞、内皮细胞、胎儿肝和心脏骨骼肌细胞上。B19 也有两个共受体，α5β1 整合素和 KU80 核自身抗原[37]。

B19 感染后免疫是由 B 淋巴细胞产生中和抗体的免疫反应产生[38]。T 细胞介导的反应也参与其中，主要针对衣壳蛋白 VP1 和 VP2[39]。

细小病毒 B19 是进一步研究探讨其是否能够引发自身免疫性疾病的关键[40]。已有研究表明，它可能是多种自身免疫性疾病包括 RA、系统性红斑狼疮（systemic lupus erythematosus，SLE）、抗磷脂综合征（antiphospholipid syndrome，APS）、系统性硬化症（systemic sclerosis，SSc）和血管炎（vasculitides）的主要致病因素或诱发因素。B19 引起的病毒性关节炎的关节表现与 RA 相似，约 50% 的慢性 B19 关节病患者符合美国风湿病学会（ACR）RA 的分类标准，这表明病毒的持续存在可能与该疾病的发生和发展有关[41,42]。受累的关节主要包括腕关节、膝关节和手部的小关节，表现为疼痛、肿胀且通常对称受累。

关节炎的发病与循环中抗病毒结构蛋白的 IgM 和 IgG 具有一致性，提示滑膜中免疫复合物的沉积可能与症状发病有关，如感染性红斑。在滑液和滑膜细胞中可检测到细小病毒 B19 的 DNA，受累关节的滑膜活检标本经双重免疫染色显示 CD20+ B 细胞或 CD3+ T 细胞感染[43,44]。在一组 RA 患者中，在外周血细胞和滑膜组织中检测到细小病毒 B19DNA，在外周 T 细胞、巨噬细胞和滑膜中性粒细胞中检测到 VP1/VP2 蛋白[32]。在最近的一项研究中，对 B19DNA 阳性或阴性的 RA 患者的循环细胞因子水平进行了测定。前者血浆 IL-4 水平较高，而促炎细胞因子水平无明显差异（如 IL-12、IL-2、肿瘤坏死因子）或降低（IFN-γ）[45]。关键致炎细胞因子水平的降低可能有助于形成有利于病毒持续存在的免疫抑制环境。

宿主和病毒蛋白之间的分子模拟可能是诱导自身免疫的主要机制[46]。B19 感染与针对多种自体抗原的抗体产生有关，包括核抗原、类风湿因子（RF）、中性粒细胞、胞质抗原（CAs）、线粒体抗原（MA）、平滑肌肌动蛋白（SMA）、胃壁抗原和磷脂[47,48]。例如，研究人员报道 B19 病毒蛋白的抗体与人类角蛋白、Ⅱ型胶原蛋白、单链 DNA 和心磷脂发生特异性反应[46]。更重要的是，对角蛋白和Ⅱ型胶原的反应程度与临床特征相关。来源于关节炎患者中的主要特异性自身抗原与Ⅱ型胶原优先反应，而从皮疹患者中纯化的免疫球蛋白亲和力则优先与角蛋白反应。为了证实病毒在诱导自身免疫反应中的作用，对 BALB/c 小鼠进行病毒蛋白免疫，在大多数抗病毒反应剧烈的小鼠中检测到抗角蛋白、Ⅱ型胶原、心磷脂以及单链 DNA 的自身抗体。

除了 RA，细小病毒 B19 感染还与多种自身免疫性疾病有关，包括幼年型特发性关节炎、SLE、进展性系统性硬化症、干燥综合征（SS）、原发性胆汁性肝硬化、多发性肌炎和皮肌炎[49]。在系统性硬化症患者中，大量患者的骨髓和（或）皮肤活检标本中检测到细小病毒 B19。有趣的是，同一作者在系统性硬化症患者的内皮细胞和成纤维细胞中发现了高水平的 B19DNA 和 TNF 表达[50]。病毒转录表达的程度与活跃的内皮细胞损伤和血管周围炎症相关，这些特征被认为是疾病初期的重要特征。在 SLE 患者中，循环 B19DNA 的存在非常罕见（不到 5% 的患者），但发现以前的 B19 感染（高水平的抗病毒 IgG 和 IgM 证实）与抗磷脂抗体的流行有关[51]。

B19 可在体外诱导正常人滑膜成纤维细胞产生侵袭性表型，但其与细胞感染和细胞两极分化有关的机制仍不清楚[52]。最近，病毒 B19 的 NS1 蛋白可以激活 NLRP3 炎症途径，参与白细胞产生强大的细胞因子[53]。这项试验可以更好地在病毒的极化能力间建立生物学联系，这种极化能力体现在病毒直接促进关节驻留细胞极化为侵袭性表型。

风疹病毒

风疹病毒是风疹病毒属的唯一成员，与 α 病毒属同属于披膜病毒（Togaviridae）家族（见下文）。

风疹病毒是一种长度为 9757 个核苷酸的具有包膜单链 RNA 病毒，包含两个长的开放读码框，5' 端编码非结构蛋白，3' 端编码结构蛋白（衣壳、E1 和 E2）。该病毒是球形的，直径为 50 ~ 70 nm，有 30 nm 的致密核心[54]。

风疹病毒通过鼻咽分泌物传播。大多数感染病例会导致轻微的、自限性的、类似麻疹的疾病，但当风疹感染胎儿时，这可能导致流产或先天性风疹综合征（congenital rubella syndrome，CRS），应引起重视。在 CRS 卒中疹病毒能感染胎盘，传播到胎儿，改变许多器官的功能，引起全身炎症[55]。

风疹病毒 E1 蛋白与髓鞘少突胶质细胞糖蛋白（MOG）结合，并且 MOG 在非相容性细胞上的异位表达会导致感染[56]。此外，风疹病毒 E2 蛋白与 MOG 具有高度的同源性，这可以解释风疹病毒抗体能在体外引起脱髓鞘的能力[57]。

关节症状是自然获得性风疹的并发症，据报道，超过 50% 的成年女性风疹患者会出现关节症状，但在儿童和成年男性中罕见[58]。对称性或游走性关节痛比滑膜炎更常见，晨僵明显，症状通常在几天到两周内缓解。近端指间关节、掌指关节、腕关节、肘关节、踝关节和膝关节最常受累，可表现为关节炎、腱鞘炎和腕管综合征。有些患者的症状可能会持续数月至数年。接种疫苗后，关节症状出现的概率较自然获得性风疹更低，且通常较轻，持续时间较短[59]。风疹减毒活疫苗也可以导致接种后频繁肌肉疼痛和感觉异常，与自然感染的症状相似，从接种风疹减毒活疫苗 2 周开始，持续时间不到一周。然而，有些患者的症状可能会持续一年以上。目前使用的疫苗株 RA27/3 可能会在 15% 或更多的受试者中引起疫苗接种后的关节症状。

如所描述的那样，在关节滑膜组织细胞的培养中可发现持续性风疹病毒感染[60,61]。风疹病毒特异性抗体滴度在一些慢性关节炎患者的滑液中高于血清，提示特异性抗体可在局部合成。以前有研究也表明风疹病毒的持续存在，表明病毒特异性 IgM 在自然感染和疫苗接种后可能持续 4 年之久[59]。患者滑膜组织中风疹病毒 RNA 的存在可能是反应的结果和老年免疫功能缺陷及低下所致[62]。

风疹关节炎需要与其他病毒性关节炎和包括 RA 在内的免疫性关节炎相鉴别。临床上可能与细小病毒 B19 感染混淆，但血清学可区分这两种感染。非甾体抗炎药有助于控制症状。

基孔肯雅热 α 病毒

CHIKV[11] 是由伊蚊（Ae）传播的，属于披膜病毒家族的一种 12kb 的包膜单链 RNA α 病毒[63]。白纹伊蚊是传播 CHIKV 的主要媒介，如今已成为世界许多地方的本地物种。α 病毒组包括 29 种病毒，其中 6 种可引起人类关节疾病（关节痛演变为关节炎），即 CHIKV、O'Nyong-Nyong 病毒、Semliki 森林病毒（非洲、亚洲、欧洲）、RRV（澳大利亚和太平洋）、Sindbis 病毒（SINV）（世界性）和 Mayaro 病毒（MAYV）（南美、法属圭亚那）。

在非洲、东南亚、太平洋西部和东部岛屿、印度洋以及中东，目前已报告了数百万人感染 CHIKV 的病例（请参阅参考文献 64）。自 2013 年 11 月以来，报告了最近的 CHIKV 疫情，并已蔓延到中美洲和拉丁美洲的几个地区[65]。

简单而言，人类感染 CHIKV 可导致通常持续 5 ~ 7 天短暂的脓毒血症，主要由 I 型干扰素和抗体控制[66-68]。然而，CHIKV 病往往使人衰弱，并与持续数周至数月的关节痛和关节炎有关[12,69]。许多慢性患者对常用的止痛药反应不佳，这表明慢性疼痛的性质可能不仅是损伤性的，还可能是神经性的[70]。根据简单疼痛量表（BPI）计算出的平均疼痛对生活活动的影响，在慢性疼痛患者中明显高于无慢性疼痛的患者。已报道 CHIKV 感染数月后持续出现的症状主要是关节和肌肉疼痛[71,72]。CHIKV 感染中，长期的 CHIKV 风湿病表现是潜在的后遗病症。不良预测因素包括患者年龄大于 45 岁，严重的初始关节疼痛，以及潜在骨关节炎的存在[72,73]。多达 50% 的成年患者的风湿病典型表现为以四肢（脚踝、手腕、指骨）为主的发热性关节炎[72-78]。典型的关节症状以波动的方式出现（通常被患者认为是感染性复发），但解剖位置没有改变。肌腱及其周围疼痛也是一个常见的特征，并逐渐演变为腱鞘炎。研究人员[79]报道了一组 CHIKV 感染后 RA 样疾病的印度患者中存在高水平的 CHIKV-IgM 抗体。这些患者在 CHIKV 感染之前没有肌肉骨骼疾病。令人惊讶的是，很少有 RF 或抗环瓜氨酸肽（CCP）抗体阳性，而且这些发现在感染后几个月对伴有慢性关节痛的 CHIKV 患者的几项调查中得到证实[72,80,81]。一些病例超声显示肌腱炎/腱鞘炎而非滑膜炎，这些特别的发现与我们在法国留尼旺（la Réunion）岛 CHIK 后 RA 患者起止点炎的影像学检查结果一致[26]。CHIKV 感染后诊断为 RA 的患者给予了 MTX [0.3 mg/（kg·w）]、柳氮磺吡啶（1.5 ~ 3 g/d）、来氟米特（10 ~ 20 mg/d）或羟氯喹（200 ~ 600 mg/d）等经典的抗风湿药物治疗。在 MTX 效果欠佳的情况下，TNF 抑制剂（依那西普、阿达木单抗）治疗成功[82]。随着慢性疾病的进展，CHIKV 感染报告 1 ~ 2 年后部分患者出现更严重的关节炎，表现为进行性侵蚀性关节炎[74,78,83]。与传统 RA 相比，在 Manimunda 的研究中，证实 RF 和抗 CCP 抗体水平没有升高[78]。在同一项研究中，1/3 的关节疼痛患者符合 ACR 标准，可以将他们分类为 RA。MRI 表现为关节积液、骨侵蚀、骨髓水肿、滑膜增厚、肌腱炎和腱鞘炎。

已报道 CHIKV 感染发生在身体的多个器官，特别是人类和动物模型的滑膜组织[66,68,84-86]。体外研究有助理解 CHIKV 感染的趋势，并对其致病机制提供进一步的了解。20 世纪 70 年代发现 CHIKV 感染和复制的主要靶细胞是成纤维细胞[87]。最近的研究支持这一发现，CHIKV 很容易感染人类胎儿肺成纤维细胞（MRC-5 细胞）以及人类滑膜和皮肤成纤维细胞[16,88,89]。

不是所有的成纤维细胞都同样容易受到 CHIKV 感染。静止的成纤维细胞，以及滑膜成纤维细胞的一个亚群（CD141$^+$/CD90$^+$），表现出一定的抵抗，但其机制尚不清楚[16,88]。CHIKV 也可感染上皮细胞（如 HeLa、HEK293，但不感染 A549）、内皮细胞、肝细胞（肿瘤 HuH7）、神经元、星形胶质细胞、神经母细胞瘤细胞系（如 SH-SY5Y）和肌卫星细胞[85,88,90,91]。介导病毒侵入的受体最近被鉴定为基质重塑相关的 8 抗原（mxra8）[92]。诱变实验表明，mxra8 与基孔肯雅病毒 E2 蛋白表面暴露区域结合，促进细胞黏附。对受感染者的活组织检查显示，CHIKV 抗原主要在骨骼肌外膜、关节囊和真皮的细胞中被检测到[66]。相反，免疫细胞如单核细胞、淋巴细胞、树突状细胞、自然杀伤细胞（NK）及其转化的细胞系（THP1、U937、H9）不受 CHIKV 的感染[88,90]。然而，人类单核细胞和巨噬细胞感染仍然存在争议，它们很可能被感染，但复制 CHIKV 的能力较差[86,88]。

有观点认为，α 病毒（如 B19、EBV 或 HCV）会通过产生抗自身抗原的自身抗体而导致慢性 RA 样疾病，然而很少有研究支持这一观点。来自 Sane 及同事的研究报道，与感染后 3 年的健康芬兰患者相比，感染 SINV 后患有 Pogosta 疾病的芬兰患者对 NA、MA 和 RF 的自身抗体的检测率更高[93]。有趣的是，在 49 例患者中仅有 1 例患者 ACPA 阳性，该患者 RF 也为阳性。与长期关节炎患者相比，这种自身免疫特征在恢复后的 Pogosta 患者中是否更为显著，仍有待确定。

EB 病毒（EBV）

EBV 已被发现与几种常见的自身免疫性疾病有关，如 RA、SLE 和多发性硬化症（MS）[7,94]。与 RA 的流行病学联系具有争议性[95]。EBV 属于淋巴隐病毒属，属于 γ 疱疹病毒亚科的疱疹病毒。它是这个家族的第四个成员。疱疹病毒是一种具有线状双链 DNA 的大型 DNA 病毒，由 20 层被膜衣壳包裹。EBV 基因组全长 172 kb。EBV 对 B 淋巴细胞有很强的组织趋向性。该病毒与多种肿瘤有关，包括淋巴样肿瘤，如伯基特（Burkitt）淋巴瘤；霍奇金淋巴瘤；自然杀伤 T 细胞淋巴瘤，以及上皮性恶性肿瘤，特别是未分化的鼻咽癌、胃癌和唾液腺癌。病毒会进入持续感染的人的唾液中，这些患者将病毒传播给未感染的人。EBV 经口传播时，最初可感染上皮细胞或静止扁桃体 B 淋巴细胞。EBV 通过其病毒包膜糖蛋白 gp350 与主要在 B 细胞上表达的 2 型补体受体（CR2/CD21）结合[96]。这个受体也可以结合到 IFN-α，但这种 IFN-α 介导抗病毒反应的分子相互作用的意义是未知的[97]。B 细胞结合的病毒粒子也可以有效地转移到 CD21- 上皮细胞，CD21- 上皮细胞是协助将病毒转移到其他细胞（可能是成纤维细胞）以及在 B 细胞和其他细胞中确立潜伏期的增强因子[98,99]。

潜伏和裂解的 EBV 蛋白具有强有力的免疫原性，能引起 B 细胞和 T 细胞的强烈应答。然而，RA 患者对 EBV 感染的控制能力减弱，因为患者的外周血 T 淋巴细胞对 EBV 感染的 B 细胞生长的控制效率降低[100]。在免疫抑制和免疫缺陷患者中，或在 EBV 特异性 T 细胞功能缺陷的个体中裂解出的 EBV 被定期复制激活，并可在血液中检测到病毒载量增加[7]。增强的裂解复制导致新的感染和 EBV 相关的转化，这可能是恶性转化和自身免疫性疾病发展的危险因素。可以想象，裂解或潜伏的 EBV 蛋白可以与细胞自身抗原交叉反应，有限的 EBV 蛋白负荷增加或表达改变可以触发病理过程，并使其持续存在而导致关节炎、多发性硬化和 SLE 的发生。

值得注意的是，当使用 MTX 进行免疫抑制时，RA 患者会出现 EBV+ B 细胞淋巴瘤，而其他免疫调节药物则没有这种情况[101]。已有研究表明，MTX 可诱导潜伏感染的体外 EBV+ 细胞裂解性 EBV 复制。因此，MTX 可能通过其免疫抑制特性，结合潜在 EBV 基因组特异性再激活，促进 RA 和多发性肌炎患者淋巴瘤的发生。

虽然 EBV 在导致恶性肿瘤发生方面的因果作用已经确定，但在导致自身免疫性疾病发生方面的因果作用是间接的。然而，病毒抗原和自身抗原之间的交叉反应，以及通过感染 EBV 使已有的自身反应性 B 细胞活化，从而产生自身抗体，可能是触发自身免疫的可能的机制。RA 的强遗传危险因素是含有与 EBV 糖蛋白 gp110（BALF4）肽序列同源的等位基因[102]。BALF4 通常是晚期裂解感染最丰富的 EBV 蛋白之一，也作为针对 EBV 感染细胞的抗体依赖细胞介导的细胞毒作用（ADCC）的靶点。BALF4 开放读码框包含序列 QKRAAQRAA，与 RA 易感决定因素的序列高度同源。QKRAA 发现存在某些 II 类 HLADRβ 链，比如 DR4，携带这种共同表位的吸烟者与不吸烟者相比，患 RA 的风险明显更高，并且会产生针对瓜氨酸化的自身抗原的自身抗体[103]。

丙型肝炎病毒（HCV）和其他黄病毒

HCV[6] 是黄病毒科的一种正链 RNA 病毒。自从有效的细胞培养系统建立以来，对这种病毒的研究取得了巨大的飞跃。全世界有超过 1.3 亿人长期感染 HCV。病毒基因组由一个小于 10 kb 的开放读码框组成。病毒蛋白排列顺序：N 端 - 核心 - 包膜（E1）- E2-p7- 非结构蛋白 2（NS2）-NS3-NS4A-NS4B-NS5A-NS5B-C 端。

HCV 急性感染伴随轻度和全身性症状，因此大多数仍未确诊。然而，超过一半的患者会在数年内引起肝损伤，如纤维化、肝硬化或肝癌。病毒抗原在暴露后第一周内可检测到，血清肝转氨酶升高。一些患者可产生抗体清除丙型肝炎病毒，但在慢性丙型肝炎病毒感染中，尽管存在体液和细胞免疫反应，病毒抗原血症和 HCV RNA 仍然存在。

也有一些证据质疑丙型肝炎相关的自身免疫在包括 RA 在内的多种自身免疫性疾病中的作用[6]。尽管这种关联可能是偶发性的或表明自身免疫性疾病患者丙型肝炎感染的发生率是增加的，但是有病例记载了先于自身免疫性疾病发生的急慢性丙肝病毒感染，提示其在可能倾向于产生自身免疫现象的患者中的因果作用。HCV 感染患者的肝活检有助于确定疾病的严重程度，以及排除其他肝炎原因，如酒精中毒或色素沉着症。随着自身抗体如 ANA 和抗平滑肌细胞肌动蛋白（SMA）的检出，丙型肝炎病毒感染在自身免疫性肝炎中的作用正在显现[104]。

多关节综合征和多关节炎与丙型肝炎病毒感染有关，已从滑液中分离出丙型肝炎病毒 RNA[105]。慢性丙型肝炎合并多发性关节炎 / 肌痛的患者，RF 和 ANA 水平会升高，而抗 DNA 抗体则不升高[105,106]。在最近的一项研究中，慢性 HCV 患者的关节炎患病率估计为 6.8%，而 ANA 在伴有关节炎的 HCV 患者中阳性率更高[107]。目前还没有确定 HCV 相关多关节炎的最佳治疗方法，但 MTX 用于治疗该病已获部分成功，且并发症最少[108]。

HCV 感染涉及多种受体或因子，包括 CD81、清道夫受体 B 类 I 型（SR-BI，也称为 SCARB1）和 claudin-1，封闭蛋白也是一个重要的 HCV 细胞侵入因子[109]。最近的证据表明，尽管 RA 或 OA 患者的滑膜成纤维细胞表达 CD81，但它们不能支持 HCV 的复制[110]。因此，丙型肝炎病毒相关性关节炎不太可能是由于滑膜细胞直接感染所致。

已有登革热感染后关节炎的报告，但没有像基孔肯雅病等其他虫媒病毒所描述的那样转化为关节炎。然而，在急性感染的情况下，RA 患者的关节炎症状可能更为明显。在巴西的一项回顾性队列研究中，与未感染登革热的 SLE 患者和 RA 患者相比，感染登革热的 69 名 SLE 患者和 301 名 RA 患者的患病率和住院率显著增加[111]。寨卡病毒是另一种新发现的 RNA 黄病毒。已经在 RA 患者的滑液中检测出，并与疾病的恶化有关[112]。

关节炎病毒利用天然 I 型干扰素反应促进炎症持续

免疫系统（固有免疫和适应性免疫）的作用是在病毒主要入口（皮肤、鼻咽）和传播到其他器官之前迅速控制病毒的感染[113]。为了启动有效的抗病毒免疫反应，所有的细胞都能感应并对病原体作出反应。这种协同反应原则上应动员免疫 T 细胞和 B 细胞来限制病毒的传播和存活[114]。

越来越多的种系模式识别受体（PRR）已被鉴定出来，并在免疫和非免疫结构细胞上表达。这些受体能够识别大量保守的病原相关分子模式（pathogen-associated molecular pattern，PAMP），这在宿主正常情况下不会发生[115]。PRR 感知特定的病毒结构，并诱导 I 型干扰素（IFNs）的产生。存在两种类型的 PRR：广泛表达的胞质 RNA 感应分子和膜结合 Toll 样受体（TLR）。TLR 的表达比胞质受体更受限制。

视黄酸诱导基因（RIG-I）样 RNA 解旋酶受体（RLR），包括 RIG- I 和黑色素瘤分化相关基因 5（MDA5），是一组广泛表达的细胞溶质受体，检测病毒 RNA 结构并诱导 I 型 IFN-α 和 -β 的产生[116]。病毒 RNA 的结合使 RLR 之间以及下游信号分子能够相互作用，如 IPS-1（IFN-β 启动子刺激因子 -1，也称为 MAVS、CARDIF 和 VISA），激活转录因子 [如 IFN 调节因子（IRF）3] 并调节 I 型 IFN 的产生。RLR 在稳定状态下低表达，而在 I 型干扰素诱导下高表达，增强了其识别病毒和传播抗病毒应答的能力。人类中已鉴定出至少 10 种 TLR，其中 3 种（TLR3、TRL7 和 TLR9）识别核酸病毒成分，并刺激 I 型干扰素的产生[117]。有趣的是，TLR 的表达也受 IFN 的调节。TLR3 由 dsRNA 触发，而 TLR7 识别富含鸟苷和尿苷的 ssRNA，TLR9 识别未甲基化的胞嘧啶 - 磷酸 - 鸟嘌呤（CpG）基序。TLR4 在细胞表面表达，可识别细菌和病毒蛋白中的脂多糖，刺激 I 型干扰素的产生[118]。

感染细胞释放 I 型干扰素导致 IFN-α/β 受体（IFNAR）的自分泌和旁分泌刺激，通过相关的酪氨酸激酶（TYK）和蛋白酪氨酸激酶（JAK）导致信号传导与转录活化因子（signal transducers and activators of transcription，STAT）1 和 2 的磷酸化。STAT1/2 异二聚体与 IRF9 相关，并与存在于 IFN 刺激基因（ISG）启动子区的 IFN 刺激反应元件（ISRE）结合[119]。

ISG 编码的蛋白代表了抗病毒效应分子，这种效应分子能够直接抑制病毒复制所需的分子和生物活性。值得期待的是，I 型干扰素对许多关节炎病毒在体内和休外都具有抗病毒活性[66,88,120,121]。然而，许多病毒（包括 CHIKV）几乎全部阻断 IFN 调控通路。这包括干扰 dsRNA 和干扰素受体 /JAK-STAT 信号，抑制 IRF 和 NF-κB 功能以及靶向特异性 ISG 产物的抗病毒作用的其他机制[122-124]。

IFN 诱导的抗病毒分子包括载脂蛋白 B mRNA 剪切酶催化多肽（APOBEC）家族，使病毒基因发生突变的 MX GTPase（病毒聚合酶抑制剂）以及三聚体基序家族［包括自身抗原 Ro/SS-A 52 kDa（Ro52，也称为 TRIM21）］，可在生物周期各个阶段抑制病毒复制。其他抗病毒分子如 RNA 活化蛋白激酶（PKR）[125]。

免疫识别在暴露于Ⅰ型 IFN 的细胞表达增强，这种细胞能够控制Ⅰ类主要组织相容性复合体（MHC）表达，并导致病毒及免疫系统识别的自身抗原表达增强。其他变化包括能够增加对细胞死亡诱导刺激易感性的分子诱导（如 p53），从而增强免疫系统对病毒感染细胞的杀伤作用。Ⅰ型 IFN 调节靶细胞、抗原呈递细胞（如树突状细胞和巨噬细胞）和效应细胞（介导抗病毒作用和组织损伤）中的通路。

通过 TLR7 或 TLR9 识别核酸结构时，浆细胞样树突状细胞（pDC）具有快速分泌大量Ⅰ型 IFN 的独特能力[126]。

这些细胞非常适合在没有 IFN 暴露的情况下对病毒作出快速反应。因此，人们认为 pDC 通过产生大量Ⅰ型 IFN，在自身免疫性疾病的自我放大本质中起着核心作用，这介导了多数对靶细胞和免疫细胞的下游功能效应[127]。

令人惊讶的是，最近发现一些细小病毒在正常的人类成纤维细胞、胶质细胞或黑素细胞中没有诱导 IFN 反应[128]。此外，作者发现细小病毒的传染性不受干扰素治疗人类正常细胞或肿瘤细胞的影响。细小病毒的干扰素耐药表型赋予它们一个优势，包括在组织庇护所中持续存活的能力[128]。相比之下，近年来关于清除 CHIKV 的固有免疫反应和适应性免疫反应的研究已取得了大量进展。在急性感染中，循环中 CHIKV 可达到高水平，在感染的最初几天，每毫升血液中有 105 ~ 1012 个病毒 RNA 颗粒[129]。CHIKV 在几天内被有效清除，症状通常在几周内消退，这表明一种强而有效的固有免疫反应限制了全身病毒的复制。CHIKV 是一种单链 RNA 病毒；因此，它可能被 TLR7 和（或）TLR8（在小鼠中）检测到。解旋酶 RIG-Ⅰ和 MDA-5 也可能参与 CHIKV 的识别。此外，CHIKV 在复制周期中有一个双链 RNA 中间体，能被 TLR3 检测到。最近，研究人员发现了 CHIKV 感染导致转录因子 IRF3 激活以及随后 IRF3 依赖的抗病毒基因的转录，包括 IFN-β。IRF3 的激活是通过衔接分子 IFN 启动子刺激因子 1（IPS-1）的参与而发生的[130]。最近，Alberts 团队表明 CHIKV 不会

直接刺激免疫细胞如树突状细胞产生Ⅰ型干扰素。相反，受感染的非造血细胞以 IPS-1 依赖的方式感知病毒 RNA，并通过产生Ⅰ型干扰素参与感染的控制[89]。尽管 IPS-1 信号通路有助于免疫应答，但 MyD88 依赖的 PRR 通路，对预防病毒传播也至关重要[89]。CHIKV 诱导的Ⅰ型 IFN 反应在体外具有保护作用，诱导 IFN 刺激基因（ISGs）和寡腺苷酸合成酶（OAS）等限制性因子的表达[131,132]。OAS 对 HeLa 细胞中 CHIKV 的复制具有抑制作用，其在其他类型细胞中的作用有待进一步研究[131]。

在患者和非人类的灵长类动物（NHP）模型中，IFN-α 的分泌效应非常短暂，在 24 小时内下降到基线水平，而病毒血症时峰值则会持续好几天[132]。这些数据表明 CHIKV 能够控制 IFN 的反应。α 病毒的感染和复制通常会导致宿主正常翻译停止，从而导致哺乳动物细胞发生严重的细胞病变。研究人员证实了这一模式，证明细胞（而非病毒）基因的翻译在 CHIKV 感染期间被阻断[130]。已发现 CHIKV 是通过 PKR 依赖通路导致真核起始因子亚基 2α 分子（eukaryotic initiation factor subunit 2α, eiF2α）失活。此外，一项研究表明，一旦 RNA 复制开始，CHIKV 复制就会对 IFN 抑制作用产生抵抗，而 CHIKV 通过抑制 IFN 诱导的基因表达，积极抑制抗病毒 IFN 反应。事实上，CHIKV 感染有效地阻断了由Ⅰ型或Ⅱ型 IFN 诱导的哺乳动物细胞中 STAT1 磷酸化和（或）核易位。非结构蛋白 2（NSP2）是 IFN 诱导的 JAK-STAT 信号的有效抑制因子[123]。

因此，CHIKV 像许多病毒一样，已经进化到可以逃避或抵消抗病毒反应以存活。

据报道，在 CHIKV 感染期间还出现了另一种抗病毒分子反应。大自噬在这里被称为自噬，是一个导致长寿蛋白质和细胞器的降解和再循环的基本稳态过程[133,134]。自噬首先是饥饿条件下细胞存活的基本过程，但在对病原体的固有和适应性免疫中均发挥了作用[135]。我们最近探索了自噬机制在 CHIKV 感染中的作用，发现自噬在 CHIKV 感染细胞中受到促进，并有助于 CHIKV 的复制[17]。

在 CHIKV 感染后会产生一种强有力的保护性适应性免疫反应[136]，上面列出的所有关节炎病毒也是如此。感染急性期患者血清中可检测到 CHIKV 的 IgM 抗体，而抗 CHIKV IgG 抗体，特别是中和抗体，可防止病毒再感染[136,137]。有时在感染后最初

几天内，IgG 的出现有利于保护性适应性免疫反应的快速发生。在细胞水平上，急性期的主要免疫反应是 CD4+ 和 CD8+ T 细胞的快速动员。令人惊讶的是，与对照组比较，TNF 和 IL-1β 的水平在急性期相对较低，没有明显升高 [129,132]。其他辅助性 T（Th）1 细胞因子在急性期升高（IFN-γ 和 IL-12），虽然这种反应似乎倾向于对 Th2/Th17 反应，正如存在高水平的 IL-4、IL-13、IL-17 [132]。另一项研究证明，在 CHIKV 的急性期早期阶段有 IL-4、IL-10 和 IFN-γ 产生，早期会出现 CD8+ T 淋巴细胞反应，晚期则出现 CD4+ T 淋巴细胞反应 [138]。值得注意的是，一种特定的 CHIKV IgM 反应可在感染后患有慢性关节痛 / 关节炎的患者中持续存在几个月 [139]。这一发现可能与病毒的持久性有关。

关节炎病毒模仿特洛伊木马以避免适应性免疫

许多研究都在滑膜组织或体液样本中寻找病毒的 DNA 或 RNA，其中大部分为关节痛患者。上述许多关节炎病毒可在滑膜组织或滑液中被发现。其诊断意义既取决于特定的微生物，也取决于临床环境，因此应谨慎解释这些诊断。此外，为了确定潜在病毒感染引起的慢性关节病的病因，病原体的浓度和位置，即在滑膜、滑液或滑液细胞中，可能是十分重要的。无论该病原体是通过 PCR 发现的，还是从关节炎关节中培养出来的，其致病作用都不容易证实。

滑膜组织细胞被感染并表现出与组织损伤相关的表型改变，这是一种新兴的研究模式。

以 α 病毒为研究重点，研究人员发现，在 CHIKV 或 RRV 感染几个月后，会出现持续性症状，如关节疼痛（关节痛）和关节炎（不一定伴有骨侵蚀）[72,140]。事实上，50% 的成年患者感染后 6 ～ 15 个月会出现风湿病的症状 [141,142]。

有强有力的证据表明，持续的关节损伤与导致关节炎的 α 病毒的持续存在有关，其机制尚不清楚 [1,143,144]。这一假设现在已被用来验证 CHIKV；因为 CHIKV 可能隐藏在免疫豁免环境中，而这些庇护所是直接导致滑膜组织损伤的部位 [12]。另一项研究显示，感染后 3 个月，在关节、肌肉、淋巴器官和肝中发现了病毒抗原和 RNA [84]。值得注意的是，他们发现在淋巴器官中有高水平的巨噬细胞、单核细胞浸润，脾巨噬细胞存在大量 CHIKV 抗原和病毒

RNA，持续时间较长（长达 3 个月），说明巨噬细胞是 CHIKV 持续存在的细胞储藏库 [84]。对人类的研究也得出了同样的结论。事实上，通过对住院患者的纵向研究发现，在一名感染后 18 个月的慢性患者中，血管周围的滑膜巨噬细胞中存在 CHIKV（RNA 和蛋白质）[129]。研究人员在急性感染的小鼠模型中证实了这一点 [68]。的确，风湿病与富含单核细胞、巨噬细胞、NK 细胞的浸润以及 MCP-1、TNF 和 IFN-γ 的产生有关。

作为一种可能的细胞病变机制，研究发现 CHIKV 可在体外和滑膜组织诱导细胞凋亡，凋亡过程的完成对病毒的传播具有重要意义。此外，CHIKV 能够隐藏在凋亡的滤泡中，增强病毒向邻近细胞的传播，尤其是吞噬滤泡的巨噬细胞 [16]。这种"特洛伊木马"行为可能发生在组织中，使 CHIKV 逃避免疫反应，并导致慢性疾病，如关节炎。这些被感染的巨噬细胞可能概括了体液和细胞炎症过程，以驱动关节炎（血管生成、组织重塑和损伤）的发生 [129]。这种特洛伊木马行为可能是许多病毒（B19、HBV、痘病毒、HIV、牛痘）的免疫逃逸策略 [145-148]。

其他有利于病毒在滑膜组织内存活的机制

从历史上看，包括 B19 在内的许多病毒都被认为是通过宿主免疫系统的作用，在感染后的几周或几个月内从体内完全清除的。随着新的敏感检测工具的出现，如 PCR 和原位杂交技术发现，从人体很少能完全根除病毒（如果不是所有病原体）。然而，为了避免对疾病因果关系的错误理解，研究健康对照组也非常重要。

缺陷干扰（DI）颗粒可能在建立或维持持续性感染中发挥作用。DI 颗粒是一种复制缺陷缺失突变体，会干扰同源野生型病毒的生长。DI 颗粒最近也在自然感染中被观察到 [95,97]。据推测，在某些条件下，如压力或免疫抑制（例如 MTX 治疗后），潜在的隐性 B19 感染可能被重新激活并引起关节痛症状 [48]。B19 可能被携带在巨噬细胞内，也可能作为一个完整的病毒粒子附着在滤泡树突状细胞表面。

病毒持续存在的另一个可能的原因是滑膜组织细胞构成了一个躲避宿主免疫防御的良好庇护所。关节内主要的细胞群为滑膜细胞和软骨细胞。滑膜细胞可分为成纤维细胞样滑膜细胞和巨噬细胞样滑膜

细胞。与典型的成纤维细胞和组织巨噬细胞相比，这些细胞具有明显不同的表型特征[18]。这些细胞可能具有控制组织损伤的主要免疫调节机制，但也可能在病毒感染时被激活，有利于病毒的持久存活[149]。CD4+CD25+调节性 T（Treg）细胞频率与 HCV 慢性感染时患者肝检测出 RNA 滴度增高成正相关[150]。已有研究表明，Treg 可能通过细胞 - 细胞接触方式抑制 HCV 特异性 T 细胞反应而在病毒存活中发挥作用。慢性丙型肝炎病毒感染也可能是有利的，因为同时存在病毒特异性的 CCR7-CD8+T 细胞[151]。这些 CD8+ Treg 是抗原特异性的，它们可被 HCV 表位刺激，通过产生大量 IL-10 抑制 T 细胞反应。这些 Treg 是否被其他的关节炎病毒所激活还有待研究。

慢性关节痛的机制

CHIKV 在非洲当地的意思是"弯曲的东西"，可作为人类中许多 α 病毒性关节炎患者关节剧烈疼痛的主要原因。这些关节痛可以在感染急性期见到，在慢性患者会持续数月甚至数年[72]。关节痛也是慢性 B19 或 HCV 感染的临床特征[152-154]。

关节是一个有密集神经支配的器官，它的感觉神经支配主要针对痛觉，这表明定位感和对潜在损伤运动的警觉对正常关节功能是多么重要[155]。无论是在周围还是在中枢神经系统，慢性疼痛通路的控制和调节都很复杂。在人类中，支配膝关节后囊的胫神经的关节分支含有 70% ~ 80% 的无髓鞘 C 纤维和交感神经，它们也与疼痛有关[156]。关节囊、韧带、骨膜、半月板、软骨下骨和滑膜中含有丰富的痛觉感受器（参与疼痛的神经末梢）。由于软骨是无神经的，它不参与关节的痛觉产生。

痛觉感受器表达广泛的针对配体的受体，这些配体在受体参与并将痛觉传递给大脑时将诱导动作电位的产生[157]。这些配体包括细胞因子、趋化因子、神经肽和前列腺素（PG），它们都在关节炎病毒持续感染的关节中构成生化环境的一部分[12]。由于周围神经过敏，关节在正常范围内运动也会疼痛。

TNF、IL-17 和 IL-6 是许多关节炎病毒感染后大量表达的炎性细胞因子[5,12]。与未感染 CHIKV 健康人相比，感染 CHIKV 的患者血清中 IFN-α、IL- 6 和 IP-10 高度表达，提示它们在慢性关节和肌肉疼痛的潜在致病作用[138,158,159]。这些因子可引起长时间痛觉过敏化，使关节痛觉感受器对机械刺激敏感[157]。促炎细胞因子 IL-1β 和 TNF 能直接影响感觉神经元，也可以通过下游的介质例如其他细胞因子、趋化因子、PG、神经营养因子、一氧化氮（NO）、细胞分裂素、脂质、三磷腺苷（ATP）和补体过敏毒素等作用引发疼痛[155]。有趣的是，感染 CHIKV 的成纤维细胞产生的 IFN 可导致 PG 表达的升高[160]。HCV，尤其是 NS3 病毒蛋白，被认为可以调节环氧化酶 2（COX2）的活性，从而合成 PG[161,162]。总而言之，PG 可能参与了痛觉感受器的活化和敏化机制。此外，RRV 感染的关节中补体系统的激活和补体过敏反应素的产生也可能参与导致关节痛的发生[163]。

炎症细胞因子可增强局部神经生长因子（NGF）水平，NGF 是引起周围神经过敏的主要因素[164]。神经生长因子与其高亲和力受体 TrKA 在周围痛觉感受器上的结合，使热敏离子通道——瞬时受体电位阳离子通道（TRPV1、亚家族 V、成员 1）迅速产生动作电位，痛阈降低，引起疼痛过敏。我们目前还不清楚关节炎病毒是否会影响关节内 NGF 的生物学特性，但已有报道称，像 Sindbis 这样的 α 病毒可以增加胶质细胞产生 NGF[165]。

痛觉感受器可表达 TLR，TLR 可识别组织损伤过程中释放的多种警报素并产生疼痛。这些警报素的主要功能是促进固有和适应性免疫细胞的抗病毒活性，但也可能导致慢性炎症和关节疼痛[21,22]。

与类风湿关节炎相似的慢性炎症性病毒性关节炎相关的机制

RA 是一种非常广泛的系统性自身免疫性异质性疾病，其特征是抗原驱动的免疫反应，这种针对自身抗原的免疫反应破坏宿主组织，高度致残，在全球患病率约 1%[13]。RA 的一个特点是自我维持和自我放大的特性，即免疫介导的组织损伤和组织修复在一个前馈回路中协同工作，提供维持炎症过程的破坏力和能量。

CD4 和 CD8 T 细胞、NK 细胞和巨噬细胞导致关节的局部慢性炎症。IL-1β、IL-6、TNF 等炎性细胞因子的分泌[13]在疾病过程中发挥致病作用。促炎细胞因子的过度产生被认为主要是由巨噬细胞样滑膜细胞介导的。

成纤维细胞样滑膜细胞侵入软骨，造成关节破坏。常驻的巨噬细胞向破骨细胞的活化和分化是导致骨侵蚀的关键过程。

女性患者是男性的 3 倍多，这是因为促炎雌激素的影响，但也包括其他因素，如其他的激素（如催乳素）及环境因素（如社会经济地位和生活方式）等方面的作用。吸烟是 RA 最强的环境危险因素，根据吸烟年限的不同，其风险会增加 3 ~ 13 倍。

病毒性关节炎的发病机制可能通过不同的途径介导，但结果非常相似，包括 RA 在内的各种症状都由慢性炎症诱发。已有多项研究表明，巨噬细胞的聚集以及随后促炎细胞因子和趋化因子的分泌在 α 病毒感染关节炎的发生过程中起着重要作用[84,129,166,167]。其他细胞损伤可能是由于受病毒感染细胞直接裂解、产生免疫反应和（或）增强滑膜成纤维细胞（急性或慢性关节炎）侵袭性等间接效应以及免疫复合物的产生所引起[12]。

最近的研究表明，CHIKV 感染的成骨细胞和滑膜成纤维细胞在体外可以促进破骨细胞的形成，而破骨细胞的形成在本质上可能导致关节损伤[168,169]。破骨细胞是由单核细胞 / 巨噬细胞系分化而来的特殊细胞，它们发育并黏附在骨基质上，然后分泌酸性物质和裂解酶，在特化的细胞外腔室中降解骨基质[170]。骨保护素（OPG）、NF-κB 信号蛋白（RANK）、RANK 配体（RANKL）共同调节破骨细胞功能。CHIKV 和 RRV 患者 RANKL 水平高，OPG 水平低，有利于关节内巨噬细胞来源的破骨细胞的出现[5,171]。

研究人员最近报道，使用 CHIKV 感染小鼠模型，发现血液单核细胞通过趋化因子（如 CCL-2）的作用被招募到感染部位，分化为破骨细胞样细胞，导致骨侵蚀。此外，他们还观察到，用 IL-6 中和抗体治疗可以减少小鼠血清中的骨质流失和 RANKL/OPG 比值[5]。Bindarit 是 CCL-2 作用的抑制剂，也能够控制 CHIKV 的破骨活性[171]。

治疗和预防

止痛药，如非甾体抗炎药，是治疗关节痛和病毒感染性关节炎的主要手段，这些药物能缓解某些症状，但不能明显改变潜在的疾病过程。持续 3 个月以上的慢性关节炎使用 MTX 治疗效果较好，可能

与其对侵入性成纤维细胞的抗增殖作用或其对控制 HMGB1 等警报素的促炎活性的作用有关[172,173]。氯喹是否在预防或治疗慢性感染方面有效还需要进一步研究[174]。几种分子正在研究中，并已在动物模型中进行了实验。只有在小鼠感染之前给予 IFN-α 治疗才能够预防关节炎的发生，表明 IFN-α 不能作为一个潜在的治疗手段[68]。人类感染 α 病毒后，体内产生高水平的 CCL-2[129,132]，在 α 病毒感染的多关节痛和多关节炎的小鼠中也会产生这种高水平的 CCL-2[68,175]。Bindarit 是一种 CCL-2 抑制剂，通过减少炎症细胞的聚集，减轻感染小鼠的炎症细胞浸润，从而缓解组织损伤相关的疾病症状[175,176]。CTLA4-Ig 在 CHIKV 感染的小鼠中得到了良好的结果，尤其是当与针对 CHIKV 的人类单克隆抗体相关时。在接受治疗的小鼠中，作者观察到关节肿胀、滑膜病毒水平、炎症细胞浸润以及趋化因子和细胞因子水平显著降低[177]。在 CHIKV 感染的小鼠中，苏拉明腹腔注射减少了病毒载量、滑膜炎症和软骨损伤[178]。其他药物，如与利巴韦林有关的甲芬那酸[179]、磷酸二酯吗啉低聚物[180]、戊糖多硫酸盐[181]和法维拉韦[182]等，也改善了 CHIKV 感染小鼠的关节炎并降低了病毒载量。

接种疫苗仍然是预防大多数病媒传播疾病的最佳策略。理想情况下，疫苗应同时兼具低成本、单剂量疗效、快速起效和长程免疫效力以及严重不良反应发生的风险小等特点。例如，利用不同的新技术，在小鼠或猕猴模型中开发重组 CHIKV 疫苗[183-185]。一些同时对基孔肯雅热和寨卡病毒有效的疫苗也在小鼠模型中评估[186]。

结论

因涉及多种复杂的体液和细胞通路，我们对病毒感染后发生慢性关节痛和病毒性关节炎的病理机制的了解仍处于起步阶段。仍需要在多种动物模型中进一步验证，以探索在不同免疫状态、免疫衰老或合并存在其他疾病，如慢性全身性炎症疾病（如 2 型糖尿病）时的因果关系。慢性和暴发性病毒性关节炎动物模型的开发将有助于筛选新的治疗药物和疫苗，并评估这些关节炎的免疫调节治疗的短期和长期效果[3]。这些工作非常重要，我们需要深入研究以改进目前在文献中报道的没有发展成慢性关节炎的动物模型。需要进行基因谱和蛋白质谱分析研究，以解决慢性感染

的滑膜细胞（成纤维细胞和巨噬细胞）的表型分化，这种分化将会导致关节的侵袭性破坏。病毒可能控制许多炎症途径，这将使得我们更有兴趣理解 RA 和识别新的治疗途径。

Full references for this chapter can be found on ExpertConsult.com.

部分参考文献

1. Tesh RB: Arthritides caused by mosquito-borne viruses, *Annu Rev Med* 33:31–40, 1982.
2. Suhrbier A, Jaffar-Bandjee MC, Gasque P: Arthritogenic alphaviruses—an overview, *Nat Rev Rheumatol* 8:420–429, 2012.
3. Ryman KD, Klimstra WB: Closing the gap between viral and noninfectious arthritis, *Proc Natl Acad Sci U S A* 111:5767–5768, 2014.
4. Levine B, Hardwick JM, Griffin DE: Persistence of alphaviruses in vertebrate hosts, *Trends Microbiol* 2:25–28, 1994.
5. Chen W, Foo SS, Sims NA, et al.: Arthritogenic alphaviruses: new insights into arthritis and bone pathology, *Trends Microbiol* 23:35–43, 2015.
6. McMurray RW, Elbourne K: Hepatitis C virus infection and autoimmunity, *Semin Arthritis Rheum* 26:689–701, 1997.
7. Niller HH, Wolf H, Minarovits J: Regulation and dysregulation of Epstein-Barr virus latency: implications for the development of autoimmune diseases, *Autoimmunity* 41:298–328, 2008.
8. Soderlund-Venermo M, Hokynar K, Nieminen J, et al.: Persistence of human parvovirus B19 in human tissues, *Pathol Biol* 50:307–316, 2002.
9. Chantler JK, Ford DK, Tingle AJ: Persistent rubella infection and rubella-associated arthritis, *Lancet* 1:1323–1325, 1982.
10. Munz C, Lunemann JD, Getts MT, et al.: Antiviral immune responses: triggers of or triggered by autoimmunity? *Nat Rev Immunol* 9:246–258, 2009.
11. Suhrbier A, La Linn M: Clinical and pathologic aspects of arthritis due to Ross River virus and other alphaviruses, *Curr Opin Rheumatol* 16:374–379, 2004.
12. Jaffar-Bandjee MC, Das T, Hoarau JJ, et al.: Chikungunya virus takes centre stage in virally induced arthritis: possible cellular and molecular mechanisms to pathogenesis, *Microbes and Infection/Institut Pasteur* 11:1206–1218, 2009.
13. Scott DL, Wolfe F, Huizinga TW: Rheumatoid arthritis, *Lancet* 376:1094–1108, 2010.
14. Missale G, Bertoni R, Lamonaca V, et al.: Different clinical behaviors of acute hepatitis C virus infection are associated with different vigor of the anti-viral cell-mediated immune response, *J Clin Invest* 98:706–714, 1996.
15. Pawelec G, Akbar A, Caruso C, et al.: Is immunosenescence infectious? *Trends Immunol* 25:406–410, 2004.
16. Krejbich-Trotot P, Denizot M, Hoarau JJ, et al.: Chikungunya virus mobilizes the apoptotic machinery to invade host cell defenses, *Faseb J* 25:314–325, 2011.
17. Krejbich-Trotot P, Gay B, Li-Pat-Yuen G, et al.: Chikungunya triggers an autophagic process which promotes viral replication, *Virol J* 8:432, 2011.
18. Bottini N, Firestein GS: Duality of fibroblast-like synoviocytes in RA: passive responders and imprinted aggressors, *Nat Rev Rheumatol* 9:24–33, 2013.
19. Chesney J, Bacher M, Bender A, et al.: The peripheral blood fibrocyte is a potent antigen-presenting cell capable of priming naive T

cells in situ, *Proc Natl Acad Sci U S A* 94:6307–6312, 1997.

20. Hensley LE, Young HA, Jahrling PB, et al.: Proinflammatory response during Ebola virus infection of primate models: possible involvement of the tumor necrosis factor receptor superfamily, *Immunol Lett* 80:169–179, 2002.
21. Green DR, Ferguson T, Zitvogel L, et al.: Immunogenic and tolerogenic cell death, *Nat Rev Immunol* 9:353–363, 2009.
22. Yanai H, Ban T, Wang Z, et al.: HMGB proteins function as universal sentinels for nucleic-acid-mediated innate immune responses, *Nature* 462:99–103, 2009.
23. Krysko DV, Agostinis P, Krysko O, et al.: Emerging role of damage-associated molecular patterns derived from mitochondria in inflammation, *Trends Immunol* 32:157–164, 2011.
24. Nathan C, Ding A: Nonresolving inflammation, *Cell* 140:871–882, 2010.
25. Lan RY, Ansari AA, Lian ZX, et al.: Regulatory T cells: development, function and role in autoimmunity, *Autoimmun Rev* 4:351–363, 2005.
26. Ribera A, Degasne I, Jaffar Bandjee MC, et al.: Chronic rheumatic manifestations following chikungunya virus infection: clinical description and therapeutic considerations, *Med Trop: revue du Corps de sante colonial* 72 Spec No: 83–85, 2012.
27. Phillips PE: Viral arthritis, *Curr Opin Rheumatol* 9:337–344, 1997.
28. Bedoui Y, Giry C, Jaffar-Bandjee MC, et al.: Immunomodulatory drug methotrexate used to treat patients with chronic inflammatory rheumatisms post-chikungunya does not impair the synovial antiviral and bone repair responses, *PLoS Neglected Tropical Diseases* 12:e0006634, 2018.
29. Meneghin A, Hogaboam CM: Infectious disease, the innate immune response, and fibrosis, *J Clin Invest* 117:530–538, 2007.
30. Muhlemann B, Margaryan A, Damgaard PB, et al.: Ancient human parvovirus B19 in Eurasia reveals its long-term association with humans, *Proc Natl Acad Sci U S A* 115:7557–7562, 2018.
31. White DG, Woolf AD, Mortimer PP, et al.: Human parvovirus arthropathy, *Lancet* 1:419–421, 1985.
32. Takahashi Y, Murai C, Shibata S, et al.: Human parvovirus B19 as a causative agent for rheumatoid arthritis, *Proc Natl Acad Sci U S A* 95:8227–8232, 1998.
33. Kerr JR: Parvovirus B19 infection, *Eur J Clin Microbiol Infect Dis* 15:10–29, 1996.
34. Corcoran A, Doyle S: Advances in the biology, diagnosis and host-pathogen interactions of parvovirus B19, *J Med Microbiol* 53:459–475, 2004.
35. Molenaar-de Backer MW, Russcher A, Kroes AC, et al.: Detection of parvovirus B19 DNA in blood: viruses or DNA remnants? *J Clin Virol* 84:19–23, 2016.
36. Brown KE, Hibbs JR, Gallinella G, et al.: Resistance to parvovirus B19 infection due to lack of virus receptor (erythrocyte P antigen), *N Engl J Med* 330:1192–1196, 1994.
37. Munakata Y, Saito-Ito T, Kumura-Ishii K, et al.: Ku80 autoantigen as a cellular coreceptor for human parvovirus B19 infection, *Blood* 106:3449–3456, 2005.
38. Kurtzman GJ, Cohen BJ, Field AM, et al.: Immune response to B19 parvovirus and an antibody defect in persistent viral infection, *J Clin Invest* 84:1114–1123, 1989.
39. von Poblotzki A, Gerdes C, Reischl U, et al.: Lymphoproliferative responses after infection with human parvovirus B19, *J Virol* 70:7327–7330, 1996.
40. Lunardi C, Tinazzi E, Bason C, et al.: Human parvovirus B19 infection and autoimmunity, *Autoimmun Rev* 8:116–120, 2008.
41. Lehmann HW, von Landenberg P, Modrow S: Parvovirus B19 infection and autoimmune disease, *Autoimmun Rev* 2:218–223, 2003.
42. Takahashi Y, Murai C, Ishii T, et al.: Human parvovirus B19 in rheumatoid arthritis, *Int Rev Immunol* 17:309–321, 1998.
43. Mehraein Y, Lennerz C, Ehlhardt S, et al.: Detection of parvovirus B19 capsid proteins in lymphocytic cells in synovial tissue of autoimmune chronic arthritis, *Mod Pathol* 16:811–817, 2003.
44. Saal JG, Steidle M, Einsele H, et al.: Persistence of B19 parvovirus

in synovial membranes of patients with rheumatoid arthritis, *Rheumatol Int* 12:147–151, 1992.

45. Naciute M, Mieliauskaite D, Rugiene R, et al.: Parvovirus B19 infection modulates the levels of cytokines in the plasma of rheumatoid arthritis patients, *Cytokine* 96:41–48, 2017.

46. Lunardi C, Tiso M, Borgato L, et al.: Chronic parvovirus B19 infection induces the production of anti-virus antibodies with autoantigen binding properties, *Eur J Immunol* 28:936–948, 1998.

47. von Landenberg P, Lehmann HW, Modrow S: Human parvovirus B19 infection and antiphospholipid antibodies, *Autoimmun Rev* 6:278–285, 2007.

48. Kerr JR: The role of parvovirus B19 in the pathogenesis of autoimmunity and autoimmune disease, *J Clin Pathol* 69:279–291, 2016.

49. Hamamdzic D, Kasman LM, LeRoy EC: The role of infectious agents in the pathogenesis of systemic sclerosis, *Curr Opin Rheumatol* 14:694–698, 2002.

50. Zakrzewska K, Cortivo R, Tonello C, et al.: Human parvovirus B19 experimental infection in human fibroblasts and endothelial cells cultures, *Virus Research* 114:1–5, 2005.

51. Hod T, Zandman-Goddard G, Langevitz P, et al.: Does parvovirus infection have a role in systemic lupus erythematosus? *Immunol Res* 65:447–453, 2017.

52. Ray NB, Nieva DR, Seftor EA, et al.: Induction of an invasive phenotype by human parvovirus B19 in normal human synovial fibroblasts, *Arthritis Rheum* 44:1582–1586, 2001.

53. Chen DY, Chen YM, Chen HH, et al.: Human parvovirus B19 nonstructural protein NS1 activates NLRP3 inflammasome signaling in adult-onset Still's disease, *Mol Med Rep* 17:3364–3371, 2018.

54. Frey TK: Molecular biology of rubella virus, *Adv Virus Res* 44:69–160, 1994.

55. Lambert N, Strebel P, Orenstein W, et al.: Rubella, *Lancet* 385:2297–2307, 2015.

56. Cong H, Jiang Y, Tien P: Identification of the myelin oligodendrocyte glycoprotein as a cellular receptor for rubella virus, *J Virol* 85:11038–11047, 2011.

57. Besson Duvanel C, Honegger P, Matthieu JM: Antibodies directed against rubella virus induce demyelination in aggregating rat brain cell cultures, *J Neurosci Res* 65:446–454, 2001.

58. Tingle AJ, Allen M, Petty RE, et al.: Rubella-associated arthritis. I. comparative study of joint manifestations associated with natural rubella infection and RA 27/3 rubella immunisation, *Ann Rheum Dis* 45:110–114, 1986.

59. Banatvala JE, Brown DW: Rubella, *Lancet* 363:1127–1137, 2004.

60. Cunningham AL, Fraser JR: Persistent rubella virus infection of human synovial cells cultured in vitro, *J Infect Dis* 151:638–645, 1985.

61. Grahame R, Armstrong R, Simmons N, et al.: Chronic arthritis associated with the presence of intrasynovial rubella virus, *Ann Rheum Dis* 42:2–13, 1983.

62. Bosma TJ, Etherington J, O'Shea S, et al.: Rubella virus and chronic joint disease: is there an association? *J Clin Microbiol* 36:3524–3526, 1998.

63. Strauss JH, Strauss EG: The alphaviruses: gene expression, replication, and evolution, *Microbiol Rev* 58:491–562, 1994.

64. Staples JE, Breiman RF, Powers AM: Chikungunya fever: an epidemiological review of a re-emerging infectious disease, *Clin Infect Dis* 49:942–948, 2009.

65. Leparc-Goffart I, Nougairede A, Cassadou S, et al.: Chikungunya in the Americas, *Lancet* 383:514, 2014.

66. Couderc T, Chretien F, Schilte C, et al.: A mouse model for Chikungunya: young age and inefficient type-I interferon signaling are risk factors for severe disease, *PLoS Pathogens* 4:e29, 2008.

67. Couderc T, Khandoudi N, Grandadam M, et al.: Prophylaxis and therapy for chikungunya virus infection, *J Infect Dis* 200:516–523, 2009.

68. Gardner J, Anraku I, Le TT, et al.: Chikungunya virus arthritis in adult wild-type mice, *J Virol* 84:8021–8032, 2010.

69. Singh SK, Unni SK: Chikungunya virus: host pathogen interaction, *Rev Med Virol* 21:78–88, 2011.

70. de Andrade DC, Jean S, Clavelou P, et al.: Chronic pain associated with the chikungunya fever: long lasting burden of an acute illness. *BMC Infect Dis* 10:31, 2010.

71. Soumahoro MK, Gerardin P, Boelle PY, et al.: Impact of chikungunya virus infection on health status and quality of life: a retrospective cohort study, *PLoS One* 4:e7800, 2009.

72. Schilte C, Staikowsky F, Couderc T, et al.: Chikungunya virus-associated long-term arthralgia: a 36-month prospective longitudinal study, *PLoS Negl Trop Dis* 7:e2137, 2013.

73. Sissoko D, Malvy D, Ezzedine K, et al.: Post-epidemic chikungunya disease on Reunion Island: course of rheumatic manifestations and associated factors over a 15-month period, *PLoS Negl Trop Dis* 3:e389, 2009.

74. Brighton SW, Simson IW: A destructive arthropathy following chikungunya virus arthritis—a possible association, *Clin Rheumatol* 3:253–258, 1984.

75. Fourie ED, Morrison JG: Rheumatoid arthritic syndrome after chikungunya fever, *S Afr Med J* 56:130–132, 1979.

76. Simon F, Parola P, Grandadam M, et al.: Chikungunya infection: an emerging rheumatism among travelers returned from Indian Ocean islands. Report of 47 cases, *Medicine (Baltimore)* 86:123–137, 2007.

77. Borgherini G, Poubeau P, Jossaume A, et al.: Persistent arthralgia associated with chikungunya virus: a study of 88 adult patients on Reunion Island, *Clin Infect Dis* 47:469–475, 2008.

78. Manimunda SP, Vijayachari P, Uppoor R, et al.: Clinical progression of chikungunya fever during acute and chronic arthritic stages and the changes in joint morphology as revealed by imaging, *Trans R Soc Trop Med Hyg* 104:392–399, 2010.

79. Chopra A, Anuradha V, Lagoo-Joshi V, et al.: Chikungunya virus aches and pains: an emerging challenge, *Arthritis Rheum* 58:2921–2922, 2008.

80. Miner JJ, Aw-Yeang HX, Fox JM, et al.: Chikungunya viral arthritis in the United States: a mimic of seronegative rheumatoid arthritis, *Arthritis Rheum* 67:1214–1220, 2015.

81. Chang AY, Martins KAO, Encinales L, et al.: Chikungunya arthritis mechanisms in the Americas: a cross-sectional analysis of chikungunya arthritis patients twenty-two months after infection demonstrating no detectable viral persistence in synovial fluid, *Arthritis Rheum* 70:585–593, 2018.

82. Bouquillard E, Combe B: Rheumatoid arthritis after Chikungunya fever: a prospective follow-up study of 21 cases, *Ann Rheum Dis* 68:1505–1506, 2009.

83. Malvy D, Ezzedine K, Mamani-Matsuda M, et al.: Destructive arthritis in a patient with Chikungunya virus infection with persistent specific IgM antibodies, *BMC Infect Dis* 9:200, 2009.

84. Labadie K, Larcher T, Joubert C, et al.: Chikungunya disease in nonhuman primates involves long-term viral persistence in macrophages, *J Clin Invest* 120:894–906, 2010.

85. Ozden S, Huerre M, Riviere JP, et al.: Human muscle satellite cells as targets of Chikungunya virus infection, *PLoS One* 2:e527, 2007.

86. Her Z, Malleret B, Chan M, et al.: Active infection of human blood monocytes by Chikungunya virus triggers an innate immune response, *J Immunol* 184:5903–5913, 2010.

87. Hahon N, Zimmerman WD: Chikungunya virus infection of cell monolayers by cell-to-cell and extracellular transmission, *Appl Microbiol* 19:389–391, 1970.

88. Sourisseau M, Schilte C, Casartelli N, et al.: Characterization of reemerging chikungunya virus, *PLoS Pathogens* 3:e89, 2007.

89. Schilte C, Couderc T, Chretien F, et al.: Type I IFN controls chikungunya virus via its action on nonhematopoietic cells, *J Exp Med* 207:429–442, 2010.

90. Solignat M, Gay B, Higgs S, et al.: Replication cycle of chikungunya: a re-emerging arbovirus, *Virology* 393:183–197, 2009.

91. Das T, Jaffar-Bandjee MC, Hoarau JJ, et al.: Chikungunya fever: CNS infection and pathologies of a re-emerging arbovirus, *Prog Neurobiol* 91:121–129, 2010.

92. Zhang R, Kim AS, Fox JM, et al.: Mxra8 is a receptor for multiple arthritogenic alphaviruses, *Nature* 557:570–574, 2018.

93. Sane J, Kurkela S, Lokki ML, et al.: Clinical Sindbis alphavirus infection is associated with HLA-DRB1*01 allele and production of autoantibodies, *Clin Infect Dis* 55:358–363, 2012.

94. Pender MP: Infection of autoreactive B lymphocytes with EBV,

causing chronic autoimmune diseases, *Trends Immunol* 24:584–588, 2003.

95. Ball RJ, Avenell A, Aucott L, et al.: Systematic review and meta-analysis of the sero-epidemiological association between Epstein-Barr virus and rheumatoid arthritis, *Arthritis Research & Therapy* 17:274, 2015.

96. Frade R, Barel M, Ehlin-Henriksson B, et al.: gp140, the C3d receptor of human B lymphocytes, is also the Epstein-Barr virus receptor, *Proc Natl Acad Sci U S A* 82:1490–1493, 1985.

97. Asokan R, Hua J, Young KA, et al.: Characterization of human complement receptor type 2 (CR2/CD21) as a receptor for IFN-alpha: a potential role in systemic lupus erythematosus, *J Immunol* 177:383–394, 2006.

98. Tugizov SM, Berline JW, Palefsky JM: Epstein-Barr virus infection of polarized tongue and nasopharyngeal epithelial cells, *Nat Med* 9:307–314, 2003.

99. Imai S, Nishikawa J, Takada K: Cell-to-cell contact as an efficient mode of Epstein-Barr virus infection of diverse human epithelial cells, *J Virol* 72:4371–4378, 1998.

100. Balandraud N, Roudier J: Epstein-Barr virus and rheumatoid arthritis, *Joint Bone Spine* 85:165–170, 2018.

101. Feng WH, Cohen JI, Fischer S, et al.: Reactivation of latent Epstein-Barr virus by methotrexate: a potential contributor to methotrexate-associated lymphomas, *J Natl Cancer Inst* 96:1691–1702, 2004.

102. Saal JG, Krimmel M, Steidle M, et al.: Synovial Epstein-Barr virus infection increases the risk of rheumatoid arthritis in individuals with the shared HLA-DR4 epitope, *Arthritis Rheum* 42:1485–1496, 1999.

103. Klareskog L, Stolt P, Lundberg K, et al.: A new model for an etiology of rheumatoid arthritis: smoking may trigger HLA-DR (shared epitope)-restricted immune reactions to autoantigens modified by citrullination, *Arthritis Rheum* 54:38–46, 2006.

104. Clifford BD, Donahue D, Smith L, et al.: High prevalence of serological markers of autoimmunity in patients with chronic hepatitis C, *Hepatology* 21:613–619, 1995.

105. Hirohata S, Inoue T, Ito K: Development of rheumatoid arthritis after chronic hepatitis caused by hepatitis C virus infection, *Internal Medicine* 31:493–495, 1992.

106. Sawada T, Hirohata S, Inoue T, et al.: Development of rheumatoid arthritis after hepatitis C virus infection, *Arthritis Rheum* 34:1620–1621, 1991.

107. Ferucci ED, Choromanski TL, Varney DT, et al.: Prevalence and correlates of hepatitis C virus-associated inflammatory arthritis in a population-based cohort, *Semin Arthritis Rheum* 47:445–450, 2017.

108. Siegel LB, Cohn L, Nashel D: Rheumatic manifestations of hepatitis C infection, *Semin Arthritis Rheum* 23:149–154, 1993.

109. Ploss A, Evans MJ, Gaysinskaya VA, et al.: Human occludin is a hepatitis C virus entry factor required for infection of mouse cells, *Nature* 457:882–886, 2009.

110. Nadeem AE, Thomas P, Ulf ML, et al.: Cell culture-derived HCV cannot infect synovial fibroblasts, *Sci Rep* 5:18043, 2015.

111. de Abreu MM, Maiorano AC, Tedeschi SK, et al.: Outcomes of lupus and rheumatoid arthritis patients with primary dengue infection: a seven-year report from Brazil, *Semin Arthritis Rheum* 47:749–755, 2018.

112. Roimicher L, Ferreira Jr OC, Arruda MB, et al.: Zika virus in the joint of a patient with rheumatoid arthritis, *J Rheumatol* 44:535, 2017.

113. Janeway Jr CA: The immune system evolved to discriminate infectious nonself from noninfectious self, *Immunol Today* 13:11–16, 1992.

114. Ryman KD, Klimstra WB: Host responses to alphavirus infection, *Immunol Rev* 225:27–45, 2008.

115. Kawai T, Akira S: Pathogen recognition with Toll-like receptors, *Curr Opin Immunol* 17:338–344, 2005.

116. Yoneyama M, Kikuchi M, Matsumoto K, et al.: Shared and unique functions of the DExD/H-box helicases RIG-I, MDA5, and LGP2 in antiviral innate immunity, *J Immunol* 175:2851–2858, 2005.

117. Beutler B, Eidenschenk C, Crozat K, et al.: Genetic analysis of resistance to viral infection, *Nat Rev Immunol* 7:753–766, 2007.

118. Kurt-Jones EA, Popova L, Kwinn L, et al.: Pattern recognition receptors TLR4 and CD14 mediate response to respiratory syncytial virus, *Nat Immunol* 1:398–401, 2000.

119. Hall JC, Rosen A: Type I interferons: crucial participants in disease amplification in autoimmunity, *Nat Rev Rheumatol* 6:40–49, 2010.

120. Briolant S, Garin D, Scaramozzino N, et al.: In vitro inhibition of Chikungunya and Semliki Forest viruses replication by antiviral compounds: synergistic effect of interferon-alpha and ribavirin combination, *Antivir Res* 61:111–117, 2004.

第 122 章

风湿热和链球菌感染后关节炎

原著 LUIZA GUILHERME, PEDRO MING AZEVEDO, JORGE KALIL

霍永宝 译 陶 怡 校

关键点

- 风湿性心脏病是世界上获得性瓣膜病中最常见的病因，在流行国家中，大约 1/4 的心力衰竭事件与此相关。
- 未经治疗的 A 组链球菌咽喉感染，通过免疫机制介导、基因组成控制，可以发展为急性风湿热（acute rheumatic fever，ARF）。
- ARF 很少发生在 3 岁之前和 15 岁以后。大部分病例发生在 4 ~ 9 岁之间。
- 游走性多关节炎、心脏炎、结节红斑、舞蹈病和皮下结节是主要表现；关节痛、发热、Ⅰ度心脏传导阻滞以及炎症指标升高是次要表现。
- 在 A 组链球菌感染后 2 ~ 3 周开始出现症状，而舞蹈病是个例外，这一症状通常在感染后 4 ~ 6 周出现。
- 儿童炎症反应似乎更为强烈，常表现为更严重的虚脱、发热和心脏炎，而成人往往关节炎的发病率更高。
- 自身免疫反应由体液免疫和细胞免疫两者介导。

引言

急性风湿热（acute rheumatic fever，ARF）和风湿性心脏病（rheumatic heart disease，RHD）发生在未因 A 组链球菌（group A streptococcus，GAS）感染接受治疗的年轻易感人群中。在本章中，我们描述了病原体，并回顾了风湿热的病理生理、诊断、治疗与预防。急性风湿热应与链球菌感染后反应性关节炎（post-streptococcal reactive arthritis，PSRA）相鉴别，后者将会被讨论。

风湿热和风湿性心脏病

病原体（化脓性链球菌）

ARF 通常由 A 组链球菌感染所致。1941 年，Rebecca Lancefield 对链球菌进行了分类，发现了细菌细胞壁上的碳水化合物，并根据细胞壁多糖类型将链球菌分为 A、B、C、F 和 G 组。

A 组链球菌的特征是细胞壁中存在 N- 乙酰基 -β-D- 葡萄糖胺和鼠李糖，并且与 ARF 和 RHD 的发生有关。这组细菌含有 M、T、R 表面蛋白和脂磷壁酸，参与细菌对咽喉部上皮细胞的黏附。

M 蛋白是主要的抗原，由从细胞壁延伸的大约 450 个氨基酸残基组成。该蛋白 N 末端高度可变并决定了 emm 类型，这一类型与细菌的抗原多样性有关。根据美国疾病控制和预防中心的数据，目前全球已有超过 200 种 emm 基因型，不同区域的分布不一样。

化脓性链球菌的多样性也受社会和经济条件的影响。在低收入国家更为突出，可能由于缺乏治疗，导致细菌传播和基因突变。在高收入国家，亚洲，中东和拉丁美洲观察到的 emm 型菌株分布具有相似性，与非洲和太平洋地区相反[1]。值得注意的是，本研究中鉴定和描述的大部分链球菌菌株与 ARF 和 RHD 的发生有关。大多数国家最常见的菌株是 emm1 型，大约占 20%，而在非洲和太平洋地区约为 5%[1]。有趣的是，emm1 型菌株也常与链球菌感染后肾小球肾炎和侵袭性疾病有关[2,3]。

2014 年，一项对 220 种 M 蛋白变异体的分析显示，可以划分为 48 个 emm 簇，他们的 M 蛋白密切相近，拥有共同的结合特性和结构特点[4]。这一分类为治疗和预防链球菌感染相关疾病的新药和疫苗设计提供了重要信息。

与 N 末端相比，C 末端含有多个重复区域并且具有约 70% 的高度保守性。此外，C 末端是疫苗研发的靶点所在。

流行病学

在易感人群中，未经治疗的化脓性链球菌咽喉炎引起 ARF 的风险为 0.3% ~ 3%[5,6]。易感性取决于个体的遗传背景，并主要受低社会经济地位的影响。住房拥挤使细菌易于扩散，缺乏抗生素和医疗资源是最常见的、与贫穷有关的 ARF 危险因素。在低收入国家发现更多的化脓性链球菌株的多样性，这可能在反复感染引起风湿热的易感性中起重要作用[6]。

虽然在发达国家很少见，RHD 仍然是导致全球获得性瓣膜疾病的最常见原因，在流行国家中接近 1/4 的心力衰竭发作与 RHD 有关[7]，2015 年造成全球约 319 400 人死亡（95% 不确定性区间：297 300 ~ 337 300）。2015 年 RHD 的标准化患病率估算为：流行国家 444/100 000 人，非流行国家 3.4/100 000 人。由于当地土著风湿热的发病率高，大洋洲的 RHD 患病率最高。其次是撒哈拉以南非洲中部和南亚[8]。大部分高发地区数据缺乏，因此这些发病率可能被低估了。

临床表现

急性风湿热

ARF 的临床表现包括孤立或任意组合形式的一系列症状。正如先前报道，不同年龄组、个体和地区 ARF 表现的发生率在频率和强度上均有所不同[9]。

ARF 很少发生在 3 岁以前和 15 岁以后，大部分病例发生在 4 ~ 9 岁。儿童的炎症反应更为突出，表现为更严重的虚脱、发热和心脏炎，而成人患者更倾向于发生关节炎。症状大约于 GAS 感染后 2 ~ 3 周开始出现（平均时间为 18.6 天），而舞蹈病是个例外，这一症状通常于感染后 4 ~ 6 周出现。然而，一些患者由于在观察到的呼吸道疾病之前数周曾有临床表现不明显的感染，因此使得潜伏期显得非常短。

咽喉炎

大约一半的链球菌咽喉部感染可以没有症状[10]。咽喉部感染后发生 ARF 的比例，很大程度取决于细菌、人群和个体的特性。1949—1950 年美国军营中爆发 ARF 的数据显示，在感染风湿性链球菌菌株的患者中，2.5% 会发生 ARF。在 1987 年的类似情况中，每例链球菌咽喉炎的 ARF 发生率为 1.6%。

关节炎

关节炎是 ARF 最常见和最早出现的主要症状，尽管很少一部分人发病前已有心脏炎。多关节炎的 ARF 患者的相对比例以及这种表现的严重程度随年龄而增加[11]。在旧数据中（1962），关节炎见于几乎 100% 的年轻患者、82% 的青少年和 66% 的儿童[12]。疼痛程度常与体格检查的发现不一致，相当一部分患者表现为累加性的而非典型的游走性受累模式，这一表现主要发生在成人中。在旧数据中，只有 17% ~ 25% 病例表现为单关节炎[12]，但现在更为常见，这归因于抗炎治疗的广泛应用。未经治疗的患者常有 6 ~ 16 个受累关节。膝关节（76%），踝关节（50%），肘关节和腕关节（12% ~ 15%）是最常累及的部位。肩关节（7% ~ 8%），趾骨（7% ~ 8%），腰骶（2%），颈椎（1%），胸锁关节（0.5%），颞下颌关节（0.5%）受累相对少见[12]。每个关节的症状通常会持续几天，但每次 ARF 发作持续时间不超过 1 周[6]。关节症状通常对 NSAID 反应良好。如果不是，应考虑其他诊断。

尽管关节炎不会造成影像学的关节破坏，但 Jaccoud 关节病（慢性风湿热后关节病变，伴有可逆性畸形）在风湿热中曾有报道，并且发生在数次复发性关节炎发作后。

急性心脏炎

根据患者选择和是否应用超声心动图来诊断，首次 ARF 发生心脏炎的概率为 15% ~ 91%[12-14]。心脏炎在儿童比成人更常见且更严重，但在成人中也会出现。炎症可能累及心包、心肌和心内膜（全心炎），症状可能轻微或者无症状（亚临床），也可以很严重，并导致急性充血性心力衰竭和死亡。在急性期，心内膜炎与瓣膜水肿、疣状赘生物（消耗性赘生物）有关，不会产生栓塞。由于炎性细胞主要通过乳头肌迁移，几乎所有的病例均累及二尖瓣。三尖瓣也常受累，但很少出现严重的临床症状。20% ~ 30% 病例累及主动脉瓣[15]。瓣膜受累可能出现新的或变化的杂音，可以用于临床诊断心脏炎。二尖瓣关闭不全是最常见的急性瓣膜病变，可以单独发生或者与主动脉瓣关闭不全同时存在。罕见单独发生的主动脉瓣关闭不全。典型的急性期杂音包括高调、吹风样、全收缩期、心尖区二尖瓣关闭不全杂音；低沉、心尖区、舒张中期、流动的杂音（Carey-Coombs 杂音）；在主动脉瓣区听到的主动脉瓣关闭不全的高调、渐弱、舒张期杂音。二尖瓣关闭不全可能由于瓣膜炎症、畸形和（或）瓣膜脱垂引起。后者是由瓣膜环状扩张和腱索延长导致的，主要累及最小瓣叶的前叶。也可以发生腱索断裂，常导致急性心力衰竭（heart failure，HF）并需要急诊手术。首诊时主动脉瓣或二尖瓣狭窄不典型，可能是先前未诊断的 ARF 的表现。

充血性 HF（congestive heart failure，CHF）是 ARF 最危及生命的表现，是由于心肌炎和心腔扩大引起的心脏瓣膜损伤和心肌功能障碍的结果。它发生在 5% ~ 10% 首次发生 ARF 的患者，在复发的患者中更为常见。如果心肌炎没有发生瓣膜炎，则不应该考虑为 ARF 来源的。可以发生不同程度的心脏传导阻滞，当发生 CHF 时，可能需要使用临时起搏器。

大约 10% 的患者存在心包炎，临床表现为胸膜炎样胸部不适或者疼痛，以及心包摩擦感。虽然心包积液可能比较突出，但少见心包压塞。

从急性到慢性心脏病变的转变

炎症指标通常在急性期后 3 个月内消退，但部分患者也可能会持续更长的时间。持续性炎症的原因或者预后意义尚不清楚。根据传统观点，如果患者得到了适当的预防措施，并且没有进一步的 GAS 感染，那么急性感染后的任何恶化将是由于瓣膜功能不全（急性损伤和瘢痕）或瓣膜狭窄缓慢进展引起的机械性功能障碍的结果。现在越来越意识到，一些局部炎症可能持续存在于部分患者的心肌和（主要）瓣膜中，这在一定程度上与恶化有关。在瓣膜置换手术过程中收集的慢性 RHD 患者的瓣膜和乳头肌标本，常表现出不同程度的单核细胞或淋巴细胞浸润，有时甚

至出现 Aschoff 结节，即便在根据实验室结果认为处于缓解期的患者中[16,17]。图 122-1 展示了风湿性瓣膜病变和 T 淋巴细胞浸润。在大多数情况下，愈合过程中涉及的纤维化和新血管形成作用不会影响瓣膜的功能。但是，瘢痕形成在数年后仍然会进展并影响瓣尖、腱索、心内膜下组织和纤维环，导致瓣膜增厚、僵硬、关闭不全或狭窄。二尖瓣狭窄瘢痕形成和进展的速度因地域而异。在 RF 发病率低的国家，20 ~ 40 年后才会需要手术治疗，而在 RF 发病率高的国家，患者发生二尖瓣狭窄可能提前 5 年。同样，与这种行为相关的因素仍然不清楚，但认为与急性损伤程度、复发和炎症持续存在有关。

在 1951 个典型病例中[13]，17% 风湿性瓣膜病患者的临床症状在 20 年后消失。然而，另外 44% 一开始没有临床心脏炎表现的患者出现了杂音。总共 70% 的患者最终发展为慢性 RHD[13]。近期，对 258 例 ARF 的巴西儿童进行了前瞻性随访研究，根据超声心动图和临床评估，分别有 72% 和 37% 逐渐进展为慢性瓣膜疾病。16% 的患者发生严重的主动脉瓣和（或）二尖瓣疾病。进展为严重慢性瓣膜疾病的危险因素有：中或重度急性心脏炎、ARF 复发和母亲教育水平低下[20]。

惰性心脏炎

惰性心脏炎是隐匿起病和进展缓慢的心脏炎（急性期侵袭性低和无明显急性进展），尤其是在 RF 发病数月后诊断的患者[21]。通常疾病的识别会延迟，也没有进行预防措施；因此，反复复发可能导致病情进展。通常通过常规咨询或者出现 RHD 症状时作出诊断。这种情况并不罕见，尤其是在发展中国家，但确切的发病率尚未明确。

亚临床心脏炎

亚临床心脏炎是指超声心动图检测到的病理性瓣膜关闭不全，但没有明显临床症状[22]。在超声心动图部分会讨论其临床重要性。

风湿性心脏病

RHD 是全球获得性瓣膜疾病中最常见的原因，在流行国家中大约 1/4 心力衰竭与此相关[7]。慢性 RHD 在发展为心力衰竭之前通常都没有症状。心力衰竭的特征包括第三心音、心动过速、呼吸困难、啰

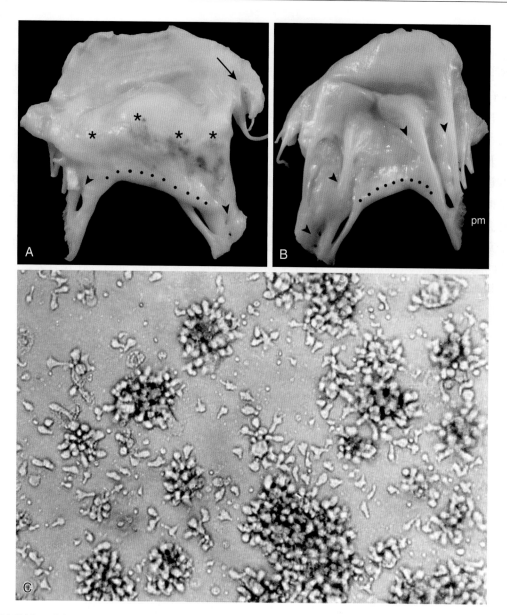

图 122-1　接受瓣膜矫正手术的风湿性心脏病患者的二尖瓣标本照片。风湿性二尖瓣关闭不全和狭窄如下所示：心房（A）和心室（B）角度显示的前二尖瓣尖增厚，钙化和小叶扭曲并粘连（箭头），游离缘的新月形切口（虚线），和闭合线处的钙化（＊）。可见腱索增厚，融合和收缩（箭头）和乳头肌（pm）尖端的纤维化。C. 通过瓣膜片段细胞培养获得的 T 细胞（主要是 CD4⁺ 细胞）。白细胞浸润心肌和左心房。然后这些细胞可能通过乳头肌进入二尖瓣，这是瓣膜损伤的最常见部位；接着到达主动脉瓣和较为少见的三尖瓣。导致风湿性病变的大量自身反应性 T 细胞浸润[18] 出现在乳头肌和瓣膜。主要由炎症因子（TNF 和 IFN-γ）和少量调节因子（IL-4 和 IL-10）组成的环境，导致持续性炎症过程[19] [（A and B）Courtesy Dr. Demarchi，LMMF，Laboratory of Pathology，Heart Institute（InCor），School of Medicine，University of São Paulo，São Paulo，Brazil.（C）Magnification 200×. Courtesy L. Guilherme，Laboratory of Immunology，Heart Institute [InCor]，School of Medicine，University of São Paulo，São Paulo，Brazil.]

音和水肿。如果急性期没有诊断出来，对于很多人来说，在首次出现心力衰竭症状之前，RF 通常难以发现。在南非，82.5% 受累儿童此前未被诊断出来[23]。60% 的患者诊断时无症状，他们在 10 年内不会出现任何症状进展。在这些病例中生存率超过 80%。发展为纽约心脏病协会功能分级Ⅲ或Ⅳ级后，如不进行

手术，10 年存活率预计在 0 ～ 15%。在出现严重肺动脉病变的情况下，预计不做手术的生存率不超过 3年[24]。通常，年轻患者表现为单纯的二尖瓣关闭不全，中年成人表现为二尖瓣狭窄，而老年患者则是混合的二尖瓣疾病[15]。一般来说，RHD 在很长一段时间内均无症状，如果没有出现 ARF，通常不会注意

到 RHD。

Sydenham 舞蹈病

Sydenham 舞蹈病，又称圣维特斯舞蹈病（St. Vitus'dance）或小舞蹈病，是一种神经失调性疾病，其特征是情绪不稳定、性格改变、肌无力、精细运动能力下降，以及不协调的、突然的、无节律、无目的的、不平稳的运动。步态困难、头痛、认知障碍、构音障碍和肌张力减退也是常见的表现。入睡后运动症状消失；可能会影响手、手臂、肩、脚、小腿、面部和躯干；并且通常在单侧更为明显。舞蹈病的其他典型表现包括自发性舌震颤（"蠕虫袋"）和复发性不自主手部紧握（"挤奶征"）。虽然运动可以部分被意愿压制，但也可以影响重要的日常活动。情绪变化可能先于运动症状，并通过不适当的行为突然表现出来，包括哭泣和烦躁不安。极少数情况下，精神症状很严重，并导致短暂的精神失常。

与 ARF 的其他临床表现相反，舞蹈病通常在链球菌感染后 6 ~ 8 周出现；然而，已有潜伏期长达 8 个月的报道[25]。在 1951 年的 1000 名患者中[13]，51.8% 患有舞蹈病。最近报道显示，20% ~ 30% ARF 患者发生舞蹈病[25]。女性比男性发病率更高，成人首次发生舞蹈病的情况非常罕见，但这段时期复发更为常见。

舞蹈病可以单独发生，也可以和其他 RF 表现同时发生。近期的一个系列研究显示，69 名舞蹈病患者中分别有 71% 经超声心动图诊断为心脏炎，42% 为临床诊断的心脏炎[26]。在 Bland 和 Jones 的研究中[13]，舞蹈病与轻微的心脏炎相关，我们认为这一表现提示了较好的总体预后。大部分舞蹈病患者在 2 ~ 6 个月内自发缓解。但是，也有报道症状可持续长达 3 年。

链球菌感染相关的儿童自身免疫性神经精神紊乱

在链球菌感染相关的儿童自身免疫性神经精神紊乱（pediatric autoimmune neuropsychiatric disorders associated with streptococcal infections，PANDAS）中，舞蹈病患者血清中的抗体可以与神经元细胞结合并诱导多巴胺释放[27]。一部分患者在初始表现为舞蹈病后数年会出现行为紊乱，如：抽搐和强迫症（obsessive-compulsive disorder，OCD）。新发链球菌感染可能会突然加重症状。基于这些数据我们认为这种精神障碍是儿童链球菌感染后的结果。有研究发现 OCD 与 B 细胞表达的 D8/17 抗原具有强相关性[28]。该抗原用于鉴别 RF 患者的临床表现具有较高的特异性[29]。尽管人们广泛认为链球菌感染会加重某些患者的强迫症，但 PANDAS 假说仍然具有争议性。

发热

发热症状可以没有、轻微或者高热。与皮下结节、环形红斑和舞蹈病类似，发热在成年发病的 ARF 患者中极为罕见。不适和肌痛常与发热相关，并且程度可能较为剧烈。

边缘性红斑

边缘性红斑是一种易于消散、粉红色、无瘙痒、无痛的皮疹，常累及躯干，有时出现在四肢，但不会累及颜面部。这一症状与心脏炎密切相关。由于皮疹边缘常形成环形，病变也称为"环形红斑"。皮疹边缘不规则、锯齿状、外界清晰而内缘模糊；当中心逐渐消退时，逐渐向外周扩散。红斑可能在数小时内出现、消失并再发，因此很难在皮肤黝黑者中观察到。热水澡或淋浴可能加重病变。边缘性红斑通常在 ARF 疾病初期出现，但也可以出现在其他时间，偶尔发生在慢性心脏病阶段。

皮下结节

RF 的皮下结节与类风湿关节炎的结节相似，都是易于发生在骨性表面或者肌腱附近区域（肘、膝、踝、跟腱和枕骨）；但比类风湿结节更小、更短暂（通常在 1 ~ 2 周内消退，很少持续超过 1 个月）。结节范围从几毫米到 2cm 不等，它们质硬、无痛、与临近皮肤无粘连。病变周围皮肤无炎症。可单发或多达数十个（平均数量为 4 个）。多个结节时，病变常较平，且呈对称分布。事实上皮下结节常与明显的慢性活动性心脏炎相关，且很少发生在疾病早期。Bland 和 Jones 的研究报道有 8.8% 的患者出现皮下结节[13]，但在近期 786 例患者的研究中，该比例仅有 1.5%[30]，说明这一症状在 RF 患者中最不常见。

遗传相关性

在自身免疫性疾病中，可能由于病毒或细菌感染激活固有免疫和适应性免疫应答，从而导致组织损伤。一般来说，对病原体的控制和诱发自身免疫反应涉及一些基因。

ARF 和 RHD 的易感性，与某些 HLA Ⅱ类等位基因和一些与免疫反应激活相关的单核苷酸多态性有关，它们最初是针对化脓性链球菌，然后是对抗自身抗原。近期，两项关于 RHD 相关的遗传风险因素全基因组分析（GWAS）[30a] 显示，某些氨基酸残基在 HLADQA1 和 DQB1 位点的变异会增加澳大利亚土著人群的患病风险。另一项研究显示 IGH（免疫球蛋白重链）的一个等位基因片段（IGHV461*02）与大洋洲澳大利亚原住民的 RHD 相关 [30b]。

固有免疫系统不仅可以发现病原相关性损伤，也可以感知其他类型的身体损伤，并作为免疫防御的第一道防线。免疫细胞和体细胞均表达识别微生物分子的受体，称为病原相关分子模式和组织损伤诱导分子，是损伤相关分子模式的标志 [31]。

表 122-1 概述了大部分包含不同种族的 RF/RHD 队列研究和疾病发展中涉及的代表性基因。在这里我们将描述与疾病易感性相关的基因，以及它们在固有免疫和适应性免疫应答中的作用。

固有免疫

Toll 样受体（Toll-like receptors，TLRs）在大多数细胞生物体中启动宿主防御反应，因为它们是外来微生物产物的传感器。TLR-2 第 753 位密码子的基因多态性常导致谷氨酰胺替代精氨酸。与对照组相比，753 Arg/Gln 基因型在土耳其 ARF 队列中更常见，并且可能影响对化脓性链球菌的识别和对抗病原的固有免疫反应应答 [46]。

甘露聚糖结合凝集素（mannan-binding lectin，MBL）是一种急性期炎症蛋白，它可以与病原体表面的多种糖结合，促进吞噬作用以及通过凝集素途径激活补体级联反应 [47]。启动子的不同变异体和编码 MBL 的 MBL2 基因的外显子 1 区域，均出现于 RF/RHD 患者中。这些研究表明，编码高水平 MBL 产生的 A 等位基因与二尖瓣狭窄的发生有关 [48]，而编码低水平 MBL 产生的 O 等位基因与主动脉瓣关闭不全相关 [49]。纤维凝胶蛋白是与凝集素细胞受体结合的蛋白质，同样可以启动补体凝集素途径。已经发现人类中含有三种凝胶蛋白基因，它们功能、序列和特异性各异。编码纤维凝胶蛋白 2（L- 纤维凝胶蛋白）的纤维凝胶蛋白 2（FCN2）基因启动子区域的 -986

位点、-602 位点和 -4 位点的多态性，与血清中该蛋白水平相关。在巴西慢性 RHD 患者中，单倍体 G/G/A（-986/-602/-4）出现的频率较对照者更高，并且与该蛋白低表达有关，从而导致感染持续时间延长或者反复的链球菌感染 [50]。

适应性免疫

FCGR2A 基因控制适应性免疫应答，并在巨噬细胞、中性粒细胞和血小板清除免疫复合物中发挥作用。在 ARF 患者中，编码精氨酸（密码子 131）却产生组氨酸并编码一种对免疫复合物结合能力低下的蛋白，有利于炎症反应的发生 [51]。

主要组织相容性复合体的 DRB1 基因，位于人类 6 号染色体的短臂，编码多种 HLA Ⅱ等位基因 [DR 和（或）DQ]，主要与 ARF、舞蹈病或者 RHD 发生的易感性相关。现已报道多种 HLA-DR 和 / 或 DQ 等位基因与全球疾病的发展有关（表 122-2）。

HLA-DR1 见于南非 [32] 和马提尼克岛 [33] 的 ARF 和 RHD 患者，以及巴西的舞蹈病患者 [34]。HLA-DR2 发现于美国 [35] 和墨西哥 [36] 的黑人群体中，DR3 和 DR5 则见于北印度和土耳其的 ARF/RHD 患者中 [37,38,45]。HLA-DR4 发现于美国高加索人群的 RHD 患者 [35,45] 和沙特阿拉伯 [40] 的患者，而 HLA-DR6 发现于南非 [32]，HLA-DR7 则在巴西的高加索和穆拉托人群 [41,42]、埃及 [43] 和拉脱维亚人 [43]，以及土耳其某些地区的患者 [38,39]。DR9 存在于美洲高加索人群中 [45]。这些数据详见表 122-2。

在埃及和拉脱维亚的 RHD 患者中，HLA-DR7 与某些 DQ-A 或者 DQ-B 等位基因相关，它们都由 HLA-DQ 基因编码，与多发瓣膜病变的发生有关 [43,44]。在日本的 RHD 患者中，二尖瓣狭窄的易感性可能部分受控于 HLA-DQA 基因或者与 HLA-DQA 和 DQB1 等位基因紧密连锁不平衡相关 [52]。一项包含墨西哥麦士蒂索人群的 RHD 研究显示了 HLA-DR2 和一些 DQA 和 DQB 等位基因的关联 [36]。如前所述，DQA1 和 DQB1 等位基因的某些氨基酸变异可导致澳大利亚土著 ARF 的易感性。

CTLA-4 作为 T 细胞活化的负调节因子，是一种在适应性免疫应答中发挥作用的蛋白。RHD 患者中 CTLA4 基因外显子 1 的多态性（G/G）具有抑制功能 [53]。

炎症因子和抗炎因子均在固有免疫和适应性免疫应答中发挥作用，并参与了 RF 组织病变的形成。

表 122-1 与 ARF，RHD 和 SC 相关的 Ⅱ 类 HLA-DRB1 等位基因

Ⅱ 类 HLA-DRB1

等位基因	临床表现	国家	参考文献
DR1	ARF/RHD	南非	32
	RHD	马提尼克	33
	SC	巴西	34
DR2	ARF/RHD	美国	35
	RHD	墨西哥	36
DR3	ARF/RHD	印度	37
	RHD	土耳其	38，39
DR4，DR7	ARF/RHD	美国	35
	ARF/RHD	沙特阿拉伯	40
DR5（DR11）	ARF/RHD	土耳其	38
DR6	ARF/RHD	南非	32
DR7	ARF/RHD	巴西	41，42
	RHD	埃及	43
	ARF/RHD	拉脱维亚	44
	RHD	土耳其	38，39
DR4，DR9	ARF/RHD	美国	45
DQA1，DQB1	RHD	澳大利亚	30a

ARF，急性风湿热；*HLA*，人类白细胞抗原；*RHD*，风湿性心脏病；*SC*，Sydenham 舞蹈病

表 122-2 进入心脏组织的分子招募和免疫细胞扩增

整合素	黏附分子	趋化因子受体	细胞因子
P- 选择素	VCAM	CCL3/MIP-1α	TNF[a]
α4/β1	ICAM	CCL1/I-309	IFN-γ[a]
	VLA-4	CXCL9/Mig	IL-4，IL-10[b]
			IL-17，IL-23[c]

[a] 炎症因子
[b] 抗炎因子
[c] 自身免疫相关的促炎因子

CCL，趋化因子（CC motif）配体；*CXCL*，趋化因子（CXC motif）配体；*ICAM*，细胞间黏附分子；*MIP*，巨噬细胞炎症蛋白；*VCAM*，血管细胞黏附分子；*VLA-4*，极晚期活化抗原 -4

位于 2 号染色体的 *IL1* 基因簇包括表达促炎因子 IL-1α 和 IL-1β，及其抑制剂 IL-1 受体抑制剂（IL-1ra）。*ILRA* 基因的两个 VNTR 等位基因缺失或错误表达将导致强烈的炎症反应。患有严重心脏炎的 RHD 患者出现这些等位基因的频率较低，说明了患者体内

缺乏对炎症的控制[54,55]。

TNF 基因促进瓣膜病变的发展。目前已经有四项独立研究显示了 *TNF* 多态性与 ARF 和 RHD 的相关性[56-59]。

抗炎因子 IL-10 和转化生长因子（TGF）-β 由活化的免疫细胞产生，尤其是单核 - 巨噬细胞和 T 细胞亚群，包括调节性 T 细胞（Tr1 和 Treg）以及 Th1 细胞[60]。多瓣膜病变的发生与 *IL10* 和 *TGFB1* 基因启动子区域的某些多态性[54,55]，以及 RHD 病变的严重性相关。

病理作用机制与自身免疫

ARF 反复发作会导致组织损伤，从而在拥有易感基因的患者中，影响其关节、心脏和大脑。体液免疫和细胞免疫反应都是化脓性链球菌感染后自身免疫反应的效应，并且该疾病的表型受控于基因，也取决于诸如年龄和复发事件等前述因素。

免疫复合物的形成、分子模拟和表位扩散等多种生物学机制参与了 ARF 和 RHD 自身免疫反应的发生。为了帮助读者理解这一点，我们简要地概述它们在病理过程中所涉及的机制。

免疫复合物

抗原和特异性抗体结合产生免疫复合物，并促进吞噬细胞清除外来抗原。

分子模拟和表位扩展

分子模拟机制是因为宿主中含有与微生物（病毒、细菌和其他病原体）相似或者相同的抗原。这一机制使微生物能够逃避宿主免疫反应并促进感染后通过交叉反应识别自身抗原。T 淋巴细胞和 B 淋巴细胞都可以通过四种不同类型的分子模拟方式识别病原体和自身抗原。它们可以识别：①相同的氨基酸序列；②同源，但不完全一致的序列；③不同分子之间共同或者相似的氨基酸序列；④微生物或环境物质和宿主之间相似的结构[61]。

针对病原体、人体组织或可溶性蛋白的免疫性显性抗原表位的免疫反应具有多样性，可导致其扩增，这一现象称为表位扩展[62]。该过程有利于识别多种自身抗原和促进不同器官中的组织损伤。

疾病的主要表现来源于这些机制之间的相互作用。

免疫机制和疾病表现

关节炎

在关节中，抗链球菌抗体，可能针对 A 组糖链、细菌细胞膜成分或者 M 蛋白，从而沉积并形成免疫复合物，激活补体级联反应，导致一过性关节炎[63]。

舞蹈病

研究者阐述了舞蹈病发生的病理机制[27,64]。这些研究者表明，舞蹈病患者血清中的抗体可以与神经元细胞结合。他们还发现，神经节苷脂作为自身抗原，可以与 N- 乙酰 - β -D- 葡萄糖胺（链球菌细胞壁上的主要抗原）发生交叉反应，并表明自身抗体介导钙 / 钙调蛋白依赖性蛋白激酶 II 的信号转导，触发神经元细胞释放多巴胺。

风湿性心脏病

RF 患者血清中的抗体可以同时识别 N- 乙酰 - 葡糖胺（一种链球菌糖链抗原）和心肌肌球蛋白的特定区域，原肌球蛋白和瓣膜的层粘连蛋白[65]。这些交叉反应抗体可以与瓣膜内皮和基底膜结合，产生炎症信号使某些黏附分子表达上调，从而促进淋巴细胞渗透到瓣膜中。血管细胞黏附分子（vascular cell adhesion molecule，VCAM）-1，一种存在于血管内皮的黏附分子，它的表达增加是由抗肌球蛋白和 N- 乙酰 - 葡糖胺抗体引起的炎症反应所引发。这些分子与另一种表达于 CD4+ T 淋巴细胞的黏附分子——极晚期活化抗原（very late activation antigen，VLA）-4 相互作用，促使其浸润至心脏组织[65]。近期研究者证实了另一种黏附分子，细胞间黏附分子（intercellular adhesion molecule，ICAM），以及整合素 P- 选择素和多种趋化因子及其受体的表达均上调。在众多趋化因子中，CCL3/MIP1α 在心肌中表达上调，而 CCL1 和 CXCL9/MIG 则在 RHD 患者的瓣膜组织中高表达[66]。体外实验表明，瓣膜病变中浸润的 T 细胞主要向 CXCL9/MIG 梯度迁移，提示特定的趋化因子可以介导 CD4+ 和 CD8+ T 细胞浸润至心脏炎症部位[66]。表 122-3 概述了多种在炎症过程和细胞浸润中发挥作用的炎症因子。

心肌肌球蛋白是心肌的主要抗原。研究者[67]用亲和纯化的抗肌球蛋白抗体鉴定了 M5 和 M6 蛋白 N

末端的表位，由 5 个氨基酸残基（Gln-Lys-Ser-Lys-Gln）组成，可与心肌肌球蛋白发生交叉反应。

接受瓣膜矫正手术的 RHD 患者，术中在瓣膜组织获取的人体心脏病灶内部 T 细胞，可以评价其在体外与心脏组织蛋白[18]、链球菌 M5 肽的人轻酶解肌球蛋白（human light meromyosin，LMM）[68]，以及二尖瓣来源蛋白的反应性。识别 LMM 肽的病灶内 T 细胞克隆，出现的频率为 63.2%。34% 的 T 细胞克隆呈现出不同的交叉反应模式：①肌球蛋白和瓣膜来源的蛋白；②肌球蛋白和链球菌 M5 肽段；③肌球蛋白、瓣膜来源蛋白和 M5 肽段。此外，已经认识到几种 LMM 肽在心脏浸润 T 细胞同时显示出多种反应模式，并且还对抗 ARF/RHD 患者的外周 T 细胞[69]。对心肌肌球蛋白反应性的高比例，更加支持其作为其中一个主要自身抗原参与风湿性心脏病变的作用。RHD 患者 T 细胞与肌球蛋白表位的反应性，可能导致具有结构或功能相似性瓣膜蛋白的广泛识别。

瓣膜炎发生在心肌炎后，二尖瓣和主动脉瓣是最严重的受损组织。来自心肌和瓣膜的心脏组织蛋白与 N- 乙酰 - β -D- 葡糖胺（一种同时出现在链球菌细胞壁和心脏瓣膜组织的多糖）的相似性，可能是发生自身免疫反应的原因，正如观察到的一样，针对 N- 乙酰 - β -D- 葡糖胺的抗体与层粘连蛋白（一种心脏细胞周围的细胞外基质 α 螺旋蛋白，也可出现在瓣膜）有交叉反应性[65]。

表 122-3 引起风湿热，舞蹈病和风湿性心脏病的自身免疫

关节炎

针对 A 组糖链和化脓性链球菌细胞膜抗原的自身免疫抗体（免疫复合物）

Sydenham 舞蹈病

化脓性链球菌：N- 乙酰 -β-D- 葡糖胺与人体神经元神经节苷脂的交叉反应，包括自身抗体

交叉反应性自身抗体是钙 / 钙调蛋白依赖性蛋白酶 II 信号转导的介质，可引起多巴胺释放

风湿性心脏病

针对人体心肌 S2 和 LMM 亚片段的心肌炎自身抗体和 T 细胞免疫反应

瓣膜炎——瓣膜组织蛋白表达改变

- 高表达：波形蛋白、光蛋白聚糖和载脂蛋白 -A1
- 低表达：VI 型胶原，结合珠蛋白相关蛋白、蛋白酶抑制剂、二聚糖和软骨寡聚物基质蛋白

波形蛋白是一种结构蛋白，对结合和稳定胶原信使 RNAs 有重要作用。在体外，已通过增殖实验，在 RHD 患者外周血和心脏组织浸润的 T 细胞中均检测到这种蛋白，更加支持其作为自身免疫风湿性病变中潜在靶抗原的作用[18,70]。

近期，一项基于双向电泳和质谱分析的 RHD 患者瓣膜组织的蛋白谱评估显示，心脏组织蛋白表达不平衡，可能是链球菌感染后自身免疫反应的结果。即，多种蛋白表达升高，包括波形蛋白、光蛋白聚糖和载脂蛋白 A1，而 IV 型胶原、结合珠蛋白相关蛋白、蛋白酶抑制剂、二聚糖和软骨寡聚物基质蛋白表达水平下降[71]。

共聚焦显微镜揭示了一种波形蛋白杂乱无章的模式和 VI 型胶原表达的减少，这是必不可少的结缔组织成分，负责维持组织的完整、修复，以及化脓性链球菌通过胶原结合蛋白的生长和靶向黏附[72]。瓣膜损伤的蛋白相互作用的预测已经通过计算机分析评估。在这些相互作用中，TNF、TGF-β 和金属蛋白酶 -25（MMP-25）的潜在作用值得注意[71]。如前所述，MMP-25 参与基质降解[73]，可能也在瓣膜损伤中起重要作用。

表 122-4 总结了导致 ARF、舞蹈病和 RHD 的主要事件。

细胞因子和炎症过程

细胞因子也是 ARF 和随后的 RHD 心脏病变的炎症过程中的关键参与者。

这里将描述 Th 细胞的四个亚群（Th1、Th2、Th17 和 Tregs）。细胞因子是可溶性物质，可以介导调节细胞增殖、分化和存活。抗原活化 CD4$^+$T 细胞极化为这些亚群，取决于分泌的细胞因子。

Th1 细胞参与细胞免疫应答并产生 IL-2、干扰素（IFN）- γ 和 TNF。Th2 细胞介导体液免疫和过敏免疫反应，并产生 IL-4、IL-10、IL-5 和 IL-13。Th17 细胞对于抵抗细菌和真菌感染，以及自身免疫的形成有重要作用。该细胞系由 TGF- β、IL-6 和 IL-23 诱导，并分泌 IL-17，介导促炎反应[74]。

调节性 T 细胞（Tregs），是一种调节炎症和自身免疫过程的亚群，被鉴定为 CD4$^+$CD25$^+$CD127$^-$CD45RO$^+$FoxP3$^+$T 细胞，具有免疫抑制活性[75]。

目前已经在外周血和心脏组织病变中证实了细胞因子在 RF 和 RHD 中的作用。即，在 ARF 和活动性

RHD 患者中，发现 IL-2 产生增多以及 CD4$^+$CD25$^+$ 细胞数量增加，提示外周血中活化的 CD4$^+$T 细胞扩增[76]，且血浆中 TNF 水平升高[77-79]。

ARF 和慢性 RHD 患者二尖瓣和心肌组织浸润的单核细胞的 Th1/Th2 细胞因子模式，显示了大量分泌 IFN-γ 和 TNF 的单核细胞。心肌组织中也发现了分泌 IL-10 和 IL-4（调节性细胞因子）的单核细胞，而在瓣膜组织中，只有少量细胞分泌 IL-4。这些少量的分泌 IL-4 的细胞可能促进瓣膜性 RHD 病变的进展[19]。最近，我们在瓣膜中发现了大量产生 IL-17 和 IL-23 的细胞。正如前面提到的，这些细胞因子属于 Th17 亚群的细胞因子，常参与自身免疫疾病的发生。根据这些数据，近期一项土耳其 RHD 的队列研究报道，外周血 Th17 细胞的增加与血清中 IL-17A 细胞因子水平升高和 Tregs 数量下降有关[80]。

表 122-4　与 ARF 和 RHD 发展相关的基因多态性

固有免疫	染色体等位基因 / 基因型	易感基因：在 RF/RHD 的作用
TLR2	4q32，外显子 3 2258G	病原识别；启动宿主防御反应
MBL FCN2	10q11.2-q21；-221Y，X A，O 9q34 启动子 G/G/A	补体激活；化脓性链球菌的清除不足
FCγ RIIa	1q21-q23，外显子 4 393A（131R）	IgG（自身抗体）的清除不足
IgG	14q 32.33 IgGHV4-61*02	体液免疫反应的干扰
获得性反应		
II 类 HLA 等位基因	6 号染色体短臂 DR1，DR4，DR7 与 RF/RHD 相关的最常见的等位基因	T 细胞抗原提呈和免疫反应 ARF/RHD：触发组织特异性自身免疫力的易感基因（关节、心脏、肾、脑）
CLTA-4	2q33.2，外显子 1 +49A/G	负性共刺激免疫反应
细胞因子 TNF IL1RA IL-10 TGF-β1	6p21-3，启动子 2q14.2，内含子 2 1q31-q32，启动子 19q13.1，外显子 1	导致炎症反应和纤维化的失衡

诊断性试验

没有任何一项实验室检查可以确诊 ARF。如果一个病人疑诊为 ARF，评估旨在发现近期链球菌感染的证据，记录炎症的存在或者持续存在，以及诊断和随访疾病的过程。

咽拭子培养

在扁桃体和咽后部，用人造纤维头的咽拭子取样培养，仍然是目前诊断链球菌咽喉炎的金标准。然而，当出现 ARF 症状时，大约 75% 的患者培养结果阴性[24]。咽培养阳性可能与新发感染或者致风湿菌株携带者的恢复期有关。

快速抗原检测

快速抗原检测（RSAT）特异性高（≥ 95%），但敏感性中等（65% ~ 90%）[81]。RSAT 阳性有助于诊断 GAS 咽喉炎，但是阴性结果不能排除疾病。在 ARF 高发地区，决策的风险也高，目前不建议进行快速抗原检测试验（RADTs）[82]。如果进行了 RADT 检测，但是结果阴性，则需要额外的花费再进行后续咽拭子检查。

链球菌抗体检测

抗体检测直接针对链球菌的细胞外产物，包括抗链球菌溶血素 O（anti-streptococcal lysine O，ASO）、抗 DNA 酶 B（anti-DNAse B，ADB）、抗透明质酸酶、抗烟酰胺腺嘌呤二核苷酸酶和抗链激酶。ASO 和 ADB 是最常用的检查。ASO 于感染后 1 周开始上升，3 ~ 5 周后达到高峰。它在 6 ~ 8 周后逐渐降低，在接下来的几个月内以更快的速度下降，6 个月后速度减慢。ADB 于感染后 2 周开始上升，6 ~ 8 周达高峰。约在感染 3 个月后开始下降。两个抗体高峰在 ARF 的第 2 或 3 周重合。当出现 ARF 症状时，分别有 80% 和 85% 的患者 ASO 和 ADB 抗体升高。如果同时进行 ASO 和 ADB 检测，将有 92% 的患者有异常结果[83]。在链球菌感染和 ARF 发生率高的地区，由于人群中普遍存在较高滴度的抗体，抗体结果的解读需要十分谨慎。应在 2 周后再次采集标本，根据抗体滴度显著升高来判断存在近期感染。无症状咽部链球菌携带者的抗体滴度通常仅高于可检测水平，因此高滴度的抗体提示了真正的感染。ASO 的升高不仅发生在 GAS 感染的反应中，也发生在 C 组和 G 组链球菌和其他细菌的感染中，例如芽孢杆菌、破伤风梭状芽胞杆菌和李斯特菌。

急性期反应物

急性期反应物，如红细胞沉降率（ESR）和 C 反应蛋白（CRP）水平在 ARF 发作期间上升，舞蹈病或结节红斑除外。作为 Jones 标准中的次要表现，急性期反应物有助于评估炎症及严重程度。水杨酸或其他 NSAID 可能会掩盖检测结果。炎症后 ESR 升高持续时间长达 2 个月，而 CRP 则在数天内恢复正常。

其他实验室检查

在大部分 ARF 患者中可以发现一过性、无症状性肝功能异常、胆红素异常和轻度正细胞正色素性贫血，通常在炎症停止后恢复正常。血培养有助于排除感染性心内膜炎、菌血症和播散性淋球菌感染。

根据临床特征，仍需要进行其他检查来排除可能的诊断，如抗核抗体和头部磁共振检查。

胸片

如心肌扩张和（或）心包积液明显，胸片可以显示心影增大。心力衰竭时可以出现肺水肿。

心电图

心动过速和 PR 间期延长是心肌炎最常见的心电图表现。罕见Ⅲ度心脏传导阻滞。心包炎可以引起广泛 ST 段抬高。大约 21% 患者出现心电图异常，其中 60% 存在不同程度的心脏传导阻滞。

超声心动图

超声心动图在瓣膜受累的识别方面比听诊灵敏[84]，它的应用也使得心脏炎的诊断增加了 16% ~ 47%[85]。超声心动图客观地证实了瓣膜病变的临床表现，显示疾病进展，以及帮助除外非风湿性瓣膜损害。

根据对 23 篇文章的综述，亚临床心脏炎的患病率从无到 53% 不等，加权汇总患病率为 16.8%[86]。

对亚临床心脏炎患者的长期随访发现，既往或现症 ARF 者比无症状亚临床心脏炎者更具有特点。在第一组中，30% 患者 5 年后仍然有持续的瓣膜病变，半数 ARF 出现时诊断为亚临床心脏炎者 2 年内出现心脏病变持续或恶化[85]。研究报道了超声心动图检测亚临床 RHD 的短期进展，结果提示 68% ~ 69% 儿童没有进展，4% ~ 9% 病情恶化，28% ~ 32% 的儿童改善[87]。

根据前面提到的综述，亚临床心脏炎患者心脏炎的持续或恶化的加权汇总率为 44.7%[86]。因此，2015 版 Jones 标准指出对于所有确诊和疑诊 ARF 的病例均应行多普勒超声心动图检查。

世界心脏联合会已经制定了一个标准化的超声心动图诊断 RHD 的循证指南，以提高超声心动图筛查研究的可靠性、可比性和可重复性[86]（表 122-5）。它应该用于对亚临床病变的随访，以评估 RHD 疾病进展和 ARF 的复发。生理性瓣膜反流和先天性瓣膜异常可能出现在至少 1% 的正常儿童中，排除这些因素后，新指南可能会降低筛查时 RHD 过度诊断的可能性[87]。

诊断

经典 Jones 标准首次发表于 1944 年，并于 1965 年、1992 年、2004 年（WHO 专家咨询报告），以及 2015 年修订。任何标准的敏感性和特异性取决于人群中该疾病的发病率。这种现象是相对的，因为目前并没有针对 ARF 的特异性诊断试验，并且诊断错误可能导致严重的后果。在 2015 年之前，每一次修订都会使特异性提高而敏感性降低，这适用于大部分发达国家，但不适用于疾病高发地区。就发病率而言，ARF 的表现在不同年龄、不同个体和不同地域的发病频率和程度也有着显著的差异[9]，并且其中一些特征在高发病人群中仅与诊断相关。譬如，澳大利亚土著人群 ARF 患者中发生无菌性单关节炎的概率为 16% ~ 18%[88]，而这种表现在北美仅有小部分案例报道[89]。另一方面，常见的非特异性症状，如：多关节痛，如果用于低风险个体中可能会导致过度诊断。这一现象在 2015 版 Jones 标准中值得关注，可用于区分低风险和高风险人群。

治疗

一级预防

对链球菌咽喉炎的充分治疗可以降低后续发展为 ARF 的可能[90]。然而，在临床上链球菌不能与其他咽喉部病原体区分开来，细菌培养需要数天才有结果，快速链球菌抗原检测缺乏敏感性并产生更多的费用。大部分咽痛的病原体是病毒。预计 15% ~ 30% 的儿童咽痛与 10% 的成人咽痛与 GAS 相关[85]。是否所有咽喉感染均应使用抗生素，很大程度取决于相关人群 ARF 的发生率。主张在 ARF 高发地区给所有咽痛患者予抗生素治疗者，常引用哥斯达黎加的案例。该方案于 1970 年首先在哥斯达黎加实施，新发 ARF 的病例数从当年的 94 例下降至 1991 年的 4 例[90]。在抗生素应用之前，欧洲和美国 ARF 发生率也出现的类似的下降，批判者认为，哥斯达黎加的下降，至少部分归因于其他社会经济的改善，包括住房条件、教育和医疗保健服务。新西兰针对高危人群引入了一项有效的密切监测和优化治疗咽炎的方案，但时至今日，这些措施并未有效的降低 ARF 发生率[91]。这一结果可能与大约一半的无症状链球菌咽喉感染有关[10]，仅有一小部分咽痛患者会寻求医疗帮助[10]。对于症状轻微的低风险人群，考虑到 GAS 传播的风险较低，新西兰和澳大利亚的指南对于咽痛的治疗均未推荐进行咽拭子检查或使用抗生素。对于患 ARF 高危的人群应进行咽拭子培养，如果结果阳性需要治疗，或者需要给予经验性抗生素治疗并密切随访[84]。

表 122-5 风湿性瓣膜炎的多普勒表现
病理性二尖瓣关闭不全（符合所有 4 项标准）
至少两次观察
至少 1 次反流长度 ≥ 2 cm
峰速度 > 3 m/s
至少 1 个网格观察到全收缩期反流
病理性主动脉瓣关闭不全（符合所有 4 项标准）
至少两次观察
至少 1 次反流长度 ≥ 1 cm
峰速度 > 3 m/s
至少 1 个网格观察到全收缩期反流
在超声心动图 / 多普勒评估时应考虑负荷条件

Adapted from Reményi B，Wilson N，Steer A，et al.：World Heart Federation criteria for echocardiographic diagnosis of rheumatic heart disease—an evidence-based guideline. *Nat Rev Cardiol* 9：297-309, 2012.

急性风湿热的治疗

根除链球菌。 即使在咽拭子培养结果出来之前，尽早根除链球菌是对 ARF 患者的标准做法。尽管从未证实 1 年结局的改善，但其目的是尽量减少对触发因素的长期暴露并减少致风湿菌株的传播。家庭接触者也应该进行咽拭子培养，培养阳性者即使没有症状也需要治疗[92]。青霉素是首选药物，长效肌注青霉素 G 苄星青霉素是保持依从性并启动二级预防的最常见选择。

急性心脏炎。 心脏受累的程度可能是决定 RF 长期发病率和死亡率的最重要的事件。但是，目前没有有效的疗法能改变疾病自然进程[93]。回顾了 170 篇文章并得出结论，阿司匹林对急性心脏炎的治疗没有获益[93]。1955 年一项英国和美国的联合报告也重申了这个发现[93]。糖皮质激素用于 ARF 治疗的研究

主要在 20 世纪 50 和 60 年代，在超声心动图应用之前。1995 年，一项涉及 130 多个研究的荟萃分析得出结论，治疗 1 年在预防病理性杂音方面，糖皮质激素并未显著优于水杨酸，停药后炎症有复发的趋势。然而，鉴于置信区间范围很宽且不同研究结果存在异质性，作者指出这种荟萃分析的精确性不高，因此可能忽视了轻微的改善[94]。已经就这方面发表了三项综述，他们都得出了相似的结论[95]。此外，参考研究使用的临床参数不能准确判断心脏受损的严重程度。因此，虽然是否有效的疑虑持续存在，糖皮质激素在全球范围仍然广泛应用于急性心脏炎的治疗。目前正在进行一项新的多中心随机临床试验[激素在急性风湿热的应用（STERARF）]。

在新西兰和澳大利亚的指南中，糖皮质激素可作为严重心脏炎病例的治疗选择[86,92]。2004 年 WHO

表 122-6　修订的 Jones 标准

A. 对于所有有前期 GAS 感染证据的患者群体

诊断：初发 ARF	2 项主要表现，或 1 项主要表现和 2 项次要表现
诊断：复发 ARF	2 项主要表现，或 1 项主要表现和 2 项次要表现，或 3 项次要表现

B. 主要标准

低风险人群[a]	中风险和高风险人群
心脏炎[b]	心脏炎[b]
● 临床和（或）亚临床关节炎	● 临床和（或）亚临床关节炎
● 只有多关节炎	● 单关节炎或多关节炎
舞蹈病	● 多关节痛[c]
结节红斑	舞蹈病
皮下结节	结节红斑
	皮下结节

C. 次要标准

低风险人群[a]	中风险和高风险人群
多关节痛	单关节痛
发热（≥ 38.5℃）	发热（≥ 38℃）
ESR ≥ 60 mm/h 和（或）CRP ≥ 3.0 mg/dl[d]	ESR ≥ 30 mm/h 和（或）CRP ≥ 3.0 mg/dl[d]
PR 间期延长，考虑年龄变异性后（除非心脏炎作为一项主要标准）	PR 间期延长，考虑年龄变异性后（除非心脏炎作为一项主要标准）

[a] 低风险人群指学龄儿童 ARF 发病率 ≤ 2/100,000 或全年龄的风湿病心脏病发病率每年 ≤ 1/1000

[b] 亚临床心脏炎指本表格中定义的超声心动图瓣膜炎

[c] 多关节痛，在排除其他原因后，才能将其视为中高风险人群的主要表现。与旧版标准一样，结节红斑和皮下结节很少是"独立"的主要标准。此外，在同一患者中关节表现不能同时作为主要或者次要标准考虑，两者只能选其一

[d] CRP 值必须大于实验室正常值上限。同时，由于 ESR 在 ARF 的病程中可能会变化，应使用 ESR 的峰值

ARF，急性风湿热；*CRP*，C 反应蛋白；*ESR*，红细胞沉降率；*GAS*，A 组链球菌

Reprinted with permission Circulation. 2015；131：1806-1818 ©2015 American Heart Association, Inc.

专家咨询小组推荐对水杨酸无反应，并且病情持续加重，尽管进行了抗炎治疗仍然发生心力衰竭的患者使用糖皮质激素。泼尼松（每天 1 ～ 2 mg/kg 至最大量 80 mg，一次或分次给药）通常是首选药物[24]。治疗 2 ～ 3 周后，剂量可每周减量 20% ～ 25%。研究人员最近进行了另外两项小型随机临床试验[96,97]，研究与口服糖皮质激素治疗瓣膜结果相比，静脉使用甲泼尼龙治疗活动性风湿性心脏炎的效果，得到不一致的结果。但是，WHO 和新西兰 / 澳大利亚指南均建议在危及生命的情况下静脉使用甲泼尼龙。停用糖皮质激素后，可能需要重新使用水杨酸或其他 NSAID，以避免关节症状复发或发热。

一项随机临床试验对 IVIG 进行了前瞻性评估，该研究纳入了 59 例 ARF 患者（39 例存在心脏炎），结果显示这种治疗没有改变 ARF 的自然病程。在 12 个月的随访中，没有观察到疾病过程中临床、实验室或者超声心动图指标具有差异[98]。

传统上建议卧床休息，尽管这一建议并非基于临床试验结果。在青霉素出现以前，这与缩短心脏炎的持续时间、复发减少和较少的心脏肥大有关[99]。轻度或无心脏炎患者应尽量减少行走以避免关节疼痛。对于严重心脏炎患者则建议休息，特别是在疾病前 4 周或者直到血清 CRP 水平恢复正常，ESR 正常或显著降低[92]。

心力衰竭。虽然慢性心力衰竭在疾病复发期间更为常见，它也发生在 5% ～ 10% 首次发生 ARF 的患者中。如果卧床休息和糖皮质激素治疗不足以控制心力衰竭，必须及早积极治疗。很少有研究评估 β 受体阻滞剂在急性心脏炎所致心力衰竭患者中的应用，因此目前不推荐这些治疗方法[92]。Ⅱ度和Ⅲ度心脏传导阻滞可能需要临时起搏器。

紧急瓣膜手术。手术应该推迟至活动性炎症消失后进行，但瓣叶或者腱索断裂可能导致严重的反流，需要紧急手术。在急性期，与其修复脆弱的炎症瓣膜，通常首选瓣膜置换术[92]。

关节炎和发热。关节炎和发热应用 NSAID 后通常在数小时内开始缓解，并且几乎总在 3 天内缓解。如果不是，需要怀疑诊断是否正确。传统上持续使用阿司匹林（儿童每天 80 ～ 100 mg/kg，成人每天 4 ～ 6 g），直至所有症状消失和炎症指标正常。大部分患者需要使用 NSAID 1 ～ 2 周；但是，也有需要用至 6 周者，大约 5% 的病例需要 6 个月或以上[92]。还可以使用其他 NSAID，萘普生（20 mg/kg，成人每天 1.5 g）是有效且耐受性良好的。NSAID 可改变关节疾病的进程，由于没有任何证据表明它们会使预后恶化，在诊断尚未明确的时候可以使用对乙酰氨基酚。NSAID 停药期间关节症状复发不代表 ARF 复发，可以短期应用另外一种高剂量的 NSAID 治疗。

舞蹈病。舞蹈病通常是自限性，症状轻微，除了休息和安静的环境外不需要特殊治疗。在长期或者丧失能力的病例中，抗精神药物、安定和抗惊厥药物是有效的。阿司匹林和糖皮质激素治疗对这种症状无效。一项比较卡马西平、丙戊酸和氟哌啶醇的 18 例舞蹈病患者的前瞻性研究显示，丙戊酸是最为有效的治疗方法[100]。预期治疗 1 ～ 2 周后症状减少，但不会消失。药物应在舞蹈病症状消失后继续使用 2 ～ 4 周。

风湿性心脏病的管理

2014 年，美国心脏病学会（ACC）和美国心脏协会 AHA 发布了他们之前 2008 年瓣膜心脏病（valvular heart disease，VHD）患者管理的指南更新[101]。本指南的重点在于，通过改变生活方式、用药和医疗程序来诊断和管理成人 VHD 患者。

二级预防

新发 GAS 感染后，风湿热患者具有高复发风险和临床表现严重程度的进展。由于链球菌咽炎通常无症状，因此需要长期使用抗生素预防，而不是单纯治疗急性 GAS 咽炎发作。持续使用苄星青霉素 G（benzathine penicillin G，BPG）可使 71% ～ 91% 病例的新发链球菌咽炎发生率降低，87% ～ 96% 的病例新发 ARF 减少，减轻 RHD 的严重程度[102] 及其相关死亡率[103]。

所有曾经有 ARF、舞蹈病，或者有确切证据支持 RHD 的患者，均需要进行二级预防。

肌内注射青霉素比口服青霉素更有效预防疾病复发[104]。体重超过 27 kg（60 磅）者，BPG 应肌内注射 120 万单位，对于体重低于 27 kg[24]（新西兰 / 澳大利亚指南为 20 kg）者使用 60 万单位[86,92]。应用 120 万单位 BPG 28 天后，血清青霉素水平可能检测不到或很低[105]。对于高危患者，应考虑每 3 周肌内注射 BPG。该方案治疗的患者链球菌感染和 ARF 复发较少[92,102]，长远来说，二尖瓣反流的改善程度也更大[105]。但是，来自新西兰的前瞻性数据显示，完全依靠4周间隔使用BPG方案的患者复发率也很低（每100个患者年发生0.07例），这仍然是目前美国推荐的方案。

如果肌内注射途径不可行或患者拒绝使用，二线治疗方案是口服青霉素V，250 mg，每日2次。有青霉素过敏记录的患者应口服红霉素治疗，儿童每天40 mg/kg（最大剂量每天1 g），分2～4次服用，成人和青少年则服用每次400 mg，每日2次[24,92,106]。

二级预防应持续至无ARF复发风险时，因此停药时间应该个体化。WHO、新西兰和澳大利亚指南都是根据各自的数据制定的，相互之间略有不同。在新西兰，缺乏或者轻度心脏疾病的患者，二级预防维持至21岁是安全有效的[92]。在一项对1993—1999年奥克兰（新西兰）急性风湿热注册数据的审查发现，仅有5例在30岁后复发。澳大利亚北领地原住民的数据显示，2005—2009年间259例ARF病例，大约仅有1%在40岁后复发。因此，30岁和40岁分别被认为是新西兰和澳大利亚严重心脏炎患者停止二级预防的最合理的临界值。在这两个国家中，个别特殊情况需要持续性预防（例如，患者希望将复发率降至非常低）。

现在尚不清楚这些预防方案是否应该在只有散发病例的ARF发病率低的地区中应用，因为这些方案主要是在ARF疾病负荷较高的地区中制定的。现代智利的一项前瞻性研究中，59例ARF患者被认为复发的风险低，允许不接受二级预防。在接下来的3349个患者月的随访中，仅观察到两例ARF发作，作者建议，对复发风险较低并经过仔细的观察监测的患者，可以安全地停止ARF二级预防[107]。

二级预防的有效性完全取决于依从性。一项涉及1790例患者的国际性前瞻研究发现，依从性良好的患者仅有0.45%新发ARF，而依从性欠佳者这一比例达11.5%[108]。澳大利亚原住民中仅有1/5RF患者接受了80%或以上的预防剂量[109]。依从性不好的原因包括疼痛、注射频率高、治疗时间长，以及患者的社会经济和教育水平低。

感染性心内膜炎的预防

感染性心内膜炎（infective endocarditis，IE）是RHD的潜在致命性并发症。尚未证实事件发生前抗生素治疗可以有效预防IE，但这个观点得到动物模型、经验性观察和专家意见的支持[106]。所有RHD或者人工瓣膜的患者均应在口腔诊疗或其他可能导致菌血症的操作之前给予IE抗生素预防。有ARF病史但无瓣膜损害者不需要预防心内膜炎。经食管超声心动图、食管胃十二指肠镜、结肠镜和膀胱镜检查是在没有活动性感染的情况下无需预防IE的实例。对接受RF二级预防的患者，应提供不同的抗生素。指南旨在提供优化IE的诊断和管理（包括预防）方法，需要专业机构对其进行持续更新[104]。

疫苗研发

2018年，WHO意识到GAS疫苗的重要性，这是预防RF和RHD的全球解决方案。上面提到的一些候选疫苗，由于没有展现出预期结果而被弃用。30价M蛋白相关StrepA疫苗已经进入了随机对照Ⅰ期临床试验（n=39人，其中23人接种疫苗、13人对照，并完成了1年随访）。该疫苗具有免疫原性和良好的耐受性，且没有证据显示与人体蛋白发生交叉反应，没有观察到自身免疫性[109a]。StreptInCor，另一种来自C末端长55肽段的候选疫苗，正在接受巴西ANVISA机构的监管程序。

虽然RHD控制计划已在全球实施，该疾病仍然是一些国家的健康问题。落后国家和发展中国家链球菌疾病的流行病学增长，促使多个小组研究候选疫苗，以预防GAS感染。

研发针对化脓性链球菌的疫苗将带来很多益处，例如预防链球菌感染及其并发症。在过去的几十年中已经提出了多项疫苗研究，但没有令人满意的结果。

在引入合成肽和分子生物学技术等新方法后，过去20～25年间一些项目已经在开发中。

现有四种针对M蛋白的抗GAS候选疫苗，以及另外八种以其他链球菌抗原为靶点的候选疫苗，包括A组糖链，C5a蛋白酶（SCPA），半胱氨酸蛋白酶（Spe B），与纤连蛋白相似的结合蛋白，不透明因子，脂蛋白，Spes（超抗原）和链球菌菌毛[110]。

基于重组M蛋白N末端不同血清型的菌株特异性疫苗，涵盖了美国的主要流行菌株，已进入Ⅰ/Ⅱ期临床试验。26价疫苗以及目前另外一个基于30价常见血清型的疫苗正在进行Ⅰ期临床试验，但并没有进展[111]。

另外两种有希望的疫苗包含C末端保护性抗原

表位，并且两者作用机制有所不同。一种是基于最小保护表位来产生保护性抗体[112-114]，另外一种是一段长肽段（55 个氨基酸），称为 StreptInCor[115]。StreptInCor 疫苗模型的优点是疫苗表位可能由抗原呈递细胞［单核细胞和（或）巨噬细胞］递呈产生多种诱发 B 和 T 细胞免疫应答的肽段，从而产生安全有效的免疫应答[116]。实验检测已经证明 StreptInCor 肽段可以诱导远交免疫小鼠产生高滴度的调理、中和及保护性抗体[117,118]。使用 HLA Ⅱ 类转基因小鼠，可以评估 StreptInCor 疫苗表位持续 1 年的免疫原性和安全性。它可以产生特异性和非自身反应性抗体。在心脏或其他器官暂未观察到自身免疫或者病理反应[119]。StreptInCor 候选疫苗正在接受监管，应在数月内进入 Ⅰ / Ⅱa 期临床试验。

　　鉴于所有疫苗研发方法都正在进行中，一种安全和具有保护作用的抗化脓性链球菌的疫苗将可能在未来 5 年内得以实现。

链球菌感染后关节炎

　　根据目前反应性关节炎的定义，只有胃肠道或泌尿生殖道的感染与这个诊断相关[120]。然而，GAS 和肺炎衣原体影响呼吸道，也被认为与反应性免疫介导的无菌性关节炎有关。另外一个争论的问题是，链球菌感染后反应性关节炎（PSRA）是否应被视为 ARF 的非典型和不完全形式，或者是独立的疾病。少数发表的文章主要是基于小样本量，可能受普遍认为的 PSRA 的定义所影响。这些案例系列表明两者之间存在显著差异。尽管 ARF 主要发生在 4 ~ 9 岁儿童，但 PSRA 的发病年龄似乎具有双峰分布，8 ~ 14 岁和 21 ~ 37 岁是高峰[120,121]。RF 症状在链球菌感染后 2 ~ 3 周开始，而 PSRA 的潜伏期只有大约 10 天。PSRA 的关节炎通常是累加和对称的。膝关节和踝关节是常见受累部位，但小关节和中轴关节也可能累及。PSRA 关节炎的平均持续时间大概 2 个月，但随后的关节痛可能持续 3 年。高达 19% 的患者，关节炎在几个月间歇期后复发。对水杨酸和其他 NSAID 的治疗反应，在与 ARF 有关的关节炎患者中效果显著，而 PSAR 患者稍差[122]。

　　一项涉及 26 名患者的回顾性研究表明，多发肌腱炎、腱鞘炎和附着点炎是 PSRA 的常见表现，并且可以是唯一的症状[122]。这一发现以及中轴受累的可能性引起了大家的疑问，即目前所谓的 PSRA 确实是一组异质性疾病，其中一些特征与脊柱关节炎相同，有些特点更类似于 ARF。类风湿关节炎的动物模型有助于我们理解这种异质性。在该模型中，链球菌细胞壁片段通过腹腔注射至大鼠体内，这样对生物降解有高度抗性。注射 24 ~ 48 小时内，动物的外周关节出现补体依赖性急性炎症，同时细胞壁片段在滑膜和软骨下骨髓的血管中播散。其中有些大鼠最初的炎症消退；有些炎症持续，也有的炎症消退后复发。一些大鼠出现慢性 T 细胞依赖性侵蚀性多关节炎，认为是由巨噬细胞促进细胞壁片段降解的炎症过程所引发的。慢性关节炎症只在易感大鼠中发生，与链球菌菌株的特异性无关。值得注意的是，在无菌环境下饲养的大鼠不会发生慢性关节炎，表明链球菌细胞壁片段不会引发特异性自身免疫反应，而只是作为佐剂促进其他细菌的交叉反应性免疫过程，可能发生在胃肠道或者泌尿生殖道。在 PSRA 中，链球菌感染可能具有类似的佐剂特点，仅促进已经发生的自身免疫反应（打破免疫耐受）。在这种情况下，PSRA 临床表现谱将与不同个体的易感性有关。

　　需要解答的最重要的实际问题是，PSRA 患者患 RHD 的风险是否增加，是否需要进行二级预防。三项对 PSRA 患儿的基于超声心动图证据的研究显示，76 名患者中有 6 例出现了心脏受累。成人 PSRA 患者，两项研究中超声心动图筛查均未发现瓣膜异常，其中一项是包含 75 例患者的前瞻性研究，他们均没有接受抗生素预防性治疗，并随访了接近 9 年[120]。由于目前关于 PSRA 的研究主要是针对美国和西欧患者，因此结论可能不适用于世界其他地区的人群。WHO 的 ARF 指南指出，上呼吸道链球菌感染后的关节炎患者，如果符合 Jones 标准，应该认为其患有 ARF。新西兰和澳大利亚的指南则建议，PSRA 的诊断少有，如果存在，应该在高危人群中考虑，而对于低风险人群，该诊断应十分谨慎。在这些国家中，诊断为 PSRA 的患者，若发生 ARF 的风险高，应进行至少 5 年二级预防。低危人群需要治疗至少 1 年。停用抗生素前，需要进行超声心动图再次确认没有瓣膜受累。

结论

　　急性风湿热由化脓性链球菌感染触发，由固有免疫和适应性免疫反应介导，并受环境和遗传因素影响。自身免疫反应是由于人体蛋白质和化脓性链球菌抗原之间存在分子模拟。感染后出现炎症因子和抗炎因子不平衡，从而导致急性和慢性炎症。此外，低数量的 Treg 细胞促进炎症反应性的增加，从而导致慢性疾病。

尽管 RF 在大部分发达国家罕见，但它仍然是全球获得性瓣膜疾病的最常见原因。误诊可导致严重的后果，因此，尤其对于高风险人群应高度重视。诊断基于 2015 年 Jones 标准，包括临床表现、实验室指标、超声心动图发现，以及低风险和高风险人群的区别。虽然充分的咽喉炎治疗可以阻止大部分 ARF 的发生，一级预防策略从未显示可有效降低疾病发生率，针对化脓性链球菌的疫苗值得期待。二级预防可预防新的发作并减少远期并发症，但这取决于患者充分的依从性。

 Full references for this chapter can be found on ExpertConsult.com.

参考文献

1. Steer AC, Law I, Matatolu L, et al.: Global emm type distribution of group A streptococci: systematic review and implications for vaccine development, *Lancet Infect Dis* 9:611–616, 2009.
2. Imöhl M, Reinert RR, Ocklenburg C, et al.: Epidemiology of invasive streptococcus pyogenes disease in Germany during 2003-2007, *FEMS Immunol Med Microbiol* 58:389–396, 2010.
3. Chang H, Shen X, Huang G, et al.: Molecular analysis of Streptococcus pyogenes strains isolated from Chinese children with pharyngitis, *Diagn Microbiol Infect Dis* 69:117–122, 2011.
4. Sanderson-Smith M, De Oliveira DM, Guglielmini J, et al.: A systematic and functional classification of streptococcus pyogenes that serves as a new tool for molecular typing and vaccine development, *J Infect Dis* 210:1325–1338, 2014.
5. Wyber R, Graiger Gasser A, Thompson D, et al.: *Tools for implementing rheumatic heart disease control programmes: 'Quick TIPS.'* Perth, Australia, 2014, World Heart Federation.
6. Carapetis JR, McDonald M, Wilson NJ: Acute rheumatic fever, *Lancet* 366:155–168, 2005.
7. Carapetis JR, Steer AC, Mulholland EK, et al.: The global burden of group A streptococcal diseases, *Lancet Infect Dis* 5:685–694, 2005.
8. Watkins DA, Johnson CO, Colquhoun SM, et al.: Global, regional, and national burden of rheumatic heart disease, 1990-2015, *N Engl J Med* 377(8):713–722, 2017.
9. Seckeler MD, Hoke TR: The worldwide epidemiology of acute rheumatic fever and rheumatic heart disease, *Clin Epidemiol* 3:67–84, 2011.
10. Tandon R: Preventing rheumatic fever: M-protein based vaccine, *Indian Heart J* 66:64–67, 2014.
11. Hermansson M, Sawaji Y, Bolton M, et al.: Proteomic analysis of articular cartilage shows increased type II collagen synthesis in osteo-arthritis and expression of inhibin betaA (activin A), a regulatory molecule for chondrocytes, *J Biol Chem* 279:43514–43521, 2004.
12. Feinstein AR, Spagnuolo M: The clinical patterns of acute rheumatic fever: a reappraisal, *Medicine (Baltimore)* 41:279–305, 1962.
13. Bland E, Duckett Jones T: Rheumatic fever and rheumatic heart disease; a twenty year report on 1000 patients followed since childhood, *Circulation* 4:836–843, 1951.
14. Bisno AL: The resurgence of acute rheumatic fever in the United States, *Annu Rev Med* 41:319–329, 1990.
15. Sultan FA, Moustafa SE, Tajik J, et al.: Rheumatic tricuspid valve disease: an evidence-based systematic overview, *J Heart Valve Dis* 19:374–382, 2010.
16. Agozzino L, Falco A, de Vivo F, et al.: Surgical pathology of the mitral valve: gross and histological study of 1288 surgically excised valves, *Int J Cardiol* 37:79–89, 1992.
17. Rashed M, Nagm M, Galal M, et al.: Clinical and histopathologic study of surgically excised mitral valves in children, *Internet J Pathol* 5, 2006. Retrieved from http://ispub.com/IJPA/5/2/11071.
18. Guilherme L, Cunha-Neto E, Coelho V, et al.: Human heart-infiltrating T-cell clones from rheumatic heart disease patients recognize both streptococcal and cardiac proteins, *Circulation* 92:415–420, 1995.
19. Guilherme L, Cury P, Demarchi LM, et al.: Rheumatic heart disease: proinflammatory cytokines play a role in the progression and maintenance of valvular lesions, *Am J Pathol* 165:1583–1591, 2004.
20. Meira ZM, Goulart EM, Colosimo EA, et al.: Long term follow up of rheumatic fever and predictors of severe rheumatic valvar disease in Brazilian children and adolescents, *Heart* 91:1019–1022, 2005.
21. Ministry of Health: *Communicable disease control manual*, Wellington, New Zealand, 2012, Ministry of Health.
22. Tubridy-Clark M, Carapetis JR: Subclinical carditis in rheumatic fever: a systematic review, *Int J Cardiol* 119:54–58, 2007.
23. Marijon E, Ou P, Celermajer DS, et al.: Echocardiographic screening for rheumatic heart disease, *Bull World Health Organ* 86:84, 2008.
24. Rheumatic fever and rheumatic heart disease: report of a WHO expert consultation, *World Health Organ Tech Rep Ser* 923:1–122, 2004.
25. Eshel G, Lahat E, Azizi E, et al.: Chorea as a manifestation of rheumatic fever—a 30-year survey (1960-1990), *Eur J Pediatr* 152:645–646, 1993.
26. Ekici F, Cetin II, Cevik BS, et al.: What is the outcome of rheumatic carditis in children with Sydenham's chorea? *Turk J Pediatr* 54:159–167, 2012.
27. Kirvan CA, Swedo SE, Heuser JS, et al.: Mimicry and autoantibody-mediated neuronal cell signaling in Sydenham chorea, *Nat Med* 9:914–920, 2003.
28. Sokol MS, Ward PE, Tamiya H, et al.: D8/17 expression on B lymphocytes in anorexia nervosa, *Am J Psychiatry* 159:1430–1432, 2002.
29. Khanna AK, Buskirk DR, Williams RC, et al.: Presence of a non-HLA B cell antigen in rheumatic fever patients and their families as defined by a monoclonal antibody, *J Clin Invest* 83:1710–1716, 1989.
30. da Silva CH: Rheumatic fever: a multicenter study in the state of São Paulo. Pediatric committee—São Paulo pediatric rheumatology society, *Rev Hosp Clin Fac Med Sao Paulo* 54:85–90, 1999.
30a. Gray LA, D'Antoine HA, Tong SYC, et al.: Genome-wide analysis of genetic risk factors for rheumatic heart disease in aboriginal Australians provides support for pathogenic molecular mimicry, *J Infect Dis* 216:1460–1470, 2017.
30b. Parks T, Mirabel MM, Kado J, et al.: Association between a common immunoglobulin heavy chain allele and rheumatic heart disease risk in Oceania, *Nat Commun* 8:14946, 2017.
31. Hartmann B, Wagner H: Innate immunity: resistance and disease-promoting principles. In Pahnernik S, editor: *Else Kröner-Fresenius Symposia*, Basel, Switzerland, 2013, S Karger AG, pp 1–3.
32. Maharaj B, Hammond MG, Appadoo B, et al.: HLA-A, B, DR, and DQ antigens in black patients with severe chronic rheumatic heart disease, *Circulation* 76:259–261, 1987.
33. Monplaisir N, Valette I, Bach JF: HLA antigens in 88 cases of rheumatic fever observed in Martinique, *Tissue Antigens* 28:209–213, 1986.

34. Donadi EA, Smith AG, Louzada-Júnior P, et al.: HLA class I and class II profiles of patients presenting with Sydenham's chorea, *J Neurol* 247:122–128, 2000.

35. Ayoub EM, Barrett DJ, Maclaren NK, et al.: Association of class II human histocompatibility leukocyte antigens with rheumatic fever, *J Clin Invest* 77:2019–2026, 1986.

36. Hernández-Pacheco G, Aguilar-García J, Flores-Domínguez C, et al.: MHC class II alleles in Mexican patients with rheumatic heart disease, *Int J Cardiol* 92:49–54, 2003.

37. Jhinghan B, Mehra NK, Reddy KS, et al.: HLA, blood groups and secretor status in patients with established rheumatic fever and rheumatic heart disease, *Tissue Antigens* 27:172–178, 1986.

38. Ozkan M, Carin M, Sönmez G, et al.: HLA antigens in Turkish race with rheumatic heart disease [see comment], *Circulation* 87:1974–1978, 1993.

39. Olmez U, Turgay M, Ozenirler S, et al.: Association of HLA class I and class II antigens with rheumatic fever in a Turkish population, *Scand J Rheumatol* 22:49–52, 1993.

40. Rajapakse CN, Halim K, Al-Orainey I, et al.: A genetic marker for rheumatic heart disease, *Br Heart J* 58:659–662, 1987.

41. Guilherme L, Weidebach W, Kiss MH, et al.: Association of human-leukocyte class-ii antigens with rheumatic-fever or rheumatic heart-disease in a Brazilian population, *Circulation* 83:1995–1998, 1991.

42. Visentainer JE, Pereira FC, Dalalio MM, et al.: Association of HLA-DR7 with rheumatic fever in the Brazilian population, *J Rheumatol* 27:1518–1520, 2000.

43. Guédez Y, Kotby A, El-Demellawy M, et al.: HLA class II associations with rheumatic heart disease are more evident and consistent among clinically homogeneous patients, *Circulation* 99:2784–2790, 1999.

44. Stanevicha V, Eglite J, Sochnevs A, et al.: HLA class II associations with rheumatic heart disease among clinically homogeneous patients in children in Latvia, *Arthritis Res Ther* 5:R340–R346, 2003.

45. Anastasiou-Nana MI, Anderson JL, Carlquist JF, et al.: HLA-DR typing and lymphocyte subset evaluation in rheumatic heart disease: a search for immune response factors, *Am Heart J* 112:992–997, 1986.

46. Berdeli A, Celik HA, Ozyürek R, et al.: TLR-2 gene Arg753Gln polymorphism is strongly associated with acute rheumatic fever in children, *J Mol Med (Berl)* 83:535–541, 2005.

47. Jack DL, Klein NJ, Turner MW: Mannose-binding lectin: targeting the microbial world for complement attack and opsonophagocytosis, *Immunol Rev* 180:86–99, 2001.

48. Messias Reason IJ, Schafranski MD, Jensenius JC, et al.: The association between mannose-binding lectin gene polymorphism and rheumatic heart disease, *Hum Immunol* 67:991–998, 2006.

49. Ramasawmy R, Spina GS, Fae KC, et al.: Association of mannose-binding lectin gene polymorphism but not of mannose-binding serine protease 2 with chronic severe aortic regurgitation of rheumatic etiology, *Clin Vaccine Immunol* 15:932–936, 2008.

50. Messias-Reason IJ, Schafranski MD, Kremsner PG, et al.: Ficolin 2 (FCN2) functional polymorphisms and the risk of rheumatic fever and rheumatic heart disease, *Clin Exp Immunol* 157:395–399, 2009.

51. Hirsch E, Irikura VM, Paul SM, et al.: Functions of interleukin 1 receptor antagonist in gene knockout and overproducing mice, *Proc Natl Acad Sci U S A* 93:11008–11013, 1996.

52. Koyanagi T, Koga Y, Nishi H, et al.: DNA typing of HLA class II genes in Japanese patients with rheumatic heart disease, *J Mol Cell Cardiol* 28:1349–1353, 1996.

53. Düzgün N, Duman T, Haydardedeoğlu FE, et al.: Cytotoxic T lymphocyte-associated antigen-4 polymorphism in patients with rheumatic heart disease, *Tissue Antigens* 74:539–542, 2009.

54. Settin A, Abdel-Hady H, El-Baz R, et al.: Gene polymorphisms of TNF-alpha(-308), IL-10(-1082), IL-6(-174), and IL-1Ra(VNTR) related to susceptibility and severity of rheumatic heart disease, *Pediatr Cardiol* 28:363–371, 2007.

55. Azevedo PM, Bauer R, Caparbo VeF, et al.: Interleukin-1 receptor antagonist gene (IL1RN) polymorphism possibly associated to severity of rheumatic carditis in a Brazilian cohort, *Cytokine* 49:109–113, 2010.

56. Hernández-Pacheco G, Flores-Domínguez C, Rodríguez-Pérez JM, et al.: Tumor necrosis factor-alpha promoter polymorphisms in mexican patients with rheumatic heart disease, *J Autoimmun* 21:59–63, 2003.

57. Sallakci N, Akcurin G, Köksoy S, et al.: TNF-alpha G-308A polymorphism is associated with rheumatic fever and correlates with increased TNF-alpha production, *J Autoimmun* 25:150–154, 2005.

58. Ramasawmy R, Faé KC, Spina G, et al.: Association of polymorphisms within the promoter region of the tumor necrosis factor-alpha with clinical outcomes of rheumatic fever, *Mol Immunol* 44:1873–1878, 2007.

59. Berdeli A, Tabel Y, Celik HA, et al.: Lack of association between TNFalpha gene polymorphism at position −308 and risk of acute rheumatic fever in Turkish patients, *Scand J Rheumatol* 35:44–47, 2006.

60. Sabat R: IL-10 family of cytokines, *Cytokine Growth Factor Rev* 21:315–324, 2010.

61. Peterson L, Fujimani R: Molecular mimicry. In Shoenfeld Y, Gershwin M, Meroni P, editors: *Autoantibodies*, Boston, 2007, Elsevier, pp 13–19.

62. Lehmann PV, Forsthuber T, Miller A, et al.: Spreading of T-cell autoimmunity to cryptic determinants of an autoantigen, *Nature* 358:155–157, 1992.

63. Zabriskie JB, Friedman JE: The role of heart binding antibodies in rheumatic fever, *Adv Exp Med Biol* 161:457–470, 1983.

64. Kirvan CA, Swedo SE, Kurahara D, et al.: Streptococcal mimicry and antibody-mediated cell signaling in the pathogenesis of Sydenham's chorea, *Autoimmunity* 39:21–29, 2006.

65. Roberts S, Kosanke S, Terrence Dunn S, et al.: Pathogenic mechanisms in rheumatic carditis: focus on valvular endothelium, *J Infect Dis* 183:507–511, 2001.

66. Faé KC, Palacios SA, Nogueira LG, et al.: CXCL9/Mig mediates T cells recruitment to valvular tissue lesions of chronic rheumatic heart disease patients, *Inflammation* 36:800–811, 2013.

67. Cunningham MW, McCormack JM, Fenderson PG, et al.: Human and murine antibodies cross-reactive with streptococcal M protein and myosin recognize the sequence GLN-LYS-SER-LYS-GLN in M protein, *J Immunol* 143:2677–2683, 1989.

68. Faé KC, da Silva DD, Oshiro SE, et al.: Mimicry in recognition of cardiac myosin peptides by heart-intralesional T cell clones from rheumatic heart disease, *J Immunol* 176:5662–5670, 2006.

69. Ellis NM, Li Y, Hildebrand W, et al.: T cell mimicry and epitope specificity of cross-reactive T cell clones from rheumatic heart disease, *J Immunol* 175:5448–5456, 2005.

70. Faé KC, Diefenbach da Silva D, Bilate AM, et al.: PDIA3, HSPA5 and vimentin, proteins identified by 2-DE in the valvular tissue, are the target antigens of peripheral and heart infiltrating T cells from chronic rheumatic heart disease patients, *J Autoimmun* 31:136–141, 2008.

71. Martins Cde O, Santos KS, Ferreira FM, et al.: Distinct mitral valve proteomic profiles in rheumatic heart disease and myxomatous degeneration, *Clin Med Insights Cardiol* 8:79–86, 2014.

72. Martins Cde O, Demarchi L, Moraes Ferreira F, et al.: Rheumatic Heart Disease and Myxomatous Degeneration: Differences and Similarities of Valve Damage Resulting from Autoimmune Reactions and Matrix Disorganization. Published: January 25, 2017.

73. Kojima S, Itoh Y, Matsumoto S, et al.: Membrane-type 6 matrix metalloproteinase (MT6-MMP, MMP-25) is the second glycosyl-phosphatidyl inositol (GPI)-anchored MMP, *FEBS Lett* 480:142–146, 2000.

74. Yamane H, Paul WE: Cytokines of the γ(c) family control CD4+ T cell differentiation and function, *Nat Immunol* 13:1037–1044, 2012.

75. Zheng SG: Regulatory T cells vs Th17: differentiation of Th17 versus Treg, are they mutually exclusive? *Am J Clin Exp Immunol* 2:94–106, 2013.

76. Morris K, Mohan C, Wahi PL, et al.: Enhancement of IL-1, IL-2 production and IL-2 receptor generation in patients with acute rheumatic fever and active rheumatic heart disease; a prospective study, *Clin Exp Immunol* 91:429–436, 1993.

77. Narin N, Kütükçüler N, Ozyürek R, et al.: Lymphocyte subsets and plasma IL-1 alpha, IL-2, and TNF-alpha concentrations in acute rheumatic fever and chronic rheumatic heart disease, *Clin Immunol Immunopathol* 77:172–176, 1995.

78. Yeğin O, Coşkun M, Ertuğ H: Cytokines in acute rheumatic fever, *Eur J Pediatr* 156:25–29, 1997.

79. Samsonov MY, Tilz GP, Pisklakov VP, et al.: Serum-soluble receptors for tumor necrosis factor-alpha and interleukin-2, and neopterin in acute rheumatic fever, *Clin Immunol Immunopathol* 74:31–34, 1995.

80. Bas HD, Baser K, Yavuz E, et al.: A shift in the balance of regulatory T and T helper 17 cells in rheumatic heart disease, *J Investig Med* 62:78–83, 2014.

81. Gerber MA, Shulman ST: Rapid diagnosis of pharyngitis caused by group A streptococci, *Clin Microbiol Rev* 17:571–580, 2004.

82. Heart Foundation of New Zealand: *Group A streptococcal sore throat management guideline: 2014 update*, Auckland, New Zealand, 2014, Heart Foundation of New Zealand.

83. Shet A, Kaplan EL: Clinical use and interpretation of group A streptococcal antibody tests: a practical approach for the pediatrician or primary care physician, *Pediatr Infect Dis J* 21:420–426, 2002, quiz 427-430.

84. Wilson NJ, Voss L, Morreau J, et al.: New Zealand guidelines for the diagnosis of acute rheumatic fever: small increase in the incidence of definite cases compared to the American Heart Association Jones criteria, *N Z Med J* 126:50–59, 2013.

85. Zühlke L, Mayosi BM: Echocardiographic screening for subclinical rheumatic heart disease remains a research tool pending studies of impact on prognosis, *Curr Cardiol Rep* 15:343, 2013.

86. Reményi B, Wilson N, Steer A, et al.: World Heart Federation criteria for echocardiographic diagnosis of rheumatic heart disease—an evidence-based guideline, *Nat Rev Cardiol* 9:297–309, 2012.

87. Atatoa-Carr P, Lennon D, Wilson N, et al.: Rheumatic fever diagnosis, management, and secondary prevention: a New Zealand guideline, *N Z Med J* 121:59–69, 2008.

88. Carapetis JR, Currie BJ: Rheumatic fever in a high incidence population: the importance of monoarthritis and low grade fever, *Arch Dis Child* 85:223–227, 2001.

89. Harlan GA, Tani LY, Byington CL: Rheumatic fever presenting as monoarticular arthritis, *Pediatr Infect Dis J* 25:743–746, 2006.

90. Arguedas A: Mohs E: prevention of rheumatic fever in Costa Rica, *J Pediatr* 121:569–572, 1992.

91. Lennon DR: Acute rheumatic fever. In Feigin RD, Cherry JD, editors: *Textbook of pediatric infectious diseases*, ed 2, Philadelphia, 1996, WB Saunders, pp 371–383.

92. RHDAustralia (ARF/RHD writing group), National Heart Foundation of Australia and the Cardiac Society of Australia and New Zealand: *The Australian guideline for prevention, diagnosis and management of acute rheumatic fever and rheumatic heart disease*, ed 2, Casuarinas NT, Australia, 2012, Menzies School of Health Research, pp 1–136.

93. Rheumatic Fever Working Party of the Medical Research Council of Great Britain and the Subcommittee of Principal Investigators of the American Council on Rheumatic Fever and Congenital Heart Disease, American Heart Association: The treatment of acute rheumatic fever ill children: a cooperative clinical trial of ACTH, cortisone and aspirin, *Circulation* 11:343–377, 1955.

94. Albert DA, Harel L, Karrison T: The treatment of rheumatic carditis: a review and meta-analysis, *Medicine (Baltimore)* 74:1–12, 1995.

95. Cilliers A, Manyemba J, Adler AJ, et al.: Anti-inflammatory treatment for carditis in acute rheumatic fever, *Cochrane Database Syst Rev* 6:CD003176, 2012.

96. Câmara EJ, Braga JC, Alves-Silva LS, et al.: Comparison of an intravenous pulse of methylprednisolone versus oral corticosteroid in severe acute rheumatic carditis: a randomized clinical trial, *Cardiol Young* 12:119–124, 2002.

97. Akçoral A, Oran B, Tavli V, et al.: Effects of high-dose intravenous methylprednisolone in children with acute rheumatic carditis, *Acta Paediatr Jpn* 38:28–31, 1996.

98. Voss LM, Wilson NJ, Neutze JM, et al.: Intravenous immunoglobulin in acute rheumatic fever: a randomized controlled trial, *Circulation* 103:401–406, 2001.

99. Taran LM: Treatment of acute rheumatic fever and acute rheumatic heart disease, *Am J Med* 2:285–295, 1947.

100. Peña J, Mora E, Cardozo J, et al.: Comparison of the efficacy of carbamazepine, haloperidol and valproic acid in the treatment of children with sydenham's chorea: clinical follow-up of 18 patients, *Arq Neuropsiquiatr* 60:374–377, 2002.

101. Nishimura RA, Otto CM, Bonow RO, et al.: 2014 AHA/ACC guideline for the management of patients with valvular heart disease: executive summary: a report of the American College of Cardiology/American Heart Association Task Force on Practice Guidelines, *J Am Coll Cardiol* 63:2438–2488, 2014.

102. Lue HC, Tseng WP, Lin GJ, et al.: Clinical and epidemiological features of rheumatic fever and rheumatic heart disease in Taiwan and the far East, *Indian Heart J* 35:139–146, 1983.

103. Kaplan EL, Berrios X, Speth J, et al.: Pharmacokinetics of benzathine penicillin G: serum levels during the 28 days after intramuscular injection of 1,200,000 units, *J Pediatr* 115:146–150, 1989.

104. Manyemba J, Mayosi BM: Penicillin for secondary prevention of rheumatic fever, *Cochrane Database Syst Rev* 3:CD002227, 2002.

105. Lue HC, Wu MH, Wang JK, et al.: Long-term outcome of patients with rheumatic fever receiving benzathine penicillin G prophylaxis every three weeks versus every four weeks, *J Pediatr* 125(5 Pt 1):812–816, 1994.

106. Cohen M, Pocock WA, Lakier JB, et al.: Four year follow-up of black schoolchildren with non-ejection systolic clicks and mitral systolic murmurs, *Am Heart J* 95:697–701, 1978.

107. Berrios X, del Campo E, Guzman B, et al.: Discontinuing rheumatic fever prophylaxis in selected adolescents and young adults. A prospective study, *Ann Intern Med* 118:401–406, 1993.

108. International Rheumatic Fever Study Group: Allergic reactions to long-term benzathine penicillin prophylaxis for rheumatic fever, *Lancet* 337:1308–1310, 1991.

109. Maguire GP, Carapetis JR, Walsh WF, et al.: The future of acute rheumatic fever and rheumatic heart disease in Australia, *Med J Aust* 197:133–134, 2012.

109a. Pastural É, McNeil SA, MacKinnon-Cameron D, et al.: Safety and immunogenicity of a 30-valent M protein-based group A streptococcal vaccine in healthy adult volunteers: A randomized, controlled phase I study, *Vaccine* 38:1384–1392, 2020.

110. Steer AC, Batzloff MR, Mulholland K, et al.: Group A streptococcal vaccines: facts versus fantasy, *Curr Opin Infect Dis* 22:544–552, 2009.

111. McNeil SA, Halperin SA, Langley JM, et al.: Safety and immunogenicity of 26-valent group A streptococcus vaccine in healthy adult volunteers, *Clin Infect Dis* 41:1114–1122, 2005.

112. Batzloff MR, Yan H, Davies MR, et al.: Toward the development of an antidisease, transmission-blocking intranasal vaccine for group A streptococcus, *J Infect Dis* 192:1450–1455, 2005.

113. Brandt ER, Sriprakash KS, Hobb RI, et al.: New multi-determinant strategy for a group A streptococcal vaccine designed for the Australian Aboriginal population, *Nat Med* 6:455–459, 2000.

114. Good MF, Batzloff MR, Pandey M: Strategies in the development of vaccines to prevent infections with group A streptococcus, *Hum Vaccin Immunother* 9:2393–2397, 2013.

115. Guilherme L, Faé KC, Higa F, et al.: Towards a vaccine against rheumatic fever, *Clin Dev Immunol* 13:125–132, 2006.

116. Guilherme L, Alba MP, Ferreira FM, et al.: Anti-group A streptococcal vaccine epitope: structure, stability, and its ability to interact with HLA class II molecules, *J Biol Chem* 286:6989–6998, 2011.

117. De Amicis KM, Freschi de Barros S, Alencar RE, et al.: Analysis of

the coverage capacity of the StreptInCor candidate vaccine against Streptococcus pyogenes, *Vaccine* 32:4104–4110, 2014.

118. Postol E, Alencar R, Higa FT, et al.: StreptInCor: a candidate vaccine epitope against S. pyogenes infections induces protection in outbred mice, *PloS One* 8:e60969, 2013.

119. Guerino MT, Postol E, Demarchi LM, et al.: HLA class II transgenic mice develop a safe and long lasting immune response against StreptInCor, an anti-group A streptococcus vaccine candidate, *Vaccine* 29:8250–8256, 2011.

120. Mackie SL, Keat A: Poststreptococcal reactive arthritis: what is it and how do we know? *Rheumatology* 43:949–954, 2004.

121. Van der Helm-van Mil AH: Acute rheumatic fever and poststreptococcal reactive arthritis reconsidered, *Curr Opin Rheumatol* 22:437–442, 2010.

122. Sarakbi HA, Hammoudeh M, Kanjar I, et al.: Poststreptococcal reactive arthritis and the association with tendonitis, tenosynovitis, and enthesitis, *J Clin Rheumatol* 16:3–6, 2010.

第 123 章

淀粉样变

原著 HELEN J. LACHMANN, FAYE A. SHARPLEY

尚 可 译　王友莲 校

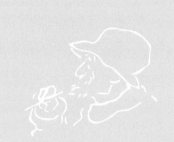

关键点

- AA 型淀粉样变是一种获得性淀粉样变，是慢性炎症或感染的并发症。
- AA 型淀粉样变中的前体蛋白是血清淀粉样蛋白（SAA），一种肝急性期反应的正常成分。
- SAA 长期持续升高会增加淀粉样蛋白形成的风险，任何导致持续炎症的疾病都可能因 AA 淀粉样变而变得更加复杂。
- AA 淀粉样蛋白主要沉积在脾和肾；临床表现为进行性蛋白尿肾病并有发展至终末期肾衰竭（ESRF）的风险。
- 针对潜在疾病进行系统治疗，采取常规措施支持肾脏功能 [如秋水仙碱对家族性地中海热（FMF）治疗有效，如能有效抑制 SAA 的生成，应该长期使用]。
- 当 SAA 水平得到持续控制，终末期肾衰竭患者可以考虑进行肾移植，即便移植物中淀粉样变复发的风险约为 14%。
- 未来治疗方案可能是针对肝中 SAA 的生成，以及稳定或清除已有的淀粉样蛋白。

引言

　　淀粉样变是一个用来描述一组异质性疾病的术语，其特征是蛋白质错误折叠和之前可溶性蛋白变为不溶性淀粉样原纤维在细胞外沉积。随着沉积物的堆积，导致组织结构和器官功能的渐进性破坏。在所有病例中，淀粉样沉积物的结构都非常均匀，其特征是严格的 10 nm 小纤维形成稳定的 β- 折叠片层构象，可以通过 X 线衍射显示 [1]。诊断淀粉样变的金标准是组织经过刚果红染色在偏振光下呈现典型的绿色双折光现象 [2]（图 123-1）。在所有类型的淀粉样沉积物中也有许多恒定的非纤维成分，包括肝素和硫酸皮肤素组的糖蛋白、血清淀粉样 P 成分（SAP）、载脂蛋白 E 和 A4、层粘连蛋白和 IV 型胶原蛋白。在体外适宜的条件下形成淀粉样纤维几乎是蛋白质的基本特性，但在体内形成淀粉样纤维却鲜有成功 [3]。所有这些或包含正常折叠状态下的 β 结构区域（如 β_2 微球蛋白、免疫球蛋白轻链和转甲状腺素）[4]，或能够通过 α- 螺旋构象形成 β- 折叠 [如载脂蛋白，包括血清淀粉样蛋白（SAA）]。这些天然蛋白质聚集成为淀粉样蛋白也受蛋白质浓度的影响（如在慢性炎症疾病、AA 型淀粉样变、单克隆内种球蛋白病和 AL 型淀粉样变中），蛋白质固有的病理构象倾向（如在 ATTR 淀粉样变中），或者突变导致蛋白质病理结构不稳定（如遗传性系统性淀粉样变）。30 多种不同的前体蛋白可以在人体内形成淀粉样蛋白，其中 13 种可引起系统性淀粉样变 [2]。器官组织中沉积的淀粉样纤维有一定的分布特点，例如，纤维蛋白原 Aα 链主要聚集在肾小球内，β_2 微球蛋白聚集在关节内 [5]，但是这种分布倾向的分子机制仍不清楚。

淀粉样变可以通过几种方式进行分类：根据免疫组化识别的潜在前体蛋白，或根据蛋白质产生的潜在原因（遗传的或获得的），也可以根据淀粉样沉积的程度（局部的或全身的）（表123-1）。某些类型的淀粉样变似乎在减少，特别是 AA 型淀粉样变和透析相关 β₂ 微球蛋白（Aβ₂M）淀粉样变，肾替代治疗导致了这两类淀粉样变的减少，反映了医疗保健的改善[6]。

本章将重点介绍 AA 型淀粉样变，一种获得性系统性淀粉样变，因为这种疾病与潜在的风湿疾病密切相关。也会讨论其他类型的淀粉样变，因为在鉴别诊断中非常重要，也可能会引起与风湿病相关的肌肉骨骼并发症。

AA 型淀粉样变

AA 型淀粉样变的诊断可能是在某个受累器官的活检中偶然发现的，例如为查明声音嘶哑的原因而进行的喉部活检中发现喉部淀粉样变，或由于临床怀疑潜在淀粉样变，例如当患者无任何其他潜在原因出现蛋白尿时（图123-2）。在这两种情况下，组织学阳性是诊断淀粉样变的金标准，当用苯胺染料刚果红染色活检组织并在偏振光下观察时，绿色双折光现象提

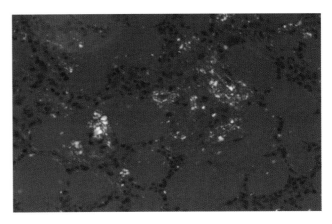

图 123-1　刚果红染色的淀粉样沉积物在偏振光下表现为绿色双折光现象

示存在淀粉样沉积物[7]（表123-1）。然而，阴性结果也不一定能完全排除淀粉样变，因为淀粉样沉积可以是斑片状的。刚果红染色并不是一个非常敏感的方法，因为它依赖于足够数量的淀粉样蛋白、正确的组织染色和观察者必要的经验[7]。仅仅诊断淀粉样变是不够的，还必须根据潜在的前体蛋白对淀粉样沉淀物进行亚型分类，进而影响治疗决策（图123-2）。如免疫组化无法诊断时，还可能需要使用串联质谱的方法。

由于 AA 型淀粉样变常常表现为蛋白尿，最常见

淀粉样变类型	简写	前体蛋白	遗传性（H）或获得性（A）	系统性（S）或局灶性（L）
免疫球蛋白轻链	AL	单克隆免疫球蛋白轻链	A	S 或 L
免疫球蛋白重链	AH	单克隆免疫球蛋白重链	A	S 或 L
β₂ 微球蛋白	Aβ₂M	野生型 β₂ 巨球蛋白	A	L
反应性淀粉样变	AA	血清淀粉样 A 蛋白	A	S
老年系统性淀粉样变	wtATTR	转体基因，野生型	A	S
转体基因淀粉样变	ATTR	转甲状腺素，变体（由于突变）	H	S
纤维蛋白原淀粉样变	AFib	纤维蛋白原链，变体	H	S
载脂蛋白 - I	AApoA I	载脂蛋白 - I，变异	H	S
载脂蛋白 A-II	AApoA II	载脂蛋白 A-II，变异	H	S
溶菌酶	ALys	溶菌酶，变体	H	S
凝溶胶蛋白	AGel	凝溶胶蛋白，变体	H	S
半胱氨酸蛋白酶抑制物	ACys	半胱氨酸蛋白酶抑制物 C，变体	H	S
A- 白细胞	ALect2	白细胞趋化因子 2	未知	S

表 123-1　淀粉样变的分类

的活检器官是肾。提高对淀粉样变的认识和早期保持怀疑态度，可能有助于接受低侵入性的筛选活检，例如直肠活检或皮下脂肪抽吸，作为一种还未充分利用的诊断试验，其敏感性约为 75%[8]。

路被破坏，SAA 单体经过蛋白水解裂解形成 AA 原纤维，沉积在组织内。随后，糖胺聚糖、SAP 和脂质成分与原纤维结合，使得无法被蛋白水解，进而出现具有特征性的 β 折叠片状结构[13]。

发病机制

AA 型淀粉样变是慢性炎症的结果，大多数患者表现为蛋白尿性肾病。在 AA 型淀粉样变中，淀粉样前体蛋白是血清淀粉样蛋白 A（SAA），这是一种正常的血清成分。SAA 可以通过促进中性粒细胞对细菌的摄取而发挥调理素的作用[9]，还可以下调树突状细胞的抑制作用，维持炎症反应[10]。这表明 SAA 与 C 反应蛋白（CRP）一样，参与炎症和免疫的调节。SAA 主要由肝细胞合成，也受促炎细胞因子尤其是 TNF、IL-1 和 IL-6[11] 刺激而由巨噬细胞、平滑肌细胞、脂肪细胞和内皮细胞合成。在健康人中，SAA 的中位血浆浓度为 3 mg/L，在急性期反应浓度可超过 2000 mg/L[12]。在正常情况下，SAA 被巨噬细胞吞噬后，转运到溶酶体降解。在淀粉样变患者中，该通

流行病学

发病率

AA 型淀粉样变是英国第三常见的系统性淀粉样变（在 AL 和 Aβ2M 之后），每年约有 10% 的新发淀粉样变是由 AA 淀粉样变引起的。AA 淀粉样变的估算发病率为 1 ~ 2 例每百万人年[14]，这一数字正在下降，很可能是由于慢性感染和炎症的治疗有所改善，特别是随着一些有效抗炎药物的使用[15]。AA 型淀粉样变使多种潜在慢性炎症性疾病复杂化（表 123-2）。潜在疾病的分布因地理区域而异，并随着时间的推移而变化。家族性地中海热（FMF）患者中 AA 型淀粉样变的发病率在很大程度上取决于秋水仙碱的使用，但也因患者的地理位置而异，在以色列和

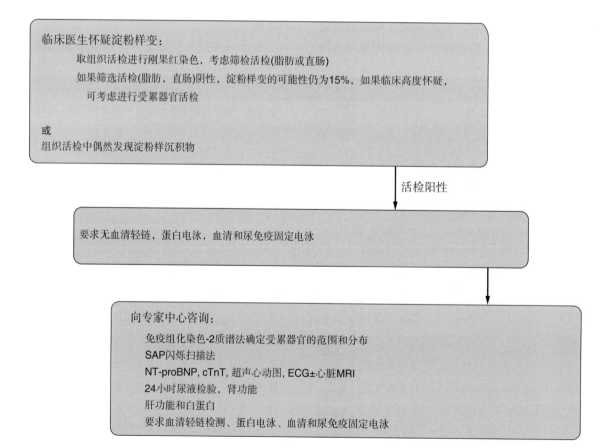

图 123-2　淀粉样变的诊断流程和淀粉样原纤维分型

潜在病种	疾病	治疗	举例
表 123-2　AA 型淀粉样变的潜在病因和治疗			
炎性关节炎	类风湿关节炎 幼年特发性关节炎 强直性脊柱炎 银屑病关节炎 莱特综合征 成人 Still 病 痛风	传统改善病情抗风湿药 其他免疫抑制剂 生物制剂	羟氯喹 柳氮磺吡啶 硫唑嘌呤 甲氨蝶呤 环孢素 环磷酰胺 霉酚酸酯 来氟米特 TNF 抑制剂（如英夫利昔单抗、依那西普、阿达木单抗） 抗 IL-6（如托珠单抗） 抗 CD20（利妥昔单抗）
周期性发热	家族性地中海热（FMF） 冷炎素相关周期性综合征（CAPS） TNF 受体相关周期性综合征（TRAPS） 甲戊酸激酶缺乏症（MVK）	秋水仙碱 生物制剂	阿那白滞素 卡纳单抗 托珠单抗
炎症性肠病	克罗恩病 溃疡性结肠炎	传统改善病情抗风湿药 生物制剂 抗生素 外科	柳氮磺吡啶 美沙拉秦 硫唑嘌呤 甲氨蝶呤 英夫利昔单抗 阿达木单抗 甲硝唑 环丙沙星 阿奇霉素
系统性血管炎	系统性红斑狼疮 结节性多动脉炎 大动脉炎 白塞病 巨细胞动脉炎 / 风湿性多肌痛 ANCA 相关性血管炎	传统改善病情抗风湿药 其他免疫抑制剂 生物制剂 血浆置换	硫唑嘌呤 甲氨蝶呤 环磷酰胺 霉酚酸酯 利妥昔单抗
免疫缺陷	低丙种球蛋白血症 周期性中性粒细胞减少 常见变异型免疫缺陷 高免疫球蛋白 M 综合征 性连锁无丙种球蛋白血症 艾滋病病毒感染 / 艾滋病	免疫球蛋白类 抗生素	复方磺胺甲基异噁唑 咪康唑
慢性感染和感染倾向	慢性皮肤溃疡 慢性肾盂肾炎 慢性骨髓炎 亚急性细菌性心内膜炎 麻风病 结核 Whipple 病 囊性纤维化 [a] 支气管扩张 [a] Kartagener 综合征 大疱性表皮松解 静脉和皮下药物滥用 镰状细胞性贫血	抗生素与手术 物理治疗 [a]	

续表

潜在病种	疾病	治疗	举例
肿瘤性	霍奇金病 肾细胞癌 肺、肠、泌尿生殖道腺癌 基底细胞癌 类癌 胃肠道间质瘤 毛细胞白血病 肝腺瘤 间皮瘤 Castleman 病 [b]	化疗和外科手术 生物制剂	托珠单抗 [b]
其他情况	心房黏液瘤 SAPHO 综合征 肥胖 结节病 腹膜后纤维化 炎性腹主动脉瘤 窦组织细胞增生性巨大淋巴结病		

表 123-2　AA 型淀粉样变的潜在病因和治疗

[a]　物理治疗对囊性纤维化和支气管扩张有效
[b]　托珠单抗被批准用于 Castleman 病

亚美尼亚患者以及亚美尼亚血统的患者 [16] 中更为常见，有证据表明土耳其的 FMF 比德国更为严重 [17]。

炎症起始到诊断淀粉样变的中位时间约为 17 年，但 AA 型淀粉样变的发生最早可在炎症发作后 12 个月，这在很大程度上取决于炎症的程度 [14]。AA 型淀粉样变可发生在任何年龄段，是儿童淀粉样变的主要形式 [18]。

风险因素和潜在疾病

任何与持续炎症相关的疾病都可能因 AA 型淀粉样变而变得复杂，包括慢性感染（如结核病）和恶性肿瘤（表 123-1）。

在发达国家，炎性关节炎是 AA 型淀粉样变最常见的原因，高达 5% 的患者会出现 AA 型淀粉样变；然而，单基因周期性发热综合征，如 FMF，则具有出现 AA 型淀粉样变的最高风险。超过 60% 未经治疗的 FMF 患者会发展为 AA 型淀粉样变。未经治疗的 TNF 受体相关周期性综合征（TRAPS）和冷炎素相关周期性综合征（CAPS）的病例中约有 25% 出现淀粉样变 [19]，使得病情变得更加复杂。随着对慢性炎症治疗的改善，AA 型淀粉样变的病因已从炎性关节炎转变到罕见的遗传性周期性发热综合征和与细胞因子综合征相关的疾病 [8]。在大约 28% 的 AA 型淀粉样变患者中，未发现明显的潜在炎症 [14]。在此类患者中，在将患者诊断为 AA 型淀粉样变的不明原因之前，应考虑位于纵隔或肠系膜的未诊断周期性发热综合征或分泌细胞因子的 Castleman 病。

类风湿关节炎和其他炎性关节炎患者发生 AA 型淀粉样变的风险与疾病活动的持续时间有关 [20]，但并非所有长期炎症患者都会发生 AA 型淀粉样变。同样，AA 型淀粉样变的 FMF 发展与疾病的严重程度有关，但并非所有患者都是如此，这表明存在其他遗传、疾病和环境相关的危险因素。

遗传学

SAA1 基因型通过改变 SAA 聚集为淀粉样纤维的倾向 [21]，与发生 AA 型淀粉样变的风险相关。有三种主要的 SAA1 等位基因：SAA1.1，SAA1.3 和 SAA1.5。白人患者中与 AA 淀粉样变相关的 SAA1.1 等位基因纯合子的种族群体之间的等位基因频率不同，而在日本患者中，该等位基因具有保护性，SAA1.3 等位基因与 AA 型淀粉样变的发生有关[22]。然而，*SAA1* 基因型的意义尚不清楚，因为纯合子个体并没有更高的血清 SAA 水平[23]。一种解释涉及基质金属蛋白酶（MMPs）与 *SAA1* 亚型之间的联系，MMP 存在于 AA 型淀粉样沉积物中，并在体外降解 SAA 和 AA 原纤维[24]。*SAA1.5* 能抵抗 MMP-1 的降解，表明与 *SAA1* 亚型相关的 AA 型淀粉样变发生风险可能与 MMP 的不同降解程度有关[25]。

一些遗传性自身炎症性疾病具有非常高的 AA 型淀粉样变风险。FMF 是一种重要的常染色体隐性遗传疾病，尽管杂合子可以引起这种疾病[26]。M694V 基因型的纯合性是 FMF 发生的一个危险因素[27]；共鉴定出 314 种 MEFV 基因变体；然而，5 种突变（外显子 10 上的 *M680I*、*M694V*、*M694I* 和 *V726A* 以及外显子 2 上的 *E148Q*）占 85% 以上[28]。M680 和 M694 位置的突变与早发 FMF、更严重的疾病和 AA 型淀粉样变的可能性增加有关[29]。

TNF 受体相关周期综合征（TRAPS）是遗传性疾病。同样，*TNFR1* 基因的大量变异已被鉴定[30]。据报道，与非半胱氨酸突变相比，影响半胱氨酸残基的突变伴随着淀粉样蛋白突变的风险更高，尽管后来的研究没有重复这一点[31,32]。在这两种单基因周期性发热综合征中，AA 型淀粉样变的更大风险是患者来源的国家，这表明环境因素和种族也有影响[16]。

临床特征

AA 型淀粉样变的最早临床特征通常是蛋白尿（图 123-3）。外周水肿是最常见症状，超过 90% 的患者因肾小球淀粉样蛋白沉积而出现非选择性蛋白尿。血尿很少发生。50% 以上的患者有肾病综合征。肾功能受损很常见，约 10% 的患者会发展为终末期肾病（ESRD）[33]。第二个最常见的表现是器官增大，如肝、脾或甲状腺增大。脾在 SAP 闪烁扫描中几乎无一例外都有受累，表明脾是最常受累的器官，尽管这通常是无症状的。脾破裂极为罕见[34]，但也可能发生。约 10% 的患者在就诊检查时有明显的肝大，但在 SAP 闪烁扫描中，高达 23% 的患者有肝受累[33]。虽然 5% 的患者有血清碱性磷酸酶（ALP）升高，然而并非特异性的，不一定表明就有肝淀粉样沉积。胆红素或血清转氨酶升高的报道很少，肝衰竭则更为罕见[33]。其他常见的受累器官包括胃肠道（GI）

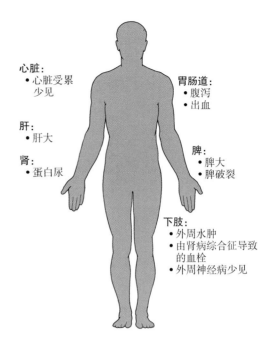

心脏：
• 心脏受累少见

肝：
• 肝大

肾：
• 蛋白尿

胃肠道：
• 腹泻
• 出血

脾：
• 脾大
• 脾破裂

下肢：
• 外周水肿
• 由肾病综合征导致的血栓
• 外周神经病少见

图 123-3　AA 型淀粉样变的临床特征和受累器官

和肾上腺。胃肠功能障碍在晚期疾病中很常见，主要表现为腹泻和偶尔出血[35]。在 SAP 闪烁扫描中常见到肾上腺高摄取，但很少有患者出现肾上腺功能不全。心脏和神经病变在 AA 淀粉样变中都极为罕见，是疾病非常晚期的特征[33]。

其他类型的系统性淀粉样变

由于患者的临床表现往往相似和重叠（表 123-3），因此很难对患者进行临床分型，应在活检材料上进行免疫组化以准确地对患者进行亚型分析。

系统性轻链型淀粉样变

系统性轻链型淀粉样变（AL）是最严重和最常见的淀粉样变，占英国中心新转诊病例的 60%，估计发病率为 5 ～ 12 人每百万人年，如果不治疗，中位生存期仅为 12 个月[36]。这种淀粉样变是 B 细胞克隆并产生免疫球蛋白轻链的并发症。因此，AL 型淀粉样变使得浆细胞异常疾病更为复杂，包括 15% 的多发性骨髓瘤、淋巴浆细胞性淋巴增生性疾病和约 5% 的单克隆丙种球蛋白病（MGUS）[37]。淀粉样变克隆产生的轻链可能受到可变结构域内蛋白水解裂解或突变的影响，影响关键结构位点，导致产生不稳定轻链[10]，不稳定轻链的错误折叠和聚集随后形成

表 123-3　淀粉样变的表现、病因及亚型

与风湿相关的症状	淀粉样变的病因及亚型
腕管综合征	ATTR AL（20%） 遗传性
椎管狭窄	ATTR
肌肉无力	AL 遗传性
关节病	β_2 微球蛋白 AL 遗传性
假性肌肉肥大	AL
包括肩垫在内的软组织肿胀	AL
颌骨跛行	AL

淀粉样纤维。淀粉样纤维引起器官功能障碍的机制尚不清楚，但组织结构的破坏和前纤维低聚物的直接毒性被认为是原因之一[11]。除中枢神经系统外，所有器官均可受到 AL 型淀粉样纤维沉积的影响，AL 型淀粉样变的临床特征在很大程度上取决于受累形式。最常见的受累器官是心脏（70% ~ 80%）和肾脏（约 60%）[12]。AL 型淀粉样变的心脏受累是预后的关键因素，可导致射血分数保留的心力衰竭[38,39]。肾受累表现为类似 AA 型淀粉样变，伴有蛋白尿，可发展为肾病综合征和肾衰竭。

　　AL 型淀粉样变的病理特征是软组织受累，包括巨舌、眶周紫癜和颌下腺增厚。大约 15% 的患者会出现周围神经受累，其特征是初发的、疼痛的、长度依赖的感觉性多发性神经病[40]。大约 20% 的患者有腕管综合征（CTS）[36]。自主神经系统受累会导致体位性低血压、肠道紊乱或勃起功能障碍。运动障碍可能是由于进行性周围神经受累伴 AL 型淀粉样变或淀粉样蛋白直接浸润肌肉所致[41]；肌肉受累的中位生存期为 12 个月，表明 AL 型淀粉样变中的肌病既罕见又预后不佳[42]。由于淀粉样蛋白可沉积在滑膜中[43]，所以 AL 型淀粉样变可出现关节病变。患者表现为亚急性但进行性对称性关节病，主要影响肩、膝、腕和手的小关节，而肘和髋较为少见。虽然表现为白色皮下结节的淀粉样结节可混淆诊断[44]，但由于淀粉样关节病缺乏晨僵和只有轻微压痛，仍有助于与类风湿关节炎的鉴别。淀粉样变也应与颌骨

跛行[45]或干燥综合征[46]鉴别。局限于皮肤和肺结节性的 AL 型淀粉样变使得干燥综合征更加复杂[47]。

　　90% 以上的 AL 型淀粉样变病例的血清或尿液中有循环中的单克隆副蛋白或过量的无血清轻链。这时应向血液学家建议骨髓检查，以识别和量化任何潜在的 B 细胞克隆，并推荐至专家中心以确定器官受累的程度和形式（图 123-2）。治疗方案是针对这种克隆性 B 细胞群的化疗，大多数采用的是基于多发性骨髓瘤的化疗方案。

β_2 微球蛋白型淀粉样变

　　β_2 微球蛋白型淀粉样变是一种发生在长期 ESRF 患者中的疾病。肾功能不全导致循环血浆中 β_2 微球蛋白水平升高，透析不能充分清除。β_2 微球蛋白的长期升高易导致 β_2 微球蛋白淀粉样沉积物的蓄积。经过 3 年的血液透析，有 20% ~ 30% 的患者会出现 β_2 微球蛋白淀粉样沉积[48]，这种情况正在逐渐减少[6,49]，但当 β_2 微球蛋白原纤维主要沉积在骨关节时，风湿病学家必须警惕这种情况，这些病变多表现为腕管综合征、大关节疼痛和僵硬、骨囊肿和病理性骨折。关节外淀粉样蛋白沉积也可发生且多发生在脾脏内。除了通过肾移植恢复正常肾小管功能外，没有其他治疗方法，但改进的透析技术已经显著降低了这种淀粉样变的发病率[6]。

野生型转甲状腺素淀粉样变

　　野生型转甲状腺素淀粉样变（ATTR），以前被称为"老年性系统性淀粉样变"，是老年男性出现射血分数保留的心力衰竭的主要病因[50]。转甲状腺素沉积可发生在心脏壁、平滑肌和横纹肌、脂肪组织、肾乳头和肺泡壁，但脾和肾小球很少受到影响[51]。虽然 ATTR 的临床表现主要与心脏受累有关，但我们中心有 48% 的患者有腕管减压史[52]，这表明相当比例的 ATTR 患者也有腕管综合征[53]和椎管狭窄[54]，因此风湿病学家也可能会遇到这些患者。

遗传性淀粉样变

　　遗传性系统性淀粉样变，在某些类型中也称为家族性淀粉样多发性神经病，是一种常染色体显性遗传

病，除累及心脏和肾等内脏器官外，其特征为进行性周围神经和自主神经病变。至少有 9 个基因的突变可能导致这种疾病[55]，但外显率是可变的，因此通常很难根据潜在的突变可靠地预测临床表型。风湿病学家感兴趣的遗传性淀粉样变类型包括引起蛋白尿的类型（与 AA 型淀粉样变不同），包括纤维蛋白原 α 链、AApoA1、AApoAIV 和凝胶蛋白[56]。凝胶蛋白淀粉样变的皮肤和结缔组织表现容易被误诊为其他风湿病[57]，所以也引起了风湿病学家的兴趣。凝胶蛋白是一种结合肌动蛋白的细胞质蛋白。凝胶蛋白变体的特征是用天冬酰胺代替了天冬氨酸，患者表现为角膜营养不良、脑神经病变和远端周围神经病变。

最后，其他可导致淀粉样变的罕见遗传性疾病可能与肌病一同出现，包括 Dysferlin 和 Anoctamin 5 的突变，这两种基因均为隐性遗传，可分别导致肢带型肌营养不良 2B 和 2L 型[58,59]。

诊断和诊断手段

与所有类型的淀粉样变一样，AA 型淀粉样变的诊断依赖于存在淀粉样沉积的组织学证据。一旦组织学和免疫组织化学证实了 AA 型淀粉样变的诊断，接下来的步骤是确定器官受累的程度。

影像，包括 SAP 闪烁扫描

SAP 闪烁扫描是一种用于确定内脏器官淀粉样沉积的存在、分布和程度的非侵入性方法[60]。SAP 是所有淀粉样沉积的非纤维成分，因此扫描适用于所有类型的淀粉样变。碘放射性标记 SAP（123I-SAP）静脉注射，并与淀粉样沉积物按比例可逆结合。因为放射性剂量很小（6 小时扫描为 80 ~ 90 MBq，24 小时扫描为 120 ~ 190 MBq），所以可以进行连续扫描，监测淀粉样沉积随时间进展或消退。

扫描有助于检测肝、脾、肾上腺、骨骼和肾内的沉积物（图 123-4）（当患者达到 ESRF 时除外，因为血流不足会减少示踪剂的摄取）。SAP 闪烁扫描的分辨率不能可靠地识别胃肠道、皮肤和神经内的淀粉样沉积物，由于血池的原因，也无法可靠的评估心脏和肺。

心脏淀粉样变可通过 ECG、影像学和心脏生物学标志物联合进行评估。ECG 通常可能正常，但

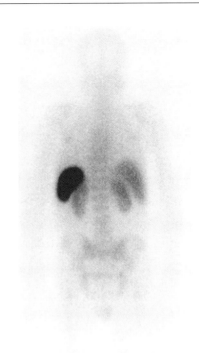

图 123-4　AA 型淀粉样变患者的血清淀粉样蛋白（SAP）闪烁显像扫描显示肾和脾有淀粉样沉积

当心脏进一步受累时，可看到低电压和病理性 Q 波（伪梗死形式）（图 123-5）。如没有高血压或其他左心室肥厚原因时，二维多普勒超声心动图上的平均左心室壁厚度 > 12 mm，提示心脏受累[61]。心脏 MRI（CMR）是通过心内膜下延迟钆强化检测早期心脏受累的有用工具[62]；然而，由于 AA 型淀粉样变患者常有肾功能受损，当 eGFR < 30 ml/min 时 CMR 属于相对禁忌。此外，尿毒症相关的心脏病变即使通过 CMR 检查，一般也难以与心脏淀粉样变区分。心脏生物学标志物 N- 末端 pro-BNP 和肌钙蛋白 T 也不是 ESRF 和 Mayo 分期评分系统中心脏受累的可靠指标，它们适用于 AL 型淀粉样变患者病情的判断，但不适用于 AA 型淀粉样变的诊断。尽管如此，AA 型淀粉样变累及心脏并不多见[33]。

AA 型淀粉样变的治疗

治疗原则

所有类型淀粉样变的治疗原则旨在停止或减缓新淀粉样物质沉积的产生，使其低于淀粉样沉积清除率，同时支持器官功能。在 AL 型淀粉样变中，这包括针对潜在浆细胞克隆的化疗，而在 AA 型淀粉样变

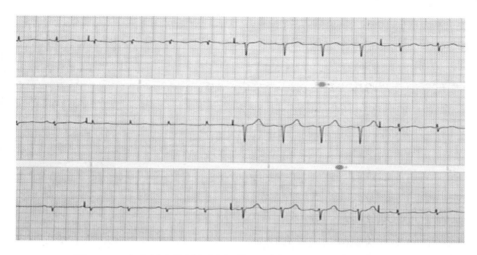

图 123-5　心电图上的低电压波群提示淀粉样变引起晚期心脏受累

中，包括治疗针对潜在炎症状态。

在 AA 型淀粉样变的治疗中，通过 SAA 系列检测（如有）或 CRP 浓度对疾病活动度和治疗反应进行评估，因为在大多数情况下，这两个指标具有很强的相关性[63]；应同时检测 SAA 和 CRP，以确定 CRP 能否可靠地用作疾病活动度的替代标志物[64]。治疗目标是实现 SAA/CRP 生化水平的正常。

常规支持管理

肾是 AA 型淀粉样变的主要受累器官，因此应采取一般措施保护肾功能，包括避免使用肾毒性药物和低或高血压（表 123-4）。由于此类患者通常患有肾病，为了使血压保持正常，要做到负钠平衡，每日的液体摄入量限制在 1.5 L，钠摄入量限制在每天 3 g。可能需要大剂量的祥利尿剂。血管紧张素转换酶抑制剂（ACE-I）有助于减少蛋白尿，并已发现其可降低进展为 ESRF 的风险[65]。考虑到血栓形成的风险，在重度蛋白尿的肾病综合征患者中需要抗凝治疗。约 40% 的 AA 型淀粉样变患者将需要肾替代治疗（RRT），平均透析时间为 78 个月。透析存活率可能与潜在疾病和 SAA 水平的控制有关。根据已知的死亡率预测，腹膜透析有较高的感染和低蛋白血症风险。

系统治疗

系统治疗需要针对潜在的炎症性疾病（表 123-2）。目前尚没有针对 AA 型淀粉样变的特异性药物。在所

表 123-4	AA 型淀粉样变的总体治疗原则
项目	**管理**
灌注	避免因推迟非紧急手术 / 使用全身麻醉药导致的低血压损伤， 降压药
液体保留	负钠平衡（限盐 3 g/d） 限制液体摄入量为 1.5 L/d 利尿剂 血管紧张素转换酶抑制剂（ACE-I）减少蛋白尿
肾功能下降	避免肾毒性药物 终末期肾替代治疗
感染	疫苗接种预防季节性流感、流感嗜血杆菌和肺炎球菌感染 及时使用抗生素治疗
血栓危险性	抗凝
高胆固醇	他汀类药物 低胆固醇饮食

有药物中，它们的效果都是因为能有效控制潜在的慢性炎症和抑制 SAA 水平。因此，药物的选择主要取决于潜在疾病，其次是通过评估抑制肝急性期反应的疗效以及长期副作用和耐受性。

在 FMF 中，秋水仙碱广泛用于预防 AA 型淀粉样变的发生，剂量为 0.6 ~ 1.2 mg/d。所有伴有 AA 型淀粉样变的 FMF 患者都应长期使用秋水仙碱，然而，它在急性发作中却作用不大。除了腹泻外（无乳糖饮食有助于缓解腹泻），治疗所需的低剂量秋水仙碱通常耐受性良好，该药物在整个妊娠期和哺乳

期使用也是安全的。秋水仙碱有时可在潜在病因未知的 AA 型淀粉样变患者中进行试验性治疗，同时监测 SAA 水平。细胞毒性药物，如甲氨蝶呤和硫唑嘌呤，有助于控制风湿性疾病的炎症（如类风湿关节炎、银屑病关节炎和强直性脊柱炎），降低淀粉样变的发生风险。然而，大多数已发表的证据集中在具有拮抗炎性细胞因子（IL-1、TNF 和 IL-6）活性的生物制剂 [66]。有证据表明使用抗 IL-6 受体抗体托珠单抗治疗 AA 型淀粉样变，在降低 SAA 水平方面优于 TNF 抑制剂 [67]。使用其他生物制剂的证据较少，如利妥昔单抗和阿巴西普，部分原因可能是由于它们缺乏直接的拮抗细胞因子活性 [68,69]。拮抗细胞因子治疗对遗传性自身炎症性疾病也有效。目前大部分经验都是用重组 IL-1 受体拮抗剂或抗 IL-1β 的单克隆抗体来减轻潜在疾病活动和相关淀粉样变 [70]。有报道称，托珠单抗（IL-6 受体拮抗剂）治疗 FMF 和 TRAPS 合并淀粉样变的患者取得了成功 [71]，但抗 TNF 药物对于这种情况似乎效果较差 [72]。

肾移植

肾移植可提高 AA 型淀粉样变患者的生活质量，基础疾病得到控制的患者都应该考虑进行肾移植，具体表现为 SAA 水平的持续控制。5 年和 10 年移植物存活率分别为 74% 和 68%，这与对照组患者类似 [73]。然而，AA 型淀粉样变患者的 5 年生存率（82.5% vs. 94.2%）和 10 年生存率（61.7% vs. 83.4%）与对照组相比却有所下降 [73]。虽然移植物中确认存在淀粉样物质沉积 [74]，并且复发率高达 14% [73]，但大多数患者在死亡前移植物功能仍然正常，这表明除移植物衰竭或肾淀粉样蛋白病复发以外的其他因素导致死亡率增加，这些因素包括败血症和急性心血管事件，因此作为肾移植准备过程的一部分，建议进行深入的心脏评估 [73]。

新疗法

由于在淀粉样蛋白沉积的发病机制方面取得了重大进展，有助于开发出针对淀粉样蛋白的产生或清除组织中沉积的淀粉样蛋白的新型治疗方法。乙丙二酸（1，3- 丙二磺酸盐），一种能够结合血清淀粉样蛋白 A（SAA）上的糖胺聚糖结合位点并抑制糖胺聚糖酰化纤维聚集物形成的药物，为 AA 型淀粉样变的靶向治疗提供了可能，但是目前的 3 期临床试验显示，与目前积极治疗方案相比，它并没有减少进展至 ESRF 或死亡的风险 [75]。

另一种方法是用小回文结构药物，如 R-1- [6-(R-2- 羧基 - 吡咯烷 -1- 基)-6- 氧基 - 己基] 吡咯烷 -2-羧酸（CPHPC）清除血浆中的 SAP [76]，添加抗 SAP 抗体可加速淀粉样沉积物的清除 [77]。

未来，沉默 RNA 和反义寡核苷酸也可能是治疗的有效手段。有关 ATTR 临床试验的主要数据 [78,79] 已证实可能使用类似的方法来抑制肝产生的 SAA，这可能为不明原因的 AA 型淀粉样变患者、已经证明潜在炎症但难以治疗的患者或因感染而不能耐受长期免疫抑制的患者带来福音。

预后

AA 型淀粉样变的总体预后有所改善，主要是得益于系统性抗炎治疗和早期检测。2007 年一项 373 例 AA 型淀粉样变病例的回顾研究显示，从诊断开始算起中位生存期为 133 个月（约 11 年）[33]。在炎症控制良好的患者中可以看到淀粉样蛋白的清除，SAP 闪烁扫描显示淀粉样蛋白清除，蛋白尿和肾功能均有相应改善，器官功能的恢复情况也与长期生存预后相关。然而，未经治疗的 AA 型淀粉样变仍然有高死亡率，SAA 水平持续升高的患者具有更大的风险，研究显示其死亡风险增加约 18 倍 [33]。

结论

风湿病学家最感兴趣的淀粉样变类型是 AA 型，这是该专业领域中的许多疾病的严重并发症，包括慢性炎性关节炎、血管炎和罕见的全身性自身炎症性疾病。此外，由于肌肉骨骼并发症、腕管综合征和椎管狭窄，风湿病学家也可能会遇到其他类型的淀粉样变，虽然诊断淀粉样变，但可能需要其他专业的治疗，如血液学。

AA 型淀粉样变可使任何慢性炎症状态变得复杂。蛋白尿患者的诊断依赖于病变组织内淀粉样蛋白沉积的组织学确认，一般通过肾活检。成像技术有助于确认淀粉样沉积物的存在、分布和范围。治疗目标是通过全身抗炎药物严格控制潜在的炎症性疾病，以降低循环 SAA 和 CRP 水平，进一步降低淀粉样蛋白沉积的风险。在系统治疗期间避免进一步的肾毒性损伤，对于保护肾功能和延缓肾衰竭的进展至关重要。高达 40% 的 AA 型淀粉样变患者出现 ESRF，鉴于感染风险较低，血液透析可能是 RRT 的首选方式。肾移植是一种选择，但带来淀粉样蛋白复发的风险为 14%，尽管移植物存活率良好。未来有前景的治疗手段包括减少肝原纤维前体的生成、靶向 SAP、加速清除和阻止更多的淀粉样原纤维的生成。

🌐 Full references for this chapter can be found on ExpertConsult.com.

参考文献

1. Schmidt A, Annamalai K, Schmidt M, et al.: Cryo-EM reveals the steric zipper structure of a light chain-derived amyloid fibril, *Proc Natl Acad Sci U S A* 113(22):6200–6205, 2016.
2. Cohen AS, Calkins E: Electron microscopic observations on a fibrous component in amyloid of diverse origins, *Nature* 183(4669):1202–1203, 1959.
3. Serpell LC, Sunde M, Benson MD, et al.: The protofilament substructure of amyloid fibrils, *J Mol Biol* 300(5):1033–1039, 2000.
4. Uversky VN, Fink AL: Conformational constraints for amyloid fibrillation: the importance of being unfolded, *Biochim Biophys Acta* 1698(2):131–153, 2004.
5. Gillmore JD, Lachmann HJ, Wechalekar A, et al.: Hereditary fibrinogen A alpha-chain amyloidosis: clinical phenotype and role of liver transplantation, *Blood* 115(21):4313, 2010; author reply 4-5.
6. Schwalbe S, Holzhauer M, Schaeffer J, et al.: Beta 2-microglobulin associated amyloidosis: a vanishing complication of long-term hemodialysis? *Kidney International* 52(4):1077–1083, 1997.
7. Elghetany MT, Saleem A: Methods for staining amyloid in tissues: a review, *Stain Technology* 63(4):201–212, 1988.
8. Muchtar E, Gertz MA: Improved outcomes for newly diagnosed AL amyloidosis between 2000 and 2014: cracking the glass ceiling of early death, *Blood* 129(15):2111–2119, 2017.
9. Shah C, Hari-Dass R, Raynes JG: Serum amyloid A is an innate immune opsonin for Gram-negative bacteria, *Blood* 108(5):1751–1757, 2006.
10. Kim JC, Jung YS, Lee HY, et al.: Serum amyloid A inhibits dendritic cell differentiation by suppressing GM-CSF receptor expression and signaling, *Exp Mol Med* 49(8):e369, 2017.
11. Urieli-Shoval S, Linke RP, Matzner Y: Expression and function of serum amyloid A, a major acute-phase protein, in normal and disease states, *Curr Opin Hematol* 7(1):64–69, 2000.
12. Ledue TB, Weiner DL, Sipe JD, et al.: Analytical evaluation of particle-enhanced immunonephelometric assays for C-reactive protein, serum amyloid A and mannose-binding protein in human serum, *Ann Clin Biochem* 35(Pt 6):745–753, 1998.
13. Gellermann GP, Appel TR, Tannert A, et al.: Raft lipids as common components of human extracellular amyloid fibrils, *Proc Natl Acad Sci U S A* 102(18):6297–6302, 2005.
14. Papa R, Lachmann HJ: Secondary, AA, amyloidosis, *Rheum Dis Clin North Am* 44(4):585–603, 2018.
15. Lane T, Pinney JH, Gilbertson JA, et al.: Changing epidemiology of AA amyloidosis: clinical observations over 25 years at a single national referral centre, *Amyloid* 24(3):162–166, 2017.
16. Touitou I, Sarkisian T, Medlej-Hashim M, et al.: Country as the primary risk factor for renal amyloidosis in familial Mediterranean fever, *Arthritis Rheum* 56(5):1706–1712, 2007.
17. Yilmaz R, Ozer S, Ozyurt H, et al.: Familial Mediterranean fever gene mutations in the inner northern region of Turkey and genotype-phenotype correlation in children, *J Paediatr Child Health* 45(11):641–645, 2009.
18. David J, Vouyiouka O, Ansell BM, et al.: Amyloidosis in juvenile chronic arthritis: a morbidity and mortality study, *Clin Exp Rheumatol* 11(1):85–90, 1993.
19. Lachmann HJ: Periodic fever syndromes, *Best Pract Res Clin Rheumatol* 31(4):596–609, 2017.
20. Koivuniemi R, Paimela L, Suomalainen R, et al.: Amyloidosis is frequently undetected in patients with rheumatoid arthritis, *Amyloid* 15(4):262–268, 2008.
21. Booth DR, Booth SE, Gillmore JD, et al.: SAA1 alleles as risk factors in reactive systemic AA amyloidosis, *Amyloid* 5(4):262–265, 1998.
22. Yamada T, Okuda Y, Takasugi K, et al.: Relative serum amyloid A (SAA) values: the influence of SAA1 genotypes and corticosteroid treatment in Japanese patients with rheumatoid arthritis, *Ann Rheum Dis* 60(2):124–127, 2001.
23. Obici L, Raimondi S, Lavatelli F, et al.: Susceptibility to AA amyloidosis in rheumatic diseases: a critical overview, *Arthritis Rheum* 61(10):1435–1440, 2009.
24. Stix B, Kahne T, Sletten K, et al.: Proteolysis of AA amyloid fibril proteins by matrix metalloproteinases-1, -2, and -3, *Am J Pathol* 159(2):561–570, 2001.
25. van der Hilst JC, Yamada T, Op den Camp HJ, et al.: Increased susceptibility of serum amyloid A 1.1 to degradation by MMP-1: potential explanation for higher risk of type AA amyloidosis, *Rheumatology* 47(11):1651–1654, 2008.
26. Marek-Yagel D, Berkun Y, Padeh S, et al.: Clinical disease among patients heterozygous for familial Mediterranean fever, *Arthritis Rheum* 60(6):1862–1866, 2009.
27. Gershoni-Baruch R, Brik R, Zacks N, et al.: The contribution of genotypes at the MEFV and SAA1 loci to amyloidosis and disease severity in patients with familial Mediterranean fever, *Arthritis Rheum* 48(4):1149–1155, 2003.
28. Bagheri M, Rad IA: Analysis of the most common three MEFV mutations in 630 patients with familial mediterranean fever in Iranian azeri Turkish population, *Maedica* 12(3):169–173, 2017.
29. Shinar Y, Livneh A, Langevitz P, et al.: Genotype-phenotype assessment of common genotypes among patients with familial Mediterranean fever, *J Rheumatol* 27(7):1703–1707, 2000.
30. Koyfman A, Lovallo E, Hazen MM, et al.: A taste of periodic fever syndromes, *Pediatr Emerg Care* 29(7):842–848, 2013; quiz 9-51.
31. van der Hilst JC, Simon A, Drenth JP: Hereditary periodic fever and reactive amyloidosis, *Clin Exp Med* 5(3):87–98, 2005.
32. Papa R, Doglio M, Lachmann HJ, et al.: A web-based collection of genotype-phenotype associations in hereditary recurrent fevers from the Eurofever registry, *Orphanet J Rare Dis* 12(1):167, 2017.
33. Lachmann HJ, Goodman HJ, Gilbertson JA, et al.: Natural history and outcome in systemic AA amyloidosis, *N Engl J Med* 356(23):2361–2371, 2007.
34. Renzulli P, Hostettler A, Schoepfer AM, et al.: Systematic review of atraumatic splenic rupture, *Br J Surg* 96(10):1114–1121, 2009.
35. Rowe K, Pankow J, Nehme F, et al.: Gastrointestinal amyloidosis: review of the literature, *Cureus* 9(5):e1228, 2017.
36. Milani P, Merlini G, Palladini G: Light chain amyloidosis, *Mediterr J Hematol Infect Dis* 10(1):e2018022, 2018.
37. Kyle RA, Therneau TM, Rajkumar SV, et al.: A long-term study of prognosis in monoclonal gammopathy of undetermined significance, *N Engl J Med* 346(8):564–569, 2002.
38. Dispenzieri A, Gertz MA, Kyle RA, et al.: Serum cardiac troponins and N-terminal pro-brain natriuretic peptide: a staging system for primary systemic amyloidosis, *J Clin Oncol* 22(18):3751–3757, 2004.
39. Kumar S, Dispenzieri A, Lacy MQ, et al.: Revised prognostic staging system for light chain amyloidosis incorporating cardiac biomarkers and serum free light chain measurements, *J Clin Oncol* 30(9):989–995, 2012.
40. Gertz MA: Immunoglobulin light chain amyloidosis: 2018 Update

on diagnosis, prognosis, and treatment, *Am J Hematol* 93(9):1169–1180, 2018.

41. Nguyen TX, Naqvi A, Thompson TL, et al.: Musculoskeletal manifestations of amyloidosis: a focused review, *J Surg Orthop Adv* 27(1):1–5, 2018.

42. Gertz MA, Kyle RA: Myopathy in primary systemic amyloidosis, *J Neurol Neurosurg Psychiatry* 60(6):655–660, 1996.

43. M'Bappe P, Grateau G: Osteo-articular manifestations of amyloidosis, *Best Pract Res Clin Rheumatol* 26(4):459–475, 2012.

44. Katoh N, Tazawa K, Ishii W, et al.: Systemic AL amyloidosis mimicking rheumatoid arthritis, *Intern Med* 47(12):1133–1138, 2008.

45. Churchill CH, Abril A, Krishna M, et al.: Jaw claudication in primary amyloidosis: unusual presentation of a rare disease, *J Rheumatol* 30(10):2283–2286, 2003.

46. Jardinet D, Westhovens R, Peeters J: Sicca syndrome as an initial symptom of amyloidosis, *Clin Rheumatol* 17(6):546–548, 1998.

47. Hernandez-Molina G, Faz-Munoz D, Astudillo-Angel M, et al.: Coexistance of amyloidosis and primary Sjogren's syndrome: an overview, *Curr Rheumatol Rev* 14(3):231–238, 2018.

48. Jadoul M: Dialysis-related amyloidosis: importance of biocompatibility and age, *Nephrol Dial Transplant* 13(Suppl 7):61–64, 1998.

49. Labriola L, Jadoul M: Dialysis-related amyloidosis: is it gone or should it be? Seminars in dialysis, 30(3):193–196, 2017.

50. Ng B, Connors LH, Davidoff R, et al.: Senile systemic amyloidosis presenting with heart failure: a comparison with light chain-associated amyloidosis, *Arch Intern Med* 165(12):1425–1429, 2005.

51. Pepys MB: A molecular correlate of clinicopathology in transthyretin amyloidosis, *J Pathol* 217(1):1–3, 2009.

52. Youngstein T, Gilbertson JA, Hutt DF, et al.: Carpal tunnel biopsy identifying transthyretin amyloidosis, *Arthritis Rheumatol* 69(10):2051, 2017.

53. Maurer MS, Ruberg FL: Early diagnosis of cardiac amyloidosis by carpal tunnel surgery: is it all in the wrist? *J Am Coll Cardiol* 72(19):2051–2053, 2018.

54. Westermark P, Westermark GT, Suhr OB, et al.: Transthyretin-derived amyloidosis: probably a common cause of lumbar spinal stenosis, *Ups J Med Sci* 119(3):223–228, 2014.

55. Rowczenio D, Quarta CC, Fontana M, et al.: Analysis of the TTR gene in the investigation of amyloidosis: a 25-year single UK center experience, *Hum Mutat* 2018.

56. Sethi S, Theis JD: Pathology and diagnosis of renal non-AL amyloidosis, *J Nephrol* 31(3):343–350, 2018.

57. Kiuru-Enari S, Keski-Oja J, Haltia M: Cutis laxa in hereditary gelsolin amyloidosis, *Br J Dermatol* 152(2):250–257, 2005.

58. Carl M, Rocken C, Spuler S: [Amyloidosis in muscular dystrophy], *Pathologe* 30(3):235–239, 2009.

59. Liewluck T, Winder TL, Dimberg EL, et al.: ANO5-muscular dystrophy: clinical, pathological and molecular findings, *Eur J Neurol* 20(10):1383–1389, 2013.

60. Hawkins PN, Lavender JP, Pepys MB: Evaluation of systemic amyloidosis by scintigraphy with 123I-labeled serum amyloid P component, *N Engl J Med* 323(8):508–513, 1990.

61. Gertz MA, Comenzo R, Falk RH, et al.: Definition of organ involvement and treatment response in immunoglobulin light chain amyloidosis (AL): a consensus opinion from the 10th International Symposium on Amyloid and Amyloidosis, Tours, France, 18-22 April 2004, *Am J Hematol* 79(4):319–328, 2005.

62. Maceira AM, Joshi J, Prasad SK, et al.: Cardiovascular magnetic resonance in cardiac amyloidosis, *Circulation* 111(2):186–193, 2005.

63. Lange U, Boss B, Teichmann J, et al.: Serum amyloid A—an indicator of inflammation in ankylosing spondylitis, *Rheumatol Int* 19(4):119–122, 2000.

64. Pinney JH, Lachmann HJ: Systemic AA amyloidosis, *Subcell Biochem* 65:541–564, 2012.

65. Korbet SM: Angiotensin antagonists and steroids in the treatment of focal segmental glomerulosclerosis, *Semin Nephrol* 23(2):219–228, 2003.

66. Gottenberg JE, Merle-Vincent F, Bentaberry F, et al.: Anti-tumor necrosis factor alpha therapy in fifteen patients with AA amyloidosis secondary to inflammatory arthritides: a followup report of tolerability and efficacy, *Arthritis Rheum* 48(7):2019–2024, 2003.

67. Okuda Y, Ohnishi M, Matoba K, et al.: Comparison of the clinical utility of tocilizumab and anti-TNF therapy in AA amyloidosis complicating rheumatic diseases, *Mod Rheumatol* 24(1):137–143, 2014.

68. Nakamura T, Kumon Y, Hirata S, et al.: Abatacept may be effective and safe in patients with amyloid A amyloidosis secondary to rheumatoid arthritis, *Clin Exp Rheumatol* 32(4):501–508, 2014.

69. Narvaez J, Hernandez MV, Ruiz JM, et al.: Rituximab therapy for AA-amyloidosis secondary to rheumatoid arthritis, *Joint Bone Spine* 78(1):101–103, 2011.

70. Hausmann JS: Targeting cytokines to treat autoinflammatory diseases *Clin Immunol (Orlando)* 2018.

71. Lane T, Gillmore JD, Wechalekar AD, et al.: Therapeutic blockade of interleukin-6 by tocilizumab in the management of AA amyloidosis and chronic inflammatory disorders: a case series and review of the literature, *Clin Exp Rheumatol* 33(6 Suppl 94):S46–53, 2015.

72. Gattorno M, Pelagatti MA, Meini A, et al.: Persistent efficacy of anakinra in patients with tumor necrosis factor receptor-associated periodic syndrome, *Arthritis Rheum* 58(5):1516–1520, 2008.

73. Kofman T, Grimbert P, Canoui-Poitrine F, et al.: Renal transplantation in patients with AA amyloidosis nephropathy: results from a French multicenter study, *Am J Transplant* 11(11):2423–2431, 2011.

74. Gillmore JD, Madhoo S, Pepys MB, et al.: Renal transplantation for amyloid end-stage renal failure-insights from serial serum amyloid P component scintigraphy, *Nucl Med Commun* 21(8):735–740, 2000.

75. Rumjon A, Coats T, Javaid MM: Review of eprodisate for the treatment of renal disease in AA amyloidosis, *Int J Nephrol Renovascular Dis* 5:37–43, 2012.

76. Pepys MB, Herbert J, Hutchinson WL, et al.: Targeted pharmacological depletion of serum amyloid P component for treatment of human amyloidosis, *Nature* 417(6886):254–259, 2002.

77. Bodin K, Ellmerich S, Kahan MC, et al.: Antibodies to human serum amyloid P component eliminate visceral amyloid deposits, *Nature* 468(7320):93–97, 2010.

78. Adams D, Gonzalez-Duarte A, O'Riordan WD, et al.: Patisiran, an RNAi therapeutic, for hereditary transthyretin amyloidosis, *N Engl J Med* 379(1):11–21, 2018.

79. Benson MD, Waddington-Cruz M, Berk JL, et al.: Inotersen treatment for patients with hereditary transthyretin amyloidosis, *N Engl J Med* 379(1):22–31, 2018.

第 124 章

结 节 病

原著 PETER KORSTEN, NADERA J. SWEISS, ROBERT P. BAUGHMAN

陈小青 译　林 玲 校

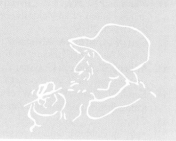

关键点

- 结节病（sarcoidosis）是一种病因不明的异质性多系统炎症性疾病，特征是任何器官均可发生非干酪性肉芽肿性病变。
- 结节病发生于世界各地，任何种族人群均可患该病，但非洲裔美国人患病率及严重程度更高。
- 结节病的发病机制涉及易感宿主中不同免疫和基质细胞、细胞因子和其他炎症介质的相互作用。
- 风湿病的表现在结节病中很常见，但往往被忽视或误诊。
- 美国食品药物管理局尚未批准任何用于肺外结节病包括结节病关节炎的治疗手段。
- 目前的治疗方案包括一线糖皮质激素治疗，二线甲氨蝶呤等改善病情的抗结节病药物，以及三线 TNF 抑制剂，可根据病情严重程度和受累器官系统来选择。

引言

结节病是一种罕见的系统性及临床异质性疾病。其病因不明，目前认为环境、遗传和感染因素参与发病。结节病的特点是任何器官均可发生非干酪性肉芽肿。患者器官系统受累的不可预测性及差异性，是结节病发病率和死亡率的主要决定因素。患者任何器官系统均可受累，但 90% 以上累及肺部。淋巴结、皮肤及眼部病变也很常见。由于结节病临床表现的多样性，使其常常难于诊断。患者可能无症状或出现一系列非特异性表现。有时候一些特异性的临床表现如咳嗽、呼吸困难、眼灼热或皮疹可能具有提示作用 [1]。出现肺外症状时，有时会导致风湿病样表现，包括但不局限于关节炎、皮肤损害、关节痛和神经病变 [2]。风湿病学家经常面对的是临床表现不典型、多器官受累及需要排除潜在鉴别诊断的结节病患者。

分类标准

美国风湿病学会（ACR）或欧洲风湿病联盟（EULAR）尚未制订结节病的分类标准。而美国胸科学会（ATS）、欧洲呼吸学会（ERS）及世界结节病和其他肉芽肿疾病协会（WASOG）建议，满足以下标准即可诊断结节病：①临床表征像结节病；②非干酪性肉芽肿的组织学证据；③排除其他可引起类似临床表现的疾病 [1]。

流行病学

结节病是一种全球性疾病。由于其临床异质性及不同国家诊断标准不一，全球结节病的患病率和发病率难以统计。在北欧，据报道患病率达到 40/10 万以上 [3,4]。而来自于东欧的研究显示，每 10 万人口中仅 3.68 例结节病 [5]。日本的结节病发病率也很低，一项研究估计每 10 万人口约 3.7 例 [6]。同一个国家，不同种族发病率可能不同。在美国，黑人结节病的年发病率（35.5/10 万）是白人（10.9/10 万）的 3 倍以上 [7]。且非洲裔美国人疾病进展更快，死亡率更高 [8,9]。尽管有大量结节病的流行病学调查研究，许多临床医生和研究人员仍然认为，由于诊断不准确或无症状病例未能确诊，结节病患病率和发病率的估计值远低于实际情况[10]。

尽管结节病可发生于所有年龄段和不同种族背景的男性或女性[4,11]，但对这些人群的影响存在差异。世界各地的研究证实，女性发病略多于男性，据估计57%的结节病患者为女性[4]。女性较男性患者更常出现眼部和神经系统表现。任何年龄均可患该病，但发病年龄中位数约为 40 岁[4]。发病的第二个高峰在65 岁左右，尤其是女性[8,12]。

病因

尽管已有多种致病因子被确定，结节病确切病因仍不清楚。疾病的异质性提示多种致病因子可能导致结节病的不同临床表现。结节病的基础是免疫致病机制，可能由某种 T 细胞抗原触发，刺激级联事件发生，导致肉芽肿形成。由于 90% 以上的结节病会影响肺部，因此环境因素（包括可能经肺途径暴露的潜在感染原）很可能导致结节病的发生。

具有抗原性的无机和有机环境因素都与结节病的发病有关。早期对结节病病因的研究显示，结节病与农村生活方式如木材加工和燃烧木材有关[13,14]。一项有关结节病的病例对照病因研究（ACCESS 试验）发现，燃烧农业垃圾和木材与肺结节病尤其相关，但与系统性结节病无关[15]。ACCESS 试验通过进一步分析发现，辐射、杀虫剂、霉变和真菌是与系统性结节病表型相关的环境因素[16]。最近报道了参与世贸中心灾难救援消防人员，出现一种结节病样表型[17]。这些发现均提示每一种结节病的独特亚型都可能存在其各自的病因。

由于临床和组织学上的相似性，许多方法被应用来寻找作为结节病的病因的某种感染原，大多数研究集中在结核分枝杆菌或痤疮短棒菌苗。原位杂交的方法显示，近 40% 结节病患者组织标本中存在结核分枝杆菌过氧化氢酶 - 过氧化物酶蛋白（mycobacterium tuberculosis catalase-peroxidase protein，mKatG）。应用重组 mKatG 蛋白检测，50%的结节病患者 mKatG 抗体阳性[18]。其他研究者也发现对其他分枝杆菌抗原如 ESAT-6 免疫反应的证据[19,20]。结节病肉芽肿内更常见痤疮短棒菌苗，但该菌同样可见于无结节病的人群，因此其在结节病发病机制中的主要作用尚不清楚[21-23]。这些研究提示，结节病可能代表患者过度暴露于常见微生物，导致免疫反应失调。由于有数种类型细菌被发现与结节病有关，因此一些临床医生尝试使用抗生素或抗分枝杆菌药物来治疗该病。尽管这些治疗偶尔对皮肤结节病有效[24,25]，但对其他类型的结节病作用微乎其微[21]。此外，血清淀粉样蛋白 A（serum amylaid A，SAA）在肉芽肿中积聚，它是杀灭感染原所必需的超免疫 T 辅助（Th）1 细胞反应的结果[26]。这种机制可以解释许多结节病患者呈持续性慢性肉芽肿性炎症表现[27]。血 SAA 水平与疾病分期相关，可以作为生物学标志物和（或）治疗靶点[28]。

遗传学

对家族聚集性和不同种族结节病发病率的研究引人注目，这些研究表明，疾病易感性在某种程度上受遗传因素影响。在 ACCESS 研究中，一级亲属患病风险增加 5 倍[17]。已发现在抗原呈递中起重要作用的 Ⅰ 类和 Ⅱ 类人类白细胞抗原（human leukocyte antigen，HLA）基因产物和结节病患病风险相关。目前认为，像其他自身免疫性疾病和肿瘤如霍奇金淋巴瘤一样，结节病的易感位点可能存在于 HLA 基因区域。ACCESS 研究中一项有趣的数据分析证实，遗传因素（HLA 等位基因）、环境因素与结节病的表型之间存在关联。对几种可能的结节病病因综合考虑，一种比较令人信服的说法是遗传因素导致个体易感，其后环境因素的暴露触发了结节病的发生。具体来说，HLA-DRB1*1101 及工作中接触杀虫剂与心脏结节病和高钙血症显著相关[29]。而 HLA-DRB1*1101、真菌、发霉的气味与肺结节病之间也存在类似的关联[29]。

研究显示，某些 HLA 等位基因有保护作用，或与疾病易感性增加或不同疾病表型相关。高加索人群中，HLA-DRB1*01 和 HLA-DRB1*04 对该病具有保护作用，而 HLA-DRB1*03、*11、*12、*14 和 *15是结节病的危险因素[30]。有趣的是，HLA-DRB1*11与分枝杆菌抗原 ESAT-6 和 mKatG 的呈递有关，从而提供了将遗传背景与对病原体的应答联系起来的可能机制[31]。

此外，HLA-DRB1*03 与自发性缓解相关，而 HLA-DRB1*14 和 HLA-DRB1*15 则与慢性病程有关[32]。欧洲 Löfgren 综合征患者，是一种急性型结节病，以双侧肺门淋巴结肿大（bilateral hilar lymphadenopathy，BHL）、发热、结节性红斑（erythema nodosum，EN）和（或）踝关节周围炎为特征，*HLA-DRB1*03* 阳性率是健康人的 4 倍 [33]，并与良好预后相关。一项研究中，大多数 *DRB1*03* 阳性的 Löfgren 综合征患者在确诊的头 2 年内可获得缓解。相反，缺乏该等位基因的患者将近一半为慢性病程 [34]。疾病进程差异背后的机制尚未明确。

非 HLA 基因的遗传研究尚无定论 [30]。与结节病最可能相关的两个候选基因是 TNF 和 IL-23 受体（IL-23R）基因。而其他可能的候选基因研究结果相互矛盾。TNF G-308A 多态性被发现可预测患者对 TNF 抑制剂的治疗反应 [35]。

对结核病和结节病基因表达谱的分析揭示两种疾病存在相似性；而基质金属蛋白酶 14 被确定为结节病最为显著的标志物 [36]。正在进行的全基因组关联研究致力于寻找与结节病发病和易感性相关的其他基因。迄今为止，这些研究已确立了几个新的候选基因。尤其 *BTNL2*、*ANXA11*、*RAB23*、*OS9*、*CCDC88B*、*PRDX5* 和 *NOTCH4* 被认为是结节病潜在的易感位点 [30]。这些基因大多数在免疫系统中发挥作用，但它们确切的功能尚未知。

最近，影响基因表达而不改变主要核苷酸序列的表观遗传变异（如 DNA 甲基化），被认为是许多疾病如癌症和肾疾病的重要机制，在自身免疫性疾病中也是如此 [37]。与对照组相比，结节病患者 micro-RNAs（miRNAs）对于基因表达的翻译后修饰存在不同 [38]。在该研究中，通过微阵列分析获得的 miRNA 谱，能够区分结节病与对照组，其阳性预测值为 88%。除此之外，还存在以下问题：某些 miRNAs 的失表达与外周血淋巴细胞减少和气流减少相关，它们预示着更差的预后。

综上所述，根据遗传背景及不同的免疫反应，结节病可能需进一步分为各种亚类 [32]。

发病机制

肉芽肿的形成是结节病的标志。基础的免疫事件包括：①暴露于一种或多种（未知）抗原；②抗原递呈细胞（巨噬细胞和树突状细胞）的活化；③T 细胞反应清除抗原；④肉芽肿形成。

生理情况下，肉芽肿起到屏障作用，保护组织免受病原体的侵袭，是一种先发制人的炎症反应。肉芽肿的中心是单核吞噬细胞，由上皮样细胞、多核巨细胞和巨噬细胞组成，其外包绕包括 B 细胞、CD4⁺ T 细胞和 CD8⁺ T 细胞在内的淋巴细胞 [12]。

肉芽肿的形成分为不同阶段，包括起始阶段、累积阶段、效应阶段和消散阶段 [39]。抗原暴露后，巨噬细胞通过模式识别受体 [如 Toll 样受体（Toll-like receptors，TLRs）] 识别抗原，将这些抗原内化并处理。在结节病中，主要是 TLR2 和 TLR4 [40]，通过 HLA 分子将这些抗原呈递给 T 细胞受体。这一步骤需要共刺激分子（如 CD80、CD83 和 CD86）来决定免疫反应（活化或抑制）。其中一种抑制信号通路可能由嗜乳脂蛋白样 -2（butyrophilin-like 2，BTNL2）基因介导。局部活化的初始 CD4⁺ Th 细胞在累积阶段分化为活化的 CD4⁺ Th1 样细胞，引起 Th1 相关的炎症介质升高，如 IL-2、IFN-α、IFN-γ、单核细胞趋化蛋白 -1（monocyte chemotactic protein-1，MCP- 1）、巨噬细胞炎症蛋白 -1（macrophage inflammatory protein-1，MIP-1）和粒 - 巨噬细胞集落刺激因子。CD4⁺ Th 细胞也与抗原呈递细胞相互作用，在肉芽肿的形成及维持阶段均发挥作用 [3]。由此，T 细胞在免疫系统活动的区域发生了寡克隆增殖。在疾病进程的这一阶段，炎症部位的淋巴细胞水平通常会升高，并引起外周血淋巴细胞减少 [41]。肺部和其他受累器官 CD4/ CD8 T 淋巴细胞比值升高。在效应阶段，T 细胞和巨噬细胞释放 IL-12、IL-15、IL-18 和 TNF 等炎性介质，从而放大 Th1 驱动的炎症反应。

巨噬细胞来源的细胞因子提供了外部信号环境，促使 CD4⁺ T 细胞向 Th1 细胞分化 [42,43]。最终，下游产生的细胞因子级联反应形成了反馈环，诱导巨噬细胞分化为上皮样细胞，获得分泌功能，丧失吞噬能力，并融合形成多核巨细胞 [3]。这些上皮样细胞是肉芽肿形成的细胞基础。Th2 细胞也有助于肉芽肿的形成。它们可合成纤维连接蛋白和趋化因子配体 18（C-C motif ligand 18，CCL18）。在消散阶段，这些介质的释放，导致形成这样一个正反馈回路：CCL18 被活化后，募集的巨噬细胞介导了胶原形成。虽然大多数情况下肉芽肿可自发消退，不造成损伤，但高达 25% 的结节病患者可因反复发生肉芽肿而最终出现纤维化 [3]。患者纤维化程度越广泛，预后越差。目前肉芽肿纤维化的机制尚未完全明确，但细胞因子模式改变 [如转化生长因子 transforming growth factor

（TGF）-β 上调] 和 Th2 细胞可能导致 CD8 与 CD4 细胞比率增加。虽然仅有不到 5% 的患者死于结节病，但肺纤维化导致的呼吸衰竭是许多结节病患者死亡原因之一。近年来，在结节病患者中发现其他细胞如调节性 T 细胞（regulatory T cells，Tregs）和释放 IL-17A 的 Th17 细胞表达上调[44-46]。有趣的是，尼古丁治疗提高了 TLR 反应性，并使结节病患者 Tregs 的数量正常化[47]，支持先前观察到吸烟者结节病发病率减少这一现象[48]。

总体而言，在结节病中可能存在两种免疫情况：一种是疾病活动的患者产生强的免疫反应，最终清除抗原；另一种是炎症反应较轻的慢性疾病，但却因无法清除致病因子，造成慢性免疫反应刺激，最终导致器官损伤如肺纤维化等[40]。结节病中 T 细胞、B 细胞和巨噬细胞之间的相互作用还不完全清楚。缺乏有效的、能够模拟结节病患者所有特征的动物模型，阻碍了对结节病的研究。

临床特征

结节病可以影响各个器官系统，肺受累最为常见。关节症状亦是常见的临床表现，见于高达 25% 的患者[2]。眼（葡萄膜炎和视网膜血管炎）、肝（肝功能异常）、淋巴结（肿大）和皮肤 [冻疮样狼疮、丘疹、结节、斑块和瘢痕结节病（文身）] 均为常见的肺外受累器官（表 124-1）[32]。然而，风湿病专家更可能面对的是系统性、不典型、肌肉骨骼为主要表现或对标准治疗无效的患者。其他症状包括结节病相关的疲劳（50% ~ 70% 的患者）[49]、难以诊断和治疗的小纤维神经病（44%）[50] 和认知功能障碍[51]。肌肉骨骼受累，可表现为骨结节病（中轴关节或骶髂关节炎）（13%）[52]，或肌肉活检显示肉芽肿病变的结节病性肌病（8%）。后者大多无症状，仅 1% ~ 2% 的患者有明显的临床表现[2]。15% ~ 25% 的结节病患者存在关节炎，这是结节病最常见的风湿症状。在结节病患者中，关节炎可以是急性或慢性；急性型最为常见。慢性关节炎通常与多系统结节病有关[53]。

急性结节病关节炎

发热性关节病是结节病最常见的关节受累形式。尽管任何关节均可受累，但通常为对称性，累及踝关节、膝关节、腕关节和肘关节，并与 BHL 和结节性红斑并存。值得注意的是，超声或 MRI 评估显示，踝关节肿胀通常是由关节周围炎或腱鞘炎引起的，而不是真正的滑膜炎所导致[54,55]。急性结节病关节炎患者会感到疼痛和僵硬，关节可有肿胀或触痛。急性结节病关节炎常发病数周内可缓解，偶尔症状持续长达数月。一旦缓解，一般不会复发。

一项急性结节病关节炎的前瞻性研究[53]，发表了有助于结节病诊断的标准。579 例患者中 55 例（9%）最终被诊断为结节病关节炎。患者同时有关节炎，以及胸部 X 线检查明确的 BHL，即可确诊。根据研究结果，研究者制订了相关标准以鉴别结节病和其他原因所引起的关节炎，该标准敏感性为 93%，特异性达 99%（表 124-2）。

除了 Visser 标准以外，大多数结节病关节炎症状因人而异。结节病关节炎的患者常有血沉增高[53,56]，但其他症状如发热，仅在约 66% 的患者中可观察到[53,56-58]。值得注意的是，一小部分急性结节病关节炎患者，手或足可出现骨 X 线放射学异常。一些患者可以结节病指（趾）炎为表现（图 124-1C 和 E），出现手指周围软组织肿胀、皮肤红斑或触痛。指（趾）炎患者可有指甲异常如甲营养不良。因此，在诊断结节病关节炎时，必须排除其他可影响指甲的疾病如银屑病性关节炎。银屑病的皮肤表现通常区别于结节病的皮肤表现，因此皮肤受累可能是一个重要的线索。

结节病还可能影响其他骨骼，包括鼻骨、骨盆、肋骨和颅骨。有冻疮样狼疮的患者尤其容易鼻骨受累。由于结节病的鼻骨受累和肉芽肿性多血管炎很相似，因此鉴别诊断尤其重要[59]。血清学检查可能有助于鉴别，大多数肉芽肿性多血管炎患者抗中性粒细胞胞浆抗体（anti-neutrophil cytoplasm antibody，ANCA）阳性，而结节病通常阴性[60]。另外，与血管炎患者不同，约 60% 结节病患者血管紧张素转换酶（angiotensin-converting enzyme，ACE）或可溶性 IL-2 受体（soluble IL-2 receptor，sIL-2R）水平升高[59]。骨盆（图 124-1D）或脊柱（图 124-1F）病变常让人首先怀疑癌转移。因此对于骨骼病变的患者，即使存在其他结节病的典型症状，仍然有必要进行全面评估。

慢性结节病关节炎

慢性结节病关节炎较急性型少见。在美国，非裔

表 124-1　结节病肺外表现

	患病率	症状	检查
皮肤	~ 15%	丘疹、结节、斑块、瘢痕结节病（文身）、冻疮样狼疮、皮下结节病、结节性红斑	活检（除了冻疮样狼疮和结节性红斑 [a]）
淋巴结	10%~20%	肿大淋巴结主要位于颈部或锁骨上；腹股沟、腋窝、滑车、颌下部位也可能出现；无痛性、可移动	活检
眼	10%~30%	前、中、后葡萄膜炎、视网膜血管炎、结膜结节、泪腺肿大	系统眼科检查、裂隙灯检查、荧光素血管造影
肝	20%~30%	通常无症状，20%-30% 肝功异常、肝大、罕见肝功能不全、慢性肝内胆汁淤积、门脉高压	肝功能检查、腹部超声或 CT；若非肝功能中重度异常或诊断不确定，则很少进行活检
脾	~ 10%	脾大、少见疼痛或全血细胞减少、罕见脾破裂	超声和 CT
心脏	2%~5%	房室传导阻滞或束支传导阻滞、室性心动过速或室颤、充血性心力衰竭、心包炎、交感神经活动受损、心脏性猝死	心电图、超声心动图、24 小时动态心电图监测、MRI、灌注闪烁扫描 ^{18}F-FDG-PET；由于组织活检可及性有限，很少进行
神经系统	~ 5%	面神经麻痹、视神经炎、软脑膜炎、糖尿病、尿崩症、垂体功能减退、癫痫发作、认知功能障碍、缺陷、脑积水、精神症状、脊髓疾病、多发性神经病、小纤维神经病	脑脊液检查、MRI、表皮神经纤维密度、SFN 筛查表
关节 [b]	15%~25%	急性或慢性关节炎，急性关节炎常有双侧踝关节肿胀，伴有关节周围炎 / 腱鞘炎、罕见指（趾）炎；慢性寡关节或多关节炎，常与全身性疾病有关；可能有 Jaccoud 关节畸形、小梁状改变、指骨囊肿或肉芽肿性糜烂	关节 X 线片、超声、MRI
肾	0.5%~2%	罕见症状、急性肾损伤、慢性肾功能不全、高钙血症、高钙尿症、肾钙化、肾结石、肉芽肿性间质性肾炎	24 小时尿钙、肌酐、蛋白尿（随机尿）、超声、肾活检
腮腺炎	4%	对称性腮腺肿胀，与葡萄膜炎、发热和面神经麻痹相关的 Heerfordt 综合征	血清 IgG4、抗 SS-A/B 抗体用于鉴别诊断；如果实验室检查评估后仍然病因不明，则进行活检
鼻	0.5%~6%	鼻塞、鼻出血、结痂、嗅觉障碍	鼻窦 CT、鼻镜检查、活检
喉	0.5% ~ 1%	声音嘶哑、呼吸困难、喘鸣、吞咽困难	喉镜检查、活检
骨骼肌	1% ~ 2%	近端肌无力、肌萎缩、肌痛、肌内结节	肌酸磷酸激酶试验、MRI、[18]F-FDG-PET、肌电图、活检
泌尿生殖系	罕见	所有器官均可受累，包括子宫、附睾和睾丸	活检；适宜者应进行扫描成像检查
胃肠道	1%	通常无症状；食管、胃、小肠和结肠也可能受累	内镜检查、活检

[a] 结节性红斑活检未显示肉芽肿

[b] From Sweiss NJ，et al：Rheumatologic manifestations of sarcoidosis. *Semin Respir Crit Care Med* 31：463-473，2010.

CSF，脑脊液；[18]F-FDG-PET，[18]F- 氟脱氧葡萄糖正电子发射断层扫描；SFN，小纤维神经病（Modified from Valeyre D，Prasse A，Nunes H，et al：Sarcoidosis. Lancet 383：1155-1167，2014.）

美国人比白人更为多见。它通常见于系统性、多器官受累的结节病患者，典型表现为少关节炎或多关节炎。结节病关节炎表现形式多样。当炎症持续存在时，会出现关节破坏（肉芽肿性糜烂）或 Jaccoud 畸形（即无明显侵蚀破坏的畸形），X 线片上可见指骨囊肿或小梁状形态。

部分患者在疾病早期即可出现关节症状，而其他患者起病数年后方出现结节病关节炎。冻疮样狼疮和慢性葡萄膜炎常与慢性关节炎并存。

如患者同时有其他器官系统表现，应注意排除类似结节病关节炎的其他疾病。例如对称性寡关节炎或多关节炎伴类风湿因子升高是结节病关节炎的常见特

表124-2 有关节炎和双肺门淋巴结病的结节病患者的 Visser 诊断标准
患者须满足以下4条标准中的3条以上可确诊（敏感性 93%，特异性99%）： ● 年龄＜40岁 ● 结节性红斑 ● 对称性踝关节炎 ● 症状持续时间＜2个月

征，但同样可见于反应性关节炎（reactive arthritis，ReA）或类风湿关节炎（rheumatoid arthritis，RA）。而且部分RA患者可能发展为间质性肺病（interstitial lung disease，ILD），也造成与结节病鉴别上的困难。此外，尽管结节病极少与其他结缔组织疾病共存，但有些RA患者最终会伴发结节病。因此，对临床医生来说，区分这两种疾病或明确这两种疾病是否在同一患者中共存是至关重要的[61]。

当患者有游走性多关节炎时，可能会怀疑风湿热，尤其是关节症状发生于其他结节病相关症状之前。滑膜或腱鞘的活检病理呈现特征性的肉芽肿有助于诊断。单关节炎的鉴别诊断包括痛风、化脓性关节炎以及焦磷酸钙关节炎（见表124-3、124-4及详细考虑诊断方法上的支持性内容）[2]。

诊断和诊断措施

结节病相关的肌肉骨骼疾病的诊断，须基于两种不同的表现进行检查。一种是已知结节病的患者出现肌肉骨骼症状。另一种情况是存在骨骼肌肉疾病的患者可能患有结节病。尽管评估可能是相似的，但已知其他部位患有结节病的患者，肌肉骨骼表现与结节病一致时，通常认为该部位有结节病。而对于肌肉骨骼疾病的患者，其他部位没有已知结节病表现时，通常需要活检来确诊。活检样本可取肺部或皮肤，某些情况下，亦可以来自肌肉、淋巴结或其他组织。

结节病是排他性诊断。在临床实践中，当只有结节病样临床症状时，通常应首先怀疑其他疾病如合并肺部表现和（或）全身症状的霍奇金淋巴瘤或结

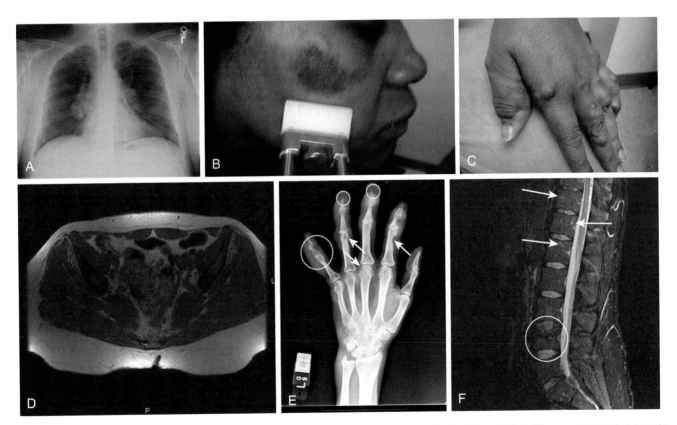

图124-1 结节病的各种表现。A．Scadding 1期：胸部后前位片可见双侧肺门及右气管旁淋巴结肿大[29]。B．冻疮样狼疮的面部皮损[62]。C．结节病的手指改变。D．骨盆MRI平扫显像示骨髓组织被肉芽肿替代。E．结节病患者指骨囊样变（箭头所示）。F．一例结节病患者MRI钆增强显像示脊柱病变（箭头所示）（B，Reproduced with permission from the patient.）

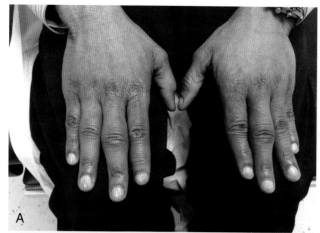

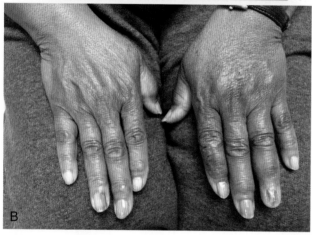

图 124-2　结节病的风湿病学表现。A. 近端指间关节受累的关节炎；B. 第三及第四指指炎，后者同时有甲营养不良。可能会与银屑病关节炎或其他脊柱关节炎的指关节炎混淆

核。因此，检查的主要目的是收集足够的临床线索和特征以诊断结节病，并排除治疗方法完全不同的其他疾病。图 124-1 展示了与疾病相一致的一些特征[62]。图 124-3 列举概述了重叠的临床特征和在可能的结节病患者中通常需要排除的其他诊断。

在很多情况下，诊断常常很大程度上依赖于组织活检发现肉芽肿。然而如表 124-5 所示，许多其他情况也可以导致肉芽肿反应。尽管结节病的肉芽肿往往是非干酪性和非坏死性，但有证据显示相当数量的结节病患者肉芽肿内有部分坏死。部分患者通常不需要活检，如 Löfgren 综合征、Heerfordt 综合征（定义为发热、葡萄膜炎、腮腺炎和颅神经麻痹）、伴葡萄膜炎的 BHL 和无症状 BHL[63]。

疾病的异质性导致临床表现的多样性，最终可能造成诊断的延误。一项纳入 189 例结节病患者的研究发现，仅有 15.3% 的患者首次就诊即得到确诊[62]。

此外，结节病可影响任何器官，这可能会造成患者就诊于那些并不常处理结节病的专科[62]。有肺部症状的患者常被误诊为哮喘。有肌肉骨骼表现的患者，结节病的表现可能类似于其他疾病，尤其是自身免疫性疾病[64]（图 124-3[65] 和表 124-4）。

临床上遇见表现为肌肉骨骼疾病的患者，医生应保持对结节病可能的警觉。对这类患者，从风湿病范畴上进行综合多系统评估是有益的。例如约 2/3 患者胸部正位片有肺门淋巴结肿大。Scadding 提出基于胸部 X 线检查进行分期[66]：1 期指单纯肺门淋巴结肿大（图 124-1A）；2 期是肺门淋巴结肿大，同时有肺实质浸润；3 期是单纯肺实质浸润；4 期是肺纤维化。尽管这种分期很常用，但是仅仅基于 X 线胸片上的分期判定，即便是结节病专家也可能存在意见分歧[67]。胸部 CT 检查可提供患者疾病证据。表 124-6 列出了一些支持或排除诊断的特征[68]，包括结节性红斑、冻疮样狼疮（图 124-1B）、第七脑神经麻痹或高钙血症。

表 124-3　结节病患者评估
建议对所有患者进行初步评估
病史，包括职业和环境暴露
体格检查
胸部正侧位片
肺活量
全血细胞计数
肝功能和血清钙
常规眼科检查
尿液分析
应考虑对特定的患者进行评估
胸部 CT 扫描
动态心电图监测和（或）心电图
有指向意义的 24 小时尿液分析
肺一氧化碳弥散量
受累关节 X 线和（或）超声 /MRI 检查
每 6 ～ 12 个月随访项目
初步评估中发现的任何异常项目
胸片
肝功能和血清钙
肺活量

Modified from American Thoracic Society：Statement on sarcoidosis：joint statement of the American Thoracic Society（ATS），the European Respiratory Society（ERS）and the World Association of Sarcoidosis and Other Granulomatous Disorders（WASOG）adopted by the ATS Board of Directors and by the ERS Executive Committee，February 1999. *Am J Respir Crit Care Med* 160：736-755，1999.

表 124-4　结节病与其他风湿病特征的比较

	结节病	SLE	类风湿关节炎	系统性（ANCA 相关性）血管炎	系统性硬化症	原发性干燥综合征
临床表现	肺部、眼和皮肤最常见，其他任何器官（心脏、大脑、皮肤、骨、肝等）均可受累	关节、肾（狼疮肾炎）、皮肤黏膜、心血管系统、神经系统、淋巴结、脾	关节（最常见）、肺部及血管少见（血管炎），皮肤（脓皮病，类风湿结节），眼睛（巩膜炎、角膜炎）	血管（管壁增厚）、皮肤（紫癜、梗死性溃疡）、上／下呼吸道、神经系统（头痛、脑膜炎、癫痫发作、缺血）、关节（关节痛）肾（高血压、肾小球肾炎）、心脏、胃肠道	皮肤（紧绷、增厚、硬化）、关节、胃肠道系统、肺（ILD、PAH）、心脏、肾、雷诺综合征	眼、口及黏膜干燥；关节（关节炎）、腮腺炎、皮肤、肾、神经系统、淋巴结很少累及
放射学检查	双侧纵隔及肺门淋巴结肿大，网状结节阴影，指骨囊肿，肉芽肿性糜烂，小梁型 Jaccoud 畸形	双肺弥漫功能障碍、膈肌上抬（"肺萎缩综合征"）、胸膜或心包积液、Jaccoud 畸形、非侵蚀性关节间隙狭窄	对称性关节间隙变窄、PIP 和 MCP 关节侵蚀、晚期出现尺侧偏斜和天鹅颈样畸形	多发性肺动脉（肉芽肿性）病变；斑片状实变影；肺泡出血	肺纤维化，弥漫网格结节状（NSIP 模式），关节间隙狭窄，偶有关节侵蚀，皮肤钙质沉着	偶有肺间质病变、轻度关节间隙狭窄
病理	非干酪性肉芽肿	炎症，血管异常如血管炎、免疫复合物沉积	滑膜肿胀、有成纤维细胞样和巨噬细胞样滑膜细胞、巨噬细胞、T 细胞和 B 细胞	中性粒细胞和单核细胞 ANCA 阳性；斑片状浸润、血管壁肉芽肿、纤维组织沉积	基质过度沉积，纤维化，内皮细胞功能障碍和死亡；小血管破坏	B 细胞浸润
实验室检查	ACE 或 sIL2-R 水平升高，高钙血症／高钙尿症，ANAs 或 RF 少见阳性	ANA、抗 dsDNA、抗 Sm、RNP、抗 Ro/SSA、anti-La/SSB、抗组蛋白（最常见于药物性狼疮）、APLA，补体下降、贫血、淋巴细胞减少	类风湿因子、ACPA	ANCA、炎症标志物（CRP、ESR）	ANA（抗拓扑异构酶、抗着丝粒、抗纤维蛋白、其他）	ANA，抗 -Ro/SSA，抗 -La/SSB，类风湿因子，高丙种球蛋白血症

	强直性脊柱炎	银屑病关节炎	混合性结缔组织病	抗磷脂综合征	IgG4 相关疾病	痛风
临床表现	脊椎关节炎，炎症性腰背痛，僵硬，滑膜炎，外周关节炎，肺部症状，虹膜炎	关节（寡关节炎、多关节炎）、皮肤（银屑病皮损）、指甲（营养不良、指炎）	雷诺现象；关节，肌肉，肺（ILD、PAH），心脏，肾和神经系统均可能受累	血管（动脉／静脉血栓形成，血小板减少，流产）、肾小球肾炎	泪腺或腮腺感染，自身免疫性胰腺炎／胆管炎，腹膜后纤维化、血管炎、间质性肾炎	代谢综合征，单关节（MTPI），偶尔多关节（女性）
放射学检查	椎体炎症，骶髂关节炎，骨侵蚀，韧带骨赘	关节间隙变窄、侵蚀（破坏性改变）、关节附近骨化（增生性改变）	关节周围弥漫性骨质疏松；软组织肿胀，关节侵蚀，关节间隙狭窄，丛状吸收和软组织萎缩	斑片状浸润	MRI：血管炎，CT：腹膜后纤维化，肾假性肿瘤	软组织晶体沉积，穿凿样病变
病理	关节囊纤维化；骨化	滑膜血管增生、血管扩张、中性粒细胞浸润	自身抗原修饰，B 细胞和 T 细胞活化	肾小球结构改变，血栓形成	席纹状纤维化，IgG/IgG4 浆细胞比率	滑液偏振显微镜检查可见晶体
实验室检查	常见 HLA-B27 阳性，ESR 和 CRP 升高，白细胞增多	50%～70%HLA-B27 阳性，偶见 ANA	ANA、U1-sn-RNP，其他取决于重叠的特征（通常为 RA）	狼疮抗凝物、APLA，偶尔补体减少	CRP、ESR 升高，IgG4 升高（仅约 50%）	CRP、ESR 升高，尿酸升高

ACE，血管紧张素转化酶；ACPA，抗瓜氨酸化蛋白抗体；ANA，抗核抗体；ANCA，抗中性粒细胞胞浆抗体；APLA，抗磷脂抗体；CRP，C-反应蛋白；dsDNA，双链 DNA；ESR，红细胞沉降率；GI，胃肠道；HLA，人类白细胞抗原；ILD，间质性肺病；LE，红斑狼疮；MCP，掌指关节；MCTD，混合性结缔组织病；MTP，跖趾关节；PAH，肺动脉高压；PIP，近端指间关节；PsA，银屑病关节炎；RA，类风湿关节炎；RNP，核糖体蛋白；sIL-2R，可溶性 IL-2 受体；SLE，系统性红斑狼疮；APS，抗磷脂综合征

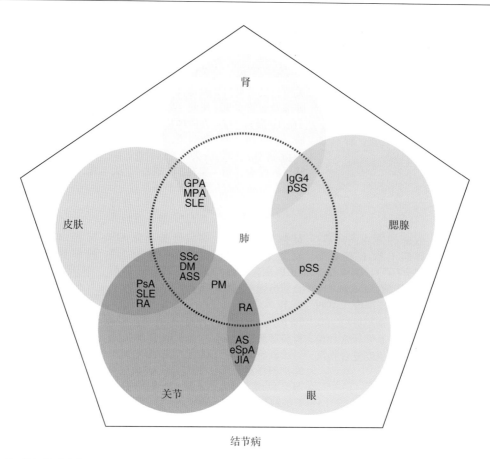

图 124-3 结节病的可能鉴别诊断。肺（虚线区域）涉及许多自身免疫性疾病（ADs）。在系统性硬化症（SSc）中，肺纤维化非常常见且是死亡的主要原因之一。皮肌炎（DM）、多发性肌炎（PM）和抗合成酶综合征（ASS）可能导致间质性肺病（ILD）。ASS 胸部 CT 扫描通常呈现 NSIP 型。类风湿关节炎（RA）肺部受累并不罕见，其中 UIP 型预后较差。ANCA 相关血管炎（GPA 和 MPA）可表现为肺出血 - 肾炎综合征。肾（黄色区域）在系统性红斑狼疮（SLE）中经常受累，在 IgG4 相关疾病中可呈间质性肾炎表现。皮肤表现（红色区域）在系统性疾病中很常见。银屑病关节炎有明显的皮肤受累时容易确诊。SLE 可表现为颊部或盘状皮疹。RA 可伴坏疽性脓皮病，罕见情形下，是与类风湿性血管炎有关。眼（绿色区域）涉及一些自身免疫性疾病；葡萄膜炎是强直性脊柱炎（AS）或其他脊柱关节炎和幼年型特发性关节炎的典型症状。RA 合并巩膜炎或周围性溃疡性角膜炎罕见。原发性干燥综合征（pSS）的特征是眼干。腮腺（蓝色区域）常见于 pSS 或 IgG4-RD，表现为腮腺肿大，患者常主诉口干和吞咽困难。eSpA，肠病性脊柱关节炎；GPA，肉芽肿性多血管炎；IgG4，IgG4 相关疾病；JIA，幼年特发性关节炎；MPA，显微镜下多血管炎；NSIP，非特异性间质性肺炎；PM，多发性肌炎；PsA，银屑病关节炎（From Korsten P，Tampe B，Konig MF，et al：Sarcoidosis and autoimmune diseases：differences, similarities and overlaps. *Curr Op Pulm Med* 24：502-512，2018.)

建议对结节病患者进行几项检测（表 124-3）来做一个最基础的评估[69]。这些检测反映了结节病是一种多脏器受累的疾病，并需要寻找特定器官受累的证据。由于血清 ACE 水平在结节病患者中可升高或正常，不利于诊断的准确性[70]，因此正在评估与疾病诊断[71] 相关的其他生物学标志物（壳三糖苷酶）及与疾病活动相关的标志物（sIL-2R、新蝶呤、壳三糖苷酶、溶菌酶、KL-6 和淀粉样蛋白 A[32]），但其在临床实践中的应用尚不成熟，存在争议。sIL- 2R、新蝶呤与 ^{18}F 氟 - 脱氧葡萄糖 - 正电子发射断层扫描（^{18}F-fluorodeoxyglucose-positron emission tomography，^{18}F-

FDG-PET）高摄取相关[72]，但在结节病中这项研究并不常规进行。由于尚未发现对结节病关节炎具有足够敏感性或特异性的生物学标志物，因此建议通过常规方法进行评估，常规临床检查（体检有无发炎、肿胀或放射学改变）和检测炎症标志物（红细胞沉降率和 C 反应蛋白），评估关节炎的严重程度 / 进展。

使用钆进行 MRI 增强可能可以协助诊断脑[73] 或心脏结节病[74]。MRI 影像学改变也有助于明确骨结节病或结节病关节炎，并可早期发现无症状病变[75]。

一些证据表明，^{18}F-FDG-PET 可能有助于肺 / 肺外结节病的诊断和评估[76]，但通常不建议其作为首

表 124-5	结节病以外可导致肉芽肿的主要病因

感染

结核分枝杆菌

真菌

支原体

卡氏肺孢子虫肺炎

布氏杆菌病

猫抓热

非典型分枝杆菌

弓形体病

环境因素

铍中毒

重金属

锆

文身

过敏性肺炎

药物（如甲氨蝶呤）

混杂因素

ANCA 相关血管炎

坏死性结节性肉芽肿

淋巴瘤

癌症

意义不明的肉芽肿病变

克罗恩病

淋巴细胞性间质性肺炎

白塞病

类风湿结节

ANCA，抗中性粒细胞胞浆抗体

Modified from American Thoracic Society：Statement on sarcoidosis：joint statement of the American Thoracic Society（ATS），the European Respiratory Society（ERS）and the World Association of Sarcoidosis and Other Granulomatous Disorders（WASOG）adopted by the ATS Board of Directors and by the ERS Executive Committee，February 1999. *Am J Respir Crit Care Med* 160：736-755，1999.

选的诊断工具。尤其是在没有肺部受累证据的情况下，[18]F-FDG/PET 可以用来协助明确结节病受累的器官包括心脏等[74]。检测前 72 小时内的高脂肪、高蛋白、极低碳水化合物饮食可能抑制生理性心脏摄取，从而提高检测病理摄取检测的敏感性[77]。此外，当没有明显的器官系统受累时，[18]F-FDG/PET 可以帮助研究者选择合适的器官进行活检[78]。对于肺结节病，支气管内超声可帮助支气管镜检查者选择合适的部位进行经支气管针吸活检[79]。

目前关于结节病患者特定器官受累的标准已提出并进行了相关更新[80,81]。明确的器官受累可以是明显的，

或者可通过受累组织活检发现肉芽肿病变来确定。例如，可能把没有其他原因的关节炎归为结节病的关节受累。然而，患者一旦出现指骨囊性改变，几乎可以肯定其关节炎是结节病的一种临床表现[80]（表 124-4）。

结节病关节炎骨受累的典型特征包括小梁状形态、骨溶解、囊肿形成和穿凿样病变。结节病的征象至少可能包括指炎、结节性腱鞘炎以及 PET、MRI 或镓 -67 骨成像阳性发现。关节痛是结节病可能的一个征象，而对于非特异性关节炎患者的归类问题尚未达成共识。这种分类有局限性，在前瞻性的临床研究中尚未得到验证[81]。总之，结节病和结节病关节炎的诊断可能难以确定。表 124-4 概述了其他更常见的自身免疫性疾病的临床、实验室和影像学特征，这些临床表现可能与结节病相似。

治疗

一般方法

泼尼松和促肾上腺皮质激素已被批准用于治疗肺结节病，但美国食品与药品管理局（Food and Drug Administration，FDA）尚未批准任何药物治疗肺外结节病，包括结节病关节炎。随着 ^{18}F-FDG-PET 扫描和其他成像方式的出现，很可能会有更多无症状但病变弥漫的患者被诊断出来。然而，是否开始免疫抑制治疗应取决于症状（如持续咳嗽或呼吸困难）和器官功能障碍（如异常的肺功能测试）程度，而不仅仅取决于受累器官的数量（有时称为"系统性结节病"）。一般来说，目前的治疗方案分为一线、二线和三线治疗[82]。皮质类固醇是大多数临床表现的一线治疗（结节病相关疲劳和小纤维神经病变除外）。20 ～ 40 mg/d 维持 1 ～ 3 个月，然后逐渐减少到 5 ～ 10 mg/d 的维持剂量，根据经验，维持治疗时间通常为 1 年[83]。二线治疗包括所谓的"改善病情抗结节病药"（disease-modifying antisarcoid drugs，DMASDs），包括甲氨蝶呤、硫唑嘌呤、来氟米特、羟氯喹、氯喹、霉酚酸酯和环孢素，建议使用来避免长期大剂量糖皮质激素治疗的相关并发症。对于难治性病例，TNF 抑制剂可作为三线治疗。这类药物中疗效最好的是英夫利昔单抗（Infiximab，INF）和阿达木单抗（Adalimumab，ADA）。两个安慰剂对照试验对 INF 进行了研究，它能改善 FVC 和呼吸困难，尤其

表 124-6 结节病特征

	很可能是结节病	不太可能是结节病
胸部 X 线片	双侧肺门淋巴结肿大、上叶病变	胸腔积液
胸部计算机断层扫描	胸膜下网状结节浸润纵隔淋巴结肿大 支气管周围增厚 上叶支气管牵拉性扩张	胸膜下蜂窝样病变
皮肤病变	结节性红斑 冻疮样狼疮 斑丘疹样病变	
眼部病变	葡萄膜炎 视神经炎	巩膜外层炎
神经病变	第Ⅶ对脑神经麻痹	
肾病变	肾钙质沉着症 肉芽肿性或非肉芽肿性间质性肾炎	肾小球肾炎
实验室检查	血管紧张素转换酶升高 血钙升高 碱性磷酸酶升高 可溶性 IL-2 受体升高	抗中性粒细胞胞浆抗体阳性

是长病程和基线时呼吸更困难的患者[84,85]。ADA 对肺结节病有一定疗效[86]。依那西普已被证明对肺和眼结节病无效[87,88]。在最近的一项试验中，TNF 抑制剂戈利木单抗和抗 IL- 12/IL-23 的尤特科单抗对肺结节病无效[89]。一项小型临床试验结果显示，对于难治性结节病患者，B 细胞抑制剂利妥昔单抗疗效参差不齐[90]，仅在个别案例中有效[91]。因此不能对使用利妥昔单抗治疗结节病做出明确推荐。最近，新一类的已被批准用于 RA 和 PsA 的 Janus 激酶（Janus kinase，JAK）抑制剂，在治疗皮肤结节病方面取得了一些成功[92]。其中，JAK1 和 JAK3 的抑制剂托法替布，使一名患者的皮肤结节病得到显著改善和肺部疾病处于稳定状态[92]。这一类药物中不同 JAK 特异性的药物对结节病的治疗前景尚有待观察。

此外，生物制剂可能发生的不良反应如下：抗核抗体阳性、药物诱导的红斑狼疮、脱髓鞘疾病和结节病样肉芽肿[93,94]。尤特科单抗也有报道可出现结节病样反应[95]，提示除了通过 TNF 抑制 IFNα 上调[96]，还可能有其他机制参与结节病发病。可能存在遗传易感性（可能是 TNF 多态性），但目前还无法预测哪些患者会出现这种反应。因此，在使用这类药物时，必须高度警惕。表 124-7 和表 124-8 概述了结节病各种临床表现的治疗建议。

结节病关节炎的治疗

目前还没有进行随机试验以指导临床决策。如图 124-4 所示，我们提出了一个治疗流程，指导临床医生进行疾病管理[2]，NSAID、甲氨蝶呤和局部或低剂量全身应用皮质类固醇是首选的一线治疗方法。也可以使用羟氯喹和其他 DMASDs。根据从诊断评估中获得的信息，临床医生在作出治疗决策前，应充分考虑疾病严重程度及影像学进展所提示的疾病进程，单纯关节炎很少是治疗升级的主要因素。

治疗过程中需要患者定期随访，监测疾病活动程度、药物疗效及耐受性。有效者继续服用一线药物（通常是泼尼松），直至疾病缓解或治疗失败。无应答者在接受二线治疗前，根据耐受性和药物的毒副作用，可使用更大剂量的皮质类固醇或改用甲泼尼龙。对于需要二线药物治疗的患者，有两种选择：①未用过甲氨蝶呤者可予甲氨蝶呤治疗；②对一线甲氨蝶呤应答不充分的患者，可以选择非甲氨蝶呤的改变病情的抗结节病药物（如羟氯喹、来氟米特和硫唑嘌呤），单药或联合治疗。

对这种治疗方法失败的患者，可以考虑三线生物制剂治疗或全身性皮质类固醇的冲击，并仔细监测毒副作用。另外，某些患者可考虑参与临床试验。

表 124-7 结节病各种表现的治疗建议

	结节病治疗建议		
	一线	二线	三线
肺部	糖皮质激素 促肾上腺皮质激素类似物	MTX AZA LEF HCQ	INF ADA CLEAR
眼	糖皮质激素	MTX AZA LEF	ADA INF
皮肤	糖皮质激素 Löfgren综合征相关结节红斑选择非甾体抗炎药	MTX CLEAR AZA LEF HCQ MMF	INF ADA 阿普斯特（Apremilast） THA TOFA
淋巴结	糖皮质激素	MTX AZA LEF	INF ADA
骨骼肌	糖皮质激素 NSAID	MTX HCQ AZA LEF	INF ADA
中枢神经系统结节病	糖皮质激素	MTX MMF LEF AZA	ADA INF CYC
心脏	糖皮质激素	MTX LEF AZA MMF CsA	INF ADA CYC
肾	糖皮质激素	HCQ AZA MMF	INF
肝	糖皮质激素	AZA HCQ MMF （MTX） （LEF）	INF ADA
	可考虑普瑞巴林、阿米替林	INF ADA IVIG	
结节病相关疲劳	哌甲酯 阿莫非尼 CBT 康复	INF	

ADA，阿达木单抗；AZA，硫唑嘌呤；CBT，认知行为疗法；CLEAR，四联应用左氧氟沙星＋乙胺丁醇＋阿奇霉素＋利福平；CSA，环孢素；CYC，环磷酰胺；HCQ，羟氯喹；INF，英夫利昔单抗；IVIG，静脉输注免疫球蛋白；LEF，来氟米特；MMF，霉酚酸酯；MTX，甲氨蝶呤；RTX，利妥昔单抗；THA，沙利度胺；TOFA，托法替尼

Data from Valeyre D，Prasse A，Nunes H，et al：Sarcoidosis. *Lancet* 383：1155-1167，2014；Korsten P，Mirsaeidi M，Sweiss NJ：Nonsteroidal therapy of sarcoidosis. *Curr Opin Pulm Med* 19：516-523，2013；Beegle SH，Barba K，Gobunsuy R，et al：Current and emerging pharmacological treatments for sarcoidosis：a review. *Drug Des Devel Ther* 7：325-338，2013；Baughman RP，Nunes H，Sweiss NJ，et al：Established and experimental medical therapy of pulmonary sarcoidosis. *Eur Respir J* 41：1424-1438，2013.

表 124-8 结节病治疗药物

药物	推荐剂量	监测	说明
泼尼松龙或等效药	起始剂量 20 ～ 40 mg/d，减量至 5 ～ 10mg/d，或更低剂量	体格检查 BP 血糖	鉴于长期副作用，建议尽可能最低剂量
甲氨蝶呤	5 ～ 25 mg/wk	CBC LFT 肾功能	低剂量通常足够 RA 患者中过敏性肺炎发生率 3% ～ 5%；结节病患者可能更低
硫唑嘌呤	1 ～ 2 mg/（kg·d）	CBC LFT	治疗前建议 TPMT 测试，同时使用别嘌呤醇具有高毒副作用风险
来氟米特	10 ～ 20 mg/d	CBC LFT	有报道肺毒副作用 无症状肝纤维化
羟氯喹	200 ～ 400 mg/d [最高 5 mg/（kg·d）]	每年 1 次眼科检查（可延长至每 5 年 1 次）	可能导致葡萄糖 -6- 磷酸脱氢酶缺乏的患者出现溶血危象；可考虑检测；神经病变、肌病或心肌病少见
霉酚酸酯	500 ～ 3000 mg/d	CBC LFT	由于基底细胞癌的风险，建议每年进行皮肤癌筛查
环磷酰胺	每 3 ～ 4 周 IV 500 ～ 1000 mg 或 500 mg/m²	CBC，尤其是 10 ～ 14 天后 血尿 肾功能	少用 通常使用 6 ～ 8 个周期
英夫利昔单抗	第 0、2、6 周 IV 3 ～ 5 mg/kg，然后每 4 ～ 8 周 IV 1 次。	CBC 肝肾功能 感染	治疗前结核 / 肝炎筛查 心力衰竭 同时使用另一种药物（MTX），预防抗药物抗体的产生 非黑色素瘤性皮肤癌风险增加
阿达木单抗	每 1 ～ 2 周 40 mg SC	感染 CBC 肝肾功能	治疗前结核 / 肝炎筛查 可能需要更高剂量 心力衰竭 非黑色素瘤性皮肤癌风险增加
利妥昔单抗	第 0、14 天 IV 1 g	每 3 ～ 6 个月血免疫球蛋白检测	进行性多灶性脑白质病是一种罕见的并发症 治疗前肝炎筛查
沙利度胺	50 ～ 200 mg/d	CBC	出生缺陷 多发性神经病较常见
促肾上腺皮质激素类似物	40 ～ 80 单位 IM 或 SC	血压 电解质	骤然停药致肾上腺皮质功能抑制 长期使用导致库欣综合征 胃肠道溃疡 / 出血

ACTH，促肾上腺皮质激素；BP，血压；CBC，全血细胞计数；GI，胃肠道；IM，肌内注射；IV，静脉注射；LFT，肝功能检测；MTX，甲氨蝶呤；RA，类风湿关节炎；SC，皮下注射；TPMT，硫嘌呤甲基转移酶

Data from Valeyre D, Prasse A, Nunes H, et al：Sarcoidosis. Lancet 383：1155-1167, 2014；Korsten P, Mirsaeidi M, Sweiss NJ：Nonsteroidal therapy of sarcoidosis. *Curr Opin Pulm Med* 19：516-523, 2013；Beegle SH, Barba K, Gobunsuy R, et al：Current and emerging pharmacological treatments for sarcoidosis：a review. Drug Des Devel Ther 7：325-338, 2013；Baughman RP, Nunes H, Sweiss NJ, et al：Established and experimental medical therapy of pulmonary sarcoidosis. *Eur Respir J* 41：1424-1438, 2013.

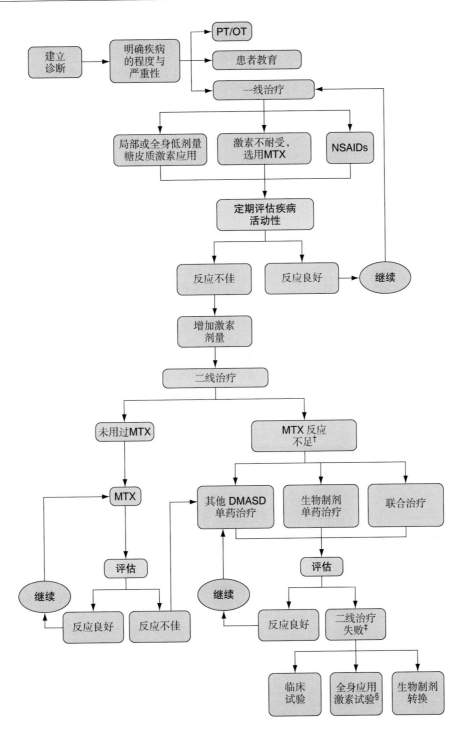

图 124-4　结节病关节炎治疗流程图。* 小剂量皮质类固醇激素：泼尼松＜ 10 mg/d。† 甲氨蝶呤反应不佳：药物不耐受，每周用量高达 25 mg 仍疗效不佳，或药物使用禁忌证。‡ 改变病情的抗结节病药物（DMASD）治疗失败：疾病进展或药物不耐受。§ 如果先前使用过泼尼松，甲泼尼龙要优于泼尼松。OT，职业治疗；PT，理疗（From Sweiss NJ, Patterson K, Sawaqed R, et al：Rheumatologic manifestations of sarcoidosis. *Semin Respir Crit Care Med* 31：463-473，2010.）

　　维生素 D 代谢在结节病中比在其他风湿病更为复杂[97]。结节病患者可能对钙和维生素 D 的补充更为敏感[98]，即便未予维生素 D 补充治疗，仍有高达 10% 的患者存在高钙血症和高钙尿症的风险。高钙血症的

机制通常归因于肉芽肿上皮细胞（1α- 羟化酶活性）产生 1,25- 二羟维生素 D（1,25-dihydroxyvitamin D，1,25-OH$_2$D）增多。这种风险必须与潜在的慢性维生素 D 缺乏的不良影响相平衡，由于长期使用糖皮质

激素，患者经常需要治疗骨质疏松症。单用双膦酸盐可能足以治疗皮质类固醇引起的骨质疏松症[99]。未接受糖皮质激素治疗的患者，似乎不会因为结节病本身而降低骨密度[100]。近来研究报道 25- 羟维生素 D（25-hydroxy vitamin D，25-OHD）的高水平与结节病患者骨折高发生率相关[101]。作者发现 10 ～ 20 ng/ml 水平骨折风险最低。由于结节病中 25-OHD 和 1,25-OH2D 之间不存在关联，因此合理的方法是同时检测两者的水平，以确定哪些患者应该接受维生素 D 补充剂[97,102,103]。

图 124-5 描述了对结节病患者进行维生素 D 检测和补充的方法。

预后

结节病的总死亡率较低（约 5%）[104]，许多自发性缓解的患者不需要治疗。在需要治疗的患者中，非裔美国人和白人间存在显著差异。众所周知，患有结节病的非裔美国人易出现更为严重的全身性疾病，死亡率是其他人群的 12 倍[105]。

结论

关于结节病仍然有很多未知。病因不明，除泼尼松和 ACTH 凝胶外，FDA 尚未批准任何药物用于该病的治疗。泼尼松和 ACTH 凝胶亦仅是基于 20 世纪 50 年代一些少量的病例报告而获得批准。目前正在进行临床试验，以评估 Acthar（一种 ACTH）凝胶对于各种结节病表型的安全性和有效性。尽管肉芽肿形成的潜在机制和病因（包括感染因素）受到越来越多的关注，但结节病详细的免疫发病机制还有待明确。合适的动物模型和候选基因有助于增进对该病的认识。对这种显著的异质性疾病，我们需要从临床试验的目的出发，制定和评估合适的主要终点来评价疗效。

我们已提出一种治疗流程，用于处理已确诊的结节病患者。然而，由于已发表的关于结节病治疗的大量研究结果相互矛盾，导致不同机构不同临床医生治疗方法不尽相同。因为疾病临床表现的多样性以及缺乏针对结节病各种临床表型的大型的设计良好的随机对照临床试验，使得目前尚无法提供更有针对性的治

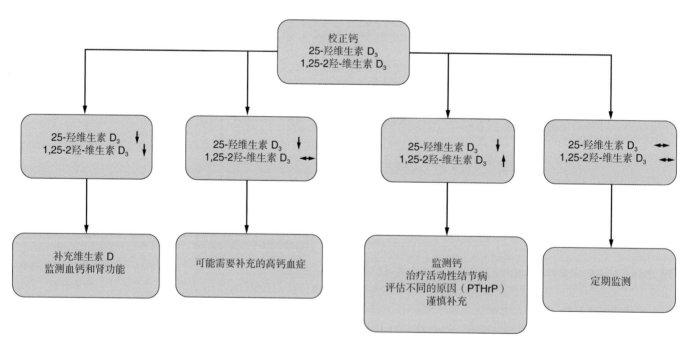

图 124-5　结节病的维生素 D 管理办法。高钙血症通常代表着结节病活动，需要治疗。对于正常钙水平（根据白蛋白水平校正）的患者，建议定期监测 25- 羟基（OH）- 维生素 D_3 和 1,25- 二羟基（OH_2）- 维生素 D_3 水平。如果 25-OH-D_3 和 1,25-OH_2-D_3 水平均较低，应开始补充维生素 D，并定期监测钙和肾功能。有报道 25-OH-D_3 低水平和正常的患者，补充维生素 D 出现了结节病恶化和高钙血症。低水平 25-OH-D_3 和高水平 1,25-OH_2-D_3 可能代表了肉芽肿巨噬细胞 1-α 羟化酶活性引起结节病活动。如果结节病非活动状态，则必须寻找其他原因，如副肿瘤性高钙血症。PTHrP，甲状旁腺激素相关肽（Adapted after Korsten P, Chehab C: Musculoskeletal manifestations of sarcoidosis. *Zeitschr Rheumatol* 76：408-414，2017.）

疗建议。此外，治疗方案的选择，需依据器官系统受累的类型和程度指定个体化治疗方案。结节病相关疲劳或小纤维神经病必须进行专门的评估才能明确，因此这些症状常被忽略。结节病的系统性，以及不同种族间和同一个体内表型的复杂性，使得研究该病变得十分困难。

对于复发和难治性病例，细胞毒性药物和新型生物制剂如 TNF 抑制剂和 B 细胞清除疗法正被越来越多地使用，以减少皮质类固醇的用量。由于 TNF 和其他促炎因子在结节病发病机制中的潜在作用，已有一些结节病相关研究观察 TNF 抑制剂疗效。但因为应用抗 TNF 制剂治疗非结节病患者出现肉芽肿反应的报道越来越多，限制了该类药物在结节病中的应用。换言之，TNF 抑制剂可能有助于治疗，也可能导致结节病 [106-109]。TNF 抑制剂诱发的结节病是一个独特的类型，虽与结节病的所有表型相似，但确实与其他自身免疫性疾病重叠。此外，TNF 抑制剂还可诱发结节病以外的其他自身免疫性疾病，包括系统性红斑狼疮、血管炎、间质性肺病和脱髓鞘疾病。因此对这类由 TNF 抑制剂诱发的患者，及时诊断尤为关键。除了上述有争议的结论，最近风湿病领域新的治疗手段的出现，如 JAK 抑制剂，可能对结节病有益。

对结节病患者如何最大限度地确保药物安全性，防止长期毒副作用，同时提高他们的生活质量，需要以转化医学为主导的多中心协作研究。

🌐 Full references for this chapter can be found on ExpertConsult.com.

参考文献

1. Statement on sarcoidosis. Joint statement of the American thoracic society (ATS), the European respiratory society (ERS) and the world association of sarcoidosis and other granulomatous disorders (WASOG) adopted by the ATS board of Directors and by the ERS executive committee, February 1999, *Am J Respir Crit Care Med* 160:736–755, 1999.
2. Sweiss NJ, et al.: Rheumatologic manifestations of sarcoidosis, *Semin Respir Crit Care Med* 31:463–473, 2010.
3. Iannuzzi MC, Rybicki BA, Teirstein AS: Sarcoidosis, *N Engl J Med* 357:2153–2165, 2007.
4. Sharma OP: Sarcoidosis around the world, *Clin Chest Med* 29:357–363, vii, 2008.
5. Kolek V: Epidemiological study on sarcoidosis in moravia and silesia, *Sarcoidosis* 11:110–112, 1994.
6. Pietinalho A, et al.: The frequency of sarcoidosis in Finland and Hokkaido, Japan. A comparative epidemiological study, *Sarcoidosis* 12:61–67, 1995.
7. Rybicki BA, et al.: Racial differences in sarcoidosis incidence: a 5-year study in a health maintenance organization, *Am J Epidemiol* 145:234–241, 1997.
8. Baughman RP, et al.: Clinical characteristics of patients in a case control study of sarcoidosis, *Am J Respir Crit Care Med* 164(10 Pt 1): 1885–1889, 2001.
9. Westney GE, Judson MA: Racial and ethnic disparities in sarcoidosis: from genetics to socioeconomics, *Clin Chest Med* 27:453–462, vi, 2006.
10. Reich JM: A critical analysis of sarcoidosis incidence assessment, *Multidiscip Respir Med* 8:57, 2013.
11. Jones N, Mochizuki M: Sarcoidosis: epidemiology and clinical features, *Ocul Immunol Inflamm* 18:72–79, 2010.
12. Hillerdal G, et al.: Sarcoidosis: epidemiology and prognosis. A 15-year European study, *Am Rev Respir Dis* 130:29–32, 1984.
13. Gentry JT, Nitowsky HM, Michael Jr M: Studies on the epidemiology of sarcoidosis in the United States: the relationship to soil areas and to urban-rural residence, *J Clin Invest* 34:1839–1856, 1955.
14. Kajdasz DK, et al.: A current assessment of rurally linked exposures as potential risk factors for sarcoidosis, *Ann Epidemiol* 11:111–117, 2001.
15. Kreider ME, et al.: Relationship of environmental exposures to the clinical phenotype of sarcoidosis, *Chest* 128:207–215, 2005.
16. Newman LS, et al.: A case control etiologic study of sarcoidosis: environmental and occupational risk factors, *Am J Respir Crit Care Med* 170:1324–1330, 2004.
17. Izbicki G, et al.: World Trade Center "sarcoid-like" granulomatous pulmonary disease in New York City Fire Department rescue workers, *Chest* 131:1414–1423, 2007.
18. Song Z, et al.: Mycobacterial catalase-peroxidase is a tissue antigen and target of the adaptive immune response in systemic sarcoidosis, *J Exp Med* 201:755–767, 2005.
19. Drake WP, et al.: Cellular recognition of Mycobacterium tuberculosis ESAT-6 and KatG peptides in systemic sarcoidosis, *Infect Immun* 75:527–530, 2007.
20. Oswald-Richter KA, et al.: Cellular responses to mycobacterial antigens are present in bronchoalveolar lavage fluid used in the diagnosis of sarcoidosis, *Infect Immun* 77:3740–3748, 2009.
21. Chen ES, Moller DR: Etiology of sarcoidosis, *Clin Chest Med* 29:365–377, vii, 2008.
22. Drake WP, Newman LS: Mycobacterial antigens may be important in sarcoidosis pathogenesis, *Curr Opin Pulm Med* 12:359–363, 2006.
23. Ezzie ME, Crouser ED: Considering an infectious etiology of sarcoidosis, *Clin Dermatol* 25:259–266, 2007.
24. Bachelez H, et al.: The use of tetracyclines for the treatment of sarcoidosis, *Arch Dermatol* 137:69–73, 2001.
25. Drake WP, et al.: Oral antimycobacterial therapy in chronic cutaneous sarcoidosis: a randomized, single-masked, placebo-controlled study, *JAMA Dermatol* 149:1040–1049, 2013.
26. Chen ES, et al.: Serum amyloid A regulates granulomatous inflammation in sarcoidosis through Toll-like receptor-2, *Am J Respir Crit Care Med* 181:360–373, 2010.
27. Chen ES, Moller DR: Etiologic role of infectious agents, *Semin Respir Crit Care Med* 35:285–295, 2014.
28. Bargagli E, et al.: Analysis of serum amyloid A in sarcoidosis patients, *Respir Med* 105:775–780, 2011.
29. Rossman MD, et al.: HLA and environmental interactions in sarcoidosis, *Sarcoidosis Vasc Diffuse Lung Dis* 25:125–132, 2008.
30. Fischer A, et al.: Genetics of sarcoidosis, *Semin Respir Crit Care Med* 35:296–306, 2014.
31. Oswald-Richter K, et al.: Mycobacterial ESAT-6 and katG are recognized by sarcoidosis CD4+ T cells when presented by the American sarcoidosis susceptibility allele, DRB1*1101, *J Clin Immunol* 30:157–166, 2010.
32. Valeyre D, et al.: Sarcoidosis, *Lancet* 383:1155–1167, 2014.
33. Berlin M, et al.: HLA-DR predicts the prognosis in Scandinavian patients with pulmonary sarcoidosis, *Am J Respir Crit Care Med* 156:1601–1605, 1997.

34. Grunewald J, Eklund A: Löfgren's syndrome: human leukocyte antigen strongly influences the disease course, *Am J Respir Crit Care Med* 179:307–312, 2009.

35. Wijnen PA, et al.: Association of the TNF-alpha G-308A polymorphism with TNF-inhibitor response in sarcoidosis, *Eur Respir J* 43:1730–1739, 2014.

36. Maertzdorf J, et al.: Common patterns and disease-related signatures in tuberculosis and sarcoidosis, *Proc Natl Acad Sci USA* 109:7853–7858, 2012.

37. Tampe B, Zeisberg M: Evidence for the involvement of epigenetics in the progression of renal fibrogenesis, *Nephrol Dial Transplant* 29(Suppl 1):i1–i8, 2014.

38. Ascoli C, et al.: A circulating micro-RNA signature serves as a diagnostic and prognostic indicator in sarcoidosis, *Am J Respir Cell Mol Biol*, 2017. Aug 16 [Epub ahead of print].

39. Iannuzzi MC, Fontana JR: Sarcoidosis: clinical presentation, immunopathogenesis, and therapeutics, *J Am Med Assoc* 305:391–399, 2011.

40. Zissel G: Cellular activation in the immune response of sarcoidosis, *Semin Respir Crit Care Med* 35:307–315, 2014.

41. Sweiss NJ, et al.: Significant CD4, CD8, and CD19 in peripheral blood of patients correlates with severe disease manifestations, *PloS One* 5(2):e9088, 2010.

42. Gerke AK, Hunninghake G: The immunology of sarcoidosis, *Clin Chest Med* 29:379–390, vii, 2008.

43. Zissel G, Prasse A, Muller-Quernheim J: Sarcoidosis—immunopathogenetic concepts, *Semin Respir Crit Care Med* 28:3–14, 2007.

44. Facco M, et al.: Sarcoidosis is a Th1/Th17 multisystem disorder, *Thorax* 66:144–150, 2011.

45. Ten Berge B, et al.: Increased IL-17A expression in granulomas and in circulating memory T cells in sarcoidosis, *Rheumatology (Oxford)* 51:37–46, 2012.

46. Mroz RM, et al.: Increased levels of Treg cells in bronchoalveolar lavage fluid and induced sputum of patients with active pulmonary sarcoidosis, *Eur J Med Res* 14(Suppl 4):165–169, 2009.

47. Julian MW, et al.: Nicotine treatment improves Toll-like receptor 2 and Toll-like receptor 9 responsiveness in active pulmonary sarcoidosis, *Chest* 143:461–470, 2013.

48. Valeyre D, et al.: Smoking and pulmonary sarcoidosis: effect of cigarette smoking on prevalence, clinical manifestations, alveolitis, and evolution of the disease, *Thorax* 43:516–524, 1988.

49. Drent M, Lower EE, De Vries J: Sarcoidosis-associated fatigue, *Eur Respir J* 40:255–263, 2012.

50. Hoitsma E, et al.: Small fibre neuropathy in sarcoidosis, *Lancet* 359:2085–2086, 2002.

51. Elfferich MD, et al.: Everyday cognitive failure in sarcoidosis: the prevalence and the effect of anti-TNF-alpha treatment, *Respiration* 80:212–219, 2010.

52. Wilcox A, Bharadwaj P, Sharma OP: Bone sarcoidosis, *Curr Opin Rheumatol* 12:321–330, 2000.

53. Visser H, et al.: Sarcoid arthritis: clinical characteristics, diagnostic aspects, and risk factors, *Ann Rheum Dis* 61:499–504, 2002.

54. Le Bras E, Ehrenstein B, Fleck M, et al.: Evaluation of ankle swelling due to Lofgren's syndrome: a pilot study using B-mode and power Doppler ultrasonography, *Arthritis Care Res* 66(2):318–322, 2014.

55. Anandacoomarasamy A, Peduto A, Howe G, et al.: Magnetic resonance imaging in Löfgren's syndrome: demonstration of periarthritis, *Clin Rheumatol* 26(4):572–575, 2007.

56. Gran JT, Bohmer E: Acute sarcoid arthritis: a favourable outcome? A retrospective survey of 49 patients with review of the literature, *Scand J Rheumatol* 25:70–73, 1996.

57. Spilberg I, Siltzbach LE, McEwen C: The arthritis of sarcoidosis, *Arthritis Rheum* 12:126–137, 1969.

58. Glennas A, et al.: Acute sarcoid arthritis: occurrence, seasonal onset, clinical features and outcome, *Br J Rheumatol* 34:45–50, 1995.

59. Baughman RP, Lower EE, Tami T: Upper airway. 4: sarcoidosis of the upper respiratory tract (SURT), *Thorax* 65:181–186, 2010.

60. Baughman RP, Iannuzzi MC: Diagnosis of sarcoidosis: when is a peek good enough? *Chest* 117:931–932, 2000.

61. Judson MA, et al.: Concomitant sarcoidosis and a connective tissue disease: review of the clinical findings and postulations concerning their association, *Respir Med* 107:1453–1459, 2013.

62. Judson MA, et al.: The diagnostic pathway to sarcoidosis, *Chest* 123:406–412, 2003.

63. Valeyre D, et al.: Clinical presentation of sarcoidosis and diagnostic work-up, *Semin Respir Crit Care Med* 35:336–351, 2014.

64. Kobak S, et al.: Sarcoidois: is it only a mimicker of primary rheumatic disease? A single center experience, *Ther Adv Musculoskelet Dis* 6:3–7, 2014.

65. Korsten P, et al.: Sarcoidosis and autoimmune diseases: differences, similarities and overlaps, *Curr Op Pulm Med* 24(5):504–512, 2018.

66. Scadding JG: Prognosis of intrathoracic sarcoidosis in England. A review of 136 cases after five years' observation, *Br Med J* 2:1165–1172, 1961.

67. Baughman RP, et al.: Changes in chest roentgenogram of sarcoidosis patients during a clinical trial of infliximab therapy: comparison of different methods of evaluation, *Chest* 136:526–535, 2009.

68. Judson MA: The diagnosis of sarcoidosis, *Clin Chest Med* 29:415–427, viii, 2008.

69. Hunninghake GW, et al.: ATS/ERS/WASOG statement on sarcoidosis. American Thoracic Society/European respiratory Society/world association of sarcoidosis and other granulomatous disorders, *Sarcoidosis Vasc Diffuse Lung Dis* 16:149–173, 1999.

70. Biller H, et al.: Genotype-corrected reference values for serum angiotensin-converting enzyme, *Eur Respir J* 28:1085–1090, 2006.

71. Bargagli E, et al.: Human chitotriosidase: a sensitive biomarker of sarcoidosis, *J Clin Immunol* 33:264–270, 2013.

72. Mostard RL, et al.: A predictive tool for an effective use of (18) F-FDG PET in assessing activity of sarcoidosis, *BMC Pulm Med* 12(57), 2012.

73. Lower EE, Weiss KL: Neurosarcoidosis, *Clin Chest Med* 29:475–492, ix, 2008.

74. Ohira H, et al.: Myocardial imaging with 18F-fluoro-2-deoxyglucose positron emission tomography and magnetic resonance imaging in sarcoidosis, *Eur J Nucl Med Mol Imaging* 35:933–941, 2008.

75. Moore SL, Teirstein A, Golimbu C: MRI of sarcoidosis patients with musculoskeletal symptoms, *AJR Am J Roentgenol* 185(1):154–159, 2005.

76. Adams H, et al.: FDG PET for gauging of sarcoid disease activity, *Semin Respir Crit Care Med* 35:352–361, 2014.

77. Lu Y, et al.: Suppression of myocardial 18F-FDG uptake through prolonged high-fat, high-protein, and very-low-carbohydrate diet before FDG-PET/CT for evaluation of patients with suspected cardiac sarcoidosis, *Clin Nucl Med* 42(2):88–94, 2017.

78. Nunes H, et al.: Imaging in sarcoidosis, *Semin Respir Crit Care Med* 28:102–120, 2007.

79. Gupta D, et al.: Endobronchial ultrasound-guided transbronchial needle aspiration vs conventional transbronchial needle aspiration in the diagnosis of sarcoidosis, *Chest* 146:547–556, 2014.

80. Judson MA, et al.: Defining organ involvement in sarcoidosis: the ACCESS proposed instrument. ACCESS research group. A case control etiologic study of sarcoidosis, *Sarcoidosis Vasc Diffuse Lung Dis* 16:75–86, 1999.

81. Judson MA, et al.: The WASOG Sarcoidosis Organ Assessment Instrument: an update of a previous clinical tool, *Sarcoidosis Vasc Diffuse Lung Dis* 31:19–27, 2014.

82. Korsten P, Mirsaeidi M, Sweiss NJ: Nonsteroidal therapy of sarcoidosis, *Curr Opin Pulm Med* 19:516–523, 2013.

83. Beegle SH, et al.: Current and emerging pharmacological treatments for sarcoidosis: a review, *Drug Des Devel Ther* 7:325–338, 2013.

84. Baughman RP, Drent M, Kavuru M: Sarcoidosis Investigators: infliximab therapy in patients with chronic sarcoidosis and pulmonary involvement, *Am J Respir Crit Care Med* 174(7):795–802, 2006.

85. Rossman MD, Newman LS, Baughman RP: A double-blinded, randomized, placebo-controlled trial of infliximab in subjects with active pulmonary sarcoidosis, *Sarcoidosis Vasc Diffuse Lung Dis* 23(3):201–208, 2006.

86. Sweiss NJ, et al.: Efficacy results of a 52-week trial of adalimumab

in the treatment of refractory sarcoidosis, *Sarcoidosis Vasc Diffuse Lung Dis* 31:46–54, 2014.

87. Baughman RP, et al.: Etanercept for refractory ocular sarcoidosis: results of a double-blind randomized trial, *Chest* 128, 1062–1047, 2005.

88. Utz JP, et al.: Etanercept for the treatment of stage II and III progressive pulmonary sarcoidosis, *Chest* 124:177–185, 2003.

89. Judson MA, et al.: Safety and efficacy of ustekinumab or golimumab in patients with chronic sarcoidosis, *Eur Respir J* 44:1296–1307, 2014.

90. Sweiss NJ, et al.: Rituximab in the treatment of refractory pulmonary sarcoidosis, *Eur Respir J* 43:1525–1528, 2014.

91. Lower EE, Baughman RP, Kaufman AH: Rituximab for refractory granulomatous eye disease, *Clin Ophthalmol* 6:1613–1618, 2012.

92. Damsky W, et al.: Tofacitinib treatment and molecular analysis of cutaneous sarcoidosis, *NEJM* 379(26):2540–2546, 2018.

93. Korsten P, et al.: Drug-induced granulomatous interstitial nephritis in a patient with ankylosing spondylitis during therapy with adalimumab, *Am J Kidney Dis* 56:e17–e21, 2010.

94. Vigne C, et al.: Sarcoidosis: an underestimated and potentially severe side effect of anti-TNF-alpha therapy, *Joint Bone Spine* 80:104–107, 2013.

95. Powell J, et al.: Acute systemic sarcoidosis complicating ustekinumab therapy for chronic plaque psoriasis, *Br J Dermatol* 172:834–836, 2015.

96. Mavragani CP, et al.: Augmented interferon-alpha pathway activation in patients with Sjogren's syndrome treated with etanercept, *Arthritis Rheum* 56:3995–4004, 2007.

97. Sweiss NJ, et al.: Bone health issues in sarcoidosis, *Curr Rheumatol Rep* 13:265–272, 2011.

98. Stern PH, De Olazabal J, Bell NH: Evidence for abnormal regulation of circulating 1 alpha,25-dihydroxyvitamin D in patients with sarcoidosis and normal calcium metabolism, *J Clin Invest* 66:852–855, 1980.

99. Gonnelli S, et al.: Prevention of corticosteroid-induced osteoporosis with alendronate in sarcoid patients, *Calcif Tissue Int* 61:382–385, 1997.

100. Bolland MJ, et al.: Bone density is normal and does not change over 2 years in sarcoidosis, *Osteoporos Int* 26:611–626, 2015.

101. Saidenberg-Kermanach N, et al.: Bone fragility in sarcoidosis and relationships with calcium metabolism disorders: a cross sectional study on 142 patients, *Arthritis Res Ther* 16:R78, 2014.

102. Baughman RP, Lower EE: Medical therapy of sarcoidosis, *Semin Respir Crit Care Med* 35:391–406, 2014.

103. Baughman RP, et al.: Calcium and vitamin D metabolism in sarcoidosis, *Sarcoidosis Vasc Diffuse Lung Dis* 30:113–120, 2013.

104. Gerke AK: Morbidity and mortality in sarcoidosis, *Curr Opin Pulm Med* 20:472–478, 2014.

105. Mirsaeidi M, et al.: Racial difference in sarcoidosis mortality in the United States, *Chest* 147:438–449, 2015.

106. Sweiss NJ, et al.: Tumor necrosis factor inhibition as a novel treatment for refractory sarcoidosis, *Arthritis Rheum* 53:788–791, 2005.

107. Sweiss NJ, Baughman RP: Tumor necrosis factor inhibition in the treatment of refractory sarcoidosis: slaying the dragon? *J Rheumatol* 34:2129–2131, 2007.

108. Sweiss NJ, Curran J, Baughman RP: Sarcoidosis, role of tumor necrosis factor inhibitors and other biologic agents, past, present, and future concepts, *Clin Dermatol* 25:341–346, 2007.

109. Sweiss NJ, Hushaw LL: Biologic agents for rheumatoid arthritis: 2008 and beyond, *J Infus Nurs* 32(1 Suppl):S4–S17, 2009, quiz S19-S24.

第 125 章

血 色 病

原著 GAYE CUNNANE

赵萌萌 译 肖卫国 较

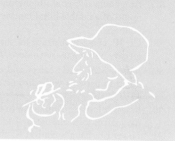

- 不明原因的铁蛋白（> 200 μg/L）和转铁蛋白饱和度（> 45%）升高有助于筛查遗传性血色病（HHC）。
- 生化检查异常或有 HHC 阳性家族史或两者兼有者应进行遗传学检查。
- 疾病表型在具有相似基因型的个体中表达可极不相同。与疾病相关的主要基因包括编码 HFE、铁调素、铁调素调节蛋白转铁蛋白受体 2 及膜铁转运蛋白。
- 饮食、饮酒以及其他可以引起慢性肝病的危险因素均可影响 HHC 的临床表现。
- 放血治疗可有效降低铁储存。
- 部分临床表现（如全身症状、糖尿病、肝酶学异常）可随治疗好转，而有些方面（如关节炎、性腺功能减退、肝硬化）并无改善。
- 不典型骨关节炎或软骨钙蓄积患者应注意其潜在的代谢异常。
- 早期诊断及治疗可改善预后。

引言

血色病是一种因铁吸收增加致机体组织内铁含量过多的疾病。原发性或称遗传性血色病（hereditary hemochromatosis，HHC）是一种常染色体隐性遗传性疾病。继发性血色病是由于铁利用增加，无效的红细胞生成增多或铁代谢异常引起体内铁超载的疾病。

19 世纪 80 年代，血色病最初在一系列病例报告中被描述为"青铜色糖尿病"和"色素性肝硬化"，直到 1889 年，von Recklinghausen 首次以血色病对其命名 [1]。1935 年，Sheldon 描述了 HHC 为家族性遗传疾病 [2]，并将血色病归因于先天性代谢异常。1955 年，Finch 等发现，HHC 是正常饮食条件下由于铁吸收异常引起的疾病 [3]。由于对于 HHC 认知的匮乏，绝大多数病例是通过尸检诊断的。1972 年，血清铁蛋白成为评价铁储存的指标。3 年后，研究者 [4] 发现 HHC 的基因位于 6 号染色体，临近 HLA-A 基因位点。有关引起 HHC 的突变基因—HFE 的研究进行了 21 年之久，并且近十年的研究发现其他基因的突变同样可以引起铁超载 [5]。虽然某些特定变异的表型表达可能存在很大差别，但基因检测已经革新了 HHC 的诊断方法 [6,7]。因此，对高危人群进行相关基因检测能够在临床前期得出诊断，从而明显改善了预后。从分子水平认识 HHC 的发病机制及可能的治疗，可以帮助更多患者获得正常生活。

正常与病态铁代谢

铁在红细胞生成和正常细胞功能中起重要作用。慢性缺铁常伴随贫血，导致各种其他临床表现，如指甲、舌、食管、肌肉等变化 [8]。正常成人体内总铁含量平均为 3 ~ 4 g，大部分包含于血红蛋白，除了储存蛋白，铁蛋白和含铁血黄素外，还存在于肌红蛋白和细胞色素中（表 125-1）。经典的西方饮食每日可摄入 10 ~ 20 mg 铁，其中 1 ~ 2 mg 被十二指肠上皮细胞吸收 [9,10]。来自于鱼和肉类等动物性食物的血红素铁较非血红素铁（例如蔬菜）具有更高的生

表 125-1 铁代谢的机制

名称	铁代谢中的作用
铁蛋白	在铁储存性疾病及炎症中主要铁储存蛋白 在成人 Still 病中显著增高 血浆水平反应铁储存（例如，1 ng/ml 铁蛋白 =10 mg 铁）
转铁蛋白	血浆中铁的运载蛋白 在肝中合成 缺铁状态时升高
转铁蛋白饱和度	血清铁（μg/dl）÷ 总铁结合力（TIBC）（μg/dl）× 100 在缺铁性贫血、慢性疾病性贫血及膜铁转运蛋白突变中降低 在血色病、无效造血、铁超载状态及严重肝衰竭中升高
铁调节蛋白	通过调节转铁蛋白受体 / 铁蛋白 / 十二指肠铁转运蛋白合成以维持铁稳态
HFE 蛋白	位于十二指肠深部隐窝细胞和 Kupffer 细胞 调节十二指肠隐窝细胞吸收转铁蛋白结合铁 可通过与表达铁调素转铁蛋白受体 2 或 JFV 基因的肝细胞相互作用来调节铁吸收
铁输出蛋白	膜铁转运蛋白 / 亚铁氧化酶 / 二价金属转运体 1（DMT1）
铁调素	肝产生的急性期反应物 内源性抗微生物活性 负向调节铁吸收 减少巨噬细胞释放铁 通过抑制铁转运蛋白以减少铁进入血液而防止铁损耗 某些幼年 HHC 家系中存在基因突变
铁调素调节蛋白（HJV）	在肝、心脏和骨骼肌肉中表达 膜结合型 HJV 是骨形态发生蛋白的共同受体并可激活铁调素 可溶性 HJV 通过缺氧和缺铁中的弗林蛋白酶裂解产生并可下调铁调素
含铁血黄素	组织铁染色的组织学鉴定

物利用度。膳食中添加维生素 C 可增加非血红素铁的吸收，而鞣酸、麸质和肌醇六磷酸则可抑制铁的吸收[11,12]。

铁稳态在细胞和分子水平上受到严格控制，受到体内铁需求与肠道铁吸收之间的调节反馈的影响[13]。膳食中的铁以亚铁状态在十二指肠通过二价金属转运体 1（divalent metal transporter 1，DMT1）进入肠细胞中。铁借助血浆铜蓝蛋白同源物亚铁氧化酶（hephaestin）的铁氧化酶活性，可以储存在细胞内最终通过粪便排出，也可以通过铁转运蛋白从肠细胞中被吸收[14]。随后循环中的铁可主要为红细胞所利用，或可储存在肝和巨噬细胞中。

铁的摄取、利用和储存部位之间的通信受到严格控制。膜铁转运蛋白（ferroprotein）促进细胞内铁的释放，并且主要参与由铁调素（hepcidin）调节的铁稳态，而铁调素在该过程中起核心作用[13,15]。铁调素由肝产生，随铁状态而变化并负调节铁的水平[16]。铁调素通过与膜铁转运蛋白直接结合，导致其被细胞内化及破坏[17]。骨形态发生蛋白 -6（bone morphogenetic protein-6，BMP-6）可通过与肝细胞上的特异性受体结合从而调节铁调素的信号通路[18]。铁调素表达通常由过量的铁或炎症诱导，并由铁缺乏、无效的红细胞生成或缺氧下调[19-21]。持续高水平的铁调素与慢性炎症性贫血有关；铁储留在肠细胞和巨噬细胞内，导致转铁蛋白饱和度和红细胞生成铁的可用性降低。相反，不适当的低铁调素表达可使十二指肠吸收铁增加、高转铁蛋白饱和度和组织储存部位的铁超载。近年来证实，红铁酮（erythroferrone，ERFE），作为一种红系前体细胞产生的激素，可以直接作用于肝细胞以减少铁调素的产生[22,23]。

遗传学

已知的 4 种 HHC 均与基因突变有关（表 125-2）。经典 HHC（1 型）为常染色体隐性遗传病，突变基因为位于 6 号染色体的 HFE[24]。最常见的突变，是在 282 位点的半胱氨酸被酪氨酸替代（C282Y），特别起源于北欧人。尽管表型表达差异很大，但该变异的纯合体是铁超载致器官损伤的危险因素。HFE 基因的其他突变包括 63 位点的组氨酸被门冬氨酸替换（H63D）和 65 位点的丝氨酸被半胱氨酸替代（S65C）。虽然复合杂合体型可能被证明与铁超载相关，但是后两者突变的临床表现缺乏特异性，特别是在存在合并症如酒精性肝病或脂肪肝时[25,26]。

与 HFE 基因突变所致的中年时期出现显著临床表现不同，铁调素调节蛋白（hemojuvelin）（HJV 相关 HHC，1A 型）或铁调素（HAMP 相关 HHC，2B 型）突变导致幼年型 HHC（2 型），在十几岁或二十几岁时出现铁超载。受影响的基因已被定位到 1 号染色体的长臂[24]。后者较成人 HHC 患者发生铁蓄积的概率更大，常引起广泛脏器受累和早期死亡[27]。在这些患者中，心肌病、糖尿病和性腺功能减退症比严重肝病更为常见[24,28]。与 HFE 基因突变与北欧家系相关的遗传特性不同，幼年型 HHC 的报道最常见于意大利[29]。转铁蛋白受体（transferrin receptor，TfR）突变（TfR2 相关 HHC，3 型）的临床表现与经典的 HFE 相关 HHC 相似。这些突变非常罕见[30,31]。4 型或膜铁转运蛋白相关 HHC 为常染色体显性遗传，在欧洲和澳大利亚有家系研究[32,33]。已报道两种膜铁转运蛋白突变。第一种是膜铁转运蛋白表面定位缺失导致细胞输出能力下降，引起铁在巨噬细胞中大量聚集。第二种是铁调素引起的膜铁转运蛋白功能障碍，导致铁在肝实质细胞及其他组织积聚。由于表型表达的多样性，一些患者表现为与经典 HHC 类似的铁超载状态，而其他患者则极少有器官损伤的证据[34]。

其他遗传性铁超载综合征

目前已知有几种其他遗传性铁超载综合征。在非洲后裔中，铁转运蛋白 1 基因的常见多态性与轻度小细胞性贫血和铁超载倾向有关[35,36]。血浆铜蓝蛋白缺乏症（aceruloplasminemia）是由血浆铜蓝蛋白基因的纯合突变引起的，并导致贫血、铁过量、糖耐量受损和神经系统症状[37]。家族性转铁蛋白缺乏症（atransferrinemia）是一种常染色体隐性疾病，与组织铁沉积时严重贫血有关[38]。一些铁蛋白突变可导致高铁蛋白血症（hyperferritinemia），其中一部分具有特定器官损伤。遗传性高铁蛋白血症 - 白内障综合征（hyperferritinemia-cataract syndrome）的患者会出现铁蛋白水平升高和双侧先天性白内障[39]。神经铁蛋白病（neuroferritinopathy）是一种常染色体显性运动障碍，尽管血清铁蛋白水平可变，但铁优先沉积在脑中[40]。与之相反，报道中存在的良性高铁蛋白血症（benign hyperferritinemia），其中尽管 L- 铁蛋白的编码区发生突变，但并不出现临床症状[41]。

表 125-2　遗传性血色病				
名称	基因	基因产物	遗传方式	表型
HFE 相关 HHC				
1 型	*HFE*，6p21.3	HFE	常染色体隐性	临床表现多样
幼年型 HHC				
2A 型	*HJV*，1q21	铁调素调节蛋白	常染色体隐性	发病较早，↑器官损害
2B 型	*HAMP*，19q13.1	铁调素	常染色体隐性	
TfR2 相关 HHC				
3 型	*TfR2*，7q22	转铁蛋白受体 2	常染色体隐性	同 1 型
膜铁转运蛋白相关 HHC				
4 型	*SLC40A1*，2q32	膜铁转运蛋白	常染色体显性	肝型 巨噬细胞型

HHC，遗传性血色素病

先天性铁超载称为新生儿血色病（neonatal hemochromatosis），是由于免疫介导的肝损伤引起过量的铁沉积，在怀孕期间应用 IVIG 可以改善病情[42,43]。

流行病学

之前认为 HHC 是一种罕见疾病，但基因研究显示这是最常见的遗传疾病之一。虽然超过 5‰的北欧人具有 HFE 突变的纯合子，但其表型表达各异，临床确诊病例罕见[24]。美国的一项对近 100 000 人进行的流行病学研究发现，C282Y 纯合子的发生率为：白人 0.44%；美洲印第安人 0.11%；西班牙人 0.027%；美国黑人 0.014%；太平洋岛民 0.012%；亚洲人 0.0004%[44]。经典型 HHC 诊断的高峰年龄为 40 ～ 60 岁。

其他基因与环境的影响

HHC 临床表现在具有相似突变的个体之间差异很大的事实提示着其他与疾病相关的影响因素的存在。一项研究表明，在 C282Y 纯合子中，高达 82% 存在高铁蛋白血症（hyperferritinemia），而大约只有 28% 的男性和 1% 的女性最终在 65 岁左右出现了 HHC 的临床表现——肝病、肝细胞癌，以及第二、三掌指关节关节炎[45]。与之相比，C282Y/H63D 突变的复合杂合子较正常对照组具有更高水平的血清铁蛋白和转铁蛋白饱和度，但出现临床 HHC 的风险很低[46]。

这些事实说明其他基因可能在修饰铁超载的表型表达中发挥作用。编码十二指肠还原酶 DCYTB 的基因 CYBRD1 就被证明与 C282Y 纯合子中低血清铁蛋白水平相关[47]。此外，其他铁相关的基因突变，如铁调素、铁调素调节蛋白、结合珠蛋白（haptoglobin），及骨形态发生蛋白可能影响疾病临床表现[48-52]。此外，促纤维化基因（如转化生长因子 TGF）可以加速易感人群肝硬化的发生[53]。

HHC 疾病的外显率在 C282Y 纯合子男性中比女性更明显的原因，可能可通过女性月经失血及随后的变缓的铁储存来解释。但也可能存在由基因决定的铁蛋白水平的性别差异，在临床确诊的 HHC 男性及女性患者中有报道存在不同的 *HLA A *03B*07* 和 *A*03B*14* 单倍型[54]。

环境因素，包括饮食、吸烟、饮酒及伴发疾病，也影响 HHC 的临床表现。代谢综合征引起的胰岛素抵抗与铁超载相关，当同时存在 HHC 时，可能在肝损伤中发生协同效应[16]。如果合并如肝炎、脂肪肝等肝病，可能加剧肝纤维化的进程[55]。酒精除已知的对肝细胞的毒性作用外，它还下调铁调素表达并增加铁吸收，导致先天性铁超负荷患者的终末器官损伤[56,57]。此外，过量食用肉类和柑橘类水果也会引起铁超载。而非柑橘类水果的摄入可能具有保护作用[58]。

发病机制

HHC 的临床表现可能受多种病理生理机制的影响，包括膳食铁在十二指肠吸收增加、关键调节肽——铁调素表达下降、HFE 蛋白的功能改变以及铁沉积在靶器官中的直接和间接毒性作用[19]。近来对铁调素功能的认知逐渐明了，铁调素、铁调素调节蛋白、转铁蛋白受体或 HFE 基因的人类突变和小鼠敲除模型导致铁调素水平降低和十二指肠铁吸收增加[59]。HFE 蛋白与 TfR-1/2 相互作用，作为肝细胞膜的铁传感器，影响铁调素表达[60]。

慢性铁超载可能通过几种机制引起组织损伤，其中包括线粒体功能受损，减弱溶酶体膜稳定性、使溶酶体酶释放到细胞质中[61]。自由基的形成增加有助于细胞膜的脂质过氧化，并释放促纤维化细胞因子[19]。铁蓄积的程度和持续时间与纤维化的发展相关，目前认为肝实质细胞和 Kupffer 细胞中的铁蓄积要先于器官损害[16]。在 HHC 中，铁首先蓄积在实质细胞，后期蓄积在网状内皮细胞（reticuloendothelial，RE），相比之下，输血引起的铁超载，RE 细胞是主要靶点。血清铁蛋白值超过 1000 μg/L 时，肝纤维化和肝硬化的风险会显著增加[7,19,62]。

临床特征

关节外表现

HHC 患者男性居多，典型的临床表现出现在中年，通常铁的贮积累计可达 20 ～ 30 g[19,45]。经典症状 [如肝异常、皮肤色素沉着、关节炎、糖尿病、勃起功能障碍、心脏扩大和（或）传导缺陷] 的出现提示疾病晚期[63]。器官受累的顺序不定，且难以预测。

肝是铁储存的主要脏器，一般都会受累。通常在常规体检中发现肝酶学异常有助于发现该病[64]。然而，随着近来基因检测的推出，患者的无症状亲属的诊断现在更为常见。

在肝中，逐步累积的铁沉积最终导致纤维化和肝硬化的发生。值得注意的是，一些合并 HHC 和铁超载的患者即使血清转氨酶水平正常，也可能发展为纤维化[65]。放血疗法可缓解以上变化，特别是在疾病早期[66]。HHC 患者常合并其他原因的肝病，可能导致肝细胞损伤[65]。在已确诊的肝硬化患者中，恶性肝癌的风险比一般人群高 20 倍，且男性的风险高于女性[67,68]。

铁在心脏沉积可导致心脏传导系统异常和心力衰竭。几项关于 HHC 与动脉粥样硬化的大样本研究并未发现二者的相关性。然而，铁蛋白水平升高，尤其在非酒精性脂肪性肝病的情况下，可能与通过铁调素上调导致的血管损伤有关[69-71]。糖耐量异常常在 HHC 晚期出现，主要是由于铁持续在胰腺 β 细胞蓄积导致 C 肽和胰岛素水平下降所致[72]。胰腺 α 细胞的功能通常不受损，并且胰高血糖素水平正常或升高。对于有症状的 HHC 患者，糖尿病的发病率约为 50%。而对于具有早期胰岛素抵抗且没有肝硬化的 HHC 患者，放血疗法可以逆转铁沉积导致的 β 细胞功能障碍[73,74]。未发病的 C282Y 杂合子 HHC 患者发生糖尿病的风险与对照组相比明显增高[75,76]。

HHC 患者铁蓄积导致垂体受累可引起主要由垂体前部分泌的激素血清水平下降，导致性欲低下和勃起功能障碍[77,78]。睾丸铁超负荷引起的原发性性腺功能减退症并不常见[79]。放血疗法可以减轻这些症状，特别是在年轻男性中[80]。HHC 患者的甲状腺功能减退被认为是由于铁蓄积对于甲状腺细胞的直接毒性损伤所致，可导致甲状腺素水平下降及促甲状腺素水平升高[81]。这些内分泌激素的异常可导致 HHC 患者发展为骨质疏松。

皮肤变色与过量的黑色素和铁在上皮细胞的沉着有关。这是疾病的晚期表现，并且随着铁在组织的长时间蓄积，终末期可发展为"青铜色糖尿病"。

HHC 患者对某些感染的易感性增加。高浓度的血清铁可增加细菌的毒力，而过量的铁蓄积在巨噬细胞可降低其吞噬能力[82]。值得关注的是，进食未煮熟的海产品可引起创伤弧菌败血症。此外，小肠结肠炎耶氏菌、单核细胞增多性李氏菌、肠炎沙门菌

鼠伤寒血清型、肺炎克雷白杆菌、大肠杆菌、无根霉菌和毛霉菌均可成为导致铁超载患者严重感染的致病菌[9]。

在 HFE C282Y 纯合子患者中，已有报道，除了恶性肝细胞癌以外，患有明确肝硬化是非肝脏肿瘤的独立危险因素，尤其是乳腺癌及结直肠肿瘤[83]。携带 MMR 基因突变的 H63D 纯合子患大肠癌风险将增加 3 倍[84]。铁通过多种机制可能成为潜在的致癌物质，这包括铁的免疫抑制特性、作为肿瘤细胞生长的重要辅因子以及催化羟基自由基的形成作用。此外，随着铁储存的下降，患癌症的风险亦降低[85]。

关节表现

关节痛/关节炎是遗传性血色病的常见症状，50% ～ 80% 的患者有关节病变，严重影响生活质量[86-92]。尽管关节炎倾向为晚期表现，但仍可能为 HHC 患者的主要症状，需要临床医生警觉到症状背后潜在的代谢紊乱。关节可以广泛受累，但第二、第三掌指关节的改变最具特征性的[92]（图 125-1A 和 B）。关节炎也可出现在近端指间关节、腕关节、肩关节、髋关节、膝关节及踝关节[91]。受累关节表现为疼痛和僵硬，但是通常没有滑膜炎的证据。HHC 患者中大约 25% 发生髋关节损害，而在髋关节置换术后，假体无菌性松动的风险增加[93,94]。HHC 相关性关节炎的鉴别诊断很多，包括严重的骨关节炎、类风湿关节炎、其他炎性关节炎和晶体性关节炎。类风湿因子一般阴性，但是在已发表的病例中，影像学也表现出特征性改变，如第二、第三掌指关节间隙的狭窄、掌骨头桡骨面的钩性骨赘，以及软骨钙质沉着，尤其是在毗邻尺骨茎突的三角纤维软骨处。较之其他基因型，HHC 相关的关节炎更常见于男性 C282Y 纯合子中[7]。

导致 HHC 相关性关节炎的发病机制尚不清楚，且未发现该病关节痛与体内铁储存相关。局部铁蓄积的毒性作用、软骨破坏的加速和免疫学机制都被认为参与关节炎的发生[88,89,95]。光镜下可见受累的滑膜出现铁蓄积，尤其是在衬里细胞，但炎性细胞浸润并不典型[96-98]。在滑膜里衬层发现中性粒细胞浸润[99]。光镜下也可以观察到磷灰石和双水焦磷酸钙晶体，但是它们在 HHC 明显表达的原因不清。由于 HHC 患者双水焦磷酸钙沉积病发生率增加，也有假说认为，甲状旁腺激素片断（PTH 44-68）发挥了作用[100]。

血色素沉着症关节病

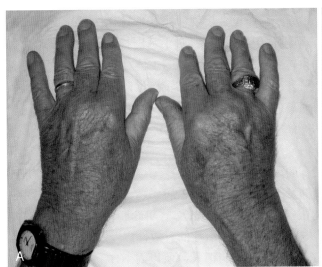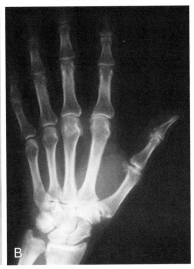

图 125-1　A 和 B. 第二、第三掌指关节关节炎，是遗传性血色病的特征

放血疗法后 HHC 引起的关节症状往往不会改善。

鉴别诊断

　　由于生理机制并不能增加铁的排出，所以增加铁摄入必然会引起铁超载，这可能是由于此前所述的铁代谢的遗传缺陷，或继发于其他原因（表 125-3）。应注意采集完整的用药史，包括非处方铁剂以及所有输血史。例如在地中海贫血（thalassemias）或铁粒幼细胞性贫血（sideroblastic anemia）中出现的无效造血也会导致的铁储备增多。迟发性皮肤卟啉症（porphyria cutanea tarda，PCT）的患者可表现为高铁蛋白血症、高转铁蛋白饱和度及 HFE 基因突变[101]。然而，该病的其他临床表现，尤其是皮肤表现，可以与 HHC 相鉴别。严重的炎症可以引起铁蛋白水平增高。白细胞介素 -6（IL-6）可通过 STAT3 刺激铁调素的产生，减少铁的吸收，提高组织及血清铁蛋白的水平。然而，这些变化都伴随着低水平的转铁蛋白饱和度[102]。由肝炎、酒精过量或脂肪浸润导致的慢性肝病与高铁蛋白血症和正常或升高的转铁蛋白饱和度相关[103]。对于每天摄入超过两种酒精饮料的人群，酒精可不通过肝损害的途径而直接诱导铁蛋白合成和铁超载[68,104]。

表 125-3　铁过载的鉴别诊断
遗传性血色素病
HFE 相关性血色病
C282Y 纯合子或 C282Y/H63D 杂合子（1 型）
非 HFE 相关性血色病
铁调素调节蛋白 / 铁调素突变（2 型）
转铁蛋白受体 2 突变（3 型）
膜铁转运蛋白突变（4 型）
其他
非洲铁超载综合征
血浆铜蓝蛋白缺乏症
家族性转铁蛋白缺乏症
高铁蛋白血症 - 白内障综合征
神经铁蛋白病
继发性铁超载
铁负荷性贫血
红细胞无效性生成
● 地中海贫血 / 铁幼粒细胞性贫血 / 骨髓发育不良
红细胞生成增加
● 慢性溶血性贫血
肠外铁超载
多次输血
多次注射铁剂
慢性肝病
乙型肝炎和丙型肝炎
酒精性肝病
脂肪肝
迟发性皮肤卟啉病

辅助检查

当患者表现出关节疼痛和肝酶异常时，应高度怀疑 HHC。虽然鉴别诊断很多，但出现铁蛋白和转铁蛋白饱和度（血清铁 ×100/ 总铁结合力）水平升高非常有意义。血清铁应在患者空腹时测量，因为餐后浓度会升高。铁蛋白水平升高也可能由系统性炎症或恶性肿瘤导致，但这种情况下通常伴有转铁蛋白饱和度的下降。应排除其他导致转铁蛋白饱和度上升的原因包括：继发于肝细胞溶解的血清铁升高，或继发于肝衰竭的转铁蛋白下降。如果铁蛋白大于 200 μg/L，而且转铁蛋白饱和度大于 45%，应进行进一步的基因筛查。在纯合子中发现 C282Y 突变或发现 C282Y/H63D 复合杂合突变，可以确定诊断。然而，如果不存在这些突变且存在铁超载的证据，则可以在相关临床特征的背景下考虑更罕见的遗传缺陷，例如编码铁调素调节蛋白、铁调素、TfR2 或铁转运蛋白的基因突变（表 125-2）。虽然铁调素水平可能有帮助，但它们目前并不作为常规检查。

已有的病例资料显示，肝活检可以提示预后。铁蛋白水平高于 1000 μg/ L、转氨酶升高和血小板减少症的患者最有可能出现肝硬化[62,105]。反之，血清铁蛋白水平低于 1000 μg/ L 且没有其他肝病危险因素的患者出现肝硬化的可能性小。因此，对于疾病进展期或诊断疑难的患者，尤其是 HFE 阴性同时有铁超载的患者，可考虑进行肝活检。HHC 可以通过组织学与酒精性肝硬化区分，前者可染色铁多分布于肝细胞中，而后者多在 Kupffer 细胞中[106]。腹部 MRI 也可以用来测定内脏铁超载。T2 加权序列显示信号强度降低，与肝铁浓度显著相关[107,108]。这种检查方法也可用来辨别其他铁蓄积的部位（例如脾、胰、淋巴结和心脏）。由于 HHC 是一种系统性疾病，其他检查应该包括对糖尿病、甲状腺疾病、性腺减退症、骨质疏松和心肌病的检查。还要除外相似的疾病，如迟发性皮肤卟啉病、无效红细胞生成、慢性酒精过量和代谢综合征。

筛查

由于对疾病的逐步认识以及基因筛查的有效性，目前 HHC 患者在发生典型的三联症（肝硬化、糖尿病和皮肤色素沉着）之前可被诊断。当然，晚期表现也会出现，尤其是具有铁超载或肝病的其他危险因素的患者。对于基因检测已发现 HHC 风险但未发现疾病临床证据的个体，建议进行年度生化筛查，测量血清铁蛋白、转铁蛋白饱和度和肝酶。此类监测有助于早期发现器官损害并及时开始治疗。

人口筛查

由于患病率高，潜在疾病程度严重，治疗的成本效益，以及早期诊断对患者的发病率和死亡率的影响，治疗的有效性以及早期诊断对患病率和死亡率的影响很大，所以对 HHC 进行人口学筛查是非常具有吸引力的。然而，HHC 的临床外显率很低，并且在没有任何疾病迹象的情况下，在无症状人群中发现相关基因突变的负面后果（例如，保险相关和心理因素）亦需要考虑。因此，不建议对 HHC 进行常规筛查[19,107,109]。

筛查家族史阳性人群

在一级亲属已被诊断患有 HHC 的个体中，应进行 HFE 突变和铁超载的检测[19]。对于 HHC 患者的子女，建议先对其配偶进行筛查，因为后代只会在父母双方都有相关的突变时受影响。在 C282Y 纯合子的一级亲属中，铁超载程度与患者的疾病严重程度相关[110]。对于发现具有 C282Y 或 H63D 杂合性的人，临床相关铁毒性的风险极低。H63D 纯合子罕见与轻度铁过量有关[26]。

相关疾病患者的筛查

欧洲肝病研究协会建议对原因不明的慢性肝病和转铁蛋白饱和水平升高的患者进行 HFE 检测（图 125-2）。此外，对于患有迟发性皮肤卟啉症、明确诊断的软骨钙质沉着症，肝细胞癌和晚发型 1 型糖尿病的人群，应考虑进行 HFE 检测，因为 C282Y 纯合子在这些疾病中具有较高的患病率[107]。HHC 相关基因型是存在合并症的情况下发生肝病的风险因素，特别是诊断慢性传染性肝炎，迟发性皮肤卟啉症或脂肪肝的患者[19,111]。

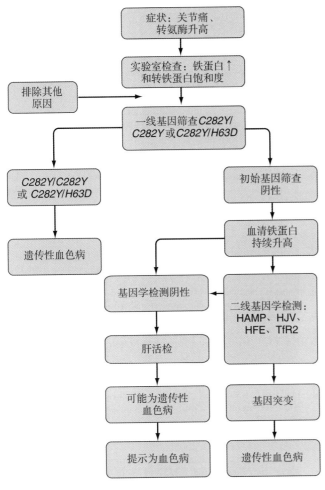

图 125-2 遗传性血色病的诊断流程

流程图文本：
症状：关节痛、转氨酶升高 → 实验室检查：铁蛋白↑和转铁蛋白饱和度

排除其他原因 →

一线基因筛查 C282Y/C282Y 或 C282Y/H63D

C282Y/C282Y 或 C282Y/H63D → 遗传性血色病

初始基因筛查阴性 → 血清铁蛋白持续升高 → 基因学检测阴性

血清铁蛋白持续升高 → 二线基因学检测：HAMP、HJV、HFE、TfR2

基因学检测阴性 → 肝活检 → 可能为遗传性血色病 → 提示为血色病

二线基因学检测 → 基因突变 → 遗传性血色病

治疗

去除机体中铁的方法有放血疗法，红细胞分离术或使用铁螯合剂。治疗分为"耗尽"阶段，其旨在将铁蛋白水平降低至正常，以及"维持"阶段，降低铁的去除频率并监测铁蛋白水平。通过去除铁可以逆转铁沉积的一些（不是全部）症状。大多数患者会注意到身体状况和皮肤色素沉着的改善；此外，除肝纤维化之外，心脏功能和血糖控制得以改善[66,107]。然而，关节炎的症状不会改变，并且确定的肝硬化是不可逆转的[19]。

放血疗法是治疗 HHC 中铁超载的主要治疗方法。每 500 ml 的全血含有高达 250 mg 的铁，因此，每周一次的放血可能需要超过 1 年的时间才能使铁储存正常化。一般推荐当血清铁蛋白水平一致且逐渐高于正常高值时，可以开始治疗[109]。依据铁蛋白和血红蛋白/血细胞比容水平，一般每周放血 500 ml，以达

到避免贫血的情况下，血清铁蛋白为 50 μg/L。转铁蛋白饱和度水平并不能准确衡量治疗效果，因为在 C282Y 纯合子中转铁蛋白饱和度与铁储备变化具有相对抗性[112]。在维持阶段，根据治疗的反应来调整放血频率。应避免贫血，因为它可能引发铁调素水平进一步降低并促进肠道铁吸收[109]。HHC 的放血疗法虽然通常安全且耐受性良好，但其不良影响包括在铁储存快速动员期间可出现的心律失常[113]。维生素 C 补充剂可加剧心律失常的发生，因其可以促进铁离子释放、增加氧化剂和自由基的活性[19,113,114]。在许多国家，来自 HHC 患者的治疗性放血有助于献血储备[107,112]。

与放血疗法相比，红细胞分离术每次可去除更多的红细胞，并保留血小板，血浆蛋白和凝血因子[115]。虽然该技术能比放血疗法更快达到正常铁水平的治疗目标，但是治疗花费更高。由于需要掌握专业操作技能，导致红细胞分离术不常用于治疗 HHC 患者的铁超载[112]。

铁螯合剂可以口服给药（例如地拉罗司）或肠外给药（例如去铁胺）。然而，此类药物较之放血疗法具有更多的副作用，因此仅用于不能进行定期放血治疗的患者[112,116]。质子泵抑制剂（proton pump inhibitors，PPIs）引起的胃酸分泌减少可导致无机铁的溶解度下降，从而可能降低铁吸收。此外，PPIs 可能影响红细胞摄取铁，因这一过程需要质子协同转运[112]。然而，目前没有证据表明长期使用 PPIs 会显著影响 HHC 患者的铁水平。

高剂量的维生素 C 可以促进铁离子释放，增加氧化剂和自由基的活性[19,113,114]。因此，HHC 患者不应服用额外的维生素 C，但可食用含有该维生素的新鲜食物。其他一些饮食上的建议包括减少或避免摄入含高铁的食物，如红肉和动物内脏。生的贝类食物非常危险，因为其可能被污染了创伤弧菌[117]。一些酒精性饮料含有铁，并且所有的酒精性饮料都有肝毒性。在铁超载的情况下，酒精可协同导致肝硬化和肝细胞癌的发生，所以应尽量避免饮酒[118]。维持正常体重非常重要，以避免与脂肪变性相关的肝损害。

HHC 导致关节炎的机制不清，所以对关节炎的治疗并不令人满意。尽管进行了有效的放血疗法，关节症状仍可能持续进展。非甾体抗炎药、秋水仙碱和关节内注入激素对部分患者有效。骨质疏松症是一种潜在的并发症，特别是在那些性腺功能减退或甲状腺

功能低下患者。腺体功能低下患者应该使用激素替代疗法。一些患者可能需要钙剂和双膦酸盐的治疗。

尽管动物研究表明铁超载导致癌症发生的总体风险升高，但迄今为止鲜有流行病学信息表明 HHC 患者出现这种风险。然而，对于这些患者的整体诊疗可考虑在适合年龄段进行恶性肿瘤筛查 [119]。

预后

因为 HHC 发病率及死亡率与铁超载和脏器损伤程度明显相关，所以诊断越早，预后越好。纯合子男性的肝损伤绝对风险约为 5%，女性则为 1%[120]。肝硬化的进展是生存期缩短的重要指标。因 HHC 导致肝衰竭而进行肝移植的患者其生存率要明显低于其他原因进行肝移植者。这些患者的术后死亡原因主要是心脏并发症和感染 [121]。

HHC 患者若没有肝硬化及糖尿病，则对生存期没有明显影响 [109]。医生如果能敏锐地意识到这种代谢性疾病的存在，则可显著改善 HHC 患者的预后。所以当风湿病医生遇到不典型的骨关节炎或软骨钙化时，应考虑到 HHC 的可能。

结论

针对具有较高临床疾病风险的人群进行经济有效的筛查，并对出现相关症状和体征的患者进行高水平的怀疑性诊断，可减少患者因 HHC 所致不可逆的器官损害。此外，对于临床疾病表型的遗传因素及环境修饰的深入了解有助于延缓或减轻易感个体铁超载的后果。在肥胖、代谢综合征和脂肪肝患者越来越多的背景下，合并症与疾病的发生及发展密切相关。虽然多年来放血一直作为主要的治疗手段，仍需要深入研究铁储存和铁蛋白水平的确切靶点。新的螯合剂正在审查中，铁调素肽 / 激动剂的开发，也许能够纠正与铁吸收和沉积增加相关的生理缺陷，在为未来带来希望的同时，有助于我们了解具有铁超载遗传易感性患者的临床外显率 [109,122]。与此同时，相关人群中症状组合的预测价值可能会影响筛查指南，并有助于提升成本效益，降低有 HHC 风险人群的疾病负担 [13]。

参考文献

1. von Recklinghausen FD: Uber haemochromatose: tageblatt versammlung dtsche naturforscher, *Artzte Heidelberg* 62:324–325, 1889.
2. Sheldon JH: *Haemochromatosis*, London, 1935, Oxford University Press.
3. Finch SC, Finch CA: Idiopathic hemochromatosis, an iron storage disease, *Medicine (Baltimore)* 34:381–430, 1955.
4. Simon M, Pawlotsky Y, Bourel M, et al.: Hémochromatose idiopathique maladie associée à l'antigene tissulaire HLA-3, *Nouv Presse Med* 4:1432, 1975.
5. Feder JN, Gnirke A, Thomas W, et al.: A novel MHC class 1-like gene is mutated in patients with hereditary hemochromatosis, *Nat Genet* 13:399–408, 1996.
6. Olynyk JK, Cullen DJ, Aquilia S, et al.: A population based study of the clinical expression of the hemochromatosis gene, *N Engl J Med* 341:718–724, 1999.
7. Gan EK, Ayonrinde OT, Trinder D, et al.: Phenotypic expression of hereditary hemochromatosis: what have we learned from the population studies? *Curr Gastroenterol Rep* 12:7–12, 2010.
8. Fung E, Nemeth E: Manipulation of the hepcidin pathway for therapeutic purposes, *Haematologica* 98:1667–1676, 2013.
9. Andrews NC: Disorders of iron metabolism, *N Engl J Med* 341:1986–1995, 1999.
10. Finch CA, Huebers H: Perspectives in iron metabolism, *N Engl J Med* 306:1520–1528, 1982.
11. Hallberg L, Brune M, Rossander L: The role of vitamin C in iron absorption, *Int J Vitam Nutr Res Suppl* 30:103–108, 1989.
12. Hallberg L, Rossander L, Skanberg AB: Phytates and the inhibitory effect of bran on iron absorption in man, *Am J Clin Nutr* 45:988–996, 1987.
13. Fleming RE, Bacon BR: Orchestration of iron homeostasis, *N Engl J Med* 352:1741–1744, 2005.
14. Petrak J, Vyoral D: Hephaestin—a ferroxidase of cellular iron export, *Int J Biochem Cell Biol* 37:1173–1178, 2005.
15. Kautz L, Nemeth E: Molecular liaisons between erythropoiesis and iron metabolism, *Blood* 124:479–482, 2014.
16. Janssen MC, Swinkels DW: Hereditary hemochromatosis, *Best Pract Res Clin Gastroenterol* 23:171–183, 2009.
17. Nemeth E, Tuttle MS, Powelson J, et al.: Hepcidin regulates cellular iron efflux by binding to ferroportin and inducing its internalization, *Science* 306:2090–2093, 2004.
18. Andriopoulos Jr B, Corradini E, Xia Y, et al.: BMP6 is a key endogenous regulator of hepcidin expression and iron metabolism, *Nat Genet* 41:482–487, 2009.
19. Bacon BR, Adams PC, Kowdley KV, et al.: Diagnosis and management of hemochromatosis: 2011 practice guidelines by the American Association for the study of liver diseases, *Hepatology* 54:328–343, 2011.
20. Nicolas G, Chauvet C, Viatte L, et al.: The gene encoding the iron regulatory peptide hepcidin is regulated by anemia, hypoxia and inflammation, *J Clin Invest* 110:1037–1044, 2002.
21. Roy CN: Anemia of inflammation, *Hematology Am Soc Hematol Educ Program* 2010:276–280, 2010.
22. Kautz L, Jung G, Valore EV, et al.: Identification of erythroferrone as an erythroid regulator of iron metabolism, *Nat Genet* 46:678–684, 2014.
23. Ganz T: Erythropoietic regulators of iron metabolism, *Free Radic Biol Med* 133:69–74, 2019.
24. Pietrangelo A: Hereditary hemochromatosis—a new look at an old disease, *N Engl J Med* 350:2383–2397, 2004.
25. Walsh A, Dixon JL, Ramm GA, et al.: The clinical relevance of compound heterozygosity for the C282Y and H63D substitutions in hemochromatosis, *Clin Gastroenterol Hepatol* 4:1403–1410, 2006.
26. Gochee PA, Powell LW, Cullen DJ, et al.: A population-based study of the biochemical and clinical expression of the H63D hemochromatosis mutation, *Gastroenterol* 122:646–651, 2002.

27. Cazzola M, Cerani P, Rovati A, et al.: Juvenile genetic hemochromatosis is clinically and genetically distinct from the classical HLA-related disorder, *Blood* 92:2979–2981, 1998.

28. Pietrangelo A: Non-HFE hemochromatosis, *Hepatology* 39:21–29, 2004.

29. Lanzara C, Roetto A, Daraio F, et al.: Spectrum of hemojuvelin gene mutations in 1q-linked juvenile hemochromatosis, *Blood* 103:4317–4321, 2004.

30. Bardou-Jacquet E, Cunat S, Beaumont-Epinette MP, et al.: Variable age of onset and clinical severity in transferrin receptor 2 related haemochromatosis: novel observations, *Br J Haematol* 162:278–281, 2013.

31. Radio FC, Majore S, Binni F, et al.: TFR2-related hereditary hemochromatosis as a frequent cause of primary iron overload in patients from Central-Southern Italy, *Blood Cells Mol Dis* 52:83–87, 2014.

32. Njajou OT, Vaessen N, Joosse M, et al.: A mutation in *SLC11A3* is associated with autosomal dominant hemochromatosis, *Nat Genet* 28:213–214, 2001.

33. Montosi G, Donovan A, Totaro A, et al.: Autosomal dominant hemochromatosis is associated with a mutation in the ferroportin (*SLC11A3*) gene, *J Clin Invest* 108:619–623, 2001.

34. Cremonesi L, Forni GL, Soriani N, et al.: Genetic and clinical heterogeneity of ferroportin disease, *Br J Haematol* 131:663–670, 2005.

35. Gordeuk VR, Caleffi A, Corradini E, et al.: Iron overload in Africans and African-Americans and a common mutation in the SCL40A1 (ferroportin 1) gene, *Blood Cells Mol Dis* 31:299–304, 2003.

36. Rivers CA, Barton JC, Gordeuk VR, et al.: Association of ferroportin Q248H polymorphism with elevated levels of serum ferritin in african Americans in the hemochromatosis and iron overload screening (HEIRS) study, *Blood Cells Mol Dis* 38:247–252, 2007.

37. Fasano A, Colosimo C, Miyajima H, et al.: Aceruloplasminemia: a novel mutation in a family with marked phenotypic variability, *Mov Disord* 23:751–755, 2008.

38. Pietrangelo A, Caleffi A, Corradini E: Non-HFE hepatic iron overload, *Semin Liver Dis* 31:302–318, 2011.

39. Cazzola M: Hereditary hyperferritinemia/cataract syndrome, *Best Pract Res Clin Haematol* 15:385–398, 2002.

40. Levi S, Cozzi A, Arosio P: Neuroferritinopathy: a neurodegenerative disorder associated with L-ferritin mutation, *Best Pract Res Clin Haematol* 18:265–276, 2005.

41. Kannengiesser C, Jouanolle AM, Hetet G, et al.: A new missense mutation in the L-ferritin coding sequence associated with elevated levels of glycosylated ferritin in serum and absence of iron overload, *Haematologica* 94:335–339, 2009.

42. Whitington PF: Neonatal hemochromatosis: a congenital alloimmune hepatitis, *Semin Liver Dis* 27:243–250, 2007.

43. Kawabata H: The mechanisms of systemic iron homeostasis and etiology, diagnosis and treatment of hereditary hemochromatosis, *Int J Hematol* 107:31–43, 2018.

44. Adams PC, Reboussin DM, Barton JC, et al.: Hemochromatosis and iron-overload screening in a racially diverse population, *N Engl J Med* 352:1769–1778, 2005.

45. Allen KJ, Gurrin LC, Constantine CC, et al.: Iron-overload-related disease in HFE hereditary hemochromatosis, *N Engl J Med* 358:221–230, 2008.

46. Gurrin LC, Bertalli NA, Dalton GW, et al.: HFE C282Y/H63D compound heterozygotes are at low risk of hemochromatosis-related morbidity, *Hepatology* 50:94–101, 2009.

47. Constantine CC, Anderson GJ, Vulpe CD, et al.: A novel association between a SNP in CYBRD1 and serum ferritin levels in a cohort study of HFE hereditary haemochromatosis, *Br J Haematol* 147:140–149, 2009.

48. Rochette J, Le Gac G, Lassoued K, et al.: Factors influencing disease phenotype and penetrance in HFE haemochromatosis, *Hum Genet* 128:233–248, 2010.

49. Jacolot S, Le Gac G, Scotet V, et al.: HAMP as a modifier gene that increases the phenotypic expression of the HFE pC282Y homozygous genotype, *Blood* 103:2835–2840, 2004.

50. Le Gac G, Scotet V, Ka C, et al.: The recently identified type 2A juvenile haemochromatosis gene (HJV), a second candidate modifier of the C282Y homozygous phenotype, *Hum Mol Genet* 13:1913–1918, 2004.

51. Milet J, Dehais V, Bourgain C, et al.: Common variants in the *BMP2, BMP4,* and *HJV* genes of the hepcidin regulation pathway modulate HFE hemochromatosis penetrance, *Am J Hum Genet* 81:799–807, 2007.

52. Van Vlierberghe H, Langlois M, Delanghe J, et al.: Haptoglobin phenotype 2-2 overrepresentation in Cys282Tyr hemochromatotic patients, *J Hepatol* 35:707–711, 2001.

53. Osterreicher CH, Datz C, Stickel F, et al.: TGF-beta1 codon 25 gene polymorphism is associated with cirrhosis in patients with hereditary hemochromatosis, *Cytokine* 31:142–148, 2005.

54. Barton JC, Wiener HW, Acton RT, et al.: HLA haplotype A*03-B*07 in hemochromatosis probands with HFE C282Y homozygosity: frequency disparity in men and women and lack of association with severity of iron overload, *Blood Cells Mol Dis* 34:38–47, 2005.

55. Powell EE, Ali A, Clouston AD, et al.: Steatosis is a cofactor in liver injury in hemochromatosis, *Gastroenterology* 129:1937–1943, 2005.

56. Heritage ML, Murphy TL, Bridle KR, et al.: Hepcidin regulation in wild-type and Hfe knockout mice in response to alcohol consumption: evidence for an alcohol-induced hypoxic response, *Alcohol Clin Exp Res* 33:1391–1400, 2009.

57. Ohtake T, Saito H, Hosoki Y, et al.: Hepcidin is down-regulated in alcohol loading, *Alcohol Clin Exp Res* 31(S1):S2–S8, 2007.

58. Milward EA, Baines SK, Knuiman MW, et al.: Non-citrus fruits as novel dietary environmental modifiers of iron stores in people with or without *HFE* gene mutations, *Mayo Clin Proc* 83:543–549, 2008.

59. Nemeth E, Ganz T: The role of hepcidin in iron metabolism, *Acta Haematol* 122:78–86, 2009.

60. Goswami T, Andrews NC: Hereditary hemochromatosis protein, HFE, interaction with transferrin receptor 2 suggests a molecular mechanism for mammalian iron sensing, *J Biol Chem* 281:28494–28498, 2006.

61. Bacon BR, Britton RS: The pathology of hepatic iron overload: a free radical mediated process? *Hepatol* 11:127–137, 1990.

62. Morrison ED, Brandhagen DJ, Phatak PD, et al.: Serum ferritin level predicts advanced hepatic fibrosis among US patients with phenotypic hemochromatosis, *Ann Intern Med* 138:627–633, 2003.

63. McDonnell SM, Preston BL, Jewell SA, et al.: A survey of 2,851 patients with hemochromatosis: symptoms and response to treatment, *Am J Med* 106:619–624, 1999.

64. Bacon BR, Sadiq SA: Hereditary hemochromatosis: presentation and diagnosis in the 1990s, *Am J Gastroenterol* 92:784–789, 1997.

65. Cherfane CE, Hollenbeck RD, Go J, et al.: Hereditary hemochromatosis: missed diagnosis or misdiagnosis? *Am J Med* 126:1010–1015, 2013.

66. Falize L, Guillygomarch A, Perrin M, et al.: Reversibility of hepatic fibrosis in treated genetic hemochromatosis: a study of 36 cases, *Hepatology* 44:472–477, 2006.

67. Kew MC: Hepatic iron overload and hepatocellular carcinoma, *Liver Cancer* 3:31–40, 2014.

68. Elmberg M, Hultcrantz R, Ekbom A, et al.: Cancer risk in patients with hereditary hemochromatosis and in their first-degree relatives, *Gastroenterology* 125:1733–1741, 2003.

69. Ellervik C, Tybjaerg-Hansen A, Grande P, et al.: Hereditary hemochromatosis and risk of ischemic heart disease, *Circulation* 112:185–193, 2005.

70. Engberink MF, Povel CM, Durga J, et al.: Hemochromatosis (HFE) genotype and atherosclerosis: increased susceptibility to iron-induced vascular damage in C282Y carriers? *Atherosclerosis* 211:520–525, 2010.

71. Valenti L, Swinkels DW, Burdick L, et al.: Serum ferritin levels are associated with vascular damage in patients with non-alcoholic fatty liver disease, *Nutr Metab Cardiovasc Dis* 21:568–575, 2011.

72. Kishimoto M, Endo H, Hagiwara S, et al.: Immunohistochemi-

cal findings in the pancreatic islets of a patient with transfusional iron overload and diabetes: case report, *J Med Invest* 57:345–349, 2010.

73. Equitani F, Fernandez-Real JM, Menichella G, et al.: Bloodletting ameliorates insulin sensitivity and secretion in parallel to reducing liver iron in carriers of HFE gene mutations, *Diabetes Care* 31:3–8, 2008.

74. Utzschneider KM, Kowdley KV: Hereditary hemochromatosis and diabetes mellitus: implications for clinical practice, *Nat Rev Endocrinol* 6:26–33, 2010.

75. Salonen JT, Tuomainen TP, Kontula K: Role of C282Y mutation in haemochromatosis gene in development of type 2 diabetes in healthy men, *BMJ* 320:1706–1707, 2000.

76. Creighton Mitchell T, McClain DA: Diabetes and hemochromatosis, *Curr Diab Rep* 14:488, 2014.

77. Sondag MJ, Wattamwar AS, Aleppo G, et al.: Hereditary hemochromatosis, *Radiology* 262:1037–1041, 2012.

78. Fujisawa I, Morikawa M, Nakano Y, et al.: Hemochromatosis of the pituitary gland: MR imaging, *Radiology* 168:213–214, 1988.

79. Kelly TM, Edwards CQ, Meikle AW, et al.: Hypogonadism in hemochromatosis: reversal with iron depletion, *Ann Intern Med* 101:629–632, 1984.

80. Cundy T, Butler J, Bomford A, et al.: Reversibility of hypogonadotrophic hypogonadism associated with genetic hemochromatosis, *Clin Endocrinol* 38:617–620, 1993.

81. Edwards CQ, Kelly TM, Ellwein G, et al.: Thyroid disease in hemochromatosis, *Arch Intern Med* 143:1890–1893, 1983.

82. van Asbeck BS, Verbrugh HA, van Oost BA, et al.: *Listeria monocytogenes* meningitis and decreased phagocytosis associated with iron overload, *BMJ* 284:542–544, 1982.

83. Osborne NJ, Gurrin LC, Allen KJ, et al.: HFE C282Y homozygotes are at increased risk of breast and colorectal cancer, *Hepatology* 51:1311–1318, 2010.

84. Shi Z, Johnstone D, Talseth-Palmer BA, et al.: Haemochromatosis HFE gene polymorphisms as potential modifiers of hereditary nonpolyposis colorectal cancer risk and onset age, *Int J Cancer* 125:78–83, 2009.

85. Zacharski LR, Chow BK, Howes PS, et al.: Decreased cancer risk after iron reduction in patients with peripheral arterial disease: results from a randomized trial, *J Natl Cancer Inst* 100:996–1002, 2008.

86. Ross JM, Kowalchuk RM, Shaulinsky J, et al.: Association of heterozygous hemochromatosis *C282Y* gene mutation with hand osteoarthritis, *J Rheumatol* 30:121–125, 2003.

87. von Kempis J: Arthropathy in hereditary hemochromatosis, *Curr Opin Rheumatol* 13:80–83, 2001.

88. Schumacher HR: Haemochromatosis, *Baillieres Best Pract Res Clin Rheumatol* 14:277–284, 2000.

89. Ines LS, da Silva JA, Malcata AB, et al.: Arthropathy of genetic hemochromatosis: a major and distinctive manifestation of the disease, *Clin Exp Rheumatol* 19:98–102, 2001.

90. Adams PC, Speechley M: The effect of arthritis on the quality of life in hereditary hemochromatosis, *J Rheumatol* 23:707–710, 1996.

91. Sahinbegovic E, Dallos T, Aigner E, et al.: Musculoskeletal disease burden of hereditary hemochromatosis, *Arthritis Rheum* 62:3792–3798, 2010.

92. Cunnane G, O'Duffy JD: The iron salute sign of haemochromatosis, *Arthritis Rheum* 38:558, 1995.

93. Axford JS, Bomford A, Revell P, et al.: Hip arthropathy in genetic hemochromatosis: radiographic and histologic features, *Arthritis Rheum* 34:357–361, 1991.

94. Lunn JV, Gallagher PM, Hegarty S, et al.: The role of hereditary hemochromatosis in aseptic loosening following primary total hip arthroplasty, *J Orthop Res* 23:542–548, 2005.

95. Arosa FA, Oliveira L, Porto G, et al.: Anomalies of the CD8+ T cell pool in haemochromatosis, *Clin Exp Immunol* 107:548–554, 1997.

96. Schumacher HR: Ultrastructural characteristics of the synovial membrane in idiopathic haemochromatosis, *Ann Rheum Dis* 31:465–473, 1972.

97. Walker RJ, Dymock IW, Ansell ID, et al.: Synovial biopsy in hemochromatosis arthropathy, *Ann Rheum Dis* 31:98–102, 1972.

98. Bomers MK, Terpstra V: Arthritis caused by hereditary hemochromatosis, *Arthritis Rheum* 62:3791, 2010.

99. Heiland GR, Aigner E, Dallos T, et al.: Synovial immunopathology in haemochromatosis arthropathy, *Ann Rheum Dis* 69:1214–1219, 2010.

100. Pawlotsky Y, Le Dantec P, Moirand R, et al.: Elevated parathyroid hormone 44-68 and osteoarticular changes in patients with genetic hemochromatosis, *Arthritis Rheum* 42:799–806, 1999.

101. Ellervik C, Birgens H, Tybjaerg-Hansen A, et al.: Hemochromatosis genotypes and risk of 31 disease endpoints: meta-analyses including 66,000 cases and 226,000 controls, *Hepatology* 46:1071–1080, 2007.

102. Wrighting DM, Andrews NC: Interleukin-6 induces hepcidin expression through STAT3, *Blood* 108:3204–3209, 2006.

103. Brudevold R, Hole T, Hammerstrom J: Hyperferritinemia is associated with insulin resistance and fatty liver in patients without iron overload, *PloS One* 3:e3547, 2008.

104. Lieb M, Palm U, Hock B, et al.: Effects of alcohol consumption on iron metabolism, *Am J Drug Alcohol Abuse* 37:68–73, 2011.

105. Beaton M, Guyader D, Deugnier Y, et al.: Non-invasive prediction of cirrhosis in C282Y-linked hemochromatosis, *Hepatology* 36:673–678, 2002.

106. Chung RT, Misdraji J, Sahani DV: Case 33-2006. A 43-year-old man with diabetes, hypogonadism, cirrhosis, arthralgias and fatigue, *N Engl J Med* 355:1812–1819, 2006.

107. European Association for the Study of the Liver: EASL clinical practice guidelines for HFE hemochromatosis, *J Hepatol* 53:3–22, 2010.

108. Gandon Y, Olivie D, Guyader D, et al.: Non-invasive assessment of hepatic iron stores by MRI, *Lancet* 363:357–362, 2004.

109. Van Bokhoven MA, van Deursen CT, Swinkels DW: Diagnosis and management of hereditary haemochromatosis, *BMJ* 342:218–223, 2011.

110. Jacobs EM, Hendriks JC, van Deursen CT, et al.: Severity of iron overload of proband determines serum ferritin levels in families with HFE-related hemochromatosis, *J Hepatol* 50:174–183, 2009.

111. Niederau C, Fischer R, Purschel A, et al.: Long-term survival in patients with hereditary hemochromatosis, *Gastroenterology* 110:1107–1119, 1996.

112. Adams PC, Barton JC: How I treat hemochromatosis, *Blood* 116:317–325, 2010.

113. Tavill AS: Diagnosis and management of hemochromatosis, *Hepatology* 33:1321–1328, 2001.

114. Lynch SR, Cook JD: Interaction of vitamin C and iron, *Ann N Y Acad Sci* 355:32–44, 1980.

115. Rombout-Sestrienkova E, Nieman FH, Essers BA, et al.: Erythrocytapheresis versus phlebotomy in the initial treatment of HFE hemochromatosis patients: results from a randomized trial, *Transfusion* 52:470–477, 2012.

116. Barton JC: Chelation therapy of iron overload, *Curr Gastroenterol Rep* 9:74–82, 2007.

117. Barton JC, Acton RT: Hemochromatosis and *Vibrio vulnificus* wound infections, *J Clin Gastroenterol* 43:890–893, 2009.

118. Britton RS, Bacon BR: Hereditary hemochromatosis and alcohol: a fibrogenic cocktail, *Gastroenterology* 122:563–565, 2002.

119. Fonseca-Nunes A, Jakszyn P, Agudo A: Iron and cancer risk—a systematic review and meta-analysis of the epidemiological evidence, *Cancer Epidemiol Biomarkers Prev* 23:12–31, 2014.

120. Asberg A, Hveem K, Thorstensen K, et al.: Screening for hemochromatosis—high prevalence and low morbidity in an unselected population of 65,238 persons, *Scand J Gastroenterol* 36:1108–1115, 2001.

121. Kowdley KV, Brandhagen DJ, Gish RG, et al.: Survival after liver transplantation in patients with hepatic iron overload: the National Hemochromatosis Transplant Registry, *Gastroenterology* 129:494–503, 2005.

122. Katsarou A, Pantopoulos K: Hepcidin Therapeutics, *Pharmaceuticals*, 2019. epub ahead of print.

第 126 章

血友病性关节病

原著 ASTRID E. PULLES, LIZE F. D. VAN VULPEN, FLORIS P.J.G. LAFEBER

孔纯玉 译 齐文成 校

关键点

- 严重血友病最常见的风湿并发症是血友病关节炎，主要影响肘关节、膝关节和踝关节。
- 反复关节出血可引起关节退行性改变和炎症的级联反应，导致血友病关节炎的发生。
- 血友病其他肌肉骨骼并发症包括肌肉和软组织出血、炎症过程引发慢性滑膜炎、假瘤及骨质疏松。
- 治疗的目的是通过预防性输注凝血因子进行替代治疗，以预防血肿复发。
- 如保守治疗失败，需要进行包括全关节置换在内的骨科手术，预防性凝血因子替代治疗可使手术安全进行。

引言

自发性关节出血是血友病的特征性表现[1]，但其他出血性疾病也可导致自发关节出血，如 von Willebrand 病[2]，抗凝治疗后并发症[3]，或在创伤[4]及接受大关节手术后发生[5]。除这些原因外，关节出血可导致严重的关节组织损伤和并发症。

血友病（hemophilia）是因凝血因子Ⅷ（血友病A）或因子Ⅸ（血友病B）缺乏引起的X连锁隐性遗传性凝血障碍疾病。据估计，在男性新生儿的发病率为 5000 ~ 10 000 分之一[6,7]，其中 80% ~ 85% 为血友病A患儿。凝血因子活性的缺乏导致凝血酶生成不足和出血倾向。临床表现与凝血因子的存量密切相关。存量以血液正常凝血因子活性的百分比表示。重度血友病患者凝血因子活性低于1%，而中度和轻度血友病凝血因子活性分别为 1% ~ 5% 和 5% ~ 40%[8]。自发性出血主要出现在严重血友病患者，中度血友病患者较少发生，轻度血友病患者仅在严重创伤或接受手术后才会发生。临床表现类型也受其他因素影响，包括遗传因素、关节出血首次发作时的年龄、环境因素、其他凝血因素，以及纤溶活性等[9-11]。在重度血友病患者中，70% ~ 80% 的出血发生在关节内，也可发生于局部施压或创伤后[12,13]。组织因子表达是促凝血级联反应的始动因素[14,15]。与其他组织相比，关节内更容易出血是由于其局部组织因子水平相对较低，凝血级联反应失衡所引起。而正常关节内组织因子途径抑制物水平相对较高[16]。因此，关节内凝血酶的生成更依赖于内源性凝血因子激活酶复合物，其中Ⅷ因子和Ⅸ因子起着重要作用。此外，凝血酶生成是激活关节内凝血酶激活纤溶抑制物（TAFI）所必需的[17]。严重血友病患者 TAFI 激活不足，除血友病关节局部纤溶增加外，还会使尿激酶型纤溶酶原激活剂介导的纤溶保护作用受损[18]。另外，机械因素可能也是导致富含血管的滑膜组织损伤的原因，尤其是在第一次关节出血后触发新生血管形成的过程中[19]。

血友病最重要的并发症是肌肉骨骼出血及与治疗相关的并发症。20世纪80年代由于血浆衍生制品的应用，抗注射凝血因子的自身抗体（抑制性抗体）的产生很常见，同时血液来源病毒感染的传播导致大量并发症。

临床特征

肌肉骨骼系统出血导致关节、肌肉和骨骼病变出现的临床特征，常见受累关节和肌肉的分布如图126-1所示。

急性关节血肿

几乎所有重度血友病患者和半数中度血友病患者都曾经出现关节出血（hemarthroses）。大关节最常受累，尤其是踝关节、膝关节和肘关节[13]。髋部和肩部受影响较少，小关节出血很少。在重度血友病患者中，第一次关节出血平均年龄为1.8岁，通常发生在开始行走或跑步时[10]。在这一年龄段，出血的早期症状可能仅仅表现为关节部位易激惹，受累肢体活动减少。年龄大的儿童和成人将关节出血描述为关节内的刺痛感和紧绷感，随后关节迅速肿胀、活动度（ROM）受限、疼痛，关节表面皮温升高[1,20]。屈曲是最舒服的姿势，长时间关节废用（停止运动以避免疼痛）可导致继发性肌肉挛缩。凝血因子替代治疗后疼痛迅速减轻，关节功能在8～24小时内完全恢复。

关节出血通常呈游走性，由一个关节转移到另一个关节[13]。约25%的重度血友病患者出现所谓的"靶关节"，与其他关节相比，这种关节更易受出血

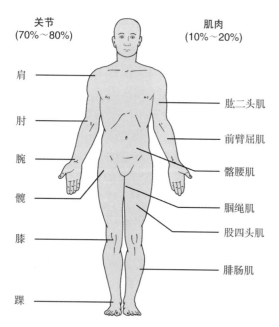

图126-1 血友病患者常见出血关节和肌肉。除关节和肌肉出血，5%～10%为其他部位出血（如黏膜和胃肠道），中枢神经系统出血不到5%

的影响。"靶关节"定义为在之前6个月发生了3次或3次以上血肿的关节[19,21]。目前在青少年血友病中主要靶关节是踝关节，而非肘关节或膝关节，后者在预防性凝血因子替代疗法引入前最常见。

滑膜炎

关节反复出血可导致恶性循环，滑膜组织不能完全清除血液，继而引发滑膜炎症和增生[22,23]。导致滑膜组织下形成新生脆弱的血管网，致使关节更易（反复）出血[24,25]。这时关节表现肿胀但不紧绷，关节无疼痛，有轻微皮温增高。滑膜炎早期阶段，仍保持正常活动范围，但慢性阶段，可出现轻微活动受限和屈曲畸形。治疗上应使用凝血因子，以打破关节出血-关节滑膜炎-关节出血这一恶性循环，防止关节进行性退化。与其对急性关节出血的作用相比，凝血因子替代治疗不能立即改变临床表现，需要长期治疗才行[1]。

血友病性关节病

反复关节出血最终可导致血友病关节炎（hemophilic arthropathy）（图126-2）。尚不清楚多大量积血可导致关节不可逆损伤，不同患者之间可能存在差异。关节软骨进行性退化、滑膜炎症和骨骼的变化会导致慢性疼痛、关节僵硬和关节活动严重受限。如不进行适当的物理治疗则会出现肌无力和挛缩。最严重的病例可能出现关节畸形、半脱位、关节松弛、对位不良及自发关节融合。血友病关节炎严重影响肢体活动和生活质量[26,27]，后期的滑膜纤维化有可能降低晚期患者的关节出血发生率。

肌肉和软组织出血

肌肉是血友病患者第二常见的出血部位，约占10%～20%[1]。肌肉出血通常由直接撞击或突然拉伸引起，可发生在任何部位的肌肉，最常见的是髂腰肌和前臂的屈肌群[28]。临床特征取决于涉及的肌肉，总的来说肌肉出血比关节出血更隐蔽，前驱症状不多。肌肉软性肿胀伴伸展或收缩时剧烈疼痛，迅速痉挛呈保护性屈曲姿势。体格检查显示明显的软血肿，伴随肿胀、局部温度升高及挫伤。深部肌肉出血缺乏

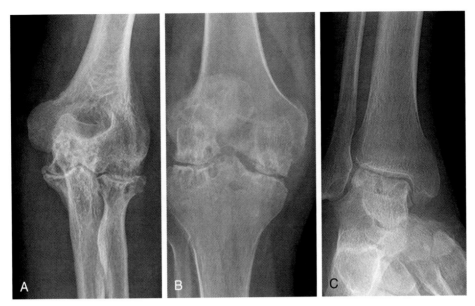

图 126-2　一名 30 岁严重血友病患者血友病关节病的影像学改变。A．左肘关节；B．右膝关节；C．右踝关节。放射学照片显示关节间隙变窄和软骨下囊肿，在肘关节和膝关节最为明显

明显可见症状所以很难诊断。髂腰肌出血通常表现为下腹、腹股沟和（或）下背部疼痛，伴有髋关节伸展时而非旋转时疼痛[29]。持续出血的严重并发症是筋膜室综合征，其特征是剧烈疼痛、肿胀、紧张和感觉障碍。持续的压力升高可能导致神经病变和肌肉坏死[30,31]。小腿腓肠肌和前臂的屈肌群出血也可引起神经病变。肌肉出血可致永久性挛缩、反复出血、骨化性肌炎、感染、慢性神经损伤和假瘤形成[29,32,33]。

假性肿瘤

假性肿瘤（pseudotumor）是血友病特有的一种罕见但严重的并发症，主要发生在替代疗法不充分或抑制性抗体出现后[34]。严重血友病患者中患病率为 1%～2%，出现抑制性抗体的血友病患者患病率甚至高达 10%[35]，尽管这些数字在很大程度上取决于凝血因子浓缩物的使用。反复未治疗的肌肉出血或活动性骨膜下出血可引起无痛、延展性带包膜血肿，可有钙化。其影像学特征类似肿瘤样改变，因此被称为假性肿瘤（图 126-33）[1,36]。假性肿瘤的进行性增大可致邻近骨的侵蚀，压迫神经血管结构，自发性破裂以及形成瘘管和病理性骨折。假性肿瘤有两种病理形态。成人假性肿瘤发生在近端（主要在骨盆或股骨），进展缓慢，通常需要外科手术切除。年轻患者的假性肿瘤常发生在肘关节或膝关节的远端，往往由直接创伤

导致，发展迅速，但可以接受固定和凝血因子替代的保守治疗[37]。

骨质疏松

与同龄对照组相比，血友病患者骨密度明显降低，这似乎是从童年开始的[38-41]。其发病机制为多因素，常见的几种诱发因素为：负重活动减少、关节病、肌肉萎缩、低体重指数、出现抑制性抗体以及合并病毒感染及其治疗的影响[42-44]。为了维持骨量，应促进负重活动，并应对特定的病例补充钙和维生素 D[1]。

诊断

在大多数患者中，"血友病"的诊断是根据其阳性家族史做出的。但约 1/3 的患者无阳性家族史，这可能是一个新的种系基因突变，但也有报道在一方（祖）父母中有体细胞嵌合[45,46]。疑患血友病的临床特征是儿童早期瘀伤，自发性出血（尤其是关节、肌肉和软组织），创伤或手术后出血过多。这类患者应做包括血小板计数、凝血酶原时间（PT）和活性部分凝血活酶时间（APTT）在内的筛选试验。血友病的特点是血小板计数正常，PT 正常，aPTT 延长，轻度血友病患者的 aPTT 可能接近正常。通过特异性凝血因子测定确定血友病的类型和严重程度，并与血管

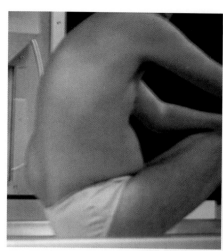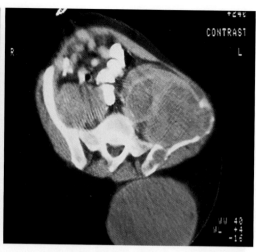

图 126-3 产生抑制性抗体的严重血友病患者髂骨左翼侵蚀伴假瘤

性血友病相鉴别。DNA 技术可进一步证实诊断。考虑到基因缺陷在抑制剂形成风险中的作用，通过基因分析确定致病性突变是很重要的，可以识别女性携带者和进行移植前的基因诊断[47]。鉴于该病的罕见性和复杂性，应咨询血液科专科医生。

预防是治疗的一个重要方面，经常监测肌肉骨骼的状况有利于血友病患者早期发现并发症。物理检验评估工具有助于确定早期关节损害的信号，监测关节状况，评估治疗效果。目前已有几种针对血友病专用仪器上市[48-50]。

急性出血时肌肉骨骼临床评估应包括皮肤温度、瘀伤、肿胀、压痛、肌肉张力、疼痛、活动范围、步态和功能的评估[1,51]。但由于症状部分类似，很难区分出血性关节炎和血友病关节炎[20]。

传统放射学检查

传统的放射学拍片常用于血友病的诊断，适用于晚期骨软骨病变。血友病性关节病的放射学分类通过 Pettersson 评分（Pettersson score）（表 126-1）实施[52]。该计分系统基于对膝、踝和肘关节的评估，标准有八项：骨质疏松症、骨骺增大、软骨下表面不规则、关节间隙变窄、软骨下囊肿形成，关节边缘侵蚀，关节骨端不规整，关节畸形。Pettersson 评分与关节功能有良好相关性[53-55]，由于仅能诊断晚期关节病变，故用于评估关节病进展以及确定关节融合术或关节置换术的时机。数字评分系统可能比 Pettersson 方法更客观或观察者间变异性更高。数字分析膝关节血友病关节

表 126-1 Pettersson 评分法		
关节：肘 / 膝 / 踝		评分
骨质疏松	无	0
	有	1
骨骺膨大	无	0
	有	1
软骨下表面不规则	无	0
	部分涉及	1
	全部涉及	2
关节间隙变窄	无	0
	关节间隙 > 1 mm	1
	关节间隙 < 1 mm	2
软骨下囊肿形成	无	0
	1 个囊肿	1
	> 1 个囊肿	2
关节边缘侵蚀	无	0
	有	1
关节骨端不规整	无	0
	轻度	1
	显著	2
关节畸形 [成角和（或）脱位]	无	0
	轻度	1
	显著	2
总分（每个关节最高 13 分）		

计数六个关节（双膝、双踝和双肘）放射学照片并分别计分。将评分相加，每个患者最高 78 分，即佩特森（Pettersson）评分

炎是可行的[56]，但应使其更适合血友病的临床特点。

放射学检查在不可逆性软骨及骨破坏前对早期关节软组织变化方面的敏感性较差。急性关节血肿仅表现为关节积液和脂肪垫移位，但很难区分积液性质和滑膜增生情况。

磁共振成像

随着预防性治疗的应用和关节损伤减轻，MRI在评价疗效方面较传统放射学有明显的优势。MRI能够发现微小关节变化，如含铁血黄素沉积、滑膜肥大及是否关节间隙变窄等微小软骨损伤[57]，但伪影可能会妨碍对含铁血黄素沉积、滑膜肥大和周围软骨完整性的解释[58]。出现微小病变尤其是没有关节出血时的临床意义仍有待确定[59]，但与骨关节炎（OA）一样，这种微小病变有可能预测随后出现的进行性损伤。MRI还可以对病变进展提供更详细的信息，如骨侵蚀、软骨下囊肿和软骨破坏。对假瘤、滑膜炎精细评估以及对深部（如腹部和髂腰肌）出血的诊断和随访更有价值。但受到其成本、可用性、儿童需要镇静剂、可能需要关节内造影来观察最初的骨软骨变化[60]等因素限制，磁共振成像不能广泛使用。

超声

超声检查在风湿病学逐渐标准化，可用于诊断关节积液、滑膜肥厚、骨软骨表面异常、假性肿瘤和急性关节出血[57,61]。其检测血性渗出和含铁血黄素沉积的能力一直存在争议[62-65]。超声检查所获得的结果与MRI在评估血友病关节（包括有或无关节病）、临床表现和关节功能状态方面具有良好的相关性[66-68]。

超声检查的成本低于MRI，易操作，幼儿不需要使用镇静剂，可以做动态研究，如对假瘤出血的评估。缺点是操作人员判读间存在差异、图像分析比较复杂、难以识别深层结构变化。

由经过培训的非放射科医生开展的床旁超声（POCUS），可以成为检测是否存在关节病和关节血友病早期症状的有效和可靠的工具[69-71]。将POCUS纳入常规临床检查可实现快速诊断、治疗指导，与放射科医生进行的全面超声检查相比，POCUS成本更低，可以实时进行，具有更好的依从性[72-74]。

生化标志物

对骨关节炎（OA）和类风湿性关节炎（RA）来说，研究开发多种针对识别血液和（或）尿液中的生化标志物，有助于临床诊断、评估预后和治疗反应[75]。这些标志物目前在血友病关节炎临床研究中使用较少，在临床实践中仍未使用。但这些标记物可能有助于发现识别关节出血引起的组织破坏[76-79]。

发病机制

尽管关节内存在血液对关节的破坏性影响是确定的，但是血友病关节炎的确切发病机制还不完全清楚。特别是急性关节出血引起的早期变化。血友病患者晚期关节病的外科病理标本、体外实验和动物模型表明病变分三个过程：滑膜炎症、软骨退化和骨重塑（bone remodeling）（图126-4）[23,60,80-81]。所以血友病关节炎有RA和OA关节病变的某些特征（图126-5）[82]。

滑膜炎症和增殖

血友病滑膜组织血管丰富，轻微损伤也能导致出血。关节间隙存在血液使炎性细胞侵入滑膜组织。滑膜细胞和浸润的巨噬细胞在3～4周内可以将关节中血液清除[19]。血肿发生4小时后红细胞被吞噬[83]。血

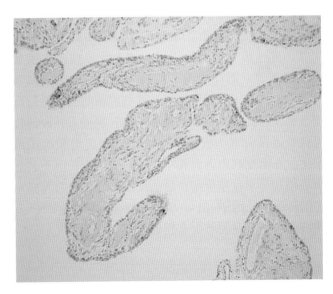

图126-4　血友病膝关节滑膜炎的滑膜组织，显示纤维增生肥大、血管增厚，浅表滑膜细胞及深层巨噬细胞中可见铁色素沉积。苏木精 - 伊红染色，×1000

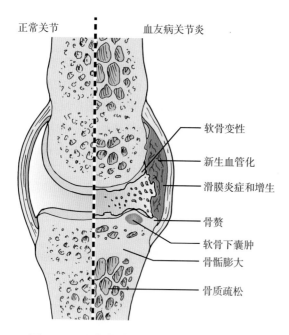

正常关节　　　血友病关节炎

软骨变性
新生血管化
滑膜炎症和增生
骨赘
软骨下囊肿
骨骺膨大
骨质疏松

图 126-5　血友病关节炎引起的滑膜关节改变

友病患者反复关节出血后滑膜铁调节蛋白表达相应发生适应性变化[84]。持续出血使滑膜张力增高，血液中的铁以含铁血黄素形式沉积在滑膜组织及软骨中[22]。铁可引起炎症反应并刺激滑膜细胞的增殖（图 126-6）。含铁滑膜细胞可产生促炎细胞因子，如 IL-1β、IL-6 和 TNF 等[22,82]。正常的滑膜变得不规则，增生肥大，呈绒毛状，易碎且富含血管[85,86]。由铁超载诱导的异常基因表达引起滑膜增生[87]。其诱导 c-myc 原癌基因过度表达，c-myc 原癌基因与滑膜细胞增殖有关。p53 肿瘤抑制结合蛋白 mdm2 抑制滑膜细胞凋亡[88,89]。增生滑膜的需氧量增加导致局部缺氧，进一步导致生长因子，如血管源性内皮生长因子的释放，肥厚滑膜下形成丰富脆弱的毛细血管网[24,90]。这是一种恶性循环，这些脆弱的血管更易反复出血[25,91]。随着时间的推移，血管翳侵入并侵蚀边缘软骨逐渐发展为慢性滑膜炎[92]，最终滑膜组织纤维化。在血友病患者滑膜中，结缔组织生长因子表达水平增加是对血液降解产物的反应，并被认为与高水平的转化生长因子 -β1 一起介导持续性纤维化[93]。这些病变与类风湿关节炎有相似之处。

软骨退变

软骨破坏既有滑膜因素也有其本身因素。包括血管翳侵入炎性关节周围的软骨。炎性含铁血红素的滑膜产生破坏软骨的促炎细胞因子以及软骨基质降解蛋白酶[22,86]。关节出血后 24 ~ 48 小时，软骨上滑膜组织的这种破坏性已经存在，并可造成长期损害[94,95]。

关节积血（hemarthrose）直接对软骨产生有害影响（图 126-6）。软骨外植体对全血或联合红细胞及单核细胞的暴露严重影响了软骨基质的转换，并导致软骨细胞凋亡[96,97]。短暂暴露于血液直接产生的促炎介质 IL-1β 和 TNF 可降低蛋白聚糖的转换。不可逆的软骨降解源于软骨细胞凋亡，这也发生在血液暴露时。IL-1β 通过激活软骨细胞诱导 H_2O_2 的产生，H_2O_2 与红细胞衍生的铁结合，导致氧化应激反应[98-100]。铁与 H_2O_2 通过 Fenton 反应形成羟基自由基，致软骨细胞凋亡[101]。因成人软骨细胞几乎不增殖，软骨细胞凋亡将导致基质转化长期受损。有趣的是，与成熟软骨相比，这些病理变化在未成熟关节软骨表现更为明显[102]，受损软骨与健康软骨同样容易受到血液诱导的关节损伤[103]。这表明，不仅要防止儿童关节出血，而且对于已经受损关节的患者也是如此。这些导致软骨细胞凋亡的病理变化也是 OA 的特征。

骨骼变化

血液暴露后的骨骼变化包括囊肿形成、软骨下硬化、骨赘形成、骨骺区扩大和骨质疏松[104]。这些变化的确切病理生理机制仍有待阐明，但间接（危险因素、因子Ⅷ缺乏、凝血酶）和直接（关节炎）因素都参与其中。

从儿童时期开始，由于血友病性关节炎导致的体力活动减少和负重锻炼减少是血友病患者骨丢失的重要危险因素。此外，实验数据表明，Ⅷ因子缺乏直接影响骨密度，而不受关节炎、体力活动差异和合并症的影响[105-107]。Ⅷ因子 / 血管性血友病因子复合物通过激活核因子受体激活剂（RANK）/RANK 配体 / 骨保护素途径参与抑制破骨细胞生成，从而导致骨吸收。凝血酶的作用尚未确定。继发于Ⅷ因子缺乏的凝血酶生成减少可能是破骨细胞活性增加的一个原因，但是关于这方面的研究数据仍不确定[108]。血液暴露对骨密度有直接影响，干扰了炎症部位骨转换的局部平衡[109,110]。骨丢失的发生也是由婴儿期开始的，表现为骨吸收增加，这是比骨形成减少更显著的特征[111-113]。

软骨损伤、滑膜炎和骨质变化三者之间的相互作用清楚地表明血友病关节炎是一种类似 OA 和 RA 的

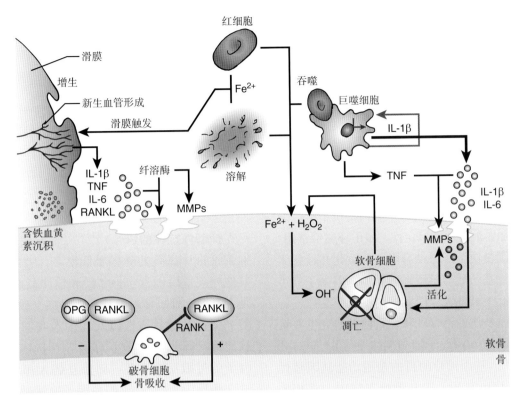

图 126-6　血液导致关节损伤的机制。关节出血引起滑膜炎，导致滑膜肥厚和血管重塑。炎症的滑膜产生纤溶酶、基质金属蛋白酶（MMPs）和促炎细胞因子，如 IL-1β、IL-6 和肿瘤坏死因子（TNF）影响软骨。软骨也直接受到血液的影响。滑膜和血液中的促炎细胞因子刺激软骨细胞产生过氧化氢（H_2O_2）。在红细胞来源的铁（Fe^{2+}）存在下，过氧化氢能够根据 Fenton 反应进行反应，从而产生剧毒的羟基自由基（OH），导致软骨细胞凋亡。炎症还激活 NF-κB-配体（RANKL）-骨保护素（OPG）-途径的受体激活剂，导致破骨细胞对骨的吸收。OPG 通过与 RANKL 而非 RANK 结合，保护骨骼免受过度吸收

全关节疾病。

血友病的治疗

　　血友病的治疗包括输注凝血因子。这种替代治疗（substitution）通过输注全血和使用血浆成分完成。20 世纪 60 年代，血浆衍生因子的临床应用显著地改善了血友病患者疗效和生活质量。凝血因子替代疗法将严重病例变为轻症病例[114]，同时减少了因血液传播感染所致的出血风险。高纯度、安全的浓缩物和重组产品显著降低了病毒传播的风险。

　　传统上，在临床出现明显出血的时候进行治疗（间歇性治疗或按需治疗）。目前在发达国家，大多数严重血友病患者都是实行预防性治疗，即定期静脉输注以防止出血[1]。一级预防是指在第二次明显大关节出血之前以及 3 岁前开始预防性输注凝血因子。二级预防则是在两次或以上的大关节出血后，但在"关节疾病"发生前（通过体检和常规放射检查）开始的

常规治疗。三级预防是指明显的"关节病"发作后开始的预防性因子替代治疗。尚不清楚开始预防的最佳时间、最佳剂量、注射频率、目标因子水平以及是否应无限期地进行预防[115-118]。解决这些问题仍然至关重要，因为预防性治疗十分昂贵。

　　预防性Ⅷ因子替代治疗需要每周输注 2～3 次，由于Ⅸ因子半衰期较长，使用频率较低。幼儿不能经常性静脉穿刺，可使用中心静脉通路插管装置，如 Port-A-Cath 和 Hickman 导管，可以长期维持静脉通路[119]，但也存在感染和血栓形成的风险[120]。

　　近来，长效产品进入血友病治疗领域[121]。通过聚乙二醇化、唾液酸化和凝血因子与白蛋白或免疫球蛋白片段的融合，可提高生物利用度。特别是对于Ⅸ因子，半衰期可延长至 100 小时，治疗间隔可延长至 1～2 周。

　　轻度血友病 A 患者或血友病 A 携带者可用脱氨加压素，这是一种合成的血管加压素类似物，可促进从内皮储存部位和血小板中释放内源性因子Ⅷ、von

Willebrand 因子和组织纤溶酶原激活物[122,123]。建议至少 30 U/dl 的因子Ⅷ水平足以治疗自发性或创伤后出血，每次应用平均可增加三倍因子Ⅷ水平，因此要求残余因子Ⅷ活性大于 10%。同时由于患者之间反应不同，治疗前应测去氨加压素的反应性。去氨加压素在某些患者群体中是禁忌，如幼儿、心脏合并症患者和癫痫患者。

抗纤维蛋白溶解用于治疗或预防纤维蛋白溶解导致的出血，如皮肤和黏膜表面出血（鼻出血、月经过多或口腔出血）[124]。通过抑制纤维蛋白凝块中的纤溶酶原活化来增加血液凝块的稳定性。氨甲环酸最常用，其可逆地与纤维蛋白溶酶原结合阻止其活化并转化为纤维蛋白。ε- 氨基己酸与氨甲环酸相似，但由于其半衰期短、药效低、毒性大，因此使用不太广泛[125]。

为了改善血友病的治疗现状，目前的研究主要集中在非因子疗法（参照关于抑制剂的段落），同时开发基因疗法[126]。基因治疗的目的是用功能基因替代缺陷基因来治疗血友病。在 B 型血友病中，将相关腺病毒（AAV）载体介导的基因转移到肝后，已实现载体衍生的因子Ⅸ水平的表达。然而，这也仅仅建立了治疗性但短暂的因子Ⅸ循环，或延长因子Ⅸ的表达水平，导致出血类型的改善，而并不能防止自发性和外伤性出血[127-131]。此外，高载体剂量往往伴随着感染和肝毒性，需要使用皮质类固醇进行短暂的免疫抑制治疗。此外，儿童、活动性肝炎男性患者和对 AAV 已有自然免疫力的患者不适合接受这种治疗。最近在 10 例血友病患者中，表达因子Ⅸ Padua（一种高特异性活性因子Ⅸ变体）的低剂量 AAV 载体的转载即可维持足够量的因子水平，并降低肝的炎症风险、实现了终止预防治疗，几乎控制了出血并停用因子[128]。

长期以来，AAV 载体在血友病 A 的基因治疗中应用受限，这主要是与 AAV 载体的体积大和人类因子Ⅷ编码序列表达效率低有关；然而，最近有报道称血友病 A 患者成功实现基因转移，在基因转移一年后仍维持在治疗水平[132]。并且未见明显副作用、无肝毒性，也没有患者产生因子Ⅷ的中和抗体。虽然这些初步研究看起来很有希望，但在基因治疗成为常规疗法之前，还有许多困难有待克服。

治疗相关的并发症

抑制性抗体

抑制性抗体（inhibitor）是输注射因子Ⅷ或因子Ⅸ后体内产生的中和凝血因子活性的同种抗体，主要属于 IgG4 亚类。抑制性抗体产生的风险在治疗的第一阶段是最高的，特别是在最初治疗后 50 ～ 75 天。20% ～ 30% 严重血友病 A 的患者可能终生存在抑制性抗体，而中度或轻度疾病的患者则有 5% ～ 10% 存在抑制性抗体的风险[133,134]。血友病 B 患者中出现抑制性抗体风险的频率要低得多，大约不到 5%[135]。其他相关危险因素包括年龄和输注凝血因子的次数、是否有抑制性抗体的家族史、种族、致病因子Ⅷ基因型、免疫系统状态性以及在手术或创伤时强化因子替代治疗等[134,136]。Ⅸ因子抑制性抗体的发生与使用因子的过敏反应有关；而血友病 A 患者一般未出现过这些反应[137]。对于凝血因子输注后效果不佳的患者，尤其是以前有效后来无效患者，则可怀疑其是否出现抑制性抗体。在轻度或中度血友病患者中，因为生成的抑制性抗体可中和内源合成的凝血因子，可能导致出血加重。

产生抑制性抗体的患者根据抗体的滴度分类，以贝塞斯达（Bethesda）为单位表示。任何时候滴度超过 5 个贝塞斯达单位的患者认为是高反应者，并且每次输注凝血因子后抗体滴度都会增加。抗体滴度低于 5 个贝塞斯达单位为低反应者，输注凝血因子后抗体滴度不再增加。这些患者抑制性抗体可能是暂时性的，可以根据病情继续进行小剂量替代治疗。

也可以通过频繁使用凝血因子诱导免疫耐受（ITI）消除抑制性抗体，成功率在血友病 A 患者约 70%，血友病 B 患者约 30%[138,139]。对血友病 B 患者，ITI 面临过敏反应风险，此外可能在肾内形成复合物及沉积而引起肾病综合征。对难治性血友病 A 患者，利妥昔单抗可能有效[140,141]。其他治疗包括大剂量泼尼松龙、环磷酰胺或硫唑嘌呤[142]。

存在低滴度抑制性抗体患者通过输注大量的因子浓缩物可以控制出血，高滴度抑制性抗体患者中通过使用凝血旁路途径药物，如重组因子Ⅶa 和（活化）凝血酶原复合物浓缩物[143-145]。其通过促进凝血酶的生成而发挥止血作用，而不依赖于凝血因子Ⅷ。另一个选择是最近开发的猪重组因子Ⅷ，由于其不同的结构，与人类因子Ⅷ相比，它不易被抑制性抗体灭活[146,147]。

对凝血级联反应的进一步了解推动了新的旁路制剂的开发。临床开发中最先进的是 emicizumab，一种双特异性抗体，模拟内源性凝血因子激活酶复合物中活化因子Ⅷ的功能[148]。Emicizumab 被批准用于已产生抑制性抗体的血友病 A 患者的预防性治疗，皮下注射，每周或每隔 1 周给药 1 次。但同时使用 emicizumab 和活化凝血酶原复合物浓缩物可能导致严重的不良事件，如凝血酶生成过多引起的血栓性微血管病和血栓栓塞[145,149]。临床开发中的其他非传统产品还包括 fitusiran，一种靶向抗凝血酶的 RNA 干扰疗法，以及针对抑制组织因子途径的单克隆抗体等[150,151]。

病毒感染

曾经使用非病毒灭活血浆、冷沉淀物和多人类捐献血液的血浆源性因子浓缩物导致血液传播病毒感染的发病率和死亡率非常高。在 1985—1987 年之前接受这些制剂治疗的血友病患者中，90% 以上感染了丙型肝炎[152-154]。多数患者进展为慢性丙肝病毒感染，20%～30% 发展为肝硬化。在高峰年份，美国 78% 的Ⅷ因子输注者和 37% 的Ⅸ因子输注者发生艾滋病病毒感染[155]。还包括甲型肝炎病毒、乙型肝炎病毒、庚型肝炎病毒以及巨细胞病毒感染。

为确保血浆源性因子浓缩物的安全性，目前已采取各种预防措施，包括选择健康供体、筛选无相关血源性感染病毒捐献者、用血清学和核酸检测筛选病毒标记物。此外，实施各种病毒灭活手段，例如巴氏灭菌、溶剂清洁剂、干热、硫氰酸钠化学灭毒或超滤法以保证血液制品的安全性[156,157]。

通过引进重组制品以及实施上述措施，几乎完全消除了艾滋病病毒和丙型肝炎病毒通过浓缩因子的传播[158,159]。但甲肝病毒和乙肝病毒仍然有低感染风险[160]。

肌肉骨骼并发症的处理

综合治疗

鼓励进行身体活动以保持肌肉骨骼健康，预防并发症，促进身体及神经肌肉正常发育[161,162]。治疗肌肉骨骼并发症常需要多学科合作。由于预防是维持肌肉骨骼健康的基础，应由血友病专家提供治疗护理指导建议以使患者充分认识预防和治疗早期肌肉骨骼出血相关知识。对血友病性关节病患者，理疗有助于恢复肌肉骨骼出血的治疗并维持肌肉力量。理疗师还可以帮助提供患者教育、预防致残、出血期间的护理、远期康复训练及如何适应矫形鞋具[163]。对于晚期关节病患者，可以通过实施矫形手术纠正。

急性关节出血

急性关节出血（acute hemarthrosis）的主要治疗目的是通过输注凝血因子浓缩物尽快止血。尚不清楚同时进行关节腔抽吸和适时的凝血因子置换的效果。理论上，缩短软骨与血液接触时间可能会减轻血液对软骨造成的损伤并且预防远期组织受损[164]。一项关于关节抽吸联合关节内注射类固醇治疗急性关节血管炎的长期疗效的研究报告称，经过 11 年的随访，临床关节健康状况得以保持[165]。然而，仍需要更多的证据来证实关节抽吸对远期关节结构性损伤的影响。抽吸有感染或反复出血的风险，即使进行关节清洗，仍会在关节内留下少量血液。如果高度怀疑感染，则必须进行关节穿刺术以明确诊断，一般来说应该避免穿刺。根据世界血友病联合会的指南，在保守治疗 24 小时后，若出血仍无明显好转，在排除抑制性抗体生成影响的基础上，可以对出血、紧张和疼痛的关节进行穿刺[1]。但关节穿刺只能在凝血因子替代治疗后进行，必须严格遵守无菌条件。对于输注凝血因子替代治疗无反应且反复或大量出血，可考虑采用栓塞治疗。

止痛药可缓解疼痛，但是推荐 RICE（休息、冰敷、压迫、抬高）用来减轻疼痛、炎症和出血。在活动性出血期间，制动固定并避免或尽量减少受累关节负重十分重要，可有助于预防软骨损伤[166]。冰敷对出血的影响是一个有争议的话题，因为它会损害凝血功能[167]。尽管如此，在血友病患者中仍报告了冷冻疗法的治疗效果，包括减轻疼痛和肿胀，而未见出血问题[168]。肿胀疼痛消退后，应立即进行主动康复训练，以减少肌肉萎缩，防止挛缩，尽快恢复功能。

慢性滑膜炎

关节慢性滑膜炎容易反复出血，治疗的目的是减轻滑膜的敏感性。通常采用（更密集的）预防性凝血因子浓缩物治疗 6 ~ 8 周，同时积极物理治疗及冷敷。环氧化酶（COX-2）抑制剂可减少炎症[169]。应避免使用其他非甾体抗炎药，以减轻血小板功能受损。如保守治疗失败，慢性滑膜炎持续存在并经常复发出血，可通过手术、关节镜检查或关节内注射放射性同位素、化学药物或富血小板血浆实施滑膜切除[170]。放射性同位素滑膜切除，首选纯 β 发射物（钇 -90 或磷 -32），因其微创、更易复原和康复的优势。这种手术对减少关节出血方面非常有效，多数患者可以减少 60% ~ 100% 出血[171]。必要时可在 6 个月后重复治疗。安全数据令人放心，尤其是在关于恶性肿瘤的风险方面[172,173]，应注意长期治疗对软骨的潜在不利影响[174]。用利福平或金霉素进行化学滑膜切除术对患者而言很痛苦，且需要每周 1 次，直到滑膜炎得到控制，如果没有放射性同位素，也是一种适合的替代方法[175,176]。由于存在放射性物质扩散到关节间隙外的风险，因此手术应选择在 MRI 显示存在严重滑膜肥厚或骨囊肿情况下进行。血友病患者进行骨科手术时需要准备足量的凝血因子做保障[177]。

血友病关节炎

对于已确诊的血友病关节炎患者，治疗的目标是改善关节功能，减轻疼痛，协助继续恢复正常生活。保守治疗如果有效，可推迟手术干预。为减轻疼痛，需要适当止痛治疗、关节人工牵引，在某些情况下可进行经皮电刺激神经[60,178]。理疗对肌肉强化和伸展、关节稳定性和功能训练至关重要。对多关节受累的患者，因水中负重小，可用水疗进行功能训练。矫形器和鞋具可帮助固定、支持、提供稳定性、畸形补偿和减重[179,180]。对晚期踝关节病患者，石膏固定可以帮助起到关节融合术效果。

晚期关节病患者通常需要骨科手术治疗。根据需矫正关节特定情况采取不同的手术选择。最常用的手术是膝关节和髋关节的关节置换术，其次是不太常见的肘关节、肩关节和踝关节融合术。关节置换治疗对缓解疼痛、增加功能活动方面非常有效。髋关节置换可改善关节活动度。膝关节置换治疗可使关节活动度受限，可能会影响关节功能恢复[181]。关节假体的使用寿命有限，应尽可能推迟，以降低翻修的外科手术风险。踝关节融合术对减少疼痛预防反复关节出血非常有效。关节融合术的缺点是可能使关节活动性丧失

以及下肢 / 足部其他关节负荷增大，可能需要手术修复其他关节[182,183]。全踝关节置换术具有保留运动功能的优点，但迄今为止长期随访数据很少[184]，令人担忧的是由于骨质量差和假体骨交界面处微出血风险增加，继而发生无菌性松动和深部感染的可能性增高[184-186]。带外固定器的关节牵引术是一种新的保留关节的治疗方法。这项技术最初成功应用于 OA[187]，在晚期血友病踝关节受累患者中似乎也很有前景[188,189]。患者往往在几年间表现出显著的临床和结构改善，将第一次假体植入时间推迟到可以终身使用的年龄。

对终末期关节病或严重挛缩可行其他治疗，包括软组织挛缩松解术、关节内粘连和损害的关节镜清理、肌腱重建、截骨术以纠正成角畸形、对因桡骨头增生或侵蚀导致前臂旋转功能不良的患者实施桡骨头切除及滑膜切除等。

即使对产生抑制性抗体的患者，也可安全成功地实施上述的骨科手术[190,191]。但手术干预应始终在综合性血友病治疗中心进行，或咨询综合性血友病治疗中心[191-193]。中心应提供足够量的凝血因子浓缩物，具备血库和用于可靠监测凝血因子水平和抑制性抗体测试的实验室支持。对下肢多关节病变的患者，在住院期间，可以在一个疗程中或分阶段进行多项手术[194]。这种方法可以减少凝血因子浓缩物的需要量，并能更快康复。多学科团队合作和详尽的评估可以确保任何治疗过程顺利完成。

结论

尽管从很早就开始预防性地输注凝血因子，也不可能完全预防关节出血和随后的关节损伤。严重血友病患者即使接受中等剂量预防治疗，每年仍可有 0.8 ~ 2.7 次关节出血[195]。这些患者多为没有进行凝血因子治疗、或产生抑制性抗体、或未配合其预防性凝血因子治疗、或存在未诊断未经治疗的关节出血、创伤后出血以及接受按需治疗者，都有可能存在关节损伤风险。需要定期监测关节内的早期变化，定期评估关节损伤进展；关节组织损伤的生化标志物在这方面非常有前景。

基因治疗"治愈"血友病目前面临着有效性和安全性等方面挑战。但是针对抗炎细胞因子[196-198]或减少滑膜铁沉积[199]，减轻滑膜炎和软骨损伤的特殊疗法，以及针对明显关节损伤的软骨修复手术[200-203]可

能成为有效的新方法，尽管这些新策略应用于临床仍存在挑战[204]。新的外科治疗方法，如踝关节牵张术，延迟对关节假体或融合的需要，可能会扩大骨科的选择。同时，应重视凝血因子替代治疗、健康教育、适当止痛、理疗和维持适当活动预防血肿等辅助措施，以减少晚期关节病的发生。

 Full references for this chapter can be found on ExpertConsult.com.

部分参考文献

1. Srivastava A, Brewer AK, Mauser-Bunschoten EP, et al.: Guidelines for the management of hemophilia, *Haemophilia* 19:e1–e47, 2013.
2. van Galen KP, Mauser-Bunschoten EP, Leebeek FW: Hemophilic arthropathy in patients with von Willebrand disease, *Blood Rev* 26:261–266, 2012.
3. Andes WA, Edmunds JO: Hemarthroses and warfarin: joint destruction with anticoagulation, *Thromb Haemost* 49:187–189, 1983.
4. Shaerf D, Banerjee A: Assessment and management of posttraumatic haemarthrosis of the knee, *Br J Hosp Med* 69(459–460):62–63, 2008.
5. Saksena J, Platts AD, Dowd GS: Recurrent haemarthrosis following total knee replacement, *Knee* 17:7–14, 2010.
6. Stonebraker JS, Bolton-Maggs PH, Michael Soucie J, et al.: A study of variations in the reported haemophilia B prevalence around the world, *Haemophilia* 18:e91–e94, 2012.
7. Stonebraker JS, Bolton-Maggs PH, Soucie JM, et al.: A study of variations in the reported haemophilia A prevalence around the world, *Haemophilia* 16:20–32, 2010.
8. Peyvandi F, Di Michele D, Bolton-Maggs PH, et al.: Classification of rare bleeding disorders (RBDs) based on the association between coagulant factor activity and clinical bleeding severity, *J Thromb Haemost* 10:1938–1943, 2012.
9. Jayandharan GR, Srivastava A, Srivastava A: Role of molecular genetics in hemophilia: from diagnosis to therapy, *Semin Thromb Hemost* 38:64–78, 2012.
10. van Dijk K, Fischer K, van der Bom JG, et al.: Variability in clinical phenotype of severe haemophilia: the role of the first joint bleed, *Haemophilia* 11:438–443, 2005.
11. Nogami K, Shima M: Phenotypic heterogeneity of hemostasis in severe hemophilia, *Semin Thromb Hemost* 41(8):826–831, 2015.
12. Fischer K, Collins P, Bjorkman S, et al.: Trends in bleeding patterns during prophylaxis for severe haemophilia: observations from a series of prospective clinical trials, *Haemophilia* 17:433–438, 2011.
13. Stephensen D, Tait RC, Brodie N, et al.: Changing patterns of bleeding in patients with severe haemophilia A, *Haemophilia* 15:1210–1214, 2009.
14. Bach RR: Initiation of coagulation by tissue factor, *CRC Crit Rev Biochem* 23:339–368, 1988.
15. Drake TA, Morrissey JH, Edgington TS: Selective cellular expression of tissue factor in human tissues. Implications for disorders of hemostasis and thrombosis, *Am J Pathol* 134:1087–1097, 1989.
16. Brinkmann T, Kahnert H, Prohaska W, et al.: Synthesis of tissue factor pathway inhibitor in human synovial cells and chondrocytes makes joints the predilected site of bleeding in haemophiliacs, *Eur J Clin Chem Clin Biochem* 32:313–317, 1994.
17. Wyseure T, et al.: Defective TAFI activation in hemophilia A mice is a major contributor to joint bleeding, *Blood* 132(15):1593–1603, 2018.
18. Nieuwenhuizen L, Roosendaal G, Coeleveld K, et al.: Haemarthrosis stimulates the synovial fibrinolytic system in haemophilic mice, *Thromb Haemost* 110:173–183, 2013.
19. Mulder K, Llinas A: The target joint, *Haemophilia* 10(Suppl 4):152–156, 2004.
20. Timmer MA, et al.: Differentiating between signs of intra-articular joint bleeding and chronic arthropathy in haemophilia: a narrative review of the literature, *Haemophilia* 21(3):289–296, 2015.
21. Donadel-Claeyssens S: Current co-ordinated activities of the PED-NET (European paediatric network for haemophilia management), *Haemophilia* 12:124–127, 2006.
22. Roosendaal G, Vianen ME, Wenting MJ, et al.: Iron deposits and catabolic properties of synovial tissue from patients with haemophilia, *J Bone Joint Surg Br* 80:540–545, 1998.
23. Lafeber FP, Miossec P, Valentino LA: Physiopathology of haemophilic arthropathy, *Haemophilia* 14(Suppl 4):3–9, 2008.
24. Acharya SS, Kaplan RN, Macdonald D, et al.: Neoangiogenesis contributes to the development of hemophilic synovitis, *Blood* 117:2484–2493, 2011.
25. Bhat V, et al.: Vascular remodeling underlies rebleeding in hemophilic arthropathy, *Am J Hematol* 90(11):1027–1035, 2015.
26. Fischer K, Bom JG, Mauser-Bunschoten EP, et al.: Effects of haemophilic arthropathy on health-related quality of life and socioeconomic parameters, *Haemophilia* 11:43–48, 2005.
27. Fischer K, et al.: The association of haemophilic arthropathy with Health-Related Quality of Life: a post hoc analysis, *Haemophilia* 22(6):833–840, 2016.
28. Rodriguez-Merchan EC: Musculo-skeletal manifestations of haemophilia, *Blood Rev* 30(5):401–409, 2016.
29. Balkan C, Kavakli K, Karapinar D: Iliopsoas haemorrhage in patients with haemophilia: results from one centre, *Haemophilia* 11:463–467, 2005.
30. Rodriguez-Merchan EC: Acute compartment syndrome in haemophilia, *Blood Coagul Fibrinolysis* 24(7):677–682, 2013.
31. Donaldson J, Goddard N: Compartment syndrome in patients with haemophilia, *J Orthop* 12(4):237–241, 2015.
32. Sorensen B, Benson GM, Bladen M, et al.: Management of muscle haematomas in patients with severe haemophilia in an evidence-poor world, *Haemophilia* 18:598–606, 2012.
33. van den Berge M, et al.: Psoas abscess: report of a series and review of the literature, *Neth J Med* 63(10):413–416, 2005.
34. Caviglia H, et al.: Haemophilia pseudotumours in patients with inhibitors, *Haemophilia* 21(5):681–685, 2015.
35. Zhai J, et al.: Surgical treatment for hemophilic pseudotumor: twenty-three cases with an average follow-up of 5 years, *J Bone Joint Surg Am* 99(11):947–953, 2017.
36. Rodriguez-Merchan EC: The haemophilic pseudotumour, *Haemophilia* 8:12–16, 2002.
37. Alcalay M, Deplas A: Rheumatological management of patients with hemophilia. Part II: muscle hematomas and pseudotumors, *Joint Bone Spine* 69:556–559, 2002.
38. Iorio A, Fabbriciani G, Marcucci M, et al.: Bone mineral density in haemophilia patients. A meta-analysis, *Thromb Haemost* 103:596–603, 2010.
39. Wells AJ, et al.: A case-control study assessing bone mineral density in severe haemophilia A in the UK, *Haemophilia* 21(1):109–115, 2015.
40. Rodriguez-Merchan EC, Valentino LA: *Increased bone resorption in hemophilia*, Blood Rev, 2018.
41. Paschou SA, et al.: Bone mineral density in men and children with haemophilia A and B: a systematic review and meta-analysis, *Osteoporos Int* 25(10):2399–2407, 2014.
42. Gerstner G, Damiano ML, Tom A, et al.: Prevalence and risk factors associated with decreased bone mineral density in patients with haemophilia, *Haemophilia* 15:559–565, 2009.
43. Barnes C, Wong P, Egan B, et al.: Reduced bone density among children with severe hemophilia, *Pediatrics* 114:e177–e181, 2004.
44. Ulivieri FM, et al.: Usefulness of bone microarchitectural and geometric DXA-derived parameters in haemophilic patients, *Haemophilia* 24(6):980–987, 2018.
45. Costa C, Frances AM, Letourneau S, et al.: Mosaicism in men in hemophilia: is it exceptional? Impact on genetic counselling, *J Thromb Haemost* 7:367–369, 2009.
46. Lawn RM: The molecular genetics of hemophilia: blood clotting

factors VIII and IX, *Cell* 42:405–406, 1985.

47. Peyvandi F, Garagiola I, Young G: The past and future of haemophilia: diagnosis, treatments, and its complications, *Lancet* 388(10040):187–197, 2016.

48. World Federation of Hemophilia: Compendium of assessment tools. http://www.wfh.org/en/page.aspx?pid=882. Updated April 2014. Accessed January 15, 2019.

49. Gouw SC, et al.: *Measurement of joint health in persons with haemophilia: a systematic review of the measurement properties of haemophilia-specific instruments*, Haemophilia, 2018.

50. Seuser A, et al.: Evaluation of early musculoskeletal disease in patients with haemophilia: results from an expert consensus, *Blood Coagul Fibrinolysis* 29(6):509–520, 2018.

51. Blanchette VS, Key NS, Ljung LR, et al.: Definitions in hemophilia: communication from the SSC of the ISTH, *J Thromb Haemost* 24:12672, 2014.

52. Pettersson H, Ahlberg A, Nilsson IM: A radiologic classification of hemophilic arthropathy, *Clin Orthop Relat Res*153–159, 1980.

53. Hassan TH, Badr MA, El-Gerby KM: Correlation between musculoskeletal function and radiological joint scores in haemophilia A adolescents, *Haemophilia* 17:920–925, 2011.

54. Gupta S, Garg K, Singh J: Assessment of musculoskeletal function and its correlation with radiological joint score in children with hemophilia A, *Indian J Pediatr* 82(12):1101–1106, 2015.

55. Fischer K, et al.: Evaluating outcome of prophylaxis in haemophilia: objective and self-reported instruments should be combined, *Haemophilia* 22(2):e80–e86, 2016.

56. Jansen NW, Vincken KL, Marijnissen AC, et al.: Digital scoring of haemophilic arthropathy using radiographs is feasible, *Haemophilia* 14:999–1006, 2008.

57. Doria AS: State-of-the-art imaging techniques for the evaluation of haemophilic arthropathy: present and future, *Haemophilia* 16(Suppl 5):107–114, 2010.

58. Soliman M, et al.: Imaging of haemophilic arthropathy in growing joints: pitfalls in ultrasound and MRI, *Haemophilia* 23(5):660–672, 2017.

59. Olivieri M, Kurnik K, Pfluger T, et al.: Identification and long-term observation of early joint damage by magnetic resonance imaging in clinically asymptomatic joints in patients with haemophilia A or B despite prophylaxis, *Haemophilia* 18:369–374, 2012.

60. van Vulpen LFD, Holstein K, Martinoli C: Joint disease in haemophilia: pathophysiology, pain and imaging, *Haemophilia* 24(Suppl 6):44–49, 2018.

61. Querol F, Rodriguez-Merchan EC: The role of ultrasonography in the diagnosis of the musculo-skeletal problems of haemophilia, *Haemophilia* 18:e215–e226, 2012.

62. Ceponis A, et al.: Rapid musculoskeletal ultrasound for painful episodes in adult haemophilia patients, *Haemophilia* 19(5):790–798, 2013.

63. Martinoli C, et al.: Hemosiderin detection with ultrasound: reality or myth? *AJR Am J Roentgenol* 206(1):W30, 2016.

64. Doria AS, Keshava SN, Gibikote S: Reply to "hemosiderin detection with ultrasound: reality or myth?" *AJR Am J Roentgenol* 206(1):W31–W35, 2016.

65. Kidder W, et al.: Point-of-care musculoskeletal ultrasound is critical for the diagnosis of hemarthroses, inflammation and soft tissue abnormalities in adult patients with painful haemophilic arthropathy, *Haemophilia* 21(4):530–537, 2015.

66. Ligocki CC, et al.: A systematic review of ultrasound imaging as a tool for evaluating haemophilic arthropathy in children and adults, *Haemophilia* 23(4):598–612, 2017.

67. Doria AS, et al.: Diagnostic accuracy of ultrasound for assessment of hemophilic arthropathy: MRI correlation, *AJR Am J Roentgenol* 204(3):W336–W347, 2015.

68. Di Minno MN, et al.: Magnetic resonance imaging and ultrasound evaluation of "healthy" joints in young subjects with severe haemophilia A, *Haemophilia* 19(3):e167–e173, 2013.

69. Lisi C, et al.: Interobserver reliability of ultrasound assessment of haemophilic arthropathy: radiologist vs. non-radiologist, *Haemophilia* 22(3):e211–e214, 2016.

70. De la Corte-Rodriguez H, et al.: The value of HEAD-US system in detecting subclinical abnormalities in joints of patients with hemophilia, *Expert Rev Hematol* 11(3):253–261, 2018.

71. Foppen W, et al.: Diagnostic accuracy of point-of-care ultrasound for evaluation of early blood-induced joint changes: comparison with MRI, *Haemophilia* 24(6):971–979, 2018.

72. Aznar JA, et al.: Home-delivered ultrasound monitoring for home treatment of haemarthrosis in haemophilia A, *Haemophilia* 21(2):e147–e150, 2015.

73. Acharya SS, et al.: Point-of-care ultrasonography (POCUS) in hemophilia A: a commentary on current status and its potential role for improving prophylaxis management in severe hemophilia A, *Ther Adv Hematol* 8(4):153–156, 2017.

74. Di Minno A, et al.: Attempting to remedy sub-optimal medication adherence in haemophilia: the rationale for repeated ultrasound visualisations of the patient's joint status, *Blood Rev* 33:106–116, 2019.

75. van Spil WE, DeGroot J, Lems WF, et al.: Serum and urinary biochemical markers for knee and hip-osteoarthritis: a systematic review applying the consensus BIPED criteria, *Osteoarthritis Cartilage* 18:605–612, 2010.

76. Jansen NW, Roosendaal G, Lundin B, et al.: The combination of the biomarkers urinary C-terminal telopeptide of type II collagen, serum cartilage oligomeric matrix protein, and serum chondroitin sulfate 846 reflects cartilage damage in hemophilic arthropathy, *Arthritis Rheum* 60:290–298, 2009.

77. van Vulpen LFD, van Meegeren MER, Roosendaal G, et al.: Biochemical markers of joint tissue damage increase shortly after a joint bleed; an explorative human and canine in vivo study, *Osteoarthritis Cartilage* 23:63–69, 2015.

78. Pulles AE, et al.: The combination of urinary CTX-II and serum CS-846: promising biochemical markers to predict radiographic progression of hemophilic arthropathy-An exploratory study, *Haemophilia* 24(4):e278–e280, 2018.

79. Hua B, et al.: Serological biomarkers detect active joint destruction and inflammation in patients with haemophilic arthropathy, *Haemophilia* 23(4):e294–e300, 2017.

80. Valentino LA, Hakobyan N, Enockson C, et al.: Exploring the biological basis of haemophilic joint disease: experimental studies, *Haemophilia* 18:310–318, 2012.

81. Melchiorre D, Manetti M, Matucci-Cerinic M: Pathophysiology of hemophilic arthropathy, *J Clin Med* 6(7), 2017.

82. Roosendaal G, van Rinsum AC, Vianen ME, et al.: Haemophilic arthropathy resembles degenerative rather than inflammatory joint disease, *Histopathology* 34:144–153, 1999.

83. Roy S, Ghadially FN: Pathology of experimental haemarthrosis, *Ann Rheum Dis* 25:402–415, 1966.

84. Nieuwenhuizen L, Schutgens RE, van Asbeck BS, et al.: Identification and expression of iron regulators in human synovium: evidence for upregulation in haemophilic arthropathy compared to rheumatoid arthritis, osteoarthritis, and healthy controls, *Haemophilia* 19:e218–e227, 2013.

85. Ovlisen K, Kristensen AT, Jensen AL, et al.: IL-1 beta, IL-6, KC and MCP-1 are elevated in synovial fluid from haemophilic mice with experimentally induced haemarthrosis, *Haemophilia* 15:802–810, 2009.

86. Hakobyan N, Kazarian T, Valentino LA: Synovitis in a murine model of human factor VIII deficiency, *Haemophilia* 11:227–232, 2005.

87. Nishiya K: Stimulation of human synovial cell DNA synthesis by iron, *J Rheumatol* 21:1802–1807, 1994.

88. Wen FQ, Jabbar AA, Chen YX, et al.: c-myc proto-oncogene expression in hemophilic synovitis: in vitro studies of the effects of iron and ceramide, *Blood* 100:912–916, 2002.

89. Hakobyan N, Kazarian T, Jabbar AA, et al.: Pathobiology of hemophilic synovitis I: overexpression of mdm2 oncogene, *Blood* 104:2060–2064, 2004.

90. Zetterberg E, Palmblad J, Wallensten R, et al.: Angiogenesis is increased in advanced haemophilic joint disease and characterized by normal pericyte coverage, *Eur J Haematol* 92:256–262, 2014.

91. Cooke EJ, et al.: Vascular permeability and remodelling coincide with

inflammatory and reparative processes after joint bleeding in factor VIII-deficient mice, *Thromb Haemost* 118(6):1036–1047, 2018.

92. Rippey JJ, Hill RR, Lurie A, et al.: Articular cartilage degradation and the pathology of haemophilic arthropathy, *S Afr Med J* 54:345–351, 1978.

93. Jiang J, et al.: Connective tissue growth factor (CTGF/CCN2) in haemophilic arthropathy and arthrofibrosis: a histological analysis, *Haemophilia* 22(6):e527–e536, 2016.

94. Jansen NW, Roosendaal G, Wenting MJ, et al.: Very rapid clearance after a joint bleed in the canine knee cannot prevent adverse effects on cartilage and synovial tissue, *Osteoarthritis Cartilage* 17:433–440, 2009.

95. Roosendaal G, TeKoppele JM, Vianen ME, et al.: Blood-induced joint damage: a canine in vivo study, *Arthritis Rheum* 42:1033–1039, 1999.

96. Roosendaal G, Vianen ME, van den Berg HM, et al.: Cartilage damage as a result of hemarthrosis in a human in vitro model, *J Rheumatol* 24:1350–1354, 1997.

97. Roosendaal G, Vianen ME, Marx JJ, et al.: Blood-induced joint damage: a human in vitro study, *Arthritis Rheum* 42:1025–1032, 1999.

98. Hooiveld M, Roosendaal G, Vianen M, et al.: Blood-induced joint damage: long term effects in vitro and in vivo, *J Rheumatol* 30:339–344, 2003.

99. Hooiveld MJ, Roosendaal G, van den Berg HM, et al.: Haemoglobin-derived iron-dependent hydroxyl radical formation in blood-induced joint damage: an in vitro study, *Rheumatology* 42:784–790, 2003.

100. van Vulpen LF, et al.: IL-1beta, in contrast to TNFalpha, is pivotal in blood-induced cartilage damage and is a potential target for therapy, *Blood* 126(19):2239–2246, 2015.

101. Winterbourn CC: Toxicity of iron and hydrogen peroxide: the Fenton reaction, *Toxicol Lett* 82–83:969–974, 1995.

102. Hooiveld MJ, Roosendaal G, Vianen ME, et al.: Immature articular cartilage is more susceptible to blood-induced damage than mature articular cartilage: an in vivo animal study, *Arthritis Rheum* 48:396–403, 2003.

103. Jansen NW, Roosendaal G, Bijlsma JW, et al.: Degenerated and healthy cartilage are equally vulnerable to blood-induced damage, *Ann Rheum Dis* 67:1468–1473, 2008.

104. Pettersson H, Ahlberg A, Nilsson IM: A radiologic classification of hemophilic arthropathy, *Clin Orthop Relat Res* (149):153–159, 1980.

105. Baud'huin M, et al.: Factor VIII-von Willebrand factor complex inhibits osteoclastogenesis and controls cell survival, *J Biol Chem* 284(46):31704–31713, 2009.

106. Liel MS, et al.: Decreased bone density and bone strength in a mouse model of severe factor VIII deficiency, *Br J Haematol* 158(1):140–143, 2012.

107. Recht M, et al.: The bone disease associated with factor VIII deficiency in mice is secondary to increased bone resorption, *Haemophilia* 19(6):908–912, 2013.

108. Tudpor K, et al.: Thrombin receptor deficiency leads to a high bone mass phenotype by decreasing the RANKL/OPG ratio, *Bone* 72:14–22, 2015.

109. Lau AG, et al.: Joint bleeding in factor VIII deficient mice causes an acute loss of trabecular bone and calcification of joint soft tissues which is prevented with aggressive factor replacement, *Haemophilia* 20(5):716–722, 2014.

110. Christensen KR, et al.: Rapid inflammation and early degeneration of bone and cartilage revealed in a time-course study of induced haemarthrosis in haemophilic rats, *Rheumatology* 2018.

111. Haxaire C, et al.: Blood-induced bone loss in murine hemophilic arthropathy is prevented by blocking the iRhom2/ADAM17/TNF-alpha pathway, *Blood* 132(10):1064–1074, 2018.

112. Anagnostis P, et al.: The role of sclerostin/dickkopf-1 and receptor activator of nuclear factor kB ligand/osteoprotegerin signalling pathways in the development of osteoporosis in patients with haemophilia A and B: a cross-sectional study, *Haemophilia* 24(2):316–322, 2018.

113. Melchiorre D, et al.: RANK-RANKL-OPG in hemophilic arthropathy: from clinical and imaging diagnosis to histopathology, *J Rheumatol* 39(8):1678–1686, 2012.

114. Nilsson IM, Berntorp E, Lofqvist T, et al.: Twenty-five years' experience of prophylactic treatment in severe haemophilia A and B, *J Intern Med* 232:25–32, 1992.

115. Fischer K, van der Bom JG, Mauser-Bunschoten EP, et al.: The effects of postponing prophylactic treatment on long-term outcome in patients with severe hemophilia, *Blood* 99:2337–2341, 2002.

116. Fischer K, Van Der Bom JG, Prejs R, et al.: Discontinuation of prophylactic therapy in severe haemophilia: incidence and effects on outcome, *Haemophilia* 7:544–550, 2001.

117. Fischer K, van der Bom JG, Mauser-Bunschoten EP, et al.: Changes in treatment strategies for severe haemophilia over the last 3 decades: effects on clotting factor consumption and arthropathy, *Haemophilia* 7:446–452, 2001.

118. Fischer K, Berntorp E: Targeting factor replacement therapy in severe hemophilia: which level is important? *Semin Thromb Hemost* 41(8):860–863, 2015.

119. Valentino LA, Kawji M, Grygotis M: Venous access in the management of hemophilia, *Blood Rev* 25:11–15, 2011.

120. Buckley B, et al.: Burden of illness and costs among paediatric haemophilia patients with and without central venous access devices treated in US hospitals, *Haemophilia* 24(3):e93–e102, 2018.

第 127 章

血红蛋白病的风湿病表现

原著 CARLOS J. LOZADA, ELAINE C. TOZMAN

李 洁 译 李兴福 校

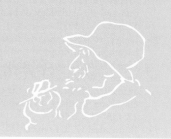

引言

血红蛋白（Hb）为四聚体结构，由两对 α- 珠蛋白和两对非 α- 珠蛋白多肽链组成，每个链与一个血红素相连。这些链相互作用维持 Hb 分子的四级结构及正常功能。Hb 的基本作用是运输氧气。

血红蛋白病是由珠蛋白基因突变导致的遗传性疾病。Hb 的异常可以改变红细胞的形状、变形性和黏度。目前，已经发现约 1000 个突变[1]；然而，其中绝大多数与临床疾病无关。本章将讨论导致镰状细胞病和珠蛋白生成障碍性贫血综合征并经常涉及肌肉骨骼系统的基因突变。

珠蛋白生成障碍性贫血

地中海贫血一词源于希腊的一个术语，大致意思为血液中的"海洋"（地中海），用于描述意大利和希腊人的贫血。此术语现在被用于指珠蛋白链生物合成遗传缺陷。个体综合征根据其合成障碍的珠蛋白链命名。例如，α- 珠蛋白生成障碍贫血患者 α- 珠蛋白链缺乏或减少；β- 珠蛋白生成障碍性贫血患者 β- 珠蛋白链缺乏或减少；δβ- 珠蛋白生成障碍性贫血患者 δ 和 β- 珠蛋白链缺乏或减少等。珠蛋白生成障碍性贫血是由于 11 号和 16 号染色体上一个或多个珠蛋白基因的病理性等位基因遗传，范围从位点完全缺失或重排到点突变，损害珠蛋白信使 RNA 的转录、处理或翻译。

由于珠蛋白链的产生减少，Hb 四聚体功能下降。小细胞低色素性贫血见于全部的珠蛋白生成障碍性贫血患者。在这种疾病较轻的类型中，这些改变几乎难以被发现。珠蛋白合成受损导致单个 α- 和 β- 亚基不平衡。游离或"未配对"的 α-、β- 和 γ- 珠蛋白链或高度不可溶，或形成同型四聚体（Hb H 和 Hb Bart's）不能正常释放氧气或相对不稳定，随细胞老化而沉淀。例如，过量的 α- 珠蛋白链持续在 β- 珠蛋白生成障碍性贫血患者体内中积累和沉淀。未配对的亚基是导致发病和死亡的主要原因（表 127-1 和 127-2）。

珠蛋白生成障碍性贫血几乎见于各个种族群体和地理位置，但在地中海盆地和亚洲和非洲的热带和亚热带地区最常见。"珠蛋白生成障碍性贫血带"从地中海横跨阿拉伯半岛，通过土耳其、伊朗和印度延伸

表 127-1	α-珠蛋白生成障碍性贫血	
α基因缺失数目		临床表现
1	隐性型携带者	无明显表现
2	珠蛋白生成障碍性贫血特性	轻度小细胞低色素贫血
3	血红蛋白H病	小细胞低色素性溶血性贫血、肝脾大、黄疸
4	胎儿水肿综合征（Bart血红蛋白）	严重贫血、腹水、水肿、肝脾大、心血管和骨骼畸形、宫内死亡

表 127-2	β-珠蛋白生成障碍性贫血	
受影响的基因数目		临床表现
1	轻型β-珠蛋白生成障碍性贫血	杂合子，无症状，隐性型携带者
2	β珠蛋白生成障碍性贫血性状	轻度贫血
3	中间型β珠蛋白生成障碍性贫血	轻度贫血，通常在儿童期晚期被诊断
4	重型β珠蛋白生成障碍性贫血	纯合子、严重贫血、髓外造血、肝脾大、颅骨改变、输血导致铁过剩

到东南亚和中国南部。这些地区珠蛋白生成障碍性贫血的患病率为 2.5%～15%。与镰状细胞性贫血一样，珠蛋白生成障碍性贫血在地方性疟疾流行的地区最常见。珠蛋白生成障碍性贫血杂合子患者疟疾感染发病较轻，并在生殖健康方面具有选择性优势。多个世纪以来，珠蛋白生成障碍性贫血的基因频率已趋于固定，在暴露于疟疾感染的人群中高发。

镰状细胞贫血和相关疾病

镰状细胞贫血是纯合子镰状 Hb（HbS）遗传导致的单基因疾病。除了谷氨酸外（β-珠蛋白第六位氨基酸）被缬氨酸替代，HbS 与正常 Hb（HbA）相同。HbS 可以运输氧，一旦释放出氧，Hb 即与其他 HbS 分子结合形成刚性棒状结构，使通常灵活的圆盘状红细胞弯曲成扭曲的窄月牙形。当这些镰状细胞黏附在血管壁和其他血细胞上时会阻碍血液流动。大

约10%的美国黑人是杂合子，他们从父母一方继承了镰状珠蛋白基因，从另一方继承正常基因，从而具有镰状细胞性状。除非出现明显的脱水或缺氧症状，他们没有明显的临床症状 [3]。极少数会在剧烈的体育活动后出现脾梗死、卒中或猝死，特别是在高海拔的地方。具有镰状细胞性状的人可能出现浓缩尿的能力下降（低渗尿），少数由于髓质梗死导致无痛性血尿发作。其他内脏损伤极为罕见，杂合子的预期寿命正常。

镰状细胞病父母的孩子中，1/4 是纯合子，红细胞主要含有 HbS，没有 HbA。这些个体患有严重的溶血性贫血和血管闭塞，导致疼痛急性发作和进行性器官损害。在复合杂合子个体中也会遇到类似的临床表型——即那些从父母一方继承镰状基因，从父母另一方继承 β-珠蛋白生成障碍性贫血基因或编码 HbC（另一种 β-珠蛋白结构突变基因）的个体。患 S/β⁰ 珠蛋白生成障碍性贫血 [1] 的患者不能产生任何 HbA，与 Hb SS 病患者一样受到严重影响。相反，HbS/β⁺ 珠蛋白生成障碍性贫血或 HbSC 病患者死亡率较低，生存期较长。

镰状细胞病的显著特点是血管闭塞性疼痛危象 [4]，这是最常见的临床表现，但在不同个体中发生频率不同。它是由镰状红细胞、中性粒细胞、内皮细胞和血浆因子之间复杂的相互作用引起的。其结果是组织缺氧，导致组织死亡和相关疼痛。虽然在一半的病例中未发现促成因素，但是发作可能是由脱水、感染、寒冷天气诱发的。童年反复脾梗死导致大约一半患者在 6～8 岁时经历"自体脾切除术"和脾功能丧失 [5]。

诊断

每 12 名非洲裔美国人中有 1 人具有镰状细胞特征，每 40 人中有 1 人携带 HbC，每 40 人中就有 1 人具有 β珠蛋白生成障碍性贫血性状 [6]。拉丁美洲人受镰状细胞病影响被低估 [7]。例如，据估计巴西有 30 000 人患镰状细胞病。非洲人和非洲裔美国人患者携带 HbS 和罹患其他血红蛋白病的风险增加，应进行孕前或产前筛查。HbS 在地中海、中东和印度的后裔中也更为常见。美国妇产科学会推荐，对有生育血红蛋白病风险孩子的患者提供产前遗传咨询和各种测试，以记录 Hb 异常 [8]。英国皇家妇产科学会为镰状细胞病患者妊娠的处理提供临床指南，以及针对血液学和

镰状细胞方面的护理标准[9]。围生期诊断可以通过绒毛取样或羊膜穿刺术进行。

由于 α- 珠蛋白生成障碍性贫血或 α- 珠蛋白生成障碍性贫血性状的检测是基于分子遗传学检验，而不能用 Hb 电泳检测，因此无法对携带者进行常规筛查。如果在没有缺铁的情况下出现小细胞性贫血，而 Hb 电泳正常，则应考虑检测 α- 珠蛋白生成障碍性贫血，特别是东南亚血统的个体。镰状细胞贫血可以通过高效液相色谱（HPLC）和等电聚焦准确诊断。快速方法如可溶性检测和使用亚硫酸钠检测红细胞镰状化可靠性较低。这些检验适用于大量样本筛查研究，因为只需要一滴血和稳定的试剂，但这样做不能区分纯合子和杂合子。在美国大部分地区，新生儿筛查是强制性的；在英国，尽管非强制性，也已建立了镰状细胞病和珠蛋白生成障碍性贫血的筛查体系[9]。该筛查检测在世界其他地区各不相同，也可能无法实施[7]。聚合酶链反应是产前诊断的方法。

治疗

羟基脲是美国食品药物管理局唯一批准用于治疗镰状细胞病的药物。它可以减少疼痛发作和住院的次数，但只有约 2/3 的成年患者使用这种药物有效[10]。

骨髓移植可以治愈镰状细胞病，因为把产生镰状细胞的造血干细胞替换成产生健康红细胞的干细胞[11]，但是移植费用高，并不普遍可行，且可能发生感染和危及生命的免疫系统反应的风险。

基因治疗是另一种潜在可能治疗镰状细胞病的方法[12]。传统基因治疗，也称为基因补充，典型方法即插入新的基因。通常会修饰一个插入基因的无害病毒，在体外将"病毒载体"和患者细胞融合。病毒搜索细胞后将基因插入细胞的 DNA，此后将细胞移植到患者体内。当错误的 DNA 序列被删除，插入实验室制造的 DNA 片段后基因编辑将更加特异。这两种方法中，被修饰的 DNA 指导正常、有效的蛋白质生成。Alan Flake 领导的费城儿童医院胎儿研究中心的一个研究小组成功地治疗了小鼠和狗子宫中的镰状细胞病，猴的试验正在进行中[13]。收集母亲的干细胞并注射到胎儿的血液中，无须破坏胎儿的免疫系统，因为胎儿和母体的免疫系统天然耐受。

肌肉骨骼受累：镰状细胞病

骨的血管闭塞危象

镰状细胞病患者骨受累是该疾病最常见的临床表现，既可呈急性过程，也是慢性症状[14]（表 120-3）。痛性骨关节危象是非洲人群中镰状细胞病患儿急诊就诊的最常见的原因（58.6%）[15]。所有患者都会经历疼痛性血管闭塞性危象，往往从婴儿期后期开始，一直持续终生。典型患者出现胸部、下背部和四肢疼痛。腹痛可能与其他原因所致的急腹症表现类似。即使没有感染，患者也往往出现发热。虽然微血管闭塞可发生于任何器官，但它常见于血液流速低的部位如骨髓，脱氧和聚合的 HbS 导致骨血栓形成、梗死、坏死以及脊髓梗死[16]。骨髓腔或骨骺因此受到累及。患者出现骨骼的一个或多个区域剧烈疼痛以及压痛、红斑和梗死性骨肿胀。一般症状如发热和白细胞增多也会出现，绝大多数患者康复后无后遗症（图 127-1）。

当梗死累及椎体，会导致椎体塌陷和鱼嘴畸形[17]。骨梗死可发生于任何骨的任何部位，但更易发生于长骨。最常见的部位依次是胫骨 / 腓骨（30%）、股骨（25%）、桡骨、尺骨和肱骨（21%）[18]。MRI 对检测骨髓梗死更为敏感，但无法区分急性骨髓梗死和骨髓炎[19]。

指（趾）炎

1 ～ 2 岁和 7 岁以下的幼儿手足脚小骨骨髓的血管阻塞表现为和指（趾）炎[20]。指（趾）炎也被称为手 - 足综合征（hand-foot syndrome）。当广泛的骨髓、髓质小梁，和皮质骨的内层梗死发生时，患者出现一个或多个指（趾）的痛性肿胀（图 127-2）。随后骨膜下新骨形成，发作在 2 周内结束，放射学显示受累的指（趾）出现"虫蚀"表现（图 127-3）。罕见情况下，骨骺受累导致过早融合和指（趾）缩短。

骨髓炎

镰状细胞病患者感染的风险增加，包括骨髓炎[21]，特别是可能继发于功能性脾组织缺失导致的荚膜生物感染。骨髓炎最常见的原因是沙门菌感染，其次是金黄色葡萄球菌和革兰氏阴性肠道细菌感染[22]。肠道生物感染频繁发作原因之一是血管内镰状化导致肠道微梗死[23]。镰状细胞病患者骨髓炎的诊断非常重要，因为疼痛、肿胀、压痛和发热的临床症状与骨血管闭塞性危象相似。这两种情况下都会出现炎症标记物上升。没有任何单一的实验室或影像学检查能可靠地区分骨髓炎和骨髓梗死。在作出明确的诊断之前，应给予抗微生物治疗[24]。

急性滑膜炎和化脓性关节炎

当镰状细胞危象梗死范围累及骨骺时，可能会出现关节积液，表现为急性滑膜炎，临床上无法与化脓性关节炎区分[25]。应进行滑液检查和培养以明确诊断。在对 2000 名成人镰状细胞病患者的回顾性分析中，3% 的人患化脓性关节炎[26]。这些患者中的大多数（56/59）有 Hb SS。59 例感染中有 36 例累及髋关节，表现为髋关节疼痛、肿胀和高热，外周血白细胞计数为 $15 \times 10^9/L$，红细胞沉降率大于 24 mm/h，C 反应蛋白大于 20 mg/L。96% 的关节液培养呈阳性，其中葡萄球菌和革兰氏阴性菌感染最为常见。化脓性关节炎与早期诊断骨坏死、骨髓炎，合并糖尿病、使用皮质类固醇及羟基脲有关。对出现发热和关节疼痛的镰状细胞病患者要高度怀疑化脓性关节炎可能。与临近的骨髓炎相比，远端骨髓炎是关节感染更常见的来源。如果怀疑关节感染，应进行关节腔穿刺和滑液

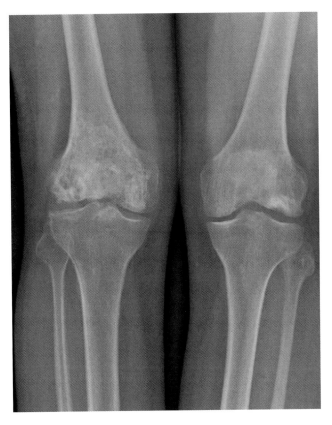

图 127-1　镰状细胞病患者股骨的骨梗死（From The Radiology Assistant.）

培养。

镰状细胞病患者另一种关节受累表现形式是多关节（80%）、对称性（60%）关节炎，大多数患者累及下肢的大关节[27]。症状持续不超过 1 周，影像学改变表现为关节周围的骨量减少、骨侵蚀和关节间隙变窄。

生长障碍

与正常同龄人相比，大多数患镰状细胞贫血的儿童生长发育迟缓[28]。青春期平均推迟 12 ～ 24 个月，骨龄也是如此。可以通过改变营养状况和不活动来减少对生长的影响。也可能发生儿童骨骼成熟延迟[29]。

骨量减少和骨质疏松

Hb SS 疾病中普遍存在骨量减少和骨质疏松，特别是本病患儿普遍年龄较小。腰椎最常受累。低体重指数与骨密度下降相关，维生素 D 水平低也是如此[30]。

表 127-3　镰状细胞病骨关节受累
骨的血管闭塞危象
指（趾）炎
骨髓炎
急性滑膜炎
化脓性关节炎
生长障碍
骨量减少，骨质疏松
骨坏死
压力性骨折
眼眶压缩
牙齿并发症
椎体塌陷
镰状细胞关节病
弥漫软骨性关节炎
痛风性关节炎

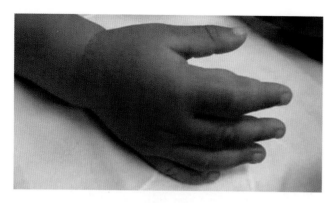

图 127-2　镰状细胞病患儿的手（Courtesy Larry B. Mellick. From https://www.youtube.com/watch?v=AChPlzPEA7Y.）

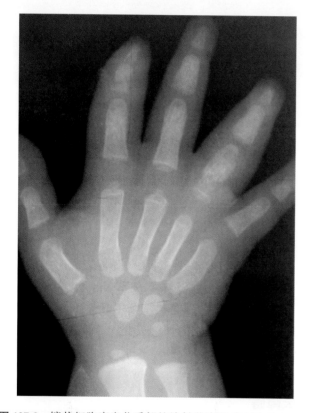

图 127-3　镰状细胞病患儿手部的放射学检查（Image reproduced with permission from Medscape Drugs & Diseases [https://emedicine.medscape.com/], Sickle Cell Anemia Skeletal Imaging, 2019, available at: https://emedicine.medscape.com/article/413542-overview.）

骨坏死

血管闭塞导致长骨关节表面梗死最常见于股骨，其次是肱骨[31]。此前认为，与 Hb SS 病相比 HbSC 疾病更常见。然而，由于 Hb SS 患者寿命较长，其在 Hb SS 患病率最高[32]。到 33 岁时，50% 的患者将

出现股骨头缺血性坏死。合并缺陷型 α- 珠蛋白生成障碍性贫血和频繁的血管闭塞性危象史是股骨缺血性坏死的经典危险因素。慢性关节疼痛的患者受累关节的运动范围进行性缩小，常累及多个关节。绝大多数未治疗的缺血性坏死患者将在 5 年内进展为股骨头塌陷。

症状常在髋关节塌陷之前出现。晚期阶段才发现症状的话，发展至关节塌陷的时间会更短，大多数患者会进展为需要干预的症状性缺血性坏死[33]。

已有多种方式治疗缺血性坏死，包括髓芯减压、骨切开术、骨移植、表面关节成形术和关节置换[34]。关于缺血性坏死治疗的唯一的随机试验是比较髓芯减压和物理治疗与单纯物理治疗的差异，两组之间结果未显示差异；但是该试验随访时间短，且包括了大量的三期髋关节。髓芯减压是缺血性坏死早期阶段治疗的一个有效选择。数项研究发现镰状细胞病患者的全髋关节置换术骨科和医疗并发症发生率较高[35,36]。然而，其他研究显示骨科并发症的发生率较低[37]。镰状细胞病患者的结构性骨疾病使关节置换术颇具挑战性。

铁代谢

红细胞输注是治疗急性和慢性镰状细胞病并发症的主要手段[38]。大多数患者一生中至少输过一次血，通常是用于治疗急性并发症。输血增加动脉氧压和 Hb 氧亲和力，从而减少红细胞镰状化，也可改善微血管灌注。此外，定期输血方案抑制内源性红细胞生成，从而抑制含有镰状 Hb 的红细胞的产生。镰状细胞病和珠蛋白生成障碍性贫血的铁代谢及铁负荷模式不同[39]。

镰状细胞病的红细胞生成有不同程度的增加，但并非无效红细胞生成。与珠蛋白生成障碍性贫血患者不同，非输血镰状细胞病患者不会由于铁吸收增加而出现全身铁过剩，事实上反而出现铁不足，这可能与血管内溶血导致尿中铁丢失过多有关。炎症是镰状细胞病病理生理的一部分，它增加铁调素合成，从而降低铁吸收，增强网状内皮系统铁的保留。因此，在镰状细胞病和珠蛋白生成障碍性贫血中，铁过剩影响的组织和器官不同。铁诱发的心脏和内分泌功能障碍在镰状细胞疾病中并不常见。25% ～ 50% 的患者发生铁过剩的肌肉骨骼表现，包括对称性多关节病，骨性

肿大和轻微的炎症反应。它显著影响第二、第三掌指关节，但是也影响近端指间关节、腕、肘、肩和髋关节。骨质疏松可影响多达 25% 的患者。

肌肉骨骼受累：珠蛋白生成障碍性贫血

骨密度降低和骨质疏松

　　未治疗的珠蛋白生成障碍性贫血患者的骨骼变化与骨髓增生、皮质吸收、松质骨稀疏与骨小梁粗糙，骨密度普遍下降有关[40]。严重的珠蛋白生成障碍性贫血患者，在出生后的第一年开始出现影像学改变。脊柱、颅骨、面部骨骼、肋骨和长骨干骺端受累是典型表现（图 127-4）。骨质疏松见于相当一部分珠蛋白生成障碍性贫血中间型的个体（在一个队列中占 49%），那些从未输血的患者和没有脾切除的患者骨密度值较高[41]。

　　骨质疏松和皮质变薄与脊柱的椎体压缩性骨折相关（表 127-4）。初期椎体的高 - 宽比增加，此后由于多处压缩性骨折，软骨下的骨板变薄，椎骨成为双

表 127-4　珠蛋白生成障碍性贫血骨关节受累
骨量减少，骨质疏松骨骨痛
骨折
铁螯合剂关节病
椎间盘疾病
脊柱畸形

凹和楔形。患者可能会出现脊柱侧弯和后凸[42]。脊柱的侧位平片可能显示"骨中骨"外观，可见明显的终板凹陷（图 127-5）。MRI 研究显示，椎体中以红骨髓为主，下胸椎和腰椎的椎间盘出现早期退化[43]。也可以见到脊柱内异常铁沉积。

　　一项小型的临床试验招募患有珠蛋白生成障碍性贫血相关重度骨质疏松的女性患者，研究显示雷奈酸锶可以增加骨量和减少骨质流失[44]。

髓外造血

　　髓外造血被认为是红骨髓的骨外延伸，红骨髓在椎体旁和前间隙扩展，呈对称性分叶状融合的肿物。这些软组织肿物显示中间 T1 信号、T2 加权序列可变强度和轻度钆增强。锝标记的硫胶体进行放射性核素成像，可能有助于确定肿物的造血性质[45]。由于硬

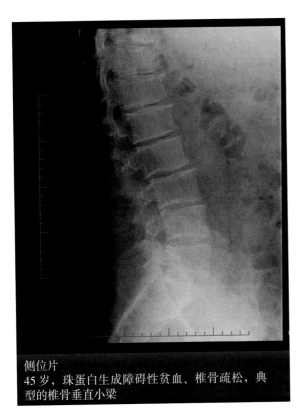

侧位片
45 岁，珠蛋白生成障碍性贫血、椎骨疏松，典型的椎骨垂直小梁

图 127-4　珠蛋白生成障碍性贫血患者脊柱受累出现垂直小梁（Case courtesy of Dr Chris O'Donnell, Radiopaedia.org, rID: 16592.）

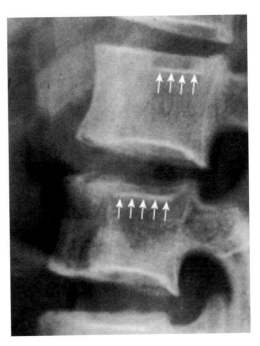

图 127-5　椎体终板在珠蛋白生成障碍性贫血中的变化（From Cockshot P, Middlemiss H: *Clinical radiology in the tropics*. Edinburgh, 1979, Churchill Livingstone.）

膜外骨髓扩展偶发脊髓压迫。在头骨中，骨髓扩张导致外板变薄和内板变厚，头骨重塑扩大（塔形颅骨；图127-6）。

铁代谢

重症珠蛋白生成障碍性贫血在6个月至2岁之间出现症状，需要定期输血。由于持续性贫血，红细胞生成尽管无效，但可能十分活跃；骨髓出现巨大扩张，导致面部特征扭曲，血浆容积增加。此外，患者可出现肝脾肿大。维持最低Hb浓度9.5～10.5 g/dl的方案可预防上述所有并发症，并促进正常生长至少到青春期。输血治疗导致各种组织中的铁过剩，铁螯合治疗可防止铁的累积，促进正常生长，并防止死亡[46]。脱氧胺螯合治疗有效，但由于其价格和长期皮下注射的不便，其使用受到挑战。去铁酮是一种口服铁螯合剂，可改善治疗依从性以及获得铁螯合治疗的机会。然而，使用时会出现严重的并发症，包括粒细胞缺乏症。高达38%的患者可能会出现轻度关节痛和（或）关节炎[47]，应用非甾体抗炎药后通常可缓解。然而，一些患者发生与去铁酮相关的严重关节病，需要停止铁螯合治疗。此外，有症状的儿童手长骨的放射片上可见侵蚀性骨骺、骺板和干骺端

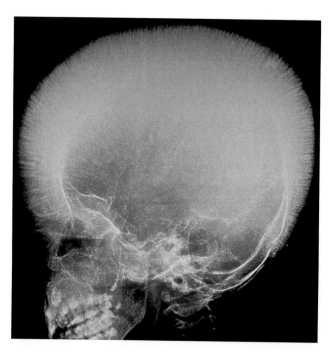

图 127-6 珠蛋白生成障碍性贫血患儿的头骨（From Azam M, Bhatti N: Hair-on-end appearance. *Arch Dis Child* 91：735, 2006.）

改变[48]。

合并风湿病

自身免疫疾病

血红蛋白病患者中，偶尔会出现系统性自身免疫疾病，包括类风湿关节炎（RA）和系统性红斑狼疮[49]。一些作者认为这种关联风险增加[50]。已有报道数例珠蛋白生成障碍性贫血患者出现的轻度复发性关节炎。镰状细胞病患者很少出现RA[51]。珠蛋白生成障碍性贫血患者的类风湿关节炎的患病率和临床特点尚未明确。希腊有一篇关于珠蛋白生成障碍性贫血或镰状细胞病患者超过十年的随访综述对此进行了阐述[52]。90例患者中23%检测到类风湿因子，仅2%检测到抗瓜氨酸化蛋白抗体。近半数患者存在低滴度阳性的抗核抗体（ANA），一名患者发现抗双链DNA抗体。4%的重型珠蛋白生成障碍性贫血患者符合美国风湿病学会类风湿关节炎的分类标准，并接受低剂量皮质类固醇治疗滑膜炎。一名患者接受了甲氨蝶呤治疗。类风湿关节炎患者没有区别于其他血液病患者的特异性表现。类风湿关节炎的程度通常较轻，关节外的表现不常见。

镰状细胞病患者可能出现免疫系统异常。有结果显示，这些患者免疫缺陷和自身抗体阳性的发生率高于非洲人和白人的对照组，高达20%的患者ANAs阳性[53]。出现这些自身抗体可能与遗传因素和（或）环境影响有关。虽然有人认为镰状细胞病患者的补体旁路途径缺陷是免疫复合物疾病发展的诱发因素，但这一机制尚未得到证实[54]。

镰状细胞病的成年患者的自身免疫性疾病可能无法确诊，或由于共同的临床表现而延误诊断。自身免疫性疾病或镰状细胞疾病都可能累及骨骼、关节、肺、心脏、肾和中枢神经系统。对镰状细胞病患者中的自身免疫性疾病的认识可能需要改变治疗方法，但使用免疫抑制剂可能导致镰状细胞病加重[55]。

痛风

高尿酸血症和痛风在原发性红细胞疾病患者中并不常见，但在镰状细胞病、Hb SC和Hb CC病以及珠蛋白生成障碍性贫血患者中已有报道[56]。镰状细

胞病患者红细胞转换增加可导致高尿酸血症，肾小管受累和尿酸排泄减少也会导致高尿酸血症。已报告两例存在痛风石和镰状细胞病的患者[57]。适当的治疗是处理基于血液病和急性痛风的经典疗法。20 世纪 70 年代的研究报道了高尿酸血症为镰状细胞病的常见特征，可见于高达 41% 的患者[58]。为了评估成人镰状细胞病患者高尿酸血症和痛风的流行情况，法国一个中心对 65 名镰状细胞病患者进行了持续两年的研究[59]。在队列中，观察到仅 9.2% 的患者有高尿酸血症，没有人患有痛风。

结论

　　血红蛋白病，特别是镰状细胞病和珠蛋白生成障碍性贫血，往往出现显著和多样性的肌肉骨骼表现，包括骨坏死、关节病和椎体骨折。实践中可能认识不足，但意识到这些症状相关的临床表现是必不可少的，医生需要识别出这些表现，并制定有效的治疗策略。

Full references for this chapter can be found on ExpertConsult.com.

参考文献

1. Natarajan K, Townes TM, Kutlar A. Disorders of hemoglobin structure: sickle cell anemia and related abnormalities. In *Williams hematology*, ed 8, Chapter 48.
2. Giardina PJ, Rivella S. Thalassemia syndromes. In Hoffman R, et al.: *Hematology: basic principles and practice*, ed 6.
3. Al-Rimawi H, Jallad S: Sport participation in adolescents with sickle cell disease, *Pediatr Endocrinol Rev* 1:214–216, 2008.
4. Brousse V, Makani J, Rees DC. Management of sickle cell disease in the community. *BMJ* 201;348:1765–1773
5. BrousseV Buffet P, Rees D: The spleen and sickle cell disease: the sick (led) spleen, *BrJournal Haematol* 166(2):165–176, 2014.
6. Siddiqi A, Jordan LB, Parker CS: Sickle cell disease: the American saga, *Ethn Dis* 23(2):245–248, 2013.
7. Huttle A, Maestre GE, Lantiqua R, et al.: Sickle cell in sickle cell disease in Latin American and the United States, *Pediatr Blood Cancer* 62(7):1131–1136, 2015.
8. ACOG Committee on Obstetrics: ACOG practice Bulletin No. 78. Hemoglobinopathies in pregnancy, *Obstet Gynecol* 109(1):229–237, 2007.
9. Koh M, Lao ZT, Rhodes E: Managing haematological disorders during pregnancy, *Best Practice & Research Clinical Ob & Gynaecology* 27(6):855–865, 2013.
10. Stettler N, McKiernan, Melin C, et al.: Porportion of adults with sickle cell anemia and painful crises receiving hydroxyurea, *J Am Med Assoc* 313(16):1671–1672, 2015.
11. Walters MC: Update of hematopoietic for sickle cell disease, *Current Opin Hematol* 22(3):227–233, 2015.
12. Field JJ, Nathan DG: Advances in therapies in the hydroxyurea era, *Mol Med* 20(Suppl 1):S37–S42, 2014.
13. Loukogeorgakis SP, Flake AW: In utero stem cell and gene therapy: current status and future perspectives, *Eur J Pediatr Surg* 24(3):237–245, 2014.
14. Bezerra da Silva Junior G, De Francesco Daher E, Airton Castro da Rocha F: Osteoarticular involvement in sickle cell disease, *Rev Bras Hematol Hemoter* 34(2):156–164, 2012.
15. Babela JR, Nzingoula S, Senga P: Sickle-cell crisis in the child and teenager in Brazzaville, Congo. A retrospective study of 587 cases, *Bull Soc Pathol Exot* 98(5):365–370, 2005. French.
16. Edwards A, Clay EL, Jewells V, et al.: A 19-year-old man with sickle cell disease presenting with spinal infarction: a case report, *J Med Case Rep* 7:210–216, 2013.
17. Ganguly A, Boswell W, Aniq H: Musculoskeletal manifestations of sickle cell anaemia: a pictorial review, *Anaemia* 2011:794273, 2011.
18. Powars DR, Chan LS, Hiti A, et al.: Outcome of sickle cell anemia. A 4-decade observational study of 1056 patients, *Medicine* 84(6):363–376, 2005.
19. Noble J, Schendel S, Weizblit N, et al.: Orbital wall infarction in sickle cell disease, *Can Ophthalmol* 43:603–604, 2008.
20. Ambe JP, Mava Y, Chama R, et al.: Clinical features of sickle cell anaemia in northern Nigerian children, *West Afr J Med* 31(2):81–85, 2012.
21. Isenberg DA, Shoenfeld Y: The rheumatologic complications of hematologic disorders, *Semin Arthritis Rheum* 12(4):348–358, 1983.
22. Burnett MW, Bass JW, Cook BA: Etiology of osteomyelitis complicating sickle cell disease, *Pediatrics* 101:296–297, 1997.
23. AnandAJ, Glatt AE: Salmonella osteomyelitis and arthritis in sickle cell disease, *Semin Arthritis Rheum* 24(3):211–221, 1994.
24. Bennett OM, Namnyak SS: Bone and joint manifestations of sickle cell anaemia, *J Bone Joint Surg* 72(3):494–949, 1990.
25. Ebong WW: Septic arthritis in patients with sickle-cell disease, *Br J Rheumatol* 26:99–102, 1987.
26. Hernigou P, Daltro G, Flouzat-Lachaniette C, et al.: Septic arthritis in adults with sickle cell disease often is associated with osteomyelitis or osteonecrosis, *Clin Orthop Relat Res* 468:1676–1681, 2010.
27. Diggs LW: Bone and joint lesions in sickle cell disease, *Clini Orthop* 52:119–143, 1967.
28. Leonard MB, Zemel DS, Kawchak DA, et al.: Plasma zinc status, growth, and maturation in children with sickle cell disease, *J Pediatrics* 132:467–471, 1998.
29. Barden EM, Kawchak DA, Ohene-Frempong K, et al.: Body composition in children with sickle cell disease, *American J Clin Nutrition* 76:218–225, 2002.
30. Arlet JB, Courbebaisse M, Chatellier G, et al.: Relationship between vitamin D deficiency and bone fragility in sickle cell disease: a cohort study of 56 adults, *Bone* 52(1):206–211, 2013.
31. Almeida A, Roberts I: Bone involvement in sickle cell disease, *Br J Haematol* 129:482–490, 2005.
32. Mahadeo KM, Oyeku S, Taragin B, et al.: Increased prevalence of osteonecrosis of the femoral head in children and adolescents with sickle-cell disease, *Am J Hematol* 86(9):806–808, 2011.
33. Rajpura A, Wright AC, Board TN: Medical management of osteonecrosis of the hip: a review, *Hip Int* (4):385–392, 2011.
34. Marti-Carvajal AJ, Agreda Perez LH: Treatment for avascular necrosis of bone in people with sickle cell disease Cochrane, *Database Syst Rev* 10(7):CD004344, 2014.
35. Mukisi-Mukaza M, Saint Martin C, Etienne-Julan M, et al.: Risk factors and impact of orthopaedic monitoring on the outcome of avascular necrosis of the femoral head in adults with sickle cell disease: 215 patients case study with control group, *Orthop Traumatol Surg Res* 97(8):814–820, 2011.
36. Enayatollahi MA, Novack TA, Maltenfort MG, et al.: *In-Hospital morbidity and mortality following total joint arthroplasty in patients with hemoglobinopathies*, vol. 1. 2015, pp S0883–5403.
37. Issa K, Naziri Q, Maheshwari AV, et al.: Excellent results and minimal complications of total hip arthroplasty in sickle cell hemoglobinopathy at mid-term follow-up using cementless prosthetic components 28(9):1693–1698, 2013.
38. Beverung LM, Strouse JJ, Hulbert ML, et al.: Health-related quality of life in children with sickle cell anemia: impact of blood transfusion therapy, *Am J Hematol* 90(2):139–143, 2015.

39. Mariani R, Trombini P, Pozzi M, et al.: Iron metabolism in thalassemia and sickle cell disease, *Medit J Infect Dis* 1, 2009.

40. Bedair EM, Helmy AN, Yakout K, et al.: Review of radiologic skeletal changes in thalassemia 1:123–126, 2008.

41. Baldini M, Marcon A, Ulivieri FM, et al.: Bone quality in beta-thalassemia intermedia: relationships with bone quantity and endocrine and hematologic variables, *Ann Hematol* 96:995–1003, 2017.

42. Haidar R, Musallam KM, Taher AT: Bone disease and skeletal complications in patients with β thalassemia major, *Bone* 48(3):425–432, 2011.

43. Haidar R, Mhaidli H, Musallam KM, et al.: The spine in β-thalassemia syndromes, *Spine* 37(4):334–3396, 2012.

44. Morabito N, Catalano A, Gaudio A, et al.: Effects of strontium ranelate on bone mass and bone turnover in women with thalassemia major-related osteopososis, *J Bone Miner Metab* 34:540–546, 2016.

45. Tsitouridis J, Stamos S, Hassapopoulou E, et al.: Extramedullary paraspinal hematopoiesis in thalassemia: CT and MRI evaluation, *Eur J Radiol* 30(1):33–38, 1999.

46. Vichinsky E, Neumayr L, Trimble S, et al.: Transfusion complications in thalassemia patients: a report from the centers for disease control and prevention.

47. Meerpohl JJ, Schell LK, Rücker G, et al.: Deferasirox for managing transfusional iron overload in people with sickle cell disease, *Cochrane Database Syst Rev* 27:5, 2014.

48. Martinoli C, Bacigalupo L, Forni GL, et al.: Musculoskeletal manifestations of chronic anemias 15(3):269–280, 2011.

49. Cherner M, Isenberg D: The overlap of systemic lupus erythematosus and sickle cell disease: report of two cases and a review of τηε literature, *Lupus* 19:875–883, 2010.

50. Castellino G, Govoni M, Trotta F: Rheumatoid arthritis in β-thalassemia trait, *Rheumatology (Oxford)* 39(11):286–287, 2000.

51. Nistala K, Murray KJ: Co-existent sickle cell disease and juvenile rheumatoid arthritis. Two cases with delayed diagnosis and severe destructive arthropathy, *J Rheumatol* 28(9):2125–2128, 2001.

52. Pliakou XI, Koutsouka FP, Damigos D, et al.: Rheumatoid arthritis in patients with hemoglobinopathies, *Rheumatol Int* 32:2889–2892, 2012.

53. Toly-Ndour C, Rouquette A-M, Obadia S, et al.: High titers of autoantibodies in patients with sickle cell disease, *J Rheum* 38(2):302–309, 2011.

54. Eissa MM, Lawrence JM III, McKenzie L, et al.: Systemic lupus erythematosus in a child with sickle cell.

55. Michel M, Habibi A, Godeau B, et al.: Characteristics and outcome of connective tissue diseases in patients with sickle-cell disease: report of 30 cases, *Semin Arthritis Rheum* 38:228–240, 2008.

56. Ballou SP: Gout in haemoglobinopathies, *Ann Rheum Dis* 40(2):210–211, 1981.

57. Umesh S, Ajit NE, Shobha V, et al.: Musculoskeletal disorders in sickle cell anaemia—unusual associations, *J Assoc Physicians India* 62(1):52–53, 2014.

58. Reynolds MD: Gout and hyperuricemia associated with sickle-cell anemia, *Semin Arthritis Rheum* 12(4):404–413, 1983.

59. Arlet JB, Ribeil JA, Chatellier G, et al.: Hyperuricemia in sickle cell disease in France, *Rev Med Interne* 33(1):13–17, 2012.

第 128 章

IgG4 相关疾病

原著 JOHN H. STONE, SHIV PILLAI

张立藩 译 刘燕鹰 校

关键点

- 免疫球蛋白 G4 相关性疾病（immunoglobulin G4-related disease，IgG4-RD）是一类免疫介导、可累及几乎全身各个器官的疾病。该病最常见的受累组织包括大唾液腺、泪腺、胰腺、眶周、胆道及腹膜后组织等。

- 该病大部分患者血清 IgG4 浓度升高，且常达到极高的水平，但不同患者血清 IgG4 浓度差异很大。对于血清 IgG4 浓度基线水平升高的患者，血清 IgG4 浓度是一项有效地反映疾病活动度的生物学标志物。

- IgG4-RD 的典型病理特征为淋巴浆细胞浸润（其中 IgG4 阳性浆细胞占有很高比例）、席纹状纤维化、闭塞性静脉炎及轻中度的组织嗜酸性粒细胞增多。该病的诊断依赖于可靠的临床与病理的联系。

- 几乎所有的 IgG4-RD 患者都对糖皮质激素反应良好，但大多数患者最终需要长期维持治疗或间歇性再治疗。许多患者的病情不能在耐受剂量的糖皮质激素治疗下获得长期有效的控制。

- B 细胞清除疗法似乎对 IgG4-RD 有效，部分原因可能与其干扰了 B 细胞向 T 细胞呈递抗原有关；该通路在 IgG4-RD 病理生理过程中的重要性也越来越明确。

- 某些针对 T 细胞亚群，特别是 CD4$^+$ 细胞毒性 T 淋巴细胞的治疗可能有效，但需要深入的研究。

- 2019 年美国风湿病学会 / 欧洲抗风湿病联盟 IgG4 相关疾病分类标准对该病的诊断具有一定的敏感性和特异性，这将促进未来对 IgG4 相关疾病的进一步研究。

引言

IgG4 相关疾病（immunoglobulinG4-related disease，IgG4-RD）是一类免疫介导的多器官受累的疾病，与许多恶性、感染性及炎症性疾病有着相似的表现[1-4]。既往认为的许多不可归类于任何已知的潜在的系统性疾病的、独立的、单器官受累的疾病，目前看来均归属于 IgG4-RD 的疾病谱（表 128-1）。IgG4-RD 与结节病和一些特定类型的系统性血管炎有许多相似之处。IgG4-RD 的临床表现多种多样，但各个受累器官的组织病理学表现是一致的。美国风湿病学会和欧洲抗风湿病联盟最近发布了 IgG4-RD 的分类标准[5]。

通常 IgG4-RD 对治疗的反应良好，且该病和与其类似的其他疾病在治疗上存在显著差异，因此加强对该病的认识非常重要。IgG4-RD 倾向于形成肿块样病变，因此常常与肿瘤混淆。此外，某些自身免疫病如干燥综合征、肉芽肿性多血管炎以及特发性膜性肾病都较难与 IgG4-RD 相鉴别。深入研究 IgG4-RD 相关的免疫失调机制，可能更有助于深刻理解该病纤维化过程、B 淋巴细胞与 T 淋巴细胞的相互作用过程以及抗原鉴定的方法。

流行病学

由于对 IgG4-RD 这种相对新发现疾病的认识不足，我们很难去了解该病的流行病学特征。该病于 2003 年才首次被报道[6,7]。其确诊通常需要活检、对病理特征的深入解释以及严格的临床病理相关性。人们对 IgG4-RD 的认识始于胰腺，胰腺受累的 IgG4-RD 被命名为 1 型 IgG4 相关的自身免疫性胰腺炎

表 128-1　构成 IgG4 相关疾病谱的部分已知疾病的名单
米库利兹病（Mikulicz's disease）（累及唾液腺和泪腺）
Küttner 瘤（累及颌下腺）
Riedel 甲状腺炎
嗜酸细胞性血管中心性纤维化（累及眼眶和上呼吸道）
1 级淋巴瘤样肉芽肿病（常累及肺）
多灶性纤维硬化（常累及眼眶、甲状腺、腹膜后、纵隔及其他组织 / 器官）
淋巴浆细胞性硬化性胰腺炎 / 自身免疫性胰腺炎
炎性假瘤（累及眼眶、肺、肾及其他器官）
纵隔纤维化
腹膜后纤维化
硬化性肠系膜炎
主动脉周围炎 / 动脉周围炎
炎性主动脉瘤
伴广泛肾小管间质沉积物的特发性低补体血症性小管间质性肾炎

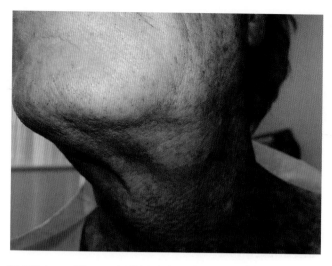

图 128-1　一例 IgG4 相关涎腺炎患者出现左颌下腺无痛性肿大。双侧颌下腺对称性受累。患者还存在间质性肺病、椎旁肿块和自身免疫性胰腺炎，均继发于 IgG4 相关疾病

（auto immune pancreatitis，AIP）。尽管据估计 AIP 在日本的总患病率约为 10 万分之 2.2[8]，但这一数据几乎肯定低估了 AIP 的真实患病率，因为这项研究是在首次关于该疾病的文章发表后不久进行的。

胰腺只是 IgG4-RD 可累及的十多个器官中的一个。在不同的受累器官中，AIP、涎腺炎［尤其是颌下腺炎（图 128-1）］、各种眼眶及眶周病变（如泪腺炎或眼外肌炎症）、淋巴结病以及 IgG4 相关的腹膜后纤维化（图 128-2）是最常见的病变。累及肺（图 128-3）、包括肾在内的泌尿生殖道（图 128-4）和主动脉（图 128-5）的病变也常有报道。

中老年男性是该病的好发人群[7,8]。AIP 患者确诊时的平均年龄约 67 岁，男女比例约为 3：1[7]。然而，如纳入 IgG4-RD 所有受累器官类型，其男女比例可能更接近于 3：2[9]。与其他经典的自身免疫性疾病相比，男性 IgG4-RD 更为常见，但这一性别倾向并不与疾病的严重程度相关，女性 IgG4-RD 患者疾病严重程度通常不亚于男性患者[10]。IgG4-RD 的 HLA 相关性及是否有其他潜在基因，迄今为止尚不明确。目前可靠详尽的 IgG4-RD 遗传学研究还未开

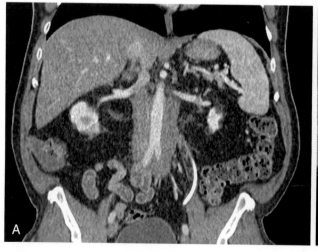
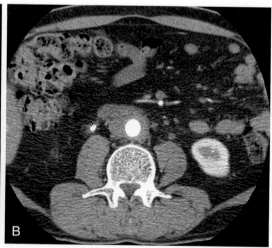

图 128-2　腹膜后纤维化和主动脉周围炎。A．CTA 示腹主动脉自肾动脉向下延伸至髂动脉段均被腹膜后纤维化组织包裹。B．同一患者，纤维炎症压迫导致右输尿管梗阻从而造成右肾积水。该图的左侧可见其右侧输尿管支架

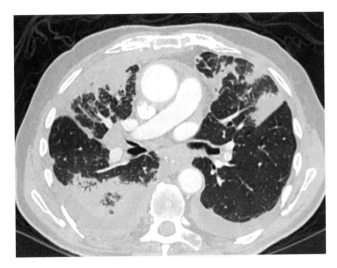

图 128-3 IgG4 相关肺病。肺 CT 示支气管管壁向心性增厚，前后胸膜广泛纤维化及肺间质改变

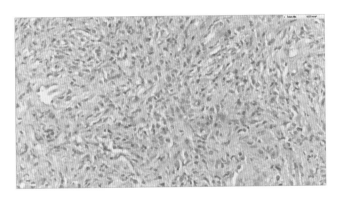

图 128-4 IgG4 相关前列腺疾病。65 岁男性，前列腺肿大，行前列腺活检排除前列腺癌。苏木精和伊红染色示广泛淋巴浆细胞浸润，大量嗜酸性粒细胞和弥漫的席纹状纤维化。该患者出现单纯前列腺受累，但其血清 IgG4 浓度仅高于正常上限 50%

展，但家族聚集性病例罕见。在 IgG4-RD 被广泛认识之前，IgG4-RD 的流行病学特征仍不明晰。

分类标准

来自五大洲的 79 位研究者参与了 2019 年美国风湿病学会（ACR）/ 欧洲抗风湿病联盟（EULAR）IgG4 相关疾病分类标准的制定和验证[5]。该项分类标准的敏感性和特异性分别为 85.5% 和 99.2%。

IgG4-RD 的诊断分为 3 个步骤。首先，必须满足 IgG4-RD 的初始纳入标准，即在 11 个典型受累器官中至少有一个典型器官受累。这 11 个典型器官包括胰腺、胆管、眼眶、泪腺、大唾液腺、肺、肾、主动脉、腹膜后组织、硬脑脊膜和甲状腺（Riedel 甲状

腺炎）。

其次，需要评估患者是否满足 IgG4-RD 的排除标准（表 128-2）。该排除标准包含 32 项临床表现、血清学、影像学和病理项目，如果患者存在其中任何一项，则不能诊断为 IgG4-RD。

最后，对患者的临床表现、血清学结果、影像学评估及病理特征在内的 8 个纳入标准进行加权评分。纳入标准中各项目的权重列于表 128-3A 和表 128-3B。那些出现至少一个典型器官的受累，不符合任何一项排除标准，且纳入标准的加权评分至少达到 20 分的潜在病例可能被归类为 IgG4-RD。

病理特点

受累器官的形态学改变

IgG4-RD 受累器官会出现大体病理学改变；胰腺和肾可出现弥漫性肿大。与此相反，具有管状结构的器官（如胆管和支气管）则呈现管腔外观以及弥漫性管壁增厚[11]。

组织学特点

IgG4-RD 的一个典型特征是无论何种器官受累，它们的组织学表现都具有相似性[4]。其典型的形态学特点包括富含 IgG4+ 浆细胞的大量淋巴浆细胞浸润（图 128-6A 和图 128-6B）。这些淋巴浆细胞浸润被一种不规则的漩涡状纤维化组织包绕，被称为"席纹状"纤维化（图 128-6C）[12,13]。闭塞性静脉炎是大多

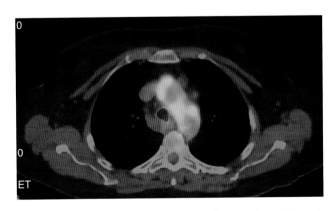

图 128-5 主动脉。PET 示主动脉弓处 18F-FDG 摄取增加。此外，该患者还存在声门下肿块和包绕左肺动脉的炎性病变。声门下肿块组织活检结果见图 128-6A、B

表 128-2　2019 ACR/EULAR IgG4-RD 分类标准的排除标准
临床
● 发热
● 对糖皮质激素治疗无反应
血清学
● 不明原因的白细胞减少和血小板减少
● 外周血嗜酸性粒细胞增多
● ANCA 阳性（特异性针对蛋白酶 3 或髓过氧化物酶）
● 抗 SSA/Ro 或 SSB/La 抗体阳性
● 抗 dsDNA、RNP 或 Smith 抗体阳性
● 其他疾病特异性自身抗体
● 冷球蛋白血症
影像学
● 已知的可疑为恶性肿瘤或感染的影像学表现
● 影像学显示进展迅速
● 长骨病变符合 Erdheim-Chester 病
● 脾大
病理学
● 支持恶性肿瘤的细胞浸润
● 具有炎性肌纤维母细胞瘤标志
● 突出的中性粒细胞炎症
● 坏死性血管炎
● 显著的坏死改变
● 原发性肉芽肿性炎症
● 具有巨噬细胞 / 组织细胞病的病理特征
已知的以下诊断：
● 多中心 Castleman 病
● 克罗恩病或溃疡性结肠炎（如果只存在胰腺胆道疾病）
● 桥本甲状腺炎（如果只有甲状腺受累）

ACR，美国风湿病协会；EULAR，欧洲抗风湿病联盟

数病例中可观察到的另一个特征性病变，可导致静脉腔的破坏（图 128-7）[12]。在一些器官，尤其是肺脏组织中也可见闭塞性动脉炎。无论何种器官受累，约有 50% 的病例可见嗜酸性粒细胞浸润[12]。

免疫染色

　　病变组织染色可见大量 IgG4⁺ 浆细胞。因此，每

表 128-3A　2019 ACR/EULAR IgG4-RD 分类标准的纳入标准	
领域及项目	**权重 a**
组织病理学	
● 无活检结果	0
● 密集淋巴浆细胞浸润	4
● 密集淋巴浆细胞浸润和闭塞性静脉炎	6
● 密集淋巴浆细胞浸润和席纹状纤维化伴或不伴闭塞性静脉炎	13
免疫染色 b（表 128-3B）	**0-16**
血清 IgG4 水平	
● 正常或未检查	0
● 正常～< 2 倍正常值上限	4
● 2 ～ 5 倍正常值上限	6
● ≥ 5 倍正常值上限	11
双侧泪腺、腮腺、舌下腺和颌下腺	
● 无任何一组腺体受累	0
● 一组腺体受累	6
● 两组或更多腺体受累	14
胸部和胸主动脉	
● 未检查或下列项目均未出现	0
● 支气管血管束和小叶间隔膜增厚	4
● 胸椎旁带状软组织	10
胰腺及胆管系统	
● 未检查或下列项目均未出现	0
● 弥漫性胰腺肿大（无分叶）	8
● 弥漫性胰腺肿大和包膜样低强化带	11
● 胰腺（上述任一种）和胆管受累	19
肾	
● 未检查或下列项目均未出现	0
● 低补体血症	6
● 肾盂增厚 / 软组织	8
● 双侧肾皮质低密度区	10
免疫染色 b（表 128-3B）	**0 ～ 16**
腹膜后	
● 未检查或下列项目均未出现	0
● 腹主动脉壁弥漫性增厚	4
● 肾动脉水平以下主动脉或髂动脉血管周围或血管前外侧被软组织包绕	8

符合初始纳入标准，同时不符合任何一项排除标准，累积权重分数 ≥ 20 可诊断 IgG4-RD
a 每项领域中只计入最高权重分数
b 淋巴结，胃肠道黏膜表面和皮肤的活检不计入内
ACR，美国风湿病协会；EULAR，欧洲抗风湿病联盟

表 128-3B	免疫染色项目组合分配权重 [a]			
	每高倍镜视野 IgG4[+] 细胞数			
IgG4[+]/IgG[+] 浆细胞比值	0 ~ 9	不确定 [b]	10 ~ 50	≥ 50
0 ~ 40%	0	7	7	7
不确定 [b]	0	7	7	7
41% ~ 70%	7	7	14	14
≥ 70%	7	7	14	16

[a] 淋巴结，胃肠道黏膜表面和皮肤的活检不计入免疫染色组合分配权重
[b] "不确定"指病理学家无法精确计数浸润内 IgG4[+] 细胞数，但仍能确定每高倍镜视野 IgG4[+] 细胞数不少于 10。由于多种通常与免疫染色质量相关的原因，病理学家有时无法精确计数 IgG4[+] 浆细胞数，但仍有把握将其划分到适当的免疫染色结果类别

高倍镜视野下 IgG4[+] 浆细胞数目增加和 IgG4[+]/IgG[+] 浆细胞比值升高均支持 IgG4-RD 的诊断，但在诊断 IgG4-RD 时，必须谨慎地进行全面的临床病理相关性分析和合理的临床判断。一个重要的问题是，评价活检是否具有诊断价值，必须有 IgG4[+] 浆细胞计数。然而事实上，无论活检发现 IgG4 阳性的浆细胞数量为多少，均不足以单独支持 IgG4-RD 的诊断。每高倍镜视野下 IgG4[+] 浆细胞计数和 IgG4[+]/IgG[+] 浆细胞比值对于诊断 IgG4-RD 而言都不具有特异性。相反，若在恰当的临床背景下发现特征性的组织病理学改变，病理科医生和临床医生能够协同诊断 IgG4-RD。IgG4 染色"阳性"能够辅助诊断 IgG4-RD，但其本身并不能单独用于诊断。

一些具有纤维化病变 [如腹膜后纤维化（retroperitoneal fibrosis，RPF）] 患者，由于大多数患者在活检时疾病具有显著的纤维化特点，其活检标本中的 IgG4[+] 浆细胞一般会相对较少。对于这些患者，特别是其他的临床和病理特征与诊断相符的情况下，每高倍镜视野下只要有 10 个 IgG4[+] 浆细胞即可被视为支持诊断 IgG4-RD。相比之下，在大唾液腺、泪腺、胰腺、肺、肾和许多其他器官取得的活检中每高倍镜视野下 IgG4[+] 浆细胞计数会高得多。

IgG4[+]/IgG[+] 浆细胞比值也是一项辅助诊断 IgG4-RD 的有效指标。大多数确诊的 IgG4-RD 患者 IgG4[+]/IgG[+] 浆细胞比值大于 40%，该值适用于所有器官受累的诊断标准 [14]。当细胞数目缺乏导致没有大量 IgG4[+] 浆细胞时，IgG4[+]/IgG[+] 浆细胞比值尤其适用于晚期纤维化（如 RPF）患者的诊断。

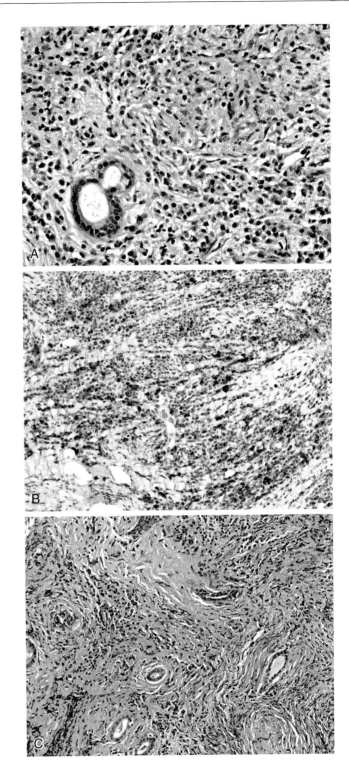

图 128-6 示图 128-5 主动脉炎患者声门下病变活检标本。可见：A. 大量的淋巴浆细胞浸润；B. IgG4[+] 浆细胞的广泛浸润；C. 席纹状纤维化。纤维化组织呈漩涡状，是 IgG4-RD 典型的纤维化表现

血清 IgG4 检测在 IgG4-RD 的诊断和治疗中具有重要作用，但我们需从多角度来认识 IgG4 所代表的意义。

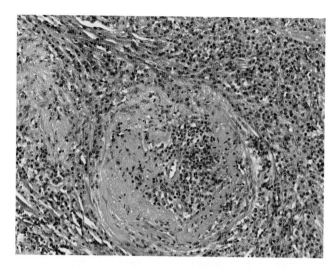

图 128-7　闭塞性静脉炎。IgG4-RD 患者的肺组织活检标本中可见闭塞性静脉炎的表现。浸润的淋巴浆细胞完全阻塞了静脉的管腔

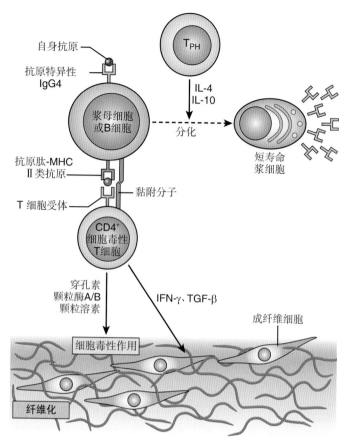

图 128-8　病理生理学机制简图

少数患者 IgG4 水平显著升高

当疑诊 IgG4-RD 时，血清 IgG4 水平测定通常是首个进行的诊断性检查。血清 IgG4 水平的大幅升高（如达到测定正常上限的 6～8 倍）强烈支持 IgG4-RD 的诊断。多器官受累的患者血清 IgG4 水平会显著升高，有时甚至超过 4 或 5 g/dl[15]。IgG4-RD 患者的其他 IgG 亚类水平（尤其是 IgG1、IgG2 和 IgG3）也常升高[10]，但通常血清 IgG4 升高的幅度非常大。

IgG4：组织/血清的矛盾

尽管本病患者血清 IgG4 浓度常显著升高，但仍存在一个重要的矛盾。在根据组织病理学而非血清 IgG4 浓度升高来确诊的患者，仅一半以上患者在治疗前血清 IgG4 浓度是升高的[10]。然而，当通过医院实验室数据库查询有血清 IgG4 水平异常升高且确诊本病的患者的相关数据时，发现血清 IgG4 升高的敏感性为 90%[16]。

从这些研究中可得出两个要点。第一，即使在治疗前，仍有相当比例的经活检证实及临床确诊的 IgG4-RD 患者血清 IgG4 浓度正常。因此，依据血清 IgG4 浓度升高来诊断此病会导致很高的漏诊率。第二，对于血清 IgG4 浓度升高的患者，其血清 IgG4 浓度变化范围极大。虽然导致血清 IgG4 浓度变化的原因尚不明确，但多器官受累患者血清 IgG4 浓度常非常高。

IgG4- 疾病活动的生物学标志物

对于血清 IgG4 浓度基线水平升高的患者，血清 IgG4 浓度与疾病活动度强相关，因此血清 IgG4 浓度是一项有价值的疾病生物学标志物。但血清 IgG4 浓度与疾病活动并不总是相匹配。日本的一项 17 个中心参与的大型 1 型自身免疫性胰腺炎的回顾性研究中[17]，所有经糖皮质激素治疗后的患者血清 IgG4 浓度均下降，但仍有 63% 的患者虽然临床反应良好，其血清 IgG4 浓度仍高于正常上限。30% 患者在疾病复发时血清 IgG4 浓度正常。因此，血清 IgG4 浓度不能单独作为反映疾病活动的指标。然而，对于基线水平上血清 IgG4 浓度显著升高的患者，连续测量血清 IgG4 浓度对于反映疾病活动、预测疾病复发可能极其有用，尤其是对于未继续使用糖皮质激素来维持缓解的患者。

其他疾病中的血清 IgG4

在许多与 IgG4-RD 相似的疾病中，IgG4 轻度升高是很常见的。对于某些血管炎，如肉芽肿性多血管炎和嗜酸性肉芽肿性多血管炎，支气管扩张，胆道疾病如原发性硬化性胆管炎，胰腺癌和许多其他疾病的患者，尽管其血清 IgG4 浓度很少达到某些 IgG4-RD 患者所达到的高水平，但其血清 IgG4 浓度确实是升高的 [18]。这也给血清 IgG4 水平升高用于本病的诊断增加了额外的困难，即血清假阳性的 IgG4 浓度升高是常见的。

总而言之，血清 IgG4 浓度显著升高有助于辅助诊断 IgG4-RD，但其本身不是诊断性的。部分（约 40%）经组织病理学证实的 IgG4-RD 患者血清 IgG4 浓度正常。某些 IgG4-RD 亚群患者（如 RPF）血清 IgG4 浓度正常更加常见。

病理生理学

目前对 IgG4-RD 病理生理学的大部分认识仍然是高度理论化的，但该领域研究的发展日新月异。IgG4 本身在疾病发病过程中起到关键作用的理论，在首次发现"硬化性胰腺炎"患者血清 IgG4 浓度升高后的许多年内一直占据主导地位，但这一理论在很大程度上已经被推翻。图 128-8 概括了目前对导致该病的许多不同通路的思考。

IgG4 分子：是关键角色吗？

许多 IgG4-RD 患者血清 IgG4 浓度显著升高，且通常与观察到的其他 IgG 亚类浓度不成比例。此外，除以纤维化病变为主要特征的晚期患者例外，在该病受累组织中几乎均有大量的 IgG4+ 浆细胞。每高倍镜视野 IgG4+ 浆细胞总数及组织 IgG4+/IgG+ 浆细胞比值对疾病诊断常有很大影响。浆母细胞在 IgG4-RD 患者中数量也常显著升高，且似乎能很好地反映未经治疗患者的疾病活动度 [19,20]。因此，在迄今为止的病理生理学讨论中，IgG4 抗体及体液免疫一直是最突出的重点。

尽管"IgG4"与该病名称紧密联系，但 IgG4 本身不太可能导致 IgG4-RD 的发生。根据 IgG 重链恒定区的不同序列，IgG 可分为不同亚类，它们在许多重要方面存在差异。IgG4 在 IgG 所有亚类中含量通常最低，在健康人群中约占总免疫球蛋白的 4%。IgG4 分子独特的化学性质决定了其不太可能在炎症反应中起到核心作用。IgG4 CH2 结构域重要氨基酸差异导致其对 C1q 和 Fc-γ 受体结合能力较弱 [21,22]。因此，IgG4 激活经典补体途径及参与抗体依赖细胞毒作用的能力与 IgG1 相比明显减弱 [22]。

IgG4 另一个特征是它能够通过 Fab 臂交换形成"半抗体"。Fab 臂交换会导致具有两种不同结合特性的 IgG 分子的形成 [22]。IgG4 铰链区氨基酸变异导致连接 IgG4 分子两部分的二硫键还原。分离臂的重组导致识别不同抗原的半抗体片段组成的"不对称抗体"形成 [21,22]，最终导致 IgG4 交联抗原及形成免疫复合物能力减弱。

在某些情况下，IgG4 激活补体能力会超出预期，使其能参与免疫复合物介导的组织损伤。事实上，在 IgG4 相关小管间质性肾炎患者的肾中也存在 IgG4 沉积 [23]。当血清 IgG4 浓度显著升高时，IgG4 相关免疫复合物可能更容易形成。但是免疫复合物介导的组织损伤并不被认为是 IgG4-RD 的主要致病途径。

总而言之，IgG4 分子似乎发挥一种抗炎作用。事实上，已有证据表明，慢性抗原暴露后，IgG4 分子可参与机体的部分免疫耐受过程，类似于抗原脱敏疗法（"过敏注射"）[21,22]。因此，IgG4 可能起到非炎症性"抗原库"的作用，能够通过单价结合来"清除"抗原下调炎症反应 [1]。

B 细胞系

采用利妥昔单抗清除 B 细胞，从患者的临床、血清学和影像学反应表明 B 细胞及其谱系的细胞在 IgG4-RD 中发挥重要作用 [24,25]。B 细胞清除后血清 IgG4 浓度迅速下降提示大部分分泌血清 IgG4 的细胞为短寿命的浆母细胞和浆细胞，但是 B 细胞清除不能使血清 IgG4 浓度完全降至正常，这一事实提示，能持续产生 IgG4 的长寿命浆细胞确实存在 [24]。对于病情活跃且未经治疗的 IgG4-RD 患者，无论其血清 IgG4 浓度如何，血清中总有高浓度的浆母细胞 [10,19,20]。B 细胞及其谱系细胞可能在 IgG4-RD 中发挥多种作用，包括产生 IgG4（尽管对于 IgG4 是否占据发病机制的核心地位仍存在争议）及产生细胞因子。更重要的是，B 细胞和浆母细胞可能在向 T 细胞呈递抗原过程发挥重要作用。IgG4-RD 患者循环存在的浆母细胞存在明显的体细胞高频突变,这是其在淋巴结生发中心与 T 细胞相互作用的标志[19]。

T 细胞

虽然早期研究提示辅助性 T 细胞(Th2)在 IgG4-RD 病理生理学中发挥作用[26,27],但更多最近的研究表明 Th2 细胞仅在伴发特应性疾病的 IgG4-RD 患者体内聚集[28,29]。两种类型的 CD4+ T 细胞——滤泡辅助 T 细胞(T_{FHC})和一类 CD4+ 细胞毒性 T 细胞在 IgG4-RD 发病机制中起重要作用。与 CD20+ B 细胞和浆细胞分别集中在生发中心和生发中心外围相比,CD4+ T 细胞通常弥散分布在 IgG4-RD 病变区域内,是病变组织中含量最丰富的细胞[30]。

滤泡辅助 T 细胞

IgG4-RD 患者体内的 B 细胞克隆扩增源于生发中心反应及 T、B 淋巴细胞间的相互作用。位于生发中心外围的 T_{FHC} 能够驱动 IgG4-RD 的类别转换[31]。研究者在发现 IgG4-RD 患者血液中存在克隆受限的浆母细胞后不久就发现了循环 T_{FHC} 细胞[19,32]。特定循环 T_{FHC} 亚群——T_{FH2} 和 T_{FH17} 亚群已经在体外被证实有协助 B 细胞反应的能力[33]。目前认为只有表面表达 PD-1 的循环 T_{FHC} 细胞才能协助 B 细胞应答[34]。T_{FHC} 驱动 B 细胞类别转换,并最终产生分泌 IgG4 的浆母细胞和长寿命浆细胞。

CD4+ 细胞毒性 T 细胞

在 IgG4-RD 患者外周血和纤维化病变中发现克隆增殖的 CD4+ 细胞毒性 T 淋巴细胞这些细胞可能在 IgG4-RD 中发挥核心作用[30]。通过对效应 - 记忆 CD4 T 细胞进行纯化和无偏倚基因转录组分析,这些细胞被鉴定具有 CD4+ 细胞毒性 T 淋巴细胞(CD4+CTL)表型[30],包括颗粒酶、颗粒溶素、穿孔素及信号淋巴细胞激活分子(SLAM)家族蛋白的表达上调。此外,这些 CD4+SLAMF7+ 细胞分泌的 IL-1、IFN-γ 和 TGF-β 可能是重要的纤维化介质,但这群细胞具体如何促进 IgG4-RD 患者纤维化的机制仍待研究。与来自相同患者的 Th2 细胞的 TCR 多样性

相比,这群 CD4+CTL TCR 的高度限制性强烈提示 Th2 细胞并不在 IgG4-RD 发病机制中发挥核心作用。

在 IgG4-RD 中,CD4+CTL 与 B 细胞应答反应相关。B 细胞清除对组织的影响不仅限于 B 细胞,还使浸润的 CD4+CTL 和活化的肌纤维母细胞数量减少[35]。利妥昔单抗诱导治疗后,循环浆母细胞和 CD4+ CTL 数量均下降[20,30],这一证据表明在 IgG4-RD 中 B 细胞与 CD4+CTL 联系密切。

一个能将这些发现与 B 细胞和 T 细胞联系起来的假设似乎非常有趣,即假设 B 细胞通过持续的抗原呈递给 CD4+ T 细胞,进而导致在疾病中起关键作用的 CD4+T 细胞的活化。介导淋巴结(和受累器官)生发中心形成的 T_{FHC} 与 B 细胞的相互作用,可能不同于 CD4+ 细胞毒性 T 细胞与 B 细胞的相互作用,但这仍然是未来研究的重要领域。

潜在自身抗原的鉴定

许多自身抗原和自身抗体与 IgG4-RD 相关。潜在的自身抗原包括碳酸酐酶、纤溶酶原结合蛋白、乳铁蛋白、胰腺分泌胰蛋白酶抑制剂、淀粉酶 -2A、胰蛋白酶原、膜联蛋白 - A11、抗增殖蛋白和层粘连蛋白 -511 等[36-44]。然而,这些抗原大多缺乏外部验证。

半乳糖凝集素 -3 最近被鉴定为 IgG4-RD 的一个主要的潜在自身抗原[45]。研究涉及的方法有单细胞测序和免疫球蛋白轻、重链配对扩增[45]。在 121 例多器官受累的 IgG4-RD 患者队列中,约 30% 的患者发现有抗半乳糖凝集素 -3 自身抗体。作者随后证实,抗半乳糖凝集素 -3 自身抗体仅存在 IgG4 和 IgE 亚型,这与 IgG4-RD 患者体内的浆母细胞能分泌 IgG4 和 IgE 相一致。此外,这些自身抗体的存在与半乳糖凝集素 -3 的血浆水平升高密切相关,表明这种自身蛋白的积累导致了耐受性的破坏。

临床表现

全身和肌肉骨骼症状

IgG4-RD 通常亚急性起病。器官功能障碍的症状和体征通常在确诊前几个月甚至几年就已出现。患者数月内体重可下降 5 ~ 14 kg,但发热及潮热症状并不常见。IgG4-RD 相关的体重下降可能表明存在

胰腺外分泌功能不全，后者常由 IgG4 相关 AIP 介导的胰腺亚急性损伤所致。患者通常自觉乏力，尤其是多器官受累时。许多患者有关节痛及其他肌肉骨骼症状，特别是肌腱附着部位痛。但典型的关节炎表现并不常见，当其出现时应首先考虑其他诊断。

眼眶

泪腺肿大 [泪腺炎（图 128-9A、B）] 是最常见的 IgG4-RD 的眼部症状[46]。眼球突出是眶部病变综合作用的结果，其中眼外肌炎症、增粗是最常见的原因，不影响泪腺的眶部炎性假瘤也可导致眼球突出。巩膜炎和鼻泪管病变（如阻塞）也可见于 IgG4-RD，其表现与肉芽肿性多血管炎类似。

神经系统疾病

IgG4-RD 很少累及脑实质，但却是"特发性"肥厚性硬脑膜炎最常见的病因之一。IgG4-RD 也是垂体炎的一个确定病因[47]。IgG4 相关垂体炎可导致垂体前叶和后叶的激素缺乏。MRI 示鞍区增大，垂体柄增厚。MRI 也常见眶区周围神经炎，特别是三叉神经和眶下神经[48]。周围神经病变通常由神经周围肿块组成，直径通常可达 3 cm。这些肿块常无明显的临床表现，通常在 MRI 检查时发现，引起人们对恶性增生可能性的担忧。

唾液腺

泪腺炎、腮腺和颌下腺肿大三联症是 IgG4-RD 的一种典型的表现，100 多年来一直被称作 Mikulicz 病[49,50]。单纯颌下腺肿大（图 128-1）也是 IgG4-RD 患者的常见表现，但腮腺、舌下腺受累也很常见。口干是本病常见表现，但这一症状会随着免疫抑制剂的应用而改善（与干燥综合征不同）。小唾液腺活检可提示该病的诊断，但其敏感性低于大唾液腺（如颌下腺）。大唾液腺的细针穿刺活检可用于排除恶性肿瘤，但通常需要手术切除活检以确认诊断。

耳鼻喉

过敏性鼻炎、鼻息肉、慢性鼻窦炎、鼻塞和鼻漏在 IgG4-RD 中常见。患者常有轻中度嗜酸性粒细胞增多和血清 IgE 浓度升高，有时甚至超过正常上限的 10 倍。IgG4-RD 患者变应性疾病的患病率与一般人群相近，但部分无变应性疾病患者仍有外周血嗜酸性粒细胞增多和 IgE 水平升高[28]，这一事实提示嗜酸性粒细胞和 IgE 增多属于 IgG4-RD 本身的固有过程，而非特应性疾病导致的。循环 Th2 记忆细胞仅存在于既往有特应性疾病史的 IgG4-RD 患者[29]。

IgG4-RD 患者鼻窦可出现占位性病变，中耳和面部骨骼的破坏性病变也有报道[51,52]。IgG4-RD 也可导致咽部、下咽部和韦氏环的弥漫性炎症，这通常与其占位效应有关[53]。气管炎和声带受累的病例也常有报道。

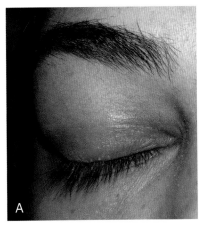
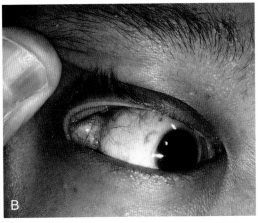

图 128-9　泪腺炎。A．因泪腺和眼外肌肿大导致右眼外上侧隆起；B．上睑外翻后，可见肿大的泪腺

甲状腺

Riedel 甲状腺炎与 IgG4-RD 有确凿的关系[54]。纤维化桥本甲状腺炎也可能属于 IgG4-RD 范畴，但这尚需进一步研究[55]。

淋巴结病

与 IgG4-RD 相关的淋巴结病通常为全身性淋巴结病或局限在受累器官附近的淋巴结病变[56]。受累的淋巴结直径常为 1 ~ 3 cm，且无触痛。颈部、锁骨上、下颌下、腋窝、肺门、纵隔、主动脉旁、腹膜后和腹股沟部淋巴结均可受累。已有至少 5 种 IgG4 相关不同组织病理学表现的淋巴结病变被报道[57]，且其中一种与 Castleman 病非常相似。

通过淋巴结活检诊断 IgG4-RD 常很困难，因为受累淋巴结纤维化很难达到其他器官受累时纤维化的程度，且淋巴结中 IgG4+ 浆细胞计数升高在其他诊断中也很常见。一般来说，不应为诊断 IgG4-RD 而进行淋巴结的活检[58]。

胸主动脉、主动脉分支和冠状动脉

IgG4 相关主动脉炎，通常在影像学检查时偶尔发现，有时是在手术中意外发现。IgG4 相关主动脉炎可导致胸主动脉瘤或夹层[59-61]。与巨细胞动脉炎和 Takayasu 动脉炎相比，后两者更常累及一级主动脉分支，尤其是锁骨下动脉，而在临床上，IgG4 相关主动脉炎并不累及这些血管。有小样本的病例研究证实 IgG4-RD 也可影响中等大小血管。目前尚未有针对 IgG4-RD 一级主动脉分支血管明确的组织病理学研究[62]。有文献报道，IgG4-RD 冠状动脉病变有时与动脉瘤形成有关[63]。

慢性主动脉周围炎和腹膜后纤维化

现在认为，"特发性" RPF 属于一个更大的疾病谱，即慢性主动脉周围炎。慢性主动脉周围炎由 IgG4 相关 RPF（图 128-2）、IgG4 相关腹主动脉炎和 IgG4 相关动脉瘤周围纤维化三个主要病变组成[64]。高达 2/3 的 "特发性" RPF 由 IgG4-RD 引起[64,65]。一些不属于 IgG4-RD 范畴的特发性 RPF 病例可以有相似的

临床表现，但通过全面细致的组织病理学和免疫染色，可以将两者区分开来。

IgG4 相关腹膜后纤维化和慢性主动脉周围炎的常见临床表现是背部、侧腹部、下腹部或大腿的定位不准确的疼痛、下肢水肿以及输尿管受累引起的肾积水。通常呈亚急性起病，早期表现通常很轻微且不特异，易延误诊断。该病主要累及三个部位：①主动脉/动脉周围区域，涉及腹主动脉或其一级分支周围的结缔组织；②输尿管周围区域，导致输尿管梗阻和肾积水；③腹膜后广泛区域，形成斑块状肿块。IgG4-RD 典型影像学表现为自肾下动脉向下延伸至髂动脉的主动脉周围病变。由于输尿管在下行至膀胱过程靠近主动脉下部和髂动脉，因此常因主动脉周围炎而受累。

在长病程患者中，典型的淋巴浆细胞浸润可能不明显，但席纹状纤维化和闭塞性静脉炎还可以见到。在晚期纤维化患者中，组织中 IgG4+ 浆细胞与总浆细胞的比值可能比每高倍镜视野 IgG4+ 浆细胞总数更有助于该病的诊断。

肺

肺部受累在临床和影像学上表现多样[66]。支气管血管束增粗在 CT 上表现最明显，强调了 IgG4-RD 肺部病变同时沿着支气管和血管走行的趋势[67]。IgG4-RD 的其他放射学特征包括肺结节、磨玻璃影、胸膜增厚和间质性肺病。IgG4-RD 肺受累时的间质性肺病的表现与非特异性间质性肺炎和其他形式的肺间质纤维化表现非常相似（图 128-3）。

椎旁肿块是 IgG4-RD 另一高度特征性的肺外胸部病变[68]。

肾

肾小管间质性肾炎（TIN）是 IgG4 相关肾病中最典型的表现形式。IgG4 相关肾小管间质性肾炎与其他器官受累时的组织病理学表现相似[69]。常可依据其明显的低补体血症而与 IgG4-RD 累及其他器官时的临床表现相区别。这种低补体血症的机制目前尚不清楚，可能与含有 IgG1、IgG3 和补体成分的免疫复合物的形成相关。IgG1 和 IgG3 结合补体能力常远高于 IgG4，但在某些病理条件下，IgG4 也能结合补体。电子显微镜已经鉴定出含有多种 IgG 亚类（包括

IgG4）和不同补体成分的免疫复合物存在。肾小管内免疫复合物沉积是 IgG4-RD 的典型表现，但不能用于诊断（如狼疮性肾炎也可出现免疫复合物沉积）。

IgG4 相关性肾小管间质性肾炎的 CT 扫描可见明显的肾肿大及肾实质内的低密度病灶，最终可导致晚期肾功能不全甚至终末期肾病。病程中可出现蛋白尿，但通常表现为亚肾病性蛋白尿。IgG4-RD 肾受累可发生肾萎缩，即使对治疗有良好临床反应的情况下也是如此 [70]。

IgG4-RD 累及肾也可表现为膜性肾小球肾病，其病理生理过程似乎具有不同于 IgG4 相关性肾小管间质性肾炎的特点 [71]。目前已知的可引起 "特发性" 膜性肾小球肾病的抗磷脂酶 A2（PLA2）受体抗体与 IgG4 相关性膜性肾小球肾病并无关联 [72]。然而，有趣的是，抗 PLA2 受体抗体主要属于 IgG4 亚类 [73]。IgG4 相关膜性肾小球肾病较 TIN 少见，但两者有时可同时发生。

胰腺

胰腺是第一个被发现与血清 IgG4 升高有关的器官 [6,7,74]。AIP 有两种亚型，仅其中一型（1 型）与 IgG4-RD 相关。1 型 AIP 有典型的淋巴浆细胞硬化性胰腺炎的组织病理学表现。与 1 型 AIP 相比，2 型更为少见，其组织学特征为中性粒细胞浸润胰腺导管上皮 [75-77]。

IgG4 相关 AIP 的腹痛程度不一，从轻微的、相对无症状的腹痛，使人联想到消化不良，到严重的腹痛，类似于其他病因的胰腺炎。然而，通常来说，IgG4 相关 AIP 的腹痛要比酒精性胰腺炎等相关的腹痛程度轻。可能由于腹痛症状相对轻微，IgG4 相关 AIP 更常见的临床表现是阻塞性黄疸，这导致担心发生了胰腺癌。不幸的是，许多 IgG4-RD 患者在被正确诊断前曾因被怀疑存在胰腺癌而接受了 Whipple 手术。

由 IgG4 相关 AIP 造成的损害是巨大的。约有一半的 1 型 AIP 患者会继发糖尿病，且 IgG4-RD 可导致部分无明显糖尿病危险因素的个体发生糖尿病。然而，胰腺外分泌衰竭较内分泌衰竭更为常见。胰腺萎缩使其产生消化酶的能力下降，可导致消化吸收、营养不良和体重下降（可高达 23 kg）。胰腺外分泌功能障碍的程度能通过测量粪便标本弹性蛋白酶含量来量化。进餐时口服胰酶替代能够逆转因胰腺损伤导致

的体重下降。1 型 AIP 患者出现胰腺结石的概率较常人有所增加。

AIP 近乎具有诊断意义的 CT 特征包括弥漫性胰腺肿大伴延迟强化和包膜样低密度带（图 128-10）[78]。经内镜逆行性胰胆管造影和磁共振胰胆管造影（MRCP）显示主胰管弥漫、不规则狭窄，这一表现也对 AIP 的诊断具有高度特异性。内镜超声引导下细针穿刺是排除胰腺癌的一种有效的诊断方法 [79]。由于大多数 IgG4-RD 患者对糖皮质激素反应良好，对于存在胰腺占位，考虑 AIP 的患者，可经验性行 2～4 周糖皮质激素试验性治疗。

IgG4 相关性硬化性胆管炎和胆囊炎

IgG4 相关性硬化性胆管炎常与 1 型 AIP 合并存在 [80]。IgG4 相关性硬化性胆管炎的组织学特点包括闭塞性静脉炎和透壁纤维化，伴有 IgG4+ 浆细胞和 T 细胞的浸润。IgG4 相关性硬化性胆管炎必须与原发性硬化性胆管炎和肝门部胆管癌相鉴别。但无论是血清 IgG4 浓度，还是胆道造影或胆道镜均不能给出明确诊断 [81,82]，故需行内镜下经十二指肠乳头活检以利于疾病的鉴别诊断。尽管内镜下活检可排除胆管癌，但内镜活检的浅表性限制了其诊断 IgG4 相关性硬化性胆管炎的效能。对于这些患者，如果血清 IgG4 浓度升高（如果特别高）和寻找肝外胆道疾病，常可得出正确的诊断。

IgG4 相关性胆囊炎有时与 IgG4 相关性硬化性胆

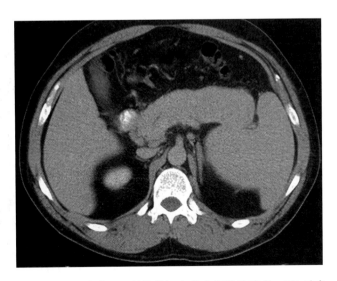

图 128-10　1 型（IgG4 相关性）自身免疫性胰腺炎。CT 示失去正常形态的肿大的腊肠样胰腺

管炎同时发生，其在影像学上表现为胆囊壁增厚，但通常无症状。

其他

肠系膜和纵隔的硬化性病变也均有报道[83,84]。硬化性肠系膜炎通常起源于肠系膜根部，随后往往与RPF同时悄然进行，进展缓慢但通常是破坏性的，包绕重要器官和血管，以致失去手术切除的可能。通过侵袭性纤维组织增生，纤维性纵隔炎可致重要纵隔结构受压[84]。纤维硬化性纵隔炎与前期组织胞浆菌病感染（如果有的话）之间的关系尚不清楚。

IgG4 相关性皮肤病的一些临床表现已被报道。最常见的是出现斑丘疹。这些病变通常累及头颈部皮肤，但累及躯干和四肢者也有报道[85]。在深肤色的个体中也曾观察到皮肤色素沉着的表现。

活检证实的 IgG4 相关性前列腺疾病致前列腺增生的病例也有报道[86]。当开始治疗 IgG4-RD 其他器官病变时，如果"良性前列腺增生"的症状迅速缓解，那么通常会推断出 IgG4 相关性前列腺疾病的诊断。

鉴别诊断

IgG4-RD 的鉴别诊断因器官受累部位不同而异。表 128-4 显示了根据该病受累器官不同而进行的全面的鉴别诊断。

治疗

目前尚无随机临床试验来评价不同治疗方案的疗效，针对 IgG4-RD 的最佳治疗方法尚不明确。目前的治疗方法是基于观察性病例研究而制定的。治疗方案取决于患者的症状及其所受累的器官。糖皮质激素是目前治疗 IgG4-RD 的一线药物，大多数有关糖皮质激素使用的数据来源于 IgG4 相关 AIP 的治疗，并已外推到治疗胰腺外的 IgG4-RD 中。糖皮质激素治疗 IgG4 相关胰腺炎通常在 2 周内症状改善，大多数在 2～3 个月内症状缓解[87]。

然而，在糖皮质激素减量或停用时，许多患者会出现复发，目前关于维持治疗的最佳方法仍不清楚[87]。IgG4-RD 通常累及中老年人群，因其出现骨

表 128-4	根据受累器官进行鉴别诊断
器官	**鉴别诊断**
眼眶及眶周组织	淋巴瘤、Graves 病、肉芽肿性多血管炎（既往称为 Wegener 肉芽肿）、结节病
耳、鼻及鼻窦	过敏性疾病、嗜酸性肉芽肿性多血管炎（Churg-Strauss 综合征）、肉芽肿性多血管炎、肉瘤
唾液腺	淋巴瘤、干燥综合征、结节病、涎管石病
脑膜	特发性肥厚性硬脑膜炎、炎性肌纤维母细胞瘤、肉芽肿性多血管炎、巨细胞动脉炎、朗格汉斯细胞组织细胞增多症、结节病
垂体	新生物、组织细胞增多症、垂体炎：原发性垂体炎、继发性垂体炎（结节病，由伊匹木单抗诱导的）
淋巴结	Castleman 病、淋巴瘤
甲状腺	甲状腺淋巴瘤、分化型甲状腺癌（主要是乳突状变异）、其他恶性疾病
肺	恶变（腺癌或支气管肺癌）、炎性肌纤维母细胞瘤、结节病、Castleman 病、淋巴瘤样肉芽肿病、特发性间质性肺炎、Erdheim-Chester 病、炎性肌纤维母细胞瘤、肉芽肿性多血管炎
主动脉	原发性大血管血管炎（巨细胞或 Takayasu 动脉炎）、结节病、Erdheim-Chester 病、组织细胞增多症、淋巴瘤
腹膜后	淋巴瘤、肉瘤、Erdheim-Chester 病
肾	淋巴瘤，肾细胞癌，药物诱导的肾小管间质性肾炎，寡免疫复合物沉积的坏死性新月体性肾小球肾炎，结节病，干燥综合征，系统性红斑狼疮，混合性冷球蛋白血症
胰腺	胰腺癌、2 型自身免疫性胰腺炎
胆道系统	胰腺癌、胆管癌、原发性硬化性胆管炎
肝	胆管癌、肝细胞癌、原发性硬化性胆管炎

质疏松、糖尿病及感染的风险更大，所以延长糖皮质激素治疗的问题尤为突出。因此，协助激素减量的药物得到了人们的关注，特别是对于那些难治性或复发性的 IgG4-RD 患者。很少有数据表明，传统的"协助激素减量"的药物，如硫唑嘌呤和霉酚酸酯，在没有同时应用糖皮质激素的情况下是有效的，但也有传闻报道这些药物有效。

用利妥昔单抗诱导 B 细胞清除治疗已经取得了很好的结果[24,25,88]。最近一项关于利妥昔单抗的包含

30 名患者的小样本前瞻性试验证实了 B 细胞清除是治疗 IgG4-RD 的有效方法[25]。另一项针对 B 淋巴细胞系的治疗方法试验——XmAb5871 似乎也支持抑制 B 细胞和浆母细胞对治疗 IgG4-RD 是有效的[89]。然而，目前该药物的进一步开发计划仍处于搁置状态。最近，对于 IgG4-RD 治疗转向针对促进疾病发展的 T 淋巴细胞，但迄今为止此方面的经验有限。针对 T 细胞的潜在治疗方法包括利用阿巴西普（CTLA4 抗体）干扰共刺激过程及单克隆抗体靶向 SLAMF7，SLAMF7 不仅存在于 CD4⁺CTL 中，在 B 淋巴细胞谱系中也有表达。

 Full references for this chapter can be found on ExpertConsult.com.

参考文献

1. Perugino CA, Mattoo H, Mahajan VS, et al.: Emerging treatment models in rheumatology: IgG4-related disease. Insights into human immunology and targeted therapies, *Arthritis Rheumatol* 69(9):1722–1732, 2017.
2. Umehara H, Okazaki K, Masaki Y, et al.; The Research Program for Intractable Disease by Ministry of Health, Labor and Welfare (MHLW) Japan G4 team. A novel clinical entity, IgG4-related disease (IgG4RD): general concept and details, *Mod Rheumatol* 22:1–14, 2012.
3. Stone JH, Khosroshahi A, Deshpande V, et al.: Recommendations for the nomenclature of IgG4-related disease and its individual organ system manifestations, *Arthritis Rheum* 64:3061–3067, 2012.
4. Stone JH, Zen Y, Deshpande V: IgG4-related disease, *N Engl J Med* 366:539–551, 2012.
5. Wallace ZS, Naden RP, Chari S, et al.: The American College of Rheumatology/European League Against Rheumatism classification criteria for IgG4-related disease, Arthritis & Rheumatology 2019 and Annals of the Rheumatic Diseases 2019 (in press).
6. Kamisawa T, Egawa N, Nakajima H: Autoimmune pancreatitis is a systemic autoimmune disease, *Am J Gastroenterol* 98:2811–2812, 2003.
7. Kamisawa T, Funata N, Hayashi Y, et al.: A new clinicopathological entity of IgG4-related autoimmune disease, *J Gastroenterol* 38:982–984, 2003.
8. Kanno A, Nishimori I, Masamune A, the Research Committee on Intractable Diseases of Pancreas, et al.: Nationwide epidemiological survey of autoimmune pancreatitis in Japan, *Pancreas* 41:835–839, 2012.
9. Kamisawa T, Zen Y, Pillai S, et al.: IgG4-related disease, *Lancet* 385(9976):1460–1471, 2015.
10. Wallace ZS, Deshpande V, Mattoo H, et al.: IgG4-related disease: baseline clinical and laboratory features in 125 patients with biopsy-proven disease, *Arthritis & Rheumatology* 67(9):2466–2475, 2015.
11. Zen Y, Harada K, Sasaki M, et al.: IgG4-related sclerosing cholangitis with and without hepatic inflammatory pseudotumor, and sclerosing pancreatitis-associated sclerosing cholangitis: do they belong to a spectrum of sclerosing pancreatitis? *Am J Surg Pathol* 28:1193–1203, 2004.
12. Zen Y, Nakanuma Y: IgG4-related disease: a cross-sectional study of 114 cases, *Am J Surg Pathol* 34:1812–1819, 2010.
13. Cheuk W, Chan JK: IgG4-related sclerosing disease: a critical appraisal of an evolving clinicopathologic entity, *Adv Anat Pathol* 17:303–332, 2010.
14. Deshpande V, Zen Y, et al.: Consensus statement on the pathology of IgG4-related disease, *Mod Pathol* 25:1181–1192, 2012.
15. Khosroshahi A, Cheryk LA, Carruthers MN, et al.: Brief report: spuriously low serum IgG4 concentrations caused by the prozone phenomenon in patients with IgG4-related disease, *Arthritis Rheum* 66:213–217, 2014.
16. Carruthers MN, Khosroshahi A, Augustin T, et al.: The diagnostic utility of serum IgG4 concentrations in patients with potential IgG4-related disease, *Ann Rheum Dis* 74(1):14–18, 2015.
17. Kamisawa T, et al.: Standard steroid treatment for autoimmune pancreatitis, *Gut* 58:1504–1507, 2009.
18. Ryu JH, Horie R, Sekiguchi H, et al.: Spectrum of disorders associated with elevated serum IgG4 levels Encountered in clinical practice, *Int Rheumatol* 232960, 2012.
19. Mattoo H, Mahajan VS, Della Torre E, et al.: De novo oligoclonal expansions of circulating plasmablasts in active and relapsing IgG4-related disease, *J Allergy Clin Immunol* 134(3):679–687, 2014.
20. Wallace ZS, Mattoo H, Carruthers MN, et al.: Plasmablasts as a biomarker for IgG4-related disease, independent of serum IgG4 concentrations, *Ann Rheum Dis* 74(1):190–195, 2015.
21. Nirula A, Glaser SM, Kalled SL, et al.: What is IgG4? A review of the biology of a unique immunoglobulin subtype, *Curr Opin Rheumatol* 23:119–124, 2011.
22. Aalberse RC, Stapel SO, Schuurman J, et al.: Immunoglobulin G4: an odd antibody, *Clin Exp Allergy* 39:469–477, 2009.
23. Cornell LD, Chicano SL, Deshpande V, et al.: Pseudotumors due to IgG4 immune-complex tubulointerstitial nephritis associated with autoimmune pancreatocentric disease, *Am J Surg Pathol* 31(10):1586–1597, 2007.
24. Khosroshahi A, Carruthers MN, Deshpande V, et al.: Rituximab for the treatment of IgG4-related disease: lessons from 10 consecutive patients, *Medicine (Baltimore)* 91:57–66, 2012.
25. Carruthers MN, Topazian MD, Khosroshahi A, et al.: RTX for IgG4-related disease: a prospective, open-label trial, *Annals of the Rheumatic Disease* 74(6):1171–1177, 2015.
26. Zen Y, et al.: Th2 and regulatory immune reactions are increased in immunoglobin G4-related sclerosing pancreatitis and cholangitis, *Hepatology* 45:1538–1546, 2007.
27. Okazaki K, et al.: Autoimmune-related pancreatitis is associated with autoantibodies and a Th1/Th2-type cellular immune response, *Gastroenterology* 118:573–581, 2000.
28. Della Torre E, Mattoo H, Mahajan VS, et al.: Prevalence of atopy, eosinophilia, and IgE elevation in IgG4-related disease, *Allergy* 69:269–272, 2014.
29. Mattoo H, Della-Torre E, Mahajan VS, et al.: Circulating Th2 memory cells in IgG4-related disease are restricted to a defined subset of subjects with atopy, *Allergy* 69:399–402, 2014.
30. Mattoo H, Mahajan VS, Maehara T, et al.: Clonal expansion of CD4+ cytotoxic T lymphocytes in patients with IgG4-related disease, *J Allergy Clin Immunol* 138(3):825–838, 2016.
31. Maehara T, Mattoo H, Mahajan VS, et al.: The expansion in lymphoid organs of IL-4+ BATF+ T follicular helper cells is linked to IgG4 class switching in vivo, *Life Sci Alliance* 1(1):pii:e201800050, 2018. Epub 2018 Apr 5. PMID: 29984361.
32. Akiyama M, Suzuki K, Yamaoka K, et al.: Number of circulating follicular helper 2 T cells correlated with IgG4 and interleukin-4 levels and plasmablast numbers in IgG4-related disease, *Arthritis Rheumatol* 67(9):2476–2481, 2015.
33. Morita R, Schmitt N, Bentebibel SE, et al.: Human blood CXCR5(+) CD4(+) T cells are counterparts of T follicular cells and contain specific subsets that differentially support antibody secretion, *Immunity* 34(1):108–121, 2011.
34. He J, Tsai LM, Leong YA, et al.: Circulating precursor CCR7(lo) PD-1(hi) CXCR5⁺ CD4⁺ T cells indicate Tfh cell activity and promote antibody responses upon antigen reexposure, *Immunity* 39(4):770–781, 2013.
35. Della-Torre E, Feeney E, Deshpande V, et al.: B-cell depletion attenuates serological biomarkers of fibrosis and myofibroblast activation in IgG4-related disease, *Ann Rheum Dis* 74(12):2236–2243, 2015.
36. Kino-Ohsaki J, Nishimori I, Morita M, et al.: Serum antibodies to carbonic anhydrase I and II in patients with idiopathic chronic pancreatitis

and Sjögren's syndrome, *Gastroenterology* 110(5):1579–1586, 1996.

37. Frulloni L, Lunardi C, Simone R, et al.: Identification of a novel antibody associated with autoimmune pancreatitis, *N Engl J Med* 361(22):2135–2142, 2009.

38. Okazaki K, Uchida K, Ohana M, et al.: Autoimmune-related pancreatitis is associated with autoantibodies and a Th1/Th2-type cellular immune response, *Gastroenterology* 118(3):573–581, 2000.

39. Asada M, Nishio A, Uchida K, et al.: Identification of a novel autoantibody against pancreatic secretory trypsin inhibitor in patients with autoimmune pancreatitis, *Pancreas* 33(1):20–26, 2006.

40. Endo T, Takizawa S, Tanaka S, et al.: Amylase alpha-2A autoantibodies: novel marker of autoimmune pancreatitis and fulminant type 1 diabetes, *Diabetes* 58(3):732–737, 2009.

41. Löhr JM, Faissner R, Koczan D, et al.: Autoantibodies against the exocrine pancreas in autoimmune pancreatitis: gene and protein expression profiling and immunoassays identify pancreatic enzymes as a major target of the inflammatory process, *Am J Gastroenterol* 105(9):2060–2071, 2010.

42. Hubers LM, Vos H, Schuurman AR, et al.: Annexin A11 is targeted by IgG4 and IgG1 autoantibodies in IgG4-related disease, *Gut* 67(4):728–735, 2018.

43. Du H, Shi L, Chen P, et al.: Prohibitin is involved in patients with IgG4 related disease, *PloS One* 10(5):e0125331, 2015.

44. Shiokawa M, Kodama Y, Sekiguchi K, et al.: Laminin 511 is a target antigen in autoimmune pancreatitis, *Sci Transl Med* 10(453), 2018.

45. Perugino CA, AlSalem SB, Mattoo H, et al.: Identification of galectin-3 as an autoantigen in patients with IgG4-related disease, *J Allergy Clin Immunol* 143:736–745, 2019.

46. Wallace ZS, Deshpande V, Stone JH: Ophthalmic manifestations of IgG4-related disease: single-center experience and literature review, *Semin Arthritis Rheum* 43:806–817, 2013.

47. Leporati P, Landek-Salgado MA, Lupi I, et al.: IgG4-related hypophysitis: a new addition to the hypophysitis spectrum, *J Clin Endocrinol Metab* 96:1971–1980, 2011.

48. Inoue D, Zen Y, Sato Y, et al.: IgG4-related perineural disease, *Int J Rheumatol* 29:212–218, 2012.

49. Yao Q, Wu G, Hoschar A: IgG4-related Mikulicz's disease is a multiorgan lymphoproliferative disease distinct from Sjögren's syndrome: a Caucasian patient and literature review, *Clin Exp Rheumatol* 31:289–294, 2013.

50. Himi T, Takano K, Yamamoto M, et al.: A novel concept of Mikulicz's disease as IgG4-related disease, *Auris Nasus Larynx* 39:9–17, 2012.

51. Hu EK, Parrish C, Wrobel B, et al.: Immunoglobulin G4-related disease presenting as an ethmoid and maxillary mass, *Ann Allergy Asthma Immunol* 111:75–77, 2013.

52. Schiffenbauer AI, Gahl WA, Pittaluga S, et al.: IgG4-related disease presenting as recurrent mastoiditis, *Laryngoscope* 122:681–684, 2012.

53. Fatemi G, Fang MA: IgG4-related pharyngitis-an addition to the nomenclature of IgG4-related disease: comment on the article by Stone et al, *Arthritis Rheum* 65:2217, 2013.

54. Dahlgren M, Khosroshahi A, Nielsen GP, et al.: Riedel's thyroiditis and multifocal fibrosclerosis are part of the IgG4-related systemic disease spectrum, *Arthritis Care Res (Hoboken)* 62:1312–1318, 2010.

55. Deshpande V, Huck A, Ooi E, et al.: Fibrosing variant of Hashimoto thyroiditis is an IgG4 related disease, *J Clin Pathol* 65:725–728, 2012.

56. Cheuk W, Chan JK: Lymphadenopathy of IgG4-related disease: an underdiagnosed and overdiagnosed entity, *Semin Diagn Pathol* 29:226–234, 2012.

57. Sato Y, Kojima M, Takata K, et al.: Systemic IgG4-related lymphadenopathy: a clinical and pathologic comparison to multicentric Castleman's disease, *Mod Pathol* 22:589–599, 2009.

58. Della-Torre E, Stone JH: "How I manage" IgG4-related disease, *J Clin Immunol* 36(8):754–763, 2016.

59. Kasashima S, Zen Y, Kawashima A, et al.: A clinicopathologic study of immunoglobulin G4-related sclerosing disease of the thoracic aorta, *J Vasc Surg* 52:1587–1595, 2010.

60. Stone JH, Patel VI, Oliveira GR, et al.: Case records of the Massachusetts General Hospital: case 38-2012, a 60-year-old man with abdominal pain and aortic aneurysms, *N Engl J Med* 367:2335–2346, 2012.

61. Zen Y, Kasashima S, Inoue D: Retroperitoneal and aortic manifestations of immunoglobulin G4-related disease, *Semin Diagn Pathol* 29:212–218, 2012.

62. Inoue D, Zen Y, Abo H, et al.: Immunoglobulin G4-related periaortitis and periarteritis: CT findings in 17 patients, *Radiology* 261:625–633, 2011.

63. Inokuchi G, Hayakawa M, Kishimoto T, et al.: A suspected case of coronary periarteritis due to IgG4-related disease as a cause of ischemic heart disease, *Forensic Sci Med Pathol* 10:103–108, 2014.

64. Zen Y, Onodera M, Inoue D, et al.: Retroperitoneal fibrosis: a clinicopathologic study with respect to immunoglobulin G4, *Am J Surg Pathol* 33:1833–1839, 2009.

65. Khosroshahi A, Carruthers MN, Stone JH, et al.: Rethinking Ormond's disease: "idiopathic" retroperitoneal fibrosis in the era of IgG4-related disease, *Medicine (Baltimore)* 92:82–91, 2013.

66. Inoue D, Zen Y, Abo H, et al.: Immunoglobulin G4-related lung disease: CT findings with pathologic correlations, *Radiology* 251:260–270, 2009.

67. Zen Y, Inoue D, Kitao A, et al.: IgG4-related lung and pleural disease: a clinicopathologic study of 21 cases, *Am J Surg Pathol* 33:1886–1893, 2009.

68. Matzumura Kuan M, Rubin B, Meysami A: Thoracic paravertebral mass as an infrequent manifestation of IgG4-related disease, *Case Rep Rheumatol* 2017:4716245, 2017.

69. Saeki T, Nishi S, Imai N, et al.: Clinicopathological characteristics of patients with IgG4-related tubulointerstitial nephritis, *Kidney Int* 78:1016–1023, 2010.

70. Saeki T, Kawano M, Mizushima I, et al.: The clinical course of patients with IgG4-related kidney disease, *Kidney Int* 84:826–833, 2013.

71. Alexander MP, Larsen CP, Gibson IW, et al.: Membranous glomerulonephritis is a manifestation of IgG4-related disease, *Kidney Int* 83:455–462, 2013.

72. Khosroshahi A, Ayalon R, Beck Jr LH, et al.: IgG4-related disease is not associated with antibody to the phospholipase A2 receptor, *Int J Rheumatol* 2012.

73. Beck Jr LH, Bonegio RG, Lambeau G, et al.: M-type phospholipase A2 receptor as target antigen in idiopathic membranous nephropathy, *N Engl J Med* 361:11–21, 2009.

74. Hamano H, Kawa S, Horiuchi A, et al.: High serum IgG4 concentrations in patients with sclerosing pancreatitis, *N Engl J Med* 344:732–738, 2001.

75. Hart PA, Kamisawa T, Brugge WR, et al.: Long-term outcomes of autoimmune pancreatitis: a multicentre, international analysis, *Gut* 62:1771–1776, 2013.

76. Kamisawa T, Chari ST, Lerch MM, et al.: Recent advances in autoimmune pancreatitis: type 1 and type 2, *Gut* 62:1373–1380, 2013.

77. Kamisawa T, Takuma K, Egawa N, et al.: Autoimmune pancreatitis and IgG4-related sclerosing disease, *Nat Rev Gastroenterol Hepatol* 7:401–409, 2010.

78. Sugumar A, Levy MJ, Kamisawa T, et al.: Endoscopic retrograde pancreatography criteria to diagnose autoimmune pancreatitis: an international multicentre study, *Gut* 60:666–670, 2011.

79. Oseini AM, Chaiteerakij R, Shire AM, et al.: Utility of serum immunoglobulin G4 in distinguishing immunoglobulin G4-associated cholangitis from cholangiocarcinoma, *Hepatology* 54:940–948, 2011.

80. Kalaitzakis E, Levy M, Kamisawa T, et al.: Endoscopic retrograde cholangiography does not reliably distinguish IgG4-associated cholangitis from primary sclerosing cholangitis or cholangiocarcinoma, *Clin Gastroenterol Hepatol* 9:800–03, e2.

81. Itoi T, Kamisawa T, Igarashi Y, et al.: The role of peroral video cholangioscopy in patients with IgG4-related sclerosing cholangitis, *J Gastroenterol* 48:504–514, 2013.

82. Nakazawa T, Ando T, Hayashi K, et al.: Diagnostic procedures for IgG4-related sclerosing cholangitis, *J Hepatobiliary Pancreat Sci* 18:127–136, 2011.

83. Peikert T, Shrestha B, Aubry MC, et al.: Histopathologic overlap between fibrosing mediastinitis and IgG4-related disease, *Int J Rheu-*

matol, 2012.

84. Salvarani C, Valli R, Boiardi L, et al.: IgG4-associated sclerosing mesenteritis, *Clin Exp Rheumatol* 29(suppl 64):S79–S80, 2011.

85. Ikeda T, Oka M, Shimizu H, et al.: IgG4-related skin manifestations in patients with IgG4-related disease, *Eur J Dermatol* 23:241–245, 2013.

86. Hart PA, Smyrk TC, Chari ST: IgG4-related prostatitis: a rare cause of steroid-responsive obstructive urinary symptoms, *Int J Urol* 20:132–134, 2013.

87. Khosroshahi A, Wallace ZS, Crowe JL, et al.: Second International Symposium on IgG4-related disease. International consensus guidance statement on the management and treatment of IgG4-related disease, *Arthritis Rheumatol* 67(7):1688–1699, 2015.

88. Khosroshahi A, Bloch DB, Deshpande V, et al.: Rituximab therapy leads to swift decline of serum IgG4 levels and prompt clinical improvement in IgG4-related disease, *Arthritis & Rheumatol* 62:1755–1762, 2010.

89. Stone JH, Wallace ZS, Perugino CA, et al.: XmAb5871 in IgG4-related disease: a phase 2 trial, *Arthritis & Rheumatology* 2017.

第 129 章

内分泌和代谢疾病相关关节炎

原著 SEBASTIAN E. SATTUI, JOSEPH A. MARKENSON
任 倩 译 纪立农 校

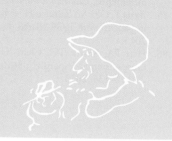

关键点

- 内分泌疾病在起病初期可表现为多种肌肉骨骼的症状和体征。除此之外，以内分泌为主要表现的潜在性自身免疫性疾病也很常见，应及时甄别。
- 与内分泌疾病相关的肌肉骨骼症状如糖尿病或肢端肥大症，是与该病发病以及生活质量差相关的一种常见临床表现。尽管这些代谢异常得到了控制或者潜在内分泌疾病获得了生化指标的缓解，但是这些慢性的并发症往往持续存在。
- 糖尿病患者很多骨骼肌肉并发症主要是由于结缔组织的病变进一步导致纤维化和肌腱病变造成的。潜在的糖尿病性神经病变可导致毁坏性、不可逆的骨关节病。
- 在有骨骼肌肉症状的患者中及时和全面的评估潜在的甲状腺疾病至关重要。因为在大多数情况下，适当的治疗能够缓解相关症状。
- 原发性甲状旁腺疾病常导致双水焦磷酸钙晶体沉积所致的晶体诱导性关节病。

引言

　　系统性疾病常以风湿病症状为首发表现。每种内分泌疾病都有其独特的关节炎症状，类似于或表现为特定的风湿性疾病，需要高度警惕并全面评估这些不同临床症状的患者。风湿病专家和大内科医生都应该能够熟练的判断内分泌系统疾病对于肌肉骨骼系统组成部分的影响。并且，应认识到在风湿性疾病的治疗过程中会出现内分泌疾病，如糖皮质激素的使用，这对于减少或逆转潜在的不良事件至关重要。本章节主要介绍临床上内分泌疾病一些常见的肌肉骨骼表现。

肾上腺疾病

　　1932 年，Harvey Cushing 描述了几种风湿疾病的表现，包括骨质疏松、缺血性坏死、肌病和滑膜炎，后来统称为 Cushing 综合征（Cushing syndrome，CS）。原发性 CS 通常与内源性皮质醇过度产生有关，这些内源性皮质醇的分泌可以是 ACTH 依赖性的（垂体瘤）或非 ACTH 依赖性的（肾上腺肿瘤或肾上腺增生）；而外源性 CS 则继发于外源性糖皮质激素的过量使用。

　　过量的类固醇导致肌肉蛋白分解代谢并抑制同类激素的信号转导，导致肌肉萎缩，尤其是 IIa 型肌纤维萎缩[1]。类固醇肌病可表现为极度的肌无力和疼痛，尤其是骨盆带肌，可见于 70% 的活动性原发 CS 患者中[2]。这种肌无力和疼痛可突然发病，抑或隐匿起病。活动性 CS 患者可表现为握力下降和站起测试受损[1]。尽管人们普遍认为，随着皮质类固醇的停用或疾病生化指标的控制，肌无力会逐渐改善，但最近对原发性 CS 患者使用 MRI 和双能 X 线吸收仪（dual-energy X-ray absorptiometry，DXA）对身体成分分析进行的一些研究表明，即使在临床缓解 13 年后，下肢骨骼肌质量仍持续下降[3,4]。

　　缺血性坏死通常发生在长期大剂量使用皮质类固醇激素之后，但也可发生于类固醇激素停止使用后的数月甚至数年。[5,6]。虽然不太常见，但缺血性坏死也可与短期或间断大剂量静脉类固醇激素治疗相关；因此，在进行临床评估中应考虑缺血性坏死的风险[6,7]。另外，内源性 CS 患者中也存在缺血性坏死的病例报告，不过较为罕见[8,9]。

激素对成骨细胞的复制和分化以及肠道和肾的钙重吸收具有抑制作用。CS 患者常合并骨代谢异常，40% ~ 78% 的患者出现骨量减少，22% ~ 57% 的患者合并骨质疏松，11% ~ 76% 的患者出现骨折。肾上腺疾病所致 CS 患者的骨质疏松患病率高于垂体疾病所致 CS 患者[10]。男性患者的骨质疏松和椎体骨折患病率高于女性患者[1,11]。一些研究表明，无论是通过手术还是药物治疗，在疾病生化缓解后骨密度（BMD）都有所改善；然而，骨密度改善的时间早晚不一。一些研究发现在疾病临床缓解数年后，仍可见骨密度的持续降低和骨代谢标志物的异常[12-16]。

肢端肥大症

肢端肥大症（acromegaly）是由生长激素（growth hormone，GH）分泌过多导致的，病因通常是分泌 GH 的垂体瘤。其他病因较为罕见，如下丘脑肿瘤分泌过量的生长激素释放激素（GH releasing hormone，GHRH）、异位 GHRH 分泌和非内分泌肿瘤的异位 GH 分泌。既往报道患病率为每 100 000 人 2.8 ~ 13.7 例，发病率范围为每 100 000 人每年 0.2 ~ 1.1 例。肢端肥大症最常见于中年男性和女性，中位延迟诊断时间为 4.5 ~ 5 年[17]。生长激素分泌过多以及其主要效应激素—胰岛素样生长因子（insulin-like growth factor-1，IGF-1）具有维持细胞生长和代谢双重效应。

GH 和 IGF-1 是骨和软骨平衡的重要调节因子，在骨骼生长发育和骨量维持中起核心作用。肌肉骨骼症状，包括肢端肥大性骨关节病，是肢端肥大症的常见并发症，影响负重和非负重关节[18,19]。高达 50% ~ 70% 的患者在诊断时就存在关节病的临床表现[20]。60% ~ 70% 之间的患者经历过外周大关节（即肩、膝和髋关节）受累。背痛可能令肢端肥大症患者备受困扰症状。约 50% 的患者有中轴型关节病，主要影响腰椎[21]。约 60% 的肢端肥大症患者出现腕管综合征（carpal tunnel syndrome，CTS），且常为双侧受累[22,23]。

垂体前叶分泌的 GH 作用于肝细胞，进一步分泌生长调节素（somatomedins），对骨和软骨有刺激作用，包括软骨细胞复制、蛋白多糖合成、胶原、成骨细胞增殖，以及骨胶原蛋白增多（导致骨量增加）[24]。生长调节素对肌肉和脂肪也有胰岛素样活性。肢端肥大性骨关节病的发病可能有两个阶段：早期且潜在可逆性阶段，此时 GH 和 IGF-1 水平升高导致软骨肥大和关节周围韧带松弛；晚期不可逆阶段，GH 过量持续存在导致关节退行性关节病，伴有瘢痕、囊肿和骨赘形成[25,26]。MRI 研究发现肢端肥大症关节病患者的软骨肥厚和组成成分与原发性骨关节炎（OA）患者相比有显著差异[27]。

关节病症状会导致显著的劳动能力丧失和生活质量下降[28,29]。关节病症状是慢性的，并且目前的证据表明，即使疾病在生化水平已经得到控制，但关节症状也会持续存在，超过 70% 的患者即便已经成功治疗，仍有进行性骨赘病或关节间隙狭窄[30]。

肢端肥大症患者的骨量和生活质量

GH 通过 IGF-1 直接或间接刺激成骨细胞系的细胞增殖和成熟成骨细胞的分化。它还可以刺激骨钙素的羧基化和骨保护素的产生[31]。

GH 过度分泌对骨皮质和骨小梁的影响不同；高水平的 GH 对骨皮质产生不利影响，而高水平的 GH 可使后者骨膜骨化，骨密度往往增加。这些差异与肢端肥大症患者因骨增大而导致的 DXA 测量变化有关，这可能解释了为什么肢端肥大症患者即使在正常骨密度的情况下也会发生骨折[32-34]。

多项研究证实肢端肥大症患者椎体骨折风险增加，这与性腺功能减退、IGF-1 水平升高和疾病活动期延长相关。在为期 3 年的随访中发现 42% 的患者在疾病活动期发生意外椎体骨折；而在疾病已经获得生化水平控制的患者中，多达 20% 患者出现骨折[35,36]。

下丘脑 - 性腺轴

许多自身免疫性疾病在女性中更为普遍。结缔组织疾病的男女比例不同。在类风湿关节炎（RA）中，绝经后妇女的发病率高于绝经前妇女。成年男性发病明显延迟[37]。这些发现可能是由于男性性腺激素对 RA 有保护作用（为睾酮作用的结果），而在女性性腺激素则是系统性红斑狼疮（SLE）的易感因素（为雌激素作用的结果）[38,39]。

性激素和性染色体上表达的基因都被提议作为

肌肉骨骼疾病存在性别和年龄差异的潜在原因。例如 Klinefelter 综合征患者，他们有两个 XX 染色体（XXY 核型），雄激素水平降低，发生自身免疫性疾病的风险增加[40]。雄激素除了具有决定生物学性别的作用外，其对免疫系统也具有特异性的作用，可抑制免疫反应和炎症反应，增加自身免疫发生的阈值[41]。一项前瞻性研究显示，性腺功能减退症的男性自身免疫疾病的发病率较高，且其他研究表明，自身免疫性疾病患者血清雄激素水平较低[42,43]。

雄激素在类风湿关节炎中的作用

在一项为期 2 年的队列研究中，对 41 例早期类风湿关节炎［研究开始时未服用改善病情抗风湿药（DMARDs）］男性患者的总睾酮、性激素结合球蛋白和促黄体生成素（LH）水平进行分析[37]，只有年龄小于 50 岁的男性患者的基线睾酮水平低于对照组。其他研究也有类似发现，随着年龄的增长，血清雄激素显著减少的男性可能更容易出现进展性的 RA[44-46]。然而，性腺功能减退与 RA 发病之间是否存在因果关系尚不能确定，因为有研究发现所有 RA 患者在发病前并未出现血清雄激素水平的降低[44,47]。还有观点认为血清雄激素水平降低是 RA 导致的，因为随着治疗反应和疾病活动性降低，睾酮水平升高，且睾酮水平与炎症标志物呈负相关[37,48,49]。

雄激素在女性 RA 易感性中的作用还不太清楚，一些研究显示雄激素具有保护作用，另一些研究则表明雄激素可能会加重疾病的恶化[50-52]。携带 CYB5A 基因多态性的女性倾向于存在较高的雄激素水平，且这类患者不易发展为血清学阳性的 RA[53]。难治性 RA 的女性患者雄激素水平较低。然而，血清雄激素浓度较高且雄激素受体 CAG 重复序列较低的患者更易发展为侵袭性 RA[54,55]。女性 RA 患者血清雄激素水平较低，但在发病前未发现明显雄激素水平的异常[51]。

韧带损伤和雌激素

雌激素在骨、肌肉和结缔组织的发育、成熟和老化中也起着重要作用[56]。绝经的一个特征就是肌肉骨骼损伤风险增加、骨流失加速和肌肉消耗加速。

一般来说，女性运动员前交叉韧带（ACL）断裂的发生率是男性运动员的 2～8 倍。一种可能的解释

是膝关节松弛度与雌激素浓度直接相关[62,63]，而在月经周期的排卵前和排卵期膝关节松弛度增加[57-61]。回顾性研究表明，ACL 损伤患者中口服避孕药的使用比例很低[64,65]。有趣的是，女性肌肉损伤比男性少；这可能和肌肉僵硬程度降低有关。需要进一步研究干预的可能性和干预时机。

糖尿病

糖尿病（diabetes mellitus，DM）仍然是全世界最常见的疾病之一。研究证据多集中在糖尿病微血管和大血管并发症，而肌肉骨骼并发症的证据主要来自于观察性的研究（表 129-1）[66,67]。

糖尿病性肌梗死（diabetic muscle infarction，DMI）仅发生在糖尿病患者中，而粘连性关节囊炎和关节活动受限（LJM）是糖尿病患者更为常见的并发症。后两种并发症以及如 CTS、屈肌腱鞘炎和 Dupuytren 病等其他疾病，都是一组纤维增生性软组织疾病的一部分，其中晚期糖基化终产物（advanced glycosylated end products，AGE）水平的升高在其中所起的作用不容忽视。关节周围、腱鞘和筋膜结缔组织的沉积导致特定的临床表现，这已在组织学检查中被发现[68,69]。AGE 的形成取决于糖的浓度和大分子暴露于高糖的时间。AGEs 与糖尿病微血管和大血管并发症的发生相关，在 1 型糖尿病中 AGEs 在皮肤中的积聚与视网膜病变、肾病和 LJM 相关[70]。糖尿病患者经常出现关节疾病，如糖尿病性骨关节病以及骨骼疾病，如弥漫性特发性骨肥厚（DISH）。

表 129-1 糖尿病的骨骼肌肉并发症汇总

部位（最常累及）	并发症
肩部	粘连性关节囊炎（冻结肩）
	钙化性肩肌腱炎
手部	关节活动受限综合征（糖尿病性手关节病变）
	屈肌腱鞘炎（扳机指）
	Dupuytren 病
	腕管综合征
足部	Charcot 骨关节病
肌肉	糖尿病性肌梗死
	糖尿病性肌萎缩
骨骼	弥漫性特发性骨肥厚

肩部

肩周炎或粘连性关节囊炎（AC）在糖尿病患者中常见于双侧，并伴有剧烈疼痛和僵硬。据报道，1 型和 2 型糖尿病患者上述并发症的发病率分别为 10% ～ 20% 和 3% ～ 32%。另就患病率而言，糖尿病患者为 11% ～ 19%，年龄匹配的非糖尿病患者仅为 2% ～ 3%。最近的一项纵向研究表明，与非糖尿病患者相比，糖尿病患者发生 AC 的风险增加（HR 1.333；95%CI，1.24 ～ 1.44）[71]。症状与较差的生活质量、抑郁以及较重的糖尿病特定负担相关[72]。对于保守治疗方法，糖尿病本身似乎就提示预后不良，而外科治疗似乎也并无优势[73,74]。

钙化性肩部肌腱炎主要是由于钙羟基磷灰石晶体沉积于肩袖肌腱所致，这在糖尿病患者中更为常见。一项研究发现，糖尿病患者肩部钙化的患病率高出对照者 3 倍，但只有 1/3 的糖尿病患者出现临床症状[75]。肩部肌腱相关疾病的原因尚不清楚，但可能反映了基质金属蛋白酶（MMP）/ 组织金属蛋白酶抑制剂（TIMP）表达的改变。这方面需要做更多的研究。

手部

关节活动受限综合征（糖尿病性手关节病），也称为糖尿病性僵硬手综合征，实际上不是一种关节病，而是一种涉及关节周围结构的过程。它是一种类似于硬皮病的纤维化综合征，有掌指关节（MCP）、近端指间关节（PIP）和远端指间关节（DIP）背侧皮肤增厚、紧致、呈蜡样皮肤。"祈祷征"指的是双手手掌和手指的表面无法相互贴合。较大的关节如腕、肘、膝和踝，也可能会受到影响。据报道，1 型和 2 型糖尿病患者的上述并发症的患病率分别在 30% ～ 58% 和 45% ～ 76% 之间，并且患病率随着年龄、病程和血糖控制不佳而升高[76-78]。非甾体抗炎药（NSAID）和类固醇注射治疗效果不佳，建议以物理治疗和控制血糖为主[79]。

屈肌腱鞘炎或"扳机指"是由于腱鞘纤维化和增厚所致。尤其是当肌腱通过滑轮结构时，屈肌腱在其腱鞘内的运动受限，随后导致炎症，进而出现疼痛，最终导致相应手指无法活动。1 型和 2 型糖尿病患者的该并发症的患病率高于普通人群；和控制良好的患

者相比，疾病控制不佳的患者患病率更高[80-82]，可能同时累及多个手[83-85]。激素注射治疗可能不那么有效，多指受累的患者通常需要手术治疗[86,87]。

Dupuytren 病（DD）的典型表现是手掌筋膜和屈肌肌腱增厚，以及假性束带、手掌或手指结节和手指屈曲挛缩，累及无名指和小指。在糖尿病患者中，DD 更为普遍，患病率高达 16% ～ 42%，而且更常累及中指和无名指。

腕管综合征（CTS）是一种由正中神经受压引起的卡压性神经病变，在 DM 患者中被认为与纤维增生性结缔组织有关[88]。在 DM 患者中，炎症和新生血管形成似乎比非糖尿病患者更为显著[89]。DM 患者的 CTS 患病率更高，尤其是合并神经病变时更为明显。最近的一项系统回顾和荟萃分析估计糖尿病患者的 CTS 的风险升高（OR，1.69；95% CI，1.45 ～ 1.96）。糖尿病患者 CTS 可与其他关节病变共存，例如扳机指。手术治疗效果似乎与非糖尿病患者相似[91,92]。

足部

Charcot 骨关节病（COA），也称为糖尿病性骨关节病，与糖尿病性神经病变相关，是一种进展性、且通常是快速进展性的足关节和踝关节退行性疾病。如果不治疗，会导致严重的损伤和畸形。在糖尿病神经病变的患者中，COA 的发病率为 0.1% ～ 5%，患病率为 0.08% ～ 8.5%[93,94]。COA 的发病率随着糖尿病和糖尿病神经病变的病程延长而增加，虽然单侧发病更为常见，但也有高达 39% 的患者存在双下肢受累[95]。COA 合并溃疡时截肢风险增高。这些患者中的足溃疡年发病率为 17%[95]。

关于 COA 的病理生理学有两种理论：神经营养假说和神经血管假说。第一种是指累积性创伤（保护性本体感觉丧失的情况下）作为致病因素，导致促炎细胞因子如 TNF、IL-1β 和 IL-6 的释放，以及核因子 κB（NF-κB）配体（RANKL）受体激动因子的上调，导致破骨细胞生成和过度骨转换[96,97]。后一种假说认为，由于自主神经功能障碍，糖尿病患者软骨下骨血流量增加，导致破骨细胞活性增加和骨吸收增加[98]。即使在没有外周血管疾病的情况下，这种现象也会发生，并造成骨疲劳和组织结构紊乱。一些研究还表明，软骨细胞中的 AGEs 受体可导致 MMPs

的上调并加重炎症[99,100]。

初始症状是脚部肿胀、发热和红斑。踝关节、跗骨和跗跖关节的受累最为常见，但膝关节、腕关节、肩关节和椎间关节很少受到影响。进行性骨吸收、骨折和移位会导致足部畸形和不稳定，呈现出经典的"摇椅底"外观。除了普通放射影像检查外，MRI和骨闪烁扫描术也可用于临床评估疾病累及的范围。首选治疗包括维持关节的稳定和减轻负重。其他治疗措施还包括抗骨吸收治疗和手术。

肌肉

糖尿病肌梗死是一种罕见的疾病，其特征是在没有外伤的情况下肌肉组织自发性梗死，在"脆性糖尿病"患者中更为常见[101]。可能的机制包括微血管病和高凝状态，这是由于凝血-纤溶系统的改变和内皮功能障碍所致。患者的特征性表现为由于血糖控制不佳，伴有多发性微血管并发症。临床表现为受累肌群突发的疼痛和肿胀，常累及大腿或腓肠肌，肌酸激酶正常或升高[76]。MRI的T2加权有助于诊断，确诊需要肌肉活检，在活检可发现肌肉水肿和坏死。糖尿病性肌萎缩通常表现为下肢近端肌肉无力，也可出现疼痛。治疗通常包括血糖控制和物理治疗[103]。

弥漫性特发性骨肥厚

弥漫性特发性骨肥厚（DISH）表现为脊柱韧带钙化形成，也可涉及更广泛的中轴骨以外的韧带，并且通常合并骨赘（图129-1）。但是，椎间盘和骶髂关节只是散在受累。在临床和亚临床糖尿病患者队列中（包括1型和2型糖尿病），可以观察到DISH高发生率，在一些小样本的病例报告中也有报道[104,105]。最近的一项研究发现，如果一级亲属有糖尿病或高血压，出现腰椎和胸椎疼痛，并同时合并肌止端病或肌腱炎，肥胖的人群在50多岁时更容易患DISH[106]。合并上述3种或3种以上临床症状的相对年轻的患者，其DISH的发生率是年龄、性别匹配的对照组的6倍（P = 0.004）。有人提出慢性血清胰岛素和IGF-1水平升高可导致暴露于机械应力的韧带和附着点区域的钙化和骨化[107]。

甲状腺功能亢进症

Graves病（Graves disease）导致甲亢的患者可出现胫前黏液水肿和眼病。黏液水肿表现为胫前皮肤的结节样改变（通常为1 cm或更大）。这些结节是由透明质酸组成的，呈粉色到紫色，无痛[108,109]。Graves

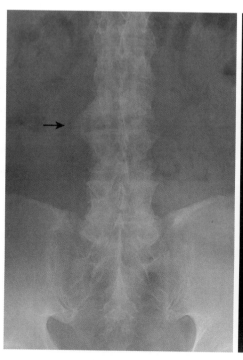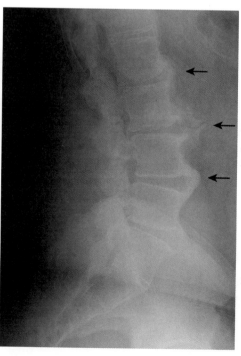

图129-1　一例弥漫性特发性骨肥厚的患者，左图为前后位，右图为侧位。可见脊柱前纵韧带钙化（箭头）。随着病情的加重，这些钙化通常会发展形成延伸至多个椎体的骨赘

病的患者也可能出现近端肌无力，受累肩关节出现粘连性关节囊炎，肌肉量减少和体重下降。大部分这些临床表现都能够随着治疗而缓解[110]。指甲的改变，甲床剥离以及杵状指（甲状腺性杵状指）可能与掌关节周围的骨膜炎相关，也有可能和手指或足趾软组织肿胀相关。可惜的是，这些症状不会随着治疗而恢复正常[111]。

甲状腺功能亢进症常见且严重的表现是骨量减少和骨质疏松。使用甲状腺激素来维持正常的促甲状腺激素（TSH）水平，以及调整甲状腺激素的替代治疗剂量，对于甲亢患者改善 BMD（通过测定骨密度获得）至关重要[112,113]。

甲状腺功能亢进症经常和其他自身免疫疾病重叠。一项研究纳入了 80 例 SLE 和 RA 患者和 34 例对照者，通过测定血清 FT3、FT4、TSH、甲状腺球蛋白抗体和甲状腺过氧化物酶抗体，以及甲状腺的超声，评估 HT 患者中各种不同的器官非特异性自身抗体阳性的比例[114]。HT 患者 ANAs 的阳性率显著高于对照人群（45% 和 14.7%，$P < 0.001$）。其他抗体的阳性率在两组之间没有差别。ANA 抗体阳性的患者比 ANA 抗体阴性的患者更年轻，且抗 TG 抗体的滴度更高（$P < 0.05$）。在 RA 和 SLE 的患者中，HT 的患病率显著高于对照人群（24% 和 8%，$P < 0.05$）。在 SLE 和 RA 的患者中，并未发现 HT 患病率的差别。研究者总结认为 ANA 是和 HT 相关的最常见的器官非特异性抗体，其他自身抗体很少见。在 SLE 和 RA 患者中 HT 的患病率为 24%。这些研究结果提示在 SLE 和 RA 患者中筛查可能合并存在的甲状腺自身免疫病有重要的临床意义[114]。

甲状腺功能减退症

在美国，甲状腺功能减退症最常见的原因是桥本甲状腺炎（Hashimoto's thyroiditis，HT），也称为慢性自身免疫性甲状腺炎。在女性和男性患者中发病率分别为 3.6/100 患者年和 0.8/1000 患者年[115,116]。甲状腺功能减退症的其他原因还包括垂体腺瘤或席汉综合征、手术切除、碘缺乏、碘甲状腺原氨酸合成酶途径缺陷，或使用某些特定的药物（锂或胺碘酮）。甲状腺功能减退症临床表现为对称性关节病，造成手和膝关节的僵硬。触诊时，关节呈"胶状"感觉，穿刺关节液表现为非炎性和黏液状，透明质酸含量高。常

可见双水焦磷酸钙（CPPD）晶体。在关节穿刺液中出现 CPPD 晶体的患者需要鉴别是否存在甲状腺功能减退症[117]。CPPD 晶体沉积的疾病包括：

- 甲状旁腺功能亢进症
- 家族性低尿钙性高钙血症
- 血色病
- 含铁血黄素沉着症
- 低磷酸酯酶症
- 低镁血症
- 甲状腺功能减退症
- 痛风
- 神经性关节
- 年龄增加
- 淀粉样变
- 外伤，包括手术

在甲状腺功能减退症的患者中，已报道的肌病的表现有疼痛、痛性痉挛、僵硬、近端无力、疲劳、CPK 水平升高、活检显示肌肉的异常（II 型纤维的萎缩和 I 型纤维的增加）和高胆固醇血症[118,119]。Hoffman 综合征是一种罕见的甲减性肌病，表现为肌肉量增加（假性肥大，同时伴有上述临床表现）。Kocher-Debre-Semelaigne 综合征是一种发生于婴儿期的疾病（克汀病），患儿母亲碘缺乏，患儿则表现为类似的假性肌肥大[120]。大多数肌病的症状在甲状腺激素治疗后缓解。甲状腺激素对于肌肉的作用机制包括延缓收缩和舒张（和快肌肉纤维向慢肌肉纤维的转变相关），改变肌球蛋白重链基因类型，以及干扰糖原贮积[121]。像 CTS 这样的神经病变也会以甲状腺功能减退为初发表现。卡压的机制目前认为是周围组织葡萄糖胺聚糖的堆积。一项系统综述回顾了 4908 例 CTS 的患者，比较了这些患者甲状腺功能减退症的患病率和对照人群的差别，结果发现 OR 值为 1.4（95%CI，1.0 ~ 2.0）[122]。

慢性自身免疫性甲状腺炎

慢性自身免疫性甲状腺炎（autoimmune thyroiditis，ATD）是一种炎性甲状腺炎，有时以甲状腺淋巴细胞浸润为特征。ATD 患者（甚至甲状腺功能检查正常的患者）合并关节炎的情况越来越受到重视。ATD 包括一组疾病，包括 Graves 病、慢性淋巴细胞性甲状腺炎（chronic lymphocytic thyroiditis，CLT）和桥

本病。Graves 病的特征是产生促甲状腺素受体抗体、激活甲状腺滤泡细胞、甲状腺的轻度淋巴细胞浸润和甲状腺功能亢进[123]。相比之下，CLT 可表现为甲状腺功能亢进或甲状腺功能减退，以后者更为常见。两者都可以有 ANA 抗体阳性。ATD 患者的风湿症状包括：

- 腕管综合征
- 软骨钙质沉着症
- 肩关节囊炎
- 颈痛
- 广泛的僵硬
- 肌病
- 纤维肌痛

可出现非炎症性滑膜积液。受影响的关节包括膝关节、掌指关节、近端指间关节和跖趾关节。大多数患者是甲状腺功能减退，当患者接受甲状腺激素治疗、TSH 受抑制降低时，患者关节症状得以缓解[124]。

在甲状腺功能正常的 CLT 以及未分化的结缔组织病患者中，98% 出现关节痛，59% 合并纤维肌痛，20% 有雷诺现象，26% 有干燥症状[125]。这些患者中，88% 影像学上有关节炎表现（其中脊柱关节炎占45%）。TSH 水平和抗甲状腺过氧化物酶（抗 TPO）抗体相关，但与血沉或抗甲状腺球蛋白（抗 TG）抗体水平无关。研究者认为甲状腺功能正常的 CTL 患者中风湿性疾病表现很常见[125]。

风湿性疾病患者的甲状腺异常

最近的一项前瞻性研究纳入了 201 例风湿性疾病患者以及 122 例年龄匹配的健康对照者，这两组平均 TSH 水平分别为 3.1 ± 2.7 mIU/L 和 1.9 ± 0.8 mIU/L（$P = 0.004$）[126]。平均 fT4 水平在风湿病患者和对照组中分别为 1.43 ± 0.67 ng/dl 和 1.58 ± 0.68 ng/dl（$P < 0.001$）。风湿病患者的甲状腺抗体水平显著高于对照组（$P < 0.001$）[126]。在另一个由合并或不合并 RA 患者组成的研究队列中，并未看到 RA 患者和非 RA 患者甲状腺功能减退症发生率存在差别。但需要指出，在调整了其他风险因素的情况下，RA 患者合并甲状腺功能减退症与其心血管疾病风险的升高有关[127]。

用于治疗各种结缔组织疾病的药物以及疾病本身都会影响甲状腺功能。例如，糖皮质激素抑制 TSH 分泌，从而轻度降低血清甲状腺激素浓度。阿司匹林和 NSAIDs 可能通过干扰其载体蛋白的结合而降低血清甲状腺激素水平。

系统性红斑狼疮

SLE 患者抗甲状腺抗体阳性率为 15% ~ 20%[128]。合并甲状腺功能减退者约占 5.7%（比预期高 5 倍）。而相反，甲状腺功能亢进症的比例占 1.7%（类似于普通人群）。在一项针对 SLE 患者的大型长期随访研究中发现，HT 的风险升高 2 倍。抗 SM 抗体和抗双链 DNA 抗体阳性与此相关，疾病活动性和累积损害与 HT 和自身抗体阳性无关[129]。这种关联可能是与遗传因素有关；因为在一项 SLE 大家系的研究中发现，35 例同时合并自身免疫性甲状腺疾病的患者存在 5q14.3-15 的连锁关系（自身免疫性甲状腺疾病中存在主要的 SLE 易感位点）。该发现提示 5q14.3-15 存在一个和 SLE 以及自身免疫性甲状腺疾病共享的易感基因[130]。

当一个年轻的关节痛的女性患者血清检测中抗核抗体（ANA）阳性时，内科医生最通常的做法是将患者转诊给风湿病专科医生。对 Graves 病和慢性自身免疫性甲状腺炎患者的研究发现 ANA 阳性率达到 26%，而抗单链 DNA 抗体阳性率达到 34%。而在这些患者中，均未发现抗双链 DNA 抗体或可溶性抗原（抗 -Ro/SS-A、抗 -La/SS-B、抗 -SM、或抗 -RNP）[131]。

风湿性多肌痛和巨细胞关节炎

此领域的研究较少，部分研究研究认为存在关联，但大部分研究未发现相关性[132-134]。但是，在自身免疫性甲状腺疾病患者中，风湿性多肌痛和巨细胞关节炎更为常见[135]。

纤维肌痛

既往研究发现，纤维肌痛症患者中 TSH 对促甲状腺激素释放激素的反应减弱，并且这些患者中抗甲状腺抗体阳性率高于对照人群（临床意义不详）[136,137]。

类风湿关节炎和银屑病关节炎

在 RA 和银屑病关节炎，和对照组相比，亚临床和临床疾病的发生率以及抗甲状腺抗体的比例升高[138-140]。尽管已证实抗 TPO 和抗 TG 抗体升高以及

TSH 水平的异常变化，但并未发现激素水平的变化，也没有看到和任何特定 RA 表型之间的关系[141]。

在 Danbio 登记的 1035 例 RA 患者中，和单纯的 RA 患者相比，11.8% 合并甲状腺疾病或其他合并症的患者对 RA 初始治疗的反应更差。研究结论提示 RA 患者出现某些特定合并症的风险增高，且影响其治疗预后[142]。

干燥综合征

干燥综合征中甲状腺疾病的发生率从 10% 到 70% 不等，这可能与人群分布特征相关，因为该病主要累及中老年女性。在一项研究中，甲状腺功能减退症的发生率是 14%，甲状腺毒症的发生率是 1.8%[143]。干燥综合征的症状，例如干燥性结膜炎和口腔干燥，在自身免疫性甲状腺疾病中占 32%[144]。在一项纳入了 479 例干燥综合征患者的大型临床研究中发现，HT 的比例（6.26%）显著高于普通人群（1%～2%）。但是，这种增高的发生频率在 Graves 病中未发现。Graves 病和 HT 可以发生在干燥综合征出现之前或者之后，因此，很难判断干燥综合征是否是自身免疫性甲状腺炎的诱发因素[145]。

硬皮病和重叠综合征

甲状腺的纤维化会导致甲状腺功能减退症，在这些患者中只有 50% 抗甲状腺抗体阳性[146]。与 SLE 一样，硬皮病患者无论是否患有甲状腺功能减退，甲状腺自身抗体的阳性率都较高。与脊柱关节炎和 RA 不同，甲状腺自身抗体的存在与硬皮病的疾病活动或功能损害无关[147]。

关于重叠综合征的数据很少。抗甲状腺抗体的阳性率大约为 25%，而临床甲状腺功能减退症的比例不足 20%[140]。

幼年特发性关节炎

一项小样本研究比较了幼年型特发性关节炎（JIA）患者和对照人群的抗甲状腺抗体（抗 TG 和抗 TPO 抗体）的发生率以及甲状腺功能。研究者发现 JIA 儿童甲状腺抗体的阳性率以及亚临床甲状腺功能减退症的发生率显著高于正常儿童。抗体阳性的儿童都是寡关节型 JIA[148]。

在另一项关于 JIA 患者（79 名）及其家属（438 名亲属）的研究中，15.2% 的患者以及 13% 的家庭成员（在一级亲属中更常见）患有一种或多种自身免疫性疾病。最常见的是自身免疫性甲状腺疾病[149]。

脊柱关节炎

一项研究通过测定血清 TSH、游离三碘甲状腺原氨酸、游离甲状腺素以及 TG 抗体、TPO 抗体的水平，比较了患脊柱关节炎（SpA）的患者（$n = 357$）和年龄匹配的正常对照（$n = 318$）人群 HT 的患病率[150]。甲状腺自身免疫相关指标在 SpA 组显著高于对照组（24.1%vs.10.7%，$P < 0.05$）。在 SpA 组，疾病活动度高的患者和疾病低到中度活动性的患者相比，合并 HT 的比例更高。同样，在 SpA 组，病程超过 2 年的患者和病程 2 年以内的患者相比，HT 和抗 TPO 抗体炎性的比例也更高。所有患者都进行了甲状腺超声的检查，并且评估了疾病的活动性。SpA 患者中甲状腺结节以及低回声信号的发生率高于对照组。SpA 组患者中，HT 和抗 TPO 抗体的比例在外周受累（68.6%）的患者中高于中轴受累（31.4%）的患者（$P < 0.05$）。该研究提示 SpA 患者中甲状腺自身免疫疾病的比例高于对照人群。甲状腺炎的在长病程以及病情活动的患者中更常见。研究者建议在 SpA 患者的临床评估中涵盖甲状腺功能的检测[150]。

甲状旁腺功能减退症

甲状旁腺功能减退症是通常继发于甲状旁腺的自身免疫损伤（孤立性内分泌缺乏综合征或其他内分泌腺体的功能减退）或颈部手术切除了甲状旁腺组织。另外两个较为少见的原因是先天性第三或第四咽囊发育障碍（DiGeorge 综合征）和细胞内信号转导异常或钙离子感受器受体突变。骨骼结构和骨转换异于正常，并且可造成肌腱端病、脊柱旁或皮下钙沉积[151]。临床表现主要是低钙血症引起的，不过不太常见［口周麻木、感觉异常、手腕和足部肌肉痉挛、喉痉挛、手足抽搐和（或）癫痫］。

Albright 遗传性骨营养不良或假性甲状旁腺功能减退症（pseudo-hypopara thyroidism，假性 HoPT）是由于靶器官（骨和肾）对甲状旁腺激素抵抗导致的。

患者表现为低钙血症和高磷血症，而甲状旁腺激素水平升高。Ia 型假性甲状旁腺功能减退（常染色体显性遗传）是母系遗传，表现为脊旁韧带钙化，身材矮小，且通常伴随智力发育迟滞。患者表现为第四掌骨和跖骨短小，编码细胞膜相关鸟嘌呤核苷酸刺激单位的腺苷酸环化酶的 α 亚基存在基因缺陷[152]。Ib 型假性甲状旁腺功能减退症也表现为甲状旁腺激素抵抗，但是表型正常，且是父系遗传[153,154]。软组织钙化并不具有临床相关性（发生在基底节区，晶状体，肩关节，或手部的皮下组织），在 HoPT 中有报道，但在假性 HoPT 中不常见[155]。手术导致的 HoPT 也可以表现为肌肉无力，并且通常和低钙血症的程度相关，在给予维生素 D 和钙剂治疗后好转。

因肾小球滤过减少和继发性甲状旁腺功能亢进症引起的高磷血症可导致肾脏损伤，进一步导致晶体沉积性疾病（尿酸钠、焦磷酸钙或碱性磷酸钙羟磷灰石）[156]。尿酸钠沉积引起的急性痛风常见于肾功能不全的患者。痛风在透析的患者中很少见，但能见于肾移植术后肌酐清除率下降的患者和使用神经钙调蛋白抑制剂如环孢素的患者。在肾疾病中，CPPD 沉积比痛风或羟磷灰石更少见，并且在透析患者中罕见。羟磷灰石沉积能导致急性滑膜炎和关节周围炎症，也可表现为痛性皮下结节或慢性无症状结节（尿毒症性体液钙化）。通过限磷、透析、口服磷结合剂可预防。

肾性骨营养不良是由骨软化、纤维囊性骨炎、骨硬化、铝中毒、骨质疏松和 β_2 微球蛋白淀粉样沉积所致，表现为骨痛、肌肉萎缩、肌痛和骨折。为界定骨骼微结构异常和建立 PTH 替代治疗甲状旁腺功能减退症的潜在疗效标准，对甲状旁腺功能减退症患者的髂嵴骨活检进行了组织形态计量学和显微 CT 分析。参与者接受了 2 年特立帕肽的治疗并与年龄、性别相匹配的无甲状旁腺功能异常的人群相对照。最初，骨密度增加，骨骼特征反映了低转换状态，与对照组相比，骨体积/骨小梁体积、小梁宽度、皮质宽度、矿化表面及骨形成率均受抑制。随着特立帕肽的治疗，腰椎骨转换和骨密度增加。对钙和维生素 D 的需求下降，而血清和尿钙浓度没有变化。研究者总结认为甲状旁腺功能减退症患者骨骼微结构异常反映了 PTH 的缺乏。PTH 的替代疗法有可能纠正这些异常并降低对钙和维生素 D 的需求[157]。

和其他风湿性疾病的相似性

甲状旁腺功能减退症的骨骼异常是钙化造成的，类似强直性脊柱炎的临床体征，包括晨僵、步态和姿势的改变[158]。骶髂关节炎不常见，尽管它是大多数强直性脊柱炎患者的最早的表现。甲状旁腺功能减退症患者的韧带骨赘和强直性脊柱炎类似，来源于脊椎旁和椎间盘，但是更常见的是后脊柱旁韧带的累及。也有报道发现甲状旁腺功能减退症的脊柱改变类似于 DISH，可表现为脊柱前纵韧带和各种脊柱旁韧带的骨化，但很少在 50 岁之前起病。该病引起的疼痛骨化三醇治疗有效，而免疫抑制剂和 NSAIDs 无效[159]。临床上后背痛的患者应该常规查血清钙的水平，尤其如果患者出现上述非典型的表现。鉴别出甲状旁腺功能减退症相关的脊柱关节炎和强直性脊柱炎至关重要，因为两者后续的治疗方案不同。事实上，有一些治疗强直性脊柱炎的药物，例如双膦酸盐，可能会加重低钙血症。甲状旁腺功能减退症患者骨骼改变的机制目前尚不清楚。有研究认为 1,25 羟维生素 D 作用缺陷导致的小肠钙吸收的降低可能是影响脊柱旁韧带骨化的一个因素[160]。研究者认为甲状旁腺功能减退症可能是脊柱旁韧带骨化（DISH 的早期症状）的诱发或加重因素[161]。

系统性红斑狼疮

已知 SLE 可能会影响任何器官系统，并且已发现 SLE 患者甲状旁腺功能减退症的患病率在 4.0% ~ 5.7% 之间，而普通人群中仅有 1.0%[162]。甲状旁腺功能减退症的患病率是被低估的，因为临床表现不典型，可能会由于某些刺激因素而显现出来，例如糖皮质激素的治疗或者维生素 D 缺乏。尽管急性的低钙血症可出现肌肉骨骼易激惹的典型临床症状和体征，但慢性低钙血症症状轻微，甚至可以无症状。由于可能没有外在的表现，低钙血症是一个导致 QT 间期延长和随之而来的猝死的风险因素。因此，在 SLE 的患者中是否应该定期进行钙和磷的筛查是一个值得探讨的问题[163]。

甲状旁腺功能亢进症

PTH，维生素 D 和降钙素一起调控着钙的稳态。

这些激素除了维持血清钙在一个很窄的范围外，还负责调节骨代谢和骨重建。在原发性甲状旁腺功能亢进症（HPT）患者中，甲状旁腺的病变打破了这个平衡。而机体其他器官钙流失或维生素 D 缺乏导伴 PTH 分泌增多称为继发性甲状旁腺功能亢进症。

1%～2% 的人群存在高钙血症，这其中 10%～20% 患有 HPT[164]。大多数 HPT 的患者有单个腺瘤，癌很罕见，而且在继发性 HPT 中，可以看到和低钙血症或 PTH 抵抗相关的弥漫性甲状旁腺增生。继发性 HPT 最常见于骨软化症，维生素 D 缺乏和肾衰竭[156]。HPT 骨骼症状包括关节痛，以及影像学检查观察到的纤维囊性骨炎和沿着指骨桡侧的骨膜下骨吸收。除此之外，指骨远端也可以出现骨膜下骨吸收。

和 HPT 相关的关节炎多影响手部的小关节（有可能发展为侵蚀性），损伤近端指间关节（PIP）。此表现类似类风湿关节炎（RA），但是 HPT 有一个特异性表现，就是骨膜下骨吸收。而且不同于 RA，HPT 患者的血沉不快，类风湿因子和抗环瓜氨酸肽抗体阴性，且实验室数据支持 HPT[165]。和 RA 相比，HPT 多影响桡腕关节，桡尺骨下端，以及掌指关节。在骨骼中 HPT 造成的溶骨性损害（棕色瘤）是局部的纤维组织，其主要成因是破骨细胞活性增强，巨细胞以及血细胞的破坏[166]。CPPD（假性痛风或软骨钙质沉着病）也和 HPT 相关[167]。HPT 患者中也可见痛风发作，并且在急性炎症的关节腔穿刺出的滑液中能够看到尿酸盐和 CPPD 结晶共存。除了 CPPD 的急性发作，慢性 CPPD 疾病可导致侵蚀性疾病[168]。

HPT 可能发生早期的骨骼改变，如骶髂关节炎。

在一项研究中，对新诊断的无症状 HPT 患者（49 例）和健康对照组（37 例）进行了 MRI 检查。16.3% 的无症状 HPT 患者出现骨髓水肿（ASAS-Omeract 活动性骶髂关节炎标准），与对照组相似，但统计学上低于中轴型 SpA 患者。在无症状 HPT 患者中还发现了其他急性炎性病变以及慢性结构性骶髂病变，与对照组相似，但统计学上也低于中轴型 SpA 患者。这些发现不能归因于 PTH 激素的过度分泌[169]。

HPT 可累及肌肉，表现为近端肌无力。肌酶不高，肌电图研究和肌肉活检结果都显示了去神经支配的特征。

脂代谢异常

脂质相关的肌肉骨骼综合征很少见；然而，这些患者的症状可能致残，且难以识别。表 129-2 描述了 5 种主要类型的血脂异常/高脂血症。黎巴嫩的 Khachadurian 首次报告了这些疾病，在 18 例家族性 Ⅱ 型高脂血症纯合子患者中，有 10 例出现持续长达一个月的急性迁移性多关节炎发作[170]。

肌腱疾病

肌腱黄色瘤可见于 Ⅱ 型和 Ⅱ 型血脂异常患者中，其中有 Ⅱ 型血脂异常与肌腱病变有关[171]。肌腱黄瘤是富含脂质的巨噬细胞的堆积，通常见于跟腱部位，可以是有症状的或无症状的。肌腱黄色瘤可见于儿童时期的纯合子患者，但也可见于杂合子患者晚

表 129-2　Fredrickson 高脂蛋白血症分类

Fredrickson HLP 表型	诊断	血脂	脂蛋白	遗传学特征
1 型	家族性高乳糜微粒血症	↑ TG	↑ 乳糜微粒	单基因常染色体隐性遗传
2A 型	家族性高胆固醇血症	↑ TC	↑ LDL	单基因常染色体共显性或多基因
2B 型	家族性混合性高脂蛋白血症	↑ TC, ↑ TG	↑ VLDL, ↑ LDL	多基因
3 型	家族性异常 β 脂蛋白血症	↑ TC, ↑ TG	↑ IDL	
4 型	原发性高甘油三酯血症	↑ TG	↑ VLDL	多基因
5 型	混合型高甘油三酯血症	↑ TC, ↑ TG	↑ VLDL, ↑ 乳糜微粒	多基因

HLP，高脂蛋白血症；ID，中等密度脂蛋白；LDL，低密度脂蛋白；TC，总胆固醇；TG，甘油三酯；VLDL，极低密度脂蛋白

Adapt from Hegele RA. Plasma lipoproteins: genetic influences and clinical implications. Nat Rev Genet. 10：109-21，2009.

年。不一定合并肌腱炎，不过纯合子患者中更常见肌腱炎的发生[172]。肌腱黄瘤患者心血管疾病风险升高 3.2 倍[173]。Ⅲ型患者表现为结节性黄瘤和足底皱褶性黄瘤，通常无症状且不累及肌腱[174]。

关节炎

自从 Khachadurian 首次报告以来，已经发表了数篇关于 Ⅱ 型血脂异常患者关节炎的病例报告。一篇病例分析对 41 名患者随访 4 年，描述了一种暂时性迁移性多关节炎，其中 10 例患者出现了大关节和小关节的受累。发作持续 3 ~ 12 天，伴有中度至重度疼痛。对部分病例的非炎性滑液分析支持症状继发于关节周围炎的假设。这一发现也得到了其他文献报道的支持[176,177]。Ⅳ型患者也出现了关节炎发作，表现为大小关节的急性或亚急性寡关节炎。其中两名患者的关节液表现为为轻度炎症[178,179]。关节炎和肌肉骨骼症状对降脂治疗有反应[177,180,181]。

 Full references for this chapter can be found on ExpertConsult.com.

部分参考文献

1. Valassi E, Santos A, Yaneva M, et al.: The European Registry on Cushing's syndrome: 2-year experience. Baseline demographic and clinical characteristics, *Eur J Endocrinol* 165(3):383–392, 2011.
2. Wajchenberg BL, Bosco A, Marone MM, et al.: Estimation of body fat and lean tissue distribution by dual energy X-ray absorptiometry and abdominal body fat evaluation by computed tomography in Cushing's disease, *J Clin Endocrinol Metab* 80(9):2791–2794, 1995.
3. Geer EB, Shen W, Strohmayer E, et al.: Body composition and cardiovascular risk markers after remission of Cushing's disease: a prospective study using whole-body MRI, *J Clin Endocrinol Metab* 97(5):1702–1711, 2012.
4. Ragnarsson O, Glad CA, Bergthorsdottir R, et al.: Body composition and bone mineral density in women with Cushing's syndrome in remission and the association with common genetic variants influencing glucocorticoid sensitivity, *Eur J Endocrinol* 172(1):1–10, 2015.
5. Kerachian MA, Seguin C, Harvey EJ: Glucocorticoids in osteonecrosis of the femoral head: a new understanding of the mechanisms of action, *J Steroid Biochem Mol Biol* 114(3–5):121–128, 2009.
6. van der Goes MC, Jacobs JW, Bijlsma JW: The value of glucocorticoid co-therapy in different rheumatic diseases—positive and adverse effects, *Arthritis Res Ther* 16(Suppl 2):S2, 2014.
7. van der Goes MC, Jacobs JW, Boers M, et al.: Monitoring adverse events of low-dose glucocorticoid therapy: EULAR recommendations for clinical trials and daily practice, *Ann Rheum Dis* 69(11):1913–1919, 2010.
8. Koch CA, Tsigos C, Patronas NJ, et al.: Cushing's disease presenting with avascular necrosis of the hip: an orthopedic emergency, *J Clin Endocrinol Metab* 84(9):3010–3012, 1999.
9. Pazderska A, Crowther S, Govender P, et al.: Spontaneous resolution of avascular necrosis of femoral heads following cure of Cushing's syndrome, *Endocrinol Diabetes Metab Case Rep* 2016:160015, 2016.
10. Minetto M, Reimondo G, Osella G, et al.: Bone loss is more severe in primary adrenal than in pituitary-dependent Cushing's syndrome, *Osteoporos Int* 15(11):855–861, 2004.
11. Pecori Giraldi F, Moro M, Cavagnini F: Gender-related differences in the presentation and course of Cushing's disease, *J Clin Endocrinol Metab* 88(4):1554–1558, 2003.
12. Barahona MJ, Sucunza N, Resmini E, et al.: Deleterious effects of glucocorticoid replacement on bone in women after long-term remission of Cushing's syndrome, *J Bone Miner Res* 24(11):1841–1846, 2009.
13. Hermus AR, Smals AG, Swinkels LM, et al.: Bone mineral density and bone turnover before and after surgical cure of Cushing's syndrome, *J Clin Endocrinol Metab* 80(10):2859–2865, 1995.
14. Kawamata A, Iihara M, Okamoto T, et al.: Bone mineral density before and after surgical cure of Cushing's syndrome due to adrenocortical adenoma: prospective study, *World J Surg* 32(5):890–896, 2008.
15. Manning PJ, Evans MC, Reid IR: Normal bone mineral density following cure of Cushing's syndrome, *Clin Endocrinol* 36(3):229–234, 1992.
16. Randazzo ME, Grossrubatscher E, Dalino Ciaramella P, et al.: Spontaneous recovery of bone mass after cure of endogenous hypercortisolism, *Pituitary* 15(2):193–201, 2012.
18. Barkan AL: Acromegalic arthropathy, *Pituitary* 4(4):263–264, 2001.
19. Biermasz NR, van Thiel SW, Pereira AM, et al.: Decreased quality of life in patients with acromegaly despite long-term cure of growth hormone excess, *J Clin Endocrinol Metab* 89(11):5369–5376, 2004.
20. Wassenaar MJ, Biermasz NR, van Duinen N, et al.: High prevalence of arthropathy, according to the definitions of radiological and clinical osteoarthritis, in patients with long-term cure of acromegaly: a case-control study, *Eur J Endocrinol* 160(3):357–365, 2009.
22. Kameyama S, Tanaka R, Hasegawa A, et al.: Subclinical carpal tunnel syndrome in acromegaly, *Neurol Med -Chir* 33(8):547–551, 1993.
25. Colao A, Marzullo P, Vallone G, et al.: Ultrasonographic evidence of joint thickening reversibility in acromegalic patients treated with lanreotide for 12 months, *Clin Endocrinol* 51(5):611–618, 1999.
26. Colao A, Marzullo P, Vallone G, et al.: Reversibility of joint thickening in acromegalic patients: an ultrasonography study, *J Clin Endocrinol Metab* 83(6):2121–2125, 1998.
27. Claessen K, Canete AN, de Bruin PW, et al.: Acromegalic arthropathy in various stages of the disease: an MRI study, *Eur J Endocrinol* 176(6):779–790, 2017.
28. Dekkers OM, Biermasz NR, Pereira AM, et al.: Mortality in acromegaly: a metaanalysis, *J Clin Endocrinol Metab* 93(1):61–67, 2008.
30. Claessen KM, Ramautar SR, Pereira AM, et al.: Progression of acromegalic arthropathy despite long-term biochemical control: a prospective, radiological study, *Eur J Endocrinol* 167(2):235–244, 2012.
32. Bonadonna S, Mazziotti G, Nuzzo M, et al.: Increased prevalence of radiological spinal deformities in active acromegaly: a cross-sectional study in postmenopausal women, *J Bone Miner Res* 20(10):1837–1844, 2005.
33. Mazziotti G, Bianchi A, Bonadonna S, et al.: Prevalence of vertebral fractures in men with acromegaly, *J Clin Endocrinol Metab* 93(12):4649–4655, 2008.
34. Wassenaar MJ, Biermasz NR, Hamdy NA, et al.: High prevalence of vertebral fractures despite normal bone mineral density in patients with long-term controlled acromegaly, *Eur J Endocrinol* 164(4):475–483, 2011.
35. Claessen KM, Kroon HM, Pereira AM, et al.: Progression of vertebral fractures despite long-term biochemical control of acromegaly: a prospective follow-up study, *J Clin Endocrinol Metab* 98(12):4808–4815, 2013.
36. Mazziotti G, Bianchi A, Porcelli T, et al.: Vertebral fractures in

patients with acromegaly: a 3-year prospective study, *J Clin Endocrinol Metab* 98(8):3402–3410, 2013.

37. Masi AT: Incidence of rheumatoid arthritis: do the observed age-sex interaction patterns support a role of androgenic-anabolic steroid deficiency in its pathogenesis? *Br J Rheumatol* 33(8):697–699, 1994.

40. Seminog OO, Seminog AB, Yeates D, et al.: Associations between Klinefelter's syndrome and autoimmune diseases: English national record linkage studies, *Autoimmunity* 48(2):125–128, 2015.

41. Gubbels Bupp MR, Jorgensen TN: Androgen-induced immunosuppression, *Front Immunol* 9:794, 2018.

42. Baillargeon J, Al Snih S, Raji MA, et al.: Hypogonadism and the risk of rheumatic autoimmune disease, *Clin Rheumatol* 35(12):2983–2987, 2016.

44. Karlson EW, Chibnik LB, McGrath M, et al.: A prospective study of androgen levels, hormone-related genes and risk of rheumatoid arthritis, *Arthritis Res Ther* 11(3):R97, 2009.

45. Kawasaki T, Ushiyama T, Ueyama H, et al.: Polymorphic CAG repeats of the androgen receptor gene and rheumatoid arthritis, *Ann Rheum Dis* 58(8):500–502, 1999.

46. Lo SF, Huang CM, Tsai CH, et al.: Androgen receptor gene polymorphism and rheumatoid arthritis in Taiwan, *Clin Exp Rheumatol* 24(2):209–210, 2006.

47. Heikkila R, Aho K, Heliovaara M, et al.: Serum androgen-anabolic hormones and the risk of rheumatoid arthritis, *Ann Rheum Dis* 57(5):281–285, 1998.

50. Cutolo M, Foppiani L, Prete C, et al.: Hypothalamic-pituitary-adrenocortical axis function in premenopausal women with rheumatoid arthritis not treated with glucocorticoids, *J Rheumatol* 26(2):282–288, 1999.

51. Deighton CM, Watson MJ, Walker DJ: Sex hormones in postmenopausal HLA-identical rheumatoid arthritis discordant sibling pairs, *J Rheumatol* 19(11):1663–1667, 1992.

53. Stark K, Straub RH, Rovensky J, et al.: CYB5A polymorphism increases androgens and reduces risk of rheumatoid arthritis in women, *Arthritis Res Ther* 17:56, 2015.

54. Dziedziejko V, Kurzawski M, Safranow K, et al.: CAG repeat polymorphism in the androgen receptor gene in women with rheumatoid arthritis, *J Rheumatol* 39(1):10–17, 2012.

56. Chidi-Ogbolu N, Baar K: Effect of estrogen on musculoskeletal performance and injury risk, *Front Physiol* 9:1834, 2018.

57. Adachi N, Nawata K, Maeta M, et al.: Relationship of the menstrual cycle phase to anterior cruciate ligament injuries in teenaged female athletes, *Arch Orthop Trauma Surg* 128(5):473–478, 2008.

59. Lefevre N, Bohu Y, Klouche S, et al.: Anterior cruciate ligament tear during the menstrual cycle in female recreational skiers, *Orthop Traumatol Surg Res* 99(5):571–575, 2013.

60. Myer GD, Ford KR, Paterno MV, et al.: The effects of generalized joint laxity on risk of anterior cruciate ligament injury in young female athletes, *Am J Sports Med* 36(6):1073–1080, 2008.

61. Shultz SJ, Sander TC, Kirk SE, et al.: Sex differences in knee joint laxity change across the female menstrual cycle, *J Sports Med Phys Fit* 45(4):594–603, 2005.

62. Shultz SJ, Levine BJ, Nguyen AD, et al.: A comparison of cyclic variations in anterior knee laxity, genu recurvatum, and general joint laxity across the menstrual cycle, *J Orthop Res* 28(11):1411–1417, 2010.

63. Shultz SJ, Schmitz RJ, Beynnon BD: Variations in varus/valgus and internal/external rotational knee laxity and stiffness across the menstrual cycle, *J Orthop Res* 29(3):318–325, 2011.

64. Gray AM, Gugala Z, Baillargeon JG: Effects of oral contraceptive use on anterior cruciate ligament injury epidemiology, *Med Sci Sports Exerc* 48(4):648–654, 2016.

65. Rahr-Wagner L, Thillemann TM, Mehnert F, et al.: Is the use of oral contraceptives associated with operatively treated anterior cruciate ligament injury? A case-control study from the Danish Knee Ligament Reconstruction Registry, *Am J Sports Med* 42(12):2897–2905, 2014.

67. Lebiedz-Odrobina D, Kay J: Rheumatic manifestations of diabetes mellitus, *Rheum Dis Clin North Am* 36(4):681–699, 2010.

70. Monnier VM, Vishwanath V, Frank KE, et al.: Relation between complications of type I diabetes mellitus and collagen-linked fluorescence, *N Engl J Med* 314(7):403–408, 1986.

71. Huang YP, Fann CY, Chiu YH, et al.: Association of diabetes mellitus with the risk of developing adhesive capsulitis of the shoulder: a longitudinal population-based followup study, *Arthritis Care Res* 65(7):1197–1202, 2013.

72. Norgaard K, Kielgast U: Quality of life is markedly impaired by rheumatological and skin manifestations in patients with type 1 diabetes: a questionnaire survey, *Diabetes Ther* 2019.

73. Griggs SM, Ahn A, Green A: Idiopathic adhesive capsulitis. A prospective functional outcome study of nonoperative treatment, *J Bone Joint Surg Am* 82-A(10):1398–1407, 2000.

74. Cinar M, Akpinar S, Derincek A, et al.: Comparison of arthroscopic capsular release in diabetic and idiopathic frozen shoulder patients, *Arch Orthop Trauma Surg* 130(3):401–406, 2010.

77. Mustafa KN, Khader YS, Bsoul AK, et al.: Musculoskeletal disorders of the hand in type 2 diabetes mellitus: prevalence and its associated factors, *Int J Rheum Dis* 19(7):730–735, 2016.

79. Abate M, Schiavone C, Salini V, et al.: Occurrence of tendon pathologies in metabolic disorders, *Rheumatology* 52(4):599–608, 2013.

80. Ardic F, Soyupek F, Kahraman Y, et al.: The musculoskeletal complications seen in type II diabetics: predominance of hand involvement, *Clin Rheumatol* 22(3):229–233, 2003.

81. Yosipovitch G, Yosipovitch Z, Karp M, et al.: Trigger finger in young patients with insulin dependent diabetes, *J Rheumatol* 17(7):951–952, 1990.

83. Chammas M, Bousquet P, Renard E, et al.: Dupuytren's disease, carpal tunnel syndrome, trigger finger, and diabetes mellitus, *J Hand Surg Am* 20(1):109–114, 1995.

84. Kameyama M, Meguro S, Funae O, et al.: The presence of limited joint mobility is significantly associated with multiple digit involvement by stenosing flexor tenosynovitis in diabetics, *J Rheumatol* 36(8):1686–1690, 2009.

86. Baumgarten KM, Gerlach D, Boyer MI: Corticosteroid injection in diabetic patients with trigger finger. A prospective, randomized, controlled double-blinded study, *J Bone Joint Surg Am* 89(12):2604–2611, 2007.

88. Perkins BA, Olaleye D, Bril V: Carpal tunnel syndrome in patients with diabetic polyneuropathy, *Diabetes Care* 25(3):565–569, 2002.

89. Sharma D, Jaggi AS, Bali A: Clinical evidence and mechanisms of growth factors in idiopathic and diabetes-induced carpal tunnel syndrome, *Eur J Pharmacol* 837:156–163, 2018.

90. Pourmemari MH, Shiri R: Diabetes as a risk factor for carpal tunnel syndrome: a systematic review and meta-analysis, *Diabet Med* 33(1):10–16, 2016.

91. Thomsen NOB, Andersson GS, Bjork J, et al.: Neurophysiological recovery 5 years after carpal tunnel release in patients with diabetes, *Muscle Nerve* 56(6):E59–e64, 2017.

92. Zyluk A, Puchalski P: A comparison of outcomes of carpal tunnel release in diabetic and non-diabetic patients, *J Hand Surg Eur* 38(5):485–488, 2013.

94. Lee L, Blume PA, Sumpio B: Charcot joint disease in diabetes mellitus, *Ann Vasc Surg* 17(5):571–580, 2003.

95. Larsen K, Fabrin J, Holstein PE: Incidence and management of ulcers in diabetic Charcot feet, *J Wound Care* 10(8):323–328, 2001.

97. Ndip A, Williams A, Jude EB, et al.: The RANKL/RANK/OPG signaling pathway mediates medial arterial calcification in diabetic Charcot neuroarthropathy, *Diabetes* 60(8):2187–2196, 2011.

99. Alikhani M, Alikhani Z, Boyd C, et al.: Advanced glycation end products stimulate osteoblast apoptosis via the MAP kinase and cytosolic apoptotic pathways, *Bone* 40(2):345–353, 2007.

100. Nah SS, Choi IY, Yoo B, et al.: Advanced glycation end products increases matrix metalloproteinase-1, -3, and -13, and TNF-alpha in human osteoarthritic chondrocytes, *FEBS Letters* 581(9):1928–1932, 2007.

101. Trujillo-Santos AJ: Diabetic muscle infarction: an underdiagnosed complication of long-standing diabetes, *Diabetes Care* 26(1):211–215, 2003.

103. Sander HW, Chokroverty S: Diabetic amyotrophy: current concepts, *Semin Neurol* 16(2):173–178, 1996.

104. Coaccioli S, Fatati G, Di Cato L, et al.: Diffuse idiopathic skeletal hyperostosis in diabetes mellitus, impaired glucose tolerance and obesity, *Panminerva Med* 42(4):247–251, 2000.

105. Pillai S, Littlejohn G: Metabolic factors in diffuse idiopathic skeletal hyperostosis—a review of clinical data, *Open Rheumatol J* 8:116–128, 2014.

106. Mader R, Lavi I: Diabetes mellitus and hypertension as risk factors for early diffuse idiopathic skeletal hyperostosis (DISH), *Osteoarthritis Cartilage* 17(6):825–828, 2009.

107. Denko CW, Boja B, Moskowitz RW: Growth promoting peptides in osteoarthritis and diffuse idiopathic skeletal hyperostosis—insulin, insulin-like growth factor-I, growth hormone, *J Rheumatol* 21(9):1725–1730, 1994.

108. Fatourechi V, Pajouhi M, Fransway AF: Dermopathy of Graves disease (pretibial myxedema). Review of 150 cases, *Medicine* 73(1):1–7, 1994.

109. Kriss JP: Pathogenesis and treatment of pretibial myxedema, *Endocrinol Metab Clin N Am* 16(2):409–415, 1987.

110. Ramsay ID: Muscle dysfunction in hyperthyroidism, *Lancet (London, England)* 2(7470):931–934, 1966.

111. Nixon DW, Samols E: Acral changes associated with thyroid diseases, *Jama* 212(7):1175–1181, 1970.

112. Jodar E, Munoz-Torres M, Escobar-Jimenez F, et al.: Bone loss in hyperthyroid patients and in former hyperthyroid patients controlled on medical therapy: influence of aetiology and menopause, *Clin Endocrinol* 47(3):279–285, 1997.

113. Rosen CJ, Adler RA: Longitudinal changes in lumbar bone density among thyrotoxic patients after attainment of euthyroidism, *J Clin Endocrinol Metab* 75(6):1531–1534, 1992.

114. Lazurova I, Benhatchi K, Rovensky J, et al.: Autoimmune thyroid disease and autoimmune rheumatic disorders: a two-sided analysis, *Ann N Y Acad Sci* 1173:211–216, 2009.

115. Aoki Y, Belin RM, Clickner R, et al.: Serum TSH and total T4 in the United States population and their association with participant characteristics: National Health and Nutrition Examination Survey (NHANES 1999-2002), *Thyroid* 17(12):1211–1223, 2007.

117. Dorwart BB, Schumacher HR: Joint effusions, chondrocalcinosis and other rheumatic manifestations in hypothyroidism. A clinico-pathologic study, *Am J Med* 59(6):780–790, 1975.

118. Hartl E, Finsterer J, Grossegger C, et al.: Relationship between thyroid function and skeletal muscle involvement in subclinical and overt hypothyroidism. vol 112001.

119. Mastaglia FL, Ojeda VJ, Sarnat HB, et al.: Myopathies associated with hypothyroidism: a review based upon 13 cases, *Aust N Z J Med* 18(6):799–806, 1988.

120. Salaria M, Parmar VR: Kocher Debre Semelaigne syndrome—a case report and review of literature, *J Indian Med Assoc* 102(11):645–646, 2004.

123. Brown RS: Autoimmune thyroid disease: unlocking a complex puzzle, *Curr Opin Pediatr* 21(4):523–528, 2009.

124. Tagoe CE, Zezon A, Khattri S: Rheumatic manifestations of autoimmune thyroid disease: the other autoimmune disease, *J Rheumatol* 39(6):1125–1129, 2012.

125. Tagoe CE, Zezon A, Khattri S, et al.: Rheumatic manifestations of euthyroid, anti-thyroid antibody-positive patients, *Rheumatol Int* 33(7):1745–1752, 2013.

126. Acay A, Ulu MS, Ahsen A, et al.: Assessment of thyroid disorders and autoimmunity in patients with rheumatic diseases, *Endocr Metab Immune Disord - Drug Targets* 14(3):182–186, 2014.

127. McCoy SS, Crowson CS, Gabriel SE, et al.: Hypothyroidism as a risk factor for development of cardiovascular disease in patients with rheumatoid arthritis, *J Rheumatol* 39(5):954–958, 2012.

128. Pyne D, Isenberg DA: Autoimmune thyroid disease in systemic lupus erythematosus, *Ann Rheum Dis* 61(1):70–72, 2002.

129. Lin WY, Chang CL, Fu LS, et al.: Systemic lupus erythematosus and thyroid disease: a 10-year study, *J Microbiol Immunol Infect* 48(6):676–683, 2015.

130. Namjou B, Kelly JA, Kilpatrick J, et al.: Linkage at 5q14.3-15 in multiplex systemic lupus erythematosus pedigrees stratified by autoimmune thyroid disease, *Arthritis Rheum* 52(11):3646–3650, 2005.

131. Morita S, Arima T, Matsuda M: Prevalence of nonthyroid specific autoantibodies in autoimmune thyroid diseases, *J Clin Endocrinol Metab* 80(4):1203–1206, 1995.

132. Barrier JH, Abram M, Brisseau JM, et al.: Autoimmune thyroid disease, thyroid antibodies and giant cell arteritis: the supposed correlation appears fortuitous, *J Rheumatol* 19(11):1733–1734, 1992.

133. Bowness P, Shotliff K, Middlemiss A, et al.: Prevalence of hypothyroidism in patients with polymyalgia rheumatica and giant cell arteritis, *Br J Rheumatol* 30(5):349–351, 1991.

134. Dasgupta B, Grundy E, Stainer E: Hypothyroidism in polymyalgia rheumatica and giant cell arteritis: lack of any association, *BMJ (Clinical Research Ed)* 301(6743):96–97, 1990.

136. Neeck G, Riedel W: Thyroid function in patients with fibromyalgia syndrome, *J Rheumatol* 19(7):1120–1122, 1992.

137. Pamuk ON, Cakir N: The frequency of thyroid antibodies in fibromyalgia patients and their relationship with symptoms, *Clin Rheumatol* 26(1):55–59, 2007.

138. Antonelli A, Delle Sedie A, Fallahi P, et al.: High prevalence of thyroid autoimmunity and hypothyroidism in patients with psoriatic arthritis, *J Rheumatol* 33(10):2026–2028, 2006.

139. Magnus JH, Birketvedt T, Haga HJ: A prospective evaluation of antithyroid antibody prevalence in 100 patients with rheumatoid arthritis, *Scand J Rheumatol* 24(3):180–182, 1995.

141. Atzeni F, Doria A, Ghirardello A, et al.: Anti-thyroid antibodies and thyroid dysfunction in rheumatoid arthritis: prevalence and clinical value, *Autoimmunity* 41(1):111–115, 2008.

142. Emamifar A, Jensen Hansen IM: The influence of thyroid diseases, diabetes mellitus, primary hyperparathyroidism, vitamin B12 deficiency and other comorbid autoimmune diseases on treatment outcome in patients with rheumatoid arthritis: an exploratory cohort study, *Medicine* 97(21):e10865, 2018.

143. Lazarus MN, Isenberg DA: Development of additional autoimmune diseases in a population of patients with primary Sjogren's syndrome, *Ann Rheum Dis* 64(7):1062–1064, 2005.

144. Hansen BU, Ericsson UB, Henricsson V, et al.: Autoimmune thyroiditis and primary Sjogren's syndrome: clinical and laboratory evidence of the coexistence of the two diseases, *Clin Exp Rheumatol* 9(2):137–141, 1991.

145. Zeher M, Horvath IF, Szanto A, et al.: Autoimmune thyroid diseases in a large group of Hungarian patients with primary Sjogren's syndrome, *Thyroid* 19(1):39–45, 2009.

146. Gordon MB, Klein I, Dekker A, et al.: Thyroid disease in progressive systemic sclerosis: increased frequency of glandular fibrosis and hypothyroidism, *Ann Intern Med* 95(4):431–435, 1981.

147. Posselt RT, Coelho VN, Pigozzo DC, et al.: Prevalence of thyroid autoantibodies in patients with systematic autoimmune rheumatic diseases. Cross-sectional study, *Sao Paulo Med J* 135(6):535–540, 2017.

148. Harel L, Prais D, Uziel Y, et al.: Increased prevalence of antithyroid antibodies and subclinical hypothyroidism in children with juvenile idiopathic arthritis, *J Rheumatol* 33(1):164–166, 2006.

149. Tronconi E, Miniaci A, Pession A: The autoimmune burden in juvenile idiopathic arthritis, *Ital J Pediatr* 43(1):56, 2017.

150. Peluso R, Lupoli GA, Del Puente A, et al.: Prevalence of thyroid autoimmunity in patients with spondyloarthropathies, *J Rheumatol* 38(7):1371–1377, 2011.

154. Juppner H, Schipani E, Bastepe M, et al.: The gene responsible for pseudohypoparathyroidism type Ib is paternally imprinted and maps in four unrelated kindreds to chromosome 20q13, *Proc Natl Acad Sci U S A* 95(20):11798–11803, 1998.

156. Ferrari R: Rheumatologic manifestations of renal disease, *Curr Opin Rheumatol* 8(1):71–76, 1996.

157. Rubin MR, Bilezikian JP: Hypoparathyroidism: clinical features, skeletal microstructure and parathyroid hormone replacement, *Arq Bras Endocrinol Metabol* 54(2):220–226, 2010.

158. Unverdi S, Ozturk MA, Inal S, et al.: Idiopathic hypoparathyroidism mimicking diffuse idiopathic skeletal hyperostosis, *J Clin Rheumatol* 15(7):361–362, 2009.

159. Korkmaz C, Yasar S, Binboga A: Hypoparathyroidism simulating ankylosing spondylitis. Joint, bone, spine, *Revue Du Rhumatisme* 72(1):89–91, 2005.

160. Takuwa Y, Matsumoto T, Kurokawa T, et al.: Calcium metabolism in paravertebral ligamentous ossification, *Acta Endocrinologica* 109(3):428–432, 1985.

161. Okazaki T, Takuwa Y, Yamamoto M, et al.: Ossification of the paravertebral ligaments: a frequent complication of hypoparathyroidism, *Metabolism* 33(8):710–713, 1984.

162. Sahebari M, Afkhamizadeh M, Hashemzadeh K, et al.: Development of systemic lupus erythematosus in a patient with hypoparathyroidism: a case report and review of the literature, *Int J Rheum Dis* 13(2):175–179, 2010.

163. Nashi E, Banerjee D, Crelinsten G: Hypoparathyroidism in systemic lupus erythematosus, *Lupus* 14(2):164–165, 2005.

165. Bywaters EG, Dixon AS, Scott JT: Joint lesions of hyperparathyroidism, *Ann Rheum Dis* 22:171–187, 1963.

168. Resnick DL: Erosive arthritis of the hand and wrist in bhyperparathyroidism, *Radiology* 110(2):263–269, 1974.

169. Tezcan ME, Temizkan S, Ozal ST, et al.: Evaluation of acute and chronic MRI features of sacroiliitis in asymptomatic primary hyperparathyroid patients, *Clin Rheumatol* 35(11):2777–2782, 2016.

170. Khachadurian AK: Migratory polyarthritis in familial hypercholesterolemia (type II hyperlipoproteinemia), *Arthritis Rheum* 11(3):385–393, 1968.

171. Fishel B, Rosenbach TO, Yaron M, et al.: Hyperlipidemias and rheumatic manifestations, *Clin Rheumatol* 5(1):75–79, 1986.

172. Kedar E, Gardner GC: Lipid-associated rheumatologic syndromes, *Rheum Dis Clin North Am* 39(2):481–493, 2013.

173. Oosterveer DM, Versmissen J, Yazdanpanah M, et al.: Differences in characteristics and risk of cardiovascular disease in familial hypercholesterolemia patients with and without tendon xanthomas: a systematic review and meta-analysis, *Atherosclerosis* 207(2):311–317, 2009.

175. Rooney PJ, Third J, Madkour MM, et al.: Transient polyarthritis associated with familial hyperbetalipoproteinaemia, *Q J Med* 47(187):249–259, 1978.

176. Alfadhli E: Cholesterol deposition around small joints of the hands in familial hypercholesterolemia mimicking "Bouchard's and Heberden's nodes" of osteoarthritis, *Int Med (Tokyo, Japan)* 49(15):1675–1676, 2010.

177. Chakraborty PP, Mukhopadhyay S, Achar A, et al.: Migratory polyarthritis in familial hypercholesterolemia (type IIa hyperlipoproteinemia), *Indian J Pediatr* 77(3):329–331, 2010.

178. Buckingham RB, Bole GG, Bassett DR: Polyarthritis associated with type IV hyperlipoproteinemia, *Arch Intern Med* 135(2):286–290, 1975.

179. Goldman JA, Glueck CJ, Abrams NR, et al.: Musculoskeletal disorders associated with type-IV hyperlipoproteinaemia, *Lancet (London, England)* 2(7775):449–452, 1972.

180. Careless DJ, Cohen MG: Rheumatic manifestations of hyperlipidemia and antihyperlipidemia drug therapy, *Semin Arthritis Rheum* 23(2):90–98, 1993.

第 130 章

风湿性副肿瘤综合征

原著 BERNHARD MANGER, GEORG SCHETT

王润词 译 王 轶 校

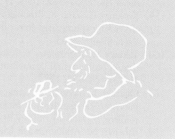

关键点

- 风湿性副肿瘤综合征虽然罕见，但却对恶性疾病的诊断和预后有着较大的临床意义。
- 认知风湿性副肿瘤综合征的典型特征有助于早期诊断并及时开展抗肿瘤治疗。
- 如能成功清除癌细胞，副肿瘤综合征的症状往往能够消退。
- 副肿瘤综合征的肌肉骨骼症状复发，有可能意味着肿瘤的复发，但该现象并非绝对可靠。
- 副肿瘤综合征的症状可以显著影响肿瘤患者的病情和死亡率。
- 副肿瘤性质的肌肉骨骼病变有助于理解风湿性疾病和恶性疾病所共有的免疫致病机制。

引言

风湿病相关症状可在多种情况下与恶性疾病有关。肿瘤可以起源自骨骼、软骨、肌肉或结缔组织中的间质细胞，肌肉骨骼系统也可受到其他部位转移而来的肿瘤或淋巴造血系统的恶性病变侵袭[1,2]。此外，某些肿瘤治疗手段可以引起多种风湿病表现。风湿科医生尤为关注的是芳香化酶抑制剂引起的肌肉骨骼症状[3]，泌尿系膀胱鳞癌中卡介苗（BCG）引起的反应性关节炎[4]，以及近来由免疫检查点抑制剂治疗后引起的多种自身免疫现象及症状[5]。本文旨在关注恶性病变与自身免疫间的第三种关联：副肿瘤性风湿病。

副肿瘤综合征虽然罕见，但有着典型特征，对潜

在恶性疾病的早期发现和治疗有着极其重要的临床意义（表 130-1）。副肿瘤综合征并非由肿瘤本身或转移癌直接引起，而是由可溶成分比如激素、细胞因子，或针对肿瘤细胞的体液免疫或细胞免疫机制所介导的。因此，副肿瘤综合征的临床表现可见于远离原发肿瘤的部位，可累及关节、筋膜、肌肉、血管和骨骼[6,7]。

要将风湿性疾病归类为真正的副肿瘤，需要证实恶性病变与肌肉骨骼病变之间存在因果关系。为了证明同时发生的事件上存在因果关系，50 余年前已提出了一套标准，称作 Bradford Hill 标准[8]。对于副肿瘤综合征而言，除了肿瘤的诊断和风湿症状之间关联的强度和特异性，两者间的时间关系是重中之重。一种综合征要称之为副肿瘤性，其肌肉骨骼表现需在肿瘤的发现同时或不超过 1 年出现，而部分研究中可见于肿瘤诊断的 2 年之前。其因果关系的最强证据往往在回顾研究时确立，当肿瘤彻底清除后，患者的风湿病症状也出现了全面缓解[9]。

基于以上考虑，在此对各种形式的副肿瘤性多关节炎（PA）、肿瘤相关性肌炎（CAM）、副肿瘤性血管炎、肥厚性骨关节病（HOA）及肿瘤所致骨软化（TIO）的临床特点及病理生理学研究现状进行总述。至于其他风湿性疾病，例如风湿性多肌痛或成人 Still's 病，鉴于其与恶性疾病的潜在的关联不足，不在此将其归类为真正的副肿瘤性质[10,11]。

副肿瘤性关节炎（PA）

过去的多篇个案报道及小的病案队列描述了一种高度炎性的滑膜炎，出现在发现肿瘤之前，或导致了

表 130-1　副肿瘤综合征

综合征名称	潜在的恶性疾病	受累组织	标志物	致病机制	疾病进程
副肿瘤关节炎	多种肿瘤	滑膜	–	识别肿瘤新抗原环瓜氨酸化波形蛋白？	滑膜炎症
胰腺脂膜炎及多关节炎	胰腺癌	脂肪组织	脂肪酶升高	肿瘤引起的脂肪溶解	关节及关节周围脂肪的炎症
红斑性肢痛症	真性红细胞增多症及原发性血小板增多症	小血管	红细胞和（或）血小板增加	血小板激活和微血栓形成	栓塞及血管炎症
副肿瘤血管炎	骨髓异常增生，非霍奇金淋巴瘤，实体肿瘤	小血管	–	免疫复合物形成？	小血管 IgA 沉积？
掌筋膜炎及多关节炎综合征	卵巢及其他泌尿生殖系统肿瘤	掌和（或）足筋膜	CA125 或 CA19-9	肿瘤产生的 CTGF	筋膜的炎症，纤维化及挛缩
肿瘤相关肌炎	多种肿瘤	肌肉，皮肤	抗 TIF-1γ 抗体抗 NXP2 抗体	肿瘤和肌肉抗原的交叉反应	自身免疫诱发的肌肉炎症
肥大性骨关节病	肺癌	骨膜	PDGF，VEGF	肿瘤产生的 PDGF 和 VEGF	骨膜新骨形成
肿瘤相关骨软化	间充质肿瘤	近曲小管	FGF23	肿瘤产生的 FGF23	肾失磷及骨软化

潜在肿瘤的发现。目前最大的临床研究是 65 名 PA 患者的队列研究，通过与 50 名新发类风湿关节炎（RA）对比，描述了其临床特点及人口学特征。副肿瘤性关节炎发病的平均年龄是 50 岁，65% 为男性，与 RA 明显不同。此类滑膜炎往往以急性非对称性起病（91%），并可呈多关节（34%）、寡关节（48%）或单关节（18%）炎症，并伴有显著升高的实验室炎症指标。PA 面临一个诊断上的难题，23% 的患者存在类风湿因子阳性，11% 存在抗 CCP 抗体阳性[12]。因此，在个别病例中，诊断有一定难度，往往其临床上较为不典型的关节受累特征以及对常规抗风湿治疗，特别是糖皮质激素，治疗反应差可能是唯一提示我们去搜寻潜在恶性疾病的线索。截至目前，尚无统一的理论能够阐明其发病机制。在一例肾肿瘤患者中，在肿瘤浸润组织及滑膜组织中可鉴定出表达一致的重排受体的 T 细胞克隆，提示 PA 中存在肿瘤细胞与滑膜抗原的交叉反应[13]。近来，环瓜氨酸化波形蛋白被鉴定为上皮肿瘤重要的肿瘤抗原之一。同时，研究也已鉴定到了 T 细胞介导的针对表达瓜氨酸化波形蛋白肿瘤细胞的免疫反应，这种免疫反应可触发抗肿瘤反应[14]。因此，至少在 PA 的某些类型中，特别是那些有抗瓜氨酸化蛋白抗体的类型，可能是基于针对环瓜氨酸化肿瘤抗原的免疫反应导致的。

掌筋膜炎合并多关节炎综合征（PFPAS）

当一个以关节炎起病的患者不仅有单纯的滑膜炎，还合并有其他特征表现时，识别其潜在的副瘤综合征会容易许多。就如在 PFPAS 中，手掌和（或）足底筋膜的炎症引起一种非常具有特征性的临床表现（图 130-1A）。PFPAS 以指、腕多关节炎引起的双手对称、急性、弥散性的肿痛合并掌筋膜炎为特点。该综合征表现为掌组织显著的增厚、硬化及快速进展至屈曲挛缩。"木头手"极准地描述了其触诊的特征。也可有其他关节的炎症，但多较轻；大约 20% 患者存在足底受累。文献共报道了大约 100 例这种副肿瘤综合征的病例报告，其中半数以上与卵巢腺癌或其他泌尿生殖器官的肿瘤有关。肿瘤标志物如 CA125 或 CA19-9 往往呈阳性，并是诊断线索[15,16]。PFPAS 的致病机制尚不明了，结缔组织生长因子（CTGF）潜在的致病作用已被反复报道[17,18]。此外，也有一项报道称金属蛋白酶抑制剂治疗后诱发了 PFPAS[19]。

缓和性血清阴性对称性滑膜炎伴凹陷性水肿综合征（RS3PE）

RS3PE 在老年人群中多见，以手足背的对称性水肿为特征。其对糖皮质激素反应良好，预后佳。然而，整合欧洲和美国各研究数据发现，恶性病变的概率高达 31%[20]。在一个纳入了 33 名 RS3PE 患者的日本研究队列中，8 人在关节炎起病的 2 年内确诊了癌症。这些肿瘤患者血清中的基质金属蛋白酶 3 水平显著升高[21]。总体来说，在任何 RS3PE 患者中，对糖皮质激素的反应不佳都应视作警示，提示应积极搜寻潜在的恶性疾病（图 130-1B）。

胰腺脂膜炎及多关节炎（PPP）

血清脂肪酶升高的胰腺炎患者可出现类似结节红斑的脂膜炎伴有多关节炎[21]。类似临床表现还可见于胰腺癌的一种亚型，腺泡细胞癌，该病也会引起循环血中极高浓度的脂肪酶。由此会引起皮下脂肪组织的广泛坏死伴周围组织的炎症反应。多关节炎往往累及踝、膝、腕及掌指关节。在 130 篇以上的相关报道中，PPP 的预后均较差[22]。

红斑性肢痛症

红斑性肢痛症以阵发的肢端剧烈灼痛、红斑、四肢发热为特征。大多数病例累及足部[23,24]（图 130-1C）。症状多在肢体处于承重姿势、在行进中或暴露于高温下时加剧。抬高患肢或降温能带来部分缓解。此病可特发（60%）或继发于其他疾病，多数是恶性疾病（40%）[23,25]。骨髓增殖性疾病，包括真性红细胞增多症及原发性血小板增多症，往往与红斑性肢痛症有关，并先于其诊断[24,26,27]。由于与骨髓增殖性综合征有关，建议进行全面的血液学检查，包括完整的血细胞计数和骨髓穿刺。红斑性肢痛症的病理生理学改变尚未明确。血小板破坏产物及血小板微栓塞的形成可能诱发炎症，特别是在骨髓增殖性疾病相关的红斑性肢痛症中[28]。在原发性红斑性肢痛症中，微血管动静脉瘘被认为是病因之一[28]。根据目前已发表的最大规模回顾性队列研究，168 名诊断此病的患者中，31.9% 的患者病情加重，26.6% 的患者无改变，30.9% 的患者病情有改善，而 10.6% 的患者症状得到了完全缓解[29]。每日服用阿司匹林似乎是目前最有效的治疗手段，能够显著缓解症状。已经尝试了许多其他治疗疗法，但疗效不一[30]。

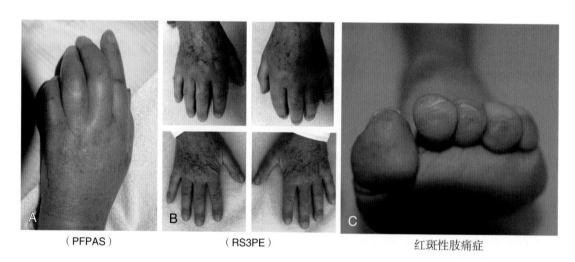

（PFPAS）　　（RS3PE）　　红斑性肢痛症

图 130-1　提示临床医生应开展肿瘤筛查的症状。A. 掌筋膜炎合并多关节炎综合征（PFPAS）：掌筋膜炎症引起掌组织增厚、硬化造成"木头手"的典型表现，进而屈曲挛缩。B. 缓和性血清阴性对称性滑膜炎伴凹陷性水肿综合征（RS3PE）：上排图片示疾病活跃期，示双手（右＞左）显著的广泛肿胀；下排图片示同一双手成功治疗后的表现，糖皮质激素治疗无效后使用 JAK 抑制剂巴瑞替尼治疗有效。C. 红斑性肢痛症：足趾广泛的发红伴有散在的形似微血管栓塞的深红皮疹

副肿瘤相关血管炎

多种血管炎可在起病时间上与恶性疾病相关，其中最常见的临床表现无疑是皮肤白细胞碎裂性血管炎[31,32]。半数以上的病例中明确有血液肿瘤的原因，其中最常见的诊断是骨髓异常增生及非霍奇金淋巴瘤[33,34]。在实体瘤中，肺、乳腺、泌尿生殖系统肿瘤是副肿瘤相关血管炎最常见的原因[32,35]。在一项回顾性研究中，421 例临床确诊或活检证实的成人皮肤血管炎患者中有 16 人（3.8%）患有恶性疾病（9 例血液肿瘤，7 例实体瘤），4 人还合并有其他关节症状，另 2 人分别有胃肠道受累和肾病[36]。特别是对于组织学确诊过敏性紫癜的成年患者，往往能够发现肿瘤及抗肿瘤抗原的免疫复合物沉积，IgA 是一种可能的致病机制。[37-39]

肿瘤相关性肌炎（CAM）

许多流行病学研究分析了炎性肌病与恶性病变之间的关联。有一项荟萃分析证实 24% 的皮肌炎病例与潜在的肿瘤有关。其总体标准化患病率（SIR）在 3.8 ~ 7.7 之间。至于多肌炎，这种关联性明显较弱（SIR 1.7 ~ 2.2），而当其临床表现与其他胶原血管性疾病（如间质性肺病、雷诺现象）重叠时，肿瘤风险不增加[40]。同样，存在多种提示结缔组织病的自身抗体时（如抗合成酶、抗 Ro-52 或系统性硬化症相关抗体等），CAM 的风险降低[41]。但有一类自身抗体明确与 CAM 有关。血清抗 155 KDa 的细胞内蛋白（抗 p115）自身抗体最初见于青少年皮肌炎，后也见于 1/6 的成年皮肌炎患者中。在这些抗 p115 抗体阳性的患者中，65% 在出现肌炎的 3 年内发现恶性疾病[42]。这一相关性得到了多项肌炎研究队列的验证[35]。随后吗，p115 自身抗原转录介导因子（TIF）-1γ 是一个蛋白家族的成员，其多种功能（p53 抑癌基因泛素化，凋亡）与肿瘤发生有关[43]。因此，抗肿瘤免疫反应可引起抗 TIF-1γ 抗体的产生，并经由与肌肉组织抗原的交叉反应参与 CAM 的发病。还有一种能够结合核基质蛋白 NXP2 的自身抗体（抗 MJ）可见于 CAM 患者中，但此类患者数量较少，尚不足以得出明确结论[44,45]。

肥大性（肺性）骨关节病（HOA）

HOA 或称 Marie-Bamberger 综合征是典型的肌肉骨骼副肿瘤综合征并多见于风湿病相关文献中。其典型症状有二：其一，手指 / 足趾远端指节杵状肥大；其二，骨膜的增生性炎症引起的骨关节疼痛，可伴有滑膜炎和关节腔积液[46-49]。此症多累及胫骨和腓骨、膝及踝。这种骨膜炎症引起成骨细胞激活，这很容易可通过骨扫描上示踪剂摄取增加及普通 X 线摄片上管状骨沿线骨膜的板状骨化等表现检测到。回顾性分析发现原发肺癌患者中出现 HOA 者接近 1%；然而，HOA 偶尔也可见于其他恶性肿瘤中（多为胸部病变）[49-51]。由于肢端成纤维细胞和骨膜成骨细胞的特征性激活，此症最初被认为是一种肢端肥大症。现已明确，肿瘤细胞产生的血小板来源生长因子（PDGF）或血管内皮生长因子（VEGF）均可参与 HOA 的发病[52,53]。

肿瘤诱导骨软化（TIO）

TIO 无法在临床上与其他类型的骨软化相鉴别，均以进行性骨痛、自发骨折、肌肉无力和疲劳为表现。其生化表现包括低血磷、高尿磷、正常的血钙和甲状旁腺素水平、正常至低水平的骨化三醇及升高的碱性磷酸酶水平。钙磷代谢失衡的原因是循环血中高浓度的成纤维细胞生长因子 23（FGF23，降磷素）引起显著的肾失磷。FDF23 抑制近曲小管中磷的重吸收并抑制成骨细胞分化和骨的基质矿化[54]。在多数病例中，FGF23 来自间充质肿瘤（混合结缔组织来源），也有其他较为少见的组织类型（血管外皮细胞瘤，巨细胞瘤，骨肉瘤）[55]。在超过 300 例 TIO 患者中，40% 存在骨肿瘤，55% 存在软组织肿瘤。仅 8% 的肿瘤为恶性[56]。成功定位并清除肿瘤往往能导致所有症状的全部缓解。

结论

肌肉骨骼系统的副肿瘤综合征往往先于肿瘤的其他临床表现出现，有助于恶性疾病的及时诊断和治疗。彻底清除恶性细胞后，副肿瘤综合征的临床表现往往能够好转，而肌肉骨骼症状的复发可能提示肿瘤的复发或转移，但这并非是临床上可靠的现象。副肿瘤综合征可以对肿瘤患者的生命质量、发病率及死亡率带来显著的影响。近年来，一些副肿瘤综合征的致病机制被阐明，加深了我们对风湿性和肿瘤性疾病的认识。

 Full references for this chapter can be found on ExpertConsult.com.

参考文献

1. Trieu J, Sinnathamby M, Di Bella C, et al.: Biopsy and the diagnostic evaluation of musculoskeletal tumours: critical but often missed in the 21st century, *ANZ J Surg* 86(3):133–138, 2016.
2. Brix N, Rosthøj S, Herlin T, et al.: Arthritis as presenting manifestation of acute lymphoblastic leukaemia in children, *Arch Dis Child* 100(9):821–825, 2015.
3. Singer O, Cigler T, Moore AB, et al.: Defining the aromatase inhibitor musculoskeletal syndrome: a prospective study, *Arthritis Care Res* 64(12):1910–1918, 2012.
4. Tinazzi E, Ficarra V, Simeoni S, et al.: Reactive arthritis following BCG immunotherapy for urinary bladder carcinoma: a systematic review, *Rheumatol Int* 26(6):481–488, 2006.
5. Suarez-Almazor ME, Kim ST, Abdel-Wahab N, et al.: Review: immune-related adverse events with use of checkpoint inhibitors for immunotherapy of cancer, *Arthritis Rheumatol* 69(4):687–699, 2017.
6. Manger B, Schett G: Paraneoplastic syndromes in rheumatology, *Nat Rev Rheumatol* 10(11):662–670, 2014.
7. Azar L, Khasnis A: Paraneoplastic rheumatologic syndromes, *Curr Opin Rheumatol* 25(1):44–49, 2013.
8. Hill AB: The environment and disease: association or causation? 1965, *J R Soc Med* 108(1):32–37, 2015.
9. Naschitz JE, Rosner I: Musculoskeletal syndromes associated with malignancy (excluding hypertrophic osteoarthropathy), *Curr Opin Rheumatol* 20(1):100–105, 2008.
10. Ungprasert P, Sanguankeo A, Upala S, et al.: Risk of malignancy in patients with giant cell arteritis and polymyalgia rheumatica: a systematic review and meta-analysis, *Semin Arthritis Rheum* 44(3):366–370, 2014.
11. Hofheinz K, Schett G, Manger B: Adult onset Still's disease associated with malignancy-Cause or coincidence? *Semin Arthritis Rheum* 45(5):621–626, 2016.
12. Kisacik B, Onat AM, Kasifoglu T, et al.: Diagnostic dilemma of paraneoplastic arthritis: case series, *Int J Rheum Dis* 17(6):640–645, 2014.
13. Schultz H, Krenn V, Tony HP: Oligoarthritis mediated by tumor-specific T lymphocytes in renal-cell carcinoma, *N Engl J Med* 341(4):290–291, 1999.
14. Brentville VA, Metheringham RL, Gunn B, et al.: Presented on MHC-II in cells is a target for CD4+ T-cell-mediated antitumor immunity, *Cancer Res* 76(3):548–560, 2016.
15. Medsger TA, Dixon JA, Garwood VF: Palmar fasciitis and polyarthritis associated with ovarian carcinoma, *Ann Intern Med* 96(4):424–431, 1982.
16. Manger B, Schett G: Palmar fasciitis and polyarthritis syndrome-systematic literature review of 100 cases, *Semin Arthritis Rheum* 44(1):105–111, 2014.
17. Yogarajah M, Soh J, Lord B, et al.: Palmar fasciitis and polyarthritis syndrome: a sign of ovarian malignancy, *J R Soc Med* 101(9):473–475, 2008.
18. Clarke LL, Kennedy CT, Hollingworth P: Palmar fasciitis and polyarthritis syndrome associated with transitional cell carcinoma of the bladder, *J Am Acad Dermatol* 64(6):1159–1163, 2011.
19. Virik K, Lynch KP, Harper P: Gastroesophageal cancer, palmar fas-

20. ciitis and a matrix metalloproteinase inhibitor, *Intern Med J* 32(1–2):50–51, 2002.
20. Li H, Altman RD, Yao Q: RS3PE: clinical and research development, *Curr Rheumatol Rep* 17(8):49, 2015.
21. Origuchi T, Arima K, Kawashiri SY, et al.: High serum matrix metalloproteinase 3 is characteristic of patients with paraneoplastic remitting seronegative symmetrical synovitis with pitting edema syndrome, *Mod Rheumatol* 22(4):584–588, 2012.
22. Narváez J, Bianchi MM, Santo P, et al.: Pancreatitis, panniculitis, and polyarthritis, *Semin Arthritis Rheum* 39(5):417–423, 2010.
23. Zundler S, Erber R, Agaimy A, et al.: Pancreatic panniculitis in a patient with pancreatic-type acinar cell carcinoma of the liver—case report and review of literature, *BMC Canc* 16:130, 2016.
24. Kalgaard OM, Seem E, Kvernebo K: Erythromelalgia: a clinical study of 87 cases, *J Intern Med* 242:191, 1997.
25. Kurzrock R, Cohen PR: Erythromelalgia and myeloproliferative disorders, *Arch Intern Med* 149:105, 1989.
26. Kraus A, Alarcon-Segovia D: Erythermalgia, erythromelalgia, or both? Conditions neglected by rheumatologists, *J Rheumatol* 20(1):1–3, 1993.
27. Buggaini G, Krysenka A, Grazzini M, et al.: Paraneoplastic vasculitis and paraneoplastic vascular syndromes, *Dermatol Ther* 23:597–605, 2010.
28. Mork C, Asker CL, Salerud EG, et al.: Microvascular arteriovenous shunting is a probable pathogenic mechanism in erythromelalgia, *J Invest Dermatol* 43:841, 2000.
29. Davis MD, O'Fallon WM, Rogers III RS, et al.: Natural history of erythromelalgia: presentation and outcome in 168 patients, *Arch Dermatol* 136:330, 2000.
30. Cohen JS: Erythromelalgia: new theories and new therapies, *J Am Acad Dermatol* 43(5 Pt 1):841, 2000.
31. Greer JM, Longley S, Edwards NL, et al.: Vasculitis associated with malignancy. Experience with 13 patients and literature review, *Medicine (Baltimore)* 67(4):220–230, 1988.
32. Solans-Laqué R, Bosch-Gil JA, Pérez-Bocanegra C, et al.: Paraneoplastic vasculitis in patients with solid tumors: report of 15 cases, *J Rheumatol* 35(2):294–304, 2008.
33. Fain O, Hamidou M, Cacoub P, et al.: Vasculitides associated with malignancies: analysis of sixty patients, *Arthritis Rheum* 57(8):1473–1480, 2007.
34. de Hollanda A, Beucher A, Henrion D, et al.: Systemic and immune manifestations in myelodysplasia: a multicenter retrospective study, *Arthritis Care Res* 63(8):1188–1194, 2011.
35. Podjasek JO1, Wetter DA, Pittelkow MR, et al.: Cutaneous small-vessel vasculitis associated with solid organ malignancies: the Mayo Clinic experience, 1996 to 2009, *J Am Acad Dermatol* 66(2):e55–e65, 2012.
36. Loricera J, Calvo-Río V, Ortiz-Sanjuán F, et al.: The spectrum of paraneoplastic cutaneous vasculitis in a defined population: incidence and clinical features, *Medicine (Baltim)* 92(6):331–343, 2013.
37. Pertuiset E, Lioté F, Launay-Russ E, et al.: Adult Henoch-Schönlein purpura associated with malignancy, *Semin Arthritis Rheum* 29(6):360–367, 2000.
38. Zurada JM, Ward KM, Grossman ME: Henoch-Schönlein purpura associated with malignancy in adults, *Am Acad Dermatol* 55(Suppl 5):S65–S70, 2006.
39. Podjasek JO, Wetter DA, Pittelkow MR, et al.: Henoch-Schönlein purpura associated with solid-organ malignancies: three case reports and a literature review, *Acta Derm Venereol* 92(4):388–392, 2012.
40. Zahr ZA, Baer AN: Malignancy in myositis, *Curr Rheumatol Rep* 13(3):208–215, 2011.
41. Troyanov Y, Targoff IN, Payette MP, et al.: Redefining dermatomyositis: a description of new diagnostic criteria that differentiate pure dermatomyositis from overlap myositis with dermatomyositis features, *Medicine (Baltim)* 93(24):318–332, 2014.
42. Fujimoto M, Hamaguchi Y, Kaji K, et al.: Myositis-specific anti-155/140 autoantibodies target transcription intermediary factor 1 family proteins, *Arthritis Rheum* 64(2):513–522, 2012.
43. Trallero-Araguás E, Rodrigo-Pendás JÁ, Selva-O'Callaghan A, et al.: Usefulness of anti-p155 autoantibody for diagnosing cancer-associ-

ated dermatomyositis: a systematic review and meta-analysis, *Arthritis Rheum* 64(2):523–532, 2012.

44. Ichimura Y, Matsushita T, Hamaguchi Y, et al.: Anti-NXP2 autoantibodies in adult patients with idiopathic inflammatory myopathies: possible association with malignancy, *Ann Rheum Dis* 71(5):710–713, 2012.

45. Fiorentino DF, Chung LS, Christopher-Stine L, et al.: Most patients with cancer-associated dermatomyositis have antibodies to nuclear matrix protein NXP-2 or transcription intermediary factor 1γ, *Arthritis Rheum* 65(11):2954–2962, 2013.

46. Schumacher Jr HR: Articular manifestations of hypertrophic pulmonary osteoarthropathy in bronchogenic carcinoma, *Arthritis Rheum* 19(3):629–636, 1976.

47. Armstrong DJ, McCausland EM, Wright GD: Hypertrophic pulmonary osteoarthropathy (HPOA) (Pierre Marie-Bamberger syndrome): two cases presenting as acute inflammatory arthritis. Description and review of the literature, *Rheumatol Int* 27(4):399–402, 2007.

48. Manger B, Wacker J, Schmidt D, et al.: Clinical images: hippokrates confirmed by positron emission tomography, *Arthritis Rheum* 63(4):1150, 2011.

49. Manger B, Lindner A, Manger K, et al.: Hypertrophic osteoarthropathy. Bamberger-Marie disease, *Z Rheumatol* 70(7):554–560, 2011.

50. Izumi M, Takayama K, Yabuuchi H, et al.: Incidence of hypertrophic pulmonary osteoarthropathy associated with primary lung cancer, *Respirology* 15(5):809–812, 2010.

51. Ito T, Goto K, Yoh K, et al.: Hypertrophic pulmonary osteoarthropathy as a paraneoplastic manifestation of lung cancer, *J Thorac Oncol* 5(7):976–980, 2010.

52. Atkinson S, Fox SB: Vascular endothelial growth factor (VEGF)-A and platelet-derived growth factor (PDGF) play a central role in the pathogenesis of digital clubbing, *J Pathol* 203(2):721–728, 2004.

53. Martinez-Lavin M: Exploring the cause of the most ancient clinical sign of medicine: finger clubbing, *Semin Arthritis Rheum* 36(6):380–385, 2007.

54. Hautmann AH, Hautmann MG, Kölbl O, et al.: Tumor-induced osteomalacia: an up-to-date review, *Curr Rheumatol Rep* 17(6):512, 2015.

55. Folpe AL, Fanburg-Smith JC, Billings SD, et al.: Most osteomalacia-associated mesenchymal tumors are a single histopathologic entity: an analysis of 32 cases and a comprehensive review of the literature, *Am J Surg Pathol* 28(1):1–30, 2004.

56. Jiang Y, Xia WB, Xing XP, et al.: Tumor-induced osteomalacia: an important cause of adult-onset hypophosphatemic osteomalacia in China: report of 39 cases and review of the literature, *J Bone Miner Res* 27(9):1967–1975, 2012.

第 131 章

关节及相关结构的肿瘤与肿瘤样病变

原著 DARCY A. KERR, REW E. ROSENBERG

陈 婕 译 李美玲 校

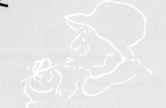

关键点

- 累及关节和滑膜衬里层结构的肿块样病灶多数是良性的，以滑膜囊肿最为常见。因缺乏上皮层，所以滑膜囊肿不是真正意义上的囊肿。滑膜囊肿可发生于关节（如贝克囊肿）或腱鞘，当它的滑膜衬里层不明显时，则称为腱鞘囊肿。治疗方案取决于症状，多数情况下，观察随诊即为合理举措。

- 滑膜软骨瘤病是一种罕见的良性关节炎，其特征是滑膜下结缔组织内出现骨化的透明软骨结节，膝关节最常受累，其可与软骨游离体相混淆，治疗方法是结节切除。

- 关节和腱鞘的腱鞘滑膜巨细胞瘤可以是局限性的，也可以是弥漫性的，是最常见的滑膜衬里层结构肿瘤。此肿瘤常累及单关节，80% 的病例发生于膝关节。通常是由于染色体易位 t（1；2）导致肿瘤细胞过度表达巨噬细胞集落刺激因子（CSF-1），这是致瘤的核心机制。虽然为良性肿瘤，但也可造成局部破坏。治疗方案包括肿瘤切除，其次是新型靶向药物治疗。

- 最常见的原发性关节恶性肿瘤是滑膜肉瘤，通常发生在青少年和青年，该病呈侵袭进程，长期生存率约为 50%。

- 淋巴增殖性疾病可累及关节，特别是急性白血病。关节受累在儿童中最常见，据报道其发生率在 12%～65%。因白血病侵袭滑膜引起的关节炎可以发生在病程任何时期，可作为淋巴增殖性疾病的主要临床表现。

引言

滑膜关节和关节周围结构常被肿块形成的损害所累及。关节病、关节炎、创伤、晶体沉积和结构紊乱是最常见的病变，这些病变是非肿瘤性的，包括腱鞘囊肿、滑膜囊肿、痛风结晶和关节游离体。相较而言，无论是良性还是恶性肿瘤，发生在关节和关节周围结构均是罕见的。

关节肿瘤可以分为原发或新发于滑膜内的肿瘤和继发性肿瘤，后者是从邻近骨骼和软组织侵袭或通过血运从远处播散来的。原发性关节肿瘤更常见，可以发生于组成关节和肌腱的各种结构，如滑膜、脂肪、血管、纤维组织和软骨。在原发性关节肿瘤中，无论组织学类型如何，良性肿瘤远多于恶性肿瘤，且常发生于滑膜，而非其他关节周围结构。

关节和关节周围结构的肿瘤及肿瘤样病变在生物学和形态学上是多样化的，因此给诊断和治疗带来了重大的挑战，其临床病理特征为本章的重点。

非肿瘤性疾病

滑膜囊肿和腱鞘囊肿

囊肿是由上皮细胞为衬里的封闭腔室或囊，通常有积液。因为缺乏上皮层，滑膜囊肿和腱鞘囊肿都不是真正意义上的囊肿。

滑膜囊肿（synovial cysts）常见，它源于关节、肌腱或滑囊的滑膜内层。它不是肿瘤性病变，而是由滑膜突出通过关节囊或腱鞘进入邻近组织形成的疝或由原有的滑囊膨胀引起。在成人患者中，滑膜囊肿通常与各种关节疾病相关，包括骨关节炎、类风湿关节炎及各种关节创伤、感染和晶体关节病等。大多数滑膜囊肿发生于关节处，多见于成人膝关节的后部中央，称之为腘窝囊肿或贝克囊肿。在解剖学上，因为膝关节后部结构薄弱无足够的结构支撑，加之此年龄组患者易共患其他关节疾病，故此处易出现滑膜囊肿[1,2]。2.4% 的儿童有腘窝囊肿，相较于成人，这些儿童常无症状，膝关节关节结构基本正常[3]。其他易发生滑膜囊肿的关节依次为肩关节、髋关节和脊柱。在脊柱，其发生于椎体间关节突关节，以下腰椎区域多见。

滑膜囊肿会随着滑液的增多而逐渐增大[1,3-5]，表现为关节周围肿块，导致进行性关节肿痛及活动受限，并可压迫邻近的神经及血管。例如，来自脊柱关节突的滑膜囊肿可卡压神经或沿脊神经扩展，引起神经根疼痛[6-9]。囊肿破裂、滑液外渗和继发感染有时会引发显著的临床表现。

多种影像技术已用于滑膜囊肿的成像，能提供优质诊断信息的方法包括关节造影、超声、CT 和 MRI[1,3-5]。所有这些技术都显示滑膜囊肿是单腔或有分隔的薄壁结构，其内充满滑液，密度与水相似（图 131-1）。

滑膜囊肿大小在 1 ～ 10 cm 之间，它的内壁光滑发亮，呈半透明状，由于既往的出血或感染，内壁附

着的血凝块、纤维蛋白、炎性碎片或肉芽组织会使其变形。囊壁内面镶嵌一层或几层扁平的或柱状的滑膜细胞，外覆纤维组织外鞘（图 131-2）。有时滑膜内衬细胞增生，形成大小不一的乳头状分叶，其他的表现包括因既往出血所致的含铁血黄素巨噬细胞在滑膜下散在聚集、单核细胞聚集和慢性刺激引起的反应性纤维化。椎体小关节囊肿内常有大量被巨噬细胞包绕、易钙化的不规则碎片，其与黄韧带、弹性纤维及纤维环的严重退行性变相关。大约 1/3 的病例中可出现与肿瘤样钙质沉着症类似的晶体沉积和相关的异物巨细胞反应[10]。

滑膜囊肿的治疗方法因其位置和症状而异，大多数可以通过保守治疗有效控制，而在某些临床情况下需要手术切除[1,3-8]。

腱鞘囊肿（ganglion cysts）的发现已久远，希波克拉底就曾描述其成分为"黏状肉质"[9]。腱鞘囊肿比滑膜囊肿常见，生于腱鞘、韧带、半月板、关节囊和滑囊[9]。它们偶尔发生于骨软骨下区域（骨内腱鞘囊肿），罕见于神经或骨骼肌内，其与关节不相通。神经腱鞘囊肿源于关节滑液沿关节的神经分支破入神经外膜所致[8]。腱鞘囊肿与滑膜囊肿的区别在于前者囊壁缺乏滑膜衬里细胞层[11]。有各种假说用于解释其发病机制，但都没有得到证实[9]。最公认的理论是腱鞘囊肿是由关节周围结构的黏液样囊性变发展而来，内衬为成纤维细胞和肌成纤维细胞样细胞[11]。它们通常与重复性的动作、炎性关节炎和创伤有关。

大多数腱鞘囊肿发生于手腕和手指的背侧、掌侧

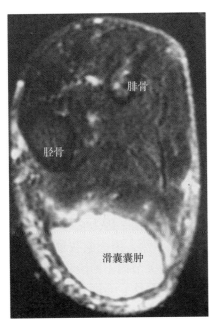

图 131-1 MRI 显示 T2 加权像为高信号的一个大椭圆形滑膜囊肿，自膝关节向小腿后方扩展

图中标注：腓骨、胫骨、滑囊囊肿

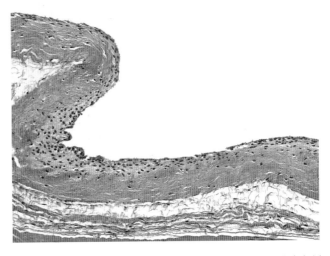

图 131-2 滑膜囊肿壁内为滑膜细胞衬里层，覆以一层致密纤维组织

及足背[9,12]。它们通常无症状，典型表现为缓慢生长的、可移动的、可随其依附的结构一起活动的坚实肿块（图131-3）。腱鞘囊肿可因受伤产生疼痛，可压迫邻近的神经血管产生各种症状。腱鞘囊肿的影像学特征与滑膜囊肿相似，表现为小的充满液体的囊性结构[1,12]。在超声下，由于腱鞘囊肿的更厚、更黏稠的内容物、更致密的包膜，腱鞘囊肿通常比滑膜囊肿更难被超声波压缩，超声科医师可通过声压特征差异将二者区分[2]。

从肉眼观，大多数腱鞘囊肿是圆形的，若其沿腱鞘蔓延，也可成为细长的圆柱形结构。腱鞘囊肿为单房或多房，壁薄，内充满半透明的黏液，富含透明质酸和黏多糖（图131-4）。腱鞘囊肿缺乏特征性的细胞内层，囊壁基本构成为致密的纤维组织，覆以疏松结缔组织（图131-5）。在许多情况下，由于小的破裂和黏液外渗，生成数量不等的反应性黏液样组织和黏液吞噬细胞，导致囊肿壁变形。

一旦腱鞘囊肿形成，可多年稳定不变，也可自行消退，消失的腱鞘囊肿也可能复发。因其无害，通常采用保守治疗，偶尔出现症状时需要抽吸或手术切除。

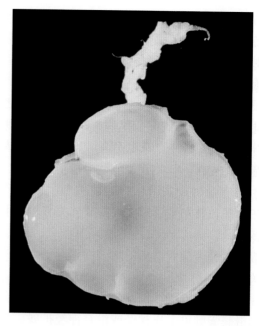

图131-4 完整的腱鞘囊肿，其线状蒂连于关节周围结构

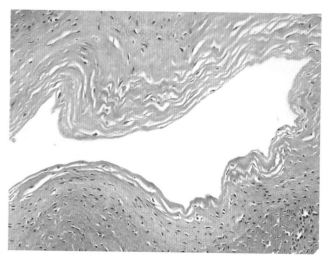

图131-5 腱鞘囊肿壁，由腔表面散在的扁平成纤维细胞和完整的纤维组织层构成

游离体

游离体（loose bodies），又称关节鼠（joint mice）是关节腔内自由漂浮结构的通用术语。它们是关节最常见的瘤样病变，可以是外源性的，如子弹碎片，也可以是内源性的，如关节软骨、骨赘、半月板、韧带或骨碎片[13-15]。若无特别说明，"游离体"是指游离在关节内的关节软骨或软骨下骨的剥离碎片（骨关节

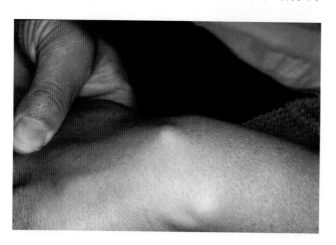

图131-3 手背隆起的一个圆形、坚硬的腱鞘囊肿

游离体），或是嵌入滑膜内的上述碎片。游离体可引起关节疼痛、异响、绞锁和活动受限。

骨关节游离体是多种疾病继发的并发症，这些疾病包括创伤、剥脱性骨软骨炎和其他多种关节炎。脱落的关节软骨仍能存活，因为它可从滑膜液中获得营养；软骨下骨则不然，因为它仅能从血管中汲取营养。随着游离体在关节内不断滚动，久而久之，其边缘变得圆润光滑，最终它会嵌入滑膜。之后，游离体可被滑膜消化和吸收，或刺激其周围的滑膜下结缔组织细胞发生增殖和化生反应，产生新的纤维软骨和透明软骨层，且发生软骨内骨化，并沉积在游离体的

表面（图 131-6）。这些新形成的组织层围绕着位于中心位置的初始游离体，通过类似于树的年轮形成机制，能使游离体逐渐增大，且明显大于最初形成游离体的软骨碎片（图 131-7 和 131-8）。随着游离体的增大，滑液无法渗入，原关节软骨的深部因营养不足而坏死及钙化，导致游离体在 X 线片上表现为密集的斑点和环状钙化影（图 131-9）。放射学和组织学上要与滑膜软骨瘤病相鉴别。在组织学上，凭借游离体显著的细胞层状排列、嗜酸性基质以及较统一的细胞结构的特点，可将游离体与滑膜软骨瘤病区分开来[16]。游离体的治疗是在关节镜下做单纯的剔除[14,15]，复发与否取决于原发病的进程，其复发概率低于滑膜软骨瘤病[16]。

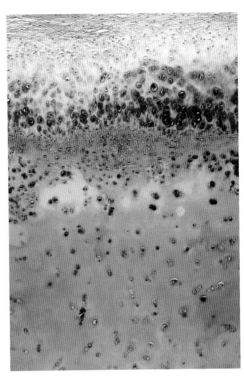

图 131-8　由脱落的关节透明软骨（图底处）形成的游离体，被覆多层连续新生化生的透明软骨和骨

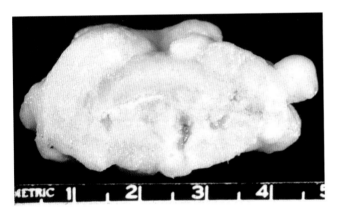

图 131-6　新生软骨包裹着半月形的关节软骨碎片，形成一个大的结节状游离体

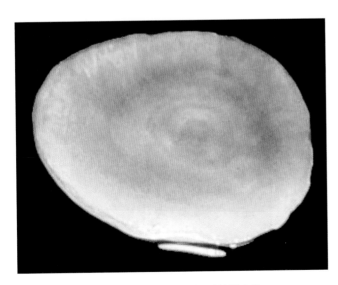

图 131-7　新生多层组织层的游离体

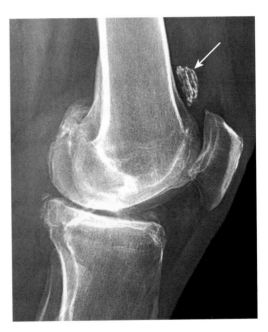

图 131-9　膝关节髌上区的关节游离体（箭头所指）

关节内小骨

　　小的骨性结节通常生长在某些啮齿类动物和其他哺乳动物的膝关节内，很少发生在人类[17-19]。在啮齿类动物中，小骨结节通常生于关节的前部，有时也

长在关节的后部；在人类，小骨结节形成于与胫骨相邻的膝关节半月板实质内。

正如在啮齿动物中看到的，它们可能是真正的籽骨，但这种结构的确切起源尚不清楚，也可能它们是局部损伤后继发骨化的结果，支持这种可能性的证据是在许多报告的案例中发现有陈旧的膝关节创伤。半月板小骨的主要症状是负荷后疼痛（如行走或长时间站立时），休息时疼痛缓解。X线片可显示关节内钙化影，可与游离体相混淆。MRI显示小骨是一个含骨髓的皮质骨结构，在T1加权像上呈高信号，T2加权像上呈低信号[17,19]。小骨位于外侧或内侧半月板，表现为一个小的（直径不超过1 cm）、易觉察的或明显的骨性结节[18]（图131-10）。如小骨引发临床症状，可行切除术；如是偶然发现而无症状，可保守观察[17,19]。

肿瘤

滑膜脂肪病变

虽然可活动关节的滑膜下结缔组织富含脂肪，但是滑膜脂肪瘤仍是罕见的。脂肪瘤最常累及膝关节、手、踝和足的腱鞘，伸肌的腱鞘比屈肌的腱鞘更易受累[20,21]。滑膜脂肪瘤可有蒂或无蒂，当有蒂时，如果蒂发生扭转可导致继发性缺血而产生疼痛。滑膜脂肪瘤与皮下脂肪瘤相似，由分化成熟的白色脂肪细胞小叶组成，包裹在菲薄的纤维性包膜中。

树枝状脂肪瘤（lipoma arborescens），也称为绒毛状脂肪瘤样增生（villous lipomatous proliferation）或滑膜脂肪瘤病（lipomatosis of the synovium），是一种日渐寻常但仍为罕见的关节脂肪病变[22]，其特征是滑膜下脂肪弥漫性增生，并突入滑膜衬里层，形成绒毛样结构。目前尚不清楚这种脂肪增生的性质是肿瘤性的（脂肪瘤病）、增生性的或反应性的。大多数病例有退行性或炎性关节炎的基础，这种现象支持在多数情况下脂肪增殖可能是一种继发性反应的观点[23]。患者通常是成年人，其次是青少年，儿童罕见[24]。有研究显示，与典型患者相比，相对年轻的树枝状脂肪瘤患者可以在无确切病因的情况下发病，且累及膝关节以外的其他关节，这可能是一个独特的疾病类型[23]。树枝状脂肪瘤可引起慢性渗出、疼痛、肿胀及关节活动受限[22]，症状持续时间较长，有的长达30年，但也有急性发作的报道。

树枝状脂肪瘤最常发生于膝关节（图131-11），尤其是髌上区，但也见于髋关节、踝关节和腕关节。典型的树枝状脂肪瘤局限于单关节，但也有几起累及双膝的病例报道[22]。一项研究发现，近1/3病例有非典型的表现，表现为多灶性或膝关节以外的关节疾病[23]。实验室检查无特殊改变，关节液黄色澄清[22]；平片显示关节外观饱满，常有骨关节炎表现。关节造影显示多个分叶状充盈缺损，CT表现为低密度的绒毛结节样肿块，MRI表现为脂肪信号（图131-12）[25]。手术可见受累滑膜呈明显的绒毛状或绒毛结节状结构，呈黄褐色（图131-13）。组织学上，肿瘤由多层

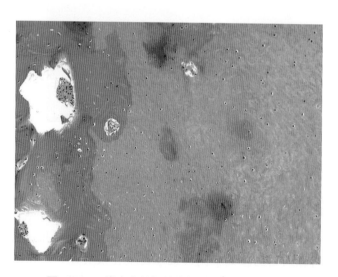

图131-10 嵌在半月板纤维软骨内的关节内小骨

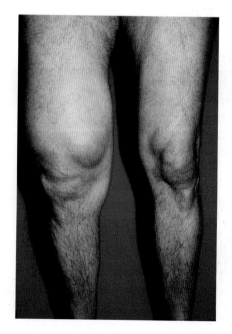

图131-11 表现为髌上肿块的树枝状脂肪瘤

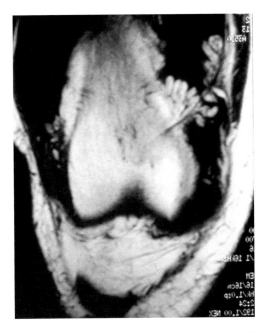

图 131-12 在 MRI 显示为绒毛结节状肿块的膝关节树枝状脂肪瘤

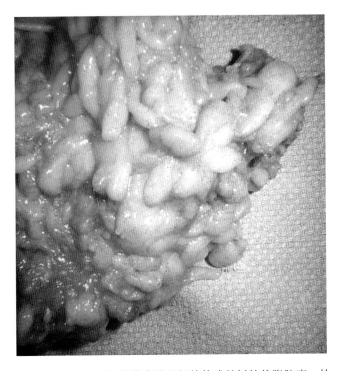

图 131-13 由绒毛结节状脂肪组织块构成的树枝状脂肪瘤，外覆光亮滑膜

成熟脂肪细胞与滋养血管混合组成，纤维包膜将其分隔，关节内表面覆盖多层滑膜细胞（图 131-14）。滑膜切除术可以缓解症状并阻止渗出，但伴随的骨关节炎可继续进展[22]。

树枝状脂肪瘤在临床病理上应与弥漫性腱鞘滑膜

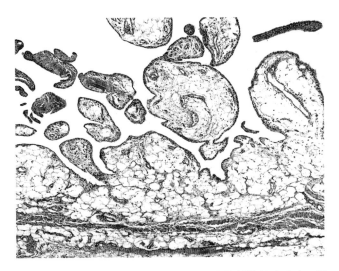

图 131-14 滑膜下腔内充满成熟脂肪细胞的树枝状脂肪瘤，被覆滑膜细胞

巨细胞瘤、滑膜软骨瘤和滑膜血管瘤相鉴别。这些疾病独特的组织学特征容易与树状脂肪瘤相鉴别。另一种需鉴别的疾病是霍法病（Hoffa disease），这是一种发生在脂肪正常存在区域（如髌骨或髌骨韧带附近）滑膜衬里层的、炎症和增生性刺激导致的病变[26]。

滑膜血管病变

滑膜的良性血管肿瘤罕见，其生长方式可以是局限或弥漫性的。多见于青少年和青壮年人，但症状常可追溯到儿童时期[27]。最常累及的关节是膝关节，也有累及肘关节、踝关节、跖跗关节、颞颌关节以及腕和踝关节腱鞘的报道[28,29]。滑膜血管瘤（synovial hemangioma）的少见并发症包括继发毁损性关节炎和卡梅综合征（Kasabach-Merritt syndrome）。

滑膜血管瘤产生诸多症状，包括单侧、间歇性关节肿痛，这可导致活动受限、关节绞锁、跪跌和关节积血，尤其是在轻微创伤后[28]。通常情况下，将受累关节充分抬高，使血液从病变处流出，患病关节肿胀就会减轻。体格检查示关节肿胀、揉面感，附近有明显的皮肤血管瘤。关节腔穿刺常有血性液体。局限性滑膜血管瘤术前诊断较为困难，其鉴别诊断包括局限性腱鞘巨细胞瘤以及盘状半月板、半月板撕裂、囊肿和关节内小骨等膝关节病变[22]。弥漫性血管瘤容易识别，但它可被误认为弥漫性腱鞘滑膜巨细胞瘤和血友病性关节病。

放射学检查可仅显示模糊的软组织影，这提示存在滑膜、关节囊肿胀；对于有长期症状和反复关节出血的患者，则有局部骨质疏松征象。偶尔可见钙化的静脉石，它更常与软组织动静脉畸形合并继发性关节受累相关，不同于单纯的的关节内血管瘤（图131-15）。关节造影可显示关节内充盈缺损，小的局限性毛细血管瘤的动脉造影可为阴性，但在含有海绵状或大的血管扩张区的弥漫性病变中造影剂可聚积（图131-16）。CT 可发现分叶状软组织肿块，注射造影剂后轻度强化[29]；MRI 可显示肿瘤在 T1 加权像上为低至等信号，T2 加权像为高信号[30]。

　　肉眼观，局限性血管瘤常较小，但较大的瘤体（达 8 cm）也已有报道[30]。血管瘤与周围组织或边界分明或边界不清，可无柄或有柄，颜色从红色到深蓝、紫色不等。光镜下，血管瘤通常为海绵状或静脉型，血管粗大充血，内衬良性内皮细胞。动静脉血管瘤呈弥漫生长，整个滑膜组织水肿，呈牛肉红色，或因含铁血黄素染成的棕色，瘤内含迂曲、充血的血管，这些血管可穿透关节囊并延伸到邻近的软组织。组织学上，这些血管为结构上异常的动脉、静脉和毛细血管，相互异常交联，无序缠绕。

　　局限性血管瘤的治疗方法是边缘切除术，通常可以治愈。由于弥漫性血管瘤侵袭范围广，通常很难根除，不全切除或减瘤术可能是唯一的手术选择。不推

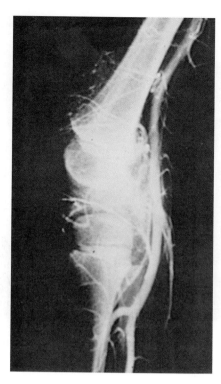

图 131-16　下肢软组织动静脉畸形并累及膝关节的动脉血管造影图，膝关节内血管广泛充血，提示滑膜和关节囊血管畸形

荐放射治疗。

　　含铁血黄素性滑膜炎（hemosiderotic synovitis）是一种慢性增殖性滑膜疾病，由反复导致关节积血的原因如滑膜血管瘤、出血体质（如血友病）、口服抗凝剂、外伤和关节炎引起。含铁血黄素性滑膜炎最常累及膝关节，表现为受累关节疼痛和僵硬，常因关节积液和继发性骨关节炎所致。影像学和临床鉴别诊断通常是非特异性的，诊断依赖于组织病理学检查。肉眼可见滑膜增厚且不透明，呈黄色，带有锈褐色区域，并有稀疏的绒毛突起。光镜下，滑膜呈乳头状增生，滑膜细胞、邻近的巨噬细胞及分散的巨细胞内有含铁血黄素积聚（图131-17）。含铁血黄素性滑膜炎缺乏弥漫性腱鞘滑膜巨细胞瘤所特有的较大的结节和覆以数层单核细胞和巨细胞的增厚的叶状结构（将在后面小节讨论）[16,31]。此外，一项研究表明，弥漫性腱鞘滑膜巨细胞瘤中的巨细胞为破骨细胞表型（特征性表达 CD51）；含铁血黄素性滑膜炎中的巨细胞为巨噬细胞表型（以 CD14 和 HLA-DR 表达为特征，CD51阴性）。含铁血黄素性滑膜炎患者 Ki-67 增殖指数较低[32]。含铁血黄素性滑膜炎的治疗主要是处理关节积血的原发病因，以及针对继发的严重退行性关节炎进行手术或保守治疗[16,31]。

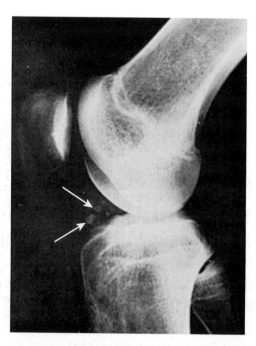

图 131-15　关节内清晰可见静脉石（箭头所示）的局限性滑膜血管瘤。患者 16 岁，有多年站立时膝关节肿痛史，关节屈曲时疼痛缓解

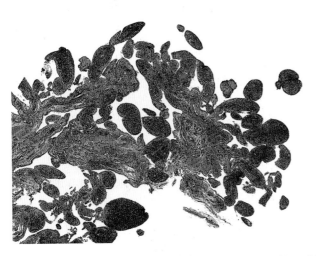

图 131-17 含铁血黄素性滑膜炎，纤细的绒毛突起使滑膜扩张，由于含铁血黄素在滑膜细胞和滑膜下巨噬细胞中积聚，使滑膜呈棕色

腱鞘纤维瘤

腱鞘纤维瘤（fibroma of tendon sheath）是一种罕见的良性肿瘤，临床上与腱鞘巨细胞瘤相似，但形态学不同。自 1936 年首次确认腱鞘纤维瘤为独立的临床病理学病种以来，已有数百例的病例报道[33,34]。经典的病理特征是胶原稠密的少细胞型，而富于细胞型则被归结为结节性筋膜炎的范畴，这些类型似乎有不同的基因突变[35]。已经明确该肿瘤的 2 号染色体和 11 号染色体存在 t（2；11）（q31-32；q12）易位，可能是其发病的分子机制之一。9 号和 11 号染色体 t（9；11）（p24；q13-14）易位也被认为是腱鞘纤维瘤发生的原因之一。因此，不同的基因突变与腱鞘纤维瘤的发生相关[37]。相较而言，富于细胞型腱鞘纤维瘤常在染色体 17p13 存在泛素特异性肽酶 6（USP6）的基因重排，提示此病可能是结节性筋膜炎涉及腱鞘的类型，这是一种有 90% 以上的病例证实的成纤维细胞 / 肌成纤维细胞肿瘤，是以 USP6 重排为特征的良性肿瘤。然而，富于细胞型腱鞘纤维瘤的细胞融合基因目前尚不清楚，似乎与结节性筋膜炎的不同[35]。

腱鞘纤维瘤通常起源于四肢远端屈肌表面的肌腱和腱鞘，大约 70% 的病例累及手指或手，其中大拇指最常受累，其次是食指和中指[33]；大的可活动关节（如膝关节）受累少见，而肘关节、踝关节、肩关节和髋关节更罕见[33,34,38-40]。从婴儿到老年人均可发

病，中位数发病年龄是 30 余岁[33,34]。与经典型相比，富于细胞型腱鞘纤维瘤似乎青睐更年轻的患者[35]。大部分研究认为，本病以男性为主。一项对 138 例患者进行的研究表明，男女比例为 3：1[33]。患者表现为生长缓慢、无痛的肿块，就诊时通常已发现数月到一年[34]。在 6% ～ 10% 的病例中既往有创伤史，长在大关节的肿瘤可触及，会引起疼痛及活动受限[39,40]。

X 线片显示软组织饱满，罕有骨侵蚀[33]。CT 或 MRI 显示实性、边界清晰的软组织影，通常在 T1 加权图像上呈低信号，在 T2 加权像上信号强度不一。手术中可见肿瘤通常直接附着在肌腱或腱鞘上，质韧椭圆形，边界清楚，部分有包膜包裹，大的平均 1.5 ～ 1.8 cm，切面为棕白色（图 131-18）[33,34]。

光镜下，典型的腱鞘纤维瘤为多小叶型，相邻小叶之间有裂隙。小叶由梭形和星状成纤维细胞组成，细胞周围有胶原基质、有时为黏液样基质（图 131-19）。可见与结节性筋膜炎类似的细胞密集区，且常与少细胞区交融。免疫组化可见，肿瘤细胞有肌成纤维细胞的染色特性。超微结构下，肿瘤细胞有成纤维细胞和肌成纤维细胞的特征[41]。

腱鞘纤维瘤生长缓慢，最终停止生长。治疗首选手术切除，在最大的临床病理系列中观察到有 24% 的复发率[33]。

滑膜软骨瘤病

滑膜软骨瘤病（synovial chondromatosis）是一种

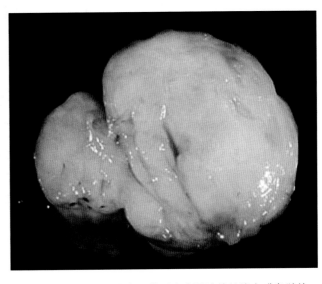

图 131-18 腱鞘纤维瘤，外观为边界清楚的浅咖啡色肿块

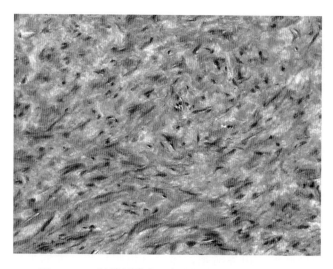

图 131-19　腱鞘纤维瘤，由少细胞的胶原肿块组成

罕见的疾病，其特征是在滑膜下结缔组织内形成多个透明软骨结节。如果软骨结节发生软骨内骨化，则称为滑膜骨软骨瘤病。滑膜软骨瘤病的克隆核型异常的存在支持其为肿瘤性病变，细胞遗传学分析显示染色体组成为二倍体或涉及 6 号染色体、1 号染色体 p22 重排以及 5 号染色体拷贝数增加的多倍体异常[42]。滑膜软骨瘤病是良性的肿瘤，不会转移。

滑膜软骨瘤病最常见于中年男性，平均年龄在 41 ~ 50 岁[43]，中年女性更易累及颞颌关节，而手部和足部受累的患者男女发病率相当，手足均受累的患者通常在 51 ~ 60 岁。

患者通常表现为关节疼痛、肿胀、僵硬、弹响和活动受限，活动时出现关节绞锁或摩擦感[43]。症状常持续、反复发作和进行性加重。

滑膜软骨瘤病通常发生于大的可动关节，超过 50% 的病例累及膝关节，通常只累及单关节[43]。其他常见受累部位包括髋部、肘部、肩部和脚踝；而手、足部的小关节和颞颌关节较少受累[44]。当软骨结节出现在滑囊、肌腱和韧带的滑膜衬里层时，称为关节外滑膜软骨瘤病（extra-articular synovial chondromatosis）[45]。此型最常累及手指，其次是足趾、手、腕、足和踝关节，可累及多个滑膜鞘[45]。

X 线片的表现很大程度上取决于软骨结节是否钙化或骨化，以及是否侵蚀邻近的骨结构。5% ~ 33% 的病例没有明显的钙化，大多数病例存在关节内多个椭圆形高密度影，大小从几毫米到几厘米不等（图 131-20）[46]。矿化的形式各不相同，可表现为代表软骨钙化的不规则的斑点，或表现为代表软骨内骨化的

骨小梁结构。未矿化的病变可通过关节造影观察到其有多个充盈缺损。大约 11% 的病例存在软骨结节侵蚀邻近骨骼，特别是股骨远端前部。

CT 检查可显示密度与骨骼肌相似的滑膜内肿块样结节，还能提早发现在 X 线片不能显示的小钙化和侵蚀性病灶。MRI 显示软骨结节在 T1 加权序列上呈低信号，T2 加权序列上呈高信号，反映了透明软骨的高含水量[46]；钙化区或矿化的骨骼在 T1 和 T2 加权序列上均呈低信号。CT 和 MRI 扫描有助于识别关节内的病变来源及其解剖范围。对于病程较长者，受累关节邻近的骨还可表现出骨质疏松及继发性骨关节炎的改变。

关节外滑膜软骨瘤病的软骨有类似的影像学改变[46]，软骨结节经常钙化，可表现为沿滑膜鞘管呈线性排列的小钙化密度影，并可跨越多个关节（图 131-21）。

滑膜软骨瘤病的影像学鉴别诊断包括剥脱性骨软骨炎、有游离体的骨关节炎、结核及血友病性关节炎、滑膜广泛钙化的假性痛风和滑膜肿瘤。根据临床表现和影像学特征，多数病例可得到正确诊断，然而，仍有相当一部分病例因 X 线片及临床情况不明确，需依靠活检才能明确诊断。

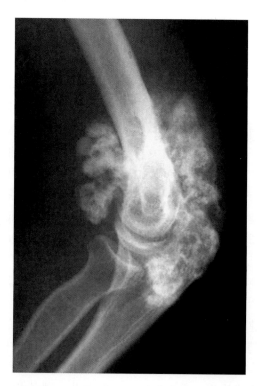

图 131-20　肘关节滑膜软骨瘤病，关节间隙内有多发的钙化大结节，与骨毗邻

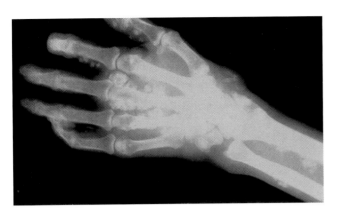

图 131-21　手部和前臂滑膜软骨瘤病。在手指、手腕和前臂的软组织中可见多个大小不一的钙化结节

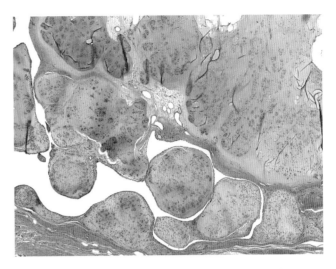

图 131-23　滑膜软骨瘤病，滑膜内有透明软骨结节

滑膜软骨瘤病的特征是滑膜增厚，内含大量乳白色坚硬的软骨结节，呈鹅卵石状从表面隆起（图131-22）。这些结节通常小于5 cm，可与滑膜分离，形成游离体，有时可达数百个。钙化的软骨呈白色，骨化区域表现为棕褐色砂砾状小梁，小梁可含有黄骨髓。靠近软骨的滑膜可出现反应性改变，如水肿、充血、增生、绒毛形成等。在少数情况下，该病表现为单一的、孤立的软骨结节，可以很大，并可发生部分软骨内骨化（滑膜骨软骨瘤病）。关节内骨软骨瘤可严重限制关节活动，并可在临床上与其他类型的肿瘤混淆[47]。

在滑膜下结缔组织内可形成软骨结节（图131-23）。肿瘤的软骨细胞产生透明基质，最终形成单个独立的结节，与周围组织相连（图131-24）。软骨细胞结构各不相同，细胞大小不一，其中有些细胞是双核和核深染的，类似于骨内软骨肉瘤的软骨细胞（图

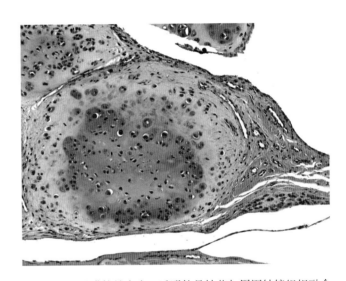

图 131-24　滑膜软骨瘤病，透明软骨结节与周围结缔组织融合

131-25）。尽管这些组织学发现令人担忧，但经验表明，有非典型性软骨细胞的富于细胞型滑膜软骨瘤病通常为良性。

经日积月累，附着在滑膜上的软骨结节可被血管侵入，从而启动软骨内骨化，形成编织骨和板层骨，进而形成内含黄骨髓的骨髓腔（图131-26）。如果软骨结节脱离滑膜，其骨质和骨髓会坏死，因软骨可从滑液中汲取营养，故结节体积会继续增大。

滑膜软骨瘤病的首选治疗包括切除滑膜和所有游离体，选择开放性手术还是关节镜手术，以及是否行全滑膜切除术的治疗方案目前仍有争议[48]。手术预后良好，但切除不完全可复发，大多数复发发生在滑膜弥漫受累的患者。

滑膜软骨瘤病很少恶变，但有一项研究显示有

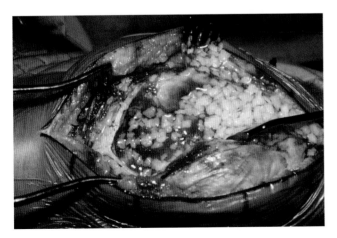

图 131-22　滑膜软骨瘤病术中外观，关节内充满大量的软骨结节

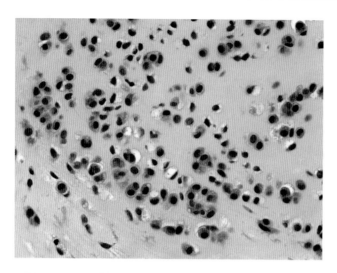

图 131-25 滑膜软骨瘤病的软骨细胞，可呈轻度的异型性

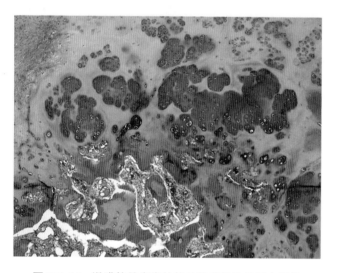

图 131-26 滑膜软骨瘤病的软骨结节发生软骨内骨化

6.4% 的滑膜软骨瘤病可恶变成软骨肉瘤[49]。然而，有相当比例的滑膜软骨肉瘤的病例有先前罹患滑膜软骨瘤病的证据[50-52]。软骨肉瘤呈现出高度的细胞增殖、严重的细胞非典型性增生以及分裂加速，其基质常为黏液样。

腱鞘和关节周围结构的软骨瘤

单发性软组织软骨瘤是一种良性肿瘤。常见于腱鞘，偶尔累及关节囊或其他关节周围结构。

腱鞘软骨瘤（tendon sheath chondroma）通常发生在四肢远端屈肌腱鞘，手部的发病率比足部高 3 倍[53-55]，男女发病率相似，中青年起病，常表现为无痛、缓慢生长的硬块。影像学上，腱鞘软骨瘤表现

为边缘清楚的骨外软组织肿块，33% ~ 70% 的病例可出现点状或环状钙化区[56,57]。肉眼观，肿瘤为蓝白色、卵圆形、边界清晰、坚硬的透明软骨肿块，通常 1 ~ 2 cm 大小，与滑膜软骨瘤病不同，其为单发病灶。组织学上，透明软骨结构完整性好，偶有小灶性黏液样变。软骨由软骨细胞组成，软骨细胞可呈轻度异型性，有时会与软骨肉瘤混淆[58]。治疗首选单纯切除，很少局部复发[54,55,58]。

关节囊内和关节周围区域的软组织软骨瘤罕见，若有，通常起源于膝关节髌下区前方[59]（图 131-27）。此位置的软骨瘤可以较大（8 cm），并可影响膝关节运动。其结构和生物学表现与其他部位的软组织软骨瘤相似。一个患有家族性半肢骨骺发育不良家庭中，有 3 个家庭成员的膝部发生囊内软骨瘤[56]。另外两个病例出现手部和足部的近端和远端指（趾）间关节的掌侧和足底的软骨错构瘤，伴有手部特殊的皮肤肥厚病变和单侧肢体肥大[60]。

腱鞘滑膜巨细胞瘤

腱鞘滑膜巨细胞瘤（tenosynovial giant cell tumor）为一组累及关节滑膜衬里层、腱鞘和滑囊的良性肿瘤[57]，这些病变既往被称为腱鞘巨细胞瘤、局限性

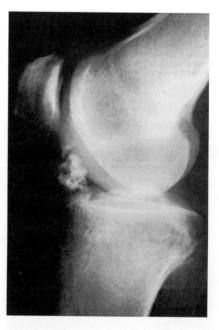

图 131-27 膝关节的关节内髌下区单个软骨瘤，表现为边界清晰的肿块，内有形状不一、密度不等钙化影，提示软骨矿化（Courtesy Dr. C. Campbell.）

结节性滑膜炎和色素沉着绒毛结节性滑膜炎。腱鞘滑膜巨细胞瘤可分为局限型和弥漫型、关节内型和关节外型。它有潜在的局部侵袭性，可侵入骨质，通过关节囊生长，沿着肌腱延伸，并浸润到邻近的软组织。尽管它具有潜在的破坏性，除非恶变，通常不会转移。

这些病变的共同组织学特征是滑膜样细胞的瘤性增生，形成局部肿块或沿滑膜表面扩散，向下侵入滑膜下结缔组织。增生的肿瘤细胞侵入滑膜下间隔，生成指状突起、绒毛和多余的皱褶。这些突起常融合成结节，形成混有绒毛的卷曲的分叶状肿块。该过程可以是局限的，仅累及部分滑膜衬里层，也可以是弥漫的，累及整个滑膜表面。

目前腱鞘滑膜巨细胞瘤的病因仍不清楚，既往认为可能是对反复出血的反应性过程，最近的研究发现许多腱鞘滑膜巨细胞瘤实际上已被证实是由于 1 号染色体（1p13）和 2 号染色体（2q35）易位所致，该易位导致编码巨噬细胞集落刺激因子 -1（M-CSF 或 CSF-1）的基因与编码 Ⅵ 型胶原 α3（COL6A3）的基因发生融合 [57,61,62]。因此，有 2% ~ 16% 的肿瘤细胞过度表达 M-CSF [61]，其余的细胞主要是招募到肿瘤中的非肿瘤性炎症细胞，因为能够表达集落刺激因子的受体（M-CSF1R）而被募集至肿瘤中 [61,62]，这种现象被称为景观效应，在某些类型的淋巴瘤和肉瘤中也可以观察到这种现象。部分肿瘤亚型在无 1p13 易位的情况下呈现 M-CSF 高表达，提示在部分病例中存在 M-CSF 升高的替代机制 [63,64]。实际上，目前已发现由 t（1；1）（q21；p11）易位引起的新型 M-CSF 转录产物和 CSF1-S100A10 融合基因，这可能有助于阐明该疾病中 M-CSF 过度表达的其他机制 [65]。在没有典型易位的情况下，CSF1 重排或 CSF1 mRNA 过表达似乎与腱鞘巨细胞瘤是弥漫型或局限型，以及疾病复发风险等无关。目前，决定腱鞘巨细胞瘤是表现为局限型或弥漫型的因素尚不清楚，因为这两种临床不同的疾病类型似乎具有相同的遗传基础和细胞组织学构成 [63]。

关节和腱鞘的弥漫型腱鞘滑膜巨细胞瘤：色素绒毛结节性滑膜炎

关节的弥漫型腱鞘滑膜巨细胞瘤（diffuse type of tenosynovial giant cell tumor）广泛累及滑膜衬里层，也有少部分滑膜区域不受累。其发病率约为 1.8/100 万

人口。从儿童到老年人均可发病，21 ~ 40 岁年轻人多见 [66]。尽管一些研究称发病率为男性或女性占优势，但基本上无明显的性别差异 [66-68]。它通常表现为单关节炎，对称性关节炎或多关节炎鲜有报道，一些多关节炎患者有明显的先天畸形。主要临床表现为间歇性的关节疼痛和积液，并在数月至数年很长时间内反复发作 [66,68]。受累部位可僵硬、肿胀、皮温高，有时可扪及肿块，大约 50% 的患者有局限性压痛点。受累关节的解剖结构不稳定较为少见。

膝关节是最常受累部位，见于约 80% 的病例 [66,68]，其次是髋关节、踝关节、跟骰关节、肘关节和手指或足趾腱鞘，偶尔也会累及手掌、足底和一些少见的部位，如颞颌关节和脊柱后部。滑囊受累罕见，一旦发生则通常发生在腘窝和髂耻骨滑囊和鹅足囊。该病偶尔累及踝关节和手腕近端大的腱鞘，在关节周围形成软组织肿块 [69,70]。有观点认为，一些病变可穿通关节囊或腱鞘，沿筋膜面扩展，形成软组织肿块 [69]。

当关节内、滑囊和腱鞘受累时，可侵犯关节两端的骨骼，常发生于较牢固的关节，如髋关节、肘关节、腕和足部关节，或发生于腱鞘与邻近的骨骼紧密排列部位 [71,72]（图 131-28）。极少情况下，仅有关节单侧骨质受关节内病变累及，在这种情况下，很难将其与原发性骨肿瘤鉴别 [73]（图 131-29）。

关节腔穿刺抽液常有血性的褐色积液，缺乏诊断

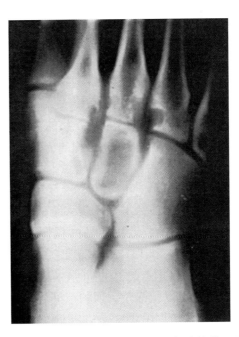

图 131-28　色素绒毛结节性滑膜炎累及足部小关节，可见多处骨侵蚀，病灶无钙化

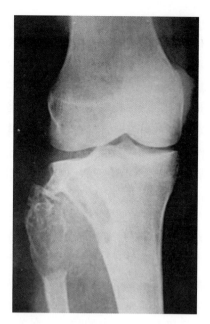

图 131-29 色素绒毛结节性滑膜炎累及胫腓关节，周围有广泛的软组织肿块，胫腓骨呈偏心性侵蚀，类似原发性骨肿瘤，膝关节结构正常

特异性[74]。滑液分析显示葡萄糖含量低，蛋白水轻度升高，并有相当的黏蛋白凝块，炎性细胞计数通常较低，但也可增高。类似的表现可以在创伤、夏科关节病（charcot joint）、出血性疾病、镰状细胞贫血和埃勒斯 - 当洛综合征（Ehlers-Danlos syndrome）中看到。

至少 2/3 病例的肿块和（或）积液可以在 X 线片上看到软组织密度影[75-78]，关节间隙变窄或钙化不常见。关节造影可显示大量结节状充盈缺损，并延伸至扩大的关节间隙。因肿瘤血管丰富，故动脉造影异常醒目，血管的分布情况与病灶的纤维变性或瘢痕形成数量呈负相关。

CT 和 MRI 检查有助于明确疾病的范围，并可探及到病灶内脂质和含铁血黄素沉积的情况，具有重要的诊断意义[75-77]。肿瘤在 T1 加权像上呈低信号（与骨骼肌信号强度相同），T2 加权像上呈不均一性。侵入骨质的病变在 X 线片上显示为多个边界清晰的透亮的软骨下囊变，或近皮质处的椭圆形受压侵蚀灶[72,73]（图 131-28 和 131-29）。在膝关节，当肿瘤细胞顺着交叉韧带止点向上生长时，靠近髁间区的股骨区域是最常受侵犯部位。因关节间隙到疾病晚期才受累，所以关节周围骨量减少、骨膜反应和关节破坏的情况少见[76,77]。放射影像学鉴别诊断包括：①结核，常有更明显的骨质减少和关节破坏；②血友病，

有更广泛的关节破坏；③滑膜软骨瘤病，常伴有不透 X 线的钙化小体；④类风湿关节炎，表现为更严重的骨质减少和关节间隙狭窄。

肉眼看来，弥漫型腱鞘滑膜巨细胞瘤的滑膜的颜色通常呈红棕色，有橙黄色斑点，类似安哥拉羊毛毯（图 131-30）。可见大量凌乱的绒毛突起和滑膜皱襞，混杂有蒂或无蒂、质地从柔软到橡胶样的结节（直径 0.5 ~ 2 cm），滑膜厚且饱满，常被纤维素渗出物包裹。红棕色或金棕色组织可深入滑膜下结构或侵入关节囊，因为增生的肿瘤使腱鞘扩张，如果累及腱鞘，则可出现香肠状肿块；如果关节囊被侵犯，邻近的软组织结构包括神经和血管，可被细束状红棕色组织所覆盖；若软组织遭广泛浸润，病变可表现为质地从柔软到橡胶、颜色为红棕色的肿块，其内有出血性囊肿灶。类似的组织结构可存在于软骨与骨交界处，也可包绕于骨表面的血管和韧带附着处，这些组织是病灶侵入骨内的关口。尽管其他疾病也可将滑膜染成棕色，例如血色病和含铁血黄素沉着症，但通常无结节；此外，镜下特征是区分这些病变的关键（在先前章节中讨论过）。

显微镜下可见明显的滑膜细胞增生和表层增厚，滑膜下可见大量有丝分裂活跃的多角形或圆形肿瘤细胞，这些细胞具有中等量的嗜酸性胞浆和圆形胞核（图 131-31 及 131-32）。侵及滑膜的肿瘤细胞包括散

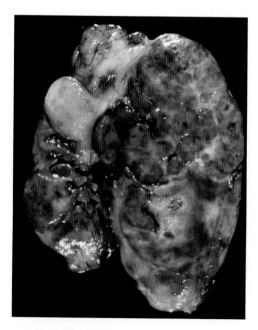

图 131-30 弥漫型腱鞘滑膜巨细胞瘤，由斑驳的棕、黄、红色绒毛结节状肿块组成

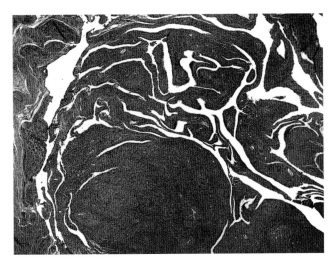

图 131-31　弥漫型腱鞘滑膜巨细胞瘤，呈绒毛结节状生长，侵入的细胞形成结节状外观结构

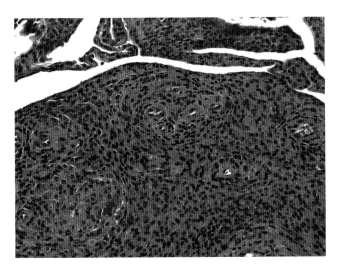

图 131-32　滑膜衬里细胞，主要覆以增殖的多角形细胞，混有多核巨细胞

在的淋巴细胞、多核巨细胞（破骨细胞、Tuotom 巨细胞或异体型巨细胞）、含铁血黄素吞噬细胞和成纤维细胞。含铁血黄素通常存在于基质或滑膜内衬细胞、巨噬细胞和肿瘤细胞的细胞质中（图 131-33）。在常见出血性病灶，可被巨细胞和巨噬细胞包围；也常见散在的充满脂质的泡沫样巨噬细胞（黄色瘤细胞）聚集。这些不同的细胞类群填充并扩张滑膜绒毛，导致它们与相邻的绒毛融合，形成结节。在某些结节有大量的胶原沉积伴玻璃样变，易与骨肿瘤混淆。极少数情况下，肿瘤含有局灶钙化的软骨基质[79]。

　　免疫组化结果支持肿瘤细胞具有滑膜细胞或纤维组织细胞表型特征[41,78]，肿瘤细胞表达簇连蛋白

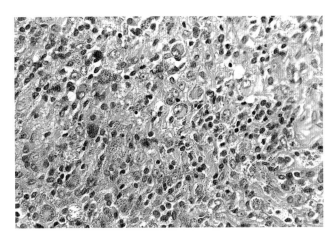

图 131-33　巨噬细胞内含丰富的含铁血黄素

clusterin D2-40，少数巨细胞抗体 desmin 阳性[80]。值得注意的是，有染色体易位的细胞表达巨噬细胞集落刺激因子 -1[70]。流式细胞分析显示，其中一些肿瘤可能是异倍体，特别是含有较多关节外软组织成分的肿瘤，其具有较高的增殖指数[70]。虽然流式细胞检测技术有助于预测哪些病例具有更强的局部侵袭性，但具有这些特性的弥漫型腱鞘滑膜巨细胞肿瘤并未见远处转移[70]。

　　关节弥漫性腱鞘滑膜巨细胞瘤的治疗尚未规范化，治疗手段包括放射治疗、全滑膜切除术、同位素滑膜切除术、关节融合术、骨移植术和初次关节成形术[66,68,81]。尽管尚无一种治疗能在所有的患者中都取得理想疗效，目前仍推荐广泛的滑膜切除术治疗[66,68,82]。但不管哪种治疗方式都很难将滑膜完全切除，仍有 16% ~ 48% 的病例因残存的受累滑膜出现局部复发[83,84]。肉眼下不完全的肿瘤切除与完全切除相比，肿瘤复发风险增加两倍以上[82]。膝关节肿瘤的复发率高于其他关节肿瘤，极少情况下，复发性肿瘤或含有较多关节外成分的肿瘤可能需要更彻底的手术，如放射性切除或截肢[70]。研究表明，中等剂量的辐射可以控制甚至治愈这些广泛病变的患者，也许可以避免根治性手术或截肢[85]。一种基于 MRI 的病变严重程度分级系统（四层 MR2 严重度分组法）已经被提出，用于确定肿瘤的范围和手术治疗后的复发风险分层，该系统似乎有助于识别最严重的亚组，适用于全身治疗或新型治疗药物的临床试验[86]。

　　针对 CSF-1 通路的药物正在试用于临床上具有挑战性的病例以确定其疗效[87]，最初的研究集中于可阻断 CSF-1 受体活性的酪氨酸激酶抑制剂

（TKIs），如甲磺酸伊马替尼和尼洛替尼，早期研究已表明其在治疗关节的弥漫性肿瘤方面取得了成功。目前尼洛替尼的其他研究正在进行中[88,89]。不同 TKI 制剂的肿瘤反应的异质性已有报道，凸显了更好地了解分子遗传机制的必要性[90]。

最近，用单克隆抗体进行靶向治疗正在研究，如 MCS110（一种针对 CSF-1 的人源化单克隆抗体），和 emactuzumab（依马托珠单抗，RG7115）（一种抑制 CSF-1 受体二聚体化的单克隆抗体）；这两种药物目前正在进行临床试验[82]。在一项 I 期增大剂量研究中显示 emactuzumab 总缓解率为 86%（n = 24/28），其中两例完全缓解[91]。一项 III 期研究显示，可维持 CSF-1 受体在非活性状态的单抗抗体 pexidartinib（培西达替尼，PLX3397）的总有效率为 39%（n = 61）。而另一项关于抗 CSF-1 受体的单抗药物 cabriralizumab（FPA008）的研究显示，45%（n = 11）的患者的影像学和临床症状有改善。目前还没有这些靶向疗法的长期疗效观察数据[63]。

恶性弥漫型腱鞘滑膜巨细胞瘤

恶性腱鞘滑膜巨细胞瘤（malignant tenosynovial giant cell tumor）十分罕见，文献报道不足 50 例[81-83,92]。最常见于下肢关节，尤其是膝关节。当恶性腱鞘滑膜巨细胞瘤与良性腱鞘滑膜巨细胞瘤并存时，它被认为是原发性的；而当其在原来的良性腱鞘滑膜巨细胞瘤部位表现为肉瘤性质的复发时，则被认为是继发性的。肿瘤细胞呈恶性，为梭形或多角形，罕见于骨肉瘤或软骨肉瘤分化。恶性腱鞘滑膜巨细胞瘤具有侵袭性，有大约 33% 的死亡率，30% 患者有肺转移，20% 有淋巴结转移，15% 有远处转移[81,92]。近期一项 10 例患者的研究显示，恶性细胞的免疫表型与正常滑膜细胞和良性腱鞘滑膜巨细胞瘤的单核细胞相似[92]。在恶性弥漫性腱鞘滑膜巨细胞瘤中有 CSF-1 重排和 CSF-1 过表达的报道[92,93]。也有关于 5 号和 7 号染色体的 15q 部分缺失和三倍体与该疾病相关的报道[84,93,94]。

关节局灶型腱鞘滑膜巨细胞瘤（良性巨细胞滑膜瘤、良性滑膜瘤、局灶性结节性滑膜炎）

关节的局灶型腱鞘滑膜巨细胞瘤（localized tenosynovial giant cell tumor）表现为孤立的、边界清楚的肿块，它通常是单发的、无蒂或有蒂、可分叶的肿瘤，直径 1 ~ 8 cm（图 131-34）。最常见于单侧膝关节，男女发病率相仿[95]。

临床特征与弥漫型腱鞘滑膜巨细胞瘤相似，但在关节部位的局灶型腱鞘滑膜巨细胞瘤的肿块会妨碍关节运动，故关节绞锁的频率较高[95]。少数患者可出现由肿瘤扭转和梗死引起的急性剧烈关节疼痛；关节腔积液常见，滑液含血成分比弥漫型腱鞘滑膜巨细胞瘤少，甚至可呈清亮外观。

影像学检查显示为不均匀的结节状肿块，内含有脂质和含铁血黄素沉积物（图 131-35）。在膝关节，肿瘤经常发生于髌上切迹、股骨切迹以及半月板和关节囊之间[95]。通常无骨质侵犯，经肿瘤切除术多可治愈，小病变可通过关节镜根除[95]。

组织学上，腱鞘滑膜巨细胞瘤关节局灶型与弥漫型的结节相仿，主要的区别是前者无显著的滑膜绒毛或滑膜绒毛较为稀疏。

腱鞘的局灶型腱鞘滑膜巨细胞瘤（腱鞘巨细胞瘤或腱鞘纤维黄色瘤）

腱鞘的局灶型腱鞘滑膜巨细胞瘤（localized tenosynovial giant cell tumor of the tendon sheath）通常累及手或腕关节，足或踝关节较少见[67]。它是手部最常见的软组织肿瘤，通常起源于手指的屈肌腱鞘，示指受累最多，其后依次为中指、无名指、小

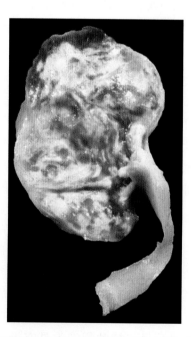

图 131-34　带蒂的关节的局灶性腱鞘滑膜巨细胞瘤，肿块边界清楚，呈棕黄色

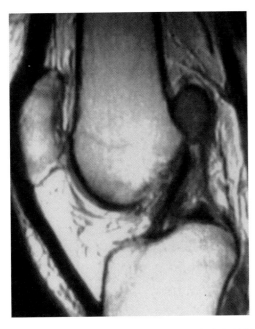

图 131-35　MRI 显示在膝关节后方有一个轮廓清晰的低信号肿块影

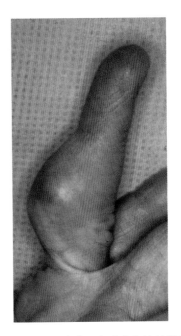

图 131-36　腱鞘滑膜巨细胞瘤，表现为实性坚硬的活动性肿块

指和拇指。手指的肿瘤多见于女性，男女比例小于 1 : 2[67,96]，足趾的肿瘤男女发病率相当[67]。本病好发于 21 ~ 50 岁，表现为无痛、可触及、坚硬、可移动的肿块。

　　临床上肿瘤通常孤立生长于屈肌侧，可向手指伸侧或外侧生长（图 131-36）。肿瘤生长缓慢，从发现到手术治疗的间隔时间从数周到数十年不等，平均为 2 年余[67,96]。

　　影像学上，肿瘤表现为边界清楚的软组织肿块，约 25% 的病例中，在病变附近的皮质骨被侵蚀的凹陷处有硬化边缘（图 131-37）[67,96]。MRI 显示病灶 T1 加权像呈低信号，T2 加权像呈低信号或高信号，这些表现有助于区分腱鞘巨细胞瘤与其他软组织肿瘤[7,97]。

　　病理学肉眼观表现为圆形，边界清楚的，有红 - 褐 - 黄褐 - 黄色混杂的，多结节的坚韧肿块，直径一般不大于 5 cm，与受累肌腱紧密附着但容易剥落（图 131-38）。手术中肿块有时会从切口弹出，切面下肿块呈实体，颜色从黄色、橙红色到棕色不等，这取决于脂质和血色素的含量，常有白色纤维组织条索或纤维隔膜分隔瘤体（图 131-39）。肿瘤细胞的形态学和免疫表型与弥漫型病变相同[80,98]（图 131-40）。在超微结构上，增殖的细胞与 A 型和 B 型滑膜衬里

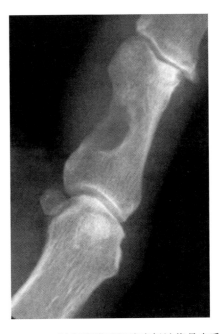

图 131-37　腱鞘滑膜巨细胞瘤侵蚀指骨皮质

细胞具有相似的特征[99]。使用流式细胞术对一些病例检测发现，所有病变细胞均为二倍体[70]。细胞遗传学显示，肿瘤多在 1p13 和 2q35 之间存在染色体易位[61,62,100]。

　　肿瘤为良性且无转移，很少有恶性腱鞘巨细胞瘤[101,102]。传统的手术切除通常可治愈；如果切除不完整，可有局灶复发。据报道，平均复发率低于 6%[63,67,96]。

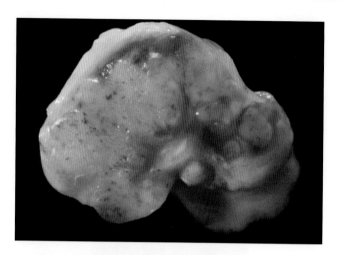

图 131-38　腱鞘滑膜巨细胞瘤，边界清晰，呈黄白色，间有点状棕色

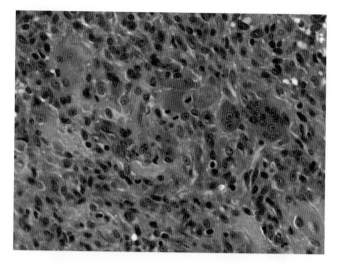

图 131-40　腱鞘滑膜巨细胞瘤中有丝分裂活跃的多角形细胞和散在的破骨细胞样巨细胞

肉瘤（2 例），黏液炎症性纤维细胞母肉瘤（1 例），普通型透明软骨肉瘤（1 例），低分化肌纤维母细胞肉瘤（1 例）[103]。有些也发生关节内多形性纤维肉瘤、恶性腱鞘滑膜巨细胞瘤和血管肉瘤的病变（图 131-41）。上皮样肉瘤是另一种罕见的发生于关节的原发性肉瘤[104]。根据定义，继发性关节恶性肿瘤起源于关节以外的组织，大多数都是从邻近的骨组织或周围软组织浸润入关节的肉瘤。虽然滑膜组织血管丰富，但恶性上皮肿瘤、黑色素瘤、淋巴瘤或白血病转移或蔓延至滑膜的情况并不常见。

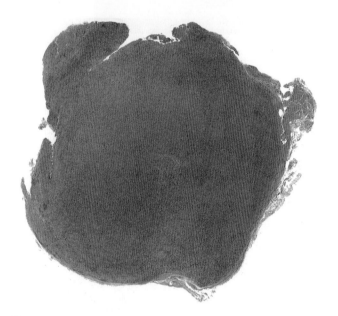

图 131-39　圆形、边界清楚的局灶性腱鞘滑膜巨细胞瘤，浅粉红色的纤维组织区域与深紫色的多细胞区域相间

关节恶性肿瘤

　　关节恶性肿瘤少见，可分为原发性和继发性。原发性恶性肿瘤很罕见，几乎都是发生于大的、可活动关节的滑膜肉瘤，尤其是膝关节。患者为成人或青少年，表现为关节疼痛、肿胀和积液等慢性症状，大多数肿瘤为软骨肉瘤或滑膜肉瘤。有大样本的文献报道，包含除外良性肿瘤恶变的原发性关节内肉瘤15 例，均累及膝关节，患者以男性为主（男女比例3：2），平均年龄 44 岁（16～84 岁），这些病例组织学包括：滑膜肉瘤（5 例），骨外黏液样软骨肉瘤（3 例），黏液纤维瘤肉瘤（2 例），未分化多形性

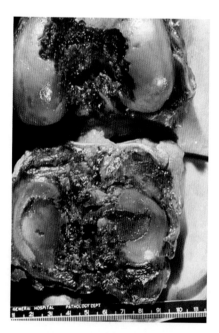

图 131-41　膝关节滑膜血管肉瘤。出血性肿瘤侵蚀股骨远端和胫骨近端

原发性关节肉瘤

普通型软骨肉瘤

生于滑膜的普通型软骨肉瘤（conventional chondrosarcoma）不常见，在英文文献中报道不超过 100 例 [49-52,105-108]。在大约 2/3 的病例中，软骨肉瘤与早先存在的滑膜软骨瘤病有关，一项大型研究显示有 6.4% 的滑膜软骨瘤病恶变为软骨肉瘤 [49,51-53,106,107,109]。通常在 41 ～ 70 岁发病，男性的发病率略高于女性（约 3 : 2）[106,107]。此病典型的表现为进行性增大的关节肿块，可引起功能障碍、疼痛和僵硬。对于早先有滑膜软骨瘤病的患者，症状持续时间通常很长（平均 11.2 年）；有多次局部复发并反复切除者，症状可长达 25 年 [49,105-107]。大约 1/2 的软骨肉瘤发生在膝关节，1/3 发生在髋关节、踝关节、肩关节、肘关节和颞颌关节极少受累。临床上，若慢性滑膜软骨瘤病病情迅速恶化或滑膜切除术后很快复发，应警惕其已恶变为软骨肉瘤 [105,106]。

放射影像学检查通常显示关节周围软组织肿块影，可有致密且不规则影或环状钙化影，偶见可明显侵犯邻近骨髓腔者。滑膜软骨瘤病、滑膜肉瘤、弥漫性腱鞘滑膜巨细胞瘤和慢性滑膜炎在放射影像学上的钙化表现有所不同，可用于鉴别诊断 [107]。

肉眼观，受累关节充满大量的滑膜，无数乳白色、蓝灰色的软骨结节填充其中使滑膜变厚。软骨结节大小不一，可漂浮于关节腔内。在某些情况下，肿瘤可侵袭邻近的软组织和骨骼。

显微镜下，肿瘤由恶性透明黏液样软骨组成。在极少数情况下，基质完全为黏液样，且具有骨外黏液样软骨肉瘤的特征 [109]。瘤性软骨内有细胞成分，含有不典型软骨细胞，软骨小叶的周围通常是细胞最多的区域，此区域肿瘤细胞可呈梭形。其他表现包括骨坏死和骨侵蚀 [107]。区分软骨肉瘤与滑膜软骨瘤病最可靠的特征是前者有关节骨质的浸润或破坏，而滑膜软骨瘤病在浸润邻近骨时会出现一条挤压边界 [16]。然而，有综述报道认为这一特征只在少数病例中存在 [105]。而共存的滑膜软骨瘤病则有形态良好完整的、含细胞较少的软骨结节，其包含细胞形态大致正常的软骨细胞和常规矿化的基质。

治疗方法通常是手术切除，对于病变严重或已有远处转移者可考虑联合化疗，手术切除不完全可致局部复发，需另行根治性切除。在报道的病例中约 1/3 患者存在转移，肺部是全身扩散最常见的部位 [49,106,107]。据报道，滑膜软骨肉瘤的预后比普通型骨内软骨肉瘤更差，其原因可能是病变处于关节内比较棘手的解剖部位。另外，继发性滑膜软骨肉瘤和良性滑膜软骨瘤病在临床表现、影像学和病理特征方面的相似之处，往往导致前者的诊断延迟 [106]。

滑膜肉瘤

滑膜肉瘤（synovial sarcoma）是一种常见的肉瘤，约占软组织肉瘤的 6% ～ 10%。它常起源于深部软组织，很少起源于关节内（图 131-42），但可从邻近软组织继发侵犯关节滑膜。早期对其命名源于其

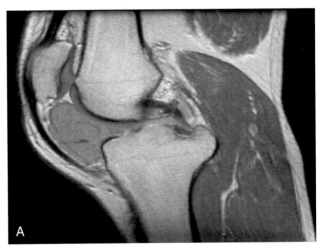

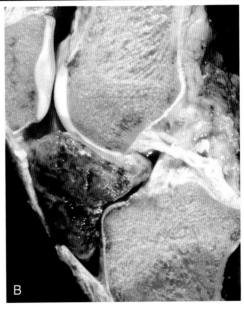

图 131-42　A. 罕见的关节内滑膜肉瘤的 MRI 图像，髌骨下肿瘤边界清楚，病灶质地不均。B. 大体标本显示黄褐色的出血性肿瘤突入关节，被覆滑膜

形态学的多样性，直到 1936 年首次引入的"滑膜肉瘤"一词被普遍采纳后，其他诸如"腺肉瘤"和"滑膜纤维肉瘤"等名称才终止使用。滑膜肉瘤的形态类似于关节腔的早期发育阶段，它由梭形细胞束包绕大的多角形（上皮样）细胞所形成的裂隙样间隙和腺体构成，裂隙状和腺体样组织类似一个微小的关节空间，被滑膜衬里细胞包围，由滑膜下间叶细胞支撑。根据上皮细胞或梭形细胞所占比例不同，滑膜肉瘤被分为混合型、梭形细胞为主型和上皮细胞为主型三个亚型，上皮细胞为主型很罕见。

滑膜肉瘤主要累及青少年和青壮年，一项 121 例滑膜肉瘤患者的研究显示，发病年龄为 9 ~ 74 岁，中位年龄为 34 岁，然而滑膜肉瘤在儿童发病率仍高[110-112]。

"滑膜肉瘤"一词提示肿瘤起源于滑膜，但只有不到 10% 的病例是存在于关节内肿瘤或源于滑膜衬里层[113,114]。肿瘤起源细胞被认为是未成熟的间充质细胞或成肌细胞，因此迄今尚未能完全定性[115,116]。

60% ~ 70% 的滑膜肉瘤发生在四肢大关节附近，下肢多见，特别是膝关节的腘窝区和足部[117,118]。肿瘤可累及大腿、小腿、手和足趾，在四肢远端的肿瘤通常邻近关节囊和（或）腱鞘。肿瘤也发生在颈部、躯干、颅面部、咽后间隙、腹膜后、精索、眶周、舌、纵隔、软腭、心、肝、肾、肺、胸膜和前列腺等。

没有特异的临床特征将滑膜肉瘤与其他肉瘤相区分，最常见的主诉是缓慢增大、内在的、可扪及的肿块，约 50% 的患者感到疼痛[112,118]。在就诊前，症状可能已存在很长时间，从数月到 25 年不等，平均约

为 6 个月到 2.5 年[110,112,118]。位于深部软组织的肿瘤容易被误诊，而浅表的和临床上受关注部位的肿瘤则易于发现。在一些累及膝关节区的病例中，发现肿块之前数月即有隐痛，如果肿瘤增大到一定程度，可使关节活动受限。头颈部病变会出现与其特定受累器官相关的症状，如声嘶、呼吸或吞咽困难；偶尔可出现肺转移的症状，如咯血[118]。

滑膜肉瘤典型的放射影像学表现为一个边界清楚的深层软组织肿块。滑膜肉瘤是少数常见钙化的原发性软组织肿瘤之一，30% ~ 50% 的病例在 X 线片上可见到细小的、斑点状的或密集的钙化影[119]（图131-43），钙化影可呈局灶或弥漫性分布[120]。约 20% 的病例会引起邻近骨的骨膜反应，但很少发生骨侵蚀。

在显示钙化和骨膜反应方面，CT 比 X 线片更敏感。MRI 对于确定肿瘤范围很重要，通常显示为一个大的、不均匀的、伴有出血区的肿块影。放射影像学鉴别诊断包括血管瘤、脂肪瘤、滑膜软骨瘤病、软组织软骨肉瘤或骨肉瘤、骨化性肌炎、动脉瘤和其他肉瘤等。

滑膜肉瘤大体病理表现为边界清楚、粉红色或棕褐色的鱼肉样肿块，很容易从肿瘤床剥离或脱落（图131-42）。切面质地均匀、灰黄色、有弹性，钙化区坚硬有砂砾斑。在较大的肿瘤中，可见伴有囊性变和凝胶样变的出血区和（或）坏死区。滑膜肉瘤有时生长于肌腱、肌肉和筋膜之间，或包绕神经血管束生长。

根据显微镜下肿瘤细胞占比，滑膜肉瘤可分为四种亚型：梭形细胞为主型、单相上皮为主型、混合

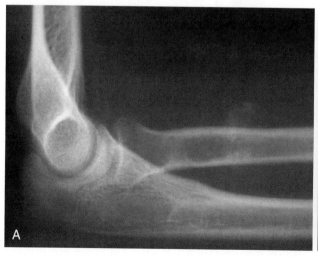
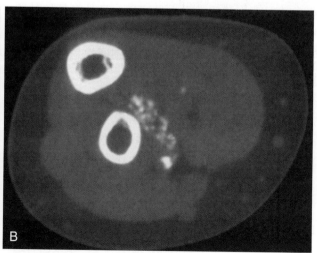

图 131-43　A. 局灶钙化的滑膜肉瘤，位于肘关节附近深部软组织内。B. 轴位 CT 显示肿瘤内钙化

型和低分化型。大多数情况下滑膜肉瘤具有多样性的组织学表现，故应用此分类系统需要一定的主观判断力。有效鉴别诊断的方法是滑膜肉瘤通常不出现明显的细胞多形性和异型性，若观察到则往往提示倾向其他肿瘤，如多形性纤维肉瘤或未分化多形性肉瘤等。

显微镜下，典型的混合型滑膜肉瘤的特征是由上皮样细胞和梭形细胞两种不同类型的肿瘤细胞群组成（图 131-44）。上皮样细胞可以是立方或梁状，类似于真正的上皮，可有清晰的胞质边界。这些细胞可形成腺腔、线状乳头或裂隙状腔，也可密集成群生长（图 131-44）。上皮细胞常被均一的、小而饱满的梭形细胞成束状包围，梭形细胞束细胞密集，常呈人字形排列。在大多数混合型滑膜肉瘤中，梭形细胞成分占优势。透明基质钙化最常发生在梭形细胞区域，一些肿瘤在梭形细胞区或上皮细胞区可有骨化。在梭形细胞为主型和上皮细胞为主型中，可能仅有梭形细胞或上皮细胞。在梭形细胞为主型中，肿瘤完全由梭形细胞成分组成，密集的梭形细胞交织成束状排列（图131-45）；上皮细胞为主型最罕见，主要由上皮细胞组成，大多数病例中含有少量梭形细胞。低分化型滑膜肉瘤由恶性圆形细胞组成，呈横纹肌样形态。

免疫组化显示，上皮样细胞和梭形细胞成分经常能被角蛋白抗体和上皮膜抗体染色，这些标记物通常与上皮细胞肿瘤有关[121,122]，这种方法有助于将滑膜肉瘤从形态相似的肿瘤，如纤维肉瘤和恶性周围神经鞘瘤中鉴别出来[121]。它也证明了滑膜肉瘤不像腱鞘巨细胞瘤，它并非起源于滑膜组织，因为正

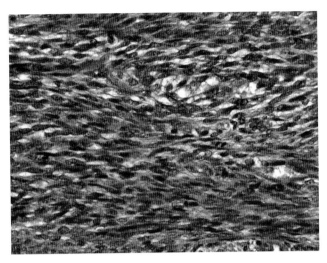

图 131-45　梭形细胞为主型滑膜肉瘤，肿瘤细胞束排列呈"人"字形

常滑膜细胞不被这些抗体染色[123]。滑膜肉瘤也表达TLE-1，呈弥漫强阳性[124]。滑膜肉瘤的细胞遗传学研究发现，在几乎所有的病例中，无论肿瘤是何种病理类型，均存在一致的染色体易位 t（X；18）（p11.2；q11.2）[117,125]，这一发现为了解滑膜肉瘤起源提供了思路。染色体易位被认为与基因转录失调有关，其可作为诊断依据。这种特征性易位导致 SWI/SNF 染色质重塑复合物亚基 SS18 与 SSX1、SSX2 或 SSX4（罕见情况下）的 C 端抑制结构域融合，通过 SWI/SNF- 组蛋白去乙酰化酶（HDAC）相关机制扰乱表观遗传调控，并成为该肿瘤的核心遗传驱动因素[115,116]。这是滑膜肉瘤唯一恒定的细胞遗传学异常，除此之外滑膜肉瘤的基因组相对稳定，很少发生突变。易位断点的位置与预后之间没有关系[115]。

滑膜肉瘤预后差，一项对 150 例非转移肿瘤患者的研究显示，5 年、10 年和 15 年无病生存率分别为 59%、52% 和 52%[126]。远处转移对预后影响很大，最近的一项系统性文献综述发现，局限性肉瘤患者的 5 年总生存率在 40% ~ 90.7% 之间，而肉瘤转移的患者 5 年总生存率仅为 10%[127]。影响预后的因素很多，肿瘤小于 5 cm、发病年龄小于 25 岁，无低分化区域的患者治愈率较高[112]；相反，发病年龄在25 岁以上、有大肿块（≥ 5 cm）和含有分化较差的区域的肿瘤患者，预后差[112]。即使在肿瘤大小、位置、分级和局限程度方面的临床情况相似，小于 16岁的患者仍然比成人患者预后更好[110]。除了低分化类型肿瘤外，其他组织学亚型对预后的影响一直存在

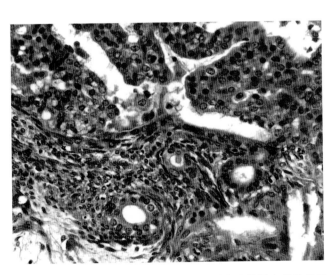

图 131-44　混合型滑膜肉瘤，上皮细胞形成腺体样和乳头状结构，梭形细胞包绕在腺状结构周围

争议。滑膜肉瘤的自然病程包括局部复发，可反复出现。大多数复发出现在初治后 2 年内，但也有超过 10 年的病例。最终，50%～70% 患者可发生肿瘤转移，其中肺是最常见的转移部位（占 80%），其次是骨骼（10%）和肝（5%）[127]，少数患者累及局部淋巴结[126]。约 10% 的患者在诊断肿瘤转移后 1 年内死亡，其中 90% 的患者有明显的肺转移。

治疗上局部治疗和全身治疗必须相结合，通过保肢手术结合放疗通常可成功控制局部病灶[126,128]。因局部淋巴结可能受累，应仔细评估淋巴结情况，如有肿大应予以治疗。全身治疗包括各种化疗方案，虽然对于高风险的患者（肿瘤大于 5 cm 的患者），通常建议进行辅助性化疗，但其疗效仍存在争议[129]。很少有前瞻性的研究来确定各级滑膜肉瘤的最佳治疗方法[127]。各种针对滑膜肉瘤的靶向治疗的临床试验目前正在进行，包括那些旨在用酪氨酸激酶抑制剂下调有活性的受体酪氨酸激酶信号通路的试验、通过使用血管内皮生长因子-α 单克隆抗体干扰血管内皮生长因子（VEGF）的试验、利用组蛋白去乙酰化酶（HDAC）抑制剂靶向干预 HDAC 介导的表观遗传调控的试验，以及利用疫苗或基因工程淋巴细胞的免疫疗法等[115]。

关节继发性恶性肿瘤

肉瘤

由于完整的关节软骨常作为屏障阻挡肿瘤的直接侵袭，原发性骨肉瘤（如骨肉瘤和软骨肉瘤）很少累及关节。当发生关节侵犯时，通常是由于经关节骨折处形成了侵入通路、沿肌腱韧带结构侵入关节或通过侵犯关节囊附着点进入关节，因此仅从组织学角度很难将某些类型的滑膜软骨瘤病与继发扩散到关节的低分化骨内软骨肉瘤相鉴别。少数情况下，关节肉瘤继发于局部转移，例如有报道一例骶尾部脊索瘤转移至踝关节皮下组织后侵入踝关节[130]。

同理，原发性软组织肉瘤也可以顺着血管结构生长或沿着肌腱和韧带生长，进而穿过关节囊，侵入关节内部。这种情况对如何采取合适的方案治疗提出了挑战，因为治疗上甚至可能需要切除整个关节。

转移癌和转移性黑色素瘤

与其他富含血管的组织相比，滑膜很少受转移癌或黑色素瘤侵犯，这可能源于这样一个事实，在尸检时关节不做例行检查，所以只有出现关节症状的临床病例才会被发现报道，目前此类文献报道约有 50 例[131]。大多数滑膜转移性癌起源于肺部，其次是胃肠道和乳腺，少数为肾、子宫颈和舌[131-134]，罕见的转移性黑色素瘤也有报道[132,135,136]。受影响的患者通常是老年人，膝关节是最常受累的关节。在许多报道的病例中，底层骨也含有转移性沉积物，关节受累可能继发于骨转移直接延伸到关节。

恶性淋巴组织增殖性疾病

各种类型的恶性淋巴细胞增殖性疾病，包括白血病、淋巴瘤和骨髓瘤，都可累及滑膜并可产生骨关节症状[137-139]，这些并发症在白血病患者中最常见，表现为急性和慢性病理[139]。有 12%～65% 的白血病患儿和 4%～13% 的成人白血病患者出现关节症状[139]，关节炎可以在病程中的任何阶段发生，甚至成为主要症状。大关节比小关节更常受累，通常表现为不对称性、游走性和严重的少关节炎。症状可由白血病浸润滑膜或邻近骨膜刺激引起。当关节炎成为主要症状时，可能会与脓毒性关节炎、风湿热、亚急性细菌性心内膜炎或类风湿关节炎相混淆。

Full references for this chapter can be found on ExpertConsult.com.

部分参考文献

1. Fritschy D, Fasel J, Imbert J-C, et al.: The popliteal cyst, *Knee Surg Sports Traumatol Arthrosc* 14(7):623–628, 2006.
2. Giard M-C, Pineda C: Ganglion cyst versus synovial cyst? Ultrasound characteristics through a review of the literature, *Rheumatol Int* 35(4):597–605, 2015.
3. Seil R, Rupp S, Jochum P, et al.: Prevalence of popliteal cysts in children. A sonographic study and review of the literature, *Arch Orthop Trauma Surg* 119(1–2):73–75, 1999.
4. Labropoulos N, Shifrin DA, Paxinos O: New insights into the development of popliteal cysts, *Br J Surg* 91(10):1313–1318, 2004.
5. Beaman FD, Peterson JJ: MR imaging of cysts, ganglia, and bursae about the knee, *Magn Reson Imaging Clin N Am* 15(1):39–52, 2007.
6. Choudhri HF, Perling LH: Diagnosis and management of juxtafacet cysts, *Neurosurg Focus* 20(3):E1, 2006.
7. Boviatsis EJ, Stavrinou LC, Kouyialis AT, et al.: Spinal synovial cysts: pathogenesis, diagnosis and surgical treatment in a series of seven cases and literature review, *Eur Spine J* 17(6):831–837, 2008.
8. Spinner RJ, Hébert-Blouin M-N, Maus TP, et al.: Evidence

that atypical juxtafacet cysts are joint derived, *J Neurosurg Spine* 12(1):96–102, 2010.

9. McEvedy BV: Simple ganglia, *Br J Surg* 49(218):585–594, 1962.

10. Chebib I, Chang CY, Schwab JH, et al.: Histopathology of synovial cysts of the spine, *Histopathology* 72(6):923–929, 2018.

11. O'Valle F, Hernández-Cortés P, Aneiros-Fernández J, et al.: Morphological and immunohistochemical evaluation of ganglion cysts. Cross-sectional study of 354 cases, *Histol Histopathol* 29(5):601–607, 2014.

12. Nahra ME, Bucchieri JS: Ganglion cysts and other tumor related conditions of the hand and wrist, *Hand Clin* 20(3):249–260, v, 2004.

13. Milgram JW: The classification of loose bodies in human joints, *Clin Orthop Relat Res* 124:282–291, 1977.

15. Adelani MA, Wupperman RM, Holt GE: Benign synovial disorders, *J Am Acad Orthop Surg* 16(5):268–275, 2008.

16. O'Connell JX: Pathology of the synovium, *Am J Clin Pathol* 114(5):773–784, 2000.

17. Kato Y, Oshida M, Saito A, et al.: Meniscal ossicles, *J Orthop Sci* 12(4):375–380, 2007.

18. Van Breuseghem I, Geusens E, Pans S, et al.: The meniscal ossicle revisited, *JBR-BTR.* 86(5):276–277, 2003.

19. Rohilla S, Yadav RK, Singh R, et al.: Meniscal ossicle, *J Orthop Traumatol* 10(3):143–145, 2009.

20. Hirano K, Deguchi M, Kanamono T: Intra-articular synovial lipoma of the knee joint (located in the lateral recess): a case report and review of the literature, *Knee* 14(1):63–67, 2007.

22. Kloen P, Keel SB, Chandler HP, et al.: Lipoma arborescens of the knee, *J Bone Joint Surg Br* 80(2):298–301, 1998.

23. Howe BM, Wenger DE: Lipoma arborescens: comparison of typical and atypical disease presentations, *Clin Radiol* 68(12):1220–1226, 2013.

24. Bansal M, Changulani M, Shukla R, et al.: Synovial lipomatosis of the knee in an adolescent girl, *Orthopedics* 31(2):185, 2008.

25. Davies AP, Blewitt N: Lipoma arborescens of the knee, *Knee* 12(5):394–396, 2005.

26. Hoffa A: The influence of the adipose tissue with regard to the pathology of the knee joint, *J Am Med Assoc* XLIII(12):795–796, 1904.

27. Devaney K, Vinh TN, Sweet DE: Synovial hemangioma: a report of 20 cases with differential diagnostic considerations, *Hum Pathol* 24(7):737–745, 1993.

28. Lichtenstein L: Tumors of synovial joints, bursae, and tendon sheaths, *Cancer* 8(4):816–830, 1955.

29. Greenspan A, Azouz EM, Matthews 2nd J, et al.: Synovial hemangioma: imaging features in eight histologically proven cases, review of the literature, and differential diagnosis, *Skeletal Radiol* 24(8):583–590, 1995.

30. Sasho T, Nakagawa K, Matsuki K, et al.: Two cases of synovial haemangioma of the knee joint: Gd-enhanced image features on MRI and arthroscopic excision, *Knee* 18(6):509–511, 2011.

32. Mahendra G, Kliskey K, Athanasou NA: Immunophenotypic distinction between pigmented villonodular synovitis and haemosiderotic synovitis, *J Clin Pathol* 63(1):75–78, 2010.

33. Chung EB, Enzinger FM: Fibroma of tendon sheath, *Cancer* 44(5):1945–1954, 1979.

34. Pulitzer DR, Martin PC, Reed RJ: Fibroma of tendon sheath. A clinicopathologic study of 32 cases, *Am J Surg Pathol* 13(6):472–479, 1989.

35. Carter JM, Wang X, Dong J, et al.: USP6 genetic rearrangements in cellular fibroma of tendon sheath, *Mod Pathol* 29(8):865–869, 2016.

36. Dal Cin P, Sciot R, De Smet L, et al.: Translocation 2;11 in a fibroma of tendon sheath, *Histopathology* 32(5):433–435, 1998.

37. Nishio J, Iwasaki H, Nagatomo M, et al.: Fibroma of tendon sheath with 11q rearrangements, *Anticancer Res* 34(9):5159–5162, 2014.

38. Korcek L, Hoch B, Richter D: Hip arthroscopic resection of an intra-articular fibroma of the tendon sheath, *Case Rep Orthop* 2018:4549836, 2018.

39. Suzuki K, Yasuda T, Suzawa S, et al.: Fibroma of tendon sheath around large joints: clinical characteristics and literature review, *BMC Musculoskelet Disord* 18(1):376, 2017.

41. Maluf HM, DeYoung BR, Swanson PE, et al.: Fibroma and giant cell tumor of tendon sheath: a comparative histological and immunohistological study, *Mod Pathol* 8(2):155–159, 1995.

42. Buddingh EP, Krallman P, Neff JR, et al.: Chromosome 6 abnormalities are recurrent in synovial chondromatosis, *Cancer Genet Cytogenet* 140(1):18–22, 2003.

43. Davis RI, Hamilton A, Biggart JD: Primary synovial chondromatosis: a clinicopathologic review and assessment of malignant potential, *Hum Pathol* 29(7):683–688, 1998.

44. Guarda-Nardini L, Piccotti F, Ferronato G, et al.: Synovial chondromatosis of the temporomandibular joint: a case description with systematic literature review, *Int J Oral Maxillofac Surg* 39(8):745–755, 2010.

46. Fetsch JF, Vinh TN, Remotti F, et al.: Tenosynovial (extraarticular) chondromatosis: an analysis of 37 cases of an underrecognized clinicopathologic entity with a strong predilection for the hands and feet and a high local recurrence rate, *Am J Surg Pathol* 27(9):1260–1268, 2003.

47. Veras E, Abadeer R, Khurana H, et al.: Solitary synovial osteochondroma, *Ann Diagn Pathol* 14(2):94–99, 2010.

48. Neumann JA, Garrigues GE, Brigman BE, et al.: Synovial chondromatosis, *JBJS Rev* 4(5), 2016.

49. Evans S, Boffano M, Chaudhry S, et al.: Synovial chondrosarcoma arising in synovial chondromatosis, *Sarcoma* 2014:647939, 2014.

50. Sah AP, Geller DS, Mankin HJ, et al.: Malignant transformation of synovial chondromatosis of the shoulder to chondrosarcoma. A case report, *J Bone Joint Surg Am* 89(6):1321–1328, 2007.

51. Rybak LD, Khaldi L, Wittig J, et al.: Primary synovial chondrosarcoma of the hip joint in a 45-year-old male: case report and literature review, *Skeletal Radiol* 40(10):1375–1381, 2011.

52. Zamora EE, Mansor A, Vanel D, et al.: Synovial chondrosarcoma: report of two cases and literature review, *Eur J Radiol* 72(1):38–43, 2009.

54. Chung EB, Enzinger FM: Chondroma of soft parts, *Cancer* 41(4):1414–1424, 1978.

55. Lichtenstein L, Goldman RL: Cartilage tumors in soft tissues, particularly in the hand and foot, *Cancer* 17:1203–1208, 1964.

56. Hensinger RN, Cowell HR, Ramsey PL, et al.: Familial dysplasia epiphysealis hemimelica, associated with chondromas and osteochondromas. Report of a kindred with variable presentations, *J Bone Joint Surg Am* 56(7):1513–1516, 1974.

57. Rubin BP: Tenosynovial giant cell tumor and pigmented villonodular synovitis: a proposal for unification of these clinically distinct but histologically and genetically identical lesions, *Skeletal Radiol* 36(4):267–268, 2007.

58. Jones WA, Ghorbal MS: Benign tendon sheath chondroma, *J Hand Surg Br* 11(2):276–278, 1986.

59. González-Lois C, García-de-la-Torre P, SantosBriz-Terrón A, et al.: Intracapsular and para-articular chondroma adjacent to large joints: report of three cases and review of the literature, *Skeletal Radiol* 30(12):672–676, 2001.

60. Heiple KG, Elmer RM: Chondromatous hamartomas arising from the volar digital plates. A case report, *J Bone Joint Surg Am* 54(2):393–398, 1972.

61. West RB, Rubin BP, Miller MA, et al.: A landscape effect in tenosynovial giant-cell tumor from activation of CSF1 expression by a translocation in a minority of tumor cells, *Proc Natl Acad Sci U S A* 103(3):690–695, 2006.

62. Möller E, Mandahl N, Mertens F, et al.: Molecular identification of COL6A3-CSF1 fusion transcripts in tenosynovial giant cell tumors, *Genes Chromosomes Cancer* 47(1):21–25, 2008.

63. Mastboom MJL, Hoek DM, Bovée JVMG, et al.: Does CSF1 overexpression or rearrangement influence biological behaviour in tenosynovial giant cell tumours of the knee? *Histopathology* 74(2):332–340, 2019.

64. Cupp JS, Miller MA, Montgomery KD, et al.: Translocation and expression of CSF1 in pigmented villonodular synovitis, tenosyno-

vial giant cell tumor, rheumatoid arthritis and other reactive synovitides, *Am J Surg Pathol* 31(6):970–976, 2007.

65. Panagopoulos I, Brandal P, Gorunova L, et al.: Novel CSF1-S100A10 fusion gene and CSF1 transcript identified by RNA sequencing in tenosynovial giant cell tumors, *Int J Oncol* 44(5):1425–1432, 2014.

67. Ravi V, Wang W-L, Lewis VO: Treatment of tenosynovial giant cell tumor and pigmented villonodular synovitis, *Curr Opin Oncol* 23(4):361–366, 2011.

68. Mendenhall WM, Mendenhall CM, Reith JD, et al.: Pigmented villonodular synovitis, *Am J Clin Oncol* 29(6):548–550, 2006.

69. Somerhausen NS, Fletcher CD: Diffuse-type giant cell tumor: clinicopathologic and immunohistochemical analysis of 50 cases with extraarticular disease, *Am J Surg Pathol* 24(4):479–492, 2000.

70. Abdul-Karim FW, el-Naggar AK, Joyce MJ, et al.: Diffuse and localized tenosynovial giant cell tumor and pigmented villonodular synovitis: a clinicopathologic and flow cytometric DNA analysis, *Hum Pathol* 23(7):729–735, 1992.

72. De Schepper AM, Hogendoorn PCW, Bloem JL: Giant cell tumors of the tendon sheath may present radiologically as intrinsic osseous lesions, *Eur Radiol* 17(2):499–502, 2007.

74. Myers BW, Masi AT: Pigmented villonodular synovitis and tenosynovitis: a clinical epidemiologic study of 166 cases and literature review, *Medicine* 59(3):223–238, 1980.

76. Murphey MD, Rhee JH, Lewis RB, et al.: Pigmented villonodular synovitis: radiologic-pathologic correlation, *Radiographics* 28(5):1493–1518, 2008.

78. O'Connell JX, Fanburg JC, Rosenberg AE: Giant cell tumor of tendon sheath and pigmented villonodular synovitis: immunophenotype suggests a synovial cell origin, *Hum Pathol* 26(7):771–775, 1995.

79. Hoch BL, Garcia RA, Smalberger GJ: Chondroid tenosynovial giant cell tumor: a clinicopathological and immunohistochemical analysis of 5 new cases, *Int J Surg Pathol* 19(2):180–187, 2011.

80. Boland JM, Folpe AL, Hornick JL, et al.: Clusterin is expressed in normal synoviocytes and in tenosynovial giant cell tumors of localized and diffuse types: diagnostic and histogenetic implications, *Am J Surg Pathol* 33(8):1225–1229, 2009.

81. Ottaviani S, Ayral X, Dougados M, et al.: Pigmented villonodular synovitis: a retrospective single-center study of 122 cases and review of the literature, *Semin Arthritis Rheum* 40(6):539–546, 2011.

82. Palmerini E, Staals EL, Maki RG, et al.: Tenosynovial giant cell tumour/pigmented villonodular synovitis: outcome of 294 patients before the era of kinase inhibitors, *Eur J Cancer* 51(2):210–217, 2015.

83. Sharma H, Rana B, Mahendra A, et al.: Outcome of 17 pigmented villonodular synovitis (PVNS) of the knee at 6 years mean follow-up, *Knee* 14(5):390–394, 2007.

84. Chiari C, Pirich C, Brannath W, et al.: What affects the recurrence and clinical outcome of pigmented villonodular synovitis? *Clin Orthop Relat Res* 450:172–178, 2006.

85. Griffin AM, Ferguson PC, Catton CN, et al.: Long-term outcome of the treatment of high-risk tenosynovial giant cell tumor/pigmented villonodular synovitis with radiotherapy and surgery, *Cancer* 118(19):4901–4909, 2012.

86. Mastboom MJL, Verspoor FGM, Hanff DF, et al.: Severity classification of tenosynovial giant cell tumours on MR imaging, *Surg Oncol* 27(3):544–550, 2018.

87. Nielsen TO: Discovery research to clinical trial: a ten year journey, *Clin Invest Med* 33(6):E342–E348, 2010.

88. Cassier PA, Gelderblom H, Stacchiotti S, et al.: Efficacy of imatinib mesylate for the treatment of locally advanced and/or metastatic tenosynovial giant cell tumor/pigmented villonodular synovitis, *Cancer* 118(6):1649–1655, 2012.

89. NIH US National Library of Medicine: *ClinicalTrials.gov.* https://www.clinicaltrials.gov. Accessed November 21, 2018.

90. Stacchiotti S, Crippa F, Messina A, et al.: Response to imatinib in villonodular pigmented synovitis (PVNS) resistant to nilotinib, *Clin Sarcoma Res* 3(1):8, 2013.

91. Cassier PA, Italiano A, Gomez-Roca CA, et al.: CSF1R inhibition with emactuzumab in locally advanced diffuse-type tenosynovial giant cell tumours of the soft tissue: a dose-escalation and dose-expansion phase 1 study, *Lancet Oncol* 16(8):949–956, 2015.

92. Al-Ibraheemi A, Ahrens WA, Fritchie K, et al.: Malignant tenosynovial giant cell tumor: the true "synovial sarcoma?" A clinicopathologic, immunohistochemical, and molecular cytogenetic study of 10 cases, supporting origin from synoviocytes, *Mod Pathol* 32(2):242–251, 2019.

93. Huang H-Y, West RB, Tzeng C-C, et al.: Immunohistochemical and biogenetic features of diffuse-type tenosynovial giant cell tumors: the potential roles of cyclin A, P53, and deletion of 15q in sarcomatous transformation, *Clin Cancer Res* 14(19):6023–6032, 2008.

94. Layfield LJ, Meloni-Ehrig A, Liu K, et al.: Malignant giant cell tumor of synovium (malignant pigmented villonodular synovitis), *Arch Pathol Lab Med* 124(11):1636–1641, 2000.

95. Dines JS, DeBerardino TM, Wells JL, et al.: Long-term follow-up of surgically treated localized pigmented villonodular synovitis of the knee, *Arthroscopy* 23(9):930–937, 2007.

96. Ushijima M, Hashimoto H, Tsuneyoshi M, et al.: Giant cell tumor of the tendon sheath (nodular tenosynovitis). A study of 207 cases to compare the large joint group with the common digit group, *Cancer* 57(4):875–884, 1986.

97. Kitagawa Y, Ito H, Amano Y, et al.: MR imaging for preoperative diagnosis and assessment of local tumor extent on localized giant cell tumor of tendon sheath, *Skeletal Radiol* 32(11):633–638, 2003.

98. Monaghan H, Salter DM, Al-Nafussi A: Giant cell tumour of tendon sheath (localised nodular tenosynovitis): clinicopathological features of 71 cases, *J Clin Pathol* 54(5):404–407, 2001.

99. Alguacil-Garcia A, Unni KK, Goellner JR: Giant cell tumor of tendon sheath and pigmented villonodular synovitis: an ultrastructural study, *Am J Clin Pathol* 69(1):6–17, 1978.

100. Nilsson M, Höglund M, Panagopoulos I, et al.: Molecular cytogenetic mapping of recurrent chromosomal breakpoints in tenosynovial giant cell tumors, *Virchows Arch* 441(5):475–480, 2002.

102. Bertoni F, Unni KK, Beabout JW, et al.: Malignant giant cell tumor of the tendon sheaths and joints (malignant pigmented villonodular synovitis), *Am J Surg Pathol* 21(2):153–163, 1997.

103. Chebib I, Rosenberg AE, Fletcher CDM, et al.: Primary intra-articular sarcoma: a clinicopathological study of 15 cases, *Histopathology* 69(4):614–623, 2016.

104. Chow LTC: Primary synovial epithelioid sarcoma of the knee: distinctly unusual location leading to its confusion with pigmented villonodular synovitis, *APMIS* 123(4):350–358, 2015.

105. Ng VY, Louie P, Punt S, et al.: Malignant transformation of synovial chondromatosis: a systematic review, *Open Orthop J* 11:517–524, 2017.

106. Biazzo A, Confalonieri N: Synovial chondrosarcoma, *Ann Transl Med* 4(15):280, 2016.

107. Bertoni F, Unni KK, Beabout JW, et al.: Chondrosarcomas of the synovium, *Cancer* 67(1):155–162, 1991.

108. Bhadra AK, Pollock R, Tirabosco RP, et al.: Primary tumours of the synovium. A report of four cases of malignant tumour, *J Bone Joint Surg Br* 89(11):1504–1508, 2007.

109. Gebhardt MC, Parekh SG, Rosenberg AE, et al.: Extraskeletal myxoid chondrosarcoma of the knee, *Skeletal Radiol* 28(6):354–358, 1999.

110. Smolle MA, Parry M, Jeys L, et al.: Synovial sarcoma: do children do better? *Eur J Surg Oncol* 45(2):254–260, 2019.

111. Okcu MF, Munsell M, Treuner J, et al.: Synovial sarcoma of childhood and adolescence: a multicenter, multivariate analysis of outcome, *J Clin Oncol* 21(8):1602–1611, 2003.

112. Bergh P, Meis-Kindblom JM, Gherlinzoni F, et al.: Synovial sarcoma: identification of low and high risk groups, *Cancer* 85(12):2596–2607, 1999.

114. McKinney CD, Mills SE, Fechner RE: Intraarticular synovial sarcoma, *Am J Surg Pathol* 16(10):1017–1020, 1992.

115. El Beaino M, Araujo DM, Lazar AJ, et al.: Synovial sarcoma: advances in diagnosis and treatment identification of new bio-

logic targets to improve multimodal therapy, *Ann Surg Oncol* 24(8):2145–2154, 2017.

116. Nielsen TO, Poulin NM, Ladanyi M: Synovial sarcoma: recent discoveries as a roadmap to new avenues for therapy, *Cancer Discov* 5(2):124–134, 2015.

117. Haldar M, Randall RL, Capecchi MR: Synovial sarcoma: from genetics to genetic-based animal modeling, *Clin Orthop Relat Res* 466(9):2156–2167, 2008.

118. Cadman NL, Soule EH, Kelly PJ: Synovial sarcoma. An analysis of 134 tumors, *Cancer* 18(5):613–627, 1965.

119. Milchgrub S, Ghandur-Mnaymneh L, Dorfman HD, et al.: Synovial sarcoma with extensive osteoid and bone formation, *Am J Surg Pathol* 17(4):357–363, 1993.

122. Olsen SH, Thomas DG, Lucas DR: Cluster analysis of immunohistochemical profiles in synovial sarcoma, malignant peripheral nerve sheath tumor, and Ewing sarcoma, *Mod Pathol* 19(5):659–668, 2006.

123. Miettinen M, Virtanen I: synovial sarcoma—a misnomer, *Am J Pathol* 117(1):18–25, 1984.

124. Terry J, Saito T, Subramanian S, et al.: TLE1 as a diagnostic immunohistochemical marker for synovial sarcoma emerging from gene expression profiling studies, *Am J Surg Pathol* 31(2):240–246, 2007.

125. Amary MFC, Berisha F, Bernardi FDC, et al.: Detection of SS18-SSX fusion transcripts in formalin-fixed paraffin-embedded neoplasms: analysis of conventional RT-PCR, qRT-PCR and dual color FISH as diagnostic tools for synovial sarcoma, *Mod Pathol* 20(4):482–496, 2007.

126. Guadagnolo BA, Zagars GK, Ballo MT, et al.: Long-term outcomes for synovial sarcoma treated with conservation surgery and radiotherapy, *Int J Radiat Oncol Biol Phys* 69(4):1173–1180, 2007.

127. Riedel RF, Jones RL, Italiano A, et al.: Systemic anti-cancer therapy in synovial sarcoma: a systematic review, *Cancers* 10(11), 2018.

128. Brecht IB, Ferrari A: Int-Veen C, et al. Grossly-resected synovial sarcoma treated by the German and Italian Pediatric Soft Tissue Sarcoma Cooperative Groups: discussion on the role of adjuvant therapies, *Pediatr Blood Cancer* 46(1):11–17, 2006.

129. Al-Hussaini H, Hogg D, Blackstein ME, et al.: Clinical features, treatment, and outcome in 102 adult and pediatric patients with localized high-grade synovial sarcoma, *Sarcoma* 2011:231789, 2011.

131. McConnell M, Kumar R, Amini B, et al.: Calcified synovial metastasis in the knee from renal cell carcinoma: a case report, *Skeletal Radiol* 46(1):123–127, 2017.

132. Thompson KS, Reyes CV, Jensen J, et al.: Synovial metastasis: diagnosis by fine-needle aspiration cytologic investigation, *Diagn Cytopathol* 15(4):334–337, 1996.

134. Capovilla M, Durlach A, Fourati E, et al.: Chronic monoarthritis and previous history of cancer: think about synovial metastasis, *Clin Rheumatol* 26(1):60–63, 2007.

136. Murphy J, Brennan I, Johnston C: Intra-articular melanoma metastasis in the ankle joint, *Clin Nucl Med* 42(10):793–794, 2017.

137. Ehrenfeld M, Gur H, Shoenfeld Y: Rheumatologic features of hematologic disorders, *Curr Opin Rheumatol* 11(1):62–67, 1999.

139. Evans TI, Nercessian BM, Sanders KM: Leukemic arthritis, *Semin Arthritis Rheum* 24(1):48–56, 1994.

第 132 章

免疫检查点抑制剂相关的并发症

原著 LAURA C. CAPPELLI, CLIFTON O. BINGHAM III, AMI A. SHAH

王一雯 译 朱 剑 校

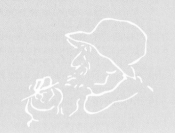

关键点

- 用于肿瘤治疗的免疫检查点抑制剂（immune checkpoint inhibitor, ICI）可以引起多种的炎症综合征，称为免疫相关不良反应（immune-related adverse events, irAE），包括风湿性免疫相关并发症。

- 目前尚未明确免疫相关并发症的确切机制，不同类型的并发症可能会有所不同。

- 风湿科医生遇到的最常见的免疫相关并发症是炎性关节炎，其严重程度、发病时间和受累关节可能不同。

- 对于风湿性免疫相关并发症的治疗，一般首选糖皮质激素，但对激素无反应、病情严重或无法停用激素的患者也可考虑使用其他类型免疫抑制剂。

- 有自身免疫性疾病病史的患者在接受免疫检查点抑制剂治疗的时候可能会出现疾病复发。

引言

在肿瘤学领域中，免疫疗法突破了原有的框架，实现了范式转变。免疫疗法通过激活患者免疫系统从而达到治疗癌症的目的，该想法源自外科医生威廉·科利（William Coley），他给无法手术的肿瘤患者注射一种细菌毒素，结果部分患者的肿瘤缩小[1]。在 20 世纪上半叶，这个概念并未受到很多关注，但在 20 世纪 80 年代，随着输注大剂量 IL-2 治疗黑色素瘤的成功，人们开始重视免疫疗法[2]。在过去的20 年里，这个领域发展迅猛，其中，免疫检查点抑制剂（ICIs）是目前最常用的癌症免疫疗法。在本章中，我们将主要关注与风湿领域相关的 ICIs 问题，即免疫相关并发症（irAEs）以及 ICIs 在有自身免疫性疾病病史患者的癌症治疗中的应用。本文将从 ICIs 角度进行讨论并全面分析其 irAEs。

免疫检查点抑制剂的作用机制

ICIs 可靶向抑制 T 细胞、抗原呈递细胞和（或）肿瘤细胞上的受体和配体（图 132-1A、B）[3]。通过阻断负调控共刺激信号，使 T 细胞的活动相对不被抑制从而被激活[4]。这可能增强了原已被慢性抗原刺激或肿瘤微环境中的其他因素所抑制的针对肿瘤的免疫反应。细胞毒性淋巴细胞相关蛋白 4（cytotoxic lymphocyte-associated protein 4，CTLA-4）和程序性细胞死亡受体 1/ 程序性细胞死亡配体 1（programmed cell death 1/programmed death ligandl，PD-1/PD-L1）的作用并不相同，目前认为其机制亦不相同[5]。CTLA-4 抑制剂可降低活化的 T 细胞的增殖阈值，但最近的数据表明，对调节性 T 细胞的杀伤作用可能是其抗肿瘤作用的关键因素[6,7]。阻断 PD-1 或 PD-L1 可以激活耗竭的 T 细胞，但也可能通过阻断对树突状细胞和自然杀伤（natural killer，NK）细胞的抑制而发挥作用[5]。美国批准使用的第一种 ICIs 药物是伊匹单抗（ipilimumab），靶向作用于 T 细胞上的 CTLA-4。随后批准的药物靶向作用于 PD-1 或其配体 PD-L1。有许多针对其他相关免疫检查点的药物正在研发过程中，如 T 细胞免疫球蛋白和黏蛋白 -3、

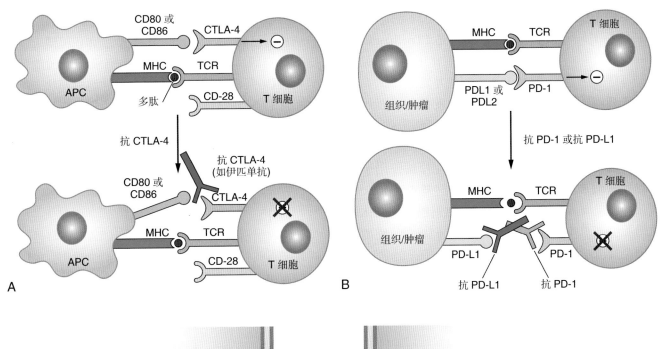

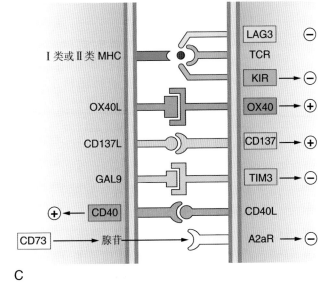

图 132-1 A．CTLA-4 抑制剂可阻断 CTLA-4 与 CD80 或 CD86 之间的负性交互作用，促进 T 细胞活化。B．PD-1 和 PD-L1 抑制剂阻断了 T 细胞的 PD-1 与其他细胞的 PD-L1/PD-L2 之间的负性交互作用。C．目前处于探索阶段的可作为癌症治疗靶点的免疫检查点（方框）。CTLA-4，细胞毒性淋巴细胞相关蛋白 4；MHC，主要组织相容性复合体；TCR，T 细胞受体；APC，抗原呈递细胞；PD-1，程序性细胞死亡受体 1；PD-L1，程序性细胞死亡配体 1；LAG3，淋巴细胞激活基因 3；KIR，杀伤细胞免疫球蛋白样受体；GAL9，半乳糖凝集素 9；TIM3，T 淋巴细胞免疫球蛋白黏蛋白 3；A2aR，2a 型腺苷受体

CD137 和淋巴细胞激活基因 -3（图 132-1C）。目前正在展开这些药物的单药研究以及联合现有 ICIs 药物的相关研究[4]。

其他肿瘤免疫疗法

ICIs 是本章的讨论重点，但仅为利用免疫系统治疗恶性肿瘤的疗法之一。嵌合抗原受体（chimeric antigen receptor，CAR）T 细胞是另外一种癌症免疫疗法，这种疗法会对患者自身的 T 细胞进行基因编辑，从而靶向识别肿瘤细胞上的抗原。靶向 CD19 的 CAR T 细胞被首先批准用于治疗难治性前 B 细胞急性淋巴母细胞白血病和弥漫性大 B 细胞淋巴瘤[8]。目前正在进行一系列使用不同靶点的 CAR T 细胞治疗成人血液系统恶性肿瘤的临床试验[8,9]，也在尝试进行实体瘤的研究[10]。细胞因子释放综合征是一

种重要的不良作用，可能非常严重并可导致低血压；一般使用 IL-6 受体抑制剂托珠单抗（Tocilizumab）和糖皮质激素控制病情[8]。神经毒副作用也是一种罕见但可危及生命的 CAR T 细胞相关并发症[11]。在过去几十年里，研究者们也一直在开发各种主要用于实体肿瘤的癌症疫苗，但并未取得广泛临床成功[12]。曾有几项临床试验尝试将癌症疫苗与 ICIs 联合使用，以期提高免疫应答反应[13]。IL-2 输注疗法曾用于治疗黑色素瘤和肾癌等癌症，但目前已基本被 ICIs 取代。肿瘤浸润性淋巴细胞或肿瘤常驻淋巴细胞的体外扩增并患者自体回输是目前肿瘤学家们正在研究的另一种免疫治疗策略。

免疫检查点抑制剂及其在肿瘤学中的应用

ICIs 的第一个适应证是晚期黑色素瘤；2011 年美国食品和药物管理局批准了伊匹单抗用于该适应证。阻断 CTLA-4、PD-1 和 PD-L1 的药物，以及联合阻断 CTLA-4 和 PD-1 药物，现已在美国被批准用于治疗多种类型肿瘤（表 132-1）。CTLA-4 和 PD-1 联合应用治疗晚期黑色素瘤，3 年生存率可接近 60%[15]。晚期非小细胞肺癌（non-small cell lung cancer，NSCLC）是 ICIs 治疗的另一个适应证，比晚期黑色素瘤更常见。NSCLC 的生存获益较小；高肿瘤突变负荷患者接受联合治疗 1 年的无进展生存率为 42.6%[16]，纳武利尤单抗（nivolumab）单药治疗晚期 NSCLC 的 1 年无进展生存率为 19%[17]。其他批准的适应证包括肾细

胞癌[18]、霍奇金淋巴瘤[19]、尿路上皮癌[20]、晚期皮肤鳞状细胞癌[21]、Merkel 细胞癌[22] 和任何微卫星高度不稳定的实体肿瘤[23]（可导致高突变率的遗传改变）。目前逐渐使用 ICIs 疗法治疗肿瘤早期状态以及越来越多类型的肿瘤。也可将其作为部分疾病的辅助治疗，如已进行手术切除的高风险黑色素瘤[24]，并可能在 NSCLC 手术前用于新辅助治疗[25]。

免疫相关并发症（irAEs）

ICIs 引起的主要并发症被称为 irAEs，与过度的或非靶点的炎症有关，导致非肿瘤组织损伤。ICIs 总体的毒副作用与预期治疗作用（增强免疫系统的活性）密切相关，这在许多癌症治疗方法中是很少见的，并可能使治疗变得复杂。

免疫相关并发症的临床谱分析

IrAEs 的临床情况异质性强，包括严重性、与 ICIs 暴露的时间关系以及治疗策略。在发生率、与 ICIs 类型的关系以及与肿瘤类型的关系上也存在显著的异质性。几乎每个器官系统都可能会发生 irAEs。最常见的 irAEs 是皮肤病变，在接受 ICIs 治疗的患者中的发生率为 30%，另外，甲状腺功能减退的发生率高达 20%[26]。罕见但严重的 irAEs 包括心肌炎，在出现 irAEs 的患者中的发生率小于 1%，此外，还有神经毒性相关的 irAEs，如吉兰 - 巴雷综合征、脑

表 132-1　ICIs 的靶点和 FDA 批准的适应证[a]

药物名称	靶点	首次批准年份（FDA）	适应证
伊匹单抗	CTLA-4	2011	黑色素瘤
纳武利尤单抗	PD-1	2014	黑色素瘤、NSCLC、RCC、难治性霍奇金淋巴瘤、尿路上皮癌、SCCHN
帕博利珠单抗	PD-1	2014	黑色素瘤、NSCLC、尿路上皮癌、MSI-H 实体瘤、SCCHN、HCC
阿替利珠单抗	PD-L1	2016	尿路上皮癌、NSCLC
阿维鲁单抗	PD-L1	2017	Merkel 细胞癌、尿路上皮癌
德瓦鲁单抗	PD-L1	2017	尿路上皮癌、NSCLC
Cemipilab	PD-1	2018	晚期皮肤鳞状细胞癌
伊匹单抗 / 纳武利尤单抗	CTLA-4 及 PD-1	2015	黑色素瘤、肾细胞癌

[a] 截至 2018 年 11 月

HCC，肝细胞癌；MSI-H，微卫星高度不稳定；NSCLC，非小细胞肺癌；RCC，肾细胞癌；SCCHN，头颈部鳞状细胞癌

炎和重症肌无力[27]。其他 irAEs 包括肝炎、垂体炎、胰腺炎、激素相关糖尿病、葡萄膜炎、外周神经病变以及与经典的风湿性疾病相似的 irAEs。许多的 irAEs 严重程度不一；肺炎和结肠炎在某些情况下都可能危及生命，但也可能是轻度和自限性的。类似地，部分患者出现皮疹后仅需使用局部治疗，但也可能出现非常严重的皮疹，如 Stevens-Johnson 综合征[28]和中毒性表皮坏死松解症[29]。一些 irAEs 如结肠炎和皮疹通常在治疗过程的早期出现，而其他 irAEs 如肺炎和炎性关节炎等的发病时间不定[30,31]。结肠炎和垂体炎更常见于 CTLA-4 抑制治疗[32-34]。而接受 PD-1 阻断治疗的患者更容易出现肺炎、甲状腺功能减退和白癜风[31,33]。黑色素瘤患者更容易发生皮肤以及胃肠道 irAEs，但较少发生肺炎[33]。

免疫相关并发症的可能发生机制

目前，各器官系统 irAEs 的潜在发生机制仍不明确。考虑到临床表现多样和对某些免疫抑制疗法的反应不同，可能涉及多种机制。以下是对 irAEs 的潜在机制以及支持这些机制的证据的简要总结。

- 细胞因子介导的炎症损伤：ICIs 治疗前和治疗 6 周后的血清 IL-17 水平与严重结肠炎的发生有关[35]。肿瘤坏死因子抑制剂和 IL-6 受体抑制剂是治疗肠炎、肺炎、炎性关节炎和风湿性多肌痛等 irAEs 的有效药物。
- 损伤靶组织的 CTLA-4 或 PD-1/PD-L1 表达情况：CTLA-4 在垂体组织中表达，因此垂体成为免疫损伤的靶组织[36]。尽管垂体炎更常在使用 CTLA-4 抑制剂时出现，但它也可在使用抗 PD-1 或抗 PD-L1 药物时发生，因此与组织的交叉反应并不是唯一的作用机制。
- T 细胞表面存在共同抗原：从两例心肌炎患者的心肌、骨骼肌和肿瘤组织中提取的 T 细胞受体序列显示，心肌中最常见的 T 细胞克隆在骨骼肌中也有大量扩增，并也可见于肿瘤组织[37]。ICIs 对黑色素瘤的抗肿瘤作用效果与白癜风的发生有关[38,39]，因此认为 ICIs 引起了黑色素瘤细胞和正常皮肤中的黑色素细胞的共同免疫反应。
- 已经存在的自身免疫疾病亚临床状态被激活：少数 ICIs 诱发的重症肌无力患者在发病前已

检测出乙酰胆碱受体抗体[40]。另外，据报道两例炎性关节炎患者在 ICIs 治疗之前已有抗瓜氨酸肽抗体（ACPA），而在 ICIs 治疗后才出现具有明显临床表现的炎性关节炎。

- 微生物群的干预作用：胃肠道或其他黏膜菌群的改变也可能影响 irAEs 的发展。例如，与其他接受 ICIs 治疗的患者相比，基线期（在 ICIs 治疗开始时）已有结肠微生物群特定变化的患者更可能在 ICIs 治疗后发生结肠炎[42]。目前这一话题是黑色素瘤和非小细胞肺癌的热门研究领域，而微生物群如何影响肿瘤对 ICIs 治疗的反应也是研究热点。

免疫相关并发症与肿瘤反应的关系

现已公布的各种类型肿瘤研究数据提示，发生 irAEs 可能是肿瘤治疗反应的一个积极的预后因素。在一项用纳武利尤单抗治疗黑色素瘤的研究中，与没有 irAEs 的患者相比，发生 irAEs 的患者的治疗应答率更高；发生 3 级或更高程度 irAEs 的患者的肿瘤缩小率最高（80%）[43]。在非小细胞肺癌中，irAEs 的发展与接受纳武利尤单抗治疗的晚期或复发性疾病的患者的生存结果改善有关[44]。一项使用 PD-1 抑制剂治疗非黑色素瘤癌症的荟萃分析也提示，发生 irAEs 的患者有更好的总体应答率[43]。

风湿免疫相关并发症

IrAEs 的表现与许多经典的风湿病相似。然而在多数情况下，irAEs 与非 ICIs 诱发的 irAEs 在临床表型、自身抗体和治疗方式上有重要区别。

流行病学

目前的 ICIs 临床试验数据尚未能对风湿性 irAEs 的流行病学特点进行很好的描述[45]。其原因可能有以下几点。首先，在肿瘤病学临床试验不良反应分级系统中，肌肉骨骼 AEs 通常有多个相关代码，包括炎性关节炎、风湿性多肌痛或肌炎（例如关节痛、关节炎、关节肿胀、关节周围炎、肌痛）。其次，根据肿瘤学不良反应分级，风湿性 irAEs 很少导致患者病情危重，因此有可能未被报道。流行病学信息主要来自单一研究机构的回顾性研究或来自药物不良反应报告数据库。炎性关节炎似乎是最常见的风湿性 irAEs，通过回顾性研究数据估计炎性关节炎的发生率在 3%～7%[46,47]。由于既往很少认识到炎性关节炎是一种 ICIs 相关并发症，因此其发生率可能被低估。在接受 ICIs 治疗的患者中肌炎的发生率不到 1%[48]。目前尚未有 ICIs 相关巨细胞动脉炎、干燥综合征、其他类型的血管炎和硬皮病的发生率数据。

炎性关节炎

在 2015 年的风湿病学文献中首次报道了由于 ICIs 治疗引起的炎性关节炎（inflammatory arthritis，IA）[49]。自此，已有许多回顾性研究详细描述了其临床特征和对治疗的反应[34,41,46,50-56]。由 ICIs 引起的炎性关节炎临床表现异质性强；患者的表现与类风湿关节炎（RA）、银屑病关节炎或其他脊柱关节炎不同。一项病例系列报道提示，大多数患者首先出现大关节受累，但多达 1/3 的患者以手指和腕关节小关节受累起病[34]。随着病情进展，部分患者也可能由病初的单关节炎或少关节炎发展为多关节炎。几个研究组织报道了以腱鞘炎和附着点炎为临床表现的特定部位肌腱受累情况（图 132-2A）[34,49-51]。也曾有合并尿道炎或结膜炎的反应性关节炎的报道[34,50]。在目前有限的报道中，所有病例都以结肠炎作为先发 irAE 表现。患者可在症状出现后数月内迅速出现关节侵蚀[50]。此外，少数患者可有炎性腰背痛和颈部疼痛（图 132-2B）[50]。

ICIs 诱发的炎性关节炎患者的经典自身抗体检测结果通常为阴性，包括抗核抗体（anti-nuclear antibodies，ANA）、类风湿因子（rheumatoid factor，RF）和抗环瓜氨酸多肽抗体（anti-cyclic citrullinated peptide antibodies，CCP）[34,55]。有报道提示，部分发生炎性关节炎的患者在 ICIs 治疗开始前的血液标本中已可检测到 RF 和 CCP 自身抗体[41]。同样，强直性脊柱炎的主要遗传风险因素是人类白细胞抗原（HLA）B27，在大多数患者中呈阴性。大多数患者的炎性标志物升高，但并非全部患者都会升高。一项队列研究报道，接受联合治疗的患者似乎具有比用 PD-1/PD-L1 单药治疗的患者更高的炎性标志物水平；接受联合治疗的患者也更可能以膝关节炎起病，并更倾向于反应性关节炎的表现[34]。

目前已对 ICIs 诱发的 IA 进行 MRI 和超声影像分析。患者的肌肉骨骼超声表现多样，包括多普勒超声阳性的滑膜炎、积液、侵蚀、腱鞘炎和附着点炎[50,51]。MRI 也可显示类似的滑膜炎、积液和侵蚀[50]。一项使用 CT 和正电子发射断层扫描（positron emission tomography，PET）技术进行癌症分期评估的研究提示，在进行风湿病评估之前可检测到部分患者已有滑膜炎[56]。

目前仍不明确 ICIs 诱发炎性关节炎的危险因素。在使用抗 PD-1、抗 PDL1 或 PD-1/CTLA-4 联合抑制治疗的情况下均可发生炎性关节炎。多种类型肿瘤患者中均有发生炎性关节炎的报道，包括黑色素瘤、非小细胞肺癌、前列腺癌及霍奇金淋巴瘤等。一项探索性研究初步表明，HLA-DRB1 共享表位等位基因可能与 ICIs 诱发的炎性关节炎的发生有关[56a]。下一节将详细介绍关于 ICIs 诱发的炎性关节炎的治疗策略。重要的是，炎性关节炎可能会在停止 ICIs 治疗后持续存在，并成为一个慢性疾病。

风湿性多肌痛/巨细胞动脉炎

ICIs 治疗的患者可发生风湿性多肌痛（polymyalgia rheumatica，PMR）样综合征和巨细胞动脉炎（giant cell arteritis，GCA）。与传统形式的 PMR 和 GCA 一样，更常见的临床表型是仅有 PMR 表现。患者可出现髋部和（或）肩部疼痛和僵硬，大多数患者可有炎性标志物升高[41,55]。既往已有以 PMR 表现和小关节受累的炎性关节炎为特征的临床综合征的相关报道[57]。PMR 和 GCA 均可见于 CTLA-4 和 PD-1 抑制治疗[55,58,59]。GCA 的临床表现可以为头痛、头部压痛、下颌跛行以及黑蒙等视觉变化，伴或不伴 PMR 症状[58,59]。所有确诊的 ICIs 诱发的 GCA 病例均可见炎性标志物升高，且报道提示，C 反应蛋白（C-reactive protein，CRP）水平可高达 296 mg/L[58,59]。颞动脉活检表现与 GCA 一致，包括内膜增生、动脉炎和弹性层破裂[58]。如果怀疑 GCA，颞动脉活检非常重要，因为 GCA 的确诊可能提示患者应当停用 ICIs 治疗。

干燥综合征

既往亦有 ICIs 治疗导致口干和眼干症状的报道，且通常很严重[50,55,60]。大多数患者的抗 Ro 或抗 La 抗体阴性，但同炎性关节炎类似，也有部分患者可表现为上述抗体阳性。口干通常是最突出的表现。小唾液腺的组织检查显示与原发性干燥综合征不同的炎症表现（图 132-2C）。既往报道提示一例腮腺炎患者使用糖皮质激素治疗有效。另有报道描述了一例唾液腺活检组织具有干燥综合征样表现的患者出现感觉神经病变[61]。

肌炎

　　ICIs 引起的炎性肌病是一种罕见的并发症，但逐渐受到越来越多关注。大多数病例更类似于多发性肌炎[62-68]，没有典型的皮肌炎样皮疹；但亦有皮肌炎病例见诸报道[69,70]。与 PMR/GCA 一样，CTLA-4 和 PD-1/PD-L1 抑制剂均可导致肌炎。最常见的表现是近端肌无力，但也可见远端肌无力、呼吸肌无力、颈部无力并伴发心肌炎。肌酸激酶水平可升高，范围为 500 U/L 到超过 16 000 U/L [66]。部分患者可能发生横纹肌溶解[66]。同典型炎性肌病一样，肌炎还可伴发筋膜炎，导致明显疼痛[71]。MRI 可能显示受累肌肉或筋膜的炎症（图 132-2D）。肌电图可显示肌源性损伤，多数符合易激惹性肌病（irritable myopathy）的特点[68,72]。肌肉组织活检主要表现为肌内膜炎症、坏死性肌病，仅有一例病例报道提示可有皮肌炎样表现[68,72,73]。肌炎特异性抗体呈阴性[67,68]。与其他 irAE 一样，目前仍在探索发生肌炎的风险因素。一项研究表明，预先存在的抗乙酰胆碱受体抗体和淋巴细胞减

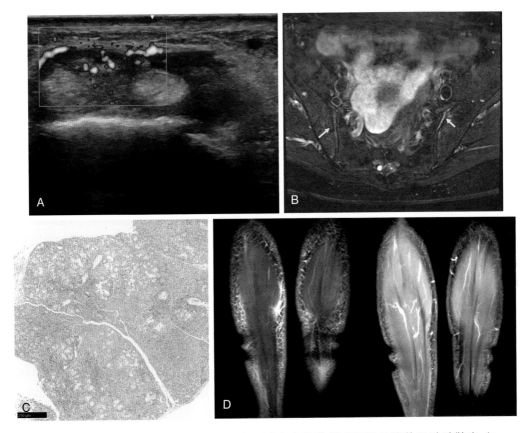

图 132-2　ICI 诱发的 IA 临床表现。A．ICIs 诱发的 IA 患者，图为多普勒超声阳性的腕伸肌腱腱鞘炎（Image courtesy of Dr. Jemima Albayda, Johns Hopkins Rheumatology Division.）。B．MRI 显示的双侧骶髂关节滑膜炎，患者有炎性腰背痛和 ICIs 诱发的 IA（T2 相）。C．ICIs 相关自身免疫性涎腺炎患者的小涎腺活检病理。该患者是一位转移性胸腺癌患者，在阿维鲁单抗治疗期间出现了严重的干燥综合征样表现。镜下可见弥漫性淋巴细胞浸润，伴有广泛的腺泡细胞坏死和导管上皮丢失。这些组织病理学表现与干燥综合征不同，干燥综合征的淋巴细胞性浸润是典型的局灶性病变且位于导管周围，且无急性腺泡和导管上皮坏死（Photomicrograph courtesy of Drs. Alan Baer and Blake Warner, National Institute of Dental and Craniofacial Research.）。D．肌炎患者的肌肉 MRI：冠状位 STIR（短时间反转恢复序列）（左）和脂肪抑制对比剂增强的 T1 加权 MR 图像（右）显示右侧腓肠肌和比目鱼肌的局灶性肌炎和筋膜炎改变。也可见皮下水肿表现（Part D from Narvaez J, Juarez-Lopez P, Lluch J, et al.: Rheumatic immune-related adverse events in patients on anti-PD-1 inhibitors: fasciitis with myositis syndrome as a new complication of immunotherapy. *Autoimmun Rev* 17 [10]: 1040-1045, 2018.）

少与 PD-1 治疗后肌炎的发生有关[67]。目前未发现其他危险因素。此外，曾有报道描述重症肌无力 / 肌炎重叠以及同时与心肌炎重叠的情况；当出现呼吸障碍时尤其需要注意[63,64]。

其他血管炎

少数病例报道在 ICIs 治疗的患者中出现子宫[74]及视网膜[75]的单器官血管炎以及全身性 ANCA 相关血管炎[76]。也曾有关于 ICIs 可能诱发主动脉炎和主动脉周围炎的病例报道[77,78]。

硬皮病

少数患者可发生弥漫性或局限性皮肤受累的硬皮病样皮肤改变[79-81]。其中一例弥漫性皮肤受累患者的改良 Rodnan 皮肤评分为 28 分，经泼尼松和霉酚酸酯治疗后改善[80]。在做过自身抗体检测的 3 例患者中，抗核抗体、抗着丝点抗体、抗核糖核蛋白抗体和抗拓扑异构酶抗体均为阴性[79-81]。目前为止，在ICIs 诱发的病例中未发现系统性硬化症相关的内脏受累（如肺间质病变或肺动脉高压），除了一例患者出现新发雷诺现象伴皮肤改变[79]。

结节病样疾病

风湿科医生经常被要求会诊评估结节病，特别是在有肺外器官受累的情况下。大多数报道的 ICIs 诱发的结节病样疾病的患者都有肺部和皮肤受累。肺部受累包括肺门和纵隔淋巴结病变和间质浸润（磨玻璃样阴影、间质增厚）[82-85]。皮肤病变为红斑性丘疹或结节，活检可发现肉芽肿性炎症[82,83]。迄今，尚无结节病样关节病、肝脏受累或其他器官受累的报道。

其他

风湿病学家可能会遇到各种由 ICIs 治疗导致的其他临床综合征。有报道提示一例患者在使用帕博利珠单抗（pembrolizumab）后出现以手臂皮肤增厚为特征的嗜酸性粒细胞性筋膜炎、肌痛、MRI 显示的筋膜水肿和外周嗜酸性粒细胞增多[86]。有几例报道提示患者在使用 ICIs 治疗后出现血清阴性对称性滑膜炎伴凹陷性水肿（remitting seronegative symmetric syovitis with pitting edema，RS3PE）综合征[87,88]。近期报道提示在使用 ICIs 治疗后患者骨质疏松进展迅速，并导致压缩性骨折和局灶性骨吸收改变[89]。此外，一例患者在使用 ICIs 治疗后发生一种类似于硬皮病外周血管病变的肢端血管综合征[90]。有趣的是，目前仅有一例因 ICIs 治疗而导致狼疮肾炎的病例报告[91]。亚急性皮肤狼疮的描述较多见，但通常无明确的全身伴随症状[92-94]。风湿性 irAEs 较少出现系统性红斑狼疮这一现象值得注意，可能提示系统性红斑狼疮和其他风湿病在发病机制方面存在重大差异。

风湿性免疫相关并发症的治疗

总体治疗原则

对于肿瘤学家来说，治疗通常以国家癌症研究所不良事件通用术语标准（Common Terminology Criteria for Adverse Events，CTCAE）定义的 irAEs 严重程度为指导。一般来说，1 级是轻度，2 级是中度，可以导致工具性日常生活活动受限，3 级是重度，可致残（自理性日常生活活动受限），4 级为危及生命。当评估为 3 级及以上时，ICIs 必须暂停且通常需要停药。

美国临床肿瘤学家协会、国家综合癌症网络和癌症免疫治疗协会发布了多种 irAE 的管理指南，包括风湿性 irAE[95-97]。相关的指南包括炎性关节炎、风湿性多肌痛样综合征和肌炎 / 肌痛。

一般情况下，对中度到重度 irAEs（不是仅针对风湿性 irAEs）的初始治疗是糖皮质激素，剂量范围为 0.5 ~ 2 mg/kg。对于那些对糖皮质激素无应答的患者，应该考虑其他类型的免疫抑制剂。表 132-2 总结了在治疗风湿性 irAEs 时可能使用的免疫抑制剂或免疫调节剂的主要类别、潜在风险和益处以及 irAEs 治疗的优先选择。

炎性关节炎的治疗

在风湿性 irAEs 的治疗方面，目前对于 ICIs 诱发的炎性关节炎是描述最为充分的，所以它可以作为一个范例用来提供对于不同严重程度和不同持续时间的并发症的治疗参考。对于不影响日常生活活动的轻度炎性关节炎，可以使用非甾体抗炎药、局部非甾体

表 132-2　治疗风湿性 irAEs 的潜在免疫调节剂（非皮质类固醇）

药物名称	治疗可能有效的风湿性 irAEs	用药时间	对肿瘤反应的潜在影响	irAEs 治疗的优先选择
羟氯喹	炎性关节炎 皮肤狼疮	数月	无	炎性关节炎
柳氮磺吡啶	炎性关节炎	数周至数月	无	炎性关节炎
甲氨蝶呤	炎性关节炎	数周至数月	可能没有 培美曲塞与 ICIs 联合治疗肺癌	炎性关节炎
来氟米特	炎性关节炎	数周至数月	未知，可影响 T 细胞功能	炎性关节炎
TNF 抑制剂 英夫利昔单抗 阿达木单抗 依那西普	炎性关节炎	数周	目前未有报道，因肿瘤坏死因子抑制 肿瘤增殖，因此理论上需继续关注	炎性关节炎 结肠炎 肺炎
IL-6 受体抑制剂 托珠单抗 Sarilumab	炎性关节炎 PMR GCA	数周	影响 Th17 对 ICI 机制的影响未明确	炎性关节炎 细胞因子释放综合征
司库奇尤单抗	炎性关节炎 银屑病	数周	影响 Th17 对 ICI 机制的影响未明确， 一项报道提示使用司库奇尤单抗后对 肿瘤的治疗反应消失	银屑病 结肠炎
乌司奴单抗	炎性关节炎 银屑病	数周	影响 Th17 对 ICI 机制的影响未明确	银屑病
阿普司特	炎性关节炎 银屑病	数周至数月	可能没有	银屑病
静脉注射免疫球蛋白	肌炎	数日至数周	可能没有	肌炎 肌无力 特发性血小板减少性紫癜
霉酚酸酯	肌炎	数周	直接影响 T 细胞功能	肝炎 肺炎
硫唑嘌呤	肌炎	数周	直接影响 T 细胞功能	肝炎
利妥昔单抗	肌炎 炎性关节炎	数周	可能没有（尽管 B 细胞可能参与 ICI 反应）	特发性血小板减少性紫癜
阿巴西普	炎性关节炎	数周	抵消抗 CTLA-4 ICI 的作用，对 PD-1/ PD-L1 抑制剂的影响未明确	无
托法替布	炎性关节炎	数周	因其影响广泛（包括对 Th17 的抑制作 用）而受到关注	无

抗炎凝胶或关节腔内注射类固醇。这些都可以在患者接受 ICIs 治疗的同时进行。对于中度炎性关节炎，可以尝试使用剂量低于其他类型 irAEs 的糖皮质激素。部分患者同典型炎性关节炎一样，使用 20 mg/d 泼尼松有效，但其他患者可能需要更高剂量甚至高达 1 mg/kg。如果患者泼尼松剂量少于 10 ~ 20 mg/d，通常多数肿瘤学家会继续进行 ICIs 治疗。如果患者需要

更高的泼尼松剂量，通常会暂停使用 ICIs。如果不能在 4 ~ 6 周内减量至低剂量或停用，那么将加用其他免疫抑制剂。药物的选择取决于关节炎的严重程度、临床特征、患者目前或既往出现的任何其他 irAE 以及未来使用 ICIs 或其他癌症治疗的计划。例如，如果患者患有炎性少关节炎并有结肠炎病史，且肿瘤学家可能希望再次使用 ICIs，那么将最好予以短期 TNF

抑制剂来控制关节炎。托珠单抗也被成功地用于治疗ICIs诱发的炎性关节炎[54]。如果患者在停止ICIs治疗3个月或更长时间后仍有炎性关节炎症状，且没有重新治疗的计划，那么中度患者可考虑使用甲氨蝶呤或来氟米特，轻度患者可考虑使用羟氯喹或柳氮磺吡啶。

其他综合征的特殊治疗

对于干燥综合征的治疗主要是对症治疗，重点是改善眼干和口干症状。唾液替代品和唾液类似物如毛果芸香碱和西维美林，可用于治疗口干，而人工泪液或泪管塞可用于治疗干眼。对这些患者来说，定期口腔科和眼科就诊很重要。

在巨细胞动脉炎和肌炎患者中，治疗初始阶段可使用静脉注射糖皮质激素，剂量可高达1000 mg/d甲泼尼龙。所有报告病例均暂停使用ICIs。

在重症或难治性肌炎患者中，使用静脉输注免疫球蛋白（intravenous immunoglobulin，IVIG）[68,98,99]，并曾尝试应用血浆置换，但效果有限[68,99]。尤其见于呼吸障碍的患者。

对免疫抑制剂的担忧

从理论上讲，免疫抑制剂治疗irAEs会对肿瘤治疗产生负面影响。但对于使用伊匹单抗或纳武利尤单抗治疗的黑色素瘤患者来说情况并非如此，在出现irAEs后进行短期糖皮质激素或TNF抑制剂治疗并不会导致这种负面效果[100,101]。然而，有新的证据表明，在ICIs治疗开始时使用糖皮质激素可能有害。一项对使用抗PD-1和抗PD-L1药物治疗的非小细胞肺癌患者的研究提出，基线应用10 mg/d或更高剂量的泼尼松与总体应答率、无进展生存率和总体生存率的下降有关[102]。目前尚缺乏评估治疗反应持续性和免疫抑制治疗效果的长期随访研究。风湿性irAEs尤其缺乏，因为风湿病表现通常具有持续性，应用免疫抑制剂的时间可能需要更久。

多学科护理

治疗风湿性irAEs的成功与否取决于肿瘤医护团队、风湿科医生以及任何其他相关专家之间的协作（对于发生多种irAEs的患者来说）。目前在使用ICIs治疗同种或不同种肿瘤的治疗时间方面仍缺乏共识。肿瘤科医生可能有特定的治疗时长考虑，而这可能会影响风湿科医生的治疗计划。风湿科医生和肿瘤科医生之间及时而直接的沟通可以帮助他们根据患者特定临床情况制定出个性化的治疗方案。

自身免疫性疾病病史和免疫检查点抑制剂的使用

现已在多种风湿性疾病中发现自身免疫与癌症相关[103]。虽然自身免疫性疾病患者某些癌症的发生风险常有增加[104-109]，但是他们在大多数ICIs的早期临床试验中被排除。因此，类风湿关节炎或系统性红斑狼疮患者同时合并晚期癌症时才会将ICIs作为标准治疗方案。因此，在该类人群中尚缺乏ICIs前瞻性疗效及安全性数据。目前已发表的研究多为回顾性研究，本部分对既往文献提供的数据进行了总结。

自身免疫性疾病患者数据最初来自于黑色素瘤的回顾性研究，其中30例患者接受伊匹单抗治疗[110]，52例患者接受抗PD-1药物治疗[111]。这些研究将自身免疫性疾病归为一类进行描述，涉及类风湿关节炎、炎症性肠病、银屑病、系统性红斑狼疮、多发性硬化、风湿性多肌痛和其他多种疾病患者。在这些研究中，自身免疫性疾病病史患者在接受伊匹单抗和抗PD-1治疗后的复发率分别为27%和38%，此外，分别有33%接受伊匹单抗的患者和21%接受抗PD-1治疗的患者出现了3级或更高级别的新发irAEs。一项关注了NSCLC合并自身免疫性疾病病史患者接受抗PD-1/PD-L1治疗后情况的多中心病例系列研究显示，23%的患者出现疾病进展，38%的患者出现其他irAEs；只有14%的患者因irAEs停止ICIs治疗[112]。一项系统综述纳入了包括123例自身免疫性疾病病史患者的回顾性研究和病例报道[113]。该研究提示，75%的患者出现疾病恶化，25%出现新发的irAEs，但仅17.1%的患者因疾病复发或者irAEs停止ICIs治疗。一般来说，抗PD-1/PD-L1治疗后的疾病进展率较高，而CTLA-4抑制剂治疗后的新发irAEs率更高。病例数最多的一组风湿性疾病为RA（$n=20$），其中，35%的患者仅有关节炎复发，25%的患者有新发irAEs，15%的患者同时出现上述两种情况。

联用免疫抑制剂情况

在肺癌患者病例系列报道中，20% 的患者在 ICIs 治疗开始时接受免疫调节治疗，包括糖皮质激素、硫酸羟氯喹、托法替布、美沙拉嗪、柳氮磺吡啶和阿普斯特[114]。在接受 PD-1 抑制治疗的黑色素瘤患者病例系列报道中，37% 的患者接受糖皮质激素和（或）非类固醇类药物（来氟米特、硫酸羟氯喹、阿普斯特、甲氨蝶呤、柳氮磺吡啶、美沙拉嗪）。由于患者数量较少且免疫调节治疗的异质性强，目前尚不清楚接受免疫调节药物是否会影响肿瘤对 ICIs 治疗的反应。

综上所述，尽管在自身免疫性疾病患者中使用 ICIs 的数据有限，但患者总体具有良好的耐受性，并且疾病复发很少导致 ICIs 停药。在管理具有自身免疫性疾病病史同时使用 ICIs 治疗的晚期癌症患者时，多学科的医疗服务和沟通非常关键。肿瘤学家学会识别提示疾病复发的症状和体征，学会判断需要进行何种实验室检查以连续监测病情，以及在 ICIs 治疗期间增加患者复诊次数，这些方法均有助于尽早确定诊断并及时治疗疾病复发。

 Full references for this chapter can be found on ExpertConsult.com.

参考文献

1. Wiemann B, Starnes CO: Coley's toxins, tumor necrosis factor and cancer research: a historical perspective, *Pharmacol Ther* 64(3):529–564, 1994.
2. Rosenberg SA: IL-2: the first effective immunotherapy for human cancer, *J Immunol* 192(12):5451–5458, 2014.
3. Pardoll DM: The blockade of immune checkpoints in cancer immunotherapy, *Nat Rev Canc* 12(4):252–264, 2012.
4. Topalian SL, Drake CG, Pardoll DM: Immune checkpoint blockade: a common denominator approach to cancer therapy, *Canc Cell* 27(4):450–461, 2015.
5. Sanmamed MF, Chen L: A paradigm shift in cancer immunotherapy: from enhancement to normalization, *Cell* 175(2):313–326, 2018.
6. Cha E, Klinger M, Hou Y, et al.: Improved survival with T cell clonotype stability after anti-CTLA-4 treatment in cancer patients, *Sci Transl Med* 6(238):238ra270, 2014.
7. Du X, Tang F, Liu M, et al.: A reappraisal of CTLA-4 checkpoint blockade in cancer immunotherapy, *Cell Res* 28(4):416–432, 2018.
8. June CH, O'Connor RS, Kawalekar OU, et al.: CAR T cell immunotherapy for human cancer, *Science (New York, N.Y.)* 359(6382):1361–1365, 2018.
9. Klausen U, Jorgensen NGD, Grauslund JH, et al.: Cancer immune therapy for lymphoid malignancies: recent advances, *Semin Immunopathol* 41:111–124, 2019.
10. Knochelmann HM, Smith AS, Dwyer CJ, et al.: CAR T cells in solid tumors: blueprints for building effective therapies, *Front Immunol* 9:1740, 2018.
11. Titov A, Petukhov A, Staliarova A, et al.: The biological basis and

12. clinical symptoms of CAR-T therapy-associated toxicites, *Cell Death Dis* 9(9):897, 2018.
12. Tran T, Blanc C, Granier C, et al.: Therapeutic cancer vaccine: building the future from lessons of the past, *Semin Immunopathol*, 2018.
13. Marshall HT, Djamgoz MBA: Immuno-oncology: emerging targets and combination therapies, *Front Oncol* 8:315, 2018.
14. Rohaan MW, van den Berg JH, Kvistborg P, et al.: Adoptive transfer of tumor-infiltrating lymphocytes in melanoma: a viable treatment option, *J Immunother Cancer* 6(1):102, 2018.
15. Wolchok JD, Chiarion-Sileni V, Gonzalez R, et al.: Overall survival with combined nivolumab and ipilimumab in advanced melanoma, *N Engl J Med* 377(14):1345–1356, 2017.
16. Hellmann MD, Ciuleanu TE, Pluzanski A, et al.: Nivolumab plus ipilimumab in lung cancer with a high tumor mutational burden, *N Engl J Med* 378(22):2093–2104, 2018.
17. Borghaei H, Paz-Ares L, Horn L, et al.: Nivolumab versus docetaxel in advanced nonsquamous non-small-cell lung cancer, *N Engl J Med* 373(17):1627–1639, 2015.
18. Motzer RJ, Escudier B, McDermott DF, et al.: Nivolumab versus everolimus in advanced renal-cell carcinoma, *N Engl J Med* 373(19):1803–1813, 2015. http://onlinelibrary.wiley.com/o/cochrane/clcentral/articles/537/CN-01108537/frame.html.
19. Ansell SM, Lesokhin AM, Borrello I, et al.: PD-1 blockade with nivolumab in relapsed or refractory Hodgkin's lymphoma, *N Engl J Med* 372(4):311–319, 2015.
20. Powles T, Eder JP, Fine GD, et al.: MPDL3280A (anti-PD-L1) treatment leads to clinical activity in metastatic bladder cancer, *Nature* 515(7528):558–562, 2014.
21. Migden MR, Rischin D, Schmults CD, et al.: PD-1 blockade with cemiplimab in advanced cutaneous squamous-cell carcinoma, *N Engl J Med* 379(4):341–351, 2018.
22. Nghiem PT, Bhatia S, Lipson EJ, et al.: PD-1 blockade with pembrolizumab in advanced merkel-cell carcinoma, *N Engl J Med*, 2016.
23. Le DT, Uram JN, Wang H, et al.: PD-1 blockade in tumors with mismatch-repair deficiency, *N Engl J Med* 372(26):2509–2520, 2015.
24. Weber J, Mandala M, Del Vecchio M, et al.: Adjuvant nivolumab versus ipilimumab in resected stage III or IV melanoma, *N Engl J Med* 377(19):1824–1835, 2017.
25. Forde PM, Chaft JE, Smith KN, et al.: Neoadjuvant PD-1 blockade in resectable lung cancer, *N Engl J Med* 378(21):1976–1986, 2018.
26. Johnson DB, Chandra S, Sosman JA: Immune checkpoint inhibitor toxicity in 2018, *JAMA* 320(16):1702–1703, 2018.
27. Zimmer L, Goldinger SM, Hofmann L, et al.: Neurological, respiratory, musculoskeletal, cardiac and ocular side-effects of anti-PD-1 therapy, *Eur J Cancer* 60:210–225, 2016.
28. Salati M, Pifferi M, Baldessari C, et al.: Stevens-Johnson syndrome during nivolumab treatment of NSCLC, *Ann Oncol* 29(1):283–284, 2018.
29. Collins LK, Chapman MS, Carter JB, et al.: Cutaneous adverse effects of the immune checkpoint inhibitors, *Curr Probl Cancer* 41(2):125–128, 2017.
30. Weber JS, Kahler KC, Hauschild A: Management of immune-related adverse events and kinetics of response with ipilimumab, *J Clin Oncol* 30(21):2691–2697, 2012.
31. Naidoo J, Wang X, Woo KM, et al.: Pneumonitis in patients treated with anti-programmed death-1/programmed death ligand 1 therapy, *J Clin Oncol* 35(7):709–717, 2017.
32. Postow MA, Sidlow R, Hellmann MD: Immune-related adverse events associated with immune checkpoint blockade, *N Engl J Med* 378(2):158–168, 2018.
33. Khoja L, Day D, Wei-Wu Chen T, et al.: Tumour- and class-specific patterns of immune-related adverse events of immune checkpoint inhibitors: a systematic review, *Ann Oncol* 28(10):2377–2385, 2017.
34. Cappelli LC, Brahmer JR, Forde PM, et al.: Clinical presentation of immune checkpoint inhibitor-induced inflammatory arthritis differs by immunotherapy regimen, *Semin Arthritis Rheum*, 2018.
35. Tarhini AA, Zahoor H, Lin Y, et al.: Baseline circulating IL-17 predicts toxicity while TGF-beta1 and IL-10 are prognostic of relapse in

ipilimumab neoadjuvant therapy of melanoma, *J Immunother Cancer* 3:39, 2015.

36. Caturegli P, Di Dalmazi G, Lombardi M, et al.: Hypophysitis secondary to cytotoxic T-lymphocyte-associated protein 4 blockade: insights into pathogenesis from an autopsy series, *Am J Pathol* 186(12):3225–3235, 2016.

37. Johnson DB, Balko JM, Compton ML, et al.: Fulminant myocarditis with combination immune checkpoint blockade, *N Engl J Med* 375(18):1749–1755, 2016.

38. Yamazaki N, Kiyohara Y, Uhara H, et al.: Efficacy and safety of nivolumab in Japanese patients with previously untreated advanced melanoma: a phase II study, *Canc Sci* 108(6):1223–1230, 2017.

39. Wen X, Ding Y, Li J, et al.: The experience of immune checkpoint inhibitors in Chinese patients with metastatic melanoma: a retrospective case series. *Cancer Immunol Immunother, CII* 66(9):1153–1162, 2017.

40. Makarious D, Horwood K, Coward JIG: Myasthenia gravis: an emerging toxicity of immune checkpoint inhibitors, *Eur J Cancer* 82:128–136, 2017.

41. Belkhir R, Burel SL, Dunogeant L, et al.: Rheumatoid arthritis and polymyalgia rheumatica occurring after immune checkpoint inhibitor treatment, *Ann Rheum Dis* 76(10):1747–1750, 2017.

42. Chaput N, Lepage P, Coutzac C, et al.: Baseline gut microbiota predicts clinical response and colitis in metastatic melanoma patients treated with ipilimumab, *Ann Oncol* 28(6):1368–1379, 2017.

43. Judd J, Zibelman M, Handorf E, et al.: Immune-related adverse events as a biomarker in non-melanoma patients treated with programmed cell death 1 inhibitors, *Oncol* 22(10):1232–1237, 2017.

44. Haratani K, Hayashi H, Chiba Y, et al.: Association of immune-related adverse events with nivolumab efficacy in non-small-cell lung cancer, *JAMA Oncol* 4(3):374–378, 2018.

45. Cappelli LC, Gutierrez AK, Bingham 3rd CO, et al.: Rheumatic and musculoskeletal immune-related adverse events due to immune checkpoint inhibitors: a systematic review of the literature, *Arthritis Care Res* 69(11):1751–1763, 2017.

46. Buder-Bakhaya K, Benesova K, Schulz C, et al.: Characterization of arthralgia induced by PD-1 antibody treatment in patients with metastasized cutaneous malignancies, *Cancer Immunol Immunother*, 2017.

47. Kostine M, Rouxel L, Barnetche T, et al.: Rheumatic disorders associated with immune checkpoint inhibitors in patients with cancer-clinical aspects and relationship with tumour response: a single-centre prospective cohort study, *Ann Rheum Dis* 77(3):393–398, 2018.

48. Liewluck T, Kao JC, Mauermann ML: PD-1 inhibitor-associated myopathies: emerging immune-mediated myopathies, *J Immunother*, 2017.

49. Chan MM, Kefford RF, Carlino M, et al.: Arthritis and tenosynovitis associated with the anti-PD1 antibody pembrolizumab in metastatic melanoma, *J Immunother* 38(1):37–39, 2015.

50. Cappelli LC, Gutierrez AK, Baer AN, et al.: Inflammatory arthritis and sicca syndrome induced by nivolumab and ipilimumab, *Ann Rheum Dis* 76(1):43–50, 2017.

51. Inamo J, Kaneko Y, Takeuchi T: Inflammatory tenosynovitis and enthesitis induced by immune checkpoint inhibitor treatment, *Clin Rheumatol*, 2018.

52. Naidoo J, Cappelli LC, Forde PM, et al.: Inflammatory arthritis: a newly recognized adverse event of immune checkpoint blockade, *Oncol* 22(6):627–630, 2017.

53. Smith MH, Bass AR: Arthritis after cancer immunotherapy: symptom duration and treatment response, *Arthritis Care Res*, 2017.

54. Kim ST, Tayar J, Trinh VA, et al.: Successful treatment of arthritis induced by checkpoint inhibitors with tocilizumab: a case series, *Ann Rheum Dis* 76(12):2061–2064, 2017.

55. Calabrese C, Kirchner E, Kontzias A, et al.: Rheumatic immune-related adverse events of checkpoint therapy for cancer: case series of a new nosological entity, *RMD Open* 3(1), 2017:e000412.

56. Leipe J, Christ LA, Arnoldi AP, et al.: Characteristics and treatment of new-onset arthritis after checkpoint inhibitor therapy, *RMD Open* 4(2), 2018:e000714.

56a. Cappelli LC, Dorak MT, Bettinotti MP, et al.: Association of HLA-DRB1 shared epitope alleles and immune checkpoint inhibitor-induced inflammatory arthritis. *Rheumatology (Oxford)* 58(3):476–480, 2019.

57. Mooradian MJ, Nasrallah M, Gainor JF, et al.: Musculoskeletal rheumatic complications of immune checkpoint inhibitor therapy: a single center experience, *Semin Arthritis Rheum*, 2018.

58. Goldstein BL, Gedmintas L, Todd DJ: Drug-associated polymyalgia rheumatica/giant cell arteritis occurring in two patients after treatment with ipilimumab, an antagonist of ctla-4, *Arthritis Rheumatol* 66(3):768–769, 2014.

59. Micaily I, Chernoff M: An unknown reaction to pembrolizumab: giant cell arteritis, *Ann Oncol* 28(10):2621–2622, 2017.

60. Le Burel S, Champiat S, Routier E, et al.: Onset of connective tissue disease following anti-PD1/PD-L1 cancer immunotherapy, *Ann Rheum Dis* 77(3):468–470, 2018.

61. Ghosn J, Vicino A, Michielin O, et al.: A severe case of neuro-Sjogren's syndrome induced by pembrolizumab, *J Immunother Cancer* 6(1):110, 2018.

62. Hunter G, Voll C, Robinson CA: Autoimmune inflammatory myopathy after treatment with ipilimumab, *J Can Sci Neurol* 36(4):518–520, 2009.

63. Kimura T, Fukushima S, Miyashita A, et al.: Myasthenic crisis and polymyositis induced by one dose of nivolumab, *Canc Sci* 107(7):1055–1058, 2016.

64. Suzuki S, Ishikawa N, Konoeda F, et al.: Nivolumab-related myasthenia gravis with myositis and myocarditis in Japan, *Neurology* 89(11):1127–1134, 2017.

65. Yoshioka M, Kambe N, Yamamoto Y, et al.: Case of respiratory discomfort due to myositis after administration of nivolumab, *J Dermatol* 42(10):1008–1009, 2015.

66. Shah M, Tayar JH, Abdel-Wahab N, et al.: Myositis as an adverse event of immune checkpoint blockade for cancer therapy, *Semin Arthritis Rheum*, 2018.

67. Mammen AL, Rajan A, Pak K, et al.: Pre-existing antiacetylcholine receptor autoantibodies and B cell lymphopaenia are associated with the development of myositis in patients with thymoma treated with avelumab, an immune checkpoint inhibitor targeting programmed death-ligand 1, *Ann Rheum Dis*, 2018.

68. Touat M, Maisonobe T, Knauss S, et al.: Immune checkpoint inhibitor-related myositis and myocarditis in patients with cancer, *Neurology* 91(10):e985–e994, 2018.

69. Kudo F, Watanabe Y, Iwai Y, et al.: Advanced lung adenocarcinoma with nivolumab-associated dermatomyositis, *Intern Med* 57(15):2217–2221, 2018.

70. Sheik Ali S, Goddard AL, Luke JJ, et al.: Drug-associated dermatomyositis following ipilimumab therapy: a novel immune-mediated adverse event associated with cytotoxic T-lymphocyte antigen 4 blockade, *JAMA Dermatol* 151(2):195–199, 2015.

71. Narvaez J, Juarez-Lopez P, LL. J, et al.: Rheumatic immune-related adverse events in patients on anti-PD-1 inhibitors: fasciitis with myositis syndrome as a new complication of immunotherapy, *Autoimmun Rev* 17(10):1040–1045, 2018.

72. Vallet H, Gaillet A, Weiss N, et al.: Pembrolizumab-induced necrotic myositis in a patient with metastatic melanoma, *Ann Oncol* 27(7):1352–1353, 2016.

73. Liewluck T, Kao JC, Mauermann ML: PD-1 inhibitor-associated myopathies: emerging immune-mediated myopathies, *J Immunother* 41(4):208–211, 2018.

74. Minor DR, Bunker SR, Doyle J: Lymphocytic vasculitis of the uterus in a patient with melanoma receiving ipilimumab, *J Clin Oncol* 31(20):e356, 2013.

75. Manusow JS, Khoja L, Pesin N, et al.: Retinal vasculitis and ocular vitreous metastasis following complete response to PD-1 inhibition in a patient with metastatic cutaneous melanoma, *J Immunother Cancer* 2(1):41, 2014.

76. Rutgers A, van den Brom RRH, Hospers GAP, et al.: Systemic vasculitis developed after immune checkpoint inhibition, *Ann Rheum Dis*, 2017.

77. Loricera J, Hernandez JL, Garcia-Castano A, et al.: Subclinical aortitis after starting nivolumab in a patient with metastatic melanoma. A case of drug-associated aortitis? *Clin Exp Rheumatol* 36 Suppl 111(2):171, 2018.

78. Roy AK, Tathireddy HR, Roy M: Aftermath of induced inflammation: acute periaortitis due to nivolumab therapy, *BMJ Case Rep* 2017, 2017.

79. Barbosa NS, Wetter DA, Wieland CN, et al.: Scleroderma induced by pembrolizumab: a case series, *Mayo Clin Proc* 92(7):1158–1163, 2017.

80. Tjarks BJ, Kerkvliet AM, Jassim AD, et al.: Scleroderma-like skin changes induced by checkpoint inhibitor therapy, *J Cutan Pathol* 45(8):615–618, 2018.

81. Shenoy N, Esplin B, Barbosa N, et al.: Pembrolizumab induced severe sclerodermoid reaction, *Ann Oncol* 28(2):432–433, 2017.

82. Reule RB, North JP: Cutaneous and pulmonary sarcoidosis-like reaction associated with ipilimumab, *J Am Acad Dermatol* 69(5):e272–273, 2013.

83. Lomax AJ, McGuire HM, McNeil C, et al.: Immunotherapy-induced sarcoidosis in patients with melanoma treated with PD-1 checkpoint inhibitors: case series and immunophenotypic analysis, *Int J Rheum Dis* 20(9):1277–1285, 2017.

84. Reddy SB, Possick JD, Kluger HM, et al.: Sarcoidosis following anti-PD-1 and anti-CTLA-4 therapy for metastatic melanoma, *J Immunother* 40(8):307–311, 2017.

85. Danlos FX, Pages C, Baroudjian B, et al.: Nivolumab-induced sarcoid-like granulomatous reaction in a patient with advanced melanoma, *Chest* 149(5):e133–e136, 2016.

86. Khoja L, Maurice C, Chappell M, et al.: Eosinophilic fasciitis and acute encephalopathy toxicity from pembrolizumab treatment of a patient with metastatic melanoma, *Cancer Immunol Res*, 2016.

87. Ngo L, Miller E, Valen P, et al.: Nivolumab induced remitting seronegative symmetrical synovitis with pitting edema in a patient with melanoma: a case report, *J Med Case Rep* 12(1):48, 2018.

88. Gauci ML, Baroudjian B, Laly P, et al.: Remitting seronegative symmetrical synovitis with pitting edema (RS3PE) syndrome induced by nivolumab, *Semin Arthritis Rheum* 2017.

89. Moseley KF, Naidoo J, Bingham CO, et al.: Immune-related adverse events with immune checkpoint inhibitors affecting the skeleton: a seminal case series, *J Immunother Cancer* 6(1):104, 2018.

90. Gambichler T, Strutzmann S, Tannapfel A, et al.: Paraneoplastic acral vascular syndrome in a patient with metastatic melanoma under immune checkpoint blockade, *BMC Cancer* 17(1):327, 2017.

91. Fadel F, El Karoui K, Knebelmann B: Anti-CTLA4 antibody-induced lupus nephritis, *N Engl J Med* 361(2):211–212, 2009.

92. Michot JM, Fusellier M, Champiat S, et al.: Drug-induced lupus erythematosus following immunotherapy with anti-programmed death-(ligand) 1, *Ann Rheum Dis*, 2018.

93. Liu RC, Sebaratnam DF, Jackett L, et al.: Subacute cutaneous lupus erythematosus induced by nivolumab, *Australas J Dermatol* 59(2):e152–e154, 2018.

94. Shao K, McGettigan S, Elenitsas R, et al.: Lupus-like cutaneous reaction following pembrolizumab: an immune-related adverse event associated with anti-PD-1 therapy, *J Cutan Pathol* 45(1):74–77, 2018.

95. Brahmer JR, Lacchetti C, Schneider BJ, et al.: Management of immune-related adverse events in patients treated with immune checkpoint inhibitor therapy: American Society of Clinical Oncology Clinical Practice guideline, *J Clin Oncol* 36(17):1714–1768, 2018.

96. Thompson JA: New NCCN guidelines: recognition and management of immunotherapy-related toxicity, *J Natl Compr Canc Netw* 16(5s):594–596, 2018.

97. Puzanov I, Diab A, Abdallah K, et al.: Managing toxicities associated with immune checkpoint inhibitors: consensus recommendations from the Society for Immunotherapy of Cancer (SITC) toxicity management working group, *J Immunother Cancer* 5(1):95, 2017.

98. Gandiga PC, Wang AR, Gonzalez-Rivera T, et al.: Pembrolizumab-associated inflammatory myopathy, *Rheumatology* 57(2):397–398, 2018.

99. Bilen MA, Subudhi SK, Gao J, et al.: Acute rhabdomyolysis with severe polymyositis following ipilimumab-nivolumab treatment in a cancer patient with elevated anti-striated muscle antibody, *J Immunother Cancer* 4:36, 2016.

100. Horvat TZ, Adel NG, Dang TO, et al.: Immune-related adverse events, need for systemic immunosuppression, and effects on survival and time to treatment failure in patients with melanoma treated with ipilimumab at Memorial Sloan Kettering Cancer Center, *J Clin Oncol* 33(28):3193–3198, 2015.

101. Weber JS, Hodi FS, Wolchok JD, et al.: Safety profile of nivolumab monotherapy: a pooled analysis of patients with advanced melanoma, *J Clin Oncol* 35(7):785–792, 2017.

102. Arbour KC, Mezquita L, Long N, et al.: Impact of baseline steroids on efficacy of programmed cell death-1 and programmed death-ligand 1 blockade in patients with non-small-cell lung cancer, *J Clin Oncol* 36(28):2872–2878, 2018.

103. Shah AA, Casciola-Rosen L, Rosen A: Review: cancer-induced autoimmunity in the rheumatic diseases, *Arthritis Rheumatol.* 67(2):317–326, 2015.

104. Yang Z, Lin F, Qin B, et al.: Polymyositis/dermatomyositis and malignancy risk: a metaanalysis study, *J Rheumatol* 42(2):282–291, 2015.

105. Lu M, Bernatsky S, Ramsey-Goldman R, et al.: Non-lymphoma hematological malignancies in systemic lupus erythematosus, *Oncology* 85(4):235–240, 2013.

106. Bernatsky S, Ramsey-Goldman R, Labrecque J, et al.: Cancer risk in systemic lupus: an updated international multi-centre cohort study, *J Autoimmun* 42:130–135, 2013.

107. Simon TA, Thompson A, Gandhi KK, et al.: Incidence of malignancy in adult patients with rheumatoid arthritis: a meta-analysis, *Arthritis Res Ther* 17:212, 2015.

108. Igusa T, Hummers LK, Visvanathan K, et al.: Autoantibodies and scleroderma phenotype define subgroups at high-risk and low-risk for cancer, *Ann Rheum Dis* 77(8):1179–1186, 2018.

109. Shang W, Ning Y, Xu X, et al.: Incidence of cancer in ANCA-associated vasculitis: a meta-analysis of observational studies, *PloS One* 10(5):2015:e0126016.

110. Johnson DB, Sullivan RJ, Ott PA, et al.: Ipilimumab therapy in patients with advanced melanoma and preexisting autoimmune disorders, *JAMA Oncol* 1–7, 2015.

111. Menzies AM, Johnson DB, Ramanujam S, et al.: Anti-PD-1 therapy in patients with advanced melanoma and preexisting autoimmune disorders or major toxicity with ipilimumab, *Ann Oncol* 28(2):368–376, 2017.

112. Merchant MS, Wright M, Baird K, et al.: Phase I clinical trial of ipilimumab in pediatric patients with advanced solid tumors, *Clin Cancer Res* 22(6):1364–1370, 2016.

113. Abdel-Wahab N, Shah M, Lopez-Olivo MA, et al.: Use of immune checkpoint inhibitors in the treatment of patients with cancer and preexisting autoimmune disease: a systematic review, *Ann Intern Med* 168(2):121–130, 2018.

114. Leonardi GC, Gainor JF, Altan M, et al.: Safety of programmed death-1 pathway inhibitors among patients with non-small-cell lung cancer and preexisting autoimmune disorders, *J Clin Oncol* 36(19):1905–1912, 2018.

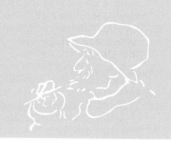

索 引

章节致谢

第 22 章：文稿编号 29920-IMM，来自斯克里普斯研究所。这项工作得到了 NIAMS、NIAID 和 NIEHS 的 NIH 基金资助。

第 37 章：感谢 Chin Lee 博士的建设性评论。本章作者是罗氏集团 - 基因泰克公司的员工。

第 61 章：感谢 Mette Axelsen 博士、Anne Duer 博士、Susanne Juhl Pedersen 博士、Rene Poggenborg 博士（均来自哥本哈根），Richard Coulden 博士、Ryan Hung 博士（均来自埃德蒙顿），Ali Guermazi 博士（波士顿），José Raya 博士（纽约），Ida Haugen 博士（奥斯陆）和 Fiona McQueen 博士（奥克兰），以及放射学医师 Jakob Møller（哥本哈根）提供图片，并感谢 Henrik S. Thomsen（哥本哈根）对部分文本进行至关重要的审阅。